TRATAMENTO EM OTOLOGIA

TRATAMENTO EM OTOLOGIA

Luiz Lavinsky
Professor da Faculdade de Medicina da Universidade Federal do Rio Grande do Sul
Chefe do Departamento de Oftalmologia e Otorrinolaringologia da
Universidade Federal do Rio Grande do Sul
Diretor do Núcleo de Pesquisa em
Otologia e Otoneurologia do Centro de Pesquisas do Hospital de Clínicas de Porto Alegre
Professor do Curso de Pós-Graduação em Cirurgia – Otorrinolaringologia
Mestrado, Doutorado e Pós-Doutorado em Otorrinolaringologia
Ex-Presidente da Sociedade Brasileira de Otologia e dos
Congressos Brasileiros de Otologia e de Otorrinolaringologia

Prefácio
Antonio De la Cruz, MD
Director of Education House Ear Institute
Professor of Clinical Otolaryngology, University of Southern California
Past President American Academy of Otolaryngology Head and Neck Surgery
Past President American Neurotological Society

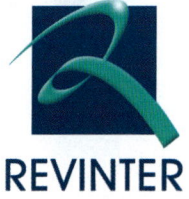

REVINTER

Tratamento em Otologia
Copyright © 2006 by Livraria e Editora Revinter Ltda.

ISBN 85-7309-953-4

Todos os direitos reservados.
É expressamente proibida a reprodução
deste livro, no seu todo ou em parte,
por quaisquer meios, sem o consentimento
por escrito da Editora.

Contato com o autor:
LUIZ LAVINSKY
llavinsky@clinicalavinsky.com.br
llavinsky@hcpa.ufrgs.br

A precisão das indicações, as reações adversas e as relações de dosagem para as drogas citadas nesta obra podem sofrer alterações.
Solicitamos que o leitor reveja a farmacologia dos medicamentos aqui mencionados.
A responsabilidade civil e criminal, perante terceiros e perante a Editora Revinter, sobre o conteúdo total desta obra, incluindo as ilustrações e autorizações/créditos correspondentes, é do(s) autor(es) da mesma.

Livraria e Editora REVINTER Ltda.
Rua do Matoso, 170 – Tijuca
20270-131 – Rio de Janeiro – RJ
Tel.: (21) 2563-9700 – Fax: (21) 2563-9701
livraria@revinter.com.br – www.revinter.com.br

Prefácio

É um privilégio prefaciar este livro bem pormenorizado e abrangente, um tratado, sobre o Tratamento das Doenças da Orelha.

Aperfeiçoamentos contínuos na nossa capacidade de tratar as doenças da orelha baseiam-se nos avanços constantes da ciência.

Estas inovações tornaram possível trazer cada vez mais alívio aos nossos pacientes, e este tratado retrata refinadamente estes progressos e preenche uma real necessidade neste campo.

Através da liderança do Professor Luiz Lavinsky, com a contribuição de eminentes especialistas sobre os diferentes e, às vezes, controversos tratamentos otológicos, esta obra constitui o livro principal sobre a arte e a ciência do tratamento das doenças otológicas em 2005.

Antonio De la Cruz, MD
Director of Education House Ear Institute
Professor of Clinical Otolaryngology, University of Southern California
Past President American Academy of Otolaryngology Head and Neck Surgery
Past President American Neurotological Society

Dedicatória

Aos meus pais, esposa, filhos e irmãos, cúmplices de meus sonhos, fornecedores da energia propulsora dos meus ideais, advindos do calor de uma família unida e dedicada.

Aos meus mestres, pelo que me doaram de forma incondicional.

Aos colaboradores desta obra, pelo trabalho e saber generosamente oferecidos.

Introdução

A orelha tem uma grande relevância para o ser humano pela sua contribuição para com o sentido da audição e o equilíbrio corporal, por causa das suas características estruturais (diminutas, complexas e frágeis), da localização (incrustada dentro do sistema nervoso central) e do contato direto com a via aérea digestória, freqüentemente enferma (10% das pessoas têm perda auditiva, 15% têm zumbidos, 50% dos idosos têm tontura ou vertigem, 90% das crianças terão episódio de otite etc.).

As doenças funcionais, que determinam os distúrbios da audição e equilíbrio, são muito incapacitantes, com repercussão no desenvolvimento intelectual, profissional, de aptidões, fala e convívio social. Além disto, outras determinam riscos para o paciente, como certas infecções, tumores, fístulas liquóricas etc.

Não é possível, porém, deixar de manifestar a nossa surpresa e o nosso entusiasmo ante a constatação do quanto cresceu a otologia. E com ela cresceu e amadureceu o especialista. Ao se tornar mais científica, refina-se pela eficiência, aprimora-se pela riqueza de recursos e se faz mais corajosa para enfrentar desafios maiores do que aqueles exigidos pela simples rotina. Processos desta natureza, todavia, não se produzem em um único dia, mês ou ano. Antes, demandam décadas de trabalho e esforço, de carinho e dedicação pelo saber.

Se este é um sinal dos tempos para todos, constitui um fato sobremaneira comum em nossa profissão e, particularmente, em nossa especialidade, que dia-a-dia nos proporciona intensa renovação de conceitos, recursos diagnósticos e meios de tratamento. E tudo isto nos reduz, apesar da experiência de anos, à permanente condição de aluno. Obriga-nos à conseqüente avidez pelo saber e à necessária humildade para podermos constatar que a verdade de que dispomos talvez não seja tão sólida e, possivelmente, não é única nem definitiva. É isto que justifica que um experiente professor, tal qual o seu aluno, procure saber mais. Cada um deles alimentando a suprema satisfação de quem exercita o conhecimento científico – a de fazer melhor.

Os profissionais da saúde acumulam muitas qualidades que os diferenciam, seja pela perseverança, solidariedade, obstinação, seja pelo pragmatismo sem desprezar os sentimentos. No entanto, talvez a inconfundível marca seja a de partilhar a sua experiência, retirando disto uma grande realização e, muitas vezes, demandando esforços e sacrifícios, bem vistos nos que exercem a docência e, muito melhor ainda, vistos nos colaboradores desta publicação, que, à parte da doação de seu conhecimento, doaram seu valioso tempo na elaboração deste material.

Movido por este ideal, procuramos, agora que já atuamos na área há algumas décadas, propiciar uma publicação que realmente pudesse beneficiar os nossos colegas e, por conseguinte, os nossos pacientes.

Idealizamos um livro com conteúdo prático, abordando tratamento em uma formatação preestabelecida para fins de consulta e, por isso, com capítulos curtos, estratificados em um grande número de temas (139 capítulos), para proporcionar comodidade ao leitor. Os capítulos diferenciam-se pela sua formatação bem como pela profundidade, atualidade e pelos expoentes da otologia nacional e internacional que colaboraram com a obra.

A nosso juízo, alcançamos as nossas metas, e eis que surge uma obra pujante, que contribuirá para dar ainda mais visibilidade ao que produzimos no Brasil, que cada vez alcança mais expressão científica e respeitabilidade internacional.

Os livros desatualizam-se rapidamente. Por isto, começaremos, em breve, a produzir uma versão atualizada e ampliada deste material em inglês.

Agradeço aos colegas convidados, que, sem exceção, aderiram e colaboraram com o que tinham de melhor.

Agradecemos à Sra. Cláudia Buchweitz e Janiza Antoniazzi, da Scientific, pelo valioso apoio redacional. Aos dirigentes da Revinter, que acreditaram e apostaram neste projeto.

Agradeço, de modo muito especial, à Elaine, minha esposa, e à Michelle, à Danielle e ao Joel, meus filhos, pelo alto grau de tolerância, apoio e incentivo.

Vivenciamos, neste momento, a sensação de um viajante que, após longa jornada, está por chegar ao seu destino.

Esperamos ter contribuído, com a grande ajuda de todos os colaboradores, para a consecução de uma obra que venha a ser útil no exercício profissional e traga como conseqüência um melhor desempenho assistencial. Em outras palavras, esperamos poder estar mais próximos do nosso objetivo-fim, que é o de auxiliar o nosso paciente.

Luiz Lavinsky

Colaboradores

■ **Abraham Shulman**
MD, FACS, Professor Emeritus Clinical Otolaryngology
Health Sciences Center Brooklyn State University of New York
Director Otology/Neurootology

■ **Adamastor Humberto Pereira**
Mestrado pela UFRGS
Doutorado pela UNIFESP
Professor do Departamento de Cirurgia da Faculdade de Medicina da UFRGS

■ **Adriana Laybauer Silveira**
Fonoaudióloga Especialista em Audiologia Clínica (CEFAC-RS)
Fonoaudióloga da Clínica Lavinsky – Porto Alegre, RS

■ **Adriana Severina**
COAT – Centro ORL de Alta Tecnologia – Clínica Curet – Córdoba, Argentina

■ **Adriana Rivas**
Programa de Implante Coclear, *Centro Médico Otológico y Clínica Rivas* – Bogotá, Colômbia

■ **Adriane Lima Mortari Moret**
PhD, Professora Doutora do Departamento de Fonoaudiologia da Faculdade de Odontologia de Bauru da USP
Fonoaudióloga do Centro de Pesquisas Audiológicas do Hospital de Reabilitação de Anomalias Craniofaciais da USP

■ **Alberto Alencar Nudelmann**
Coordenador do Comitê Nacional de Ruído e Conservação
Mestrado em Educação pela PUCRS
Representante da Sociedade Brasileira de ORL na Câmara Técnica do DENATRAN – Ministério da Justiça

■ **Alberto Chinski**
MD, PhD, Professor Titular em Otorrinolaringologia da Faculdade de Medicina da Universidade de Buenos Aires, Argentina

■ **Alberto Leiberman**
MD, Professor Department of Otolaryngology – Head & Neck Surgery Soroka University Medical Center and the Faculty of Health Medical Sciences, Ben Gurion University of the Negev, Beer Sheva, Israel

■ **Aldo Cassol Stamm**
Professor da Disciplina de Otorrinolaringologia Pediátrica da UNIFESP-EPM
Diretor do Centro de Otorrinolaringologia e Fonoaudiologia de São Paulo – Hospital Professor Edmundo Vasconcelos

■ **Alejandro Rivas**
Programa de Implante Coclear, *Centro Médico Otológico y Clínica Rivas* – Bogotá, Colômbia

■ **Ana Valéria de Almeida Vaucher**
Fonoaudióloga
Mestrado em Fonética pela PUCRS
Professora do Instituto Metodista de Educação e Cultura – Porto Alegre, RS

■ **Andréa Maria Campagnolo**
Médica-Otorrinolaringologista do Hospital de Clínicas de Porto Alegre, RS

■ **Andy de Oliveira Vicente**
Médico Pós-Graduando (Nível Mestrado) da Disciplina de Otorrinolaringologia da UNIFESP-EPM

■ **Antonio De la Cruz**
MD, Director of Education House Ear Institute
Professor of Clinical Otolaryngology, University of Southern California
Past President American Academy of Otolaryngology Head and Neck Surgery
Past President American Neurootological Society

■ **Antonio Douglas Menon**
Médico-Otorrinolaringologista do Hospital Sírio Libanês – São Paulo, SP

■ **Antônio Lobo de Rezende**
Professor Associado do Departamento de Oftalmo-Otorrino da Faculdade de Medicina da UFMG

■ **Arnaldo Linden**
Professor da Disciplina de Otorrinolaringologia da UFRGS
Mestrado em Otologia pela *University of Southern California (USC)* – Los Angeles, USA

■ **Arthur Octavio de Avila Kós**
MD, Professor Doutor em Medicina da Faculdade de Medicina da UFRJ
Fellow da *Harvard Medical School* (1964-1965)
Livre-Docente de Otorrinolaringologia da Faculdade de Medicina da UFRJ
Professor Titular da Faculdade de Medicina da UFRJ

■ **Ashutosh Pusalkar**
MD, Otolaringologista, Hospital Lilavat – Mumbai, Índia

■ **Aziz Lasmar**
Especialista em ORL pela Associação Médica Brasileira e Sociedade Brasileira de Otorrinolaringologia
Responsável pelo Departamento de Audiologia da Clínica Professor José Kós – Rio de Janeiro, RJ
Membro do Comitê de Otorrinolaringologia da Sociedade de Pediatria do Estado do Rio de Janeiro e da Sociedade Brasileira de Pediatria

■ **Aziz Miguel Hueb**
MD, Professor Titular (aposentado) da Disciplina de Otorrinolaringologia da Faculdade de Medicina do Triângulo Mineiro – Uberaba, MG

■ **Barbara A. Goldstein**
PhD, Director Audiology

■ **Beatriz C. Warth Raymann**
PhD, Universidade Luterana do Brasil (ULBRA) – São Leopoldo, RS
Fonoaudióloga
Professora – Pesquisadora
Consultora da CBM, Alemanha

■ **Berenice Dias Ramos**
MD, Médica-Otorrinolaringologista
Mestrado em Otorrinolaringologia pela UNIFESP-EPM

■ **Carine Petry**
Médica-Pediatra e Residente do Serviço de Otorrinolaringologia do Hospital São Lucas da PUCRS

■ **Carlos A. C. Harmath**
MD, Neuropsiquiatra
Ex-Professor Visitante de Neurofisiologia da Universidade Federal do Paraná

■ **Carlos Alberto Dias**
Professor de Otorrinolaringologia da Universidade Federal do Maranhão

■ **Carlos Alberto Herrerias de Campos**
Professor Adjunto e Chefe do Departamento de Otorrinolaringologia da Faculdade de Ciências Médicas da Santa Casa de Misericórdia de São Paulo

■ **Carlos Alberto von Mühlen**
Professor Titular de Reumatologia da Faculdade de Medicina da PUCRS

■ **Carlos Augusto Correia de Campos**
Médico-Residente do Departamento de Otorrinolaringologia da Santa Casa de Misericórdia de São Paulo

■ **Carlos B. Ruah**
MD, PhD, Professor Auxiliar de Otorrinolaringologia da Faculdade de Ciências Médicas da Universidade Nova de Lisboa

■ **Carlos Curet**
MD, PhD, COAT – Centro ORL de Alta Tecnologia – Clínica Curet – Córdoba, Argentina

■ **Carlos Yong**
COAT – Centro ORL de Alta Tecnologia – Clínica Curet – Córdoba, Argentina

■ **Celso Dall'Igna**
Professor de Otorrinolaringologia da Faculdade de Medicina da UFRGS

■ **Ceres Helena Buss**
Fonoaudióloga, Doutora em Ciências dos Distúrbios da Comunicação Humana pela UNIFESP-EPM – UFSM

■ **Charles Ornelas Brum**
Médico-Residente do Serviço de Otorrinolaringologia do HCPR Universidade Federal do Paraná/Hospital de Clínicas

■ **Cíntia D'Avila**
Otorrinolaringologista da Clínica Lavinsky Mestrado pela Faculdade de Medicina da UFRGS

■ **Ciríaco Cristóvão Tavares Atherino**
PhD, Faculdade de Medicina da UERJ Professor Adjunto Doutor
Chefe do Serviço de ORL do Hospital Municipal de Ipanema – Rio de Janeiro, RJ

■ **Cláudia Couto de Barros Coelho**
MD, Médica-Otorrinolaringologista Pós-Graduanda da Disciplina de Otorrinolaringologia da Faculdade de Medicina da USP
Coordenadora do Serviço de Zumbido e Hiperacusia da Clínica Lavinsky – Porto Alegre, RS

■ **Claudia Romani**
COAT – Centro ORL de Alta Tecnologia – Clínica Curet – Córdoba, Argentina

■ **Claus Estelrrich**
Concurrente al S. de ORL HIGA San Martín Centro Otorrinolaringológico La Plata

■ **Claus F. Claussen**
Professor Extraordinarius, Department of Neurootology University Head Center Josef-Schneider-Str. 11, 97070 Würzburg, Germany
Neurootological Research Institute of the 4-G-F, Kurhausstr. 12, D-97688 Bad Kissingen, Germany

■ **Clemente Isnard Ribeiro de Almeida**
Professor Titular pela FMJ
Orientador da Pós-Graduação da Faculdade de Medicina da SCMSP
Orientador da Pós-Graduação da Fisiopatologia da Faculdade de Medicina da USP

■ **Cristiane Khadur Denis**
Médica Pós-Graduanda do Curso de Especialização e Aperfeiçoamento em Otorrinolaringologia da Pró-Otorrino – Rio de Janeiro, RJ

■ **Cristiano Ruschel**
Médico-Residente do Serviço de Otorrinolaringologia do Hospital de Clínicas de Porto Alegre, RS

■ **Cristina Madinabeitia**
Encarregada do Departamento de Psicologia em I. C. do Hospital Pediátrico J. P. Garrahan
Psicóloga do Centro de Investigações Otoaudiológicas. Bs. As. Argentina

■ **Daniela Pernigotti Dall´Igna**
Acadêmica de Medicina da UFRGS

■ **Danielle Lavinsky**
Acadêmica do Curso de Odontologia da ULBRA

■ **Decio Castro**
Hospital Moinhos de Vento – Porto Alegre, RS

■ **Edna Macedo**
Estudante da Faculdade de Medicina da UFRGS

■ **Edgar Chiossone Lares**
Profesor Asociado en Otorrinolaringología, Cátedra de ORL, Universidad Central de Venezuela
Presidente de la Fundación Venezolana de Otología

■ **Eduardo Beck Paglioli**
MD, PhD, Neurocirurgião do Hospital São Lucas da PUCRS

■ **Eduardo de Moraes Baleeiro**
PhD, Professor Adjunto da Disciplina de Otorrinolaringologia da Faculdade de Medicina da UFB

■ **Eli Ratzkowski**
Otorrinolaringologista da Clínica Lavinsky – Porto Alegre, RS

■ **Everardo Andrade da Costa**
Membro do Comitê Nacional de Ruído e Conservação Auditiva
Doutorado em Saúde Coletiva pela UNICAMP
Responsável pelo Ambulatório de Doenças Otorrinolaringológicas Ocupacionais da UNICAMP

■ **Fábio F. Maniglia**
Otorrinolaringologista

■ **Fernando de A. Quintanilha Ribeiro**
Professor Adjunto da Faculdade de Ciências Médicas da Santa Casa de Misericórdia de São Paulo
Coordenador do Curso de Pós-Graduação em ORL
Chefe Adjunto de Clínica da Santa Casa de Misericórdia de São Paulo

■ **Fernando Portinho**
Otorrinolaringologista, Mestrado e Doutorado, Professor Titular da Escola de Medicina e Cirurgia da Universidade do Rio de Janeiro

■ **Francisco Carlos Zuma e Maia**
Médico-Otorrinolaringologista
Assistant Étrenger de la Université Louis Pasteur – France – Clínica Maia

■ **Fred F. Telischi**
MEE, MD, Director, University of Miami Ear Institute
Associate Professor – Departments of Otolaryngology – Head and Neck Surgery, Neurosurgery, and Biomedical Engineering, University of Miami
University of Miami, Department of Otolaryngology – Head and Neck Surgery

■ **Geraldo Sidiomar Duarte**
MD, PhD, Professor da Faculdade de Medicina da UFRGS
Professor Adjunto de Anestesiologia
Título Superior em Anestesiologia pela SBA
Membro do Corpo Clínico do HCPA-POA-RS

■ **Gian Paolo Mazzoni**
Especialista em Engenharia Elétrica pelo New York Institute of Technology

■ **Gordon B. Hughes**
MD, Professor, Head, Otology and Neurootology
Department of Otolaryngology and Communicative Disorders
The Cleveland Clinic Foundation, A-71 Cleveland, OH, USA

■ **Graciela Brik**
Chefe do Departamento de Diagnóstico Precoce e Audiologia do Hospital Italiano
Diretora Audióloga do Centro de Investigações Otoaudiológicas. Bs. As. Argentina

■ **Hamed Sajjadi**
MD, FACS, Otology/Neurootology Fellowship Program-Director
Clinical Associate Professor, University of Minnesota, USA

■ **Hamlet Suárez**
Diretor do Laboratório de Audiologia e Patofisiologia Vestibular da Faculdade de Medicina, Neurofisiologia, Montevidéu – Uruguai.

■ **Heliane Brant Machado Freire**
Professora Livre-Docente do Departamento de Pediatria da Faculdade de Medicina da UFMG

■ **Hélio Andrade Lessa**
Professor Doutor e Professor Adjunto
Coordenador da Disciplina de Otorrinolaringologia da UFB
Chefe do Serviço de Otorrinolaringologia do Hospital Professor Edgard Santos da Universidade Federal da Bahia (HUPES)
Ex-Assistant Professor of Research (Associate Research) da University of Chicago Department of Otolaryngology, Chicago, Illinois, USA

■ **Heloisa Helena Caovilla**
MD, PhD, Professora Associada da UNIFESP-EPM

■ **Henning Hildmann**
MD, Department of Otorhinolaryngology, Head and Neck Surgery,
St. Elisabeth Hospital, University of Bochum – Bochum, Germany

■ **Herton Coifman**
Mestrado em Cirurgia pela UFP
Doutorado em Otorrinolaringologia pela USP
Professor Adjunto do Departamento de Otorrinolaringologia da UFP

■ **Holger Sudhoff**
MD, Department of Otorhinolaryngology, Head and Neck Surgery, St. Elisabeth Hospital, University of Bochum – Bochum, Germany

■ **Hormy Biavatti Soares**
Mestrado em Cirurgia/Otorrinolaringologia pela Faculdade de Medicina da UFRGS

■ **Humberto Afonso Guimarães**
Presidente da Sociedade Brasileira de Otologia (2000-2003)
Coordenador do Serviço de Otorrinolaringologia do Hospital Mater Dei

■ **Iliam Cardoso dos Santos**
Médico, Especialista em ORL pela Sociedade Brasileira de Otorrinolaringologia
Pós-Graduação em Otorrinolaringologia – Service Universitaire D'Oto-Rhino-Laryngologie (Prof. Michel Portmann) – Université II – Bordeaux, France – Maître de Stage
Mestrado em Otorrinolaringologia pela Faculdade de Medicina da USP
Titular da Academia Goiana de Medicina
Ex-Professor Adjunto de Distúrbio da Comunicação da Faculdade de Fonoaudiologia da Universidade Católica de Goiás
Chefe do Serviço de Otoneurologia – Hospital Otorrino de Goiânia

■ **Isaac Kaminszczik**
Professor Titular Consultor de Otorrinolaringologia da Faculdade de Medicina da Universidade de Buenos Aires

■ **Iulo Baraúna**
Médico-Residente do Centro de Otorrinolaringologia de São Paulo – Hospital Professor Edmundo Vasconcelos

■ **Jan Helms**
Otorrinolaringologista
Professor do Departamento de Cirurgia de Ouvido, Nariz e da Garganta da Universidade de Würzburg – Würzburg, Alemanha

■ **Jeanette Inglez de Souza Farina**
MD, MS, Faculdade de Medicina da ULBRA
Professor Adjunto de Neurologia da ULBRA
Neurofisiologista Clínica Lyason Board Member da IFCN

■ **Joachim Müller**
MD, Departamento de Otorrinolaringologia, Universidade de Würzburg – Würzburg, Alemanha

■ **João Jairney Maniglia**
Professor Adjunto do Departamento de Otorrinolaringologia e Oftalmologia da UFP

■ **Joel Lavinsky**
Estudante da Faculdade de Medicina da UFRGS

■ **Jorge Spratley**
MD, Serviço de Otorrinolaringologia da Faculdade de Medicina da Universidade do Porto, Hospital S. João
Consultor Graduado de ORL
Docente de ORL

■ **José Antonio A. de Oliveira**
Médico, Otorrinolaringologista, Doutor e Livre-Docente da Faculdade de Medicina da USP
Professor Titular da Faculdade de Medicina de Ribeirão Preto da USP

■ **José Antonio Rivas**
Programa de Implante Coclear, Centro Médico Otológico Y Clínica Rivas – Bogotá, Colômbia

■ **José Faibes Lubianca Neto**
MD, PhD, FFFCMPA, Serviço de Otorrinolaringologia Pediátrica do Hospital da Criança Santo Antônio/Complexo Hospitalar da Santa Casa de Misericórdia de Porto Alegre, RS
Professor Adjunto Doutor dos Departamento de Oftalmologia e Otorrinolaringologia da FFFCMPA
Chefe do Ambulatório do Serviço de Otorrinolaringologia Pediátrica do Hospital da Criança Santo Antônio/Complexo Hospitalar Santa Casa de Misericórdia de Porto Alegre, RS
Fellow em Otorrinolaringologia Pediátrica no Massachusetts Eye and Ear Infirmary, Harvard Medical School, Boston – MA, EUA
Professor do Curso de Pós-Graduação em Medicina de Clínica Médica da UFRGS

■ **José Fernando Colafêmina**
Professor Assistente Doutor da Faculdade de Medicina de Ribeirão Preto da USP
Professor Doutor do Departamento Oftalmológico – ORL e Cirurgia da Cabeça e Pescoço
Responsável pelo Setor de Otoneurologia
Coordenador do Curso de Graduação ORL da FMRP

■ **José Maria Escalera**
Residente do 4º Ano de Otorrinolaringologia da Clínica Universitária Reina Fabiola – Córdoba, Argentina
Estagiário do Hospital de Clínicas de Porto Alegre e da Clínica Lavinsky – Porto Alegre, RS

■ **José Seligman**
Médico-Otorrinolaringologista

■ **Juan A. Chiossone Kerdel**
MA, FRCS, Professor Instrutor em Otorrinolaringología, Cátedra de ORL, Universidad Central de Venezuela
Consultante en Otología, Neurotología e Base de Crâneo, Hospital Universitario de Caracas
Vice-Presidente Executivo da Fundação Venezolana de Otologia

■ **Klaus Roosen**
MD, Departamento de Neurocirurgia da Universidade de Würzburg – Würzburg, Alemanha

■ **Laís Vieira Bonaldi**
Fonoaudióloga do Hospital do Servidor Público Estadual – IAMSPE
Especialista em Audiologia pelo CFF[a]
Mestrado e Doutorado em Morfologia pela UNIFESP–EPM

■ **Lars-Eric Stenfors**
MD, PhD, Department of Otolaryngology, Faculty of Medicine, University of Tromsø, N-9037 Tromsø, Norway

■ **Leandra Tabanez do Nascimento**
MS, Fonoaudióloga do Centro de Pesquisas Audiológicas do Hospital de Reabilitação de Anomalias Craniofaciais da USP
Mestrado em Distúrbios da Comunicação Humana pelo HRAC-USP
Doutoranda em Educação Especial pela Universidade Federal de São Carlos

■ **Leandro Sapiro**
Cirurgião-Dentista Graduado pelo Curso de Odontologia da ULBRA
Especializando em Cirurgia e Traumatologia Bucomaxilofacial pelo Curso de Odontologia da ULBRA

■ **Leopoldo J. Cordero**
Chefe do Departamento de Otologia e Otoneurocirurgia do Hospital Francês
Diretor do Programa de I.C. do Hospital Pediátrico J. P. Garrahan
Diretor do Centro de Investigações Otoaudiológicas. Bs. As. Argentina

■ **Luc Louis Maurice Weckx**
Professor Associado em Otorrinolaringologia Pediátrica
Livre-Docente em Otorrinolaringologia pela UNIFESP-EPM

■ **Lucio A. Castagno**
Otorrinolaringologista da Clínica Dr. Castagno
Mestrado e Doutorado em Cirurgia (ORL) pela UFRGS

■ **Luis Eduardo Schneider**
Professor do Curso de Graduação em Odontologia da ULBRA
Professor do Curso de Especialização em Cirurgia e Traumatologia Bucomaxilofacial da ULBRA
Especialista em Cirurgia e Traumatologia Bucomaxilofacial
Mestrado em Cirurgia e Traumatologia Bucomaxilofacial pelo Curso de Odontologia da ULBRA

■ **Luiz Carlos Alves de Sousa**
Professor Adjunto da Disciplina de Otorrinolaringologia da Faculdade de Medicina de Ribeirão Preto da USP
Presidente da Associação Paparella de Otorrinolaringologia – Ribeirão Preto, SP

■ **Luiz Carlos de Alencastro**
MD, PhD, Neurocirurgião do Hospital Moinhos de Vento – Porto Alegre, RS

■ **Luiz Felipe de Alencastro**
MD, Neurocirurgião do Hospital São Lucas da PUCRS

■ **Luiz Lavinsky**
Professor da Faculdade de Medicina da Universidade Federal do Rio Grande do Sul
Chefe do Departamento de Oftalmologia e Otorrinolaringologia da Universidade Federal do Rio Grande do Sul
Diretor do Núcleo de Pesquisa em Otologia e Otoneurologia do Centro de Pesquisas do Hospital de Clínicas de Porto Alegre
Professor do Curso de Pós-Graduação em Cirurgia – Otorrinolaringologia
Mestrado, Doutorado e Pós-Doutorado em Otorrinolaringologia
Ex-Presidente da Sociedade Brasileira de Otologia e dos Congressos Brasileiros de Otologia e de Otorrinolaringologia

■ **Manuel Pais Clemente**
MD, PhD, Serviço de Otorrinolaringologia da Faculdade de Medicina da Universidade do Porto, Hospital S. João – Porto, Portugal
Diretor do Serviço de ORL
Professor de ORL
Presidente do Instituto Português da Voz

■ **Marcelo Barros Antunes**
Residente do Serviço de Otorrinolaringologia e Cirurgia de Cabeça e Pescoço do Hospital de Clínicas de Porto Alegre, RS

■ **Marcelo Castro Alves de Sousa**
Professor Colaborador da Faculdade de Ciências Médicas de Minas Gerais
Assistente Adjunto da Clínica de Otorrinolaringologia da Santa Casa de Misericórdia de Belo Horizonte

■ **Marcelo Miguel Hueb**
MD, MS, PhD, Mestrado e Doutorado em Otorrinolaringologia pela USP
Professor Adjunto e Chefe da Disciplina de Otorrinolaringologia da Faculdade de Medicina do Triângulo Mineiro – Uberaba, MG
Diretor do Curso de Fonoaudiologia da Universidade de Uberaba, MG

■ **Marcelo Ribeiro de Toledo Piza**
Médico da Associação Paparella de Otorrinolaringologia do Hospital Santa Lydia – Ribeirão Preto, SP

■ **Marcos Mocellin**
Doutor em Otorrinolaringologia pela Escola Paulista de Medicina
Professor Titular e Chefe do Serviço de Otorrinolaringologia da UFP

■ **Marcos V. Goycoolea**
MD, PhD, Clínica Las Condes – Santiago, Chile

■ **Marcus Miranda Lessa**
Doutorando do Curso de Pós-Graduação na Área de Otorrinolaringologia da Faculdade de Medicina da USP

■ **Maria Beatriz Rotta Pereira**
Médica-Otorrinolaringologista
Fellow em Otorrinolaringologia Pediátrica do Health Sciences Centre, University of Manitoba – Winnipeg, Canadá
Mestranda do Curso de Pós-Graduação em Pediatria pela UFRGS

■ **Maria Cecília Bevilacqua**
PhD, Professora Livre-Docente e Chefe do Departamento de Fonoaudiologia da Faculdade de Odontologia de Bauru da USP
Fonoaudióloga Coordenadora da Equipe Interdisciplinar do Programa de Implante Coclear do Centro de Pesquisas Audiológicas do Hospital de Reabilitação de Anomalias Craniofaciais da USP

■ **Maria Cecília Lorenzi**
Doutora em Medicina pela Faculdade de Medicina da USP

■ **Maria Cristina Munerato**
Professora de Graduação da Faculdade de Odontologia da UFRGS
Mestrado em Cirurgia e Traumatologia Bucomaxilofacial pela Faculdade de Odontologia da PUCRS
Doutorado em Estomatologia Clínica pela Faculdade de Odontologia da PUCRS

■ **Maria Inês Salvadores**
COAT – Centro ORL de Alta Tecnologia – Clínica Curet – Córdoba, Argentina

■ **Maria Mercedes Picarelli**
Médica-Reumatologista do Hospital São Lucas da PUCRS

■ **Mariana Arocena**
MD, Diretora da Terapia Fisíca do Hospital Británico Montevideo Uruguai

■ **Mariana Magnus Smith**
Otorrinolaringologista
Ex-Residente do Hospital de Clínicas de Porto Alegre, RS

■ **Mario Sanna**
MD, Diretor do Grupo Otológico – Piacenza, Itália
Diretor do Grupo Otológico – Roma, Itália
Professor do Departamento de Otolaringologia e Cirurgia de Cabeça e Pescoço da Universidade de Chieti, Itália

■ **Marlan R. Hansen**
MD, Department of Otolaryngology – Head and Neck Surgery University of Iowa Hospitals and Clinics Iowa City

■ **Matias Kronfeld**
Professor Adjunto de Medicina Interna da Faculdade de Medicina UFRGS
Mestrado em Pneumologia
Membro Afiliado ao Colégio Americano de Cardiologia

■ **Mauren Peres Rocha**
Otorrinolaringologista da Clínica Lavinsky – Porto Alegre, RS

■ **Mauricio Malavasi Ganança**
MD, PhD, Professor Titular de Otorrinolaringologia da UNIFESP-EPM

■ **Maurício Schreiner Miura**
Médico-Otorrinolaringologista do Complexo Hospitalar da Santa Casa de Misericórdia de Porto Alegre, RS

■ **Michael M. Paparella**
MD, Clinical Professor and Chairman Emeritus Department of Otolaryngology University of Minnesota

■ **Michel Burihan Cahali**
Doutorado em Otorrinolaringologia pela Faculdade de Medicina da USP
Médico-Assistente da Clínica Otorrinolaringológica do Hospital das Clínicas da Faculdade de Medicina da USP
Médico do Serviço de Otorrinolaringologia do Hospital do Servidor Público Estadual de São Paulo, SP

■ **Michelle Lavinsky**
Médica-Residente do Serviço de Otorrinolaringologia do Hospital de Clínicas de Porto Alegre, RS

■ **Moacyr Saffer**
Professor Titular de Otorrinolaringologia da FFFCMPA
Professor Adjunto de Otorrinolaringologia da Faculdade de Medicina da UFRGS

■ **Neil M Sperling**
MD, Director, Division of Otology
Associate Professor, Department of Otolaryngology
State University of New York – Downstate Medical Center

■ **Nelson Caldas**
Professor Titular da Disciplina de Otorrinolaringologia da UFPE
Pós-Graduado pela Universidade da Pennsylvannia

■ **Nicodemos José Alves de Sousa**
Mestrado em Otorrinolaringologia pela UNIFESP-EPM
Chefe da Clínica de Otorrinolaringologia da Santa Casa de Misericórdia de Belo Horizonte
Professor Titular da Faculdade de Ciências Médicas de Minas Gerais

■ **Norma Pallares**
Instituto Superior de ORL – Centro de Implantes Cocleares Prof. Diamante Pasteur 740, Bs. As. Argentina

■ **Orozimbo Alves Costa**
MD, Professor Livre-Docente do Departamento de Fonoaudiologia da Faculdade de Odontologia de Bauru da USP
Médico-Otologista Coordenador do Centro de Pesquisas Audiológicas do Hospital de Reabilitação de Anomalias Craniofaciais da USP

■ **Oscar Maudonnet**
PhD, Professor de Otoneurologia da UNICAMP
Professor da Pós-Graduação da UNICAMP

■ **Oscar Phelippe Pernigotti Dall´Igna**
Acadêmico de Medicina da UFRGS – Hospital de Clínicas de Porto Alegre, RS

■ **Oswaldo Laércio Mendonça Cruz**
Doutor, Livre-Docente da USP
Professor da UNIFESP-EPM

■ **Otacílio Lopes**
Professor Titular de Otorrinolaringologia da Faculdade de Ciências Médicas da Santa Casa de Misericórdia de São Paulo, SP

■ **Otavio B. Piltcher**
MD, Mestre e Doutor em Medicina
Pesquisador do Hospital de Clínicas de Porto Alegre, RS

■ **Pablo Perez**
COAT – Centro ORL de Alta Tecnologia – Clínica Curet – Córdoba, Argentina

■ **Patrícia Faletty**
MS, Mestrado em Audiologia
Professora Titular da Universidade "Museo Social Argentino" – Buenos Aires, Argentina
Gerente, Latin American Southern Region – Cochlear Americas

■ **Pedro de Oliveira Cavalcanti Filho**
MD, Professor Responsável da Pós-Graduação em ORL da UFRN

■ **Pedro Luiz Cóser**
PhD, Doutor em Distúrbios da Comunicação Humana pela UNIFESP
Professor Adjunto de Otorrino da UFSM
Responsável pelo Serviço de ORL do HUSM da UFSM

■ **Pedro Luiz Mangabeira Albernaz**
Professor Titular de Otorrinolaringologia da UNIFESP-EPM
Presidente da Associação William House de Otologia

■ **Pedro Estelrrich**
Professor Doutor Médico
Professor Titular de ORL de la F.Cs.M. UNLP
Chefe de ORL HIGA San Martín La Plata
Centro Otorrinolaringológico La Plata – La Plata, Argentina

■ **Pricila Sleifer**
MD, PhD, Especialista em Fonoaudiologia pela UFSM
Fonoaudióloga do Hospital de Clínicas de Porto Alegre, RS
Professora e Supervisora do Curso de Graduação em Fonoaudiologia e Pós-Graduação em Audiologia e Fonoaudiologia Hospitalar da Rede Metodista de Educação – IPA – Porto Alegre, RS
Fonoaudióloga da Clínica Lavinsky – Porto Alegre, RS

■ **Rafael Burihan Cahali**
Doutorando na Área de Otorrinolaringologia do Curso de Pós-Graduação em Medicina da Faculdade de Medicina da USP
Médico do Serviço de Otorrinolaringologia do Hospital do Servidor Público Estadual de São Paulo, SP

■ **Rafael Ramírez-Camacho**
Chefe da Seção de Otorrinolaringologia
Profesor Asociado U. Autónoma Madri

■ **Raul Nielsen Ibañez**
MD, Médico-Otorrinolaringologista
Especialista em Medicina do Trabalho

■ **Renato Castro Alves de Sousa**
Especializando do Curso de Otorrinolaringologia da Santa Casa de Misericórdia de Belo Horizonte – Faculdade de Ciências Médicas de Minas Gerais

■ **Ricardo F. Maniglia**
Otorrinolaringologista

■ **Ricardo Ferreira Bento**
Professor Associado da Disciplina de Otorrinolaringologia da Faculdade de Medicina da USP
Chefe do Grupo de Otologia do Hospital das Clínicas da Faculdade de Medicina da USP

■ **Ricardo Guimarães**
Residente do Serviço de Otorrinolaringologia da Universidade Federal de Uberlândia, MG

■ **Ricardo Ramina**
Chefe de Serviço de Neurocirurgia do Instituto de Neurologia de Curitiba
Professor Adjunto da George Washington University
Professor Convidado da UNICAMP

■ **Ricardo Sérgio Cohen**
MD, Diretor do Centro Otorrinolaringológico de San Miguel de Tucumán – Argentina

■ **Rita Carolina Pozzer Krumenauer,**
MD, Médica-Residente do Serviço de Otorrinolaringologia da FFFCMPA/Complexo Hospitalar Santa Casa de Misericórdia de Porto Alegre e do Serviço de Otorrinolaringologia Pediátrica do Hospital da Criança Santo Antônio

■ **Robert Behr**
Departamento de Neurocirurgia, Klinikum Fulda, Hospital Universitário, Philips University Marburg – Fulda, Alemanha

■ **Roberto Campos Meirelles**
Professor Adjunto Doutor da Disciplina de Otorrinolaringologia da Faculdade de Ciências Médicas da UERJ
Doutorado em Otorrinolaringologia pela USP
Livre-Docente em Otorrinolaringologia pela UERJ e UNIRIO
Chefe do Serviço de Otorrinolaringologia do Hospital Universitário Pedro Ernesto da UERJ

- **Roberto Dihl Angeli**
Médico-Otorrinolaringologista da
Clínica Lavinsky – Porto Alegre, RS

- **Roberto Martinho da Rocha**
Ex-Presidente da Sociedade Brasileira de Otorrinolaringologia
Ex-Presidente da Sociedade Brasileira de Otologia
Ex-Presidente da Sociedade de Otorrinolaringologia do Rio de Janeiro

- **Rogério Hamerschmidt**
Otorrinolaringologista com Pós-Graduação pela Universidade de Bordeaux – França
Médico do Serviço de Otorrinolaringologia da UFP

- **Ronaldo Seligman**
MD, PHD, Professor Adjunto da Disciplina de Anestesiologia
Titulo Superior em Anestesiologia
Membro da *American Society of Anesthesia*

- **Rubens Vuono de Brito Neto**
Assistente-Doutor da Disciplina de Otorrinolaringologia da Faculdade de Medicina da USP

- **Sady Selaimen da Costa**
PhD, Presidente da Sociedade Brasileira de Otologia
Professor e Chefe da Otologia do Departamento de Otorrinolaringologia da Faculdade de Medicina da ULBRA
Professor Adjunto do Departamento de Oftalmologia e Otorrinolaringologia da Faculdade de Medicina da UFRGS
Coordenador do Banco de Implantes Otológicos do Hospital de Clínicas de Porto Alegre, RS

- **Samir Cahali**
Diretor do Serviço de Otorrinolaringologia do Hospital do Servidor Público Estadual de São Paulo
Doutorado em Otorrinolaringologia pela UNIFESP-EPM

- **Sérgio Moussalle**
Professor Titular da Faculdade de Medicina da PUCRS
Chefe do Serviço de Otorrinolaringologia do Hospital São Lucas da PUCRS

- **Sérgio Zylbersztejn**
Professor Assistente de Ortopedia e Traumatologia da FFFCMPA

- **Shirley S. N. Pignatari**
Professora Adjunta da Disciplina de Otorrinolaringologia Pediátrica da UNIFESP/EPM
Responsável pelo Setor de Otorrinolaringologia Infantil do Centro de Otorrinolaringologia e Fonoaudiologia de São Paulo – Hospital Professor Edmundo Vasconcelos

- **Shiro Tomita**
Chefe do Serviço de Otorrinolaringologia
Professor Titular da UFRJ
Doutor em Otorrinolaringologia pela UNIFESP

- **Silvia Breuning**
Chefe do Departamento de Audiologia do Hospital Pediátrico J. P. Garrahan
Audióloga do Centro de Investigações Otoaudiológicas. Bs. As. Argentina

- **Silvio Antonio Monteiro Marone**
Professor Doutor da Disciplina de Otorrinolaringologia da Faculdade de Medicina da USP
Professor Titular da Disciplina de Otorrinolaringologia da Faculdade de Ciências Médicas da PUC de Campinas

- **Sílvio Caldas Neto**
Professor Adjunto da Disciplina de Otorrinolaringologia da UFPE
Professor Adjunto da Disciplina de Otorrinolaringologia da UFPE
Doutor em Medicina pela USP

- **Simão L. Piltcher**
MD, Professor Adjunto da Faculdade de Medicina da UFRGS – Serviço de Otorrinolaringologia do Hospital de Clínicas de Porto Alegre, RS

- **Sonia Bortholuzzi**
Fonoaudióloga, Doutora em Ciências dos Distúrbios da Comunicação Humana pela UNIFESP-EPM e UFSM

- **Sydney Castagno**
Otorrinolaringologista da Clínica Dr. Castagno
Professor Emérito da UFPE

- **Syed Ahsan**
MD, Fellow – Neurotology/Otology, University of Miami
University of Miami, Department of Otolaryngology – Head and Neck Surgery

- **Taciana Maria Oliveira Bernal**
Fonoaudióloga

- **Tania Sih**
MD, PhD, Presidente da IAPO
Liaison Member (para o Brasil) da ASPO e da ESPO
Membro do Comitê Internacional de ORL Pediátrica da IFOS Membro da ASM

- **Tanit Ganz Sanchez**
Professora Colaboradora Doutora da Disciplina de Otorrinolaringologia da Faculdade de Medicina da USP
Médica-Assistente Doutora da Divisão de Clínica Otorrinolaringológica do Hospital das Clínicas da Faculdade de Medicina da USP
Responsável pelo Grupo de Zumbido da Divisão de Clínica Otorrinolaringológica do Hospital das Clínicas da Faculdade de Medicina da USP
Coordenadora do Grupo de Apoio a Pessoas com Zumbido (GAPZ) da Fundação Otorrinolaringologia

- **Tatiana M. Lessa Santos**
Médica Responsável pelo Setor de Otoneurologia do Hospital Professor Edgard Santos da Universidade Federal da Bahia (HUPES)
Médica Responsável pelo Setor de Otoneurologia do Hospital Real Sociedade Espanhola de Beneficência

- **Thomas J. Balkany**
MD, Chairman and Professor – Department of Otolaryngology – Head and Neck Surgery
Professor – Departments of Neurosurgery and Pediatrics, University of Miami
University of Miami, Department of Otolaryngology – Head and Neck Surgery

- **Valter Alberto Ayres Seibel**
Mestrado e Doutorado em Medicina – Otorrinolaringologia – pela UFRGS
Professor da Fundação Universidade Federal do Rio Grande

- **Vicente G. Diamante**
Professor Titular da Cadeira de Otorrinolaringologia da *Universidad del Salvador*
Instituto Superior de ORL – Centro de Implantes Cocleares Prof. Diamante
Pasteur 740, Bs. As. Argentina

- **Vinícius Cotta Barbosa**
Otoneurologista
Professor Titular do Departamento de Anatomia Patológica e Medicina Legal da Faculdade de Medicina da UFMG

- **Wafaa E. Shehata-Dieler**
MD, PhD, Departamento de Otorrinolaringologia da Universidade de Würzburg – Würzburg, Alemanha

- **Wallace Rubin**
Clinic of Otorhinolaryngology and Biocommunication, Louisiana State University
School of Medicine, Metairie, LA, USA

- **Yogesh Jain**
MS (ENT)
Pesquisador, Grupo Otológico – Piacenza, Itália

- **Yotaka Fukuda**
Professor Livre-Docente da UNIFESP-EPM

- **Zulmira Osorio Martinez**
Fonoaudióloga Clínica
Diretora do Serviço de Fonoaudiologia de Porto Alegre, RS

SUMÁRIO

PARTE I
PRINCÍPIOS DE TRATAMENTO EM OTOLOGIA

1 ANTIMICROBIANOS MAIS COMUMENTE EMPREGADOS NAS PRINCIPAIS INFECÇÕES OTORRINOLARINGOLÓGICAS NA CRIANÇA – ÊNFASE EM OTOLOGIA 3
Tania Sih

2 ANTIBIÓTICOS E RESISTÊNCIA NA OTITE MÉDIA 14
Tania Sih

3 ROTINAS NO TRATAMENTO DAS AFECÇÕES AUTO-IMUNES COM REPERCUSSÃO OTOLÓGICA 17
Carlos Alberto von Mühlen ▪ Maria Mercedes Picarelli

4 AÇÃO ANTIINFLAMATÓRIA NÃO-HORMONAL EM OTOLOGIA 22
Otavio B. Piltcher

5 TRATAMENTO DOS ASPECTOS PSICOSSOMÁTICOS EM OTOLOGIA 27
Eduardo de Moraes Baleeiro

6 TRATAMENTO OTOLÓGICO-MEDICAMENTOSO EM GESTANTES 33
Berenice Dias Ramos ▪ Maria Beatriz Rotta Pereira

7 ANTIBIOTICOPROFILAXIA EM CIRURGIA OTOLÓGICA 37
Luiz Lavinsky ▪ Andréa Maria Campagnolo ▪ Mauren Peres Rocha ▪ Joel Lavinsky ▪ José Maria Escalera

8 TRATAMENTO DO BAROTRAUMA OTOLÓGICO 41
Roberto Dihl Angeli ▪ Luiz Lavinsky

9 PRINCÍPIOS DO TRATAMENTO CIRÚRGICO EM OTOLOGIA........................ 46
Marcos V. Goycoolea

10 CORTICÓIDES INTRATIMPÂNICOS NO TRATAMENTO DAS DESORDENS DA ORELHA 47
Pedro Estelrrich ▪ Claus Estelrrich

11 TRATAMENTO DAS DOENÇAS PROVOCADAS POR ALERGIA EM OTOLOGIA 55
Pedro de Oliveira Cavalcanti Filho

12 NEUROFARMACOLOGIA E TRATAMENTO DA DOENÇA DO MOVIMENTO 58
Herton Coifman ▪ Charles Ornelas Brum ▪ Carlos A. C. Harmath

13 TRATAMENTO DA OBSTRUÇÃO NASAL E SEUS EFEITOS EM DISFUNÇÕES DE ORELHA MÉDIA E MASTÓIDE 68
Marcos Mocellin ▪ Rogério Hamerschmidt

14 Diagnóstico e Tratamento das Alterações Anatômicas e Disfunções
Temporomandibulares de Interesse para o Otologista 70
Luis Eduardo Schneider ▪ Maria Cristina Munerato ▪ Leandro Sapiro ▪ Danielle Lavinsky

15 Considerações sobre a Intervenção Fonoaudiológica na Disfunção Auditiva Central .. 82
Adriana Laybauer Silveira ▪ Ana Valéria de Almeida Vaucher

16 Diagnóstico e Tratamento da Coluna Cervical de Interesse para o Otologista 89
Sérgio Zylbersztejn

17 Tratamento Cirúrgico dos Distúrbios Neurovasculares com Interesse Otológico 100
Adamastor Humberto Pereira

Parte II

Tratamento das Infecções em Otologia

18 Tratamento da Otite Média – Presente e Futuro 109
Lars-Eric Stenfors

19 Tratamento das Otites Externas 112
Simão L. Piltcher

20 Tratamento das Otomicoses 115
Moacyr Saffer ▪ Maurício Schreiner Miura

21 Otite Externa Maligna – Opções de Tratamento Clínico e Cirúrgico 118
Luiz Lavinsky ▪ Mariana Magnus Smith

22 Colesteatoma do Meato Acústico Externo 123
Samir Cahali ▪ Michel Burihan Cahali ▪ Rafael Burihan Cahali

23 Conduta dos Corpos Estranhos no Meato Auditivo Externo 125
Valter Alberto Ayres Seibel

24 Tratamento da Ceratose Obliterante e demais
Patologias Descamativas da Orelha Externa 128
Eli Ratzkowski ▪ Hormy Biavatti Soares

25 Tratamento Preventivo das Otites Médias 131
Luc Louis Maurice Weckx

26 Tratamento das Disfunções Tubárias da Criança 133
José Faibes Lubianca Neto ▪ Rita Carolina Pozzer Krumenauer

27 Tratamento das Disfunções Tubárias 140
Silvio Antonio Monteiro Marone ▪ Maria Cecília Lorenzi

28 Tratamento da Retração da Membrana Timpânica 145
Neil M. Sperling

29 Estrutura e Mecanismos de Defesa da Orelha Média –
Otite Média Aguda Supurativa (Bacteriana) 149
Otacílio Lopes

30 Meatoplastia 155
Luiz Carlos Alves de Sousa ▪ Marcelo Ribeiro de Toledo Piza ▪ Sady Selaimen da Costa

31 Tratamento Cirúrgico do Colesteatoma Congênito 160
Carlos B. Ruah

32 Mastoidectomia com Obliteração Mastóidea 165
Juan A. Chiossone Kerdel ▪ Edgar Chiossone Lares

33 Cirurgia Reconstrutiva do Canal Auditivo Externo em Colesteatomas ... 171
Marcelo Miguel Hueb ▪ Aziz Miguel Hueb

34 Tratamento das Otites Médias Agudas Recorrentes 177
Alberto Leiberman

35 Manejo da Otite Média com Efusão 180
Moacyr Saffer ▪ Maurício Schreiner Miura

36 Tratamento Clínico e Cirúrgico da Otite Média Crônica Secretora (OMS) ... 188
Alberto Chinski

37 Tratamento das Complicações da Otite Média Crônica Secretora 192
Shiro Tomita

38 Cirurgia da Orelha Média Guiada por Patologia e Orientada pela Patogênese ... 197
Sady Selaimen da Costa ▪ Luiz Carlos Alves de Sousa
Marcelo Barros Antunes ▪ Michelle Lavinsky

39 Tratamento Cirúrgico das Otites Médias Atelectásica e Adesiva 202
Luiz Lavinsky ▪ Michelle Lavinsky ▪ Cristiano Ruschel ▪ Lucio A. Castagno

40 Otite Média Crônica 215
Henning Hildmann ▪ Holger Sudhoff

41 Tratamento da Otite Média Crônica Supurativa Não-Colesteatomatosa ... 221
Carlos Alberto Dias ▪ Luiz Lavinsky ▪ Joel Lavinsky

42 Tratamento Cirúrgico das Perfurações Timpânicas 224
Arthur Octavio de Avila Kós

43 Como Prevenir Colesteatomas e Complicações Relacionadas 229
Gordon B. Hughes

44 Tratamento da Otite Média com Colesteatoma
(Colesteatomas Congênito, Primário e Secundário) 233
Edgar Chiossone Lares ▪ Juan A. Chiossone Kerdel

45 Tratamento Conservador da Otite Média Colesteatomatosa 239
Luiz Lavinsky ▪ Cíntia D'Avila

46 Tratamento Não-Conservador da Otite Média Crônica Colesteatomatosa ... 251
Carlos Alberto Herrerias de Campos ▪ Carlos Augusto Correia de Campos

47 Tratamento das Mastoidites Agudas na Primeira Consulta 265
Jorge Spratley ▪ Manuel País Clemente

48 Abscesso Cerebral Otogênico 272
Ashutosh Pusalkar

49 Tratamento Cirúrgico da Otite Média Crônica e suas
Seqüelas – Uma Conduta Global segundo a Patogênese 277
Marcos V. Goycoolea

50 Tratamento das Labirintites 282
Hélio Andrade Lessa ▪ Tatiana M. Lessa Santos ▪ Marcus Miranda Lessa

Parte III

Tratamento de Malformações Otológicas

51 Tratamento das Malformações Otológicas 287
Antonio De la Cruz ▪ Marlan R. Hansen

52 Otoplastia 294
Fernando de A. Quintanilha Ribeiro

53 Tratamento Cirúrgico da Atresia Meatal Congênita 301
Humberto Afonso Guimarães ▪ Ricardo Guimarães

54 Reconstrução das Orelhas Média e Externa nas Malformações 311
Vicente G. Diamante

55 Tratamento Cirúrgico das Malformações da Orelha Interna 335
Pedro Luiz Mangabeira Albernaz

Parte IV

Tratamento das Perdas Auditivas

56 Tratamento das Perdas Auditivas – Presente e Futuro 341
Pedro Luiz Mangabeira Albernaz

57 Otosclerose 342
Roberto Martinho da Rocha

58 Técnica Cirúrgica da Estapedectomia 349
Rafael Ramírez-Camacho

59 Complicações e Falhas em Estapedotomias e Estapedectomias 355
Roberto Campos Meirelles ▪ Cristiane Khadur Denis

60 Ossiculoplastias 359
Arnaldo Linden ▪ Sady Selaimen da Costa ▪ Cristiano Ruschel

61 Conduta na Surdez Congênita – Prevenção e Reabilitação 366
Nicodemos José Alves de Sousa ▪ Marcelo Castro Alves de Sousa ▪ Renato Castro Alves de Sousa

62 Presbiacusia e seus Desafios Terapêuticos 370
Michelle Lavinsky ▪ Luiz Lavinsky

63 Tratamento das Alterações Metabólicas dos
Carboidratos com Repercussão na Orelha Interna 373
Cíntia D'Avila ▪ Luiz Lavinsky

64 Tratamento do Comprometimento Infeccioso da Orelha Interna por Sífilis 378
Lucio A. Castagno ▪ Sydney Castagno

65 Surdez por Meningite – Prevenção, Tratamento e Reabilitação 382
Antônio Lobo de Rezende ▪ Heliane Brant Machado Freire

66 Tratamento Clínico da Perda Auditiva Neurossensorial Súbita 387
Ricardo Sérgio Cohen

67 Tratamento Cirúrgico da Hipoacusia Neurossensorial Súbita 393
Sérgio Moussalle ▪ Carine Petry

68 Ototoxicidade de Aminoglicosídeos – Prevenção e Otoproteção 397
José Antonio A. de Oliveira ▪ Taciana Maria Oliveira Bernal

69 Tratamento da Otosclerose Coclear 406
Clemente Isnard Ribeiro de Almeida

70 Tratamento das Principais Disacusias Neurossensoriais de Causa Sistêmica 414
Luiz Lavinsky ▪ Joel Lavinsky ▪ Cíntia D'Avila

71 Tratamento Etiológico da Síndrome de Ménière 426
Luiz Lavinsky ▪ Cíntia D'Avila

72 Conduta nos Traumatismos e Fraturas do Osso Temporal 435
Arnaldo Linden ▪ Celso Dall'Igna ▪ Daniela Pernigotti Dall'Igna

73 O que Todo Otorrinolaringologista Deve Saber e Fazer na Protetização Acústica 444
Pedro Luiz Mangabeira Albernaz

74 Novas Técnicas em Aparelhos de Amplificação Sonora Individual (AASI) 449
Gian Paolo Mazzoni

75 Prótese Auditiva – Histórico do Processo de Protetização Auditiva;
Novas Perspectivas de uma Conduta Clínica; Avanços Tecnológicos 454
Sonia Bortholuzzi ▪ Ceres Helena Buss

76 Protetização Auditiva em Crianças 460
Aziz Lasmar

77 Implante Coclear – Vias de Acesso 467
Luiz Lavinsky ▪ Michelle Lavinsky

78 Técnicas Cirúrgicas para Implante Coclear 473
Carlos Curet

79 Implantes Cocleares em Crianças 478
Orozimbo Alves Costa ▪ Maria Cecília Bevilacqua ▪ Leandra Tabanez do Nascimento

80 Implantes Cocleares em Adultos 485
Leopoldo J. Cordero ▪ Graciela Brik ▪ Silvia Breuning ▪ Cristina Madinabeitia

81 Implante Coclear nas Malformações da Orelha Interna 499
Vicente G. Diamante ▪ Norma Pallares

82 Implantes Cocleares em Casos Difíceis – Ossificação, Displasia e Reimplantação 504
Syed Ahsan ▪ Fred F. Telischi ▪ Thomas J. Balkany

83 Implante Coclear – Novos Conceitos Cirúrgicos para Cócleas Obstruídas 511
Carlos Curet ▪ Claudia Romani ▪ Maria Inês Salvadores ▪ Pablo Perez ▪ Adriana Severina ▪ Carlos Young

84 Complicações no Implante Coclear 516
José Antonio Rivas ▪ Alejandro Rivas ▪ Adriana Rivas

85 Substituição da Orelha e Nervo Coclear –
Oto e Neurocirurgia: Conceitos – Técnicas – Resultados 519
Jan Helms ▪ Klaus Roosen ▪ Joachim Müller ▪ Robert Behr ▪ Wafaa E. Shehata-Dieler

86 Implante Auditivo de Tronco Cerebral 520
Vicente G. Diamante ▪ Norma Pallares

87 Alguns Avanços Tecnológicos nos Implantes Cocleares 526
Patrícia Faletty

88 Abordagem Aurioral para Crianças Usuárias de Implante Coclear 531
Maria Cecília Bevilacqua ▪ Adriane Lima Mortari Moret

89 Critérios de Reabilitação Áudio-Verbal 539
Zulmira Osorio Martinez

90 Educação de Pessoas Surdas – Habilitação Escolar e Profissional do Surdo 543
Beatriz C. Warth Raymann

Parte V

Tratamento das Labirintopatias

91 Tratamento Clínico da Vertigem 553
Mauricio Malavasi Ganança ▪ Heloisa Helena Caovilla

92 Tratamento das Doenças Sistêmicas com Repercussão Otoneurológica 557
Wallace Rubin

93 Tratamento da Vertigem Aguda 564
Oscar Maudonnet

94 O que é uma Vertigem Postural Paroxística Benigna (VPPB)? 567
Lliam Cardoso dos Santos

95 Tratamento e Conduta na Vertigem Súbita Viral,
Vascular ou por Neuronite Vestibular 574
José Fernando Colafêmina

96 Tratamento Cirúrgico do Paciente Vertiginoso 580
Luiz Lavinsky

97 Tratamento Cirúrgico da Vertigem –
Descompressão do Saco Endolinfático e Neurectomias 589
Hamed Sajjadi ▪ Michael M. Paparella

98 Tratamento das Fístulas Perilinfáticas 595
Nelson Caldas ▪ Sílvio Caldas Neto

99 Quimiocirurgia com Gentamicina no Tratamento da Doença de Ménière 602
Luiz Lavinsky ▪ Cíntia D'Avila ▪ Michelle Lavinsky ▪ Edna Macedo

100 Tratamento das Vertigens de Causa Hormonal Feminina 608
Ciríaco Cristóvão Tavares Atherino

101 Tratamento dos Distúrbios Equilibratórios por Comprometimento Vascular Central .. 611
Maurício Malavasi Ganança

102 Tratamento dos Distúrbios Equilibratórios por Doenças Degenerativas 615
Jeanette Inglez de Souza Farina

103 Tratamento das Lesões Labirínticas Pós-Traumáticas 618
Hamlet Suárez

104 Tratamento Preventivo Clínico e Reabilitador da Vertigem no Idoso 620
Francisco Carlos Zuma e Maia ▪ Luiz Lavinsky

105 Complicações da Cirurgia da Vertigem 625
Luiz Lavinsky ▪ Michelle Lavinsky

106 Reabilitação de Síndromes Vestibulares Periféricas 633
Hamlet Suárez ▪ Mariana Arocena

107 Reabilitação do Equilíbrio em Síndromes Vestibulares Centrais 637
Hamlet Suárez ▪ Mariana Arocena

Parte VI

Tratamento do Zumbido

108 Estratégias para Tratamento/Controle do Zumbido 643
Abraham Shulman ▪ Barbara A. Goldstein

109 Diagnóstico e Terapia no Zumbido Endógeno bem como Exógeno na Neurotologia
Moderna 669
Claus F. Claussen

110 Tratamento do Zumbido de Causa Central 682
Antonio Douglas Menon ▪ Laís Vieira Bonaldi

111 Tratamento do Zumbido pela Técnica de Habituação 686
Tanit Ganz Sanchez

112 Tratamento do Zumbido por Técnicas de Mascaramento 692
Pricila Sleifer

113 Tratamento dos Zumbidos Causados por
Disfunção da Articulação Temporomandibular 697
Maria Cristina Munerato ▪ Danielle Lavinsky ▪ Luiz Lavinsky

114 Implantes Cocleares no Tratamento do Zumbido 701
Pedro Luiz Mangabeira Albernaz

115 Tratamento da Hiperacusia 703
Cláudia Couto de Barros Coelho

Parte VII

Tratamento das Paralisias Faciais

116 Tratamento das Paralisias Faciais – Presente e Futuro 709
Ricardo Ferreira Bento ■ Rubens Vuono de Brito Neto

117 Tratamento Medicamentoso da Paralisia Facial 716
Fernando Portinho

118 Paralisia Facial Tardia 718
Vinícius Cotta Barbosa

119 Paralisia de Bell – Tratamento Clínico e Cirúrgico 725
Decio Castro

120 Tratamento Clínico e Cirúrgico das Paralisias Faciais Pós-Traumáticas – Enxertos ... 729
Ricardo Ferreira Bento ■ Rubens Vuono de Brito Neto

121 Paralisia Facial Recorrente 733
Decio Castro

Parte VIII

Tratamento dos Tumores em Otologia

122 Neuroma Acústico – Quando Operar e Quando Observar 739
Mario Sanna ■ Yogesh Jain

123 Conservação da Audição em Cirurgia de Neuroma Acústico 745
Antonio De la Cruz ■ Marlan R. Hansen

124 Tratamento Cirúrgico do Schwannoma Vestibular Via Translabiríntica 751
Yotaka Fukuda

125 Neuroma do Acústico com Ênfase ao Acesso Retossigmóideo 754
Luiz Carlos de Alencastro ■ Eduardo Beck Paglioli ■ Luiz Felipe de Alencastro

126 Conduta Cirúrgica do Glomo Jugular 768
Aldo Cassol Stamm ■ Iulo Baraúna ■ Shirley S. N. Pignatari

127 Tumores do Forame Jugular 774
João Jairney Maniglia ■ Ricardo Ramina ■ Fábio F. Maniglia ■ Ricardo F. Maniglia

128 Lesões do Ápice Petroso 783
Aldo Cassol Stamm ■ Shirley S. N. Pignatari

129 Conduta Cirúrgica nos Tumores do Osso Temporal e Regiões Circunvizinhas
(Meningiomas, Colesteatoma do Ângulo Pontocerebelar, Granulomas de Colesterol) 788
Oswaldo Laércio Mendonça Cruz ■ Andy de Oliveira Vicente

130 Tratamento dos Tumores do Nervo Facial. 794
Sílvio Caldas Neto

131 Tratamento Cirúrgico dos Tumores Benignos e Malignos da Orelha Externa 801
Celso Dall´Igna ▪ Daniela Pernigotti Dall´Igna ▪ Oscar Phelippe Pernigotti Dall´Igna

Parte IX

Condutas em Otologia Ocupacional

132 A Otologia Ocupacional – Presente 807
José Seligman

133 Objetivos Futuros na Otologia Ocupacional. 810
Isaac Kaminszczik

134 Perda Auditiva Induzida pelo Ruído Relacionada com o Trabalho – PAIR 822
Alberto Alencar Nudelmann ▪ Everardo Andrade da Costa

135 Critérios de Prevenção em Otologia Ocupacional 825
Pedro Luiz Cóser

136 Conduta na Intoxicação Otológica Química 838
Raul Nielsen Ibañez

Parte X

Anestesia em Otologia

137 Avaliação Clínica Pré-Anestésica 843
Matias Kronfeld

138 Anestesia Local e Locorregional em Cirurgia Otológica 846
Ronaldo Seligman

139 Anestesia Geral – Pré-Medicação, Hipotensão Controlada, Óxido Nitroso em
Cavidades Fechadas, Anestesia nas Cirurgias dos Neuromas, do Glomo, Pós-Operatório 860
Geraldo Sidiomar Duarte

Índice Remissivo 867

TRATAMENTO EM OTOLOGIA

PARTE I
PRINCÍPIOS DE TRATAMENTO EM OTOLOGIA

Antimicrobianos mais comumente Empregados nas Principais Infecções Otorrinolaringológicas na Criança – Ênfase em Otologia

Tania Sih

INTRODUÇÃO

Antimicrobianos são substâncias que inibem o crescimento de microorganismos ou os destroem. Quando de origem natural são denominados de antibióticos e, quando sintéticos, são chamados de quimioterápicos. Bacteriostáticos são agentes que inibem o crescimento bacteriano. Bactericidas são agentes que destroem as bactérias. Em algumas situações clínicas a resposta terapêutica poderá ser alcançada com o uso de qualquer um dos dois tipos. Em outras situações, será preferível o uso de um bactericida. É o caso, por exemplo, das meningites e endocardites.

CONCEITOS GERAIS SOBRE OS ANTIMICROBIANOS

Os antimicrobianos deveriam, idealmente, apresentar as seguintes características:

- Baixa toxicidade e efeitos colaterais aceitáveis.
- Eficácia in vivo contra o patógeno.
- Espectro adequado com relação às indicações clínicas.
- Baixa incidência para desenvolver resistência microbiana.
- Baixo custo.
- Facilidade na administração.
- Concentração suficiente no local da infecção.
- Farmacocinética e farmacodinâmica adequadas.

Os agentes antimicrobianos possuem vários mecanismos de ação:

- Agentes que inibem a síntese da membrana celular bacteriana. Nesse grupo estão incluídos: penicilinas, cefalosporinas, vancomicina, bacitracina, cicloserina, antimicóticos imidazólicos (miconazol, clotrimazol, cetoconazol).
- Agentes que alteram a permeabilidade da membrana celular do microorganismo. Estão incluídos a polimixina B, colistina (polimixina E), antimicóticos do tipo "poliene" como a anfotericina B e a nistatina.
- Agentes que afetam a função das subunidades ribossômicas 30S ou 50S, causando inibição reversível da síntese protéica. Esses bacteriostáticos incluem: cloranfenicol, tetraciclinas, clindamicina e macrolídeos (eritromicina, azitromicina e claritromicina).
- Agentes que se ligam à subunidade ribossômica 30S e alteram a síntese protéica, levando eventualmente à morte celular. Esse grupo inclui os aminoglicosídeos.
- Agentes que afetam o metabolismo do ácido nucléico. Esse grupo inclui as quinolonas e a rifampicina.
- Agentes que bloqueiam as vias metabólicas específicas e essenciais para o microorganismo. Nesse grupo estão as sulfonamidas e o trimetoprim.
- Agentes análogos ao ácido nucléico que inibem enzimas virais essenciais à síntese do DNA. Esse grupo inclui o aciclovir, a zidovudina, o ganciclovir, a vidarabina.

Os mecanismos exatos de ação de alguns agentes antimicrobianos não são esclarecidos até o momento.

Os fatores que afetam a resposta clínica são os seguintes:

- Imunocompetência do paciente (paciente imunodeprimido responde pior à terapêutica antimicrobiana).
- Local da infecção (infecções profundas, como endocardite ou osteomielite, respondem mais lentamente aos agentes antiinfecciosos).
- Doenças de base (p. ex., diabetes).
- Virulência do patógeno (espécies mais virulentas tendem a ter pior resposta terapêutica).
- Espécie de microorganismo (fungos ou vírus respondem pior, de modo geral, aos agentes antimicrobianos do que as bactérias).
- Histórico natural da doença (é importante conhecer o comportamento da doença, não somente antes da introdução da terapêutica apropriada, como também em relação à resposta clínica esperada, para que não sejam feitas mudanças intempestivas e inadequadas dos agentes antimicrobianos).

As falhas na resposta clínica dos agentes antimicrobianos podem também ser devidas a outras razões:

- Escolha inadequada, dose ou via de administração do agente antimicrobiano.
- Diagnóstico incorreto da etiologia microbiana.
- Falha na difusão do antimicrobiano no local da infecção.
- Falha na drenagem de coleções purulentas ou na remoção de corpos estranhos.
- Superinfecção por outro microorganismo no caso de quimioterapia prolongada.
- Aparecimento de cepas resistentes ao agente antimicrobiano utilizado.

- Participação de dois ou mais microorganismos no processo infeccioso, quando a terapêutica for direcionada somente para um dos organismos causadores da doença.

O objetivo da terapêutica antimicrobiana é atingir a erradicação do(s) patógeno(s) nos lugares específicos onde ocorrem as infecções (Johnson & Yu, 1997). Os conceitos de farmacocinética, farmacodinâmica e biodisponibilidade estabelecem informações essenciais para maximizar a eficácia clínica e minimizar a toxicidade (Mandell, Bennett & Dolin, 2000).

A farmacodinâmica correlaciona a concentração do agente a seu efeito clínico ou farmacológico. No caso de um antibiótico, a correlação refere-se à capacidade do agente farmacológico em eliminar ou inibir o crescimento do microorganismo envolvido. Embora não se possa medir a concentração do agente no local onde o mesmo deveria estar atuando (no local da ligação da bactéria com o epitélio infectado), pode-se medir o nível do agente no soro ou nos tecidos, em função do tempo, usando as concentrações necessárias para determinar a concentração inibitória mínima (*minimum inhibitory concentration* – MIC) do antibiótico, para o(s) microorganismo(s). A concentração do agente no sangue (plasma ou soro) tem sido correlacionada à erradicação bacteriana *in vivo*.

A farmacocinética, resultado entre a concentração e tempo de ação do agente farmacológico, é expressa através de uma curva, sendo a morte bacteriana avaliada em função dessa curva.

Os parâmetros da farmacocinética/farmacodinâmica (FC/FD), tais como a relação do pico de concentração com a concentração inibitória mínima (relação Pico/MIC), a relação da área abaixo da curva em 24 horas (24 h AAC) com a MIC (relação em 24 h da AAC/MIC), e o tempo acima da MIC, são bons indicadores da interação medicamentosa da dose do agente com relação ao microorganismo a ser abordado. O tempo acima da MIC é um fator importante da atividade dos β-lactâmicos, macrolídeos, azitromicina e clindamicina. Para um tratamento eficaz, a concentração do antibiótico deverá ser superior a MIC (*minimal inhibitory concentration*), por, pelo menos, 40 a 50% do intervalo de tempo terapêutico, resultando em eficácia clínica e microbiológica adequada. Pico/MIC e 24h AAC/MIC são os principais determinantes da atividade dos aminoglicosídeos e das fluorquinolonas. Em geral, a relação Pico/MIC deverá exceder em valor absoluto de 8, e os valores de 24 h AAC/MIC deverão ser > 100 para tratar com sucesso infecções causadas por bacilos gram-negativos e para prevenir o surgimento de organismos resistentes, durante o tratamento. O sucesso do tratamento de infecções pneumocócicas com fluorquinolonas parece necessitar da relação 24 h-AAC/MIC de somente 25-35. Têm sido relatadas mutações nas concentrações de várias fluorquinolonas com relação a diferentes patógenos, porém seu significado clínico ainda não está bem estabelecido.

O médico deverá ter o conhecimento da abordagem farmacodinâmica, permitindo integrar a microbiologia da droga com suas propriedades farmacocinéticas. Nesse breve sumário não serão abordadas a farmacocinética e a farmacodinâmica dos antimicrobianos, porém é aconselhada a leitura, em livros de textos especializados, sobre esses aspectos.

Iremos, primeiramente, abordar os principais grupos de antimicrobianos utilizados em crianças com infecções das vias aéreas superiores, com ênfase nos β-lactâmicos (penicilinas e cefalosporinas). A seguir, já tendo em vista o conhecimento dos principais microorganismos responsáveis por essas infecções, bem como o arsenal antimicrobiano disponível, iremos tecer algumas breves considerações sobre a antibioticoterapia adequada em crianças com as principais infecções otológicas.

GRUPOS DE AGENTES ANTIMICROBIANOS MAIS UTILIZADOS NO COMBATE ÀS INFECÇÕES DE VIAS AÉREAS SUPERIORES NA POPULAÇÃO PEDIÁTRICA

Penicilinas e β-lactâmicos

A penicilina, o primeiro antibiótico a ser descoberto em 1928, por Alexander Fleming, e introduzido na prática clínica em 1941, por Howard Florey, é derivada do fungo *Penicillium notatum* (Mandell, Bennett & Dolin, 2000). As penicilinas, bem como as cefalosporinas, são antibióticos β-lactâmicos, pois possuem um anel β-lactâmico. Embora seu mecanismo de ação não tenha sido completamente elucidado, a atividade bactericida da penicilina inclui a inibição da síntese da parede celular e a ativação do sistema autolítico endógeno da bactéria. A penicilina é ativa contra a parede celular, a qual contém na sua composição o peptidoglicano. Durante o processo de replicação bacteriana, a penicilina inibe as enzimas que fazem a ligação entre as cadeias peptídicas, impedindo, portanto, o desenvolvimento da estrutura normal do peptidoglicano. Essas enzimas (transpeptidase, carboxipeptidase e endopeptidase) localizam-se logo abaixo da parede celular e são denominadas de "proteínas ligadoras de penicilina" (*penicillin-binding proteins* – PBPs). As bactérias, por sua vez, diferem na sua composição quanto ao tipo e à concentração de PBPs e, conseqüentemente, quanto à permeabilidade de suas paredes celulares para os antibióticos. Portanto, temos diferentes suscetibilidades bacterianas à penicilina. As penicilinas são agentes relativamente seguros, e os antibióticos são mais comumente empregados na prática pediátrica para o tratamento das infecções de vias aéreas superiores.

Preparações e características da penicilina G

- *Penicilina G cristalina (aquosa):* uso parenteral, de preferência endovenosa (EV), embora também possa ser aplicada intramuscular (IM). Essa penicilina é utilizada clinicamente quando se requer efeito rápido ou alta concentração sérica do fármaco. Pode ser usada em infecções graves, como meningite, pneumonia e endocardite, causadas por bactérias suscetíveis. As doses pediátricas variam, em geral, de 100.000 a 400.000 U/kg/dia (essa última em infecções do sistema nervoso).

- *Penicilina procaína (meia-vida curta) – IM:* é mais alergênica que a forma aquosa, devendo-se reservar o seu uso clínico para pacientes com infecções leves a moderadas por bactérias sensíveis à penicilina, que não toleram as formulações por via oral. As doses recomendadas em crianças variam de 25.000 a 50.000 U/kg/dia, administradas em uma ou duas aplicações diárias.

- *Penicilina G benzatina (benzilpenicilina):* a penicilina benzatina, exclusivamente IM, é preconizada na dose ao redor de 50.000 U/kg para crianças < 25 kg e 1.200.000 U para crianças > 25 kg em dose única. Mantém-se em nível adequado, no soro, por um período de tempo prolongado (15-20 dias). É utilizada também na profilaxia da febre reumática (prevenção de infecções pelo *Streptococcus pyogenes* do Grupo A), β-hemolítico – Group A *Streptococcus* (GAS) (Wald, 1998).

Penicilina V (fenoximetilpenicilina)

- *Penicilina V:* apresentações oral e parenteral. Os níveis séricos são mantidos por aproximadamente quatro horas, sendo indicada para infecções leves bem localizadas, como as infecções faringotonsilares, no trato respiratório, ou em tecidos moles, causadas por bactérias suscetíveis. A dose recomendada é de 25.000 a 50.000 U/kg/dia, divididas em três a quatro aplicações ou na dose de 125 mg para crianças < 5 anos e 250 mg para as crianças maiores, a cada 12 horas, quando por via oral, na profilaxia de infecção estreptocócica em doença reumática infantil.

Espectro de ação das penicilinas

Atuam em infecções causadas pelo GAS e pelo *Streptococcus* do Grupo B (*Streptococcus agalactiae*). O *Streptococcus pneumoniae* é, em geral, sensível à penicilina, com exceção das cepas com alteração nas PBPs. Os *Staphylococcus sp* são, em geral, resistentes às penicilinas, bem como as Enterobactérias e a *Pseudomonas aeruginosa*.

O mecanismo mais comum através do qual a maioria das bactérias adquire resistência à penicilina é através da produção de β-lactamase (enzima que destrói o anel β-lactâmico da molécula da penicilina e seus subprodutos). Resistência causada por alterações nas PBPs ocorre com relação ao *Streptococcus pneumoniae*. A grande maioria das cepas de *Moraxella catarrhalis*, bem como a metade (50%) das cepas do *Haemophilus influenzae* do tipo b e 20% do não-capsulado são produtores de β-lactamase. Aproximadamente a metade dos microorganismos pigmentados, como *Prevotella* e *Porphyromonas*, *Prevotella bovis*, *Prevotella disiens* e *Fusobacterium nucleatum* que são bactérias anaeróbias predominantes, obtidas em infecções respiratórias crônicas, produz primariamente penicilinase (Brook, Yocum & Frazier, 1996).

As bactérias produtoras de β-lactamase – β-lactamase-producing-bacteria (BLPB) – desempenham um papel importante nas infecções clínicas. Esses microorganismos têm uma atuação patogênica direta provocando infecções, bem como um efeito indireto, através da sua habilidade para produzir a enzima β-lactamase. As BLPBs podem não somente sobreviver à terapêutica com a penicilina, mas também proteger outras bactérias que seriam sensíveis à penicilina, liberando essa enzima no seu ambiente (Brook, Yocum & Frazier, 1996).

Os relatos mais freqüentes de resistência à penicilina nos últimos anos têm-se concentrado no pneumococo (Austrian, 1999). A resistência dos pneumococos aos agentes β-lactâmicos desenvolve-se pela alteração das PBPs, resultando na diminuição da afinidade de tais enzimas com esses antibióticos. Atualmente a resistência do pneumococo é relatada em todos os continentes, com níveis entre 40-50% em países como Espanha, Coréia do Sul, Vietnã, França, Romênia, Japão, África do Sul e Estados Unidos. Os dados obtidos para amostras provenientes de diferentes estados brasileiros têm contribuído para que o Brasil figure entre os países onde o pneumococo apresenta percentual de resistência intermediária à penicilina (PEN-IR) com variação de 10%-25% (Carvalho, Fracalanza & Levin, 1998; Teixeira, 2001). Em situações em que a metade das cepas de pneumococo é PEN-IR (MIC entre 0,1-1,0 µg/mL) ou até mesmo nos casos de alta resistência à penicilina (PEN-R) com MIC > 2,0 µg/mL, dobrando a dose de penicilina, permite-se ainda empregar esse agente como arma terapêutica na maioria das infecções respiratórias.

Um problema ainda maior é o pneumococo resistente a diversos antibióticos. Cepas PEN-R podem mostrar resistência a outros agentes antimicrobianos – incluindo as cefalosporinas orais de terceira geração, trimetoprim/sulfametoxazol (cotrimoxazol) e macrolídeos – porém são sensíveis à vancomicina e às novas quinolonas (p. ex., levofloxacina, gatifloxacina, moxifloxacina). Pneumococo PEN-IR ainda sensível *in vitro* a altas concentrações de penicilina ou amoxicilina. A clindamicina e as cefalosporinas orais de segunda geração, em especial a cefuroxima/axetil e o cefprozil, também são eficazes *in vitro* contra mais de 95% das cepas de pneumococo com PEN-IR (Pichichero *et al*., 2000).

Uma desvantagem com relação ao uso das penicilinas é a produção de um fenômeno do tipo alérgico ou de hipersensibilidade (incluindo anafilaxia e doença do soro). A hipersensibilidade ocorre em aproximadamente 5% dos casos, sendo a manifestação mais comum o exantema ou *rash* cutâneo. As reações anafiláticas são infreqüentes, ocorrendo em 0,004-0,015% dos casos de pacientes que estão usando penicilina. Os sintomas de anafilaxia (hipotensão ou choque, urticária, edema de laringe e broncoespasmo) habitualmente se manifestam 10-20 minutos após a administração da penicilina e exigem tratamento (medidas de emergência) imediato, pelo que se recomenda, após a injeção de penicilina, que o paciente permaneça em observação por, no mínimo, 30 minutos. Os testes cutâneos são de valor questionável, uma vez que o teste negativo não exclui a possibilidade de reação. Ocorre reação alérgica cruzada entre as diversas penicilinas (razão pela qual um paciente alérgico a uma determinada penicilina deve ser considerado alérgico a todas) e, com as cefalosporinas, ocorre reação cruzada em cerca de 10% dos casos.

Outra desvantagem da penicilina é sua inativação pela penicilinase, enzima produzida pela maioria dos *Staphylococcus aureus*, bem como outras bactérias aeróbias gram-negativas e também as anaeróbias (vide acima). Outro importante mecanismo de resistência do *S. aureus* é a meticilina, a qual é produzida através de alterações cromossômicas nas PBPs, reduzindo a afinidade para as penicilinas. Nos últimos anos o surgimento de cepas de *S. aureus* resistentes à meticilina tem crescido significativamente, particularmente em infecções hospitalares.

■ Aminopenicilinas

As aminopenicilinas são antimicrobianos β-lactâmicos semi-sintéticos, formados pela adição de um grupo amino à benzilpenicilina. São eficazes contra o *Streptococcus sp*, *Streptococcus pneumoniae*, *Haemophilus influenzae* e *Moraxella catarrhalis* não produtores de β-lactamase, algumas cepas de *Escherichia coli* e um número limitado de espécies de *Salmonella sp* e *Shigella sp*. Não são eficazes contra a maioria das infecções estafilocócicas.

De forma semelhante à penicilina, o mecanismo primário de resistência bacteriana às aminopenicilinas é através da produção de β-lactamase. Entretanto bactérias resistentes à penicilina G ou à meticilina, devido a alterações das PBPs, como o *S. pneumoniae* e o *S. aureus*, respectivamente, também apresentam resistência às aminopenicilinas.

O ácido clorídrico inativa a ampicilina, sendo prudente sua administração 2 horas antes ou após as refeições. A amoxicilina não é afetada pelo suco gástrico, podendo ser administrada junto com os alimentos. Em aproximadamente 7% dos casos é associada a exantema cutâneo.

A amoxicilina é o antimicrobiano de eleição para o tratamento de infecções agudas do trato respiratório superior e inferior de gravidade leve a moderada, como otite, sinusite, bronquite e pneumonia; deve-se considerar, na região geográfica onde será utilizada, a prevalência de *H. influenzae*, *M. catarrhalis* e *S. pneumoniae* resistentes. A dose média recomendada é de 40-50 mg/kg/dia. No caso de prevalência de pneumococo PEN-R, a dose poderá ser dobrada para 90 mg/kg/dia.

- *Ampicilina:* apresentação oral e parenteral.
- *Amoxicilina:* apresentação oral.

Penicilinas potenciadas

A amoxicilina combinada com o ácido clavulânico (sob a forma de clavulanato de potássio) para uso oral foi a primeira combinação da penicilina com um inibidor da β-lactamase introduzida para uso clínico, em 1984. A farmacocinética de ambos agentes é similar. A amoxicilina/clavulanato possui um amplo espectro de ação contra bactérias gram-positivas como *Staphylococcus aureus* meticilina-sensíveis, *Streptococcus epidermidis*, *Streptococcus pneumoniae*, *Streptococcus pyogenes* e *Streptococcus viridans*. Esta associação também é eficaz contra bactérias anaeróbias, incluindo BLPB, as quais são importantes nas infecções crônicas de cabeça e pescoço (*Prevotella, Porphyromonas* e *Fusobacteria*). Não atua contra *Pseudomonas aeruginosa*. A amoxicilina/clavulanato é recomendada particularmente nas infecções do trato respiratório, quando se conhece previamente ou se suspeita que uma bactéria produtora de β-lactamase seja o agente etiológico (Brook, Yocum & Frazier, 1996). Essa associação tem sido recomendada em áreas geográficas onde a prevalência de cepas de *H. influenzae* produtoras de β-lactamase é ≥ 30% e em infecções onde a *M. catarrhalis* (a maioria é produtora de β-lactamase) é o patógeno predominante, especialmente nos casos de otite média, sinusite e outras infecções do trato respiratório.

Apresenta como principal efeito colateral a diarréia, a qual pode ser reduzida quando for administrada com a alimentação. A dose média recomendada varia de 25-45 mg/kg/dia, administrada duas a três vezes ao dia, dependendo da formulação. Para a formulação 7:1 (amoxicilina/clavulanato), recomenda-se 45 mg/kg/dia em duas doses. Em situações nas quais o *S. pneumoniae* PEN-R for considerado, a administração de 90 mg/kg/dia de amoxicilina é recomendada (a dose do clavulanato não se altera). A formulação que contém 14:1 (amoxicilina:clavulanato) está à disposição em alguns países, como no Brasil.

Amoxicilina/clavulanato – apresentação oral, mais comumente utilizada, mas também pode ser administrada por via parenteral.

Penicilinas de amplo espectro (antipseudomonas)

Carboxipenicilinas (carbenicilina, ticarcilina e ticarcilina/clavulanato) são penicilinas semi-sintéticas derivadas da ampicilina, cujo grupo carboxil é substituído por uma cadeia lateral do grupo amino. São penicilinas com maior atividade contra bactérias gram-negativas, como a *Pseudomonas aeruginosa*. Quando associadas a aminoglicosídeos obtém-se efeito sinérgico (porém não devem ser administradas simultaneamente, pois a carboxipenicilina pode inativar os aminoglicosídeos). Outro benefício da administração conjunta com aminoglicosídeos é a prevenção de resistência, uma vez que a administração isolada de carboxipenicilina pode resultar no aparecimento de resistência, sobretudo com relação à *Pseudomonas aeruginosa*.

Ambos agentes podem ser administrados por via parenteral (preferencialmente EV), têm meia-vida curta (aproximadamente uma hora) e a dose preconizada varia de acordo com a idade da criança e a gravidade da infecção: para a carbenicilina de 200 a 600 mg/kg/dia e para a ticarcilina varia de 100 a 300 mg/kg/dia.

Cefalosporinas

Os primeiros estudos sobre as cefalosporinas datam de 1948, quando um fungo, *Cephalosporium acremonium*, foi isolado no mar próximo a uma saída de esgoto, na costa da Sardenha, Itália. As cefalosporinas atualmente disponíveis são compostos semi-sintéticos derivados de um dos três antibióticos isolados do caldo de cultura deste fungo, a cefalosporina C. As cefalosporinas, como todos os antibióticos β-lactâmicos, inibem a síntese da parede celular e são consideradas bactericidas. Como se sabe, a integridade da parede celular é essencial para o crescimento e desenvolvimento bacterianos. Tanto as bactérias gram-positivas quanto as gram-negativas apresentam na parede bacteriana camadas de uma substância chamada peptidoglicano. O mecanismo principal de inibição da síntese da parede bacteriana ocorre ao nível da reação da transpeptidade, durante a fase final da biossíntese do peptidoglicano. Alvos adicionais, tanto das penicilinas quanto das cefalosporinas, são as PBPs. O mecanismo de ação varia com relação à especificidade da PBP afetada e sua afinidade a vários antibióticos β-lactâmicos. Sabe-se que as bactérias possuem diversas PBPs, com diferentes graus de afinidade para os vários antibióticos β-lactâmicos.

As cefalosporinas variam de acordo com sua configuração molecular, conferindo, por sua vez, seu espectro de ação diversificado. Algumas podem ser utilizadas como alternativas à penicilina, para tratar infecções pneumocócicas ou estreptocócicas. Da mesma forma, as cefalosporinas constituem alternativas à penicilina em pacientes que apresentaram reação cutânea de hipersensibilidade à penicilina; contudo cerca de 10% dos pacientes apresentam hipersensibilidade cruzada. Diarréia é o principal efeito colateral.

O mecanismo de resistência bacteriana às cefalosporinas pode ser por:

- Diferenças estruturais intrínsecas nas PBPs que são alvos desses fármacos.
- Desenvolvimento de PBPs com menor afinidade pelo antimicrobiano.

- Destruição enzimática do anel β-lactâmico por enzimas β-lactamases. Esse, aliás, é o principal mecanismo de resistência às cefalosporinas. Tanto bactérias gram-positivas quanto gram-negativas são capazes de produzir tais enzimas em diferentes graus. Do mesmo modo, as diversas cefalosporinas existentes apresentam suscetibilidade variada às diferentes β-lactamases.

De maneira geral, as cefalosporinas constituem um grupo de antibióticos com amplo espectro de ação, fato que aliado à baixa incidência de reações adversas, predispõe a um uso por vezes abusivo desses fármacos. Entretanto sua administração deve ser criteriosa já que são medicamentos com preço elevado e para muitas indicações há similares eficazes e com espectro de ação mais restrito, o que diminui o risco de desenvolvimento de resistência bacteriana.

A forma mais utilizada para classificar as cefalosporinas é aquela em que os diversos compostos são agrupados em gerações. Essa classificação baseia-se na cronologia da introdução das drogas no mercado e na sua atividade antibacteriana.

Primeira geração de cefalosporinas

São caracterizadas pela atividade contra cocos gram-positivos, incluindo o *Staphylococcus aureus* resistente à penicilina. Sua atividade bactericida é razão para seu uso frequente, de forma profilática e terapêutica em cirurgias otorrinolaringológicas e de cabeça e pescoço, na prevenção de infecções, em pós-operatório. Não tem ação contra bactérias aeróbias gram-negativas, incluindo a *Pseudomonas aeruginosa* e *Haemophilus influenzae*.

- *Cefalexina:* uso oral.
- *Cefalotina, cefazolina:* uso parenteral.
- *Cefadroxil:* uso oral.

Segunda geração de cefalosporinas

Apresentam amplo espectro de ação contra infecções causadas por microorganismos gram-negativos, incluindo o *Haemophilus influenzae*, produtor de β-lactamase (agente etiológico importante da otite média, sinusite, epiglotite, etc.). Também são ativas contra o *Streptococcus pneumoniae* e o *Sreptococcus pyogenes*.

Todas as cefalosporinas de segunda geração são ativas contra o *S. aureus* e *S. pyogenes* e também têm boa atividade contra a *E. coli*, *Klebsiella*, *Proteus*, *H. influenzae* e *M. catarrhalis*. São ineficazes contra *Pseudomonas aeruginosa*.

As cefalosporinas de segunda geração, em geral, atuam em infecções produzidas por *Streptococcus pneumoniae*, *Haemophilus influenzae* e *Moraxella catarrhalis*.

- *Cefaclor[1] e a cefuroxima/axetil:* podem ser administrados por via oral.
- *Cefoxitina:* uso IM e EV.
- *Cefprozil:* uso via oral.

Terceira geração de cefalosporinas

Possuem um largo espectro de ação contra bacilos aeróbios gram-negativos. Algumas cefalosporinas de terceira geração, como a ceftazidima, possuem boa atividade contra *Pseudomonas aeruginosa*. São muito ativas em infecções por *Haemophilus influenzae* e por *Moraxella catarrhalis* (incluindo as cepas produtoras de β-lactamase). As orais são menos eficazes contra as infecções pneumocócicas que a segunda geração de cefalosporinas. Entretanto, a ceftriaxona, administrada de forma parenteral, é eficaz contra o *Streptococcus pneumoniae* PEN-R.

Ceftazidima, ceftriaxona, cefotaxima, cefozidima (ainda não liberada para uso pediátrico) e cefoperazona. Podem ser administradas via parenteral (IM ou EV).

Cefpodoxima/proxetil. Pode ser administrada via oral.

Quarta geração de cefalosporinas

Têm um espectro de ação maior quando comparadas às de terceira geração. Apresentam, além disso, maior estabilidade diante da hidrólise mediada por β-lactamases transmitidas por plasmídeos ou cromossomas. Possuem um largo espectro de ação contra microorganismos gram-negativos, *Pseudomonas aeruginosa*, muitos enterococos e *Serratia sp*. A cefepima é utilizada no tratamento de pacientes pediátricos com infecção adquirida na comunidade ou sobretudo hospitalar.

- *Cefepima:* parenteral (EV).
- *Cefpiroma:* parenteral (EV). Até o momento não está disponível para uso em Pediatria.

Outros agentes β-lactâmicos: Imipenem

Esse antimicrobiano assemelha-se às penicilinas e cefalosporinas por possuir

---
[1]A resistência bacteriana ao cefaclor tem aumentado e atualmente é considerada uma cefalosporina entre primeira e segunda gerações.

anel β-lactâmico e, por essa razão, é categorizado como antibiótico β-lactâmico. É agente bactericida, de indicação frequente em infecções hospitalares. É muito ativo contra infecções produzidas por *Staphylococcus aureus* meticilina-sensíveis, porém os *Staphylococcus aureus* meticilina-resistentes variam, na sua sensibilidade, aos antimicrobianos desta classe. É muito útil para infecções hospitalares causadas por aeróbios, anaeróbios e especialmente microorganismos gram-negativos. Devido ao espectro antibacteriano dessas drogas, que inclui a maioria das bactérias patogênicas, torna-os adequado ao tratamento de infecções severas adquiridas ao nível hospitalar, especialmente quando uma flora mista aeróbia e anaeróbia é responsável pela infecção.

- *Imipenem-cilastatina:* administração somente por via parenteral.
- *Meropenem:* administração parenteral.

Sulfonamidas

Em geral, são antimicrobianos bacteriostáticos, porém têm um efeito somatório quando administrados com outro bacteriostático e efeito sinérgico, quando co-associados a bactericidas.

Possuem um amplo espectro de ação contra microorganismos gram-positivos e gram-negativos, incluindo patógenos respiratórios como o *Streptococcus pneumoniae*, o *Haemophilus influenzae* e a *Moraxella catarrhalis*.

A associação trimetoprim/sulfametoxazol (TMP/SMX), existente à disposição, no mercado, desde 1968, é amplamente utilizada e, sendo um agente antimicrobiano de baixo custo, posologia confortável – via oral a cada 12 horas – com sabor agradável, tornou-se o agente antimicrobiano mais popular no mundo inteiro. A TMP/SMX é eficaz contra o *Haemophilus influenzae* e a *Moraxella catarrhalis* resistentes à penicilina (Giebink *et al.*, 1988). Entretanto, seu uso disseminado pode levar à resistência bacteriana, fato cada vez mais relatado na literatura pelo número cada vez mais expressivo de *S. pneumoniae* resistente a esse agente (Sih, 1996; Sih, 2001; Sih & Bosley, 2001). A TMP/SMX aparentemente não atua quando o *S. pyogenes* for o microorganismo responsável pela infecção.

Como efeitos colaterais, podem produzir erupções cutâneas de diferentes tipos, como o exantema morbiliforme e risco de discrasias sangüíneas com o uso prolongado.

- TMP/SMX: apresentação vias oral e parenteral.

Macrolídeos

Apesar de este grupo de antibióticos apresentar semelhanças na estrutura química, espectro de ação antibacteriano, mecanismo de ação e resistência, tem diferentes propriedades farmacocinéticas. Este grupo de antibióticos inclui a eritromicina, a claritromicina e a azitromicina. São agentes bacteriostáticos que inibem a síntese protéica bacteriana, porém, dependendo da sua concentração ou da natureza da bactéria, também podem ser bactericidas.

São alternativas terapêuticas para pacientes alérgicos às penicilinas e derivados. Têm o mesmo espectro de ação que os β-lactâmicos. São eficazes contra infecções causadas pela *Moraxella catarrhalis*, *Mycoplasma pneumoniae*, *Chlamydia sp*, *Legionella sp* e *Streptococcus pneumoniae*.

A eritromicina não atua contra *H. influenzae* e alguns *S. pyogenes*, porém os outros macrolídeos atuam. A resistência do GAS à eritromicina e outros macrolídeos ocorre em países onde esses agentes são amplamente utilizados (p. ex., Japão, Finlândia, Espanha, Taipei e Turquia [Orden *et al.*, 1998]). Resistência cruzada do *S. pneumoniae* é comum entre todos os macrolídeos. A azitromicina tem uma eficácia aumentada contra organismos gram-negativos (*H. influenzae* e *M. catarrhalis*), enquanto a claritromicina é mais eficaz que a eritromicina contra organismos gram-positivos. Estudos recentes, entretanto, mostram resistência do *S. pneumoniae* a todos os macrolídeos, e achados de cepas de *H. influenzae* azitromicina-sensíveis na orelha média e cavidades sinusais (Orden *et al.*, 1998; Dagan, Johnson & McLinn, 2000). Esses agentes são indicados nos casos de pneumonia atípica primária, na qual jovens adultos apresentam tosse produtiva prolongada, bem como em outras infecções causadas por *Mycoplasma pneumoniae*. A eritromicina apresenta-se sob a forma de estearato, estolato e etil-succinato. A forma estolato parece causar hepatotoxicidade. As apresentações da eritromicina, em 10-15% dos casos, podem determinar alterações gastrointestinais importantes e, por esse motivo, devem ser administradas com alimentos, com exceção do estearato.

A claritromicina é mais bem absorvida junto com os alimentos; a azitromicina é mais bem absorvida 1-2 horas após as refeições.

- *Claritromicina:* apresentação via oral.
- *Azitromicina:* apresentação via oral e EV.

Cloranfenicol

É um antimicrobiano primariamente bacteriostático, podendo, em algumas situações, com algumas cepas bacterianas, ser bactericida.

O cloranfenicol é um antibiótico com amplo espectro de ação, muito eficaz contra infecções por *Streptococcus sp*, tendo excelente atividade contra o *Haemophilus influenzae*, mesmo os produtores de β-lactamase. O cloranfenicol é um dos agentes antimicrobianos mais ativos contra bactérias anaeróbias.

O cloranfenicol, originalmente isolado do *Streptomyces venezuelae*, foi introduzido comercialmente em 1949. Devido ao baixo custo, é um antimicrobiano muito utilizado em infecções resistentes às penicilinas. Devemos, porém, ter em mente que o risco de uma anemia aplásica fatal é 13 vezes maior que com outros antibióticos. Estima-se que aproximadamente 1 a cada 25.000-40.000 pacientes tratados com cloranfenicol possa vir a apresentar anemia aplásica fatal. Essa complicação severa não está relacionada ao efeito colateral reversível de leucopenia, dose-dependente. Outros efeitos colaterais incluem a possibilidade de uma doença fatal "síndrome do bebê cinzento" quando administrado a neonatos com anemia hemolítica e o aparecimento de neurite óptica em indivíduos que tomam a medicação por um período de tempo prolongado.

O cloranfenicol é de grande valia no tratamento da epiglotite e meningite causadas pelo *Haemophilus influenzae* (boa penetração na barreira hematoencefálica).

- *Cloranfenicol;* pode ser administrado tanto por via oral quanto parenteral.

Clindamicina

É considerada um antibiótico bacteriostático. Entretanto tem atividade bactericida para cepas de *Streptococcus, Staphylococcus* e anaeróbios que são organismos importantes em infecções crônicas. É ativa contra o GAS, *Streptococcus pneumoniae*, sendo que mais de 90% dos pneumococos com PEN-IR são sensíveis à clindamicina. Aliás, com o crescente aumento do *Streptococcus pneumoniae* PEN-R nas infecções respiratórias, cria-se um novo potencial para seu uso (Austrian, 1999; Brook, Marcel Dekker, 2002). É um dos agentes antimicrobianos mais ativos contra anaeróbios, como o grupo do *Bacteroides fragilis* e outros bacilos gram-negativos, incluindo os BLPBs, importantes nas infecções crônicas de cabeça e pescoço (*Prevotella, Porphyromonas* e *Fusobacteria*).

Sua principal atuação nas infecções otorrinolaringológicas situa-se no tratamento de infecções mistas, causadas por uma poliflora microbiana, aeróbia-anaeróbia. Muitas dessas infecções por flora polimicrobiana são crônicas e incluem as tonsilites e sinusites crônicas (Finegold, 1991). Entretanto causa altos índices de diarréia devido à infecção pelo *Clostridium difficile*, e seu efeito colateral mais preocupante é a colite (Brook, Marcel Dekker, 2002). Devemos ter conhecimento que a colite também pode estar associada a um número de outros agentes antimicrobianos, como a ampicilina e muitas cefalosporinas, e também tem sido descrita em pacientes com doenças severas na ausência de antibioticoterapia prévia.

- *Clindamicina:* pode ser administrada tanto por via oral quanto parenteral.

Quinolonas

São antimicrobianos bactericidas de amplo espectro. Têm excelente atividade contra *Pseudomonas aeruginosa* e atuam também em infecções por *Haemophilus influenzae* e *Moraxella catarrhalis*. As "velhas" quinolonas (p. ex., ciprofloxacina, ofloxacina) são eficazes contra *H. influenzae* e *M. catarrhalis*, e a ciprofloxacina é eficaz contra muitas cepas de *P. aeruginosa* (Kenna & Bluestone, 1986), porém com mínima atividade com relação ao *S. pneumoniae*. As "novas" quinolonas (p. ex., levofloxacina, gatifloxacina, moxifloxacina e gemifloxacina) têm atividade acentuada contra o *S. pneumoniae*.

O desenvolvimento da resistência às quinolonas é muito rápido, sendo até, inclusive, observado na vigência do tratamento (Mandel *et al.*, 2002).

Estudos em animais de laboratório, sob terapêutica com quinolonas, evidenciaram alterações em cartilagem, com comprometimento do crescimento. Seu uso não está autorizado para crianças < 12 anos, a despeito de não terem sido identificadas, nesta faixa etária, até o momento, as anormalidades observadas em animais.

- *Ciprofloxacina:* administração via parenteral, oral e gotas tópicas (esta última, excelente para a otorréia por *Pseudomonas aeruginosa* na otite média crônica).
- *Ofloxacina:* administração oral e parenteral, preparação tópica.

Rifampicina

É um derivado semi-sintético da Rifampicina B, antibiótico macrocíclico, produzido pelo *Streptomyces mediterranei*. A rifampicina é bactericida para todas as populações de bacilos da tuberculose, ambos intra e extracelulares. Possui efeito bactericida contra muitas micobactérias e pode ser um agente alternativo para alguns microorganismos respiratórios resistentes. Entretanto, devido ao ressurgimento da tuberculose e ao relato de cepas resistentes deverá ser reservada para o tratamento desta doença.

- *Rifampicina:* administração oral e parenteral.

Metronidazol

É bactericida somente contra bactérias anaeróbias, principalmente bacilos gram-negativos como o *Bacteroides fragilis* e outros bacilos anaeróbios, incluindo os produtores de β-lactamase. Cepas ocasionais de cocos gram-positivos anaeróbios e de bacilos não-esporulados são altamente resistentes. Estreptococos microaerofílicos, *Propionibacterium acnes* e *Actinomyces sp* são uniformemente resistentes. O metronidazol é muito útil para tratar abscessos profundos localizados na região cervical, sinusite crônica, colesteatoma infectado e muitas infecções anaeróbias, orofaciais e odontogênicas. Está indicado para úlceras tonsilares ou faríngeas na angina de Vincent. Necessita ser utilizado em conjunto com penicilinas ou cefalosporinas ou macrolídeos para o tratamento de infecções mistas. Isso é devido ao fato de a maioria das infecções anaeróbias ser polimicrobiana decorrente de bactérias aeróbias-anaeróbias (Finegold, 1991).

Reações adversas à terapêutica com o metronidazol são raras e incluem sintomas de toxicidade para o sistema nervoso central, neuropatia periférica, ataxia, vertigem, cefaléia e convulsões. Efeitos gastrointestinais incluem náusea, vômitos, gosto metálico, anorexia e diarréia. Alguns estudos em animais demonstraram possível atividade mitogênica associada à administração de grandes doses desse fármaco. Entretanto, tal fato não foi evidenciado em seres humanos.

- *Metronidazol:* administração via oral ou EV.

AGENTES ANTIFÚNGICOS

Anfotericina

É a medicação mais eficaz para as infecções sistêmicas fúngicas ou micóticas. É excelente contra *Aspergillus sp* e mucormicose que podem infectar o nariz, as cavidades paranasais e tornar invasivos, devido à idade, debilidade, diabetes, HIV positivos, neoplasias ou uso de corticóide.

Anfotericina B. Apresentação EV ou intratecal em infecções cranianas.

Cetoconazol

Antifúngicos orais, excelentes para tratamento da candidíase oral: cetoconazol, itraconazol e fluconazol.

- *Cetoconazol:* administração via oral com as refeições.
- *Itraconazol:* administração via oral.
- *Fluconazol:* administração via oral e parenteral.

Agentes antivirais

São eficazes para infecções causadas por *Herpes simplex* (HSV), *Varicella zoster* (VZV), *Epstein-Barr* (EBV), *Citomegalovírus* (CMV), *Vírus Respiratório Sincicial* (VRS).

- *Aciclovir:* administração via oral ou tópica, nas lesões. Recomendado para infecções por HSV e VZV.
- *Valaciclovir:* administração via oral (adultos). Recomendado para infecções por HSV.
- *Fanciclovir e Penciclovir:* uso oral (adultos). Para infecções por HSV, VZV, e EBV.
- *Ganciclovir:* uso EV. Para infecções por CMV.
- *Cidofovir:* uso EV. Para infecções por CMV.
- *Ribavirina:* uso sob a forma de aerossol. Para infecções por VRS.

A seguir, uma lista com os principais antibióticos anteriormente mencionados no texto (Quadro 1-1).

ANTIMICROBIANOS EMPREGADOS NAS PRINCIPAIS INFECÇÕES OTOLÓGICAS EM PEDIATRIA

Otite externa

O conduto auditivo externo é normalmente colonizado pelo *S. epidermidis*, *S. aureus* e *Propionibacterium acnes*. A otite externa é uma infecção que envolve os patógenos da pele e tecido subcutâneo subjacente. Esses patógenos geralmente incluem o *Staphylococcus aureus*, *Pseudomonas sp*, *Aerobacter aerogenes* e *Streptococcus* α e β-hemolíticos. Furúnculos são causados pelo *S. aureus*; o *S. pyogenes* pode causar erisipela ou celulite.

No tratamento da otite externa das piscinas ou dos nadadores são indicadas gotas otológicas com neomicina e/ou polimixina com corticóide associado, bem como gotas com ciprofloxacina ou ofloxacina (Sih, Revinter, 2001).

Otite média aguda (OMA)

Na OMA o antimicrobiano eficaz deve basear-se na idade do paciente, história recente de tratamento antimicrobiano, conhecimento da bacteriologia (*Streptococcus pneumoniae* – 40-50%, *Haemophilus influenzae* – 20-30% e *Moraxella catarrhalis* – 15-20%) e padrões de sensibilidade antimicrobiana na comunidade.

A amoxicilina é a medicação de escolha inicial para o tratamento da OMA (Giebink, 1992) porque:

- Tem atividade contra a maioria das cepas do *Streptococcus pneumoniae* (pneumococo) e *Haemophilus influenzae*, tanto *in vitro* como *in vivo*.
- Tem um longo histórico de uso em crianças.
- É relativamente segura.
- Tem um baixo custo.

Por outro lado, deve-se ter em mente a emergência cada vez maior de microorganismos resistentes (Ahuja & Thompson, 1998). A resistência bacteriana pode estar relacionada à produção de β-lactamase (*Haemophilus influenzae* e *Moraxella catarrhalis*) e/ou ao desenvolvimento de cepas

Quadro 1-1 — Lista com relação e dosagem dos antimicrobianos (por ordem de citação no texto, com nomes comerciais brasileiros)

Antimicrobiano	Dosagem
Penicilina V (Pen V)	20-50 mg/kg/dia (VO)
Penicilina G aquosa (Cristalina)	100.000-400.000 U/kg/dia (via parenteral)
Penicilina G procaína (Wycillin)	25.000-50.000 U/kg/dia (via parenteral)
Penicilina benzatina (Benzetacil)	50.000 U/kg (dose única)
Ampicilina (Binotal, Hiconcil, Larocin)	50-100 mg/kg/dia (VO), 100-200 mg/kg/dia (via parenteral)
Amoxicilina (Amoxil, Novocilin)	40-45 mg/kg/dia (VO), ou 60-90 mg/kg/dia (VO)
Amoxicilina/clavulanato (Clavulin)	20-40 mg/kg/dia (VO), apresentação TID (250 mg), e 45 mg/kg, apresentação BID (400 mg)
Cefalexina (Keflex)	25-50 mg/kg/dia (VO)
Cefalotina (Keflin)	75-150 mg/kg/dia (via parenteral)
Cefazolina (Kefazol)	50-100 mg/kg/dia (via parenteral)
Cefadroxil (Cefamox)	30 mg/kg/dia (VO)
Cefaclor (Ceclor)	20-40 mg/kg/dia (VO)
Cefuroxima/axetil (Zinnat)	30 mg/kg/dia (VO e parenteral)
Cefoxitina (Mefoxin)	80-160 mg/kg/dia (via parenteral)
Cefprozil (Cefzil)	15 mg/kg/dia (VO)
Ceftazidima (Fortaz)	100-200 mg/kg/dia (via parenteral)
Ceftriaxona (Rocefin)	50-75 mg/kg/dia (via parenteral)
Cefotaxima (Claforan)	50-100 mg/kg/dia (via parenteral)
Cefoperazona (Cefobid)	100-150 mg/kg/dia (via parenteral)
Cefpodoxima/proxetil (Orelox)	10 mg/kg/dia (VO)
Cefepima (Maxcef)	50 mg/kg/dia (EV)
Cefpiroma (Cefrom)	1 g (EV)
Imipenem (Tienam)	15 mg/kg a cada 6 horas (via parenteral)
Trimetoprim/sulfametoxazol (Bactrim)	400/80 mg/kg/dia, ou 5 ml a cada 5 kg (VO)
Eritromicina (Ilosone e Pantomicina)	30-50 mg/kg/dia (VO), 20-50 mg/kg/dia (via parenteral)
Claritromicina (Klaricid)	15 mg/kg/dia (VO)
Azitromicina (Zitromax)	10/mg/kg/dia (dose única diária) no primeiro dia e após 5 mg/kg/dia (dose única diária) (VO)
Cloranfenicol (Quemicetina)	50 mg/kg/dia (VO), 50-100 mg/kg/dia (via parenteral)
Clindamicina (Dalacin)	20-30 mg/kg/dia (VO) e 25-40 mg/kg/dia (parenteral)
Ciprofloxacina (Cipro), (Biamotil gotas óticas)	20 mg/kg/dia (VO)
Rifampicina (Rifaldin)	10-20 mg/kg/dia (VO e parenteral)
Metronidazol (Flagyl)	15-30 mg/kg/dia (VO), 30-50 mg/kg/dia (via parenteral)
Cetoconazol (Nizoral)	3,3-6,6 mg/kg/dia (dose única) (VO)
Itraconazol (Itranax)	3,3-6,6 mg/kg/dia (VO)
Fluconazol (Zoltec)	4,0-8,0 mg/kg/dia (via parenteral)
Aciclovir (Zovirax)	250 mg/m^2 superfície corporal (8/8 h) (EV)

de *Streptococcus pneumoniae* resistentes à penicilina, mediada por PBPs.

O tempo adequado de duração do tratamento antimicrobiano na OMA é empírico, porém a maioria dos autores recomenda tratar a criança com OMA por 10 dias. A diminuição da duração do tratamento antibiótico para 7 dias tem sido proposta para crianças > 2 anos de idade que apresentam OMA não complicada, com o objetivo de reduzir a pressão seletiva do uso de antibióticos, que favorece o crescimento de organismos resistentes, tanto na comunidade, quanto no próprio paciente (Paradise, 1995, Brook et al., 2000). Crianças que apresentarem perfuração da membrana timpânica, entretanto, devem ser tratadas por ≥ 10 dias, tendo em vista que o tratamento de curta duração é menos eficaz que a terapêutica tradicional. Pacientes que apresentem um maior risco para a falha terapêutica, como aqueles com comprometimento de base e aqueles com otite média recorrente e crianças < 2 anos, apresentam maior risco de falha terapêutica, mesmo com o tempo de tratamento convencional (10 dias). Parece prudente, portanto, manter o antibiótico por 10 dias, nestas situações.

Define-se falha terapêutica na OMA quando não houver melhora clínica adequada dos sinais e sintomas como otalgia, febre, otoscopia com hiperemia, abaulamento ou otorréia, após 3 dias de terapêutica antibiótica. Se o paciente não mostrar nenhuma melhora clínica 48-72 horas após o início do antimicrobiano, a criança deverá ser reexaminada. O mesmo deverá ser feito, a qualquer momento, se os sintomas da OMA recidivarem. Não deverão ser consideradas falhas no tratamento a presença de sinais ou sintomas que não sejam específicos de OMA, como efusão persistente da orelha média, coriza, tosse ou outros sintomas que acompanham as infecções virais. Se a criança for novamente examinada após 10 dias, deverá ser feita a distinção entre a efusão persistente na orelha média, que é encontrada nos primeiros 15 dias após a OMA em até 70% dos casos de crianças adequadamente tratadas, e as verdadeiras falhas clínicas, que devem ser acompanhadas por evidências específicas de uma infecção aguda, como definida anteriormente (Sih, Revinter, 2001).

Em casos de falha terapêutica, a menos que o agente etiológico seja identificado pela timpanocentese ou cultura do fluido da orelha média, é importante ministrar um antibiótico que seja eficaz para o tratamento dos patógenos produtores de β-lactamase (*Haemophilus influenzae* e *Moraxella catarrhalis*) e também seja eficaz contra *Streptococcus pneumoniae* resistente a medicamentos (Drug resistant *Streptococcus pneumoniae* – DRSP).

Alguns episódios de OMA apresentam otorréia através de uma perfuração espontânea da membrana timpânica; nessa situação, a OMA geralmente é causada pelos patógenos habituais, de forma que o tratamento com um agente antimicrobiano sistêmico é apropriado, acrescido do uso tópico de gotas com antibiótico. Entretanto, episódios de OMA com maior grau de severidade (febre alta, astenia, prostração, otalgia intensa, queda do estado geral, otorréia espontânea) são sugestivos de etiologia da OMA pelo *S. pneumoniae* (Pichichero et al., 2000).

Otite média persistente que falha em responder à terapêutica antimicrobiana usual pode levar à infecção crônica a qual pode estar associada à emergência de bactérias aeróbias e anaeróbias resistentes. Bacilos anaeróbios gram-negativos (*Peptostreptococcus sp* e *Propionibacterium acnis*) também têm sido encontrados nesses casos (Brook, Marcel Dekker, 2002). Esse padrão foi demonstrado em uma série de sete crianças que tiveram aspirações repetidas do fluido da orelha média através da perfuração da membrana timpânica em um período de 36 a 55 dias (Brook & Frazier, 1996).

A timpanocentese (miringotomia ou paracentese), com a coleta da secreção da orelha média e realização da cultura e do teste de sensibilidade, não é realizada de rotina, e os agentes antimicrobianos são administrados de forma empírica. Entretanto, quando houver necessidade de identificar o microorganismo e seu perfil de sensibilidade antimicrobiana, ela deverá ser realizada.

Streptococcus pneumoniae resistente a antibióticos – Drug resistant *Streptococcus pneumoniae* (DRSP)

Nos últimos 30 anos, desde que foi feito o relato da primeira cepa de pneumococo PEN-R, na Austrália, a resistência se disseminou através do mundo e algumas cepas apresentam resistência a múltiplos antibióticos. Existem variações geográficas nos níveis de resistência e, em algumas regiões dos Estados Unidos, por exemplo, de 20%, atingindo até 50-60%, em algumas comunidades, as cepas isoladas não são mais sensíveis à penicilina (Brook & Gober, 1997, Thornsberry *et al.*, 1999).

O *Streptococcus pneumoniae* é o principal microorganismo isolado em crianças com OMA (40-50% dos casos). Com a emergência de DRSP surgiram controvérsias sobre a melhor opção no tratamento empírico das OMAs, devido ao aumento das falhas terapêuticas observado em algumas regiões com elevada prevalência de DRSP.

Consideram-se como fatores de alto risco para aquisição de DRSP as seguintes situações:

- Idade < 2 anos.
- Uso profilático de antibióticos.
- Presença de imunodepressão.
- Uso recente de antimicrobiano.
- Freqüência a creches e/ou berçários.
- Viver numa área geográfica com alta prevalência de DRSP.

A amoxicilina permanece como o antimicrobiano de primeira escolha no tratamento de OMA não complicada, devendo-se optar por este antibiótico, na dose-padrão de 40 mg/kg/dia (dividida em 3 doses/dia), sempre que o risco para infecção por DRSP numa criança for baixo. Existe uma tendência, de acordo com a literatura mais recente (American Academy of Pediatrics, 2001; Longo, 2002), para que a amoxicilina, na dose de 45 mg/kg/dia (dividida em 2 doses/dia), pudesse ser administrada quando o médico estivesse tratando uma criança sem os fatores de risco para o desenvolvimento de resistência bacteriana. De acordo com essa proposta (45 mg/kg/dia em 2 doses diárias em vez de 3) a MIC para o *S. pneumoniae* deveria ser < 0,1 µg/mL.

Em casos de DRSP pode ser justificado um aumento da dose-padrão da amoxicilina. A amoxicilina, na dose-padrão recomendada (40 mg/kg/dia), atinge um nível de concentração no fluido da orelha média entre 1-6 µg/mL, que não é eficaz para erradicar DRSP. Altas doses de amoxicilina (90 mg/kg/dia) atingem um nível de concentração no fluido da orelha média entre 3-8 µg/mL. A dose de amoxicilina de 75 mg/kg/dia, dividida em 3 tomadas de 25 mg/kg cada dose, ou 90 mg/kg/dia dividida em 2 doses é necessária para cepas de *Streptococcus pneumoniae* PEN-IR ou PEN-R (American Academy of Pediatrics, 2001; Longo, 2002).

Nas situações de fatores de risco aumentados para a aquisição de DRSP, deve-se ter cautela na substituição da amoxicilina por outros antibióticos, tendo em vista que, quanto mais amplo o espectro do antimicrobiano, maior a pressão seletiva que favorece o crescimento e disseminação de cepas bacterianas resistentes. Nas situações de maior risco, pode ser necessária a indicação da timpanocentese, e a escolha do antibiótico deve basear-se no antibiograma. Nas outras situações de alto risco para DRSP (crianças < 2 anos, especialmente aquelas que freqüentam creches e berçários, ou crianças que residem em locais de alta prevalência de DRSP) deve-se optar por terapêutica alternativa nos casos de OMA em que se comprova falha terapêutica, após 3 dias do uso da amoxicilina, na dose-padrão recomendada (40 mg/kg/dia). O agente antimicrobiano deverá ser eficaz contra DRSP e contra patógenos produtores de β-lactamase (Bluestone, 1992). Os agentes que melhor preenchem esses critérios são a amoxicilina/clavulanato (especialmente se dada em maior dosagem – 90 mg/kg/dia do componente de amoxicilina na nova formulação) e as cefalosporinas oral (cefuroxima axetil, cefprozil, cefpodoxima/proxetil) e parenteral (ceftriaxona intramuscular, uma dose na primoinfecção e três doses nos casos de recorrência das otites) (Pichichero *et al.*, 2000, Brook *et al.*, 2000). A ceftriaxona estaria indicada no tratamento da otite média quando houvesse a preocupação com a aderência ao tratamento com a medicação oral, ou mesmo alterações gastrointestinais (vômito ou diarréia).

Otite média recorrente (OMR)

Considera-se OMR, quando a criança apresentar três ou mais episódios de OMA em 6 meses ou quatro ou mais episódios nos últimos 12 meses, com um episódio nos últimos 3 meses. Estima-se que ao redor de 25% das crianças têm OMR. Deve ser lembrado que freqüentar creche ou berçário, exposição à fumaça do cigarro (tabagismo passivo), ter irmãos com história de otite recorrente, pouco tempo de aleitamento materno são fatores de risco importantes para desenvolver OMR.

A profilaxia com antimicrobianos, na prevenção da OMR, poderia ser feita com a amoxicilina (20 mg/kg/dia, na hora de dormir) (Casselbrant, Kaleida & Rockette, 1992; Sih, 1993). Em virtude, porém, das conseqüências da potencial promoção da resistência bacteriana, que podem prejudicar tanto o paciente, quanto disseminar na comunidade essa resistência, a profilaxia, quando indicada, deverá ser individualizada. O benefício de qualquer forma de profilaxia deve ser comparado com o risco de promover resistência aos antibióticos. Existem evidências que apontam a profilaxia antibiótica como responsável pela colonização da nasofaringe com o pneumococo resistente. Quando houver a falha da profilaxia e a criança continuar a apresentar episódios recidivantes de OMA, deve-se considerar a colocação de tubo de ventilação, uma vez que foi demonstrado que esse procedimento é eficaz na prevenção da OMR (Casselbrant, Kaleida & Rockette, 1992).

A imunização contra os microorganismos que mais comumente causam OMA é a melhor maneira de prevenir a otite média. Entretanto a vacina polissacarídica do *S. pneumoniae*, atualmente disponível, é fracamente imunogênica para crianças < 2 anos de idade, o grupo etário onde a incidência de OMA é mais elevada. A vacina conjugada do *S. pneumoniae* heptavalente poderá ser indicada em crianças < 2 anos de idade, em função dos sorotipos resistentes prevalentes na comunidade (Sih, 1996; Sih & Bosley, 2001; Sih, 2001). Deve ser mencionado que o alto custo dessa vacina (três doses mais o reforço) e o benefício marginal para o tratamento da OMR deverão ser levados em conta. Está em fase de estudo uma vacina contra *H. influenzae* não capsulado que é o tipo de *Haemophilus* responsável pelas otites médias. A vacinação contra o vírus da influenza deve ser considerada para crianças > 6 meses, que freqüentam creches e apresentam OMR, pois reduz em até 1/3 os episódios de OMA após infecção pelo vírus da gripe.

■ Otite média com efusão (OME)

Pode ser difícil distinguir a criança que apresenta uma efusão persistente na orelha média, como parte da evolução natural de um episódio de OMA tratado adequadamente, de uma criança que apresenta uma nova efusão, como parte de um segundo episódio da doença aguda. Quando a efusão é acompanhada por novos sinais e sintomas de infecção, locais ou sistêmicos, como febre ou otalgia persistente, o diagnóstico de OMA é confirmado, e um antimicrobiano deverá ser administrado. Por outro lado, se a criança tiver apresentado um episódio de OMA nos últimos 2-3 meses e os sinais de doença aguda estiverem ausentes, não se recomenda o uso de antibiótico.

A permanência da efusão na orelha média faz parte da história natural de uma OMA tratada adequadamente: aproximadamente 70% das crianças poderão apresentar fluido na orelha média por 2 semanas; 50%, por 1 mês; 20%, por 2 meses e 10%, por até 3 meses, apesar da terapêutica apropriada (Sih, 1999; Sih, Revinter, 2001). Portanto, quando for detectado fluido na orelha média, em crianças assintomáticas, em consultas de seguimento para OMA, a administração de mais um período de antibiótico é desnecessária. Um importante passo para reduzir o tratamento antimicrobiano desnecessário para a otite média é o conhecimento que efusões persistentes são parte de uma evolução esperada e não necessitam de terapêutica.

Estudos recentes de revisão da literatura indicam que, na maioria dos casos, a terapêutica antimicrobiana não é necessária, pois a OME, também conhecida como otite média secretora ou serosa, na maioria dos casos, tem resolução espontânea e os antibióticos são eficazes para tratar a efusão em somente uma minoria dos casos (Dowel, 1998). Aproximadamente 65% dos casos de OME têm resolução espontânea, dentro de 3 meses. Estudos demonstram que não houve diferença significativa da incidência da OME, quando as crianças foram avaliadas 1 mês após tratamento com placebo ou com antibiótico. Esse resultado indica que a efusão da orelha média, na ausência de OMA, não deve ser tratada com antimicrobianos (Dowel, 1998).

Um painel de "experts" da "Agency for Health Care Policy and Research" (AHCPR), endossado pelas Academias Americanas de Pediatria e de Otorrinolaringologia em 1994 (Stool & Berg, 1994), divulgou um guia de orientação para a terapêutica da OME. Definem-se, como pacientes portadores de OME, as crianças com idade entre 1-3 anos que apresentam efusão na orelha média 6 semanas após um episódio agudo de otite média, sem sintomas aparentes e sem doença de base. O painel da AHCPR propôs como tratamento inicial da OME duas opções, com o mesmo resultado, a longo prazo: observação sem medicamento ou antibioticoterapia.

Com o acúmulo de evidências de que o uso de antibióticos aumenta o risco tanto da colonização quanto da doença invasiva pelo *Streptococcus pneumoniae* resistente à penicilina, a observação sem a antibioticoterapia parece hoje ser a opção preferida (Dowel, 1998). Quando o médico deparar com uma criança em bom estado geral, portadora de efusão na orelha média, as considerações de riscos e benefícios devem ser levadas em conta. Deve ser ponderada a emergência da resistência antimicrobiana na comunidade como um todo. A criança tratada com antibióticos tem um maior risco para tornar-se portadora de pneumococo não sensível, como resultado do tratamento e, por sua vez, os portadores de cepas resistentes são mais propensos a não responder à antibioticoterapia.

O painel da AHCPR (Stool & Berg, 1994) estima que 25-35% de todos os diagnósticos de otite média preenchem os critérios de OME. Se antibióticos não forem ministrados, só para este grupo de crianças, 6-8 milhões de tratamentos com antibióticos desnecessários poderiam ser evitados, a cada ano, só nos EUA (Dowel, 1998).

■ Otite média crônica supurada (OMCS)

A OMCS, que aqui abordaremos, caracteriza-se por otorréia persistente, através de uma perfuração da membrana timpânica, há pelo menos 6 semanas, com falha ao tratamento com antibióticos, comumente empregados para a terapêutica da OMA, sem evidência de colesteatoma e sem complicação intra ou extratemporal.

Kenna & Bluestone, estudando a microbiologia de crianças com OMCS, encontrou um predomínio de *Pseudomonas aeruginosa* (67%). Também o *S. aureus*, o *S. epidermidis*, o *Enterococcus*, a *Candida albicans*, difteróides, *Proteus sp, Klebsiella, E. coli* e anaeróbios como o *Bacteroides fragilis* têm sido descritos na OMCS.

O tratamento consiste em aspirações repetidas da secreção, com colocação de gotas auriculares com neomicina e/ou polimixina e cloranfenicol, a ciprofloxacina ou a ofloxacina em gotas. Em casos graves, com possibilidade de comprometimento meníngeo ou mesmo na possibilidade de um abscesso cerebral, o antibiótico deve ser eficaz contra a *Pseudomonas sp,* como a ceftazidima parenteral.

Na OMCS, tanto na colesteatomatosa quanto na sem colesteatoma, anaeróbios têm sido isolados em 50% dos pacientes (Brook, 1994). A variação dos níveis de isolamento de anaeróbios deverá ser atribuída a variações geográficas. Os anaeróbios predominantes isolados foram bacilos gram-negativos e o *Peptostreptococcus sp,* e, dentre os aeróbios, a *Pseudomonas aeruginosa* e o *Staphylococcus aureus*.

Bactérias anaeróbias são freqüentemente isoladas em colesteatomas infectados. Colesteatoma, que com freqüência se acompanha de OMCS, pode promover a absorção óssea, a qual é acelerada por ácidos orgânicos produzidos por bactérias anaeróbias (Ilino *et al.*, 1983). Como o colesteatoma é associado à supuração crônica da orelha média, contém bactérias semelhantes às isoladas de orelhas cronicamente infectadas, portanto, o colesteatoma pode servir como um "ninho" ou reservatório para infecção crônica. Anaeróbios foram isolados em 23 de 24 (96%) culturas de mastoidite crônica e da maioria de pacientes com abscessos intracranianos que vieram a partir de otite média crônica supurada (Brook, 2002).

CONCLUSÃO

As variáveis que influenciam a atividade antimicrobiana formam um complexo sistema multifatorial. Componentes como a suscetibilidade do microorganismo, as defesas do hospedeiro e fatores de toxicidade afetam o resultado terapêutico no tratamento das infecções. A erradicação da infecção, no entanto, ocorre somente se o antibiótico alcançar o local onde está o patógeno, em concentrações e tempo adequados. O médico deverá estar familiarizado com os princípios da farmacodinâmica e farmacocinética dessas drogas, para saber se o antibiótico escolhido irá ou não atingir esses objetivos.

Com o desenvolvimento de inúmeros e novos agentes antimicrobianos e com o aumento da eficácia dos agentes já existentes, cada vez mais as infecções estão sendo tratadas com sucesso. O benefício de um agente sobre outro tornou-se, porém, uma discussão com sutis diferenças.

Gostaríamos de finalizar este capítulo com uma lembrança: a prevalência de resistência antibiótica entre as bactérias responsáveis por infecções pediátricas severas está aumentando. Existem variações geográficas no nível da resistência. No Brasil, começam a surgir estudos epidemiológicos abrangendo as diferentes áreas. Um grande esforço deve ser feito por nós, médicos, para evitar que agentes antimicrobianos indevidamente utilizados levem à resistência emergente.

REFERÊNCIAS BIBLIOGRÁFICAS

Ahuja GS, Thompson J. What role for antibiotics in otitis media and sinusitis? *Postgrad Med* 1998;104:93-99.

American Academy of Pediatrics, Subcommittee on Management of Sinusitis and Committee on Quality Improvement. Clinical practice guideline: management of sinusitis. *Pediatrics* 2001;108:798-808.

Austrian R. The Pneumococcus at the Millenium: Not down, Not out. *J Infect Dis* 1999;179(Suppl 2):S338-41.

Bluestone CD. Current therapy for otitis media for evaluation of new antimicrobial agents. *Clin Infect Dis* 1992;14(Suppl 2):S197-S203.

Brook I, Frazier EH. Mycrobial dynamics of persistant purulent otitis media in children. *J Pediatr* 1996;128:237-240.

Brook I, Gober AE. Monthly changes in the rate of recovery of penicillin-resistant organisms from children. *Pediatr Infect Dis J* 1997;16:255-257.

Brook I, Gooch WM, Jenkins SG, Pichichero ME, Reiner SA, Sher L, Yamuchi T. Medical management of acute bacterial sinusitis: recommendations of a clinical advisory committee on pediatric and adults sinusitis. *Annals Otol Rhinol Laryngol* 2000;109(S):2-20.

Brook I, Yocum P, Frazier EH. Bacteriology and beta-lactamase activity in acute and chronic maxillary sinusitis. *Arch Otolaryngol Head Neck Surg* 1996;122:418-422.

Brook I. Anaerobic bacteria in upper respiratory tract and other head and neck infections. *Annals Otol Rhinol Laryngol* 2002;111:430-440.

Brook I. Management of chronic suppurative otitis media: superiority of therapy effective against anaerobic bacteria. *Pediatr Infect Dis J* 1994;13:188-193.

Brook I. *Pediatric Anaerobic Infection: Diagnosis and Management*. New York: Marcel Dekker, 2002.

Carvalho MG, Fracalanza SAP, Levin AS. Genotypic diversity of penicillin-resistant and penicillin-susceptible S. pneumoniae serotypes isolated in different states in Brazil. *Abstracts of the 98th General Meeting of the American Society for Microbiology*. Atlanta. 1998. 353p.

Casselbrant ML, Kaleida PH, Rockette HE. Efficacy of antimicrobial prophylaxis and of tympanostomy tube insertion for prevention of recurrent acute otitis media: Results of a randomized clinical trial. *Pediatr Infect Dis J* 1992;11:278-286.

Dagan R, Johnson CE, McLinn S, Bacteriologic and clinical efficacy of amoxicillin/clavulanate vs. azithromycin in acute otitis media. *Pediatr Infect Dis J* 2000;19:95-104.

Dowell SF. Principles of judicious use of antimicrobial agents for pediatric upper respiratory tract infections. *Pediatrics* 1998;101(Suppl):163-184.

Finegold S. Role of anaerobic bacteria in infections of tonsils and adenoids. *Annals Otol Rhinol Laryngol* 1991;(Suppl 154):S30-S33.

Giebink GS, Batalden PB, et al. Trimethoprim/sulfamethoxazole, prednisone, ibuprofen and no treatment in chronic otitis media with effusion. In: Lim DJ (ed.) *Recent Advances in Otitis Media with Effusion*. Philadelphia: BC Decker, 1988. 240-244p.

Giebink GS. Otitis media update: pathogenesis and treatment. *Annals Otol Rhinol Laryngol* 1992;101:21-23.

Ilino Y, Hoshino E, Tomioka S, Takasaka T, Kaneko Y, Yuasa R. Organic acids and anaerobic microorganisms in the contents of the cholesteatoma sac. *Annals Otol Rhinol Laryngol* 1983;92:91-96.

Johnson JT, Yu VL. *Infectious Diseases and Antimicrobial therapy of the Ears, Nose and Throat*. 1. ed. Philadelphia: WB Saunders, n. 5. 1997. 48-55p.

Kenna M, Bluestone CD. Microbiology of chronic suppurative otitis media in children. *Pediatr Infect Dis J* 1986;5:223-225.

Longo G, Wald E. Antibiotic resistance discussion. Amoxicillin dosage. *Pediatrics Letter* 2002;110;1:195.

Mandel L, Peterson LR, Wise R, Hooper D, Low D, Schaad UB, Klugman KP, Courvalin P. The Battle against Emerging Antibiotic Resistance: Should Fluoroquinolones Be Used to Treat Children? *Clin Infect Dis* 2002;35:721-727.

Mandell GL, Bennett JE, Dolin R (eds.) *Principles and Practice of Infectious Diseases*. 5. ed. New York: Churchill-Livingstone, 2000.

Orden B, Perez Trallero E, Montes M, Martinez R. Erythromycin resistance of *Streptococcus pyogenes* in Madrid. *Pediatr Infect Dis J* 1998;17:470-3.

Paradise JL. Managing otitis media:a time for change. *Pediatrics* 1995;96(4):712.

Pichichero ME, Reiner SA, Brook I, Gooch WM, Yamauchi T, Jenkins SG, Sher L. Controversies in the medical management of persistent and recurrent acute otitis media. *Ann Otol Rhinol Layngol* 2000;109(S 183):1-12.

Sih T. *Infectologia em Otorrinopediatria*. Rio de Janeiro: Revinter, 2001.

Sih TM, Bosley GS. Pneumococcal antimicrobial susceptibility and serotype evaluation in children with otitis media. In: Takasaka T, Yuasa R, Hozawa K. *Recent Advances in Otitis Media*. Bologna: Monduzzi, 2001. 145-149p.

Sih TM. Acute otitis media in Brazilian children: analysis of microbiology and antimicrobial susceptibility. *Annals of Otol Rhinol & Laryngol* 2001;110:662-666.

Sih TM. Drug resistant streptococcus pneumoniae. In: Lim JL, Bluestone CD, Casselbrant MD, Klein JO. *Recent Advances in Otitis Media*. Hamilton, Ontario: BC Decker, 1996. 305 307p.

Sih TM. *Otorrinolaringología Pediátrica*. Barcelona: Springer Verlag, 1999.

Sih TM. Prophylaxis for recurrent acute otitis media: a Brazilian study. *Int J Pediatric Otorhinolaryngol* 1993;25:19.

Stool SE, Berg AO. Otitis media with effusion in young children. Clinical Practice Guideline. *Agency for Health Care Policy and Research – AHCPR* 1994;94:0622.

Teixeira LM. Streptococcus pneumoniae resistentes no Brasil. In: Sih TM. *Infectologia em Otorrinopediatria: Uso Criterioso de Antibióticos em Infecções das Vias Aéreas Superiores*. Rio de Janeiro: Revinter, 2001;34:199-201.

Thornsberry C, Ogilvie PT, Holley HP Jr, Sahm DF. Survey of susceptibilities of *Streptococcus pneumoniae, Haemophilus influenzae*, and *Moraxella catarrhalis* isolates to 26 antimicrobial agents: a prospective US study. *Antimicrob Agents Chemother* 1999;43:2612-2623.

Wald ER. Expanded role of Group A streptococci in children with upper respiratory infections. *Pediatr Infect Dis J* 1999;18:663-665.

Wald ER. Sinusitis. *Pediatr Ann* 1998;27:811-818.

Antibióticos e Resistência na Otite Média

Tania Sih

"Everything is everywhere, the environment selects."
Baas-Becking, 1934

INTRODUÇÃO

A quantidade e o excesso do uso de antibióticos na prática médica implica na necessidade de orientações e intervenções no sentido de conter esses abusos. Dados de uma pesquisa americana, do *National Ambulatory Medical Care Survey*, obtidos a partir de clínicas ambulatoriais médicas com relação ao nível de prescrições de antibióticos para infecções respiratórias agudas, revelaram que, em 1998, para 76 milhões de consultas médicas devidas a essas infecções, houve 41 milhões de prescrições de antibióticos (Gonzales *et al.*, 2001). Prescrições de antibióticos em excesso na área respiratória cobrem 55% (22,6 milhões) de todos os antibióticos prescritos a um custo de U$ 726 milhões. A documentação desses excessos permite estabelecer a razão pela qual hoje nos defrontamos com a disseminação de um alto índice de infecções respiratórias resistentes aos antimicrobianos habitualmente utilizados para tratá-las.

"STREPTOCOCCUS PNEUMONIAE"

A resistência é a expressão fenotípica correspondente a alterações genéticas causadas quer seja por mutação quer por aquisição de nova informação genética. Em alguns casos, a resistência não ocorre somente com relação a um antibiótico específico, porém a vários, simultaneamente. O *Streptococcus pneumoniae*, por exemplo, é um dos patógenos respiratórios mais importantes, em especial nas infecções tanto das vias aéreas superiores quanto inferiores. É responsável por 30-50% das otites médias agudas (OMA), na população pediátrica, sendo portanto, isoladamente, o patógeno microbiano mais importante nessa patologia. A resistência do pneumococo aos antimicrobianos pode ser adquirida através de transferência horizontal, seguida por uma recombinação homóloga do material genético de uma flora normal da cavidade oral, por exemplo, ou mesmo por mutação isolada.

A resistência do pneumococo já existe na faixa etária muito precoce. Estudos de Turner *et al.* (2002) demonstram que, inclusive em crianças muito pequenas, < 2 meses de idade, a maioria dos casos de OMA é causada pelos mesmos patógenos da OMA em crianças maiores, porém já com 20% dos seus pneumococos resistentes à penicilina (PEN-R).

Wald *et al.*, 2001, estudando 707 crianças com *S. pneumoniae* isolado do fluido da orelha média (OM), determinaram que as crianças que receberam antibióticos nos últimos 30 dias antes de ser obtida a amostra, apresentaram muito mais pneumococo resistente do que as crianças que não haviam recentemente tomado antibiótico ($P < 0,001$). Portanto, o uso prévio de antibióticos é o fator preditivo mais importante para obtenção de pneumococo PEN-R.

Pneumococo resistente a antibióticos são difíceis de erradicar da OM e da nasofaringe (NF). Nas regiões geográficas, onde é prevalente o pneumococo resistente, os antibióticos não somente falham em promover a erradicação bacteriológica da NF, como também podem, muitas vezes, induzir à superinfecção no fluido da orelha média (FOM) com pneumococo resistente inicialmente alojado na NF (Dagan *et al.*, 2001). Esse, aliás, é um mecanismo importante pelo qual, em pacientes recentemente tratados com antibióticos, infecções como OMA freqüentemente tornam-se refratárias ao tratamento.

A partir da década de 60, quando foram publicados os primeiros relatos sobre o surgimento de cepas invasivas resistentes à penicilina G na Austrália e África do Sul, a literatura vem acumulando inúmeras informações referentes à resistência em diferentes países. As taxas de resistência intermediária (isto é, concentração inibitória mínima ou *minimum inhibitory concentration* [MIC] = 0,12-1,0 µg/ml) e plena (MIC ≥ 2,0 µg/ml) à penicilina variam, juntas, de cerca de 2% na Alemanha (Reinert *et al.*, 1997) a quase 60% na Espanha (Ramos *et al.*, 1998). Na América Latina, o México é o país que detém o maior índice de resistência à penicilina (46,9%) no subcontinente (Di Fábio *et al.*, 2001). No Brasil, a taxa de resistência intermediária e plena saltou de zero no início da década de 80 (Teixeira, 1988), a 20%, em 1998 (Di Fabio *et al.*, 2001). Dentro do Brasil também existem variações geográficas, como São Paulo, Fortaleza e Minas Gerais, sendo a taxa de resistência à penicilina três vezes maior em Fortaleza (49%) (Rey *et al.*, 2002) que em São Paulo (15%) (Ferreira *et al.*, 2001), e em Minas Gerais encontrou-se resistência menor (11,4%) (Bedran, 2001) que a média nacional.

A resistência do pneumococo à eritromicina (ERI-R) foi pela primeira vez detectada em 1967, nos Estados Unidos, e subseqüentemente mundo afora (Dixon, 1967 e Klugman, 1990). O mecanismo de resistência foi rapidamente identificado como modificação do alvo ribossômico por metilação ou mutação. A ERI-R começou rapidamente a se disseminar em países como a França, onde, em 1984, atingiu 20% (Geslin *et al.*, 1992). Essa tendência foi observada muitos anos antes da constatação de pneumococos PEN-R. Recentemente, um número cada vez maior de países tem observado mudanças na evolução da resistência dos macrolídeos (eritromicina e derivados como claritromicina, roxitromicina, azitromicina, cetolídeo, telitromicina, estreptograminas, etc.), inclusive em países como nos Estados Unidos, correlacionando com a emergência de um novo mecanismo de resistência – o efluxo (Leclercq & Courvalin, 2002).

Um mecanismo comum pelo qual a bactéria torna-se resistente a agentes antimicrobianos é através da diminuição da atividade do antibiótico pelo seu alvo. No caso da resistência do pneumococo à eritromicina, este efeito pode ser resultante da detoxificação enzimática do fármaco ou pela alteração do alvo. Uma terceira possibilidade é a diminuição do acesso ao alvo secundariamente a um efluxo ativo (diminuição do *uptake* de moléculas). O gene responsável pelo efluxo é o *mef*(A) e é transferido entre os pneumococos por transposinas. Um único gene *mef*(A) clonado já é suficiente para conferir a resistência. Com relação à mutação, muitas estruturas que participam da ligação com os macrolídeos, por exemplo, nos sítios V e II do 23S rRNA e as proteínas L22 e L4 podem apresentar mutações responsáveis pela resistência dos pneumococos aos macrolídeos (Leclercq & Courvalin, 2002).

Há mais de três décadas a resistência do pneumococo à penicilina (PEN-R) tem aumentado. Mais recentemente, a resistência às fluorquinolonas tem sido um problema. O desenvolvimento da resistência às quinolonas tem sido muito rápido, sendo inclusive observado na vigência do tratamento. Existe, inclusive, a preocupação de que, se as fluorquinolonas forem aprovadas para uso pediátrico, seu uso disseminado irá resultar em uma rápida emergência da resistência do pneumococo a estes antibióticos, uma vez que as crianças são mais freqüentemente colonizadas na nasofaringe com maior densidade da população de pneumococo que os adultos (Mandell *et al.*, 2002).

O *Streptococcus pneumoniae* tem, atualmente, 90 sorotipos descritos, os quais são identificados através de diferenças na composição química em seus polissacarídeos capsulares. Além desses, são produzidos outros dois antígenos polissacarídicos: o ácido teicóico e o ácido lipoteicóico, ambos com participação na fisiopatologia da infecção pneumocócica.

O principal mecanismo da resistência do pneumococo às penicilinas é a alteração das transpeptidases. O pneumococo possui essas proteínas, ligadoras de penicilina (PBP), com alto peso molecular (1A, 1B, 2A, 2B e 2X) e uma de baixo peso molecular. Há regiões de grande divergências nos gens PBP1A, 2X e 2B das linhagens resistentes em relação aos seus correspondentes das linhagens sensíveis de pneumococo, as quais são bastante uniformes quanto a esses gens.

Em contraste com as alterações de PBP anteriormente mencionada, da resistência do *S. pneumoniae* às penicilinas, os pneumococos com resistência às cefalosporinas apresentam somente alterações nas PBP 1A e 2X. A aquisição dos gens de resistência à eritromicina, à tetraciclina, ao cloranfenicol e ao trimetoprim/sulfametoxazol (TMP/SMX) parece de ocorrência similar. No mecanismo de transformação, responsável pela resistência do pneumococo, ocorre estrutura em mosaico das PBP, originárias de recombinações homólogas interespecíficas, sendo característica desse fenômeno de transformação a pouca ou nenhuma capacidade de se abortar seqüências genéticas alteradas. Essa é, inclusive, a justificativa da grande variabilidade do grau de sensibilidade de cepas de pneumococos aos antibióticos, com o aparecimento das linhagens com sensibilidade intermediária (Tomasz, 2000).

Existem sorotipos com maior prevalência de resistência à penicilina. No nosso meio, em pneumonias, os sorotipos 14 e 6B são os que apresentaram maior PEN-R (Magalhães, 2001). Em pneumonia predominou o sorotipo 14, e o 6B em meningite. Berezin *et al.*, 1996, encontraram em meningite, pneumococos resistentes nos sorotipos 14, 6B, 19A e 23F. Sih, 2001, em São Paulo, estudando 300 crianças com OMA, encontrou nos pneumococos obtidos a partir de culturas do FOM, prevalência dos sorotipos 16, 19F, 19A, 6B, com 56% de resistência intermediária à penicilina e 44% de resistência ao TMP/SMX. Já nos Estados Unidos, em Atlanta, Sih e Bosley, 2001, em 100 crianças com OM, os pneumococos obtidos no FOM apresentaram uma resistência maior que os isolados no Brasil: 70% com resistência intermediária à penicilina e 20% com resistência total. Um fato preocupante é que esses 20% de pneumococos alta-

mente resistentes à penicilina apresentaram também resistência a múltiplos antibióticos. Os sorotipos do *S. pneumoniae* na OM, relacionados com a maior resistência, foram 6B e 23F.

Estudos como os descritos acima não só demonstram a dificuldade terapêutica para abordar a otite média causada pelo *S. pneumoniae* com a penicilina na dose–padrão, como já apontam para um problema maior: resistência a múltiplos antibióticos.

"HAEMOPHILUS INFLUENZAE E MORAXELLA CATARRHALIS"

O *Haemophilus influenzae* é responsável por 20 a 30% das OMAs (Bernstein, 2001). Esta bactéria é classificada de acordo com a presença ou não da cápsula em: *H. influenzae* não-capsulado – *non typable Haemophilus influenzae* (NTHI) – que é o responsável pela maioria das otites médias causadas por esta bactéria, e *H. influenzae* capsulares, que se subdividem em 6 tipos (de a até f). O *H. influenzae* do tipo b é responsável por doenças de grande morbidade e mortalidade, como a meningite, epiglotite, pneumonia, celulite e artrite supurada.

Nas crianças, a *Moraxella catarrhalis* é o terceiro microorganismo mais encontrado nas OMAs na infância (Giebink, 2001), com incidência ao redor de 10 a 15%. Na década de 70 a incidência da *M. catarrhalis* era de 5%, entretanto, vários estudos apontam uma incidência cada vez maior. Em alguns centros, nos Estados Unidos, já foi relatada a presença da *Moraxella* em 20% dos casos de otite média recorrente.

O principal mecanismo de resistência do *H. influenzae* e da *M. catarrhalis* é através da produção de β-lactamase (TEM-1, ROB-1). Exemplificando: em 18 cepas de *H. influenzae* mutantes com resistência a macrolídeos, 2 tinham alterações em 23S rRNA, 5 alterações na proteína ribossomal L22, e 3 mostraram alterações na proteína ribossomal L4 (Clark *et al.*, 2002). Na seqüência de aminoácidos da proteína ribossomal também podem haver mudanças como substituição de A por G (alanina por guanina) na posição 2058 no 23S rRNA, e assim por diante.

Um estudo recente, nos Estados Unidos, documentou a incidência de 41,6% de produção de β-lactamase em 1.676 cepas de *H. influenzae* (Jacobs et al., 1999). Na Europa a prevalência é de 13,4% (Felmingham & Gruneberg, 2000). Na América Latina, dados coletados entre julho e setembro de 1999, em 198 cepas de *H. influenzae* analisadas pelo Programa de Vigilância Antimicrobiana SENTRY (SENTRY, 2001), houve uma produção de β-lactamase em 15,2%.

Com relação à *Moraxella catarrhalis*, o programa de Vigilância SENTRY, 2001, identificou na América Latina que, em 88 cepas, 98% das mesmas eram produtoras de β-lactamase.

Sih, 2001, em São Paulo, estudando 300 crianças com OMA, encontrou 14% de produção de β-lactamase nos *Haemophilus influenzae* obtidos a partir de culturas do FOM, e 100% das cepas de *Moraxella catarrhalis* eram β-lactamase positivas. Portanto, houve prevalência similar de resistência tanto para o *H. influenze* quanto para a *M. catarrhalis* obtidas em infecções invasivas do estudo SENTRY na América Latina.

Estudos como os mencionados acima demonstram a necessidade de constante vigilância epidemiológica destes microorganismos em distintas regiões geográficas para ter-se o conhecimento do perfil de sensibilidade antimicrobiana adequado para o tratamento de infecções provocadas pelos mesmos, num determinado espaço de tempo e situação geográfica.

REFERÊNCIAS BIBLIOGRÁFICAS

Bedran MBM. Espectro de sensibilidade do *Streptococcus pneumoniae* aos antimicrobianos em dois laboratórios de referência [Dissertação]. Belo Horizonte: Universidade Federal de Minas Gerais, 2001. 71p.

Berezin EN, Carvalho ES, Casagrande SM, *et al*. *Streptococcus pneumoniae* penicillin-nonsusceptible strains in invasive infections in São Paulo, Brazil. *Pediatr Infect Dis J* 1996;15:1051-1053.

Bernstein J. In: Sih TM. *Infectologia em otorrinopediatria*. Rio de Janeiro: Revinter, 2001. 190-194p.

Clark C, Bozdogan B, Peric M, Dewasse B, Jacobs MR, Appelbaum PC. In vitro selection of resistance in *Haemophilus influenzae* by amoxicillin-clavulanate, cefpodoxime, cefprozil, azithromycin, and clarithromycin. *Antimicrobial Agents and Chemotherapy* 2002;46:2956-2962.

Dagan R, Leibovitz E, Cheletz G, Leiberman A, Porat N. Antibiotic treatment in acute otitis media promotes superinfection with resistant *Streptococcus pneumoniae* carried before initiation of treatment. *J Infect Dis* 2001;183:880-886.

Di Fábio JL, Castañeda E, Agudelo CI, de la Hoz F, Hortal M, Camou T, *et al*. Evolution of *Streptococcus pneumoniae* serotypes and penicillin susceptibility in Latin America. 1993-1999. *Pediatr Infect Dis J* 2001;20:959-967.

Dixon JMS. Pneumococcus resistant to erythromycin and lincomycin. *Lancet* 1967:474.

Felmingham D, Gruneberg RN. The Alexander Project 1996-1997: latest susceptibility data from this international study of bacterial pathogens from community-acquired lower respiratory tract infections. *J Antimicrob Chemother* 2000;45:191-203.

Ferreira LLM, Carvalho ES, Berezin EN. Colonização e resistência antimicrobiana do *S. pneumoniae* em rinofaringite aguda. *J Pediatr (Rio J)* 2001;77:227-234.

Geslin P, Buu-Hoi A, Fremaux A, Acar JF. Antimicrobial resistance in *Streptococcus pneumoniae*: an epidemiological survey in France, 1970-1990. *Clin Infect Dis* 1992;15:95-98.

Giebink SG. In: Sih TM. *Infectologia em otorrinopediatria*. Rio de Janeiro: Revinter, 2001. 231-240p.

Gonzales R, Malone DC, Maselli JH, Sande MA. Excessive antibiotic use for acute respiratory infections in the United States. *Publicação Eletrônica* 21 de Agosto de 2001.

Jacobs MR, Bajaksouzian A, Zilles G, Lin GA, Pankuch A, Appelbaum PC. Susceptibilities of *Streptococcus pneumoniae* and *Haemophilus influenzae* to 10 oral antimicrobial agents based on pharmacodynamic parameters: 1997 USA surveillance study. *Antimicrobial Agents and Chemotherapy* 1999;43:1901-1908.

Klugman KP. Pneumococcal resistance to antibiotics. *Clin Microbiol Rev* 1990;3:171-196.

Leclercq R, Courvalin P. Resistance to macrolides in *Streptococcus pneumoniae*. *Antimicrobial Agents and Chemotherapy* 2002;46:2727-2734.

Magalhães APGO. Sensibilidade aos antimicrobianos e sorotipagem de isolados do *S. pneumoniae*, no Centro Geral de Pediatria, Belo Horizonte, MG, Brasil [tese]. Belo Horizonte: Universidade Federal de Minas Gerais – Instituto de Ciências Biológicas, 2001.

Mandell L, Peterson LR, Wise R *et al*. The battle against emerging antibiotic resistance: should fluoroquinolones be used to treat children? *Clin Infect Dis* 2002;35:721-727.

Ramos JT, Saavedra J, Ruiz-Contreras J, Bravo J, Sanz F, Noriega AR. Invasive antibiotic-resistant *Streptococcus pneumoniae* in children in Madrid. *Pediatr Infect Dis J* 1998;17:252-255.

Reinert RR, Schlaeger JJ, Mechery V, Lütticken R. Serotype distribution and antibiotic suceptibility of *Streptococcus pneumoniae* isolates causing systemic infections among children in Germany, 1992 to 1996. *Pediatr Infect Dis J* 1997;16:244-245.

Rey LC, Wolf B, Moreira JL, Verhoef J, Farhat CK. *S. pneumoniae* isolados da nasofaringe de crianças sadias e com pneumonia: taxa de colonização e suscetibilidade aos antimicrobianos. *J Pediatr (Rio de Janeiro)* 2002;78:105-112.

Sentry Participants Group (Latin America). Activities of BMS 284756 (T-3811) against *Haemophilus influenzae*, *Moraxella catarrhalis*, and *Streptococcus pneumoniae* isolates from SENTRY Antimicrobial Surveillance Program Medical Centers in Latin America (1999). *Antimicrobial Agents and Chemotherapy* 2001;45:1463-1466.

Sih TM. Acute otitis media in brazilian children: analysis of microbiology and antimicrobial susceptibility. *Annals of Otol Rhinol & Laryngol* 2001;110:662-666.

Sih TM, Bosley GS. Pneumococcal antimicrobial susceptibility and serotype evaluation in children with otitis media. In: Takasaka T, Yuasa R, Hozawa K. *Recent Advances of Otitis Media*. Bologna: Monduzzi, 2001:145-149.

Teixeira LM. Serotypes and antimicrobial susceptibility of *Streptococcus pneumoniae* isolated in Rio de Janeiro, Brazil. *Rev Microbiol* 1988;19:93-99.

Tomasz A. *Streptococcus pneumoniae: molecular biology & mechanisms of disease*. New York: Mary Ann Liebert Inc Publish, 2000.

Turner D, Leibovitz E, Aran A, Dagan R. Acute otitis media in infants younger than two months of age: microbiology, clinical presentation and therapeutic approach. *Pediatr Infect Dis J* 2002;21(7):669-674.

Wald ER, Mason E, Bradley JS, Barbson WJ, Kaplan SL and The US Pediatric Multicenter Pneumococcal Surveillance Group. Acute otitis media caused by *Streptococcus pneumoniae* in children's hospitals between 1994 and 1997. *Pediatr Infect Dis J* 2001;20:34-39.

Rotinas no Tratamento das Afecções Auto-Imunes com Repercussão Otológica

Carlos Alberto von Mühlen ■ Maria Mercedes Picarelli

INTRODUÇÃO

As últimas décadas assistiram ao surgimento e à solidificação de uma nova área de interesse em otologia, a otoimunologia. Já em 1958, Lenhardt et al. sugeriram, pela primeira vez, que a surdez súbita bilateral poderia ser um processo imunologicamente mediado, hipótese que estava indiretamente apoiada na eficácia da corticoterapia em alguns casos (revisão em Soliman, 1992). Porém, o reconhecimento de um tipo de surdez neurossensorial de caráter auto-imune só se deu como entidade definida em 1979, quando McCabe descreveu 18 pacientes com esta condição (histórico em McCabe, 1989). A perda auditiva neurossensorial pode ser atribuída a várias causas, sendo, em geral, irreversível. Quando de etiologia auto-imune, se adequada e precocemente reconhecida e tratada, é passível de recuperação parcial ou completa, advindo daí a extrema importância de seu diagnóstico.

Encontramos atualmente uma falta de consenso quanto à nomenclatura e aos critérios de classificação das condições associadas a perdas auditivas neurossensoriais imunologicamente mediadas. As expressões "desordens auto-imunes cocleovestibulares, perda auditiva neurossensorial auto-imune, doença da orelha interna imunologicamente mediada, doença auto-imune da orelha interna, perda auditiva neurossensorial idiopática e rapidamente progressiva, perda auditiva súbita neurossensorial e doença de Ménière bilateral imunologicamente mediada (Hoistad, 1998)" exibem considerável sobreposição de suas apresentações clínicas, com difícil diferenciação em bases clínicas e ausência de testes laboratoriais patognomônicos. Para fins de síntese usaremos neste capítulo o termo Doença Auto-Imune da Orelha Interna (DAO), uma vez que os compartimentos coclear e vestibular podem estar simultaneamente envolvidos (Mahboob, 2001).

AUTO-IMUNIDADE NA ORELHA

A descrição inicial de McCabe para a surdez auto-imune é de um quadro de surdez neurossensorial bilateral (porém assimétrica), progressiva, com reduzidas manifestações vestibulares e um período de progressão de semanas ou meses. Outros relatos de vários autores modificaram a impressão inicial. Atualmente considera-se a apresentação clínica muito variável, podendo haver envolvimento unilateral e sintomatologia vestibular marcada em até 60% dos casos (McCabe, 1989), evolução prolongada por anos e aparecimento súbito, em qualquer idade e sexo, mas predominando em mulheres de meia-idade. Tais peculiaridades fazem com que alguns autores relutem em reconhecer a DAO como uma entidade clínica em separado, preferindo falar apenas em **mediação auto-imune** para explicar alguns casos considerados idiopáticos (Soliman, 1992).

A orelha externa é acessível ao sistema imune via vasos linfáticos e sangüíneos dentro da aurícula, sendo suscetível a injúrias imunológicas variadas, por exemplo, as reações de hipersensibilidade retardada induzidas pelo contato com imunógenos como hera venenosa ou níquel. Já a orelha média é ricamente suprida por sangue via sistemas da carótida interna e externa e facilmente atingida por células do sistema imune. Também conta com sistema secretório humoral próprio na forma de plasmócitos produtores de IgA localizados na submucosa (Barna, 1988).

Conexões linfáticas ocorrem entre o mucoperiósteo da orelha média e a perilinfa da orelha interna. O saco endolinfático é considerado como o sítio da imunodefesa da orelha interna, onde foi demonstrada a presença de conexões citoplasmáticas entre linfócitos e plasmócitos, sugerindo que o processamento de antígenos poderia se dar a este nível. Investigadores descreveram também uma rede de vasos linfáticos envolvendo o saco endolinfático, dando chance a que uma contínua recirculação de células linfóides ocorra na orelha interna. Pesquisadores detectaram imunoglobulinas dentro do saco endolinfático, mas não em outras estruturas da orelha interna. IgA secretória foi identificada nas células epiteliais e imunoglobulinas de isótipos G e A no lúmen do saco endolinfático e em plasmócitos subepiteliais. Também demonstraram a competência da orelha interna em organizar uma resposta local (revisão em Barna, 1988).

Outras evidências de que o sistema imune é relevante na fisiopatogenia de várias das desordens da orelha vêm sendo relatadas com relativa freqüência: 1) a existência de anticorpos contra uma proteína de 68 kD da orelha interna pertencente à família das proteínas de choque térmico (hsp, *heat shock proteins*), demonstrada por dois grupos independentes (revisão em Mahboob, 2001); 2) o fato de que mais de 50% dos pacientes com doença de Ménière apresentam complexos imunes circulantes (Ryan, 2001); 3) a estreita correlação entre a presença de auto-anticorpos contra antígenos da orelha interna e perda auditiva neurossensorial rapidamente progressiva; 4) a correlação clínica entre a presença de anticorpos contra a proteína de 68 kD e doença neurossensorial bilateral com resposta à corticoterapia (Hoistad, 1998); e 5) as associações com o sistema HLA (Steuer, 1990).

Dentro do espectro das doenças auto-imunes temos de um lado aquelas com

| Quadro 3-1 | Desordens auto-imunes que podem afetar a orelha interna (modificado de Veldman |

- Doenças do tecido conjuntivo
- Lúpus eritematoso sistêmico
- Artrite reumatóide
- Poliarterite nodosa e outras vasculites
- Polimiosite e dermatopolimiosite
- Esclerose sistêmica progressiva
- Doença mista do tecido conjuntivo
- Síndrome de Sjögren
- Doenças hematológicas
- Desordens auto-imunes hemolíticas adquiridas (incluindo anemia hemolítica induzida por drogas)
- Púrpura trombocitopênica auto-imune
- Doenças endócrinas
- Doença de Graves e doença de Hashimoto
- Anemia perniciosa
- Infertilidade masculina e feminina
- Outras
  - Glomerulonefrites
  - Miastenia *gravis* e doenças desmielinizantes
  - Uveítes
  - Miocardites
  - Amiloidose

auto-anticorpos circulantes do tipo órgão-específicos (p. ex., a doença de Hashimoto na tireóide) e, de outro, doenças sistêmicas não órgão-específicas, com anticorpos de várias especificidades, como no lúpus eritematoso sistêmico (Quadro 3-1). No que toca especificamente às DAOs existe também grande variabilidade, pois podemos ter doenças sistêmicas gerando comprometimento auto-imune da orelha ou doenças locais imunologicamente mediadas (Veldman, 1986).

Da amostra inicial de 18 pacientes descrita por McCabe, 20% desenvolveram subseqüentemente – às vezes no curso de anos – outras desordens que foram consideradas como de origem auto-imune (Ryan, 2001). Acredita-se que cerca de 30% dos pacientes com DAO terão uma doença sistêmica auto-imune associada na evolução de seu quadro (Welling, 1996).

ROTINA DO DIAGNÓSTICO CLÍNICO-LABORATORIAL

O diagnóstico de DAO é baseado na apresentação clínica, em achados laboratoriais e, principalmente, na resposta terapêutica. A apresentação clínica extremamente variável dificulta o diagnóstico diferencial.

Embora tenham evoluído, indicadores laboratoriais são pouco específicos e, em nossa experiência, testes como velocidade de hemossedimentação e proteína C reativa quantitativa editam muitas vezes normais, ou então não paralelizam a atividade do quadro otológico. Provas para doença sistêmica auto-imune podem ser úteis no diagnóstico diferencial. Solicitamos rotineiramente o fator antinuclear (FAN) em substrato de células HEp-2, anticorpos anticitoplasma de neutrófilos (ANCA) nos seus subtipos citoplasmático (cANCA), periférico (pANCA) ou atípico (aANCA), anticorpos antimieloperoxidase (MPO) e antiproteinase 3 (PR3), fator reumatóide, anti-CCP (peptídeo citrulinado cíclico, encontrado precoce e especificamente na artrite reumatóide); crioglobulinas, anti-SSA/Ro e anti-SSB/La, anti-RNP, anti-Sm, fatores do complemento C3 e C4 e a determinação do complemento hemolítico tipo CH100 por ELISA com antígeno do complexo citolítico C5b-9. Técnicas de imunofluorescência e ELISA devem ser as preferidas por gerarem menor número de falsos-positivos e/ou falsos-negativos, vistos com freqüência em ensaios mais antigos e menos categorizados como os de hemaglutinação.

Outros testes têm sido utilizados em laboratórios de referência para pesquisa, com prevalência e especificidade muito variáveis e, no nosso entender, de pouco valor na prática diária. Citam-se neste grupo a dosagem de imunocomplexos circulantes (Veldman, 1989), anticorpos antilaminina (proteínas do envelope nuclear), anti-retículo endoplasmático, antiendotélio vascular, antimitocôndria, antimúsculo liso e anti-sarcolema (Plester, 1989). Quantidades significativas de anticorpos deste grupo foram encontradas no soro de pacientes com várias desordens cocleovestibulares quando comparados a controles normais, sendo antes marcadores de ativação crônica do sistema imune do que testes específicos para alterações imunológicas da orelha. Testes para imunidade celular complementam os trabalhos em centros acadêmicos, como de inibição da migração linfocitária, de transformação linfocitária e de atividade de células T supressoras.

Mais recentemente vimos a proliferação de testes para avaliação de auto-imunidade direcionada a constituintes da orelha interna, tendo como alvo membrana basilar, gânglio espiral, órgão de Corti, sulco externo, epitélio sensorial vestibular ou subepitelial e diversas outras estruturas (Plester, 1989). Arnold et al. testaram estas técnicas e encontraram positividade de 54% em uma amostra de 119 pacientes com doença da orelha interna contra 25 controles normais. Plester e Soliman, numa amostra de 100 pacientes, encontraram positividade de 18%, usando tecidos da orelha interna processados por fixação e descalcificação. No mesmo estudo, o soro dos pacientes foi submetido a testes para anticorpos específicos contra distintos constituintes celulares, revelando positividade de 62%, em padrão similar ao encontrado em outros estudos (Plester, 1989).

A presença de anticorpos contra hsp vem sendo olhada com grande interesse. Moschicki et al. (Moschicki, 1994) mostraram associação clínica entre a presença de anti-hsp68 e doença neurossensorial bilateral e rapidamente progressiva, com positividade de 58%, variando conforme atividade da doença e resposta à corticoterapia. Mais recentemente, Garcia-Berrocal (Garcia-Berrocal, 2002), usando *Western blot* para detecção de anti-hsp70, mostrou baixa sensibilidade em pacientes com DAO idiopática e progressiva, cerca de 9,4%. O mesmo autor, em outro estudo (Garcia-Berrocal, 2002a), analisou o desempenho dos testes imunológicos em um grupo de 125 pacientes com DAO, utilizando imunofenotipagem de linfócitos periféricos, imunoglobulinas, C3, C4, hemossedimentação, FAN e anti-hsp70. O FAN foi reagente em 34% dos casos e o anti-hsp70 apareceu com igual freqüência nos grupos de estudo e controle. Esta é a nossa experiência com a técnica de *Western blot* disponibilizada comercialmente, de formas que estamos desenvolvendo ensaios com tecnologia ELISA que apresentem sensibilidade adequada para triagem de novos casos, com antígeno humano recombinante.

O teste diagnóstico mais importante e específico ainda é, no momento, o achado de melhora após um curso de terapia imunossupressora (Welling, 1996; Mahboob, 2001). Outros sugerem duas opções (Barna, 1988): 1) designar todos os pacientes com doença neurossensorial idiopática para avaliação laboratorial auto-imune, se houver facilidade para tal; ou 2) selecionar para testes específicos aqueles pacientes em que houve falha da terapia convencional e em que existam simultaneamente desordens imunológicas (como vasculites ou outras doenças do colágeno) ou testes de triagem imunológica anormais (Soliman, 1992). Tal cenário, infelizmente, tem provocado bastante confusão no diagnóstico e manejo das DAOs (Dornhoffer, 1997). Deveremos aguardar melhor compreensão fisiopatogênica para atingirmos critérios diagnósticos e de classificação corretos.

TRATAMENTO

O manejo das DAOs deve ser feito primariamente por otologistas, uma vez que o diagnóstico destas condições é principalmente clínico e o seguimento das perdas auditivas se dá por exames complementares de sua área de atuação. O clínico, especialmente o reumatologista, aparece como auxiliar no diagnóstico diferencial de doenças sistêmicas possivelmente associadas, bem como na orientação da terapia imunossupressora. A sua vivência é ampla e cotidiana no uso, controle, reconhecimento e manejo dos efeitos adversos desses fármacos mais potentes e potencialmente deletérios.

Corticosteróides

Na suspeita ou no diagnóstico de envolvimento auto-imune da orelha interna preconiza-se como primeira escolha o uso de corticoterapia. Esquemas de prednisona via oral, em doses de 1 a 2 mg/kg/dia (Veldman, 1986; Veldman, 1986a) por 2 a 4 semanas, seguido de reavaliação audiométrica seriada, podem mostrar melhora rápida e possibilitam a redução gradual da medicação. A resposta positiva é definida por critérios audiométricos de melhora na discriminação ou nos *tons puros*, com uma média de 15 dB em quaisquer das 3 freqüências, ou mais de 20% de melhora no escore de discriminação (Mahboob, 2001). Outros (Hoistad, 1998) definem como critérios de melhora audiométrica aumento maior que 15 dB em uma freqüência, 10 dB em 2 ou mais freqüências consecutivas, ou ainda 15% de aumento nos escores de discriminação. Neste período deve-se ficar atento a sinais de recrudescimento do quadro. Um marcador clínico sensível de recidiva iminente é o reaparecimento de acúfenos uni ou bilaterais (Ryan, 2001). O uso de corticosteróides pode estender-se de 3 a 6 meses (Mahboob, 2001; Veldman, 1986a), de acordo com a resposta obtida. Os protocolos de diminuição e retirada da prednisona são variáveis. Recomendamos a redução de 10 mg a cada 10 dias para pacientes recebendo pelo menos 1 mg/kg de peso/dia, após melhora definida pelos critérios acima, até atingir-se o patamar dos 20 mg diários de prednisona. A seguir, diminuímos 10 a 20% da dose diária também a cada 10 dias.

Está indicada a proteção gástrica com inibidores de bomba tipo omeprazol (20 mg a cada 12 horas) naqueles pacientes suscetíveis a complicações gástricas, bem como profilaxia da osteoporose induzida por corticóides através da administração de cálcio (p. ex., carbonato de cálcio 500 mg, 1 a 2 vezes ao dia), vitamina D_3 (200 a 400 UI via oral por dia em doses a cada 12 horas) e bifosfonatos em dose diária ou semanal (p. ex., alendronato de sódio 35 a 70 mg, uma vez na semana, via oral). Controles seriados de glicemia, distúrbios lipídicos, da pressão arterial e de possível surgimento de glaucoma estão indicados em praticamente todos os casos. Os pacientes e familiares devem ainda ser instruídos sobre a possibilidade de infecções e sobre as situações que envolvam risco de vida pela insuficiência adrenal induzida, como naquelas que gerem estresse orgânico agudo – cirurgias, acidentes e outras. A administração de hidrocortisona IM ou EV na urgência pode ser salvadora em uma situação dessas. Orientações dietéticas são fundamentais para evitar-se o ganho de peso e surgimento de estrias cutâneas permanentes.

O uso de corticóides sob a forma de pulsoterapia endovenosa – 1 g de metilprednisolona ao dia por 3 a 5 dias deve ser reservada para casos com paraefeitos severos da prednisona oral ou para situações graves de perda praticamente total da audição. Recomendamos adicionar cloreto de potássio a 10%, 10 ml por 500 ml de solução endovenosa, evitando-se assim arritmias e morte súbita descritas com essa modalidade terapêutica. A administração torna-se segura o suficiente para ser efetuada de rotina em ambulatório. Em nossa clínica temos experiência há mais de 16 anos com pulsoterapia ambulatorial, sem termos observado complicações significativas.

Alguns autores preconizam o uso de imunossupressores já nessa fase inicial do tratamento, ao reconhecerem que a corticoterapia apresenta elevado número de efeitos adversos em cursos prolongados e que uma parcela dos pacientes, mesmo apresentando quadros auto-imunes, não é responsiva a corticóides. Não concordamos totalmente com esta experiência, eis que a resposta à corticoterapia é normalmente rápida e eficaz. Nos raros casos resistentes há recomendação da literatura para uso de ciclofosfamida oral na dose de 2 mg/kg/dia associada à prednisona, 30 mg VO em dias alternados por 3 semanas. Em se verificando melhora, seguir-se-ia o mesmo esquema por mais 3 meses (Mahboob, 2001).

O ressurgimento de sintomas no período de redução da dose da corticoterapia pode indicar diminuição muito rápida da droga, ou ainda indicação para a introdução de drogas imunossupressoras. Acumulamos maior experiência com duas drogas: metotrexato e ciclofosfamida, ambas largamente utilizadas no controle de processos auto-imunes sistêmicos.

Metotrexato

O metotrexato atua inibindo a diidrofolato-redutase e, conseqüentemente, reduzindo a biossíntese de purinas, assim como a produção de ácido timidínico e inosínico. Também ocorre metabolização intracelular com a produção de metabólitos que igualmente inibem a diidrofolato-redutase e outras enzimas dependentes do folato. Seus efeitos no sistema imunológico não são totalmente compreendidos, mas suas ações antiinflamatórias incluem normalização dos níveis de interleucina 2 (IL-2), redução da produção do fator reumatóide IgM, diminuição da produção, secreção e ligação da interleucina 1 (IL-1), bem como redução da atividade da interleucina 6 (IL-6), esta última mediadora da produção hepática de outras proteínas de fase aguda como a proteína C reativa. Apresenta metabolização hepática e excreção renal (30 a 80%) e biliar (3 a 23%) (Klippel, 1999).

Como vantagem, o metotrexato oferece menor toxicidade e menor risco de efeitos adversos hematopoiéticos a longo prazo. Consegue-se um efeito poupador de corticóide em cerca de 4 a 8 semanas. Alguns, como nós, têm no metotrexato a sua primeira escolha, mas há casos de pacientes na literatura não-responsivos a doses elevadas de corticosteróides e sem benefício com o uso deste imunossupressor (Ryan, 2001). As doses utilizadas variam de

7,5 a 25 mg VO semanalmente, sendo as vias intramuscular e intravenosa menos preferidas. A experiência do uso deste fármaco em pacientes reumatológicos indica que em alguns pacientes pode haver uma melhora significativa da resposta ao passarmos da via oral para a intramuscular, mantendo-se a mesma dose semanal total.

Seus efeitos tóxicos mais comuns são gastrointestinais, como dispepsia e estomatite. As lesões orais resolvem com o uso de ácido fólico 5 mg ao dia VO. Náuseas, vômitos (10 a 18%), diarréia (5 a 12%), e leucopenia (1 a 4%) também podem se fazer presentes. Mas as áreas de principal preocupação são as toxicidades pulmonar e hepática. Hipersensibilidade pulmonar, com hipóxia severa de instalação abrupta, pode ocorrer em 2 a 6% dos pacientes em uso de doses baixas de metotrexato na artrite reumatóide. O quadro em geral é muito grave, mas reversível na maioria dos casos tratados precocemente. Elevação das transaminases ocorre em 67% dos pacientes. Os trabalhos mostram que fibrose hepática pode estar presente, mas progressão para cirrose é extremamente rara. Biópsias hepáticas pré-tratamento ou para acompanhamento evolutivo não estão indicadas. A monitorização laboratorial inclui uma avaliação basal e a cada 4 a 8 semanas um hemograma completo, plaquetas, radiografias de tórax se indicado, uréia, creatinina e provas de avaliação hepática e monitorização clínica de dispnéia, tosse, úlceras orais, náusea, vômito e mielossupressão (Klippel, 1999).

A resposta ao uso do metotrexato em DAO mostra melhora de cerca de 70% dos pacientes e controle dos sintomas vestibulares em 80% em estudos retrospectivos (Soliman, 1992; Hoistad, 1998). Estudos prospectivos e randomizados estão em curso. Não recomendamos a diminuição ou cessação da droga antes de 1 ano do início do tratamento.

Ciclofosfamida

Outro imunossupressor muito utilizado é a ciclofosfamida, reservada para situações em que há necessidade de terapia ainda mais agressiva. Os trabalhos preconizam o seu uso VO na dose de 1 a 2 mg/kg/dia. Seus metabólitos ativos ligam-se ao DNA, que não consegue replicar-se. É uma droga citotóxica tanto para linfócitos em divisão como em repouso. Suas ações incluem inibir as funções das células CD4 auxiliares, diminuindo o número de células T ativadas em 30 a 40% – o que se correlaciona com a resposta clínica, reduzindo ainda dramaticamente e de maneira prolongada o número e a função dos linfócitos B. Suprime, portanto, de maneira rápida, os braços celular e humoral da imunidade, apresentando marcadas propriedades antiinflamatórias. Os efeitos adversos mais importantes incluem carcinogênese, propensão à infertilidade, efeito tóxico cumulativo sobre a medula óssea e cistite hemorrágica (Klippel, 1999). Os pacientes devem ser orientados para hidratação vigorosa durante todo o tempo de seu uso, bem como para a ingestão VO de N-acetil-cisteína para proteção da mucosa da bexiga urinária.

O risco de infertilidade, azoospermia e amenorréia com o uso da ciclofosfamida aumenta de acordo com o tempo de uso da droga e com a idade. Azoospermia irreversível foi descrita em homens com dose cumulativa acima de 18 g. Em mulheres a dose cumulativa relatada foi de 5,2 g acima dos 40 anos de idade, de 9,3 g em mulheres entre 30 e 39 anos e de 20,4 g em mulheres entre os 20 e 29 anos de idade (Klippel, 1999). Orientamos pacientes homens para a possibilidade de fazerem uso de bancos de esperma, caso acreditem que possam vir a querer ter filhos. Pacientes femininas em idade fértil devem ser orientadas para anticoncepção e para a possibilidade de infertilidade permanente. Recomenda-se que o médico obtenha assinatura em Termo de Consentimento Informado.

A monitorização laboratorial inclui uma avaliação basal das funções hepática e renal, hemograma completo e exame simples de urina. Repete-se o hemograma a cada 1 a 3 meses e o exame comum de urina a cada 6 a 12 meses, mesmo após a descontinuação da droga. O envolvimento urológico da ciclofosfamida parece estar associado a seu metabólito acroleína. Cistite hemorrágica pode ocorrer em 1/3 dos pacientes usando a droga por via oral. Outros problemas incluem efeitos gastrointestinais (19 a 45%), infecções severas (24%) e leucopenia (6 a 32%) (Klippel, 1999).

Novas terapias

Novas alternativas de tratamento têm sido sugeridas em casos anedóticos. Nesses não existem regras estabelecidas e o uso de drogas em bases empíricas se justifica naqueles pacientes mais difíceis pelo fato de a perda da audição representar um importante comprometimento pessoal em um indivíduo previamente hígido.

Luetje recomenda plasmaférese nos pacientes não–responsivos aos imunossupressores, com dados publicados mostrando melhora prolongada em 50% dos casos. Cerca de 25% desses pacientes necessitaram fazer uso de imunossupressão de maneira continuada após a plasmaférese (Luetje, 1997). Nossa rotina após plasmaférese é de realizar pulsoterapia com ciclofosfamida, pelo menos 1 g EV, na tentativa de bloquear o rebote de produção de auto-anticorpos por clones de linfócitos ativados que perdem o controle de retroalimentação negativa após retirada de complexos imunes da circulação pela plasmaférese.

Mais recentemente, Rahman et al. (Rahman, 2001) demonstraram o uso do etanercept em pacientes não-responsivos à corticoterapia, em doses de 25 mg subcutâneos, 2 vezes por semana, por 5 a 12 meses. Estas são as doses-padrão desta medicação, que antagoniza os efeitos do TNF (fator de necrose tumoral), potente mediador pró-inflamatório, e que se mostrou altamente eficaz em doenças como artrite reumatóide, artrite psoriásica, espondilite anquilosante, doença de Crohn e em algumas vasculites sistêmicas. Os autores mostraram melhora da audição em 83 a 92% dos casos, com controle dos sintomas vestibulares em cerca de 88%. A resposta é vista após a 2ª semana de uso do etanercept. Devido ao alto custo de medicamentos monoclonais baseados em engenharia molecular, temos conseguido efetuar espaçamento progressivo das doses até 1 injeção SC a cada 10 dias em alguns pacientes, o que deve ser feito com todo o cuidado e critério clínicos. O paraefeito mais comum é o aparecimento de dor e eritema no local da injeção (60% dos casos), mas há instâncias de alergias cutâneas e de reativação de doenças como tuberculose e histoplasmose. Novos monoclonais estão em fase de estudo, como o infliximab, que apresenta a vantagem de 1 aplicação a cada 2 meses na sua fase de manutenção. Essa nova classe de medicamentos permitiria a cessação mais precoce dos corticosteróides, mas apresentam melhor efeito imunológico em doenças sistêmicas quando administrados de forma concomitante ao metotrexato.

REFERÊNCIAS BIBLIOGRÁFICAS

Barna B, Hughes G. Autoimmunity and otologic disease: clinical and experimental aspects. *Clin Lab Med* 1988;8:385-399.

Dornhoffer JL, Arenberg JG, Shambaugh GE. Pathophysiological mechanisms in immune ear disease. *Acta Otolaryngol* 1997;(Suppl)526:30-36.

Garcia-Berrocal JR, Ramirez-Camacho R, Arellano B, Vargas JA. Validity of the Western blot immunoassay for heat shock protein-70 in associated and isolated immunorelated inner ear disease. *Laryngoscope* 2002;112:304-309.

Garcia-Berrocal JR, Ramirez-Camacho R, Vargas JA, Millan I. Does the serological testing really play a role in the diagnosis of immune-mediated inner ear disease? *Acta Otolaryngol* 2002;122:243-248.

Hoistad D, Schachern BS, Paparella M. Autoimmune sensorial hearing loss. a human temporal study. *Am J Otol* 199819:33-39.

Klippel J, Dieppe P. *Rheumatology*. 2. ed. London: Mosby, 1999.

Luetje CM, Berliner KI. *Am J Otol* 1997;18:572-576.

Mahboob R, Poe D, Choi H. Autoimmune vestibulo-cochlear disorders. *Curr Opin Rheumatol* 2001;13:184-189.

McCabe B. Autoimmune inner ear disease: therapy. *Am J Otol* 1989;10:196-197.

Moschicki R, San Martin J, Quintero C, Rauch S, Nadol J, Bloch C. Serum antibody to inner ear disease proteins in patients with progressive hearing loss. *JAMA* 1994;272:611-616.

Plester D, Soliman A. Autoimmune hearing loss. *Am J Otol* 1989;10:188-192.

Rahman MU, Poe DS, Choi HK. Etanercept therapy for immune-mediated cochleovestibular disorders: preliminary results in a pilot study. *Otol Neurol* 2001;22:619-624.

Ryan A, Keithley E, Harris J. Autoimmune inner ear disorders. *Curr Opin Neurol* 2001;14:35-40.

Soliman A. Immune-mediated inner ear disorders. *Am J Otol* 1992;13:575-579.

Steuer M, Gross M, Mathias R, Gottfried M. Early onset sensorineural hearing loss: association studies with major histocompatibility class III (complement) markers. *Am J Otol* 1990;11:326-329.

Veldman J. Cochlear and retrocochlear immune-mediated inner ear disorders. *Ann Otol Laryngol* 1986;95:535-540.

Veldman J. Immunology of hearing: experiments of nature. *Am J Otol* 1989;10:183-187.

Veldman J. Pharmacological treatment of immune-mediated inner ear disorders. *Scan Audiol* 1986;26(Suppl):21-26.

Veldman J, Rood J, Shea J, O'Connor A. Autoimmunity and inner ear disorders: an immune-complex mediated sensorineural hearing loss. *Laryngoscope* 1984;94:501-507.

Welling DB. Clinical evaluation and treatment of immune-mediated inner ear disease. *Ear Nose Throat J* 1996;5:301-305.

Ação Antiinflamatória Não-Hormonal em Otologia

Otavio B. Piltcher

CONCEITO E INTRODUÇÃO

Os termos otites, mastoidites, labirintites, neuronites, entre outros não definem a etiologia dos processos que acometem os diferentes segmentos das orelhas. Todavia, indicam que a resposta inflamatória faz parte da patogênese das mesmas independentemente de a etiologia ser infecciosa, auto-imune, traumática, pressórica, ou qualquer outra menos comum. Essa resposta inflamatória pode ser parte da defesa do organismo ou da patogênese dos processos. Essa diferenciação, nem sempre fácil, é fundamental no raciocínio terapêutico para esses pacientes. Os únicos processos em que a resposta inflamatória é o fator etiológico sem dúvidas são as doenças auto-imunes. As demais etiologias (infecções, traumas, variações pressóricas, distúrbios metabólicos e tumores) geram uma resposta inflamatória necessária à defesa do organismo e responsável por muitos dos sinais e sintomas encontrados. Em relação a essas etiologias o possível papel da inflamação como fator patogênico é continuamente discutido.

O limite entre o papel protetor dos mediadores inflamatórios e possíveis danos teciduais com piora e cronificação da sintomatologia é tênue e de difícil determinação. Assim, o controle da resposta inflamatória e de seus diferentes mediadores tornou-se alvo de muitas das terapêuticas utilizadas nas doenças das orelhas externa, média e interna, quer seja para diminuição dos sintomas quer pela tentativa de controle da doença.

A seguir um esquema tradicional da cascata de eventos responsável pela formação dos mediadores inflamatórios. O seu conhecimento é indispensável para a compreensão das diferentes etapas em que essa resposta pode ser bloqueada e suas conseqüências (Fig. 4-1).

As manifestações clínicas da inflamação são dor, calor, eritema e edema. Em termos histológicos, ocorrem dois quadros sucessivos. Um agudo, com vasodilatação arteriolar e venular, com aumento da pressão hidrostática na microcirculação e fuga de líquido para o interstício (edema); aumento da permeabilidade na microvascularização, com escape protéico que diminui a pressão oncótica vascular e favorece a formação de exsudato inflamatório na intimidade dos tecidos; migração de polimorfonucleares (quimiotaxia), inicialmente, e acúmulo de macrófagos no sítio da lesão cerca de 24 horas após. Com 36 a 48 horas ocorre mais migração leucocitária, com predominância de monócitos, linfócitos, plasmócitos e fibroblastos, além de sinais de regeneração e reconstrução da matriz conjuntiva, que caracterizam as fases crônicas. Em nível molecular há desnaturação protéica, a partir da ação de enzimas líticas (proteases, esterases, colagenases), liberadas pela ruptura da membrana dos lisossomas, em consequência à ação dos fagócitos. Essa alteração protéica é ponto de partida para a ativação de uma série de sistemas que sintetizam e liberam substâncias intermediárias de lesão, como histamina, serotonina, bradicinina, prostaglandinas, leucotrienos e vários fatores quimiotáticos que causam vasodilatação, aumento da permeabilidade vascular, migração leucocitária, agregação plaquetária, além de outras manifestações do processo inflamatório agudo (Fuchs F. D., Wannmacher L., 1995).

As prostaglandinas estão mais consistentemente envolvidas nesse processo, formando-se a partir do ácido araquidônico, liberado de fosfolipídios de membrana das células lesadas, por ação catalítica da fosfolipase A2, fosfolipase C e lipase diglicirídica. As enzimas cicloxigenase e hidroperoxidase catalisam as etapas seqüenciais de síntese das prostaglandinas clássicas e tromboxanos, enquanto as lipoxigenases transformam o ácido araquidônico em leucotrienos e outros eicosanóides, envolvidos em diferentes ações. Dentro de toda compreensão sobre os processos inflamatórios deve-se ter conhecimento que em nível celular, independente dos mediadores que atuem, as respostas são intensificadas ou inibidas de acordo com a presença da atividade do monofosfato de adenosina (AMP) cíclico.

Nas últimas décadas os avanços tecnológicos e científicos vêm proporcionando um contínuo descobrimento de proteínas cada vez menores que participam de forma decisiva no orquestramento não só da resposta inflamatória mas também da homeostase do organismo. Os principais representantes dessas proteínas são as citocinas, que vêm determinando uma concentração de esforços no estudo de todos os processos dentro do organismo, sejam eles fisiológicos sejam fisiopatológicos. A importância dessas proteínas está no fato de desenvolverem atividades autócrinas, parácrinas ou, até, endócrinas. Apesar de os mediadores advindos da quebra do ácido araquidônico terem sua importância reconhecida, não restam dúvidas do papel hierarquicamente superior que as citocinas exercem na resposta inflamatória, remodelação tecidual e cicatrização. Infeliz-

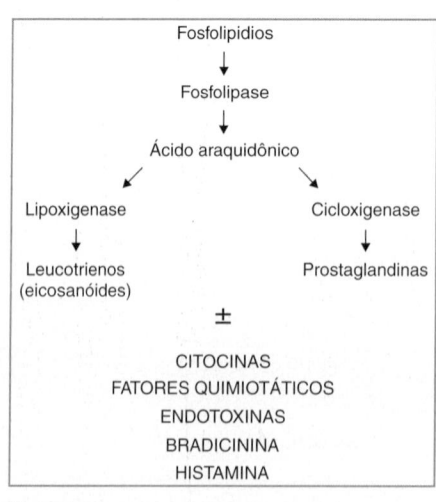

Fig. 4-1

mente, ainda não foi possível desenvolver bloqueadores ou estimuladores específicos e desses mediadores para uso clínico com segurança. Uma das principais limitações é a pequena janela terapêutica desses mediadores sintéticos e a dificuldade de compor-se bloqueadores específicos. É muito provável que terapias gênicas que modulem a expressão dessas proteínas ou drogas sintéticas/bloqueadoras venham a tornar-se uma das grandes esperanças no controle de diversas doenças (Piltcher O. B., 2000; Adams J., 2002).

Os antiinflamatórios podem ser divididos em esteróides, não-esteróides (AINEs) e de longa ação ou modificadores de doença/processo.

Os corticosteróides ao bloquearem a fosfolipase A2 constituem-se na forma mais ampla de bloqueio da resposta inflamatória, superando a ação dos AINEs. Promovem melhora sintomática de uma grande variedade de manifestações clínicas sem afetar a evolução da doença básica. Essas drogas vêm sendo utilizadas em várias doenças otológicas, mesmo que nem sempre amparadas em evidências científicas definitivas (Capítulo 9). Se o conhecimento da fisiopatogenia das diferentes doenças que acometem os segmentos da orelha levou à aceitação dos esteróides no arsenal terapêutico dos otorrinos, seria, no mínimo, questionável a possibilidade de medicamentos antiinflamatórios não-hormonais também serem úteis. Esse questionamento torna-se mais evidente a partir das limitações inerentes às complicações do uso dos corticosteróides, além do bloqueio completo da resposta inflamatória que traz consigo o receio da imunossupressão.

Os AINEs atuam de forma mais seletiva bloqueando a resposta inflamatória em etapas mais terminais do metabolismo do ácido araquidônico, com inibição de grupos mais específicos de mediadores. Isso pode significar uma menor eficácia no bloqueio da resposta inflamatória, porém com maior preservação da atividade de elementos importantes à defesa do organismo.

Os AINEs possuem propriedades analgésicas, antitérmicas, antiinflamatórias e antitrombóticas. O seu efeito antiinflamatório decorre da inibição da síntese das prostaglandinas e leucotrienos, efetuada mediante a inativação das enzimas cicloxigenase e lipoxigenase. Assim como os antiinflamatórios hormonais, não existem evidências que essas drogas interfiram com a história natural das doenças, isto é, atuam de maneira sintomática e inespecífica. São medicações de uso muito difundido no mundo inteiro, apesar de suas limitações e potenciais efeitos adversos, principalmente renais e gastrointestinais. Apesar do crescente número de AINEs, não existem diferenças marcantes na eficácia entre esses medicamentos, sendo até hoje considerado o ácido acetilsalicílico o protótipo dos antiinflamatórios. O que existe são diferenças nas respostas terapêuticas individuais a cada tipo de AINE, cujos mecanismos não estão elucidados. Como a eficácia é similar, a escolha dos AINEs baseia-se mais nos critérios de toxicidade relativa, conveniência, custo e experiência do profissional.

■ Uso em otologia

Existem diversas publicações sobre a utilização desses medicamentos no tratamento de quadros inflamatórios agudos em otorrinolaringologia, principalmente quanto ao controle da dor e febre (Rossi M., et al., 1991; Milvio C., 1984; Bertin L., et al., 1996). Esse tipo de utilização é muito comum nos quadros inflamatórios agudos, principalmente de etiologia infecciosa, para controle dos sintomas advindos da resposta inflamatória à infecção em todos os segmentos da cabeça e pescoço, seja viral seja bacteriana. Em geral antes de se instituir um antiinflamatório para controle da dor advinda do processo inflamatório, deveria optar-se por analgésicos/antitérmicos como o acetaminofen. No caso da dor e febre não serem bem controlados, tratando-se de um quadro inflamatório que merecerá tratamento por mais de uma dose, os AINEs apresentam potencial analgésico melhor. Sua escolha vai depender da idade do paciente, da experiência do médico com a medicação e do preço, já que em termos de eficácia no controle da dor não existem diferenças significativas entre os mesmos. É importante repetir que até o momento não existem evidências de alteração da história natural da doença pelo uso dos AINEs, mas sim resultados que os habilitam como opção no manejo da dor e febre, apesar de seus potenciais efeitos adversos.

■ Outras aplicações

Nos últimos anos diferentes achados vêm colocando o processo inflamatório como co-responsável na fisiopatogenia de diversos processos patológicos, principalmente em nível de orelha média (Jung T.T., 1988; Piltcher O. B., 2000; Sherman B. E., Chole R. A., 2000; Smirnova M. G., et al., 2002). Apesar do menor número de evidências, o papel dos mediadores inflamatórios em alterações da orelha interna também tem sido apontado, principalmente através da detecção nos diversos tipos de otite média de uma grande variedade de potentes mediadores ototóxicos e inflamatórios que podem atravessar a janela redonda e causar danos cocleares (Adams J., 2002; LaMarco K. L., et al., 1984; Yellon R. F., et al., 1993).

■ Orelha média

A otite média é caracterizada por uma inflamação ativa da mucosa da orelha média e estruturas correlatas. Episódios novos podem ser sintomáticos ou assintomáticos e após ocorrência progredir para um estágio assintomático persistente (otite média com efusão – OME), onde a inflamação da mucosa e cavidade timpânica persiste independente da resolução e/ou erradicação do estímulo inicial (Bluestone C. D., Klein J. O., 1988). A otite média aguda (OMA) e a otite média crônica com efusão (OME) têm sido um dos principais alvos dessas pesquisas. A identificação dos mais variados mediadores inflamatórios, tanto na OMA, como na OME, associado aos conflitantes resultados quanto à verdadeira etiologia desses processos e frustrantes resultados com uso de antimicrobianos, principalmente da OME, têm formado a base teórica desses pesquisadores (Jung T. T., 1988; Piltcher O. B., 2000; Sherman B. E., Chole R. A., 2000; Smirnova M. G., et al., 2002).

Estudos experimentais com uso de AINEs ao invés de mostrar uma melhora do quadro resultaram em mais formação de efusão. Esse achado foi explicado como resultado de um bloqueio da via cicloxigenase e sobrecarga da via da lipoxigenase com formação de mais leucotrienos (Jung T. T., 1988). É provável que essa seja uma das razões para ineficácia do naproxeno em crianças com OME em um estudo clínico em que esse tipo de medicamento foi testado (Abramovich S., et al., 1986). Em 1992, o Tranilast foi testado em três grupos de crianças com OME, com ou sem alergia e com malformações. A eficácia, medida pelos sintomas, características da membrana timpânica e perdas auditivas, foi semelhante no grupo com e sem alergia (40%), e mais baixa nos pacientes com malformações. A droga foi identificada dentro da orelha média (Ogino S., et al., 1992). Hisamatsu et al., em 1993. realizaram estudo comparando uma droga antiinflamatória em relação a medidas locais e observaram diferenças significativas em favor do grupo com medicação (Hisamatsu et al., 1994). Fergie e Purcell revisaram os diversos estudos avaliando o papel dos antiinflamatórios no tratamento da OMA e da OME, concluindo que os do tipo esteróides ainda precisavam mais evidências para defender sua utilização de rotina, enquanto os AINEs só haviam demonstrado até aquele momento utilidade no controle da dor na OMA, porém sem benefícios na OME (Fergie, Purcell K., 1998). Outros estudos apontam para as mesmas dúvidas e fracassos (Cantekin E. I., et al., 1983; Giebink G. S., et al., 1990). A descoberta sobre a rede de citocinas evidenciou a existência de mecanismos interativos complexos na regulação e amplificação do sistema imune e da resposta inflamatória (Hayden F. G., et al., 1998). Bloqueadores específicos de citocinas foram estudados experimentalmente com achados que apontam para boas possibilidades no tratamento das otites no futuro (Diven W. F., 1998; Kerschner J. E., et al., 2000). Não foram encontradas referências quanto ao teste, mesmo que experimental, de antiinflamatórios modificadores de processo (imunossupressores, quimioterápicos) no tratamento das otites. Mesmo tratando-se de um complexo de doenças com elevado impacto socioeconômico, a elevada taxa de resolução espontânea não justificaria o uso de drogas com grande potencial de efeitos adversos. A realidade mostra que o grande número de mediadores inflamatórios e suas inter-relações de automodulação limitam significativamente a efetividade dos agentes terapêuticos disponíveis e dificultam o desenvolvimento de novas opções.

A resposta inflamatória também tem sido estudada quanto ao seu possível papel na etiologia da timpanoesclerose. Apesar de algumas evidências corroborarem neste sentido, nenhum tratamento comprovou-se eficaz na sua prevenção até o momento (Forseni Flodin M.; Hultcrantz M., 2002).

Em relação a doenças granulomatosas que afetam o osso temporal (vasculites, por exemplo), os protocolos de rotina incluem corticosteróides com ou sem ciclofosfamida e, nos últimos anos, pela maior segurança o metotrexato. Não foram encontradas indicações para os AINEs nessas patologias (Sudo N.; Yoo T. J., 1988).

Os antiinflamatórios esteróides e os conhecidos como de longa ação ou modificadores de doença/processo têm sido utilizados no manejo das patologias auto-imunes do osso temporal em todos seus segmentos. O segundo grupo é assim denominado pela latência e duração de efeitos prolongados. Entre as drogas incluídas no grupo das modificadoras de processo/doença estão os agentes antimaláricos (cloroquina e hidroxicloroquina), a colchicina, os compostos de ouro, a penicilamina e os agentes imunomoduladores (azatioprina, clorambucil, ciclofosfomida e metotrexato). Essas drogas inibem a formação de antígenos, reduzem a quimiotaxia leucocitária, estabilizam a membrana lisossômica, reduzindo as manifestações da resposta inflamatória. O título de modificadores de doença advém da observação que esses medicamentos evitam a progressão da doença, pelo menos em vários processos reumatológicos (artrite reumatóide). Enquanto alguns estudos apresentam resultados significativos no controle e melhora da função auditiva em casos de doença auto-imune com uso sistêmico de ciclofosfamida, outros não os encontraram através do uso intratimpânico (Elidan J., 1991; Yang G. S., 2000). O metotrexato tem sido investigado como possível opção no controle dos processos auto-imunes cocleovestibulares diante dos sérios efeitos adversos que os tratamentos com esteróides associados ou não à ciclofosfamida acarretam. Apesar de metodologias passíveis de críticas para aceitação definitiva de novos tratamentos, a impressão é que o metotrexato seja uma opção em patologias específicas do osso temporal (Sismanis A., 1994, 1997). A plasmaférese já foi testada como alternativa nas patologias auto-imunes da orelha interna e, mais recentemente, drogas bloqueadoras de citocinas, como o Etanercept (Enbrel) antifator de necrose tumoral (TNF), têm sido apontadas como de possível auxílio no tratamento dos distúrbios auto-imunes da orelha interna (Luetje C. M., Berliner K. I., 1997).

Uma das possíveis aplicações futuras dos AINEs em relação às doenças otológicas poderá ser controlar ou reverter alterações ósseas que acabam ocorrendo tanto em virtude de processos inflamatórios crônicos como as otites, como no caso de alterações das características do osso temporal, como na otoesclerose. Essa suposição baseia-se nos achados de alterações no metabolismo de formação e reabsorção ósseas diante do uso de diferentes antiinflamatórios em nível experimental (Sherman B. E.; Chole R. A., 2000). Não existem evidências de sua aplicação clínica até o momento.

A seguir estão listados alguns dos principais AINEs disponíveis e suas características básicas:

- *Ibuprofeno:* derivado do ácido propiônico com efeitos antiinflamatórios, analgésicos e antipiréticos. Tem menos efeitos adversos que os demais AINEs, porém potencial antiinflamatório menor (Motrin, Advil, Danilon, Artril).
- Outros derivados do ácido propiônico:
  - Naproxeno: surgiu como uma das primeiras opções por aliar boa eficácia com baixa incidência de efeitos adversos (mais que o ibuprofeno), além da posologia de 2 vezes/dia (Naprosyn).
  - Cetoprofeno: propriedades antiinflamatórias semelhantes ao ibuprofeno, porém com mais efeitos adversos. Dexcetoprofeno, um isômero do cetoprofeno, foi introduzido para alívio em curto prazo de dor de leve a moderada intensidade (Profenid).
- Drogas com propriedades similares aos derivados do ácido propiônico:
  - Diclofenaco tem eficácia e efeitos adversos similares ao naproxeno (Voltaren, Cataflam, Biofenac, Artren, Diclofen, Flogan) e aceclofenaco (Proflan).
  - Indometacina tem uma ação igual ou superior ao naproxeno, todavia com maior incidência de efeitos adversos, incluindo dores de cabeça, tontura e distúrbios gastrointestinais (Indocid).
  - Meloxicam está licenciado para uso de curto prazo na osteoartrite e a longo prazo na artrite reumatóide. É um dos AINEs seletivos para cicloxigenase 2 (Movatec, Meloxil).
  - Piroxicam é tão efetivo como o naproxeno e tem um efeito com duração mais prolongado, fato que

lhe permite administração única diária. Tem mais efeitos gastrointestinais que o ibuprofeno, especialmente nos idosos (Feldene, Inflamene).
- Rofecoxib* e celecoxib (Vioxx e Celebra) são também inibidores seletivos da cicloxigenase 2, com efeito similar ao diclofenaco. A primeira droga é também indicada para dor aguda. Ambos compartilham efeitos adversos similares aos demais AINEs, com aparente maior proteção ao sistema gastrointestinal, com exceção dos pacientes em uso concomitante de AAS.
- Tenoxicam tem sua atividade e tolerância similar ao naproxeno, porém com meia-vida mais longa que lhe permite utilização uma vez ao dia (Tilatil e Tenotec).

AINEs variam sua seletividade na inibição de diferentes tipos de cicloxigenases. Inibidores seletivos da cicloxigenase-2, considerados como de última geração, melhoram a tolerância gastrointestinal. Porém inúmeros fatores acabam determinando a suscetibilidade gastrointestinal aos AINES.

PRECAUÇÕES E CONTRA-INDICAÇÕES

AINEs devem ser utilizados com cautela em idosos, diante de doenças alérgicas (não devem ser utilizados em pacientes com história de hipersensibilidade ao AAS ou qualquer outro AINE), incluindo asma, angioedema, urticária ou rinite; durante a gravidez e amamentação, assim como com defeitos de coagulação. O uso prolongado de AINE está relacionado a reduções na fertilidade reversível após interrupção do tratamento.

Em pacientes com insuficiência renal, cardíaca ou hepática, evitar o uso dessas drogas, mas em caso necessário utilizar as doses mínimas e monitorar a função desses órgãos que podem ter sua função deteriorada durante o tratamento.

Pacientes com úlcera péptica ativa não podem receber esses medicamentos, assim como deve-se procurar evitar o seu uso em indivíduos com história prévia dessa doença. No caso de ser indispensável o seu uso, fato não aplicável ao campo da otorrinolaringologia, puderam ser tomadas medidas para prevenir os efeitos adversos dessas medicações.

EFEITOS ADVERSOS

Os efeitos adversos variam em severidade e freqüência. Desconforto gastrointestinal, náuseas, diarréia e ocasionalmente úlceras com sangramento. Reações de hipersensibilidade (*rash* cutâneos, angioedema e broncoespasmos), dor de cabeça, tontura, depressão, insônia, vertigens, zumbido, fotossensibilidade e hematúria. Retenção de fluidos pode ocasionalmente ocorrer, assim como insuficiência renal, especialmente em pacientes com distúrbios da função renal prévia ao tratamento. Danos hepáticos, alveolites, eosinofilia pulmonar, pancreatite, alterações oculares, síndrome de Stevens-Johnson e necrólise epidérmica tóxica são outros efeitos adversos raros.

REFERÊNCIAS BIBLIOGRÁFICAS

Abramovich S, O'Grady J, Fuller A, MacKinnon M, Lavelle R. Naproxen in otitis media with effusion. *J Laryngol Otol* 1986;100(3):263-6.

Adams J. Clinical implications of inflammatory cytokines in the cochlea: a technical note. *Otol Neurotol* 2002;23:316-322.

Bertin L, Pons G, d'Áthis P, Duhamel JF, Maudelonde C, Lasfargues G, Guillot M, Marsac A, Debregeas B, Olive G. A randomized, double-bind, multicentre controlled trial of ibuprofen versus acetaminophen and placebo for symptons of acute otitis media in children. *Fundam Clin Pharmacol* 1996;10(4):387-92.

Bluestone CD, Klein JO. *Otitis media in infants and children*. Philadelphia: WB Saunders. 1988.

Cantekin EI, Mandel EM, Bluestone CD, *et al*. Lack of efficacy of a decongestant antihistamine combination for otitis media with effusion in children. *N Engl J Med* 1983;308:297-301.

Diven WF, Burckart GJ, Alper CM, Jaffe R, Evans RW, Doyle WJ. Expression of acute otitis media after receptor blockade of platelet activating factor, thromboxane, and leukotrienes in the chinchilla. *Ann Otol Rhinol Laryngol* 1998;107(3):199-206.

Elidan J, Levi H, Cohen E, BenEzra D. Effect of cyclosporine A on the hearing loss in Behcet's disease. *Ann Otol Rhinol Laryngol* 1991;100(6):464-8.

Fergie, Purcell K. The role of inflammatory mediators and anti-inflammatory drugs in otitis media. *Pediatr Ann* 1998;27(2):76-81.

Forseni Flodin M, Hultcrantz M. Possible inflammatory mediators in tympanosclerosis development. *Int J Pediatr Otorhinolaryngol* 2002;63(2):149-54.

Fuchs FD, Wannmacher L. *Farmacologia Clínica*. Aparecida, SP: Santuário, 1995.

Giebink GS, Batalden PM, Le CT, *et al*. A controlled trial comparing three treatments for chronic otitis media with effusion. *Pediatr Infect Dis J* 1990;9:33-40.

Hayden FG, Fritz R, Lobo MC, *et al*. Local and systemic cytokine responses during experimental human influenza A virus infection. Relation to symptom formation and host defense. *J Clin Invest* 1998;101:643-9.

Hisamatsu K, Ganbo T, Nakazawa T, Goto R, Ogino J, Nozawa I, Murakami Y. Clinical efficacy of Tranilast on otitis media with effusion in children. *Auris Nasus Larynx* 1994;21(3):150-7.

Jung TT. Prostaglandins, leukotrienes, and other arachidonic acid metabolites in the pathogenesis of otitis media. *Laryngoscope* 1988;98(9):980-93.

Kerschner JE, Beste DJ, Lynch JB, Fox MC, Kehl KS. Interleukin-1 receptor antagonist as an adjunct in the treatment of Haemophilus influenzae otitis media in the chinchilla. *Laryngoscope* 2000;110(9):1457-61.

LaMarco KL, Diven WF, Glew RH, *et al*. Neuraminidase activity in middle ear effusions. *Ann Otol Rhinol Laryngol* 1984;93:76-84.

Luetje CM, Berliner KI. Plasmaphereis in autoimmune inner ear disease: long-term follow-up. *Am J Otol* 1997;18:572-576.

Milvio C. Nimesulide for the treatment of painful inflammatory process in the ear, nose and throat areas: a double-bind controlled study with benzydamine. *J Int Med Res* 1984;12(6):327-32.

Ogino S, Harada T, Matsunaga T, Tominaga Y. Use of Tranilast [N-(3,4-dimethoxycinnamoyl) anthranilic acid] in secretory otitis media. *Ann Allergy* 1992;68(5):407-12.

Piltcher OB. Um novo modelo experimental de OME em ratos para estudo do perfil das citocinas no continuum dessa doença. *Tese de Doutorado*, 2000.

Rossi M, Monea P, Tringali G, Scaricabarozzi I, Trezzani R. Clinical study of the efficacy and tolerance to nimesulide in suppository formulation in pain-inflammatory pathologies of the ear, nose and throat. *Minerva Med* 1991;82(12):845-52.

---

*O laboratório fabricante do Vioxx anunciou a retirada voluntária do medicamento do mercado americano e mundial em setembro de 2004 devido a questões de segurança referentes ao risco aumentado de problemas cardiovasculares (incluindo ataques cardíacos) em pacientes tratados com Vioxx. O FDA expediu um aviso de saúde pública referente ao uso de Vioxx. Esse aviso baseia-se na retirada voluntária de Vioxx do mercado pelo laboratório devido a questões de segurança.

Sherman BE, Chole RA. Effects of leukotriene and cyclo-oxygenase inhibition on adaptive bone remodeling in the middle ear. *Otolaryngology Head Neck Surg* 2000;123(1):1-9.

Sismanis A, Thompson T, Willis HE. Methotrexate therapy for autoimmune hearing loss: a preliminary report. *Laryngoscope* 1994;104(8 Pt 1):932-4.

Sismanis A, Wise CM, Johnson GD. Methotrexate management of immune-mediated cochleovestibular disorders. *Otolaryngol Head Neck Surg* 1997;116(2):146-52.

Smirnova MG, Birchall JP, Pearson JP. In vitro study of IL-8 and goblet cells: possible role of IL-8 in the aetiology of otitis media with effusion. *Acta Otolaryngol* 2002;122(2):146-52.

Sudo N, Yoo TJ. Effect of anti-inflammatory drugs on collagen-induced autoimmune inner ear disease. *Ann Otol Rhinol Laryngol* 1988;97(2 Pt 1):153-8.

Yang GS, Song HT, Keithley EM, Harris JP. Intratympanic immunosuppressives for prevention of immune-mediated sensorineural hearing loss. *Am J Otol* 2000;21(4):499-504.

Yellon RF, Rose E, Kenna MA, *et al*. Sensorineural hearing loss from quinolinic acid: a neurotoxin in middle ear effusions. *Laryngoscope* 1993;104:9-14.

Tratamento dos Aspectos Psicossomáticos em Otologia

Eduardo de Moraes Baleeiro

INTRODUÇÃO

O século XX, com o advento da antibioticoterapia e de outros fármacos, o aperfeiçoamento dos métodos óticos, a alta sofisticação de material cirúrgico e as modernas técnicas de diagnóstico em otologia, proporcionou extraordinário desenvolvimento clínico e cirúrgico dessa especialidade. Nesse mesmo período, criou-se e desenvolveu-se, a partir da psicanálise de Freud, a moderna Psicologia Médica e os conceitos de medicina psicossomática, cujos princípios são indispensáveis para a prática da moderna otologia.

O tema "Tratamento dos aspectos psicossomáticos em otologia" constitui um desafio para os otologistas, não por se tratar de temática muito difícil ou de profundo saber, mas sim pela sua complexidade teórica e pela grande subjetividade quanto à sua compreensão e utilização, na prática, por parte de cada especialista. Em otologia existe uma dificuldade imensa, inerente às outras especialidades clínico-cirúrgicas, que é o risco, de um lado, do excesso de pensamento psicossomático, quando há uma psicologização extremada, e, do outro, o organicismo puro, em que há ausência de qualquer pensamento psicológico, com a primazia do soma, do orgânico. A virtude está no meio, em descobrir o equilíbrio do psíquico e do somático, reconhecendo e respeitando a dualidade psicossomática, inerente ao ser humano na sua complexidade biopsicossocial.

O presente capítulo, que não é completo nem definitivo, tem como finalidade ser útil ao especialista, a fim de auxiliar e desenvolver a maneira de pensar, de refletir e de questionar os múltiplos e complexos embasamentos psicossomáticos, para sua adequada utilização no tratamento em otologia. Após estudo sucinto de alguns conceitos básicos de psicologia médica, para a compreensão dos fenômenos psicossomáticos e sua abordagem terapêutica, serão abordados alguns aspectos específicos das principais noções psicossomáticas da orelha externa, média e interna e seu tratamento, além de breves conceitos de psicoterapia na especialidade.

PSICOLOGIA MÉDICA

A psicologia médica, a mais recente especialidade da milenar arte da medicina, alicerça-se em dois fundamentos essenciais e básicos para a compreensão da moderna psicossomática: a noção do doente em lugar da antiga concepção da doença, importante na fundamentação moderna do adoecer, e a relação médico-paciente, que embasa as conceituações atuais de todo tratamento médico.

Em razão da multiplicidade e da complexidade das diversas e controvertidas teorias psicológicas sobre as somatizações, ou maneiras psicológicas de adoecer, esses assuntos não serão pauta do presente estudo, até porque essas teorias não facilitam, mas sim dificultam a compreensão e a aceitação, por parte dos otorrinolaringologistas, dos fenômenos psicossomáticos e sua relação com a especialidade.

O ponto de partida para os diversos aspectos da psicossomática é a introdução do binômio mente ou psíquico/corpo ou soma, interagindo sempre na saúde e na doença, desde o antigo aforismo *Mens sana in corpore sano*, atualizado, hoje, como a mente adoecendo o corpo, bem como o corpo doente adoecendo a mente.

Numa visão mais complexa e humanística, a psicologia médica introduz, no lugar do essencialmente biológico, a noção do biopsicossocial, em que há uma visão holística do corpo em sua constante inter-relação com o psiquismo e os fenômenos sociais.

A formação clássica, nos nossos serviços universitários, com poucas exceções, confere primazia ao estudo do biológico, da patologia e da fisiopatologia, em que, no lugar de um doente, com sua complexidade biopsicossocial, encontramos uma doença, no caso específico da otologia, uma orelha doente. Exemplo dessa formação pelo primado do biológico é a prática de técnica operatória em ossos temporais, necessária e indispensável para o tratamento cirúrgico, que se inicia no segundo ano de residência e é utilizada pelo otologista ao longo do seu exercício profissional. Aprende-se, desde cedo, a identificar o problema e a confiar na normalidade ou anormalidade biológica – perceptível e passível de demonstração pela inspeção visual, funcional e pelos exames de imagem – enquanto a subjetividade do psicológico, suas fantasias, a complexidade do psicossocial, com toda sua imensa variável, carecem de comprovação ou de documentação irrefutável.

Na prática médica nota-se um preconceito generalizado em relação às teorias psicossomáticas, havendo um estigma, uma visão depreciativa do adoecer por um distúrbio emocional ou afetivo, notadamente pelo paciente, por seus familiares, pela sociedade e, algumas vezes, até por parte do próprio médico.

Frente a um sofrimento emocional – uma perda, uma frustração ou qualquer dor afetiva – as pessoas adoecem, havendo três caminhos clássicos a seguir: algumas se tornam neuróticas, fato tão comum ao ser humano; outras, excepcionalmente, psicotizam, alienando-se em sua doença e sendo tratadas pela psiquiatria; ou então, somatizam, e o corpo adoece, expressando, através da doença, esse sofrimento psíquico, ou seja, o corpo fala, fenômeno descrito como psicossomático.

Ao longo da história, um importante entrave para a compreensão e a aceitação da psicossomática foi a conceituação clássica de doença psicossomática, por exemplo, úlcera gástrica e colite ulcerativa. Paulatinamente, mudou-se para o conceito atual, lógico e aceito por todos, de que não há doença psicossomática, mas, sim, doentes psicossomáticos, pessoas que, ao longo de sua vida, somatizam periodicamente, uns mais outros menos, na dependência da sua estruturação ou do seu desenvolvimento psíquico.

Para alguns estudiosos, dois terços dos pacientes otorrinolaringológicos sofreriam de distúrbios psicossomáticos, principalmente na área da otoneurologia. Na literatura médica brasileira ainda são bem escassas as publicações em relação ao tema "psicossomática", havendo poucas e tímidas referências sobre "aspectos neurovegetativos", o mesmo acontecendo nas reuniões científicas e nos congressos médicos da especialidade.

A doença orgânica pode não ter sua gênese no psíquico, mas, freqüentemente, uma vez instalada, desencadeia transtornos psíquicos, denominados de afecções somatopsíquicas, ou, para os psicanalistas, de patoneuroses. Por outro lado, outros estudiosos advogam que a neurose se desenvolve mais freqüentemente como conseqüência de doença orgânica do que como sua causa.

Sempre que surge a conexão entre o sintoma orgânico e o conflito psíquico, existe o intrigante questionamento: "Foi o psíquico que desencadeou o orgânico, ou, o inverso, foi o orgânico que descompensou o psíquico?" Essa dúvida nem sempre é resolvida, uma vez que há um círculo vicioso, um imbricamento, no qual a doença orgânica e o psiquismo interagem recíproca e continuadamente. Na otologia, esse conflito quanto à origem psíquica ou somática da doença é de difícil esclarecimento nos pacientes portadores de vertigem e de comprometimento social da função auditiva, piorando mais ainda quando se acompanha de zumbido.

A psicologia médica ensina que a regressão é um mecanismo de defesa psicológica, através do qual o indivíduo procura evitar a ansiedade pelo retorno, parcial ou total, a uma fase anterior do desenvolvimento do ego, havendo alterações das suas relações com outras pessoas e na estruturação do seu comportamento. A regressão está sempre presente quando o indivíduo adoece organicamente, em grau maior ou menor, a depender da intensidade de fixações em etapas anteriores, durante o seu desenvolvimento psicológico. Essa noção é fundamental e importantíssima para a compreensão melhor do paciente regredido e de sua família, por parte do médico, para uma boa condução do processo terapêutico.

Outra noção importante desenvolvida pela psicanálise, que está presente em todo tratamento clínico ou cirúrgico, é a da transferência, em que o paciente atribui a seu médico, consciente ou inconscientemente, capacidade e potencialidade terapêutica, que pode ser real ou fantasiosa. Essa transferência, que alicerça a relação médico-paciente, é dita positiva quando é amorosa para com a pessoa do médico, assegurando um bom sucesso terapêutico, mas, por outro lado, é considerada negativa quando a relação do paciente para com seu médico é de ódio e de insegurança, dificultando ou impossibilitando um bom efeito terapêutico.

Por parte do médico para com o seu paciente, existe um fenômeno semelhante, de sentido inverso, em que aparecem sentimentos contraditórios de amor e ódio, simpatia e antipatia, apreço e descaso, de origem consciente ou inconsciente, denominado de contratransferência que, assim como a transferência do paciente, poderá ser positivo ou negativo. Para o sucesso terapêutico, é fundamental, em cada encontro com o paciente, que o médico esteja atento à noção da transferência, bem como ao manejo do fenômeno da contratransferência. O interjogo da transferência e da contratransferência, seja consciente ou inconsciente, acarretará, quando positivo, o fenômeno placebo, que assegura o sucesso por parte do médico, ou, quando negativo, o fenômeno nocebo, que levará ao fracasso terapêutico.

Para uma boa relação médico-paciente é indispensável uma boa anamnese, onde é abordada cuidadosa e adequadamente a demanda do paciente e sua história, não só do aspecto biológico, mas também do seu componente psicológico e de sua problemática sociocultural. É comum, na prática otológica, o especialista privilegiar a otoscopia, os exames funcionais e de imagem, em detrimento de uma anamnese mais cuidadosa, demorada, minuciosa e pessoal. Claro que não haverá tratamento adequado sem um diagnóstico correto, e esse será mais completo na visão biopsicossocial, bem como a resposta terapêutica, mesmo correto o diagnóstico, vai depender da boa relação entre o médico, o paciente e os familiares do paciente.

ORELHA EXTERNA

As malformações da orelha externa, com ou sem comprometimento concomitante da orelha média, acarretam um complexo e desafiador problema somatopsíquico, com severa repercussão psicossocial, seja pelos aspectos estéticos das agenesias e microtias, que estigmatizam e marcam indelevelmente a estrutura dos pacientes, seja pelos distúrbios sociais na vida de relação, em decorrência dos problemas auditivos associados. Bem mais simples em sua solução, mas também com importante repercussão psicossocial, são as orelhas de abano, em que a otoplastia, bem indicada e bem realizada na adolescência, ocasiona uma verdadeira mudança no desenvolvimento comportamental e social, quer da moça, quer do rapaz.

A otite externa, em suas diversas formas clínicas – otite externa difusa, furunculose, otomicose, otite externa eczematosa, traumatismo e uso compulsivo de cotonetes, ou simples prurido – constitui o dia-a-dia do otologista, em que se percebe alta freqüência do fenômeno psicossomático, ou, quando crônico, também somatopsíquico.

Algumas vezes a otite externa aguda, e mais freqüentemente quando recidivante, tem um forte componente psicológico no seu desencadeamento ou na sua manutenção. Outras vezes, em razão do sofrimento acarretado pelas recidivas e pelos tratamentos repetidos, que frustram o paciente, passa a funcionar como uma manifestação somatopsíquica, havendo uma dificuldade em definir se o psíquico é causa ou efeito nessas otites externas.

É importante salientar que, além de ser conhecido e aceito o fenômeno psicossomático por grande parte dos otologistas, esse aspecto é freqüentemente denunciado pelo próprio paciente que, através de sua observação pessoal, reconhece que tanto o desencadeamento da recidiva quanto seu agravamento estão relacionados a um estado de ansiedade, depressão ou estresse. A manipulação compulsiva do meato acústico externo com o cotonete ou outros objetos tem origem num distúrbio comportamental emocional, reconhecido como inadequado ou indevido, desencadeando, muitas vezes, o sentimento de culpa psicológica, que revela "Sei que não devo fazer isso, e o pior, sempre que faço, adoeço e me arrependo".

Às vezes é importante ter o cuidado de não se envolver demais com a limpeza, o curativo e a manipulação da orelha de certos pacientes, que se gratificam, patologicamente, com o manuseio reiterado da sua orelha pelo especialista.

Os dermatologistas nos ensinam que as formas sistêmicas da doença eczematosa crônica, como a dermatite seborréica e a psoríase, que podem se manifestar com repercussão local na orelha, são sabidamente doenças dermatológicas com forte componente psicológico na gênese e na manutenção dessa rebelde patologia.

O otologista deve ser cuidadoso nos casos tão freqüentes de simples prurido, sem nenhuma alteração à otoscopia, habitualmente de fundo emocional, para evitar a costumeira e nefasta frase: "O senhor não tem nada nos ouvidos", que sempre decepciona e frustra o paciente, estimulando-o a perambular pelos consultórios, procurando algum especialista que dê atenção a sua queixa, que nada tem de biológico, mas que é importante pelo sofrimento emocional que esse simples prurido persistente acarreta para o paciente.

A otalgia, dor nevrálgica intermitente e mal localizada na orelha externa, que melhora e piora sem tratamento médico, intriga, muitas vezes, o otologista, que nada encontra na otoscopia, podendo ser correlacionada, clinicamente, com distúrbios da articulação temporomandibular ou da coluna cervical, em que, investigando-se, poderá ser identificado um fator psicológico de contratura ou tensão muscular, que desencadeia e mantém as crises.

O pensamento psicossomático deve estar sempre presente no tratamento das otites externas e das otalgias, sendo necessário, muitas vezes, paralelamente ao tratamento específico ou causal, uma abordagem psicológica superficial, com certos esclarecimentos e, algumas vezes, com a associação de medicamentos ansiolíticos e antidepressivos para o sucesso terapêutico.

ORELHA MÉDIA

No estudo da patologia da orelha média, ao contrário do que ocorre no da orelha externa e no da orelha interna, pouca relevância existe do ponto de vista da etiologia psicossomática das otites médias. Mas esse é um capítulo que envolve aspectos importantes da medicina psicossomática, pelo sofrimento somatopsíquico das freqüentes e recidivantes otites médias, bem como pelo importante aspecto de psicologia médica, pois é nesse capítulo que há grande incidência de procedimentos cirúrgicos e toda sua dramaticidade, tanto por parte do paciente e sua família quanto do médico e sua equipe.

É necessário ao otologista, na sua atividade clínico-cirúrgica, grande conhecimento de sua técnica operatória, além de sua formação da identidade psicológica de cirurgião. O paciente cirúrgico encontra-se, no momento da internação, em relação ao anestesista e ao ato operatório, numa situação muito especial de regressão, principalmente em relação ao cirurgião. Nessa situação, há uma maciça projeção consciente e inconsciente do paciente para com o cirurgião, e este deve estar consciente e inconscientemente envolvido na sua onipotência e no conhecimento de suas limitações, para corresponder às excessivas exigências do paciente com uma clara noção daquilo que é técnica e humanamente possível. Essas noções devem estar sempre presentes no consciente do otologista, quando do tratamento cirúrgico das otites médias.

A otite média constitui patologia muito freqüente na infância, trazendo, com sua grande incidência, um sério problema de relacionamento médico-paciente, que, por ser na área da pediatria, é essencialmente médico-familiar. Tratamento clínico repetido e indicação cirúrgica freqüente, nessa faixa etária, desencadeia um complexo envolvimento entre o otologista, a criança e seus familiares, que pode perdurar durante meses, anos e, às vezes, por toda a infância e até mesmo parte da adolescência.

A colocação de tubo de ventilação, no tratamento da otite média com efusão, é o procedimento cirúrgico sob anestesia geral mais comum nos Estados Unidos, devendo ocorrer o mesmo no Brasil. Nem sempre esse procedimento seguro e eficaz traz uma solução simples, havendo, às vezes, a necessidade de nova cirurgia para retirada do tubo, perfurações residuais, acarretando sempre uma grande repercussão psicossocial para essas crianças e seus familiares, e gerando, inclusive, dificuldades no relacionamento com o otologista.

O importante capítulo da otite média colesteatomatosa, com sua complexidade e gravidade, tem intensa repercussão psicológica, bem como sociocultural, que, algumas vezes, marcam a vida do paciente por toda a sua existência. Problemática também é a postura do médico, sempre preocupante e desgastante, na prevenção do colesteatoma, no seu diagnóstico precoce e na realização de cirurgia ou cirurgias que visam à cura e, muitas vezes, a salvar a vida do paciente.

Grande foi a evolução no tratamento cirúrgico do colesteatoma nas últimas décadas, trazendo imensa contribuição à diminuição do enorme sofrimento biopsicossocial dos pacientes, com o uso de técnicas mais conservadoras e eficazes, diminuindo a seqüela das lesões funcionais, as recidivas e as orelhas secretantes. Mesmo com essa significativa evolução cirúrgica, muitos pacientes ainda viverão, por toda a sua existência, uma grave relação psicopatológica decorrente de sua orelha doente e seus inúmeros tratamentos clínicos e cirúrgicos, com suas seqüelas e limitações funcionais.

Na segunda metade do século XX inicia-se um novo e importante ciclo da cirurgia otológica, com a idealização e a padronização das timpanoplastias, cujas técnicas aperfeiçoadas progressivamente propiciam altos índices de restauração anatômica e cura funcional, diminuindo o sofrimento biopsicossocial dos portadores de otite média crônica.

Tanto a timpanoplastia quanto a estapedectomia inauguraram uma nova etapa para o cirurgião otológico, com grande nível de gratificação pessoal, proporcional ao benefício psicossocial que experimenta o paciente com a chamada cirurgia da surdez, havendo, em nível transferencial, um endeusamento do cirurgião. Por isso mesmo, tanto a timpanoplastia como a estapedectomia, com os seus resultados magníficos de recuperação anatomofuncional, trouxeram à tona a necessidade de uma conscientização bem clara, por parte do cirurgião, de suas capacidades e limitações. Uma relação médico-paciente cuidadosa deve nortear as indicações e contra-indicações dessas cirurgias, com a compreensão dos mais diversos aspectos psicológicos, conscientes e inconscientes, do paciente, de seus familiares, bem como do próprio médico. A abordagem desse assunto deve ser a mais clara e objetiva possível. Não só os aspectos favoráveis, mas também e principalmente suas limitações, seus insucessos e suas seqüelas, tais como perfuração residual ou degeneração coclear, devem ser bem discutidos, tanto por suas repercussões psicossociais quanto pelas implicações médico-legais, cada vez maiores em nossa sociedade.

ORELHA INTERNA

A otoneurologia é uma especialidade eminentemente clínica, que estuda as afecções da orelha interna, os distúrbios da audição e do equilíbrio e sua relação com o sistema nervoso central, em que, só excepcionalmente, o tratamento é cirúrgico. Esse setor da especialidade, em que predomina o pensamento clínico, é o mais vasto campo da medicina psicossomática da otologia.

Os sintomas de vertigem, disacusia e zumbido, cada um isoladamente, têm uma grande repercussão, seja qual for a sua origem, no psiquismo e no comportamento sociocultural do paciente. Imagine-se tal repercussão quando os três estão associados, concomitantemente, na tríade labiríntica clássica.

Dificilmente haverá sucesso terapêutico, em otoneurologia, numa abordagem biológica simplista. Nessa área de conhecimento o paciente deve necessariamente ser sempre abordado na sua complexidade biopsicossocial para a cura ou melhora de sua sintomatologia. Também nesse setor da otologia há muita controvérsia quanto à etiologia psíquica das afecções otoneurológicas, mas há uma concordância quanto à repercussão psicológica de seus sintomas na vida do paciente e, mais ainda, na necessidade de uma formação clínica com embasamento e compreensão psicossomáticos por parte do otoneurologista, para o tratamento específico das manifestações labirínticas.

Há necessidade de uma múltipla abordagem terapêutica em clínica otoneurológica, com um enfoque biológico, com a compreensão da patologia da orelha interna e de diversos outros setores do orgânico. Deve haver uma abordagem sociocultural, seja ela do entendimento da causa ou da conseqüência da doença labiríntica, e uma visão, a mais clara possível, dos seus aspectos psicológicos.

A seguir, para fins didáticos, serão estudados, separadamente, os sintomas de disacusia, zumbido e vertigem, relembrando a freqüência da associação de dois ou três desses sintomas e também a concomitância de outros, como a otalgia e a migrânea.

A vertigem – bem como outras formas de tontura não-rotatória, desde um simples desequilíbrio passageiro até uma forma severa de tontura incapacitante – sempre acarreta insegurança, instabilidade emocional ou desequilíbrio psíquico, o que pode ser uma simples preocupação, medo, falta de segurança ou, até mesmo, uma severa perda de autoconfiança e pânico. A recíproca também, muitas vezes, é verdadeira, quando um estado de ansiedade, irritabilidade, depressão – seja de origem neurótica, fantasiosa, seja real e existencial – torna a vida um suplício, um verdadeiro labirinto sem saída. Esses fenômenos psicológicos são fatores causais de diversas formas de labirintopatias.

Essas labirintopatias, de causas etiológicas as mais diversas, que acometem os mais diferentes indivíduos das mais diversas faixas etárias, são manifestações clínicas marcadamente somatopsíquicas ou psicossomáticas, tendo a sua incidência uma relação com diferentes aspectos sociais, razão por que são consideradas doença da moda. A clássica afirmativa de que vertigem não tem cura deve-se a uma visão clínica e terapêutica errônea e distorcida, em que há um aspecto simplista, "biologizante", em que há uma doença no labirinto, classicamente rotulada de labirintite pelo médico e pelo leigo, havendo a necessidade de corrigi-la, transformando-a em conceito biológico, numa percepção complexa biopsicossocial, substituindo o simples tratamento medicamentoso sintomático por uma múltipla abordagem terapêutica.

A Doença de Ménière, exemplo clássico de labirintopatia, ilustra essa maneira psicossomática de refletir, com sua fisiopatologia bem definida como hidropisia labiríntica e com inúmeras teorias etiológicas, achados biológicos, ao lado de fatores ambientais, socioculturais e psicológicos. Nas últimas décadas surgiram mais artigos em que os autores passaram a enfocar a importância e a relevância dos aspectos psíquicos e sua correlação sociocultural no desencadeamento de suas crises, bem como na sua melhora, quando de suas intercrises.

No estudo psicossomático da vertigem, capítulo especial é o da doença ou do transtorno do pânico, enfermidade psiquiátrica, com incidência crescente, em que, ao lado do sofrimento psíquico, sobressai o sintoma agorafóbico, havendo necessidade do adequado diagnóstico clínico por parte do otologista, bem como do seu tratamento, em que, paralelo ao tratamento sintomático da agorafobia, há necessidade concomitante de tratamento psiquiátrico medicamentoso ou psicoterápico.

O aspecto psicossomático das doenças labirínticas, e sua múltipla abordagem diagnóstica e terapêutica, quando adequadamente conduzidos numa visão humanística ampla do paciente vertiginoso, enseja que, apesar do número crescente de distúrbios labirínticos em clínica, tem havido um aumento da melhora ou da cura desses quadros clínicos e, em contrapartida, a identificação cada vez menor de insucesso terapêutico, com a observação muito rara de tontura incapacitante.

O zumbido, ou *tinnitus*, é outro sintoma labiríntico com grande repercussão mental e psíquica para o paciente, seja de origem puramente orgânica ou tenha sua origem num distúrbio psicossocial. Defrontamo-nos, novamente, com o dilema psicossomático quanto à etiologia da doença. Será o zumbido a causa das alterações mentais e psíquicas, ou será a alteração psicossocial que gera o zumbido? Difícil é a solução, na prática, desse dilema, mas seguramente há um ciclo vicioso: quando da instalação do zumbido, este descompensa o indivíduo psicossocialmente e esse distúrbio psicológico mantém ou exacerba o zumbido.

A abordagem correta do zumbido ocorre, sempre, na tentativa da identificação do seu fator etiológico, cuja terapêutica causal permite, muitas vezes, o tratamento adequado. Infelizmente, nem sempre o fator etiológico é identificado, principalmente quando o zumbido é o sintoma isolado, sem tontura ou comprometimento auditivo associado. Quando estados depressivos evidentes ou depressões mascaradas, ao lado de outros distúrbios psíquicos, são identificados, o tratamento específico desses fenômenos psicoafetivos terá uma importância crucial na melhora ou cura do zumbido.

O zumbido, seja qual for sua etiologia, a depender de suas características e intensidade, ocasiona, pelo seu desconforto, sofrimento mental no repouso, no lazer e nas diversas ocupações, durante a vigília, e interfere no sono, gerando, na esfera psíquica, repercussões as mais diversas, podendo até chegar ao extremo de levar o paciente ao suicídio. A anamnese do portador de zumbido costuma ser difícil pelo comportamento irritadiço, depressivo, sofrido e às vezes até agressivo, dificultando o relacionamento médico-paciente, sendo necessário treinamento e condicionamento especial por parte do médico, para ouvir, suportar e até mesmo aceitar o paciente com o seu zumbido, com ou sem alteração biológica, mas com um rico quadro de sofrimento e de queixas psíquicas. Em verdade, poucos otologistas estão preparados científica e psicologicamente para lidar com esse complexo problema médico, havendo, em contrapartida, inúmeros especialistas que se sentem incapazes e até ameaçados ao lidar com o paciente e seu zumbido.

Aqui, impõe-se mais do que nunca a lembrança do aforismo *primum no nocere*. Se o médico não sabe ou não pode compreender e ajudar o seu paciente, seguramente não pode prejudicá-lo. Deve reconhecer sua limitação, solicitar a cooperação de outro profissional, mas jamais reagir à sua dificuldade e à de seu paciente com as nefastas frases, tantas vezes repetidas na prática médica: "Infelizmente, zumbido não tem cura. Procure se acostumar a viver com ele".

O deficiente físico é sempre estudado em medicina, na sua complexidade biopsicossocial. Existe uma deficiência funcional que varia de importância dependendo do órgão comprometido, da sua intensidade e da faixa etária do paciente, que acarreta sempre comprometimento psicológico variável, com repercussão na estrutura sociocultural do paciente e de seus familiares. O deficiente auditivo inclui-se nessa norma, com sua grande variedade de comprometimento, de lesão inicial discreta à perda total de audição, com importância variável a depender de sua faixa etária na época de sua instalação, mas sempre com repercussão traumática para o ego, gerando importantes conseqüências, como interferência nas relações familiares e socioculturais.

O deficiente auditivo sofre, como nas demais deficiências, de preconceito social, que reforça mais ainda seu transtorno psíquico, tornando-o, muitas vezes, uma pessoa socialmente desajustada, que se aliena e é alienada pela sociedade. Nesse aspecto do preconceito, o próprio paciente ou a sociedade interfere, de maneira dramática, na utilização da prótese, como em outras deficiências, tendo o aparelho auxiliar de audição indicação tecnicamente simples, mas de complexa e difícil aceitação de uso. Paralelamente ao esforço técnico do fonoaudiólogo, é da responsabilidade do otologista, através de uma boa relação médico-paciente, intervir para que essa aceitação ocorra e, às vezes, agir convenientemente junto ao paciente para mostrar a necessidade do uso da prótese, visando a uma boa reabilitação funcional, que proporcionará melhora da auto-estima e mudança favorável no seu comportamento social.

Desafio importante para o otologista é o que diz respeito às diversas formas de disacusia sensorineural, com sua dificuldade em identificar o fator etiológico e, conseqüentemente, sua limitação na terapêutica causal adequada, havendo uma experiência marcada pela frustração por parte do médico, bem como do paciente e de seus familiares. Nesse tópico específico, o médico deve estar consciente de sua capacidade, bem como de sua limitação, para poder lidar com essa frustrante situação, evitando sempre a formulação da sentença derrotista: "Infelizmente, é uma lesão no nervo, nada pode ser feito", que gera sempre, no paciente, a falta de expectativa e a perda da esperança. A disacusia flutuante e progressiva da doença de Ménière, com ou sem zumbido, constitui importante preocupação por parte do otologista, por sua importante interação de problemas psicossociais, seja na ação causal, seja nas conseqüências.

Preocupação psicossomática deve existir sempre que ocorre a surdez súbita de etiologia desconhecida, havendo cada vez mais autores propondo sua etiologia psicológica, o que justificaria a alta incidência de cura espontânea, havendo necessidade de se pensar no tratamento clínico dessa urgência médica, pela angústia que é gerada, com o uso de ansiolíticos e antidepressivos, ao lado de apoio psicológico. Esse pensamento psicossomático será fundamental no acompanhamento dos casos de hiperacusia, bem como nas disacusias flutuantes nitidamente emocionais e, também, na abordagem dos inúmeros casos de pacientes com queixa de comprometimento auditivo que buscam auxílio no otologista e são pessoas com função auditiva normal.

Na abordagem da paralisia facial periférica idiopática, ou paralisia de Bell, o otoneurologista deve estar atento a uma possível etiologia psicológica e se lembrar sempre do sofrimento emocional que a alteração da mímica facial acarreta. Quanto à cura clínica, em 80% dos casos – com as mais variadas terapêuticas, com o uso de placebo ou, até mesmo, a cura espontânea, sem medicação – terá o médico, através de uma adequada e positiva relação médico-paciente, um papel importante, não se esquecendo da adequação do uso de psicotrópico nesse quadro clínico.

A migrânea, quando associada aos distúrbios vestibulares, constitui outro capítulo da patologia otoneurológica, havendo, muitas vezes, relação com o sistema límbico, no desencadeamento e na manutenção das crises, devendo sua abordagem clínica e terapêutica ser feita sob uma visão psicossomática.

PSICOTERAPIA

Não é da competência do otologista realizar psicoterapia, pela falta de formação adequada, já que foi preparado somente para tratar as doenças de sua especialidade, mas deve, sim, escutar o paciente como um doente, na sua complexidade biopsicossocial, o que será essencial para um adequado manejo terapêutico. A compreensão do estado psicológico e das relações socioculturais do paciente deve ser realizada por parte do médico e adequadamente transmitida ao paciente e a seus familiares, bem como a percepção tanto de suas possibilidades terapêuticas quanto de suas limitações, seja na instituição do processo terapêutico clínico, seja na instituição do processo cirúrgico, havendo sempre uma orientação ou um aconselhamento psicológico.

O otologista defronta-se, às vezes – e quanto mais for identificada com clareza tanto melhor para ele e para seu paciente –, com a necessidade de uma psicoterapia, com um profissional treinado, para seu paciente e, a depender do caso, também para os familiares do doente. A maioria dos otologistas, por falta desse conhecimento, atravessa toda a sua vida profissional sem encaminhar seu paciente para uma terapia psicológica, privando-o e a si próprio – o que é essencial – da colaboração dessa preciosa ajuda e complementação terapêutica.

Observação importante, e que precisa ser bem analisada, diz respeito a esse encaminhamento do paciente ao psiquiatra, ressalvando-se as razões técnicas adequadas, para não parecer, simplesmente, um meio de livrar-se do paciente, rebelde, querelante, que não melhora e angustia o médico. Nessa sofrida relação médico-paciente, a indicação do psiquiatra tem por objetivo solucionar o problema do médico e não do paciente.

Finalizando-se essas considerações, é preciso chamar a atenção do otologista para outra observação, também muito frequente e tecnicamente errônea, que é a de identificar a etiologia psicológica por exclusão, somente nos casos de etiologia não conhecida – mas que pode ser biológica, porém ainda não identificada. Também nos casos terapêuticos falhos e refratários, em que pode estar havendo uma imprecisão na conduta terapêutica, é preciso ter cuidado para não atribuir tal fato a um fator psicológico complicador.

Por fim, é preciso acrescentar que o otologista não necessita de profundo conhecimento de terapia psiquiátrica medicamentosa. Para isso, ele pode contar com o apoio e a orientação do psiquiatra, mas deve ter, sim, uma prática adequada e sistematizada de algumas drogas ansiolíticas e antidepressivas, o que será muito útil, e, às vezes, indispensável no tratamento psicossomático em otologia.

BIBLIOGRAFIA

Baleeiro EM, Baleeiro CO. O efeito placebo e o efeito nocebo nos procedimentos terapêuticos. *Rev Bras Med* 2000;57:17-22.

Cruz OLM, Costa SS. *Otologia clínica e cirúrgica.* Rio de Janeiro: Revinter, 2000.

Cumming CW et al. *Otolaryngology, head and neck surgery.* St. Louis: Mosby, 1998.

Dejours C. *O corpo entre a biologia e a psicanálise.* Porto Alegre: Artes Médicas, 1988.

Fenichel O. *Teoria psicanalítica das neuroses.* Rio de Janeiro: Atheneu, 1981.

Freud S. Ed. Stand. *Obras completas.* vol. 24. Rio de Janeiro: Imago, 1969.

Ganança MM et al. *Série otoneurológica.* vol. 5. São Paulo: Atheneu, 2001.

Ganança MM. *Vertigem tem cura?* São Paulo: Lemos, 1998.

Jeammet P, Reynaud M, Consoli S. *Psicologia médica.* São Paulo: Masson, 1989.

McDougall J. *Em defesa de uma certa anormalidade.* Porto Alegre: Artes Médicas, 1983.

Mello Fº J et al. *Psicossomática hoje.* Porto Alegre: Artes Médicas, 1992.

Perestrello D. *Trabalhos escolhidos.* São Paulo: Atheneu, 1987.

Quinodoz D. *A vertigem: entre a angústia e o prazer.* Porto Alegre: Artes Médicas, 1995.

Tähka V. *O relacionamento médico-paciente.* Porto Alegre: Artes Médicas, 1988.

Tratamento Otológico-Medicamentoso em Gestantes

Berenice Dias Ramos ■ Maria Beatriz Rotta Pereira

INTRODUÇÃO

A prescrição de um medicamento para uma gestante deve ser orientada por dois objetivos: curar ou aliviar a doença da paciente e não lesar o feto (Briggs *et al.*, 2002).

Quase todos os medicamentos utilizados por uma gestante atravessam a placenta e chegam ao bebê em formação. Apesar disso, na maioria das vezes, isso não prejudica o feto. Uma boa norma para o emprego de fármacos na gestante consiste na avaliação dos seus riscos e benefícios, tanto para a mesma quanto para o feto.

Nos primeiros dez dias após a fecundação, os riscos são menores porque o ovo ainda está se deslocando pela trompa em direção ao útero e seu contato com o organismo materno é mínimo (Pereira, 1999). Após a fixação no endométrio uterino, o embrião passa a receber através do sangue materno tanto o que necessita, quanto o que potencialmente pode não lhe fazer bem. Com exceção desse período inicial, os três primeiros meses da gravidez são os mais delicados, pois os órgãos estão em formação e determinados fármacos podem afetar esse processo, gerando malformações. Nos trimestres posteriores o risco de malformações diminui, mas não desaparece.

Os efeitos dos medicamentos sobre o feto dependem do tipo de medicação, da dose empregada, do tempo de utilização, do momento da gestação em que foi usado e de fatores próprios da gestante, da placenta e do feto (Pintz, 1998).

Na gestante, produzem-se alterações fisiológicas (mudanças do esvaziamento gástrico e da motilidade intestinal; aumento de volemia, débito cardíaco e fluxo plasmático renal; diminuição das proteínas plasmáticas) que influenciam a disposição farmacocinética (absorção, distribuição, fração livre e fração ligada a proteínas, depuração) dos medicamentos. Isso pode determinar alterações na intensidade e duração de efeito de fármacos, necessitando reajustes em doses e intervalos entre administrações (Lubianca e Wanmacher, 1997).

O feto também é recipiente das drogas administradas à mãe. Na dependência de características físico-químicas do fármaco, concentrações plasmáticas maternas e condições placentárias, haverá passagem através da placenta por difusão passiva, o que pode ocorrer a partir da terceira semana embrionária. A placenta é um órgão ativo, capaz de realizar biotransformação farmacológica, condicionada por idade gestacional e irrigação sangüínea placentária e alterada por estrógenos, corticosteróides e adrenalina, entre outros fármacos (Machado, 1996).

INCIDÊNCIA

Piper *et al.* (1987) verificaram que as gestantes recebem menos fármacos durante a gravidez do que nos seis meses antecedentes à mesma. No entanto, o número médio de prescrições ainda foi alto: 3,1, excluindo-se as vitaminas.

Em levantamento epidemiológico realizado nos Estados Unidos, estimou-se que, entre 1988 e 1990, 88.000 gestantes por ano usavam drogas, havendo um número de 48.000 recém-nascidos por ano com problemas induzidos pelas mesmas (Dicker e Leighton, 1994).

CLASSIFICAÇÃO

Qualquer classificação de risco sobre fármacos na gestação é incompleta, porque os critérios não abrangem todas as condições de exposição (natureza da droga, dose, via, tempo de exposição e idade gestacional em que ocorre), nem controlam fatores como exposições concomitantes, estado de saúde da gestante e história familiar.

Os medicamentos serão categorizados conforme a FDA (United States Food and Drug Administration, 1979) e Briggs *et al.* (2002) com o objetivo de tornar mais fácil a pesquisa. A classificação é baseada no nível de risco da droga prejudicar o feto (Quadro 6-1).

Segundo a categorização da FDA, 1979, selecionam-se para a utilização durante a gestação, preferentemente, fármacos pertencentes às categorias A e B. A classificação da FDA tem sido questionada (Olesen *et al.*, 1999), e a Sociedade de Teratologia (Teratology, 1994) recomenda que a classificação utilizada pela FDA seja substituída apenas por uma descrição que resuma e interprete os dados disponíveis sobre os possíveis efeitos teratogênicos de cada fármaco. Na realidade, essa classificação simplificada é útil para prescrevermos uma medicação para uma paciente sabidamente grávida. Há necessidade de maiores detalhes, quando a paciente já utilizou a droga sem saber que estava grávida e quer saber os riscos.

Na classificação proposta por Friedman *et al.* (1990), em que se valoriza a qualidade dos estudos para fins de tomada de decisão, os fármacos a serem recomendados classificam-se como associados a nenhum ou mínimo risco de teratogenia.

RELAÇÃO DOS MEDICAMENTOS

- Analgésicos e antitérmicos.
- Anestésicos locais e tópicos.
- Antibióticos e quimioterápicos antibacterianos.
- Antifúngicos.
- Anti-histamínicos.

Quadro 6-1

Categoria	Interpretação
A	A possibilidade de dano fetal é remota. Estudos bem controlados em mulheres grávidas não mostram nenhum risco para o feto, mesmo no primeiro trimestre da gestação
B	Não há evidência de risco em humanos. Estudos não controlados em gestantes mostraram algum efeito adverso. Em estudos controlados, esses efeitos não foram confirmados no primeiro trimestre da gestação. Não há evidência de risco nos demais trimestres
C	O risco fetal não pode ser afastado. Estudos em animais mostraram efeitos adversos e não há estudos controlados em mulheres. A droga deve ser utilizada apenas se o potencial benefício justifica o potencial risco do feto
D	Há evidências positivas de risco fetal humano. Os benefícios na gestante podem justificar o risco, como no caso de a droga ser utilizada quando há risco de vida para a gestante
X	A droga é contra-indicada em mulheres que estão ou podem ficar grávidas. Estudos em animais ou humanos demonstraram risco fetal que ultrapassa qualquer possível benefício à gestante

- Antiinflamatórios hormonais sistêmicos e tópicos.
- Antiinflamatórios não-hormonais.
- Antivertiginosos: depressores labirínticos.
- Antivirais.
- Medicação tópica otológica.
- Simpaticomiméticos (adrenérgicos).
- Analgésicos e antitérmicos.
- Acetaminofen B.

É uma droga segura se usada nas doses habituais e por curto espaço de tempo.

ANESTÉSICOS LOCAIS E TÓPICOS

- Lidocaína B.

ANTIMICROBIANOS

As penicilinas e as cefalosporinas são os agentes preferencialmente utilizados durante toda a gestação (classe B) por apresentarem mecanismo de ação capaz de atingir somente as células bacterianas.

- Aminoglicosídeos.
- Amicacina C (Os fabricantes categorizam como D, Astra USA e Elkins-Sinn, 1998).
- Gentamicina C.
- Neomicina C.
- Tobramicina C (O fabricante categoriza como D, Eli Lilly, 2000).

Não há relatos associando esses medicamentos a defeitos congênitos e/ou relatos de ototoxicidade no neonato devido à exposição intra-uterina de amicacina, gentamicina, neomicina e tobramicina, mas como ela pode ocorrer com a estreptomicina, potencialmente também poderia ocorrer com as quatro primeiras (Briggs et al., 2002). A amicacina, a gentamicina e a tobramicina causam nefrotoxicidade dose-dependente em ratas grávidas e seus fetos (Mallie et al., 1980).

- Estreptomicina D.
- Kanamicina D.

A incidência de ototoxicidade congênita, coclear e vestibular é baixa, principalmente com dosagens criteriosas e tempo curto de exposição. Excetuando a lesão no oitavo par, nenhum outro efeito teratogênico foi relatado (Czeizel et al., 2000).

- Carbapenêmico.
- Imipenem C.
- Meropenem B.

Imipenem é considerado seguro para utilização após o primeiro trimestre. Não há relatos sobre a utilização do meropenem durante a gestação, mas acredita-se que a segurança seja semelhante (Briggs et al., 2002).

Cefalosporinas

As cefalosporinas são geralmente consideradas seguras durante a gestação. Estudos retrospectivos em gestantes associam o uso de cefalosporinas no primeiro trimestre da gravidez a malformações congênitas (Briggs et al., 2002). Estudos prospectivos realizados com ceftriaxona e com o cefadroxil (Takase et al., 1980) em mulheres grávidas demonstraram que essas drogas são seguras. Não há estudos controlados em mulheres gestantes utilizando cefpodoxima e cefprozil (Briggs et al., 2002).

- Cefaclor B.
- Cefadroxil B.
- Cefalexina B.
- Cefalotina B.
- Cefazolina B.
- Cefixima B.
- Cefoperazona B.
- Cefotaxima B.
- Cefoxitina B.
- Cefpodoxima B.
- Cefprozil B.
- Ceftazidima B.
- Ceftriaxona B.
- Cefuroxima B.
- Cloranfenicol C.
- Estrutura peptídica.
- Bacitracina C.
- Vancomicina B.

A vancomicina é um antibiótico usado em infecções graves por bactérias gram-positivas resistentes a antibacterianos usuais. Não há relatos de malformação congênita atribuída à vancomicina (Briggs et al., 2002).

A bacitracina é um antibiótico tópico.

- Lincosaminas.
- Clindamicina B.
- Lincomicina B.

Macrolídeos

Os macrolídeos não costumam ser teratogênicos.

Azitromicina B

Há vários trabalhos demonstrando a eficácia da azitromicina na gestante, com ausência de efeitos sobre o feto, mesmo quando ingerida no primeiro trimestre da gestação (Wilton et al., 1998), porém trata-se de uma droga ainda nova que merece observação (Briggs et al., 2002).

Claritromicina C

Há alguns relatos associando a claritromicina a defeitos congênitos, recomendando maiores estudos sobre a droga (Briggs et al., 2002).

- Diritromicina C.
- Eritromicina B.

Não há relatos associando o uso de eritromicina a defeitos congênitos (Briggs et al., 2002).

- Espiramicina C.
- Monolactâmicos.
- Aztreonam B.

Penicilinas

As penicilinas são drogas que não estão associadas a defeitos congênitos, mesmo quando utilizadas no primeiro trimestre da gestação.

- Amoxicilina B.
- Amoxicilina com clavulanato de potássio B.
- Ampicilina B.
- Carbenicilina B.
- Dicloxacilina B.
- Oxacilina B.
- Penicilina cristalina B.
- Penicilina G benzatina B.
- Penicilina G procaína B.
- Penicilina V B.
- Ticarcilina B.
- Quinolonas.
- Ciprofloxacina C.
- Gatifloxacina C.
- Levofloxacina C.
- Ofloxacina C.

Tetraciclinas

As tetraciclinas são responsabilizadas por deficiência na formação do esmalte dentário, coloração anormal dos dentes e retardo do crescimento ósseo, além de serem particularmente tóxicas para a gestante.

- Doxiciclina D.
- Oxitetraciclina D.
- Tetraciclina D.

QUIMIOTERÁPICOS ANTIBACTERIANOS

- Sulfametoxazol C/D.
- Trimetoprim C.

As sulfonamidas são uma grande classe de agentes antibacterianos, que podem produzir efeitos teratogênicos. A associação sulfametoxazol + trimetoprim pode produzir fenda palatina em ratos, quando administrada em altíssimas doses, conforme informação do fabricante, Laboratório Roche.

ANTIFÚNGICOS

- Anfotericina B.
- Fluconazol C.
- Cetoconazol C.
- Nistatina C.

ANTI-HISTAMÍNICOS

Os anti-histamínicos de segunda geração não são teratogênicos em animais experimentais, entretanto, como não existem ensaios clínicos controlados em humanos, devem ser utilizados com cautela (Bousquet *et al.*, 2001). Paris-Kohler *et al.* (2001) sugerem a utilização de dextroclorfeniramina no 1º e 2º trimestres da gestação e cetirizina no 3º trimestre.

- Astemizol C.
- Cetirizina B.
- Cinarizina C.
- Dextroclorfeniramina B.
- Dimenidrato B.
- Fexofenadina C.
- Hidroxizina C.
- Loratadina B.
- Meclizina B.
- Prometazina C.
- Terfenadina C.

ANTIINFLAMATÓRIOS HORMONAIS – CORTICOSTERÓIDES SISTÊMICOS

- Betametasona C/D.
- Cortisona C/D.
- Dexametasona C/D.
- Hidrocortisona C/D.
- Prednisolona C/D.
- Prednisona C/D.

Os corticosteróides apresentam maior risco (risco D) quando utilizados no primeiro trimestre de gestação e, portanto, devemos definir a real necessidade de sua utilização.

ANTIINFLAMATÓRIOS HORMONAIS – CORTICOSTERÓIDES TÓPICOS

- Beclometasona C.
- Budesonide C.
- Triancinolona C.

Não há estudos documentados a respeito dos corticosteróides tópicos nasais durante a gestação. Sabe-se que os corticosteróides inalatórios são comumente utilizados pelas gestantes asmáticas não sendo associados a efeitos teratogênicos. Se os corticosteróides são necessários durante a gestação, para controlar os problemas nasais, sabe-se que os de uso nasal são geralmente considerados mais seguros do que os administrados por via oral ou intramuscular. A beclometasona é o mais antigo corticosteróide para uso exclusivamente tópico. É teratogênico quando utilizado por via subcutânea em altíssimas doses em ratos. Não há relatos de teratogenicidade em mulheres grávidas, mesmo após o uso durante seis meses, se utilizado topicamente (Brown e Storey, 1975). Embora se acredite que a budesonida também seja segura durante a gestação, deve-se limitar a utilização de corticosteróides, principalmente durante o primeiro trimestre da gestação (Briggs *et al.*, 2002).

ANTIINFLAMATÓRIOS NÃO-HORMONAIS

- Ácido acetilsalicílico (aspirina) C/D
- Cetoprofeno B/D.
- Diclofenaco B/D.
- Ibuprofeno B/D.
- Piroxicam C/D.

A aspirina é a droga mais utilizada durante a gestação, tanto isoladamente como associada a outras drogas (Corby, 1978). Ela deve ser evitada, pois pode alterar os mecanismos de hemostasia tanto maternos, quanto fetais (Briggs *et al.*, 2002). O ácido acetilsalicílico e os antiinflamatórios não-hormonais devem ser evitados no 3º trimestre da gestação – Risco D (Theis, 1996).

ANTIVERTIGINOSOS – DEPRESSORES LABIRÍNTICOS

- Ácido nicotínico C.
- Carbamazepina D.
- Cinarizina C.
- Clonazepam D.
- Clorpromazina C.
- Diazepam D.
- Dimenidrinato B.
- Droperidol C.
- Escopolamina C.
- Ginkgo biloba C.
- Lorazepam D.
- Meclizina B.
- Metoclopramida B.
- Ondansetrona B.
- Pentoxifilina C.
- Prometazina C.
- Trifluoperazina C.

ANTIVIRAIS

- Aciclovir B.
- Oseltamivir C.

MEDICAÇÃO TÓPICA OTOLÓGICA

- Anfotericina B.
- Ciprofloxacina C.
- Hidrocortisona C.
- Neomicina C.
- Gentamicina C.

SIMPATICOMIMÉTICOS (ADRENÉRGICOS)

- Efedrina C.
- Epinefrina C.
- Fenilefrina C.
- Fenilpropanolamina C.
- Norepinefrina C.
- Oximetazolina C.
- Pseudo-efedrina C.

SÍNTESE DOS CONCEITOS MAIS IMPORTANTES

Os efeitos dos medicamentos sobre o feto dependem do tipo de medicação, da dose empregada, do tempo de utilização, do momento da gestação em que foi utilizada e de fatores próprios da gestante, da placenta e do feto (Pintz, 1998).

A gestação é um período em que os medicamentos devem ser prescritos apenas em caso de definida necessidade (Briggs et al., 2002).

Mulheres grávidas devem ser orientadas a não tomarem medicação sem prescrição médica (Koren e Pastuszak, 1998).

Evitar medicamentos no 1º trimestre da gestação (Pintz, 1998).

Os fármacos a serem utilizados durante a gestação devem oferecer nenhum ou mínimo risco de teratogenia (categorias A e B) (United States Food and Drug Administration, 1979).

Evitar tratamentos com múltiplas drogas (Pintz, 1998).

Prescrever a menor dose, pelo menor tempo possível (Pintz, 1998).

Evitar a utilização de drogas novas, se houver a possibilidade de utilização de drogas bem conhecidas (Koren e Pastuszak, 1998).

REFERÊNCIAS BIBLIOGRÁFICAS

Bousquet J, Cauwenberge P, Khaltaev N. Allergic rhinitis and its impact on asthma (ARIA). *J Allergy Clin Immunol* 2001;108:S1-S275.

Briggs GG, Freeman RK, Yaffe SJ. A reference guide to fetal and neonatal risk. *Drugs in Pregnancy and Lactation*. Philadelphia, USA: Williams & Wilkins, 2002.

Brown HM, Storey G. Treatment of allergy of the respiratory tract with beclomethasone dipropionate steroid aerosol. *Posgrad Med J* 1975;51(4 Suppl):59-64.

Corby DG. Aspirin in pregnancy: maternal and fetal effects. *Pediatrics* 1978;62:930-937.

Czeizel AE, Rockenbauer M, Olsen J, Sorensen HT. A teratological study of aminoglycoside antibiotic treatment during pregnancy. *Scand J Infect Dis* 2000;32:309-313.

Dicker M, Leighton EA. Trends in the US prevalence of drug-using parturient women and drug-affected newborns, 1979 through 1990. *Am J Public Health* 1994;84(9):1433-1438.

Friedman JM, Little BB, Brent RL, et al. Potential human teratogenicity of frequently prescribed drugs. *Obstet Gynecol* 1990;75:594-599.

Koren G, Pastuszak A, Ito S. Drugs in pregnancy. *N Engl J Med* 1998;338:1128-1137.

Lubianca JN, Wannmacher L. Medicamentos na gestação. In: Freitas FM, Martins-Costa SH, Ramos JGL, Passos EP (eds.) *Rotinas em Obstetrícia*. Porto Alegre: Artes Médicas, 1997.

Machado ARL. Drogas na gestação. In: Duncan BB, Schmidt MI, Giugliani ERJ (eds.) *Medicina Ambulatorial. Condutas Clínicas em Atenção Primária*. Porto Alegre: Artes Médicas, 1996.

Mallie JP, Coulon G, Billerey C, Faucourt A, Morin JP. In utero aminoglycosides-induced nephrotoxicity in rat neonates. *Kidney Inter* 1988;33:36-44.

Olesen C, Sorensen HT, den Berg LJ, Olsen J, Steffensen FH, Euromap Group. Prescribing during pregnancy and lactation with reference to the Swedish classification system. A population-based study among Danish women. *Acta Obstet Gynecol Scand* 1999;78:686-692.

Paris-Kohler A, Megret-Gabeaud ML, Fabre C, Mares P, Vincent D. The allergic pregnant woman. *Allerg Immunol (Paris)* 2001;33(10):399-403.

Pereira MR. Amamentação. In: Frajndlich R (ed.) *Gerando Emoções*. Porto Alegre: Sulina, 1999.

Pintz C. Prescribing medication in pregnancy. *Lippincotts Prim Care Pract* 1998;2(3):230-240.

Piper JM, Baum C, Kennedy DL. Prescription drug use before and during pregnancy in a Medicaid population. *Am J Obst Gynecol* 1987;157:148-156.

Takase Z, Shirafuji H, Uchida M. Experimental and clinical studies of cefadroxil in the treatment of infections in the field of obstetrics and gynecology. *Chemotherapy (Tokyo)* 1980;28(2 Suppl):424-431.

Teratology Society Public Affairs Committee. FDA classification of drugs for teratogenic risk. *Teratology* 1994;49:446-447.

Theis JGW. Acetylsalicylic acid (ASA) and nonsteroidal anti-inflammatory drugs (NSAIDs) during pregnancy: are they safe? *Can Fam Physician* 1996;42:2347-2349.

United States Food and Drug Administration. Labeling and prescription drug advertising: Content and format for labeling for human prescription drugs. *Federal Register* 1979;44(124):37434-37467.

Wilton LV, Pearce GL, Martin RM, Mackay FJ, Mann RD. The outcomes of pregnancy in women exposed to newly marketed drugs in general practice in England. *Br J Obstet Gynaecol* 1998;105:882-889.

Antibioticoprofilaxia em Cirurgia Otológica

Luiz Lavinsky ▪ Andréa Maria Campagnolo ▪ Mauren Peres Rocha
Joel Lavinsky ▪ José Maria Escalera

O benefício da antibioticoprofilaxia em cirurgias otológica e neurotológica tem sido debatido desde sua proposição, em 1938. E, apesar de várias décadas de progresso médico, a literatura continua contraditória e inconclusiva, e ainda não foram estabelecidas diretrizes para a prática clínica.

A proposta deste capítulo é discutir os conceitos atuais do uso da antibioticoprofilaxia em cirurgia otológica, a fim de proporcionar bases científicas para seu uso na prática médica.

Em cirurgia otológica, o risco de infecção costuma ser baixo. Assim, o tamanho da amostra deve ser alto (mais de 1.000 pacientes) para que seja possível identificar uma redução estatisticamente significativa no índice de infecção (Jackson & Storper, 1997).

O valor da antibioticoprofilaxia tem se tornado exagerado para os otorrinolaringologistas. Strong (Strong, 1963) relatou que a antibioticoprofilaxia é mais comumente empregada em otorrinolaringologia do que em qualquer outra especialidade cirúrgica. Vários estudos rigorosos têm documentado a eficácia da antibioticoprofilaxia em cirurgias de cabeça e pescoço (Robbins et al., 1990; Piccart et al., 1983; Johnson et al., 1984a; Dor & Klastersky, 1973; Johnson et al., 1984b; Eschelman et al., 1971). Já para os otologistas, o valor da antibioticoprofilaxia ainda não foi bem estabelecido (Fitzgerald, 1985; Parnes, 1987).

Uma concepção errada tem emergido no sentido de que o sucesso de muitos procedimentos otorrinolaringológicos pode ser atribuído ao uso de antibioticoprofilaxia. Assim como os otorrinolaringologistas, os cirurgiões otológicos errônea e indiscriminadamente usam antibióticos profiláticos em protocolos não-padronizados para conseguir melhores resultados otológicos e também em função de considerações legais. Essas práticas não são baseadas em dados conclusivos e podem estar erradas (Strong, 1963; Jackson, 1988; Fitzgerald, 1985; Parnes, 1987).

Tem sido estimado que mais de 90% das feridas cirúrgicas limpas são contaminadas por bactérias potencialmente patogênicas no momento do fechamento (Strong, 1963; Robbins et al., 1990; Kaiser, 1986; Jackson, 1988; Baich, 1967; Davidson et al., 1971; Culbertson et al., 1961; Howe & Marston, 1962; Burke, 1963a; Polk & Lopez-Mayor, 1969). A colonização da ferida por essas bactérias não resulta necessariamente em infecção, assim como os organismos mais isolados e mais prevalentes da ferida operatória não são necessariamente os mais infectantes (Strong, 1963).

Em circunstâncias normais, a infecção cirúrgica é incomum com um inóculo de menos de 10^5 organismos (Strong, 1963; Jackson, 1988). As defesas do hospedeiro podem diminuir esse número (Burke, 1973). Polk e Lopez-Mayor (1969) mostraram que a incidência da infecção de ferida se correlaciona com a densidade de organismos no momento do fechamento. Conseqüentemente, o principal objetivo da antibioticoprofilaxia é aumentar as defesas do hospedeiro no momento da invasão da bactéria, diminuindo, assim, o tamanho do inóculo (Davidson et al., 1971).

Em relação ao tempo de administração do antibiótico, existe pouca literatura específica para otologia, mas uma extensa literatura geral. Os antibióticos são efetivos quando administrados previamente à contaminação da ferida operatória. Essa eficácia diminui com o tempo. Antibióticos administrados 3 horas após a contaminação são ineficientes em prevenir infecção pós-operatória (Jackson & Storper, 1997).

A relevância do tempo na administração do antibiótico profilático para prevenir a infecção pós-operatória está bem estabelecida (Hawes, 1946; Burke, 1961). Classen et al. (1992) estudaram pacientes submetidos a vários tipos de procedimentos cirúrgicos e observaram que o risco de infecção foi menor em pacientes recebendo antibiótico duas horas antes da cirurgia ou três horas após. Os pacientes que receberam antibióticos mais de 2 horas antes ou mais de 3 horas depois tiveram um aumento no risco de infecção. A administração antes da cirurgia permite uma concentração adequada de antibiótico no sítio da operação durante o procedimento (Burke, 1963b; Poth et al., 1961; Shapiro et al., 1980; Barlett, 1984; Polk & Milles, 1973; Bernard & Cole, 1966; Stone et al., 1976). Níveis terapêuticos devem ser mantidos durante a cirurgia. Em cirurgias longas, a dose deve ser repetida. Doses repetidas além de 24 horas pós-operatórias provavelmente não têm efeito (Kaiser, 1986; Jackson, 1988; Burdon, 1982; Stone et al., 1979).

Devemos, entretanto, destacar que a maioria destes estudos está relacionada à infecção da ferida operatória, contudo, em cirurgias como na estapedectomia, estapedotomia, implante coclear e cirurgias de otite média crônica em que é exposta a orelha interna, estamos prevenindo complicações graves, ao fazermos quimioprofilaxia adotamos uma prevenção de infecção de vias aéreas superiores que, pela tuba auditiva, pode contaminar a orelha interna e, subseqüentemente, labirintites, meningites, com suas conseqüências graves tão bem conhecidas. Por isto o uso de 5 a 7 dias de antibiótico, geralmente cefalosporinas, é tão profusamente usadas, pois seria uma atitude de cautela, durante o período de consolidação cicatricial.

Uma revisão dos patógenos potenciais é essencial para a seleção de antibióticos apropriados. Para cirurgias transcanais, o conhecimento da bacteriologia do canal auditivo externo (CAE) é importante. Os organismos predominantes no CAE são a flora comensal da pele, principalmente *S. epidermitis* (Leonard, 1967; Moon *et al.*, 1965; Donaldson & Snyder, 1966) e *Corynebacterium sp.* (Perry & Nichols, 1956). Linthicum (1964) encontrou bactérias em 90% das culturas de 200 CAE previamente à estapedotomia, com *S. aureus* em 85%. A presença de patógenos reais é rara (Donaldson & Snyder, 1966).

A orelha média normalmente é estéril (Leonard, 1967). A otite média crônica (OMC) com ou sem colesteatoma pressupõe uma contaminação no sítio (Jackson, 1988). Culturas de orelha já identificaram mais de 225 organismos diferentes (Karma *et al.*, 1978). Os mais comumente isolados incluem *Pseudomonas*, *Staphylococcus* e *Proteus sp.* (Robbins *et al.*, 1990; Fitzgerald, 1985; Karma *et al.*, 1978; Brook, 1981; Winerman et al., 1981; Bagger-Sjoback et al., 1987; Sugita et al., 1981; Kenna et al., 1986). Na presença de colesteatoma, a freqüência de anaeróbios isolados é de aproximadamente 70%; sem colesteatoma, é estimada em 30-50% (Jackson, 1988; Fitzgerald, 1985; Karma *et al.*, 1978; Brook, 1981; Winerman *et al.*, 1981; Sugita *et al.*, 1981).

Vários fatores de fundamental importância, mas dificilmente avaliáveis, podem influenciar a ocorrência de infecção pós-operatória. Esses incluem idade, mecanismos de defesa do indivíduo, virulência, tamanho da inoculação, interações ou sinergismos do organismo e a existência de condições predisponentes, tais como diabetes, anemia, etc. O efeito da terapia com corticosteróide não está estabelecido (Strong, 1963; Davidson *et al.*, 1971). A duração prolongada da cirurgia tem sido apontada como fator de risco para infecção. No entanto, a duração da operação não tem sido significativamente correlacionada ao desenvolvimento de infecção pós-operatória na variedade de procedimentos otológicos (Jackson, 1988).

A cirurgia da OMC com ou sem colesteatoma é considerada contaminada. A estapedotomia é uma cirurgia limpa, já que o CAE pode ser preparado pré-operatoriamente. Infecções pós-operatórias são raras (Robbins *et al.*, 1990; Jackson, 1988; Leonard, 1967; Moon *et al.*, 1965). Alguns casos de infecções pós-estapedianas com conseqüências desastrosas, incluindo labirintite, perda auditiva e meningite, têm sido relatados (Wright & Marmesh, 1965; Woff, 1964; Sheehy & House, 1962; Shea, 1963; Rutiedge *et al.*, 1963; House, 1963; Gristwood, 1966). A presença de otorréia purulenta pressupõe contaminação do sítio operatório. Organismos contaminantes, entretanto, são incompletamente representados nas infecções pós-operatórias. Análises das infecções pós-operatórias são escassas para essa população (Eschelman *et al.*, 1971; Fitzgerald, 1985; Winerman *et al.*, 1981; Bagger-Sjoback *et al.*, 1987). Infecções de ferida são comumente grampositivas e usualmente estafilocócicas. Infecções por *Pseudomonas* e anaeróbios são raras (Jackson, 1988).

Fitzgerald (1985) notou uma prevalência de 2% de complicações graves de cirurgia de mastóide sem antibioticoprofilaxia. Nesses casos, houve dano significativo da dura. Além disso, o autor concluiu que o uso de cloranfenicol com metronidazol ou cefotaxima seria apropriado se houvesse uma deiscência significativa da dura. Mais recentemente, a cobertura com cefalosporinas tem sido recomendada, particularmente onde se espera infecção estafilocócica (Jackson, 1988). Não há evidência de que a terceira geração de cefalosporinas ofereça alguma vantagem sobre as mais antigas (Jackson, 1988). A emergência de cepas resistentes de bactérias ou superinfecção relacionada à aplicação profilática de antibióticos é fato, sendo estimada em 2% dos casos (Strong, 1963; Fitzgerald, 1985). A aplicação prolongada de antibiótico de largo espectro deve ser desencorajada (Strong, 1963).

O papel da antibioticoprofilaxia nas cirurgias de mastóide não está claro. Um único estudo estatisticamente válido, envolvendo 4.000 pacientes, concluiu que a profilaxia não é recomendada (Jackson, 1988).

Eschelman *et al.* (1971), em um estudo randomizado, duplo-cego e controlado de 330 pacientes, avaliaram ampicilina e penicilina administradas profilaticamente em oposição ao placebo. De um total de 107 casos otológicos, 35 pacientes foram submetidos à timpanomastoidectomia por colesteatoma, 39 à timpanoplastia ou timpanomastoidectomia (sem colesteatoma) e 33 à estapedotomia ou timpanotomia exploratória. Infecção ocorreu em três dos 38 pacientes que utilizaram penicilina, seis dos 36 que utilizaram ampicilina e quatro dos 33 do grupo placebo. Não houve diferença estatística entre os três grupos. Os resultados não indicam o uso de antibioticoprofilaxia em cirurgia otológica.

Donaldson e Snyder (1966) utilizaram sulfametoxazol profilático em um estudo randomizado e duplo-cego de miringoplastia. Um total de 96 pacientes submetidos à miringoplastia foi incluído no estudo. No décimo dia pós-operatório, quatro pacientes (três do grupo placebo e um da droga ativa) tiveram evidência clínica de infecção. Em 6 semanas, nove pacientes tiveram evidência de infecção (seis do grupo placebo e três da droga ativa). No total, 71 (72,7%) das 96 perfurações fecharam, 23 (23,9%) não fecharam e duas ficaram desconhecidas. Daqueles que não tiveram sucesso na cirurgia, oito receberam medicação ativa e 15 receberam placebo. Não houve significância estatística. Os dados não demonstraram qualquer influência da antibioticoprofilaxia sobre o resultado cirúrgico da miringoplastia.

Bagger-Sjobeck *et al.* (1987) revisaram 100 casos de cirurgia de orelha média em um ensaio clínico randomizado, duplo-cego e controlado contra placebo, empregando pentoximetilpenicilina profilática. Não houve diferença estatisticamente significativa entre os dois grupos.

Lildholdt *et al.* (1986), em um estudo prospectivo, aberto e controlado, avaliaram a eficácia da ceftazidima perioperatória em um subgrupo de 26 pacientes com OMC que apresentavam drenagem aural pré-operatória com cultura positiva para *Pseudomonas aeruginosa*. Quatorze desses pacientes foram randomizados para receber ceftazidima, enquanto que 12 não receberam tratamento antibiótico. As cirurgias realizadas foram timpanoplastia e timpanomastoidectomia. A ocorrência de subseqüente drenagem aural foi comparada em relação às condições clínicas e microbiológicas no pós-operatório imediato e 2 meses após a cirurgia. Foi encontrada diferença estatisticamente significativa em favor do grupo do antibiótico.

Jakson (1988) conduziu um estudo prospectivo, randomizado, duplo-cego e controlado com placebo de 4.000 pacientes submetidos a diversos procedimentos otológicos (ou timpanoplastia, timpanomastoidectomia, estapedotomia, shunt, labirintectomia, secção do nervo vestibular pela fossa média, secção do nervo vestibular suboccipital, descompressão do nervo facial, tumor do ângulo pontocerebelar, tumor da base de crânio). O antibiótico empregado foi cefalotina/cefazolina e oxacilina. O índice de infecção pós-operatória foi de 6% no grupo do antibiótico e de 5,7% no grupo placebo. Não houve diferença estatística no índice de infecção pós-operatória. Essa conclusão se manteve inalterada nas comparações em relação à duração da cirurgia, idade do paciente e condições pré-operatórias. A pega do enxerto nas timpanoplastias não melhorou com o uso de antibiótico profilático. Devido à grande significância estatística desses dados, o autor afirma que uma imposição médico-legal que sugira negligência pelo não-uso de antibiótico profilático é inaceitável.

Verschuur et al. (2004) incluíram os 11 ensaios clínicos randomizados ou quase randomizados disponíveis que estudavam profilaxia antibiótica em cirurgias otológicas limpas e/ou limpa-contaminadas. Estudos envolvendo cirurgia de base de crânio foram excluídos da revisão. Os estudos disponíveis na literatura (sem restrição de idioma) não apresentavam qualidade metodológica ideal. Não foi encontrada diferença significativa entre os grupos que usaram profilaxia antibiótica e os grupos controles em termos de redução de infecção pós-operatória, falha de pega de enxerto, otorréia e efeitos adversos dos medicamentos. Os revisores concluíram que não há evidências científicas fortes até o momento que justifique o uso em larga escala de profilaxia antibiótica em cirurgias otológicas limpas ou limpa-contaminadas com objetivo de reduzir infecção de ferida operatória, otorréia pós-operatória, labirintite e falha de pega do enxerto.

Em um estudo prospectivo, duplo-cego, randomizado e controlado por placebo, Govaerts et al. (1998) avaliaram 750 pacientes submetidos a timpanotomias exploratórias, estapedotomia com próteses de teflon, timpanoplastias com ou sem colesteatoma. Realizou-se profilaxia antibiótica durante 1 dia em 50,6% deles com cefuroxima e em 49,4% com placebo.

A cefuroxima foi administrada em 1,5 g intravenosa no momento da indução anestésica (aproximadamente 30 minutos antes da incisão) e 6 horas mais tarde. Em cirurgias que duraram mais de 6 horas, uma terceira injeção de 1,5 g foi administrada 12 horas depois da primeira administração. Para o placebo foi mantido o mesmo esquema.

As infecções pós-operatórias ocorreram dentro das 2 semanas posteriores à cirurgia.

Como resultado, obteve-se um índice de infecção de 3,9%. No grupo placebo, observou-se 4,7% de infecção. Devido a esta leve diferença entre grupo de estudo e grupo controle, a profilaxia antibiótica não seria obrigatória.

Em relação aos implantes cocleares (IC), Robinson & Chopra (1989), num estudo com 1.030 cirurgias de implante coclear, não encontraram benefício no uso de antibioticoprofilaxia de rotina. No entanto, a Sociedade Argentina de Pediatria aconselha a profilaxia, já que as infecções pós-operatórias são devastadoras nas cirurgias de IC.

Desde o começo dos IC, a meningite foi vista como uma séria complicação, porém pouco freqüente. Entretanto, em 2002, houve a advertência de um pico do número de casos, incluindo mortes na Europa e nos Estados Unidos. A maioria dos casos ocorreu dentro do ano da cirurgia. Os organismos mais identificados foram o *Streptococcus pneumoniae* e o *Haemophilus influenzae*.

A população de maior risco foi a que tinha displasia coclear e aqueles com idade menor de 2 anos e maior de 65 anos de idade.

Pacientes imunosuprimidos, com fístula liquórica cefalorraquidiana, portadores de *shunts* neurológicos ventriculares e portadores de história de meningite provavelmente teriam meningite igualmente sem ter feito o implante.

Em otite média aguda pós-implante, Dahm et al. (1994) observaram que, em cocleostomia fechada com tecido mole, havia incidência de 5% de meningite, e nas não-fechadas com tecido mole, a incidência foi de 50%. Este fechamento, portanto, deve ser feito mesmo sem evidência de fuga de líquido cefalorraquidiano ou de malformação coclear.

Em otite média aguda imediata ao IC, a meningite ocorre por colonização direta da escala timpânica, e a otite média aguda tardia ocorre por ativação de foco pneumocócico latente.

A meningite pode vir de infecção da dura exposta durante o broqueamento do leito para a unidade interna do IC, principalmente em lactentes nos quais há a necessidade de expor a meninge. Pode também decorrer de uma infecção por via hematogênica, e pelo uso de posicionador dos eletrodos dentro da rampa timpânica.

Para a profilaxia de meningite em IC, é necessário fazer vacinoterapia preventiva antipneumocócica, e anti-*haemophilus influenzae* tipo B e uso de antibioticoterapia em todos os pacientes, particularmente nos que têm otite média aguda de repetição, nos que têm fístula liquórica cefalorraquidiana (ceftriaxona 1 g c/12 horas, IM por 48 horas; ceftriaxona 1 g c/ 24 horas, IM por 5 dias, não usar posicionador, e oferecer um adequado fechamento da cocleostomia com tecido mole).

Há casos onde a profilaxia é apropriada, ou seja, quando existe um quadro de circunstâncias no qual o desenvolvimento de uma infecção complicada é provável. A cirurgia para OMC é uma operação em um campo contaminado. A violação de um sítio anatômico adjacente limpo, como o sistema nervoso central (SNC) ou o labirinto, é uma circunstância de risco; uma infecção nesse caso teria conseqüências potencialmente desastrosas, justificando o uso de antibioticoprofilaxia.

Situações clínicas em que a antibioticoprofilaxia está indicada incluem (Jackson & Storper, 1997): luxação do estribo, fratura da platina ou fístula perilinfática durante uma cirurgia de OMC, violação da janela redonda, ruptura de uma fístula labiríntica causada por um colesteatoma, fístula liquórica, interrupção acidental da dura, cisto subaracnóide ou herniação cerebral e disjunção do aqueduto coclear.

Considerando todas essas informações, podemos sintetizar que não há uma indicação ampla para toda a cirurgia otológica, nem para todos os paciente que se submetem a esse tipo de cirurgia. Como em toda a atividade médica, temos que ter a conceituação científica sobre o tema e decidir caso a caso, tendo como premissa básica priorizar o que for mais conveniente ao paciente, procurando estabelecer a conduta que propicie segurança, sem incorrer em excessos desnecessários.

REFERÊNCIAS BIBLIOGRÁFICAS

Bagger-Sjoback DE, Mendel L, Nord CE. The role of prophylactic antibiotics in middle ear surgery. Am J Otol 1987;8:519-23.

Baich RE. Neurosurgical wound infections complicating neurosurgical procedures. J Neurosurg 1967;26:41-5.

Barlett JG. Experimental aspects of intra-abdominal abscess. Am J Med 1984;76:91-8.

Bernard HR, Cole WR. The prophylaxis of surgical infection: The effect of prophylactic antimicrobial drugs in the incidence of infection following potentially contaminated wounds. Surgery 1966;56:151.

Brook I. Aerobic and anaerobic bacteriology of cholesteatoma. Laryngoscope 1981:91:250-3.

Burdon DW. Principles of antimicrobial prophylaxis. World J Surg 1982;6:262-7.

Burke JF. Identification of sources of staphylococci contaminating the surgical wound during operation. Ann Surg 1963;158:898-904.

Burke JF. Preoperative antibiotics. Surg Clin North Am 1963;43:665-76.

Burke JF. The effective period of preventative antibiotic action in experimental incisions and dermal lesions. Surgery 1961;50:161-8.

Burke JF. Use of preventative antibiotics in clinical surgery. Am Surg 1973;39:6-11.

Classen DC, Evans RS, Pestotnik SL, Horn SD, Menlove RL, Burke JP. The timing of prophylactic administration of antibiotics and the risk of surgical-wound infection. N Engl J Med 1992;326(5):281-6.

Culbertson WR, Altemeier WA, Gonzáles LL, et al. Studies on the epidemiology of postoperative infection of clean operative wounds. Ann Surg 1961;154:599-610.

Dahm MC, Clark GM, Franz BK, Shepherd RK, Burton MJ, Robins-Browne R. Cochlear implantation in children: labyrinthitis following pneumococcal otitis media in unimplanted and implanted cat cochleas. Acta Otolaryngol. 1994;114:620-5.

Davidson AIG, Clark C, Smith G. Postoperative wound infection: a computer analysis. Br J Surg 1971;58:333-7.

Donaldson SA, Snyder IS. Prophylactic chemotherapy in myringoplasty surgery. Laryngoscope 1966;76:1201-4.

Dor P, Klastersky J. Prophylactic antibiotics in oral, pharyngeal and laryngeal surgery for cancer: a double-bind study. Laryngoscope 1973;83:1992-8.

Eschelman LT, Schieuning AJ II, Brummett RE. Prophylactic antibiotics in otolaryngologic surgery: a double-bind study. Trans Am Acad Oththalmol Otolaryngol 1971;75:387-94.

Fitzgerald DC. Use of prophylactic antibiotics in otologic and neurotologic surgery. Am J Otol 1985;6:121-5.

Govaerts PJ, Raemaekers J, Verlinden A, Kalai M, Somers T, Offeciers FE. Use of antibiotic prophylaxis in ear surgery. Laryngoscope. 1998;108(1 Pt 1):107-10.

Gristwood RE. Acute otitis media following the stapedectomy operation. J Laryngol Otol 1966;80:312-17.

Hawes EL. Prevention of wound infection by the injection of nontoxic antibacterial substances. Ann Surg 1946;124:268-76.

House HP. Early and late complications of stapes surgery. Arch Otolaryngol 1963;78:606.

Howe CW, Marston AT. A study on sources of postoperative staphylococcal infection. Surg Gynecol Obstet 1962;115:266-75.

Jackson CG. Antimicrobial prophylaxis in ear surgery. Laryngoscope 1988;98:1116-22.

Jackson CG, Storper IS. Antibiotic prophylaxis in otology and neurotology. In: Johnson JT, Yu VL. Infectious diseases and antimicrobial therapy of the ears, nose and throat. Philadelphia: W. B. Saunders Company; 1997. p. 608-618.

Johnson JT, Myers EN, Thearle PB, et al. Antimicrobial prophylaxis for contaminated head and neck surgery. Laryngoscope 1984;94:46-51.

Johnson JT, Yu VL, Myers EN, et al. Efficacy of two third-generation cephalosporins in prophylaxis for head and neck surgery. Arch Otolaryngol 1984;110:224-7.

Kaiser AB. Antimicrobial prophylaxis in surgery. N Engl J Med 1986;315;1129-38.

Karma P, Jokipii AM, Ojala K, et al. Bacteriology of the chronically discharging middle ear. Acta Otolaryngol 1978;86:110-14.

Kenna M, Bluestone CD, Reilly JS, et al. Medical management of chronic suppurative otitis media without cholesteatoma in children. Laryngoscope 1986;96:146-51.

Leonard JR. Prophylactic antibiotics in human stapedectomy. Laryngoscope 1967;77:663-80.

Lildholdt T, Felding JU, Juul A, Kristensen S, Schouenborg P. Efficacy of perioperative ceftazidime in the surgical treatment of chronic otitis media due to Pseudomonas aeruginosa. Preliminary report of a prospective, controlled study. Arch Otorhinolaryngol 1986;243(3):167-9.

Linthicum FH. Bacteria and stapedectomy. Arch Otolaryngol 1964;80:489-95.

Moon Jr CN, Wallenborn WM, Bobbit OB. Bacterial flora of the external auditory canal before and after preoperative preparation. South Med J 1965;58:285-8.

Parnes SM. The use of prophylactic antibiotics in otology. In: Johnson JT. Antibiotic Therapy in Head and Neck Surgery. New York: Mareei Dekker, Inc.; 1987. p. 13-20.

Perry ET, Nichols AC. Studies of growth of bacteria in the human ear canal. J Invest Dermatol 1956;27:165-70.

Piccart M, Dor P, Klastersky J. Antimicrobial prophylaxis of infection in head and neck cancer surgery. Scand J Infect Dis Suppl 1983;39:92-6.

Polk HC, Lopez-Mayor JF. Postoperative wound infection: A prospective study of determinant factors and prevention. Surgery 1969;66:97-103.

Polk Jr HC, Milles AA. The decisive period in primary infections of muscle by E. coli. Br J Exp Pathol 1973;54:99.

Poth EJ, Miller TE, Dunlap W. The protection of contaminated deep wounds against infection by intraperitoneal neomycin solutions. Am J Surg 1961;101:766-8.

Robbins KT, Fravot S, Hanna D, et al. Risk of wound infection in patients with head and neck cancer. Head Neck 1990;12:143-8.

Robinson PJ, Chopra S. Antibiotic prophylaxis in cochlear implantation: current practice. J Laryngol Otol Suppl 1989;18:20-1.

Rutiedge LJ, Lewis ML, Sanabria F. Fatal meningitis related to stapes operation. Arch Otolaryngol 1963;78:263.

Shapiro M, Shimon D, Freud U, et al. A decisive period in the antibiotic prophylaxis of cutaneous lesions caused by Bacteroides fragilis in guinea pigs. J InfectDis 1980;141:532.

Shea Jr JJ. Complications of stapedectomy operation. Ann Otol Rhinol Laryngol 1963;78:263.

Sheehy JL, House HP. Causes of failure in stapes surgery. Laryngoscope 1962;72:10.

Stone HH, Harvey BB, Kaib LD, et al. Prophylactic and preventive antibiotic therapy: timing, duration, and economics. Ann Surg 1979;189:691-9.

Stone HH, Hooper CA, Kolb LD, et al. Antibiotic prophylaxis in gastric, biliary and colonic surgery. Ann Surg 1976:184:443.

Strong SM. Wound infections in otolaryngologic surgery and the inexpediency of antibiotic prophylaxis. Laryngoscope 1963;73:165-84.

Sugita R, Kawamura S, Ichikawa G, et al. Studies on anaerobic bacteria in chronic otitis media. Laryngoscope 1981;91:816-21.

Verschuur HP, Wever WWH de, Benthem PPG van. Antibiotic prophylaxis in clean and clean-contaminated ear surgery (Cochrane Review). The Cochrane Library. Issue 4. Chichester, UK: John Wiley & Sons, Ltd.; 2004.

Winerman I, Segai S, Man A. Effectiveness of prophylactic antibiotic treatment in mastoid surgery. Am J Otol 1981;3:65-7.

Woff O. Untoward sequelae eleven months following stapedectomy. Ann Otol Rhinol Laryngol 1964;73:297.

Wright WK, Marmesh PJ. Anti-infection measures in stapes surgery. Arch Otolaryngol 1965;81:566-9.

Tratamento do Barotrauma Otológico

Roberto Dihl Angeli ▪ Luiz Lavinsky

"Vivemos submersos na profundeza de um oceano do elemento ar, que, por experimentos inquestionáveis, é dotado de peso."
Evangelista Torricelli, físico italiano (1608-1647)

Barotrauma (do grego *baros* = peso) é o dano tecidual resultante dos efeitos diretos da pressão, ocorrendo na orelha média como decorrência da diferença da pressão desta em relação ao ambiente.

Os gases contidos na orelha média são continuamente absorvidos pela mucosa, estabelecendo-se uma pequena pressão negativa relativa no seu interior. O reequilíbrio pressórico ocorre através de aberturas periódicas da porção cartilaginosa da tuba auditiva, tanto de forma ativa, principalmente através do músculo tensor do véu palatino, como de forma passiva, através das manobras de auto-insuflação.

A equalização sob condições ambientais de pouca variação pressórica é realizada geralmente de modo involuntário, através do bocejo ou da deglutição. Entretanto, variações extremas ou rápidas na pressão ambiental exigem um mecanismo ativo, voluntário, mas eventualmente ineficaz.

O barotrauma ocorre a partir da expansão e, principalmente, da contração de pequenos volumes de ar dentro da orelha média. Em 1662, o químico Robert Boyle descreveu o processo físico responsável pela sua patogenia: o volume de um gás, a uma temperatura constante, varia de modo inverso à pressão à qual está submetido. Dessa forma, quando a pressão ambiental diminui, o gás na orelha média se expande. Essa pressão positiva abre passivamente a tuba auditiva, e o excesso de volume é eliminado. Quando a pressão ambiental aumenta, o gás na orelha média se contrai, sendo necessária a entrada de uma quantidade adicional de ar. Quando a tuba auditiva não abre passiva ou ativamente, a equalização pressórica não ocorre, e instala-se um quadro de pressão negativa relativa. Esse reequilíbrio se torna mais difícil à medida em que o gradiente pressórico aumenta; quando atinge 80 mmHg em relação à nasofaringe, a porção cartilaginosa da tuba colapsa completamente, e posteriores manobras de insuflação são inúteis.

A pressão negativa relativa dentro da orelha média retrai a membrana timpânica, o que representa uma tentativa de diminuir o continente e elevar a pressão. Com a progressão do processo, há o extravasamento de líquido pela mucosa, com ingurgitamento e ruptura de pequenos vasos sangüíneos. A perfuração timpânica pode ocorrer se o gradiente pressórico ultrapassar 100 mmHg.

No nível do mar, a pressão atmosférica é de 760 mmHg ou 1 atmosfera (Atm), e representa o peso de toda a coluna de ar atmosférico. Em condições subaquáticas, para cada 10 metros de profundidade (33 pés), acrescentamos 1 Atm. Um mergulhador a 20 metros de profundidade, por exemplo, está submetido a 3 Atm: 1 referente à pressão atmosférica e 2 referentes a uma coluna de 20 metros de água. Na altitude, as variações pressóricas são menos pronunciadas. Para alcançar uma pressão ambiental de 0,5 Atm, é preciso estar a uma altitude de cerca de 6.000 metros.

O diagnóstico do barotrauma baseia-se na história de exposição a um ambiente hiperbárico, em queixas clínicas e em achados otoscópicos, audiométricos e timpanométricos. A classificação empregada para a graduação clínica do barotrauma foi proposta por Teed em 1944 e contém cinco escalas a partir dos achados otoscópicos (Quadro 8-1).

Os sintomas incluem otalgia, perda auditiva, pressão, zumbido e sintomas vestibulares. A intensidade é variável e depende da velocidade de instalação da pressão negativa, da amplitude do gradiente pressórico e de condições inerentes ao indivíduo. Uma pressão negativa relativa de 60 mmHg na orelha média apresenta otalgia similar a de um quadro de otite média aguda, com zumbido e, geralmente, vertigem. A sensação dolorosa aumenta entre 60 e 80 mmHg de pressão negativa, irradiando para a região temporal e glândula parótida. A dor se torna mais agoniante à medida que a diferença pressórica aumenta, com aumento da sensação de perda auditiva, zumbido e vertigem. Havendo perfuração timpânica, há marcada sensação dolorosa aguda, penetrante, que rapidamente diminui, dando lugar a um desconforto menos intenso por 12 a 48 horas.

Consideramos três situações nas quais o barotrauma otológico é clinicamente relevante: na oxigenoterapia hiperbárica, no mergulho subaquático e na aviação (civil, militar ou comercial). Como essas condições apresentam particularidades únicas e como o perfil dos indivíduos expostos é completamente diverso, cada uma delas será analisada de forma independente.

Quadro 8-1 Classificação de Teed baseada em achados otoscópicos

Grau 0	Otoscopia normal
Grau 1	Retração com hiperemia da membrana de Schrapnell e ao longo do manúbrio
Grau 2	Retração com hiperemia de toda a membrana timpânica
Grau 3	Evidência de líquido ou sangue na orelha média
Grau 4	Perfuração da membrana timpânica

BAROTRAUMA RELACIONADO À OXIGENOTERAPIA HIPERBÁRICA

A oxigenoterapia hiperbárica (*hyperbaric oxygen therapy* ou HBO) expõe o indivíduo a um ambiente com oxigênio a 100% fornecido a uma pressão entre 2 e 3 Atm. Sob tais condições, a pressão do oxigênio pode alcançar valores de até 2.000 mmHg no sangue arterial e 400 mmHg nos tecidos. Tais valores provêm uma série de benefícios bioquímicos, celulares e fisiológicos. Indivíduos diabéticos com lesões isquêmicas de difícil cicatrização são os principais beneficiários dessa modalidade terapêutica.

O barotrauma da orelha média é a complicação mais comum envolvendo a HBO (Capes et al., 1996; Vrabec et al., 1998), podendo acarretar a interrupção das sessões. Alguns estudos mostram uma incidência geral de barotrauma entre 30 e 50%, o que pode ser ainda maior em subgrupos específicos (Beuerlein et al., 1997; Fernau et al., 1992).

Vários centros norte-americanos empregam descongestionantes nasais tópicos ou sistêmicos na profilaxia do barotrauma, mesmo que, até o momento, não exista justificativa científica de eficácia. A oximetazolina tópica, comparada ao placebo, não mostrou efetividade na prevenção de sintomas quando empregada 15 minutos antes da sessão (Carlson et al., 1992). O índice de sintomas foi de 65% (67% no grupo controle e 63% no grupo tratado). Os índices de Teed foram similares nos dois grupos. Também a pseudo-efedrina sistêmica não apresenta comprovação de efetividade na profilaxia do barotrauma, apesar de extensamente prescrita (Capes et al., 1996).

Uma vez instalado o processo inflamatório, sua gravidade pode requerer miringotomia; esses pacientes são tradicionalmente tratados com timpanotomia simples com inserção de tubo de ventilação. A técnica está associada a uma incidência relativamente alta de complicações (Clements et al., 1998), principalmente otorréia e perfuração timpânica persistente. Vários estudos têm sido publicados comparando esta a outras técnicas menos traumáticas. A miringotomia com *laser* de CO_2 parece estar associada a uma taxa menor de otorréia e a uma maior satisfação pessoal (Vrabec et al., 1998). Outros estudos também recomendam o uso do *laser* como uma forma alternativa à miringotomia clássica (Silverstein et al., 1996; Bent et al., 2001). A miringotomia térmica também apresenta os mesmos benefícios em relação à técnica convencional (Potocki et al., 1999). Essas técnicas ditas alternativas estão associadas à cicatrização mais precoce; porém, como o tratamento em câmaras hiperbáricas tem uma duração média de 4 semanas, não é necessário realizar a ventilação da orelha média por um tempo mais prolongado.

Independentemente da técnica de timpanotomia empregada, não há consenso sobre a sua indicação. Alguns grupos de pacientes apresentam claro benefício com sua realização profilática, como aqueles em ventilação mecânica ou traqueostomizados, claramente incapazes de auto-insuflar a orelha média. A incidência de barotrauma otológico nesses indivíduos é próxima a 100% (Presswood et al., 1994). Crianças e indivíduos comatosos muito idosos e mentalmente comprometidos constituem subgrupos com potencial dificuldade de equalização pressórica, e a indicação pode ser antecipada. Da mesma forma, alguns indivíduos não podem interromper seu tratamento sob pena de desenvolver complicações do quadro básico, podendo beneficiar-se dessa profilaxia.

BAROTRAUMA RELACIONADO AO MERGULHO SUBAQUÁTICO

O mergulho autônomo recreacional vem se tornando uma prática extremamente popular. Atualmente, apenas nos EUA, há cerca de 3,5 milhões de praticantes regulares. O mergulho de caráter ocupacional também vem adquirindo fundamental importância em determinadas áreas profissionais. Dessa forma, um número progressivamente maior de indivíduos se expõe aos riscos inerentes à atividade.

Atualmente, candidatos a adquirir a habilitação para a prática do mergulho são obrigatoriamente avaliados do ponto de vista médico; os critérios aceitos incluem anatomia normal, otoscopia pneumática mostrando movimentação da membrana timpânica, tuba auditiva funcionante à manobra de Valsalva, timpanometria e audiometria normais (Neblett, 1985). Entretanto, uma parcela importante de indivíduos considerados aptos desenvolve barotrauma; na realidade, a auto-insuflação em condições de estabilidade pressórica não reflete necessariamente a habilidade em equalizar a pressão na orelha média durante o mergulho (Shupak et al., 1991a e 1991b).

O barotrauma da orelha média é a mais prevalente complicação otológica associada ao mergulho. Os sintomas incluem otalgia, zumbido e perda auditiva transitória. Os sinais são similares àqueles já descritos: congestão ou hemorragia timpânica, hemotímpano ou ruptura timpânica. A resolução dos sintomas depende da severidade do dano, podendo estender-se por até 4 semanas, mas geralmente é espontânea e sem seqüelas.

O aparecimento do barotrauma da orelha média não está relacionado a mergulhos profundos. Do ponto de vista meramente físico, os primeiros 10 metros representam a maior alteração volumétrica nos gases da orelha média, sendo que a maioria dos casos ocorre antes mesmo de se alcançar essa profundidade.

Os critérios de tratamento das condições inflamatórias e infecciosas, incluindo miringotomia, geralmente são os mesmos empregados nas condições decorrentes de outras causas (Reuter, 1990). O uso de medicamentos especificamente em mergulhadores baseia-se mais em experiências pessoais do que em estudos científicos. A pseudo-efedrina pode tornar as secreções mais espessas ou ressecadas, postergando a resolução espontânea. Por outro lado, em relação à profilaxia, a pseudo-efedrina na dose de 60 mg mostrou-se efetiva em reduzir a incidência e a severidade dos sintomas otológicos em mergulhadores principiantes (Brown et al., 1992). Essa medicação, porém, não deve ser recomendada sem administração prévia na superfície, uma vez que reações adversas, como sonolência ou excitabilidade, são potencialmente perigosas quando no ambiente subaquático. Da mesma forma, vasoconstritores tópicos podem ocasionar o que chamamos de "efeito rebote" em condições onde seu aparecimento põe em risco a integridade física do mergulhador.

O barotrauma da orelha externa ocorre quando o conduto externo está ocluído por tampão sintético ou de cerúmen. Independentemente de uma boa equalização na orelha média, há a criação de um espaço não-ventilado entre o tampão e a membrana timpânica íntegra. Há edema cutâneo, equimose e possibilidade de ruptura timpânica à medida que o mergulhador inadvertidamente continua insuflando a orelha média, aumentando o gradiente pressórico entre a orelha e o ambiente externo. O tratamento dessas condições envolve higiene local e debridamento, quando necessário. O uso de antimicrobianos tópicos ou sistêmicos deve ser avaliado individualmente.

Finalmente, o barotrauma da orelha interna representa um desafio diagnóstico e terapêutico. Ao contrário da orelha média, onde o processo tem resolução espontânea sem seqüelas, os danos cocleovestibulares podem ser permanentes, com graus variados de incapacitação. Essas lesões são muito menos freqüentes. Clinicamente, há uma combinação de perda auditiva, zumbido e vertigem com ou sem sintomas neurovegetativos.

Não é necessário um mergulho profundo para desencadear o mecanismo patogênico (Parell et al., 1993). Na realidade, ele pode ocorrer em profundidades de 4 a 10 metros. O barotrauma da orelha média geralmente ocorre concomitantemente ao da orelha interna, porém não de modo obrigatório.

Três síndromes clínicas são reconhecidamente associadas a essa condição (Parell et al., 1985), de acordo com os sintomas iniciais e o seguimento das primeiras horas ou dias: hemorragia na orelha interna, ruptura da membrana de Reissner e fístula das janelas oval ou redonda.

Essa classificação é corroborada por achados histopatológicos de ossos temporais obtidos em necropsias de mergulhadores (Antonelli et al., 1993); com exceção da última, todas as síndromes apresentam tratamento eminentemente clínico.

A patogenia pode ocorrer de diversas formas. A retração timpânica decorrente da pressão negativa na orelha média desloca a platina do estribo em direção à orelha interna. O mergulhador com dificuldade na equalização, com uma manobra de Valsalva forçada, pode abrir a tuba abruptamente, tracionando a platina do estribo e criando uma súbita onda pressórica entre as janelas, o que pode romper pequenos vasos ou as membranas basilar e de Reissner. Da mesma forma, esse mecanismo de tração súbita da platina pode se propagar através da escala vestibular, helicotrema e escala timpânica, pressionando a membrana redonda para dentro da orelha média e causando sua ruptura por um mecanismo "implosivo".

Outro mecanismo envolve a manobra de Valsalva numa tuba bloqueada. Há um aumento da pressão no líquido cerebroespinhal, que é transmitida à orelha interna através de um aqueduto coclear patente, elevando a pressão intracoclear. Havendo diferença pressórica entre a cóclea e a orelha média, pode haver o aparecimento de fístula pelo modo "explosivo".

A fístula perilinfática é uma condição mais dramática e necessita uma intervenção mais efetiva da equipe médica. Sua ocorrência é muito mais comum na janela redonda (Becker et al., 2001), devido à membrana relativamente tênue que a protege, ao contrário da janela oval, protegida pela platina do estribo. Essa última estrutura, entretanto, pode sofrer fratura e ser o sítio da fístula (Whinney et al., 1996). A perda auditiva e os sintomas vestibulares geralmente são importantes. O paciente deve permanecer hospitalizado, mantido restrito ao leito, com a cabeça elevada e evitando qualquer situação de aumento de pressão intra-abdominal. A exploração cirúrgica está indicada na presença de deterioração auditiva ou vestibular, geralmente após 3 a 10 dias, ou assim que o diagnóstico for firmado. A intervenção precoce associa-se a resultados funcionais melhores (Pullen II, 1992). Após o período de recuperação, a recomendação médica geralmente proíbe o mergulho; entretanto, há séries de indivíduos com fístula tratada cirurgicamente (Parell et al., 1993) ou mesmo estapedectomizados (House et al., 2001) que retornaram à atividade como mergulhadores, contrariamente às indicações médicas, não apresentando episódios similares ou outras complicações.

As demais síndromes clínicas descritas apresentam sintomas vestibulares transitórios, e a perda auditiva, mesmo severa, tende a estabilizar-se e a retornar aos níveis normais ou próximos destes nos 2 ou 3 meses subseqüentes. Há associação mais forte com o barotrauma de orelha média do que o descrito para as fístulas. Não há evidência clínica suficiente para decidir sobre terapias adjuvantes. Com base em experiências clínicas, são indicados vasodilatadores, esteróides, histamina e inalação de carbogênio, uma mistura de oxigênio a 95% e dióxido de carbono a 5% (Reuter, 1990). As recomendações de hospitalização e repouso são as mesmas já descritas. Após a recuperação, não há restrição ao retorno às atividades habituais, mesmo o mergulho.

No que diz respeito à doença descompressiva (DD), apesar da patogênese completamente diferente, ela tem fundamental relevância no diagnóstico diferencial do barotrauma de orelha interna. Ocorre geralmente em mergulhos muito profundos, onde, para prevenir os efeitos narcóticos do nitrogênio, este é substituído pelo gás hélio, formando uma mistura deste com oxigênio (heliox). Devido às propriedades físicas do hélio, durante uma ascensão rápida, pequenas bolhas são formadas e impactam na microcirculação da orelha interna, com isquemia da estria vascular, do ligamento espiral e dos canais semicirculares. Quando abrimos a tampa de uma garrafa com bebida gaseificada e sob pressão, temos um efeito semelhante. Os sintomas cocleovestibulares são similares aos descritos para o barotrauma. Outros sintomas dependem do sítio de oclusão microvascular: pele, articulações, pulmões e sistema nervoso central.

A diferenciação clínica entre a DD e o barotrauma da orelha interna inclui as características do mergulho (profundidade e tempo, uso de tabelas específicas de descompressão e o gás empregado), o início dos sintomas (o barotrauma ocorre na descida; a DD, na ascensão ou logo após), os sintomas associados e a presença de barotrauma de orelha média (favorece o diagnóstico de barotrauma da orelha interna).

A DD é prevenida pelo seguimento de tabelas de descompressão, fundamentais em mergulhos muito profundos e prolongados onde o heliox foi o gás empregado. O tratamento inclui a recompressão imediata em câmara hiperbárica. Como esta modalidade terapêutica pode ser crítica em indivíduos com barotrauma, entende-se a importância de um diagnóstico adequado.

BAROTRAUMA RELACIONADO À AVIAÇÃO

As cabines dos aviões comerciais e domésticos são pressurizadas artificialmente. Os gases corporais ficam submetidos a alterações pressóricas referentes às mudanças de altitude. Na decolagem e na subida do avião, a pressão ambiental cai, e a orelha média perde gás pela tuba auditiva; de modo inverso, na descida, a atuação da tuba se torna necessária. Freqüentemente ouvimos crianças pequenas chorando durante as manobras de aterrissagem, muito provavelmente por otalgia secundária à inabilidade de realizar uma regulação pressórica adequada.

A incidência de queixas otológicas varia entre 20 a 25% em adultos, sendo que o barotrauma clinicamente evidente, tanto pela otoscopia (Teed 1 ou mais) como pela timpanometria, ocorre entre 10 a 25%. Em crianças, esses índices são mais elevados; mais de 50% referem otalgia, com barotrauma clínico ocorrendo em 33 a 42%, e atingindo até 50% no subgrupo entre 2 e 6 anos de idade (Stangerup et al., 1996 e 1998). Nos estudos de prevalência, entretanto, os índices podem estar superestimados pela possibilidade de alterações inflamatórias prévias. O histórico prévio de otalgia em vôos domésticos pode ser considerado um importante fator de risco para o desenvolvimento de novos episódios de desconforto: 60 a 70% dos indivíduos experimentarão otalgia novamente (Csortan et al., 1994; Jones et al., 1998). A presença concomitante de obstrução nasal subjetiva durante o vôo também prediz positivamente a ocorrência de sintomas e lesões detectáveis ao exame clínico (Stangerup et al., 1998).

Normalmente, passageiros de vôos comerciais conseguem equalizar a pressão na orelha média através do bocejo, deglutição ou mastigação. Alguns necessitam realizar manobras de insuflação, geralmente Valsalva. Dispositivos de insuflação, como o Otovent, inicialmente empregados em crianças com efusão na orelha média, parecem auxiliar efetivamente na prevenção do barotrauma, principalmente em crianças com inabilidade de realizar uma manobra de Valsalva efetiva. Esse dispositivo é composto de um balão acoplado a um adaptador nasal, e o usuário, ao insuflá-lo, cria uma pressão positiva de até 60 h Pa na nasofaringe, suficiente para adicionar, na orelha média, uma coluna de ar que normaliza sua pressão.

Em dois estudos envolvendo adultos, a profilaxia com pseudo-efedrina mostrou-se efetiva na diminuição da prevalência de sintomas otológicos: 71 contra 34% (Jones et al., 1998) e 62 contra 32% (Csortan et al., 1994). A dose empregada foi de 120 mg, administrada 30 minutos antes da decolagem, e a incidência de efeitos adversos foi mínima. A prevalência de desconforto foi mais alta que o normal, uma vez que envolveu apenas voluntários com história prévia de otalgia recorrente. Em outro estudo envolvendo 50 crianças entre 6 meses e 6 anos de idade, essa efetividade não se confirmou; com dose de 1 mg/kg, a incidência subjetiva de otalgia foi de 13% no grupo placebo e 12% no grupo tratado. Esse último grupo apresentou prevalência de sonolência de 60 contra 27% nos controles, sendo esta diferença estatisticamente significativa (Buchanan et al., 1999). Um único estudo (Jones et al., 1998) testou a efetividade da oximetazolina aplicada topicamente na mucosa nasal, também 30 minutos antes da decolagem; entretanto, a redução na incidência de sintomas otológicos, de 71 para 64%, não encontrou significância estatística.

Na literatura médica atual, há pouco embasamento justificando terapêuticas médicas efetivas. Não se descarta a possibilidade, inclusive, de que a conduta expectante seja a melhor medida na ausência de complicações. Há evidências sugerindo algum benefício profilático da pseudo-efedrina. Em quadros inflamatórios já instalados, entretanto, as condutas estão baseadas muito mais em critérios individuais do que em evidências clínicas. Dessa forma, a atenção médica deve concentrar-se de forma mais intensa nos aspectos relacionados à profilaxia.

O barotrauma otológico é uma condição perfeitamente prevenível. Do ponto de vista médico, o conhecimento da fisiologia e patogenia tubárias e da regulação pressórica é fundamental. Os processos inflamatórios ou infecciosos nasossinusais devem ser tratados, mesmo que cirurgicamente, devido ao potencial risco à função tubária. Indivíduos com exposição freqüente a ambientes hiperbáricos devem ser previamente treinados a realizar a auto-insuflação. Da mesma forma, profissionais como instrutores de mergulho e comissários de bordo devem reconhecer aspectos inerentes ao barotrauma e estar habilitados a instituir medidas não-medicamentosas e a identificar casos que necessitem auxílio especializado.

CONCLUSÕES

Os conceitos atuais sobre a patogenia das otites médias crônicas identificam o estabelecimento de uma pressão negativa relativa como o fator que desencadeia o processo inflamatório na orelha média, nas suas variadas formas clínicas. A partir dessas afirmativas, indivíduos com barotrauma agudo são muitas vezes tratados da mesma forma que aqueles com patologia crônica. Entretanto, apesar das semelhanças na apresentação clínica, entendemos que se trata de grupos populacionais completamente diferentes, não havendo evidência de que as condutas adequadas para pacientes crônicos sejam benéficas para os demais.

Os motivos pelos quais indivíduos com anatomia e fisiologia adequadas são incapazes de realizar um reequilíbrio pressórico adequado ainda são fonte de controvérsia. Evidências recentes sugerem que o complexo celular da mastóide pode desempenhar um papel protetor no desenvolvimento do barotrauma em mergulhadores, por atuar como um "tampão pressórico" (Uzun et al., 2002). Entendemos que o conhecimento completo dos processos que regulam as pressões de gases na orelha média ainda está sendo alcançado, o que certamente facilitará a identificação de indivíduos mais suscetíveis, a realização de um diagnóstico mais acurado, uma terapêutica mais efetiva e uma reabilitação com maiores índices de sucesso.

Situações de exposição a ambientes com diferentes pressões são cada vez mais freqüentes. Dessa forma, os otorrinolaringologistas devem estar familiarizados com as particularidades inerentes a essas exposições e habilitados a prestar assistências profilática e terapêutica.

REFERÊNCIAS BIBLIOGRÁFICAS

Antonelli PJ, Parell GJ, Becker GD, Paparella MM. Temporal bone pathology in scuba diving deaths. *Otolaryngol Head Neck Surg* 1993;109:514-21.

Becker GD, Parell GJ. Barotrauma of the ears and sinuses after scuba diving. *Eur Arch Otorhinolaryngol* 2001;258:159-63.

Bent JP, April MM, Ward RF. Atypical indications for otoscan laser-assisted myringotomy. *Laryngoscope* 2001;111:87-89.

Beuerlein M, Nelson RN, Welling B. Inner and middle ear hyperbaric oxygen-induced barotrauma. *Laryngoscope* 1997;107:1350-6.

Brown M, Jones J, Krohmer J. Pseudoephedrine for the prevention of barotitis media: a controlled clinical trial in underwater divers. *Ann Emerg Med* 1992;21:849-52.

Buchanan BJ, Hoagland J, Fischer PR. Pseudoephedrine and air travel-associated ear pain in children. *Arch Pediatr Adolesc Mel* 1999;153:466-8.

Capes JP, Tomaszewski C. Prophylaxis against middle ear barotrauma in US hyperbaric oxygen therapy centers. *Am J Emerg Med* 1996;14:645-8.

Carlson S, Jones J, Brown M, Hess C. Prevention of hyperbaric-associated middle ear barotraumas. *Ann Emerg Med* 1992;21:1468-71.

Clements KS, Vrabec JT, Mader JT. Complications of tympanostomy tubes inserted for facilitation of hyperbaric oxygen therapy. *Arch Otolaryngol Head Neck Surg* 1998;124:278-80.

Csortan E, Jones J, Haan M, Brown M. Efficacy of pseudoephedrine for the prevention of barotraumas during air travel. *Ann Emerg Med* 1994;23:1324-7.

Fernau JL, Hirsch BE, Derkay C, Ramasastry S, Schaefer SE. Hyperbaric oxygen therapy: effect on middle ear and eustachian tube function. *Laryngoscope* 1992;102:48-51.

House JW, Toh EH, Perez A. Diving after stapedectomy: clinical experience and recommendations. *Otolaryngol Head Neck Surg* 2001;125:356-60.

Jones JS, Sheffield W, White LJ, Bloom MA. A double-blind comparison between oral pseudoephedrine and topical oxymetazoline in the prevention of barotraumas during air travel. *Am J Emerg Med* 1998;16:262-4.

Neblett LM. Otolaryngology and sport scuba diving. Update and guidelines. *Ann Otol Rhinol Laryngol* 1985;115(Suppl):1-12.

Parell GJ, Becker GD. Conservative management of inner ear barotraumas resulting from scuba diving. *Otolaryngol Head Neck Surg* 1985;93:393-7.

Parell GJ, Becker GD. Inner ear barotraumas in scuba divers. *Arch Otolaryngol Head Neck Surg* 1993;119:455-7.

Potocki SE, Hoffman DS. Thermal myringotomy for eustachian tube dysfunction in hyperbaric oxygen therapy. *Otolaryngol Head Neck Surg* 1999;121:185-9.

Presswood G, Zamboni WA, Stephenson LL, Santos PM. Effect of artificial airway on ear complications from hyperbaric oxygen. *Laryngoscope* 1994;104:1383-4.

Pullen II FW. Perilymphatic fistula induced by barotrauma. *Am J Otol* 1992;13(3):270-2.

Reuter SH. Underwater medicine: otolaryngologic considerations of the skin and scuba diver. In: Shumrick MM, Paparella DA (eds.) *Otolaryngology*. Philadelphia: WB Saunders, 1990. 3231-3257p.

Shupak A, Doweck I, Greenberg E, Gordon CR, Spitzer O, Melamed Y, et al. Diving-related inner ear injuries. *Laryngoscope* 1991;101:173-8.

Shupak A, Ostfeld E, Sharoni Z, Doweck I. Pressure chamber tympanometry in diving candidates. *Ann Otol Rhinol Laryngol* 1991;100:658-60.

Silverstein H, Kuhn J, Choo D, Krespi YP, Rosenberg SI, Rowan PT. Laser-assisted tympanostomy. *Laryngoscope* 1996;106:1067-74.

Stangerup SE, Tjernström Ö, Harcourt J, Klokker M, Stokholm J. Barotitis in children after aviation; prevalence and treatment with Otovent. *J Laryngol Otol* 1996;110:625-8.

Stangerup SE, Tjernström Ö, Klokker M, Harcourt J, Stokholm J. Point prevalence of barotitis in children and adults after flight, and effect of autoinflation. *Aviat Space Environ Med* 1998;69:45-9.

Uzun C. Adali MK, Koten M, Yagiz R, Aydin S, Cakir B, et al. Relationship between mastoid pneumatization and middle ear barotrauma in divers. *Laryngoscope* 2002;112:287-91.

Vrabec JT, Clements KS, Mader JT. Short-term tympanostomy in conjunction with hyperbaric oxygen therapy. *Laryngoscope* 1998;108:1124-8.

Whinney DJD, Parikh AA, Brookes GB. Barotraumatic fracture of the staples footplate. *Am J Otol* 1996;17:696-9.

Princípios do Tratamento Cirúrgico em Otologia

Marcos V. Goycoolea

A orelha é uma parte do organismo orientada para duas funções particulares: audição e equilíbrio. A fim de desempenhar suas finalidades, ela é formada por um sistema que é funcionalmente sinérgico, no qual cada parte é orientada para a função do órgão, que por sua vez é parte integrante do corpo.

Essa organização funcional mantém um equilíbrio dinâmico e uma harmonia funcional.

Com esse conceito em mente, o cirurgião deve se familiarizar com a anatomia, a função e a patogênese, a fim de orientar o tratamento com o objetivo de restabelecer a harmonia e a energia funcional do sistema.

É essencial considerar que a cirurgia otológica não é efetuada em um órgão isolado, de vez que a orelha se inter-relaciona anatômica e funcionalmente com outros sistemas e órgãos, alguns dos quais têm a mesma origem embriológica. Além disso, deve ser feita uma avaliação completa das condições gerais e o ambiente do paciente. Adicionalmente, avaliação audiológica e na maioria das vezes estudos radiológicos constituem parte integrante da avaliação.

Não existe uma técnica única que seja a melhor para a cirurgia otológica; objetivando alcançar um resultado seguro e eficiente, diferentes cirurgiões poderiam selecionar abordagens diferentes, porém igualmente válidas. É fácil ser rígido; é até mesmo bem-sucedido, em termos gerais. É mais difícil adaptar, caso a caso, a abordagem que se utiliza, uma vez que isso exige uma concepção global. No final de contas, no entanto, é muito mais compensador. Pesquisa e conhecimento da anatomia, função e patogênese possibilitam modificações e aperfeiçoamentos adequados. A cirurgia da orelha pode ser o que se quiser que ela seja. Para que seja desenvolvida uma arte, são essenciais conhecimento, criatividade, dinamismo e mente aberta, juntamente com bom senso. Como em qualquer disciplina, existem princípios básicos; entretanto, eles devem ser encarados não como regras rígidas, mas como filosofias subjacentes.

Um ponto essencial a ser lembrado é que o paciente vem para obter a solução de um problema, não para a própria cirurgia. Nessa mesma base, resolver um problema não significa aplicar fórmulas ou enquadrar pacientes em classificações de tratamentos.

É sempre tentador simplificar nossas vidas com o que é "usual e costumeiro". Se estivermos em busca de excelência, deve-se evitar essa tentação.

Apesar do fato de a quantidade de informação disponível e a precisão dos estudos laboratoriais terem exercido um grande impacto na medicina de hoje, o processo essencial de avaliação permanece inalterado. Independentemente dos recursos disponíveis, a história e o exame clínico do paciente são tão críticos como sempre foram. Desde que sejam efetuados corretamente, um diagnóstico é obtido na maioria das vezes com base na história e no exame, unicamente. Em crianças, os pais (usualmente a mãe) são cruciais para proporcionar informação. Independentemente da educação da mãe, constantemente ela fornecerá indícios importantes para o diagnóstico e tratamento. Estudos laboratoriais confirmam impressões, fornecem evidência objetiva documentada e excluem ou detectam problemas ou lesões não detectáveis de outras maneiras. Muito se pode dizer a respeito disso; basta mencionar que estudos laboratoriais são solicitados com questões específicas em mente, e não devem ser pedidos se os resultados não forem orientados com o objetivo de executar uma ação.

À parte a fisiopatologia estrita, há outros fatores a considerar, ao decidir o que beneficia mais um indivíduo. Primeiro, a doença poderia ser a mesma, mas pode manifestar-se diferentemente. Segundo, os órgãos poderiam ser os mesmos, mas os indivíduos que deles sofrem e suas reações particulares à agressão ser diferentes. Terceiro, o que é bom para alguns poderia ser mau para outros. Um procedimento que exija verificações freqüentes poderia não beneficiar alguém que não possa ser verificado periodicamente. As pessoas e circunstâncias variam, e o mesmo deve acontecer com as nossas soluções.

Embora seja nosso dever mudar de atitude com a intenção de melhorar, é uma questão de bom senso admitir que algumas coisas não podem ser mudadas sem causar dano.

É importante reiterar que é o paciente que corre o risco, não o cirurgião. A justificação de um risco específico dependerá da situação e necessidades do paciente, e requer bom senso por parte do cirurgião. Um cirurgião deve ser conservador. Embora "todo mundo tenha alguma coisa que pode ser operada", o papel do cirurgião é avaliar se a operação está indicada e é realmente útil. O conservadorismo deve ser um produto do conhecimento e do respeito por alguém que confia em você; não deve provir de ignorância ou incapacidade de realizar o que é melhor.

Finalmente, a cirurgia otológica, como a própria medicina e a vida, é um processo que nunca termina. Ninguém é tão bom que nada tenha a aprender com todas as demais pessoas. Procurar aconselhamento não é um sinal de fraqueza, mas de maturidade. Aprenda a aprender, a partir de tudo que você fizer e de todos em redor de você.

Corticóides Intratimpânicos no Tratamento das Desordens da Orelha

Pedro Estelrrich ▪ Claus Estelrrich

INTRODUÇÃO

Os tratamentos habituais das enfermidades da orelha interna, incluindo a enfermidade de Ménière, baseiam-se geralmente em uma dieta baixa em sal, diuréticos, vasodilatadores, corticóides, antineuríticos, antioxidantes, bloqueadores dos canais de cálcio etc. Os corticóides, por via sistêmica, são utilizados freqüentemente em altas doses para tratar as reagudizações.

O zumbido, sintoma que afeta a 50 milhões de americanos (Hicks G.W., 1998), é uma queixa subjetiva na qual os indicadores objetivos são escassos. Freqüentemente associa-se a outros sintomas e o grau de sofrimento que produz é tal que muitos pacientes pensam na possibilidade do suicídio. Aproximadamente 20% dos pacientes com zumbido apresentam graus de doença severa ou extrema, o que significa uma alteração da qualidade e produtividade de vida. Apesar, ou talvez pelas numerosas causas identificáveis ou idiopáticas do zumbido, as diferenças de terapias utilizadas para erradicá-los ou reduzi-los têm despojado os pacientes, oferecendo somente uma solução parcial e/ou temporária (Estelrrich P.R. et al., 2000).

Algo semelhante ocorre com pacientes que apresentam alterações do equilíbrio, geralmente vertigens de origem otológica periférica, nos quais não se consegue obter a melhora desejada com os tratamentos médicos habituais (Estelrrich P.R. et al., 2001). Isto se apresenta, de acordo com nossa experiência, em 0,37% de todos os pacientes que nos consultam por esta causa (Estelrrich P.R., abril de 2000). Finalmente, existe um grupo de pacientes que, especificamente após uma hipoacusia súbita, referem uma sensação de orelha obstruída que lhes altera o ritmo de vida de maneira ostensiva apesar de terem ainda uma audição útil na orelha afetada.

Aqueles pacientes, como os anteriormente mencionados, que não respondem aos tratamentos médicos habituais são candidatos à cirurgia para o controle de seus sintomas: zumbido, alterações do equilíbrio, hipoacusias flutuantes ou residuais do tipo neurossensorial e/ou sensação de orelha obstruída.

A administração de drogas por **injeção transtimpânica (ITT)** tem surgido como uma resposta à demanda de patologias que, por suas características, não tenham respondido aos tratamentos por via sistêmica ou cirúrgica. Hoje, a ITT se apresenta como uma opção prévia à cirurgia devido à vantagem principal de que, graças a ela, se alcançam altas concentrações locais do fármaco e se minimizam os efeitos colaterais de índole geral que podem apresentar os diferentes princípios ativos, diminuindo assim os efeitos adversos e colaterais dos tratamentos médicos prolongados por via sistêmica.

HISTÓRIA

A **injeção transtimpânica (ITT)** de drogas para o controle do zumbido e das vertigens da enfermidade de Ménière com anestésicos locais foi referida, entre outros, por: Barany em 1935, por Lempert em 1946, por Kroath em 1960, por Gejrot em 1963, por Ristow em 1968 e por Sakata et al. em 1982.

Das drogas ototóxicas, a estreptomicina foi a primeira a ser utilizada por ITT para o controle da vertigem na enfermidade de Ménière. Sua utilização foi relatada por diversos autores, entre os quais podemos mencionar Fowler em 1948, Schuknecht em 1957, Graham et al. em 1984 e Bagger-Sjovack et al. em 1990. O tratamento dos zumbidos associados à enfermidade de Ménière tratados com gentamicina foi relatado por Hoffer em 1998.

Os esteróides, utilizados por **ITT** para melhorar as vertigens na enfermidade de Ménière, foram utilizados por Sakata em 1982, Shea e Ge em 1996, Shea em 1997 e Silverstein et al. em 1996/98.

Os protocolos com drogas neuroprotetoras, sobretudo as antagonistas da Calpain como a leupeptina, foram provadas em vivo em animais por Shulman em 1997, Salvi et al. em 1998 e Stracher em 1997 com bons resultados.

Como se acabou de mencionar, múltiplas drogas têm sido utilizadas para o tratamento de patologias da orelha interna ou de seus sintomas: a hipoacusia súbita, os zumbidos, as vertigens, as enfermidades auto-imunes da orelha interna, etc.

Sakata e Ito têm sido, desde 1976, os autores pioneiros no uso de diferentes fármacos, entre eles esteróides, por **ITT** para o tratamento dos zumbidos. Atualmente estão trabalhando com drogas antagonistas do glutamato e com agentes antioxidantes, e referem ter obtido uma melhora da vertigem em 80% dos pacientes com enfermidade de Ménière, e um benefício em 78% dos pacientes com vertigens labirínticas de outra origem. De acordo com seus resultados, os zumbidos reduziram-se em 74% dos pacientes com enfermidade de Ménière e em 70% nos pacientes com outros transtornos labirínticos.

Além disso, mencionam uma tendência para a melhora da audição nos pacientes com pouca evolução temporal da enfermidade. Contrariamente, os pacientes com patologias de outra origem não mostraram melhora auditiva.

Shea *et al.*, trabalhando com a administração combinada por **ITT** e por via intravenosa com dexametasona, referem que, desta maneira, se interatua com receptores ao nível nuclear e se consegue concentrações mais altas ao nível do saco endolinfático. Eles informam que houve 67,9% de melhora na audição e 96,4% de controle das vertigens em 28 pacientes com diferentes estágios da enfermidade de Ménière.

Posteriormente referem que, em 48 pacientes, com dois anos de seguimento, observaram melhora auditiva em 35% e controle das vertigens em 63%; destes últimos, 58% sem melhora auditiva.

Silverstein informa ter encontrado resultados da ordem de 29% de melhora na audição e 47% de melhora no zumbido em pacientes com enfermidade de Ménière, porém ressalta que nos estágios avançados da enfermidade não observou melhoras significativas.

Em outros trabalhos, o mesmo autor encontrou somente 20% de melhora e o relacionou com obstruções parciais da janela redonda, razão pela qual recomendou como passo prévio ao tratamento com **ITT** a inspeção da janela redonda com o fim de verificar sua condição anatômica.

Arriaga *et al.*, 1998, fracassaram na busca de melhoras significativas na audição em 21 pacientes tratados com uma injeção simples de dexametasona com hialuronidase por **ITT**.

Para a busca de métodos diretos com o fim de tratar as patologias da orelha interna, são necessárias técnicas padronizadas que controlem a aplicação da medicação na orelha média e, através dela, na janela redonda. A medicação que tenha sido utilizada para os transtornos da orelha interna por **ITT** inclui, entre outras drogas: estreptomicina (Schuknecht HF, 1956; Silverstein H, 1984), a gentamicina (Lange G., 1981; Nedselski J. M. *et al.*, 1992), a lidocaína (Itoh A., Sakata E., 1991) e a dexametasona (Shea *et al.*, 1996).

A injeção direta de drogas na orelha média, através da membrana timpânica (**ITT**), é uma das técnicas mais usadas atualmente para aproveitar a difusão das drogas através da membrana da janela redonda. Os resultados obtidos até o momento têm sido variáveis segundo as diferentes drogas e técnicas. Esta variabilidade pode ser devida à suscetibilidade da orelha interna à droga, à velocidade com que a mesma é eliminada da orelha média através da tuba auditiva, à duração do tempo de contato da droga com a membrana da janela redonda, ao tipo de concentração da droga e às condições anatômicas do nicho da janela.

Com o objetivo de conseguir uma resposta mais previsível, uma observação do nicho da janela redonda tem sido utilizada para avaliar o estado da membrana da janela redonda. Ela permitiria definir se a mesma está obstruída por faixas mucosas ou afilada por infecções ou cirurgias prévias, situações estas que podem fazer variar os resultados terapêuticos.

Os métodos utilizados para realizar o tratamento transtimpânico têm sido múltiplos, desde uma miringotomia simples ou com *laser*, para a auto-instilação de soluções, a colocação de tubos de ventilação transtimpânicos para conseguir o mesmo objetivo, e colocação de cateteres que permitam a administração periódica do princípio ativo por consumação externa; até a colocação de microcateteres aderidos à janela redonda e unidos a bombas de perfusão contínua que permitam a microdosagem exata do princípio ativo utilizado em cada caso.

BASES ANATOMOFISIOLÓGICAS

A administração de fármacos transtimpânicos baseia-se em dois princípios: a capacidade de absorção da mucosa da orelha média, para os transtornos ocorridos a esse nível, e a capacidade de difusão dos princípios ativos para a orelha interna através da membrana da janela redonda. Este último depende da permeabilidade da mesma e da capacidade de difusão dos fármacos administrados.

Segundo Goycoolea, 1992, a membrana oval está constituída por três capas: a epitelial da orelha média, a conectiva ou média e a epitelial da orelha interna. Dentro das funções da membrana oval encontram-se: liberar a energia mecânica transmitida pela cadeia ossicular, secretar e absorver perilinfa, e formar parte do mecanismo imunitário da orelha interna.

Os mecanismos de sua permeabilidade não estão todavia esclarecidos. Ela explica a variabilidade na eventual ototoxicidade dos fármacos instilados na orelha média, geralmente antibióticos aminoglicósicos. Esta difusão está regulada por processos ativos para substâncias de peso molecular menor a 1 kDa (esteróides, antibióticos aminoglicósicos e anestésicos locais) ou a pinocitose, realizada por células epiteliais, para substâncias de maior peso como as endotoxinas e as albuminas.

Essa permeabilidade ou difusão se vê alterada por diversas circunstâncias como fibrose, oclusões totais e/ou parciais da janela redonda e determinadas variações anatômicas que se acham descritas em até 20% dos temporais estudados. Outras vias de passagem dos fármacos da orelha média à orelha interna parecem ser através do ligamento anular da palatina, dos vasos sangüíneos e linfáticos da cápsula ótica ou pelos canais de Havers da mesma.

FARMACOLOGIA

Ainda que seja tema deste capítulo o tratamento com base na utilização de esteróides por injeção transtimpânica (**ITT**), não deixa de ser fundamental uma breve análise de outras drogas utilizadas pela mesma via.

■ Lidocaína

Atua basicamente sobre os zumbidos através da inibição do estado de excitação anormal das células ciliadas, reduzindo suas descargas elétricas (Podoshin, 1992 e Shigihara, 1997).

Os efeitos adversos da mesma são os grandes transtornos neurovegetativos, náuseas e vômitos que provoca apesar da persistência de uma grande instabilidade pós-tratamento, de duração variável.

Sakata *et al.*, 1976, observaram bons resultados no controle dos zumbidos com lidocaína a 4% em diversas séries de pacientes. Segundo mostram, desapareceram em 35% e aliviaram-se em 50% dos casos.

Outros autores (Podoshin, 1992; Coles R. R. *et al.*, 1992) não conseguiram reproduzir estes valores. Os resultados pobres e os efeitos colaterais importantes limitaram rapidamente a utilização da **ITT** de lidocaína.

■ Aminoglicósicos

Deste grupo, as drogas mais utilizadas têm sido a estreptomicina e a gentamicina, ambas têm efeitos deletérios para a audição e o labirinto posterior. Além disso, como com os demais fármacos, é difícil controlar a dose e a duração da exposição à droga ao nível da janela redonda pelos múltiplos fatores envolvidos nela. Por outro lado, a impossibilidade de predizer a evolução neste tipo de enfermidade, sobretudo na de Ménière, complica a avaliação dos resultados em longo prazo.

Esteróides

Ainda que tenham sido utilizados vários esteróides, a dexametasona tem sido, pelos resultados obtidos, a droga de eleição dentro desse grupo de fármacos.

Seus efeitos mais documentados (Silverstein H. et al., 1998; Lenarz T. et al., 1999; Sennaroglu L. et al., 1999, Chandrasekhar S. S., 2001; Sakata E. et al., 1997) são: aumento da microcirculação coclear por vasodilatação, redução dos mecanismos inflamatórios na orelha interna e diminuição da hidropisia endolinfática.

O primeiro efeito foi comprovado em animais através da utilização do Doppler e por histologia a laser. O mesmo é quase imediato, com aumento de até 30% do fluxo aos 30 segundos da perfusão e com uma duração média do efeito de aproximadamente uma hora. Além disso, segundo Shirwany, 1998, tem a vantagem de que ela ocorre sem alteração dos umbrais auditivos obtidos por potenciais evocados.

Também se comprovaram efeitos reguladores sobre a bomba de Na/K-ATPase da estria vascular. Isso explicaria sua ação na redução da hidropisia endolinfática (Shea J. J., 1996). O conhecido efeito imunossupressor da dexametasona é outro fator positivo a considerar quando se pensa na possibilidade de que uma enfermidade de origem auto-imune seja a causa do sintoma a tratar.

Os efeitos antiinflamatórios sobre a mucosa da orelha média e da orelha interna têm podido ser comprovados por experimentação animal (Silverstein H. et al., 1996). Esses estudos têm comparado a penetração de diversos corticóides na perilinfa e no líquido cefalorraquidiano (dexametasona, hidrocortisona, metilprednisolona), utilizando diversas vias de administração: oral, intravenosa e ITT; demonstrando que a maior rapidez e a mais alta concentração observada em todos os casos são através desta última via (Chandrasekhar S. S., 2001, Parnes L. S. et al., 1999.

Esses últimos estudos são a base fundamental para afirmar que a ITT é a via de eleição quando se necessita alcançar rapidamente níveis altos de esteróides na orelha interna porque a patologia a ser tratada assim o demanda.

A efetividade dos corticóides não é a mesma para os zumbidos, a hipoacusia neurossensorial e as alterações do equilíbrio de origem otológica periférica. Para avaliar realmente os resultados é necessário fazer uma análise muito adequada de cada caso ou da coletividade tratada. E isso, lamentavelmente, muitas vezes não está devidamente esclarecido nas diferentes publicações, visto que o tratamento do zumbido em uma enfermidade de Ménière não é o mesmo que o de um enfermo com a mesma patologia, porém de características crônicas.

Tampouco o tratamento é igual, e seu resultado conseqüente, em uma hipoacusia neurossensorial súbita ou no caso de uma hipoacusia de comprovada origem auto-imune. O mesmo ocorre com as alterações do equilíbrio tratadas na sua fase aguda, se as compararmos com aquelas patologias que tenham persistido no tempo e têm anos de evolução.

Chandrasekhar, 2001, avalia o tratamento da hipoacusia nas enfermidades de origem auto-imune, porém, em seu trabalho não se avaliam os resultados sobre os zumbidos. O mesmo encontramos nos trabalhos de Parnes et al., 1999.

Sakata et al., 1976 e 1997, obtêm resultados muito bons sobre os zumbidos em longas séries de pacientes utilizando dexametasona em doses de 2 a 4 mg/ml, com melhoras que oscilam entre 70 e 75% dos casos quando os zumbidos são secundários à enfermidade de Ménière. Shulman e Goldstein, 2000, também referem melhoras semelhantes tanto com dexametasona como com hidrocortisona.

ESTERÓIDES TRANSTIMPÂNICOS (ETT): BASES DE SUA UTILIZAÇÃO

A utilização dos ETT nos transtornos da orelha interna baseia-se em uma série de conceitos que passamos a desenvolver e fundamentar.

Conceito de neuroproteção

O termo neuroproteção refere-se aos processos que protegem das agressões a função neuronal e que melhoram tal função posteriormente, quando ela tiver sido alterada. As etiologias mais freqüentes de tais agressões são: a isquemia, a hemorragia, os traumas físicos e sonoros, os tóxicos e as enfermidades degenerativas de toda origem.

As novas terapêuticas para as isquemias, hemorragias e traumas do SNC são atualmente uma nova opção para o controle de sintomas das alterações da orelha interna, em particular dos zumbidos severos (Schulman A., 1997; Stracher A., 1997). Também são úteis diante de hipoacusias neurossensoriais e vertigens, isoladas ou combinadas entre si.

Como agentes neuroprotetores farmacológicos pode-se mencionar os bloqueadores dos canais de cálcio, os inibidores dos radicais livres, os glicocorticóides, os antagonistas dos receptores de glutamato (N-metil-D-aspartato) NMDA e não-NMDA, e os agentes trombolíticos.

Todos esses fármacos podem ser potencialmente utilizados por meio da injeção transtimpânica, tanto para os zumbidos como para o resto dos transtornos da orelha interna, refratários aos tratamentos convencionais, em curto ou longo prazo. O antagonista da Calpain Leupeptina é uma protease que tem demonstrado marcado efeito neuroprotetor na experimentação animal (Salvi R. J. et al., 1998; Shulman A., 1998).

Bases farmacodinâmicas da terapia com esteróides

Os agentes neuroprotetores influem nos processos básicos que levam à apoptose e à necrose tissular, e, de forma independente da etiologia, também influenciam os transtornos secundários à isquemia, o trauma, a hemorragia e as enfermidades degenerativas.

Os esteróides classificam-se em três grandes grupos: os glicocorticóides, os mineralocorticóides e os esteróides androgênicos. A atividade dos esteróides ocorre através de receptores, todos eles relacionados com os dos glicocorticóides. A sensibilidade de um paciente aos efeitos dos esteróides pode variar em relação ao número dos mesmos ou por alterações deles.

Os esteróides adrenais são hormônios que atuam por meio de receptores intracelulares classificados em: tipo I e tipo II e que se situam ao nível periférico. Isso está clinicamente demonstrado pela asma, artrite reumatóide etc.; porém também são encontrados ao nível do SNC. Uma prova disso são os mecanismos que regulam o funcionamento do eixo hipotálamo-hipofisário-adrenal (Lupien S. J. et al., 1991).

A orelha interna, está bem demonstrado, responde ao tratamento sistêmico com esteróides. Ainda que até agora a experiência com esteróides transtimpânicos seja todavia relativamente limitada, existem bases para afirmar que nas alterações da orelha interna essas drogas tenham um papel importante.

Têm sido demonstrados e identificados receptores para os glicocorticóides na parede lateral da cóclea (Pitowski D. Z. et al., 1992; Zuo J. et al., 1995). Além disso, a enzima Na/K-ATPase, que intervém na produção do potencial endococlear e na regulação do conteúdo de água e íons na orelha interna, também está presente na parede lateral da cóclea e interatua com os receptores para os glicocorticóides.

A relação entre a concentração de glicocorticóides no soro e a quantidade de Na/K-ATPase na orelha interna tem sido claramente demonstrada. Entre outras coisas se especula que os glicocorticóides têm um papel importante na permeabilidade da membrana da janela redonda.

Alguns esteróides que alteram a excitabilidade da membrana dos neurônios têm sido denominados "esteróides neuroativos". Os "neuroesteróides" são, uma variedade deles, formados dentro do cérebro a partir do colesterol e sem intervenção de fatores extracerebrais.

Uma alteração na homeostase desse tipo de esteróides é considerada fator de risco para o desenvolvimento de certas alterações psiquiátricas. Os antidepressivos poderiam, em parte, influir no equilíbrio desses hormônios.

A resistência aos glicocorticóides tem sido clinicamente demonstrada nos pacientes com HIV e poderia, portanto, desenvolver-se nos tratamentos prolongados com esteróides por via sistêmica. A administração de corticóides por ITT, apoiada pela existência de receptores específicos aos mesmos na parede lateral da cóclea, seria uma solução para as terapias prolongadas, limitando-se, com isso, os efeitos secundários da via sistêmica. Além disso evitar-se-iam as alterações no eixo hipotálamo-hipofisário-adrenal, que produzem as terapias intermitentes com corticóides sistêmicos.

Apesar da confirmação da existência de receptores para os glicocorticóides na orelha interna (Lupien S. J. et al., 1991; Pitowski D. Z. et al., 1992; Zuo J. et al., 1995), existem autores (Silverstein H. et al., 1998) que referem não ter encontrado diferenças entre o tratamento com ITT e o tratamento com placebo em pacientes com enfermidade de Ménière unilateral. Shirwany et al., 1998, sugerem que os ITT poderiam não alterar o fluxo vascular da cóclea.

Sem dúvida, Seydman, 1998, relata com segurança que os esteróides ao nível coclear incrementam o fluxo sangüíneo. Além disso (Parnes L. S. et al., 1996), quem tenha comparado as diferentes vias de administração de corticóides referem que, nos animais de experimentação (porco-da-índia), os níveis de concentração de droga mais altos e a maior velocidade de absorção, alcançados e demonstrados, têm sido por meio da ITT.

Relação entre o estresse e a toxicidade dos esteróides

Os pacientes com transtornos subjetivos e idiopáticos severos acompanhados de zumbido pioram pelo estresse. Por outro lado, o sintoma zumbido é gerador de estresse e, portanto, altera a homeostase. A resposta ao estresse é uma adaptação neuroendócrina que tenta ajudar a restabelecer o equilíbrio que existe na mesma.

O estresse agudo se acompanha de um incremento brusco na produção de glicocorticóides e eles jogam um papel fundamental por meio de diferentes mecanismos de ação interatuando entre si. Por outro lado, está bem demonstrado que hormônios relacionados com o estresse, como a epinefrina, podem alterar a homeostase dos líquidos endolabirínticos e a função da cóclea.

De acordo com o modelo de estresse diátese para os zumbidos que tem sido proposto por Shulman, 1995, em pacientes com um nível elevado de cortisol secundário ao estresse poder-se-ia, com uma terapia transtimpânica com corticóides, chegar a produzir uma toxicidade por meio dos mesmos.

Essa toxicidade, estaria relacionada com a distribuição de receptores aos glicocorticóides no tecido. O tema da resistência e a toxicidade aos esteróides são considerados significativos para explicar os resultados obtidos no tratamento com ETT nos transtornos cocleovestibulares.

A utilização de outras drogas, combinadas com os esteróides, pode incrementar a eficácia dos mesmos para o tratamento dos zumbidos, já que poderiam utilizar-se fármacos que interromperiam a cascata de mecanismos que terminam com a apoptose. Isso quer dizer que, da combinação de drogas pode resultar um incremento notável na eficácia dos tratamentos transtimpânicos para os transtornos da orelha interna.

SISTEMAS E MÉTODOS DA ADMINISTRAÇÃO DOS ESTERÓIDES

As especificações técnicas para a perfusão transtimpânica e seus resultados estão sendo informados por Sakata et al. desde 1976.

Em uma primeira etapa, denominada Etapa I, se trata de um procedimento realizado por consumação externa, baixa anestesia local, com uma dose e uma seqüência que variam de acordo com os diferentes autores. Se o controle dos zumbidos não são obtidos, a mesma é continuada pela Etapa II, que pode chegar a estar baseada em uma bomba de perfusão contínua, com microdosagem da droga administrada.

A isso, outros autores têm agregado a colocação de gelfoam na janela redonda e a limpeza da mesma por timpanostomia e/ou utilizando endoscópios. O desenvolvimento de outros mecanismos, como o *Microwick* (Silverstein H., 1999), têm aberto outras possibilidades. Tal equipamento se insere através de um tubo de ventilação transtimpânica até alcançar o nicho da janela redonda, e o paciente pode auto-administrar a medicação por meio de gotas óticas.

Variações no volume da orelha média, tipo de anestesia do tímpano, relação dos endoscópios, são considerados em cada técnica. A administração é considerada em agudo quando a mesma se realiza em poucos dias, e crônica quando a mesma se inicia após passadas duas semanas ou mais.

METODOLOGIA DE TRABALHO E EXPERIÊNCIA PESSOAL

Desde 1999 viemos utilizando a ITT de esteróides, ETT, somente em pacientes com determinadas características e nos que tenham fracassado os tratamentos médicos convencionais. Hoje temos uma amostra de 32 pacientes, 18 mulheres (56,3%) e 14 (43,7%) homens, com mais de seis meses de evolução pós-tratamento.

Para a escolha dos mesmos temos levado em conta vários fatores, porém o principal foi o grau de doença que apresentavam ao chegar para a consulta. O mesmo devia ser grave ou severo, independentemente do mesmo: zumbido, alteração do equilíbrio (basicamente vertigens) e sensação de plenitude na orelha (repleção); não temos realizado **ETT** como tratamento para a hipoacusia neurossensorial sem outra sintomatologia agregada das anteriormente mencionadas. A idade dos pacientes tratados foi entre 35 e 70 anos (média de 52 anos).

As orelhas foram anesteneiadas com uma combinação tópica de creme Emla (lidocaína a 2,5% e prilocaína a 2,5%) e lidocaína *spray* base 10 g. Deixou-se atuar a anestesia por 45 minutos previamente à injeção. A mesma se realizou com o paciente recostado, no quadrante póstero-inferior do tímpano e se realizou uma instilação com seringa de tuberculina que variou entre 0,5 a 0,8 ml com uma solução de dexametasona de 4 mg/ml. Cada série de **ETT** constou de três injeções com um intervalo de sete dias entre cada uma delas e, de acordo com o resultado obtido, se repetiu a série aos 30 e aos 60 dias, com um máximo de três ciclos de três injeções cada um.

A solução de dexametasona foi previamente aquecida a 37°C para evitar estimular o labirinto por gradiente térmico. O paciente permaneceu, após a sessão com **ETT**, uma hora recostado com a cabeça em posição elevada lateralmente entre 30° e 45°, com a indicação de não deglutir nem falar para evitar a abertura da trompa.

Elegeu-se sempre a orelha que mais incomodava e/ou a que tinha pior audição. Não se realizam injeções bilaterais. A partir do último ciclo realizado começaram-se a avaliar os resultados a curto e longo prazo.

A escala para a avaliação dos resultados contemplava que as melhoras de 0 a 30% eram consideradas conceitualmente como más; de 40 a 60% como adequadas; de 60 a 80% como boas; de 80 a 90% como muito boas e de 90 a 100% como excelentes.

A evolução obtida com o tratamento foi avaliada tanto no sensorial como no afetivo. A média obtida foi de uma melhora de 75%, com variações que oscilaram de 35 a 90%.

A efetividade se definiu como a soma dos resultados adequados (40 a 60%) e bons (60 a 80%). Os efeitos a curto prazo se avaliaram nas duas semanas da terapia realizada com **ETT** e os de longo prazo aos seis meses de finalizada a mesma sem importar se foram uma, duas ou três as séries de **ETT** utilizadas em cada caso.

Os pacientes tratados por nós tiveram como motivos primários de consulta:

1. **Zumbido:** 22 pacientes (68,7% dos casos).
2. **Vertigens:** 18 pacientes (56,2% dos casos).
3. **Sensação de orelha obstruída:** 10 pacientes (31,2% dos casos).
4. **Hipoacusia neurossensorial:** 6 pacientes (18,7% dos casos).

A soma total supera a 100% uma vez que, em muitos casos, o paciente consultava por mais de uma doença. Além disso não foram considerados nem avaliados os efeitos observados sobre os sintomas neurovegetativos que, em geral, acompanhavam as vertigens (presentes em 82% dos casos com esse sintoma).

Relação entre a doença, a duração da mesma e o resultado com ETT

- Os resultados em pacientes com menos de três meses de evolução de seus sintomas foram muito bons (> de 81%).
- Existe uma tendência de diminuição da efetividade para maior tempo de evolução da enfermidade.
- A efetividade média do tratamento no zumbido variou de 62 a 75%.
- Os zumbidos de alta freqüência não melhoraram tanto como os de baixa freqüência.
- Não se pôde correlacionar a eficácia do tratamento com a intensidade do zumbido.
- Os resultados obtidos com as vertigens foram bons (> de 73%).
- Observou-se, em um pequeno número de casos, 4 (22,2% dos pacientes que apresentaram este sintoma), uma crise dentro dos primeiros seis meses. Isso foi desconsiderado pelos pacientes ao relacionar a doença com seu estado prévio ao tratamento com **ETT**.

- O melhor resultado obtido foi com a sensação de orelha obstruída, o qual desapareceu em nove dos dez pacientes que a apresentavam. Isso revela 90% de eficácia do tratamento.
- Com relação à hipoacusia somente em dois casos se observou uma melhora aceitável da mesma. Isso significa que somente 33,3% dos pacientes que referiram este incômodo como grave, se viram beneficiados com **ETT**.
- Não se pôde demonstrar nenhuma correlação entre a idade e a melhora após o tratamento com **ETT**.

Relação entre a etiologia e a melhora obtida

Os resultados obtidos com relação ao nível de eficácia do tratamento, tomando em conjunto todos os sintomas (a saber: zumbido, vertigens, sensação de orelha obstruída e/ou hipoacusia), naqueles pacientes nos quais se pôde determinar com segurança a origem do transtorno foram os seguintes:

- *Enfermidade de Ménière:* 74%.
- *Hipoacusia súbita:* 70%.
- *Ototoxicidade:* 54%.
- *TEC:* 40%.

Acreditamos que as chaves do sucesso são:

- A seleção dos pacientes.
- O diagnóstico certo de alteração da orelha interna.
- A precocidade para instaurar o tratamento.

RESULTADOS A LONGO PRAZO

Os resultados do tratamento dos zumbidos a longo prazo com os **ETT** foram avaliados após 6 meses de finalização do protocolo. Aplicando-se para eles a mesma metodologia de avaliação subjetiva das 10 divisões que se aplicou em curto prazo. Uma resposta adequada global de 75% se observou imediatamente depois da terapia com **ETT** e em 62% depois de seis meses. Aparentemente a terapia com **ETT**, apesar de apresentar uma leve diminuição em longo prazo, permanece quase constante.

A melhora nas vertigens se manteve estável aos seis meses apesar de que, em alguns casos, 4 (22,2%), se observou uma crise muito mais leve que as anteriores ao tratamento.

Na sensação de orelha obstruída não somente se observaram os melhores resultados, mas também os mais estáveis uma vez que aos seis meses se mantiveram todas as melhoras observadas.

Dos 32 pacientes, 15 (46,8% da amostra) referiram e se comprovou por provas objetivas (umbral do reflexo do músculo do estribo) uma melhora ostensiva no seu recrutamento. Dentro desse grupo se encontravam todos aqueles que se queixavam de sensação de orelha obstruída.

Finalmente nenhum paciente experimentou diminuição da audição depois da terapia com **ETT**.

CONCLUSÕES

Ainda existem muitas questões e interrogações para resolver e contestar sobre o tema do tratamento com **ETT**:

1. Que quantidade e concentração de droga se deve colocar na orelha média?
2. Que valor tem o estado da mucosa da orelha média, em particular, o estado do nicho da janela redonda e sua membrana?
3. Devem-se, as diferenças de resultados, a uma suscetibilidade particular de cada paciente às drogas?
4. São as drogas ativas ao nível celular ou subcelular?
5. Que influência têm os esteróides no fluxo vascular da cóclea e na sua capacidade de controlar os zumbidos nos humanos?

Os resultados em longo prazo são os que conseguem colocar em marcha uma determinada terapêutica. Os esteróides têm sido eleitos, por suas propriedades antiinflamatória e neuroprotetora, como as drogas ideais, das até hoje utilizadas, para iniciar o tratamento por meio da **ITT**. Com esse método se consegue evitar as barreiras biológicas para a chegada da droga à orelha interna e se obtêm altas concentrações da mesma nele, com o alívio conseqüente dos sintomas a tratar, por exemplo, o controle das vertigens, os zumbidos, a sensação de orelha obstruída e, inclusive, a hipoacusia neurossensorial.

A fisiologia normal e patológica das barreiras que controlam a entrada de drogas nos líquidos endolabirínticos ainda deve ser muito estudada para conseguir os resultados desejados. Por isso as seguintes perguntas também devem ser resolvidas:

1. Como é o mecanismo ou natureza das barreiras que controlam a entrada de drogas na orelha interna, no cérebro ou no líquido cefalorraquidiano (LCR)?
2. Como influem as drogas ao penetrar no cérebro, no LCR, e na orelha interna na fisiologia dos mesmos e no funcionamento da barreira hematoencefálica, na circulação labiríntica normal e, finalmente, nos processos de formação e reabsorção da endolinfa e da perilinfa?
3. Qual é a relação da circulação da perilinfa, da endolinfa e do LCR na distribuição das drogas injetadas e perfundidas na orelha média?
4. Como as alterações patológicas na barreira hematolabiríntica modificam a entrada das drogas eleitas para controlar as alterações da orelha interna, a saber: hipoacusias neurossensoriais súbitas e/ou flutuantes, zumbido, vertigens e tamponamento auditivo?

Os critérios para avaliar os resultados, sobretudo quando se trata de zumbido, devem contemplar pelo menos dois tipos de componentes: os sensoriais e os afetivos.

Para os componentes sensoriais, as curvas de encobrimento e as valorizações por tabelas de doença são válidas. Melhoras que superem de 45 a 60% com relação ao início do tratamento devem ser consideradas como resultados aceitáveis. Existem referências de casos com melhoras de até 90-95%. Toda duração da melhora que supere os 18 meses também deve ser considerada significativa (Shulman A., 1991).

Se analisarmos as publicações clínicas, notaremos que na maioria delas a enfermidade de Ménière tem uma grande importância, tanto por sua freqüência como pelos transtornos que acarreta. Segundo Barrs, 2001, sua provável origem auto-imune é o que faz dela uma das indicações ideais para este tipo de terapia da orelha interna. Isso se vê reforçado pela detecção de receptores para os glicocorticóides em quase todo a orelha interna, inclusive na estria vascular (Shirwany N. A. et al., 1998; Parnes L. S. et al., 1999; Pitowski D. Z. et al., 1992; Zuo J. et al., 1995). Se a isso adicionarmos a comprovada permeabilidade da membrana redonda aos corticóides, se justifica ainda mais a terapia com **ETT**.

Harner, 2001, menciona a dificuldade para avaliar os resultados da terapia com **ETT** na enfermidade de Ménière baseando-se nos seguintes motivos: a etiologia é desconhecida, não existe cura específica para a mesma, a terapia é empírica, não existe um objetivo claro final e o seguimento é difícil. Pergunta-se: É o resultado da terapia uma resposta aos esteróides locais? É somente o resultado da evolução natural da enfermidade de Ménière? Ou é inclusive um efeito placebo?

Em relação ao último mencionado, porém tendo em conta tratamentos cirúrgicos, Quaranta, 1998, refere que ao longo de 7 anos não encontrou diferenças significativas (85% versus 74%), nas melhoras entre 20 pacientes operados do saco e 18 não-operados. A única diferença notável que encontrou foi na evolução em curto prazo, na qual os melhores resultados foram dentro do grupo dos operados. Em relação ao efeito placebo das cirurgias este tem sido bem documentado, entre outros, por Thomsen, 1981.

Todo o anterior não permite definir muito bem qual é a dose ótima nem a seqüência para os tratamentos com **ETT**.

Todos os estudos mostram que os **ETT** são um método efetivo no controle da vertigem nos pacientes nos quais tenham fracassado os tratamentos médicos clássicos. Porém, aparentemente, a duração do efeito positivo é limitada. A maioria dos pacientes (86%) tem melhora sintomática nas suas vertigens pelo menos durante três meses, ainda que em torno de 48% deles tenham algum episódio durante esse período. Por outro lado, as reinjeções têm mostrado ser efetivas, de maneira tal que um sistema de perfusão permanente poderia ser considerado para o longo prazo.

Segundo Hamid, 2001, doses mais altas aparentam ter melhores efeitos, utilizando 24 mg/ml, ele obtém há 2 anos resultados que mostram melhoras de até 90% dos pacientes, incluindo melhoras na audição e com efeitos colaterais insignificantes. Dessa maneira haveria que se considerar a utilização de concentrações mais altas de dexametasona nos tratamentos com **ETT**.

É possível comparar os resultados dos ETTs com os resultados da gentamicina utilizada por ITT? Nós pensamos que não. Com a dexametasona se busca uma atenuação dos sintomas pelos mecanismos antes indicados e não uma ablação química de parte ou toda a orelha interna.

Se bem está demonstrado que, com a gentamicina por ITT se conseguem bons resultados, da ordem de 90%, no tratamento das vertigens que não respondem aos tratamentos médicos habituais, o custo a pagar é que se perde a função vestibular e que também se observa uma diminuição da agudeza auditiva em uma porcentagem variável (20 a 30%) dos casos.

Pelo fato de não serem destrutivos é que acreditamos que se devem indicar os esteróides como terapia inicial para estes transtornos. Seria conveniente considerar que provavelmente uma combinação de ambas as drogas seria uma possibilidade adequada para ter em conta diante do fracasso com ETT.

VANTAGENS, DESVANTAGENS E INDICAÇÕES DOS ETT

Vantagens

- É um procedimento ambulatorial que se realiza com anestesia local.
- É o menos agressivo e o menos destrutivo.
- Seu custo inicial é menor que o de qualquer cirurgia.
- Carece dos efeitos colaterais gerais dos corticóides sistêmicos e dos locais da gentamicina por ITT.
- Apresenta, sobretudo, poucas complicações.

Desvantagens

- O protocolo requer reiteradas visitas à consulta e às vezes reiteração do protocolo de injeção de ETT.
- O controle da vertigem diminui aos seis meses utilizando doses baixas.
- É mais caro que o tratamento oral.

Indicações

- Pacientes que se neguem à cirurgia ou a procedimentos destrutivos.
- Pacientes com enfermidade de Ménière bilateral.
- Pacientes com contra-indicações importantes de índole geral tanto para cirurgias como para os tratamentos por via sistêmica.
- Pacientes que admitam ITT reiteradas.

REFERÊNCIAS BIBLIOGRÁFICAS

Arriaga MA, Goldman S. Hearing results of intratympanic steroid treatment of endolinphatics hydrops. *Laryngoscope* 1998;108:1682-1685.

Bagger-Sjovack D et al. Inner ear effects of topical gentamycin treatment in patients with Ménière's disease. *Am J Otl* 1990;11:406-410.

Barany R. Die Beinflussung des Ohrensausens durch intravenose injizierte lokalanaesthesia. *Acro Otolaryngol (Stockh)* 1935;23:201-207.

Barrs DM et al. Intratympanic steroid injections for intractable Ménière's disease. *Laryngoscope* 2001;111:2100-2104.

Chandrasekhar SS. Intratympanic dexamethasone for sudden sensorineural hearing loss: clinical and laboratory evaluation. *Otol Neurotol* 2001;22:18-23.

Coles RR et al. Intra-tympanic injections in the treatment of tinnitus. *Clin Otolaryngol* 1992;17:240-242.

Estelrrich PR et al. Acúfenos-tinnitus-zumbidos. *Rev ORL Faso* 2000;7(1):54-66.

Estelrrich PR, et al. Alteraciones del equilibrio, formas clínicas y topodiagnósticos mas frecuentes. *Rev Orl Faso* 2001;(8)2:4-8.

Estelrrich PR. Manejo del vértigo incapacitante. Mesa redonda de la Jornadas de homenaje al Prof. Dr. Arturo Bustamante. Buenos Aires, 6 al 8 de Abril de 2000.

Fowler EP. Streptomycin treatment of vertigo. *Trans Am Acad Ophtalmol Otolaryngol* 1948;52:239-301.

Gejrot T. Intravenous xylocaine en the treatment of attacks of Ménière's disease. *Acta Otolarygol Suppl (Stockh)* 1963;188:190-198.

Goycoolea MV. The round window membrane under normal and pathological conditions. *Acta Otolaryngol (Stockh)* 1992;(Suppl)493:43-45.

Graham MD et al. Tinnitus in Ménière's disease: response to titration streptomycin therapy. *J Laryngol Otol* 1984; (suppl 9): 281-286.

Hamid MA. Intratympanic dexamethasone perfusion in Ménière's disease. Presented at the sprig meeting of the American Neurology Society, Palm Desert. CA, May 12, 2001.

Harner SG et al. Long-term follow-up of transtympanic gentamycin for Ménière's syndrome. *Otology and Neurology* 2001;22:210-214.

Hicks GW. Intratympanic and round window drug therapy: effect on cochlear tinnitus. *Int Tinn J* 1998;4(2):144-147.

Hoffer ME et al. Round window microcatheter administered microdose gentamycin: results from treatment of tinnitus associated with Ménière's disease. *Int Tinn J* 1998;4(2):141-143.

Itoh A, Sakata E. Treatment of vestibular disorders. *Acta Otolaryngol (Stockh)* 1991;(Suppl)481:617-23.

Kroath F. Transtympanale injektion zur behandlung des menierischen syndroms. *Z Laryngol* 1960;34:190-196.

Lange, G. Transtympanic gentamycin treatment of Ménière's disease with gentamicin sulfate: Ménière's Disease pathogenesis, diagnosis, and treatment. *International Symposium. Dusseldorf.* Stuttgart: Georg Thieme Verlag, 1981. 208-211p.

Lempert J. Tympanosympathectomy, surgical technique for relief of tinnitus aurium. *Arch Otolaryngol* 1946;43:199-204.

Lenarz T et al. Local drug delivery system for the treatment of tinnitus: principles, surgical techniques and results. Hazell J (ed.) *Proceedings of the sixth international tinnitus seminar.* Cambridge UK. London: Tinnitus and Hiperacusis Center, 1999;73-75p.

Lupien SJ et al. The acute effects of corticosteroids on cognition: integration of animal and human studies. *Brain Res Rev* 1991;24:1-27.

Nedselski JM et al. Chemical labyrinthectomy: local application of gentamycin for the treatment of unilateral Ménière's disease. *Am J Otol* 1992;13:18-22.

Parnes LS et al. Corticosteroid pharmacokinetics in the inner ear. Comparison of different drugs and routes of administration. Presented at the meeting of middle section of the American Laryngological, Rhinological and Otological Society, Deaborn, MI, January 2, 1996.

Parnes LS et al. Corticosteroid pharmacokinetics in the inner ear fluids: an animal study followed by clinical application. *Laryngoscope* 1999;109(Suppl 91):1-17.

Pitowski DZ et al. Glucocorticoid (tipe II) receptors in the inner ear (abstr.) *Assoc Res Otolaryngol* 1992:11.

Podoshin L et al. Treatment of tinnitus by intratympanic instillation of lignocaine (lidocaine) 2 per cent through ventilation tubes. *J Laryngol Otol* 1992;106:603-606.

Quaranta A et al. Long term outcome of Ménière's disease: endolymphatic mastoid shunt versus natural history. *Audiology and Neuro-otology* 1998;3:54-60.

Ristow W. Zur behandlung der menierischen krankheit mittels tympanaler labyrinthaenesthesie. *Z Laringol* 1968;42:452-458.

Sakata E et al. Clinical experiences of steroid targeting therapy to inner ear for control of tinnitus. *Int Tinn J* 1997;3:117-121.

Sakata E et al. Pathology and treatment of cochlear tinnitus by blocking with lidocaine and decadron infusion. *Practica Otol (Jpn)* 1982;75:2525-2535.

Sakata E, et al. Treatment of cochlear tinnitus by blocking therapy with 4 per cent lidocaine. *J Otolaryngol (Japan)* 1976;79:741-745.

Salvi RJ *et al*. Protecting the inner ear from acoustic trauma. *Int Tinn J* 1998;4(2):11-15.

Schukecht JF. Ablation therapy in the management of Ménière's disease. *Acta Otolaryngol (Stockh)* 1957;13(2):312.

Schuknecht HF. Ablation therapy for relief of Ménière's disease. *Laryngoscope* 1956;66:859-70.

Schulman A. Neuroprotective drug therapy: Medical and pharmacological treatment for tinnitus. *Int Tinn J* 1997;3(3):77-93.

Seidman MD. Glutamate antagonist, steroids, and antioxidants as therapeutic options for hearing loss and tinnitus and the use of an inner ear drug delivery system. *Int Tinn J* 1998;4(2):148-154.

Sennaroglu L *et al*. Transtympanic dexamethasone application in Menniere's disease: an alternative treatment for intractable vertigo. *J Laryngol Otol* 1999;113:217-221.

Shea JJ *et al*. The role of dexamethasone or streptomycin perfusion in the treatment of Ménière's disease. *Otolaryngol Clin North Am* 1997;30:1051-1059.

Shea JJ, Ge X. Dexamethasone perfusion of the labyrinth plus intravenous dexamethasone for Ménière's disease. *Otolaryngol Clin North Am* 1996;29:353-358.

Shigihara E *et al*. Therapeutic effects of transtympanic injection of lidocaine in Ménière's disease. *Proceedings of the XVI World Congress of Otorhinolaringology Head and Neck Surgery* Sydney, Australia: Monduzzi, 1997. 1181-1183p.

Shirwany NA *et al*. Effect of transtympanic injection of steroid on cochlear blood flow, auditory sensitivity and histology in the guinea pig. A. *J Otol* 1998;19:230-235.

Shulman A. A final common pathway for tinnitus. *Int Tinn J* 1995;1:115-126.

Shulmann A *et al*. Intratympanic drug therapy with steroid for tinnitus control: a preliminary report. *Int Tinn J* 2000;6:10-20.

Shulman A. Medical Methods, Drug Therapy and Tinnitus Control Strategies. In: A Shulman, JM Aran, H Feldmann *et al* (eds.) *Tinnitus Diagnosis and Treatment*. Lea & Febiger, 1991. 457-463p.

Shulman A. Noise, calpain, calpain inhibitors and neuroprotection: a preliminary report of tinnitus control. *Int Tinn J* 1998;4(2):134-140.

Silverstein H *et al*. Dexamethasone inner ear perfusion for the treatment of Ménière's didease: a prospective ramdomized double-blind cross-over trial. *Am J Otol* 1998;19(2):196-201.

Silverstein H *et al*. Intratympanic steroid treatment of the inner ear disease and tinnitus. *Ear Nose Throat J* 1996;75(8):468-488.

Silverstein H. Streptomycin treatment for Ménière's disease. *Ann Otol Rhinol Laryngol* 1984;93(Suppl):4.

Silverstein H. Use a new device, the Microwick, to deliver medication to the inner ear. *Ent J* 1999;78(8):595-600.

Stracher A. Calpain inhibitors as neuroprotective agents in neurodegenerative disorders. *Int Tinnitus J* 1997;3(2):71-76.

Thomsen J *et al*. Placebo effect in surgery for Ménière's disease. A double-blind, placebo controlled study on endolymphatic sac shunt surgery. *Arch Otolaryngol* 1981;107:271-277.

Zuo J *et al*. Glucocorticoid receptor expressions in the postnatal rat cochlea. *Hear Res* 1995;87:220-227.

Tratamento das Doenças Provocadas por Alergia em Otologia

Pedro de Oliveira Cavalcanti Filho

Nas últimas décadas as doenças alérgicas têm sido cada vez mais diagnosticadas na prática otorrinolaringológica. Todos os segmentos das otorrinolaringologias clínica e cirúrgica exigem que o profissional aprofunde, cada vez mais, seus conhecimentos em imunologia e alergia para o diagnóstico preciso e na escolha da conduta terapêutica adequada.

Na otologia o cuidado na pesquisa etiológica deverá ser redobrado, uma vez que os sinais e os sintomas relacionados à alergia costumam apresentar manifestações sutis.

As orelhas externas, médias e internas podem apresentar diferentes e específicas formas de repercussões das doenças atópicas e alérgicas, cujos tratamentos serão comentados neste capítulo.

ORELHA EXTERNA

A orelha externa por apresentar um revestimento de pele em todas as suas estruturas – pavilhão auricular, meato, conduto auditivo externo e membrana timpânica – apresenta predisposição a doenças alérgicas como eczemas. O quadro clínico dos eczemas pode variar com a idade, o tempo de doença e com as condições imunológicas dos pacientes. Os eczemas da orelha externa podem ser classificados conforme o Quadro 11-1.

A Dermatite de Contato Irritativa não é desencadeada por mecanismos imunológicos e resulta da exposição da pele a substâncias irritantes como ácidos e bases. Essa patologia é muito comum nos praticantes de natação. Em contraste, a dermatite de contato alérgica é o exemplo de reações de hipersensibilidade I, III e V, de Gell e Coombs (medicações tópicas à base de neomicina, bacitracina, timerosal e benzocaína, assim como metais usados em brincos e *piercings*, que são potencialmente alergênicas para a pele). Embora as dermatites de contato irritativas e alérgicas sejam etiologicamente diferentes, os quadros clínicos são muito semelhantes, tornando-se difícil o diagnóstico baseado apenas no exame físico que evidencia eritema, descamações, edema além de desconforto doloroso.

O Eczema Endógeno sob a forma de otite atópica é uma doença inflamatória crônica recidivante, caracterizada por prurido extremo, edema, exsudação, crostas e descamações (Hanifin J. M., 1993). É comum os pacientes apresentarem a tríade alérgica – Asma, Rinite Alérgica e Dermatite Atópica (Krafchik B. R., 1988). Existem muitos fatores desencadeantes das otites externas atópicas como alimentos (Sampson H. A., 1993; Sicherer S. H., et al., 1999), fatores emocionais; irritantes cutâneos alergênicos, infecções bacterianas e/ou fúngicas e que são agravados pela sudorese e umidade, etc. (Hashem N., et al., 1963).

■ Tratamento

O tratamento da Otite Externa de Contato Irritativa e Alérgica é feito inicialmente com a eliminação do agente irritante ou alergênico para evitar recorrência. O uso de corticóides tópicos – Hidrocortisona 1% – pode ser usado para abreviar a recuperação. A prescrição de corticosteróides oral ou injetável está reservada para os quadros severos. Como coadjuvantes do tratamento podemos lançar mão de anti-histamínicos orais e analgésicos para o controle do prurido e da dor (Rasmussen J. E., 1989).

Na Otite Externa Eczematosa Atópica o tratamento tem como espinha dorsal os corticosteróides tópicos (Leung D. Y. M., et al., 2000). O objetivo do tratamento deve ser corticosteróides de baixa potência e emolientes para tratamento de manutenção e corticosteróides de potência média e alta nas exacerbações. A hidrocortisona (1 a 2,5%) é útil em pacientes com doença leve. Uma pomada de corticosteróide de potência média (triancinolona 0,1%) pode ser usada em lesões mais intensas. Esteróides tópicos de alta potência podem ser usados durante períodos curtos em alguns pacientes com agudização e depois substituídos por esteróides de potência mais baixa quando as lesões melhorarem. Os esteróides tópicos devem ser aplicados duas vezes por dia e podem ser misturados com uma base emoliente. Pomadas e cremes são mais espessos e podem aumentar a potência dos esteróides em comparação com as loções.

Os esteróides por via oral podem ser usados em surtos graves (p. ex., prednisona, 40 a 60 mg/dia durante 3 a 4 dias, depois 20 a 30 mg/dia durante 3 a 4 dias). Surtos rebotes dramáticos podem ser observados na suspensão. Períodos curtos de tratamento podem ser usados em conjunto com intensificação do tratamento tópico.

Os anti-histamínicos são usados com antipruriginosos (Klein P. A., Clark R. A., 1999). Os mais comuns são: Loratadina, Desloratadina, Cetirizina, Epinastina, Fexofenadina e hidroxizina, sendo este último mais utilizado quando se quer obter

Quadro 11-1

Quanto a evolução	Eczema agudo Eczema subagudo Eczema crônico

Quanto a origem	Eczema exógeno
	• Dermatite de contato
	  – Irritante
	  – Alérgica
	Eczema endógeno
	• Dermatite seborréica
	• Dermatite atópica

uma ação sedativa, sobretudo à noite. O uso de tranqüilizantes ou antidepressivos estaria indicado nos casos onde distúrbios emocionais seriam agravantes do processo imunoalérgico (Shaw J. C., 2000). Antibióticos sistêmicos e antifúngicos estão reservados para os quadros que evoluírem com infecção bacteriana e/ou fúngica (Rudikoff D., Lebwohl M., 1998). Imunoterapia hipossensibilizante nos parece não ter papel importante na Otite Externa Atópica.

ORELHA MÉDIA

A fisiologia da orelha média é integralmente dependente do funcionamento normal da tuba auditiva que une estrutural e fisiologicamente as vias aéreas superiores às cavidades timpânicas e mastóides (Osur S. L., et al., 1989). A ventilação e a drenagem da orelha média poderão ser afetadas por processos inflamatórios desencadeados por mecanismos imunológicos e não-imunológicos que venham a ocorrer na rinofaringe, na tuba auditiva e na orelha média por bloqueio de potência em qualquer um desses níveis (Georgitis J. W., et al., 1988).

Sendo a cavidade da orelha média revestida por mucosa e estando sujeita às mesmas influências alérgicas de todos os demais segmentos das vias aéreas, inclusive das reações de hipersensibilidade do tipo I, mediada pela IgE, que leva à liberação de mediadores biológicos da inflamação através de reações antígeno-anticorpos na superfície de mastócitos e basófilos e suas conseqüentes degranulações (Bernstein J. M., 1988). Convém suspeitar de alergia pois muitas otites cursam sem infecções ou barotraumas. Alguns trabalhos demonstram presença de IgE nos líquidos serosos aspirados da caixa timpânica, assim como anticorpos citotóxicos, imunocomplexos e marcadores de hipersensibilidade tardia nos processos inflamatórios da orelha média. Outros estudos comprovam que nos pacientes portadores de Rinite Alérgica e associada a otite média com efusão, a tuba auditiva era 3,5 vezes mais acometida que a orelha média como "órgão-alvo".

Sobretudo na criança, as infecções recidivantes das orelhas precisam ser consideradas como altamente suspeitas de serem desencadeadas por alergia. Em crianças menores de 3 anos a formação de imunocomplexos IgG a partir de antígenos alimentares na orelha média poderá desencadear reações inflamatórias na mucosa, explicando a patogênese das otites médias relacionadas à alergia alimentar.

Embora esteja menos sujeito aos problemas graves da orelha média, quando comparada com a criança, o adulto não é imune à doença alérgica da tuba auditiva. São pacientes com maior probabilidade de desenvolverem pressão negativa na orelha média com riscos de infecção e barotraumas maiores que indivíduos normais. Seja qual for o grupo etário, a presença de doenças crônicas e recorrentes na orelha média constitui motivo para a pesquisa de etiologia alérgica nas vias aéreas superiores.

Tratamento

O tratamento das otites médias de natureza alérgica obedecem os mesmos cuidados das rinites alérgicas (Benninger M. S., 1997), associados a terapias específicas da orelha média. A terapia alérgica é baseada no tripé – Profilaxia ambiental, Farmacoterapia e Imunoterapia.

A profilaxia ambiental contém inúmeras recomendações, porém o controle no quarto de dormir é o mais importante, pois é um dos locais onde passamos grande parte do nosso tempo. Evitar o fumo de forma ativa e passiva deve ser um objetivo permanente. Outras orientações devem ser informadas aos pacientes através de folhetos pré-impressos ou durante a consulta.

A farmacoterapia é feita com anti-histamínicos, citados anteriormente, combinados ou não com descongestionantes. O uso de descongestionantes deverá ser feito por curto período (até 5 dias) e reservados à fase aguda da reação alérgica. Os corticóides tópicos, como beclometasona, fluticasona, ibudesonida, mometasona, etc., estão recomendados quando o quadro de rinofaringite é o mais evidente. A corticoterapia sistêmica poderá ser usada por curtos períodos em doses altas nos casos mais severos (Kennedy D. W., 1995; Osguthorpe J. D., Hadley J. A., 1999).

A imunoterapia específica é bastante relevante quando temos um paciente de difícil controle clínico e um diagnóstico preciso dos alérgenos inalantes específicos, diagnosticados através de testes alérgicos *in vivo* ou *in vitro* (Gordon B. R., 1990). A administração de extratos com alérgenos padronizados leva-nos a obter bons resultados.

A antibioticoterapia e os tratamentos cirúrgicos (Krause H. F., 1989) serão abordados em outros capítulos deste livro.

ORELHA INTERNA

Com os avanços nos estudos sobre doenças auto-imunes da orelha interna, foram renovados os interesses em relacionar as reações alérgicas na orelha interna como um dos fatores desencadeantes da síndrome de Ménière (Derebery M. J., Rao V., Siglock T. J., et al., 1991; Powers W. H., 1971). Muitas células imunocompetentes na orelha interna estão localizadas na área intra-óssea do saco endolinfático. Essa é uma das principais áreas de circulação sangüínea no labirinto. Isto justificaria a interferência da histamina, um vasodilatador potente, na fisiologia do saco endolinfático; do mesmo modo o relato de pacientes que referem melhora dos quadros vertiginosos, em portadores de doença de Ménière com o uso de anti-histamínicos como a meclizina, a cinarizina, flunarizina, entre outros.

Mesmo sabendo-se que a doença de Ménière é uma patologia multifatorial, a hipótese da influência da alergia é mais bem observada em pacientes com sintomas bilaterais, com alergia importante a inalantes e alimentos, como também nos casos refratários aos tratamentos convencionais medicamentosos e/ou cirúrgicos.

Tratamento

Sendo uma doença multifatorial fica difícil preconizar um tratamento. O uso de anti-histamínicos reconhecidamente depressores labirínticos, imunoterapia específica, dieta restritiva ao cloreto de sódio, açúcares, alérgenos alimentares pré-identificados, além de um programa de reabilitação áudio-vestibular poderão ser importantes coadjuvantes a outros tratamentos descritos neste livro.

REFERÊNCIAS BIBLIOGRÁFICAS

Benninger MS, Anon J, Mabry RL. The medical management of rhinosinusitis. *Otolaryngol Head Neck Surg* 1997;117(Suppl):S41-S49.

Bernstein JM. New perspectives on immunological reactivity in otitis media with effusion. Symposium on biochemical and immunochemical aspects of otitis media. *Ann Otol Rhinol Laryngol* 1988;97(Suppl 132):19-23.

Derebery MJ, Rao V, Siglock TJ, *et al*. Ménière´s disease. An immune complex mediated illness? *Laringoscope* 1991;101:225-229.

Georgitis JW, Gold WM, Bernstein JM. Eustachian tube function associated with histamine induced and ragweed induced rhinitis. *Ann Allergy* 1988;61:234-238.

Gordon BR. Allergy skin tests and immunotherapy: Comparison of methods in common use. *Ear Nose Throat J* 1990;69:47-62.

Hanifin JM. Atopic dermatitis. In: Middleton E, Reed CE, Ellis EF, Adkinson Jr., NF, Yuningen JW, Busse WW (eds.) *Allergy: Principles and Practice*. 4. ed. St. Louis: Mosby, 1993. 1581-1604p.

Hashem N, *et al*. Infantile eczema: evidence of autoimmunity to human skin. *Lancet* 1963;2:269-270.

Kennedy DW. Medical management of sinusitis: educational goals and management guidelines. *Ann Otol Rhinol Laryngol* 1995;104(Suppl 167):22-30.

Klein PA, Clark RA. An evidence-based review of the efficacy of antihistamines in relieving pruritus in atopic dermatitis. *Arch Dermatol* 1999;135:1522.

Krafchik BR. Eczematous dermatitis. In: Schachner LA, Hansen RC (eds.) *Pediatr Dermatol*. New York: Churchill-Livingstone, 1988. 695-724p.

Krause HF. Surgery in the allergic patient. *Otolaryngic Allergy and Immunology*. Orlando: WB Saunders Co., Published 1989.

Leung DYM, *et al*. Atopic dermatitis: New insights and opportunities for therapeutic intervention. *J Allergy Clin Immunol* 2000;105:860-876.

Osguthorpe JD, Hadley JA. Rhinosinusitis. Current concepts in evaluation and management. *Med Clin North Am* 1999;83:27-41.

Osur SL, Volovitz B, Dickson S, *et al*. Eustachian tube dysfunction in children with ragweed hayfever during natural pollen exposure. *Allergy Proc* 1989;10:133-139.

Powers WH. Allergic phenomena in the inner ear. *Otolaryngol Clin North Am* 1971;4:557-565.

Rasmussen JE. Advances in nondietary management of children with atopic dermatitis. *Pediatr Dermatol* 1989;6:210-215.

Rudikoff D, Lebwohl M. Atopic dermatitis. *Lancet* 1998;351:1715-21 (UI:98403972).

Sampson HA. Food allergen-induced lymphocyte proliferation in children with atopic dermatitis and food hypersensitivity. *J Allergy Clin Immunol* 1993;91:549-551.

Shaw JC. *Atopic Dermatitis*. UptoDate, Version 8.3, 2000.

Sicherer SH, *et al*. Food hypersensitivity and atopic dermatitis: pathophysiology, epidemiology, diagnosis and management. *J Allergy Clin Immunol* 1999;104(Suppl):S11-S22.

Neurofarmacologia e Tratamento da Doença do Movimento

Herton Coifman ▪ Charles Ornelas Brum ▪ Carlos A. C. Harmath

A doença do movimento é uma desordem causada por certos tipos de movimento, seja ele real (por deslocamento) seja aparente (por estimulação visual) (Money, 1970; Reason e Brandt, 1975; Crampton, 1990) modernamente vista como uma imaturidade do sistema da integração vestibular.

Enquanto alguns pacientes dizem apresentar sintomas com o deslocamento do corpo, como em elevadores, meios de transporte e brinquedos, outros relatam intolerância aos estímulos visuais, como andar em supermercados, trabalhar com o computador, etc.

Náuseas e vômitos são os sinais e sintomas característicos que, de uma maneira geral, abrangem a instabilidade ou doença que ocorre no mar, ar, carros, simuladores e mesmo no espaço.

No desenvolvimento da doença do movimento os sintomas iniciais são o desconforto epigástrico, escotomas cintilantes, bocejos e aumento da salivação, náusea, palidez facial e sudorese. Se a exposição ao movimento continuar irá ocorrer aumento dos sintomas de náuseas que culminarão com o vômito. Nessa fase observam-se apatia e depressão. Na cessação do estímulo a recuperação ocorre, normalmente, em horas ou dias, caso contrário o próprio organismo deverá adaptar-se através de um mecanismo central, o que leva de 3 a 6 dias.

A suscetibilidade é maior em crianças e mulheres adultas, entretanto, indivíduos abaixo de 2 anos e acima de 50 anos são mais resistentes (Fig. 12-1).

BASES NEUROFARMACOLÓGICAS

Existem três grupos de neurotransmissores e neuromoduladores nos Neurônios Vestibulares. Os aminoácidos excitatórios e inibitórios, que incluem Aspartato, Glutamato, GABA e Glicina, medeiam eventos sinápticos pela ação pós-sináptica e por receptores inotrópicos. As cinco monoaminas (Histamina, Dopamina, Serotonina, Norepinefrina e Adrenalina) constituem outra categoria, junto com a Acetilcolina. Há, basicamente, três tipos de neurotransmissores envolvidos no processo neural da doença do movimento: histamina, acetilcolina e norepinefrina.

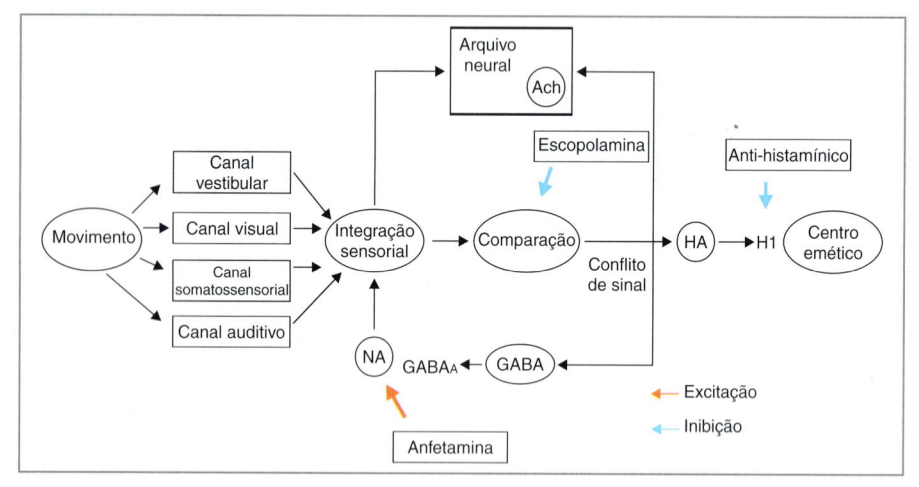

De acordo com a teoria do conflito sensorial, repetidos aportes de novos estímulos sensoriais modificam a capacidade neural a fim de reduzir o conflito de sinais nos níveis mais baixos possíveis. Finalmente, a habituação a esta nova situação é adquirida. Baseado em concepções teóricas da farmacologia de drogas que estão envolvidas no processo de habituação, Takeda et al. (1993) as dividiram em três classes: as que bloqueiam as aferências responsáveis pelo conflito sensorial (classe A); drogas que reduzem a amplitude do sinal de conflito pela facilitação da aquisição da habituação a novas características sensoriais (classe B); as que bloqueiam a resposta emética, que são mais sintomáticas (classe C) (Figs. 12-2 a 12-4).

O mecanismo do reflexo do vômito envolve três grandes componentes: os detectores de estímulos eméticos, um mecanismo central de integração dessas informações e organização da execução da resposta do reflexo e uma via eferente ou motora e seus efetores (glândulas e músculos).

Dois tipos principais de receptores vagais estão envolvidos na resposta emética: 1) mecanorreceptores localizados na parede muscular do intestino; 2) quimiorreceptores, localizados na mucosa da parte mais alta do intestino. Esses receptores são sensíveis (respondem) à irritação da mucosa, a soluções ácidas, alcalinas e hipertônicas, temperatura e fármacos como cisplatina e anestésicos. Vias aferentes vagais ligam esses receptores aos centros vagais no tronco encefálico.

A informação detectada no trato gastrointestinal é transmitida através dos aferentes vagais para o núcleo do trato solitário (NTS) e para a área postrema no sistema nervoso central (SNC). Wang e Borison demonstraram que a aplicação de diversos

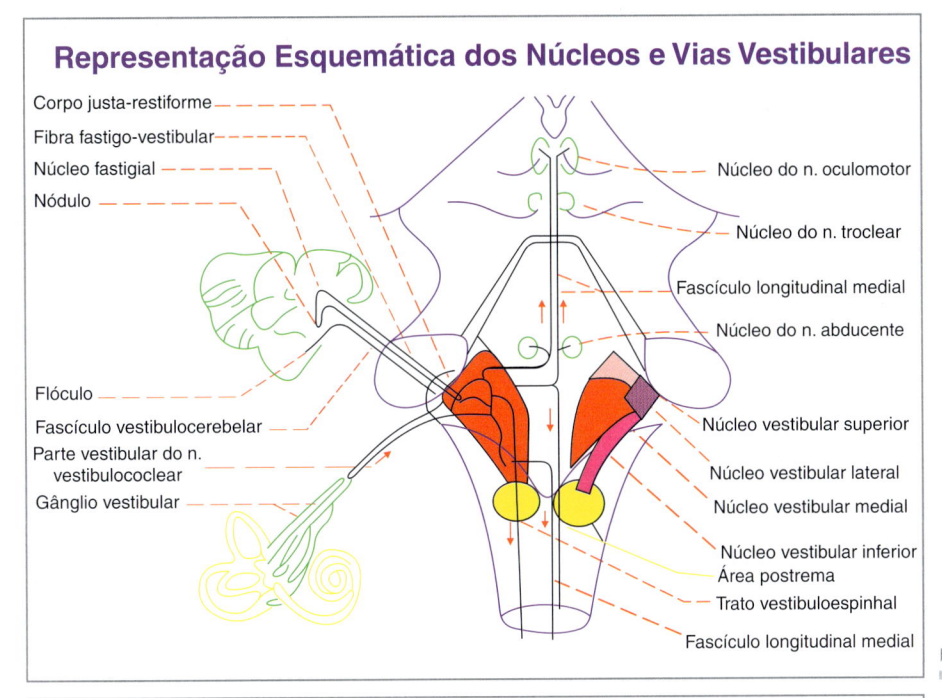

Representação Esquemática dos Núcleos e Vias Vestibulares

- Corpo justa-restiforme
- Fibra fastigo-vestibular
- Núcleo fastigial
- Nódulo
- Flóculo
- Fascículo vestibulocerebelar
- Parte vestibular do n. vestibulococlear
- Gânglio vestibular

- Núcleo do n. oculomotor
- Núcleo do n. troclear
- Fascículo longitudinal medial
- Núcleo do n. abducente
- Núcleo vestibular superior
- Núcleo vestibular lateral
- Núcleo vestibular medial
- Núcleo vestibular inferior
- Área postrema
- Trato vestibuloespinhal
- Fascículo longitudinal medial

Fig. 12-2

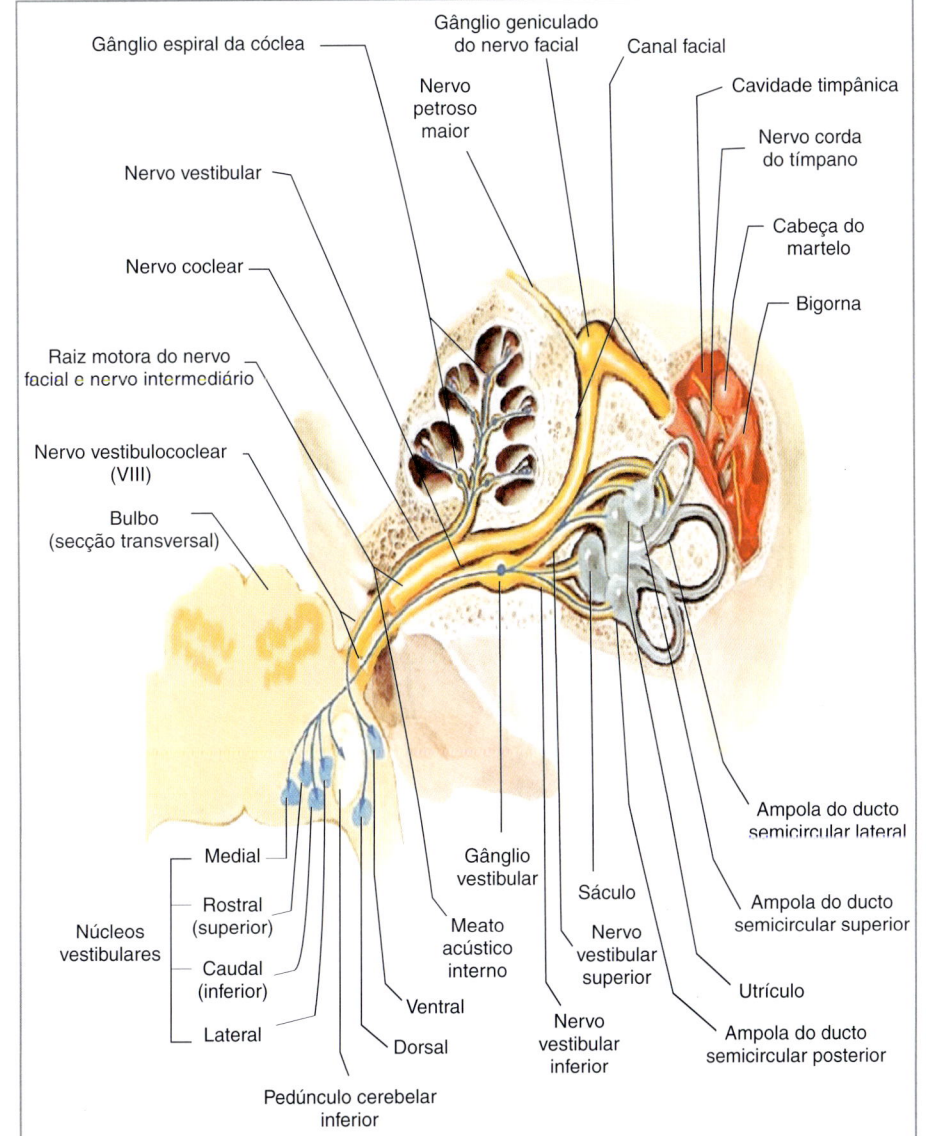

- Gânglio espiral da cóclea
- Nervo vestibular
- Nervo coclear
- Raiz motora do nervo facial e nervo intermediário
- Nervo vestibulococlear (VIII)
- Bulbo (secção transversal)
- Núcleos vestibulares
  - Medial
  - Rostral (superior)
  - Caudal (inferior)
  - Lateral
- Ventral
- Dorsal
- Pedúnculo cerebelar inferior

- Gânglio geniculado do nervo facial
- Nervo petroso maior
- Canal facial
- Cavidade timpânica
- Nervo corda do tímpano
- Cabeça do martelo
- Bigorna
- Gânglio vestibular
- Meato acústico interno
- Sáculo
- Nervo vestibular superior
- Nervo vestibular inferior
- Ampola do ducto semicircular lateral
- Ampola do ducto semicircular superior
- Utrículo
- Ampola do ducto semicircular posterior

Fig. 12-3

Movimentos

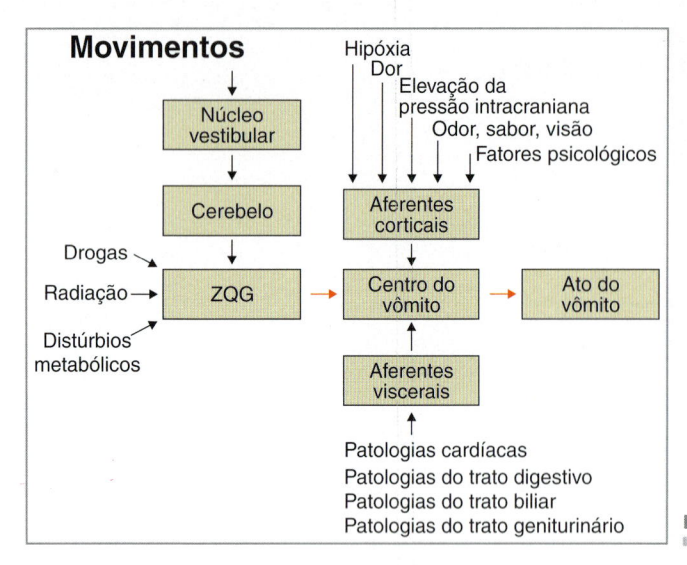

Fig. 12-4

estímulos pode ativar diretamente células da área postrema, denominada de zona quimiorreceptora de gatilho (ZQG). A área postrema no homem é representada por uma estrutura em forma de "U", com poucos milímetros de comprimento e localizada na extremidade caudal do quarto ventrículo. A área postrema é altamente vascularizada, e os vasos terminam em capilares fenestrados, facilitando a penetração de substâncias circulantes no sangue ou no fluido cerebroespinhal. Como não existe uma efetiva barreira hematoencefálica nesta região, a ZQG pode ser facilmente ativada pelas substâncias químicas ou toxinas. A ZQG é o local de ação de drogas como apomorfina, morfina e digitálicos que chegam a esta região pela corrente sangüínea. A ZQG encontra-se envolvida na mediação das cinetoses. Alguns centros corticais superiores, como o visual e a porção vestibular do 8º par craniano, também representam outras importantes aferências para a estimulação do reflexo do vômito. Além dos estímulos provenientes dos centros corticais, outros estímulos, como movimentos, otite média, alterações vasculares do labirinto e tumores, são capazes de originar impulsos que passam através do nervo vestibular e para os núcleos vestibulares; destes para o cerebelo e para o centro do vômito (então para a ZQG na área postrema, no centro do vômito). De maneira semelhante atuam os estímulos visuais, olfativos e proprioceptivos, através de aferências corticais que alcançam o centro do vômito. Os estímulos provenientes do canal proprioceptivo alcançam o cerebelo e a partir deste poderá estimular o centro do vômito.

O estímulo aferente uma vez desencadeado irá ativar o centro do vômito, localizado na formação reticular parvocelular do bulbo, próximo ao trato solitário no núcleo motor dorsal do décimo par craniano, que é o maior núcleo de integração das aferências para o reflexo do vômito. O centro do vômito recebe aferências do NTS e área postrema. A coordenação dos componentes motores do reflexo do vômito ocorre no tronco cerebral, onde se originam os neurônios motores do vago que inervam o trato gastrointestinal e o coração, mais precisamente no núcleo motor dorsal do vago e núcleo ambíguo.

Desse modo, diversos estímulos, centrais ou periféricos, podem desencadear o reflexo do vômito, incluindo estímulos autonômicos provenientes da faringe, trato gastrointestinal e mediastino, bem como de estruturas centrais como estímulos corticais e estímulos provenientes da porção vestibular do 8º par craniano e ZQG.

Os neurônios da área postrema são ricos em receptores dopaminérgicos, opióides e serotoninérgicos (5-HT3) e os neurônios do núcleo do trato solitário são ricos em receptores para encefalina, histamina, noradrenalina e em receptores colinérgicos muscarínicos. Esses mediadores e seus receptores exercem importante papel na transmissão dos impulsos eméticos para o centro do vômito. Os agonistas dopaminérgicos, como a apomorfina, são eméticos, enquanto os antagonistas dopaminérgicos, anticolinérgicos muscarínicos e anti-histamínicos H1 possuem propriedades antieméticas de intensidade variável (Fig. 12-5).

Os neurotransmissores que têm papel relevante nesse processo são:

1. **Vias serotoninérgicas:** as vias aferentes do estômago e intestino delgado para o núcleo do trato solitário e para a zona deflagadora e serotoninérgica. Nestes centros, a serotonina age sobre os receptores 5-HT3. Os impulsos veiculados por essa via constituem um importante sinal emético.

2. **Vias dopaminérgicas:** participam da sinalização emética, aportando sinais aferentes para a zona deflagadora e para o núcleo do trato solitário. Nesses núcleos o neurotrans-

A ZQG está localizada dentro da área postrema no assoalho do 4º ventrículo

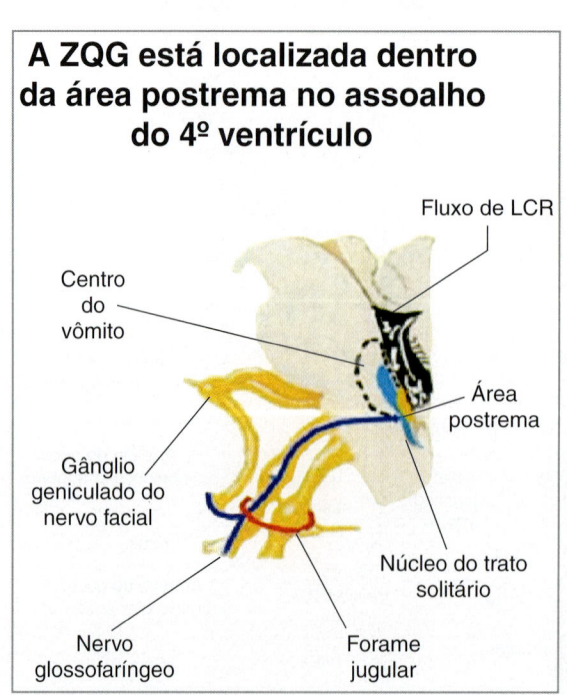

Fig. 12-5

missor dopamina atua sobre os receptores D2.

3. **Vias colinérgicas:** aportam ao trato do núcleo solitário, à área postrema e aos núcleos vestibulares. E nos neurônios desses centros o neurotransmissor acetilcolina age nos receptores muscarínicos. Esses circuitos colinérgicos participam ativamente do fenômeno da Habituação.
4. **Vias histaminérgicas:** afluem tanto para os núcleos vestibulares quanto para a área deflagadora. Os neurônios desses centros possuem receptores H1, H2 e H3, com predomínio dos H1.
5. **Circuitos GABAérgicos** (as vias gabaérgicas são difusas, formando circuitos predominantemente inibitórios) presentes nos interneurônios dos núcleos vestibulares constituem o maior sistema inibitório vestibular. Esses circuitos participam da regulação do conflito sensorial.

PLASTICIDADE PÓS-LESIONAL

A compensação vestibular depois da labirintectomia unilateral é considerada como um excelente modelo de plasticidade no Sistema Nervoso Central (Llimós e Walton, 1979). A síndrome estática observada no estágio agudo resulta da assimetria das descargas de repouso entre o lado intacto e os núcleos vestibulares afetados: imediatamente após a lesão os núcleos vestibulares não respondem, enquanto a atividade espontânea contralateral dos neurônios vestibulares mediais está aumentada (Smith e Curthays, 1989). No estado compensado há uma recuperação da atividade espontânea do lado afetado (Ris et al., 1995). Como resultado estabelece-se um novo estado de atividade simétrica bilateral, entre o intacto e o afetado. A forma como este processo ocorre desempenha papel fundamental no processo de compensação.

A habituação consiste no aspecto funcional de adaptação da Plasticidade Vestibular (Fig. 12-6).

VERTIGEM AGUDA

A desordem vestibular é um desequilíbrio entre o funcionamento dos dois labirintos. Para recuperar o equilíbrio o Sistema Vestibular Central precisa criar um "novo equilíbrio". A compensação envolve uma modificação das sinapses colinérgicas do tronco cerebral, o que resulta em novas sinapses com um padrão de distribuição assimétrico, tanto em número como em sensibilidade.

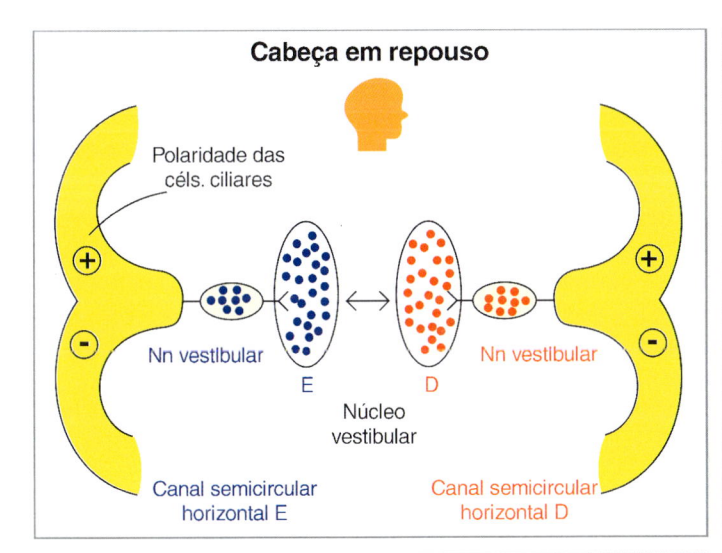

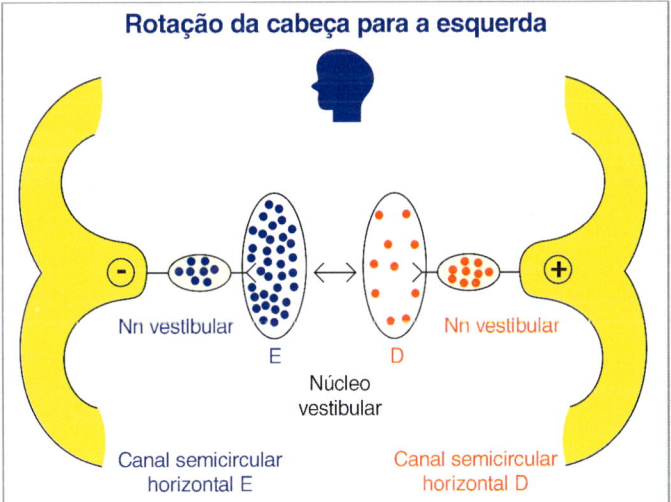

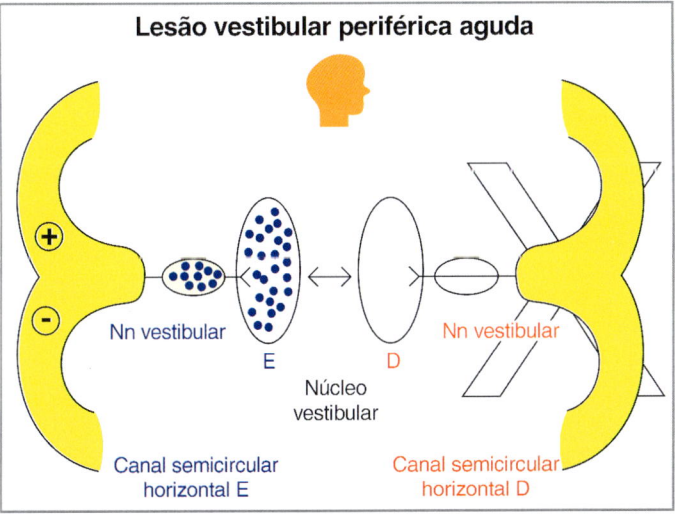

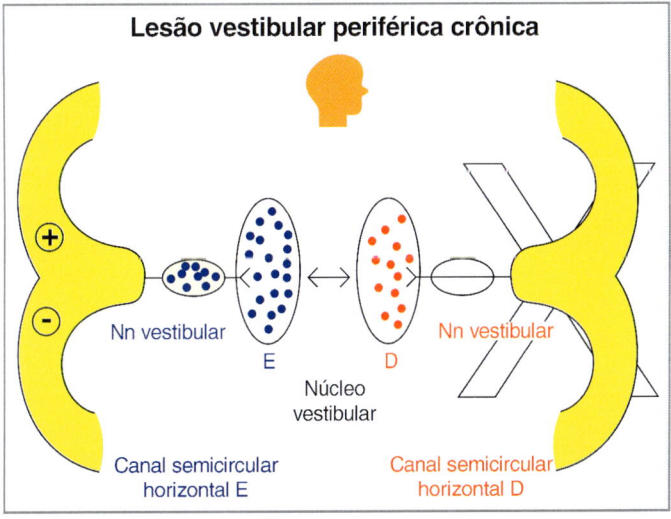

Fig. 12-6

Os neurônios reorganizados recuperarão sua capacidade basal de estimulação e propiciarão o controle bilateral do labirinto. Como foi visto, existem neurônios colinérgicos e histaminérgicos nos núcleos vestibulares, além dos serotoninérgicos e dopaminérgicos.

As células cerebelares de Purkinje se conectam com os núcleos vestibulares e exercem influências inibitórias desativando os circuitos gabaérgicos do cerebelo, o que resulta numa diminuição das influências inibitórias que permitem recuperar a atividade do lado afetado. Vias adrenérgicas, provenientes do tronco encefálico, se projetam nos núcleos vestibulares onde também exercem atividade inibitória sobre a função vestibular, as duas vias exercem influências inibitórias permitindo uma reorganização das funções vestibulares.

O Sistema Vestibular Central é profundamente influenciado pelo Cerebelo. Regiões específicas do cerebelo incluindo o cerebelo vestibular (lobo flóculo-nodular) e o verme cerebelar são importantes para o controle dos olhos e corpo no espaço. Conexões entre o núcleo vestibular e o cerebelo tornam possível o cerebelo influenciar os movimentos oculovestibulares e do corpo.

Lesões no cerebelo são freqüentemente associadas a anormalidades atribuídas ao sistema vestibular, incluindo instabilidade da marcha e nistagmo. Projeções dos núcleos vestibulares para o tálamo e para o córtex cerebral permitem que informações a respeito das sensações vestibulares possam alcançar os circuitos talâmicos e corticais onde são processados inconscientemente. Esse processamento é entremeado por informações a respeito de sensações somáticas. O córtex não recebe aferências diretas dos sensores vestibulares, não possuindo, portanto, capacidade de discriminar submodalidades sensório-perceptivas vestibulares como o canal auditivo, cujas aferências periférico-centrais permitem que o córtex efetue o processamento capaz de discriminar a altura, o timbre, etc. de um som, e o canal visual cujas aferências periférico-centrais, fornecem informações suficientes para que o Córtex efetue processamento de maneira a permitir discriminar cores, brilho, contornos, etc. Portanto, o processamento central das informações vestibulares é pobre e grosseiro, relativamente aos aspectos perceptivos; porém, rico nas elaborações inconscientes de ajustes posturais estáticos e dinâmicos.

O SISTEMA HISTAMINÉRGICO

No SNC, a histamina é produzida exclusivamente no núcleo tuberomamilar do hipotálamo. Este é um pequeno núcleo bilateral, provido de conexões com outras regiões cerebrais e da medula espinal (Malenka, 2001).

Estudos imunoistoquímicos demonstram que os neurônios histaminérgicos são concentrados no hipotálamo, no núcleo tuberomamilar, e fibras originadas nesse núcleo alcançam a medula oblonga. O conteúdo histamínico dessas regiões está aumentado quando há desenvolvimento de cinetose. O sistema histaminérgico está envolvido na fase final do processamento de sinais que ocorre na doença do movimento. Os impulsos descendentes induzidos pelo "falso sinal neural" estimulam os receptores H1(histamina) no centro emético, resultando nas manifestações clínicas da doença do movimento.

O SISTEMA COLINÉRGICO

Sabe-se que a escopolamina, um antagonista dos receptores muscarínicos da acetilcolina, tem um efeito profilático contra a cinetose. Constitui-se em um dos mais importantes neurotransmissores desta alteração vestibular, pois ela acelera a aquisição de habituação (droga classe B).

As duas principais vias colinérgicas no cérebro são:

1. Projeção do núcleo magno celular para o lobo frontal e demais áreas corticais ex-cerebral.
2. Via septo-hipocampal.

O sistema neural colinérgico septo-hipocampal é ativado pela estimulação auditiva e somatossensorial. Estimulações calórico-vestibular e outras sensitivo-vestibulares aumentam a liberação de acetilcolina no hipocampo. Os neurônios colinérgicos também estão implicados no aprendizado e na memória.

O conflito de aferências sensoriais ativa o sistema neuronal colinérgico septo-hipocampal. Durante o processo da habituação, o "arquivo neural" adquire um novo padrão de aportes sensoriais, que substituem a memória sensorial anteriormente adquirida. A acetilcolina está, provavelmente, envolvida na transmissão da informação da memória sensorial anterior arquivada no sistema nervoso central, e a escopolamina bloqueia a transmissão, permitindo que o arquivo neural adquira um novo padrão.

O SISTEMA NORADRENÉRGICO

As anfetaminas são usadas como drogas antidoença do movimento. Através da estimulação do sistema neuronal adrenérgico há o aumento da liberação de norepinefrina nos terminais nervosos, os quais, no cérebro, ajudam no efeito terapêutico das anfetaminas.

Parece que o conflito de sinais suprime o sistema neuronal noradrenérgico do *Locus Coeruleus* (LC), que é o maior núcleo de neurônios noradrenérgicos do cérebro. A resposta inibitória do LC à prova calórica é mediada pelo GABA (ácido gama-aminobutírico). A inervação GABAérgica vem do núcleo *prepositus* do hipoglosso para o LC, via receptores GABA.

Sonolência é um sintoma importante, comumente associado à cinetose. Como o LC participa do processo de despertar (Foote *et al.*, 1991), a supressão do sistema noradrenérgico pode mudar o estado de alerta, influindo no desenvolvimento da cinetose.

TRATAMENTO E PREVENÇÃO

As drogas anticinetose podem ser divididas em três classes, de acordo com a ação nos neurotransmissores (Classificação de Takeda):

- Bloqueadores do conflito sensorial.
- Bloqueadores da amplitude do sinal.
- Bloqueadores da resposta emética.

As drogas da classe A podem favorecer a habituação pela ação da diminuição de novos estímulos sensoriais; a classe B acelera a habituação via neurotransmissor, enquanto a classe C não afeta a compensação, agindo somente na resposta emética.

BLOQUEADORES DA RESPOSTA EMÉTICA (CLASSE C)

Embora muitas patologias causem náuseas e vômitos, há três vias aferentes que conectam os sinais de estimulação emética para o Sistema Nervoso Central (SNC):

- Via labiríntica.
- Quimiorreceptora da zona quimiorreceptora do gatilho (ZQG), onde está

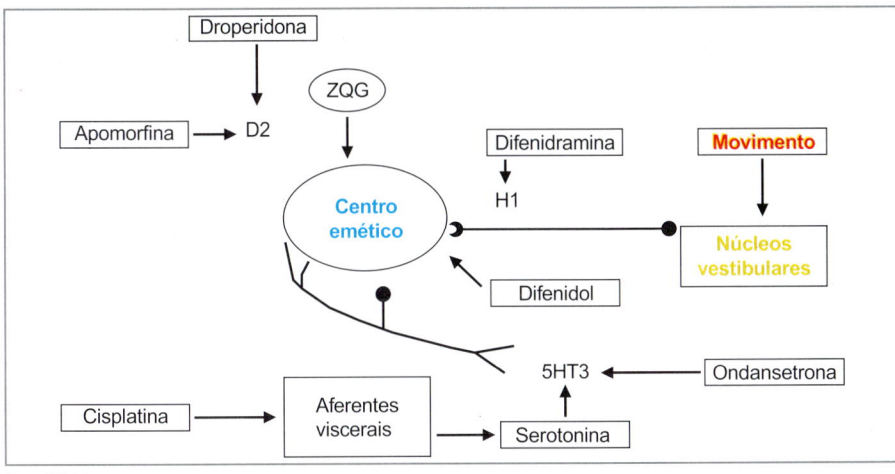

Fig. 12-7

Mecanismo neurofarmacológico do reflexo emético.
As aferências labirínticas para o centro emético via receptores da Histamina (H1) é independente dos receptores da Dopamina (D2), na zona quimiorreceptora do gatilho (ZQG) e dos receptores da Serotina (5HT3), nas aferências viscerais.

localizada a área postrema no assoalho do quarto ventrículo.
- Dos aferentes viscerais do trato gastrointestinal.
- Essas vias convergem para o centro emético no tronco cerebral, causando náusea e vômito (Fig. 12-7).

O Difenidol é um medicamento efetivo na prevenção de todas as espécies de êmese por inibir o centro emético diretamente.

BLOQUEADORES H1 – ANTI-HISTAMÍNICOS

Derivados da etanolamina como a difenidramina e o dimenidrinato são efetivos mesmo administrados após o início das náuseas e vômitos. Anti-histamínicos são usados uma hora antes da exposição à situação desencadeadora da crise, habitualmente, pois sua absorção fica comprometida após o início dos vômitos. A prometazina tem sua melhor indicação quando a crise já está iniciada (vômitos violentos, como em pacientes pós-quimioterapia).

BLOQUEADORES D2

A metoclopramida tem atividade antidopamina na zona do gatilho, mas não é usada na cinetose (Kohl, 1987) porque esta não envolve a ZQG. Logo, a domperidona, um antagonista periférico seletivo D2, é inefetiva na cinetose (J. D. Miller e Brizzee, 1987), assim como a clorpromazina e o difenidol. Essas medicações são efetivas contra o vômito induzido pelo sistema apomorfina, mas têm baixa ação na cinetose. O difenidol usado na dose de 50 mg é tão efetivo quanto os anti-histamínicos na prevenção da cinetose (Wood e Graybiel, 1970). Age também no vômito induzido pela ZQG.

REDUÇÃO DA AMPLITUDE DO SINAL (CLASSE B)

A escopolamina tem um bom efeito profilático nas cinetoses (oral, parenteral ou transdérmica em doses de 0,5 mg), menos usada na doença já estabelecida. A atropina é menos efetiva. Aplicação transdérmica é altamente eficaz na prevenção da cinetose, mas tem vários efeitos colaterais, entre eles sonolência e boca seca (Clissold e Heel, 1985). Já na fase aguda, o dimenidrato é mais eficaz (Pyyko, 1985). Em viagens marítimas mais longas, principalmente em pessoas não habituadas, os benefícios são maiores nos primeiros momentos da viagem. Assim, a escopolamina facilita a habituação ao movimento provocativo; é uma droga classe B (Classificação de Takeda) porque reduz a intensidade do sinal conflitivo ao facilitar a habituação. Como a escopolamina não suprime a resposta emética, depois do surgimento dos sintomas é inefetiva (Bowman e Rand, 1980; J. H. Brown, 1990).

BLOQUEIO DO APORTE DE SINAIS (CLASSE A)

Anfetaminas e efedrinas são drogas anticinetose. Anfetaminas agem sinergicamente com escopolaminas ou prometazinas com efedrinas, mas não experimentalmente, seu uso é limitado por serem drogas com efeito sinérgico. Assim, por exemplo, sabe-se que, fisiologicamente, um alto grau de estresses físico e emocional previne a cinetose (Money, 1970).

MANEJO DA DOENÇA DO MOVIMENTO (TAKEDA, 1995)

- Escopolamina intradérmica antes da exposição ao movimento provocativo, profilaticamente.
- Anti-histamínico ou Difenidol podem ser usados antes ou depois do surgimento dos sintomas.
- Perifericamente a escopolamina, anti-histamínicos, bloqueadores D2 e 5HT3 são inefetivos contra as cinetoses.

O melhor tratamento para a cinetose é a reabilitação vestibular, pois os resultados são animadores. O principal enfoque do tratamento é a habituação através da estimulação visual, pelo método clássico ou por meio de exercícios que produzam movimentos optocinéticos (Quadro 12-1). (Ver Plasticidade Vestibular).

DROGAS USADAS NO TRATAMENTO

O medicamento ideal seria aquele eficaz contra os sintomas neurovegetativos, especialmente as náuseas e os vômitos, sem interferir no conflito sensorial manifestado pelo desequilíbrio corporal, facilitando o início do processo natural de compensação vestibular. Devem-se observar a dosagem medicamentosa, posologia e via de administração, duração do tratamento, associação com outros medicamentos, complementação com outras medidas terapêuticas de ordem geral (dietas, repouso, atividade física e hábitos) e critério para retirada do medicamento (Fig. 12-8).

BETAESTINA

É um fraco agonista dos receptores (H1) da histamina e forte antagonista

Quadro 12-1 — Drogas para cinetose

Droga	Dose	Via	Mecanismo
Drogas classe C			
Difenidramina	50 mg	VO	Anti-histamínico
Dimenidrinato	50 mg	VO	Anti-histamínico
Prometazina	25	IM	Anti-histamínico
Difenidol	50 mg	VO	Central (ZQG)
Drogas classe B			
Escopolamina	5 mg	IM	Anticolinérgico
TD-escopolamina	5 mg	TD	Anticolinérgico
Drogas classe A			
Anfetamina	10 mg	IM	Adrenérgico
Efedrina	50 mg	VO	Adrenérgico

(H3), estes são receptores pré-sinápticos que modulam a liberação da histamina. Bastante usado na Europa e Canadá para a doença de Mèniére. A apresentação é em comprimidos de 8 ou 16 mg. A dose recomendada é de um comprimido de 8 mg, três vezes ao dia, podendo ser aumentada para seis comprimidos de 8 mg ou três de 16 mg ao dia. Sua ação é atribuída à melhora da microcirculação labiríntica, ao efeito inibidor nos núcleos vestibulares, à vasodilatação e aumento do fluxo sangüíneo no sistema arterial vertebrobasilar. A betaestina não afeta habilidades que necessitam de atenção contínua e pode ser empregada por longos períodos. As principais contra-indicações são reações de hipersensibilidade ao produto ativo ou aos componentes da fórmula, úlcera gastrointestinal e feocromocitoma.

CINARIZINA E FLUNARIZINA

São derivados difluorados da cinarizina (antagonistas de cálcio) com atividade antivasoconstritora, por impedirem a entrada de cálcio extracelular para dentro das células, reduzindo a excitabilidade labiríntica. Têm ação anti-histamínica inibidora colinérgica central que aumenta a tolerância aos movimentos corporais e também sedativa.

A cinarizina é apresentada em comprimidos de 25 ou 75 mg e em suspensão com 3 mg por gota. A cinarizina pode ser prescrita no início do tratamento na dose de um comprimido de 75 mg ou três comprimidos de 25 mg ao dia; na vigência de melhora a dose pode ser reduzida para 12,5 mg três vezes ao dia. Com a erradicação dos sintomas ou a obtenção do melhor resultado possível a posologia deve ser gradualmente diminuída até o encerramento da terapia.

A associação de cinarizina (um a três comprimidos de 25 mg ao dia) e domperidona (um a três comprimidos de 10 mg ao dia) é eficaz na prevenção dos enjôos das cinetoses.

A flunarizina é disponível em comprimidos ou cápsulas de 10 mg e frascos com 5 mg/ml. A dose de um comprimido de 10 mg ao dia pode ser empregada no início da terapia. Evidenciada a melhora, a dose diária deve ser gradualmente reduzida até o encerramento.

Sonolência, aumento do apetite, aumento do peso, depressão, fadiga, constipação, alterações menstruais e mudanças de comportamento são os eventos adversos dos antagonistas dos canais de cálcio. Devem ser evitados em pacientes com tremores, deprimidos ou obesos; doses altas e por períodos prolongados podem ocasionar parkinsonismo secundário.

VASODILATADORES DIRETOS

Substâncias que provocam relaxamento da musculatura lisa dos vasos, principalmente na microcirculação. Têm ação antagonista das catecolaminas e alfa-bloqueadora, assim como agem regulando a homeostase do cálcio na orelha interna e aumento do fluxo sangüíneo para a orelha interna através da vasodilatação. Podem-se citar: Cloridrato de Papaverina, Ácido Nicotínico, Cloridrato de Histamina, Carbogênio e Nicergolina. Não há consenso na literatura sobre o uso dessas medicações.

PENTOXIFILINA

A Pentoxifilina é um vasodilatador, sendo apresentada em comprimidos re-

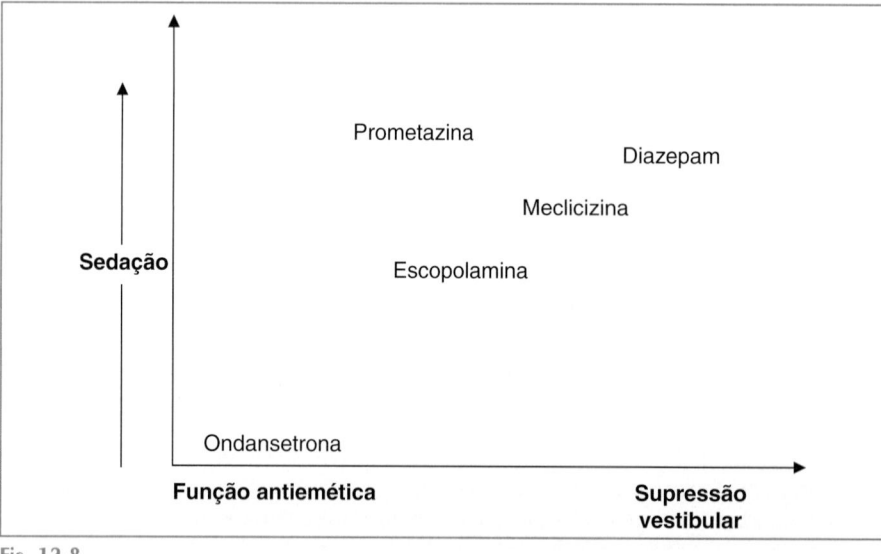

Fig. 12-8

Esquema de ação das diferentes drogas sobre a função antiemética, supressão vestibular e sedação. Percebe-se que as funções são independentes e a terapia, portanto, deverá ser mais específica possível. Verifica-se no gráfico que, por exemplo, a Ondansetrona tem um poderoso efeito antiemético enquanto suas funções de supressão vestibular e sedação são praticamente nulas. Já o Diazepam tem boa atividade na supressão vestibular e na sedação, enquanto a atividade antiemética é muito baixa. De acordo com Rauch S. D., Massachusetts, 2002, para o controle da vertigem periférica aguda pode-se usar (diazepam, lorazepam ou prometazina); vertigem crônica recorrente periférica (prometazina e meclicizina); Vertigem central (diazepam, clonazepam); Cinetose (escopolamina, dimenidrinato ou gabapentina); Náusea e Vômito com vertigem aguda (ondansetrona e prometazina).

vestidos de 400 mg. A posologia habitualmente recomendada é um comprimido de 400 mg três vezes ao dia ou de um comprimido de 600 mg duas vezes ao dia.

A combinação da pentoxifilina com cinarizina, clonazepam, difenidol, dimenidrinato ou flunarizina costuma ser sinérgica, resultando em melhor efeito terapêutico.

As reações adversas tais como rubor facial com sensação de calor, distúrbios gastrointestinais, taquicardia e outras arritmias cardíacas, cefaléia, manifestações alérgicas, hipotensão arterial e reação anafilática.

As contra-indicações principais são hipersensibilidade à pentoxifilina, a outras metilxantinas ou a alguns de seus excipientes, hemorragias retinianas ou cerebrais.

EXTRATO DE GINKGO BILOBA (EGB 761)

O extrato de Ginkgo biloba tem como princípios ativos glicosídeos ginkgoflavonóides e terpenolactonas (ginkgolídeos e bilobalídeos). É um vasoativo com propriedades antioxidantes, que atua favorecendo o fluxo sangüíneo na microcirculação labiríntica e no sistema nervoso central, diminuindo a adesão plaquetária e a deformação das hemácias, impedindo vasoespasmos e incrementando a incorporação do oxigênio e da glicose pelas células sensoriais.

É apresentado em comprimidos de 40, 80 e 120 mg ou em solução oral de 40 mg/ml. A posologia recomendada é de um comprimido de 40 ou 80 mg três vezes ao dia, ou um comprimido de 120 mg duas vezes ao dia.

As reações adversas incluem distúrbios gastrointestinais, circulatórios (hipotensão arterial, cefaléia e lipotimia) e manifestações alérgicas cutâneas.

DIMENIDRINATO/DIMENIDRINATO E PIRIDOXINA (VIT B6)

É um anti-histamínico antivertiginoso e antiemético que age como supressor vestibular no labirinto ou como anticolinérgico. Apresentação: comprimidos de 100 mg, comprimidos com 50 mg dimenidrinato + piridoxina 10 mg, solução injetável de dimenidrinato 50 mg + piridoxina 50 mg, ou ainda solução oral dimenidrinato 25 mg + piridoxina 5 mg.

DIFENIDOL

Age por inibição da zona quimiorreceptora bulbar do vômito e é apresentado em comprimidos de 25 mg.

VERTIGOHEEL

É um extrato homeopático (fitoterápico) que em estudos prospectivos randomizados demonstrou eficácia comparável à betaestina, porém não há até o momento ensaio clínico devidamente conduzido que comprove sua efetividade.

CLONAZEPAM

É um benzodiazepínico anticonvulsivante que atua potencializando o efeito inibidor do neurotransmissor GABA nos núcleos vestibulares e no cerebelo.

É apresentado em comprimidos de 0,5 mg e frascos com 2,5 mg/ml. A dose habitual é a de um comprimido de 0,5 mg (ou quatro gotas) uma a duas vezes ao dia. A retirada deverá ser gradativa, o efeito adverso principal é a sonolência e deve-se ter cautela quanto ao possível quadro de dependência que poderá se desenvolver. O Bromazepam (dose de 3,0 mg dia) e Diazepam (5 a 10 mg dia) também podem ser usados.

DIAZEPAM

Age como um depressor vestibular. Possui mecanismo de ação semelhante ao Clonazepam. Particularmente útil em situações associadas à ansiedade. A dose usual é de 5 mg VO a cada 3 horas. A dose inicial poderá ser administrada parenteralmente. O principal efeito adverso é a sedação, podendo ocorrer zumbido, incoordenação e ataxia. Usar com cuidado nos pacientes com DPOC.

SULPIRIDA

E um neuroléptico atípico, derivado da Metoclopramida que tem ação antiemética e antivertiginosa. Recomendada na dose de 25 mg a 100 mg diária. Tem como efeitos adversos a sonolência, distúrbios hormonais (galactorréia) e efeitos extrapiramidais. Existe uma associação medicamentosa de Bromazepam 1 mg e Sulpirida 25 mg, que tem a vantagem de somar a eficácia de cada uma dessas drogas e diminuir seus efeitos colaterais.

ONDANSETRONA

É um antagonista da Serotonina com potente efeito antiemético, não possuindo contra-indicações na gestação. Usado na dose de 4 mg duas vezes ao dia, age nos quimiorreceptores da zona do gatilho, principalmente, serotonina, dopamina (D2) e muscarínicos (M1). O efeito antiemético pode ser potencializado com a adição de anti-histamínicos (prometazina, dimenidrinato e meclezina). A distonia, que é um potencial efeito adverso, também é diminuída por esta combinação. Este é um tratamento habitualmente reservado para pacientes em quimioterapia e raramente é necessário para o tratamento das desordens vestibulares.

PROCLORPERAZINA

É fenotiazídico piperazínico com efeito antiemético, potencializador da analgesia e hipnótico, que comumente é usado na dose de 5 a 10 mg VO ou IM três vezes ao dia (com pouca biodisponibilidade). Baixas dosagens podem causar inquietude e sedação. A dose terapêutica pode ter reações extrapiramidais e alterações cardiovasculares. Não deve ser usado em associação com droperidol e metoclopramida. Mais usado em profilaxia e pós-operatórios.

GABAPENTINA (NEUROTIN)

Originalmente usado como ansiolítico, porém há evidências de sua utilidade no tratamento do zumbido. Pode auxiliar o controle do nistagmo vertical. É um agonista do GABA aumentando a sua liberação. Efeitos adversos incluem sedação, ataxia e zumbido que normalmente desaparece após duas semanas de tratamento.

ESCOPOLAMINA

Assim como a atropina e o glicoperrolato é excelente profilático da doença de movimento. Anticolinérgico normalmente usado nas doses de 0,5 mg (transdérmico), oral ou parenteral (IM). Age no Sistema Nervoso Central causando sonolência, amnésia, diminuição da fase REM durante o sono. Também poderá causar excitação, inquietude e delírio. Pode causar xerostomia e diminuição da secreção gástrica e motilidade intestinal. Usado preponderantemente na prevenção da cinetose, atua na

Quadro 12-2 — Receptores de atuação das drogas antieméticas (Watech & White, 1992)

Grupo farmacológico (droga)	Receptor			
	Dopominérgico	Colinérgico muscarínico	Histamínico (H1)	Serotoninérgico (5-HT3)
Fenotiazinas	++++	+	++	–
• Flutenazina	++++	++	++++	+
• Proclorperazina	++++			
Butirofenonas				
• Droperidol	++++	–	+	+
• Haloperidol	++++	–	+	–
• Domperidona	++++			
Anti-histamínico				
• Difenidramina	+	++	++++	
• Prometazina	++	++	++++	–
Anticolinérgico				
• Escopolamina	+	++++	+	–
Benzamidas				
• Metoclopramida	+++	–	+	++
Anti-setoninérgico				
• Ondansetrona	–	–	–	++++
• Granisetona	–	–	–	++++
• Zacoprida	–	–	–	++++
• Dolasetrona	–	–	–	++++
Antidepressivos tricíclicos				
• Amitriptilina	+++	+++	++++	–
• Nortriptilina	+++	++	+++	–

redução da amplitude do sinal provocativo diminuindo significativamente a incidência de náuseas e vômitos (Quadro 12-2).

DICAS

Não há drogas que ajam na orelha para parar a vertigem, há drogas que agem centralmente para diminuir a sensação de rotação e há os antieméticos.

As drogas diferem entre si pela farmacodinâmica e farmacocinética. Para drogas com múltiplas ações, nem todas elas começam simultaneamente.

A escolha da medicação deve levar em conta a natureza dos sintomas, a duração (não há drogas que ajam em menos de 20 min) e os potenciais efeitos adversos.

O Desequilíbrio Progressivo da Idade ou Síndrome de Desequilíbrio do Idoso (SDI) consiste em um declínio multissistêmico, que é expresso principalmente pelo comprometimento do reflexo vestíbulo-oculomotor (RVO) e degeneração senil das vias neurais, articulações e sistema visual; onde o idoso necessita que todos os neurônios funcionem perfeitamente, portanto, supressores vestibulares e antieméticos são contra-indicados por causar borramento da visão e sedação. A conduta mais apropriada é a abordagem multidisciplinar com fisioterapia (movimentos coordenados como a marcha e hidroginástica são altamente recomendáveis), terapia ocupacional, treino do RVO, adequada disposição de utensílios e móveis em casa, melhora da propriocepção, reabilitação auditiva e visual. Para que tenhamos sucesso com a reabilitação vestibular é fundamental que o idoso não apresente outras patologias associadas que estejam descompensadas no momento da terapia, tais como cardiopatias, diabetes, problemas tireóideos, etc. (Fig. 12-9).

Casa Ideal para o Idoso

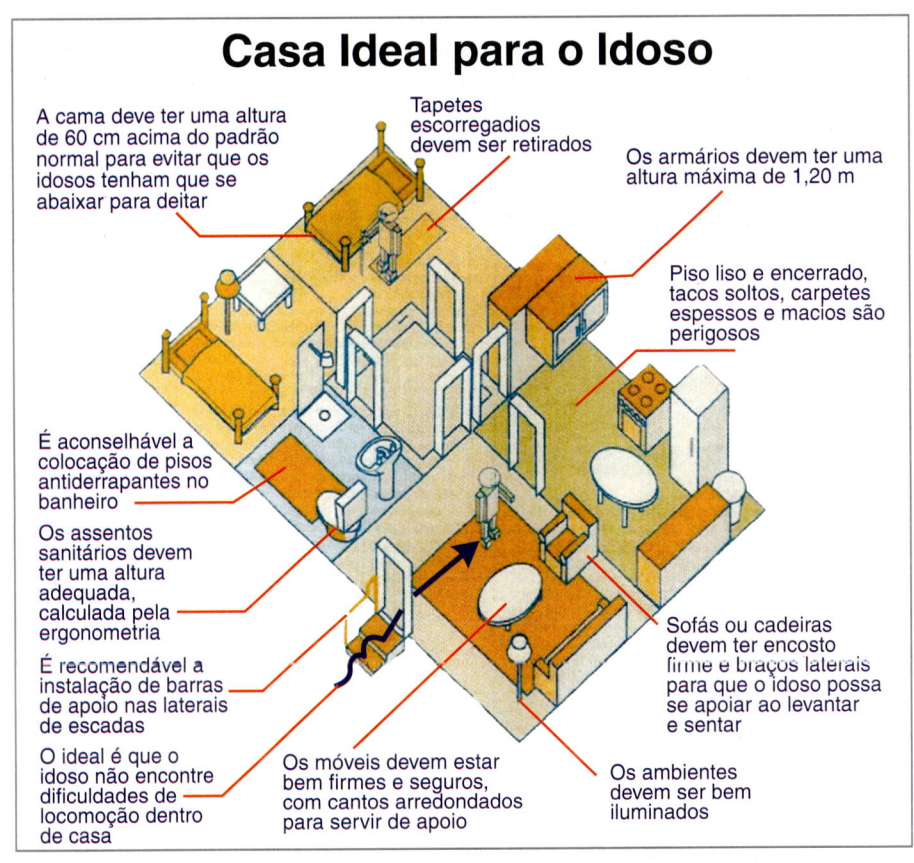

- A cama deve ter uma altura de 60 cm acima do padrão normal para evitar que os idosos tenham que se abaixar para deitar
- Tapetes escorregadios devem ser retirados
- Os armários devem ter uma altura máxima de 1,20 m
- Piso liso e encerrado, tacos soltos, carpetes espessos e macios são perigosos
- É aconselhável a colocação de pisos antiderrapantes no banheiro
- Os assentos sanitários devem ter uma altura adequada, calculada pela ergonometria
- É recomendável a instalação de barras de apoio nas laterais de escadas
- O ideal é que o idoso não encontre dificuldades de locomoção dentro de casa
- Os móveis devem estar bem firmes e seguros, com cantos arredondados para servir de apoio
- Sofás ou cadeiras devem ter encosto firme e braços laterais para que o idoso possa se apoiar ao levantar e sentar
- Os ambientes devem ser bem iluminados

Fig. 12-9

REFERÊNCIAS BIBLIOGRÁFICAS

Baloh RW. *The Essentials of Neurotology*. Philadelphia: FA Davis Co., 1984.

Bottino MA, Bento RF, Bittar RSM, Gobbi AF. *Tratamentos em Otoneurologia. Tratamento Medicamentoso nas Labirintopatias*. Fascículo IV. Rio de Janeiro: Medsi, 2002. 1-12p.

Boyle R, Goldberg JM, Highstein SM. Inputs from regularly and irregularly discharging vestibular nerve afferents to secondary neurons in the vestibular nuclei of the squirrel monkey. III. Correlation with vestibulospinal and vestibuloocular output pathways. *J Neurophysiol* 1992;68:471-484.

Büttner U. Arnold W. Karger. Vestibular dysfunction and its therapy. *Oto-Rhino-Laryngology*, 1999;55:1-110.

Carvalho WA, Vianna PT, Braz JR. Náuseas e vômitos em anestesia: fisiopatologia e tratamento – artigo de revisão. *Rev Bras Anestesiol* 1999;49(1):65-79.

Claussen CF. Current trends of neurootological pharmacotherapy for vertigo in germany. *Rev Bras de Med Otorrin* 1997;4(3):83-90.

Consenso sobre Vertigem. *Revista Brasileira de Otorrinolaringologia* 66(6) (Pt 2) Nov/Dez 2000(Suppl 11):9-38.

Darlington CL, Smith PF. Drug treatment for vertigo and dizziness. *NZ Med Journal* 1998;11:332-334.

Fayad JN, Slattery WH. Medical treatment of Ménière's disease. House Ear Clinic and House Ear Institute, Los Angeles. *Otol Clin of North Am* 1997;30(6):1027-37.

Furman JM, Cass SP. Evaluation of the dizzy patient. *American Academy of Otolaryngology Head Neck Surg* 1994.

Ganança MM, Caovilla HH. Doenças vestibulares periféricas e centrais. In: Borges DR, Rothschild HA (eds.) *Atualização Terapêutica*. São Paulo: Artes Médicas, 2001. 1083-4p.

Ganança MM, Caovilla HH, Munhoz MS. Como diagnosticar e tratar labirintopatias. Edição especial. *Rev Bras de Med* 2001;12(58).

Guyton AC. *Neurociência Básica*. 2. ed. Rio de Janeiro: Guanabara-Koogan, 1993.

Hardman JG, Limbird LE, Molinoff PB, Ruddon RW. Gilman AG. Goodman & Gilman. *As Bases Farmacológicas da Terapêutica*. 9. ed. McGraw-Hill, 1996. 675-90p.

Harter RL. Postoperative nausea and vomiting: prevention and therapy – review article. *Current Opinion in Anaesthesiology* 2000;13(4):469-473.

Nestler EJ, Hyman SE, Malenka RC. Molecular neuropharmacology. *A Foundation for Clinical Neuroscience*. New York: McGraw-Hill, 2001.

Schayer RW. Significance of induced synthesis of histamine in physiology and pathology. *Chemotherapia* 1961;3(128).

Takeda N, Morita M, Hasegawa S, Horii A, Kubo T, Matsunaga T. Neuropharmacology of motion sickness and emesis – a review. *Acta Otol* 1993;(Suppl 501):10-15.

Takeda N, Morita M, Kubo Y, Yamatodani A, Watanabe T, Tohyama M, Wada H, Matsunaga T. Histaminergic projection from the posterior hypothalamus to the medial vestibular nucleus of rats and its relation to motion sickness. Graham MD, Kemink JL (ed.) *The Vestibular System: Neurophysiologic and Clinical Research*. New York: Raven Press, 1987.

Watcha MF, White PF. Postoperative nausea and vomiting. *Anesthesiology* 1992;(77):162-184.

Tratamento da Obstrução Nasal e Seus Efeitos em Disfunções de Orelha Média e Mastóide

Marcos Mocellin ▪ Rogério Hamerschmidt

CONCEITO E INTRODUÇÃO

A existência de uma conexão fisiopatológica entre o nariz e a orelha média e mastóide é tão largamente aceita que a efusão crônica de orelha média é normalmente associada à doença crônica nasal ou função alterada da tuba auditiva ou nasofaringe, seja associada a doenças inflamatórias ou tumorais, levando à disfunção da tuba auditiva.

A relação da tuba auditiva ou trompa de Eustáquio com as patologias de orelha média foi primeiramente descrita por Politzer em 1862, que percebeu que a maioria dos pacientes com doenças da orelha média apresentava função alterada da tuba auditiva, de diversas etiologias, muitas delas doenças inflamatórias ou infecciosas nasais.

Para que se mantenha a fisiologia da orelha média, as funções da tuba devem estar normais, a saber, função equipressiva, de aeração, de drenagem, protetora e auditiva.

A primeira delas, equipressiva, é a responsável pela manutenção da igualdade de pressão entre a orelha média em relação à pressão atmosférica. Isto ocorre devido aos movimentos de abertura e fechamento da tuba ao nível da nasofaringe, por contração muscular. É a alteração desta função que leva às retrações de membrana timpânica e formação de colesteatoma ou otite crônica colesteatomatosa.

A outra função é a ventilatória, para que ocorra uma adequada aeração da mucosa da orelha média impedindo o aparecimento de inflamação desta mucosa e a formação de secreção. É esta função que está alterada nos casos de mastóides pouco pneumatizadas ou ebúrneas encontradas nas otites crônicas.

Outra função é a de drenagem das secreções formadas pela mucosa da orelha média para a nasofaringe, para permitir que a cavidade timpânica seja limpa e com presença somente de ar, para a transmissão adequada dos sons e movimentação normal da cadeia ossicular.

Ainda pode ser citada a função protetora da tuba auditiva das secreções formadas na nasofaringe por infecções nasais e sinusais, tanto pelo fechamento da tuba auditiva quanto pela presença do sistema mucociliar do trato respiratório. Doenças como a síndrome de Kartagener em que há alteração do transporte mucociliar por patologia dos cílios são favorecedoras da retenção de secreção e, portanto, do desenvolvimento de doenças das vias aéreas superiores, incluindo a orelha média e mastóide.

Na verdade, todas as funções da tuba auditiva se sobrepõem, sendo que é a alteração dessas funções em conjunto que leva às doenças de orelha média, portanto, é indispensável o conhecimento da fisiologia tubária e dos mecanismos que levam à sua alteração no momento do tratamento das doenças crônicas da orelha média e mastóide, principalmente a otite média serosa, a otite média crônica simples e a otite média crônica colesteatomatosa ou colesteatoma, estágio mais avançado destas patologias, e que pode ser evitado se as doenças obstrutivas nasais forem controladas desde a infância, explicando o porquê da maior incidência dessas infecções crônicas de orelha em países menos desenvolvidos.

DESENVOLVIMENTO SOBRE O TEMA

Portanto, face a todas essas considerações, pode-se afirmar que a obstrução nasal pode levar ao aparecimento de doenças em orelha média, e que portanto o seu tratamento deve ser paralelo ao tratamento otológico, ou melhor ainda, antes da instalação dos problemas na orelha e suas seqüelas.

Em primeiro lugar a prevenção de futuras complicações para a orelha se inicia na infância, e é este o ponto mais importante a ser salientado principalmente se considerando o fator social do nosso país, em virtude do não acesso à saúde de grande parte da população. As conseqüências da respiração bucal na infância, além de todas as alterações de crescimento facial e dentárias, comprometem diretamente o funcionamento fisiológico da orelha média, levando à formação de otites de repetição, otite serosa e futuramente colesteatoma. Portanto, as crianças com obstrução nasal apresentando hipertrofia adenóidea devem ser tratadas adequadamente, sendo que a adenoidectomia é um procedimento que reduz drasticamente a incidência de seqüelas otológicas. Um ponto a ser salientado é a presença de hipertrofia adenóidea em crianças que apresentam fenda palatina, pois neste caso a incidência de seqüelas para a orelha é muito maior, visto que a musculatura responsável pela abertura e fechamento da tuba auditiva está alterada. O problema maior reside no fato de que a adenoidectomia nestas crianças leva a uma insuficiência velopalatina, e o risco/benefício da adenoidectomia deve então ser levado em conta. Na maioria dos casos em que há associação de hipertrofia adenóidea, já levando a um quadro de otites de repetição ou formação de otite média serosa, se faz conjuntamente com a adenoidectomia a colocação de tubos de ventilação para adequada aeração da orelha média e drenagem das secreções ali retidas pela obstrução mecânica da nasofaringe pelo tecido adenóideo. Além disso, sabe-se que a hipertrofia adenóidea leva a um acúmulo de secreções também na nasofaringe, fato este que contribui para a instalação da otite média serosa.

Um outro fator obstrutivo nasal que pode contribuir para a disfunção tubária, seja em adultos seja em crianças, é a rinopatia alérgica. Existem muitos estudos recentes que tentam provar a relação da inflamação da mucosa nasal de causa alérgica com o mau funcionamento tubário, sendo que ainda a comprovação não foi estabelecida. Os testes provocativos com histamina em pessoas alérgicas e não-alérgicas, com posterior medida da função tubária com testes timpanométricos, mostram que há uma diminuição da função da tuba em pacientes alérgicos, porém somente quando o grau de inflamação da mucosa é intenso. Portanto, a relação da rinopatia alérgica com doenças da orelha média não é tão forte quanto a de outros problemas mecânicos, como a hipertrofia adenóidea, porém o tratamento da alergia nasal é muito importante no restabelecimento da função nasal normal, principalmente após a realização de cirurgias funcionais em orelha média, como, por exemplo, a miringoplastia realizada nos casos de perfuração timpânica.

No quadro da obstrução nasal ainda deve ser comentado o papel do desvio septal e das sinusites com relação à função tubária e a orelha média. Doenças dos seios paranasais, especialmente do etmóide anterior, podem alterar a função tubária. Inflamações agudas ou crônicas dos seios paranasais causam alteração da drenagem normal do sistema sinusal, e o excesso de formação de secreção ou muco por estas doenças inflamatórias pode acabar transpassando a barreira da tuba auditiva na nasofaringe, ascendendo para a orelha média, sendo que essas doenças sinusais devem ser corretamente avaliadas por meio de nasofibroscopia e tratadas clinicamente ou através de cirurgia endoscópica nasossinusal no intuito de normalizar a formação e principalmente a drenagem das secreções ao nível de nariz e nasofaringe, evitando assim o processo de acúmulo de secreções na região da tuba auditiva. Nesse panorama, o desvio de septo associado contribui na estagnação do muco, e, portanto, se for causador de obstrução nasal ou de bloqueio meatal, deve ser tratado através de septoplastia, associada ou não a procedimentos em seios paranasais se houver necessidade, após avaliação tomográfica e por nasofibroscopia, como citado anteriormente.

Além de todos esses fatores causadores de obstrução nasal, deve-se sempre ter em mente que a presença de otite serosa em adultos requer uma avaliação adequada da nasofaringe, pois apesar de incomuns, os tumores de nasofaringe são agressivos e necessitam de um tratamento rápido, seja cirúrgico seja clínico com radio ou quimioterapia, na dependência do tipo do tumor. Outros fatores que devem ser levados em conta nos casos de otite média serosa em adultos são a história prévia otológica na infância, história familiar e o tabagismo, que pode levar à inflamação crônica da mucosa nasal e de nasofaringe, contribuindo para a instalação de doenças na orelha média.

CONCLUSÃO

Em suma, as doenças que causam obstrução nasal devem ser adequadamente tratadas, clínica ou cirurgicamente, não só como tratamento coadjuvante de alterações já instaladas na orelha, mas principalmente na prevenção dessas alterações, já desde a infância.

BIBLIOGRAFIA

Buchman CA, Doyle WJ, Swarts JD, Bluestone CD. Effects of nasal obstruction on eustachian tube function and middle ear pressure. *Acta Oto-Laryngol* 1999;119(3):351-355.

Filiaci F, Masieri S, Zambetti G, Orlando MP. Nasal hipersensitivity in purulent middle ear effusion. *Alergia et Immunopathol* 1997;25(2):91-94.

Georgitis JW, Gold SM, Bernstein JM. Eusthachian tube function associated with histamine induced and ragweed induced rhinitis. *An Allergy Asthma Immun* 1998;61(3):234-238.

Manometric and Endoscopic Study of tubal function in drum perforation. *Am J of Otol* 1993;14(6):580.

Metcalfe S. The nasopharynx and under aeration of the middle ear. *Journal of Laryngol and Otol* 1987;101(11):1114-1150.

Shimotakahara SG, Ruby RR, Lampe HB. Otitis media with effusion in the adult. *J Otolaryngology* 1989;18(3):85-89.

Stammberger H. An endoscopic study of tubal function and the diseased ethmoid sinus. *Europ Arch Otorhinolaringol* 1986;2433(4):254-259.

Diagnóstico e Tratamento das Alterações Anatômicas e Disfunções Temporomandibulares de Interesse para o Otologista

Luis Eduardo Schneider ▪ Maria Cristina Munerato ▪ Leandro Sapiro ▪ Danielle Lavinsky

INTRODUÇÃO

As chamadas disfunções temporomandibulares (DTMs) representam uma série de processos patológicos intra e extra-articulares que acometem a região da articulação temporomandibular (ATM) e que, devido à proximidade anatômica, são de interesse para o otologista. O conhecimento desta grande categoria de doenças envolvendo a ATM é fundamental para o estabelecimento do diagnóstico diferencial das otalgias.

Pacientes que referem dor na região facial podem representar um desafio no que se refere ao diagnóstico para o otologista, devido ao grande número de estruturas anatômicas contíguas à orelha que – por apresentarem dores difusas ou reflexas no aparelho auditivo – podem confundir ou mascarar o verdadeiro processo patológico presente. Após a realização do correto exame otológico e de ser descartada a possibilidade de um processo patológico nesta região, deverão ser consideradas algumas possibilidades diagnósticas para a correta atenção e, muitas vezes, o encaminhamento do paciente para o adequado tratamento.

As síndromes álgicas de localização orofacial apresentam-se com características clínicas bem definidas. Dentre as mais comuns, deverão ser consideradas como hipóteses diagnósticas as dores de origem dentária decorrentes de inflamação dos tecidos pulpar, periapical e/ou periodontal, as doenças agudas relacionadas às glândulas salivares e as disfunções temporomandibulares (DTM). Também devem ser consideradas as dores crônicas orofaciais como a dor facial atípica, a dor fantasma e as nevralgias do trigêmeo, do glossofaríngeo e pós-herpética (Peterson L. J., 2000; Neville B. W., et al., 1998; Laskin, D. M., 1998).

Necessariamente, as disfunções que apresentam algum tipo de sintomatologia reflexa na orelha é que caracterizarão o grupo de enfermidades que poderão ser confundidas com otalgias. No entanto, serão consideradas neste capítulo as possíveis alterações que poderão estar presentes isoladamente ou associadas nas dores faciais.

As alterações intra-articulares – as DTMs propriamente ditas – são representadas por alterações patológicas dos tecidos componentes da ATM, enquanto as alterações extra-articulares se referem a uma sintomatologia na ATM como conseqüência de uma alteração nos tecidos que não são componentes específicos da ATM, por exemplo, a musculatura que promove os movimentos mandibulares (Laskin, D. M., 1998).

O aparecimento dos sintomas relativos às DTMs ocorre preferencialmente em mulheres em uma faixa etária de 20 a 50 anos. Em crianças, adolescentes e idosos são encontrados em menor freqüência. As eventuais explicações para a maior ocorrência no sexo feminino estariam nas diferenças comportamentais, psicossociais e hormonais, bem como relacionado ao fato de as mulheres procurarem mais o auxílio profissional diante da presença de sinais e de sintomas (Carlsson G. E., 1999).

O propósito deste capítulo é estabelecer as relações entre sinais e sintomas, meios de diagnóstico, diagnóstico clínico e tratamento das DTM e, deste modo, elucidar e facilitar o pronto encaminhamento e tratamento clínico adequado dessas enfermidades, além de possibilitar o diagnóstico diferencial das otalgias.

DIAGNÓSTICO

O processo de diagnóstico das DTMs se inicia pela obtenção do histórico médico e odontológico completo do paciente. É de máxima importância ouvir o paciente e deixá-lo relatar os seus episódios de dor detalhadamente.

No momento da anamnese, através de uma descrição minuciosa dos sintomas, alguns indícios gerais e específicos da queixa principal poderão indicar o próximo passo a ser adotado e quais os exames complementares mais indicados. A utilização de medicações para o manejo da dor e o tempo de existência de episódios dolorosos devem ser anotados, bem como a cronologia do aparecimento dos sintomas e todas as modalidades de tratamentos previamente realizados além dos fármacos. O exame físico revelará os sinais presentes e também servirão de indicativo para a formulação das hipóteses diagnósticas.

Alguns critérios devem direcionar o exame físico:

- Observar se existem hipertrofias musculares causadas por hiperfunção através de apertamento dentário ou de outros hábitos parafuncionais.
- Avaliar minuciosamente os músculos da mastigação verificando a presença de sensibilidade, fasciculações, espasmos ou pontos desencadeadores de dor.
- Examinar as ATM's identificando a presença de sensibilidade e ruídos e observando se a sensibilidade ou o ruído é lateral ou posterior.
- Analisar o quadro doloroso durante os diferentes movimentos mandibulares – abertura, fechamento, laterali-

dades direita e esquerda, protrusão e retrusão.
- Determinar a amplitude dos movimentos mandibulares em adultos: cerca de 50 mm como distância interincisal e 10 mm em protrusão (interincisal) e lateralidade (entre caninos superior e inferior).
- Avaliar a situação dentária do paciente identificando possíveis focos de dor de origem odontogênica,
- Anotar eventuais ausências dentárias e a classificação da oclusão dentária e relações esqueléticas dos maxilares;
- Anotar quaisquer discrepâncias oclusais quando o paciente estiver em relação cêntrica e eventuais influências posturais.

Entre os métodos auxiliares de diagnóstico destacam-se os levantamentos radiográficos, a artrografia, a tomografia computadorizada (TC) e a ressonância magnética (RM) (Laskin D. M., 1998; Reis A. C., et al., 2000; Mock D., 1999; Leader J. K., et al., 1999).

Os estudos radiográficos permitem a análise do contorno e da forma das estruturas mineralizadas da ATM – fundamental para descartar malformações e a presença de doenças ósseas. A radiografia panorâmica fornece uma adequada visualização da cabeça da mandíbula, da cavidade articular e também do espaço existente entre essas duas superfícies, além de permitir uma visualização do complexo maxilomandibular, dos seios maxilares, das cavidades nasais e das órbitas. Essa visão do conjunto favorece a identificação de alterações que podem causar otalgia como um sintoma reflexo. A incidência transcraniana de Schüller (de boca aberta e de boca fechada) não contribui significativamente para a avaliação da integridade das superfícies ósseas articulares, de tal modo que a sua indicação é limitada (Laskin D. M., 1998; Mock D., 1999; Leader J. K., et al., 1999).

A artrografia permite a avaliação do disco articular através da injeção de material de contraste nos espaços supra ou infradiscal, seguido de radiografia da região, demonstrando a posição e a morfologia do disco. Trata-se de um método invasivo, sendo utilizado principalmente para a identificação de perfurações e de aderências do disco articular. A artrografia é utilizada com pouca freqüência, devido à existência de técnicas menos invasivas como a RM.

A TC permite a observação em detalhe das superfícies ósseas, como também das estruturas de tecidos moles adjacentes. A realização de cortes e reconstruções permite a visualização das estruturas anatômicas componentes da ATM sem sobreposição de imagens (Laskin, D. M., 1998; Mock D., 1999.

A RM permite a análise de tecidos moles e duros, constituindo-se na técnica de imagem mais eficaz de diagnóstico para examinar os tecidos moles da ATM, sendo muito útil na avaliação da posição e morfologia do disco articular. Sua utilização em cortes seriados e a possibilidade de visualização da cinética da ATM, através da gravação de uma fita de vídeo, possibilitam uma fácil identificação e interpretação das alterações articulares (Laskin, D. M., 1998; Mock D., 1999; Leader J. K., et al., 1999).

A avaliação e o acompanhamento psicológico de pacientes portadores de DTMs, principalmente com sintomatologia intensa e continuada, são fundamentais devido à constante presença de quadros de estresse e depressão associados. A observação de possíveis alterações comportamentais e de eventuais limitações funcionais e profissionais pode ser significativa para estabelecer o envolvimento emocional do paciente.

A maioria dos pacientes portadores de DTMs é, na realidade, composta por indivíduos com história de dor crônica envolvendo o sistema estomatognático. Apesar de ser possível o estabelecimento de um diagnóstico preciso quanto ao comprometimento das ATMs, muitas vezes é preciso alterar o plano de tratamento inicial. Isto ocorre em função da presença de sintomas por mais de 3 meses e de haver uma associação com problemas da esfera emocional. Desta forma, torna-se necessária a abordagem multidisciplinar – onde o cirurgião-dentista atuará em associação com um psicoterapeuta e um fisioterapeuta com o propósito de abordar o problema de diferentes ângulos (Peterson L. J., 2000; Laskin D. M., 1998; Carlsson G. E., 1999; Gaudet Jr., et al., 2000; Nicolakis P., et al., 2001).

ALTERAÇÕES E DISFUNÇÕES DA ARTICULAÇÃO TEMPOROMANDIBULAR

As alterações que afetam a ATM podem ser classificadas de acordo com sua origem, ou seja, sua fisiopatologia. Desta forma, poderemos classificá-las da seguinte forma:

- Alterações congênitas e de desenvolvimento.
- Alterações de origem traumática.
- Anquiloses.
- Artrites.
- Disfunção miofascial.

Alterações congênitas e de desenvolvimento

Devido à complexidade das estruturas que formam a ATM, possíveis alterações de crescimento e desenvolvimento podem significar modificações significativas na realização das funções da articulação e, conseqüentemente, nos movimentos da mandíbula.

Agenesia do côndilo mandibular

A não-formação do processo articular da mandíbula é uma alteração congênita. Clinicamente, sinais como o desvio mandibular em repouso e nos movimentos e alterações anatômicas de estruturas adjacentes permitem o seu correto diagnóstico. A sintomatologia dolorosa geralmente está ausente (Neville B. W., et al., 1998; Laskin D. M., 1998).

Radiograficamente, a ausência de formação do côndilo mandibular, geralmente, unilateral, é observada. A radiografia panorâmica e a TC serão os exames de eleição para este tipo de alteração (Laskin D. M., 1998; Mock D., 1999).

O tratamento é essencialmente ortopédico e cirúrgico. Através do correto acompanhamento pode-se, com o auxílio de aparelhos ortopédicos, estimular o crescimento do osso mandibular, minimizando o efeito da alteração presente. O tratamento definitivo requer a reconstrução do segmento mandibular ausente, restabelecendo parâmetros funcionais para a correta relação do osso mandibular com o osso temporal, através de cirurgias de enxerto ósseo, distração osteogênica ou cirurgias ortognáticas (Carlsson G. E., 1999; Mock D., 1999; Haas D. A., 1995; Leader J. K., et al., 1999; Pettengill C. A., Reisner-Keller L., 1997).

Hipoplasia condilar

O hipodesenvolvimento do processo articular da mandíbula pode ser uma alteração congênita ou adquirida. As etiologias mais freqüentes da forma adquirida são: traumática, infecciosa ou pela incidência de radiação. Quanto mais precoce for a incidência da etiologia dentro do período de crescimento facial, maior será o grau de deficiência de crescimento das estruturas afetadas. Clinicamente, observa-se a deficiência de crescimento facial no lado afetado desviando a linha média do paciente. A má oclusão está presente e, geralmente, o paciente não refere sintomatologia dolorosa (Neville B. W., *et al.*, 1998; Laskin D. M., 1998; Tallents R. H., Macher D. J., 2002).

Radiograficamente, visualiza-se o não-desenvolvimento do côndilo mandibular e a assimetria das estruturas presentes, quando comparadas com o lado não afetado. A radiografia panorâmica e a TC são os exames por imagem de eleição para esse tipo de alteração (Laskin, D. M., 1998; Mock D., 1999).

O tratamento deve depender do grau de deformidade facial adquirido e, conseqüentemente, do potencial de crescimento facial remanescente de acordo com a idade do paciente. A possibilidade de tratamento ortopédico será limitada pela idade do paciente. O tratamento cirúrgico – com enxertos ósseos, distração osteogênica e cirurgias ortognáticas – deverá ser considerado, respeitando as deficiências de cada técnica, sempre acompanhados do prévio tratamento ortodôntico (Laskin D. M., 1998; Carlsson G. E., 1999; Mock D., 1999; Leader J. K., *et al.*, 1999).

Hiperplasia condilar

O hiperdesenvolvimento do côndilo mandibular apresenta etiologia desconhecida. Pode ocorrer por um crescimento exagerado do processo articular da mandíbula ou de toda a estrutura condilar. Geralmente são diagnosticadas ao final do período de crescimento facial, quando o lado não afetado cessa seu crescimento e o lado afetado permanece em desenvolvimento. Clinicamente, pode-se constatar uma assimetria facial com desvio da linha média do paciente para o lado não afetado. A função está preservada, no entanto, com alteração da normalidade. Má oclusão pode estar presente, com ênfase nas mordidas cruzadas e abertas e com sintomatologia dolorosa ausente.[2,3]

Radiograficamente, constata-se o crescimento anormal do processo articular da mandíbula ou de todo o processo condilar, ocasionando a assimetria facial. A radiografia panorâmica e a TC são os exames por imagem de eleição.

O tratamento depende da verificação da evolução do crescimento do côndilo e realização de tratamento cirúrgico através de cirurgia ortognática ou ressecção do côndilo (Peterson L. J., 2000; Neville B. W., *et al.*, 1998; Carlsson G. E., 1999; Mock D., 1999).

■ Alterações traumáticas

O trauma direto ou indireto sobre a ATM pode acarretar uma série de alterações ao seu correto funcionamento. Devido à complexidade das estruturas envolvidas, pode-se desenvolver problemas de fácil resolução como dor, edema e inflamação intra-articular, assim como complexas fraturas e anquiloses da articulação. O paciente vítima de traumatismos tende a ser do sexo masculino e jovens. No entanto, todas as faixas etárias e ambos os sexos são acometidos por esse tipo de lesão (Peterson L. J., 2000; Laskin, D. M., 1998; Steed P. A.; Wexler G. B., 2001).

Alterações traumáticas com fratura

Devido à anatomia normal do processo articular, a região do côndilo mandibular é uma região suscetível ao desenvolvimento de fraturas quando um trauma de intensidade grande a moderada ocorre sobre o osso mandibular. O diagnóstico é baseado na história do paciente, associado a sinais clínicos como dificuldade de exercer os movimentos mandibulares, desvio da linha média para o lado afetado, modificação do engrenamento dentário e dificuldade de percepção do movimento do côndilo afetado quando solicitado ao paciente que exerça os movimentos mandibulares. A sintomatologia dolorosa estará presente moderadamente, aumentando sempre que o paciente movimentar a mandíbula. A característica da fratura pode variar, podendo atingir exclusivamente o processo articular (extracapsular) ou ser exclusivamente da região da cabeça da mandíbula (intracapsular).[1,6]

Na avaliação por imagens, a radiografia panorâmica, nos casos de fratura extracapsulares, demonstra a presença do traço de fratura no processo articular afetado. A TC, nos casos de fratura intracapsular, permite a identificação do traço de fratura na região da cabeça da mandíbula, sem a sobreposição das imagens de estruturas anatômicas (Peterson L. J., 2000; Steed P. A.; Wexler G. B., 2001; Mock D., 1999).

O tratamento depende da idade do paciente e do grau de deslocamento dos fragmentos fraturados. Em pacientes pediátricos o tratamento é realizado através de imobilização maxilomandibular por uma semana e depois fisioterapia ativa. Nos pacientes adultos – em que o deslocamento dos fragmentos fraturados não venha a interferir posteriormente nos movimentos mandibulares – o bloqueio maxilomandibular deverá ser mantido durante 15 dias e após fisioterapia ativa. Nos pacientes em que os fragmentos fraturados interfiram nos movimentos mandibulares, a redução e a fixação cirúrgicas são necessárias (Peterson L. J., 2000; Carlsson G. E., 1999; Steed P. A.; Wexler G. B., 2001; Gaudet Jr., *et al.*, 2000).

Alterações traumáticas sem fratura

O traumatismo sem fratura sobre os tecidos que compõem a ATM pode representar uma série de alterações clínicas para os pacientes. Em uma reação inflamatória decorrente deste trauma podem-se citar como alterações presentes: edema, exsudato, hemorragia e, conseqüentemente, sintomatologia dolorosa. Clinicamente, detecta-se dificuldade de exercer os movimentos mandibulares, de articular os dentes, estalidos aos movimentos de abertura e fechamento de boca e sintomatologia dolorosa variada (Peterson L. J., 2000; Steed P. A.; Wexler G. B., 2001).

Radiograficamente, poucas alterações poderão ser verificadas, no entanto, a radiografia panorâmica e a TC podem ser solicitadas para descartar a possibilidade de uma fratura do processo condilar (Peterson L. J., 2000; Steed P. A.; Wexler G. B., 2001).

O tratamento consiste no controle da dor e do processo inflamatório através da administração de antiinflamatórios e do estabelecimento de um repouso articular relativo. Modificação de hábitos alimentares deverá ser sugerida ao paciente até o momento que um maior conforto articular seja obtido aos movimentos executados pela mandíbula (Peterson L. J., 2000; Carlsson G. E., 1999; Steed P. A.; Wexler G. B., 2001).

■ Luxação da mandíbula

A luxação da mandíbula ocorre quando a cabeça da mandíbula ultrapassa a eminência articular do osso temporal e, por ação de ligamentos e músculos específicos, não consegue retornar a sua posição anatômica, devido ao impedimento mecânico da face anterior da eminência articular. Clinicamente, o paciente apresenta-se exercendo máxima abertura de boca sem, no entanto, conseguir fazer o movimento de fechamento da cavidade bucal. A sintomatologia dolorosa está presente em grau intenso (Laskin D. M., 1998; Rauhala K., et al., 1999).

O diagnóstico clínico é conclusivo, entretanto, imagens radiográficas podem ser solicitadas para diagnosticar possíveis causas para a luxação mandibular. Neste caso, a radiografia panorâmica é o exame de eleição (Mock D., 1999).

O tratamento consiste na pronta redução da luxação mandibular, levando-se a mandíbula do paciente para a posição anatômica. A redução da luxação pode ser realizada sem anestesia ou ainda sob sedação em bloco cirúrgico. Após a redução, cuidado especial deve ser passado ao paciente para que evite executar amplos movimentos mandibulares sob o risco de incorrer em nova luxação da mandíbula. Em casos de luxação recidivante o tratamento cirúrgico é uma opção – realizando-se a osteotomia das eminências articulares do osso temporal ou a fixação de um anteparo cirúrgico criando um obstáculo à ampla execução dos movimentos mandibulares e, conseqüentemente, impossibilitando a ultrapassagem da cabeça da mandíbula pela eminência articular (Peterson L. J., 2000; Laskin, D. M., 1998; Carlsson G. E., 1999; Baker G. I., 1999).

■ **Anquilose da ATM**

A anquilose da ATM é uma alteração anatômica dos tecidos que compõem esta articulação. Sua origem pode ser congênita, mas relatos de traumatismo, artrite, infecções ou neoplasias estão freqüentemente associados ao seu aparecimento. Geralmente, a superfície óssea da cabeça da mandíbula está aderida à superfície óssea da cavidade articular do osso temporal, ocorrendo a fusão entre essas duas estruturas, formando um único bloco ósseo. Como os ligamentos e o disco articular tendem a estar envolvidos pela estrutura óssea, a perda de função dos movimentos mandibulares é esperada. Clinicamente, o paciente relata limitação progressiva dos movimentos mandibulares, até que pequenos movimentos com desvio da linha média para o lado afetado sejam a única função remanescente. À palpação, não se percebe a movimentação do côndilo afetado dentro da cavidade articular, quando é solicitado ao paciente que execute os movimentos mandibulares. A sintomatologia dolorosa não está presente, e algumas outras alterações devem ser consideradas para o diagnóstico diferencial. Entre elas, destacam-se: anquilose do processo coronóide, hiperplasia de processo coronóide, trismo e fraturas de arco zigomático (Peterson L. J., 2000; Neville B. W., et al., 1998; Laskin, D. M., 1998; Mock D., 1999).

Radiograficamente, observam-se imagens indefinidas da ATM, com um aumento da opacificação na região e desaparecimento do espaço do disco articular. A TC é o exame de eleição determinando a morfologia da articulação anquilosada e as estruturas anatômicas envolvidas (Peterson L. J., 2000; Mock D., 1999).

O tratamento da anquilose dependerá do momento em que for surpreendida. Se o paciente apresenta sintomas e sinais compatíveis com uma anquilose na ATM em evolução, onde os movimentos mandibulares estão limitados, porém preservados, uma fisioterapia ativa para recuperação dos movimentos mandibulares deverá ser realizada até a normalização dos movimentos e desaparecimento dos sinais clínicos. Se os movimentos já estão limitados e no exame por imagens é evidente a formação óssea na ATM, o tratamento será essencialmente cirúrgico, consistindo na osteotomia dos segmentos anquilosados e posterior interposição de material ou de tecido que impeça, novamente, o contato entre as superfícies ósseas e a consolidação de um novo processo de anquilose. Após a cirurgia, a fisioterapia ativa deverá ser estabelecida por longo período, para que a função da ATM seja restabelecida e exercitada, evitando (diminuindo) a possibilidade de recidiva (Peterson L. J., 2000; Carlsson G. E., 1999; Baker G. I., 1999; Nicolakis P., et al., 2001).

■ **Alterações inflamatórias**

As alterações de origem inflamatória de maior importância nas DTMs estão representadas pelos tipos de artrite que podem acometer as estruturas da ATM. Desta forma, vários mecanismos podem estar envolvidos com diferentes etiologias e terapêuticas.

Artrite reumatóide

A artrite reumatóide geralmente afeta a ATM nos estágios mais avançados da doença, mas, em alguns casos, pode ser a sede dos primeiros sinais dessa doença auto-imune. Os pacientes com queixa de localização temporomandibular, na maioria das vezes, já se encontram em tratamento devido ao envolvimento das demais articulações. Os sinais clínicos mais freqüentes incluem perda de função limitando os movimentos da mandíbula, edema e sintomatologia dolorosa intensa bilateral. Em situações extremas de avanço da doença, a perda da dimensão do processo articular pode acarretar mordida aberta anterior (Neville B. W., et al., 1998; Laskin, D. M., 1998; Steed PA, Wexler G. B., 2001; Mock D., 1999).

Dentre os exames complementares, a TC é o exame de eleição permitindo detectar alterações da superfície óssea da cabeça da mandíbula e comprometimento do espaço articular. Em estágios avançados, as radiografias panorâmicas poderão demonstrar destruição da superfície articular da cabeça da mandíbula e o desaparecimento de espaço articular (Peterson L. J., 2000; Mock D., 1999).

O objetivo primário no tratamento desta forma de artrite é o alívio da dor, redução ou controle do processo inflamatório, do enrijecimento articular e do edema, manutenção e restabelecimento da função, assim como a correção e prevenção de demais deformidades. A conduta terapêutica para as ATMs em um paciente portador de artrite reumatóide é variável, estando na dependência do estágio da doença em que se encontra, que pode variar desde um leve desconforto articular de curta duração até uma dor crônica poliartrítica acompanhada de uma deformação grosseira. Assim, o tratamento nos casos de ATM pode incluir a terapia farmacológica, a fisioterapia, procedimentos odontológicos e intervenções cirúrgicas, empregadas isoladamente ou de forma combinada (Laskin, D. M., 1998; Carlsson G. E., 1999; Baker G. I., 1999; Rauhala K., et al., 1999).

Habitualmente os agentes farmacológicos usados no tratamento da artrite reumatóide incluem antiinflamatórios não-esteróides (AINEs), drogas de fundo (drogas modificadoras da história natural da doença; p. ex., sais de ouro, drogas antimaláricas e penicilaminas), corticosteróides intra-articulares ou sistêmicos e agentes imunossupressores. As drogas de primeira escolha geralmente são os AINEs, que atuam através da inibição das prostaglandinas, cicloxigenase e da migração de leucócitos. Quando prescrever um AINE, o paciente deve ser avisado a continuar tomando o medicamento mesmo após a dor ter sido reduzida, de forma que se consiga reduzir a inflamação articular (Carlsson G. E., 1999; Gaudet Jr., *et al.*, 2000; Rauhala K., *et al.*, 1999; Haas D. A., 1995).

Além da terapia medicamentosa e paralela a esta, outras formas de tratamento não-cirúrgico têm importante significado. Entre elas o repouso articular, aplicação local de calor ou frio e fisioterapia, na forma de exercícios terapêuticos criados para serem praticados tanto num programa caseiro como sob supervisão de um especialista. O tratamento dentário pode incluir ajustes oclusais e emprego de dispositivos oclusais para eliminar ou reduzir mordida aberta anterior de pequena magnitude, uso ou desuso de próteses parciais conforme indicado e utilização de placa articular de cobertura total. Fisioterapia e tratamentos dentários devem ser focados em estabilizar a oclusão, reduzindo a carga intracapsular, melhorando a abertura bucal e auxiliando a aumentar a força muscular necessária para restaurar a funcionalidade e a mobilidade adequada. O tratamento cirúrgico está indicado quando da evolução do caso para uma anquilose da articulação (Laskin D. M., 1998; Carlsson G. E., 1999; Nicolakis P., *et al.*, 2001; Tallents R. H., Macher D. J., 2002).

Artrite reumatóide juvenil

Os sinais e sintomas da artrite reumatóide juvenil (ARJ) são semelhantes ao da doença em adultos. Os graves níveis de deformidade são decorrentes da ação desta doença sobre o período de crescimento facial. Os objetivos no tratamento desta doença são o reconhecimento e pronto atendimento das complicações sistêmicas associadas e a prevenção de deformidades e da incapacitação funcional decorrente da doença. Tais metas podem ser atingidas na maioria das crianças através de uma combinação de exercícios caseiros ativos e o uso apropriado de antiinflamatórios capazes de suprimir as manifestações articulares e sistêmicas da doença (Neville B. W., *et al.*, 1998; Mock D., 1999; Haas D. A., 1995).

Para o diagnóstico por imagens, a TC é considerada o exame de eleição, no entanto, em situações mais avançadas, onde existe a possibilidade de anquilose da ATM, a radiografia panorâmica pode ser utilizada sem apresentar informações precisas (Peterson L. J., 2000; Mock D., 1999).

A terapia farmacológica pode ser dividida em duas classes principais de drogas: as de atuação imediata e as de ação lenta. As drogas de ação imediata iniciam sua ação antiinflamatória dentro de dias ou semanas e incluem os salicilatos, os AINEs e os corticosteróides. O segundo grupo de drogas apresenta um efeito retardado (podendo levar meses), incluindo agentes como sais de ouro, drogas antimaláricas e penicilaminas. Em função de sua ação lenta, esse grupo de drogas normalmente é associado a uma das drogas citadas no primeiro grupo (Laskin D. M., 1998; Haas D. A., 1995).

Somando-se à terapia farmacológica, os objetivos do tratamento da ARJ na ATM são: manter função mastigatória normal, prevenir complicações associadas ao distúrbio de crescimento mandibular e preservar a oclusão do paciente. Tais metas podem ser alcançadas através de planos terapêuticos de curto e de longo prazos que incluem programas profiláticos e terapêuticos de exercícios diários para aumentar a amplitude de abertura mandibular, dispositivos mandibulares e suporte psicológico para o paciente. A cirurgia fica restrita aos casos em que se faz necessária uma correção de eventuais complicações decorrentes da doença, tais como anquilose e/ou micrognatia (Laskin D. M., 1998; Carlsson G. E., 1999; Gaudet Jr., *et al.*, 2000).

Espondilite anquilosante

A espondilite anquilosante é uma doença inflamatória crônica sistêmica de padrão reumatismal que atinge predominantemente a coluna vertebral, assim como as demais articulações periféricas de médio e grande portes do esqueleto. Apresenta uma forte associação à presença do fator imunogenético HLA-B27. A idade habitual dos primeiros sintomas situa-se entre os 15 e os 35 anos. Sua principal característica está relacionada ao quadro doloroso, que se acentua com o repouso (maior dor noturna e matinal, com enrijecimento articular), havendo redução da dor ao longo do dia (Neville B. W., *et al.*, 1998; Carlsson G. E., 1999; Mock D., 1999).

Para o diagnóstico por imagens, a TC é considerada o exame de eleição. No entanto, em situações mais avançadas, onde existe a possibilidade de anquilose da ATM, a radiografia panorâmica pode ser utilizada sem apresentar informações precisas (Peterson L. J., 2000; Mock D., 1999).

De modo geral, as principais metas do tratamento desta doença são o alívio da dor e a prevenção de complicações, através de exercícios que estimulem a mobilidade mandibular (Carlsson G. E., 1999).

A fenilbutazona é uma das drogas mais eficazes, entretanto, seu potencial de toxicidade a longo prazo, associado a outros efeitos colaterais, limita o seu uso. Assim sendo, a droga de eleição no tratamento desta enfermidade é a indometacina, em doses de 25 mg a 50 mg administradas 3 vezes ao dia. Desta forma, a fenilbutazona fica limitada aos pacientes que não responderam satisfatoriamente à indometacina, sendo administrada em 3 doses diárias de 100 mg, durante um curto período de tempo. Simultaneamente, pode-se administrar um outro AINE para aliviar a dor e ajudar a restabelecer a função e mobilidade, com a ressalva de que a aspirina não deve ser utilizada nessa terapia (Haas D. A., 1995).

Sessões intensas de fisioterapia devem ser empregadas para maximizar a função e elevar a amplitude do movimento. O uso de um dispositivo oclusal mandibular revestido de acrílico macio é recomendado para guiar o posicionamento mandibular e manter a musculatura num posicionamento mais fisiológico. Estimulação eletrogalvânica, ultra-som e exercícios caseiros estão indicados para que se atinja relaxamento muscular e se mantenha boa amplitude de abertura bucal. Nos casos mais avançados, como a formação da anquilose da ATM, a cirurgia pode ser uma opção (Nicolakis P. *et al.*, 2001).

Osteoartrite

A osteoartrite (OA) se constitui em uma alteração degenerativa das articulações, processo que hoje se acredita contar com grande componente inflamatório. A ATM é afetada microscopicamente em 40% dos adultos idosos e em 14% dos casos a doença se torna evidente radiograficamente. Caracteriza-se clinicamente por dor profunda, cuja intensidade aumenta gradativamente. A sintomatologia dolorosa é predominantemente pior à noite do que pela manhã, e episódios de enrijecimento não são comuns na ATM. A articulação pode tornar-se inchada e quente ao toque e, nos casos mais avançados, o grau de deformação articular é tamanho que leva à perda da função. A crepitação é um sinal tardio da doença, e os músculos da mastigação freqüentemente apresentam-se doloridos, decorrente de um esforço que visa manter a ATM imóvel (Peterson L. J., 2000; Neville B. W., et al., 1998; Laskin D. M., 1998; Leader J. K., et al., 1999).

A osteoartrite é decorrente de uma reposição mais lenta e de menor qualidade dos condroblastos e condrócitos na cartilagem da articulação, levando à fadiga as fibras cartilaginosas existentes e tornando a matriz de cartilagem ressecada e quebradiça. Conseqüentemente, há o rompimento das fibras superficiais, expondo o osso subjacente que passa a sofrer dois processos simultâneos: de destruição degenerativa do córtex, do osso trabecular e medular e de neoformação junto à superfície, levando ao surgimento de exostoses e osteófitos (Neville B. W., et al., 1998).

Para o diagnóstico por imagens, a TC é considerada o exame de eleição. No entanto, em situações mais avançadas, com a possibilidade de anquilose da ATM, a radiografia panorâmica pode ser utilizada sem apresentar informações precisas (Peterson L. J., 2000; Mock D., 1999).

Apesar do curso crônico manifestado pela osteoartrite, com o passar do tempo alguns dos sinais e sintomas agudos podem melhorar ou até mesmo desaparecer, caracterizando uma fase de remissão da doença. Nenhuma das modalidades terapêuticas hoje empregadas encurta a história natural da doença, desta forma, assim que diagnosticada OA na ATM, o primeiro passo acerca do manejo da doença é educar o paciente com relação à natureza da doença que o afeta.[1,3,5]

Ocasionalmente, isso pode ser o suficiente para pacientes que, no momento da avaliação, encontram-se assintomáticos ou que apenas manifestam sinais radiográficos da doença. Quando sintomático, a abordagem deve ser direcionada no sentido de tratar a dor e restaurar a função mastigatória normal. As modalidades terapêuticas que podem ser utilizadas incluem terapia farmacológica, uso de dispositivos oclusais e fisioterapia, podendo estes ser empregados de forma isolada ou combinada. Nos casos em que a doença continua a evoluir e/ou é refratária apesar das tentativas pregressas, a cirurgia passa a ser uma opção (Peterson L. J., 2000; Neville B. W., et al., 1998; Laskin D. M., 1998).

Considerando-se que a dor articular pode ter um componente inflamatório, as medicações mais empregadas nesses casos são os analgésicos e antiinflamatórios não-esteróides (AINEs). A aspirina, a qual tem propriedades analgésicas e antiinflamatórias associadas e baixo custo, comumente é escolhida como droga de eleição quando nenhuma doença gástrica coexiste. A dose inicial consiste de 640 mg 4 vezes ao dia, podendo esta ser incrementada caso o desejado alívio não tenha sido alcançado e o paciente tolerar o fármaco. Nos casos de intolerância ou alergia ao AAS, a opção seria o acetaminofen, em doses não superiores a 2.400 mg por dia (Laskin D. M., 1998; Haas D. A., 1995).

O uso de corticosteróides locais ou sistêmicos no tratamento da OA é controverso. O emprego de relaxantes musculares pode ser benéfico quando há mialgia ou quando a OA na ATM encontra-se associada à dor e disfunção miofascial (Laskin D. M., 1998; Haas D. A., 1995).

Uma vez que os sintomas agudos tenham sido controlados, deve-se tratar de eliminar possíveis fatores contribuintes. Isso inclui a eliminação de sobrecarga articular, que pode ser alcançada através de dentística restauradora e/ou dispositivos oclusais, tais como a placa articular plana de cobertura total sem guias (usar 24 h por dia – menos para comer – nas primeiras 2 semanas, e depois somente para dormir). Dispositivos que visam o reposicionamento mandibular e extensos procedimentos restauradores não são recomendados.[3,6,10]

A fisioterapia também constitui uma modalidade importante no combate à dor, auxiliando a restabelecer a função nestes pacientes. Tal terapia pode incluir aplicação de calor, ultra-som, estimulação eletrogalvânica de alta voltagem, massagem e exercícios com movimentos leves realizados em casa (Laskin D. M., 1998; Nicolakis P. et al., 2001).

Artrite infecciosa

A artrite infecciosa ocorre devido à instalação de um processo infeccioso na ATM que não leva ao comprometimento ósseo direto. A infecção pode ter origem na própria articulação decorrente de procedimentos invasivos, via hematogênica ou pode instalar-se por continuidade (decorrente de otite ou mastoidite supurada), pela presença de processos infecciosos em locais próximos (Neville B. W. et al., 1998).

Clinicamente podemos constatar sintomatologia dolorosa e edema à palpação junto à região articular, perda parcial ou total de função e formação de pus e secreção (Neville B. W., et al., 1998; Laskin D. M., 1998).

A avaliação por imagens pouco adiciona ao diagnóstico.

Os pilares terapêuticos desta doença são a terapia antimicrobiana, drenagem adequada e repouso articular. O agente antimicrobiano deve ser iniciado imediatamente após o hemograma e aspiração intra-articular para realização de uma cultura e antibiograma. Considerando que o *Staphylococcus aureus* é o organismo mais freqüentemente isolado nestas situações, uma droga antiestafilocócica deve ser empregada como terapia empírica até que se obtenham maiores informações. Muito embora a duração da antibioticoterapia seja determinada através da resposta clínica, tem-se recomendado cerca de 30 dias de tratamento, sendo a fase inicial administrada de forma intravenosa (Neville B. W., et al., 1998; Laskin D. M., 1998).

Em função do potencial de disseminação da infecção para estruturas intracranianas, a intervenção cirúrgica deve ser prontamente realizada uma vez que o diagnóstico tenha sido feito. Tal intervenção varia desde repetidas aspirações, seguidas de incisão e drenagem, até uma artrotomia e debridamento da articulação. A artroscopia tem sido usada com sucesso em número limitado de casos. A imobilização articular também se mostrou satisfatória no alívio da dor durante o estágio inicial da infecção na ATM. Passada a fase aguda, exercícios apropriados devem ser realizados para evitar adesão, anquilose ou disfunção (Baker G. I., 1999).

Artrite traumática

A artrite traumática ocorre decorrente de traumas sobre a mandíbula sem fratura. Clinicamente é caracterizada por endurecimento articular e limitação do movimento da articulação. A sintomatologia dolorosa está presente (Peterson L. J., 2000; Laskin D. M., 1998).

Na investigação por imagens, pode-se constatar a ausência de fratura na mandíbula. A radiografia panorâmica pode apontar um alargamento do espaço interarticular. A TC pode apontar presença de hemorragia na região intracapsular.

Os objetivos principais do tratamento desta doença consistem na promoção do alívio destes sintomas e a retomada de uma correta função articular. O manejo de uma lesão traumática aguda no seu estágio inicial consiste em aplicar gelo, promover o repouso articular e manter uma dieta líquida e/ou pastosa. Superada a fase aguda, pode-se aplicar calor. Drogas como AINEs podem ser utilizadas devido à sua dupla ação analgésica e antiinflamatória (Peterson L. J., 2000; Laskin D. M., 1998; Carlsson G. E., 1999).

■ Neoplasias

As alterações de origem tumoral que afetam a ATM são infreqüentes e geralmente estão associadas a outras regiões de desenvolvimento na mandíbula. Algumas das alterações benignas que podem ser encontradas são osteoma, osteocondroma, condroma, displasia fibrosa, mixoma, granuloma de células gigantes, condroblastoma e ameloblastoma. O fibrossarcoma, condrossarcoma e mieloma múltiplo são alguns dos tumores malignos que podem acometer a ATM. Clinicamente podem-se observar limitação dos movimentos mandibulares, assimetrias faciais, modificações da oclusão dentária. A sintomatologia dolorosa pode estar presente, dependendo da característica do tumor e do grau de envolvimento da ATM (Neville B. W. *et al.*, 1998).

Na avaliação por imagens serão visualizadas, de acordo com a característica da lesão, reabsorção óssea, aposição óssea e expansão de corticais ósseas. O espaço articular pode ou não estar preservado. O exame de eleição é a TC, no entanto, a radiografia panorâmica pode ser solicitada com ampla visualização da ATM e regiões anexas na mandíbula (Mock D., 1999).

Previamente ao tratamento, o diagnóstico definitivo e conclusivo deverá ser realizado através de biópsia parcial e exame histopatológico (Neville B. W. *et al.*, 1998).

O tratamento de neoplasias de localização temporomandibular obedece aos princípios estabelecidos para cada tipo de lesão. Tratando-se de neoplasias benignas, a eliminação cirúrgica e a posterior reconstrução e recuperação funcional da ATM serão planejadas. Quanto aos tumores malignos, dado à proximidade desta articulação a estruturas tão nobres como o SNC, a terapia escolhida ficará a cargo do oncologista, sendo prioridade a sobrevida do paciente para posterior recuperação da ATM (Neville B. W., *et al.*, 1998; Laskin D. M., 1998).

■ Alterações intracapsulares

As alterações intracapsulares estão diretamente relacionadas a alterações de forma e função do disco articular. Desta forma, são classificadas essas alterações de acordo com as características encontradas no disco articular. O manejo das doenças intra e extracapsulares, em sua maior parte, requer medidas distintas, e o profissional, ao exame clínico, deve ser capaz de diferenciar essas duas classes de disfunções temporomandibulares para que o correto tratamento venha a ser empregado, baseando-se em dois fatores: o correto diagnóstico e a compreensão do curso natural da doença. É importante que se tenha em mente que tais distúrbios nem sempre são progressivos. Estudos epidemiológicos demonstram que sons emitidos pela articulação em pacientes assintomáticos são comuns e não causam nenhuma alteração progressiva de maior importância. Apenas sons associados à dor devem ser considerados em termos de necessidades terapêuticas, considerando-se que a referida dor seja de fato de origem intracapsular (Peterson L. J., 2000; Laskin D. M., 1998; Leader J. K., *et al.*, 1999).

Luxação anterior do disco com redução

Os ruídos articulares são comuns na população em geral e, em muitos casos, não estão associados à dor ou redução da mobilidade da mandíbula. A presença de ruídos inalterados ao longo do tempo indica que as estruturas envolvidas conseguiram se adaptar a uma relação anatômica pouco diferente da ideal. No entanto, a evolução dos sinais e sintomas associados a ruídos e desconforto crescentes deve ser encarada como uma alteração patológica importante e que deve ter sua evolução interrompida. O tratamento definitivo para esta alteração envolve o restabelecimento de uma correta relação entre côndilo e disco articular (Laskin D. M., 1998; Leader J. K., *et al.*, 1999).

O diagnóstico por imagens ideal para a visualização do disco articular é a ressonância magnética (RM) que permitirá a visualização do grau de desencontro entre o disco articular e a cabeça da mandíbula. Os exames radiográficos são de pouca utilidade na investigação de deslocamentos do disco articular (Peterson L. J., 2000; Mock D., 1999).

O tratamento consiste na orientação ao paciente do nível de disfunção presente e conscientização da possibilidade de evolução dos sinais e sintomas a situações mais graves se o tratamento não for efetivamente executado. O correto entendimento do paciente sobre sua situação e seu completo engajamento ao tratamento é fundamental para o sucesso do mesmo (Peterson L. J., 2000; Laskin D. M., 1998).

As primeiras orientações ao paciente consistem na utilização de uma dieta macia e nos cuidados quanto à realização de esforços com a mandíbula. Destaque deve ser dado para a identificação de hábitos viciosos – como onicofagia, uso freqüente de gomas de mascar, entre outros – com o propósito de não sobrecarregar uma ATM lesionada. Para alguns pacientes com este tipo de alteração, um dispositivo oclusal miorrelaxante que não desloque a mandíbula anteriormente pode reduzir os sintomas. Este é o dispositivo de escolha, uma vez que minimiza os riscos de alterar a oclusão (Peterson L. J., 2000; Laskin D. M., 1998; Carlsson G. E., 1999).

Luxação anterior do disco sem redução

Estudos de longa duração revelam que os dispositivos empregados no reposicionamento anterior da mandíbula obtêm a redução da dor em 75% dos pacientes, mas poucos interferem nos ruídos articulares. Isto se explica porque ao posicionar-se a mandíbula anteriormente, o côndilo deixa de se articular com a zona retrodiscal, cessando o estímulo doloroso quase que imediatamente. Esta nova relação articular permite aos tecidos retrodiscais uma adaptação e reparo, tornando-os fibróticos e pouco vascularizados, reduzindo enormemente a percepção do estímulo doloroso. Hoje, sabe-se que os dispositivos empregados não conseguem recapturar o disco e que, à medida que o côndilo retorna à fossa articular, acaba por se articular novamente com os tecidos retrodiscais que, se exitosos em se adaptarem, não identificarão o estímulo doloroso gerado pela carga mastigatória. O resultado é uma articulação livre de dor que pode continuar a clicar durante o movimento mandibular. O que se deve aceitar é que, considerando-se que as estruturas articulares tenham sido alteradas, algum grau de disfunção é passível de persistir e que o controle da dor, enquanto se permite que estas estruturas se adaptem, é o papel primordial do terapeuta. Tratamentos dentários, por serem definitivos e por vezes complexos, devem ser evitados, uma vez que a adaptação das estruturas articulares é bem sucedida na maioria dos casos (Peterson L. J., 2000; Laskin D. M., 1998; Carlsson G. E., 1999; Gaudet Jr. et al., 2000).

Alguns pacientes podem manifestar como efeito adverso ao uso do dispositivo de reposicionamento anterior da mandíbula mordida aberta posterior, decorrente de uma contração miostática reversível do músculo pterigóideo lateral. Este quadro pode ser revertido através de um lento e gradual alongamento do músculo afetado, por meio de um gradativo posicionamento do côndilo à região ântero-superior na fossa articular. Isto é realizado através de pequenos ajustes no dispositivo, reduzindo seu tempo de uso ou ambos. O grau de contração miostática é proporcional ao tempo em que o dispositivo foi empregado. Esse efeito indesejado pode ser evitado se o dispositivo puder ser utilizado somente à noite (Laskin D. M., 1998; Nicolakis P. et al., 2001).

Quando diferentes tentativas de se suspender o uso do dispositivo falharem, deve-se suspeitar de alguma instabilidade ortopédica. Quando ocorrer, o dispositivo deve ser gradualmente reduzido, permitindo ao côndilo que retorne a uma posição muscular e esquelética estável. Uma vez que tal condição tenha sido alcançada, deve-se avaliar a condição dentária do paciente, objetivando-se uma maior estabilidade ortopédica. Esta situação não ocorre com freqüência, mas quando presente, a terapia dentária está indicada (Laskin D. M., 1998; Nicolakis P. et al., 2001).

É importante compreender que o paciente pode conviver com um disco permanentemente luxado, tendo apenas uma abertura menor de boca, e que esta, por vezes, pode inclusive melhorar com o tempo, decorrente do processo adaptativo dos tecidos e estruturas envolvidas. Entretanto, se o disco deve estar em posição para que se obtenha mobilidade com ausência de dor, então se deve considerar uma abordagem mais agressiva, estando, nesses casos, indicado o procedimento cirúrgico (Peterson L. J., 2000; Laskin D. M., 1998).

Em outros pacientes, no entanto, a luxação do disco pode levar a danos teciduais ainda maiores e a alterações degenerativas compatíveis com osteoartrite. A questão gira em torno de como identificar quais pacientes irão se adaptar e quais irão evoluir rumo a uma enfermidade mais grave. Normalmente a dor persistente é um bom indicativo no que se refere à forma de evolução do quadro clínico do paciente. Desta forma, os pacientes desempenham papel fundamental, já que são eles que determinarão se uma terapia mais agressiva se faz necessária. Casos sem dor ou com dor leve a moderada devem utilizar placa miorrelaxante à noite, para reduzir o bruxismo associado ao monitoramento do paciente em busca de sinais de degeneração progressiva. Deve-se instruir o paciente para que não force a abertura de boca e para que mantenha uma dieta macia, que evite agravar sua condição. Caso a articulação esteja de fato se adaptando (fibrose dos tecidos retrodiscais), a dor se reduzirá gradativamente e, eventualmente, a amplitude na abertura bucal aumentará (Peterson L. J., 2000; Laskin D. M., 1998;; Carlsson G. E., 1999).

Para as situações em que a articulação não consegue se adaptar, quando a dor se torna um sintoma significante, uma abordagem mais agressiva se faz necessária. Desta forma, passam a ser consideradas a artrocentese, artroscopia e a artrotomia (Peterson L. J., 2000; Laskin D. M., 1998; Carlsson G. E., 1999; Baker G. I., 1999).

Alterações de forma

Os sinais e sintomas associados à alteração de forma podem, muitas vezes, ser controlados e compensados através de uma reeducação do paciente promovendo uma acomodação funcional, em que este aprende as formas como deve abrir a boca e mastigar minimizando a disfunção. Desta forma, por ser um tratamento bastante agressivo e irreversível, a cirurgia deve ficar restrita aos casos em que a dor e disfunção não responderam aos tratamentos conservadores (Laskin D. M., 1998; Carlsson G. E., 1999).

Entre os exames complementares, destaca-se a RM com o objetivo de verificar possíveis perfurações e rompimentos do disco articular. A artrografia através da injeção de contraste dentro do espaço supra ou infra-articular também pode ser considerada para identificação do rompimento e perfuração do disco articular.[3,9]

Quando houver sintomatologia dolorosa, estão indicadas doses regulares de AINEs, tais como o ibuprofeno (600 a 800 mg, 3 vezes ao dia). Dispositivos miorrelaxantes estão indicados para os casos em que haja hiperatividade muscular. Uma solução para esta alteração patológica é o restabelecimento da forma original das estruturas afetadas, o que somente pode ser contemplado por intermédio de procedimento cirúrgico. No caso da incompatibilidade ser em nível ósseo, as estruturas comprometidas são regularizadas e arredondadas. Se o disco estiver perfurado ou deformado, deve ser reparado (discoplastia) (Laskin D. M., 1998; Haas D. A., 1995).

Aderência e adesões

Freqüentemente as aderências são temporárias, podendo ser eliminadas através da movimentação mandibular. Normalmente as aderências estão associadas à carga estática prolongada sobre a ATM, muitas vezes decorrente do apertamento dentário noturno. Quando esta for a suspeita, está indicado o uso de placa miorrelaxante para reduzir a hiperatividade muscular (Peterson L. J., 2000; Laskin D. M., 1998).

Adesões responsáveis por apenas um leve grau de disfunção, sem a presença de dor, são tratadas mais adequadamente através de uma terapia de suporte, que inclui alongamento passivo, ultra-som e distração da articulação. Tais medidas conseguem desprender as ligações fibrosas. Em muitos casos, quando a dor e disfunção são mínimas, a abordagem de escolha é a educação do paciente, através da orientação dos limites da abertura de boca, quais formas de movimentação não agravam as adesões etc., contribuindo, assim, para uma melhor função articular. Em alguns casos, o tratamento cirúrgico pode ser necessário para a quebra das ligações fibrosas, o que pode ser alcançado através da artrocentese, artroscopia ou artrotomia, no entanto, por se tratarem de abordagens muito invasivas, tais modalidades terapêuticas somente devem ser realizadas em última hipótese (Peterson L. J., 2000; Laskin D. M., 1998; Carlsson G. E., 1999; Nicolakis P. et al., 2001).

Disfunção miofascial

As alterações de origem muscular são um dos tipos de DTMs mais freqüentes e de melhor prognóstico. Geralmente se manifestam através de dores agudas que podem, freqüentemente, ser confundidas com otalgias e alterações internas da ATM. Quando a mialgia se origina de um músculo que move a mandíbula, a dor é considerada mialgia mastigatória. A dor mastigatória miálgica pode ser diferenciada de uma dor mastigatória artrálgica por meio da palpação ou da manipulação funcional e pelo uso de bloqueios analgésicos diagnósticos. Uma forma de diferenciar as mialgias das artralgias consiste na identificação do momento em que ocorre o sintoma doloroso. Comumente, as mialgias apresentam-se como dores tanto durante o movimento (dinâmica) quanto em repouso (estática), enquanto as artralgias apresentam-se somente como dores durante o movimento (Laskin D. M., 1998; Baker G. I., 1999; Rauhala K. et al., 1999).

De uma forma geral, considera-se que as disfunções dolorosas miofasciais sejam resultado do estiramento da contração forçada ou prolongada, isquemia e hiperemia bem como de traumatismos e fatores inflamatórios junto à musculatura. A dor reduz a força mastigatória dos músculos da mastigação em 33 a 50% e levando a uma sensação de fraqueza muscular (Rauhala K. et al., 1999).

Considerando-se que a maioria dessas mialgias recupera-se num curto espaço de tempo, são ditas *disfunções miálgicas agudas*. Quando não se resolvem, originam alterações dolorosas mais crônicas, as *disfunções miálgicas crônicas* (Laskin D. M., 1998; Rauhala K. et al., 1999).

Co-contração simultânea protetora (travamento muscular)

É a primeira resposta muscular a um evento, sendo a resposta do SNC a ocorrência de lesões ou ameaça de lesões. Não é uma condição patológica, embora quando prolongada, possa levar a sintomas de mialgia. A etiologia da co-contração simultânea protetora pode ser qualquer alteração do impulso sensitivo ou proprioceptivo proveniente de estruturas associadas, como, por exemplo, a presença de um contato prematuro na oclusão dentária. Também pode ser causada por qualquer origem de impulso doloroso profundo ou tensão emocional excessiva (Laskin D. M., 1998; Rauhala K., et al., 1999).

Clinicamente constatamos como uma sensação de fraqueza muscular após algum tipo de evento. Não há sintomatologia dolorosa relatada quando o músculo está em repouso, mas a utilização do músculo em geral exacerba a dor. Freqüentemente há limitação de abertura bucal, mas quando solicitado a abrir a boca lentamente, o paciente pode alcançar a abertura total. A chave para o diagnostico da co-contração simultânea é a sua relação direta com um evento e, portanto, a história clínica do caso é muito importante. A co-contração simultânea protetora dura apenas alguns dias. Se não resolvida, a disfunção miálgica aguda provavelmente seguir-se-á (Laskin D. M., 1998; Carlsson G. E., 1999; Rauhala K., et al., 1999).

O tratamento consiste na eliminação do fator etiológico da causa da co-contração simultânea, manter o músculo em repouso (repouso articular) e uso de relaxantes musculares e/ou analgésicos leves (Laskin D. M., 1998; Rauhala K. et al., 1999).

Sensibilidade muscular de inicio tardio (sensibilidade muscular local)

É uma disfunção dolorosa miogênica não-inflamatória primária. Com freqüência é a primeira resposta do tecido muscular a uma contração prolongada. Juntamente com a co-contração prolongada, outras causas de sensibilidade muscular de início tardio são o traumatismo local ou uso excessivo do músculo (neste caso pode haver adiamento no surgimento da sensibilidade muscular, sendo este precedido de vários dias de desconforto muscular após o uso não habitual ou exercício muscular incomum) (Laskin D. M., 1998).

Clinicamente constatamos o enrijecimento muscular, sensibilidade à palpação e dor com as contrações musculares ativas. Não há qualquer alteração celular local que indique processo inflamatório. Quando a sensibilidade muscular se desenvolve sem que tenha ocorrido o uso muscular excessivo, sugere-se o termo *sensibilidade muscular local*. Clinicamente constatamos músculos sensíveis à palpação e dor aumentada à função, grande dificuldade em abrir a boca amplamente e fraqueza muscular real (Laskin D. M., 1998; Carlsson G. E., 1999; Rauhala K. et al., 1999).

O tratamento consiste no estabelecimento de função restrita aos limites indolores, repouso mastigatório, desoclusão dos dentes, bloqueio analgésico e manipulação funcional, exercícios para relaxamento muscular reflexo e treinamento da retroalimentação biológica (Laskin D. M., 1998; Carlsson G. E., 1999; Rauhala K., et al., 1999).

Dor miofascial (mialgia no ponto de desencadeamento doloroso)

É uma condição dolorosa miogênica regional caracterizada por áreas locais de bandas hipersensíveis firmes de tecido muscular conhecidas como pontos de *desencadeamento*, que podem apresentar-se sob a forma ativa ou latente (estado de atividade produz efeitos excitatórios centrais; sob a forma latente, deixa de ser sensível à palpação, não exacerbando a dor referida). Essas áreas bem localizadas no tecido muscular ou suas inserções tendinosas são com freqüência sentidas como bandas rígidas à palpação, as quais suscitam dor. Embora a palpação dos pontos de desencadeamento produza dor, a sensibilidade muscular local não é a queixa mais comum dos pacientes. Sua natureza exata não é reconhecida. Por apresentarem apenas um grupo selecionado de unidades motoras contraídas, não há encurtamento generalizado do músculo como ocorre no mioespasmo. A característica principal é que são uma fonte constante de dor profunda e portanto podem produzir efeitos excitatórios centrais. A dor é freqüentemente relatada pelo paciente como cefaléia do tipo tensional. Fatores que podem estar envolvidos na origem deste processo: traumatismos, hipovitaminose, condicionamento físico fraco, fadiga, infecções virais, tensão emocional e impulso doloroso profundo. As queixas mais comuns enfocam os efeitos excitatórios centrais criados por estes pontos, por vezes levando os pacientes a se preocuparem com a dor referida, sem sequer citarem os pontos de desencadeamento. É importante ter em mente que os efeitos excitatórios centrais podem surgir como dores referidas, hiperalgesia secundária, co-contração protetora ou até mesmo respostas autônomas. Essas condições devem ser consideradas quando da avaliação do paciente. Considera-se que os pontos de desencadeamento não são resolvidos sem tratamento. Um ponto latente pode ser reativado por inúmeros fatores, tais como uso excessivo do músculo, distensão muscular, tensão emocional ou até mesmo infecções. Este é um achado comum com pacientes que se queixam de cefaléias regulares ao fim da tarde após um dia muito tenso. Os pontos de desencadeamento no ombro ou nos músculos cervicais podem produzir co-contração nos músculos da mastigação. Se a dor profunda for unilateral, os efeitos autônomos serão do mesmo lado que a dor, uma vez que os efeitos excitatórios centrais na região trigeminal raramente cruzam a linha média. Em outras palavras, um olho poderá estar avermelhado e o outro não, uma narina poderá estar drenando e a outra não (Laskin D. M., 1998; Carlsson G. E., 1999; Mock D., 1999; Rauhala K. et al., 1999).

O tratamento consiste na aplicação de vapores gelados e manipulação por distensão, massagem profunda e aplicação de força compressiva de 20 a 30 libras, mantidas por 1 a 2 minutos, aplicação de ultra-som, injeção de anestésico local e manipulação com distensão (Rauhala K. et al., 1999; Nicolakis P. et al., 2001).

Cefaléia do tipo tensional

É caracterizada por uma sensação dolorosa, moderada e constante, sentida bilateralmente nas regiões temporal e frontal. Nem todas são, mas provavelmente muitas são secundárias às dores do ponto de desencadeamento miofascial originado nos músculos da cabeça e do pescoço. Em muitos casos, desconforto muscular de baixa intensidade e vago é sentido nas regiões cervical e occipital. Não raro a dor referida heterotópica do tipo cefaléia tensional é acompanhada por hiperalgesia secundária sentida como desconforto com a movimentação mandibular e sensibilidade profunda devido à palpação manual. A "dor mastigatória" assim criada, que pode ser "manualmente palpada" e é acompanhada de "cefaléia", pode ser confundida com disfunção mastigatória e tratada desta maneira. Os sintomas clínicos relatados com a dor miofascial são mais comumente associados a efeitos excitatórios centrais criados pelos pontos de desencadeamento e não pelos pontos de desencadeamento em si (Laskin D. M., 1998; Rauhala K., et al., 1999).

Mioespasmos (mialgia por contração tônica)

Por definição, espasmo muscular é uma contração repentina, violenta e involuntária de um músculo ou grupos musculares seguida de dor e interferência com a função, que produz movimentação involuntária e distorção. É incomum nos músculos da mastigação e, quando ocorre, é facilmente diagnosticada através de suas características clinicas. Sua causa ainda é desconhecida (Peterson L. J., 2000; Laskin, D. M., 1998).

Uma vez que um músculo em espasmo está contraído, alterações posicionais importantes da mandíbula ocorrem de acordo com o músculo ou músculos afetados. Tal condição pode levar à *má oclusão aguda*, que é uma alteração súbita da condição oclusal como resultado de uma disfunção. Os mioespasmos também são caracterizados por músculos muito rígidos, como se nota à palpação. A menos que a má oclusão aguda possa ser identificada e a dor induzida pela manipulação funcional, um diagnóstico de espasmo deste músculo é inválido (Laskin D. M., 1998; Rauhala K., et al., 1999).

O tratamento consiste no alívio imediato da dor (massagem, frio, anestesia local...) e estiramento passivo do músculo envolvido (Peterson L. J., 2000; Laskin D. M., 1998; Rauhala K. et al., 1999).

Miosite (mialgia inflamatória)

A miosite representa uma condição inflamatória no interior do tecido muscular, incomum nos estágios iniciais da dor miogênica. É mais predominante à medida que a disfunção miálgica torna-se prolongada. Em outras palavras, quanto mais longa for a queixa do paciente de uma dor miogênica, maior será a probabilidade de miosite. Os episódios periódicos de dor muscular não produzem miosite. Um período constante e prolongado de dor muscular, contudo, provavelmente levará à miosite (Peterson L. J., 2000; Neville B. W., et al., 1998; Laskin D. M., 1998; Rauhala K., et al., 1999).

Em certos casos, uma infecção bacteriana ou viral pode se disseminar para um músculo, produzindo miosite infecciosa, embora tal condição seja incomum. O tipo mais comum de miosite é produzido pela sensibilidade muscular prolongada ou pela dor miofascial. Uma vez que esta condição não apresenta microorganismos colonizadores, é considerada miosite estéril ou não-infecciosa (Neville B. W., et al., 1998; Laskin D. M., 1998).

Uma característica clinica da miosite é a presença de dor miogênica constante, presente durante o repouso e se exacerbando com a função muscular. Os músculos são muito sensíveis à palpação, e a disfunção estrutural é comum. A característica clinica mais comum é a duração prolongada dos sintomas (Neville B. W., et al., 1998; Laskin D. M., 1998; Rauhala K., et al., 1999).

O tratamento consiste no uso de movimentos restritos aos limites indolores, não realizar exercícios, massagens ou aplicação de injeções. A utilização de terapêutica com antiinflamatórios e calor profundo deve ser considerada até que os sintomas agudos regridam. Quando os sintomas agudos tiverem regredido, a suspensão do tratamento antiinflamatório é indicada, realização de um tratamento com exercícios ativos e aumento da intensidade dos exercícios vigorosamente, à medida que ocorrer a resolução do problema e acrescentar tratamento para tratar a atrofia muscular (exercícios isométricos) e a contratura miostática (exercícios de distensão momentânea) (Laskin D. M., 1998; Rauhala K. et al., 1999; Nicolakis P. et al., 2001; Haas D. A., 1995).

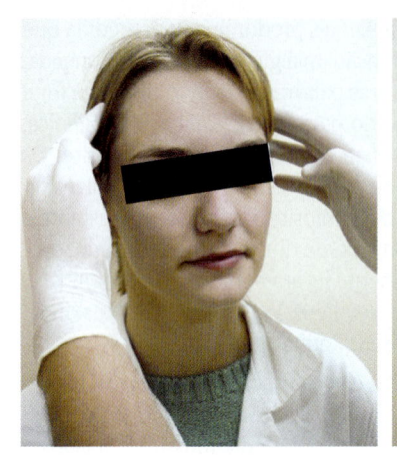

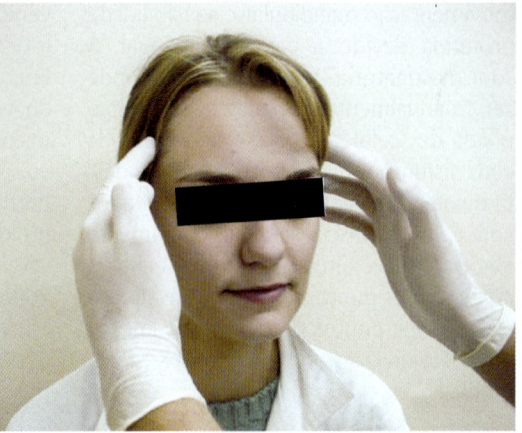

Fig. 14-1
Palpação do músculo temporal.

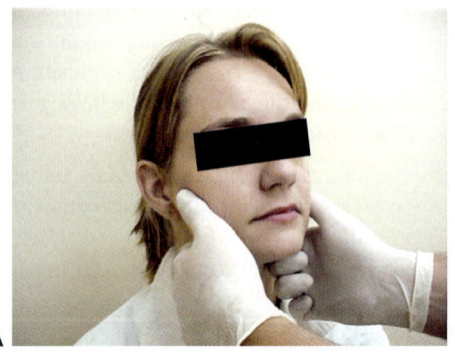

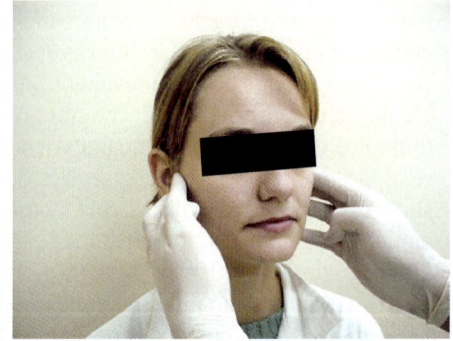

Fig. 14-2
(A) Palpação do músculo masseter.
(B) Palpação lateral da ATM – boca fechada.

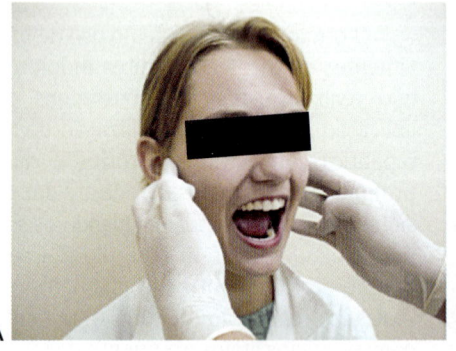

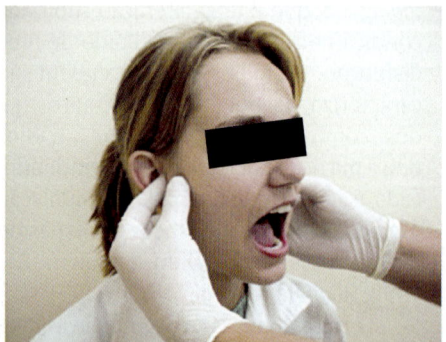

Fig. 14-3
(A) Palpação lateral da ATM – boca aberta.
(B) Palpação da ATM via conduto auditivo.

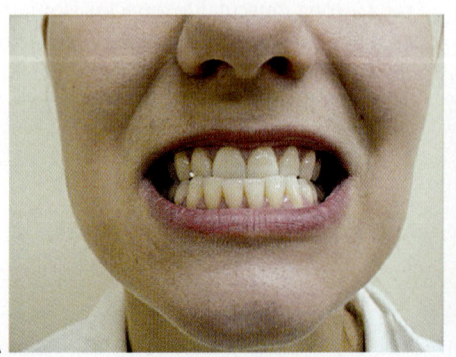

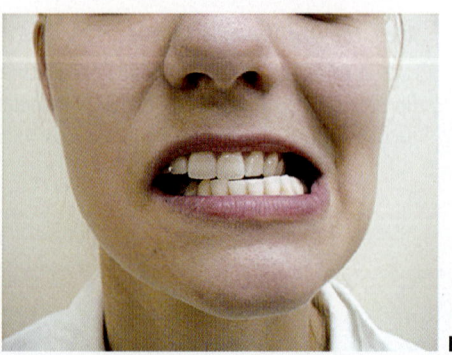

Fig. 14-4
(A) Movimento de protrusão da mandíbula.
(B) Movimento de lateralidade e da mandíbula.

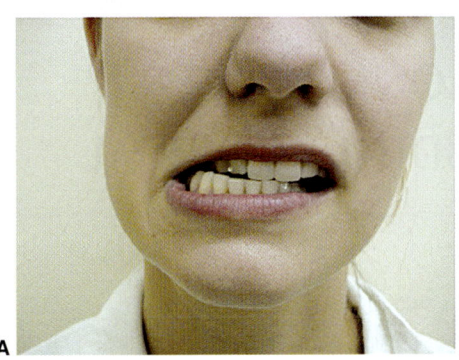

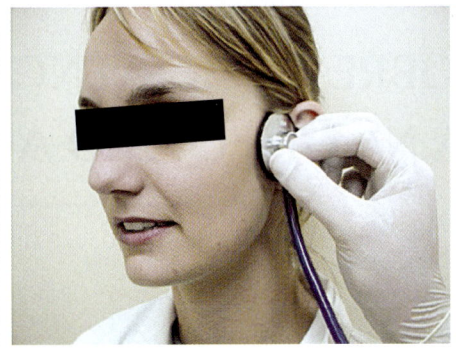

Fig. 14-5
(A) Movimento de lateralidade D da mandíbula. (B) Auscultação da ATM.

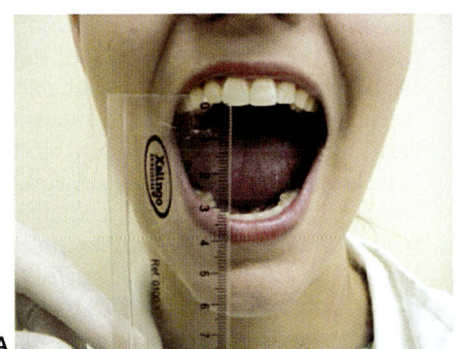

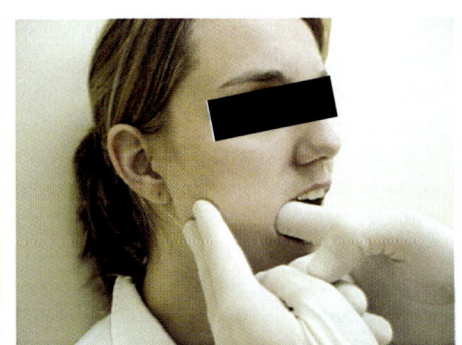

REFERÊNCIAS BIBLIOGRÁFICAS

Baker GI. Surgical considerations in the management of temporomandibular joint and masticatory muscle disorders. *Journal of Orofacial Pain* 1999;13:307-312.

Carlsson GE. Epidemiology and treatment need for temporomandibular disorders. *Journal of Orofacial Pain* 1999;13:232-237.

Gaudet Jr., Elmer L, Brown DT. Temporomandibular disorder treatment outcomes: first report of a large-scale prospective clinical study. *The Journal of Craniomandibular Practice* 2000;18(1):9-19.

Haas DA. Pharmacological considerations in the management of temporomandibular disorders. *Journal Pharmacology* 1995;61(2):105-114.

Laskin DM. Putting order into temporomandibular disorders. J Oral Maxillofac Surg. 1998;56:121.

Leader JK, Boston J, Robert R, Thomas E, Greco CM, Zaki HS. The influence of mandibular movements on joint sounds in patients with temporomandibular disorders. *The Journal of Prosthetic Dentistry* 1999;81(2):186-194.

Mock D. The differential diagnosis of temporomandibular disorders. *Journal of Orofacial Pain* 1999;13(4):246-250.

Neville BW, Damm DD, Allen CM, Bouquot JE. *Patologia Oral e Maxilofacial*. Rio de Janeiro: Guanabara-Koogan, 1998.

Nicolakis P, Erdogmus B, Kopf A, Ebenbichler G, Kollmitzer J. Effectiveness of exercise therapy in patients with internal derangement of the temporomandibular joint. *Journal of Oral Rehabilitation* 2001;28:1158-1164.

Peterson LJ. *Cirurgia Oral e Maxilofacial Contemporânea*. 3. ed. Rio de Janeiro: Guanabara-Koogan, 2000.

Pettengill CA, Reisner-Keller L. The use of tricyclic antidepressants for the control of chronic orofacial pain. *The Journal of Craniomandibular Practice* 1997;15(1):53-56.

Rauhala K. Oikarinen KS, Raustia AM. Role of temporomandibular disorders (TMD) in Facial pain: occlusion, muscle and TMJ pain. *The Journal of Craniomandibular Practice* 1999;17(4):254-261.

Reis AC dos, Hotta TH, Ferreira RR, Felício CM de, Ribeiro RF. Ear symptomatology and occlusal factors: a clinical report. *The Journal of Prosthetic Dentistry* 2000;83(1):21-24.

Steed PA, Wexler GB. Temporomandibular disorders – traumatic etiology vs. Nontraumatic etiology: a clinical and methodological inquiry into symptomatology and treatment outcomes. *The Journal of Craniomandibular Practice* 2001;19(3):188-193.

Tallents RH, Macher DJ, Kyrkanides S, Katzberg RW, Moss ME. Prevalence of missing posterior teeth and intraarticular temporomandibular disorders. *The Journal of Prosthetic Dentistry* 2002;87(1):45-49.

Considerações sobre a Intervenção Fonoaudiológica na Disfunção Auditiva Central

Adriana Laybauer Silveira ■ Ana Valéria de Almeida Vaucher

A audição destaca-se como o mais importante e precioso dentre os sentidos. É através dela que o indivíduo sociabiliza-se e adquire sua singularidade, pois ela possibilita a aquisição da linguagem e a conseqüente integração do homem com os mundos sonoro e social.

Para a fonologia a audição é a porta de entrada para o desenvolvimento da fala, da leitura e da escrita. O acometimento de déficits ou disfunções neste complexo mecanismo prejudica, de alguma forma, a conexão entre linguagem e comunicação, pois todos os conhecimentos são previamente percebidos pelos sentidos e, dentre os quais, está a audição.

A desordem do processamento auditivo, descrita pela ASHA em 1996, consiste na deficiência deste processamento evidenciada em um ou mais dos fenômenos sonoros. Esses fenômenos englobam a localização e lateralização sonora, discriminação auditiva, reconhecimento de padrões auditivos, aspectos temporais da audição (incluindo a resolução e a ordenação temporal) e desempenho auditivo com sinais acústicos degradados (Baran & Musiek, 2001).

A alteração desencadeada pode vir de uma disfunção dos processos e mecanismos destinados à audição ou ser um fator resultante de uma lesão mais específica, afetando o desempenho entre essas modalidades. É de suma importância o conhecimento de que a disfunção auditiva central pode refletir a coexistência de ambos os tipos (Carvallo, 1996).

Neste capítulo abordaremos sobre a disfunção auditiva central e seus acometimentos, considerações relativas à definição, etiologia, diagnóstico audiológico relacionando os achados clínicos aos respectivos déficits, bem como as formas atualmente citadas para reabilitação de tais alterações.

É importante lembrarmos que a disfunção auditiva central decorre de patologias que exigem um preciso diagnóstico e tratamento, para subseqüentemente receber a conduta reabilitadora. Portanto, uma equipe médica com otorrinolaringologistas, neurologistas, etc. faz-se necessária inicialmente para viabilizar essa atividade.

Utilizaremos o termo disfunção, já citado por outros autores, por acreditarmos ser mais adequado (Pereira & Ortiz, 1997; Alvarez, 2002). Somos a favor da padronização de tal termo devido ao fato de que o distúrbio ou desordem provêm do conotativo de perturbar, bagunçar, ao passo que a disfunção reflete o que realmente ocorre quando o processamento auditivo está operando com alterações. A palavra disfunção, na língua portuguesa, reflete algo efetuado de maneira anômala (Ferreira, 1986).

DEFINIÇÃO

Desde o início das pesquisas envolvendo o processamento auditivo, várias são as definições e etiologias encontradas. O Processamento Auditivo para Katz & Tillery (1997) "é a construção que fazemos em cima do sinal auditivo para tomar a informação útil". Pode também ser definido como uma sistêmica organização de habilidades envolvidas para atender, discriminar, reconhecer, armazenar e compreender a informação ouvida (Keith, 1982). Para Pereira (1996), o Processamento Auditivo permite a um indivíduo a realização de determinados processos sucedidos no tempo com o intuito de alcançar uma análise metacognitiva de todos os estímulos sonoros. Musiek (1991) e Katz & Wilde (1989, 1999) o simplificaram como sendo "o resultado da conversa entre a orelha e o cérebro" ou "aquilo que você faz com o que ouve".

Quando um indivíduo apresenta uma disfunção auditiva central, há um impedimento ou uma inabilidade na função de analisar e/ou interpretar os padrões sonoros (Pereira, 1997a). Existe uma alteração no caminho da informação que impossibilita a correta interpretação do som ouvido e, conseqüentemente, do seu significado. Assim, para que os estímulos elicitadores sejam corretamente interpretados, necessitamos de habilidades auditivas funcionantes e integradas. Keith (1982) e Boothroyd (1986) caracterizaram algumas habilidades que participam do processamento auditivo. Dentre elas, encontram-se:

- *Atenção:* persistência para monitorar um estímulo auditivo por um período razoável de tempo.
- *Detecção:* identificação de um estímulo auditivo.
- *Discriminação:* determinação entre dois estímulos se os mesmos são iguais ou diferentes.
- *Localização:* habilidade de localizar auditivamente a fonte sonora (requer detecção e audição binaural).
- *Reconhecimento:* identificação de um dado sensorial anteriormente adquirido.
- *Compreensão:* depreensão do significado da informação auditiva.
- *Memória:* permite estocar e arquivar as informações auditivas e resgatá-las quando necessário.
- *Síntese binaural:* integração de estímulos incompletos apresentados alternados ou simultaneamente entre as orelhas.
- *Figura-fundo:* identificação de uma mensagem entre estímulos competitivos.
- *Separação binaural:* habilidade em ignorar uma orelha para escutar a informação advinda da outra.
- *Fechamento:* habilidade de perceber o todo de uma palavra ou de uma men-

sagem quando há uma omissão de uma parte.

ETIOLOGIA

Há autores que atribuem a disfunção auditiva central a uma incapacidade biológica (orgânica), podendo apresentar um prejuízo inato associado ou não à falta ou redução da experienciação acústica em um meio ambiente (Pereira, 1997; Alvarez et al., 2000).

Boone & Plante (1993) enfatizam etiologicamente o fato de as dificuldades no processamento e compreensão das informações não resultar de perdas auditivas periféricas e ressaltam o caso do déficit de linguagem estar associado sem estar diretamente ocasionando a disfunção.

Galaburda (1991) refere que há uma correlação da disfunção citada com o desenvolvimento de condições patológicas no próprio sistema nervoso. Em alguns casos, pode ser encontrada uma atipia estrutural de vias auditivas ou assimetrias patológicas que afetam o processamento auditivo. Galaburda et al. (1994) associam a disfunção auditiva central à dislexia, que é um distúrbio de linguagem no qual há uma combinação de dificuldades de leitura, déficits na organização temporoespacial, na capacidade de globalização do esquema corporal, na dominância lateral, na motricidade entre outros.

Outros fatores etiológicos pós-natais são descritos por Alvarez (2001) como as infecções congênitas (meningite, arterite cerebelar e sífilis), patologias degenerativas acometendo a substância branca, desmielinizações, transtornos metabólicos, encefalopatias e hiperilirrubinemia.

Conforme citado anteriormente, assim como fatores orgânicos afetam o sistema e provocam a instalação da disfunção auditiva central, a privação de estímulos pode estar associada de forma secundária. A adequada entrada e passagem de estímulos devem ocorrer para evitar um atraso no desenvolvimento das habilidades lingüísticas.

A disfunção auditiva central pode ser encontrada com maior freqüência em indivíduos onde a dominância manual é à esquerda (canhotos) e há uma predominância de indivíduos do sexo masculino (Alvarez & Caetano, 2000b). O fator da lateralidade deve ser levado em consideração durante a avaliação do processamento auditivo e durante a intervenção fonoaudiológica nas suas disfunções. Murdoch (1997) refere que cerca de 96% da população possui como dominante, para a linguagem, o hemisfério esquerdo. Nesta relação, o autor menciona que dentre as pessoas com dominância da lateralidade manual encontramos 93% de destros e 7% de canhotos. Dentre os destros, 90 a 99% correspondem ao esperado para a dominância hemisférica da linguagem. Cita ainda que no grupo de canhotos estima-se que 50 a 70% apresentem a representação da linguagem também no hemisfério esquerdo. Esta questão deve ser acrescida e considerada na obtenção do diagnóstico diferencial entre as categorias e conseqüentemente na abordagem terapêutica.

A perda auditiva condutiva e até mesmo uma simples disfunção tubária são amplamente discutidas na literatura (Northern & Downs, 1989; Katz, 1992; Pereira, 1993, 1996, 1997a/b).

Alvarez et al. (2000) pode acarretar uma deprivação sensorial ocasionando uma anomalia na resolução temporal. Os déficits gerados no processamento auditivo dependem diretamente da área cerebral e/ou especificamente da patologia evidenciada, ou seja, das comorbidades.

DIAGNÓSTICO AUDIOLÓGICO

A disfunção auditiva central pode ser evidenciada através de manifestações clínicas e manifestações comportamentais. As manifestações clínicas permitem o diagnóstico de cada tipo de disfunção decorrente das habilidades que se encontram prejudicadas. A avaliação engloba a bateria de testes audiológicos, testes específicos para o processamento auditivo, testes de linguagem e avaliação eletrofisiológica. As ocorrências comportamentais auxiliam o audiologista durante a avaliação, pois é este conjunto de alterações que será, num primeiro momento, relatado sobre o paciente. Dentre as manifestações, podemos referir mudanças quanto à comunicação oral e escrita, quanto ao comportamento social, quanto ao desempenho acadêmico e quanto à audição. Vejamos a seguir uma a uma:

- *Comunicações oral e escrita:* podem ser evidenciadas alterações na produção fonoarticulatória, envolvendo a linguagem expressiva; alterações na escrita envolvendo inversões e desorientações nas letras; dificuldade em compreender palavras com duplo sentido e piadas; diminuição considerável do rendimento na presença de estímulos competitivos e dificuldade em compreender o que lê.

- *Comportamento social:* o indivíduo tende a se comportar como o deficiente auditivo, tornando-se facilmente distraído, agitado, hiperativo ou permanecendo isolado ou desajustado com relação ao círculo de amizade e interesse.

- *Desempenho acadêmico:* geralmente apresenta desempenho inferior na leitura, ortografia, matemática e gramática. O mesmo pode ser agravado dependendo da redundância extrínseca do ambiente. Quanto menor a redundância, maior a dificuldade.

- *Audição:* é comum apresentar atenção diminuída e apresentar mais dificuldade de compreender os sons em ambientes ruidosos. Com base nas manifestações clínicas constatadas nas avaliações e nas manifestações comportamentais coletadas na anamnese, podemos encontrar cinco diferentes tipos de disfunção auditiva central (Bellis, 1996; Ferre, 1997; Bellis & Ferre, 1999; Alvarez & Caetano, 2000a):

  – Decodificação auditiva: o indivíduo que apresenta um déficit de decodificação auditiva exibe dificuldades para analisar, reconhecer e discriminar características acústicas na fala; tende a solicitar repetições com freqüência, pois entende mal as palavras; atinge sobrecarga auditiva, principalmente em ambientes ruidosos; apresenta trocas na escrita e restrição de vocabulário.

  – Associação auditiva: o indivíduo que apresenta um déficit de associação auditiva exibe dificuldades específicas para compreender a linguagem; tende a apresentar restrição de vocabulário e baixa *performance* na compreensão de homônimos, piadas e expressões idiomáticas; solicita constante explicação por referir não entender a mensagem.

  – Integração auditiva: o indivíduo que apresenta um déficit de integração auditiva exibe dificuldades em compreender e conceituar a linguagem gestual ou corporal e perceber traços supra-segmentais;

a integração de estímulos auditivos com visuais ou táteis e a informação auditiva verbal e não-verbal é prejudicada, assim como a leitura e a escrita.

– Organização de saída: o indivíduo que apresenta um déficit de organização de saída exibe dificuldades no planejamento e na execução motora, ou seja, em organizar, seqüencializar, planejar e emitir uma resposta; há uma imprecisão articulatória e alterações ortográficas; desorganização e freqüente esquecimento fazem parte dos déficits apresentados.

– Não-verbal: o indivíduo que apresenta um déficit não-verbal exibe dificuldades em resgatar e emitir palavras com pensamentos e sentimentos associados, e, ainda, identificar e utilizar características suprasegmentais; compreensão de palavras ou expressões ambíguas apresentando dificuldades; não consegue utilizar marcadores de ênfase.

É fundamental o diagnóstico diferencial para elencarmos, tanto as lesões e disfunções como as habilidades preservadas a fim de nortearmos a terapia devendo conter bases neurológicas que desenvolvam as devidas associações através da neuromaturação e neuroplasticidade.

INTERVENÇÃO FONOAUDIOLÓGICA NA DISFUNÇÃO AUDITIVA CENTRAL

As intervenções auditivas para o tratamento devem ser baseadas nas evidências obtidas no decorrer da avaliação. Quanto mais precisa a informação obtida na avaliação, maior será o benefício do paciente (Gravel & Hood, 2001).

O diagnóstico diferencial é fator determinante na estruturação do tratamento. Faz-se necessário, para tal, um levantamento detalhado sobre a história clínica do paciente, a realização de uma investigação da relação funcional do processamento auditivo através de testes especiais associados a informações sobre a fala e a linguagem, coletadas através de testes de habilidades fonológicas e avaliações eletrofisiológicas (BERA, MMN, Potenciais de Média Latência, P300).

As abordagens terapêuticas relatadas neste capítulo baseiam-se nas propostas de Bellis (1996), Ferre (1997), Alvarez & Caetano (2000b).

PRINCÍPIOS GERAIS DA INTERVENÇÃO FONOAUDIOLÓGICA NA DISFUNÇÃO AUDITIVA CENTRAL

Na reabilitação da disfunção auditiva central, existem algumas premissas básicas, embora haja diferenças individuais entre os tipos de disfunções. Devemos considerar que:

1. A reabilitação, assim como a avaliação da disfunção auditiva central, deve ser multidisciplinar, devendo fazer parte da equipe o fonoaudiólogo (tanto o audiologista quanto o fonoterapeuta), o psicólogo, o educador, o neurologista, o otorrinolaringologista e até mesmo a própria família.
2. Um programa de reabilitação deve incluir, segundo Gravel & Hood (2001), procedimentos que envolvam intimamente linguagem e cognição.
3. Deve haver um trabalho enfocando as habilidades lingüísticas, considerando-se os diferentes tipos de disfunção auditiva central.
4. Um programa terapêutico, apesar de abrangente, deve ser baseado no perfil individual de cada sujeito, considerando-se o diagnóstico da disfunção auditiva central.
5. Não existe uma regra geral para o tratamento da disfunção auditiva central, visto que pouquíssimas recomendações de terapia aplicam-se a todos os tipos de disfunção.
6. A reabilitação deve começar com estímulos auditivos sem competição sonora, ou seja, o sujeito deve aprender a ouvir determinados sons e após aumenta-se, gradativamente, o ruído de fundo e diminui-se a redundância do sinal auditivo.
7. A terapia deve enfocar mudanças no ambiente, reabilitação da disfunção e uso de estratégias compensatórias, de acordo com o diagnóstico obtido.
8. A proposta terapêutica deve ser desafiadora proporcionando situações de prática auditiva, através das quais o sujeito compreenda suas dificuldades e descubra suas potencialidades.

OBJETIVOS DA INTERVENÇÃO FONOAUDIOLÓGICA

Segundo Bellis (1996) e Alvarez (2001), um modelo adequado de reabilitação para as disfunções auditivas centrais deve ter como objetivos:

1. Aumentar a habilidade do indivíduo em usar a informação apresentada no modo auditivo.
2. Proporcionar condições para que o indivíduo aprenda a ouvir e a refletir sobre o ouvir.
3. Aplicar a escuta diferenciada recém-alcançada no seu dia-a-dia.

A intervenção fonoaudiológica deve enfocar mudanças no ambiente, a reabilitação da disfunção e a melhora das habilidades de aprendizagem e do ouvir. Existem medidas que poderão ser tomadas para melhorar o acesso do indivíduo à informação auditiva dentro do ambiente de aprendizagem.

Devemos lembrar que essas medidas serão diferentes, considerando-se o tipo de disfunção apresentada. O educador deverá ser orientado quanto à conduta mais adequada em relação ao sujeito que apresentar uma disfunção auditiva central.

De uma maneira geral, enfatizamos que o ambiente de aprendizagem deve ser altamente redundante, pois, quanto mais o ambiente assim o for, melhor o som será compreendido. Sugere-se que o educador:

- Permita que o indivíduo grave as leituras ou que faça anotações prévias, para que, durante as atividades de leitura, consiga prestar atenção no falante sem se preocupar em fazer anotações.
- Posicione o indivíduo de modo que o acesso à informação seja facilitado, diminuindo o ruído de fundo (ventiladores de teto, ruídos externos) e facilitando o uso de pistas visuais e expressões faciais.
- Considere o uso de um sistema de amplificação (p. ex., sistema FM) para que o som seja ouvido por todos os indivíduos de maneira clara.
- Verifique freqüentemente se o indivíduo está compreendendo bem.
- Faça o uso de pistas multimodais e demonstrações gestuais, na tentativa de auxiliar o indivíduo a compreender melhor.
- Repita ou refraseie a informação quando o indivíduo apresentar dificuldade na compreensão.
- Introduza informações novas e novo vocabulário de modo que o indivíduo

passe a familiarizar-se com o assunto a ser discutido.

Apesar de abrangente, um programa de intervenção fonoaudiológica, na disfunção auditiva central, deve considerar o tipo de anomalia apresentada pelo indivíduo, isto é, as atividades propostas deverão estar diretamente relacionadas ao déficit apresentado.

Um programa de reabilitação deve, também, enfocar estratégias compensatórias que auxiliarão o ouvinte a utilizar, estrategicamente, a informação ouvida. Essas estratégias incluem habilidades lingüísticas, metalingüísticas e metacognitivas, e são destinadas a ajudar o indivíduo no monitoramento auditivo. O objetivo é fazer com que a própria pessoa controle seu desempenho auditivo nas mais diferentes situações.

Quando o diagnóstico da disfunção auditiva central referir-se à **decodificação auditiva**, as atividades terapêuticas deverão estar voltadas à otimização do sinal acústico, adicionando pistas de diferentes modalidades associadas ao treino auditivo-fonêmico e as estimulações de Hemisfério Esquerdo. Salientamos que a repetição é importante se for utilizada para "clarear" o sinal acústico ou estiver associada a uma pista visual. No entanto, o refraseamento pode confundir o indivíduo.

Conforme Cielo (2001), podem ser enfocadas as habilidades metalingüísticas, trabalhadas através da consciência fonológica, envolvendo tarefas de treinamento fonêmico, tais como o fechamento auditivo. Para Bellis (1996), deve-se iniciar a partir das tarefas mais fáceis. Sugere-se iniciar com exercícios de omissão de palavras, rimas, exercícios de omissão de sílabas e, depois, omissão de fonemas. Para o treinamento do fechamento auditivo, a redundância externa do sinal é reduzida. O indivíduo deverá utilizar pistas semânticas e pragmáticas, aproveitando o contexto em que a comunicação se inserir.

Na disfunção auditiva central com déficit de **associação auditiva**, a terapia deverá combinar estratégias compensatórias com diferentes modalidades na utilização de pistas fonológicas e semânticas para promover a compreensão e o conseqüente desenvolvimento da linguagem. Neste caso, a repetição deverá ser substituída pelo refraseamento com a utilização de unidades menores. Por exemplo: ao invés de dizer "Pegue o chapéu marrom que está dentro do armário". Diga: "Pegue o chapéu. Ele está no armário". Na terapia, o indivíduo deverá ser estimulado a utilizar e fortalecer a memória associativa, na tentativa de compensar sua dificuldade. O ensino de estratégias metalingüísticas e metacognitivas também auxiliará o indivíduo com este tipo de déficit.

Se o déficit for na **integração auditiva**, a terapia será realizada no intuito de estimular ambos os hemisférios através de exercícios de dissociação de movimentos e utilização de uma modalidade sensorial concomitante à verbalização, estimulando o corpo caloso a fim de aumentar a comunicação inter-hemisférica. Uma atividade a ser utilizada é a nomeação lingüística através da informação tátil obtida pela mão esquerda. A pessoa é instruída a referenciar (forma, textura, consistência, etc.) verbalmente sobre o objeto que está dentro de uma caixa, ou saco (para evitar o acesso da informação visual), colocando apenas a mão esquerda no mesmo. Nesta atividade, ocorre a transformação de um estímulo motor em verbal. A dança e a terapia musical envolvendo o canto ou o uso de instrumentos musicais são atividades que também estimulam a comunicação inter-hemisférica. Sugere-se a prática da leitura em voz alta associada ao treinamento prosódico. As tarefas propostas exigem atenção integral, e o indivíduo deverá estar habilitado a retirar do discurso aquilo que é mais importante. Assim como na Associação Auditiva, o refraseamento deverá ser evitado a e repetição será utilizada associada tanto a pistas visuais ou táteis quanto a mudanças no aspecto prosódico (variação no ritmo da fala, na entonação e na articulação).

Quando o diagnóstico da disfunção auditiva central referir-se a um déficit de **organização de saída**, a intervenção fonoaudiológica deverá enfocar o treino de habilidades para proporcionar a organização, seqüencialização e imagem articulatória, priorizando o verbal ao escrito e, também, deverá utilizar estratégias compensatórias com diferentes pistas para promover a compreensão e o desenvolvimento da linguagem. A repetição e o refraseamento podem ser utilizados, desde que toda a informação esteja dividida em unidades lingüísticas menores.

Na disfunção auditiva central do tipo **não-verbal**, a terapia deverá estimular o hemisfério direito, através do treino prosódico de fala, percepção de tonicidade e duração e também vivência de aspectos afetivo-emocionais. Devem-se enfocar as habilidades pragmáticas referentes ao uso da língua.

O Quadro 15-1, modificado a partir de Bellis (1996), Ferre (1997), Alvarez & Caetano (2000a), mostra os tipos de déficits da disfunção auditiva central, a localização da lesão, as habilidades que podem estar prejudicadas, os achados audiológicos obtidos na avaliação do Processamento Auditivo Central, as manifestações comportamentais, de comunicação, de linguagem e educacionais, bem como considerações sobre a intervenção fonoaudiológica.

A efetividade de um programa terapêutico na disfunção auditiva central requer, tanto a determinação de um diagnóstico preciso, quanto o desenvolvimento da motivação e da autoconfiança de nossos pacientes.

Para que haja a reabilitação desses indivíduos é necessário um conjunto de medidas descrito no decorrer do capítulo, a fim de que, através da capacidade preservada, a inabilidade possa ser compensada. A reabilitação pode ser atingida se o paciente for instigado a descobri-la e, com isso, contornar suas dificuldades através do uso de estratégias compensatórias que desencadeiem o posicionamento de novas atitudes. Podemos referenciar que isto é possível através do desenvolvimento do autoconhecimento associado a recursos metalingüísticos. A estruturação correta e adequada de uma intervenção fonoaudiológica pode viabilizar uma alteração funcional no próprio sistema auditivo, fazendo com que ocorram mudanças estruturais e funcionais (Bellis, 1996).

Quadro 15-1

Disfunção	Local da Lesão	Achados P.A.C.	Habilidade Prejudicada	MANIFESTAÇÕES			Terapia
				Comportamental	Comunicação e Linguagem	Educacional	
Decodificação auditiva	Tronco encefálico, ínsula e/ou córtex auditivo primário	Testes monoaurais de baixa redundância e em presença de estímulo competitivo com *performance* rebaixada	Fechamento auditivo Figura-fundo Atenção Discriminação auditiva	Processamento lento e impreciso acarreta: confusão das palavras ouvidas e solicitação constante de repetição; fadiga (há uma sobrecarga auditiva que interfere no desenvolvimento de hábitos inadequados de escuta; dificuldade em ouvir nas situações com baixa redundância, ou seja, com pistas contextuais ou visuais insuficientes ou desabituação do vocabulário; dificuldade em situações com competição sonora devido ao ruído excessivo ou intensa reverberação do ambiente. Paciente refere não ouvir	Vocabulário pobre, sintaxe reduzida	Representação fonêmica prejudicada (retenção, discriminação e combinação de fonemas) Dificuldade em executar ordens e responder perguntas consideravelmente simples	Promover otimização do sinal acústico Desenvolver a atenção seletiva Adicionar pistas de diferentes modalidades sensoriais ao treinamento auditivo fonêmico. Estimular funções específicas de hemisfério esquerdo
Associação auditiva	Córtex auditivo primário e associativo	Testes dicóticos verbais com resultados rebaixados bilateralmente	Separação binatural Integração Binatural Memória	Necessidade frequente de esclarecer a fala Paciente refere não entender o que foi falado ou o que leu	Vocabulário limitado, dificuldade na nomeação das palavras, sintaxe reduzida, semântica Comprometimento na expressão verbal e/ou escrita, na linguagem pragmática e conseqüentemente na comunicação social Dificuldade para adquirir língua estrangeira	Decodificação da escrita pode apresentar normalidade, mas a habilidade de compreender está rebaixada Dificuldade na compreensão de problemas de texto na matemática Inicialmente a *performance* pode estar proporcional à série, porém quando ocorre acréscimo de demanda lingüística, as dificuldades começam a transparecer	Combinar o desenvolvimento da linguagem a estratégias compensatórias de diferentes modalidades Combinar a utilização de pistas fonológicas e semânticas para promover a ativação da compreensão

Integração auditiva	Corpo caloso e áreas corticais terciárias	Testes dicóticos com grande número de erros na orelha esquerda (ou não dominante) Teste de processamento temporal com resposta verbal com baixa eficiência bilateralmente	Integração binatural Nomeação	São variadas as manifestações decorrentes. Dentre elas, há uma inabilidade em sintetizar trechos de um todo significativo	Exigência constante de repetição devido à dificuldade em determinar de que forma realizar uma tarefa Dificuldade em iniciar e dar continuação a tarefas devido à baixa iniciativa Procedimento lento, porém com condições de alcançar a resposta; a diferença é a latência que está aumentada para eliciar respostas. Ao ouvir instruções mais longas, refere não saber devido à dificuldade ce utilizar a informação. Situações específicas com competição sonora podem ocasionar aumento da dificuldade	Reconhecimento da leitura e habilidade na escrita. Soletração e ortografia. Tarefas de integração sensorial	Estimular transferências (motórica e lingüisticamente) Promover exercícios corporais de dissociação de movimentos no tempo e espaço Controlar a estimulação com o uso de uma modalidade sensorial concomitante à verbalização Estimular hemisférios direito e esquerdo
Organização da saída	Sistema eferente – lobo frontal	Resistência reduzida aos estímulos interferentes Inabilidade em seqüencializar respostas. Podem-se encontrar alterações de reflexo estapediano contralateral	Integração binatural	Pode estar ou não associado a um Distúrbio da Atenção devido às semelhanças encontradas Ocorrência de planejamento inadequado. O comportamento pode apresentar características de desorganização e impulsividade	Linguagem expressiva prejudicada e dificuldade no planejamento articulatório Sintaxe alterada	Dificuldade na síntese sonora e soletração de palavras. Alteração evidenciada para seguir instruções, fazer anotações ou lembrar atribuições	Considerar o trabalho desenvolvido na Associação Auditiva e vincular ao mesmo o treino de habilidades de organização e imagem articulatória Priorizar os ensaios verbais à escrita
Não-verbal	Hemisfério direito (não dominante) ou alto funcionamento de hemisfério esquerdo	Testes não-verbais (DPS, PPS) apresentando dificuldades no reconhecimento de padrões de frequência e duração, tanto na nomeação quanto na mímica (podendo essa apresentar mais alteração)	Reconhecimento de padrões de duração e frequência Ordenação temporal Nomeação	Dificuldade para compreender frases ambíguas, piadas e homônimos Alteração da prosódia, fala monótona	Habilidades auditivas não-verbais prejudicadas Inabilidade na identificação e utilização de aspectos prosódicos, podendo os mesmos estar ou não relacionados a pistas não-verbais como, por exemplo, as expressões faciais, a comunicação gestual e/ou corporal	Inabilidade no reconhecimento de padrões gestálticos Alteração na informação visuoespacial e na coordenação motora	Promover o desenvolvimento de habilidades de linguagem pragmática e de comportamento social. Criar estratégias para estimulação de hemisfério direito e vivência de aspectos afetivo-emocionais Realizar treino prosódico de fala, de percepção de tonicidade e duração

REFERÊNCIAS BIBLIOGRÁFICAS

Alvarez AMM, Balen AS, Silva MLG, Gananca MM. Processamento auditivo central: proposta de avaliação e diagnóstico diferencial. In: Munhoz, et al. *Audiologia Clínica – Série Otoneurológica*. São Paulo: Atheneu, 2000.

Alvarez AMM, Caetano AL. Central auditory processing: early intervention and management -proc XXIV IALP Congress, Amsterdam, 1998. In: Alvarez AMM, Balen SA, Silva MLG, Gananca MM. *Processamento Auditivo Central: Proposta de Avaliação e Diagnóstico Diferencial*. Apud: Munhoz, et al. *Audiologia Clínica – Série Otoneurológica*. São Paulo: Atheneu, 2000(a).

Alvarez AMM, Caetano AL. *Processamento Auditivo Central*. Polígrafo apresentado no Grupo de Estudos em Linguagem: Porto Alegre, 2000(b).

Alvarez AMM. *Processamento Auditivo Central*. Polígrafo apresentado no Grupo de Estudos em Linguagem: Porto Alegre, 2001.

Alvarez AMM. *Processamento Auditivo*. Material apresentado no Grupo de Estudos em Linguagem: Porto Alegre, 2002.

American Speech Language Hearing Association – ASHA. Central auditory processing current status and implications for clinical practice. *América Journal of Audiology* 1996;5:41-54.

Baran AJ, Musiek FE. Avaliação comportamental do sistema nervoso auditivo central. In: Musiek FE, Rintelmann WF. *Perspectivas Atuais em Avaliação Auditiva*. São Paulo: Manole, 2001

Bellis T, Ferre J. Abordagem multidimensional para o diagnóstico dos distúrbios de processamento auditivo central em crianças. *Journal of American Academy of Audiology* 1999;l0(6).

Bellis TJ. *Assessment and Management of Central Auditory Processing Disorders in the Educacional Setting*. San Diego: Singular Publishing Group, 1996.

Boone DR, Plante E. *Comunicação Humana e Seus Distúrbios*. 2. ed. Porto Alegre: Artes Médicas, 1994.

Boothroyd A. The senso of hearing In: Boothroyd A. *Speech Acoustics and Perception*. Austin: The Pro-ed Studies in Communicative Disorders, 1986.

Carvallo R. O efeito do reflexo estapediano no controle da passagem da informação sonora. In: Pereira L, Schochat E. *Processamento Auditivo*. São Paulo: Lovise, 1996.

Ferre JM. *Processing Power: a Guide to CADP Assessment and Management*. Texas: Communication Skill Builders, 1997.

Ferreira ABH. *Novo Dicionário Aurélio da Língua Portuguesa*. 2. ed. Rio de Janeiro: Nova Fronteira, 1986.

Galaburda AM, Menard MT, Rosen GD. Evidence for aberrant auditory anatomy in developmental dyslexia. *Proc Nat Acad Sci Med Sci USA*, 1994:91.

Galaburda AM. Neuropathologic correlates of leaming disabilities. In: *Seminars in Neurology*. Vol. 2. n. l. Mar, 1991.

Gravel JS, Hood LJ. Avaliação audiológica infantil. In: Musffik FE, Rintelmann WF. *Perspectivas Atuais em Avaliação Auditiva*. São Paulo: Manole, 2001.

Katz J, Tillery KL. Uma introdução ao processamento auditivo. In: Lichtig I, Carvallo RMM. *Audição: Abordagens Atuais*. Carapicuíba, São Paulo: Pró-Fono, 1997.

Katz J, Wield L. Desordens do processamento auditivo. In: Katz J. *Tratado de Audiologia Clínica*. 4. ed. São Paulo: Manole, 1999.

Katz J, Wiffild L. Distúrbios da percepção auditiva em crianças. In: Katz J. *Tratado de Audiologia Clínica*. São Paulo: Manole, 1989.

Katz J. Classification of auditory processing disorders. In: Katz J, Stecker NA, Henderson D. *Central Auditory Processing: a Transdisciplinary View*. St. Louis: Mosby Year-Book. 1992.

Keith RW. *Central Auditory and Language Disorders in Children*. San Diego: College Hill, 1982.

Murdoch BE. *Desenvolvimento da Fala e Distúrbios da Linguagem: uma Abordagem Neuroanatômica e Neurofisiológica*. Rio de Janeiro: Revinter, 1997.

Musiek FE. In: Alvarez AMM. *Processamento Auditivo Central*. Polígrafo apresentado no Grupo de Estudos em Linguagem: Porto Alegre, 2001.

Northern JL, Downs MP. *Audição em Crianças*. 3. ed. São Paulo: Manole, 1989.

Pereira L. Identificação de desordem do processamento auditivo central através de observação comportamental: organização de procedimentos padronizados. In: Schochat E. *Processamento Auditivo – Série Atualidades em Fonoaudiologia*. vol. 2. São Paulo: Lovise, 1996.

Pereira L. Processamento auditivo central: abordagem passo a passo. In: Pereira L, Schochat E. *Processamento Auditivo*. São Paulo: Lovise, 1997(a).

Pereira LD, Ortiz KZ. Desordem do processamento Auditivo Central e Distúrbios da Produção Fonoarticulatória. In: Lichtig I, Carvallo RMM. *Audição: Abordagens Atuais*. Carapicuíba, São Paulo: Pró-Fono, 1997.

Pereira LD. Processamento auditivo central. In: Filho OL. *Tratado de Fonoaudiologia*. São Paulo: Roca, 1997(b).

Pereira LD. Processamento auditivo. In: *Temas Sobre Desenvolvimento*. Ano 2. n. 11. Mar-Abr, 1993.

Diagnóstico e Tratamento da Coluna Cervical de Interesse para o Otologista

Sérgio Zylbersztejn

INTRODUÇÃO

Antes de considerarmos a relação de alguns detalhes clínicos das patologias da coluna cervical e suas repercussões otológicas, devemos fazer uma apreciação da realidade e da natureza da coluna cervical. Lembramos que a conduta clínica mais segura e satisfatória é aquela que conduz a busca de uma aplicação cuidadosa de métodos de investigação comprovados, tomando o cuidado de não utilizar tão-somente recursos modernos de alta tecnologia, mas, basicamente, levar em conta a individualidade do paciente, com os sinais e sintomas que ele apresenta.

Para estabelecermos uma relação da coluna cervical com a otologia, precisamos considerar se o problema é de ordem orgânica ou não. Para tanto, o conhecimento da anatomia da coluna cervical é de suma importância.

De um modo geral, o paciente que apresenta problemas cervicais e alterações otológicas e oftalmológicas inicia sua avaliação com especialistas em otorrinolaringologia ou oftalmologia, devido aos vários sinais e sintomas que repercutem no desempenho de suas atividades de rotina diária. Cabe salientar que, em razão da multiplicidade dos sinais e sintomas, haverá a necessidade de uma investigação complementar com outros especialistas para a solução do problema. Comumente, quando falamos em cervicalgia, encontramos que a maioria das patologias é causada pelo comprometimento das estruturas neurológicas e/ou vasculares.

Segundo estudos científicos, constata-se que, na atuação do especialista em coluna cervical, ocorrem diversas situações no tratamento das patologias que cercam a coluna cervical. Um exemplo nesse sentido está vinculado à queixa do paciente, cuja história é muito importante, tal como ocorre quando se pretende estabelecer um diagnóstico que possibilite relacionar uma queixa otológica com uma patologia cervical. Nesse caso devemos observar que é na orelha interna que ocorre a função auditiva, a qual também desempenha importante contribuição no equilíbrio, por alojar o labirinto, constituindo-se, ainda, em passagem do nervo que movimenta a musculatura facial. Além disso, deve-se dar especial atenção à orelha pelo fato de a mesma estar embutida dentro do crânio, o que pode resultar em complicações graves, principalmente em função das características minúsculas e sofisticadas da sua estrutura, sujeita a lesões com muita facilidade.

ANATOMIA

A coluna cervical é uma região composta por sete vértebras. Ela é dividida em Alta (Occípito/Atlas/Áxis) e Baixa (C3 a C7). Essa divisão está relacionada à anatomia morfológica e à biomecânica. Sua mobilidade está relacionada com a anatomia dos corpos vertebrais: o occípito/atlas – é responsável pelos movimentos de flexão/extensão. Os movimentos ocorrem devido à orientação da articulação atlantoccipital, permitindo uma flexão/extensão de 50% do total da coluna cervical. Entre atlas/áxis permite-se um movimento de rotação de 65°, o que corresponde a 40-50% do total da rotação da coluna cervical. Esse grau de rotação axial pode causar um retorcimento da artéria vertebral que corre dentro do forame transverso de C6 até o atlas. Deve-se observar que a artéria contralateral torna-se retorcida aos 30° e a do mesmo lado aos 45° (Selecki, 1969). A importância desse conhecimento é que ele pode resultar em sinais e sintomas como náuseas, vômitos, problemas visuais, vertigens e apoplexia (Miller, 1974). Nos demais níveis da coluna cervical também ocorrem movimentos de flexão/extensão, porém com menor expressão clínica (Figs. 16-1 a 16-6).

Os demais movimentos de inclinação lateral e circundução são movimentos que acontecem em múltiplas vértebras.

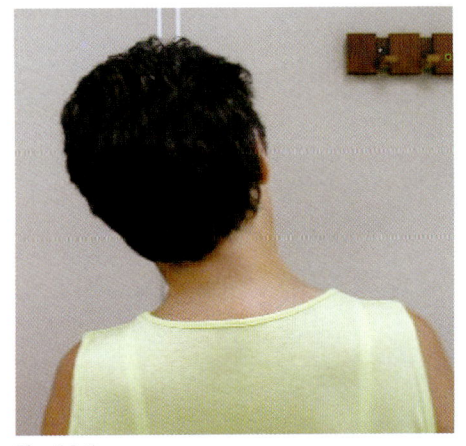

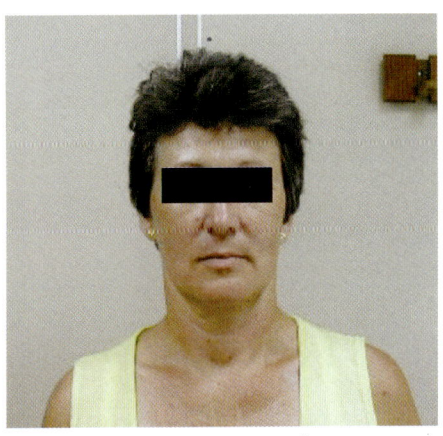

Fig. 16-1

Discopatias degenerativas. C5C6 e C6C7.

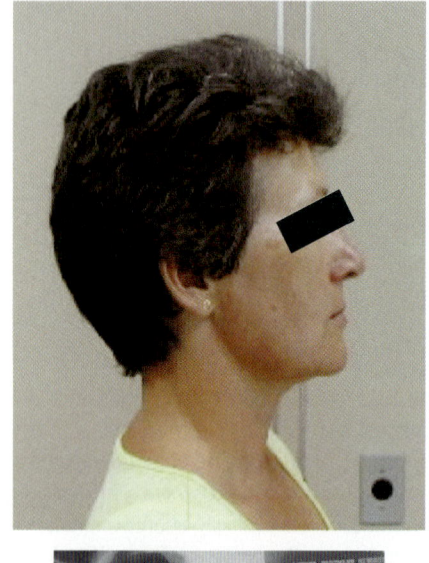

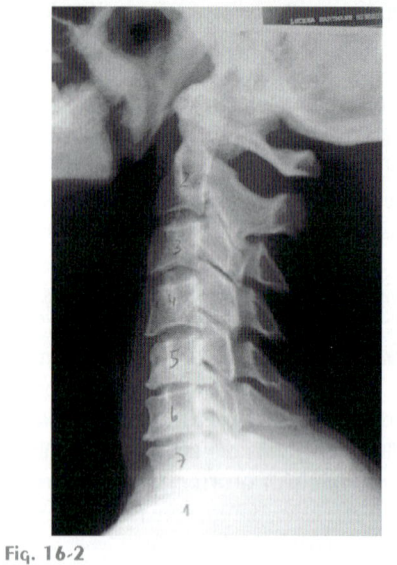

Fig. 16-2
Discopatias degenerativas. C5C6 e C6C7.

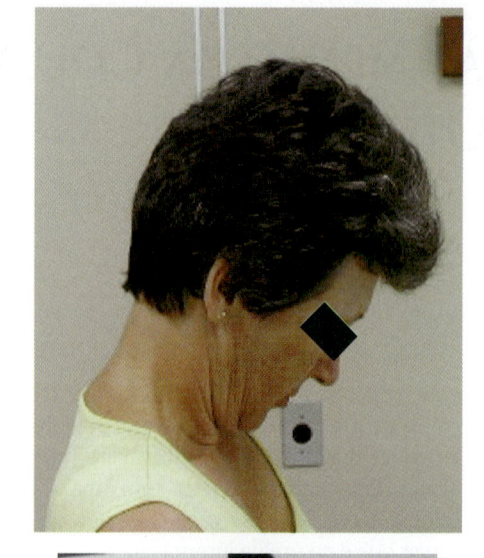

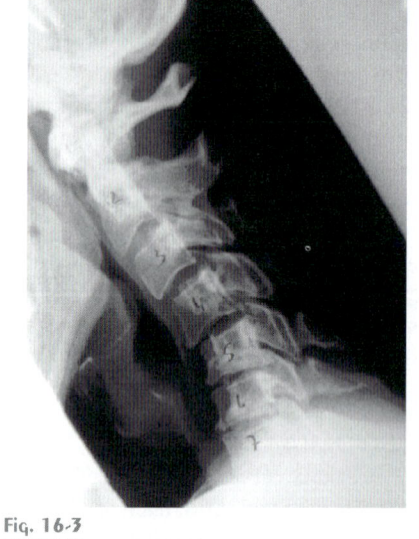

Fig. 16-3
Discopatias degenerativas. C5C6 e C6C7.

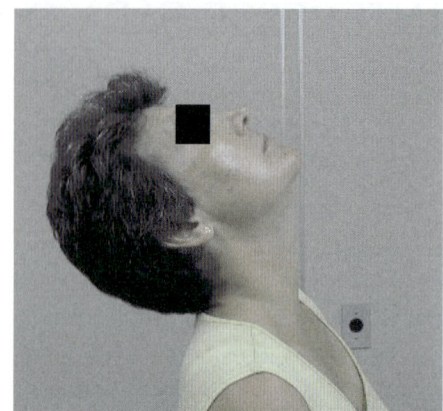

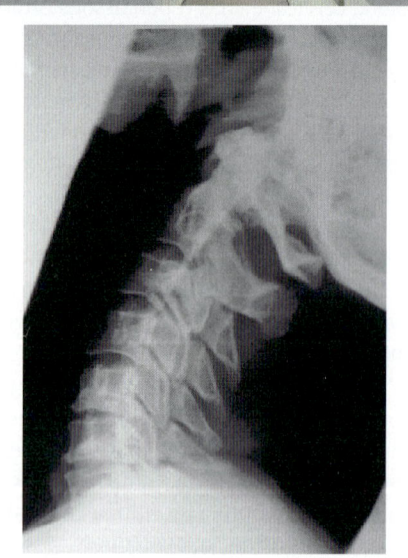

Fig. 16-4
Discopatias degenerativas. C5C6 e C6C7.

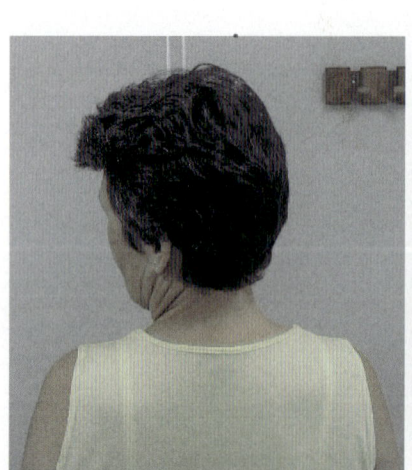

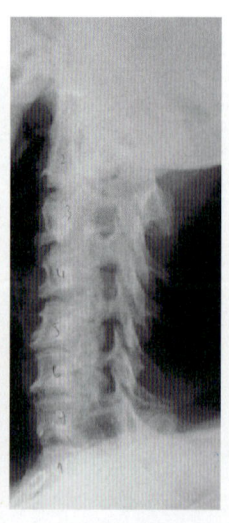

Fig. 16-5
Discopatias degenerativas. C5C6 e C6C7.

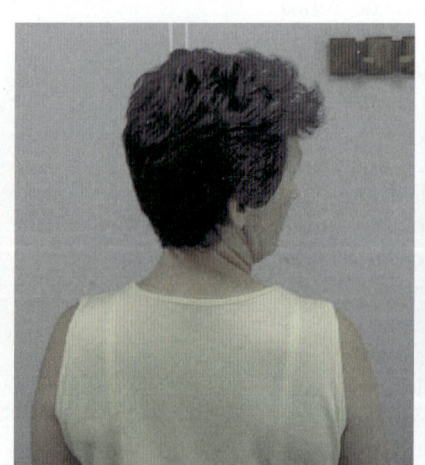

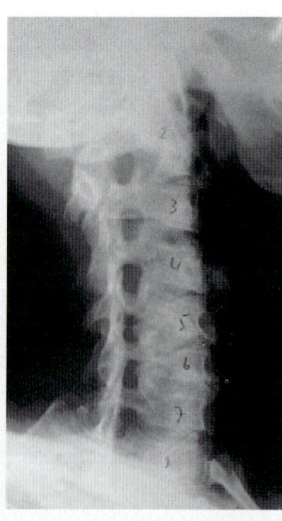

Fig. 16-6
Discopatias degenerativas. C5C6 e C6C7.

Capítulo 16 — Diagnóstico e Tratamento da Coluna Cervical de Interesse para o Otologista

A coluna cervical tem por função proteger a medula espinhal e a artéria vertebral que se localiza ao nível dos forames transversos bilaterais de C1 a C7.

A anatomia da coluna cervical encontra-se relacionada às seguintes estruturas: medula espinhal, artéria vertebral, disco intervertebral, músculos e ligamentos.

Na região anterior dos corpos vertebrais localiza-se o plexo simpático, responsável por vários dos sintomas relacionados com a coluna cervical.

Para uma compreensão biomecânica da coluna cervical devemos conhecer sua unidade motora que é formada por duas vértebras, um disco intervertebral, ligamentos, músculos e articulações interfacetárias exceto entre o atlas/áxis.

Na análise de uma unidade motora, observa-se a relação do forame vertebral com o disco intervertebral, artéria vertebral, raiz nervosa, unco do corpo e articulações interapofisárias.

Um ponto importante diz respeito às articulações interfacetárias que são do tipo diartrodial, o que significa que, na sua configuração, apresentam cápsula articular, cartilagem e membrana sinovial. Outro aspecto significativo é a presença dos uncos dos corpos vertebrais, por serem sítios freqüentes de um processo degenerativo precoce (Figs. 16-7 a 16-10).

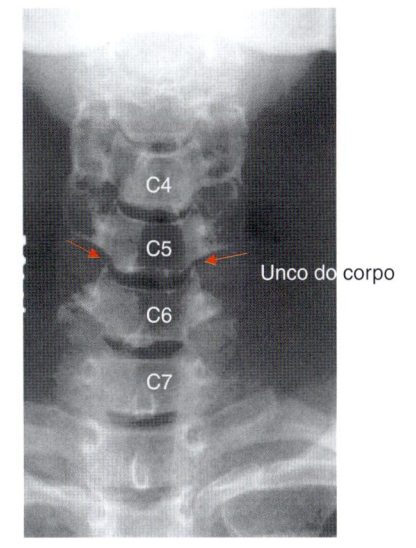

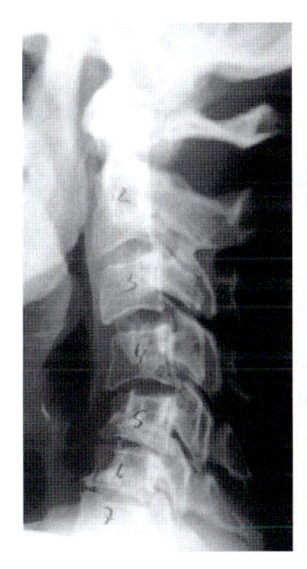

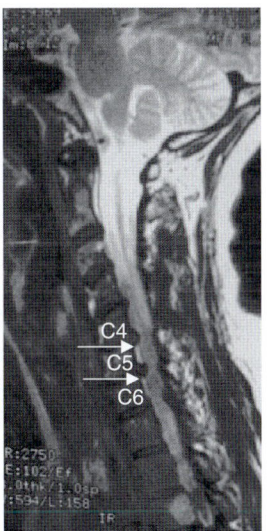

Fig. 16-7
Adulto jovem. Sexo feminino. Cervicobraquialgia. Discopatias degenerativas. Com protrusões discais. C4C5–C5C6.

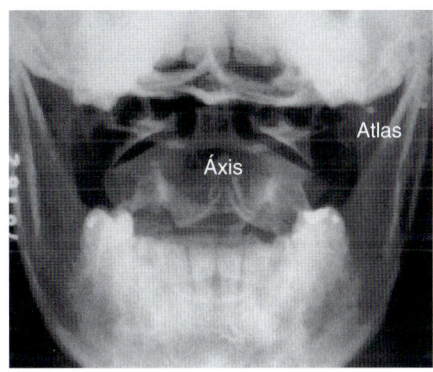

Fig. 16-8
29 anos. Sexo feminino. Cervicalgia.

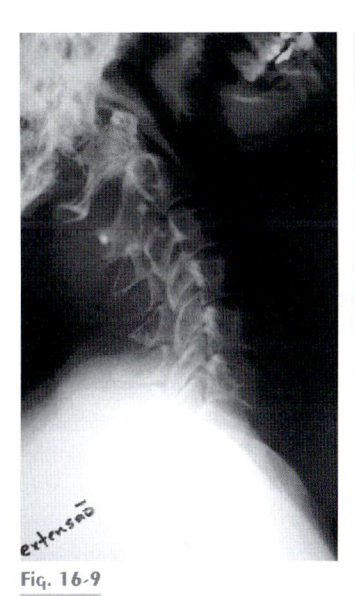

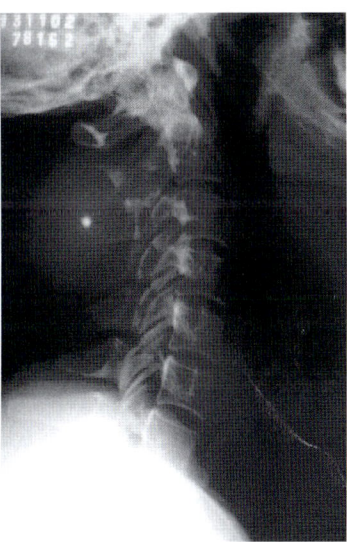

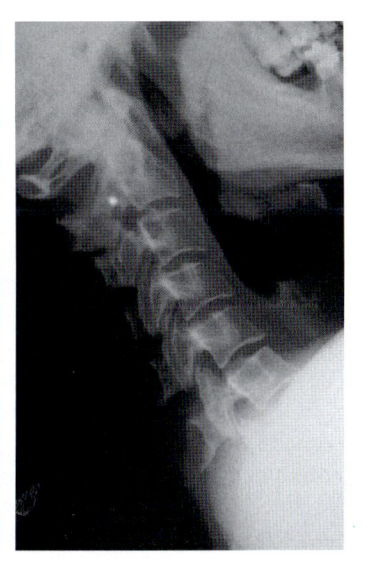

Fig. 16-9
29 anos. Sexo feminino. Cervicalgia.

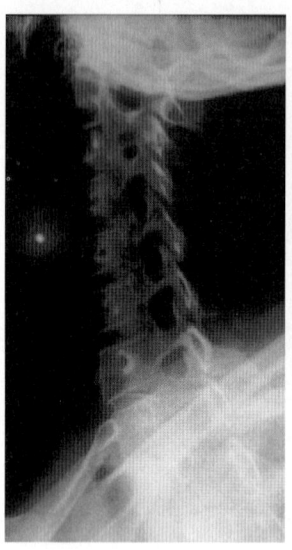

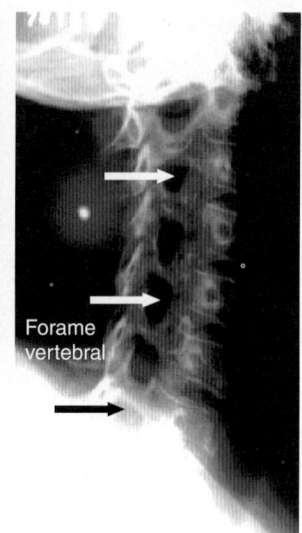

Fig. 16-10
29 anos. Sexo feminino. Cervicalgia.

EPIDEMIOLOGIA

Vários estudos mostram uma relação de cervicalgia crônica e acidentes automobilísticos em cerca de 54% dos pacientes, e 63% deles relacionam-se com o disco intervertebral.

Cerca de 85% de todas as dores na região cervical são originadas por lesões agudas ou repetitivas ou até estresse crônico, ou estiramento de fibras musculoligamentares (Jackson R., 1982). Por outro lado, existem as mais variadas etiologias para a dor cervical, no ombro e ocasionalmente nos membros superiores.

Um estudo relata que a incidência de protrusão discal em pacientes assintomáticos é de 10-15%, dependendo da idade. Tabagismo e trabalhos relacionados com levantamento de peso apresentam uma associação freqüente com os altos índices de hérnia de disco (Boden et al., 1990).

As dores na coluna cervical em geral associam aspectos degenerativos com elementos traumáticos.

A maioria das lesões da coluna cervical, ocorrida por acidentes em veículos automotivos, denomina-se de Lesão do Chicote (Clark C. et al., 1986). Para confirmar a associação de dor e traumatismo, Takala J. et al., 1982) identificaram um fato importante que é a ocorrência de acidentes na população em geral, produzindo queixas de dor na região cervical e no ombro após um ano do evento traumático, resultando em 16-18% dos pacientes estudados.

Em relação aos fatores preditivos da dor na coluna cervical, uma pesquisa realizada no norte da Suécia, em duas cidades, obteve 72% de respostas sobre um questionário, que abordou a dor cervical, aplicado a uma população de 8.356 pessoas. Obtiveram-se 43% da população com dor cervical, sendo mais freqüente nas mulheres (48%). Em relação às mulheres, as que estavam em fase de plena atividade física apresentaram mais dor do que as mais idosas. A pesquisa não observou a existência de uma correlação dos sintomas entre a população masculina. Em relação à cervicalgia crônica, define-se como uma dor de mais de 6 meses de duração, sendo mais freqüente nas mulheres (22%) do que nos homens (16%). Mais de 1/4 dos casos de dor crônica tiveram uma história de traumatismo no pescoço e/ou na cabeça e cerca de 1/3 teve uma lesão do tipo chicote. Foi constatado ainda que todas as pessoas que responderam ao questionário e tiveram um traumatismo na coluna cervical apresentaram dor cervical (Guez M. et al., 2002).

FISIOLOGIA DA DOR CERVICAL E A ORELHA INTERNA

Constata-se, pela anatomia, que a artéria vertebral e o plexo simpático estão intimamente relacionados à estrutura uncal do corpo. Isso é importante para compreendermos de que modo as alterações degenerativas são acompanhadas de sintomas neurovasculares.

O plexo nervoso simpático está conectado com os nervos espinhais via fibras comunicantes (ramo cinzento comunicante) e é responsável pela inervação vegetativa da região cervical e da região proximal, através de três gânglios. O superior é responsável pelos segmentos atlas a C4, o médio pelos segmentos C5 a C6 e o inferior, que se combina com o gânglio torácico superior ao gânglio estrelado, supre C7 a D2. O gânglio estrelado deve ser lembrado pela sua ação de relé, onde convergem as fibras simpáticas eferentes da cabeça, pescoço, braço e tórax superior. Anatomicamente, devemos lembrar que as fibras superiores do plexo simpático que envolve a artéria vertebral têm origem na estrutura do gânglio estrelado. Procurar um esquema.

Em relação à artéria vertebral, ela deriva da artéria subclávia e localiza-se dentro do forame transverso de C6 ao atlas. No nível de cada disco intervertebral, a estrutura neurovascular poderá sofrer mudanças relacionadas a alterações inflamatórias locais, resultando em sintomas que poderão comprometer o cérebro e a orelha interna.

Várias condições podem causar a dor, como: mecânicas, químicas, psicológicas, ou, provavelmente, uma combinação desses fatores. Em suma, quando existe uma combinação de elementos (estresse, deformidades ou traumatismos) que estimulam as terminações nociceptivas, isso resultará em dor na coluna cervical. Em outras ocasiões podemos encontrar mediadores químicos nos quais encontram-se incluídos o ácido láctico ou a fosfolipase A2, estimulando as terminações nociceptivas e causando dor química. No caso da dor mecânica, temos uma influência preponderante do movimento e o alívio pelo repouso ou por certas posições antiálgicas. Para o médico é importante diferenciar o que alivia a dor para nortear o tratamento. A dor química é mais constante e pouco influenciada pelo movimento, mas geralmente responde bem aos antiinflamatórios não-esteróides (AINEs) ou corticóides.

Nas condições degenerativas, uma situação conhecida é que a presença de dor nem sempre está correlacionada com as alterações radiográficas encontradas nos exames de imagem da coluna cervical (Ellenberg, 1994). No caso de disco intervertebral cervical, ele pode tornar-se doloroso como parte de uma cascata degenerativa. Essa situação pode estar relacionada com microtraumas repetitivos ou por uma excessiva sobrecarga na região. O anel fibroso pode sofrer fissuras mesmo sem extravasar o núcleo do disco.

A ruptura de fibras anulares desencadeia um gatilho da dor por meio de uma resposta inflamatória intensa, podendo ser notada como uma zona de alto grau na ressonância magnética. Dependendo do tamanho e localização da lesão, a dor resultante da lesão do disco intervertebral está diretamente relacionada com uma inflamação (Franson R.; Saal J., 1992); ou com uma compressão, ou até mesmo alterações do tecido vascular ou nervoso.

A arte e o sucesso na interpretação dos sintomas clássicos relacionados com a coluna cervical e orelhas internas conduzem ao tratamento adequado e à possibilidade de solução do problema.

Uma análise sobre os sintomas clássicos relacionados com a coluna cervical e a orelha interna:

- *Cefaléia:* a cefaléia clássica, para o ortopedista, tem relação com a síndrome cervicocefálica e com a postura da cabeça, com início e intensidade relacionados à posição. Caracteriza-se por episódios curtos iniciados na região occipital, que se estendem para a região frontal e altera de lado conforme a inclinação da cabeça. Em certos casos a cefaléia está associada a vertigens e distúrbios subjetivos oculares e também a sintomas objetivos em relação ao nervo acústico vestibular. O diagnóstico é realizado por exclusão de outras causas, utilizando-se bloqueios paravertebrais, colar cervical e outros recursos.
- *Vertigens:* sua presença está diretamente relacionada à postura da cabeça. No movimento rotacional poderá ocorrer a vertigem e permanecer por segundos ou mesmo minutos. Uma das suas principais causas é o movimento de hiperextensão da coluna cervical. Normalmente melhora com o repouso da cabeça e na posição deitada.

  Uma pesquisa mostrou que cerca de 41% dos pacientes apresentavam vertigem rotacional, sendo que em 21% desses pacientes a vertigem estava relacionada ao nervo vestibular. Para os demais pacientes a pesquisa mostrou que a vertigem não estava definida (Dreyer, 1990).
- *Distúrbios auditivos:* ocorrem com freqüência e, em especial, apresentam a presença de *tinnitus*. Em alguns casos pode ocorrer dor na orelha chamada de otalgia cervical, condição devida à neuralgia do nervo occipital menor, que tem origem em áxis e C3 e inerva a região retroauricular.
- *Ocular:* uma queixa freqüente é a dor no fundo do olho e a presença de escotoma ou mesmo uma visão borrada. De um modo geral, ao tratar a coluna cervical, esses sintomas desaparecem rapidamente.
- *Deglutição:* a causa desse sintoma é baseada na presença de osteófitos na região anterior do corpo vertebral que costumam dificultar mecanicamente a deglutição por compressão do esôfago. O mesmo pode ocorrer na presença de um hematoma retrofaríngeo na coluna cervical. Entretanto, quando o hematoma for resolvido ocorrerá o desaparecimento completo desse sintoma. Quando a deglutição se relaciona a uma alteração nervosa, temos uma disfagia, com a sensação de globo na região do esôfago, instaurando uma sensação de corpo estranho na faringe.

ANAMNESE

O diagnóstico de cervicalgia deve ser feito clinicamente e analisado à luz de todas as informações relatadas pelo paciente, sem esquecer as de natureza genética devido à alta incidência de patologias degenerativas.

EXAME FÍSICO

O exame físico da coluna cervical visa identificar a amplitude de movimentos da coluna através da rotação axial, da flexão/extensão e inclinação lateral (Figs. 16-11 a 16-14). Com essas informações podemos determinar a origem primária da dor, se ela é superior ou inferior na coluna cervical. Uma osteoartrite grave da articulação entre atlas/áxis resulta na limitação ou bloqueio dos movimentos rotatórios. Clinicamente, se tentarmos a rotação associada a uma flexão da coluna cervical, provocará dor. A palpação da coluna cervical gerará dor ao serem palpados os respectivos pontos de gatilho (Shimizu T. et al., 1993). A palpação das articulações interfacetárias pode determinar a origem da dor devido à irritação da cápsula articular.

Num trabalho publicado por (Dwyer A. et al., 1990 foi identificada a superposição da dor miofacial com a dor discogênica. Para caracterização clínica, a dor da articulação interfacetária é unilateral, forte, localizada na região cervical com referências ocasionais para a região occipital ou interescapular, dependendo da articulação lesada. O exame neurológico pode não estar proporcional às possíveis alterações articulares encontradas. A palpação lateral da coluna cervical pode desencadear a dor, indicando que existem alterações nessa região assim como podemos ter alterações biomecânicas (Jull G. et al., 1988).

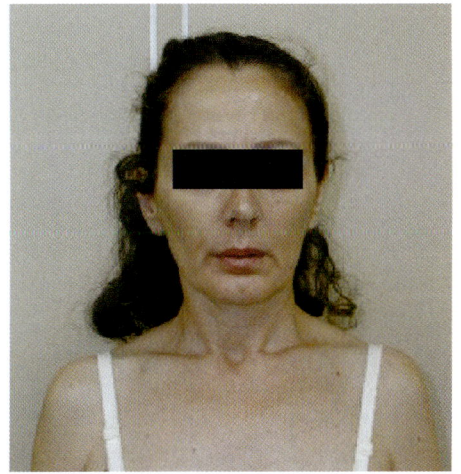

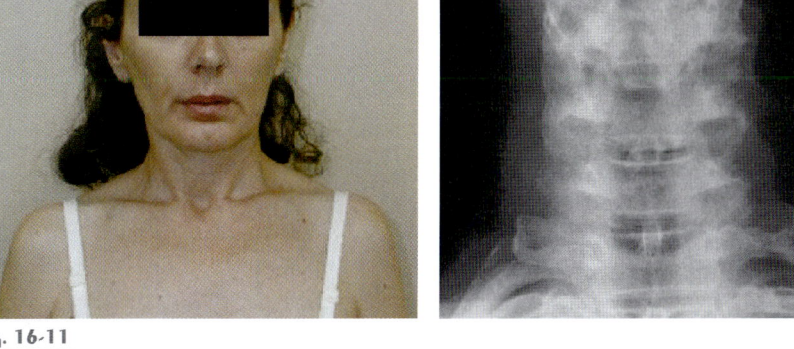

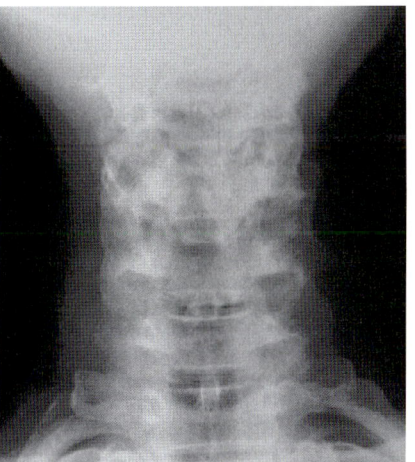

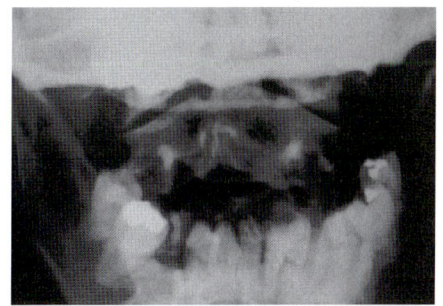

Fig. 16-11

45 anos. Sexo feminino. Cervicalgia. Osteoartrite. Coluna cervical.

Fig. 16-12

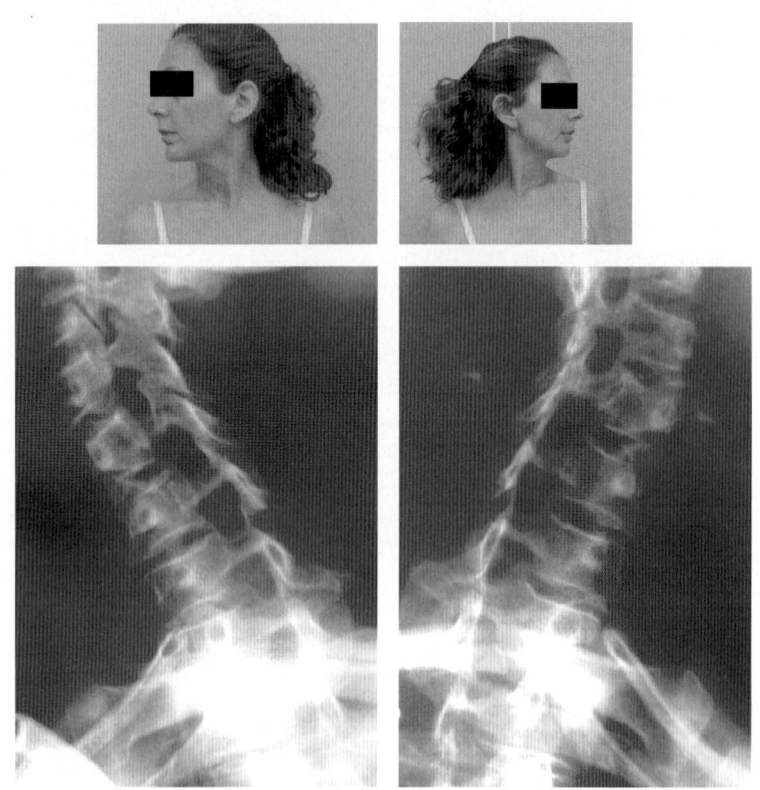

45 anos. Sexo feminino. Cervicalgia. Osteoartrite. Coluna cervical.

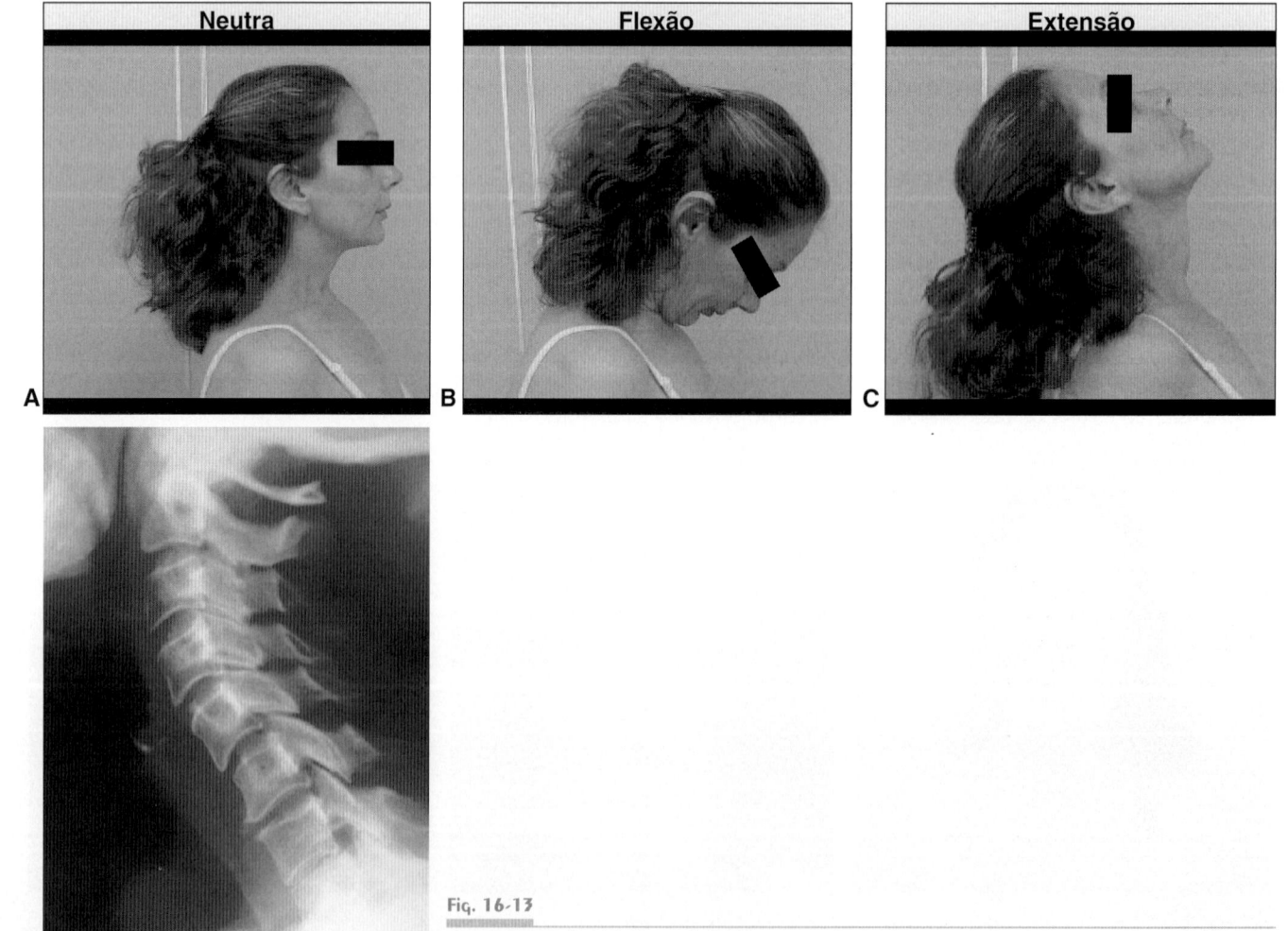

A Neutra
B Flexão
C Extensão

Fig. 16-13

45 anos. Sexo feminino. Cervicalgia. Osteoartrite. Coluna cervical.

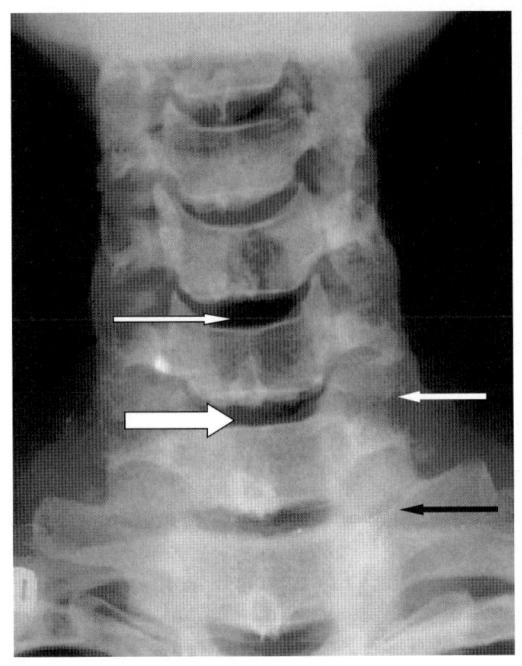

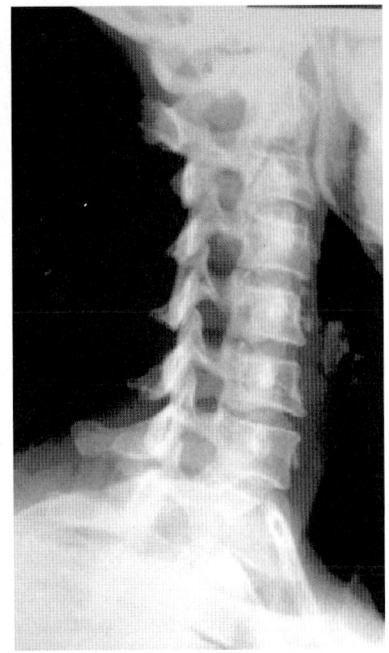

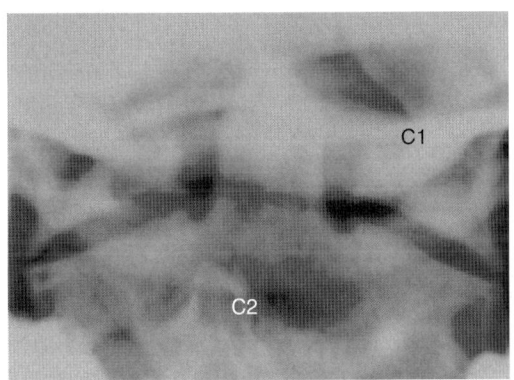

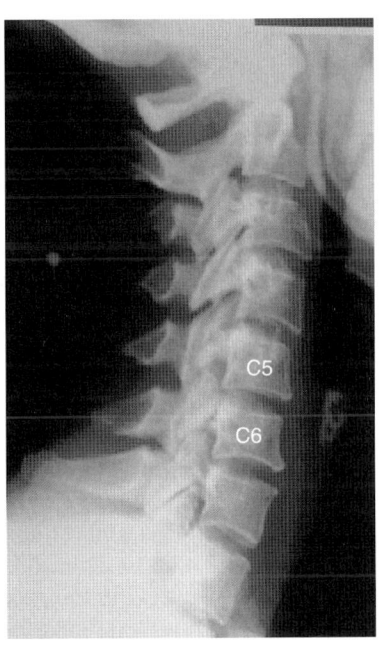

Fig. 16-14
Unco do corpo vertebral. Osteoartrite. 40 anos. Sexo feminino. Cervicalgia.

Na esclerose múltipla, o paciente pode se queixar de um choque ao longo de um membro superior, ao fazermos um movimento de flexão máxima na coluna cervical, porém o sinal de Lhermitte é patognomônico de compressão medular relacionado aos movimentos da coluna cervical. No teste de Spurling podemos ter a exacerbação da dor nas manobras de lateralização da coluna cervical ou mesmo na sua compressão axial, caracterizando uma indução da dor pelo exame físico. Para identificarmos uma raiz ou até mesmo um nervo, utilizamos a pesquisa da sensibilidade, da motricidade e dos reflexos. Salientamos que é importante o exame comparativo com o lado contralateral.

LABORATÓRIO

A avaliação laboratorial não apresenta um espaço no diagnóstico de doença discogênica cervical, ganhando realce se houver sinais evidentes de doença com comprometimento poliarticular ou associada a uma doença sistêmica.

Nota-se que é fundamental a correlação dos exames de imagens da coluna cervical com a anamnese e o exame físico, constituindo-se em um achado diagnóstico importante para a confirmação de nossas impressões por fatos e dados, podendo ser examinados regularmente, analisados e avaliados na busca de um tratamento bem sucedido e de um prognóstico de seguimento a médio e longo prazo.

EXAMES DE IMAGENS DA COLUNA CERVICAL

Exame radiográfico. Deve ser realizado nos casos traumáticos (acidentes de esporte ou com veículos) e nas patologias com dor crônica.

- As incidências de rotina são ântero-posterior, perfil, oblíqua à direita e à esquerda, e incidência de boca aberta para verificar C1C2.
- Na incidência oblíqua observam-se os pedículos, as articulações facetárias e os foramens. Se observarmos uma espondilolistese deverão ser realizadas incidências dinâmicas em perfil da coluna cervical (flexão e extensão).
- No paciente adulto, acima de 55 anos, comumente são observadas manifestações degenerativas articulares e discais.

EXAME NEUROLÓGICO

No exame neurológico devemos estar atentos a diferenciação entre a lesão medular e a da raiz nervosa. Um dos exames que podem ser utilizados é o exame dos pares cranianos por meio do movimento dos olhos e a presença de olhos arregalados (Frentzel), que é indicativo de lesão central. Existe uma evidência nítida de interação entre os receptores das articulações cervicais capsulares com o órgão vestibular (Norre M. E., 1979). Contudo, está bem estabelecido que a projeção do centro dos mecanorreceptores da coluna cervical estão próximos do núcleo vestibular na região da zona cinzenta do cérebro, os quais demarcam uma difícil diferenciação clínica entre a patologia cervical com a origem vestibular da tontura (Negrin P. et al., 1991 e Neuhuber W. L. e Zenker W., 1989).

Os pacientes com dor na região do nervo trigêmeo podem apresentar alterações na coluna cervical, em especial na instabilidade atlantoaxial da artrite reumatóide.

- Um trabalho de Deyo R., 1987, recomenda realizar radiografias nos pacientes encontrados nas seguintes circunstâncias: acima de 50 anos; com suspeita de fratura; com déficit neurológico (visando eliminar espondilolisteses ou tumor); que apresentam perda de peso inexplicável; com abuso de álcool ou drogas (identificar osteomielite, osteoporose ou trauma); com história de câncer (para afastar possibilidade de metástases); uso continuado de cortisona (risco aumentado de infecção ou osteoporose); febre (possibilidade de infecção ou abscesso epidural); nos casos de falha no uso de medidas conservadoras e nos casos de envolvimento médico-legal.

Tomografia Computadorizada (TC). Identifica alterações na estrutura óssea. A validade do exame visa identificar alterações degenerativas na coluna cervical, entre elas a estenose do canal vertebral e forames. Nos pacientes que não podem realizar a Ressonância Magnética (RM), podemos avaliar o disco intervertebral por meio da tomografia computadorizada.

- No caso de análise do disco intervertebral, quando a TC for combinada com a discografia, o exame é superior à RM para detectar fissuras no ânulo fibroso (Yu, 1988).
- A TC com mielografia ajuda na avaliação de pacientes com compressão extradural dos elementos neurais originados dos ossos ou disco intervertebral (Karnaze, 1988; Modicc, 1986).

Ressonância Magnética (RM). É o exame de escolha para os pacientes com doença degenerativa da coluna cervical.

A RM é uma modalidade diagnóstica sensitiva para realizar imagens multiplanares e para verificar as partes moles sem uso de radiação iônica, podendo informar sobre a hidratação dos discos intervertebrais (Kramer, 1991).

Outro estudo realizado com 497 pacientes assintomáticos mostrou que as alterações degenerativas são mais freqüentes nas pessoas de mais idade. Para termos uma comparação em adultos jovens, foi encontrada uma incidência de 17% em homens e de 12% em mulheres. Nos idosos acima de 60 anos, a lesão do disco intervertebral incidiu em 86% nos homens e 89% em mulheres. Também foi encontrada estenose do canal por protrusão discal em 7,6% dos pacientes acima de 50 anos (Matsumoto, 1998) (Fig. 16-7).

OUTROS EXAMES COMPLEMENTARES

Discografia. Uma das dificuldades no manejo da cervicalgia é a obtenção da certeza se a dor é discogênica ou não. Uma pesquisa realizada por Osler, em 1987, em pacientes com discografia positiva para lesão de disco intervertebral, obteve um resultado pós-cirúrgico (artrodese) com um índice de 81% (bons e excelentes). Na sua avaliação, quando a discografia reproduz a dor, o teste se constitui num efetivo recurso para localizar o nível doloroso (Osler, 1987; Roth, 1976).

Eletroneuromiografia. Este tipo de exame ganha destaque nas patologias neurológicas associadas à dor cervical. Devemos estar atentos às múltiplas possibilidades diagnósticas como: 1, definição de nível radicular; 2, neuropatias compressivas; 3, neuropatia periférica; 4, alterações no plexo braquial; 5, miopatias; e 6, doença do neurônio motor.

Muitas são as patologias que provocam dor na coluna cervical e apresentam sinais e sintomas que se correlacionam com alterações da orelha interna. Para essas situações existe uma diferenciação de manejo e de tratamento clínico.

■ Doenças da coluna cervical

Síndrome cervical. Uma em cada cinco consultas ao ortopedista está relacionada à dor discogênica com comprometimento de C5-C6 e C6-C7. A incidência é, aproximadamente, de 75% e a raiz mais comprometida é a de C7 (Kramer, 1981). Inicialmente a dor cervical caracteriza-se por dor proximal e mais tarde irradia-se para o membro superior.

- Os principais sintomas são: dor na coluna cervical ou ombro relacionada à posição do corpo; limitação de movimentos da coluna cervical e contratura muscular paravertebral cervical e da cintura escapular.
- Uma queixa freqüente nesses pacientes é a presença de pontos de gatilho da dor.
- Entre os diagnósticos diferenciais dessa patologia podemos citar: metástases de pulmão, mama, tireóide e rins; infecções na coluna cervical; espondilite anquilosante e calcificações periarticulares no ombro. Mais raramente surgem os tumores primários (neurinomas ou meningioma de nervos espinhais).

Síndrome cervicobraquiálgica. Ela se instala quando ocorre uma compressão radicular nítida dentro de um quadro clínico compatível com dor cervical e irradiada para o membro superior. No exame físico temos os encontros típicos para cada raiz nervosa com alteração de sensibilidade, motora e de reflexos. É bom lembrar que o quadro clínico pode ser mais exuberante que os dos exames de imagens complementares. Nesse momento devemos examinar atentamente as articulações facetárias ou mesmo o disco intervertebral. Pode-se lançar meio de uma estratégia para caracterizar a dor, que é o uso do bloqueio intra-articular cervical ou da inervação dela (ramo medial do ramo dorsal no nível acima e abaixo da articulação lesada). Por exemplo, em nível de C5C6 deve-se bloquear os ramos mediais de C5 e C6 (Barnsley L. & Bogduk N., 1993 e Barnsley L. et al., 1995).

É importante observar que a compressão pode ocorrer por uma hérnia mole que corresponderia à lesão do disco intervertebral, comprimindo, posteriormente, o saco dural ou lateralmente a raiz espinhal, ou podemos ter uma hérnia dura que caracterizaria a presença de um osteófito comprimindo estruturas neurológicas. Convém reforçar que a presença de alterações ao nível do unco do corpo é muito mais freqüente que a lesão do disco intervertebral.

Neuralgia occipital. Normalmente há o envolvimento do nervo occipital maior, que torna-se subcutâneo ao nível da protuberância do occipital, sendo que a dor pode ser provocada pela palpação nesse nível.

Torcicolo. O torcicolo é caracterizado por uma posição típica da coluna cervical com limitação de movimentos. Os jovens podem apresentar episódios de torcicolo. De um modo geral, o torcicolo está relacionado com algum esforço sobre a coluna cervical, tais como saltar ou dar cambalhotas e, em especial, após uma noite em que o paciente permanece em uma determinada posição, ao levantar-se estará com o torcicolo instalado.

- Existem alguns casos em que os traumatismos com lesões das articulações facetárias podem apresentar alterações musculoesquelética, alterações oculares e alterações psicológicas, exigindo uma atenção diagnóstica diferenciada. Todos os casos devem ser seguidos até que ocorra a resolução.

SÍNDROME CERVICOCEFÁLICA

Comumente, o principal sintoma é o de uma cefaléia occipital e frontal intensa seguida de tontura, alterações visuais, dificuldades auditivas e, por último, de distúrbios de deglutição. Evidente que esses sintomas dependem de alterações posturais relacionadas à coluna cervical (Kramer, 1981).

Na síndrome cervicocefálica, o principal encontro clínico é uma limitação de movimentos na coluna cervical.

Fibromialgia

Podemos encontrar a dor miofacial como uma resposta secundária às alterações degenerativas nas articulações facetárias ou até mesmo no disco intervertebral. A dor, na realidade, pode estar relacionada a alterações químicas após estiramento das fibras musculares, originando os pontos de gatilhos da dor. Existem dois tipos de pontos de gatilho: os ativos, que são os que podem causar dor espontânea; e os latentes, que estão relacionados com a diminuição de movimentos e produzem uma fraqueza muscular. Os pontos de gatilhos latentes podem permanecer anos sem produzir sintomas e podem gerar sintomas como resposta a um trauma menor, tipo superuso, ou até mesmo estiramento da musculatura (Travell J. G.; Simons D. G., 1983).

A fibromialgia primária é uma entidade recente e pouco conhecida, que se caracteriza por manifestar-se através de inúmeros pontos de gatilho da dor. A teoria mais recente é que ela poderia estar relacionada ao estresse. São necessários cerca de 11 a 18 sítios de dor, por pelo menos três meses (Feundlich B.; Leventhal L.; 1993) para que a mesma possa ser caracterizada.

Presume-se que os pacientes com fibromialgia muitas vezes podem apresentar parestesias em membros superiores (60%), com características de dor não radicular.

Lesão traumática (lesão do chicote). A lesão do chicote ocorre após um acidente de automóvel por um movimento brusco em hiperextensão, provocando alterações ao nível dos músculos e ligamentos anteriores, disco e articulações facetárias.

Geralmente, a dor no momento do acidente é mínima, podendo ter início após 12 a 72 horas. Os sintomas mais freqüentes nos acidentes automobilísticos são: dor no pescoço ou na cintura escapular, cefaléia, visão turva, eventualmente síndrome de Horner, *tinnitus*, tontura, concussão cerebral e, por fim, paralisia ou parestesia (Stovner L. J., 1996).

Postura. A dor persistente pode ser provocada por uma inadequada postura compensadora. Nesses casos, constata-se um aumento da cifose dorsal e secundária, aumento da lordose cervical, repercutindo em um aumento do movimento de extensão do pescoço. Segundo alguns autores, ocorre a tendência de se olhar o horizonte por meio de uma compensação no uso da musculatura extensora da coluna cervical (Stratton S. A.; Bryan J. M., 1993). A musculatura mais solicitada em função de uma má postura é o músculo elevador da escápula, fibras superiores do trapézio, esternocleidomastóide, escaleno e músculos suboccipitais. É comum o paciente apresentar adaptações na postura como projeção anterior dos ombros com encurtamento da musculatura peitoral e estiramento da musculatura posterior da coluna (Stratton S. A.; Bryan J. M.).

O estiramento da musculatura da coluna cervical geralmente provoca uma alteração na junção musculotendínea. Ocorre um edema secundário, hemorragia e uma inflamação na região. Em alguns casos, a musculatura não termina em tendões, mas diretamente sobre o periósteo através de estruturas miofasciais, que podem provocar hemorragia subperióstica (Press J. M., Herring S. A., Kibler W. B., 1996).

A resposta a essa situação é uma contração da musculatura da região cervical para produzir uma imobilização do segmento lesado.

TRATAMENTO BASES GERAIS

Antes de abordar os aspectos referentes ao tratamento, cabe salientar que as alterações na coluna cervical são freqüentes e causam uma constelação de sinais e sintomas que costumam provocar confusão no seu processo diagnóstico, principalmente devido à variante de interfaces que se encontram relacionadas com as alterações neurológicas e/ou vasculares. Deve-se sempre ampliar o leque de hipóteses diagnósticas visando a melhora do seu quadro clínico.

Um desafio é decidir sobre qual a conduta a seguir, levando-se em conta que, nos casos de natureza osteoarticular, a melhora pode ocorrer por si só obedecendo à história natural dos processos inflamatórios degenerativos.

É importante saber o que alivia ou exacerba a dor para assim nortear o tratamento adequado.

A dor química é a mais constante, embora exerça pouca influência no movimento, mas geralmente responde bem aos antiinflamatórios não-esteróides (AINEs) ou corticóides.

Na prática, utiliza-se medicamento analgésico não narcótico como rotina para as dores na coluna cervical, entre eles o acetaminofen, aspirina, e os antiinflamatórios não-esteróides (AINEs). Nos casos iniciais de dor sem alterações clínicas deve-se manter afastado os medicamentos porque, de um modo geral, os medicamentos não são efetivos para analgesiar os pontos de gatilho da dor (Irving G. A. *et al.*, 1997). Nos casos em que a dor e a restrição de movimentos da coluna cervical estejam relacionados com um acidente, deve-se usar doses elevadas de metilprednisolona dentro das primeiras 8 horas do trauma, conforme a rotina utilizada pelo manual da ASIA, nos EUA. Pettersson identificou que nos casos em que foi utilizada a cortisona, os pacientes tiveram um retorno mais rápido ao trabalho nos primeiros 6 meses pós-acidente (Pettersson K. *et al.*, 1998).

Nos casos de cervicalgia aguda usa-se, de rotina, um período curto de analgésicos ou antiinflamatórios. Deve-se lembrar que os antiinflamatórios apresentam também uma boa ação analgésica.

Quanto aos relaxantes musculares, não existem testes controlados sobre a eficácia na cervicalgia aguda. Deve-se evitar seu uso na rotina (Quebec Task Force on Spinal Disorders, 1987). Se for utilizado, deve-se saber que o relaxante muscular não atua no alívio periférico do músculo espasmódico, atuando, porém, como um mecanismo depressor central, apresentando um efeito sedativo que, inclusive, podem servir para induzir o sono.

Na dor neurológica crônica, ou mesmo na dor radicular não cirúrgica, podemos lançar mão dos AINEs, dos antidepressivos que bloqueiam a norepinefrina,

(p. ex., amitriptilina, nortriptilina, doxepina), cortisona e anticonvulsivantes. Gabapentina é usada para dor neuropática. Outros anticonvulsivantes como a carbamazepina, clonazepam, fenitoína e valproata têm sido utilizados para dores tipo lancinantes ou radiculopatia crônica. Devemos estar alerta para monitorizar por meio de exames sangüíneos. Nos casos de uso contínuo de opióides devemos ficar atentos para as possíveis repercussões nas terminações nociceptivas, devido à possibilidade de causar dano clínico ao nervo.

Nos casos cirúrgicos, o tratamento torna-se imprescindível na presença de dois componentes, como o processo deficitário radicular acompanhado de dor e nos casos de mielopatia com graves repercussões neurológicas. Nesse momento podemos utilizar técnicas cirúrgicas que podem abordar a coluna cervical tanto pela via anterior como pela via posterior.

Fisioterapia. A abordagem na fisioterapia visa o alívio da dor e a reabilitação.

O tratamento da dor cervical deve incluir métodos fisioterapêuticos como calor, estimulação elétrica e ultra-som, entre várias opções, para relaxar a musculatura.

Para aliviar a dor na coluna cervical deve-se prestar atenção à postura e aos aspectos ergonômicos. O ponto-chave é realizar um tratamento com mobilização ativa e passiva, visando aliviar a dor do tipo mecânica, sendo que os exercícios aeróbios devem fazer parte de um programa mais abrangente na reabilitação da dor cervical.

A reabilitação dos problemas cervicais está centrada na reabilitação da musculatura da coluna cervical e da cintura escapular, assim como de uma boa postura, que pode ser adquirida por uma conscientização postural.

FÁRMACOS UTILIZADOS NO TRATAMENTO DAS CERVICALGIAS

Grupo 1 – Antiinflamatórios

Fármaco: o Ibuprofeno é a droga de escolha utilizada como antiinflamatório, atuando na inibição das prostaglandinas.

Dosagem adulta recomendada: 200-400 mg em cada 4-6h, enquanto os sintomas persistirem. Não exceder 3,2 g/dia.

Contra-indicação: de modo geral o ibuprofeno é contra-indicado nas seguintes circunstâncias: hipersensibilidade à droga, úlcera péptica, sangramento gastrodigestivo recente, insuficiência renal e alto risco de sangramento.

Interação: a droga é potencializada com o uso de aspirina.

O uso concomitante com probenecida aumenta a concentração e a toxicidade da droga, diminui o efeito de drogas anti-hipertensivas (hidralazina, captopril e betabloqueadores), além de diminuir o efeito de diuréticos furosemida e tiazídicos, podendo aumentar o tempo de protrombina com o uso de anticoagulantes. Seu uso concomitante pode ainda modificar os níveis de metotrexato e mesmo o de fenitoína.

Fármaco: Naproxeno tem indicação para dor leve e moderada.

Dosagem adulta recomendada: 500 mg VO seguido de 250 mg a cada 6-8h. Não exceder 1,25 g/d.

Contra-indicação: a droga é contra-indicada nas seguintes circunstâncias: hipersensibilidade à droga, úlcera péptica, sangramento gastrodigestivo.

Interação: a droga é potencializada com o uso de aspirina, provocando o surgimento de paraefeitos. O uso concomitante com probenecida aumenta a concentração e toxicidade da droga, diminui o efeito de drogas anti-hipertensivas (hidralazina, captopril e betabloqueadores), além de diminuir o efeito de diuréticos furosemida e tiazídicos, podendo aumentar o tempo de protrombina com o uso de anticoagulantes. Seu uso concomitante pode ainda modificar os níveis de metotrexato e mesmo o de fenitoína.

Fármaco: Celecoxib é um inibidor do Cox-2. É considerado um indutor da isoenzima que ocorre durante a dor e o processo inflamatório. A inibição de Cox-1 pode contribuir para a ação dos AINEs no tubo digestivo. Nas concentrações terapêuticas, Cox-1, a isoenzima não é inibida; logo a toxicidade no tubo digestivo diminui. Procure a menor dose para celecoxib para cada paciente.

Dosagem adulta recomendada: 200 mg/d VO, alternadamente 100 mgVO.

Contra-indicações: hipersensibilidade documentada em relação à droga, hipersensibilidade ao ibuprofeno ou outro AINEs, asma induzida por aspirina ou AINE.

Interação: pode ocorrer retenção de sódio e líquidos, aumentando a pressão arterial com o uso de inibidores da ACERr e diuréticos. AINEs podem aumentar o risco de sangramento (p. ex., gastrointestinal).

Sua ação piora quando o paciente usa álcool, aspirina, cortisona, heparina e warfarin. Nessas ocasiões, evitar o uso de AINE. O uso de fluconazol pode aumentar a concentração do celecoxib no plasma e no caso de uso da rifampicina, aumentando a concentração no plasma de celecoxib.

Fármaco: Refecoxib é um inibidor da Cox-2. É considerado um indutor da isoenzima que ocorre durante a dor e o processo inflamatório. A inibição de Cox-1 pode contribuir para ação dos AINEs no tubo digestivo. Nas concentrações terapêuticas, Cox-1, a isoenzima não é inibida; logo a toxicidade no tubo digestivo diminui. Procure a menor dose do refecoxib para cada paciente.

Dosagem adulta recomendada: 50 mg VO pd; o uso por 5 dias no manejo da dor não está estabelecido. A droga pode ser consumida com ou sem alimentação.

Contra-indicações: hipersensibilidade aumentada junto com o fluconazol aumenta a refecoxib no plasma devido à diminuição do metabolismo; administrado junto com a rifampicina diminui a concentração de refecoxib no plasma. Sem contra-indicação. Porém, deve-se avaliar os riscos e os benefícios.

Interação: pode causar retenção de líquido e edema periférico; precaução com a função cardíaca, hipertensão, falência cardíaca grave e hiponatremia porque altera a hemodinâmica do corpo. Os AINEs mascaram o processo infeccioso. Prestar atenção à função hepática.

Grupo 2 – Analgésicos não- opiáceos

Fármaco: Acetaminofen.

Dosagem adulta recomendada: Tylenol® 750 mg. Um comprimido, 3 a 4 vezes ao dia. Não exceder mais do que o total de 5 comprimidos, em doses fracionadas, num intervalo de 24 horas.

Superdosagem: o paracetamol em doses maciças pode causar hepatotoxicidade em alguns pacientes. Sintomas iniciais que se seguem à ingestão de uma dose maciça, possivelmente hepatotóxica de paracetamol são: náuseas, vômitos, sudorese intensa e mal-estar geral. Hipotensão arterial, arritmia cardíaca, icterícia, insuficiência hepática e renal são igualmente observados. Tratamento da superdose: o estômago deve ser imediatamente esvaziado, seja por lavagem gástrica ou por indução ao vômito com xarope de ipeca. Deve-se determinar os níveis plasmáticos de paracetamol. As provas de função hepática devem ser realizadas inicialmente e repetidas a cada 24 horas até a normalização. Independentemente da dose maciça de paracetamol referida, deve-se administrar imediatamente o antídoto considerado eficaz, a N-acetilcisteína a 20%, desde que não tenha decorrido mais de 16 horas da ingestão. A N-acetilcisteína deve ser administrada por via oral, na dose de ataque de 140 mg/kg de peso, seguida a cada 4 horas por uma dose de manutenção de 70 mg/kg de peso, até um máximo de 17 doses, conforme a evolução do caso. A N-acetilcisteína a 20% deve ser administrada após a diluição a 5% em água, suco ou refrigerante, preparado no momento da administração. Além da administração da N-acetilcisteína, o paciente deve ser acompanhado com medidas gerais de suporte, incluindo manutenção do equilíbrio hidroeletrolítico, correção de hipoglicemia, administração de vitamina K, quando necessário, e outras.

Grupo 3 – Analgésicos opiáceos

Fármaco: Codeína.

Codeína geralmente associada ao acetominofen.

Dosagem adulta recomendada: ajustar a dose conforme a intensidade da dor e a resposta do paciente ao processo doloroso. Tylex® 7,5 mg 1 comprimido de 4/4 horas ou Tylex® 30 mg 1 comprimido de 4/4 horas.

Superdosagem acetominofen: hepatoxicidade. Antídoto: N-acetilcisteína.

Codeína: depressão respiratória, sonolência progressiva, flacidez da musculatura esquelética, bradicardia e hipotensão. Conduta: manter ventilação controlada e assistida, uso de antagonistas narcóticos tipo naloxona, esvaziamento gástrico para remoção dos agentes não-absorvidos.

Grupo 4 – Relaxantes musculares

Fármaco: Cloridrato de tinazidina, relaxante muscular de ação central, dose.

Indicações: espasmos musculares dolorosos.

Dosagem adulta recomendada: 2 mg, três vezes ao dia. A posologia deve ser adaptada às necessidades individuais do paciente.

A dose diária inicial não deve exceder a 6 mg prescritos em três doses divididas. Não se deve exceder a dose diária de 36 mg.

Ação terapêutica: tinazidina é um antagonista dos receptores alfa 2-adrenérgicos, que inibe preferencialmente os mecanismos polissinápticos responsáveis pelo tônus muscular excessivo, principalmente através da redução da liberação de aminoácidos excitatórios interneuronais, afetando a transmissão neuromuscular.

Efeitos colaterais: podem ocorrer, principalmente em doses inadequadas e altas, sintomas como sonolência, cansaço, tontura, boca seca, náusea e leve redução da pressão arterial.

REFERÊNCIAS BIBLIOGRÁFICAS

Barnsley L, Bogduk N. Medial branch blocks are specific for the diagnosis of cervical zygapophyseal joint pain. Reg Anesth 1993;18:343-50.

Barnsley L, Lord SM, Wallis BJ, Bogduk N. The prevalence of chronic cervical zygapophysial joint pain after whiplash. Spine 1995;20:20-5.

Boden SD, McCowin PR, Davis DO, Dina TS, Mark AS, Wiesel SW. Abnormal magnetic resonance scans of the cervical spine in asymptomatic subjects: a prospective investigation. J Bone Joint Surg [Am] 1990;72:1178-84.

Clark C, Goel V, Galles K. Kinematics of the occipito-atlanto-axial complex. In: Transaction: cervical spine research. Society, 1986.

Compton C. The use of public crash data in biomechanical research. In: Nahom A, Melvin J (eds.) Accidental injury biomechanics and prevention. New York: Springer-Verlag, 1993:49-66.

Dwyer A, Aprill C, Bogduk N. Cervical zygapophyseal joint pain patterns I: a study in normal volunteers. Spine 1990;15:453-7.

Franson R, Saal J. Human disc phospholipase A2 in inflammatory. Spine 1992;17(Suppl 6):S129-32.

Freundlich B, Leventhal L. The fibromyalgia syndrome. In: Schumacher HR, Klippel JH, Koopman WJ (eds.) Primer on the rheumatic diseases. 10. ed. Atlanta: Arthritis Foundation; 1993. 227-30p.

Grob D. Spine 1998 15;23(24):2683.

Guez M, Hildingsson C, Nilsson M, Toolanen G. The prevalence of neck pain: a population-based study from northern Sweden. Acta Orthop Scand 2002;73(4):455-9.

Irving GA, Wallace MS. Myofascial pain. In: Irving GA, Wallace MS (eds.) Pain management for the practicing physician. New York: Churchill-Livingstone, 1997. 159-74p.

Jackson R. Cervical trauma: not just another pain in the neck. Geriatrics 1982;37:123-6.

Jull G, Bogduk N, Marsland A. The accuracy of manual diagnosis for cervical zygapophyseal joint pain syndromes. Med J Aust 1988;148:233-6.

Koes BW, Bouter LM, van Mameren H *et al*. The effectiveness of manual therapy, physiotherapy and treatment by the general practitioner for nonspecific back and neck complaints: a randomized clinical trial. Spine 1992;17:28.

Kondo K, Molgaard C, Kurland L, Onofric BM, *et al*. Protruded intervertebral cervical disc. Minn Med 1981;64:751-3.

Kramer J. Intervertebral disk diseases. Causes, diagnosis, treatment and prophylaxis. Stuttgart: Georg-Thieme Verlag, 1981.

Lubin S, Sehmer J. Are automobile head restraints used effectively? Can Fam Physician 1993;39:1584-8.

Miller RG, Burton R. Stroke following chiropractic manipulation of the spine. JAMA 1974 8;229(2):189-90.

Negrin P, Lelli S, Fardin P. Contribution of electromyography to the diagnosis, treatment and prognosis of cervical disc disease: a study of 114 patients. Electromyogr Clin Neurophysiol 1991;31:173-9.

Neuhuber WL, Zenker W. Central distribution of cervical primary afferents in the rat, with emphasis on proprioceptive projections to vestibular, perihypoglossal, and upper thoracic spinal nuclei. J Comp Neurol 1989;280:231-53.

Norre ME. Neck torsion nystagmus and neck motility. J Belg Med Phys 1979;2:18:30-56.

Osler GE. Cervical analgesic discography. A test for diagnosis of the painful disc syndrome. S Afr Med J 1987 21;71(6):363.

Pettersson K, Toolanen G. High-dose methylprednisolone prevents extensive sick leave after whiplash injury. A prospective, double blind study. Spine 1998;23:984-9.

Press JM, Herring SA, Kibler WB. Rehabilitation of musculoskeletal disorders. The textbook of Military Medicine. Washington, DC: Borden Institute. Office of the Surgeon General, 1996.

Quebec Task Force on Spinal Disorders. Scientific approach to the assessment and management of activity-related sinal disorders: a monograph for clinicians. Report of the Quebec Task Force on Spinal Disorders. Spine 1987;12(Suppl):S1-59.

Selecki BR. The effects of rotation of the atlas on the axis: experimental work. Med J Aust 1969 17;1(20):1012-5.

Shimizu T, Shimada H, Shirakura K. Scapulohumeral reflex. Spine 1993;18:2182-90.

Stovner LJ. The nosologic status of the whiplash syndrome: a critical review based on a methodological approach. Spine 1996;21:2735-46.

Stratton SA, Bryan JM. Dysfunction, evaluation, and treatment of the cervical spine and thoracic inlet. In: Donatelli B, Wooden M (eds.) Orthopaedic physical therapy. 2. ed. New York: Churchill Livingstone, 1993. 77-122p.

Takala J, Sievers K, Klaukka T. Rheumatic symptoms in the middle-aged population in southwestern Finland. Scand J Rheumatol 1982;47(Suppl):15-20. Apud Dreyer. Spine 1998 15;23(24):2746-2754.

Travell JG, Simons DG. Myofascial pain and dysfunction: trigger point manual. Baltimore: Williams & Wilkins, 1983.

Tratamento Cirúrgico dos Distúrbios Neurovasculares com Interesse Otológico

Adamastor Humberto Pereira

A doença cerebrovascular pode causar distúrbios otológicos por uma série de mecanismos que levam à diminuição do fluxo no cérebro ou na orelha interna. A insuficiência do sistema vertebrobasilar (IVB) em seus vários segmentos é a principal causa e, na maioria das vezes, ocorrem sintomas neurológicos associados. Geralmente os sintomas decorrentes da diminuição do fluxo na artéria basilar e seus ramos provocam sintomas variados como vertigem, queda ao solo (*drop attacks*), ataxia, zumbido auricular, monoparesias ou paresias cruzadas, hipoestesias e mesmo graus mais ou menos severos de lesão do tronco cerebral com sinais de coma ou acidente isquêmico definitivo. Raramente cefaléia, vertigem, zumbido auricular ou hipoacusia ocorrem isoladamente como manifestação da isquemia vertebrobasilar. Por outro lado é relativamente freqüente a ocorrência de tonturas e vertigens como sintomas isolados na prática clínica diária e que devem ser diferenciados das lesões labirínticas. A real incidência da IVB é desconhecida e pode ocorrer por oclusão abrupta do fluxo, lesões estenóticas com sintomas progressivos ou por inflamação (arterites) da via troncular arterial ou dos ramos mais distais.

Outras causas que podem provocar distúrbios otológicos, como veremos a seguir, incluem aneurismas arteriais, fístulas arteriovenosas e tortuosidades arteriais.

MECANISMOS FISIOPATOLÓGICOS NA IVB

■ Mecanismo embólico

A insuficiência vertebrobasilar pode ocorrer agudamente pela microembolização a partir de trombos das câmaras cardíacas ou, mais freqüentemente, de trombos ou *debris* ateroscleróticos das artérias inominada, subclávia proximal ou lesões ostiais nas vertebrais. Apenas recentemente a sua importância foi devidamente valorizada. Esta nova informação foi obtida de estudos bem conduzidos usando a angioressonância e que pode, ao contrário da tomografia computadorizada, identificar pequenos infartos no tronco cerebral e no cerebelo. A arteriografia digital das artérias proximais à lesão como inominada, subclávias e porções proximais das vertebrais confirma a presença de lesões severas desses vasos estabelecendo a relação causa-efeito. Cerca de 30% dos pacientes com insuficiência vertebrobasilar tem como causa a microembolização (Caplan L. R., Tetenborn B., 1999; Pessin M. S., 1992). Raramente ocorrem sintomas otológicos isolados, e aqui as manifestações neurológicas predominam no quadro clínico. O tratamento na fase aguda é a anticoagulação com heparina, para evitar a trombose secundária das artérias distais com conseqüente piora do déficit neurológico. O tratamento definitivo implica na correção das lesões arteriais por derivações com prótese ou veia, endarterectomias ou correção endovascular por meio de *stents*. Quando a causa são trombos cardíacos o tratamento pode se restringir à anticoagulação por tempo indeterminado ou até retirada dos trombos por meio de cirurgia cardíaca aberta.

■ Mecanismo hemodinâmico

A redução global do fluxo é mais facilmente reconhecida e muito mais freqüente do que a causa embólica sendo responsável por mais de 60% dos casos. Qualquer mecanismo sistêmico pode diminuir a pressão na artéria basilar com ou sem lesão arterial concomitante nas artérias vertebrais ou basilar. Assim a queda no fluxo pode ser corrigida simplesmente pelo ajuste de drogas anti-hipertensivas, hipotensão postural devido à perda do tônus simpático no paciente diabético, uso de drogas antiarrítmicas ou implante de marcapasso nos pacientes com arritmia e baixo débito cardíaco, correção de anemia ou de estados que aumentem a viscosidade do sangue como a policitemia vera (Berguer R., 2000). Os sintomas podem ser flutuantes ou aparecer episodicamente, e o médico atento deve levar em consideração essas possibilidades antes de iniciar uma investigação mais invasiva ou de alto custo. As causas hemodinâmicas podem ter etiologia variada e algumas vezes ocorre sobreposição de fatores o que complica em muito o diagnóstico.

Os pacientes portadores de **osteófitos na coluna cervical** podem apresentar tonturas, quando giram o pescoço lateralmente ou para trás; o mecanismo nesta condição pode ser relacionado ao pinçamento das artérias vertebrais no seu trajeto cervical. Freqüentemente o zumbido auricular, a eventual hipoacusia ou vertigem são mais valorizadas pelo paciente, e a anamnese dirigida é de suma importância na verificação de sintomas neurológicos associados que podem passar despercebidos (Berguer R.; Kieffer E., 1992).

Quando ocorrem sintomas neurológicos bem definidos as causas mais prováveis são as **oclusões ou estenoses múltiplas dos vasos que emergem do arco aórtico** e as lesões oclusivas extensas da vertebral secundárias à aterosclerose (Figs. 17-1 a 17-3). As lesões ateroscleróticas se constituem na causa mais freqüente e corrigível da IVB (Berguer R., *et al.*, 1976; Berguer R.; Bauer R. B., 1981; Edwards W.

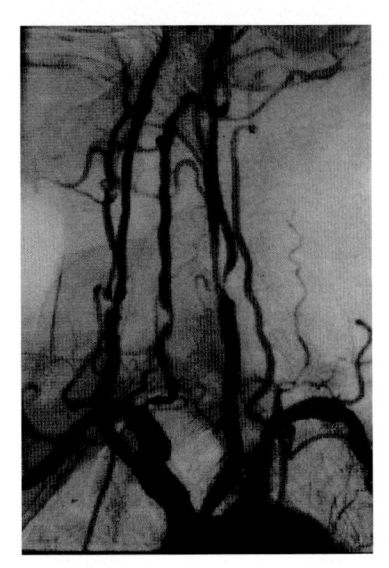

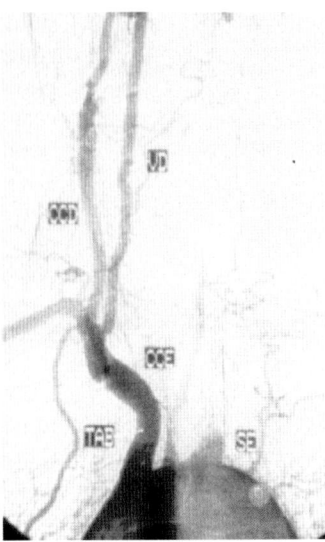

Fig. 17-1
Lesões múltiplas nos vasos que emergem do arco da aorta. À esquerda as lesões típicas da Arterite de Takaiasu. À direita lesões múltiplas secundárias a aterosclerose.

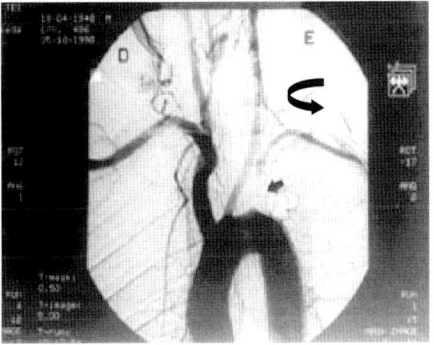

Fig. 17-2
À esquerda se observa oclusão da artéria basilar e de ramos cerebelares. À direita a arteriografia em perfil demonstra que não há compensação a partir da circulação anterior.

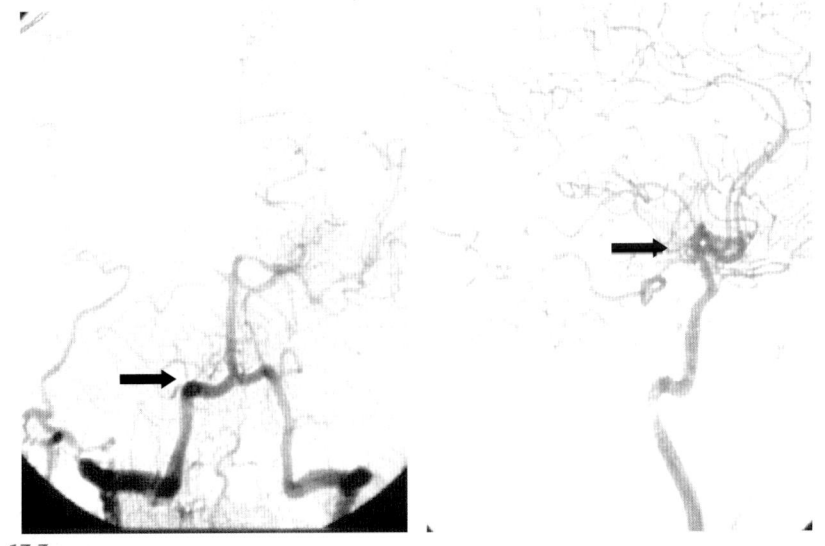

Fig. 17-3
Síndrome do Roubo da Subclávia. Nos casos sintomáticos, o exercício do braço ipsilateral à oclusão da subclávia provoca sintomas vertebrobasilares. Observa-se o enchimento da subclávia esquerda a partir da vertebral (fluxo retrógrado).

H., Mulherin J. L., 1980; Malone J. M. et al., 1980; Roon A. J. et al., 1979; Berguer R., 1985, 1997; Kieffer E. et al., 1984; Buerger R. et al., 1998). Mais raramente as lesões arteriais se relacionam à arterite nos ramos que emergem do arco aórtico e que acomete pacientes jovens. O ecodoppler faz parte sempre da investigação inicial e, quando este aponta lesões múltiplas, a arteriografia ou a ressonância magnética se impõe como método de avaliação definitivo.

Uma condição hemodinâmica particular ocorre na chamada **Síndrome do roubo da subclávia**. Esta síndrome é causada pela reversão do fluxo na artéria vertebral determinada pela oclusão na origem da artéria subclávia (Buerger R., 1980). Nesta condição o fluxo é "roubado" da artéria vertebral contralateral, através da basilar, para irrigar o membro superior (Fig. 17-3). Os sintomas de IVB são desencadeados, na maioria das vezes, pela movimentação do braço que provoca um aumento no fluxo desviado da basilar. A síndrome ocorre quando os mecanismos compensatórios de fluxo pelas colaterais são insuficientes. Quando se observa o fluxo retrógrado no ecodoppler vertebral, na angioressonância ou na arteriografia mas o paciente não refere sintomas não há indicação de tratamento cirúrgico.

Raramente as **tortuosidades arteriais** podem provocar redução do fluxo pelo "acotovelamento" arterial que é exacerbado com os movimentos cervicais (Whitehill T. A. W.; Krupski W. C., 2000; Lopcz-Domingucz J. M., 1996). Na maior parte dos pacientes sintomáticos lesões obstrutivas ateroscleróticas estão associadas (Fig. 17-4).

As **fístulas arteriovenosas** podem reduzir o fluxo para as artérias vertebrais já que o fluxo arterial é desviado para um sistema de menor resistência. Esse roubo hemodinâmico só ocorre, entretanto, quando a fístula é de alto débito e envolve diretamente as vertebrais ou a basilar. A manifestação clínica na maioria dos casos se restringe ao zumbido característico das grandes fístulas (som contínuo com reforço sistólico). Este som, também chamado "maquinário", pode ser percebido à ausculta pelo examinador.

Uma causa de acidente vascular no território vertebrobasilar em indivíduos abaixo dos 50 anos é a **dissecção aguda da artéria vertebral** (Fig. 17-5). Apesar de lembrar, quanto à fisiopatologia, a dissecção espontânea da carótida a etiologia, apresentação e características epidemiológicas são distintas. Na dissecção vertebral o mecanismo inicial se relaciona com um hematoma na parede arterial. O hematoma pode ocorrer secundário a trauma mas, na maioria das vezes, a história é negativa. Essa patologia é responsável por cerca de 20% dos acidentes cerebrais isquêmicos nos EUA em pessoas abaixo de 45 anos e se associa à mortalidade superior a 10%. O quadro clínico geralmente se inicia com forte cefaléia occipital, às vezes zumbido e mais tarde aparecem os sintomas da isquemia do tronco cerebral ou cerebelo. Um período latente de até

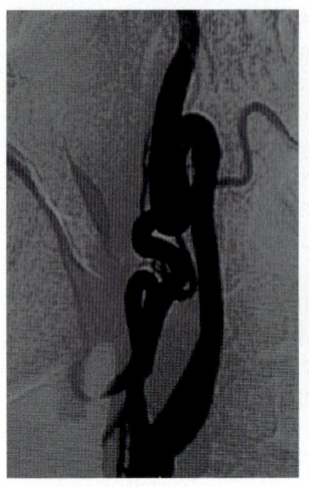

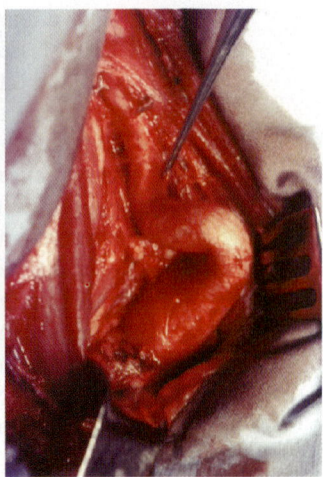

Fig. 17-4
Dolicoartérias cervicais. À esquerda a arteriografia e à direita o aspecto no transoperatório.

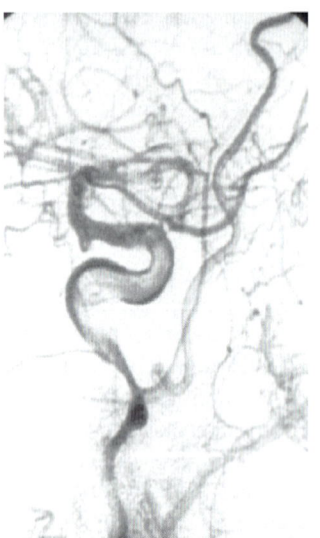

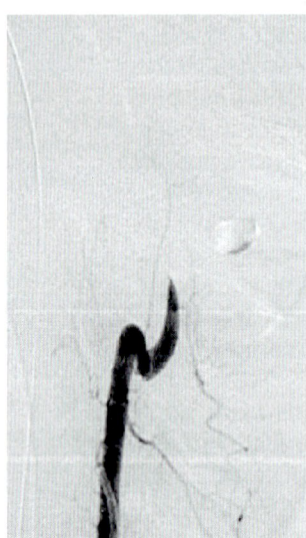

Fig. 17-5
Dissecção dos vasos cervicais. À esquerda se observa dissecção da carótida até o nível do sifão carotídeo. À direita a arteriografia de um caso de dissecção que se inicia na artéria vertebral e oblitera distalmente a artéria basilar.

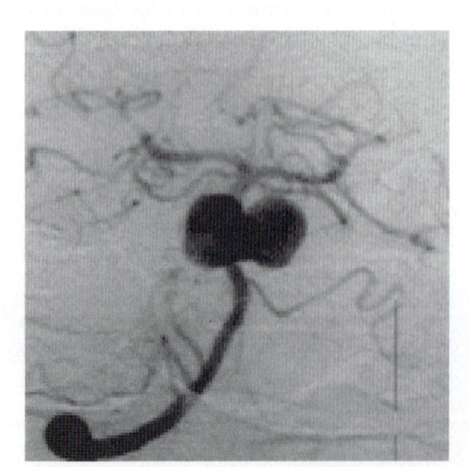

Fig. 17-6
Grande aneurisma da artéria basilar associado a oclusão de alguns ramos cerebelares.

três dias pode preceder os sintomas neurológicos (Nagahata M., et al. 1997; Iokota M. et al., 2000; Toyoda K. et al., 2002).

Finalmente os **aneurismas arteriais** do sistema vertebrobasilar (Fig. 17-6) podem levar a sintomas compressivos ou isquêmicos. A complicação mais temida é a ruptura. Na maioria dos casos essas lesões são assintomáticas até que ocorra o evento isquêmico cerebral.

DIAGNÓSTICO DIFERENCIAL

Como vimos antes, raramente a IVB provoca sintomas isolados sem que o paciente refira queixas neurológicas mais ou menos bem definidas. As queixas neurológicas mais freqüentes são as visuais (diplopia bilateral mais freqüentemente, mas também hemianopsia homônima, nistagmo, paralisia conjugada e oftalmoplegia), quedas ao solo (*drop attacks*) sem sintomas ou sinais prévios e sem perda da consciência, perda do equilíbrio (ataxia), perda de força nos braços e/ou pernas às vezes de forma cruzada, disartria, desorientação e finalmente graus variáveis de acidente vascular definitivo. Este último pode ocorrer em até 30% dos pacientes no período de cinco anos após o início dos sintomas ou mesmo ser a primeira manifestação da IVB.

Existe, por outro lado, um pequeno grupo de pacientes que experimenta sintomas isolados e que podem mascarar o quadro clínico de IVB no início. Os sintomas que devem merecer a atenção do examinador são o zumbido auricular, a perda auditiva, a vertigem e a cefaléia.

O **zumbido** é sintoma extremamente freqüente e grande parte da população experimenta este sintoma pelo menos uma vez na vida. No Brasil, à semelhança de outros países, foi criado o grupo de apoio a pessoas com zumbido (GAPZ) para auxiliar na orientação e tratamento dos pacientes (Sanchez T. G. et al., 2002). O zumbido é queixa muito comum nos pacientes com perda auditiva qualquer que seja a etiologia. A maioria dos pacientes com perda auditiva neurossensorial relata zumbidos de alta freqüência, e aqueles com perda auditiva de condução se queixam de zumbidos de baixa freqüência. Todo zumbido que é percebido acima do ruído ambiental deve ser investigado e pode se constituir em sintoma inicial nos tumores do meato interno ou do ângulo pontocerebelar, tumores glômicos ou anormalidades vasculares do osso temporal. Este sintoma pode ser definido como subjetivo (só experimentado pelo paciente) ou objetivo (passível de confirmação pelo examinador). As causas mais freqüentes de zumbidos objetivos são as estenoses arteriais e, menos freqüentemente, as fístulas arteriovenosas, tortuosidades arteriais, dissecção da artéria vertebral e aneurismas (Lopez-Dominguez J. M., 1996; Nagahata M. et al., 1997; Iokota M. et al., 2000; Toyoda K. et al., 2002). O fluxo turbilhonar nestes casos pode ser percebido à palpação em alguns casos, mas a maioria é diagnosticada pela ausculta da região cervical ou face. Com exceção da dissecção da artéria vertebral as demais patologias acima podem se manifestar no início do quadro apenas pela presença do zumbido, sem qualquer manifestação neurológica.

A **perda auditiva aguda** parcial ou total pode ser o único sintoma inicial ou predominar no quadro clínico em um pequeno número de casos de IVB. As causas mais comuns neste grupo de pacientes são a dissecção arterial no sistema vertebrobasilar, trombose das vertebrais ou basilar, trombose da artéria cerebelar ântero-inferior, síndrome do encarceramento coclear da vertebral, ectasia da artéria basilar e hipoplasia das artérias comunicantes posteriores (Lopez-Dominguez J. M., 1996; Nagahata M. et al., 1997; Toyoda K. et al., 2002; Watanabe Y. et al., 1994; Yamasoba T. et al., 2001; Huang M. H. et al., 1993; Lee H. et al., 2001; DeFelice C. et al., 2000). A perda auditiva será uni ou bilateral dependendo da topografia das lesões arteriais. Praticamente todas as patologias relacionadas anteriormente podem ser diagnosticadas pela angiorressonância com gadolínio. Toda perda auditiva aguda que não for esclarecida pelo exame otológico convencional mesmo sem sintomas neurológicos evidentes deve merecer acompanhamento e eventual investigação por este exame de imagem.

No diagnóstico diferencial da perda auditiva aguda devemos afastar a possibilidade de infecção viral e a ruptura das membranas labirínticas que pode ocorrer após uma timpanotomia exploradora.

A **vertigem** de origem vertebrobasilar raramente ocorre como sintoma isolado a não ser nos casos de compressão por osteófitos cervicais (Berguer R.; Kieffer E., 1992). Em casos extremamente raros pode se manifestar como sintoma isolado de IVB ou associado à vertigem (Arai M.; Ishida N., 2000).

A **cefaléia** de origem vertebrobasilar é também chamada de enxaqueca basilar, enxaqueca sincopal ou enxaqueca de Bickertaff. Este tipo de cefaléia pode ocorrer em crianças associada à dissecção da artéria vertebral. Os sintomas associados podem variar desde zumbidos intermitentes, hemiparesias leves até perda dos movimentos finos em membros. O que caracteriza esta cefaléia é intensa dor, contínua ou intermitente e que perdura por dias, refratária a analgésicos potentes e mesmo aos derivados do ergot e antidepressivos. A causa parece estar relacionada a uma reatividade arterial anormal e predisposta a ciclos de vasoconstrição e vasodilatação. Parece existir um risco moderadamente aumentado de acidentes vasculares isquêmicos no território basilar, mas isto não está bem definido na literatura. O tratamento profilático inclui bloqueadores do canal de cálcio e antidepressivos. Na fase aguda o uso de opiáceos está indicado na maioria dos casos (Lotze T. E.; Paolicchi J., 2000).

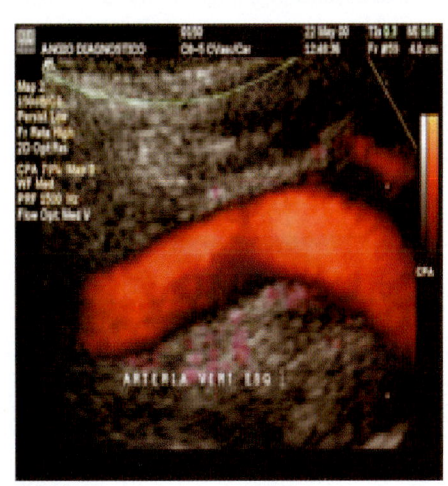

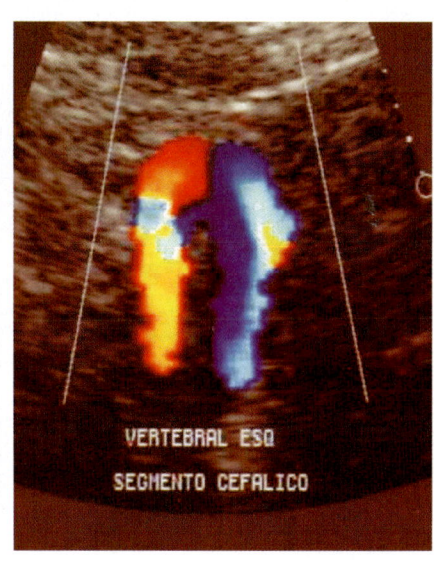

Fig. 17-7
Ecodoppler das artérias vertebrais (à esquerda) e carótida (à direita).

EXAMES DE IMAGEM

A investigação dos pacientes em que se suspeita de IVB deve ser iniciada pelo **ecodoppler das artérias carótida e vertebrais** (Fig. 17-7). Um exame negativo, afastando a presença de estenoses ou oclusões arteriais, aneurismas ou fístula arteriovenosa é uma informação valiosa e que direciona a investigação a seguir. Quando existe perda auditiva aguda o Doppler transcraniano, procurando avaliar o fluxo na artéria labiríntica, pode auxiliar no diagnóstico. Esses exames, entretanto, dependem muito da experiência do examinador e da qualidade do equipamento utilizado. Quando existem evidentes sintomas neurológicos associados, a **ressonância nuclear magnética** se impõe como o exame de eleição (Fig. 17-8). A injeção de gadolínio permite a demonstração das estruturas vasculares com ótima resolução e pode incluir os vasos que emergem do arco da aorta, cervicais e estruturas intracranianas. Este agente de contraste não é nefrotóxico ou hepatotóxico e pode ser utilizado em praticamente todos os doentes. Quando se confirma a

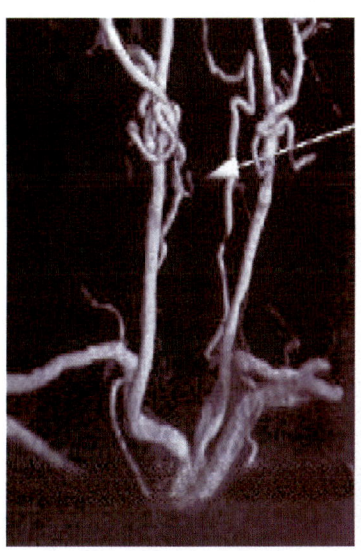

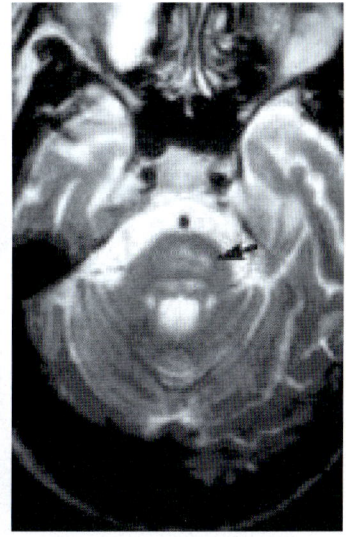

ARN DOS 4 VASOS   **INFARTO CEREBRAL**

Fig. 17-8
Angioressonância com gadolínio. Observa-se a perfeita demonstração dos vasos que emergem do arco aórtico, carótidas e vertebrais (à esquerda). O exame também permite o diagnóstico das lesões isquêmicas intracerebrais (à direita).

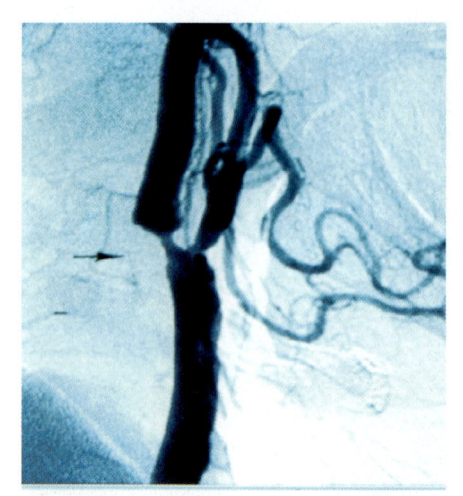

Fig. 17-9
Estenose aterosclerótica típica da bifurcação da carótida. Quando o polígono de Willis estiver completo, a simples endarterectomia da carótida permite a abolição dos sintomas vertebrobasilares.

presença de uma lesão arterial no sistema vertebrobasilar e o médico necessita de informações detalhadas da anatomia, para o planejamento cirúrgico, a **arteriografia** por cateterismo seletivo das artérias em interesse está indicada. Nos pacientes portadores de insuficiência renal a arteriografia pode ser realizada com gadolínio ao invés dos agentes iodados convencionais.

TRATAMENTO

A cirurgia está indicada na maioria dos casos com sintomas neurológicos em que se identificam lesões estenótica ou oclusivas arteriais, e a técnica cirúrgica depende da gravidade e topografia das lesões. Quando o paciente apresenta lesões concomitantes no território carotídeo e vertebral e o polígono de Willis é completo (Fig. 17-9), a resolução dos sintomas vertebrobasilares é alcançada pela simples correção da lesão na(s) carótida(s). Nestes casos a cirurgia consiste na endarterectomia da carótida sob anestesia geral ou regional. A utilização de *stents* para a correção das estenoses carotídeas tem indicações muito restritas já que a morbimortalidade do procedimento cirúrgico convencional é mais baixa do que o tratamento endovascular na maioria dos casos.

No caso de lesões múltiplas nos segmentos arteriais que emergem do arco aórtico a correção das lesões implica na realização de pontes transcervicais ou mesmo de revascularização a partir da aorta ascendente (Figs. 17-10 e 17-11).

Nos casos em que os sintomas vertebrobasilares estão associados à lesão isolada das vertebrais ou basilar, a revascularização se faz pela endarterectomia da lesão ou angioplastia. Esta última alternativa, associada ou não ao implante de *stents*, vem se firmando como método de tratamento menos invasivo para corrigir lesões isoladas da vertebral, basilar ou óstio da subclávia e, nestes casos específicos, a morbidade é menor do que a cirurgia convencional (Figs. 17-12 e 17-13).

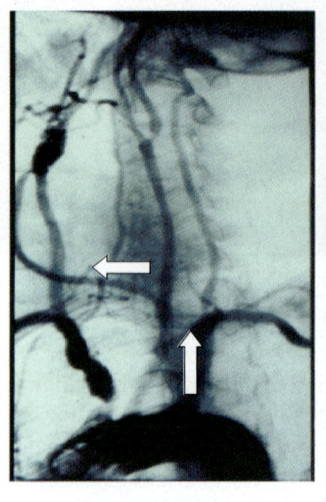

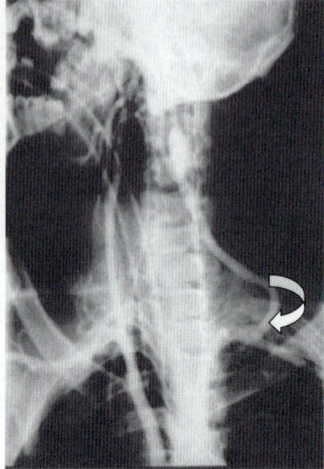

Fig. 17-10
Quando existem lesões na emergência das artérias do arco aórtico em apenas um dos lados as lesões podem ser corrigidas por pontes transcervicais (ponte carotídeo-carotídea à esquerda). Na síndrome do roubo da subclávia os sintomas podem ser abolidos por uma simples derivação carotídeo-subclávia (à direita).

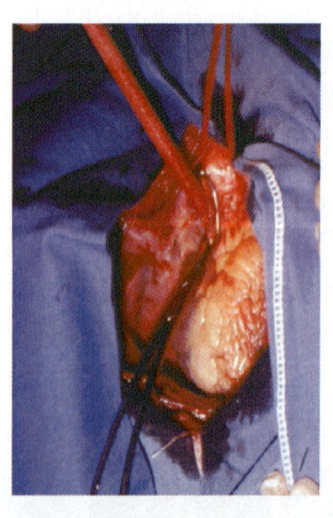

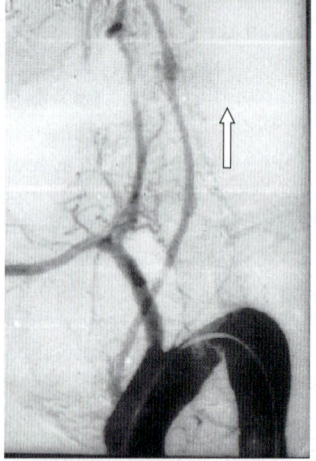

Fig. 17-11
Quando ocorrem lesões bilaterais nos ramos do arco aórtico há necessidade de derivação a partir da aorta ascendente. À esquerda se observa a anastomose proximal na aorta ascendente. À direita a arteriografia pós-operatória da derivação aortocarotídea.

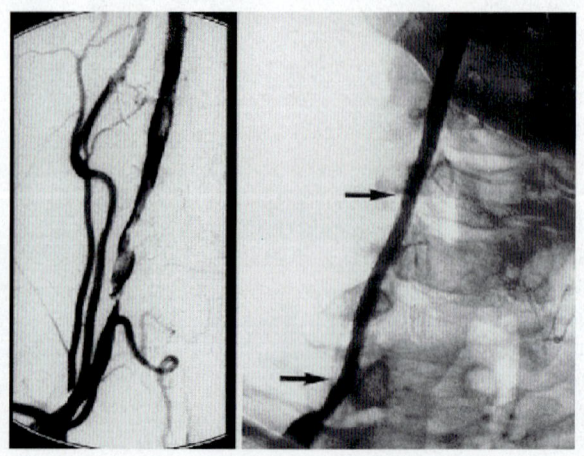

ANGIOPLASTIA COM STENT EM VERTEBRAL

Fig. 17-12
Angioplastia com implante de *stent* em longa lesão da artéria vertebral.

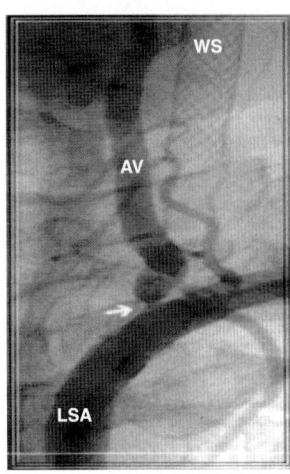

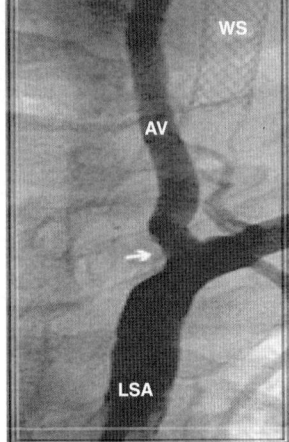

Fig. 17-13
Angioplastia do óstio da artéria vertebral antes (à esquerda) e após (à direita) a insuflação do cateter-balão.

Quando existem lesões múltiplas ou obliteração do lúmen vascular a revascularização da vertebral pode ser obtida por ponte carotídeo-subclávia ou endarterectomia do óstio da vertebral (Fig. 17-10).

Nos pacientes portadores de grandes ectasias arteriais associadas a dolicoartérias a correção da lesão consiste apenas da ressecção de um segmento do trajeto arterial e reanastomose primária. Quando esta condição existe nas artérias carótidas raramente a tortuosidade, sem a presença de lesões estenóticas associadas, pode explicar os sintomas neurológicos. Nestes casos o mecanismo parece ser por compressão da luz vascular quando o paciente executa movimentos extremos de rotação do pescoço.

REFERÊNCIAS BIBLIOGRÁFICAS

Arai M, Ishida N. Sudden bilateral hearing loss with vertigo due to vertebral artery occlusion. Rinsho Shink 2000;49(8):844-847.

Berguer R, Andaya LV, Bauer RB. Vertebral artery Bypass. Arch Surg 1976;111:976.

Berguer R, Bauer RB. Vertebral artery reconstruction: a successful technique in selected patients. Ann Surg 1981;193:441.

Berguer R, Kieffer E. Surgery of the Arteries of the Head. New York: Springer Verlag, 1992.

Berguer R. Distal vertebral artery bypass: technique, the occipital connection and potential uses. J Vasc Surg 1985;2:621.

Berguer R. Revascularization of the vertebral arteries. In: Nyhus L, Baker RJ, Fischer JE. Mastery of Surgery. Boston: Little e Brown, 1997. 137p.

Berguer R. Vertebrobasilar ischemia: indications, techniques and results of surgical repair. In: Rutherford RB. Vascular Surgery. Philadelphia: WB Saunders Co., 2000. 1823-1837p.

Buerger R, Morash M, Kline RA. A review of 100 consecutive reconstructions of the distal vertebral artery for embolic and hemodynamic disease. J Vasc Surg 1998;27:852-859.

Buerger R. Higgins RF, Nelson R. Noninvasive diagnosis of reversal of vertebral artery flow. N Engl J Med 1980;302:1349.

Caplan LR, Tetenborn B. Embolism in the posterior circulation. In: Berger R, Caplan LR. Vertebrobasilar Arterial Disease. St. Louis: Quality Medical Publishing, 1999. 52-65p.

DeFelice C, DeCapua, Tassi R, et al. Non-funcioting posterior communicating arteries of Circle of Willis in idiopathic sudden hearing. Lancet 2000;356(9237):1237-1238.

Edwards WH, Mulherin JL. The surgical approach to significant stenosis of vertebral and subclavian arteries. Surgery 1980;87:20.

Huang MH, Huang CC, Ryu SJ, et al. Sudden bilateral hearing impairment in vertebrobasilar occlusive disease. Stroke 1993;24(1):132-137.

Iokota M, Ito T, Hosoya T, et al. Sudden-onset tinnitus associated with arterial dissection of the vertebrobasilar system. Acta Otor 2000;(suppl):542-529.

Kieffer E, Rancurel G, Richard T. Reconstruction of the distal cervical vertebral artery. In: Buerger R, Bauer RB. Vertebrobasilar Arterial Occlusive Disease: Medical and Surgical Management. New York: Raven Press, 1984. 265-289.

Lee H, Whitman GT, Lim JG, et al. Bilateral sudden deafness as a prodrome of anterior inferior cerebellar artery infarction. Arch Neurol 2001;58(8):1287-1289.

Lopez-Dominguez JM, Casado-Chocan JL, Blanco-Ollero A. e cols: Bilateral hypoacusia and basilar dolichoectasia. Ver Neur 1996;24(136):1538-1540.

Lotze TE, Paolicchi J. Vertebral artery dissection and migraine headaches in children. J Child Neurol 2000;15(10):694-696.

Malone JM, Moore WS, Hamilton R, et al. Combined carotid-vertebral vascular disease. Arch Surg 1980;115:783.

Nagahata M, Hosoya T, Fuse T, et al. Arterial dissection of the vertebrobasilar systems: a possible cause of acute sensorineural hearing loss. Am J Otor 1997;18(1):32-38.

Pessin MS. Posterior cerebral artery disease and occipital ischemia. In: Berger R, Caplan LR. Veretebrobasilar Arterial Disease. St. Louis: Quality Medical Publishing, 1992. 66-75p.

Roon AJ, Ehrenfeld WK, Cooke PB, et al. Vertebral artery reconstruction. Am J Surg 1979;138:29.

Sanchez TG, Knobel KAB, Ferrari GMS, et al. Grupo de apoio a pessoas com zumbido(GAPZ): metodologia, resultados e propostas futuras. Arquivos de Otor 2002;64:278-284.

Toyoda K, Hirano T, Kumai Y, et al. Bilateral deafness as a prodromal symptom of basilar artery occlusion. J Neuril Sci 2202;193(2):147-150.

Watanabe Y, Ohi H, Shojaku H, et al. Sudden deafness from vertebrobasilar artery disorder. Am J Otor 1994;15(3):423-426.

Whitehill TAW, Krupski WC. Uncommon disorders affecting the carotid arteries. In: Rutherford RB. Vascular Disease. Philadelphia: WB Saunders Co., 2000. 1853-1881p.

Yamasoba T, Kikuchi S, Higo R. Deafness associated with vertebrobasilar insufficiency. J Neur Sci 2001;187(1-2):69-75.

Parte II
Tratamento das Infecções em Otologia

TRATAMENTO DA OTITE MÉDIA – PRESENTE E FUTURO

Lars-Eric Stenfors

CONCEITO E INTRODUÇÃO

A otite média aguda é uma infecção bacteriana ou viral da orelha média, na qual os patógenos entram na cavidade da orelha média (COM) a partir da nasofaringe através da tuba auditiva. Os sintomas são otalgia, corrimento da orelha se a membrana timpânica for perfurada, febre, mal-estar e comprometimento da audição. A OMA é comum em crianças, com incidência máxima (22%) no primeiro ano de vida. Cerca da metade das crianças de 3 anos tiveram pelo menos um episódio, enquanto 75% das crianças de 9 anos tiveram pelo menos um episódio de OMA. Foi demonstrado que a OMA é mais comum durante as estações frias do ano (Pukander et al., 1982; Lundgren e Ingvarsson, 1983; Stangerup e Tos, 1986). Os fatores de risco de OMA são predisposição hereditária, freqüência em creches com grandes grupos de crianças, tabagismo passivo e período de amamentação ausente ou curto (Aniansson et al., 1994; Stentström et al., 1993).

Os mais comuns agentes infecciosos causadores de OMA são, em ordem de freqüência, Streptococcus pneumoniae, Haemophilus influenzae, Moraxella catarrhalis, estreptococos beta-hemolíticos. Durante décadas enquanto os métodos virológicos foram sendo aperfeiçoados, foi demonstrado que vírus podem ser detectados nos derrames da orelha média em até 70% das amostras de OMA. A impressão é que a OMA começa com um curto período de doença do trato respiratório superior induzida por vírus, na qual adenovírus, vírus influenza A e B, vírus parainfluenza, VSR, rinovírus, vírus herpes simples e outros vírus podem ser identificados (Heikkinen e Chonmaitree, 2000). Foi demonstrado que a infecção viral compromete o sistema de limpeza mucociliar da cavidade da orelha média e da tuba auditiva e promove a colonização por patógenos bacterianos (S. pneumoniae e H. influenzae) na nasofaringe, e simultaneamente aumenta sua aderência às células epiteliais da nasofaringe.

OTITE MÉDIA COM EFUSÃO (OME) (OTITE MÉDIA SECRETORA)

A OME é uma condição inflamatória da COM com acúmulo de derrame seroso, mucóide ou mucopurulento, mas sem sintomas agudos como febre ou otalgia. O sintoma mais comum é perda auditiva de condução, mas o grau de perda auditiva varia. A OME é comum em crianças. Em um estudo dinamarquês (Tos, 1984) foi demonstrada uma prevalência de 13% nas crianças dinamarquesas com 1 ano de idade e uma prevalência variando de 10-18% nas idades de 2-4 anos. A mais alta prevalência (18%) foi observada em crianças de 5 anos durante o inverno. Fator de risco outro que não a idade e o clima pode ser o cuidado em creche (Tos, 1988; Rasmussen, 1993).

A etiologia da OME não está completamente compreendida e provavelmente é multifatorial. Numerosos estudos produziram evidência irresistível de que reações inflamatórias na orelha média são importantes na patogênese da OME. Foi constatado que a efusão da orelha média (EOM) contém neutrófilos, linfócitos e macrófagos, mas a quantidade de bactérias no EOM é substancialmente reduzida em comparação com a situação na OMA (Räisänen e Stenfors, 1992). Há evidência de produção local de imunoglobulina na orelha média bem como ativação do sistema complemento (Stenfors e Räisänen, 1992, 1993). Além disso, foi descrita a produção local de mediadores inflamatórios, tais como histamina, prostaglandinas, lisozima e proteases. Análises bacteriológicas revelaram conteúdo patogênico na efusão da orelha média, os mais comuns sendo S. pneumoniae, H. influenzae e M. catarrhalis. Algumas dessas bactérias só podem ser demonstradas usando-se métodos imunocitológicos (Stenfors e Räisänen, 1992).

CONSIDERAÇÕES ESSENCIAIS NO DIAGNÓSTICO

O exame diagnóstico para a avaliação de otite média inclui uma entrevista com os pais, usualmente seguida por uma otoscopia e/ou otomicroscopia do paciente. Os sintomas das crianças com otite média são inespecíficos, especialmente em crianças pequenas. Além disso, os lactentes não são capazes de expressar adequadamente os seus sintomas. Assim, a avaliação otoscópica da membrana timpânica é a pedra angular no diagnóstico da OM. A verificação otoscópica do diagnóstico não é, entretanto, tão fácil, e freqüentemente o médico se sente inseguro sobre o diagnóstico. A pouca sensibilidade do diagnóstico e a conseqüente omissão do tratamento adequado podem levar a complicações agudas ou episódios prolongados de otite média, a comprometimento da audição e aos conseqüentes efeitos sobre os desenvolvimentos cognitivo e lingüístico. Porém a baixa sensibilidade também pode levar a tratamento desnecessário. A conseqüência mais atemorizante do tratamento desnecessário com antibióticos é a resistência antibiótica aumentada das bactérias. Além disso, o tratamento antimicrobiano da otite média é altamente controverso, devido ao seu bom prognóstico mesmo sem tratamento (Rosenfeld, 1996). Uma redução do uso de antibióticos para o tratamento da OMA foi sugerida e usada especialmente na Holanda (van Buchem et al., 1985). Definitivamente é assim que uma redução no consumo de antibióticos pode ser realizada, pela identificação dos casos de otite média com excelente prognóstico.

A presença de derrame na orelha média constitui a pedra angular do diagnóstico da otite média, e consideráveis esforços devem ser feitos para verificar sua presença ou ausência. Por essa razão, constitui uma necessidade absoluta obter uma boa visão geral da membrana timpânica. A avaliação dos movimentos do tímpano usando-se um otoscópio pneumático é útil. Mobilidade prejudicada do tímpano, posição saliente do tímpano ou um tímpano com cor turva predizem a presença de derrame na orelha média. Tipicamente em uma OMA há rubor intenso da região da *pars flaccida*. Deve ser salientado que pode levar 4 a 6 horas antes que a COM seja preenchida com um material purulento, antes do início de sintomas agudos. Vasos dilatados na *pars tensa* são típicos da presença de um derrame mucoso na orelha média. Assim, o diagnóstico de derrame na orelha média é feito com auxílio de otoscopia ou otomicroscopia. Timpanometria (medições da impedância da membrana timpânica) e reflectometria acústica podem ser feitas adicionalmente. Não sabemos quão acuradamente a reflectometria acústica pode predizer a presença de derrame na orelha média, e estudos adicionais com este equipamento necessitam ser efetuados.

Certeza diagnóstica dos derrames na orelha média é dada pela timpanocentese (aspiração com agulha do derrame através do tímpano) ou pela miringotomia (incisão no tímpano proporcionando drenagem do derrame). Estes procedimentos podem causar dor e sofrimento às crianças, mas têm a vantagem de que é possível averiguar uma etiologia bacteriana ou viral da doença.

CONSIDERAÇÕES HISTÓRICAS

Considera-se geralmente que a COM é desprovida de bactérias em condições normais de saúde, do mesmo modo que os seios paranasais e o trato respiratório inferior (Stenfors, 1999). Sob certas circunstâncias, p. ex., infecções induzidas por vírus, os mecanismos protetores da tuba auditiva são subjugados e patógenos bacterianos podem ganhar acesso à COM também. Uma colonização abundante por patógenos bacterianos ocorre na nasofaringe antes de uma infecção de OMA. A COM possui múltiplos modos de defender-se contra a invasão bacteriana. O epitélio respiratório modificado com células ciliadas e secretórias situado na COM está natural e constantemente ativado. As células ciliadas transportam a camada mucosa que cobre o epitélio na direção da abertura nasofaríngea da tuba auditiva. Além disso, substâncias inatas e adquiridas, ativas contra microorganismos invasores, participam no combate aos patógenos. Entre os fatores inatos, a lactoferrina, lisozima e várias defensinas são de capital importância, enquanto as substâncias adquiridas, imunoglobulinas IgG, IgA secretória e possivelmente IgM, são importantes de maneira similar à situação em outras membranas mucosas. Se os sistemas protetores inato e adquirido da COM falharem, há um risco de desenvolvimento de OMA. Desde os anos 1950, antibióticos têm sido as pedras angulares no tratamento da OMA. Nos anos 1930 as sulfas e nos anos 1940 as penicilinas revolucionaram o tratamento da OMA e a ocorrência de complicações, e as taxas de mortalidade foram significativamente reduzidas. Quando o médico prescreve antibióticos no tratamento da OMA, é apenas para ajudar a defesa natural da COM. O médico assistente deve, no entanto, ser cônscio de que diversos problemas podem originar-se ao tratar otite média com antibióticos, o desenvolvimento de raças resistentes a antibióticos sendo um dos mais importantes.

DESENVOLVIMENTO DO ASSUNTO

OMA

A evolução clínica de uma infecção OMA depende naturalmente da eficácia dos mecanismos protetores abrigados na COM. O sistema de limpeza mucociliar funciona continuamente, e certamente é capaz de matar e destruir uma quantidade de patógenos microbianos que ganharam acesso à COM. Definitivamente é assim que a maioria dos episódios de OMA percorre um curso favorável com desaparecimento rápido dos sintomas e sinais de infecção. A otalgia e a febre parecem desaparecer dentro de 2-3 dias depois do diagnóstico em 90% dos casos. É absolutamente necessário que o paciente tenha acesso ao médico assistente durante os primeiros dias após o início dos sintomas, se aparecerem complicações graves como meningite ou disseminação intracerebral. O derrame da orelha média escapa espontaneamente em 60-70% dos casos dentro de 1 mês sem qualquer tratamento específico e independentemente do uso de antibióticos. Nos países escandinavos a prática é obter uma visita de controle do paciente dentro de 1-3 meses após o diagnóstico, para assegurar-se da normalização da audição e da COM. A taxa de recuperação espontânea de uma infecção OMA sem tratamento antibiótico parece ser próxima de 80%, e aproximadamente a mesma se forem prescritos antibióticos (Rosenfelt *et al.*, 1994).

O tempo médio despendido com OME em todas as crianças durante os primeiros 3 anos de vida é considerável. Esta circunstância poderia ter conseqüências para o desenvolvimento da linguagem. Em um estudo recente foi demonstrado que o tempo médio passado com OME durante os primeiros 3 anos de vida foi aproximadamente 60 dias (Roland *et al.*, 1989). O sintoma principal durante o curso da OME é perda de audição.

TRATAMENTOS CLÍNICOS

OMA

Durante décadas, o alívio da dor tem constituído uma área central no tratamento da OMA. Aliviar a dor ainda é um dos tratamentos mais importantes a serem ministrados pelo médico. Além disso, a prescrição de antibióticos tem sido popular no tratamento da OMA durante a era antibiótica. Um sentimento generalizado é que complicações sérias da otite média têm sido uma raridade quando se usam antibióticos em doses apropriadas. Por outro lado, a prescrição de antibióticos no tratamento da OMA é altamente controvertida. Nas metanálises, nenhuma diferença entre os antimicrobianos foi encontrada (Rosenfeld, 1994). Este achado é em parte devido à alta taxa de recuperação espontânea, tanto clínica quanto radiologicamente, porque o sistema protetor inato da COM abriga um grande potencial. Como conseqüência, a restrição do tratamento antibiótico tem ganhado crescente popularidade, especialmente em áreas do norte da Europa. Uma razão importante para a precaução contra prescrição de antibióticos é a preocupação com o aumento da resistência aos antimicrobianos e o temor de produzir patógenos bacterianos multirresistentes. O uso e o não-uso de antibióticos no tratamento da OMA devem ser vistos à luz de complicações como a mastoidite. Um tratamento antibacteriano inadequado foi sugerido como ocasionando o desenvolvimento de mastoidite aguda.

Mais de dez antibióticos são disponíveis para o tratamento da OMA. A seleção da droga ótima deve ser baseada na eficácia, vigilância da resistência local, segurança, custos e fatores envolvidos na submissão ao tratamento, como a forma de administração e o paladar. Os antibióticos preferidos no tratamento da OMA nos países escandinavos parecem ser: amoxicilina, penicilina, amoxicilina-clavulanato, azitromicina, cefalosporinas de 2ª geração, ceftriaxona e sulfametoxazol-trimetoprim. Deve-se assinalar que *H. influenzae* e *M. catarrhalis* podem produzir beta-lactamase, a qual pode influenciar a ação da amoxicilina na tentativa de efetuar erradicação bacteriana. Por outro lado, uma quantidade notável de macrolídeos tem pequeno efeito sobre *S. pneumoniae* em virtude da resistência.

Nos países escandinavos a fenoximetilpenicilina é usualmente recomendada como antibiótico, se este tipo de tratamento for decidido. Isto é devido à boa tolerância da droga e o baixo risco de induzir resistência em *S. pneumoniae*, o mais comum patógeno bacteriano cultivado do derrame na COM durante OMA.

Até onde é do nosso conhecimento, nenhuma droga disponível é capaz de estimular o transporte da OME TO através da tuba auditiva. Entretanto, em um estudo recente foi mostrado que o ângulo de inclinação da tuba auditiva é importante para a prevenção da ascensão de bactérias da nasofaringe para a COM (Ruhani *et al.*, 1996). Manter o paciente com OMA em uma posição sentada pode assim ser favorável tanto para drenar a COM quanto para prevenir que os patógenos bacterianos atinjam a COM.

TRATAMENTOS CIRÚRGICOS

OMA

Durante décadas, a miringotomia foi usada rotineiramente no tratamento da OMA. Entretanto, o procedimento não melhora a resolução do derrame da orelha média nem os sintomas. A miringotomia deve portanto ser reservada para crianças que necessitam um diagnóstico microbiológico quando sofrendo de doença grave, complicações, imunodeficiência ou má resposta à terapia antibiótica.

Pacientes com OMA recorrente freqüentemente são tratados com a instalação de um tubo de ventilação. Parece que uma COM bem ventilada é capaz de prevenir avanço bacteriano a partir da nasofaringe para a COM através da tuba auditiva (Sörderberg *et al.*, 1985).

OME

Desde a introdução dos tubos de timpanostomia, a ventilação permanente da cavidade da orelha média tem se constituído no tratamento dominante da OME. Entretanto, este tratamento não é o ótimo, uma vez que podem ocorrer problemas tais como expulsão do tubo, infecção purulenta, derrames recorrentes, perfurações permanentes no tímpano, esclerose ou atrofia da membrana timpânica. Por essa razão, há uma pesquisa contínua da estratégia mais eficiente de tratamento.

O papel da adenoidectomia no tratamento da OME tem sido controvertido. A teoria clássica de que a adenóide obstrui mecanicamente a tuba auditiva não se sustentou, tendo sido discutidas teorias que explicam o efeito terapêutico da adenoidectomia pela remoção de uma fonte de infecção. Análises quantitativas ou semi-quantitativas da flora nasofaríngea foram usadas para identificar um patógeno dominante na nasofaringe. A quantificação também tornou possível identificar uma alteração relacionada à idade no balanço entre patógenos e não-patógenos (Stenfors e Räisänen, 1990).

REFERÊNCIAS BIBLIOGRÁFICAS

Aniansson G, Alm B, Andersson B, *et al*. A prospective cohort study on breast-feeding and otitis media in Swedish infants. *Pediatr Infect Dis* 1994;13:183-188.

Heikkinen T, Chonmaitree T. Increasing importance of viruses in acute otitis media. *Ann Med* 2000;32(3):157-163.

Lundgren K, Ingvarsson L. Epidemiology of acute otitis media in children. *Scand J Infect Dis* 1983;39:19-25.

Pukander J, Luotonen J, Sipilä M, Timonen M, Karma P. Incidence of acute otitis media. *Acta Otolaryngol* 1982;93:447-453.

Räisänen S, Stenfors LE. Bacterial quantification – a necessary complement for the comprehension of middle ear effusions. *Int J Pediatr Otorhinolaryngol* 1992;23(2):117-124.

Rasmussen F. Protracted secretory otitis media. The impact of familial factors and day-care center attendance. *Int J Pediatr Otorhinolaryngol* 1993;26:29-37.

Roland PS, Finitzo T, Friel-Patti S, *et al*. Otitis media; incidence, duration and hearing status. *Arch Otolaryngol Head Neck Surg* 1989;115:1049-1053.

Rosenfeld RM. An evidence-based approach to treating otitis media. *Pediatr Clin North Am* 1996;43:1165-1181.

Ruhani K, Räisänen S, Simonsen GS, Stenfors LE. Bacterial behaviour in middle ear effusion material: an in vitro study. *Acta Otolaryngol* 1996;116(1):64-68.

Söderberg O, Hellström S, Stenfors LE, Thore M. Tympanostomy tubes for the prevention of purulent otitis media. *Otolaryngol Head Neck Surg* 1985;93(5):601-606.

Stangerup SE, Tos M. Epidemiology of acute suppurative otitis media. *Am J Otolaryngol* 1986;7(1):47-54.

Stenfors LE, Räisänen S. Immunoglobulin- and complement-coated bacteria in middle ear effusions during the course of acute otitis media. *Scand J Infect Dis* 1992;24:759-763.

Stenfors LE, Räisänen S. Occurrence of middle ear pathogens in the nasopharynx of young individuals. A quantitative study in four age groups. *Acta Otolaryngol* 1990;109:142-148.

Stenfors LE, Räisänen S. Occurrence of Streptococcus pneumoniae and Haemophilus influenzae in otitis media with effusion. *Clin Otolaryngol* 1992;17:195-199.

Stenfors LE, Räisänen S. Opsonization and phagocytosis of bacteria during various middle ear infections. *Int J Pediatr Otorhinolaryngol* 1993;27:137-145.

Stenfors LE. Non-specific and specific immunity to bacterial invasion of the middle ear cavity. *Int J Pediatr Otorhinolaryngol* 1999;49(suppl. 1):223-226.

Stenström R, Bernard PA, Ben-Simhon H. Exposure to environmental tobacco smoke as a risk factor for recurrent acute otitis media in children under the age of five years. *Int J Pediatr Otorhinolaryngol* 1993;27:127-136.

Tos M. Epidemiology and natural history of secretory otitis. *Am J Otol* 1984;5:459-462.

Van Buchem FL, Peeters MF, van Hof MA. Acute otitis media: a new treatment strategy. *Br Med J* 1985;290:1033-1037.

Tratamento das Otites Externas

Simão L. Piltcher

INTRODUÇÃO

Neste artigo, estaremos focalizando a conduta adotada pelos autores diante de um paciente com sinais e sintomas de otite externa. Primeiramente, caracterizaremos a otite externa em termos de sinais, sintomas e patologias prevalentes. A seguir, serão enfatizadas as recomendações a serem transmitidas ao paciente pelo otorrinolaringologista. Por fim, abordaremos o tratamento indicado para cada uma das patologias implicadas na otite externa.

ANATOMIA, HISTOLOGIA E FISIOLOGIA – REVISÃO SUMÁRIA

Para a escolha da melhor opção terapêutica nos quadros inflamatórios da orelha externa, infecciosos ou não, é necessário conhecer a anatomia e a fisiologia desta região e saber de que forma é mantida a homeostase de seus componentes.

A orelha, ou a orelha externa, é constituída do pavilhão auricular e do canal auditivo externo – CAE. Tratando-se do único canal revestido por pele no corpo humano, nele pode ocorrer toda e qualquer patologia dermatológica. Medindo 20 mm no recém-nascido e 25 mm no adulto, o CAE serve para conduzir as ondas sonoras até a membrana timpânica. A pele é composta por duas camadas: a epiderme – epitélio escamoso estratificado – e a derme – uma rede fibrosa com vasos, terminações nervosas, glândulas sudoríparas, glândulas sebáceas e pêlos, com pouco tecido celular subcutâneo. Ela tem uma espessura de 1 mm no terço externo ou lateral e vai ficando mais fina à medida que se aproxima da membrana timpânica, estando firmemente aderida à cartilagem e ao osso. O pH médio é 5. O cerúmen atua como uma barreira hidrófoba, diminuindo a maceração da pele e dificultando a entrada de agentes infecciosos e corpos estranhos vivos, mantêm o pH ácido tendo, dessa forma, um papel importante na manutenção de um meio desfavorável à proliferação bacteriana e fúngica. Buscar o binômio epitélio íntegro e pH ácido deve ser a meta principal no tratamento das patologias da orelha externa.

MICROBIOLOGIA

A flora normal é composta por *S. epidermidis*, *Corynebacterium*, *Micrococci*, *S. aureus*, *St. viridans*. Os possíveis agentes patológicos presentes nesta região são *Pseudomonas aeruginosa*, *Escherichia coli*, *Proteus*, *Staphilo pyogenes*, *Klebsiella aerogenes*, *Aspergillus* e *Candida*.

PATOGENIA

Inúmeros fatores anatômicos, raciais, geográficos, climáticos ou culturais são relacionados na patogenia dos processos infecciosos, inflamatórios ou neoplásicos da orelha externa.

Poder-se-iam reduzir a três as condições que favorecem ou precipitam o surgimento de processos infecciosos ou inflamatórios do CAE: excesso de umidade, excesso de secura e traumatismos. Os processos inflamatórios não se limitam à superfície do canal e, ao atingir a derme, afetam as glândulas ceruminosas, reduzindo sua secreção e diminuindo a resistência da pele às agressões externas. A contínua remoção da camada gordurosa pela limpeza excessiva, pelo suor ou pela água justifica a maior incidência de otites externas em países de clima tropical e entre nadadores.

SINTOMATOLOGIA

Os pacientes com queixas otológicas apresentam um ou mais dos seguintes sinais ou sintomas: coceira, dor, otorréia, hipoacusia, zumbido, vertigem, edema e eritema. Nas otites externas, os sintomas mais freqüentes são coceira e dor e, como sinais, edema, eritema ou secreção.

Neste capítulo, vamos abordar o tratamento das seguintes patologias: otite externa difusa aguda, circunscrita, micótica e crônica. A otite externa maligna, também chamada invasiva ou necrosante, será abordada noutro capítulo.

PRINCÍPIOS BÁSICOS DO TRATAMENTO DAS OTITES EXTERNAS

Há quatro princípios fundamentais no tratamento das otites externas – aliviar a dor, limpar o canal auditivo externo, limitar o tempo de uso do medicamento e orientar o paciente a fim de eliminar ou controlar os fatores predisponentes.

Evitar os fatores predisponentes ao desenvolvimento de patologias na orelha externa diminui a incidência de doenças e favorece o prognóstico dos processos já instalados. Neste sentido, o principal papel do médico é o de educador, ajudando seu paciente a conhecer a anatomia e o funcionamento da sua orelha e oportunizando um aprendizado quanto aos cuidados gerais e específicos na manutenção da saúde dessa região.

Orientação ao paciente

Algumas orientações relativas à higiene e às atitudes que o paciente deverá tomar no tocante ao prurido e ao eventual aparecimento de dor são fundamentais. Essas recomendações estão listadas a seguir.

Higiene

- Evite a entrada de água no canal; use touca ou algodão com óleo mineral, vaselina ou outro creme durante o banho.
- Evite a entrada de sabão, sabonete, xampu, creme de cabelo, tintura etc.

- Não use cotonetes para secar ou limpar o canal.
- Lave apenas o pavilhão e o meato externo.
- Não lave o canal auditivo; o cerúmen é um produto natural da pele e, na maioria das vezes, se auto-elimina.
- Utilize apenas a toalha (ou fralda) para secar ou limpar o meato.
- Podem-se pingar algumas gotas de álcool amornado caso haja água no canal.

Prurido

- Obedeça às regras relativas à higiene.
- Não utilize instrumentos para coçar a orelha, como cotonetes, palitos, grampos, tampas de caneta etc.
- Como medidas caseiras, álcool ou vinagre de álcool, amornados, aliviam o prurido.
- Persistindo o prurido, consulte seu otorrino.

Dor

- Procure seu médico.
- Use calor local e tome seu analgésico habitual.
- Não pingue qualquer tipo de gota na orelha, muito menos azeite quente.
- Siga as recomendações anteriores, sobre higiene e prurido.
- Não tape a orelha.

Medicação tópica

Para que os medicamentos de uso tópico tenham sua eficácia assegurada, é necessário que sejam corretamente aplicados. Além disso, como foi explicado antes, a limpeza do canal é importante para que se obtenha um maior contato da medicação com as paredes do canal.

É provável que a ação terapêutica mais importante na medicação tópica seja a da substância responsável pela queda do pH. *Pseudomonas*, *Aspergillus* e, em geral, todos os demais agentes agressivos proliferam em meio alcalino. Solução de ácido acético a 2% em acetato de alumínio é a medicação ideal para conseguir um pH ácido. Se o diagnóstico for correto, a maior parte dos processos infecciosos da orelha externa em fase inicial melhora e/ou é prevenido somente com o uso dessa fórmula.

Em relação aos antimicrobianos de uso tópico, não existe um que, isoladamente, seja eficaz contra todos os agentes que causam otite externa, mas deve ser, sempre, dada preferência às preparações com pH ácido.

A maioria dos antimicrobianos utilizados topicamente faz parte do grupo de drogas ototóxicas quando de uso sistêmico. Em cobaias, são ototóxicos quando de uso tópico, o que não foi demonstrado em humanos. Mesmo assim, o fabricante alerta quanto a essa possibilidade nos casos em que há perfuração timpânica (otite média crônica) e, logicamente, nos casos de pacientes com tubo de ventilação. Acredita-se que as características do nicho da janela redonda constituam um obstáculo ao contato direto das drogas com a membrana da janela. Quanto aos antifúngicos, não existe um estudo bem delineado para comprovação da sua eficácia em relação a placebo. A mesma solução acidificante citada nas infecções bacterianas pode e deve ser usada nas otomicoses. É importante lembrar que, no tratamento das otomicoses, não adianta usar diferentes medicações se o canal não for exaustivamente limpo pelo otorrino e se os fatores que alteram a homeostase não forem identificados e prevenidos.

Medicação sistêmica

Nessa categoria, utilizamos analgésicos, antiinflamatórios e antibióticos.

No que se refere ao item DOR, habitualmente é feita uma tentativa com os analgésicos considerados eficientes pelo paciente, mudando, às vezes, a dosagem. Paracetamol, ácido acetilsalicílico ou dipirona são os mais populares, usados com intervalo de 6 horas. Caso não alivie, fazemos uso de antiinflamatórios não-hormonais (diclofenaco, nimesulide, piroxicam e tenoxicam) de uso oral ou injetável. Fazemos uso de corticóide sistêmico nos casos de edema do canal não responsivo à medicação tópica e nos casos de dermatite seborréica, psoriásica e eczemas de difícil manejo.

Os antimicrobianos sistêmicos estão indicados nos casos de infecção severa nas quais o medicamento tópico não foi efetivo e quando houver manifestações sistêmicas como febre e linfadenopatia regional. Como a maioria das infecções nessa região é causada por *Pseudomonas* ou *Staphyilococcus*, o antibiótico a ser escolhido deve ser eficaz para esses germes. Não há um grande número de opções para esse fim. A ciprofloxacina é a melhor opção para *Pseudomonas* em adultos, uma vez que, por seus efeitos secundários, não deve ser indicada para indivíduos menores de 18 anos. As cefalosporinas de 1ª geração podem ser administradas para adultos e crianças, sendo eficientes para espécies de *Staphylococcus*, *E. coli*, *Proteus* e *Klebsiella*.

Antifúngicos sistêmicos não são utilizados para infecções fúngicas da orelha externa.

OTITE EXTERNA DIFUSA AGUDA (OEDA)

Também conhecida por otite dos nadadores, é freqüente nos países de clima tropical ou quente, com muita praia, piscina, umidade etc. A sintomatologia é de prurido, dor progressivamente mais intensa, secreção escassa, geralmente de cor esverdeada e hipoacusia. O exame físico deve ser feito com cuidado, uma vez que a mobilização do pavilhão é muito dolorosa, e o edema do canal não permite, às vezes, a simples colocação do otocone. A secreção, se colhida para exame bacteriológico, evidencia germes gram, geralmente *Pseudomonas*. A secreção forma, com a descamação epitelial, uma pasta esverdeada que pode ser removida com porta-algodão (nossa preferência), por aspiração ou até mesmo lavagem, usando-se, então, água morna com álcool ou ácido acético. Quando o edema é importante, introduz-se gaze hidrófila com antibiótico (neomicina ou polimixina B + corticóide) ou pode-se utilizar Merocel® com os mesmos medicamentos.

Durante o período em que o paciente está com a gaze, deve-se recomendar que a mesma seja mantida umedecida com solução acidificante (ácido acético a 2% ou líquido de Burrow). A gaze deve ser removida a cada dois dias e, caso necessário, reintroduzida por mais dois dias. Após a retirada definitiva da gaze, deve-se orientar o paciente com relação à "limpeza" das orelhas, à água do banho, à piscina etc. Na maioria das vezes, o tratamento tópico é suficiente. Na eventualidade de surgir febre, dor intensa e/ou linfadenopatia regional, deve ser utilizada antibioticoterapia sistêmica (cefalosporinas ou ciprofloxacina), corticóide e analgesia potente (AINH – IM ou codeína isolada ou associada ao acetaminofen). Uma recomendação especial aos nadadores, como medida profilática, seria o uso, após o exercício, de gotas acidificantes ou álcool nas orelhas.

Além disso, devemos lembrar de outras doenças que também podem levar à OEDA, como psoríase, eczema ou erisipela (estreptococo beta-hemolítico) quando, além do tratamento tópico clássico, o antibiótico sistêmico indicado é penicilina ou eritromicina.

OTITE EXTERNA CIRCUNSCRITA

Esta infecção instala-se na raiz dos folículos pilosos, no terço lateral do conduto auditivo externo (foliculite) e, quando compromete outros folículos próximos, origina uma furunculose. É causada por gram+, geralmente *staphylococcus*. É a espinha ou furúnculo na orelha. Pela escassez de tecido celular subcutâneo, o processo é dolorido desde o início. Forma-se uma pústula na raiz do pêlo, facilmente localizável, que aumenta a ponto de, muitas vezes, obliterar o meato externo. Pode haver inflamação dos tecidos vizinhos e aumento dos linfonodos regionais.

A conduta é limpeza do canal e, se houver ponto de flutuação, incisão com bisturi falciforme ou punção com agulha, para drenar o pus. Na fase inicial, além da analgesia, deve-se aplicar calor local e fazer as recomendações de praxe. Na maioria das vezes o tratamento é tópico, utilizando-se gotas otológicas que contenham neomicina e/ou polimixina B, enquanto estiver drenando, não sendo necessário antibiótico sistêmico.

OTITE EXTERNA MICÓTICA

As infecções fúngicas são tanto mais prevalentes quanto mais nos aproximamos da região equatorial, sendo bem raras nos países de clima frio. Os fungos fazem parte da flora normal da orelha externa, mas, diante de certas circunstâncias, podem originar um processo localizado que provoca intenso desconforto com prurido, dor e uma secreção que adquire coloração especial de acordo com o tipo de fungo predominante: verde para o *aspergillus viridans*, preta para o *aspergillus niger*, branca para a *candida* etc. O paciente experimenta, ainda, uma sensação de orelha cheia. A otoscopia revela, além de eritema e edema da pele do canal, a presença de grumos contendo secreção purulenta e micélios. O tratamento consiste em limpeza freqüente do conduto, que pode ser diária ou a cada 2 ou 3 dias. Porta-algodão, aspirador ou suave irrigação com acidificante (água com álcool ou ácido acético) são efetivos.

É importante lembrar que pacientes com otite média crônica, com perfuração timpânica, desenvolvem seguidamente otomicose e, nesses casos, não se deve mandar instilar antifúngicos ou soluções acidificantes por provocarem dor e dano à mucosa da orelha média. Existem várias medicações populares com ação antifúngica, como álcool, ácido acético, ácido bórico, violeta de genciana, iodo e outros. Se houver preocupação com a limpeza do canal, qualquer medicamento serve ou mesmo nenhum; isto é, a simples remoção mecânica dos micélios, impedindo sua proliferação, cura a otomicose. O tratamento termina quando não houver mais evidência de proliferação micótica.

OTITE EXTERNA CRÔNICA

Alguns pacientes desenvolvem múltiplos episódios de OE, apesar das medidas profiláticas orientadas pelo otorrino. Coceira severa e dor, seguidos de leve drenagem de secreção são sintomas e sinais comuns. Há reagudizações freqüentes, mesmo que tenha havido tratamento correto. O exame, nos intervalos das crises, mostra uma pele seca, muitas vezes atrófica, com pouca cera. Áreas de eczema podem ser notadas no pavilhão, pescoço e couro cabeludo. O diagnóstico é de otite externa crônica ou eczematosa. O paciente tem uma irresistível vontade de coçar. São casos difíceis de resolver e, à medida que se repetem as crises, pode haver espessamento da pele do canal por proliferação de tecido fibroso e hiperceratose, levando a estenoses de graus variados com indicação de tratamento cirúrgico futuro (canalplastia + meatoplastia). Durante o tratamento medicamentoso, também podem ser usadas soluções químicas que cauterizem tecidos de granulação e tentem impedir a estenose do canal, como o ácido tricloroacético a 30 ou 50%, ou nitrato de prata a 50% (Quadro 19-1).

Quadro 19-1 — Medicamentos (industrializados ou manipulados) mais utilizados no tratamento das otites externas

Descamantes	Ácido salicílico em álcool a 70%
Antipruriginosos	Álcool boricado a 2%; Água boricada a 2%; Ácido acético a 2%; acetato de alumínio: líquido de Burrow (usar diluído 1:10 ou 1:40)
Anti-sépticos	Água Dalibour
Antibióticos tópicos	Neomicina 0,5%; Bacitracina; Polimixina B 0,1 a 0,025%; Nistatina; Gentamicina; Anfotericina B; Cloranfenicol; Ciprofloxacina
Antifúngicos	Clotrimazol a 1%; Miconazol a 2%; Tolnaftato a 1%; Tociclato a 1%

Corticosteróides			
Menos potentes	Moderadamente potentes	Potentes	Extremamente potentes
Acetato de hidrocortisona	Dexametasona	Dipropionato de betametason	Propionato de clobetasol
Metilprednisolona		Valerato de betametason	Fluocinolona
		Acetato de triancinolona	Halcinonida
		Fluorandrenolida	

BIBLIOGRAFIA

Bailey BJ, Baroody FM, Dohar JE, Guthrie RM, Harris Jo-Ann S, Roland PS, Shulman ST, Weis MS, Witsell DL. *Diagnosis and Treatment of Acute Otitis Externa* – an interdisciplinary update. Proceedings of a Roundtable Discussion - Annals Publishing Co., 1999.

Bojrab DI, Bruderly TE. External Otitis in Infectious Diseases and Antimicrobial Therapy of the Ears. In: Jonas T Johnson, Victor L Yu. *Nose and Throat*. 1. ed. Philadelphia: WB Saunders, 1997.

Jahn A, Hawke M. *Infections of the External Ear in Otolaryngology Head and Neck Surgery*. 2. ed. Charles W. Cummings, Mosby, 1993.

Sampaio AS, Rivitti EA. *Dermatologia*. Porto Alegre: Artes Médicas, 1998.

Senturia BH. External otitis, acute diffuse. Evaluation of therapy. *Ann Otol Rhinol Laryngol* 1973;82:1-23.

Singer DE, Freeman E, Hoffert WR, *et al*. Otitis externa: bacteriological and mycological studies. *Ann Otol Rhinol Laryngol* 1952;61:317-30.

Sperling N, Lucente F. *Patologias do Ouvido Externo in Otorrinolaringologia Princípios e Prática*. Costa SS, Cruz OL, *et al*. Porto Alegre: Artes Médicas, 1994.

Tratamento das Otomicoses

Moacyr Saffer ■ Maurício Schreiner Miura

INTRODUÇÃO

Otite externa fúngica ou otomicose é o termo usado para definir inflamações agudas ou crônicas do conduto auditivo externo causados por fungos. É freqüente em regiões com clima tropical ou subtropical. O paciente pode queixar-se de prurido, diminuição da acuidade auditiva ou secreção (Senturia, 1980). Geralmente é superficial e localiza-se na região mais interna do conduto auditivo externo. Eventualmente, pode atingir a membrana timpânica (Jahn, 1996).

PATOGENIA

■ Fisiopatologia

Os fungos produzem esporos microscópicos que ficam dispersos no ar e podem depositar-se no conduto auditivo externo (CAE). Normalmente o esporo que permanece sobre a pele do CAE é contido pelo cerúmen; entretanto, em um ambiente propício, na presença de calor, umidade e células epiteliais descamadas, o esporo tende a crescer. Pode-se estabelecer uma infecção fúngica primária, mas sem características de inflamação aguda (Jones, 1965).

A colônia de fungos, à medida que cresce, vai retirando umidade do CAE, produzindo irritação do epitélio com conseqüente prurido. O ato de coçar é capaz de provocar uma solução de continuidade na pele. A entrada de bactérias leva à inflamação aguda, ocorrendo uma infecção aguda mista bacteriana e fúngica (Jones, 1965).

Em pacientes com otorréia por infecção bacteriana prévia, o fungo encontra um bom meio de cultura para se desenvolver, ocorrendo uma infecção fúngica secundária (Jones, 1965).

Os fungos que causam otomicose podem ser oportunistas ou patogênicos. As formas oportunistas (saprófitas) podem se desenvolver quando há fatores ambientais especiais para o crescimento do fungo, por exemplo, aumento da temperatura e umidade, assim como condições locais no CAE, principalmente secreção, presença de corpo estranho ou tumor necrótico (Senturia, 1980). A colonização oportunista pode se desenvolver sobre a camada de cera ou em restos epiteliais sem ocorrer infecção bacteriana, tendo um perfil não-patogênico. Em cavidades de mastoidectomia, a otomicose oportunista ocorre com mais freqüência porque essas perderam o mecanismo de autolimpeza, ficando propensas à colonização fúngica, não-patogênica (Jones, 1965).

As formas patogênicas são provocadas por fungos com perfil mais agressivo ou por fungos oportunistas que adquirem essas características (Senturia, 1980). Para que ocorra essa modificação para fase patogênica, é preciso que existam algumas condições locais e gerais que induzam ao desenvolvimento de uma otomicose sintomática (Bambule, 1982).

Fatores predisponentes (Bambule, 1982)

- Estenoses ou outras malformações do CAE.
- Modificações quantitativas e qualitativas do cerúmen.
- Alcalinização do pH dentro do CAE.
- Diferentes dermatoses crônicas do CAE.
- Pacientes com hiperglicemia são mais susceptíveis à infecção fúngica, da mesma forma que outras doenças que alterem a resposta imunológica (Jahn, 1996).

Fatores desencadeantes

- Traumatismos locais.
- Umidade constante.
- Calor.

Abuso de gotas otológicas com antibiótico e corticóide em pacientes com história de otite externa ou otite média crônica, pois o abuso de medicação tópica modifica o equilíbrio da flora normal e altera o pH.

Em pacientes com otomicose por *Candida sp.* pode haver presença de outra forma de candidíase no corpo, por exemplo, nas unhas ou vagina (Jahn, 1996).

A forma invasiva da otomicose, apesar de rara, apresenta curso agressivo. Ocorre em pacientes imunodeprimidos, como AIDS, e também há casos descritos em pacientes com pneumonia fúngica (Jahn, 1996). Deve ser considerada no diagnóstico diferencial de doenças em que a pele do CAE apresente ulcerações e tecido de granulação.

MICROBIOLOGIA

Aspergillus sp. e *Candida sp.* são os fungos mais comumente encontrados. As casuísticas variam, mas sabe-se que entre 50 a 75% dos casos são por *Aspergillus sp.* e 5 a 30% dos casos ocorrem por *Candida sp.* (Ologe, 2002; Nwambuisi, 2001). Pode ocorrer uma associação de fungos. Um trabalho realizado em São Paulo demonstrou a presença de *Aspergillus sp.* em 75% dos casos de otomicose e *Candida albicans* em 20% dos pacientes (Zaror, 1991).

Aspergillus é um fungo que libera esporos e forma hifas. As espécies mais encontradas na orelha são: *A. flavus*, que forma esporos amarelados; *A. niger*, cujos esporos são pretos; e *A. fumigatus*, que apresenta esporos marrons.

Cândida é um fungo dimórfico, que pode se apresentar numa fase com pseudo-hifas ou em outra com hifas septadas. As espécies mais encontradas na orelha são *C. albicans* e *C. parapsilosis* (Jahn, 1996).

As infecções fúngicas invasivas são infreqüentes, raramente atingindo o CAE. Podem ser causadas por *Sporotrichis schenkii*, *Actinomyces israelii*, *Actinomyces bovis*, *Blastomyces dermatitidis*, *Coccidioides immitis* e *Cryptococcus neoformans* (Senturia, 1980).

Fatores epidemiológicos

Em relação à incidência de otomicose, esta representa entre 6 a 9% dos casos de otite externa (Molina, 1994). Em um levantamento realizado em Porto Alegre foi encontrado 5% de fungos como fator etiológico de otite externa difusa (Saffer, 1983). Os fungos são mais prevalentes em temperaturas úmidas e quentes, como as regiões tropicais e subtropicais, mas são encontrados em todos os climas e regiões.

Considerações essenciais relativas ao diagnóstico

O diagnóstico é feito basicamente pela história e exame físico. Na fase inicial de crescimento do fungo, o paciente é assintomático. À medida que o fungo se reproduz e ocorre esfoliação da pele, os sintomas começam a aparecer. A queixa inicial mais comum é de um leve prurido na orelha. O paciente pode queixar-se também de sensação de picada ou irritação mal definida no CAE. O prurido vai aumentando de intensidade e é comum o paciente coçar o canal auditivo com o dedo, cotonetes, clipes etc. O prurido pode ficar muito intenso e surgir secreção de aspecto seroso, inicialmente, pela própria exsudação inflamatória da pele. A otorréia ocorre raramente e quando existe, comparada àquelas provenientes da otite bacteriana, é inodora e incolor. Pode ocorrer queixa de hipoacusia com autofonia. Essa pode ser, muitas vezes, o único sintoma que faz o paciente vir à consulta. A surdez é usualmente de pouca intensidade e do tipo de transmissão, sendo constantemente reversível. No caso das otomicoses puras, a dor não é um sintoma referido pelo paciente. Quando ocorre, significa, na maioria das vezes, presença de infecção bacteriana (Bambule, 1982).

Em estágios iniciais, o exame revela uma leve hiperemia do CAE, difícil de diferenciar de outras causas etiológicas. Com a evolução, na presença de *Aspergillus*, o CAE apresenta-se com a superfície queratinizada da pele, macerada, semelhante a um papel molhado. Na descamação ou mesclado com secreções e micélio podem ser vistos pontos negros (Fig. 20-1), amarelos ou marrons conforme a espécie fúngica, respectivamente: *A. niger, A. flavus, A. fumigatus*. No exame otoscópico pode-se observar hifas com conidióforos (Fig. 20-2). O gênero cândida tem uma apresentação menos típica e variável. O CAE se apresenta com uma massa esbranquiçada, fechando o conduto (Fig. 20-1), ou como um tapete branco, semelhante às fibras de algodão com a pele subjacente edemaciada e hiperemiada.

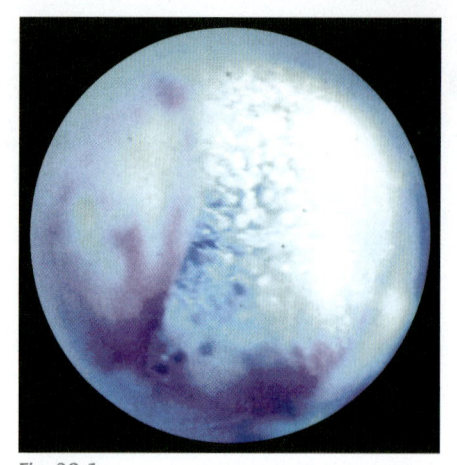

Nos casos associados à infecção bacteriana, após a remoção fúngica, observa-se que as paredes do CAE apresentam zonas de erosão superficial que sangram com facilidade junto com a secreção purulenta. Quando a otomicose permanecer por longo período (semanas) pode ocorrer miringite granulosa e, se apresentar um curso mais agressivo, podem existir múltiplas perfurações na membrana timpânica (Bambule, 1982).

A visualização de granuloma e lesões ulceradas na pele, com dor moderada a severa, secreção purulenta ou com raias de sangue, associada à imunodepressão, que não responde ao tratamento usual deve levar à suspeita de otomicose invasiva (profunda). É importante a realização de biópsia das lesões, principalmente, além de exame direto, cultura e sorologia (Senturia, 1980).

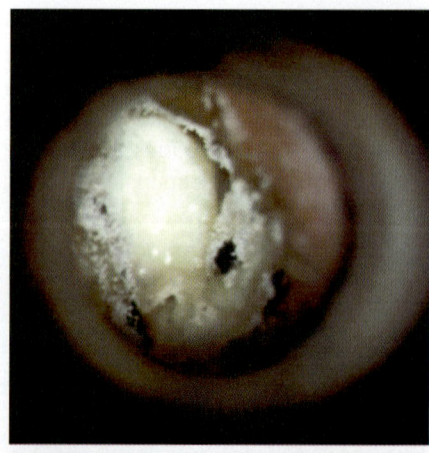

Fig. 20-1
Otomicose mista com *Aspergillus niger* e *Candida sp*.

Fig. 20-2
Otomicose com micélio e conidióforos.

TRATAMENTO CLÍNICO

Antes de iniciar o tratamento local, é necessário detectar e eliminar potenciais fatores predisponentes:

- Interromper uso de gotas otológicas.
- Se houver micose em outro local do corpo, realizar o tratamento adequado (Jahn, 1996).
- Manter unhas cortadas nos casos de onicomicose.
- Em mulheres com candidíase vaginal, encaminhar ao ginecologista.
- Investigar alteração no metabolismo da glicose no caso de otomicose persistente ou recorrente.
- Em casos associados com eczema do CAE, é importante o tratamento da pele para favorecer a defesa local.
- Pacientes que usam prótese auditiva, durante o tratamento, devem evitar o contato do molde com o CAE na medida do possível; é importante ventilar e manter o molde limpo.

Na fase inicial, em que há uma colonização não-patogênica, com poucos sintomas, o tratamento consiste na limpeza cuidadosa das descamações e das áreas onde é visível o fungo (Senturia, 1980). Essa limpeza pode ser realizada com algodão montado em estilete e eventualmente molhado em substância líquida antifúngica. Não há necessidade de medicação a ser instilada no CAE posteriormente a essa limpeza, mas a remoção do fungo deve ser realizada de forma minuciosa, se possível com otomicroscópio. É importante orientar o paciente a não molhar as orelhas, até a recuperação completa do quadro.

Nos casos em que há um comprometimento maior da orelha pela infecção fúngica superficial, a limpeza do CAE permanece sendo o principal determinante do desfecho, embora seja necessário associar tratamento tópico (Jones, 1965). A variedade de substâncias utilizadas é muito grande e os resultados obtidos são semelhantes. O veículo utilizado pode ser na forma de líquido ou creme. O uso de cremes e pomadas pelo paciente pode provocar acúmulo de material no canal e aumentar a hipoacusia, sendo recomendável que sua utilização seja feita pelo próprio médico no momento das limpezas.

Entre as substâncias utilizadas existe uma grande variedade descrita na literatura (Senturia, 1980). Em geral orienta-se a aplicação de uma dessas substâncias pelo médico, após a limpeza cuidadosa do CAE. Uma alternativa custo-efetiva era o uso de mercurocromo ou timerosal, mas atualmente estão proibidos em nosso meio (Mgbor, 2001; Tisner, 1995). Uma possibilidade é a aplicação tópica sob forma líquida de miconazol, cetoconazol, fluconazol ou clotrimazol (Ologe, 2002; Chandler, 1996; Jahn, 1996). A aplicação de povidona iodada também é uma terapêutica eficaz (Molina, 1994). Outras medicações que podem ser utilizadas são ácido bórico (Jones, 1965) e violeta genciana 1% (Senturia, 1980). Estudos *in vitro* mostram ainda atividade antifúngica de substâncias voláteis como metanol, benzeno, peróxido de hidrogênio, ácido acético, amônia, entre outros (Jain, 1994).

O tratamento tópico, de acordo com a necessidade, pode ser complementado com tratamento sistêmico, à critério do médico-assistente. Pode-se utilizar cetoconazol ou miconazol via oral por pelo menos duas semanas (Jahn, 1996).

Nos casos de otomicose invasiva (profunda) recomenda-se o uso intravenoso de anfotericina B. (Itoh, 1999; Jahn, 1996).

REFERÊNCIAS BIBLIOGRÁFICAS

Bambule, G, Savary, M, Grigoriu, D, Delacretaz, J. Les otomycoses. *Ann Oto-Laryng (Paris)* 1982;99:537-540.

Itoh K, Takahashi M, Yagasaki F, Endoh K, Wakao D, Kawai N, Tominaga K, Kusumoto S, Fukuda M, Bessho M, Enomoto H. [A neutropenic acute myeloid leukemia patient complicated with chronic otitis media due to Aspergillus niger and yeast-like fungi caused by superinfection]. *Kansenshogaku Zasshi* 1999;73(6):618-22.

Jahn AF, Hawke M. In: *Mosby Electronic Library of Otolaryngology*. 1. ed. Cummings' otolaryngology – Head & Neck surgery. Philadelphia: Mosby, 1996, capítulo 154.

Jones EH. *External Otitis*. 1. ed. Springfield, Thomas Books, 1965. 185-191p.

Mgbor N, Gugnani HC. Otomycosis in Nigeria: treatment with mercurochrome. *Mycoses* 2001;44(9-10):395-7.

Molina Utrilla R, Lao Luque J, Perello Scherdel E, Companyo Hermo C, Casamitjana Claramunt F. [Otomycosis. Case reports of 18 months in the General University Hospital of the Valle de Hebron in Barcelona]. *An Otorrinolaringol Ibero Am* 1994;21(3):255-63.

Nwabuisi C, Ologe FE. The fungal profile of otomycosis patients in Ilorin, Nigeria. *Niger J Med* 2001;10(3):124-6.

Ologe FE, Nwabuisi C. Treatment outcome of otomycosis in Ilorin, Nigeria. *West Afr J Med* 2002;21(1):34-6.

Saffer M, *et al*. Otite externa difusa aguda. *Rev AMRIGS* 1983;2:194-96.

Senturia BH, Marcus MD, Lucente, FE. *Diseases of the External Ear*. 2. ed. Nova York: Grune & Stratton Inc., 1980. 66-70p.

Tisner J, Millan J, Rivas P, Adiego I, Castellote A, Valles H. [Otomycosis and topical application of thimerosal: study of 152 cases]. *Acta Otorrinolaringol Esp* 1995;46(2):85-9.

Zaror L, Fischman O, Suzuki FA, Felipe RG. Otomycosis in São Paulo. *Rev Inst Med Trop São Paulo* 1991;33(3):169-73.

Otite Externa Maligna – Opções de Tratamento Clínico e Cirúrgico

Luiz Lavinsky ▪ Mariana Magnus Smith

INTRODUÇÃO

A otite externa maligna (OEM), também denominada otite externa necrosante, ou invasiva, é definida por um processo infeccioso que se inicia na porção óssea do conduto auditivo externo (CAE) e se dissemina pelos ossos da base do crânio, sendo de caráter progressivo e destrutivo (Doroghazi *et al.*, 1981; Rubinstein et al., 1980).

Meltzer e Keleman, no ano de 1959, descreveram um paciente que apresentara um quadro grave de "osteomielite do osso temporal, da mandíbula e do zigoma" com evolução ao óbito, sendo esse, provavelmente, o primeiro caso de OEM descrito na literatura (Meltzer & Keleman, 1959). Mais tarde, em 1968, Chandler reportou mais 13 casos de OEM, definindo, então, o quadro clínico dessa patologia considerado clássico: osteomielite do osso temporal iniciada pelo CAE, de evolução ruim em pacientes idosos e diabéticos (Chandler, 1968).

DADOS EPIDEMIOLÓGICOS

Não existem dados a respeito da incidência ou prevalência de OEM na literatura pertinente, mas as séries relatadas apresentam, no máximo, 22 ou 23 pacientes atendidos ao longo de vários anos (Lang *et al.*, 1990; Martel *et al.*, 2000).

Como descrito, os idosos são, sem dúvida, os mais freqüentemente afetados, sendo a média de idade ao diagnóstico, na população adulta, de 72 anos (Sobie *et al.*, 1987). Já o surgimento de OEM em crianças é bastante incomum, limitando-se a relatos dos casos na literatura, quase sempre de pacientes portadores de doenças crônicas significativas (Ichimura *et al.*, 1983; Paul *et al.*, 2001).

Na população adulta com OEM, há uma preponderância do sexo masculino na ordem de 2:1 (Sobie *et al.*, 1987). Já nos casos pediátricos, não se encontra diferença entre os sexos (Paul *et al.*, 2001).

A doença unilateral é mais comum, correspondendo a aproximadamente 90% dos casos entre adultos (Chandler, 1977); na população pediátrica, os casos bilaterais são um pouco mais freqüentes, atingindo até 30% das OEM (Ichimura *et al.*, 1983).

A presença de *diabetes mellitus* (DM) é identificada em até 80% dos casos de OEM, na sua maioria pacientes insulinodependentes. As demais condições de comprometimento da imunidade, comuns em pacientes com OEM, são a síndrome da imunodeficiência adquirida (AIDS), deficiências primárias de imunoglobulinas, desnutrição, tratamentos quimioterápicos ou radioterápicos prévios e presença de neoplasias malignas (Rubinstein *et al.*, 1980).

MICROBIOLOGIA

O patógeno que classicamente é encontrado como causador da OEM é a *Pseudomonas aeruginosa*. Inclusive, até a década de 70, acreditava-se que a OEM ocorresse apenas na vigência de infecção por essa bactéria. A *Pseudomonas aeruginosa* é uma bactéria gram-negativa de comportamento aeróbio que apresenta a peculiaridade de invadir vasos sangüíneos e se disseminar ao longo desses, causando necrose extensa nos tecidos moles adjacentes (Rubinstein *et al.*, 1980). A bactéria, por si só, possuiu a capacidade de se desenvolver muito bem em tecidos necróticos, disseminando a infecção. O extenso dano tecidual gerado pela *Pseudomonas aeruginosa* também pode ser explicado pela produção de colagenases extracelulares (Giamarellou, 2000).

Em pacientes portadores de AIDS, os patógenos encontrados nos casos de OEM são, além da *Pseudomonas aeruginosa*, o *Staphylococcus aureus*, o *Staphylococcus epidermidis*, o *Proteus mirabilis* e o *Aspergillus fumigattus*. É sabido que a OEM, nesta população, apresenta microbiologia diversa, com menor incidência de *Pseudomonas*, possivelmente pelo fato de esses pacientes fazerem freqüentemente farto uso de antimicrobianos com cobertura para esses microorganismos (Ress *et al.*, 1997).

Amostras de *Candida albicans* e *Difteroides* também já foram identificadas como causadoras de OEM.

FISIOPATOLOGIA

A OEM inicia-se com a infecção do CAE pela bactéria patogênica, em geral *Pseudomonas aeruginosa*. O microorganismo se instala preferencialmente na junção osteocartilaginosa do CAE, onde há uma fissura óssea natural, sendo esse o trajeto inicial de disseminação da infecção. Por esse trajeto a bactéria atinge o osso temporal e leva a um processo de osteíte inicial seguido por osteomielite franca. A *Pseudomonas aeruginosa*, como descrito anteriormente, tem a capacidade de seguir o trajeto dos vasos. Assim sendo, no CAE, essas bactérias seguem as fissuras de Santorini e disseminam a infecção para os tecidos moles adjacentes, incluindo glândula parótida e articulação temporomandibular (ATM) (Kimmelman & Lucente, 1989). Há o risco de disseminação através do envolvimento dos tecidos moles da base do crânio para o sistema nervoso central (SNC). Pode ocorrer paralisia do nervo facial na altura do forame estilomastóideo e dos nervos cranianos IX, X e XI no nível do forame jugular, sendo que o nervo hipoglosso também pode ser afetado no canal do hipoglosso

(Rubinstein et al., 1980). A veia jugular pode ser encontrada trombosada e gerar trombose de seio lateral. Diferentemente, a infecção pode evoluir através da invasão da caixa timpânica em direção à mastóide ou mesmo atingir esta, diretamente, através da destruição da parede posterior do CAE. Ao atingir o ápice petroso, pode haver disseminação da infecção para estruturas intracranianas.

A grande prevalência de OEM em pacientes diabéticos parece estar relacionada à microangiopatia existente nesses doentes, o que resulta, em última análise, em isquemia tecidual, facilitando a infecção e a progressão da mesma (Doroghazi et al., 1981; Sobie et al., 1987). Além disso, nos portadores de DM, também ocorre disfunção da atividade dos neutrófilos, o que pode contribuir com a evolução da OEM, uma vez que os neutrófilos são a segunda linha de defesa do organismo, agindo logo após a barreira da pele ter sido penetrada (Ichimura et al., 1983). Outros fatores relacionados ao desenvolvimento de OEM, especialmente em crianças, parecem ser: disfunção neutrofílica primária, pH do CAE alterado, alteração na microflora que habita o CAE e composição variada do cerúmen.

Existem autores que defendem a associação de irrigação com solução salina para a limpeza do CAE em pacientes com DM e aparecimento de OEM. Este não é um fato comprovado cientificamente, mas, sabendo-se dessa possibilidade, é conveniente que se tenha especial zelo ao realizar lavagem do CAE em pacientes diabéticos.

MANIFESTAÇÕES CLÍNICAS

O quadro clínico inicialmente é de otorréia contínua com dor e edema ipsilateral, simulando uma otite externa difusa. Entretanto, mesmo depois de instalado o tratamento adequado, com limpeza cuidadosa e antibióticos tópicos, o quadro não melhora (ao contrário, segue piorando). A otorréia em geral é bastante espessa e piossanguinolenta e drena constantemente.

A dor, inicialmente leve, evolui para intensa, de localização típica na região da ATM e caracteristicamente pior à noite. É bastante clássica, na OEM, a descrição pelo paciente de dor na ATM mais importante que a otalgia propriamente dita. A presença de febre ou de sinais toxêmicos é bastante rara, especialmente nos pacientes idosos.

Quadro 21-1 Quadro clínico

- Otalgia
- Dor em ATM pior à noite
- Otorréia piossanguinolenta
- Edema em CAE
- Tecido de granulação em CAE

Ao exame otológico, visualiza-se edema obstrutivo do CAE e granulação. Aliás, a presença de tecido de granulação ocupando a área de junção osteocartilaginosa do CAE é considerada condição *sine qua non* na OEM clássica (Rubinstein et al., 1980). Em pacientes com AIDS e OEM, entretanto, nem sempre essa característica está presente, provavelmente devido à dificuldade desses organismos realizarem reação inflamatória abundante, que gera o tecido de granulação (Ress et al., 1997).

A disseminação da infecção pode gerar mastoidite e abscesso subperiosteal, paralisia de nervos cranianos, meningite, trombose de seio cavernoso e abscesso cerebral (Sobie et al., 1987). Todas essas manifestações são marcadores de pior prognóstico e maior mortalidade, uma vez que representam maior agressividade da infecção. O nervo craniano mais freqüentemente afetado, por razões óbvias, é o facial, em até 52% dos adultos e 37% das crianças (Chandler, 1977; Rubinstein et al., 1980). A recuperação total da paralisia facial é estimada em 45%, enquanto aproximadamente 18% dos pacientes apresentam recuperação parcial (Sobie et al., 1987) (Quadro 21-1).

DIAGNÓSTICO

O primeiro passo para o diagnóstico correto de OEM, como em qualquer outra doença, é o conhecimento do quadro clínico e do perfil dos pacientes que podem ser considerados de risco para desenvolver tal patologia. Na OEM, o diagnóstico é basicamente clínico, com base nas manifestações anteriormente descritas (Ress et al., 1997). Assim, a OEM deve ser suspeitada em todo paciente com otalgia, otorréia e tecido de granulação no CAE, especialmente se idoso, diabético e/ou imunossuprimido (Kimmelman & Lucente, 1989). Os exames laboratoriais e de imagem são considerados importantes armas auxiliares, especialmente para definir a extensão da doença e para o acompanhamento da mesma.

É importante que se procure fazer o diagnóstico precoce da OEM, enquanto a disseminação da osteomielite ainda não ocorreu ou enquanto ainda se encontra em fase inicial, trazendo maiores chances de cura. Entretanto, há uma grande dificuldade, mesmo para otologistas experientes, em diferenciar um quadro de otite externa difusa severa de uma OEM inicial. Segundo alguns autores, talvez não haja como diferenciá-los, porque eles poderiam ser exatamente a mesma situação, ou seja, uma otite externa difusa severa evoluindo para OEM (Ress et al., 1997). Assim, torna-se claro que o importante aqui é manter um alto grau de suspeição. A coleta da secreção do CAE é de suma importância não só na tentativa de definição do germe envolvido, mas também para tentar definir seu perfil de sensibilidade aos antimicrobianos disponíveis. Devem ser solicitados os exames a seguir: bacterioscopia, bacteriológico, cultura para anaeróbios, pesquisa direta e cultura de fungos.

Os exames de imagem são fundamentais na OEM (Quadro 21-2). A tomografia computadorizada (TC) de orelha e mastóide demonstra detalhadamente, na maior parte dos casos, a presença de erosões ósseas (Curtin et al., 1990), identificando com bastante precisão a localização anatômica e a extensão da doença (Ress et al., 1997). A imagem de ressonância nuclear magnética (RNM) é bastante sensível para detectar envolvimento intracraniano na OEM. Grandis et al. realizaram um estudo comparando a validade da TC e da RNM no diagnóstico e seguimento de pacientes com OEM e chegaram à conclusão de que a TC é mandatória no início do quadro, pois mostra pequenas erosões ósseas corticais, enquanto que a RNM é adequada para o acompanhamento, pois demonstra com

Quadro 21-2 Exames de imagem

Tomografia computadorizada	Pequenas erosões ósseas, extensão do dano ósseo
Imagem de ressonância magnética	Envolvimento do SNC, extensão em tecidos moles
Cintilografia com tecnécio	Hipercaptação auxilia o diagnóstico
Cintilografia com gálio	Hipercaptação auxilia o acompanhamento

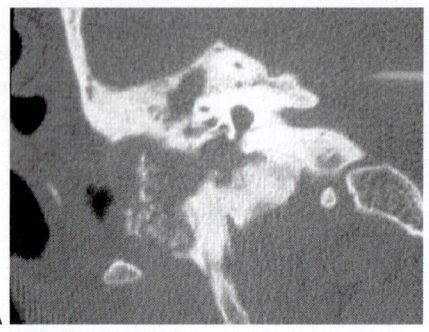

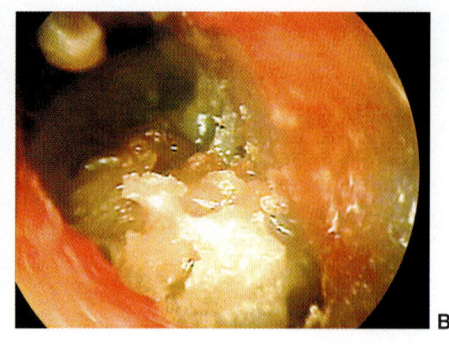

Fig. 21-1
(A, B) Imagem radiológica e otoscópica de uma otite externa maligna com destruição óssea do conduto auditivo externo, onde vemos, na otoscopia, um grande seqüestro ósseo.

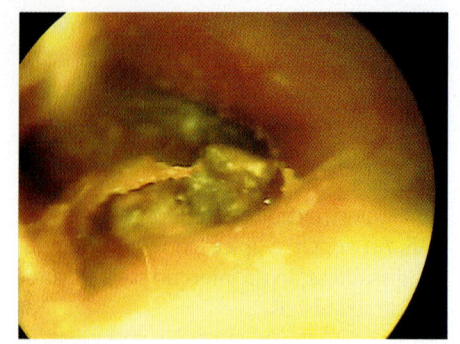

Fig. 21-3
Colesteatoma de conduto auditivo externo de orelha direita, destruindo parte significativa da parede posterior.

clareza as alterações de tecidos moles (Grandis *et al.*, 1995) (Fig. 21-1A e B).

Os exames cintilográficos, apesar de bastante inespecíficos, são de grande auxílio no diagnóstico e fundamentais no acompanhamento desses pacientes. A cintilografia realizada com uso de tecnécio é bastante útil no diagnóstico, mostrando hipercaptação difusa na área do osso temporal (Strashun *et al.*, 1984). Entretanto, o exame com tecnécio mantém-se hipercaptante por longo período, mesmo quando já não há infecção ativa no local. Já o exame realizado com uso de gálio mostra hipercaptação apenas na vigência de infecção ativa (Martel *et al.*, 2000). Assim sendo, utiliza-se geralmente a cintilografia com tecnécio para auxiliar no diagnóstico de OEM e a cintilografia com gálio para o acompanhamento da resposta ao tratamento.

Os exames laboratoriais marcadores de reação inflamatória, especialmente a velocidade de sedimentação globular (VSG) e proteína C reativa, apesar de inespecíficos, encontram-se aumentados nos quadros de OEM. Entretanto, mais do que exames de diagnóstico da patologia, esses são, da mesma forma que a cintilografia com gálio, de grande utilidade no acompanhamento da resposta ao tratamento.

O diagnóstico diferencial da OEM inclui basicamente colesteatoma, neoplasias do CAE (principalmente carcinoma e linfoma), histiocitose, granulomatose de Wegener e arterite temporal (Kimmelman & Lucente, 1989). Para a definição diagnóstica, algumas vezes é necessária a realização de biópsia da lesão presente no CAE (Figs. 21-2A a C e 21-3).

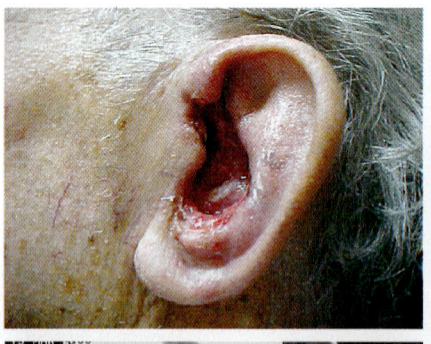

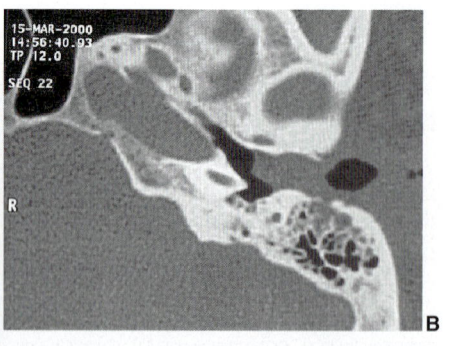

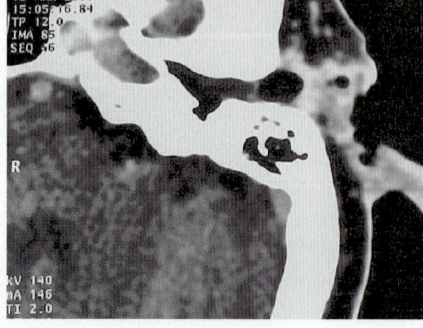

Fig. 21-2
(A a C) Carcinoma de orelha, com comprometimento da orelha externa, pavilhão auricular e destruição óssea.

TRATAMENTO

O tratamento da OEM ainda gera uma série de controvérsias entre os diferentes autores. De forma resumida, a abordagem é inicialmente medicamentosa, com a utilização, por longo período, de antimicrobianos de ação potente, estando o debridamento cirúrgico indicado em alguns casos de doença agressiva. A grande questão no tratamento da OEM é a definição de cura ou mesmo a melhora significativa suficiente para suspender o tratamento, tendo em vista a recuperação extremamente lenta desses pacientes. De fato, alguns necessitam de meses de antibióticos parenterais, sendo difícil, muitas vezes, estabelecer com segurança um critério de cura sem incorrer em erros e, conseqüentemente, em recrudescência do quadro infeccioso.

A despeito do tratamento corretamente estabelecido, o índice de mortalidade geral da OEM está entre 10 e 20% dos casos. A mortalidade na OEM está diretamente relacionada com o estágio da doença, com a idade do paciente e com a presença de patologias associadas. Por exemplo, sabe-se que pacientes com DM acima de 80 anos apresentam índice de mortalidade acima de 50%. Por outro lado, até o ano de 2001, não houve nenhum relato de óbito por OEM em crianças (Paul *et al.*, 2001). Na série de 23 casos de Lang *et al.*, o índice de mortalidade foi de 4%. Já na população jovem com AIDS, esse índice encontra-se ao redor de 42% (Ress *et al.*, 1997).

■ Tratamento clínico

O tratamento fundamental da OEM é o uso prolongado de antimicrobianos com ação antipseudonionas adequada. Os aminoglicosídeos (gentamicina ou tobramicina) e as penicilinas semi-sintéticas foram largamente utilizadas no tratamento da OEM. O tratamento proposto era a utilização dessas medicações por semanas (Chandler, 1977) ou mesmo por meses, até que houvesse resolução completa do quadro (Strauss et al., 1982).

A ceftazidime é uma cefalosporina de terceira geração, resistente à betalactamase, de uso parenteral, que apresenta ação bactericida potente contra *Pseudomonas aeruginosa* e outros microorganismos gram-negativos. Com o advento dessa medicação e das demais cefalosporinas de terceira geração e seu uso com adequada resposta em casos de osteomielite, Kimmelman e Lucente trataram oito pacientes com OEM com ceftazidime na dose de 2 g endovenosa a cada 8 horas por seis semanas, com resposta completa em sete pacientes (Kimmelman & Lucente, 1989). Todos os casos apresentaram melhora do tecido de granulação e resolução da dor, mas um paciente teve recidiva da OEM logo após a suspensão do tratamento.

A terapia antimicrobiana de escolha para a maior parte dos autores atualmente é a associação de uma quinolona (principalmente fluoroquinolona) e uma cefalosporina de terceira geração (ceftazidime ou ceftriaxone) (Joachims et al., 1988). O tempo de tratamento é controverso. Em geral, utiliza-se a associação dessas drogas via parenteral por duas a três semanas, até a melhora significativa do quadro. Estando o paciente melhor e estável clinicamente, pode-se passar o tratamento para uma quinolona de administração via oral e mantê-lo até a resolução completa do quadro. Martel et al., em estudo recente, descreveram o tratamento de 22 pacientes com OEM através do uso de ciprofloxacina e ceftazidime endovenosa por três semanas e manutenção de ciprofloxacina via oral na dose de 400 mg ao dia, até a normalização da cintilografia com gálio, com índice de cura de 90% (Martel et al., 2000).

Há, na literatura, alguns relatos de tratamento de OEM ainda inicial apenas com ciprofloxacina via oral, com bons resultados. Um dos relatos consiste no uso da medicação por quatro semanas em um neonato com OEM e deficiência seletiva de IgA, que evoluiu com resolução do quadro infeccioso, mas que permaneceu com paralisia facial, deformidade de pavilhão auricular e estenose completa do CAE (Paul et al., 2001).

Pelo alto grau de indução de resistência bacteriana quando do uso de monoterapia para tratamento de infecções por *Pseudomonas aeruginosa*, a recomendação dos autores é que se utilize sempre o tratamento de duas drogas (Giamarellou, 2000).

O uso de antibióticos de forma tópica, associados ou não a corticosteróides, parece consenso na literatura, embora não exista qualquer estudo que trate especificamente desse tema (Kimmelman & Lucente, 1989). Alguns autores defendem o uso de oxigênio hiperbárico no tratamento da OEM (Martel et al., 2000).

Nos pacientes com OEM é fundamental a monitoração cuidadosa do quadro clínico geral dos pacientes, principalmente quando são idosos. A função renal deve ser avaliada rotineiramente, uma vez que vários dos medicamentos utilizados podem ser nefrotóxicos. As doenças de base devem ser adequadamente monitoradas. Há uma tendência natural de todos os médicos assistentes que se envolvem com um paciente com OEM portadores de DM de manter os níveis glicêmicos estritamente dentro da normalidade. Essa é certamente uma conduta adequada, até para evitar outras complicações associadas. Entretanto, no que diz respeito especificamente à OEM, há fortes evidências de que o nível glicêmico dos pacientes diabéticos não interfere nem no aparecimento da doença nem em sua progressão (Chandler, 1968; Babiatzki & Sade, 1987).

Tratamento cirúrgico

A abordagem cirúrgica para OEM já foi o tratamento de escolha, especialmente antes do advento de antimicrobianos potentes. Atualmente, entretanto, o tratamento cirúrgico está destinado a ser mero coadjuvante na OEM. Em duas situações pode ser necessário levar um paciente com OEM ao centro cirúrgico: para biópsia e para debridamento.

Em algumas circunstâncias, a biópsia do tecido que ocupa o CAE é necessária para a definição do diagnóstico, especialmente para descartar a possibilidade de lesão neoplásica (Merkus et al., 2000).

O debridamento cirúrgico fica indicado para pacientes com doença agressiva e deterioração rápida do quadro clínico, a despeito de tratamento antimicrobiano adequado. Nessas ocasiões, a abordagem deve ser bastante ampla, realizando-se ressecção cuidadosa dos tecidos necróticos abundantes e dos fragmentos ósseos com processos infecciosos ativos. Nesses casos, a pele espessada do CAE deve ser retirada, sendo defendida por alguns autores a realização de uma meatoplastia ampla, chamada de "meatoplastia radical" (Haapaniemi et al., 2001).

Não há qualquer estudo indicando que a abordagem cirúrgica nesses casos altere a sobrevida dos pacientes. Da mesma forma, nas revisões de Chandler e de Sobie, o tratamento cirúrgico não trouxe qualquer benefício em termos de recuperação da paralisia facial (Chandler, 1977; Sobie et al., 1987).

CONSIDERAÇÕES FINAIS

A OEM nos dias atuais sofre uma modificação conceitual quanto à conduta no tratamento, que está mais conservador, isto é mais clinicomedicamentoso, e menos cirúrgico no seu prognóstico quanto à morbidade e mortalidade, em que tem uma redução drástica do número de complicações e de óbitos. Contudo, continua vigente o conceito da necessidade de uma suspeição diagnóstica precoce, seguidas de condutas precisas e abrangentes, conforme referidas acima. Considerando o aumento da longevidade e de quadros de imunodeficiência adquirida, entre outros motivos, temos razões para um crescimento dessa entidade nosológica em nossa rotina de trabalho e, por conseguinte, temos que nos manter atentos a essa patologia e atualizados quanto às condutas diagnósticas e de tratamento.

REFERÊNCIAS BIBLIOGRÁFICAS

Babiatzki A, Sade J. Malignant external otitis. *J Laryngol Otol* 1987;101:205-10.

Chandler JR. Malignant external otitis: further considerations. *Ann Otol* 1977;86:417-28.

Chandler JR. Malignant external otitis. *Laryngoscope*. 1968;78:1257-94.

Curtin H, Wolf P, May M. Malignant external otitis: CT evaluation. *Radiology* 1990;174:391-4.

Doroghazi RM, Nadol JB Jr, Hyslop NE Jr, Baker AS, Axelrod L. Invasive external otitis. Report of 21 cases and review of the literature. *Am J Med* 1981;71:603-14.

Giamarellou H. Therapeutic guidelines for *Pseudomonas aeruginosa* infections. *Int J Antimicrob Agents* 2000;16:103-6.

Grandis J, Curtin H, Yu V. Necrotizing (malignant) external otitis: prospective comparison of CT and MR imaging in diagnosis and follow-up. *Radiology* 1995;196:499-504.

Haapaniemi J, Laurikainen E, Suonpää J. Radical meatoplasty in the treatment of severe chronic external otitis. *ORL J Otorhinolaryngol Relat Spec* 2001;63:41-5.

Ichimura K, Hoshino T, Yano J, Nozue M. Neutrophil disorders in a child with necrotizing external otitis. *J Otolaryngol* 1983;12:129-33.

Joachims H, Danino J, Raz R. Malignant external otitis: treatment with fluoroquinolonas. *Am J Otolaryngol* 1988;9:102-5.

Kimmelman C, Lucente F. Use of ceftazidime for malignant external otitis. *Ann Otol Rhinol Laryngol* 1989;98:721-5.

Lang R, Goshen R, Kitzes-Cohen R, Sade J. Successful treatment of malignant external otitis with oral ciprofloxacin: report of experience with 23 cases. *J Infect Dis* 1990;161:537-60.

Martel J, Dulcos J, Darrouzet V, Guyot M, Bebea J. Malignant or necrotizing otitis externa: experience in 22 cases. *Ann Otolaryngol Chir Cervicofac* 2000;117:291.

Meltzer P, Keleman G. Pyovaneus osteomyelitis of the temporal bone, mandibule and zygoma. *Laryngoscope* 1959;69:1300-16.

Merkus P, Cooper M, van Oers M, Schouwenburg P. Lymphoma of the ear. *ORL Otorhinolaryngol Relat Spec* 2000;62:274-7.

Paul A, Justus A, Balraj A, Job A. Malignant otitis externa in an infant with selective IgA deficiency: a case report. *Int J Pediatr Otorhinolaryngol* 2001;60:141-5.

Ress BD, Luntz M, Telischi FF, Balkany TJ, Whiteman ML. Necrotizing external otitis in patients with AIDS. *Laryngoscope* 1997;107:456-60.

Rubinstein E, Ostefeld E, Ben-Zaray S, Schiby G. Necrotizing external otitis. *Pediatrics* 1980;66:618-19.

Sobie S, Brodsky L, Stanievich J. Necrotizing external otitis in children: report of two cases and review of the literature. *Laryngoscope* 1987;97:598-601.

Strashun A, Nejatheim M, Goldsmith S. Malignant external otitis: early scintigraphic detection. *Radiology* 1984;150:541-5.

Strauss M, Aber R, Conner G, Baum S. Malignant external otitis: long-term (months) antimicrobial therapy. *Laryngoscope* 1982;92:397-406.

Colesteatoma do Meato Acústico Externo

Samir Cahali ■ Michel Burihan Cahali ■ Rafael Burihan Cahali

INTRODUÇÃO

Os otorrinolaringologistas estão familiarizados com o diagnóstico e tratamento de colesteatomas encontrados quase que exclusivamente na orelha média. Colesteatoma do meato acústico externo (CMAE) "espontâneo" é uma rara entidade otológica, principalmente quando não o confunde com outra condição semelhante que é a ceratose obliterante (Brookes & Graham, 1984). Estima-se que a incidência do CMAE seja de um para cada 1.000 pacientes que apresentam queixas otológicas (Vrabec et al., 2000). Toynbee, em 1850, descreveu pela primeira vez um caso avançado de CMAE (ou de ceratose obliterante) pós-morte (apud Anthony, Anthony, 1982 e apud Venkatraman, Mattox, 1997). A denominação ceratose obliterante (keratosis obturans) foi dada posteriormente por Wreden, em 1874 (apud Piepergerdes et al., 1980). Piepergerdes et al. (1980) foram os primeiros a estabelecer uma distinção clínica e patológica entre CMAE e ceratose obliterante. Ao reverem os 150 casos até então publicados na literatura como CMAE, esses autores consideraram que apenas 10% eram na realidade CMAE, sendo os demais casos de ceratose obliterante. Para eles, o CMAE é resultante de uma invasão de tecido escamoso numa área *localizada* de erosão óssea do meato acústico externo (MAE), enquanto a ceratose obliterante é o acúmulo de ampla rolha de ceratina descamada, promovendo erosão óssea em *todo* o contorno do MAE. Embora as duas entidades tenham características similares, deve-se diferenciá-las.

ETIOLOGIA

Desconhece-se a etiologia tanto do CMAE "espontâneo" como da ceratose obliterante. Uma teoria para o surgimento do CMAE é a de que uma periostite localizada no canal ósseo levaria a um aumento da atividade ceratótica e a um envolvimento ósseo secundário (Holt, 1992).

Além do CMAE que chamaremos de espontâneo, de causa ignorada, alguns fatores conhecidos podem determinar o aparecimento de um colesteatoma no MAE. Tais lesões podem ser classificadas como:

- *Congênitas*: são aquelas associadas à estenose congênita do MAE. O colesteatoma localiza-se medialmente à estenose e desgasta as paredes ósseas do MAE neste local. Uma placa atrésica pode separar o colesteatoma da orelha média. É esperada uma hipoacusia condutiva intensa. Nos casos em que há, associadamente, malformação da orelha média, o tratamento cirúrgico torna-se difícil devido às alterações anatômicas tanto da orelha média como do nervo facial. Nestes casos, a monitoração intra-operatória do nervo facial torna-se obrigatória (Fisch, 1994). Recomenda-se a cirurgia para todos os pacientes com estenose congênita do MAE inferior a 2 mm de diâmetro. E o ideal é praticar a cirurgia entre os 6 e 12 anos de idade (Cole, Jahrsdoerfer, 1990).
- *Pós-inflamatórias*: são aquelas que surgem em conseqüência de uma estenose adquirida do MAE devido à otite externa crônica ou otite externa recorrente. São relativamente raras. Becker & Tos (1998) observaram quatro casos de CMAE em 53 cirurgias para correção de estenose adquirida do MAE.
- *Pós-traumáticas*: são aquelas que surgem como uma complicação tardia de uma fratura do osso temporal ou de um ferimento penetrante que provocou estenose do MAE (Brookes & Graham, 1984).
- *Pós-cirúrgicas*: são aquelas que aparecem como uma complicação tardia de uma timpanoplastia e/ou de uma mastoidectomia, tanto por sepultamento como por invaginação de epitélio e, também, devido à estenose pós-cirúrgica do MAE (Venkatraman & Mattox, 1997).
- *Pós-radioterapia*: Adler et al. (1985) descreveram um caso de colesteatoma que se desenvolveu em duas áreas da parede posterior do MAE após sessões de radioterapia na região de cabeça e pescoço.

QUADRO CLÍNICO

No CMAE os sintomas são a otorréia constante ou intermitente, otalgia crônica discreta e, raramente, hipoacusia, já que o colesteatoma dificilmente oblitera todo o canal e, por promover uma erosão localizada apenas no MAE, a membrana timpânica não é afetada. Na ceratose obliterante os sintomas são de otalgia, geralmente aguda e intensa, além de hipoacusia condutiva, determinada pela obliteração do MAE. O CMAE é quase sempre unilateral e ocorre mais freqüentemente na faixa de 40 a 75 anos de idade, enquanto a ceratose obliterante é quase sempre bilateral, incide em pacientes mais jovens e parece estar associada a quadros de bronquiectasia e sinusite.

DIAGNÓSTICO

A otoscopia colabora na distinção entre CMAE e ceratose obliterante. No CMAE, como foi dito, a lesão é unilateral, há uma secreção purulenta no canal, presença de uma área de absorção ou erosão óssea, por vezes contendo seqüestros ósseos, situada lateralmente à membrana timpânica. Após a limpeza do MAE, essa membrana apresentar-se-á íntegra e de aspecto normal.

Na ceratose obliterante, há uma rolha epidérmica obstruindo totalmente o meato (geralmente os dois lados) e que, por ser seca e aderida à pele, oferece muita dificuldade para ser removida. Nestes casos a limpeza deverá ser feita em várias sessões, amolecendo o conteúdo do meato com gotas auriculares. Ao se findar a limpeza, observar-se-á um MAE bastante alargado, com um formato de balão. A absorção óssea é, por vezes, tão extensa que a membrana timpânica aparecerá no meio de uma moldura óssea que restou do tecido que foi absorvido.

A tomografia computadorizada é o melhor exame para se avaliar a extensão da destruição óssea e suas relações com outras estruturas do osso temporal.

TRATAMENTO

O tratamento conservador no CMAE está indicado quando toda a extensão da lesão pode ser controlada à otoscopia, não há sinais de atividade osteítica ou seqüestros ósseos (tanto à otoscopia como na tomografia computadorizada), e o paciente não apresenta dor crônica no local. Aplica-se esta conduta, também, nos casos sem condições clínicas para a cirurgia. Esse tratamento consiste na remoção mecânica e periódica, o quanto necessário, das descamações do MAE. Eventuais granulações deverão ser removidas e cauterizadas ou tratadas com antibióticos e/ou corticóides localmente.

Não se deve esquecer do tratamento preventivo, tanto durante como após as cirurgias. Técnicas adequadas de meatoplastias, visando a alargar o estreitado MAE, e o cuidado para não se deixar grandes áreas desnudas de pele no canal são medidas que previnem a formação de estenoses e de colesteatomas subseqüentes. Tratamentos preventivos na fase inicial da estenose, mormente no período pós-operatório, são indispensáveis. Dentre os tratamentos propostos destacam-se o uso de gotas auriculares com antibiótico e corticóide, ou antibióticos tópicos e orais conjuntamente com cauterizações de tecidos de granulação com nitrato de prata. Alguns autores recomendam a colocação de mechas expansoras de celulose no MAE, enquanto outros recomendam mechas de polivinil hidroxiladas sem celulose (Selesnick et al., 1998). Alguns indicam a colocação de *stents* de silicone ou de borracha aplicados após a cirurgia e até a completa epitelização do MAE.

Os mesmos princípios do tratamento conservador aplicam-se às ceratoses obliterantes. Nestes casos, a remoção das descamações geralmente é mais difícil e dolorosa devido à compactação das descamações e sua aderência às paredes do MAE. Esse trabalho deverá ser feito em várias sessões e será facilitado pelo uso de gotas auriculares emolientes usadas pelo paciente entre as sessões de limpeza.

O tratamento cirúrgico estará indicado, tanto no CMAE como na ceratose obliterante, quando a lesão não puder ser totalmente visualizada ao exame físico ou quando houver sinais de atividade osteítica, na presença ou não de seqüestros ósseos. O tratamento cirúrgico visará à exérese, por dissecção cuidadosa, de todo o saco colesteatomatoso e, por fresagem, de todo osso necrótico existente. A área exposta será coberta com enxerto livre de pele (McCary et al., 1995 e Cremers, Smeets, 1993) que poderá ser retirada da região retroauricular. A incisão retroauricular é, portanto, interessante, embora a cirurgia seja feita via transcanal. Se a entrada do MAE estiver estreitada dever-se-á fazer uma meatoplastia, com remoção de cartilagem, visando à melhor abordagem do MAE durante o seguimento pós-operatório. Havendo extensão do colesteatoma para a mastóide, deve-se tentar a mastoidectomia com técnica fechada, fresando e eliminando todo o osso necrótico e reconstruindo a parede posterior do MAE com osso de cortical da mastóide, fáscia temporal e pele. Uma alternativa cirúrgica é a mastoidectomia radical modificada.

A despeito do tratamento clínico ou cirúrgico, alguns casos podem evoluir para nova estenose do MAE.

REFERÊNCIAS BIBLIOGRÁFICAS

Adler M, Hawke M, Berger G, Harwood A. *J Otolaryngol* 1985;14:226-32.

Anthony PF, Anthony WP. Surgical treatment of external auditory canal cholesteatoma. *Laryngoscope* 1982;92:70-5.

Becker BC, Tos M. Postinflammatory acquired atresia of the external auditory canal: treatment and results of surgery over 27 years. *Laryngoscope* 1998;108:903-7.

Brookes GB, Graham MD. Post-traumatic cholesteatoma of the external auditory canal. *Laryngoscope* 1984;94:667-70.

Cole RR, Jahrsdoerfer RA. The risk of cholesteatoma in congenital aural stenosis. *Laryngoscope* 1990;100:576-8.

Cremers CWRJ, Smeets JHJM. Acquired atresia of the external auditory canal. *Arch Otolaryngol Head Neck Surg* 1993;119:162-4.

Fisch U. *Timpanoplasty, Mastoidectomy, and Stapes Surgery*. New York: Thieme Medical Publishers, 1994. 142-3p.

Holt JJ. Ear canal cholesteatoma. *Laryngoscope* 1992;102:608-13.

McCary WS, Kryzer TC, Lambert PR. Application of split-thickness skin grafts for acquired diseases of the external auditory canal. *Am J Otol* 1995;16:801-5.

Piepergerdes JC, Kramer BM, Behnke EE. Keratosis obturans and external auditory canal cholesteatoma. *Laryngoscope* 1980;90:383-91.

Selesnick S, Nguyen TP, Eisenman DJ. Surgical treatment of acquired external auditory canal atresia. *Am J Otol* 1998;19:123-30.

Venkatraman G, Mattox DE. External auditory canal wall cholesteatoma: a complication of ear surgery. *Acta Otolaryngol (Stockh)* 1997;117:293-7.

Vrabec JT, Chaljub G. External canal cholesteatoma. *Am J Otol* 2000;21:608-14.

Conduta dos Corpos Estranhos no Meato Auditivo Externo

Valter Alberto Ayres Seibel

O corpo estranho no meato auditivo externo traz, ao otorrinolaringologista, um desafio permanente. Além da aura de mistério que envolve a ocorrência, exige muita criatividade experiencial a fim de que se tome a solução mais simples, mais eficaz e mais inócua possível.

Os corpos estranhos (CE) podem ser divididos em animados (insetos) e inertes (vegetais, minerais e sintéticos) (Ballenger J. J. 1988); e conforme suas características físicas, vão de sólidos a líquidos, de duros a moles, hidrófilos ou não.

Os corpos estranhos são introduzidos voluntária ou acidentalmente no meato auditivo externo (MAE) (Hungria H., 2000). Como exemplo de introdução voluntária encontram-se: algodão, grãos de feijão, milho, amendoim, ervilha, papel, borracha, esponja, grafite, botões, contas de vidro, plástico ou metal e pilha. Na introdução acidental, aparecem pequenos animais vivos como moscas, percevejos, cascudos, baratas, pulgas e corpos inertes como areia, algodão, farinha, gravetos e líquidos.

Os corpos estranhos são bem mais freqüentes na infância (Sperling, N.; Lucente, F., 1994) (80% das ocorrências aparecem em crianças com idade acima dos 4 anos) (Chinski, Alberto), pois as mesmas introduzem CE no seu próprio MAE quando estão brincando (Calcagnotto A. M., 1987) ou em meatos de algum colega ou familiar. Desses corpos estranhos, 40% são vegetais e 40% são sintéticos (Sperling N.; Lucente, F., 1994). No adulto essa manobra é ocasionada geralmente com finalidades terapêuticas ou por distúrbios mentais.

Também são comuns fragmentos de material inerte utilizado para a moldagem exigida para a protetização auditiva, ou ainda fragmentos de tampões auditivos para práticas náuticas como também EPIs envelhecidos que se fragmentam com facilidade (Bento R. F.; Miniti A.; Marone S. A. M., 1998).

"Em nenhuma parte dos domínios da medicina talvez se tenha pecado mais, do que nas tentativas de extração dos corpos estranhos do ouvido. Tentativas ineptas têm determinado muitas vezes, não só a surdez, como a própria morte do paciente". Nada mais atual e justo do que essas palavras de Denker, 1927 (Mangabeira-Albernaz, Paulo, 1996).

A remoção de um corpo estranho no MAE, seja qual for, inicia-se por uma anamnese bem objetiva e otoscopia cuidadosa para uma boa avaliação da integridade ou não da membrana timpânica. Nas perfurações, está contra-indicada a retirada através de lavagem com água morna (Becker W.; Naumann H. H.; Pfaltz C. R., 1999; Hungria H., 2000)

Os sintomas que o paciente relata, como o procedimento médico a ser adotado, mudam de acordo com as características físicas do CE e sua posição no MAE (Bento R. F.; Miniti A.; Marone S. A. M., 1998).

A sintomatologia depende das características do CE, variando desde quadros assintomáticos (Deweese, David D., *et al.*, 1991), até sensação extremamente desagradável e, às vezes, dores lancinantes (Bento R. F. *et al.*, 2002).

Embora os corpos estranhos sejam muito mais comuns nas crianças, talvez o sintoma mais freqüente seja a hipoacusia provocada pela presença de algodão no MAE, em pessoas da terceira idade (Deweese, David D. *et al.*, 1991), quando a sensibilidade é menor e a memória está mais fraca.

Os sintomas mais comuns são hipoacusia, otalgia e eventualmente zumbido (Chinski, Alberto).

São relatados sintomas reflexos a distância como: tosse, vômitos, algias temporais com vertigem, crises epileptiformes e asma, que desaparecem com a remoção do corpo estranho (Bento R. F.; Miniti A.; Marone S. A. M., 1998).

Os corpos estranhos pontiagudos têm sintomatologia dolorosa, o que piora com a ação de movimentos realizados pela articulação temporomandibular (Bento R. F.; Miniti A.; Marone S. A. M., 1998).

Corpos estranhos líquidos, como óleos industriais e soluções ácidas ou alcalinas, quando atingem o meato auditivo externo, causam plenitude auricular, hipoacusia e dores intensas provocadas por lesões cáusticas na pele, levando em alguns casos à necrose da membrana timpânica. A remoção pode ser feita através de lavagem e/ou aspiração e limpeza do meato (Bento R. F.; Miniti A.; Marone S. A. M., 1998).

As pilhas se inserem entre os CE raros, mas perigosos, por provocarem uma necrose cutânea a seu contato. Essa necrose será resultado de três mecanismos: a liberação do conteúdo da pilha, que é um produto alcalino (cloridrato de potássio a 45%), penetra nos leitos profundos dos tecidos; a eletrólise cutânea, sobretudo no meio úmido, acarreta uma queimadura elétrica e a pressão direta da pilha contra as paredes do meato (Bokowy C.; Cadot M.; Leliévre G.).

A clínica põe em evidência: uma otalgia associada a uma otorréia, um meato difusamente inflamatório com zonas de necrose ao contato com a pilha, uma perfuração timpânica. Também lesões ossiculares são possíveis, por vezes trazendo um característico aspecto escuro de todo o meato (Bokowy, C.; Cadot, M.; Leliévre, G.). O exame realizado é muito doloroso, e a extração se faz mais comumente sob anestesia geral que permite a aspiração de *debris*, uma exérese de tecidos necrosados e um balanço correto das lesões (Bokowy, C.; Cadot, M.; Leliévre, G.). O paciente é submetido à antibioticoterapia e observado para que possam se evitar eventuais complicações tais como estenose do meato e a perfuração timpânica residual (Bokowy, C.; Cadot, M.; Leliévre, G.).

Ultimamente também aparecem como corpos estranhos a resina de *Cannabis sativa* (Hachiche) (Bokowy C.; Cadot M.; Leliévre G.) e outras substâncias com objetivos bem específicos.

No caso de corpo estranho com diâmetro menor do que o diâmetro do meato, e a certeza de uma membrana timpânica íntegra, pode-se usar a lavagem com água morna. Um corpo estranho vegetal pode acrescer seu volume com água e sua retirada tornar-se-á mais difícil (Calcagnotto A. M., 1987; Wayoff M., 1984).

É conveniente a presença de um otorrinolaringologista, pois nem sempre uma simples lavagem é a melhor conduta.

Os objetos inanimados que estão fora do istmo no MAE, habitualmente, saem com facilidade, nas mãos de profissionais treinados (Caruso V. G.; Meyerhoff W. L.; 1987). Mas os mais internos são bem mais difíceis, porque é preciso ultrapassar o istmo, onde a pele é mais fina e mais sensível. Muitas vezes formam-se hematomas ou macerações na pele dos 2/3 internos do MAE (Bento R. F. et al., 2002). Algumas gotas de sangue ou qualquer maceração no meato em que haja dor são suficientes para que o procedimento se torne difícil e incômodo para o paciente (Caruso V. G.; Meyerhoff W. L., 1987).

Pinças não devem jamais ser usadas para a extração de corpos estranhos duros ou compactos, pois se corre o risco de traumatizar o meato e empurrar ainda mais o corpo estranho para o seu interior (Bento R. F.; Miniti A.; Marone S. A. M., 1998).

Assim sendo, a ocorrência de corpos estranhos no meato só são casos de urgência se o agente for animal vivo, ou cáustico, e o atendimento deve ser realizado por profissional especializado (Bento R. F.; Miniti A.; Marone S. A. M., 1998).

A retirada de corpos estranhos hidrófilos (grãos, sementes vegetais etc.) através de lavagem é mais difícil e deve ser efetuada, quando possível, sob microscopia cirúrgica com o uso de microestiletes e micropinças apropriadas (Bento R. F.; Miniti A.; Marone S. A. M., 1998).

Corpos estranhos de consistência mole, porém firmes, como algodão, papel, esponjas e plástico, podem ser removidos com o uso de micropinças (Bento R. F.; Miniti A.; Marone S. A. M., 1998).

Os princípios para a remoção dos CEs no MAE são: a boa visualização do meato, iluminação adequada, imobilidade do paciente e retirada completa do conteúdo, com o mínimo de trauma e desconforto ao paciente (Becker W.; Naumann H. H.; Pfaltz C. R., 1999; Sperling N. et al., 2000).

O principal problema da extração de um CE no MAE estabelece o istmo do meato como linha divisória da maior ou menor dificuldade de removê-lo. As tentativas de retirá-lo, por vezes, acabam empurrando-o para além do istmo e até mesmo causam trauma local que gera edema e seguramente vai dificultar sua posterior extração (Ballenger J. J., 1988; Newman M. H.; Olson N. R.; Singleton E. F., 1975).

Entre as técnicas para a retirada de corpos estranhos no meato auditivo externo estão:

A) Lavagem com água morna: o jato de água morna, através de uma seringa de 50 ml, deve ser dirigido para o teto do MAE e, passando sobre o corpo estranho, vai incidir sobre a membrana timpânica. Ao retornar com uma pressão de dentro para fora contra o corpo estranho, expulsa-o. No caso de corpo estranho com diâmetro menor do que o meato auditivo externo, e a constatação de uma membrana timpânica íntegra, essa técnica pode ser usada com ótimo resultado.

B) O uso de microgancho, microalça ou microcureta passado por cima e por trás do corpo estranho e com pequena pressão para baixo, puxa-o para fora. Essa técnica serve melhor quando se trata de CE de diâmetro próximo ao do meato, e para facilitar a manobra de retirada, instilam-se duas gotas de vaselina líquida.

C) O uso de lavagem com água morna e secagem do MAE com aspiração e/ou uso de algodão (porta-algodão) para CEs líquidos.

D) O uso da aspiração do MAE, nos CEs líquidos ou CEs muito pequenos ou muito leves.

E) O uso de micropinças para corpos estranhos de consistência mole, porém firmes, como algodão, papel, esponjas e plástico, é aconselhável sempre que

o CE for de diâmetro menor do que o do meato (Bento R. F.; Miniti A.; Marone S. A. M., 1998). Nunca para CE compacto, liso e arredondado, pois a micropinça iria empurrá-lo para adiante sempre que fosse fazer a apreensão.

F) No caso de corpos estranhos animados é necessário identificá-los pelo tamanho. Alguns insetos ou artrópodos quando são menores que o diâmetro do meato auditivo externo, colocando-se uma luz próxima à orelha, pode atrair o animalzinho. Nos demais é necessário imobilizá-lo para diminuir o sofrimento do paciente e para que se possa iniciar a retirada do mesmo. Posiciona-se o paciente com a orelha para cima e enche-se o meato auditivo externo com um líquido (álcool ou assemelhado, óleo, ou anestésico) (Sperling N.; Lucente F.; 1994). Dois minutos após o animalzinho estará imobilizado, provavelmente morto. Passa-se à fase seguinte que é a da retirada. Para tal é necessário que o paciente fique calmo e imóvel. Avalia-se, então, através do otoscópio ou do microscópio com quatro ou oito aumentos respectivamente qual a manobra mais adequada para que o intento chegue a bom termo. No caso particular dos pequenos animais, a extração será efetuada após serem instilados produtos imobilizantes. Dar preferência a óleos minerais que matam os insetos ou às instilações de lidocaína que os paralisam. É preciso evitar o éter, que é eficaz, mas doloroso, pois em caso de perfuração timpânica, pode passar através da janela redonda e produzir vertigem (Bokowy C.; Cadot M.; Leliévre G.). A miíase é outro corpo estranho que se costuma alojar-se no MAE, ou cavidade timpânica, geralmente em orelhas com supuração, infecção com otite média crônica ou otite externa. Ela é provocada pela mosca varejeira que, atraída pela supuração ou pelo mau cheiro produzido, ali deposita larvas (Lopes Filho O. G.; 1977) (*Cochioma macellaria*) (Gobbi A. F.; Itano, M.,1971) que, uma vez desovadas no meato auditivo externo, provocam lesões graves com necrose (Bento R. F.; Miniti A.; Marone S. A. M., 1998). O paciente queixa-se de dor terrível em agulhadas e também é típica a secreção, mais sanguinolenta que purulenta, a escorrer continuamente do meato (Mangabeira-Albernaz, Paulo, 1996). Isso provoca forte reação inflamatória com edema, dor forte, secreção fétida e sangramento. Ela pode ocorrer também em doentes com deficiência imunológica (Mangabeira-Albernaz, Paulo, 1996). O tratamento consiste na retirada das larvas e para isso a pulverização com iodofórmio (Lopes Filho O. G.; 1977; Mangabeira-Albernaz, Paulo, 1996 ou calomelato (Gobbi A. F.; Itano M., 1971) facilita, em muito, a saída espontânea da maioria das larvas e mata as demais, que podem ser retiradas por aspiração. Acrescenta-se ainda a antibioticoterapia de amplo espectro para a infecção secundária. Nos casos mais graves, deve ser utilizado também oxicianeto de mercúrio endovenoso ou óleo canforado subcutâneo (Bento R. F.; Miniti A.; Marone S. A. M., 1998).

G) Quando o corpo estranho fica encarcerado a anestesia geral é indicada para evitar acidentes à membrana timpânica e por vezes será necessária a utilização de uma incisão retroauricular, a qual é excepcionalmente única para CEs inextirpáveis sob anestesia geral. Esta é indicada tratando-se de crianças onde é necessária alguma manobra mais arriscada, para evitarem-se acidentes à membrana timpânica. Também deverá ser usada anestesia geral em adultos com distúrbios mentais, ou alguma situação mais difícil como nos casos de CEs encarcerados.

Tratando-se de crianças difíceis de serem contidas, o procedimento mais seguro será através de anestesia geral (Ballenger J. J., 1988), para que as manobras necessárias não sejam intempestivas, ocasionando lesões iatrogênicas.

Pode-se enxaguar o MAE com água oxigenada, soro fisiológico, água ou outras soluções. Pode-se também aplicar ar comprimido para secagem do meato após alguma lavagem, ou em CE como farinha, areia.

Mesmo na queixa unilateral, a outra orelha deve ser examinada, bem como as cavidades nasais (Newman M. H.; Olson N. R.; Singleton E. F., 1975).

As complicações decorrentes das extrações são: hematomas e agressões ao MAE, perfurações timpânicas e otite externa.

O uso de antimicrobianos tópicos ou sistêmicos se impõe sempre que o dano secundário o justifique (Sperling N. et al., 2000).

As complicações decorrentes da permanência de corpos estranhos no meato em geral são raras. Vão de simples maceração da pele, diminuição da ventilação do meato, até o aparecimento das otites externas (Bento R. F.; Miniti A.; Marone S. A. M., 1998).

As complicações mais graves sem dúvida são as iatrogênicas, que advêm de tentativas desastrosas de retirada do corpo estranho sem o material adequado, sem uma boa iluminação e geralmente por médicos não preparados. Podem ocorrer sintomas de otorréia e otorragia (Chinski, Alberto). São mais freqüentes lacerações da pele do meato auditivo externo, ruptura da membrana timpânica (Bottino M. A.; Castro A. A. T.; Gil C. L., 1971), desarticulação e/ou lesões na cadeia ossicular, lesão do nervo facial, lesão do labirinto anterior ou posterior (Bento R. F.; Miniti A.; Marone S. A. M., 1998).

É recomendado que a capacidade auditiva do paciente seja testada antes e após o procedimento (Sperling N., et al., 2000).

REFERÊNCIAS BIBLIOGRÁFICAS

Ballenger JJ. *Enfermedades de la Nariz, Garganta, Oido, Cabeza y Cuello*. 3. ed. Barcelona: Salvat, 1988. 1062-1064p.

Becker W, Naumann HH, Pfaltz CR. *Otorrinolaringologia Pràtica*. 2. ed. Rio de Janeiro: Revinter, 1999. 77-78p.

Bento RF, et al. *Condutas Práticas em Otologia*. Universidade de São Paulo: Fundação Otorrinolaringologia: FAPESP, 2002. 42-43p.

Bento RF, Miniti A, Marone SAM. *Tratado de Otologia*. Universidade de São Paulo: Fundação Otorrinolaringologia: FAPESP, 1998. 153-155p.

Bokowy C, Cadot M, Leliévre G. Pathologie acquise de l´oreille externe. In: *Encyclopédie Médico Chirurgicale – Oto-Rhino-Laryngologie*. vol. 1. Techniques, 20-070-A10, 6-7p.

Bottino MA, Castro AAT, Gil CL. Corpos estranhos em otorrinolaringologia. Anais do XX Congresso Brasileiro de Otorrinolaringologia. *Rev Brasil Oto-Rino-Laring* 1971;37:157-163.

Calcagnotto AM. Corpos estranhos em otorrinolaringologia. *JBM Otorrinolaringologia*. vol. 1. n. 2. Out./Nov./Dez. 1987.

Caruso VG, Meyerhoff WL. Traumatismos e infecciones del oido externo. In: Paparella, Michael M, Shumrick, Donald A. *Otorrinolaringologia*. 2. ed. Vol. 2. Buenos Aires: Panamericana. 1987. 1327p.

Chinski A. Corpos Estranhos em otorrinolaringologia. In: Sih T. *Manual de Otorrinolaringologia Pediátrica da IAPO*. 1997, 46-48p.

Deweese, David D, et al. *Otorrinolaringologia. Cirugía de Cabeza y Cuello*. 7. ed. Buenos Aires: Panamericana. 1991. 402p.

Gobbi AF, Itano M. Miíase em otorrinolaringologia. Anais do XX Congresso Brasileiro de Otorrinolaringologia. *Rev Brasil Oto-Rino-Laring* 1971;37:231-233.

Hungria H. *Otorrinolaringologia*. 8. ed. Rio de Janeiro: Guanabara-Koogan, 2000. 366-367p.

Lopes Fº OG. *Temas de Otorrinolaringologia*. Vol. 1. São Paulo: Manole, 1977. 13p.

Mangabeira-Albernaz P. *Otorrinolaringologia Prática*. 8. ed. São Paulo: Sarvier, 1966. 120, 129-132p.

Newman MH, Olson NR, Singleton EF. *Emergências em Otorrinolaringologia*. São Paulo: Manole, 1975. 56-57p.

Sperling N, et al. Doenças da orelha externa. In: Cruz, OLM, Costa SS da. *Otologia Clínica e Cirúrgica*. Rio de Janeiro: Revinter, 2000. 126-127p.

Sperling N, Lucente F. Patologias do ouvido externo. In: Costa SS da, Cruz OLM, Oliveira JAO. *Otorrinolaringologia: Princípios e Prática*. Porto Alegre: Médicas, 1994. 115p.

Wayoff M. Patologia del oido externo. In: Portmann M. *Otorrinolaringologia*. 1. ed. Paris: Masson, 1984. 26p.

Tratamento da Ceratose Obliterante e demais Patologias Descamativas da Orelha Externa

Eli Ratzkowski ▪ Hormy Biavatti Soares

INTRODUÇÃO

A *Keratosis Obturans* (KO) é uma condição rara na qual existe um acúmulo de grandes *plugs* de ceratina descamada no meato auditivo externo (MAE). A literatura clássica fala de forma indistinta desta patologia e do Colesteatoma do Meato Auditivo Externo (CMAE) embora este que é o principal diagnóstico diferencial apresenta-se com uma ulceração unilateral e destruição óssea do MAE (Piepergerdes, 1980). A KO ocorre geralmente em jovens que apresentam otalgia severa e persistente bilateral, com hipoacusia e raramente com otorréia. Ao exame encontramos uma massa de ceratina descamada formando um *plug* epidérmico no meato auditivo externo. Após a remoção do *plug* vê-se um alargamento e hiperemia do MAE às vezes com granulações, e a membrana timpânica (MT) pode estar normal, espessada ou até retraída. Na audiometria podemos ter perda condutiva mais ou menos intensa e que desaparece com remoção do *plug*. No CMAE teremos uma dor crônica moderada e otorréia por uma invasão do tecido escamoso, causando uma periostite. Ocorre em pessoas de meia-idade e unilateralmente. A KO pode estar associada à doença sinusal ou bronquiectasias e fazer parte da chamada discinesia ciliar primária. Willinston sugeriu a possibilidade de doença do colágeno subjacente a ambas patologias. Alguns estudos apontam para um defeito da migração epitelial do MAE, aumento da taxa de formação de pele, descamação precoce e acúmulo de *debris* epiteliais. Essa associação a bronquiectasias sugeriu a hipótese de que o pus presente na árvore traqueobrônquica, através de estimulação vagal eferente, produziria reflexo secretor de cerúmen com consequente obstrução por cera e formação do *plug* epidérmico (Morrinson, 1956). Alberti mostrou o padrão normal de migração epitelial do MAE por duas zonas distintas. Paparella, Mayer, *et al.*sugerem que o *plug* resulta de uma produção excessiva de células epiteliais, perda das propriedades de limpeza e migração. Mayer e Franzen consideraram a periostite circunscrita secundária à sífilis. Bunting não achou casos com VDRL positivo. Hawke postula que a KO pode ter duas formas distintas: uma se baseia na inflamação crônica do tecido subepitelial, a qual é responsável pela hiperplasia epitelial e acúmulo de ceratina no fundo do conduto. A extirpação da massa de ceratina e o tratamento satisfatório da inflamação subjacente podem curar definitivamente este processo. A outra forma de apresentação, talvez por uma deficiência enzimática, hereditária ou adquirida, seria responsável pela alteração na migração normal das células epiteliais superficiais.

CONSIDERAÇÕES ESSENCIAIS RELATIVAS A DIAGNÓSTICO

O diagnostico é eminentemente clínico sendo que a otoscopia é elucidativa pela presença de uma massa de ceratina ocupando toda luz do MAE se aderindo com firmeza à sua parede. Após a remoção do *plug* epidérmico, o conduto estará alargado, pela generalizada absorção óssea na KO, diferentemente do CMAE onde veremos osso necrótico erosado. O diagnóstico diferencial dos processos ulcerativos também inclui sífilis e escarlatina (Altmann e Mayer, 1936). A TC pode ser útil no diagnóstico diferencial de patologias do meato auditivo externo. A KO apresenta localização mais centrada no meato auditivo, erosão uniforme com bordos lisas, além de, freqüentemente, o outro lado apresentar uma lesão similar. A imagem de seqüestro ósseo é típica do CMAE, além do mais uma história de doença crônica da orelha média com otorréia é característica. Nas malignidades do MAE a presença de uma massa grande, destrutiva, podendo ter invasão da articulação temporomandibular, glândula parótida, nervo facial, cérebro e seios durais por serem freqüentemente diagnosticados em estágios avançados.

CONSIDERAÇÕES HISTÓRICAS

A KO foi descrita pela primeira vez por Toynbee em 1850, denominando-a *molluscous tumours*. Em 1874, Wreden descreveu 12 casos com obstrução do MAE por uma massa de tecido compacto, comprovando microscopicamente ser esta formada por epiderme esfoliada chamando-a de *keratosis obturans* e distinguindo-a do tampão ceruminoso. Desde então uma série de autores vem relacionando este aspecto otológico à discinesia ciliar primária. Black achou uma incidência de 89% tanto de supuração sinusal ou infecção respiratória crônica ou ambos em 90 crianças com KO.

DESENVOLVIMENTO SOBRE O TEMA

O tratamento é a remoção mecânica do *plug* epidérmico seguido do adequado manejo de possíveis granulações e limpeza periódica das recorrências. As granulações são manejadas por remoção, cauterização e uso de esteróides tópicos. As otites externas secundárias são tratadas com antibióticos tópicos. Normalmente pode ser realizado em consultório sob anestesia tópica com microscopia para adequado controle. Em alguns quadros onde a dor é impeditiva a anestesia geral pode ser empregada. Diferentemente no CMAE, a remoção cirúrgica do saco do colesteatoma e do tecido necrótico, dependendo da extensão e do julgamento do cirurgião, pode ser mais conservadora caso possamos visualizar toda a erosão óssea e o paciente não seja portador de otalgia crônica. No entanto a mastoidectomia com ou sem preservação da parede posterior pode ser necessária caso haja envolvimento da mastóide.

SÍNTESE DOS CONCEITOS MAIS IMPORTANTES

Devido à raridade do quadro muitos casos de CMAE foram agrupados com a KO, mas devemos ressaltar a forma diferente de apresentação e de tratamento. A unilateralidade, ausência de dor aguda e otorréia purulenta apontam para o CMAE. Na KO pacientes jovens, com dor severa e bilateral.

Na KO devemos avaliar a possível concomitância de quadros sistêmicos como a discinesia ciliar primária. Diversos autores apontam para a relação entre KO, bronquiectasias e sinusites especialmente em crianças.

A) Keratosis obturans:
- Otalgia severa aguda.
- Hipoacusia condutiva.
- Otorréia raramente.
- Bilateral e em jovens.
- Associada à sinusite e bronquite.
- *Plug* epidérmico.
- Membrana timpânica espessada.
- Alargamento do MAE.
- Hiperemia da pele do MAE com granulações.

B) Colesteatoma do MAE:
- Otalgia crônica.
- Sem hipoacusia.
- Otorréia.
- Unilateral e em idosos.
- Sem *plug* epidérmico.
- Erosão localizada.
- Periostite e seqüestro ósseo.

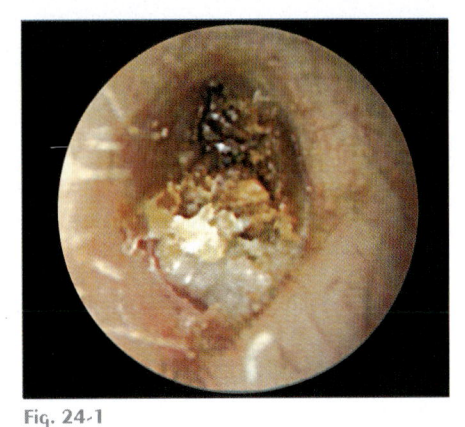

Fig. 24-1
Plug Epidérmico - KO – Otoscopia.

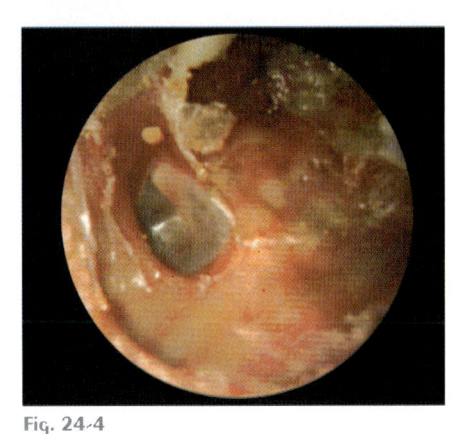

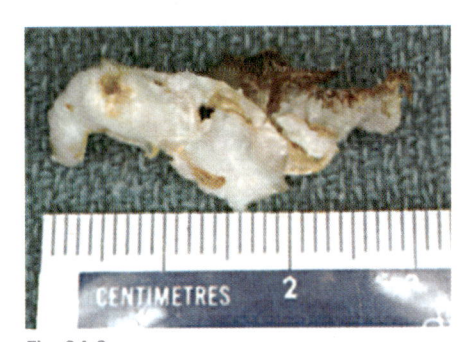

Fig. 24-2
Plug Epidérmico – Peça.

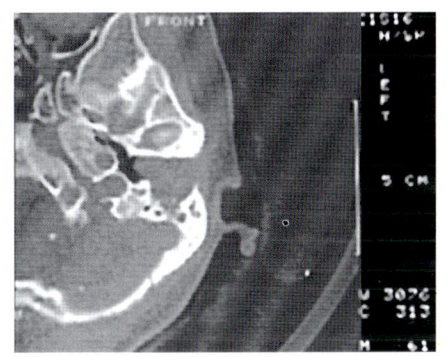

Fig. 24-3
KO – Otoscopia.

Fig. 24-4
KO automastoidectomia.

Fig. 24-5
TC com alargamento do MAE – KO.

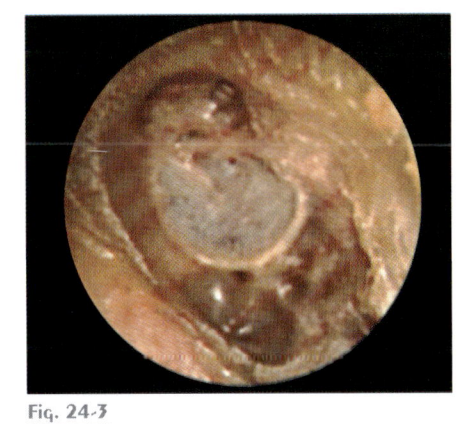

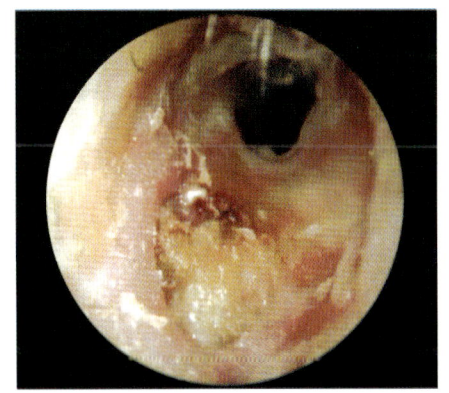

Fig. 24-6
Colesteatoma do MAE.

BIBLIOGRAFIA

Bojrab D, Bruderly T, Abdulrazzak Y. Otitis externa. Otolaringolol Clin North Am 1996;29.

Corbridge RJ, Michaels L, Wright T. Epithelial migration in keratosis obturans. Am J Otolaryngol 1996;17:4.

Hawke M, Shanker L. Automastoidectomy caused by keratosis obturans; a case report. J Otolaryngol 1986;15.

Hawthorne MR, Num RG. Keratosis obturans–two cases with different aetiologies. Br J Radiol 1983;56.

Herdman RC, Wright Jl. Surgical treatment of obliterative otitis externa. Clin Otolaryngol 1990;15.

Mayer Fraser O. Pathological changes in the ear in late congenital syphilis. J Laryngol Otol 1936;51.

Naiberg J, Berger G. The pathological features of keratosis obturans and cholesteatoma. Arch Otolaryngolol 1984;110.

Osete Albaladeja JM, Medina Banejas A, Sanches Martinez N. Keratosis Obturans. An Otorrinolaringol Ibero Am 1991;18.

Paparella M, Goycoolea MV. Canalplasty for chronic intratable external otitis and keratosis obturans. Otolaryngol Head Neck Surg 1981;89.

Paparella M, Shumrick D. Otolaringology 1973;2:37.

Piepergedes JC, Kramer B, Behnke E. Keratosis obturans and external canal cholesteatoma. The Laryngoscope 1980;90.

Rasmussen PA. Otitis externa and alergic contacts dermatitis. Acta Otolaryngolol 1974;77.

Roland PS, Marple BS. Disorders of the external auditory canal. J Am Acad Audiol 1997;8.

Ruddy J, Blckerton RL. Optimum management of the discharging ear. Drugs 1992;43.

Senturia BH, Marcus M D, Lucente F. Disease of the external ear. 1980;2.

Shire JR, Donagan J. Cholesteatoma of the external canal and keratosis obturans. Am J Otol 1986;7.

Sismenis A, Hueng C, Abedi E, Williams E. External ear canal cholesteatoma. Am J Otol 1986;7.

Smith MF, Falk S. External auditory canal cholesteatoma. Clin Otolaryngol 1978;3.

Toinbee J. A specimen of moluscum contagiosum developed in the external auditory meatus. Lond Med Gazzete 1850;46.

Wreden R. A peculiar form of obstruction of the auditory meatus. Arch Ophthalmol Otolaryngolol 1874;9.

Tratamento Preventivo das Otites Médias

Luc Louis Maurice Weckx

INTRODUÇÃO

Para se falar em tratamento preventivo das otites médias, capítulo fundamental para auxiliar a criança com otite média recorrente, é necessário, inicialmente, destacar os principais possíveis fatores de risco envolvidos na gênese da otite média:

A) Fatores de risco relacionados ao hospedeiro:
- Sexo masculino.
- Raça branca e índios.
- Não aleitamento materno ou desmame precoce.
- Primeiro episódio de otite média aguda (OMA) antes dos 6 meses de idade.
- Presença de vegetação adenóide e/ou adenoidite.
- Posição deitada ao mamar.
- Uso de chupeta ou chupar o dedo.
- Presença de refluxo gastroesofágico.
- Atopia e alergia ao leite de vaca: controvertido.
- Imaturidade ou deficiência imunológica.

B) Fatores que predispõem à disfunção tubária:
- Fenda palatina.
- Fissura submucosa.
- Síndrome de Down.
- Paralisia cerebral.

C) Fatores ambientais:
- Permanência em creches e berçários com aumento de gripes e resfriados.
- Tabagismo passivo.
- Piores condições de moradia.
- Irmão mais velho com IVAS mensais.
- Antibioticoterapia inadequada ou incompleta na OMA.

A partir deste contexto é possível elaborar uma conduta preventiva para crianças com otite média recorrente:

A) **Aleitamento materno** por 6 meses ou mais.
B) **Não mamar deitado** e evitar mamar logo antes de dormir.
C) Retirar a criança da **Creche**, especialmente no inverno, ou, se não for possível, trocar para creche com menor número de crianças.
D) Não usar **Chupetas**, principalmente em creches, onde é freqüente a troca de chupetas entre crianças.
E) Não ao **Tabagismo passivo**.
F) **Vacina contra o vírus da influenza** possui pouca eficácia na prevenção da OMA, já que seu efeito se restringe à gripe e não ao resfriado comum; deve ser atualizada anualmente e está indicada a partir dos 6 meses de idade.
G) **Vacina conjugada para pneumococo**: reduz a freqüência de OMA em 6 a 7% e de OMR em 9,5%, estando indicada a partir de 2 meses de idade.
H) **Dosagem sérica de IGA, IGM, IGG e Subclasses de IGG**, principalmente em crianças que, além das otites, apresentam também rinossinusites e pneumonias de repetição.
- Dosagem de vírus HIV.
- Dosagem de IGE sérica, embora a literatura seja controversa na relação atópica e OMR.
I) **Pensar em alergia ao leite de vaca em crianças com OMR** associada à rinite e/ou asma; é importante não indicar a retirada do leite de vaca como medida de rotina na otite média.
J) **Antibioticoterapia**:
- *Pais que não gostam de medicina halopática ou crianças difíceis de tomar medicação via oral:* é necessário checar se a duração do tratamento com antibiótico é respeitada, principalmente na primeira crise de OMA.
- *A seleção do antibiótico varia se é uma OMA esporádica ou uma criança que faz uso quase mensal de antibiótico:* por exemplo, OMA em criança pequena, que freqüenta creche, com exposição prévia freqüente a antibióticos e com falha terapêutica à antibioticoterapia, sugere fortemente etiologia por pneumococo resistente à penicilina.
- *Quimioterapia*: o uso indiscriminado de antibióticos em subdoses, uma vez ao dia por 1 a 3 meses, deve ser evitado, principalmente devido ao aumento de pneumococos resistentes; hoje o tratamento profilático para OMR com quimioprofilaxia deve ser restrito a casos selecionados, como infecções graves e freqüentes em crianças maiores de 2 anos que não freqüentam creches.
K) **Terapia antiadesinas**: goma de mascar com xilitol impede a ligação de *Streptococcus mutans* com os dentes, diminuindo a ocorrência de cárie; um estudo finlandês mostrou também diminuição de otites por menor aderência do pneumococo e do *Haemophylus influenzae* na rinofaringe.

EM FASE EXPERIMENTAL

- *Surfactante intranasal (aerossol)*: vem sendo estudado no Mount Sinai de Nova York, por sua capacidade de diminuir a tensão superficial do líquido na orelha média, diminuindo assim a pressão de abertura da tuba; é uma tentativa de diminuir o uso de antibioticoterapia.
- *Vacina contra o vírus sincicial respiratório*: por ser esse vírus o principal dentre os vírus que invadem a orelha média durante uma otite média aguda, uma vacina eficiente contra infecções das vias aéreas superiores, causadas pelo vírus sincicial respiratório, é promissora para diminuição das otites médias agudas na criança.

Concluindo, algumas medidas simples, como não mamar deitado, conseguem prevenir o aparecimento de novas OMA, em outras crianças nada resolve, fazendo pensar num potencial genético favorável a otites médias de repetição. A imunoterapia com vacinas contra bactérias e vírus é promissora, porém os resultados melhores só acontecerão a longo prazo.

BIBLIOGRAFIA

Consenso sobre Otites Médias – Sociedade Brasileira de Otorrinolaringologia. *Rev Bras Otorrinolaringologia* 1999;65(1)8.

Heikkinen T, Thint M, Chonmaitree T. Prevalence of various respiratory virus in the middle ear during acute otitis media. *N Engl I Med* 1999;340(4):260-4.

Hirata CHW, Weckx LLM, Solé D, Figueiredo CR. Serum levels of immunoglobulins in children with recurrent otitis media. *Journal of Investigational Allergology & Clinical Immunology, EUA*, 1999. 6-9p.

Lim D, Bluestone CD, Casselbrant ML. Recente advances in otitis media. Report of the seventh research conference. *Annals of Otol Rhino & Laringology* 2002;188:6-102.

Tikkanen J, Kokkonen, Alho, Niinimaki. Cow's milk allergy is associated with recurrent otitis media during childhood. *Acta Otolaryngol (Stokh)* 1999;119(8);867-73.

26

Tratamento das Disfunções Tubárias da Criança

José Faibes Lubianca Neto ■ Rita Carolina Pozzer Krumenauer

CONCEITO E INTRODUÇÃO

A tuba auditiva, agora tuba auditiva, é um órgão que possui um lúmen revestido por mucosa respiratória, o qual é circundado por cartilagem, tecidos moles (gordura de Ostmann, tecido conjuntivo peritubário, linfáticos, nervos), músculos peritubários (tensor do véu palatino, elevador do véu palatino, salpingofaríngeo e tensor do tímpano) e tem um suporte ósseo superior, o sulco esfenoidal (Bluestone, 1998).

A disfunção tubária em crianças é muito mais comum do que no adulto e caracteriza-se pela impossibilidade funcional ou anatômica da tuba auditiva em exercer suas funções primordiais de ventilação, drenagem, proteção e equalização de pressão da orelha média. A tuba auditiva é um órgão que parece ser compartimentalizado em termos funcionais, sendo a porção superior do lúmen envolvida na ventilação e a porção inferior relacionada à função de drenagem (Sando, 1994).

Há uma certa predisposição inata da tuba auditiva ao mau funcionamento. Filogeneticamente, considera-se que a tuba auditiva seja um órgão relativamente recente, ainda em aprimoramento, pois surge durante o processo de evolução da espécie humana, no momento em que se passou do meio aquático para o meio terrestre. No peixe, as células auditivas localizadas em sua linha lateral estão em contato direto com a água, não havendo perda na transmissão sonora do líquido circundante para o líquido do órgão auditivo. No homem, existe perda de 99% de energia quando a onda sonora transmite-se do meio aéreo (meato auditivo externo e caixa timpânica) para o líquido (perilinfa do vestíbulo). Para compensar essa perda, desenvolveu-se a orelha média, com seus mecanismos de amplificação do som. No entanto, não há condições desses sistemas funcionarem adequadamente fora de um ambiente aéreo com pressão equalizada, o qual é proporcionado pela tuba (Sade, 1997).

Existem várias diferenças estruturais e funcionais da tuba auditiva das crianças em relação à dos adultos. Em comparação com a dos adultos, estudos anatômicos demonstram que a tuba auditiva dos lactentes é mais curta, forma um ângulo menor com o plano horizontal (10º versus 45º), tem uma cartilagem com maior densidade celular (mas menor densidade de elastina), tem o coxim adiposo de Ostmann mais volumoso e tem maior comprimento da porção cartilaginosa em relação ao comprimento da porção óssea (8:1 aos 3 meses de idade versus 4:1 na idade adulta) (Bluestone, 1995 e Ishijima, 2000). Estudos demonstram alterações funcionais gradativas com o crescimento da criança. No desenvolvimento, a tuba adquire uma função muscular mais eficiente (melhora no mecanismo de abertura ativa da tuba) e torna-se um sistema menos propenso a agir como um meato passivo para as secreções nasais, tanto pelo aumento de seu comprimento quanto de sua angulação. Isso favorece a ação protetora da gravidade (Bylander, 1983). A tuba auditiva atinge o tamanho adulto (31 a 38 mm) por volta dos 7 anos de idade, momento que coincide com a diminuição da incidência da maioria das afecções otológicas (Sadler-Kimes, 1989). O desenvolvimento da tuba auditiva está associado ao desenvolvimento da base do crânio e ao complexo nasomaxilar. Por isso, qualquer cessação extemporânea de desenvolvimento ou aberração dessas partes do esqueleto craniofacial pode causar desequilíbrios correspondentes na tuba auditiva, os quais podem predispor à otite média. Uma das evidências disso provém de estudo que avaliou 50 japoneses adultos através de radiografias cefalométricas laterais, o qual demonstrou que o comprimento da base do crânio, a altura posterior do andar médio da face e a profundidade do maxilar tiveram efeitos determinantes na dimensão final da tuba auditiva (Kemaloglu, 2000).

Estimar-se com certeza a prevalência da disfunção tubária em crianças é difícil, pois a disfunção é dinâmica, com melhoras e pioras ao longo do tempo no mesmo indivíduo (Bunne, 2000). Inúmeros estudos escandinavos bem delineados fornecem estimativas aceitáveis. Acompanhando um grupo de 373 crianças não-selecionadas dos 5 aos 16 anos de idade, demonstrou-se que o perfil timpanométrico melhora significativamente com a idade: 49% das crianças têm pressão negativa na orelha média aos 5 anos, enquanto que, ao completar 16 anos, tal prevalência cai para 4%. A tradução otomicroscópica de tais achados timpanométricos, no entanto, não é linear. Aos 5 anos de idade, alterações da membrana timpânica (miringoesclerose, bolsas de retração atical ou da parte tensa, atrofia) foram encontradas em 19% das orelhas examinadas, enquanto que aos 16 anos a prevalência aumentou para 33%. Se a tuba auditiva normalmente é tida como o fator desencadeante das alterações na orelha média, conclui-se por esse estudo que ela não é o único fator envolvido na manutenção e progressão de tais alterações. Outras investigações demonstram que mesmo a colocação de tubos de ventilação pode não prevenir as alterações tróficas da membrana timpânica das crianças.

As alterações pressóricas na orelha média podem também manifestar-se em termos de perda auditiva. Estudos demonstram que pressões negativas, principalmente abaixo de –150 mmH$_2$O, estão associadas à hipoacusia (Fria, 1985).

Pode-se inferir indiretamente através de manifestações clínicas de disfunção tubária (OMA, OMS, retrações de membrana timpânica e outras) e por outros métodos diagnósticos discutidos em outra parte deste capítulo, que a prevalência da disfunção tubária é alta em crianças pequenas e diminui com o passar da idade. Embora provavelmente subestime a prevalência verdadeira da disfunção tubária, testes clínicos parecem oferecer dados aproximados. Foi o que sugeriu indiretamente uma coorte de 222 crianças dinamarquesas hígidas de 4 a 7 anos, não-selecionadas, que foram submetidas a rastreamentos timpanométricos repetitivos. Demonstrou-se nessa faixa etária uma boa correlação entre anormalidade timpânica, perfil timpanométrico e a freqüência de otite média aguda (Tos, 1984). Dessa forma, dependendo do desfecho que se mede, a prevalência pode variar de 20% (prevalência de otite média crônica secretora em pré-escolares) até 50% (prevalência de timpanometrias alteradas, incluindo pressão negativa em crianças pequenas). A incidência cumulativa parece ainda maior, quando se observam as evidências demonstrando que aproximadamente 90% das crianças desenvolvem efusão na orelha média em algum momento até completarem 2 anos de idade (Casselbrant, 1995).

Entende-se que a disfunção da tuba auditiva seja o início de um processo dinâmico, que evolui com o surgimento das diversas afecções da orelha média dentro de um contínuo. Assim, indiretamente quando se discute o tratamento da disfunção tubária, também dever-se-ia discutir a prevenção primária (controle dos fatores de risco), secundária (tratamentos clínico e cirúrgico) e terciária (tratamento das incapacitações decorrentes) da otite média aguda, da otite média crônica com efusão, da otite média atelectásica e adesiva e da otite média crônica supurativa, seja colesteatomatosa ou não-colesteatomatosa. No entanto, cada um desses estágios evolutivos do contínuo da otite média mereceu capítulos distintos nesse livro. Dessa forma, aqui abordar-se-ão somente tratamentos que se especula que ajam diretamente na tuba auditiva.

CONSIDERAÇÕES ESSENCIAIS RELATIVAS AO DIAGNÓSTICO

Para alguns autores, uma timpanoplastia bem-sucedida ou uma habilidade da criança de tolerar alterações pressóricas sem barotrauma durante viagens de avião ou mergulhos são os melhores indícios de boa função tubária. No entanto, esses critérios não são pragmáticos. Ao contrário, a necessidade de se poder predizer objetivamente o sucesso de uma timpanoplastia, antes de sua execução, é uma das maiores razões para os numerosos estudos tentando desenvolver métodos confiáveis para quantificar a função tubária. Existe a noção tradicional de que a orelha contralateral seja um bom parâmetro da função tubária. Tal pressuposto, no entanto, não está baseado em evidências, pelo menos no caso das crianças, embora nesse grupo etário exista a tendência de a função tubária ser simétrica. Uma metanálise de 1999, envolvendo 30 estudos, definindo como sucesso cirúrgico uma membrana timpânica intacta, analisou o efeito de várias variáveis pré e transoperatórias na "pega do enxerto", entre elas: técnica cirúrgica, adenoidectomia prévia, presença de infecção ativa, tamanho da perfuração, estado da orelha contralateral, idade e função da tuba auditiva. O único achado que foi preditor de sucesso da cirurgia foi a idade que, quanto maior, mais se associou ao sucesso cirúrgico (Vrabec, 1999).

O raciocínio teórico de que a idade se correlaciona melhor ao crescimento do esqueleto do que ao estado imune ou à saúde da mucosa, e de que o crescimento do esqueleto presumivelmente correlaciona-se ao crescimento da base do crânio e da tuba auditiva, aponta para a disfunção tubária como a culpada pelo insucesso cirúrgico. Talvez o que não se consiga ainda é, com os testes até então disponíveis, demonstrar a disfunção tubária em todas as crianças.

Infelizmente, ainda não existem testes com alta acurácia para demonstrar as funções da tuba auditiva. Porém, todas as funções da tuba podem ser testadas, clínica ou laboratorialmente, por métodos diferentes. Assim, a função ventilatória (ou de equalização da pressão) pode ser testada por manobras no consultório, como as de Valsalva, Toynbee e Politzer, observando-se a movimentação da membrana timpânica pela otoscopia, ou associando-as a exames timpanométricos convencionais.

A timpanometria, isoladamente, é a forma mais utilizada para se medir direta (nos casos de perfuração da membrana timpânica) ou indiretamente a função de ventilação da tuba auditiva. Em casos de perfuração da membrana timpânica com tuba permeável, não há condições de se obter o traçado timpanométrico, pois a pressão da sonda colocada no meato auditivo externo se escoa pela tuba, não havendo vedação. Pode-se inferir, à medida que se sabe a pressão que se está colocando no meato, a pressão de abertura e do fechamento da tuba. Porém, esse é um dado artificialmente obtido e, algumas vezes, impreciso. Em casos especiais de perfuração timpânica, onde haja um bloqueio da tuba auditiva (hiperplasia de mucosa, pólipos, diafragmas timpânicos etc.), pode haver vedação e aparecer curva plana. Tal achado representaria o mais grave nível de obstrução tubária e, felizmente, é raro. Na situação clínica mais comum, a membrana timpânica está íntegra e se procuram sinais de disfunção tubária na timpanometria. O traçado característico é o da "curva negativa", ou curva tipo C de Jerger, em que o pico de aquiescência máximo está deslocado para pressões negativas ($-150 cmH_2O$ em diante). Nos casos em que há presença de líquido ou nas atelectasias de orelha média com aderências, a curva tende a ser plana (tipo B de Jerger). Nesse curva, não há ponto de complacência máxima e a curva encontra-se deslocada para a esquerda. Uma curva timpanométrica obtida durante o repouso pode alterar-se com a respiração (em caso de pacientes com tuba anormalmente patente), deglutição e com manobras especiais (cateterização com sonda de Itard, politzerização etc.). Existem variações descritas da timpanometria, como a timpanometria de nove fases, que trabalha com a deglutição, a geração de pressão negativa e positiva na caixa, e a medida da capacidade de equalização dessas alterações.

A função de drenagem da tuba auditiva pode ser avaliada através de cintilografia com tecnécio. Estudos de medicina nuclear avaliaram a função tubária de pacientes com e sem otite média secretora através da instilação em orelha média de 100 microlitros de tecnécio-99 m em macroagregado de albumina. Ambos os grupos foram investigados quanto à passagem do radioisótopo pela tuba e o tempo de sua chegada até a nasofaringe. A passagem de tecnécio foi positiva em 100% dos pacientes do grupo controle e em apenas 16% dos pacientes com otite média secretora, resultado este que levou à conclusão de que a cintilografia seria um exame útil e confiável, apesar de ainda necessitar de ajustes que facilitassem a sua prática comum (Celen, 1999). Um outro grupo realizou estudo usando cintilografia após a instilação de gás xenônio na nasofaringe através de um tubo inserido na cavidade nasal. Esta chamada "cintilografia de ventilação" seria um método satisfatório para avaliação da tuba, por ser simples e não-invasivo, além de apresentar uma taxa de sucesso de aproximadamente 74% (Karasen, 1999). O certo é que até hoje tais métodos não são utilizados clinicamente, seja por estarem disponíveis somente em centros terciários, seja pela sua relativa invasividade ou mesmo por suscitarem receios pelo uso da radiação, principalmente quando realizados em crianças.

Uma outra forma de avaliar clinicamente a tuba auditiva é a videoendoscopia, onde, após a gravação do exame endoscópico da nasofaringe do paciente, o mesmo é analisado em câmera lenta quanto à seqüência de movimentos do óstio tubário e músculos envolvidos. No exame normal a seqüência dos movimentos é a seguinte:

1. Elevação do palato, causando rotação da lâmina cartilaginosa medial.
2. Movimentação lateral da parede faríngea.
3. Dilatação do lúmen causada pelo músculo tensor do véu palatino.
4. Abertura da valva tubária no istmo. Estudos recentes demonstram que a videoendoscopia é um exame útil, porém a gravidade da doença na orelha média não pode ser correlacionada à gravidade da disfunção tubária observada (Poe, 2000).

Outro exame aventado para a avaliação do funcionamento da tuba auditiva é a sonotubometria, através do qual a abertura da tuba é examinada na deglutição na presença de tons puros que chegam ao óstio tubário por uma sonda nasal conectada a um gerador. Um microfone é colocado no canal auditivo externo e conectado a um analisador de ondas. Se o microfone capta maior intensidade de som no conduto auditivo durante a deglutição (variação de no mínimo 5 dB), infere-se que houve abertura do orifício nasofaríngeo da tuba. Porém, ainda é um método experimental, muito utilizado em pesquisas (Munro, 1999).

Outros testes disponíveis atualmente para avaliação da função tubária, principalmente em crianças, são muitas vezes incompletos e/ou inadequados. Há o método no qual se instilam gotas otológicas na orelha com perfuração e pergunta-se à criança se esta sentiu o gosto da medicação. Este seria um meio fácil e rápido de saber se a tuba está permeável (em crianças colaborativas) e um preditor para o sucesso de timpanoplastia. Porém é baseado numa resposta subjetiva. Não é aceito como um critério que possa ser utilizado com precisão, principalmente em crianças menores (Megerian, 2000).

Nos casos de suspeita de disfunção tubária, o melhor é avaliar cada paciente separadamente, considerando todos os fatores envolvidos. Nenhum teste isolado tem grande valor prognóstico em pacientes com doença de orelha média, pois as funções de abertura e fechamento da tuba são altamente variáveis. Além disso, os métodos ditos "objetivos" para a avaliação da função da tuba, exceção feita à timpanometria, são ainda complicados demais para que seu uso possa ser corriqueiro na prática do otorrinolaringologista, principalmente no caso das crianças menores.

CONSIDERAÇÕES HISTÓRICAS

Embora Alcmaeon de Esparta tenha sido o primeiro a reconhecer e referir a tuba auditiva há aproximadamente 2400 anos atrás, foi Bartolomeu Eustáquio, em 1563, quem publicou a primeira descrição detalhada da tuba auditiva (Graves, 1944). Eustáquio reconheceu a tuba como somente uma via de drenagem de material patológico da cavidade timpânica. Em 1683, Du Verney hipotetizou que uma importante função da tuba seria a de trocar e ajustar a pressão da cavidade timpânica e que ela permaneceria permanentemente aberta, oferecendo uma via de passagem para o ar quando a membrana timpânica movia-se para frente e para trás (Stewart, 1965).

Em 1704, Valsalva descreveu um músculo para abertura da tuba auditiva e presumiu que esse músculo seria ativo no processo da audição. Valsalva descreveu a manobra para expelir pus da cavidade timpânica para o meato auditivo externo, que levou seu nome (Feldman, 1996). Vinte anos mais tarde, Guyot foi um dos primeiros a tentar cateterizar a tuba através da boca. Cleland, em 1741, inseriu o cateter através do nariz, e Wathen, em 1756, descreveu em detalhes como executar esse procedimento (ducha de ar através de cateter) (Black, 1985).

Foi em 1836 que Deleau tornou-se um dos primeiros a advogar a infusão de ar puro (até então se advogavam gases especiais, medicações etc.) através da tuba auditiva usando um cateter (Feldman, 1996). Em analogia à ausculta pulmonar, descreveu sons que poderiam ser percebidos durante o procedimento. A ducha de ar tornou-se um dos procedimentos mais populares em otologia naquela época, tendo sido inventados vários modelos de bomba acoplada a cateteres. Em 1853, Toynbee (Toynbee, 1853) descobriu que, quando em repouso, a tuba está fechada e que há uma absorção constante de ar na cavidade timpânica; a tuba poderia ser aberta somente pelo ato de deglutir, permitindo a passagem de ar que equalizaria a pressão. Ele acreditava que a manobra que descreveu — engolir com as narinas fechadas — poderia produzir uma pressão positiva na cavidade timpânica. Politzer demonstrou que, após a manobra de Toynbee, a orelha média adquiria pressão negativa; conseqüentemente, em 1863, desenvolveu seu próprio método para ativamente inflar a orelha média sem usar um cateter, o qual ainda hoje é utilizado para o tratamento de doenças da orelha média relacionadas à disfunção da tuba auditiva (Politzer, 1869).

Cem anos após Politzer, Gottschalk apresentou uma técnica em 1962 de insuflação controlada da orelha média, uma combinação de insuflação de ar hiperbárico através do nariz para a orelha média sob controle visual e massagem da membrana timpânica, usando um otoscópio pneumático para limpar a efusão da orelha média. Conseguiu drenar a efusão em 59% dos 147 casos descritos por um mês ou mais. A eficácia chegou a 93%, quando a técnica foi combinada com miringotomia (Gottschalk, 1962).

Em 1968, Hunt-Williams introduziu o método de ventilação da orelha média para crianças usando um brinquedo carnavalesco semelhante à "língua-de-sogra", acoplado ou não a um balão. Um microfone no canal auditivo detectava se havia insuflação de ar na orelha média (Hunt-Williams, 1968).

Em 1971, Shea publicou um estudo no qual crianças faziam politzerização em casa, usando uma pêra de borracha de 30 ml. A pêra era acoplada firmemente a uma narina, e a outra narina era ocluída com o dedo. Nessa posição, solicitava-se à criança que tomasse um gole de água, ao mesmo tempo em que se pressionava a pêra de borracha, insuflando o nariz. (Shea, 1971). Vários outros estudos se sucederam tentando atuar diretamente na função de ventilação da tuba, os quais serão abordados no tratamento da disfunção tubária.

TRATAMENTO

Partindo do princípio de que o mau funcionamento da tuba auditiva pode ser um fator importante na patogênese de diversas doenças relacionadas à orelha média, vários investigadores têm estudado diferentes estratégias de tratamento que possam interferir na função tubária.

A maioria dos estudos que tratam deste assunto avalia o efeito de drogas ou de intervenções cirúrgicas na função ventilatória da tuba auditiva. São poucos os que falam sobre efeito na função de proteção ou drenagem da orelha média. (Van Heerbeek, 2002). Mais raros ainda, excetuando-se o caso dos vasoconstritores, são os estudos utilizando modelos investigacionais ideais: ensaios-clínicos randomizados controlados por placebo.

Tratamentos farmacológicos

Surfactantes e substâncias estimulantes dos surfactantes

A substância surfactante (redutora da tensão superficial) exógena ou mesmo substâncias indutoras da produção de surfactante (como ambroxol) podem melhorar a função tubária. Várias experiências foram feitas com a instilação de aerossol nasal de surfactante, a qual evidenciou melhora significativa na pressão da orelha média. Essa melhora dar-se-ia pelo poder do surfactante em reduzir a pressão necessária para a abertura passiva da tuba auditiva (Chandrasekhar, 2002 e Koten, 2001). Cabe aqui lembrar, porém, que a maioria destes estudos foi realizada com modelos animais, e o uso clínico do surfactante para tratamento da disfunção tubária ainda necessita maior embasamento científico.

Agonistas beta-adrenérgicos

Tais fármacos foram testados porque poderiam ter efeito benéfico por diminuir a pressão necessária para abertura passiva da tuba (terbutalina e isoproterenol). Não há na literatura dados conclusivos sobre sua efetividade.

Descongestionantes tópicos

Os descongestionantes causam vasoconstrição através de sua ação alfa-adrenérgica. No caso da mucosa nasal, eles são muito efetivos devido à riqueza de vasos. Como melhoram a ventilação nasal, especulou-se que poderiam também melhorar a ventilação tubária. No entanto, tal pressuposto não resistiu à testagem clínica. Em um estudo recente, crianças apresentando resfriado comum e diminuição da pressão dentro da orelha média foram randomizadas para receberem gotas de fenilefrina ou placebo. Os resultados demonstraram que, apesar da melhora dos sintomas de obstrução nasal, o descongestionante tópico não modificou as pressões anormais da orelha média. Outro estudo dinamarquês apresentou resultados semelhantes ao avaliar o uso de xilometazolina tópica em crianças com tubo de ventilação (Turner, 1996 e Van Heerbeek, 2002).

Descongestionantes e/ou anti-histamínicos sistêmicos

Ambas os fármacos apresentam efeito descongestionante da mucosa por ação vasoconstritora. Na literatura, encontram-se opiniões tanto a favor quanto contra seu uso na disfunção tubária. Em casos de alergia nasal, talvez possam ter efeito indireto, na melhora da função nasal e do bem-estar do paciente. Fato é que, assim como com os descongestionantes tópicos, não há evidências de que os descongestionantes e anti-histamínicos tenham efeito específico sobre o funcionamento da tuba auditiva. Inclusive, já se demonstraram ineficazes no tratamento da otite média secretora em ensaio clínico randomizado (Cantekin, 1983).

Outros tratamentos clínicos sugeridos são o uso de mucolíticos, corticóides sistêmicos e o antibiótico roxitromicina. À exceção do corticóide sistêmico, que tem um efeito marginal em casos de otite média secretora, nenhum dos outros fármacos tem efeito benéfico comprovado.

Parece ainda prematuro recomendar livremente a maioria das terapêuticas anteriormente discutidas. Em casos selecionados, talvez algumas possam ser utilizadas, como é o caso dos corticóides e dos anti-histamínicos em casos de alergia associada à disfunção tubária. Cabe salientar que mesmo intervenções, que tenham efeito positivo em um aspecto particular da função tubária, podem agir negativamente no funcionamento da orelha média. Os surfactantes, por exemplo, podem também reduzir a tensão de fechamento da tuba, de tal forma que ela perca sua função de proteção. Os anti-histamínicos e descongestionantes podem espessar as secreções, pelo seu efeito anticolinérgico, dificultando a função de drenagem da tuba. E, por fim, a melhora da função tubária não necessariamente trará a resolução da otite média. Apesar de ambas as alterações estarem relacionadas, há muitos outros fatores envolvidos.

Tratamentos cirúrgicos

Tubo de ventilação

A colocação de tubos de ventilação várias vezes não traz melhora direta da função tubária. Evidências demonstram que crianças que receberam tubo de ventilação podem, inclusive, ter um aumento significativo da pressão de abertura da tuba, apesar da resolução da otite média secretora. É importante ressaltar que a disfunção tubária parece ser um fator causal, e não uma conseqüência da otite média secretora. (Van Heerbek, 2001). A colocação do tubo, portanto, é direcionada para tratar os efeitos que a disfunção tubária causa na orelha média, e não a própria disfunção em si, embora vários autores também acreditem que possa melhorar a função tubária indiretamente (diminuição do edema mucoso, retirada de fatores pró-inflamatórios). Independentemente do mecanismo exato de ação, os tubos têm larga utilização e trazem grande benefício às crianças com otite média secretora.

Adenoidectomia

A adenoidectomia apresenta resultados significativos na redução da incidência de otite média secretora e de rinossinusite, porém não há mudança efetiva específica sobre a função tubária (Clement, 1998). Embora já tenha se demonstrado que a adenoidectomia traz melhora direta da função tubária somente se houver obstrução mecânica do óstio no pré-operatório (Takahashi, 1989), evidências demonstram que essa situação é eventual, e, mesmo assim, a cirurgia é melhor do que a não-cirurgia em estudos randomizados no controle da otite média secretora (Gates, 1987). Cabem aqui as mesmas considerações feitas à colocação de tubos de ventilação. O fato de a cirurgia nem sempre agir diretamente sobre a função tubária não impede que ela seja realizada para aliviar os efeitos da otite média secretora.

Oclusão total da tuba auditiva

É uma técnica reservada para aquelas situações em que a tuba auditiva perdeu seu papel protetor. Em casos de otorréia recorrente ou crônica, seguindo mastoidectomia, nos quais a reconstrução da orelha média e da membrana timpânica não são factíveis ou indicados, poucos autores não aceitam a eficácia da oclusão total da tuba auditiva como medida curativa. O material utilizado varia de pó de osso, até músculo, gordura e fáscia de temporal.

Oclusão parcial da tuba auditiva

Crianças maiores e adolescentes, que reclamem de autofonia e de ouvirem sua própria respiração, podem ter a tuba auditiva permanentemente aberta, uma condição conhecida como tuba anormalmente patente. Alguns estudiosos da área, como Bluestone, advogam o tratamento cirúrgico nessa circunstância. A técnica consiste na elevação de um retalho timpanomeatal anterior, com ou sem broqueamento da parede anterior, para permitir a visualização do orifício da tuba auditiva na orelha média. Localizado o orifício, introduz-se um tubo de polietileno pequeno (número 90) no orifício da tuba para determinar o sítio, direção e comprimento aproximado do cateter definitivo a ser introduzido. Tal cateter é um angiocateter da Medicut (Argyle Medicut, Sherwood Medical Industries, St. Louis, MO). Corta-se o cateter do tamanho adequado, preservando-se a extremidade mais larga. O lúmen do cateter é fechado com pó de osso, e este é introduzido até que fique firmemente preso no interior da tuba. A extremidade mais dilatada do cateter fica na caixa timpânica, sem, no entanto, tocar o martelo. A adequação do bloqueio parcial da tuba é testada através de timpanometria transoperatória com oliva estéril no canal auditivo externo para testar a pressão de abertura da tuba agora ocluída. A pressão deve ficar mantida em torno de 400 a 600 mmH$_2$O. Por fim, é colocado um tubo de ventilação na membrana timpânica. Originalmente publicada em 1981, a técnica teve seus resultados avaliados mais tarde, em 1992, onde nove pacientes tiveram um acompanhamento variando de 4 meses a 15 anos. Seis dos nove pacientes ficaram assintomáticos ou com sintomas infreqüentes, e três não tiveram alívio (Magit, 1982).

Auto-insuflação como tratamento da disfunção tubária e da otite média secretora

Há grande controvérsia sobre o uso da auto-insuflação por crianças e seu efeito sobre a disfunção tubária e, principalmente, sobre a otite média secretora. As evidências disponíveis são conflitantes, mas sugerem que possa haver algum pequeno benefício clínico.

Stangeroup, autor de vários artigos sobre o assunto e responsável pelo desenvolvimento de um dispositivo para auto-insuflação em crianças (Otovent®), defende o seu uso nos primeiros três meses de efusão na orelha média de crianças com mais de três anos, antes que algum procedimento invasivo seja realizado. Se a criança permanecer com pressão negativa na orelha média e/ou hipoacusia, a timpanotomia para colocação de tubo de ventilação estaria indicada (Stangerup, 1992). Na prática clínica, pode-se recorrer ao uso de "língua-de-sogra", brinquedo comumente encontrado nos aniversários infantis, pedindo-se para as crianças maiores e colaborativas que tentem desenrolar o brinquedo através de sopros nasais. A manobra de Valsalva também é outra alternativa ao uso do Otovent®.

Para que fosse simulada uma atividade normal da tuba auditiva no decorrer de um dia, seriam necessárias 1.000 auto-insuflações, exceto durante o sono, período em que a tuba abre menos vezes, apesar de a pressão na orelha média manter-se maior (Tideholm, 1999). Alguns autores, entre eles Bluestone e Rosenfeld, não acreditam na efetividade desse recurso (Chan KH, 1989). O grupo Cochrane (Reidpath, 1999), através de uma metanálise, avaliou a eficácia da auto-insuflação. Considerou os estudos disponíveis de qualidade baixa e variada. Nenhum utilizou o recurso recomendável do "cegamento" dos avaliadores de desfechos e todos foram estudos de curto seguimento. Como as evidências foram conflitantes, concluiu-se pela não recomendação de seu uso para a prática clínica, pelo menos até que um ensaio-clínico maior e mais bem desenhado seja publicado.

■ Outros fatores relacionados à disfunção tubária

Alergia

A base teórica para a relação entre alergia e otite média secretora é de que esta seria causada por mediadores da inflamação e citocinas liberadas por mastócitos da mucosa nasal e rinofaringe. Esses mediadores produziriam um bloqueio da tuba auditiva através de diferentes mecanismos, mudando as pressões de abertura da tuba e a perfusão da orelha média.

Diversos estudos relatam relação positiva entre alergia, disfunção tubária e otite média secretora, independente do mecanismo aventado para tal. Estudos com modelos animais mostram inclusive que fase tardia da alergia traz disfunção ventilatória à tuba e subseqüente acúmulo de líquido na orelha média. Estudiosos alergistas defendem que em crianças com otite média secretora e alergia, os tratamentos antialérgicos podem aumentar a resolução dos sintomas e a resposta às demais terapêuticas. Mesmo pacientes com obstrução tubária refratária a outros tratamentos podem se beneficiar de terapia antialérgica específica (Derebery, 1997; Fireman, 1997 e Doyle, 2002). Com base nessas afirmações, mesmo carecendo de evidências mais adequadamente obtidas na literatura, é da prática clínica que se recomende o controle ambiental e tratamento medicamentoso para as crianças com disfunção tubária associada à alergia.

Exposição ao cigarro

O mecanismo que explica a relação entre exposição ao cigarro e otite média secretora em crianças seria a alteração da função tubária causada pelo tabaco. Essa disfunção poderia, por sua vez, ser resultado da cilioestase e da congestão vascular secundárias ao fumo. Apesar de causar uma alteração transitória, o fumo passivo, principalmente se associado a outros fatores (refluxo gastroesofágico, alergia, alterações anatômicas), causa um aumento significativo na incidência de otite média aguda recorrente e de otite média crônica secretora. Esse fator deve ser sempre ressaltado aos pais e é adequado que se recomende aos pais que não fumem dentro de casa e em outros locais na presença das crianças.

Refluxo gastroesofágico

O refluxo gastroesofágico é um distúrbio comum em recém-nascidos e pré-escolares. Pesquisas iniciais recentes sugerem que ele possa estar relacionado à disfunção tubária. Um estudo com ratos demonstrou piora significativa na disfunção tubária nos animais cujas orelhas foram expostas ao ácido gástrico (Heavner, 2001). Sinais e sintomas que possam indicar refluxo (tosse, infecções respiratórias freqüentes) devem ser pesquisados nas crianças com alterações de orelha média e o refluxo investigado e adequadamente tratado quando confirmado, senão para tratar a disfunção tubária (evidências ainda pobres), para evitar as outras complicações associadas ao refluxo já bem estabelecidas.

Infecção de vias aéreas superiores

Os resfriados comuns também levam à disfunção tubária, por vezes transitória, por mecanismos semelhantes aos da alergia.

Fenda palatina

Aproximadamente 70% dos pacientes com fenda palatina apresentam efusão em orelha média. Ocorre significativa melhora deste número após correção da fenda. Não há diferença na melhora da função da tuba auditiva entre a correção do tipo VWK com palatoplastia e retalho duplo e a zetaplastia de Furlow (Guneren, 2000).

Má oclusão dentária

Pacientes com má oclusão dentária também apresentam maior incidência de disfunção tubária e, conseqüentemente, mais chances de desenvolver doenças de orelha média (Mc Donnell, 2001).

REFERÊNCIAS BIBLIOGRÁFICAS

Black NA. Fashion, science and techinical change: The history of the treatment of glue ear. *Clin Otolaryngol* 1985;10:31-41.

Bluestone CD. Anatomy and physiology of the Eustachian tube. In: Cummings CW, Fredrickson JM, Harker LA, Krause CJ, Richardson MA, Schuller DE (eds.) *Orolaryngology Head & Neck Surgery*. 3. ed. St. Louis: Mosby, vol. 4. 3003-22p.

Bluestone CD, Klein JO. *Otitis Media in Infants and Children*. 2. ed. Philadelphia: WB Saunders, 1995.

Bunne M, Magnuson B, Falk B, Hellstrom S. Eustachian tube function varies over time in children with secretory otitis media. *Acta Otolaryngol* 2000;120:716-23.

Bylander A, Tjernstrom O. Changes in eustaquian tube function with age in children with normal ears: a longitudinal study. *Acta Otolaryngol (Stockh)* 1983;96:467-77.

Bylander A, Tjernstrom O, Ivarsson A. Pressure opening and closing functions of the eustachian tube by inflation and deflation in children and adults with normal ears. *Acta Otolaryngol (Stockh)* 1983;96:255-268.

Cantekin EI, Mandel EM, Bluestone CD, Rockette HE, Paradise JL, Stool SE, Fria TJ. Lack of efficacy of a decongestant-antihistamine combination for otitis media with effusion ("secretory" otitis media) in children. Results of a double-blind randomized trial. *N Engl J Med* 1983; 10;308(6):297-301.

Casselbrant ML, Mandel EM, Kurs-Lasky M, Rockette HE, Bluestone, CD. Otitis media in a population of black American and white American infants, 0-2 years of age. *Int J Pediatr Otorhinolaryngol* 1995;33(1):1-16.

Celen Z, Kanlykama M, Bayazit AY, Mumbuc BS, Zincirkeser S, Ozbay E. Scintigraphic evaluation of the Eustachian tube function. *Rev Laryngol Otol Rhinol* 1999;120(2):123-5.

Chandrasekhar SS, Conelly PE, Venkatayan N, Ammar Mel-S, Tabor M, Mautone AJ. Intranasal metered dose aerosolized surfactant reduces passive opening pressure of the eustachian tube: comparison study in two animal models. *Otol Neurotol* 2002;23(1):3-7.

Chan KH, Bluestone CD. Lack of efficacy of middle-ear inflation: treatment of otitis media with effusion in children. *Otolaryngol Head Neck Surg* 1989;100(4):317-23.

Clement PA, Bluestone CD, Gordts F, Lusk RP, Otten FW, Goossens H, Scadding GK, *et al.* Management of rhinossinusitis in children: consensus meeting, Brussels, Belgium, Sept 13, 1996. *Arch Otolaryngol Head Neck Surg* 1998;124(1):31-4.

Derebery MJ, Berliner KI. Allergic eustachian tube dysfunction: diagnosis and treatment. *Am J Otol* 1997;18(2):160-5.

Doyle WJ. The link between allergic rhinitis and otitis media. *Curr Opin Allergy Clin Immunol* 2002;2(1):21-5.

Feldman H. The eustachian tube and its role in the history of otology: images from the history of otorhinolaryngology, presented by instruments from the collection of the Ingolstadt German History Museum. *Laryngorhinootologie* 1996;75:783-92.

Fireman P. Otitis media and eustachian tube dysfunction: connection to allergic rhinitis. *J Allergy Clin Immunol* 1997;99(2):787-97.

Fria TJ, Nozza RJ. Complications of eustachian tube dysfunction: hearing loss. *Ann Otol Rhinol Laryngol* 1985;94:S52-S53.

Gates GA, Avery CA, Prihode TJ, Cooper JC. Effectiveness of adenoidectomy and timpanostomy tubes in the treatment of chronic otitis media with effusion. *N Engl J Med* 1987 3;317(23):1444-51.

Gottschalk GH. Serous otitis: treatment by controlled middle ear inflation. *Laryngoscope* 1962;72:1379-90.

Graves G, Galante MD. Epistola de auditus organis, by Bartholomeu Eustachius. *Arch Otolaryngol* 1944;40:123.

Guneren E, Ozsoy Z, Ulay M, Eryilmaz E, Ozkul H, Geary PM. A comparison of the effects of Veau-Wardill-Kilner palatoplasty and Furlow double-opposing Z-plasty operations on eustachian tube function. *Clef Palate Craniofac J* 2000;37(3):266-70.

Heavner SB, Hardy SM, White DR, Prazma J, Pillsbury HC 3rd. Transient inflammation and dysfunction of the eustachian tube secondary to multiple exposures of simulated gastroesophageal refluxant. *Ann Otol Rhinol Laryngol* 2001;110(10):928-34.

Hunt-Williams R. A method for maintaining middle ear ventilation in children. *J Laryngol Otol* 1968;82:921-6.

Ishijima K, Sando I, Balaban C, Suzuki C, Takasaki K. Lenght of the eustachian tube and its postnatal development: computer-aided three-dimensional reconstruction and measurement study. *Ann Otol Rhinol Laryngol* 2000;109:542-8.

Karasen RM, Varoglu E, Yilridim M, Eryilmaz K, Sutbeyaz Y, Sirin S. Evaluation of eustachian tube function with ventilatiopn scintigraphy by using 133Xe gas. *J Laryngol Otol* 1999;113(6):509-11.

Kemaloglu YK, Kobayashi T, Nakajima T. Associatons between the eustachian tube and craniofacial skeleton. *Int J Pediatr Otorhinolaryngol* 2000;53:195-205.

Koten M, Uzun C, Adali MK, Karasalihoglu AR, Tatman-Otkun M, Altaner S. Nebulized surfactant as a treatment choice for otitis media with effusion: an experimental study in the rabbit. *J Laryngol Otol* 2001;115(5):363-8.

Magit AE, Bluestone CD. Catheter occlusion of the patulous eustachian tube (Abstract). *Proceedings of the American Otolaryngological, Rhinological, and Laryngological* – Society, Western Section Meeting, 1992.

Mc Donnell JP, Needleman HL, Charchut S. The relationship between dental overbite and eustachian tube dysfunction. *Laryngoscope* 2001;111(2):310-6.

Megerian CA. Pediatric timpanoplasty and the role of preoperative eustachian tube evaluation. *Arch Otolaryngol Head Neck Surg* 2000;126.

Munro KJ, Benton CL, Marchbanks RJ. Sonotubometry findings in children at high risk from middle ear effusion. *Clin Otolaryngol* 1999;24(3): 233-7.

Poe DS, Pyykko I, Valtonen H, Silvola J. *Am J Otol* 2000;21(5): 602-7.

Politzer A. Ballin MJ, Hellerpp CL. Translator. *Diseases of the Ear.* 5. ed. Philadelphia: Lea and Febiger, 1869;145-55;282-302.

Reidpath DD, Glasziou PP, Del Mar C. Systematic review of autoinflation for treatment of glue ear in children. *BMJ* 1999;318(1):1177-8.

Sade J, Amos AR. Middle ear and auditory tube: middle ear clearance, gas exchange, and pressure regulation. *Otolaryngol Head Neck Surg* 1997;116:499-524.

Sadler-Kimes D, Siegel MI, Todhunter US. Age-related morphologic differences in the components of the eustachian tube/middle ear system. *Ann Otol Rhinol Laryngol* 1989;98:854-8.

Sando I and others. Localization of function in the eustachian tube: a hypothesis. *Ann Otol Rhinol Laryngol* 1994;103:311.

Shea JJ. Autoinflation treatment of serous otitis media in children. *J Larygol Otol* 1971;85:1254-8.

Stangerup SE, Olsen JS, Balle V. Autoinflation as a treatment of secretory otitis media - a randomized controlled study march *Otolaryngol Head Neck Surg* 1992;118:149-52.

Stewart EF, Du Verney GJ (1648-1730). Author of the first scientific account of the ear (Abrideged). *Proc R Soc Med* 1965;58:735-53.

Takahashi H, Fujita A, Honjo I. Effect of adenoidectomy on otitis media with effusion, tubal function and sinusitis. *Am J Otolaryngol* 1989;10(3):208-13.

Tideholm B, Brattmo M, Carlborg B.Middle ear pressure: effect of body position and sleep. *Acta Otolaryngol (Stockh)* 1999;119:880-5.

Tos M, Stangerup SE, Holm-Jensen S, Sorensen CH. Spontaneous course of secretory otitis and changes of the eardrum. *Arch Otolaryngol* 1984;110:281-9.

Toynbee J. On the muscles which open the eustachian tube. *Proce R Soc Med* 1853;6:286.

Turner RB, Darden PM. Effect of topical adrenergic decongestants on middle ear pressure in infants with common colds. *Pediatr Infect Dis J* 1996;15(7):621-4.

Van Heerbeek N, Ingels KJAO, Rijkers GT, *et al*. Therapeutic improvement of Eustachian tube function: a review. *Clin Otolaryngol* 2002;27:50-56.

Van Heerbeek N, Ingels KJAO, Zielhuis G. No effect of a nasal decongestant on eustachian tube function in children with ventilation tubes. *Laryngoscope* 2002;112:1115-8.

Van Heerbek N, Ingels KJ, Snik AF, *et al.* Eustachian tube function in children after insertion of ventilation tubes. *Ann Otol Rhinol Laryngol* 2001;110(12):1141-6.

Vrabec JT, Deskin RW, Grady JJ. Meta-analysis of pediatric tympanoplasty. *Arch Otolaryngol Head Neck Surg* 1999;125:530-4.

Tratamento das Disfunções Tubárias

Silvio Antonio Monteiro Marone ▪ Maria Cecília Lorenzi

INTRODUÇÃO

A principal estrutura responsável pelo equilíbrio funcional das estruturas da orelha média é a tuba auditiva (TA), canal osteocartilaginoso que comunica a orelha média e a nasofaringe. A TA é a principal responsável pela homeostasia pressórica do sistema auditivo.

Alterações dos mecanismos de proteção, aeração e drenagem da orelha média constituem as assim chamadas *disfunções tubárias*, aparentemente as principais causas das otites médias, afecções extremamente comuns em crianças. (Bluestone, 1996; Bylander-Groth, 1998).

Outra condição associada ao mau funcionamento tubário corresponde à entidade conhecida como *tuba patente* que, contrariamente ao que se observa nos quadros de otite média, associa-se a um déficit no fechamento da TA.

Inicialmente, serão sucintamente abordadas a anatomia e a fisiologia da TA, ponto de partida para a apresentação das principais abordagens terapêuticas nos casos de disfunção tubária.

CONSIDERAÇÕES BÁSICAS

▪ Anatomia e fisiologia da tuba auditiva

A TA constitui o conduto que une a porção anterior da cavidade timpânica à porção posterior das fossas nasais (nasofaringe). Apresenta um segmento lateral (ou superior) ósseo que se abre na caixa do tímpano através de seu óstio timpânico, e um segmento medial (ou inferior) fibrocartilaginoso que se abre na nasofaringe através de seu óstio faríngeo.

São em número de quatro os músculos diretamente relacionados à TA: o músculo tensor do véu do palato (mTVP), o músculo elevador do véu do palato (mEVP), o músculo salpingofaríngeo (mSf) e o músculo tensor do tímpano (mTT). As aberturas tubárias, que ocorrem de maneira intermitente durante movimentos faríngeos de deglutição e bocejo, são devidas à contração do mTVP, com deslocamento lateral e inferior da lâmina lateral da cartilagem tubária, afastando-a da lâmina medial e provocando a abertura do óstio faríngeo da tuba. O papel desses músculos no mecanismo de abertura tubária ainda não foi completamente elucidado (Marone, 1998).

A abertura tubária é um fenômeno ativo que envolve a contração da musculatura faríngea, enquanto seu fechamento é basicamente passivo relacionado à elasticidade do sistema fibrocartilaginoso, à pressão venosa hidrostática e à camada de muco intraluminal.

As funções básicas da TA relacionam-se ao sistema auditivo e são basicamente a **ventilação** das cavidades da orelha média, a **drenagem** de secreções e a sua **proteção** (Marone, 1998; Miller, 1996). O desempenho adequado dessas funções depende do exato equilíbrio entre os mecanismos de abertura e fechamento tubário: enquanto a ventilação da orelha média, com manutenção de pressão adequada em suas cavidades, e a drenagem de secreções para a rinofaringe requerem fundamentalmente mecanismos de abertura eficientes, a proteção da orelha média depende do adequado fechamento tubário, ao lado da integridade do sistema mucociliar.

A função de ventilação, a mais importante das funções da TA, é determinada pelas aberturas tubárias ativas intermitentes e serve principalmente para a equalização da pressão de ambos os lados da membrana timpânica, permitindo o funcionamento ótimo do sistema tímpano-ossicular na audição (Bogar, 1995).

A função de drenagem é exercida através de dois mecanismos distintos: o adequado funcionamento do sistema mucociliar e o bombeamento exercido pelas contrações do mTVP (quando o mTVP abre a TA, o fluido é "sugado" para seu lúmen; quando a TA se fecha, o fluido é expelido para a nasofaringe). Recentemente foi demonstrada a importância de fatores surfactantes de superfície no desempenho da função tubária de drenagem (Bogar, 1995).

A função de proteção é sinérgica à de drenagem à medida que visa à proteção da orelha média de germes patogênicos. Essa função é exercida primordialmente pelo colabamento passivo da tuba fibrocartilaginosa.

Interessante hipótese de localização funcional na TA postula que a *ventilação* ocorre principalmente na porção mais superior da TA, a *drenagem* pode ser localizada em seu assoalho e a *proteção* se deve principalmente à elasticidade cartilaginosa, à presença do tecido gorduroso de Ostmann e às numerosas pregas mucosas presentes no assoalho da tuba (Sando, 1994).

As dimensões da TA, seu formato e suas relações espaciais são distintos na criança e no adulto. Enquanto na criança o comprimento tubário médio é de 18 mm e o ângulo com o plano horizontal de apenas 10°, no adulto seu comprimento varia entre 31 e 38 mm, dependendo da raça, fazendo um ângulo de 45° com o plano horizontal. Atribuem-se às diferenças anatômicas as principais alterações funcionais responsáveis pela maior incidência de quadros de otite média secretora e otite média aguda em crianças (Sadler-Kimes, 1989). Assim, o menor comprimento da TA, o menor conteúdo de fibras elásticas de sua porção cartilaginosa, a menor inclinação com relação ao plano horizontal e a relação ainda não bem definida que se observa entre o mTVP, o mEVP e a TA constituem os principais fatores dos quadros obstrutivos funcionais observados na infância. Além disso, o aumento de volume do tecido linfóide adenoideano, geralmente colonizado por microorganismos patogênicos, constitui fator importante de obstrução da TA nesta faixa etária.

Mecanismos de abertura tubária

Acredita-se que o mTVP seja o único músculo responsável pela abertura da TA que se dá, conforme mencionamos, durante movimentos faríngeos como, por exemplo, na deglutição (Miller, 1996). O exato mecanismo determinante da abertura tubária, que não ocorre em todos os movimentos de deglutição e sim em apenas alguns movimentos, ainda não é conhecido. Postula-se a existência de um mecanismo de conexão neural entre alguns prováveis receptores e a musculatura tubária (Eden, 1981).

Deste modo, foi descrita a participação de mecanorreceptores faríngeos subepteliais sensíveis a alterações de pressão na nasofaringe (Guindi, 1981), de quimiorreceptores presentes na orelha média (sensíveis a alterações na sua composição gasosa) (Shupak, 1996) e de mecanorreceptores presentes no orelha média (Marquet, 1989) e na membrana timpânica (Nagai, 1989), sensíveis à compressão e ao estiramento. Há ainda a teoria da participação do mTT no mecanismo de abertura tubária, segundo a qual o encurtamento passivo desse músculo devido à reabsorção fisiológica dos gases da orelha média apresentaria uma ação facilitadora na contração ativa do mTVP (Misurya, 1976).

Estudos recentes apontam para a participação do músculo pterigóideo medial (mPM) na abertura tubária, atuando como um coxim móvel (elástico e ativo) do mTVP e influenciando na pressão de abertura passiva da porção fibrocartilaginosa distal da TA. Contrações do mPM aparentemente resultam em aumento da pressão de abertura tubária, enquanto seu relaxamento determina uma diminuição da pressão de abertura. A participação do mPM, um dos músculos mastigadores, na abertura da TA pode ter implicações na terapêutica das disfunções tubárias, como veremos adiante (Leuwer, 2002).

Disfunções tubárias: conceito e classificação

Embora o termo *disfunção* tubária seja habitualmente empregado nos quadros de **obstrução** da TA, ele também engloba os quadros em que a tuba auditiva se encontra patologicamente aberta (ou patente), quadro que será abordado individualmente mais adiante.

Classicamente, acredita-se que os quadros de obstrução da TA podem ter causa mecânica ou disfuncional (Blueston,1983; Iwano, 1993).

A **obstrução mecânica** da TA pode ser devida a fatores intrínsecos e extrínsecos a ela. Como *fatores intrínsecos à tuba auditiva,* entendem-se aqueles que resultam de alteração do lúmen tubário, como a que ocorre nos processos inflamatórios alérgicos ou não. *Fatores extrínsecos* são aqueles que causam aumento da pressão tubária extramural, como observado no aumento excessivo do volume adenoideano (presente geralmente em crianças) ou nos processos neoplásicos (observados geralmente em adultos).

O papel das obstruções mecânicas na disfunção da TA vem sendo recentemente questionado. Aparentemente os processos tumorais de nasofaringe geralmente não acometem os óstios ou o lúmen tubário e sim infiltram a musculatura (lesão funcional) (Low, 1997); quanto às vegetações adenoideanas, não se observou correlação entre o volume e o peso da adenóide e a presença de otite média secretora em crianças, além do que pacientes portadores de otite média secretora não apresentam melhora imediata após adenoidectomias (Sadé, 1994). Assim, fica reforçada a importância da origem inflamatória da otite média secretora, com conseqüente alteração nos mecanismos de difusão de gás na orelha média, em detrimento das teorias obstrutivas, principalmente das obstruções mecânicas.

Embora geralmente se aceite a existência de quadros tubários disfuncionais (**obstrução funcional** da TA), esse fato também já foi questionado dada à grande dificuldade de avaliação e quantificação funcional da TA. Como ainda não se conhece o exato mecanismo neuromuscular de abertura tubária, fica difícil documentar e quantificar seu mau funcionamento, chegando-se mesmo a postular a inexistência da chamada disfunção da TA, atribuindo-se os quadros otológicos observados a processos inflamatórios relacionados a déficits na troca gasosa no sistema de células mastóideas (alteração nas propriedades de difusão gasosa da orelha média) (Sadé, 1995).

Recentemente, estudou-se experimentalmente em macacos o efeito de alterações na composição de gases da orelha média, encontrando-se evidências de um mecanismo de retroalimentação segundo o qual a composição gasosa da orelha média apresenta papel facilitador na abertura ativa proporcionada pelo mTVP (Shupak, 1996). Fica claro, portanto, que um adequado mecanismo de troca gasosa no sistema da orelha média-células mastóideas é fundamental, associado à integridade dos circuitos neuronais envolvidos nos reflexos de abertura tubária, bem como à integridade da musculatura efetora.

Várias afecções sabidamente se relacionam a um mau funcionamento do sistema tubário. Dentre elas citamos a rinite alérgica, os desvios septais, a hipertrofia de cornetos, a polipose nasal, traumas, malformações congênitas como fissuras palatinas e algumas alterações metabólicas (alterações tireóideas). Observa-se nessas afecções um *componente obstrutivo funcional* da TA.

Disfunção tubária e etiopatogenia da otite média

A patogênese da otite média é multifatorial e inclui vários fatores como infecção viral e bacteriana, fatores anatômicos, fatores imunológicos, presença de quadros alérgicos de vias aéreas superiores e predisposição familiar, dentre outros. Aparentemente, um funcionamento anormal da TA representa o principal fator etiológico nesses casos, muito embora estudos recentes aventem a possibilidade de a otite média ser uma doença primária da membrana mucosa da orelha média causada por reações inflamatórias de seus tecidos, independentemente da função tubária adequada.

As alterações funcionais da TA podem ser causadoras de afecções otológicas através do comprometimento de suas funções básicas, ou seja, comprometimento na regulação pressórica da cavidade da orelha média, deficiência em sua função protetora e comprometimento da sua função de drenagem.

Assim, obstruções tubárias mecânicas ou funcionais podem levar ao comprometimento da regulação pressórica intratimpânica, com aparecimento de sintomas otológicos. Acredita-se que diferenças na morfologia do arcabouço ósseo craniano possam ser responsabilizadas, pelo menos em parte, pelas diferenças funcionais observadas entre crianças e adultos ou até mesmo com relação à variação observada em indivíduos adultos entre si (Di Francesco, 2001).

A perda da função tubária de proteção é observada nos casos de abertura anormal da TA (tuba patente ou semipatente, como o observado em alguns portadores da síndrome de Down), nos casos de encurtamento tubário ou na presença de lesões de orelha média e mastóide (perfurações timpânicas ou mastoidectomias radicais)

O comprometimento da função de drenagem ocorre em casos de alteração da atividade do sistema mucociliar e nos casos de inadequação dos mecanismos de abertura tubária, com prejuízo da função de bombeamento de secreções.

Alergia e função tubária

O papel da alergia na etiopatogenia da otite média se dá através de um ou mais dos seguintes mecanismos: 1) A mucosa da orelha média funcionando como órgão-alvo do processo alérgico. 2) Presença de edema inflamatório da mucosa tubária. 3) Presença de obstrução nasal. 4) Aspiração de secreções para a cavidade da orelha média (Bluestone, 1996).

Observou-se que o aumento de mediadores inflamatórios circulantes, resultado de reações alérgicas locais da mucosa nasal, pode alterar a permeabilidade mucosa da orelha média, resultando em comprometimento dos mecanismos de troca gasosa. Aparentemente as respostas alérgicas locais e sistêmicas também comprometem a drenagem mucociliar da TA devido, pelo menos em parte, à alteração da estrutura do tapete de muco produzido (Minami, 1992).

Recente estudo de casos de disfunção tubária obstrutiva e tuba patente de etiologia alérgica revelou elevada prevalência de alergia alimentar comprovada através de testes cutâneos ou de ingestão, observando correlação entre melhora dos sintomas e dieta com retirada dos alimentos envolvidos. Postulou-se, então, que todos os pacientes portadores de disfunção tubária, em especial aqueles cuja resposta ao tratamento clínico for insatisfatória, devem ser submetidos à avaliação relativa à presença de alergia alimentar (Derebery, 1997).

Obstrução nasal e função tubária

Buscando definir os efeitos da obstrução nasal sobre a função tubária e o sistema da orelha média, estudaram-se experimentalmente em animais os efeitos da oclusão nasal uni- e bilateral sobre a função tubária. Observou-se que apenas a oclusão nasal bilateral se associa ao desenvolvimento rápido de pressões positivas na orelha média em associação à deglutição (Buchman, 1999). As provas de função tubária realizadas mostraram apenas os efeitos esperados desse gradiente de pressão orelha média–nasofaringe, sem qualquer sinal de comprometimento funcional da TA. Esses resultados sugerem que se a obstrução nasal efetivamente causa otite média, é pouco provável que isto se deva a uma disfunção tubária; ao contrário, esses dados de experimentação animal sugerem que em caso de obstrução nasal bilateral ocorrem "pulsos" de elevação de pressão que, na presença de microorganismos patogênicos, poderiam ser responsáveis por seu transporte para a orelha média, gerando um processo inflamatório.

Fenda palatina e função tubária

Quadros de otite média são extremamente comuns em crianças portadoras de fenda palatina não corrigida cirurgicamente. A correção cirúrgica do problema geralmente acarreta uma melhora do quadro, apesar das recidivas.

Acredita-se que o fator observado nesses casos seja uma insuficiência dos mecanismos de abertura tubária devida à alteração da anatomia da musculatura tubária e do encurtamento observado na TA nesses casos (Bluestone, 1996).

Tuba patente

A tuba patente ou aberta é uma condição que acarreta sintomas extremamente desagradáveis como autofonia, o escutar da própria respiração e sensação de plenitude auricular. Geralmente é desencadeada por perda aguda ou crônica de peso como ocorre em regimes alimentares, doenças consumptivas, desidratação, radioterapia de cabeça e pescoço, quimioterapia e carcinomatose. Nessas situações, ocorre alteração da geometria da tuba por diminuição do tecido peritubário de Ostmann. Pode igualmente ocorrer na vigência de algumas doenças neuromusculares como na miastenia grave (Marone, 1998).

A fisiopatologia da tuba patente ainda não é completamente conhecida; acredita-se, porém, na participação de uma disfunção do mecanismo ativo de ventilação tubária. Apesar de seu estado patente, observam-se rigidez e diminuição da elasticidade da tuba, estando presentes algumas vezes contrações tubárias paradoxais durante a deglutição.

A tuba patente permite o livre fluxo de ar da nasofaringe para a orelha media que permanece ventilada; entretanto, secreções indesejáveis da nasofaringe podem transitar pela tuba, resultando em otite media por refluxo. Como as paredes da tuba encontram-se anormalmente distendidas, secreções da nasofaringe podem atingir a orelha média mesmo com modestas pressões positivas na nasofaringe, como resultado do ato de espirrar, fungar, ou deglutir com nariz tampado. Essas alterações observadas na tuba patente explicam o aparecimento de algumas das complicações observadas na orelha média como atelectasia da membrana timpânica e otite secretora.

É um quadro considerado intratável, apesar das diversas terapêuticas descritas, como instilação de substâncias irritantes no lúmen tubário ou injeção de silicone junto ao óstio faríngeo da tuba, entre outras.

Disfunção tubária e otite média aguda (OMA)

Nos casos de OMA, encontram-se geralmente presentes antecedentes de infecção das vias aéreas superiores com congestão da mucosa difusa. A congestão observada ao nível da TA pode gerar uma obstrução tubária, com o desenvolvimento de pressão negativa na orelha média que, quando prolongada, pode levar à "aspiração" de microorganismos patogênicos. Devido à obstrução tubária presente, há comprometimento da função de drenagem da orelha média, com acúmulo de líquido em sua cavidade, resultando em quadro de OMA (Marone, 1998).

Em crianças portadoras de quadros de otite média de repetição ou otite média secretora, anormalidades anatômicas ou funcionais da TA constituem o principal fator etiopatogênico. Outro possível mecanismo é o de uma infecção ascendente progressiva a partir da nasofaringe para a mucosa tubária.

Disfunção tubária e otite média secretora (OMS)

A teoria mais aceita é a da "hidropisia *ex vacuo*" que postula que, na ausência de mecanismos de abertura tubária adequados, as trocas gasosas da cavidade da orelha média para a microcirculação mucosa geram uma pressão negativa na cavidade timpânica, seguida por transudação e aparecimento de efusão. A invasão ascendente da orelha média por bactérias, através da tuba auditiva, parece representar papel importante na patogênese da OMS (Ovesen, 1998).

Atualmente, o refluxo gastroesofágico tem sido relatado, em alguns casos, como provável causa de otite média secretora. Assim, a presença de pepsina nas efusões da orelha média é certamente devida ao refluxo gastroesofágico. Nesses casos, é considerado como o fator primário na origem da OMS, iniciando a cascata de eventos inflamatórios observada nessa doença. O tratamento do refluxo colabora, nessa situação, com o tratamento da OMS (Tasker, 2002).

DISFUNÇÃO TUBÁRIA

Chama-se genericamente de **disfunção tubária** ao conjunto de sinais e sintomas auditivos presentes na ausência de efusão de orelha média.

A obstrução tubária pode desencadear o aparecimento de pressão negativa na orelha média, retração timpânica, perda auditiva condutiva e até mesmo atelectasia timpânica, em suas formas mais severas. A obstrução tubária pode ser causada por processos inflamatórios ou pode ser devida a alterações agudas e crônicas dos mecanismos de abertura tubária.

Um quadro disfuncional transitório da TA é freqüente no período pós-operatório precoce de tonsilectomias e notonsilectomias, com surgimento de curvas timpanométricas tipo C, algumas vezes associadas à otalgia. A reversão do quadro, com normalização da timpanometria, ocorre rápida e espontaneamente, não requerendo abordagem terapêutica específica (Hone, 1997).

Tratamento da disfunção tubária

Sob este tópico, encontram-se na literatura mundial tanto o tratamento da disfunção tubária propriamente dita como aquele das afecções da orelha média a ela relacionadas (otite média aguda, otite média secretora, otite média atelectásica e otite média crônica). Entretanto, discutiremos aqui apenas os principais tópicos relacionados à abordagem do quadro de disfunção tubária anteriormente descrito.

As pesquisas recentes, determinando melhor compreensão da fisiologia e da fisiopatologia da função tubária, vêm permitindo uma abordagem mais específica do problema. São fundamentais no tratamento dessas condições a determinação mais acurada possível do componente tubário comprometido, bem como dos fatores causais envolvidos.

A presença dos fatores causais anteriormente descritos deve ser prontamente abordada, de maneira específica. Assim, uma obstrução nasal de etiologia alérgica ou mecânica (hipertrofia de vegetações adenoideanas em crianças e desvios septais em pacientes adultos), fendas palatinas ou alterações hormonais, entre outros, devem ser abordados sempre que identificados, visando ao alívio dos sintomas otológicos.

No tratamento clínico da disfunção tubária com ausência de efusão (sensação de plenitude auricular, autofonia e retração da membrana timpânica), está indicada a utilização de descongestionantes nasais sistêmicos e, nos casos mais resistentes, a corticoterapia, associados à limpeza das fossas nasais e da nasofaringe com solução fisiológica (Marone, 1998).

Trabalhos recentes afirmam que ao se aceitar a presença de alterações funcionais da musculatura tubária, as propostas terapêuticas convencionais de suas conseqüências (ou seja, das afecções otológicas decorrentes dessas alterações funcionais) passam a ser entendidas como medidas paliativas que não atuam diretamente sobre a causa do problema, ou seja, sobre a disfunção muscular. Nesses casos, uma atuação direta sobre a musculatura peritubária parece ser um meio capaz de promover a cura real, limitando a ocorrência de recidivas (Deggouj, 1991).

Acredita-se que o tratamento da disfunção tubária deve ocorrer através de mudanças comportamentais como, por exemplo, correção de padrões anormais de deglutição, e com o auxílio de exercícios mioterápicos. Os assim chamados exercícios de reeducação tubária já foram aplicados em crianças portadoras de otite média secretora com melhores resultados quando comparados aos de crianças submetidas a tratamento medicamentoso isolado (Deggouj, 1991; Junqueira, 2002).

A proposta da reeducação tubária é de atuação sobre a musculatura que promove a abertura da TA, ou seja, sobre o mTVP e demais músculos peritubários. Seu objetivo é promover um funcionamento mais equilibrado da TA, garantindo o equilíbrio entre as funções de aeração/drenagem e a função protetora da cavidade da orelha média. Desta forma, a reeducação tubária atua sobre a causa do mal, podendo ser preventiva, curativa e diminuir o risco de recidivas de afecções da orelha média. Alguns estudos vêm sendo realizados no sentido de confirmar a eficácia desse método terapêutico (Junqueira, 2002).

Manobras de insuflação (com o auxílio de uma pêra de Politzer) ou de auto-insuflação (manobras de Valsalva) são preconizadas por alguns autores para o tratamento da disfunção tubária (Yamashita, 1990).

Nos casos da disfunção tubária com tuba aberta, está indicada como medida terapêutica, além do tratamento etiológico específico, a instalação de tubo de ventilação (Marone, 1998).

REFERÊNCIAS BIBLIOGRÁFICAS

Bluestone CD. Pathogenesis of otitis media: role of eustachian tube. *Pediatr Infect Dis J* 1996;15:281-91.

Bluestone CD, Stool S. *Pediatric otolaryngology.* Philadelphia: WB Saunders 1983. 356-402p.

Bogar P, Marone SAM, Bento RF, Miniti A. Estudo das funções equipressiva e de drenagem da tuba auditiva e sua correlação com os resultados cirúrgicos de miringoplastias. *Rev Bras Otorrinolaringol* 1995;61(5):381-393.

Buchman CA, Coyle WJ, Swarts JD, Bluestone CD. Effects of nasal obstruction on Eustachian Tube function and middle ear pressure. *Acta Otolaryngol (Stockh)* 1999;119:351-355.

Bylander-Groth A, Stenstrom C. Eustachian tube function and otitis media in children. *Ear Nose Throat J* 1998;77:762-769.

Deggouj N, Estienne FD. La rééducation tubaire : ses modalités, bilan et perspective. *Rev Laryngol* 1991;112:381-388.

Derebery J, Berliner Kl. Allergic Eustachian Tube dysfunction: diagnosis and treatment. *Am J Otol* 1997;18:160-165.

Di Francesco RC. Correlação entre a morfologia craniofacial e doença da orelha média em adultos. *Tese de Doutorado pela Faculdade de Medicina, Universidade de São Paulo*, São Paulo, 2001.

Eden AR. Neural connections between the middle ear, eustachian tube and brain. *Ann Otol* 1981;90:566-569.

Guindi GM. Nasopharyngeal Mechanoreceptors and their Role in Autoregulation of Endotympanic Pressure. *ORL* 1981;43:56-60.

Hone SW, Moodley S, Connelly MJ, Fenton JE, Gormley PK, Walsh M. The effect of tonsillectomy on eustachian tube function. *Clin Otolaryngol* 1997;22:511-514.

Iwano T, Kinoshita T, Hamada E, Doi T, Ushiro K, Kumazawa T. Otitis media with effusion and Eustachian Tube dysfunction in adults and children. *Acta Otolatyngol (Stockh)* 1993(Suppl)500:66-69.

Junqueira PAS, Loremzi MC, Pedalini ME, Marone SAM, Bento RF. Importância dos hábitos orais, da oclusão dentária e da deglutição na gênese da otite media secretora em crianças: resultados preliminares. In: *Anais do 36º Congresso Brasileiro de Otorrinolaringologia*, Florianópolis: 2002. 23p.

Leuwer R, Schubert R, Kucinski T, Liebig T, Maier H. The muscular compliance of the auditory tube: a model - based survey. *Laryngoscope* 2002;112:1791-1795.

Low WK, Lim TA, Balakrishnan A. Pathogenesis of middle-ear effusion in nasopharyngeal carcinoma: a new perspective. *J Laryngol Otol* 1997;111:431-434.

Marquet J. Controversy about the eustachian tube function. *Acta Otorhinolaryngol Belg* 1989;43:411-416.

Miller AJ, Gianoli GJ. Eustachian tube dysfunction. *J La State Med Soc* 1996;148:329-333.

Minami T, Kubo N, Tomoda K, Kumazawa T. Effects of various inflammatory mediators on Eustachian Tube patency. *Acta Otolaryngol (Stockh)* 1992;112:680-685.

Misurya VK. Tensor tympani, a "turner" of tensor palati muscle. *Acta Otolaryngol* 1976;82:410-414.

Nagai T, Tono T. Encapsulated nerve corpuscles in the human tympanic membrane. *Arch Otorhinolaryngol* 1989;246:169-172.

Ovesen T, Borglum JD. New aspects of secretory otitis media, Eustachian Tube function and middle ear gas. *Ear Nose Throat J* 1998;77:770-777.

Sadé J, Luntz M, Levy D. Middle ear gas composition and middle ear aeration. *Ann Otol Rhinol Laryngol* 1995;104:369-373.

Sadé J. The nasopharynx, eustachian Tube and otitis media. *J Laryngol Otol* 1994;108:95-100.

Sadler-Kimes D, Siegel MI, Todhunter JS. Age-related morphologic differences in the components of the Eustachian Tube/ middle ear system. *Ann Otol Thinol Laryngol* 1989;98:854-858.

Sam M, Lorenzi MC. Doenças do orelha média: a tuba auditiva. In: Bento RF, Miniti A, Sam M. *Tratado de otologia*. São Paulo: Edusp, 1998.

Sando I, Takahashi H, Matsune S, Aoki H. Localization of function in the Eustachian Tube: a hypothesis. *Ann Otol Rhinol Laryngol* 1994;103:311-314.

Shupak A, Tabari R, Swarts D, Bluestone CD, Doyle WJ. Effects of middle ear oxygen and carbon dioxide tension on Eustachian Tube ventilatory function. *Laryngoscope* 1996;106:221-224.

Tasker A, Dettmmar P, Paneti M, Koufman J, Birchall J, Pearson J. Is gastric reflux a cause of otites media with effusion in children? *Laryngoscope* 2002;112:1930-1934.

Yamashita T, Maeda N, Tomoda K, Kumazawa T. Middle Ear Ventilation Mechanism. *Acta Otolaryngol. (Stockh)* 1990(Suppl)471:33-38.

28
Tratamento da Retração da Membrana Timpânica

Neil M Sperling

INTRODUÇÃO

A retração da membrana timpânica (MT) é definida como o desvio medial da MT em relação ao anel timpânico e/ou o martelo. A retração da membrana timpânica significa uma falta da ventilação normal da orelha média. Como tal, a retração da MP compartilha uma fisiopatologia semelhante com a otite média e se enquadra dentro do *continuum* das suas seqüelas. A questão importante para o clínico considerar é o que a retração atual representa; se ela é a conseqüência benigna de uma condição precedente ou o sinal nefasto de uma doença progressiva mais ameaçadora.

A membrana timpânica retrai-se depois de perder sua elasticidade intrínseca. Essas alterações atróficas da membrana seguem-se à aplicação repetida ou crônica de forças sobre a membrana. Admite-se que pressões negativas na orelha média e inflamação desempenham um papel importante no desenvolvimento da retração, mas no momento do diagnóstico e tratamento as pressões na orelha média podem na realidade ser normais, e a inflamação pode ter se resolvido (Bunne M.; Falk B.; Magnuson B. *et al.*, 2000).

A terminologia da retração muitas vezes é enganadora e confusa. Bolsa de retração, otite média adesiva, atrofia e atelectasia da MT são, todos, termos usados para descrever formas de retrações. *Atrofia* ou *atelectasia* da membrana timpânica geralmente refere-se ao comprometimento generalizado da *pars tensa* (Fig. 28-1). *Bolsa de retração* refere-se mais acuradamente a uma área localizada de retração (Yoon T. H.; Schachern P. A.; Paparella M. M., 1990; Sade J.; Avraham S.; Brown M., 1981) (Fig. 28-2). À medida que se retrai, a MT pode aderir à cadeia de ossículos ou ao promontório (Sade J.; Berco E., 1976). *Otite média adesiva* designa a retração que causou aderências entre a MT e o promontório ou os ossículos.

A retração da membrana timpânica constitui claramente um elemento da otite média e provavelmente representa uma fase inicial do processo a caminho da formação de colesteatoma (Yoon T. H.; Schachern P. A.; Paparella M. M., 1990; Wells M. D.; Michaels L., 1983; Wolfman D. E., 1986). Contudo, muitas retrações não progridem para colesteatoma. Considera-se que apenas uma pequena porcentagem das retrações evolui para colesteatoma (Wells M. D.; Michaels L., 1983). De fato, muitas retrações são diagnosticadas incidentalmente, uma vez que elas podem ser assintomáticas com audição normal ou quase normal.

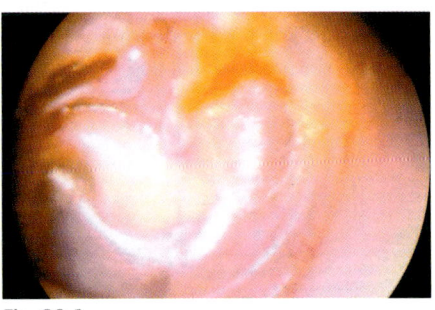

Fig. 28-1
Retração generalizada na superfície inteira da *pars tensa*, chamada atelectasia.

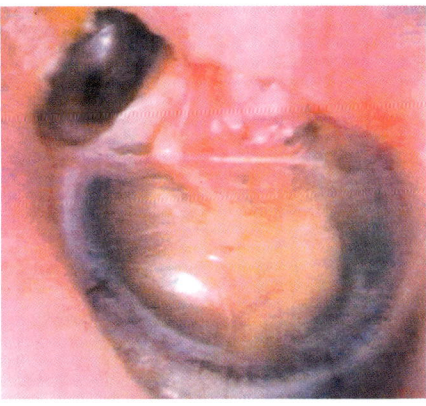

Fig. 28-2
Bolsa de retração da *pars flaccida*.

Se uma retração progredir além dos limites da orelha média, pode invadir o epitímpano e a mastóide, causar retenção de ceratina, inflamação, erosão óssea e infecção repetida, e assim ser definida como um colesteatoma (Fig. 28-3). De um modo geral, uma retração é uma área limitada que não é associada à retenção de ceratina e inflamação recorrente. Presume-se que um colesteatoma seja uma fase mais tardia no mesmo processo que causa retração. Como tal, um colesteatoma é diagnosticado quando uma retração é associada a infecções recorrentes, tecido de granulação e erosão óssea.

Às vezes, no entanto, a distinção entre retração e colesteatoma pode ser difícil de definir. Quando, por exemplo, uma pequena retração de *pars tensa* se associa à infecção recorrente e erosão ossicular. Isso é um colesteatoma? Similarmente, uma retração visivelmente profunda para dentro do epitímpano que não é associada a qualquer acumulação de ceratina, infecção ou granulação. Isso é um colesteatoma? Ao selecionar o tratamento, é importante avaliar a patologia existente e predizer de alguma maneira a história natural do processo de doença. O tratamento depende menos do nome atribuído à doença, mas sim da patologia associada e dos sintomas que ela causa.

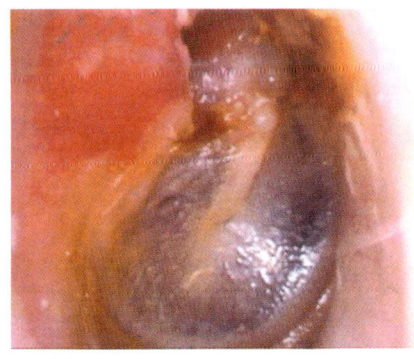

Fig. 28-3
Colesteatoma de retração invadindo com erosão óssea e inflamação associadas.

ESTADIAMENTO

Como na maioria das doenças, o tratamento é baseado idealmente na gravidade da condição. Adicionalmente, a comparação científica significativa na literatura médica entre cirurgiões depende de uma avaliação precisa da gravidade da doença. O estadiamento mais freqüentemente utilizado para retração da *pars tensa* foi elaborado por Sade e Berco (1976), e define 4 graus de gravidade (Fig. 28-4). O tratamento geralmente é determinado pelo grau de retração, mas os resultados ainda não são claramente previsíveis, baseando-se no estadiamento (Dornhoffer J. L., 2000). Em última análise, todo tratamento deve considerar que sintomas, se algum, estão sendo causados pela retração e a provável história natural.

DECISÕES DE TRATAMENTO

O tratamento da retração exige que o clínico faça uma avaliação da patologia atual (grau) bem como da probabilidade de conseqüências perigosas. Retração que causa sintomas, tais como perda auditiva, infecção repetida ou desconforto e aquela que ameaça causar dano através do desenvolvimento de colesteatoma, deve ser considerada para intervenção cirúrgica. Muitos casos, particularmente graus 1, 2 e possivelmente 3, no entanto, podem ser observados sem intervenção. Talvez o aspecto mais desafiador do tratamento da retração da MT seja saber quando não operar.

As forças que causaram a doença em primeiro lugar devem ser consideradas, uma vez que a continuação da sua presença levará inquestionavelmente a um resultado cirúrgico desapontador. O tratamento de rinite alérgica, sinusite crônica e hipertrofia de adenóides deve ser priorizado. Malformações craniofaciais como fenda palatina implicam em disfunção crônica da tuba auditiva e predizem mau resultado da cirurgia para a retração.

A idade também deve ser considerada. É de esperar que a função da tuba auditiva melhore com a idade do paciente. A cirurgia da retração tende mais a ter sucesso quando a criança passou da idade propensa à otite. Se não houver nenhum perigo iminente (colesteatoma ou erosão ossicular), a cirurgia geralmente é retardada para depois dos 7 anos de idade.

De uma maneira geral, a chave do sucesso cirúrgico reside na seleção de pacientes. A história natural de uma MT retraída pode ser muito difícil de predizer; por essa razão, o tratamento é baseado na presença de déficits funcionais ou ossiculares, ou evidência de progressão. Uma bolsa de retração autolimpante com limites visíveis e ausência de perda auditiva de condução pode ser observada com segurança. Uma bolsa que "desaparece" para dentro do ático ou seio do tímpano além da visão do exame microotológico não deve apenas permanecer em observação.

Considera-se que a persistência de retenção de ceratina em uma bolsa causa liberação de mediadores inflamatórios, conduzindo à erosão dos ossículos, e deve ser atacada cirurgicamente (Sade J.; Avraham S.; Brown M.; 1981). Colapso completo da MT com aderência ao promontório e perda do espaço da orelha média provavelmente é incurável por cirurgia. Inserção de tubo de ventilação pode ser adequada para retrações em fase inicial.

Considerar cirurgia quando	Evitar cirurgia
• Perda auditiva de condução	• Disfunção persistente não tratada da tuba auditiva
• Retenção de ceratina com inflamação	• Ausência atual de déficit funcional ou perigo iminente
• Profundidade invisível da retração	• Colapso completo da orelha média
• Seqüelas iminentes: erosão ossicular, epitímpano	• Idade < 7 anos
• Idade > 7 anos	• Anomalia craniofacial (fenda palatina)

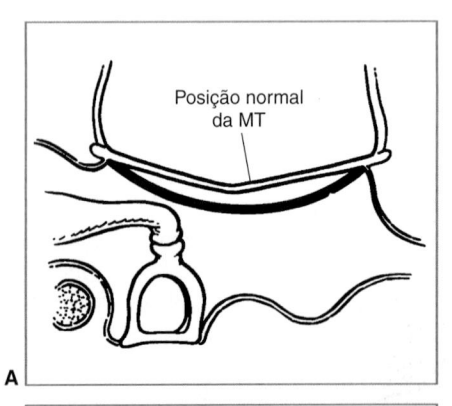

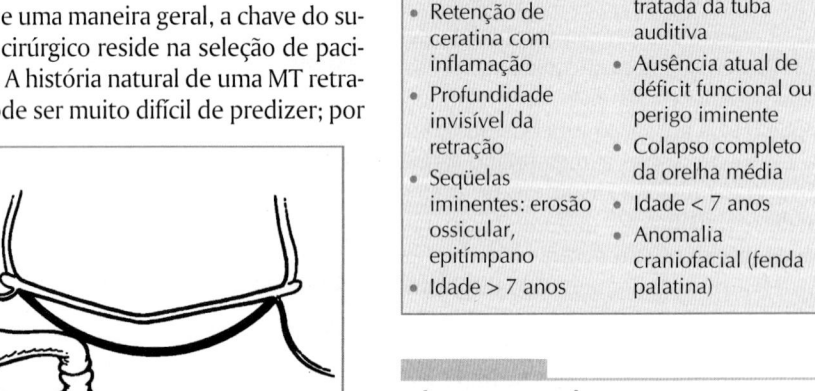

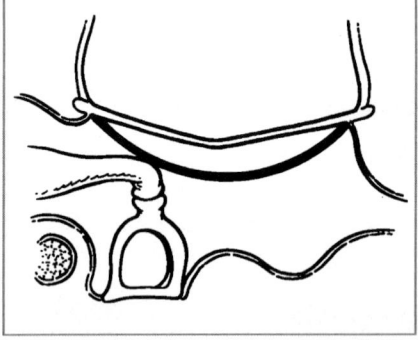

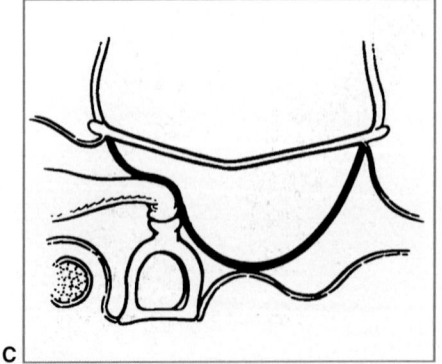

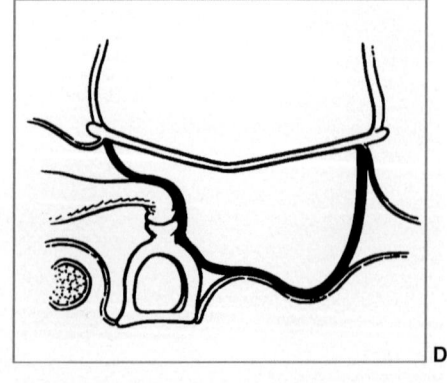

TÉCNICA CIRÚRGICA

Nos casos em que a intervenção estiver justificada, a cirurgia pode incluir várias técnicas. Colocação de tubo de ventilação é uma boa opção para todos os casos de retração, em um esforço para reverter ou sustar a progressão da retração. Se tiver ocorrido dano claramente visível ou mensurável à cadeia de ossículos, o tratamento pode incluir a reconstrução da membrana timpânica e ossículos.

A intervenção cirúrgica pode incluir:

- Colocação de um tubo de ventilação de longa permanência.
- Timpanoplastia com cartilagem.
- Reconstrução ossicular.
- Mastoidectomia.

Fig. 28-4
Estadiamento das retrações timpânicas *(pars tensa)* de acordo com Sadé e Berco (1976) em 4 graus de gravidade.

Capítulo 28 — Tratamento da Retração da Membrana Timpânica

Ventilar a orelha constitui em teoria a faceta mais importante do tratamento da retração. Infelizmente, os tubos de ventilação nem sempre são confiáveis para restaurar a aeração de todas as partes da orelha média. São recomendados tubos de longa permanência como os tubos em T.

Timpanoplastia com um enxerto de cartilagem é utilizada para reduzir a probabilidade de recorrência de retração.

Exploração da orelha média

A orelha média é explorada pela via de acesso transcanal ou a retroauricular, dependendo da anatomia e da preferência do cirurgião. A membrana timpânica é cuidadosamente elevada da área retraída. Extremo cuidado e manipulação delicada da membrana adelgaçada são necessárias para assegurar ressecção completa da pele retraída. Um retalho lacerado pode resultar em epitélio escamoso retido no espaço da orelha média e nova formação de colesteatoma. Aticotomia pode ser necessária para garantir elevação completa da MT. A área retraída é a seguir ressecada.

A cadeia ossicular é exposta e examinada. Aderências são liberadas. Se necessário é completado com uma reconstrução ossicular com uma bigorna esculpida ou prótese ossicular. Mastoidectomia é realizada somente se existir doença refratária de tecido mole como granulação ou colesteatoma invadindo a mastóide. Por outro lado, mastoidectomia é evitada nos casos em que a mastóide é pouco pneumatizada.

Enxerto composto de cartilagem

Depois da infiltração local com lidocaína 1% contendo epinefrina 1:100.000, a superfície posterior da cúpula do trago é incisada. Este local doador deixa mínimo déficit cosmético. A cartilagem é separada do tecido subcutâneo subjacente, mas não do seu pericôndrio. Um segmento quadrado de cartilagem de 1 cm é removido com o seu pericôndrio fixado.

Na preparação para enxerto, a cartilagem é separada do seu pericôndrio em um lado somente, mantendo o pericôndrio intacto sobre a cúpula (Fig. 28-5). Isto deixa um bloco de cartilagem sobre uma folha muito maior de pericôndrio. Quando desdobrado, o pericôndrio deve medir aproximadamente 2 cm × 1 cm. O pericôndrio pode ser pressionado com uma prensa de Gelfoam para adelgaçá-lo e para aumentar sua extensão (Fig. 28-6). A cartilagem é a seguir aparada até a forma e tamanho desejados.

Timpanoplastia

O enxerto composto é colocado com a cartilagem "dando face para baixo", sobre o lado medial do pericôndrio (de face para a orelha média). O pericôndrio situa-se sobre a superfície lateral e é refletido sobre a parede do canal auditivo (posterior e superior) para sustentar a posição do enxerto. Esponjas ou película de gelatina absorvível podem ser usadas para suportar a superfície inferior do enxerto se desejado.

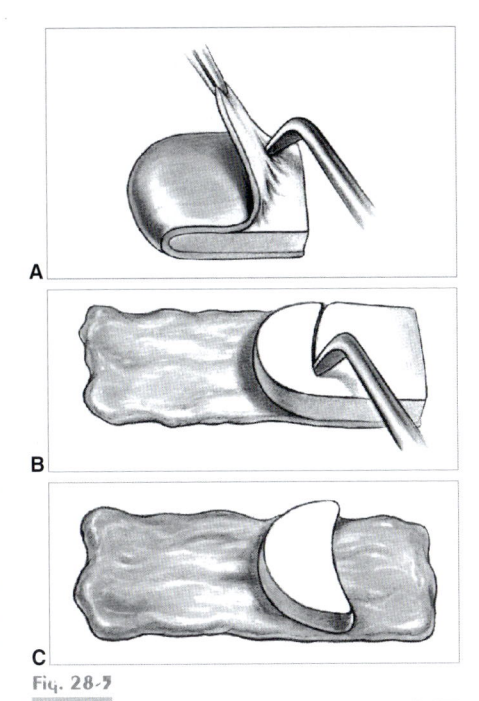

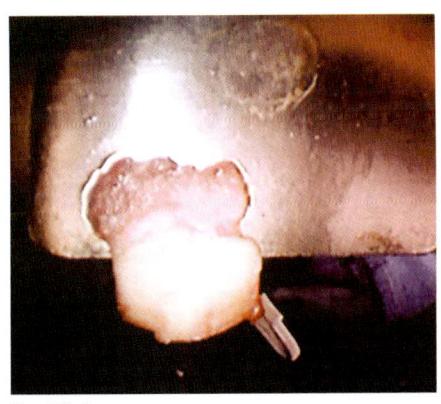

Fig. 28-5
Preparação do enxerto de cartilagem-pericôndrio.

Fig. 28-6
Enxerto de cartilagem-pericôndrio depois que o pericôndrio foi comprimido em uma prensa de fáscia.

Se a retração abranger o quadrante póstero-superior da MT, um bloco arredondado de cartilagem é desenhado para ser ligeiramente maior que a área de retração, com o pericôndrio refletindo-se sobre a superfície posterior do cabo do martelo. Se a retração afetar a *pars flaccida*, o bloco de cartilagem pode ser configurado similarmente a uma calça, a fim de ocluir a *pars flaccida* e cavalgar o processo lateral do martelo (Fig. 28-5).

Resultados e acompanhamento pós-operatório

Acompanhamento é extremamente importante na orelha retraída. Um bom resultado anatômico e funcional 6 meses, 1 ou mesmo 2 anos depois da cirurgia pode não predizer o resultado final. Recorrência a longo prazo tem sido observada e exige acompanhamento clínico vigilante (Sade J.; Avraham S.; Brown M., 1981).

O tratamento pós-operatório padrão inclui antibióticos durante 1 semana. O primeiro audiograma pós-operatório é feito com 4-6 semanas. Melhora pode ser esperada com um resultado mais estável obtido aos 3 meses. Exame e audiometria semestrais são o nosso esquema padrão daí em diante.

Uma orelha média que seja bem aerada constitui o objetivo final. Se a cirurgia ou a maturação da tuba auditiva tiver restaurado ventilação normal da orelha média, podem ser esperados resultados estáveis. Mas o sistema ventilatório da orelha média pode ser imprevisível. Colocação de tubo de ventilação de longa permanência, com recolocação precoce quando um tubo for expelido, é a medida aconselhável.

O exame clínico da orelha pós-cirúrgica exige otoscopia microscópica cuidadosa (Fig. 28-7). A MT sobrejacente à cartilagem e pericôndrio pode mostrar-se espessa e hipervascular durante um longo tempo (possivelmente permanentemente). Dada a sua aparência branca, o enxerto de cartilagem pode ser confundido com colesteatoma. A proeminência de qualquer prótese de reconstrução ossicular pode ser similarmente confundida. Exames microscópicos seriados diminuirão esta confusão. Migração da cartilagem deve ser identificada quando presente porque retração pode ocorrer em torno do bloco de cartilagem.

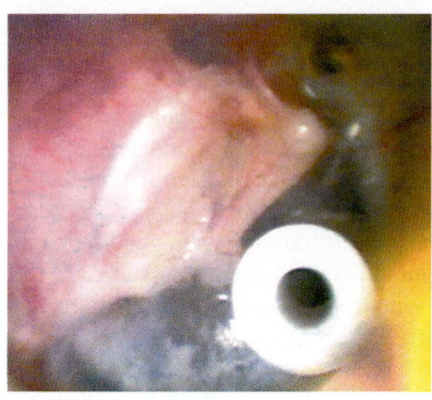

Fig. 28-7
Vista pós-operatória de uma timpanoplastia com cartilagem, com tubo de ventilação no lugar.

Grau	Achado
I	Retração branda da membrana timpânica
	A MT é medial ao plano feito pelo anel e o martelo
II	Retração moderada
	A MT faz contato com a bigorna
III	Retração grave
	A MT faz contato com o promontório mas permanece móvel
IV	Retração grave com aderência
	A MT faz contato e adere ao promontório

CONCLUSÃO

A cirurgia da retração da MT permanece desafiadora, muitas vezes com resultados imprevisíveis. A seleção cuidadosa dos pacientes para intervenção cirúrgica melhorará os resultados cirúrgicos. A cirurgia pode restaurar a função em uma orelha que tenha ventilação melhorada, como resultado da cirurgia ou da maturação da tuba auditiva. Uma MT recém-construída com cartilagem é capaz de resistir a algumas pressões negativas persistentes na orelha média e parece ser o melhor método atual para correção cirúrgica.

Mais importante do que a técnica cirúrgica real é uma compreensão da patogênese da retração. Infelizmente, restam muitas dúvidas a respeito da patogênese. A melhor compreensão capacitará a uma avaliação precisa da história natural da doença de um dado paciente, para determinar a melhor opção de tratamento para esse indivíduo. Atualmente, o julgamento do clínico é necessário para tomar essas decisões de tratamento. Esse julgamento clínico pode ser bastante complexo e pode exigir experiência substancial, desenvolvida por insucessos cirúrgicos.

REFERÊNCIAS BIBLIOGRÁFICAS

Bunne M, Falk B, Magnuson B, et al. Variability of Eustachian tube function: caparison of ears with retraction disease and normal middle ears. *Laryngoscope* 2000;110(8):1389-1395.

Dornhoffer JL. Surgical management of the atelectatic ear. *Am J Otol* 2000;21:315-321.

Sade J, Avraham S, Brown M. Atelectasis, retraction pockets and cholesteatoma. *Acta Otolaryngol (Stockh)* 1981;92:501-512.

Sadé J, Berco E. Atelectasis and secretory otitis media. *Ann Otol Rhinol Laryngol* 1976(suppl 25)85:66-72.

Wells MD, Michaels L. Role of retraction pockets in cholesteatoma formation. *Clin Otolaryngol* 1983;8:39-45.

Wolfman DE, Chole RA. Experimental retraction pocket cholesteatoma. *Ann Otol Rhinol Laryngol* 1986;95:639-644.

Yoon TH, Schachern PA, Paparella MM. Pathology and pathogenesis of tympanic membrane retraction. *Am J Otolaryngol* 1990;11:10-17.

Estrutura e Mecanismos de Defesa da Orelha Média – Otite Média Aguda Supurativa (Bacteriana)

Otacílio Lopes

INTRODUÇÃO

O revestimento das cavidades da orelha média é representado por um prolongamento da mucosa respiratória que recobre as fossas nasais, faringe, laringe, traquéia e brônquios até os alvéolos terminais.

O epitélio é colunar, ciliado, rico, em determinadas áreas, em células caliciformes que se dispõem de modo estratégico entre as células ciliadas. Há também glândulas mucosas que secretam um filme de muco, que reveste aquele epitélio, impedindo o seu ressecamento. O epitélio situa-se sobre uma membrana basal que tem logo abaixo a túnica própria com vasos, linfáticos e nervos. Conforme caminha em direção aos alvéolos, o epitélio sofre graduais modificações, vai perdendo os cílios, torna-se cubóide, e o tecido subepitelial torna-se mais delicado. O mesmo sucede em direção à orelha média e células da mastóide. Segundo Sadé, podemos encontrar células ciliadas na orelha média próximo à abertura da tuba auditiva. Conforme a mucosa caminha em direção ao antro, similarmente ao que ocorre nos alvéolos, ela se torna mais delicada, o tecido subepitelial fica muito reduzido a ponto de o epitélio praticamente tocar o periósteo. Essa fina membrana é tão delicada que se torna transparente ao olho humano sem amplificação e denomina-se mucoperiósteo. Esse reveste toda a cavidade timpânica, cadeia de ossículos, antro e células da mastóide.

A mucosa das vias aéreas superiores, assim como o aparelho gastrointestinal, representa uma via natural de penetração para os germes que se introduzem em nosso organismo. Como seria de se esperar, essa mucosa está aparelhada com um eficiente sistema de defesa para proteger-se e ao organismo, contra a invasão bacteriana. São os seguintes os principais elementos de defesa:

- *Muco*: adesividade, lisozima (muramidase), IgA, IgG e interferon. Estudos bioquímicos revelam a presença de uma variedade de enzimas oxidativas e hidrolíticas. Entre as oxidativas têm sido descritas as desidrogenases lácticas, málicas e succínicas. As enzimas hidrolíticas incluem lisozima, fosfatases ácidas e alcalinas, estearases inespecíficas, leucinas e alaninas. A lisozima tem uma ação hidrolítica com atividade bacteriolítica. Essa ação é o resultado de sua habilidade de solubilizar a parede celular das bactérias e age de modo sinérgico com o complemento e anticorpos específicos. O interferon tem sido encontrado na mucosa da orelha média em alta concentração e surge na vigência de um processo viral, mas não está afastada a possibilidade de sua produção determinada por bactérias, mesmo na ausência de vírus.
- *Atividade ciliar*.
- *Vascularização*: linfócitos, polimorfonucleares, leucócitos, fagócitos com enzima proteolítica chegam pela circulação sangüínea.
- *Estímulo antigênico*: estudos recentes de Hellström & Goldie têm demonstrado a importância das fibras sensoriais denominadas de "C-fibres" como mediadoras no processo inflamatório (congestão, vasodilatação e edema). Essa mediação é denominada de "inflamação neurogênica". Uma das substâncias mediadoras liberadas é "tachykinin substance P" ou simplesmente SP que foi originalmente isolada por von Euler & Gaddun em 1931. A SP possui um grande poder vasoativo e muito mais potente que a histamina na produção de uma reação tipo urticária (edema e congestão).

Outro neuropeptídeo mediador do processo inflamatório associado a neurônios sensoriais é a calcitonina ("calcitonin gene-related peptide") denominada de CGRP. Essa substância convive com a SP causando também vasodilatação e especialmente determinando um potente efeito sobre a permeabilidade vascular, que por sua vez é produzida por outros mediadores como a histamina e a bradicinina. Assim sendo, os mastócitos ("mast cells") também têm uma participação importante na inflamação neurogênica. Inibidores da eliminação da histamina dos mastócitos podem causar uma redução da resposta inflamatória global. A administração de antagonistas dos receptores H1 previne a disseminação do processo vasocongestivo ("flare") causado pela SP. Também a congestão, mas não o edema produzido pela SP, é inibida pelos antagonistas SP que previnem a liberação de histamina pelos mastócitos. Os efeitos vasculares da SP podem ser atribuídos à sua ação direta nos vasos, além dos mastócitos. A substância CGRP, agindo isoladamente, induz a uma vasodilatação prolongada. Sua administração junto com a SP provoca uma vasodilatação apenas transitória. Estudos revelam que as "peptidases" liberadas pelos mastócitos por ação da SP causam uma degradação da CGRP, convertendo a vasodilatação prolongada em uma transitória.

Ainda segundo aqueles autores, as reações inflamatórias verificadas na cavidade da orelha média freqüentemente levam à formação de fluido (como na otite média secretória). Vários estudos têm demonstrado a presença desses neuropeptídeos na mucosa e em especial na membrana do tímpano, inclusive em sua porção flácida *("pars flaccid")*. Por outro lado, a orelha média é muito rica em vasos e em mastócitos. Existe, portanto, uma íntima relação entre o processo inflamatório e o controle neural e que podem ser representativos dos mecanismos envolvidos nas alterações inflamatórias que ocorrem na orelha. Por outro lado, o encontro não raro de perdas de audição sensorioneurais em decorrência de otite média seria explicado pela presença dessas substâncias intermediárias do processo inflamatório e que eventualmente poderiam alterar a permeabilidade da membrana da janela redonda, atingindo a cóclea. Esse suposto mecanismo é, no entanto, posto em dúvida por autores, como Paparella, que não encontraram evidências para que se acredite que substâncias (e mesmo medicamentos) possam passar a barreira da janela redonda em seres humanos.

CLASSIFICAÇÃO DAS INFLAMAÇÕES AGUDAS DA ORELHA MÉDIA

Segundo Shambaugh, os processos que comprometem o mucoperiósteo da orelha média são:

A) Otite média aguda viral.
B) Otite média aguda supurativa (a mais comum otite bacteriana).
C) Otite média necrosante aguda (uma forma especial da bacteriana).
D) Otite média alérgica aguda.
E) Otite média aguda tuberculosa.
F) Otite média aguda latente do lactente (uma forma especial da otite média aguda supurativa).

Otite média aguda supurativa (bacteriana)

Goycoolea *et al.* (1991) definem a otite média aguda como sendo uma inflamação da orelha média (e inclui não só a cavidade timpânica, mas também a tuba auditiva e mastóide).

A otite média aguda é uma seqüela de infecção das vias aéreas superiores que se propaga à mucosa da orelha média pela tuba auditiva.

Exceções se fazem: às traumáticas com ruptura da membrana e infecção secundária, às infecções que se seguem à cirurgia da orelha média ou ainda quando há uma perfuração da membrana de qualquer origem.

Na criança em que a tuba tem peculiaridades anatômicas (curta, larga, horizontalizada), leite e vômitos podem alcançar a tuba auditiva, e a presença de vegetações adenóides facilitam a propagação da infecção.

Otite média aguda supurativa

Como otite média aguda supurativa denominamos a otite média comum, a mais encontrada na prática clínica e de origem bacteriana. É também denominada por alguns autores de otite média aguda purulenta, pois tende a evoluir para supuração quando não controlada de início, sendo quase sempre de evolução benigna.

Freqüência

E a mais freqüente de todas, sendo comum em qualquer idade, predominando porém na infância. Achados de necropsia têm revelado a presença desta forma de otite em quatro de cada cinco crianças com idade inferior a 3 anos, sem manifestação clínica evidente. Isto pode ser explicado pelas condições anatômicas da tuba e adenóides na criança.

Etiologia

Exceto nos raros casos já discutidos, essas infecções se originam da rinofaringe através da tuba auditiva. Em alguns casos, as secreções são introduzidas na tuba ao assoarmos o nariz de um modo mais vigoroso. O *Streptococcus pyogenes*, da mesma maneira que se alastra nas erisipelas, pode se encaminhar pelo tecido conjuntivo subepitelial da tuba em direção à orelha média.

Estudos realizados em Pittsburgh (Bluestone, Stool e Casselbrant) mostram que em um certo número de casos (entre 20 e 30%) as culturas são estéreis, sendo a seguinte a freqüência de germes patógenos encontrados nas culturas (entre 1985 e 1986).

- *Streptococcus pneumoniae*: 36%.
- *Haemophilus influenzae*: 22%.
- *Moraxella catarrhalis*: 14%.
- *Streptococcus pyogenes*: 4%.

Os estudos realizados em 1981 (Lopes Filho O. *et al.* – Etiologia da otite média aguda na infância e sua sensibilidade a antibióticos. *Rev. Bras. ORL.*, 47:15-19, 1981.) mostraram entre patógenos encontrados (num grupo etário entre 6 e 36 meses) um predomínio do:

Haemophilus influenzae (24,6%) e *Streptococcus pneumoniae* (18%).

Em 1992 em trabalho semelhante (porém num grupo etário entre 1 e 10 anos) encontramos um predomínio do *Streptococcus pneumoniae* (46%) secundado pelo *Haemophilus influenzae* (28%). Em ambos estudos outras bactérias encontradas com menor freqüência foram *E. coli*, *S. pyogenes* e *Proteus*. Existe uma concordância geral em que abaixo de 5 anos de idade há uma maior freqüência do *H. influenzae* seguido pelo *Streptococcus pneumoniae*.

Acima de 5 anos predomina o *Streptococcus pneumoniae*.

Bactérias anaeróbias têm sido descritas como causadoras de otite média aguda. Brook *et al.*, em 1978, relatam o encontro de 28% de anaeróbios em 68 crianças estudadas. Esse estudo, no entanto, foi contestado por estudos posteriores, que sugerem que esses anaeróbios na verdade pertenciam à flora normal da pele e seriam nada menos que resultado de contaminação no momento da coleta do material para estudo.

Outras bactérias que são encontradas em cultura de secreções de otite média aguda supurativa representam uma contaminação secundária após a ruptura da membrana. Entre elas se destacam *Pseudomonas aeruginosa*, *Staphylococcus* etc.

Quaisquer fatores que possam interferir com o funcionamento normal da tuba predispõem ao aparecimento de otite, tais como: tamponamento posterior, adenóides hipertrofiadas, sinusite na criança, edema alérgico da tuba, fenda palatina, tumores da rinofaringe etc.

CARACTERÍSTICAS FUNDAMENTAIS DA OTITE MÉDIA AGUDA SUPURATIVA

Algumas características próprias nos auxiliam a diferenciar a otite média aguda supurativa, da viral, alérgica, tuberculosa, necrosante e secretória.

Segundo Shambaugh são as seguintes:

- A sua tendência a evoluir para supuração.
- Desde o início é uma doença quase sempre limitada a si mesma. Da mesma maneira que na pneumonia, quando curada, o tecido pulmonar reconstitui-se, voltando o parênquima à normalidade; a otite média agu-

da supurativa tende à cura ou resolução com reconstituição integral das estruturas mucosas da orelha.
- Evolui por fases bem distintas, claramente diferenciadas entre si pelos métodos semiológicos de que dispomos, ou pela própria sintomatologia. Cada fase, quando não tratada, ou tratada de modo inadequado, evolui para a imediatamente seguinte ou caminha para resolução.
- Sendo provocada por germes sensíveis aos medicamentos de que dispomos, é facilmente controlada. Há, no entanto, casos em que pode evoluir para comprometimento da estrutura óssea, por coalescência, necessitando uma intervenção cirúrgica, a fim de se evitar sua extensão para as cavidades endocranianas. Sendo o paciente prontamente atendido, no momento oportuno, a tendência é evoluir para resolução.

A infecção se limita ao mucoperiósteo da orelha.

Fases evolutivas

Estágio de hiperemia ou congestão. Patologia – A primeira reação do mucoperiósteo na otite média aguda supurativa, como conseqüência da invasão bacteriana, é a hiperemia.

Começando na tuba e na cavidade timpânica, a hiperemia e conseqüente edema se propagam ao mucoperiósteo das células da mastóide e antro, embora os sintomas e sinais clínicos se limitem à membrana do tímpano.

Sintomas

O sintoma predominante nesta fase é a otalgia, em grau que varia com a gravidade e intensidade do processo inflamatório. Na maioria dos casos é intensa e acompanhada de sensação de orelha cheia, com discretas perdas auditivas. A obstrução da tuba auditiva nesta fase ainda não determina alterações muito acentuadas no equilíbrio das pressões nas duas extremidades da tuba, de tal modo que as alterações auditivas são determinadas por discretas pressões negativas na orelha média.

Na criança predomina a irritabilidade, a inapetência, a rejeição da mamadeira e o choro continuado. Uma das manifestações mais freqüentes é o balancear da cabeça e o levar constante das mãos às orelhas, como que querendo arrancá-las. Nesta fase deve-se tomar muito cuidado para não confundir as otalgias odontogênicas (muito freqüentes no despontar dos primeiros dentes) com a fase congestiva da otite média aguda supurativa. Nesta, o quadro é quase sempre acompanhado de aumento da temperatura e alterações da membrana do tímpano, enquanto naquela apenas a otalgia surge como um dado isolado.

A febre completa o quadro sintomático. É variável e não costuma ser muito alta. A temperatura é também um elemento que nos permite o diagnóstico diferencial com a otite média aguda a vírus, uma vez que nesta, habitualmente, não encontramos aumento de temperatura e em ambas o aspecto otoscópico é muito semelhante.

A otoscopia na fase congestiva da otite média aguda supurativa revela uma membrana do tímpano intensamente congestionada, moderadamente retraída, com discreta perda de brilho, e o triângulo luminoso pode ainda estar presente, porém um pouco horizontalizado. Não é um aspecto típico, pois pode ser confundido com o da otite média aguda a vírus (não com a miringite bolhosa). Nas fases mais iniciais predomina o aumento da vascularização da membrana à custa dos vasos que acompanham o cabo do martelo e que caminham da periferia para o centro.

Tratamento

Nesta fase inicial da otite média aguda, o tratamento deve visar:

Otalgia e febre

São os sintomas mais desconfortáveis e que devem ser combatidos com o uso de analgésicos e antitérmicos, administrados pela via oral ou parenteral dependendo de sua intensidade. Tem-se debatido contra o uso indiscriminado das medicações tópicas, empregadas usualmente. Esses medicamentos, além de não interferirem com a evolução da moléstia, determinam alterações da pele do meato acústico, particularmente em crianças pequenas (devido a componentes como glicerina fenicada, ácido salicílico etc.); levando a modificações do aspecto otoscópico que prejudicam o diagnóstico da fase evolutiva da otite, além de determinar em muitos casos, pelo uso prolongado, o aparecimento de otites externas medicamentosas.

Infecção

No combate à infecção deve-se levar em consideração o agente etiológico (*Streptococcus pneumoniae, Haemophilus, Streptococcus pyogenes, Moraxella catarrhalis* etc.) que implica numa escolha acertada do antibiótico. Assim, deve-se levar em consideração a pouca sensibilidade do *Haemophilus* às penicilinas, e em pacientes com idade inferior a 5 anos utilizar as cefalosporinas ou amoxacilina associada ao clavulanato de potássio. (Lopes Filho O. *et al.* – Eficácia clinica e bacteriológica da associação clavulanato de potássio + amoxacilina e do cefaclor em otite média aguda em crianças. *F. méd.* (BR), 104:39-42, 1992.)

Em outros grupos etários, a amoxacilina pode ser o antibiótico de escolha. O tratamento antibiótico deve ser prolongado por um período suficiente para debelar o processo infeccioso, sem perigo de recidivas. Habitualmente, emprega-se por um período mínimo de 6 a 10 dias (ou até a normalização da otoscopia). Aproximadamente de 80 a 90% dos pacientes têm uma evolução satisfatória com o tratamento antibiótico. As falhas, segundo Krauze (1982), podem ocorrer por insuficiente nível do antibiótico empregado, nas secreções da orelha média. A fim de reduzir o edema inflamatório da mucosa de revestimento da orelha média e facilitar a drenagem das secreções, empregam-se corticóides em pequenas doses. Utilizar a betametasona numa dose única diária, durante 5 ou 6 dias. Pequenas doses do corticóide, por curto tempo, promovem uma discreta ação antiinflamatória, sem comprometer os mecanismos de defesa.

Descongestionantes de uso tópico nasal ou por via oral podem ser empregados em lugar do corticóide com os mesmos cuidados de não usar por períodos prolongados. Os de uso tópico podem irritar a mucosa nasal e os por via oral podem, em seu uso prolongado, determinar um espessamento do muco e comprometer o mecanismo de drenagem da tuba auditiva.

Evolução

Quando o tratamento é feito de modo adequado e no início da otite, a tendência é evoluir para a resolução. Infelizmente, nem sempre o paciente nos procura na fase inicial da otite aguda, e o tratamento instituído não é capaz de deter a evolução para a fase seguinte que é a de exsudação.

Estágio de exsudação

Patologia

A hiperemia é seguida de uma alteração da permeabilidade capilar. Como conseqüência, há exsudação seguida de migração de células vermelhas e leucócitos polimorfonucleares, para o tecido subepitelial da orelha média. Isto pode ocorrer em poucas horas nas infecções mais virulentas, ou em 12 ou 24 h nas mais benignas, e a orelha média é preenchida por aquele exsudato sob pressão. Lisozima e IgA são encontradas no exsudato.

Sintomas

Na fase exsudativa da otite média aguda supurativa há um agravamento dos sintomas apresentados na fase congestiva. A otalgia torna-se insuportável, e a sensação de orelha cheia e hipoacusia são mais evidentes. A temperatura tende a ser elevada, com picos intermitentes, revelando a presença de um processo supurativo. Particularmente em crianças pequenas, a elevação da temperatura torna-se uma preocupação, pela possibilidade de apresentar convulsões, determinadas pela hipertermia. Particularmente, no lactente há uma tendência à complicação com o aparecimento de fenômenos dispépticos como vômitos, diarréias e tendência à desidratação. A absorção das toxinas bacterianas ao nível das mucosas da orelha média parece ser a responsável pelo aparecimento desses distúrbios. O exame otoscópico na fase exsudativa da otite média aguda supurativa é bem típico e a caracteriza, sendo de difícil confusão. A membrana do tímpano apresenta-se abaulada. Há uma perda nítida de seus limites com o meato acústico externo, o triângulo luminoso desaparece dando lugar a um edema da membrana que se revela espessada. O cabo do martelo deixa de fazer saliência na membrana, aparecendo em seu lugar uma depressão, determinada pelo abaulamento. O acúmulo de mucopus sob pressão na orelha média determina a modificação da coloração da membrana, que perde aquela congestão da fase inicial, apresentando-se amarelada, principalmente nos pontos em que se apresenta mais abaulada.

O aspecto descrito corresponde a uma fase de típico derrame purulento na orelha média. É evidente que fases intermediárias podem ser encontradas, variando então o aspecto otoscópico conforme predomine a congestão ou a exsudação.

Um estudo radiológico nesta fase demonstrará um velamento das células da mastóide, sem evidência de lesões osteolíticas ou áreas de rarefação óssea.

Tratamento

O tratamento é o mesmo da fase inicial. Entretanto quando há derrame purulento na cavidade, abaulamento da membrana, e na presença daqueles fenômenos toxinfecciosos particularmente na criança pequena, e em especial quando o tratamento antibiótico não surtiu o efeito desejado, a terapêutica de escolha é a miringotomia. Ela deve ser feita com anestesia geral e sob visão do microscópio cirúrgico. A miringotomia deve ser feita na região em que a membrana mostra-se mais abaulada e seguida da aspiração de todo aquele mucopus que recheia a orelha média. A evolução costuma ser dramática, com o desaparecimento em poucas horas de todo o cortejo sintomatológico descrito. Não devemos nos deixar influenciar pelas preocupações dos familiares do paciente, que procuram se opor a uma intervenção sob anestesia geral. A realização de miringotomia em consultório, sem anestesia e sem visão microscópica, além de traumatizante para o paciente, não permite uma manipulação cuidadosa do instrumental, resultando, na maioria das vezes, em uma intervenção malfeita e que acaba sendo repetida no dia seguinte em virtude do fechamento precoce da incisão, ou pelo fato de ter sido incisado o meato acústico e não a membrana do tímpano.

Nem sempre apenas a miringotomia isolada é eficaz. Em algumas situações, torna-se necessária a continuidade da administração do antibiótico e principalmente naqueles pequenos pacientes com estado geral precário.

Evolução

A otite média aguda supurativa na fase de exsudação, tratada pela miringotomia e realizada em condições adequadas, tende a evoluir para a cura. Em alguns casos permanece uma supuração por poucos dias, evoluindo progressivamente para a resolução com reconstituição da membrana sem deixar cicatrizes.

Algumas vezes (quando a miringotomia não é feita) ela evolui para a supuração espontânea e determinada pela pressão daquele mucopus na cavidade timpânica. Nesses casos, a ruptura da membrana timpânica é pequena e em algumas situações, particularmente quando situada em quadrantes superiores, pode não dar drenagem suficiente e requerer uma miringotomia complementar.

Quando tratada por antibióticos não eficientes, sem miringotomia e por tempo inadequado, pode permanecer na orelha média uma secreção estéril, por um período prolongado, caracterizando uma otite média secretória, que poderá ser reinfectada em curto prazo, determinando quadros repetidos de otite média aguda.

Prellner *et al.*, estudando crianças com otite média de repetição, concluíram que fatores intrínsecos (relato familiar de otites repetidas) e extrínsecos (baixas concentrações séricas de IgG contra pneumococos Tipo 6A, ou presença hereditária e antígeno HLA-A2 na superfície dos leucócitos) podem levar a essas repetições.

Estágio de supuração

Patologia

Como conseqüência de uma miringotomia ou de perfuração espontânea, surge uma secreção no meato acústico externo, e início serossanguinolenta ou francamente purulenta. A mucosa da orelha média se espessa pelo crescimento dos capilares e tecido conjuntivo jovem, que se infiltra de linfócitos e plasmócitos, assim como neutrófilos polimorfonucleares.

Há uma grande produção local de anticorpos IgA secretória e, como resposta humoral, e IgM e IgG circulantes. Pequenos linfócitos sensibilizados provocam um estímulo fagocitário local. Nesta fase, as paredes das células da mastóide encontram-se íntegras.

Sintomas

A supuração permite a diminuição da pressão na cavidade timpânica e células na mastóide e, conseqüentemente, há uma diminuição ou mesmo um desaparecimento da dor. Como conseqüência da drenagem, há também queda da temperatura e desaparecimento dos fenômenos toxinfecciosos. O desaparecimento da sensação de orelha cheia ou da hipoacusia dependerá do esvaziamento completo da orelha média.

O exame otoscópico revelará a presença de secreção sangüinolenta ou francamente purulenta, drenando de uma pequena perfuração, habitualmente localizada no quadrante ântero-superior da membrana (em casos de perfuração espontânea). É freqüente o encontro de uma perfuração pequena revelando uma secreção pulsátil que drena pela mesma. Algumas vezes, será necessário complementar com uma miringotomia mais baixa, a fim de permitir uma drenagem mais eficiente. Este achado é muito importante, pois permitirá ao especialista o diagnóstico diferencial com a otite média aguda necrosante que, como veremos mais adiante, determina perfurações amplas devido à necrose de parte da membrana do tímpano. Um estudo radiográfico nesta fase mostrará um aspecto muito semelhante ao da fase anterior, isto é, um velamento das células da mastóide sem lesões líticas.

Tratamento

Se a drenagem se faz de modo satisfatório, apenas a limpeza cuidadosa do meato acústico será suficiente, procurando também impedir a penetração de água e sua contaminação. Quando esta é insuficiente, torna-se necessário uma miringotomia adicional.

Ocasionalmente, germes do meato acústico podem, pela presença da perfuração, contaminar a orelha média (em especial o *Staphylococcus*) e a supuração se prolongar por vários dias. Torna-se então necessário o exame bacteriológico da secreção, com a identificação do germe. Mesmo na presença de supuração não se recomenda o emprego de gotas auriculares com antibióticos, pois poderiam determinar um fechamento precoce da perfuração e a recidiva do processo agudo.

Evolução

A otite média aguda supurativa na fase de supuração tende a evoluir para a resolução.

Em alguns casos especiais pode, no entanto, caminhar para a coalescência, como veremos a seguir.

■ Estágio de coalescência ou mastoidite cirúrgica

Patologia

Dependendo da virulência do germe ou da resistência do paciente e como conseqüência do edema e espessamento da mucosa, pode haver um bloqueio na região do epitímpano, onde os ossículos já naturalmente estreitam a comunicação da cavidade com o antro e células da mastóide.

Um novo acúmulo de pus sob pressão na cavidade do antro, associado à estase venosa regional, provoca a formação de acidose local e dissolução do cálcio das paredes ósseas. A descalcificação e a atividade osteoclástica completam a remoção das paredes ósseas das delicadas células, levando à coalescência, com formação de cavidades maiores e repletas de pus e mucosa muito espessada. Nessa fase, a formação de anticorpos encontra-se bem avançada, e começam a aparecer áreas de cicatrização com deposições ósseas. Estudos histológicos mostram nesta fase a concomitância do processo de coalescência com o de defesa, com cicatrização e neoformação óssea, mostrando a tendência do organismo a resolver o processo por si só. Por outro lado, o processo de coalescência pode caminhar em direção ao seio lateral, ou dura-máter ou ainda para a cortical. Este desenvolvimento poderia levar à extensão do processo ao endocrânio, daí a necessidade da evacuação cirúrgica nesta fase. Embora se encontre em descrições de intervenção cirúrgica desta natureza o achado de "tecido necrótico, com pus e granulações", na realidade um estudo histológico vai mostrar que não há necrose. A descrição de Scheibe ainda é clássica e revela o predomínio de vasos aumentados, mucosa espessa, granulações ricas em linfócitos e a presença de osteoclastos em grande número.

Sintomas

A recorrência dos mesmos sintomas encontrados na fase de exsudação adquire agora uma importância clínica muito maior. A recorrência de febre ou febrícula, da dor e do amolecimento da mastóide, agora um pouco mais acentuado, ao lado de uma discreta supuração que permanece há mais de uma semana, leva à suspeita de coalescência.

- *Achado 1:* permanência da fase de supuração por mais de uma a duas semanas.
- *Achado 2:* amolecimento da cortical, com sinais de inflamação ou de flutuação.
- *Achado 3:* abaulamento da parede póstero-superior do meato junto à membrana.
- *Achado 4:* leucocitose intensa, aumento da hemossedimentação, anemia quando causada pelo *Streptococcus pyogenes*.

Radiografia

A radiografia nesta fase revelará um velamento difuso das células da mastóide, mesclado com áreas de rarefação óssea determinadas pelo processo de coalescência. Em muitas ocasiões o estudo radiográfico nos auxilia, quando uma decisão deve ser tomada em relação à intervenção cirúrgica. Permite precocemente o diagnóstico da coalescência, oferecendo-nos a oportunidade de uma terapêutica mais prematura. Deve-se ter em mente que a sintomatologia da fase de coalescência é muito semelhante à da fase inicial de exsudação. Assim sendo, o tempo de evolução se torna o fator mais importante, segundo Shambaugh, na avaliação da indicação cirúrgica.

Tratamento

O emprego de antibiótico nesta fase pode resolver e curar o processo, se não tiver sido empregado antes. Há, no entanto, o risco de complicação e nossa decisão acerca de uma intervenção cirúrgica deve ser tomada sem titubeio, e a evacuação cirúrgica do abscesso deve ser feita tão logo o diagnóstico for estabelecido.

Evolução

Na fase de coalescência, a otite média aguda tratada de modo adequado e precocemente evolui para a cura, com reconstituição integral da arquitetura da mastóide. Poderá, entretanto, evoluir para complicações as mais variadas, na falta de um adequado tratamento.

■ Estágio de complicação

A extensão do processo inflamatório do mucoperiósteo da orelha média e células pneumáticas a estruturas adjacentes produz uma complicação. Pode-se manifestar por: formação de abscesso subperiosteal, lesão do nervo facial, comprometimento labiríntico ou tromboflebite do seio lateral. Pode evoluir nas células da pirâmide formando uma petrosite. Além do comprometimento dessas estruturas situadas no osso temporal, outras muito importantes podem ser comprometidas por outro mecanismo. A infecção pode se disseminar, por um processo de tromboflebite das veias intercomunicantes, levando à infecção através das paredes intactas da orelha média à veia jugular, seio sigmóide, dura-máter, nervo facial, cérebro e labirinto perilinfático.

Autores antigos descreviam uma forma de mastoidite denominada hemorrágica, que seria diferente da coalescente. Segundo Shambaugh, na realidade seria o mesmo processo causado pelo *Streptococcus pyogenes,* em que a cirurgia tinha sido efetuada um pouco precocemente, numa fase em que a coalescência ainda não era evidente.

Sintomatologia

Os sintomas vão depender do tipo de complicação que ocorre.

Terapêutica

O antibiótico adequado (amoxacilina, amoxacilina + clavulanato, cefaclor) associado à cirurgia de acordo com a complicação.

■ **Estágio de resolução**

A cura se faz por completo, com reconstituição das estruturas comprometidas e audição normal. Isto a contrasta da otite média necrosante que sempre deixa seqüela.

REFERÊNCIAS BIBLIOGRÁFICAS

Ballenger JJ. *Diseases of the Nose, Throat and Ear.* 11. ed. Philadelphia: Lea & Febiger, 1969.

Bluestone CD, Casselbrant ML. Workshop on epidemiology of otitis media. *Ann. Otol Rhinol Laryngol* 1990;99(Suppl. 149).

Bluestone CD, Klein JO. *Otitis Media in Infants and Children.* Philadelphia: WB Saunders Co., 1988.

Goycoolea MV, *et al.* Definitions and terminology. *ORL Clin N Am* 1991;24:757-61.

Hellstrom S, Goldie P. Mechanisms of otitis media Development. *ORL Clin N Am* 1991;24:829-34.

Hungria H. *Manual de Otorrinolaringologia.* 3. ed. Rio de Janeiro: Guanabara-Koogan, 1973.

Krauze PJ, *et al.* Penetration of amoxacillin, cefaclor, erythromycin-sulfasoxazole and trimethoprim-sulfametoxazole into the middle ear fluid in patients with chronic otitis media. *J Infect Dis* 1982;145:815.

Lemariey A. *Oto-Rhino-Laryngologie Infantile.* Paris, Masson & Cie, 1956.

Lim DJ. Recent advances in otitis media. *Ann Otol Rhinol Laryngol* 1989;98(Suppl. 139).

Lopes F° O, *et al.* Eficácia clínica e bacteriológica da associação clavulanato de potássio + amoxacilina e do cefaclor em otite média aguda em crianças. *F méd (BR)* 1992;104:39-42.

Lopes F° O, *et al.* Etiologia da otite média aguda na infância e sua sensibilidade a antibióticos. *Rev Bras ORL* 1981;47:15-19.

Paparella MM, *et al.* The concept of silent otitis media. *ORL Clin N Am* 1991;24:763-74.

Prellner K, Kalm O, Harsten G. The concept of pronicity in otitis media. *ORL Clin N Am* 1991;24:787-94.

Riff LJM. Chemotherapy in ear disease. *ORL Clin N Am* 1972;5:3-10.

Shambaugh Jr., GE. *Surgery of the Ear.* 2. ed. Philadelphia: WB Saunders Co., 1967.

30

MEATOPLASTIA

Luiz Carlos Alves de Sousa ▪ Marcelo Ribeiro de Toledo Piza ▪ Sady Selaimen da Costa

INTRODUÇÃO

A orelha externa é formada pelo pavilhão auricular, pelo meato auditivo externo e pela membrana timpânica. O pavilhão auricular é composto por uma cartilagem única coberta por pele fina e pericôndrio. Em sua porção anterior a pele é mais firmemente aderida do que na região posterior, causando as dobras e concavidades peculiares da cartilagem auricular. O pavilhão conecta-se à cabeça pelos músculos auriculares anterior, superior e posterior.

Entre a concha da aurícula e a membrana timpânica encontra-se o meato auditivo externo (*meatus acusticus externus*) que consiste de um curto canal de aproximadamente 25 mm no seu menor comprimento, o qual é formado por cartilagem na sua porção mais lateral e osso na porção medial (Anson e Donaldson, 1981). Para fins de uma terminologia cirúrgica, subdividiremos o meato auditivo externo em duas regiões distintas: o meato propriamente dito, representado pelo intróito da orelha, e o canal auditivo externo (CAE).

A meatoplastia tornou-se procedimento de grande importância prática e crucial na obtenção do sucesso cirúrgico em grande número das cirurgias otológicas. Stacke, em 1893, descreveu pela primeira vez o retalho de pele do meato acústico externo como complemento da mastoidectomia radical descrita por Zaufal, em 1890 (Shambaugh e Glasscock, 1980). Passados mais de 100 anos, a meatoplastia continua indispensável em toda e qualquer timpanomastoidectomia de cavidade aberta (parede baixa). Muitos cirurgiões preferem realizar o procedimento através da clássica técnica retroauricular (Portmann, 1983; Cremers e Smeets, 1993; Sousa, 1996; Sousa e Piza, 1996; Sousa, Piza e Costa, 2000), outros utilizam a abordagem endaural (Osborne e Martin, 1990; Raman, 1991; Gomez-Ullate, Ruiz Escudero, Cristobal Garcia *et al.*, 1998; Murray, Jassar, Lee *et al.*, 2000).

A meatoplastia é um procedimento cirúrgico que tem por finalidade ampliar a abertura do intróito da orelha, o que permitirá um amplo acesso à neocavidade aberta criada nas timpanomastoidectomias de parede baixa e ao recém-criado CAE, confeccionado através de uma canaloplastia. Esse notável requinte de técnica tem se revelado essencial para se obter um bom resultado cirúrgico no tratamento das otites médias crônicas, principalmente as colesteatomatosas, e das estenoses congênitas ou adquiridas do canal auditivo externo.

A otite externa crônica refratária aos tratamentos convencionais pode ser conseqüência do acúmulo de cerúmen e descamação de pele no CAE. Nesses casos um exame mais detalhado do meato pode revelar caprichosas variações de sua anatomia como no caso da cartilagem conchal riniforme que se projeta anteriormente, obliterando parcialmente o intróito da orelha. Exostoses e osteomas do CAE que comprometem a sua adequada ventilação e capacidade de autolimpeza também podem propiciar o acúmulo de debris. Nesses casos indica-se a intervenção cirúrgica através de canaloplastia e meatoplastia (Hunsaker, 1988; Blake e Morrissey, 1991; Martin-Hirsch e Smelt, 1993; Costa, Sousa e Piza, 1999; Haapaniemi, Laurikainen e Suonpaa, 2001).

A meatoplastia constitui-se de procedimento cirúrgico complementar imprescindível nas timpanomastoidectomias de cavidade aberta e nas cirurgias das estenoses adquiridas (otite externa refratária, traumatismos, neoplasias, iatrogenias) ou congênitas do canal auditivo externo. Eventualmente pode se tornar passo cirúrgico coadjuvante de canaloplastias para o tratamento de osteomas e deformidades do CAE. Em certas situações, timpanoplastias ou timpanomastoidectomias de cavidade fechada exigem a realização de canaloplastia e, às vezes, de meatoplastia (Costa, Sousa e Piza, 1999). As estruturas que formam o meato (pele, cartilagem, tecido subcutâneo e osso) serão abordadas e manipuladas cirurgicamente, dependendo da patologia em questão, do procedimento cirúrgico principal realizado e do tamanho desejado para o novo meato (Portmann e Guerriery, 1975) (Quadro 30-1).

Via de regra, utilizamos a timpanomastoidectomia com o rebaixamento completo da parede posterior do CAE para o tratamento da otite média crônica colesteatomatosa e da otite média crônica com tecido de granulação que se mostrou refratária ao tratamento cirúrgico de cavidade fechada. Em alguns casos Paparella preconiza o rebaixamento da parede posterior, preservando uma ponte intacta, a *intact bridge mastoidectomy* (IBM) (Paparella, Meyerhoff, Morris *et al.*, 1991). Nessas intervenções, que resultam em cavidades abertas, é mister a realização de uma meatoplastia adequada, que permitirá a ventilação, fácil visualização e limpe-

---

QUADRO 30-1 Resumo dos passos cirúrgicos da meatoplastia

1. Incisão horizontal na pele da parede posterior do canal auditivo
2. Dissecção do tecido subcutâneo da concha (Fig. 30-5)
3. Identificação e liberação da cartilagem da concha (Fig. 30-6)
4. Ressecção em elipse da cartilagem da concha (Figs. 30-7 e 30-8)
5. Incisões verticais na pele do conduto e da concha (*Flap* de Köerner) (Figs. 30-2 e 30-3)
6. Mobilização do *flap* (Pontos de náilon) (Fig. 30-9)

za da cavidade mastóidea (Echeverria Zumarraga, Olarieta Gadea e Alvarez de Cozar, 1989; Murray, Jassar, Lee et al., 2000; Garap e Dubey, 2001). Uma adequada relação entre a abertura do meato e o volume da neocavidade é necessária para se obter uma cavidade livre de problemas (Hildmann, 1986). Uma abertura meatal adequada nos permite acesso fácil ao canal auditivo, membrana timpânica e à neocavidade aberta, propiciando o manuseio dessas regiões para a devida *toillet* pós-operatória. Uma ampla meatoplastia requer mínima atenção pós-operatória. Nas cavidades abertas recomendamos as remoções de cerúmen, crostas e descamação epitelial em média uma vez ao ano (Osborne, Terry e Gandhi, 1985). A boa ventilação do canal ou da cavidade aberta é fundamental na prevenção da otorréia, principalmente em países tropicais, onde os pacientes acabam por praticar esportes aquáticos, facilitando o aparecimento de descamações epiteliais, granulações e infecções fúngicas do conduto auditivo externo ou da neocavidade.

A meatoplastia indiscutivelmente corrobora sobremaneira no resgate funcional da orelha, de tal forma que a técnica de cavidade aberta com meatoplastia permanece como uma boa opção custo-benefício para o tratamento dos colesteatomas (Blake e Morrissey, 1991). Uma atração inicial aos procedimentos de parede alta (cavidade fechada) era o potencial para obtenção de melhores resultados funcionais. A meatoplastia acabou colocando a timpanomastoidectomia de cavidade aberta como técnica de primeira escolha, em nossa experiência, no tratamento do colesteatoma, principalmente pelo fato desta técnica proporcionar resultado funcional tão bom quanto a timpanomastoidectomia de cavidade fechada (Ragheb, Gantz e McCabe, 1987).

A neocavidade da timpanomastoidectomia de técnica aberta requer cuidados especiais desde a sua criação. A realização de uma abertura adequada nos permitirá acesso a toda sua extensão. Paparella relata nunca ter visto um meato excessivamente amplo (Paparella e Meyerhoff, 1978). Segundo esses autores, o erro comum seria criar um meato muito pequeno. Uma tendência seria o estreitamento do meato no pós-operatório (Blake e Morrissey, 1991). Em nossa casuística a tendência ao estreitamento ocorre mais na população juvenil, sendo que em adultos não temos observado com tanta freqüência uma significativa diminuição da amplitude meatal (Sousa, 1996; Sousa e Piza, 1996; Sousa, Piza e Costa, 2000).

Os problemas com a cavidade surgem quando a estreita abertura não nos permite acesso à região mais posterior da cavidade mastóidea. Temos que remover os debris às cegas. A necessidade de curativos rotineiros demanda várias visitas ao consultório do otorrinolaringologista. Por outro lado, meatos muito amplos ofendem a estética (Fig. 30-1). O equilíbrio deve ser almejado pelo cirurgião. Há relatos de pacientes portadores de amplos meatos que se queixam de distúrbios vestibulares causados por ventos frios (Portmann e Guerriery, 1975). Não podemos nos esquecer que não raras vezes precisamos adaptar um aparelho de amplificação sonora nessa orelha e que meatos excessivamente amplos, estreitos ou disformes podem tornar impossível essa missão (Sajjadi, 1999).

Fisch descreve a revisão de 79 timpanomastoidectomias de cavidade aberta que persistiam supurando e encontrou que em 41 pacientes (56% dos casos) uma meatoplastia insuficiente foi a causa do insucesso da cirurgia (Fisch, 1994). Pobres resultados de operações para o tratamento de diversas doenças das orelhas freqüentemente são devidos à estenose ou colapso do meato (Blake e Morrissey, 1991). Sadé preconiza que um dos princípios básicos de uma cavidade livre de problemas é a realização de uma meatoplastia adequada (Sadé, Weinburg, Berco et al., 1982). Em revisão de 85 reintervenções em mastoidectomias radicais por recorrência de episódios de otorréia, Echeverria Zumarraga *et al.* observaram que 62% dos casos apresentavam um meato inadequado. Os autores enfatizaram a grande importância de uma boa meatoplastia para o sucesso do tratamento cirúrgico (Echeverria Zumarraga, Olarieta Gadea e Alvarez de Cozar, 1989). Schuknecht relata que o estreitamento fibroso do canal, requisitando reintervenção (meatoplastia secundária), ocorreu em 18 (26%) das 69 orelhas operadas para a correção da atresia aural congênita (Schuknecht, 1989). Em todos os casos a estenose estava localizada na abertura do canal e não em partes mais profundas.

Na confecção da meatoplastia deve-se, a todo custo, evitar exposição de cartilagens ao nível do rebordo da cartilagem da concha e do CAE. Para isso o retalho de pele de Körner é fundamental (Figs. 30-2 e 30-3), pois recobrirá bem essa região, além de servir como matriz no processo de epitelização da cavidade. Com a mesma finalidade, durante a realização da cirurgia devemos preservar ao máximo a pele de toda a extensão do CAE, que também será de grande valia para completar-se mais precocemente o período de epitelização da cavidade. Para tanto utilizamos o alumínio, que serve de embalagem de fios de sutura para recobrir esses delicados retalhos de pele, às vezes com pedículos delgados, com o intuito de evitar que eles se enrolem na broca e se dêem por perdidos. As áreas de granulação do neocanal e da neocavida-

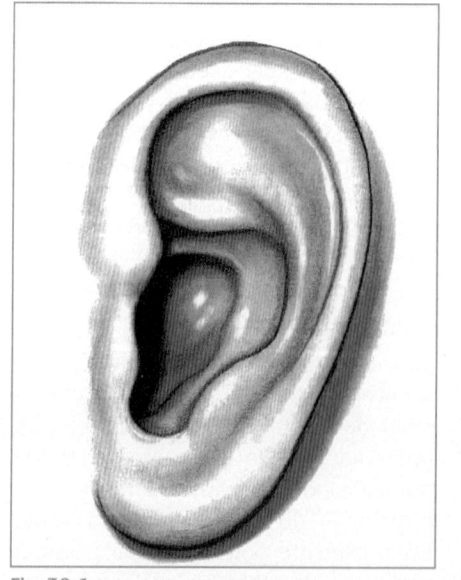

Fig. 30-1
Meato excessivamente amplo.

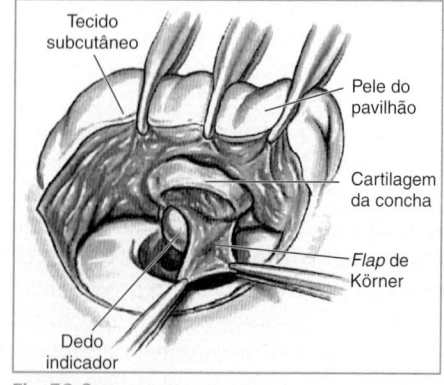

Fig. 30-2
Incisões verticais na pele do conduto e da concha.

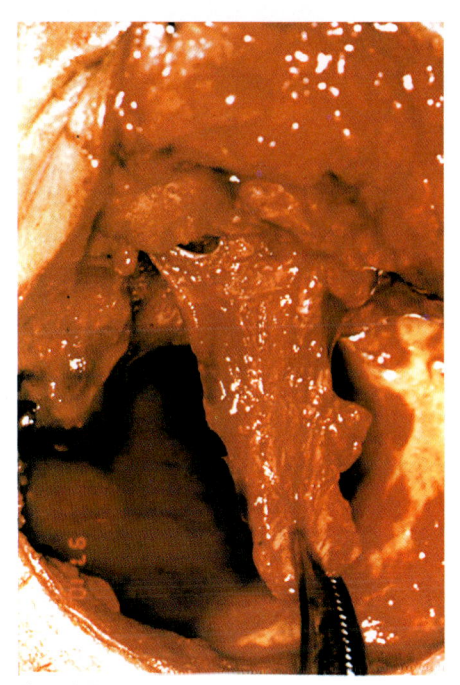

Fig. 30-3

Incisões verticais na pele do conduto e da concha (*flap* de Körner).

de, criados respectivamente após a canaloplastia e a timpanomastoidectomia de cavidade aberta, são muitas vezes devidas à falta de preservação de matriz epitelial durante a cirurgia.

Alguns autores preconizam durante a meatoplastia a rotação de retalhos pediculados de pele para diminuir a exposição de áreas cruentas (Chole, 1983; Machino, Hattori e Ueno, 1994; Murray, Jassar, Lee *et al.*, 2000). As cavidades abertas que após 2 a 4 semanas apresentam extensas áreas de tecido de granulação podem ser forradas com retalhos livres de pele em mosaico, segundo a técnica descrita por Ollier e modificada por Thiersch no final do século XIX, e amplamente executada por Schuknecht e Paparella (Ollier, 1872; Thiersch, 1874).

Outra providência que julgamos útil é forrar toda a extensão da neocavidade criada com a biomembrana de látex natural, material que consiste de um polímero extraído do látex natural da árvore seringueira (*Hevea brasiliensis*), desenvolvido no Departamento de Bioquímica da Faculdade de Medicina de Ribeirão Preto da Universidade de São Paulo (Mrué, 1996; Mrué, 2000). Desta maneira, criamos uma interface entre o cadarço de algodão (fita cardíaca) e a superfície da cavidade representada pelo osso cruento, retalhos de pele e o Gelfoam® que recobre o enxerto da microcaixa. Diferentemente de Frade, utilizamos a membrana de látex sem polilisina (Frade, Valverde, J. *et al.*, 2001). No final de duas semanas removemos o cadarço e em seguida o látex, que desliza suavemente sobre uma delgada superfície de fibrina, onde crescerá a nova camada epitelial. Outrora, quando removíamos o cadarço, que estava diretamente em contato e às vezes aderido à superfície da neocavidade, nos deparávamos com sangramento e desconforto para o paciente, fato que não ocorre mais com a utilização do látex. Vários artigos foram publicados a respeito da aplicabilidade da biomembrana de látex, especialmente para o tratamento de úlceras das pernas, devido à sua propriedade neoangiogênica e cicatrizante (Frade, Valverde, J. *et al.*, 2001; Frade, Cursi, Andrade et al., 2002; Frade, Cursi, J. *et al.*, 2002).

Convém lembrar que esses procedimentos curativos do neocanal ou neocavidade, muitas vezes essenciais para o sucesso da cirurgia, são realizados através da abertura criada durante a meatoplastia, daí a importância da suficiência deste meato.

Não temos observado, em nossa experiência, a capacidade plena de autolimpeza da neocavidade atribuída à meatoplastia. Ocasionalmente nos deparamos com cavidades abertas que requerem remoção das crostas e descamação epitelial com maior freqüência (até quatro vezes ao ano).

Acreditamos que ao criarmos um novo CAE ou uma cavidade aberta, seja imprescindível confeccionarmos um meato de tamanho adequado que nos possibilite abordar essas regiões em todas as suas extensões.

TÉCNICA CIRÚRGICA

Complementando o procedimento cirúrgico principal, a meatoplastia poderá ser realizada através de acesso endaural ou retroauricular. Optamos pela segunda por sua praticidade, já que teremos visão direta de todas as estruturas que serão manipuladas.

Embora a abordagem do meato seja o passo cirúrgico derradeiro do procedimento principal nas nossas cirurgias, lembramos que a primeira incisão horizontal na pele do CAE, ao nível da espinha de Henle, realizada para a confecção do retalho timpanomeatal, coincide com o primeiro passo da meatoplastia. Essa incisão delimitará a porção caudal do retalho de Körner.

O acesso retroauricular nos possibilita visão direta do tecido subcutâneo e da porção conchal da cartilagem auricular, o que nos permite evitar áreas de cartilagem expostas que provocam dor e granulação no pós-operatório, além de facilitar o controle do sangramento.

Quando se trata de passo cirúrgico derradeiro do tempo principal, que muitas vezes demandou horas de exaustivo trabalho e num momento em que o cirurgião pode se encontrar bastante cansado, preconizamos a utilização de uma técnica de relativa simplicidade na sua execução e muito eficiente para a confecção de nova e adequada abertura para o conduto auditivo externo ou cavidade aberta.

Após a realização da canaloplastia ou da mastoidectomia com o rebaixamento satisfatório da parede posterior do canal auditivo externo até o nível do muro do facial e a confecção da microcaixa, retiramos os afastadores auto-estáticos, fazemos a hemostasia da ferida cirúrgica e começamos a meatoplastia. Sugerimos, antes de iniciá-la, colocar um chumaço de algodão embebido em soro fisiológico sobre a camada de Gelfoam® que recobre o enxerto da microcaixa, com o intuito de protegê-lo, assim como os retalhos de pele preservados previamente.

Se segura o pavilhão auricular em pinça, empurrando a concha para trás com o dedo indicador ou médio, que terá a função de apoio e guia para a dissecção dos tecidos (Fig. 30-4). À medida que dissecamos o tecido subcutâneo, vamos pinçando-o com hemostáticos delicados, puxando-o para cima (Fig. 30-5). O excesso desse tecido poderá ser ressecado e desprezado.

Identificamos a cartilagem conchal e a liberamos da pele que a recobre anteriormente (Fig. 30-6). Ressecamos em elipse sua borda livre, poupando sua porção superior (Figs. 30-7 e 30-8). Nesse momento a sensibilidade da polpa digital e a constante visualização da concha anteriormente evitará o traumatismo da pele dessa região. O próximo passo será a realização de duas incisões paralelas verticais passando pela pele do CAE, incluindo a pele descolada da cartilagem ressecada

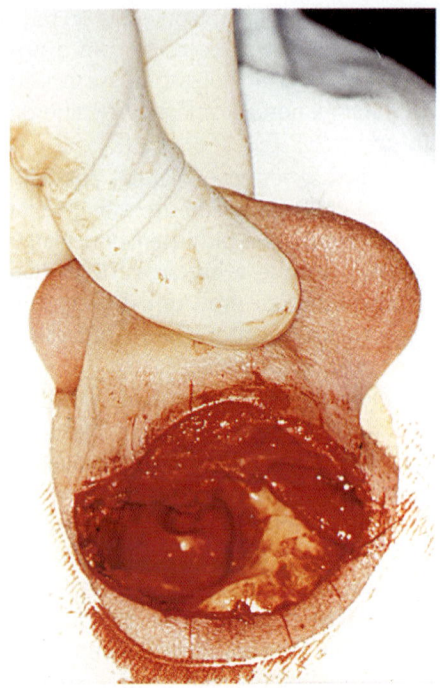

Fig. 30-4
Mobilização do pavilhão auricular.

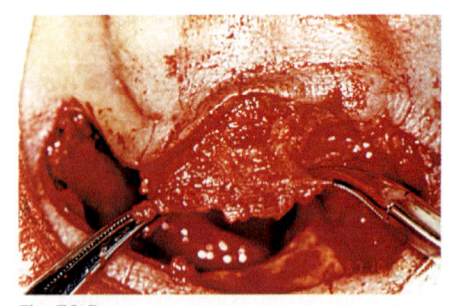

Fig. 30-5
Dissecção do tecido subcutâneo da concha.

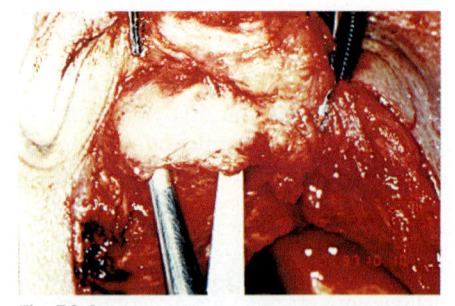

Fig. 30-6
Liberação da cartilagem da concha.

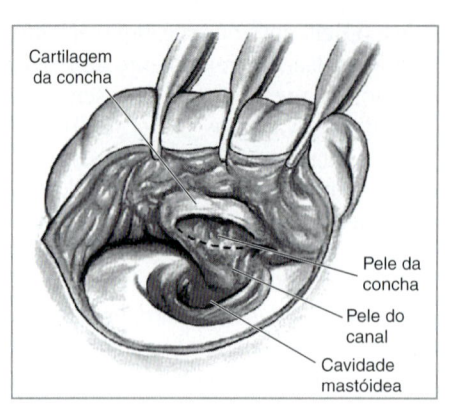

Fig. 30-7
Ressecção em elipse da cartilagem da concha.

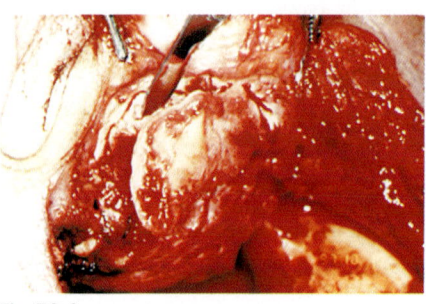

Fig. 30-8
Ressecção da cartilagem da concha.

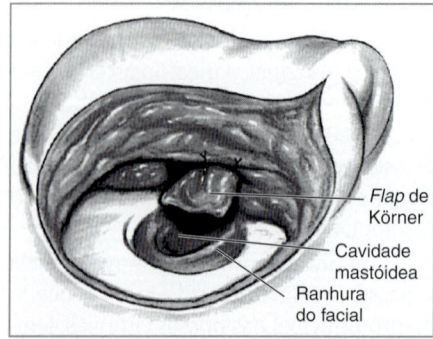

Fig. 30-9
Mobilização do retalho (pontos de náilon).

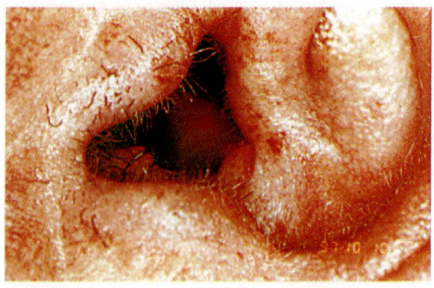

Fig. 30-10
Resultado final.

(Figs. 30-2 e 30-3). Quanto mais alto estas incisões se estenderem em direção à pele livre da concha, maior a amplitude do meato. Confecciona-se, assim, um generoso retalho de pele, o *flap* de Körner, que deve ser o mais largo possível, íntegro, não espesso, tampouco delgado (Figs. 30-2 e 30-3). Um bom parâmetro para se avaliar a abertura do meato é quando este permite livremente a introdução do dedo indicador.

Após a confecção do *flap*, damos um ou dois pontos de náilon 3 zeros em sua porção proximal, suturando-o ao tecido subcutâneo vizinho superiormente (Fig. 30-9) com o intuito de puxar o *flap* para trás, forçando-o de encontro à parede óssea da neocavidade, culminando com a confecção de uma adequada abertura meatal (Fig. 30-10).

Por último recobrimos a neocavidade com a membrana de látex sem polilisina e preenchemos toda a cavidade com fita cardíaca untada com pomada antibiótica. Esse curativo é removido em duas semanas, período no qual se estende a cobertura antibiótica sistêmica. Em seguida preenchemos a neocavidade com pomada à base de antibiótico e corticóide. Com a finalidade de se manter a patência do meato colocamos um pedaço de gaze untada, que deve ser trocada uma vez ao dia, exercendo suave pressão sobre sua abertura, desde o momento da sua confecção até a sexta semana.

Ao final da sexta semana de pós-operatório realizamos uma boa limpeza da cavidade e geralmente nos deparamos com avançados estágios de epitelização de sua superfície. Raras são as vezes que necessitamos lançar mão da técnica de Ollier-Thiersch, revestindo a cavidade com delgados retalhos livres de pele retirados da região medial do braço.

CONSIDERAÇÃO FINAL

A meatoplastia constitui-se procedimento absolutamente indispensável para o sucesso de determinadas canaloplastias ou das timpanomastoidectomias de cavidade aberta. A adequada abertura do intróito da orelha torna-se crucial na prevenção da reestenose do conduto auditivo externo, da recidiva da doença (colesteatoma e tecido de granulação) e na manutenção de uma cavidade seca e livre de debris, além de contribuir para o resgate funcional da orelha.

REFERÊNCIAS BIBLIOGRÁFICAS

Anson BJ, Donaldson JA. *Surgical Anatomy of the Temporal Bone*. Philadelphia: WB Saunders, 1981.

Blake P, Morrissey G. Canal wall down techniques for managing cholesteatoma. *Aust N Z J Surg* 1991;61(12):914-8.

Chole RA. Meatoplasty using inferiorly based island pedicle flap for congenital aural atresia. *Laryngoscope* 1983;93(7):954-5.

Costa SS, Sousa LCA, Piza MRT. The flexible endaural tympanoplasty: pathology-guided, pathogenesis-oriented surgery for the middle ear. *Otolaryngol Clin North Am* 1999;32(3):413-41.

Cremers WR, Smeets JH. Acquired atresia of the external auditory canal. Surgical treatment and results. *Arch Otolaryngol Head Neck Surg* 1993;119(2):162-4.

Echeverria Zumarraga M, Olarieta Gadea M, Alvarez de Cozar F. Causes of failure in radical surgery of the mastoid. *Acta Otorrinolaringol Esp* 1989;40(3):181-4.

Fisch U. *Timpanoplasty, mastoidectomy and stapes surgery*. New York: Thieme Medical Publishers, Inc., 1994.

Frade MAC, Cursi IB, Andrade FF *et al*. Stimulation of diabetic wound healing by natural latex biomembrane (NLB). *Annales de dermatologie et de vénéréologie (20th World Congress of Dermatology)*: 1S823, 2002.

Frade MAC, Cursi IB, JC -N *et al*. Induction of leg wound healing by natural latex biomembrane (NLB). *Annales de dermatologie et de vénéréologie (20th World Congress of Dermatology)*: 1S823, 2002.

Frade MAC, Valverde RV, JC -N *et al*. Chronic phlebopathic cutaneous ulcer: a therapeutic proposal. *Int J Dermatol* 2001;40(3):234-240.

Garap JP, Dubey SP. Canal-down mastoidectomy: experience in 81 cases. *Otol Neurotol* 2001;22(4):451-6.

Gomez-Ullate R, Ruiz Escudero C, Cristobal Garcia F *et al*. Meatoplasty by intra-aural approach. *Acta Otorrinolaringol Esp* 1998;49(4):283-7.

Haapaniemi J, Laurikainen E, Suonpaa J. Radical meatoplasty in the treatment of severe chronic external otitis. *ORL J Otorhinolaryngol Relat Spec* 2001;63(1):41-5.

Hildmann H. The mastoid cavity and auditory canal meatoplasty. Relations between corresponding indications. *Laryngol Rhinol Otol (Stuttg)* 1986;65(12):684-7.

Hunsaker DH. Conchomeatoplasty for chronic otitis externa. *Arch Otolaryngol Head Neck Surg* 1988;114(4):395-8.

Machino M, Hattori Y, Ueno N. Meatoplasty using island pedicle flap. *Nippon Jibiinkoka Gakkai Kaiho* 1994;97(1):28-34.

Martin-Hirsch DP, Smelt GJ. Conchal flap meatoplasty. *J Laryngol Otol* 1993;107(11):1029-31.

Mrué F. Neoformação tecidual induzida por biomembrana de látex natural com polilisina. *Faculdade de Medicina de Ribeirão Preto*. Ribeirão Preto, Universidade de São Paulo, 2000.

Mrué F. Substituição do esôfago cervical por prótese biossintétca de látex: estudo experimental em cães. *Faculdade de Medicina de Ribeirão Preto*. Ribeirão Preto, Universidade de São Paulo, 1996.

Murray DP, Jassar P, Lee MS *et al*. Z-meatoplasty technique in endaural approach mastoidectomy. *J Laryngol Otol* 2000;114(7):526-7.

Ollier LXEL. Greffes cutanées ou autoplastiques. *Bulletin de l'Académie de Médecine* 1872;2(1):243-250.

Osborne JE, Martin FW. Endaural meatoplasty for mastoid cavities. *Clin Otolaryngol* 1990;15(5):453-5.

Osborne JE, Terry RM, Gandhi AG. Large meatoplasty technique for mastoid cavities. *Clin Otolaryngol* 1985;10(6):357-60.

Paparella MM, Meyerhoff WL. How I do it otology and neurology: a specific issue and its solution. Meatoplasty. *Laryngoscope* 1978;88(2 Pt 1):357-9.

Paparella MM, Meyerhoff WL, Morris MS *et al*. Mastoidectomy and Tympanoplasty. In: Paparella MM, Shumrick DA, Gluckman JG, Meyerhoff WL. *Otolaryngology*. Philadelphia: WB Saunders. 1991. 1405-1439p.

Portmann M, Guerriery. *Traité de technique chirurgicale ORL et Cervico-faciale*. Paris: Masson Cic, 1975.

Portmann M. How I do it otology and neurotology. A specific issue and its solution. Meatoplasty and conchoplasty in cases of open technique. *Laryngoscope* 1983;93(4):520-2.

Ragheb SM, Gantz BJ, McCabe BF. Hearing results after cholesteatoma surgery; the Iowa experience. *Laryngoscope* 1987; (97):1254-1263.

Raman, R. Meatoplasty for endaural approach. *Arch Otolaryngol Head Neck Surg* 1991;117(9):1060.

Sadé J, Weinburg J, Berco F *et al*. The marsuapilized (radical) mastoid. *J Laryngol Otol* 1982 ;(96):869-875.

Sajjadi H. Thiersch skin grafting and postoperative care of otologic patients. *Otolaryngol Clin North Am* 1999;32(3):597-608.

Schuknecht HF. Congenital aural atresia. *Laryngoscope* 1989;99(9):908-17.

Shambaugh GE, Glasscock ME. *Surgery of the Ear*. Philadelphia: WB Saunders, 1980.

Sousa LCA. Meatoplasty. *Operative techniques in otolaryngology-head and neck surgery* 1996;7(1):78-81.

Sousa LCA, Piza MRT, Costa SS. Meatoplastia. Otologia clínica e cirúrgica. Cruz OLM, Costa SSD. Rio de Janeiro: Revinter: 2000. 289-291p.

Sousa LCA, Piza MRT. Meatoplastia: indicações, vantagens e limitações. *Rev Bras de Otorrinolaringologia* 1996;62(1):5-8.

Thiersch K. Ueber die feineren anatomischen Veränderungen bei Aufheilung von Haut auf Granulationen. *Verhandlungen der Deutschen Gesellschaft für Chirurgie*. Berlin, 1874. 69-75p.

31
TRATAMENTO CIRÚRGICO DO COLESTEATOMA CONGÊNITO

Carlos B. Ruah

INTRODUÇÃO E PATOGÊNESE

De acordo com Derlacki e Clemis (1965) o colesteatoma congênito é definido como aquele que ocorre atrás de uma membrana do tímpano intacta, na ausência de uma história de otite média ou de cirurgia prévia da orelha média. Apesar de este conceito ser geralmente aceito, o grupo etário no qual este tipo de colesteatoma ocorre é propício à ocorrência de otite média pelo que é mais importante a ausência de otorréia, isto é, de perfuração timpânica, de trauma ou de cirurgia otológica prévia, do que de otite média propriamente dito. Levenson et al. (1989) também excluem desta definição os colesteatomas intramembranosos da membrana do tímpano, os gigantes ou os que ocorrem com a atresia ou estenose do canal auditivo externo.

Segundo Sudhoff et al. (1999), a primeira descrição desta entidade deve-se a Lucae que, em 1885, observou a presença de um colesteatoma que parecia ter-se originado na mucosa da orelha média, por baixo de um tímpano intacto e de uma orelha média aparentemente normal. Apesar de essa entidade ser reconhecida há muito tempo pelos neurocirurgiões e otologistas (Paparella e Rybak 1978), só mais recentemente é que o colesteatoma congênito da orelha média tem recebido mais atenção. Peron e Schuknecht, em 1975, referem que até essa altura, havia 25 casos publicados na literatura e descrevem dois ossos temporais de um indivíduo de 20 anos de idade que apresentava outras malformações da orelha média e interna. Levenson et al. (1986) referem que entre 1975 e 1985 foram descritos mais uma centena de casos aos quais adicionaram mais 20. Desde aí têm aparecido vários autores que analisam séries maiores ou menores de colesteatomas congênitos (Parisier et al.,1989; Friedberg, 1994a, 1994b; Potsic et al.,1997; Koltai et al., 2002; Nelson et al., 2002).

Têm sido muitas as teorias que procuram explicar a sua patogênese, parecendo que todas elas se complementam:

- *Teoria de origem em células multipotenciais*: Von Remak, em 1854, sugeriu que a origem do colesteatoma congênito poderia estar num folículo de pele que se tenha deslocado durante a embriogênese. Curiosamente, Howie, em 1962, e Steel, em 1976, descreveram um quisto da orelha média formado por um epitélio escamoso estratificado cheio de ceratina em que se observava um folículo piloso ocasional. Apesar dessas observações terem sido feitas em adultos e descritas na literatura dos teratomas monodérmicos, se não fosse pela presença do folículo piloso, essas poderiam ter sido descrições de colesteatomas congênitos. Foi então sugerido de novo por Ruah et al. (1999), que à semelhança do que ocorre com os teratomas extra-axiais, os colesteatomas congênitos poderiam ser a forma mais simples de teratomas monodérmicos, e que poderiam ter origem em células germinativas multipotenciais que se deslocam do eixo médio do corpo para a orelha média através do recesso tubotimpânico (tuba auditiva embrionária). Paparella e Rybak (1978) sugerem que esses colesteatomas também podem ocorrer nos locais de fusão de duas estruturas exodérmicas, se um pequeno ilhéu ectodérmico ficar retido sob a superfície, o que pode ocorrer durante a fusão do primeiro e segundo arcos branquiais, ao nível da orelha.

- *Teoria de origem no corpúsculo epidermóide*: Teed, em 1936, descreveu um pequeno conjunto de células epidermóides na porção anterior e superior da orelha média e postulou que a sua persistência poderia dar origem a um colesteatoma. Esta observação provocatória não encontrou eco até 1986 quando Michaels descreveu a presença de uma formação epidermóide semelhante e com a mesma localização, que aparecia inicialmente entre a 5ª e a 7ª semana de gestação na porção posterior do recesso tubotimpânico (futura tuba auditiva) e que parecia estimular o crescimento desse recesso em direção à orelha média (Michaels, 1988). Esse corpúsculo epidermóide foi observado pelo mesmo autor em metade dos ossos temporais estudados e deixa de se observar após a 33ª semana de gestação. Foi então postulado por Levenson et al. (1989) que a persistência e expansão desse corpúsculo poderiam dar origem a um colesteatoma congênito. Esse conceito foi reforçado por Levine et al., em 1998, que encontraram o corpúsculo epidermóide em 12,5% de ossos temporais de fetos com idades entre a 34ª e a 40ª semana de gestação e em 13,3% de ossos temporais de crianças entre o nascimento e os 5 anos de idade. O espécime mais velho que ainda demonstrava o corpúsculo pertencia a uma criança com 2 anos e 7 meses de idade. Karmody et al., em 1998, publicaram a primeira documentação histológica de um colesteatoma congênito cuja origem se situava no local do corpúsculo epidermóide, num osso temporal pertencente a uma criança de 3,6 meses de idade. Essa massa de epitélio escamoso estratificado, ceratinizante, media 1.000 μm de comprimento e apresentava uma forma caliciforme. A presença de restos epidermóides na orelha média foi descrita por vários autores (Akaan-Pettilä, 1982; Sadé et al., 1983; Aimi, 1989) tanto em fetos como em adultos. No caso dos adultos, a sua origem congênita é difícil de demonstrar. Apesar de todas essas descrições, a transformação de um corpúsculo epidermóide num colesteatoma permanece ainda uma hipótese teórica.

- *Teoria da migração epitelial na embriogênese*: Aimi, em 1983, propõe a teoria da migração epitelial como origem para o colesteatoma congênito. De acordo com essa teoria, o anel timpânico atua como um sinal de *stop* para a migração da ectoderme do canal auditivo externo para a orelha média. No entanto, esse autor observou atrasos na formação deste anel, o que poderia permitir a migração de ilhéus epidérmicos para a orelha média e que implantar-se-ia em volta do istmo timpânico.

- *Teoria de origem na implantação de ceratinócitos do líquido amniótico*: Northrop *et al.* (1986) demonstraram histologicamente que a persistência de líquido amniótico na orelha média pode provocar uma reação inflamatória da mucosa em 90% dos ossos temporais de crianças que faleceram à nascença e em 55% de crianças que sobreviveram até os 70 dias de idade. Num estudo posterior, Eavey *et al.* (1992) introduziram uma mistura de soro fisiológico com células epiteliais e pêlos autólogos na orelha média do animal de laboratório e demonstraram a capacidade inflamatória dessa mistura. Curiosamente, num animal sacrificado aos 6 meses pós-inoculação foi encontrada uma invaginação digitiforme da camada basal do epitélio da membrana do tímpano, repleta de ceratina, e num outro foi encontrada uma pérola de ceratina no hipotímpano, embora neste espécime houvesse perfuração da membrana do tímpano. Foi então sugerido que a persistência de líquido amniótico poderia levar à metaplasia do epitélio da orelha média ou que a deposição e proliferação de células de ceratina do líquido amniótico na orelha média poderia originar um colesteatoma congênito. Essa teoria permanece meramente especulativa.

- *Teoria da invaginação epitelial*: Sadé, em 1977, sugeriu e demonstrou, histologicamente, que a presença de tecido conjuntivo ou mesenquimatoso inflamado por baixo dum epitélio estratificado poderia desencadear a formação de projeções epiteliais da camada basal em direção à orelha média e que essas projeções poder-se-iam transformar em cistos cheios de ceratina. Aliás essas formações císticas podem ser observadas ocasionalmente na membrana do tímpano e podem abrir-se para a superfície, tornando difícil a distinção entre uma lesão congênita e uma adquirida.

- *Teoria metaplásica*: Sadé *et al.*, em 1983, sugeriram que esses colesteatomas poderiam ter origem na metaplasia da orelha média. A sua teoria baseia-se em dois pontos fundamentais: O primeiro é que cada célula do corpo carrega consigo a informação para se poder transformar em qualquer outra célula e, de fato, Sadé (1983) demonstrou a presença de pequenas quantidades de ceratina intracelular nas células da mucosa normal da orelha média e tuba auditiva. O segundo é que estão demonstrados vários fatores que podem levar a uma metaplasia da mucosa da orelha média, tais como a inflamação, a persistência de líquido amniótico e a alteração da composição gasosa (sobretudo do rácio CO_2/O_2) da orelha média. Sendo assim, Sadé propõe o termo "colesteatoma primário" em vez de "colesteatoma congênito". Muitas têm sido as críticas a essa teoria, pois seria de esperar um maior número de colesteatomas sob uma membrana de tímpano intacta. Essa teoria não explica a freqüência do aparecimento desses colesteatomas no quadrante ântero-superior e porque os complexos mecanismos que levam à diferenciação celular ainda são mal conhecidos.

INCIDÊNCIA, CLÍNICA E DIAGNÓSTICO

A verdadeira incidência do colesteatoma congênito é difícil de determinar, mas deve rondar os 2,5% (Friedberg, 1994b). Mais recentemente, Heikki *et al.* (1999), ao reverem 500 colesteatomas operados em Tampere (Finlândia) entre 1982 e 1991, encontraram 0,6% de colesteatomas congênitos.

A história natural do colesteatoma congênito explica a sua clínica (Koltai *et al.*, 2002). Essas lesões ocorrem majoritariamente no quadrante ântero-superior e como tal são inicialmente assintomáticas, podendo ser observadas numa otoscopia de rotina. Ao crescerem podem dar origem a uma hipoacusia de condução, tanto por obstrução da tuba auditiva, e conseqüente aparecimento de um derrame na orelha média que pode infectar, como por ocuparem toda a orelha média, como por destruírem a cadeia ossicular. Se existe derrame, o diagnóstico do colesteatoma pode só ocorrer quando se faz a miringotomia para a inserção do tubo de ventilação. Mais raramente, podem dar origem à paralisia do nervo facial que leva ao diagnóstico do colesteatoma. Quando se exterioriza, a lesão é difícil de se distinguir de um colesteatoma adquirido.

A idade média de diagnóstico é aos 4,6 anos de idade (Friedberg, 1994b), variando entre os 9 meses e os 12 anos. Ocorrem com mais freqüência no sexo masculino (3:1) e a grande maioria localiza-se no quadrante ântero-superior. Podem, no entanto, ocorrer sob o cabo do martelo, no quadrante póstero-superior, em todo o mesotímpano e mesmo na mastóide. Essa entidade é habitualmente unilateral, mas em 3% a doença é bilateral. Também é freqüente em indivíduos que apresentam malformações craniofaciais ou outras (Peron e Schuckecht, 1975; Levenson *et al.*, 1986).

O diagnóstico diferencial faz-se com a timpanoesclerose ou miringoesclerose, com um osteoma ao nível dos ânulos ou do promontório ou mesmo com uma adesão do tímpano sobre o promontório.

Os métodos complementares de diagnóstico incluem fundamentalmente a audiologia e a tomografia computadorizada. Os colesteatomas menores, visíveis na sua totalidade à otoscopia, podem dar audiogramas e timpanogramas normais. Nestes casos a radiologia tem pouco interesse. Os colesteatomas maiores podem dar uma hipoacusia de condução com timpanogramas do tipo C ou B. A tomografia computadorizada pode ser útil na avaliação da extensão do colesteatoma, no entanto, se houver derrame, a distinção entre os dois pode ser difícil a não ser que haja destruição óssea. Na série de Levenson *et al.* (1986) 17 dos 20 casos tinham mastóides bem desenvolvidas, e apenas um caso apresentava uma mastóide esclerótica.

TRATAMENTO CIRÚRGICO

Nelson *et al.* (2002) classificam o colesteatoma congénito em três tipos conforme a sua extensão:

1. Em que a lesão está limitada à cavidade da orelha média sem qualquer envolvimento ossicular à exceção do manúbrio. Deve ser removida por timpanotomia exploratória, utilizando um retalho timpanomeatal alargado de base inferior, tal como descrito por Levenson *et al.* (1989) e Grundfast *et al.* (1990) e revista neste capítulo.
2. Em que a lesão envolve a cadeia ossicular no quadrante póstero-superior e o ático. Deve ser abordada inicialmente da mesma forma do tipo 1, mas habitualmente é necessária efetuar uma timpanomastoidectomia com preservação da parede posterior do canal auditivo externo (CAE). Se há envolvimento da apófise longa da bigorna, essa é removida, deixando espaço para se retirar o colesteatoma a partir da *fosseta incudis* e do ático.
3. Em que a lesão envolve a cavidade mastóidea. Neste caso, a abordagem é feita por timpanomastoidectomia, de preferência com preservação da parede posterior do CAE (não obrigatório) utilizando uma via retroauricular. As técnicas de timpanomastoidectomia são as mesmas utilizadas para o colesteatoma adquirido e são descritas noutros capítulos.

Posição operatória

O doente é colocado em decúbito dorsal. Para uma melhor abordagem da região ântero-superior e por vezes atical, é importante obter uma pequena hiperextensão cervical, conseguida pela colocação de um pequeno rolo de lençóis por baixo dos ombros da criança.

ABORDAGEM CIRÚRGICA

Após injeção do CAE com xilocaína e com adrenalina a 1% (Fig. 31-1), é feita uma incisão circunferencial das 7 h às 4 h, de base inferior, a 5 mm do ânulo timpânico, afastando-se do ânulo um pouco mais na parede superior do CAE, caso seja preciso efetuar uma aticotomia (Fig. 31-2).

O retalho é levantado a partir da sua porção póstero-superior em que a pele é mais espessa. Recomenda-se uma atenção particular ao levantar o retalho ao nível da parede anterior, pois a pele é extremamente fina e friável a esse nível.

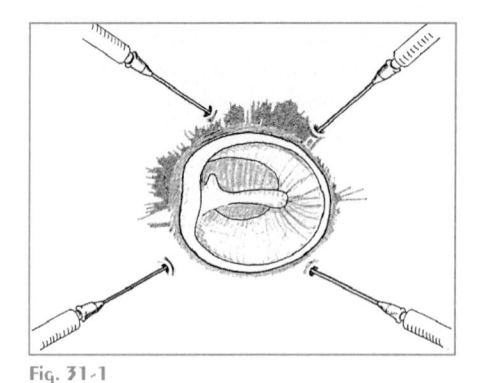

Não procurar entrar na orelha média sem ter todo o retalho levantado até o nível do rebordo ósseo atical e sulco timpânico para evitar rasgar o retalho (Fig. 31-3).

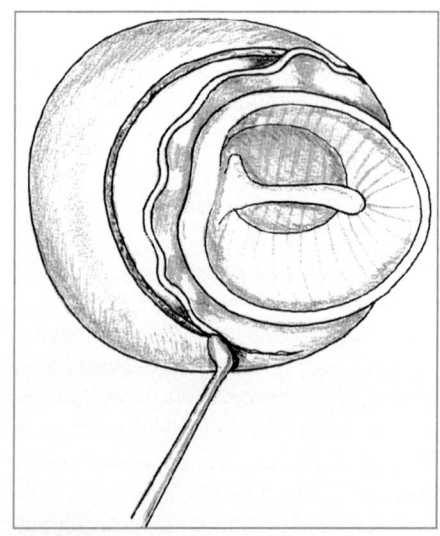

Entrar na orelha média pelo quadrante póstero-superior de onde o ânulo timpânico se destaca com mais facilidade do seu sulco ósseo. Usando um pico ou uma faca em foice, a membrana do tímpano é elevada da apófise lateral do martelo e da metade posterior do seu cabo (Fig. 31-4). Utilizando de novo a faca em foice, faz-se uma incisão ao longo do periósteo do cabo do martelo, que é levantado com o retalho. O retalho é então libertado do ombro, utilizando a tesoura de Bellucci, o que permite o seu rebatimento inferior, expondo a totalidade da caixa do tímpano (Fig. 31-5). Se o colesteatoma estiver restrito à caixa do tímpano, essa exposição é suficiente para retirá-lo (Fig. 31-6).

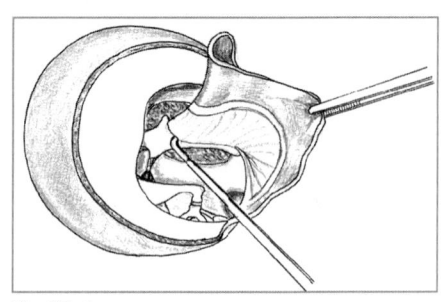

Fig. 31-1
Injecção do CAE com xilocaina e adrenalina a 1%.

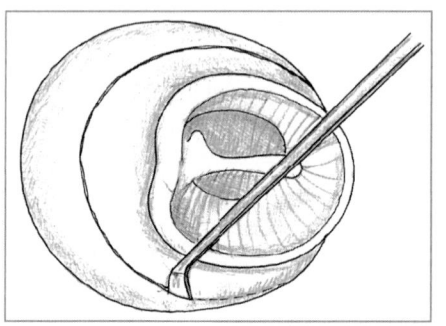

Fig. 31-2
Incisão circunferencial das 7 às 4 horas, de base inferior, a 5 mm do ânulo timpânico.

Fig. 31-3
Elevação do retalho.

Fig. 31-4
Libertação do retalho do manúbrio.

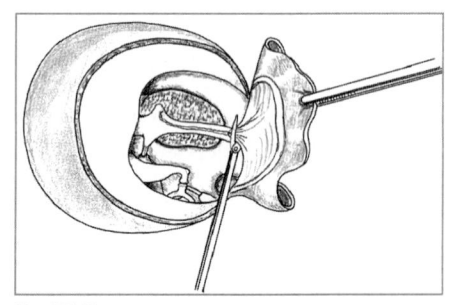

Fig. 31-5
Libertação do retalho do ombro.

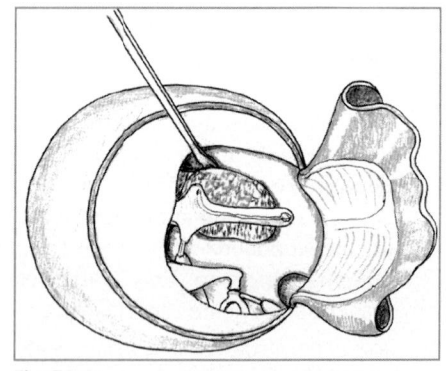

Fig. 31-6
Exposição total da orelha média e remoção do colesteatoma, procurando não abrir a pérola de ceratina.

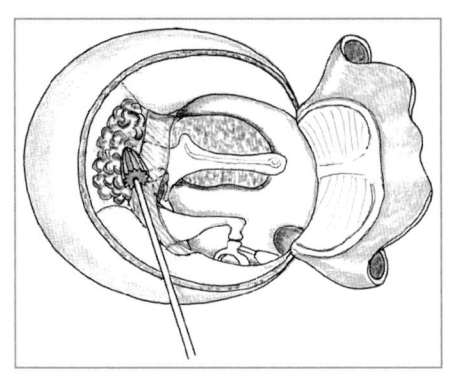

Fig. 31-7

Brocagem da parede superior do CAE até o *scutum* ficar bastante fino.

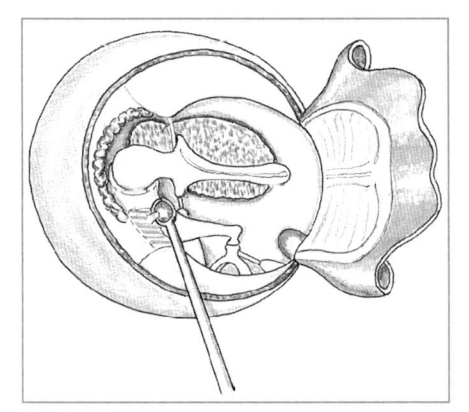

Fig. 31-8

Remoção do *scutum* para a exposição do ático.

Se o colesteatoma se estender para o ático, realiza-se uma aticotomia. O autor prefere brocar a parede superior até deixar a parede lateral do ático (*scutum*) fina (Fig. 31-7), que é removida seguidamente com a cureta de House (Fig. 31-8). O colesteatoma se estende habitualmente para o ático passando pela parte mediana do ligamento anterior do martelo.

Nos tipos 2 e 3, a reconstrução da cadeia ossicular é feita se necessário no mesmo tempo operatório, podendo utilizar-se diversas técnicas à escolha do cirurgião. O autor prefere utilizar homoenxertos de bigorna que são talhados com uma broca de diamante para se adaptarem à cabeça do estribo ou colocados diretamente sobre a platina do mesmo.

Resultados

Nelson *et al.* (2002) apresentam os seguintes resultados em 121 orelhas operadas:

- *Tipo 1*: (18 orelhas). Não houve recorrência do colesteatoma e a hipoacusia pós-cirúrgica é mínima ou inexistente.
- *Tipo 2*: (71 orelhas). A erosão ossicular foi encontrada em 84,5% dos casos, e houve 34% de recorrências do colesteatoma. A hipoacusia média pré-operatória foi de 35,9 dB, e a pós-operatória varia consoante à erosão óssea e à reconstrução usada.
- *Tipo 3*: (32 orelhas). A erosão óssea foi observada em 96,9% dos casos e houve 55,6% de recorrências do colesteatoma. A hipoacusia média pré-operatória foi de 47,7 dB.

No caso de lesões dos tipos 2 e 3, em que se efetuou uma timpanomastoidectomia com preservação da parede posterior do CAE, houve necessidade de cirurgia para *second look* em 79 orelhas. Em 10 crianças realizaram-se três cirurgias e em duas crianças, quatro cirurgias na mesma orelha (*third and fourth look*). Sem querer entrar na velha discussão sobre se se deve utilizar uma técnica aberta ou fechada no tratamento do colesteatoma, o autor recomenda a utilização do bom senso e da experiência do cirurgião nas revisões cirúrgicas desses casos.

BIBLIOGRAFIA

Aimi K. Embryogenesis of congenital cholesteatoma. In: Tos M, Thomsen J, Peitersen E (eds.) *Cholesteatoma and Mastoid Surgery.* Amsterdam: Kugler & Ghedini Publ., 1989. 549-556p.

Aimi K. Role of the tympanic ring in the pathogenesis of congenital cholesteatoma. *Laryngoscope* 1983;93:1140-1146.

Akaan-Penttilä E, Middle ear mucosa in newborn infants. *Acta Otolaryngol (Stockl)* 1982;93:251-259.

Drelacki EL, Clemis JD. Congenital cholesteatoma of middle ear and mastoid. *Ann Otol Rhinol Laryngol* 1965;74:706-727.

Eavey RD, Camacho AR, Northrop C. Chronic ear pathology in a model of neonatal amniotic fluid ear inoculation. *Arch Otolaryngol Head Neck Surg* 1992;118:1198-1203.

Friedberg J. Congenital cholesteatoma-a clinical, radiographic and histological rationale to treatment. In: Sadé J (ed.) *Infections in Childhood – Ear Nose and Throat Aspects.* Excerpta Medica, International Congress Series 1040. Elsevier Science B.V. 1994a. 165-170p.

Friedberg Jacob. Congenital cholesteatoma. *Laryngoscope* 1994b;(3 Suppl 62):104:1-24.

Grundfast KM, Thomsen Jr, Barber CS. The inferiorly based superior tympanomeatal flap for removal of congenital cholesteatoma. *Laryngoscope* 1990;100:1341-1343.

Howie TO. A case of dermoid or developmental cyst of the middle ear cavity. *J Laryngol Otol* 1962;76:62-66.

Karmody CS, Byahatti SV, Blevins N, Valtonen H, Northrop C. The origin of congenital cholesteatoma. *Am J Otol* 1998;19:292-297.

Kemppainen HO, Puhakka HJ, Laippala PJ, Sipilä MM, Manninen MP, Karma PH. Epidemiology and aetiology of middle ear cholesteatoma. *Acta Otolaryngol (Stockl)* 1999;119:568-572.

Koltai PJ, Nelson M, Castellon RJ, Garabedian EN, Triglia JM, Roman S, Roger G. The natural history of congenital cholesteatoma. *Arch Otolaryngol Head Neck Surg* 2002;128:804-809.

Levenson MJ, Michaels L, Parisier SC. Congenital cholesteatomas of the middle ear in children: origin and management. *ORL Clin N. Am* 1989;22(5):941-954.

Levenson MJ, Parisier SC, Chute P Wenig S, Juarbe C. A review of twenty congenital cholesteatomas of the middle ear in children. *Otolaryngol Head Neck Surg* 1986;94(5):560-567.

Levine JL, Wright CG, Pawlowski KS, Meyerhoff WL. Postnatal persistence of epidermoid rests in the human middle ear. *Laryngoscope* 1998;108:70-73.

Michaels L. An epidermoid formation in the developing middle ear: possible source of cholesteatoma. *J Otolaryngol* 1986;15(3):169-174.

Michaels L. Evolution of the epidermoid formation and its role in the development of the middle ear and tympanic membrane during the first trimester. *J Otolaryngol* 1988;17(1):22-28.

Nelson M, Roger G, Koltai PJ, Garabedian EN, Triglia JM, Roman S, Castellon RJ, Hammel JP. Congenital cholesteatoma. *Arch Otolaryngol Head Neck Surg* 2002;128:810-814.

Northrop C, Piza J, Eavey RD. Histological observations of amniotic fluid cellular content in the ear of neonates and infants. *Int J Pediatr Otorhinolaryngol* 1986;11:113-127.

Paparella MM, Rybak L. Congenital cholesteatoma. *ORL Clin N Am* 1978;11(1):113-120.

Parisier SC, Levenson MJ, Edelstein DR, Bindra GS, Han JC, Dolitsky JN. Management of congenital pediatric cholesteatoma. *Am J Otol* 1989;10:121-123.

Peron DL, Schuknecht HF. Congenital cholesteatoma with other anomalies. *Arch Otolaryngol* 1975;101:498-505.

Potsic WP, Wetmore RF, March RR. Congenital cholesteatoma: fifteen years experience at the children's hospital of Philadelphia. In: Sana M (ed.) *Proceedings of the Fifth International Conference on Cholesteatoma and Mastoid Surgery.* Rome: CIC, 1997. 422-431p.

Ruah CB, Cohen D, Sadé J. Eustachian tube teratoma and its terminological correctness. *J Laryngol Otol* 1999;113:271-274.

Sadé J, Babiacki A, Pinkus G. The metaplasic and congenital origin of cholesteatoma. *Acta Otolaryngol (Stockl)* 1983;96:119-129.

Sadé J. Pathogenesis of attic cholesteatoma. In: McCabe BF, Sadé J, Abramson M (eds.) *Cholesteatoma, First International Conference*. Birmingham, AL: Aesculapius Publ. Co., 1977. 212-232p.

Steel A. Secretory otitis media due to a hair-bearing dermoid of the mastoid cavity. *J Laryngol Otol* 1976;90:979-989.

Sudhoff H, Hildmann H, Michaels L. Cholesteatoma:pathogenesis. In: Arts B (ed.) *Pathogenesis in Cholesteatoma*. The Hague, The Netherlands: Kugler Publications, 1999. 79-104p.

Teed RW. Cholesteatoma verum tympani. *Arch. Otolaryngol* 1936;24:455-462.

Von Remak R. Ein Betrag zur Entwicklungsgeschichte der Geshwülste. *Dtsch Klin* 1854;6:170.

Mastoidectomia com Obliteração Mastóidea

Juan A. Chiossone Kerdel ▪ Edgar Chiossone Lares

INTRODUÇÃO

O manuseio cirúrgico da patologia crônica inflamatória da orelha média e a mastóide tem sido particularmente controverso, especialmente com o advento da microcirurgia e as técnicas de reconstrução. Sem dúvida se mantém um consenso sobre a necessidade de manejar a mastóide, quando esta se observa ativamente comprometida na patologia, dessa forma se garante um tratamento integral com níveis de êxito na maioria dos casos aceitáveis.

Da mesma forma os conceitos modernos da mecânica da orelha média nos permitem entender que toda possibilidade de êxito no tratamento da patologia da orelha média e a mastóide, necessariamente passam pelo restabelecimento da mecânica e integridade do complexo tubotimpanomastóideo. Os antigos conceitos de radicalidade têm dado passagem a conceitos mais conservadores para com a orelha, sem sacrificar a taxa de êxito no objetivo primário da cirurgia como é a erradicação da patologia.

Neste capítulo enfocaremos o manuseio da mastóide naqueles pacientes com patologia inflamatória da orelha média e mastóide, insistindo nas diferentes indicações e nos conceitos modernos que nos permitam alcançar uma orelha estável e funcional.

CONCEITOS BÁSICOS

Mastoidectomia radical

Tem como objetivo fundamental erradicar todas as células mastóideas e as estruturas da orelha média, assim como a destruição da parede posterior e superior do conduto auditivo externo (CAE), isto com o fim de converter todas essas estruturas em uma cavidade única comunicando ao exterior através do CAE. Não se realiza reconstrução da orelha média e o orifício da tuba auditiva na orelha média fica exposto para o exterior. Algumas modificações têm incluído a obliteração da TA e mais recentemente uma exenteração total lateral do penhasco com obliteração e fechamento do CAE como fundo de saco. Esta mastoidectomia radical foi a intervenção de eleição para o tratamento da orelha crônica nos princípios da cirurgia otológica, pois fundamentalmente prevenia as complicações severas da enfermidade, algumas delas letais como as complicações intracranianas prévias à era dos antibióticos. Sua desvantagem fundamental é a persistência de uma cavidade úmida e a possibilidade de deter infecções ascendentes da rinofaringe através da TA quando esta não era obliterada. Atualmente somente alguns pacientes com enfermidade neoplásica limitada ou colesteatoma severamente destrutivos têm indicações para essa técnica.

Mastoidectomia radical modificada (Bondy 1910)

Fundamenta-se na necessidade que existe em alguns casos de preservar a função auditiva e, para isso, preservar as estruturas da orelha média o máximo possível. O seu uso iniciou na década de 50 do século XX, quando se começam a fazer as primeiras tentativas de reconstrução ossicular. Esse procedimento, menos agressivo, nos permite manter certo grau de função na orelha média. Nos seus princípios se encontrava limitada somente para aqueles pacientes com colesteatomas aticais com preservação da cadeia ossicular. Na atualidade poderíamos limitar sua indicação para aqueles pacientes com atelectasia timpânica ou colesteatoma com comprometimento da mastóide e ático, com pouca ou nenhuma destruição ossicular onde o objetivo é a elevação da borda da bolsa de colesteatoma.

Timpanoplastia com mastoidectomia por técnica aberta (*Canal wall down Timpanoplasty*) (Fig. 32-1A)

Nesta técnica o objetivo fundamental é a erradicação da patologia e em especial do colesteatoma a partir do princípio de uma abordagem ampla da mastóide. O conceito de preservação da parede posterior tem gerado um intenso debate. Menciona-se que a conservação da parede posterior permite manter uma orelha estrutural e fisiologicamente mais próxima à normalidade, o que beneficia o paciente tanto no aspecto de estabilidade da orelha, limpeza e audição. Os autores que debatem sobre esse tema acrescentam que na atualidade as cavidades abertas reduzem a incidência de colesteatoma recorrente não da mesma forma que o residual, que depende fundamentalmente do colesteatoma em si e da técnica utilizada para sua extirpação. Também é possível obter resultados comparáveis com a técnica fechada, assim como uma cavidade estável, seca e autolimpável. Os defensores dessa técnica também sustentam que esse procedimento pode evitar o risco de submeter-se a múltiplas intervenções que ocorreriam na técnica fechada. Alguns autores propõem que essa técnica deve ser considerada quando o colesteatoma se estende para além do epitímpano ou do adito e antro, porém, existe um certo grau de consenso em que a técnica aberta deve ser utilizada naqueles pacientes onde a orelha da patologia seja a orelha única, o que permitiria, através dessa técnica, diminuir o risco de recorrência em alguns casos onde se observe pré-operatoriamente a presença de uma fístula labiríntica ou de uma paralisia facial periférica, ou quando nós encontramos um extenso defeito da parede posterior em mais de 50% e naqueles casos de pacientes anciãos ou com enfermidades debilitantes. Essa técnica será tratada com detalhe neste capítulo, assim como as considerações sobre obliteração mastóidea em pacientes com essa técnica.

Timpanoplastia com mastoidectomia por técnica fechada (*Intact canal wall Tympanoplasty*) (Fig. 32-1B)

O princípio fundamental dessa técnica reside na preservação da parede póstero-superior do CAE. Isso permite manter os volumes habituais do CAE, o que para os cirurgiões que a realizam permite uma orelha funcional e anatomicamente mais próxima da normalidade. Tendo em vista que se mantém a estrutura do CAE, é imperativa a reconstrução do defeito na parede posterior para evitar a retração e o colesteatoma recorrente. Alguns defensores dessa técnica propõem a necessidade de um segundo tempo com o fim de revisar a orelha média e os recessos, além de reconstruir a audição. Isso para os detratores significa uma desvantagem, já que condiciona esses pacientes a mais de uma intervenção. É a opinião dos autores desse capítulo que nem todos os pacientes impreterivelmente vão a um segundo tempo. Em nossas mãos aproximadamente uns 20% vai a uma segunda observação, já que na maior parte dos pacientes reconstruímos a audição no seu primeiro tempo cirúrgico.

SELEÇÃO DO PACIENTE

A seleção do paciente está em função fundamentalmente dos achados clínicos que permitem decidir a necessidade de abordar a mastóide. É dali de onde parte o princípio que nem todos os pacientes necessitam de uma abordagem mastóidea, já que não proporcionará maiores vantagens na erradicação da patologia ou na evolução pós-operatória da mesma.

CRITÉRIOS CLÍNICOS

Fundamentam-se, principalmente, na história da enfermidade, os achados otoscópicos, a audiologia e os estudos por imagens.

A *história clínica* é importante já que nos indica o tempo de evolução da enfermidade no caso particular da patologia crônica da orelha média e da mastóide. A otorréia é o sintoma mais freqüente e incômodo para o paciente. Diferente dos países desenvolvidos, o tempo de evolução da otorréia nos países em desenvolvimento é geralmente prolongado, inicia-se na infância e persiste até a idade adulta jovem. Em um estudo realizado por Palácios *et al.*, o tempo médio de otorréia até a resolução cirúrgica é de uns 14 anos e o início médio da otorréia oscila entre os 2 e 6 anos. Uma vez que o parâmetro único da otorréia não nos permite indicar uma abordagem mastóidea para a patologia, o padrão da otorréia pode ser importante, já que a inativação da otorréia por longos períodos pode nos fazer suspeitar de certa estabilidade característica das bolsas de retração ou atelectasias timpânicas. Existem alguns autores que sugerem que o paciente deve estar sem otorréia por um período não inferior a seis semanas para poder ser cirurgicamente abordado. É nosso critério que o paciente deve ser levado à cirurgia nas melhores condições que possamos conseguir com sua orelha através da limpeza minuciosa por otomicroscopia e tratamentos tópicos, porém é importante realçar que em muitos casos, onde a otorréia é de difícil controle, o critério de uma orelha seca é difícil de conseguir e é essa mesma condição de orelha úmida que reafirma a indicação cirúrgica.

A *otoscopia* é, para o cirurgião otológico, a informação clínica mais relevante para planejar uma cirurgia e, em especial, que via de abordagem podemos tomar. No caso de perfurações timpânicas sem suspeita de epidermização da caixa timpânica é de eleição a abordagem transmeatal ou transcanal e, em alguns casos, pode ser realizada baixa anestesia local. Na maioria dos casos com perfurações timpânicas não se justifica a abordagem mastóidea, já que na maioria deles a mastóide não apresenta patologia. No caso de mastóides pouco desenvolvidas, é nosso critério não abrir tais mastóides no caso de perfurações simples, já que os fatores que condicionarão o pouco desenvolvimento da mastóide desapareceram no tempo e são realmente as trocas estruturais da membrana timpânica que condicionam a persistência da perfuração. Mais controvérsia há nos casos onde observamos bolsas de retração e atelectasia, é aqui onde a abordagem mastóidea pode ser de grande utilidade. Rotineiramente, aquela bolsa de retração atical lateral à cadeia ossicular com otorréia ativa e que não pode visualizar o fundo, seja por sua profundidade ou pela existência de enfermidade da parede medial da orelha média, assim mesmo, permite uma reconstrução melhor da orelha média e reduz a possibilidade de recorrência. No caso de colesteatoma é inquestionável a abordagem mastóidea pelas mesmas razões expostas anteriormente e em especial quando estamos na presença de complicações como fístula labiríntica ou paralisias faciais. No caso de eleger que técnica utilizar baseada na otoscopia, somente naqueles casos de colesteatomas muito extensos com uma destruição severa da parede póstero-superior, é onde indicamos de início uma técnica aberta; na maioria dos nossos casos a indicação é de uma técnica fechada.

Audiologia

O critério audiológico é muito importante no planejamento da cirurgia, já que desta se estabelecem diversas condições pré-operatórias e peroperatórias. Em todo caso sabemos que a resposta audiológica do paciente não é proporcional à severidade da enfermidade, em especial quando falamos de colesteatoma. É freqüente observar uma audição afetada levemente na presença de um colesteatoma relativamente grande e invasivo. Isso se deve fundamentalmente a que é o mes-

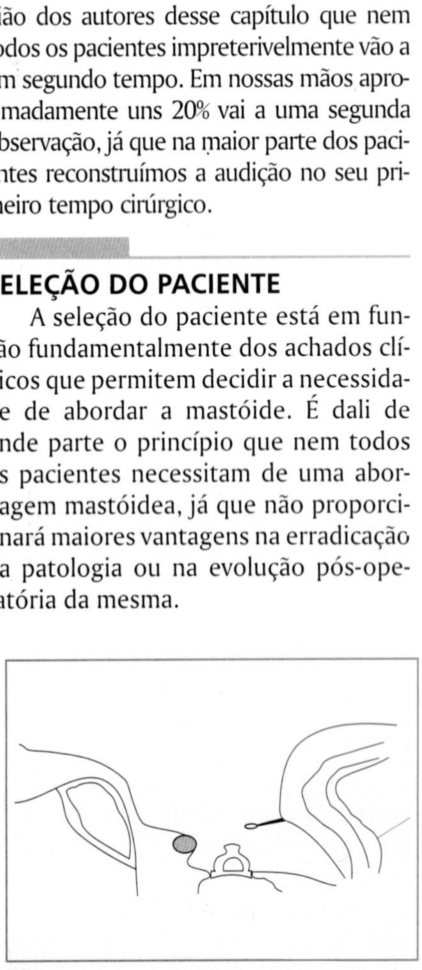

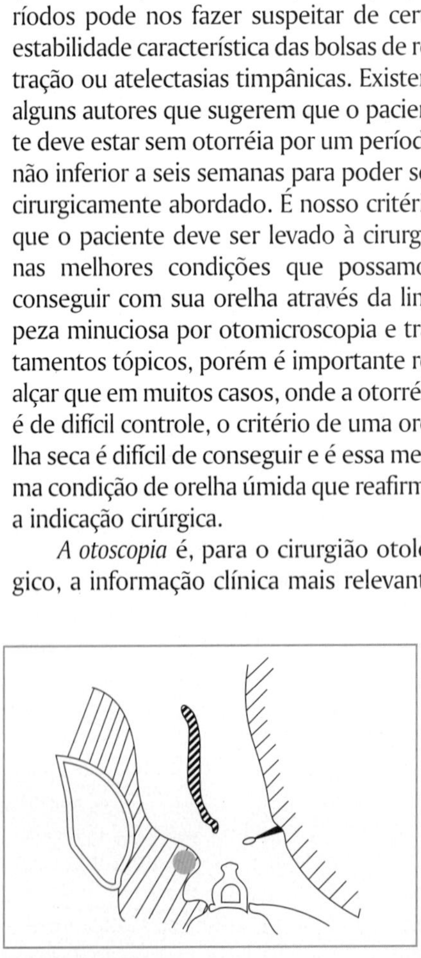

Fig. 32-1
Vias de abordagem da mastóide. **(A)** Técnica aberta com ressecção da parede póstero-superior do CAE. **(B)** Técnica fechada com conservação da parede póstero-superior do CAE.

mo colesteatoma o que serve de transmissor apesar da lesão severa da cadeia ossicular. Por essa razão é importante informar ao paciente sobre a possibilidade de que esta audição possa ver-se afetada ao erradicar a patologia e, ainda mais, se está considerando fazer a cirurgia em duas etapas. A consideração importante sobre a orelha única pode nos determinar a indicação de realizar uma timpanoplastia com mastoidectomia para técnica aberta, que nos permite a exteriorização da matriz do colesteatoma, tratando dessa forma de reduzir o risco sobre a audição residual nessa orelha única e, especialmente, se se suspeita que exista uma fístula labiríntica. Em termos dos resultados audiológicos podemos oferecer com facilidade resultados similares independentemente se se realiza uma técnica aberta ou uma fechada.

Estudos por imagens

Trazem informação adicional, já que não devemos basear nosso diagnóstico somente nos achados radiológicos, e sim considerar em todo momento as características otoscópicas da lesão e correlacioná-las com os achados dos estudos por imagens. Por muitas décadas os estudos de radiologia simples foram de utilidade relativa, porém não é senão até o início da tomografia linear, quando se pôde obter detalhes importantes especialmente àqueles relacionados com a destruição óssea no caso dos colesteatomas, fístula labiríntica e integridade do canal de Falópio. Com o aparecimento da tomografia computadorizada de alta resolução, esses detalhes finos são de mais fácil identificação, permitindo planejar uma cirurgia de forma mais precisa. As imagens das possíveis complicações antes mencionadas se vêm magnificadas com esse estudo. Da mesma forma, nos permite ver o grau de pneumatização mastóidea e predizer se os ângulos de acesso ao ático são amplos ou não, como pode ser nos casos onde exista uma dura-máter da fossa média prolapsada ou um seio sigmóide dominante que também seja muito anterior e muito próximo com relação à parede posterior do CAE, é possível visualizar da mesma forma o grau de destruição das estruturas da orelha média e determinar as possíveis técnicas reconstrutoras, dependendo do grau de destruição da cadeia. As imagens por ressonância magnética são de grande utilidade quando suspeitamos complicações que vão mais além da orelha média e da mastóide, especialmente quando existe comprometimento intracraniano. É nossa opinião que tal estudo deve ser realizado quando suspeitamos de complicações extratemporais.

MASTOIDECTOMIA – TÉCNICA CIRÚRGICA

Toda mastoidectomia deve ser bem planejada e regulamentada para poder conseguir os objetivos da cirurgia. Deve ser o mais amplo possível para poder ter acesso a todas as estruturas da orelha média e à mastóide, isso com o fim de erradicar a patologia de uma maneira eficaz e segura. Por sua vez, devemos ter uma cavidade que, no caso de uma técnica aberta, fique suficientemente regular e pequena para que possa ser autolimpante e permaneça seca. Ambos os objetivos poderiam ser contraditórios daí que se depreendem dois conceitos que podem complementar-se um com o outro. Em primeiro lugar o conceito de *mastoidectomia para demanda*, esse conceito, que tem sido preconizado com bastante afinco nas últimas décadas, se refere à realização de uma mastoidectomia limitada às regiões onde se encontrava a patologia e não mais além. Este conceito é aplicável naquelas mastóides muito sólidas, onde não é necessário estender-se já que a patologia está constrita na mesma cavidade formada por poucas cavidades pequenas. A mastoidectomia se amplia nos casos de mastóides mais pneumatizadas que por suas características, podendo deixar atrás algumas cavidades pequenas com células epiteliais e isso pode conduzir a um colesteatoma residual. É critério dos autores levar o conceito da demanda um pouco mais além, o que nos tem permitido a patologia para assim assegurarmos ter uma mastóide livre de patologia.

Em segundo lugar temos o conceito da obliteração, que é o que nos permite uma cavidade seca. Para conseguir uma boa obliteração devemos ter uma cavidade muito bem regularizada na forma de taça. Isso permitirá melhor reepitelização da cavidade e uma cavidade menor. Outro fator muito importante é a realização de uma meatoplastia suficientemente extensa para conseguir uma excelente aeração da cavidade, que permitirá mantê-la seca e promover a epidermização. A meatoplastia com o tempo pode fechar-se parcialmente devido à tendência normal da cicatrização para fechar o meato do CAE, daí a importância de que seja ampla desde o começo.

Exposição da cortical mastóidea

É fundamental a programação da técnica desde o início da cirurgia, sendo necessário iniciá-la desde os tegumentos para poder obter uma boa exposição da cortical mastóidea. É habitual em nossa técnica fazer uma incisão suficientemente afastada do sulco auricular próxima à linha do couro cabeludo e na forma parcial de "L" invertido, aproximando-se do lóbulo da orelha ao nível da ponta da mastóide. A dissecação do plano subcutâneo deve ser cuidadosa e hemostática, mantendo a todo o momento a integridade da pele e levando-a o mais anterior possível até aproximar-se anteriormente da concha auricular. Esse é o momento adequado e antes de fazer a incisão do músculo, quando podemos tomar os fragmentos da fáscia temporal para demanda se a preferência do cirurgião é utilizar esse tecido seco como enxerto, desta forma haverá tempo suficiente para secar o tecido, expondo-o ao calor de uma lâmpada incandescente. A incisão sobre o músculo apresenta várias modificações; se estamos na presença de uma cirurgia primária fazemos uma incisão no músculo em "L" invertido no sentido oposto à realizada na pele, sendo a incisão vertical muito próxima ao CAE e a horizontal ao nível da linha temporal. Essa incisão tem a vantagem de poder completar-se com uma incisão vertical posterior para poder gerar um retalho pediculado posterior e inferior, tal como foi proposto por Fisch para fazer a obliteração da cavidade. A outra alternativa é fazer a incisão em "L" invertido porém a incisão vertical afastada uns 3 cm do CAE. Esta incisão é limitada fundamentalmente para casos de reintervenções ou naqueles casos que se queira realizar uma técnica aberta com obliteração com um retalho de Palva. A exposição da cortical mastóidea deve chegar para diante até a espinha de Henle, o CAE ósseo e sua pele, a raiz do zigoma; para baixo até a apófise mastóide, para cima até a linha temporal e para trás de 3 a 4 cm de exposição da cortical mastóidea.

Mastoidectomia

A evolução da abordagem da mastóide tem passado por várias etapas e em geral existem duas tendências fundamentais, a que sustenta que a cavidade mastóidea deve fazer-se para demanda, ou aqueles que propõem uma mastoidectomia ampla que permita uma cavidade regular que permita obliterá-la posteriormente. É idéia desses autores realizar uma abordagem ampla já que essa técnica de mastoidectomia aberta é realizada em colesteatomas extensos e complicados onde não é possível realizar uma técnica fechada, quer seja pela situação do colesteatoma ou porque exista uma destruição superior a 50% da parede póstero-superior do CAE. Há que se fazer notar que a parede posterior do CAE é a referência anatômica mais importante que temos para poder penetrar a mastóide, é por isso que devemos sempre conservá-la apesar da planificação de uma técnica aberta. Essa justificativa sobre a importância da parede posterior e superior do CAE torna-se muito evidente em pacientes com uma atresia congênita do CAE, onde não podemos determinar com certeza o local para colocar o novo CAE, e naqueles pacientes que têm por cirurgia prévia uma técnica aberta sem CAE, o que nos faz ser muito cuidadosos no momento de abordar tal cavidade (Fig. 32-2).

Aticotomia

A abordagem do ático em uma técnica aberta ou fechada não deve ser diferente, deve ser ampla e deve permitir visualizar todas as paredes do mesmo, em especial a parede anterior, removendo o corpo da bigorna e a cabeça do martelo, em especial naqueles colesteatomas mediais para a cadeia. Devemos ser muito cuidadosos em manter uma cavidade bem regular sem anfractuosidades de maneira que a epidermização ocorra sem dificuldade e sem a formação de granulomas no pós-operatório.

Muro do facial

Uma vez removida a parede posterior e superior do CAE devemos levar a parede até o nível do canal de Falópio. O conceito clássico de "muro" é errado para nós, já que leva implicitamente à criação de um muro verdadeiro que divide a cavidade em duas porções, uma anterior, que equivaleria ao que fica do CAE, e uma posterior contendo a ponta mastóidea. Essa forma de muro alto mantém persistentemente a cavidade úmida, torna mais difícil a epitelização e produz uma cavidade de difícil acesso e limpeza. Um muro baixo ao nível com o assoalho do CAE permite gerar uma cavidade em forma de taça já bem descrita por Fisch, Fagan et al.

Orelha média e tuba auditiva

Para conseguir o objetivo principal da cirurgia, que é uma cavidade livre de colesteatoma, epitelizada, seca e a mais funcional possível, o manuseio da orelha média e da tuba auditiva é fundamental. Em certas ocasiões basta elevar a borda ou abrir a matriz de colesteatoma para deixar uma superfície epidermizada sobre uma orelha média relativamente conservada e realizando uma estapedopexia (Fig. 32-3). Isso permite isolar a OM e a TA do exterior e evitar a umidade da orelha. Na maior parte dos casos colocamos um fragmento de cartilagem sobre o estribo, e sobre este colocamos a fáscia temporal que se apóia sobre o muro do facial, deixando uma microcaixa e uma trompa não exposta. No caso de uma obliteração total da orelha é imperioso extrair minuciosamente todo o epitélio e obliterar a TA para colocarmos cera de osso, fáscia e músculo. A cavidade pode ser obliterada com músculo pediculado, temporal e/ou gordura. Posteriormente deve-se fazer um fechamento em fundo de saco do CAE.

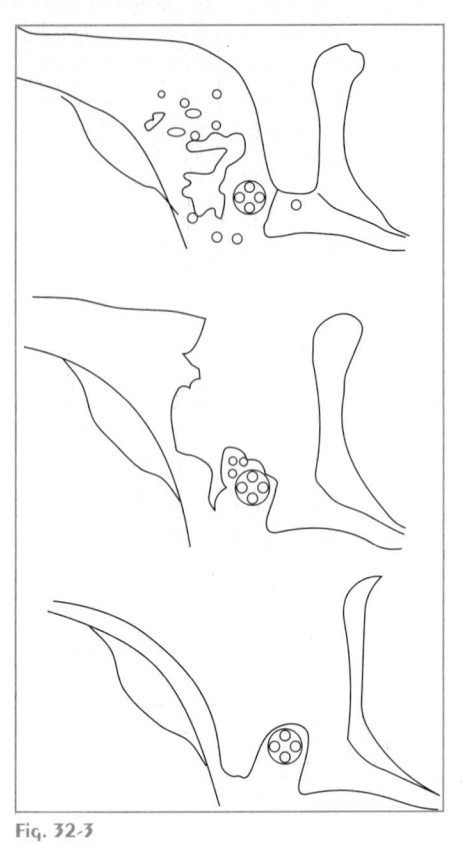

Fig. 32-3

Regularização das pequenas cavidades perifaciais e pré-sigmóideas conseguindo uma cavidade regular e sem anfractuosidades (abaixo).

Manuseio da mastóide

É importante regularizar a mastóide evitando deixar arestas ou irregularidades; isso promove uma epitelização adequada e uma cavidade seca no menor tempo possível. Para conseguir isso devemos em primeiro lugar suavizar as bordas da cortical mastóidea e fazê-las arredondadas e a cavidade em forma de "taça" (Fig. 32-4), com o diâmetro mais amplo externamente e menor no fundo para a orelha média e o ático. É muito importante se se deseja ter uma cavidade razoavelmente pequena e regular, ressecar a ponta da mastóide (Fig. 32-5), como a crista digástrica e lateral ao nervo facial, isso permite elevar o músculo digástrico e a porção mais lateral do esternocleidomastóideo e elevá-lo para obliterar a área da ponta mastóidea. A obliteração deve ser realizada com um retalho pediculado superior tipo Palva, levado até a mastóide, cobrindo a parte superior e posterior da cavidade, daí a importância de deixar áreas pediculadas de pele do CAE para apoiá-las sobre os retalhos e, assim, induzir a epitelização. No caso de estarmos na

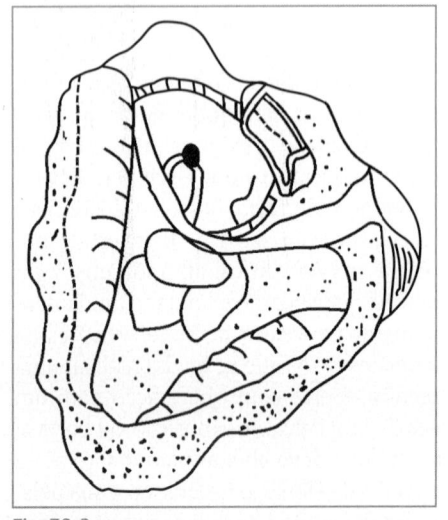

Fig. 32-2

Técnica aberta com um muro do facial baixo e uma exposição extensa da mastóide incluindo a ponta da mastóide.

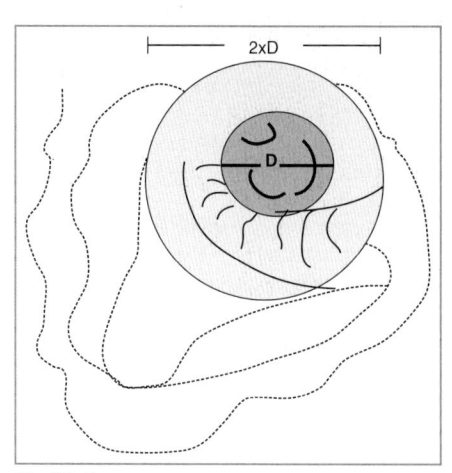

Fig. 32-4
Deve-se fazer uma cavidade arredondada como o proposto por Fisch e Fagan, onde o diâmetro externo deve ser duas vezes o diâmetro interno.

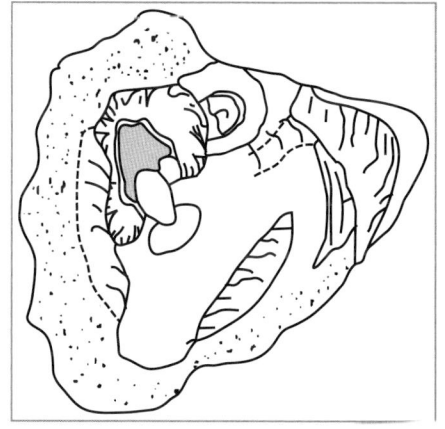

Fig. 32-5
Ressecção da ponta da mastóide para conseguir obliterar essa região lateral ao canal de Falópio.

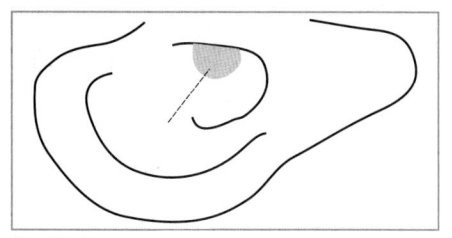

Fig. 32-6
Incisão superior para fazer uma meatoplastia sem ressecção da cartilagem da concha.

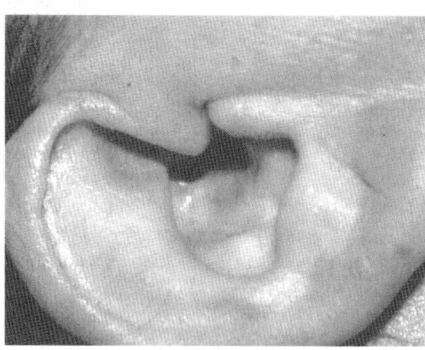

Fig. 32-7
Cavidade e meatoplastia em 12 semanas de pós-operatório, onde se observa uma boa epidermização e uma meatoplastia ampla.

presença de uma orelha cofótica ou com audição residual não utilizável e que exista uma fístula perilinfática ou de líquido cefalorraquidiano, proceder-se-á para obliterar completamente a cavidade totalmente desepidermizada com músculo pediculado (temporal) ou gordura abdominal e o fechamento do CAE para fundo de saco.

Meatoplastia

Esta deve ser proporcional ao tamanho da cavidade, e é uma regra plenamente aceita que deve ser ampla. Isso permite um bom acesso à cavidade para sua limpeza, uma ventilação melhor e uma epitelização mais rápida. Em nossa experiência podemos fazer uma meatoplastia clássica com duas incisões paralelas inferior e superior ao meato do CAE e retirando um bom segmento de cartilagem da concha e do meato, gerando um retalho de pele posterior, ou a meatoplastia com uma incisão superior sem ressecção da cartilagem, como mostra a figura 32-6, e suturando este à parte inferior do retalho muscular da ponta mastóidea. Ambas as variações produzem uma exposição muito boa da cavidade mastóidea. Deve-se realizar o preenchimento da cavidade com Gelfoam e colocar algum elemento expansivo no meato para evitar seu fechamento.

CUIDADO PÓS-OPERATÓRIO

O cuidado pós-operatório é muito mais exigente que em uma técnica fechada. Do cuidado pós-operatório que mantivermos dependerá a prevalência da meatoplastia e a boa epitelização da cavidade. Freqüentemente retiramos as mechas ou expansores nas duas semanas de pós-operatório e da mesma forma retiramos o Gelfoam da cavidade progressivamente. Durante esse período colocamos gotas antibióticas tópicas que se mantêm por quatro semanas aproximadamente. É importante na consulta retirar os granulomas e o tecido inflamatório que possa aparecer, os quais retardam a cicatrização. Devemos esperar aproximadamente oito semanas para ter uma cavidade aceitavelmente seca, devendo ser a limpeza e o controle dessas orelhas o mais freqüente possível durante esse lapso (Fig. 32-7).

REFLEXÕES FINAIS

A técnica aberta é uma alternativa cirúrgica para o tratamento da otite média crônica colesteatomatosa, ainda que para os autores a técnica com a conservação da parede póstero-superior do CAE é a de eleição. Em geral apresentamos uma alternativa mais fisiológica ao paciente com preservação da anatomia na medida do possível. Ao praticar-se uma técnica aberta é importante ter em conta as considerações aqui expostas para poder ter uma orelha seca e autolimpante no possível, com acesso fácil a todas as áreas da cavidade por parte do otólogo.

BIBLIOGRAFIA

Black B. Mastoidectomy elimination: obliterate, reconstruct, or ablate? Am J Otol 1998;19(5):551-7.

de Filippis C, Marioni G, Tregnaghi A, Marino F, Gaio E, Staffieri A. Primary inverted papilloma of the middle ear and mastoid. Otol Neurotol 2002;23(4):555-9. Review.

Dornhoffer JL. Surgical modification of the difficult mastoid cavity. Otolaryngol Head Neck Surg 1999;120(3):361-7.

Estrem SA, Highfill G. Hydroxyapatite canal wall reconstruction/mastoid obliteration. Otolaryngol Head Neck Surg 1999;120(3):345-9.

Gibelli PL, Grappolini S, Veronesi A, Lucchesi R, Todde A. Reconstruction of the retroauricular fold: a personal technique. Br J Plast Surg 2001;54(3):201-4.

Gomez-Ullate R, Cristobal F, Ruiz C, Arcocha A, Horna J. Trans-canal mastoidectomy. Acta Otorrinolaringol Esp 1998;49(5):346-51.

Gopalakrishnan S, Chadha SK, Gopalan G, Ravi D. Role of mastoid obliteration in patients with persistent cavity problems following modified radical mastoidectomy. J Laryngol Otol 2001;115(12):967-72.

Haapaniemi J, Laurikainen E, Suonpaa J. Radical meatoplasty in the treatment of severe chronic external otitis. ORL J Otorhinolaryngol Relat Spec 2001;63(1):41-5.

Jang CH. Changes in external ear resonance after mastoidectomy: open cavity mastoid versus obliterated mastoid cavity. Clin Otolaryngol 2002;27(6):509-11.

Leatherman BD, Dornhoffer JL, Fan CY, Mukunyadzi P. Demineralized bone matrix as an alternative for mastoid obliteration and posterior canal wall reconstruction: results in an animal model. Otol Neurotol 2001;22(6):731-6.

Leatherman BD, Dornhoffer JL. Bioactive glass ceramic particles as an alternative for mastoid obliteration: results in an animal model. Otol Neurotol 2002;23(5):657-60 (discussion 660).

Linthicum FH Jr. The fate of mastoid obliteration tissue: a histopathological study. Laryngoscope 2002;112(10):1777-81.

Nishizaki K, Tsujigiwa H, Takeda Y, Yoshino T, Maeta M, Fukushima K, Nagatsuka H, Nagai N. Mastoid obliteration by BMP-2/collagen composites: an experimental study using tissue engineering. Am J Otolaryngol 2003;24(1):14-8.

Palva T, Johnsson LG, Ramsay H. Attic aeration in temporal bones from children with recurring otitis media: tympanostomy tubes did not cure disease in Prussak's space. Am J Otol 2000;21(4):485-93.

Roberson JB Jr, Mason TP, Stidham KR. Mastoid obliteration: autogenous cranial bone patê reconstruction. Otol Neurotol 2003;24(2):132-40.

Shinkawa A, Sakai M, Tamura Y, Takahashi H, Ishida K. Canal-down tympanoplasty; one-stage tympanoplasty with mastoid obliteration, for non-cholesteatomatous chronic otitis media associated with osteitis. Tokai J Exp Clin Med 1998;23(1):19-23.

Silvola J, Palva T. Long-term results of pediatric primary one-stage cholesteatoma surgery. Int J Pediatr Otorhinolaryngol 1999 5;48(2):101.

Silvola J, Palva T. Pediatric one-stage cholesteatoma surgery: long term results. Int J Pediatr Otorhinolaryngol 1999;49(Suppl 1):S87-90.

Syms MJ, Luxford WM. Management of cholesteatoma: status of the canal wall. Laryngoscope 2003;113(3):443-8.

Yung MW. The use of middle ear endoscopy: has residual cholesteatoma been eliminated? J Laryngol Otol 2001;115(12):958-61.

Cirurgia Reconstrutiva do Canal Auditivo Externo em Colesteatomas

Marcelo Miguel Hueb ■ Aziz Miguel Hueb

INTRODUÇÃO

O canal auditivo externo é constituído por 1/3 cartilaginoso lateral e 2/3 ósseos mediais, correspondentes a aproximadamente 25 a 30 mm de comprimento total no adulto humano. Tem origem ectodérmica, a partir da primeira fenda branquial, tendo como limite medial a membrana timpânica. É a única estrutura em fundo de saco no corpo humano recoberta por pele e com características migratória e de autolimpeza. Essas peculiares características favorecem a sua condição fisiológica de condução e amplificação sonoras e proteção mecânica da própria membrana timpânica e da orelha média, porém, em contrapartida, estão amplamente relacionadas à gênese e ao desenvolvimento dos colesteatomas adquiridos (Hueb et al., 1993, 1994; Hueb, 1998; Goycoolea et al., 1999).

O desenvolvimento dos colesteatomas pode levar a alterações estruturais do canal auditivo externo; os colesteatomas do canal auditivo externo geralmente causam erosões no assoalho do canal, mas podem causar erosão de todas as suas paredes, já os colesteatomas timpanomastóideos adquiridos primários geralmente causam erosão superior e posterior da porção mais medial do canal. Colesteatomas, uma vez instalados na mastóide, podem, em episódios de mastoidites levar a erosões ósseas em direção ao canal, com conseqüente fistulização do mesmo, geralmente em sua parede posterior.

Paralelamente, alguns dos procedimentos cirúrgicos envolvidos no tratamento das otites médias crônicas e dos colesteatomas envolvem também atuação estrutural no canal auditivo externo. O alargamento do meato e do canal, nas **meatoplastias** e nas **canalplastias**, é realizado freqüentemente. As **timpanomastoidectomias de cavidade aberta** cursam com a "derrubada" cirúrgica da parede posterior e da porção mais posterior das paredes superior e inferior do canal auditivo, sendo que, em determinadas situações, pode-se no mesmo ato efetivar a sua reconstrução, realizando-se uma cirurgia de cavidade temporariamente aberta durante o ato cirúrgico e fechada no pós-operatório. Além disso, a reconstrução do canal auditivo, com o intuito de uma conversão de uma técnica aberta em fechada, pode também ser efetivada no pós-operatório tardio de cavidades já cicatrizadas.

Esse capítulo envolverá o estudo das técnicas reconstrutivas do canal auditivo externo. A atuação na porção cartilaginosa (meatoplastias), no alargamento da porção óssea (canalplastias) e nas timpanomastoidectomias será tratada em outros capítulos.

CONCEITOS E DEFINIÇÕES

O tratamento cirúrgico das otomastoidites geralmente envolve procedimentos de atuação ao nível da apófise mastóide, orelha média e conduto auditivo externo.

Intervenções limitadas à apófise mastóide, de grande valia no passado, são raramente utilizadas atualmente no tratamento de processos infecciosos, sendo classificadas como **Mastoidectomia simples** (Schwartze e Eysell, 1873) e **Mastoidectomia radical modificada de Bondy** (Bondy, 1910). As mastoidectomias simples ou corticais assumiram grande importância no tratamento das infecções da apófise mastóide no passado, com o objetivo único de drenagem de coleções purulentas, principalmente em episódios agudos ou agudizados de infecção. As mastoidectomias radicais modificadas de Bondy, de indicação restrita, porém teoricamente ainda passíveis de realização nos dias atuais, tem o objetivo de exteriorizar colesteatomas aticais ou aticoantrais, em pacientes com audição normal, supostamente sem necessidade de abordagem da orelha média.

Além da mastoidectomia simples e da radical modificada, outra intervenção que envolve a atuação na apófise mastóide pode também envolver a atuação ao nível da orelha média, porém sem o intuito de reconstrução anatomofuncional, sendo denominada **Mastoidectomia radical** (Kuster, 1889; Zaufal, 1890; Stacke, 1891). Essa cirurgia é indicada principalmente em casos de complicações intracranianas de infecções crônicas, em pacientes altamente selecionados e de difícil *follow-up*. Esse procedimento leva a uma cavidade única, resultante da mastoidectomia com rebaixamento do conduto ósseo ao nível do canal do nervo facial e da remoção da membrana timpânica, martelo e bigorna, deixando-se apenas o estribo. Geralmente associa-se ao tamponamento do orifício da tuba auditiva, no intuito de exclusão respiratória da cavidade, objetivando uma orelha seca e segura, o que comumente não ocorre. É também muito raramente utilizada nos dias atuais.

As **timpanomastoidectomias** são intervenções realizadas com o intuito da reconstituição anatomofuncional de todo o complexo timpanomastóideo, envolvendo assim uma atuação não apenas limitada à mastóide. São os procedimentos preferencialmente utilizados no tratamento atual das otomastoidites e visam também ao controle de processos infecciosos e prevenção e/ou tratamento de seqüelas e complicações. Seqüelas e complicações podem ocorrer em qualquer um dos estágios de acometimento agudo ou crônico; seqüelas são alterações restritas ao mucoperiósteo, e complicações ultrapassam este limite (Goycoolea et al., 1991). O direcionamento dos procedimentos cirúrgicos para essa reconstituição anatomofuncional da orelha média é mais recente (Zollner, 1951; Wullstein 1952), tendo adquirido dimensão apaixonada sobre preferências técnicas e seus resultados, muitas vezes sobrepondo-se às necessidades individuais de cada paciente. Apesar disso, essas intervenções são universalmente aceitas e têm as suas indicações, preferências pelos cirurgiões, particularidades técnicas, resultados e complicações bem conhecidas. Basicamente são dois os principais tipos de intervenções cirúrgicas funcionais abrigadas sob a terminologia de timpanomastoidectomias: **Timpanomastoidectomia de cavidade fechada** (Jansen 1958, 1968, Sheehy e Paterson, 1967, Smyth 1969) e **Timpanomastoidectomia de cavidade aberta** (evolução natural da mastoidectomia de Bondy, com atuação no sistema tímpanossicular).

CONSIDERAÇÕES ESSENCIAIS E HISTÓRICAS

As intervenções cirúrgicas para o tratamento das afecções crônicas da orelha média e mastóide, apesar de terem evoluído no decorrer do tempo, permanecem porém com questões ainda não totalmente esclarecidas. Entre essas questões, a preservação estrutural da parede posterior do canal auditivo ósseo tem sido amplamente debatida, por vezes calorosamente, sem um consenso definitivo. Nestas afecções crônicas, principalmente em casos de colesteatomas, a flexibilidade de atuação cirúrgica e uma eventual modificação técnica peroperatoriamente parecem, porém, razoáveis.

A demonstração de que a preservação da parede posterior do canal auditivo favorece a uma maior incidência de lesões residuais ou até mesmo de recidivas (Sheehy et al., 1977; Austin, 1989; Edelstein e Parisier, 1989) é um relevante fator a favorecer a "derrubada" dessa parede (técnica aberta), desde que uma das atribuições básicas das timpanomastoidectomias é a resolução da infecção e prevenção de recidivas. Em contrapartida, a argumentação de que a preservação da parede posterior do canal auditivo favorece um maior ganho auditivo deixa uma anatomia mais próxima do normal e sem uma cavidade resultante é também um forte fator para a sua manutenção (técnica fechada), desde que essas são outras atribuições dessas intervenções.

Além disso, o uso associado de visualização endoscópica pode também favorecer a visualização de espaços e recessos (Thomassin et al., 1990, 1991; McKennan, 1993; Bottrill e Poe, 1995; Rosenberg et al., 1995; Rosenberg, 1996; Youssef, 1997), mantendo-se assim o dilema entre preservar ou não preservar a parede posterior do canal auditivo.

A ressecção e reconstrução peroperatória de segmentos ósseos do canal auditivo, como proposta nas epitimpanotomias osteoplásticas (Wullstein, 1974; Wullstein e Wullstein, 1986) e na remoção temporária da parede posterior (Farrior, 1969; Feldmann, 1977), associada às timpanomastoidectomias, podem atender consensualmente a este debate e mais plenamente aos princípios de controle da infecção, ganho auditivo e reconstrução anatômica. Além disso, a reconstrução tardia de canais auditivos operados pela técnica aberta e com cavidades problemáticas (vertigem na exposição à água e ao ar, infecções, perda auditiva, necessidade de protetização etc.), pode também atender aos mesmos princípios (Bauer, 1967; Tos, 1995).

A reconstrução do canal auditivo pode ser efetivada com a utilização de material autólogo (enxertos e retalhos), homólogo (enxertos) ou sintético (implantes). Pode ser realizada peroperatoriamente ou sendo integrante dos métodos de eliminação das cavidades resultantes das mastoidectomias abertas, quais sejam: reconstrução, obliteração e ablação (Black, 1995). As cavidades resultantes das mastoidectomias podem ser reduzidas utilizando-se técnicas variadas (Hueb e Piza, 1996), sendo também passíveis de epitelização auxiliada com a utilização de enxertos de pele tipo "Thiersch grafts".

A utilização de **material ósseo autólogo** do próprio canal, removido peroperatoriamente, foi inicialmente proposta por Farrior (1969) e posteriormente por Feldmann (1978), sendo que a utilização de osso da cortical da mastóide foi proposta por Bauer (1967). Patê ósseo autólogo envolto em dura-máter homóloga foi inicialmente sugerido por Perkins (1976), com relativo sucesso, sendo porém hoje mais utilizado como adjuvante na reconstrução por outros métodos. A utilização de **material ósseo homólogo**, demonstrada por Perkins (1976) e Marquet (1976, 1977), caiu em desuso, em virtude do risco de infecções adquiridas, de evidências demonstrando a sua reabsorção e da disponibilidade de tecido ósseo autólogo no campo operatório.

Cartilagem autóloga na reconstrução do canal auditivo foi inicialmente utilizada por Szpunar (1966, 1973) e Heermann et al. (1970), sendo esse material amplamente encontrado na esfera otorrinolaringológica (p. ex., trago, septo nasal). Similarmente, a utilização de cartilagem tragal na reconstrução de defeitos ósseos localizados, causados por bolsas de retração epitimpanais, foi proposta inicialmente por McCleve em 1969. A utilização de **cartilagem homóloga** foi proposta inicialmente por Smyth e Dowe (1971) e Wehrs (1972), sendo seu uso limitado pelos mesmos motivos relacionados ao uso de osso homólogo.

Fáscia temporal autóloga foi utilizada inicialmente por Smith et al. (1986). A disponibilidade desse material e de outros tecidos moles locais (p. ex., pericôndrio, periósteo) para utilização isolada é de fácil aplicação, apesar da maior possibilidade de retração do canal, principalmente em orelhas com infecção ou remoção da mucosa do epitímpano e da mastóide (Takahashi et al., 1998, 2000). A utilização desse material em associação com osso ou cartilagem autóloga pode eventualmente minimizar essa possibilidade de retração.

A aplicação de **materiais sintéticos** na reconstrução do canal auditivo externo é recente, tendo sido utilizados vários implantes, com taxas de rejeição variáveis. Materiais sintéticos podem ser usados isoladamente, geralmente com piores resultados, ou usados associados a retalhos ou ainda usados associados a material autólogo, com resultados mais aceitáveis. Materiais plásticos, como polietileno (Kuijpers e Grote, 1977; Johns, 1981), foram utilizados, inicialmente, com resultados altamente desfavoráveis, similares aos obtidos com o uso de cerâmicas de silicato de cálcio (Reck, 1984) e piores do que com a utilização de ionômero (Geyer e Helms, 1990, 1993). Entretanto, a utilização de materiais mais biocompatíveis e bioativos, como cerâmicas de hidroxiapatita (Grote e van Blitterswijk, 1986), tem resultado em taxas de deiscências e rejeições menores, principalmente se associadas à utilização de retalhos (Lenis, 1988; Black e Kelly, 1994; Black, 1998) ou enxertos autólogos. A reconstrução do canal auditivo e recriação/reaeração de antigas cavidades foram propostas por Bennett (1981) e Smith et al. (1986), utilizando silicone mais espesso com retalhos ou enxertos autólogos. Mais recentemente, Magliulo et al. (2001) propuseram a utilização de implantes de titânio recoberto com hidroxiapatita e parafusado na ponta da mastóide e zigoma, na reconstrução tardia do conduto auditivo/cavidade aberta, com bons resultados.

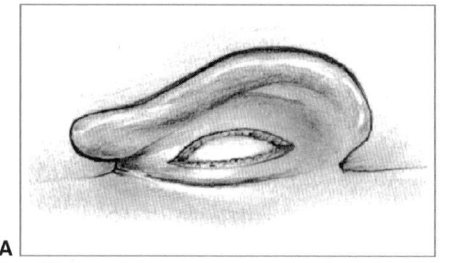

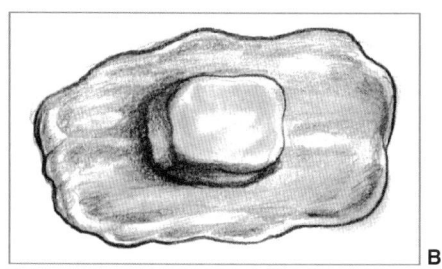

Fig. 33-1

(A) Região posterior do pavilhão, para retirada do enxerto de cartilagem autóloga da concha.
(B) Enxerto composto de pericôndrio com área central de cartilagem, aderida.

TÉCNICA OPERATÓRIA

Os procedimentos operatórios para reconstrução do canal auditivo ósseo podem ser efetivados **peroperatoriamente** ou no **pós-operatório tardio**.

A reconstrução **peroperatória** pode, por sua vez, ser subdividida em: **reconstrução de defeitos mediais póstero-superiores**, causados por bolsas de retração, aticotomias alargadas ou epitimpanotomias osteoplásicas e **reconstrução de toda a parede posterior**. Deve ser ressaltado que, mesmo na reconstrução óssea da parede posterior do canal auditivo removida peroperatoriamente, geralmente ocorrem defeitos associados causados pela retração timpanal e erosão óssea de colesteatomas primários, necessitando-se ocasionalmente da reconstrução com o material ósseo removido do canal além de outros tecidos autólogos, como cartilagem.

A reconstrução isolada de áreas póstero-superiores do canal é geralmente realizada ao término da timpanomastoidectomia, obviamente de cavidade fechada. A elevação e preservação adequadas do retalho timpanomeatal devem ser efetivadas durante o procedimento, para uma confortável cobertura do enxerto utilizado, que pode ser osso ou cartilagem. Utilizamos preferencialmente cartilagem do pavilhão auricular, removida através de uma incisão posterior no mesmo (Fig. 33-1A), procurando-se abranger uma ampla área de pericôndrio e uma área central e menor de cartilagem da concha (Fig. 33-1B), que devem necessariamente permanecer unidos. A utilização de cartilagem/pericôndrio do trago, mais espessos, porém, pode também ser realizada, bem como periósteo/osso da cortical da mastóide ou placas de hidroxiapatita.

A ressecção da cartilagem posteriormente à concha não deve abranger toda a sua espessura, devendo ser removido o equivalente a 2/3 da mesma, com manobras delicadas com o auxílio de bisturi de lâmina número 15. Evitamos assim deformidades aparentes no local da remoção da cartilagem e auxilia-se na adequação de um formato mais acomodado e curvo do enxerto. A sutura da incisão no pavilhão é realizada com fio de náilon 5-0, devendo ser utilizado curativo levemente compressivo no local.

O enxerto composto de cartilagem/pericôndrio é então posicionado com o pericôndrio voltado para o canal, na região do defeito ósseo, procurando-se deixar as bordas da cartilagem posicionadas sobre a área de erosão, e não ao nível de ou sob essa região. O pericôndrio é então posicionado sobre o martelo e no canal (Fig. 33-2A e B), acima e ao redor da região erosada, sendo o retalho timpanomeatal posicionado sobre o mesmo (técnica *underlay*). É importante que o retalho timpanomeatal fique em contato com o enxerto de cartilagem/pericôndrio e este em contato com o martelo ou com o material usado na reconstrução ossicular, sendo ocasionalmente necessário utilizar pequenos pedaços de cartilagem, em paliçada, para favorecer esta ponte tecidual e também para reforço da membrana timpânica. O leve contato com o martelo não ocasiona dificuldades na transmissão sonora e serve de apoio ao enxerto. O curativo no canal auditivo pode ser realizado com Gelfoam®, fitas de silicone ou preferencialmente, com fita cardíaca, esponjas ou outras fitas sintéticas embebidas em antibiótico. A reconstrução desses defeitos do canal ósseo demonstra que ocorre uma diminuição na incidência de retrações pós-operatórias, quando comparada à não-reconstrução (Weber e Gantz, 1998).

A reconstrução de todo a parede posterior do canal é também efetivada ao término da timpanomastoidectomia, devendo ser preparado um leito cirúrgico para a colocação do enxerto ou do implante. Com o auxílio de brocas de diamante pequenas, são criados sulcos na parede inferior e na parede ântero-superior, ao nível do zigoma e sobre o canal do facial, caso possível (Fig. 33-3), para "encaixe" do material a ser utilizado, seja ele sintético ou autólogo. Materiais como a hidroxiapatita

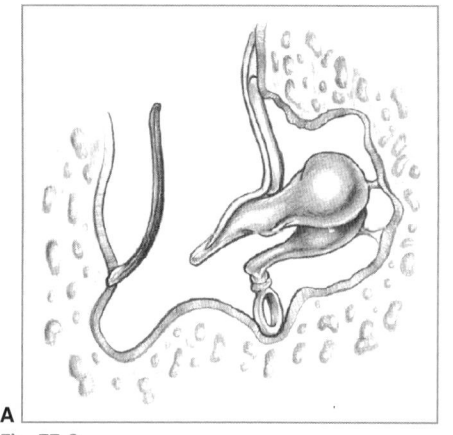

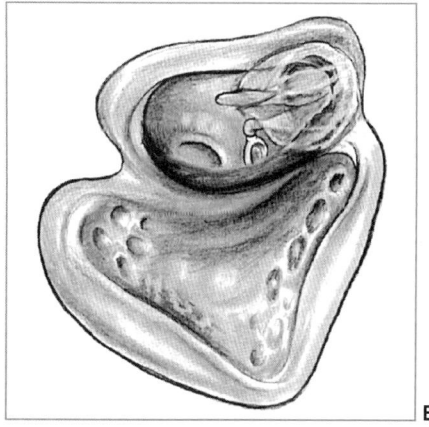

Fig. 33-2

(A) Posicionamento do enxerto sobre a área de defeito ósseo do canal, vista cirúrgica. Observe que o manúbrio do martelo não é coberto pelo pericôndrio. **(B)** Posicionamento do enxerto sobre a área de defeito ósseo do canal, vista posterior.

(Grote e van Blitterswijk, 1986), osso da cortical, cartilagem da concha ou outros tecidos, como a fáscia *temporalis*, podem ser usados para essa finalidade, sendo moldados de acordo com a necessidade particular de cada caso. A utilização da hidroxiapatita requer necessariamente procedimentos adicionais, como a embebição do implante em solução antibiótica e a interposição meatal de retalhos musculares ou periosteais, preferencialmente de pedículo superior, para vascularização local e prevenção de deiscências. Material autólogo para a reconstrução pode ser obtido da cartilagem da concha ou, preferencialmente, de osso da cortical da mastóide, ambos sem riscos de abrigarem restos epiteliais do colesteatoma. Com o auxílio de brocas cortantes pequenas, sulcos rasos são feitos na cortical óssea (Fig. 33-4A) e um amplo enxerto removido com o auxílio de escopros curvos (Fig. 33-4B), que retiram e moldam o material com o formato semicurvo apropriado para reconstrução do canal (Fig. 33-5). Esse procedimento deve ser realizado no início da timpanomastoidectomia, independentemente de se estar programando uma técnica aberta ou fechada, o que se torna mais difícil após a brocagem da cortical da mastóide.

A fixação pode ser auxiliada com patê ósseo, recolhido durante a cirurgia, ou com cimento ósseo (McElveen e Hulka, 1998), devendo ser utilizado recobrimento da face meatal do enxerto com fáscia *temporalis*, periósteo ou pericôndrio. Após a reconstrução, o retalho timpanomeatal é aposto sobre a parede posterior reconstruída ou sobre o retalho, nos casos de utilização de implantes, sendo o curativo realizado com fita cardíaca, esponjas ou outras fitas sintéticas embebidas em antibiótico, evitando-se compressão para não ocorrer um deslocamento da parede reconstruída.

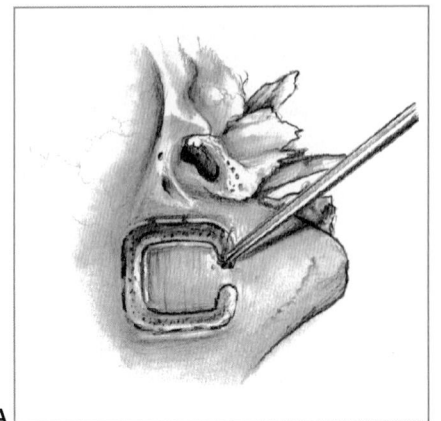

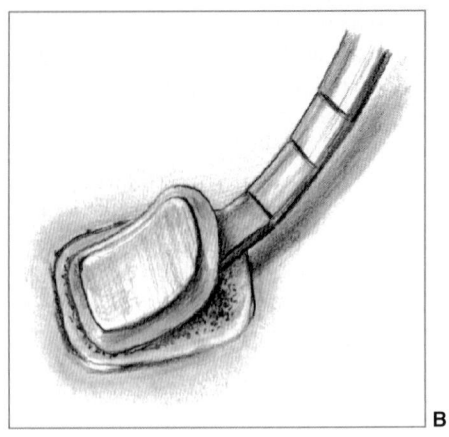

A **reconstrução pós-operatória** é realizada em casos de cavidades abertas que possam estar causando problemas ou limitando as atividades individuais de cada paciente. Alterações de sensibilidade local e vertigem na exposição à água e/ou ao ar, infecções repetidas, perda auditiva, necessidade de protetização ou da prática de esportes aquáticos e até mesmo desejo de se ver livre das limpezas periódicas são fatores que eventualmente levam à necessidade de reconstrução de cavidades já cicatrizadas. O procedimento deve ser necessariamente realizado em condições ou em fases de ausência de infecção na cavidade, diminuindo-se assim o risco de insucesso cirúrgico, principalmente nos casos de utilização de implantes.

A abordagem preferencial é retroauricular, devido à maior exposição da cavidade e conseqüente melhor limpeza cirúrgica do epitélio que a forra. A ressecção desse epitélio e também de granulações deve ser meticulosa e sob visão microscópica, abrangendo todos os espaços da cavidade e utilizando-se brocas de diamante se necessário. Caso seja possível, deve ser elevado o máximo de epitélio da cavidade, unido à membrana timpânica, para reposição sobre o novo canal reconstruído. Uma vez realizada essa etapa, são criados sulcos com o auxílio de brocas de diamante, para encaixe do enxerto ou implante, como na reconstrução peroperatória descrita anteriormente. Aqui, devido à timpanomastoidectomia prévia, ocorre uma maior dificuldade para a obtenção de osso da cortical, que pode eventualmente ser removido mais posteriormente do osso occipital ou utilizada cartilagem da concha.

Eventuais dificuldades na obtenção de material autólogo podem ser resolvidas com a utilização de implantes de silicone mais espesso, hidroxiapatita ou até mesmo titânio recoberto com hidroxiapatita. Nesses casos, deve ser levada em consideração a necessidade da utilização de retalhos sobre os implantes, na face meatal dos mesmos, para facilitar a migração epitelial e a própria vascularização local. Evitam-se, assim, deiscências avasculares com exposição de áreas do implante, favorecendo ocasionais rejeições. Em casos onde se obtenha um bom retalho na elevação da cobertura epitelial da

Fig. 33-4
(A) Sulcos realizados na cortical da mastóide, delimitando a área a ser removida de enxerto ósseo, que pode estar com o periósteo aderido ou não. (B) Utilização de escopro curvo demonstrando a remoção do enxerto ósseo. Observe o aspecto encurvado que o enxerto adquire ao ser removido.

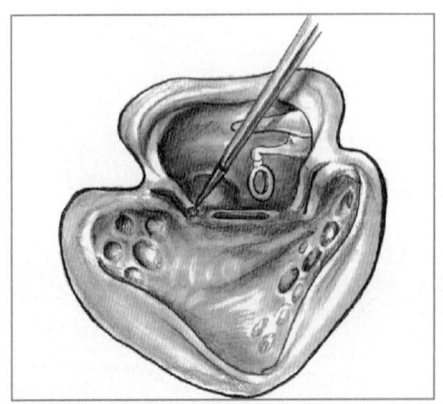

Fig. 33-3
Sulcos ósseos para fixação do enxerto, na reconstrução da parede posterior do canal auditivo externo.

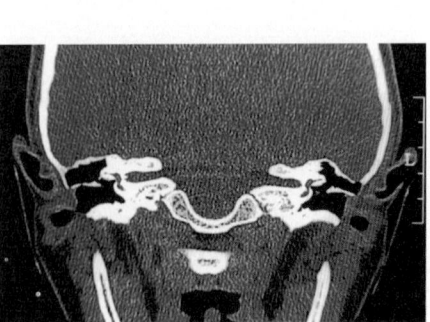

Fig. 33-5
Aspecto tomográfico pós-operatório, *follow-up* de 1 ano à esquerda e 1 ano e dois meses à direita. Sexo feminino, 16 anos, operada de colesteatoma primário bilateral, timpanomastoidectomia aberta com reconstrução peroperatória do conduto auditivo externo com enxertos cartilaginoso e ósseo e patê ósseo, autólogos.

mastóide, pode-se utilizar apenas a cobertura do implante com fáscia *temporalis*, periósteo ou pericôndrio, deixando o canal mais amplo do que com a utilização de retalhos interpostos, porém com um maior risco de rejeições.

A fixação do implante pode também ser auxiliada com utilização de microparafusos (Magliulo et al., 2001). A sutura da incisão retroauricular é feita por planos, utilizando-se fios de categute e náilon. O curativo é semelhante ao utilizado na reconstrução peroperatória do canal auditivo.

COMPLICAÇÕES

As complicações advindas da reconstrução do canal ósseo podem ser relacionadas ao tipo de procedimento realizado, ao funcionamento da tuba auditiva, ao material utilizado e às características individuais de migração epitelial, rejeição de materiais, propensão a infecções, entre outras. Black (1998), em uma análise retrospectiva de reconstruções do conduto auditivo ósseo em 372 pacientes, encontrou taxas de rejeição variáveis para diferentes tipos de material, desde 10% ou 17% para casos onde se utilizou hidroxiapatita/retalhos ou cartilagem autóloga, respectivamente, até 83% ou 94% para ionômero ou polietileno, respectivamente.

As reconstruções peroperatórias oferecem menor risco de rejeições, principalmente se utilizados materiais autólogos, apesar da maior tendência de reabsorção desses em médio e longo prazos, se comparados aos implantes, que têm maiores possibilidades de rejeições. As reconstruções pós-operatórias de cavidades abertas oferecem um maior risco de reabsorção dos enxertos ou rejeição dos implantes, em virtude das piores condições locais de assepsia em casos de cavidades infectadas e em virtude da maior dificuldade na obtenção de retalhos com nutrição tecidual adequada.

O funcionamento inadequado da tuba auditiva pode favorecer uma nova formação de bolsas de retração epitimpânicas ou ao redor dos enxertos, eventualmente levando a recidivas de colesteatomas. Já os colesteatomas residuais são menos freqüentes nas reconstruções peroperatórias do canal, devido à maior exposição das estruturas e recessos da orelha média, sendo semelhantes à incidência encontrada nas timpanomastoidectomias de cavidade aberta. Em contrapartida, a reconstrução pós-operatória de cavidades abertas pode eventualmente deixar resíduos epiteliais na cavidade reconstruída.

Pacientes com colesteatomas primários, restritos ao epitímpano posterior e mastóide, geralmente oferecem melhores condições cirúrgicas e conseqüentemente um menor risco de complicações, independentemente da técnica de timpanomastoidectomia utilizada. Associado à reconstrução funcional da orelha média, o resultado auditivo é favorável, o risco de colesteatoma residual é pequeno e as chances de uma orelha seca são maiores. As possibilidades de formação de bolsas de retração ou recidiva do colesteatoma são pequenas, utilizando-se a técnica fechada e reconstrução de defeitos do canal ao nível epitimpânico, além de reforço da membrana timpânica com material autólogo. Colesteatomas primários mais extensos, com defeitos ósseos maiores no conduto auditivo, podem se relacionar a uma maior incidência de recidivas, principalmente nas mastóides pouco pneumatizadas e na técnica fechada.

Em contrapartida, pacientes com colesteatomas secundários ou já operados, com invasão epitelial difusa ou com lesões residuais/recidivas, geralmente oferecem piores condições técnicas, principalmente em casos de apófises mastóides pouco pneumatizadas. Nesses, os riscos inerentes ao próprio procedimento cirúrgico e da evolução da patologia podem ocasionar complicações mais freqüentes durante a timpanomastoidectomia e na reconstrução do canal. Os resultados auditivos são piores, o risco de lesão residual é maior, e a otorréia mais freqüente. Aqui a incidência de recidivas é maior e piores os resultados na reconstrução do canal também.

A prevenção dessas complicações pode ser efetiva, levando-se em consideração que a reconstrução do canal ósseo deve obedecer à indicação para o paciente e não devido a preferências pessoais. Caso possível, deve-se dar ao paciente uma chance da timpanomastoidectomia fechada ou fechada pela reconstrução do canal. Caso contrário, deve-se optar pela timpanomastoidectomia de cavidade aberta. As indicações das timpanomastoidectomias, suas técnicas de realização, além da utilização ou não de tubos de ventilação são assuntos tratados em outros capítulos do livro, porém relevantes à reconstrução do canal ósseo.

Em relação ao material a ser utilizado na reconstrução, sempre que possível deve ser autólogo. É altamente encontrado localmente, com riscos pequenos na sua obtenção, com menores possibilidades de transmissão de doenças ou rejeição, quando comparados a enxertos homólogos ou implantes respectivamente e, finalmente, mais compatíveis com a nossa realidade econômica. Patê ósseo autólogo deve ser sempre utilizado associado, preenchendo espaços entre o canal e o enxerto ou o implante, favorecendo o crescimento ósseo e a revascularização locais. Enxerto cartilaginoso ou ósseo deve ser utilizado, aderido ao pericôndrio ou ao periósteo, respectivamente, favorecendo a sua sustentação e servindo como ponte para a epitelização local. Outros métodos de sustentação do enxerto ou implante, como retalhos pediculados, sulcos no osso, patê, fáscia, periósteo, pericôndrio, pedaços de osso ou cartilagem devem ser utilizados, além do emprego de retalhos ou enxertos interpostos, em casos de implantes, entre os mesmos e o retalho timpanomeatal. Cuidado extremo deve ser efetivado na realização de sulcos para a fixação do enxerto ou implante ao nível do canal do facial, sob o risco de lesão direta no nervo.

Por fim, porém não menos relevante, deve-se sempre que possível, principalmente em casos de reconstruções peroperatórias do canal auditivo com tecidos moles (p. ex., fáscia *temporalis*), preservar o máximo possível de mucosa da mastóide, favorecendo trocas gasosas locais e evitando-se retrações do canal reconstruído (Takahashi et al., 1998). O bom funcionamento da tuba ou a utilização de tubos de ventilação de permanência prolongada, associados à preservação da mucosa da mastóide e uso de fitas de silicone diminui as possibilidades de aderências e retrações, mesmo em casos de reabsorção tardia de enxertos autólogos, como osso ou cartilagem.

REFERÊNCIAS BIBLIOGRÁFICAS

Austin DF. Single-stage surgery for cholesteatoma: an actuarial analysis. *Am J Otol* 1989;10:419-25.

Bauer M. Tympanoplasty after radical mastoid operation. *Arch Otolaryngol Head Neck Surg* 1967;83:53-6.

Bennett RJ. The operation of tympanomastoid re-aeration. *J Laryngol Otol* 1981;95:1-10.

Black B, Kelly S. Mastoidectomy reconstruction: revascularizing the canal wall repair. *Am J Otol* 1994;15:91-5.

Black B. Mastoidectomy elimination. *Laryngoscope* 1995;105:1-30.

Black B. Mastoidectomy elimination. Obliterate, reconstruct, or ablate? *Am J Otol* 1998;19:551-557.

Bondy G. Totalaufmeisselung mit erhaltung von trommelfell und gehorknochelchen. *Monatscschr Ohrenh* 1910;44:15.

Bottrill ID, Poe DS. Endoscope-assisted ear surgery. *Am J Otol* 1995;16:158-63.

Edelstein DR, Parisier SC. Surgical techniques and recidivism in cholesteatoma. *Otol Clin North Am* 1989;22:1029-40.

Farrior JB. The canal wall in tympanoplasty and mastoidectomy. *Arch Otolaryngol Head Neck Surg* 1969;90:706-14.

Feldmann H. Osteoplastische meato-attiko-antrotomie. *Laryng Rhin* 1977;56:786-795.

Geyer G, Helms J. Ionomer-based bone substitute in otologic surgery. *European Archives of Otorhinolaryngology* 1993;250:253-6.

Geyer G, Helms J. Reconstructive measures in the middle ear and mastoid using a biocompatible cement – preliminary clinical experience. In: Heimke G, Soltesz U, Lee AJC (eds.) *Clinical Implant Materials*. Amsterdan: Elsevier, 1990. 529-35p.

Goycoolea MV, Hueb MM, Muchow D, Paparella MM. The theory of the trigger, the bridge and the transmigration in the pathogenesis of acquired cholesteatoma. *Acta Otolaryngol (Stockh)* 1999;119:244-8.

Goycoolea MV, Hueb MM, Ruah CB. Otitis media: the patogenesis approach. Definitions and terminology. *Otolaryngol Clin North Am* 1991;24:757-61.

Grote JJ, van Blitterswijk CA. Reconstruction of the posterior auditory canal wall with a hydroxylapatite prosthesis. *Ann Otol Rhinol Laryngol* 1986;95:6-9.

Heerman J, Heerman H, Kopstein E. Fascia and cartilage palisade tympanoplasty. *Arch Otolaryngol Head Neck Surg* 1970;91:228-41.

Hueb MM. Colesteatoma adquirido: avanços experimentais na compreensão de sua patogênese. *Tese de Doutorado pela Faculdade de Medicina da Universidade de São Paulo*, 1998. 98p.

Hueb MM, Goycoolea MV, Muchow DC, Duvall AJ, Paparella MM, Sheridan C. In search of missing links in otology. III. Development of a new animal model for cholesteatoma. *Laryngoscope* 1993;103:774-84.

Hueb MM, Goycoolea MV, Muchow DC. Padrões de migração epitelial em colesteatoma adquirido: um estudo experimental. *Rev Bras de Otorrinol* 1994;60:186-94.

Hueb MM, Piza MRT. Problems with the mastoid cavity. *Operative Techniques in Otolary-Head and Neck Surgery* 1996;7:62-5.

Jansen CL. The combined approach for tympanoplasty. *J Laryngol Otol* 1968;82:776.

Jansen CL. Ulur radikaloperation und tympanoplastik. *Stiz Ber Fontbild Arztekamm Ob*, vol. 18, 1958.

Johns AN. The use of proplast in reconstruction of the posterior meatal wall. *J Laryngol Otol* 1981;95:899-904.

Kuijpers W, Grote JJ. The use of proplast in experimental middle ear surgery. *Clin Otolaryngol Allied Sciences* 1977;2:5-15.

Küster E. Ueber die grundsätze der behandlung von eiterungen in starrwandingen höhlen, mit besondere berücksichtigung des empyems der pleura. *Deutsche Med Wchnschr* 1889;15:254.

Lenis A. Treatment of the intractable chronically draining mastoid cavity with hydroxylapatite covered with temporalis flap. *Laryngoscope* 1988;98:1271-2.

Magliulo G, D'Amico R, Fiorino M. Reconstruction of the posterior auditory canal with hydroxyapatite-coated titanium. *J Otolaryngol* 2001;30:330-3.

Marquet J. Ten year's experience in tympanoplasty using homologous implants. *J Laryngol Otol* 1976;82:897-905.

Marquet J. Twelve year's experience with homograft tympanoplasty. *Otolaryngol Clin North Am* 1977;10:581-94.

McCleve DE. Tragal cartilage reconstruction of the auditory canal. *Arch Otolaryngol Head Neck Surg* 1969;90:271-4.

McElveen JT Jr., Hulka GF. Reversible canal wall down tympanomastoidectomy, an alternative to intact canal wall and canal wall down mastoidectomy procedures. *Am J Otol* 1998;19:415-19.

McKennan KX. Endoscopic 'second look' mastoidoscopy to rule out residual epitympanic/mastoid cholesteatoma. *Laryngoscope* 1993;103:810-4.

Perkins R. Tympanomastoid reconstruction: an operative procedure for the anatomical and functional restoration of the radicalized ear. *Laryngoscope* 1976;66:416-30.

Reck R. Bioactive glass-ceramics in ear surgery. Animal studies and clinical Results. *Laryngoscope* 1984;94:1-54.

Rosenberg SI. Endoscopic otologic surgery. *Otolaryngol Clin North Am* 1996;29:291-300.

Rosenberg SI, Silverstein H, Hoffer M, Nichols M. Use of endoscopes for chronic ear surgery in children. *Arch Otolaryngol Head Neck Surg* 1995;121:870-2.

Schwartze HH, Eysell CG. Ueber die künstliche eröffnung des warzenfortsatzes. *Arch Ohrenh* 1873;7:157.

Sheehy JL, Patterson ME. Intact canal wall tympanoplasty with mastoidectomy: a review of eight years' experience. *Laryngoscope* 1967;77:1502-42.

Sheehy JL, Brackmann DE, Graham MD. Cholesteatoma surgery: residual and recurrent disease. A review of 1,024 cases. *Ann Otol Rhinol Laryngol* 1977;86:451-63.

Smith PG, Stroud MH, Goebel JA. Soft-wall reconstruction of the posterior external canal wall. *Otolaryngol Head Neck Surg* 1986;94:355-9.

Smyth GDL. Combined approach tympanoplasty. *Arch Otolaryngol* 1969;89:250-1.

Smyth GDL, Dowe AC. Cartilage canalplasty. *Laryngoscope* 1971;81:786-92.

Stacke L. Stacke's operationsmethode. *Arch Ohrenh* 1893;35:145.

Szpunar J. Reconstruction of middle ear with old radical cavity. *Acta Otolaryngol (Stockh.)* 1973;76:353-9.

Szpunar J. Tympanoplastik mit erhaltung des gehorganges. *Sborn Ved Prac Lek Fak Karlouw Univ* 1966;9:175-8.

Takahashi H, Hasebe S, Sudo M, Tanabe M, Funabiki K. Soft-wall reconstruction for cholesteatoma surgery: reappraisal. *Am J Otol* 2000;21:28-31.

Takahashi H, Honjo I, Naito Y, Miura M, Tanabe M, Hasebe S. Cause of posterior canal wall retraction after surgery from the viewpoint of mastoid conditions. *Am J Otol* 1998;19:131-35.

Thomassin JM, Duchon-Doris JM, Emram B, Rud C, Conciatori J, Vilcoq P. Endoscopic ear surgery. Initial evaluation. *Ann Otolaryngol Chir Cervicofac* 1990;107:564-70.

Thomassin JM, Korchia D, Duchon-Doris JM. Residual cholesteatoma: its prevention by surgery with endoscopic guidance. *Rev Laryngol Otol Rhinol* 1991;112:405-8.

Tos M. Mastoid surgery and reconstructive procedures. In: *Manual of Middle ear Surgery*. Vol. 2. Thieme, Stuttgart, 1995. 156-94, 339-42, 404-13p.

Weber PC, Gantz BJ. Cartilage reconstruction of the scutum defects in canal wall up mastoidectomies. *Am J Otol* 1998;19:178-82.

Wehrs RE. Reconstructive mastoidectomy with homograft knee cartilage. *Laryngoscope* 1972;82:1177-88.

Wullstein HL. Funktionelle Operationen im Mittelohr mit Hilfe des freien spaltlappen-transplantates. *Arch Ohren- Nasen-u Kehlkopfh* 1952;161:422.

Wullstein HL, Wullstein SR. *Tympanoplastik*. Thieme: Stuttgart, 1986. 62-81p.

Wullstein SR. Osteoplastic epitympanotomy. *Ann Otol Rhinol Laryngol* 1974;83:663-9.

Youssef TF, Poe DS. Endoscope-assisted second-stage tympanomastoidectomy. *Laryngoscope* 1997;107:1341-4.

Zaufal E. Technik der trepanation des proc. Mastoid nach küsterschen grundsätzen. *Arch Ohrenh* 1890;30:291.

Zollner F. Die radikal-operation mit besonderem bezug auf die horfunktion. *Ztschr Laryng Rhin Otol* 1951;30:104.

34

Tratamento das Otites Médias Agudas Recorrentes

Alberto Leiberman

INTRODUÇÃO

A Otite Média Aguda Recorrente (OMAR) é uma doença comum da infância, caracterizada pela recorrência clínica de *otite média* aguda (OMA) sob a forma de um novo episódio separado do precedente por um período de pelo menos 48 horas de resolução clínica – definida como a presença de um tímpano não inflamado ou ausência de sintomatologia clínica. Ela deve ser diferenciada da *otite média* persistente ou não responsiva, que é caracterizada por uma continuação dos sintomas e sinais sem melhora clínica.

Os objetivos do tratamento são reduzir o número de infecções, diminuir a gravidade e a duração da perda auditiva associada e eliminar complicações potenciais da OMAR.

A OMA é usualmente uma infecção bacteriana que aparece mais comumente em crianças pequenas, particularmente entre as idades de 6 a 24 meses e muitas vezes precedida por uma infecção viral respiratória.

A otite média aguda recorrente (OMAR) é mais comumente definida como 3 ou mais episódios de OMA em um período de 6 meses ou 4 ou mais episódios em um período de 12 meses. Essas crianças predispostas à *otite média* podem sofrer 4 ou mais episódios de OMA e passar ≥ 7 meses com derrame na orelha média subseqüente à OMA, somente no primeiro ano de vida.

A OMAR é uma doença com múltiplos fatores etiológicos que incluem várias etiologias ambientais e infecciosas. OMAR ocorre em uma subpopulação de 5-30% de todas as crianças que sofrem de OMA. Embora haja uma predisposição familial à OMAR, também foram perfeitamente identificados fatores de risco epidemiológicos, ambientais e imunológicos que incluem sexo masculino, idade abaixo de 3 anos, ocorrência precoce de infecção (um episódio de otite média aguda nos primeiros 6 meses de vida), pais fumantes, baixa condição socioeconômica, atendimento em creches e anormalidades imunes resultantes da exposição precoce ou freqüente a patógenos para a orelha média. Um trabalho constatou que otite média recorrente por volta dos 6 meses de idade foi fortemente relacionada à história de otite média materna, e por outro lado ter um irmão com história de OMAR constitui um dos mais fortes fatores preditivos de otite média recorrente.

BACTERIOLOGIA

Os patógenos mais comuns encontrados na OMAR são os mesmos que na OMA: *Streptococcus pneumoniae* e *Haemophilus influenzae*, seguidos por *Moraxella catarrhalis* e estreptococos grupo A. A resistência a antibióticos tornou-se um fator importante no tratamento da OMA.

Uma prevalência mais alta de *S. pneumoniae* resistente a antibióticos e *H. influenzae* produtor de β-lactamase deve ser esperada nos pacientes com OMA recentemente tratados com antibióticos, em comparação com pacientes não tratados recentemente.

Um estudo realizado recentemente em Israel mostrou que a maioria dos episódios de OMA recorrente que ocorrem dentro de 1 mês após a cessação da terapia antibiótica é, de fato, novas infecções. A maioria das recidivas de OMA bacteriologicamente verdadeiras ocorre dentro de 14 dias do completamento da terapia, porém mesmo durante esse intervalo de tempo a maioria das recorrências é causada por novos patógenos.

Cada episódio de OMA é seguido por efusão persistente na orelha média (OME), o qual pode permanecer durante alguns dias a meses. O episódio recorrente de OM pode desenvolver-se quando a orelha média está livre de líquido ou na presença de OME, assim podendo ser estabelecidas duas categorias: a) episódios de OMAR sem OME entre os ataques de OMA, e b) OMAR aparecendo em cima de *otite média* crônica com efusão (OME). Essas representam dois tipos de patogênese de OMAR com diferentes opções de tratamento.

DIAGNÓSTICO

A diferenciação entre OMA, OMAR e OME pode algumas vezes ser difícil, uma vez que OME, caracterizada por EOM, é freqüentemente acompanhada por sinais e sintomas recorrentes de infecção da orelha média, ou EOM é o resultado de infecções freqüentes da orelha, ou OME pode ser observada após várias semanas em seguida a uma infecção aguda da orelha média.

O diagnóstico de OMA em crianças pequenas é particularmente problemático. Diagnóstico excessivo de OMA é freqüente e leva ao uso excessivo de antibióticos e resistência antibiótica aumentada. Cerúmen no conduto, o uso de um otoscópio com luz inadequada ou visualização inapropriada da membrana timpânica devido ao uso de um espéculo de pequeno tamanho são, todos, fatores que impedem um diagnóstico preciso. A dificuldade de fazer um diagnóstico no contexto clínico leva a diagnósticos excessivos de OMA conduzindo ao uso excessivo de antibióticos.

ABORDAGEM AO TRATAMENTO

Há variações entre os indivíduos e cada caso deve ser considerado separadamente, e por outro lado a estação do ano e a idade são outros pontos a serem considerados. Tratamento clínico ou cirúrgico nem sempre são necessários, dependendo do efeito de cada infecção sobre o comportamento da criança ou a época do ano, por exemplo, pode ser uma abordagem diferente se o 4º episódio de OMA aparecer no começo do inverno ou no começo do verão, quando as probabilidades de menos episódios de OMA são maiores.

Embora as características do hospedeiro e a história familial não possam ser alteradas, alguns fatores de risco podem ser modificáveis. O primeiro passo é reconhecer os fatores de risco responsáveis pelo desenvolvimento de OMA, a fim de eliminá-los. Os fatores de risco ambientais podem ser minimizados discutindo primeiro com os pais a possibilidade de tirar a criança da creche ou mudar a alimentação com mamadeira, e não expor a criança à fumaça de cigarros. Nem todos os pais são capazes ou estão dispostos a modificar a exposição ao fator de risco ou alterar os fatores de risco ambientais que diminuirão significativamente o número de OMAR.

Dados preliminares sugerem que a gatifloxacina (um novo antibiótico fluoroquinona) é eficaz e segura no tratamento da OMAR e OMA não responsiva.

Se for decidido pelo médico e os pais que a intervenção é adequada, as duas escolhas principais são terapias clínica e cirúrgica.

TERAPIA CLÍNICA
Profilaxia antibiótica

O uso contínuo de baixas doses de antibióticos para OMAR foi advogado com a finalidade de prevenir episódios adicionais de OMA. Uma metanálise da profilaxia antibiótica mostrou uma diminuição média de 1/11 episódios por criança-mês, ou cerca de 1 episódio de OMA por ano. Esse pequeno benefício geralmente é superado pela desvantagem da promoção de resistência bacteriana. Houve relatos de que antibioticoterapia usada em quimioprofilaxia pode de fato aumentar o desenvolvimento de cepas bacterianas resistentes. Entretanto, a profilaxia ainda é considerada um meio eficaz de prevenção de episódios recorrentes de otite média. Atualmente há necessidade de ser determinado se a quimioterapia historicamente usada para profilaxia, como trimetoprim-sulfametoxazol, permanece eficaz. Em um estudo, esse tratamento da OMA foi associado a altas taxas de falhas bacteriológica e clínica devido ao aumento dos patógenos resistentes.

A profilaxia antibiótica consiste em amoxicilina 1 vez ao dia (20-40 mg/kg/dia). As opções terapêuticas incluem administração contínua de antibiótico, ou profilaxia intermitente para resfriados durante o inverno. O tratamento pode ser dado durante 4 a 6 meses durante as estações do inverno e primavera, ou durante 2 semanas ou enquanto continuarem os sintomas de resfriado.

Alguns relatos salientaram que se os médicos selecionassem cuidadosamente as crianças que necessitam profilaxia, eles contribuiriam significativamente para com o problema da resistência aos antibióticos, em comparação com todas as crianças que estão tomando antibióticos para dor de garganta na população geral. Se a OME persistir entre os ataques, podem ser consideradas estratégias cirúrgicas.

OPÇÕES CIRÚRGICAS

Tubos de timpanostomia (tubos EP, de equalização de pressão) estão indicados na presença de OMAR com OME persistente, mas também podem ser considerados nas crianças com OMAR sem derrame que não respondem a antibióticos. Os tubos EP melhoram a drenagem da orelha média e restauram a aeração da orelha média, assim melhorando a audição. Diversos estudos documentaram a eficácia dos tubos EP para a prevenção de OMAR; entretanto, outros estudos mostraram que os tubos EP não reduzem significativamente a freqüência de infecção, enquanto outro estudo mostrou apenas uma diminuição na gravidade e duração dos episódios agudos.

Diversos critérios foram propostos como indicações para um tubo de timpanostomia na OMAR, no entanto, não há acordo na literatura a respeito desses critérios. As crianças com mais de cinco eventos documentados de OMAR em um período de 12 meses sem melhora com terapia antimicrobiana e com OME entre os episódios de OMA são bons candidatos a tubos EP.

Adenoidectomia foi considerada para o tratamento de OMAR, com base na idéia de que as adenóides podem constituir um reservatório de bactérias que podem infectar a orelha média. Entretanto, alguns estudos mostraram ausência de efeito ou apenas um efeito limitado da adenoidectomia sobre a OMAR.

IMUNOPROFILAXIA

Outra abordagem à prevenção da OMAR é pela imunização ativa. A prevenção por meio de vacinação seria um passo importante para ajudar a reduzir o uso de antibióticos. Diversos estudos clínicos com vacinas de vírus de gripe mostraram que a imunização é capaz de reduzir a incidência de otite média. Atualmente não existem diretrizes-padrão publicadas para o uso de vacinas de gripe.

Vacina de polissacarídeos pneumocócicos e vacina conjugada pneumocócica foram usadas para prevenir ou diminuir o número de episódios de OMA em crianças.

Uma revisão recente da eficácia do uso de vacinas pneumocócicas para a prevenção de OMA (revisão Cochrane) mostrou que o uso em grande escala de vacinação pneumocócica não é recomendado. Os resultados das experiências atualmente em desenvolvimento poderiam fornecer mais informação sobre se as vacinas pneumocócicas são eficazes em populações específicas de alto risco, como aquelas com OMAR.

REFERÊNCIAS BIBLIOGRÁFICAS

Carlin SA, Marchant CD, Shurin PA, et al. Early recurrences of otitis media: reinfection or relapse? J Pediatr 1987;110:20-5.

Casselbrant ML, Kaleida PH, Rockette HE, Paradise JL, Bluestone CD, Kurs-Larsky M, Nozza RJ, Wald ER. Efficacy of antimicrobial prophylaxis and of tympanostomy tube insertion for prevention of recurrent acute otitis media: results of a randomized clinical trial. Pediatr Infect Dis J 1992;11(4):278-286.

Casselbrant ML, Mandel EM, Fall PA, Rockette HE, Kurs-Larsky M, Bluestone CD, Ferrel RE. The heritability of otitis media. A twin and triplet study. JAMA 1999;282(22):2125-30.

Dagan R, Abramson O, Leibovitz E, Greenberg D, Lang R, Goshen S, Yagupsky P, Leiberman A, Fliss DM. Bacteriologic response to oral cephalosporins: are established susceptibility breakpoints appropriate in the case of acute otitis media? J Inf Dis 1997;176:1253-9.

Dagan R, Abramson O, Leibovitz E, Lang R, Goshen S, Greenberg D, Yagupsky P, Leiberman A, Fliss DM. Impaired bacteriologic response to oral cephalosporins in acute otitis media caused by pneumococci with intermediate resistance to penicillin. Pediatr Infect Dis J 1996;15:980-5.

Faden H, Duffy L, Boeve M. Otitis media: back to basics. Pediatr Infect Dis J 1998;17:1105-13.

Faden H. The microbiologic and immunologic basis for recurrent otitis media in children. *Eur J Pediatr* 2001;160:407-13.

Leiberman A, Leibovitz E, Piglansky L, Raiz S, Press J, Yagupsky P, Dagan R. Bacteriologic and clinical efficacy of trimethoprim/sulfamethoxazole for treatment of acute otitis media. *Pediatr Infect Dis J* 2001;20:260-4.

Leibovitz E, Greenberg D, Piglansky L, Raiz S, Porat N, Press J, Leiberman A, Dagan R. Recurrent Acute Otitis Media occurring within one month from completion of antibiotic therapy: relationship to the original pathogen. *Pediatr Infect Dis J* 2003.

Leibovitz E, Piglansky L, Raiz S, Greenberg D, Press J, Leiberman A, Pierce P, Echols R, Skuba K, Dagan R. Bacteriological eficacy of gatifloxacin in the treatment of recurrent/non-responsive acute otitis media. In: *Program and abstracts of the 41th Interscience Conference on Antimicrobial Agents and Chemotherapy*. December 16-19, Chicago, MI. Washington, DC: American Society for Microbiology, 2001, abstract no. 1558a.

Leibovitz E, Piglansky L, Raiz S, Greenberg D, Yagupsky P, Press J, Fliss DM, Leiberman A, Dagan R. Bacteriologic efficacy of a three-day intramuscular ceftriaxone regimen in non-responsive acute otitis media. *Pediatr Infect Dis J* 1998;17:1126-31.

Leibovitz E, Piglansky L, Raiz S, Press J, Leiberman A, Dagan R.The bacteriologic efficacy of 1-day versus 3-day intramuscular ceftriaxone in the treatment of non-responsive acute otitis media. *Pediatr Infect Dis J* 2000;19:1040-5.

Leibovitz E, Raiz S, Piglansly L, Greenberg D, Yagupsky P, Fliss Leiberman A, Dagan R. Resistance pattern of middle ear fluid isolates in acute otitis media recently treated with antibiotics. *Pediatr Infect Dis J* 1998;17:643-9.

Pichichero ME. Controversies in the medical management of persistent and Recurrent otitis media. *Ann Otol Rhinol Laryngol* 2000;(Suppl 183):2-12.

Pichichero ME. Recurrent and persistent otitis media. *Pediatr Infect Dis J* 2000;19:911-16.

Rosenfeld RM. *Surgical Prevention of Otitis Media-Vaccine* 2000;19(Suppl 1):S134-9.

Stahlberg MR, Ruuskanen O, Virolainen E. Risk factors for recurrent otitis media. *Pediatr Infect Dis J* 1986;5(1):30-2.

Straetemans M, Sanders EAM, Veenhoven RH, Schilder AGM, Damoiseaux RAMJ, Zielhuis GA. *Pneumococcal Vaccines for Preventing Otitis Media*. The Cochrane Library Issue 1, 2003.

Manejo da Otite Média com Efusão

Moacyr Saffer ▪ Maurício Schreiner Miura

INTRODUÇÃO

Sob o conceito de otite média com efusão, encontra-se um espectro de alterações nas quais existe líquido na orelha média na ausência de sintomas francos de infecção aguda. Esse líquido pode ser mucóide, seroso, sangüinolento, purulento ou uma combinação dos mesmos. Desse modo, otite média com efusão é o termo que melhor engloba essas variações, mas possui diversos sinônimos, entre os quais, otite média secretora, não-supurativa ou serosa. Pode haver associações com alterações otopatológicas tipo otite média atelectásica, otite média crônica simples ou otite média crônica colesteatomatosa. Pode ser classificada quanto ao seu tempo de duração em aguda (menos de 3 semanas), subaguda (3 semanas a 3 meses) ou crônica (mais de 3 meses) (Gates et al., 2002).

FISIOPATOLOGIA

A fisiopatologia da OME é multifatorial e complexa com diversas variáveis influenciando seu curso. Inicialmente, aceitava-se a teoria *ex-vacum*, supondo-se que ocorreria um bloqueio completo da tuba auditiva (TA) por obstrução ou estenose. O bloqueio causaria um vácuo na fenda auditiva, formando um transudato, isto é, um fluido com proteínas que transuda dos capilares por diferença de pressão. Esse vácuo também causaria retração da membrana timpânica. Baseava-se nas suposições de que o epitélio da orelha média era formado por células não-ciliadas e não-produtoras de muco e de que a efusão era um transudato não-inflamatório (Sadé, 1966).

Essa teoria foi sendo questionada, a medida se observou em muitos pacientes com OME em que a adenóide não era obstrutiva ou os pacientes já eram adenoidectomizados; não havia obstrução da TA; não existia o suposto linfonodo obstrutivo intratubário de Gerlach; a efusão diferia de um transudato, apresentando carboidratos ligados a proteínas e aspecto de exsudato inflamatório com muitos leucócitos e bactérias mortas; o advento da otomicroscopia mostrou que 90% dos casos não apresentavam retração da membrana timpânica (Sadé, 1966). Esses achados apontaram para a possibilidade de ocorrer uma obstrução funcional da TA, isto é, na ausência de um bloqueio mecânico.

Segundo Honjo, observações experimentais e clínicas sugerem que nos pacientes com OME a TA é incapaz de aliviar uma pressão negativa criada dentro da cavidade timpânica. O processo começaria com uma reação inflamatória de qualquer etiologia que produziria líquido num estágio inicial. Na sua atividade normal, para drenar esse líquido contido em uma cavidade fechada, o batimento ciliar criaria uma pressão negativa a qual em determinadas orelhas não poderia ser aliviada pela TA. Ainda, de acordo com esse mesmo autor, o movimento de bombeamento muscular (*pump like action*) da TA, na tentativa de drenar esse líquido, aumentaria ainda mais a pressão negativa. Na impossibilidade da TA de aliviar essa situação criada pela própria atividade de "*clearance*", resultaria na permanência do líquido dentro da cavidade da orelha média (Honjo, 1998).

A efusão da orelha média pode ser mucóide, constituída por um exsudato produzido por glândulas secretoras. Também pode ser serosa, formada por um transudato, devido ao aumento da permeabilidade capilar. Ambas são causadas por reação inflamatória na orelha média (Lim, 1971).

▪ Sistema mucociliar

A orelha média é coberta na sua maior parte por um verdadeiro epitélio mucociliar. No hipotímpano, a abertura da tuba auditiva não se encontra na porção mais inferior da cavidade, mas numa posição anterior e acima do assoalho, formando um degrau. Dessa forma, a drenagem do muco não é feita pela ação direta da gravidade, mas sim pelo movimento ciliar, que direciona o muco para cima, para frente na direção da abertura da TA e daí para fora da orelha média (Sadé, 1966).

Em condições normais, o muco se distribui em duas camadas com propriedades viscoelásticas diferentes, sendo a superior mais viscosa (gel) e a inferior mais fluida (sol.). A maior parte da extensão do cílio se movimenta na camada inferior mais fluida (sol.). Essa parte do muco é secretada pelas glândulas submucosas, exercendo importantes funções. Age como um meio de remoção de metabólitos e fornece nutriente às células ciliadas. Devido à sua baixa viscosidade, permite que sobre ela flutue a camada superior de muco (gel), atuando como um espaçador entre o epitélio ciliado e o muco, de forma que somente a extremidade dos cílios penetra na porção mais viscosa. O movimento ciliar gera ondas metacrônicas, ocorrendo transferência de energia dos cílios para o muco com uma ação resultante da boa coordenação de ambos (Brown, 1985).

Alguns fatores podem alterar o funcionamento desse sistema. Um aumento da profundidade da camada de sol. do fluido periciliar impede que os cílios penetrem na camada superior; uma diminuição da camada periciliar faz com que uma maior parte do cílio seja envolvida no muco, dificultando a movimentação devido ao peso exercido pelo muco; alterações da composição do muco podem fazer com que esse se misture ou substitua a camada periciliar, afetando seriamente o sistema (Brown, 1985).

▪ Propriedades reológicas

As propriedades reológicas, ou de fluxo, do muco são críticas para o transporte mucociliar efetivo. O muco possui *viscosidade*, isto é, a quantidade de escoamento relacionado à força aplicada, e *elasticidade*, que se refere à capacidade do fluido em resistir à deformação. Assim, quando deformado por uma força, o muco armazena energia e, após, ocorre seu escoamento. A elasticidade do muco é determinada em grande parte pela concentração de glicoproteínas mucosas (mucinas). A importância da mucina no transporte mucociliar foi demonstrada por Sadé em experimentos com o palato de sapos. Demonstrou que a atividade ciliar persistia por dias após a depleção do muco endógeno; se colocasse gel de mucina exógeno sobre os cílios no palato, a taxa de transporte dependeria basicamente da concentração de mucina no gel (Eliezer, 1970).

Composição dos gases na orelha média

Quando se pensa na composição de gases na orelha média, a tendência é imaginar que esta seja igual à do ar atmosférico. Essa idéia prevaleceu até cerca de duas décadas atrás, quando experimentos provaram o contrário (Felding, 1998). Observou-se que a orelha média comporta-se como uma bolsa de gás (Gimsing, 1983). A teoria da bolsa de gás foi desenvolvida na década de 1950 por fisiologistas em experimentos em que injetavam ar no tecido subcutâneo de ratos. Concluíram que a composição dos gases modificava-se até atingir um estado constante, semelhante ao sangue venoso (Felding, 1998).

A troca gasosa na orelha média pode ocorrer de quatro formas: difusão capilar-mucosa; passagem pela tuba auditiva; difusão através da membrana timpânica; e difusão através da janela redonda, sendo essas duas últimas formas negligenciáveis (Gimsing, 1983). Na orelha normal, as pressões parciais dos gases exibem mínimas variações. Esta estabilidade é mantida pelo equilíbrio entre entrada/produção de gás versus saída/consumo de gás.

O principal determinante das trocas gasosas na orelha média é a difusão entre capilares e mucosa. Essa teoria foi confirmada através de dois experimentos. Em um destes, através da insuflação de gases em orelhas atelectásicas, observou-se que inicialmente a membrana timpânica ficava abaulada e gradualmente retornava a sua posição inicial e que este tempo de retorno era proporcional ao tempo de difusão dos gases. Em outro estudo, em orelhas atelectásicas, inseria-se um tubo de ventilação e ocorria diminuição da retração da membrana timpânica. Após, bloqueava-se o tubo e media-se o tempo até retornar a atelectasia. O tempo também era correspondente ao tempo da difusão dos gases (Sadé, 1995).

Quando ocorre abertura da TE, o gás pode passar da rinofaringe para a orelha média, ou vice-versa, de acordo com o gradiente de pressão entre os dois compartimentos. Na orelha normal essa diferença de pressões é muito pequena segundo Felding (1998). A abertura da TE é intermitente, determinada pela atividade muscular do músculo tensor do véu palatino. Estudos sugerem que a atividade muscular seja controlada por circuitos neurais de *feedback* com quimiorreceptores, que respondem a alterações na composição dos gases, e barorreceptores, que reagem à tensão da membrana timpânica ou da orelha média (Éden, 1987; Shupack, 1996). A composição dos gases da orelha média é muito diferente da nasofaringe, sugerindo que sua fisiologia seja a de uma cavidade não-ventilada com abertura intermitente (Felding, 1998).

Os gases respiratórios oxigênio (O_2) e o gás carbônico (CO_2) têm sua absorção determinada pela difusão, que busca igualar diferenças de concentração entre dois compartimentos. O nitrogênio (N_2), que é um gás inerte, é absorvido principalmente por difusão, mas também por perfusão. A troca por perfusão é proporcional à circulação em um determinado compartimento, de modo que, quando há inflamação com aumento do fluxo sangüíneo, há um aumento da perfusão (Felding, 1988). A difusão é diretamente proporcional ao fluxo sangüíneo. Em processos inflamatórios, em que há vasodilatação e proliferação capilar, ocorre aumento do fluxo. Dessa forma o processo aumenta a difusão dos gases, ocorrendo na orelha média aumento do CO_2 e diminuição do O_2 e N_2 (Sadé, 1995).

A composição de gases no ambiente, segundo Ganong, é $pO_2 = 158$ mmHg, $pCO_2 = 0,3$ mmHg e $pN_2 = 596$ mmHg. Na orelha média, é $pO_2 = 42,7$ mmHg, $pCO_2 = 49,7$ mmHg e $pN_2 = 620$ mmHg. A composição na orelha média sadia, na otite média secretora e em uma bolsa de gás é semelhante. Quando se coloca um tubo de ventilação, a composição altera-se, criando um estado não-fisiológico, tornando a composição semelhante ao ar, tendo $pO_2 = 138$ mmHg, $pCO_2 = 5$ mmHg e $pN_2 = 570$ mmHg (Felding, 1998).

MICROBIOLOGIA

Tradicionalmente, considera-se o líquido da OME estéril, com séries mostrando índices entre 40 a 60% de ausência de crescimento bacteriano (Rayner, 1998). Nas culturas positivas, as bactérias mais comuns são *Haemophilus influenzae, Streptococcus pneumoniae e Moraxella catarrhalis* (Brook, 2001). Estudos mostram índices entre 20 a 40% de culturas de OME com bactérias viáveis (Riding, 1978). O *Alloiococcus otitidis*, uma bactéria gram-positiva aeróbia, é encontrado nos casos de OME em até 46,3% através da *Polimerase Chain Reaction* (PCR) (Hendolin, 1999; Saffer, 2002).

Utilizando o mesmo método de PCR, tem sido demonstrado presença de bactérias inclusive naquelas amostras com cultura negativa (Gok, 2001). Esse fenômeno pode ser explicado pela presença de bactérias agregadas à mucosa da orelha média, isto é, biofilmes, ao contrário de bactérias flutuando livremente na efusão. Post demonstrou a presença de biofilmes por microscopia eletrônica, após induzir otite em chinchilas. Assim, sugere que os biofilmes podem ter um papel etiológico importante na OME, dificultando o tratamento com antibiótico e prejudicando as técnicas de cultura (Post, 2001). Entretanto, ao avaliar a metodologia empregada por Post no estudo em questão, é importante observar que o tempo entre a indução da otite e a análise da orelha é de seis dias, de modo que esse modelo não corresponde exatamente a uma otite média com efusão como aqui considerada.

Por outro lado, Saffer *et al.*, em efusão coletada de 94 orelhas, não observaram presença de bactérias patogênicas no exame bacterioscópico nem crescimento dessas em cultura (Saffer, 1996), assim como Stenfors e Raisanen (Stenfors, 1989). Um importante detalhe a ser considerado, que justifica as diferenças de resultado encontradas na literatura, é o momento em que se realiza a paracentese. Se considerarmos a otite média um processo contínuo, é plausível que a efusão possa ser coletada durante uma fase subaguda ou de reagudização. Na análise de estudos bacteriológicos da OME, é fundamental que a amostra de pacientes seja homogênea, que o diagnóstico seja determinado por um otologista experiente e que a *efusão seja coletada na fase crônica da doença.*

Há evidências da presença de alguns tipos de vírus, que têm sido isolados na otite média com efusão. Entre eles, já foi demonstrado Rinovírus, Influenza A, Parainfluenza 3 e Adenovírus (Arola, 1990).

Especula-se que a otite média com efusão possa ter como fator etiológico a presença de endotoxinas (Bagget, 1997). Endotoxina é um componente da membrana externa de bactérias gram-negativas, composto por polissacarídeo, lipídio e proteína, sendo também denominada lipopolissacarídeo. É um potente indutor de diversos mediadores inflamatórios e estimula a produção do Fator de Necrose Tumoral Alfa (TNF-alfa) e Interleucina-1 beta (IL-1 beta) pelos macrófagos. Essas duas citocinas participam da fase aguda da resposta inflamatória, levam a uma rápida ativação do sistema imunológico e promovem a liberação de outras citocinas (Bagget, 1997). Entre pacientes com otite média crônica, até 80% apresentam endotoxina na efusão, que pode permanecer por até 3 meses, mesmo na ausência de bactérias (Willet, 1998).

No caso do pneumococo, um gram-positivo, observou-se, em pacientes com pneumonia por este germe, que após o início do tratamento com antibiótico, alguns pacientes apresentavam piora do quadro. A explicação para essa resposta paradoxal foi que, com a morte da bactéria, ocorreria desintegração da parede celular, liberando componentes inflamatórios nocivos. Esses componentes nocivos da parede celular causam uma reação semelhante à induzida por endotoxina, diferindo apenas ao nível molecular (Tuomanen, 1995).

Tem sido demonstrado a presença de endotoxina por um longo período na efusão da orelha média, mesmo após a eliminação das bactérias por uso de antibiótico ou pela resposta imunológica do paciente (Willet, 1998). A presença da endotoxina possui uma forte correlação com altas concentrações de TNF-alfa e IL-1beta na orelha média (Willet, 1998; Nell, 1999; Schousboe, 2001; Baggett *et al.*) realizaram um experimento em ratos observando o efeito profilático da dexametasona sobre o desenvolvimento de otite média com efusão induzida por endotoxina. Os animais que receberam tratamento com dexametasona antes da introdução de endotoxina na orelha média tiveram inibição da indução de otite média com efusão (Bagget, 1997).

ALERGIA

Acredita-se que as reações alérgicas possam causar, acelerar ou perpetuar um quadro de OME. Entretanto, não se conhece um mecanismo que explique essa relação e, até o momento, não existem estudos que demonstrem isso claramente (Bernstein, 1996). Especula-se duas prováveis hipóteses para comprovar esse efeito (Doyle, 1984).

Uma hipótese considera a orelha média como um órgão de choque para alergia, em que ocorreria uma resposta antígeno-anticorpo mediada por IgE (reação tipo 1), provocando efusão (Doyle, 1985). Ocorreria uma reação *in situ* na mucosa da orelha média devido ao contato com um antígeno externo proveniente do nariz ou da nasofaringe. Estudos experimentais mostraram que a presença de antígeno na orelha média promove uma resposta inflamatória transitória localizada e a quantidade de efusão gerada é pouco significativa. Além disso, a única forma de entrada de antígeno seria através da tuba auditiva. Entretanto, sabemos que a TA permanece a maior parte do tempo fechada, e sua abertura é intermitente, ocorrendo em eventos não-inspiratórios, como deglutição ou bocejo. Esse fato torna improvável a possibilidade de entrada de antígenos, uma vez que não ocorre inspiração.

Outra hipótese coloca a possibilidade de bloqueio do óstio tubário na nasofaringe, causando obstrução da TA (Doyle, 1984, 1985). Estudos demonstraram que a exposição da mucosa nasal ao antígeno provoca uma reação alérgica, ocorrendo edema e hipersecreção ao redor do óstio tubário na nasofaringe (Tomonaga, 1988). Desta forma, o bloqueio da TE levaria a uma alteração na composição dos gases na orelha média, gerando pressão negativa com conseqüente efusão. Trabalhos comprovaram que a rinite alérgica causa obstrução tubária e gera pressão negativa na orelha média, mas mostraram que é raro ocorrer efusão (Bernstein, 1996). Outros estudos mostram que, em crianças com OME, aquelas com rinite alérgica apresentam um quadro mais persistente, quando comparadas com crianças não-atópicas. Talvez a rinite alérgica não seja a causa, mas contribua na persistência do quadro de OME.

Estudos mostram percentuais ao redor de 30% de casos de rinite alérgica na OME (Tomonaga 1988). Entretanto, esses índices são questionados, pois o diagnóstico de rinite alérgica baseia-se na correlação entre sintomas, teste dérmico e IgE sérica. Atualmente, sabe-se que, apesar de específico, o teste dérmico possui baixa sensibilidade (45%). Ainda não existe relação direta entre rinite alérgica ou OME e IgE sérica total elevada (Hurst, 2000). Contagens *in vitro* apresentam sensibilidade de 90% para alergia na orelha média, sendo possível medir a atividade de eosinófilos, mastócitos e neutrófilos, encontrando-se índices de atopia em 81% dos pacientes com OME (Hurst, 2000).

DIAGNÓSTICO

A presença de líquido na orelha média provoca diminuição da acuidade auditiva, causando distúrbios da fala, da linguagem, do desenvolvimento e do equilíbrio em crianças. Assim, é importante a utilização de métodos de triagem e de diagnóstico para a detecção precoce dessa patologia (Gates *et al.*, 2002).

O diagnóstico baseia-se inicialmente na suspeita clínica. Sabe-se que a maioria das crianças apresentam um quadro de OME antes de entrar para a escola. É comum ocorrer após otite média aguda ou ser um achado incidental. Desconforto e alterações comportamentais são possíveis sintomas (Rosenfeld, 1999). Em um levantamento com 54 crianças portadoras de OME e posteriormente submetidas à miringotomia para colocação de tubo de ventilação, 44,4% dessas tinham história de assistir TV ou escutar rádio com volume elevado (Saffer, 1988).

No exame otorrinolaringológico, confirma-se a OME através da otoscopia. Se houver possibilidade, pode ser realizado otoscopia pneumática, ou otoscopia microscópica (Stool *et al.*, 1994). Na membrana timpânica normal destacamos a ausência de vasculatura visível na porção elástica e a visualização dos pontos de referência normais que são o martelo, o promontório, a sombra da janela redonda e parte da apófise longa da bigorna (Fig. 35-1). Na presença de efusão mucóide a membrana apresenta algum tipo de arranjo vascular que pode ser de forma radial ao longo da *pars tensa* ou disposto de forma irregular conforme Figura 35-2 além de um grau variável de opacificação que impede a identificação das estruturas da orelha média normal. Idêntica perda de translucidez ocorre no granuloma de colesterol que se identifica pela cor com tons amarelados ou azuis característicos, sendo algumas vezes denominado de "tímpano azul" (Fig. 35-3). A presença de bolhas e nível líquido é facilmente identificada (Figs. 35-4 e 35-5).

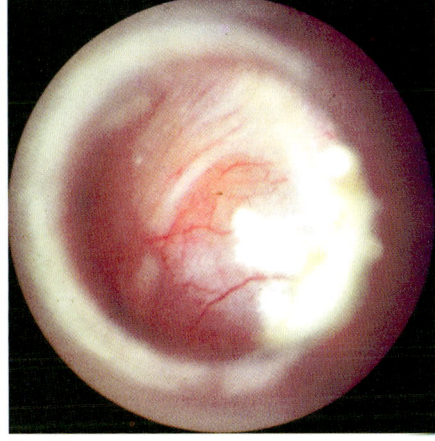

Fig. 35-3
OME com granuloma de colesterol.

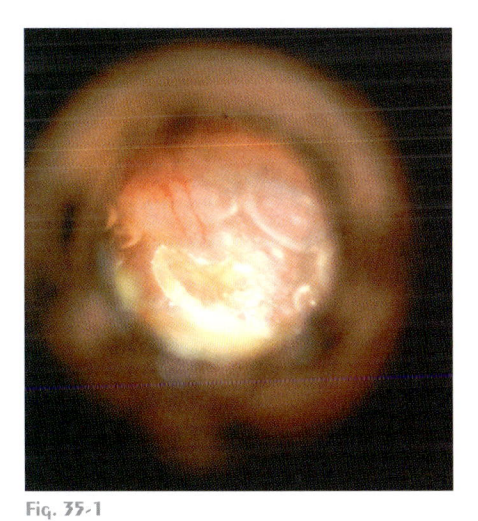

Fig. 35-1
Membrana timpânica normal com pontos de referência visíveis.

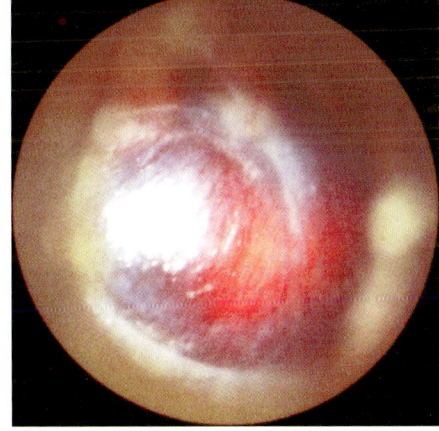

Fig. 35-4
OME com secreção serosa e bolhas, em fase de resolução.

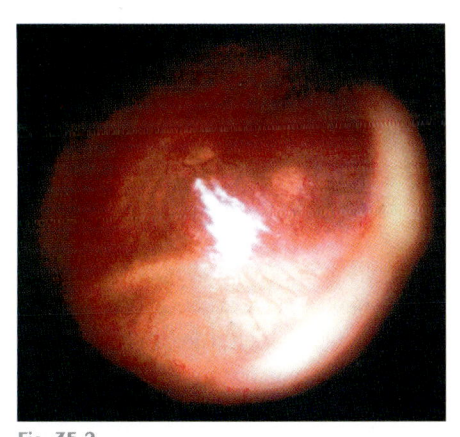

Fig. 35-2
OME com tímpano opaco, vascularização irregular e retração.

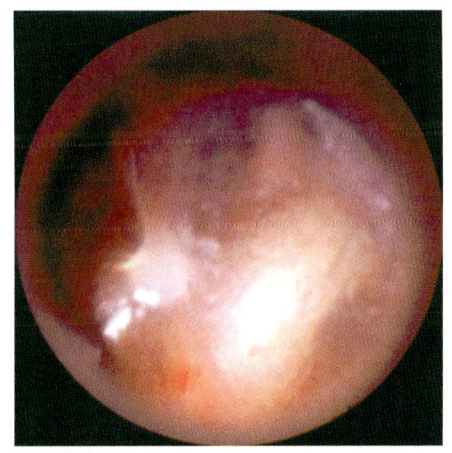

Fig. 35-5
OME com nível liquido.

A timpanometria pode confirmar casos suspeitos de OME, mostrando uma curva de Jerger tipo B; a presença deste achado não possui um alto valor preditivo positivo, isto é, não tem uma alta chance de doença, quando o teste é positivo (Stool *et al.*, 1994). Por outro lado, possui um alto valor preditivo negativo, isto é, quando o teste é negativo, há uma alta probabilidade da orelha ser normal (Stool *et al.*, 1994). A reflectometria acústica está em estudo e ainda não há evidências para sua indicação. A acumetria com diapasão não é aconselhada por ser inapropriada para crianças pequenas, havendo muita confusão com relação à vibração óssea. A avaliação auditiva está indicada para crianças com OME bilateral por mais de 3 meses; antes deste período, é opcional. O método de avaliação deve variar de acordo com a maturidade da criança (Stool *et al.*, 1994).

CONSIDERAÇÕES HISTÓRICAS

Por volta do sexto século a.C., os gregos já conheciam o osso temporal e atribuíam a audição à ressonância do ar dentro deste. Posteriormente, os romanos denominaram o ar contido na fenda auditiva de *aer implantatus*. Aristóteles sabia que a perfuração da membrana timpânica causava hipoacusia, acreditando que isso ocorreria por um "escape" do *aer implantatus*. A descrição anatômica da orelha com ossículos, tuba auditiva e outras estruturas data do século 15. A alteração do conceito de *aer implantatus* ocorreu com a publicação de estudos cocleares por Dominique Cutogno em 1762 (Brown, 1985). A perda auditiva causada por efusão foi reconhecida no século 18. A primeira miringotomia descrita foi realizada por Peter Degravers em 1788, ou, segundo Politzer, em 1748, por Julius Busson, mas estes não tinham o objetivo de ventilar a orelha média. Astley Cooper foi o primeiro cirurgião a realizar miringotomia para este fim em 1801, descrevendo o seguinte: "a surdez a que me refiro é aquela que ocorre por obstrução da tuba auditiva e a cirurgia consiste em perfurar a membrana timpânica". Cooper testava a perda condutiva colocando um relógio na mastóide ou nos dentes. A miringotomia era realizada com um estilete específico para esta função e às cegas. O principal problema era que a incisão cicatrizava muito rápido, e os sintomas voltavam em pouco tempo. No início do século 19, a miringotomia popularizou-se e era realizada freqüentemente sem indicação correta. Além disso, a taxa de infecção pós-operatória era muito alta. Por essas razões, a cirurgia foi ficando desacreditada. Surgiam novos "tratamentos" para a hipoacusia condutiva na metade do século 19, como a tonsilectomia, que também se mostrou inefetiva, e tratamentos diretos na tuba auditiva, como cateterização. Após 1860, a miringotomia voltou a ser uma alternativa de tratamento, mas as pesquisas concentravam-se em evitar a rápida cicatrização da membrana timpânica. Tentaram-se retiradas em cunha da membrana timpânica (miringodectomia), uso de categute, *plugs* e arames. Politzer criou um dispositivo de borracha com um canal interno, um precursor dos tubos de ventilação. Entretanto, todos os métodos falharam em manter a miringotomia aberta por muito tempo. No final do século 19, o interesse voltou-se novamente para a rinofaringe, e o mesmo Politzer criou e defendia o método de insuflação da tuba auditiva. Também era recente a descoberta da adenóide por Meyer de Copenhagen (1868). No início do século 20, os tratamentos baseavam-se na adenoidectomia e amigdalectomia, que tinham indicações irrestritas. Por outro lado, a otologia evoluía e, nos anos 50, a otite média secretora estava novamente em voga, e muitos médicos acreditavam que uma nova doença tinha sido descoberta (Alberti, 1974). Em 1954, Armstrong reintroduziu a miringotomia. Com uso de técnicas adequadas e evolução do material dos tubos de ventilação da borracha para silicone, teflon e titânio, este se tornou um dos procedimentos cirúrgicos mais realizados (Brown, 1985).

TRATAMENTO

O objetivo do tratamento na OME é corrigir a hipoacusia e evitar danos à orelha média (Rosenfeld, 1999). A recomendação atual é a conduta expectante – *watchful waiting* – por um período determinado, pois na maioria dos casos a resolução é espontânea (Rosenfeld, 1999; Stool et al., 1994).

São considerados casos especiais e de alto risco merecedores de uma conduta diferente, crianças portadoras de OME com as seguintes características:

- Propensão por Otite Media Aguda (Ruben, 2001).
- Perda de audição com distúrbios da fala e da linguagem e suas conseqüências (Rosenfeld, 1999).
- Crianças com distúrbio do equilíbrio ou zumbido (Casselbrant, 2000).
- Alterações permanentes da membrana timpânica, desde retração, formação de bolsa e necrose da bigorna (Sadé, 1966, Ruben, 2001).
- Alterações anatômicas associadas à OME; fenda palatina, síndrome de Down e outras malformações faciais (Rosenfeld, 1999).
- Em crianças com OME em que não houve melhora após o período de observação (Rosenfeld, 1999).

■ Tratamento expectante

A OME é uma doença caracterizada por episódios agudos e remissões espontâneas. Desta forma, no seu manejo, é essencial conhecermos o seu curso natural, determinando sua duração, taxa de recuperação e taxa de recorrência (Zielhuis, 1990).

Aproximadamente, 66% dos episódios de OME duram menos de 3 meses. A OME tem uma média favorável de recuperação:

- 52% em 1 mês.
- 63% em 3 meses.
- 76% em 6 meses (Casselbrant, 1985).

As taxas de resolução da OME variam conforme o tempo de duração do processo sendo piores os casos bilaterais com persistência de 3 meses ou mais (Buckley, 1991). Entretanto, a taxa de recorrência também é alta, ficando ao redor de 65% em 2 anos (Zielhuis, 1990).

Como a OME freqüentemente cura de forma espontânea, uma das opções clínicas é simplesmente permitir que a doença siga seu próprio curso, salientando seu controle periódico (Olsen, 1987).

No tratamento da otite média, a dificuldade que enfrentamos se baseia na sua multicausalidade. Ela pode ser a conseqüência de alterações tais como disfunção tubária, infecção, deficiência/imaturidade imunológica, alergia, entre outros (Rosenfeld, 1999).

Existem três fatores de risco ambientais para otite média comprovados na literatura: a ausência de aleitamento materno; o fumo passivo e a presença da criança na creche. Embora o aleitamento materno seja importante para diminuir o risco de OMA, este tem pouca aplicabilidade na OME, uma vez que o paciente-alvo encontra-se acima desta faixa etária. O fumo passivo está associado a um risco maior de OME, e a diminuição da exposição da criança ao tabaco pode trazer benefícios (Stool, 1994). Estudos mostram que crianças que freqüentam creche têm um risco relativo maior de apresentar OME (Rosenfeld, 1999). Na conduta expectante, observa-se a recuperação espontânea da OME. Nesta fase, a função do médico é de orientar, evitar tratamentos infundados e explicar aos pais quanto à prevalência e à história natural da doença. A maioria dos casos regride espontaneamente, à medida que ocorre maturação da tuba auditiva e também uma melhora das condições que favorecem a inflamação local. Apesar de não podermos acelerar a maturação da TE, é possível controlar a inflamação e o edema da mucosa pela limitação do fumo passivo, controle de sinusite e rinite, e redução das infecções das vias aéreas superiores, pelo estímulo ao aleitamento materno e busca de alternativas a creches com grupos numerosos de crianças (Rosenfeld, 1998).

A história natural da otite media tem implicações importantes para o manejo clinico, independente do tratamento, colaboração do paciente ou grau de dedicação do médico.

A família e o paciente devem entender claramente que o grande e decisivo fator de cura é sempre a natureza ela só, e que o remédio, o médico e o paciente não podem fazer nada além de ajudá-la proporcionando as melhores condições para o corpo se defender e curar-se (Rosenfeld, 1998).

Durante o período expectante a orientação e a educação dos pais por parte do médico são essenciais. Neste diálogo, é fundamental a abordagem dos seguintes tópicos:

- Esclarecer a evolução benigna da maioria dos casos.
- Estabelecer uma estimativa de prazo (é válido 3 a 6 meses).
- Colocar que a falta de queixas da criança não significa ausência da doença.
- Estimular mudança de fatores de risco.
- Explicar que tratamento expectante não significa não fazer nada, mas controlar evolução.
- Realizar otoscopia regularmente para detectar alterações (Rosenfeld, 1998).

Tratamento medicamentoso

Antibióticos

Apesar de muitos autores recomendarem o uso de antibiótico no tratamento da OME, sabe-se que esta conduta é pouco efetiva, uma vez que somente um terço dos casos apresenta bactéria viva na efusão, e a taxa de cura fica entre 15 a 30% a curto prazo, sendo menor ainda a longo prazo (Rosenfeld, 1999).

Embora uma metanálise realizada por Rosenfeld e Post comparando uso de antibiótico e placebo na OME sugira um resultado positivo no tratamento com antibióticos (Rosenfeld, 1992), outra metanálise foi realizada por Williams sobre este tema, concluindo que o benefício do antibiótico é limitado, ocorrendo apenas discreto benefício a curto prazo. Tratamentos com antibiótico não produziram benefício significativo a médio e longo prazos (Williams, 1993). Além disso, ao considerarmos o uso de antibiótico, deve-se pesar seus efeitos colaterais e o risco de induzir resistência bacteriana (Stool et al., 1994). A razão para se dar antibióticos são estatísticas com 30% ou mais de bacterioscopia positiva. Entretanto nestes casos a resolução da OME é bem menor do que se poderia esperar, com 15% de resolução a curto prazo (Williams, 1993).

O reduzido ganho do tratamento com antibióticos na OME leva a perguntar se o tratamento deve ser oferecido (Rosenfeld, 1999). O uso de antibióticos em pacientes assintomáticos é controverso, sendo necessário tratar 7 crianças para beneficiar uma (Rosenfeld, 1999). Um passo importante na redução do uso desnecessário de antibióticos é o reconhecimento de que a efusão temporária na orelha média pode ser parte do curso esperado de uma otite media aguda (Stool et al., 1994).

É interessante ressaltar a recomendação da Agência de planificação da pesquisa e saúde dos Estados Unidos (AHCPR) a qual no seu no *guideline* sobre OME recomenda que antibioticoterapia seja utilizado de forma opcional (Stool et al., 1994).

Corticosteróides

Uma vez que a OME é uma doença inflamatória, pressupõe-se uma resposta ao tratamento com corticóides. Os mecanismos de ação propostos seriam: a diminuição do tecido linfóide peritubário; estímulo à produção de substâncias surfactantes; efeito sobre a síntese do muco, diminuindo a viscosidade das secreções; diminuição do edema no epitélio da TA e tecidos adjacentes; e reversão da metaplasia da mucosa (Brown, 1985).

Estudos randomizados comparando corticóide com placebo não tiveram resultados estatisticamente significantes impedindo uma conclusão sobre sua eficácia (Giebink, 1990; Macknin, 1985). Butler e van der Voort realizaram metanálise observando o uso de corticóide na OME. Neste estudo, mostraram que há evidências que corticóide associado a antibiótico leva a uma resolução mais rápida da OME a curto prazo. Entretanto, a longo prazo, não há evidência de benefício com uso de corticóide sistêmico ou tópico nasal (Butler, 2001). Apesar da sua ação antiinflamatória, não existem evidências clínicas até o momento de que haja benefício no uso de corticóides (Stool et al., 1994).

Insuflações

Embora a insuflação da orelha média por manobra de Valsalva ou politzerização venha sendo preconizada há mais de um século, não há dados que demonstrem um sucesso clínico consistente com essas técnicas (Rosenfeld, 1999).

Ao equilibrar a pressão em uma cavidade com – 400 mmHg, o PO_2 vai aumentar 4,5 mmHg e o PCO_2 vai diminuir 1,8 mmHg. Essas diferenças podem produzir difusão bidirecional de O_2 da orelha média para o sangue venoso e CO_2 deste para a cavidade (Brown, 1985). A manobra de Valsalva ou politzerização podem iniciar um processo de absorção de gás, provocando uma rápida restauração da pressão negativa (Gimsing, 1983). Pressões na orelha média entre – 400 a – 730 mmH_2O podem ocorrer em macacos Rhesus politzerizados com ar ou oxigênio. A alteração da composição de gás na orelha média acelera a absorção fisiológica de gás, causando uma pressão intratimpânica negativa (Cantekin, 1980). Stangerup propõe a utilização de um balão com oliva para auto-inflação como tratamento da OME (Stangerup, 1992). Reidpath et al. realizaram uma metanálise com seis estudos utilizando auto-insuflação. Esses estudos mostram que a validade desta forma de tratamento é questionável, uma vez que foram de curta duração, não-cegos e heterogêneos. Assim sendo, tendo em vista os estudos realizados não se recomenda auto-insuflação até que seus benefícios sejam comprovados em um ensaio clínico randomizado bem delineado (Reidpath, 1999).

Anti-histamínico e descongestionante

Os descongestionantes usados na otite média são agentes alfa-adrenérgicos que inibem a produção do AMP-cíclico, levando à constrição da musculatura lisa das arteríolas, resultando em diminuição da hiperemia e do edema da mucosa, facilitando o *clearance* das secreções. Entretanto, diminui a hidratação do muco e a espessura da camada periciliar, prejudicando o sistema mucociliar (Brown, 1985).

Os anti-histamínicos utilizados são antagonistas dos receptores-H1. Inibem os efeitos da histamina, como vasodilatação e liberação de glicoproteínas do muco. Os anti-histamínicos também diminuem a permeabilidade vascular e edema resultante. Assim, poderiam melhorar o funcionamento da TA. Entretanto, há diversos mediadores inflamatórios envolvidos neste processo, sendo a histamina apenas um desses (Brown, 1985).

Teoricamente, o uso de descongestionantes associados ou não aos anti-histamínicos parece lógico no tratamento da OME. Entretanto, pesquisas não demonstram benefício significativo no tratamento com anti-histamínicos e descongestionantes. Em um estudo clínico randomizado contra placebo com 531 crianças, Cantekin et al. não encontraram benefício com o uso de descongestionante associado a anti-histamínico na otite média com efusão. Ainda, os pacientes que usaram a medicação apresentaram mais efeitos adversos (Cantekin,1983). Se o paciente apresenta manifestações alérgicas, o tratamento com anti-histamínicos pode ser utilizado para esse fim (Rosenfeld, 1999).

Mucolíticos

A drenagem das secreções da orelha média ocorre por uma ação conjunta do complexo mucociliar e do efeito semelhante a bombeamento (Honjo, 1998). É fundamental a manutenção das propriedades reológicas do muco para o correto funcionamento deste sistema. O uso de mucolíticos provoca uma fluidificação, que não assegura o correto funcionamento mucociliar (Brown, 1985).

A uréia é um mucolítico que rompe as ligações hidrofóbicas do muco. Bromexina é um alcalóide que aumenta o volume e diminui a consistência do muco. Alfa-quimiotripsina, tripsina e DNAase são enzimas proteolíticas com capacidade de destruir o DNA das proteínas do muco. A N-acetilcisteína e o beta-mercaptoetanol são redutores de ligações de dissulfido e, desta forma, desestruturam a composição do muco. Entre os tiois, o principal agente é a S-Carboxi-Metilcisteína e postula-se que funcione como um regulador do muco, corrigindo anormalidades na síntese de glicoproteínas e da atividade secretora da mucosa (Brown, 1985).

Em uma metanálise de seis estudos sobre tratamento com S-carboximetilcisteína contra placebo na OME, os resultados apresentam diferença significativa no desfecho, mas esses estudos não são homogêneos computando medidas não objetivas para a determinação da presença de secreção. Somente em quatro estudos, a resolução foi medida de forma objetiva (timpanometria), e os achados não foram significativos (Pignataro, 1996). Os resultados desta metanálise são questionáveis, pois o número de pacientes é muito pequeno, os estudos são inconsistentes e de qualidade variável (Berman, 2002).

Apesar de alguns grupos de mucolíticos serem efetivos em estudos na via aérea inferior, nem todos foram testados na orelha média; entre aqueles testados, não há evidências significativas que comprovem seu benefício. É importante lembrar que, na via aérea inferior, o muco fluidificado é expelido pelo mecanismo da tosse, que pode justificar seu efeito positivo. Por outro lado, este mecanismo está ausente na orelha média (Brown, 1985). Até o momento, não se recomenda o uso de mucolíticos no tratamento de OME (Stool et al., 1994).

Tratamento cirúrgico

Na falha do tratamento clínico, considera-se cirurgia. Duas modalidades de manejo cirúrgico demonstraram benefícios na OME. A miringotomia, com ou sem inserção de tubo de ventilação, e a adenoidectomia (Maw, 1983, Gates, 1989).

Maw e Bawden observaram em um ensaio clínico randomizado o efeito da adenoidectomia, adenolonsilectomia e tubo de ventilação em crianças com OME. Incluíram 228 pacientes entre 2 a 9 anos que foram randomizados para adenoidectomia, adenotonsilectomia ou nenhuma intervenção. Em todos os grupos foi colocado tubo de ventilação em uma orelha. O tempo de resolução da OME foi significativamente menor na associação de adenoidectomia com tubo de ventilação, quando comparado com esses mesmos procedimentos realizados separadamente. A resolução foi mais lenta em crianças pequenas e naquelas com pais tabagistas, independente da forma de tratamento (Maw, 1983). No mesmo trabalho não se observou beneficio da associação com tonsilectomia no tratamento da OME.

Gates et al., em ensaio clínico randomizado, avaliaram a efetividade da adenoidectomia e tubo de ventilação em pacientes com OME crônica. As 578 crianças entre 4 a 8 anos foram randomizadas para miringotomia bilateral, tubo de ventilação, adenoidectomia e miringotomia, ou adenoidectomia e tubo de ventilação, sendo avaliados por 2 anos. Os autores recomendam adenoidectomia como tratamento de escolha em crianças entre 4 a 8 anos com OME e que o tamanho da adenóide não seja usado como critério para adenoidectomia. Sugerem associação com miringotomia e aspiração da efusão, com ou sem colocação de tubo de ventilação (Gates, 1989). A adenóide pode contribuir na fisiopatologia da OME, não tanto pelo espaço que ocupa na rinofaringe (Maw, 1988), mas por servir como reservatório bacteriano (Gates, 1988).

Sugere-se como primeira linha de tratamento cirúrgico a miringotomia com inserção de tubo de ventilação com ou sem adenoidectomia.

Não existe consenso na literatura em relação ao momento em que se deve realizar o procedimento. Sugerimos os seguintes critérios (Rosenfeld, 1999):

- Presença de fluido por 3 meses ou mais em ambas orelhas associada à perda auditiva, definido como limiar igual ou maior do que 20 dB na orelha com melhor audição.
- Presença de fluido por 6 meses ou mais em uma orelha associada à perda auditiva, definida como limiar igual ou maior do que 20 dB.
- OME persistente em crianças especiais e de alto risco.
- OME associada a dano estrutural da membrana timpânica ou da orelha média.

REFERÊNCIAS BIBLIOGRÁFICAS

Alberti PW. Myringotomy and ventilating tubes in the 19th century. *Laryngoscope* 1974; 84(5):805-15.

Arola M, Ziegler T, Puhakka H, Lehtonen OP, Ruuskanen O. Rhinovirus in otitis media with effusion. *Ann Otol Rhinol Laryngol* 1990;99(6 Pt 1):451-3.

Baggett HC, Prazma J, Rose AS, Lane AP, Pillsbury HC 3rd. The role of glucocorticoids in endotoxin-mediated otitis media with effusion. *Arch Otolaryngol Head Neck Surg* 1997;123(1):41-6.

Berman S, Casselbrant ML, Chonmaitree T, Giebink GS, Grote JJ, Ingvarsson LB, Linder T, Lous J, Maw AR, Paradise JL, Sando I, Stool SE, Takasaka T. Recent advances in otitis media. 9. Treatment, complications, and sequelae. *Ann Otol Rhinol Laryngol* 2002;(Suppl)188:102-24.

Bernstein JM. Role of allergy in eustachian tube blockage and otitis media with effusion: a review. *Otolaryngol Head Neck Surg* 1996;114(4):562-8.

Bluestone CD, Paradise JL, Beery QC. Physiology of the eustachian tube in the pathogenesis and management of middle ear effusions. *Laryngoscope* 1972;82(9):1654-70.

Brook I, Yocum P, Shah K, Feldman B, Epstein S. Microbiology of serous otitis media in children: correlation with age and length of effusion. *Ann Otol Rhinol Laryngol* 2001;110(1):87-90.

Brown DT, Potsic WP, Marsh RR, Litt M. Drugs affecting clearance of middle ear secretions: a perspective for the management of otitis media with effusion. *Ann Otol Rhinol Laryngol* 1985(Suppl):117:3-15.

Buckley G, Hinton A. Otitis media with effusion in children shows a progressive resolution with time. *Clin Otolaryngol* 1991;16(4):354-7.

Butler CC, van Der Voort JH. Steroids for otitis media with effusion: a systematic review. *Arch Pediatr Adolesc Med* 2001;155(6):641-7.

Cantekin EI, Doyle WJ, Phillips DC, Bluestone CD. Gas absorption in the middle ear. *Ann Otol Rhinol Laryngol* 1980(Suppl)89(3 Pt 2):71-5.

Cantekin EI, Mandel EM, Bluestone CD, Rockette HE, Paradise JL, Stool SE, Fria TJ, Rogers KD. Lack of efficacy of a decongestant-antihistamine combination for otitis media with effusion ("secretory" otitis media) in children. Results of a double-blind, randomized trial. *N Engl J Med* 1983;308(6):297-301.

Casselbrant ML, Brostoff LM, Cantekin EI, Flaherty MR, Doyle WJ, Bluestone CD, Fria TJ. Otitis media with effusion in preschool children. *Laryngoscope* 1985;95(4):428-36.

Casselbrant ML, Furman JM, Mandel EM, Fall PA, Kurs-Lasky M, Rockette HE. Past history of otitis media and balance in four-year-old children. *Laryngoscope* 2000;110(5 Pt 1):773-8.

Doyle WJ, Friedman R, Fireman P, Bluestone CD. Eustachian tube obstruction after provocative nasal antigen challenge. *Arch Otolaryngol* 1984;110(8):508-11.

Doyle WJ, Takahara T, Fireman P. The role of allergy in the pathogenesis of otitis media with effusion. *Arch Otolaryngol* 1985;111(8):502-6.

Eden AR, Gannon PJ. Neural control of middle ear aeration. *Arch Otolaryngol Head Neck Surg* 1987;113(2):133-7.

Eliezer N, Sadé J, Silberberg A, Nevo AC. The role of mucus in transport by cilia. *Am Rev Respir Dis* 1970;102(1):48-52.

Felding JU. Middle ear gas–its composition in the normal and in the tubulated ear. A methodological and clinical study. *Acta Otolaryngol* 1998;(Suppl):536:1-57.

Gates GA, Avery CA, Cooper JC Jr, Prihoda TJ. Chronic secretory otitis media: effects of surgical management. *Ann Otol Rhinol Laryngol* 1989;(Suppl):138:2-32.

Gates GA, Avery CA, Prihoda TJ. Effect of adenoidectomy upon children with chronic otitis media with effusion. *Laryngoscope* 1988;98(1):58-63.

Gates GA, Klein JO, Lim DJ, Mogi G, Ogra PL, Pararella MM, Paradise JL, Tos M. Recent advances in otitis media. 1. Definitions, terminology, and classification of otitis media. *Ann Otol Rhinol Laryngol* 2002(Suppl):188:8-18.

Giebink GS, Batalden PB, Le CT, Lassman FM, Buran DJ, Seltz AE. A controlled trial comparing three treatments for chronic otitis media with effusion. *Pediatr Infect Dis J* 1990;9(1):33-40.

Gimsing S. Gas absorption in serous otitis. A clinical aspect. *Ann Otol Rhinol Laryngol* 1983;92(3 Pt 1):305-8.

Gok U, Bulut Y, Keles E, Yalcin S, Doymaz MZ. Bacteriological and PCR analysis of clinical material aspirated from otitis media with effusions. *Int J Pediatr Otorhinolaryngol* 2001 30;60(1):49-54.

Hendolin PH, Karkkainen U, Himi T, Markkanen A, Ylikoski J. High incidence of Alloiococcus otitis in otitis media with effusion. *Pediatr Infect Dis J* 1999;18(10):860-5.

Honjo I, Takahashi H, Sudo M, Ishijima K, Tanabe M. Pathophysiological and therapeutic considerations of otitis media with effusion from viewpoint of middle ear ventilation. *Int J Pediatr Otorhinolaryngol* 1998 1;43(2):105-13.

Hurst DS, Venge P. Evidence of eosinophil, neutrophil, and mast-cell mediators in the effusion of OME patients with and without atopy. *Allergy* 2000;55(5):435-41.

Lim DJ, Birck H. Ultrastructural pathology of the middle ear mucosa in serous otitis media. *Ann Otol Rhinol Laryngol* 1971;80(6):838-53.

Macknin ML, Jones PK. Oral dexamethasone for treatment of persistent middle ear effusion. *Pediatrics* 1985;75(2):329-35.

Maw AR. Chronic otitis media with effusion (glue ear) and adenotonsillectomy: prospective randomised controlled study. *Br Med J (Clin Res Ed)* 1983;287(6405):1586-8.

Maw AR, Parker A. Surgery of the tonsils and adenoids in relation to secretory otitis media in children. *Acta Otolaryngol* 1988;454(Suppl):202-7.

Nell MJ, Grote JJ. Endotoxin and tumor necrosis factor-alpha in middle ear effusions in relation to upper airway infection. *Laryngoscope* 1999;109(11):1815-9.

Olsen J, Pedersen CB. [Secretory otitis media. IV. Medical consensus conference in Denmark] Ugeskr. *Laeger* 1987;149(41):2801-2.

Pignataro O, Pignataro LD, Gallus G, Calori G, Cordaro CI. Otitis media with effusion and S-carboxymethylcysteine and/or its lysine salt: a critical overview. *Int J Pediatr Otorhinolaryngol* 1996;35(3):231-41.

Post JC. Direct evidence of bacterial biofilms in otitis media. *Laryngoscope* 2001;111(12):2083-94.

Rayner MG, Zhang Y, Gorry MC, Chen Y, Post JC, Ehrlich GD. Evidence of bacterial metabolic activity in culture-negative otitis media with effusion. *JAMA* 1998;279(4):296-9.

Reidpath DD, Glasziou PP, Del Mar C. Systematic review of autoinflation for treatment of glue ear in children. *BMJ* 1999;318(7192):1177.

Riding KH, Bluestone CD, Michaels RH, Cantekin EI, Doyle WJ, Poziviak CS. Microbiology of recurrent and chronic otitis media with effusion. *J Pediatr* 1978;93(5):739-43.

Rosenfeld RM. Amusing parents while nature cures otitis media with effusion. *Int J Pediatr Otorhinolaryngol* 1998;43(2):189-92.

Rosenfeld, RM, Bluestone, CD. *Evidence-Based Otitis Media*. 1. ed. BC, Hamilton: Decker Inc., 1999. 85-285.

Rosenfeld RM, Post JC. Meta-analysis of antibiotics for the treatment of otitis media with effusion. *Otolaryngol Head Neck Surg* 1992;106(4):378-86.

Ruben RJ. In: Takasaka T. *Recent Advances in Otitis Media*. 1. ed. Monduzzi: Editore, Bolonha, 2001. 45-56p.

Sadé J, Luntz M, Levy D. Middle ear gas composition and middle ear aeration. *Ann Otol Rhinol Laryngol* 1995;104(5):369-73.

Sadé J. Middle ear mucosa. *Arch Otolaryngol* 1966;84(2):137-43.

Sadé J. Pathology and pathogenesis of serous otitis media. *Arch Otolaryngol* 1966;84(3):297-305.

Sadé J, Weinberg J. Mucus production in the chronically infected middle ear. A histological and histochemical study. *Ann Otol Rhinol Laryngol* 1969;78(1):148-55.

Saffer M, Lubianca Neto JF, Piltcher OB, Petrillo VF. Chronic secretory otitis media: negative bacteriology. *Acta Otolaryngol* 1996;116(6):836-9.

Saffer M, Oliveira Filho.E A, Saffer M, Nunes MNS. História familiar e escolar em crianças com otite média secretora. *Jornal de Pediatria* 1988;64(3).

Schousboe LP, Ovesen T, Eckhardt L, Rasmussen LM, Pedersen CB. How does endotoxin trigger inflammation in otitis media with effusion? *Laryngoscope* 2001;111(2):297-300.

Shupak A, Tabari R, Swarts JD, Bluestone CD, Doyle WJ. Effects of middle ear oxygen and carbon dioxide tensions on eustachian tube ventilatory function. *Laryngoscope* 1996;106(2 Pt 1):221-4.

Stangerup SE, Sederberg-Olsen J, Balle V. Autoinflation as a treatment of secretory otitis media. A randomized controlled study. *Arch Otolaryngol Head Neck Surg* 1992;118(2):149-52.

Stenfors LE, Raisanen S. How long do middle ear pathogens survive in mucoid effusion material? *Acta Otolaryngol* 1989;107(3-4):244-8.

Stool SE, Berg AO, Berman S, Carney CJ, Cooley JR, Culpepper L, Eavey RD, Feagans LV, Finitzo T, Friedman E, et al. Managing Otitis Media with Effusion in Young Children. Quick Reference Guide for Clinicians. AHCPR Publication 94-0623. Rockville, MD: Agency for Health Care Policy and Research, Public Health Service, US Department of Health and Human Services. July 1994.

Tomonaga K, Kurono Y, Mogi G. The role of nasal allergy in otitis media with effusion. A clinical study. *Acta Otolaryngol* 1988;458:41-7.

Tuomanen EI, Austrian R, Masure HR. Pathogenesis of pneumococcal infection. *N Engl J Med* 1995;332(19):1280-4.

Willett DN, Rezaee RP, Billy JM, Tighe MB, DeMaria TF. Relationship of endotoxin to tumor necrosis factor-alpha and interleukin-1 beta in children with otitis media with effusion. *Ann Otol Rhinol Laryngol* 1998;107(1):28-33.

Williams RL, Chalmers TC, Stange KC, Chalmers FT, Bowlin SJ. Use of antibiotics in preventing recurrent acute otitis media and in treating otitis media with effusion. A meta-analytic attempt to resolve the brouhaha. *JAMA* 1993;270(11):1344-51.

Zielhuis GA, Straatman H, Rach GH, van den Broek P. Analysis and presentation of data on the natural course of otitis media with effusion in children. *Int J Epidemiol* 1990;19(4):1037-44.

Tratamento Clínico e Cirúrgico da Otite Média Crônica Secretora (OMS)

Alberto Chinski

INTRODUÇÃO

A OMS é uma afecção da orelha média, caracterizada pela presença de um derrame líquido por trás da membrana timpânica íntegra, com sinais inflamatórios, porém não-infecciosos. A OMS é aguda quando o processo é inferior a dois meses de evolução. Essa patologia se resolve com ou sem tratamento em 80% dos casos, portanto, somente se devem realizar um seguimento longitudinal do paciente e tratamento sintomático. Considera-se que a OMS é crônica quando esta apresenta uma evolução maior há dois meses.

A etiopatogenia é multifatorial: 1) infecções (catarro de vias superiores, síndrome rinossinoadenóidea); 2) disfunção da tuba auditiva; 3) fatores sociais, culturais e econômicos; 4) fatores ambientais; 5) fatores do hospedeiro (alergia, outros).

O tratamento da OMS crônica consiste em: 1) esvaziar o conteúdo da orelha média; 2) atuar direta ou indiretamente sobre os fatores que provocam a disfunção da tuba auditiva; 3) prevenir as seqüelas da OMS. Para isto utilizam-se diferentes procedimentos: a) medicamentoso; b) instrumental; c) cirúrgico.

TRATAMENTO

Tratamento medicamentoso

A associação de amoxicilina a 50 mg/kg/dia durante 14 dias com 16 β-metilprednisona na razão de 1 mg/kg/dia durante 7 dias e a metade da dose durante outros 7 dias, completando 14 dias no total diante da persistência da orelha obstruída.

Os fosfolipídios se transformam em ácido araquidônico por meio da ação da fosfolipídio A2. Este se transforma por meio da cicloxigenase em Prostaglandina PGE2, I2, prostaciclinas e tromboxano por meio da lipoxigenase em leucotrienos. Os antiinflamatórios não-esteróides (AINES) atuam sobre a cicloxigenase, portanto tardiamente, pois se deve evitar a produção de ácido araquidônico e isso se obtém somente com a ação dos esteróides, pois atuam sobre o fosfolipídio A2.

O corticóide provoca um aumento de surfactante o qual melhora o funcionamento da tuba auditiva na sua função de abertura uma vez que diminui o edema de sua luz. O resultado final é o esvaziamento do conteúdo da orelha média.

Com esta associação se têm conseguido resultados altamente satisfatórios, uma vez que se tenha conseguido esvaziar o conteúdo da orelha média em 60% das orelhas. Sem dúvida uns 18% das orelhas "curadas" recidivam de sua OMS antes dos três meses, razão pela qual a taxa real de cura é finalmente de 50%. Este esquema, além disso, melhora em uma porcentagem altamente significativa as atelectasias tipo I (82%), não ocorrendo da mesma forma com as atelectasias tipo IV (3%). A audição se modifica significativamente: aos 90 dias: de 27% de hipoacusia igual ou maior aos 30 dB somente ficam 8%. De 7% que se apresentaram com 10 dB ou menos, depois do tratamento passaram a 66%. Os pacientes nos quais não foi realizado tratamento também melhoraram espontaneamente, porém em uma porcentagem muito baixa. O reflexo estapedial torna-se positivo aos 90 dias em 67% das orelhas e a timpanometria em uma porcentagem similar (Quadro 36-1).

Nenhum outro esquema terapêutico, isolado ou associado, tem brindado os benefícios que se obtiveram com a associação já mencionada. Dentro do grupo de medicamentos que se considera de escassa ou nula utilidade curativa se encontram: o uso de um antibiótico na forma exclusiva com fins terapêuticos ou profiláticos; o uso de anti-histamínicos, devido a espessarem as secreções da orelha média, dificultando ainda mais seu esvaziamento; a pseudo-efedrina, pois produz quadros de excitação psicomotora especialmente nas crianças, sem benefícios terapêuticos marcantes; os mucolíticos, que não ajudam o esvaziamento da orelha média; os corticóides tópicos nasais, pois

Quadro 36-1	Tratamento medicamentoso da OMS	
Procedimento	OMS aguda	OMS crônica
Controle periódico	Mais de 80% curam-se espontaneamente	Menos de 20% curam-se espontaneamente
Antibiótico	Usar amoxicilina somente se não foi medicado nos dois últimos meses	Usar β-lactâmicos somente se não foi medicado nos últimos dois meses
Profilaxia antibiótica	Não corresponde	Não corresponde
Politzerização	Não é efetiva	Benéfico por poucos minutos
Otovent	Útil	Pouca utilidade
Descongestivo	Pouco efetivo	Pouco efetivo
Anti-histamínico	Pouco efetivo	Não é efetivo

não chegam ao orifício da tuba auditiva nem penetram no interior da mesma; e as associações de outro tipo (p. ex., anti-histamínico + corticóides, anti-histamínicos + pseudo-efedrina etc.). Alguns dos medicamentos mencionados podem ser utilizados no caso de que o paciente apresente patologia imunoalérgica determinante do quadro logo após conseguir o esvaziamento da orelha média.

■ Tratamento instrumental

Este conjunto de métodos se aplica àqueles pacientes que tenham fracassado no tratamento medicamentoso porém que ainda não requerem um tratamento cirúrgico. Também pode ser utilizado nos pacientes com OMS aguda. Esses pacientes são os que se bem que tenham esvaziado aparentemente o conteúdo da orelha média, ainda não normalizaram a pressão da orelha média. Dentro deste grupo de métodos instrumentais se incluem os modificadores da pressão da orelha média (otovent®), o tratamento imunoalérgico e o tratamento foniátrico. O otovent® é um produto que apresenta uma oliva que deve aplicar-se à fossa nasal e que contém um globo que se deve inflar por meio da expiração por essa fossa nasal, fazendo oclusão da narina livre. O procedimento deve realizar-se 4 vezes por dia, agrupando entre 5 a 7 repetições por vez. Os melhores resultados se obtiveram na OMS aguda ou no trecho final da OMS crônica. Na Argentina se utiliza com resultados similares um sistema parecido denominado Ventytuba® com resultados similares.

- *Imunoalérgico*: o paciente deve ser avaliado por um imunoalergista que detecte e eventualmente trate as alterações que pudesse apresentar o paciente neste campo. Isto inclui a medicação (anti-histamínicos, corticóides tópicos nasais) e a dessensibilização. Isto pode levar longos meses ou anos.
- *Foniátrico*: pode-se utilizar para a estimulação da musculatura da faringe que participa de forma direta ou indireta nos mecanismos de abertura e fechamento da tuba auditiva (requer um foniatra de grande experiência). Na forma mais primária pode-se sugerir a utilização de goma de mascar, para provocar tal estimulação ou de insuflar pela boca balões de alta resistência.

■ Tratamento cirúrgico

Este procedimento fica reservado para aqueles pacientes nos quais os tratamentos anteriores tenham fracassado. O tubo de ventilação (TV) é um dispositivo que cumpre funções ventilatórias, equipressóricas e eventualmente de drenagem. Todo tratamento cirúrgico da OMS requer a colocação de um TV. As indicações de colocação de um TV são: 1) OMS bilateral de mais de 4 meses de evolução e com perda auditiva bilateral maior a 30 dB; 2) alterações estruturais e posicionais da membrana timpânica com persistência da pressão negativa. Essas indicações não são estritas nem rigorosas senão, pelo contrário, dependem da avaliação de cada paciente em particular, incluindo a imagem otomicroscópica, como se observa no Quadro 36-2.

O tratamento cirúrgico pode circunscrever-se somente à colocação de um TV ou associar-se a algum outro procedimento cirúrgico. Considera-se que a amigdalectomia não tem utilidade no tratamento da OMS. Em troca, é discutido o benefício real que propicia a adenoidectomia como adjuvante no tratamento dessa patologia. Essa cirurgia tem indicações próprias independentes da OMS. A associação TV mais adenoidectomia somente se realiza quando existem indicações precisas para cada uma delas.

Os TVs que se utilizam podem ser de diferentes materiais, formas, cor e tamanho. Os materiais podem ser de silicone, silastic, metal (ouro, prata, aço), teflon etc. Preferem-se os de silicone por sua facilidade de colocação e mais tempo de duração. A forma e o tamanho do TV pode ser desde um simples tubo a um tubo que apresente engrossamentos em ambas as extremidades. Nesse caso, o engrossamento externo é o de maior diâmetro, que impede a introdução da totalidade do mesmo dentro da orelha média. Além disso, pode apresentar uma orelha para ser retirado que pode ser do mesmo material do tubo ou metálico. A extremidade interna, que se introduz dentro da orelha média, somente serve para evitar a extrusão rápida do TV e apresenta variedades como, por exemplo, uma forma em bisel ou forma de guarda-chuva invertido. Este último se recomenda devido a que retarda ainda mais sua extrusão. Também existem TVs em forma de T que se pode utilizar em forma transtimpânica ou extratimpânica. São úteis nas atelectasias crônicas da membrana timpânica, que melhoram a imagem otomicroscópica rapidamente. Tem a vantagem de permanecer colocado durante mais de um ano, porém, por sua vez, apresenta o defeito de deixar uma alta porcentagem de perfurações timpânicas pós-retirada do TV. Para colocar o TV em T na forma extratimpânica se levanta um retalho timpanomeatal e se abre um conduto na região póstero-inferior do conduto auditivo externo, lugar sobre o qual se apóia o TV.

A cor do TV pode ser branca, verde, rosa, azul ou cinza metálico. O mesmo é terapeuticamente indiferente.

Quadro 36-2 Fatores determinantes da cirurgia

Fator	Com cirurgia	Talvez cirurgia
Derrame	Bilateralidade	Unilateralidade
Idade	Menor de dois anos	Maior de cinco anos
OMA	OMAR	Pouco freqüente
Desenvolvimento		No domicílio
Fumante passivo	Sim	Não
Época do ano	Outono ou inverno	Primavera
Audição	Hipoacusia bilateral	Normoacusia
Linguagem	Alterada	Normal
Otomicroscopia	Alterações estruturais e posicionais da membrana timpânica	Somente algum derrame
Antibióticos	Má tolerância	Boa tolerância
Grupo de risco	Fissura palatina Imunodeficientes. Outros	Normal
Outras indicações de cirurgia ótica ou faríngea	Presentes	Ausentes

O procedimento de colocação de um TV é simples. Com um instrumento de ponta se realiza uma miringotomia no quadrante ântero-inferior e com o mesmo instrumento se divulsiona tal abertura até obter o diâmetro necessário para introduzir pelo mesmo o TV. Alguns autores utilizam o raio *laser* para realizar a miringotomia e não colocam o TV, fato que permite ventilar a orelha média, sobretudo se o derrame for muito espesso. Os TVs podem ficar colocados em seu lugar durante um tempo curto (menos de 6 meses), mediano (6 a 12 meses) ou longo (mais de 12 meses). Se não se observam alterações estruturais e posicionais importantes da membrana timpânica, o líquido não é muito espesso, e o tempo de evolução da OMS não supera o ano, pode ser suficiente a colocação de um TV de curta ou mediana duração. Os tubos de silastic ou teflon cumprem esta função.

Sugere-se a utilização de TV de mediana ou longa duração quando o paciente já tenha recebido um TV anteriormente ou a patologia o requer por seu tempo de evolução, tipo de derrame espesso, presença de alterações da membrana timpânica ou a persistência da pressão negativa na orelha média. Para este fim utilizam-se os tubos em T, os metálicos ou os de silicone em forma de guarda-chuva.

Uma vez colocado o TV marcam-se pautas para evitar a penetração massiva de água para a orelha média, isto é, se recomenda ao paciente não se banhar na piscina e não submergir.

O otorrinolaringologista deve esperar para que o TV seja expelido espontaneamente, fato que ocorre de forma imperceptível para o paciente. Não deve extraí-lo antes de sua queda espontânea, a menos que ocorra alguma das complicações que se mencionam mais adiante. Quando o TV fica aderido a alguma das paredes do conduto auditivo externo indicam-se gotas óticas para a maceração parcial da pele, fato que facilita a extração do mesmo.

Os resultados de cada um dos procedimentos cirúrgicos se esquematizam no Quadro 36-3.

A miringotomia e a colocação de um TV se bem que corrigem rapidamente a audição, não são inócuas para o paciente, e podem produzir diferentes complicações (ver classificação). As que ocorrem durante a permanência do tubo podem ser a drenagem e a formação de um granuloma. Após a queda podem se apresentar hialinizações ou perfurações residuais da membrana timpânica.

COMPLICAÇÕES DO TV

Durante a permanência

- *Drenagem*: 10% das orelhas drenam de forma imediata após a colocação do TV, em 18% mais o fazem durante a permanência do TV, somando um total de 28% de orelhas que drenam. Se a secreção não tem características purulentas efetua-se um tratamento local com gotas óticas antibióticas. Em troca quando a secreção é purulenta impõe-se o tratamento local e geral utilizando-se um antibiótico de mais amplo espectro (amoxicilina – clavulanato). A presença de drenagem não diminui o êxito da terapêutica, ainda que em algumas oportunidades a intensidade do mesmo pode arrastar o tubo.

- *Granuloma*: somente aparece em 1% das orelhas e está ligado à permanência prolongada do TV. Deve ser extraído tanto o granuloma como o TV, devido à persistência da supuração.

Após a queda

- *Hialinização da membrana timpânica*: é observada em 45% dos casos. As 9% das orelhas apresentavam hialinizações antes da colocação do TV, razão pela qual somente 36% apresentavam novas cicatrizações calcárias. Essas podem ser circunscritas ao lugar de colocação do TV (60%) ou difusas em toda a membrana timpânica (39%). Somente 1% apresenta hialinização massiva da membrana timpânica. Apesar de tal hialinização a audição pode apresentar pouca deterioração, sendo a imagem de maior repercussão no médico observador que no paciente.

- *Perfuração da membrana timpânica*: 1,2% das orelhas ficam com uma perfuração permanente, quer dizer que se prolongam para além de 6 meses. A perfuração ocorre com maior freqüência quando o TV é colocado no hemitímpano ântero-superior ou se este permanece no seu lugar durante um tempo maior ao ano. A perfuração temporária (entre 2 semanas e 6 meses) ocorre em 2,5% dos pacientes. A audição não pode apresentar alterações significativas, porém requer os cuidados e a solução de qualquer perfuração timpânica. A perfuração pode ser considerada como a instalação de um "TV" permanente. É por isso que não deve haver tentativas apressadas de fechar a perfuração. Diante de um paciente acima dos 8 anos de idade com uma pequena perfuração pode se tentar o fechamento com aplicações tópicas de ácido tricloroacético. O objetivo que se busca é estimular as margens da perfuração para conseguir um fechamento definitivo.

Para finalizar apresenta-se um algoritmo que pode ser útil para o diagnóstico e tratamento da OMS crônica (Quadro 36-4).

Quadro 36-3 Resultados dos tratamentos cirúrgicos da OMS

Procedimento	Resultado
Miringotomia somente	Não é útil
Somente vegetações adenóides	Útil em casos especiais
Vegetações adenóides e miringotomia	Melhores resultados que individualmente
Amigdalectomia	Não é útil
Tubo de ventilação	Muito útil, preferível de silicone e de permanência mediana
Vegetações adenóides e tubo de ventilação	Melhores resultados a longo prazo

Quadro 36-4 Algoritmo de OMS para crianças maiores de 3 anos

O médico suspeita de uma OMS e realiza uma otomicroscopia ou uma otoscopia pneumática		
Timpanometria e investigação de reflexos estapediais. **Confirma?**	Não	Não é uma OMS
Sim		
É uma OMS. Alterações estruturais e posicionais da membrana timpânica com persistência de pressão negativa?	Sim	Colocação de TV
Não		
Evolução inferior a dois meses?	Sim	Somente controle
Não		
Tratamento com amoxicilina e prednisona durante 15 dias Cura clínica?	Sim	Seguimento por 30 dias e dar alta
Não		
Tem uma hipoacusia condutiva bilateral maior que 30 dB e mais de 4 meses de evolução?	Sim	Colocação de TV
Não		
Seguimento longitudinal por outros 30 dias. **Fracasso?**	Sim	Colocação de TV
Não		
Alta		

BIBLIOGRAFIA

April MM, Portella RR, Orobello PW, Naclerio RM. Tympanostomy tube insertion: anterosuperior vs. anteroinferior quadrant. *Otolaryngol Head Neck Surg* 1992;106:241-2.

Armstrong BW. A new treatment for chronic secretory otitis media. *Arch Otolaryngol* 1954;59:653-4.

Berman S, Grose K, Nuss R, Huber-Navin C, Roark R, Gabbard SA, Bagnall T. Management of chronic middle ear effusion with prednisone combined with trimethoprim sulfamethoxazole. *Pediatr Infect Dis J* 1990;9:533-8.

Bluestone CD. Pathogenesis of otitis media: role of eustachian tube. *Pediatric Infect Dis J* 1996;15(4):281-291.

Cannon CR. Early of otorrhea following ear tube insertion. *J Miss State Med Assoc* 1997;38(2):39-43.

Chinski A. Otitis media secretora en el niño. *Tesis de Doctorado pela Facultad de Medicina Universidad de Buenos Aires*, Argentina, 1983.

Chinski A. Otitis media secretoria: el diábolo, su utilización y complicaciones. *Rev de ORL Abril* 1984;8:59-61.

Chinski A. Otitis media secretoria: El diábolo, su utilización y complicaciones. *Revista de Otorrinolaringología*, 1984. Abril Año 3, 57-61p.

Fireman P. Otitis media an eustachian tube dysfunction: connection to allergic rhinitis. *J Allergy Clin Immunol* 1997;99(2):S787-S797.

Gaihede M, Lildholdt T, Lunding J. Sequelae of secretory otitis media: changes in middle ear. *Acta Otolaryngol (Stockh)* 1997;117(3):382-389.

Garcia P, Gates GA, Schechtman KB. Does topical antibiotic prophylaxis reduce post-tympanostomy tube otorrhea?. *Ann Otol Rhinol Laryngol* 1994;103(1):54-58.

Giebing GS, Daly K, Buran DJ, Satz M, Ayre T. Predictors for post-operative otorrhea following tympanostomy tube insertion. *Arch Otolatyngol Head Neck Surg* 1992;118:491-4.

Goldstein NA, Roland T Jr., Sculerati N. Complication of tympanostomy tubes. *Int J Pediatr Otorhinolaryngol* 1996;34(1-2):87-99.

Green KM, de Carpentier JP, Curley JW. An unusual complication of T-tubes. *J Laryngol Otol* 1997;111(3):282-283.

Hampton SM, Adams DA Perforation rates after ventilation tube insertion: does the positioning of the tube matter?. *Clin Otolaryngol* 1996;21(6):548-549.

Haugeto Ok, Scroder KE, Mair IWS. Secretory otitis media, oral decongestant, and antihistamine. *J Otolaryngol* 1981;10:359-62.

Isaacson G, Rosenfeld RM. Care of the child with tympanostomy tubes. *Pediatr Clin North Am* 1996;43(6):1183-1193.

Jamal TS. Avoidance of postoperative blockage of ventilation tubes. *Laryngoscope* 1995;105(8 Pt 1):833-834.

Mackinnon D. The sequelae to myringotomy for exudative otitis media. *J Laryng Otol* 1971;85:773-793.

Maw AR, Bawden R. Tympanic membrane atrophy, scarring, atelectasis and attic retraction inpersistent, untreated otitis media with effusion and following ventilation tube insertion. *Int J Pediatr Otorhinolaryngol* 1994;30(3):189-204.

Myer CM, France A. Ventilation tube placement in a managed care population. *Arch Otolaryngol Head Neck Surg* 1997;123(2):226-228.

Politzer A. Diseases of the ear. Baillière, Tindal and Cox, 1894, London. Salata JA, Derkay CS. Water precaution in children with tympanostomy tubes. *Arch Otolaryngol Head Neck Surgery* 1996;122(3):276-280.

Riley DN, Herberger S, McBride G, Law K. Myringotomy and ventilation tube insertion: a ten-year follow-up. *J Laryngol Otol* 1997;111(3):257-261.

Rosenfeld RM, Bluestone CD. *Evidence-Based Otitis Media*. Hamilton: Decker Inc., 1999. 315-330p.

Silverstein H, Kuhn J, Choo D, Krespi YP, Rosenberg SI, Rowan PT. Laser-assisted tympanostomy. *Laryngoscope* 1996;106(9 Pt 1):1067-1074.

Stool SE, Berg AO, Berman S, Carney CJ, Cooley JR, Culpepper L, Eavey RD, Feagans LV, Finitzo T, Friedman EM, Goertz JA, Goldstein AJ, Grundfast KM, Long DG, Macconi LL, Melton l, Roberts JE, Sherrod JL, Sisk JE, Otitis media with effusion in young children. Clinical Practice Guideline, number 12, Rockville (MD): Agency for Health Care Policy and Research, Public Health Service, U.S. Department of Health and Human Service; July 1994. AHCPR Publication Nº 94-0622.

Tos M, Stangerup SE. Hearing loss in tympanosclerosis caused by grommets. *Arch Otolaryngol Head Neck Surg* 1989;115:931-5.

Van Baarle PWL, Wentges RT. Extrusion of transtympanic ventilating tubes, relative to site of insertion. *ORL J Otorhinolaryngol Relat Spec* 1975;37:35-40.

Tratamento das Complicações da Otite Média Crônica Secretora

Shiro Tomita

INTRODUÇÃO

A otite média crônica secretora ou otite média com efusão é uma das doenças otológicas mais prevalentes no mundo, em especial na faixa etária entre 2 e 7 anos. Apesar de ser sabidamente autolimitada e favorecida por uma série de fatores anatômicos e fisiológicos que se modificam com o crescimento da criança, seu tratamento vem recebendo cada vez mais atenção por parte dos pediatras e otorrinolaringologistas.

O objetivo é evitar as seqüelas e complicações a longo prazo, tanto na estrutura da membrana timpânica e orelha média quanto no desenvolvimento cognitivo, intelectual e lingüístico da criança. Apesar das controvérsias sobre a melhor forma de abordagem, o número de intervenções cirúrgicas em crianças com otite média secretora quase triplicou na última década. Nos Estados Unidos e Grã-Bretanha constitui uma das principais indicações de cirurgia na infância.

Os trabalhos que relatam as complicações da otite média com efusão também vêm se multiplicando. Muitos demonstram que as alterações estruturais encontradas a longo prazo na orelha média não são causadas apenas pela doença, mas também pelo tratamento cirúrgico realizado, em particular a inserção de tubos de ventilação. Dessa forma, apesar da sua ampla e crescente utilização, ainda há muitas dúvidas sobre até que ponto o benefício trazido pela colocação do tubo de ventilação compensaria o risco de seqüelas e complicações. Além disso, faltam comprovações de que o tubo de ventilação realmente evita a evolução da otite média com efusão para atelectasia ou colesteatoma, de modo que a indicação do procedimento também precisa ser revista. Os que advogam seu uso, entretanto, argumentam que os tubos permitem um pronto restabelecimento da função auditiva e diminuem o tempo que a orelha média fica exposta à efusão, podendo assim diminuir as chances de complicações.

Seja causada pela doença ou pelo tratamento, cabe ao otorrinolaringologista identificar e tratar as complicações da otite média crônica secretora da melhor forma possível.

CLASSIFICAÇÃO

As principais complicações da otite média crônica secretora são:

- Atraso/Déficit de aprendizado e linguagem.
- Alterações estruturais da membrana timpânica.
  - Atrofia segmentar da *pars tensa*.
  - Timpanoesclerose localizada ou difusa.
  - Cicatriz e espessamento.
  - Retração da pars tensa/Atelectasia.
  - Retração atical.
- Permanência prolongada do tubo de ventilação.
- Perfuração residual.
- Otorréia.
- Otite média crônica colesteatomatosa.
- Perda auditiva condutiva.

ATRASO OU DÉFICIT DE APRENDIZADO E DE LINGUAGEM

A otite média com efusão atua como uma condição pouco sintomática, mas que determina perda auditiva condutiva leve a moderada. Durante meses ou até anos as únicas manifestações da doença podem ser o atraso na aquisição da fala, dislalia, distúrbios de atenção e agitação. A criança passa a trocar fonemas, não raro também com erros na escrita, aumenta o som da televisão, não entende conversas ao telefone e passa a escutar melhor o colega ao lado que a professora, criando problemas de comportamento na escola. Os pais, professores e pediatras devem estar atentos para esses sinais para a identificação precoce da doença.

Ainda é muito discutido se a perda auditiva condutiva da otite média com efusão traz seqüelas permanentes para o aprendizado da criança. Os estudos com análise do processamento auditivo central vêm demonstrando que adultos que sofreram de otite média com efusão por períodos prolongados na infância, principalmente com início antes dos três anos de idade, apresentam mais dificuldade na leitura e atividades orais.

Além disso, estas crianças são mais propensas a apresentar distúrbios de equilíbrio, que podem se manifestar por quedas freqüentes e esbarrões na parede ou em objetos no caminho durante a marcha.

A detecção e o tratamento precoce desta condição são portanto fundamentais para que se evitem seqüelas. Mesmo que se opte por tratamento conservador da efusão, a estimulação adequada destas crianças é de extrema importância para melhor aquisição de linguagem e pode contornar a perda auditiva.

Os tubos de ventilação são muito eficazes na resolução imediata da efusão da orelha média e conseqüente desaparecimento da perda auditiva condutiva, mesmo que de forma transitória. Este deve ser o principal benefício em mente ao se considerar sua utilização. Sintomas como desconforto auricular, grau de disacusia e atrasos ou alterações no desenvolvimento comportamental e lingüístico da criança devem determinar a necessidade do tubo de ventilação mais do que sua atuação a longo prazo na prevenção de retrações e colesteatomas, que permanece duvidosa.

ATROFIA SEGMENTAR E TIMPANOESCLEROSE

A atrofia segmentar é a perda da camada média da membrana timpânica no local de inserção do tubo de ventilação. É mais rara na otite média secretora não tratada cirurgicamente. O mesmo se dá com a timpanoesclerose, que geralmente se desenvolve no local de implantação do tubo. Vários estudos demonstram uma incidência em torno de 50% de placas de timpanoesclerose em orelhas tratadas com tubos de ventilação, em contraste com 3% em orelhas tratadas clinicamente ou não-tratadas. Nos casos de pacientes submetidos à miringotomia sem colocação de tubo de ventilação a incidência de placas de timpanoesclerose gira em torno de 9%.

O tempo de permanência do tubo está diretamente ligado à chance de surgimento de atrofia ou timpanoesclerose. Em orelhas nunca afetadas por otite média secretora ou otites médias recorrentes as placas de timpanoesclerose quase nunca são encontradas.

A atrofia segmentar e as placas de timpanoesclerose são complicações que raramente precisam ser abordadas isoladamente. Estudos audiométricos demonstram que a perda auditiva condutiva decorrente dessas alterações não é clinicamente significativa, ficando em torno de 2 a 5 dB. Entretanto na eventualidade de intervenção cirúrgica na orelha afetada, tal como necessidade de timpanoplastia ou reconstrução ossicular, é recomendável a remoção da área afetada pela timpanoesclerose ou atrofia mesmo que isto signifique um aumento da área a ser recoberta pelo enxerto.

Já o espessamento da *pars tensa* ocorre tanto em casos tratados cirurgicamente como clinicamente e é dependente do tempo prolongado de efusão da orelha média e não do tratamento escolhido.

RETRAÇÃO/ATELECTASIA

A atelectasia da membrana timpânica se caracteriza pela retração da *pars tensa* e é uma complicação potencialmente grave da otite média secretora. Ela pode determinar perda auditiva condutiva de leve a severa e propiciar quadros de otite média recorrente. Dependendo do estágio de atelectasia em que se encontra a membrana, sua correção cirúrgica enfrenta grandes dificuldades técnicas e altos índices de insucesso, podendo a seqüela ser permanente.

Sadé et al. classificaram a atelectasia da otite média secretora em 5 graus, conforme a gravidade (Quadro 37-1).

Observa-se que a chance de surgirem retrações da *pars tensa*, assim como a retração atical, está diretamente relacionada ao tempo de persistência da otite média com efusão, aumentando a sua incidência à medida que a doença se prolonga. No primeiro ano após o diagnóstico de otite média secretora a incidência de atelectasia está em torno de 3,5% com maior proporção de estágios iniciais. Se mantivermos o seguimento destes pacientes, esta taxa sobe para cerca de 13% ao final de 5 anos, com um número maior de casos avançados (em torno de 10% são grau 3 ou mais). Além disso, pacientes com atelectasia em qualquer grau tendem a manter a efusão em orelha média por mais tempo, criando assim um círculo vicioso.

Independente do tratamento, as alterações atelectásicas tendem a regredir espontaneamente em 1/3 dos casos com a resolução da otite média secretora, a manter-se inalterada ou flutuante em 1/3 e a piorar progressivamente no restante.

Diante de uma membrana atelectásica, o especialista deve optar entre os seguintes tratamentos:

A) Expectante.
B) Conservador: Higiene do conduto, orientações e acompanhamento.
C) Inserção de um tubo de ventilação.
D) Timpanoplastia ou Timpanomastoidectomia, com ou sem inserção de tubo de ventilação.

O tratamento expectante ou conservador é aceitável nas retrações de grau leve sem perda auditiva significativa, considerando a provável evolução benigna da condição, que deve ser observada com exames clínico e audiométrico periódicos. Alguns autores acreditam que até a atelectasia de grau 3, o quadro é reversível, sendo passível de acompanhamento clínico. Já os graus 4 e 5 teriam pior evolução se não houver intervenção. No acompanhamento audiológico, um aumento do *gap* aéreo-ósseo pode significar não só uma piora da atelectasia, como também algum grau de erosão da cadeia ossicular, o que requer conduta mais agressiva.

Como a efusão persistente é o principal fator para surgimento da retração e esta por sua vez pode ser drenada, ao menos transitoriamente, pela inserção do tubo de ventilação, muitos autores defendem a sua utilização como forma de interromper o mecanismo fisiopatogênico da atelectasia. Entretanto, não há provas contundentes de que a inserção do tubo de ventilação diminua as chances de evolução para atelectasia a longo prazo. Em grandes séries comparando crianças com otite serosa bilateral tratadas em uma orelha com tubo de ventilação e na outra com tratamento clínico, não houve diferença significativa na evolução para atelectasia entre os dois grupos quando considerado um período mínimo de 3 anos de seguimento após a extrusão do tubo.

A timpanoplastia deve ser reservada aos casos mais avançados (graus 4 e 5). Nestes pacientes, alguns trabalhos revelam uma recuperação da orelha média para um estado de normoaeração, sem

Quadro 37-1 Graus de atelectasia da membrana (Sadé, 1976)

Grau 1	Membrana retraída, com perda de seu relevo biconvexo e levemente deslocada em direção ao promontório
Grau 2	Retração mais pronunciada da pars tensa, que toca ou se adere à bigorna ou estribo, formando a chamada miringoincudopexia ou miringoincudoestapediopexia. O processo lenticular pode estar erodido
Grau 3	Parte da membrana está aderida ao promontório "Estágio atelectásico"
Grau 4	Toda a membrana está aderida ao promontório e à cadeia ossicular, geralmente com grau moderado de erosão dos ossículos "Otite Média Adesiva"
Grau 5	A membrana está aderida ao promontório e também perfurada

retração, em torno de 60% dos casos, com melhora em outros 20%. O resultado cirúrgico foi independente da idade no momento da cirurgia, de modo que o procedimento deve ser indicado com base na evolução e gravidade da atelectasia e não deve ser adiado simplesmente pela idade do paciente.

A cirurgia tem os mesmos objetivos de qualquer timpanoplastia, sendo o principal o de restabelecer a fisiologia da orelha média. O levantamento do retalho timpanomeatal representa um desafio em particular, devido à aderência da membrana timpânica à mucosa da caixa. O sangramento costuma ser maior que o habitual e a dissecção exige mais destreza e experiência por parte do cirurgião. Um recurso interessante é o de utilizar a hidrodissecção ou a injeção de oxigênio previamente ao levantamento do retalho para facilitar o descolamento da membrana.

Como em toda timpanoplastia, procede-se o inventário da cavidade. A cadeia ossicular deve ser inspecionada e reconstruída se necessário. Muitos cirurgiões preferem reforçar a membrana com enxerto de pericôndrio ou de cartilagem, o que daria maior resistência e diminuiria a chance de nova retração. O uso de cartilagem, entretanto, tem por desvantagem dificultar sobremaneira a avaliação do estado da orelha média pós-operatório, pois opacifica a membrana definitivamente. Também na intenção de evitar novas aderências, podem ser utilizados silastic ou *gel film* posicionados sobre o promontório, que não precisam ser removidos.

A colocação de tubo de ventilação ao final da timpanoplastia tem por objetivo aerar a orelha média, mesmo que transitoriamente, enquanto a mucosa e a membrana se recuperam e cicatrizam.

A timpanomastoidectomia não é comumente necessária nos casos de retração da *pars tensa*, mesmo de grau avançado. Na presença de retração atical ou colesteatoma, deve-se optar por este procedimento, com ou sem tubo de ventilação.

RETRAÇÃO ATICAL

É outra complicação grave da otite média secretora. Assim como a atelectasia está diretamente relacionada ao tempo de permanência da efusão. Toda retração atical deve ser vigiada de perto pela possibilidade de evolução para otite co-

Quadro 37-2	Graus de retração atical (Tos & Poulson, 1980)
Grau 1	Retração da *pars* flácida sem erosão da parede lateral do ático, com visão microscópica completa da retração
Grau 2	Retração da *pars* flácida sem erosão da parede lateral do ático, mas o fundo da retração não é mais visível
Grau 3	Retração com leve erosão da parede óssea
Grau 4	Retração significativa com erosão marcante da parede lateral do ático

lesteatomatosa. O surgimento de otorréia na ausência de otalgia em uma criança com otite média secretora é sempre um sinal de alerta que prenuncia a necessidade de intervenção.

A retração é classificada em 4 graus (Quadro 37-2).

Mais uma vez o especialista se depara com a necessidade de decidir em que momento intervir.

Assim como na atelectasia, o tratamento conservador pode ser proposto nos estágios iniciais, clinicamente estáveis (sem otorréia ou comprometimento auditivo significativo), desde que acompanhado periodicamente. A higiene freqüente e o controle das agudizações infecciosas são fundamentais para uma evolução favorável e não devem ser negligenciadas.

Também não está comprovado o benefício do tubo de ventilação na resolução ou interrupção da progressão de uma retração atical no paciente com otite média com efusão, embora haja bases teóricas que justificariam sua utilização.

A presença de erosão da parede lateral do ático, vista à otomicroscopia e comprovada no exame de imagem, é um indicativo de doença avançada com provável comprometimento da cadeia ossicular. Exige timpanomastoidectomia, com ou sem colocação de tubo de ventilação.

COLESTEATOMA

A relação entre a doença colesteatomatosa e a otite média secretora ainda é bastante discutida. A evolução desfavorável de uma retração atical para uma otite colesteatomatosa pode ser considerada uma complicação da otite média secretora. Por outro lado, ambas poderiam de-senvolver-se em uma mesma orelha, desencadeadas por fatores precipitantes comuns, tal como a disfunção tubária.

Além disso, o próprio ato de inserir o tubo de ventilação, proceder a miringotomia ou aspirar a secreção pode implantar epitélio do meato acústico externo na mucosa da orelha média, propiciando assim o surgimento do colesteatoma. Na prática, é muito difícil comprovar qual mecanismo fisiopatológico tem papel preponderante.

O tratamento é sempre cirúrgico e não deve ser adiado com base na idade do paciente.

PERMANÊNCIA PROLONGADA DO TUBO

O tubo de ventilação é via de regra expelido pela membrana timpânica. O tempo de permanência médio varia com o tipo de tubo e a posição em que este foi inserido. Em média, um tubo tipo *shepard* é expelido entre 6 meses e um ano. A retenção do tubo de ventilação por mais de 3 anos aumenta muito a chance de perfuração residual.

A remoção do tubo simplesmente pela sua permanência prolongada, sem outras complicações associadas, deve ser evitada a todo custo. Indicações para a remoção precoce de um tubo de ventilação devem incluir a otorréia crônica, formação de tecido de granulação, estado não funcionante por bloqueio ou medialização do tubo para orelha média. A orelha deve estar livre de infecções por pelo menos 1 ano e a função tubária, avaliada pela orelha contralateral, deve estar normal.

A persistência de perfuração residual é muito maior quando o tubo é removido do que quando ele é expelido espontaneamente. Cerca de 1/5 dos pacientes em que o tubo foi removido permanecem com perfuração 6 meses após o procedimento. Por esta razão muitos cirurgiões fazem uso de algum recurso na tentativa de facilitar o fechamento da perfuração. Cobrir a perfuração após a remoção com *geofilm*, papel ou gelfoam ainda é muito utilizado, mas não tem eficácia comprovada cientificamente. A cauterização com ácido tricloroacético ou nitrato de prata também pode ser útil. Em casos de perfurações maiores, alguns autores preferem já realizar a miringoplastia com colocação de enxerto de fáscia temporal ou pericôndrio no momento da remoção.

PERFURAÇÃO RESIDUAL DA MEMBRANA TIMPÂNICA

A perfuração espontânea da membrana timpânica nas otites médias secretoras é evento raro, sendo geralmente de causa iatrogênica e conseqüente ao tratamento cirúrgico com colocação de tubo de ventilação. Nos pacientes submetidos à miringotomia sem inserção de tubo de ventilação a permanência da perfuração ocorre em 1,5~2% em algumas casuísticas. Já com o uso dos tubos de ventilação a taxa de perfurações residuais permanentes varia enormemente na literatura, indo de 2 a 30%. É consenso entretanto que a chance de perfuração residual aumenta de acordo com o tempo de permanência do tubo, sendo os tubos de longa duração (do tipo "T", por exemplo) de muito maior risco para essa complicação.

Alguns autores vêm propondo que a inserção repetida de tubos de ventilação de curta permanência seria menos agressiva à orelha média e obteria os mesmos resultados que a utilização de um tubo "tipo T" de longa permanência, com menor chance de perfuração residual. É também sabido que quanto mais anterior e superior for inserido o tubo na membrana, maior seu tempo de permanência, independente do tipo de tubo utilizado.

Quando uma perfuração permanente ocorre após extrusão do tubo de ventilação, o otorrinolaringologista se depara com três opções:

1. Conduta expectante, acreditando que a perfuração fechará sozinha ou ainda tem seu papel benéfico de continuar ventilando e drenando a orelha média até que a causa subjacente da efusão se resolva.
2. Fazer um "curativo" na membrana com papel, gordura ou gelfoam para acelerar sua cicatrização, precedida de cauterização química com tricloroacético, nitrato de prata ou fenol.
3. Reparar a perfuração cirurgicamente.

Existem várias razões pelas quais alguns cirurgiões preferem adiar a timpanoplastia na criança:

A) Até que a função da tuba se normalize, a perfuração funciona como um tubo que equaliza a pressão e ventila a orelha média, não devendo portanto ser fechada.
B) Algumas perfurações fecham com o tempo.
C) O resultado cirúrgico pode ser pior na criança que nos adultos, devido à disfunção da tuba auditiva, o que melhora com a idade. Entretanto os estudos de maiores casuísticas sobre timpanoplastias em crianças apresentaram taxas de pega do enxerto semelhantes aos dos adultos.
D) A inflamação da orelha média pode ser sustentada por infecções freqüentes do trato respiratório superior, que tendem a diminuir com a idade.
E) A técnica cirúrgica é dificultada pelo meato acústico externo estreito.
F) Os cuidados pós-operatórios podem ser mais trabalhosos ou inadequados devido à falta de cooperação da criança.

Por outro lado, muitos motivos falam a favor de uma intervenção precoce:

A) A perda auditiva condutiva na criança pode retardar o aprendizado da fala e desenvolvimento da linguagem.
B) Perfurações estão associadas à otorréia e infecções da orelha média, além de poder evoluir com erosão da cadeia ossicular.
C) A criança com perfuração fica socialmente estigmatizada por não poder participar de muitos esportes e brincadeiras aquáticas sem o receio de infecção da orelha.

Em um estudo com 93 timpanoplastias para fechamento de perfurações residuais de tubos de ventilação, a taxa de pega de enxerto foi de 94,6%, independente da técnica utilizada, idade ou sexo. Entretanto, alguns critérios são essenciais para que se indique o procedimento. Em primeiro lugar, é fundamental a avaliação da orelha contralateral. Se esta ainda estiver doente, isto é, com efusão, é sinal de que a tuba ainda não é funcionante e que provavelmente a perfuração é benéfica e terapêutica, não devendo ainda ser fechada. Uma orelha contralateral saudável é um indício de uma perfuração residual passível de fechamento. Idealmente deve-se esperar por uma orelha contralateral livre de efusão por pelo menos 6 meses.

Outro ponto importante é o tempo de perfuração. Não se deve proceder a uma timpanoplastia em uma perfuração com menos de 1 ano, pois a chance de fechamento espontâneo é grande demais para que se justifique o procedimento.

OTORRÉIA

É em geral conseqüência do tubo de ventilação ou de uma perfuração residual após extrusão do tubo. É muito atribuída à entrada de água pelo tubo ou pela perfuração, carreando microorganismos para a mucosa da orelha média que então desenvolve infecção. Entretanto, não necessariamente o agente etiológico da infecção foi introduzido através da perfuração. A otorréia pode representar simplesmente a exteriorização pela perfuração de um processo inflamatório ou infeccioso que de outra forma estaria confinado à orelha média.

A incidência de otorréia aumenta com o tempo de permanência do tubo. Mais de 80% das crianças com tubo de ventilação por mais de 1 ano terão pelo menos um episódio de otorréia. O tratamento deve ser feito com gotas otológicas ou antibioticoterapia sistêmica, geralmente com boa resposta. O paciente deve ser orientado para os cuidados locais de evitar a entrada de água na orelha, embora a chance de entrada de água pelo tubo seja muito remota no que diz respeito ao banho de chuveiro ou no ato de lavar a cabeça. O uso de gotas otológicas profilático não é recomendado. Também não há comprovação de que o uso de antibioticoprofilaxia no momento de inserção do tubo tenha qualquer benefício em evitar otorréia.

A cultura da secreção está indicada nos casos rebeldes ao tratamento clínico inicial para orientar a antibioticoterapia tópica ou sistêmica. A otorréia refratária pode necessitar da remoção do tubo de ventilação em alguns poucos casos.

OBSTRUÇÃO DO TUBO DE VENTILAÇÃO

A pressão parcial dos gases na orelha média é próxima daquela observada no sangue venoso. Quando o tubo de ventilação é inserido, a pressão parcial de oxigênio na orelha média triplica. Isso pode estimular a formação de tecido de granulação ao redor da timpanostomia levando a sua obstrução. Por vezes também o acúmulo de cerúmen e secreções ressecadas também podem obstruir o tubo.

O uso de gotas tópicas com antibióticos e corticosteróides costuma ter boa resposta na desobstrução do tubo. A irrigação com água oxigenada também pode ser utilizada. Em alguns casos selecionados pode-se optar pela remoção do tubo devido a seu estado não funcionante.

DESLOCAMENTO MEDIAL DO TUBO DE VENTILAÇÃO

Embora raro, o deslocamento medial do tubo de ventilação pode ocorrer e determinar múltiplas complicações, que vão desde a surdez até a otite colesteatomatosa. Sua migração para a tuba auditiva determinando disfunção tubária severa já foi relatada. Assim que detectada a presença de corpo estranho na orelha média, deve-se proceder timpanotomia exploradora para sua remoção.

O deslocamento do tubo de ventilação para a orelha média no momento de sua inserção, devido à miringotomia muito alargada ou manobra intempestiva, pode requerer o levantamento de retalho timpanomeatal para seu resgate. Antes de partir para tal procedimento, uma dica é irrigar a orelha média com soro fisiológico. O tubo de ventilação flutuará e não raro é possível "pescá-lo" com facilidade. Pode-se então proceder a colocação do tubo em outra incisão ou optar por esperar a cicatrização da membrana e colocar o tubo posteriormente.

PERDA AUDITIVA SENSORINEURAL

É talvez a complicação mais temida associada a procedimentos da orelha média. Sua incidência em pacientes submetidos à miringotomia, com ou sem inserção de tubo de ventilação, é extremamente rara, porém real e documentada por vários relatos de caso na literatura mundial. Há relatos inclusive de perda sensorineural profunda bilateral após miringotomia com aspiração bilateral.

Acredita-se que a perda seja originada da lesão na janela redonda que pode ser danificada no momento da colocação do tubo, aspiração do líquido ou incisão na membrana. Por este motivo deve-se evitar o quadrante póstero-inferior, que está diretamente sobre a janela redonda.

A perda auditiva sensorineural pós-miringotomia/tubo de ventilação é via de regra irreversível, e a criança deve ser encaminhada para avaliação audiológica completa e posterior protetização conforme necessário.

BIBLIOGRAFIA

Kumar M, Khan AM, Davis S. Medial displacement of grommets: an unwanted sequel of grommet insertion. J Laryngol Otol 2000;114(6) 448-9.

Luntz M, Avraham S, Sadé J. The surgical treatment of atelectatic ears and retraction pockets in children and adults. Eur Arch Otorhinolaryngol 1991;248(7):400-1.

Mandel EM, Rockette HE, Bluestone CD, Paradise JL, Nozza RJ. Efficacy of myringotomy with and without tympanostomy tubes for chronic otitis media with effusion. Pediatr Infect Dis J 1992;11(4):270-7.

Mandel EM, Rockette HE, Bluestone CD, Paradise JL, Nozza RJ. Myringotomy with and without tympanostomy tubes for chronic otitis media with effusion. Arch Otolaryngol Head Neck Surg 1989;115(10):1217-24.

Maw AR, Bawden R. Tympanic membrane atrophy, scarring, atelectasis and attic retraction in persistent, untreated otitis media with effusion and following ventilation tube insertion. Int J Pediatr Otorhinolaryngol 1994;30(3):189-204.

Maw AR. Development of tympanosclerosis in children with otitis media with effusion and ventilation tubes. J Laryngol Otol 1991;105(8):614-7.

Maw R, Stewart I, Schilder A, Browning G. Surgical treatment of chronic otitis media with effusion. Int J Pediatr Otorhinolaryngol 1999;49(Suppl 1):S239-4.

Mortensen EH, Lildholdt T. Ventilation tubes and cholesteatoma in children. J Laryngol Otol 1984;98(1):27-9.

Pichichero ME, Berghash LR, Hengerer AS. Anatomic and audiologic sequelae after tympanostomy tube insertion or prolonged antibiotic therapy for otitis media. Pediatr Infect Dis J 1989;8(11):780-7.

Schilder AG. Assessment of complications of the condition and of the treatment of otitis media with effusion. Int J Pediatr Otorhinolaryngol 1999;49(Suppl 1):S247-51.

Schilder AG, Zielhuis GA, Haggard MP, van den Broek P. Long-term effects of otitis media with effusion: otomicroscopic findings. Am J Otol 1995;16(3):365-72.

Te GO, Rizer FM, Schuring AG. Pediatric tympanoplasty of iatrogenic perforations from ventilation tube therapy. Am J Otol 1998;19(3):301-5.

Cirurgia da Orelha Média Guiada por Patologia e Orientada pela Patogênese

Sady Selaimen da Costa ▪ Luiz Carlos Alves de Sousa
Marcelo Barros Antunes ▪ Michelle Lavinsky

INTRODUÇÃO

A cirurgia otológica, em especial a da otite média e suas complicações, passou por uma evolução gradual e linear neste último século. Ao examinarmos atentamente essa evolução, podemos distinguir perfeitamente três fases distintas: preservação da vida, manutenção anatômica e restauração fisiológica. Curiosamente essas fases nos remetem a conceitos atuais e que podem ser pontualmente resumidos no rol dos objetivos contemporâneos das cirurgias da otite média crônica: eliminação da infecção, obtenção de uma orelha seca e segura e melhora auditiva. Ampliando esses conceitos, podemos afirmar que independentemente da técnica empregada, a cirurgia da otite média crônica visa: 1) remover todo o tecido doente da orelha média, com completa evacuação dos processos inflamatórios e infecciosos; 2) preservar ou reconstruir o complexo da orelha média/externa; 3) restaurar os mecanismos que conduzem o som (Da Costa, S. S.; Cruz, O. L. M.; Kluwe, L. H. S.; Smith, M. M., 2000).

Contemporaneamente, paralelamente ao tradicional domínio da anatomia e fisiologia do complexo tuba auditiva – orelha média – mastóide, acrescenta-se um progressivo acúmulo de informações acerca da patogênese dos processos inflamatórios desta região. Em outras palavras, os sinuosos caminhos percorridos pela doença desde os primeiros gatilhos etiológicos até o completo estabelecimento da patologia estão sendo inequivocamente revelados. Assim, através do perfeito conhecimento da história natural da otite média e de como e por que a doença se desenvolve, novas estratégias cirúrgicas vão sendo formuladas. O resultado deste processo foi o surgimento e adoção de um quarto objetivo na cirurgia da otite média que é o de reconhecer, manejar e tentar reverter possíveis mecanismos etiopatogênicos operacionais em uma determinada situação. Desta maneira, procura-se prevenir ou, pelo menos, minimizar os riscos de futuras recorrências.

Uma série de estudos conduzidos por um dos autores (SSC), reiteradamente, demonstra que o complexo inflamação/infecção da otite média é dinâmico. Um procedimento idealizado para tratar este processo dinâmico não deve, portanto, ser rígido ou limitado. Pelo contrário, deve ser adaptável a novas circunstâncias e apto a lidar com situações provocativas e inesperadas. A técnica cirúrgica aqui descrita é uma abordagem sistemática de multietapas concebida com o intuito de explorar os conteúdos da orelha média e, durante este processo, metodicamente revelar, confirmar e tratar uma miríade de doenças que porventura habitem a fenda auditiva (Lee K. J., 1995; Lempert J., 1938; Lempert J., 1946; Linden A.; Roithman R., 1991; McRae D. L.; Ruby R. R., 1990; Meyerhoff W. L.; Kim C. G.; Paparella M. M., 1978; Meyerson M. D.; Ruben H.; Bilbert I. G., 1934).

Acreditamos que a abordagem flexível à orelha média seja uma maneira qualificada de tratar se racionalmente as doenças cirúrgicas do osso temporal. Em outras palavras, uma técnica cirúrgica adaptável a novas circunstâncias, manejando-as orientada por conceitos definidos de patogênese e guiada por indiscutíveis achados patológicos. Em nossa opinião, negligenciar estes conceitos consistir-se-ia em um grande erro médico sugerindo que estamos muito mais interessados em provocar ou selar perfurações sobre a membrana timpânica do que propriamente em diagnosticar e tratar duradouramente condições patológicas da orelha média.

TÉCNICA CIRÚRGICA

A cirurgia otológica provavelmente é um dos atos médicos mais delicados. Aqui os limites entre o sucesso e o fracasso são demarcados por linhas tênues, não deixando margem a erros. O resultado final será o somatório de vários detalhes pequenos, mas relevantes, que devem ser observados durante os períodos de pré, trans e pós-operatórios. Tais detalhes, todos igualmente importantes, são algumas vezes reduzidos inadequadamente a uma só variante: "técnica operatória". Evidentemente que o controle da técnica operatória é vital para o sucesso de qualquer cirurgia. Também é óbvio que o seu "domínio" não representa nenhum dom mágico ou "herança congênita" em um cirurgião talentoso. Na verdade representa o resultado final de um período longo e difícil de treinamentos teóricos e práticos com cinco princípios básicos e fundamentais:

1. Sólida base teórica em patologia otológica.
2. Conhecimento completo e detalhado da anatomia do osso temporal.
3. Treinamento básico adquirido após horas de dissecção em laboratório de osso temporal.
4. Observação atenta e crítica de cirurgiões otológicos experientes.
5. Educação médica continuada.

Estes fundamentos devem ser rigorosamente exercitados antes que qualquer cirurgião otológico seja diretamente responsável por um caso. A experiência e a habilidade serão então adquiridas caso a caso, dia a dia, e, infelizmente, após uma série de insucessos (Sheehy, J. L.; Benecke, J. E., 1987; Goycoolea, M. V., 1989)

Preparo do paciente

Dependendo da abordagem utilizada, o cabelo pode ser raspado a até 3 cm acima e atrás da orelha. Não indicamos tricotomia na abordagem transcanal. A pele é lavada com um sabão neutro e enxaguada com água, sendo então "pintada" com iodofor aquoso e aplicados os campos esterilizados. O paciente é posicionado com a cabeça voltada para os pés da mesa operatória. Ele/ela deve ser fixado(a) com fita adesiva de maneira segura, o que evita quedas com a movimentação da mesa. A cabeça do paciente deve ficar o mais próximo possível do cirurgião, e a mesa geralmente é colocada em poucos graus na posição de Trendelenburg invertida e deslocada levemente na direção do cirurgião (Sheehy, J. L.; Benecke, J. E., 1987).

Anestesia

A maioria dos procedimentos pode ser realizada em regime ambulatorial, sob anestesia local assistida. Nós empregamos anestesia geral de maneira sistemática em crianças pequenas, em pacientes extremamente ansiosos, ou quando antecipamos a necessidade de trabalho ósseo extenso.

Cirurgia

Seleção da abordagem e infiltração

A chave para o sucesso em cirurgia otológica reside em se operar em um campo cirúrgico amplo, limpo, claro e seco. Desta forma, são mandatórios a seleção da abordagem apropriada e a realização de uma hemostasia efetiva. Existem três abordagens para a orelha média e a mastóide: transcanal, endaural e retroauricular (Sheehy, J. L.; Benecke, J. E., 1987). Nossa escolha depende de fatores relacionados à avaliação pré-operatória e às características anatômicas do paciente. Assim, sempre que esperamos encontrar alterações da mucosa na orelha média, ou quando existe a possibilidade de instrumentação da mastóide, utilizamos as abordagens endaural ou retroauricular. De outra forma, preferimos a abordagem transcanal.

Utilizamos um anestésico local com vasoconstritor, geralmente lidocaína a 2% com epinefrina 1:100.000. Preferimos uma seringa que permita facilidade nas injeções (uma Carpule ou seringa de insulina), com uma agulha de calibre 27 ou 30. Um espéculo nasal ou de Lempert é usado para as injeções iniciais nos quadrantes inferior, superior e posterior do canal auditivo externo. A infiltração deve ser feita muito vagarosamente para evitar a formação de bolhas e a maceração da pele do canal. Quando a infiltração anestésica é adequada, o cirurgião é capaz de visualizar a dissecção da pele do canal auditivo externo desde o ponto da injeção até o anel timpânico. Quando selecionamos uma abordagem retroauricular, uma injeção adicional deve ser feita ao longo do sulco retroauricular (Goycoolea, M. V., 1989).

Incisões

As incisões são realizadas com o espéculo posicionado firmemente no canal e com o cirurgião trabalhando com as duas mãos. Um bisturi falciforme é usado para a primeira incisão vertical na posição de 11 horas, em linha reta na direção do cirurgião. Uma segunda incisão vertical é feita na posição de 5 horas, curvando-se em direção à incisão vertical. Uma terceira incisão horizontal pode ser feita com o bisturi de Rosen na borda do espéculo, ligando a primeira e segunda incisões verticais. A extensão deste retalho pode variar conforme a antecipação das condições patológicas. Em uma estapedectomia de rotina, um retalho de 6 mm deve ser suficiente, enquanto que em explorações mais extensas de forma a incluir uma pequena aticotomia, ou quando se deve remover uma área óssea extensa, pode ser necessário um retalho de 8 mm (Goycoolea, M. V., 1989).

Durante a realização das incisões, o osso subjacente deve ser "sentido" com o instrumento, inclusive a ponto de produzir ruído, para que se confirme a secção completa da pele. A junção da pele com o anel timpânico, na posição de 11 horas, é geralmente mais espessa e mais rica em tecido conjuntivo. A secção completa desta área é de fundamental importância, e as tesouras de Bellucci são muito úteis nesta etapa. Não se deve tentar mobilizar os retalhos ou entrar na orelha média até que as incisões sejam completadas, com a liberação dos retalhos cutâneos (Goycoolea, M. V., 1989).

Elevação dos retalhos e entrada na orelha média

Após a liberação das margens cutâneas, o cirurgião utiliza um descolador em bico-de-pato ou mesmo o bisturi de Rosen para separar gentilmente o retalho cutâneo do osso subjacente. A separação deve ser feita cuidadosamente e com vagar, para manter intacto o retalho cutâneo. A ponta do aspirador (mantendo-se o orifício de vazão descoberto) deve ser usada contra a lâmina do elevador para manter o campo cirúrgico exangue. Deve-se tomar cuidado para não aspirar e lesar o retalho. A pele é elevada de maneira uniforme, evitando-se a tunelização até que seja atingido o anel timpânico. Neste ponto, pode-se utilizar uma maior magnificação microscópica (10× ou 16×). O anel timpânico é identificado e elevado, sempre se trabalhando com o elevador contra o osso.

Uma vez elevado e afastado o anel timpânico, pode-se empregar uma agulha ou bisturi falciforme curvo para romper a mucosa, adentrando-se na orelha média sempre abaixo do anel timpânico e, se possível, inferiormente em direção à janela redonda. Neste ponto o bico-de-pato pode ser introduzido através do orifício inicial, comprimido contra o sulco timpânico e mobilizado inferiormente com a finalidade de liberar completamente a membrana timpânica póstero-inferior. Superiormente, pode-se utilizar um bisturi falciforme ou uma agulha para liberar gentilmente a membrana timpânica póstero-superior, tomando-se cuidado para não lesar os ossículos durante essa manobra. A corda do tímpano deve ser identificada e cuidadosamente removida do campo de visão. Caso essa manobra provoque o seu estiramento, o melhor é simplesmente seccioná-la com a tesoura de Bellucci. A corda do tímpano não deve nunca ser pinçada e tracionada na direção ínfero-superior, para evitar uma lesão por tração no segmento mastóideo do nervo facial (Goycoolea, M. V., 1989).

Plástica do canal (opcional)

Algumas vezes, a visão completa da membrana timpânica não é factível devido a um canal auditivo externo muito estreito ou sinuoso. Independentemente da causa (exostose, estenose, osteoma ou outra), deve-se primeiro alargar e/ou retificar o canal de maneira a permitir o acesso mais fácil à orelha média. Nessas circunstâncias, são preferidas as abordagens retroauriculares ou endaurais.

Após a elevação do retalho posterior e a exposição do canal, empregam-se brocas cortantes e diamantadas a fim de reduzir quaisquer saliências ósseas localizadas na parede posterior do conduto auditivo externo, e assim, permitir uma melhor exposição do anel timpânico e mesotímpano associado. Na presença de uma saliência anterior, incisões às 11 e 5 horas podem ser unidas através de uma incisão curvilínea a alguns milímetros do anel timpânico. Um retalho com sua base na porção lateral pode ser elevado, e o canal ósseo pode ser retificado, possibilitando uma melhor exposição do mesotímpano anterior. Durante este passo, deve-se tomar cuidado para evitar penetrar anteriormente na articulação temporomandibular e para não lesar o retalho cutâneo. Além disso, durante a plástica do canal posterior, o cirurgião deve evitar a lesão do segmento mastóideo de um nervo facial que esteja localizado mais anterior e lateralmente. Após o término da plástica, o campo deve ser irrigado com solução fisiológica para que sejam removidos os fragmentos ósseos, e o cirurgião terá então uma visão panorâmica, de 360°, da membrana timpânica (Alleva, M.; Paparella, M. M.; Morris, M. S.; Da Costa, S. S, 1989).

Expondo e explorando o conteúdo da orelha média

Após a entrada na orelha média, a inspeção começa às 12 horas. Para tanto, a porção superior do retalho junto ao nó de Rivinius é prensada com a pinça jacaré e puxada gentilmente em direção lateral. Esta manobra disseca a *pars flaccida* do colo do martelo, expondo o espaço de Prussak e o processo curto deste ossículo. Colesteatomas pequenos que estejam crescendo pela via epitimpânica posterior podem ser removidos neste ponto. O aspecto superior do canal auditivo externo pode ser cuidadosamente removido utilizando-se uma cureta ou a broca. A aticotomia assim criada pode ser de proporções pequenas, médias, ou grandes, de forma a facilitar a exposição das condições patológicas presentes. Isto permite que os ossículos sejam mais bem visualizados (o colo e a cabeça do martelo e a articulação incudomalear), e também possibilita observar a doença timpânica que se estenda na direção posterior alcançando o ádito e antro. Obstruções anatômicas e/ou adquiridas do ádito têm o potencial de gerar processos patológicos a jusante (mastóide). Quando isto ocorre, um quadro de mastoidite subclínica pode desenvolver-se no complexo celular da mastóide. Esse processo "confinado" e silencioso pode co-habitar com achados patológicos muito pouco floridos nos outros espaços da orelha. Quando o processo patológico se estende até o ático, inicialmente o acompanhamos, aumentando o tamanho da aticotomia na tentativa de alcançar o final do tecido patológico. No entanto, freqüentemente um colesteatoma que cresça segundo a via epitimpânica posterior penetra desde o espaço de Prussak (seguindo o curso embriológico do *saccus medius*), passando através do espaço incudal superior e atravessa o ádito para penetrar mais profundamente na mastóide (Jackler, R. K., 1989). Nesta situação o fundo da bolsa colesteatomatosa não pode ser alcançada através da aticotomia. Uma mastoidotomia, em um osso pneumatizado, ou uma antrostomia de dentro para fora (*inside-out* ou subcortical) em ossos escleróticos consistem nos próximos passos do procedimento.

Quando a aticotomia está finalizada e não é necessária nenhuma dissecção adicional, o defeito cirúrgico pode ser reconstruído utilizando-se, para tanto, lascas de cortical esculpidas, *patté* ou cera de osso.

Medialmente ao martelo e ainda na posição das 12 horas encontram-se o tendão do músculo tensor do tímpano e o processo cocleariforme (PC). Após um longo período de otite média com efusão, a membrana timpânica e o cabo do martelo podem encontrar-se medializados. Nessa circunstância, o tensor do tímpano é seccionado e o cabo do martelo pode então ser cuidadosamente lateralizado, expandindo médio-lateralmente o espaço mesotimpânico. Em um estudo histopatológico de 1996 Costa *et al.* apontavam o PC como um dos mais valiosos pontos de referência da orelha média. Sua resistência às agressões patológicas, sua relação constante com o cabo do martelo e sua posição central na orelha média fazem com que seja uma estrutura facilmente identificável (Costa *et al.*, 1996). Uma vez que o PC é reconhecido, imediatamente determina-se a localização do gânglio geniculado (logo medialmente ao PC), e, traçando-se uma linha no sentido craniocaudal, pode-se dividir a orelha média em dois compartimentos: um anterior e um posterior. O compartimento anterior relaciona-se ao promontório (ântero-inferiormente), com o protímpano e alguns milímetros anteriormente com o orifício timpânico da tuba auditiva (Costa *et al.*, 1996). O canal carotídeo encontra-se mais anteriormente, a uma distância de pelo menos 6 mm. O compartimento posterior relaciona-se com o segmento timpânico do nervo facial com seu segundo joelho e, póstero-inferiormente, com a região das janelas oval e redonda.

Após a identificação do PC, a dissecção prossegue como em um relógio no sentido anti-horário. Na posição de uma hora pode-se identificar o segmento timpânico (horizontal) do nervo facial. Este nervo deve ser abordado com extrema cautela, pois é uma das estruturas mais vulneráveis do osso temporal, especialmente se houver alguma deiscência em seu canal ósseo na sua face timpânica. A incidência dessas deiscências foi reportada como achado cirúrgico em 7 a 11,4% (Hough, J. V. D., 1958; Li, D.; Cao, Y., 1996) dos casos e como achado histológico em 15 a 74% dos casos. O sítio mais comum de deiscência foi a região da janela oval, onde o nervo pode prolapsar sobre a platina do estribo (Takahashi H., Sando I., 1992).

Como foi referido por Mutlu *et al.* (1998), não é raro para um colesteatoma ou uma massa de tecido de granulação distorcer a anatomia normal do nervo. Uma manipulação mais intempestiva da doença pode mover o nervo de seu leito e produzir lesão por estiramento.

Seguindo o nervo facial posteriormente para a posição das duas horas, atinge-se o nobre quadrante póstero-superior, e a cadeia ossicular vem à nossa atenção. A extremidade do processo longo da bigorna, a articulação incudoestapediana, a eminência piramidal e o tendão do músculo estapédio, a supra-estrutura do estribo e a platina sobre a janela oval vêm seqüencialmente à inspeção. A avaliação da mobilidade ossicular é completada através da mobilização do cabo do martelo com o descolador em bico-de-pato ou bisturi curvo, enquanto se observa a mudança no reflexo luminoso junto à janela redonda. Testar a mobilidade do estribo inclui a palpação da articulação incudoestapediana, a cabeça do estribo e a própria platina. Geralmente é necessário que se faça uma curetagem da margem póstero-superior do canal para melhorar a exposição da articulação incudoestapediana e da janela oval. Para tanto, usa-se uma cureta afiada fazendo movimentos gentis, mas firmes, de dentro para fora e das 12 para as 6 horas para evitar um deslocamento acidental dos ossículos (Costa et al., 1996). Uma broca cortante delicada também pode ser útil neste momento. Uma vez que o cirurgião tenha identificado a articulação, a janela oval, o tendão do músculo estapédio e o segmento timpânico do nervo facial, então a remoção do osso do canal está completa (Costa et al, 1996).

Na posição das 3 horas podemos explorar a área do seio timpânico. Este é um importante espaço de transição entre as janelas oval e redonda. Além disso, é um local muito comum de doença oculta. Costa *et al*. (1992) em um estudo com ossos temporais humanos com otite média crônica encontraram a presença de tecido de granulação no seio timpânico de 52,1% dos ossos, timpanoesclerose em 3,5% e colesteatoma em 0,7%. Conforme Zorzetto *et al*. (1996), o seio timpânico pode se estender superiormente ou posteriormente atingindo o canal do nervo facial, e, algumas vezes, o trato celular retrofacial.

O limite inferior do seio timpânico se dá na posição das 4 horas como uma proeminência óssea que se projeta do promontório e é conhecida como *subiculum*, que é encontrada em cerca de 55% dos ossos temporais.

Na posição das 5 horas encontra-se o nicho da janela oval. Durante este ponto da exploração ambas as janelas (oval e redonda) devem ser cuidadosamente inspecionadas. Deve-se observar se a membrana da janela redonda é visível ou está escondida no nicho. Também é igualmente importante distinguir a própria membrana de pregas mucosas no nicho (conhecidas como "falsas membranas") (Ashton D. H.; Watson L. A., 1992), Paparella M. M.; Koutroupas S., 1982; Weber P. C.; Perez B. A., 1993). Qualquer coleção loculada fluida deve ser aspirada, e um tecido de granulação aí localizado deve ser avaliado e, se possível, meticulosamente removido. A integridade da janela redonda, assim como da platina, nunca deve ser arriscada durante uma timpanoplastia ou timpanomastoidectomia primária (Costa *et al*., 1996).

Partindo do nicho da janela redonda, a dissecção prossegue em direção inferior e anterior até a posição das 6 horas, onde então se acessa o hipotímpano e as células aeradas hipotimpânicas. Esta área está abaixo da margem inferior da membrana timpânica e pode ser visualizada somente através de uma timpanotomia exploradora. De acordo com Costa *et al*. (1992), o hipotímpano é um local freqüentemente agredido por doença inflamatória como tecido de granulação, granuloma de colesterol e colesteatoma. O hipotímpano também representa o assoalho da orelha média, sendo separado do golfo da veia jugular interna por uma delgada, e algumas vezes deiscente, camada de osso. Segundo Overton e Ritter (1986-1993, 1973) e Mutlu *et al*. (1998), em 6% dos ossos temporais o golfo jugular foi encontrado acima do limite inferior do ânulo timpânico. Ele pode ser deiscente e mais vulnerável a alguma lesão durante a elevação do retalho timpanomeatal na dissecção de um colesteatoma do espaço hipotimpânico ou do trato celular retrofacial (Graham M. D., 1977). Uma massa azulada nessa região deve ser manejada com extremo cuidado pois representa a "ponta de um *iceberg*" ou o pólo superior de um grande tumor glômico.

Movendo-se para posição das 7 horas encontra-se um novo nicho de células que podem ocultar doença focal. Representam algumas vezes a abertura timpânica do trato celular infracoclear ao ápice petroso.

Subindo para a posição das 8 horas está o lábio inferior da tuba auditiva e na posição das 9 horas encontraremos o protímpano e o orifício timpânico tubário. Uma inspeção completa destas referências anatômicas é vital para que se possa entender todo o complexo da otite média e para o sucesso das timpanoplastias. O protímpano é examinado cuidadosamente para sinais de obstrução, que podem incluir proeminências ósseas em várias regiões da orelha média, espessamento da mucosa da caixa timpânica ou tecido de granulação, e doença da porção anterior da membrana timpânica ou do mesotímpano anterior como a timpanoesclerose. O contorno do promontório é observado na tentativa de desvendar alguma obstrução aos canais de ventilação a este nível do mesotímpano. Deve-se exercer o máximo de cuidado durante a tentativa de remoção de qualquer processo patológico na região do protímpano e da porção timpânica da tuba auditiva. Essas estruturas guardam contato íntimo com canal da artéria carótida interna. Costa *et al*. (1996) demonstraram que esta artéria pode estar exposta neste segmento seja como resultado de doença ou mesmo congenitamente. Além disso, mesmo quando não anatomicamente exposta, a espessura média mínima da face tubária do canal carotídeo era inferior a um milímetro. A evidência macroscópica de deiscência varia de 1 a 2% (Savic D., Djeric D., 1985), mas quando se analisa microscopicamente esse número é catapultado para 7,7% (Moreano E., Paparella M. M., Zelterman D., *et al*., 1994). Assim, a possibilidade de uma artéria com sua parede exposta deve ser sempre considerada quando a dissecção cirúrgica se processa a este nível. Lesões inadvertidas durante timpanoplastias ou timpanomastoidectomia constituem-se em eventos raros. Ainda assim, periodicamente, encontram-se relatos na literatura de verdadeiras catástrofes cirúrgicas quando uma carótida exposta foi confundida com tecido de granulação, *glomus* timpânico ou até mesmo otite média com efusão (Costa S. S.; Colli B. O.; Fonseca N., *et al*., 1996).

Fechando o relógio na posição das 10 e 11 horas, pode-se identificar o semicanal do músculo tensor do tímpano e sua prega. Esta prega faz parte do chamado diafragma timpânico que praticamente isola o mesotímpano do epitímpano e complexo celular da mastóide. Está presente em 90% dos pacientes separando o epitímpano anterior (acima) do mesotímpano anterior (abaixo) e delimita a progressão anterior do colesteatoma epitimpânico. Através da secção desta prega pode-se ter acesso ao epitímpano anterior para se checar a extensão anterior de um colesteatoma. Este passo é igualmente importante nas cirurgias da orelha média pois maximiza a exposição destes pontos-chave além de abrir um canal adicional de arejamento entre os andares médio e superior da fenda auditiva.

Reposicionamento dos retalhos, tamponamento, curativos e cuidados pós-operatórios

Após a exploração completa da orelha média, o mesmo é limpo de *debris* e de fragmentos ósseos através da irrigação com solução fisiológica e do uso do aspirador. O retalho é meticulosamente recolocado em sua posição original e o canal auditivo externo é tamponado com pastilhas de Gelfoam®, pomadas de antibióticos ou com um "dedal" de seda de Owen preenchido por algodão embebido em solução com antibióticos. O meato auditivo externo é coberto por algodão estéril. Quando se utiliza uma abordagem retroauricular, a incisão deve ser fechada em duas camadas, e o curativo externo é confeccionado de acordo com a magnitude do procedimento. O paciente é observado na sala de recuperação e recebe alta no mesmo dia. Na primeira visita pós-operatória uma semana após, o canal auditivo deve ser cuidadosamente aspirado, e os pontos devem ser retirados. Consultas futuras serão então agendadas até a cicatrização completa da orelha.

REFERÊNCIAS BIBLIOGRÁFICAS

Alleva M, Paparella MM, Morris MS, Da Costa SS. The flexible/intact brigde tympanomastoidectomy technique. Otolaryngol Clin North Am 1989;2:41-50.

Ashton DH, Watson LA: Inner ear barotrauma: a case for exploratory tympanotomy. Aviat Space Envirom Med 1992;63:612-615.

Costa SS, Colli BO, Fonseca N, *et al*. Anatomia cirúrgica da artéria carótida intrapetrosa. J Bras Neurocir 1996;7:30-43.

Costa SS, Paparella MM, Schachern PA, *et al*. Temporal bone histopathology in chronically infected ears with intact and perforated tympanic membranes. Laryngoscope 1992;102:1229-1236.

Da Costa SS, Cruz OLM. Exploratory tympanotomy. Operative Techn Otolaryngol Head Neck Surg 1996;7:20-25.

Da Costa SS, Cruz OLM, Kluwe LHS, Smith MM. Timpanoplastias. In: Da Costa SS, Cruz OLM. Otologia Clínica e Cirúrgica. Rio de Janeiro: Revinter, 2000. 245-270p.

Goycoolea MV. Exploratory tympanotomy. In: Goycoolea MV, Paparella MM, Nissen RL. Atlas of Otologic Surgery. Philadelphia, PA: WB Saunders, 1989. 219-217p.

Goycoulea MV, Paparella MM, Nissen RL. Atlas of Otologic Surgery. Philadelphia, PA: WB Saunders, 1989.

Graham MD. The jugular bulb: Its anatomical and clinical considerations in contemporary otology. Laryngoscope 1977;87:105-125.

Hough JVD. Malformation and anatomical variations seen in the middle ear during the operation for mobilization of the stapes. Laryngoscope 1958;68:1337-1379.

Jackler RK. The surgical anatomy of cholesteatoma. Otolaryngol Clin North Am 1989;22:883-896.

Juhn SK, Paparella MM, Kim LS, *et al*. Pathogenesis of otitis media. Ann Otol Rhinol Laryngol 1977;86:481-493.

Lee KJ. Essential Otolaryngology - Head & Neck Surgery. Stamford, Connecticut, Appleton & Lange, 1995.

Lempert J. Improvement of hearing in cases of otosclerosis. Arch Otolaryngol 1938;28:42-97.

Lempert J. Tympanosympathectomy: a surgical technique for the relief of tinnitus aurium. Arch Otolaryngol 1946;43:199-212.

Li D, Cao Y. Facial canal dehiscence: histologic study and computer reconstruction. Ann Otol Rhinol Laryngol 1996;105:467-471.

Linden A, Roithman R. Ossicular chain reconstruction: A combined prosthesis with organic and synthetic material. Laryngoscope 1991;101:436-437.

McRae DL, Ruby RR. Recurrent meningitis secondary to perilymphatic fistula in young children. J Otolaryngol 1990;19:222-225.

Meyerhoff WL, Kim CG, Paparella MM. Pathology of chronic otitis media. Ann Otol Rhinol Laryngol 1978;87:749-61.

Meyerson MD, Ruben H, Bilbert IG. Anatomic studies of the petrous portion of the temporal bone. Arch Otolaryngol 1934;20:195-210.

Moreano E, Paparella MM, Zelterman D, *et al*. Prevalence of carotid canal dehiscence in human middle ear: a report of 1000 temporal bones. Laryngoscope 1994;104:612-618.

Mutlu C, Costa SS, Paparella MM, *et al*. Clinical histopathological correlations of pitfalls in middle ear surgery. Eur Arch Otorhinolaryngol 1998;255:189-194.

Overton SB, Ritter FN. A high placed jugular bulb in the middle ear: a clinical and temporal bone study. Laryngoscope 1973;83:1986-1993.

Paparella MM, Koutroupas S. Exploratory timpanotomy revisited. Laryngoscope 1982;92:531-4.

Paparella MM, Shumrick DA, Meyerhoff WL, Gluckman JL. Otolaryngology. 3. ed. Philadelphia, PA: Saunders,1991.

Savic D, Djeric D. Anatomical variations and relations in the medical wall of the bony portion of eustachion tube. Acta Otolaryngol (Stockh) 1985;99:551-556.

Sheehy JL, Benecke JE. Middle ear reconstruction: current status. Adv Otolaryngol Head Neck Surg 1987;1:143-170.

Takahashi H, Sando I. Facial canal dehiscence: histologic study and computer reconstruction. Ann Otol Rhinol Laryngol 1992;101:925-930.

Weber PC, Perez BA, Bluestone CD. Congenital perilymphatic fistula and middle ear abnormalities. Laryngoscope 1993;103:160-164.

Zorzetto NL, Tamega OJ, Garcia PJ, Soares JC. Morfologia dos Recessos Timpânicos Posteriores. Res Bras Otorhinolaryngol 1996;62:182-195.

Tratamento Cirúrgico das Otites Médias Atelectásica e Adesiva

Luiz Lavinsky ▪ Michelle Lavinsky ▪ Cristiano Ruschel ▪ Lucio A. Castagno

INTRODUÇÃO

A membrana timpânica com as suas duas porções (*pars flaccida* e *tensa*), por ser a única parede distensível, e, conseqüentemente, a mais frágil da orelha média, sofre significativas alterações pela persistência de gradientes pressóricos negativos. A pressão negativa sustentada na orelha média leva à retração da membrana timpânica. Este processo pode ser localizado ou difuso. Quando há hipoaeração localizada na orelha média, ocorre a formação de bolsas de retração. Quando a retração ocorre em toda a membrana timpânica, atingindo a *pars tensa* e *pars flaccida*, há formação de áreas de atrofia da membrana timpânica.

Normalmente, ocorre uma atrofia que contribui para a diminuição da resistência da MT. Nos casos em que não existem perfurações, a atrofia e a retração do tímpano evoluem para um ponto de colapso, recobrindo as estruturas da orelha média sem se fixar a estas. Este estágio é denominado otite média crônica atelectásica.

Com a manutenção da pressão negativa, a MT pode aderir definitivamente a estruturas da orelha média e ossículos, culminando na otite média crônica adesiva. Essas duas condições podem ser diferenciadas, em algumas situações, através do exame físico, pela manutenção da retração do tímpano após a insuflação de ar na orelha média, que pode ser realizada como teste diagnóstico pela manobra de Valsalva, otoscopia pneumática ou com a manobra de Politzer (Paparella *et al*., 1991).

As otites médias atelectásicas e as adesivas são de grande importância para o otologista, por determinar grandes alterações anatômicas e funcionais à orelha média, podendo redundar em uma otite média crônica colesteatomatosa e/ou problemas auditivos relevantes. São quadros de difícil solução clínica e cirúrgica, e, portanto, o seu tratamento representa um desafio importante para a otologia moderna.

Este capítulo vai expor as condutas mais consagradas para a condução destes casos, dentro do ponto de vista dos tratamentos clínico e cirúrgico.

CLASSIFICAÇÃO

▪ Estadiamento das retrações da pars tensa da membrana timpânica (MT)

A retração da *pars tensa* é geralmente classificada em cinco estágios pelo sistema de estadiamento descrito por Luntz *et al.* (1997) (Sade, 1997) (Fig. 39-1).

▪ Estadiamento das retrações da pars flaccida da membrana timpânica (Fig. 39-2)

Podemos também classificar as retrações, conforme o tipo, em: retração simples, bolsa de retração, retração não-colesteatomatosa; retração pré-colesteatomatosa; retração colesteatomatosa; atelectasia timpânica; otite adesiva.

Além disso, a otite média adesiva pode ser classificada em três estágios:

1. Otite média adesiva sem déficit funcional secundário à retração timpânica. A orelha média permanece aerada.
2. Otite média adesiva com perda auditiva leve. Pode haver fixação ou descontinuidade da cadeia ossicular. A orelha média permanece aerada.
3. Similar ao estágio 2, porém com perda condutiva máxima secundária à patologia ossicular e sem aeração da orelha média.

PATOGÊNESE

A atelectasia da MT é uma seqüela do processo patológico da orelha média iniciado pela disfunção tubária e pela otite média com efusão. Compartilha uma fisiopatologia similar à das otites médias, enquadrando-se em seu *continuum*, porém diferindo no tipo de seqüelas. O entendimento da patogênese de uma doença auxilia no desenvolvimento de novos métodos de tratamento. A otite média é causada por múltiplos fatores. Contribuem para o desenvolvimento da otite média: infecções virais ou bacterianas, disfunções funcionais ou mecânicas da tuba auditiva, alergia, barotrauma ou a combinação desses fatores. Estes, por outro lado, estimulam a secreção de mediadores inflamatórios – os quais, por sua vez, aumentam a permeabilidade vascular e a atividade secretora –, resultando em uma persistente efusão da orelha média, purulenta, serosa ou mucosa. Este quadro progride como um *continuum* que pode levar à resolução, seqüela ou otite média crônica irreversível (Fig. 39-3).

A efusão pode se manter por germes que permanecem nela em nível subclínico, ou seja, sem determinar quadro de otite média aguda (OMA), porém com capacidade de provocar a permanente produção de efusão (Fig. 39-4).

O processo pode iniciar, como visto no Quadro 39-1, por uma OMA causada por bactérias comuns a infecções das vias aéreas superiores (IVAS). Perduram por geralmente 1 a 2 semanas, com *restitutio ad integrum* ao término da doença. É a afecção otológica mais freqüente na infância, sendo uma das causas mais comuns do atendimento de pacientes em nível ambulatorial.

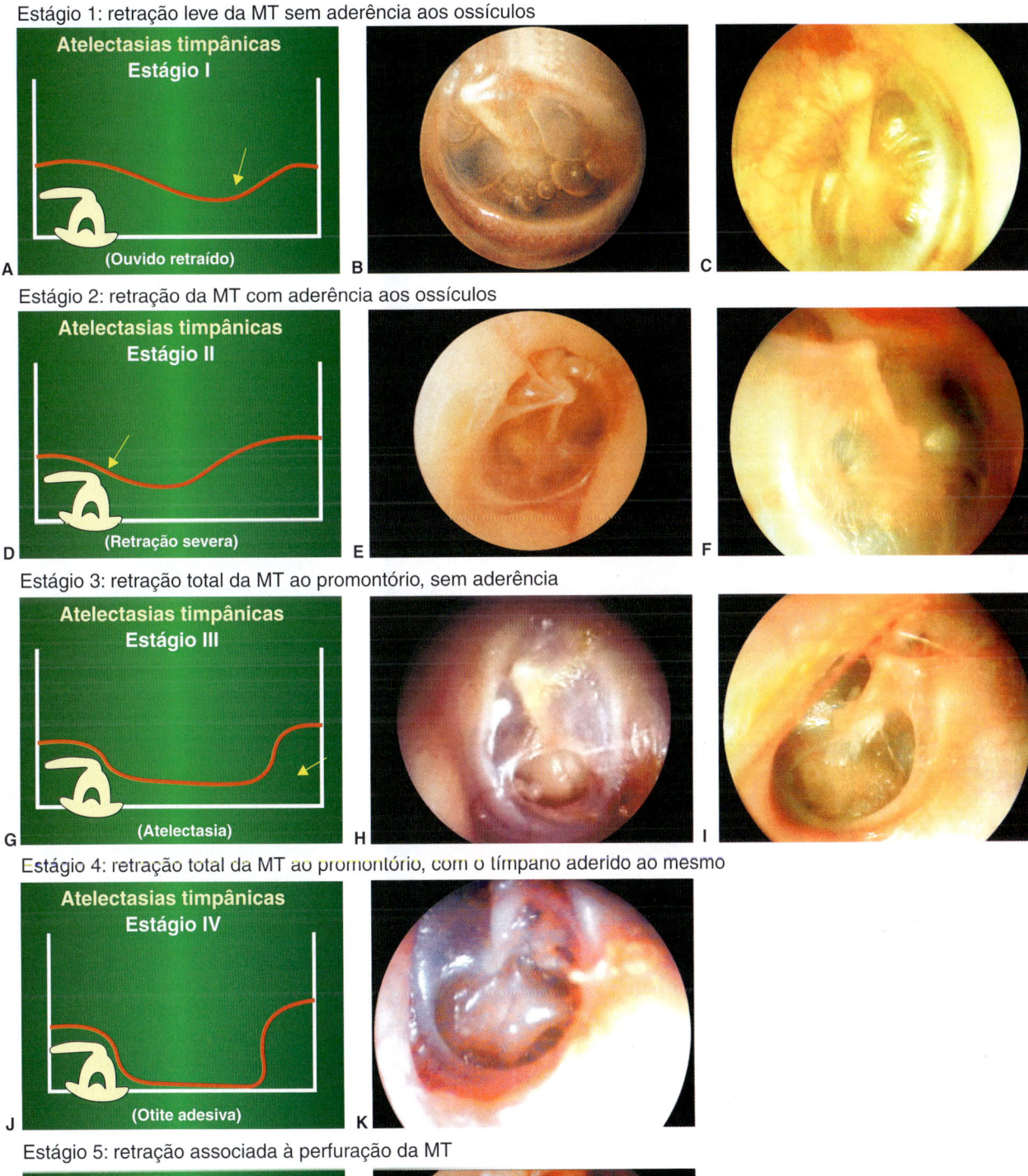

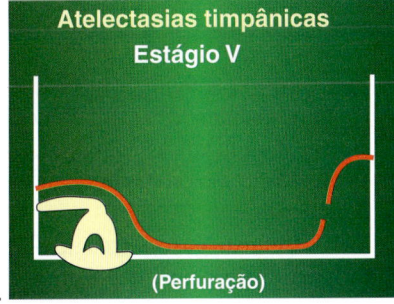

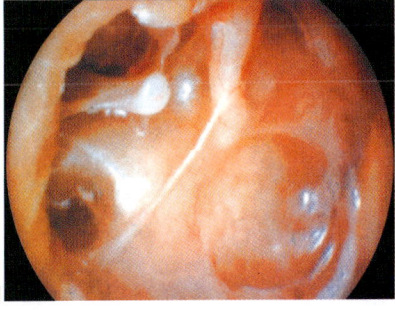

Estágio 1: retração leve da MT sem aderência aos ossículos

Estágio 2: retração da MT com aderência aos ossículos

Estágio 3: retração total da MT ao promontório, sem aderência

Estágio 4: retração total da MT ao promontório, com o tímpano aderido ao mesmo

Estágio 5: retração associada à perfuração da MT

Fig. 39-1

Classificação das retrações da *pars tensa* do tímpano, segundo Luntz & Sade (desenhos gráficos de Dr. Randon H., 2003).

Leve retração sem contato com o colo do martelo

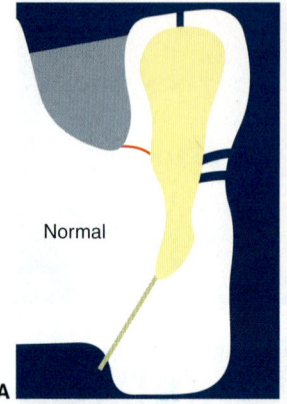

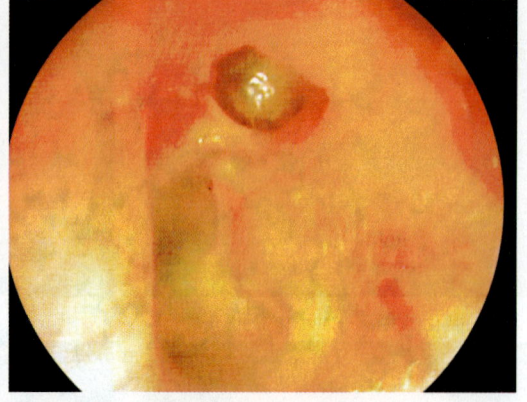

Normal

A

Retração mais profunda que contata com o colo do martelo

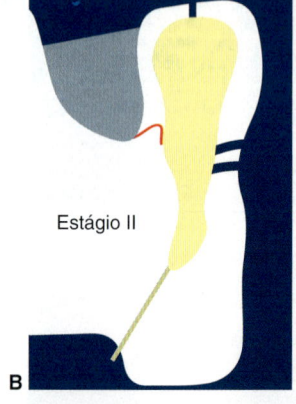

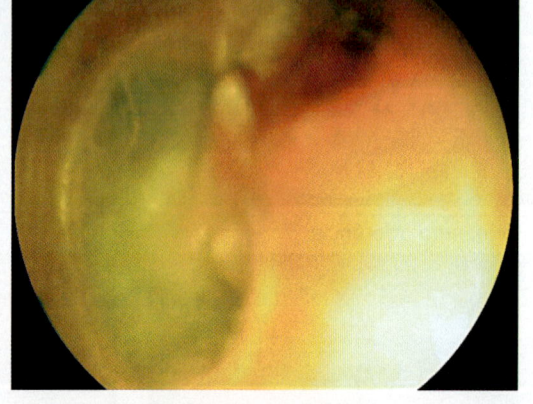

Estágio II

B

Bolsa de retração em que não se pode visualizar o fundo, com erosão óssea

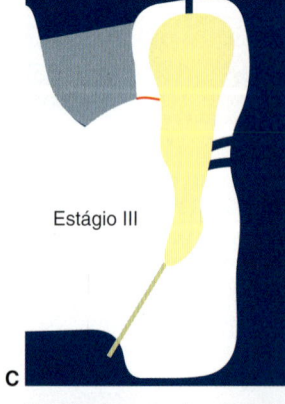

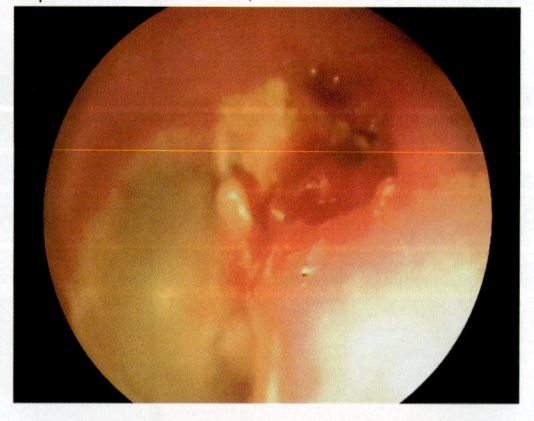

Estágio III

C

Erosão óssea mais relevante (aticotomia e lise da cabeça do martelo)

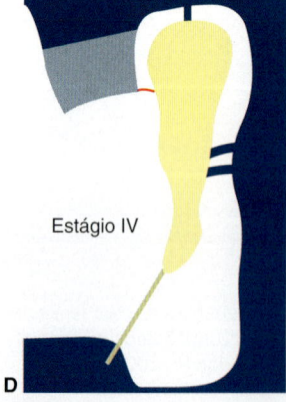

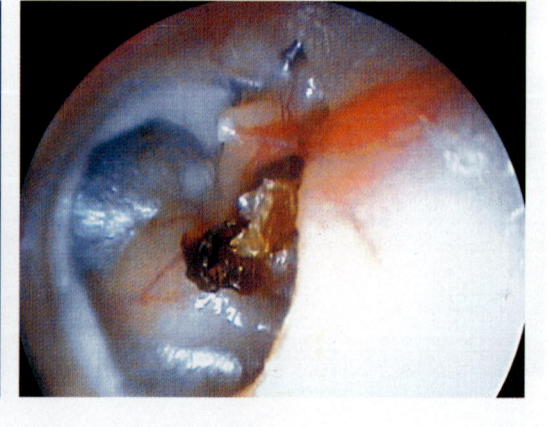

Estágio IV

D

Fig. 39-2

Classificação das bolsas de retração de acordo com sua localização segundo Tos, 1990. (Desenhos de Dr. Randon H. 1993 com autorização).

A OMA apresenta fatores predisponentes extrínsecos e intrínsecos que aumentam a sua prevalência, podendo envolver repetições com intervalos normais. Nesses casos, é chamada de otite média aguda de repetição (OMAR).

Devemos destacar o ambiente de habitação vertical e creches, tabagismo passivo e amamentação, pois o aleitamento artificial (pela mamadeira) é desprovido da imunidade passiva conferida pelo aleitamento materno.

A natação em piscinas aquecidas é importante fator de IVAS, pois a alta concentração de cloro bloqueia o transporte mucociliar, e a alta temperatura da água favorece a proliferação de germes, que penetram facilmente a mucosa nasal.

A idade também é um fator importante para as OMAR, sendo altamente prevalente na primeira infância, principalmente entre o primeiro e segundo anos de idade (60% das crianças), e declinando sua freqüência após os 7 anos de idade. Quanto mais precoce o primeiro surto de otite média aguda, mais propensa a OMAR será a criança. Além disso, a OMAR predomina no sexo masculino.

As disfunções imunológicas têm um papel importante, pois a alergia induz um sistema mucociliar ineficaz. Na primeira infância, pode ocorrer OMAR por intolerância ao leite bovino (intolerância à lactose). Temos também as imunodeficiências temporárias: a da IgA secretora é a mais comum causa de OMAR. As discinesias ciliares primárias são mais raras.

As disfunções da tuba auditiva, que é imatura até aproximadamente 7 anos de idade, tanto pela sua anatomia peculiar na infância (curta, horizontalizada e ampla) como pela disfunção da musculatura velofaríngea, aumentam a predisposição em crianças portadoras de insuficiência velofaríngea e de palatosquise.

As hiperplasias das tonsilas faríngea e palatina produzem disfunção velofaríngea e, eventualmente, obstrução do óstio tubário, facilitando as otites médias por obstrução/refluxo. As adenoidites agudas de repetição são causas freqüentes de otites médias.

O refluxo gastroesofágico deve ser suspeitado, principalmente em otites médias agudas, quando não acompanhadas de IVAS no lactente. A amamentação em decúbito dorsal e o posicionamento similar imediatamente após o término da ma-

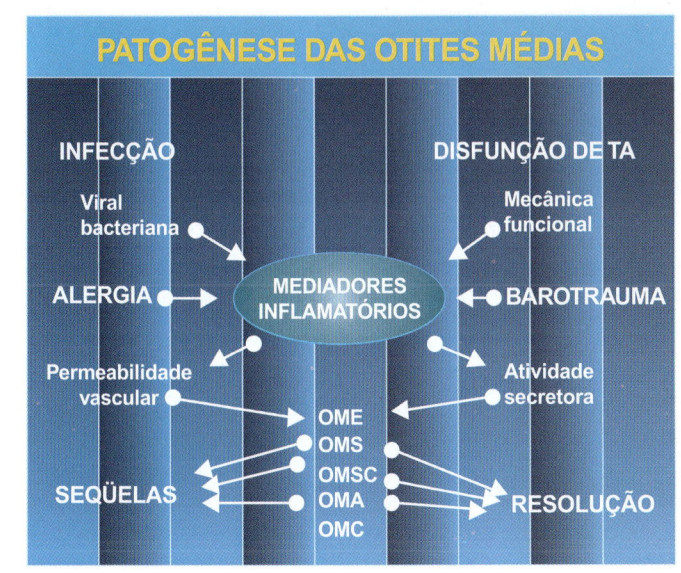

PATOGÊNESE DAS OTITES MÉDIAS

Fig. 39-3 Esquema dos principais fatores envolvendo a patogênese da otite média e a formação do *"Continuum"* que ocorre na cronificação. (OME, otite média com efusão; OMS, otite média secretora; OMSC, otite média secretora crônica; OMA, otite média atelectásica e adesiva; OMC, otite média crônica colesteatomatosa).

mada, quando ainda não ocorreu o início do processo de esvaziamento gástrico, facilitam o refluxo gastroesofágico e, conseqüentemente, a ocorrência de otite média de refluxo.

Os fatores climáticos e socioeconômicos também têm um papel importante (Castagno et al., 2002), além do período de início do quadro: um início precoce parece ser altamente preditivo do risco de contrair OMAR (Teele et al., 1989).

Esses fatores predisponentes têm um papel principal. Contudo, se afastarmos todos esses elementos, ainda restam predisposições hereditária, racial e familiar (genética). A efusão pode se manter por germes que permanecem nela em nível subclínico, ou seja, sem determinar quadro de OMA, porém com capacidade de provocar a permanente produção de efusão (Figs. 39-4 e 39-5A a C).

Em certas ocasiões, apesar da ventilação assegurada pela tuba auditiva, vamos encontrar uma passagem de ar estreita para a mastóide, através de uma série de pregas, mucosas e ligamentos suspensores, conhecidos como diafragma timpânico, praticamente separando o mesotímpano do epitímpano e da mastóide (Proctor, 1971). Além disso, o próprio processo de retração timpânica, com a horizontalização do cabo do martelo e a medialização do tímpano, pode alterar significativamente a ventilação, pela criação de novos compartimentos de hipoaeração.

A disfunção tubária leva a uma diminuição do gradiente pressórico da orelha média em relação à pressão atmosférica, resultando em uma série de processos patológicos, que culminam na atelectasia da MT (Sadé & Ar, 1997).

Sadé et al. (1997) identificaram cinco fatores que determinam a pressão da orelha média: ventilação via tuba auditiva, difusão de gases na circulação via mucosa da orelha média, espessamento da mucosa da orelha média, elasticidade da MT e pneumatização da mastóide (Fig. 39-6).

O desequilíbrio pressórico na orelha média pode ter diversas origens. A perda de gases por difusão é fixa, e a ventilação via tuba auditiva é reduzida (Sadé & Luntz, 1989). Estudos histológicos, entretanto, mostraram que a luz da tuba auditiva pode ser similar nos estados patológicos e fisiológicos da orelha média (Sadé, 1993). Um terço das MT atelectásicas reverte espontaneamente ao estado normal. Além disso, 38% das atelectasias mostram abaulamento da MT pela manhã, provavelmente secundário ao aumento de CO_2 e diminuição de O_2 durante o sono. Este fato aponta para a importância na alteração da difusão de gases na orelha média (Djalilian et al., 2000).

Deve-se acrescentar que reações inflamatórias até os 3 anos de idade retar-

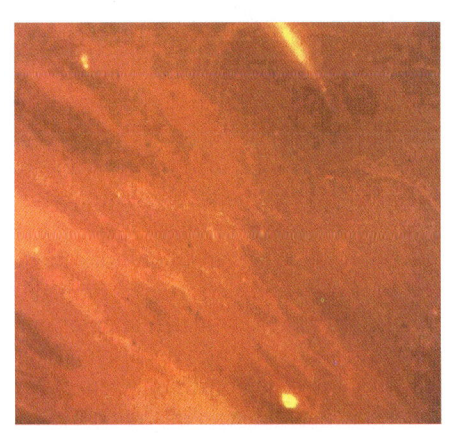

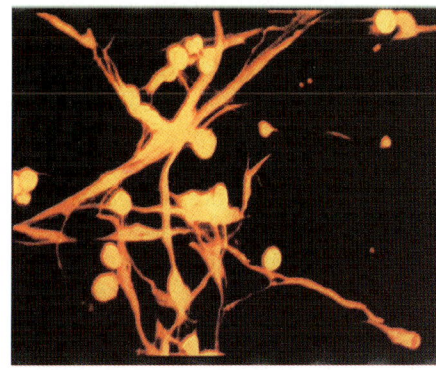

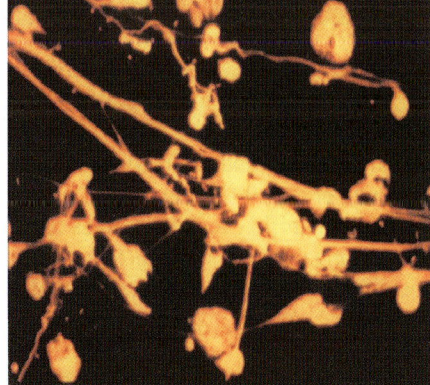

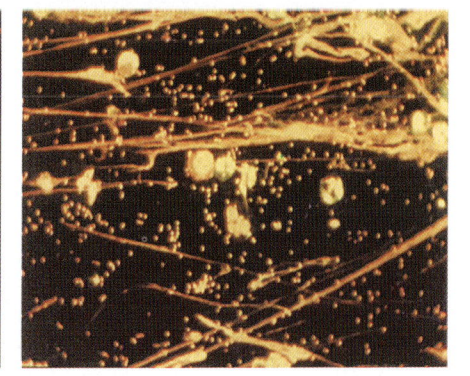

Quadro 39-1 Duração da timpanocentese em ratos (Sprague-Dawley)

Método de timpanocentese	Tempo de cicatrização da perfuração
Microlanceta	9-11 dias
Microeletrocautério	12-18 dias
CO_2-laser	18-21 dias

(Soderberg et al., 1985).

Fig. 39-4 Infecção subclínica em otite média com efusão (com autorização de Prof. Lars Stenfors).

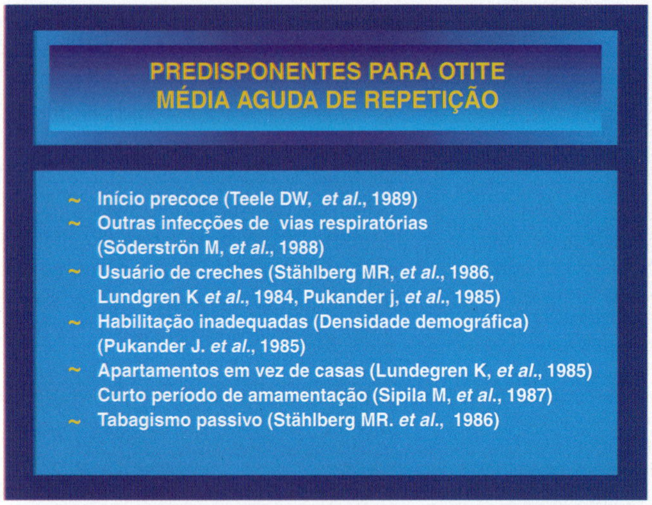

PREDISPONENTES PARA OTITE MÉDIA AGUDA DE REPETIÇÃO

- Início precoce (Teele DW, et al., 1989)
- Outras infecções de vias respiratórias (Söderströn M, et al., 1988)
- Usuário de creches (Stählberg MR, et al., 1986, Lundgren K et al., 1984, Pukander j, et al., 1985)
- Habilitação inadequadas (Densidade demográfica) (Pukander J. et al., 1985)
- Apartamentos em vez de casas (Lundegren K, et al., 1985)
- Curto período de amamentação (Sipila M, et al., 1987)
- Tabagismo passivo (Stählberg MR. et al., 1986)

A

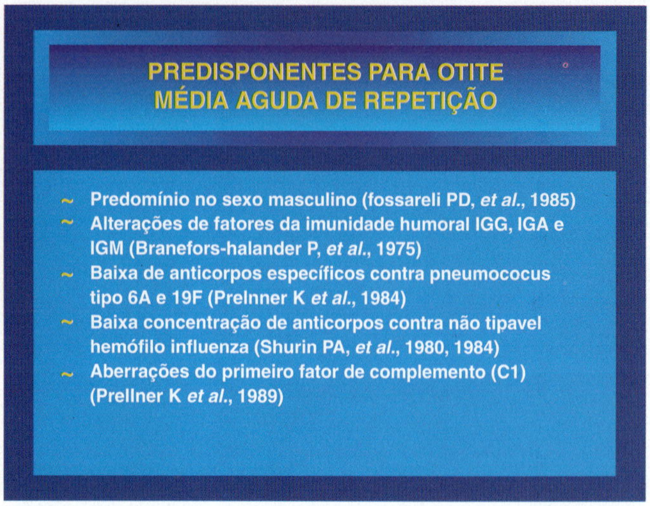

PREDISPONENTES PARA OTITE MÉDIA AGUDA DE REPETIÇÃO

- Predomínio no sexo masculino (fossareli PD, et al., 1985)
- Alterações de fatores da imunidade humoral IGG, IGA e IGM (Branefors-halander P, et al., 1975)
- Baixa de anticorpos específicos contra pneumococus tipo 6A e 19F (Prelnner K et al., 1984)
- Baixa concentração de anticorpos contra não tipavel hemófilo influenza (Shurin PA, et al., 1980, 1984)
- Aberrações do primeiro fator de complemento (C1) (Prellner K et al., 1989)

B

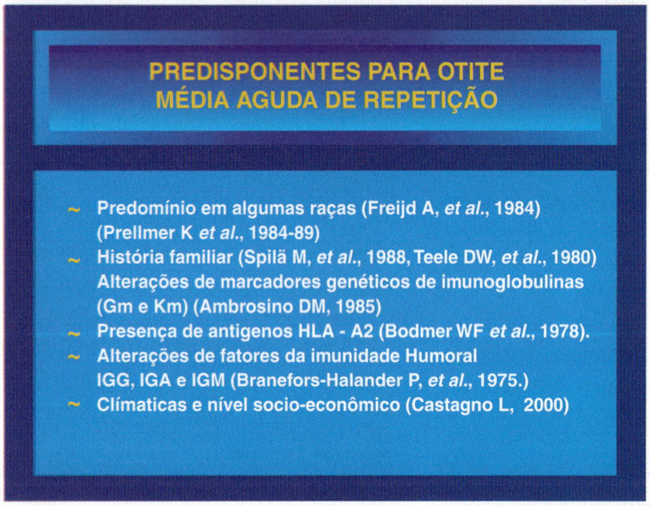

PREDISPONENTES PARA OTITE MÉDIA AGUDA DE REPETIÇÃO

- Predomínio em algumas raças (Freijd A, et al., 1984) (Prellmer K et al., 1984-89)
- História familiar (Spilä M, et al., 1988, Teele DW, et al., 1980) Alterações de marcadores genéticos de imunoglobulinas (Gm e Km) (Ambrosino DM, 1985)
- Presença de antigenos HLA - A2 (Bodmer WF et al., 1978).
- Alterações de fatores da imunidade Humoral IGG, IGA e IGM (Branefors-Halander P, et al., 1975.)
- Clímaticas e nível socio-econômico (Castagno L, 2000)

C

Fig. 39-5
(A-C) Predisponentes para a OMAR.

dam a reabsorção e diferenciação do mesênquima, levando à imaturidade das fibras elásticas (atraso de maturação da elastina) e provocando retrações timpânicas (Ruah et al., 1992). Além disso, o processo inflamatório é maior nas áreas onde a vascularização é mais rica (quadrante póstero-superior da *pars flaccida* ou *pars tensa*), notadamente no quadrante póstero-superior (Ruah et al., 1992).

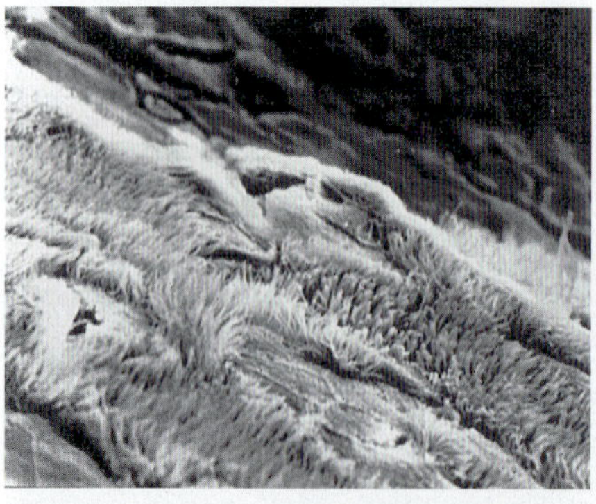

Segundo Yoon, não há retração timpânica sem otite média. Este autor observou, num estudo de mastóides, que as que apresentavam sinais de otite média com efusão tinham retração timpânica em 2,1%; já as mastóides que apresentavam otite média crônica tinham retrações de 19,5%. Isso demonstra que, em alterações histopatológicas da mucosa e da própria membrana timpânica, a incidência de retrações é maior do que na presença de apenas efusão (serosa ou purulenta), parâmetro muito importante e que deve ser levado em conta.

Em algumas ocasiões, o estado da orelha contralateral nos orienta para a tomada de alguma medida mais precoce, ou seja, se tivermos uma orelha contralateral, patológica, inclusive com colesteatoma, sabemos que o futuro é sombrio e devemos intervir precocemente nesta orelha (o contrário é verdadeiro se a orelha contralateral for normal).

As áreas nasossinusal e rinofaríngea são muito importantes na patogênese da cronificação da otite média, com conseqüente surgimento de atelectasia ou otite adesiva. Isso pode ocorrer devido a uma permanente pressão negativa na orelha média, semelhante à obtida durante a manobra de Toymbee, por obstrução mecânica da tuba auditiva, ou, ainda, por contaminação/infecção da vizinhança (Fig. 39-7A a I).

A tuba auditiva pode estar aberta, flácida, obstruída por estado inflamatório ou por massa, como tumores e adenóides. Além disso, a função da tuba auditiva pode estar agravada por obstrução nasal e fenda palatina.

Devemos dar importância também à obstrução nasal antes de realizarmos procedimentos cirúrgicos, porém a septoplastia ou cirurgia dos cornetos não deve ser realizada no mesmo tempo cirúrgico que a da orelha, ou no pós-operatório imediato, mas vários meses antes, para permitir uma adequada reversão da funcionali-

Mucosa da orelha média normal, onde ocorrem trocas gasosas com a circulação (com autorização de Prof. Lars Stenfors).

Fig. 39.7

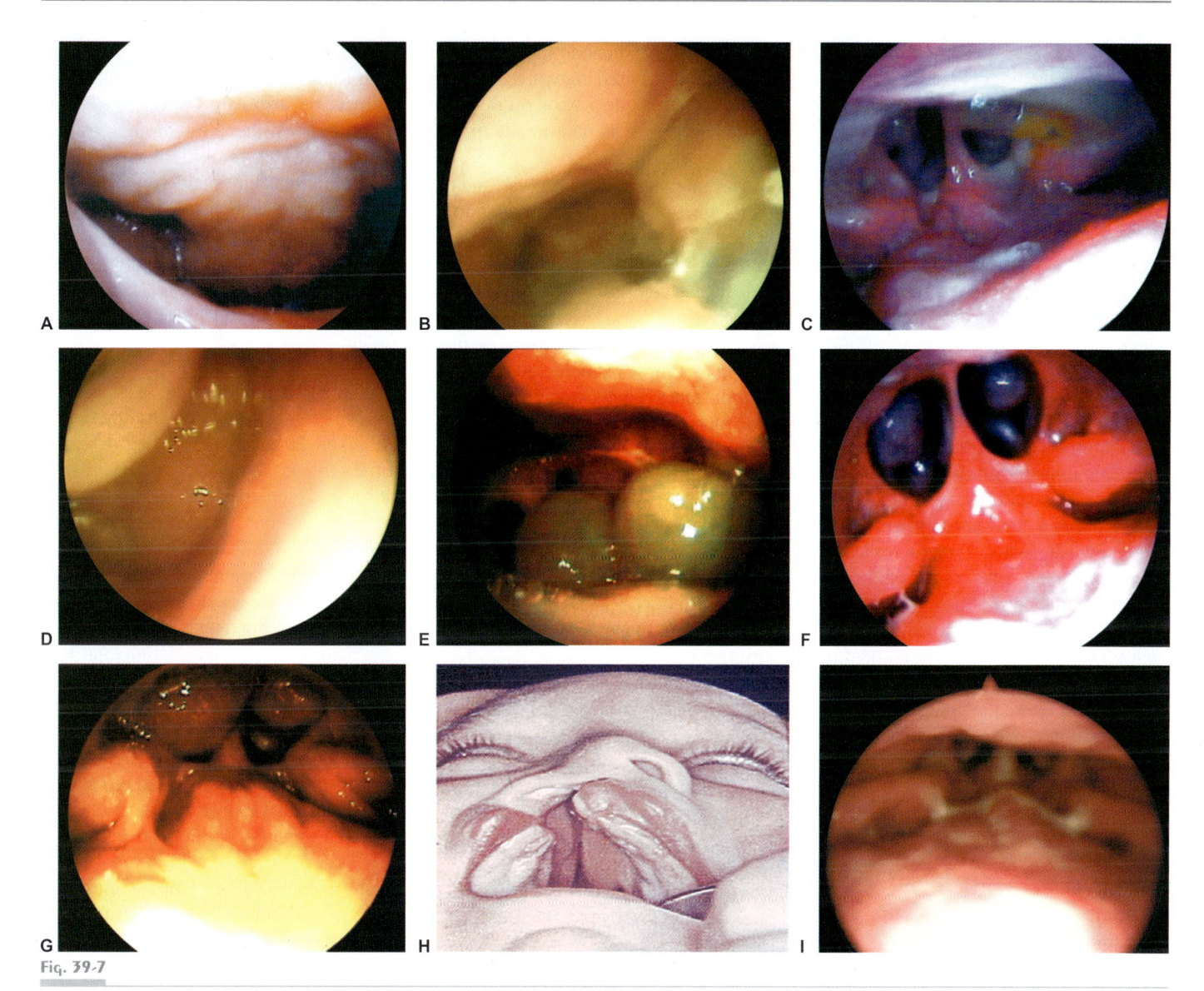

(A, B) Hipertrofia adenoideana da região tubária. **(C)** Lesão do torus tubário durante adenoidectomia mais pólipos nasais. **(D, E)** Obstrução nasal por pólipos nasais. **(F)** Obstrução nasal por rinite vasomotora. **(G)** Obstrução nasal por cauda de cornetos. **(H)** Disfunção tubária por fenda palatina. **(I)** Comprometimento inflamatório e infeccioso da tuba auditiva em sinusite.

dade da tuba auditiva, que ocorre 4 a 5 meses após o procedimento (Maier & Krebs, 1998).

TRATAMENTO

Resumo do tratamento de comorbidades nos tratamentos curativo e preventivo das otites médias atelectásicas e adesivas.

- Tratamento das otites médias secretoras agudas e crônicas.
- Tratamento das patologias de nariz e rinofaringe com repercussão nas disfunções da tuba auditiva.
- Tratamento das obstruções nasais e das fendas palatinas.
- Tratamento das otites médias agudas de repetição.

Tratamento clínico da otite média atelectásica

Medicamentoso

Corticoterapia: é o único tratamento medicamentoso que pode alterar o curso evolutivo das retrações timpânicas. Entretanto atua somente em etapas iniciais das retrações timpânicas (atelectasias grau I ou II).

Os corticóides atuam diminuindo o edema da tuba auditiva, diminuindo ou liquefazendo o conteúdo de secreção da orelha média, e melhorando os processos rinossinusais e rinofaríngeos, especialmente os alérgicos.

Temos que levar em conta as limitações do uso de corticóides em certos pacientes.

Antibioticoterapia: tem uma indicação muito limitada. Usado para erradicação de patologias infecciosas de vizinhança (rinossinusofaríngeas), ou em efusões em que pensa existir bactérias que possam estar perpetuando o processo inflamatório-infeccioso crônico.

Outros Medicamentos: medicamentos como a pseudo-efedrina, anti-histamínicos, mucolíticos ou *spray* nasais não demonstraram nenhuma ação direta sobre as retrações timpânicas, patologias de vizinhança.

Instrumental

Estes estão baseados em exercícios de pressão positiva de formas, que geram a entrada de ar na caixa timpânica através das fossas nasais e tuba auditiva. Inclui uma série de manobras para aumentar a pressão na orelha média, como o uso da manobra de Valsalva ou da manobra de Politzer. Apesar de esses métodos serem bastante utilizados na prática clínica, sua eficácia é discutida.

Sadé & Luntz (1989) realizaram um estudo em pacientes com atelectasia graus 1 a 3 submetidos à manobra de Politzer com visualização da MT por microscopia. Todas as membranas mostraram abaulamento após uma média de 2,9 manobras. O abaulamento na orelha média permaneceu por um tempo médio de 52,5 minutos. Um paciente do estudo desenvolveu uma perfuração da MT após as manobras. Os autores concluíram que esta manobra é efetiva nos pacientes com otite média atelectásica, mas a realização da manobra é necessária a cada hora, tornando o tratamento pouco prático. Além do risco de perfuração da MT, principalmente em áreas de atrofia ou no neotímpano, houve complicações importantes associadas a esta manobra: duas mortes causadas por embolismo gasoso e dois casos de penetração de ar na fossa média através de um defeito no tégmen timpânico, levando a déficit neurológico importante (para maiores informações, ver o Capítulo 36).

■ Tratamento cirúrgico da otite média atelectásica e adesiva

Os objetivos da cirurgia das orelhas atelectásicas e adesivas são a restauração de uma cavidade timpânica aerada, a melhora da audição e a interrupção do processo de formação de colesteatoma.

Na tomada de uma decisão cirúrgica, influem os seguintes fatores: estado evolutivo da patologia (grau); identificação de conseqüências de risco; perda auditiva; infecções de repetição; grau de incômodo; desenvolvimento de colesteatoma; estado da orelha contralateral; risco cirúrgico; hipertrofia de tonsilas e adenóides; malformação craniofacial (p. ex., fendas palatinas).

Cogitamos cirurgia quando temos uma invisibilidade do fundo da perfuração, retenção de ceratina com processo inflamatório, surdez condutiva, erosão ossicular, invasão de epitélio no epitímpano, idade igual ou superior aos 7 anos.

Excluímos cirurgia quando a tuba auditiva ainda não foi tratada ou é persistentemente anormal, quando não temos déficit funcional ou risco iminente, em casos de idade menor que 7 anos ou de anormalidade craniofacial não-tratada (p. ex., fendas palatinas).

Devemos somente observar quando não há sinal de doença ativa, quando as perdas auditivas são leves, quando as áreas vizinhas estão normais (adenóides, septo e seios da face) e sem colesteatoma identificável.

Será considerada a aplicação de tubo de ventilação precocemente quando houver importante repercussão no estado geral do lactente, hipoacusia com repercussão na escolaridade e desenvolvimento da fala, indícios de irritabilidade labiríntica, anormalidades tímpano-ossiculares progressivas e OMA com convulsão febril.

Os tipos de cirurgia mais freqüentes são: miringocentese simples, com raio laser CO_2 ou microcautério (preventivas); tubo de ventilação de longa permanência (múltiplo ou tamponável); timpanoplastia funcional e com cartilagem; ou timpanomastoidectomia.

A atuação sobre o agente casual e sobre os fatores predisponentes citados anteriormente tem um papel importante nas disfunções de aeração da orelha média. Sua adequada condução contribui para a interrupção do processo evolutivo do *continuum* e permite que o quadro seja contornado sem seqüelas até que o paciente atinja uma idade onde a história natural da doença seja mais favorável. Na otite média secretora (OMS) e na OMAR, podemos necessitar timpanocentese, pois a adequada ventilação na orelha média é fundamental ao tratamento (Sih, 2001). A timpanocentese é um procedimento cirúrgico simples em que uma pequena abertura é feita na MT, permitindo a ventilação da orelha média. A timpanocentese é realizada com uma microlanceta, um microeletrocautério e, mais recentemente, com *lasers*.

TIMPANOCENTESE

A timpanocentese simples com incisão da MT por microlanceta sob controle de microscópio cirúrgico é a técnica padrão clássica, apresentando permeabilidade muito transitória, pois a perfuração cicatriza em alguns dias, em geral antes de a orelha média estar normalizado (Soderberg *et al.*, 1984). Por isso, utilizamos outros métodos, para evitar a evolução da doença para seqüelas como timpanoesclerose, retrações timpânicas, atelectasias, otites adesivas, colesteatomas, ou granulomas de colesterol.

A timpanocentese por microeletrocautério foi inicialmente descrita por Saito *et al.* (1978). O tempo necessário para a cicatrização dessa perfuração timpânica é maior (15-18 dias) (Soderberg *et al.*, 1985a), o que favorece a normalização da orelha média.

Nos animais de laboratório, a timpanocentese térmica com microeletrocautério foi estudada por Kent & Rhys-Evans (1987) em 50 *guinea pigs*: 76% cicatrizaram em 3 semanas, e todos estavam cicatrizados após 6 semanas.

Em humanos, Goode & Schulz (1982) fizeram timpanocenteses térmicas de 2 mm em dez pacientes com OMS: todas estavam permeáveis em 3-4 semanas e cicatrizadas em 6 semanas.

Saito *et al.* (1978) tentaram criar timpanocenteses permanentes com cautério: em oito pacientes, mais de 25% do tímpano foi perfurado e permaneceu patente durante 6 meses. Perfurações menores de 25% cicatrizaram em 3 meses, e o tempo de fechamento esteve diretamente associado ao tamanho da timpanocentese.

Ruckley & Blair (1988) estudaram 36 crianças com OMS e compararam os resultados da timpanocentese térmica (3 × 1,5 mm) em uma orelha com a da inserção de tubos de ventilação na outra: todas as timpanocenteses com cautério cicatrizaram dentro de 42 dias, com uma permeabilidade média de 26 dias.

Entre nós, Wenzel (2000) realizou timpanocenteses com microeletrocautério modelo Lavinsky-HCPA em 83 crianças: 70,5% estavam permeáveis após 30 dias e 5,2% das timpanocenteses ainda estavam patentes após 90 dias (Fig. 39-8) (Wenzel, 2000).

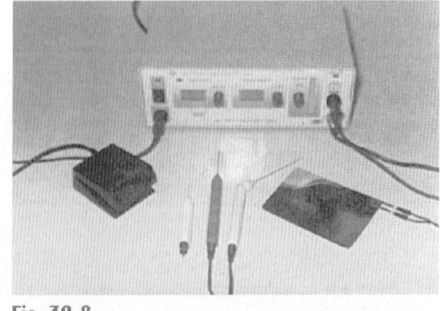

Fig. 39-8

Microcautério Lavinsky-HCPA.

A timpanocentese com o uso de *laser* foi introduzida nos últimos 20 anos. Técnicas de timpanocentese mediadas por *laser* de CO_2 (Szeremeta et al., 2000; Brodsky et al., 1999; Garin & Remacle, 1999; Cohen et al., 1998; Marchant & Bishop, 1998; Silverstein et al., 1996) e Neodímio-YAG *laser* (Sedlmaier et al., 2000) foram descritas e são realizadas com sistemas acoplados ao microscópio cirúrgico, ou por *oto-probe* associado ao otoscópio clínico. São procedimentos ambulatoriais, rápidos, com anestesia local e mínima dor, popularizados nos Estados Unidos a partir de 1998, com a introdução de um sistema de CO_2-*laser* acoplado à videotoscopia (OtoLAM, ESC Medical Systems, Needham, EUA) e originalmente desenvolvido na Universidade de Tel-Aviv (DeRowe et al., 1994). Tem a vantagem adicional de poder prescindir da inserção do tubo de ventilação e suas possíveis seqüelas, pelo menos em parte dos pacientes. Soderberg et al. (1985b) estudaram o tempo de cicatrização e alterações timpânicas em ratos submetidos a vários métodos de timpanocentese (Quadro 39-1).

A possibilidade de realizar timpanocentese com *laser*, sob anestesia tópica, em nível ambulatorial, com segurança, em poucos minutos e, eventualmente, prescindindo do tubo de ventilação, é extremamente atraente. Ainda mais considerando-se o significativo impacto socioeconômico da otite média, responsável por 1/3 das consultas pediátricas por enfermidades e por 25% de todas as prescrições de antibióticos orais nos EUA (Bluestone, 1998; Jung & Hanson, 1999).

A timpanocentese por *laser* de CO_2 tem cicatrização semelhante à do processo com cautério, porém com menos reação inflamatória e maior duração (18-21 dias) (Castagno, 2003).

A timpanocentese por *laser* de CO_2 foi inicialmente realizada por Wilpizeski et al. (1977) em 40 macacos *squirrel*, removendo todo o quadrante timpânico póstero-superior.

Goode, em 1982, apresentou timpanocenteses por *laser* de CO_2 realizadas em 10 gatos e, aparentemente, o primeiro relato em 11 pacientes. As perfurações de 1,5 a 2,5 mm nos gatos fecharam em 3-6 semanas, e 90% das timpanocenteses (1,5 a 2,5 mm de diâmetro) nos pacientes cicatrizaram dentro de 6 semanas.

DeRowe et al. desenvolveram um sistema com *laser* de CO_2 aplicado por fibra óptica ao otoscópio e realizaram 30 timpanocenteses de 1,5 a 2 mm em *guinea pigs*. As timpanocenteses permaneceram patentes por tempo variável, dependendo da quantidade de energia e tempo de duração do *laser*: 9,2 dias (0,8 Joule/0,05 s), 15 dias (1,2 Joule/0,2 s) e 27,4 dias (1,6 Joule/0,2 s). Os autores concluíram que, quanto maior a energia e o tempo de exposição, maior será o tempo de patência da timpanocentese. Enfatizaram também que, ao se utilizar um *microprobe* de fibra óptica, ocorre dispersão do *laser* a partir da ponta, de forma que estruturas mais distantes, como o promontório ou a orelha interna, não sofrem qualquer dano. De fato, enquanto sistemas com micromanipuladores em microscópio cirúrgico apresentam um ângulo de divergência do *laser* de apenas 3° (e, em conseqüência, não perdem potência no percurso), as microfibras ópticas apresentam divergência de 13°, causando aumento do ponto de impacto de acordo com a distância e perda significativa do foco e da potência. Assim, não há lesão em estruturas adjacentes à MT nas timpanocenteses por *laser* transmitido com microfibras ópticas.

Valtonen et al. (2001) estudaram a influência da forma da timpanocentese (de 1,2 a 2,2 mm, circular ou riniforme) por *laser* de CO_2 realizada em 18 chinchilas, constatando que perfurações circulares tendem a cicatrizar mais rapidamente. Nos humanos, a timpanocentese por *laser* de CO_2 parece se estabelecer como uma nova e eficiente modalidade de ventilação ou drenagem da orelha média, podendo reduzir a necessidade de antibióticos ou de inserção de tubos de ventilação em pacientes com OMS ou mesmo OMA. É rápida e menos dolorosa que a timpanocentese incisional, realizável sob anestesia tópica (Hoffman & Li, 2001) e permanece permeável por mais tempo.

Szeremeta et al. criticam a ênfase excessiva que a timpanocentese por *laser* de CO_2 vem recebendo no meio otológico e mesmo leigo, especialmente quando inexistem estudos clínicos controlados a respeito. Em sua série de 48 timpanocenteses incisionais comparadas a 39 mediadas por *laser* de CO_2, os autores concluíram não haver redução significativa da efusão na orelha média: 100% das incisionais e 79% das timpanocenteses por *laser* estavam cicatrizadas dentro de 16 dias.

Mais recentemente, entretanto, outros autores (Sedlmaier, 2002; Cohen et al., 2001; Reilly et al., 2000; Siegel & Chandra, 2002) têm feito relatos entusiasmados quanto à versatilidade e eficácia do *laser* de CO_2 na manutenção da patência de timpanocenteses (cerca de 2 mm de diâmetro) por mais de 2 semanas em adultos e crianças, embora os resultados sejam mais limitados em pacientes alérgicos (Prokopakis et al., 2002).

Castagno (2003), utilizando o *laser* de argônio em ratos normais (com otite), identificou que o tempo de fechamento da perfuração se assemelhava ao da miringotomia simples. Portanto, o *laser* de argônio não foi eficaz em criar timpanocenteses com patência maior (Fig. 39-9).

TUBOS DE VENTILAÇÃO

Armstrong (1954) reintroduziu o uso do tubo de ventilação, um método descrito por Politzer no fim do século XIX, com o objetivo de ventilar de forma prolongada a orelha média. Prolonga-se a patência da timpanocentese com a inserção e manutenção do tubo de ventilação por 6 a 14 meses, usualmente (Lacosta et al., 1996;

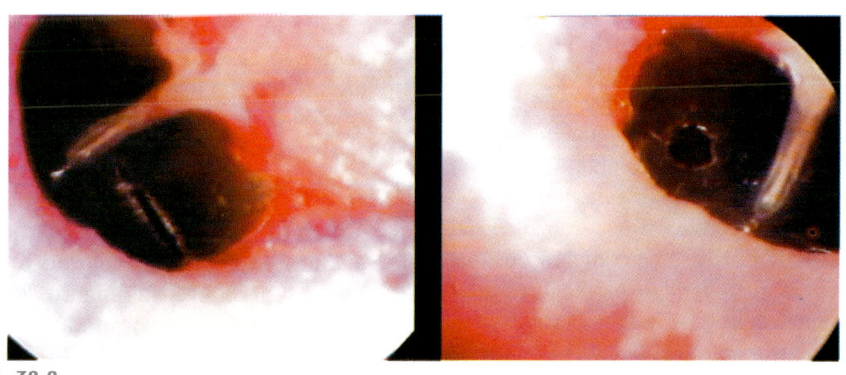

Fig. 39-9

Miringotomia realizada com lanceta e *laser* de argônio (Castagno et al., 2003).

Jimenez Antolin *et al.*, 1994). Acredita-se que, em cerca de 4 semanas, com ventilação apropriada, ocorra a normalização da mucosa da orelha média. Entretanto, o uso de material sintético não-biológico no tubo de ventilação, em contato com a membrana do tímpano, pode levar a seqüelas como otorréia (12-40% dos casos), timpanoesclerose progressiva (48%), atrofia timpânica com bolsa de retração (28%) e perfuração timpânica persistente (Sederberg-Olsen et al., 1989). Infelizmente, nem sempre os tubos são capazes de ventilar todo a orelha média; eventualmente há eliminação precoce e, mesmo com permanência por longos períodos, quando expelidos ou removidos, o quadro reincide. Entretanto, a colocação de tubo de ventilação tem sido o tratamento de escolha na otite média com efusão nos últimos 30 anos (Djalilian et al., 2000).

A premissa fundamental nesses casos é a de que o tubo permaneça por longos períodos, para se obter maior chance de uma melhora na textura do tímpano, que ficará sem a ação da pressão negativa ou beneficiar-se-á pela formação de placas de timpanoesclerose, dando maior rigidez ao mesotímpano.

Acredita-se que, em 4 semanas com a orelha média ventilada, temos condições de recuperar as condições clínicas de uma otite secretora, variando este tempo de acordo com o grau de cronicidade.

Armstrong, em 1954, popularizou o uso dos tubos de ventilação inseridos na MT após timpanocentese incisional com microlanceta. Diversos investigadores têm examinado as vantagens e desvantagens de se associar essa medida à adenoidectomia (Gates *et al.*, 1992; Coyte *et al.*, 2001). Timpanocentese e inserção de tubos de ventilação tornou-se o procedimento cirúrgico com anestesia geral mais comum em crianças nos Estados Unidos, totalizando mais de 1 milhão por ano (Derkay, 1993). A despeito do sucesso desse procedimento, há certa relutância por parte de pais e médicos em submeter crianças a anestesia geral, com complicações menores (obstrução ventilatória, recuperação prolongada, vômitos e agitação), ocorrendo em 9% dos casos e complicações maiores em 1,9% (laringospasmo e estridor) (Hoffman *et al.*, 2002).

A miringotomia com colocação de tubo de ventilação é o tratamento inicial de escolha na maioria dos casos, podendo reverter a retração da MT em alguns destes (Fig. 39-10A e B).

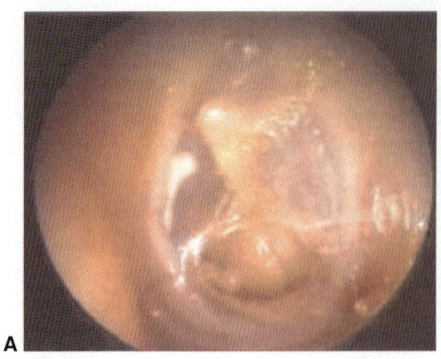

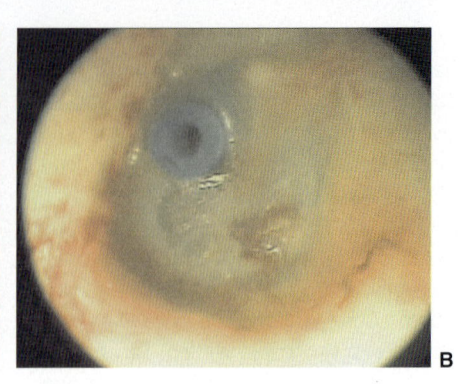

O paciente deve ser acompanhado por um longo período, pois a extrusão do tubo de ventilação pode levar à recorrência da retração (Paparella *et al.*, 1991). Quando isso ocorre, deve-se avaliar se a extrusão foi devida a função tubária inadequada ou atrofia da MT. Um bom referencial é a avaliação da orelha contralateral, uma vez que à função tubária geralmente é simétrica. Porém, como a ventilação da orelha média é compartimentalizada por uma série de pregas mucosas, ligamentos e ossículos, muitas vezes a colocação de um tubo de ventilação não basta para restabelecer a aeração adequada da orelha média. Isto nos leva a colocar mais de um tubo, como mostra a Figura 39-11.

Colocamos um tubo de ventilação quando temos múltiplas retrações no tímpano. Após a colocação, observa-se, em algumas regiões, a inexistência de repercussão ventilatória. Igualmente, em uma timpanomastoidectomia, identificamos um grande comprometimento da mucosa, o que nos faz supor que teremos uma inadequada troca gasosa através da mucosa. Por isso, colocamos dois tubos de ventilação, para que, ao ventilarmos a orelha média, tenhamos uma melhor oportunidade de restabelecimento da sua mucosa e, por conseguinte, da fisiologia dos gases deste local (Fig. 39-11).

Como já mencionado anteriormente, a miringotomia com colocação de tubo de ventilação é o tratamento de escolha na maioria dos casos, podendo inclusive reverter a retração da MT. Isso também é válido para algumas retrações que simulam uma perfuração timpânica, como pode ser observado na Figura 39-10A e B.

Teoricamente, o meio mais prático para o tratamento é através de tubos de ventilação. Infelizmente, nem sempre são capazes de ventilar toda a orelha média, têm eliminação precoce, ou mesmo com permanência por longos períodos, quando expelidos ou removidos, o quadro reincide. Contudo, a promessa fundamental nestes casos é a de que ele permaneça por longos períodos para obter maior chance de obter uma melhor textura do tímpano, que ficará com a ação da pressão negativa, ou se beneficiando pela formação de placas de timpanoesclerose, dando maior rigidez ao mesotímpano da orelha média.

▪ Tubos de ventilação de longa duração

Podemos destacar dois tipos de tubos de ventilação: o de Paparella, que tem uma flange intratimpânica grande, e o de que tem a forma em T.

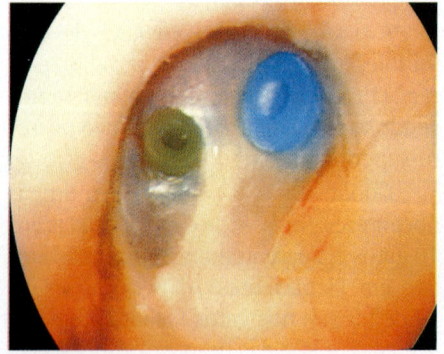

Fig. 39-10
(A, B) Desaparecimento de retração timpânica que simulava ser uma perfuração após a colocação de tubo de ventilação (note área atrófica da membrana timpânica da Figura B).

Fig. 39-11
Múltiplos tubos de ventilação (pós-operatório de atelectasia timpânica com segmentação da orelha média em uma porção anterior e outra posterior).

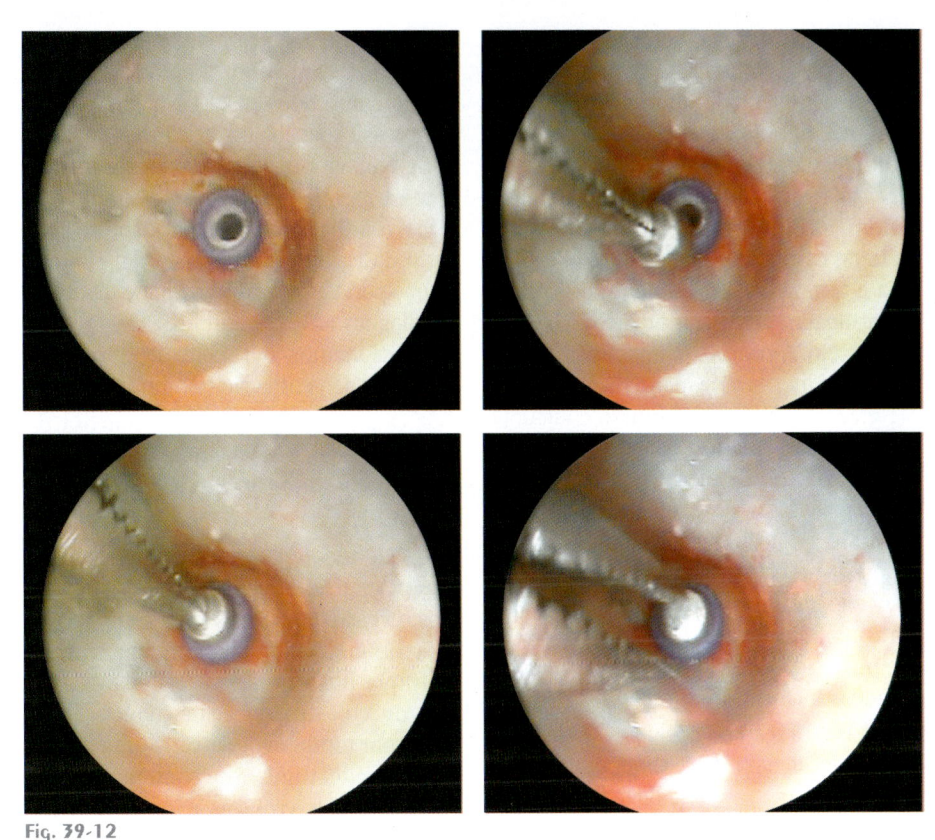

Fig. 39-12
Tubo de ventilação tamponável (Lavinsky).

Tubo de ventilação tamponável

Com freqüência, ultrapassamos em meses o período teoricamente necessário para a recuperação da orelha média com tubos de ventilação (aproximadamente de 4 semanas). Sendo assim surge uma dúvida quanto ao momento de remoção, e, por isso, desenvolvemos um tubo de ventilação tamponável (Fig. 39-12), utilizado por um período de 4 a 6 semanas com a orelha seca. Se esta orelha se mantém estável por 2 meses (sem retração ou efusão), removemos o tubo ou esperamos a sua extrusão espontânea, decorrente do tamponamento. Caso o paciente inicie uma reincidência do quadro, destamponamos a orelha, com conseqüente aumento do tempo de permanência. Este tipo de tubo será disponibilizado após o estudo clínico que validará o seu uso.

Em casos especiais, procedemos ao uso de protóxido em ambiente de cirurgia hospitalar, aplicado pelo anestesista. Exemplos incluem quando é preciso decidir se os casos devem ser conduzidos como atelectasia ou como otite adesiva e quando faltam subsídios para tal decisão, ou quando temos dificuldade de colocar o tubo de ventilação.

Nos casos em que não há regressão da retração da MT após algumas semanas de medidas de reventilação da orelha média, sejam elas clínicas ou cirúrgicas, deve ser considerada a necessidade da realização de uma timpanoplastia para interromper a progressão da doença.

TIMPANOPLASTIAS NO TRATAMENTO DA ATELECTASIA TIMPÂNICA E DA OTITE MÉDIA ADESIVA

A decisão de quando realizar uma timpanoplastia, apesar dos critérios anteriormente referidos, deve ser tomada caso a caso. Isso se deve ao fato de que com freqüência temos uma grande dúvida quanto a fazer o procedimento no início da doença, como medida profilática, ou protelar o mesmo, para tentar evitá-lo em função da evolução. E aceitamos a possibilidade de, no momento do procedimento, encontrarmos complicações tais como um colesteatoma. Muitas vezes, o diagnóstico de otite média adesiva é realizado em uma consulta otorrinolaringológica motivada por uma queixa não-otológica. Esses pacientes são, na maior parte, assintomáticos, e a perda auditiva freqüentemente é mínima, mesmo na presença de erosão da bigorna.

Com uma intervenção precoce, antes do desenvolvimento de colesteatoma, as anormalidades estruturais na MT e na orelha média são tecnicamente mais fáceis de serem resolvidas, e o dano tímpano-ossicular é minimizado. A principal desvantagem em uma abordagem precoce está na possibilidade da realização de uma cirurgia desnecessária em uma orelha que poderia permanecer estável por um longo período de tempo. Além disso, há a possibilidade de piora da audição, inerente ao procedimento cirúrgico. Outro fator importante é a aceitação da cirurgia por parte do paciente muitas vezes assintomático e com a audição inalterada em fases iniciais (Dornhoffer, 2000).

Por outro lado, se o cirurgião esperar demais e o processo de retração e atrofia evoluir, o cirurgião terá que arcar com as possíveis complicações, entre elas o dano à cadeia ossicular e a formação de colesteatoma. Com esta abordagem, o paciente vai estar em risco maior, por ser submetido a uma maior morbidade, com procedimentos mais extensos e complexos, múltiplas cirurgias e um possível resultado auditivo precário.

Os principais fatores que devem ser levados em conta na indicação cirúrgica são: estado da orelha contralateral, perda auditiva, risco cirúrgico, grau de retração e atrofia do tímpano.

Antes do procedimento cirúrgico, é necessário diagnosticar e tratar fatores possivelmente relacionados à disfunção tubária, tais como obstrução nasal, rinite alérgica, doença nasossinusal, adenóides. Alguns autores preconizam a realização da manobra de Valsalva três vezes ao dia, sendo discutível a validade desta orientação.

A inspeção adequada e cuidadosa da orelha média é o ponto-chave para o sucesso da cirurgia da otite média adesiva. Não basta realizar técnicas sofisticadas de reconstrução da MT se o mecanismo fisiopatológico não for resolvido: a hipoaeração da orelha média.

Além disso, o próprio processo de retração timpânica, com a horizontalização do cabo do martelo e a medialização do tímpano, pode alterar significativamente a ventilação, pela criação de novos compartimentos de hipoaeração. A ventilação da orelha média deve ser restabelecida limpando-se e retirando resíduos, mucosa hiperplásica e placas de timpanoesclerose que podem estar presentes na caixa timpânica, restabelecendo a ventilação atical pela abertura do diafragma timpânico.

O cirurgião deve inspecionar atentamente o orifício da tuba auditiva, pois muitas vezes uma prega mucosa selando o óstio da tuba pode ser a gênese da atelectasia. Além disso, devem ser avaliados os ossículos, o hipotímpano, o recesso do facial, o seio timpânico e o epitímpano.

Através da adequada ventilação de todos os compartimentos da fenda auditiva, é possível restabelecer a fisiologia da orelha média, evitando-se a recorrência da retração.

O objetivo da timpanoplastia é sustentar a MT em sua posição normal, mantendo o espaço aéreo da orelha média. Esse procedimento geralmente é realizado através da técnica de colocação de enxerto sob o tímpano (*underlay*). No entanto, alguns autores preferem realizar timpanoplastia com cartilagem. Nesse caso, a cartilagem tragal, coberta de pericôndrio, é colocada na porção menos espessa da MT, no quadrante póstero-superior. Quando se realiza ossiculoplastia, a cartilagem é colocada entre a prótese e a MT. As potenciais desvantagens do uso de cartilagem na timpanoplastia incluem perda condutiva, ocultação de colesteatoma residual ou recorrente e retração da MT ao redor da cartilagem. Além disso, os resultados auditivos não são tão bons quanto os obtidos com a timpanoplastia sem cartilagem, embora ainda sejam aceitáveis (Djalilian *et al.*, 2000).

TIMPANOPLASTIA COM CARTILAGEM

A timpanoplastia com retalho de cartilagem é utilizada para reduzir a probabilidade de retração recorrente.

Através de uma incisão endaural, é confeccionado um retalho timpanomeatal, e a MT atelectásica é cuidadosamente elevada do promontório e das estruturas da orelha média, evitando rompê-la e, assim, lesionar em demasia a mucosa. Porções redundantes da MT são removidas, e a cadeia ossicular é inspecionada. Se há mobilidade da articulação incudoestapediana, a cadeia ossicular é preservada, mesmo na presença de erosão leve. É obtido um enxerto de cartilagem com o pericôndrio preservado do trago. Após a remoção de pericôndrio de um lado, a cartilagem é esculpida, a fim de criar um disco de cartilagem com um pedículo de pericôndrio posteriormente. Uma tira completa de cartilagem de 2-3 mm de espessura é removida verticalmente do centro da cartilagem para acomodar todo o cabo do martelo. A criação de duas ilhas de cartilagem é necessária para reconstruir a MT e reconfigurar seu formato cônico. O enxerto inteiro é posicionado por baixo do remanescente timpânico, com a cartilagem voltada para o promontório e o pericôndrio adjacente ao tímpano, ambos estando mediais ao martelo. Gelfoam é colocado anteriormente para apoiar o enxerto no ânulo anterior, deixando a porção posterior livre, para evitar a formação de adesão (Dornhoffer, 1997).

A exploração da orelha média é feita utilizando anestesia geral quando há dúvida sobre a necessidade de fazer uma extensão da cirurgia para a mastóide (para não deixar epitélio residual). Por outro lado, quando temos segurança de que o procedimento restringir-se-á à orelha média, o procedimento é feito com anestesia local assistida por anestesista, que atua somente sedando o paciente.

A exploração da orelha média é freqüentemente antecedida pela inalação de protóxido para realizar uma difusão na orelha média e permitir que muitas retrações atelectásicas se revertam, principalmente aquelas que se encontram nos recessos do tímpano e do facial. A orelha média é explorado via transcanal ou por acesso retroauricular, dependendo da anatomia e preferência do cirurgião.

A seguir, procedemos uma cuidadosa elevação do anel e da MT, com cautela para não deixar qualquer resto epitelial que possa determinar a formação de colesteatoma. Muitas vezes, neste momento decidimos fazer uma meatoaticotomia ou uma antroaticotomia, para ressecar adequadamente o tecido.

Subseqüentemente, liberamos as adesividades da cadeia ossicular. Após, com infiltração local com lidocaína a 1%, em uma concentração de 1:100.000 de epinefrina, fazemos a incisão da pele que recobre o trago e removemos aproximadamente 1 cm^2 de cartilagem com pericôndrio. Em um lado, descolamos o pericôndrio. Damos à cartilagem a dimensão necessária para cobrir a área retraída, ficando como que uma "goiva" de telhado sobre os ossículos da articulação incudo-estapediana ou seus remanescentes. A face do pericôndrio é posta voltada para baixo (orelha média), e o pericôndrio liberado da cartilagem foi posto em contato com a parede posterior, a fim de manter a cartilagem na posição ideal. Finalmente, reposicionamos o retalho e colocamos um tubo de ventilação (tamponável).

Quando temos lesão da mucosa da caixa timpânica, colocamos uma fina lâmina de silastic, para evitar aderências (Fig. 39-13).

Quando temos suspeita que possa ter permanecido algum resto epitelial nos recessos, devemos fazer uma mastoidectomia, e eventualmente com timpanotomia posterior, para evitar a formação de colesteatoma iatrogênico. Pode se tornar também necessária uma timpanomastoidectomia no tratamento das otites médias crônicas não responsivas aos tratamentos convencionais (ver Capítulo 45).

Em casos de perdas ósseas na região atical e retração da *pars flaccida* recortamos a cartilagem de forma pertinente e procedemos da mesma forma referida anteriormente.

COMENTÁRIOS FINAIS

O tratamento das otites médias atelectásicas e adesivas representa, ainda, um desafio para a otologia moderna. O seu adequado manejo representa uma das formas mais eficientes para prevenção de um grande número de colesteatomas relacionados, na sua gênese, a retrações timpânicas. Fica evidente que condutas precoces, clínicas e/ou cirúrgicas, de forma sustentada nos primeiros anos de vida, bem como o tratamento de co-morbidades regionais são as ferramentas indispensáveis para termos o melhor desempenho terapêutico com esses pacientes. Contudo, ainda muito deve ser feito àqueles pacientes em que as diferentes condutas conhecidas são inócuas, e não obstante o grande esforço, temos que assistir uma orelha se tornar crônica, com prejuízos anatômicos e funcionais que acompanharão o paciente durante a sua vida.

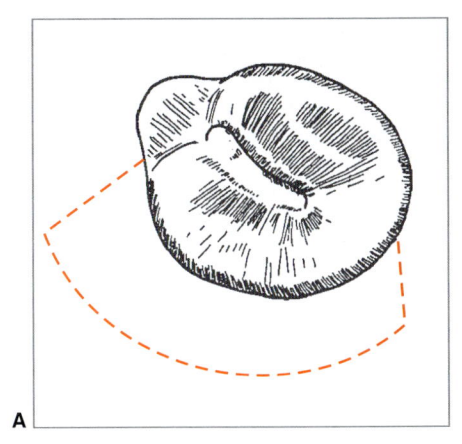

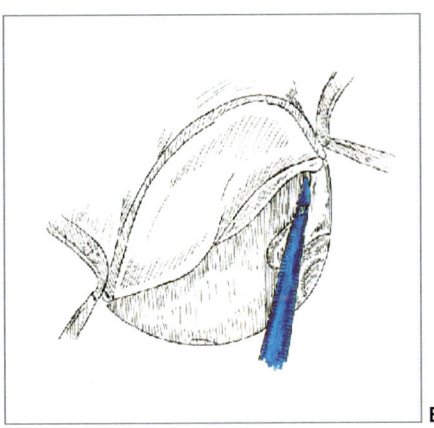

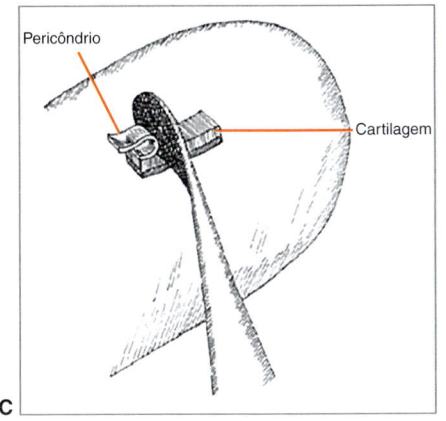

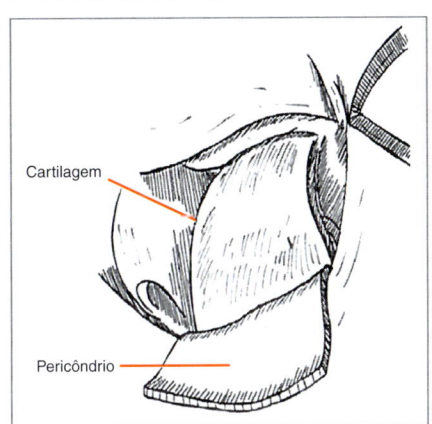

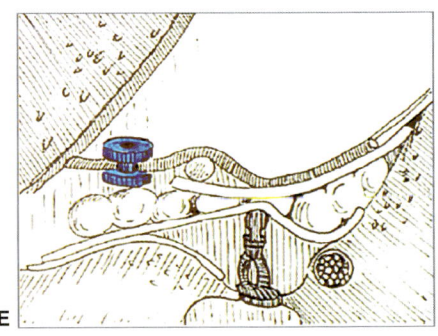

(A-E) Técnica cirúrgica para a timpanoplastia com cartilagem (com autorização de Goycoolea, 1989).

REFERÊNCIAS BIBLIOGRÁFICAS

Armstrong B. A new treatment for chronic secretory otitis media. *Arch Otolaryngol* 1954;59:653.

Bluestone C. Role of surgery for otitis media in the era of resistant bacteria. *Pediatr Infec Dis J* 1998;17:1090-8.

Brodsky L, Brookhauser P, Chait D, Reilly J, Deutsch E, Cook S, et al. Office-based insertion of pressure equalization tubes: the role of laser-assisted tympanic membrane fenestration. *Laryngoscope* 1999;109:2009-14.

Castagno L, Lavinsky L. Otitis media in children: seasonal changes and socioeconomic level. *Int J Pediatr Otorhinolaryngol* 2002;62:129-34.

Castagno L. *Cicatrização da membrana timpânica na timpanocentese com laser de argônio comparado à técnica com microlanceta: Estudo experimental em ratos* [tese]. Universidade Federal do Rio Grande do Sul, Porto Alegre, 2003.

Cohen D, Schechter Y, Slatkine M, Gatt N, Perez R. Laser myringotomy in different age groups. *Arch Otolaryngol Head Neck Surg* 2001;127:260-4.

Cohen D, Siegel G, Krespi J, Schechter Y, Slatkine M. Middle ear laser office ventilation with CO2 laser flashscanner. *J Clin Laser Med Surg* 1998;16:107-9.

Coyte PC, Croxford R, McIsaac W, Feldman W, Friedberg J. The role of adjuvant adenoidectomy and tonsillectomy in the outcome of the insertion of tympanostomy tubes. *N Engl J Med* 2001;344:1188-95.

Derkay C. Pediatric otolaryngology procedures in the US: 1977-1987. *Int J Pediatr Otorhinolaryngol* 1993;12:1-12.

DeRowe A, Ophir D, Katzir A. Experimental study of CO_2 laser myringotomy with a hand-held otoscope and fiberoptic delivery system. *Laser Surg Med* 1994;15:249-53.

Djalilian HR, Linzie B, Maisel RH. Malignant teratoma of the thyroid: review of literature and report of a case. *Am J Otolaryngol* 2000;21(2):112-5.

Dornhoffer JL. Hearing results with cartilage tympanoplasty. *Laryngoscope* 1997;107(58);1094-9.

Dornhoffer JL. Surgical management of the atelectatic ear. *Am J Otol* 2000;21(3):315-21.

Garin P, Remacle M. Laser assisted myringotomy combined with adenoidectomy in children: preliminary results. *Acta Otorhinolaryngol Belg* 1999;53:105-8.

Gates G, Muntz H, Gaylis B. Adenoidectomy and otitis media. *Ann Otol Rhinol Laryngol* 1992;155:24-32.

Goode R, Schulz W. Heat myringotomy for the treatment of serous otitis media. *Otolaryngol Head Neck Surg* 1982;90:764-6.

Goode R. CO_2 Laser myringotomy. *Laryngoscope* 1982;92:420-3.

Goycoolea M, Paparella M, Nissen A. Surgical procedures in different forms of otitis media. In: *Atlas of Otologic Surgery.* Philadelphia: WB Saunders, 1089. 167-209p.

Hoffman K, Thompson G, Burke B, Derkay C. Anesthetic complications of tympanostomy tube placement in children. *Arch Otolaryngol Head Neck Surg* 2002;128:1040-3.

Hoffman R, Li C. Tetracaine topical anesthesia for myringotomy. *Laryngoscope* 2001;111:1636-8.

Jimenez Antolin J. Miringotomía y tubos de ventilación trasntimpánicos en otitis media secretora. *Acta Otorrinolaringol Esp* 1994;45:415-19.

Jung T, Hanson J. Classification of otitis media and surgical principles. *Otolaryngol Clin North Am* 1999;32:369-83.

Kent S, Rhys-Evans P. Thermal myringotomy in guinea pigs. *J Laryngol Otol* 1987;101:103-15.

Lacosta J, Zabaleta M, Erdozain I. Evolución de la otitis media secretora tratada con drenajes transtimpánicos. *Acta Otorrinolaringol Esp* 1996;47:346-53.

Luntz M, Fuchs C, Sade J. Correlation between retractions of the pars flaccida and the pars tensa. *Laryngol Otol* 1997;111(4):322-4.

Maier W, Krebs A. Is surgery of the inner nose indicated before tympanoplasty? Effects of nasal obstruction and reconstruction on the eustachian tube. *Laryngorhinootologie* 1998;77(12):682-8.

Marchant H, Bisschop P. Intérêt de la myringotomie au laser CO2 dans le traitement de l´otite seromuqueuse. *Ann Otolaryngol Chir Cervicofac* 1998;115:347-51.

Paparella MM, Shumrick DA, Gluckman JL, Meyerhoff WL. *Otolaryngology*. 3rd ed. Philadelphia: WB Saunders, 1991.

Proctor B. Epitympanic mucosal folds. *Arch Otolaryngol* 1971;94(6):578.

Prokopakis EP, Hajiioannou JK, Velegrakis GA, Christodoulou PN, Scordalakis C, Helidonis ES. The role of laser assisted tympanostomy (LAT) in treating allergic children with chronic serous otitis media. *Int J Pediatr Otorhinolaryngol* 2002;62:207-14.

Reilly J, Deutsch E, Cook S. Laser-assisted myringotomy for otitis media: a feasibility study with short-term follow-up. *Ear Nose Throat J* 2000;79:650-7.

Ruckley R, Blair R. Thermal myringotomy (an alternative to grommet insertion in childhood secretory otitis media?). *J Laryngol Otol* 1988;102:125-8.

Sadé J, Ar AM. Middle ear and auditory tube: middle ear clearance, gas exchange, and pressure regulation. *Otolaryngology – Head an Neck Surgery* 1997;116(4):499-524.

Sadé J, Luntz M. Modified radical mastoidectomies as gas pockets. *Acta Otolaryngol (Stockh)* 1989;107:456-9.

Sadé J. Atelectatic tympanic membrane: histologic study. *Ann Otol Rhinol Laryngol* 1993;102:712-16.

Saito H, Miyamoto D, Kishimoto S. Burn perforation as a method of middle ear ventilation. *Arch Otolaryngol* 1978;104:79-81.

Sederberg-Olsen J, Sederberg-Olsen A, Jensen A. Late results of treatment with ventilation tubes for secretory otitis media in ENT practice. *Acta Otolaryngol (Stockh)* 1989;108:448-55.

Sedlmaier B, Jivanjee A, Gutzler R, Huscher D, Jovanovic S. Ventilation time of the middle ear in otitis media with effusion after CO_2 laser myringotomy. *Laryngoscope* 2002;112:661-8.

Sedlmaier B, Tagl P, Gutzler R, Schonfeld U, Jovanovic S. Experimental and clinical experiences with Er: YAG laser otoscope. *HNO* 2000;48:816-21.

Siegel G, Chandra R. Laser office ventilation of ears with insertion tubes. *Otolaryngol Head Neck Surg* 2002;127:60-6.

Sih T. Recurrent otitis media. In: Sih T, Chinski A, Eavey R. *II Manual of Pediatric Otorhinolaryngology IAPO/IFOS*. São Paulo, 2001. 234-243p.

Silverstein H, Kuhn J, Choo D, Krespi YP, Rosenberg SI, Rowan PT. Laser-assisted tympanostomy. *Laryngoscope* 1996;106(9 Pt 1):1067-74.

Soderberg O, Hellstrom, Stenfors LE. Myringotomy made by CO_2 laser – An alternative to the ventilation tube? *Acta Otolaryngol (Stockh)* 1984;97:335-41.

Soderberg O, Hellstrom, Stenfors LE. The healing pattern of experimental heat myringotomy. *Revue de Laryngologie* 1985a;106:81-5.

Soderberg S, Hellstrom S, Stenfors LE. Tympanic membrane changes resulting from different methods of transmyringeal middle ear ventilation. *Am J Otolaryngol* 1985b;6:237-40.

Szeremeta W, Parameswaran M, Isaacson G. Adenoidectomy with laser incisional myringotomy for otitis media with effusion. *Laryngoscope* 2000;110 (3 Pt 1):342-5.

Teele DW, Klein JO, Rosner B. Epidemiology of otitis media during the first seven years of life in children in greater Boston: a prospective cohort study. *J Infect Dis* 1989;160(1):83-94.

Valtonen H, Poe D, Shapshay S. Experimental CO_2 laser myringotomy. *Otolaryngol Head Neck Surg* 2001;125:161-5.

Wenzel T. *Avaliação do Emprego de Microeletrocautério na Cirurgia da Otite Média Secretora* [dissertação]. Programa de Pós-Graduação em Medicina: Cirurgia, Universidade Federal do Rio Grande do Sul, 2000.

Wilpizeski C, Maioriello RP, Reddy JB, Kadri Z, Trocki I. Otological applications of lasers. *Trans Pa Acad Ophthalmol Otolaryngol* 1977;30:185-92.

OTITE MÉDIA CRÔNICA

Henning Hildmann ▪ Holger Sudhoff

INTRODUÇÃO

As infecções crônicas da orelha média são tipicamente acompanhadas por uma perfuração central da membrana timpânica com ou sem destruição da cadeia de ossículos (Plester D.; Hildmann H.; Steinbach E., 1989). Complicações, particularmente intracranianas, são raras (Osma U.; Cureoglu S.; Hosoglu S., 2000). Infecção bacteriana pode estar presente e deve ser tratada de acordo com os achados microbiológicos (Brook I., 1996). Medicação antibiótica não resulta no fechamento da membrana timpânica e assim não evita intervalos recorrentes de otorréia. O fechamento cirúrgico da perfuração da membrana timpânica geralmente elimina a doença. Entre as infecções específicas da orelha média, a tuberculose é a mais comum, porém rara nos países ocidentais (Bluestone C. D., 1998). Otite média crônica com doenças infecciosas específicas, tais como difteria, febre tifóide, gonorréia e sífilis, encontra-se bem descrita nos tratados clássicos, mas nunca foi observada pelos autores durante os últimos 30 anos. Entretanto, algumas dessas doenças reaparecem em pacientes imunocomprometidos (Kohan D.; Giacchi R. J., 1999). Adicionalmente, a granulomatose de Wegener da orelha como manifestação secundária pode ser outra razão para otite média de granulação resistente à terapia clínica (Atula T.; Honkanen V.; Tarkkanen J.; Jero J., 2000).

ETIOLOGIA

Otite média crônica com perfuração central muitas vezes aparece incidentalmente. Não há momentos exatos no tempo para o início da maioria dos defeitos da membrana timpânica. Uma seqüela imediata a um episódio de otite média aguda raramente é relatada pelos nossos pacientes (Plester D.; Hildmann H.; Steinbach E., 1989). Doença serosa ou seromucosa crônica da orelha média não parece predispor à maioria das perfurações, conforme mostrado pelos estudos de coortes de Tos (Tos M.; Larsen P. L.; Stangerup S. E.; Hvid G.; Andreassen U. K., 1988). Nós observamos um máximo da otite média aguda entre o 1º e o 2º ano de idade. O máximo da otite média serosa ou seromucosa é detectado entre o 3º e o 5º ano (Hildmann H.; Hildmann A., 1993). Em uma população urbana na Alemanha, as crianças com problemas da orelha são geralmente vistas por pediatras e otorrinolaringologistas e usualmente encaminhadas para cirurgia. Nós estudamos um grupo de 185 crianças com perfurações centrais operadas no nosso departamento, das quais 88,7% estavam acima da idade de 7 anos (Hildmann H., 1989). Esta observação contradiz a suposição de que as perfurações centrais são uma conseqüência direta de otite aguda ou derrame na orelha média, de outro modo esperaríamos ver mais perfuração central em uma idade mais precoce.

FUNÇÃO TUBÁRIA

Função tubária eficiente é um pré-requisito para cirurgia bem-sucedida da orelha média (Pahnke J., Morphologie, 2000). Por essa razão nós admitimos que os fatores que influenciam a função tubária e conseqüentemente o resultado da cirurgia também influenciam o desenvolvimento da doença subjacente da orelha média (Hildmann H.; Lammert F.; Meertens A.; Scheerer W. D., 1982). Obstrução tubária decorrente de trauma geralmente leva a um derrame persistente de orelha média e não à supuração da orelha média (Hildmann H.; Hildmann A., 1989). Portanto, nas doenças da orelha média com perfurações nós lidamos mais precisamente com disfunções tubárias. Disfunção persistente séria pode levar à otite aderencial com uma alta tendência à recidiva, conforme demonstrado por Koch (Koch U., 1980). Em um acompanhamento de 150 pacientes 3 anos depois da cirurgia, observamos aderências recorrentes em 27%, em contraste com 11% em colesteatomas e 12,5% em pacientes com perfurações centrais (Hildmann H.; Sudhoff H.; Jahnke K., 2000). Em crianças com fenda palatina, a ausência ou disfunção dos músculos tubários é responsável pela incidência mais alta de doença da orelha média nestes pacientes (Hildmann A.; Hildmann H.; Kessler A., 2002). Entretanto, a disfunção tubária não é uma explicação suficiente para a considerável diminuição da ocorrência de doenças da orelha média depois da puberdade apesar da permanência da insuficiência muscular tubária. Por essas razões, devem existir fatores adicionais, à parte a mudança do ângulo da tuba em relação à epifaringe e a maturação imunológica da mucosa (Pahnke J., 2000).

INFLAMAÇÃO

As crianças que se apresentam com adenóides aumentadas e/ou inflamadas parecem ter uma tendência a otite aguda e derrames da orelha média (Hildmann H.; Hildmann A., 1993). Portanto, parece razoável remover adenóides aumentadas nas crianças que necessitam cirurgia da orelha. Infecções freqüentes do trato respiratório superior também poderiam explicar a incidência mais alta de otite média supurativa nas populações com padrões socioeconômicos e serviços médicos mais baixos como se encontra nos Índios Americanos, Esquimós, Maoris da Nova Zelândia e a população indígena australiana (Bluestone C. D., 1998).

OBSTRUÇÃO NASAL

Em séries de pacientes adultos com desvio grave do septo nós encontramos, em 10 de 44 pacientes, timpanogramas patológicos; os pacientes com sinusite polipóide exibiram estes achados em 11 de 26 timpanogramas. Depois de cirurgia nasal ou sinusal com tamponamentos nasais, mais da metade dos nossos pacientes revelou timpanogramas patológicos (dados não publicados). Por esse motivo, postulamos incluir o tratamento da obstrução nasal séria no conceito terapêutico. Atresia coanal unilateral não parece correlacionar-se com uma incidência mais alta de supuração da orelha média. Alergias nasais, especialmente rinite estacional com obstrução nasal completa, e supuração da orelha média raramente coincidem (Pahnke J., 2000).

ANATOMIA DO CRÂNIO

As crianças com anatomia anormal do crânio têm uma tendência maior a desenvolver doenças da orelha média (Pahnke J., 2000). Em um grupo de 102 crianças com síndrome de Down com uma idade média de 2,5 anos, oitenta e oito por cento revelaram perda auditiva de condução, devido principalmente a derrames na orelha média (Hildmann A.; Hildmann H.; Kessler A., 2002). Duas crianças sofriam de otite média supurativa crônica. Variações discretas do crânio também poderiam influenciar a função tubária. Identificamos que as crianças, com uma redução da maxila, tinham uma distância reduzida entre os pré-molares, e por conseguinte tinham uma distância diminuída entre os orifícios tubários (Hildmann H.; Scheerer W. D.; Meertens H. J., 1985). Além disso, esses pacientes tinham um palato alto e em conseqüência uma altura septal reduzida. Isto resultava em um diâmetro reduzido da via aérea nasal, o qual não podia ser corrigido cirurgicamente. Isto é um fator predisponente negativo para passagem tubária e para o desenvolvimento de doença da orelha média. Dentro da orelha média, uma distância reduzida entre o tímpano e o promontório e condições estreitas na região antral favorecem o bloqueio completo dessas áreas no caso de edema inflamatório da mucosa e, assim, poderiam resultar em doença crônica da orelha.

EPIDEMIOLOGIA

Detalhes exatos sobre a epidemiologia da otite média supurativa crônica não são disponíveis a respeito de vários países, inclusive a Alemanha (Hildmann H.; Sudhoff H.; Jahnke K., 2000). A prevalência da otite média crônica constatada na província central do reino da Arábia Saudita foi de 1,15% (Zakzouk S. M.; Hajjaj M. F., 2002). A incidência anual calculada foi 39/100.000 crianças de 0 a 15 anos de idade no sul de Israel (Fliss D. M.; Shoham I.; Leiberman A.; Dagan R., 1991). Em populações específicas, os Inuítes, Ameríndios e Aborígines, otites médias supurativas aguda e crônica são quase endêmicas, todavia colesteatoma e otite média serosa são incomuns (Davidson J.; Hyde M. L.; Alberti P.W., 1989). Independentemente dos avanços na assistência médica, otite média supurativa crônica ainda é uma doença comum. Ela é mais freqüente nos países com baixo desenvolvimento e nos grupos de pacientes de alto risco, e nos pacientes com baixa condição socioeconômica nas nações desenvolvidas (Castagno L. A.; Lavinsky L., 2002). Uma vez que esta infecção crônica da orelha exibe intervalos de otorréia aguda persistente, a prevenção deve concentrar-se no tratamento pronto e apropriado da infecção aguda da orelha média (Bluestone C. D., 1998).

BACTERIOLOGIA

A supuração da orelha pode ser tratada com antibióticos. Entretanto, a supuração raramente regride de modo permanente, e às vezes não responde absolutamente. Em uma série de 120 pacientes, encontramos estafilococos coagulase-negativos (35%), *Staphylococcus aureus* (6,5%), pseudomonas (6,2%), coliformes (4,4%) e 11% de germes não-patogênicos. Entre os anaeróbios, peptostreptococos (11,3%) e propionibactérias (10,7%) são os germes mais freqüentes (Zan W., 1990). Clinicamente, sabemos que o tratamento antibiótico baseado na avaliação microbiológica nem sempre leva a uma "orelha seca". Devemos manter em mente que muitas dessas bactérias colonizam um meato acústico externo normal com pele e tímpano normais não inflamados, e não podem ser necessariamente consideradas como causa de otite média supurativa crônica (Brook I., 1987). Isto pode ser responsável por alguns fracassos do tratamento antibiótico.

INFECÇÕES ESPECÍFICAS

Infecções específicas geralmente não são esperadas antes da cirurgia, mas são diagnosticadas durante a avaliação histológica do espécime. O resultado cirúrgico não difere em comparação com os casos de infecção inespecífica, se for iniciado tratamento clínico suficiente. Mesmo que a remoção de tecido para histologia não seja feita rotineiramente na maioria dos centros, os cirurgiões devem ser incentivados a colher amostras mais freqüentemente, pelo menos nos casos suspeitos. A tuberculose da orelha média tem muitas vezes um aspecto esbranquiçado típico, e suas granulações têm pouca tendência a sangrar. Material deve ser enviado para histologia quando células de Langerhans típicas forem encontradas (Michaels L.; Hellquist H. B., 2001). Como as culturas podem produzir, mas freqüentemente não produzem bacilos tuberculosos, a identificação pela reação de cadeia de polimerase tornou-se de alto valor diagnóstico. O exame geral pós-operatório do paciente na maioria das vezes mostra outras manifestações de tuberculose. O tratamento geralmente é feito por um pneumologista de acordo com as localizações e a extensão da doença (Michaels L.; Hellquist H. B., 2001). Sarcoidose também pode ser vista em paciente com afecção pulmonar. É extremamente rara e seria diagnosticada pela histologia. Sarcoidose deve ser considerada em pacientes com doença pulmonar (Plester D.; Hildmann H.; Steinbach E., 1989). Actinomicose da orelha média foi descrita na literatura e também seria identificada pela histologia (Shelton C.; Brackmann D. E., 1988). A granulomatose de Wegener é uma condição inflamatória sistêmica que afeta o nariz, rins, pulmões e outros órgãos (Michaels L.; Hellquist H. B., 2001). Entretanto, Michaels adverte para diagnosticar doença de Wegener locorregional da orelha média somente com base em um teste ANCA positivo e sucesso no tratamento da doença com ciclofosfamida (Michaels L.; Hellquist H. B., 2001).

DIAGNÓSTICO

A história do paciente deve excluir outras causas possíveis de secreção pelo meato acústico externo. O diagnóstico é baseado na otoscopia microscópica após limpeza do canal. Um colesteatoma deve ser excluído. São encontradas perfurações centrais de tamanho variado (Fig. 40-1A e B). Se houver timpanoesclerose, o prognóstico de melhora da audição pela cirurgia é

Capítulo 40 — OTITE MÉDIA CRÔNICA

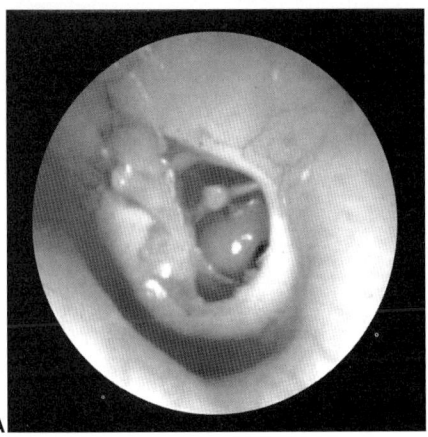

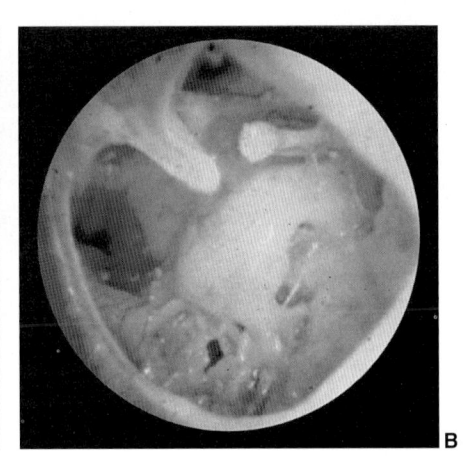

Fig. 40-1

(A) Perfuração da membrana timpânica da parte posterior com timpanoesclerose. (B) Perfuração subtotal com supra-estrutura do estribo intacta.

mau, se a cadeia de ossículos estiver comprometida. Às vezes, partes da cadeia ossicular são visíveis, especialmente na região do processo longo da bigorna, informando o cirurgião da necessidade de reconstrução ossicular. A melhora da audição depois de cobrir a perfuração indica uma cadeia intacta. Infelizmente, não há testes confiáveis da função da tuba auditiva. Manobra de Valsalva deve ser verificada. Um Valsalva negativo, entretanto, não constitui contra-indicação à cirurgia. Como teste audiométrico, audiometria de tons puros é suficiente. Um audiograma de fala pode ser usado para verificação. Ele deve ser controlado pelos testes clássicos de Weber e Rinne com diapasão. Estudo por imagem é de pequena importância nos casos normais. A radiografia na posição de Schüller informa o cirurgião sobre a posição do seio lateral, a fossa média e o tamanho aproximado da mastóide. Tomografia computadorizada e/ou RM devem ser reservadas para complicações, e excepcionalmente para cirurgias mais amplas.

GRANULOMA DE COLESTEROL

O granuloma de colesterol desenvolve-se como uma reação de células gigantes à deposição de colesterol (Michaels L.; Hellquist H. B., 2001). Nós o encontramos em áreas bloqueadas à aeração principalmente na mastóide, raramente na orelha média. Às vezes ele leva à secreção recorrente de um líquido castanho originando-se de retenções na orelha média. Entre os surtos de secreção a membrana timpânica fecha-se e pode ter uma aparência castanho-azul como observado em alguns casos de derrame da orelha média. As retenções na orelha média causam perda auditiva condutiva. Na cirurgia, encontra-se bloqueando a drenagem para a tuba auditiva, e por conseguinte deve ser removido (Plester D., 1989).

TIMPANOESCLEROSE

A timpanoesclerose é observada sob a forma de alterações de tecido branco dentro da membrana timpânica e na orelha média. Ela é composta de colágeno hialino calcificado. A ausência de vasos sangüíneos pode levar à necrose do osso subjacente. Steinbach observou graus variados de timpanoesclerose em 10% de 2.000 casos com doença crônica da orelha (Plester D., 1989). Quatro por cento foram vistos em casos de colesteatoma. Timpanoesclerose pode ser encontrada atrás de uma membrana timpânica intacta.[1] Pequenas placas são inofensivas e podem ser desprezadas. Grandes incrustações nos restos da membrana timpânica devem ser removidas porque o material avascular pode impedir a integração do enxerto. A timpanoesclerose pode afetar a cadeia de ossículos, especialmente a cabeça do martelo e a bigorna no epitímpano. Mobilização não é aconselhável, porque a refixação ocorre freqüentemente. A cabeça do martelo deve ser ressecada e a bigorna removida. Para reconstrução, a bigorna pode ser colocada entre o estribo, se móvel. Se o estribo estiver imobilizado por timpanoesclerose, esta pode algumas vezes ser removida sob microscopia com grande aumento. Em doença extensa, no entanto, o cirurgião deve ser cuidadoso em não perfurar a placa podal ou luxar o estribo que às vezes é extremamente vulnerável devido à destruição óssea por baixo das camadas timpanoescleróticas. Nas situações difíceis isto deve ser deixado para um segundo tempo (Plester D., 1989).

TRATAMENTO CIRÚRGICO

O conceito principal do tratamento de uma orelha com corrimento é o fechamento da perfuração (Plester D., 1989).

RECONSTRUÇÃO DA MEMBRANA TIMPÂNICA

Se não pretendemos efetuar uma mastoidectomia, é escolhida uma incisão endaural (Fig. 40-2A) (Plester D., 1989). Uma via de acesso retroauricular é preferida se for previsto trabalhar na mastóide

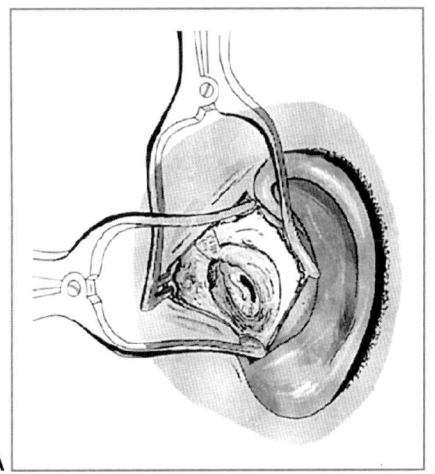

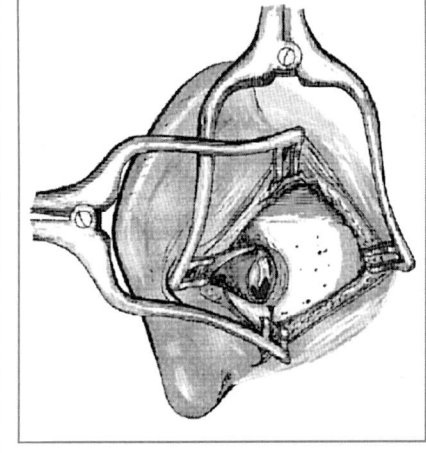

Fig. 40-2

(A) Via de acesso endaural. (B) E retroauricular à cavidade da orelha média (com permissão de Kolhammer Verlag).

a fim de expor a mastóide amplamente (Fig. 40-2B). Um retalho timpanomeatal é formado destacando-se apenas a parte posterior da pele meatal. Uma técnica de enxerto de subposição ou medial é usada rotineiramente (Helms J., 1995). Isto evita colesteatomas do anel, lateralização do enxerto e apagamento do ângulo timpanomeatal anterior. A superfície inferior é escarificada para provocar um ligeiro sangramento para melhorar a fixação do enxerto. Ele normalmente adere à superfície inferior sem suporte. Se necessário, pequenos pedaços de Gelfoam podem ser usados, tomando-se cuidado para deixar aeração para a tuba auditiva para melhorar a aeração pós-operatória (Tos M., 1993). Fáscia temporal é geralmente usada como material de enxerto. Defeitos maiores são cobertos adicionalmente com pele meatal ou enxerto de pele de espessura parcial para acelerar a epitelização. Se fáscia não for disponível, pericôndrio do *tragus* ou do lado posterior da concha constitui uma boa alternativa estável. A fáscia é colocada sob o cabo do martelo sempre que possível. Se o cabo for próximo do promontório, cortar o tendão do músculo tensor do tímpano proporciona mais espaço. A mucosa da orelha média não deve ser removida, para prevenir aderências. A produção de muco pelas células caliciformes da mucosa inflamada serve como boa proteção contra aderências. Pólipos têm que ser removidos. Em casos raros, um pequeno pedaço de silicone é colocado sobre o promontório evitando contato com o enxerto. Cartilagem é um excelente material se for necessária rigidez do enxerto, especialmente para perfurações totais ou subtotais e para casos de otite adesiva extensa, quando se espera pressão negativa na orelha média (Fig. 40-2B). O uso de cartilagem é realizado principalmente empregando-se a técnica de paliçada de Heermann (Heermann J. J.; Heermann H.; Kopstein E., 1970). Ele recomendou o uso de tiras de cartilagem colocadas umas do lado das outras. O posicionamento é mais fácil e mais preciso (Fig. 40-3A). Sua aplicação em técnica de subposição também é possível (Fig. 40-3B).

RECONSTRUÇÃO DA CADEIA DE OSSÍCULOS

Entre 220 casos consecutivos operados de otite média supurativa crônica, vin-

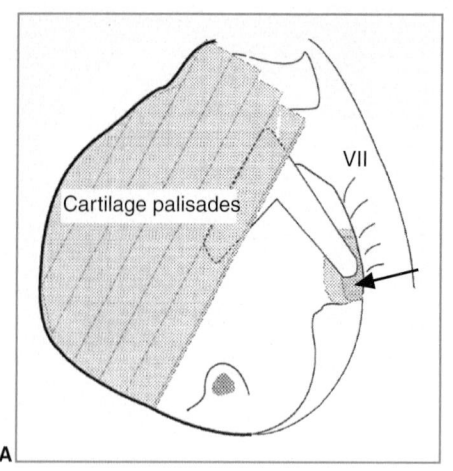

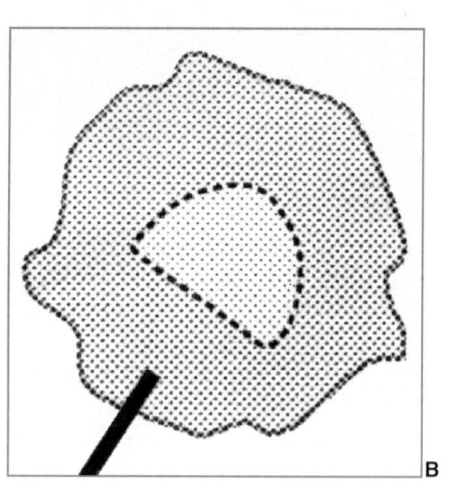

Fig. 40-3

(A) Paliçada de cartilagem usada especialmente para perfurações totais ou subtotais, seta apontando a placa podal do estribo, TORP no lugar. **(B)** E cartilagem com pericôndrio.

te e dois por cento mostraram uma destruição da cadeia ossicular, tipicamente da bigorna (Hildmann H.; Karger B.; Steinbach E., 1992). Para a reconstrução da cadeia ossicular uma grande variedade de materiais foi descrita. Entre ossículos de materiais biológicos, osso, cartilagem e dentes têm que ser mencionados. Entre os aloplásticos encontramos metais, hidroxiapatitas de diferentes densidades, carbonetos, cerâmicas, polietileno e cimento dentário (Hildmann H.; Karger B.; Steinbach E., 1992; Geyer G., 1999). Uma avaliação completa é difícil, uma vez que nenhum autor pode avaliar e comparar todos os materiais propostos. Diversos materiais desapareceram da literatura e das discussões nos congressos científicos depois de forte recomendação durante os anos precedentes (Geyer G.; Helms J.; Plester D.; Helms J.; Jahnke K.; Kastenbauer E. R.; Kley W.; Zollner C., 1985). O uso destes materiais ou se tornou aplicação de rotina, como o emprego de ossículos, ou eles não deram resultados satisfatórios estáveis a longo prazo (Jahnke K., 1998). Parece-nos razoável empregar apenas materiais que comprovaram dar resultados satisfatórios em experiências em animais e observações clínicas, até que apareça apoio suficiente para melhores alternativas (Plester D.; Hildmann H.; Steinbach E., 1989).

As seguintes situações de defeitos da cadeia ossicular podem ser distinguidas:

Uma perfuração simples com uma cadeia ossicular intacta (Fig. 40-4A). A bigorna ou parte da bigorna está faltando (Fig. 40-4B). Esta é a situação mais comum que exige reconstrução. Mais freqüentemente, está faltando o processo longo da bigorna. Isto permite a reutilização da bigorna, que pode ser remodelada por broqueamento e colocada entre o estribo e o martelo ou o estribo e o enxerto de tímpano. Alternativamente, é usada a cabeça do martelo. Se a cabeça do estribo tiver altura suficiente, um pedaço de cartilagem pode ser usado para transmissão. Devemos manter em mente, no entanto, que a cartilagem depende de nutrição por difusão e tende a necrosar se usada para fazer ponte em grandes distâncias. Material aloplástico, como prótese de substituição ossicular parcial (PORP), também pode ser usado, mas seria a 3ª escolha na presente situação.

Somente estribo restando preservado (Fig. 40-4C): geralmente é usada uma técnica de elevação do estribo. Nós aconselhamos a reutilização de ossículos se possível, elevação do estribo por cartilagem ou um aloenxerto de titânio como alternativas adicionais. Os aloenxertos têm que ser cobertos com cartilagem para prevenir expulsão.

Martelo ou cabo do martelo preservado, bigorna e supra-estrutura do estribo faltando (Fig. 40-4D). Esta é uma situação rara. Usamos um aloenxerto de titânio (PROT, prótese de substituição ossicular total) com cobertura de cartilagem para prevenir expulsão. Se o implante puder ser colocado embaixo do cabo do martelo, a situação é mais estável.

Todos os ossículos, exceto o estribo, estão destruídos (Fig. 40-4E). Nestes casos geralmente é encontrada uma perfuração total ou subtotal. A reconstrução

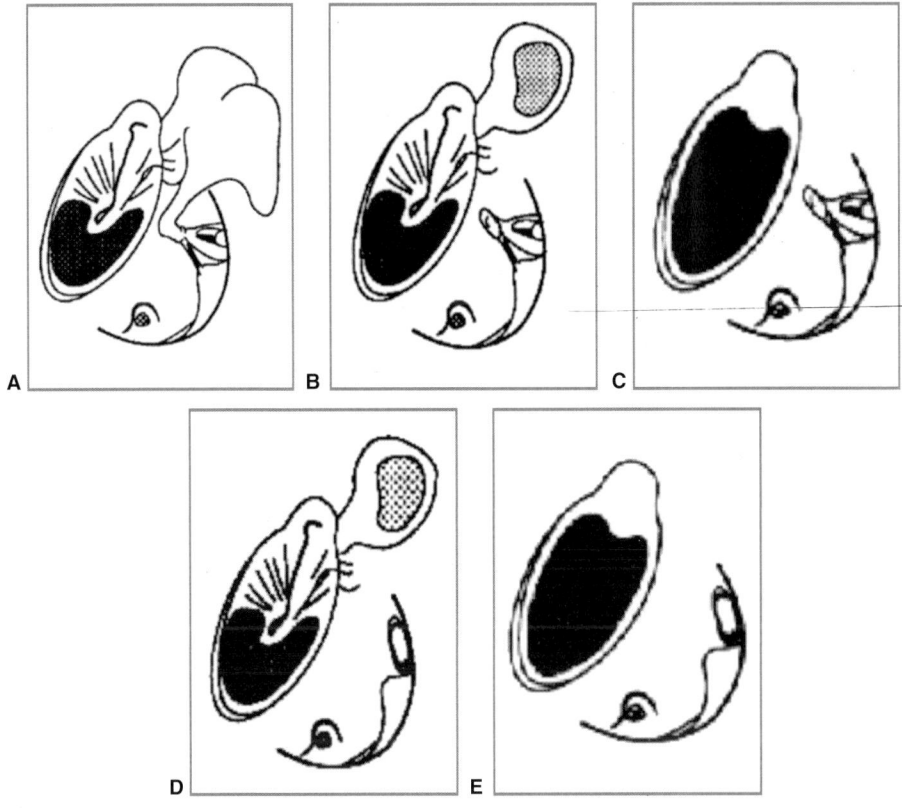

Fig. 40-4

Diferentes fases possíveis de defeitos da cadeia ossicular. **(A)** Perfuração com cadeia ossicular intacta. **(B)** A bigorna está faltando. **(C)** Estribo preservado. **(D)** Martelo ou cabo do martelo preservado, bigorna e supra-estrutura do estribo faltando. **(E)** Faltando todos os ossículos, exceto a placa podal do estribo.

em um tempo é bastante instável, mas deve ser tentada. Usando timpanoplastia com paliçada de cartilagem, obtemos uma boa estabilidade para o tímpano e reforço para o aloenxerto de titânio.

Cirurgia da mastóide em orelhas com drenagem é efetuada pela maioria dos cirurgiões otológicos, na pressuposição de que o processo inflamatório tem que ser removido da mastóide. Depois de 15 anos seguindo esta orientação, obedecemos a uma sugestão de Helms de nos abstermos de abrir a mastóide, com poucas exceções (comunicação pessoal). Pacientes com dor retroauricular, com inflamação necrosante e com extrema inflamação polipóide ainda são submetidos à mastoidectomia. A mudança desta orientação não piorou nossos resultados (Plester D.; Hildmann H.; Steinbach E., 1989).

CIRURGIA DE REVISÃO

Nós sempre reconstruímos a membrana timpânica e a cadeia de ossículos em um só tempo (Hildmann H.; Sudhoff H.; Jahnke K., 2000). Cirurgia de revisão pode tornar-se necessária em caso de melhora insuficiente da audição. De acordo com as nossas observações histológicas, a mucosa da orelha média necessita pelo menos 6 meses para recuperar-se, perdendo a densidade precedente de células caliciformes e ciliadas. Portanto as revisões para melhora da audição não devem ser realizadas antes. Na cirurgia de revisão podemos encontrar enxertos desviados, anquilose de ossículos reimplantados ou aderências parciais entre o enxerto e o promontório. A reconstrução da cadeia a esta altura, em um ambiente menos inflamado, tem melhor prognóstico (Tos M., 1993). Não obstante, nós tentamos reconstruir a membrana timpânica e a cadeia ossicular em um tempo e poupar um segundo tempo de cirurgia nos pacientes reconstruídos com sucesso. Reperfurações são relatadas na literatura em uma freqüência de 5 a 15% (Plester D.; Hildmann H.; Steinbach E., 1989; Tos M., 1993). Nós informamos aos nossos pacientes que reperfurações podem ocorrer em cerca de 10%. Nestes casos, reoperamos depois de 1 ano. Dependendo da situação, técnicas com cartilagem são usadas mais freqüentemente. Cartilagem com espessura reduzida evita aderências ao promontório, e espera-se que dê mais resistência a inflamações adicionais subseqüentes.

QUANDO NÃO REALIZAR CIRURGIA

Uma perfuração central da membrana timpânica com e ainda mais sem supuração dificilmente constitui uma ameaça para o paciente. Em contraste com a cirurgia de colesteatoma, a cirurgia para otite média supurativa não é obrigatória e por essa razão tem que ser individualizada de acordo com a condição clínica geral, a idade e os desejos do paciente. A cirurgia para melhora da audição tem que ser considerada muito cuidadosamente nos seguintes casos: a orelha contralateral tem função auditiva normal, orelhas com perda auditiva combinada, timpanoesclerose extensa ou otite adesiva completa. Algumas vezes uma prótese de audição após fechamento bem sucedido de uma perfuração poderia constituir a melhor alternativa à cirurgia de revisão para melhora da audição.

TRATAMENTO PÓS-OPERATÓRIO

A melhor maneira de secar uma orelha com drenagem é uma timpanoplastia (Plester D.; Hildmann H.; Steinbach E., 1989). Em geral nós não prescrevemos antibióticos ou outro tratamento, pré ou intra-operatoriamente, a não ser que inflamação grave do meato acústico externo seja observada. Nestes casos a cirurgia é adiada. Antibióticos são dados durante a cirurgia quando a orelha interna é aberta inadvertidamente. Se previrmos trauma da orelha interna durante a cirurgia, 1 g de prednisolona é administrado em adição ao tratamento antibiótico. Altas doses de cortisona parecem ter um efeito protetor sobre a orelha interna, como demonstrado por Milewski (Milewski C.; Dornhoffer J.; DeMeester C., 1995).

REFERÊNCIAS BIBLIOGRÁFICAS

Atula T, Honkanen V, Tarkkanen J, Jero J. Otitis media as a sign of Wegener's granulomatosis in childhood. Acta Otolaryngol 2000;(Suppl)543:48-50.

Bluestone CD. Epidemiology and pathogenesis of chronic suppurative otitis media: implications for prevention and treatment. Int J Pediatr Otorhinolaryngol 1998;42:207-223.

Brook I. Isolation of non-sporing anaerobic rods from infections in children. J Med Microbiol 1996;45:21-26.

Brook I. The role of anaerobic bacteria in otitis media: microbiology, pathogenesis, and implications on therapy. Am J Otolaryngol 1987;8:109-117.

Castagno LA, Lavinsky L. Otitis media in children: seasonal changes and socioeconomic level. Int J Pediatr Otorhinolaryngol 2002;62:129-134.

Davidson J, Hyde ML, Alberti PW. Epidemiologic patterns in childhood hearing loss: a review. Int J Pediatr Otorhinolaryngol 1989;17:239-266.

Fliss DM, Shoham I, Leiberman A, Dagan R. Chronic suppurative otitis media without cholesteatoma in children in southern Israel: incidence and risk factors. Pediatr Infect Dis J 1991;10:895-899.

Geyer G, Helms J. Reconstructive interventions. Laryngorhinootologie 1998;77:A1-8.

Geyer G. Materials for reconstruction of the middle ear. HNO 1999;47:77-91.

Heermann JJ, Heermann H, Kopstein E. Fascia and cartilage palisade tympanoplasty. Nine years' experience. Arch Otolaryngol 1970;91:228-241.

Helms J. Modern aspects of tympanoplasty. An overview. Laryngorhinootologie 1995;74:465-467.

Hildmann A, Hildmann H, Kessler A. Hearing disorders in children with Down's syndrome. Laryngorhinootologie 2002;81:3-7.

Hildmann H, Hildmann A. Tympanic effusion. HNO 1993;41:455-464.

Hildmann H, Karger B, Steinbach E. Ear ossicle transplants for reconstruction of sound transmission in the middle ear. A histologic long-term study. Laryngorhinootologie 1992;71:5-10.

Hildmann H, Lammert F, Meertens A, Scheerer WD. Relations between the nasopharynx, eustachian tube distance and maxillary shape. Laryngol Rhinol Otol 1982;61:573-576.

Hildmann H, Scheerer WD, Meertens HJ. Tympanoplasty in children and anatomical variations of the epipharynx. Am J Otol 1985;6:225-228.

Hildmann H, Sudhoff H, Jahnke K. Grundzüge einer differenzierten Cholestetomchirurgie. Laryngol Rhinol Otol 2000;79:S73-395.

Hildmann H. Surgery of chronic suppurative otitis media in childhood. Laryngorhinootologie 1989;68:193-200.

Jahnke K. Biomechanics of the reconstructed ear ossicular chain. HNO 1998;46:202-204.

Koch U. The adhesive process. Part I: clinical results. Laryngol Rhinol Otol 1980;59:495-505.

Kohan D, Giacchi RJ. Otologic surgery in patients with HIV-1 and AIDS. Otolaryngol Head Neck Surg 1999;121:355-360.

Michaels L, Hellquist HB. Ear, Nose and Throat Histopathology. Springer, London: Heidelberg, 2001.

Milewski C, Dornhoffer J, DeMeester C. Possibilities for preserving hearing in labyrinth fistulas of different degrees of severity. Laryngorhinootologie 1995;74:408-412.

Osma U, Cureoglu S, Hosoglu S. The complications of chronic otitis media: report of 93 cases. J Laryngol Otol 2000;114:97-100.

Pahnke J. Morphologie, Funktion und Klinik der Tuba Eustachii. Laryngol Rhinol Otol 2000;79:1-21.

Plester D, Helms J, Jahnke K, Kastenbauer ER, Kley W, Zollner C. Artificial materials in reconstructions of the middle ear. Laryngol Rhinol Otol 1985;64:224-227.

Plester D, Hildmann H, Steinbach E. Atlas der Ohrchirurgie. Stuttgart: Kohlhammer, 1989.

Shelton C, Brackmann DE. Actinomycosis otitis media. Arch Otolaryngol Head Neck Surg J 1988;114:88-89.

Tos M, Larsen PL, Stangerup SE, Hvid G, Andreassen UK. Sequelae following secretory otitis and their progression. Acta Otolaryngol 1988;(Suppl)449:37-38.

Tos M. Manual of Middle ear Surgery. Stuttgart, New York: Thieme Verlag, 1993.

Zakzouk SM, Hajjaj MF. Epidemiology of chronic suppurative otitis media among Saudi children–a comparative study of two decades. Int J Pediatr Otorhinolaryngol 2002:215-218.

Zan W. Mikrobiologische Untersuchungen von Gehörgang und Mittelohr bei den verschiedenen Formen der chronischen Otitis media. Med Diss 1990.

41
TRATAMENTO DA OTITE MÉDIA CRÔNICA SUPURATIVA NÃO-COLESTEATOMATOSA

Carlos Alberto Dias ▪ Luiz Lavinsky ▪ Joel Lavinsky

CONSIDERAÇÕES INICIAIS

Antes de entrarmos no tratamento da otite média crônica (OMC) supurativa não-colesteatomatosa, seria relevante tecer alguns comentários que julgamos de especial interesse para o perfeito entendimento deste capítulo.

A primeira grande controvérsia aparece na definição de OMC. Das muitas que já vimos, a que nos parece mais completa conceitua OMC como sendo um processo inflamatório das estruturas da orelha média que apresenta as seguintes características:

- Longa duração.
- Perda de substância timpânica permanente.
- Seqüelas cicatriciais que alteram a função ao curar.
- Características inflamatórias de cronicidade (Alonso et al., 1984).

Com certeza, apenas a última condição resistiria a críticas, pois transformações teciduais como hiperplasias e metaplasias nos dão um diagnóstico histopatológico de certeza.

A OMC supurativa não-colesteatomatosa tem pouca tendência à cura espontânea. No entanto, ao longo de sua evolução, pode chegar a um estágio de inatividade, quer por um tratamento bem orientado, quer pela melhora das condições imunológicas do paciente. Deve-se ressaltar que esta inatividade nunca leva ao retorno da integridade morfológica e funcional da orelha do paciente.

Tal como definir, classificar algo ou alguém é uma tarefa árdua e controversa. Não obstante, pode-se classificar a OMC da forma exposta no Quadro 41-1.

Quadro 41-1 Classificação da OMC

1. Inespecífica
1.1. Supurativa
   - Simples (não-colesteatomatosa)
   - Colesteatomatosa
      - Colesteatomatosa congênita
      - Adquirida
         - Primária
         - Secundária
1.2. Não-supurativa (otite média serosa até a adesiva)
2. Específica
2.1. Tuberculosa
2.2. Luética
2.3. Outras

A supramencionada classificação é, para nós, a mais didática e, como conseqüência, a de mais fácil compreensão.

EPIDEMIOLOGIA

A OMC supurativa é um grande problema de saúde em todo o mundo, afetando tanto a população dos países em desenvolvimento como a dos países altamente industrializados.

Entre os grupos populacionais de alto risco para OMC supurativa, destacam-se os seguintes: os esquimós do Alasca, Canadá e Groenlândia e os aborígines australianos.

Convém destacar, ainda, que o uso em larga escala dos tubos de ventilação em nações desenvolvidas torna a OMC supurativa uma complicação comum nas crianças desses países (Bluestone, 1981; Bluestone, 2001).

PATOGENIA E MICROBIOLOGIA

A etiologia e a patogenia da OMC são multifatoriais, mas todos os casos iniciam-se com um episódio de otite média aguda, sobretudo, quando este quadro recidiva com facilidade devido à má conduta terapêutica ou persistência de fatores etiopatogênicos, tais como infecções do anel linfático de Waldeyer, rinossinusopatias, desvios do septo nasal, disfunção tubária, imunodeficiências e nível socioeconômico.

Pseudomonas aeruginosa, *Staphylococcus aureos*, *Proteus species*, *Klebsiella pneumoniae* e bacilos difteróides são as bactérias mais freqüentemente encontradas nas culturas das secreções.

Fungos e anaeróbios podem crescer junto aos aeróbios em uma relação de simbiose.

Entender a microbiologia da OMC supurativa nos torna aptos a estabelecer um plano terapêutico com maior eficácia e menor morbidade (Bluestone, 1981; Bluestone, 2001).

TRATAMENTO DA OTITE MÉDIA CRÔNICA SUPURATIVA NÃO-COLESTEATOMATOSA

A OMC supurativa é, sem sombra de dúvida, uma das patologias mais conhecidas pelos otorrinolaringologistas.

No antigo Egito, ela era reconhecida e tratada com gordura líquida de pato e leite de vaca. Acreditava-se também que beber manteiga, manter o silêncio e o repouso curavam a OMC. Hipócrates já observava a natureza recorrente da OMC supurativa e recomendava diferentes terapias médicas e comportamentais, dependendo do tempo da evolução da supuração. Inicialmente, ele prescrevia água quente, leite humano e vinho doce e contra-indicava sal, corrente de ar e lugares com fumaça. Para os casos recorrentes, prescrevia, ainda, para uso tópico, um pó que continha óxido de chumbo e carbonato de chumbo.

O tratamento empírico da OMC supurativa deve basear-se nas características microbiológicas dos possíveis agentes causais e na capacidade de difusão do antibiótico na orelha média.

Na nossa rotina diária, iniciamos a terapia da OMC supurativa fazendo a aspiração e usando gotas otológicas do tipo neomicina, polimixina B e hidrocortisona, aminoglicosídeos ou quinolonas (ciprofloxacina/ofloxacina). Na hipótese de insucesso, solicitamos cultura com antibiograma para a instituição de antibioticoterapia sistêmica, dando preferência ao uso de amoxicilina com ácido clavulânico, cefalosporinas de terceira geração ou fluorquinolonas. Nos casos com tecido de granulação, fazemos a cauterização química com nitrato de prata ou ácido tricloroacético. Em algumas situações, faz-se necessária a remoção cirúrgica desses tecidos.

A principal vantagem da administração de medicamentos por via tópica seria evitar os efeitos secundários desses fármacos quando usados por via sistêmica. Mesmo reconhecendo a eficácia dos medicamentos tópicos, não podemos esquecer a ototoxicidade dos aminoglicosídeos, que constitui um efeito secundário grave, ainda que pouco freqüente (Bluestone, 1981).

O risco da administração das gotas otológicas na presença de uma perfuração timpânica não está apenas na toxicidade local, mas também na remota possibilidade de uma absorção significativa através da mucosa da orelha média, levando a níveis plasmáticos suficientes para desenvolver qualquer efeito secundário inerente ao próprio princípio ativo. Felizmente, o risco de ototoxicidade é pequeno no organismo humano, diferentemente do que mostra a experimentação em animais (Bluestone, 1981; Bluestone, 2001; De Miguel et al., 1999).

É evidente que as precauções necessárias devem ser tomadas, tais como: prescrição sob controle médico, duração limitada do tratamento, relacionar o risco ao tamanho da perfuração. Apesar de tudo, parece mais lógica a utilização de drogas sem potencial tóxico, e a grande maioria dos autores opta pelo uso tópico das quinolonas (ciprofloxacina e ofloxacina) (Abello et al., 1998; Bluestone, 2001; Browning et al., 1998; De Miguel et al., 1999).

A eficácia desse antibiótico está plantada tanto por sua atividade in vitro como pela sua excelente difusão na mastóide e na orelha média.

As quinolonas (ciprofloxacina e ofloxacina) não apresentam ototoxicidade nem efeitos secundários sistêmicos, pois têm uma absorção praticamente nula. Este dado é de extrema importância, pois a ausência de absorção e ototoxicidade nesta forma de apresentação foi o que permitiu a utilização das quinolonas em crianças com bastante segurança (Abello et al., 1998; Bluestone, 2001; Browning et al., 1998; Clarós et al., 2000; De Miguel et al., 1999).

Recente revisão sistemática publicada na Cochrane Library estudou 24 ensaios clínicos randomizados envolvendo tratamento de pacientes com perfuração da membrana timpânica e otorréia. A revisão demonstrou que o tratamento com antibióticos e limpeza foi mais eficaz em resolver a otorréia do que a ausência de tratamento (odds ratio 0,37; intervalo de confiança 95% 0,24 a 0,57) ou do que a limpeza isolada (OR 0,31; IC 95% 0,23 a 0,43). A associação de antibiótico tópico e limpeza foi mais eficaz para o controle do quadro do que o uso de antibiótico sistêmico (OR 0,46; IC 95% 0,30-0,69). Além disso, o uso de antibiótico sistêmico associado ao antibiótico tópico não foi melhor do que o antibiótico tópico isolado. As quinolonas tópicas foram mais efetivas do que as outras gotas (OR 0,26; IC 95% 0,16-0,41) (Acuin et al., 2004).

É interessante lembrar a toxicidade já comprovada de anti-sépticos, como a clorexidina, bastante utilizada na preparação operatória das timpanoplastias.

OTITE MÉDIA CRÔNICA TUBERCULOSA

Considerações

A OMC tuberculosa era freqüente no início do século 20. Graças às campanhas de vacinação, à pasteurização do leite e aos avanços terapêuticos, os casos de OMC tuberculosa diminuíram bastante nos países desenvolvidos.

Atualmente, com a pandemia da AIDS (SIDA), houve recrudescimento da tuberculose pulmonar; como conseqüência, temos que esperar um aumento da OMC tuberculosa. Ainda que a forma pulmonar continue sendo a principal, as extrapulmonares e, fundamentalmente, da área ORL são cada vez mais freqüentes (Benavides Gabernet et al., 2000).

A contaminação da orelha pelo bacilo tem várias vias de acesso:

- *Via tuba auditiva*: a contaminação se dá a partir de um foco na rinofaringe, por expectoração crônica do bacilo da tuberculose.
- *Via hemática*: chegada do bacilo por via sangüínea durante a primoinfecção tuberculosa.
- *Via meato acústico externo*: por perfuração da membrana timpânica.
- *Neonatal*: a contaminação pode ser transplacentária ou por ingestão de líquido amniótico contaminado (Alonso et al., 1984).

O diagnóstico da OMC tuberculosa é difícil, já que não existem dados clínicos patognomônicos que nos levem a pensar nessa patologia inicialmente.

Os pacientes irão à consulta em virtude de uma otorréia de vários meses de evolução, indolor e resistente a múltiplos tratamentos com antibióticos tópicos e sistêmicos. A dor, quando existe, é conseqüência de infecção por bactérias como Pseudomonas, Proteus, Klebsiella e Staphylococcus, ou ainda, pela pressão do tecido de granulação na mastóide.

A otoscopia apresenta perfuração timpânica ampla ou múltiplas perfurações, presença de tecido de granulação no meato e orelha média, englobando a cadeia ossicular. O aspecto avascular e friável desse tecido de granulação é bastante específico.

As múltiplas perfurações aparecem somente em 5% dos casos. A paralisia facial aparece em 16-20% dos casos, sendo mais freqüente em crianças. Diante de uma paralisia facial na OMC supurativa não-colesteatomatosa, a primeira suspeita deve ser de OMC tuberculosa.

Como podemos ver, não existe nenhum dado patognomônico dessa patologia, e o diagnóstico requer um elevado índice de suspeição, principalmente se não existem antecedentes pessoais nem familiares de tuberculose pulmonar. Cerca de 50% dos casos apresentam raios X de tórax normal (Benavides Gabernet et al., 2000).

O exame bacteriológico muitas vezes é negativo, devido à interferência de outros microorganismos. Deve-se ressaltar que as gotas de neomicina de uso otológico poderiam ter um efeito tuberculostático, dificultando o isolamento do bacilo. Tudo isso leva a um atraso no diagnóstico e na possibilidade do aparecimento de complicações.

Na maioria das ocasiões, o diagnóstico definitivo é feito no pós-operatório, pelo resultado do exame histopatológico. Entre os achados cirúrgicos mais freqüentes, temos tecido de granulação com aspecto pálido na caixa e células mastóideas, podendo confundir-se com OMC colesteatomatosa.

O tratamento da otite é médico, mediante a associação de drogas tuberculostáticas, como isoniazida, rifampicina e etambutol, por 6 a 9 meses.

A mastoidectomia não está indicada, já que o tratamento médico farmacológico leva à resolução completa do quadro. A cirurgia fica reservada para complicações como abscesso subperióstico ou paralisia facial sem melhora clínica com tratamento medicamentoso.

Para saber sobre o tratamento de suas seqüelas (perfurações timpânicas e ossiculares), ver Capítulo Tratamento Cirúrgico das Perfurações Timpânicas de Arthur Octavio de A. Kós.

REFERÊNCIAS BIBLIOGRÁFICAS

Abello P, Viñas B, Vega J. Ototoxicidad tópica: revisión en un periodo de seis años. *Acta Otorrinolaringol Esp* 1998;49(5):353-6.

Acuin J, Smith A, Mackenzie I. Interventions for chronic suppurative otitis media (Cochrane Review). In: Cochrane Library Issue 4. Chichester, UK: John Willey & Sons, Ltd., 2004.

Alonso J. *Tratado de ORL*. 2. ed. Madrid: Paz Montalvo. 1984;356-382p.

Benavides Gabernet M, Morera Faet H, Saiz V, Mateos M, Callado D, Pérez A, Morera Pérez C. Otitis media tuberculosa primara. Acta Otorrinolaringol Esp. 2000;51(3):255-8.

Bluestone CD. Efficacy of ofloxacin and other ototopical preparation for chronic suppurative otitis media in children. *Pediatr Infect Dis J* 2001;20(1):111-5.

Bluestone CD. Recent advancer in the pathogenesis, diagnosis and management of otitis media. *Pediatr Clin North Am* 1981;28:727-55.

Browning GG, Garthouse S, Calar JT. Medical management of chronic otitis media: a controlled study. *J Laryngol* 1998;102:991-5.

Clarós P, Sabater F, Clarós A. Determinación de niveles plasmáticos de ciprofloxacino en niños tratados con ciprofloxacino tópico al 0,2% en presencia de perforación timpánica. *Acta Otorrinolaringol Esp* 2000;51(2):97-9.

De Miguel I, Vasallo Morillas Jr, Ramos Macios A. Antimicrobial therapy in chronic suppurative otitis media. *Acta Otorrinolaringol Esp* 1999;50(1):15-9.

TRATAMENTO CIRÚRGICO DAS PERFURAÇÕES TIMPÂNICAS

Arthur Octavio de Avila Kós

INTRODUÇÃO

Timpanoplastia é o nome dado à cirurgia que visa ao fechamento das perfurações timpânicas e à recuperação da cadeia ossicular, ou seja, à reconstrução cirúrgica do sistema tímpano-ossicular.

Abordaremos neste capítulo apenas a operação que está indicada na presença de uma solução de continuidade da membrana timpânica (MT), que ocorre nas otites médias crônicas não-colesteatomatosas ou em cerca de 10% das perfurações traumáticas que não cicatrizam espontaneamente.

As perfurações da MT na otite média crônica não-colesteatomatosa, quase sempre ocorrem na parte tensa da membrana, englobando as três camadas da mesma, epitelial ceratinizada, fibrosa e mucosa. Quando a perfuração localiza-se na parte flácida, apenas as camadas epitelial ceratinizada e mucosa estão envolvidas. Nas otites médias crônicas (OMC) é comum encontrarmos na orelha média a presença de tecido de granulação, formado a partir do espaço subepitelial, que no início apresenta-se com aspecto hiperemiado, friável, sangrando com facilidade ao simples toque do instrumento, caracterizando-se, histologicamente, pela abundância de polimorfonucleares e vasos de permeio a fibroblastos. A forma madura é mais firme e com menos tendência ao sangramento, mostrando ao exame histológico predomínio de fibroblastos e plasmócitos, com menor quantidade de vasos. Esse tecido de granulação pode distribuir-se de maneira generalizada na orelha média, com alguma freqüência determinando otorréia persistente e resistente ao tratamento clínico. A timpanoesclerose ou degeneração hialina do tecido conjuntivo, localizado na submucosa da orelha média, inclusive da MT, é outro tipo de alteração tecidual que podemos encontrar na OMC e cujo conhecimento é importante para o cirurgião que vai fazer uma timpanoplastia. Na timpanoesclerose as fibras hialinas se agrupam laminarmente entre o osso e o epitélio mucoso da orelha média (OM) ou entre este e a camada fibrosa da MT, podendo sofrer processo de deposição do cálcio ou mesmo neoformação óssea. A timpanoesclerose na caixa do tímpano pode apresentar-se sob forma superficial, facilmente removível durante a cirurgia ou sob uma forma invasiva, aderente ao osso adjacente e cuja tentativa de remoção nem sempre é aconselhável durante o ato cirúrgico, podendo provocar, dependendo da sua localização, acidentes como a saída do estribo de seu leito na janela oval com graves conseqüências para a audição.

Recapitulando e sem nos aprofundarmos na matéria, podemos dizer, de acordo com Schuknecht (1974), que a OMC apresenta um quadro de processo inflamatório ativo caracterizado pelo tecido de granulação e um de processo cicatricial, caracterizado por fibrose e timpanoesclerose. O conhecimento dessas alterações histopatológicas, voltamos a dizer, é de extrema importância para aqueles que pretendem praticar a cirurgia timpanoplástica na otite média crônica não-colesteatomatosa.

Podemos classificar as timpanoplastias, de acordo com Lopes Filho(1994), em:

A) Miringoplastia.
B) Timpanoplastia com ou sem reconstrução ossicular.
C) Timpanoplastia com mastoidectomia, com ou sem reconstrução ossicular.

A miringoplastia seria o simples fechamento de uma perfuração timpânica sem a manipulação da orelha média. Na prática, entretanto, jamais realizamos o fechamento da perfuração da MT, sem fazermos um retalho timpanomeatal para inspecionarmos a caixa do tímpano e, também, como acesso para a colocação do enxerto de fáscia temporal ou pericôndrio. Por esta razão e para não conflitarmos com as classificações normalmente adotadas, não utilizaremos o termo "miringoplastia".

Timpanoplastia sem reconstrução ossicular é a cirurgia que será abordada neste capítulo, que visa apenas ao fechamento cirúrgico da membrana timpânica. A timpanoplastia com reconstrução da cadeia ossicular e a com mastoidectomia serão relatadas em outro capítulo.

ANESTESIA

Utilizamos a anestesia geral nos pacientes submetidos à timpanoplastia, complementando com a infiltração local nos quatro pontos cardeais do poro acústico externo com 1 a 1,5 ml de solução a 1:50.000 (em pacientes jovens) ou 1:200.000 (em pacientes com problemas circulatórios ou mais idosos) de xilocaína a 2% e adrenalina a 1:1.000.

ACESSOS CIRÚRGICOS

Acesso transcanal

Na grande maioria das nossas cirurgias utilizamos o acesso transcanal através do espéculo auricular introduzido na orelha e fixado ao porta-espéculo, permitindo assim liberdade de movimento das duas mãos do cirurgião, o que consideramos de extrema importância.

Acesso endaural

Neste acesso fazemos uma pequena incisão entre o trago e a hélice e, com o auxílio de dois pequenos afastadores ampliamos a entrada do meato acústico externo permitindo a visibilidade da membrana timpânica.

Acesso retroauricular

Neste acesso fazemos a incisão 2 a 3 mm atrás do sulco retroauricular, ruginamos nas partes moles expondo o meato acústico e, com a utilização de afastadores, o pavilhão auricular é afastado anteriormente; é feita uma incisão da pele rente ao osso do meato acústico, permitindo a visibilidade da luz do meato e da membrana timpânica.

Quaisquer dos acessos descritos permitem a retificação das paredes do meato acústico se houver abaulamentos das mesmas que impeçam a completa visibilidade da perfuração timpânica.

A escolha do acesso cirúrgico dependerá do calibre do meato acústico externo, da localização da perfuração, da preferência do cirurgião e também da sua aptidão. Os meatos acústicos estreitos, que não permitem a introdução adequada do menor espéculo auricular com 5 mm de diâmetro, nos obrigam a escolher o acesso endaural ou retroauricular. Da mesma maneira nas perfurações anteriores, cuja margem anterior não é visível, utilizamos o acesso endaural ou retroauricular.

O simples fechamento das perfurações da MT, nos casos em que a orelha média não apresenta qualquer alteração, também necessita que se faça uma inspeção minuciosa da caixa timpânica para verificar-se da sua integridade bem como da mobilidade da cadeia ossicular e da normalidade do forro mucoso da caixa timpânica.

ENXERTO

A escolha do enxerto timpânico é feita no início da cirurgia. Na maioria das nossas timpanoplastias utilizamos o enxerto de fáscia do músculo temporal. Em pacientes submetidos à revisão cirúrgica por persistência de perfuração timpânica, damos preferência ao pericôndrio da cartilagem do trago.

TÉCNICA CIRÚRGICA

Faremos primeiro a descrição da técnica cirúrgica pela via transcanal, quase sempre a utilizada por nós, com enxerto de fáscia do músculo temporal.

Iniciamos com a remoção do anel fibroso no contorno da perfuração timpânica, utilizando instrumento com ponta fina (Fig. 42-1).

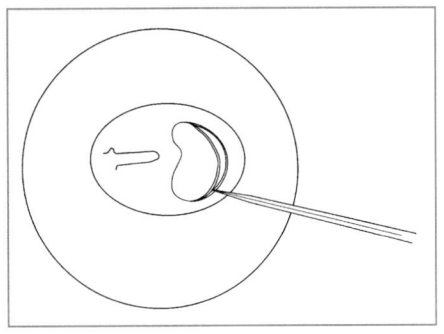

Fig. 42-1
Remoção com instrumento com ponta fina do anel fibroso da perfuração.

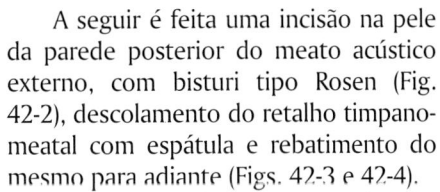

A seguir é feita uma incisão na pele da parede posterior do meato acústico externo, com bisturi tipo Rosen (Fig. 42-2), descolamento do retalho timpanomeatal com espátula e rebatimento do mesmo para adiante (Figs. 42-3 e 42-4).

Em seguida é feita a inspeção da caixa timpânica e constatada a ausência de lesões no seu forro mucoso e cadeia ossicular. Seria completado o fechamento da perfuração timpânica como descreveremos a seguir: um fragmento de fáscia do músculo temporal é removido através de incisão

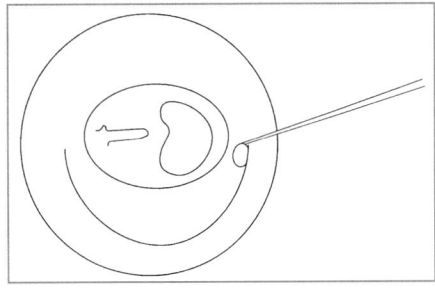

Fig. 42-2
Incisão com bisturi de Rosen da pele da parede posterior do conduto auditivo externo.

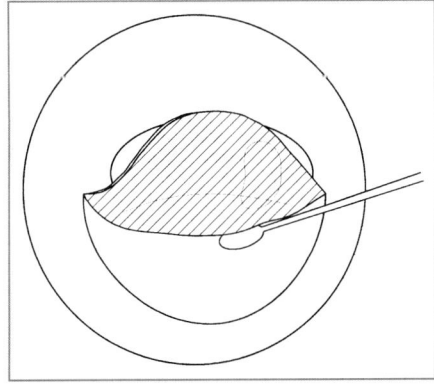

Fig. 42-3
Descolamento do retalho timpânico com espátula.

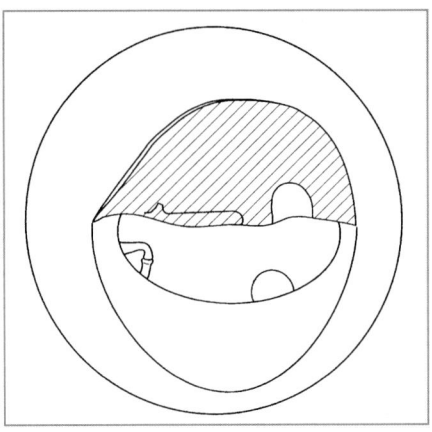

Fig. 42-4
Acesso à orelha média.

supra-auricular, para ser utilizado como enxerto após ter sido adequado ao tamanho da perfuração. O enxerto é então colocado parcialmente apoiado na parede óssea do meato acústico externo e sobre alguns fragmentos de Gelfoam (o mínimo possível suficiente para manter a porção anterior da fáscia em contato com a MT) colocados na porção anterior do mesotímpano. Recolocado o retalho timpanomeatal na sua posição original e verificado o completo fechamento da perfuração timpânica (Fig. 42-5), preenchemos o meato acústico com Fibrase® com cloranfenicol, desde que o paciente não relate alergia ao produto. Nos casos em que a perfuração timpânica está situada anteriormente parcialmente ocluída por um abaulamento da parede ântero-inferior do conduto, utilizando o próprio acesso transcanal, procuramos expor a área óssea a ser debastada fazendo o sulco superior da incisão da parede posterior do conduto auditivo externo (CAE) mais alto e prolongando-se pela

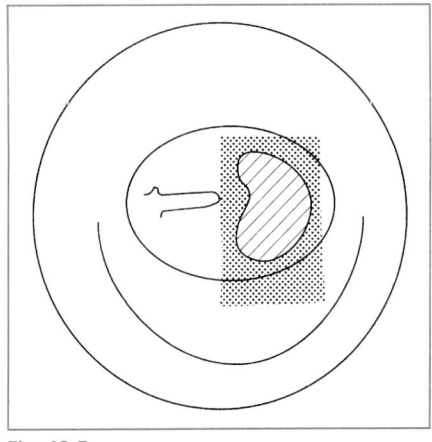

Fig. 42-5
Enxerto ocluindo a perfuração timpânica.

parede anterior até ultrapassarmos totalmente a saliência óssea da parede anterior do conduto (Fig. 42-6).

Descolamos cuidadosamente a pele com a espátula ou um bisturi tipo Rosen pequeno, criando um retalho e expondo toda a proeminência óssea, em seguida, com broca de diamante, retificamos a parede anterior do conduto ósseo. Em continuação procedemos como na técnica clássica descrita anteriormente.

Quando utilizamos o acesso endaural procedemos da seguinte maneira: após a infiltração local de anestésico, praticamos uma incisão de cerca de 8 a 10 mm, entre o trago e a hélice, que vai se unir com as incisões anterior e posterior do meato ósseo. A anterior partindo aproximadamente de 1 hora até as 5 horas, acima da saliência da parede óssea anterior do conduto, e a posterior de 1 hora em direção ao ânulo timpânico na altura das 6 horas, ficando afastado do mesmo cerca de 2 mm (Fig. 42-7).

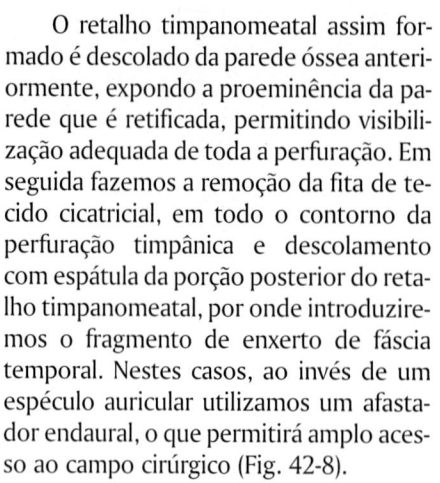

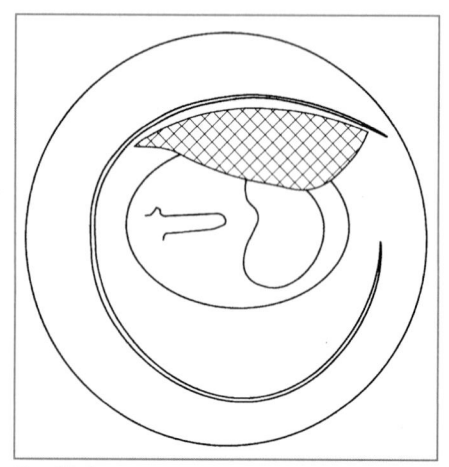

O retalho timpanomeatal assim formado é descolado da parede óssea anteriormente, expondo a proeminência da parede que é retificada, permitindo visibilização adequada de toda a perfuração. Em seguida fazemos a remoção da fita de tecido cicatricial, em todo o contorno da perfuração timpânica e descolamento com espátula da porção posterior do retalho timpanomeatal, por onde introduziremos o fragmento de enxerto de fáscia temporal. Nestes casos, ao invés de um espéculo auricular utilizamos um afastador endaural, o que permitirá amplo acesso ao campo cirúrgico (Fig. 42-8).

Poderemos ainda utilizar a via retroauricular, nos casos de meatos acústicos estreitos ou também nas perfurações timpânicas em que a margem anterior não é visível pelo espéculo introduzido no meato. Nesta técnica após a infiltração na região com xilocaína + adrenalina, fazemos a incisão posterior ao sulco retroauricular, a cerca de 2 a 3 mm do mesmo, interessando apenas a pele que é descolada dos planos subjacentes e rebatida anteriormente junto com o pavilhão auricular. A seguir é feita a incisão da fáscia e periósteo que são elevados com o emprego de uma rugina e que serão recolocados em posição, suturados ao tecido circunvizinho ao final do procedimento (Figs. 42-9 e 42-10).

Exposta a parede posterior do conduto as partes moles da mesma são incisadas ao nível do plano ósseo, amplamente até a parede anterior do conduto. É criado, então, um retalho de pele meatal, como preconizado por Fisch, e que descreveremos a seguir: faz-se uma incisão da pele do meato em forma de espiral ascendente anterior, com bisturi de lâmina 11, mantendo-se sempre a ponta da lâmina de encontro ao osso (Fig. 42-11). A

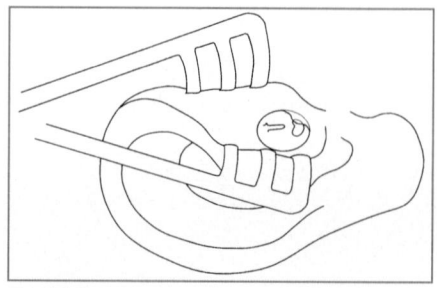

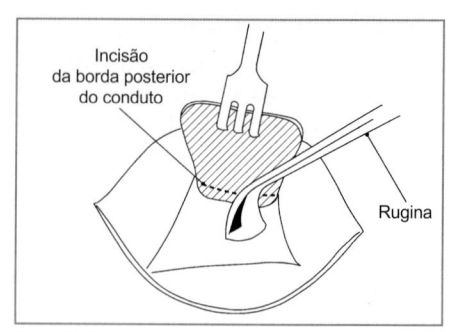

Fig. 42-9
Incisão retroauricular. (Modificado de Fisch, U., May, J., Timpanoplastía, Mastoidectomía y Cirugía del Estribo. Thieme Medical Publishers, Inc., 1996).

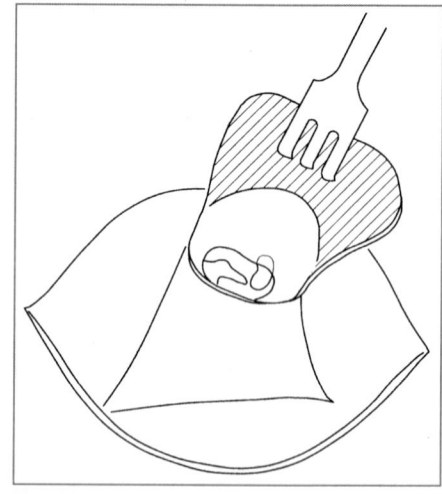

Fig. 42-10
Incisadas a pele do CAE com exposição ampla da MT. Modificado de Fisch, U., May, J., Timpanoplastia, Mastoidectomia y Cirugía del Estribo. Thieme Medical Publishers, inc., 1996).

Fig. 42-6
Incisão da pele do conduto auditivo externo prolongando-se pela parede anterior, acima da saliência óssea.

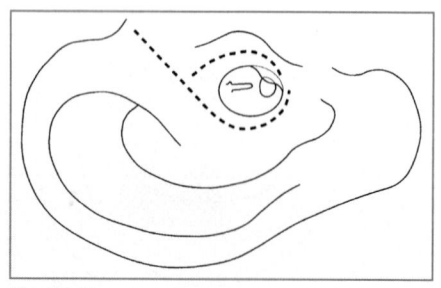

Fig. 42-7
Incisão endaural (Modificado de Fisch, U., May, J., Timpanoplastia, Mastoidectomia y Cirugía del Estribo. Thieme Medical Publishers, Inc., 1996).

Fig. 42-8
Incisão endaural com afastador, permitindo a visibilização do CAE e MT.

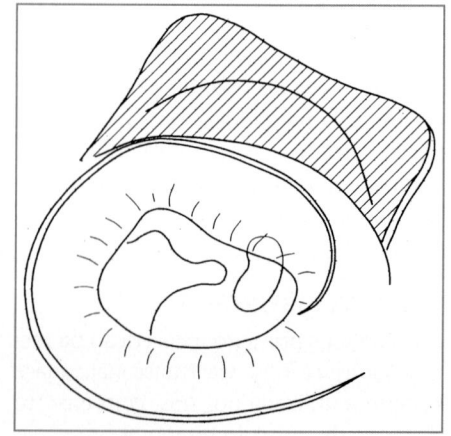

Fig. 42-11
Incisão da pele do CAE como preconizada por Fisch. (Modificado de Fisch, U., May, J., Timpanoplastía, Mastoidectomía y Cirugía dei Estribo. Thieme Medical Publishers, Inc., 1996).

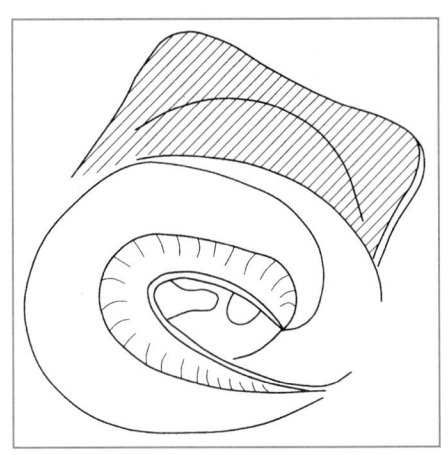

Fig. 42-12
Descolamento do retalho da pele. (Modificado de Fisch, U., May, J., Timpanoplastía, Mastoidectomía y Cirugía del Estribo. Thieme Medical Publishers, Inc., 1996).

pele do conduto é descolada com uma espátula até expor-se a margem póstero-superior do tímpano e a saliência ântero-inferior do conduto ósseo (Fig. 42-12).

O retalho de pele é então cortado com microtesouras medialmente, a cerca de 2 mm do ânulo timpânico, circularmente, separando-se totalmente um anel de pele (com cerca de 2 mm) que fica em continuidade com o ânulo timpânico (Fig. 42-13).

O retalho de pele pediculado é elevado e rebatido ântero-inferiormente e mantido fora do campo operatório por uma fita de alumínio fixada às garras do afastador (Fig. 42-14).

Em seguida o canal ósseo é alargado e retificado com broca de diamante, o que permitirá que o anel timpânico seja totalmente visível sem precisarmos modificar a posição do microscópio (Fig. 42-15).

Ao realizarmos a retificação do canal ósseo anteriormente, temos que tomar cuidado para não entrarmos na articulação temporomandibular, que é percebida quando aparece uma mancha rósea-azulada na parede anterior do meato. Para se corrigir a saliência do canal ósseo se descola a pele medial junto ao anel timpânico para evitarmos o seu traumatismo. Esta pele é recolocada na sua posição original logo que se termina a retificação do conduto e, muitas vezes, é preciso fazer incisões perpendiculares ao ânulo, para diminuir a tensão da pele e permitir a sua boa acomodação sobre o conduto ósseo (Fig. 42-16).

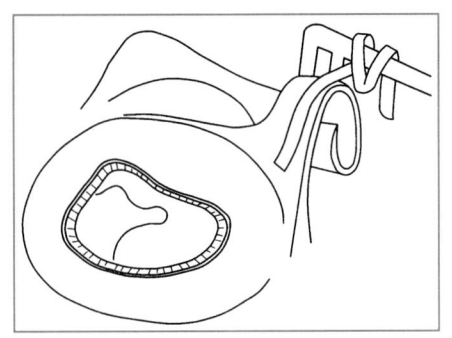

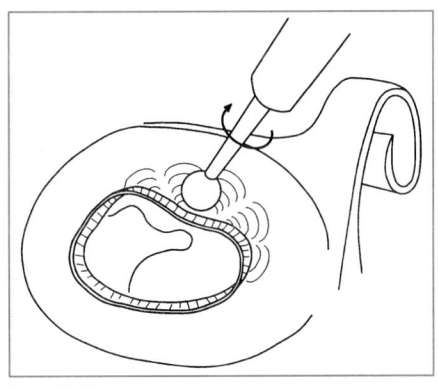

É feito, então, o reavivamento do contorno da perfuração timpânica e colocado o enxerto de fáscia temporal sob o remanescente do anel timpanomeatal (Fig. 42-17).

A seguir o retalho cutâneo-meatal é reposicionado, o meato é preenchido com fragmentos de Gelfoam e pomada de Fibrase. Terminando-se a cirurgia com a sutura dos planos moles e a pele da incisão retroauricular.

Utilizamos, sempre, como primeira escolha, fragmento de fáscia temporal para enxerto da MT (Fig. 42-18). Em casos de insucesso no fechamento da perfuração, empregamos, em revisões cirúrgicas, enxerto de pericôndrio removido da cartilagem do trago, como mostrado nos desenhos da Figura 42-19.

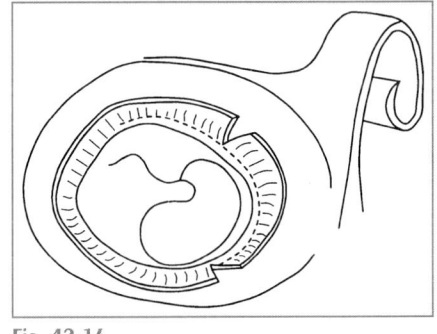

Fig. 42-14
Fixação do retalho de pele do CAE segundo Fisch. (Modificado de Fisch, U., May, J., Timpanoplastía, Mastoidectomía y Cirugía dei Estribo. Thieme Medical Publishers, Inc., 1996).

Fig. 42-15
Broqueamento da saliência óssea do CAE com broca de diamante. (Modificado de Fisch, U., May, J., Timpanoplastía, Mastoidectomía y Cirugía del Estribo. Thieme Medical Publishers, Inc., 1996).

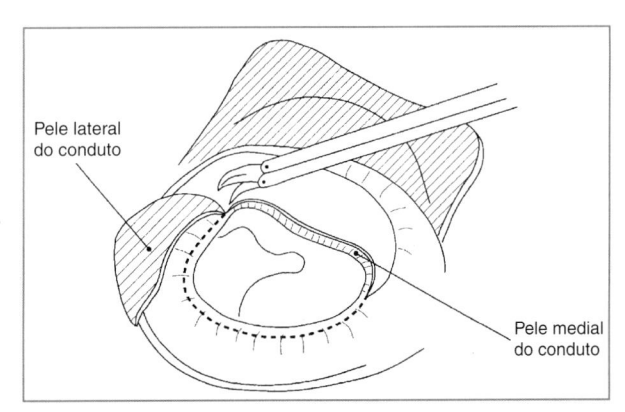

Fig. 42-13
Reparação do retalho de pele do CAE de acordo com Fisch. Modificado de Fisch, U., May, J., Timpanoplastía, Mastoidectomía y Cirugía del Estribo. Thieme Medical Publishers, Inc., 1996).

Fig. 42-16
Preparação da pele medial do CAE junto ao anel timpânico. (Modificado de Fisch, U., May, J., Timpanoplastia, Mastoidectomia Y Cirurgía del Estribo. Thieme Medical Publishers, Inc., 1996).

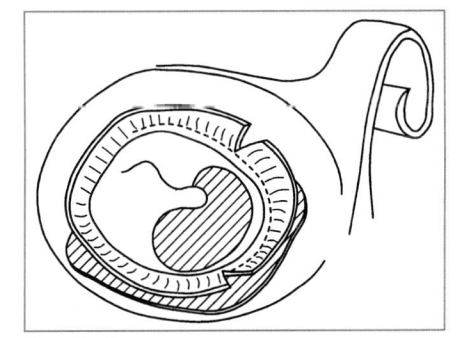

Fig. 42-17
Fechamento da perfuração com enxerto de fáscia temporal, modificado de Fisch, U., May, J., Timpanoplastía, Mastoidectomía y Cirugía del Estribo. Thieme Medical Publishers. Inc., (1996).

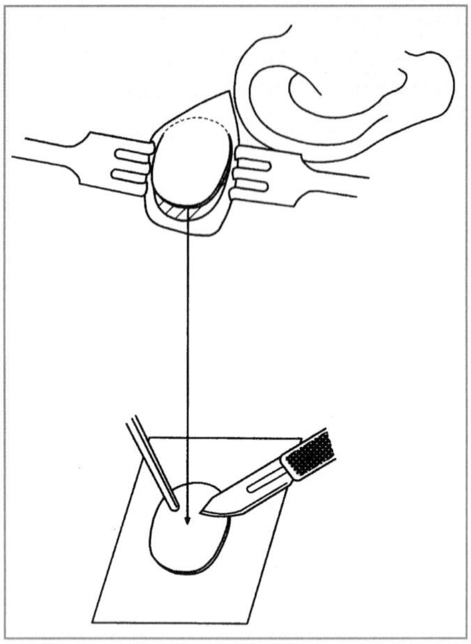

Fig. 42-18
Retirada do enxerto de fáscia temporal.

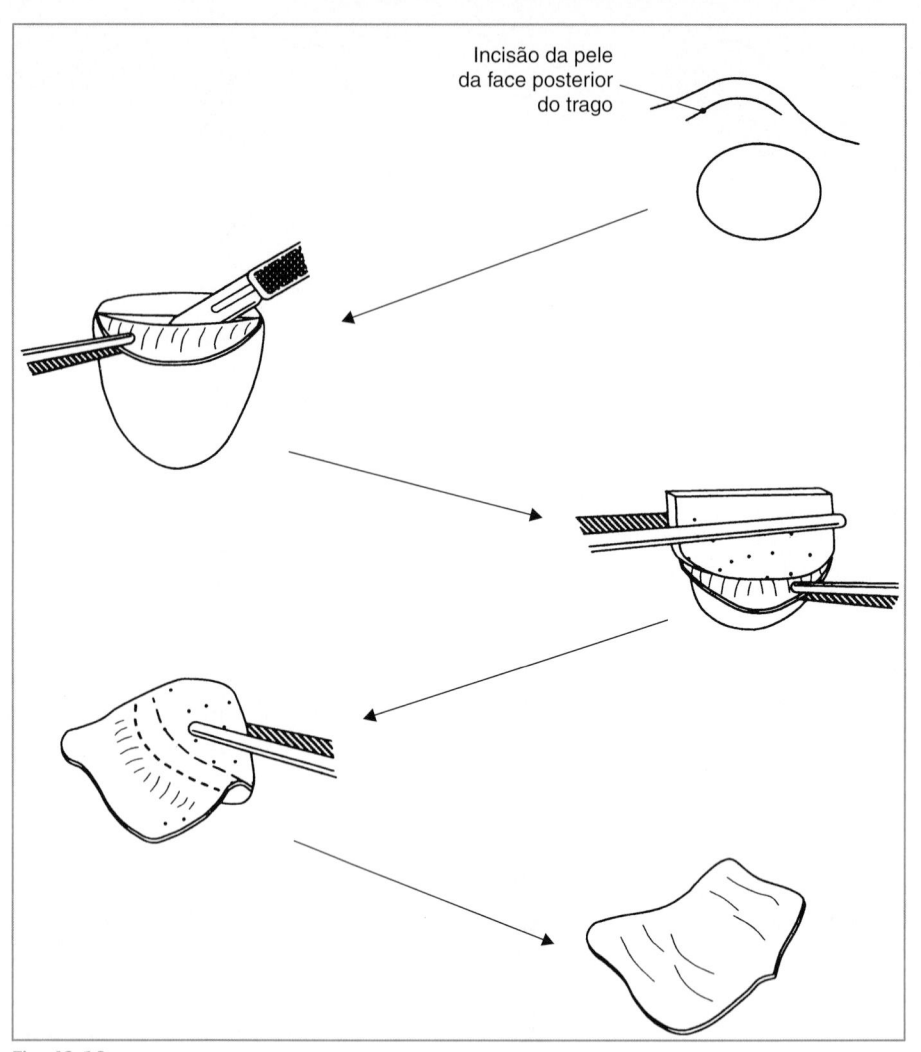

Fig. 42-19
Retirada do enxerto de pericôndrio da cartilagem do trago.

PÓS-OPERATÓRIO

O paciente permanece internado em ambiente hospitalar por 24 horas aproximadamente, quando recebe alta, indo para a sua residência com orientação sobre os cuidados a tomar, sendo os principais não lavar a cabeça na primeira semana para não haver possibilidade de molhar a orelha e não dormir sobre a orelha operada. Nós receitamos antibiótico por 7 dias e analgésicos se necessário. A primeira visita ao consultório será no 7º ou 8º dia, quando retiraremos os pontos da incisão feita para remoção do enxerto de fáscia ou pericôndrio; só removemos o algodão colocado no poro acústico externo sem praticar qualquer manipulação do meato. Caso ocorra otorréia por contaminação bacteriana secundária, prescrevemos gotas otológicas, recaindo a nossa escolha nos medicamentos com quinolona associados a corticosteróides. Apenas a partir do 30º dia de pós-operatório fazemos a limpeza do conduto. Verificada a integridade da membrana timpânica o paciente é submetido à audiometria e imitanciometria e recebe alta.

REFERÊNCIAS BIBLIOGRÁFICAS

Fisch, U; May, J. *Timpanoplastía, Mastoidectomía y Cirurgía del Estribo*. Colombia: Thieme, 1996.

Lopes Fº O. Timpanoplastias. In: Campos O. *Tratado de Otorrinolaringologia*. São Paulo: Roca, 1994. 712-727p.

Schuknecht HF. *Pathology of the Ear*. Cambridge, Ma: Harvard University Press, 1974.

Como Prevenir Colesteatomas e Complicações Relacionadas

Gordon B. Hughes

INTRODUÇÃO

Com o objetivo de discutir a prevenção do colesteatoma, deve-se começar com a patogênese da doença; o tipo de colesteatoma, isto é, congênito, adquirido ou recorrente, indica a patogênese.

COLESTEATOMA

■ Congênito

Prevenção

O colesteatoma congênito pode originar-se no ápice petroso, ângulo cerebelopontino, mastóide ou meato acústico externo, embora colesteatoma congênito da orelha média seja de longe o local mais comum (Schuknecht, 1993). Os colesteatomas da orelha média são considerados como sendo de origem congênita quando se originam atrás de uma membrana timpânica intacta e não há nenhuma história de infecção ou cirurgia. Uma teoria sugere que os colesteatomas congênitos originam-se de restos celulares congênitos. Michaels descobriu uma "formação epidermóide" em uma revisão histológica de orelhas médias fetais (1986). Observou uma área distinta de epitélio escamoso estratificado na parede lateral do protímpano e propôs que ela representaria um remanescente embrionário do órgão epibrânquico que persistia até a idade adulta em outros vertebrados. A etiologia proposta por Michaels é sustentada pela separação dos pequenos colesteatomas congênitos da membrana timpânica com uma margem distinta entre a lesão e o anel timpânico anteriormente.

Sadé sugeriu em vez disso que os colesteatomas congênitos poderiam originar-se de metaplasia escamosa da mucosa da orelha média (1993). O estudo histopatológico de pacientes com colesteatoma revelou metaplasia escamosa, particularmente quando tecido de granulação era proeminente. Sadé considerou este achado análogo à metaplasia escamosa do trato respiratório inferior.

Em ainda outra teoria, Aimi propôs a invasão de tecido ectodérmico para dentro da cavidade da orelha média (1983). Normalmente, o anel timpânico embrionário detém o crescimento, para dentro, da pele do meato externo. Na teoria de Aimi, essa barreira deixa de desenvolver-se na seqüência cronológica apropriada, aprisionando projeções de ectoderma no lado medial de uma membrana timpânica normal, levando à formação de um cisto epidérmico.

Qualquer que seja a etiologia real, neste momento nenhum fator predisponente é capaz de identificar os pacientes em alto risco de colesteatoma congênito. Não sendo ainda conhecidos os genes que governam o desenvolvimento do osso temporal normal, não é possível triagem genética para detectar pacientes em alto risco, nem disponível engenharia genética para prevenir essas anomalias.

A prevenção de complicações dos colesteatomas congênitos é baseada somente na detecção precoce. Colesteatoma congênito historicamente era considerado uma doença rara, porém várias grandes séries foram publicadas na década de 1980 (Cody, 1984, e House, 1980). A aparente elevação na incidência desse transtorno provavelmente é devida à melhor detecção e reconhecimento tanto pelos pediatras quanto pelos otorrinolaringologistas (Sculerati, 1989).

Na sua revisão de 37 crianças com colesteatomas congênitos, Levenson observou que as maiores lesões podiam romper liberando seu conteúdo para dentro da orelha média ou obstruindo a tuba auditiva (1988). Assim, os colesteatomas congênitos submetidos à cirurgia são classificados como "abertos" (isto é, rotos com detritos ceratínicos na orelha média) ou "fechados" (intactos). Doença difusa complica a extirpação cirúrgica e associa-se a uma taxa aumentada de complicações. Por esse motivo, a detecção precoce é crítica quando a lesão ainda está pequena e intacta.

A idade média à apresentação na série de Levenson foi 4,5 anos. Observou ele que a mucosa da orelha média era normal a não ser que o colesteatoma fosse de tamanho suficiente para obstruir a tuba auditiva. House e Sheehy reviram sua série de 37 pacientes com colesteatoma atrás de uma membrana timpânica intacta (1980). Embora 9,5% dos seus 1.024 pacientes globais com colesteatoma se apresentassem com fístula labiríntica, somente um dos 37 pacientes que se apresentaram com colesteatoma por trás de uma membrana timpânica intacta revelou ter uma fístula no momento da cirurgia. Os autores afirmaram que complicações pós-operatórias foram mais comuns com lesões maiores. Embora o colesteatoma congênito possa apresentar-se com uma perda auditiva de condução, a maioria das lesões é descoberta em exame de rotina. Os autores nos advertem que é "importante olhar cuidadosamente, ao microscópio, com o uso de um otoscópio pneumático" para detectar essas lesões precocemente.

■ Adquirido

Enquanto o colesteatoma congênito resulta de desenvolvimento anômalo, o colesteatoma adquirido desenvolve-se a partir de doença preexistente e oferece ao otorrinolaringologista uma oportunidade de intervir antes do desenvolvimento de cisto. Diversas teorias existem a respeito da patogênese da doença: disfunção crônica da tuba auditiva, membrana timpânica atrófica com retração, crescimento invasivo de epitélio através de uma perfuração, metaplasia escamosa da mucosa da orelha média, epitélio da orelha média aprisionado a partir de proliferação das células basais e causas iatrogênicas.

Na Primeira Conferência Internacional sobre Colesteatoma, em 1976, Bluestone *et al.* relataram que a disfunção da tuba auditiva era uma causa importante de colesteatoma adquirido (1977). Usando-se uma técnica de insuflação-desinsuflação modificada, foi demonstrada obstrução funcional em vez de anatômica da tuba auditiva em uma série de 12 crianças com colesteatoma adquirido (Bluestone, 1982). Na Segunda Conferência Internacional sobre Colesteatoma, em 1981, os resultados da técnica de insuflação-desinsuflação modificada e testagem de resposta forçada em 27 crianças com colesteatoma adquirido ou bolsa de retração foram comparados com cinco crianças com colesteatomas congênitos e 11 crianças com perfurações traumáticas servindo como controles. O grupo com colesteatoma adquirido não era capaz de equilibrar pressão positiva ou negativa aplicada, por meio de deglutição, tão bem como os pacientes controles. Enquanto os controles demonstravam a resposta normal de dilatação da tuba auditiva durante a deglutição, a maioria das crianças no grupo de colesteatoma/bolsa de retração mostrava constrição da tuba.

Evidência adicional para suportar disfunção da tuba auditiva como a causa do colesteatoma é encontrada na população com fenda palatina. Sabe-se que estes pacientes exibem constrição da tuba auditiva durante o teste de resposta forçada (Doyle, 1980), enquanto aproximadamente 100% dos lactentes com fenda palatina têm otite média com derrame (Paradise, 1969). Além disso, estudos mostraram que os pacientes com fenda têm uma alta taxa de colesteatoma adquirido, estimada entre 2 e 14% (Severeid, 1977, e Dominguez, 1988).

Na população global de pacientes com disfunção provada da tuba auditiva, a vasta maioria dos pacientes não progride nunca para colesteatoma, mesmo se deixados sem tratamento. Entretanto, tratamento está indicado para aliviar sintomas imediatos, e presumivelmente evita os poucos colesteatomas que teriam se desenvolvido como complicação da disfunção da tuba auditiva. Os tratamentos incluem antibióticos sistêmicos para otite média e sinusite, controle da alergia, colocação de tubo de equalização de pressão (EP) e adenoidectomia. Esses tópicos são considerados em outros capítulos.

Membranas timpânicas atróficas e bolsas de retração também podem resultar da disfunção crônica da tuba auditiva. O comprometimento crônico brando da ventilação da orelha média causa retração reversível da *pars flaccida* e a *tensa,* enquanto a disfunção grave da tuba auditiva e otite média podem resultar em atrofia irreversível da membrana timpânica, ainda mais retração e otite aderencial. Uma vez a bolsa de retração seja profunda e fixada, o epitélio perde seu mecanismo de autolimpeza de migração para fora pelo meato acústico externo, e detritos de ceratina podem acumular-se dentro da bolsa. Makino (1986) demonstrou que quando o suprimento sangüíneo à *pars tensa* e meato externo era precário, o metabolismo epidérmico era diminuído, e a migração epitelial era perturbada. Seus achados sugerem que o suprimento sangüíneo diminuído, além da patologia da bolsa de retração, diminui a migração epitelial e estimula a formação de colesteatoma.

Se for verdade que os colesteatomas adquiridos são precedidos por disfunção da tuba auditiva e resultante formação de bolsa de retração, então os tubos de equalização de pressão devem ser capazes de prevenir formação de colesteatoma. Eliachar e Joachims (1982) apresentaram os resultados de 177 casos avançados de retração que foram tratados por tubos de ventilação da orelha média em uma tentativa de deter a retração. Os autores conseguiram demonstrar substancial reversibilidade com a aplicação de tubos de silicone a longo prazo. Embora a prevenção da atrofia da membrana timpânica e de bolsas de retração pela ventilação da orelha média ajude a prevenir colesteatoma, algumas bolsas persistem apesar da ventilação. A maioria dos autores considerou difícil determinar quais os pacientes que têm doença que progredirá para colesteatoma, e quando recomendar cirurgia (Sadé, 1999).

Pfaltz (1988) estabeleceu suas indicações para operar bolsas de retração: mecanismo de autolimpeza prejudicado da bolsa de retração (corrimento intermitente), granulação na margem póstero-superior do anel timpânico com aparente destruição do anel fibroso, considerável perda auditiva de condução, ou uma bola formada por uma membrana atrófica que flutua para trás e para a frente com a respiração e causa ruídos incômodos ou mesmo sensações dolorosas. Nós observamos que os pacientes que têm otite média adesiva de longa duração sem colesteatoma não necessitam necessariamente cirurgia para prevenção de colesteatoma, embora eles possam submeter-se a cirurgia para melhorar a audição. A relação risco-benefício para esta decisão é estreita. Por essas razões, o comportamento da orelha determina mais freqüentemente a necessidade de timpanoplastia. Uma bolsa de retração que se torna infectada mais de uma vez ou continua a drenar apesar de tratamento antibiótico apropriado deve ser operada. Diferentes tipos de timpanoplastia encontram-se discutidos em capítulos precedentes.

O crescimento de epitélio escamoso invadindo através de uma perfuração também foi sugerido como possível causa de colesteatoma adquirido (Palva, 1982). Embora a direção normal da migração do epitélio do meato seja lateral, é conhecida a existência de padrões mediais de crescimento. Em casos de perfuração da membrana timpânica, especialmente defeitos marginais, encontrou-se epitélio escamoso revestindo partes da orelha média na histopatologia do osso temporal e em exploração cirúrgica. Os fatores que causam esta direção paradoxal de migração epitelial não são conhecidos. O tratamento preventivo inclui timpanoplastia para fechar a perfuração, especialmente perfurações marginais. Embora a porcentagem de perfurações que progridem para colesteatoma não seja conhecida, considera-se que elas sejam uma etiologia rara de formação de colesteatoma, desde que o crescimento invasivo do epitélio escamoso seja interrompido a 1-2 mm da margem e geralmente não se acumule na orelha média. O'Donoghue corou o epitélio de 23 perfurações crônicas para testar essa teoria do crescimento invasivo epitelial (1986). Em nenhum caso o epitélio migrou para dentro da orelha média, diminuindo a importância dessa etiologia proposta.

Como no colesteatoma congênito, a metaplasia escamosa da mucosa não-ceratinizada evolui para epitélio ceratinizado foi sugerida como uma etiologia de colesteatoma (Tumarkin, 1938). A orelha média normalmente é revestida por epitélio respiratório cubóide. Como em outras partes do corpo revestidas por epitélio respiratório (p. ex., seios da face, traquéia, brônquios), este epitélio pode sofrer metaplasia para epitélio ceratinizado quando exposto à irritação ou infecção crônicas. Similarmente, foi proposto que a proliferação das células basais desempenha um papel no desenvolvimento de colesteatoma adquirido da orelha média atrás de uma membrana timpânica intacta (Ruedi, 1958). Embora este tipo de colesteatoma possa assemelhar-se ao colesteatoma congênito, ele muitas vezes não está situado na localização característica do quadrante ântero-superior como se apresenta a doença congênita, e invariavelmente há uma história pregressa de otite média recorrente, muitas vezes com evidência de timpanoesclerose resultante.

A prevenção de colesteatoma a partir de metaplasia da mucosa ou proliferação das células basais incluiria antibióticos para otite média supurativa, uso de tubos de ventilação timpânica para derrames persistentes e disfunção da tuba auditiva, e tratamento de fatores predisponentes como alergias, hipertrofia de adenóides e doença dos seis paranasais.

O colesteatoma iatrogênico é definido como uma doença nova introduzida pelo cirurgião e resulta mais freqüentemente em colesteatoma do canal auditivo ou intratimpânico. Técnica cirúrgica correta evita esses problemas. A implantação de epitélio pode ocorrer durante colocação de tubo de EP, cirurgia da orelha média ou mesmo durante trauma. Mortensen acompanhou crianças quanto ao desenvolvimento de colesteatoma após colocação de tubos de ventilação (1984). Operou 49 orelhas com colesteatoma, 14 das quais tinham uma história de colocação de tubo de EP. Ao longo do mesmo período de estudo, 64 orelhas foram operadas de otite média crônica sem colesteatoma, das quais apenas três tinham uma história de colocação de tubo de EP, uma diferença estatisticamente significante. Embora alguns fatores tenham confundido a revisão de Mortensen, Herdman fez eco com avisos semelhantes a respeito da colocação de tubo EP (1988). No seu estudo retrospectivo de 25 crianças submetidas à mastoidectomia para colesteatoma, 13 tinham recebido colocação prévia de carretel. Dos sete pacientes com múltipla colocação prévia de carretel, maior erosão ossicular foi observada, enquanto um paciente desenvolveu colesteatoma atrás de uma membrana timpânica intacta. Embora nenhum autor tenha sugerido que a colocação de tubos EP deva ser evitada por temor da formação subseqüente de colesteatoma, é prudente examinar a orelha periodicamente, especialmente se o paciente for sintomático.

Colesteatoma foi descrito como complicação de estapedectomia (Eviatar, 1983). Ainda mais comum, colesteatoma do canal auditivo externo foi encontrado após timpanoplastia e/ou mastoidectomia para doença não-colesteatomatosa. Venkatraman (1997) descreveu cinco casos de grandes colesteatomas da parede do canal subseqüentemente à cirurgia prévia da orelha, o maior dos quais se apresentou 8 anos depois do procedimento inicial. Uma característica comum dos pacientes na sua série foi um período extenso no qual o paciente foi perdido do acompanhamento, e reforça a necessidade de observação vigilante mesmo nos pacientes pós-operatórios assintomáticos. A qualquer tempo que um epitélio escamoso seja aprisionado atrás de um resto de membrana timpânica durante a timpanoplastia, está presente o risco de formação de colesteatoma subseqüente. Atenção à meticulosa técnica cirúrgica obrigatória durante a reconstrução do tímpano, a fim de evitar essa complicação.

Colesteatoma do canal auditivo externo (CAE) é incomum, e mais freqüentemente relacionado a cirurgia precedente, estenose congênita do canal, *keratosis obturans* ou epitélio escamoso impactado. Wolf descreveu lesões colesteatomatosas multifocais do CAE em um paciente 6 meses depois de traumatismo explosivo (1999). A estenose congênita do meato acústico externo acarreta um risco muito mais alto de colesteatoma, em comparação com a atresia congênita do canal. Na sua revisão de 50 pacientes com estenose, Cole constatou que 91% das orelhas nos pacientes com 12 anos ou mais com uma estenose de 2 mm ou menos se apresentaram com colesteatoma (1990). O autor recomendou cirurgia nos pacientes no fim da infância ou início da adolescência, antes que o colesteatoma cause destruição extensa na orelha média. A estenose congênita pode associar-se a outras anormalidades, e o tipo de cirurgia dependerá do quadro clínico total. No caso de estenose adquirida do canal, nós recomendamos mastoidectomia radical modificada (com meatoplastia) com tão pouca alteração quanto possível dos ossículos e membrana timpânica, a fim de prevenir reestenose futura e facilitar o tratamento pós-operatório. Meatoplastia com enxerto de pele resulta mais freqüentemente em reestenose ou drenagem.

Finalmente, o sistema imune pode influenciar a formação e atividade biológica do colesteatoma, embora relativamente pouco seja conhecido acerca deste fenômeno. A célula de Langerhans participa no sistema dos fagócitos mononucleares, é capaz de migrar para dentro e para fora do tecido epidérmico e forma agregados na matriz do colesteatoma (Veldman, 1985). Estudos sugerem que a atividade das células de Langerhans é influenciada por agentes infecciosos, as células de Langerhans podem ser alvos para as células T citotóxicas, e sua participação na doença pode ser influenciada pela condição imune geral do paciente. Essas observações podem conduzir à imunoterapia para colesteatoma no futuro.

Prevenção de complicações

Tal como nos colesteatomas congênitos, a prevenção de complicações no colesteatoma adquirido depende do reconhecimento precoce da doença e o seu pronto tratamento. Embora o tratamento cirúrgico primário do colesteatoma esteja considerado nos capítulos precedentes, os objetivos globais da cirurgia são suficientemente críticos para merecerem repetição aqui. O objetivo capital é a erradicação da doença; objetivos secundários são a restauração da audição, a prevenção da recorrência da doença e a facilitação do tratamento pós-operatório.

Recorrente

Prevenção

A seleção da técnica da cirurgia da orelha crônica influencia o risco de colesteatoma residual e recorrente. Enquanto o colesteatoma *residual* é definido como doença *original* deixada intencional ou não intencionalmente dentro da orelha média no momento da cirurgia, o colesteatoma *recorrente* se forma em uma bolsa de retração pós-operatória. O debate sobre preservação da parede do canal *versus* eliminação da parede do canal *versus* obliteração da mastóide foi discutido por várias décadas e está considerado nos capítulos precedentes. Nós recomendamos o seguinte. Em pacientes com colesteatoma congênito ou colesteatoma adquirido com função aparentemente normal da tuba auditiva conforme demonstrado pela condição da orelha oposta, é efetuada uma timpanoplastia com mastoidectomia. Se o colesteatoma for pequeno e a orelha for sadia sob todos os demais aspectos, a reconstrução da cadeia ossicular é realizada ao mesmo tempo em que a membrana timpânica é reparada. Se a parede lateral do ático (o *scutum*) tiver sido erosada pela doença, o ático é "obliterado" por um enxerto de cartilagem/pericôndrio colocado sobre a prótese. O enxerto evita a eliminação da prótese e reduz o risco de colesteatoma recorrente.

Se houver colesteatoma disseminado por toda a orelha média e o risco de doença residual for alto, nós geralmente efetuamos timpanoplastia-mastoidectomia com parede intacta do canal sem reconstrução da cadeia ossicular, depois cirurgia de segunda inspeção com reconstrução em 4-12 meses. Essa "segunda inspeção" propicia reconstrução da cadeia ossicular quando a membrana timpânica e a mucosa da orelha média já se curaram, e uma oportunidade para remover quaisquer pérolas de epitélio residual enquanto elas ainda são pequenas.

Mais recentemente, procedimentos de segunda inspeção guiados endoscopicamente foram advogados para determinar a presença de doença residual. Thomassin descreveu a introdução de um endoscópio através de uma via de acesso retroauricular "mínima" (1993). Se uma TC da orelha média estiver sem opacificação 12 a 18 meses depois de cirurgia de parede do canal acima, os autores introduzem um telescópio de 4 mm dentro da cavidade mastóide, bem como um telescópio de 2,7 mm de 70° por uma via de acesso endaural para inspecionar as áreas em mais alto risco de doença, incluindo o ático, a cavidade timpânica, o antro e a mastóide. Se for encontrada doença residual, "pérolas" de colesteatoma limitadas podem ser removidas endoscopicamente, enquanto a doença mais difícil torna necessária cirurgia aberta tradicional.

CONCLUSÕES

Os colesteatomas congênitos não podem ser prevenidos, mas as complicações podem ser minimizadas pela detecção precoce e remoção do cisto. Uma vez que a função da tuba auditiva é normal nesses pacientes, uma vez completamente removido um colesteatoma congênito não deve recidivar. Colesteatomas adquiridos e suas complicações podem ser prevenidos pelo tratamento agressivo da disfunção da tuba auditiva, controle da otite média supurativa e infecções correlatas, controle da alergia, colocação judiciosa de tubo EP, e acompanhamento periódico freqüente. Quando a cirurgia é necessária, o controle a longo prazo é mais bem determinado pela experiência do cirurgião otorrinolaringológico e escolha adequada da técnica cirúrgica.

REFERÊNCIAS BIBLIOGRÁFICAS

Aimi K. Role of the tympanic ring in the pathogenesis of congenital cholesteatoma. *Laryngoscope* 1983;93:1140-1146.

Bluestone CD, Cantekin EI, Beery QC, *et al.* Functional eustachian tube obstruction in acquired cholesteatoma and related conditions. In: McCabe BF, Sade J, Abramson M (eds.) *Cholesteatoma: First International Conference.* New York: Aesculapius, 1977. 325-335p.

Bluestone CD, Casselbrant ML, Cantekin EI. Functional obstruction of the eustachian tube in the pathogenesis of aural cholesteatoma in children. In: Sade J (ed.) *Cholesteatoma and Mastoid Surgery.* Proceedings of the Second International Conference on Cholesteatoma and Mastoid Surgery. Amsterdam, Kugler, 1982. 211-224p.

Chiossone E. Preventive tympanoplasty in children: a new approach. *Rev Laryngol Otol Rhinol* 1995;116:137-139.

Cody DTR, Tyan Jr. RE. Congenital cholesteatoma of the ear. *Ann Otol Rhinol Laryngol* 1984;93:637-640.

Cole RR, Jahrsdoerfer RA. The risk of cholesteatoma in congenital aural stenosis. *Laryngoscope* 1990;100:576-578.

Dominguez S, Harker LA. Incidence of cholesteatoma with cleft palate. *Ann Otol Rhinol Laryngol* 1988;97:659-660.

Doyle WJ, Cantekin EI, Bluestone CD. Eustachian tube function in cleft palate children. *Ann Otol Rhinol Laryngol* 1980;89:34-40.

Eliachar I, Joachims HZ. Arrest of cholesteatoma formation by long-term ventilation of the middle ear. In: Sadé J. *Cholesteatoma and Mastoid Surgery.* Amsterdam: Kugler, 1982. 605-610p.

Eviatar A, Jamal H. Cholesteatoma induced by stapedectomy. *Arch Otolaryngol* 1983;109:413-414.

Herdman R, Wright JLW. Grommets and cholesteatoma in children. *J Laryng Otol* 1988;102:1000-1002.

House JW, Sheehy JL. Cholesteatoma with intact tympanic membrane: a report of 41 cases. *Laryngoscope* 1980;90:70-75.

Levenson MJ, Michaels L, Parisier SC, Juarbe C. Congenital cholesteatomas in children: an embryologic correlation. *Laryngoscope* 1988;98:949-955.

Makino K, Amatsu M. Epithelial migration on the tympanic membrane and external canal. *German Archs Otorhinolar* 1986;243:39-42.

Michaels L. An epidermoid formation in the developing middle ear; possible source of cholesteatoma. *J Otolaryngol* 1986;15:169-174.

Mortensen EH, Lildholdt T. Ventilation tubes and cholesteatoma in children. *J Laryng Otol* 1984;98:27-29.

O'Donoghue GM. The migration theory of cholesteatoma formation: some experimental observations. *J Laryng Otol* 1986;100:395-398.

Palva T, Karma P, Makinen J. The invasion theory in cholesteatoma and mastoid surgery. In: Sadé J. *Cholesteatoma and Mastoid Surgery.* Amsterdam: Kugler, 1982. 249-264p.

Paradise JL, Bluestone CD. Diagnosis and management of ear disease in cleft palate infants. *Trans Am Acad Ophthalmol Otolaryngol* 1969;73:709-714.

Pfaltz CR. Retraction pocket and development of cholesteatoma in children. *Adv Oto-Rhino-Laryng* 1988;40:118-123.

Ruedi L. Cholesteatosis of the attic. *J Laryngol* 1958;72:593-609.

Sadé J. Treatment of cholesteatoma and retraction pockets. *Eur Arch Otorhinolaryngol* 1993;250:193-199.

Schuknecht HF. *Pathology of the Ear.* Philadelphia: Lea and Febiger, 1993. 207-210p.

Sculerati N, Bluestone CD. Pathogenesis of cholesteatoma. *Otolaryngologic Clinics of North America* 1989;22:859-868.

Severeid LR. Development of cholesteatoma in children with cleft palate: A longitudinal study. In: McCabe BF, Sadé J, Abramson M (eds.) *Cholesteatoma: First International Conference.* New York: Aesculapius, 1977. 287-292p.

Thomassin JM, Korchia D, Doris JMD. Endoscopic-guided otosurgery in the prevention of residual cholesteatomas. *Laryngoscope* 1993;103:939-943.

Tumarkin A. A contribution to the study of middle ear suppuration with special reference to the pathogeny and treatment of cholesteatoma. *J Laryngol* 1938;53:685-710.

Veldman JE. The Langerhans' T cell microenvironment in aural cholesteatoma. In: Veldman JE, McCabe BF, Huizing EH, Mygind N (eds.) *Immunobiology, Autoimmunity, Transplantation in Otorhinolaryngology.* Amsterdam: Kugler, 1985. 69-80p.

Venkatraman G, Mattox DE. External auditory canal wall cholesteatoma: a complication of ear surgery. *Acta Otolaryngol (Stockh)* 1997;117:293-297.

Wolf M, Megirov L, Kronenberg J. Multifocal cholesteatoma of the external auditory canal following blast injury. *Ann Otol Rhinol Laryngol* 1999;108:269-270.

Tratamento da Otite Média com Colesteatoma (Colesteatomas Congênito, Primário e Secundário)

Edgar Chiossone Lares ▪ Juan A. Chiossone Kerdel

INTRODUÇÃO

A presença de um tecido malpighiano de recobrimento do tipo córneo como é a pele, nas cavidades da orelha média e da mastóide onde em condições normais não deve existir, tem a tendência de descamar células mortas e formar um cisto dermóide, pelo acúmulo em capas concêntricas de depósitos de ceratina ricos em cristais de colesterol, o qual cresce, pressiona e destrói estruturas ósseas ao invadir os diferentes espaços da orelha média, mastóide e inclusive estruturas vizinhas. A este cisto se tem denominado *Colesteatoma* por sua semelhança ao corte histológico da superfície de secção de uma cebola. Termo este consagrado pelo uso porém mal aplicado, pois não se trata de um tumor verdadeiro. É pois simplesmente uma bolsa de epitélio malpighiano córneo, denominado **matriz**, cheia de detritos epiteliais descamados. Quando o colesteatoma está exteriorizado para o conduto auditivo externo (CAE), facilmente é invadido por germes que o infectam, produzindo-se, então, uma supuração rebelde e fétida pela destruição óssea que envolve o processo infeccioso e tendência à formação de pólipos e granulomas infecciosos. Esse é o processo patológico que se denomina **Otomastoidite Crônica Colesteatomatosa** (Chiossone, E.; Alvarez, F., 1990).

Porém como chega a pele a penetrar nessas cavidades da orelha média e da mastóide normalmente isoladas do exterior pela membrana timpânica e somente abertas para a rinofaringe pela tuba auditiva. Na sua etiopatogenia deve-se diferenciar dois tipos de colesteatoma: **o colesteatoma congênito e o adquirido**.

COLESTEATOMA

▪ Congênito

É um colesteatoma que ocorre como resultado da inclusão de restos embrionários de tecido epitelial escamoso nos ossos do crânio, especialmente no osso temporal. Do ponto de vista histológico é igual ao colesteatoma adquirido pois é um cisto dermóide recoberto por uma matriz epitelial e capas concêntricas de epitélio descamado. Sua particularidade mais relevante é que de início está incluído no tecido ósseo, porém ao crescer, invade os espaços pneumáticos da orelha média e mastóide permanecendo sem comunicação com o CAE e sem contaminação bacteriana.

Esses são colesteatomas complexos que podem dividir-se em **supralabirínticos** e infralabirínticos, dão muito poucos sintomas enquanto não destroem a cápsula labiríntica, lesionem o nervo facial intrapetroso ou invadam estruturas nervosas ou vasculares vizinhas na cavidade craniana ou na base do crânio. Seu achado é muitas vezes o resultado de um estudo radiológico ou de uma imagem otoscópica retrotimpânica suspeitosa.

Se bem que os princípios do manuseio cirúrgico destes colesteatomas não diferem do manuseio dos colesteatomas adquiridos, eles geralmente requerem uma cirurgia mais extensa do osso temporal, às vezes com sacrifício do bloco labiríntico, transposição do nervo facial e abordagem para a ponta do penhasco, a cavidade craniana e a base do crânio. A descrição desses procedimentos cirúrgicos em detalhe não corresponde aos fins deste capítulo e será desenvolvida em outros capítulos deste livro.

▪ Adquirido

É aquele que ocorre como conseqüência de alguma falha anatomofuncional nas estruturas da orelha média e da mastóide. Shambaugh (Shambaugh Jr.,GF., 1959) os tem dividido em dois tipos de acordo com a sua origem: **Colesteatoma Primário Adquirido e Colesteatoma Secundário Adquirido**.

O **Colesteatoma Primário Adquirido** é aquele que se origina na *parte flácida* da membrana timpânica e dali invade as cavidades pneumáticas da orelha média e mastóide. Várias teorias foram propostas para explicar sua formação, tais como a de Bezold (1890) e a de Witmaak (1907) por retração da *parte flácida* como conseqüência de uma pressão negativa intratimpânica persistente, a de Tumarkin (1938) por uma metaplasia do epitélio da *parte flácida* devida a um processo inflamatório demorado, outras teorias (McKenzie, D., 1931; Diamant, M., 1952) sustentam que esses colesteatomas se originam a partir de restos epiteliais embrionários na membrana timpânica. Posteriormente a essas teorias, Ruedi (1957) demonstrou experimentalmente que um processo inflamatório demorado nas capas basais do epitélio malpighiano da *parte flácida* conduz a uma proliferação celular com formação de cones intra-epiteliais que se abririam para o conduto auditivo externo e iniciariam assim a formação da bolsa colesteatomatosa. Teorias mais recentes (Sudhoff H.; Tos M., 2000) combinam a partir de observações clínicas e estudos imuno-histoquímicos a teoria de retração atical com a da proliferação celular.

O **Colesteatoma Secundário Adquirido** seria aquele que se origina pela migração da pele do conduto auditivo externo para a orelha média e mastóide através de uma perfuração timpânica geralmente marginal. Nesta forma ocorre a formação de um cisto dermóide o qual continua crescendo com efeitos devastadores para a orelha.

Esses dois tipos de colesteatoma não têm diferenças histopatológicas e seu comportamento clínico é mais ou menos similar, além de não oferecerem diferenças no enfoque terapêutico. É por isso que nossa preferência é uni-los em um só grupo denominado **colesteatoma adquirido**.

Estamos convencidos de que o colesteatoma adquirido se origina sempre por uma troca estrutural na membrana timpânica a qual, em condições normais, é distensível, porém não **colapsável**. Essa troca estrutural, pela perda da estrutura colágena de sua capa média (Sadé, J., 1993), pode conduzir à atelectasia ou perfurações desta. Essa é a condição básica para que se forme o cisto dermóide o qual continua sua proliferação por si só por ser uma patologia ativa e evolutiva. Na troca estrutural da membrana timpânica e no desenvolvimento de uma pressão negativa intratimpânica que favorece a retração da região atelectásica e imediatamente a proliferação epitelial, existem muitos fatores tais como possíveis processos inflamatórios da orelha média durante a vida intra-uterina (Eavey R.; Camacho A.; Northrop C., 1992; Palva T.; Northrop C.; Ramsay H., 2000), o acúmulo de secreções na orelha média com produção de endotoxinas bacterianas (Grote J. J.; Hesseling SC.; Koopman J. P., 1995), a proliferação de fibroblastos agressivos nas capas basais do epitélio (Parisier S., *et al.*, 1993) e a hipoventilação mastóidea (Sadé J.; Luntz M.; Levy D., 1995; Sadé J., 2000). Todos esses fatores, alguns já conhecidos e outros em processo de investigação, contribuem para a formação do colesteatoma. Concluindo, a etiopatogenia de um colesteatoma adquirido é multifatorial pois não depende como se sustentou de forma simplista, de uma hipoventilação das cavidades timpanomastóideas como conseqüência de uma disfunção da tuba auditiva, mas sim de um conjunto de fatores coincidentes.

PRINCÍPIOS FUNDAMENTAIS PARA O TRATAMENTO DO COLESTEATOMA

Apesar de todos os avanços em conhecimentos e desenvolvimento de técnicas cirúrgicas durante a segunda metade do século XX, o tratamento do colesteatoma continua no presente sendo um grande desafio cirúrgico, inclusive para os otólogos mais experientes do mundo.

Depois das importantes contribuições para a cirurgia da orelha crônica por Wullstein (1956) e Zoelner (1955) na década de 1950, que assentaram os princípios fundamentais da Timpanoplastia, estabeleceram-se três objetivos básicos na cirurgia da orelha crônica: 1) erradicar o processo patológico; 2) preservar ou restaurar a mecânica auditiva e 3) preservar no possível a anatomia do osso temporal. Com base para esses objetivos, surgiram diferentes técnicas cirúrgicas como as de preservação da parede posterior do CAE ou as das cavidades abertas e as bem diversas técnicas reconstrutoras da cadeia ossicular e da membrana timpânica.

Neste capítulo ocupar-nos-emos do primeiro objetivo básico, que é a **erradicação do processo patológico (colesteatoma)**. Os outros dois objetivos são motivo de outros capítulos desta obra.

PRINCÍPIOS BÁSICOS DE TÉCNICA CIRÚRGICA PARA A ERRADICAÇÃO DO COLESTEATOMA

Ressecar uma matriz de colesteatoma e seu conteúdo com a máxima segurança e eficiência possíveis requer uma técnica cirúrgica apurada em mãos especializadas e de longa experiência. Existem alguns princípios básicos da técnica, que, se são respeitados, permitirão uma erradicação bastante segura desta patologia. Estes princípios são:

A) **Elevar a matriz** mantendo a todo o momento uma visão microscópica de sua superfície externa (a que está em contato com as estruturas da orelha média e da mastóide). Isso é trabalhoso, porém muitas vezes possível.

B) **Evitar romper a matriz**: isso lamentavelmente é às vezes impossível devido à sua fragilidade. Se ocorre, retomar a dissecção diante da ruptura.

C) Se a **bolsa de colesteatoma é muito extensa** e ocupa o ático, antro e mastóide e se deseja conservar a parede póstero-superior óssea do CAE, é preferível seccionar a matriz no antro mastóideo, ter a segurança de havê-la ressecado totalmente na mastóide e imediatamente avançar sobre o ático e o resto da orelha média. Isso com o fim de ter menos tecido interposto frente ao plano de dissecção.

D) Antes de proceder para abordar essas áreas, é necessário, em uma Timpanoplastia Fechada, uma ampla aticotomia e uma extensa timpanostomia posterior. Se realizarmos uma técnica aberta, haverá de ressecar previamente a parede posterior do CAE ósseo, reduzir totalmente o muro do nervo facial e expor amplamente o ático e pró-tímpano.

E) **Se a matriz envolve a cadeia ossicular**, é preferível sacrificar os ossículos comprometidos antes de correr o risco de deixar matriz sobre eles. Do mesmo modo se a matriz se insinua nos ramos do estribo, é preferível seccionar seus ramos para uma elevação segura e sem trauma para a orelha interna. Na atualidade, o uso de próteses aloplásticas substitutas da cadeia ossicular pode substituir eficientemente a ausência parcial ou total da cadeia ossicular.

F) Áreas de atenção especial por seu acesso difícil são os **recessos facial e timpânico e o pró-tímpano**. Ali o cuidado de uma dissecção intacta da matriz é fundamental, porém muitas vezes impossível. O uso de microespelhos (Zinni) e especialmente óticas rígidas de 30° são muito úteis para detectar fragmentos de matriz que possam ficar nesses recessos.

G) Ressecada toda a matriz e seu conteúdo, ainda não termina o controle do colesteatoma. Há que repassar todas as áreas onde houve contato com a matriz, preservando mucosa sadia até onde seja possível, porém demolindo com trépano de diamante todas as superfícies ósseas onde poderia haver algum resto microscópico de matriz. Isso sob irrigação e sucção contínua para remover continuamente o material demolido pelo trépano e evitar assim a semeadura de células epiteliais nos tecidos circunvizinhos.

H) **A borda da *placa óssea*** (a porção póstero-superior mais interna do conduto auditivo externo ósseo que constitui o marco timpânico), quando se conserva a parede póstero-superior do CAE, é o local onde se reflete para antro e ático a pele que forma a bolsa do colesteatoma. Esta borda deve ser bem adelgaçada e fresada com a porção da broca de diamante mais próxima a seu talo para remover qualquer resto de matriz que fique oculta ali sem acesso para a visão direta do cirurgião.

É bem conhecido que apesar das técnicas cirúrgicas mais apuradas existe a possibilidade de que inadvertidamente persistam fragmentos microscópicos da matriz do colesteatoma não detectáveis à magnificação do campo cirúrgico ou a impossibilidade de uma instrumentação adequada em regiões de acesso difícil. Eles formarão posteriormente pérolas dermóideas sob os tecidos de reconstrução da orelha. Ou então, que ocorram retrações nos tecidos utilizados para a reconstrução da membrana timpânica formando bolsinhas de retração que com o tempo conduzirão a uma recorrência do colesteatoma. Sheehy (Sheehy J. L.; Robinson J. V., 1982) tem denominado a primeira possibilidade **Colesteatoma Residual** e a segunda **Colesteatoma Recorrente**.

Levando em conta essas duas possibilidades, sempre haverá um risco na cirurgia do colesteatoma, de que qualquer dessas possibilidades possa ocorrer, e esse risco até o presente é impossível eliminá-lo totalmente. Portanto é fundamental que o cirurgião conheça muito bem este risco para poder avaliar a **porcentagem de risco** que tem cada caso e assim tomar as medidas necessárias para conseguir minimizar esse risco.

O primeiro que se tem de precisar é que este **RISCO** seja totalmente diferente para o **Colesteatoma Residual** que para o **Colesteatoma Recorrente**.

FATORES DE RISCO PARA O COLESTEATOMA RESIDUAL

Existem vários fatores que podem constituir um aumento do risco de colesteatoma residual, eles são:

Características próprias do colesteatoma

Nem todos os colesteatomas são iguais. Um colesteatoma encapsulado que se encontra como uma pérola dermóide, com uma matriz bem definida e não aderente, um conteúdo firme não infectado e muitas vezes isolado na mastóide ou orelha média, como pode ocorrer nos colesteatomas residuais, permite uma ressecção bastante segura (Fig. 44-1). Neste caso, o risco de deixar restos de matriz está bem diminuído. Não ocorre o mesmo no caso de um **colesteatoma aderente** que torna difícil e laboriosa sua dissecção, onde o risco se torna maior especialmente nas áreas de difícil acesso cirúrgico. Essas matrizes aderentes aos planos mucosos e ósseos da orelha média e da mastóide se rompem com facilidade quando se trata de elevá-las e podem deixar fragmentos microscópicos que podem passar despercebidos ao cirurgião, ainda com magnificação suficiente do campo cirúrgico. Do mesmo modo ocorre com um colesteatoma com regiões de **matriz atrófica e interrompida** onde facilmente perde-se o plano de dissecção de tal matriz. Outro tipo de colesteatoma de alto risco é constituído pela **colesteatose**. Conhece-se como este termo a presença de múltiplos cistos dermóides que penetram em grande quantidade de pequenas cavidades mastóideas especialmente em mastóides muito pneumatizadas. Nesta circunstância aumenta o risco de deixar colesteatoma encravado em alguma pequena célula mastóidea que não tenha sido exposta.

Localização do colesteatoma

Quando um colesteatoma atical com um pequeno orifício de abertura na *parte flácida* e uma bolsa de colesteatoma pequena ainda em períodos iniciais que se estende **lateral à cadeia ossicular** sem maior comprometimento dela, geralmente a ressecção desta bolsa oferece pouca dificuldade cirúrgica e portanto o risco de colesteatoma residual está diminuído. Não ocorre assim quando o colesteatoma é **medial à cadeia ossicular**, pois neste caso, a matriz envolve aos ossículos ou restos deles, penetra no recesso facial e no seio timpânico, invade a palatina do estribo e se estende ao hipotímpano, tubotímpano, pró-tímpano e mastóide. O risco de colesteatoma residual é então muito maior pois requer treinamento e experiência para conseguir o acesso a estas áreas e assegurar uma remoção de toda a matriz. Outro fator de alto risco para um colesteatoma residual é a **invasão do colesteatoma mais além dos limites da orelha média e da mastóide**. O colesteatoma por seu poder destrutivo pode romper as barreiras ósseas que o separam da orelha interna (cápsula labiríntica), da cavidade craniana e da base do crânio. Esses colesteatomas altamente invasivos são de risco muito elevado e necessitam técnicas cirúrgicas mais agressivas que uma timpanoplastia convencional.

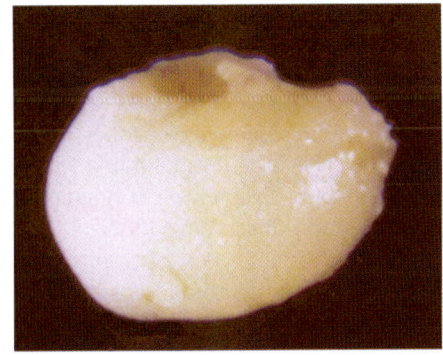

FATORES DE RISCO PARA O COLESTEATOMA RECORRENTE

Os fatores que podem constituir um risco na formação de um colesteatoma recorrente são:

A) Conservação da parede póstero-superior óssea do conduto auditivo externo.

B) Obstrução permanente não controlável da tuba auditiva.

C) Lesão severa ou ausência da mucosa da orelha média, ático e antro mastóideo.

D) Ausência de proteção do ático e pró-tímpano (em timpanoplastias fechadas).

Não fica dúvida que a **preservação da parede póstero-superior óssea do conduto auditivo externo** predispõe a que ocorram pequenas bolsas de retração que conduzam para a formação de um novo colesteatoma. Na maioria dos colesteatomas adquiridos, a placa óssea encontra-se destruída em maior ou menor grau pela enfermidade. Outras vezes, o cirurgião se vê obrigado a ampliar esta chanfradura para ter melhor acesso a locais críticos. Se além

Fig. 44-1
Colesteatoma encapsulado (cisto dermóide). Sua matriz está bem constituída e seu conteúdo é firme. Geralmente é o produto de um colesteatoma residual.

disso não existem martelo e bigorna que podem oferecer certa proteção para a retração pós-operatória, e não se protegem devidamente a este espaço, o resultado a longo prazo será uma retração do neotímpano, a formação de uma pequena bolsa de retração e uma recorrência do colesteatoma. Porém estas retrações podem ocorrer também em técnicas de timpanoplastia aberta para espaços anfractuosos e não bem regularizados, com formação de colesteatomas recorrentes.

A **obstrução permanente da tuba auditiva** por processos cicatriciais, tumorais ou malformações véu-palatinas, o que é pouco freqüente, pode conduzir a novas atelectasias por falta de equilíbrio de pressões na orelha média e dar lugar para a formação de um colesteatoma recorrente.

Infelizmente, em um grande número de colesteatomas extensos, **a mucosa que recobre os espaços da orelha média e da mastóide** encontra-se severamente comprometida pelo processo patológico ou foi destruída. Muitas vezes é impossível salvá-la e torna-se necessário removê-la para assegurar a ressecção da matriz colesteatomatosa. Se não se tomam medidas para permitir uma regeneração destas áreas expostas e evitar aderências dos tecidos de reconstrução timpânica, ocorrerão retrações que impreterivelmente conduzirão para a formação de um novo colesteatoma.

Se não existe **reconstrução adequada** dos defeitos produzidos pela enfermidade ou pela cirurgia na parede pósterosuperior do conduto auditivo externo ósseo em timpanoplastias fechadas, de imediato formar-se-ão pequenas bolsas de retração com o subseqüente colesteatoma recorrente.

DEPENDÊNCIA DO RISCO NO COLESTEATOMA RESIDUAL E RECORRENTE

No **colesteatoma residual** o risco está na absoluta dependência da técnica cirúrgica. Esta deve ser de alta precisão e meticulosidade, realizada por mãos com longa experiência e destreza cirúrgica, somente assim pode diminuir-se o risco ao mínimo possível, seja em qualquer tipo de colesteatoma ou em qualquer extensão deste nos espaços pneumatizados da orelha média e da mastóide.

No **colesteatoma recorrente** o risco depende fundamentalmente da cicatrização. A falta de proteção adequada de espaços que permitam retrações e a falta de proteção e regeneração da mucosa de recobrimento das cavidades da orelha média e da mastóide conduzirão a uma cicatrização defeituosa produzindo-se uma otopatia adesiva que ajuda uma retração dos tecidos de reconstrução timpânica.

AVALIAÇÃO DO RISCO CIRÚRGICO

Concluída a intervenção cirúrgica, o cirurgião deve ter avaliado o risco que possa existir de um colesteatoma residual ou recorrente e é ético comunicá-lo ao paciente para ter um conhecimento claro de possíveis ações futuras. Dependendo de todo o exposto anteriormente, esse risco pode ser baixo ou muito elevado. Se é muito baixo, por tratar-se de um colesteatoma de muito pouco risco, geralmente a observação otomicroscópica da orelha de forma periódica, pode ser que seja suficiente. Porém se considera-se que o risco é de mediano para alto, devem ser tomadas previsões especiais para avaliar esse risco.

Para o colesteatoma residual e no caso de uma técnica fechada, a avaliação deve fazer-se com uma "segunda observação". Quer dizer, explorar cirurgicamente a mastóide e orelha média em um lapso entre 8 e 18 meses pós-cirurgia para revisar se tenha se formado alguma pérola dermóide. Quando esta ocorre na orelha média, pode avolumar-se o neotímpano em uma otoscopia simples. Tem-se sugerido o uso de otoscópios rígidos introduzidos na mastóide por uma pequena incisão na pele ou através do neotímpano. Acreditamos que esta técnica não garanta que possa detectar-se uma pérola dermóide pequena encoberta por tecido cicatricial e em nenhuma forma substitui o procedimento cirúrgico para uma **segunda observação** (Badr-el-Dine M., 2002).

Para o **colesteatoma recorrente**, a avaliação deve fazer-se com observação otoscópica periódica. É muito importante educar o paciente para que assista a controles pós-operatórios, a princípio a cada 6 meses e depois anuais até passados 10 anos da intervenção cirúrgica. As pequenas bolsas de retração que conduzem a um colesteatoma recorrente dependem como já se tem visto da cicatrização e ocorrem geralmente a longo prazo.

COMO REDUZIR O RISCO DE COLESTEATOMAS RESIDUAIS RECORRENTES?

De todo o exposto anteriormente neste capítulo, pode-se concluir que para reduzir o **risco de colesteatoma residual** somente existem duas formas de fazê-lo: a) Ser radical na ressecção do colesteatoma (isto não significa ser radical com a anatomia da orelha) e b) Proceder a uma "segunda observação" quando o risco está aumentado.

No caso do **colesteatoma recorrente** o mais importante é evitar uma cicatrização defeituosa que conduza à formação de pequenas bolsas de retração, isto se consegue: a) Preservando e protegendo à medida do possível a mucosa que recobre os espaços da orelha média, antro e ático e b) Protegendo com material rígido as regiões potenciais de retração para o antro, ático e pró-tímpano em timpanoplastias fechadas e para espaços profundos em técnicas abertas.

Durante longo tempo temos protegido estes espaços com uma técnica de proteção que temos denominado: **Técnica das três cartilagens** e que tem sido descrita por um de nós (Badr-el-Dine M., 1985). Outras técnicas utilizando cartilagem do trago, seccionada na forma de "paliçada", têm sido descritas nos últimos tempos (Andersen P.; Cayé-Thomasen P.; Tos M., 2002). Na seqüência a descrição da técnica cirúrgica utilizada por nós.

▪ Técnica das "três cartilagens" para reduzir o risco de colesteatoma recorrente

Esta técnica consiste em fazer uma retirada de cartilagem do pavilhão auricular ao nível da fossa triangular (Fig. 44-2) onde essa cartilagem é moderadamente côncava. Para isso, com o pavilhão auricular já elevado para diante depois de realizar uma incisão retroauricular (Fig. 44-3), dissecam-se os tecidos que cobrem a cartilagem auricular nesta região e, já exposto, secciona-se um retângulo de aproximadamente 2 cm × 1 cm e um segundo fragmento menor, separando-os logo cui-

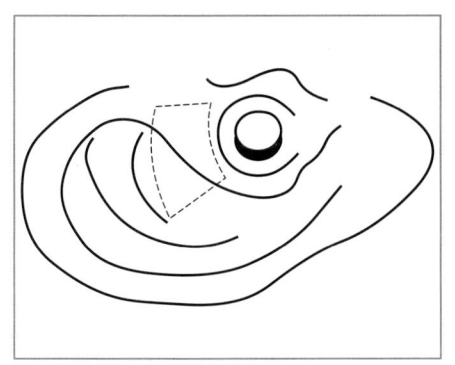

Fig. 44-2
A área demarcada com linha interrompida mostra o local onde se retiram as cartilagens do pavilhão auricular para a reconstrução do defeito na parede póstero-superior do conduto auditivo externo.

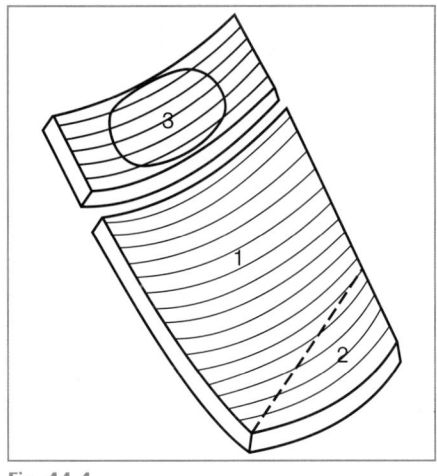

Fig. 44-4
Desenho esquemático que ilustra a preparação das três cartilagens a partir dos dois fragmentos retangulares ressecados do pavilhão auricular.

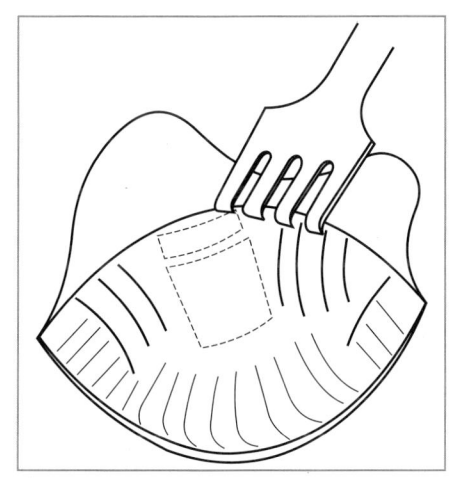

Fig. 44-3
Os retângulos demarcados com linha interrompida limitam os cortes na cartilagem auricular exposta depois de realizada uma incisão retroauricular.

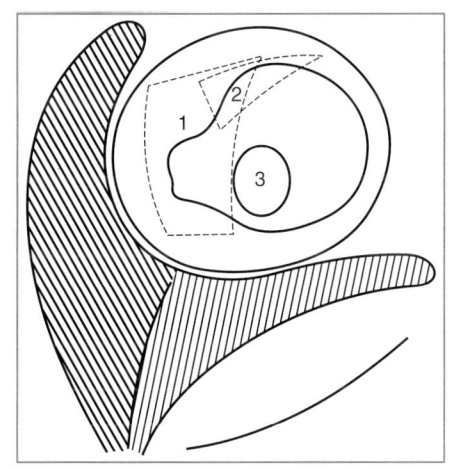

Fig. 44-5
Desenho esquemático do ouvido direito em posição cirúrgica, depois de realizar uma mastoidectomia (região raiada) com conservação da parede póstero-superior do conduto auditivo externo. Mostra a colocação das três cartilagens. *1.* Cobre o defeito ao nível da placa óssea. *2.* Protege o pró-tímpano de futuras retrações. *3.* Protege a reconstrução ossicular para evitar a extrusão.

dadosamente da pele que recobre sua face externa. No retângulo grande, secciona-se uma cunha de um de seus extremos, ficando assim três cartilagens que serão numeradas 1, 2 e 3 respectivamente (Fig. 44-4). A cartilagem nº 1 se coloca sobre a parede póstero-superior óssea do CAE descendo para a orelha média até cobrir o defeito maior ou menor que exista na placa óssea. A cartilagem em cunha nº 2 se coloca descansando sobre a parte mais anterior da cartilagem 1 para que sirva de proteção ao pró-tímpano, e a cartilagem nº 3 se coloca sobre o sistema de reconstrução da cadeia ossicular que tenha sido utilizado (Fig. 44-5). Um enxerto de fáscia temporal cobre essas cartilagens sobre o qual se repõe a pele do CAE previamente elevada. Essa técnica cirúrgica nos tem permitido, na maioria dos casos, uma proteção adequada para evitar a formação de pequenas bolsas de retração.

CONSIDERAÇÕES FINAIS

O colesteatoma em qualquer de suas formas é uma patologia agressiva que pode conduzir a grandes destruições e complicações. Sua erradicação dos espaços pneumáticos da orelha média e da mastóide requer uma técnica cirúrgica muito apurada, em mãos hábeis e experientes. Se o cirurgião sabe respeitar os princípios fundamentais desta técnica, se conhece bem os riscos do colesteatoma residual ou recorrente, os fatores que aumentam esse risco, sua dependência, sua valorização e avaliação, poderá diminuir sensivelmente esse risco e conseguir uma erradicação completa desta patologia em uma alta porcentagem de casos, independentemente que tenha-se utilizado uma técnica de timpanoplastia com conservação da parede póstero-superior óssea do conduto auditivo externo (Técnica do Canal de Parede Superior) ou tenha praticado uma timpanoplastia com mastóide aberta até tal conduto (Técnica do Canal de Parede Inferior). Essas duas técnicas de timpanoplastia têm hoje em dia indicações bastante precisas cuja descrição pertence a outro capítulo desta obra. Elas têm sido motivo de uma longa controvérsia, sem dúvida, em opiniões autorizadas (Smyth G. D. L., 1980) e na nossa, uma e outra pouco afetam a erradicação segura de um colesteatoma em orelha média e mastóide.

Nosso critério cirúrgico no presente está orientado para a preservação da parede póstero-superior do conduto. Se ao longo do procedimento cirúrgico surge alguma indicação para remover esta parede, procede-se para fazê-lo. É por isto que nossa incidência de técnicas com parede conservada é de 80% contra 20% de mastóides abertas para o CAE. O importante é que respeitem-se os princípios descritos para a erradicação do colesteatoma, e a cirurgia se realize por mãos experientes, podendo-se reduzir a incidência a longo prazo do colesteatoma residual e recorrente a cifras inferiores a 10%.

REFERÊNCIAS BIBLIOGRÁFICAS

Andersen P, Cayé-Thomasen P, Tos M. Cartilage palisade tympanoplasty in sinus and tensa retraction cholesteatoma. *Otol & Neurotol* 2002;23:825-831.

Badr-el-Dine M. Value of ear endoscopy in cholesteatoma surgery. *Otol & Neurotol* 2002;23:631-635.

Bezold F. Cholesteatom. Perforation der membrana flaccida und tubenverschlusse. *Z Hals Nasen Orhenheilkd* 1890;20:5-29.

Chiossone E, Alvarez F. *Otorrinolaringología*. Cap. 5. Barcelona: Científico Médica, 1990.

Chiossone E. "Three cartilages" technique in intact canal wall tympanoplasty to prevent recurrent cholesteatoma. *Amer J Otology* 1985;6:326-330.

Diamant M. *Chronic Otitis a Critical Analysis*. New York: Karger S, 1952.

Eavey R, Camacho A, Northrop C. Chronic ear pathology in a model of neonatal amniotic fluid ear inoculation. *Arch Otolaryng Head & Neck Surg* 1992;118:1198-1203.

Grote JJ, Hesseling SC, Koopman JP. Effect of endotoxin on the advancing front beteen culture middle ear mucosa and epidermis. *Acta Otolaringol (Stockh)* 1995;115:286-290.

McKenzie D. Pathogeny of aural cholesteatoma. *J Laryng & Otol* 1931;46:163-170-181.

Palva T, Northrop C, Ramsay H. Effect of amniotic fluid cellular content on attic aeration pathway: histologic observation in Infants aged 2 to 4 month. *Am J Otology* 2000;21:63-70.

Parisier S, et al. Alteration of cholesteatoma fibroblasts: induction of neoplastic-like phenotype. *Am J Otology* 1993;14:126-130.

Ruedi L. Pathogenesis and treatment of cholesteatoma in chronic suppuration of the temporal bone. *Ann Otol Rhin & Laryng* 1957;66:283-298.

Sadé J. Atelectatic tympanic membrane: histologic study. *Ann Otol Rhin & Laring* 1993;102:712-716.

Sadé J, Luntz M, Levy D. Middle ear gas composition and middle ear aeriation. *Ann Otol Rhin & Laring* 1995;104:369-373.

Sadé J. The buffering effect of negative middle ear negative pressure by retraction of pars tensa. *Am J Otology* 2000;21:20-23.

Shambaugh Jr., GF. *Surgery of the Ear*. Philadelphia: WB Saunders Co., 1959. 6p.

Sheehy JL, Robinson JV. Revision tympanoplasty: residual and recurrent cholesteatoma. In: Sadé J (ed.) *Cholesteatoma and Mastoid Surgery. Second International Conference on Cholesteatoma*. Amsterdam: Kugler Publications, 1982. 443p.

Smyth GDL. *Chronic Ear Diseases*. New York: Churchill Livingstone, 1980.

Sudhoff H, Tos M. Pathogenesis of attic cholesteatoma: clinical and inmunohistochemical support for combination of retraction theory and proliferation theory. *Am J Otology* 2000;21:786-792.

Tumarkin A. Middle ear suppuration and cholesteatoma. *J Laring & Otol* 1938;53:685-698.

Wittmaack K. Diskussionsbemerkung zur bakteriologie der akutenMittelohrent-zündung. *Verhandl D Deutsch Otol Gesellsch* 1907;16:100-112.

Wullstein H. Theory and practice of tympanoplasty. *Laryngoscope* 1956;66:1076-1084.

Zollner F. The principles of plastic surgery of the sound conducting apparatus. *Laryngoscope* 1955;65:637-642.

Tratamento Conservador da Otite Média Colesteatomatosa

Luiz Lavinsky ▪ Cíntia D'Avila

INTRODUÇÃO

Existem duas formas de manejo cirúrgico da porção mastóidea do osso temporal:

1. **Mastoidectomia da cavidade-fechada (conservadora):** consiste na exenteração dos espaços aéreos da mastóide, com ampliação do ádito, mantendo-se preservada a parede óssea posterior do canal auditivo externo (CAE).
2. **Mastoidectomia da cavidade-aberta:** cirurgia na qual a cavidade mastóidea e CAE são transformados em uma cavidade única através do broqueamento ou derrubada da parede óssea posterior do CAE.

HISTÓRICO DAS MASTOIDECTOMIAS FECHADAS

A cirurgia da otite média crônica (OMC) evoluiu, sobretudo nas últimas décadas, incorporando técnicas cirúrgicas cada vez mais conservadoras e, nem por isso, menos eficazes no controle da patologia crônica otológica. Com efeito, a mastoidectomia conservadora, também denominada mastoidectomia fechada ou mastoidectomia simples, constitui-se em um procedimento cirúrgico que, quando adequadamente indicado e realizado, apresenta altos índices de saneamento da patologia crônica envolvendo a orelha média e/ou os espaços aéreos da mastóide.

A primeira tentativa de preservação da parede posterior do canal auditivo externo (CAE) na cirurgia da OMC data de 1931 (Smith, M. J., 1931). Posteriormente, Brunar associou a canalplastia à mastoidectomia com preservação da parede posterior do CAE (Brunar, M., 1958). Foi Jansen, contudo, o primeiro a utilizar a aticotimpanotomia posterior para manutenção da parede posterior na cirurgia do colesteatoma (Jansen C., 1958). Durante as décadas de 1960 e 1970, a mastoidectomia cavidade-fechada ganhou popularidade, passando a ser utilizada em muitos centros. A difusão da técnica nesse período permitiu a divulgação, algum tempo depois, das desvantagens dessa abordagem cirúrgica, inicialmente negligenciadas. Passou-se a descrever uma porcentagem significativa de colesteatomas residuais, sobretudo em nível do seio timpânico, em cuja localização a remoção segura da doença colesteatomatosa não era possível mesmo através da aticotimpanotomia posterior. Também o ático anterior passou a ser descrito regularmente como sede de doença residual, sugerindo-se, com isso, que a preservação da parede posterior do CAE, mesmo que associada à timpanotomia posterior, não oferecia uma exposição satisfatória dessa região. Paralelamente às taxas consideráveis de doença colesteatomatosa residual, então relatadas, passou-se a observar que a doença recorrente, formada através de neobolsas de retração timpânica, sobretudo em região póstero-superior, parecia tornar-se notoriamente mais prevalente. Tais constatações conduziram a uma época de rechaço à técnica fechada e de resgate da técnica aberta. Entre esses dois extremos, surgiram aqueles que passaram a realizar um segundo tempo cirúrgico, seguindo a mastoidectomia fechada, como forma de assegurar-se que a remoção da doença havia sido feita a contento, bem como a inexistência de doença recorrente.

VANTAGENS E DESVANTAGENS

Os defensores da mastoidectomia técnica fechada argúem que a preservação anatômica do arcabouço da orelha média, permitida por essa técnica, viabiliza a realização de ossiculoplastias e/ou timpanoplastias mais funcionais (House W. F.; Sheehy J. L., 1963; Portmann M. D.; Portmann D., 1989). Outras vantagens da timpanomastoidectomia fechada sobre a aberta incluem a menor necessidade de limpezas no pós-operatório em função da quantidade significativamente menor de resíduos acumulados no CAE, comparativamente ao que teríamos em uma cavidade mastóidea exteriorizada, menor incidência de infecções pós-operatórias de orelha externa, melhor adaptação de aparelhos auditivos e resultado cosmético mais aceitável em função da não necessidade de meatoplastia (Dodson E. E.; Hashisaki G. T.; Todd C., et al., 1998; Naclerio R.; Neely J. G.; Alford B. R., 1981). A cicatrização pós-operatória mais rápida, bem como a menor necessidade de limpeza otológica e, geralmente, a ausência de limitação para atividades que envolvam imersão em água tornam a mastoidectomia cavidade-fechada, afora a questão funcional, particularmente interessante na população pediátrica.

Outros autores, por sua vez, postulam ter essa técnica taxas inaceitavelmente altas de recorrência da OMC, sobretudo quando colesteatomatosa (Graham M. D.; Delap T. G.; Goldsmith M. M., 1999). Além disso, em pacientes submetidos a esse tipo de mastoidectomia, a mastóide torna-se inacessível à inspeção direta no pós-operatório, o que impossibilita, assim, o pronto diagnóstico de doença residual ou recorrente aí localizada.

Uma ponderação dos benefícios e limitações dessa técnica mostra a necessidade de seleção cuidadosa, clinicamente embasada, dos pacientes candidatos a esse tipo de abordagem cirúrgica como melhor forma de otimizarem-se os resultados pós-operatórios. Como regra geral, são candidatos potenciais à mastoidectomia fechada, com ou sem timpanoplastia, todos os pacientes com OMC não-colesteatomatosa, que necessitem mastoidectomia, e casos selecionados de OMC colesteatomatosa.

INDICAÇÕES

Em verdade, além da presença ou ausência de doença colesteatomatosa, uma diversidade de fatores, médicos e não-médicos, influencia potencialmente a evolução da OMC, devendo ser considerada conjuntamente nessa tomada de decisão. Como fatores de ordem médica incluem-se:

- *Fatores anatômicos*: mastóides bem pneumatizadas são, a princípio, melhores candidatas a técnicas fechadas, uma vez que, na cirurgia aberta, a totalidade dos espaços aéreos da mastóide deve ser exenterada, mesmo que não envolvida por doença (Graham M. D.; Delap T. G.; Goldsmith M. M., 1999; Portmann M.D.; Portamnn D., 1989). Isso resulta, muitas vezes, em cavidades de dimensões consideráveis, cujos cuidados e controle pós-operatório são mais difíceis. Em contraste, mastóides hipoplásicas ou ebúrneas são mais adequadamente manejadas por técnica aberta (Graham M. D.; Delap T. G.; Goldsmith M. M., 1999). Em pacientes com essa conformação mastóidea, as referências anatômicas sofrem, comumente, variações caracterizadas pelo rebaixamento da dura-máter da fossa média *(tegmen tympani)*, com conseqüente redução da distância entre esta e a parede póstero-superior do CAE, o que resulta em maior dificuldade para alargamento do ádito e inspeção e instrumentação em nível da fossa incudal. Nessa situação é comum que se observe, ainda, uma anteriorização do seio sigmóide, reduzindo-se, assim, a área de células aéreas a ser exenterada e aumentando-se, também, o risco de lesão inadvertida, não apenas do seio lateral, mas também da dura-máter da fossa média. Uma particularidade sugerida na abordagem cirúrgica de pacientes com essa apresentação mastóidea é o broqueamento, preferencial ou combinado, do CAE em direção à mastóide, o que facilita a localização das referências anatômicas e, por conseqüência, o procedimento cirúrgico (meato-aticoantrotomia).

- *Fatores patológicos*: o estado da mucosa da orelha média e dos espaços aéreos da mastóide, bem como as características da membrana timpânica e a extensão do colesteatoma, quando presente, são indicadores a serem considerados conjuntamente na decisão da melhor técnica cirúrgica a ser empregada em um dado paciente. Assim sendo, é de interesse o grau de alterações histopatológicas presentes no revestimento mucoso do complexo orelha média – mastóide, uma vez que quanto mais agressiva a doença otológica, tanto mais pronunciadas deverão ser as alterações da mucosa, com desenvolvimento, em proporções variáveis, de uma ou mais das seguintes alterações: hiperplasia mucosa, tecido de granulação e granuloma de colesterol. Deve-se, também, avaliar a membrana timpânica em termos de integridade, grau e localização de possíveis retrações. Cabe, ainda, a determinação da extensão do colesteatoma em pacientes com essa forma de apresentação de OMC. Pacientes com doença restrita ao mesotímpano posterior, epitímpano (sobretudo posterior) e ádito têm, a princípio, a mastoidectomia técnica fechada como primeira opção cirúrgica. Já pacientes com doença mais extensa, com envolvimento do antro ou (mesmo quando mais localizada) com envolvimento do epitímpano anterior, apresentam indicação de mastoidectomia técnica aberta ou canal *wall-down*, sobretudo em casos de comprometimento significativo da mucosa, membrana timpânica difusa e severamente retraída e tuba auditiva não-funcionante. Com efeito, em pacientes com envolvimento do ático anterior (recesso epitimpânico anterior) e do recesso supratubário, existe dificuldade de limpeza satisfatória dessas áreas estando preservada a parede posterior do canal auditivo externo (CAE). O mesmo raciocínio aplica-se àquelas situações de OMC colesteatomatosa com envolvimento das regiões do recesso do facial e seio timpânico.

Em situações em que a doença envolve uma ou mais das regiões de difícil abordagem pela técnica fechada e nas quais, portanto, a técnica aberta seria utilizada, deve-se considerar a possibilidade de utilização transoperatória de óticas para proceder à limpeza adequada desses recessos, o que possibilitaria a retirada da doença sob visão direta. Outra alternativa para remoção da doença colesteatomatosa envolvendo o recesso do facial é a realização de timpanotomia posterior, embora esta não assegure a retirada da doença na sua totalidade (Sheehy J. L., 1994). Mais limitada ainda é a utilização da timpanotomia posterior com o intuito de abordagem do seio timpânico, uma vez que a visibilidade permitida por esse tipo de acesso é insatisfatória, não se prestando, pois, à adequada remoção da doença aí localizada. A timpanotomia posterior, por sua vez, predispõe à formação de bolsas de retração e, possivelmente, à recorrência da doença, sobretudo em pacientes com disfunção persistente da tuba auditiva. É importante salientar, ainda, que a adequada limpeza das regiões do recesso do facial e do seio timpânico, bem como do recesso epitimpânico anterior, é crítica na cirurgia da OMC, uma vez que são esses os sítios mais envolvidos em recorrências da patologia, provavelmente relacionadas à doença residual não detectada ou inadequadamente abordada à época da primeira cirurgia.

Uma situação considerada como indicação absoluta de mastoidectomia aberta é a presença de destruição significativa da parede óssea posterior do CAE, tornando inviável, pois, a construção de uma cavidade fechada. Deve-se considerar, contudo, que pacientes com esse tipo de achado transoperatório apresentam, também, mais comumente, doença extensa, com envolvimento da maior parte dos espaços aéreos da fenda da orelha média, com grau acentuado de perturbação do revestimento muco-periosteal e função tubária comprometida. Em suma, pacientes com destruição considerável da parede posterior do CAE costumam apresentar uma gama de fatores que os tornariam, independentemente do estado de conservação da parede posterior do CAE, candidatos mais adequados à mastoidectomia de cavidade aberta.

- *Fatores funcionais*: O estado funcional da tuba auditiva é, por si só, um fator prognóstico na história natural da OMC, de forma que pacientes com tubas auditivas hipofuncionates ou não-funcionantes, conforme evidenciado pelo maior grau de retração da membrana timpânica, por vezes com atelectasia de parte ou de todo o mesotímpano, exibem maior propensão à recorrência da doença, sendo, pois, candidatos mais adequados à técnica aberta, sobretudo se os demais fatores envolvidos assim indicarem (Graham M. e Portmann M. D.). É importante lembrar, no que tange à tuba auditiva, da necessidade de avaliação conjunta do binômio fossas nasais–rinofaringe. É sabido que pacientes com patologia obstrutiva em cavidade nasal, pela indução de maior pressão negativa em nível da rinofaringe à inspiração e conseqüente desenvolvimento de disfunção tubária recorrente ou persistente, devem, em um primeiro momento, ter corrigida a sua alteração nasal e/ou rinofaríngea; somente depois disso é que a doença otológica deve ser abordada cirurgicamente. O mesmo raciocínio aplica-se a pacientes com alteração obstrutiva em nível do óstio rinofaríngeo da tuba auditiva, o que também conduz à perturbação da função de ventilação tubária. Em nossa rotina diária, raramente levamos à cirurgia otológica pacientes com otite média crônica sem que, antes, tenham sido submetidos a um ou mais dos seguintes procedimentos: sinusotomia, septoplastia, turbinectomia parcial inferior e cauterização de cornetos inferiores. Acreditamos, pois, que uma adequada função nasal seja indispensável a uma evolução favorável a longo prazo dessas cirurgias otológicas. Consideramos, assim, fundamental a formação rinológica para o exercício do tratamento clínico e cirúrgico da otite média crônica.

Alguns fatores não-médicos, indicadores da situação do paciente em um contexto social-cultural, devem também ser considerados na abordagem cirúrgica do paciente com OMC. Devem-se avaliar, pois, o estilo de vida do paciente, seu asseio pessoal e a distância da sua residência ao local de atendimento. Pacientes que, a essa avaliação, parecem não poder ser adequadamente acompanhados, são melhores candidatos a abordagens cirúrgicas menos sofisticadas, como a mastoidectomia aberta, na qual a cavidade mastóidea pode ser limpa por profissionais menos especializados, e a possibilidade de doença residual ou recorrente é menor. Já com pacientes submetidos à técnica fechada, deve-se assegurar a continuidade do seguimento pós-operatório, uma vez que esse tipo de paciente requer um acompanhamento mais especializado, bem como, incondicionalmente, um segundo tempo cirúrgico.

Alguns autores sugerem, ainda, que a mastoidectomia fechada, por envolver um segundo tempo cirúrgico, não se prestaria ao atendimento de massa, tal como fazemos em nossos hospitais universitários e da rede pública, onde temos listas de espera que chegam até 1 ano, não sendo viável, pois, proceder a cirurgias que envolvam vários tempos. Cabe lembrar, contudo, que cirurgias abertas também requerem, por vezes, reintervenção cirúrgica em função da persistência de resíduos na cavidade, com conseqüente infecção recorrente ou persistente, granulomas piogênicos ou, ainda, processos de dermite crônica na cavidade.

Na criança

O manejo do paciente pediátrico com doença crônica otológica apresenta algumas peculiaridades. Sabe-se do comportamento caracteristicamente mais agressivo que tem a doença crônica colesteatomatosa nesse grupo etário, de forma que uma proporção maior desses pacientes acaba requerendo a realização de técnica aberta, mesmo na ausência de complicações endocranianas otogênicas ou de erosão significativa da parede posterior do CAE.

Várias proposições têm sido formuladas para explicar a maior agressividade e a maior taxa de recorrência da OMC colesteatomatosa inerentes às crianças. Tem-se demonstrado que, na infância, existe a liberação de fatores de crescimento que poderiam acelerar a progressão da doença. Outra explicação plausível é a de que a maior pneumatização dos ossos temporais na criança, comparativamente a ossos temporais mais freqüentemente hipopneumatizados ou escleróticos no adulto, favoreça a disseminação da doença no sentido orelha média–mastóide. Outro fator envolvido é a disfunção tubária fisiológica característica da criança, que predispõe à formação de bolsas de retração, evento inicial de uma cascata que culmina com a formação do colesteatoma primário (Glasscock M. E.; Dickins J. R. E.; Wiet R., 1981; Sanna M.; Zini C.; Gamoletti R., *et al.*, 1987; Tos M., 1983).

A natureza mais agressiva da OMC colesteatomatosa na infância é ratificada pela demonstração da presença de erosão ossicular em mais de 70% dos casos à época da primeira intervenção cirúrgica (Marco-Algarra J.; Gimenez F.; Mallea I.; Armengot M.; De La Fuente L., 1991; Rosenfeld R. M.; Moura R. L.; Bluestone C. D., 1992). Os ossículos mais freqüentemente envolvidos por erosão são a bigorna (78%) e o martelo (54%). Paradoxalmente, complicações de OMC, colesteatomatosa ou não, parecem infreqüentes nesse grupo etário. Isso talvez possa ser explicado pelo menor período de evolução da doença até que ela se torne clinicamente manifesta nesses pacientes.

Embora a técnica aberta seja mais freqüentemente realizada na população pediátrica, comparativamente à adulta, por características próprias da doença nesse grupo etário, não se deve tomar essa tendência como um conceito rígido e universal. De fato, uma proporção significativa de crianças pode ser adequadamente tratada por técnica conservadora, a qual tem a vantagem de permitir uma menor necessidade de manipulação otológica para limpeza de resíduos, particularmente difícil nesse grupo etário. Some-se a isso o fato de que crianças submetidas à mastoidectomia fechada têm indicação rotineira de um segundo tempo cirúrgico após, em média, 6 a 12 meses. O objetivo desse segundo tempo é evacuar toda e qualquer forma de doença residual ou recorrente, bem como realizar o tempo ossiculoplástico, quando necessário. Caso seja constatada, nessa reintervenção, a impossibilidade de remoção adequada da doença situada em nichos críticos, como o recesso do facial e o seio timpânico, mesmo através da timpanotomia posterior, deve-se considerar, então, a possibilidade de realização da técnica aberta.

Situações especiais

Pacientes com OMC complicada por fístula labiríntica, paresia ou paralisia facial e abscesso epidural, entre outras complicações, bem como pacientes nos quais a orelha doente é única em termos auditivos têm, classicamente, indicação de mastoidectomia aberta (Dodson E. E.; Hashisaki G. T.; Todd C., et al., 1998).

Com relação ao achado transoperatório de fístula perilinfática, existem autores que preconizam a utilização da técnica fechada. Tais autores optam pela não remoção, no primeiro tempo cirúrgico, da matriz colesteatomatosa localizada sobre o local da fístula, deixando que se forme uma pérola de colesteatoma no local. Em um segundo tempo cirúrgico, quando a cavidade apresenta-se menos séptica, pode-se, então, proceder à cuidadosa remoção da pérola colesteatomatosa, preservando-se o endósteo e colocando um enxerto de fáscia temporal sobre o local. Essa conduta minimiza a possibilidade de labirintite e, em conseqüência, de cofose.

Considerações finais na decisão da abordagem cirúrgica da OMC

Em suma, acredita-se que a quase totalidade das OMCs não-colesteatomatosas, quando não-complicadas, possam ser satisfatoriamente tratadas por técnica fechada. Mesmo pacientes com doença mais agressiva, caracterizada pela presença de tecido de granulação e/ou granuloma de colesterol e/ou osteíte da cadeia ossicular ou do arcabouço ósseo da orelha média, podem, a princípio, ter a mastoidectomia técnica fechada como primeira alternativa cirúrgica (Graham M. D.; Delap T. G.; Goldsmith M. M., 1999; Naclerio R.; Neely J. G.; Alford B. R., 1981).

A mastoidectomia fechada é a indicação ideal, pois, em casos de OMC colesteatomatosa, em pacientes com colesteatoma primário restrito ao ático posterior, com boas condições do restante da mucosa da orelha média e mastóide, tuba auditiva funcionalmente normal e em pacientes nos quais seja possível a continuidade do acompanhamento no pós-operatório.

Por fim, cabe ressaltar que a mastoidectomia fechada não se presta apenas ao tratamento da OMC, mas também para uma diversidade de outras situações, tais como para acesso à fossa posterior por diferentes vias (translabiríntica, pré e retrossigmóidea ao CAE e ao ângulo pontocerebelar, transpetrosa ao clivus e transcoclear).

Os autores têm optado, sempre que possível, pela preservação da parede posterior do CAE no primeiro tempo cirúrgico, para, em um segundo tempo, quando a cavidade encontra-se com menores dimensões (pela neoformação óssea) e o comportamento da tuba auditiva já pôde ser adequadamente avaliado, decidir-se, com base também no grau de agressividade da doença, pela preservação ou derrubada da parede posterior. Nesse segundo tempo, quando geralmente temos uma cavidade seca, também podemos nos dedicar, quando necessário, à remoção de tecido reincidente ou residual, a uma meatoplastia cuidadosa, ao rebaixamento do muro do facial o mais eficientemente possível e à ossiculoplastia. Deve-se, idealmente, buscar construir uma cavidade autolimpante, a qual pode ser revestida com enxerto livre de pele. Todo esse trabalho cirúrgico pode, em verdade, ser feito num primeiro tempo, o que, contudo, prolongaria significativamente o tempo cirúrgico.

Em suma, as mastoidectomias abertas realizadas em um segundo tempo, quando a patologia na fenda da orelha média é de menor porte, têm, geralmente, um resultado mais satisfatório, principalmente em crianças. Portanto, os autores têm optado, quando necessário, pelo rebaixamento da parede posterior do CAE em um segundo tempo cirúrgico.

O Quadro 45-1 resume os principais fatores a serem considerados na abordagem mastóidea do paciente com OMC.

Diferentes autores têm apresentado suas porcentagens de abordagem cirúrgica para controle da patologia otológica

Quadro 45-1 Resumo dos principais fatores a serem considerados

Fatores a serem considerados	Mastoidectomia fechada	Mastoidectomia aberta
Mucoperiósteo da fenda da OM	Normal ou pouco hiperplásico	Hiperplasia significativa/tecido de granulação/granuloma de colesterol
Tuba auditiva	Funcionante	Hipo ou não-funcionante
Extensão do colesteatoma (quando presente)	Mesotímpano posterior/epitímpano (posterior)/ádito	Epitímpano anterior/antro/mastóide
		Recesso do facial/seio timpânico
Porção mastóidea do temporal	Boa pneumatização	Hipoplásica ou ebúrnea
Parede posterior do CAE	Íntegra	Erosão significativa
		Parede posterior ausente
Fatores não-médicos	Bom asseio pessoal/acompanhamento	Acompanhamento pós-operatório duvidoso ou difícil
	Pós-operatório assegurado	
	Disponibilidade hospitalar para segundo tempo	Inviabilidade hospitalar para atendimento em dois tempos
Cirurgia prévia	Não	Sim
	Reintervenção para segundo tempo	Doença residual ou recorrente
Outros	Primeira intervenção em pacientes sem indicação absoluta de procedimento aberto	Complicações extra ou intracranianas (fístula labiríntica, paralisia facial, abscesso epidural)
		Orelha única

Quadro 45-2 — Porcentagens de abordagem cirúrgica para controle da patologia otológica crônica, na população

Autores	Ano	Técnica fechada	Técnica aberta
Dados relativos a pacientes adultos			
Brown	1982	89%	11%
Cody	1984	40%	60%
Gersdorff	1984	75%	25%
Deguine	1984	77%	23%
Portmann	1984	46%	54%
Palva	1985	20%	80%
Magnan	1985	94%	6%
Pech	1985	62%	38%
Sanna	1987	89%	11%
Tran Ba Huy	1988	19%	81%
Sheehy	1988	19%	81%
Dados relativos a pacientes pediátricos			
Brown	1982	89%	11%
Charachon	1984	70%	30%
Boutet-Legent	1986	46%	54%
Sanna	1987	91%	9%
Wetmore	1987	73%	27%
Edelstein	1988	48%	52%

Adaptado da *Encyclopédie Médico-Chirurgicale*, (Wullstein, HL; Wullstein, SR, 1989).

crônica, nas populações adulta e pediátrica, pelas técnicas fechada e aberta, conforme descrito no Quadro 45-2.

POSICIONAMENTO E PREPARO DO CAMPO OPERATÓRIO

A boa técnica operatória tem início pelo adequado posicionamento do paciente em decúbito dorsal, com a cabeça rotada contralateralmente entre 45° a 60°. Recomenda-se, ainda, que o paciente seja mantido em discreto céfalo-aclive (de cerca de 20° a 30°), de forma a facilitar o retorno venoso cefálico. Tricotomia retroauricular de aproximadamente 2 cm do sulco retroauricular e isolamento do couro cabeludo através da confecção da touca de Rosen fazem parte desse momento pré-cirurgia propriamente dita.

Uma vez que o paciente esteja adequadamente posicionado, procede-se à anti-sepsia da orelha externa, da região retroauricular correspondente à porção mastóidea do osso temporal e áreas vizinhas. O campo operatório deve ser, primeiramente, escovado com iodo povidine e seco com compressas. Após, faz-se a aplicação de álcool iodado (anti-sepsia complementar). O iodo povidine é formado pela associação de iodo orgânico a macromoléculas de polivinilpirrolidona (PVP), sendo um excelente anti-séptico, uma vez que suas moléculas são atóxicas e não-sensibilizantes; além disso, é ativo por cerca de 4 horas. Pacientes com perfuração timpânica devem ter a entrada do CAE protegida com algodão, de forma a se evitar o contato do anti-séptico, potencialmente ototóxico, com as estruturas da parede medial da caixa timpânica, em especial as janelas oval e redonda. Feita a anti-sepsia, passa-se à colocação dos campos cirúrgicos, isolando-se, assim, a área de interesse para o procedimento proposto.

Instrumental específico

O material cirúrgico básico necessário à realização da cirurgia mastóidea é listado a seguir:

- Retratores auto-estáticos.
- Tesoura de Metzembaum.
- Bisturi lâmina 15.
- Descoladores tipo Rosen ou de conduto.
- Rugina.
- Bisturis lenticulado e falciforme.
- Maleótomo.
- Pinças delicadas tipos jacaré e saca-bocado.
- Gancho.
- Curetas otológicas.
- Motor e broca para trabalho na porção mastóidea.

Anestesia

O paciente será submetido à anestesia geral, contudo com uma anestesia local. Uma infiltração adequada, utilizando-se xilocaína a 1% com adrenalina 1: 200.000, possibilita a realização de uma cirurgia mais exangue, o que é particularmente importante em procedimentos otológicos. Preconiza-se a infiltração da região retroauricular através da realização de um ou dois botões anestésicos. Deve-se, em pacientes pediátricos, atentar para a não-infiltração das proximidades do processo mastóideo, uma vez que, nesses pacientes, o nervo facial apresenta-se mais superficial e, portanto, mais suscetível a paresias transitórias, provavelmente por neuropraxia, decorrentes da infiltração inadvertida de anestésico junto a ele. Deve-se proceder também à infiltração endaural nos quatro quadrantes do CAE.

TÉCNICA CIRÚRGICA

O objetivo principal da cirurgia por OMC é a completa erradicação da doença. Como objetivos secundários, estreitamente relacionados ao principal, incluem-se a manutenção de uma orelha seca, a construção de uma cavidade timpânica aerada e a restauração, não necessariamente em um primeiro tempo cirúrgico, do mecanismo condutor e amplificador sonoro da orelha média. Em suma, busca-se transformar o binômio orelha média–mastóide em um sistema fechado, porém ventilado, características fisiológicas essas comprometidas pela doença otológica.

Incisões endaurais por abordagem transcanal

Deve-se realizar a incisão semicircular posterior, por via transcanal, logo medial à transição osteocartilaginosa do CAE, procedendo-se a algum grau de descolamento desse princípio de retalho meatal. Esse descolamento inicial servirá de guia para facilitar o seu encontro pela via retroauricular. As duas incisões curvilíneares ou verticais são mais adequadamente realizadas por via retroauricular, quando a exposição da membrana timpânica correspondente ao mesotímpano permitir uma melhor avaliação dos seus pontos de realização.

■ Incisão retroauricular e retirada do enxerto de fáscia

Aproximadamente 5 minutos após a infiltração, pode-se realizar a incisão retroauricular logo posterior ao sulco retroauricular (Fig. 45-1). Incisões diretamente sobre o sulco retroauricular devem ser evitadas, uma vez que a cicatrização da ferida operatória, nesses casos, pode resultar em algum grau de anteriorização do pavilhão auricular. Feita a divisão dos planos cutâneo e subcutâneo, expõe-se a fáscia do músculo temporal. Um plano fascial adequado pressupõe a exposição da porção cartilaginosa do CAE e da raiz do zigoma. O uso do afastador auto-estático permite a manutenção da exposição enquanto se procede à retirada do enxerto de fáscia temporal. Este deve ser ovóide e de tamanho compatível com o grau de perturbação timpânica. Removida a fáscia, esta deve ser deixada sobre superfície estéril para secar.

■ Confecção do retalho musculoperiosteal

Uma vez retirada a fáscia, procede-se à liberação da pina. Para tanto, pode-se utilizar a tesoura de Metzenbaum, de forma a dividir a musculatura da sua inserção na face posterior da cartilagem da concha auricular. Segue-se liberando o plano muscular até junto à borda óssea posterior do CAE; o periósteo é, então, seccionado da posição das 6 até à das 12 h em nível dessa borda óssea com o bisturi lâmina 15. Feito isso, tem-se individualizados o CAE, anteriormente, e o processo mastóideo do osso temporal, com seu revestimento musculoperiosteal, posteriormente (Fig. 45-2). O retalho musculoperiosteal é confeccionado pela realização de duas incisões, envolvendo o músculo e o periósteo, em nível dos limites superior (linha *temporalis*) e inferior do CAE. Feitas as incisões, descola-se retrogradamente o retalho musculoperiosteal, em plano subperiosteal, mantendo-o pediculado posteriormente. Consegue-se, dessa forma, uma exposição adequada do córtex mastóideo, da região cribriforme e da espinha suprameatal ou de Henle (Fig. 45-3).

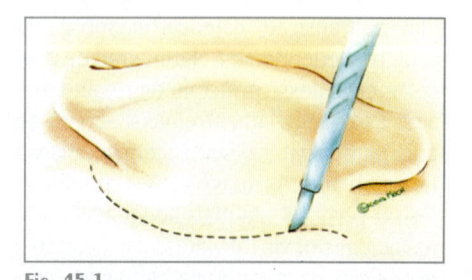

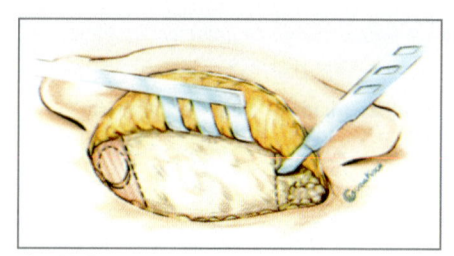

Fig. 45-2
Confecção de retalho musculoperiosteal com base posterior.

■ Incisões curvilineares endaurais/descolamento do retalho timpanomeatal/canalplastia

O descolamento da pele do CAE a partir da sua borda óssea póstero-lateral permitirá a incisão semicircular posterior feita via transcanal. Utiliza-se o retrator auto-estático para manutenção da exposição cirúrgica, fixando-o anteriormente ao pavilhão auricular e, posteriormente, ao retalho musculoperiosteal. Podem-se utilizar tiras de gaze ou dreno de Penrose, passados pelo lúmen do CAE, para tração do pavilhão auricular e auxílio na ampliação da exposição.

Fazem-se, então, as incisões curvilineares da pele meatal, iniciando-as logo lateralmente ao ânulo timpânico e trazendo-as até de encontro à incisão semicircular posterior. A incisão curvilinear inferior pode iniciar na posição 6 h e a superior, em torno das 12 h, podendo ser mais anterior na dependência das alterações da membrana timpânica em região atical. Realiza-se o descolamento do retalho meatal com o auxílio de um descolar de conduto ou tipo Rosen, mantendo o aspirador aplicado à sua lâmina. Esse descolamento deve ser homogêneo, superior e inferiormente em planos, à medida que se progride na dissecção, de forma a não se formarem tunelizações. Deve-se evitar lacerar a pele do retalho, a qual servirá como nutridora do enxerto de fáscia posteriormente utilizado para reconstrução da membrana timpânica. Especial cuidado merecem as irregularidades ósseas do CAE correspondentes às suturas timpanomastóidea, situada póstero-inferiormente no CAE, e timpanoescamosa, situada póstero-superiormente nele. Esses acidentes ósseos costumam apresentar aderências fibrosas que os fixam mais firmemente à pele meatal, sendo sedes freqüentes de laceração durante as manobras de elevação do retalho meatal. Pacientes com convexidade anterior da parede óssea posterior do CAE que dificulte a exposição da porção posterior do ânulo timpânico devem ser submetidos à canalplastia posterior de forma a otimizar a exposição do ânulo e da membrana timpânica correspondente ao mesotímpano posterior. O mesmo raciocínio aplica-se com relação à parede anterior do CAE, a qual deve ser broqueada sempre que oferecer dificuldade à inspeção e posterior instrumentação do mesotímpano anterior. Quando necessária a canalplastia anterior, deve-se confeccionar um segundo retalho de pele meatal anteriormente, de base lateral, através de incisões verticais às 7 e 11 h, unidas por uma terceira transversal realizada logo lateral ao ânulo timpânico. O descolamento é feito retrogradamente, ou seja, no sentido medial-lateral. Deve-se ter especial cuidado, durante a realização da canalplastia anterior, em evitar o rompimento da cápsula da articulação temporomandibular (Alleva M.; Paparella M. M.; Morris M. S., *et al.*, 1989).

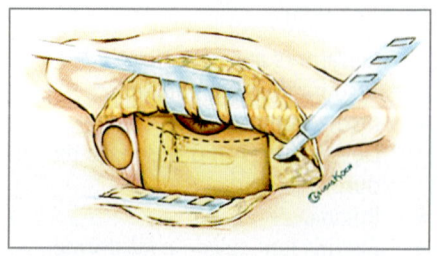

■ Timpanotomia exploratória – exposição da orelha média

Descolada a pele meatal e realizada(s) a(s) canalplastia(s) quando necessária(s), procede-se à entrada na caixa timpânica, na sua porção posterior, sob o ânulo timpânico. O ânulo deve ser elevado nos seus 180 graus posteriores, permitindo uma exposição adequada da orelha

Fig. 45-1
Incisão retroauricular.

Fig. 45-3
Retalho musculoperiosteal com base posterior, exposição da mastóide, retirada da fáscia do músculo temporal e acesso ao conduto auditivo externo e membrana timpânica.

média. A orelha média, por sua vez, deve ser inspecionada minuciosamente, visando não apenas ao dimensionamento da extensão da patologia otológica, mas também à identificação de possíveis sítios de obstrução anatômica, sobretudo em nível do protímpano (área correspondente à abertura timpânica da tuba auditiva), nichos das janelas redonda e oval, seio timpânico e recesso do facial. Essas áreas podem estar obstruídas por uma ou mais das seguintes alterações histopatológicas: mucosa espessada, exostoses ósseas, tecido de granulação, colesteatoma e granuloma de colesterol. Cabe lembrar que o cabo do martelo, quando medializado, sobretudo em pacientes com promontório proeminente, pode resultar em obstrução mesotimpânica, podendo a correção ser feita pela secção do tendão do músculo tensor do tímpano, com conseqüente lateralização do martelo e da membrana timpânica. A lateralização do cabo do martelo, a exemplo da canalplastia e da aticotomia, aumenta o volume da orelha média, otimizando, em conseqüência, a sua ventilação.

Para inspeção adequada de sítios cuja visualização direta não é possível, como o seio timpânico e o recesso do facial, podem-se utilizar telescópios rígidos.

Pode-se remover boa parte da doença envolvendo a caixa timpânica nesse tempo cirúrgico, excetuando-se áreas críticas como os nichos das janelas oval e redonda. A limpeza dessas áreas é realizada mais seguramente após mastoidectomia e timpanotomia posterior, quando se obtém uma visão mais adequada.

■ Mastoidectomia

As referências anatômicas da superfície lateral do processo mastóideo do osso temporal a serem reconhecidas no início do tempo mastóideo são: o CAE, anteriormente; a espinha suprameatal ou de Henle (póstero-superior ao CAE) e o triângulo suprameatal ou de Macewen. A saucerização do córtex mastóideo tem início tomando-se como limites o CAE, anteriormente, a linha *temporalis*, superiormente (extensão posterior até o ângulo sinodural ou de Citelli), uma linha imaginária correspondente à dura-máter da fossa posterior, posteriormente e a apófise mastóidea, inferiormente. O broqueamento, inicialmente com brocas cortantes de grande diâmetro, deve ser orientado de forma a permitir a formação de uma cavidade riniforme. Segue-se o broqueamento até identificação da cortical da fossa média (*tegmen tympani*), superiormente, e da cortical da fossa posterior (seio lateral ou sigmóide), posteriormente, as quais se constituem em superfícies uniformes e acelulares. O ângulo formado por essas duas superfícies durais constitui o limite póstero-superior da exenteração mastóidea (ângulo sinodural ou de Citelli). A dissecção mais profunda junto a esse ângulo resulta na exposição do seio petroso superior, o qual representa o ponto de encontro das fossas cranianas média e posterior.

A abertura e a limpeza das células mastóideas devem seguir uma seqüência racional. Inicia-se pela abertura das células antrais superficiais, seguidas das subantrais superficiais e da ponta da mastóide. A seguir, expõem-se as células póstero-inferiores e póstero-superiores, as antrais profundas e, por fim, as subantrais.

Identificados o *tegmen tympani* e o seio lateral, parte-se para o broqueamento mais anterior intenso, junto ao triângulo suprameatal, em cuja profundidade localiza-se o antro. Durante essas manobras, previamente à abertura do antro, identificar-se-á uma parede óssea não-pneumatizada correspondente à sutura petroescamosa, denominada septo de Körner. Diz-se que o antro situa-se medialmente no quadrante ântero-superior dessa parede óssea. Feita a antrostomia, percebe-se a relação medial do antro com o canal semicircular posterior e do ádito com o canal semicircular lateral. A abertura segura do ádito é mais adequadamente realizada utilizando-se brocas cortantes delicadas aplicadas paralelamente à projeção tanto da dura da fossa média quanto da parede póstero-superior do CAE.

Em nível da transição ádito-ático encontra-se a fossa incudal, normalmente ocupada pelo ramo curto da bigorna. Porções variáveis da bigorna, sobretudo seu ramo longo, podem apresentar-se erosadas. O canal semicircular lateral, limite medial do ádito, presta-se como referência à identificação do segundo joelho do nervo facial, situado ínfero-medialmente a ele.

É importante lembrarmos que as dimensões do processo mastóideo diferem consideravelmente em pacientes com OMC. De fato, sabe-se que pacientes com OMC, sobretudo quando de longa data e de início precocemente na vida, exibem, não raro, mastóides pequenas e ebúrneas, nas quais o reconhecimento dos reparos anatômicos acima nem sempre é fácil. Nessas situações, sugere-se a identificação inicial do limite superior da ressecção cirúrgica, o *tegmen tympani*, para, a partir daí, prosseguir-se o broqueamento em direção ao antro (Fig. 45-4).

■ Alargamento do ádito – timpanotomia anterior

O alargamento do ádito é parte importante na cirurgia conservadora da OMC, uma vez que a ampliação da comunicação entre a cavidade timpânica e a mastóide permite uma drenagem e uma ventilação mais satisfatórias. Em pacientes com otite média crônica colesteatomatosa com patologia medial aos ossículos, deve-se removê-los. A bigorna deve ser removida após desarticulação incudo-estapediana (quando preservada).

A adequada exposição do epitímpano anterior requer a remoção da cabeça do martelo. Essa remoção permite uma exposição adequada e viabiliza a erradicação da doença nesse sítio, sede freqüente de doença residual em pacientes com OMC colesteatomatosa em função da persistência inadvertida de epitélio escamoso nesse nível. O broqueamento ósseo da região epitimpânica deve ser realizado junto ao seu teto, em contigüidade com o broqueamento ósseo em nível do ádito, buscando-se, se possível, preservar a sua parede lateral (*scutum*). A preservação da parede lateral epitimpânica minimiza o risco de doença recorrente secundária ao neodesenvolvimento de bolsas de retração.

■ Timpanotomia posterior

A timpanotomia posterior visa, em pacientes submetidos à mastoidectomia cavidade-fechada, permitir uma melhor

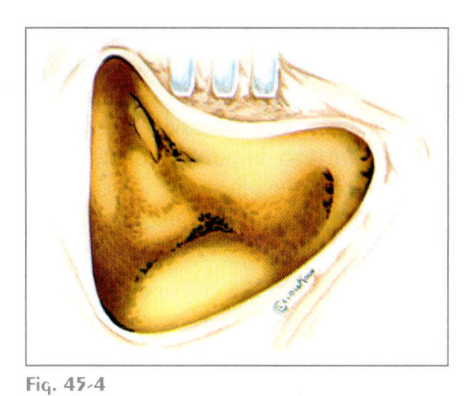

Fig. 45-4
Mastoidectomia e aticotomia.

visualização e limpeza de determinadas áreas de difícil acesso em função da preservação da parede posterior do CAE. Essa abordagem adicional à cavidade timpânica assegura uma limpeza adequada da região do recesso do facial e, menos satisfatoriamente, do seio timpânico.

A abertura do recesso do facial, que tem na fossa incudal seu limite superior, no nervo corda do tímpano seu limite lateral e no nervo facial seu limite medial, deve ser iniciada após a esqueletização da parede posterior do CAE e das células perifaciais. Para tanto, preconiza-se a utilização de brocas diamantadas esféricas de 1 mm, devendo-se utilizar movimentos paralelos à parede posterior do CAE e ao segundo joelho do facial como forma de minimizar o risco de lesão inadvertida do mesmo. Esse broqueamento deve ser direcionado à caixa timpânica, situada medialmente. A exposição do canal de Falópio exigida por essa manobra conduz ao risco de bloqueio temporário da condução nervosa pelo nervo facial, secundário à lesão térmica, com conseqüente paresia pós-operatória, daí por que se faz necessária uma irrigação contínua e eficiente durante essas manobras. Esse tipo de lesão geralmente corresponde, fisiologicamente, a uma neuropraxia, motivo pelo qual a recuperação funcional é, quase sempre, total (Sheehy J. L., 1994).

Inicia-se a timpanotomia posterior pelo afinamento da parede óssea posterior do CAE inferiormente à ponte óssea ou *buttress*. Broqueando-se lateralmente no recesso do facial logo inferiormente à fossa incudal, evita-se o comprometimento do nervo corda do tímpano, o qual corre do canal cordal em direção ao ramo curto da bigorna. Segue-se o broqueamento ósseo até abertura e exposição da região correspondente ao tímpano posterior. Como tímpano posterior entende-se a região anatômica da cavidade timpânica representada pela parede posterior ou mastóidea, alguns acidentes anatômicos pertencentes à parede labiríntica e parte do ádito. A abertura inicial do tímpano posterior é feita cranialmente, permitindo uma visão lateral do estribo e do seu tendão estapédio. A extensão inferior da timpanotomia posterior permite a exposição do nervo corda do tímpano, limite lateral dessa exposição. Seguindo-se o broqueamento do CAE em sentido caudal, tendo, sob visão direta, o corda do tímpano

como limite lateral, percebe-se o progressivo estreitamento do ângulo formado entre esse nervo e o facial. O limite inferior do recesso facial e, portanto, da timpanotomia posterior, é dado pela junção dos nervos corda do tímpano e facial, geralmente em nível hipotimpânico. Portanto, a abertura do recesso do facial, inferiormente, varia na dependência do curso do nervo corda do tímpano.

O recesso do facial pode ser posteriormente ampliado pelo broqueamento da porção lateral do canal ósseo do nervo facial, podendo-se, se necessário, proceder à esqueletização ou, até mesmo, à descompressão das suas porções ântero-lateral, do segundo joelho e ao longo da sua porção vertical até a junção com a corda do tímpano. Tal decisão deve ser feita considerando-se que a maior exposição da região do tímpano posterior faz-se à custa de um risco progressivamente maior de lesão do sétimo nervo craniano. Deiscências no segmento horizontal do canal do nervo facial são descritas em 22% dos casos de OMC colesteatomatosa, situação em que a deiscência pode ser congênita ou devida à reabsorção óssea pela doença.

A remoção do *buttress*, bem como o afinamento da parede lateral atical, podem ser necessários para permitir melhor visualização da porção horizontal do nervo facial e do seio timpânico. Dessa forma, consegue-se uma remoção mais segura da doença envolvendo esses sítios embora, em contrapartida, resulte em comprometimento da suspensão do processo curto da bigorna, quando presente. Não se tem demonstrado que a remoção dessa ponte óssea resulte em comprometimento auditivo significativo. Removendo-se a ponte óssea, realiza-se, em verdade, uma aticotimpanotomia posterior, uma vez que se estabelece uma conexão do ático posterior ao tímpano posterior. O afinamento da parede lateral do ático permite, também, uma ampliação do istmo timpânico.

Uma vez adentrada a caixa timpânica através do recesso do facial, tem-se uma exposição mais satisfatória de regiões como a eminência piramidal e os nichos das janelas oval e redonda. Pode-se, então, proceder à remoção mais segura de restos epiteliais aí localizados, tomando-se, sempre, especial cuidado no sentido de se evitar a luxação da platina do es-

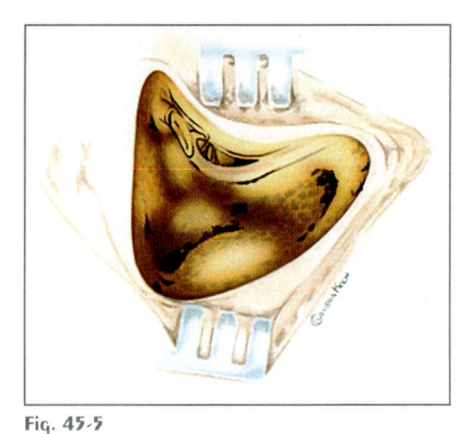

Fig. 45-5

Timpanotomia posterior.

tribo, bem como a ruptura inadvertida, com conseqüente fístula perilinfárica, da membrana da janela redonda. A limpeza do seio timpânico, embora facilitada por esse acesso, ainda não é a desejável, devendo-se, idealmente, complementá-la através de visualização direta por telescópios (Fig. 45-5).

Timpanoplastia

O tempo timpanoplástico inicia após avaliação e decisão quanto à reconstrução ou interposição ossicular nesse tempo cirúrgico (timpanoplastia tipo II). Via de regra, em pacientes com OMC colesteatomatosa ou com formas agressivas de OMC não-colesteatomatosa, o tempo ossicular é realizado em uma segunda intervenção cirúrgica.

Prefere-se, para reconstrução timpânica, o posicionamento do enxerto de fáscia temporal sob o remanescente timpânico (técnica *underlay*). Exceção à regra geral de utilização de fáscia temporal para reparo da perfuração e/ou retração timpânica são os casos de OMC atelectásica ou adesiva. Nos pacientes nos quais a função tubária é presumivelmente pobre e assim provavelmente permanecerá após a cirurgia mastóidea, preconiza-se a utilização de materiais mais rígidos e, portanto, menos suscetíveis à retração induzida por pressão negativa intratimpânica e/ou aderências cicatriciais. Pode-se, nesses casos, utilizar-se cartilagem do trago, colocando-a na região póstero-superior, sobre os remanescentes ossiculares, com o seu pericôndrio recobrindo o restante do mesotímpano e apoiando-se no CAE ou, ainda, sendo recoberto pela fáscia do músculo temporal, para reconstrução timpânica. Preconiza-se, ainda, nessas situações, sempre que houver um remanescente timpânico considerável, a inserção de tubo de ventilação, como forma de fornecer uma via externa de ventilação dos espaços da fenda da orelha média e mastóide.

Pode-se interpor um fragmento de Silastic entre o remanescente timpânico/fáscia temporal e a parede medial da caixa timpânica, sobretudo em nível do promontório, com vistas à tentativa de reduzir-se a incidência de aderências entre essas duas paredes, bem como de bolsas de retração.

As esponjas absorvíveis são por nós utilizadas de forma muito limitada, seja na orelha média seja na mastóide. Em cavidades abertas, procedemos à aspiração precoce, pois essas esponjas provocam, com freqüência, processos de organização e fechamento das comunicações entre as cavidade da orelha média e mastóide, ou de deformação da cavidade mastóidea aberta.

Tamponamento/sutura/curativo

Após o reposicionamento do retalho timpanomeatal, preenche-se o meato acústico externo com esponja absorvível (Gelfoam®, Liostip®), tamponando-se o 1/4 externo do CAE com gaze embebida em antibiótico tópico. A seguir, sutura-se o retalho musculoperiosteal com fio absorvível, nas três linhas de incisão (linha temporalis e *incisões inferior e anterior*), utilizando-se pontos separados. *Com o mesmo fio, procede-se à sutura do plano subcutâneo e, para a sutura da pele, utiliza-se fio mononáilon.*

Feitas dessa forma, as suturas do retalho musculoperiosteal e da pele não ficam no mesmo plano, impedindo fistulizações e deformidades decorrentes de retrações nas regiões de remoção óssea da porção mastóidea do osso temporal. Não se utilizam drenos, devendo-se, também, buscar evitar a formação de "espaços mortos", nos quais o acúmulo de coágulos favoreça o desenvolvimento de infecção secundária. Evita-se a formação desses "espaços mortos" através de uma cuidadosa hemostasia e da utilização de curativo compressivo. Recomenda-se a manutenção da atadura sobre o curativo otológico por 24 horas.

Revisa-se o curativo, idealmente, a cada 2 dias. Caso este permaneça seco, a sua remoção, juntamente com a da gaze colocada no CAE, pode ser feita ao final de uma semana. Praticamente não temos tido infecções pós-operatórias imediatas, talvez em função do uso rotineiro de antibioticoprofilaxia.

Retração atical pós-operatória

A retração atical pós-operatória é, juntamente com o colesteatoma residual, o problema-chave no pós-operatório da mastoidectomia cavidade-fechada. Os seguintes fatores associam-se ao desenvolvimento das bolsas de retração timpânicas:

- *Disfunção tubária*: costuma ser mais comum, e também mais severa, em orelhas com colesteatoma ou OMC adesiva. O manejo transoperatório dirigido à tentativa de resgate da função de ventilação da orelha média, através da colocação de tubos de ventilação, bem como a recomendação quanto à manobra de Valsalva ou de auto-insuflação, podem, de alguma forma, reduzir a incidência de retrações pós-operatórias (Satto H.; Akihiko F.; Nakurama H.; Naito Y.; Honjo I., 1989).

- *Falta de comunicação entre a tuba auditiva e as regiões do ático, ádito e antro*: alterações histopatológicas do revestimento mucoperiosteal da fenda da orelha média, como tecido de granulação, granuloma de colesterol ou hiperplasia mucosa, podem, a exemplo da própria doença colesteatomatosa, bloquear a comunicação entre o recesso supratubário e as demais áreas meso ou epitimpânicas. Daí por que a remoção cuidadosa das diferentes formas de apresentação da doença crônica otológica é fundamental em toda a extensão da fenda da orelha média, com especial cuidado nas áreas pertencentes ao diafragma timpânico. A remoção do septo ósseo presente no ático anterior (*cog*) é fundamental no estabelecimento de uma comunicação livre do recesso supratubário com a região epitimpânica. Todas as demais formas de septação entre os diferentes espaços aéreos da orelha média e mastóide devem, da mesma forma, ser cuidadosamente removidas, de forma a se evitar a formação de cicatrizes pós-operatórias que possam resultar em comprometimento da aeração desses espaços (Morimitsu T., 1991). Dentro desse contexto, preconiza-se que não se deixe sangue ou Gelfoam em nível do recesso supratubário ou da região atical ao final da cirurgia, uma vez que esses poderiam resultar em posterior reação tipo corpo estranho, com conseqüente desenvolvimento de granulações e/ou aderências.

Similarmente, Gelfoam e sangramento devem ser evitados também na cavidade mastóidea.

- *Inflamação crônica no ático*: o acúmulo de material na região epitimpânica, geralmente proveniente da cavidade mastóide, tais como sangue coagulado ou restos ósseos, conduz à formação de tecido inflamatório e conseqüente bloqueio aéreo a esse nível. A mucosa a esse nível deve, sempre que possível, ser mantida, uma vez que a sua remoção também conduz a uma reação inflamatória, por vezes pronunciada (Proctor B., 1989; Wullstein H. L.; Wullstein S. R., 1990).

- *Defeitos da parede atical*: conduzem, mais freqüentemente e mais precocemente, à neoformação de bolsas de retração timpânica. Por esse motivo, tem-se preconizado a preservação da parede lateral epitimpânica (*scutum*) sempre que possível, bem como a sua reconstrução nas situações em que a sua remoção se faz necessária.

Bolsas de retração timpânica podem formar-se mesmo em pacientes com parede posterior do CAE e parede lateral epitimpânica íntegra. Essas bolsas de retração geralmente envolvem a membrana de Shrapnell e são causadas por pressão negativa na fenda da orelha média, decorrente do mau funcionamento tubário, com ou sem o auxílio de aderências cicatriciais em região atical.

Colesteatoma recorrente vs. residual

A expressão colesteatoma recorrente refere-se à neoformação de nichos de epitélio escamoso ceratinizado esfoliado em qualquer espaço aéreo do osso temporal, na dependência de mecanismos outros que não a persistência de restos epiteliais na área cirúrgica. Mais freqüentemente, desenvolve-se em conseqüência de bolsas de retração em mesotímpano ou epitímpano, na clássica seqüência de eventos que redundam na formação de um colesteatoma primário (Sheehy J. L.; Brackmann D. E.; Graham M. D., 1977).

O seguimento pós-operatório de pacientes submetidos à mastoidectomia técnica fechada, com segundo tempo cirúrgico em 6 a 12 meses da primeira cirurgia, tem evidenciado uma incidência de 14 a 17% de bolsas de retração timpânicas a longo prazo (10 a 15 anos de pós-operatório) (Smyth G. D. L., 1985). Defeitos na parede óssea posterior do CAE, decorrentes da extensão da própria doença colesteatomatosa ou criadas no pós-operatório de remoção da mesma por técnica fechada, predispõem, com grande peso, ao desenvolvimento dessas bolsas de retração. A manutenção da parede posterior do CAE, por si só, aumenta a possibilidade de formação, a *posteriori*, de bolsas de retração (Dodson E. E.; Hashisaki G. T.; Todd C., et al., 1989).

O conceito de qualificar a cirurgia mediante o afinamento da parede posterior do CAE tem, segundo a experiência dos autores, permitido que áreas desse osso se desvitalizassem, deixando, em conseqüência, descontinuidades, sabidamente facilitadoras da reincidência de colesteatomas. Em função disso, sugere-se que se mantenha uma parede óssea posterior mais espessa e, portanto, menos propensa à desvitalização, no pós-operatório.

Doença colesteatomatosa residual desenvolve-se secundariamente à persistência de um ou mais focos de epitélio ceratinizado em nível da orelha média e/ou mastóide. É, pois, resultado de uma ressecção cirúrgica incompleta da doença (Sheehy J. L.; Brackmann D. E.; Graham M. D., 1977; Sheehy J. L.; Patterson M. E., 1967; Smyth G. D. L., 1985).

A distinção entre colesteatoma recorrente e doença colesteatomatosa residual é clínica, geralmente possível em pacientes que mantêm acompanhamento pós-operatório regular e de relevância prognóstico-terapêutica. Tanto o colesteatoma recorrente quanto o residual são mais comuns seguindo a mastoidectomia fechada do que a aberta (Dodson E. E.; Hashisaki G. T.; Todd C., et al., 1998).

Demonstrou-se que o colesteatoma residual pode apresentar-se, clinicamente, sob três formas básicas, distinção essa de importância prognóstica: pérola, aberta ou extensa. A primeira delas, tipo cística ou em pérola, é tipicamente localizada e caracteriza-se pelo desenvolvimento de um cisto epidérmico contendo resíduos de queratina. Forma-se na fenda da orelha média em decorrência da encapsulação, pela mucosa em regeneração, de epitélio ceratinizado esfoliado persistente após a cirurgia, representando a apresentação mais freqüente do colesteatoma residual (Gyo K.; Sasaki Y.; Hinohira Y.; Yanagihara N., 1996). Acredita-se que essas pérolas residuais em caixa timpânica, cuja incidência parece ser mais alta do que se poderia esperar com base na aparente certeza de erradicação do colesteatoma na sua totalidade no primeiro tempo cirúrgico, possam ser explicadas pela ruptura, inadvertida ou não, da parede da bolsa colesteatomatosa. Postula-se que o rompimento da bolsa colesteatomatosa permite a implantação de nichos epiteliais no campo cirúrgico, nem sempre perceptíveis no transoperatório (Kaneko Y.; Yuesa R.; Ise I., et al., 1980). Já a forma aberta é não-encapsulada e, portanto, de delimitação e erradicação mais difíceis. A terceira forma de apresentação da doença colesteatomatosa residual, chamada forma extensa, caracteriza-se pela rápida extensão da doença em nível da fenda da orelha média e/ou cavidade mastóidea. Essa forma de doença requer, geralmente, reintervenção cirúrgica com conversão da abordagem fechada em aberta (Schuring A. G.; Lippy W. H.; Rizer F. M.; Schuring L. T., 1990).

Doença residual, sobretudo dos tipos aberto ou extenso, parece mais prevalente com colesteatomas originários da *pars tensa* (Gyo K.; Sasaki Y.; Hinohira Y.; Yanagihara N., 1996). Os sítios mais comuns de doença residual correspondem àqueles de mais difícil acesso à época da cirurgia: epitímpano (principalmente junto ao *tegmen tympani*), nicho da janela do vestíbulo, seio timpânico, porção horizontal do canal ósseo do facial, nicho da janela redonda e hipotímpano. A doença residual localiza-se, pois, mais freqüentemente na orelha média do que na cavidade mastóidea (Gyo K.; Sasaki Y.; Hinohira Y.; Yanagihara N., 1996).

O colesteatoma residual, cuja incidência varia de 1,5 a 57%, figura entre as principais causas de falência no tratamento cirúrgico da otite média crônica colesteatomatosa (Gristwood R. E.; Venables W. N., 1976.; Rosenfeld R. M.; Moura R. L.; Bluestone C. D., 1992.; Schuring A. G.; Lippy W. H.; Rizer F. M.; Schuring L. T., 1990.; Sheehy J. L.; Brackmann D. E.; Graham M. D., 1977.; Sheehy J. L.; Patterson M. E., 1967). Os principais fatores determinantes da incidência de doença residual incluem a idade do paciente, o sítio original do colesteatoma, a agressividade da doença, a experiência do cirurgião otológico e o período de seguimento considerado. Com efeito, a presença de doença residual à época do segundo tempo cirúrgico tende a ser mais freqüente em crianças, com colesteatoma de *pars tensa* extenso e/ou associado a alterações significativas do revestimento mucoperiosteal da fenda da orelha média e cavidade mastóidea, tendências essas não significativas estatisticamente (Gristwood R. E.; Venables W. N., 1990; Schuring A. G.; Lippy W. H.; Rizer F. M.; Schuring L. T., 1990).

A forma mais prevalente de apresentação da doença colesteatomatosa residual é a pérola escamosa, cuja taxa de crescimento difere na dependência da sua localização. Com efeito, pérolas residuais localizadas em epitímpano exibem uma taxa de crescimento cerca de 2 vezes e meia maior do que aquelas presentes em cavidade mastóidea (Gristwood R. E.; Venables W. N., 1976.; Rosenfeld R. M.; Moura R. L.; Bluestone C. D., 1992.). Essa taxa de crescimento, intrinsecamente relacionada à velocidade de multiplicação celular, parece relacionada, ainda, ao tamanho da pérola. Diz-se que está relacionada inversamente à velocidade de crescimento, o que parece ser explicado por uma progressiva diminuição na capacidade proliferativa desse epitélio à medida que se avoluma o cisto epitelial (Smyth G. D. L., 1985). Colesteatomas residuais abertos, por sua vez, são mais freqüentemente vistos em crianças, o que pode ser reflexo da natureza biológica mais agressiva da doença nesse grupo etário (Brackmann D. E., 1993; Glasscock M. E.; Dickins J. R. E.; Wiet R., 1981; Sanna M.; Zini C.; Gamolett R., et al., 1987; Schuring A. G.; Lippy W. H.; Rizer F. M.; Schuring L. T., 1990; Sheehy J. L., 1994).

Colesteatomas residuais ocorrem mesmo em pacientes submetidos a procedimentos abertos, embora representem um problema mais crítico nos procedimentos com preservação da parede posterior do CAE, já que, quando localizados no epitímpano ou na cavidade mastóidea, permanecem indetectáveis à inspeção otomicroscópica até que evoluam com envolvimento do mesotímpano (Gristwood R. E.; Venables W. N., 1990).

Na população pediátrica, a taxa de recidiva, entendida como a soma dos casos residuais aos recorrentes, é significativamente mais alta na mastoidectomia fechada do que na aberta – 42 versus 22% (Dodson, E. E.; Hashisaki, G. T.; Todd, C.; et al., 1998). Os dados relativos à população adulta não são consensuais. Existe, até mesmo, um estudo metodologicamente bem conduzido e envolvendo um número significativo de pacientes que não evidenciou diferença significativa nos índices de colesteatoma residual e recorrente na comparação das abordagens fechada e aberta (Tos, M.; Lau, T., 1989). Esse mesmo estudo sugeriu que a taxa de recidiva é mais dependente da posição anatômica do colesteatoma do que da técnica cirúrgica.

A despeito, contudo, da tendência à utilização menos rígida da técnica aberta em substituição à fechada, possivelmente sugerida pela consideração dos dados anteriores, deve-se considerar que a natureza retrospectiva da maior parte dos estudos disponíveis na literatura, bem como os vieses, sobretudo na seleção de pacientes para diferentes técnicas, e a inconsistência na demonstração dos resultados funcionais nas diferentes abordagens, inviabilizam a formulação de uma abordagem no sentido de predileção universal e invariável por uma dada técnica cirúrgica. Mais coerente, pois, do que considerarmos que uma dada abordagem cirúrgica é a mais adequada no tratamento cirúrgico da OMC e buscar aplicá-la à totalidade dos pacientes com esse diagnóstico, o que representaria uma visão simplista ao extremo de uma doença tão multifacetada e tão sujeita a fatores intervenientes, é buscar entender as particularidades clinicoanatômico-fisiológicas dos pacientes com esse tipo de patologia, procurando-se, assim, adaptar a técnica ao paciente, e não o contrário. **Devemos, pois, ser agressivos com a doença e não com a orelha, bem como buscar não empregar dogmas.**

Resultados auditivos

Os dados disponíveis sobre os resultados auditivos em pacientes submetidos à mastoidectomia fechada ou aberta têm sido publicados sob formas tão variáveis que uma análise conclusiva dos mesmos fica prejudicada. De qualquer modo, uma avaliação global do material disponível sobre o assunto sugere que os resultados funcionais pós-timpanomastoidectomia são mais dependentes do estado funcional da cadeia ossicular do que do tipo de mastoidectomia. No que diz respeito à reconstrução ossicular, pacientes com estribo intacto costumam exibir resultados auditivos consideravelmente melhores do que aqueles com supra-estrutura comprometida ou ausente (Brackmann D. E, 1993; Mutlu C.; Khashaba A.; Saleh E., et al., 1995).

Mastoidectomia em dois tempos

Dada a impossibilidade de controle pós-operatório adequado, através unicamente da otomicroscopia, os pacientes submetidos à mastoidectomia fechada requerem reintervenção cirúrgica para exclusão de doença recidivante. Isso é particularmente verdadeiro para a população pediátrica, na qual a possibilidade de doença colesteatomatosa recrudescente é consideravelmente maior do que no adulto. Idealmente, esse segundo tempo deve ser realizado de 6 a 12 meses depois da primeira cirurgia, podendo-se aproveitá-lo também para a realização da ossiculoplastia, quando indicada.

É provável que o processo patológico que envolve a OMC seja fundamentalmente o mesmo em adultos e crianças e que fatores intervenientes contribuam para a natureza mais recalcitrante do colesteatoma pediátrico (Cruz O. L. M.; Takeuti M.; Neto S. C.; Miniti A., 1990; Schuring A. G.; Lippy W.H.; Rizer F. M.; Schuring L. T., 1990; Vartiainen E.; Nuutinen J., 1992). Sabe-se, por exemplo, que pacientes adultos com otite média crônica colesteatomatosa apresentam, não raro, mastóides escleróticas e pequenas, contrariamente aos pacientes pediátricos, cujas mastóides, geralmente bem pneumatizadas e proporcionalmente mais volumosas, oferecem maior dificuldade à evacuação da doença da totalidade dos espaços aéreos da mastóide (Dodson E. E.; Hashisaki G. T.; Todd C., et al., 1998). Some-se a essa característica anatômica do osso temporal nos diferentes grupos etários com doença otológica crônica a disfunção tubária fisiológica própria da criança, a qual predispõe o colesteatoma à infecção e favorece, assim, a sua progressão. O mau funcionamento tubário propicia, ainda, a formação de novas bolsas de retração timpânica, com repercussão clara na incidência de doença recorrente.

Os autores somente adotam a técnica fechada quando o paciente subscreve a aceitação de um segundo tempo cirúrgico.

RESUMO

O presente capítulo discorre sobre a aplicação da mastoidectomia da cavidade-fechada. Apresenta-se um histórico das mastoidectomias fechadas, assim como suas vantagens e desvantagens em relação à técnica aberta. Os critérios utilizados na indicação são discutidos, inclusive fatores anatômicos, patológicos, funcionais e não-médicos (situação do paciente em um contexto sociocultural). Além disso, discute-se a realização da técnica cirúrgica em crianças, já que o manejo de crianças com doenças otológicas crônicas apresenta algumas peculiaridades, e em situações especiais, como em pacientes com otite média crônica complicada por fístula labiríntica, paresia ou paralisia facial e abscesso epidural, assim como em pacientes nos quais a orelha doente é única em termos auditivos. A seguir, o capítulo apresenta e discute pormenorizadamente todos os tempos cirúrgicos, desde o posicionamento do paciente e preparo do campo operatório até a realização de incisão retroauricular e retirada do enxerto de fáscia, confecção do retalho musculoperiosteal, canalplastia, timpanotomia exploratória, mastoidectomia, timpanotomias anterior e posterior, timpanoplastia e tamponamento do local. Em relação ao pós-operatório, o capítulo discute a retração atical pós-operatória e o colesteatoma residual, as duas principais complicações decorrentes da mastoidectomia da cavidade-fechada. Finalmente, discutem-se os resultados auditivos associados às duas técnicas e a realização da mastoidectomia em dois tempos em pacientes submetidos à mastoidectomia fechada para exclusão de doença recidivante.

REFERÊNCIAS BIBLIOGRÁFICAS

Alleva M, Paparella MM, Morris MS, et al. The flexible/intact bridge tympanomastoidectomy technique. *Otolaryngol Clin North Am* 1989;2:41-50.

Brackmann DE. Tympanoplasty with mastoidectomy: canal wall up procedures. *Am J Otol* 1993;14:380-382.

Brunar M. Tympanoplastiken mit erhaltung des gehörganges. *Arch Ohren-Nasen-Kehlkopfheilkd* 1958;173:466-469.

Cruz OLM, Takeuti M, Neto SC, Miniti A. Clinical and surgical aspects of cholesteatomas in children. *Ear Nose Throat J* 1990;69:53-56.

Dodson EE, Hashisaki GT, Todd C, et al. Intact canal wall mastoidectomy with tympanoplasty for cholesteatoma in children. *Laryngoscope* 1998;108:977-983.

Glasscock ME, Dickins JRE, Wiet R. Cholesteatoma in children. *Laryngoscope* 1981;91:1743-1753.

Graham MD, Delap TG, Goldsmith MM. Closed tympanomastoidectomy. *Otolaryngol Clin North Am* 1999;32:547-554.

Gristwood RE, Venables WN. Factors influencing the probability of residual cholesteatoma. *Ann Otol Rhinol Laryngol* 1990;99:12-13.

Gristwood RE, Venables WN. Growth rate and recurrence of residual epidermoid cholesteatoma after tympanoplasty. *Clin Otolaryngol* 1976;1:169-182.

Gyo K, Sasaki Y, Hinohira Y, Yanagihara N. Residue of middle ear cholesteatoma after intact canal wall tympanoplasty: surgical findings at one year. *Ann Otol Rhinol Laryngol* 1996;105:615-619.

House WF, Sheehy JL. Functional restoration in tympanoplasty. *Arch Otolaryngol* 1963;78:304.

Jansen C. Über radikaloperationen und tympanoplastik. *Sitz Berl Fortbild Ärztekamm Ob* 1958;4:18.

Kaneko Y, Yuasa R, Ise I, et al. Bone destruction due to rupture of a cholesteatoma sac: a pathogenesis of bone destruction in aural cholesteatoma. *Laryngoscope* 1980;90:1865-1871.

Marco-Algarra J, Gimenez F, Mallea I, Armengot M, de la Fuente L. Cholesteatoma in children: results in open versus closed techniques. *J Laryngol Otol* 1991;105:82-84.

Morimitsu T. *Illustrated ear Surgery.* Tokyo: Medical Illustration, 1991.

Mutlu C, Khashaba A, Saleh E, et al. Surgical treatment of cholesteatoma in children. *Otolaryngol Head Neck Surg* 1995;113:56-60.

Naclerio R, Neely JG, Alford BR. A retrospective analysis of the intact canal wall tympanoplasty with mastoidectomy. *Am J Otol* 1981;2:315-318.

Portmann MD, Portmann D. Techniques of tympanomastoidectomy. *Otolaryngol Clin North Am* 1989;22:29-40.

Proctor B. *Surgical anatomy of the Ear and Temporal Bone.* Stuttgart: Thieme, 1989.

Rosenfeld RM, Moura RL, Bluestone CD. Predictors of residual-recurrent cholesteatoma in children. *Arch Otolaryngol Head Neck Surg* 1992;118:384-391.

Sanna M, Zini C, Gamoletti R, et al. The surgical management of childhood cholesteatoma. *J Laryngol Otol* 1987;101:1221-1226.

Satto H, Akihiko F, Nakurama H, Naito Y, Honjo I. Eustachian tube function in children with cholesteatoma. In: Tos M, Thomsen J, Peitersen E (eds.) *Cholesteatoma and Mastoid Surgery.* Amsterdam: Kugler, 1989. 489-492p.

Schuring AG, Lippy WH, Rizer FM, Schuring LT. Staging for cholesteatoma in the child, adolescent, and adult. *Ann Otol Rhinol Laryngol* 1990;99:256-260.

Sheehy JL, Brackmann DE, Graham MD. Cholesteatoma surgery: residual and recurrent disease. A review of 1,024 cases. *Ann Otol Rhinol Laryngol,* 1977; 86:451-462.

Sheehy JL. Mastoidectomy: the intact canal wall procedure. In: Brackmann, Shelton & Arriaga (eds.) *Otologic Surgery.* Philadelphia: WB Saunders Co., 1994. 211-224p.

Sheehy JL, Patterson ME. Intact canal wall tympanoplasty with mastoidectomy. A review of eight years' experience. *Laryngoscope* 1967;77:1502-1542.

Smith MJ. Indications and technique of the different operations for chronic mastoiditis. *Surg Gynecol Obstet* 1931;52:442-445.

Smyth GDL. Cholesteatoma surgery: the influence of the canal wall. *Laryngoscope* 1985;95:92-96.

Tos M, Lau T. Late results of surgery in different cholesteatoma types. *ORL J Otorhinolaryngol Relat Spec* 1989;51:33-49.

Tos M. Treatment of cholesteatoma in children. A long term study of results. *Am J Otol* 1983;4:189-197.

Vartiainen E, Nuutinen J. Long-term results of surgery for childhood cholesteatoma. *Int J Pediatr Otorhinolaryngol* 1992;24:201-208.

Wullstein HL, Wullstein SR. Encyclopédie Médico-Chirurgicale (Paris), 1989. 20095-20099p.

Wullstein HL, Wullstein SR. *Tympanoplasty: Osteoplastic Epitympanotomy.* Stuttgart: Thieme, 1990.

46

Tratamento Não-Conservador da Otite Média Crônica Colesteatomatosa

Carlos Alberto Herrerías de Campos ▪ Carlos Augusto Correia de Campos

CONCEITO E INTRODUÇÃO

O tratamento do colesteatoma é sempre cirúrgico e tem como objetivo principal, através da sua total remoção, impedir a erosão óssea progressiva causada por ele e prevenir sua recorrência.

O tratamento não conservador da otite média crônica colesteatomatosa é a mastoidectomia por técnica aberta, também conhecida como mastoidectomia radical. Ela é assim chamada quando a parede posterior e a atical do conduto auditivo externo são removidas, em qualquer de suas variantes técnicas: mastoidectomia radical clássica, mastoidectomia radical modificada de Bondy, mastoidectomia radical com timpanoplastia. As três comungam o propósito de, num só tempo cirúrgico, erradicar a doença e prevenir possíveis conseqüências nefastas de um colesteatoma residual ou recidivante, por meio da exposição cirúrgica e da exteriorização permanente da cavidade mastóidea e do epitímpano, pelo menos.

No Brasil, principalmente pela alta incidência dos colesteatomas adquiridos nas pessoas socialmente menos favorecidas, por estas muitas vezes permitirem que eles cheguem a atingir grande tamanho e pelo receio que os cirurgiões têm que muitos pacientes não retornem para controle pós-operatório, acreditamos que a técnica aberta seja a preferida, especialmente nos hospitais públicos e/ou de ensino.

CONSIDERAÇÕES HISTÓRICAS

Conforme relatam Cruz e Costa (2000), após uma seqüência de trabalhos pioneiros de diversos autores (Wilde; Scchwartze e Eysell; Kessel; Zaufal; e outros), o nome "mastoidectomia radical" foi introduzido por Von Bergman, em 1889, para as cirurgias de colesteatoma com necessidade de limpeza total da mastóide, incluindo a remoção da parede óssea posterior e atical do conduto auditivo externo, com a finalidade de erradicar a doença e exteriorizar a cavidade timpânica e mastóidea, assim possibilitando o controle visual direto de possíveis recorrências e permitindo limpeza e curativos da cavidade através da ampliada passagem externa deixada pela meatoplastia. Já a partir de 1893, com Jansen, a cirurgia radical clássica começou a sofrer modificações conservadoras que possibilitavam a preservação de ossículos e de remanescentes da membrana timpânica. Em 1910, Bondy sistematizou a técnica da mastoidectomia radical modificada que leva o seu nome, indicada para os casos de colesteatomas originados na parte flácida da membrana timpânica e que ainda permaneçam restritos à região atical ou aticoantral, com preservação do restante da caixa timpânica, possibilitando bons resultados também quanto à audição.

A sistematização do emprego do microscópio cirúrgico nas operações otológicas e o conseqüente desenvolvimento das técnicas de timpanoplastia possibilitaram melhores resultados funcionais nestas cirurgias. Como conseqüência, em meados do século 20, baseados nessa preocupação funcional, vários otologistas renomados passaram a tratar também os colesteatomas extensos por meio de mastoidectomia com preservação da parede posterior do conduto auditivo externo, técnica que passou a ser denominada de fechada.

Embora essa técnica acarretasse, na época, a desvantagem da necessidade de pelo menos um ato cirúrgico complementar a ser realizado meses após (*second look*), seus defensores advogavam que a técnica aberta resultava em inconvenientes cavidades que requeriam periódicos cuidados para remoção de cerúmen, curativos etc. e não permitia resultados auditivos comparáveis aos da fechada.

Já os defensores da técnica aberta alegavam que ela era mais segura para a erradicação do colesteatoma e passaram a preocupar-se em resolver suas deficiências, desenvolvendo técnicas de obliteração ou redução da mastóide e de timpanoplastias associadas que permitissem também um ganho funcional.

DESENVOLVIMENTO SOBRE O TEMA

Numa visão geral da literatura internacional, observa-se que ainda hoje há muita divergência sobre qual a melhor escolha entre a técnica aberta ou fechada para tratamento dos colesteatomas.

Como já citado em outro capítulo sobre este tema (Campos, 2002), embora muitos otologistas consagrados, como Jahrsdoefer e Rafie (1994), opinem que a mastoidectomia radical não tem lugar na otologia contemporânea, partilho com outros da opinião que apenas a mastoidectomia radical clássica possui hoje raras indicações. Volto a frisar que os outros tipos de mastoidectomia radical, que possuem também a finalidade de preservar a função auditiva, são os escolhidos, por segurança, quando há suspeita que o paciente com colesteatoma possa abandonar o tratamento no pós-operatório de uma cirurgia por técnica fechada. Além disso, mesmo em pacientes confiáveis, tais métodos são os preferidos nos casos em que haja grande risco de permanência de resíduo após a remoção da doença, como nos colesteatomas extensos (Palva, 1993), infiltrativos ou muito destrutivos, e naqueles que provocaram complicações importantes. Também são as técnicas favoritas quando os colesteatomas, apesar de pequenos, atingem áreas difíceis de abordar sem remoção das paredes atical externa e posterior do canal (e às vezes da cadeia ossicular). Exemplos dessas áreas são: epitímpanos anterior e lateral, recesso supratubário, recesso do nervo facial e seio timpânico (Hulka & Mc Elveen Jr., 1998).

Outra indicação de tais técnicas abertas para tratamento do colesteatoma é quando as dimensões da mastóide são pequenas ou há uma grande precedência do seio sigmóide. Nesses casos, é mais fácil fazer-se a mastoidectomia iniciando-se pelo meato acústico externo, desde o ático em direção ao antro.

Opta-se ainda por técnicas abertas nos pacientes com colesteatoma e que possuem problemas crônicos de saúde que desfavorecem cirurgias, nos que se negam de antemão a submeter-se a mais de uma operação e naqueles em que essa doença incide na única orelha com audição aproveitável.

A mastoidectomia radical clássica foi idealizada para casos de otite média crônica colesteatomatosa, com o objetivo de expor cirurgicamente as áreas afetadas, principalmente o ático e o antro, removendo toda a doença da mastóide e da caixa timpânica, sem considerar a audição. Propicia a exteriorização permanente do campo operatório, convertendo o antro, o ático, o tímpano e o meato acústico externo em uma cavidade única. A descrição dessa cirurgia implica a excisão da membrana do tímpano, anel timpânico, martelo e bigorna, tendão do músculo tensor do tímpano e toda a mucosa da orelha média. A tuba auditiva é bloqueada permanentemente com músculo, cartilagem ou osso. A parte superior do estribo, quando presente, deve ficar intacta e não se manipula a base do estribo para evitar o risco de abertura acidental e possível infecção da orelha interna.

Como se pode notar, o nome mastoidectomia radical é acanhado, não representando tudo que é feito, que é muito mais que a remoção total da mastóide. Quando resta apenas a base do estribo, praticamente uma timpanectomia radical também é executada, além da mastoidectomia radical.

Este tipo de cirurgia, por não possibilitar nenhuma manobra de melhoria da audição, pode ser realizado em raros casos de neoplasias e de colesteatomas sem chance de recuperação auditiva, como nos que já provocaram complicação com perda auditiva sensorial profunda homolateral.

A mastoidectomia radical modificada de Bondy foi por ele descrita para casos de colesteatomas primários com a perfuração restrita à parte flácida da membrana timpânica e com a parte tensa, o mesotímpano e os ossículos intactos. Remove a parede atical externa e a parede posterior do meato acústico externo, expondo completamente e exteriorizando o local da doença crônica no ático, assim satisfazendo os requerimentos do procedimento radical ao mesmo tempo em que preserva a audição, numa cirurgia de um único estágio. Na descrição clássica de Bondy a matriz interna do colesteatoma é preservada (Paparella, 1973).

Portanto, este tipo de mastoidectomia é indicada para os casos de colesteatomas aticais ou aticoantrais que cresçam lateralmente ao corpo da bigorna (Pappas, 1994), com defeito só na parte flácida da membrana timpânica e com mesotímpano e audição essencialmente normais. Assim sendo, não necessita de timpanoplastia.

A mastoidectomia aberta com timpanoplastia também é uma mastoidectomia radical modificada que incorpora a inspeção meticulosa da caixa timpânica e o emprego das técnicas de timpanoplastia indicadas em cada caso, devido às lesões ocorridas na membrana timpânica e na cadeia ossicular. É a indicada na maioria dos casos de colesteatoma, pois são raros aqueles em que nenhuma manobra possa ser tentada para melhorar o sistema condutor sonoro.

PRÉ-OPERATÓRIO

Antes de se executar uma mastoidectomia técnica aberta é obrigatório que se faça uma avaliação sistemática e cuidadosa dos sintomas e sinais. Dor local, comprometimento sensorial da audição, zumbido, vertigem, paresia facial periférica etc. sugerem complicações iminentes ou já instaladas de colesteatoma, como labirintite serosa, fístulas labirínticas (comuns no canal semicircular lateral), erosões do canal do nervo facial e outras. O exame otorrinolaringológico deve ser completo, com avaliação otológica criteriosa, com microscópio cirúrgico. A infecção, quase sempre presente nos colesteatomas da orelha média, embora não cesse, deve ser ao menos amenizada com tratamento clínico prévio, para diminuir o risco de complicação infecciosa no pós-operatório. Como toda cirurgia otológica, tem que ser precedida por audiometria tonal e vocal bem executada e confirmada pelos testes acumétricos do otologista. Exames por imagem, embora às vezes não imprescindíveis, podem ser úteis para mostrar a natureza e a extensão da doença e os pontos anatômicos de interesse para a técnica cirúrgica a ser utilizada. Vão desde uma radiografia simples na incidência de Schüller, para verificar as dimensões da mastóide, até uma tomografia computadorizada ou uma ressonância magnética, em complicações e casos atípicos em que se necessite um diagnóstico diferencial (Costa et al., 2000).

ANESTESIA

A anestesia para a mastoidectomia técnica aberta pode ser local ou geral.

A anestesia local, na qual se usa quase sempre o anestésico associado a um vasoconstritor, tem a vantagem de proporcionar uma cirurgia menos sangrante que a anestesia geral, mesmo quando esta também é associada a uma anestesia local com vasoconstrição. Entretanto, essa diminuição do sangramento não é um fator tão importante neste quanto em outros tipos de cirurgia otológica, como as estapedotomias, estapedectomias etc.

Quando se opta pela anestesia local, ela deve ser precedida por sedação do paciente, principalmente devido aos procedimentos ruidosos com o emprego de brocas, aspirador e instrumentos para eventual manipulação de ossículos ainda conectados com a orelha interna. A sedação deve permitir que o paciente fique calmo e relaxado, mas não provocar depressão importante da respiração, da pressão arterial ou da freqüência cardíaca. Alguns pacientes, por serem mais tensos ou refratários às doses habituais, podem necessitar de doses adicionais dos sedativos. Eles juntamente com os mais sensíveis a tais drogas costumam formar o grupo mais propenso a tais efeitos colaterais.

Os anestésicos locais são drogas com grande risco de efeitos adversos para o sistema cardiovascular e para o sistema nervoso central. Podem, então, potencializar os efeitos adversos dos sedativos.

Pelo exposto, é necessário que o cirurgião tenha suficiente conhecimento e experiência no manejo dessas drogas e de outras drogas e equipamentos para emergências que devem estar sempre à mão para tratamento dos possíveis efeitos colaterais indesejáveis. Ou então, condição que julgamos a ideal é que mesmo em cirurgias com anestesia local, ele conte com a presença de um experiente anestesiologista.

Um exemplo de associação de drogas bastante utilizada para anestesia local é a lidocaína a 1% ou 2%, com epinefrina a 1:100.000 ou 1:200.000.

Na mastoidectomia técnica aberta, a anestesia local deve ser restrita a cirurgiões otológicos experientes e que operem com a necessária rapidez, antes que cesse o seu efeito. Eventualmente, a cirurgia pode ser demorada e necessitar infiltração anestésica adicional. A inervação a ser atingida e os pontos de infiltração estão demonstrados nas Figs. 46-1 e 46-2.

A anestesia geral é a utilizada em crianças ou adultos que não colaborem, assim como por cirurgiões ainda em formação ou que possuam a característica de serem vagarosos em seus procedimentos. É importante contar com anestesiologista

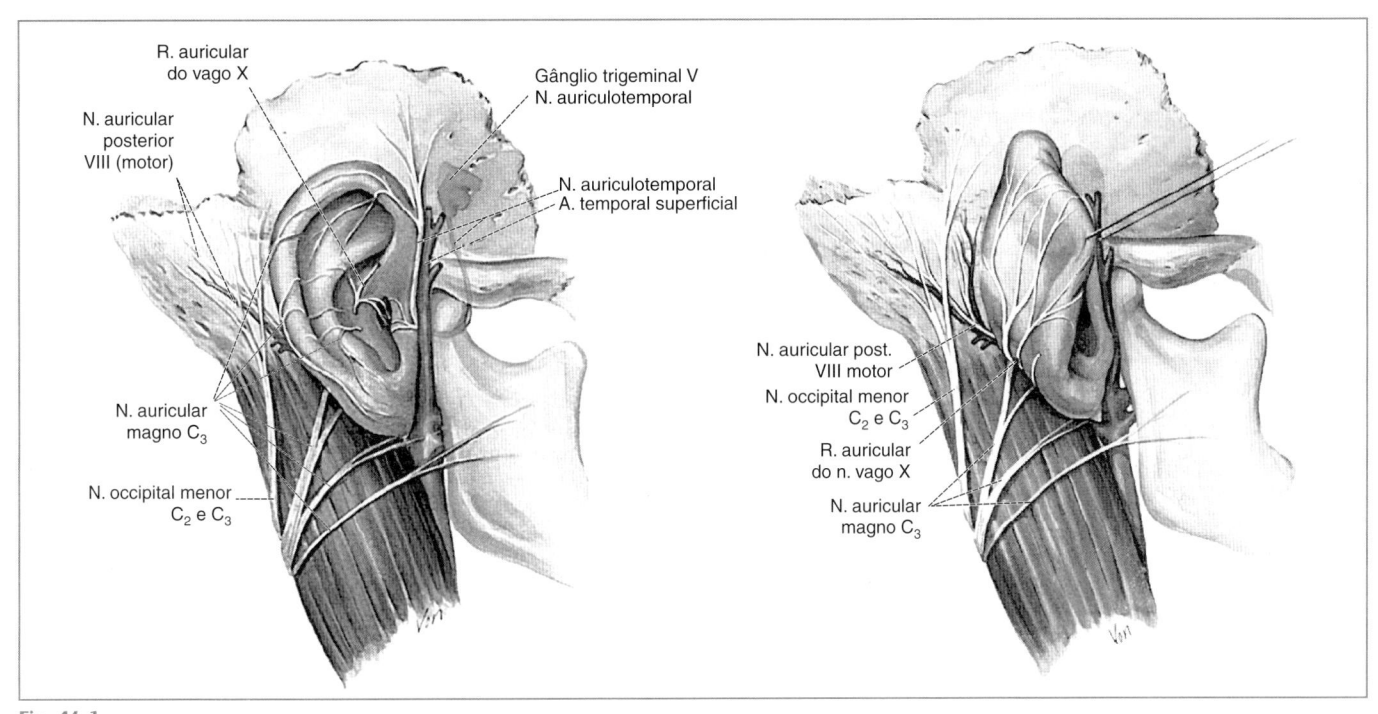

Fig. 46-1

Suprimento nervoso da orelha externa. (Shambaugh Jr., G. E., 1967.)

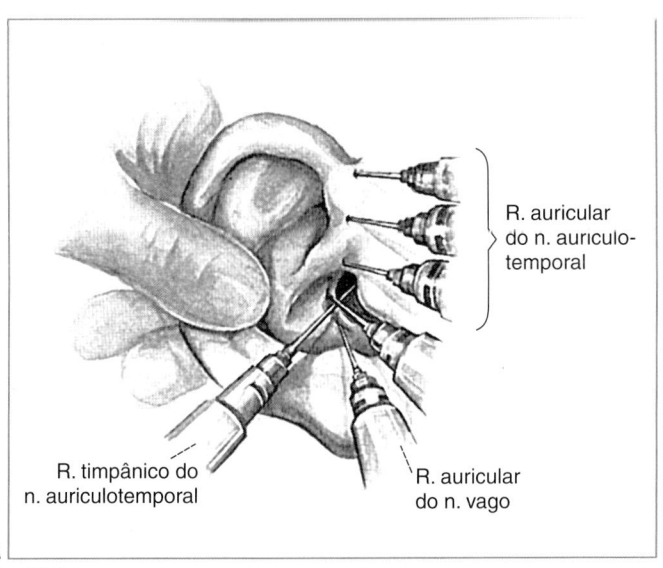

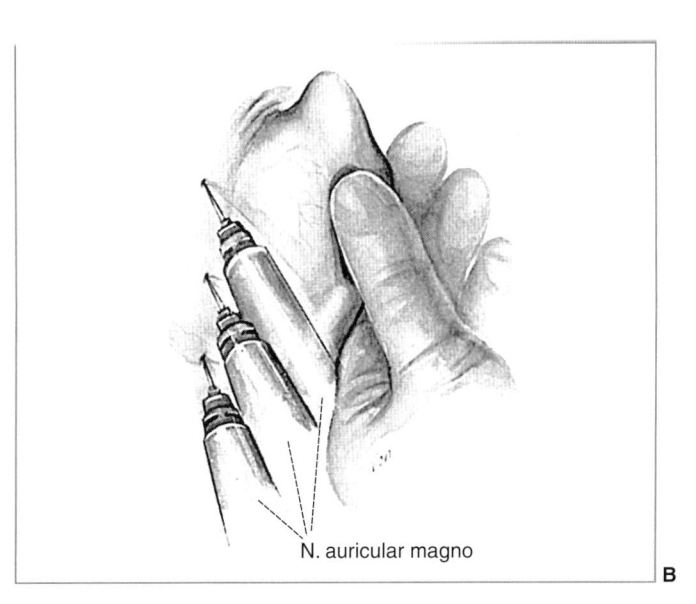

Fig. 46-2

Pontos de injeção para anestesia local. (Shambaugh Jr., G. E., 1967.)

experiente em cirurgia otológica, que execute com segurança uma anestesia geral com intubação e hipotensão arterial controlada, o que diminui o sangramento operatório. Visando tal diminuição, assim como a de estímulos dolorosos, utiliza-se infiltração de anestésico local com vasoconstritor também no paciente sob anestesia geral. As drogas localmente infiltradas pelo cirurgião devem ser previamente comunicadas e aprovadas pelo anestesiologista, para evitar associações perigosas com as utilizadas por este.

POSICIONAMENTO

Na mesa cirúrgica o paciente deverá ser confortavelmente acomodado em decúbito dorsal, com discreto proclive e com sua cabeça apoiada no lado em que a mesa tenha o melhor vão livre inferiormente. Isto porque o cirurgião deve trabalhar sentado, com suas pernas colocadas sob a mesa, e isso só é possível na extremidade em que normalmente ficariam os pés do paciente. Em tais casos, a posição da mesa deve ser invertida antes de o paciente chegar à sala. A mesa cirúrgica também deve permitir todos os tipos de deslocamentos, como os verticais, os de rotação lateral etc., para proporcionar os diversos ângulos de abordagem necessários.

O equipamento de monitoração e de anestesia deve ficar situado no lado oposto ao do cirurgião e distalmente a um prolongamento da linha de cintura do paciente, deixando a região do tronco e da cabeça livre bilateralmente, para distribuição da equipe e do equipamento cirúrgico (Fig. 46-3).

A cabeça do paciente deve ficar bem apoiada, levemente estendida, com seu queixo voltado para o ombro oposto. Seus cabelos não podem atrapalhar o campo cirúrgico e para tal devem ser bem curtos ou presos e submetidos à tricotomia necessária (Fig. 46-4).

A anti-sepsia deve ser cuidadosa, assim como a colocação dos campos cirúrgicos.

O cirurgião deve sentar-se confortavelmente, em mocho ou outro banco apropriado, que possa ser facilmente deslocado durante a cirurgia, tanto em altura como para frente, para trás e lateralmente. O instrumentador também deve trabalhar sentado, mais ou menos à frente ou ao lado do cirurgião.

O suporte do microscópio deve ficar do lado oposto ao do cirurgião, enquanto o cabeçote deve ser facilmente mobilizável, entre ele e a orelha a ser operada, facilitando os diferentes ângulos de visão e abordagem.

INSTRUMENTAL ESPECÍFICO

Antes de operar pacientes, o cirurgião otológico em formação tem que treinar muito em ossos temporais de cadáveres, para familiarizar-se com a anatomia e com o instrumental. Para isso, no treinamento deverá utilizar equipamento bem semelhante ao que irá usar nas cirurgias.

O microscópio cirúrgico deve ser o melhor possível. Ele tem que permitir uma adequada distância para o trabalho, fáceis maleabilidade e fixação em qualquer angulação necessária, visão binocular com ótima noção de profundidade, variáveis graus de magnificação (de 6 até 40 vezes), sistema delicado de ajuste de foco, e excelente iluminação do campo cirúrgico por feixe emitido no mesmo ângulo da visão do cirurgião.

Para uma boa exposição da área a ser operada, é necessário contar-se com afastadores ortostáticos, rugina e equipamento para hemostasia.

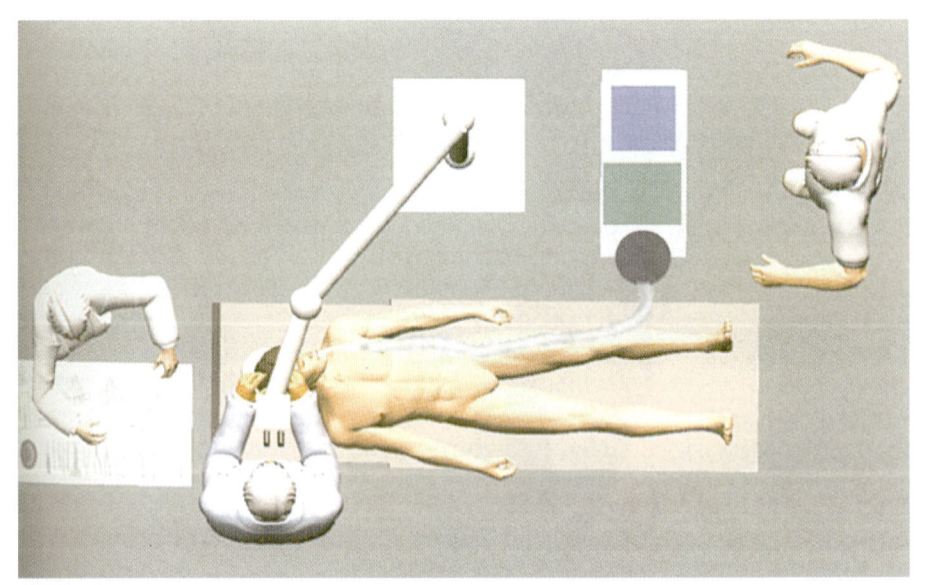

Fig. 46-3
Posicionamento do paciente, da equipe cirúrgica e do equipamento na sala cirúrgica. (Cruz O. L. M.: Costa S. S., 2000.)

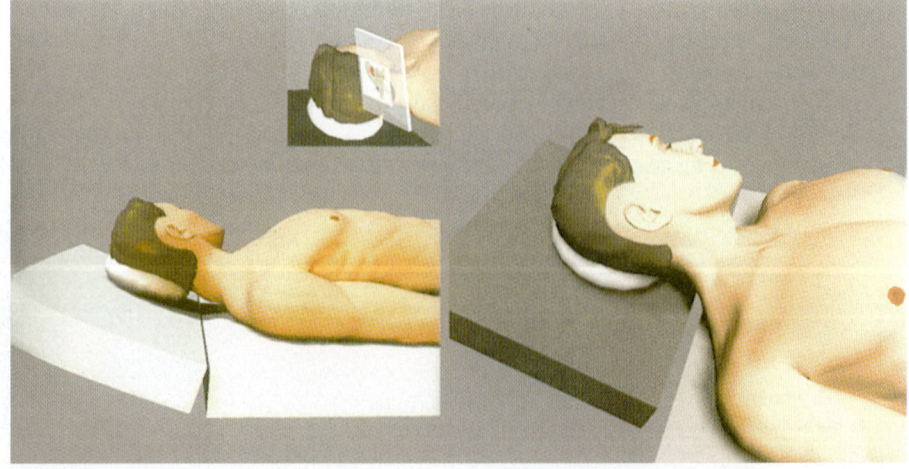

Fig. 46-4
Posicionamento do paciente com a cabeça rodada cerca de 45° e discretamente elevada e fixada por apoio cefálico. (Cruz O. L. M.; Costa S. S., 2000.)

INSTRUMENTOS PARA REMOÇÃO ÓSSEA

Por ser uma cirurgia que necessita essencialmente de remoção óssea, numa área onde há importantes estruturas (dura-máter, seio sigmóide, nervo facial, labirinto) que inadvertidamente podem ser lesadas, alguns instrumentos como brocas e curetas merecem menção, tanto quanto o modo adequado de usá-los.

Atualmente, são usadas brocas rotativas sobre seu eixo, na grande maioria com a extremidade de formato esférico, acopladas em peça de mão (caneta) que transmite o movimento rotatório à broca, proporcionado por motor elétrico ou por propulsão a gás comprimido.

As brocas podem ser cortantes ou polidoras. As cortantes, de aço, possuem de 4 a 12 dentes. Quanto menos dentes possuem, cortam mais grosseiramente, são mais difíceis de controlar e, portanto, são mais perigosas. As polidoras podem ser de aço, com muitos dentes (menos usadas) ou de diamante, que são as mais seguras para se trabalhar em áreas de grande risco.

A peça de mão deve ser empunhada como uma caneta, e a lateral da extremidade cortante da broca deve funcionar como se fosse a pena. Melhor analogia talvez seja com uma borracha de apagar, em forma de lápis, como que "apagando" suavemente o osso. A broca deve ser a maior possível para cada ação a ser executada, pois proporciona menos risco de iatrogenias; exceção é ao trabalhar-se numa área estreita, pois, ao concentrar-se em broquear um dos lados dessa área, é possível lesar alguma estrutura do lado oposto. As brocas devem atuar sob irrigação contínua de soro fisiológico, evitando superaquecimento em áreas de risco e que fique pó de osso compactado entre seus dentes, impedindo que eles cortem. Não se deve broquear onde não haja visão direta, evitando fazer buracos estreitos e profundos. As cavidades devem ser feitas tão largas quanto necessário, para que a broca possa ter movimentos bem amplos, visíveis e controlados. Sobre áreas nobres, como o canal do facial, os movimentos devem ser no sentido longitudinal e não transversal, pois com estes há maior risco de lesão. Sangramentos por orifícios ósseos podem ser controlados com vedação por pó de osso, efetuado com broca de diamante, mas não quando sobre estruturas importantes, onde são preferíveis outras manobras mais delicadas.

As curetas, por segurança, também devem ser as mais largas possíveis para o local em que são necessárias. Precisam estar sempre muito bem afiadas, para cortar com menos pressão, de forma mais efetiva e sem riscos. Devem ser utilizadas de preferência através das bordas laterais (ao invés da ponta) de suas extremidades cortantes e plenamente sob a visão direta do cirurgião. Os movimentos devem ser extensos, superficiais, com amplitude e força controladas e paralelos (não perpendiculares) a estruturas importantes como o nervo facial etc.

TÉCNICA CIRÚRGICA

Técnica da mastoidectomia radical clássica

Incisão, obtenção de fáscia e retalho musculoperiosteal

Após a aplicação local de anestésico com vasoconstritor, como descrito anteriormente (Fig. 46-2), com bisturi de lâmina 15 procede-se a incisão. Esta pode ser endaural, porém achamos mais adequada a exposição através de uma incisão pós-auricular ampla. Ela pode ser no sulco ou cerca de um centímetro posteriormente a ele. Em crianças a extremidade inferior deve ser mais alta e posterior, porque a emersão do nervo facial pelo forame estilomastóideo encontra-se mais acima, em relação ao pavilhão auricular, devido ao não desenvolvimento da mastóide (Fig. 46-5).

A incisão inicial é feita na pele e no subcutâneo. Em seguida, faz-se um amplo descolamento de ambos, num plano que preserve a fáscia da musculatura adjacente, expondo-a até os limites do meato acústico externo, ponta da mastóide e cerca de 2,5 cm acima do prolongamento posterior da linha temporal (Fig. 46-6). Dessa parte mais superiormente descolada resseca-se uma fina lâmina de cerca de 2,5 cm de diâmetro, contendo unicamente a fáscia, que é prensada e posta para secar sobre uma superfície lisa (Fig. 46-7). Ela fica reservada para possível enxerto da membrana timpânica (caso as condições permitam eventual mudança no plano cirúrgico), para proteção de área importante que possa estar exposta devido a uma erosão óssea (como o canal semicircular lateral ou o do nervo facial), ou para cobrir algum enxerto de material usado na obliteração de parte da cavidade.

A seguir, são feitas as incisões para confecção do retalho contendo a camada muscular, com respectiva fáscia, e o periósteo. Se a mastóide for medianamente ou muito desenvolvida, damos preferência por já preparar o retalho que irá obliterá-la nos passos finais da cirurgia. Duas opções desse retalho são as descritas por Cruz e Costa (2000) e por Paparella (1973). Na primeira, faz-se uma incisão em "U" junto à borda posterior do meato acústico externo e duas incisões discretamente oblíquas, uma em cada ponta da incisão anterior, delimitando um retalho de forma semelhante a um trapézio, com o pedículo amplo posteriormente, e que

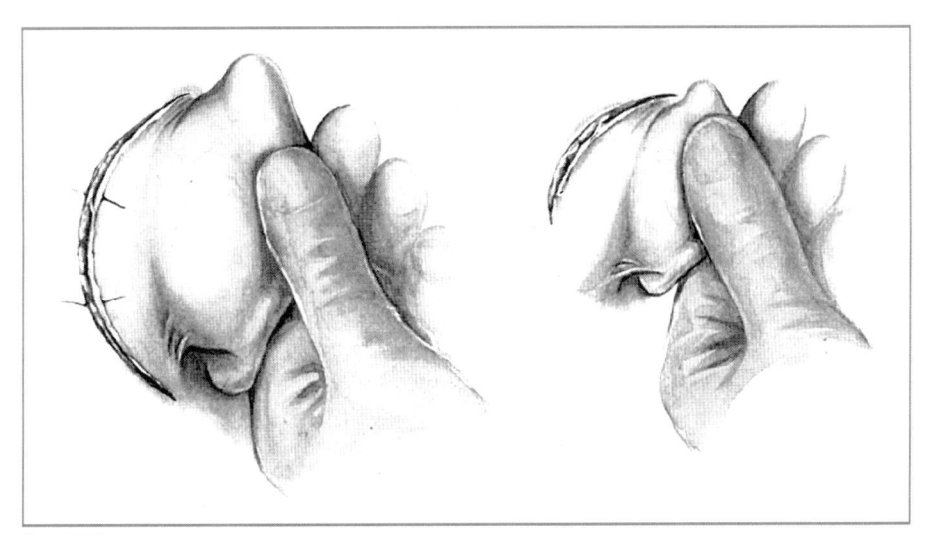

Fig. 46-5

Incisão pós-auricular: No sulco. A 1 cm do sulco. Na criança. (Shambaugh Jr., G. E., 1967.)

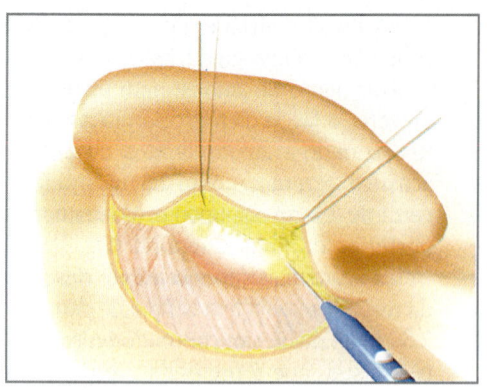

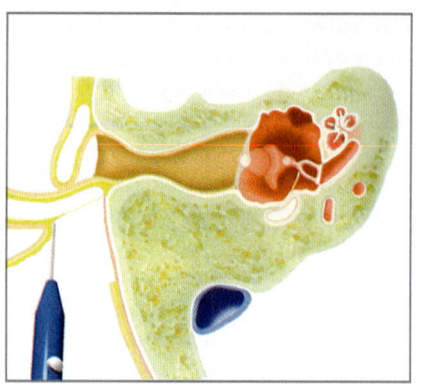

Fig. 46-6
Incisão na pele e subcutâneo, expondo a fáscia superficial do músculo temporal. (Cruz O. L. M.; Costa S. S., 2000.)

é descolado com rugina a partir da sua extremidade anterior, num plano subperiosteal (Fig. 46-8). Na outra opção, são feitas três incisões, sendo uma semicircular na linha que margeia posteriormente o meato acústico externo, outra, também semicircular, que ultrapasse superiormente o prolongamento da linha temporal e outra paralela à primeira, cerca de 3 cm atrás, com a extremidade inferior mais baixa. Assim, após o descolamento subperiosteal com rugina, ficará formado um pedículo grande e com boa base de implantação e vascularização, aproximadamente como o descrito por Paparella (1973). Esse autor pondera que esse pedículo contém mais fáscia que um pedículo superior, que é outra opção que também pode ser usada para obliteração da mastóide. Isso é importante porque o músculo, ao contrário da fáscia, pode sofrer um certo grau de atrofia no pós-operatório tardio (Fig. 46-9A e B). Consideramos uma boa opção utilizar a fáscia da parte superior para enxertos e/ou proteção de certas áreas e a da parte inferior para a obliteração. Colocam-se dois afastadores auto-estáticos deslocando o pedículo e expondo toda a área óssea a ser broqueada, incluindo superiormente a raiz do processo zigomático, inferiormente a ponta da mastóide e anteriormente a fossa mastóidea (área cribriforme), a espinha supra-meatal de Henle e o contorno das bordas ósseas posterior e superior do meato.

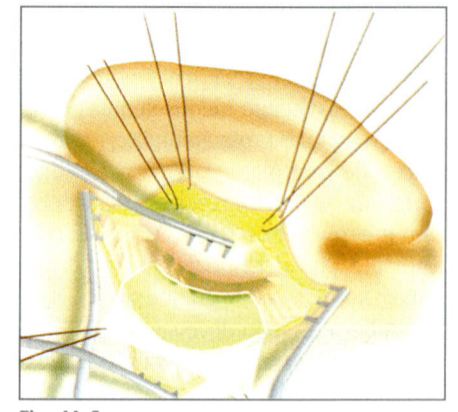

Fig. 46-8
Confecção do retalho musculoperiosteal em "U", por incisão junto à borda posterior do meato e duas incisões discretamente oblíquas, que permitem o descolamento posterior do retalho. (Cruz, O. L. M.; Costa, S. S., 2000.)

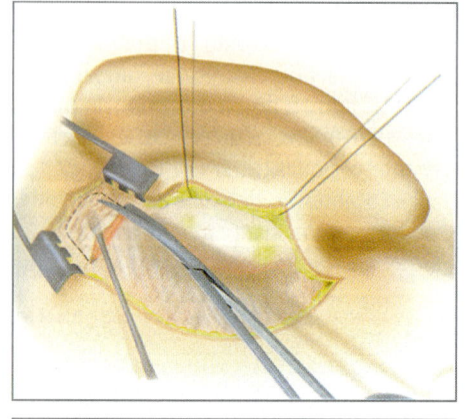

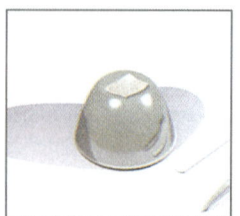

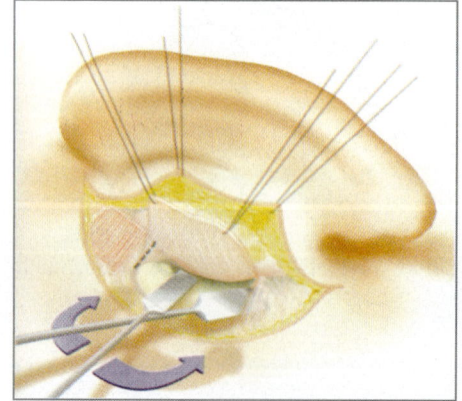

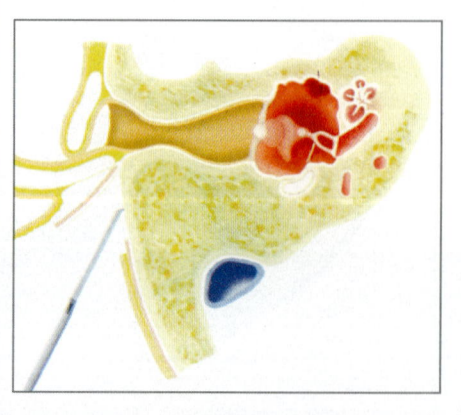

Fig. 46-7
Remoção do enxerto de fáscia que é colocado para secar sobre uma superfície lisa (Cruz, O. L. M.; Costa, S. S., 2000.)

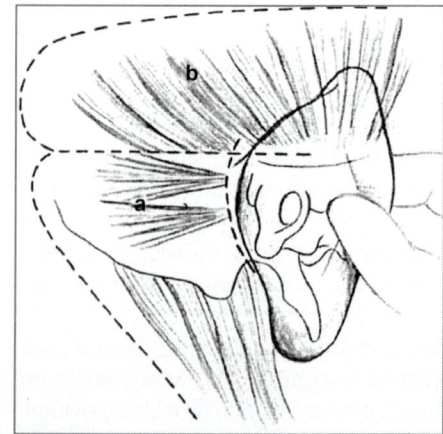

Fig. 46-9
Retalho de fáscia, músculo e periósteo que pode ser utilizado para obliteração da mastóide: **(a)** o inferior, por conter relativamente mais fáscia que o superior **(b)**, sofre menor hipotrofia. (Paparella, 1973.)

Preparação dos retalhos vascularizados da pele do meato acústico externo

Com descolador delicado, libera-se o terço externo da pele do meato em suas porções superior e posterior. Cerca de 3 mm abaixo da borda externa óssea, com o bisturi lâmina 15, faz-se uma incisão transversal da pele posterior e superior do meato (como seria num relógio: das 6 às 2 horas, pelas bordas posterior e superior do mostrador), penetrando-se em sua luz (Fig. 46-10). Essa incisão já poderia ter sido feita antes da incisão da pele pós-auricular, via transmeatal através de um espéculo e com bisturi específico para incisões horizontais no canal. A seguir, a pele da metade posterior do terço externo do meato também é incluída no afastamento auto-estático, pois mais tarde fará parte da meatoplastia. Já com ótima visibilidade do interior do meato e dos remanescentes de membrana timpânica, efetua-se com o microbisturi vertical uma incisão longitudinal na junção ântero-superior do meato (às 2 horas), interessando toda a pele dos seus dois terços internos, de dentro para fora, a partir das proximidades do anel timpânico até a extremidade da incisão transversal já existente. Então, procede-se, com um microdescolador, a liberação de pele e periósteo desses dois terços internos das paredes superior e posterior do meato, até o anel timpânico (Fig. 46-11). Com instrumento pontiagudo, esse anel é desinserido do sulco timpânico e o retalho timpanomeatal é rebatido sobre as paredes meatais anterior e inferior, desnudando toda a área óssea a ser broqueada. Se a decisão de mastoidectomia radical a esta altura já é definitiva, é feita uma incisão na pele de todo o contorno do meato, logo acima do anel timpânico, e ele é totalmente removido, juntamente com os remanescentes da membrana.

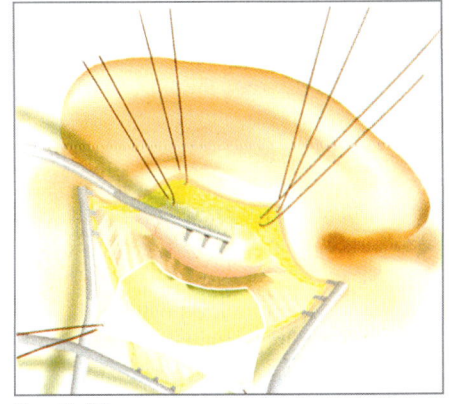

Fig. 46-10
Incisão transversal da pele posterior e superior do meato, cerca de 3 mm abaixo da borda óssea. (Modificada, Cruz, O. L. M.; Costa, S. S., 2000.)

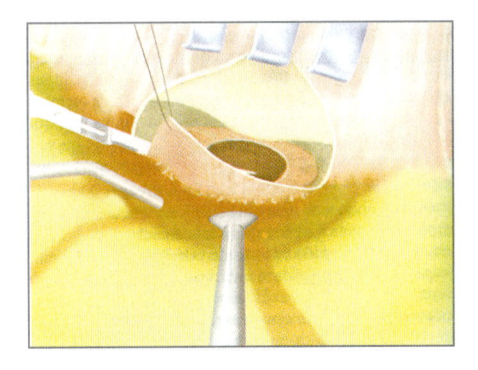

Descolamento da pele e periósteo dos dois terços internos das paredes superior e posterior do meato, até o anel timpânico. (Modificada, Cruz, O. L. M.; Costa, S. S., 2000.)

Aticotomia e antrotomia

Muitos colesteatomas adquiridos encontram-se em ossos temporais pouco desenvolvidos, porque o processo infeccioso iniciou-se precocemente na infância, interrompendo a pneumatização óssea em seus estágios iniciais. Assim, a dura-máter da fossa média pode estar rebaixada e o seio sigmóide pode estar anteriorizado, tornando difícil o acesso ao antro, geralmente feito pela cortical externa, ao nível da espinha suprameatal. Um acesso seguro para todas as mastoidectomias radicais inicia-se pelo epitímpano e dirige-se para trás, através do ádito, até o antro. Ele tem menos chance de lesar dura-máter, seio sigmóide ou nervo facial. Essa ático-aditoantrotomia, além de segura, permite confinar a abertura da cavidade até a extensão da doença, muitas vezes dispensando a exenteração do antro e/ou das células da metade inferior da mastóide (Shambaugh Jr., 1967; Smyth e Brooker, 1992; Yung, 1996). Dessa forma, exteriorizam-se o epitímpano e o antro, através da remoção das paredes ósseas epitimpânica lateral e meatal posterior. Assim, a cavidade deixada no final da cirurgia será menor e, consequentemente, com possibilidade de melhores condições a longo prazo.

Geralmente executamos o acesso para a aticotomia, iniciando com uma broca de 3 ou 4 mm de diâmetro, removendo o osso da cortical externa numa área semilunar logo acima e atrás do meato e incluindo a espinha suprameatal (Fig. 46-12A a D). Tal área inicia-se na parede meatal anterior, estende-se horizontal e posteriormente ao nível da linha temporal e continua até cerca de 1,5 cm atrás da espinha de Henle. Daí curva-se para baixo cerca de 2cm e, então, para a frente até encontrar a parede meatal posterior, próximo ao seu assoalho. Progride-se, mantendo uma profundidade uniforme em toda a área broqueada e prestando atenção na dura-máter da fossa média ou posterior. Uma cor rosa pálida através do osso, seguida de um pequeno sangramento, significa que ela está quase para ser exposta e isso deve ser evitado. Conforme se aprofunda o broqueamento, as partes mais externas das paredes superior e posterior do meato vão sendo removidas, até se aproximar do sulco timpânico, que é percebido ao se passar um instrumento delicado, com a ponta em ângulo reto, sob a parede meatal superior. Aí, uma fina casca do meato ósseo é deixada intacta, formando uma canaleta semilunar acima e atrás dela.

Pouco antes dessa canaleta atingir o nível do sulco timpânico, o epitímpano será encontrado e a cor esbranquiçada e brilhante do saco colesteatomatoso será facilmente identificada. Às vezes, ele poderá se parecer com a dura-máter, em cor e consistência e, daí, expõe-se uma área maior desse tecido, usando-se uma pequena cureta para remover a fina camada óssea sobre ela, até se obter segurança. A seguir, o colesteatoma passa a ter o seu conteúdo de fragmentos epiteliais aspirado ou extraído com pinça. A sua extensão em cada direção é explorada com instrumento delicado de ponta romba e todo tecido ósseo que cubra um prolongamento dessa pele é removido. Temos por costume retirar também toda a matriz do colesteatoma, exceção feita a pequenos fragmentos com aparência saudável e que estejam recobrindo alguma fístula provocada por erosão óssea, em regiões de dura-máter, seio sigmóide, canal semicircular ou nervo facial. Nesses casos, o risco de retirá-los é maior que o de deixá-los. Após a remoção da matriz, todo tecido subjacente ou próximo que se encontre com aparência doente também é cuidadosamente removido. Se o colesteatoma e a doença que o acompanha não se estenderem além do antro, a exposição cirúrgica limitar-se-á até a esse ponto, não necessitando da exenteração do restante das células da mastóide. Lembrar que quanto menor e mais acessível for a cavidade, melhores serão suas condições a longo prazo. Porém, se houver algum tecido doente (mucosa ou osso),

Fig. 46-12

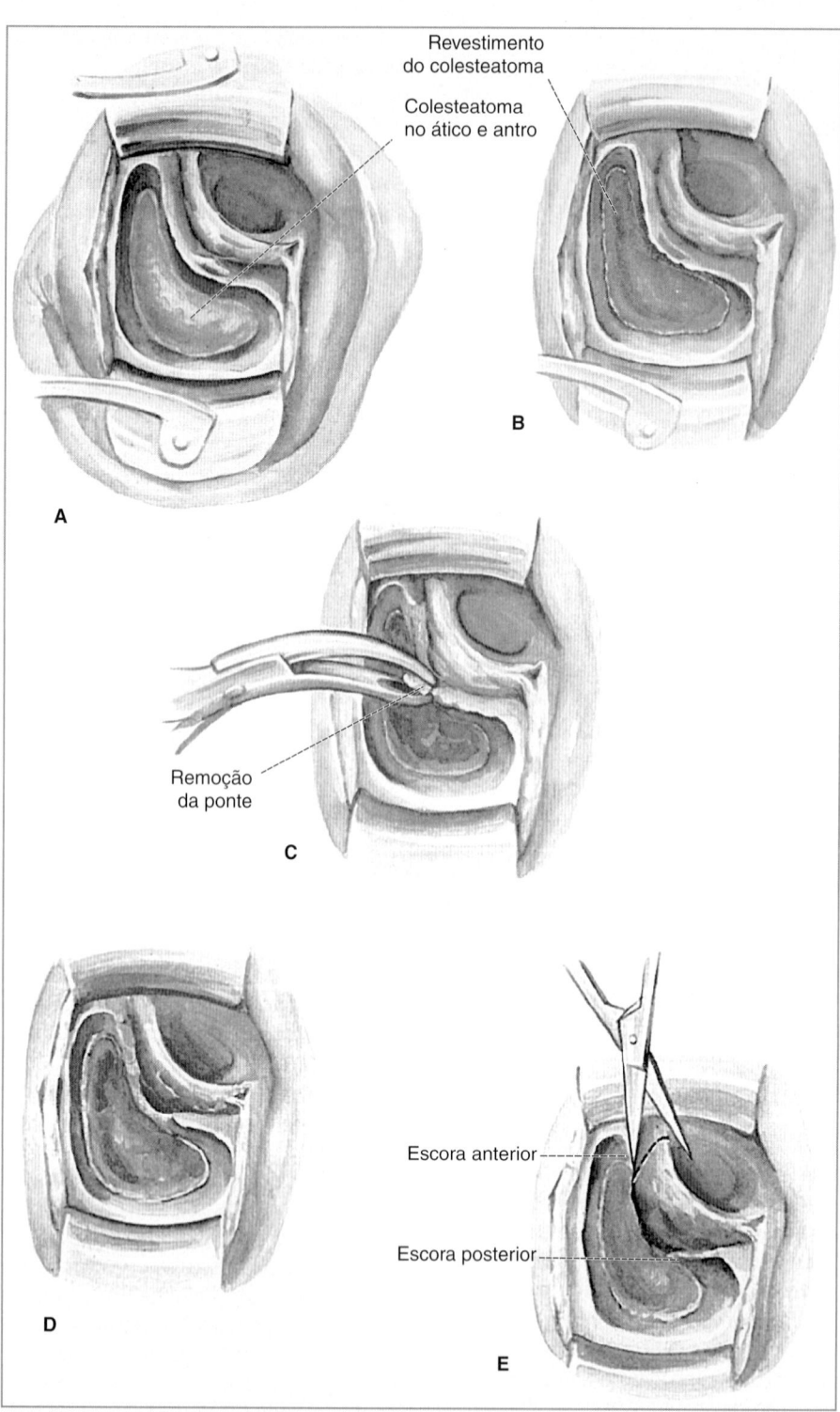

Mastoidectomia radical. **(A)** Aticotomia e exposição do colesteatoma. **(B)** Evacuação do colesteatoma. **(C)** Remoção da parede óssea meatal. **(D)** Ponte óssea da parede superior. **(E)** Ponte óssea removida e liberação do retalho. (Modificada de Shambaugh., 1967.)

mesmo na ponta de uma mastóide grande, não se deve hesitar em removê-lo por meio de exposição ampla. Nesse caso, alguma manobra para redução da cavidade poderá ser efetuada ao final da cirurgia.

A seguir, converte-se o ático, o antro e a parte broqueada do processo mastóideo em uma cavidade única com a caixa timpânica e o meato acústico externo. Para isso, broqueia-se cuidadosamente o remanescente da parede meatal pósterosuperior, até eliminar-se a ponte óssea. Logo sob a ponte, costuma-se encontrar tecido colesteatomatoso entre remanescentes da bigorna e do martelo, devendo todos ser removidos, mas com cuidado para não lesar o nervo facial que deverá ser reconhecido (mas não exposto) dentro do seu canal ósseo, em seu segmento timpânico. A corda do tímpano, por sua vez, também é ressecada.

A parede lateral do ático deverá ser totalmente broqueada, expondo também o epitímpano anterior, incluindo o recesso supratubário. Usar broca de diamante e ter cuidado ao alargar e alisar todas as paredes aticais, devido à vizinhança de estruturas nobres, como a dura da fossa média, canais semicirculares superior e lateral, trajetos timpânico e labiríntico do nervo facial, além do gânglio geniculado (Fig. 46-13A a D).

O próximo passo consiste em se abaixar bem a parede meatal óssea posterior (o muro do facial), com cuidado, mas com coragem, até que permita um fácil acesso, a partir do meato externo, a todas as partes da concavidade deixada na mastóide e sem expor ou colocar em risco o trajeto vertical do nervo facial. Para isso, o desbastamento nas proximidades do nervo deve ser feito com broca de diamante e sob irrigação contínua de soro fisiológico frio, para evitar lesão por aquecimento. Os movimentos têm que ser paralelos à direção do nervo. O ideal é que o assoalho da cavidade da mastóide, ao final, fique acima ou no mesmo nível do assoalho do meato acústico externo, mas isso não é possível se as células da ponta tiverem que ser abertas.

A saliência da borda posterior do meato acústico externo também é broqueada em direção ao nervo facial, expondo as fossas oval e redonda, supra-estrutura e/ou base do estribo, tendão do músculo do estribo, eminência piramidal, recesso do nervo facial e seio timpânico (Figs. 46-13 A a D e 46-14). Da mesma forma, se necessário

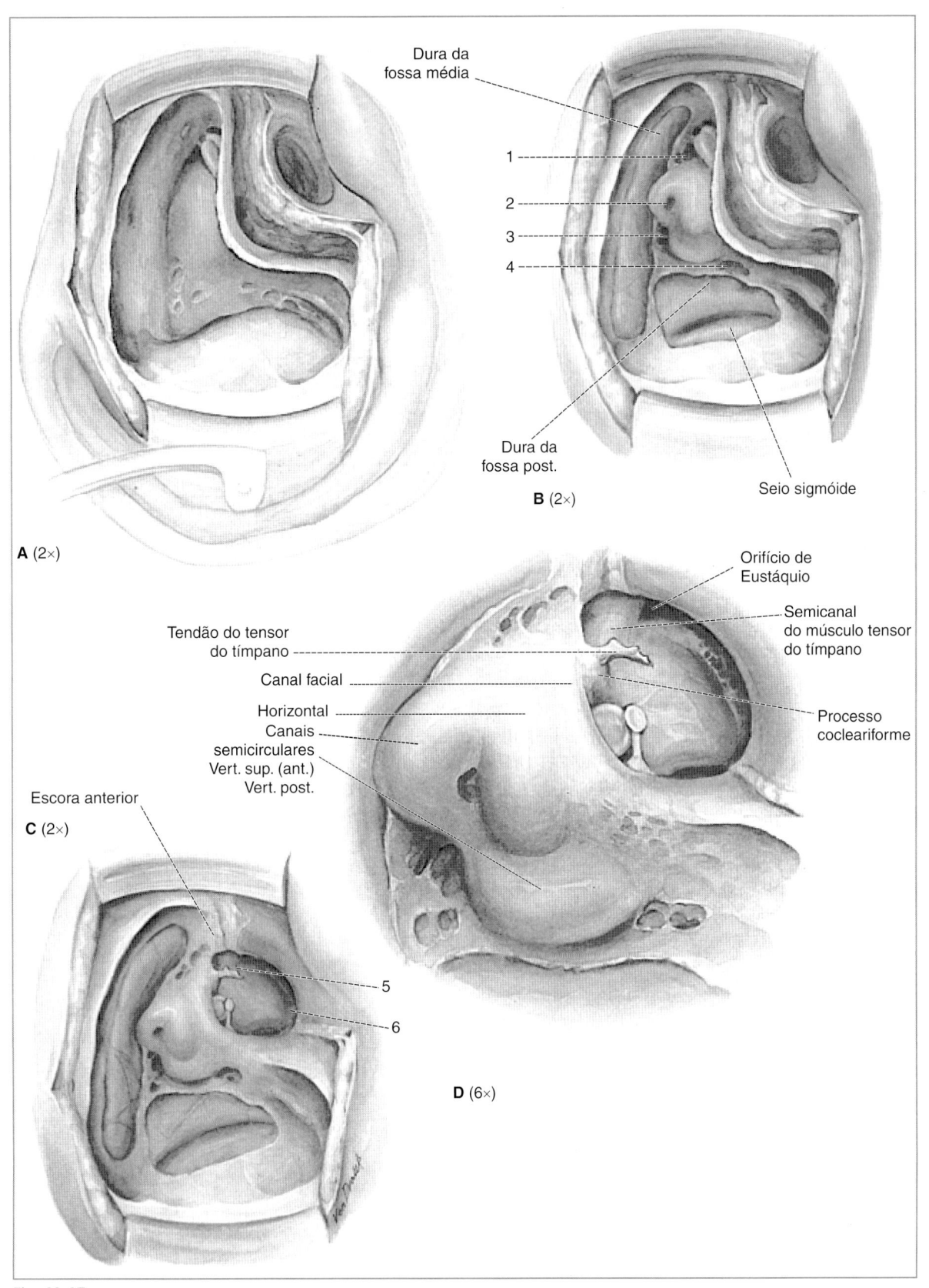

Fig. 46-13

Estruturas nobres adjacentes à mastóide. **(A)** Dura-máter da fossa média. **(B)** Dura-máter da fossa posterior. **(C)** Canais semicirculares superior e lateral. **(D)** Trajetos timpânico e labiríntico do nervo facial. (Shambaugh., 1967.)

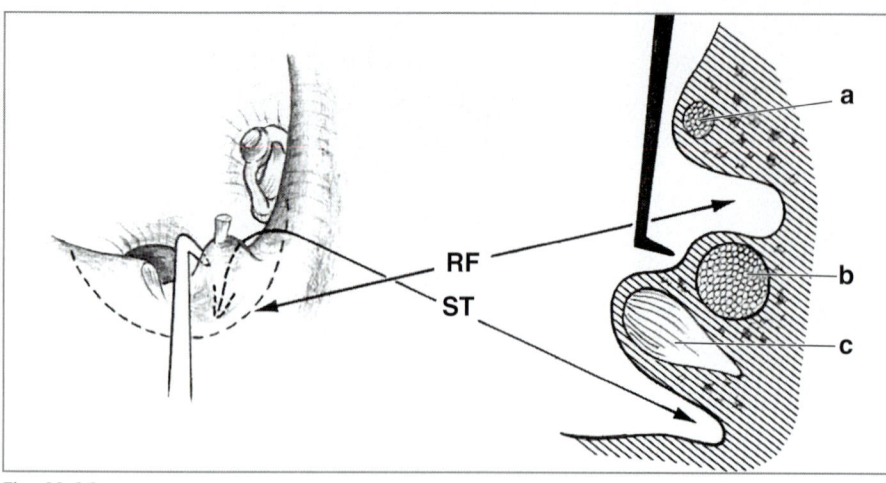

Fig. 46-14

Área importante do recesso do nervo facial (RF) e do seio timpânico (ST), em vistas do cirurgião e de corte através do osso temporal, mostrando as janelas oval e redonda, estribo, tendão do músculo do estribo, eminência piramidal e corda do tímpano. (Paparella, 1973.)

para melhor visão e remoção de doença e de saliências ósseas, as bordas inferior e anterior do meato podem ser broqueadas, após desinserção e afastamento lateral do anel timpânico dessas regiões.

A cavidade timpânica também deve ser bem inspecionada e livrada de qualquer tecido doente. Evitar manipulação excessiva nas áreas das janelas oval e redonda, pelo risco de provocar uma fístula, assim como no orifício de abertura da tuba, principalmente com broca ou cureta, devido à vizinhança perigosa da artéria carótida interna. Se a tuba estiver bloqueada por algum tecido não comprometido, não se deve removê-lo. Se estiver aberta, necessita ser fechada, de preferência com fragmentos de osso ou cartilagem, após remoção cuidadosa do mucoperiósteo que a reveste.

Na radical clássica, o ideal é que todo o mucoperiósteo seja removido, para que ocorra uma melhor epidermização. Também com esta finalidade, a cavidade deve ficar com paredes lisas e arredondadas, sem saliências anatômicas.

A seguir, o retalho meatal é colocado em posição, cobrindo o muro do facial (Fig. 46-15).

Meatoplastia

Existem várias técnicas para realizá-la (Shambaugh Jr., 1967; Cruz e Costa, 2000; Souza, Piza e Costa, 2000), todas com a finalidade de aumentar as dimensões do orifício externo de comunicação da cavidade com o meio ambiente. Na parte posterior do terço externo da pele do meato, que havia sido rebatida no início da cirurgia, faz-se uma remoção dos tecidos subcutâneos para adelgaçá-la. Em seguida, é feita uma incisão vertical dividindo-a ao meio, até alcançar a cartilagem conchal. A partir desse ponto, outras duas incisões transversais são executadas acima e abaixo (das 9 às 12 e das 9 às 6 horas), na pele que margeia a borda da cartilagem (Fig. 46-16). Descola-se a pele da cartilagem conchal, a partir da borda e no sentido posterior, numa extensão de 0,5 a 1cm. Um segmento de cartilagem com essa largura é removido, permanecendo a pele. Uma parte da cartilagem da parede inferior da entrada do meato também é descolada da pele e ressecada, possibilitando melhor abertura e acomodação das partes moles. Os dois retalhos de pele mais internos são suturados com fio absorvível, nos tecidos moles adjacentes, como um livro aberto. O retalho externo é dobrado para trás sobre a borda da cartilagem conchal remanescente e suturado também com fio absorvível, no retalho musculoperiosteal, permitindo sua fixação em posição favorável para uma boa abertura.

Redução do volume da cavidade e suturas

Para que a cirurgia não proporcione a permanência de uma cavidade muito ampla e incompatível com o tamanho do meato, as mastóides bem desenvolvidas e totalmente expostas devem ser reduzidas em suas dimensões por utilização de diversos materiais. Este tempo cirúrgico não dispensa a execução da meatoplastia e deve ser efetuado no transcorrer da mesma, após a sutura dos retalhos laterais. Como descrevemos anteriormente, um retalho musculoperiosteal foi preparado e reservado para essa finalidade e muitas vezes é o bastante. A partir do seu periósteo vascularizado, pode ocorrer uma neoformação óssea, diminuindo as dimensões da cavidade a longo prazo (Kahramanyol, 1992).

Caso seja necessário, pode-se aumentar o preenchimento com outros materiais como: pasta com pó de osso, hidroxiapatita (Cruz e Costa, 2000), ou mistura de ambos (Gersdorff e Robillard, 1988). Tais pastas são colocadas nas áreas mais inferiores, posteriores e internas da

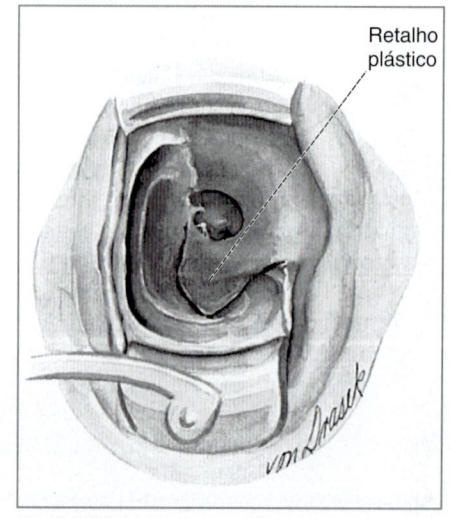

Fig. 46-15

Retalho meatal colocado em posição, cobrindo o muro do nervo facial. (Shambaugh Jr., 1967.)

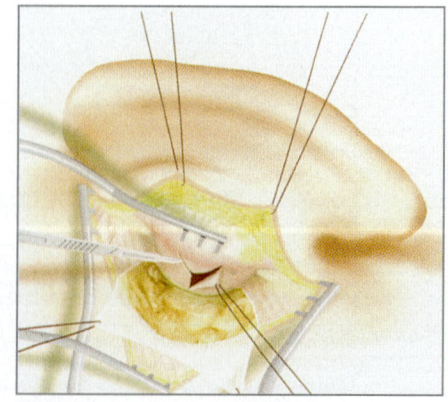

Fig. 46-16

Meatoplastia com seus retalhos lateral, superior e inferior. (Cruz, O. L. M.; Costa, S. S., 2000.)

mastóide, obtendo-se uma cavidade menor e de forma arredondada. Para evitar sua extrusão ou infecção, elas devem ser totalmente recobertas pela fáscia retirada no início da cirurgia, pelo retalho meatal e pelo retalho musculoperiosteal.

O retalho musculoperiosteal deve ficar bem apoiado e estável sobre as regiões do seio sigmóide, parede posterior, ponta da mastóide etc. Nada pode ficar entre ele e o osso da mastóide, exceto algum dos tipos de pasta utilizado para preenchimento. Todo o cuidado deve ser tomado para que entre o osso sadio e essas estruturas que vão recobri-lo não haja o menor risco de ficar um tecido infectado ou restos epiteliais do colesteatoma. Eles podem causar sérias complicações em qualquer época.

A sutura do subcutâneo é feita com pontos separados de fio absorvível, como o categute 3-0 simples, e a da pele com pontos contínuos, intradérmicos de monofio de náilon 5-0.

Curativo e cuidados pós-operatórios

Costumamos apoiar o retalho meatal e outras estruturas, com pedaços prensados de *gelfoam* de cerca de 1cm², besuntados com pomada de antibiótico não ototóxico. O restante da cavidade também é preenchido com a mesma pomada, através de uma seringa com agulha grossa.

A incisão e o pavilhão auricular são cobertos com algodão e gaze colocados sob um enfaixamento levemente compressivo da cabeça, feito com crepe de algodão. A faixa é retirada após cerca de 24 horas e o paciente recebe alta hospitalar sem nenhum curativo externo, só protegendo a entrada da cavidade com chumaço de algodão. Receitamos antibiótico profilático, devido ao risco de pericondrite. O primeiro retorno ocorre após 7 dias, quando os pontos da pele são retirados. Uma vez por semana acompanha-se a fase de epitelização da cavidade, efetuando-se limpeza com remoção de fragmentos e granulomas, cauterizações de granulações etc. Esse processo de total revestimento da cavidade demora cerca de 2 meses, e então é efetuada uma audiometria de controle. Caso tudo corra bem, seus retornos vão tendo intervalos progressivamente maiores, até que passem a acontecer uma vez por ano, para inspeção e eventual limpeza da cavidade.

■ Técnica da mastoidectomia radical modificada de Bondy

Esta técnica difere da mastoidectomia radical clássica, pois permite que os ossículos e a parte tensa da membrana timpânica sejam preservados.

Os tempos de *anestesia, incisão, obtenção de fáscia, retalho musculoperiosteal e preparação dos retalhos vascularizados da pele do meato acústico externo* são idênticos aos efetuados na radical clássica.

Aticotomia

Em casos de colesteatoma por retração atical e ausência de pneumatização da mastóide, opta-se por aticotomia sem antrotomia prévia. Nestes casos, as dimensões diminutas da mastóide, com a dura-máter da fossa média rebaixada e o seio sigmóide precedente, tornam a antrotomia convencional difícil e perigosa. Outras vezes, a aticotomia pode ser precedida pela remoção da parede óssea superior do meato, a partir da cortical externa para dentro, como descrito para a radical clássica. Ou então, ela pode ser executada iniciando-se pela remoção da parede óssea superior do meato no sentido inverso, de dentro para fora, começando pela borda do orifício epitimpânico. Nesta técnica, a pele e o periósteo da parede óssea superior e posterior do meato são cuidadosamente descolados até o sulco timpânico (de Rivinus) (Fig. 46-17A a C). Uma incisão longitudinal é feita na pele do ângulo ântero-superior do meato (às 2 horas) e daí prolongada até o orifício epitimpânico, criando um retalho meatal semelhante ao descrito para a radical clássica (Fig. 46-18A e B). Esse retalho é rebatido contra o assoalho do meato. A seguir, a partir da borda lateral do orifício e do sulco timpânico, o osso é cuidadosamente broqueado, de dentro para fora e da frente para trás, até que todo o colesteatoma seja exposto e exteriorizado. Nessa fase, deve ser bem observado se o saco colesteatomatoso manteve-se lateralmente ao martelo e à bigorna e, caso isso tenha ocorrido, os ossículos podem ser preservados e esta técnica completada.

A porção medial da matriz do colesteatoma pode ser preservada se estiver cobrindo os ossículos intactos e estendendo-se da parte tensa até o muro do facial. Para isso, é necessário que ela e sua camada subjacente de tecido conjuntivo tenham uma aparência saudável e não haja sinais de invaginações ou invasões ósseas pela pele. Caso haja sob a matriz algum sinal de comprometimento ósseo, ela deve ser removida e o osso broqueado até que surja uma aparência saudável. A matriz não deve ser removida se estiver sobre tecido mole de exposição da dura-máter, do seio sigmóide, do nervo facial ou de fístula de canal semicircular.

Completa-se a cavidade com remoção de saliências e alisamento de suas paredes ósseas e rebaixando bem o muro do nervo facial, conforme o descrito para a mastoidectomia radical clássica.

Com esses procedimentos, em muitos casos a cavidade final da mastoidectomia radical modificada de Bondy será consideravelmente menor que a média daquelas efetuadas para colesteatomas secundários. Por isso, será menos necessária a redução da cavidade através das técnicas obliterativas.

Prosseguindo, o retalho meatal é rebatido sobre o muro do facial (Fig. 46-18C) e parte da parede óssea da cavidade, e mantido nessa posição apoiado por *gelfoam* e fita de *rayon* embebida em pomada com antibiótico não-ototóxico.

Os cuidados pós-operatórios são exatamente iguais aos da radical clássica, exceto que a cavidade menor da mastoidectomia de Bondy geralmente torna-se epitelizada em menos tempo.

■ Técnica de mastoidectomia aberta com timpanoplastia

Chamamos de mastoidectomia aberta com timpanoplastia quando uma cavidade de mastoidectomia radical tem que ser deixada, mas, ao mesmo tempo, alguma manobra possa ser tentada para melhorar o sistema condutor sonoro, através do emprego das técnicas de timpanoplastia indicadas em cada caso. Como vimos, os colesteatomas podem estender-se para várias localizações da orelha média e causar diversos tipos de lesões na membrana timpânica, nos ossículos, na região da tuba auditiva etc. Outras vezes, por segurança, o cirurgião é obrigado a produzir tais lesões, como quando o colesteatoma ocupa uma posição medial ao martelo e/ou à bigorna e, para obter certeza do total controle da doença, remove o ossículo ou a sua porção envolvida.

Como nos casos de mastoidectomia por técnica aberta a parede posterior do meato acústico externo é removida, a por-

Fig. 46-17

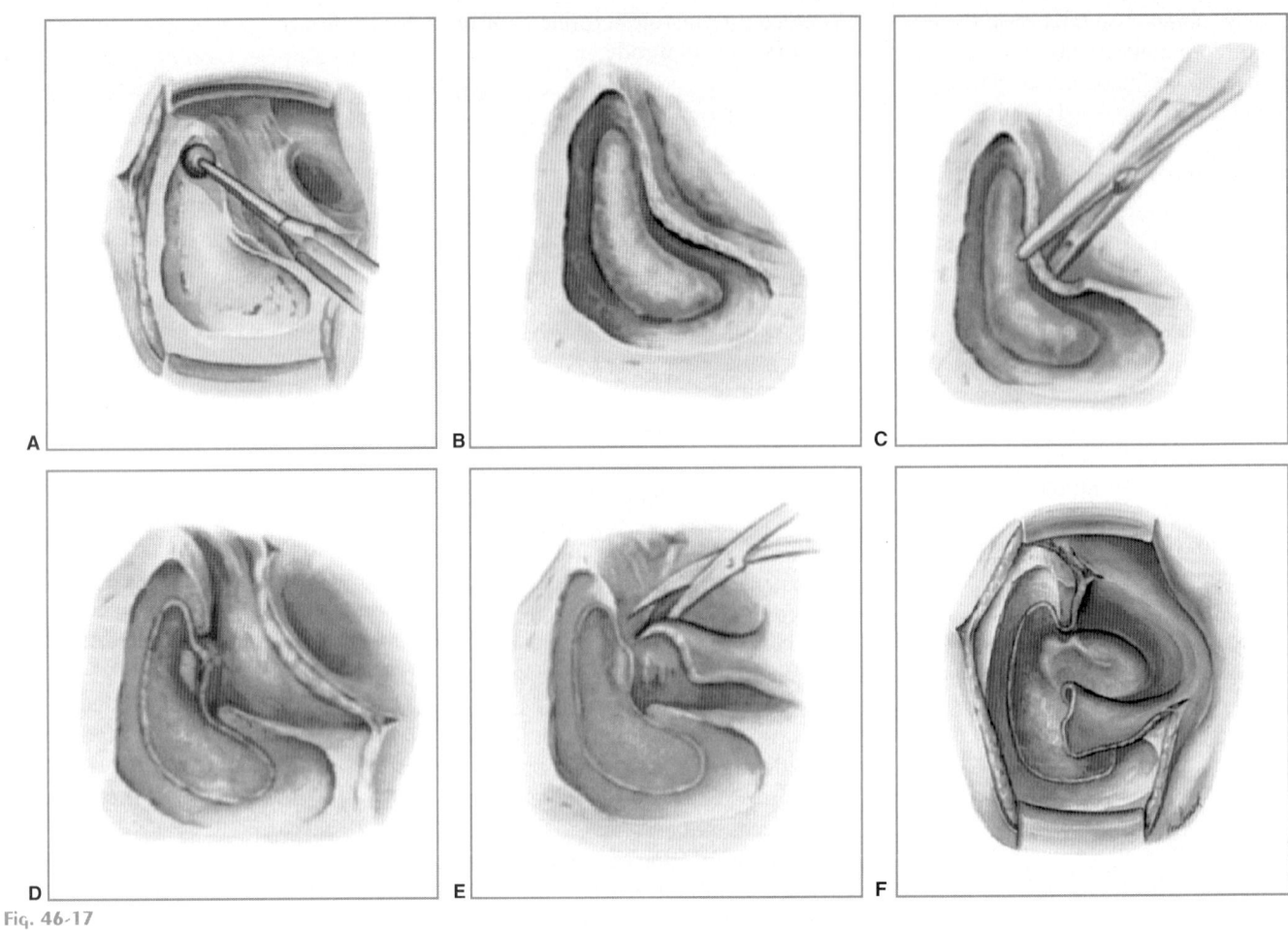

Técnica para mastoidectomia radical modificada de Bondy. **(A)** Aticotomia. **(B)** Exposição do colesteatoma. **(C)** Remoção da parede óssea póstero-superior do meato. **(D)** Abertura e evacuação do conteúdo do saco colesteatomatoso. **(E)** Incisão para o retalho meatal. **(F)** Colesteatoma completamente retirado e ossículos preservados. (Shambaugh Jr., 1967.)

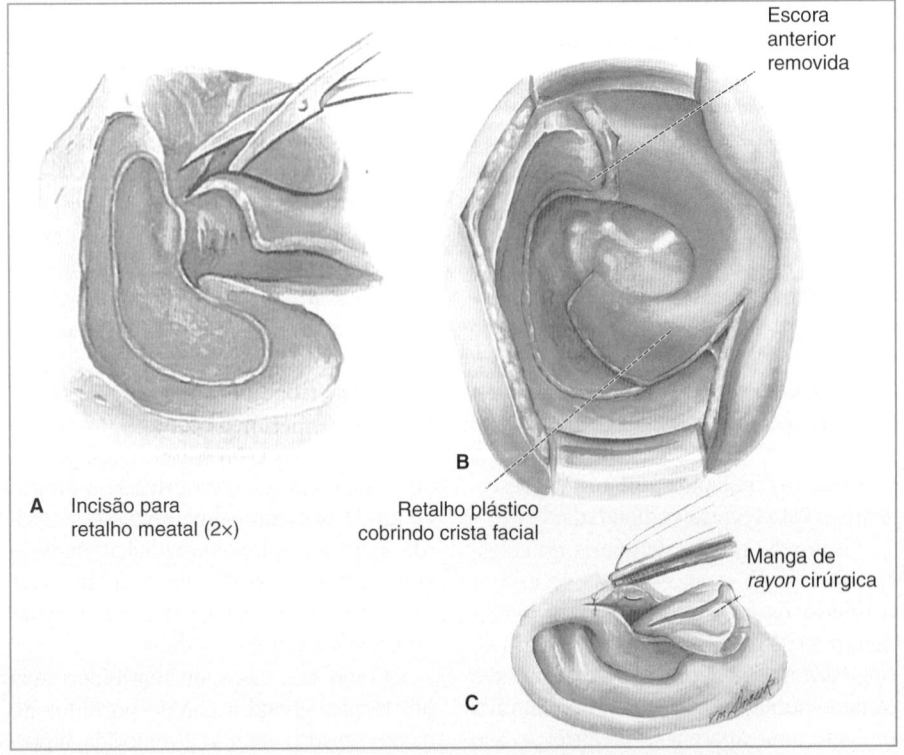

Fig. 46-18

Mastoidectomia modificada de Bondy em mastóides diminutas. **(A)** Descolamento de pele e periósteo da parede óssea superior e posterior do meato, até o sulco timpânico, precedendo uma aticotomia que será feita de dentro para fora. **(B)** A seguir, uma incisão longitudinal na pele do ângulo ântero-superior do meato (às 2 h) e prolongada desde a sua extremidade interna até o orifício epitimpânico do colesteatoma, criando o retalho. **(C)** Que ao final é rebatido sobre o muro do nervo facial e o canal semicircular lateral. (Shambaugh Jr., 1967.)

ção posterior do enxerto utilizado (fáscia ou outro) repousará sobre o muro do nervo facial e o canal semicircular lateral, sendo o retalho de pele do meato colocado sobre ela, ao final. O enxerto é colocado sob os remanescentes da membrana timpânica e do cabo do martelo (caso este ainda exista e possa ser aproveitado) e sobre eventual interposição ou substituto da cadeia ossicular. Para que ocorra um melhor resultado na condução sonora, uma caixa timpânica arejada deverá permanecer comunicando a tuba auditiva e as janelas oval e redonda, assim como as vibrações da membrana timpânica deverão ser transmitidas por meio sólido para a janela oval. Diversas técnicas de ossiculoplastia estão apresentadas no capítulo apropriado deste livro.

COMENTÁRIOS FINAIS

Em países de primeiro mundo há muita controvérsia sobre a melhor forma de tratamento de colesteatomas, se por mastoidectomia por técnica aberta ou fechada. Infelizmente, no Brasil essa polêmica é a nosso ver infundada na maioria dos casos, pois os pacientes chegam-nos com colesteatomas extensos e atingindo áreas de acesso inseguro sem a "derrubada" do muro do facial. Não bastasse esse motivo de desconfiança, o pior é a grande probabilidade de o paciente abandonar o tratamento no período pós-operatório, por mais alertado que seja dos riscos que corre sem o controle especializado.

Os profissionais de saúde e a população necessitam ser alertados da importância da consulta ao otorrinolaringologista nos casos de otorréia crônica, pelos riscos que eles representam.

Ao especialista cabe o diagnóstico correto e o tratamento mais adequado para cada caso.

■ Destaques

A) Mastoidectomia técnica aberta é quando a parede posterior do conduto auditivo externo é removida, propiciando o tratamento do colesteatoma num único tempo cirúrgico.
B) É a escolhida para tratar colesteatomas extensos, ou invasivos, ou com complicações, ou de pacientes suspeitos de não retornar para controles pós-operatórios.
C) Também é a favorita quando eles, mesmo pequenos, atingem áreas difíceis de abordar com a manutenção das paredes atical externa e posterior do canal (e às vezes, da cadeia ossicular) e, por isso, de grande risco de permanência de resíduo após a remoção da doença. Exemplos dessas áreas são: epitímpanos anterior e lateral, recesso supratubário, recesso do nervo facial e seio timpânico.
D) É de fundamental importância que o cirurgião otológico em formação pratique muito em ossos temporais de cadáveres, antes de operar pacientes, para familiarizar-se com a anatomia, e com o instrumental.
E) Se o colesteatoma e a doença que o acompanha não se estenderem além do antro, a exposição cirúrgica limitar-se-á até esse ponto, não necessitando da exenteração do restante das células da mastóide. Lembrar que quanto menor e mais acessível (com boa meatoplastia) a cavidade, melhores serão suas condições a longo prazo.
F) Porém, se houver algum tecido doente (mucosa ou osso), até na ponta de uma mastóide grande, não se deve hesitar em removê-lo por meio de exposição ampla. Nesse caso, alguma manobra para redução da cavidade poderá ser efetuada ao final da cirurgia.
G) Para se evitar lesões no nervo facial, o desbastamento ósseo adjacente deve ser feito com broca de diamante, em movimentos paralelos a ele e sob irrigação contínua.
H) Para melhor epidermização da cavidade exteriorizada pela técnica aberta, é conveniente que as paredes fiquem lisas, arredondadas, sem saliências ósseas e bem desprovidas de mucoperiósteo.
I) Entre outras informações, não esquecer de alertar o paciente que após a cirurgia ficará com um orifício meatal amplo e que novos acúmulos de descamação epitelial e cerúmen possivelmente formar-se-ão, sendo removidos periodicamente para prevenir a recorrência de erosão óssea e/ou infecção.

RESUMO

A mastoidectomia técnica aberta é assim chamada quando a parede posterior do meato acústico externo é removida, seja na mastoidectomia radical, na radical modificada de Bondy, ou na radical com timpanoplastia. Indicada para erradicar a doença em cirurgia única, pela exposição e exteriorização permanente pelo menos da mastóide e do epitímpano, é provavelmente a mais utilizada no Brasil no tratamento do colesteatoma da orelha média. É a escolhida, entre outros, naqueles casos com suspeita de possível abandono do tratamento pelo paciente no pós-operatório e para pacientes confiáveis, mas com colesteatoma extenso, infiltrativo, muito destrutivo, difícil de abordar ou acompanhado de complicação intracraniana.

A radical clássica, por não possibilitar melhoria da audição, é indicada apenas para neoplasias e casos de colesteatomas com impedimentos na recuperação auditiva. Implica a excisão da membrana timpânica, anel, martelo e bigorna, tendão do músculo tensor do tímpano e toda a mucosa da orelha média. Converte o antro, o ático, o tímpano e o meato acústico externo em uma cavidade única, aberta apenas externamente devido à tuba auditiva ser bloqueada permanentemente.

A radical modificada de Bondy tem indicação apenas para colesteatomas primários que cresçam lateralmente ao corpo da bigorna, com defeito só na parte flácida da membrana timpânica e com mesotímpano e audição essencialmente normais. Remove a parede atical externa e a parede posterior do meato acústico externo, expondo e exteriorizando o local da doença, ao mesmo tempo em que preserva o mesotímpano e a audição, não necessitando de timpanoplastia.

A mastoidectomia aberta com timpanoplastia é a indicada na maioria dos casos de colesteatoma, pois são raros aqueles em que, devido às suas lesões, nenhuma manobra possa ser tentada para melhorar o sistema condutor sonoro.

Todas as técnicas incluem uma meatoplastia que deixa um orifício externo amplo, para adequado arejamento da cavidade e permite que da pele remanescente a cavidade possa ser epidermizada. Quanto menor e mais acessível ficar a cavidade, melhores serão suas condições a longo prazo. O paciente também deve ser alertado que novos acúmulos de descamação epitelial e cerúmen possivelmente formar-se-ão, sendo removidos periodicamente para prevenir a recorrência de erosão óssea e/ou infecção.

REFERÊNCIAS BIBLIOGRÁFICAS

Campos CAH. Mastoidectomia técnica aberta. In: Campos CAH, Costa HOO. *Tratado de Otorrinolaringologia*. 1. ed. São Paulo: Roca, 2002. Vol. 5. 64-77p.

Costa SS, Cruz OLM, Kluwe LHS, Smith MM. Timpanoplastias. In: Cruz OLM, Costa SS. *Otologia Clínica e Cirúrgica*. 1. ed. Rio de Janeiro: Revinter, 2000. 245-70p.

Cruz OLM, Costa SS. Mastoidectomia. In: Cruz OLM, Costa SS. *Otologia Clínica e Cirúrgica*. 1. ed. Rio de Janeiro: Revinter, 2000. 271-87p.

Gersdorff MC, Robillard TA. Rehabilitation of the hollow cavities using bone reconstruction and biomaterials. *Acta Otorhinolaryngol Belg* 1988;42(1):35-9.

Hulka GF, McElveen Jr. JT. A randomized, blinded study of canal wall up versus canal wall down mastoidectomy determining the differences in viewing middle ear anatomy and pathology. *Am J Otol* 1998;19(5):574-8.

Jahrsdoerfer RA, Rafie JJ. Tratamento cirúrgico do colesteatoma. In: Lopes Fº O, Campos CAH. *Tratado de Otorrinolaringologia*. 1. ed. São Paulo: Roca, 1994. 763-75p.

Kahramanyol M. Fascioperiosteal flap and neoosteogenesis in radical mastoidectomy. *Ear Nose Throat J* 1992;71(2):70-2.

Palva T. Cholesteatoma surgery today. *Clin Otolaryngol* 1993;18(4):245-52.

Pappas DG. Bondy's modified radical mastoidectomy revisited. *Ear Nose Throat J* 199473(1):15-8.

Paparella MM. Surgery of the middle ear, eustachian tube and mastoid. In: Paparella MM, Shumrick DA. *Otolaryngology*. 1. ed. Philadelphia: WB Saunders Co., 1973. Vol. 2. 283-305p.

Shambaugh Jr., GE. *Surgery of the Ear*. 2. ed. Philadelphia: WB Saunders Co., 1967. 722p.

Smyth GD, Brooker DS. Small cavity mastoidectomy. *Clin Otolaryngol* 1992;17(3):280-3.

Souza LCA, Piza MRT, Costa SS. Meatoplastia. In: Cruz OLM, Costa SS. *Otologia Clínica e Cirúrgica*. 1. ed. Rio de Janeiro: Revinter, 2000. 289-91p.

Yung MW. Small cavity mastoidectomy-5-year review. *Clin Otolaryngol* 1996;21(1):24-9.

Tratamento das Mastoidites Agudas na Primeira Consulta

Jorge Spratley ▪ Manuel País Clemente

INTRODUÇÃO

A mastoidite aguda constitui a complicação mais freqüente da otite média. Na era pré-antibiótica cerca de 25-50% dos casos de otite média aguda evoluíam para mastoidite (Bois, 1942), resultando numa elevada morbidade e mortalidade. O risco de progressão para outras complicações intracranianas era temível, não obstante medidas heróicas como as descritas por Turner & Fraser (1928). Nessa época o tratamento era unicamente cirúrgico consistindo em miringotomia e mastoidectomia tão precocemente quanto possível. Segundo a história, foi justamente na tentativa de salvar um doente sofrendo de mastoidite aguda que Petit efetuou a primeira descrição de mastoidectomia, no ano de 1790 (Ballance, 1919). Com o advento dos primeiros antimicrobianos a incidência desta complicação diminuiu drasticamente, originando uma redução do número de mastoidectomias em aproximadamente 80%, como atestam os estudos de House (1949) e Davison (1955). Em anos posteriores, confirmou-se esta tendência decrescente, com Palva et al. reportando taxas de mastoidite aguda em 0,4% das otites médias agudas no ano de 1959 (Palva, 1959) e de apenas 0,004% em 1985 (Palva, 1985). Em contraponto a esta onda otimista, artigos recentes têm vindo a evidenciar um possível recrudescimento desta complicação (Hoppe, 1994; Luntz, 1994; Spratley, 2000a; Ghaffar, 2001), pelo que a generalidade dos clínicos e particularmente os otorrinolaringologistas devem estar preparados para diagnosticar e tratar eficazmente esta complicação. Um das hipóteses invocadas para este aumento de incidência relaciona-se ao aumento de resistências bacterianas, conseqüente à prescrição abusiva de antibióticos na atualidade (Dhooge, 1999; Antonelli, 1999a).

A incidência da mastoidite aguda é maior no contexto de otite média aguda, e como tal é mais freqüente em crianças e no sexo masculino (Paradise, 1980). Dentro do estrato pediátrico, os lactentes são freqüentemente atingidos, representando em alguns estudos entre 30-43% do total de casos (Ogle, 1986; Neto, 1998; Ghaffar, 2001). Por outro lado, em crianças mais crescidas ou em adultos, a eventualidade de otite média crônica e de um colesteatoma subjacente deve sempre ser excluída (Kacker, 1986; Ibekwe, 1988; Magliulo, 1995; Spratley, 2000b).

Relatos recentes coincidem que o tratamento antibiótico na otite média aguda não constitui uma prevenção absoluta contra a ocorrência da mastoidite aguda (Spratley, 2000a; Luntz, 2001). Em algumas circunstâncias os antibióticos podem inclusivamente atrasar o início de um tratamento eficaz da mastoidite, ao reduzirem a exuberância da sintomatologia e ao mesmo tempo criarem uma falsa sensação de segurança (Linder, 2000). Não obstante, indicativos vindos da Holanda, onde o tratamento de primeira linha aconselhado para a otite média aguda não inclui antibióticos, revelam uma maior incidência de mastoidites agudas quando comparado com países em que o uso de antibióticos é mais liberal (vanZuillen, 2001). Estes estudos constituem sem dúvida um alerta para uma utilização judiciosa dos antibióticos nos dias de hoje.

É interessante salientar que em 48-74% dos casos descritos em séries pediátricas atuais (Nadal, 1990; Harley, 1997; Spratley, 2000a), o episódio de mastoidite aguda surge sem evidência de doença otológica no passado e como tal constitui o motivo direto de uma primeira consulta de Otorrinolaringologia.

FISIOPATOLOGIA

A apófise mastóide do osso temporal atinge geralmente um estádio de pneumatização pleno cerca dos dois anos de idade (Bluestone, 1996). O sistema de células aéreas que compõem o antro mastóideo encontra-se revestido por um epitélio mucoso de tipo respiratório, que comunica-se diretamente com a cavidade da orelha média através da estreita passagem que constituiu o *aditus ad antrum*. Do ponto de vista patológico, essa continuidade anatomo-funcional proporciona uma relação íntima entre os fenômenos inflamatórios da orelha média e da mastóide, como ficou claramente demonstrado por Schachern e colegas (1991), que registraram envolvimento histopatológico da mastóide em 96% de 222 ossos temporais humanos com otite média. Tal acontece correntemente na prática clínica em crianças com otite média aguda, cuja mucosa da mastóide fica inflamada sem originar sinais clínicos de mastoidite e habitualmente evolui para a cura em simultâneo com a resolução da infecção da orelha média, sem seqüelas residuais. Este tipo de inflamação mastóidea comum não deve ser rotulada como complicação, pois os limites do mucoperiósteo não são ultrapassados, e as estruturas ósseas subjacentes são poupadas (Goycoolea, 1991).

Por outro lado, em situações de infecção por agentes virulentos ou em doentes imunologicamente mais débeis, o bloqueio inflamatório do *aditus ad antrum* e a conseqüente elevação da pressão intramastóidea favorecem a propagação da infecção ao periósseo da cortical mastóidea com desenvolvimento de fenômenos inflamatórios ao nível da região retroauricular, característicos da denominada mastoidite aguda com periosteíte. Os mecanismos da propagação infecciosa surgem habitualmente por via tromboflebítica ao longo da veia emissária mastóidea ou diretamente através da área crivosa do triângulo de Macewen. Aliás, essa última via parece ser a mais freqüente nos lactentes cujas mastóides ainda se encontram pouco desenvolvidas (Fliss, 1997).

Se o processo infeccioso prosseguir sem controle, desenvolvem-se fenômenos de osteíte com erosão óssea e coalescência das células mastóideas, resultando na formação de um empiema intracavitário, designado por mastoidite aguda coalescente ou confluente. Esse tipo de mastoidite coalescente associa-se a outras complicações em 8–35% dos casos, devido à disseminação infecciosa para estruturas importantes da vizinhança (Ginsberg, 1980; Pfaltz, 1984; Ghaffar, 2001). Essas complicações podem surgir sob a forma de abscessos intracranianos ou meningite, trombose do seio lateral, paralisia do nervo facial, labirintite e petrosite. Por outro lado, quando a infecção ultrapassa o córtex da mastóide e o pus se acumula no espaço extracraniano, desenvolve-se um abscesso subperiósteo. Na maioria dos casos esta coleção purulenta mantém-se localizada sob a aparência de um abscesso retroauricular. Em situações mais raras o abscesso pode estender-se para zonas mais distantes como o abscesso de Bezold ao longo do músculo esternocleidomastóideo (Bezold, 1908; Spiegel, 1998), o abscesso de Citelli na bainha do digástrico, o abscesso retrofaríngeo (Tembe, 1967), o abscesso de Luc na escama temporal (Primrose, 1987) ou através de progressão pré-auricular com formação de um abscesso zigomático.

DIAGNÓSTICO

Quadro clínico

A maioria dos doentes surge num contexto de otite média aguda corrente ou recente. Contrariamente ao conceito clássico que a mastoidite aguda é precedida de sintomas da orelha média nos 10-14 dias precedentes (Shambaugh, 1967), vários estudos têm registrado um início de sintomas bastante mais breves, na ordem dos dois dias (Holt, 1981; Rosen, 1986; Luntz, 2001). Está também referido na maioria das séries recentes, que a taxa de doentes sob medicação antibiótica superior a 24 horas no momento de admissão ao hospital é elevada, situando-se entre 48–65% (Nadal, 1990; Gliklish, 1996; Harley, 1997; Spratley, 2000; Luntz, 2001).

Tipicamente o doente apresenta-se com febre, otalgia, tumefação dolorosa da região mastóidea com apagamento do sulco retroauricular e empurramento anterior do pavilhão auricular. No lactente, como resultado da escassa pneumatização da mastóide, o afastamento da aurícula faz-se habitualmente em direção inferior (Ginsberg, 1980). A zona da mastóide com maior sensibilidade à dor reflete habitualmente o local onde a coleção purulenta está mais próxima do periósteo, sendo mais comum na região do antro na criança e na ponta da mastóide no adulto (Glasscock, 1990). É importante distinguir um quadro de eritema e edema retroauricular associados a fenômenos de periosteíte (Fig. 47-1), relativamente a um processo mais avançado de tumefação com flutuação indicativo de abscesso subperiósteo (Fig. 47-2), o qual exige um tratamento mais vigoroso. No diagnóstico diferencial das tumefações retroauriculares incluem-se manifestações de dermatite, linfadenite e cistos infectados. Acresce que, fruto de tratamentos prévios com antibióticos, hoje em dia o quadro clínico pode não assumir a exuberância descrita no passado, exigindo freqüentemente um elevado índice de suspeição para um diagnóstico apropriado.

No exame otomicroscópico a região póstero-superior da parede do canal auditivo externo apresenta-se com um abaulamento característico, que oblitera o ângulo entre o conduto e a membrana timpânica. Este fenômeno surge em resultado do espessamento do periósseo do canal que fica imediatamente adjacente ao antro mastóideo. A membrana timpânica apresenta-se habitualmente túrgida e ruborizada. Nos casos com perfuração timpânica, a otorréia é freqüentemente pulsátil em conseqüência da hipervascularização e tecido de granulação da orelha média. As características das secreções purulentas, nomeadamente um eventual odor fétido, podem sugerir a possibilidade de infecção por agentes gram-negativos e anaeróbios. É essencial que após a colheita de material para microbiologia, se realize uma aspiração cuidadosa da orelha no sentido de averiguar a eventualidade de um colesteatoma encoberto (Fig. 47-3). Em casos mais raros, conseqüentes à denominada mastoidite latente (*masked mastoiditis*), a membrana timpânica pode apresentar-se com características próximas da normalidade não obstante a mastoidite em curso (Holt, 1983).

Assinale-se que todo o doente com mastoidite aguda que apresente um quadro clínico de cefaléias, alteração do estado de consciência, vômitos ou rigidez da nuca é fortemente suspeito de extensão intracraniana do processo infeccioso. Nestes casos, torna-se imperioso estabelecer

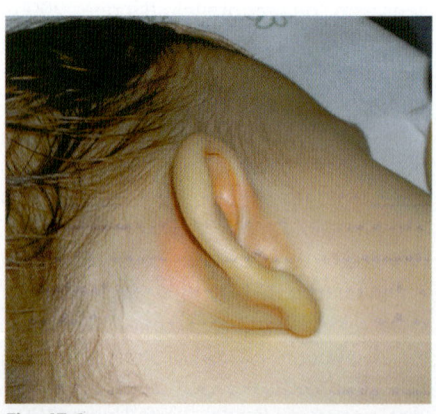

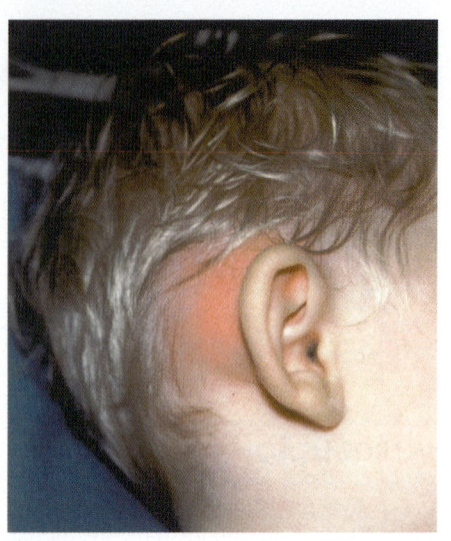

Fig. 47-2
Lactente de 18 meses de idade com mastoidite aguda coalescente secundária à otite média aguda. Note o intenso eritema e tumefação da região retroauricular que apresentava dor e flutuação à palpação. O estudo por tomografia computadorizada confirmou o diagnóstico de mastoidite com abscesso subperiósseo. O tratamento consistiu em antibioticoterapia intravenosa, mastoidectomia cortical e miringotomia com tubo de ventilação.

Fig. 47-1
Lactente de nove meses com mastoidite aguda e periosteíte pós-otite média aguda. Note o rubor e apagamento do sulco retroauricular. O tratamento consistiu em antibioticoterapia intravenosa e miringotomia com aspiração, com melhoria significativa nas 24 horas imediatas.

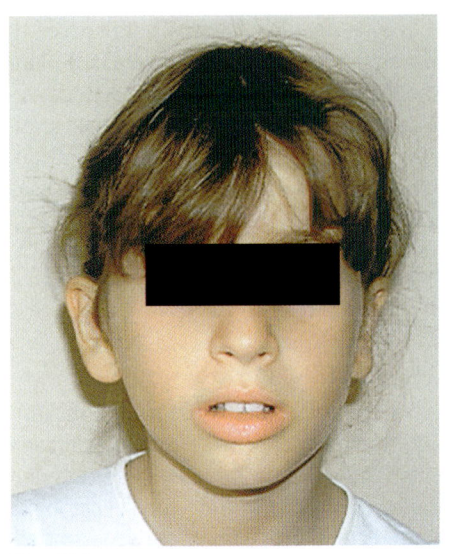

Capítulo 47 — Tratamento das Mastoidites Agudas na Primeira Consulta

Fig. 47-3
Criança de nove anos de idade com mastoidite aguda à direita secundária a um quadro de otorréia crônica. Note o típico desvio anterior e inferior do pavilhão auricular. O exame otomicroscópico evidenciou um colesteatoma. O tratamento consistiu em antibioticoterapia intravenosa e timpanomastoidectomia.

uma colaboração interdisciplinar célere com Neurocirurgia e Doenças Infecciosas.

Exames subsidiários

Embora o exame clínico desempenhe um papel primordial no diagnóstico da mastoidite aguda, vários exames contribuem de forma relevante na orientação diagnóstica e terapêutica. Presentemente, a Tomografia Computadorizada (TC) constitui o exame por imagens de primeira escolha na mastoidite aguda (Figs. 47-4 e 47-5). Através deste exame é possível avaliar com grande detalhe os contornos e o grau de mineralização das estruturas ósseas do osso temporal bem como alterações de densidade dos tecidos moles adjacentes (Figs. 47-6 e 47-7), revelando-se assim de grande utilidade no rastreio de eventuais complicações intracranianas (Mafee, 1985; Dhooge, 1998). Por estas razões, é altamente recomendável que todo o doente com suspeita clínica de mastoidite aguda realize uma TC, estando indicada a injeção de contraste endovenoso quando existam sinais de irritabilidade do sistema nervoso central (Fig. 47-8). Num estudo de Antonelli et al. (1999b), os sinais de TC mais fiáveis de mastoidite aguda coalescente com indicação cirúrgica foram por ordem decrescente: erosão da placa cortical sobre o seio lateral, destruição das trabéculas ósseas e erosão da lâmina cortical lateral da mastóide.

A Ressonância Magnética (RM) tem a sua principal indicação em casos de mastoidite suspeitos de complicação intracraniana, sendo a sua acuidade considerada superior à TC na definição de trombose do seio lateral (Fig. 47-9) e nos abscessos intracranianos (Weingarten, 1989). Con-

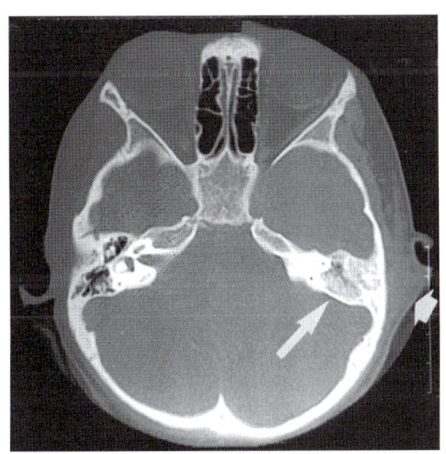

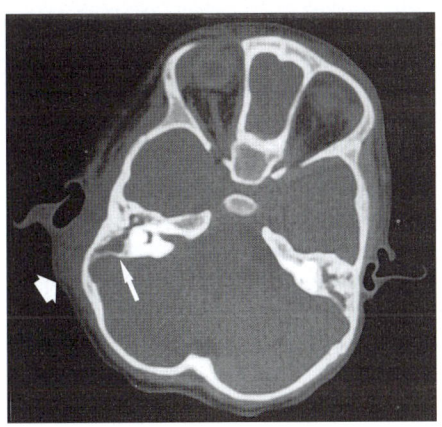

Fig. 47-5
Tomografia computadorizada craniana em corte axial de uma lactente com dois anos de idade apresentando coalescência das células da mastóide direita (seta longa). Note o edema dos tecidos moles retroauriculares (seta curta).

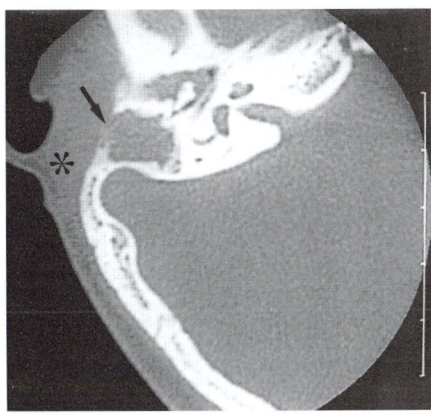

Fig. 47-7
Tomografia computadorizada do osso temporal esquerdo em corte axial em doente com mastoidite aguda secundária à otite média crônica. Note erosão da cortical (seta) e preenchimento da orelha média e mastóide por conteúdo com densidade de tecidos moles. Edema dos tecidos moles retroauriculares (asterisco).

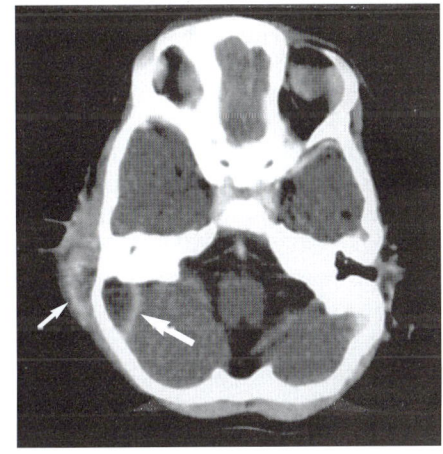

Fig. 47-4
Tomografia computadorizada craniana em corte axial de uma paciente com quatro anos de idade apresentando sinais de mastoidite com periosteíte à esquerda. Note preenchimento das células mastóideas (seta longa) e infiltrado dos tecidos moles retroauriculares (seta curta).

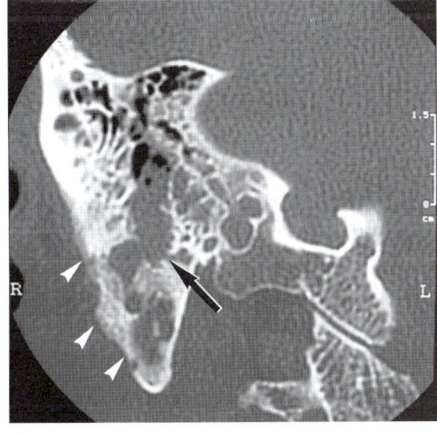

Fig. 47-6
Tomografia computadorizada do osso temporal direito em corte coronal revelando erosão das trabéculas ósseas da mastóide com coalescência e preenchimento das células aéreas (seta). Sinais de rarefação óssea da cortical mastóidea (pontas de seta).

Fig. 47-8
Tomografia computadorizada craniana em corte axial pós-contraste de um menino de três anos de idade com mastoidite aguda à direita complicada com abscesso subperiósteo (seta menor) e tromboflebite do seio lateral representada pelo típico "sinal delta" (seta maior). A captação de contraste pela meninge é sugestiva de um abscesso extradural perissinusal concomitante.

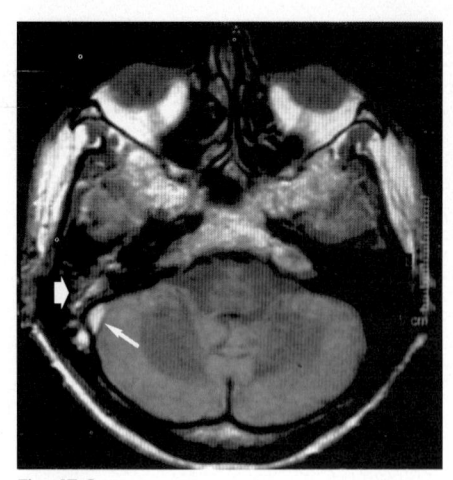

Fig. 47-9

Corte axial de ressonância magnética em T2 de doente com mastoidite aguda à direita (seta curta) e hipersinal do seio lateral ipsilateral indicando trombose (seta longa). Compare com a ausência de sinal no seio lateral esquerdo correspondente a um fluxo normal.

tudo, este exame não capta o sinal das estruturas ósseas, pelo que seu interesse na mastoidite aguda é considerado inferior ao da TC.

No passado, a radiografia simples da mastóide na incidência de Schuller foi largamente utilizada para precisar o diagnóstico, através de imagens representando opacificação da mastóide e destruição das trabéculas ósseas mastóideas. Todavia, vários autores consideram que a viabilidade deste exame é reduzida, revelando alterações nítidas somente em fases avançadas, pelo que o seu interesse é julgado como marginal na atualidade (Ogle, 1986; Harley, 1997).

O diagnóstico microbiológico assume presentemente uma importância redobrada na mastoidite aguda. Tal decorre do isolamento crescente de estirpes bacterianas com baixa suscetibilidade aos antimicrobianos, particularmente *Streptococcus pneumoniae*, em algumas regiões do globo (Antonelli, 1999a; François, 2001; Dell Castillo, 2001). A colheita deve ser efetuada diretamente da orelha média por timpanocentese ou eventualmente através de uma perfuração timpânica já existente. É importante evitar a contaminação por agentes do canal auditivo externo. No caso de cirurgia, o produto de drenagem de um abscesso retroauricular ou do antro da mastóide deve igualmente ser estudado por coloração Gram e submetido a exame cultural em aero e anaerobiose.

A bacteriologia da mastoidite aguda apresenta algumas diferenças em relação à otite média aguda (Dew, 1998). Vários trabalhos sobre esta infecção convergem num predomínio de *Streptococcus pneumoniae* e *Streptococcus pyogenes*, seguidos pelo *Staphylococcus aureus*, enquanto que o *Haemophilus influenzae* e a *Moraxella catarrhalis* são infreqüentes (Luntz, 1994; Hoppe, 1994). Aparentemente, a reduzida freqüência desses dois últimos agentes resultará da sua alta afinidade para a infecção da mucosa, mas baixa tendência para a invasão óssea (Ginsberg, 1980). É notório que as culturas aeróbias na mastoidite aguda sejam freqüentemente reportadas como negativas em mais de 30% dos casos, fato em parte justificável pela elevada porcentagem de doentes em regime antibiótico à data de admissão (Prellner, 1986; Linder, 2000). Aliás, a medicação prévia com antibióticos influencia o espectro dos isolamentos ao ponto de nos doentes sem antibioticoterapia os *Streptococcus pyogenes* serem altamente freqüentes e os *Haemophilus influenzae* raros, invertendo-se esta situação nos doentes sob medicação antibiótica (Prellner, 1986). A importância dos agentes anaeróbios como participantes no processo infeccioso da mastoidite aguda tem sido referenciada como próxima dos 80%, tanto sob a forma de culturas isoladas ou mistas (Maharaj, 1987).

Por outro lado, em situações de mastoidite aguda que surgem no contexto de otite média crônica, a flora infectante é predominantemente composta por agentes gram-negativos incluindo bactérias dos gêneros *Pseudomonas*, *Proteus* e *Klebsiella*. É assinalável que este tipo de agentes gram-negativos também tem uma tendência especial para ocorrer em situações de otite durante os primeiros meses de vida (Haddad, 1994) e em doentes imunodeprimidos (Osffeld, 1980). Note-se ainda que relatos esporádicos têm alertado para a possibilidade da mastoidite ser originada por agentes atípicos, como alguns tipos de *Mycobacteria* (Moerman, 1993; Flint, 1999).

É indispensável que a biópsia de tecido de granulação ou de eventuais pólipos para estudo anatomopatológico seja realizada por rotina, de modo a excluir outras patologias subjacentes mais raras como doenças granulomatosas, p. ex. Histiocitose X e tuberculose, ou até neoplásicas, p. ex. rabdomiossarcoma (Feliciano, 2002).

Finalmente, é habitual surgir no estudo analítico do sangue evidência de leucocitose com neutrofilia, elevação da velocidade de sedimentação globular e aumento da proteína C reativa. Contudo, permanece controverso o valor desses exames como possíveis indicadores da necessidade de mastoidectomia (Gliklich, 1996; Kvestad, 2000; François, 2001).

TRATAMENTO

A terapêutica do doente com mastoidite aguda não está ainda uniformizada em padrões estritos, havendo escolas que optam por uma atitude intervencionista com recurso quase universal à mastoidectomia (Shambaugh, 1980; Hoppe, 1994; Linder, 2000; Vassbotn, 2002), enquanto outros grupos advogam um tratamento inicial conservador nos casos não-complicados e reservam a cirurgia para situações mais selecionadas (House, 1967; Harley, 1997; Fliss, 1997; Goldstein, 1998). Essa última filosofia tem ganhado progressivamente mais adeptos desde o advento da TC, que permite excluir com segurança a presença de complicações supuradas intra e extracranianas. Refira-se, a propósito, que a abordagem de uma mastoidite aguda, que se apresenta sob a forma de uma primeira consulta num doente sem doença otológica prévia, deve ser regida por critérios diagnósticos e terapêuticos idênticos aos seguidos num doente com antecedentes de otite.

A atitude terapêutica preconizada ao longo dos anos no Hospital de S. João – Faculdade de Medicina do Porto tem sido a de considerar a mastoidite aguda como uma situação de urgência otológica potencialmente grave. Em conformidade, e ainda que a possibilidade de tratar a mastoidite com periosteíte em regime ambulatório vigiado tenha sido defendida no passado (Niv, 1998), no nosso protocolo mantém-se a indicação formal para internamento hospitalar.

A tomada de decisão entre uma conduta terapêutica conservadora ou cirúrgica na mastoidite aguda deve ser fundamentada nos indicadores clínicos e resultados da imageologia, como esquematizado por Fliss *et al.* (1997) (Fig. 47-10).

No doente com mastoidite aguda e periosteíte, sem evidência de abscesso ou outras complicações, o tratamento recomendado deve incluir uma miringotomia

Fig. 47-10

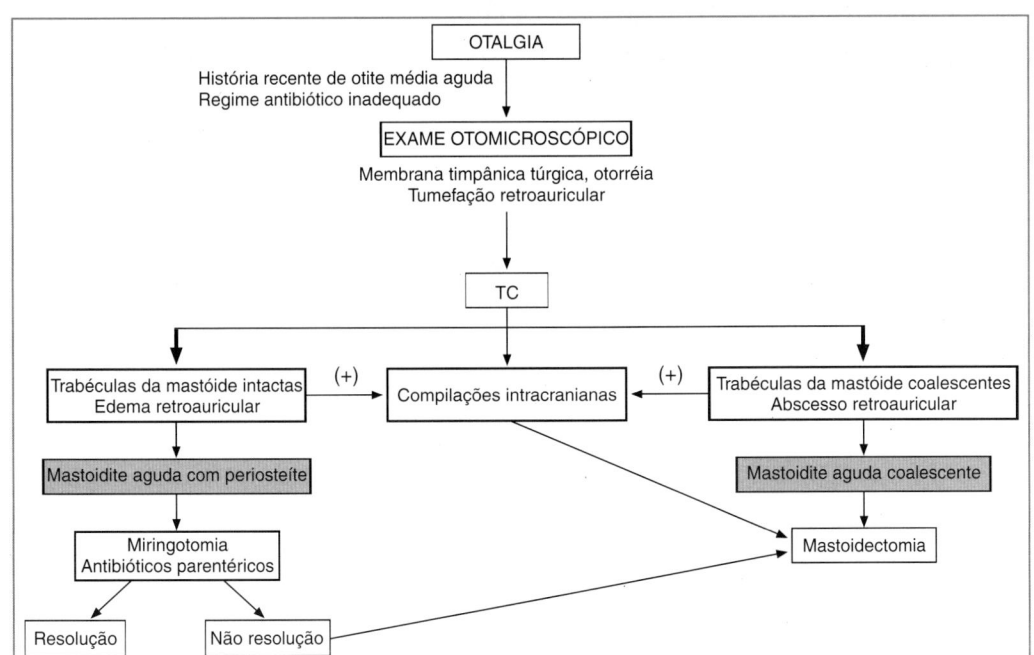

Diagrama do diagnóstico e tratamento da mastoidite aguda. (Adaptado sob permissão de: Fliss D, Leiberman A, Dagan R. Acute and chronic mastoiditis in children. Adv Pediatr Infect Dis 1997; 13:165-85.)

ampla com aspiração da orelha média, antibioticoterapia intravenosa, antiinflamatórios orais e vigilância atenta. É altamente recomendável que a miringotomia seja efetuada sob controle microscópico, sendo possível realizar essa intervenção na maioria dos casos sob anestesia local e sedação. Persiste alguma indefinição relativamente à eventual indicação para inserção de tubo de ventilação transtimpânico no momento da miringotomia. Enquanto alguns autores advogam a sua colocação por rotina (Nadal, 1990), outros, nos quais nos incluímos, consideram esta indicação apenas nos doentes com história prévia de otites recorrentes (Rosen, 1986; Spratley, 2000a).

Nas situações mais comuns secundárias à otite média aguda, a escolha do antibiótico pode incluir uma cefalosporina de 2ª geração (cefuroxima axetil) (Cohen-Kerem, 1999) ou de 3ª geração (cefotaxima; ceftriaxone) (Gilbert, 2000), atendendo ao seu espectro de ação e à boa penetração tecidular particularmente no sistema nervoso central. Nas regiões geográficas onde seja presumível uma prevalência elevada de pneumococos com baixa suscetibilidade aos antimicrobianos, a opção pela vancomicina deve ser considerada (Fairbanks, 2001). A utilização do cloranfenicol, em tempo popular, deve nos dias de hoje ser reservada somente para situações de resistência muito específicas, atendendo ao risco potencial de efeitos colaterais graves.

Já nos casos em que haja fortes possibilidades do agente infectante pertencer ao grupo das bactérias gram–negativas, como sucede na maioria das mastoidites por otite média crônica, o recurso à ceftazidima intravenosa justifica-se como opção antibiótica inicial; em alternativa pode-se optar pela combinação de uma penicilina resistente às penicilinases (oxacilina; meticilina; nafcilina) e um aminoglicosídeo (gentamicina; tobramicina; amicacina). Outros antimicrobianos como as quinolonas (oxacilina; ciprofloxacina) para doentes adultos, e outros agentes de largo espectro (carbenicilina; imipenem; aztreonam) podem ser utilizados como segunda linha, em caso de falência inicial ou de acordo com o antibiograma. Uma referência ainda para a cobertura contra agentes anaeróbios, especialmente freqüentes em casos associados à otite média crônica, nos quais a prescrição de metronidazol ou eventualmente clindamicina está indicada. Saliente-se a este respeito que, nas complicações intracranianas da otomastoidite, a introdução de metronidazol no esquema terapêutico permite uma melhoria significativa dos resultados clínicos (Samuel, 1986). A duração da terapêutica antibiótica intravenosa é preconizada habitualmente por um mínimo de dez dias, havendo alguns autores que aconselham a sua suspensão às 48-72 horas após o doente entrar em apirexia (Khafif, 1998). Posteriormente, está aconselhado manter uma antibioticoterapia oral complementar até perfazer quinze dias a contar do início de tratamento.

Uma melhoria clínica evidente da otomastoidite com periosteíte é esperável no prazo de 24-48 horas após a instituição da terapêutica adequada. Quando tal evolução não se verifica, está indicado realizar nova TC de controle, rever a antibioticoterapia de acordo com os testes de sensibilidade bacteriana e considerar mastoidectomia. Deve-se relembrar que a persistência de um processo de mastoidite provoca um aumento do risco de progressão para outras complicações supuradas. A este respeito, Luntz e a sua equipe (2001) registraram que 8,1% dos doentes com mastoidite sem complicações à admissão vieram a desenvolver complicações já durante a internação. Destes, não obstante a antibioticoterapia, 13 evoluíram para abscesso subperiósseo, dois para paralisia facial e três para complicações intracranianas.

Conseqüentemente, quando o exame clínico e os resultados da imageologia indicam o diagnóstico de mastoidite aguda coalescente, com presença duma coleção purulenta encarcerada, está indicada cirurgia imediata. Através de uma incisão retroauricular procede-se à drenagem do abscesso, seguindo-se a mastoidectomia cortical com remoção do tecido de granulação e repermeabilização do *aditus ad antrum*, e complementa-se com uma drenagem adequada (Glasscock, 1990; Potsic, 1997). Na seqüência da mastoidectomia deve ser aplicado um tubo transtimpânico para promover drenagem e ventilação. Nos lactentes com abscesso retroauricular e pneumatização escassa da mastóide confirmada por TC, atendendo à posição superficial do nervo facial, a incisão simples do abscesso associada a uma miringotomia larga pode constituir uma alternativa inicial com sucesso (Ransome, 1987; Khafif, 1998; Bauer, 2002).

Obviamente que todos os casos de mastoidite conseqüentes à otite média crônica devem ser tratados cirurgicamente com timpanomastoidectomia, procurando-se atribuir sempre prioridade por ordem decrescente à completa erradicação da infecção, reconstrução funcional da audição e preservação da anatomia, de acordo com os princípios gerais da cirurgia otológica.

Na presença de complicações supuradas intracranianas a decisão cirúrgica deve ser articulada com os colegas de Neurocirurgia e Doenças Infecciosas. Nos casos raros de abscesso de Bezold, o cirurgião tem de estar preparado para proceder à respectiva cervicotomia.

CONCLUSÕES

A mastoidite aguda persiste como a complicação mais freqüente da otite média. O risco de complicações associadas intra ou extracranianas é real. As formas de apresentação na atualidade podem não se revestir da exuberância das descrições clássicas, exigindo um grau elevado de suspeição por parte dos clínicos. A TC representa um auxiliar precioso no diagnóstico e na decisão terapêutica devendo ser realizada, sempre que possível, perante a suspeita de mastoidite aguda. A maioria dos doentes com mastoidite aguda com periosteíte pode ser tratada eficazmente com antibioticoterapia intensiva endovenosa, miringotomia e vigilância atenta. Em casos de falência desta terapêutica ou nos doentes com mastoidite coalescente, está indicada intervenção cirúrgica imediata, que pode variar entre mastoidectomia cortical ou uma timpanomastoidectomia mais extensa de acordo com a patologia subjacente.

REFERÊNCIAS BIBLIOGRÁFICAS

Antonelli P, Dhanani N, Giannoni C, et al. Impact of resistant pneumococcus on rates of acute mastoiditis. *Otolaryngol Head Neck Surg* 1999a;121:190-94.

Antonelli P, Garside J, Mancuso A, et al. Computed tomography and the diagnosis of coalescent mastoiditis. *Otolaryngol Head Neck Surg* 1999b;120:350-54.

Ballance C, Green C. Some historical observations on the evolution of the operation for the cure of the infective diseases of the temporal bone. In: Balance C, Green C (eds.) *Essays on the Surgery of the Temporal Bone*. London: MacMillan & Co., 1919.

Bauer P, Brown K, Jones D. Mastoid subperiosteal abscess management in children. *Int J Pediatr Otorhinolaryngol* 2002;15:185-8.

Bezold F, Siebenmann F. Empyema of the mastoid process in acute inflammation of the middle ear. In: *Textbook of Otology for Physicians and Students*. Chicago: EH Colegrove Co., 1908. 179-88p.

Bluestone C, Klein J. Intratemporal complications and sequelae of otitis media. In: Bluestone C, Stool S, Kenna M (eds.) *Pediatric Otolaryngology*. 3. ed. WB Saunders Co: Philadelphia, 1996, Vol 1. 583-635p.

Boies L. Acute mastoiditis: 1931-1941. *Trans Laryngol Rhinol Otol* 1942;48:97-112.

Cohen-Kerem R, Uri N, Rennert H, et al. Acute mastoiditis in children: is surgical treatment necessary? *J Laryngol Otol* 1999;113:1081-1085.

Davison F. Otitis media: Then and now. *Laryngoscope* 1955;65:142-51.

Del Castillo F, Ledesma F, Garcia–Perea A. Penicillin-susceptible and erythromycin-resistant Streptococcus pneumoniae in children with acute mastoiditis. *J Clin Microbiol Infect Dis* 2001;20:824-6.

Dew L, Shelton C. Complications of temporal bone infections. In: Cummings C (ed.) *Otolaryngology Head and Neck Surgery*. 3. ed. St. Louis: Mosby-Year Book, 1998. Chap 155. 3047-75p.

Dhooge I, Albers F, vanCauwenberg P. Intratemporal and intracranial complications of suppurative otitis media in children: Renewed interest. *Int J Pediatr Otorhinolaryngol* 1999;49 (Suppl 1):109-14.

Dhooge I, Vandenbussche T, Lemmerling M. Value of computed tomography of temporal bone in acute otomastoiditis. *Rev Laryngol Otol Rhinol (Bord)* 1998;119:91-4.

Fairbanks D. Selection of drugs for intracranial infections. In: Fairbanks DN (ed.) *Pocket Guide to Antimicrobial Therapy in Otolaryngology – Head and Neck Surgery*. 10. ed. Alexandria VA: Am Acad Otolaryngol Head Neck Surg Fdn Inc., 2001. 52-3p.

Feliciano T, Spratley J, Gil-Costa MJ, et al. Rabdomiossarcomas da cabeça e pescoço na criança – revisão casuística. Abstract CO48, in: *XIV Congresso Nacional da Sociedade Portuguesa de Otorrinolaringologia e Cirurgia Cérvico-Facial*, Aveiro, 2002.

Flint D, Mahadevan M, Gunn R, et al. Nontuberculous mycobacterial otomastoiditis in children: four cases and a literature review. *Int J Pediatr Otorhinolaryngol* 1999;51:121-27.

Fliss D, Leiberman A, Dagan R. Acute and chronic mastoiditis in children. *Adv Pediatr Infect Dis* 1997;13:165-85.

François M, Van den Abbeele T, Viala P, et al. Mastoïdites aiguës extériorisées de l'enfant: à propos d'une série de 48 cas. *Arch Pediatr* 2001;8:1050-54.

Ghaffar F, Wordemann M, McCracken G Jr. Acute mastoiditis in children: a seventeen-year experience in Dallas, Texas. *Pediatr Infect Dis J* 2001;20:376-80.

Gilbert D, Moellering R, Sande M. Clinical approach to initial choice of antimicrobials therapy. In: Gilbert D, Moellering R, Sande M (eds.) *The Sanford Guide to Antimicrobial Therapy*. 30. ed. Antimicrobial Therapy Inc: Hyde Park, VT. 2000. 2-47p.

Ginsberg C, Rudoy R, Nelson J. Acute mastoiditis in infants and children. *Clin Pediatr* 1980;19:549-53.

Glasscock M, Shambaugh G. The simple mastoid operation. In: Glasscock M, Shambaugh G (eds.) *Surgery of the Ear*. Philadelphia: WB Saunders Co., 1990. 164-75p.

Gliklish R, Eavey R, Iannuzzi A, et al. A contemporary analysis of acute mastoiditis. *Arch Otolaryngol Head Neck Surg* 1996;122:135-9.

Goldstein N, Casselbrandt M, Bluestone C, et al. Intratemporal complications of acute otitis media in infants and children. *Otolaryngol Head Neck Surg* 1998;119:444-54.

Goycoolea M, Jung T. Complications of suppurative otitis media. In: Paparella M, Shumrick D, Gluckman J, Meyerhoff W (eds.) *Otolaryngology*. 3. ed. Philadelphia: WB Saunders: 1991. vol. 2, chap 31. 1381-403p.

Haddad J. Treatment of acute otitis media and its complications. *Otolaryngol Clin North Am* 1994;27:431-41.

Harley E, Sdralis T, Berkowitz R. Acute mastoiditis in children: A 12-year retrospective study. *Otolaryngol Head Neck Surg* 1997;116:26-30.

Holt G, Young W. Acute coalescent mastoiditis. *Otolaryngol Head Neck Surg* 1981;89:317-21.

Holt G, Gates G. Masked mastoiditis. *Laryngoscope* 1983;93:1034-7.

Hoppe J, Koster F, Bootz D, et al. Acute mastoiditis – relevant once again. *Infection* 1994;22:178-82.

House H. Acute otitis media: A comparative study of the results obtained in therapy before and after the introduction of sulfonamide compounds. *Arch Otolaryngol Head Neck Surg* 1946;43:371-8.

House H, Crabtree J. Mastoiditis. In: Maloney W (ed.) *Otolaryngology*. Hagerstown, PA: Harper & Row, 1967. 197-206p.

Ibekwe A, Okoye B. Subperiosteal mastoid abscess in chronic suppurative otitis media. *Ann Otol Rhinol Laryngol* 1988;87:373-5.

Kacker S, Sinha A. The role of cholesteatoma in the etiology of acute mastoiditis. *J Otolaryngol Soc Aust* 1986;2:45-8.

Khafif A, Halperin D, Hochman I, et al. Acute mastoiditis: A 10-year review. *Am J Otolaryngol* 1998;19:170-3.

Kvestad E, Kvaerner K, Mair I. Acute mastoiditis: predictors for surgery. *Int J Pediatr Otorhinolaryngol* 2000;52:149-55.

Linder T, Briner H, Bischoff T. Prevention of acute mastoiditis: fact or fiction? *Int J Pediatr Otorhinolaryngol* 2000;56:129-34.

Luntz M, Brodsky A, Nusem S, et al. Acute mastoiditis–the antibiotic era: A multicenter study. *Int J Pediatr Otorhinolaryngol* 2001;57:1-9.

Luntz M, Keren G, Nusem S, et al. Acute mastoiditis revisited. *Ear Nose Throat J* 1994;73:648-54.

Mafee M, Singleton E, Valvassori G, et al. Acute otomastoiditis and its complications: Role of CT. *Radiology* 1985;155:391-7.

Magliulo G, Vingolo G, Petit R, et al. Acute mastoiditis in pediatric age. *Int J Pediatr Otorhinolaryngol* 1995;31:147-51.

Maharaj D, Jadwat A, Fernandes CM. Bacteriology in acute mastoiditis. *Arch Otolaryngol Head Neck Surg* 1987;113:514-5.

Moerman M, Dierick J, Mestdagh J, et al. Mastoiditis caused by atypical mycobacteria. *Int J Pediatr Otorhinolaryngol* 1993;28:69-76.

Nadal D, Herrmann P, Baumann A, et al. Acute mastoiditis: Clinical, microbiological, and therapeutic aspects. *Eur J Pediatr* 1990;149:560-4.

Neto A, Flores P, Ruah C, et al. Mastoidites agudas na criança. *Acta Med Port* 1998;11:643-7.

Niv A, Nash M, Peiser J. Outpatient management of acute mastoiditis with periostitis in children. *Int J Pediatr Otorhinolaryngol* 1998;46:9-13.

Ogle J, Lauer B. Acute mastoiditis–diagnosis and complications. *AJDC* 1986;140:1178-82.

Osffeld E, Rubinstein E. Acute gram-negative bacillary infections of middle ear and mastoid. *Ann Otol Rhinol Laryngol* 1980;89:33-7.

Palva T, Pukkinen K. Mastoiditis. *J Laryngol Otol* 1959;73:573-88.

Palva T, Virtanen H, Makinen J. Acute and latent mastoiditis in children. *J Laryngol Otol* 1985;99:127-36.

Paradise J. Otitis media in infants and children. *Pediatrics* 1980;65:917-943.

Pfaltz CR. Complications of otitis media. *ORL* 1982;44:301-9.

Potsic W, Cotton R, Handler S. Simple Mastoidectomy. In: Potsic W, Cotton R, Handler S (eds.) *Surgical Pediatric Otolaryngology.* New York: Thieme Medical Publishers, Inc., 1997. 34-9p.

Prellner K, Rydell R. Acute mastoiditis: influence of antibiotic treatment on bacterial spectrum. *Acta Otolaryngol (Stockh)* 1986;102:52-6.

Primrose W, Cinnamond M. Acute mastoid abscess and cholesteatoma. *Int J Pediatr Otorhinolaryngol* 1987;12:229-35.

Ransome J. Acute suppurative otitis media and acute mastoiditis. In: Kerr AG, Groves J, Booth J (eds.) *Scott-Brown's Otolaryngology.* 5. ed). London: Butterworths & Co., 1987. n. 3. 203-14.

Rosen A, Ophir D, Marshak G. Acute mastoiditis–a review of 69 cases. *Ann Otol Rhinol Laryngol* 1986;95:222-4.

Samuel J, Fernandes CM, Steinberg JL. Intracranial otogenic complications: A persisting problem. *Laryngoscope* 1986;96:272-8.

Schachern P, Paparella M, Sano S, et al. A histopathological study of the relationship between otitis media and mastoiditis. *Laryngoscope* 1991;101:1050-5.

Shambaugh G, Glasscock M. Pathology and clinical course of inflammatory diseases of the middle ear. In: Shambaugh G, Glasscock M (eds.) *Surgery of the Ear.* Philadelphia: WB Saunders Co., 1980. 68-89p.

Shambaugh G. *Surgery of the Ear.* 2. ed. Philadelphia, PA: WB Saunders, 1967. 187-203p.

Spiegel J, Lustig L, Lee K. Contemporary presentation and management of a spectrum of mastoid abscesses. *Laryngoscope* 1998;108:822-8.

Spratley J, Silveira H, Alvarez I, et al. Acute mastoiditis in children: review of the current status. Int J Pediatr Otorhinolaryngol 2000a; 56:33-40.

Spratley J, Silveira M, Clemente M. Pediatric acute mastoiditis: role of cholesteatoma. Abstract A3, in: 6th. *Int Conf on Cholesteatoma and Ear Surg* Cannes, 2000b. 65.

Tembe D. Unusual case of Bezold's abscess. *J Laryngol Otol* 1967;105:767-8.

Turner AL, Fraser JS. Labyrinthitis, a complication of middle ear suppuration: A clinical and pathological study. *J Laryngol Otol* 1928;43:609-44.

Van Zuijlen D, Schilder A, van Balen F, et al. National differences in incidence of acute mastoiditis: relationship to prescribing patterns of antibiotics for acute otitis media? *Pediatr Infect Dis J* 2001;20:140-44.

Vassbotn F, Klausen O, Lind O, et al. Acute mastoiditis in a Norwegian population: a 20-year retrospective study. *Int J Pediatr Otorhinolaryngol* 2002;62:237-42.

Weingarten K, Zimmerman RD, Becker RD, et al. Subdural and epidural empyemas: MR imaging. *Am J Roentgenol* 1989;152:615-21.

Abscesso Cerebral Otogênico

Ashutosh Pusalkar

INTRODUÇÃO

Em crianças, 25% de todos os abscessos cerebrais são de origem otogênica, enquanto em adultos, com uma predominância de doenças crônicas da orelha, a proporção de abscessos cerebrais devidos à infecção auricular é aproximadamente de 50% (Mawson, 1988). Os abscessos cerebrais otogênicos desenvolvem-se quase sempre no lobo temporal ou no cerebelo no mesmo lado da orelha infectada, que constitui o seu foco de infecção. Abscessos temporais são mais comuns que abscessos cerebelares na proporção de 2:1, mas os abscessos cerebelares mais freqüentemente têm resultado fatal (Quijana *et al.*, 1988). A incidência de abscessos cerebrais otogênicos diminuiu na era antibiótica, mas a mortalidade nos casos não detectados continua a ser alta (Fig. 48-1).

ABSCESSO

■ Vias de disseminação

- Extensão perivascular direta da infecção através de um *tegmen tympani* osteítico com formação de um abscesso extradural adjacente ao foco de infecção. Embora a dura-máter seja muito resistente à invasão infecciosa, uma paquimeningite local pode ser seguida por tromboflebite penetrando o córtex cerebral do lobo temporal, ou por extensão da infecção ao longo dos espaços periarteriolares de Virchow-Robin para dentro da substância branca cerebral.
- Por tromboflebite retrógrada, e a seguir o abscesso é localizado a distância do local primário.
- Ao longo de trajetos pré-formados, particularmente após trauma e fratura de crânio.
- Os abscessos cerebelares são muitas vezes precedidos por tromboflebite do seio lateral. Eles geralmente estão situados dentro do lobo lateral do cerebelo, aderentes ao seio lateral ou a um segmento da dura-máter embaixo do triângulo de Trautmann.

PATOGÊNESE

Mawson (1974) descreveu quatro fases clínicas no desenvolvimento do abscesso cerebral. Na 1ª fase, de encefalite (Fig. 48-2A), há edema cerebral com encefalite em disseminação. Na 2ª fase o desenvolvimento e extensão do abscesso (Fig. 48-2B) são contidos pela formação de uma cápsula. A formação da cápsula leva 2 a 3 semanas, e durante este período a parte central do cérebro afetado se liquefaz. Na 3ª fase (Fig. 48-2C) o abscesso aumenta e há características clínicas de uma lesão expansiva. Os abscessos cerebelares causam pressão intracraniana aumentada mais precocemente do que aqueles acima do tentório, resultando em "cone de pressão" do *flocculus* e tronco cerebral com subseqüente destruição fatal dos centros vitais nele localizados. Quando o desenvolvimento capsular é lento, o amolecimento do cérebro em torno do abscesso em desenvolvimento pode causar disseminação da infecção para dentro da substância branca avascular e resultar na formação de abscessos secundários. Estes podem ser separados do abscesso original ou podem ser conectados por um pedículo estreito, levando ao desenvolvimento de um abscesso multilocular. Finalmente na 4ª fase, o abscesso pode romper-se (Fig. 48-2D) para dentro do sistema ventricular ou o espaço subaracnóideo, levando à meningite e morte.

■ Sintomas e sinais

A progressão clínica das fases do abscesso cerebral pode variar de vários dias a vários meses, dependendo da resposta do hospedeiro e da terapia (Proctor, 1966; Ward *et al.*, 1969). Na fase de encefalite há febre, mal-estar, cefaléia, vômito, apatia seguida por sonolência. Isto pode progredir rapidamente para estupor, coma e morte, ou progredir lentamente ao longo de um período de 10 dias a várias semanas sem sintomas. Com um abscesso em crescimento, há características de uma lesão ocupadora de espaço. Estas diferem conforme a localização do abscesso (se cerebral ou cerebelar).

ABSCESSO NO LOBO TEMPORAL

Um abscesso no lobo dominante (usualmente esquerdo) causa afasia nomi-

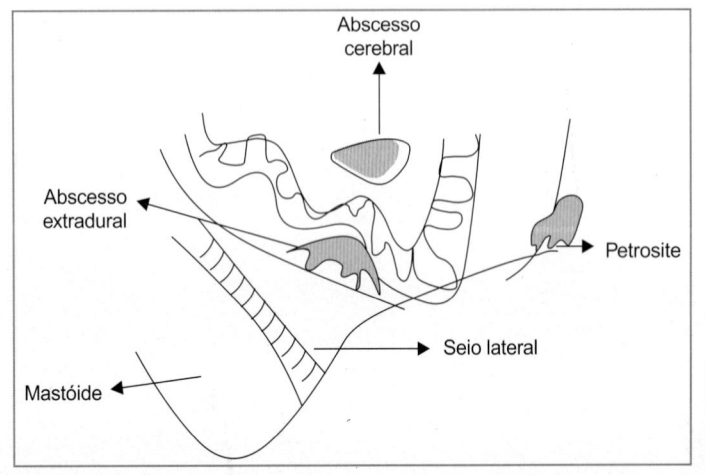

Fig. 48-1
Locais de abscesso cerebral otogênico e petrosite.

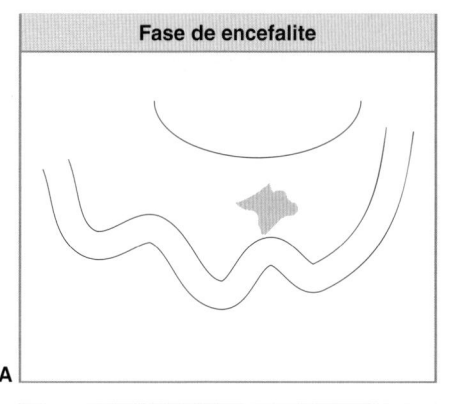

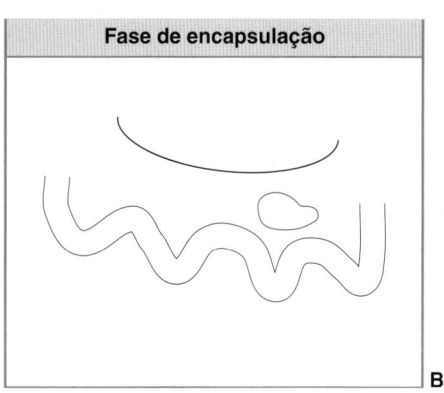

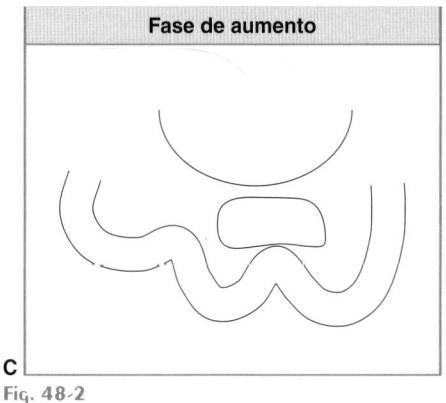

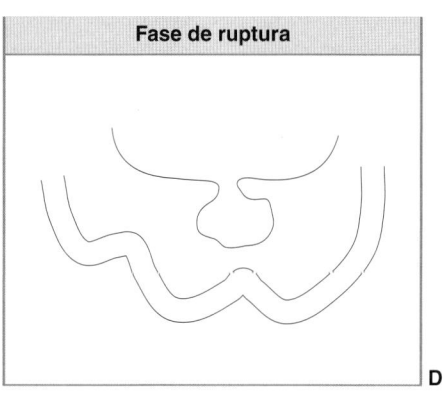

Fig. 48-2
Fases da formação do abscesso. **(A)** Encefalite. **(B)** Encapsulação. **(C)** Aumento. **(D)** Ruptura.

nal com o paciente sendo incapaz de nomear objetos comuns do uso diário, como uma caneta ou uma chave, mas sendo capaz de demonstrar o seu uso. Defeitos de campos visuais, como hemianopia homônima quadrântica, afetando a parte superior dos campos visuais temporais, ou raramente os campos visuais inferiores, podem ocorrer devido ao comprometimento das radiações ópticas. As perdas de campos visuais são no lado oposto ao da lesão, devido ao dano às fibras originadas na retina do mesmo lado. Isto pode ser diagnosticado por perimetria, exceto em pacientes seriamente doentes, quando então o teste clínico por confrontação é mais útil. A expansão do abscesso para cima afeta os movimentos faciais contralaterais seguindo-se pela paralisia progressiva dos membros superior e inferior. A expansão para dentro afeta primeiro o membro inferior, a seguir o membro superior e finalmente a face.

ABSCESSO CEREBELAR

O abscesso cerebelar associa-se à paresia ipsilateral, e incoordenação motora com ataxia fazendo o paciente cair para o lado da lesão. Há outros sinais cerebelares como ultrapassagem do ponto de indicação, tremor de intenção, disdiadococinesia, nistagmo espontâneo batendo para o lado da lesão (em contraste com o nistagmo paralítico com abalo para o lado oposto à lesão na labirintite supurativa). Características de pressão intracraniana elevada podem ser predominantes antes que sinais focais possam ser identificados.

Diagnóstico

- *Exame do LCE*: pressão elevada do LCE e proteínas elevadas com poucos leucócitos, a não ser que haja vazamento para o líquido raquidiano (Quadro 48-1).

- *Angiografia e ventriculografia*: ajudam a localizar a lesão mas atualmente são investigações ultrapassadas.
- *Tomografia computadorizada (TC) e Ressonância magnética (RM)*: são as principais ferramentas diagnósticas hoje. Elas ajudam a elucidar a localização, extensão e efeitos causados pela lesão. A TC tornou-se valiosa para a otimização da cronologia dos tratamentos clínico e cirúrgico (Rosenblum et al., 1978; Miyamoto et al., 1986).

Tratamento

O tratamento é primordialmente cirúrgico. A drenagem do abscesso com uma série intensiva de antibióticos constitui a pedra angular do tratamento. O abscesso é aspirado através de um campo limpo, e antibióticos são instilados na cavidade através da agulha de aspiração. A terapia do abscesso cerebral assume precedência sobre o tratamento do foco otogênico. Cirurgia otológica é adiada até que a condição geral do paciente esteja estabilizada (Kaplan, 1976; Kornblut, 1972).

Drenagem fechada de abscesso

Durante cirurgia de colesteatoma, se for observada dura-máter de cor negra com drenagem de pus, então o primeiro passo é perfurar o osso circundante até a dura-máter sadia tornar-se visível. Depois disso, uma agulha de cérebro é inserida no local de drenagem de pus até uma profundidade de 1 a 1,5 cm. Uma agulha curva pode ser usada no caso de um abscesso cerebelar. Se o pus não drenar com a remoção do estilete, então o pus é aspirado com uma seringa. Solução antibiótica (quantidade menor que a quantidade de pus aspirada) é instilada na cavidade do abscesso depois da drenagem do pus. O

Quadro 48-1 O LCE nas lesões intracranianas otogênicas

Quadro do LCE	Normal	Abscesso cerebral	Hidrocefalia otítica
Pressão	100-150 mmH$_2$O	Aumentada	Aumentada
Cor	Transparente	Transparente ou turvo se o abscesso tiver se rompido no espaço subaracnóideo	Transparente
Células	0 a 5 linfócitos/ml	Aumentadas; 0-30 células/ml ou mais se o abscesso tiver se rompido	Nenhuma
Organismos	Ausência	Usualmente ausência	Ausência
Proteína	16-40 mg/100 ml	Aumentada até 200 mg/100 ml	Normal
Glicose	40-80 mg/100 ml	Normal	Normal

procedimento pode ser repetido depois de 1 ou 2 dias se o paciente não melhorar.

Drenagem aberta

Se o pus for demasiado espesso ou copioso, então a aspiração com agulha pode não ser exeqüível. Nesses casos a dura-máter é incisada no local da punção com uma incisão em cruz, e a abertura é delicadamente alargada com uma pinça de seio da face. Depois da evacuação do pus, um tubo pequeno é mantido *in situ*. A cabeça do paciente é elevada para facilitar a drenagem do pus, e a ferida é mantida aberta com curativos estéreis cuidadosos. **Técnicas fechadas ou abertas de drenagem de abscesso só podem ser tentadas quando um neurocirurgião não é facilmente disponível. Como tais, ambas as técnicas não são tentadas rotineiramente.** Elas podem associar-se à ruptura ventricular ou vazamentos de LCE. Há um risco de embolia de ar através do tubo, ou poderia haver prolapso cerebral subseqüente à drenagem aberta, exigindo intervenção neurocirúrgica de emergência.

O prognóstico no abscesso cerebral otogênico é bom desde que o diagnóstico seja feito precocemente. Entretanto, a morbidade e mortalidade continuam a ser altas quando lesão irreversível do tecido cerebral já ocorreu antes de ser começada a terapia.

HIDROCEFALIA OTÍTICA

Sinônimo: Pseudotumor *cerebri*.

Hidrocefalia otítica foi um termo cunhado por Symonds (1931) e designa uma das complicações menos comuns da infecção da orelha média (Mawson, 1988). Ela é caracterizada por pressão intracraniana elevada, acompanhada por sinais e sintomas de pressão intracraniana aumentada mas sem os seus sinais neurológicos focais ou convulsões, e com quadro do líquido cerebroespinhal normal sob todos os aspectos (Quadro 48-1) (Greer, 1972; Johnson e Paterson, 1972).

Patogênese

A patogênese da hidrocefalia otítica é desconhecida e há diversas teorias a seu respeito.

Uma teoria presume que a obstrução do seio venoso lateral afeta o fluxo venoso cerebral ou que a extensão de um trombo ao seio sagital superior impede a reabsorção do LCE pelos corpos de Pacchioni (Pfaltz e Griesemer, 1984). Entretanto, argumenta-se que a trombose do seio sagital superior deveria associar-se a mais déficits neurológicos do que se encontra na hidrocefalia otítica e à dilatação ventricular, a qual está ausente na síndrome. Por outro lado, a trombose do seio lateral usualmente ocorre sem hidrocefalia subseqüente (Mawson, 1988).

Um edema cerebral difuso que não compromete a função cerebral foi implicado (Foley, 1955; Yu e Shimo, 1975).

Sinais e sintomas

A hidrocefalia otítica pode ocorrer em conjunção com uma infecção aguda ou crônica da orelha ou semanas depois do tratamento da condição auricular (Johnson e Paterson, 1972; Yu e Shimo, 1975). O paciente é geralmente uma criança ou adolescente. Os principais sintomas de apresentação são cefaléia grave, visão turva, sonolência, náusea, vômito e ocasionalmente diplopia. O exame clínico revelará edema de papila, sonolência e paralisia de reto lateral em um ou em ambos os lados devido ao estiramento do VI nervo craniano (abducente) (um falso sinal de localização na pressão intracraniana elevada). Além disso, pode haver evidência de infecção aguda ou crônica da orelha média ou uma história de ter havido recentemente a recuperação de uma infecção aguda da orelha média.

Diagnóstico

- A TC mostrará ventrículos normais.
- A RM revelará o diagnóstico mostrando a trombose no seio sigmóide e transverso.
- A punção lombar mostrará LCE de composição normal e sob alta pressão.

Os critérios diagnósticos para hidrocefalia otítica de acordo com Sureda e Alberca (1989) são:

- Sintomas e sinais de hipertensão intracraniana.
- Ausência de sinais e sintomas neurológicos focais.
- Ausência de lesão cerebral radiologicamente verificada.
- LCE de composição normal e com alta pressão.

O requisito de outros critérios como angiografia para eliminar a possibilidade de trombose de seios venosos ou monitoração contínua da pressão do LCE é controverso.

Tratamento

- Tratamento clínico ou cirúrgico da doença da orelha.
- Esteróides, diuréticos e agentes hiperosmolares para reduzir a pressão intracraniana elevada.
- Punção lombar repetida foi advogada, mas isto é arriscado na presença de pressão intracraniana elevada.
- Ocasionalmente, descompressão subtemporal pode ser necessária para prevenir atrofia óptica decorrente do papiledema prolongado.
- Ocasionalmente pode ser necessário inserção de *shunt* tecoperitoneal a longo prazo.

O prognóstico em geral é bom embora a recuperação possa ser ao longo de um período de meses, e a recorrência seja uma possibilidade. Entretanto, déficits permanentes são incomuns.

PETROSITE

Refere-se a todas as infecções do osso temporal petroso (Schuknecht, 1974). A petrosite assemelha-se à mastoidite na patologia, mas sua sintomatologia é diferente devido às suas diferentes relações anatômicas. Ela também é menos comum que a mastoidite, uma vez que a pneumatização do ápice petroso é menos comum que a pneumatização da mastóide.

Anatomia

Em ossos temporais bem pneumatizados, as células aéreas podem estender-se à parte do osso petroso que não é ocupada pelo labirinto, e pode haver uma comunicação entre a orelha média e o ápice petroso (Mawson, 1988). Duas cadeias de células aéreas comunicantes foram descritas: uma *cadeia póstero-superior*, que se estende desde o ático e o antro, em torno dos canais semicirculares e para dentro do ápice, e uma *cadeia ântero-inferior*, que leva desde o hipotímpano e a área da tuba auditiva em torno da cóclea para dentro do ápice. Acredita-se que apenas 30% dos ossos petrosos possuem células aéreas estendendo-se até o ápice.

Via de disseminação

A via de disseminação da infecção para dentro do ápice petroso bem como o tratamento cirúrgico são em grande parte determinados pela extensão e o padrão da sua pneumatização. Entretanto, a infecção também pode disseminar-se por tromboflebite ou por osteíte progressiva e/ou osteomielite. A infecção pode estender-se por vários caminhos:

- Desde o epitímpano acima do labirinto e anterior ao canal semicircular superior por meio da célula epitimpânica para comprometer as áreas perilabiríntica e/ou apical. Este é o caminho mais comum (Lindsay, 1938).
- Através do trato de células póstero-superior, estendendo-se desde o antro posterior ao canal semicircular superior.
- Através do trato de células subarcuatas do canal semicircular superior.
- Através do trato de células póstero-medial, embaixo do canal semicircular superior e posterior ao canal semicircular posterior. O trato pode passar sobre o canal auditivo interno ou fundir-se com o trato de células retrofaciais medial ao nervo facial, e trato hipotimpânico na orelha média para passar embaixo do canal auditivo interno.
- Anteriormente, desde a área da tuba auditiva e hipotímpano, em torno ou sob a cóclea para dentro do ápice petroso.

Patogênese

É postulado que em alguns ataques de otite média, a membrana de revestimento das células petrosas torna-se infectada. Mas a infecção provavelmente regride sem dar origem a sintomas específicos de infecção petrosa. Contudo, sintomas específicos originam-se quando um reservatório não drenado dá origem a corrimento persistente, ou quando pus sob pressão leva a um empiema agudo, ou quando uma infecção "mascarada" por antibióticos alcança a dura-máter e causa sintomas intracranianos sem os sintomas normalmente associados à inflamação das células aéreas.

Sintomas e sinais

A petrosite pode ser aguda ou crônica. *Petrosite aguda* ocorre após a extensão a partir de uma otite média com coalescência de células aéreas e formação de empiema, ou mais comumente como "infecção mascarada" (infecção no ápice petroso que é revelada inesperadamente após controle antibiótico aparente de uma otite média aguda). Na **petrosite coalescente aguda** com abscesso apical o paciente pode apresentar-se febril com taquicardia, otalgia sediada na profundidade, cefaléia, dor na órbita ou atrás do olho, diplopia (devido à paralisia do reto lateral), vômito e mesmo rigidez cervical. Na **petrosite mascarada** o paciente estará deambulativo e pode estar se recuperando de otite média, mas pode ter cefaléia, anorexia e pode adormecer freqüentemente ou pode mesmo desenvolver diplopia súbita. Na era dos antibióticos petrosite aguda raramente é encontrada.

Petrosite crônica pode revelar-se em um caso de otite média crônica sob a forma de corrimento auricular persistente a partir de um "trajeto petroso". Também pode apresentar-se como corrimento persistente após mastoidectomia simples para mastoidite coalescente aguda. Os pacientes podem apresentar-se com dor associada situada na profundidade (orbitária ou retrobitária se a infecção for no ápice). A petrosite crônica pode ser silenciosa durante um longo período de tempo e pode associar-se a corrimento apenas intermitente através de uma perfuração ou pode estender-se para comprometer a dura-máter sobrejacente e penetrar nos espaços potenciais circunvizinhos e dar origem a sintomas específicos. Quando a infecção (paquimeningite) afeta a dura-máter que separa o ápice petroso do gânglio trigêmeo e o nervo abducente, aparecem sintomas de irritação dos nervos cranianos V e VI.

Em 1904, um otorrinolaringologista de Nápoles, Giuseppe Gradenigo, descreveu a síndrome de paralisia do VI nervo craniano ipsilateral, dor na região do V nervo craniano e otorréia devidos à infecção do ápice do osso temporal petroso. Petrosite pode existir sem extensão além do ápice. Por essa razão, sem a tríade clássica, petrosite não é sinônimo de síndrome de Gradenigo.

Meningite, abscesso extradural, labirintite, abscesso cerebral, paralisia de nervos cranianos e mesmo abscesso retrofaríngeo podem desenvolver-se como complicações da petrosite.

Diagnóstico

- *Radiografias (posições de Towne ou de Stenvers da mastóide)*: essas projeções possibilitam que os dois lados sejam comparados e daí que a pneumatização e o comprometimento apicais possam ser estimados. Também mostrarão erosão óssea e turvação assimétrica dos ápices.
- *Politomografia*: definirá áreas de destruição óssea mais acuradamente e permitirá avaliação de um ou mais caminhos de extensão do trato de células aéreas. Entretanto, ambos os estudos acima estão ultrapassados agora.
- *Tumografia computadorizada*: é extremamente útil para a delineação da pneumatização apical, comprometimento e extensão da destruição óssea no ápice. Ela é a investigação de escolha. Cintigrafia óssea usando gálio-67 e tecnécio-99 pode ser útil para conhecer a extensão da destruição óssea.
- *Ressonância magnética*: mostrará a presença de uma lesão inflamatória no ápice petroso.

Tratamento

Clínico

Tratamento clínico com antibióticos parenterais com reavaliação em 24 a 48 horas (Mawson, 1988) está indicado na petrosite aguda sem a síndrome completamente manifesta. Se o paciente melhorar, então o tratamento clínico pode continuar, de outro modo está indicada intervenção cirúrgica.

Cirúrgico

Uma mastoidectomia completa com uma busca sistemática de vias comuns de extensão da infecção para dentro da área petrosa deve ser empreendida. Um trato purulento deve ser acompanhado e explorado quanto à extensão para dentro da área perilabiríntica e para dentro do ápice. A exploração do trato celular posterior é efetuada primeiro. É aconselhável usar uma cureta em vez de uma broca, a fim de evitar lesão do labirinto ou da cóclea. As células aéreas devem ser seguidas através do arco do canal semicircular superior, acima do canal horizontal, embaixo do canal posterior atrás do nervo facial. A exploração do trato anterior exige mastoidectomia radical, se já não tiver sido realizada, seguida pela exploração do hipotímpano para visualizar o trato entre a cóclea e o bulbo jugular. Na maioria dos casos o trato encontrado deve ser curetado. É essencial efetuar estudo histopatológico das granulações do ápice petroso a fim de excluir infecção tuberculosa.

As várias vias de acesso cirúrgicas ao ápice petroso são:

A) Através do ângulo sinodural.
B) Através do trato de células subarcuatas (via de acesso de Frenckner).
C) Através da porção supralabiríntica dos tratos perilabirínticos (via de acesso de Thornval). Essa via de acesso remove osso na raiz do zigoma e expõe uma largura de dura-máter sobre a face superior da pirâmide petrosa. A dura-máter é elevada para dentro até o ápice ser alcançado e aberto.
D) Através da fossa média (House; Glasscock, 1972; Hendershot e Wood, 1973).
E) Através do seio esfenoidal.
F) Seguir as células peritubárias até o ápice petroso entre a cóclea e a artéria carótida, remover o tégmen, tensor do tímpano e uma cunha de osso entre o canal carotídeo, a cóclea e a fossa média (via de acesso de Lempert-Ramadier). É a via de acesso mais satisfatória e comumente usada.

O prognóstico é geralmente bom na era antibiótica. A prevenção da petrosite reside na remoção adequada das células aéreas em torno dos canais semicirculares durante uma mastoidectomia cortical para mastoidite coalescente.

REFERÊNCIAS BIBLIOGRÁFICAS

Foley J. Benign forms of intracranial hypertension - toxic and otitc hydrocephalus: *Brain* 1955;78:1-41.

Goycoolea MV, Jung TTK. In: (eds.) Paparella *et al*. *Otolaryngology. Vol. II: Otology and Neuro-Otology*. 3. ed. Philadelphia: WB Saunders Co., 1991. 1381-1403p.

Gradenigo G. *Sulla leptomeningite Circoscritta e Sulla Paralisi dell Abducente di Origine Otitica*. Torino: G. Academia Med, 1904. 10:59p.

Greer M. Benign intra-cranial hypertension. *Neurology (Minneap.)* 1972;12:472-476.

House WF. Surgical exposure of the Internal Auditory Canal and its contents through the middle cranial fossa. *Laryngoscope* 1961;71:1363-1385.

Johnson I, Paterson A. Benign intra-cranial hypertension. *Brain* 1972;97:289-312.

Kaplan RJ. Neurological complications of the head and neck. *Otolaryngologic Clinics of North America* 1976;9:729-749.

Kornblut AD. Cerebral abscess - a recurrent otologic problem. *Laryngoscope* 1972;82:1541-1555.

Lindsay JR. *Personal Communication*, 1938.

Mawson SR. *Diseases of the Ear*. 5th ed. London: Edward Arnold. 1988.

Miyamoto RT, Worth RW. Otogenic cerebellar abscess. *Ann Otol Rhino Laryngol* 1986;95:647-648.

Pfaltz CR, Griesemer C. Complications of acute middle ear infections. *Annals of Otology Rhinology and Laryngology* 1984;93(Suppl. 112):133-137.

Proctor CA. Intra-cranial complications of otitic origin. *Laryngoscope* 1966;76:288-308.

Quijana M, Schuknecht HF, Otte J. Temporal bone pathology associated with intra-cranial abscess. *ORL* 50:2-31.

Rosenblum ML, Hoff JT, Norman D, Weinstein PR, Pitts L. *J Neurosurgery* 1978;49:658-688.

Schuknecht HF. *Pathology of the Ear*. Cambridge MA: Harvard University Press, 1974.

Sureda RB, Alberca SR. Historical and current concept of benign intra-cranial hypertension. *Arch Neurobiol (Madr)* 1989;52(6):295-300.

Symonds CP. Otitic hydrocephalus. *Brain* 1931;54:55-71.

Ward PH, Setliff RC, Long W. Otogenic brain Abscess. *Trans Am Acad Ophthalmol Otolaryngol* 1969;73:107-114.

Yu WK, Shimo G. Otitic hydrocephalus. *Can J Otolaryngol* 1975;4:712-719.

49

Tratamento Cirúrgico da Otite Média Crônica e Suas Seqüelas – Uma Conduta Global segundo a Patogênese

Marcos V. Goycoolea

INTRODUÇÃO

"Toda discussão racional, seja do que for, deve começar com uma definição a fim de tornar claro qual é o assunto em debate" (Cícero).

Ao discutir o tratamento cirúrgico das seqüelas da otite média crônica, é importante compreender a definição dos termos e a perspectiva geral do autor. O termo otite média descreve um processo inflamatório da orelha média e inclui não somente a cavidade da orelha média mas também a tuba auditiva e a mastóide. Essas doenças podem ser classificadas em uma base clínica e histopatológica. Com base na duração, podem ser subdivididas em aguda e crônica (Goycoolea M. V.; Hueb M. M.; Ruah C. B., 1991).

Além do comprometimento agudo e crônico do mucoperiósteo pelo processo da otite média, há complicações e seqüelas potenciais deste processo de doença. O Webster's Collegiate Dictionary (Webster Collegiate Dictionary, 1980) define complicação como uma doença ou condição secundária que se desenvolve na evolução de uma doença primária. Seqüela é definida como um efeito subseqüente de doença ou lesão. O Salvat Medical Dictionary (Dicionário Terminológico de Ciências Médicas, 1963) define complicação como uma doença secundária que ocorre no curso de uma doença primária sem fazer parte dela. Enquadrar as diferentes entidades associadas à otite média em uma classificação adequada torna-se uma tarefa bastante "complicada". Com esta compreensão, nossa classificação prática é a seguinte: Uma complicação ocorre quando o processo inflamatório estende-se além do mucoperiósteo; o termo seqüelas refere-se a processos que permanecem dentro do mucoperiósteo (alterações mucoperiósticas) e que têm a capacidade ou o potencial de desenvolver uma complicação (Goycoolea M. V.; Jung T. K., 1990). Por exemplo, tecido de granulação é uma seqüela (seqüela ativa), mas erosão do osso pelo tecido de granulação é uma complicação. As complicações e seqüelas estão descritas no Quadro 49-1.

Quadro 49-1 Complicações e seqüelas da otite média

Complicações

Osso temporal
- Orelha média
  - Paralisia do nervo facial
  - Lesões ossiculares
  - Perfuração da membrana timpânica
- Mastóide
  - Petrosite
  - Pneumatização reduzida
  - Mastoidite coalescente
- Orelha interna
  - Labirintite
  - Perda auditiva neurossensorial
  - Extratemporais

Intracranianas
  - Abscesso extradural
  - Abscesso subdural
  - Abscesso cerebral
  - Meningite
  - Tromboflebite do seio lateral
  - Hidrocefalia otítica
- Extracranianas
  - Abscesso de Bezold
  - Abscesso zigomático
  - Abscesso retroauricular
- Outras

  - Desenvolvimentais
  - Comportamentais

Seqüelas

Ativas
- Otite recorrente
- Otite média crônica com derrame
- Otite média silenciosa
- Mastoidite mascarada
- *Continuum* de OMP – OMS – OMM – OMC*
- Tecido de granulação
- Granuloma de colesterol
- Colesteatoma adquirido (secundário)

Inativas
- Atelectasia
- Timpanoesclerose
- Otite média adesiva

*OMP, otite média purulenta; OMS, otite média serosa; OMM, otite média mucóide; OMC, otite média crônica.

Condutas cirúrgicas específicas para as diferentes seqüelas já foram descritas em outros capítulos, portanto discutiremos aqui uma conduta cirúrgica global.

A otite média é uma doença multifatorial multifacetada que se manifesta na orelha média. Ela é o resultado de uma agressão preponderantemente sobre o sistema de defesa do organismo, cujo grau depende do balanço destas forças oponentes – a doença contra o sistema de defesa imunológica. A otite média é uma doença dinâmica na qual algumas formas conduzem a outras, resultando às vezes em complicações e seqüelas. Além de fatores locais, este processo é influenciado diretamente não apenas pelas estruturas anatômicas vizinhas, mas também pela relação do hospedeiro com o ambiente.

Para selecionar uma terapia racional, é essencial ter uma compreensão da anatomia, função e patologia dos órgãos envolvidos bem como dos mecanismos de doença. Atualmente, a cirurgia visa a erradicar o processo de doença e ajudar na regressão das alterações histopatológicas da orelha média. Baseando-se nos princípios da patogênese, a cirurgia é dirigida para interferir no processo patológico para deter o *continuum* da doença e restabelecer a função. A compreensão dos mecanismos de doença possibilita o conceito mais importante da oportunidade (cronologia). No momento certo, a inserção de um tubo de ventilação poderia ser tudo que se faz necessário, enquanto no momento errado um tubo não será suficiente. O objetivo principal é prevenir a otite média (p. ex., ambiente, vacinas, imunidade) e, se não obtiver sucesso, tratar a otite média clinicamente, reservando a cirurgia para a restauração da função em vez da erradicação da doença.

As orelhas são uma parte da totalidade do organismo. Deve ser lembrado que a orelha não é um órgão isolado e que ela se inter-relaciona anatômica e funcionalmente com outros órgãos e sistemas, alguns dos quais são da mesma origem embriológica. Tanto quanto a otite média pode ser o problema primário, ela também pode ser secundária a uma obstrução tubária distal, um problema imunológico, um foco distante de infecção e assim por diante, caso no qual tratar apenas a orelha não será suficiente. Uma avaliação completa da condição geral e ambiente do paciente – não só da orelha – deve ser feita. A finalidade desta seção é discutir a conduta cirúrgica, entretanto, os vírus e bactérias merecem uma palavra. Germes estão sempre presentes. Alguns são mais agressivos que outros. Eles interagem com o hospedeiro nas condições ambientais de temperatura, umidade, pH, fatores ambientais e as defesas do hospedeiro e harmonia funcional. Mais importantes que os germes são as condições preexistentes do hospedeiro e sua inter-relação. Se houvesse unicamente os germes, a incidência e prevalência da otite média e da pneumonia seria muito mais alta. Neste mesmo contexto, os antimicrobianos são fundamentais, mas, tão fundamentais quanto possam ser, constituem apenas uma parte da conduta terapêutica.

A orelha média possui apenas uma janela para fora (a membrana timpânica) que não é necessariamente transparente. Ela pode mostrar-se rósea e espessada em lactentes normais de termo e pode estar intacta em casos de otite média silenciosa ou mastoidite mascarada (Goycoolea M. V.; Jung T. K., 1989/1990; Cavanaugh R. M., 1987; Paparella M. M.; Meyerhoff W. L.; Goycoolea M. V., 1980). Existem áreas mediais à membrana timpânica, cujas condições não podem ser detectadas, independentemente de quão experiente o clínico possa ser. Avaliações de audiometria, imitância e radiológicas têm sido valiosas para aumentar nosso conhecimento do processo que ocorre medialmente à membrana timpânica. Ainda estamos longe, no entanto, de determinar com qualquer precisão o estado e a fase do processo histopatológico subjacente, ou de saber quando uma fase da doença está se transformando em outra no *continuum* da otite média. Com base nisto, devemos declarar fortemente que não estamos em posição de ter conceitos dogmáticos ou terapias rígidas.

Otite média envolve muito mais que líquido na orelha média. O processo da otite média afeta não somente a cavidade da orelha média, mas também a mastóide e a tuba auditiva. Este processo manifesta-se por alterações no mucoperiósteo e líquido nas cavidades correspondentes. Nós vemos as alterações globais como um *continuum*, com algumas formas evoluindo para outras e às vezes resultando em complicações e seqüelas, dependendo dos múltiplos fatores envolvidos. Além disso, os derrames causam inflamação, portanto, é essencial que eles sejam erradicados. Às vezes, o tratamento clínico atual é capaz de erradicar derrames. Esses tratamentos, no entanto, constituem tentativas que, se malsucedidas, devem ser seguidas pela remoção cirúrgica dos derrames. Antimicrobianos em baixas doses podem neutralizar uma infecção, porém mais provavelmente não eliminarão o processo inflamatório subjacente que pode levar a alterações crônicas e eventualmente irreversíveis.

PROCEDIMENTOS CIRÚRGICOS

A miringotomia com inserção de tubo de ventilação constitui uma operação comum realizada para otite média. Esse procedimento aparentemente "simples" transformou o curso da prática otológica e ajudou a reduzir significativamente o número de grandes cirurgias otológicas, para complicações ou seqüelas. Entretanto, importantes como possam ser os tubos de ventilação em alguns casos, deve ser mencionado que os tubos são apenas um aspecto de um tratamento global e não são suficientes como tratamento por si próprios. O objetivo dos tubos de ventilação é ajudar na função ventilatória da tuba auditiva, quer dizer, proporcionar ventilação à orelha média. Ao fornecer ventilação ao espaço da orelha média, a intenção é reverter as alterações patológicas da mucosa da orelha média e prevenir complicações ou seqüelas subseqüentes. Uma miringotomia também proporciona melhora sintomática, confirma um diagnóstico e permite a aspiração de líquido da orelha média (o que também pode ser diagnóstico) e a inserção de tubos de ventilação.

As indicações gerais estão descritas no Quadro 49-2.

Quadro 49-2 Indicações de tubos de ventilação

1. Derrame persistente que não respondeu à terapia não-cirúrgica adequada
2. Uma orelha média mal ventilada mesmo quando líquido está ausente, mas o paciente é sintomático ou a membrana timpânica está retraída, ou ambos
3. Otite média recorrente que não respondeu à terapia cirúrgica adequada
4. Para corrigir perdas auditivas de condução devidas a derrames
5. Uma membrana timpânica retraída antes da fase de atelectasia
6. Com uma timpanoplastia em pacientes com má ventilação
7. Otite média aguda com paresia ou paralisia facial ou iminência de outras complicações

TIMPANOTOMIA EXPLORADORA

Fundamento

O estudo de grandes números de ossos temporais mostrou que casos de otite silenciosa e mastoidite mascarada são comuns e freqüentemente são despercebidos diagnosticamente (Figs. 49-1 a 49-3). Isto ocorre em parte por causa da nossa falta de interesse por essas entidades histopatológicas e, em parte, porque a membrana timpânica permite apenas uma visão moderada (na melhor hipótese) de uma pequena parte das estruturas anatômicas envolvidas. Por outro lado, nossos recursos diagnósticos (audiometria, imitância e radiologia) não são capazes de determinar com precisão os processos subjacentes.

Se um grande grupo de pacientes que têm otite média silenciosa ou mastoidite mascarada – como aqueles nas Figuras – se tornasse parte de um estudo clínico prospectivo para avaliar tubos de ventilação *versus* antibióticos em baixa dose, os resultados poderiam ser interessantes. Otite seria definida (como usualmente o é nestes estudos) como líquido na orelha média, um timpanograma plano e/ou sintomas clássicos de otite média. Os pacientes seriam tratados com tubos ou antibióticos, levando em consideração que todos os outros fatores (estruturas vizinhas, estado geral do hospedeiro, tipo de agressão, fatores ambientais e assim por diante) são comuns, o que é praticamente impossível em estudos de otite média. Nos nossos casos de otite silenciosa e mastoidite mascarada, antibióticos em baixa dose mostrariam excelentes resultados, com base nos parâmetros selecionados como definido. Tubos de ventilação, no entanto, seriam associados à drenagem em alguns casos.

Se a nossa análise fosse limitada às nossas definições, poderíamos concluir que antibióticos em baixas doses seriam eficientes, enquanto em muitos casos os tubos de ventilação têm drenagem como complicação. Se, no entanto, nossa análise incluísse uma maneira de avaliar alterações histopatológicas, também observaríamos que, apesar dos antibióticos em baixas doses, os processos inflamatórios tornar-se-iam crônicos. No caso dos tubos de ventilação, poderíamos verificar que a drenagem, mais freqüentemente, era uma exteriorização e não uma complicação de

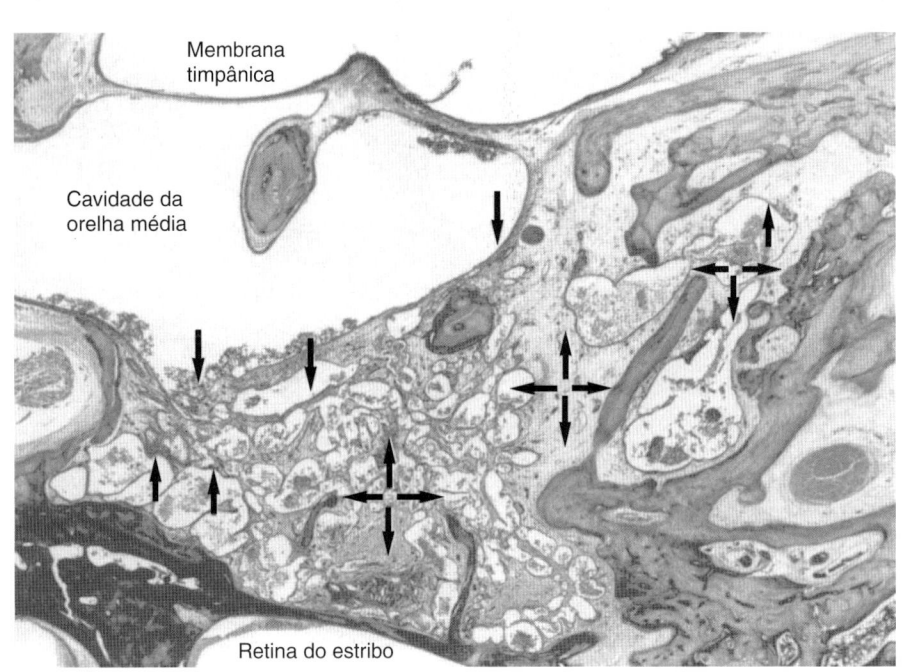

Fig. 49-1
Corte horizontal do osso temporal de uma pessoa com história de otite média recorrente. Havia uma perda auditiva branda de condução e uma membrana timpânica levemente retraída com mobilidade diminuída. A cavidade da orelha média e a mastóide estão cheias de tecido inflamatório crônico (setas isoladas). Seria útil a inserção de um tubo de ventilação unicamente?

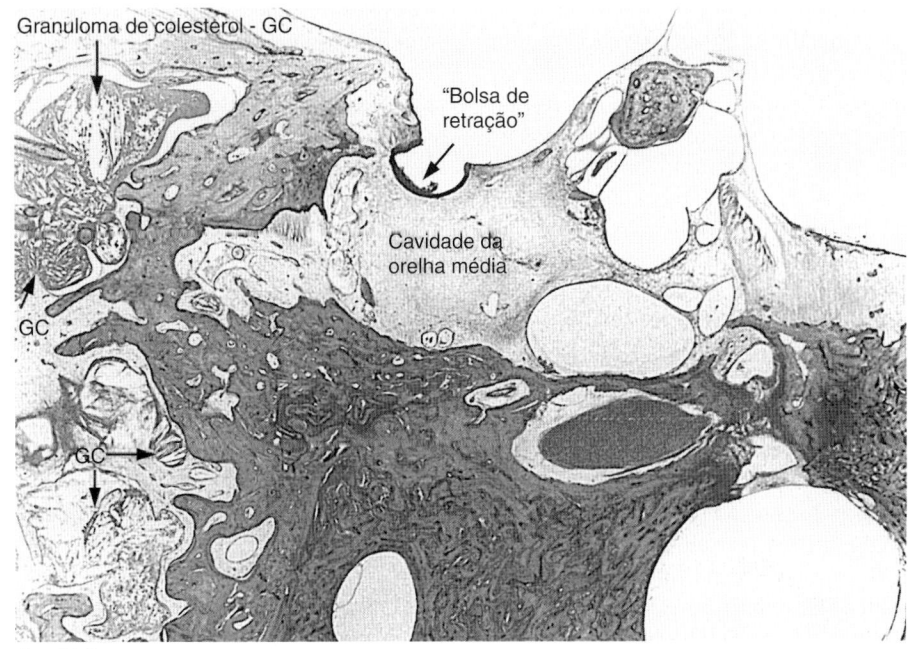

Fig. 49-2
Corte horizontal de um osso temporal com uma bolsa de retração e doença mucoperióstica crônica. A mastóide contém um granuloma de colesterol (GC) e outras alterações. Isto exige a erradicação da doença de ambas a orelha média e a mastóide. A abordagem sistemática gradual descrita permite ao cirurgião lidar adequadamente com este caso. A simples inserção de um tubo ou a exploração apenas da orelha média não seria suficiente, mas deixaria mucoperiósteo doente com todas as suas complicações potenciais.

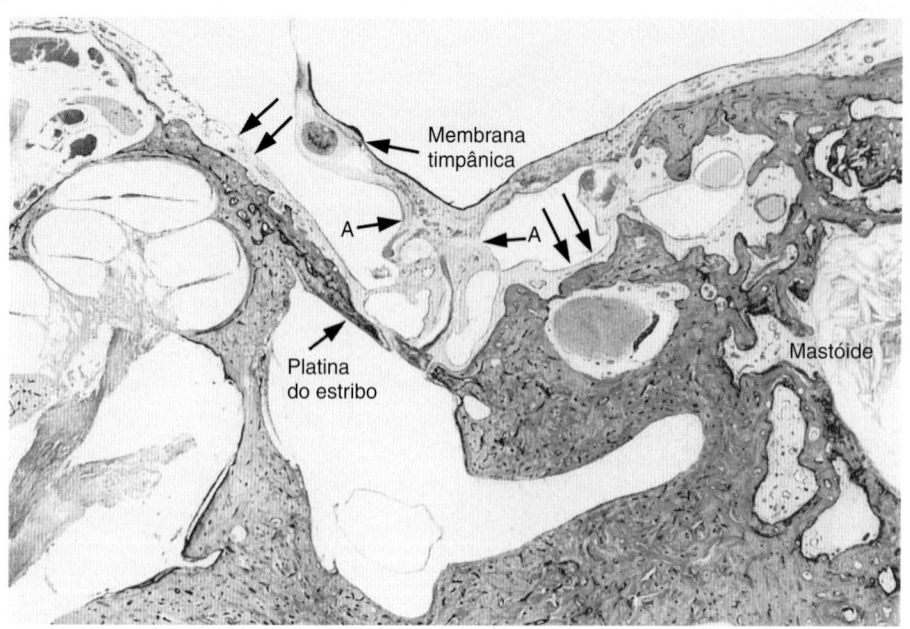

Fig. 49-3

Este corte mostra uma membrana timpânica retraída espessada com aderências (A) (timpanoplastia espontânea tipo III), um mucoperiósteo espesso da orelha média (setas paralelas), e comprometimento da mastóide por um processo inflamatório crônico. Se a mastóide e o antro não forem explorados, a doença será inadvertidamente deixada para trás e o procedimento será inadequado. Este caso deve ser lidado sistematicamente conforme descrito no texto.

uma doença, que estava ali desde o começo. Podemos então concluir que, em alguns casos, nenhum dos tratamentos era o certo, e que nestes casos, a indicação era timpanotomia exploradora provavelmente com doses plenas de antibióticos.

Quando há dúvida razoável (apesar do uso de audiometria, imitância e imageologia) a respeito de doença não responsiva da orelha média, nós advogamos exploração. A exploração da cavidade da orelha média é um procedimento diagnóstico útil e inócuo, e muitas vezes terapêutico. Ela pode ser usada rotineiramente para várias condições da orelha média. Como parte integrante da timpanoplastia, ela é terapêutica; usada na presença de uma membrana timpânica intacta quando um diagnóstico de doença da orelha está em dúvida, é diagnóstica. Conforme discutimos, vários pacientes com o passar do tempo desenvolvem complicações ou seqüelas que comprometem a membrana timpânica, a orelha média ou ambas. Esses casos realçam a necessidade de verificações periódicas e observação estreita no tratamento da otite média. Em casos que não respondem ou naqueles em que é suspeitada patologia da orelha média, não deve haver nenhuma hesitação em prosseguir com a timpanotomia exploradora.

Disfunção persistente da tuba auditiva pode conduzir à retração da membrana timpânica, adelgaçamento e formação de aderências ao promontório. Uma timpanoplastia para uma membrana timpânica atrófica ou atelectásica pode ser necessária (Goycoolea M. V.; Jung T. K., 1989). Ocasionalmente, derrames persistentes e alterações histopatológicas subjacentes podem levar à hipocelularidade da mastóide e falta de aeração da cavidade da orelha média. Procedimentos cirúrgicos para aumentar a aeração – ou mastoidotomia ou uma mastoidectomia cortical (parede intacta) seriam úteis. No caso das nossas Figuras 49-1 a 49-3, essas não irão responder à inserção de tubo isoladamente; uma vez que há também comprometimento do mucoperiósteo com doença crônica, esta tem que ser erradicada. Além disso, uma timpanoplastia isolada não será suficiente se a doença crônica não for erradicada. Uma exploração sistemática identificará esta doença e permitirá erradicação e tratamento adequado.

Ademais, pode ocorrer interação entre as orelhas média e a interna, particularmente na presença de inflamação e infecção da orelha média, levando a complicações insidiosas da orelha interna. Essa interação parece ocorrer principalmente através da membrana da janela redonda (Goycoolea M. V.; Jung T. K., 1990; Goycoolea M. V.; Muchow D. M.; Schachern P., 1988; Paparella M. M.; Goycoolea M. V.; Meyerhoff W. L., 1980).

Nossa conduta global com a timpanotomia exploradora pode ser resumida na descrição passo a passo do procedimento cirúrgico (Diccionario Terminológico de Ciencias Médicas, 1963).

■ Procedimento

Um grande retalho timpanomeatal é elevado. A membrana timpânica é levantada cuidadosamente procurando-se manter sua integridade. Se a membrana tiver placas escleróticas, elas podem ser removidas delicada e meticulosamente com um bisturi de articulação. Não é imperativo remover todas as placas; remoção excessiva pode causar lacerações na membrana. Quaisquer aderências são seccionadas cuidadosamente. O tipo de líquido e sua organização (se alguma) e distribuição são avaliados. A condição do mucoperiósteo e da cadeia ossicular é inspecionada. Se a membrana timpânica estiver retraída (medializada) ou o tensor do tímpano estiver fixo, ou ambos, o tendão é seccionado. Esta manobra mobiliza o martelo e alarga o espaço mesotimpânico. Ela não produz aeração aumentada.

A esta altura o ático e o antro são inspecionados. A palpação com um *Whyrlibird* pode dar uma boa idéia da adequação da comunicação entre a orelha média e o antro mastóideo. Se houver alguma dúvida, é feita inspeção adicional. Não é incomum encontrar um bloqueio do ádito que obstrui a comunicação e prejudica significativamente a aeração apesar da presença de um sistema de células mastóideas de tamanho adequado. Uma aticotomia é feita, cuja extensão depende do grau de visualização necessário. O ático é curetado delicadamente. O ático é inspecionado, aderências são seccionadas e removidas, e os ossículos são liberados de excessivas aderências e tecido conjuntivo. Se houver qualquer dúvida sobre passagem insuficiente, a mastóide é inspecionada com uma mastoidotomia. Se uma comunicação mais ampla for necessária, uma mastoidectomia e uma abertura do recesso facial poderiam ser úteis. Se a mastóide for constatada comprometida por doença, é feita uma mastoidectomia. Isto pode variar desde uma mastoidectomia cortical a uma mastoidectomia radical modificada. A necessidade básica da cirurgia da mastóide para tratar otite média intratável nunca poderá ser exagerada. O primeiro e principal objetivo é a erradicação da doença; o segundo é a reconstrução funcional. Manter a parede posterior do canal é a esperança – não um objetivo – e depende da extensão da doença.

Supondo-se que a reconstrução seja possível, os ossículos são reconstruídos, a comunicação da orelha média e a mastóide é assegurada, e uma lâmina fina de Silastic é colocada desde a tuba auditiva até o seio timpânico e nicho da janela redonda. Um enxerto é colocado, se necessário, a orelha é tamponada, as incisões são fechadas e um curativo é aplicado.

REFERÊNCIAS BIBLIOGRÁFICAS

Cavanaugh RM. Pneumatic otoscopy in healthy full-term infants. *Pediatrics* 1987;79:520.

Diccionario Terminológico de Ciencias Médicas. Barcelona: Salvat, 1963.

Goycoolea MV, Hueb MM, Ruah CB. Definitions and terminology. *Otolaryngol Clin of NA* 1991;24(4):757.

Goycoolea MV, Jung TK. Complications of suppurative otitis media. In: Paparella MM, Shumrick D (eds.) *Otolaryngology.* Vol. 2. Philadelphia: WB Saunders, 1990.

Goycoolea MV, Jung TK. Surgical procedures in different forms of otitis media. In: Goycoolea MV, Paparella MM, Nissen RI (eds.) *Atlas of Otologic Surgery.* Philadelphia: WB Saunders Co., 1989. 164p.

Goycoolea MV, Muchow DM, Schachern P. Experimental studies on round window membrane structure, function and permeability. *Laryngoscope* 1988(Suppl)44:6.

Paparella MM, Goycoolea MV, Meyerhoff WL. Inner ear pathology and otitis media: a review. *Ann Otol Rhinol Laryngol* 1980;(Suppl)68:249.

Paparella MM, Meyerhoff WL, Goycoolea MV. Silent otitis media. *Laryngoscope* 1980;90:1089.

Webster Collegiate Dictionary. Springfield: G. & C. Merriam Co., 1980.

Tratamento das Labirintites

Hélio Andrade Lessa ▪ Tatiana M. Lessa Santos ▪ Marcus Miranda Lessa

INTRODUÇÃO

Apesar de o termo "Labirintite" representar comumente uma generalização relativa a todas as labirintopatias, independente da causa etiológica, esta expressão deve ser restrita aos casos de agressão de natureza infecciosa às estruturas da orelha interna.

Agentes infecciosos, em especial vírus e bactérias, podem causar direta ou indiretamente vários transtornos na orelha interna. A labirintite, na maioria das vezes, é secundária à infecção da orelha média, atingindo a orelha interna através das janelas oval e redonda pela transposição respectivamente do ligamento anular da platina do estribo ou da tênue membrana timpânica secundária que fecha a janela oval, assim como pela permeabilização de toxinas destes elementos infecciosos por um mecanismo semelhante à diálise (Cummings, 1998).

Fístulas determinadas por processos de otite média crônica colesteatomatosa, principalmente sobre o canal semicircular lateral, ou mesmo mobilização indevida iatrogênica do estribo no curso de timpanoplastias, podem servir de acesso destes agentes agressores ao espaço perilinfático. No tratamento cirúrgico da otoesclerose, com a conseqüente abertura da platina do estribo, o mesmo fenômeno pode ser verificado. Entretanto, a infecção pode ocorrer também por contigüidade em razão da extensão de processo inflamatório das meninges, através do meato acústico interno, para o labirinto membranoso, assim como por via hematogênica determinada por êmbolos sépticos ou ainda ser de origem pós-traumatica.

Do ponto de vista anatomopatológico, podemos classificar as labirintites em:

- Labirintite aguda tóxica.
- Labirintite aguda supurativa.
- Labirintite crônica.

Além das causas virais e bacterianas, poderemos ter também as causas sifilíticas, hemorrágicas e auto-imunes que serão abordadas no final deste capítulo.

LABIRINTITE

▪ Aguda tóxica

Também conhecida como labirintite serosa, pode ser definida como uma irritação do labirinto onde produtos tóxicos das bactérias ou partículas inflamatórias penetram na orelha interna, ocasionando nistagmo, vários graus de vertigem e perda auditiva sensorioneural. O acometimento da orelha interna pode ocorrer através da janela redonda ou ligamento anular da platina do estribo na janela oval ou mesmo pela presença de fístula labiríntica decorrente de alterações do desenvolvimento da cápsula ótica, erosões ósseas (colesteatomas) ou após fraturas do osso temporal.

Pode ocorrer no curso de uma otite média aguda ou crônica, assim como por complicação de meningite, condição na qual o diagnóstico pode ser dificultado pelos severos sintomas meníngeos. Na fase aguda, não há métodos clínicos que a diferenciem da forma supurativa.

Os principais achados patológicos são *Hydrops Labirinthi* de Wittmack associada à presença de exsudato fibrinoso ou granulomatoso em fluido perilinfático e não há alteração citológica evidente. Nas formas severas, o exsudato está também presente na endolinfa e já existe degeneração do labirinto membranoso.

O tratamento da labirintite aguda tóxica consiste no emprego de antibioticoterapia e corticoterapia, tendo como meta a proteção do epitélio sensorial da cóclea. O uso de depressores da função vestibular é necessário quando do sintoma vertiginoso presente. A intervenção cirúrgica deve ser realizada nos casos de otite média crônica colesteatomatosa.

Quando acomete de forma leve, a recuperação funcional pode ser completa. Nas formas severas, o efeito citotóxico pode ser letal para estruturas sensoriais e resultar em permanente perda auditiva e da função vestibular. O óxido nítrico, que geralmente está presente nas respostas inflamatórias, pode levar a microperfurações nas escalas ou rampas timpânicas causando lesões cocleares, assim como, outro mecanismo de lesão em potencial, é a vasculite que pode ocorrer no ramo labiríntico da artéria cerebelar ântero-inferior (DeSautel,1999).

▪ Aguda supurativa

Causada por invasão bacteriana da orelha interna através de áreas contíguas do osso temporal ou via meníngea, manifestando-se por lesões cocleares e vestibulares severas.

A labirintite supurativa de origem otológica pode decorrer de infecção aguda ou crônica. Durante a infecção aguda a invasão bacteriana geralmente atravessa a janela oval ou redonda, enquanto que na fase crônica ocorre tanto pelas janelas quanto pela presença de uma fístula labiríntica, principalmente ao nível do canal semicircular lateral. A labirintite de origem meníngea é resultado da invasão bacteriana para o espaço subaracnóideo via aqueduto coclear ou meato acústico interno. Contudo, com o advento da antibioticoterapia e avanços nas técnicas cirúrgicas, a labirintite supurativa de origem otológica tem raramente ocorrido.

Os patógenos mais freqüentemente encontrados são: *Neisseria meningitidis*, *Haemophilus influenzae* e *Streptococcus pneumoniae*, assim como, bactérias anaeróbias (*Bacteroides fragilis*, *Peptococcus spp*) (Egelund,1994). A *pseudomonas aeruginosa* é mais prevalente nos casos de complicação de otite média crônica (Zimmerman,1995).

A evolução da labirintite supurativa consiste em quatro estágios:

1. Existe um aumento de leucócitos polimorfonucleares (PMNS) no espaço perilinfático no local onde ocorreu a invasão bacteriana.
2. Exsudato fibrinoso acumula-se e eventualmente atinge também o espaço endolinfático. Nesta fase ocorre a hidropisia endolinfática.
3. Necrose do labirinto membranoso.
4. Cicatrização com fibrose e formação de osso novo. A ossificação desenvolve-se inicialmente na espira basal da cóclea (Woolford, 1995).

O resultado final é a profunda perda auditiva e da função vestibular. Nos estágios avançados, podemos encontrar focos de ossificação endococlear, com o desenvolvimento da chamada labirintite ossificante (Fig. 50-1).

Com a realização da ressonância magnética, o diagnóstico do processo inflamatório na orelha interna se faz pela presença do hipersinal labiríntico após a infusão do contraste paramagnético gadolínio em T1 (Fig. 50-2). A Tomografia Computadorizada(TC) de ossos temporais é importante na pesquisa de alterações da cápsula ótica e outras malformações que justificam a presença de fístulas labirínticas, assim como em casos de labirintite ossificante (Hegarty, 2002).

A labirintite ossificante caracteriza-se à TC pelo apagamento da anatomia coclear e canais semicirculares, preenchidos pela neoformação óssea (Fig. 50-3).

O tratamento da labirintite supurativa de origem otológica consiste em antibioticoterapia e corticoterapia visando à proteção do epitélio sensorial da orelha interna, assim como intervenção cirúrgica em tempo oportuno (Hartnick, 2001).

Devido à alta permeabilidade perilinfática e amplo espectro, considera-se a Ceftazidime como primeira escolha de tratamento, seguida da Cefotaxime e Cefuroxime (Sun, 1996). Tratando-se de bactérias anaeróbias, a maioria dos *Bacteroides* são produtoras de beta-lactamase, determinando que o tratamento antibiótico deva incluir o uso de Metronidazol (Busch, 1984). Em infecções crônicas, a exploração cirúrgica da orelha média e mastóide pode indicar o local da invasão labiríntica e justificar a realização da labirintectomia, nos casos em que a função coclear encontra-se profundamente comprometida.

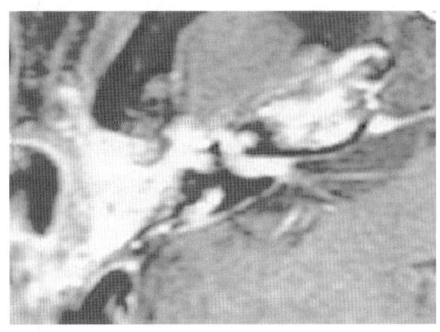

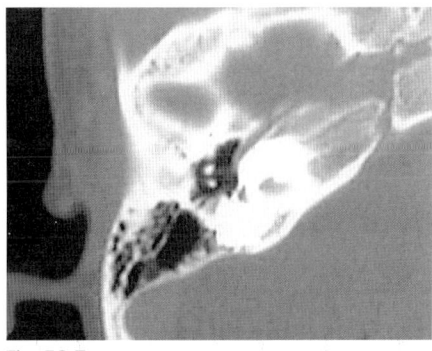

Fig. 50-2
Ressonância Magnética em T1 com gadolínio: hipersinal labiríntico, do canal auditivo interno e também meníngeo; paciente com diagnóstico de Labirintite Aguda Supurativa complicada com Meningite.

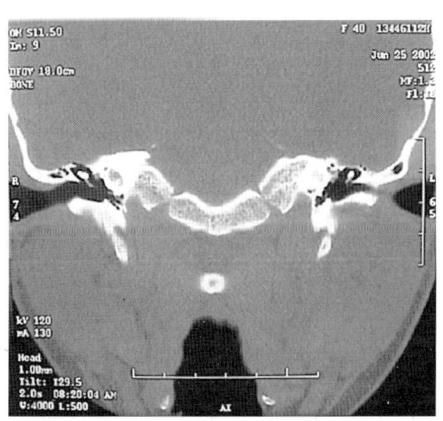

Fig. 50-1
Tomografia computadorizada de ossos temporais (corte coronal em janela óssea): processo de calcificação da cóclea à esquerda em evolução; paciente com história de meningite e que evoluiu com disacusia sensorioneural.

Fig. 50-3
Tomografia computadorizada de ossos temporais (corte axial em janela óssea): apagamento da anatomia coclear e canais semicirculares preenchidos pela neoformação óssea; paciente com diagnóstico de Labirintite Ossificante.

Na evolução de uma labirintite supurativa de origem otológica podemos ter complicações intracranianas, como meningite, abscesso cerebelar etc.

Crônica

Resulta de um processo progressivo de osteíte do osso labiríntico, o qual permite a migração de fibrose, epitélio escamoso ou tecido de granulação para o labirinto. A fístula geralmente ocorre no canal semicircular lateral, contudo, os outros canais e a cóclea também podem estar envolvidos. Esta invasão leva a um quadro de degeneração progressiva da função auditiva e vestibular. O desenvolvimento de fístula labiríntica na presença de infecção crônica é freqüentemente indicação de intervenção cirúrgica, com a realização do fechamento da fístula.

Sifilítica

Ocorre na fase aguda, na forma secundária ou terciária, quando o *Treponema pallidum* instala-se na orelha interna. Caracterizada pela presença de osteíte, vasculite ou endarterite obliterante, associada à hidropisia endolinfática e degeneração do epitélio sensorial (Chan, 1995).

No quadro clínico, observa-se o acometimento da função coclear de forma súbita ou rapidamente progressiva, ocasionando perdas auditivas profundas e na grande maioria dos casos, bilaterais. Da mesma forma, a função vestibular pode ser acometida, proporcionando sintomas de intensidade variável. A história clínica é de fundamental importância para o diagnóstico, assim como a positividade do FTA-abs *(fluorescent treponemal antibody absorption test)* é o exame laboratorial mais adequado para confirmação da suspeita clínica.

O tratamento consiste na utilização da Penicilina Benzatina e corticosteróides. Em caso de hipersensibilidade, a Eritromicina e a Tetraciclina podem ser drogas de segunda escolha.

Hemorrágica

Corresponde à presença de sangue no interior do labirinto e ocorre mais freqüentemente devido a traumas; contudo, coagulopatias e processos neoplásicos podem estar envolvidos (Palacios,2000).

O diagnóstico é realizado através da observação na ressonância magnética sem contraste em T1 de um aumento na intensidade do sinal, pela presença da metaemoglobina por todo labirinto membranoso (Mafee, 1995).

Geralmente ocorre perda auditiva de instalação súbita e, eventualmente, vertigens.

Auto-imune

Decorre da reação imunológica direcionada contra antígenos próprios da orelha interna, mais especificamente, do labirinto membranoso.

Cursa, na maioria das vezes, com um quadro clínico de perda auditiva sensorioneural geralmente bilateral, assimétrica e progressiva, porém, em alguns casos, pode apresentar caráter súbito ou flutuante (Cruz, 1990).

Associa-se a sintomas de plenitude auricular e zumbido, assim como alterações vestibulares de instabilidade e vertigens.

Os seguintes dados sugerem o diagnóstico:

- Na eletronistagmografia ocorre diminuição da resposta calórica vestibular bilateral.
- Testes laboratoriais compatíveis com auto-imunidade, como, positividade em imunocomplexos circulantes, presença de auto-anticorpos, aumento de IGG ou IGM e elevação dos marcadores de atividade inflamatória (VHS e Proteína C).
- Realização de testes antígenos específicos.
- A ressonância magnética evidencia atividade inflamatória labiríntica.
- Melhora dos sintomas com a corticoterapia e/ou imunossupressão

O tratamento baseia-se na corticoterapia. Prednisona 1 mg/kg/dia (dose total 60 mg/dia) é a primeira escolha. Deve-se utilizar a dosagem máxima até atingir a estabilização do quadro, normalmente em um mês, com redução gradativa da droga. Recomenda-se manter ao redor de 10 a 20 mg/dia por um período de 3 a 4 meses.

Outra opção de tratamento é a Dexametasona 0,1 mg/kg/dia (dose total 8 mg/dia). Nos casos mais graves, sem resposta à corticoterapia, está indicada a imunossupressão em que a Ciclofosfamida tem sido a droga mais utilizada na dosagem de 1 mg/kg/dia.

REFERÊNCIAS BIBLIOGRÁFICAS

Busch DF. Anaerobes in infections of the head and neck and ear, nose and throat. *Reviews of Infectious Diseases* 1984;6(Suppl. 1):115-122.

Chan YM, Adams DA, Kerr A. Syphilitic labyrinthitis – an update. *J Laryngol Otol* 1995;109(8):719-25.

Cruz OLM, Miniti A, Cossermelli W, Oliveira RM. Autoimmune sensorineural hearing loss: a preliminary experimental study. *Am J Otol* 1990;11:342-346.

Cummings C. *Otolaryngology.* 3. ed. Head & Neck Surgery. 1998. Vol. 4. 3139-3152p.

DeSautel MG, Brodie HA. Effects of depletion of complement in the development of labyrinthitis ossificans. *Laryngoscope* 1999;109(10):1674-8.

Egelund E; Bak-Pedersen K. Suppurative labyrinthitis caused by anaerobic bacteria. *J Laryngol Otol* 1994;108(5):413-4.

Hartnick CJ, Kim HY, Chute PM, Parisier SC. Preventing labyrinthitis ossificans: the role of steroids. *Arch Otolaryngol Head Nech Surg* 2001;127(2):180-3.

Hegarty JL, Patel S, Fischbein N, Jackler RK, Lalwani AK. The value of enhanced magnetic resonance imaging in the evaluation of endocochlear disease. *Laryngoscope* 2002;112(1):8-17.

Keithley EM, Harris JP. Late sequelae of cochlear infection. *Laryngoscope* 1996;106(3 Pt 1):341-5.

Mafee MF. MR imaging of intralabyrinthine schwannoma, labyrinthitis, and other labyrinthine pathology. *Otolaryngologic Clin North Am* 1995;28(3):407-30.

Nabili V, Brodie HA, Neverov NI, Tinling SP. Chronology of labyrinthitis ossificans induced by Streptococcus pneumoniae Meningitis. *Laryngoscope* 1999;109(6):931-5.

Palacios E, Valvassori G. Hemorragic labyrinthitis. Ear. *Nose Throat J* 2000;79(2):80.

Schachern PA, Paparella MM, Hybertson R, Sano S, Duvall III AJ. Bacterial tympanogenic labyrinthitis, meningitis, and sensorineural damage. *Arch Otolaryngol Head Neck Surg* 1992;118(1):53-7.

Schukneckt H. *Pathology of Ear.* 2. ed, Philadelphia: Lea & Febiger, 1993.

Smith II JL, Goldstein SA, Willcox TO Jr, College J. Radiology. *Arch Otolaryngol Head Neck Surg* 2002;128(1):80-82.

Sun A, Parnes LS, Freeman DJ. Comparative perilymph permeability of cephalosporins and its significance in the treatment and prevention of suppurative labyrinthitis. *Ann Otol Rhinol Laryngol* 1996;105: 54-7.

Woolford TJ, Robert GR, Hartley C, Ramsden RT. Etiology of hearing loss and cochlear computed tomography. Findings in preimplant assessment. *Ann Otol Rhinol Laryngol* 1995(Suppl. 166):201-6.

Zimmerman C, Burgess B, Nadol J. Patterns of degeneration in the human cochlear nerve. *Hear Res* 1995;90:192-201.

PARTE III
TRATAMENTO DE MALFORMAÇÕES OTOLÓGICAS

Tratamento das Malformações Otológicas

Antonio De la Cruz ▪ Marlan R. Hansen

INTRODUÇÃO

As malformações congênitas do osso temporal incluem aplasia ou hipoplasia do canal auditivo externo (CAE), microtia (ausência ou deformidade do pavilhão da orelha), deformidades de orelha média e anormalidades da orelha interna. Geralmente a gravidade da deformidade externa correlaciona-se com o grau de deformidade da orelha média. Atresia auricular congênita (AAC) ocorre em 1 em 10.000 a 20.000 nascidos vivos, unilateral mais freqüentemente do que bilateral (3:1), e preferencialmente afeta homens e o lado direito. Atresia óssea ocorre mais freqüentemente do que atresia membranosa, e deformidades da orelha média incluindo fusão do martelo e as bigornas são muitas vezes encontradas nos casos de atresia óssea. A platina do estribo é usualmente normal devido à sua dupla origem embrionária. O nervo facial usualmente segue seu trajeto normal, mas pode ser desviado anterior e lateralmente no segmento vertical. A incidência de anormalidade da orelha interna nos pacientes com AAC é relativamente baixa.

A correção da AAC requer a aplicação de todas as técnicas modernas de timpanoplastia incluindo: meatoplastia, canalplastia, enxerto de membrana timpânica e ossiculoplastia. Uma compreensão completa da anatomia do nervo facial, janela oval e orelha interna e suas variantes é crítica para o sucesso cirúrgico. O objetivo da correção cirúrgica é criar um CAE revestido de pele desimpedido e obter um fechamento da diferença aéreo-óssea pós-operatória dentro de 20 a 30 dB.

EMBRIOLOGIA

O conhecimento do desenvolvimento normal da orelha ajuda na compreensão da grande quantidade de combinações de malformações possíveis nas orelhas com AAC. As orelhas interna, média e externa desenvolvem-se independentemente, e a deformidade de uma não implica necessariamente deformidade de outra. Mais freqüentemente, anormalidades da externa e média são associadas à estrutura e função normais da orelha interna.

A microtia resulta do crescimento mesenquimal anormal de seis proeminências derivadas do primeiro e segundo arcos branquiais que se formam em torno do meato primitivo e se fundem para formar o pavilhão da orelha. O pavilhão primitivo forma-se pelo término do 3º mês. O meato auditivo externo desenvolve-se do primeiro sulco branquial. Durante o segundo mês, um núcleo de epitélio migra para dentro a partir do pavilhão rudimentar na direção da primeira bolsa branquial. Este núcleo canaliza-se pelo 7º mês formando o precursor do CAE. Desenvolvimento subseqüente posterior e inferior leva a orelha média e o nervo facial para suas localizações normais.

A tuba auditiva, cavidade timpânica e células da mastóide derivam da 1ª bolsa branquial, e a membrana timpânica se forma a partir da placa de tecido onde esta bolsa se encontra com o epitélio do CAE. O colo e a cabeça do martelo e o corpo da bigorna desenvolvem-se a partir da cartilagem de Meckel (1º arco branquial), enquanto a cartilagem de Reichert (2º arco branquial) forma os processos longos do martelo e bigorna e a superestrutura do estribo. A platina do estribo desenvolve-se do 2º arco e a cápsula ótica. Os ossículos atingem sua forma final pelo 4º mês, e pelo término do 7º ao 8º meses são cobertos por uma membrana mucosa a partir da cavidade timpânica em expansão.

O nervo facial é o nervo do 2º arco branquial. Às 4,5 semanas, este nervo em desenvolvimento divide o blastema, que é a condensação das células mesenquimais do 2º arco, no estribo, o inter-hial (precursor do músculo estapédio) o látero-hial (precursor da parede posterior da orelha média). O trajeto intra-ósseo do nervo é dependente desta expansão óssea. A orelha interna membranosa desenvolve-se durante a 3ª à 6ª semanas a partir de um placóide auditivo na superfície lateral do rombencéfalo (encéfalo posterior). O mesênquima circundante transforma-se na cápsula ótica óssea.

SISTEMAS DE CLASSIFICAÇÃO

Na cirurgia de atresioplastia, sistemas de classificação ajudam a decidir que pacientes são os melhores candidatos e a comparar os resultados. Múltiplos esquemas foram elaborados. Altmann desenvolveu um sistema de classificação puramente descritivo que classifica as atresias em três grupos: brandas, moderadas e graves, baseando-se no estado do CAE e cavidade timpânica. A maioria dos candidatos cirúrgicos cai nos dois últimos grupos.

A classificação de *De La Cruz* divide as anormalidades nas categorias "pequenas" e "grandes". As pequenas malformações consistem em:

A) Pneumatização normal da mastóide.
B) Platina do estribo normal na janela oval.
C) Relação razoável nervo facial–platina do estribo.
D) Orelha interna normal.

As grandes malformações são:

A) Pneumatização precária.
B) Janela oval/platina do estribo anormal ou ausente.
C) Trajeto anormal do nervo facial.
D) Anormalidades da orelha interna.

A importância clínica desta classificação é que a cirurgia nos casos de pequenas malformações tem uma boa possibilidade de fornecer audição útil, enquanto os casos de grandes malformações são freqüentemente inoperáveis, porém tratáveis como o sistema de prótese auditiva ancorada no osso (bone-anchored hearing aid (BAHA).

Jahrsdoerfer desenvolveu um sistema de graduação por pontos para avaliação pré-operatória dos melhores candidatos à melhoria da audição. Este sistema atribui pontos baseando-se na pneumatização da mastóide, presença das janelas oval e redonda, trajeto do nervo facial, estado dos ossículos e mesotímpano, presença do estribo e aspecto externo. Cada parâmetro vale 1 ponto, com a presença do estribo recebendo 2 pontos. Um escore de 8 proporciona a melhor probabilidade de sucesso cirúrgico (> 80% de sucesso). Um escore de 7 significa uma probabilidade regular, 6 é marginal e abaixo disto o paciente é mau candidato a atresioplastia. Outros sistemas de classificação incluem os de Schuknecht e Chiossone.

AVALIAÇÃO INICIAL E SELEÇÃO DOS PACIENTES

Diversas questões devem ser examinadas nos recém-nascidos que se apresentam com AAC. Outras anormalidades congênitas devem ser excluídas. Um registro de alto risco de surdez é útil nestes casos. Dentro dos primeiros dias de vida é realizada audiometria de respostas auditivas do tronco cerebral (auditory brainstem response – ABR), a fim de avaliar a função auditiva em atresias unilateral e bilateral, uma vez que anormalidades da orelha interna podem estar associadas à AAC. É importante reconhecer que, ocasionalmente em casos unilaterais, há uma perda auditiva neurossensorial (PANS) total no lado da orelha de aparência normal que de outro modo passaria despercebida.

Nos casos bilaterais, um aparelho auditivo de condução óssea deve ser aplicado tão logo seja possível, idealmente na 3ª ou 4ª semanas de vida. Uma prótese auditiva não é necessária nos casos unilaterais com audição normal na orelha contralateral. A correção cirúrgica fornece maus resultados em crianças sindrômicas com AAC (p. ex., microssomia hemifacial, síndromes de Treacher-Collins, Crouzon ou Pierre Robin), sendo recomendada prótese auditiva de condução óssea a longo prazo ou BAHA.

Os pais de uma criança com atresia auricular congênita esporádica (não sindrômica) são aconselhados a respeito da possível ocorrência nos seus filhos subseqüentes (não maior que na população geral, opções relativas à reconstrução auricular futura e, mais importante que tudo, a necessidade de começar prontamente amplificação adequada da audição). As crianças com AAC devem ser inscritas em educação especial precocemente, para maximizar o desenvolvimento da fala e a linguagem. Avaliações radiológica e cirúrgica são adiadas até a criança alcançar 5 ou 6 anos de idade. A reparação da microtia precede a cirurgia de restauração auditiva porque a reconstrução auricular exige um suprimento sangüíneo ótimo aos tecidos moles circundantes.

A avaliação de um indivíduo mais velho com AAC também se centraliza na integridade funcional e anatômica da orelha interna. São necessárias audiometria e tomografia computadorizada de alta resolução em vistas coronais e axiais.

Ocasionalmente, um paciente com AAC pode apresentar-se com orelha infectada ou drenando ou paralisia facial aguda; 14% têm colesteatoma congênito. Nestes casos, a remoção do colesteatoma e resolução da infecção tornam-se a primeira prioridade, e o estudo por imagem com tomografia computadorizada de alta resolução (TCAR) pode estar indicado em uma idade mais precoce.

Dois requisitos devem ser satisfeitos antes da cirurgia em orelhas com AAC; evidência de uma orelha interna e evidência audiométrica de função coclear. Outras condições que obrigam à intervenção cirúrgica pronta são colesteatoma congênito, uma orelha atrésica pós-operatória com otorréia, ou paralisia facial aguda. A tomografia computadorizada (TC) deve sempre ser revista em busca de colesteatoma, o qual exige cirurgia em qualquer idade. Ele não é incluído em qualquer dos sistemas de classificação (graduação) porque esses são usados apenas para predizer os resultados da audição em cirurgia eletiva de atresioplastia.

CRONOLOGIA DA RECONSTRUÇÃO AURICULAR E ATRESIOPLASTIA

Na atresia biauricular, a reconstrução auricular e atresioplastia são recomendadas aos 6 anos de idade porque nesta idade a cartilagem costal desenvolveu-se suficientemente para reconstrução auricular, e a pneumatização da mastóide está completa. A reparação da microtia ocorre primeiro, para otimizar o suprimento sangüíneo para os retalhos complexos e enxerto costal autólogo. Muitos cirurgiões não efetuarão atresioplastia em uma orelha com tentativas prévias de reconstrução. A cirurgia de restauração da audição segue-se à reparação da microtia por pelo menos 2 meses. Em casos unilaterais, a cirurgia de atresioplastia é adiada até que o paciente tenha idade suficiente para apreciar os importantes riscos para a cóclea, o sistema vestibular e o nervo facial. Entretanto, em pacientes com "pequena" atresia unilateral com excelente pneumatização e orelha média, ossículos e nervo facial normais, a cirurgia pode ser realizada na infância com o consentimento dos pais. Muitas vezes, adultos mais velhos com atresia unilateral solicitam cirurgia quando sua orelha normal desenvolve perda auditiva de altas freqüências (presbiacusia).

AVALIAÇÃO PRÉ-OPERATÓRIA E ACONSELHAMENTO DO PACIENTE

Uma estimativa do tamanho da mastóide ao exame físico pode ser determinada por palpação da extremidade da mastóide, espinha suprameatal de Henle (se presente), côndilo e arco zigomático. Esta é uma medida útil porque o novo canal auditivo será construído à custa do sistema de células aéreas da mastóide.

Neste momento, a TCAR nos planos axial e coronal constitui o único estudo aceitável de imagem pré-operatório. O cirurgião, além do radiologista, deve examinar a TC. Os quatro elementos da imagem mais úteis para o planejamento cirúrgico na AAC são:

1. O grau de pneumatização do osso temporal.

2. O trajeto do nervo facial, tanto a relação da porção horizontal com a platina do estribo quanto a localização no segmento mastóideo.

3. A existência da janela oval e platina do estribo.

4. O estado da orelha interna. Na TCAR, é importante não "identificar" erroneamente a posição vertical do nervo facial como a medula óssea que

leva ao processo estilóide e o processo mastóideo hipoplásico.

TCAR também fornece informação sobre a espessura e a forma da placa atrésica óssea, tamanho e estado da cavidade da orelha média, presença de colesteatoma congênito e contribuição de tecidos moles para a atresia, mas essas características são menos críticas para reparação. A TC de reconstrução tridimensional (TCRT), embora interessante, ainda provou sua utilidade prática.

As duas exigências absolutas para cirurgia são função coclear suficiente pelo ABR ou audiometria de rotina e uma orelha interna normal na TC. Idealmente, o candidato cirúrgico também terá uma mastóide bem desenvolvida e uma boa relação janela oval/platina–nervo facial.

A causa mais comum de inoperabilidade na AAC é má pneumatização. Felizmente, a maioria dos casos tem pneumatização normal. Um nervo facial sobrejacente à janela oval pode impedir ossiculoplastia e melhora da audição. Se a janela oval for ausente, está indicada cirurgia com fenestração do canal semicircular lateral (CSCL) ou colocação de uma prótese auditiva. Atresioplastia acarreta importante potencial de lesão do nervo facial. O nervo freqüentemente segue um ângulo mais agudo que os seus usuais 120° no joelho mastóideo e muitas vezes situa-se mais lateral do que o usual (Fig. 51-1A e B). Mesmo em orelhas atrésicas nas quais o nervo facial segue um curso normal, as distâncias entre o canal facial e a articulação temporomandibular e o canal facial e a parede posterior do *cavum tympani* são significativamente reduzidas.

O aconselhamento do paciente considera cuidadosamente todas as questões anteriormente mencionadas. Os pacientes com pequenas malformações ou que atingem 7 ou mais na escala de graduação de Jahrsdoerfer recebem uma probabilidade de mais de 75% de melhora da audição. O monitoramento intra-operatório do nervo facial reduz o risco para o nervo facial. O risco de lateralização do enxerto é 26 a 28%, o risco de PANS é 2% e o risco de paralisia do nervo facial é menor que 1%. Sob outros aspectos, os riscos e complicações são semelhantes àqueles de outros procedimentos de mastoidectomia. Os pacientes são informados de que um enxerto de pele parcial do hipogástrio será usado para revestir o novo CAE e de que visitas pós-operatórias freqüentes são necessárias no período pós-operatório inicial.

TÉCNICA CIRÚRGICA

É usada anestesia geral endotraqueal, e o paciente é colocado na posição otológica com a cabeça virada para o outro lado. Relaxantes musculares são evitados porque todos os casos exigem monitoramento do nervo facial. A região retroauricular é raspada, e o pavilhão da orelha e região retroauricular são preparados com povidona-iodo e postos os campos cirúrgicos. O abdome inferior também é raspado, preparado assepticamente e postos os campos no local doador do enxerto de pele.

É feita uma incisão retroauricular temporoccipital. Em casos com reconstrução auricular precedente, toma-se cuidado para não expor a cartilagem costal enxertada. O tecido subcutâneo é elevado anteriormente à articulação temporomandibular. Uma incisão em forma de T é feita no periósteo, o qual também é elevado anteriormente para expor o espaço da articulação temporomandibular. Toma-se cuidado para evitar lesão a um nervo facial anômalo saindo do osso temporal nesta área. Um pedaço grande de fáscia temporal é colhido e posto de lado para secar. O espaço articular temporomandibular é explorado para verificar que o nervo facial ou osso timpânico não esteja residindo dentro dele.

A literatura descreve três vias de acesso de trabalho ósseo em atresioplastia, mas nós temos usado apenas uma via de acesso anterior durante os últimos 25 anos. Somente este acesso padrão será descrito em detalhe (Fig. 51-2).

VIA DE ACESSO CIRÚRGICA PADRÃO

Se estiver presente um remanescente de osso timpânico, o novo canal auditivo é iniciado na área cribriforme. Se esse resto não existir, a perfuração começa ao nível da linha temporal, imediatamente posterior à fossa glenóide. A dissecção prossegue anterior e medialmente, lembrando-se da falta de marcos anatômicos no osso atrésico. O assoalho da fossa média (tégmen mastóideo) é identificado e seguido até o epitímpano, onde é identificada a massa fundida da cabeça do martelo/corpo da bigorna. O osso da atresia é removido com microbrocas de diamante e curetas para expor completamente os ossículos. É importante não broquear a massa ossicular porque a transmissão de energia da broca de alta rotação para a orelha interna pode resultar em PANS para tons agudos. Para reduzir a possibilidade deste pela broca usa-se um *laser* para liberar o complexo martelo/bigorna das suas fixações de tecidos moles. A massa ossicular no epitímpano é meticulosamente dissecada e liberada da placa de atresia e deixada intacta. Isto protege o nervo facial horizontal, uma vez que ele sempre se localiza medialmente a essas estruturas. Enquanto se disseca a área inferior e posterior, um nervo facial aberrante pode ser encontrado ao passar lateralmente através do osso atrésico. O broqueamento continua até o novo canal auditivo medir cerca de 10 mm. Toma-se

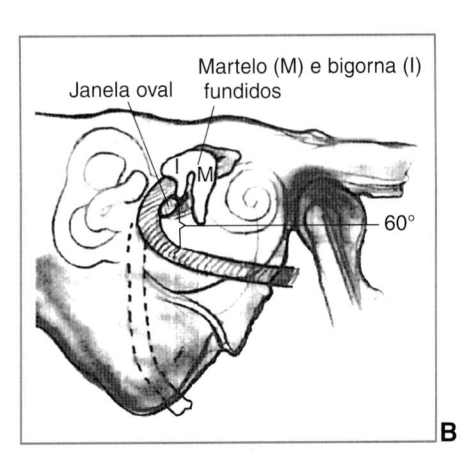

Fig. 51-1

(A) Trajeto normal do segmento vertical do nervo facial. (B) Trajeto anômalo do nervo facial em alguns casos de atresia auricular congênita.

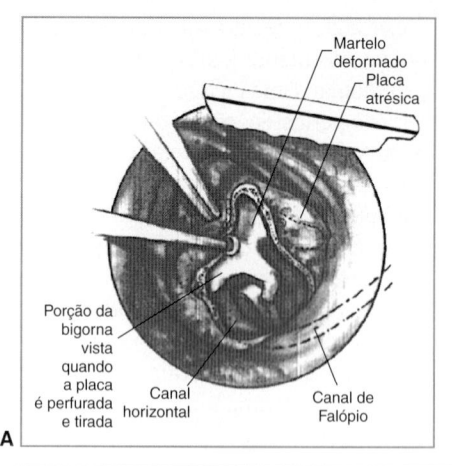

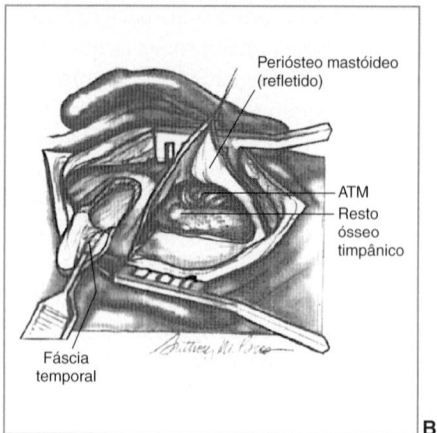

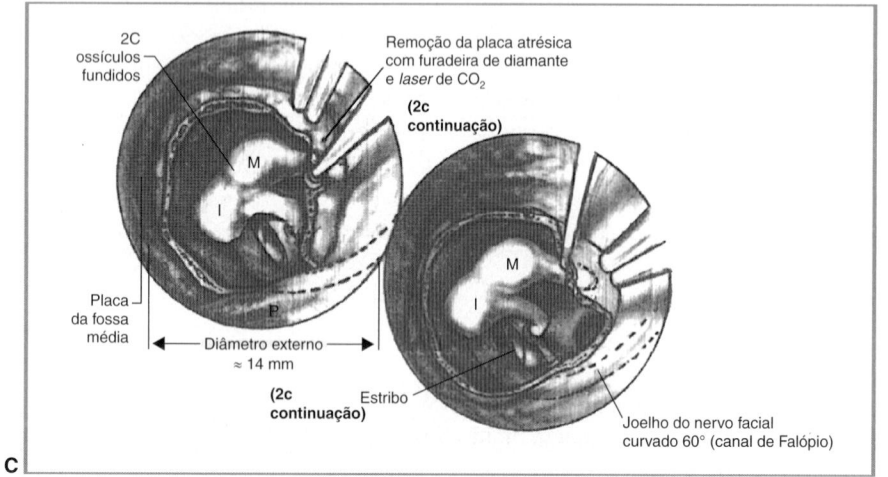

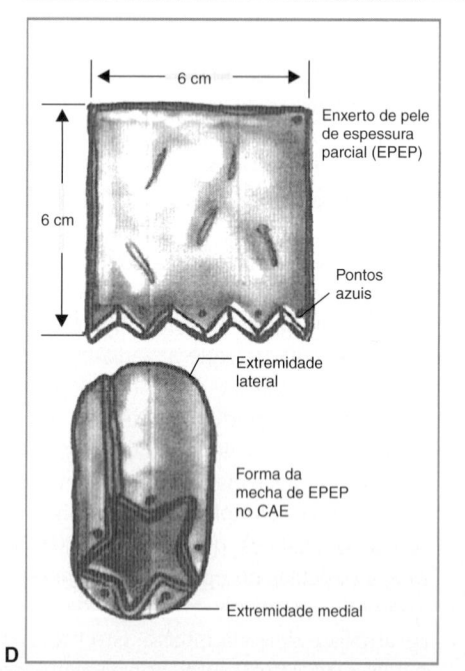

Fig. 51-2

(A) Via de acesso cirúrgica padrão para remoção da placa atrésica. (B) Exposição do remanescente ósseo timpânico e colheita da fáscia temporal. (C) Remoção da placa atrésica com broca de diamante e *laser* de CO_2. (D) Enxerto de pele de espessura parcial com borda medial cortada em ziguezague.

cuidado para não expor o espaço da articulação temporomandibular ou abrir um número excessivo de células aéreas mastóideas. É evitada uma abordagem semelhante a mastoidectomia radical.

Embora deformada, se a cadeia ossicular estiver intacta, ela é deixada no lugar e usada para reconstrução, uma vez que a reconstrução com a cadeia ossicular do próprio paciente é preferida ao uso de uma prótese. Quando isto não é possível, é efetuada ossiculoplastia usando uma prótese de reconstrução ossicular total ou parcial desde uma platina do estribo móvel ou a cabeça do estribo.

Um dermátomo é usado para obter um enxerto de pele parcial de 0,08 polegada de espessura, de 6 × 6 cm, do hipogástrio previamente preparado. Pressão com uma compressa de gaze molhada com lidocaína 1% com epinefrina 1:100.000 e solução de trombina ajuda a hemostasia do local doador. Quando seco o local doador, faz-se um curativo com Tegaderm® estéril. Uma borda do enxerto de pele é cortada em ziguezague para criar 4 ou 5 pontas triangulares. As extremidades de cada ponta, juntamente os 2 cantos na borda oposta, são coloridos com um marcador de pele. Isto possibilita fácil inspeção nas fases finais do procedimento. O enxerto de pele é mantido úmido e posto de lado.

A fáscia temporal agora seca é inspecionada e aparada no tamanho ideal com uma forma oval de 20 × 15 mm. Lateralização é a causa mais comum de um mau resultado auditivo, ocorrendo em 22% dos pacientes. Para evitar lateralização duas pequenas "abas" de 3 × 6 mm são cortadas nas áreas anterior e superior do enxerto. Óxido nitroso, se estiver sendo usado, deve ser descontinuado 30 minutos antes de começar a enxertia. A fáscia é colocada sobre a cadeia ossicular medialmente ao martelo, se disponível, ou sobre a cartilagem que cobre a prótese. Para ajudar a evitar lateralização da nova MT, as abas do enxerto são colocadas medialmente para dentro do protímpano e o epitímpano (Fig. 51-3).

A seguir, todo osso no novo canal auditivo é revestido circunferencialmente com o fino enxerto de pele. Os ziguezagues são colocados medialmente e superpõem-se parcialmente à fáscia. Os pontos coloridos permitem ao cirurgião garantir que nenhuma pele situa-se dobrada sobre si própria e que a largura inteira do enxerto seja usada. Todo o osso do CAE é coberto. Uma camada única de Gelfoam embebido em antibiótico mantém no lugar a fáscia e pele do novo tímpano. Um disco de Gelfilm é colocado sobre a MT para reproduzir o ângulo timpanomeatal anterior, e Silastic fino de 0,005 polegada reveste a pele. Uma mecha grande de Ambros de Merocel® é colocada sobre este

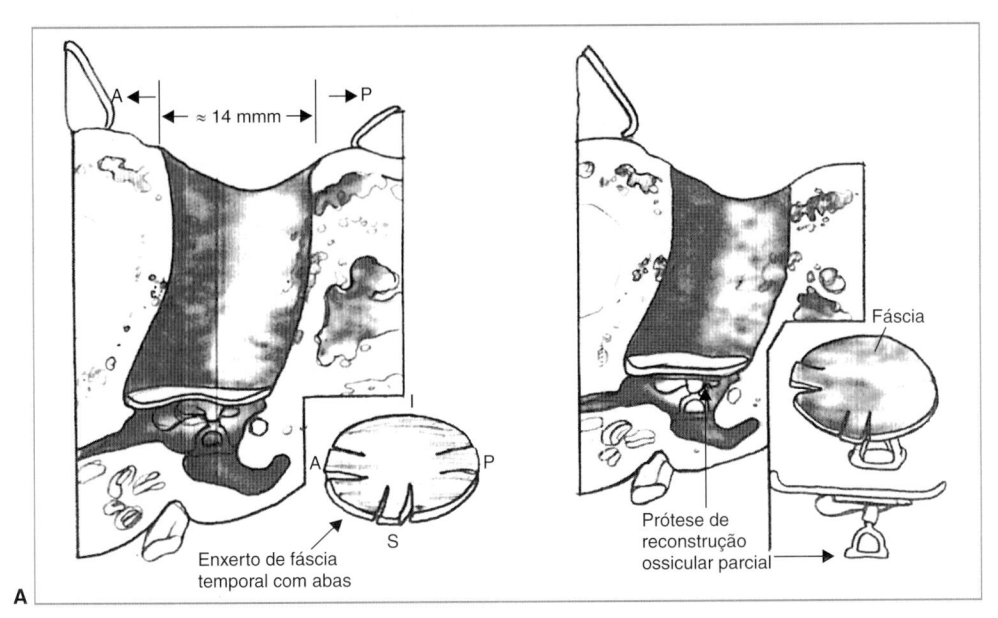

Fig. 51-3

(A) Timpanoplastia usando enxerto de fáscia temporal com abas e a cadeia ossicular do próprio paciente ou uma prótese de reconstrução ossicular.
(B) Colocação do enxerto de pele para cobrir todo o osso do novo canal auditivo. (C) Tamponamento do novo canal auditivo com mecha de Ambros.
(D) Borda lateral do enxerto de pele suturado à borda da meatoplastia.

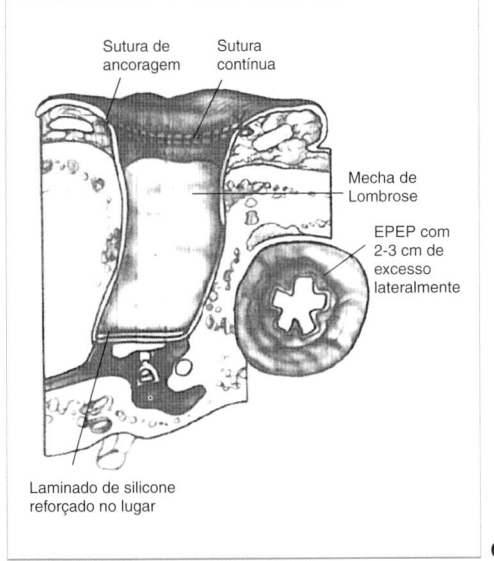

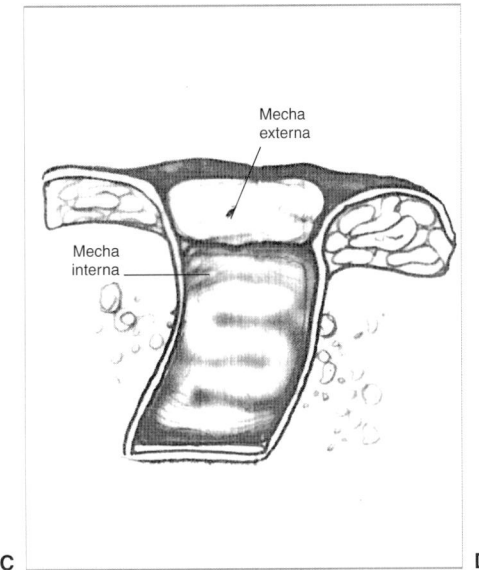

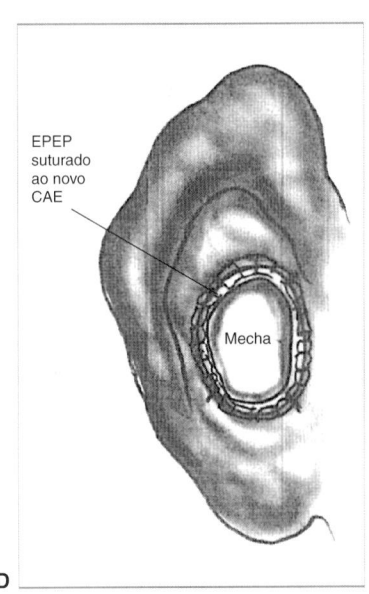

---

tamponamento da parede medial do canal.

A atenção é voltada a seguir para a meatoplastia. Um meato de 10 mm é criado, porque o diâmetro eventualmente reduzir-se-á 30% devido ao processo de cura normal. É importante evitar desnudar ou danificar de algum outro modo a cartilagem enxertada usada para a reconstrução auricular. Pele, tecido subcutâneo e cartilagem são removidos em um cilindro de 1,0 cm de diâmetro sobre o novo meato. A orelha é virada e o excesso de enxerto de pele do canal é trazido através da meatoplastia. O periósteo é suturado de volta sobre o córtex mastóideo, ajudando a garantir que o meato se cure amplamente aberto. Cinco suturas de fixação de Ti-Cron 5-0 fixam a borda lateral do enxerto de pele circunferencialmente à pele meatal. A seguir, sutura absorvível (categute simples de absorção rápida 6-0) é usada de modo contínuo entre cada sutura de Ti-Cron. A porção lateral do CAE e o meato são tamponados com uma mecha grande de Ambros de Merocel®. Isto aplica pressão difusa sobre todo o enxerto de pele lateral e tampona amplamente a meatoplastia.

A incisão retroauricular é fechada usando-se suturas absorvíveis (Dexon® 3-0) e Steri-Strips® que cobrem a incisão. É aplicado um curativo padrão de mastóide.

TRATAMENTO PÓS-OPERATÓRIO

O curativo mastóideo é removido no 1º dia pós-operatório. O Tegaderm® permanece sobre local doador do enxerto de pele durante pelo menos 3 semanas, possibilitando que a epitelização ocorra sob o plástico. Isto elimina a dor típica associada com métodos mais antigos de tratamento de área doadora.

O paciente é visto 1 semana após a cirurgia. Os Steri-Strips® retroauriculares e as suturas de fixação de Ti-Cron® no meato são removidos. Qualquer sangue seco ou crosta no extremo lateral do tampão do meato devem ser aparados. O local retroauricular pode agora ser lavado, mas precauções contra água continuam para o canal. Vemos o paciente de novo semanalmente. Às 3 semanas, o tampão de Merocel e o Silastic são removidos, e o meato é retamponado com Gelfoam embebido em antibiótico. A esta altura, o paciente deve aplicar suspensão de antibiótico no tamponamento no CAE 2 vezes ao dia. Usualmente, o local doador completou agora a fase de cura inicial e o Tegaderm® pode ser retirado. Na 3ª semana pós-operatória, o Gelfoam® e o disco de Gelfilm® são removidos. O paciente continua a usar gotas auriculares durante 8 a 12 semanas.

O primeiro audiograma pós-operatório é obtido com 6 a 8 semanas, quando quase todo o Gelfoam® já se foi e o canal está se curando bem. Audiogramas são obtidos aos 6 meses, 1 ano, e anualmente daí em diante.

■ Desvantagens

Usamos apenas uma via de acesso "anterior" padrão; entretanto, em osso atrésico muitas vezes não há marcos anatômicos claramente identificáveis. Monitoração do nervo facial é essencial em todos os casos, e a comunicação clara com o anestesiologista assegura que o paciente não seja paralisado durante o procedimento. Quando o monitor está desligado transitoriamente devido ao uso de eletrocautério, monitoramos o nervo facial manualmente com uma mão sobre a face do paciente. Em mastóides pouco pneumatizadas, a cápsula ótica pode ser difícil de distinguir, resultando em um aparecimento de linha azul l ou pior dos canais semicirculares.

O tratamento pós-operatório no consultório é tão importante quanto a técnica cirúrgica. Os pacientes devem compreender antecipadamente que precisam obedecer estritamente às instruções pós-operatórias e devem comparecer a todas as visitas pós-operatórias marcadas. Verificamos a circunferência do tamponamento a cada semana para assegurar que não haja nenhum crescimento invasivo de pele enxertada para dentro do tampão, embora não tenhamos visto este problema com os tampões de Ambros. Se o meato parecer estar se estreitando, usualmente no 3º mês, ele deve ser dilatado a cada 2 semanas e ressustentado eficazmente (stenting) com a mecha grande de Merocel, durante um período de 12 a 24 meses.

■ Resultados

Na House Ear Clinic, uma revisão de 302 orelhas atrésicas em 239 pacientes foi feita por De La Cruz e colegas em 1985. Cento e quarenta e um pacientes (59%) foram homens. A orelha direita foi comprometida em 108 (64%) de 169 casos unilaterais. Houve 70 casos bilaterais. Trinta pacientes tinham anomalias associadas: fenda palatina (n = 5), síndrome de Treacher-Collins (n = 6), deformidade de Mondini da orelha interna (n = 7), canal auditivo interno estenótico (n = 1) e anomalia facial ipsilateral congênita – microtia ou paralisia. Dos pacientes unilaterais, cinco tinham cofose ou colesteatoma na orelha de aparência normal. Nove orelhas atrésicas tinham colesteatoma, usualmente lateral à placa atrésica.

Uma atresioplastia primária foi efetuada em 65 orelhas. Os resultados de audição foram excelentes, com 16% tendo um déficit condutivo de menos de 10 dB, 53% abaixo de 20 dB e 73% abaixo de 30 dB. Dos pacientes com piores resultados auditivos, um desenvolveu uma PANS de alta freqüência, mas os tons baixos foram preservados, e um desenvolveu uma orelha morta (cofose) após um procedimento planejado de fenestração do canal semicircular lateral CSCL. Em seis pacientes bilateralmente atrésicos, a orelha operada era tão pouco pneumatizada e a deformidade tão grave que o cirurgião que tentava a reparação preferiu fechar a orelha sem restauração da audição (antes de TC e monitoramento do nervo facial). Nenhum paciente teve paralisia facial pós-operatória. Dois casos de paralisia facial transitória foram vistos em 18 orelhas operadas em outro serviço. Quatorze por cento tinham colesteatoma.

Vinte pacientes necessitaram revisão da cirurgia. A razão mais comum de falha foi lateralização da MT, que ocorreu em 14 casos (22%). Isto usualmente ocorre dentro de 12 meses. Cinco pacientes tiveram estenose do canal e necessitaram reoperação. A outra razão para cirurgia de revisão foi otorréia persistente. Dezoito dos 20 casos de revisão, incluindo todos os cinco casos de estenose, tinham recebido enxerto de pele total para revestir o CAE inicialmente. A mudança para enxerto de pele parcial reduziu a incidência de estenose e a necessidade de cirurgia de revisão. Os resultados de audição após cirurgia de revisão foram muito bons: 10% fecharam a separação aéreo-ósseo para dentro de 10 dB, e 60% o fizeram para dentro de 20 dB. Um paciente teve uma PANS profunda após perfuração para janela oval ausente. Não houve lesões de nervo facial. Nossas revisões de dois casos inicialmente operados em outro serviço resultaram em audição dentro de 20 dB.

Em 1995, Chandrasekhar et al. reviram a experiência de outras 92 cirurgias de atresioplastia realizadas na House Ear Clinic. Com acompanhamento a longo prazo, fechamento do espaço aéreo-ósseo para dentro de 30 dB foi visto em 59,5% das cirurgias primárias e 53,8% das cirurgias de revisão. As complicações mais comuns foram estenose de CAE por tecido mole e óssea, vista em 22% dos casos primários e 15% dos casos de revisão, e lateralização da MT, vista em 9 e 15%, respectivamente. Com o tempo, deterioração da audição foi demonstrada em 19%.

Shih e Crabtree reviram os resultados cirúrgicos a longo prazo de 39 anos. Médias de audição de 25 dB foram alcançadas em atresia branda, 40 dB em atresia moderada e 46 dB em atresia grave. Audição útil foi obtida em 64%; 33% tiveram alguma reestenose e 31% tiveram infecções recorrentes de cavidade/canal cutâneo. Isto foi reduzido com o uso de enxerto de pele parcial.

Jahrsdoerfer e outros relataram resultados em 86 orelhas com graus de atresia pré-operatória de 5 a 9. Oito por cento das orelhas alcançaram um limiar de recepção de fala (LRF) pós-operatório de 10 dB ou menos; 63% tiveram escores de LRF entre 15 e 25 dB; 22% tiveram escores entre 30 e 35 dB e 7% tiveram um LRF acima de 35 dB. Mais da metade do grupo menos bem-sucedido tinha graus de atresia de 5 (mau) ou 6 (marginal).

COMPLICAÇÕES E SEU TRATAMENTO

As complicações da atresioplastia incluem lateralização da MT em até 26%, estenose do meato auditivo externo em 8%, PANS em 2% e paralisia de nervo facial em menos de 1%. Atenção a medidas intra-operatórias ajuda a minimizar a incidência de lateralização. Óxido nitroso é descontinuado 30 minutos antes da enxertia. O enxerto deve ser ancorado medialmente no martelo, e as abas devem ser colocadas para dentro do protímpano e o epitímpano. O uso de um disco de Gelfilm de tamanho acuradamente medido recria um ângulo timpanomeatal anterior e mantém o enxerto em posição. O paciente deve ser acompanhado cuidadosamente durante pelo menos 24 meses, porque a lateralização foi vista ocorrendo até 12 meses pós-operatoriamente.

A incidência de reestenose foi significativamente reduzida com o uso de enxertos grandes de espessura parcial. A inspeção cuidadosa do meato a intervalos freqüentes e a sustentação precoce (*stenting*) com mechas de Merocel podem evitar a necessidade de reoperação. De igual importância é a identificação precoce e tratamento da infecção a fim de evitar falha do enxerto e estenose.

PANS de tons agudos ocorrem em 5% dos casos. *Laser* é usado para minimizar a manipulação quando tentando liberar os ossículos do CAE. Toma-se cuidado para não perfurar em cima da cadeia ossicular ao dissecá-la e liberá-la do osso atrésico.

Com melhores técnicas de imagem, problemas da janela oval podem ser identificados e problemas de PANS devidos à perfuração da janela oval podem ser evitados. Similarmente, pacientes com evidência em TC de malformações graves são maus candidatos cirúrgicos e recebem adaptação de aparelhos de audição de condução óssea convencionais ou em vez disso próteses auditivas ancoradas no osso (BAHA). O monitoramento intra-operatório do nervo facial reduz ainda mais a incidência relativamente baixa de lesão do nervo facial a menos de 1%.

ALTERNATIVAS CIRÚRGICAS À ATRESIOPLASTIA

A literatura também descreve a reabilitação da perda auditiva devida à atresia auricular congênita com próteses auditivas ancoradas no osso (BAHA). BAHAs são especialmente apropriadas para pacientes com AAC e que, em virtude da gravidade das malformações, são maus candidatos para atresioplastia. A cirurgia para BAHA é um procedimento em dois tempos com um intervalo de 3 a 4 meses, permitindo osteointegração antes que uma carga seja aplicada. O primeiro tempo é a implantação do artefato dentro do córtex mastóideo. Após a implantação, o retalho de pele é recolocado, e a cura pode ter lugar. No segundo tempo, uma peça de suporte, penetrando na pele, é firmada no artefato, reduzindo a quantidade de tecido subcutâneo e eliminando folículos pilosos no local. Muitas vezes isto exige um transplante de pele desprovida de pêlos. O aparelho é utilizável pela primeira vez 3 a 5 semanas depois deste segundo tempo.

Em geral, nós não recomendamos próteses auditivas implantáveis em crianças, porque as cicatrizes cirúrgicas podem impedir qualquer futura reparação de microtia. Entretanto, o implante de titânio do BAHA PAAO é idealmente colocado 5 a 6 cm atrás e 3 cm acima do canal auditivo em uma área pilosa. Esta colocação parece permitir a possibilidade de transplantar cartilagem costal para uma área com pele sem cicatriz para futura reparação de microtia. Por outro lado, os implantes de titânio para uma epítese ancorada no osso para uma orelha cosmética são idealmente colocados 18 a 20 mm atrás do (futuro) canal auditivo. Isto interfere com a pele de um pavilhão de orelha futuro, se a reconstrução for contemplada.

SUMÁRIO

O tratamento da atresia auricular congênita propõe um problema complexo desafiador. Identificação precoce, amplificação e terapia da fala e linguagem são cruciais nos casos bilaterais. Cooperação com o cirurgião de reconstrução auricular permite melhor sucesso estético e funcional. Critérios estritos radiológicos e clínicos devem ser usados para selecionar os candidatos operatórios. Os pacientes classificados em categorias de malformações pequenas e grandes devem compreender o prognóstico quanto à melhora de audição e os riscos e resultados da cirurgia. Uma compreensão completa do mau desenvolvimento embriológico e obediência rigorosa aos princípios cirúrgicos da timpanoplastia, canalplastia e dissecção do nervo facial habilitam à restauração ótima e segura da audição. A manutenção dos bons resultados cirúrgicos iniciais exige tratamento pós-operatório diligente no consultório. A BAHA oferece uma boa alternativa para os pacientes com atresia inoperável e para os pacientes nos quais o prognóstico operatório é mau.

BIBLIOGRAFIA

Brent B. Auricular repair with autogenous rib cartilage grafts: two decades of experience with 600 cases. *Plast Reconstr Surg* 1992;90(3):355-374;discussion 375-356.

Chandrasekhar SS, De la Cruz A, Garrido E. Surgery of congenital aural atresia. *Am J Otol* 1995;16(6):713-717.

Crabtree JA. Tympanoplastic techniques in congenital atresia. *Arch Otolaryngol* 1968;88(1):63-70.

De la Cruz A, Chandrasekhar SS. Congenital malformation of the temporal bone. In: Brackmann DE, Shelton C, Arriaga M (eds.) *Otologic surgery.* Philadelphia: WB Saunders, 2001.

De la Cruz A, Linthicum FH, Jr., Luxford WM. Congenital atresia of the external auditory canal. *Laryngoscope* 1985;95(4):421-427.

Gill NW. Congenital atresia of the ear. A review of the surgical findings in 83 cases. *J Laryngol Otol* 1969;83(6):551-587.

Granstrom G, Bergstrom K, Tjellstrom A. The bone-anchored hearing aid and bone-anchored epithesis for congenital ear malformations. *Otolaryngol Head Neck Surg* 1993;109(1):46-53.

Jahrsdoerfer RA. Congenital atresia of the ear. *Laryngoscope* 1978;88(9 Pt 3 Suppl 13):1-48.

Jahrsdoerfer RA, Yeakley JW, Aguilar EA, Cole RR, Gray LC. Grading system for the selection of patients with congenital aural atresia. *Am J Otol* 1992;13(1):6-12.

Shih L, Crabtree JA. Long-term surgical results for congenital aural atresia. *Laryngoscope* 1993;103(10):1097-1102.

Van de Water TR, Maderson PF, Jaskoll TF. The morphogenesis of the middle and external ear. *Birth Defects Orig Artic Ser* 1980;16(4):147-180.

Otoplastia

Fernando de A. Quintanilha Ribeiro

INTRODUÇÃO

A beleza é uma convenção dos seres humanos. Cada grupo racial tem um conceito sobre beleza que muitas vezes diverge. Um nariz aquilino é beleza árabe, uma mulher gorda, beleza polinésia, um nariz largo, beleza africana. Olhos azuis, cabelos loiros, pernas compridas e seios grandes, a beleza americana. Mas em todas as raças há a necessidade de uma harmonia, um cabelo que combine com o rosto, olhos que se ajustem com o nariz, uma boca bem posicionada, dentes bons. Existe como que uma lógica não definida, mas compreendida. Mas em qualquer tipo racial um par de orelhas em abano definitivamente não harmoniza com o contorno de uma cabeça. São duas abas que se intrometem no nosso campo visual quando observamos seu portador, causando um certo desconforto. Os pavilhões auriculares, por si só, são órgãos estranhos, cheios de dobras e reentrâncias, e que nunca poderiam competir em beleza com a cor de uma íris ou o formato de uma boca. Aliás, essas dobras e reentrâncias são comuns a qualquer orelha (usarei o termo orelha como sinônimo de pavilhão auricular, por ser consagrado), desde que não malformada. Todos as temos, mas ninguém as tem iguais, a ponto de servirem como identificação pessoal em medicina legal, como no "caso Mengele" em São Paulo, de um senhor morto afogado em Bertioga, onde só se iniciou uma investigação, com o intuito de desmascarar um velho nazista, por ter ele as orelhas por demais parecidas com as de uma foto do oficial das SS. Ou de Anastácia, a filha adolescente de Nicolau II, czar da Rússia, que desapareceu temporariamente durante a matança da família real e reapareceu muito tempo depois, em Paris, como uma senhora reivindicando as benesses da realeza. Uma impostora desmascarada por suas orelhas que não coincidiam com as das fotos de Anastácia, tiradas por seu pai, um aficionado da fotografia, nos primórdios do século XX. Servem também as orelhas para a colocação de adereços, fato que ocorreu em todas as épocas e lugares do planeta. Tutankamon usava brincos, como qualquer adolescente moderno. Os indianos usavam e ainda usam "piercings" como os usam nossos índios e os povos africanos."Piercings" que vão se tornando mais freqüentes e comuns, em todas as partes do corpo, podendo muitas vezes causar problemas gravíssimos como quando transfixando a cartilagem auricular virem a provocar uma condrite com seqüelas profundamente deformantes. As mulheres sempre pagaram, às vezes fortunas, para dependurarem pedras preciosas nos lóbulos de suas orelhas, mas orelhas que não sejam em abano, pois estas deveriam ficar escondidas por baixo de penteados apropriados. As orelhas em abano incomodam seus donos e podem ser tratadas cirurgicamente. Esta indicação não deve ser feita pelo médico ávido, nem por pais insatisfeitos com sua obra, mas pelo dono das orelhas, quando e se ele achar necessário. Muitas pessoas convivem harmoniosamente com suas orelhas em abano pelo resto de suas vidas, mas outras, principalmente no período escolar quando são apelidadas e caçoadas, não as suportam.Isso pode acontecer aos cinco anos, na adolescência ou na fase adulta, mais comumente na infância. Esta não aceitação pode levar uma criança à não querer ir para a escola ou se tornar agressiva. Comprovamos a importância que elas dão às suas orelhas através da felicidade estampada em seus rostos quando as corrigimos.

As orelhas em abano sempre incomodaram e, há muito tempo, se tenta sua correção cirúrgica.

HISTÓRIA

De acordo com Maniglia (1994),o primeiro cirurgião a tentar a correção de uma orelha em abano foi Dieffenbach, em 1845, na Alemanha, através da simples sutura da cartilagem do pavilhão ao periósteo da mastóide e retirada de parte da pele retroauricular. Em 1881, Ely, pela primeira vez, removeu parte da cartilagem conchal, o que foi posteriormente repetido em maior grau por Monks em 1881 e Morestin em 1903. Foi Luckett, em 1910, quem primeiro relacionou a má dobradura da anti-hélice com a deformidade da orelha em abano. Davis e Kitlowski, em 1937, tentaram corrigir a deformidade através da quebra do efeito mola da cartilagem, mas foi Becker, em 1949, quem introduziu os conceitos da moderna otoplastia. Mustard em 1963 apresenta o uso de suturas na cartilagem, uma entre várias técnicas que têm sido propostas, a maioria com incisões na região da anti-hélice, e todas, quando bem executadas, mostrando ótimos resultados. Esta técnica aqui apresentada foi sendo adaptada e complementada por vários autores através dos anos (Mustard,1963; Maniglia,1978; Weerda,1987; Avelar,1997; Ribeiro,1998/1999/2000) e, através deste trabalho, pretendemos contribuir com algumas variações e procedimentos pessoais, que a vem tornando mais rápida e segura. Cremos ser ela a que mais acomoda a orelha com as características de uma orelha normal, com mais suavidade nas formas, sem ângulos precisos que chamam a atenção por não serem habituais.

TÉCNICA

Infiltração e hemostasia

A anestesia pode ser local ou geral. Usamos a anestesia local em adultos e crianças maiores que cooperam. Nas crianças menores usamos sempre a geral. Na

Fig. 52-1

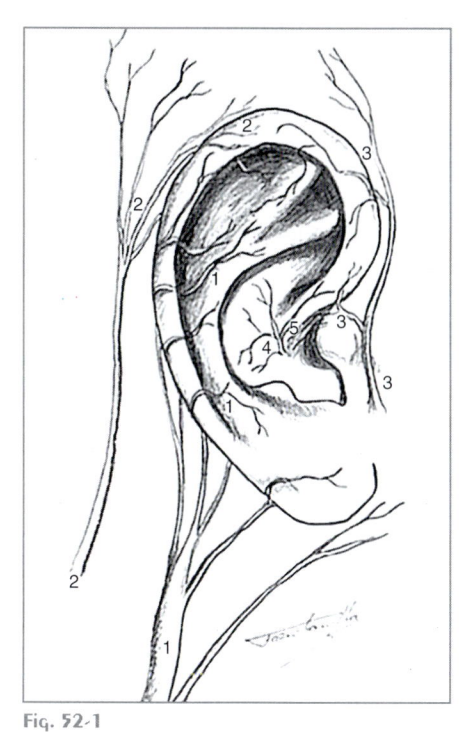

Inervação sensitiva do pavilhão auricular.
1. Nervo grande auricular – C 3. 2. Nervo occipital menor – C 2. 3. Nervo auriculotemporal – trigêmeo. 4. Ramo auricular do vago. 5. Ramo auricular do facial.

anestesia local fazemos a infiltração com seringa de carpule (1: 80 000 ou 1:100.000), seguindo a anatomia dos nervos sensitivos (Figs. 52-1 e 52-2A a C). Na anestesia geral também infiltramos a parte posterior do pavilhão com o intuito de descolar a pele do subcutâneo, assim como diminuir o sangramento. Costumamos usar o bisturi elétrico bipolar para conter algum sangramento mais intenso, mas, normalmente, ele apresenta-se discreto e cessa espontaneamente. Não devemos fazer uso abusivo da cauterização de vasos, pois a cartilagem tem vascularização precária e é nutrida por embebição que poderia ser afetada com este procedimento.

Incisão da pele na face medial

A incisão é marcada anteriormente com caneta ou azul de metileno (Fig. 52-3) e tem a forma navicular com aproximadamente 1,5 cm de largura, ligeiramente arqueada lateralmente na região superior, acima da concha, e se aproximando à mastóide na região inferior, próxima ao lóbulo. Deve estar, em média, a 1 cm da borda posterior da hélice (Fig. 52-4A a C).

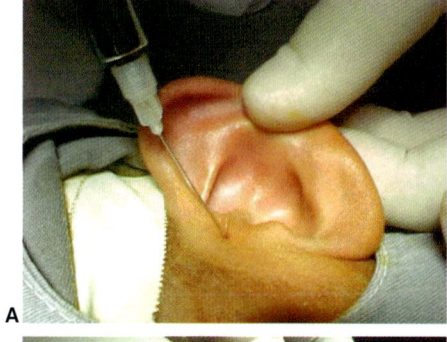

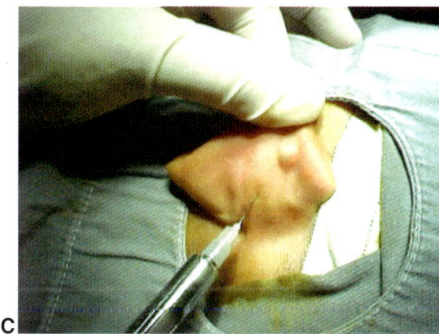

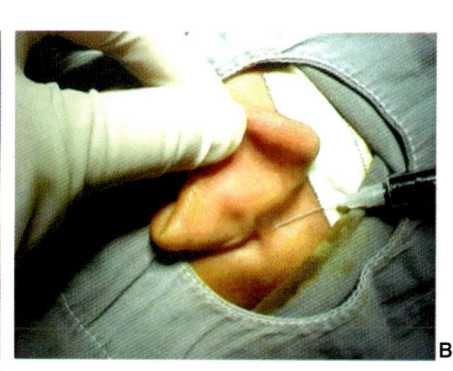

Fig. 52-2

(A-C) Infiltração do pavilhão com carpule.

Descolamento da pele

Este deve ser feito a partir da incisão até a borda posterior da hélice, principalmente em sua parte superior, onde daremos, a seguir, o ponto de dobradura da anti-hélice. Deverá, também, ser descolada a pele até a região mastóidea, onde serão incisados os músculos retroauriculares, para boa visualização da parte profunda da concha (Fig. 52-5A e B).

Incisão da cartilagem

Para a retirada correta do excesso de concha, esta deve ser marcada com fio

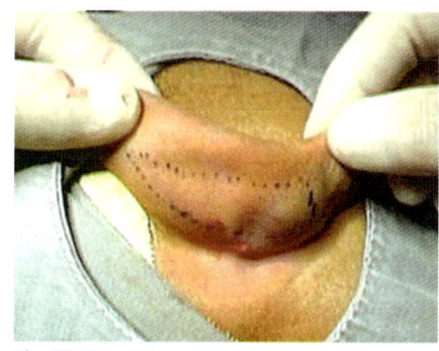

Fig. 52-3

Marcação com azul de metileno da região da incisão.

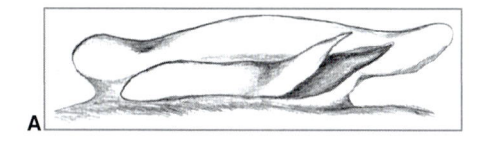

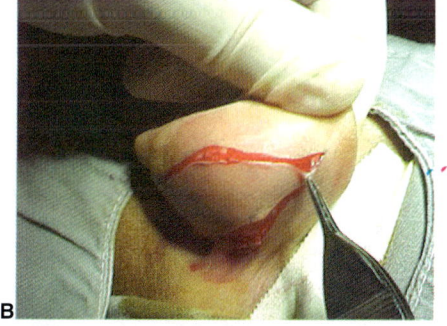

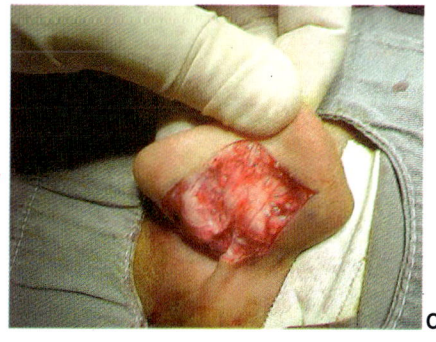

Fig. 52-4

(A-C) Incisão da pele na face medial: notar que a parte superior da incisão se aproxima mais da borda da hélice.

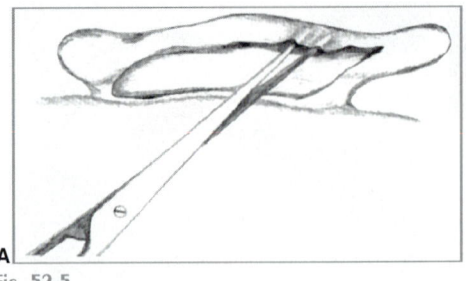

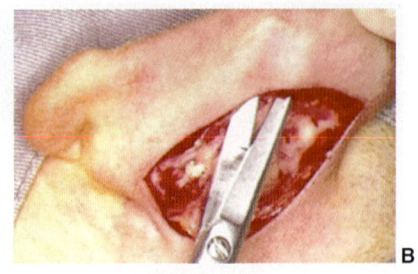

Fig. 52-5

(A, B) Descolamento da pele na face medial.

mononáilon preto, de sua face lateral para a medial (Fig. 52-6A a C). A incisão da cartilagem é feita cuidadosamente para não incisar a pele lateralmente. Deverá ser retirada toda a cartilagem da concha dentro dos limites demarcados pelos fios, até a região mastóidea (Fig. 52-7A a C).

■ Marcação da dobra da anti-hélice

Este passo é muito importante pois, através dele, poderemos prever o grau de correção e o local apropriado onde posteriormente será dado o ponto definitivo. Com fio mononáilon 4-0 preto transfixam-se, médio-lateralmente, a cartilagem e a pele do pavilhão onde queremos moldar a dobradura da anti-hélice. Contornamos a futura dobra desta anti-hélice e novamente transfixamos, agora látero-medialmente, a pele e a cartilagem. O fio, então, apresenta-se sobre a pele da face lateral do pavilhão. Assim, podemos dar um ponto prévio com o intuito de visualizar o que ocorrerá com o ponto definitivo. Se a dobradura se fizer no local apropriado e o resultado for o esperado, o nó é desfeito e o fio se mantém no local para servir de guia para o ponto definitivo (Fig. 52-8A a E).

■ Abrasão da cartilagem com motor e broca

Temos, portanto, exposta a cartilagem da face medial do pavilhão com duas marcações feitas com o mononáilon preto que apresenta-se entrando por um local da cartilagem e saindo por outro. Um terceiro ponto será dado no meio do trajeto da anti-hélice, definindo-se um triângulo que corresponde (na face medial) ao local onde será feita a abrasão da cartilagem. Esta é feita através de broca grande e cortante, com o intuito de moldarmos um sulco largo e suave, para quebrarmos a resistência da cartilagem e conseguirmos uma dobradura adequada. Devemos notar que este procedimento só é necessário em pacientes adultos com cartilagem mais rígida. Nas crianças não o achamos necessário, e cada vez menos o estamos usando (Fig. 52-9A e B).

■ Ponto definitivo na anti-hélice

Usando-se como reparo o ponto de mononáilon preto, transfixamos a cartilagem com fio mononáilon 4-0 incolor. Devemos ter cuidado para não transfixarmos a pele da face lateral. O ponto deverá correr pelo subcutâneo, sob a pele, pelo mesmo caminho do fio preto para, ao ser apertado, repetir exatamente o que conseguimos no procedimento anterior. Este ponto ficará definitivamente no local. Se necessário, podemos repetir o procedimento em outro local da anti-hélice para uma melhor definição (Fig. 52-10A a C).

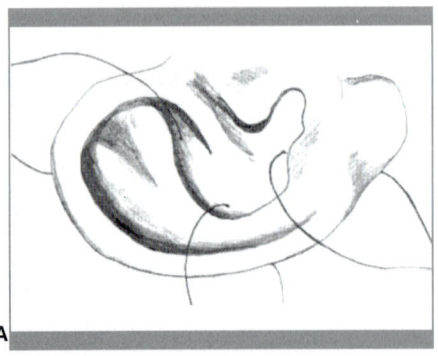

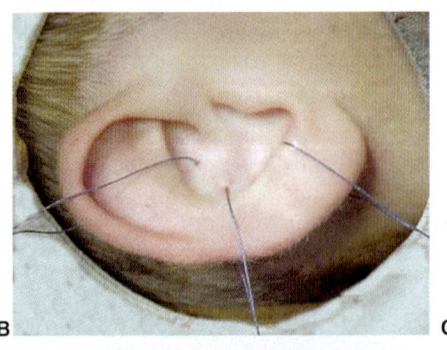

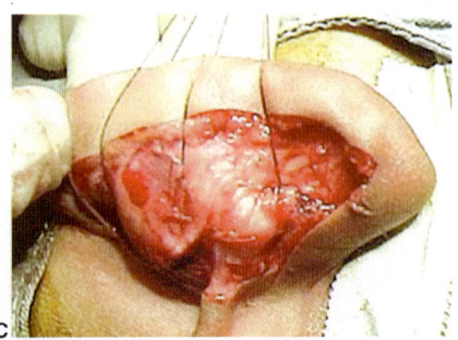

Fig. 52-6

(A-C) Marcação da concha com mononáilon preto vista pelas faces lateral e medial do pavilhão.

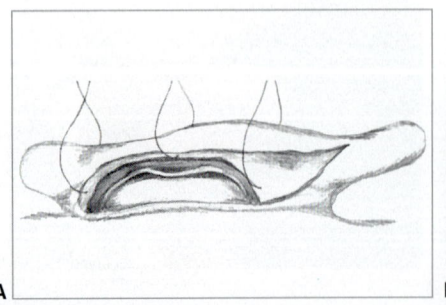

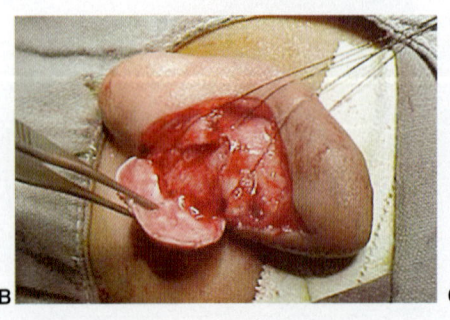

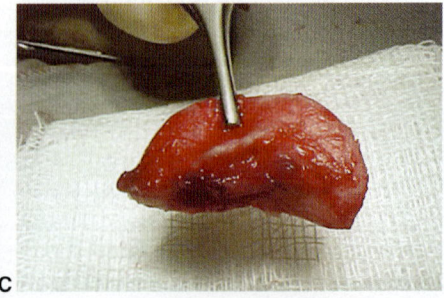

Fig. 52-7

(A-C) Incisão e retirada do excesso de concha.

Capítulo 52 OTOPLASTIA

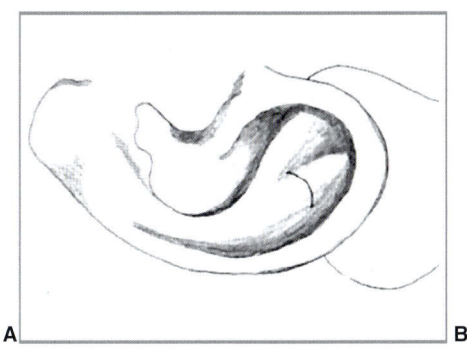

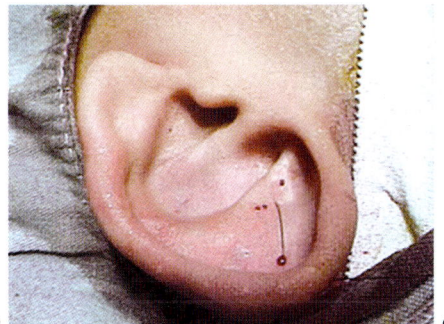

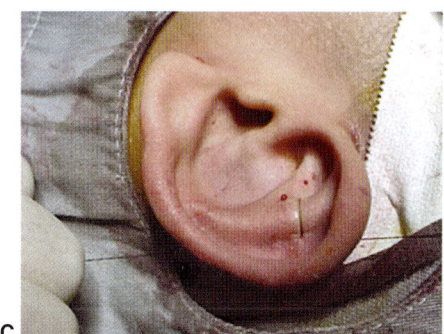

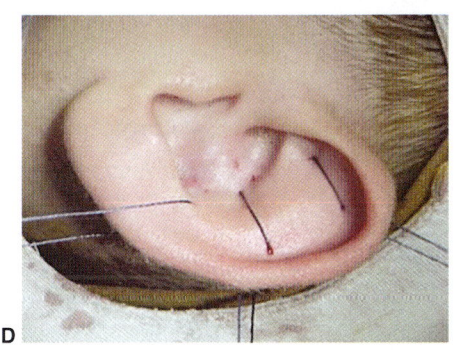

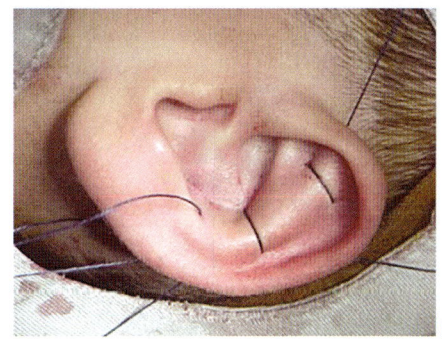

Fig. 52-8

(A-E) Marcação da dobra da anti-hélice com mononáilon preto em um e dois pontos, com os pontos frouxos e apertados.

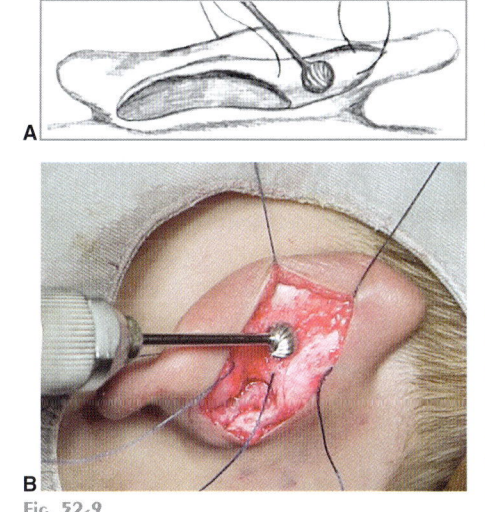

Fig. 52-9

(A, B) Abrasão da cartilagem com motor e broca.

Ponto intracartilaginoso

Muitas vezes, mesmo tendo sido corrigidos os defeitos na concha e na anti-hélice, a parte superior do pavilhão ainda apresenta-se com uma dobradura lateral que compromete o resultado cirúrgico. Para estes casos, criamos um ponto que parte da região póstero-medial do pavilhão, próximo à cabeça, e vai costurando a cartilagem em direção ao seu ponto mais alto e lateral. Voltamos fazendo o trajeto inverso e damos o ponto observando a correção desejada. Este ponto também será definitivo e, portanto, dado com mononáilon 4-0 incolor (Fig. 52-11A e B). Este mesmo ponto intracartilaginoso tem sido usado para a correção da anti-hélice, de um modo suave e anatômico, sem a necessidade do ponto subcutâneo que é mais difícil de dar e provoca uma dobradura mais tensa.

Fixação da borda da cartilagem da concha no periósteo da mastóide

Esta fixação também é definitiva e feita com o mesmo fio incolor (Fig. 52-12). Normalmente damos apenas um ponto e vamos observando o quanto devemos apertá-lo para termos uma boa correção sem desfigurarmos o pavilhão. Em correções muito grandes este ponto chega a provocar um certo amarfanhado da pele lateral da concha, que deverá ser corrigido.

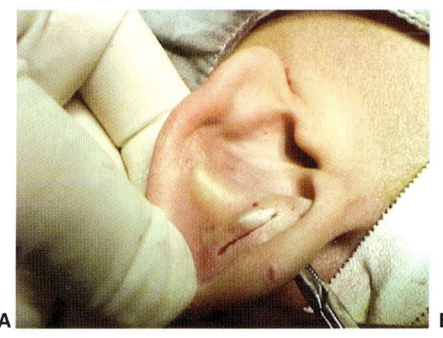

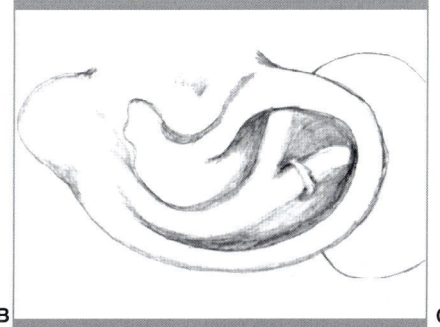

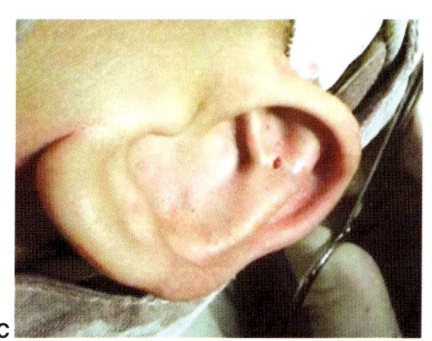

Fig. 52-10

(A-C) Ponto definitivo no subcutâneo da anti-hélice, notar a agulha e o ponto apertado.

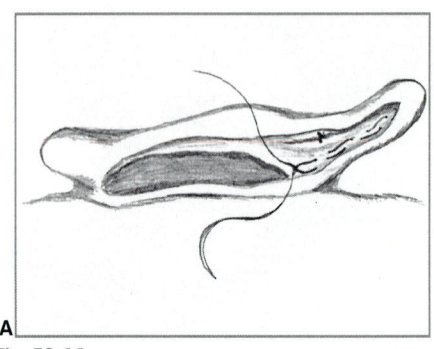

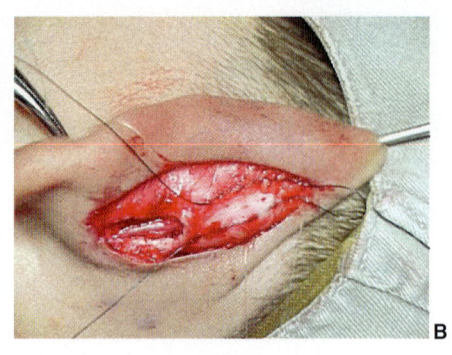

Fig. 52-11
(A, B) Ponto intracartilaginoso para correção do "ápice" do pavilhão costurando a cartilagem até sua porção mais superior. Este ponto, apenas, pode corrigir a dobradura da anti-hélice.

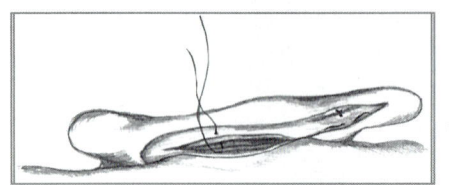

Fig. 52-12
Fixação da borda da cartilagem no periósteo da mastóide.

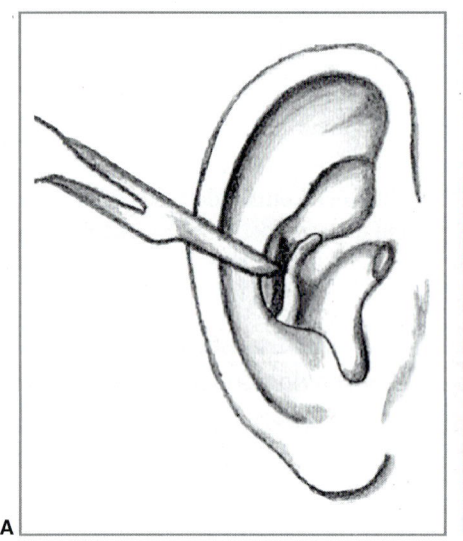

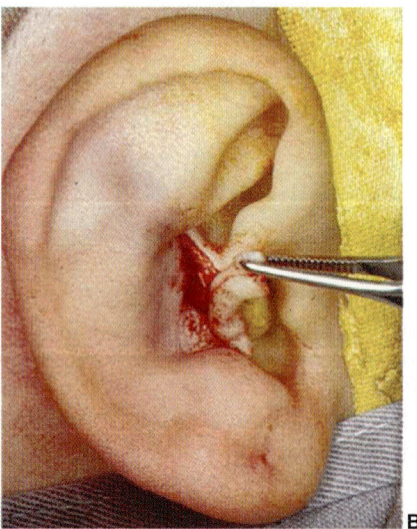

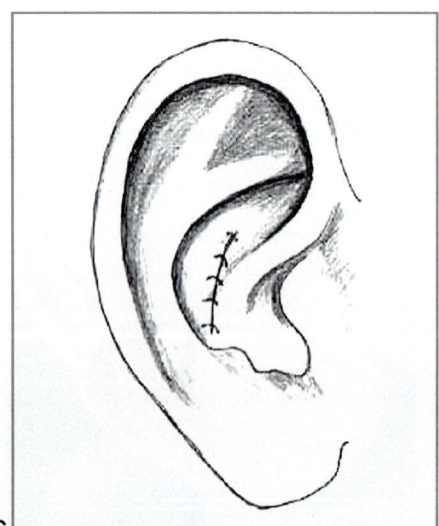

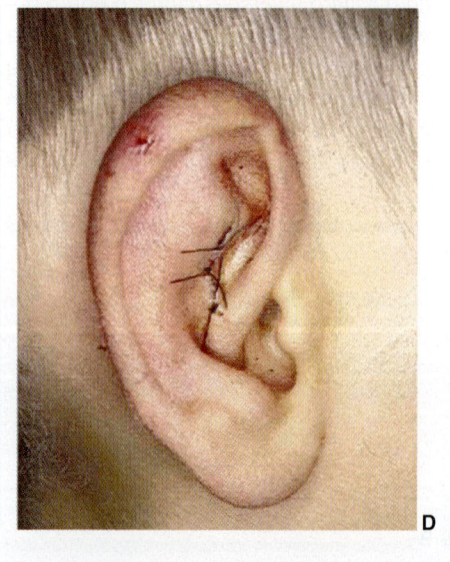

Fig. 52-13
(A-D) Retirada do excesso de pele da face lateral da concha e sutura da incisão.

■ Correção do amarfanhado da pele da concha

Algumas vezes notamos, após a correção da concha, que esta, em sua face lateral, apresenta excesso de pele que produz um ou mais vincos que comprometem a estética local. Se fizermos apenas curativos compressivos estas dobras poderão não desaparecer. A retirada deste excesso deverá ser feita seguindo-se a anatomia local, e cria uma cicatriz muito discreta que não afetará em nada o resultado da cirurgia (Fig. 52-13A a D).

■ Correção do lóbulo lateralizado

Algumas vezes, após o posicionamento correto do pavilhão, notamos uma certa lateralidade inconveniente do lóbulo que pode ser corrigida. Para isso prolongamos a incisão posterior, inferiormente, criando-se um "W" suave, tendo um "v" no lóbulo e outro na pele da mastóide. A sutura desses dois "vv" aproxima o lóbulo medialmente (Fig. 52-14A e B).

■ Pontos na pele

A incisão deverá ser suturada com fio mononáilon preto 4-0 em pontos separados, mas podemos usar, principalmente em crianças, fios absorvíveis como o monocril 4-0 ou categute 4-0, que liberar-nos-á do inconveniente da retirada destes pontos no pós-operatório (Fig. 52-15).

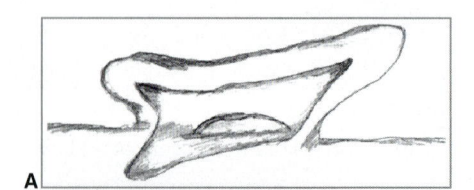

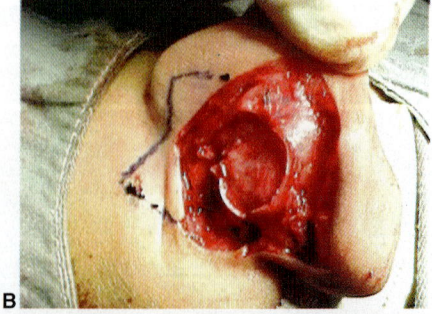

Fig. 52-14
(A, B) Correção do lóbulo lateralizado. Notar a incisão em W.

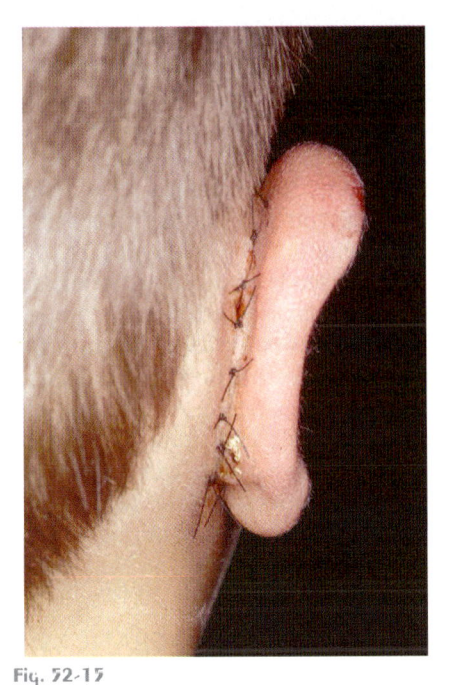

Fig. 52-15
Ponto na pele.

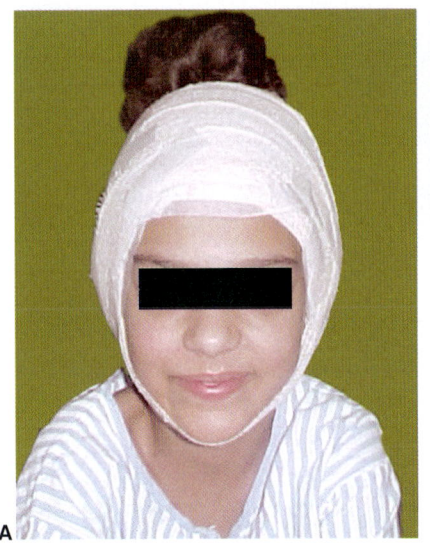

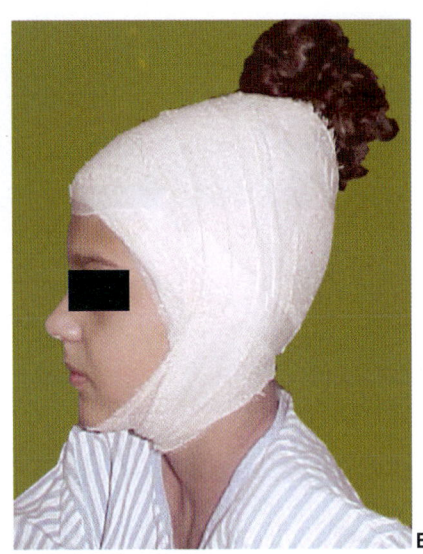

Fig. 52-17
(A, B) Cabeça enfaixada no pós-operatório imediato.

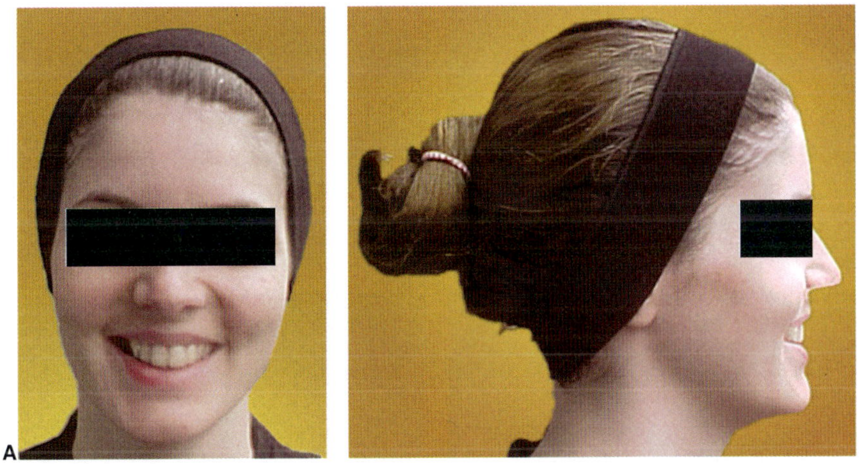

Fig. 52-18
(A, B) Faixa de contenção.

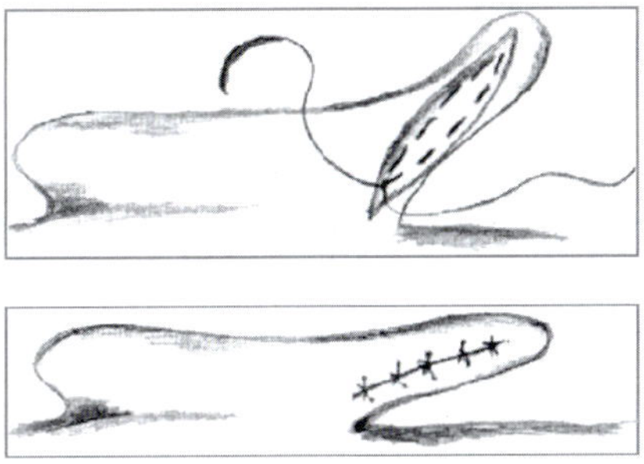

Fig. 52-16
(A, B) Microtoplastia.

Microtoplastia

O mesmo ponto intercartilaginoso pode ser dado sem que se faça toda a técnica até então descrita. Para se corrigir deformidades do ápice da orelha, sem aumento da concha, pode-se fazer uma incisão deste ápice até a região próxima à mastóide, descolar um pouco a pele e dar o ponto intercartilaginoso. Depois se sutura a pele, e tanto a cicatriz como o tempo cirúrgico ficam bem menores (Fig. 52-16A e B).

Curativo

As dobras do pavilhão serão preenchidas com algodão besuntado com pomada, seguindo suas variações anatômicas. Curativo com gaze deverá ser colocado retro e lateralmente, e a cabeça enfaixada com fita crepe ou outro material compressivo, como malhas ou faixas elásticas (Fig. 52-17A e B). Este curativo deverá ser retirado no prazo de 5 dias e os pontos, se com mononáilon, no 10º. O paciente deverá permanecer com uma faixa de proteção, sempre que possível e principalmente ao dormir, por pelo menos um mês (Fig. 52-18A e B).

Analgésicos e antibióticos

O pós-operatório não é muito dolorido e a dor facilmente controlada com analgésicos orais habituais. Usamos normalmente antibióticos (amoxacilinas ou cefalosporinas) por dez dias, pelo receio de uma contaminação da cartilagem de resultados dramáticos.

Malformações

Em alguns casos de malformação do pavilhão, esta técnica pode ser usada ajudando muito o paciente quanto à parte estética (Fig. 52-19A e B).

CONCLUSÕES

A otoplastia é, entre as cirurgias estéticas, uma das que melhores resultados oferecem. Os pacientes, normalmente, ficam muito satisfeitos e raramente se queixam de alguma coisa. Talvez porque eventuais pequenas imperfeições, facilmente observadas no nariz, por exemplo, não o são nas orelhas. A expectativa do paciente é a correção do ângulo de suas orelhas com a cabeça, e sendo este corrigido, ficará satisfeito. O material utilizado também é comum em qualquer caixa de pequena cirurgia, e apenas o fio mononái-

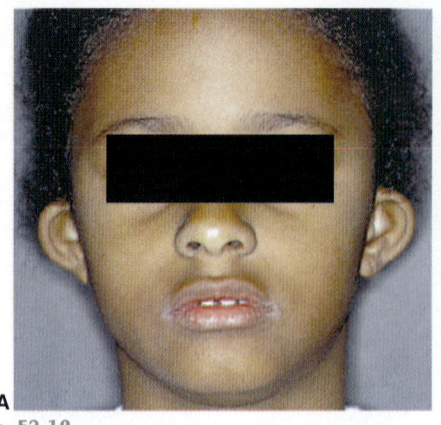

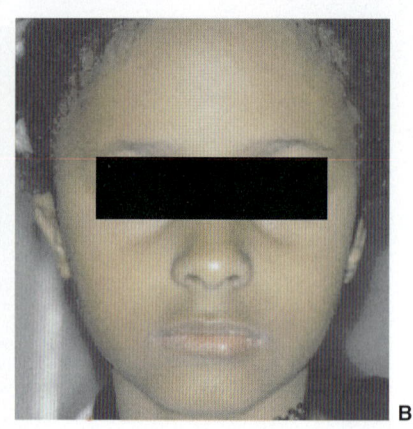

Fig. 52-19

(A, B) Correção de malformação do pavilhão.

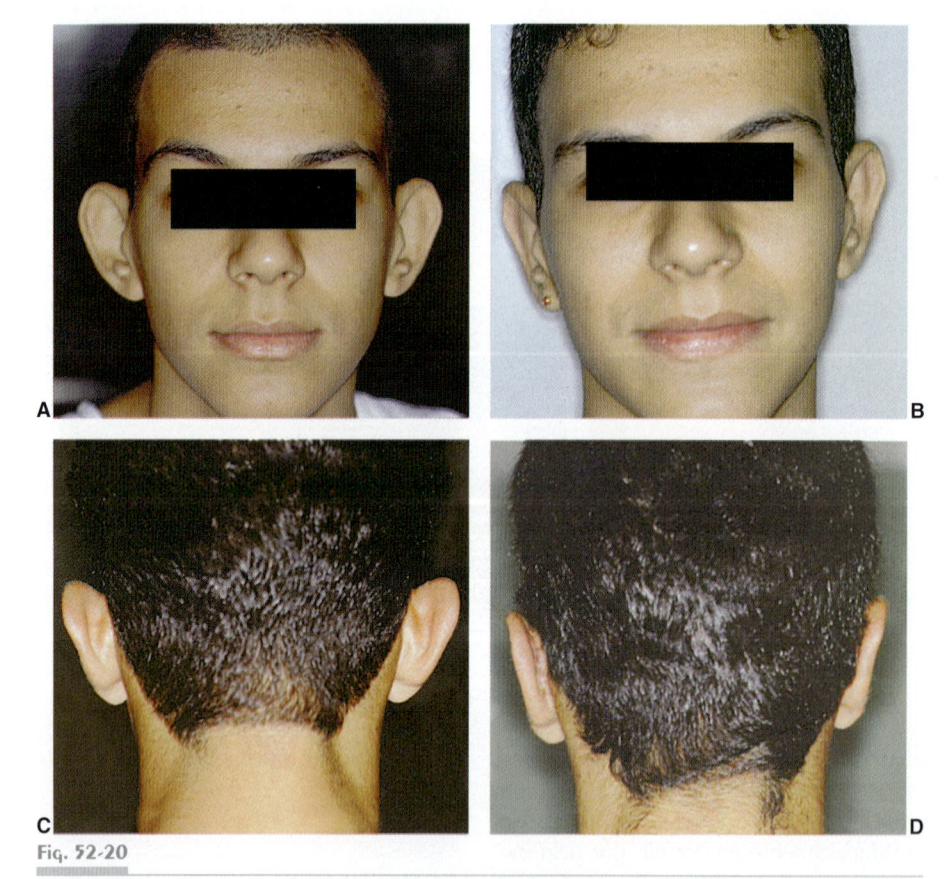

Fig. 52-20

(A-D) Pré e pós-operatório da correção cirúrgica da orelha em abano.

lon incolor 4-0 deve ser requerido. Esta técnica é de fácil realização e seus resultados me parecem melhores (Fig. 52-20A a D), mais suaves e anatômicos dos que os oferecidos por outras. Em alguns casos, inicialmente, pode parecer que houve uma supercorreção, mas esta se acomoda com o tempo. Não costumamos ter complicações, sendo a mais comum o aparecimento de quelóide em pessoas propensas. Condrites ou deiscências são raríssimas e normalmente ocorrem por falta de cuidados do paciente. A microtoplastia pode ser usada em alguns casos, onde não há a necessidade de correção da concha e, nessa eventualidade, seus resultados têm sido muito satisfatórios.

REFERÊNCIAS BIBLIOGRÁFICAS

Avelar J, Paoliello HR. Otoplasty – treatment of prominent ear. In: Avelar J. *Creation of the Auricle*. São Paulo: Hipócrates, 1997. 365-78p.

Maniglia AJ. Otoplastia. In: Otacilio Lopes Filho. *Temas de otorrinolaringologia*. Vol II. São Paulo: Manole, 1978. 147-64p.

Maniglia FF, Maniglia AJ, Maniglia JV, Buschle M. Otoplastia – técnica cirúrgica eclética. In: Otacílio, Campos. *Tratado de otorrinolaringologia*. São Paulo, Roca, 1994. 785-94p.

Mustard JC. Correction of prominent ear using simple mattress sutures. *Brit J Plast Surg* 1963;16:170-176.

Ribeiro FAQ, Lopes Fº OC. Cirurgia funcional das malformações congênitas. In: *Hungria otorrinolaringologia*. Rio de Janeiro: Guanabara Koogan, 2000. 474-491p.

Ribeiro FAQ. Otoplastia: correção da orelha em abano. *RBM ORL* 1998;5(3):83-88.

Ribeiro FAQ, Pereira CSB, Lancellotti CLP, Coelho F. Comportamento histológico da cartilagem de orelha de coelhos em dobradura forçada. *Rev Bras Orl* 1999;65(3):198-203.

Weerda H. Plastic Surgery of the ear. In: Scott, Brown. *Otolaryngology*. 5th ed. Butterworth International, 1987. 185-202p.

53

Tratamento Cirúrgico da Atresia Meatal Congênita

Humberto Afonso Guimarães ▪ Ricardo Guimarães

INTRODUÇÃO

O tratamento da microtia e da agenesia do conduto auditivo externo apresenta-se para o médico com dúvidas e vários questionamentos. Compensa operar? Quando devo operar? Como operar? Como enfrentar as complicações? Existem formas de tratamento alternativas? O que realmente a família e o paciente desejam? O médico sempre deve estar atento ao analisar estes fatos para atingir seu objetivo maior que será restituir a função auditiva e corrigir a deformidade apresentada. Conversar com o paciente e familiares pode esclarecer as expectativas quanto à intervenção e seus objetivos. Informar sobre o número de atos operatórios, dificuldades encontradas durante os procedimentos e as complicações que dele possam advir transformará aquele paciente, aquela família em cúmplices para alcançar a finalidade do tratamento. Importante também é avaliar o estado psicológico daquelas pessoas afastando sentimentos de culpa e tentativas de soluções não condizentes com o processo.

Existem várias causas que podem originar a malformação e entre elas podemos citar as viroses, o uso de medicamentos, as tentativas de aborto, o traumatismo materno, os fatores hereditários e talvez uma possível desnutrição materno-fetal. *Segundo Holmes, 1949, elas ocorrem na proporção de 1:20.000 nascimentos.*

Diferentes termos são usados para o mesmo problema, por isto devemos procurar uma uniformização. Anotia significa ausência congênita da orelha externa. Microtia indica aqueles casos nos quais a orelha existe, mas não desenvolveu totalmente. Agenesia do conduto auditivo externo refere-se à ausência congênita de formação do conduto, e atresia do conduto auditivo externo significa imperfuração do conduto independente da causa que quando congênito chamamos de atresia meatal congênita. Estenose do conduto auditivo externo nomeia um estreitamento congênito ou adquirido deste órgão.

EMBRIOLOGIA – NOÇÕES SUMÁRIAS

A orelha humana compõe-se de três estruturas anatômicas distintas:

1. **A orelha externa (ouvido externo):** é formada pelo pavilhão da orelha e pelo conduto auditivo externo. A membrana do tímpano separa o conduto auditivo externo da orelha média.
2. **A orelha média (ouvido médio):** é uma cavidade denominada caixa de tímpano e contém no seu interior ossículos, músculos, nervos, vasos e ar. Ela comunica-se com a nasofaringe através da tuba auditiva e com a orelha interna através de duas janelas: a oval, vedada pela platina do estribo e a redonda, vedada por uma membrana (membrana timpânica secundária).
3. **Orelha interna (ouvido interno):** a orelha interna situa-se no interior do rochedo do osso temporal e é composta por dois segmentos: o anterior ou cóclea e o posterior ou aparelho vestibular.

As três divisões que formam o aparelho auditivo têm sua origem embriológica inicialmente separadas para depois se juntarem e formar uma unidade. Esta independência faz com que uma deformidade numa delas não corresponda necessariamente a uma deformidade na outra.

Utilizaremos a ordem cronológica para descrever a embriogênese por se tratar de aspectos dinâmicos e às vezes sobrepostos. Isto justifica inclusive nos aspectos clínicos pois sabemos ser a orelha interna a primeira e a mais rápida a se formar, sendo, portanto, aquela que sofre menos as conseqüências de causas que vão provocar falhas no desenvolvimento das outras partes.

Saber um pouco do seu desenvolvimento ajuda na compreensão das múltiplas combinações de malformações encontradas no aparelho auditivo como também ajuda a entender alguns conceitos sobre as condutas que serão transmitidas neste capítulo.

A terceira semana de vida intra-uterina marca o início do período embrionário. O rápido desenvolvimento do embrião a partir do disco embrionário é caracterizado pela formação da linha primitiva, pela formação da notocórdia e de três camadas germinativas a partir das quais todos os tecidos e órgãos embrionários se desenvolvem: o ectoderma, o mesoderma e o endoderma.

A quarta semana é caracterizada pela formação do aparelho branquial ou faríngeo, constituído pelos arcos branquiais, fendas branquiais, bolsas faríngeas e membranas branquiais os quais darão origem às estruturas da cabeça e pescoço.

- *Arcos branquiais*: começam a se desenvolver quando células da crista neural migram para a futura região da cabeça e pescoço. No final da quarta semana, orientado em direção caudal, quatro pares de arcos são bem definidos e visíveis externamente (Fig. 53-1). Outros dois pares existem, mas

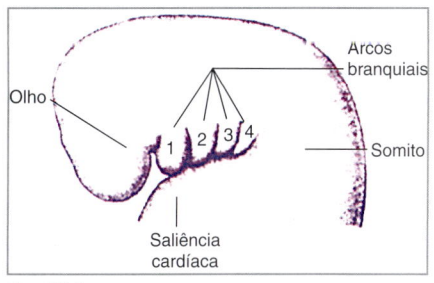

Fig. 53-1

Vista lateral do embrião de 28 dias.
Copiado; Moore-Persaud, Embriologia Clínica, 5ª Ed; Koogan.

não são bem desenvolvidos. São recobertos externamente pelo ectoderma. O primeiro arco branquial aparece como uma tumefação na superfície lateral da faringe em formação. Denominado também de mandibular possui dois processos: o maior chamado de mandibular origina a mandíbula através da cartilagem de Meckel, e o menor chamado maxilar origina a maxila, o osso zigomático e a porção escamosa do osso temporal. O segundo arco branquial também denominado de hióideo é responsável pela formação do osso hióideo e está relacionado à cartilagem de Reichert. Cada arco branquial possui um arco aórtico (artéria) que corre em torno da faringe primitiva; um bastão cartilaginoso que constitui o esqueleto do arco; um componente muscular que formará os músculos da cabeça e pescoço e um nervo derivado do neuroectoderma do encéfalo primitivo e que supre a mucosa e os músculos derivados do arco (Fig. 53-2). O primeiro arco branquial comporta os dois ramos inferiores do nervo trigêmeo (divisões maxilar e mandibular). O segundo arco branquial comporta o nervo facial. O nervo glossofaríngeo relaciona-se com o terceiro arco, e o nervo vago, com o quarto e sexto (Fig. 53-3).

- *Fendas branquiais ou sulcos branquiais*: são espaços que separam externamente os arcos branquiais. São em número de quatro. Apenas a primeira fenda tem importância pois é dela que vai originar o meato acústico externo. As outras são obliteradas durante o desenvolvimento.
- *Bolsas faríngeas*: a faringe primitiva recoberta pelo endoderma é caracterizada por um alargamento na porção cefálica para se unir à boca primitiva e um estreitamento na porção caudal para se unir com o esôfago. Na sua porção mediana aparecem pequenos divertículos em forma de balão chamados de bolsas faríngeas que estão em contato com a parte interna dos arcos e sulcos branquiais. Cada bolsa, então um prolongamento da faringe, relaciona-se à fenda ou sulco branquial correspondente dos quais são separados por uma membrana branquial. Portanto a primeira bolsa fica entre o primeiro e o segundo arcos branquiais e assim sucessivamente. Existem quatro pares de bolsas bem definidas e uma quinta rudimentar ou ausente (Fig. 53-4). A primeira bolsa faríngea expande para formar o recesso tubotimpânico cuja porção distal, em contato com a membrana faríngea, vai contribuir na formação da membrana do tímpano. A porção medial dará origem à cavidade da orelha média e o antro da mastóide. A porção proximal alongando-se forma a tuba auditiva.
- *Membranas branquiais*: aparecem separando os sulcos ou fendas branquiais das bolsas faríngeas correspondentes. São então em número de quatro.
- *Orelha interna*: como foi dito é a primeira das três divisões anatômicas do aparelho auditivo que começa a se formar. No início da quarta semana um espessamento do ectoderma na superfície externa do embrião ao nível da porção caudal do encéfalo posterior forma o placóide ótico. Assim formado ele sofre uma invaginação que mergulha profundamente no ectoderma até atingir o mesênquima subjacente. Neste seu deslocamento cria uma fosseta que fechando as suas bordas o isola do exterior formando uma vesícula, o otocisto, que será o primórdio do labirinto membranoso. Formando inicialmente a porção vestibular e depois a porção coclear, o otocisto vai se diferenciando em divertículos que darão origem aos canais semicirculares, o saco endolinfático, o utrículo, o sáculo e a cóclea.

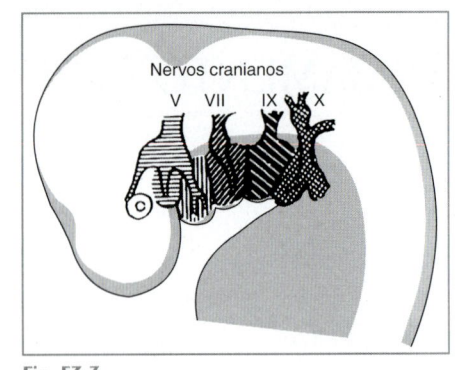

O mesênquima em volta do otocisto condensa e se diferencia numa cápsula cartilaginosa onde surgem vacúolos que formarão o espaço perilinfático. Nos seus limites aparece uma ossificação dando origem ao labirinto ósseo da orelha interna ou cápsula ótica cuja característica é atingir o tamanho adulto por volta da vigésima ou vigésima segunda semana.

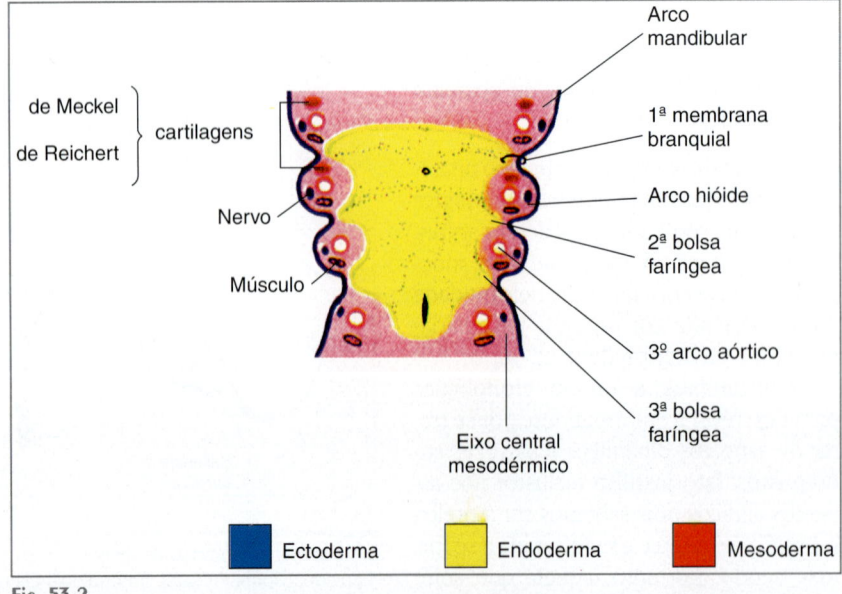

Fig. 53-3
Vista lateral do embrião de 5 semanas mostrando inervação dos arcos branquiais. Copiado de Moore-Persaud, Embriologia Clínica, 5ª Ed., Koogan.

Fig. 53-2
Embrião de 30 dias, secção horizontal ao nível dos arcos branquiais e assoalho da faringe primitiva. Copiado de Moore-Persaud, Embriologia Clínica, 5ª Ed., Koogan.

- *Pavilhão da orelha*: no final da quarta semana seis pequenas elevações ou tubérculos (saliências auriculares) formam-se externamente dispostos três no primeiro arco branquial e três no segundo rodeando a primeira fenda branquial. Estes tubérculos fundem-se gradualmente para formar o pavilhão da orelha. Os tubérculos do primeiro arco branquial dão origem ao trago e parte ascendente da hélice; os do segundo formam o restante do pavilhão.

- *Conduto auditivo externo*: forma-se a partir da primeira fenda branquial. Por volta do segundo mês células ectodérmicas no fundo desta fenda ou sulco afunilado proliferam e formam um cordão epitelial maciço em direção à bolsa faríngea correspondente. Por volta do sexto mês de gestação este cordão começa a canalizar formando um tubo oco, que será o conduto auditivo externo (Fig. 53-5).

- *Membrana do tímpano*: no homem ela é formada por três estruturas histológicas cada uma com origem distinta: o revestimento externo deriva do ectoderma superficial da fenda branquial, a camada média, do mesoderma das membranas branquiais e o revestimento interno do endoderma do recesso tubotimpânico da primeira bolsa faríngea.

- *Orelha média*: o recesso do tubo timpânico que é uma extensão originado da faringe primitiva vai-se migrando para o espaço onde estão aparecendo os ossículos. Nesta região através do mesênquima, vai envolvendo os ossículos juntamente com seus tendões e o nervo corda do tímpano. Na sua porção proximal ela forma a tuba auditiva e na porção distal participa da membrana do tímpano. No sétimo mês com a reabsorção do mesênquima a tuba auditiva, a caixa do tímpano e o antro mastóideo recebem um revestimento mucoso derivado do endoderma da faringe primitiva.

- *Cadeia ossicular*: a extremidade dorsal da porção cartilaginosa do primeiro arco (cartilagem de Meckel) em contato com a orelha média ossifica-se e forma o martelo e a bigorna. A extremidade dorsal da porção cartilaginosa do segundo arco branquial (cartilagem de Reichert) vai formar a supra-estrutura do estribo e parte de sua platina. A outra parte da platina origina-se da cápsula ótica que forma a orelha interna. Os ossículos atingem seu tamanho final por volta do quarto mês.

- *Anel timpânico*: na nona semana de vida fetal relacionando-se à cartilagem de Meckel e ao sitio de formação da futura membrana timpânica aparecem dentro da cartilagem quatro pontos de ossificação. Eles se dispõem formando um semicírculo sendo o ponto mais superior maior e com desenvolvimento mais complexo. Durante a décima semana eles se

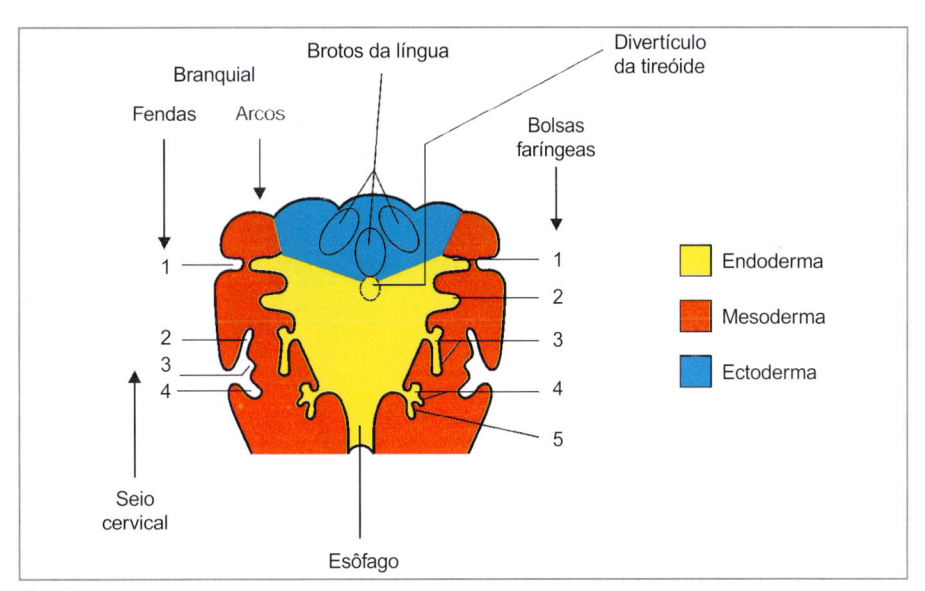

Fig. 53-4

Secção horizontal do embrião ao nível do assoalho da faringe mostrando as bolsas faríngeas.
Copiado de Moore-Persaud, Embriologia Clínica, 5ª Ed., Koogan.

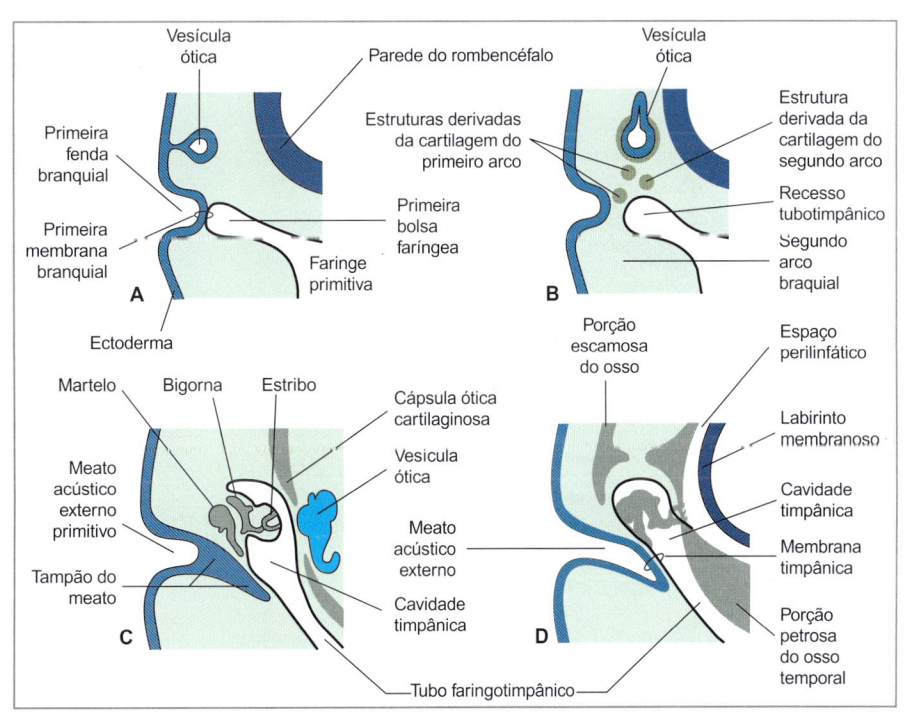

Fig. 53-5

Desenvolvimento da orelha externa, orelha média e vesícula ótica – orelha interna; desenhos esquemáticos.
Copiado de Moore-Persaud, Embriologia Clínica, 5ª Ed., Koogan. **(A)** Embrião de 4 semanas. **(B)** Embrião de 5 semanas. **(C)** Embrião de 10 semanas. **(D)** Embrião de 20 semanas.

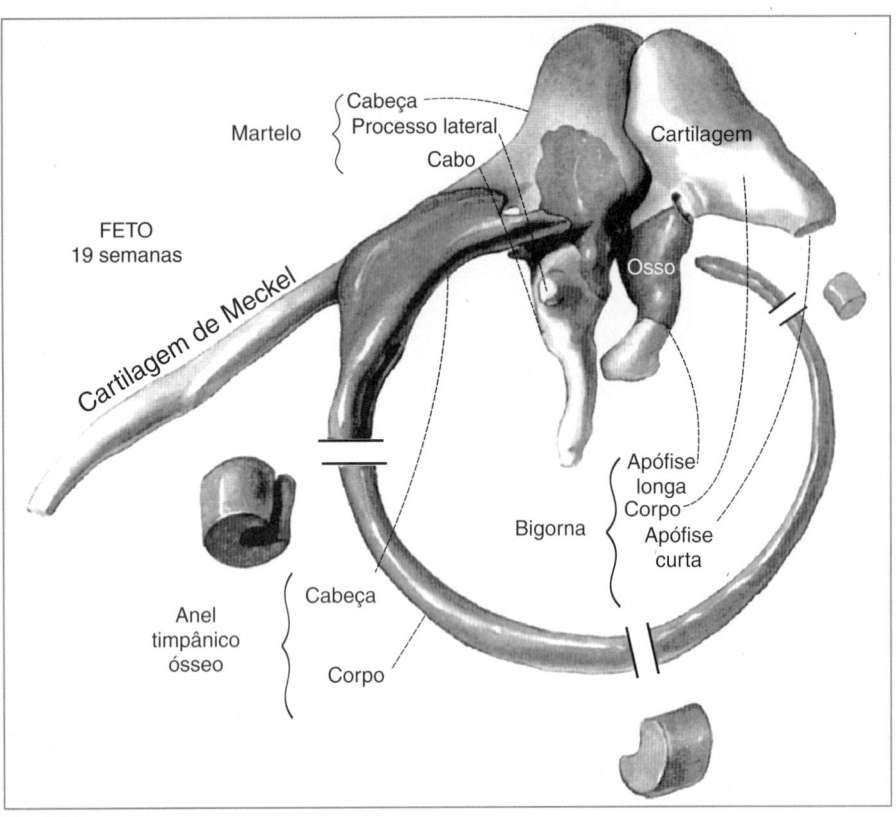

Fig. 53-6
Desenvolvimento do anel timpânico no 5º mês.
Copiado de Anson – Donaldson, Surgical Anatomy of The Temporal Bone and Ear, 2ª Ed., W.B. Saunders. Reconstrução da Wisconsin Collection.

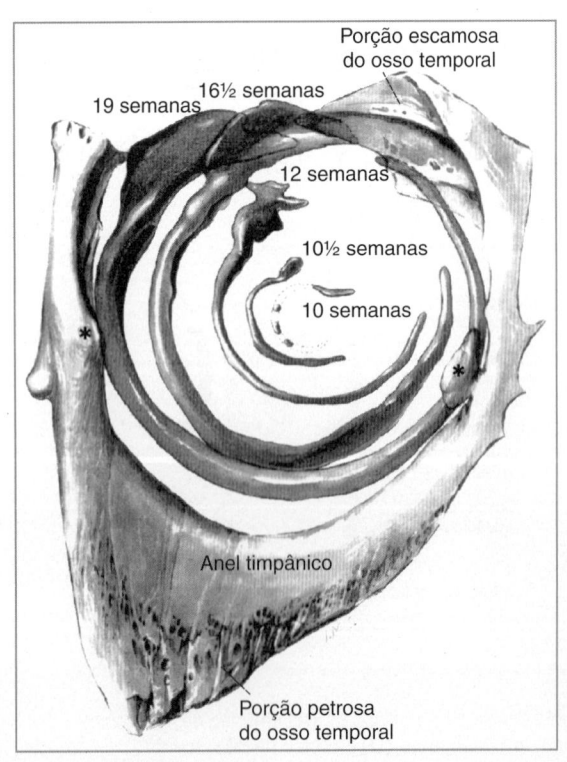

Fig. 53-7
Desenvolvimento do anel timpânico. Asteriscos mostram o ponto de fusão no período pós-natal. (Copiado de Anson – Donaldson, Surgical Anatomy of The Temporal Bone and Ear, 2ª Ed., W.B. Saunders. Reconstrução da Wisconsin Collection).

fundem formando então um anel incompleto em forma de C voltado para cima com desenvolvimento maior em sua porção caudal. Assume a sua forma primordial na décima nona semana (Fig. 53-6) sem entretanto completar o anel que mantém aberto sua porção mais cefálica formando a incisura de Rivinus. Sua fixação no osso temporal envolve linhas de sutura com as porções escamosa e petrosa do temporal. Ao nascimento duas proeminências nodulares aparecem no meio das hastes anterior e posterior do semianel (Fig. 53-7). Elas vão se desenvolvendo até se unirem por volta do primeiro ano, dividindo o espaço formado em dois segmentos: o superior mantém-se como o conduto auditivo externo e o inferior como Forame de Huschke que logo a seguir é ocluído. A partir daí o anel timpânico se espessa e desenvolve sua porção inferior com expansões anteriores e posteriores formando o osso timpânico.

- *Mastóide*: o processo da mastóide começa a se desenvolver durante o segundo ano de vida por expansão inferior da porção escamosa do osso temporal e também com a participação de sua porção petrosa. Dentro da mastóide células pneumatizadas crescem verticalmente a partir do antro em direção à escama e ao osso petroso do temporal. Essas duas origens às vezes podem ser constatadas durante o ato operatório, confundindo o cirurgião, através do achado bem demarcado do septo de Korner. A mastóide atinge um bom desenvolvimento por volta do terceiro ano de vida, um desenvolvimento quase definitivo por volta do oitavo ano e definitivo na adolescência.

No nascimento o mecanismo de condução sonora encontra-se já todo formado e de tamanho adulto, exceto o conduto auditivo externo, que é menor devido ao atraso na formação de seu componente ósseo. A parte petrosa do osso temporal já é definitiva enquanto que a mastóide, a porção timpânica e escamosa ainda continuam seu desenvolvimento. O osso da escama, lateral ao antro, é cribriforme ao nascimento prolongando-se até vários meses de idade de maneira que otite média facilmente produz inflamação subperiosteal neste local.

As malformações do primeiro arco e da primeira fenda branquial podem resultar em:

A) Anormalidades do pavilhão da orelha.
B) Atresia do conduto auditivo externo.
C) Anormalidades do martelo e bigorna.
D) Anormalidades da mandíbula.

Então uma orelha congênita é aquela que apresenta falhas no seu desenvolvimento manifestada pela presença de cistos e fístulas pré-auriculares, apêndices faciais, orelha em abano, pavilhão da orelha ausente ou malformada, duplicação do conduto auditivo externo tipos I e II, estenose do conduto auditivo externo, agenesia do conduto auditivo externo, malformação e anquilose dos ossículos, ausência da fenda da orelha média e malformação da orelha interna.

CLASSIFICAÇÃO

Encontramos na literatura médica várias classificações para as deformidades das orelhas externa e média (Altman, Chiossone, Jahrsdoerfer, Schuknecht, De La Cruz, Neurmann e Ombredanne) mas nenhuma delas nos satisfaz ao registrar as alterações encontradas.

A classificação apresentada por Altman em 1951, sob o ponto de vista cirúrgico, é, a nosso ver, a mais objetiva. Ele divide as alterações em três grupos:

1. **Malformação leve**: conduto auditivo externo, estenosado, cavidade da orelha média normal, ossículos alterados, bom desenvolvimento das células da mastóide.
2. **Malformação moderada**: conduto auditivo externo ausente, cavidade da orelha média pequena, placa atrésica presente, ossículos deformados e fixos, bom desenvolvimento de células da mastóide.
3. **Malformação severa**: conduto auditivo externo ausente, orelha média hipoplásica, ossículos deformados e pouco desenvolvimento de células da mastóide.

TRATAMENTO CIRÚRGICO

A correção cirúrgica da orelha congênita tem um passado trabalhoso e um futuro ainda a se desenvolver. Os primeiros cirurgiões a utilizá-la tinham como objetivo somente a correção estética do paciente. Em 1883, Kiesselbach realizou então a primeira cirúrgica visando à correção funcional da orelha. O resultado desta tentativa foi uma paralisia facial. Page em 1914 relatou melhora da audição em cinco dos oito casos por ele operados. Em 1947, Ombredanne na França, acrescentando a técnica da fenestração do canal semicircular lateral como variante, e Patee, nos Estados Unidos, descreveram uma série de casos operados com sucesso. As técnicas de timpanoplastia, criadas por Wulllstein e Zollner em 1950, possibilitaram o desenvolvimento da cirurgia de reconstrução da orelha atrésica.

Nas últimas duas décadas Crabtree, Jahrsdoerfer, Marquet e De La Cruz estabeleceram procedimentos seguros para a realização de cirurgias corretivas.

EXAMES NECESSÁRIOS

Para chegarmos ao tratamento cirúrgico é de fundamental importância ressaltarmos os exames necessários sem os quais torna-se impossível sua realização.

▪ Exame geral com pediatria

Onde se deve procurar outras anomalias associadas para definir síndromes.

▪ Exame ORL completo

Com especial atenção para as orelhas – Examinar e descrever a microtia; apalpar a mastóide, localizar a articulação temporomandibular e pesquisar outras alterações na face e no pescoço (Fig. 53-8). Pesquisar o conduto auditivo externo, que pode ser ausente, afunilado ou estenosado. Nestas duas últimas situações ele pode apresentar colesteatoma, que em pacientes acima de 12 anos provoca erosão óssea. Nas estenoses em conduto com diâmetro menor ou igual a 2 mm o risco de colesteatoma destrutivo excede a 90%, entre 2 a 4 mm a possibilidade fica em torno de 50% e acima de 4 mm praticamente não tem risco.

▪ Audiometria tonal

É indicada em pacientes que colaboram com o exame, sendo fundamental na indicação cirúrgica. Através dela avaliamos as possibilidades de recuperação da audição e o lado a ser operado. Para realização do tratamento é necessário a existência de hipoacusia de condução. Se encontrarmos uma surdez neurossensorial ou mista a cirurgia funcional é contra-indicada.

▪ ABR

As respostas auditivas do tronco encefálico (ABR) constituem um excelente método de avaliação da sensibilidade auditiva na atresia meatal congênita unilateral ou bilateral. Utilizada em pacientes que não têm condições de fazer uma audiometria tonal, apresenta como época ideal de realização por volta do 6º mês de vida. Devem ser tomados alguns cuidados durante sua realização para que se possam obter informações corretas da orelha testada, evitando falsos resultados decorrentes da lateralização do som tanto na estimulação por via aérea como por via óssea. Deve-se ressaltar sua importância quando a cirurgia necessita ser realizada precocemente como nos casos de infecção ou na presença de colesteatoma na orelha atrésica.

▪ Emissões otoacústicas

Utilizada em atresia unilateral para estudar a orelha sem malformação.

▪ Tomografia computadorizada

Em condições normais é realizada nas incidências axial, coronal e sagital, em torno do 6º ano de vida, evitando assim a exposição de crianças menores à irradiação. É, sem dúvida, um exame tão importante quanto a audiometria. Ele irá definir as possibilidades cirúrgicas e informar ao cirurgião sobre as dificuldades que poderão ser encontradas no ato operatório.

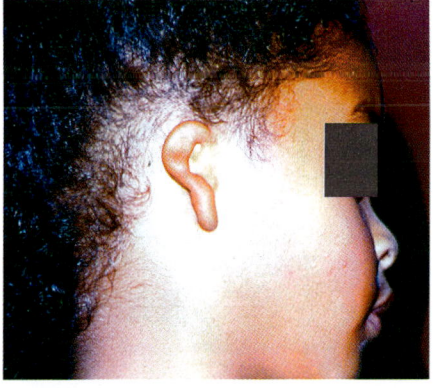

Fig. 53-8

Uma orelha com microtia e agenesia de conduto auditivo externo.

Fig. 53-9

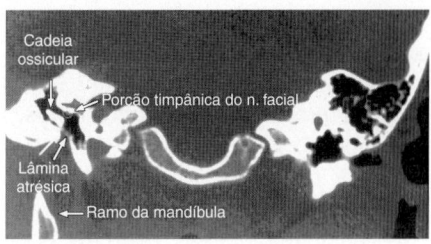

Tomografia computadorizada em coronal de uma orelha com atresia meatal congênita direita. Observar a placa atrésica (lâmina atrésica).

Avaliamos com este exame:
- A anormalidade do osso timpânico e formação da placa atrésica, osso que recobre a orelha média no local onde seria o conduto (Fig. 53-9).
- O tamanho e situação da fenda da orelha média. Ela pode ser normal ou ausente, pequena ou numa relação incômoda com a cavidade glenóide e meninge da fossa média.
- A presença e aspecto da cadeia ossicular.
- A presença das janelas oval e redonda (Fig. 53-10).
- A situação do nervo facial. Na orelha malformada o segmento mastóideo do nervo facial é mais curto formando um ângulo mais fechado, em torno de 60°, para sair da mastóide. Ele atravessa a porção inferior da fenda da orelha média, bem mais superior que o normal e lateral aos ossículos, dirigindo-se anteriormente para penetrar na parótida, junto à articulação temporomandibular (Fig. 53-11).
- A pneumatização da mastóide. Uma mastóide esclerótica pode ser acompanhada de dificuldades para o procedimento cirúrgico.
- O aspecto da orelha interna. Além da cóclea e do conduto auditivo interno,

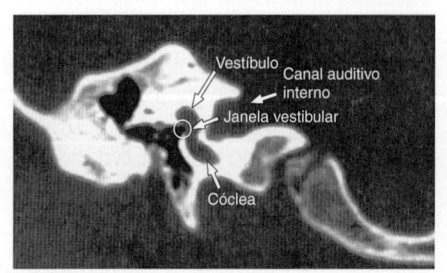

Fig. 53-10

Tomografia computadorizada em coronal de uma orelha com atresia meatal congênita. Observar a janela vestibular.

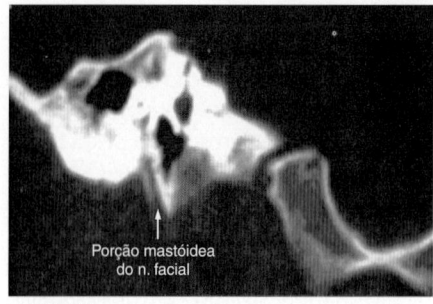

Fig. 53-11

Tomografia computadorizada em coronal de uma orelha com atresia meatal congênita. Observar o nervo facial.

devemos também observar o aqueduto da cóclea com o objetivo de evitar surpresas desagradáveis, caso tenha necessidade de remoção do estribo (Figs. 53-12 e 53-13).
- A presença de tecido mole na orelha média, indicando presença de colesteatoma, infecção ou tumor.

Ressonância magnética

Deve ser solicitada quando encontramos tumefação dentro da orelha média ou mastóide. O exame mostrará a diferenciação entre tumor, colesteatoma ou tecido inflamatório.

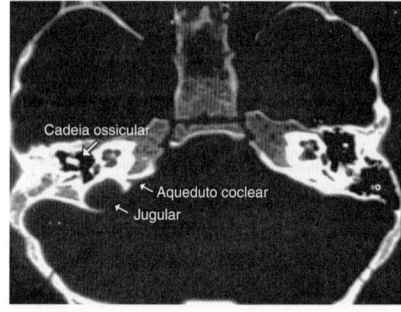

Fig. 53-12

Tomografia computadorizada em axial de uma orelha com atresia meatal congênita. Observar o aqueduto coclear.

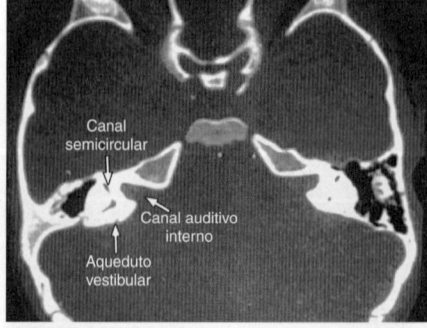

Fig. 53-13

Tomografia computadorizada em axial de uma orelha com atresia meatal congênita. Observar o aqueduto vestibular.

INDICAÇÕES CIRÚRGICAS

Com os exames descritos anteriormente é possível definir com segurança as indicações cirúrgicas para a atresia meatal congênita.

É importante também fazermos algumas considerações sobre as contra-indicações. Elas dividem-se em absolutas e relativas. As absolutas são: a surdez neurossensorial ou mista, a ausência de orelha média, a ausência de janela oval e/ou redonda, o cirurgião inexperiente.

As relativas são: agenesia unilateral, idade, fenda da orelha média estreita, cavidade glenóide muito retrossituada, meninge da fossa média muito baixa, nervo facial restringindo o acesso à orelha média e alterações na cóclea.

CONSIDERAÇÕES GERAIS SOBRE A CIRURGIA

A idade ideal para a cirurgia é a partir dos oito anos, quando a mastóide está com seu desenvolvimento quase completo, a cartilagem costal definida em seu tamanho para reconstrução da orelha e ainda podemos contar com a colaboração da criança nas informações e nos curativos;

A indicação de cirurgia em malformação unilateral é motivo de críticas para alguns cirurgiões, quando a orelha contralateral é normal. Entretanto, ela oferece em 70% dos pacientes uma melhora significativa, em torno de 25 dB, além de eliminar o efeito sombra, portanto facilitando o desenvolvimento intelectual da criança. Em malformação unilateral, a decisão cirúrgica deverá ser tomada conjuntamente por médicos, pelos responsáveis e pelo paciente. Quando a atresia é bilateral, a opinião é quase unânime que se deve realizar a cirurgia;

Existem vantagens de fazer primeiro a cirurgia plástica de correção da microtia deixando para depois a cirurgia funcional. Assim procedendo, evitamos que secreções persistentes no neoconduto interfiram no resultado da reconstrução da orelha. Temos um aproveitamento melhor da pele local e corrigimos uma situação anômala do canal em relação à orelha. A recomendação de Jarsdoerfer é de que a construção do canal seja realizada após o esqueleto cartilaginoso ser implantado e o sulco posterior criado. Seria então o 3º estágio cirúrgico.

A CIRURGIA

■ Anestesia

É sempre geral. O anestesista deve ser alertado para as possíveis anomalias anatômicas associadas nestes casos. Uma mandíbula pouco desenvolvida, uma cavidade oral pequena, um pescoço curto e às vezes alterações na coluna cervical dificultam a exposição da laringe para uma correta intubação endotraqueal. Como em toda anestesia para cirurgia otológica é necessária uma hipotensão controlada.

■ Instrumental

É o mesmo utilizado em cirurgia de timpanomastoidectomia, acrescido de um dermátomo e se possível aparelhagem para monitoramento do nervo facial o que proporcionará segurança ao ato operatório.

■ Posicionamento do paciente na mesa operatória

A posição do paciente é em decúbito dorsal, com a cabeça rodada em sentido oposto à orelha a ser operada de maneira que forme um ângulo de aproximadamente 30° com a mesa operatória. Encontradas, com freqüência, as anomalias anatômicas cervicais associadas podem dificultar esse posicionamento sem impedir a realização do ato cirúrgico.

■ Pontos de referência

No campo operatório o cirurgião deve palpar a ponta da mastóide, movimentar e localizar a articulação temporomandibular, sentir a depressão que muitas vezes se encontra no local onde seria o canal auditivo externo, palpar se possível a linha zigomática do osso temporal.

■ Via de acesso

Incisão inicial com cerca de 2 cm na linha do cabelo, superior e posterior à microtia (Fig. 53-14). Esta incisão aprofunda-se até o periósteo que depois é seccionado e afastado, expondo a mastóide. Por permitir uma boa distensão dos tecidos, através dela retiramos também a fáscia temporal, para confecção da membrana do tímpano. Localizamos a área crivosa do osso temporal e identificamos sua linha zigomática (Fig. 53-15). Quando da existência de cordão fibroso, rudimento do conduto auditivo externo, o identificamos através desta incisão. Sua presença facilita o acesso à orelha média.

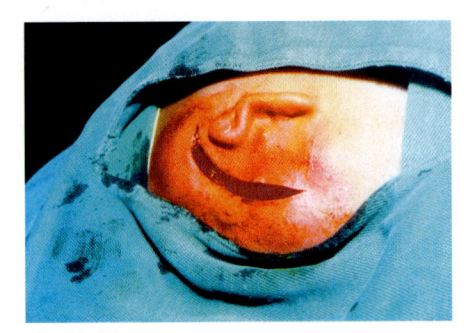

Fig. 53-14
A incisão retroauricular.

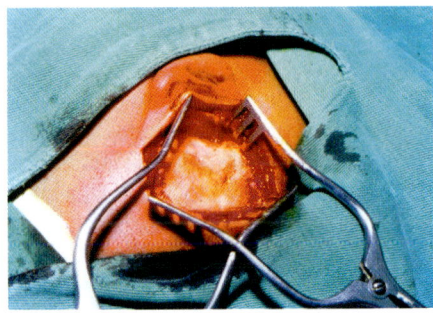

Fig. 53-15
A visualização da mastóide e da área crivosa.

Confecção do canal ou canalplastia

Com broca cortante de tamanho médio, de seis ou oito pás, iniciamos a abertura óssea numa localização anterior e inferior à área crivosa (Fig. 53-16), sabendo que superiormente encontra-se a dura da fossa média, anteriormente a articulação temporomandibular, inferiormente o nervo facial e posteriormente a mastóide. A exposição da dura é sempre um guia seguro para localização da orelha média e sua cadeia ossicular. O osso a ser removido é sólido e sua extensão até a orelha média é de 1,5 cm raramente chegando a 2,5 cm. A largura de abertura do novo canal varia em torno de 1,5 cm e deve sempre estar centrada nos ossículos. Devemos evitar a abertura de células da mastóide, caso isto venha acontecer a ocluímos com pó de osso. À medida que nos aproximamos da orelha média, o osso fino apresenta mudança de coloração. Localizamos a cabeça do martelo e o corpo da bigorna (articulação incudomaleolar). Dirigimos então para a parte inferior da cavidade, deixando uma fina camada óssea sobre as estruturas ossiculares.

■ A cadeia de ossículos

A "egg shell" assim formada deve ser retirada cuidadosamente com um gan-

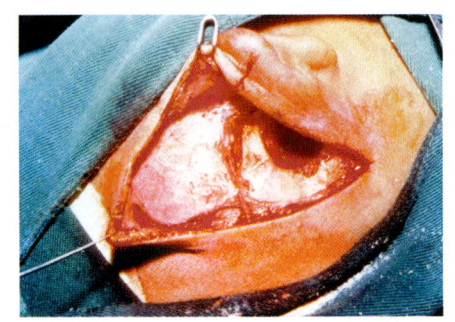

Fig. 53-16
A abertura do neocanal anterior e inferior à área crivosa.

cho, não esquecendo que existe uma aderência entre a placa atrésica e o pescoço do martelo cujo cabo está ausente ou transformado numa fibrose. A exposição da cadeia de ossículos deve deixar um espaço livre de 2 mm entre ela e a parede do novo canal. O estribo está parcialmente escondido devido à massa ossicular ou ao nervo facial. Entretanto, alguma porção é visível e pode ser testada quanto a sua mobilidade. Não é comum encontrar um estribo fixo, mas às vezes é necessário a retirada da cadeia ossicular para ter sua visualização completa e certeza de que ele está movimentando. A supra-estrutura do estribo e sua articulação com a bigorna é delicada e necessita cuidado. Em casos onde a cadeia não está completa ou móvel devemos fazer interposições utilizando material biocompatível ou mesmo estapedectomia. Um esboço do sulco timpânico precisa ser feito no osso, numa situação um pouco medial à cadeia ossicular para permitir uma boa fixação do enxerto evitando sua lateralização.

■ O nervo facial

Às vezes deiscente em seu segmento horizontal dificulta a visualização e manobras sobre o estribo e janela oval. É necessário bastante cuidado quando estivermos trabalhando na porção inferior da fenda da orelha média, devido à posição que o nervo facial ocupa nesta área. Ele dificulta a visualização da janela redonda. É importante ressaltar que o nervo facial na orelha atrésica ocupa situação diferente do normal, mas esta anomalia é na maioria das vezes constante.

■ Meatoplastia

Ela é realizada antes da colocação do enxerto (Fig. 53-17). Fazemos uma incisão circular na pele sobre o canal ósseo, duas

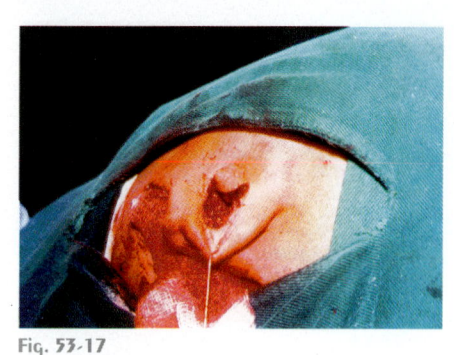

Fig. 53-17
A meatoplastia.

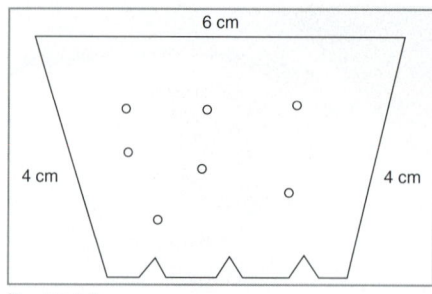

Fig. 53-18
O enxerto de pele, seu formato, suas dimensões e as pequenas aberturas para drenagem.

vezes maior que sua circunferência. Se a microtia possuir cartilagem conchal esta deve ser retirada em parte para permitir um conduto largo. Este orifício pode não estar alinhado com o contralateral assumindo uma posição mais anterior e inferior que o normal. O reposicionamento da orelha corrige esta situação.

Enxerto de fáscia

Resolvido o problema da cadeia de ossículos procedemos à colocação da fáscia temporal para formação da membrana timpânica. A fáscia deve recobrir somente uma pequena porção do osso do canal, cerca de 1 mm, para evitar interferência na vascularização do enxerto de pele que aí será colocada.

Enxerto de pele

Com um dermátomo retiramos um enxerto de pele medindo 0,010 polegada de espessura da fase medial do braço ou da prega inguinal. Ele tem forma trapezoidal e suas dimensões de acordo com a extensão e circunferência do conduto são quase sempre em torno de 4 × 4 × 6 cm (Fig. 53-18). Na sua porção inferior (menor) fazemos incisões em ziguezague de maneira que três ou quatro pontas são criadas formando franjas que refletidas sobre a fáscia possibilitarão a migração do epitélio escamoso sobre a neomembrana do tímpano. Pequenas aberturas serão feitas no enxerto para evitar a formação de bolhas de ar ou líquido dificultando seu contato com o osso do canal. Ele é posicionado com suas bordas voltadas no sentido anterior para evitar a invaginação em células da mastóide acidentalmente abertas. Devemos sempre manter a membrana timpânica com a parte central livre. A colocação de um botão de Silastic® com 1 mm de espessura sobre ela impedirá sua lateralização. As bordas externas do enxerto de pele são colocadas para fora do neoconduto e suturadas com pontos contínuos na pele da meatoplastia. O excesso de pele que quase sempre aparece é retirado. Para facilitar o contato do enxerto de pele com o osso e proporcionar sua estabilização utilizamos no canal fita de popelina usada em cirurgia cardíaca e Gelfoam®. A incisão retroauricular superior é fechada com pontos separados. Completa-se a cirurgia colocando na cabeça do paciente um curativo utilizando atadura de crepom.

CUIDADO PÓS-OPERATÓRIO

Na primeira semana após a cirurgia faremos a remoção das suturas e prescrição de gotas auriculares (Fig. 53-19).

No 12º dia tiramos do canal o Gelfoam® e as tiras de popelina aí colocadas e decorridas quatro semanas, quando a pele do conduto elimina uma camada externa com aparência escura e espessa, cuidadosamente, a retiramos sob visão do microscópio cirúrgico, porque debaixo desta crosta existe pele sadia.

Por não existirem glândulas produtoras de cerúmen na pele do enxerto, o paciente deve procurar anualmente um especialista com o objetivo de limpar a orelha.

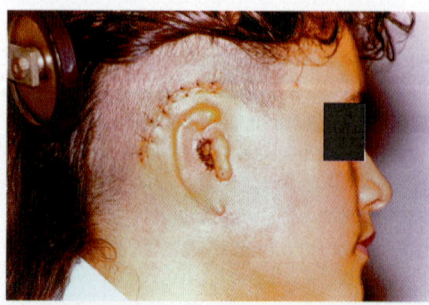

Fig. 53-19
O aspecto pós-operatório.

INSUCESSO NA CIRURGIA

O cirurgião que se propõe a realizar o ato operatório deve estar preparado para enfrentar uma cirurgia demorada, minuciosa, conhecer bem a anatomia da orelha malformada, estar tecnicamente bem habilitado em cirurgia otológica, deixar de lado o medo e assumir os insucessos, pois eles existem e devem ser analisados.

Causas de insucesso provocando hipoacusia de condução

1. Problemas com a cadeia de ossículos:
   - Destruição do cabo do martelo quando de sua liberação junto à placa atrésica.
   - Má visualização de todos os ossículos.
   - Perda do mecanismo de alavanca na transmissão do som por causa dos ossículos malformados.
   - Desarticulação intempestiva da cadeia.
   - Ausência de 1 (um) ou mais ossículos.
   - Platina fixa.
   - Interposição não funcionante.
2. Problemas com a orelha média:
   - Ausência de janelas.
   - Artéria estapediana persistente.
   - Facial procidente.
   - Posicionamento inadequado na confecção da caixa do tímpano que ocupa o espaço correspondendo ao ático.
3. Problemas com a neomembrana timpânica:
   - Má contato com o cabo do martelo ou com a interposição.
   - Perda do aspecto cônico da membrana.
   - Lateralização do enxerto devido a:
     – Ineficiência do sulco timpânico.
     – Ausência do anel timpânico.
     – Perda da angulação anterior ("blunting").
     – Diferença de cicatrização entre epiderme/fáscia.
   - Perfuração na neomembrana.
4. Estenose do neoconduto provocada por:
   - Área do osso não recoberta pelo enxerto.
   - Enxerto com espessura inadequado.
   - Aparecimento de bolhas de ar entre o enxerto e o osso.

- Irrigação precária.
- Ausência de periósteo.
- Infecção.
- Malformação óssea?

Causas de insucesso provocando hipoacusia neurossensorial ou cofose

A) Traumatismo cirúrgico sobre os ossículos.
B) Trepidação das brocas cirúrgicas.
C) Abertura indevida da orelha interna.

Causas de insucesso provocando paralisia facial

A) No pré-operatório a falta de análise da orelha pela tomografia computadorizada.
B) Falta de monitoração do facial durante a cirurgia.
C) Desconhecimento das alterações anatômicas.
D) Falta de atenção durante a ato operatório.
E) Falta de treinamento cirúrgico.

Causas de insucesso provocando infecção

A) Abertura de grandes células da mastóide.
B) Deficiência de irrigação sangüínea no neoconduto.
C) Falta de curativos no pós-operatório.
D) Falta de glândulas produtoras de cerúmen no neoconduto.

Causas de insucesso por outros problemas

Aparecimento de grande quantidade de cabelos na pele do neoconduto por escolha inadequada da área doadora do enxerto de pele.

Podemos, no entanto, evitar o aparecimento destas complicações com medidas preventivas e procedimentos adequados:

- *Na paralisia facial*: conhecendo bem a anatomia distorcida, monitorando o nervo e evitando seu estiramento extratemporal junto à articulação temporomandibular por utilização intempestiva de afastadores.
- *Na hipoacusia neurossensorial*: retirando com cuidado a placa atrésica sem grandes manipulações sobre a cadeia de ossículos.
- *Na estenose do conduto*: criando um meato largo, cobrindo todo tecido exposto com enxerto e diminuindo a espessura do tecido subcutâneo adjacente ao meato. A estenose do conduto quando acentuada pode levar a infecção crônica e a formação de colesteatoma por aprisionamento do epitélio escamoso.
- *Na lateralização do enxerto*: fazendo o sulco timpânico, colocando um botão de Silastic® sobre a membrana e recobrindo inteiramente o canal com pele do enxerto.

OUTRAS FORMAS DE TRATAMENTO CIRÚRGICO

Outra forma de tratamento cirúrgico para corrigir o defeito funcional da atresia meatal congênita consiste na utilização do BAHA (Bone-Anchored Hearing Aids). Desenvolvido na Suécia há mais de 20 anos pelo grupo do professor Anders Tjellström vem sendo atualizado constantemente. Grande parte do sucesso no seu uso é devido aos novos conhecimentos da propagação do som através do crânio. Atualmente estima-se em mais de 7.000 (sete mil) pacientes implantados para correção de hipoacusia de condução provocada por diferentes causas na orelha média.

Na Suécia Tjellström utilizou com sucesso o BAHA em crianças acima de 18 (dezoito) meses e evidentemente também em adultos. Nos Estados Unidos foi aprovado pelo FDA para utilização em adultos e crianças acima de seis anos.

O funcionamento do aparelho baseia-se na estimulação direta da cóclea através dos ossos do crânio sem interferência da pele e tecidos subcutâneos, independente do estado do conduto auditivo externo e orelha média. Esta forma de estimulação em hipoacusia de condução proporciona uma audição muito próxima do normal. O aparelho consiste de um microfone convencional e amplificador, um transdutor e um sistema de fixação no osso atrás da orelha.

Atualmente existem dois modelos no mercado, o BAHA Clássico 300 e o BAHA Cordelle que é mais potente e com utilização em situações mais específicas. Para a utilização do BAHA Clássico 300 o grau de perda condutiva não é importante. O que faz a diferença é a função coclear que quanto melhor, maior será a satisfação dos pacientes com seu uso. Ele é utilizado em limiares ósseos até de 45 dB enquanto que o Cordelle é utilizado acima deste limite.

A cirurgia de implante do BAHA hoje em dia é feita num só estágio em adultos, empregando anestesia local. Em crianças ela é feita em dois estágios utilizando-se sedação anestésica.

A sua localização é no osso atrás do terço superior da orelha onde é feito uma incisão de 2,5 cm de diâmetro para introdução do parafuso de titânio que vai fixar o aparelho.

Na criança existem aspectos peculiares que devem ser do conhecimento do cirurgião. A localização deve ser mais posterior em casos de microtia para não interferir com a plástica. Outra peculiaridade é que o implante ósseo integrado permanece em sua posição durante o crescimento, mas o parafuso vai ficando mais profundamente enterrado no osso permitindo que a pele cresça sobre ele, sendo nestes casos necessário uma nova cirurgia para corrigir esta situação.

A desvantagem na aplicação do BAHA é a necessidade de cuidados de higiene com a pele em torno do implante e o alto preço do aparelho.

Se por algum motivo o usuário não estiver satisfeito, o parafuso pode ser facilmente retirado sem prejuízos estéticos e sem interferir com outras formas de tratamento.

ASPECTO MÉDICO-LEGAL NAS CIRURGIAS DA AGENESIA

Alguns cuidados devem ser tomados pelos médicos que se dispõem a operar as agenesias da orelha.

O primeiro deles diz respeito à certeza do diagnóstico do tipo de hipoacusia na orelha a ser operada, quer utilizando a audiometria tonal ou ABR. Muitas vezes, é difícil o diagnóstico de hipoacusia de condução pura pela lateralização dos sons e as dificuldades no mascaramento, qualquer que seja o tipo do exame executado. Sendo assim, os referidos exames necessitam ser realizados por profissionais experientes com amplos conhecimentos em audiologia.

O paciente será submetido ainda a um minucioso exame clínico pré-operatório, para detectar anomalias associadas e, sobretudo, para excluir uma paralisia facial congênita ou adquirida, existente antes do procedimento cirúrgico.

As alterações na anatomia normal devem ser explicadas, não como uma justificativa das complicações, mas como uma dificuldade que o cirurgião poderá encontrar.

As complicações per e pós-operatórias, que possam surgir, devem ser esclarecidas. Entre as complicações peroperatórias é importante citar os problemas anestésicos e entre as pós-operatórias serão relatados o drama de uma paralisia facial, a instalação de surdez neurossensorial, as estenoses no neoconduto e a infecção na cirurgia.

Outro cuidado que o cirurgião deve ter diz respeito ao diálogo claro e sincero junto aos familiares, mostrando os objetivos, quanto às perspectivas de ganhos auditivos e as complicações que possam ocorrer com a cirurgia, evitando assim forçar uma indicação. Em alguns casos, a ansiedade familiar em resolver o problema, quando analisado com profundidade, sobretudo em microtia unilateral baseia-se principalmente no problema estético.

É de fundamental importância ressaltar para o paciente ou responsável os cuidados constantes e definitivos com a orelha operada, principalmente no que diz respeito à pele do neoconduto e sua incapacidade de produzir cerúmen.

E, finalmente, após a exposição pelo médico, é necessário solicitar à família a assinatura de um termo de consentimento, cuja finalidade não é julgar imperícia ou imprudência, mas, sobretudo, dividir responsabilidades num procedimento tão complexo.

REFERÊNCIAS BIBLIOGRÁFICAS

Altman F. Congenital atresia of ear in man and animals. *Ann Otol Rhinol Laryngol* 1995;64:824-858.

Anson BJ, Donaldson JA. *Surgical anatomy of the temporal bone and ear*. 2. ed. Philadelphia: WB Saunders Co., 1973.

Bellucci RJ. Congenital aural malformations: diagnosis and treatment. *Otolaryngol Clin North Am* 1981;14(1):95-124.

_____. The problem of congenital auricular malformation. Construction of the external auditory canal. *Trans Am Acad Ophthamol Otolaryngol* 1960;64:840-852.

_____. Congenital auricular malformation: indications, contraindications, and timing of middle ear surgery: an atologis's viewpoint. In: Converse JM (ed.) *Reconstructive plastic surgery.* Vol. 3 Philadelphia: WB Saunders, 1997. vol. 3. 1719-1724p.

_____. Congenital malformations of the external, middle, and inner ear produced by isotretinoin exposure in mouse embryos. *Otolaryngology Head and Neck Surgery* 1990;102:391; 391-401.

Cabtree JA. Tympanoplastyc techniques in congenital atresia. *Arch Otolaryngol Head Neck Surg* 1968;88:89-96.

Chiossone E. Surgical management major congenital malformations of the ear. *Read at the Politzer Society International Conference.* Montreux: Switzerland, September, 1983.

Crabtree JA. The facial nerve in congenital ear surgery. *Otolaryngol Clinic North Am* 1974;7(2):505-510.

de la Cruz A, Lithicum JR, FH, Luxford, WM. Congenital atresia of the external auditory canal. *Laryngoscope* 1985;95:421-427.

Diamante V, Haddad DA. *Malformaciones auditivas*. Fundación de Otorrinolaringología. Buenos Aires: 2000.

_____. Congenital malformation of the temporal bone. In: Brackman, Derald E. *Otologic surgery.* Philadelphia: WB Saunders, 1994. 69-84p.

Grabb William C. The first and second branchial arch syndrome. *Plastic and Reconstructive Surgery* 36(5):485-508.

Guimarães HA. Alterações congênitas na orelha. *Anais do 1º Simpósio de Fonoaudiologia das Faculdades Metodistas Isabela Hendrix.* Belo Horizonte: Set. 1990. 59-66p.

Hakansson BO, et al. Tem years of experience with the Swedish bone-anchored hearing system. *Annals of Rinology Laringology* 1990;(Supp. 151): 10-99.

Jahrsdoerfer RA. Congenital atresia of the ear. *Laryngoscope* 1978;88(9 Suppl)13:1-48.

_____, et al. Advances in congenital aural atresia. *Adv Otolaryngol Head Neck Surg* 1991;5:1-15.

_____, et al. Grandig system for the selection of patients with congenital aural atresia. *Am J Otol* 1992;13(1):6-12.

Lambert PR. Congenital malformation of the external Auditory Canal. *The Otolaryngologic Clinics of North America* 1996;29(5):741-76.

Marquet J. Homogreffes tympano-ossiculaires dans le traitement chirurgical de l'agénésie de l'oreille; rapport preliminaire. *Acta Otorhinolaryngol Beg* 1971;25(6): 665-897.

_____, et al. Congenital Middle car malformation. *Acta Otorhinolaryngol Belg* 1998;42:117-302.

Mattox de Fisch V. Surgical Correction of Congenital atresia of ear. *Otolaryngol Head Neck Surg* 1986;94-574.

Meurman Y. Congenital microtia and meatal atresia. *Arch Otoryngol Head Neck Surg* 1957;66(4):443-463.

Mehra Y, et al. Correlation between high-resolution computed tomography and surgical findings in congenital aural atresia. *Arch Otoryngol Head Neck Surg* 1988;114:138-40.

Moore Keith, Persaud TVN. *Embriologia clínica.* 5. ed. Rio de Janeiro: Koogan, 1994. 448p.

Nishimura Y. Cholesteatoma auris Congenita Arising from Microtia *Ann Plast Surg* 1985;(14):296-300.

Ombredanne M. Cirurgie de la surdité: Fenestration dans les aplaises de l'oreille avec imperforation du conduit. Résultars. *Ortorhinolaryngol Int* 1947;31:229-236.

_____. Absence congenitale de fenêtre ronde dans certaines aplasies minueres. *Ann Otolaryngol* (Paris) 1968;85(5):369-378.

_____. Malformation des osseletes dans les embryopathies de l'oreille. *Acta Otorhinolaryngol Belg* 1965;20(6):623-652.

_____. Chirurgie des surdités congenitales par malformation ossiculaires. *Acta Otolaryngol Beg* 1971;25:837-869.

_____. Transposition d'osseletes dans certaines "aplasies minueres". *Ann Otolaryngol* (Paris) 1966;85(45):273-280.

Patte GL. An operation to improve hearing in cases of congenital atresia of the external auditory meatus *Arch Otolaryngol Head Neck Surg* 1947;45(5):568-580.

Ribeiro FQ. Embriologia da orelha humana. In: Caldas S. *Otologia e audiologia em pediatria.* Rio de Janeiro: Revinter, 1999. 3-9p.

Sando Isamu. Congenital Middle ear Anomalies. In: *The Otolaryngologic Clinics of North America.* Philadelphia: WB Saunders Co., 1971. vol. 4. 291-318p.

Schuknecht HF. Reconstructive procedures for congenital aural atresia. *Arch Otolaryngol Head Neck Surg* 1975;101:170-172.

_____. Congenital aural atresia and congenital middle ear cholesteatoma. In: Nadol JB, Shuknecht HF (eds.) *Sugery of the ear and temporal bone.* New York: Raven Press, 1993. 263-274p.

Shambaugh JR, GE. Developmental anomalies of the sound conducting apparatus and their surgical. *Ann Otol* 1952;74:873-887.

Shambaugh JR, Glasscock E. *Surgery of the ear.* 3. ed. Philadelphia: WB Saunders Co., 1980.

Snik AFM, Mylanus EAM, Cremers CWRJ. The bone-anchored hearing aid. In: *Otoralyngol. Clinic of North America.* Philadelphia: WB Saunders Co., April, 2001. 365-372p.

Tjellström A, Bergstom K. Bone-anchored aids and prothess. In: Ars B (ed.) *Congenital external and middle ear malformations: management.* Amsterdam, Kugler Publications, 1992. 1-9p.

Tjellströn A, Hakansson B, Granstrom G. Bone-anchored hearing aids. In: *Otolaryngol. Clinic of North America.* Philadelphia: WB Saunders Co., April, 2001. 337-364p.

_____. The bone-anchored hearing AID. Otology surgery. In: Brackman Derald E. *Otologic surgery.* Philadelphia: WB Saunders, 1994. 10-5p.

Reconstrução das Orelhas Média e Externa nas Malformações

Vicente G. Diamante

EMBRIOLOGIA DA ORELHA

As três partes da orelha humana (externo, média e interna), que têm origem diferente, estão estreitamente inter-relacionadas e surgem com importantes diferenças cronológicas.

Em qualquer delas podem-se observar defeitos congênitos de desenvolvimento, tanto na forma simples como combinada.

As três lojas blastodérmicas primitivas contribuem em medida diversa na elaboração das três partes nomeadas.

O *ectoderma* intervém no desenvolvimento das orelhas externa e interna. A orelha externa forma os componentes epiteliais da orelha, do conduto e da membrana timpânica.

Na *orelha interna* formará o complexo labiríntico membranoso.

O *mesoderma* colabora na formação das três partes da orelha. Na *orelha externa*, forma os músculos e cartilagens auriculares. Na *orelha média*, os derivados mesodérmicos incluem os três ossículos, os dois músculos e os elementos mucosos da membrana timpânica e da caixa do tímpano. O labirinto periótico e a cápsula ótica da *orelha interna* são também de origem mesodérmica.[2]

O *endoderma* participa somente no desenvolvimento da *orelha média*; dele deriva todo o sistema tubotimpânico de pequenas células aéreas, desde o orifício da tuba auditiva até a mais afastada pequena célula mastóidea.

O CAE deriva da primeira chanfradura branquial e da tuba auditiva com a orelha média e as células mastóideas da primeira bolsa branquial.

O pavilhão auricular, os ossículos e a membrana timpânica derivam do 1º e 2º arcos branquiais.

No período compreendido entre a quarta e oitava semana se produz o mais rápido desenvolvimento das estruturas faciais e auriculares; portanto, os fatores congênitos ou hereditários que possam produzir malformações deverão atuar no embrião neste período precoce.

Desenvolvimento da orelha externa

O pavilhão da orelha se desenvolve a partir das seis protuberâncias dos arcos mandibular e hióideo, que se fundem ao terceiro mês da vida fetal. O trago origina-se no primeiro arco (mandibular) e o resto da orelha deriva-se das cinco proeminências restantes que se originam no segundo arco (hióideo). As falhas de diferenciação dos arcos branquiais 1º e 2º podem afetar a orelha e produzir microtia, anotia, ou má posição do pavilhão auricular (Fig. 54-1).

Após uma curta aposição do ectoderma e do endoderma se produz uma invasão mesodérmica de elementos procedentes das partes superior e inferior que as separam. Esses rudimentos mesodérmicos formarão os ossículos, no momento que se desenvolve o sistema primitivo tubotimpânico.

O *CAE* se desenvolve como um engrossamento ectodérmico na extremidade superior da primeira chanfradura faríngea ex-

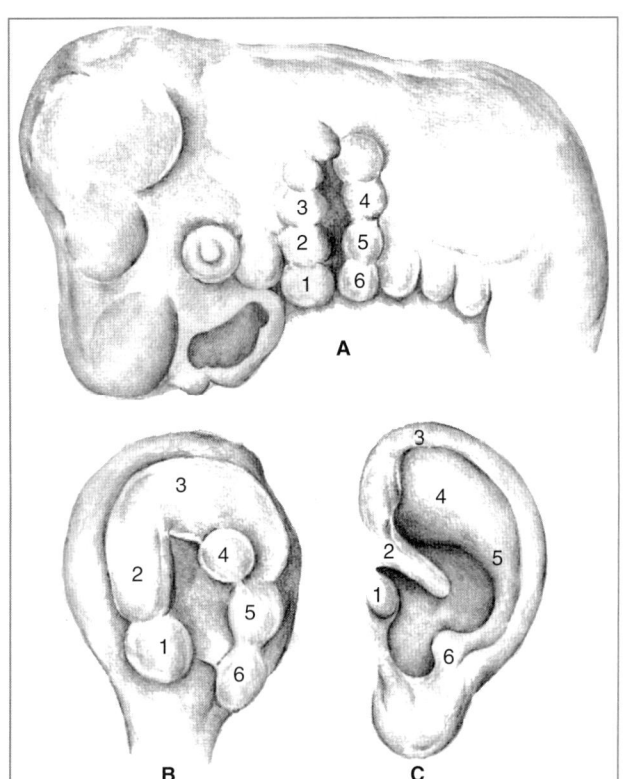

Fig. 54-1

Embriologia. **(A)** Embrião humano com a posição dos seis brotos. **(B, C)** Estruturas do pavilhão auricular que derivam de cada broto.

terno. O assoalho do sulco se aprofunda na mesoderma subjacente para formar um tampão meatal cilíndrico que termina aderindo-se à parede lateral e ao assoalho da extremidade expandida do recesso tubotimpânico. O tampão meatal ectodérmico se escava depois para formar um conduto no qual se desenvolvem folículos pilosos e glândulas ceruminosas. A falta de desenvolvimento do primeiro sulco branquial acarreta estenose ou atresia do CAE.

■ Desenvolvimento do osso timpânico

O osso timpânico pode estar presente com uma enorme quantidade de modificações desde leves hipoplasias até a ausência total do mesmo. Quando não existe o osso timpânico existe uma parede óssea denominada placa atrésica que constitui a face lateral da orelha média. Nos casos de atresia timpânica a parte superior da placa pode estar constituída pela cartilagem de Reichert. Quando a porção superior desta cartilagem é muito hipoplásica um processo ósseo desde a porção escamosa do temporal e do hipotímpano se une para a formação do fechamento lateral da orelha média.

Em tais casos, tanto porque a cartilagem de Reichert ou a placa formada como se disse anteriormente ocupam uma posição mais medial que a posição normal da membrana timpânica, se pode encontrar a corda do tímpano transcorrendo sobre a placa atrésica. Em alguns casos a terceira porção do nervo facial pode transcorrer também lateral à placa atrésica (Fig. 54-2).

Este último pode ver-se acompanhado de uma grande alteração da primeira bolsa faríngea e portanto um escasso desenvolvimento da tuba auditiva e todo o sistema pneumático com uma pequena orelha média malformada e usualmente cheia de mesênquima embrionário.

As grandes malformações do primeiro e segundo arcos branquiais e da primeira bolsa faríngea se associam geralmente à presença de síndromes com francas alterações da base do crânio.

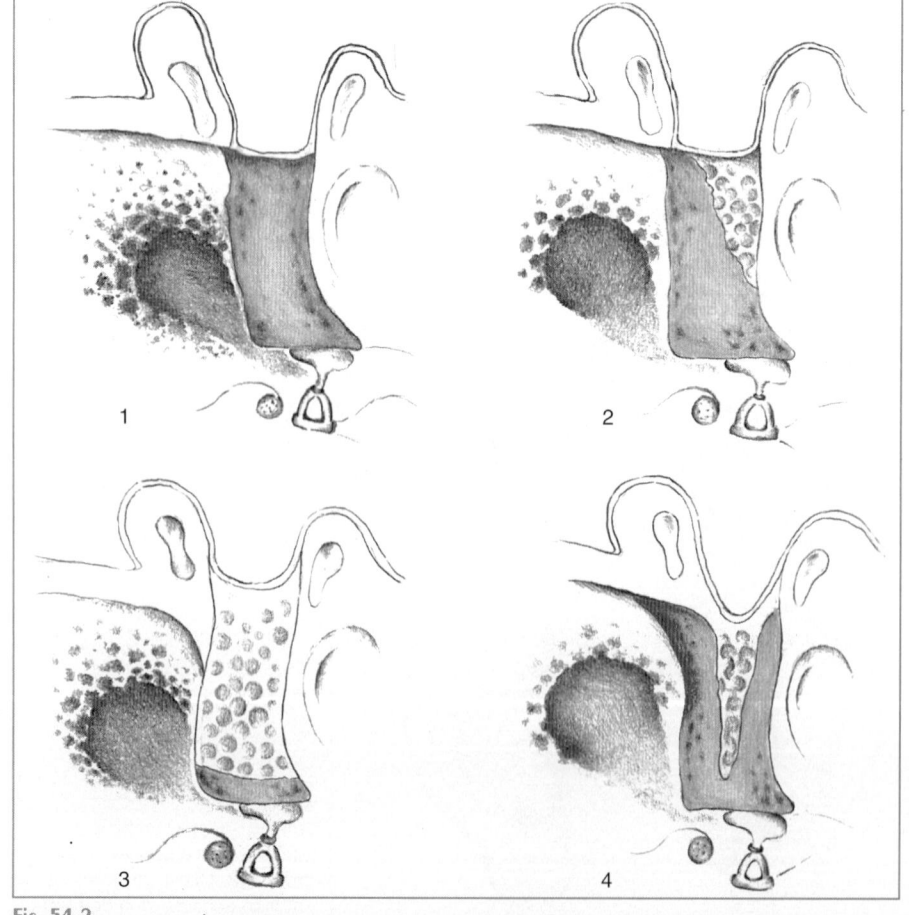

■ Desenvolvimento da orelha média

No momento que o primeiro arco branquial (ectodérmico) se invagina e se aproxima da cavidade tubotimpânica endodérmica primitiva, aparecem elementos mesodérmicos por cima e por baixo para separar a fusão primitiva. Deles surgirão a membrana timpânica e as estruturas da orelha média.

A primeira bolsa faríngea, tamponada por elementos endodérmicos, se expande para formar a tuba auditiva e a cavidade da orelha média.

A cápsula ótica é a massa cartilaginosa que encerra a orelha interna e que forma mais tarde a porção petrosa do osso temporal ou penhasco. Está situada sobre a extremidade lateral do recesso tubotimpânico.

A cartilagem do primeiro arco (cartilagem de Meckel) se coloca pela frente do recesso tubotimpânico; a cartilagem do segundo arco (cartilagem de Reichert) se encontra detrás dele. Ambas as cartilagens se unem por cima do recesso tubotimpânico, entre este e a cápsula ótica situada por cima.

A partir do primeiro *arco branquial (arco mandibular)* se origina: a cabeça do martelo, o corpo e ramo curto da bigorna e as faces superiores da bigorna e do martelo que são as que vão formar a articulação incudomaleolar, o músculo do martelo, a mandíbula e o ligamento esfenomaxilar, o nervo trigêmeo e o músculo tensor do véu palatino externo e músculos mastigatórios.

O segundo *arco branquial (arco hióideo)* dará origem ao cabo e apófise externa do martelo, à apófise longa da bigorna e ao estribo (exceto a porção vestibular da platina, que deriva da cápsula ótica).

O 2º arco também dará origem a: apófises estilóides e ligamento estilo-hióideo, osso hióide (asas menores), nervo facial e artéria estapediana.

O teto do tímpano se desenvolve como uma brida que cresce a partir da cápsula ótica e que cruza por cima e por diante do recesso tubotimpânico. Em uma etapa posterior, a cápsula ótica e o teto do tímpano são revestidos lateralmente por uma loja de osso membranoso, a porção escamosa do osso temporal.

A porção superior da cartilagem de Meckel, como já se disse, forma o martelo e a bigorna; o resto da cartilagem se for-

Fig. 54-2

1. Osso timpânico com desenvolvimento completo, porém amorfo. *2.* Osso timpânico parcialmente desenvolvido. *3.* Placa atrésica. *4.* Bloqueio ósseo na extremidade medial.

ma nos ligamentos anterior do martelo e esfenomandibular.

O anel timpânico se desenvolve na área membranosa que rodeia o tímpano na região onde entram em contato o tampão meatal e o recesso tubotimpânico.

A apófise mastóidea está ausente ao nascer, de modo que o nervo facial, que emerge pelo orifício estilomastóideo, é superficial e pode lesionar-se facilmente pelo emprego do fórceps obstétrico.

Entre o tampão meatal e o recesso tubotimpânico ficam pegados, à corda do tímpano, o manúbrio do martelo e uma capa do mesoderma. Por conseguinte, a membrana timpânica consta de três capas: uma externa, ectodérmica, que se prolonga com a pele do CAE; uma intermediária, mesodérmica, que contém o manúbrio do martelo e a corda do tímpano e uma capa interna, endodérmica, que se fusiona com a membrana mucosa da orelha média (Quadro 54-1).

Origem das estruturas da orelha

Estruturas dependentes do primeiro arco branquial

Pavilhão do trago

- Cabeça do martelo.
- Corpo e ramo menor da bigorna.
- Músculo do martelo.
- Mandíbula.
- Ligamento esfenomaxilar.
- Nervo trigêmeo.
- Músculos mastigatório e tensor do véu palatino externo.

Estruturas dependentes do segundo arco branquial

- Pavilhão auricular (exceto trago).
- Cabo e apófise externa do martelo.
- Apófise descendente da bigorna.
- Estribo (exceto porção vestibular da palatina) apófise estilóide.
- Ligamento estilo-hióideo.
- Osso hióide (asas menores).
- Nervo facial.
- Artéria estapediana.

Estruturas dependentes da primeira chanfradura faríngea

- Conduto auditivo externo.

Estruturas dependentes da primeira bolsa faríngea

- Tuba auditiva.
- Cavidade da orelha média.
- Pequenas células mastóideas.

DEFINIÇÃO – INCIDÊNCIA

Malformação auditiva (MA) ou Disgenesia auditiva (DA) é toda modificação ou desenvolvimento incompleto de uma ou mais estruturas do pavilhão auricular, conduto auditivo externo, orelha média e mais raramente da orelha interna. Constituem patologia do 1º e 2º arcos branquiais com comprometimento simultâneo da primeira chanfradura faríngea e a primeira bolsa faríngea.

Constitui uma alteração morfogenética da orelha, com uma incidência de 1/10.000 nascimentos. Essa incidência se modifica notavelmente em função da raça e da altura.

No altiplano argentino, boliviano e peruano, nas áreas aimará e quíchua a incidência é de 1/2.000 a 1/5.000 nascimentos. É mais freqüente em meninos (65%) (Fig. 54-3).

Trata-se em geral de uma patologia unilateral, ainda que em 25% dos casos se apresenta bilateralmente.

Por razões desconhecidas afeta com maior freqüência a orelha direita e parece haver maior incidência nos setores socioeconômicos mais baixos.

ETIOLOGIA

Diversos fatores podem atuar na patogenia dessas malformações. Do ponto de vista etiológico, as disgenesias auditivas podem ser:

- *Congênitas*: por ação de agentes teratogênicos que atuam antes do terceiro mês de gestação (drogas, tóxicos, microorganismos etc.).
- *Hereditárias*: responsável pela grande maioria das malformações auditivas, devidas à existência de mutações genéticas que causam alteração na codificação do DNA (Fig. 54-4).

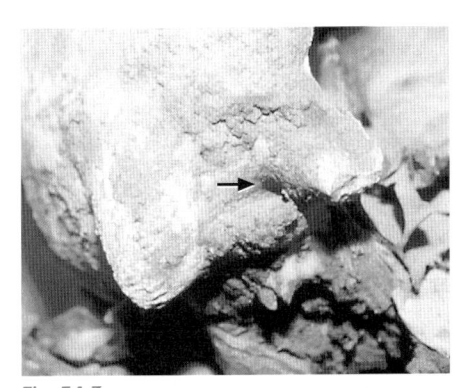

GRAUS DE MALFORMAÇÃO DO PAVILHÃO AURICULAR

Grau I: alterações dos brotos isoladas

O pavilhão auricular está constituído por seis brotos ou "pequenas montanhas". Os brotos mais comumente malformados são o primeiro, o segundo e o terceiro, o que determina malformação da metade superior cartilaginosa do pavilhão auricular (Fig. 54-5).

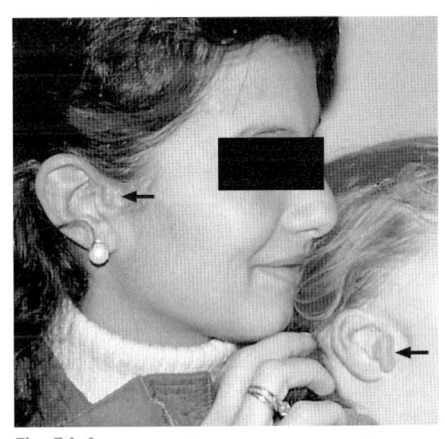

Fig. 54-3
Múmia encontrada em Cachi, Salta a 3.200 m de altura, com atresia do conduto, pertencente à raça Aimará.

Fig. 54-4
Mãe e filho com malformações auditivas.

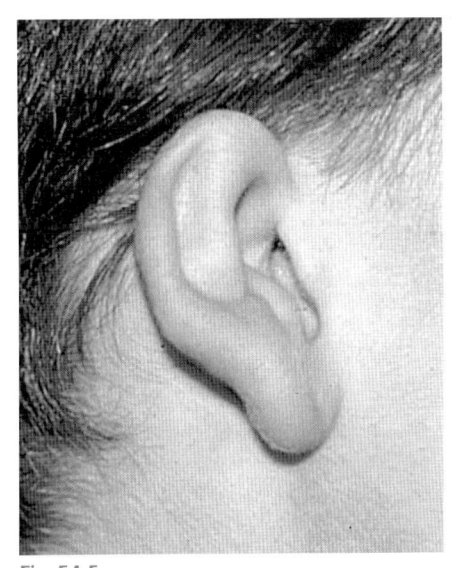

Fig. 54-5
Grau I.

Quadro 54-1 Quadro cronológico do desenvolvimento da orelha

Idade	Acontecimentos do desenvolvimento
3ª semana	• Aparecimento da placóide auditiva • Desenvolvimento do gânglio acústico facial • Evaginação do intestino anterior que se converte na primeira bolsa faríngea dando origem à tuba auditiva e cavidade da orelha média
4ª semana	• Formação da vesícula auditiva (28 dias) • Constitui-se o recesso labiríntico a partir da extremidade dorsal da vesícula auditiva. Deste recesso brotam o conduto e o saco endolinfáticos
5ª semana	• Conduto endolinfático bem delimitado (30 dias) • Formação do gânglio espiral • Formação do tampão meatal (ectoderma) e dos brotos da orelha em torno do primeiro sulco externo. O pavilhão se forma a partir de seis brotos do 1º e 2º arcos branquiais O trago se origina no 1º arco branquial e o resto da orelha, do 2º arco. O tampão meatal se escava para formar o CAE (32 dias) • Aparece o conduto coclear na extremidade inferior da vesícula auditiva (35 dias)
6ª semana	• Pavilhão da orelha bem formado (37 dias) • Formação dos condutos semicirculares • O conduto coclear se alarga e se separa da porção utriculossacular • O caracol adquire sua extensão definitiva
7ª-8ª semana	• Aparece a cartilagem do pavilhão da orelha • Aparece o primórdio do estribo • A cápsula ótica se torna cartilaginosa • O conduto coclear completa uma volta e meia • Começam a diferenciar-se as máculas • Começa a condrificação do estribo • Ficam estabelecidas as articulações incudomalear e incudoestapedial • Começam a desenvolver-se o músculo tensor do tímpano e seu tendão
9ª semana	• O anel timpânico começa a experimentar ossificação intramembranosa • Desenvolve-se o músculo do estribo
10ª semana	• O recesso tubotimpânico começa a formar a membrana do tímpano com o tampão meatal • O conduto coclear completa duas voltas e meia • Diferenciação do epitélio sensorial da orelha interna • Otólitos presentes • Desenvolve-se o ligamento anular da janela oval a partir da lâmina estapedial cartilaginosa da cápsula ótica
15ª semana	• Os ossículos da orelha se tornam cartilaginosos e alcançam praticamente seu tamanho definitivo
16ª semana	• Começa a ossificação do martelo e bigorna • Começa a ossificação da cápsula labiríntica. Essa ossificação se inicia próxima da janela redonda e termina na área da janela oval • Ligamento anular completamente desenvolvido
19ª semana	• Começa a ossificação do estribo. Essa ossificação se inicia no centro da placa podal, se propaga pelos ramos e finalmente chega ao capítulo (21 semanas)
22ª semana	• O estribo adquiriu suas dimensões definitivas • Anel timpânico ossificado. Não se fusiona com a cápsula • Começa a desenvolver-se a porção superior da cavidade timpânica • O túnel de Corti está com todas as voltas do caracol
24ª semana	• Aparece o antro • Aparecem os espaços perilinfáticos
26ª semana	• Formam-se o nicho e a membrana da janela redonda
30ª semana	• Completam sua ossificação o martelo e a bigorna • Formou-se quase por completo a cavidade da orelha média. A porção inferior da cavidade começa a formar-se entre a 4ª e 6ª semana. Na 8ª semana, a porção superior está ainda ocupada por mesênquima e próximo à 23ª semana começa a desenvolver-se
34ª semana	• O anel timpânico se fusiona com a cápsula

Grau II: microtia

As microtias vão desde pavilhões de conformação normal porém de tamanho menor até alterações da hélice, da anti-hélice e da cruz comum, que alteram ostensivamente sua forma porém que mantém as características gerais de um pavilhão auricular (Figs. 54-6 e 54-7).

Grau III: rodete cutâneo cartilaginoso (penauld)

O pavilhão auricular não tem nenhuma estrutura que se assemelhe ao normal, está reduzido notavelmente de tamanho, tem a forma usual de um amendoim e está constituído por um conglomerado que configura um rodete cutâneo cartilaginoso: o que usualmente tem uma conformação bastante aproximada à normal é o lóbulo do pavilhão auricular ainda que suas dimensões são francamente menores. Os anéis cutâneos cartilaginosos geralmente estão localizados em uma posição mais anterior, sobre o côndilo do maxilar inferior, e mais baixo, para o ângulo do maxilar inferior. Podem apresentar brotos, geralmente pré-auriculares e também fístulas (Fig. 54-8).

Grau IV: anotia

A falta total de todos os elementos constitutivos do pavilhão auricular é altamente incomum. Pode visualizar-se a presença isolada e em má posição de um rudimento do lóbulo (Fig. 54-9).

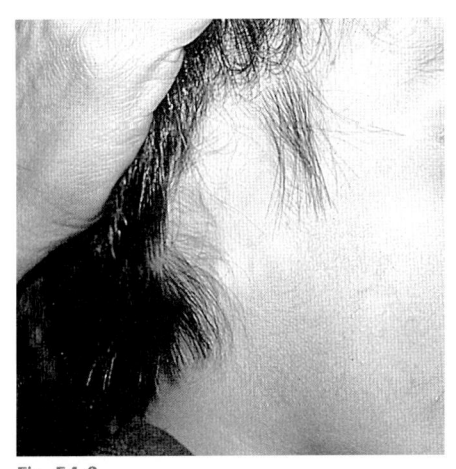

As malformações de grau I e a alteração de um ou dois brotos podem ser tão imperceptíveis que exige uma observação detalhada dessa orelha, e inclusive compará-la com a contralateral, para poder pensar se a hipoacusia condutiva que apresenta esse paciente é por uma malformação exclusiva da cadeia ossicular, com o pavilhão bem como seu conduto auditivo, aparentemente normais.

GRAUS DE MALFORMAÇÃO DO CONDUTO AUDITIVO EXTERNO

Dividem-se em:

Estenose

As estenoses se subdividem em:

- *Leves:* são as que têm um conduto de 2 mm ou mais.
- *Severas:* aquelas onde o conduto tem um diâmetro menor que 2 mm.

Também podem classificar-se as estenoses em:

- *Total:* estenose em todo o comprimento do CAE.
- *Parcial:* estenose na extremidade lateral ou geralmente na extremidade medial (Fig. 54-10).

Atresia

As atresias se subdividem em:

- *Total:* quando existe uma carência total das partes membranosa e óssea.
- *Parcial:* quando existe falta de desenvolvimento da porção medial óssea e o conduto termina em fundo de saco ao nível da união do 1/3 médio com o 1/3 externo do mesmo (Fig. 54-11).

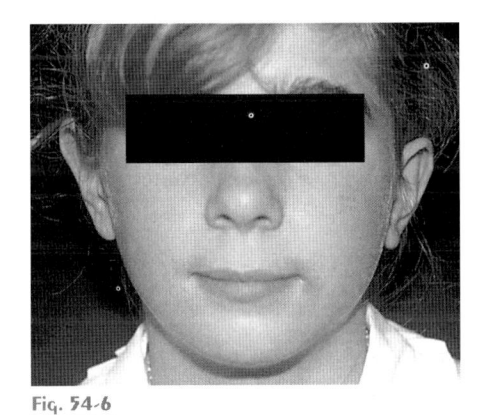

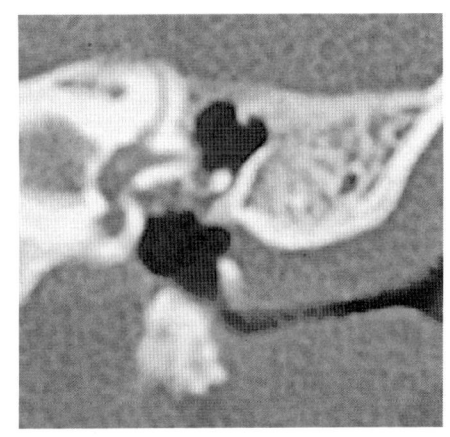

Fig. 54-6
Microtia esquerda.

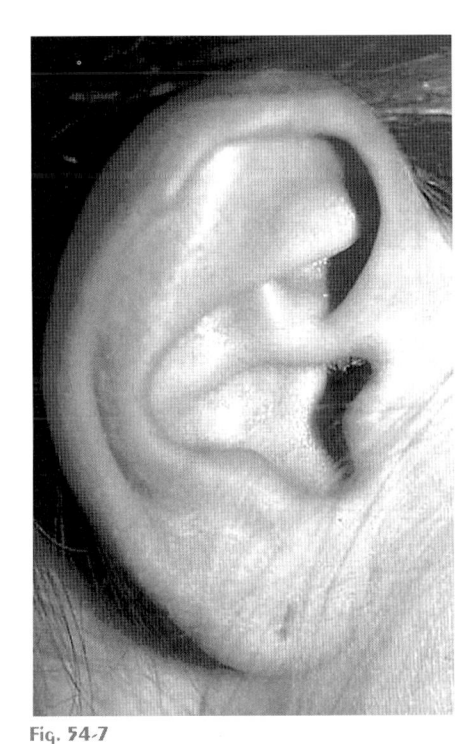

Fig. 54-7
Malformação grau II.

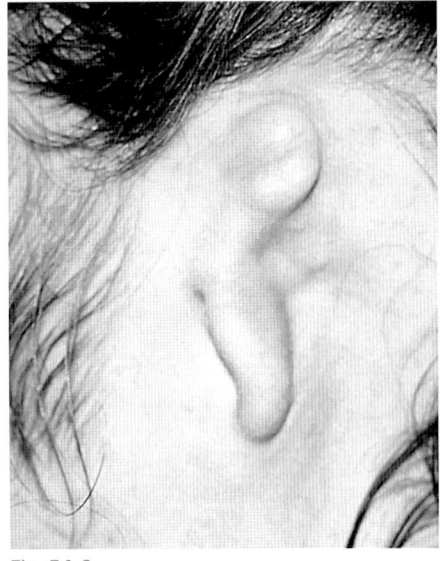

Fig. 54-8
Malformação do pavilhão grau III com mastóide deprimida.

Fig. 54-9
Grau IV – Anotia.

Fig. 54-10
Estenose do conduto com colesteatoma em orelha média.

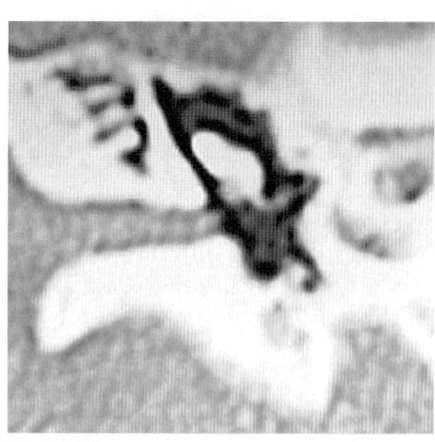

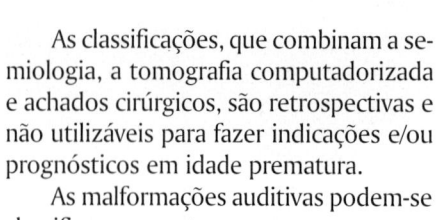

Fig. 54-11
Atresia do conduto por estenose óssea com preenchimento tegumentar.

■ **Colesteatoma do conduto auditivo externo ou da orelha média**

Apresenta-se em 5% das disgenesias maiores e em 30% das estenoses severas de condutos auditivos externos (Fig. 54-12).

CLASSIFICAÇÃO DAS MALFORMAÇÕES DAS ORELHAS EXTERNA E ORELHA MÉDIA

Se bem que existem várias classificações propostas, nós utilizamos uma modificação e ampliação da de Ombredanne, baseada no exame semiológico. A classificação semiológica é a única que se deve fazer quando recebemos, como é o usual, um lactante com uma disgenesia auditiva. Os pacientes são vistos geralmente numa idade prematura, muito antes do momento de iniciar os estudos por imagens (TC) e avaliar conseqüentemente a possibilidade de cirurgia; portanto a classificação semiológica é fundamental para enquadrar o caso.

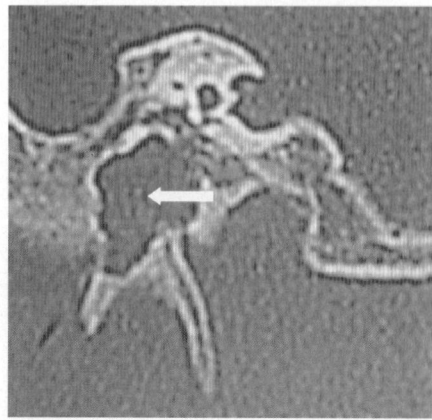

Fig. 54-12
Seta branca: colesteatoma das orelhas média e externa.

As classificações, que combinam a semiologia, a tomografia computadorizada e achados cirúrgicos, são retrospectivas e não utilizáveis para fazer indicações e/ou prognósticos em idade prematura.

As malformações auditivas podem-se classificar em quatro grupos:

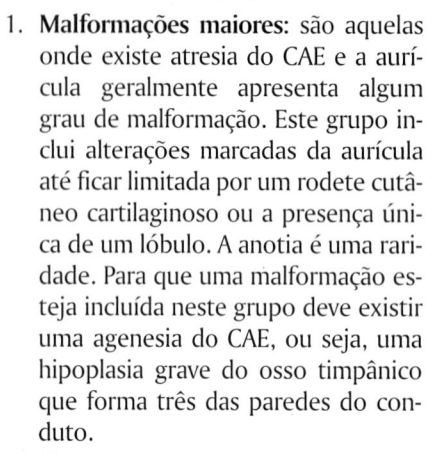

1. **Malformações maiores:** são aquelas onde existe atresia do CAE e a aurícula geralmente apresenta algum grau de malformação. Este grupo inclui alterações marcadas da aurícula até ficar limitada por um rodete cutâneo cartilaginoso ou a presença única de um lóbulo. A anotia é uma raridade. Para que uma malformação esteja incluída neste grupo deve existir uma agenesia do CAE, ou seja, uma hipoplasia grave do osso timpânico que forma três das paredes do conduto.
   Em resumo:
   Malformações maiores:
   - Pavilhão: alterações importantes, geralmente graus 3 ou 4.
   - CAE: atresia, que impede a visualização da membrana timpânica.

2. **Malformações menores:** constituem este grupo modificações leves e parciais do pavilhão, especialmente ao nível do trago e da hélice acompanhadas de estenose de grau diverso do CAE.
   A membrana timpânica e a cadeia ossicular podem ser normais.
   Quer dizer:
   Malformações menores:
   - Pavilhão: alterações de 1 ou 2 brotos.
   - CAE: estenose com membrana timpânica visível.

3. **Síndromes disgenésicas associadas:** tratam-se de malformações maiores ou menores do CAE, OM e do pavilhão que se combinam com alterações de outros aparelhos como ocorre predominantemente com as síndromes de Treacher-Collins, Crouzon, Goldenhar, e outras; constituem aproximadamente 15% das MA (Fig. 54-13).
   Tem importância porque além de apresentar malformação do pavilhão e do CAE geralmente cursam com grande deformidade e assimetria externa associadas a alterações significativas ao nível do ouvido médio e da base do crânio; tudo isto dificulta notavelmente a possibilidade de melhora estética e auditiva.

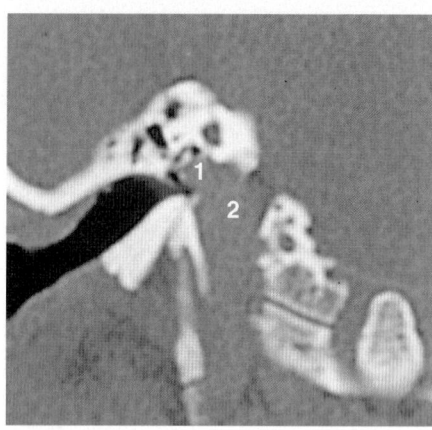

Fig. 54-13.
Grande malformação da base do crânio, da orelha externa, média (1) e golfo jugular (2).

4. **Micromalformações da cadeia ossicular:** onde o pavilhão e o CAE são normais ou com alterações mínimas. Em um exame semiológico minucioso são descobertos tantas vezes.
   Este grupo apresenta geralmente hipoacusias de condução unilateral ou bilateral (60 dB), não evolutivas, com timpanograma de pressão normal, complacência de rigidez e reflexos negativos.
   Quando se apresenta em forma unilateral pode passar despercebida durante vários anos da vida.
   Nas classe B e D ocorrem as seguintes alterações ossiculares: anquilose isolada do estribo (30%), anquilose do estribo com outras anomalias da cadeia ossicular (30%), um estribo móvel com anomalias da bigorna e do martelo (30%) e anomalias associadas à aplasia de janelas oval e redonda e do trajeto do nervo facial (10%).
   As classes A e C apresentam malformações variadas (Figs. 54-14 a 54-16).

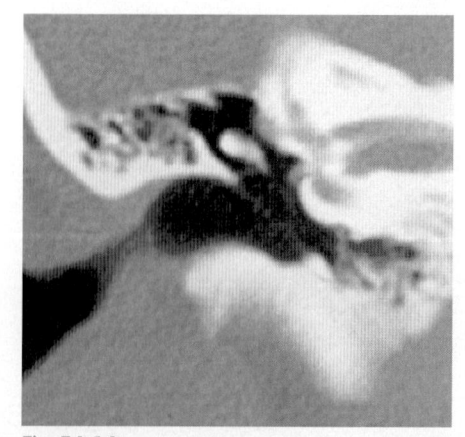

Fig. 54-14
Micromalformação com nervo facial por baixo da janela oval e obstruindo-a parcialmente.

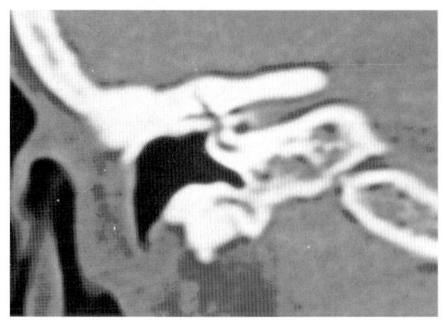

Fig. 54-15
Falta do epitímpano e da cadeia ossicular.

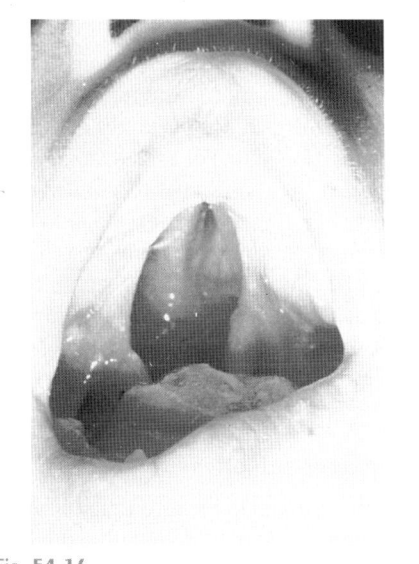

Fig. 54-16
Palato fissurado.

EXAME SEMIOLÓGICO

Se bem que na maioria das DA o diagnóstico surge pela simples observação do paciente, para uma avaliação correta deve-se começar por um exame semiológico minucioso.

Inspeção do paciente

Devem-se observar certas características que podem indicar uma malformação da orelha:

- Existência do orifício pré-auricular.
- Direção oblíqua, para baixo do CAE.
- Outras anomalias congênitas que afetam cabeça e face.
- Existência de paresia ou paralisia facial.

Inspeção e palpação do pavilhão e do CAE

Deve-se observar a posição e a forma do pavilhão. A posição geralmente se encontra situada anterior e inferiormente. Quanto à forma, esta poderá apresentar diferentes graus de alteração.

O CAE poderá apresentar uma atresia ou então uma estenose moderada (luz maior de 2 mm) ou severa (luz menor de 2 mm).[9]

É importante determinar por palpação a relação entre a aurícula malformada, o côndilo do maxilar inferior e a ponta da mastóide.

Inspeção da membrana timpânica

Nas estenoses devem-se observar o tamanho e a forma da membrana timpânica mediante otomicroscopia. Um tímpano pequeno é um indício de que um problema congênito pode existir na orelha média.

Devem-se observar os reparos ossiculares:

- Encurvamento do cabo do martelo.
- Cabo do martelo deslocado por sobre a parede anterior do CAE.
- Protrusão através da MT da ponta do cabo do martelo.
- Existência de bordas ósseas que sugerem um "*malleus bar*" (formação óssea anormal desde o colo do martelo até a borda posterior ou anterior do ânulo).

Como já foi dito, uma MT menor que o normal pode pressagiar uma malformação congênita da orelha, especialmente se o cabo do martelo está próximo à parede anterior do CAE.

A otoscopia realizada através de um CAE estenosado é muitas vezes dificultosa e de acordo com o grau da mesma pode chegar a tornar-se impossível a visualização da membrana timpânica.

Orelha média

Em alguns casos de membrana timpânica translúcida pode-se observar o conteúdo da orelha média. Dever-se-á ver a posição da membrana do tímpano, se está retraída ou não, se está inteira e se a orelha média está ventilada ou ocupada com efusão.

As malformações da orelha média podem ser malformações vasculares ou de reparos ossiculares.

As malformações vasculares da orelha média incluem:

- *Persistência da artéria estapedial*: geralmente se diagnostica depois de haver levantado o retalho timpanomeatal. Esta artéria origina-se a partir do 2º arco branquial e se atrofia antes do nascimento.

- *Artéria carótida interna anômala*: as anomalias da carótida interna, comumente podem ser vistas através de uma membrana timpânica transparente. Apresenta-se como uma massa rosa que faz pressão contra a superfície medial e anterior da MT.

- *Bulbo jugular alto*: um bulbo jugular alto e descoberto comumente se apresenta como uma massa azulada no terço inferior da orelha média que pode ou não estar pressionando sobre a superfície medial da MT.

Em uma malformação congênita da orelha média, os reparos ossiculares podem estar distorcidos, o cabo do martelo pode ser curto, curvado anteriormente ou deslocado lateralmente. Uma borda óssea normal pode estar conectada ao colo ou ao cabo do martelo.

As malformações da bigorna comprometem a apófise descendente. Uma detenção do desenvolvimento nesta área pode dar lugar à presença de um nervo facial deiscente e anomalias do estribo e da janela oval.

Restante do exame semiológico

O exame semiológico deverá completar-se mediante a inspeção das seguintes estruturas:

- *Mastóide*: é importante a palpação da mastóide porque a face externa plana ou deprimida e uma ponta pouco desenvolvida devem fazer pensar em uma falha séria na pneumatização da mastóide e talvez no desenvolvimento de toda a orelha média.
- *ATM*: ramo ascendente e côndilo atrófico e até ausentes.
- *Olhos, pálpebras e sobrancelhas*: fendas palpebrais descendentes na extremidade lateral (síndrome Treacher-Collins), colobomas (Goldenhar), epicanto interno, anisocoria e sobrancelhas muito espessas (Waardenburg).
- *Nariz*: base ampla com hipertelorismo (Crouzon).
- *Pescoço*: curto e amplo (Klippel-Feil).
- *Alterações nos membros e dedos*: (síndromes de Apert e Nager).
- *Paladar*: dentição, oclusão. As malformações do paladar alteram a abertura da tuba e a ventilação da orelha média.
- *Exame*: renal, cardíaco e laringotraqueal.

Exames complementares de diagnóstico

Perfil genético: Mapeamento.

AVALIAÇÃO AUDIOLÓGICA

Nas crianças com atresia congênita deve-se realizar uma avaliação audiológica completa que inclua audiometria tonal, logoaudiometria, timpanometria, reflexo estapedial e potenciais evocados sempre que seja possível.

A audição deve ser investigada de forma muito precoce, tanto nas MA unilaterais como nas bilaterais.

Nas MA maiores bilaterais, realizar-se-á um BERA dentro dos três primeiros meses de vida para determinar o umbral auditivo aproximado. Nas MA menores se agrega timpanometria e reflexo acústico.

Nas MA menores, unilaterais e bilaterais, o BERA, timpanometria e reflexos que se fazem dentro dos três meses de vida informar-nos-ão os umbrais auditivos, a ventilação da orelha e existência de uma cadeia ossicular atuante.

A audiometria tonal se pode avaliar a partir dos dois anos.

As disgenesias auditivas maiores cursam com hipoacusias condutivas de 50-60 dB, salvo nos casos de atresia tegumentar, não-óssea do CAE, nas quais a hipoacusia estará na ordem dos 40 dB. Quando coexiste uma malformação da orelha interna, a hipoacusia será mista, com perda auditiva muito maior, o que dificulta e retarda mais o desenvolvimento da linguagem.

Respostas evocadas do tronco cerebral

Os pacientes com atresia aural, especialmente as crianças pequenas com malformações bilaterais, apresentam um problema audiométrico aparente insolúvel: o dilema do ensurdecimento (dilema do mascaramento), isto significa que a intensidade de ensurdecimento que se necessita para mascarar a orelha não testada, tanto na audiometria como na logoaudiometria, excede os limites da atenuação interaural e se cruza, influenciando a percepção da orelha em estudo. O objetivo principal na audiometria é obter resultados específicos da orelha em estudo e que esta não esteja influenciada pela orelha contralateral.

Mediante os Potenciais Evocados Auditivos (BERA), o dilema do ensurdecimento pode ser superado com êxito, já que este nem sempre é necessário. Portanto o BERA é a técnica mais útil para avaliar a sensibilidade auditiva (condutiva ou sensorial) da maioria dos pacientes com atresia auditiva congênita.

É possível mediante os potenciais evocados auditivos, seja estimulando a orelha em estudo, por vias aérea ou óssea obter informação confiável sobre sua reserva coclear.

Pode-se identificar a patologia condutiva de modo semelhante ao utilizado na audiometria convencional, ou se já comparando os umbrais auditivos das vias aérea e óssea.

É recomendável realizar o estudo BERA com estimulação por via óssea quando a estimulação por via aérea produz uma resposta consistente com uma hipoacusia condutiva (retardo global de latências).

A obtenção do BERA por via óssea sofre de algumas limitações. Uma delas é que sua intensidade máxima não ultrapassa os 50-55 dBHL. Também a energia eletromagnética que irradia o vibrador ósseo produz artefatos nas respostas e como vimos também a necessidade de ensurdecimento contralateral já que a cabeça oferece pouca ou nenhuma atenuação (10 dB ou menos).

Existe evidência clínica de que o BERA por via óssea pode resolver o dilema do mascaramento. A premissa fundamental é que se obtém a onda I do BERA do lado ipsilateral ao estímulo (montagem do par de eletrodos vértice-mastóide ipsilateral) se confirma a contribuição desta cóclea na resposta, seja utilizando ou não ensurdecimento do lado contrário. Mediante o registro contralateral (vértice-mastóide contralateral) não se deve obter a onda I, o que confirma a confiabilidade da presença da onda I obtida no registro ipsilateral, já que a onda I não se cruza.

Geralmente os pacientes com hipoacusia condutiva severa apresentam uma onda I do BERA identificável, ao estimular com alta intensidade de som clique. A presença da onda I depende do umbral auditivo da via óssea, se não se obtém no BERA por via óssea se pode inferir que estamos diante da presença de uma hipoacusia perceptiva ou mista de 40-50 dB, e isso é assim porque o umbral audiométrico da via óssea excede a intensidade máxima do vibrador ósseo.

Ao estimular por via aérea a intensidade máxima podem-se obter ondas I e V bem definidas do lado ipsilateral ao estímulo.

O dilema do ensurdecimento que se apresenta na audiometria convencional ante casos de hipoacusias condutivas bilaterais se resolvem mediante os potenciais evocados; obtém-se uma onda I confiável do lado estimulado, seja por via aérea ou por via óssea.

Os resultados do BERA jogam um papel muito importante no manuseio audiológico e cirúrgico dos pacientes com atresia aural congênita. Por esta razão deve-se tratar de obter não somente a onda I para determinar a reserva coclear do lado estimulado, mas também tratar de obter o umbral da onda V, já que, por exemplo, no caso da atresia bilateral, o otólogo operará de acordo com a orelha que apresenta melhor sensibilidade auditiva, tanto por via aérea como por via óssea.

Umbrais subjetivos

Quando estamos ante uma hipoacusia condutiva moderada em uma orelha e uma condutiva de maior magnitude na outra, torna-se difícil obter efetividade no uso do ensurdecedor para determinar a via óssea do lado pior. Isto é porque o máximo de ensurdecedor por via aérea pode ser de 100 ou 110 dB, intensidade que talvez não seja útil porque representa somente 60 ou 70 dB sobre o umbral do lado melhor, que ao ser condutivo necessitará maior intensidade de mascaramento.

É útil recordar, para esses casos, a antiga prova de Jerger, onde se investiga a reserva coclear por via indireta, baseando-se na capacidade de absorção da cóclea frente a um ruído claro, contínuo, estimulante, aplicado com um vibrador ósseo colocado no vértice.

Baseando-se na prova de Raiville, Jerger pensou em fazer algumas modificações para tornar mais fácil a aplicação clínica. A prova se realiza da seguinte maneira: primeiro medem-se os umbrais da via aérea nas freqüências de 250 a 4.000 Hz, logo aplicando o vibrador ósseo no vértice com uma intensidade de 60 dB de ruído claro, voltam-se a tomar os umbrais da via aérea nas primeiras freqüências.

O desvio produzido nos umbrais da via aérea frente à passagem do ruído claro para a intensidade mencionada se subtrai das cifras-padrão que se tenham obtido em sujeitos normais. A cifra que resulta desta subtração fornece o umbral em dB da via óssea do sujeito para sua orelha.

A capacidade de absorção que tem a cóclea frente ao ruído claro é inversamente proporcional ao grau de lesão. Quanto mais lesionada está a cóclea menos desvio se observa nos umbrais da via aérea, portanto, ao fazer a diminuição tanto maior será a perda da via óssea.

Como já se disse, a audiometria por respostas evocadas do tronco cerebral (BERA) deve realizar-se nos três primeiros meses de vida. O umbral eletrofisiológico está aproximadamente a 10 dB do umbral subjetivo. Portanto, se com 70 dB de estímulo aparece a onda V na resposta evocada do tronco, é porque a audição teria um umbral real de 60 dB.

Quando os umbrais pelas respostas evocadas superam os 70 dB é porque além disso existe uma alteração na orelha interna.

CRONOLOGIA DA AVALIAÇÃO

Disgenesias bilaterais

Audição

- *BERA*: dentro dos três primeiros meses de vida.
- *Umbrais*: tonais subjetivos aos dois anos.

TC a partir dos três anos

Nessa idade o espaço timpanomastóideo chega a estar praticamente desenvolvido. Por isso não é de utilidade solicitarem estudos tomográficos antes.

Disgenesias unilaterais

Audição

- *Orelha afetada*: procede-se da mesma maneira que na DA bilateral.
- *Orelha sadia*: timpanometria e reflexo acústico para avaliar pressão OM e mobilidade da cadeia.

TC aos 5-6 anos

Idade em que se determina a possibilidade cirúrgica.

Nas malformações auditivas maiores bilaterais o equipamento protético deverá ser tão precoce como a mesma avaliação audiológica, dentro dos três meses de vida.

ESTRATÉGIAS TERAPÊUTICAS – ALGORÍTMICA

Malformação bilateral

Avaliação auditiva e equipamento precoce

O uso de aparelho auditivo será progressivo até deixá-lo quase constante durante o dia a partir dos seis meses. Aconselha-se aos pais que falem em voz alta e que aumentem o volume do rádio e da televisão.

Cirurgia da orelha com maior possibilidade

Determinada por tomografia computadorizada ao nível da audição.

Malformações graus 1 e 2

Pacientes nos quais não se considera necessário realizar auriculoplastia. Tempo otológico a partir dos três anos.

Malformações graus 3 e 4

· Primeiro se realiza a auriculoplastia aos 5-6 anos e 3 a 6 meses mais tarde o tempo otológico.

Malformação unilateral

- Avaliação precoce da orelha sadia e seguimento de seu estado.
- Cirurgia.
  - Malformações graus 1 e 2: aos 5-6 anos (somente o tempo otológico).
  - Malformações graus 3 e 4: primeiro a auriculoplastia (5-6 anos) e depois o tempo otológico.

A reconstrução do pavilhão realizada com cartilagem costal, seguindo a técnica de Brent, deve-se fazer quando a criança pesa pelo menos 25 kg e possui um bom desenvolvimento do tórax. Por esta razão deve-se esperar até os 5-6 anos de idade.

SÍNDROMES DISGENÉSICAS ASSOCIADAS

- Síndrome de Treacher-Collins.
- Síndrome de Crouzon.
- Síndrome de Apert.
- Síndrome de Goldenhar.
- Síndrome de Klippel-Fiel.
- Síndrome de Pierre Robin.
- Síndrome de Nager.
- Síndrome de Madelung.
- Síndrome de Wildervank (displasia cérvico-óculo-acústica).
- Síndrome de Townes Brocks.

SÍNDROMES CLÍNICAS COMPLEXAS COM AFECÇÃO ÓTICA

- Síndrome otopalatina digital.
- Síndrome de Albers – Schonberg: Osteoporose.
- Síndrome de Duane.
- Enfermidade de Pyle (Displasia craniometafisária).
- Enfermidade de Van Der Hove (Osteogênese imperfeita).
- Enfermidade de Paget (Osteíte deformante).
- Enfermidade de Van Buchen (Hiperostose cortical generalizada).
- Síndrome de Di George.
- Enfermidade de Waardenburg.
- Síndrome de Alport.
- Síndrome de Pendred.
- Síndrome de Usher.
- Síndrome de Hermann.
- Síndrome de Moebius.
- Síndrome de Refsum.
- Síndrome de Kearns – Sayre.
- Síndrome de Tietze.
- Síndrome de Turner.
- Síndrome de rubéola fetal.

CLASSIFICAÇÃO DAS MALFORMAÇÕES AUDITIVAS MAIORES PARA DETERMINAR A CIRURGIA

A tomografia de alta resolução tem tomado tal importância que participa fundamentalmente para a avaliação da possibilidade cirúrgica.

Desta maneira a classificação semiológica de Ombredanne – Diamante deve ser completada com estudo tomográfico computadorizado de alta resolução em cortes axiais e coronais. Somando a semiologia e audiometria com a tomografia computadorizada, classificamos as possibilidades cirúrgicas das disgenesias auditivas maiores em:

Classe 1 (grupo ideal)

Com orelha média e suas estruturas normais. Osso timpânico rudimentar e disponível para talhar o conduto auditivo externo. Via óssea normal (Figs. 54-17 e 54-18).

Classe 2 (grupo favorável)

Com orelha média com estruturas aparentemente normais e placa atrésica (sem osso timpânico). Via óssea normal ou quase normal (acima de 20 dB) (Fig. 54-19).

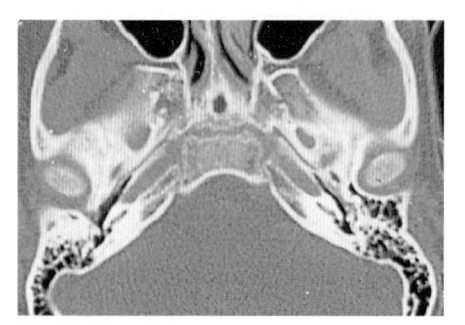

Classe 3 (grupo de indicação cirúrgica restrita)

Alterações na orelha média:

- Fossa oval estreita.
- Ossículos ausentes.
- Ossículos aderidos à face externa do epitímpano.
- Nervo facial alterado no 2º cotovelo e na 3ª porção.
- Via óssea quase normal.
- Sem osso timpânico (Figs. 54-20 a 54-22).

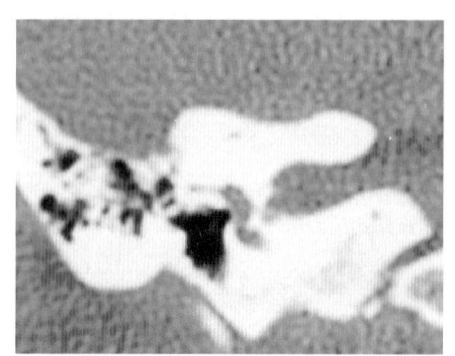

Fig. 54-17
Bom desenvolvimento timpânico. O lado esquerdo pneumatizado.

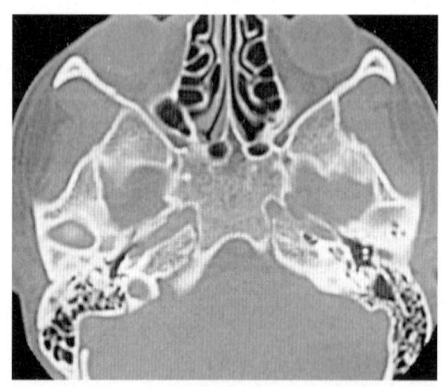

Fig. 54-18
Timpânico bem desenvolvido.

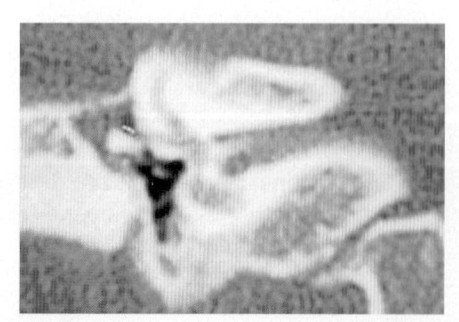

Fig. 54-19
Placa atrésica – Epitímpano com tecido mesenquimatoso.

Fig. 54-20
Fossa oval vazia – Falta dos ossículos.

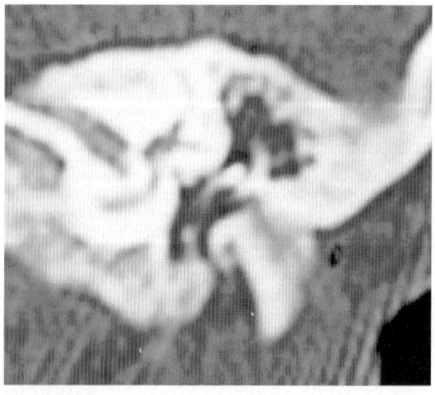

Fig. 54-21
Fossa oval vazia e estreita com a 2ª porção do nervo facial sobre ela.

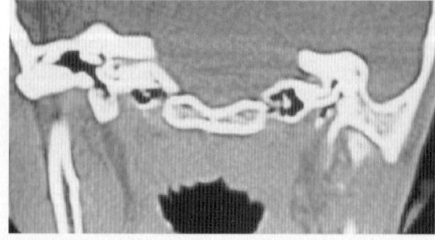

Fig. 54-22
Classe 4 em orelha esquerda e classe 3 em orelha direita.

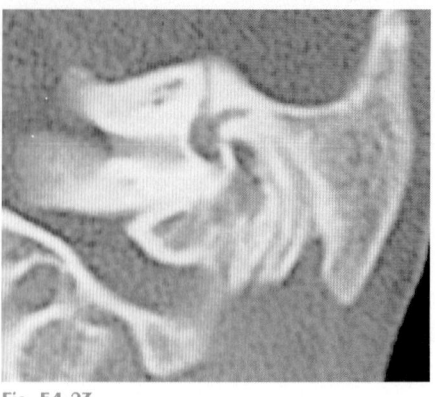

Fig. 54-23
Fossa média baixa, orelha média ocupada. Facial bífido e sem cadeia.

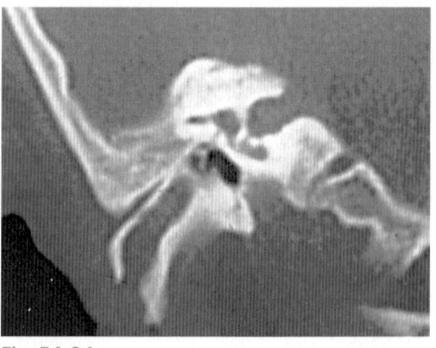

Fig. 54-24
Falta da janela oval – Rudimentos de ossículos malformados.

Classe 4 (De contra-indicação cirúrgica)

- Ausência da orelha média ventilada.
- Ausência da janela redonda.
- Presença de malformações maiores da orelha interna.
- Base do crânio anormal (penhasco – apófise pterigóide).
- Conduto auditivo interno anormal (conduto estreito de 2 mm).
- Existência de grande malformação externa.
- Evidência audiológica de via óssea pobre (inferior a 20 dB) (Figs. 54-23 e 54-24).

Das MA unilaterais somente têm indicação cirúrgica as classes 1 e 2.

TÉCNICA CIRÚRGICA – ABORDAGEM DA ORELHA MÉDIA COM PRESERVAÇÃO DO EPITÍMPANO

Geralmente, na malformação do pavilhão Grau III utiliza-se a incisão retroauricular ainda que, em alguns casos de malformações Graus I e II, preferimos a pré-auricular, abordando a região cirúrgica diretamente desde a depressão da concha auricular.

A primeira tem como vantagem a ampla abordagem para a face lateral da mastóide e do timpânico rudimentar, fácil obtenção da fáscia do músculo temporal e a possibilidade de deslocar a aurícula quando fosse necessário para que coincida o meato criado com o conduto auditivo externo.

Por diante da *zona crivosa* (que vai ao antro), por baixo da linha temporal, e da face inferior da raiz do zigoma encontra-se uma estrutura óssea, o rudimento do timpânico que é claramente distinto do osso mastóideo. Sobre o limite superior deste deve iniciar-se o fresado (Fig. 54-25).

Deslocando o tegumento da face anterior da mastóide poderemos ver quão fino vai ficando o osso que será a face anterior do futuro conduto auditivo externo, o que permitirá aceder para a parte mais anterior da orelha média. Também se tentará observar a saída do nervo facial (Fig. 54-26).

Essa abordagem requer mais experiência e prudência; não esqueçamos que o limite posterior do acesso à orelha média será a *terceira porção do nervo facial*. É tranqüilizador identificá-la ou aceder diretamente sobre ela; seu epineuro se destaca no campo ósseo ebúrneo como uma linha rosada, com vascularização. Pela frente dela podemos fresar sem medo.

A melhor circunstância é aceder diretamente ao *periósteo que cobre a orelha média*, porém nem sempre isto ocorre (Fig. 54-27).

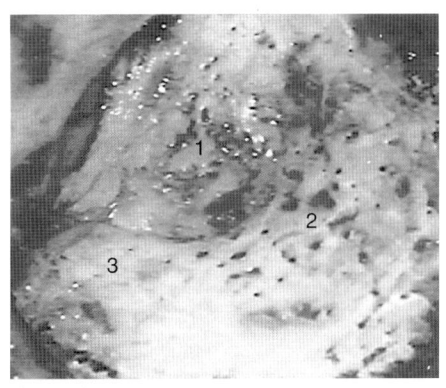

Fig. 54-25
1. Osso timpânico malformado. 2. Zona crivosa. 3. Ponta da mastóide.

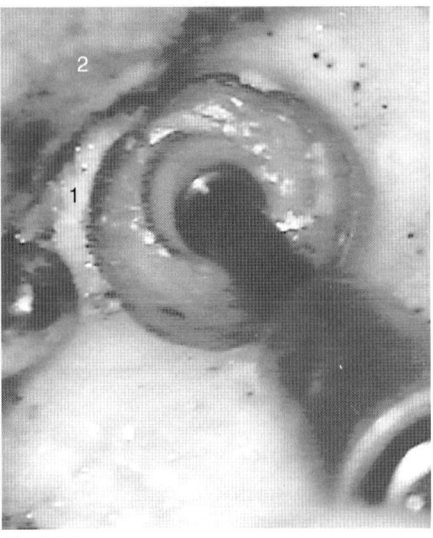

Fig. 54-26
1. Parede anterior. 2. Tecido celular.

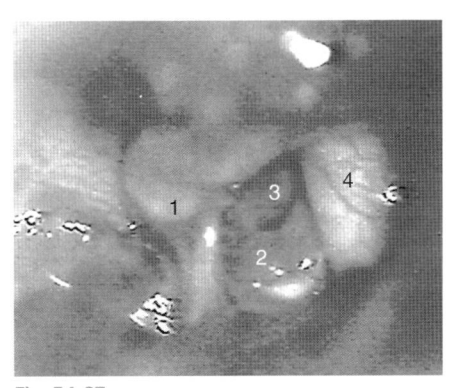

Fig. 54-27
Abordagem da orelha média através do rudimento timpânico. 1. Lenticular da bigorna com cabeça do martelo. 2. Ramo posterior. 3. Palatina. 4. Nervo facial.

Às vezes chega-se pelo *hipotímpano*. Se abre involuntariamente o epitímpano deve-se respeitar o resto do mesmo e continuar o fresado desde o plano mais inferior. Se em meio de um campo de osso totalmente claro e acelular aparece uma estrutura rosada e com algum vaso, estaremos na presença do epineuro da terceira porção do nervo facial. Se seguimos expondo-o e fresando-o pela frente e para cima do mesmo alcançaremos impreterivelmente a orelha média (Fig. 54-28).

Quando o bloco ósseo termina por trás teremos aberto involuntariamente o *antro* cuja abertura é conveniente fechar com aponeurose e/ou cartilagem.

Se na intenção de afinar ao máximo a parede anterior esta é aberta ou perfurada ver-se-á tecido pericapsular; se a abertura é grande deve selar-se com uma fina

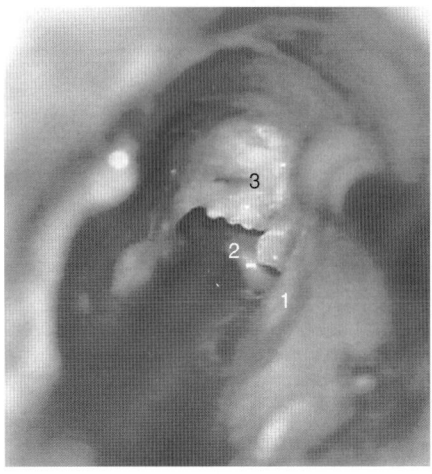

Fig. 54-28
Orelha esquerda. 1. Terceira porção do nervo facial. 2. Hipotímpano exposto. 3. Osso sobre o mesotímpano.

capa de osso cortical interposto pela face da articulação.

Outras vezes se cai para uma grande *célula anterior supratubária*, neste caso há que se fresar para trás até encontrar as estruturas da cadeia ossicular na orelha média. Na orelha média, o periósteo de sua face lateral unido sempre ao *rudimento do cabo do martelo* é grosso, duro e difícil de liberar e seccionar (ideal é dispor do *laser* de CO_2).

Se tivermos acedido para a parte média da orelha média fresando para frente encontramos a área do *pró-tímpano e TA*; se fresarmos para trás vamos encontrar a parte vertical da terceira porção do facial e eliminando o osso atrésico para cima começamos a ver as estruturas mais baixas da cadeia de ossículos como *o estribo, a apófise lenticular da bigorna, a descendente do mesmo* e o rudimento do cabo do martelo.

Na orelha média deve-se procurar observar a *janela redonda* na parte mais posterior, assim como a tuba auditiva na parte mais anterior. Seguindo esta abordagem é importante expor o máximo possível a orelha média porque seu diâmetro será o do conduto auditivo externo na parte mais medial.

A cadeia ossicular será exposta em uma justa proporção para contar com a proteção da parede externa do *epitímpano*, porém dispondo de uma superfície da mesma o suficientemente importante para colocar o enxerto sobre ela de tal maneira que este se adira tratando de minimizar a possibilidade de sua lateralização posterior. Nossa técnica de *ancoragem do enxerto* à bigorna, proposta para a técnica clássica quando se expõe toda a cadeia, é aqui particularmente dificultosa (Figs. 54-29 e 54-30).

Assim devemos colocar a *pré-fáscia* em contato total com o rudimento do cabo do martelo e a parte inferior do corpo da bigorna e de sua apófise ascendente para que transmita da melhor maneira possível.

Quando o diâmetro da OM exposto é pequeno (menos de 8 mm) é aconselhável converter a técnica de preservação do epitímpano em uma técnica clássica com exposição de toda a cadeia porque nestes casos aumentam as possibilidades de estenose fibrosa da porção mais medial do neoconduto.

Lateral à terceira porção do facial e do epitímpano o conduto auditivo externo ampliar-se-á o suficiente para chegar a ser maior de 50% do diâmetro do conduto auditivo externo normal ou contralateral.

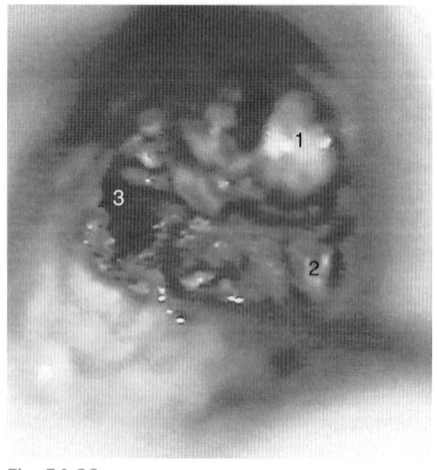

Fig. 54-29
1. Vista parcial da cabeça do martelo. *2.* Estribo e apófise descendente da bigorna. *3.* Tuba auditiva.

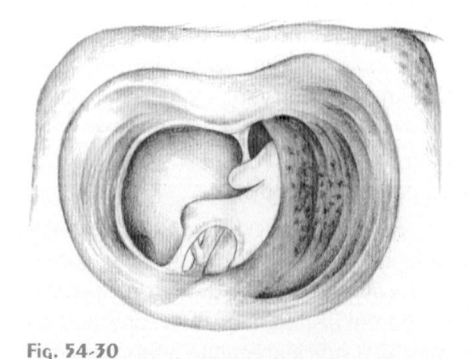

Fig. 54-30
Orelha média direita com exposição parcial da cadeia ossicular e preservação do epitímpano.

Limites da exposição da orelha média

Limite posterior
- Epineuro da terceira porção do facial.

Limite inferior
- Células hipotimpânicas ou a curva anterior do nervo facial que às vezes não permite vê-las.

Limite anterior
- A parede óssea deve ser afinada até visualizar a tuba auditiva.

Limite superior
- Visão parcial do corpo da apófise descendente da bigorna, do cabo e do colo do martelo, o estribo, a fossa oval e a segunda porção do nervo facial (Fig. 54-31).

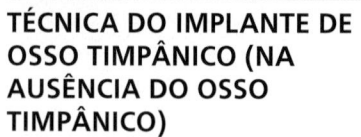

TÉCNICA DO IMPLANTE DE OSSO TIMPÂNICO (NA AUSÊNCIA DO OSSO TIMPÂNICO)

Era um erro histórico, repetido de uma geração para outra, que o *côndilo do maxilar inferior* se deslocava para trás na ausência do osso timpânico e contata com a face anterior da apófise mastóidea. Dessa maneira o côndilo superpor-se-ia em um plano lateral à orelha média, dificultando em diferentes graus ao acesso ao mesmo (Fig. 54-32).

A realidade é que nas disgenesias auditivas nem o côndilo nem a orelha média variam suas relações, a não ser que nas malformações craniofaciais como é a síndrome de Crouzon com importantes alterações da base do crânio (Figs. 54-33 a 54-35).

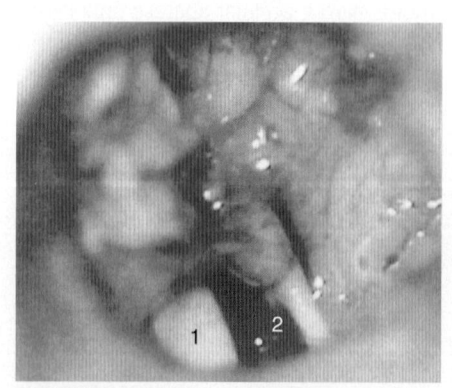

Fig. 54-31
Técnica de preservação do epitímpano.
1. Nervo facial. *2.* Tendão e ramo posterior.

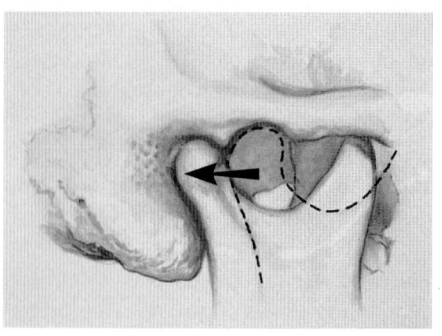

Fig. 54-32
ATM.

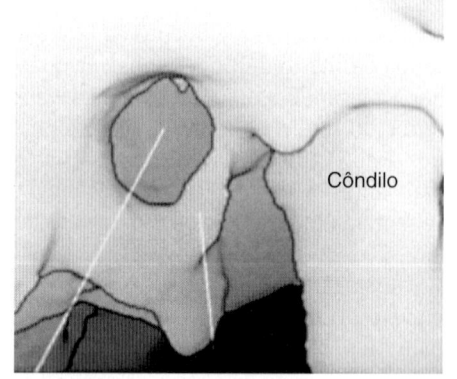

Fig. 54-33
Reconstrução topográfica tridimensional com osso timpânico normal de OD.

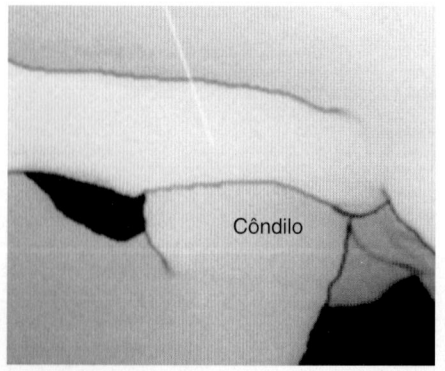

Fig. 54-34
Reconstrução topográfica tridimensional, côndilo em posição normal com importante espaço entre este e a mastóide por falta de osso timpânico. No fundo da imagem observa-se a placa atrésica da OI.

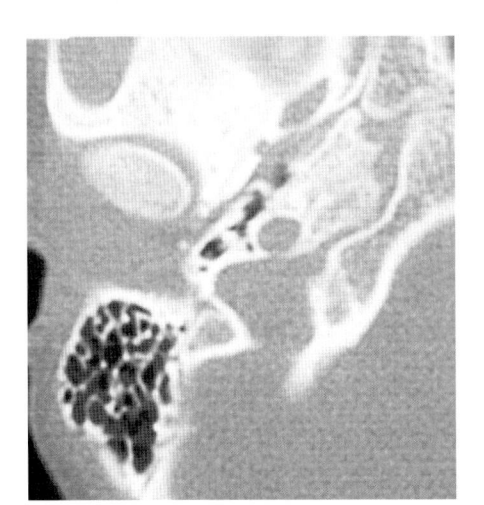

Fig. 54-35
Ausência do osso timpânico, côndilo normalmente colocado na cavidade glenóidea. Grande separação entre este e a mastóide.

Na *cavidade glenóidea* tanto a cápsula como o menisco articular mantêm suas inserções inalteradas com limite posterior na *fissura de Glasser*.

Nas malformações maiores o osso timpânico geralmente está reduzido a uma pequena massa disforme ou ausente e substituído pela placa atrésica (Fig. 54-36).

Nos casos de malformações maiores todo o espaço destinado ao conduto auditivo externo está ocupado por um tecido gorduroso celuloadiposo.

A posição do côndilo e a ausência total ou parcial do osso timpânico se determinam por tomografia computadorizada em cortes axial e coronal, nos mesmos se observa também a relação com a orelha média.

Os cortes em axial que passam pela espira basal da cóclea, como também os que passam pela parte mais baixa da porção horizontal da artéria carótida interna, são os mais demonstrativos. A TC com reconstrução tridimensional é um aporte importante (Figs. 54-37 a 54-39).

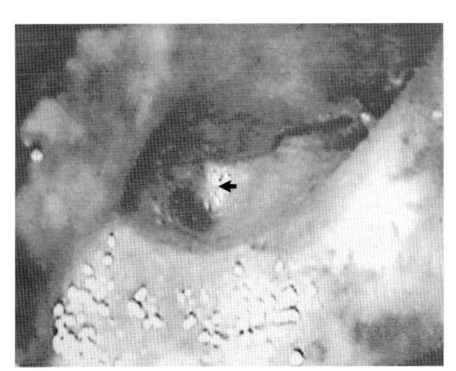

O acesso à orelha média foi variando com o tempo e os diferentes otólogos, desde a via transmastóidea, antroatical, até a atical propriamente dita. Todos são acessos tangenciais em um plano oblíquo de trás para cima ou para diante.

A única possibilidade de aceder diretamente à orelha média é dispondo de um osso timpânico desenvolvido ainda que amorfo ou desenvolvido parcialmente como ocorre em 25% das disgenesias maiores, confirmado por TC.

Quando existem somente placa atrésica e um grande espaço entre o côndilo e a face anterior da mastóide coloca-se, como um novo osso timpânico, osso cortical obtido da ponta da mastóide para que feche todo o espaço ocupado pelo tecido gorduroso.

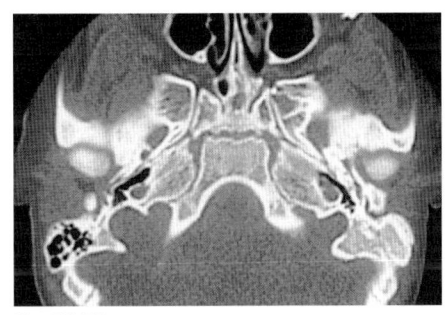

A inclusão do osso oferece a via de acesso direto à orelha média dos disgenésicos quando não existe rudimento de timpânico. O implante ósseo se realiza preferentemente durante o tempo cirúrgico posterior ao do implante da cartilagem (auriculoplastia) nas malformações auriculares graus 3 e 4 ou como primeiro ato cirúrgico nos graus 1 e 2.

O periósteo da face externa da mastóide deve ser desprendido da cortical e reclinado para frente para ser reposto ao final do implante.

Desloca-se para frente e para baixo o tecido gorduroso interposto entre mastóide e côndilo até encontrar a inserção da cápsula articular na fissura de Glasser e expondo em profundidade a *placa atrésica* que levar-nos-á à orelha média (Figs. 54-40 a 54-42).

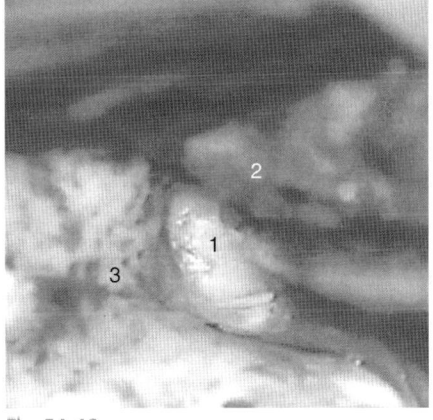

Fig. 54-37
Corte baixo.

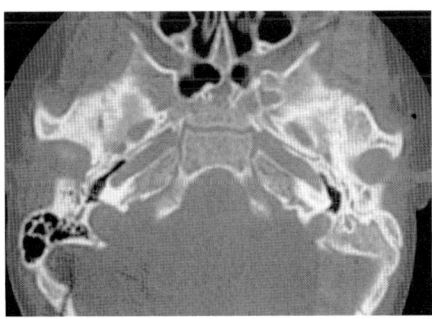

Fig. 54-38
Corte médio.

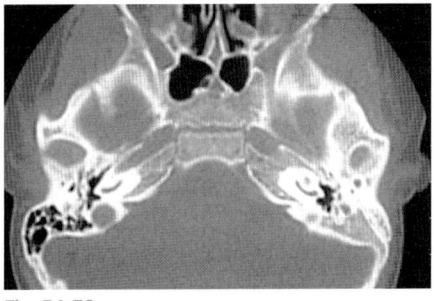

Fig. 54-36
Seta: Placa atrésica exposta.

Fig. 54-39
Corte alto.

Fig. 54-40
1. Placa atrésica. *2*. Tecido celular. *3*. Zona crivosa.

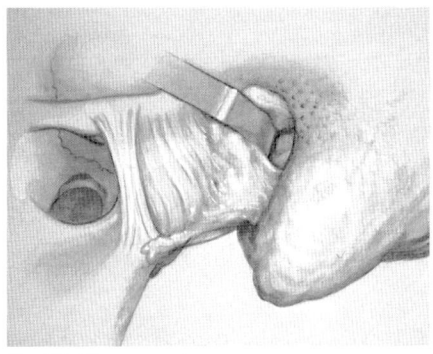

Fig. 54-41
O tecido frouxo entre a articulação e a mastóide é reclinado para frente em busca da placa atrésica.

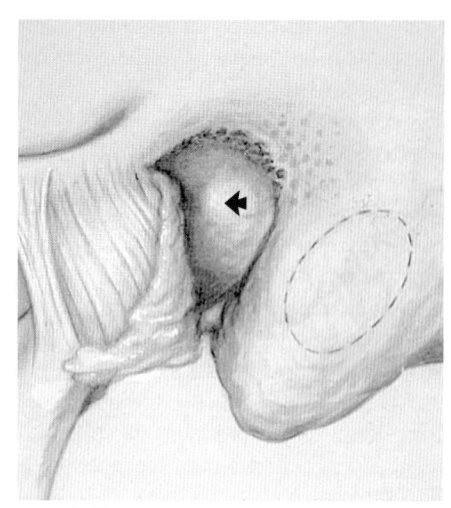

Fig. 54-42
Seta: Placa atrésica exposta. A linha pontilhada marca a região doadora.

Há que se ter cuidados extremos em localizar a saída do facial que estaria aparentemente superficial e alta na parede anterior da mastóide. É muito útil utilizar o monitor do facial ou pelo menos um estimulador do nervo.

O osso se obtém da ponta da mastóide, região com cortical grossa e afastada do seio sigmóide, o que permite obtê-lo com a espessura suficiente.

Deve-se fresar e modelar para ocupar o espaço conseguido entre a face anterior da mastóide e a cápsula articular, ficando em forma de pirâmide cortada que contata com a placa atrésica e, por sua vez, com a face anterior da mastóide. Sua face cortical deve ficar mirando para o côndilo (Fig. 54-43).

Antes de colocar o osso obtido devem-se fresar as convexidades externas da face anterior das mastóides para formar um plano inclinado e não deixar espaços mortos entre os dois ossos; completa-se a adaptação entre ambas as estruturas ósseas preenchendo os espaços com *pó de osso* (Figs. 54-44 e 54-45).

O retalho do periósteo volta-se a suturar na posição anterior o que facilita a nutrição do osso implantado e assegura a posição do mesmo.

Nos primeiros dias do pós-operatório indica-se não abrir a boca em excesso e não mastigar alimentos duros. O paciente não apresenta sintomatologia da articulação temporomandibular porque esta não é afetada pelo procedimento.

Aos seis meses realiza-se uma *tomografia computadorizada de controle*; o osso incluído tem aspecto de ter sido incorporado e estar soldado à mastóide (Figs. 54-46 a 54-48).

A partir deste momento pode-se realizar o tempo otológico que consiste no talhado do neoconduto através do osso previamente implantado o que oferece um acesso direto à orelha média.

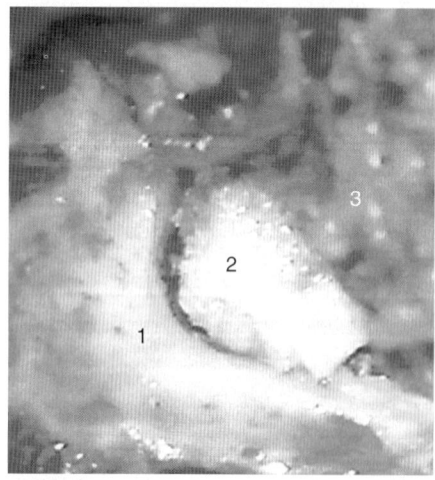

Fig. 54-44
1. Região crivosa. 2. Implante ósseo. 3. Tecido celular.

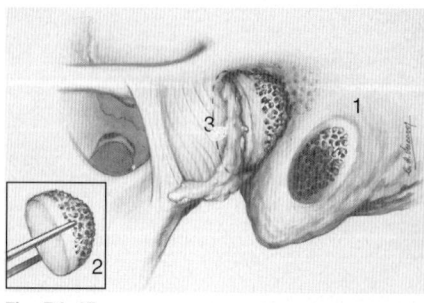

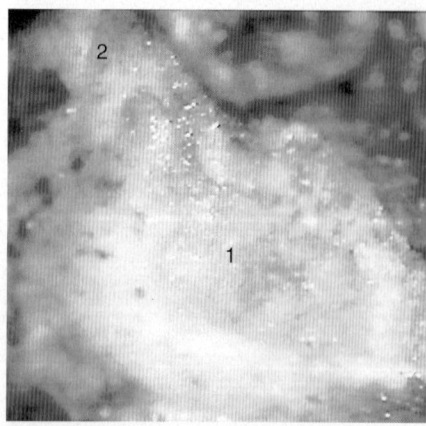

Fig. 54-43
1. Região doadora. 2. Osso entalhado.
3. Neotímpano em sua posição.

Fig. 54-45
1. Osso incluído coberto com pó ósseo. 2. Raiz do zigoma.

No tempo otológico se expõe a face anterior da mastóide e se encontra na parte mais anterior da mesma a linha de fusão de ambos os ossos, ou seja, da mastóide e do neotímpano (Fig. 54-49).

A incorporação deste osso é perfeita. Anterior a ele está em estreito contato a cápsula da ATM durante o fresado e o osso se encontra muito bem vascularizado, demonstrando vitalidade normal.

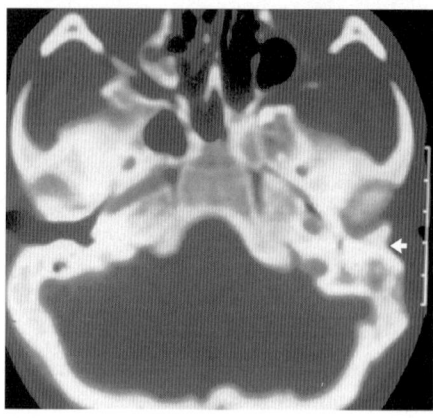

Fig. 54-46
Seta: Osso implantado e fusionado à mastóide.

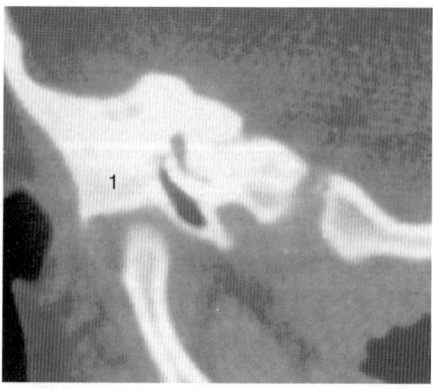

Fig. 54-47
1. Visão do neotímpano implantado em corte coronal. Relação com a cavidade da orelha média.

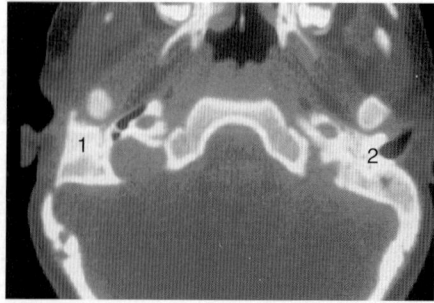

Fig. 54-48
1. Neotímpano fusionado à mastóide. Observar a relação correta com o côndilo. 2. Timpânico normal.

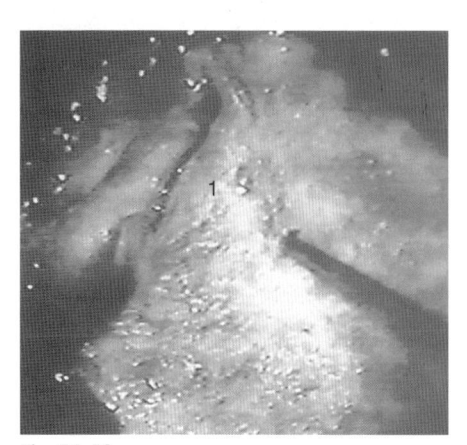

Fig. 54-49
Osso implantado e fusionado à mastóide.

Para frente deve-se preservar uma delgada lâmina óssea que será a parede anterior do novo conduto auditivo: para cima começa-se apenas por cima da linha de fusão dos dois ossos e nessa direção chegaremos provavelmente ao mesotímpano; se o fresado nos leva a um plano um tanto posterior encontraremos por transparência o epineuro da terceira porção do facial que é um ponto de reparo fundamental para encontrar a orelha média pela frente do mesmo (Figs. 54-50 a 54-54).

O implante do osso timpânico

- Não aumenta o nº de tempos cirúrgicos.
- A região doadora está no mesmo campo operatório.
- Não altera a ATM.
- Constitui um ato cirurgicamente sensível.

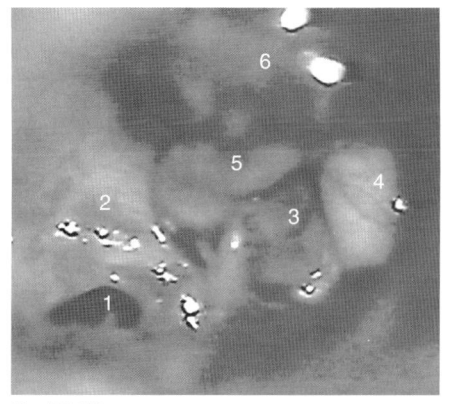

Fig. 54-50
1. Janela redonda. *2.* Promontório. *3.* Palatina e ramo posterior. *4.* Nervo facial. *5.* Bigorna. *6.* Cabeça do martelo.

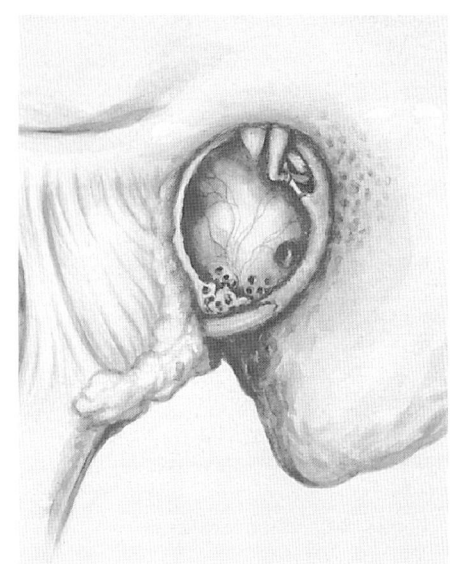

Fig. 54-51
Exposição da orelha média e da cadeia ossicular por abordagem através do neotímpano.

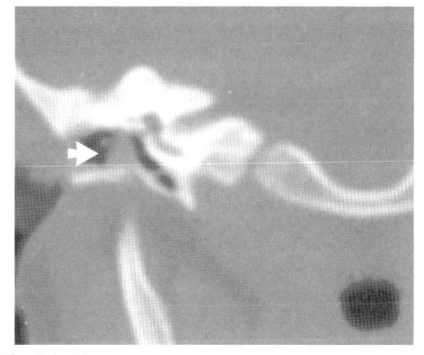

Fig. 54-52
Seta: Conduto auditivo externo entalhado sobre o implante do neotímpano.

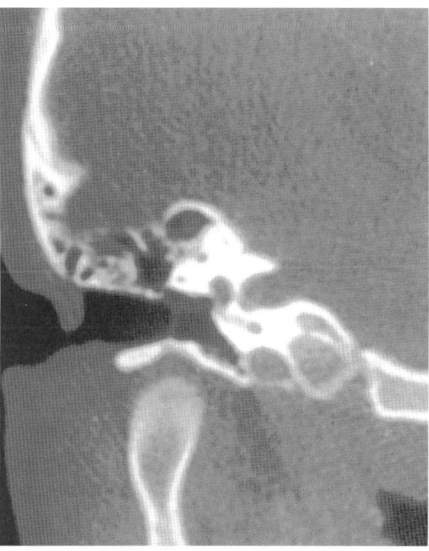

Fig. 54-53
Conduto auditivo externo entalhado sobre neotímpano com preservação do epitímpano.

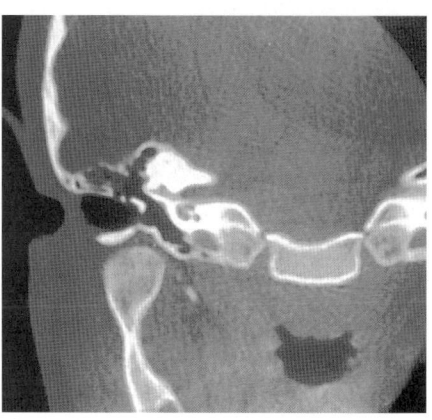

Fig. 54-54
Pós-operatório do conduto sobre neotímpano respeitando o epitímpano.

TÉCNICA CLÁSSICA

Pode-se acessar a orelha média:

- Buscando o antro.
- Buscando a cadeia ossicular desde o epitímpano.

Os reparos anatômicos são:

- A parede anterior da mastóide pela frente, a linha temporal por cima e no centro do campo do fresado da região crivosa.
- O ângulo formado pelas duas primeiras estruturas.

O *canal semicircular externo ou lateral* é uma referência anatômica fundamental porém às vezes está malformado e sua face externa aplainada encontrando-se no mesmo plano da segunda porção do nervo facial com grande perigo para este. Quando a mastóide é ebúrnea chega-se a ele seguindo um tecido tão compacto, quase como o bloco labiríntico, com risco da fenestração do canal.

Tanto em a como em b é correto buscar por transparência a dura-máter da fossa média deixando um fino platô ósseo do tegumento timpânico e do ádito (Fig. 54-55).

O ângulo entre a borda súpero-externa do ádito e antro e o platô dural é o local indicado para fresar porque levar-nos-á ao epitímpano com a exposição da parte mais superior da bigorna e do martelo afastado do canal semicircular externo e do facial. Seguir-se-á expondo a cadeia até ver toda a cabeça do martelo e o corpo da bigorna. O fresado para a orelha média deve deixar uma delgada lâmina óssea da placa atrésica que está aderi-

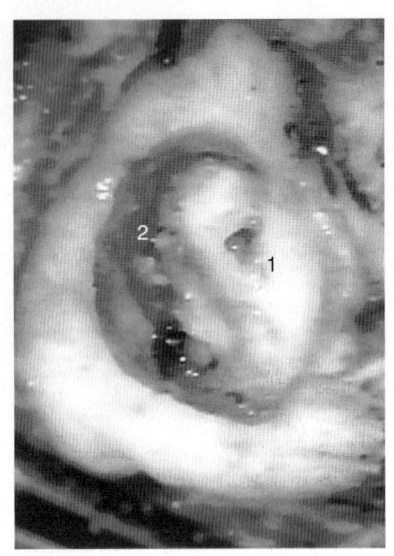

Fig. 54-55
Orelha direita. *1.* Placa atrésica vista de trás. *2.* Ádito.

da fortemente à cadeia pelo periósteo. Apesar dos cuidados é impossível despregá-lo sem aplicar movimentos nos ossículos.

Continuar-se-ão o fresado e a eliminação da placa atrésica que está constituída geralmente por osso compacto, às vezes com uma porção da mesma de cartilagem e expor-se-á o máximo possível a orelha média. Desta maneira o cirurgião terá eliminado uma valiosa estrutura para a cadeia ossicular como é o epitímpano, deixando a cadeia totalmente exposta. Sabemos que a cadeia das orelhas malformadas é muito móvel com o grande risco que significa para as estruturas da orelha interna (Figs. 54-56 a 54-58).

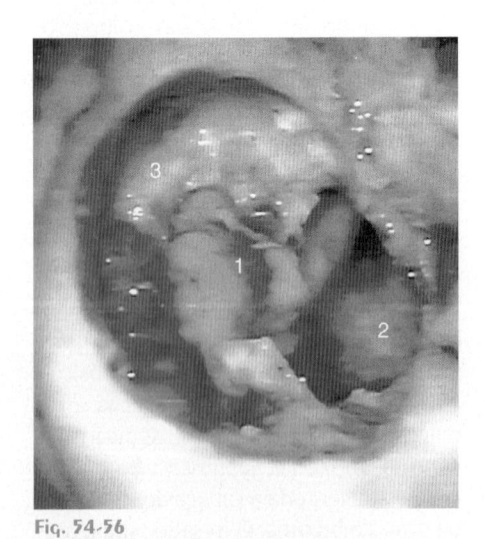

Fig. 54-56
1. Cadeia liberada no centro do campo.
2. Orelha média. *3.* Epitímpano anterior.

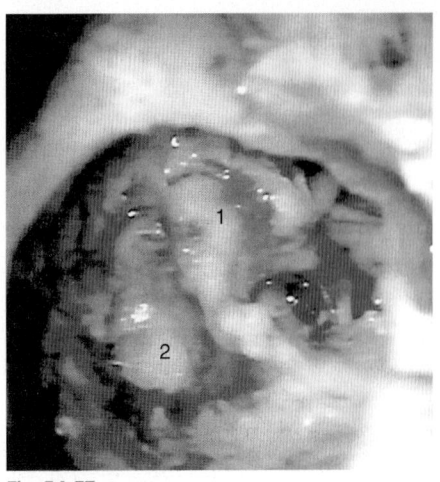

Fig. 54-57
1. Cadeia. *2.* Canal semicircular externo.

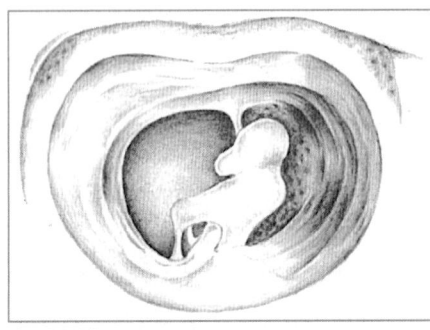

Fig. 54-58
Orelha direita. Exposição do OM e cadeia com técnica clássica.

Nas grandes malformações externas especialmente nas síndromes, é difícil encontrar um local apropriado e/ou seguro para o entalhe do conduto auditivo externo.

Mastóide com a face externa côncava e pequena quase sem ponta e com o músculo esternocleidomestóideo reduzindo ainda mais sua superfície; outras vezes a *raiz do zigoma* se implanta muito mais atrás e sua altura supera amplamente à da mastóide. Algumas vezes a apófise é dupla e também sem adesão à mastóide. Isto usualmente se acompanha de uma grande deformidade facial com ramo ascendente e côndilo mandibular rudimentares.

Todas essas grandes malformações externas se acompanham de alterações estruturais tão importantes da orelha média que tornam praticamente impossível a cirurgia (Classe 4).

Nos casos bilaterais buscam-se as condições mínimas para realizar-se a cirurgia, talvez uma fenestração do canal semicircular externo, se existe tuba auditiva com uma orelha pequena porém ventilada e com janela redonda (Classe 3).

Nestes casos altamente complexos é quando o aporte da tomografia computadorizada em cortes axiais e coronais é absolutamente definidor do procedimento.

CADEIA OSSICULAR

Alterações mais freqüentes

Martelo

- O martelo geralmente tem uma carência total ou parcial do cabo.
- Pode estar aderido à face externa do epitímpano (Fig. 54-59).
- A apófise anterior soldada à parede anterior.
- Carência de articulação com a bigorna e fusão com o corpo da mesma.
- Tecido perióstico da placa atrésica aderido ao colo e cabeça.

Bigorna

- Falta de apófise lenticular (Fig. 54-60).
- Atresia da apófise descendente.
- Corpo rudimentar e fusionado à cabeça do martelo.
- Agenesia da bigorna.
- Fusionado ao nervo facial.

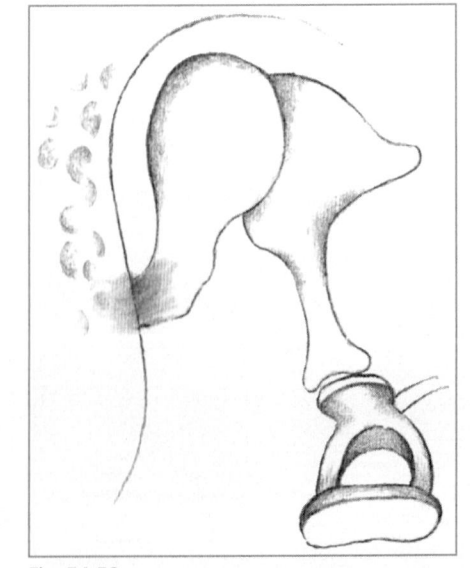

Fig. 54-59
Martelo fusionado à parede externa.

Estribo

- Ossificação do tendão.
- Agenesia do tendão.
- Estribo monopodal e fixo (Fig. 54-63).
- Estribo fixado ao facial.
- Caído sobre o promontório.
- Palatina com limites imprecisos.
- Fossa oval muito estreita.
- Falta de alguns ramos (Fig. 54-61).
- Ramos extremamente delgados.
- Desconexão da cabeça com a palatina por interrupção dos ramos.
- Agenesia do estribo (Fig. 54-62).
- Persistência da artéria estapediana.

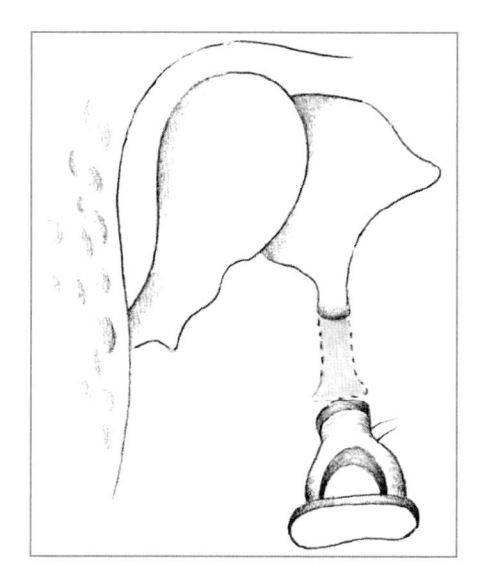

Fig. 54-60
Agenesia da apófise descendente e lenticular.

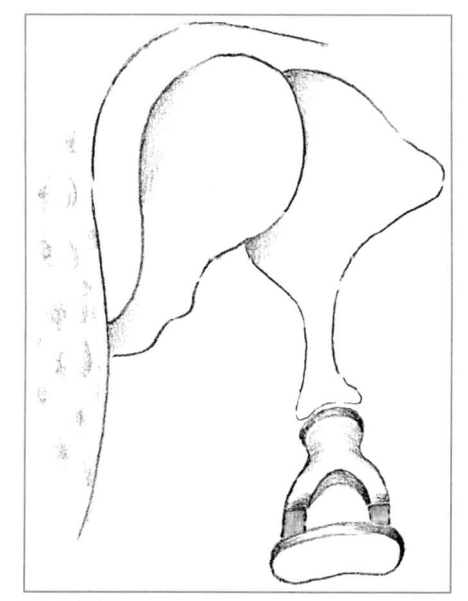

Fig. 54-61
Ramos disgenésicos.

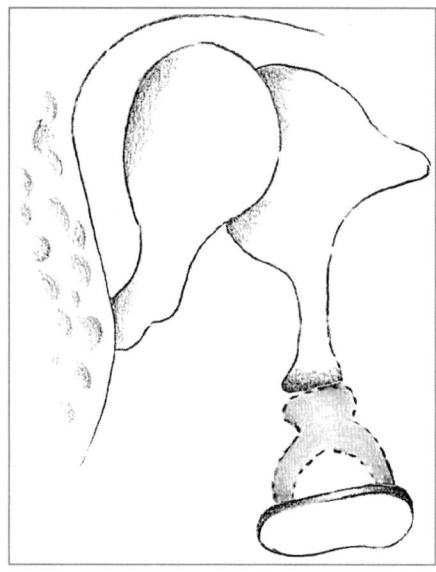

Fig. 54-62
Agenesia de supra-estrutura.

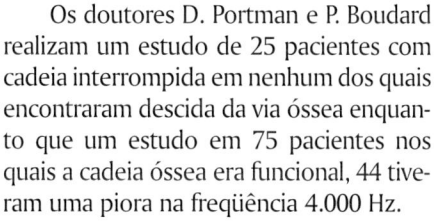

Fig. 54-63
Estribo fixo.

Os doutores D. Portman e P. Boudard realizam um estudo de 25 pacientes com cadeia interrompida em nenhum dos quais encontraram descida da via óssea enquanto que um estudo em 75 pacientes nos quais a cadeia óssea era funcional, 44 tiveram uma piora na freqüência 4.000 Hz.

Se descobre-se intra-operatoriamente que a cadeia ossicular está funcional, necessitar-se-á sua desarticulação antes de fresar a placa atrésica unida à cadeia.

MALFORMAÇÕES DA CADEIA OSSICULAR

Correção cirúrgica

Em cada um dos quatro grupos em que classificamos as malformações auditivas da patologia dos ossículos é diversa. Podemos considerar que a cadeia tem pontos críticos onde está freqüentemente afetada:

1. Epitímpano.
2. Placa atrésica.
3. Fossa oval.
4. Janela oval.

Paradoxalmente, nas malformações maiores, as deformações da cadeia ossicular são mais facilmente solucionáveis; isto se deve a que usualmente o estribo seja íntegro e móvel em uma fossa oval que lhe permita uma funcionabilidade praticamente normal.

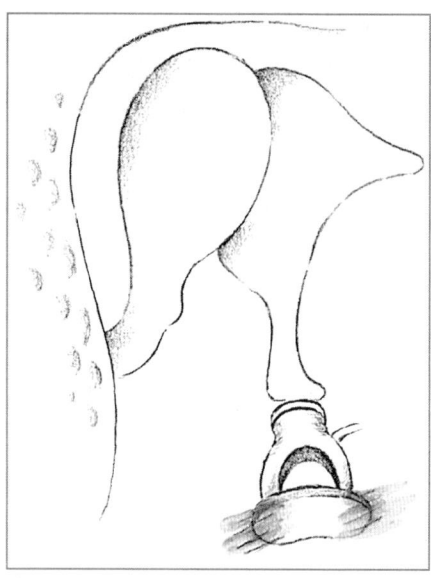

Nas malformações menores, síndromes disgenésicas associadas e micromalformações da cadeia, as alterações do estribo (alterações estruturais, fixação etc.) têm incidência muito maior, chegando, segundo algumas estatísticas, a superar os 50% dos casos.

De acordo com as distintas alterações proporemos as seguintes soluções:

A) Em caso de cadeia íntegra e móvel, ainda que esta não tenha cabo do martelo e este exista em forma somente parcial, ainda quando fiquem dúvidas da transmissão perfeita desde o martelo até a palatina, preferimos adotar uma conduta respeitosa das estruturas e colocar o neotímpano sobre a parte da cadeia que tenha sido exposta.

B) No caso em que a bigorna careça parcial ou totalmente de apófise descendente ou de apófise lenticular, ou que esta contate unicamente por bridas fibrosas com a cabeça do estribo, realizaremos um encaixe entre a cabeça do estribo e o cabo do martelo se este existe, ou faremos com a bigorna do mesmo paciente uma "sapata" ou alicerce. Somente nos casos excepcionais utilizamos um PORP de material heterógeno. Também se podem colocar 1 ou 2 triângulos de cartilagem sobre o estribo (Figs. 54-64 e 54-65).

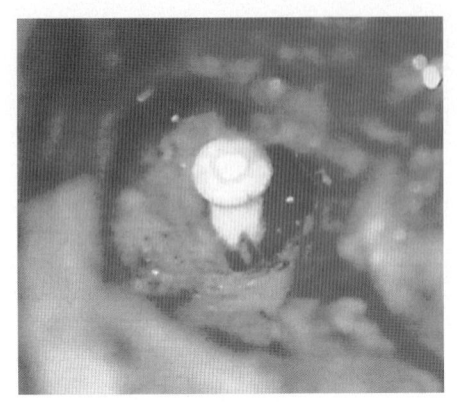

Fig. 54-64
PORP sobre estribo.

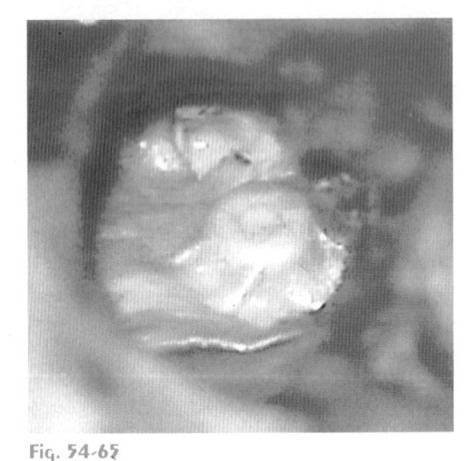

Fig. 54-65
Fáscia sobre PORP.

C) Quando o defeito da cadeia está no estribo, se não existem seus ramos ou são muito finos e deixam dúvidas da transmissão, ou a palatina está fixa, ou além de estar o estribo fixo não existe uma fossa oval bem delimitada, deveremos colocar uma prótese conectada com a bigorna. Preferimos realizar palatinotomia de aproximadamente 0,8 mm e utilizar uma prótese de teflon tipo Shea ou, se existir uma boa apófise lenticular, uma prótese de transmissão distal, tipo Robinson ou Diamante. Reservaríamos a utilização de prótese com gancho de platina ou de aço conectada à bigorna, unicamente nos casos em que as próteses mencionadas anteriormente não possam ser utilizadas.

Temos observado que nos casos de micromalformações da cadeia ossicular, a osteólise da bigorna é mais freqüente que a do osso normal constatando a necrose do mesmo pelo gancho de metal. Por outro lado sempre sugerimos proteger a orelha interna com fechamento da palatinotomia com veia tendo em conta a grande mobilidade dessas cadeias.

D) Quando a cadeia não permite utilizar nenhum de seus elementos constitutivos empregar-se-á um TORP sobre palatina móvel ou em palatinotomia com fechamento do vestíbulo com veia, no 1º ou no 2º tempo cirúrgico.

E) Nos casos em que a janela oval está extremamente estreitada e não se pode utilizar nenhum mecanismo de transmissão recorrer-se-á, nos casos bilaterais, à fenestração do canal semicircular externo.

NERVO FACIAL

Modificações do trajeto e conformação

Possivelmente a estrutura que sofre com mais freqüência alterações de sua conformação anatômica e trajeto em todo tipo de malformações seja o nervo facial. Precisamente, por reconhecer seu trajeto anômalo e não lesioná-lo, é que a cirurgia da disgenesia seja tão complexa. Existem autores que fazem menção a este risco e invocam as anomalias do nervo facial como um dos motivos para não fazer a cirurgia reparadora funcional, ou a outra proposta é prescindir da cirurgia resolutiva para passar para uma cirurgia onde se implanta um vibrador de via óssea.

Se bem que nada substituirá como fator mais importante desta cirurgia a experiência do cirurgião, teremos que aceitar que os meios atuais que se dispõem de amplificação e definição de imagem, por um lado, as fresas de diamante que tratadas com a devida delicadeza não abrem o epinêurio, e os monitores dos estímulos do facial (o monitoramento contínuo do nervo facial) têm melhorado notavelmente o prognóstico e têm reduzido à mínima expressão as lesões do nervo.

O nervo pode ter modificado o trajeto da segunda porção, do segundo cotovelo e da terceira porção:

A segunda porção pode estar

- Deiscente e/ou com hérnia.
- Descendida sobre a fossa oval fazendo "aresta" (Fig. 54-66).
- Cobrindo a janela oval.

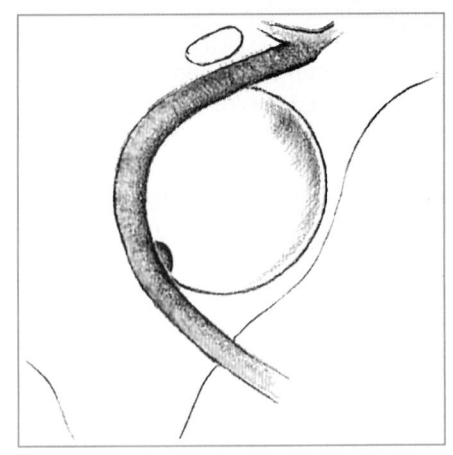

Fig. 54-66
Nervo sobre janela oval.

O segundo cotovelo

- Modificação do ângulo de 120º tornando-se reto para agudo.
- Plano sagital alterado com relação ao conduto semicircular externo encontrando-o no mesmo plano que este ou mais lateral ao mesmo.
- Bífido sobre a janela oval, com uma parte passando por cima e a outra por baixo da mesma (Fig. 54-67).
- Fazendo o trajeto pela orelha média por baixo da janela oval.

A terceira porção

- Cobrindo a janela redonda (Fig. 54-68).
- Fazendo uma curva de quase 90º muito alta por cima do hipotímpano.
- Bífido (Fig. 54-69).
- Transcorrendo lateral à placa atrésica (Fig. 54-70).

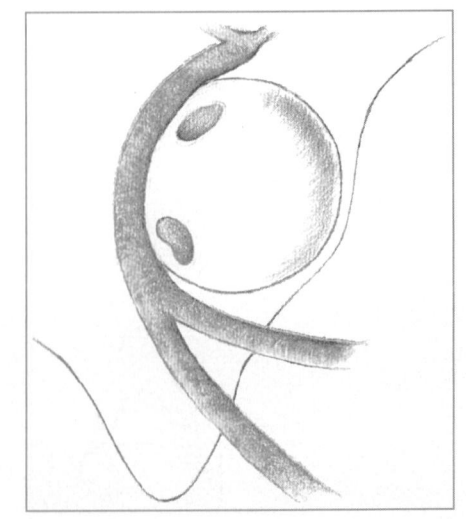

Fig. 54-67
Bifurcação em torno da janela oval.

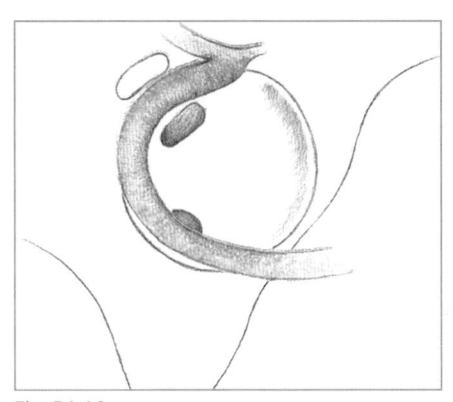

Fig. 54-68
Desvio para anterior alta cobrindo a janela redonda.

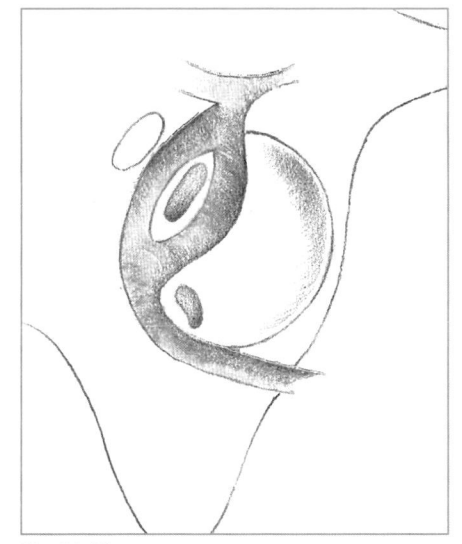

Fig. 54-71
Facial bífido na 2ª porção e que passa sobre a placa atrésica.

Fig. 54-72
1. Cadeia. 2. Orelha média coberta com o neotímpano.

Fig. 54-69
Bifurcação na 3ª porção.

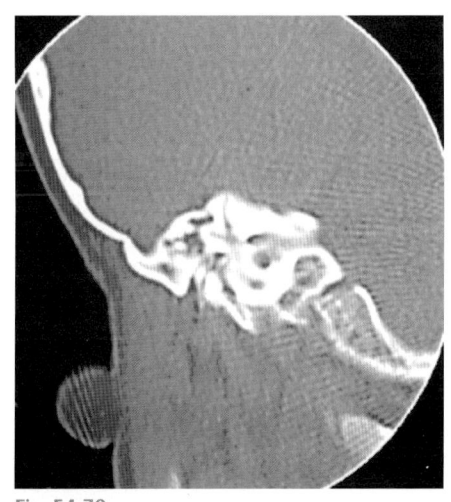

Fig. 54-70
Facial bífido na 3ª porção.

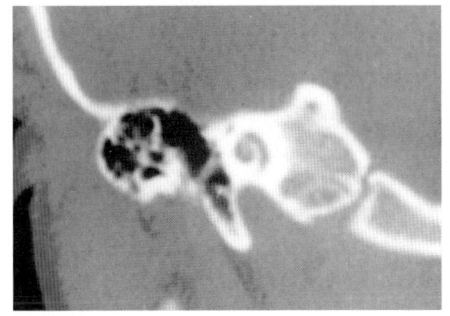

Como se pode observar, as alterações da segunda porção vão dificultar fundamentalmente a reparação funcional, e as malformações da configuração na terceira porção tornam o nervo mais exposto às lesões intra-operatórias (Fig. 54-71).

CONFECÇÃO DO NEOTÍMPANO

Emprega-se o tecido frouxo que constitui a pré-fáscia e que cobre a aponeurose do músculo temporal.

É abordada por via retroauricular ou, eventualmente, por via endo-pré-auricular. Comprimido e dissecado se converte em um tecido muito delgado e translúcido apropriado para ser utilizado como enxerto "ponte" em uma região receptora com pouca vascularização.

Apenas umedecido por imersão rápida em soro e seco nas suas duas faces fica com uma consistência ideal para adaptar-se às superfícies que se deseje. Descolado com espátula da superfície vítrea onde tenha sido deixado secar, confere-lhe uma forma esférica de um diâmetro para a demanda da amplitude da região a cobrir.

Na técnica clássica a pré-fáscia deve cobrir a orelha média e a cadeia ossicular. Na técnica do neotímpano ou da preservação do epitímpano, deverá fechar a orelha média e contatar com a parte exposta da cadeia. Em ambas as técnicas deverão apenas sobrepor 1 mm as bordas ósseas do neotímpano (Fig. 54-72).

Deve-se buscar a forma que proporcione a máxima segurança de *união permanente entre o neotímpano e os ossículos* para evitar uma das causas mais freqüentes de fracasso funcional, particularmente no pós-operatório afastado, como é a lateralização do enxerto e sua desconexão com a cadeia.

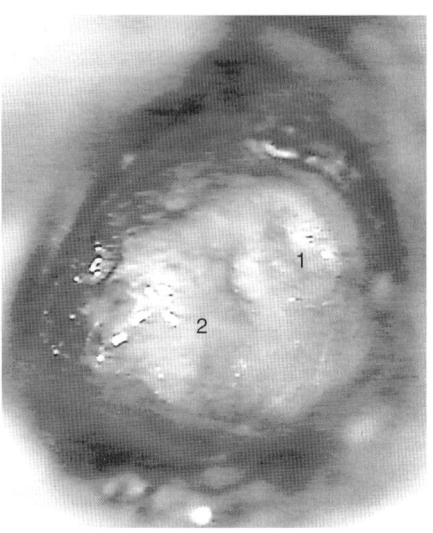

Quando existe um cabo de martelo ainda rudimentar procede-se para sacar um triângulo do círculo da pré-fáscia e aproximando as bordas se dá a ele a mesma forma côncava. Passa-se por baixo do cabo o vértice do triângulo e se desloca o máximo possível para cima, cobrindo posteriormente, com ambas as bordas do enxerto, o resto da cadeia ou o epitímpano.

Quando não existe cabo do martelo procedem-se para fazer na pré-fáscia dois cortes paralelos desde o centro para a periferia, confeccionando assim um cinto que deverá ser passado por baixo da apófise descendente da bigorna e girado sobre o mesmo como um "cachecol ao pescoço", enquanto com o resto do tecido fecha-se a orelha média e se cobrem as estruturas necessárias (Fig. 54-73).

Quando pela anatomia da orelha não se pode fazer nenhuma das duas técnicas, deveremos colocar o enxerto para que

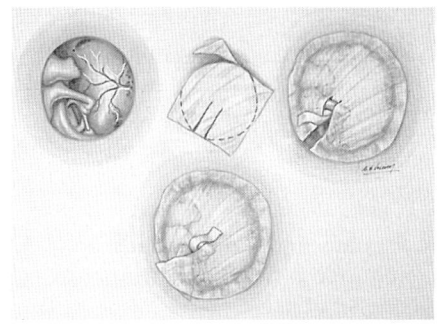

Fig. 54-73
Fáscia com "cachecol" debaixo da bigorna.

contate plenamente com a parte da cadeia exposta. Na orelha média colocam-se pedaços de esponja de fibrina para que apóie o enxerto e se nutra os primeiros dias por embebimento.

Instrumentos para obtenção do enxerto

A) Bisturi.
B) Cutelo de Finochietto ou de Humby.
C) Dermátomo de tambor.
D) Dermátomo elétrico: permite obter os melhores enxertos, de largura e espessura variáveis de acordo com a necessidade do caso.

Período de imobilização do enxerto

O tamponamento deve ficar imóvel 12 a 14 dias para não interferir na vascularização do enxerto.

Todos os enxertos se contraem em grau variável à medida que amadurece o tecido cicatricial entre este e o leito receptor, processo que começa em torno dos 10 dias depois da operação e que pode continuar até 6 meses. Os enxertos espessos de espessura parcial que assentam sobre superfícies firmes se contraem menos que os enxertos delgados sobre superfícies côncavas e bastante móveis. Os enxertos de espessura total mostram pouca ou nenhuma tendência a contrair-se.

A infiltração do meato com corticóides de depósito reduz a formação de tecido cicatricial e a estenose.

Local doador

A face interna do antebraço tem sido eleita como o local preferido para retirar pele para revestir o neoconduto; em crianças com braços delgados não se pode obter um enxerto de 6 cm de comprimento por 5 cm de largura, nestes casos é possível passar duas vezes o dermátomo em sentido vertical e paralelo. Nos casos extremos pode-se utilizar também o antebraço contralateral.

Preparação do local

Pincelar com povidona-iodo a região doadora na noite anterior e cobri-la com gaze estéril.

Preparação da área doadora segundo o tipo de instrumento que se utilize

O bisturi de lâmina grande deve aplicar-se sobre uma região doadora previamente infiltrada com solução fisiológica até que a pele fique como "casca de laranja". Método aconselhado somente para obter pequenos enxertos e desaconselhado para revestir totalmente o conduto pelos inconvenientes das estampilhas de pele e da pele grossa para vascularizar-se especialmente na porção medial do conduto.

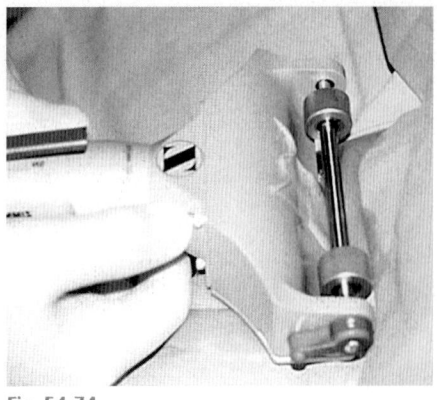

Para utilizar as facas e os dermátomos deve untar-se a pele com vaselina e tensionar a mesma para cima e por baixo da superfície a extrair, para facilitar o deslocamento do instrumento (Fig. 54-74).

Momento da obtenção

Convém fazê-lo ao início da cirurgia para permitir uma secagem espontânea do enxerto, o que toma uma consistência que facilita sua colocação posterior.

Espessura

Pelo exposto sobre enxertos o mais apropriado para cobrir o neotímpano e a metade interna do neoconduto é uma pele fina, 0,010-0,012 polegada, porque sobrevive com a escassa vascularização inicial que lhe fornece um leito ósseo como o que se dispõe nas atresias.

Na metade lateral e no meato auditivo externo por ter maior vascularização, porém também maior mobilidade e pela necessidade de evitar ao máximo a retração facilitada por esta mobilização, o enxerto tem que ser de uma espessura média: 0,020 a 0,030 polegada (Fig. 54-75).

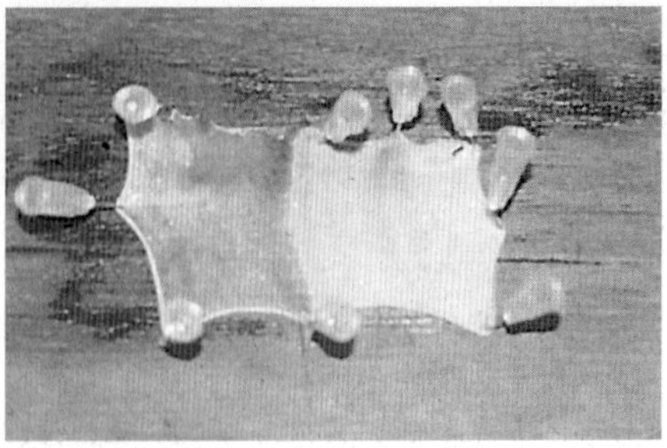

O dermátomo elétrico permite modificar a espessura aumentando a mesma na última parte da extração.

Se dispõe-se de um dermátomo manual, a transparência do enxerto e o sangramento do leito orientam sobre a espessura do enxerto que se vai obtendo.

Quando o dermátomo não permite modificar a espessura durante a extração ou durante sua utilização é conveniente retirar dois enxertos: um fino para a metade interna e outro de espessura maior para a externa e região meatal.

Insistimos no conceito de que o enxerto fino laminar tem maior probabilidade de prender pela maior acessibilidade e menor quantidade de revascularização, a partir do hóspede, que necessita. Este enxerto fino tem como inconveniente que seu poder de retração no transcurso do tempo é francamente maior que os enxertos espessos ou totais.

Preparação

São montados sobre um braço cilíndrico preferentemente de madeira de um diâmetro de 1,5 cm, com a face cruenta para fora e desdobrando todas as suas bordas para que fique da dimensão similar aos da região cruenta.

Somente imediatamente antes de sua colocação e estando já seco se eliminam da extremidade medial triângulos de pele de mais ou menos 5 mm de base por 2 a 2,5 mm de altura (Fig. 54-76).

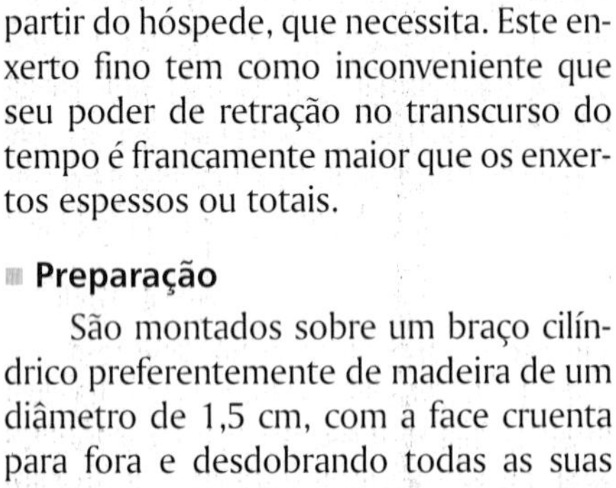

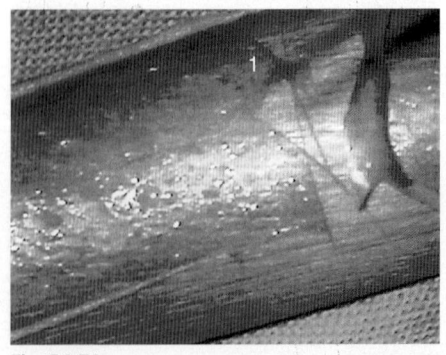

Fig. 54-74
Enxerto de pele sobre o dermátomo.

Fig. 54-75
Enxerto de pele de duas espessuras.

Fig. 54-76
Triângulos de pele.

Também fazem-se várias perfurações com a ponta do bisturi para a adaptação perfeita à superfície óssea e evitar assim que colecione cerúmen ou hematomas entre ambas as superfícies.

A secagem prévia permite ter um enxerto que conserva uma concavidade e rigidez que converte a dificultosa e lenta colocação em uma manobra mais fácil e fundamentalmente mais segura.

Colocação do enxerto

Retira-se o enxerto do braço cilíndrico e estando seco conserva a mesma forma, o que facilita sua colocação. O enxerto de 5 cm de largura × 6 de comprimento (3 de pele fina e 3 mais espessa) é colocado com a parte mais delgada para a profundidade. Os triângulos da extremidade medial do mesmo são estendidos sobre a fina fáscia que fecha a orelha média até cobri-la completamente. Também pode optar-se por cobrir a mesma com um círculo de pele fina (Fig. 54-77).

Se obtêm dois enxertos de 3 × 6 cm por não ter a região doadora largura suficiente, estes poderão ser: um fino e outro espesso ou ambos de espessura distinta, fino medial e espesso para a parte lateral. No primeiro caso colocar-se-á a pele fina com seus triângulos sobre o tímpano e, posteriormente, o enxerto de pele espessa com sua borda interna por baixo da borda livre do enxerto já colocado e com a extremidade lateral ultrapassando o meato externo. No segundo caso toma-se um dos dois enxertos com forma de meia cana, estável pela secagem prévia, com os triângulos mediais previamente dobrados em ângulos de aproximadamente 90 graus, com uma pinça crocodilo na mão direita e um aspirador fino de 0,8 mm de diâmetro na mão esquerda e aprofunda-o até superpô-lo com o enxerto timpânico da pré-fáscia.

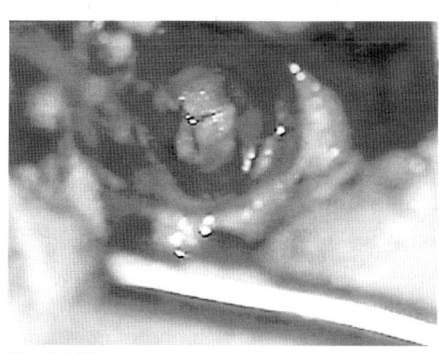

Talvez seja mais fácil colocar o primeiro enxerto na metade anterior do neoconduto com a extremidade lateral, o mais espesso, ultrapassando a pele do meato auditivo externo. O segundo enxerto, para cobrir a metade posterior do neoconduto em profundidade, também deve cobrir com seus triângulos a membrana timpânica da pré-fáscia.

Cicatrização da área doadora

Calcula-se que o leito doador de um enxerto de espessura fina cicatrizará aproximadamente em 14 dias enquanto que a de um enxerto de espessura média tardará estimadamente de 4 a 6 semanas.

Cobre-se a região doadora com gaze vaselinada ou preferentemente com furacin ou cicatul que ultrapasse sua superfície pelo menos em 2 cm. Coloca-se uma capa espessa de material depressível e absorvente e por último procede-se para colocar uma bandagem moderadamente elástica.

CONFECÇÃO DO MEATO AUDITIVO EXTERNO

Difere conforme:

A) Em *grau 1(alteração do broto)* e em *grau 2 (microtia)* da malformação do pavilhão.
B) Em auriculoplastia com inclusão da cartilagem (*graus 3 e 4 de malformação do pavilhão*).

A) Nos graus 1 e 2 o tecido celular que separa a cartilagem da concha da superfície mastoídea e de pouca espessura. Toma-se o pavilhão auricular e traciona-se para trás e levemente para cima; uma primeira incisão começa desde o sulco intertrago da hélice seguindo o ângulo entre a face posterior do trago e a depressão da concha. Perpendicular e na metade da mesma se faz outra incisão transfixante da pele, da cartilagem e do tecido celular até a anti-hélice (Figs. 54-78 e 54-79).

Ficam assim constituídos dois triângulos com quina posterior.

Toda a cartilagem e o tecido profundo ao pericôndrio da concha devem ser eliminados para ganhar amplitude na região pré-meatal e da concha.

É necessário reduzir ao máximo a superfície cruenta entre a extremidade lateral do neoconduto ósseo e a borda da pele. Para isto efetuar-se-á um ponto de sutura com material reabsorvível entre a derme e o periósteo das quatro faces do novo conduto.

Às vezes é necessário tomar um ponto entre a derme e um orifício no osso.

Para os dois triângulos de pele e cartilagem elimina-se cuidadosamente este último e as peles são ancoradas com pontos aos tegumentos posteriores (Fig. 54-80).

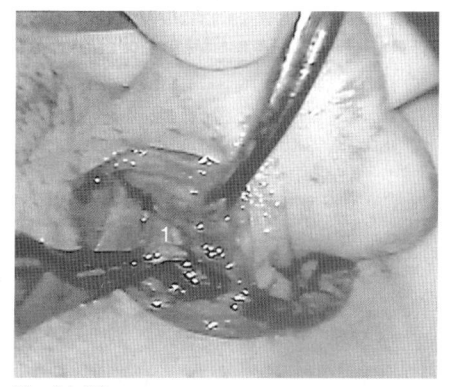

Fig. 54-77
Triângulos de pele cobrindo a fáscia.

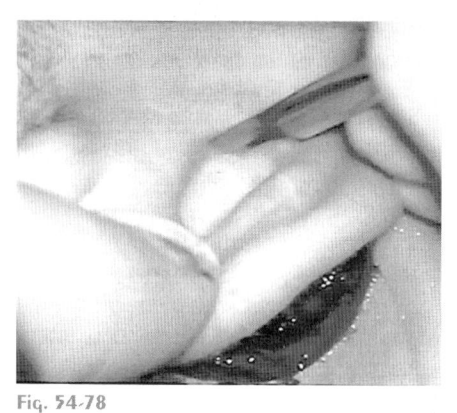

Fig. 54-78
Abertura do meato.

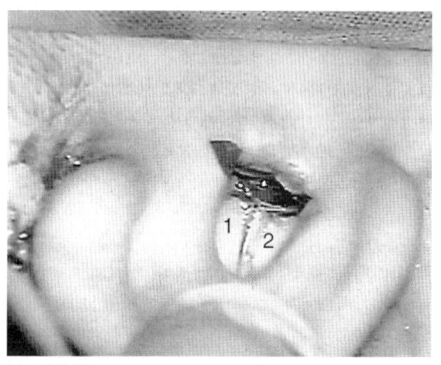

Fig. 54-79
1. Triângulo superior. 2. Triângulo inferior.

Fig. 54-80
Retalho dermo-epidérmico superior.

B) Com auriculoplastia: na depressão da concha pode-se realizar o mesmo tipo de incisão que em (a) na forma de T maiúsculo ou preferentemente ressecar em círculo a pele e a cartilagem de um diâmetro maior do meato e criar, assim, como o periósteo da face lateral da mastóide.

No caso de auriculoplastia a cartilagem é muito mais espessa que em (a) e tem que ressecá-la em proporção maior para evitar estenoses que aqui são mais freqüentes.

Conduta no meato auditivo externo e medidas preventivas de sua retração

Quando o enxerto supera folgadamente a borda da pele no meato pode-se aderir minuciosamente aos planos profundos deixando que a parte lateral sobressaia (Fig. 54-81).

Usualmente a pele dos enxertos sutura-se, com pontos preferentemente contínuos à pele do meato (Fig. 54-82).

Quando o enxerto de pele é suturado ao meato auditivo externo convém deixar 4 pontos longos para que sejam juntados por cima de uma esponja ou de uma gaze

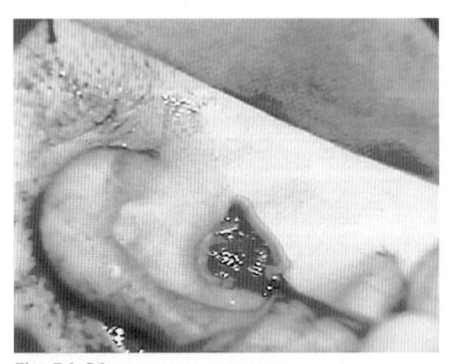

Fig. 54-81

Limite externo do enxerto aderido à pele do meato.

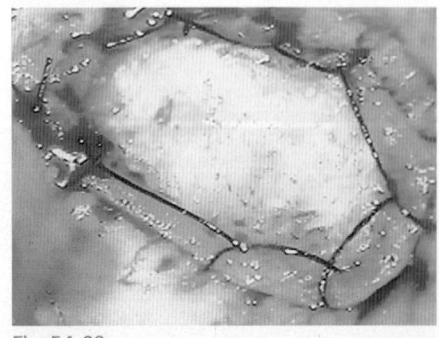

Fig. 54-82

Conduto externo tamponado e pele do meato suturada.

que ocupe toda a superfície da concha com o objetivo de imobilizar o tamponamento.

Tamponamento

Porque cada um dos passos sucessivos tem nas disgenesias auditivas a mesma importância é que através do tempo também nisso temos provado e trocado diferentes métodos e materiais.

Existem duas tendências:

1. "Afundar" o neoconduto atapetando os enxertos de pele e logo preencher o "cesto".
2. Preencher diretamente o neoconduto colocando o material em contato com os enxertos.

As condições de bom tamponamento são:

A) Não deve ser adesivo aos enxertos uma vez que na extração lesionaria a vascularização dos mesmos.
B) Deve poder adaptar-se, baixo à visão do cirurgião, a toda a superfície enxertada, tanto no conduto como no meato auditivo externo e concha.
C) Deve-se poder controlar a pressão com a qual se está colocando o tamponamento.
D) Deve assegurar a absoluta imobilidade dos enxertos para facilitar sua vascularização e limitar a formação de fibrose retrátil subdérmica.

Temos descartado a fibra artificial cirúrgica e o Micropore® (3M) para atapetar porque tendem a aderir-se, assim como a esponja de fibrina, porque sua reabsorção parcial deixa um tamponamento muito solto.

O Merocel® é muito prático e rápido, porém deixa dúvidas da pressão que exerce em cada área ainda usando-o não na forma de bastões, mas sim de pequenos cubos.

A gaze em cilindros finos, de 4 a 5 mm de comprimento embebida em um creme com antibióticos (bacitracina – polimixina B e neomicina) continua sendo de grande confiabilidade e além disso sempre disponível. Vai sendo colocada nos ângulos que formam o neotímpano com as faces do conduto auditivo externo, começando pelo anterior. Com uma pressão firme sustenta-se este ângulo para evitar a "aspereza" e assegurar o nível correto do enxerto e sua aderência plena à cadeia ossicular.

Cilindros um pouco mais longos, de mais ou menos 8 mm, colocam-se paralelos às paredes enxertadas no terço externo e do meato e logo se preenche toda a cavidade aplicando uma pressão sustentada (levam-se os bastõezinhos de gaze para a sua posição com micropinças e se exerce pressão com um aspirador na outra mão).

Pode-se interpor entre os triângulos de pele que cobrem o neotímpano e o tamponamento um círculo fino de silastic quando tenha ficado alguma região cruenta.

MEDICAÇÃO E CURATIVOS PÓS-OPERATÓRIOS

Medicação

O paciente retira-se da sala de cirurgia com uma bandagem moderadamente compressiva e um casco de malha elástica tubular (Surgifix®) para evitar a mobilidade. Se tudo está normal e o curativo não se desloca, afrouxa, nem se mancha com sangue, pode-se deixar sem trocar o curativo durante sete dias.

Além dos analgésicos que pode necessitar cada paciente administram-se antibióticos, cefalosporinas de segunda geração por via oral, enquanto dure o tamponamento.

Curativos

Este tempo também exige a máxima dedicação; aqui se podem perder cirurgias muito boas, por isso é ideal que as realize o mesmo cirurgião.

O primeiro curativo deverá realizar-se entre o sétimo e oitavo dias da cirurgia, consiste na remoção do curativo externo. Se o tamponamento da concha auricular está seco deixa-se até o segundo curativo a realizar-se entre o 12º e 14º dias de pós-operatório, aqui se remove todo o tamponamento interno se este não apresenta adesão ao enxerto e se pode ser extraído com facilidade. Se uma parte do tamponamento se encontra aderida deve-se amolecê-lo com água oxigenada (H_2O_2), de 10 volumes até que se desprenda. Pulveriza-se toda a cavidade com ácido bórico.

Pode-se deixar o CAE descoberto ou com um novo tamponamento, mais frouxo que o anterior, com tiras curtas de gazes secas, apenas comprimidas. Indica-se preencher todo o conduto, uma vez por dia, com solução de ofloxacina.

Durante o primeiro mês não se deve aspirar diretamente sobre os enxertos. Será feito sobre os pequenos chumaços de algodão umedecidos com solução fisiológica.

A sutura dos enxertos à pele do meato auditivo retira-se do mesmo modo que os pontos de incisão a partir dos 15 dias em diante.

Deve-se observar se existem regiões sem epiderme. Nelas existe uma grande tendência para a formação de granulações, portanto no primeiro curativo que as encontre deverão ser removidas com micropinças ou mesmo aspirador sem chegar a expor o osso subjacente e cauterizá-la com uma pequena "pérola" confeccionada com nitrato de prata.

Nos curativos posteriores ao mês elimina-se a epiderme da pele enxertada; se a partir da 3ª semana observa-se uma tendência para a redução do diâmetro do meato externo coloca-se um tubo de teflon ou silastic do maior diâmetro admitido e que permaneça, com remoções periódicas e limpezas, durante 1 a 3 meses.

Também deve repetir-se semanalmente a infiltração do meato com corticóide de depósito (Figs. 54-83 e 54-84).

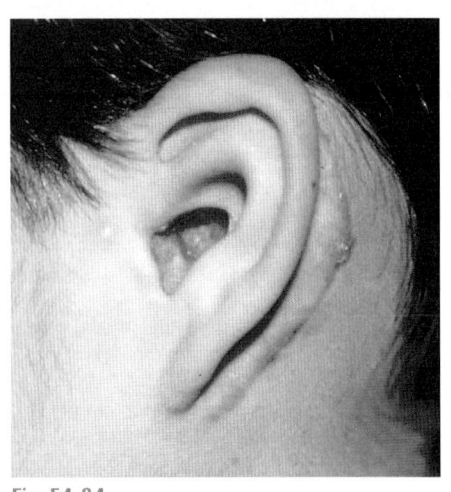

Fig. 54-84

Pós-cirúrgico de técnica clássica.

COMPLICAÇÕES PÓS-OPERATÓRIAS

Hipoacusia condutiva persistente

A persistência de um diferencial ósteo-aéreo maior a 30 dB pode-se dar em:

- Cadeias íntegras aparentemente funcionais nas quais pode-se avaliar se a mobilidade se transmite até a palatina (técnica clássica).
- Cadeias com estribos malformados.
- Fixação congênita do estribo não observada.

Conjugando os diversos achados e técnicas empregadas, setenta por cento dos casos ficam com audição melhor que 30 dB nas freqüências da fala. O prognóstico melhora nos casos com cadeia íntegra nos quais 80% entre dentro dos 30 dB.

Hipoacusia neurosensorial

Entre as causas que podem provocar hipoacusia neurosensorial estariam o fresado da placa atrésica e as manobras realizadas sobre a cadeia ossicular íntegra. As freqüências mais afetadas são as 4 e 8 KH. Com a técnica clássica produzem-se 30% dessas quedas reduzindo-se à metade nas técnicas com preservação do epitímpano.

Estenose do CAE

É fundamental não deixar regiões desprovidas de epiderme para evitar a formação de granulações.

No meato externo, durante os primeiros meses, produz-se retração do tecido fibroso do leito receptor que leva à sua estenose. Com enxertos de pele fina produz-se com mais freqüência, por isso a conveniência de utilizar na metade externa do neoconduto, enxertos de espessura intermediária. É conveniente infiltrar os tecidos do leito com corticóides de depósito intra-operatório a cada 15 dias durante dois meses. Os 5% requerem reoperação.

Perfuração do enxerto

O enxerto nas MA tem um leito nutricional pior que nas orelhas crônicas; calcula-se uma média de perfurações entre 4 e 6%.

Lateralização do enxerto

É a causa mais comum de perda da audição no pós-operatório afastado. Tratar de realizar alguma técnica de fixação do enxerto à cadeia (ver Confecção do Neotímpano).

Epidermólise

A perda da capa epidérmica do neotímpano e da extremidade medial do conduto produz uma exsudação que requer curativos periódicos. Originada em uma vascularização pobre do enxerto sua resolução é dificultosa.

A utilização do enxerto fino de pele na metade medial do conduto e de uma capa fina de fáscia superficial como membrana timpânica reduz sua formação.

Lesões do nervo facial

Nas MA não somente o ducto nervoso de Falópio pode ter um trajeto anômalo, mas também as estruturas vizinhas estão modificadas. Para prevenir lesões do nervo deve-se:

- Dispor de TC com o trajeto das 2ª e 3ª porções.
- Monitoramento contínuo intra-operatório do nervo.
- Estimular qualquer estrutura que se assemelhe a um elemento nervoso.
- Trabalhar com brocas de diamante.

É aceito que 0,1 a 0,3% possa ter algum grau de lesão facial.

REFERÊNCIAS BIBLIOGRÁFICAS

Altmann F. Missbildungen des Ohres. In: Berendes J., Link R., Zöllner F. cds. *Hals–Nasen–Ohrenheikunde*, Tell I. Stuttgart: Georg Thieme, 1966; 3:643.

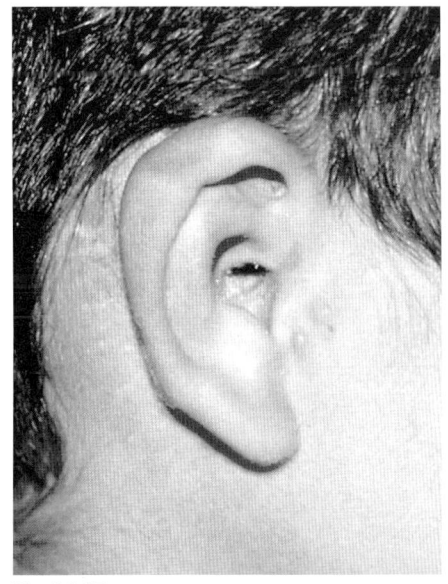

Fig. 54-83

Pós-operatório afastado de atresia do conduto com técnica do neotímpano.

Altmann F. Problem of so-called congenital atresia of the ear. Histologic report of a new case. *Arch Otolaryngol* 1949;50:759.

Bast TH, Anson BJ. *The temporal bone and the ear.* Springfield, IL: Charles C.Thomas, 1949.

Chandrasekhar SS, Cruz A De La, Garrido E. Surgery of congenital aural atresia. *Am J. Otol* 1995; 16:713.

Chandrasekhar SS, Cruz A de La, Garrido E. Surgery of congenital aural atresia. *Am. J. Otol* 1995;16:713–7.

Cruz A de La, Linthicum Luxford WM, Congenital atresia of external auditory canal. *Laryngoscope* 1985; 95:421.

Cruz A De La, Lithicum F, Luxford WM. Congenital atresia of the external auditory canal. *Otolaryngol Head and Neck Surgery* 1990. 103:991–1001.

Gorlin RL, Pindborg JJ., Cohen MM. Jr. *Syndromes of the head and neck.* 2 ed. New York: Mc Graw–Hill, 1976. 453.

House HP, Management of congenital ear canal atresia. *Laryngoscope* 1953; 63:916–946.

Jafek BW, Nager GT, Strife J, Gavlor RW. Congenital aural atresia: an analysis of 311 cases. *Trans Am Acad Ophthalmol Otolaryngol* 1975; 8:588.

Jahrsdoerfer RA. Congenital atresia of the ear. *Laryngoscope* 1988; 88 (suppl 13) 1:48.

Jahrsdoerfer RA, Hall JW III. Congenital malformations of the ear. *Am J Otol* 1986; 7:267–269.

Lindsay JR, Saundres SH, Nager GT. Histopatologic observation in socalled congenital fixation of the stapedial footplate. *Laryngoscope* 1966; 70:1587.

Marden PM, Smith DW, Mc Donald MJ. Congenital anomalies in the newborn infant, including minor variations. *J. Pediatr* 1964; 64:357.

Marquet JF, Declaut F. Congenital middle ear malformations. *Acta Otorhinolaryng beig* 1988; 42:117.

Mattox DE, Fisch U. Surgical correction of congenital atresia of the ear. *Otolaryngol Head and Neck surgery* 1986; 94:574–577.

Moreano EH, Paparella MM, Zelterman D. Goycoolea M.V. Prevalence of facial canal dehiscence and of persistent stapedial artery in the human and middle ear: report of 1000 temporal bones. *Laryngoscope* 1994; 104:30–320.

Mundnich K, Terrahe K. Missbildungen des Ohres. In: Berendes J, Link R, Zbllner F, eds. *Hals – Nasen – Ohrenheilkunde*, Ohr 1. Stuttgart: Georg, Thieme, 1979;5:149.

Nomura Y. Nagao Y, Fukaya T, Anomalies of the middle ear. *Laryngoscope* 1988; 98:390.

Ombredanne M. Chirugie de la surdité: fenestration dans les aplasias De la Greille avec imperforations du conduit, résultats. *Otol Rhinol Laryngol Internatl* 1947; 31:229.

Page JR. Congenital bilateral microtia with total osseous atresia of the external auditory canals, operation and report of cases. *Trans Am Otol Soc* 1914; 13:376–90.

Pattee GL. An operation to improve hearing in cases congenital atresia of the external auditory meatus. *Arch Otolaryngol* 1947; 45:568–80.

Portman D, Bondard P. *In Buenos Aires congenital external and middle ear malformations.* Amsterdam–New York: Kugler publications 1992, 71–78.

Proctor B, Nager GL: The facial canal: normal anatomy, variations and anomalies. *Ann Otol Rhinol Laryngol* 1982; 91 (suppl 97):33–61.

Richany SF, Bast TH, Anson BJ. The development and adult structures of the malleus, incus and stapes. *Ann Otol* 1954; 63:394.

Schuknecht HF. Congenital aural atresia. *Laryngoscope* 1989; 99:908-917.

Welling DB, Glasscok ME, Gantz B. Avulsion of the anomalous facial nerve at stapedectomy. *Laryngoscope* 1992;102:729.

Tratamento Cirúrgico das Malformações da Orelha Interna

Pedro Luiz Mangabeira Albernaz

INTRODUÇÃO

Diversas malformações congênitas podem ocorrer na cóclea e nos canais semicirculares, ocasionando diferentes graus de perda auditiva, segundo a extensão da malformação.

Existem dois grandes grupos de malformações: aquelas em que somente o neuroepitélio sensorial não se desenvolve e as que envolvem alterações estruturais. As primeiras são essencialmente genéticas, mas seu diagnóstico é dificultado pela existência de afecções que destroem o neuroepitélio após o seu desenvolvimento, como ocorre na rubéola materna.

As alterações estruturais podem ser genéticas, mas podem também derivar de acidentes de desenvolvimento.

O primeiro autor a demonstrar a existência de alterações estruturais do labirinto foi o anatomista Carlo Mondini, que em 1791 publicou um extenso relato sobre a dissecção macroscópica, por ele realizada, de ambos os ossos temporais de um menino de oito anos de idade, surdo, morto por gangrena decorrente de um ferimento no pé. Ele verificou a existência de uma malformação que era idêntica em ambos os temporais: a parte superior das cócleas não existia, e os labirintos se achavam aumentados. Observou, também, um grande alargamento dos aquedutos vestibulares. E tentou estabelecer correlações entre seus achados e a perda auditiva apresentada pela criança, baseando-se nos poucos conhecimentos de fisiologia auditiva então disponíveis (Figs. 55-1 e 55-2).

A partir dessa época diversos autores descreveram histologicamente alterações estruturais do labirinto em diversos ossos temporais de pessoas que, em sua maioria, apresentavam perdas auditivas (Altmann, 1950; Beal, Davey, Lindsay J. R., 1967; Gus-

Fig. 55-1

Primeira página do trabalho original de Mondini, publicado em 1791.

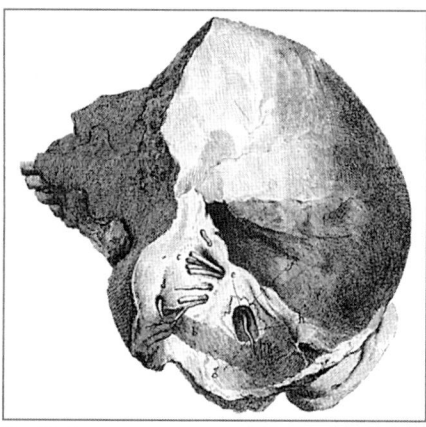

Fig. 55-2

Um dos desenhos de Mondini demonstrando a malformação estrutural da cóclea.

sen R. Mondini, 1968; Lindsay J. R., 1971; Paparella e Mondini, 1972; Schuk- necht H; 1980; Schuknecht H., 1974). Foram também descritos os ossos temporais de pacientes que, embora apresentassem extensas malformações em suas cócleas, mantiveram audição normal ao longo de suas vidas (Polvogt, 1937).

Durante muitos anos a Displasia de Mondini foi apenas uma curiosidade histológica. Somente na década de 1960 é que o diagnóstico clínico pôde ser obtido por meio de imagens do osso temporal (Jensen, 1967; Jensen, 1969; Valvassori, G. E., Naunton, R. F., Lindsay, J. R. 1969; Illum, 1972).

Os estudos das imagens, inicialmente realizados através da tomografia hipocicloidal, depois com a tomografia computadorizada, permitiram observar de forma mais precisa os diferentes tipos e variedades de malformação.

Os trabalhos histológicos se utilizaram da expressão *displasia de Mondini* para designar todas essas variantes, com duas exceções: a *hipoplasia de Mondini*, caracterizada por uma cóclea de dimensões reduzidas, e a *aplasia de Michel*, para designar a ausência completa da cápsula ótica em um ou ambos os temporais.

Os radiologistas, contudo, optaram por classificar as malformações estruturais em vários grupos. Zeng *et al.* (2002) consideram três tipos de cócleas malformadas:

1. **Displasia coclear**: constituindo cavidade única, sem espira basal.
2. **Displasia de Mondini**: cóclea com uma espira e meia, espira basal completa, septo interescalar incompleto ou ausente, lâmina óssea completa na base do modíolo.
3. **Displasia Mondini-like tipo A**: cóclea com uma e meia ou duas espiras, espira basal completa, lâmina óssea da base do modíolo hipoplásica ou au-

sente, com ou sem comunicação direta entre o meato acústico interno e a cóclea.

A classificação, proposta por Sennaroglu e Saatci (2002), é mais abrangente:

- *Aplasia de Michel:* ausência completa da cápsula ótica.
- *Aplasia coclear:* ausência da cóclea, com presença do labirinto estático.
- Cavidade comum (cóclea vazia).
- Cóclea hipoplásica.
- *Cóclea com divisão incompleta tipo I (displasia cocleovestibular cística):* ausência do modíolo e da área cribriforme, com vestíbulo cístico.
- *Cóclea com divisão incompleta tipo II (displasia de Mondini):* cóclea com uma espira e meia na qual as espiras média e apical se apresentam coalescentes, formando um ápice cístico); vestíbulo dilatado e aqueduto vestibular alargado.

Embora os proponentes dessas classificações as defendam como importantes para avaliar os resultados dos implantes cocleares nos diversos tipos de afecções, a minha opinião é de que as variações são extensas demais para permitir o uso de definições rígidas. O comprometimento dos canais semicirculares é extremamente variável, e o alargamento dos aquedutos coclear e vestibular pode ocorrer tanto em casos de malformações extensas como leves. Por esses motivos, acredito que a designação de displasia de Mondini ainda é a mais correta para designar as malformações estruturais em que existe uma cóclea, e sua dimensão é normal.

A informação atualmente disponível nos indica que essas alterações ocorrem ao redor da sétima semana de gravidez, quando se inicia o desenvolvimento da cóclea. Existem grandes variações no grau de malformação, e em muitos pacientes as alterações são assimétricas.

Além desses tipos mais severos de malformação estrutural, existem alterações menores, que caracterizam a síndrome de hipertensão perilinfática. A hipertensão perilinfática pode ser resultante de um alargamento do aqueduto coclear ou de um defeito no modíolo, que permite a entrada de líquido cefalorraquidiano ao redor dos nervos, no meato acústico interno. Essas alterações só são diagnosticadas radiologicamente quando existe grande atenção por parte do especialista em Medicina de Imagens, pois exigem cortes muito cuidadosos. A maioria das tomografias computadorizadas realizadas de rotina não denota alterações estruturais nesses pacientes.

É óbvio que as únicas malformações congênitas passíveis de tratamento cirúrgico são aquelas em que existe uma cóclea e nervo acústico. É obviamente impossível lidar cirurgicamente com a aplasia de Michel e a agenesia do nervo coclear. Teoricamente o implante de tronco cerebral poderia ser aplicado a esses casos, mas até o momento ele tem sido limitado a casos pós-linguais de neurofibromatose II com schwannoma vestibular bilateral, uma vez que o grau de audição que proporciona é extremamente limitado e provavelmente sua ajuda em casos pré-linguais seria mínima.

Antes de abordarmos as técnicas cirúrgicas que podemos utilizar nos casos de alterações congênitas da orelha interna, faremos algumas considerações diagnósticas sobre essas afecções.

AVALIAÇÃO CLÍNICA

História

O primeiro trabalho clínico sobre a displasia de Mondini foi publicado por Mim *et al.* em 1981. William House havia feito comentários sobre a utilização da derivação endolinfática em congressos, mas não chegou a publicá-los.

Nos nossos pacientes, tanto com displasia de Mondini quanto de hipertensão perilinfática, a principal característica clínica é a audição flutuante. Essa flutuação compromete seriamente o comportamento da criança, pois nos dias em que ela ouve melhor ela participa ativamente do ambiente em que se encontra, seja em casa, seja na escola, retraindo-se totalmente nos dias em que ouve menos.

Algumas crianças apresentam distúrbios de equilíbrio, mas essa circunstância é geralmente confundida com alterações motoras.

Na maioria das vezes a perda auditiva atinge níveis socialmente incapacitantes por volta dos quatro anos de idade. Isto acontece porque, ao se tornar fisicamente ativa, a criança tem mais flutuações na pressão do líquido cefalorraquidiano, e essas variações de pressão alteram a pressão no sistema endolinfático.

AVALIAÇÃO AUDIOLÓGICA

Para o diagnóstico de alterações congênitas em crianças pequenas a electrococleografia (ECochG) continua sendo o melhor método diagnóstico, por permitir a observação de alterações hidrópicas, semelhantes às da doença de Ménière na displasia de Mondini e permitir a obtenção de limiares muito precisos. Como a ECochG deixou de ser um procedimento de rotina na maioria dos serviços, é importante levar em consideração a história clínica da criança.

Nos casos em que a perda auditiva é menos significativa, muitas vezes o diagnóstico é estabelecido em crianças maiores, em que se podem fazer os testes audiológicos convencionais. Na displasia de Mondini a perda auditiva é neurossensorial e intensamente recrutante. Nos casos de hipertensão perilinfática a perda auditiva é mista, sendo o elemento condutivo causado pela pressão exercida sobre o estribo pela pressão da perilinfa. Já tivemos a ocasião de assinalar que na imitanciometria, os reflexos timpânicos se encontram presentes (Mangabeira-Albernaz, Hidal, Iorio, 1992).

Nas perdas auditivas congênitas causadas por ausência de desenvolvimento ou perda do neuroepitélio, as perdas costumam ser neurossensoriais profundas.

A adaptação de próteses auditivas nestes pacientes é complexa. Nos casos de Mondini o recrutamento é intenso e nos de hipertensão endolinfática o ganho é quase sempre insuficiente. Nas hipoacusias congênitas sem alterações estruturais as próteses são úteis para a reabilitação das crianças, mas raramente trazem percepção adequada dos sons da voz humana.

Imagens

A tomografia computadorizada dos ossos temporais nos oferece as melhores imagens das malformações ósseas da orelha interna e constitui o método de escolha para as investigações iniciais. Ela substituiu com vantagens a tomografia hipocicloidal que tornou possível, pela primeira vez, o diagnóstico dessas malformações. É necessário, contudo, que o radiologista procure tornar bem visíveis os aquedutos coclear e vestibular, além das espiras da cóclea.

A ressonância magnética pode ser útil para complementar os achados da tomografia computadorizada, por permitir a reconstrução do maciço labiríntico, que pode ser observado em grande detalhe.

PROCEDIMENTOS CIRÚRGICOS

Obliteração do aqueduto coclear

Brown-Farrior, em 1871, descreveu uma técnica operatória para a ablação do aqueduto coclear nos casos de hipertensão perilinfática. Não chegou, contudo, a operar pacientes, apenas praticou a técnica em ossos temporais. Glasscock (1973) operou alguns pacientes com perda auditiva profunda, que não obtiveram ganho com a cirurgia.

A idéia de obliterar o aqueduto é interessante nos casos em que a tomografia computadorizada nos mostra a dilatação do aqueduto coclear e não há alterações do modíolo. Mas não existem provas de que possa dar bons resultados. Utilizei a técnica de Brown-Farrior em dois pacientes, que não apresentaram ganho auditivo. Neste momento, é preferível não realizar tentativas cirúrgicas nestes pacientes.

Muito freqüentemente os casos de hipertensão endolinfática são diagnosticados erroneamente como otoesclerose, em função do componente condutivo. As tentativas cirúrgicas de realizar estapedectomias nesses pacientes dão origem aos "gushers," ou seja, jorros de líquido cefalorraquidiano que se originam da janela vestibular quando ela é aberta, e que dão muito trabalho ao cirurgião. Há casos em que a única maneira de controlá-los é a realização de uma punção lombar para reduzir a pressão liquórica, deixando um cateter para manter a hipotensão durante alguns dias. Há relatos de melhora auditiva em alguns desses casos, mas essa melhora ocorre apenas a curto prazo. Gradativamente a pressão liquórica volta a restabelecer o componente condutivo da perda auditiva.

Acredito que já temos condições de diagnosticar estes pacientes com precisão, sem necessidade de nos depararmos com "gushers."

Derivação ou descompressão endolinfática

Estas técnicas podem ser utilizadas nos casos de displasia de Mondini em que a audição ainda é socialmente útil. De um modo geral conseguimos estabilizar a audição no seu melhor nível de flutuação, e a correção do *hydrops* melhora a tolerância às prótese auditivas. Temos dados que mostram a estabilização da audição a longo prazo, sendo que nos pacientes operados de um único lado o lado não operado quase sistematicamente apresentou piora progressiva.

Os melhores resultados que obtivemos ocorreram com a derivação endolinfática-subaracnóidea. Esta deve ser evitada, contudo, nos casos de dilatação do aqueduto vestibular, em virtude do alto risco de degeneração coclear. Nestes casos deve-se preferir a descompressão simples.

Implante coclear

Os implantes cocleares podem ser empregados nos pacientes que apresentam malformações cocleares e que têm surdez neurossensorial profunda.

No início dos programas de implantes havia dúvidas quanto à sua eficácia no tratamento das malformações estruturais, mas os resultados têm sido muito satisfatórios. Na verdade, as indicações são essencialmente derivadas das informações audiológicas.

É óbvio que os implantes não podem ser realizados nos casos de aplasia de Michel e de ausência do nervo coclear.

Um tipo de malformação estrutural que pode apresentar problemas é o da migração ântero-medial do nervo facial (Romo, Curtin, 2001), que não se encontra na displasia de Mondini. Aparentemente essa migração só pode ocorrer quando a cóclea tiver dimensões reduzidas. Alguns desses pacientes não possuem janela coclear e muitas vezes o nervo facial passa diretamente sobre a janela vestibular.

CONCLUSÃO

Os implantes cocleares constituem, atualmente, a técnica operatória mais freqüentemente utilizada nos pacientes com malformações da orelha interna. Em alguns casos em que a perda auditiva não é profunda, podem-se usar técnicas conservadoras que, contudo, dependem fundamentalmente de um diagnóstico precoce, uma vez que elas freqüentemente evoluem para perdas mais profundas.

REFERÊNCIAS BIBLIOGRÁFICAS

Altmann F. Histologic picture of inherited nerve deafness in man and animals. Arch Otolaryngol 1950;51:852-90.

Beal DD, Davey PR, Lindsay JR. Inner ear pathology of congenital deafness. *Arch Otolaryngol* 1967;85:134-42.

Brown-Farrior J, Endicott JN. Congenital mixed deafness: cerebrospinal otorrhea. Ablation of the aqueduct of the cochlea. *Laryngoscope* 1871;81:684-99.

Glasscock III ME. The stapes gusher. *Arch Otolaryngol* 1973;98:82-91.

Gussen R. Mondini type of genetically determined deafness. *J Lar Otol* 1968;82:41-55.

Illum P. The Mondini type of cochlear malformation. *Acta Otolaryng (Stockh)* 1972;96:305-11.

Jensen J. Malformations of the inner ear in deaf children. *Acta Radiol* 1969;8(Suppl):286.

Jensen J. Tomography of inner ear in deaf children. *J Lar Otol* 1967;81:27-35.

Lindsay JR. Inner ear histopathology in genetically determined congenital deafness. In: Bergsma. *II Conf Clin Delineation of Birth Defects.* Part IX, Ear. Baltimore: Williams & Wilkins, 1971. 21-32p.

Mangabeira-Albernaz PL, Fukuda Y, Chammas F, Ganança MM. The Mondini Dysplasia. *ORL (Basel)* 1981;43:141-52.

Mangabeira-Albernaz PL, Hidal LBT, Iorio MCM. The perilymphatic Hypertension Syndrome. *Acta Otolaryngol (Stockh)* 1992;112:306-10.

Mondini C. De Bononiensi Scientiarum et Artium. In: *Anatomica surdi nati sectio.* vol. VII. Instituto atque Academia Comentarii. Bononia, 1791. 419-31p.

Paparella MM, ElFiky FM. Mondini's deafness. *Arch Otolaryngol* 1972;95:134-40.

Polvogt LM, Crowe SJ. Anomalies of the cochlea in patients with normal hearing. *Ann Otol Rhinol Laryngol* 1937;46:579-91.

Romo LV, Curtin HD. Anomalous facial nerve canal with cochlear malformations. *Am J Neuroradiol* 2001;22:838-44.

Schuknecht H. *Pathology of the Ear.* Harvard University Press, 1974.

Schuknecht H. The Mondini dysplasia. *Ann Otol Rhinol Laryngol* 1980;(Suppl

Sennaroglu L, Saatci I. A new classification for cochleovestibular malformations. *Laryngoscope* 2002;112:2230-41.

Valvassori GE, Naunton RF, Lindsay JR. Inner ear anomalies: clinical and histopathological considerations. *Ann Otol Rhinol Laryngol* 1969;78:929-38.

Zheng Y, Schachern PA, Cureoglu S, Mutlu C, Dijalilian H, Paparella MM. The shortened cochlea: its classification and histopathologic features. *Int J Pediatr Otorhinolaryngol* 2002;63:29-39.

PARTE IV
TRATAMENTO DAS PERDAS AUDITIVAS

Tratamento das Perdas Auditivas – Presente e Futuro

Pedro Luiz Mangabeira Albernaz

INTRODUÇÃO

Nosso planeta abriga dois mundos.

Há um mundo pleno de ciência e tecnologia. A cada dia ele nos traz recursos cada vez mais extraordinários.

E há um mundo de fome, de pobreza e de educação deficiente. E este mundo vem crescendo de forma ameaçadora em relação ao outro.

Enquanto dizemos que, no primeiro mundo, estamos vivendo o século das comunicações e usando intensamente a Internet e as Intranets, no outro existem cerca de um bilhão de pessoas que nunca utilizaram um telefone.

Por isso, ao estabelecermos uma perspectiva para o futuro da Otologia, é indispensável olhar separadamente esses dois mundos.

AS FRONTEIRAS DA OTOLOGIA

No mundo dos grandes recursos surgiram, ao longo do último século, diversas formas significativas de combater a surdez: a cirurgia reconstrutiva da orelha média, os implantes cocleares, as próteses auditivas implantáveis ou semi-implantáveis e as próteses auditivas ancoradas ao osso. Todos esses sistemas podem ser aperfeiçoados e, na verdade, estão recebendo aprimoramentos ao longo de todo o tempo. Os progressos da eletrônica têm permitido miniaturizar esses sistemas, e mesmo as próteses auditivas convencionais têm se beneficiado enormemente dessa miniaturização, que permite melhor localização para o microfone e melhor eficiência do sistema em função de sua proximidade da membrana timpânica. Em breve teremos próteses e implantes com algoritmos que irão reduzir o ruído ambiental, facilitando a identificação da fala em ambientes ruidosos.

De outro lado, as pesquisas sobre o genoma humano, que logo darão lugar a um intenso trabalho de síntese de proteínas críticas para a vida humana, permitir-nos-ão reduzir significativamente os casos de perda auditiva de origem genética.

Os estudos sobre a regeneração das células ciliadas do órgão de Corti são também promissores. Nos répteis essas células se regeneram ao sofrerem danos. Por algum motivo, a maioria das aves e os mamíferos perderam essa capacidade de regeneração. São grandes as possibilidades de isolar substâncias que possam nos restituir a capacidade de regeneração dessas células tão importantes para as nossas vidas.

Podemos afirmar, sem nenhuma sombra de dúvida, que em poucos anos disporemos de recursos que vão permitir a total eliminação da surdez. Esses recursos, contudo, terão uma grande barreira, que é a econômica. Mesmo nos Estados Unidos há um consenso de que o número de implantes realizados fica muito aquém da real necessidade. E isto acontece apesar do estudo que demonstrou a grande economia representada pelo implante coclear na educação das crianças com surdez pré-lingual. Em outras palavras, mesmo no mundo altamente civilizado, os problemas econômicos ainda são muito sérios.

O DESAFIO DA OTITE MÉDIA

Mas no outro mundo o grande problema continuará sendo, durante muitos anos, a otite média. É comum em todo o mundo, mas em alguns locais, como na Indonésia, na Colômbia, e entre os Inuit do Alasca e do Canadá, constitui-se numa verdadeira catástrofe, causando muitas mortes por abscesso cerebral otogênico. A Organização Mundial de Saúde tem se dedicado intensamente ao combate da otite média e tem procurado estabelecer programas de prevenção, que envolvem a utilização de agentes comunitários com autorização para prescrever antibióticos. Não existem médicos, nem enfermeiras, em número suficiente para realizar a tarefa de tratar as crianças antes que evoluam para situações mais complicadas.

Para o tratamento da surdez nessa população a Organização Mundial de Saúde tem se preocupado em obter próteses auditivas de baixo custo. Esta lhes parece a melhor opção de tratamento, uma vez que as demais alternativas são economicamente inviáveis.

NOSSO PAÍS E AS PERDAS AUDITIVAS

O nosso país tem grandes contrastes, contém ambos os mundos anteriormente descritos. Precisamos continuar a examinar as crianças nas escolas e estender essa pesquisa a crianças menores e a maior número de municípios. E certamente necessitaremos de programas comunitários de prevenção da otite média. E precisamos, também, aperfeiçoar a distribuição de próteses auditivas às populações carentes.

Os programas de implantes que temos são muito insuficientes, mas faremos esforços para fazê-los crescer. Há ainda muito por fazer, mas não podemos deixar de admitir que os otorrinolaringologistas brasileiros têm se dedicado intensamente à luta contra a surdez.

OTOSCLEROSE

Roberto Martinho da Rocha

SUMÁRIO

Otosclerose é uma distrofia da cápsula óssea labiríntica. Quando se localiza na articulação estapediovestibular reduz a transmissão dos sons, causando hipoacusia por "otosclerose clínica". Desenvolve-se apenas na orelha interna provocando hipoacusia, é denominada "otosclerose coclear".

O tratamento da otosclerose por meio de cirurgia data de muitas décadas.

A partir dos anos 80 o método que vem sendo da preferência dos otologistas é o da "microfenestra" ou "estapedotomia", no qual se procura contornar o obstáculo mecânico causado pela doença com abertura de orifício na base do estribo e colocação de prótese de pistão entre a bigorna e o orifício criado.

Os resultados obtidos são excelentes com índice de sucesso em mais de 90% dos operados, com ganho proporcional à avaliação clínica pré-operatória.

INTRODUÇÃO

Otosclerose é uma distrofia da cápsula óssea labiríntica. Quando se localiza na articulação estapediovestibular interfere com a mobilidade do estribo e reduz a transmissão dos sons da orelha média para a orelha interna. Tal lesão, quando existe isoladamente, causa impedimento mecânico para a audição e provoca hipoacusia denominada "otosclerose clínica" ou "estapediana".

A lesão pode afetar a mobilidade do estribo acompanhando-se de propagação à cóclea, provocando hipoacusia mista, isto é, de transmissão complicada com hipoacusia sensorineural, caracterizando o quadro auditivo de hipoacusia mista.

Pode desenvolver-se apenas na orelha interna, com perda sensorineural pura, sendo denominada "otosclerose coclear".

HISTÓRIA

A história da otosclerose indica o interesse pela doença há muitas décadas.

Toynbee, em 1857, notou que a ancilose do estribo na janela oval era uma das causas de surdez. O termo **esclerose** foi primeiro aplicado por Von Tröltsch, em 1881, para se referir a alterações esclerosantes da mucosa timpânica que acreditava, naquele tempo, ser a causa da fixação do estribo. Aparentemente deve-se a Politzer o nome de **otosclerose** quando descreveu, em 1893, pormenores da ancilose do estribo, consagrando o nome da doença.

Ao longo dos anos, ainda no século passado, foram tentadas operações de orelha destinadas à recuperação da acuidade auditiva.

A falta de recursos para a boa visão da profundidade da área, ao lado da inexistência de medicação antibiótica, além da precariedade de técnica cirúrgica e de aparelhagem, levou ao abandono as tentativas.

FENESTRAÇÃO LABIRÍNTICA

Em 1938, Julius Lempert (1938) publicou e difundiu a "fenestração" do canal semicircular lateral.

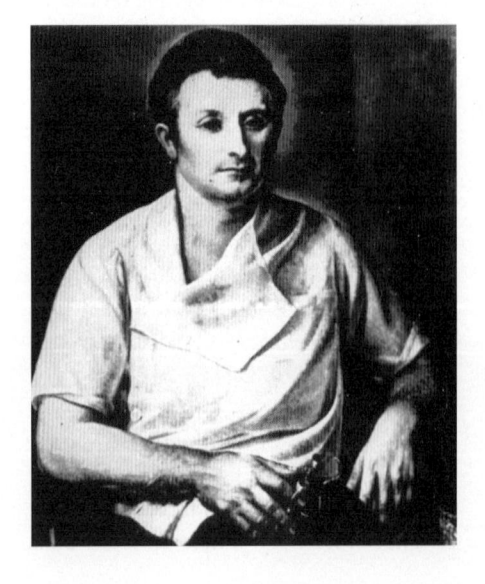

O princípio da cirurgia era criar uma via dos sons à orelha interna diretamente, ultrapassando a janela oval obstruída por otosclerose.

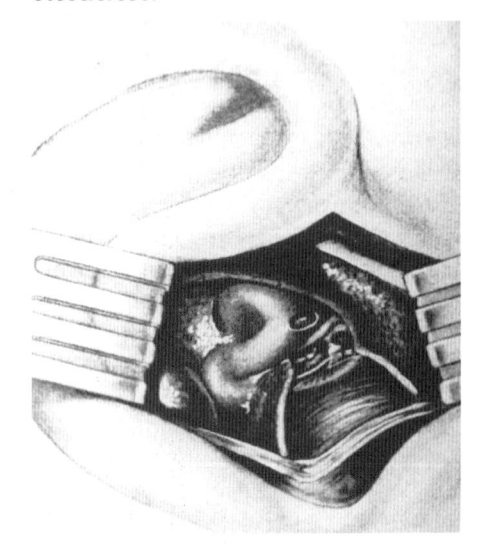

Shambaugh mostrou que, mesmo nos casos bem sucedidos com a fenestração, permanecia uma perda residual de, pelo menos, 25 decibéis, em razão da falta do mecanismo da cadeia ossicular (Shambaugh Jr., 1954).

De qualquer forma, a fenestração teve ampla aceitação internacional, praticada por grande número de otologistas, pelo menos até o surgimento da "estapedectomia".

MOBILIZAÇÃO DO ESTRIBO

Em 1952, Samuel Rosen, de Nova Iorque, realizou apalpação do estribo para determinar seu grau de fixação no ato da cirurgia de fenestração. Foi assim que, acidentalmente, **mobilizou** o estribo e houve ganho auditivo imediato, maior do que poderia ser atingido com a fenestração.

Utilizando acesso pelo meato acústico externo, alcançava a orelha média, chegando ao estribo, que, pressionado e sob visão da possível movimentação do

Capítulo 57 — OTOSCLEROSE

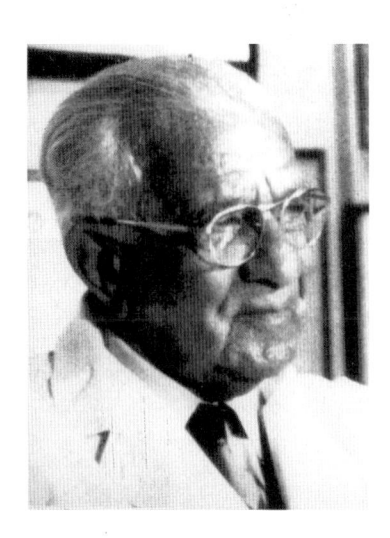

tendão do músculo estapédio, sinal de mobilização do estribo, recebia do paciente a informação de que tinha havido melhora da audição.

A intervenção simples, sob anestesia local, permitia rápida recuperação do operado. Os adeptos da **mobilização**, no entanto, verificaram logo que, em grande número de casos, o estribo não se mobilizava e freqüentemente fraturava, dando a impressão de que se mobilizara. Ao tempo não se dispunha ainda da facilidade do microscópio cirúrgico, que sorte que a falha não era sempre comprovada. De outro lado, mesmo quando havia sucesso, o estribo ficava sujeito a voltar a se fixar, com perda do ganho inicial.

Por isso, a **mobilização** teve prestígio transitório.

ESTAPEDECTOMIA

A moderna cirurgia da otosclerose desenvolveu-se a partir de Michel Portmann e John J. Shea, quase simultaneamente, no fim dos anos 50.

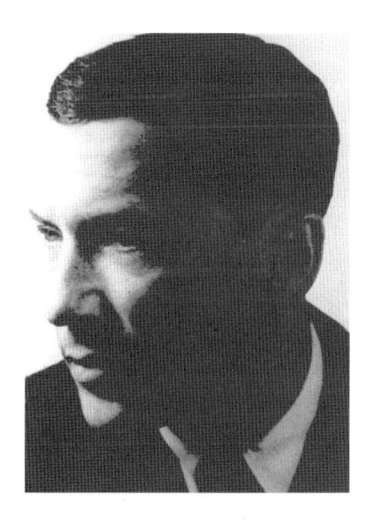

Na impossibilidade de poder mobilizar o estribo fixo por otosclerose, Shea introduziu uma técnica nova, na qual removia o estribo fixo, cobria a janela oval aberta com enxerto de veia retirada da mão do paciente e fazia conexão entre a bigorna e a janela coberta pela veia, restabelecendo a transmissão sonora. Denominou a operação de "fenestração da janela oval" (Shea, 1958).

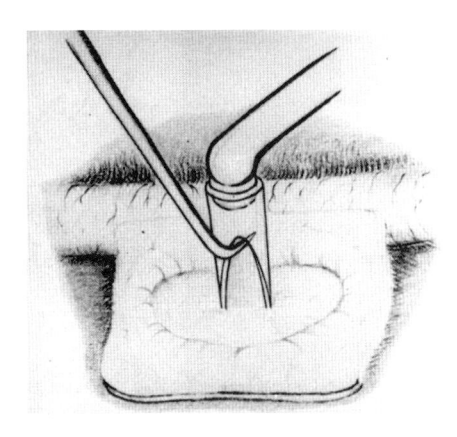

Portmann criou técnica com a mesma finalidade, deslocando o estribo da janela oval, cobrindo-a com fragmento de veia e retornando o estribo à sua posição, de sorte a fazer "interposição" do estribo (Portmann, Claverie, 1958).

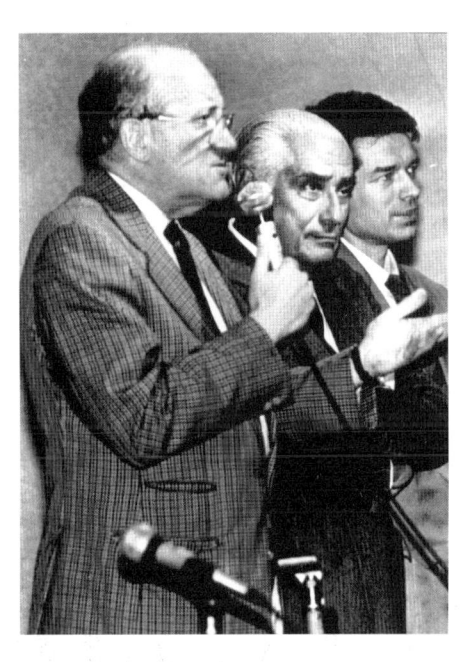

Posteriormente, a cirurgia foi consagrada com o nome de "estapedectomia".

Ao longo que se sucederam as técnicas pioneiras, a estapedectomia sofreu várias modificações, tanto da parte de Shea e Portmann, como de vários outros especialistas.

Hough (1960) não colocava prótese, mas apenas fraturava o arco posterior do estribo, junto à sua base, cobria a janela, já aberta, com enxerto de veia e depois descolocava o arco posterior para o centro da janela coberta pela veia, estabelecendo, assim, mecanismo de transmissão sonora por "estapedectomia parcial".

Próteses passaram por modificações diversas.

House (1981) e também Schuknecht (1960) utilizavam próteses de fio de aço. House cobria a janela com "Gelfoam" e Schuknecht retirava pequeno fragmento de gordura do lobo da orelha, que amarrava à prótese de fio de aço, de sorte que a gordura fazia papel de enxerto ocluindo a janela aberta.

ESTAPEDOTOMIA

Após aparecimento de modificações de técnica da estapedectomia, mediante novas próteses e outros enxertos, nos anos 80 os especialistas, em grande número, passaram a praticar a técnica econômica, da "microfenestra", chamada "estapedectomia", na qual o estribo é totalmente retirado, mas apenas perfurado com orifício circular de dimensões proporcionais à prótese de **pistão**, adaptado, de um lado, ao ramo longo da bigorna e de outro ao interior do orifício criado, de sorte a penetrar ligeiramente no interior do vestíbulo (Causse J. B.; Causse J. R.; Prahy, 1985).

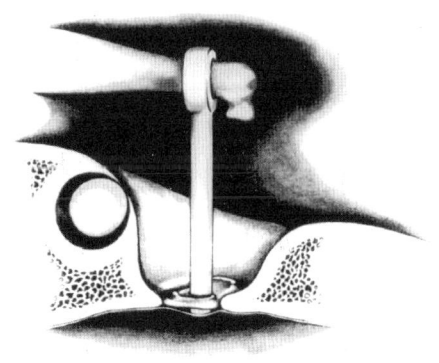

As próteses empregadas variam entre as totalmente de plástico (teflon) às que combinam pistão de teflon e fio de aço, ou totalmente de metal, seja de aço (McGee) ou de ouro (Riskalia, 1998).

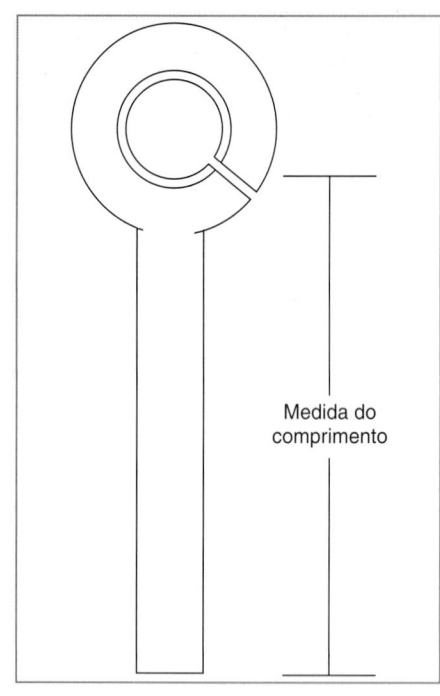

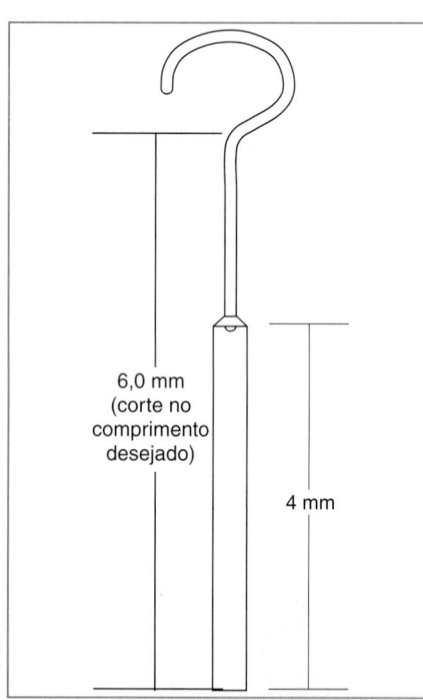

mília, havendo tendência mais para pacientes do sexo feminino. Pode haver só um lado comprometido.

A piora é gradual e lenta. Quando a cóclea é afetada, há dificuldade na discriminação das palavras, além da audição diminuída. Zumbidos de vários tipos e intensidades acompanham a surdez.

A **otoscopia** é normal na maioria dos casos, confirmando a integridade da membrana do tímpano, e a manobra de Valsalva mostra deslocamento normal da membrana.

É importante comprovar a ausência de líquido inflamatório na orelha média, cuja presença prejudica a avaliação do caso.

A **rinoscopia** e a **nasofaringoscopia**, além dos demais exames otorrinolaringológicos de rotina servem para afastar outras lesões capazes de produzir hipoacusia semelhante à da otosclerose.

Raramente há referência a estado vertiginoso, mas sua presença pode ocorrer.

AUDIOMETRIA

A evolução da audiologia, em termos de aparelhagem e de provas mais exatas, não afasta a utilidade dos **diapasões** no diagnóstico da otosclerose. A prova mais importante é a de Rinne, na qual se compara a audição aérea com a óssea. A fixação do estribo faz com que a aérea seja menos audível que a condução óssea (Rinne negativo) sobretudo com os diapasões 512 de 1024. Na prova de Weber, colocando-se o diapasão no centro da testa ou no alto da cabeça, o som, pela via óssea, é desviado para a orelha mais surda e isto é típico na otosclerose unilateral.

O **audiograma** é tão importante que se torna indispensável no diagnóstico otológico. Deve incluir a determinação do limiar da audição aérea e da óssea, com todos os cuidados técnicos, inclusive mascaramento da orelha oposta. Além do traçado da audição liminar, a determinação da capacidade de **discriminação** percentual das palavras é essencial, ainda mais quando já há comprometimento também na função coclear.

TIMPANOMETRIA

Timpanometria apresenta curva denominada "Ar", ou curva de rigidez, semelhante à normal, caracterizada por pico máximo ao redor de zero, porém mais achatada. Há ausência ou redução acentuada do **reflexo do músculo estapédio**.

RADIOLOGIA

Estudo radiológico mediante **tomografia computadorizada** pode ser requisitado na procura de foco de otosclerose coclear, para esclarecimento diagnóstico (Valvassori, 1969).

CIRURGIA DA OTOSCLEROSE

Indicações cirúrgicas

A cirurgia está indicada nos casos de adequada **reserva coclear**, sendo ideal quando a audição pela via óssea se mostra normal, sem lesão sensorineural, e queda na audição por via aérea, caracterizando hipoacusia condutiva, indicando possibilidade de recuperação auditiva com anulação da diferencial aérea-óssea (Fisch, 1985).

Nos casos de hipoacusia mista, em que já existe lesão sensorineural de certo grau, a cirurgia será indicada com reservas e, dependendo da diferencial aérea-óssea ainda passível de recuperação.

Nos casos de otosclerose avançada, com perda auditiva profunda, a cirurgia poderá ser considerada eventualidades especiais, sobretudo se há doença familiar, e o paciente já usou prótese auditiva com proveito antes do agravamento da surdez (Meyers, 1963).

Cirurgia: técnica da microfenestra

A cirurgia deve ser aplicada a partir dos exames que firmam o diagnóstico, com entrevista em que e o médico passa ao candidato uma imagem detalhada da intervenção e das reais possibilidades de sucesso, com ganho auditivo dentro dos valores colhidos no pré-operatório.

Marcada a operação, são feitos os exames convencionais pré-operatórios e volta à consulta na véspera da data estabelecida.

Antes da cirurgia a orelha é novamente examinada, limpa, desembaraçada de pêlos, e os preparativos são revistos, com as últimas recomendações que o cirurgião faz ao paciente, ao mesmo tempo que responde a possíveis indagações que lhe sejam feitas.

QUADRO CLÍNICO

A otosclerose evolui a partir de restos embrionários, de preferência localizados na porção anterior da janela oval, na *fissula ante fenestram*. Incide em qualquer idade, mas acomete mais adultos jovens, na forma de hipoacusia progressiva bilateral, mas uma orelha costuma ser mais afetada.

A doença é de caráter familiar, atingindo mais de um membro da mesma fa-

Anestesia

É preferível a anestesia local.

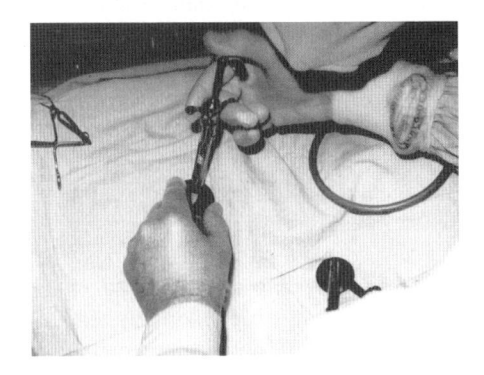

A região se deixa anestesiar de forma a permitir intervenção totalmente indolor. A anestesia local não dispensa a colaboração de anestesista no acompanhamento do ato cirúrgico, com o paciente monitorado e recebendo medicação complementar de acordo com as necessidades, além da pré-medicação anestésica também de responsabilidade do anestesista.

Infiltração local, feita com seringa de dentista (carpule) e agulhas fina e longa, injeta solução xilocaína com adrenalina. A solução anestésica é preparada na sala de operação. O tubete usado para a seringa é esvaziado e depois enchido com a mistura na proporção de 1:100.000.

A injeção é aplicada lentamente, observando-se a isquemia e o abaulamento da pele do meato acústico externo, que se propaga em direção à membrana timpânica. Basta pequena quantidade de líquido anestésico, correspondente a tubete de 1,8 ml para ser atingido o efeito desejado.

A anestesia local, além do mais, reduz o sangramento, permitindo campo cirúrgico limpo com excelente visibilidade da área operatória.

O paciente alerta informa de qualquer sensação vertiginosa que possa ocorrer, sinal de irritação labiríntica, capaz de vir a comprometer o sucesso da cirurgia.

O **instrumental** varia pouco entre os operadores, cada um com suas preferências, mas em número limitado, o suficiente para cobrir as necessidades, a fim de que, tanto o cirurgião como as demais pessoas que lidam com a aparelhagem ganhem em eficiência.

O **microscópio** cirúrgico permite adaptação de visor lateral para um observador, máquina fotográfica, cinematográfica ou câmera de televisão. A TV acoplada a "videocassete" proporciona acompanhamento da cirurgia por vários observadores e também o registro, em "tape", para demonstração posterior, sendo avanço valioso para ensino e conferências.

O cirurgião trabalha sentado confortavelmente, colocando a cabeça do paciente em posição adequada, à sua feição, sem ser obrigado a assumir postura forçada, incômoda e inconveniente para suas manobras precisas e delicadas.

É escolhido o **espéculo auricular** do maior calibre possível, que penetre no meato acústico externo e supere a convexidade da parede anterior. O espéculo é fixado ao **porta-espéculo**, preso à mesa, imobilizando também a orelha do paciente. O porta-espéculo é de grande utilidade porque, além dessas vantagens, deixa livres as mãos do cirurgião, dando-lhe condições de tomar um instrumento em cada mão, como é necessário, por vezes, no decurso da intervenção.

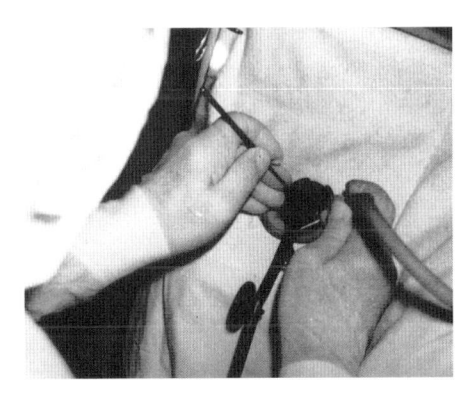

A manutenção do campo limpo requer uso de aspirador.

Os **tubos de aspiração**, de diversos calibres, são agulhas longas, cortadas transversalmente na sua extremidade distal. O tubo é também empregado para apreender, por sucção, momentaneamente, os tecidos, assim como para levar e trazer fragmentos de "Gelfoam".

Comando de pedal permite interromper a aspiração quando o cirurgião desejar, o que é de grande valia. Isto é particularmente importante para ser evitada a sucção acidental e grave de estruturas vitais, com risco para o sucesso da operação.

O **acesso à área estapediana** se faz por incisões da pele na parede posterior do meato acústico externo de sorte a criar retalho triangular timpanomeatal, o qual, revirado para a frente, expõe a orelha média.

A visão do estribo exige **curetagem** da reborda óssea do arco timpanal até que todo o estribo, a pirâmide com a emergência do tendão do músculo estapédio, o trajeto do nervo facial e a janela redonda fiquem expostos. A curetagem deve evitar lesão acidental ou proposital da corda do tímpano pois a secção da corda acarreta alterações desagradáveis como boca seca e amarga, o que, felizmente, costuma ser passageiro.

O **estribo** é observado para se comprovar o tipo de foco de otosclerose: se a base é delgada e azulada; se a interlinha articular tem linha branca de foco, ou se a platina é espessa, invadida por otosclerose obliterante. A palpação da cadeia ossicular mostrará mobilidade do martelo e da bigorna, com fixação do estribo.

É preciso **medir com rigor** a distância entre a superfície inferior da bigorna e a base do estribo, o que é feito com medidor especial.

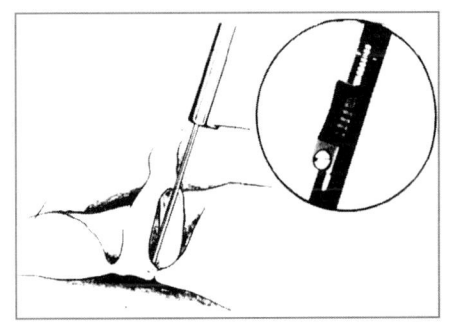

De acordo com medida registrada em milímetros, é determinado o comprimento da prótese a ser aplicada. A prótese terá que exceder em profundidade a distância entre a bigorna e a base do estribo para ultrapassar para o interior do vestíbulo cerca de meio milímetro.

Na **estapedotomia** o estribo não é retirado totalmente, ao contrário, é aberto apenas um orifício na base, uma **microfenestra**, com calibre suficiente para a passagem da prótese.

A **perfuração** da base é feita com **perfurador**, instrumento que tem a extremidade pontiaguda e facetada, de sorte a cortar o osso em manobras de rotação, como uma broca manual, abrindo orifício circular.

O perfurador tem 0,8 mm de diâmetro e, assim, o orifício aberto recebe pistão de 0,6 mm de diâmetro na medida exata, encaixando-se a prótese na abertura do vestíbulo.

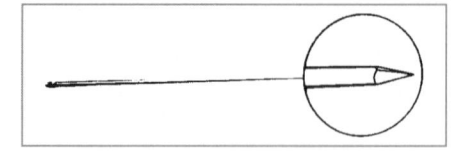

A abertura é feita na metade posterior da platina, local mais visível para o cirurgião e onde é maior a distância entre a face inferior da platina e as estruturas da orelha interna.

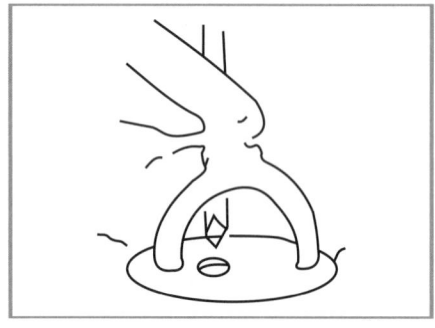

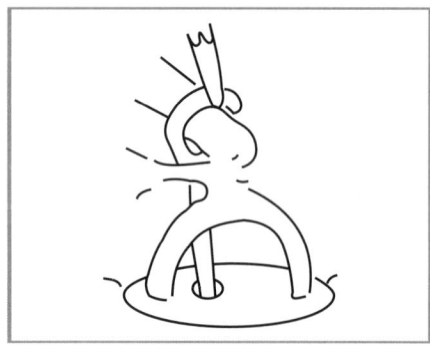

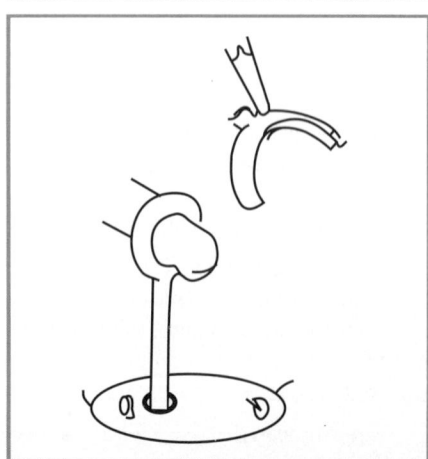

Quando a base é espessa, há necessidade de broca para abrir o vestíbulo. Alguns cirurgiões preferem usar a broca sistematicamente para criar o orifício na base do estribo.

Microbroca delicada, com haste fina, presta-se a trepanar a base mesmo com o estribo íntegro. A broca trabalha entre o arco posterior do estribo e o trajeto do nervo facial na cavidade timpânica.

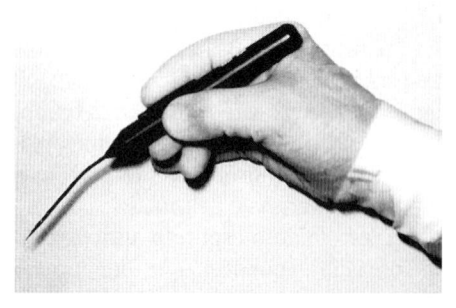

Se a base for delgada, pequena pressão da broca é suficiente para perfurá-la. Há vantagem em não remover a mucosa que cobre a base, o que evita sangramento e faz com que a mucosa que circunda o orifício venha selar o espaço entre a prótese e a abertura.

No caso de base espessa, como na otosclerose obliterante, o trabalho com a broca se faz adelgaçando gradativamente a base até que fique azulada na sua superfície e, só então, é feita a abertura.

Nessa circunstância, grande parte da mucosa que cobre a base é desbastada com broca, havendo certo grau de sangramento, o que exige interrupções do broqueamento e colocação momentânea de "Gelfoam" embebido em adrenalina para que o campo fique limpo e bem visível.

Há conveniência em só abrir o vestíbulo quando não houver mais sangue sobre a base, com o que não só a visão do campo é melhor, como também se evita a penetração de sangue no interior do labirinto, o que pode ser prejudicial.

A abertura da base, seja com perfurador, seja com broca, é manobra delicada que requer cuidado para não atingir o labirinto membranoso capaz de comprometer a audição definitivamente. O cirurgião tem que sentir o momento em que o orifício é aberto, não deixando que ocorra penetração do instrumento na profundidade do vestíbulo.

A escolha da **prótese** depende da preferência do cirurgião e das condições encontradas na intervenção. Há diversos tipos de próteses para a estapedotomia, mas todos obedecem ao padrão de pistão.

É muita usada a prótese confeccionada totalmente de **teflon**, mas há quem prefira a de pistão de teflon e fio de aço na alça para a adaptação na bigorna. Modelos diversos devem estar à mão para ser escolhido na hora o desejado para cada caso. O diâmetro varia entre os profissionais, a maioria com 0,6 mm, mas há quem use o 0,4 mm ou mesmo 0,3 de diâmetro do pistão.

A **colocação da prótese** é feita por insinuação no orifício da base e o encaixe de sua alça contra o ramo longo da bigorna, com manobra combinada e precisa. A alça superior da prótese de teflon tem tendência a fechar-se espontaneamente sobre a bigorna. Se estiver sendo empregada a prótese de fio de aço e teflon, a alça metálica tem que ser apertada com pinça.

Na estapedotomia muitos cirurgiões costumam abrir a base e colocar a prótese **antes** da retirada da estrutura superior no estribo, composta dos ramos e cabeça do ossículo. Este procedimento é conveniente porque as manobras ocorrem com menos sangramento e porque o encaixe da prótese se faz melhor com a bigorna articulada ao estribo.

A **retirada da estrutura superior** requer manobras precisas, sem mobilizar a base. Para isso são usadas tesouras de crusotomia ou estiletes angulados para cortar os ramos.

A liberação fica, então, dependendo apenas da separação do estribo da bigorna, ao nível da articulação entre os ossículos e a secção do tendão do músculo estapédio.

Quando a estrutura superior é retirada **antes** da colocação da prótese, como fazem muitos otologistas, a bigorna fica móvel podendo ser acidentalmente deslocada na aplicação da prótese, podendo chegar a ser luxada, prejudicando o sucesso da cirurgia.

Se o diâmetro da prótese for proporcional ao do orifício da base, como se deseja, não há necessidade de colocar nada para ajustar um ao outro. A própria mucosa de revestimento da base tende a se aproximar e aderir à prótese, selando o vestíbulo. No caso de orifício desproporcionalmente grande para a prótese, convém colocar fragmento de tecido retirado do retalho meatal para envolver a prótese e evitar que fique espaço folgado entre a prótese e a abertura.

Removida a estrutura superior, o conjunto ossicular fica móvel e sua mobilidade é comprovada com auxílio de estilete, mostrando inclusive a excursão da prótese insinuada. Neste momento, com estilete angulado, a prótese é levemente pressionada lateralmente, indicando sua boa posição dentro do orifício na platina do estribo.

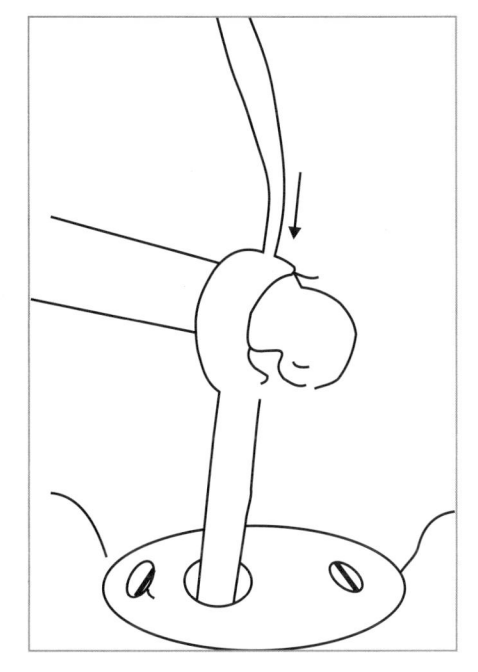

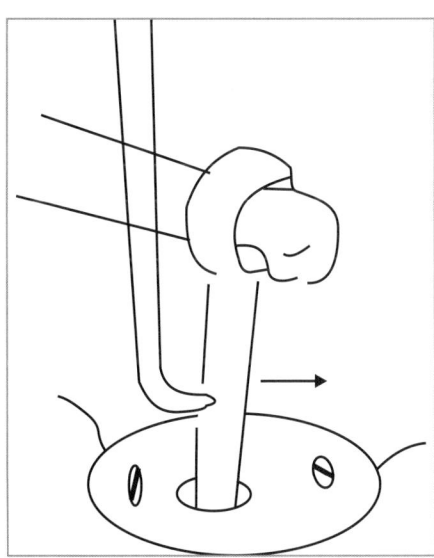

A operação é terminada com a reposição do retalho timpanomeatal contra a superfície óssea do meato acústico externo; o cirurgião se comunica com o paciente para ter certeza da melhora da audição e segue-se o tamponamento.

Tamponamento é feito com "Merocel", de material poroso, que se expande depois de colocado em posição e molhado com soro fisiológico. Pequena bola de algodão é posta no poro acústico, sem necessidade de outras medidas.

Pós-operatório

No pós-operatório imediato é comum o anestesista administrar medicamento para controle do estado vertiginoso. Tal medicação, geralmente de uso venoso, ocasionalmente é aplicada no decurso da operação, se o paciente se mostra vertiginoso.

Na estapedectomia não é comum a queixa de vertigem intensa, mas fica a prescrição do remédio para caso de necessidade.

Terminada a intervenção o paciente é levado ao quarto. Fica a receita de antibiótico para alguns dias, ao lado vertiginoso para possíveis vertigens.

A dor não faz parte das queixas. Quando existe, medicação analgésica é administrada.

Alta

A internação hospitalar é limitada a 24 horas. A operação se realiza pela manhã, e o paciente deixa o hospital na manhã seguinte.

Leva instruções para repouso relativo e recomendação de fazer insuflações mediante **manobra de Valsalva** várias vezes ao dia. Valsalva proporciona arejamento da caixa do tímpano e evita retração da membrana com possível projeção da prótese para dentro do vestíbulo, irritando a orelha interna de modo desfavorável (Causse J. B.; Causse J. R. et al., 1982).

Primeira visita do operado é marcada para dentro de 5 a 6 dias, ocasião em que o tamponamento é removido, a orelha é examinada, podendo-se confirmar a audição e permitindo que sejam retomadas, em parte, as atividades do paciente.

Se o operado é de fora, poderá viajar logo, depois de mais uns dias, inclusive de avião, sem risco de deslocamento da prótese, que estará firmemente adaptada à bigorna e contra a platina do estribo.

A continuação das manobras de Valsalva, nesses dias, deixa livre a vibração timpânica e assegura a boa audição.

Convém guardar um certo cuidado, evitando exercícios violentos e penetração de água na orelha por umas 4 semanas, depois do que se recomenda audiograma de controle para avaliar o resultado definitivo da intervenção.

Resultados

A cirurgia do estribo não se modificou muito desde quando foi introduzida no fim dos anos 50. No Brasil ela chegou em 1958, por ocasião do Congresso Pan-americano, no Rio de Janeiro, ao qual compareceu John J. Shea que apresentou sua técnica.

Os resultados são excelentes nos casos bem indicados. Seus princípios foram consagrados universalmente, mantendo-se permanentes, apesar das modificações surgidas ao longo do tempo.

Existe ainda pequeno número de fracassos mesmo entre os operadores pelos mais hábeis cirurgiões. Mau resultado causa grande decepção ao paciente e ao médico. A degeneração coclear, por diversas causas, tira a oportunidade da reparação por nova intervenção.

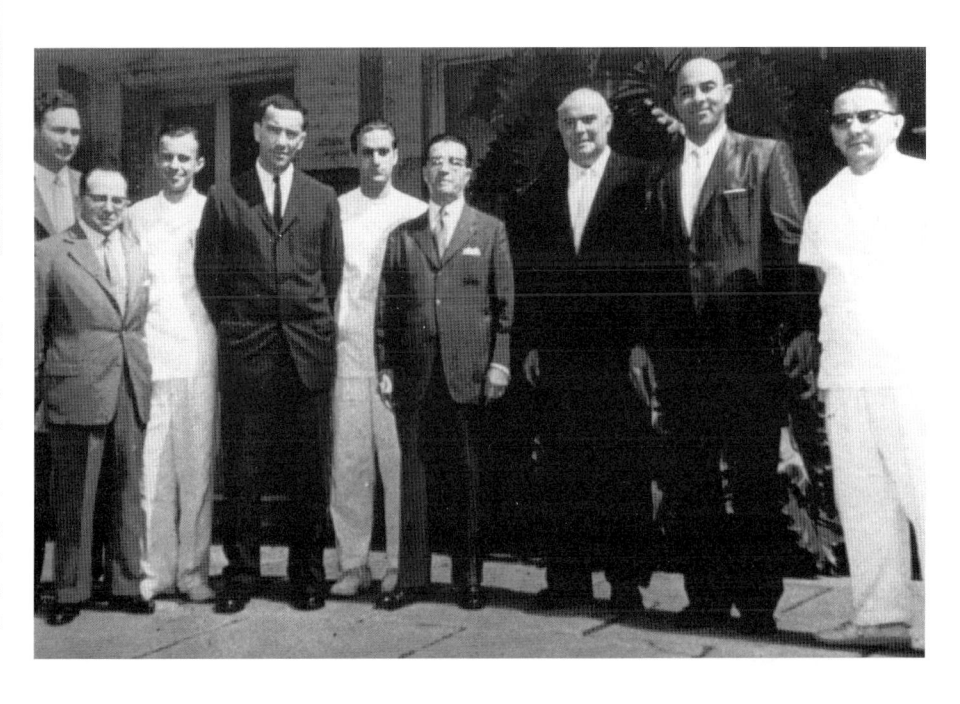

A estapedotomia veio ocupar preferências por oferecer bom ganho auditivo mediante intervenção de pouca monta, sob anestesia local, com pouco sacrifício ao operado porque a pequena abertura na base do estribo expõe menos a orelha interna; orifício pode ser feito fora do foco de otosclerose. O encaixe da prótese na bigorna e na platina do estribo se faz de modo ajustado, sem possibilidade de se deslocar. Estatísticas revelam ganho auditivo aparentemente superior ao da estapedectomia clássica.

Não se pode antecipar para o paciente o desaparecimento de zumbidos existentes antes da cirurgia. Há casos felizes em que isto ocorre, mas não há garantia.

De qualquer forma, é imperioso discutir todo o problema antes da operação, com todos os pormenores e todas as possibilidades do caso, inclusive da previsão de resultado menos favorável, diante dos dados colhidos no pré-operatório, não ocultando que a cirurgia é sujeita a insucesso, se bem que em raras circunstâncias, tudo no sentido de criar um clima da maior confiança ao candidato e o melhor relacionamento médico-paciente.

REFERÊNCIAS BIBLIOGRÁFICAS

Causse JB, Causse JR, et al. Importance d'une aération vigoreuse de caisse précoce en pós-operatoire dans l'otospongiose. *J Fr d'OLR* 1982;31(3):187.

Causse JB, Causse JR, Prahy CL. Stapedotomy technique and results. *Ann Jour Otol* 1985;68:71.

Fisch U. New dimensions in management of otosclerosis. *Proceedings of the XII World Congress of Otolaryngology*. Head and Neck Surgery, 1985.

Hough JVD. Partial stapedectomy. *Ann Otol Rhyn Laryng* 1960;69:571.

House WF. Oval window surgery in otosclerosis. *Ann Otol Rhyn Laryng* 1981;69:693.

Lempert J. Improvement of hearins in cases of otosclerosis. *Arch Otolaryng* 1938;28:42.

Meyers D. Apparent total deafness due to advanced otosclerosis. *Laryngoscope* 1963;78:52.

Portmann M, Claverie CL. L'interposition dans les surdités par otosclerosis. *Revue de Laryng* 1958;5:30.

Riskalla PE, Onishi et Barbieri JAF, Morgado PF. Estapedectomia com prótese de ouro. *RBM ORL* 1998;110:126.

Rocha RM. Estapedectomia – técnica da microfenestra no tratamento da otosclerose. *Folha Médica* 1990;101:37.

Rocha RM, Kós AOA, Tomita S. Estapedectomia – Estapedotomia no prelo. 2002.

Rosen S. Palpation of stapes for fixation preliminary procedure to determine fenestration suitability for otosclerosis. *Arch Otolaryng* 1952;56:60.

Schuknecht, HF. The metal prosthesis for stapes ankilosis. *Arch Otolaryng* 1960;71:287.

Shambaugh Jr, GE. Correlation of the predicted with the actual result of fenestration. *Laryngoscope* 1954;62:641.

Shea JJ. Fenestration of the oval window. *Ann Otol Ryn Laryng* 1958;67:932.

Valvassori GE. Tomographic findings in cochlear otosclerosis. *Arch Otolaryng* 1969;89:337.

Técnica Cirúrgica da Estapedectomia

Rafael Ramírez-Camacho

CONCEITO E INTRODUÇÃO

A otosclerose é um distúrbio exclusivo da cápsula ótica de humanos nos quais um único foco ou vários focos de osso anormal muito semelhantes ao de formação de osso novo se localizam na camada endocondral. Os focos de otosclerose surgem na forma de osso anormal de pequeno tamanho, mas que aumentam durante a vida com uma tendência de coalescer. Existem duas fases no foco que podem ser consecutivas ou coincidentes. A fase otospongiótica é menos densa que o osso normal, com a ausência de osso esponjoso e um componente altamente vascular no qual o tecido conjuntivo perivascular, incluindo células reticulares e fibroblastos convertidos em osteoclastos produzem um padrão desordenado de fibras de colágeno, origem de osso imaturo. Na fase esclerótica, o osso novo é substituído por osso maduro de estrutura desordenada.

Um foco único é encontrado em 67% dos ossos temporais, dois focos em 27% e três ou mais focos em 6%. Setenta por cento a 90% dos ossos afetados apresentam focos anteriores à janela oval; a janela oval está envolvida entre 30 a 50% dos casos; o estribo é o sítio primário em 12% dos casos e a cóclea anterior em 7% (Houck e Harker, 1986).

A gestação e a amamentação estão relacionadas com o aparecimento ou a piora da surdez, causada por otosclerose, apesar de esta relação ser de difícil estabelecimento. Atualmente, o surgimento de perda auditiva é observado nas idades pós-menopausais provavelmente pelo uso de terapia de reposição hormonal ou o uso de "patch" contendo esteróides.

Focos otoscleróticos foram encontrados nos ossos temporais de 7,3% dos homens brancos e 10,3% das mulheres brancas nos estudos feitos em autópsias, apesar de somente 10% dos casos terem desenvolvido surdez. A raça é também um fator; entre população branca, a enfermidade é mais comum em pessoas de descendência mediterrânea do que em pessoas oriundas do norte da Europa. Na população negra, a otosclerose é encontrada em somente 1% dos ossos temporais. A proporção de otosclerose entre pessoas do sexo feminino/masculino é de aproximadamente 2/1. Cerca de 50% dos casos têm uma história familiar positiva. Se um dos pais tem otosclerose, cerca de um quarto dos descendentes apresentará a patologia (Sorensen e Jafek, 2001).

CONSIDERAÇÕES ESSENCIAIS PARA O DIAGNÓSTICO

A perda auditiva é o sintoma primário da otosclerose; a perda normalmente é condutiva, bilateral, assimétrica e progressiva, sendo que a idade na qual os sintomas se iniciam normalmente é entre a segunda e quarta décadas de vida; inicialmente, a perda auditiva afeta as baixas freqüências, progredindo até uma perda máxima superior a 50 dB; nos estágios mais avançados da doença, pode estar associada a uma perda sensorineural de alta freqüência. Dez por cento dos pacientes demonstram o envolvimento em um dos lados ao longo de suas vidas. Alguns pacientes se apresentam com sintomas vestibulares (50%) e/ou perda auditiva sensorineural, relacionadas tanto aos focos localizados na camada endosteal da cóclea e canais semicirculares, ou talvez pela liberação de substâncias tóxicas.

As características audiológicas incluem uma discriminação normal da fala a ausência de recrutamento. O exame físico geralmente é normal, mas em alguns pacientes jovens o sinal de Schwartze pode ser visualizado através da membrana timpânica devido ao aumento da vascularização da mucosa do promontório. Tipicamente, o teste do diapasão demonstra uma lateralização para a orelha com pior audição na prova de Weber; no caso de uma perda condutiva, o som é mais alto na posição mastóide durante o teste de Rinne (Rinne negativo); o teste de Schwabach demonstra um prolongamento da percepção sonora quando um diapasão é colocado sobre o mastóide do paciente e comparado com a audição do examinador.

As timpanografias em pacientes otoscleróticos com perda auditiva condutiva são classificadas como uma configuração tipo A. A membrana timpânica é mais rígida do que o normal (menor complacência), mesmo na presença de pressões timpânicas normais. A mensuração do reflexo do estribo pode ser útil na avaliação da progressão da fixação da platina do estribo, já que uma perda condutiva superior a 40 dB pode eliminar o reflexo do estribo.

As imagens de tomografia computadorizada (TC) do osso temporal são a melhor técnica de imagens para o diagnóstico do formato da orelha interna ou para o diagnóstico diferencial de outras condições (Valvassori GE 1993).

CONSIDERAÇÕES HISTÓRICAS

Em 1704, Valsalva foi o primeiro autor a descrever fixação do estribo como uma causa de surdez num indivíduo com perda auditiva. A primeira tentativa de corrigir a perda auditiva causada pela fixação do estribo foi feita por Kessel em 1796, que tentou remover o estribo e cobrir o nicho da janela oval com tecido cicatricial, mas esta tentativa inicial de tratamento cirúrgico da otosclerose não foi bem sucedida. Em 1842, Ménière publicou a primeira mobilização do estribo para o tratamento da perda auditiva.

Em 1893 nos Estados Unidos, Jack publicou um artigo relatando 70 casos de extração do estribo concluindo que este procedimento não impedia a audição, mas a melhoria inicial na audição era temporária. No final do século, as tentativas de cirurgia do estribo eram consideradas perigosas.

Em 1893 Politzer descreveu a clínica da otoesclerose e seu significado, além de suas características patológicas após estudos em necropsias. Holmgren em 1923 criou a primeira fenestração do canal semicircular lateral, que era coberta imediatamente com mucoperiósteo. Seu colaborador Nylen desenvolveu um microscópio binocular que foi aprimorado por Littman e Urbano no início da década de 1950.

Sourdille desenvolveu uma cirurgia em três estágios, a "tímpano-labirintectomia", uma fenestração retardada do canal semicircular lateral. Anos mais tarde, Lempert descreveu a técnica de fenestração endaural novovalis em um estágio.

Em 1953, Dr Samuel Rosen publicou uma grande série de casos que foram tratados com sua nova técnica de mobilização do estribo e, em 1956, John J. Shea propôs a remoção do estribo, com a cobertura da janela oval com tecido conjuntivo e a substituição do estribo por uma prótese artificial projetada e fabricada por Harris Treace. Essa técnica teve uma grande aceitação e se tornou o tratamento de escolha para surdez, causada por otosclerose. Com o passar dos anos, foram feitas diversas modificações na técnica da estapedotomia; enquanto o procedimento inicial recomendava a cobertura do orifício com um enxerto de veia, outros autores utilizaram fáscia, pericôndrio e Gelfoam. O estribo de polietileno foi abandonado por alguns cirurgiões que passaram a utilizar uma prótese de arame lançada por Schuknecht e Oleksink.

Em 1970, a era do pistão se iniciava, e muitos cirurgiões mudaram suas técnicas de uma estapedectomia total para uma estapedotomia utilizando um pistão de teflon, platina, tântalo ou aço inoxidável. Para fazer a abertura na platina do estribo, os perfuradores foram substituídos por brocas de diamante ou feixes de raios *laser* que diminuíram a possibilidade de mobilização da platina do estribo quando as cruras eram fraturadas.

Uma revisão da bibliografia sobre os resultados funcionais da estapedectomia *versus* estapedotomia não demonstrou diferenças significativas nos resultados quando se considera uma diferença dos 10 dB no espaço de fechamento, mas quando se considerava um fechamento completo do espaço de ar, surge uma diferença estatisticamente significativa favorecendo a remoção completa do estribo, apesar de haver alguns artigos contrários (Ramírez Camacho R., 2000).

PREOCUPAÇÕES PRÉ-OPERATÓRIAS (RAMIREZ CAMACHO, 1998)

O paciente otosclerótico no qual a estapedectomia está indicada deve sofrer de uma surdez condutiva ou uma surdez mista com perda de sensorial moderado e um teste Rinne negativo em pelo menos três freqüências, além de uma boa discriminação da fala. A diferença no espaço ósteo-aéreo deve ser de pelo menos 30 decibéis, que sugere uma fixação apropriada da platina do estribo; um espaço ósteo-aéreo menor pode facilitar sua mobilização durante a realização do "orifício de segurança". Pacientes com surdez profunda e discriminação inadequada da fala deveriam ser operados por um cirurgião experiente, com expectativas limitadas para alcançar um limiar auditivo baixo o bastante para facilitar o uso de um aparelho auditivo convencional.

Em pacientes muito jovens, realizamos uma TC do osso temporal (Fig. 58-1) investigamos a existência de um foco otoesponjótico e, se o resultados são positivos, prescrevemos um tratamento com NaF, Ca e vitamina D durante um ano antes da intervenção cirúrgica. Idosos não apresentam riscos cirúrgicos elevados, mas rotação cefálica pode provocar acidentes isquêmicos. Pessoas que trabalham em atividades que implicam em mudanças freqüentes da pressão atmosférica (pilotos, tripulação de vôo e mergulhadores) apresentam risco mais alto de desenvolver fístulas perilinfáticas. Pessoas sujeitas a níveis elevados de pressão sonora deveriam ser orientadas sobre a necessidade de utilização de dispositivos protetores depois da intervenção. Pessoas afetadas por otites freqüentes, perfuração da membrana do tímpano, hidropisia do labirinto ou exostose e osteomas deveriam ser tratadas antes da intervenção.

Geralmente fazemos a intervenção cirúrgica na orelha em piores condições auditivas. Se a melhor orelha for operada, um aparelho auditivo é adaptado na orelha contralateral antes da cirurgia, a fim de assegurar a integração social do paciente caso a cirurgia falhe. Na Espanha, pacientes com envolvimento bilateral normalmente sofrem cirurgias bilaterais em um intervalo de 6 a 12 meses, período de tempo pós-operatório no qual podem surgir complicações tardias.

Antes da cirurgia, todos pacientes assinam um termo de consentimento no qual as complicações anestésicas e cirúrgicas mais freqüentes são explicadas (perda auditiva irreversível, distúrbios vestibulares transitórios ou permanentes, disgeusia, hiperacusia, infecção auditiva e perfuração timpânica). Anestesia (Azcoitia, 1994).

Seja qual for o tipo de anestesia utilizado, a infiltração do canal auditivo externo com solução de lidocaína a 1% e adrenalina 1:50.000 ou 1:100.000 é feita em todos os casos. O primeiro ponto para a infiltração é a parte externa do canal ósseo, usando uma pequena quantidade de anestésico, para evitar a formação de flictenas na membrana do tímpano; se isto acontecer, a flictena é perfurada com uma agulha fina permitindo o esvaziamento do líquido antes que ele venha a dissecar a camada epitelial do tímpano.

Um campo cirúrgico limpo requer uma hipotensão controlada por meio de agentes anestésicos inalatórios (Enflurano, Halotano e Isoflurano), mas esses agentes têm efeito depressor sobre a contratilidade do músculo cardíaco e sobre o tecido intrínseco de condução cardíaca. Outra técnica anestésica é a neuroleptoanalgesia na qual a administração intravenosa de butirofenonas, benzodiazepínicos e opiáceos produz analgesia, amnésia confiável e dissociação ambiental, requerendo uma pré-medicação com benzodia-

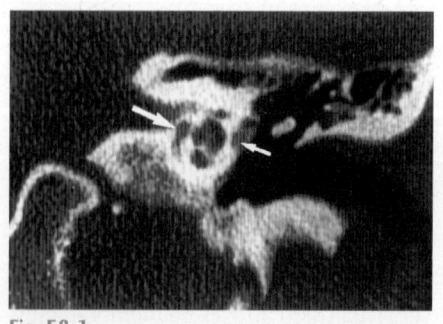

Fig. 58-1

Imagem de TC da desmineralização da cóclea na fase otospongiótica.

zepínicos (1-1,5 mg/10 kg) na noite anterior e uma hora antes da cirurgia.

Vasodilatação pode ser induzida por diferentes drogas tais como nitroprussiato (agindo sobre o sistema arterial), nitroglicerina (sistema arteriovenoso), e bloqueadores alfa-beta, como o labetalol, que não produzem taquicardia compensatória. Bloqueadores ganglionares (Arfonad), bloqueadores de cálcio e do AMPc também são utilizados.

A anestesia local exclusiva somente pode ser feita em pacientes extremamente cooperativos devido aos riscos que o movimento involuntário em fases críticas representam para o sucesso da cirurgia.

■ Posição

O paciente é colocado sobre a mesa de cirurgia com a cabeça sustentada em um apoio de cabeça. A parte superior da mesa é elevada (posição de Trendelenburg) em 15-20 graus para facilitar o retorno venoso. A cabeça é girada para o lado oposto. O cirurgião se posiciona junto à cabeça do paciente com o microscópio cirúrgico à sua frente e a enfermeira situada próximo à cabeça do paciente, em frente ao cirurgião. O anestesista trabalha do lado oposto da mesa.

■ Instrumentos (Benítez, 1994)

Microscópio cirúrgico otológico binocular com luz fria e controle de ampliação ou *zoom* para aumentar e uma peça intermediária para objetivos auxiliares e/ou adaptador de fotografia-vídeo. O microscópio pode ter um micromanipulador ou cabo para cirurgia a *laser* (Ramírez-Camacho, 2000).

■ Conjunto de sucção

Existe conjunto adequado de instrumentos otológicos para a cirurgia do estribo e para a timpanoplastia. Na Espanha, utiliza-se a instrumentação projetada por García-Ibáñez, Prades, Antolí-Candela; a seguir descrevemos o *kit* de instrumentos idealizado por este último autor:

- Bisturi elevador de retalhos.
- Espátula.
- Ganchos retos de 3, 1,5, e 0,5 mm.
- Bisturi em formato de foice.
- Brocas.
- Cureta de 90°.
- Sonda curva.
- Agulha angulada.
- Sonda curva para a direita e para a esquerda.
- Gancho curvo para estribo, para a esquerda e para a direita.
- Bisturi articulado.
- Cureta reta de dupla ponta.

Outros instrumentos devem ser acrescentados:

- Lâminas de bisturi n° 15.
- Pinça de Adson com dentes.
- Pinça com ponta em baioneta.
- Tesouras de Metzembaunn.
- Tesouras de Mayo.
- Porta-agulha.
- Afastador Faraboeuf pequeno.
- Espéculo endaural bivalvo.
- Conjunto de espéculos auriculares.
- Seringa de Carpule para a infiltração do canal
- Conjunto de pinças para tímpano.
- Conjunto de tesouras de "mandíbula de Crocodilo" retas e curvas.

TEMPO CIRÚRGICO (RAMIREZ CAMACHO, 1998)

Geralmente não utilizamos um porta-espéculo; utilizamos o maior espéculo que puder ser inserido no meato e a cirurgia é feita segurando o espéculo com a mão esquerda e os outros instrumentos com a mão direita (cirurgiões destros).

A) A pele da parede óssea do meato posterior é cortada com um bisturi elevador de retalho e um retalho em formato de U grande o suficiente para fechar o defeito causado pela remoção do osso do muro do ático, começando na posição de 6 horas no assoalho do meato, lateralmente ao ânulo (6 a 8 mm), terminando na posição de 12 horas (Fig. 58-2A). Se a incisão é feita na parte cartilaginosa do meato, a presença de tecido conjuntivo pode desencadear uma hemorragia e a produção de tecido cicatricial com a constrição do meato externo.

B) O retalho de pele é elevado na direção da fissura timpânica com um bisturi de estapedectomia, trabalhando abaixo da camada periosteal. O retalho é preservado com uma bola de algodão e quando se aplicar sucção para a limpeza do campo cirúrgico. Esta aplicação permite a elevação do retalho até o colo do martelo (Fig. 58-2B).

C) O ânulo fibroso timpânico é identificado e elevado do sulco timpânico, e a cavidade timpânica é penetrada. O nervo das cordas do tímpano é identificado suavemente e deslocado, para que se possa visualizar completamente a platina do estribo; ocasionalmente as cordas do tímpano podem ser seccionadas. Para obter uma exposição adequada de toda a janela oval, deve-se remover a borda óssea posterior do meato com uma cureta dupla de orelha média (Fig. 58-2C).

D) Um "orifício de segurança" é feito através de uma área azul da platina do estribo para facilitar a remoção e evitar uma descompressão súbita de uma goteira perilinfática (Fig. 58-2D) (Ramírez Camacho *et al.*, 2000).

E) O tendão do estribo é seccionado junto ao processo piramidal com o uso de microtesouras (Fig. 58-2E).

F) A articulação entre a bigorna e o estribo é separada entre o processo lenticular da bigorna e a cabeça do estribo com um gancho reto (0,5 mm) ou um bisturi de articulação (Fig. 58-2F).

G) As cruras são fraturadas da platina do estribo e a supra-estrutura do estribo é removida. A mucosa é removida através das margens da platina do estribo da janela oval com bisturis angulados de Harrison. O terço ou a metade posterior da platina do estribo é entalhado com uma sonda reta. É feita a extração da metade posterior da platina do estribo e da metade anterior da platina do estribo subseqüentemente (Fig. 58-2G).

H) Atualmente use sistematicamente uma faixa de pericôndrio tragal maior que a janela oval, segura por uma pinça enrolada na parte posterior do espéculo e parede posterior do meato para o processo longo da bigorna, superpondo as margens da janela oval em pelo menos um milímetro em todas as direções, principalmente na margem posterior (Fig. 58-2H).

I) Colocação da prótese. O braço de polietileno é colocado sobre o enxerto com sua extremidade chanfrada posicionada no centro da janela oval. A pinça de crocodilo segura a prótese por sua parte arredondada que é visível superiormente. A extremidade inferior do braço do estribo empurra o enxerto pela janela oval e a extremidade superior é posicionada sob o processo lenticular da bigorna; uma vez que a prótese esteja posicionada na janela oval, o enxerto de pericôndrio é espalhado fora do promontório com uma sonda lisa, movendo o braço para cima, adaptando-o à bigorna (Fig. 58-2I). O uso combinado de estiletes e ganchos provavelmente produz deslocamentos da bigorna, deste modo tentamos evitar esta prática. Se uma prótese de teflon for utilizada, sua extremidade em formato de anel é aberta. O comprimento deve ser avaliado com hastes de mensuração específicas. Durante a colocação da prótese, o cirurgião segura a extremidade em formato de anel da prótese e coloca a prótese na extremidade livre do processo longo da bigorna até que o anel se adapte ao redor deste osso. Similarmente, o laço de próteses metálicas e compostas (Figs. 58-3A e B) é colocado ao redor do processo longo da bigorna, exercendo a pressão necessária para que a prótese se mantenha posicionada, mas não exercendo uma pressão excessiva que possa vir a causar uma necrose isquêmica tardia da parte distal do ossículo (Mc Gee, 1981).

J) Retalho de pele meatal é reposto. Uma tira de gaze cirúrgica ou um pavio umedecido com pomada antibiótica é colocado no local (Fig. 58-2J).

PREOCUPAÇÕES PÓS-OPERATÓRIAS (RAMIREZ CAMACHO 1998)

A presença de uma artéria estapedial persistente é uma deformidade rara que não permite uma remoção da platina do estribo e a realização de uma estapedotomia com pistão. O *"Gusher"* perilinfático ocorre na deleção genética DFN3 (Arellano *et al.*, 2000) e deve ser investigada clinicamente com sua existência confirmada através da realização de uma TC. Se depois da criação do "orifício de segurança" surgir um fluxo de líquido, a intervenção deve ser interrompida e o orifício fechado hermeticamente com tecido conjuntivo. A luxação de bigorna é evitada ao se evitar as manipulações deste ossículo. O desprendimento da platina do estribo é prevenido através da fratura marginal lateral, sem exercer pressão sobre o vestíbulo; se isto acontecer, não se deve fazer uma remoção traumática de uma de suas margens, quando isso for impossível, o enxerto é colocado sobre ela, abandonando a intervenção neste momento, tentando uma refixação e uma extração tardia. As lacerações da membrana timpânica são tratadas durante a cirurgia através de uma miringoplastia, empregando o enxerto residual utilizado para o fechamento da janela oval.

Recomenda-se o repouso, com o uso de sedativos vestibulares no caso de vertigens; em alguns casos, recomendo o uso de antibióticos na prevenção contra a labirintite pós-operatória; viagens de carro durante 10 dias e de avião durante 2 meses devem ser evitadas.

A vertigem pós-operatória, se presente, geralmente é reversível num período de 15 dias a 2 meses; ela pode ser causada por uma manipulação traumática ou uma labirintite serosa; se persistir, o sepultamento de um fragmento da platina do estribo no vestíbulo, cupulolitíase, uma prótese muito longa, uma perilinfática ou um granuloma deve ser suspeitado.

A otite pós-operatória pode evoluir para uma labirintite destrutiva para a função da orelha interna, devendo ser tratada com antibióticos e esteróides.

Os pacientes se queixam de um paladar metálico nos casos em que é necessária a secção do nervo das cordas timpânicas; normalmente este sintoma desaparece em 20-60 dias. Uma perda auditiva de natureza condutiva que surge algum tempo depois da cirurgia indica que a prótese se moveu, a janela oval foi ocluída (menos freqüente nas platinectomias totais do que na técnica de pequena fenestra) ou uma necrose do processo longo da bigorna. A revisão cirúrgica está indicada apesar de ser bem-sucedida em menos de 65% dos casos, com um risco 3 vezes maior de perda coclear irreversível do que nos casos cirúrgicos primários, já que é necessária uma nova abertura da janela oval.

TRATAMENTO CLÍNICO

A terapia conservadora na otosclerose está indicada nas perdas auditivas mistas e sensorineurais progressivas (envolvimento coclear), sintomas vestibulares (envolvimento vestibular e coclear) e estabilização pré-operatória do foco espongiótico observada como uma desmineralização na TC. Eu prescrevo 20-25 mg de NaF duás vezes ao dia (40-50 mg por dia) depois das refeições, mais 500 mgr diários de vitamina D durante um ano. Efeitos colaterais incluem sintomas gastrointestinais (náusea, vômitos, diarréia), dor articular e dores de cabeça. Fluorose é detectada radiologicamente em 0,25% dos pacientes tratados. Os efeitos colaterais são aliviados através da interrupção provisória de medicamentos. A ingestão adicional de alimentos ricos em cálcio (queijos) está recomendada durante o tratamento. Com este tratamento, 50% dos pacientes permanecem estáveis, 30% melhoram e 20% pioram.

RESUMO DOS CONCEITOS MAIS IMPORTANTES

A otosclerose é uma doença primitiva da cápsula ótica humana com incidência elevada na população branca, principalmente de origem mediterrânea.

Existe um fator hereditário para a otosclerose com a proporção mulheres/homens de 2:1. Suspeita-se da influência de fatores hormonais femininos, mas esta ainda não foi demonstrada.

Estapedotomia ou estapedectomia são o tratamento eletivo para a surdez de origem otosclerótica. Os resultados funcionais e as complicações não estão relacionados com as técnicas empregadas (Kós, 2001), mas com a experiência do cirurgião. Se o índice de sucesso é superior a 95%, a técnica não deve ser alterada.

A otosclerose coclear e vestibular são menos freqüentes do que a localizada na janela oval, mas elas simulam outras condições da orelha interna. A TC é útil para a demonstração da presença de focos otospongióticos ou obliteração das cavidades cocleovestibulares.

NaF, Ca e vitamina D estão indicadas para a prevenção e tratamento do envolvimento sensorineural.

RESUMO DE OUTRAS ALTERNATIVAS DESCRITAS NA LITERATURA

Aparelhos auditivos podem ser úteis em pacientes com otosclerose durante longo período de tempo, apesar de a progressão da enfermidade tornar necessária a utilização de opções mais poderosas. Em fases terminais, a possibilidade de colocação de um implante coclear deve ser considerada.

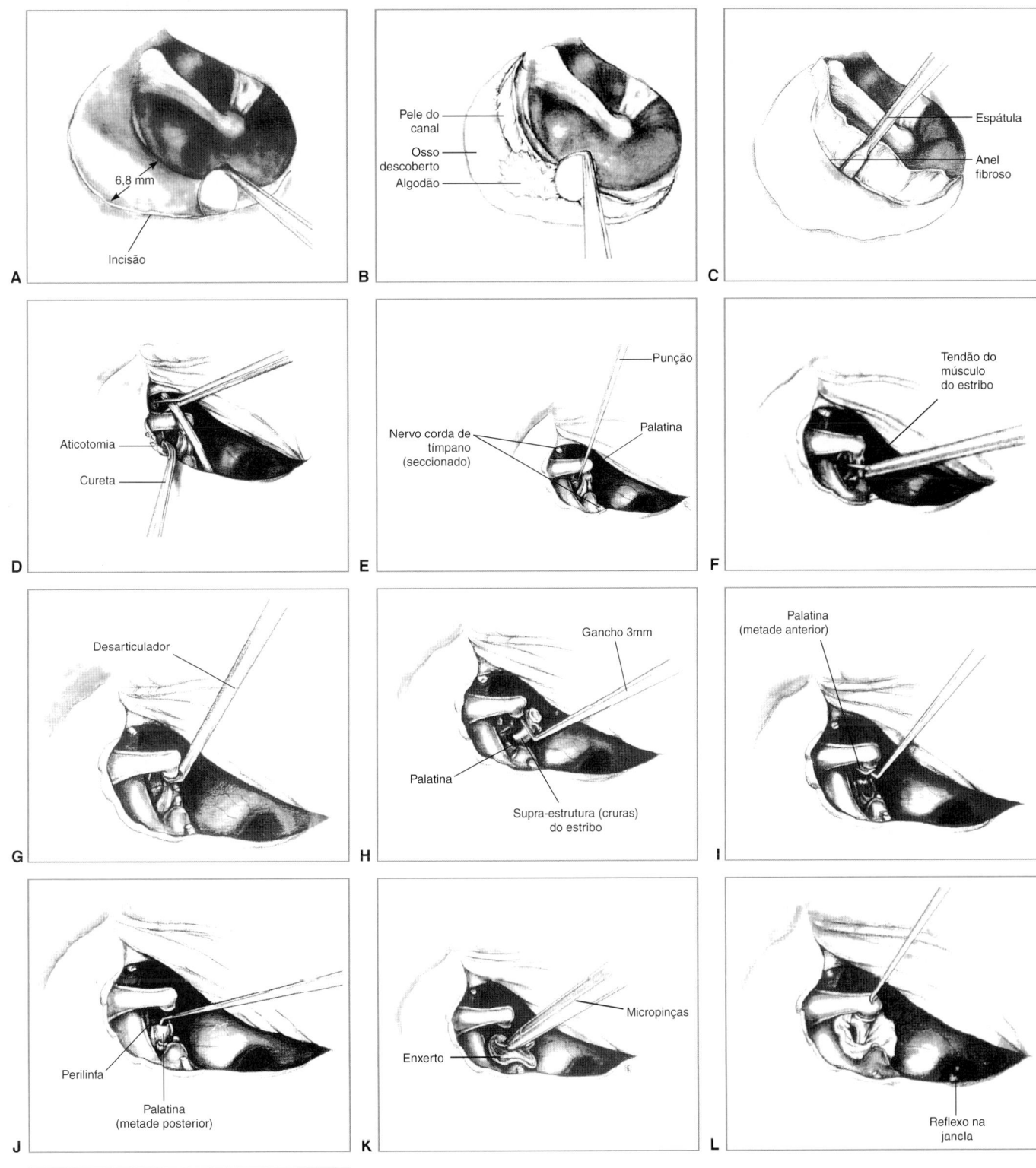

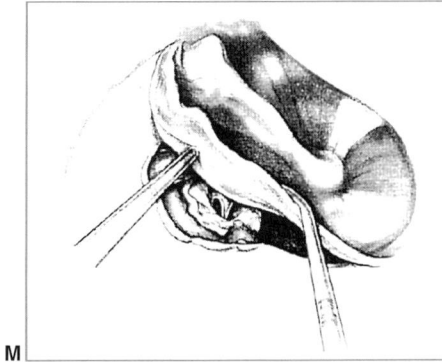

Fig. 58-2

Estapedectomia: técnica de coluna do estribo. (De Ramírez-Camacho, Atlas de cirurgia do ouvido. Revinter, Rio de Janeiro, 1999.) **(A)** Incisão do retalho timpanomeatal. **(B)** O retalho de pele timpanomeatal–periósteo é elevado cuidadosamente com um elevador. **(C)** A cavidade da orelha média é penetrada por dissecção do anel fibroso. **(D)** O anel ósseo é curetado e a corda do tímpano preservada quando possível. Nesta figura, ela é ressecada a fim de mostrar manipulações posteriores na janela oval. **(E)** "Orifício de segurança" para prevenir descompressão da orelha média. Corte transversal da placa pedal do estribo. **(F)** O tendão do estapédio é cortado. **(G)** A articulação incudoestapedial é dividida. **(H)** A supra-estrutura é fraturada na direção do promontório e removida. **(L)** A placa pedal anterior é removida com um espeto angulado ou um gancho. **(J)** O fragmento da placa pedal posterior é puxado para fora. **(K)** Enxerto de pericôndrio é colocado ocluindo a janela oval exposta. **(L)** A coluna do estribo conecta o processo lenticular com o enxerto. **(M)** Recolocação do enxerto timpanomeatal.

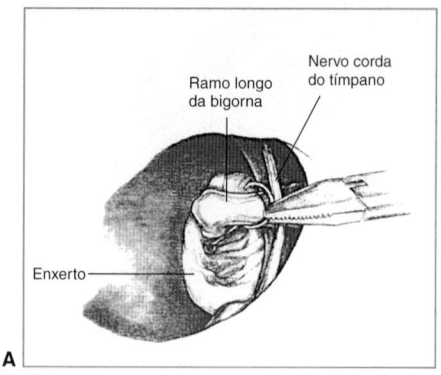

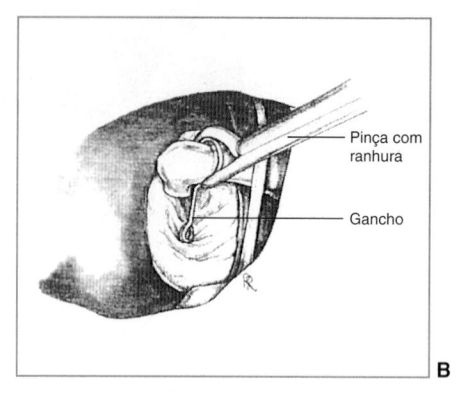

Fig. 58-3

Técnica de estapedectomia com alça metálica. (De Ramírez-Camacho, Atlas de cirurgia do ouvido. Revinter, Rio de Janeiro, 1999.) **(A)** A abertura da alça deve apenas encaixar-se em torno do processo longo da bigorna. Nós sempre usamos um enxerto de conjuntiva para fechar a janela oval. Esponja de gelatina como material de fechamento é inadequada. **(B)** Pregueando apertadamente a alça de fio metálico com uma pinça especial de preguear fio.

REFERÊNCIAS BIBLIOGRÁFICAS

Arellano B, Ramírez-Camacho R, García Berrocal JR, Villamar M, Del Castillo I, Moreno F. Sensorineural hearing loss and Mondini dysplasia caused by a delection at locus DFN3. *Arch Otolaryngol Head Neck Surg* 2000;126:1065-1069.

Azcoitia J. Anestesía en cirugía otológica. In: Ramírez-Camacho R (ed.) *Atlas de cirugía del oído*. Madrid: Mosby, 1994. 365-369p.

Benítez C. Cuidados de enfermería en cirugía otológica. In: Ramírez Camacho R (ed.) *Atlas de cirugía del oído*. Madrid: Mosby, 1994. 375-376p.

Houck JR, Harker LA. Otosclerosis. In: Cummings CHW, Friedrickson JM, Harker LA, Krause ChJ, Schuller DE (eds.) *Otolaryngology head neck surgery*. 1. ed. St Louis: CV Mosby, 1986. 3096-7p.

House HP. The evolution of otosclerosis surgery. *Otolaryngol Clin North Am* 1993;26:323-333.

Kos MI, Montandon PB, Guyot J-Ph. Short and long-term results of stapedotomy and stapedectomy with a teflon-wire prosthesis. *Ann Otol Rhinol Laryngol* 2001;110:907-911.

McGee TA. The loose wire syndrome. *Laryngoscope* 1981;91:1478-1483.

Ramírez Camacho R. Patología no inflamatoria del hueso temporal. In: Ramírez Camacho R et al. (eds.) *Manual de otorrinolaringología*. Madrid: McGraw-Hill/Interamericana, 1998. 83p.

Ramírez Camacho R. Estapedectomía con láser. In C. Suárez Nieto (ed.) *Libro del año 2000. Otorrinolaringología*. Madrid: Saned, 2000. 69-78p.

Ramírez Camacho R, Arellano B, García Berrocal JR. Gusher perilinfático: Mitos y realidades. *Acta Otorrinolaringol Esp* 2000;51:193-198.

Sorensen DM, Jafek BW. Diseases of the middle ear. In: Jafek BW, Murrow BW (eds.) *ENT Secrets*. 2. ed. Philadelphia: Hanley & Belfus, 2001. 70p.

Valvassori GE. Imaging of otosclerosis. *Otolaryngol Clin North Am* 1993;26:359-371.

LEITURAS RECOMENDADAS

Bretlau P, Causse J, Causse JB, et al. Otospongiosis and sodium fluoride. *Ann Otol Rhinol Laryngol* 1984;94:103-107.

Fisch U. Stapedotomy versus stapedectomy. *Am J Otol* 1982;4:112-117.

Fisch U. *Tympanoplasty and stapedectomy*. New York: Thieme-Stratton, 1980.

Glasscock ME, Shambaugh GE. *Surgery of the ear*. 4. ed. Philadelphia: WB Saunders, 1999.

Han WW, Incesulu A, McKenna MJ, Rauch SD, Nadol JB Jr, Glynn RJ. Revision stapedectomy: intraoperative findings, results, and review of the literature. *Laryngoscope* 1997;107:1185-1192.

Hillel AD. History of stapedectomy. *Am J Otolaryngol* 1983;4:131-140.

Langman AW, Jackler RK, Sooy FA. Stapedectomy: long-term hearing results. *Laryngoscope* 1991;101:810-814.

McGee TM. Comparison of small fenestra and total stapedectomy. *Ann Otol Rhinol Laryngol* 1981;90:633-636.

Persson P, Harder H, Magnuson B. Hearing results in otosclerosis surgery after partial stapedectomy, total stapedectomy and stapedotomy. *Acta Otolaryngol (Stockh)* 1997;117:94-99.

Ramírez-Camacho R. *Atlas de cirurgia do ouvido*. Rio de Janeiro: Revinter, 1999.

Robinson M. Total footplate extraction in stapedectomy. *Ann Otol Rhinol Laryngol* 1981;90:630-632.

Sedwick JD, Louden CL, Shelton C. Stapedectomy vs stapedotomy. Do you really need a laser? *Arch Otolaryngol Head Neck Surg* 1997;123:177-180.

Shambaugh GE. Clinical diagnosis of cochlear (labyrinthine) otosclerosis. *Laryngoscope* 1965;75:1558-1562.

Shea JJ. Fenestration of the oval window. *Ann Otol Rhinol Laryngol* 1958;67:932.

Strunk CL, Quinn FB Jr, Bailey BJ. Stapedectomy techniques in residency training. *Laryngoscope* 1992;102:121-124.

Complicações e Falhas em Estapedotomias e Estapedectomias

Roberto Campos Meirelles ▪ Cristiane Khadur Denis

INTRODUÇÃO

A cirurgia na otosclerose está na dependência da reserva coclear. A indicação ideal se verifica quando existe uma via óssea normal e uma via aérea reduzida, havendo *gap* aéreo-ósseo. Quando há lesão mista, só se indica caso o *gap* aéreo-ósseo seja passível de recuperação. Pacientes com lesão neurossensorial profunda, que já usaram prótese auditiva, mas com surdez progressiva, podem se beneficiar para adaptação do aparelho auditivo. Nos casos mais freqüentes, de otosclerose bilateral, indica-se sempre o lado pior da audição, reservando a segunda intervenção para após, no mínimo, seis meses.

A estapedectomia, com a retirada total do estribo, evoluiu para a estapedotomia, que consiste na técnica de microfenestra da platina do estribo, com a perfuração da platina e a colocação da prótese entre a bigorna e o orifício recém-criado. Trata-se de técnica altamente conservadora, com trauma cirúrgico mínimo sobre a orelha interna e menor chance de migração da prótese, conseqüentemente, sendo a mais utilizada. A primeira estapedotomia foi realizada por Shea em 1960, de improviso, em um caso de bifurcação anômala do nervo facial ao longo da fosseta da janela oval, que impedia a estapedectomia.

Existem opiniões discordantes em relação aos resultados auditivos relacionados às técnicas empregadas. Os resultados auditivos em curto prazo foram bons na estapedectomia parcial e na total, mas a longo prazo a estapedotomia mostrou resultados auditivos mais estáveis (Persson *et al.*, 1997). Em mãos de cirurgião experiente as duas técnicas de estapedectomia e estapedotomia mostraram resultados semelhantes em ganhos auditivos e índices de complicações (House *et al.*, 2002).

Os residentes podem treinar e fazer a técnica da microfenestra, sem maiores conseqüências, desde que assistidos por cirurgião experiente (Mathews *et al.*, 1999).

No intuito de minimizar as falhas e reduzir os índices de complicações da cirurgia, algumas normas de conduta na indicação ou contra-indicação do procedimento devem ser observadas:

- Em caso de surdez neurossensorial profunda unilateral ou se houver degeneração coclear severa pós-estapedectomia, mas que ainda permita o uso de prótese auditiva com rendimento satisfatório, deve-se ter cuidado em indicar a estapedotomia do lado oposto, devido ao risco, embora mínimo, de degeneração coclear. O período mínimo para a realização do segundo procedimento é de um ano e meio a dois anos.
- Em otosclerose unilateral ou em casos de resultado auditivo bom na cirurgia do primeiro lado, as indicações cirúrgicas restringem-se a casos de zumbidos desesperadores ou necessidade profissional, social ou emocional de audição bilateral.

Cuidados especiais devem ser tomados na indicação cirúrgica em pacientes com otosclerose e doenças associadas que comprometem a cadeia ossicular, como na *osteogenese imperfecta*, em que o foco otosclerótico aparece bilateralmente e existe também fragilidade do septo mastóideo e da crura estapediana (Zajtchuk; Lindsay, 1975). Resultados cirúrgicos ruins foram observados em pacientes com doença de Paget (Gaucher *et al.*, 1975). A surdez de condução é rara na síndrome de Klippel-Feil, que se caracteriza por fusão de vértebras cervicais, torcicolo, escoliose e pterígio. Em paciente operada de estapedectomia havia atrofia do ramo longo da bigorna e fixação da platina do estribo (Sakai *et al.*, 1983). Em casos de otosclerose e otite média crônica simultânea, opera-se primeiro a timpanoplastia, e, num segundo tempo, a estapedotomia. Em tempo único haveria grande risco de infecção labiríntica pós-operatória.

As indicações de estapedectomia e estapedotomia em crianças são criteriosas, dividindo a opinião dos cirurgiões, uns preferindo operar e outros aguardar a idade de 16-18 anos pelo receio de regeneração e crescimento rápido do foco otosclerótico. Em relação à persistência ou ao retorno da surdez de transmissão, os resultados de revisão cirúrgica em crianças mostram 29% de melhora, e as falhas estão relacionadas ao grande número de alterações congênitas do martelo e da bigorna (De la Cruz *et al.*, 1999).

De maneira geral, a intervenção cirúrgica tem êxito em 90-95% dos casos, sendo as complicações raras atualmente. Estas podem ser intra-operatórias e pós-operatórias, salientando que algumas complicações podem surgir nas duas fases.

DIFICULDADES E COMPLICAÇÕES INTRA-OPERATÓRIAS

É sempre importante e fundamental a presença do anestesista na sala, porque além da sedação eficiente, mantém o controle das funções vitais, monitora o paciente e está de prontidão para todo e qualquer acidente.

O acesso e a exposição do campo operatório podem ser dificultados pela presença de exostoses, impedindo a visão de profundidade do meato acústico externo. Inicialmente se faz o desbastamento da exostose com broca, o que prolonga sobremaneira o ato cirúrgico.

A infiltração anestésica pode causar pequenos hematomas ou, então, difundir-se pela parede anterior do meato acústico externo, propiciando, por vezes, paralisia facial, geralmente de bom prognóstico.

Pode haver lesão e rompimento da membrana timpânica durante o descolamento do retalho timpanomeatal. A perfuração timpânica é evitada com a correta identificação e desinserção do anel timpânico. Nesta eventualidade procede-se a aproximação das bordas da perfuração com colocação de lâmina de Gelfoam®. Em perfurações maiores coloca-se enxerto, retirado do retalho meatal, da fáscia do músculo temporal ou do pericôndrio da cartilagem do trago, servindo para ocluir o orifício.

Atenção especial deve ser prestada durante a curetagem do rebordo ósseo do arco timpânico, no intuito de preservar a corda do tímpano. Seu traumatismo, estiramento ou mesmo a secção geralmente provocam alteração gustativa, quase sempre de caráter reversível, porém bastante incômoda nos primeiros dias. A curetagem de forma abrupta e grosseira pode levar à desarticulação e à fratura dos ossículos. Durante este tempo as manobras devem ser delicadas, firmes e meticulosas, com precisão milimétrica.

Quando ocorre a deiscência do nervo facial no trajeto na cavidade timpânica, o nervo deve ser identificado para o prosseguimento do ato. Se não o for, pode ser lesado, com conseqüente paralisia facial grave. Anomalia anatômica rara, porém que dificulta o ato cirúrgico, é a obstrução do nicho da janela oval pelo facial deiscente. Nesses casos tenta-se a perfuração de um orifício de 0,4 mm de diâmetro afastado do nervo e a colocação da prótese de 0,3 mm de Teflon®. Na ocorrência de paralisia facial no pós-operatório imediato, está indicada a exploração cirúrgica de urgência.

A paralisia facial tardia ocorre em 0,5% dos pacientes operados. Fatores predisponentes são irritação mecânica do facial ou da corda do tímpano. Investigações sorológicas sugerem ativação do vírus herpes simples. Em pacientes com histórico de infecção herpética, os agentes antivirais podem ser úteis na prevenção (Shea; Ge, 2001).

A hemorragia ocorre por variados motivos: vasoconstrição inadequada da solução de anestésico local; alteração da pressão arterial, podendo ser verificada também após a infiltração do vasoconstritor; distúrbio de coagulação sangüínea e presença de anomalias vasculares importantes. Controla-se com a aplicação tópica de algodão embebido em solução de adrenalina e elevação da cabeça do paciente. Nesta fase é fundamental a intervenção do anestesista que auxiliará com medicação sistêmica. Nos raros casos em que não ocorra a melhora do quadro após a hemostasia, deve-se suspender o ato operatório.

Na presença de foco espesso e compacto, configurando quadro de otosclerose obliterante, deve-se removê-lo cuidadosamente com o motor manual de Shea, procedendo à trepanação intermitente da platina, de maneira homogênea em toda a sua área. Evita-se a trepanação contínua, que pode inadvertidamente levar à abertura direta do labirinto com penetração de poeira óssea em seu interior. Em ambas as eventualidades, pode complicar com disacusia neurossensorial. Observa-se em certos casos de revisão cirúrgica por recidiva da surdez, a janela oval obstruída por neoformação de osso otosclerótico, semelhante ao foco primário, com a prótese de teflon geralmente expulsa da janela oval.

A luxação da bigorna ocorre durante a manobra de curetagem do rebordo ósseo do anel timpânico. Se for discreta, ela é mantida, porém em caso contrário, deve ser retirada e a prótese colocada no cabo do martelo.

A mobilização do estribo ocorre habitualmente quando o foco otosclerótico é pequeno. É necessária, então, a oclusão da janela oval por fragmentos de veia, de tecido conjuntivo do retalho meatal ou pericôndrio da cartilagem do trago.

A platina flutuante é um dos acidentes mais graves no decurso de estapedectomia. Ocorre durante a manobra de fratura dos ramos do estribo, na remoção da supra-estrutura ou quando se perfura a platina, mobilizando-a por inteiro e ficando flutuante. Acontece com maior probabilidade nas platinas espessas com pouca fixação na janela oval. Nesses casos, abre-se um pequeno orifício na margem inferior da janela oval com broca de diamante e depois remove-se a platina com gancho em ângulo reto. Este procedimento requer experiência por parte do cirurgião, para evitar manobras desastrosas, que podem levar à degeneração coclear.

Perilinforragia é saída sob pressão de volume abundante de perilinfa após perfuração da platina, que pode encher a cavidade timpânica, o espéculo e, até, escorrer para fora da orelha. É rara e geralmente deve-se à comunicação anômala entre o espaço subaracnóideo e o espaço perilinfático. Nesta eventualidade, deve-se interromper o ato operatório, tamponar o orifício com tecido gorduroso e Gelfoam, elevar a cabeceira do leito, realizar punção raquidiana para diminuir o fluxo do liquor e iniciar antibioticoterapia. Essa complicação pode comprometer gravemente a audição não sendo indicada a operação na orelha oposta pelo risco de nova ocorrência.

Outras complicações que são verificadas durante o ato operatório são:

- Queda de parte da base óssea no interior do vestíbulo, quando é melhor deixar ficar o fragmento de osso, sendo provável que não prejudique o resultado da intervenção.
- A luxação do estribo durante as manobras para cortar seus arcos impede a realização da estapedotomia, sendo conveniente a estapedectomia.
- Se houver mobilização da base o melhor a fazer é colocar sobre ela enxerto de tecido conjuntivo, seguido de aplicação da prótese.
- A luxação da bigorna sem desarticulação do ossículo não causa problema, podendo prosseguir a operação.
- A luxação da bigorna com desarticulação total da mesma impede a sua permanência, devendo ser retirada e colocada prótese no cabo do martelo. Pode-se usar a própria bigorna como prótese após esculpi-la adequadamente.

Quando há hemorragia, os métodos de hemostasia incluem a aplicação de fragmentos de Gelfoam com adrenalina, broqueamento sobre o ponto hemorrágico, elevação da cabeça do paciente e medicação anti-hipertensiva ministrada pelo anestesista. Não se deve trabalhar em sítio inundado de sangue porque pode ser fatal para o sucesso. Hemorragias transoperatórias volumosas indicam a suspensão da cirurgia.

COMPLICAÇÕES PÓS-OPERATÓRIAS

Essas complicações surgem no pós-operatório imediato ou tardiamente, sendo por vezes necessária uma revisão cirúrgica.

A vertigem pós-operatória ocorre em graus variáveis, mesmo em cirurgias normais. A sensibilidade individual do paciente e, principalmente, as manobras na orelha interna são capazes de irritar o labirinto, fazendo com que ocorra vertigem logo após o ato cirúrgico. Habitualmente melhora com medicamentos depressores do labirinto cedendo ao fim de alguns dias. A vertigem intensa, acompanhada de vômitos e zumbidos, especialmente depois de intervenções laboriosas, inclusive com possível trauma acidental da orelha interna, pode ser sinal de degeneração coclear irreversível ou, então, conseqüente à prótese longa irritando o labirinto, fístula labiríntica ou deslocamento da prótese. A introdução excessiva de prótese metálica na janela oval pode ser demonstrada na tomografia computadorizada (Sancipriano Hernandez et al., 1999). Quando a vertigem for incapacitante, deve-se internar o paciente, realizar audiometria, exame de imagem e, na suspeita de prótese longa, fístula ou deslocamento da prótese, explorar cirurgicamente. As três causas mais comuns foram granuloma da janela oval, prótese longa e fístula perilinfática (Ayache, 2000).

A degeneração coclear com surdez profunda ocorre raramente e quando presente pode ser investigada através de exames de imagem como a tomografia computadorizada e, mais especificamente, a ressonância magnética. Foram diagnosticados por este segundo método casos de granuloma intravestibular, hemorragia intralabiríntica e labirintite bacteriana (Rangheard et al., 2001; Kosling; Bootz, 2001).

A hipertensão perilinfática é conseqüente à passagem do líquido cefalorraquidiano diretamente ao espaço periótico devido à anomalia congênita do modíolo ou do desenvolvimento anormal do aqueduto da cóclea. A platina do estribo fica projetada em direção à orelha média, aumentando a rigidez da cadeia ossicular e provocando surdez de transmissão semelhante à otosclerose. A diferença consiste na presença do reflexo do músculo do estribo e no início dos sintomas na infância. A cirurgia é contra-indicada pelo risco de perilinforragia severa, sendo melhor a prescrição e uso de prótese auditiva.

A fístula perilinfática é complicação pouco comum em estapedectomia. Há suspeita quando ocorrem flutuações da acuidade auditiva e da discriminação da palavra em pacientes operados e com resultado funcional bom. A confirmação diagnóstica se faz com a pesquisa do fenômeno de Tullio, isto é, sensação vertiginosa com emissão de som de alta intensidade, acima de 100 dB. Está indicada timpanotomia exploradora. Três possibilidades principais podem ocorrer, orientando técnicas cirúrgicas diferentes: a fístula não é localizada; o orifício da fístula é localizado, mas seu diâmetro é mínimo e a fístula é de diâmetro amplo, com alto débito.

O retorno da surdez de transmissão ocorre meses ou anos após estapedectomia com bom resultado auditivo. Indica-se sempre a timpanotomia exploradora. Algumas situações podem estar configuradas:

- Janela oval obstruída por neoformação de tecido ósseo, mais comum em paciente operado de otosclerose obliterante. Deve-se remover a prótese, reabrir a janela oval e aplicar nova prótese de teflon.
- Prótese solta em virtude de necrose do ramo longo da bigorna. A prótese será aplicada e devidamente apertada em torno do cabo de martelo.
- Migração da prótese.

Entre as causas de recorrência da surdez de condução os resultados estatísticos mostram deslocamento da prótese com fixação contra a platina residual ou cápsula ótica marginal em 81%. Destes, havia erosão total da bigorna (31%); erosão parcial (60%); platina residual fixa (14%); fixação do martelo e deslocamento da bigorna (4% cada) e fixação da bigorna (2%). Os estudos sugerem que a contratura do colágeno ao redor da membrana neoformada da janela oval eleve a prótese para fora, tracionando-a e puxando-a. A erosão da bigorna resultaria de sua vibração contra a prótese fixa (Lesinski, 2002).

Em outra série as causas foram semelhantes, surgindo em ordem decrescente de freqüência, deslocamento da prótese, comprimento inadequado, reabsorção do ramo longo da bigorna e aderência por fibrose (Hammerschlag et al., 1998).

O granuloma pós-operatório é extremamente raro e surge entre a segunda e terceira semanas após a operação, sendo caracterizado por proliferação de tecido granuloso enchendo a janela oval, toda a cavidade e invadindo o vestíbulo, podendo provocar vertigem, queda da audição, zumbidos e sensação de plenitude auricular. Está indicada reoperação com urgência, removendo-se o tecido de granulação, com ou sem recolocação da prótese. O resultado auditivo final em casos de granuloma geralmente não é bom. Suas causas são pouco conhecidas, sendo formuladas as hipóteses de reação de corpo estranho por talco da luva, fragmento de algodão ou contaminação instrumental.

O fechamento secundário da janela oval por proliferação de tecido otosclerótico pode ocorrer especialmente na otosclerose obliterante. Não é ocorrência freqüente e sua suspeita recomenda timpanotomia exploradora, sem, contudo, haver necessidade de reabertura do vestíbulo, porque estaria sujeita a fechar de novo e a favorecer a degeneração coclear. É melhor o uso de prótese auditiva nesses casos.

Foi realizado interessante estudo *post-mortem* de ossos temporais de pacientes operados de otosclerose. Encontrada correlação entre perdas condutivas com, em ordem decrescente, osteíte da bigorna, obliteração da janela redonda por otosclerose, prótese sobre foco residual invadindo a janela oval, adesão na orelha média e neoformação óssea na janela oval (Nadol, 2001).

A infecção da orelha média pode se exteriorizar por perfuração timpânica e otorréia purulenta. Retarda bastante o pós-operatório, mesmo com antibioticoterapia intensiva e vigilância estrita. Normalmente há boa recuperação, com ganho auditivo bom, embora mais tardio, e cicatrização timpânica sem seqüelas. Quando a infecção atinge a orelha interna, surgem labirintite e perda da audição, sendo de prognóstico mais reservado.

Outras complicações menos freqüentes relatadas são:

- Em pacientes com anestesia geral e uso de óxido nitroso pode haver aumento da pressão aérea na orelha média durante o procedimento, com resultados ruins na melhora da audição (Patterson; Bartlett, 1976).

- A energia térmica despendida para o *laser*, tanto de CO_2 quanto de argônio, para perfurar o foco otosclerótico espessado da platina do estribo pode afetar a temperatura e pressão da cóclea (Thoma *et al*., 1986).
- Mostram ser potencialmente perigoso operarem pacientes com displasia coclear severa pelo risco de acarretarem fístula liquórica de alto débito, pelas alterações das rampas vestibular e basal da cóclea, que podem precipitar a abertura direta no espaço subaracnóideo (Stevenson *et al*., 1993).
- Ocorrência de complicações como alteração psicocomportamental após estapedectomia (Mevio *et al*., 2000).
- A revisão cirúrgica de estapedectomia pode desencadear perda auditiva contralateral por cocleolabirintite de origem simpática (Richards *et al*., 2002).

O zumbido não é especificamente uma complicação da cirurgia, mas decorre da própria evolução da doença. Não se pode prometer a cura ou melhora do sintoma com a cirurgia, da mesma forma que tanto a estapedectomia como a estapedotomia não previnem a progressão neurossensorial.

REFERÊNCIAS BIBLIOGRÁFICAS

Ayache D, El Kihel M, Betsch C, Bou Mallab F, Elbaz P. Revision surgery of otosclerosis: a review of 26 cases. *Ann Otolaryngol Chir Cervicofac* 2000;117(5):281-90.

De la Cruz A, Angeli S, Slatetery WH. Stapedectomy in children. *Otolaryngol Head Neck Surg* 1999;120(4):487-92.

Gaucher A, Wayoff M, Pourel J, Barthel JP. Deafness and Paget´s disease. *Rev Rhum Mal Osteoartic* 1975;42(10):595-9.

Hammerschlag PE, Fishman A, Scheer AA. A review of 308 cases of revision stapedectomy. *Laryngoscope* 1998;108(12):1794-800.

House HP, Hansen MR, Al Dakhail AA, House JW. Stapedectomy versus stapedotomy: comparison of results with long-term follow-up. *Laryngoscope* 2002;112(11):2046-50.

Kosling S, Bootz F. CT and MR imaging after middle ear surgery. *Eur J Radiol* 2001;40(2):113-8.

Lesinski SG. Causes of conductive hearing loss after stapedectomy or stapedotomy: a prospective study of 279 consecutive surgical revisions. *Otol Neurotol* 2002;23(3):281-8.

Mathews SB, Rasgon BM, Byl FM. Stapes surgery in a resident training program. *Laryngoscope* 1999;109(1):52-3.

Mevio E, De Paoli F, Barale F, Bianchi A, Fagioli L. Stapes surgery and psychiatric complications. *Auris Nasus Larynx* 2000;27(3):275-6.

Nadol JB Jr. Histopathology of residual and recurrent conductive hearing loss after stapedectomy. *Otol Neurotol* 2001;22(2):162-9.

Patterson ME, Bartlett PC. *Laryngoscope* 1976;86(3): 399-404.

Persson P, Harder H, Magnuson B. Hearing results in otosclerosis surgery after partial stapedectomy, total stapedectomy and stapedotomy. *Acta Otolaryngol* 117(1):94-9.

Plester D. Revision surgery in otosclerosis. *Proceedings of the International Symposium on Otosclerosis*, Lisboa 1986

Rangheard AS, Marsot-Dupuch K, Mark AS, Meyer B, Tubiana JM. Postoperative complications in otospongiosis: usefulness of MR imaging. *AJNR Am J Neuroradiol* 2001;22(6):1171-8.

Richards ML, Moorhead JE, Antonelli PJ. Sympathetic cocheolabyrinthitis in revision stapedectomy surgery. *Otolaryngol Head Neck Surg* 2002;126)3):273-80.

Sakai M, Miyake H, Shinkawa A, Komatsu N. Klippel-Feil syndrome with conductive deafness and histological findings of removal stapes. *Ann Otol, Rhinol Laryngol* 1983;92(2):202-6.

Sancipriano Hernandez JA, Calvo Boizas E, Diego Perez C, Rodriguez Gutierrez A, Rincon Esteban L, Gómez Toranzo F. Postopertaive complication in stapedectomy: excessive introduction of the prothesis in the oval window. *Acta Otorrinolaringol* 1999;50(3):219-22.

Shea JJ Jr, Ge X. Delayed facial palsy after stapedectomy. *Otol Neurotol* 2001;22(4):465-70.

Stevenson DS, Proops DW, Phelps PD. Severe cochlear dysplasia causing recurrent meningitis: a surgical lesion. *J Laryngol Otol* 1993;107(8):726-9.

Thoma J, Mrowinski, Kastenbauer ER. Experimental Investigations on the suitability of the carbon dioxide laser for stapedotomy. *Ann Otol Rhinol Laryngol* 1986;95(2):126-31.

Zajtchuk JT, Lindsay JR. Osteogenesis imperfecta congenita and tarda: a temporal boné report. *Ann Otol Rhinol Laryngol* 1975;84(3):350-8.

Ossiculoplastias

Arnaldo Linden ▪ Sady Selaimen da Costa ▪ Cristiano Ruschel

INTRODUÇÃO

A cirurgia otológica passou por uma evolução gradual até atingir o estado de arte em que se encontra atualmente. Otologistas pioneiros foram desenvolvendo e promovendo técnicas cirúrgicas que foram sendo aperfeiçoadas através dos anos à luz de avanços científicos e tecnológicos.

Historicamente podem-se definir três fases da cirurgia otológica neste último século: preservação da vida, restauração anatômica e melhora da função auditiva. Curiosamente, essas três fases nos remetem a conceitos e objetivos atuais da cirurgia da otite média crônica: eliminação da infecção, preservação da anatomia normal da orelha média e, sempre que possível, a restauração da audição (Costa, 2000). Assim, em 1953, Wullstein empregava pela primeira vez o termo "timpanoplastia" para descrever um procedimento cirúrgico que visava a reconstrução do sistema timpanossicular danificado por otite média crônica (Shambaugh, 1980; Paparella, 1991) Nesta época surgia uma tentativa incipiente de reconstrução da cadeia ossicular, adaptando a cirurgia às alterações funcionais encontradas (Brackmann, 1994). Desde então, variações da técnica original têm sido sistematicamente relatadas nos periódicos médicos e uma série de diferentes materiais propostos na reparação da membrana timpânica e reconstrução ossicular. Essa revolução de técnicas e materiais gerou uma terminologia nova e, por vezes, complexa. Dessa forma, potenciais vantagens do emprego de tecidos autólogos, homólogos ou heterólogos e de materiais biocompatíveis, bioinertes ou bioativos passaram a povoar a pauta das discussões sobre reconstruções timpanossiculares (Linden, 1991). Especificamente em relação às ossiculoplastias, percebe-se que o foco das discussões dirige-se a três questões pontuais: 1) ganho auditivo; 2) índices de extrusão (ou estabilidade a médio-longo prazo) e 3) complicações.

O objetivo deste capítulo é o de revisar os aspectos citados anteriormente.

OBJETIVOS DAS TIMPANOPLASTIAS

O grau de doença encontrado nas orelhas submetidas à timpanoplastia varia muito, assim como, conseqüentemente, variam as abordagens utilizadas. Entretanto, a despeito da técnica escolhida, qualquer cirurgia que se proponha a tratar a otite média crônica apresenta três objetivos básicos:

A eliminação de todo tecido doente da fenda auditiva, buscando deixar a orelha média seca e "segura".

Preservação (ou se for necessário, restauração) do complexo da orelha média e externa;

Restauração da função auditiva, esta dependente da integridade da membrana timpânica, do funcionamento adequado da tuba auditiva e de uma conexão perfeita da membrana timpânica com os fluidos endococleares.

Esses objetivos podem ser atingidos em uma única etapa ou estagiados ao longo de dois procedimentos. Nesta última situação, a primeira cirurgia é realizada com o intuito de controlar a infecção e recuperar a integridade da membrana. Já no segundo tempo, busca-se o restabelecimento da conexão do tímpano com os líquidos endococleares, através da reconstrução da cadeia ossicular. Seguindo este raciocínio, os pacientes que após a primeira cirurgia continuam com a orelha média com sinais de hipoventilação não são bons candidatos para a ossiculoplastia, devido ao alto índice de falha do procedimento nestas situações, uma vez que o mecanismo gerador da patologia inicial continua não solucionado.

RECONSTRUÇÃO OSSICULAR

Seguindo os objetivos descritos anteriormente à erradicação de todo tecido patológico presente na fenda auditiva segue-se meticulosa avaliação da cadeia ossicular, definindo-se se há ou não necessidade de reconstrução da mesma. Chegando-se à conclusão de que algum grau de reconstrução deve ser realizada, é preciso definir o material a ser utilizado, assim como a forma de interposição deste na orelha média, de acordo com o que "restou" de cadeia intacta.

Como descrito, as interposições podem ser realizadas no mesmo tempo cirúrgico da eliminação dos processos patológicos ou em um segundo procedimento, quando estão estabelecidas a cura da doença, a cicatrização do enxerto timpânico e a restauração da ventilação da orelha média.

MATERIAL

Uma grande variedade de materiais tem sido usada na reconstrução da orelha média, sejam estes orgânicos (auto-enxertos ou homoenxertos), sintéticos ou mesmo mistos ou combinados.

Materiais ósseos e cartilagem foram utilizados inicialmente, na década de 60, e se mantêm até hoje como opção, sendo usados isoladamente ou em conjunto com materiais sintéticos (Pulec, 1973; Wehrs, 1982). Entre os materiais ósseos, podemos utilizar osso cortical esculpido adequadamente ou os próprios ossículos remodelados.

O receio da transmissão de enfermidades pelos homoenxertos fez com que, a partir da década de 70 e especialmente durante os anos 80, aumentasse o interesse dos otologistas pelo emprego de materiais sintéticos que fossem biocompatíveis e bioativos. Alguns materiais sintéticos inicialmente usados na reconstrução da cadeia ossicular, tais como aço inoxidável, polietileno e tântalo, foram posteriormente abandonados, pelas altas taxas de extrusão que apresentavam quando em contato com a membrana timpânica (Chole, 1996). Outros, de diferente naturezas tais como o plastipore, a hidroxiapatita, a cerâmica, o bioglass e o titânio são de uso corrente.

O Platispore foi introduzido por Shea, em 1978, através da criação de uma prótese de reconstituição ossicular total (TORP), para ser utilizada nos casos em que resta apenas a platina do estribo no momento da reconstrução; a prótese é então interposta entre esta e a membrana timpânica. Este material é um polietileno esponjoso de alta densidade, que Shea (1978) caracterizou como verdadeiramente biocompatível, por sua adequação biológica. Logo a seguir, o mesmo grupo apresentou o PORP (prótese de reconstituição ossicular parcial), também de Plastispore, para ser utilizado nos casos em que o estribo está intacto, sendo interposto entre a cabeça do mesmo e a membrana timpânica. Apesar da adequada biocompatibilidade do material, casos de extrusão da prótese foram descritos, tendo Sheehy (1985), Moretz (1986), Kinney (1979) e outros recomendado a interposição de cartilagem entre a extremidade distal da prótese e a membrana timpânica, diminuindo a porcentagem de extrusões.

A hidroxiapatita como material de implante na orelha média tem vários adeptos. A presença do fosfato de cálcio em sua composição química faz com que seja similar ao principal conteúdo de tecido ósseo, assemelhando-se, assim, com o ossículo retirado. Grote (1986) e Goldenberg (1992) relataram excelentes resultados cirúrgicos com o emprego desse material, utilizando-o de formas variadas na reconstrução ossicular da orelha média.

O chamado bioglass foi apresentado por Larry Hentch *et al*. (1971) da Universidade da Flórida, também na década de 70. Este, por sua vez, é um material que, além de biocompatível, apresenta bioatividade, ou seja, apresenta capacidade de ligação aos tecidos. Merwin apresentou, em 1986, dados preliminares do uso deste material com bons resultados. Já Rust *et al*. (1996) apresentaram excelentes resultados a longo prazo com o emprego de *bioglass* na reconstrução da cadeia ossicular.

O titânio é o mais recente material introduzido para uso na reconstrução da cadeia ossicular. Zenner *et al*. (2001) e Fisch (comunicação pessoal) relataram com entusiasmo suas experiências com as próteses de titânio, material altamente biocompatível e bioativo.

Além do uso de materiais orgânicos autólogos ou homólogos e de próteses puramente sintéticas, foram introduzidas as próteses mistas, ou seja, formadas com a associação de materiais biológicos e sintéticos. O grande objetivo destas próteses é proporcionar uma extremidade orgânica para entrar em contato com a membrana timpânica.

Além disso, a haste da prótese pode facilmente ser cortada durante a cirurgia, ajustando adequadamente o tamanho. Próteses com essas características são as descritas por Palva (1981), Bauer (1998) e Linden (1991).

Implantes orgânicos ou sintéticos

Não há consenso a respeito do material mais adequado, permanecendo a escolha deste ainda muito em nível de preferência pessoal do cirurgião, uma vez que tanto implantes orgânicos quanto os sintéticos (e, obviamente, também os combinados) apresentam vantagens e desvantagens. A vantagem mais importante dos materiais orgânicos está no menor grau de extrusão dos implantes, sendo estes casos atribuídos ao aparecimento de novas doenças ou pela má ventilação mantida na orelha média (Sheehy, 1985).

Como foi referido anteriormente, o principal motivo dos otologistas que optam pelos implantes sintéticos é o receio da transmissão de enfermidades pelos homoenxertos. Entretanto, a ocorrência de maior taxa de extrusões com os materiais exclusivamente sintéticos fez com que cirurgiões otológicos passassem a usar material biológico interposto entre a membrana timpânica e o implante, como por exemplo, lâminas de cartilagem ou osso. É preferível reconstruir a cadeia ossicular em um segundo tempo cirúrgico, quando a orelha média está seca e livre de tecidos doentes, o que diminui a reatividade da membrana timpânica à prótese (Brackmann, 1984; Mair, 1989; Berrocal, 1997).

Os autores acreditam que a melhor opção para as ossiculoplastias consiste, por razões óbvias, na utilização de tecidos próprios do paciente (enxerto autólogo), devendo ser utilizados sempre que possível. O material orgânico por nós utilizado são os ossículos (bigorna e martelo), quando estes apresentam condições de remodelamento; e, quando a primeira opção não é possível, osso cortical esculpido da forma necessária para a reconstrução. Além disso, utilizamos as próteses mistas de reconstituição ossicular total – PROT ou parcial PROP, cujas extremidades são de osso, e as hastes são de teflon (Linden, 2000).

Técnicas de reconstrução

A escolha da técnica de reconstrução depende da avaliação cuidadosa da orelha média, definindo-se o que há de ossículos viáveis e o que pode ser utilizado para reconstrução e dos materiais disponíveis para tal procedimento.

PLATINA DO ESTRIBO – MEMBRANA TIMPÂNICA

Quando, após a remoção dos tecidos doentes, resta apenas a platina do estribo para a reconstrução, esta pode ser feita através do uso da bigorna (autóloga ou homóloga) ou de próteses sintéticas ou combinadas de reconstrução total.

Bigorna

O processo longo da bigorna faz contato com a platina; e o processo curto, com a membrana timpânica (Fig. 60-1A). A presença de um nicho de janela oval estreito pode dificultar ou mesmo impedir este tipo de interposição, pela dificuldade de encaixe do ossículo. Sob microscopia, a bigorna é esculturada, a fim de chegar a forma e tamanho adequados, usando de preferência a pinça pressora de ossículos de Sheehy (Fig. 6-1B) e broca de diamante. A platina do estribo é coberta com tecido, em geral, fáscia temporal.

Prótese de reconstituição ossicular total (PROT)

A haste da prótese é apoiada na platina coberta por tecido, e a extremidade óssea arredondada fica em contato direto com a membrana timpânica (Fig. 60-1C). Se a extremidade da prótese for de material sintético é recomendado inserir enxerto de cartilagem tragal para evitar o contato direto com a membrana timpânica.

Cabeça do estribo – membrana timpânica

Para este tipo de reconstrução, quando o estribo encontra-se intacto, podem-se usar a bigorna, cabeça do martelo, cortical de osso, discos de cartilagem do trago ou prótese de reconstituição parcial (PROP).

Bigorna

O processo longo é esculpido de forma que encaixe com a cabeça do estribo, enquanto que o seu processo curto faz o contato direto com a membrana timpânica (Fig. 60-1D).

Cabeça do martelo

Da mesma forma que a bigorna é esculpida, a cabeça do martelo, quando apresenta condições adequadas, pode ser trabalhada para formar o encaixe adequado com a cabeça do estribo (Fig. 60-1E).

Cortical de osso

Se não há disponibilidade de ossículos (bigorna, martelo) pode-se retirar osso cortical com broca e pinça fixadora. O fragmento retirado é então esculpido em tamanho e forma para encaixe e interposto entre o estribo e membrana timpânica.

Discos de cartilagem

O emprego de cartilagem tragal na reconstrução ossicular já é bem antiga. A técnica mais utilizada é a descrita por Lopes Filho, com roscas de cartilagem tragal, com 3 mm de diâmetro. O orifício interno é feito com uma agulha de aspiração de 1 mm. A primeira rosca deve ter um corte transversal, permitindo que se possa abri-la como uma mola. Esta primeira rosca é colocada sobre o capítulo do estribo e deve envolver o tendão do músculo do estribo. Sobre esta são colocadas outras (em média 3 ou mais) até alcançarem contato com o cabo do martelo. Não havendo cabo do martelo, a última rosca deve tocar o enxerto (de pericôndrio) que foi colocado para fechar a perfuração. O sangue que penetra pelo orifício central das roscas vai dar estabilidade vertical. Em volta dessa pilha de roscas, coloca-se um coágulo de sangue do paciente ou esponja de colágeno (Lopes Filho, 1994).

Prótese de reconstituição ossicular parcial (PROP)

A haste tubular da prótese encaixa na cabeça do estribo, e a base fica em contato com a membrana timpânica, diretamente ou com cartilagem interposta (Fig. 60-1F).

Interposições incudoestapedianas

No caso em que há erosão apenas do processo lenticular ou do processo longo da bigorna, mas com preservação do restante do ossículo, a reconstrução pode ser feita com fragmento do osso ou cartilagem interposta entre a cabeça do estribo e a porção restante da bigorna. Assim, uma forma de interposição adequada é o disco ósseo da prótese combinada, com um entalhe na face superior para a bigorna e uma depressão central na face inferior, para o encaixe da cabeça do estribo (Fig. 60-1G). Nadel *et al.* (1997) usam uma prótese de hidroxiapatita neste tipo de reconstrução.

Banco de implantes otológicos

Em otologia, enxertos são empregados nas reconstituições de cadeias ossiculares, de canais auditivos e nas reparações de defeitos timpânicos. Diante da impossibilidade muitas vezes encontrada de utilizar tecidos do próprio paciente, é através da implementação de bancos de implantes otológicos que o cirurgião passa a ter à sua disposição uma variedade de homoenxertos que podem ser utilizados na restauração da anatomia e da fisiologia da orelha média.

Foi Marquet (1966) quem primeiro divulgou os resultados cirúrgicos obtidos com homoenxertos de membrana timpânica. Outros autores, entre os quais Perkins (1975), Chiossone (1977) e Lesinski (1977) trouxeram sua valiosa contribuição à cirurgia otológica, através da utilização de implantes provenientes de um banco de homoenxertos.

Existem diversas razões para justificar a importância dos bancos de tecidos para implantes otológicos, mas a mais importante sem dúvida é a criação de fonte de suprimento constante de material para os cirurgiões, garantindo qualidade, disponibilidade e regularidade nos fornecimentos dos materiais.

É fundamental a qualquer banco de tecidos um rígido controle de qualidade e esterilização. Os tecidos coletados em necropsia ou no bloco cirúrgico são submetidos a uma seleção rigorosa, para evitar qualquer tipo de contaminação. Considera-se o tipo de patologia que o paciente apresente, a evolução da mesma, os diagnósticos associados e a *causa mortis*. O Banco de Tecidos para Implante Otológicos do HCPA utiliza o processo de esterilização bioquímica semelhante ao utilizado no *Midwest Ear Bank* (Lesinski, 1977), processo esse baseado em trocas sucessivas do material em solução de formaldeído tamponado 4% e 0,5%. Com este procedimento, os tecidos estão esterilizados para todos os microorganismos conhecidos, exceto para o agente causador da doença de Creutzfeldt-Jacob. Assim sendo, os pacientes com possibilidade de serem portadores de tal patologia são sempre descartados. Deve se levar em consideração que a possibilidade de infecção é remota, uma vez que a incidência desta doença encontra-se entre 0,25 e 1 para 1.000.000 de indivíduos, e que jamais foi relatado algum caso de transmissão de Creutzfeldt-Jacob por tecido implantado na orelha média que tenha passado por esterilização bioquímica.

CAUSAS DE FALHAS DA OSSICULOPLASTIA

Existem numerosas técnicas de ossiculoplastia em uso atualmente. A maioria delas, utilizadas corretamente, será bem sucedida. A restauração da função auditiva requer mais do que unicamente a reconstrução adequada da cadeia ossicular. Inflamação crônica, destruição óssea, pobre aeração da orelha média e mastóide, alteração na anatomia normal, tanto pelo processo patológico quanto cirúrgico, são fatores que influem diretamente no resultado funcional. Cada um desses fatores, de forma isolada ou em conjunto, pode resultar em um inadequado resultado cirúrgico. Descreveremos as principais causas de falhas nas ossiculoplastias e as complicações inerentes ao procedimento.

Falha relacionada ao processo patológico

Otite média crônica não-colesteatomatosa

A principal característica da otite média crônica não-colesteatomatosa (OMCNC), antigamente denominada otite média crônica simples, é a otorréia recorrente

Fig. 60-1

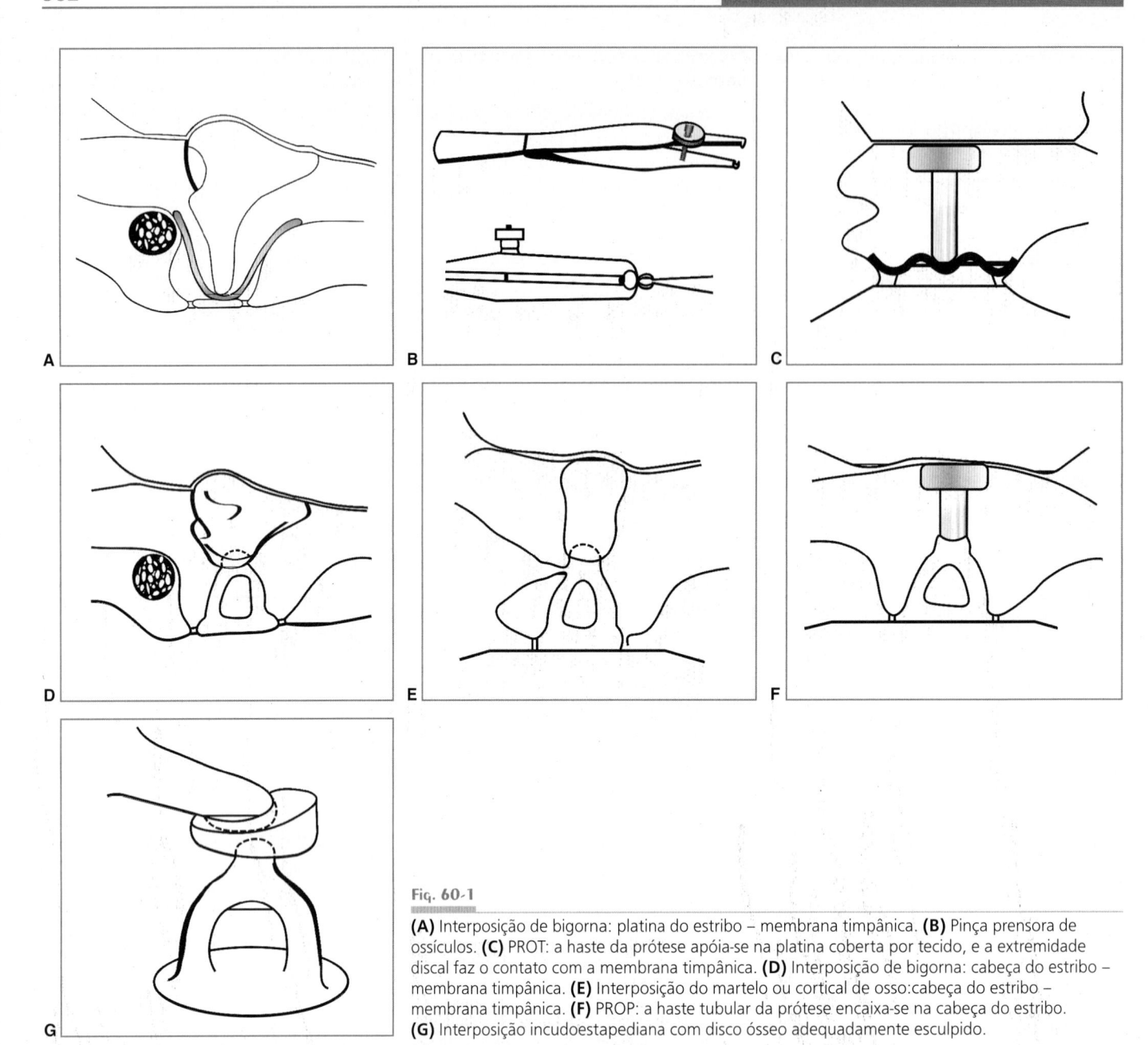

(A) Interposição de bigorna: platina do estribo – membrana timpânica. (B) Pinça prensora de ossículos. (C) PROT: a haste da prótese apóia-se na platina coberta por tecido, e a extremidade discal faz o contato com a membrana timpânica. (D) Interposição de bigorna: cabeça do estribo – membrana timpânica. (E) Interposição do martelo ou cortical de osso: cabeça do estribo – membrana timpânica. (F) PROP: a haste tubular da prótese encaixa-se na cabeça do estribo. (G) Interposição incudoestapediana com disco ósseo adequadamente esculpido.

originada da perfuração permanente da membrana timpânica. O procedimento terapêutico mais empregado, timpanoplastia sem mastoidectomia, pode resultar em falha do restabelecimento da função auditiva por duas causas. A primeira e mais séria delas é a não detecção de doença latente oculta na orelha média e mastóide. A segunda causa de falha nas ossiculoplastias é a fixação óssea dos ossículos nas paredes do ático. Isto pode ocorrer por formação de bandas de fibrose, timpanosclerose ou mesmo neoformação óssea.

A cirurgia da otite média atelectásica deve merecer uma atenção especial. Esta condição envolve a atrofia crescente e o conseqüente colapso da membrana timpânica sobre os conteúdos da parede medial da fenda auditiva. Neste processo há, via de regra, a medialização do cabo do martelo e a erosão progressiva com eventual erosão do processo longo da bigorna. Por vezes o processo de retração desacelera neste momento poupando a supra-estrutura do estribo que resta em contato com a membrana timpânica retraída (tímpano-estapedopexia). Apesar de Austin *et al.* não terem encontrado diferenças nas taxas de falhas nas ossiculoplastias na OMCNC e na otite média atelectásica, esta não tem sido a nossa experiência (Austin, 1976). Independente do material empregado é nossa impressão que as taxas de extrusão são maiores nesta situação. Aqui o problema básico parece residir na incapacidade da tuba auditiva de ventilar adequadamente a fenda auditiva. À pressão negativa segue-se nova retração timpânica, redução do volume mesotimpânico e extrusão ossicular. Nestas situações, antes de uma nova tentativa de reconstrução do sistema timpanossicular é crítica toda uma reanálise do quadro clínico com uma ênfase especial na orelha contralateral (OCL) do paciente (Scheibe, 2002).

Otite média crônica colesteatomatosa

A falha no restabelecimento da audição é comum na otite média crônica colesteatomatosa (OMCC), ocorrendo em cerca de ¼ dos pacientes. A maior causa disso é doença residual ou recorrente. A patologia ossicular na otite média crônica colesteatomatosa é muito mais severa do que a verificada na não-colesteatomatosa. A destruição parcial ou total dos ossículos é observada em cerca de 80% dos pacientes com colesteatoma, ao passo que em otite média crônica não-colesteatomatosa há erosão da cadeia ossicular em 10 a 20% dos casos. Muitos cirurgiões recomendam o adiamento da reconstrução ossicular, sendo esta realizada em uma segunda abordagem cirúrgica. O paciente deve ser acompanhado atentamente no período pós-operatório do primeiro tempo cirúrgico com o chamado "second look" sendo realizado em torno de 12 meses após. Neste momento, checa-se a presença de doença residual ou recorrente e processa-se a ossiculoplastia. Outros autores, porém, defendem a realização de uma única cirurgia, uma vez que a persistência da OMCC seja encontrada em apenas 25% dos pacientes (Goycoolea, 1978).

Falha e complicações relacionadas ao método de ossiculopastia

As complicações das ossiculoplastias podem ser classificadas em intra-operatórias e pós-operatórias.

Complicações intra-operatórias

Talvez a complicação intra-operatória mais freqüente das ossiculoplastias seja, em determinadas situações, a dificuldade na execução do procedimento. Para tanto concorrem fatores diversos e inerentes tanto à técnica cirúrgica quanto ao próprio processo patológico. Em relação à primeira sobressaem-se o emprego de um acesso que não ofereça uma adequada exposição; sangramento exagerado no transoperatório e uma estrutura logística deficiente.

Outro fator essencial para o sucesso das reconstruções com PROT e PROP é a correta medição do seu comprimento. Idealmente a prótese não pode ser nem curta nem longa demais. Em ambas situações corre-se o risco de um mau resultado funcional e na segunda situação aumentam as taxas de extrusão e de complicações labirínticas. A situação ideal é obtida quando a plataforma pressiona e abaula levemente a membrana não se apoiando no anel ósseo (para tanto pode-se circundá-la com pequenos cubos de gelfoam®). PROPs de comprimento excessivo submetem todo o sistema a uma tensão demasiada, sobrecarregando o estribo e podendo gerar fratura de uma das cruras e deslocamento da supra-estrutura. Já o emprego de PROTs excessivamente longos acarretam o risco de ruptura do ligamento anular resultando em fístula perilinfática e severa perda sensorineural. Da mesma forma, quando o cirurgião exerce pressão excessiva no posicionamento de próteses pode ocasionar fratura na base do estribo e seu deslocamento em direção ao vestíbulo causando vertigem e surdez sensorineural. Felizmente estes casos são raros. Pau et al. realizaram um estudo em ossos temporais humanos, onde estimou que é necessária uma pressão de 100 g aplicada sobre o PROT para produzir fraturas na base do estribo (Pau, 1999). A fim de prevenir essas complicações, as próteses devem ser manuseadas delicadamente, não sendo submetidas a pressões excessivas. Quando o cirurgião não dispõe de várias próteses, a broca diamantada pode ser utilizada para moldar progressivamente a prótese, até que se obtenham as dimensões ideais.

Nas raras situações em que durante a manipulação da janela oval ocorra uma ruptura do ligamento anular ou uma fissura na platina do estribo, esta deve ser imediatamente reparada com tecido gorduroso ou fáscia, transferindo-se a reconstrução ossicular para um segundo tempo cirúrgico.

A fixação ossicular é a causa mais comum de falha na ossiculoplastia, afetando qualquer um dos ossículos, isoladamente ou em diferentes combinações. Fixação ossicular pode estar presente antes do ato cirúrgico ou desenvolver-se no pós-operatório.

A fixação ossicular pré-operatória pode ser originada por três causas: fixação do martelo como resultado da não diferenciação do ligamento malear anterior, fixação óssea dos ossículos no ático secundário à hiperosteose ou timpanoesclerose.

A fixação ossicular pós-operatória pode ocorrer como complicação tardia. Os mecanismos envolvidos são os mesmos dos discutidos anteriormente, sendo a platina do estribo o sítio mais freqüentemente acometido. A correção deste problema pode envolver a realização de uma estapedectomia tradicional (bigorna-platina) ou com o emprego de próteses martelo–platina. Para a realização de uma ou outra técnica, exige-se que quaisquer processos inflamatórios/infecciosos da orelha média estejam completamente debelados. O labirinto nunca deverá ser violado em um primeiro tempo na cirurgia da otite média já que a extensão do processo inflamatório para a orelha interna pode gerar conseqüências catastróficas para a audição do paciente.

Outras potenciais complicações transoperatórias seriam a lesão do nervo facial ou insultos vasculares na orelha média. O nervo facial deve ser abordado com extremo cuidado, pois é uma das estruturas mais vulneráveis do osso temporal, especialmente quando há deiscência do seu canal ósseo do lado correspondente à orelha média. A prevalência de deiscências cirúrgicas do facial é de 7 a 11,4% e de 15 a 74% histologicamente (Hough, 1958; Moreano, 1994; Takahashi, 1992). O local mais comum para deiscências é a área próxima à janela oval, onde o nervo pode, inclusive, projetar-se sobre a platina do estribo (Moreano, 1994). Como ressaltado por Mutlu e Costa (1998), não raramente colesteatomas ou massas de tecido de granulação podem distorcer a anatomia típica do nervo. Nessas situações, uma manipulação mais intempestiva desta região pode deslocar o nervo do seu leito e acarretar lesões por estiramento do sétimo par.

Malformações arteriais como a carótida aberrante, os aneurismas, os pseudo-aneurismas e a persistência da artéria estapediana, apesar de não se constituírem em achados freqüentes no osso temporal, podem simular doenças mais comuns e banais como a otite média secretora, o granuloma de colesterol, ou constituir processos expansivos na orelha média. As tentativas de tratamento nessas situações, não raramente, são acompanhadas de graves complicações para o paciente. Todo o cuidado deve ser exercido durante a exploração de processos patológicos da região do pró-tímpano e da área correspondente ao orifício de abertura da tuba auditiva uma vez que essas regiões relacionam-se intimamente com o segmento vertical do canal carotídeo. Costa et al. (1996) demonstraram que a artéria pode inclusive estar deiscente neste segmento, seja de forma congênita ou secundariamente a processos patológicos. Mesmo quando não exposta, a espessura média da porção óssea do canal carotídeo foi estimada em 0,18 mm (desde que considerado o seu segmento mais delgado ao longo de todo o canal). A prevalência de deiscências macroscópicas é de 1 a 2%, enquanto que a microscópica sobe para 7,7% (Costa, 1996). Portanto a possibilidade de deiscências naturais ou adquiridas sempre deve ser considerada durante a dissecção cirúrgica dessa área. Lesões inadvertidas ao canal carotídeo durante timpanoplastias constituem-se em eventos raros. Entretanto, uma revisão mais atenta indica que relatos de casos de rupturas acidentais da artéria carótida interna aparecem periodicamente na literatura médica. Nessas catastróficas situações as paredes arteriais podem vir a ser confundidas com tecido de granulação, tumores glômicos ou mesmo otite média secretora. Para evitar esses acidentes, a área correspondente ao canal deve sempre ser abordada delicadamente pesquisando-se possíveis exposições através da palpação gentil com instrumentos não- pontiagudos.

Tal recomendação permanece em relação à exploração do hipotímpano. De acordo com Overton e Ritter (1973) e com Mutlu e Costa (1998), em 6% dos ossos temporais o golfo da veia jugular interna projeta-se superiormente mesmo acima do ânulo timpânico inferior. Na maioria das vezes o golfo está deslocado, porém ainda protegido pelo piso ósseo da orelha média. Entretanto, em raras ocasiões, há deiscência desta parede (natural ou adquirida), e a integridade do golfo pode ser violada durante a dissecção de um colesteatoma de hipotímpano ou mesmo durante a elevação de um simples retalho timpanomeatal.

Complicações pós-operatórias

A vertigem pós-operatória pode ser relacionada à fístula perilinfática iatrogênica não reconhecida ou labirintite serosa. Nesta situação, se o paciente não responder à terapia conservadora com repouso e fármacos antivertiginosos, a realização de uma timpanotomia exploradora pode estar indicada.

Em uma série que incluiu 436 ossiculoplastias, Zheng *et al*. relataram uma taxa global de perda sensorineural pós- operatória de 2,7%. Segundo estes autores dois pacientes (0,4%) apresentaram perda sensorineural de baixas e altas freqüências maior que 40 dB, e dez pacientes (2,3%) apresentaram perda sensorineural de altas freqüências acima de 20 dB. Outras complicações relatadas foram 12 pacientes com zumbido pós-operatório (2,7%) e vertigem transitória maior que um mês em dois pacientes (0,4%) (Zheng, 1996).

AGRADECIMENTOS

À Dra. Daniela Boeira, Médica Otorrinolaringologista, pela realização das ilustrações deste trabalho. Parte das ilustrações foram adaptadas de Pulec J. L. e Sheehy J. L, Welves R. E., Nadel, D. M. *et al*.

REFERÊNCIAS BIBLIOGRÁFICAS

Austin DF. Transcanal tympanoplasty: a fifteen-year report. *Trans Am Acad Ophthalmol Otolaryngol* 1976;82:30.

Bauer M. Polycel-bone composite drum-to-columella. *Otolary Head Neck Surg* 1988;98:305-309.

Berrocal JRGM, Camacho RR. Tympanic membrane atrophy in patients implanted with hydroxiapatite replacement prosthesis. A preliminary study. *Rev Bras Otorrino* 1997;63:453-456.

Brackmann DE, Sheehy JL, Luxford WM. TORPS and PORPS in tympanoplasty – a review of 1042 operations. *Otolaryngol Head Neck Surg* 1984;92:32-37.

Brackmann DE, Shelton C, Arriaga M. Tympanoplasty: ossicular tissue and hydroxyapatite. In: *Otologic surgery*. Philadelphia: WB Saunders, 1994.

Chiossone E. The establishment of an ear bank. *Otolaryng Clin of North Am* 1977;3:599-612.

Chole RA, Kim HJ. Ossiculoplasty with presculpted banked cartilage. *Oper Tech in Otolary Head and Neck Surg* 1996;7:38-44.

Costa SS, Colli BO, Fonseca N, *et al*. Anatomia cirúrgica da artéria carótida intrapetrosa. *J Bras Neurocir* 1996;7:30-43.

Costa SS, *et al*. Timpanotomia exploradora In: Cruz OLM, Costa SS (eds.) *Otologia clínica e cirúrgica*. Cap. 6. Rio de Janeiro: Revinter, 2000. 239-244p.

Costa SS, Hueb MM, Ruschel C, Cruz OLM. Otite média crônica colesteatomatosa. In: Cruz OLM, Costa SS (eds.) *Otologia clínica e cirurgica*. Cap. 10, Rio de Janeiro: Revinter, 2000. 197-217p.

Goldenberg RAS. Hydroxylapatite ossicular replacement prosthesis: results in 157 consecutive cases. *Laryngoscope* 1992;102:1091-1096.

Goycoolea MV, Paparella MM, Carpenter AM, Juhn SK. Oval and round window changes in otitis media: an experimental study in the cat. *Surg Forum*. 1978;29:578-80.

Grote JJ. Reconstruction of the ossicular chain with hydroxylapatite implants. *Ann Otol Rhinol Laryngol* 1986;95(Suppl 123):10-12.

Hench L, Splinter R, Allen W. Bonding. Mechanisms at the interface of Ceramic Prosthetic Materials. *J Biomed Mater Res* (SYMP) 1971;2:117-141.

Hough JVD. Malformation and anatomical variations seen in the middle ear during the operation for mobilization of the stapes. *Laryngoscope* 1958;68:1337-1379.

Kenney SE. Middle ear reconstruction using cartilage and TORP and PORP. *Laryngoscope* 1979;89:2004-2007.

Lesinski SG. Availability of homograft otologic tissue. *Otolaryng Clin of North Am* 1977;10:613-616.

Linden A, Costa SS, Smith MM. Timpanoplastia: evolução nas técnicas de reconstrução da cadeia ossicular. *Rev Bras Otorrino* 2000;66(2):136-142.

Linden A, Roithman R. Ossicular chain reconstruction: a combined prosthesis with organic and synthetic material. *Laryngoscope* 1991;101:436-437.

Lopes Fº O. Cirurgia da otite média crônica: timpanoplastias. In: Costa SS. *Otorrinolaringologia: principios e práticas*. Cap. 13. Porto Alegre: Artes Médicas, 1994. 59-167p.

Mair IW, Pedersen S, Lankli E. Audiometric results of TORP and PORP Middle Ear Reconstruction. *Ann Otol Rhinol Laryngol* 1989;98:429-433.

Marquet E. Reconstructive microsurgery of the ear drum by means of a tympanic membrane homograft. *Acta Otolaryng* 1966;62:459-464.

Merchant SN, Nadol JB. Histopathology of ossicular implants. *Otolaryngol Clin North Am Aug* 1994;27(4):813-834.

Merwin GE. Bioglass Midlle ear prosthesis: preliminary report. *Ann Otol Laryngol* 1986;95:78-82.

Moreano E, Paparella MM, Zelterman D, *et al*. Prevalence of facial canal dehiscence and of persistent stapedial artery in human middle ear: A report of 1000 temporal bones. *Laryngoscope* 1994;104:309-320.

Moretz WH Jr, Emmett JR, Shea JR. Ossicular prosthesis with peg-top fixation of interposed tissue. *Otolaryngol Head Neck Surg* 1986;94:407-409.

Mutlu C, Costa SS, Paparella MM, *et al*. Clinical histopathological correlations of pitfalls in middle ear surgery. *Eur Arch Otorhinolaryngol* 1998;255:189-194.

Nadel DM, Silverstein H, Olds MJ. A new prosthesis for reconstructing the incudoestapedial joint. *Am J Otol* 1997;18:540-543.

Overton SB, Ritter FN. A high placed jugular bulb in the middle ear: A clinical and temporal bone study. *Laryngoscope* 1973;83:1986-1993.

Palva T. An Alternative Way of Using TORP and PORP. *Laryngoscope* 1981;91:1960-1962.

Paparella MM, Shumrick DA, Gluckman JL, Meyerhoff WL. *Otolaryngology*. 3. ed. Philadelphia: WB Saunders, 1991.

Pau HW. Inner ear damage in TORP- operated ears: Experimental study on danger from environmental air pressure changes. *Ann Otol Rhinol Laryngol* 1999;108:745.

Perkins R. The ear bank project ear. *Trans Amer Acad Ophtal Otolaryng* 1975;80:23-29.

Pulec JL, Sheehy JL. Tympanoplasty: ossicular chain reconstruction. *Laryngoscope* 1973;83:448-465.

Rust KR, Singleton GT, Wilson J, Antonelli PJ. Bioglass middle ear prosthesis: long term results. *Am J Otol* 1996;17:371-374.

Scheibe AB, Smith MM, Costa SS, *et al*. Estudo da orelha contralateral.em pacientes portadores de otite média crônica: efeito Orloff®. *Rev Bras Otorrinolaringol* Vol. 68, n. 2, 245-9, mar./abr. 2002.

Shambaugh GE, Glasscock ME. Tympanoplasty. In: *Surgery of the ear*. 3. ed Philadelphia: WB Saunders, 1980.

Shea JJ, Emmett JR. Biocompatible ossicular implants. *Arch Otolaryngol* 1978;104:191-196.

Sheehy JL. Personal experience with TORPS and PORPS. A report of 455 operations. *Am J Otol* 1985;6:80-83.

Takahashi H, Sando I. Facial canal dehiscence: histologic study and computer reconstruction. *Ann Otol Rhinol Laryngol* 1992;101:925-930.

Wehrs RE. Homograft ossicles in tympanoplasty. *Laryngoscope* 1982;92:540-546.

Zenner HP, Stegmaier A, Lehner R, Baumann I, Zimmermannr R. Open tübingen titanium prostheses for ossiculoplasty: a prospective clinical trial. *Otol and Neurot* 2001;22:582-589.

Zheng C, Guyot JP, Montandon P. Ossiculoplasty by interposition of a minor columella between the tympanic membrane and stapes head. *Am J Otol* 1996;17(2):200-2.

Conduta na Surdez Congênita – Prevenção e Reabilitação

Nicodemos José Alves de Sousa ▪ Marcelo Castro Alves de Sousa ▪ Renato Castro Alves de Sousa

INTRODUÇÃO

O termo surdez neurossensorial congênita se refere às perdas auditivas por comprometimento da cóclea e/ou nervo coclear, podendo ser de origem genética ou adquirida durante o período pré e perinatal. A de origem genética pode se manifestar já ao nascimento, ou surgir tardiamente, podendo ainda ser **isolada** ou associada a alterações em outros órgãos ou sistemas (**sindrômica**). A surdez congênita ainda é definida como uma perda auditiva uni ou bilateral de, no mínimo, 30 a 40 dB.

A incidência global da surdez congênita bilateral é de aproximadamente 1 a 3 em cada 1.000 nascimentos (Early, 1993; Kemper, Downs, 2000; Lavinsky, Guimarães, 1998; Leibovic, 2003; Mason, Herrmann, 1998; Newborn and Infant Hearing Loss, 1999; Nóbrega, 1994); aumentando para até 2 a 9% em neonatos portadores de fatores de risco (Castro Júnior N. P.; Marone, Almeida, Redondo, 2003). Esta incidência é maior do que a de várias outras doenças que já são triadas ao nascimento (p. ex., Fenilcetonúria – 1:10.000, hipotireoidismo – 2,5:10.000, anemia falciforme – 2:10.000) (Comitê Brasileiro, 2000) reforçando ainda mais a necessidade da triagem auditiva neonatal.

As conseqüências podem ser graves, principalmente se não reconhecida e tratada em tempo hábil. A prevenção, o diagnóstico e a reabilitação precoces são as metas a serem alcançadas.

CLASSIFICAÇÃO

A surdez neurossensorial congênita pode ser classificada em:

- Genética:
  - Isolada.
  - Sindrômica.
- Não-genética (adquirida).

O Quadro 61-1 mostra várias causas de surdez congênita.

A **surdez genética** pode ser congênita ou tardia no seu aparecimento, variável na severidade e na configuração audiométrica, progressiva ou não, unilateral ou bilateral e sindrômica (envolvendo outras características físicas) ou não-sindrômica, ou seja, isolada.

A disacusia neurossensorial de causa genética é secundária a alterações autossômicas dominantes, autossômicas recessivas, ligadas ao X, a anormalidades cromossômicas e a malformações estruturais da orelha interna.

Entre estas alterações podemos citar:

- Aplasia de Scheibe.
- Aplasia de Michel.
- Displasia de Mondini.
- Aplasia de Siebenmann-Bing.
- Aplasia de Alexander.
- Síndrome do aqueduto vestibular alargado.

Entre as causas **não-genéticas**, as infecciosas têm maior importância nos países em desenvolvimento. Outras causas incluem problemas gestacionais e perinatais (Quadro 61-1).

PREVENÇÃO

A aquisição da linguagem ocorre sobretudo nos primeiros 3 anos de vida, o que é extremamente importante para o completo desenvolvimento do sistema nervoso central, do desenvolvimento emocional, social, cognitivo e vocacional. Por isso, é de grande importância o diagnóstico e a reabilitação precoce de crianças com deficiência auditiva, se possível

Quadro 61-1 Classificação da surdez congênita (modificado de Lowe, 1997)

Causas genéticas (50%)
- Displasias de orelha interna
- Causas cromossômicas e síndromes

– Alagille	– Osteogênese imperfeita
– Albinismo	– Pendred
– Alport	– Acidose tubular renal
– Apert	– Trissomias
– Crouzon	– Usher
– DiGeorge	– Waardenburg
– Hunter-Hurler	– Wildervank
– Klippel-Feil	– Disacusias ligadas ao X
– Neurofibromatose	

Causas não-genéticas (20-40%)
- Período perinatal: trauma ao nascimento, prematuridade, hipóxia, kernicterus, eritroblastose fetal
- Agentes teratogênicois (talidomida)
- Infecções (toxoplasmose, citomegalovirose, sífilis, rubéola, herpes simples)

Causas desconhecidas (30%)

até os 6 meses de idade, para que elas tenham melhor desenvolvimento da fala e linguagem, melhor rendimento escolar, maior auto-estima e melhor adaptação psicológica no seu ambiente social.

Ainda hoje, o diagnóstico da deficiência auditiva é tardio na grande maioria dos países. Mesmo em países desenvolvidos como os Estados Unidos e Alemanha, a idade média de diagnóstico é de 2 a 3 anos de idade (Kemper, 2000, Robertson, 1995; Eckel, 1998). No Brasil a idade média do diagnóstico é de 3 a 4 anos de idade (Comitê Brasileiro, 2000). Em trabalho realizado por Nóbrega, apenas 13% das crianças estudadas tinham menos de 2 anos de idade ao chegarem ao ambulatório de otorrinolaringologia.

Vários são os fatores relacionados ao diagnóstico tardio da surdez neurossensorial. Entre eles podemos citar a cobertura inadequada da população com testes de *screening* e baixa eficácia de alguns destes testes, a negação do problema pelos próprios pais e mesmo pelos profissionais de saúde (Robertson, 1995).

As conseqüências da deficiência auditiva são muitas. Estudos mostram que a privação auditiva precoce interfere com o desenvolvimento de estruturas nervosas necessárias para a audição. Uma perda auditiva significativa interfere com o desenvolvimento de habilidades para percepção e emissão da fala que serão necessárias para o aprendizado posterior da linguagem (De Chicchis, Bess, Schwartz, 1996).

O "*National Institutes of Health Consensus Development – 1993*", o "*Joint Committee on Infant Hearing – 1994*" assim como o Comitê Brasileiro sobre Triagem Auditiva na Infância – Período Neonatal recomendam a triagem auditiva neonatal universal, para tentar estabelecer o diagnóstico precoce dessas disacusias. Isto quer dizer que todas as crianças deveriam ser testadas ao nascimento ou no máximo até os 3 meses de idade, para que se inicie alguma intervenção até os 6 meses.

As Emissões Otoacústicas (EOA), o Potencial Evocado Auditivo de Tronco Cerebral (PEAT ou BERA) e a avaliação comportamental aos estímulos sonoros podem ser utilizados na triagem auditiva, cada um com suas vantagens e desvantagens.

As EOA avaliam objetivamente a integridade do sistema auditivo na cóclea, onde ocorre a maioria dos distúrbios de audição. Essas emissões são geradas somente quando o órgão de Corti está próximo do normal e também dependem do bom funcionamento da orelha média. Este exame é de mais fácil realização, mais rápido e objetivo que o BERA.

O BERA avalia a integridade das vias auditivas desde o nervo coclear ao tronco encefálico (colículo inferior). Ambos os exames são muito sensíveis, mas têm o inconveniente de apresentarem falsos-positivos, sendo que com as EOA este número é bem maior, principalmente nas primeiras 48 horas de vida. Mason *et al.* encontraram 3,5% de falsos-positvos em trabalho onde usou o BERA como exame de "screening".

A avaliação comportamental é realizada em crianças com mais de 6 meses de idade e necessita profissional mais qualificado e maior tempo na sua realização. É considerada como um método insuficiente para identificação precoce da surdez congênita (Vartiainen, 1997).

Alguns centros realizam a triagem auditiva apenas em crianças de alto risco para surdez neurossensorial, mas desta forma não se detectam aproximadamente 50% dos casos de surdez congênita (Joint Committee on Infant Hearing. Position Statement 1994; Robertson, Aldridge, Jarman, Saunders, Poulakis, Oberklaid, 1995). Essas crianças têm entre 1 e 3% de chance de apresentarem disacusia neurossensorial. O "Joint Committee on Infant Hearing, 1991", organizou uma lista de critérios de risco para deficiência auditiva (Quadros 61-2 e 61-3).

O programa **ideal** de triagem auditiva deve englobar os seguintes aspectos (Comitê Brasileiro, 2000):

- Triar pelo menos 95% das crianças nascidas.
- Avaliar pelo menos 95% das crianças encaminhadas para avaliação diagnóstica.
- Ter 0% de falso-negativo.

Os programas de triagem auditiva (TA) devem ser feitos com EOA, seguido pelo BERA nos casos que falharam no primeiro e aqueles que falharem no segundo repetem os dois exames em 1 mês. As crianças que não passarem nos testes novamente são então encaminhadas para avaliação diagnóstica. Cuadri *et al.* realizam a TA com EOA antes da alta hospitalar, repetindo o mesmo exame em 1 semana nas crianças que não passaram no teste e aqueles que falharam no segundo teste são submetidos ao BERA em até 3 meses, para confirmar a suspeita de hipoacusia.

No Brasil e em outros países em desenvolvimento ou subdesenvolvidos, é praticamente impossível a realização da triagem auditiva universal como recomendado, em decorrência da falta de equipamentos e profissionais qualificados em todas as cidades e hospitais. Apesar das dificuldades existentes, deve-se tentar realizar a avaliação auditiva sempre que possível, com os métodos disponíveis e com orientação ampla aos profissionais envolvidos com a criança.

Quadro 61-2 Critérios de risco neonatal para desenvolvimento de deficiência auditiva

- História familiar de deficiência auditiva
- Infecções congênitas (rubéola, citomegalovírus, toxoplasmose, sífilis)
- Anomalias craniofaciais (incluindo anormalidades do pavilhão auditivo e meato acústico externo)
- Peso ao nascimento < 1.500 g
- Hiperbilirrubinemia
- Apgar entre 0 e 4 no primeiro minuto ou entre 0 e 6 em 5 minutos
- Ventilação mecânica prolongada
- Uso de medicação ototóxica (aminoglicosídeos, diuréticos de alça, entre outros)
- Meningite bacteriana por 5 dias ou mais
- Outras alterações ao exame associadas a síndromes conhecidas que incluem déficit auditivo

Quadro 61-3 Critérios de risco na infância (29 dias até 2 anos de idade)

- Preocupação dos pais ou responsáveis com atraso no desenvolvimento da fala e/ou linguagem ou distúrbio auditivo
- Meningite bacteriana
- Traumatismo craniano com perda de consciência ou fratura de crânio
- Estigmas ou outros achados associados a síndromes conhecidas que incluem deficiência auditiva
- Medicação ototóxica (agentes quimioterápicos, aminoglicosídeos, associados ou não a diuréticos de alça)

Entre as causas de deficiência auditiva, as infecciosas ocupam posição de destaque em nosso meio, o que já não acontece em países desenvolvidos. Trabalho de Nóbrega mostrou que em 32% dos casos a causa não foi esclarecida, a disacusia genética foi a principal causa conhecida (24%), seguido pela rubéola congênita (17%). Segundo a OMS, metade de todas as perdas auditivas no mundo é passível de prevenção (Marone, 2001).

Alguns fatores de risco gestacional são freqüentes e muitas vezes são relacionados a intercorrências perinatais. Isto poderia diminuir com um acompanhamento pré-natal adequado (Schuknecht et al., 1973; Marone, 2001), cita vários destes fatores de risco: deficiências de ferro, ácido fólico, zinco, vitaminas; uso de drogas, álcool, fármacos (salicilatos, dextroanfetamina, difenil-hidantoína, warfarin, nicotinamida, narcóticos, analgésicos, diazepam, reserpina, barbitúricos, estreptomicina, antitireóideos, diuréticos, clorpropamida, vitamina K sintética, fumo, lítio); irradiação, infecções como Rubéola, Toxoplasmose; Asma, Acidente Vascular Cerebral, Epilepsia, Hipertireoidismo, doenças hepáticas, Anemia Falciforme, Diabetes Mellitus, hipertensão aguda, gravidez prolongada além da 42ª semana.

ACONSELHAMENTOS FAMILIAR E GENÉTICO

Sabe-se que 90% das crianças com surdez congênita têm pais ouvintes e sem nenhuma história de surdez em suas famílias. A descoberta de um filho surdo pode causar grande impacto no ambiente familiar (Leibovic, 2003). Vários sentimentos diferentes podem surgir, como culpa, negação, discriminação, vergonha, se não houver um adequado aconselhamento.

O aconselhamento genético é importante para que os pais tenham uma estimativa do risco de ocorrência da surdez entre seus filhos ou recorrência no caso de terem um filho com deficiência auditiva congênita.

Como exemplo, o risco de um casal de surdos com a mesma doença genética recessiva (consangüíneos) ter um filho com deficiência é de 100%. Se forem de causas diferentes, o risco é menor.

Um casal normouvinte com o primeiro filho surdo, sem causa aparente, tem de 10 a 16% de chance de ter um segundo filho com deficiência auditiva. Esta porcentagem diminui ao nascer um filho com audição normal.

Num casal onde apenas um tem surdez genética de caráter dominante, a chance de nascer um filho com deficiência auditiva é de 50% (Lavinsky; Guimarães, 1998).

REABILITAÇÃO

A reabilitação de crianças com disacusia congênita se faz basicamente através do uso de prótese auditiva e com o acompanhamento fonoaudiológico. Nos casos de surdez profunda haveria indicação para o implante coclear, ressalvadas algumas contra-indicações inerentes à própria doença ou ao paciente. No nosso meio, o implante coclear ainda é restrito a poucos centros devido principalmente ao alto custo envolvido neste tipo de tratamento.

Para a reabilitação é importante conhecer o grau da perda auditiva (leve, moderada, severa ou profunda), a fim de selecionar o tipo de abordagem educacional para a criança. Também é importante saber se a perda auditiva é pré ou pós-lingual. A criança que já adquiriu a fala e linguagem, antes de se tornar surda, pode processar melhor novas informações recebidas de fala e escrita, baseada em uma base lingüística estabelecida previamente com a audição (Craig, 1996). Por outro lado, crianças surdas pré-linguais devem aprender por meios alternativos, não somente o significado das palavras, mas também as várias regras sintáticas.

A abordagem terapêutica, resumidamente, deve seguir alguns princípios (Jensen, Fragoso, 2003):

- Diagnóstico precoce da deficiência auditiva.
- Adaptação precoce de próteses auditivas.
- Estimulação da audição residual.
- Estimulação da linguagem, fala e audição, seguindo as etapas de desenvolvimento de crianças normais.
- Trabalho em conjunto com os pais.
- Inserção da criança em escolas regulares, sempre com acompanhamento de profissionais envolvidos na reabilitação.

É importante também saber que as perdas auditivas podem mudar com o tempo, sendo então necessária uma constante monitoração da audição pelo otorrinolaringologista. O intervalo entre essas avaliações depende se há ou não progressão da perda auditiva. Uma piora da audição de 5 ou 10 dB, seja por uma otite secretora seja por uma simples rolha de cerúmen, pode dificultar muito o trabalho de reabilitação.

A equipe envolvida no diagnóstico e reabilitação de crianças com disacusia deve incluir o otorrinolaringologista, pediatra, fonoaudiólogo, psicólogo, educadores e outros profissionais, caso necessário.

Os métodos empregados na reabilitação podem ser divididos em:

- *Oralismo puro*: não é mais utilizado devido aos pobres resultados. Ele se baseia apenas na percepção auditiva amplificada e a emissão oral.
- *Oral multissensorial ou bilingüismo*: o deficiente deve aprender primeiramente a linguagem de sinais e depois a linguagem oral. Emprega o treinamento auditivo, leitura da fala, oralização, a associação de pistas táteis e cinestésicas, leitura e escrita.
- *Comunicação total*: utiliza todas as formas de expressão. Inclui a utilização de próteses auditivas, estimulação da fala através de leitura orofacial e produção da fala apoiada na linguagem de sinais (gestos naturais, alfabeto digital) e o ensino da leitura e escrita.

A reabilitação se baseia na capacidade e necessidade individual de cada criança e deve sempre incluir o suporte familiar, informando aos pais sobre o problema da criança, o tipo de perda auditiva e os tipos de comunicação, intervenção educacional e recursos tecnológicos disponíveis em sua comunidade, para que eles participem da escolha de todo o processo.

Como a maioria dos deficientes auditivos tem audição residual suficiente para se beneficiarem da amplificação, a prótese auditiva representa a primeira fonte de estímulo sonoro do ambiente. E a escolha adequada e o seu uso precoce são os instrumentos disponíveis mais importantes em todo o processo de reabilitação (De Chicchis, 1996).

O primeiro passo para estabelecer os candidatos ao uso de aparelhos de amplificação sonora seria identificar o tipo, grau e configuração da perda auditiva. Porém, em crianças com surdez congênita, quando é vital o uso de amplificação precoce para o desenvolvimento da linguagem, alguns métodos de avaliação audiológica não fornecem adequadamente esses parâmetros. O BERA pode fornecer dados sobre o tipo e grau de perda entre as freqüências de 1.000 a 4.000 Hz, faixa importante para o reconhecimento da fala.

De qualquer forma, toda criança com surdez deveria ser considerada candidata para o uso de prótese auditiva independente do tipo e grau da deficiência.

CONCLUSÃO

Devido à relativa alta incidência da surdez congênita e de suas graves conseqüências, é perfeitamente justificável a realização da triagem auditiva universal, sempre que possível. Também é importante a ampla divulgação entre a população e profissionais das áreas de saúde e educação, dos fatores de risco para surdez e os sinais de hipoacusia.

É importante lembrar que a reabilitação precoce do deficiente auditivo é que vai proporcionar um melhor desenvolvimento da fala e linguagem e uma melhor inserção do indivíduo no meio social.

REFERÊNCIAS BIBLIOGRÁFICAS

Berrettini S, Ravecca F, Selari-Franceschini S, Mattucci F, Siciliano G, Ursino F. Progressive sensorioneural hearing loss in childhood. *Pediatric Neurotology* 1998;20:130-135.

Castro Jr NP, Marone SAM, Almeida CIR, Redondo MC. Avaliação audiológica em Recém-nascidos. In: *Tratado de Otorrinolaringologia – Sociedade Brasileira de Otorrinolaringologia*. Vol. 1. São Paulo: Roca 2003. 441-451p.

Comitê brasileiro sobre perdas auditivas na infância – período neonatal. Comunicação Oral. Natal, 2000.

Craig WN. Education of deaf and hard-of-hearing children. In: Bluestone C, Stool S, Kenna M. *Pediatric otolaryngology*. 3. ed. Philadelphia: WB Saunders, 1996. 1657-1669p.

Cuadri A, Suarez MYA, Huelva AB, Roman PT, Berrocal MAS, Ramos GT. Otoemisiones acústicas como prueba de cribado para la detección precoz de la hipoacusia en recién nacidos. *Acta Otorrinolaringol Esp* 2001;52:273-278.

de Chicchis AR, Bess FH, Schuartz D. Amplification selection for children with hearing impairment. In: Bluestone C, Stool S, Kenna M. *Pediatric otolaryngology*. 3. ed. Philadelphia: WB Saunders, 1996. 1657-1669p.

Early Identification of Hearing Impairment in Infants and Young Children. *National Institutes Of Health Concensus Development Conference Statement* 1993;11(1):1-25.

Eckel HE, Richlingh EE, Streppel M, Damm M, Wedel H. Diagnostic delay in children with profound hearing impairment in germany. *Laryngo-Rhino-Otol* 1998;77:125-130.

Jensen AM, Fragoso AC. Reabilitação da perda auditiva na infância. In: *Tratado de Otorrinolaringologia – Sociedade Brasileira de Otorrinolaringologia*. 1. ed. São Paulo: Roca, 2003. 232-242p.

Joint committee on infant hearing. position statement. *Audiology Today* 1994;6(6).

Kemper A, Downs S. A cost-effectiveness analysis of newborn hearing screening strategies. *Arch Pediatr Adolesc Med* 2000;154:484-488.

Lavinsky L, Guimarães U. Causas de surdez neurossensorial. In: Sih T. *Otorrinolaringologia pediátrica*. 1. ed. Rio de Janeiro: Revinter, 1998. 185-194p.

Leibovic Z. Aconselhamento familiar do paciente surdo. *In:* Tratado de Otorrinolaringologia – Sociedade Brasileira de Otorrinolaringologia. Vol. 2. São Paulo: Roca 2003. 325-329p.

Lenarz T. Sensorineural hearing loss in children. International *Journal of Pediatric Otorhinolaryngology* 1999;49(Suppl):179-181.

Lopes Fº OC, Lewis D. Surdez no Recém-nascido. In: *Tratado de Otorrinolaringologia – Sociedade Brasileira de Otorrinolaringologia*. Vol. 2. São Paulo: Roca, 2003. 367-378p.

Lowe LH, Vezima LG. Sensorineural hearing loss in children. *RadioGraphics* 1997;17:1079-1093.

Marone MR. Recém-nascidos gerados por mães com alto risco gestacional: estudo do comportamento auditivo e das emissões otoacústicas produtos de distorção. *Dissertação apresentada à Faculdade de Medicina da Universidade de São Paulo* para obtenção de título de Mestre em Ciências. São Paulo, 2001.

Mason J, Herrmann K. Universal Infant Hearing Screening by Automates Auditory Brainstem Response Measurement. *Pediatrics* 1998;101:221-228.

Nekahm D. Weichbold V. Welzl-Mueller K, Hirst-Stadlman A. Improvement in early detection of congenital hearing impairment due to universal newborn screening. *International Journal of Pediatric Otorhinolaryngology* 2001;59:23-28.

Newborn and Infant Hearing Loss: Detection and Intervention. *Pediatrics* 1999;103:527-530.

Nóbrega M. Aspectos diagnósticos e etiológicos da deficiência auditiva em crianças e adolescentes. *Tese apresentada à Escola Paulista de Medicina* para obtenção de título de Mestre em Otorrinolaringologia. São Paulo, 1994.

Parving A. The need for universal neonatal hearing screening – some aspects of epidemiology and identification. *Acta Pediatr* 1999;432(Suppl):69-72.

Robertson C, Aldridge S, Jarman F, Saunders K, Poulakis Z, Oberklaid F. Late diagnosis of congenital hearing impairment: why are detection methods failing? *Archives of Disease in Childhood* 1995;72:11-15.

Schuknecht HF, Kimura R, Naufal P. The Pathology of sudden deafness. Acta Otolaryngol 1973; 76:75.

Vartiainen E, Karjalainen S. Congenital and early-onset bilateral hearing impairment in children: the delay in detection. *The Journal of Laryngology and Otology* 1997;111:1018-1021.

Yoshinaga-Itano C, Apuzzo M. The development of deaf and hard of hearing children identified early through the high-risk registry. *American Annals of The Deaf* 1998;143:416-424.

Presbiacusia e Seus Desafios Terapêuticos

Michelle Lavinsky ▪ Luiz Lavinsky

INTRODUÇÃO

A perda auditiva é um problema de saúde pública em o todo mundo pela proporção de indivíduos acometidos, chegando a atingir em algum grau mais de 28 milhões de americanos. Os idosos são responsáveis pela maioria dos casos, sendo a prevalência de até 40% entre indivíduos maiores de 75 anos (Houston et al., 1999; Cruickshanks et al., 1998). A presbiacusia, perda de sensibilidade auditiva própria do envelhecimento, é, portanto, a causa mais comum de perda auditiva (Houston et al., 1999).

Tendo em vista a tendência de envelhecimento da nossa população, está previsto um consequente substancial aumento da prevalência dessa patologia, assim como de outras doenças crônico-degenerativas.

Entre as patologias crônicas do idoso, a perda auditiva assume papel importante. É uma das quatro patologias crônicas mais frequentes, ao lado de hipertensão, cardiopatias e artrite (Houston et al., 1999). Além de sua alta frequência, apresenta grande impacto na qualidade de vida do indivíduo, com claras repercussões comportamentais. Temos idosos mais isolados socialmente e, por vezes, com irritabilidade e desconfiança excessiva (Lavinsky et al., 1999).

O papel da herança genética nessa condição sempre foi aventado com base na observação da repetição da presbiacusia em determinadas famílias. Em grande estudo de coorte de base populacional, essa hipótese foi fortalecida, tendo sido demonstrada a existência de uma significativa tendência familiar para a perda auditiva relacionada ao envelhecimento (Gates et al., 1999). Essa associação foi mais forte entre mulheres e em fenótipos estriais. Outro recente estudo de base populacional identificou várias regiões cromossômicas associadas à presbiacusia em humanos (DeStefano et al., 2003). Muitas delas se sobrepõem aos *loci* já conhecidos por causarem surdez congênita.

A presbiacusia vem sendo abordada mais recentemente como um termo global que inclui, além da questão genética, os efeitos cumulativos do envelhecimento e de várias influências ambientais nocivas, como trauma acústico, ototoxicidade e patologias sistêmicas que possam afetar o sistema auditivo (Willott et al., 2001).

DIAGNÓSTICO

O quadro clássico e mais frequente de apresentação da presbiacusia é o achado de hipoacusia sem causa precipitante aparente, de caráter lento e progressivo, tendo seu início geralmente a partir dos 40 anos de idade. A audiometria demonstra perda auditiva sensorineural simétrica, com queda dos graves para os agudos (Fig. 62-1).

CONSIDERAÇÕES HISTÓRICAS

As lesões cocleares foram classificadas por Schuknecht, em função de seu padrão histopatológico, em quatro tipos de presbiacusia (Schuknecht, 1964):

1. **Presbiacusia sensorial**: é caracterizada por atrofia do órgão de Corti, na espira basal da cóclea. É lentamente progressiva e muitas vezes não atinge as espiras média e apical da cóclea, poupando, assim, as frequências da fala.
2. **Presbiacusia neural**: se dá por perda dos neurônios cocleares, com atrofia neural e redução no número de células dos gânglios espirais, sem comprometimento importante do órgão de Corti. Com isso, ocorre baixa discriminação vocal associada à pouca perda em tons puros.
3. **Presbiacusia estrial**: ou metabólica, se dá por atrofia irregular da estria vascular nas espiras média e apical da cóclea, com prejuízo da nutrição celular. Caracteriza-se por uma audiometria plana com boa discriminação vocal em função da ausência de degeneração neural.
4. **Presbiacusia coclear**: condutiva ocorre por alterações no funcionamento do ducto coclear, com alterações atróficas do ligamento espiral, de massa e espessura da membrana basilar e modificação dos mecanismos próprios da orelha média. A audiometria apresenta um modelo em linha reta descendente. A discriminação é diretamente relacionada ao grau de perda para os tons puros, sem alterações degenerativas associadas (Lavinsky et al., 1999).

TRATAMENTO

O desafio de poder tratar a presbiacusia ou mesmo preveni-la vem sendo motivo de estudos e discussões. Muito se vem descobrindo a respeito de sua fisiopatologia e fatores de risco associados, porém ainda não dispomos de tratamento específico curativo (Willott et al., 2001).

O uso de aparelhos individuais de amplificação sonora (AASI) é uma medida efetiva e fundamental para a reabilitação da presbiacusia, devendo ser proposta precocemente durante o curso evolutivo da perda auditiva (Cruz Filho et al., 2003; Cohn, 1999). A amplificação precoce pode levar a uma maior adesão ao uso do aparelho e até prevenir o isolamento social do idoso (Cohn, 1999).

É aconselhável a prescrição de uso binaural, pois, além do benefício da estereoacusia, com melhor localização da fonte sonora, há o fenômeno de somação interaural, que pode aumentar o limiar auditivo em cerca de 6 dB. Além disso, evita-se a estimulação cortical unilateral e a privação acústica do lado não-protetizado (Cruz Filho et al., 2003; Lavinsky et al., 1999).

Apesar dos potenciais benefícios obtidos por esses pacientes com o uso desses aparelhos, observa-se uma grande dificuldade de adesão ao tratamento. Em uma coorte de 1.629 adultos de 48 a 92 anos com indicação de uso de AASI, observou-se uma prevalência de uso de apenas 14,6%. No subgrupo de indivíduos afetados mais severamente, a prevalência de uso foi de 55% (Tersch, 1997). Tenta-se explicar essa baixa adesão de várias formas, incluindo a dificuldade psicológica na aceitação da surdez e do prejuízo estético pelo uso do AASI (Lavinsky et al., 1999). Os AASI multicanais têm proporcionado a amplificação apenas das freqüências envolvidas. Na presbiacusia, geralmente as freqüências agudas afetadas são amplificadas, poupando, assim, a ampliação desnecessária das graves e possibilitando um maior conforto e aceitação do tratamento. Outros detalhes sobre protetização podem ser encontradas em capítulo específico.

Entretanto, o manejo da presbiacusia deve ir além da protetização, tentando-se identificar e controlar os fatores conhecidos como agravantes dessa entidade. Muitos estudos vêm sendo desenvolvidos a esse respeito, tornando esse um campo muito propício para pesquisas e novas constatações.

Davanipour, em 2000, em estudo de coorte de base populacional com 3.050 indivíduos maiores de 65 anos, identificou como fatores significativamente associados à perda auditiva nesse grupo a idade (*odds ratio* [OR] 2,7), o sexo masculino (OR 1,9), a hipertensão (OR 1,4), a artrite (OR 1,5), os sintomas depressivos significativos (OR 1,4) e o consumo de álcool (OR 1,4) (fatores de risco mexicano). Doenças cardiovasculares também são descritas como associadas à presbiacusia (Gates *et al.*, 1993).

O tabagismo é um fator ambiental tradicionalmente envolvido na presbiacusia por sua ação vascular e antioxidante. Estudo transversal de base populacional com 3.753 pessoas entre 48 e 92 anos de idade demonstrou que os tabagistas apresentaram uma prevalência de perda auditiva 70% maior do que os não-tabagistas. Além disso, aqueles que não fumavam porém moravam com indivíduo tabagista apresentaram uma prevalência de perda auditiva 95% maior do que os não-tabagistas não expostos ao fumo dentro de casa (Cruickshanks *et al.*, 1998).

Sabemos que tabagistas apresentam mais presbiacusia, porém ainda não conhecemos qual o real benefício para a audição daqueles tabagistas e presbiacúsicos que param de fumar. Acredita-se que a mudança de hábitos em relação ao cigarro pode acarretar prevenção ou atraso na progressão da presbiacusia, porém há necessidade de estudos longitudinais que comprovem esses dados.

O diabetes é associado a complicações microvasculares que freqüentemente afetam os rins e os olhos. Acredita-se que esses mesmos mecanismos atinjam a microvasculatura da orelha interna, com prejuízo da audição dos indivíduos diabéticos. Estudos experimentais vêm testando essa hipótese em animais diabéticos, demonstrando espessamento da membrana basal dos capilares da estria vascular e dano aos nervos e vasos da orelha interna. Dalton *et al.* estudaram a mesma população citada acima no estudo do tabagismo, demonstrando que os indivíduos diabéticos não-insulino-dependentes apresentaram 40% mais perda auditiva compatível com presbiacusia do que os não-diabéticos, mesmo após controle para potenciais fatores de confusão, como hipertensão, idade, sexo, exposição ocupacional ao ruído e tabagismo. Não foi demonstrado, nesse estudo, associação entre duração da diabetes ou controle glicêmico e perda auditiva (Dalton *et al.*, 1998).

Doenças cardiovasculares, como cardiopatia isquêmica, acidente vascular cerebral e claudicação intermitente também são relacionadas à presbiacusia. Uma coorte de 1.662 idosos estudada para avaliar a associação de doença cardiovascular e presbiacusia encontrou uma prevalência significativamente maior de presbiacusia naqueles idosos com doença cardiovascular (Gates *et al.*, 1993).

A influência de fatores nutricionais na presbiacusia vem sendo estudada nos últimos anos. Sabe-se que as deficiências de vitamina B12 e folato são muito comuns no idoso. Entretanto, sua importância na presbiacusia ainda é assunto controverso. Um estudo com 55 senhoras com idade entre 60 e 71 anos mostrou que aquelas com perda auditiva apresentavam níveis de vitamina B12 e folato menores do que as com audição normal (Houston *et al.*, 1999). Entretanto, outro estudo, com 91 indivíduos, não mostrou relação significativa entre as duas entidades (Bernner *et al.*, 2000). Tornam-se, portanto, necessários novos estudos nessa área, para que a questão nutricional na presbiacusia seja mais bem definida.

O uso de fármacos na presbiacusia, como vasodilatadores e antiagregantes plaquetários, na tentativa de aumentar o metabolismo cerebral e a perfusão da orelha interna, revertendo ou retardando, com isso, a evolução da doença, é prática comum. Entretanto, não há, até o momento, estudos consistentes que comprovem o real benefício do uso dessas medicações na presbiacusia – o que não necessariamente significa a ausência desse benefício. Fica a critério individual o uso ou não dessas medicações até que possamos dispor de embasamento para essa intervenção.

Os implantes cocleares vêm sendo realizados há mais de 25 anos e constituem uma opção terapêutica para idosos em alguns serviços. Labadie, estudando um grupo de indivíduos implantados com mais de 65 anos, encontrou benefício significativo no grau de reconhecimento de sentenças e palavras. Além disso, quando comparado ao grupo de implantados de 18 a 65 anos, não houve diferença no tempo cirúrgico, tempo de internação e reconhecimento de fala entre os grupos. Não foi observado aumento da morbidade ou complicações no grupo de idosos submetidos à cirurgia. Esse estudo demonstra que a idade não deve ser limitante para o implante coclear, já que o incremento na qualidade de vida dos idosos é evidente, sem que se acrescentem maiores morbidades com o ato cirúrgico (Labadie *et al.*, 2000).

O tratamento da presbiacusia é, portanto, um campo de imensa repercussão dentro da otologia. Seja pela sua prevalência, seja pela sua influência na qualidade de vida dos pacientes, a pesquisa nessa área recebe um grande impulso. Ainda há espaço para novos estudos, principalmente aqueles que visem determinar o papel das intervenções nessa área e o impacto sobre a evolução da patologia.

CONCLUSÃO

A presbiacusia, perda auditiva relacionada ao envelhecimento, é a causa mais comum de perda auditiva. Atinge uma grande parcela da população que tende a crescer substancialmente com o passar dos próximos anos. O tema assume importância não somente pelo número de indivíduos que acomete, mas também pelo seu grande impacto na qualidade de vida.

É fruto de fatores genéticos e ambientais. Sabe-se que o tabagismo, diabetes, hipertensão, outras doenças cardiovasculares, fatores dietéticos podem estar relacionados à presbiacusia.

No manejo dessa entidade a atual recomendação é controlar fatores sistêmicos que possam estar associados, assim como, a prescrição de aparelho individual de amplificação sonora de maneira precoce.

BIBLIOGRAFIA

Bernner B, Odum L, Parving A. Age-related hearing impairment and B vitamin status. *Acta Otolaryngol* 2000;120:633-7.

Cohn ES. Hearing loss with aging: presbyacusis. *Clin Geriatr Med* 1999;15(1):145-61.

Cruickshanks KJ, Klein R, Klein BE, Wiley TL, Nondahl DM, Tweed TS. Cigarette smoking and hearing loss - the epidemiology of hearing loss study. *JAMA* 1998;279:1715-19.

Cruz Filho NA, Breuel MLF, Campilongo M. Presbiacusia. In: Campos AHC, Costa HOO. *Tratado de otorrinolaringologia*. São Paulo: Rocca, 2003. 186-192p.

Dalton DS, Cruickshanks KJ, Klein R, Klein BE, Wiley TL. Association of NIDDM and hearing loss. *Diabetes Care* 1998;21:1540-4.

DeStefano AL, Gates GA, Heard-Costa N, Myers RH, Baldwin CT. Genome linkage analysis to presbyacusis in Framingham heart study. *Arch Otolaryngol Head Neck Surg* 2003;129:285-9.

Gates GA, Cobb JL, D'Agostino RB, Wolf PA. The relation of hearing in elderly to the presence of cardiovascular disease and cardiovascular risk factors. *Arch Otolaryngol Head Neck Surg* 1993;119(2):156-61.

Gates GA, Couropmitree NN, Myers RH. Genetic associations in age-related hearing thresholds. *Arch Otolaryngol Head Neck Surg* 1999;125:654-9.

Houston DK, Johnson MA, Nozza RJ, Gunter EW, Shea KJ, Cutler GM, *et al*. Age-related hearing loss, vitamin B12, and folate in elderly women. *Am J Clin Nutr* 1999;69:564-71.

Labadie RF, Carrasco VN, Gilmer CH, Pillsbury HC. Cochlear implant performance in senior citizens. *Otolaryngol Head Neck Surg* 2000;123:419-24.

Lavinsky M, Wolff FH, Lavinsky L. A perda auditiva no paciente idoso. *Rev de Medicina ATM* 1999;19(1):192-6.

Schuknecht HF. Further observation on pathology of presbyacusis. *Arch Otolaryngol* 1964;80:369-82.

Tersch RC. Psychological effects of hearing aid use in older adults. *J Gerontol B Psychol Sci Sco Sci* 1997;53:127-138.

Willott JF, Chisolm HT, Lister JJ. Modulation of presbyacusis: current status and future directions. *Audiol Neurootol* 2001;6:231-49.

Tratamento das Alterações Metabólicas dos Carboidratos com Repercussão na Orelha Interna

Cíntia D'Avila ▪ Luiz Lavinsky

CONCEITO E INTRODUÇÃO

A alteração no metabolismo dos carboidratos, nas suas mais diferentes expressões, tem sido identificada como uma das etiologias mais prevalentes dos distúrbios cocleovestibulares, sendo sua pesquisa atitude mandatória no manejo diagnóstico-terapêutico desses pacientes. Como distúrbio metabólico dos carboidratos incluem-se três diferentes entidades clínicas, cada qual com suas particularidades de apresentação, diagnóstico e manejo, as quais representam, em verdade, estágios diferentes de um mesmo processo fisiopatogênico (Kraft, 1975/1995; The Expert Committee on the Diagnosis and Classification of Diabetes Mellitus, 1999; Malerbi, Franco, 1992):

1. **Hiperinsulinemia isolada ou hiperinsulinemia com euglicemia:** tal distúrbio metabólico dos carboidratos, considerado o mais precoce daqueles com potencial de repercussão clínica, parece associar-se quase que exclusivamente ao comprometimento da orelha interna, podendo preceder o desenvolvimento da diabetes melito não-insulino-dependente (DMNID) em vários anos, motivo pelo qual foi originalmente designado diabetes melito *in situ* ou oculto (Kraft, 1975; Harris, Klein, Welborn, Knuiman, 1992). Esse tipo de alteração é diagnosticado tão-somente pela curva insulinêmica de 5 h, sendo caracteristicamente normal o teste de tolerância à glicose (TTG).
2. **Hiperinsulinemia com tolerância diminuída à glicose (TDG):** tal distúrbio metabólico tem sido denominado tolerância diminuída ou intolerância à glicose, representando uma etapa intermediária entre a anterior e aquela de diabetes DMNID clinicamente manifesto. Nesse estágio de perturbação metabólica, não apenas a orelha interna, como também outros sítios orgânicos, mais tradicional e comumente envolvidos pelo DMNID, podem ser comprometidos (National Diabetes Data Group, 1979).
3. **Hiperinsulinemia com hiperglicemia:** corresponde ao DMNID, o qual exibe maior potencial de comprometimento de órgãos-chave outros que não a orelha interna, tais como os rins, os olhos e o sistema cardiovascular (National Diabetes Data Group, 1979; Colman, Thomas, Zimmet, Welborn, Garcia-Webb, 1999).

Alguns autores têm sugerido a existência de um quarto tipo de distúrbio metabólico dos carboidratos, caracterizado pela associação de hiperinsulinismo à hipoglicemia reacional, o qual desenvolver-se-ia antes da ocorrência de TDG (Service F. J., 1995).

Deve-se salientar que é possível ou, mesmo, freqüente, que a hiperinsulinemia isolada evolua à hiperinsulinemia com tolerância diminuída à glicose sem que o paciente exiba hipoglicemia diagnosticável à curva glicêmica (National Diabetes Data Group, 1979).

Há de se ressaltar que os três grupos clínicos citados anteriormente (ou quatro, se considerarmos o hiperinsulinismo com hipoglicemia reacional como subtipo dismetabólico) representam, em verdade, espectros diferentes de um mesmo processo de perturbação metabólica, devendo, pois, ser entendidos como um *continuum* de alterações fisiopatogênicas (De España, Biurrun, Lorente, Traserra, 1995; Kirtane, Medikeri, Rao, 1994).

FISIOPATOGENIA DO COMPROMETIMENTO DA ORELHA INTERNA NOS DISTÚRBIOS METABÓLICOS DOS CARBOIDRATOS

As diferentes formas de distúrbio metabólico dos carboidratos podem comprometer a orelha interna basicamente pelos mesmos mecanismos fisiopatogênicos, com algumas particularidades na dependência do grau de perturbação metabólica. O DMNID é o que mais particularidades fisiopatogênicas exibe no que tange à orelha interna, podendo causar lesão a esse nível por mecanismos que lhe são exclusivos (Kraft, 1995; The Expert Committee on the Diagnosis and Classification of Diabetes Mellitus, 1999).

O desenvolvimento de hiperinsulinemia nesses pacientes é conseqüência direta de uma perturbação metabólica denominada de resistência à insulina. Esta caracteriza-se pela redução da resposta biológica da insulina em nível celular. Pacientes com DMNID apresentam uma redução maior do que 35 a 40%, em termos absolutos, nos índices funcionais da insulina corporal total (Davies, Raymond, Day, Hales, Burden, 2000; Kraft, 1998; O'Rahilly, Hattersley, Vaag, Gray, 1994).

Situações associadas à hiperinsulinemia resultam na perturbação não apenas dos níveis glicêmicos, mas, também, e ao que parece mais importante, da bomba sódio/potássio-ATPase (Paparella, Djalilian, 2002). A interferência na ação da bomba sódio/potássio-ATPase constitui a característica etiopatogênica básica dos estados hiperinsulinêmicos euglicêmicos (DM *in situ*), bem como dos estados de tolerância diminuída à glicose (Kraft, 1995; Arenberg I. K.; Marovitz W. E.; Shambaugh G. E. Jr., 1970; Mangabeira-Albernaz, 1995; Proctor CA,

Proctor T. B.; Proctor B., 1992; Kirtane; Medikeri; Rao, 1984). Apesar de representarem formas mais tênues de alteração do metabolismo dos carboidratos, as alterações em nível da orelha interna são possíveis nesses estágios pelo fato de a bomba sódio/potássio-ATPase possuir um dos mais altos níveis de atividade em nível da estria vascular, de forma que o comprometimento cocleovestibular é um achado possível mesmo em estágios incipientes de alterações metabólicas envolvendo carboidratos e insulina (Paparella, Djalilian, 2002; Mangabeira Albernaz, Fukuda, 1994).

Sabe-se que a bomba sódio/potássio-ATPase é a responsável pela manutenção da alta concentração de potássio e baixa concentração de sódio na endolinfa, a exemplo do que acontece no espaço intracelular. A manutenção desse equilíbrio iônico se faz à custa de gasto de energia, uma vez que o transporte de sódio é feito contra um gradiente de concentração. Pacientes hiperinsulinêmicos, por exibirem comprometimento funcional da bomba sódio/potássio-ATPase, apresentam aumento da concentração de sódio e diminuição da concentração de potássio em nível da endolinfa, com conseqüente aumento da pressão osmótica a esse nível, resultando em hidropisia endolinfática. Com efeito, é bem reconhecido que alterações no metabolismo dos carboidratos são uma das possíveis etiologias da síndrome de Ménière (Kraft, 1975; Paparella; Djalilian, 2002; Proctor C. A.; Oak R., 1981, Thorp; Shehab; Bance; Rutka, 2003).

Pacientes hiperglicêmicos podem exibir alterações cocleovestibulares através de três mecanismos principais, os quais podem agir isolada ou associadamente: neuropatia do 8º par craniano, vasculopatia de pequenos vasos e interferência na ação da bomba sódio/potássio-ATPase em nível da orelha interna, sobretudo da estria vascular. Os dois primeiros desses mecanismos de ação assumem maior relevância em pacientes com DMNID severo e de difícil manejo, nos quais representam as principais vias de lesão cocleovestibular (Lavinsky; D'Avila, 2001; Lehrer; Poole; Seaman; Restivo; Hartman, 1986).

CONSIDERAÇÕES ESSENCIAIS RELATIVAS AO DIAGNÓSTICO

Demonstrou-se que, tanto mais precoce a identificação da dismetabolopatia, tanto melhor a resposta clínica, não apenas no que tange ao zumbido e à preservação, ou mesmo melhora, do *status* auditivo, mas, também, com relação às alterações equilibratórias (Kraft, 1975; Kraft, 1995).

Em pacientes com diabetes *in situ*, os testes diagnósticos tradicionalmente utilizados para diagnóstico do diabetes melito (DM), quais sejam as glicemias casual ou de jejum, apresentam-se, caracteristicamente, normais. Mesmo o teste de tolerância à glicose tem se mostrado de baixa sensibilidade para esse diagnóstico, daí porque preconiza-se a utilização de uma variante desse teste de tolerância, denominada curva glicêmica de 5 horas, para pesquisa desse tipo de patologia. Demonstrou-se, contudo, que a avaliação isolada dos níveis glicêmicos, através da curva glicêmica, tem valor limitado na detecção precoce de doenças envolvendo alterações do metabolismo dos carboidratos, surgindo daí a necessidade de medida associada dos níveis insulinêmicos (Kraft, 1995; Mangabeira-Albernaz, 1995; Mangabeira Albernaz; Fukuda, 1984). Com efeito, a associação da curva insulinêmica à curva glicêmica duplica o potencial de detecção de um possível distúrbio metabólico dos carboidratos, ao menos na população com doença cocleovestibular (Mangabeira Albernaz; Fukuda, 1995).

Assim sendo, deve-se buscar essa possibilidade etiológica em todo paciente que se apresente com distúrbio coclear e/ou vestibular através, inicialmente, da realização das curvas insulinêmica e glicêmica de 5 h (Quadros 63-1 e 63-2), as quais permitem o diagnóstico de perturbação do metabolismo dos carboidratos muito antes dos exames tradicionalmente utilizados com este fim pela população médica em geral, quais sejam: glicemia de jejum e teste de tolerância à glicose de 2 horas (Mangabeira Albernaz; Fukuda, 1995).

A realização das curvas glicêmica e insulinêmica de 5 horas deverá ser precedida por três dias de dieta irrestrita, sendo necessário um período de jejum de 10 a 16 horas previamente à sua realização. A aferição dos níveis séricos de insulina tem sido tradicionalmente realizada através de radioimunoensaio (RIE). Alguns autores, contudo, têm preconizado, mais recentemente, a utilização de testes imunofluorométricos com anticorpos monoclonais para aferição da insulinemia nos diferentes momentos da curva, com o argumento de que a técnica de RIE dosaria, conjuntamente à insulina, também a pró-insulina e alguns dos metabólitos da insulina.

Demonstrou-se que os níveis de insulinemia dosados por quimioluminescência guardam correlação estreita com os dosados por radioimunoensaio, sendo, contudo, cerca de 1,3 vez menor.

Denomina-se hiperinsulinemia a ocorrência de uma ou mais das seguintes alterações à curva insulinêmica (Kraft, 1995):

1. Insulinemia de jejum superior a 30 µU/ml.
2. Insulinemia em 120 minutos ≥ 50 µU/ml.
3. Soma dos valores insulinêmicos em 120 e 180 minutos > 60 µU/ml.

Quadro 63-1 — Classificação da curva insulinêmica segundo critérios de Kraft (1975)

TIPO I: curva com características dentro da normalidade:
- Valor em jejum de 0 a 25 µU/ml
- Pico entre 30 e 60' (independente do valor do pico)
- Valor em 120' < 50 µU/ml
- Soma dos valores em 120 e 180' < 60 µU/ml
- Valores em 240 e 300' na faixa do jejum

TIPO II: pico normal com retorno lento:
- Pico entre 30 e 60 min; valor em 120 min ≥ 50 µU/ml ou soma dos valores em 120 e 180 min acima de 60 µU/ml

TIPO III:
- III$_A$: pico em 120'
- III$_B$: pico em 180'

TIPO IV: valor em jejum > 50 µU/ml

TIPO V: curva insulinopênica (resposta insulínica baixa)
- Todos os valores insulinêmicos < 50 µU/ml

Quadro 63-2 — Padrão normal da curva glicêmica de 5 horas com 100 g de glicose

Tempo	Glicemia
Jejum	< 140 mg/dl
30-60'	< 200 mg/dl
120'	< 200 mg/dl
180'	< 190 mg/dl
240'	< Valor em jejum
300'	< Valor em jejum

Com efeito, as curvas insulinêmica e glicêmica de 5 h, utilizando-se 100 mg de glicose, são os exames mais sensíveis para diagnóstico do paciente com dismetabolopatia dos carboidratos, permitindo sua detecção previamente ao desenvolvimento de tolerância diminuída ou intolerância à glicose. Demonstrou-se que a avaliação isolada da insulinemia de jejum, utilizando-se como critério diagnóstico um valor superior a 30 µU/ml, apresenta uma sensibilidade de apenas 10% para o diagnóstico de hiperinsulinemia, daí porque a necessidade de realização sistêmica da curva insulinêmica quando da suspeição de hiperinsulinemia. De fato, a demonstração da ocorrência de insulinemia superior a 40 µU/ml na segunda hora da curva insulinêmica apresenta sensibilidade e especificidade de 89% para o diagnóstico de hiperinsulinemia, sendo de 99% as sensibilidade e especificidade de uma somatória das insulinemias da segunda e terceira horas superior a 60 µU/ml (Kraft, 1995).

Pacientes com curvas insulinêmicas dos tipos II e III exibem maior risco de desenvolvimento posterior de DMNID. A curva tipo IV é característica do diabetes melito, e a tipo V é freqüentemente associada a uma curva glicêmica plana por distúrbio na absorção dos açúcares. Este distúrbio de absorção, denominado microvilopatia enzimática, geralmente decorre de uma deficiência na produção das dissacaridases em nível da parede jejunal, com conseqüente má-absorção dos dissacarídeos ou açúcares duplos em nível da parede intestinal. Existem três tipos de dissacaridase, cada qual específico para um dado dissacarídeo: maltase (maltose), lactase (lactose) e sacarase (sacarose). A deficiência mais freqüente é aquela envolvendo a lactase, daí porque pacientes com curva insulinopênica devem ser submetidos à curva de tolerância à lactose (Mangabeira-Albernaz, 1995).

Pacientes com microvilopatia enzimática por deficiência de lactase tendem à hipoglicemia por não serem capazes de desdobrar a lactose em seus monossacarídeos, a glicose e a galactose. Tais pacientes podem apresentar diarréia e distensão abdominal por gases em função da progressão dos dissacarídeos não absorvidos para o intestino grosso, onde sofrem fermentação pela ação das bactérias (Mangabeira-Albernaz, 1995).

Constituem-se critérios diagnósticos de tolerância diminuída à glicose (The Expert Committee on the Diagnosis and Classification of Diabetes Mellitus, 1999):

A) Glicemia de jejum entre 110 e 126 mg/dl.
B) TTG com 75 g com glicemia em 2 horas entre 140 e 200 mg/dl.

No que diz respeito ao diagnóstico de diabetes melito, utilizam-se os critérios a seguir (The Expert Committee on the Diagnosis and Classification of Diabetes Mellitus, 1999):

- Sintomas compatíveis com DM + glicemia casual > 200 mg/dl em mais de uma ocasião; ou
- Glicemia de jejum > 126 mg/dl em mais de uma ocasião; ou
- TTG com 75 g com glicemia em 2 horas > 200 mg/dl.

A seqüência de alterações apresentadas no início deste capítulo demonstram, indubitavelmente, que a hiperinsulinemia precede a hiperglicemia (Kraft,1995; Kirtane; Medikeri; Rao, 1984; Mangabeira Albernaz; Fukuda, 1984). A hiperglicemia, em especial a de jejum, constitui-se, pois, em um marcador tardio no complexo processo que tem na hiperinsulinemia o seu marcador mais precoce (Kraft, 1995). A hiperinsulinemia é, então, em última análise, condição *sine qua non* para o desenvolvimento do DMNID (Kraft, 1995; Harris; Klein; Welborn; Knuiman, 1992; Davies; Raymond; Day; Hales; Burden, 2000).

Pacientes hiperinsulinêmicos com comprometimento da orelha interna exibem, não raro, hipoglicemia reacional, manifestação esta quase sempre decorrente da liberação excessiva de insulina, não ocorrendo, pois, geralmente, como um distúrbio metabólico primário (Johnson DD; Dorr; Swenson, 1980; Lavinsky; Wolf; Lavinsky, 2000) Tem-se demonstrado que a hiperinsulinemia representa uma alteração mais consistente e precoce do que a hipoglicemia, daí porque a maior sensibilidade da curva insulinêmica, comparativamente à glicêmica, no diagnóstico desse tipo de perturbação metabólico. Pacientes com esse tipo de perturbação metabólica podem exibir, além de achados clínicos decorrentes do comprometimento da orelha interna, manifestações de neuroglicopenia próprias dos quadros hipoglicêmicos de caráter suba-gudo a crônico: fraqueza, visão borrada (eventualmente diplopia), cefaléia, tontura não-rotatória tipo sensação de "desligamento" e fala arrastada, entre outros comemorativos (Johnson D. D.; Dorr; Swenson, 1980; Mendelson; Roderique, 1972). Sintomas próprios de hipoglicemia de instalação aguda, tais como manifestações adrenérgicas como sudorese, tremores e palpitações, geralmente não estão presentes nesses pacientes (Service F. J., 1995).

A maior limitação da curva glicêmica isolada é a possibilidade de ocorrência de picos de hipoglicemia no intervalo entre as colheitas das amostras, resultando, assim, em exames falsamente negativos (Mangabeira Albernaz, 1995). É sabido, também, que a maior parte das hipoglicemias ocorre após a terceira hora a partir da administração de glicose via oral, motivo este que explica a baixa sensibilidade do teste tradicional de tolerância à glicose, hoje consistindo tão somente em duas coletas (em jejum e 2 horas após a administração de 75 g de glicose), no diagnóstico dessa alteração (Mangabeira-Albernaz, 1995; Mangabeira Albernaz, Fukuda, 1984).

Tem-se utilizado como critério diagnóstico de hipoglicemia reacional a ocorrência de um ou mais valores iguais ou inferiores a 55 mg/dl. Contudo, demonstrou-se que, naqueles pacientes que exibem picos significativos de hiperglicemia na curva glicêmica, que ultrapassem o limiar renal de 175 mg/dl, deve-se valorizar não apenas o valor da glicemia em cada ponto, mas também a progressão de queda dos níveis glicêmicos. Assim, nesses pacientes, uma progressão de queda dos valores glicêmicos superior a 1 mg/dl/minuto, manifesta por uma diferença superior a 60 mg/dl entre duas coletas consecutivas, deve ser considerada como uma segunda possibilidade diagnóstica de hipoglicemia reacional (Mangabeira-Albernaz, 1995; Felig, 1980).

PAPEL DA DIETA

O manejo do paciente dismetabolopata hiperinsulinêmico, nas suas formas euglicêmica ou com tolerância diminuída à glicose, centra-se em duas bases: terapia nutricional e atividade física regular. Tais preceitos terapêuticos se inter-relacionam e são expressão direta, não raro, da necessidade da modificação do estilo de vida do paciente (Harano, Suzuki, Koyama, Kanda, 2002).

Um padrão alimentar adequado a esse tipo de dismetabolopatia permite retardar ou, mesmo, interromper a evolução do estado euglicêmico para hiperglicêmico, bem como a melhora, ou mesmo, a normalização da hiperinsulinemia, entendida como a perturbação-chave nesse grupo de pacientes. A realização de exercícios físicos regulares também tem impacto direto na melhora da resistência à insulina (Harano; Suzuki; Koyama; Kanda, 2002; D'Avila, 2003).

As principais orientações alimentares a serem dadas a esses pacientes são:

A) Necessidade de alimentar-se a intervalos de 3 horas: visa evitar a ocorrência de hipoglicemia, ainda que transitória.
B) Não utilizar açúcar refinado. Adoçantes podem ser utilizados quando necessário.
C) Limitar a ingestão de alimentos gordurosos.
D) Não beber mais do que 2 xícaras de café ao dia.
E) Restringir o consumo de bebidas alcoólicas.
F) Beber de 4 a 6 copos de água ao dia.

Há de ressaltar que, naqueles pacientes nos quais o manejo dietético-esportivo permite manter o estado de euglicemia, sem permitir, contudo, a reversão da hiperinsulinemia, continua a exibir risco aumentado para desenvolvimento de determinadas condições sabidamente associadas à hiperinsulinemia (Quadro 63-3) (Harano; Suzuki; Koyama; Kanda, 2002; D'Avila, 2003).

SÍNTESE DOS CONCEITOS MAIS IMPORTANTES

A demonstração de que o denominado diabetes oculto precede o desenvolvimento da tolerância diminuída à glicose e do DMNID tem levado à valorização progressiva da hiperinsulinemia como alteração metabólica chave a ser buscada quando da suspeição quanto a essa possibilidade diagnóstica. Com efeito, sabe-se que a progressiva elevação dos níveis insulinêmicos dá-se muito antes que qualquer alteração dos níveis glicêmicos, seja à glicemia de jejum, ao teste de tolerância

Quadro 63-3 Quadros associados à hiperinsulinemia

Hipertensão essencial
Aterosclerose:
- Doença arterial coronariana
- Generalizada

Disfunção primária dos folículos ovarianos
Condições neurotológicas
- Doença de Ménière
- Enxaqueca
- Zumbido
- Hidropsia endolinfática secundária
- Vertigem
- Disacusia

à glicose de 2 h ou, mesmo, à curva glicêmica, possa ser demonstrada. Sendo assim, tem surgido a proposição de que a classificação do estado diabético, seja ele oculto, de tolerância diminuída à glicose ou de DMNID, tenha por base primária a consideração do estado insulinêmico, com uma designação glicêmica secundária dada pela glicemia de jejum ou pelo TTG de 2 h. Isso representa uma modificação dos critérios hoje utilizados, centrados, quase que, exclusivamente, nos níveis glicêmicos. Isso provavelmente decorre do fato de não se ter, ainda, reconhecido a hiperinsulinemia euglicêmica (diabetes oculto) como uma entidade clínica integradora do espectro de anormalidades que redundam, no outro extremo, no DMNID. Assim sendo, continuar-se-á, pois, não infreqüentemente, sobretudo pela população médica não-otorrinolaringológica, a se negligenciar o diagnóstico desse tipo de perturbação metabólica dos carboidratos numa fase ainda precoce. Tal identificação permitiria não apenas evitar a progressão do dano coclear e/ou vestibular, exclusivos desse estágio dismetabólico, como também impedir a progressão a estágios de intolerância à glicose e de hiperglicemia, sabidamente associados a um potencial vertiginosamente maior de possíveis sítios orgânicos de comprometimento. Deve-se ressaltar, ainda, que a hiperinsulinemia é hoje entendida como um fator de risco para o desenvolvimento de outras comorbidades, o que ratifica ainda mais a necessidade de busca precoce e correção desse distúrbio (Kraft, 1975/1995; Harano Y.; Suzuki M.; Koyama Y.; Kanda M., 2002).

REFERÊNCIAS BIBLIOGRÁFICAS

Arenberg IK, Marovitz WE, Shambaugh GE Jr. The role of the endolymphatic sac in the pathogenesis of endolymphatic hydrops in man. *Acta Otolaryngol (Stockh)* 1970;76(275):1-49.

Colman PG, Thomas DW, Zimmet PZ, Welborn TA, Garcia-Webb P. Position Statement: new classification and criteria for diagnosis of diabetes mellitus. *Med J Aust* 1999;170:375.

D'Avila C. Perfil glicídico e suas correlações na doença de Ménière. *Tese de Mestrado em Medicina: Cirurgia Geral – UFRGS*, 2003.

Davies MJ, Raymond NT, Day JL, Hales CN, Burden AC. Impaired glucose tolerance and fasting hyperglycaemia have different characteristics. *Diabetic Med* 2000;17:433-40.

De España R, Biurrun O, Lorente J, Traserra J. Hearing and Diabetes. *ORL J* 1995;57(6):325-7.

Felig P. Disorders of carbohydrate metabolism. In: *Metabolic control and disease*. Philadelphia: WB Saunders 1980. 276-392p.

Harano Y, Suzuki M, Koyama Y, Kanda M. Multifactorial insulin resistance and clinical impact in hypertension and cardiovascular diseases. *J Diabetes Complications* 2002;16(1):19-23.

Harris MI, Klein ER, Welborn TA, Knuiman MW. Onset of NIDDM occurs at least 4-7 years before clinical diagnosis. *Diabetes Care* 1992;15:815-19.

Johnson DD, Dorr KE, Swenson WM, Service J. Reactive Hypoglycemia. *JAMA* 1980;21(243):1151-5.

Kirtane MV, Medikeri SB, Rao P. Blood levels of glucose and insulin in Ménière's disease. *Acta Otolaryngol (Stockh)* 1984;406(Suppl):42-5.

Kraft JR. Detection of Diabetes Mellitus in Situ (Occult Diabetes). *Lab Med* 1975;6:10-22.

Kraft JR. Hyperinsulinemia: A Merging History with Idiopathic Tinnitus, Vertigo and and Hearing loss. *Int Tinnitus J* 1998;4(2):127-30.

Kraft JR. Hyperinsulinemia: the common denominator of subjective idiopathic tinnitus and other idiopathic central and peripheral neurootologic disorders. *International Tinnitus J* 1995;1(1):46-52.

Lavinsky L, D'Avila C. Metabulopatías y sus repercuciones cócleo-vestibulares. In: Suárez H, Velluti RA (eds.) *La Cóclea - fisiología y patología*. Montivideo, 2001. 159-76p.

Lavinsky M, Wolf FH, Lavinsky L. Estudo de 100 pacientes com clínica sugestiva de hipoglicemia e manifestações de vertigem, surdez e zumbido. *Rev Bras Medicina – ORL* 2000;7(1):8-12.

Lehrer JF, Poole DC, Seaman M, Restivo D, Hartman K. Identification and Treatment of Metabolic Abnormalities in Patients with Vertigo. *Arch Intern Med* 1986;146:1497-500.

Malerbi DA, Franco LJ. The Brazilian Cooperative Group on the Study of Diabetes Prevalence. Multicenter study of the prevalence of diabetes mellitus and impaired glucose tolerance in the urban Brazilian population aged 30-69 yr. *Diabetes Care* 1992;15:1509-16.

Mangabeira-Albernaz PL. Doenças metabólicas da orelha interna. *RBM-Otorrinolaringologia* 1995;2(1):18-22.

Mangabeira Albernaz PL, Fukuda Y. Glucose, insulin and inner ear pathology. *Acta Otolaryngol (Stockh)* 1984;97:496-501.

Mendelson M, Roderique J. Cationic changes in endolymph during hypoglycemia. *Laryngoscope* 1972;82:1533-40.

National Diabetes Data Group. Classification and diagnosis of diabetes mellitus and other categories of glucose intolerance. *Diabetes* 1979;28:1039-57.

O'Rahilly S, Hattersley A, Vaag A, Gray H. Insulin resistance as the major cause of impaired glucose tolerance: a self-fulfilling prophesy? *Lancet* 1994;344:585-9.

Paparella MM, Djalilian HR. Etiology, pathophysiology of symptoms, and pathogenesis of Meniere's disease. *Otolaryngol Clin North Am* 2002;35(3):529-45.

Proctor CA, Oak R. Abnormal insulin levels and vertigo. *Laryngoscope* 1981;91:1657-62.

Proctor CA, Proctor TB, Proctor B. Etiology and treatment of fluid retention (hydrops) in Ménière's syndrome. *Ear Nose Throat J* 1992;71:631-5.

Service FJ. Hypoglycemia. *Med Clin North Am* 1995;79:1-8.

The Expert Committee on the Diagnosis and Classification of Diabetes Mellitus. *American Diabetes Association Diabetes Care* 1999;22(1):5-19.

Thorp MA, Shehab ZP, Bance ML, Rutka JA. The AAO-HNS Committee on Hearing and Equilibrium guidelines for the diagnosis and evaluation of therapy in Ménière's disease: have they been applied in the published literature of the last decade? *Clin Otolaryngol* 2003;28(3):173-6.

Tratamento do Comprometimento Infeccioso da Orelha Interna por Sífilis

Lucio A. Castagno ▪ Sydney Castagno

INTRODUÇÃO

Sífilis é uma infecção sistêmica causada pelo espiroqueta *Treponema Pallidum*. Sua prevalência aumentou cerca de quatro vezes nos EUA nas últimas décadas, especialmente com o advento da Síndrome da Imunodeficiência Adquirida (AIDS) (Morris, 1990, Linstrom, 1993). As manifestações sistêmicas da sífilis são tão extensas, que Sir Willian Osler teria dito: *"He who knows syphilis knows all of medicine"* (aquele que conhece sífilis conhece toda a medicina). A prevalência do comprometimento otológico na sífilis não é bem conhecida. Estima-se que otossífilis acomete 570 a 653 por 100 mil pacientes otológicos; 6,5% das hipoacusias sensorineurais (Zoller, 1978); 7% dos casos de doença de Ménière (Pulec, 1972); e 1,5% dos casos de hipoacusias sensorineurais assimétricas (Hendrix, 1990). Embora hipoacusia secundária na sífilis seja rara, seu diagnóstico é muito importante, por tratar-se de uma das poucas formas de hipoacusia sensorineural que podem responder ao tratamento. A perda de discriminação vocal é, usualmente, desproporcional à perda do limiar de recepção de fala (*SRT, speech reception threshold*), e distúrbios vestibulares podem ocorrer em 80% dos pacientes (Fayad, 1999).

A **sífilis congênita** resulta da infecção transplacentária após o quarto mês de gestação. Estimativas de hipoacusia em pacientes com sífilis congênita ocorrem em 3-38% dos casos. Karmody e Schuknecht (1966) relatam que, em 37% dos casos, a hipoacusia manifestou-se antes dos 10 anos de idade; em 51% entre 25-35 anos; e em 12%, após os 35 anos. Geralmente a hipoacusia sensorineural acomete todas as freqüências, às vezes com um pequeno componente condutivo devido a lesões osteíticas nos ossículos. O início da hipoacusia na infância é usualmente súbito, bilateral, simétrico, profundo e sem sintomas vestibulares. Ao contrário, no adulto a hipoacusia é assimétrica, flutuante, com progressão variável e freqüentemente acompanhada de vertigem episódica ou *tinnitus*. A discriminação vocal é baixa, e as respostas calóricas flutuam, mas tendem a ser diminuídas ou ausentes. A hipoacusia, na sífilis congênita, acompanha-se de alterações características, como ceratite intersticial e dentes incisivos malformados e cuneiformes (dentes de Hutchinson). Contudo, desde a popularização de antibioticoterapias para diversas enfermidades na infância, tem aumentado o número de casos de sífilis congênita em que a hipoacusia é o único sintoma (Becker, 1979).

A **sífilis adquirida** ocorre quase sempre em decorrência de contato sexual com lesão infectada, manifestando-se 9-90 dias após a inoculação como um cancro na pele ou mucosa. Esse cancro da **sífilis primária** cicatriza espontaneamente em 2-6 semanas. Sinais sistêmicos da **sífilis secundária** (ou precoce) aparecem em 6-8 semanas após a cicatrização do cancro. A seguir, o paciente entra em um período de infecção latente subclínica em que não há sintomas ou sinais, exceto nos testes sorológicos positivos. Apenas 30-50% dos pacientes evoluem da latência para a **sífilis terciária** (ou tardia); desses, 1/3 desenvolve neurossífilis; 1/3, lesões cardiovasculares e 1/3, lesões benignas em pele, mucosas, ossos ou articulações. A incidência de hipoacusia na sífilis adquirida, relatada por Tamari e Itkin (1951), é: 17% no início da fase de latência (menos de 1 ano); 25% na fase tardia de latência; 29% na neurossífilis assintomática; e em 80% dos neurossifilíticos sintomáticos. Entre os pacientes com hipoacusia luética, freqüentemente não há história da infecção primária, e os sinais da sífilis secundária tendem a ser mínimos (Balkany, 1978).

Hipoacusia sensorineural tem sido relatada em casos de sífilis adquirida primária, secundária (precoce) e sífilis terciária (tardia). Entretanto, existem poucos relatos de hipoacusia na sífilis adquirida secundária, que tende a ser súbita, rapidamente progressiva e bilateral, com maior comprometimento do nervo auditivo e não dos vestibulares. Acometimento único vestibular é muito raro, podendo apresentar uma labirintite aguda, presumivelmente por invasão de espiroquetas no espaço subaracnóideo e subseqüente acesso à perilinfa através do aqueduto coclear (0,02% dos pacientes com sífilis secundária desenvolvem meningite). O exame do liquor apresenta pleocitose, elevação de proteínas e glicose normal; VDRL pode ser variável. Sintomas audiológicos e vestibulares podem estar acompanhados de cefaléia, rigidez de nuca, paralisias de pares cranianos, neurite óptica, hemiparesias ou disfagia. As manifestações clínicas da sífilis adquirida terciária são idênticas às da sífilis congênita tardia, e não obedecem a padrão característico de início, combinação de sintomas, ou padrões audiométricos (Steckelberg, 1984). Pacientes com o vírus da imunodeficiência adquirida (HIV[+]) tendem a apresentar a evolução clínica para a otossífilis acelerada (Smith, 1989).

As lesões histopatológicas são idênticas para a sífilis congênita ou adquirida e caracterizam-se por endarterite obliterativa e infiltrados mononucleares, que reduzem o fluxo sangüíneo, levando à necrose tecidual. A hipoacusia sensorineural, usualmente bilateral, decorre de atrofia no 8º nervo e do neuroepitélio coclear. O componente de hipoacusia condutiva resulta de lesões osteíticas nos ossículos, com fixação do martelo ou bigorna na parede lateral do ático (Belal, 1980).

DIAGNÓSTICO

Habitualmente o paciente com hipoacusia luética não relata antecedente ou sinais de sífilis adquirida ou mesmo congênita. Otossífilis deve ser suspeitada em todo paciente com hipoacusia sensorineural de origem desconhecida, excluindo-se casos de presbiacusia, traumatismo sonoro, fratura do osso temporal, ou otite crônica (Dobbin, 1983), principalmente por ser uma das poucas formas realmente tratáveis de hipoacusia sensorineural. A ênfase na investigação clínica é dada aos testes sorológicos para sífilis.

Testes sorológicos para sífilis

As espiroquetas do gênero treponema incluem espécies *pallidum, pertenue* e *carateum*, que produzem respectivamente sífilis, bouba e pinta. Embora testes sorológicos não diferenciem o tipo de treponema, bouba e pinta são enfermidades muito raras em nosso meio. A infecção sifilítica estimula a produção de dois tipos de anticorpos (não-específicos e específicos) que são a base para os testes não-treponemais e treponemais respectivamente.

Os **testes não-treponemais** de reagina plasmática rápida (RPR) e VDRL *(Veneral Disease Research Laboratory)* medem a reagînina, que é imunoglobulina tipo IgM e IgG direcionada contra antígenos lipoidais resultantes da interação do *T pallidum* com tecidos do hospedeiro (Rudolph, 1975) e possivelmente do próprio treponema. VDRL é o teste mais popular e, embora possa não ser positivo no período de infecção latente, permite acompanhar a evolução da enfermidade e tratamento, pois os níveis decrescem após a medicação. VDRL deve ser utilizado em exames seriados 3, 6, 12 e 24 meses após o tratamento para avaliar a resposta: 97% dos pacientes soropositivos com sífilis primária, e 76% dos com sífilis secundária negativam o VDRL dois anos após tratamento adequado (Schoroeter, 1972). A despeito do seu valor como critério para cura em pacientes com diagnóstico estabelecido de sífilis, o VDRL tem uso diagnóstico limitado. Pacientes com sífilis adquirida primária são VDRL positivos em 59-87% dos casos, aproximadamente 4-8 semanas após o contato sexual. Na sífilis secundária, VDRL é positivo em 98% dos casos. A sensibilidade do VDRL pode decrescer na fase latente (73% a 91%) e na sífilis terciária (37% a 94%). De modo geral, o VDRL é altamente sensível na sífilis secundária, mas freqüentemente negativo nas sífilis primária e terciária.

FTA-ABS (absorção de anticorpos fluorescentes do treponema) é o **teste treponemal** mais popular, e seus resultados persistem por toda vida, sem relação com o tratamento ou cura da enfermidade. A sensibilidade do FTA-ABS é elevada em todas as fases da sífilis: primária (86-100%), secundária (99-100%), latência (96-99%) e terciária (95-100%) (Jaffe, 1984).

TRATAMENTO CLÍNICO

Na análise final, a decisão de tratar casos de diagnóstico problemático deve considerar a morbidade da sífilis em relação ao seu tratamento relativamente benigno. Rothenberg *et al.* (1979) propõem tratar todos aqueles em que o diagnóstico de sífilis possa ser feito com alguma certeza, sendo a hipoacusia compatível e outras causas excluídas, e se não existirem contra-indicações ao tratamento

Penicilina continua o antibiótico de eleição no tratamento da sífilis. A dose recomendada pelo CDC *(Center for Diseases Control)* para tratamento de sífilis primária ou secundária é uma única injeção intramuscular de penicilina G benzatina (2,4 milhões de unidades), o que resulta em níveis treponemicidas no soro por 3-4 semanas. Entretanto, penicilina atravessa com dificuldade meninges não-inflamadas, e endarterite pode impedir a entrada do antibiótico na perilinfa e no osso endocondral da orelha interna. Protocolos com elevadas doses de penicilina intravenosa têm sido preconizados no tratamento da otossífilis (Quadro 64-1) (Darmstadt, 1989). Em geral pacientes com sintomas recentes respondem mais favoravelmente. Outros antibióticos tendem a ser menos eficazes que a penicilina. Ampicilina e amoxacilina podem ser alternativas para tratamento por via oral. Pacientes alérgicos à penicilina podem ser tratados com tetraciclina, eritromicina ou doxiciclina.

Ao lado dos antibióticos, corticóides são a outra base no tratamento da otossífilis. O modo de ação não é completamente conhecido, mas pode envolver redução não-específica da vasculite, potencialização da passagem da penicilina a focos inacessíveis de treponema e supressão da reação imune aos antígenos da lise dos treponemas. As dosagens de corticóides, assim como os protocolos com antibióticos, são variáveis (Quadro 64-2).

Resultados do tratamento

O tratamento adequado da otossífilis pode levar à recuperação parcial da hipoacusia (melhora acima de 15% na discriminação ou limiar de recepção de fala), redução do *tinnitus* e controle da vertigem quando presente. Ainda assim, os resultados são relativamente modestos (Quadro 64-3) (Linstrom, 1993).

Vários motivos podem explicar os resultados limitados com o tratamento. Primeiramente, a otossífilis é um diagnóstico presuntivo baseado na presença de sorologia positiva e ausência de outras causas identificáveis de hipoacusia. Contudo, enquanto o VDRL retorna ao normal (negativo) após tratamento, o FTA-ABS permanece positivo. Assim sendo, a sorologia positiva pode ser apenas coincidência e não o fator etiológico da hipoacusia. Por outro lado, os corticóides apenas modulam a reação inflamatória na otossífilis, e não podem reverter alterações anatômicas de atrofia do 8º par craniano ou reabsorção óssea secundária à osteíte sifilítica.

Complicações

Alergia à penicilina pode ocorrer em menos de 10% dos pacientes. Urticária é a reação mais comum, seguida de erupção maculopapular. Anafilaxia ocorre em menos de 0,04% dos casos.

Efeitos colaterais dos corticóides (intumescimento facial, retenção de líquidos e ganho de peso) podem ocorrer em qualquer paciente sob uso de 20 mg diários de prednisona por mais de algumas semanas. Contra-indicações relativas à corticoterapia incluem úlcera duodenal, tuberculose, diabetes, hipertensão e distúrbios psiquiátricos. Pacientes devem evitar aspirina, bebidas alcoólicas e nicotina enquanto sob uso de corticóides, para não agravar úlcera péptica. Profilaxia pode ser

Quadro 64-1	Antibioticoterapia na otossífilis (Darmstadt, 1989)	
Autor	Antibióticos – dosagem	Observações
Becker (1979)	Penicilina G benzatina 2,4 milhões UI IM semanalmente por 3 semanas	
Zoller (1978)	Penicilina G benzatina 2,4 milhões UI IM semanalmente por 3 meses	
Hughes (1986)	Penicilina G benzatina 2,4 milhões UI IM semanalmente por 3 semanas; mantendo-se a cada duas semanas por mais 3 meses	
McNully (1981)	Penicilina G benzatina 2,4 milhões UI IM semanalmente por 1 ano	
Pillsbury (1979)	Penicilina G aquosa 10 milhões UI IV diariamente por 15 dias	
Dunlop (1974)	Penicilina G procaina 1,8 milhão UI IV diariamente + probenecida 500 mg 6/6h VO 17-21 dias	Probenicide eleva a meia-vida e penetração liquórica da penicilina (Faber, 1983)
Dooley (1993)	Penicilina G benzatina 2,4 milhão UI IM semanalmente por 3 semanas	
Dobbin (1983)	Penicilina G aquosa 10 milhões UI IV diariamente por 2 semanas; seguido de penicilina G benzatina 2,4 milhões UI IM cada 2 semanas por mais 10 semanas	
Gleich (1992)	**Pacientes com liquor normal**: Penicilina G procaina 4 milhões UI IV 4/4 h 10 dias; seguido de penicilina G benzatina 2,4 milhões UI IM semanalmente e probenecide 500 mg 12/12 h por 2 semanas	**Exame do liquor normal**: VDRL liquórico negativo, leucócitos 0-2, proteína 12-60 mg%, glicose 40-70 mg% e cultura negativa
	Pacientes com liquor anormal: Penicilina G procaina 4 milhões UI IV 4/4 h 14 dias; seguido de penicilina G benzatina 2,4 milhões UI IM semanalmente e probenecide 500 mg 12/12 h por 2 semanas; e após de amoxacilina 3500 mg VO diariamente por 60 dias	
	Pacientes alérgicos à penicilina: Tetraciclina 500 mg 6/6 h VO 30 dias	
CDC	Tetraciclina/eritromicina 500 mg 6/6 h VO 30 dias	Pacientes alérgicos à penicilina
CDC	Doxiciclina 200 mg 12/12 h VO 15-20 dias	Pacientes alérgicos à penicilina

UI, Unidades internacionais; IM, Intramuscular; IV, Intravenoso; vo, via oral; CDC, *Center for Diseases Control* (Atlanta, EUA).

Quadro 64-2	Corticóides associados a antibióticos no tratamento da otossífilis	
Autor	Antibiótico	Corticóide
Becker	Penicilina G benzatina 2,4 milhões UI IM semanalmente por 3 semanas	Prednisona 40-60 mg VO diariamente por 2 semanas
Zoller	Penicilina G benzatina 2,4 milhões UI IM semanalmente por 3 meses	Prednisona 80 mg cada 2 dias VO por 1 mês
Gleich	Veja tabela I	Prednisona 80 mg cada 2 dias VO por 1 mês

Obs.: Corticoterapia deve ser reduzida progressivamente após completar o tratamento.

Quadro 64-3	Resultados de diversos estudos (Linstrom, 1993)			
Autor	Pacientes	Melhor audição	Melhor SRT	Melhor discriminação
Hendershoot (1978)	6	4	1	4
Wong (1977)	4	1	1	1
Becker (1979)	31	4	–	–
Pillsbury (1978)	9	2	0	2
Zoller (1978)	29	6	4	6
Dobbin (1983)	13	3	1	3
Steckelberg (1984)	5	2	1	2
Linstrom (1993)	16	4	2	3
Total	113	26 (23%)	10/82 (12%)	21/82 (26%)

SRT= Limiar de recepção de fala *(Speech reception thereshold)*

feita com uso de bloqueadores H_2 (ranitidina e cimetidina) ou omeprazol.

A reação de Jarisch-Herxheimer é uma reação febril aguda que acomete 32-95% dos pacientes após o tratamento da sífilis (principalmente na fase secundária). A reação usualmente aparece até 4 horas após a medicação, tem seu pico em 8 horas, e desaparece no dia seguinte. Sintomas subseqüentes incluem febrícula transitória, mal-estar, calafrios, cefaléia e mialgia. Acredita-se que a reação decorra da liberação de endotoxinas ou outros produtos da lise dos treponemas.

RESUMO

Otossífilis é enfermidade rara que acomete a orelha em decorrência da infecção com *Treponema pallidum*. Sintomas iniciais podem incluir hipoacusia sensorineural uni ou bilateral progressiva (ocasionalmente com início súbito), acompanhadas ou não de *tinnitus*, pressão aural e vertigem. A curva audiométrica pode mostrar comprometimento para as freqüências graves, sugestiva de hidropisia endolinfática. A suspeita de otossífilis deve ser corroborada com testes sorológicos. Testes indiretos (não-treponemais como o VDRL [*Veneral Disease Research Laboratory*] ou reagina plasmática rápida (RPR) podem não estar positivos no período de infecção latente. Testes diretos (treponemais), como a absorção de anticorpos fluorescentes do treponema (FTA-ABS), permanecem positivos por toda a vida, mesmo após tratamento adequado. O exame do liquor é usualmente inespecífico.

O diagnóstico de otossífilis é presuntivo e requer do médico um elevado índice de suspeição, o que é plenamente justificável por tratar-se de uma das poucas formas de hipoacusia sensorineural tratáveis. Otossífilis pode ocorrer em todos os estágios da infecção com o vírus da imunodeficiência adquirida, e deve ser suspeitada em todo paciente HIV positivo que manifeste sintomas otológicos. Resposta favorável à penicilina (melhora na discriminação, limiar e interrupção na progressão da hipoacusia) pode auxiliar no diagnóstico. Diversos protocolos com penicilina G intravenosa ou intramuscular, eventualmente associada a corticóides, têm sido descritos.

REFERÊNCIAS BIBLIOGRÁFICAS

Balkany TJ, Dans PE. Reversible sudden deafness in early acquired syphilis. *Arch Otolaryngol* 1978;104:66-68.

Becker GD. Late syphilitic hearing loss: A diagnostic and therapeutic dilemma. *Laryngoscope* 1979;89:1273-1288.

Belal A Jr, Linthicum FH Jr. Pathology of congenital syphilitic labyrinthitis. *Am J Otolaryngol* 1980;1:109-118.

Darmstadt GL, Harris JP. Luetic hearing loss: clinical presentation, diagnosis and treatment. *Am J Otolaryngol* 1989;10:410-421.

Dobbin JM; Perkins JH. Otosyphilis and hearing loss: response to penicillin and steroid therapy. *Laryngoscope* 1983;93:1540-1543.

Dooley DP. Treatment of otosyphilis. *Laryngoscope* 1993;103:711-712.

Faber WR, Bos JD, Rietra PJ, *et al*. Treponemocidal levels of amoxycillin in cerebrospinal fluid after oral administration. *Sex Transm Dis* 1983;10:148-150.

Fayad JN, Linthicum FH Jr. Otosyphilis. *Am J Otol* 1999;20:259-260.

Gleich LL, Linstrom CJ, Kimmelman CP. Otosyphilis: a diagnostic and therapeutic dilemma. *Laryngoscope* 1992;102:1255-1259.

Hendrix RA, DeDio RM, Sclafani AP. The use of diagnostic testing in asymmetric sensorineural hearing loss. *Otolaryngol Head Neck Surg* 1990;103:593-598.

Jaffe H. Management of reactive serology. *Sexually trasnmitted diseases*. New York: McGraw Hill, 1984. 313-318p.

Karmody CS, Schuknecht HF. Deafness in congenital syphilis. *Arch Otolaryngol* 1966;83:18-27.

Linstrom CJ, Gleich LL. Otosyphilis: diagnostic and therapeutic update. *J Otolaryngol* 1993;22:401-408.

Linstrom CJ, Pincus RL, Leavitt EB, Urbina MC. Otologic neurotologic manifestations of HIV-related disease. *Otolaryngol Head Neck Surg* 1993;108:680-687.

Morris MS, Prasad S. Otologic disease in AIDS. *Ear Nose Throat J* 1990;69:451-453.

Pulec JL. Ménière's disease. *Laryngoscope* 1972;82:1703-1715.

Rothenberg R, Becker G, Weit R. Syphilitic hearing loss. *Soth Med J* 1979;72:188-190.

Rudolph AH, Duncan WC. Syphilis: Diagnosis and treatment. *Clin Obstet Gynecol* 1975;18:163-182.

Schoroeter Al, Luca JB, Price EV, *et al*. Treatment for early syphilis and reactivity of serologic tests. *JAMA* 1972;221:471-476.

Smith ME, Canalis RF. Otologis manifestations of AIDS: the otosyphilis connection. *Laryngoscope* 1989;99:365-372.

Steckelberg JM, McDonald TJ. Otologic involvement in late syphilis. *Laryngoscope* 1984;94:753-757.

Tamari MJ, Itkin P. Penicillin and syphilis of the ear. *EENT Monthly* 1951;30:252-261.

Zoller M, Wilson MR, Nadol JB Jr, *et al*. Detection of syphilitic hearing loss. *Arch Otolaryngol* 1978;104:63-65.

Surdez por Meningite – Prevenção, Tratamento e Reabilitação

Antônio Lobo de Rezende ■ Heliane Brant Machado Freire

CONCEITO E INTRODUÇÃO

Meningite é definida como processo inflamatório das meninges, podendo ser provocado por bactérias, vírus ou fungos. O quadro clínico mais freqüente é a meningite bacteriana aguda. A doença acomete principalmente crianças e tem como agentes etiológicos mais comuns o *Streptococcus pneumoniae* (pneumococo), o *Haemophilus influenzae* e a *Neisseria meningitidis* (meningococo). No período neonatal destaca-se a *Escherichia coli*.

A meningite bacteriana persiste como uma das mais temidas infecções agudas, pois a utilização de novos e potentes antibióticos para seu tratamento não resultou na melhora esperada de sua evolução, mantendo taxas de letalidade e morbidade aproximadamente inalteradas nos últimos anos.

A perda auditiva neurossensorial é a complicação grave mais comum da meningite bacteriana aguda (Richardson *et al.*, 1997), sendo freqüentemente observada também na meningite fúngica, mas rara na meningite virótica. Neste capítulo serão abordados apenas aspectos relacionados à infecção bacteriana aguda.

EPIDEMIOLOGIA E CARACTERÍSTICAS DA SEQÜELA AUDITIVA POR MENINGITE

A meningite bacteriana aguda é descrita como a causa mais freqüente de surdez adquirida pós-natal (Jiang, 1999; Kesser *et al.*, 1999) e pode ser responsabilizada por 25% das perdas auditivas na infância. A incidência de seqüela auditiva varia na literatura, entre 5 e 40% nos sobreviventes. No Brasil os dados têm variado entre 10 e 30%. Essa ampla faixa de variação é atribuída a diversos fatores como: incidência dos diversos agentes etiológicos envolvidos, tipo de tratamento e período decorrido entre o início dos sintomas e a procura de atendimento médico, metodologia e época em que se realiza a avaliação audiológica durante a evolução da doença e, provavelmente, também fatores relacionados a condições socioeconômicas nas diferentes regiões avaliadas.

Geralmente a perda auditiva que se segue à meningite bacteriana aguda é do tipo neurossensorial e permanente. Entretanto, alterações auditivas transitórias, na fase inicial da doença, podem evoluir com recuperação total ou parcial dos níveis audiométricos. A lesão pode ser uni ou bilateral, simétrica ou assimétrica, não havendo um padrão de audiograma que possa ser considerado característico. O achado mais freqüente é uma perda auditiva neurossensorial bilateral, de grau moderado a profundo, com perfil plano ou descendente.

Aspecto importante na abordagem dos pacientes com meningite é a observação de que a lesão auditiva tem início precoce, talvez até mesmo na fase prodrômica da doença (Berlow *et al.*, 1980; Vienny *et al.*, 1984; Brookhouser *et al.*, 1988). As perdas auditivas irreversíveis, em geral, já estão presentes nas avaliações realizadas à internação ou até 48 horas após o início dos sintomas. Nos casos em que ocorre recuperação da audição, esta se dá dentro das quatro semanas seguintes. Perdas auditivas de início tardio e ocorrência de recuperação além de três meses são excepcionais. Também raras são as hipoacusias neurossensoriais que cursam com piora progressiva ou com características flutuantes que tendem a estabilizar após três a quatro meses (Berlow *et al.*, 1980; Woolley *et al.*, 1999).

Os diversos estudos que procuraram correlacionar dados clínicos e citoquímicos com as seqüelas auditivas pós-meningite mostraram que raça, sexo, proteinorraquia, celularidade do liquor, pressão liquórica e alterações neurológicas específicas não se comportam de forma consistente como fatores de risco para a lesão auditiva. Já algumas variáveis têm demonstrado significância com relação à ocorrência da disacusia neurossensorial: quanto menor a idade e o nível da glicorraquia, maior o risco de se desenvolver perda auditiva (Vienny *et al.*, 1984; Woolley *et al.*, 1999). Demora no início do tratamento específico, tempo prolongado de internação e infecção pelo *Streptococcus pneumoniae* também já foram associados a evolução clínica desfavorável. A ausência de respostas auditivas nos Potenciais Evocados Auditivos do Tronco Cerebral (PEA-TC) está associada a mau prognóstico com relação à evolução da hipoacusia, que tende a ser grave e irreversível nesses casos (Kapoor *et al.*, 1997). Entretanto, é impossível prever, baseando-se em dados clínicos e na citoquímica liquórica, quais pacientes desenvolverão perda auditiva, sendo assim recomendação atual que se realize avaliação audiológica em todas as crianças que se recuperam de meningite bacteriana aguda.

FISIOPATOGENIA DA SURDEZ PÓS-MENINGITE

Os mecanismos fisiopatológicos envolvidos nas lesões auditivas da meningite são apenas parcialmente conhecidos. Até o momento não estão bem definidos os fatores que poderiam influenciar a evolução e a gravidade dessa seqüela. A ausência de correlação entre as lesões auditivas e as complicações neurológicas sugere haver mecanismos particulares determinantes dos diversos tipos de seqüela da doença.

Estudos *post-mortem* em humanos e animais demonstram que o processo patológico ocorre principalmente no nível da orelha interna e se caracteriza por uma labirintite. Existem dois quadros histopatológicos principais: o primeiro consiste de labirintite supurada, em que se observa infiltrado inflamatório polimorfonuclear nos compartimentos labirínticos estando, às vezes, presente também o agente bacteriano; o segundo, uma labirintite denominada serosa ou tóxica, em que se observa precipitado eosinofílico amorfoestéril, decorrente da difusão de toxinas bacterianas, ou outro material tóxico, do espaço subaracnóideo para o interior da orelha interna (Merchant & Gopen, 1996). O processo inflamatório pode evoluir com necrose do labirinto membranoso, fibrose precoce dos espaços da orelha interna e alterações mecânicas das células ciliadas da cóclea, sendo freqüente também o achado de hidropisia endolinfática.

O aqueduto coclear constitui-se na principal via de propagação do processo inflamatório-infeccioso para o interior das câmaras labirínticas, a partir do espaço subaracnóideo. Outra possibilidade, importante em seres humanos, seria a contaminação da orelha interna via canal auditivo interno e modíolo, através dos canais perineurais e perivasculares (Merchant & Gopen, 1996).

O conceito histológico-funcional que correlaciona a labirintite supurada com perdas auditivas graves e irreversíveis e a labirintite serosa com hipoacusias leves e reversíveis encontra restrições uma vez que está bem documentada a ocorrência de labirintite supurada associada a perdas reversíveis, e labirintite serosa com destruições importantes da estrutura sensorial da orelha interna (Merchant & Gopen, 1996; Rappaport *et al.*, 1999). Perdas auditivas profundas podem ocorrer também em situações em que o órgão de Corti mostra-se preservado à microscopia óptica (Kesser *et al.*, 1999). Nesses casos, o processo fisiopatológico deve-se a alterações ultra-estruturais ou a distúrbios funcionais do órgão de Corti.

Através do estudo PEA-TC já se encontraram alterações retrococleares em até 10% dos casos de meningite (Özdamar & Kraus, 1983; Duclaux *et al.*, 1993), havendo também relato de que possam ocorrer mesmo com limiares auditivos dentro da normalidade (Jiang, 1999). As alterações nos PEA-TC têm sido relacionadas à ocorrência de hidrocefalia e aumento dos ventrículos comprimindo o tronco cerebral, podendo ser transitórias ou definitivas (Jiang, 1990; Jiang, 1999). Observações de que o gânglio espiral, nervo auditivo e núcleos cocleares podem encontrar-se circundados por células inflamatórias (Kesser *et al.*, 1999), e o achado de alterações retrococleares no exame dos PEA-TC indica para a possibilidade de que, ao menos em alguns casos, possa haver acometimento funcional dessas estruturas. Isto constitui fator complicador na abordagem terapêutica e reabilitadora, respondendo por alguns relatos de maus resultados na adaptação de aparelhos de amplificação sonora e de implantes cocleares.

O acometimento do aparelho vestibular, embora não tenha sido tão estudado quanto as alterações auditivas, já foi observado clinicamente e bem identificado em trabalho experimental (Rappaport *et al.*, 1999). Nesse estudo os sinais vestibulares ocorreram 12 a 24 horas após a instalação da anacusia e representaram estágio tardio da infecção e inflamação da orelha interna. A ataxia, freqüente durante a evolução da meningite, pode relacionar-se ao envolvimento do oitavo par craniano ou do labirinto posterior.

AVALIAÇÃO AUDITIVA DO PACIENTE COM MENINGITE BACTERIANA AGUDA

A meningite bacteriana aguda acomete principalmente crianças até os cinco anos de idade, sendo a lesão auditiva mais freqüente na criança que no adulto. A avaliação auditiva na meningite bacteriana defronta-se, portanto, com as dificuldades habituais em se testar a população pediátrica. Além disso, algumas características particulares do envolvimento do aparelho auditivo na meningite devem ser consideradas nessa abordagem. Deve ser lembrado que a lesão coclear tem início precoce, pode evoluir com melhora dos limiares nos primeiros dias ou semanas da fase aguda, apresentar-se com piora progressiva, ou ainda com características de flutuação.

O protocolo de avaliação auditiva que temos adotado leva em consideração principalmente a precocidade da instalação da lesão auditiva, a capacidade de obtenção da audiometria tonal e as possibilidades evolutivas das perdas auditivas pós-meningite. Todas as crianças são testadas à alta hospitalar, e reavaliadas obrigatoriamente, um e seis meses após. Nas crianças em que, por ocasião da alta hospitalar, não se consegue obter uma audiometria convencional, seja pela baixa idade seja pela concomitância de seqüelas neurológicas, deve-se realizar inicialmente *screening* auditivo através das emissões otoacústicas por produto de distorção (EOAPD). Pacientes que não passam no teste de EOAPD, ou em que este se mostre duvidoso são submetidos ao estudo dos PEA-TC.

A obtenção de limiares tonais, embora não seja imprescindível para adoção das medidas reabilitadoras, é objetivo sempre almejado. Havendo déficits neurológicos associados na avaliação com trinta dias, realiza-se, também, estudo dos PEA-TC para possível envolvimento retrococlear.

A imitanciometria sempre acompanha as avaliações audiométricas, no intuito de detectar possível associação de envolvimento do aparelho de condução. Infecções das vias aéreas superiores, disfunção tubária e otites médias são ocorrências comuns na fase aguda da meningite bacteriana, justificando a necessidade de realização desse exame, de forma a aumentar a confiabilidade dos limiares tonais e eletrofisiológicos obtidos, bem como do resultado do teste da EOAPD, minimizando o diagnóstico de falsas perdas auditivas neurossensoriais.

PREVENÇÃO, TRATAMENTO E REABILITAÇÃO DA SEQÜELA AUDITIVA

Maior eficiência na redução das perdas auditivas por meningite foi obtida mais recentemente e de forma indireta, com o desenvolvimento da imunoterapia, que levou à queda indiscutível e espetacular da incidência da doença e conseqüentemente de suas seqüelas.

Segundo a Fundação Nacional de Saúde, durante toda a década de 90 o *Haemophilus influenzae* foi o principal agente etiológico da infecção meníngea bacteriana no país. Com a introdução da vacina conjugada frente a este agente, no Programa Nacional de Imunizações em 1999, o *H. influenzae* passou a responder por aproximadamente 10% dos casos de meningite com determinação etiológica, tornando-se o meningococo, o agente mais freqüente no Brasil, enquanto em outros países o pneumococo assumiu a liderança como responsável por infecções do Sistema Nervoso Central (Freire & Freire, 2000).

As vacinas conjugadas representaram avanço na tentativa de proteção do hospedeiro contra as bactérias encapsuladas causadoras da meningite, pois possibilitaram que crianças de baixa idade fossem capazes de responder ao estímulo imunogênico, permitindo proteção na faixa etária de prevalência dos principais patógenos meníngeos. As crianças menores de dois anos não são capazes de produzir resposta a antígenos polissacarídeos, sejam vacinais ou pela infecção natural. A conjugação é um processo que acrescenta a este polissacarídeo uma proteína, obtendo molécula de maior peso, possibilitando resposta timo-dependente, isto é, de maior duração, estimulando memória, atuando no estado de portador e, principalmente, protegendo lactentes já a partir de dois meses de idade.

O sucesso obtido com a imunização anti *H. influenzae* b estimulou o desenvolvimento da vacina conjugada heptavalente contra o pneumococo, que permite a proteção de crianças já durante o primeiro ano de vida. Por conter os sorotipos prevalentes nos Estados Unidos, permitiu redução de mais de 93% das infecções pneumocócicas invasivas naquele país. No Brasil, pressupõe-se cobertura em torno de 63% por existirem sorotipos circulantes não incluídos nesta vacina. A futura utilização da vacina conjugada monovalente ou undecavalente permitirá melhor cobertura também neste país. Ressalte-se que a vacina classicamente utilizada contra o pneumococo (23-valente) é composta apenas de polissacarídeo, o que limita sua utilização em crianças pequenas, podendo ser empregada em esquema combinado com a imunização conjugada na tentativa de se ampliar a proteção frente ao pneumococo.

Os sorogrupos A, B e C constituem os principais causadores da infecção meningocócica no homem. Os polissacarídeos capsulados dos meningococos A e C compõem as vacinas há muito disponíveis contra estes sorogrupos específicos, mas não é recomendado seu uso rotineiro por serem indutores de baixa imunogenicidade no grupo de maior risco (lactentes e crianças jovens), e por produzirem anticorpos de curta duração. A indicação clássica consiste em seu uso por ocasião de surtos da doença e em crianças maiores de dois anos ou adultos, pois a proteção conferida é efetiva, embora de duração limitada, contra o sorogrupo empregado. Deve-se questionar a administração das vacinas polissacarídicas contra o meningococo em grupos de baixo risco para a aquisição da infecção meningocócica, pois recentemente detectou-se hiporresponsividade imunológica frente a uma segunda administração da vacina polissacarídica contra o meningococo C. Portanto, ao se vacinar pessoas com baixo risco pode-se reduzir a efetividade de eventual revacinação frente a uma situação de alto risco, como o surto por meningococo C. Esta refratariedade pode ser superada com a utilização da vacina conjugada contra o meningococo C, recentemente utilizada no Reino Unido. O meningococo B possui polissacarídeo capsular pouco imunogênico e, por ser o principal agente encontrado em períodos endêmicos em diversas regiões do país, tem sido alvo de tentativa de efetiva imunoprofilaxia. A vacina conjugada cubana antimeningococo B reproduziu no Brasil os resultados inicialmente obtidos, e tentativas de se conseguir proteção frente a este agente vêm sendo feitas empregando-se proteínas de membrana externa em preparações multivalentes ou novas vacinas conjugadas.

A implementação bem-sucedida da vacinação contra o *H. influenzae* b e o uso disseminado de antibioticoterapia determinaram alterações na epidemiologia da infecção meníngea e na emergência da resistência bacteriana, o que justifica a abordagem antibiótica sempre baseada nos padrões de sensibilidade do local de ocorrência da doença.

Os antibióticos persistem como a terapêutica definitiva, sendo importante observar o padrão de sensibilidade bacteriana local devido à ampla variação. Em países em que há relato de maior freqüência de cepas resistentes observou-se que estas não são mais virulentas do que as cepas sensíveis, não diferindo a apresentação da doença, exceto em imunossuprimidos que apresentam quadro clínico mais grave e pior evolução.

O aumento da resistência do pneumococo à penicilina deve ser avaliado cuidadosamente; usualmente cepas classificadas como tendo sensibilidade indeterminada (CIM = 0,1 a 1,0 mcg/ml) ou resistência plena (CIM > 2,0 mcg/ml) podem apresentar resposta clínica à penicilina em doses habituais ou com aumento da dose.

A antibioticoterapia na meningite bacteriana segue, portanto, os preceitos estabelecidos nos serviços de doenças infectocontagiosas. O regime de tratamento utilizado não parece modificar o risco de seqüela auditiva. Entretanto, o atraso no início do tratamento específico relaciona-se à maior incidência dessa seqüela.

Não se encontra totalmente definido o papel do microorganismo infectante, da molécula de endotoxina e da cascata inflamatória resultante na fisiopatogênese da lesão auditiva meningogênica. São pontos cruciais que uma vez esclarecidos abrirão possibilidades de prevenção e reversão das perdas auditivas através de intervenção terapêutica.

Os estudos atuais têm sido direcionados na tentativa de se obter uma melhor compreensão dos mecanismos fisiopatológicos envolvidos na infecção meníngea, a fim de se estabelecer novas abordagens terapêuticas, com ênfase naqueles responsáveis pelas alterações da fisiologia cerebral e pelas seqüelas da doença. As recentes investigações têm enfatizado a importância da resposta inflamatória do hospedeiro, tanto contra os microorganismos causadores da infecção meníngea quanto em relação a seu papel na agressão ao Sistema Nervoso Central (SNC) e orelha interna. O emprego da corticoterapia como terapêutica adjuvante, no tratamento da meningite bacteriana, visa a modulação da resposta inflamatória que pode ser causa de dano a essas estruturas. Diversos ensaios clínicos prospectivos, randomizados, controlados foram realizados, mas até hoje os resultados não oferecem segura indicação para sua utilização (Lebel *et al.*, 1988; Freire, 1994; Wald *et al.*, 1995; Rezende, 2002). Os trabalhos iniciais evidenciaram menor acometimento auditivo em pacientes com meningite por *H. influenzae* b, embora outras investigações não comprovassem tal efeito. A avaliação da metodologia empregada e a redução do número de casos de meningite por aquele agente dificultaram a demonstração definitiva de sua ação benéfica, embora persistam os estudos com o objetivo de definir a melhor forma de regulação da resposta inflamatória do hospedeiro. Tem sido recomendada a utilização da dexametasona na dose de 0,15 mg/kg IV a cada 6 horas por dois a quatro dias (Syrogiannopoulos et al., 1988) em caso de meningite bacteriana aguda pelo *H. influenzae*. Benefício máximo foi obtido quando o esteróide foi iniciado antes ou conjuntamente com a primeira dose do antibiótico (Odio et al., 1991), uma vez que os produtos da lise bacteriana decorrente da antibioticoterapia parecem exacerbar o processo inflamatório com conseqüente agravamento da lesão auditiva.

No caso de detecção de perda auditiva neurossensorial, procede-se imediatamente a adaptação de aparelho de amplificação sonora individual (AASI), conforme a necessidade e característica de cada caso, permanecendo, entretanto, o paciente em acompanhamento audiométrico mensal até o sexto mês após a alta hospitalar.

A opção pelo implante coclear segue, em princípio, os mesmos critérios gerais de outras perdas auditivas: quanto mais nova a criança e quanto menor o período de privação auditiva, melhores os resultados funcionais. Entretanto, a definição da época ideal para a implantação em crianças, principalmente de baixa idade, é sempre uma decisão difícil. Embora se exija rapidez nessa conduta, são imprescindíveis a determinação confiável dos limiares auditivos e a avaliação adequada da resposta à amplificação convencional, procedimentos que demandam algum tempo nessa população de pacientes. Algumas características da surdez por meningite impõem outras dificuldades. A labirintite por meningite provoca, freqüente e precocemente, ossificação da cóclea podendo comprometer a otimização do implante, sendo por isso aconselhável se implantar o mais cedo possível. Na ocorrência de ossificação esse procedimento ainda é possível, mas requer broqueamento de 4 a 5 mm ao longo do giro basal da cóclea para se identificar a escala timpânica, podendo ainda o dispositivo ser introduzido na escala vestibular em caso de obstrução completa da escala timpânica. Pode haver limitação ao número de eletrodos introduzidos a serem ativados. Deve-se considerar, ainda na meningite, a possibilidade de recuperação dos limiares auditivos em pelo menos uma orelha até seis meses após o início da doença e o possível comprometimento das vias auditivas retrococleares. Recomenda-se o implante coclear após um período mínimo de seis meses a partir do episódio agudo.

A presença e o grau de ossificação da orelha interna podem ser estimados através da Tomografia Computadorizada de Alta Resolução (TCAR) e pela Ressonância Magnética (RM). Os exames de imagem devem ser realizados o mais próximo possível da época da implantação, pois a labirintite ossificante é um processo progressivo. A sensibilidade da TCAR na determinação da obliteração da cóclea varia conforme diversos autores entre 50 e 85%, ou seja, uma tomografia normal não é garantia de patência coclear. TCAR com evidência de envolvimento exclusivo dos canais semicirculares é uma medida mais sensível na predição da ossificação coclear que a evidência de envolvimento coclear (Young et al., 2000). A RM de alta resolução ponderada em T2 é recomendada na época da implantação por apresentar maior sensibilidade e especificidade na definição da labirintite ossificante que a tomografia.

Ainda com relação à abordagem desses pacientes, deve ser sempre lembrada a possibilidade de coexistência de seqüelas neurológicas e auditivas repercutindo nos resultados da reabilitação e determinando atrasos do desenvolvimento neuropsicológico, social e educacional. Torna-se muitas vezes necessária a participação de equipe multidisciplinar composta por otologista, neurologista, pediatra, fonoaudiólogo, psicólogo, fisioterapeuta e pedagogo, de forma a se obter o máximo de desenvolvimento do potencial dessas crianças.

SÍNTESE DOS CONCEITOS MAIS IMPORTANTES

- A meningite é a principal causa de surdez adquirida na infância.
- A perda auditiva se deve a uma labirintite que se instala já nas primeiras horas de evolução da doença.
- A perda auditiva é geralmente irreversível podendo, entretanto, apresentar caráter evolutivo com progressão, regressão ou flutuação.
- Todas as crianças com meningite bacteriana devem ser avaliadas audiologicamente à alta hospitalar e após trinta dias.
- A imunoprofilaxia consiste na forma mais eficiente de redução da incidência da surdez por meningite.
- Tem sido recomendada a terapêutica adjuvante com dexametasona, na fase aguda da meningite pelo *Haemophilus influenzae*, para prevenção da lesão auditiva.
- A labirintite ossificante pode interferir com o implante coclear, podendo ser estimada pela tomografia computadorizada e pela ressonância magnética.

REFERÊNCIAS BIBLIOGRÁFICAS

Berlow SJ, Caldarelli DD, Matz GJ, Meyer D, Harsch GG. Bacterial meningitis and sensorineural hearing loss: a prospective investigation. *Laryngoscope* 1980;90:1445-1452.

Brookhouser PE, Auslander MC, Meskan ME. The pattern and stability of postmeningitic hearing loss. *Laryngoscope* 1988;98:940-948.

Duclaux R, Sevin F, Ferber C, Drai MF, Dubreuil C. Brainstem auditory evoked potentials following meningitis in children. *Brain & Development* 1993;5:340-345.

Freire HBM. Avaliação do uso precoce da dexametasona na evolução das meningites bacterianas em crianças. Ensaio terapêutico com acompanhamento até 60 dias. 184 f. *Tese de Doutorado em Medicina Tropical da Faculdade de Medicina da Universidade Federal de Minas Gerais*, 1994.

Freire LMS, Freire HBM. Meningites bacterianas na infância. In: Tonelli E, Freire LMS. *Doenças infecciosas na infância e adolescência*. 2. ed. Rio de Janeiro: Medsi, 2000. 557-70p.

Jiang ZD, Liu XY, Wu YY, Zheng MS, Liu HC. Long-term impairments of brain and auditory functions of children recovered from purulent meningitis. *Dev Med and Child Neurol* 1990;32:473-480.

Jiang ZD. Outcome of brain stem auditory electrophysiology in children who survive purulent meningitis. *Ann Otol Rhinol Laryngol* 1999;108:429-434.

Kapoor RK, Kumar R, Misra PK, Scharma B, Shukla R, Dwivedee S. Brainstem auditory evoked responses (BAER) in childhood bacterial meningitis. *Indian J Pediatr* 1996;63:217-225.

Kesser BW, Hashisaki GT, Spindel JH, Ruth RA. Time course of hearing in an animal model of pneumococcal meningitis. *Otolaryngol Head Neck Surg* 1999;120(5):628-637.

Lebel MH, Bishara JF, Syrogiannopoulos GA, Chrane DF, Hoyt J, Stewart SM, Kennard BD, Olsen KD, McCracken GH. Dexamethasone therapy for bacterial meningitis. *N Engl J Med* 1988;319(15):964-971.

Merchant SN, Gopen Q. A human temporal bone study of acute bacterial meningogenic labyrinthitis. *Am J Otol* 1996;17:375-85.

Odio CM, Faingezicht I, Paris M, Nassar M, Baltodano A, Rogers J, Sáez-Llorens X, Olsen KD, McCracken GH. The beneficial effects of early dexamethasone administration in infants and children with bacterial meningitis. *N Engl J Med* 1991;324(22):1525-31.

Özdamar O, Kraus N. Auditory brainstem response in infants recovering from bacterial meningitis. Neurologic evaluation. *Arch Neurol* 1983;40:499-502.

Rappaport JM, Bhatt SM, Lauretano AM, Kimura RS, Levine RA. Electron microscopic temporal bone histopathology in experimental pneumococcal meningitis. *Ann Otol Rhinol Laryngol* 1999;108:537-547.

Rezende AL. Estudo das alterações auditivas em crianças com meningite bacteriana aguda, tratadas ou não com dexametasona, através dos PEA-TC e da imitanciometria. 145 f. *Tese de Mestrado em Pediatria da Faculdade de Medicina da Universidade Federal de Minas Gerais*, 2002.

Richardson MP, Reid A, Tarlow MJ, Rudd PT. Hearing loss during bacterial meningitis. *Arch Dis Child* 1997;76:134-138.

Syrogiannopoulos GA, Lourida NA, Theodoridou MC, Pappas IG, Babilis GC, Economidis JJ, Zoumboulakis DJ, Beratis NG, Matsaniotis, NS. Dexamethasone therapy for bacterial meningitis in children: 2- versus 4-day regimen. *J Infec Dis* 1994;169:853-858.

Wald ER, Kaplan SL, Mason EO, Sabo D, Ross L, Arditi M, Wiedermann BL, Barson W, Kim KS, Yogev R, Hofkosh D. Dexamethasone therapy for children with bacterial meningitis. *Pediatrics* 1995;95(1):21-8.

Woolley AL, Kirk KA, Neumann AM, McWilliams SM, Murray J, Friend D, Wiatrak B. Risks factors for hearing loss from meningitis in children. *Arch Otolaryngol Head Neck Surg* 1999;125:509-514.

Young NM, Hughes CA, Byrd SE, Darling C. Post meningitic ossification in paediatric cochlear implantation. *Otolaryngol Head Neck Surg* 2000;122(2):183-88.

Tratamento Clínico da Perda Auditiva Neurossensorial Súbita

Ricardo Sérgio Cohen

INTRODUÇÃO

A perda auditiva neurossensorial súbita pode ser definida como perda auditiva neurossensorial de 20 dB ou mais em pelo menos 3 freqüências audiométricas contíguas que ocorre dentro de 3 dias ou menos (Hughes et al., 1996). Por definição, perda auditiva neurossensorial súbita idiopática (PANSSI) é um diagnóstico de exclusão e deve ser acolhido apenas depois de uma procura completa das causas conhecidas. O prognóstico da PANSSI é altamente variável, dependendo da gravidade da perda auditiva, o padrão da perda auditiva, a oportunidade (a cronologia apropriada) da apresentação após o início e a presença de sintomas acompanhantes como vertigem (Byl et al., 1984; Fetterman et al., 1997; Hughes et al., 1996; Mattox et al., 1977; Rybak et al., 1985; Shikowitz et al., 1991).

Diversos fatores complicam o estudo da PANSSI, o mais proeminente dos quais é a alta taxa de recuperação espontânea. A maioria dos estudos relata um retorno espontâneo da audição em 50-70% (Byl et al., 1984; Hughes et al., 1996; Mattox et al., 1977). Por essa razão, para que um dado tratamento seja considerado efetivo, é preciso que seja demonstrado um índice muito alto de sucesso. A baixa incidência representa outro problema importante no estudo da PANSSI (Byl et al., 1984; Hughes et al., 1996; Mattox et al., 1977). Conseqüentemente, a fim de produzir um estudo estatisticamente conclusivo, é necessário um grande esforço cooperativo.

Permanece desconhecido se a PANSSI representa uma entidade fisiopatológica única ou constitui o ponto final comum de numerosos processos patológicos variados. Muitas causas diferentes de perda auditiva neurossensorial súbita (PANSS) foram propostas como hipóteses: infecção viral do labirinto ou do nervo coclear; lesão vascular; ruptura da membrana intralabiríntica; inflamação imunomediada e outras (Byl et al., 1984; Hughes et al., 1996; Mattox et al., 1977; Rybak et al., 1985; Shikowitz et al., 1991; Stokroos et al., 1988). Entretanto, nenhuma foi demonstrada causando em todos ou mesmo na maioria dos casos de PANSS.

Todos os fatores supramencionados tornam difícil estudar a eficácia do tratamento da PANSS, e devem ser levados em conta quando se procura averiguar o benefício de qualquer tratamento específico.

Mesmo quando é exercido controle quanto às variáveis prognósticas e a resolução espontânea, a avaliação da recuperação é difícil porque a maioria dos pacientes não possui um audiograma pré-mórbido para comparação. Diferentes variáveis de resultados foram usadas, incluindo análise da melhora absoluta em decibéis, análise da melhora percentual em relação à orelha não afetada, e graduação semiquantitativa da melhora (completa, boa, regular, má ou nenhuma) com base em achados audiométricos compostos ipsilaterais e contralaterais (Byl et al., 1984; Mattox et al., 1977; Rybak et al., 1985; Shikowitz et al., 1991). Um estudo confiável do benefício terapêutico de qualquer tratamento deve levar em conta essas dificuldades na sua análise.

A incidência descrita global de PANSSI varia de 5 a 20 por 100.000 pessoas por ano. As estimativas relatam aproximadamente 15.000 casos comunicados de PAS por ano mundialmente, com 4.000 destes ocorrendo nos Estados Unidos. Uma em cada 10.000 a 15.000 pessoas sofrerá desta condição, com a incidência mais alta ocorrendo entre 50 e 60 anos de idade. A incidência mais baixa foi relatada entre 20 e 30 anos de idade (Byl et al., 1984; Hughes et al., 1996; Mattox et al., 1977). A incidência de comprometimento bilateral varia, e, na grande série de Shaia, 1976, foi de 4%, na metade dos casos a PANSSI tendo sido simultânea em ambas as orelhas. Várias séries observaram uma distribuição quase igual pelos sexos, e parece que ambas as orelhas são igualmente vulneráveis (Byl et al., 1984; Mattox et al., 1977).

ETIOLOGIA

Em 1956, Hallberg afirmou: "Comprometimento súbito unilateral ou bilateral da audição é um sintoma, não uma doença". Presume-se que muitos estados de doença possuem uma relação de causa e efeito com a PANSS. Hughes et al. (1996) classificam as causas de PANSS em nove categorias: infecciosas, traumáticas, neoplásicas, imunológicas, tóxicas, circulatórias, neurológicas, metabólicas e outras (Quadro 66-1). Todas as etiologias apresentadas neste quadro estão razoavelmente bem documentadas na literatura (Hughes et al., 1996).

Quando nenhuma causa específica de PANSS pode ser encontrada, a etiologia é considerada idiopática. Uma causa de PANSS pode ser identificada em cerca de 10 a 15% dos pacientes (Byl et al., 1984; Hughes et al., 1996; Mattox et al., 1977). A enigmática fisiopatologia da PANSSI suscitou as quatro teorias etiológicas mais populares: vascular, viral, rupturas de membranas ou imunomediação (Byl et al., 1984). De fato, a PANSSI pode ser de etiologia multifatorial, o que explicaria o alto grau de variabilidade no prognóstico e

Quadro 66-1 Lista parcial das causas de perda auditiva neurossensorial súbita (Hughes et al., 1996)

Causas infecciosas
Meningite meningocócica
Vírus de herpes (simples, zoster e varicela)
Caxumba
AIDS
Mononucleose
Febre de Lassa
Mycoplasma
Meningite criptocócica
Toxoplasmose
Sífilis
Citomegalovírus
Rubéola
Rubela (sarampo alemão)
Spumaretrovirus humano

Causas traumáticas
Fístula perilinfática
Doença de descompressão da orelha interna
Fratura do osso temporal
Concussão da orelha interna
Cirurgia otológica
Complicações cirúrgicas de cirurgia não-otológica

Causas neoplásicas
Neuroma acústico
Leucemia
Mieloma
Metástase no canal auditivo interno
Carcinomatose meníngea
Surdez contralateral após cirurgia de neuroma acústico

Causas imunológicas
Doença imune primária da orelha interna
Arterite temporal
Granulomatose de Wegener
Síndrome de Cogan
Poliarterite nodosa
Hidropisia endolinfática contralateral retardada

Causas tóxicas
Mordida de serpente
Ototoxicidade

Causas circulatórias
Doença vascular/alteração da microcirculação
Doença vascular associada à mitocondriopatia
Insuficiência vertebrobasilar
Deformabilidade dos eritrócitos
Anemia falciforme
Artéria carótida anômala
Circulação extracorpórea (*bypass* cardiopulmonar)

Causas neurológicas
Esclerose múltipla
Isquemia pontina focal

Causas metabólicas
Hipopotassemia tirotóxica
Distúrbios do metabolismo do ferro
Diabetes melito
Insuficiência renal/diálise

Outras causas
Doença de Ménière
Pseudo-hipoacusia
Neurossarcoidose
Transplante renal tratado com ciclosporina
Cirurgia dentária
Hiperostose craniana interna
Predisposição genética
Estresse

resposta ao tratamento. Não há nenhum tratamento universalmente aceito para PANSSI. De fato, o próprio tratamento é controverso. A maioria dos tratamentos é baseada nas teorias anteriormente da etiologia.

Hipótese vascular (Byl et al., 1984; Fisch et al., 1983; Stokroos et al., 1988). A teoria vascular enfatiza o comprometimento circulatório da orelha interna sob a forma de oclusão vascular, trombose, hemorragia ou espasmo vascular.

Embora haja muita evidência para sustentar e refutar uma etiologia vascular da PANSSI, não é inteiramente satisfatório supor que a circulação labiríntica seja responsável por uma grande proporção dos casos de PANSSI, a não ser que seja apresentada evidência conclusiva e consistente.

Hipótese de ruptura de membranas (Byl et al., 1984). Uma ruptura de membranas da orelha interna poderia explicar a subitaneidade e a recuperação espontânea observadas na PANSSI, mas esta hipótese não possui evidência clínica e histopatológica.

Hipótese Viral (Byl et al., 1984; Fisch et al., 1983; Kanemaru et al., 1997; Rybak et al., 1985; Stokroos et al., 1988). Até 1/3 dos pacientes relatará pródromos respiratórios superiores precedendo a PANSS, sugestivos de etiologia viral. Foi descrita a soroconversão de pacientes com PANSS a uma variedade de vírus. Cortes histológicos de ossos temporais com PANSSI exibiram características compatíveis com infecção viral. Insulto viral pode causar lesão direta em estruturas neurais ou vasculares ou nos eritrócitos, levando à insuficiência microvascular secundária. Vírus também podem causar inflamação, levando à insuficiência vascular.

Hipótese auto-imune (Byl et al., 1994; Hughes et al., 1996; Hughes et al., 1988; Matteson Matteson et al., 2000; Veldmann et al., 1993). Auto-imunidade foi proposta como a patogênese da PANSS, embora o mecanismo de doença seja pouco compreendido. Clinicamente, PANSS foi observada em associação com outras doenças auto-imunes como artrite reumatóide, doença intestinal inflamatória e poliarterite nodosa. A síndrome de Cogan é aceita como uma doença auto-imune. Auto-anticorpos circulantes contra-antígenos da orelha interna foram relatados, embora a sensibilidade, especificidade e papel destes anticorpos no processo de doença estejam precariamente definidos. A melhora na audição após terapia corticosteróide e imunossupressora, bem como plasmaférese, sugere ainda mais uma resposta auto-imune como a causa da PANSS nestas condições. Também foi sugerido que a perturbação da microcirculação na orelha interna por trombose associada a anticorpos antifosfolipídios poderia conduzir à surdez súbita.

PROGNÓSTICO

Um número substancial de pacientes com PANSS terá recuperação espontânea de alguma ou toda sua audição, dependendo da presença de certos indicadores prognósticos estabelecidos (Byl et al., 1984; Hughes et al., 1996; Mattox et al., 1977; Shikowitz et al., 1991). A recuperação da audição foi descrita pelos seguintes critérios após a comparação do audiograma inicial com o melhor audiograma pós-PANSS: *normal,* retorno a 25 dB ou melhor em todas as freqüências testadas; *completo,* retorno a uma média de tons puros (MTP) de 25 dB ou melhor, retorno ao nível pré-PANSS se disponível, ou retorno a um nível de MTP dentro de 10 dB da orelha oposta se o paciente informava audição igual em ambas as orelhas antes da PANSS; *parcial,* melhora da MTP de 10 dB ou melhor, se não a níveis normais ou completos; *nenhuma melhora* na MTP de menos de 10 dB; *piora,* deterioração da MTP de mais de 5 dB (Byl et al., 1984). A análise da recuperação global em uma série de 222 pacientes demonstrou melhora significativa na audição em 69% do total (Byl et al., 1984). Mattox e Simmons (Mattox et al., 1977) propuseram uma regra dos quartos para a recuperação: *normal* 1/4; *completa* 1/4; *parcial* 1/4; *nenhuma* 1/4, o que resume para finalidades práticas o que pode ser esperado pelo paciente.

FATORES QUE INFLUENCIAM A RECUPERAÇÃO

Alguns fatores selecionados, facilmente disponíveis na avaliação inicial, podem ser usados para predizer a recuperação. Esses fatores são: a gravidade da perda auditiva inicial, vertigem, a duração da perda, a idade, o estado da audição da orelha oposta e o caráter do audiograma (Byl *et al.*, 1984; Hughes *et al.*, 1996; Mattox *et al.*, 1977; Shikowitz *et al.*, 1991).

A *gravidade da perda auditiva inicial* é o fator prognóstico mais importante para predição da recuperação. Somente 22% dos pacientes com perda profunda obtêm recuperação normal ou completa (Byl, 1984).

Foi relatado que a recuperação da audição na PANSS é pior nos pacientes com *vertigem* que naqueles sem vertigem. Entretanto, vertigem aparece mais freqüentemente em associação à surdez profunda que em surdez leve. Por essas razões, o efeito da vertigem na PANSS não pode ser avaliado de modo simples. Ele deve ser avaliado no contexto da gravidade da perda auditiva inicial, a forma do audiograma, a capacidade auditiva contralateral e assim por diante (Byl *et al.*, 1984; Hughes et al., 1996).

A *duração* ou *persistência da perda* expressada sob a forma do tempo desde o início até a avaliação pode ser outra maneira de medir a gravidade. O prognóstico é pior quanto mais longo tempo persistirem os sintomas (Byl *et al.*, 1984; Hughes *et al.*, 1996).

A *idade do paciente* faz pouca diferença, exceto nos extremos. O jovem (< 15 anos) e o idoso (> 60 anos) não se recuperam tão bem (Byl *et al.*, 1984).

O *estado da audição da orelha oposta* parece ter valor prognóstico. Recuperação normal ou completa tende mais a ocorrer em pacientes com audição normal na orelha oposta (Byl *et al.*, 1984).

No que concerne ao *caráter do audiograma,* aqueles com inclinação ascendente ou perdas auditivas em freqüências médias recuperam-se melhor. Isto pode não ser importante, uma vez que essas perdas também tendem a ser menos graves (Byl *et al.*, 1984).

DIAGNÓSTICO

Uma avaliação detalhada de todos os casos de PANSS é necessária a fim de procurar causas identificáveis de perda auditiva neurossensorial súbita. Se uma causa for identificada, o tratamento é dirigido para essa causa específica, se disponível. Infelizmente, isto pode ser feito em apenas cerca de 10% dos pacientes (Byl *et al.*, 1984; Hughes et al., 1996; Mattox *et al.*, 1977; Rybak *et al.*, 1985; Shaia *et al.*, 1976; Shikowitz *et al.*, 1991).

Uma *história cuidadosa* pode sugerir uma causa. Ela é realmente súbita? É o primeiro episódio? A audição era normal antes? Quando e como começou? Como notou sua perda de audição? Uma anamnese cuidadosa dos eventos que rodearam a perda auditiva, bem como de detalhes a respeito de problemas passados de audição e equilíbrio, deve ser realizada. Os pacientes devem ser perguntados sobre possível barotrauma ou alterações súbitas de pressão (mergulho, vôo de avião, viagem nas montanhas), esforço ou sobrecarga física inusitados, cirurgia otológica prévia, infecção respiratória superior recente, artrite, diabetes, uso de etanol, fumo, abuso de cafeína, trauma acústico, doença cardiovascular hipertensiva, estresse e uso de drogas relevantes. A *avaliação física otorrinolaringológica* deve incluir otoscopia, exames nasal, oral, laríngeo e da cabeça e pescoço. Um teste delicado para fístula, bem como testes com diapasão devem ser efetuados. O paciente com PANSS deve ser submetido a um exame neurotológico incluindo testes vestibulares e cerebelares, função dos nervos cranianos e nistagmo espontâneo. O médico deve estar alerta para detectar doença sistêmica, e quaisquer condições patológicas, tais como diabetes, AIDS e sífilis, bem como doenças renal, cardiovascular, imunológica, metabólica e outras que possam causar PANSS.

Uma *avaliação da audição* deve ser feita tão logo seja segura e disponível, uma vez que a testagem que envolva níveis sonoros potencialmente lesivos deve ser adiada. A avaliação da audição inclui audiometria de tons puros e da fala, e timpanometria com teste do reflexo estapédico.

Potenciais evocados auditivos do tronco cerebral (PEATTs) e emissões otoacústicas (EOAs) podem ser usados como parte do levantamento audiológico, mas não têm boa relação de custo-benefício (Danieis *et al.*, 1998; Hughes *et al.*, 1996). *Testagem vestibular* com eletronistagmografia pode ser útil em ototoxicidade (Hughes *et al.*, 1996).

A *avaliação laboratorial* pode incluir o seguinte, baseando-se na história e condições suspeitadas: a) hemograma completo com esfregaço para células anormais; b) velocidade de hemossedimentação (VHS); c) perfil bioquímico sangüíneo de rotina (lipídios, glicose, ácido úrico, creatinina, uréia); d) T_3, T_4 e TSH; e) tempo de protrombina; f) FTA-ABS (absorção de anticorpo treponêmico fluorescente), MHA-TP (ensaio de microemaglutinação de *Treponema pallidum*); g) HIV; h) título de Lyme; i) teste de toxoplasmose; j) confirmação laboratorial de infecções virais; k) laboratório para doenças sistêmicas imunomediadas; l) ensaios imunológicos destinados a detectar certos anticorpos contra tecidos cocleares (*Western blot*).

A *imagem de ressonância magnética (RM* contrastada com gadolínio provavelmente é o teste com maior efetividade de custo para excluir neuroma acústico em pacientes com PANSS. Ela também fornece informação valiosa a respeito de esclerose múltipla e outras condições neurológicas. A RM pode ser feita como estudo de rotina, uma vez que a questão do neuroma permanecerá até que este estudo seja completado (Danieis *et al.*, 1998; Hughes *et al.*, 1996; Shikowitz *et al.*, 1991; Weber *et al.*, 1997).

TRATAMENTO

Uma causa identificável de PANSS é encontrada em cerca de 10% do número total de pacientes. Se uma causa específica for identificada, o tratamento é dirigido para essa causa específica. O tratamento específico pode ou não ser completamente útil, mas é claramente dirigido contra uma causa etiológica conhecida: parar medicação ototóxica, recomprimir doença descompressiva da orelha interna, tratar fístula perilinfática, administrar aciclovir para vírus de herpes e antibióticos para infecção bacteriana, corrigir desequilíbrio metabólico, dar tratamento clínico apropriado para esclerose múltipla, tratar doença embólica com anticoagulantes e anemia falciforme com oxigênio (Byl et al., 1984; Hughes et al., 1996; Rybak et al., 1985; Shikowitz et al., 1991).

Quando nenhuma causa identificável é encontrada, diversos agentes e esquemas de tratamento foram propostos para tratar a PANSSI, em combinação ou isoladamente. Uma vez que um prognóstico variável com importante recuperação é visto em muitos pacientes sem tratamento, não existe nenhum tratamento universalmente aceito para PANSSI e, de fato, o próprio tratamento é controverso.

O Quadro 66-2 apresenta uma lista parcial de tratamentos para PANSSI.

Nossa limitada compreensão da etiologia da PANSS tem como seu corolário a falta de um tratamento eficaz. Sem compreensão de por que ocorre a PANSS, tem sido difícil se não impossível desenvolver um tratamento apropriado. Uma conduta tem sido administrar empiricamente a todos os pacientes uma bateria de tratamentos dirigidos para todas as causas hipotéticas. Esses esquemas "em guarda-chuva" tipicamente incluem alguns ou todos os tratamentos seguintes: corticosteróides, vasodilatadores, diuréticos, histamina, expansores do plasma, inalação de carbogênio, corante de contraste intravenoso e bloqueadores dos canais de cálcio. Com esse esquema empírico amplo, espera-se que muitas das causas potenciais sejam tratadas (Wilkins et al., 1987).

Wilkins et al. (1987) reviram retrospectivamente os resultados em 132 pacientes tratados com um esquema "em guarda-chuva". Não encontraram nenhuma diferença nos resultados auditivos entre os pacientes que receberam menos que o protocolo inteiro *versus* aqueles que receberam o protocolo inteiro. Além disso, a taxa global de recuperação da audição foi bem dentro dos limites que poderiam ser atribuídos à resolução espontânea, como seria de esperar a partir da história natural da doença. Os resultados deste artigo sugerem que nenhuma das terapias para PANSS empregadas no estudo foi efetiva.

Outros autores examinaram terapia mais específicas para PANSS. Muitas outras opções de tratamento foram propostas e em relatos de casos descritas como benéficas na PANSS, porém nenhuma demonstrou eficácia em estudos bem projetados. Exemplos disso são a "desfibrinogenação" (Kubo et al., 1988) com baxtrobina (uma enzima semelhante à trombina que diminui as concentrações séricas de fibrinogênio), a inalação de carbogênio, diferentes drogas vasoativas (Kronenberg et al., 1992) e uma grande quantidade de alegados tratamentos que deixaram de demonstrar resultados melhorados (Alexiou et al., 2001; Byl et al., 1984; Fetterman et al., 1996; Fisch et al., 1983; Grandis et al., 1993; Huang et al., 1989; Hughes et al., 1996; Kanemaru et al., 1997; Matteson et al., 2000; Moscowitz et al., 1984; Rediea f et al., 1995; Rybak et al., 1985; Shikowitz et al., 1991; Stokroos et al., 1998; Veldmann et al., 1993; Wilson et al., 1980). Exceto alguns dados adicionais sobre corticosteróides que presentemente serão discutidos, os múltiplos esquemas sugeridos de tratamento e a persistente ausência de resultados melhorados sugerem que não existe nenhuma terapia eficaz identificável para PANSS.

Corticosteróides são a droga mais comumente usada no tratamento da PANSS (Byl et al., 1984; Hughes et al., 1996; Shikowitz et al., 1991), embora haja estudos que observaram que a taxa de melhora global nos pacientes tratados com esses agentes não foi melhor que a

Quadro 66-2 Lista parcial de tratamentos para PANSSI (Hughes et al., 1996, modificado)

Agentes antiinflamatórios/imunológicos
Corticosteróides
Ciclofosfamida
Metotrexato

Diuréticos
Hidroclorotiazida/triantereno
Furosemida
Clorotiazida

Agentes antivirais
Aciclovir
Interferon

Vasodilatadores
Dióxido de carbono 5% com oxigênio 95% (carbogênio)
Papaverina
Bufenina
Naftidrofuril
Ácido nicotínico
Histamina
Cloridrato de betaistina
Gingko biloba
Diidroergocristina
Vimpocetina
Vincamina
Pentoxifilina
Buflometila
Nitroprussiato de sódio
Verapamil
Nicergolina
Procaína

Expansores de volume/hemodiluidores
Dextrana de baixo peso molecular
Hidroxietil amilo

Agentes reológicos
Pentoxifilina
Piracetam
Ácido acetilsalicílico
Ticlopidina
Heparina
Warfarin

Desfibrinogenadores
Batroxobina

Bloqueadores dos canais de cálcio
Flunarizina
Nimodipina

Outros agentes e procedimentos
Oxigênio hiperbárico
Amidotrizoato
Antioxidantes
Vitaminas
Bloqueio de gânglio estrelado

Agentes neuroprotetores (Hickenbottom et al., 1998)
Antagonistas dos canais de cálcio
Flunarizina
Nimodipina
Antagonistas dos receptores a NMDA
Antagonistas competitivos
Cetamina
Fenciclidina
Drogas inibidoras do glutamato
Magnésio
Lamotrigina

CDP-colina (citicolina)

taxa esperada de resolução espontânea (Grandis *et al*, 1993). Entretanto, estudos por Wilson *et al*. (1980) observaram que os pacientes tratados com corticosteróides orais tiveram probabilidade estatisticamente significante de 4,95:1 favorecendo a recuperação. A eficácia dos esteróides foi limitada a 1 de 3 grupos de pacientes baseando-se na configuração do audiograma de apresentação. Os resultados positivos demonstrados neste estudo (Wilson *et al.*, 1980) são muito convincentes, e pelo menos dois estudos retrospectivos de PANSS desde então também sugeriram um benefício do tratamento corticosteróide oral (Moskowitz *et al.*, 1984; Fetterman *et al.*, 1996).

Se forem considerados apenas os estudos mais confiáveis de PANSS, os dados sugerem dois pontos importantes:

1. Um número substancial de pacientes com PANSS terá recuperação espontânea de alguma ou toda sua audição, dependendo da presença de certos indicadores prognósticos estabelecidos, conforme discutido anteriormente neste capítulo.
2. Corticosteróides orais constituem um tratamento efetivo para pacientes com audiogramas intermediários (isto é, nem limitados à perda de freqüências médias nem com perda profunda em todas as freqüências). Portanto, a hipótese de que não há tratamento eficaz para os pacientes com PANSS deve ser rejeitada. A revisão da literatura apresentada neste capítulo sugere que a hipótese deve ser reformulada para averiguar se os esteróides são um tratamento efetivo para certos pacientes com PANSS (Alexiou *et al.*, 2001; Byl et al., 1984; Fetterman *et al.*, 1996; Hughes *et al.*, 1996; Moscowitz *et al.*, 1984; Shikowitz *et al.*, 2002; Wilson *et al.*, 1980).

No que concerne ao efeito dos glicocorticóides em comparação com placebo ou nenhum tratamento, apenas quatro experiências clínicas foram realizadas (Mattox e Simmons, 1977; Wilson *et al.*, 1980; Moskowitz et al., 1984; Veldmann *et al.*, 1993). Um fator limitador da avaliação do efeito dos glicocorticóides em todos esses estudos humanos foi o número limitado de casos e, portanto, não incluiu grupos controles suficientemente grandes. Ademais, o número de pacientes em cada grupo é demasiado baixo para expressar as taxas de recuperação em porcentagens. Especialmente para dividir o grupo em pacientes com perda auditiva nas freqüências baixas, médias e altas, as coleções respectivas são pequenas demais. Um estudo por Alexiou *et al.*, 2001, demonstra em um grande número de pacientes um benefício estatisticamente significante com o uso de glicocorticóides para a melhora da audição em freqüências específicas, isto é, nos níveis inferior e mediococleares, em comparação com um grupo controle que não recebeu glicocorticóides. Além disso, administração de glicocorticóides para deficiência auditiva pancoclear súbita revelou uma melhora importante na audição. Algumas opções importantes de tratamento não foram discutidas anteriormente, uma vez que elas não constituíram o foco de quaisquer experiências clínicas significativas. Está bem aceito que a PANSS (com ou sem vertigem) pode representar um primeiro ataque de hidropisia endolinfática (Hughes *et al.*, 1996). Por esse motivo, deve ser dada consideração à administração de diuréticos orais e recomendação de dieta hipossódica aos pacientes com PANSS (Byl *et al.*, 1984; Hughes *et al.*, 1996; Rybak *et al.*, 1985; Shikowitz *et al.*, 1991).

Continua a acumular-se evidência sugerindo que infecção viral pode desempenhar um papel importante na PANSS (Byl *et al.*, 1984; Hughes *et al.*, 1996; Stokros *et al.*, 1988; Stokroos *et al.*, 1998). Alguns autores (Hughes *et al.*, 1996) usam agentes antivirais como tratamento para PANSS. A real eficácia dos agentes antivirais ainda não está totalmente clara, embora estudos tenham sido publicados mostrando experimentação clínica prospectiva, randomizada, controlada, dupla cega (Stokroos *et al.*, 1998).

Auto-imunidade foi proposta como uma das causas de perda auditiva neurossensorial súbita (Hughes *et al.*, 1988; Matteson et al., 2000; Veldmann *et al.*, 1993). Altas doses de corticosteróides podem ser úteis no tratamento inicial da perda auditiva neurossensorial auto-imunomediada. Para melhorar o resultado da doença auto-imune da orelha interna, foi proposto o uso de terapia citotóxica com ciclofosfamida e metotrexato (Matteson *et al.*, 2000). Uso de ciclofosfamida associa-se a toxicidades importantes, incluindo risco aumentado de infecção, malignidade e morte (Matteson *et al.*, 2000). A terapia com metotrexato geralmente é bem tolerada, com baixa incidência de efeitos colaterais. A avaliação desses agentes terapêuticos pode exigir experiências randomizadas controladas para estabelecer o papel dessas drogas no tratamento da PANSS imunomediada.

Tratamento da PANSSI – como eu faço

Princípios gerais

- PANSSI é uma emergência médica e o tratamento deve ser iniciado tão logo seja possível.
- É necessário diagnóstico pronto de toda doença tratável.
- Uma boa relação médico-paciente deve ser obtida na consulta inicial.
- Riscos, benefícios e alternativas devem ser discutidos com o paciente.
- O tratamento deve ser agressivo e deve ser dirigido a melhorar a capacidade de recuperação natural do paciente, controlar e suprimir quaisquer fatores de risco e cobrir quaisquer doenças tratáveis identificadas durante o levantamento diagnóstico.

Tratamento

- Atividade física deve ser moderada.
- O paciente deve ter 8 horas de sono à noite.
- Evitar estresse, ruído, medicação ototóxica, álcool, fumo e cafeína.
- Doença crônica deve ser controlada conforme possível (isto é, diabetes, hipertensão).
- Dieta com pouco sal (500 mg/dia) em associação ou não à baixa dose de medicação diurética.
- Prednisona, 1 mg/kg/dia durante 30 dias.
- Aciclovir, 1-2 g via oral em 5 doses divididas, durante 10 dias, pode ser usado.
- Toda causa de doença tratável deve receber terapia específica.
- Drogas antiansiedade e antidepressivas devem ser usadas se necessário.

Acompanhamento

- Deve ser individualizado para monitorar o progresso, mas evitando consultas excessivas que podem agravar a ansiedade. O paciente é instruído para relatar quaisquer alterações que possam aparecer.

- Quando a audição tiver se estabilizado, ou depois de 30 dias, é aconselhável fazer um audiograma da recuperação, o qual consiste em avaliação diagnóstica completa da audição. A não ser que uma mudança substancial seja observada pelo paciente, o audiograma não é repetido durante 3 meses.
- Deterioração progressiva ou flutuação da audição é suspeita de fístula perilinfática, a qual não é uma condição freqüente, mas deve ser suspeitada com base na história e teste positivo para fístula. No caso de uma fístula perilinfática, aconselha-se repouso no leito com cabeça elevada, e deve ser considerada a hospitalização.

CONCLUSÃO

PANSSI permanece hoje em dia uma entidade desconcertante e controvertida. Várias doenças importantes apresentam-se como PANSS, de modo que uma avaliação médica adequada na apresentação e estudos cuidadosos de acompanhamento são imperativos em qualquer protocolo de tratamento. O prognóstico é altamente variável, dependendo do momento da apresentação, da gravidade da perda auditiva e da presença de outros fatores, tais como vertigem e a abrangência da perda auditiva.

O tratamento com esteróides demonstrou melhora estatisticamente importante na recuperação de PANSSI, embora seja necessário estudo adicional. Diferentes agentes e modalidades de tratamento da PANSSI foram propostos, mas há uma ausência quase universal de grupos controles adequados na literatura sobre o tratamento da PANSSI.

Permanece não havendo nenhum tratamento universalmente aceito da PANSSI, exceto os corticosteróides, que mostram taxas de resposta claramente além daquelas esperadas por recuperação espontânea. Aperfeiçoamentos adicionais no tratamento da PANSSI devem exigir grandes protocolos multicêntricos de tratamento controlado, nos quais os níveis reais de audição devem ser relatados nos resultados.

REFERÊNCIAS BIBLIOGRÁFICAS

Alexiou C, Amold W, Fauser C, et al. Sudden sensorineural hearing loss. Arch Otolaryngol Head Neck Surg 2001;127:253-258.

Byl FM. Sudden hearing loss: eight years' experience and suggested prognostic table. Laryngoscope 1984;94:647-66.

Danieis RL. Shelton C, Hamsberger HR. Ultrahigh resolution nonenhanced fast spin echo magnetic resonance imaging. Cost-effective screening for acoustic neuroma in patients with sudden sensorineural hearing loss. Otolaryngol Head Neck Surg 998;119:364-369.

Fetterman BL, Saunders JE, Luxford WM. Prognosis and treatment of sudden sensorineural hearing loss. Am J Otol 1996;17:529-536.

Fisch U. Management of sudden deafness. Otolaryngol Head Neck Surg 1983;91:3-8.

Grandis JR, Hirsch BE, Wagener MM. Treatment of idiopathic sudden sensorineural hearing loss. Am J Otol 1993;14:183-185.

Hallberg OE. Sudden deafness of obscure origin. Laryngoscope 1956;66: 1237-1267.

Hickenbottom SL, Grotta J. Neuroprotective therapy. Seminars in Neurology 1998;18:485-492.

Huang TS, Chan ST, Ho TL, et al. Hypaque and steroids in the treatment of sudden sensorineural hearing loss. Clin Otolaryngol 1989;14:45-51.

Hughes GB, Barna BP, Kiney SE, et al. Clinical manifestations of immune ear disease. Laryngoscope 1988;48:251-253.

Hughes GB, Freedman MA, Haberkamp TJ, Guay ME. Sudden sensorioneural hearing loss. Otolaryngol Clin N Amer 1996;29:393-405.

Kanemaru S, Fukushima H, Nakamura H, et al. Alpha-interferon for the treatment of idiopathic sudden sensorineural hearing loss. Eur Arch Otolaryngol 1997;254:158-162.

Kronenberg J, Almafor M, Bendit E, Kushmir D. Vasoactive therapy versus placebo in the treatment of sudden hearing loss: a double blind clinical study. Laryngoscope 1992;102:65-68.

Kubo T, Matsumaga T. Asai H, et al. Efficacy of defibrinogenation and steroid therapies on sudden deafness. Arch Otolaryngol Head Neck Surg 1988;114:649-652.

Matteson EL, Tirzaman O, Facer GW, Fabry DA. Use of methotrexate for autoimmune hearing loss. Ann Otol Rhinol Laryngol 2000;109:710-714.

Mattox DE, Simmons FB. Natural history of sudden sensorineural hearing loss. Ann Otol 1977;86:463-480.

Moscowitz D, Lee KJ, Smith HW. Steroid use in idiopathic sudden sensorineural hearing loss. Laryngoscope 1984;94:664-666.

Rahko T, Kotti V. Comparison of carbogen inhalation and intravenous heparin infusion therapies in idiopathic sudden sensorineural hearing loss. Acta Otolaryngol 1997;(529 Suppl):86-87.

Redieaf MI, Baner CA, Gantz BJ, et al. Diatrizoate and dextran treatment of sudden sensorineural hearing loss. Am J Otol 1995;16:295-303.

Rybak LP. Treatable sensorineural hearing loss. Am J Otol 1985;6:482-489.

Shaia FT, Sheehy JL. Sudden sensorineural hearing impairment. Laryngoscope 1976;87:817-825.

Shikowitz, MJ. Sudden sensorineural hearing loss. Med Clin North Am 1991;75:1239-1250.

Stokroos RJ, Albers FWJ, Schirm J. The etiology of idiopathic sudden sensorineural hearing loss. Experimental herpes simplex virus infection of the inner ear. Am J Otol 1988;19:447-452.

Stokroos RJ, Albers FWJ, Tengervert EM. Antiviral treatment of idiopathic sudden sensorineural hearing loss: a prospective, randomized, double blind medical trial. Acta Otolaryngol (Stockh) 1998;118:488-495.

Veldmann JE, Hanade T, Meeuwsen F. Diagnostic and therapeutic dilemmas in rapidly progressive sensorineural hearing loss and sudden deafness. Acta Otolaryngol (Stockh) 1993;113:303-306.

Weber PC, Zber RI, Gantz BJ. Appropriateness of magnetic resonance imaging in sudden sensorineural hearing loss. Otolaryngol Head Neck Surg 1997;116:153-156.

Wilkins SA, Mattox DE, Lyles A. Evaluation of a "shotgun" regimen for sudden hearing loss. Otolaryngol Head Neck Surg 1987;97:474-480.

Wilson WR, Byl FM, Laird N. The efficacy of steroids in the treatment of idiopathic sudden hearing loss. Arch Otolaryngol 1980;106:772-776.

Tratamento Cirúrgico da Hipoacusia Neurossensorial Súbita

Sérgio Moussalle ■ Carine Petry

INTRODUÇÃO

Surdez súbita é a disacusia neurossensorial que se instala em um período de horas ou poucos dias, numa pessoa de audição previamente normal. Geralmente trata-se de processo unilateral, podendo ser bilateral em cerca de 4% dos casos (Hungria H., 2000). Costuma ser acompanhada de zumbido, tontura e às vezes de sensação de estalo na orelha acometida (Sajjadi H.; Paparella M. M., 1994). Apesar de tais sintomas também serem causados por patologias agudas ao nível das orelhas média e externa, como no caso de rolha de cerúmen e otite média secretora, o termo surdez súbita foi consagrado pelo uso para referir-se às disacusias neurossensoriais, causadas por patologias dos receptores periféricos e/ou vias acústicas centrais (Caldas N.; Caldas Neto S., 1998).

A disacusia é de intensidade variável, de leve a profunda. Pode ter caráter irreversível, mas em 25% dos casos há recuperação espontânea a um nível de audição normal ou próximo da normalidade (Hungria H., 2000).

Há dificuldade em se avaliar corretamente a epidemiologia da surdez súbita, seja pelo seu caráter muitas vezes discreto seja por vezes por sua recuperação. Van Dischoeck e Bierman (1957) encontraram uma incidência de 1 para cada 5.000 habitantes. Não é relatada diferença que incide entre homens e mulheres. Quanto à faixa etária, a maior incidência encontrada varia nos diferentes estudos, situando-se entre a segunda e a sexta década de vida (Shuknecht H. F., 1993).

SURDEZ SÚBITA DE TRATAMENTO CLÍNICO

- *Viral*: supõe-se que seja a mais freqüente, tendo como agentes os vírus da caxumba, sarampo, varicela zoster, adenovírus, citomegalovírus, coxsackie, influenzae A e B, herpes simples e mononucleose infecciosa.
- *Vascular*: vasoespasmo, trombose, acidentes vasculares cerebrais, hemorragia na orelha interna, embolia e hipercoagulabilidade são causas mencionadas mas de difícil diagnóstico (Caldas N.; Caldas Neto S., 1998).
- *Metabólica*.
- *Auto-imune*: mais freqüente em mulheres e associada a doenças sistêmicas com auto-imunidade.
- *Ototóxica*: ocorre por contaminação da endolinfa através da estria vascular e lesão do órgão de Corti.
- *Por infecções da orelha interna*: labirintite secundária à otite média aguda ou meningite.
- Por trauma craniano com ou sem fratura do osso temporal.
- Por trauma acústico ou perda auditiva induzida pelo ruído.
- *Psicogênica*.

SURDEZ SÚBITA DE TRATAMENTO CIRÚRGICO

- Fístula perilinfática: indicação cirúrgica emergencial nos casos confirmados ou mesmo de suspeita clínica de fístula perilinfática. É a mais freqüente das etiologias da surdez súbita passível de exploração cirúrgica. Não conhecemos contra-indicações para a timpanotomia exploradora. Feita por cirurgião otológico experiente, não traz qualquer prejuízo ao paciente suspeito de fístula e é a conduta mais indicada.
- Neurinoma do acústico.
- Hidropisia endolinfática (doença de Ménière) de difícil controle clínico.
- Traumatismo cranioencefálico com contusão ou fratura temporal e liquorragia.
- Trauma iatrogênico em cirurgia otológica, pode ter indicação de reintervenção.

SURDEZ POR FÍSTULA PERILINFÁTICA

Define-se fístula perilinfática como uma comunicação anormal entre as estruturas da orelha interna e o espaço da orelha média (Sajjadi H.; Paparella M. M., 1994). Ela permanece sendo um dos dilemas da otologia no que se refere à sua etiologia, diagnóstico e terapêutica.

A fístula perilinfática de instalação súbita é um acidente de grande gravidade e precisa ser levada em consideração no diagnóstico diferencial da surdez súbita. Quase sempre tem indicação cirúrgica emergencial.

Ocorre vazamento de perilinfa para a orelha média, secundário à ruptura ao nível da janela oval ou da janela redonda, afetando profundamente a fisiologia normal do sistema cocleovestibular (Callender T. A., 1993). Na janela oval, pode acontecer por perfuração do ligamento anular ou fratura da platina do estribo. Na redonda, por perfuração de sua membrana.

A fístula pode localizar-se também no canal semicircular lateral, como acontece comumente no colesteatoma da orelha média, antes ou mais freqüentemente após uma timpanomastoidectomia. Acontecem ainda secundariamente a traumatismo craniano ou sobre a orelha, incluindo aí os traumatismos cirúrgicos iatrogênicos.

Também podem ocorrer por aumentos súbitos de pressão intracraniana transferidos ao espaço perilinfático, como durante manobra de Valsalva. Essas são as fístulas "explosivas", ao contrário das chamadas "implosivas" que ocorrem com a variação de pressão na orelha média, rompendo as membranas no sentido inverso, de fora para dentro da orelha interna. O barotrauma parece ser um elemento freqüentemente responsável pelo surgimento da fístula. Situações como trauma craniano ou otológico de vôos de avião, mergulhos ou manobras de Valsalva seriam as mais comuns. Podem ocorrer em uma ou ambas as janelas, ocorrendo de modo unilateral com maior freqüência.

Finalmente temos as fístulas espontâneas, cuja origem não está ainda muito bem estabelecida. Por outro lado, temos que considerar que os líquidos da orelha interna estão em equilíbrio de pressão com o líquido cefalorraquidiano. A pressão deste liquor é transmitida para a orelha interna através do saco endolinfático, do aqueduto coclear e, em menor grau, através do meato acústico interno, com as suas expansões de dura-máter revestindo os nervos. Lembramos ainda que as alterações de pressão do liquor são fáceis de ocorrer, como nas contraturas musculares e na pressão sobre os vasos do pescoço, com conseqüente aumento da pressão venosa, podendo repercutir nos líquidos labirínticos. Assim, a presença de esforço físico, as modificações de atitude, as emoções intensas podem ser elementos importantes na história da instalação súbita de disacusia.

Os casos de fístula perilinfática costumam estar acompanhados da tríade surdez, zumbidos e vertigem, além de, muitas vezes, sensação de "estalo" na orelha comprometida (Caldas N.; Caldas Neto S., 1998). A investigação deve incluir pesquisa do fenômeno de Tulio e teste de fístula (Callender T. A., 1993), cujos resultados positivos são considerados patognomônicos para fístula perilinfática. A investigação do fenômeno de Túlio é feita expondo-se o paciente a ruído de 100 dB, sendo positivo quando o paciente referir sensação de tontura ou vertigem após a exposição sonora. O teste de fístula é feito com a compressão do trago e a verificação se tal manobra provocou tontura, e complementada com otoscópio pneumático e impedanciometria. O paciente terá um teste positivo se apresentar nistagmo para o lado lesionado após compressão do meato acústico externo homolateral ao teste. A descompressão deve gerar nistagmo para o lado contralateral ao teste. O paciente pode apresentar um sinal de Hennebert positivo, definido como o próprio nistagmo, e vertigem induzidos pela produção de pressão positiva na orelha afetada (Sajjadi H., Paparella M. M., 1994).

Também fazem parte da avaliação diagnóstica audiometria, exames de imagem do crânio e provas bioquímicas para descartar doenças imunomediadas da orelha interna, patologias vasculares e infecciosas e hipertensão endolinfática (Hungria H., 2000; Callender T. A., 1993). A eletrococleografia pode mostrar aumento do potencial de somação negativo em pacientes com fístula (Sajjadi H.; Paparella M. M., 1994). Wall e Rauch (1995) sugerem o uso de um miniendoscópio para visualizar a orelha média e olhar a fístula diretamente. Também propõem o uso de eletroforese para identificar a β_2-transferrina, encontrada somente na perilinfa e no líquido cefalorraquidiano. Black et al. (1987) propuseram um teste de reflexo vestibuloespinhal como alternativa ao teste de fístula, que avalia o reflexo vestibulo-cular, e observaram 97% de sensibilidade para o mesmo.

A suspeita clínica de fístula perilinfática é o elemento mais importante para o diagnóstico da patologia. O diagnóstico definitivo pode ser feito durante a exploração cirúrgica. Contudo, a ausência de extravasamento de perilinfa durante o procedimento cirúrgico não exclui o diagnóstico, pois podem existir microperfurações da membrana da janela oval ou redonda com extravasamento de quantidades microscópicas de perilinfa, que podem não estar evidentes por ocasião da exploração. Como no caso da doença de Ménière, a fístula perilinfática também é um diagnóstico de suspeita clínica e de exclusão de outras patologias (Sajjadi H.; Paparella M. M., 1994).

CONSIDERAÇÕES HISTÓRICAS SOBRE FÍSTULA PERILINFÁTICA

As primeiras suspeitas a respeito da existência de fístula perilinfática datam do início do século 20, com investigadores como Alexander, Lassalle e Mackenzie. Em 1915, Holmgren observou uma fístula perilinfática drenando durante cirurgia de otosclerose.

Em 1934, Kobrak demonstrou a existência de relação direta entre as pressões intracraniana e perilinfática. Em 1947, Ahlen demonstrou correlação entre as pressões perilinfática e respiração, pressão abdominal e compressão de vasos cervicais. Em 1963, Kerth e Allen, através de experimento em gatos, mostraram que a equivalência das pressões perilinfática e intracraniana se dava por transmissão de pressão através de um aqueduto coclear. Em 1968, Simmons discutiu a teoria de dupla ruptura da membrana, explicando as variações na sintomatologia da fístula perilinfática, por fístulas da janela oval ou da janela redonda.

Fee, em 1968, apresentou casos de fístula por trauma. Em 1970, Calcatera e Stroud relataram casos de fístula perilinfática de ocorrência espontânea. Em 1971, Goodhill discutiu a teoria das vias implosivas versus explosivas para as fístulas perilinfáticas. Essas discussões teóricas originaram várias pesquisas que ampliaram o conhecimento sobre esta patologia (Sajjadi H.; Paparella M. M., 1994).

CONDUTA INICIAL NO TRATAMENTO DA FÍSTULA PERILINFÁTICA

Feito o diagnóstico de fístula perilinfática, deve-se considerar o tratamento, que assim como o diagnóstico, também é controvertido. O tratamento inicial geralmente é conservador e empírico. Ocorre fechamento espontâneo da fístula perilinfática em 40% dos casos, o que justifica a tentativa de tratamento clínico inicial.

As medidas que se mostraram mais eficazes para que ocorra o fechamento da fístula são: manter a cabeça acima do nível do coração, evitar levantar peso e cabeceira da cama elevada.

O paciente deve evitar esforço evacuatório, utilizando dieta apropriada e medicação, se necessário. Também deve evitar assoar o nariz. O paciente com perda auditiva neurossensorial súbita deve ficar hospitalizado por 5 dias em repouso. Deve ser feita audiometria diariamente. Se ao fim de 5 dias não houver melhora na audição, deve-se proceder à cirurgia. Se durante esse período houver piora da audição, a cirurgia deve ser feita o mais breve possível (Fisch U., 1983).

TRATAMENTO CIRÚRGICO DA FÍSTULA PERILINFÁTICA

Pré-operatório

Avaliação pré-operatória com exames de rotina – hemograma, coagulograma e avaliação cardiológica se for necessária anestesia geral. Sempre que possível, ter em mãos a audiometria pré-operatória. O paciente deve estar consciente dos riscos e benefícios do procedimento, bem como deve conhecer as opções de tratamento clínico. Se possível, pedir ao paciente que assine um Termo de Consentimento Informado.

Anestesia

Sempre que possível, a cirurgia é realizada sem anestesia geral, com infiltração anestésica local, e sedação endovenosa mínima. Em crianças, dá-se preferência para a anestesia geral.

Tempos cirúrgicos

Fazemos de rotina um retalho timpanomeatal para abordagem da orelha média, como para estapedectomia. Se o meato acústico externo for muito estreito, pode-se realizar uma incisão suprameatal. Um amplo retalho timpanomeatal é feito para que permita uma exposição completa da orelha média, expondo completamente os nichos das janelas oval e redonda. A cirurgia deve ter a menor quantidade possível de sangramento para que se consiga a visualização da perilinfa e a identificação da fístula perilinfática.

O meato acústico ósseo posterior é curetado para expor o tendão do estapédio, o canal de Falópio e o processo lenticular para visualização completa da janela oval e platina.

Examina-se cuidadosamente a área da janela oval e da platina com o grande aumento do microscópio procurando por bolhas submucosas, que são o sinal mais comum de uma microfístula nesse local.

Na fístula da janela oval, se o estribo e a platina estiverem íntegros, pode-se reparar a fístula removendo-se as superfícies mucosas ao redor da bolha submucosa e selando a fístula com tecido conjuntivo da área retroauricular. Pode-se utilizar Gelfoam® embebido em solução antibiótica para escorar o tecido conjuntivo ao redor da fístula. Se o estribo não estiver íntegro, nos casos de fístulas traumáticas, deve-se realizar uma estapedectomia e selar a janela oval.

Examinamos a janela redonda com grande aumento. Visualizando-se coleção líquida, esta deve ser aspirada com uma sonda de tamanho 24 com pressão mínima. Se houver um reacúmulo de líquido, a fístula está presente. Pode-se utilizar fluoresceína para a melhor identificação da área da fístula.

Examina-se o reflexo da janela redonda, tocando-se suavemente a articulação incudoestapédica, o que ajuda na localização da membrana da janela redonda. Se houver extensão mucosa sobre o nicho da janela redonda, esta deve ser removida, e este nicho debridado e liberado de todas suas superfícies mucosas para então receber o material de reparação e permitir uma cicatrização adequada.

É importante ressaltar que o extravasamento de perilinfa pode ser intermitente, não sendo evidente no momento da timpanotomia exploradora, o que não exclui o diagnóstico. A endoscopia da orelha média com amplificação de imagem pode contribuir bastante no diagnóstico e manejo destes casos.

A fístula de canal semicircular lateral é de difícil diagnóstico, e quase sempre está relacionada ao colesteatoma. Uma vez localizada, fazemos uma curetagem óssea ao seu redor, aproveitando o pó de osso resultante, cola biológica, Gelfoam e fáscia temporal para fechá-la.

Pós-operatório

Devem-se evitar ao máximo situações que causem aumento da pressão intracraniana, devendo o paciente ficar hospitalizado e em repouso na cama por cerca de 5 dias. No primeiro dia, o paciente fica em repouso absoluto. No segundo dia, é permitido que ele sente em uma cadeira e caminhe um pouco. Deve ser dado ao paciente, se necessário, medicação para inibir tosse e medidas para evitar constipação (dieta rica em fibras e óleo mineral, por exemplo).

As orientações para se evitar aumento na pressão intracraniana devem ser seguidas por um período de cerca de 5 semanas, durante as quais o paciente deve ficar em recuperação em casa.

A revisão ambulatorial é feita após 5 ou 6 semanas da cirurgia, na qual deve-se avaliar o resultado cirúrgico, examinar a membrana timpânica e remover crostas do canal auditivo externo (Fisch U., 1983).

Evolução pós-operatória

Na maioria das vezes, os pacientes sentem-se imediatamente melhores após a cirurgia, podendo ter, eventualmente, sintomas vestibulares de vertigem e desequilíbrio. No segundo tipo de evolução pós-operatória, o paciente tem resolução imediata de seus sintomas sem retorno de sintomas após o procedimento. O paciente também pode ter uma resolução gradual de seus sintomas, podendo levar de semanas a meses, o que é algo incomum. Há situações em que o paciente não tem resolução dos sintomas, o que é muito raro. Quando isso ocorre, deve-se pensar em uma outra entidade contribuindo para os sintomas, como por exemplo a esclerose múltipla. Além disso, também deve ser cogitada a hipótese de fístula perilinfática contralateral e fechamento inadequado da fístula.

Quanto à melhora da audição, não se pode prever em quanto tempo ela ocorre. Observa-se que casos de surdez súbita têm uma tendência à melhora mais rápida do que casos com perda auditiva neurossensorial rapidamente progressiva.

Considera-se uma fístula recorrente quando há recorrência de sintomas vestibulares após sua resolução por ao menos 6 semanas, e isso pode acontecer em cerca de 15% dos pacientes tratados com cirurgia para correção de fístula perilinfática.. O tratamento é o mesmo que o realizado inicialmente, só se procedendo à cirurgia se as medidas clínicas iniciais falharem (Fisch U., 1983).

Complicações pós-operatórias

Além de fístula recorrente, também é possível ocorrer infecção e perfuração persistente da membrana timpânica. Além disso, o paciente deve ser informado que todas as estruturas na área da cirurgia são de risco, e as complicações podem envolver surdez, comprometimento vestibular, paralisia facial, sangramento, perfuração da membrana timpânica, infecção e seqüelas de infecção.

Prognóstico

O prognóstico da cirurgia de fístula perilinfática, quando operada precocemente, é bom. Previne perdas de audição maiores, e em grande parte dos casos ocorre uma recuperação auditiva, bem como estabiliza os sinais labirínticos indesejados como a vertigem e os zumbidos.

REFERÊNCIAS BIBLIOGRÁFICAS

Black FO, Lilly DJ, Nashner LM, Peterka RJ, Pesznecker SC. Quantitative diagnostic test for perilymph fistulas. *Otolaryngol Head Neck Surg* 1987;96:125-134.

Caldas N, Caldas Nt S. Surdez súbita. In: *Vertigem Tem Cura?* São Paulo: Lemos, 1998. 177-189p.

Callender TA. *The diagnosis and management of perilymphatic fistulas (Grand Round).* Houston, Texas: The Bobby R. Alford Dept. of Otorhinolaryngology and Communicative Sciences. Baylor College of Medicine, 1993.

Fisch U. Management of sudden deafness. *Otolaryngol Head Neck Surg* 1983;91:308.

Hungria H. Surdez súbita. In: Hungria H. *Otorrinolaringologia.* 8. ed. Rio de Janeiro: Guanabara Koogan, 2000. 467-473p.

Sajjadi H, Paparella MM. Fístulas perilinfáticas. In: Lopes Fº O, Campos CAH. *Tratado de otorrinolaringologia.* São Paulo: Roca, 1994. 853-880p.

Shuknecht HF. *Pathology of the ear.* 2. ed. Philadelphia: Leo e Febiger, 1993. 524-529p.

Wall C, Rauch SD. Perilymph fistula pathophysiology. *Otolaryngol Head Neck Surg* 1995;112:145-153.

Ototoxicidade de Aminoglicosídeos – Prevenção e Otoproteção

José Antonio A. de Oliveira ▪ Taciana Maria Oliveira Bernal

INTRODUÇÃO

As ototoxicoses são afecções iatrogênicas provocadas por drogas medicamentosas que alteram a orelha interna (labirinto). Essas drogas podem afetar o sistema coclear ou sistema vestibular ou ambos, alterando duas funções importantes do organismo: a audição e o equilíbrio. Ocorre ototoxicose quando há perda auditiva sensorineural de mais de 25 dB em uma ou mais freqüências de 250 a 8.000 Hz e/ou manifestações vestibulares como vertigem ou desequilíbrio.

FISIOPATOLOGIA – MECANISMO DE OTOTOXICIDADE

Dos grupos de drogas ototóxicas, os antibióticos aminoglicosídeos são os mais estudados. Na fase aguda, essas drogas se combinam com receptores das membranas das células ciliadas do órgão de Corti, da cóclea ou das máculas sacular e utricular e cristas do sistema vestibular. Esses receptores são componentes lipídicos da membrana celular, os polifosfoinositídeos, que têm papel importante nos eventos bioelétricos e na permeabilidade da membrana, por interação com íon cálcio. Há, então, formação de complexos entre os polifosfoinositídeos e os aminoglicosídeos na membrana devido ao antagonismo destes com o cálcio. Ocorre bloqueio dos canais de cálcio na membrana das células ciliadas e, conseqüentemente, dos canais de potássio (K^+) ativados pelo cálcio (Ca^{++}) e perda de íons magnésio nas mitocôndrias. Como conseqüência ocorrem, na estrutura da membrana e cílios das células ciliadas, alterações que afetam a permeabilidade, o transporte de íons, os eventos bioelétricos e mecanismos reguladores celulares (Schacht J.; Lodhi S.; Weiner N. D., 1997). Na fase crônica, ocorrem alterações do RNA, DNA, na síntese de proteínas, no metabolismo energético, no transporte de íons, na síntese e degradação de gangliosídeos mucopolissacarídeos e neuromoduladores. Essas lesões consistiriam em alterações ciliares, edema e vacuolização celular, enucleação, destruição celular (Oliveira J. A. A., 1994).

AGENTES ETIOLÓGICOS: MEDICAMENTOS OTOTÓXICOS (OLIVEIRA J. A. A., 1994/1989/1990)

Entre elas, temos o grupo dos antibióticos aminoglicosídeos, como a estreptomicina, diidroestreptomicina, neomicina, canamicina A e B, paramomicina, aminosidina, gentamicina, amicacina, tobramicina, netilmicina. Deste grupo, estreptomicina, tobramicina, gentamicina são mais vestibulotóxicas que cocleotóxicas; os outros são mais cocleotóxicos. Os testes audiométricos que devem ser realizados consistem numa audiometria de tons puros por vias aérea e óssea e audiometria da fala se a criança tiver quatro ou mais anos de idade ou se tratar de adulto. Com idades menores podem ser utilizadas: audiometria de observação comportamental (respostas reflexas, de orientação em relação à fonte sonora e condicionais lúdicas) e Impedanciometria (Barber H., 1979), Audiometria de Respostas Evocadas Auditivas, Otoemissões Acústicas.

Para avaliação da audição, especialmente em crianças de pouca idade a audiometria do tronco cerebral, para detecção dos limiares eletrofisiológicos é o teste mais importante. Com ele pode-se avaliar o grau de perda auditiva. No BERA ou ABR (respostas auditivas evocadas do tronco cerebral), a onda V é a mais utilizada (potenciais gerados ao nível do colículo inferior (Marseillan R. F. & Oliveira J. A. A., 1979; Richardson G. P.; Russell I. J., 1991). A audiometria de respostas auditivas evocadas do tronco cerebral é um método objetivo por isso importante na avaliação das crianças de pouca idade.

OTOTOXICIDADE NA INFÂNCIA

Os principais grupos pediátricos que recebem antibióticos aminoglicosídeos são recém-nascidos com infecções graves no berçário de terapia intensiva. Isso porque essas drogas, apesar de seus efeitos colaterais ototóxicos, são altamente eficazes contra infecções graves causadas por microorganismos gram-negativos como: *Enterobacter, Haemophilus, klebsiela, Escherichia coli, Pseudomonas, Proteus, Bacterioides*. Esses microorganismos podem provocar nessas crianças infecções graves no trato respiratório (pneumonias), como no caso da fibrose cística e no trato urinário; infecções de pele e tecidos moles, especialmente em queimados, septicemias, infecções polimicrobianas; infecções pós-cirúrgicas; pós-traumáticas, peritonites; infecções em crianças com problemas oncológicos e granulocitopenias. Nestes casos, os antibióticos mais utilizados têm sido gentamicina, amicacina, tobramicina e netilmicina, eficazes contra esses tipos de infecções (Oliveira J. A. A., 1989/1990).

Os fatores de risco são: apnéia, hipóxia, hiperbilirrubinemia, desequilíbrio eletrolítico, hipotensão, meningite, septicemia, incubadora, terapia diurética, insuficiência renal (Oliveira J. A. A., 1989/2000).

Audiometria de alta freqüência, que pode detectar perdas maiores de 8.000 c/s, permite diagnóstico precoce antes de as perdas atingirem a faixa de freqüência da audição. Atualmente, o melhor teste na monitoração auditiva em crianças é a audiometria objetiva, como a audiometria de respostas evocadas de tronco cerebral por estimulação acústica (BERA). O desenvolvimento do BERA e do registro das otoemissões acústicas evocadas transitórias vieram sanar as falhas da monitoração da função auditiva em crianças. O registro das emissões otoacústicas evocadas transitórias e dos produtos de distorção é um teste simples, rápido, objetivo, não-invasivo, sem eletrodos que utiliza uma simples sonda na entrada do meato auditivo externo, podendo ser aplicado em qualquer idade. Avalia o mecanismo bioativo coclear que corresponde à contração das células ciliadas externas auditivas, que assim provocam as otoemissões quando estimuladas por sons. Esse método tem sido utilizado atualmente para a monitoração da audição para detectar alterações precoces da função coclear provocadas pelas drogas ototóxicas.

Quando ocorre lesão coclear, há destruição das células ciliadas do órgão de Corti, e a perda auditiva é irreversível, não havendo tratamento. Nesses casos, dependendo do grau de hipoacusia, o paciente deverá ser submetido à reabilitação auditiva com aparelho de ampliação sonora individual e da linguagem. Considerando a criança, devemos lembrar que uma perda auditiva irreversível iatrogênica deste tipo pode dificultar sua comunicação para o resto da vida. Como não há tratamento para recuperar a audição, temos que conhecer algumas regras básicas da ototoxicidade.

PREVENÇÃO DAS OTOTOXICOSES POR AMINOGLICOSÍDEOS

Como as alterações da cóclea são irreversíveis, como a perda auditiva neurossensorial, a única possibilidade de defesa contra a seqüela da ototoxicidade por aminoglicosídeos é a prevenção.

Algumas orientações que consideramos importantes para a prevenção estão indicadas (Oliveira J. A. A., 1989).

■ **Disacusia neurossensorial – prevenção**

Evitar:
- Exposição a ruído intenso.
- Associação a diurético.
- Em pacientes de risco.
- Em pacientes com problemas hepáticos e renais.
- Em pacientes muitos jovens ou com idade avançada.
- Na gravidez.

Prevenção:
- Administrar a droga ototóxica em doses apropriadas, se necessária.
- Escolher a droga menos tóxica.
- Realizar a monitoração auditiva.
- Administrar a dose mais baixa, por tempo mais curto.

CONTROLE DA OTOTOXICIDADE

O mais importante é prevenir a ototoxicidade, entretanto quando ela começar a se instalar, devemos tomar algumas condutas para modificar seus efeitos e prevenir sua progressão, isto se a detecção da perda foi precoce com monitoração. Neste caso, devem ser feitos ajustamentos na dose total ou no plano de dosagem. Sendo o dano ototóxico incompleto, com a suspensão da droga, pode ocorrer 10 a 15% de reversibilidade dependendo do agente envolvido e dos fatores de risco.

OTOTOXICIDADE LOCAL

Vários antibióticos aminoglicosídeos e outras drogas são usados no tratamento de otites médias crônicas para eliminar a otorréia e posterior realização das miringoplastias ou timpanoplastias (Oliveira J. A. A., 1989). Na bacteriologia da otite média crônica encontramos vários microorganismos como: *Pseudomonas aeruginosa; Staphylococcus aureus; Escherichia coli; Proteus species; anaeróbios*. Existem controvérsias quanto à ototoxicidade dessas drogas, quando usadas localmente na orelha média. Entre esses antibióticos utilizados topicamente, são citados por ordem de toxicidade decrescente: gentamicina e polimixinas; neomicina; cloranfenicol; tobramicina.

A droga tóxica aplicada topicamente atinge a orelha média através da perfuração da membrana timpânica, alcançando o nicho da janela redonda, podendo entrar em contato com a membrana permeável desta janela.

A membrana da janela redonda é permeável, existindo transporte por difusão e por meio de vesículas pinocitóticas.

Devido à permeabilidade da membrana da janela redonda, podemos esperar que a orelha interna seja vulnerável a substâncias como toxinas bacterianas ou gotas ototóxicas. Desse modo essas drogas poderiam provocar perdas auditivas neurossensoriais. Em animais, essas alterações celulares no órgão de Corti têm sido demonstradas quando aquelas drogas foram utilizadas (Oliveira J. A. A., 1989). Devem-se tomar alguns cuidados para impedir a ototoxicidade local: aplicar dose segura por tempo curto; interromper a aplicação quando a otite melhorar e a membrana da janela redonda recuperar sua permeabilidade normal; evitar o uso dessas gotas nas perfurações traumáticas.

ANTIBIÓTICOS AMINOGLICOSÍDEOS

Do ponto de vista histórico o primeiro antibiótico aminoglicosídeo utilizado foi a estreptomicina para tratamento da tuberculose. Posteriormente apareceram outros como a neomicina, Ranamicina, gentamicina. Esses antibióticos foram muito utilizados em infecções graves provocadas por microorganismos gram-negativos (Oliveira, 1989).

Os aminoglicosídeos são os antibióticos mais comumente usados no mundo, têm alta eficácia e baixo custo e controlam as infecções gram-negativas. O primeiro antibiótico aminoglicosídeo isolado foi a estreptomicina (Waksman A. S. *et al.*, 1944). Esses aminoglicosídeos e os seguintes foram efetivos contra bactérias gram-negativas. São bactericidas e menos efetivos contra anaeróbios. A toxicidade aguda via bloqueio neuromuscular é efetivamente diminuída pela administração de cálcio (Corrado A. P.; Pimenta de Morais I.; Prado W. A., 1989). A Amicacina parece ter permanecido o mais eficaz (Edson R. S.; Terrel C. L., 1991). Pelo baixo custo e efetividade ainda são antibióticos de escolha em muitos países. Na China 2/3 do surdo-mutismo pode ter sido causado por aminoglicosídeos que foram administrados para infecções do trato respiratório superior em crianças (Lu Y. F., 1987).

ANTIBIÓTICOS AMINOGLICOSÍDEOS E TUBERCULOSE

O uso dos aminoglicosídeos especialmente a Estreptomicina deverá aumentar com a maior incidência de tuberculose (Schacht J., 1998). O *Mycobacterium tuberculosis* é multirresistente a vários antibióticos, e o ressurgimento da tuberculose deverá provocar o ressurgimento do tratamento da doença com aminoglicosídeos. Na terapia multidrogas, a amicacina, Ranamicina, estreptomicina, fazem parte (Lopez-Gonzalez M. A.; Lucas M., 1998; White Jr.; Henthorne B. H.; Barnes S. E. *et al.*, 1995).

Em 1993, a Organização Mundial de Saúde declarou que a tuberculose era uma emergência global. Na última década ocorreram 31 milhões de mortes pela doença. É atualmente um dos maiores problemas do 3º mundo tendo crescido também nos Estados Unidos e Europa (Shafer R. W.; Chirgwin, K. D.; Glatt A. E., 1991). Nos Estados Unidos cresceu 12% de 1986 a 1991 e tem ocorrido atualmente em 10,4 casos por 100.000 habitantes. Ainda, hoje a gentamicina persiste indispensável para o tratamento de muitas infecções sérias por gram-negativos. A alta eficácia, largo espectro de atividades e baixo custo indicam que ainda são os antibióticos aminoglicosídeos mais comumente usados em todo mundo sendo seu uso grande e irregular na África, Ásia e América do Sul. Com o possível aumento do uso dos antibióticos aminoglicosídeos e não existindo proteção clínica real é extremamente importante e urgente procurar melhorar a proteção e prevenção contra os efeitos tóxicos destas drogas. Os antibióticos aminoglicosídeos são tóxicos à orelha interna afetando especialmente as células ciliadas externas do órgão de Corti na cóclea e as células ciliadas do sistema vestibular. As lesões mais graves e irreversíveis ocorrem na cóclea, pois no sistema vestibular ocorre o fenômeno de compensação central. A perda auditiva é neurossensorial com curva audiométrica descendente, com maior perda da audição nas freqüências agudas. As ototoxicidades provocadas pela Gentamicina, Amicacina, Tobramicina são semelhantes, sendo baixa a ototoxicidade da Netilmicina. A ototoxicidade induz danos estruturais permanentes com relação aos sistemas coclear e vestibular (Garetz S. L.; Rhee D. J.; Schacht J., 1994). Atualmente são usados por vias sistêmicas: Gentamicina, amicacina, Tobramicina, Netilmicina, e por via tópica: Gentamicina, Tobramicina, Neomicina.

INCIDÊNCIA DE OTOTOXICIDADE

Pesquisa realizada em 10.000 pacientes; a Gentamicina provocou 8,6% de ototoxicidade, Tobramicina 6,1%; Amicacina 13,9%, Netilmicina 2,4%. A ototoxicidade foi menos comum em neonatos. Existem relatos de alta incidência de ototoxicidade de 80% com a Kanamicina (Brummett R. E.; Marrison R. B., 1990). Segundo Fee *et al.*, 1980 e Lerner, 1986, a Neomicina é o aminoglicosídeo mais ototóxico e a Netilmicina o menos ototóxico. Como vemos a incidência de ototoxicidade varia entre diferentes aminoglicosídeos. A incidência para a gentamicina varia de 6 a 16% para a cóclea e 3 a 15% para o sistema vestibular. Quanto à reversibilidade a pesquisa de Matz em 1993 revelou que a ototoxicidade da Gentamicina foi reversível em 50% dos casos. O tempo de recuperação foi de uma semana a seis meses após usar a terapia.

DEFICIÊNCIA AUDITIVA E OTOTOXICIDADE

Pesquisa de autores nacionais revelaram os valores da ototoxicidade em diferentes populações regionais (Andrade M. H.; Oliveira J. A. A., 1992).

DEFICIÊNCIA AUDITIVA E OTOTOXICIDADE		
Autores	Ano	Ototoxicidade %
Salerno et al.	1979	5,11
Castro Jr et al.	1980	9,40
Bento et al.	1986	17,24
Andrade & Oliveira	1992	3,49

LESÕES DO ÓRGÃO DE CORTI POR AMINOGLICOSÍDEOS

Além das alterações renais que não são objeto deste estudo temos as lesões cocleares e vestibulares que são irreversíveis.

As lesões são predominantes nas células ciliadas externas e progridem da base para o ápice da cóclea. Nas espiras basais a primeira fileira de células ciliadas externas é a primeira a ser afetada. Em seguida as lesões se estendem para a segunda e finalmente para a terceira fileira. O interessante é que este gradiente de lesão coincide com o gradiente de altura das células ciliadas e vai das células da primeira fileira da espira basal para as 2ª e 3ª fileiras e finalmente para as células apicais (Oliveira, J. A. A., 1989). Pode haver envolvimento da "Stria Vascularis". Neste processo de lesão pode haver mudança estrutural nas células marginais (Figs. 68-1 a 68-12) (Forge A.; Fradis M., 1985).

REGENERAÇÃO DAS CÉLULAS CILIADAS EM MAMÍFEROS

Os resultados são polêmicos e ainda não foi demonstrada esta capacidade na cóclea de mamíferos apesar das intensas pesquisas que têm sido feitas neste campo. É claro que se a regeneração do órgão de Corti de mamíferos pudesse ser provocada haveria uma esperança para a re-

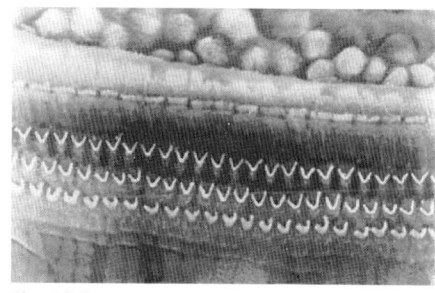

Fig. 68-1

Órgão de Corti normal de cobaia. Visão superior, presença de 1 fileira de células ciliadas internas superiormente e 3 fileiras de células ciliadas externas inferiormente. Microscopia eletrônica de varredura (750×).

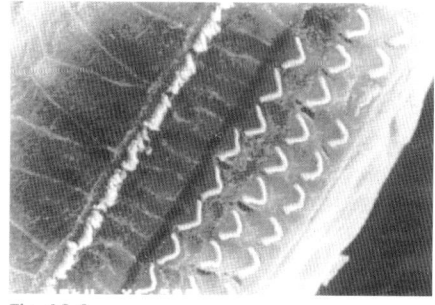

Fig. 68-2

Órgão de Corti normal de cobaia mostrando as células ciliadas internas com cílios dispostos em linha reta e os cílios das células ciliadas externas dispostas em V e W. Microscopia eletrônica de varredura (1.500×).

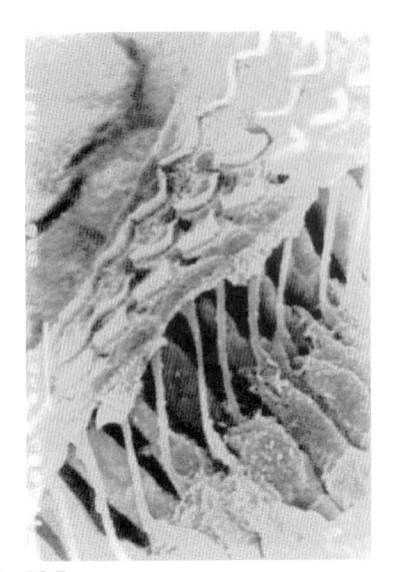

Fig. 68-3
Órgão de Corti normal de cobaia mostrando a membrana reticular onde aparecem os estereocílios, aparecem também as células de Deiter e seus prolongamentos até a membrana reticular. As células ciliadas externas cilíndricas sobre o pólo superior das células de Deiter, vista lateral. Microscopia eletrônica de varredura (2.000×).

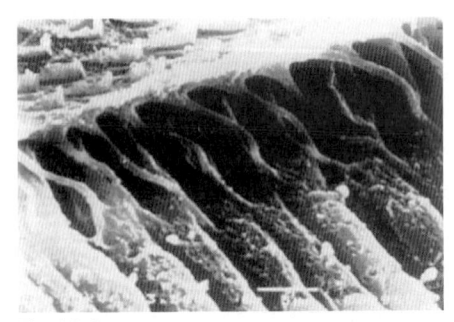

Fig. 68-4
Órgão de Corti de cobaia. Vista lateral. Células de Deiter e seus prolongamentos até a membrana reticular. Células ciliadas externas com seus estereocílios exteriorizando-se na membrana reticular (3.500×).

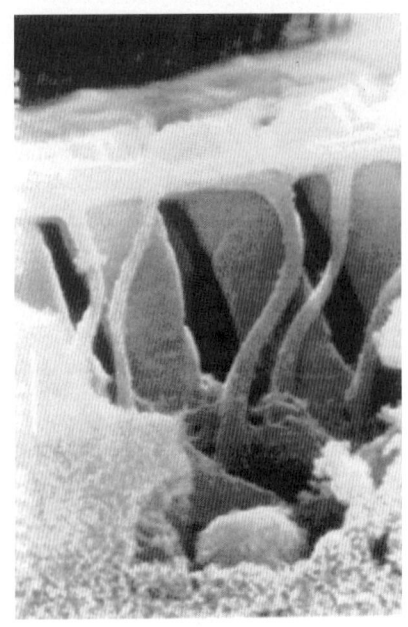

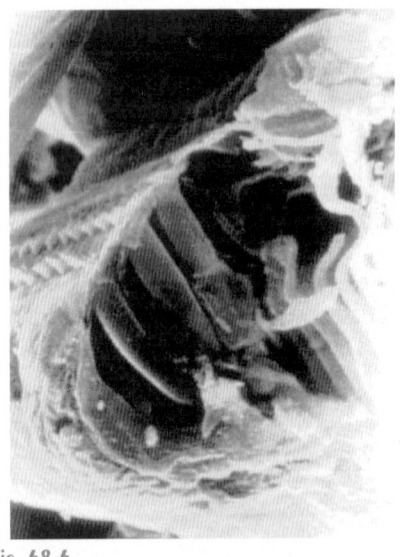

Fig. 68-5
Órgão de Corti normal de cobaia mostrando em vista lateral os pólos superiores das células de Deiter os seus prolongamentos até a membrana reticular e os estereocílios. Microscopia eletrônica de varredura (3.500×).

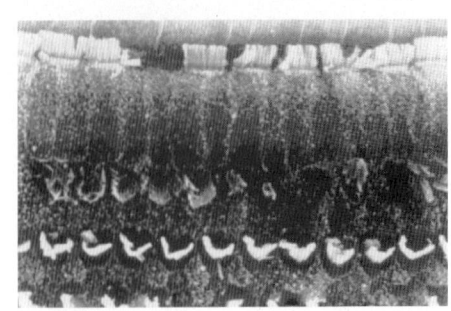

Fig. 68-6
Órgão de Corti normal de cobaia em Corti transversal mostrando as três fileiras de células ciliadas externas, o túnel de Corti, a membrana reticular e os estereocílios. Microscopia eletrônica de varredura (1.000×)

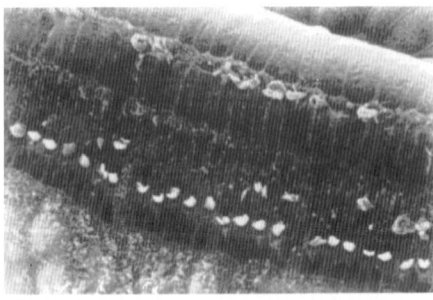

Fig. 68-7
Órgão de Corti de cobaia lesado por aminoglicosídeo. Algumas células com estereocílios alterados ou ausentes na fileira de células ciliadas internas. Na 1ª fileira das células ciliadas externas as lesões e ausência de células são extensas. Microscopia eletrônica de varredura (1.500×).

Fig. 68-8
Órgão de Corti de cobaia lesado por aminoglicosídeo. Lesões e ausência de células ciliadas internas desaparecimento das células ciliadas externas da 1ª fileira. Extensa lesão das células ciliadas externas da 2ª fileira restando apenas algumas células. A 3ª fileira ainda apresenta muitas células normais. Microscopia eletrônica de varredura (750×).

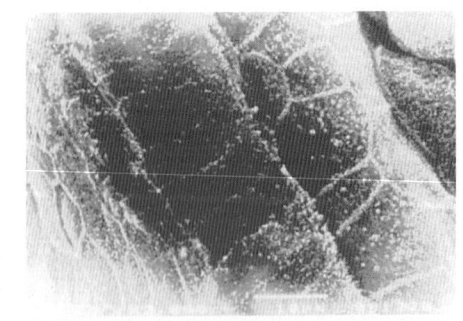

Fig. 68-9
Extensa lesão de todo órgão de Corti com ausência total de células em todas as fileiras de células ciliadas. Microscopia eletrônica de varredura (2.000×).

cuperação da perda auditiva neurossensorial em humanos. Alguns autores estudando culturas organotípicas do órgão de Corti de ratos neonatais onde foi usada neomicina observaram regeneração das células ciliadas após aplicação de substâncias como o ácido retinóico e fatores de crescimento (Lefebrve, P. P.; Malgrange, B.; Staecker, H., et al., 1993). Outros autores em ratos neonatos observaram tentativa de regeneração do órgão de Corti após lesão com Ranamicina. Apareceram nas preparações histológicas células atípicas com tufos de microvilosidades semelhantes aos estereocílios no pólo apical das células ciliadas. Essas células atípicas segundo os autores seriam células imaturas e células-suporte que não derivam de processo mitótico. Essas células na presença de fatores de crescimento *"in vitro"* não se diferenciam em células maduras. Pode ser uma tentativa de regeneração (Daudet N.; Vago P.; Ripole C.; Humberto G.; Pujol R.; Lenoir M., 1998).

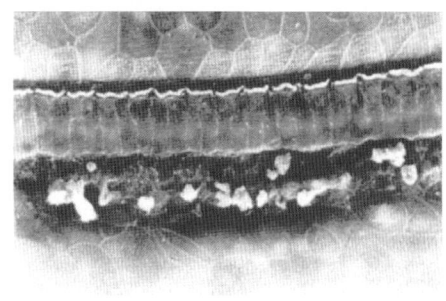

Fig. 68-10

Extensa lesão do órgão de Corti com desaparecimento quase total das células ciliadas externas. Com conservação de células na fileira de células ciliadas internas. Microscopia eletrônica de varredura (1.000×).

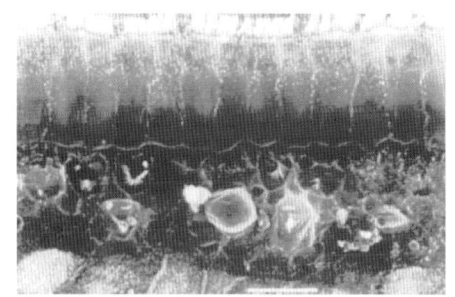

Fig. 68-11

Foto semelhante à anterior mostrando células ciliadas internas conservadas. Microscopia eletrônica de varredura (2.000×).

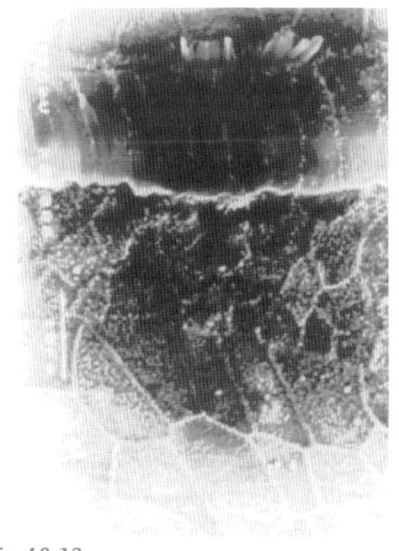

Fig. 68-12

Foto mostrando lesão extensa do órgão de Corti de cobaia (antibiótico aminoglicosídeo) com ausência total de células ciliadas externas e muito poucas células ciliadas internas conservadas. Microscopia eletrônica de varredura (2.000×).

OTOTOXICIDADE EXPERIMENTAL

Células ciliadas isoladas em culturas

Em estudos de ototoxicidade experimental em animais temos utilizado a técnica de estudo das células ciliadas isoladas em meio de cultura e a técnica de microscopia eletrônica de varredura. Na primeira, as cobaias recebiam amicacina sistêmica "*in vivo*" até aparecer surdez, sendo então sacrificadas para retirada das cócleas e isolamento das células para estudo "*in vitro*". A amicacina provocou lesões nos cílios e placa cuticular; o núcleo aumentou de volume, a cromatina tornou-se irregular, apareceram células aumentadas e alargadas, vacuolização presente, citoplasma heterogêneo (Oliveira J. A. A., 1995).

APLICAÇÃO TERAPÊUTICA INTRATIMPÂNICA DE ANTIBIÓTICOS AMINOGLICOSÍDEOS NA DOENÇA DE MÉNIÈRE

A labirintectomia química é um procedimento que tem sido utilizado há longo tempo para tratamento da doença de Ménière. Já foi utilizada a administração parenteral de Estreptomicina (Schuknecht H. F., 1956; Glasscock M. F.; Johnson G. D.; Poe D. S., 1989). Devido a este procedimento foram citadas osciloscopia, ataxia, perda auditiva (Klockhoff I.; Lindiblum U., 1967). A perfusão da droga por fenestração no canal semicircular horizontal controla a vertigem, mas a anacusia é freqüente (Norris C. H.; Amadee R. G.; Risey J. A., 1990; Shea J. J., 1989.

Alguns autores mais recentemente têm tentado a labirintectomia química para tratamento da doença de Ménière. Em 1987 Hirch and Kamerer (1997) conseguiram o controle da vertigem em 91%, perda auditiva ocorreu em 1/3 dos pacientes (65 dB-8 kIIz). Nedzelski *et al.*, 1993 relataram controle da vertigem em 83% e a audição não mudou em 73% dos pacientes.

Shea em 1996 conseguiu o controle da vertigem em 98% dos casos, da plenitude auditiva em 96%, dos zumbidos em 96%, melhora auditiva em 68% dos casos. Este mesmo autor, posteriormente teve controle da vertigem em 63%, melhora da audição em 35%, piora da audição 6%, portanto resultados piores do que o encontrado no seu primeiro trabalho.

A utilização de doses altas neste procedimento provoca ablação de função vestibular e risco significativo da função coclear (Nedzelski *et al.*, 1993). Baixas doses preservam a função coclear e reduzem a função vestibular (Driscol *et al.*, 1997). Silverstein *et al.*, em 1998, não encontraram nenhum benefício do procedimento em relação ao placebo. Arriaga *et al.*, em 1997, encontraram melhora da audição em 33% (até 30 dB) e piora de 20%.

Os trabalhos citados seguem a metodologia de administrar o antibiótico aminoglicosídeo por via intratimpânica, que alcança a cóclea pela membrana da janela redonda. A anestesia usada é tópica com lidocaína. O antibiótico usado comumente é a gentamicina. A dose de Gentamicina é única e deve-se esperar 1 mês. Dose de 0,75 ml da solução de 40 mg/ml foi usada (Harner *et al.*, 1998). Mc Felly Jr *et al.*, 1998, conseguiram controle da vertigem em 88%, perda auditiva em 20% dos casos, sendo discreta em 8%.

OTOTOXICIDADE CRÔNICA DOS AMINOGLICOSÍDEOS

Formação de complexos com ferro e liberação de radicais livres

Estudos recentes têm demonstrado a existência de um metabólito citotóxico da gentamicina (Gentatoxina) (Huang M. Y.; Schacht, J., 1990). Em cobaias foi verificada a formação de agente redutor ativo, o complexo gentamicina-ferro (GM-Fe) (Schacht, J., 1998). A gentamicina pode quelar o ferro formando um metabólito complexo que tem propriedades oxidativas formando radicais livres. A ação ototóxica deste metabólito sobre as células ciliadas externas provoca lesões nestas células (Garetz S.; Schacht J., 1992). O metabólito tóxico da gentamicina resulta de uma ação enzimática. Este é um passo necessário para a expressão de ototoxicidade da gentamicina e que pode ser inibido "*in vitro*" por anti-radicais livres e compostos sulfídricos como a glutationa.

Os quelantes de ferro atenuam também os efeitos renais da gentamicina, e a eficácia do antibiótico não é alterada. O efeito protetor deve-se à competição por ferro e inibição dos radicais livres. Esses estudos têm se tornado grande promessa para prevenir a perda auditiva provocada por aminoglicosídeos e desenvolver mecanismos de otoproteção contra ototoxicidade.

EFEITOS TÓXICOS E QUELAÇÃO DE METAIS – PROTEÇÃO EXPERIMENTAL EM ANIMAIS

Os efeitos crônicos tóxicos dos aminoglicosídeos são devidos à propriedade de quelar metais. Têm sido feitas pesquisas nas últimas décadas que têm demonstrado evidências para uma associação de antibióticos aminoglicosídeos com radicais oxigênio-reativos e formação de radicais livres (Pierson M. G.; Moller A. R., 1981).

Foi demonstrada recentemente evidência de um mecanismo de ototoxicidade por radicais livres, devido ao fato de que ocorreu proteção contra a ototoxicidade por glutationa que é um antioxidante e anti-radical livre (Garetz S. L.; Altschuler R. A.; Schacht J., 1994a.; Lauterman J.; Mclaren J. and Schacht J., 1995).

Foi verificado que a gentamicina é um quelador do metal ferro (Priuska E. M.; Clark K.; Pecoraro V.; Schocht J., 1998). Essa quelação ocorre através do nitrogênio e oxigênio presentes nos grupos amina ou hidroxilas dos aminoglicosídeos, formando complexos, que formam radicais livres.

Essa reação ocorre também com outros aminoglicosídeos e outras drogas ototóxicas: gentamicina, Ranamicina, ácido etacrínico, furosemida, cisplatina, quinino, e o oxigênio molecular é ativado no complexo do aminoglicosídeo e reduz o radical superóxido à custa de um elétron doador nos tecidos cocleares (Hirose K.; Hockemberry D. N.; Rubel E. W., 1997; Priuska E. M.; Schacht J., 1995; Sha S. H.; Schacht J., 1995). No processo de redução catalisada do oxigênio pelo aminoglicosídeo o doador de elétron é o ácido araquidônico (Sha S. H.; Schacht J., 1998).

Observação interessante foi que a administração concomitante de quelantes de ferro reduziu a perda de audição em animais experimentais (Song B. B.; Anderson D. J.; Schacht J., 1997). A proteção referida foi eficaz contra os efeitos tóxicos na cóclea e sistema vestibular e foi independente do aminoglicosídeo administrado (Song B. B.; Sha S. H.; Schacht J., 1998).

Antigamente se pensava que o aminoglicosídeo permanecesse inalterado no organismo e parecia ser secretado completamente na urina. Foi a pesquisa em células ciliadas isoladas em cultura de vida curta que ajudou a esclarecer a idéia crucial no mecanismo de ototoxicidade. A patologia observada "*in vivo*" ou em cultura de tecido não foi encontrada em células ciliadas externas isoladas, pois essas permanecem inalteradas mesmo com altas concentrações de aminoglicosídeos (William S. E.; Zenner H. P.; Schacht J., 1987; Dulon D.; Aran J. M.; Zagic G.; Schacht J., 1986). Este paradoxo foi esclarecido mostrando que a ativação ou metabolismo da gentamicina precedeu as ações citotóxicas. Após um tratamento enzimático a gentamicina tornou-se tóxica às células ciliadas isoladas (Crann S. A.; Huang M. Y.; Mclaren J. D.; Schacht J., 1992).

Esta é então uma nova hipótese do mecanismo de ototoxicidade crônica dos aminoglicosídeos. A gentamicina promove a produção de radicais livres na presença de sais de ferro. Isto sugere que a gentamicina atua como quelador que por si mesmo é inativo e pode aumentar a oxidação catalisada por ferro e a formação de radicais livres. Esse complexo de gentamicina-ferro foi demonstrado (Wang H.; Priuska E. M.; Schacht, J., 1996). A gentamicina amplifica a produção de radicais superóxido e peróxido e hidrogênio (Sha S. H.; Schacht J., 1996).

As tentativas com sucesso de prevenir a ototoxicidade dos aminoglicosídeos baseadas nesta nova visão deram mais suporte a esta hipótese.

Existem passos distintos no mecanismo descrito de ototoxicidade de aminoglicosídeos pela produção de radicais livres. Em primeiro lugar pode ser formado um complexo aminoglicosídeo – Fe^3, em seguida o íon férrico pode ser reduzido para complexo do aminoglicosídeo – Fe^2, este sendo um agente redutor ativo. Em qualquer célula esta redução inicial pode ser acompanhada lentamente por formação de radicais livres. Nos trabalhos o superóxido gerado acelera a redução. A necessidade para este primeiro passo redutivo pode prover uma explicação para ativação metabólica. No mecanismo citotóxico dos aminoglicosídeos (Huang M. Y.; Schacht J., 1990; Crann S. A.; Huang M. Y.; Mclaren J. D.; Schacht J., 1992) participa o complexo aminoglicosídeo – Fe^2, que pode continuar a catalisar a formação de radicais superóxidos de moléculas de O_2.

Essas observações implicam que distintos lugares de ligação de aminoglicosídeos (um para o ferro, outro para fosfoinositídeos) participam nas ações tóxicas e que a suscetibilidade ao doador dos elétrons é o passo determinante "*in vivo*". O superóxido é na verdade a substância radical inicial, formado pelo complexo gentamicina-ferro. Este novo entendimento da patogênese da toxicidade induzida por aminoglicosídeos, pela primeira vez desde a introdução destes antibióticos há meio século, permitiu uma aproximação racionalizada para o estudo de agentes com propriedades protetoras contra o dano coclear provocado por aminoglicosídeos.

PREVENÇÃO CONTRA OTOTOXICIDADE DOS AMINOGLICOSÍDEOS – OTOPROTEÇÃO

Se nas reações de ototoxicidade de aminoglicosídeos participam a quelação de ferro e formação de radicais livres, então tratamento preventivo pode ser baseado nestes conhecimentos. Como os aminoglicosídeos atuam como quelantes de ferro, neste caso quelantes de ferro menos tóxicos podem intervir diretamente na proteção. Outros quelantes de ferro podem competir por ferro adicional e prevenir a formação inicial do complexo gentamicina-ferro.

De fato quelantes de ferro foram os agentes preventivos em cobaias "*in vivo*" (Song B. B.; Schacht J., 1996). Como os radicais livres são responsáveis pela ototoxicidade induzida pela gentamicina, então a co-administração de anti-radicais livres deve prevenir danos aos tecidos. Para ser um antídoto efetivo um anti-radical livre tem que apresentar duas propriedades: 1) ser capaz de neutralizar o radical específico responsável pelo dano, seja um superóxido, uma hidroxila ou um derivado do radical óxido nítrico (NO); 2) deve ter farmacocinética compatível com a droga. Em outras palavras o protetor tem que estar no lugar certo, no tempo certo e em concentração adequada para agir contra a formação de radicais livres pela droga. Estes anti-radicais enzimáticos não devem existir nos tecidos e fluidos para a proteção. Entre eles são incluídos Vitamina A, E (anti-radicais solúveis em lipídios) e Vitamina C (solúveis em água) e a glutationa. Outros anti-radicais livres têm demonstrado efeitos de otoproteção contra a ototoxicidade experimental de aminoglicosídeos; deferoxamina; 2,3 diidroxibenzoato; 2 hidroxibenzoato (salicilato); ácido alfa-lipóico. Além dos anti-radicais livres citados, outras substâncias têm demonstrado otoproteção contra a ototoxicidade experimental de aminoglicosídeos: metilcotecol; fator neurotrófico derivado do cérebro (BDNF); neurotrofina 3 (NT-3); fator epidérmico de crescimento (EGF); fator transformante do crescimento alfa (TGF-α) e beta (TGF-β); fator neurotrófico derivado da glia (GDNF); fator de crescimento fibroplástico; melanotonina (hormônio pinen); antagonistas do glutamato; tiossulfato de sódio 72-85.

AUTODEFESA CONTRA A OTOTOXICIDADE DE AMINOGLICOSÍDEOS (RESISTÊNCIA)

Amicacina em doses não-tóxicas (Oliveira J. A. A., 2000)

A amicacina foi usada nesta pesquisa. Sabe-se que a limitação do uso terapêutico da amicacina é sua ototoxicidade que provoca lesões permanentes nas células ciliadas do órgão de Corti do sistema coclear. Recentemente, foi descoberto que a gentamicina pode quelar ferro formando um complexo com propriedades oxidativas e que este complexo gentamicina-ferro provoca a formação de radicais livres, responsáveis pela produção de lesões nas células ciliadas (Sha, S. H.; Schacht, J., 1995). O objetivo desta pesquisa foi identificar se a administração de amicacina em doses não-ototóxicas bem menores que as doses tóxicas provocaria autoproteção do órgão de Corti contra as lesões induzidas por aplicação posterior da mesma amicacina em doses ototóxicas.

Este estudo foi realizado em 31 cobaias, e a amicacina foi administrada por via intramuscular. Os ossos temporais foram removidos e preparados para estudo com microscopia eletrônica de varredura. As cobaias foram separadas em quatro grupos experimentais.

No grupo A controle (placebo), foram estudadas dez cócleas. Grupo B, foram estudadas dez cócleas, e as cinco cobaias receberam 20 mg/kg/dia de amicacina por 30 dias. No Grupo C, foram estudadas 13 cócleas, e as sete cobaias (uma cóclea foi descartada) receberam 400 mg/kg/dia de amicacina (dose ototóxica) durante 12 dias. Grupo D, foram estudadas 26 cócleas e as 14 cobaias (duas cócleas foram descartadas) receberam amicacina 20 mg/kg/dia por 30 dias e após 400 mg/kg/dia durante 12 dias.

Os resultados desta pesquisa mostraram que a porcentagem de cócleas com células normais nas duas espiras mais basais das cobaias do grupo D (20 mg/kg/dia 30 dias e após 400 mg/kg/dia 12 dias) foi de 56,67% na espira 1 e 51,85% na espira 2 em contraste com as porcentagens de 0% de cócleas com células normais nas espiras 1 e 2. As diferenças foram estatisticamente significativas (Figs. 68-13 a 68-16).

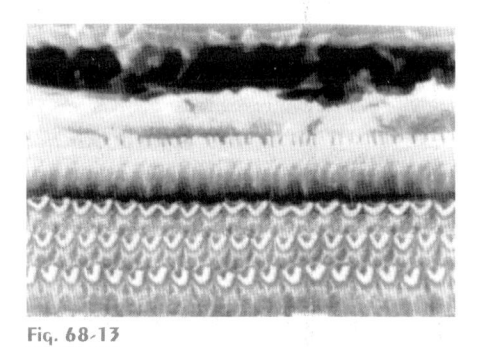

Fig. 68-13
Órgão de Corti normal de cobaia que recebeu amicacina, 20 mg/kg/dia durante 30 dias. Microscopia eletrônica de varredura (1.000×).

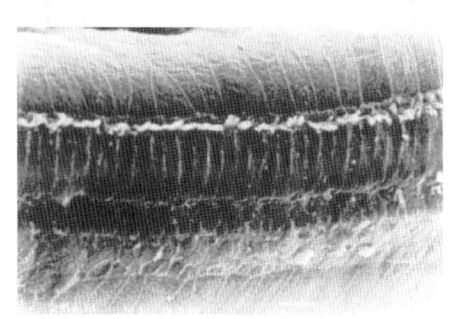

Fig. 68-14
Órgão de Corti de cobaia que recebeu 400 mg/kg/dia de amicacina durante 12 dias. As células ciliadas auditivas internas estão presentes com algumas lesões. As células ciliadas externas estão totalmente destruídas e ausentes. Microscopia eletrônica de varredura (1.000×).

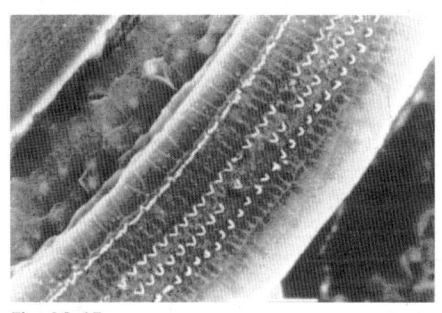

Fig. 68-15
Órgão de Corti de cobaia que recebeu primeiro 20 mg/kg/dia durante 30 dias e após 400 mg/kg/dia durante 12 dias. Notamos um órgão de Corti praticamente normal com algumas células ausentes. Foto de órgão de Corti de cobaia do grupo no qual ocorreu otoproteção de 56,67% e 51,87% das cócleas respectivamente na 1ª e 2ª espiras que são as mais sensíveis. Microscopia eletrônica de varredura (500×).

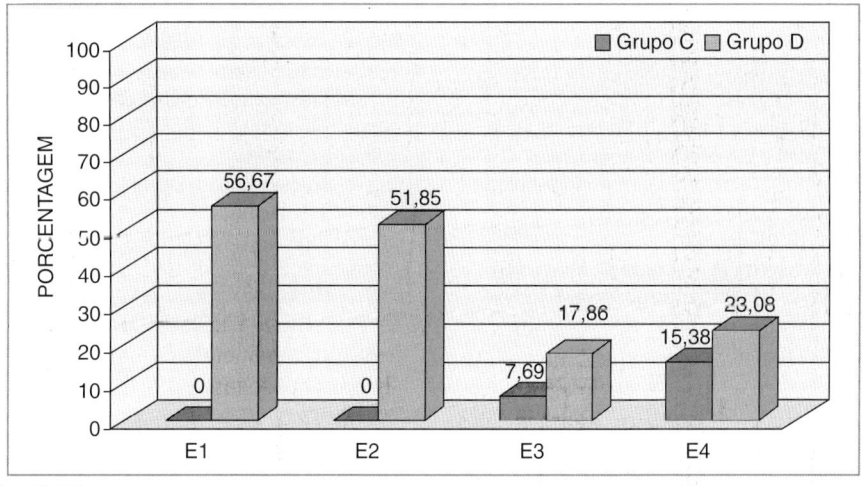

Fig. 68-16
Gráfico 1. Mostrando a porcentagem de cócleas que foram protegidas das lesões da dose tóxica da amicacina, pela aplicação de doses prévias, não-tóxicas durante 30 dias. Como se observa nas duas colunas azuis da esquerda, a proteção foi em 56,67% das cócleas na 1ª espira e 51,85% na 2ª espira.

Esses resultados mostraram que houve otoproteção coclear contra a ototoxicidade da amicacina.

O fenômeno de otoproteção contra dose tóxica de amicacina pela aplicação de doses não-tóxicas sucessivas prévias à aplicação da dose ototóxica foi descrito pela primeira vez nesta pesquisa.

O mecanismo desta otoproteção é desconhecido, mas os autores sugerem um mecanismo de aumento da defesa das células ciliadas ou da cóclea pela ação do primeiro estímulo, o que foi demonstrado pelos resultados no grupo D.

O aumento na autodefesa poderia ser devido a um aumento do nível de glutationa e anti-radicais livres que poderiam inativar um metabolismo tóxico da amicacina.

Outros elementos de defesa poderiam participar no mecanismo de otoproteção como fatores de crescimento ou proteínas de choque térmico ou ambos. A conclusão dos autores foi que a aplicação prévia de doses não lesivas de amicacina protege as células ciliadas externas contra a ototoxicidade da mesma amicacina de um modo significante nas duas espiras mais basais da cóclea que são justamente as duas espiras mais sensíveis a lesões.

REFERÊNCIAS BIBLIOGRÁFICAS

Andrade MH, Oliveira JAA. Contribuição do estudo da deficiência auditiva em crianças. *Rev. Bras de ORL* 1992;58(4):272-276.

Arriaga MA, Chen DA. Surgical management of uncompensated vestibular disease. *Otolaryngol Clin North Am* 1997;30(5):75-76.

Barber HO. Guide for the evaluation of hearing handicap. American Council of otolaryngology commitee on the medical aspects of noise. *JAMA* 1979;241:2055.

Basile AS, Huang JM, Xie C, Webster D, Berlin A, Skolnick P. N-Methil D-aspartame antagonists limit aminoglycoside antibiotic induced hearing loss. *Nat Med* 1996;12:1338-1343.

Bento R, Silveira JA, Martucci JR, Moreira E. Etiologia da deficiência auditiva. Estudos eletrofisiológico de 136 casos. *Ferm Med* 1986;93(5-6):359-396.

Bernard AS, Pechere JC. Altered objective audiometry in aminoglycoside – treated neonates. *Arch Otolaryngol* 1980;228:205.

Brownlee RE, Hulka GF, Prazma J, Pillsbury HCC. Ciprofloxacin: use as a topical otic preparation. *Arch Otolaryngol Head Neck Surg* 1992;118:392.

Brummett RE, Marrison RB. The incidence of aminoglycoside antibiotic induced hearing loss. *Arch Otolaryngol Head Neck Surg* 1990;116:406-410.

Castro JR, Lopes NP, Figueiredo MS, Redendo MC. Deficiência auditiva infantil: aspectos de incidência, etiologia e avaliação audiológica. *Rev Bras ORL* 1980;46:228-236.

Conlon BJ, Perry BP, Smith DW. Atenuation of neomycin ototoxicity by iron chelation. *Laryngoscope* 1998;108(2):284-7.

Corrado AP, Pimenta de Morais I, Prado WA. Aminoglycoside antibiotics as a tool for the study of the biological role of calcium. *Acta Physiol Pharmacol* (Latinoam) 1989;39:419-430.

Cortopassi GS, Hutchin TA. Molecular and cellular hipothesis for aminoglycoside induced deafness. *Hearing Res* 1994;78:27.

Crann SA, Huang MY, McLaren JD, Schacht J. Formation of a toxic metabolite from gentamicin by a hepatic cytosolic fraction. *Biochem Pharmacol* 1992;43:1835-1839.

Daudet N, Vago P, Ripole C, Humberto G, Pujol R, Lenoir M. Characterization of atypical cells in the juvenile rat organ of Corti after aminoglycoside otoxicity. *J Comp Neurol* 1998;1640(2):145-162.

Driscol CLW, Kasperbaver JL, Facerg W, Harner SG, Beatty CW. Low dose intratympanic gentamicin and the treatment of Menièrés disease: preliminary results. *Laryngoscope* 1997;107:83-89.

Dulon D, Aran JM, Zagic G, Schacht J. comparative pharmacokinetics of gentamicin netilmicin and amikacin in the cochlea and the vestibule of the guinea pig. *Autimicrob Agents Chemother* 1986;30:96-100.

Edson RS, Terrel CL. The aminoglycosides. *Proc Mayo Clinic* 1991;66:1158-1164.

El barbary A, Altschuler RA, Schacht J. glutathione S-transferases in the organ of Corti the rat:enzymatic activity subunit composition and immunohistochemical localization. *Hear Res* 1993;71:80-90.

Fee WE. Aminoglycoside ototoxicity in the human. *Laryngoscope* 1980;40:1-19.

Forge A, Fradis M. Structural abnormalities in the stria vascularis following chronic gentamicin tratment. *Hear Res* 1985;20:233-244.

Fradis M, Brodsky A, Bem-David J, Srujo I, Larboni J, Podoshin L. Chronic otitis media treated topically with ciprofloxacin or tobramycin. *Arch Otolaryngol Head Neck Surg* 1997;123(10):1057-1060.

Garetz SL, Schacht J. Sulfhydryl compounds reduce gentamicin-induced outer hair cell damage in vitro. *Assoc Res Otolaryngol* 1992;15:110.

Garetz SL, Altschuler RA, Schacht J. Attenuation of gentamicin ototoxicity by glutathione in the guinea pig in vivo. *Hear Res* 1994a;77:81-87.

Garetz SL, Rhee DJ, Schacht J. Sulfhydryl compounds and antioxidants inhibit cytotoxicity to outer hair cells of a gentamicin metabolite in vitro. *Hear Res* 1994;77:75-80.

Glasscock ME, Johnson GD, Poe DS. Streptomycin in Menièrés disease: a case requiring multiple treatment. *Otolaryngol Head Neck Surgery* 1989;100:237-241.

Goycoolea MV, Paparella MU, Goldberg B, Carpenter AM. Permeability of the round window membrana in otitis media. *Arch Otolaryngol* 1980;106:430.

Harner SG, Kasperbauer JL, Facer GW, Beatty CW. Transtympanic gentamicin for Menièrés Syndrome. *Laryngoscope* 1998;108:1146-1149.

Hashino E, Tinhan EK, Salvi RJ. Base to apex gradiente of cell proliferation in the chick cochlea following hanamycin – induced hair cell loss. *Hear Res* 1995;88:156-168.

Hayes JD, Strange RC. Potential contribuition of the glutathione S-transferase supergene family to resistance to oxidative stress. *Free Radic Res* 1995;22:193-207.

Hirch BE, Kamerer DB. Intratympanic gentamicin therapy for Menièrés disease. *Am J Otol* 1997;18(1):44-51.

Hirose K, Hockemberry DN, Rubel EW. Reative oxygen species in chick hair cells after gentamicin exposure in vitro. *Hear Res* 1997;104:1-14.

Hoffman DW, Jones-King KL Whitworth CA Rybak LP. Potentiation of ototoxicity by glutathione depletion. *Ann Otol Rhinol Laryngol* 1988;97:36-41.

Hoffman DW, Whitworth CA, Jones KL, Rybak LP. Nutritional status glutathione levels and ototoxicity of loop diuretics and aminoglycoside antibiotics. *Hear Res* 1987;31:217-222.

Huang MY, Schacht J. Formation of a cytotoxic metabolite from gentamicin by liver. *Biochem Pharmacol* 1990;40:11-14.

Husmann KR, Morgan AS, Girod DA, Durham D. Round window administration of gentamicin: a new method for the study of ototoxicity of cochlear hair cells. *Arch Abstract* 1998;21:1999.

Klockhoff I, Lindiblum U. Menièrés disease and hydrochlorothiazide (Dichloride). A critical analysis of symptoms and therapeutic effects. *Acta Otolaryngol* 1967;63:347-365.

Lauterman J, Mclaren J, Schacht J. Glutathione protection against gentamicin ototoxicity depends on nutritional status. *Hear Res* 1995;86:15-24.

Lefebrve PP, Malgrange B, Staecker H et al. Retinoic acid stimulates regeneration of mammalian auditory hair cells. *Science* 1993;260:692-695.

Lerner SA, Schmitt BA, Seligsob R, Matz GJ. Comparative study of ototoxicity and nephrotoxicity in patients randomly assigned to treatment with amikacin or gentamicin. *Am J Med* 1986;80:98-104.

Lopez I, Honrubia V, Lee SC, Chung WH, Li G, Beykirch K, Micevych P. The protective effect of brain-derived neurotrophic factor after gentamicin ototoxicity. *Am J Otol* 1999;20(3):317-324.

Lopez-Gonzalez MA, Guerrero JM, Rojas F, Osuna C, Delgado F. Melatonin and other antioxidants prolong the prostmortem activity of the outer hair cells of the orgam of Corti: its relation to the type of death. *J Pineal Res* 1999;27(2):73-77.

Lopez-Gonzalez MA, Lucas M, Delgado F, Dias P. The production of free oxygen radicals and nitric oxide in the rat cochlea. *Neurochem Int* 1998;33:55-59.

Low W, Baird A, Ryan AF. Protection of cochlear hair cells from aminoglycoside injury by basic fibroblast growth factor (FGF-2). *Assoc Res Otolaryngol Abstr* 1995;18:797.

Lu YF. Cause of 611 deaf mutes in schools for deaf childrean in Shangai. *Shangai Med J* 1987;10:159.

Lundy LB, Graham MD. Ototoxicity and ototopical medications: a survey of otolaryngologists. *Am J Otol* 1993;14:141.

Marseillan RF, Oliveira JAA. Critérios de normalidade na análise da resposta elétrica do tronco cerebral humano (BERA). *Rev Bras ORL* 1979;45:234.

Matz GJ. Aminoglycoside cochlear ototoxicity. *Oto Clin NA* 1993;26:705-712.

Mcfelly WJ Jr, Suigleton GT, Rodriguez FJ. Autonelli P. Intratympanic gentamicin treatment for Menièrés disease. *Otolaryngol Head Neck Surgery* 1998 ;(118)5:589-596.

Nedzelski JM, Chiong CM, Fradet G, Schessel DA, Bryce GE, Pfeiderer AG. Intratympanic gentamicin instillation as treatment in Menièrés disease. *Am J Otol* 1993;14:278-282.

Nobori T, Hanamura Y, Matuzaki T. A study of the influence of ofloxacin on the cochlea after topical administration into the middle ear cavity. *Otologica Fukuoka* 1988;34:1028.

Norris CH, Amadee RG, Risey JA. Selective chermical vestibulectomy. *Am J Otol* 1990;6:395-400.

Oliveira JAA, Canedo DJM, Rossato M. Self defense against the ototoxicity of aminoglycoside antibiotics. *Annual Meeting & Oto Expo.* Contributed Paper. USA: Washington DC 2000. (In Press).

Oliveira JAA, Rossato M, Anselmo-Lima WT. Células ciliadas isoladas em cultura: um novo método para o estudo da ototoxicidade. *Rev Brasileira de ORL* 1995;61(1):70-78.

Oliveira JAA. Antibióticos e ototoxicidade. In: Sih T. *Infectologia em otorrinolaringologia.* 1. ed. Rio de Janeiro: Revinter 2000. 223-230p.

Oliveira JAA. *Audiovestibular toxicity of drugs.* Vols. I II. Florida: Boca Raton CRC Press 1989. 351p.

Oliveira JAA. Fisiologia clínica da audição. In: Costa SL, Cruz OLM, Oliveira JAA (eds.) *Otorrinolaringologia – princípios e prática.* Porto Alegre: Artes Médicas 1994. 51-65p.

Oliveira JAA. Ototoxicité. *Rev Laryngol Otol Rhinol* 1990:111-491.

Panigrahi M, Sadguna Y, Shivakumar BR, Kolluri SVR, Roy S, Packer L, Ravin Dranath V. Alpha lipoic acid protects against reperfusion injury following cerebral ischemia in rats. *Brain Res* 1996;717:184-188.

Pierson MG, Moller AR. Prophylaxis of kanamycin-induced ototoxicity by a radioprotectant. *Hear Res* 1981;4:79-87.

Priuska EM, Clark K, Pecoraro V, Schocht J. NMR sprectra of iron – gentamicin complexes and the implications for aminoglycoside toxicity. *Inorg Chim Acta* 1998;273:85-91.

Priuska EM, Schacht J. Formation of free radicals by gentamicina – iron and/evidence for na iron/gentamicin complex. Biol Chem Pharmacol 1995;50:1749-1752.

Proctor LR, Glackin RN, Smith CR, Lietman PS. A best battery for detection of vestibular toxicity in man. In: Lerner SA, Mats GJ, Hawkins JE Jr. (eds.) *Aminoglycoside ototoxicity.* Cap. 9. Boston: Little Brown 1981.

Richardson GP, Russell IJ. Cochlear cultures as a model system for studing aminoglycoside induced ototoxicity. *Hear Res* 1991;53:293.

Romand R, Chardin S. Effects of growth factors on the hair cells after ototoxic treatment of the neonatal mammaliam cochlea in vitro. *Brain Res* 1999;825(1-2):46-58.

Ruan RS, Leong SK, Mark I, Yeoh KH. Effects of BDNF and NT-3 on hair cell survival in guinea pig cochlea damaged by kanamycin treatment. *Neuroreport* 1999 13;10(10):2067-2071.

Salermo R, Jamer V, Stahlum G, Ceci MJ. Avaliação audiométrica de 840 casos de surdez na criança. *Rev Bras ORL* 1979;43(3):107-214.

Schacht J, Lodhi S, Weiner ND. Effects of neomycin on polyphosphoinositides in inner ear tissues and monomolecular films. *Adv Exp Med Biol* 1997;84:191.

Schacht J. Aminoglycoside ototoxicity. Prevention in sight. *Otolaryngol Head Neck Surg* 1998;118(5):647.

Schuknecht HF. Ablation therapy for the relief of Menièrés disease. *Laryngoscope* 1956;66:859-870.

Sha SH, Schacht J. Amplification of freee radicals by bentamicin in a biological system. (Abstract) Abs. *Assoc Res Otolaryngol* 1996;19:30.

Sha SH, Schacht J. Formation of reactive oxygen species following bioactivation of gentamicin. *Free Racical Biol Med* 1998. (In Press)

Sha SH, Schacht J. Stimulation of free radical formationn by aminoglycoside antibiotics. *Hear Res* 1995;128(1-2):112-118.

Shafer RW, Chirgwin KD, Glatt AE, Dahdouh MA, Laudesman SH, Suster B. HIV prevalence immunosuppression and drug resistance in patients with tuberculosis in an area endemic for aids. *AIDS* 1991;5:399-405.

She JJ, Ge X. Dexamethasona perfusion of the labyrinth plus intravenous dexamethasone for Menièrés's disease. *Otolaryngol Clin North Am* 1996;29:353-358.

Shea JJ. Streptomycin perfusion of the inner ear. *Am J Otol* 1989;10:150-155.

Silverstein H, Arruda J, Rosemberg SI, Dums DJ, Hester TO. Direct round window membrane application of gentamicin in the treatment of Menièrés disease. *Otolaryngol Head and Neck Surgery* 1999;120:649-655.

Song BB, Anderson DJ, Schacht J. Protection from gentamicin ototoxicity by iron chelators in guinea pig in vivo. *J Pharmacol Exp Ther* 1997;282(1):369-0377.

Song BB, Schacht J. Variable efficacy of radical scavengers and iron chelators to attenuatie gentamicin ototoxicity in guinea pig in vivo. *Hear Res* 1996;94(1-2):87-93.

Song BB, Sha SH, Schacht J. Ironchelators protect from aminoglycoside-induced cochleo and vestibulotoxicity in guinea pig. *Free Radical Biol* 1998;25:189-195.

Tong MC, Woo JK, Wan Hasselt CA. A double-blind comparatibe study of ofloxacin otic drops versus neomycin – polymyxin B-Hydro cortisone otic drops in the medical treatment of chronic suppurative otites. *J Laryngol* 1996;110:309-314.

Usami S, Hjelle OP, Ottersen OP. Differential cellular distribution of glutathione-an endogenous antioxidant in the guinea pig inner ear. *Brain Res* 1996;743:337-340.

Waksman AS *et al.* Isolation of antibiotic substance from soil microorganisms with especial reference to streptothricin and streptomycin. *Proceed Staff Meet Mayo Clinic* 1944;19(23):537-548.

Wang H, Priuska EM, Schacht J. The iron embrace: Exposing the secret activities of gentamicin. *Ass Res Otolaryngol* 1996;19:29.

White Jr, Henthorne BH, Barnes SE *et al.* Tuberculosis: A health education imperative returns. *J Community Health* 1995;20:29-57.

William SE, Zenner HP, Schacht J. Three molecular steps of aminoglycoside ototoxicity demonstrated in outer hair cells. *Hear Res* 1987;30:11-18.

Winkel S, Banding P, Larsen PK, Roasen J. Possible effects of kanamycin and incubation in newborns children with low birth weight. *Acta Paed Scand* 1978;67:709.

69

Tratamento da Otosclerose Coclear

Clemente Isnard Ribeiro de Almeida

CONCEITO E INTRODUÇÃO

A otosclerose pode ser classificada por diversos critérios. Pelo critério da localização, essa doença pode se instalar na "fissula ante fenestra" de onde atinge a parte anterior do estribo, chamada **otosclerose fenestral**, que envolve a enorme maioria dos casos ocasionando uma perda auditiva condutiva, ou apenas no osso temporal, chamada **otosclerose coclear**, levando a uma perda auditiva neurossensorial pelo envolvimento da cóclea, ou finalmente, a forma **mista** com ambos os componentes.

A existência da otosclerose coclear pura é controvertida, no entanto, a mista é aceita, acredito, por todos. Na literatura, há inúmeros casos de correlação da perda auditiva sensorineural com a otosclerose coclear comprovada histopatologicamente por Linthicum (1973), Bretlau (1989), Johnsson (1995), Salvinelli (1999) e outros. Para os puristas, quando neste capítulo for citado "otosclerose coclear" entenda-se que é o componente coclear da otosclerose.

O quadro clínico da otosclerose coclear é de uma perda auditiva progressiva insidiosa podendo apresentar todos os sinais que a caracterizam ou apenas parte deles.

Os sinais são:

- Sinal de Schwartze positivo em um ou ambas as orelhas (mancha vermelha no promontório) que pode ser vista por translucência da membrana timpânica em qualquer um de seus quadrantes.
- História familiar.
- Perda sensorial em ambas as orelhas, uma das quais com sinal de fixação do estribo.
- Curvas de audiometria tonal limiar com formato plano, em mordida de biscoito ou queda em agudos (Fig. 69-1), com discriminação discrepantemente melhor do que a esperada para a grandeza da perda neurossensorial, muitas vezes com diferença aéreo-óssea por fixação do estribo aparecendo tardiamente (Fig. 69-1).
- Perda neurossensorial pura, começando insidiosamente na vida adulta inicial ou média, e progredindo sem outra etiologia conhecida.

A patogenia é ainda discutida, havendo defensores da teoria genética (Causse, 1980), da teoria enzimática (Causse, 1980), Shambaugh (1980), e da teoria auto-imune (Jesic, 1997), Szekanecz (1999).

Desde 1911 a teoria enzimática de origem genética não vem sendo estudada, após a constatação por Siebenmann em osso temporal de paciente com otosclerose avançada de exsudato na perilinfa que seria um produto tóxico proveniente do osso anormal. Desde então, diversos trabalhos foram feitos para esclarecer a presença e natureza dessas enzimas. O trabalho mais importante foi feito por Causse et al. (1981), colhendo a perilinfa de 811 orelhas de portadores de otosclerose fazendo microanálise para diversas enzimas: entre as quais a tripsina, a antitripsina e α_2-macroglobulina. Notaram que a otosclerose provoca um desequilíbrio na proporção entre tripsina e antitripsina. Com aumento da tripsina responsável pela degradação coclear, por ação tóxica sobre as células ciliares e sobre as fibras colágenas da cóclea óssea, há uma lise óssea seguida por reconstrução. Isso pode ocorrer no nicho da janela oval fixando o estribo, janela redonda provocando obstrução e nos casos avançados, provocando deformidades cocleares. Os mesmos autores citam trabalhos realizados em animais, demonstrando a ação da tripsina sobre as estruturas da cóclea, causando inclusive perda auditiva contralateral à orelha em que foi colocada a tripsina, por mecanismo ainda não bem identificado. Essas constatações foram importantes para embasar o tratamento clínico.

Foi constatado aumento da quimiotripsina na perilinfa de indivíduos porta-

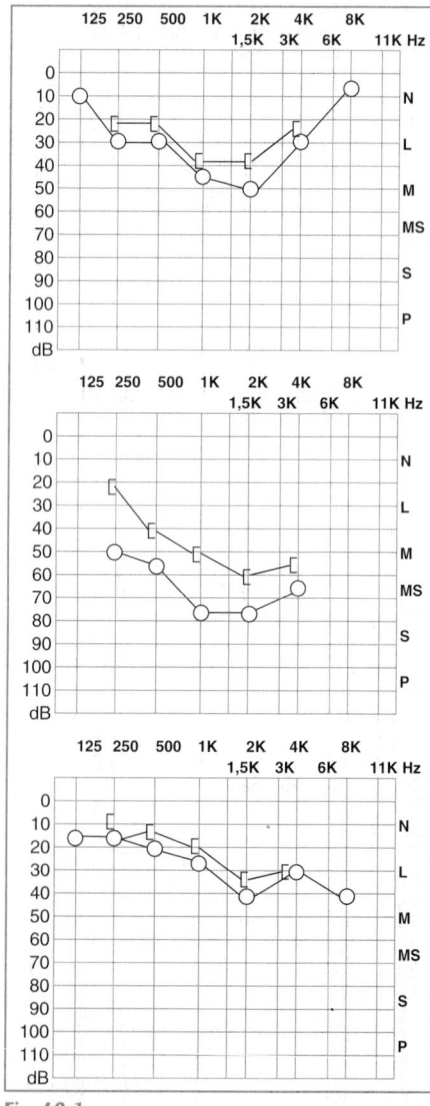

Fig. 69-1

(A) Otosclerose coclear pura com posterior fixação limiar tonal em mordida de biscoito. **(B)** Dez anos depois, mostrando fixação do estribo. **(C)** Após estapedectomia com superfechamento do "gap". Causse J, Béziers, France.

dores de otosclerose. Esse aumento foi significativo em apenas 16% dos portadores de otosclerose sem comprometimento sensorineural e em 100% dos que apresentam esse tipo de perda.

Kacker e Shambough (1980) demonstraram por espectrofotometria o efeito inibitório da alfaquimiotripsina pelo fluoreto de sódio.

Em (1981) Causse e Causse publicaram trabalho de extensa casuística determinando as enzimas que se achavam alteradas na perilinfa dos portadores de otosclerose, observando também que o fluoreto de sódio é um inibidor eficaz da atividade da tripsina e que abaixa indiretamente a quantidade dos inibidores proteásicos, parando ou tornando mais lento o processo de degradação coclear característica das alterações das células de Corti pelas proteases ativas (Causse, 1981).

Em relação à incidência, Schuknecht e Kirchner (1974), estudando 734 ossos temporais obtidos ao acaso, estabeleceram que a otosclerose histológica com envolvimento do endósteo da parede da cóclea (otosclerose coclear) está presente em 0,3 por cento dos brancos com idade superior a 15 anos, ou seja, 1 indivíduo a cada 300 (ao acaso) apresenta otosclerose coclear histológica. Esse número é impressionante porque indica que um otorrino que atende 15 pacientes por dia, 20 dias por mês, passa por um caso de otosclerose coclear todos os meses. Entretanto, como no histórico das peças não havia queixa de perda auditiva, é preciso distinguir doença histológica de doença clínica, sendo que só a segunda é objeto da atenção médica. Essa porcentagem como vimos foi observada em peças da raça branca, entre os negros a incidência foi de um por cento (Schucknecht, 1993). Em todas as séries estudadas por diversos autores, essa doença foi mais comum no sexo feminino do que no masculino, tendo como provável justificativa as variações hormonais que a mulher está sujeita na vida fértil.

CONSIDERAÇÕES ESSENCIAIS RELATIVAS AO DIAGNÓSTICO

O diagnóstico da otosclerose coclear é feito baseado em informações de história, exame físico, exame audiológico e exame por imagem.

Na história devem ser observados:

- Historia familiar com cirurgia confirmando a otosclerose.
- Início na infância, agravando subitamente na puberdade.
- Perda progressiva, insidiosa, agravada com gravidez, menstruação, lactação, tratamento com estrógeno ou uso de pílulas anticoncepcionais.
- Mesmo com perda auditiva moderada ou severa, apresentar discriminação desproporcionalmente boa que se torna ainda melhor em ambiente ruidoso ou com o uso de aparelho de amplificação sonora.

No exame físico, deve ser observada a integridade da orelha externa, sinal de Schwartze descrito anteriormente (em qualquer um dos quadrantes), componente condutivo ao exame com diapasões e discriminação desproporcionalmente boa ao exame por corneta acústica. É muito importante que na história seja excluída outra causa de perda neurossensorial, e hipoacusia congênita, de origem genética ou não. Shambaugh (1978) propôs uma classificação do diagnóstico pelos sinais clínicos em "presuntivo" com as características de história presente, de "probabilidade" quando além das informações de história pode ser observado o sinal de Schwartze, o limiar tonal é em mordida de bolacha e o exame por imagem é sugestivo, e de "certeza" quando é observado perda lentamente progressiva, presença de reflexo tipo *on-off*, existência ou aparecimento, com a evolução, de diferença aérea-óssea.

No exame audiológico a audiometria tonal limiar mostra uma perda auditiva sensorial ou mista que pode ser plana, em mordida de bolacha ou perda em agudos. A perda sensorineural é em geral simétrica em ambas as orelhas às vezes com fixação do estribo. Em estágios iniciais pode ser observado reflexo do estribo tipo *on-off* pelo componente fenestral, mas é mais comum na otosclerose coclear que os reflexos estejam ausentes. O registro das emissões otoacústicas fica prejudicada em geral pela fixação do estribo. Nas provas tonais supralimiares a característica principal é uma perda mista com componente neurossensorial predominante, podendo ser observados sinais leves de recrutamento e fadiga do reflexo. A resposta dos potenciais evocados de curta latência é do tipo condutivo, podendo apresentar alteração limítrofe do tipo coclear e retrococlear especialmente quando a otosclerose estenosa o conduto auditivo interno.

O diagnóstico por imagem, à medida que a tecnologia evolui, alcança uma sensibilidade e uma especificidade cada vez maior, contribuindo muito para o diagnóstico.

Quanto ao tipo de imagem a ser usado temos historicamente a politomografia (não computadorizada) com a qual se conseguia cortes de 2 mm e com a qual foram feitos muitos trabalhos importantes.

Atualmente a tomografia computadorizada (TC) a ser utilizada para o diagnóstico de otosclerose deve ser de alta resolução como a tomografia helicoidal "multislice" (Figs. 69-2 e 69-3), podendo também ser utilizada a leitura densiomé-

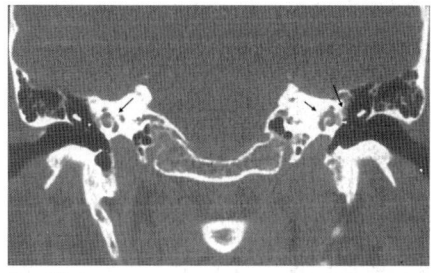

Fig. 69-2

TC em corte coronal mostra áreas de hipoatenuação heterogênea compatíveis com desmineralização circundando de maneira simétrica os giros cocleares e envolvendo o promontório bilateralmente, constituindo um padrão praticamente patognomônico de otospongiose retrofenestrada (setas). Cortesia do Dr. Benjamin W. Handfas.

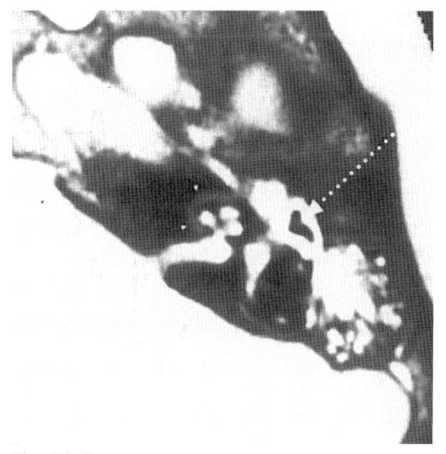

Fig. 69-3

TC em corte transversal evidencia área de desmineralização circundando a cóclea esquerda (setas pequenas), com sinais de subluxação parcial do corpo da bigorna (seta maior descontínua). Cortesia do Dr. Benjamin W. Handfas.

trica da cápsula ótica. A Ressonância Magnética (RM) com sensibilização por contraste, com imagem tipo T1, pode mostrar áreas puntiformes de aumento do contraste. Elas são encontradas em casos de otospongioses (Palácios e Valvassori 2001, Handfas, 2002) (Figs. 69-4 a 69-6).

Segundo Young (2001) a identificação do envolvimento do endósteo da cóclea por (TC) *scan* não é fácil sem imagens de alta definição e leitura densiométrica, conseguindo dessa forma uma sensibilidade de 91,3% em 437 casos com comprovação cirúrgica. A importância desse detalhe é que a visualização do foco pericoclear sem extensão ao endósteo não é suficiente para atribuir a perda auditiva neurossensorial à otosclerose.

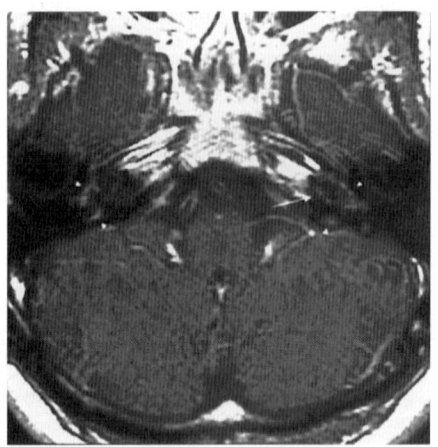

Diversos parâmetros são necessários para a análise das imagens dos casos de otosclerose. Dos diversos detalhes observados vai depender a orientação correta do tratamento. De uma forma geral devem ser observados: local acometido, tipo de doença e grau de envolvimento (Shambough, 1978).

Quanto ao local acometido devem ser observadas as duas janelas, a cadeia ossicular e, em relação à otosclerose coclear, existem três tipos: alterações limitadas à rampa basal, envolvendo outras rampas da cápsula coclear (vista com mais facilidade na projeção axial) e alterações espalhadas por toda a cápsula labiríntica (mais bem vista em cortes coronais).

Se existem sinais muito característicos que são realmente decisivos para caracterizar o caso e definir a conduta terapêutica, a imagem isolada de pequenos focos sugestiva de otosclerose não faz o diagnóstico.

Diversos parâmetros

Nos trabalhos atuais, Handfas (2002), Palácios (2000) e (2001) classificam a localização radiológica em fenestrada e coclear. Referem que a forma coclear sempre está radiologicamente associada à forma fenestrada, concordando os achados histológicos de Schuknecht (1995) em estudo de peças de autópsia. As observações que comprovam a simultaneidade das formas de localização não excluem a existência de forma clínica de perda auditiva estritamente neurossensorial, ou com achados de exame de imagem apenas com característica de lesão coclear (Causse, 1980; Shambaugh, 1978).

Na observação das janelas em geral o mais importante é a caracterização do envolvimento da janela oval, entretanto, o estreitamento ou obliteração da janela redonda, descritos histologicamente por Schuknecht (1995) em 5% dos casos, foi observado por Young (2001) como obliteração radiológica em 3,2% dos casos. Essa informação tem grande importância clínica porque a obliteração da janela redonda aumenta a perda sensorineural, como será descrito adiante, e determina mau resultado cirúrgico.

Quanto ao tipo de doença, a otosclerose pode ser dividida em: estágio inicial ou otospongiótico no qual o osso encondral é substituído por osso esponjoso neoformado, nesse estágio o limite cortante da parede das rampas da cóclea torna-se interrompido e pode desaparecer ficando pouco definido (Handfas, 2002; Palácios e Valvassori, 2000). A desmineralização da cápsula causa perda do diferencial de densidade entre a luz das rampas da cóclea e a cápsula.

O sinal típico da otosclerose coclear é a formação de um duplo anel, pela confluência de focos (Palácios e Valvassori, 2000) (Figs. 69-2 e 69-3).

Nessa fase lítica, a janela oval aparece muito ampla na tomografia como resultado da reabsorção esteoclástica de suas margens (Palácios e Valvassori, 2000) e Handfas (2002) (Figs. 69-2 e 69-3).

O segundo tipo, a chamada esclerótica, é caracterizado pela recalcificação das zonas desmineralizadas formando placas ossificada densas, e espessando a cápsula irregularmente podendo inclusive causar a deformação das rampas por vegetações otoscleróticas (Shambaugh, 1978 e Handfas, 2002).

O terceiro tipo, chamado alteração mista, consiste nos casos que apresentam focos densos dentro de áreas de desmineralização ou parcial remineralização, numa evolução em que os focos espongióticos ainda ativos estão evoluindo para a fase esclerótica (Shambaugh, 1973). Essa fase radiológica foi constatada e é compreensível que exista do ponto de vista fisiopatológico. Também em sua observação histológica Schuknecht (1995) observou que não são raros os casos em que as

Fig. 69-4
RM em corte axial ponderado em T1 e pós-contraste mostra contrastação patológica pericoclear e perilabiríntica, bilateral e aproximadamente simétrica (setas). Cortesia do Dr. Benjamin W. Handfas.

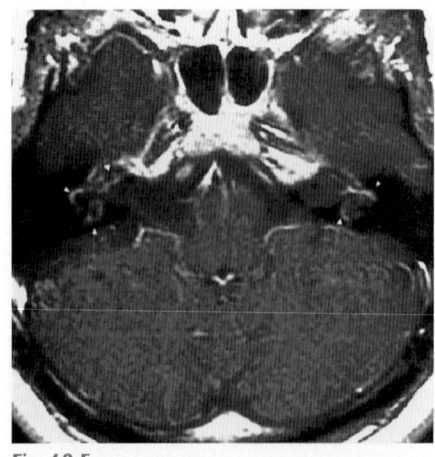

Fig. 69-5
RM em corte axial ponderados em T1 e pós-contraste mostra contrastação patológica pericoclear e perilabiríntica, bilateral e aproximadamente simétrica (setas). Cortesia do Dr. Benjamin W. Handfas.

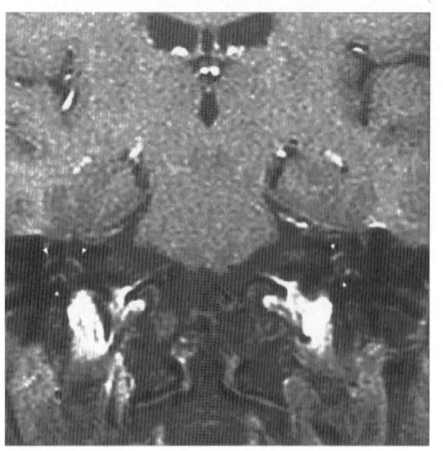

Fig. 69-6
RM em corte coronal pós-contraste exibe contrastação pericoclear bilateral e simétrica. Cortesia do Dr. Benjamin W. Handfas.

duas fases estão presentes concomitantemente, fato esse que tem importância na indicação de tratamento clínico em casos de fase esclerótica.

Os focos de otosclerose causam uma atrofia do ligamento espiral com sucessiva atrofia do órgão de Corti. Entretanto esse achado pode também ser encontrado na velhice.

Quanto ao grau de envolvimento da cápsula, de acordo com o tamanho dos focos visíveis, pode ser classificado como mínimo, moderado e severo (Shambaugh, 1978).

A opinião do autor em relação ao valor da tomografia computadorizada de alta resolução na otosclerose coclear é que possui imenso valor no estudo os locais acometidos, dos tipos predominantes da doença e do grau de envolvimento, porque ela oferece informações determinantes para escolha do tipo de tratamento e julgamento prognóstico do caso.

Finalmente em relação ao diagnóstico é importante lembrar o diagnóstico diferencial com outras doenças que podem se assemelhar clínica e radiologicamente (Shambaugh, 1967 e Valvassori, 1969). A otosclerose coclear apresenta especialmente cinco outras entidades para o diagnóstico diferencial, as alterações capsulares assintomáticas, doença de Paget, a osteogenesis imperfecta, a sífilis e a displasia fibrosa.

De forma resumida as características dessas entidades são as seguintes:

- *Alterações capsulares assintomáticas*: Guild (1944) notou foco da chamada "otosclerose histológica" em 10% das autópsias não selecionadas, e Valvassori (1969) obteve achado semelhante em estudo por imagem, ou seja, constatou um ou mais pequenos focos em seis ouvidos de dez indivíduos aparentemente normais. Portanto, pequenos focos em indivíduos assintomáticos não têm valor para o diagnóstico clínico. Há sempre a possibilidade de falso-positivo em cerca de 6 a 10% dos casos, quando o único achado for um ou mais pequenos focos.
- *Doença de Paget*: além de poder aparecer em outras partes do organismo, a imagem na pirâmide petrosa é patognomônica. O osso haversiano da parte petrosa é afetado antes e, devido à desmineralização, a cápsula coclear e os ossículos tornam-se mais evidentes que o habitual. Então a cápsula ótica é envolvida. A progressão do envolvimento segue do ápice para a base da pirâmide petrosa. O canal auditivo interno é envolvido inicialmente e seguido pela cóclea e sistema vestibular.
- *Osteogenesis imperfecta*: as alterações da cápsula labiríntica são idênticas à da otosclerose. Entretanto, a aparência dos indivíduos é típica, os ossos longos são muito finos, levando a múltiplas fraturas e deformações dos membros. A esclera tem cor azul. Esses achados são inconfundíveis fazendo o diagnóstico.
- *Sífilis*: as lesões são manifestações da sífilis terciária congênita ou adquirida, é causada pela formação de goma ou pela endarterite luética. Devido ao tamanho microscópico das lesões os achados radiológicos se mantêm negativos até que os focos luéticos venham a ser confluentes e formem amplas áreas de envolvimento. Nesse ponto alterações espongióticas são similares às encontradas na otosclerose coclear ativa. O componente esclerótico pode estar presente devido à proliferação do osso circundante. O diagnóstico positivo é baseado no reconhecimento de outras manifestações luéticas e pelas provas sorológicas positivas.
- *Displasia fibrosa*: o envolvimento do crânio pela displasia fibrosa é muito característico. Enquanto o envolvimento do *calvarium* e da mandíbula consiste em expansão das porções afetadas por lesões císticas, as alterações da base do crânio, incluindo o osso temporal, são quase sempre do tipo proliferativo. A pirâmide petrosa torna-se extremamente densa e espessada com conseqüente assimetria entre os dois lados. A superfície da cápsula labiríntica torna-se inicialmente pouco distinguível do osso ao redor e finalmente pode desaparecer o lúmen das estruturas da orelha interna, tornando-se parcial ou totalmente obliterado.
- *Neurofibromatose*: além da típica erosão por pressão do neurofibroma que pode envolver qualquer porção da cápsula labiríntica, a neurofibromatose generalizada pode produzir alterações menos comuns e menos específicas na pirâmide e na cápsula labiríntica. Elas consistem em distúrbio do crescimento que pode levar à hipoplasia ou hipertrofia. No último caso o osso é usualmente espesso e a imagem é semelhante à descrita para a displasia fibrosa. Além disso, áreas de desmineralização podem ser vistas na cápsula labiríntica. O diagnóstico definitivo de neurofibromatose é baseado na detecção de típicos tumores de pele, manchas "café com leite" e deformidades do esqueleto.

DESENVOLVIMENTO SOBRE O TEMA

O tratamento da otosclerose coclear pode ser clínico ou cirúrgico.

Tratamento clínico

Como já foi descrito na fisiopatologia da otosclerose, embora o fator causal possa ser genético ou auto-imune (Causse, 1989; Szekanecz, 1999), desde cedo foi notado que em todos os casos havia uma alteração enzimática na perilinfa (Silbermann, 1911) que foi finalmente esclarecido por Causse (1980). Foi notado também que o flúor é um antagonista do distúrbio enzimático que leva à destruição óssea e à intoxicação das células ciliadas (Kacker, 1980; Causse, 1980).

Profilaxia

O tratamento de qualquer doença começa pela profilaxia. Vartiainen *et al.* (1994) fizeram o acompanhamento de 280 pacientes com otospongiose, radicados em diferentes regiões, concluindo após 9,6 anos de acompanhamento que os que moravam em região em que a água potável era pobre em flúor tiveram uma evolução pior que os que tomavam água fluorada, tanto no pré operatório como no pós-operatório com diferenças significantes no limiar tonal ósseo em 2 e 4 kHz.

Indicação

A indicação do tratamento clínico foi vista anteriormente.

Drogas úteis

O tratamento clínico da otosclerose coclear começou a ser feito com flúor sob a forma de fluoreto de sódio, em dosagens diversas.

Outras formas de tratamento foram aventados (Quadro 69-1).

Derks, 2001, refere que uma cápsula contendo 25 mg de fluoreto de sódio corresponde a 11,3 mg de flúor, e que 76 mg de monofluorofosfato de sódio corresponde a 10 mg de flúor. Refere que o monofluorofosfato é preferível porque é mais estável, melhor atividade biológica e menos problemas gástricos.

Foi aventado que a deficiência em vitamina D seria uma das causas de otosclerose coclear. Brookes, 1983, notou desmineralizações da cóclea com modificações morfológicas secundárias e perda auditiva neurossensorial em pacientes com deficiência de vitamina D. Após tratamento de reposição de Vitamina D em quatro pacientes portadores de deficiência constatou melhora da audição em dois. Aliado a esse fato é conhecido que a vitamina D apresenta importante papel no metabolismo do cálcio, envolvido no processo da otosclerose ativa. Baseados nesses fatos, alguns autores, como Shambaugh, 1978, associam a Vitamina D e cálcio ao tratamento com flúor. O cálcio e a vitamina D também foram indicados quando a dosagem de fluoreto de sódio ministrada for superior a 45 mg por dia, para evitar a fluorose (Causse, 1980).

Considerando a otosclerose como uma doença auto-imune Szekanecs, 1999, preconizou, nos casos de otosclerose coclear ou fenestral sem indicação cirúrgica, o uso de antiosteoporótico e antiinflamatório não-hormonal especialmente nos casos iniciais em evolução.

Boumans (1991) tratou duas pacientes do sexo feminino portadoras de otosclerose ativa estapedial e neurossensorial com bifosfonato aminoidroxipropileno (APD). Não houve alteração do sinal de Schwartze nem da audição. Um ano depois em algumas semanas perderam completamente a audição.

Um bioflavonóide, Ipriflavone (7-isopropoxy-isoflavone), foi administrado a portadores de otosclerose desde antes da estapedectomia, até 6 meses após a cirurgia. Em estudo duplo cego contra placebo mostrou melhora significativa do zumbido (Szilai, 1992).

A calcitonina é um hormônio que inibe a reabsorção óssea produzida pelos osteoclastos e facilita a ação dos osteoblastos. Lacoste (1997) tratou pacientes portadores de otosclerose agressiva com calcitonina de salmão obtendo melhora da audição e o zumbido.

Entre as diversas drogas preconizadas para o tratamento clínico otospongiótico coclear, os trabalhos mais importantes do ponto de vista clínico, histológico, experimental em animais e radiológico foram feitos com fluoreto de sódio (associado ou não a outras drogas), e essa é a droga de escolha do autor.

Dosagens, idade e tempo de tratamento

Sendo conduta do autor a utilização do fluoreto de sódio, apenas essa droga será estudada.

Permanecem controvérsias a respeito das dosagens, idade dos pacientes e tempo de tratamento.

Quanto ao tempo de tratamento, Causse, 1980, indica o tratamento do paciente com otospongiose por toda a vida, começando na vida intra-uterina, e outros preconizam o tratamento apenas nos períodos em que a otosclerose está muito ativa perdendo 5 dB por ano em três freqüências. Derks observou durante quatro anos pacientes tomando 50 mg por dia e notou que entre o segundo e o quarto ano de tratamento não havia diferença significativa no resultado, propondo interromper o tratamento no segundo ano.

Doses variando de 3 mg a 75 mg por dia, na literatura, podem criar confusão para os que não têm experiência nesse tipo de tratamento.

Quadro 69-1 Dosagens, drogas e resultados da literatura

Autor	Dosagem inicial por dia dividida em tomadas	Tempo inicial	Dosagem de manutenção	Produtos e mg por cápsula	% casos com bom resultado	Idade
Valvassori, 1969				Fluoreto de sódio	94,5%	14-60
Shambaugh, 1974	6 cápsulas 3 tomadas	2 anos		Fluoreto de sódio 12,5 mg	80-90%	–
Shambaugh, 1978	6 cápsulas 3 tomadas 5 dias por semana	2 anos	1 a 2 cápsulas	Fluoreto de sódio 12,5 mg Carbonato de cálcio 555 mg Vit. D	91%	–
Causse, 1980	ver texto	ver texto	ver texto	Fluoreto de sódio variável	70%	Ver texto
Forquer, 1986				Fluoreto de sódio	63% coclear 46% fenestral 79% em fase ativa	Adultos
Bretlau, 1989				Fluoreto de sódio	20%	Adultos
Bouman, 1991				Aminoidoxipropileno difosfato (apd)	0%	Adultos
Sziklai, 1992-3		6 meses		Iprivalone	Melhora zumbido	Adultos
Lacosta, 1997				Calcitonina	100%	Adultos
Szekanecz, 1999				Antiosteoporótico Antiinflamatório não-hormonal		Adultos
Derks, 2001	2 cápsulas 2 tomadas	2 anos	–	Fluoreto de sódio 25 mg	100%	Adultos

Como qualquer tratamento, a dosagem na administração de fluoreto de sódio depende de vários fatores como idade, fase da doença e aceitação da medicação.

Os princípios gerais da dosagem são os seguintes:

- 3 mg a 6 mg/dia são suficientes para agir sobre a otospongiose coclear pura (menos ativa do ponto de vista enzimático) e para tratamento na infância (ver texto).
- 15 mg a 45 mg/dia nas fixações do estapédio com componente coclear para agir no controle enzimático de formas mais ativas.
- 60 mg a 120 mg/dia provocam além do bloqueio enzimático a reconstrução pseudo-haversiana, com a formação de osso frágil.
- Com doses inferiores a 45 mg/dia não há teoricamente necessidade de vitamina D e cálcio para evitar fluorose.

Dependendo das circunstâncias a dose recomendada, na opinião do autor, é semelhante à preconizada por Causse, 1980:

- Na infância (ver texto) após os 3 anos de idade até os 16, de 3 a 6 mg por dia.
- Na otosclerose coclear pura, nos casos estabilizados e no pós-operatório de 3 a 6 mg por dia.
- Na otosclerose estapedial ou coclear inicial de evolução lenta para estabilizar o processo, ou em pós-operatório com componente coclear evolutivo, 20 a 30 mg por dia durante dois anos.
- Em casos de evolução rápida, muito evoluídos ou resistentes a doses menores, 60 mg por dia, 5 dias por semana, durante 6 meses (duas cápsulas de 10 mg de fluoreto de sódio com 500 mg de carbonato de cálcio e vitamina D, três vezes ao dia após refeições)
- Após as circunstâncias dos itens 3 e 4, 15 mg por dia durante 2 a 4 anos.

Doses recomendadas para crianças:

O fluoreto de sódio em dosagem alta pode provocar diminuição nas cartilagens de crescimento, entretanto, como foi citado nos Instantanes Medicaux 1985, para a prevenção de cárie dentária as crianças devem tomar de 1,5 a 2,5 mg dos 3 aos 16 anos sem nenhum efeito colateral. Convém lembrar que dessas pequenas doses deve ser subtraído o flúor ingerido pela água potável que varia de uma região para outra, devendo em caso de dificuldade de informação ser considerado como 0,7 mg por litro.

Quando em uma criança, de família com otosclerose, é observado o reflexo *on-off* ou quando existe uma perda sensorineural com história familiar, sinal de Schwartze ou alteração da tomografia, deve ser dada uma dose de 3 a 6 mg por dia a partir de três anos de idade, por quatro anos, depois indo para a dose mínima de 2,5 mg por dia até os 16 anos.

Nas crianças, o tratamento clínico não só estabiliza a progressão da perda auditiva como promove a recuperação da audição, algumas vezes de modo espetacular como no caso citado por Causse (1980) e que pode ser visto na Fig. 69-7.

Contra-indicações do tratamento com flúor

Causse (1980) fez a revisão de 10.000 casos tratados com flúor sem nenhum caso de fluorose, entretanto, diversas contra-indicações foram citadas na literatura e devem ser observadas.

A contra-indicação mais comum é a intolerância ao fluoreto de sódio pelo aparelho digestivo. Essa limitação pode muitas vezes ser superada pelo acondicionamento do sal em cápsulas de liberação entérica e a divisão da dose diária em três para serem tomadas após as refeições principais.

Na artrite reumatóide, o fluoreto de sódio pode aumentar as dores articulares e, no caso de subsistirem por mais de um mês, o tratamento deve ser interrompido.

Em pacientes com nefrite crônica existe a possibilidade de aumento do flúor plasmático por falta de excreção, mas nenhum caso foi citado na literatura.

Em hipertensos é necessário lembrar que com a administração de sódio o paciente pode piorar, devendo ser tomados os cuidados necessários.

Em diabéticos, a lactose que é geralmente utilizada na manipulação das cápsulas deve ser substituída por um pó inerte.

A ingestão de flúor de outra origem pode se somar ao fluoreto de sódio administrado, levando à superdosagem. Nas crianças como foi visto a fluoretação da água pode influir e, nos adultos, é necessário observar se toma outro medicamento contendo flúor.

Cirurgia

Um fato bastante conhecido para quem ensina especialidade é que: "É mais fácil treinar alguém para fazer uma cirurgia do que treinar alguém para decidir quando fazer essa cirurgia e quando não fazer essa cirurgia".

Existem, na literatura, numerosos trabalhos sobre "for-advanced otosclerosis". A otosclerose muito avançada é uma entidade clínica em que a audiometria é branca, ou seja, há uma surdez profunda bilateral e existe a possibilidade de a etiologia ser a otosclerose.

A literatura mostra que o implante coclear não é o melhor tratamento para todos os casos de surdez profunda. Nos casos de etiologia otosclerótica os pacientes podem ter melhor resultado com a estapedotomia, e posterior uso de aparelho de amplificação sonora. Sheehy (1964) de 67 orelhas operadas em 31, ou seja, 46% dos casos, obteve sucesso, saindo de audiometria branca e obtendo limiar de 60 a 65 dB, Glasscock (1966) observou bom resultado em 9 de 11 pacientes operados. Frattali (1993) obteve bom resultado em sete de nove pacientes. Khalifa, 1998, refere bom resultado cirúrgico em 6 de 8 pacientes operados, Ghonim (1997) notou que os 12 casos operados evoluíram com resultados satisfatórios, com melhora do limiar aéreo e da discriminação.

Algumas considerações podem ser feitas em relação a essa indicação cirúrgica.

Shin (2001), relacionando achados radiológicos e clínicos em otosclerose, encontrou obliteração da janela redonda por otospongiose em 7% dos 437 casos (de 386 pacientes) estudados. Esse achado justifica tanto um aumento do componente sensorial da perda como o insucesso da cirurgia. Desse comentário se conclui que sempre deve ser feito uma TC de alta resolução no pré-operatório de estapedotomia, especialmente nos casos avançados.

O ultrafechamento do "gap" é um fenômeno que é às vezes observado em perdas severas em que o limiar tonal via aérea no pós-operatório ultrapassa a via óssea (ficando em nível maior de 20 dB, melhor que a via óssea no pré-operatório), sem que haja uma explicação para o fenômeno, como refere Shambaugh (1978) citando caso de Causse (Fig. 69-1).

Este mesmo fenômeno pode ocorrer em casos de otosclerose avançada em que às vezes o resultado cirúrgico obtido é melhor do que o esperado.

Os casos de perda auditiva profunda ou de audiometria branca só podem ser operados de estapedotomia, como tentativa de reabilitação de forma mais simples e eficiente que o implante coclear, quando houver uma forte justificativa para a suposição de tratar-se de otosclerose coclear associada à do estribo. Os critérios de Sheehy (1964) são os seguintes:

- *História*: história familiar, paracusia (e/ou autofonia), uso no passado de aparelho de condução óssea, audiograma prévio, mostrando diferença aérea-óssea (gap), ou não haver outra causa provável para a perda.
- *Exame*: observar.
- *Uso de aparelho:* 80% dos pacientes com otosclerose muito avançada se beneficiam de aparelho de alguma forma, o que pode ocorrer em 30% dos pacientes com outras causas de perda profunda.
  - A voz do paciente tem modulação e pronuncia muito melhor do que a esperada para esse grau de perda auditiva.
  - Sinal de Schwartze presente.
  - Imagem sugestiva de esclerose do osso petroso.
  - Ausência de outra justificativa para a perda auditiva.

Nesses casos, pequenas doses de flúor de 5 a 6 mg por dia a longo prazo devem ser mantidas no pós-operatório para manutenção da otosclerose coclear com baixa atividade como recomenda (Causse, 1980).

Estudos histológicos (Schuknecht, 1995), e radiológicos (Valvassori, 1963) demonstraram que o processo otospongiótico além de envolver a parte anterior da platina do estribo, que é o tipo de acometimento mais comum e ocorre nos casos leves e precoces, pode também estreitar e até obliterar a janela redonda, além de envolver em outros casos a supra-estrutura do estribo e também a bigorna, requerendo nesses casos soluções cirúrgicas mais complexas do que a simples estapedotomia.

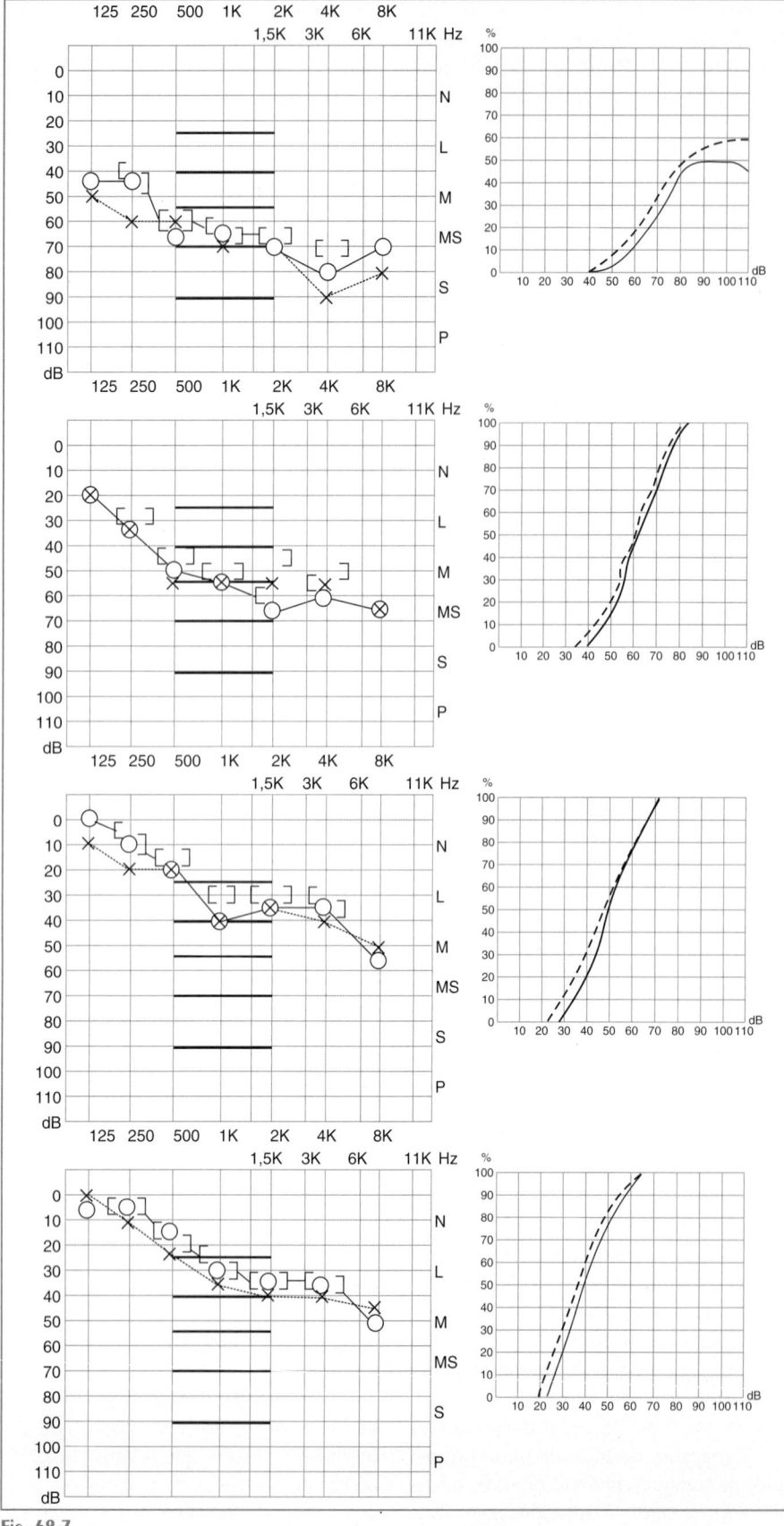

Fig. 69-7

(A) Criança de 9 anos com perda sensorineural, iniciando tratamento com fluoreto de sódio. **(B)** Após 6 meses de tratamento. **(C)** Após 2 anos e 5 meses de tratamento. **(D)** Após 4 anos de tratamento. Modificado de Causse, 1980.

SÍNTESE

Revendo a literatura a otosclerose coclear pode parecer um poço de controvérsias e seu tratamento ainda hoje é negado em alguns centros e tratados com hesitação em outros. Há divergência desde a própria existência da entidade como em sua fisiopatologia, no diagnóstico e no tratamento.

Entretanto, a evidência dos fatos observada leva às seguintes conclusões: a entidade existe. Sua fisiopatologia é conhecida. O tratamento com flúor pode ser eficiente. O tratamento é inócuo. Na opinião do autor em todos os pacientes nos quais for feito diagnóstico de suspeição, presunção ou certeza, o tratamento deve ser instituído.

BIBLIOGRAFIA

Boumans LJ, Poublon RM. The detrimental effect of aminohydroxypropylene biphosphonate (APD) in otospongioses. *Eur Arch Otorhinolaryngol* 1991;248(4):218-221.

Bretlau P, Salomon G, Johnsen NJ. Otospongiosis and sodium fluoride. A clinical double-blind, placebo-controlled study on sodium fluoride treatment in otospongiosis. *Am J Otol* 1989;10(1):20-2.

Brookes GB. Vitamin D deficiency – a new cause of cochlear deafness. *J Laryngol Otol* 1983;97(5):405-420.

Causse JR, Causse JB. L'otospongiose, maladie familiale. Sa détection précoce. Son traitement medical. *Ann Oto-laryng* (Paris) 1980;97(4-5):325-351.

Causse JR, Uriel J, Berger J, Bretlau P, Causse JB. Mecanisme enzymatique de l´otospongiose. *Actino du Naf Ann Oto-laryng* (Paris) 1981;98:269-267.

Derks W, De Groot JA, Raymarkers JA, Veldman JE. Fluoride Therapy for cochlear otosclerosis? An audiometric and computerized Tomography evaluation. *Acta Otolaryngol* 2001;121:174-177.

Fluor et carie dentaire chez l´enfant. Instan tonés medicaux. *Encyclopédie Médico Chirurgicale* 1985;5:2.

Forquer BD, Linthicum FH, Bennete C. Sodium fluoride: effectiveness of treatment for cochlear otosclerosis. *Am J Otol* 1986;7(2):121-125.

Frattali MA, Sataloff RT. For-advanced otosclerosis. *Ann Otol Laryngol* 1993;102:433-437.

Ghonim MR, el-Degwy AA, el-Sharabasy AE. For-advanced otosclerosis. *ORL J Otorhinolaryngol Relat Spec* 1997;59(6):332-335.

Glasscock ME, Storper IS, Haynes DS, Bohrer PS. Stapedectomy in profound cochlear loss. *Laryngoscope* 1996;106(7):831-833.

Guild in Shambaug GE. Sensorineural deafness due to cochlear otospongiosis: pathogenesis, clinical diagnosis, and therapy. *Otolaryngol Clinics of North America* 1978;11(1):135-154.

Handfas BW, Tamelini AM, Favero FRV. Exames de imagem em otologia e otoneurológica. In: Costa HO, et al. Tratado de otorrinolaringologia (no prelo).

Jesic S, Radulovic R, Arsovic N. Altered immunoregulations in otosclerosis: presence of autoantibodies in otosclerotic sera samples. *Eur Arch Otorhinolaryngol* 1997;1(Suppl):550-2.

Johnsson LG, Pyykkü I, Pollak A, Gleeson M, Felix H. Cochlear vascular pathology and hydrops in otosclerosis. *Acta Otolaryngol* 1995;115(2):255-9.

Kacker SK, Shambough Jr GE. Effect of fluoride on alfa-chimotrypsin. *Arch Otolaryngol* 1980;106:260-261.

Khalifa A, el-Guindy A, Erfan F. Stapedectomy for–advanced otosclerosis. *J Laringol Otol* 1998;112(2):158-160.

Lacosta JL, Infante JC, Sanchez Galan L. Calcitonin and otosclerosis: a preliminary clinical note. *Acta Otorrinolaringol Esp* 1997;48(7):561-4.

Linthicum FH, House HP, Althaus SR. The effect of sodium fluoride on otosclerotic activity as determined by stroncium. *Ann Otol Rhinol Laryngol* 1973;82(4):609-15.

Palacios E, Valvassori G. Cochlear and fenestral otosclerosis. *Ear Nose Throat J* 2001;80(7):440.

Palacios E, Valvassori G. Cochlear otosclerosis. *Ear Nose Throat J* 2000;79(7):494.

Robinson M. Juvenile otosclerosis. *Ann Otol Rhinol Laryngol* 1983;92:561-565.

Salvinelli F, Trivelli M, Greco F, Linthicum FH. Otosclerosis and cochlear otosclerosis: a post mortem study on temporal bones. *Eur Rev Med Pharmacol Sci* 1999;3(4):1779-182.

Schuknecht H, Kirchner J. Cochlear otosclerosis fact or fantasy. *Laryngoscope* 1974;84:766.

Schuknecht HS. *Pathology of the ear*. 2. ed. Philadelphia, Lea & Febiger, 1993.

Shambaugh GE. Sensorineural deafness due to cochlear otospongiosis: pathogenesis, clinical diagnosis, and therapy. *Otolary Clin of North Am* 1978;11(1):135-154.

Shambaugh GE. *Surgery of the ear*. 2. ed. Philadelphia: WB Saunders Co, 1967.

Shehy JL. For-advanced otosclerosis. *Arch Otoalryngol* 1964;80:244-248.

Shin YJ, Frraysse B, Deguine O, Cognard C, Charlet JP, Sevely A. Sensorineural hearing loss and otosclerosis: A clinical and radiologic survey of 437 cases. *Acta Otolaryngol* 2001;121:200-204.

Siebenmann, Shambaugh GE. Sensorial deafness due to cochlear otospongiosis: Pathogenesis, clinical diagnosis, and therapy. *Otolaryng Cl of North America* 1978;11(1):135-154.

Szekanecz Z, Szekanecz E, Morvaik, Racz T, Szegedi G, Sziklai I. Current aspects of the pathogenesis and clinical characteristics of otosclerosis: possibilities of drug therapy. *Orv Hetil* 1999;140(44): 2435-2440.

Sziklai I, Komora V, Ribári O. Double blind study on the effectiveness of a bioflavonoid in the control of tinnitus in otosclerosis. *Acta Chir Hung* 1992-1993;33(1-2):101-107.

Valvassori GE. Cochlear Otosclerosis. Follow-up after sodium fluoride administration. *Arch Otolaryng* 1969;89:199.

Valvassori GE. Tomographic findings in cochlear otosclerosis. *Arch Otolaryng* 1969;89:193-196.

Vartiainen E, Karjalainen S, Nuutinen J, Suntioinen S, Pellinen P. Effect of drinking water fluoridation on hearing of patients with otosclerosis in low fluoride area: a follow-up study. *Am J Otol* 1994;15(4):545-548.

Young JS, Fraysse B, Deguine O, Cognarck, Charlet JP, Sevely A. Sensorineural Hearing Loss and Otosclerosis: A Clinical and Radiologic Survey of 437 Cases. *Acta Otolaryngol* 2001;121:200-204.

Tratamento das Principais Disacusias Neurossensoriais de Causa Sistêmica

Luiz Lavinsky ▪ Joel Lavinsky ▪ Cíntia D'Avila

INTRODUÇÃO

O presente capítulo aborda o tratamento das perdas auditivas neurossensoriais definidas pela ocorrência de comprometimento da média dos limiares de audibilidade mínima em 25 dB ou mais, nas freqüências de 500 a 2.000 Hertz (Hz), devidas à anormalidade na cóclea ou no nervo auditivo e resultando em um inadequado encaminhamento de impulsos nervosos para o sistema nervoso central (Abbas et al., 1991).

As perdas auditivas têm despertado interesse desde a época de Hipócrates, que já dizia: "As deposições biliosas cessam quando sobrevém a surdez". Galeno, em 200 a.C., descreveu o 7º e o 8º pares cranianos. Em 1851, Corti descreveu o órgão que leva o seu nome. Beauregarde (1896) estuda os potenciais da orelha interna. Flechter, em 1920, constrói o primeiro audiômetro. Dois húngaros, Barany (em 1914) e Von Bekesy (em 1961) ganham Prêmios Nobel estudando mecanismos físicos, estímulos cocleares e potenciais endococleares.

Em passado recente (1962), Perlmann introduziu, pela primeira vez, o termo "hipoacusia neurossensorial", que compreende as disacusias por lesão da cóclea ou do nervo acústico, termo este que rapidamente se universalizou.

O estudo das disacusias sempre representou um segmento da otologia com características peculiares e de grande relevância dada à possibilidade de repercussões psicossociais, emocionais e profissionais, bem como no desenvolvimento da fala, da intelectualidade e do aprendizado. Além disso, até há pouco tempo, havia limitações de ordem diagnóstica e terapêutica.

Nos últimos anos, a fisiopatologia da orelha interna teve um grande impulso, com novas investigações histológicas, eletrofisiológicas, bioquímicas e histoquímicas. Com o avanço da eletrônica, da informática e da otorradiologia, surgiram meios de reabilitação audioprotética, os quais culminaram com os implantes cocleares.

Com a microscopia eletrônica, ocorreram importantes estudos estruturais da orelha. Foram estudados com micrométodos os líquidos labirínticos. Estudos histoquímicos avaliaram as características enzimáticas da cóclea, os potenciais elétricos e as bases genéticas. Também evoluiu de maneira relevante o conhecimento sobre as repercussões de alterações metabólicas na orelha interna. E, na atualidade, evolui rapidamente a terapia gênica, os estudos relacionados à regeneração celular da cóclea e a otoproteção.

As disacusias neurossensoriais revestem-se de maior significado para nós, otorrinolaringologistas, em função da sua expressiva freqüência na população e, por conseguinte, em nossos consultórios.

Para abordar um tema com esta importância e com grande abrangência, iremos nos dedicar ao tratamento das perdas auditivas neurossensoriais advindas de patologia sistêmica, excluindo, portanto, patologias genéticas da própria orelha ou causadas por agressões físicas e químicas da orelha. Vamos discorrer sobre o tratamento das patologias metabólicas, endócrinas e auto-imunes.

As alterações mais prevalentes em pacientes neurotológicos têm sido as alterações do metabolismo dos açúcares e das gorduras, bem como de imunidade e, ocasionalmente, de tireóide. Situações carenciais, envolvendo zinco e cálcio, também são descritas como etiologias possíveis em função dos altos níveis desses elementos na orelha interna (ver Capítulo 92).

CARACTERÍSTICAS DA ORELHA INTERNA

A atividade de transdução de energia mecânica em energia elétrica gera um grande dispêndio energético. Além disso, a orelha interna não dispõe de depósito de energia e tem seu aporte relacionado a uma vascularização única e terminal, o que a torna suscetível a déficit perfusional, que necessita ser compensado para que não ocorram danos às suas principais atividades: a audição e o equilíbrio.

A normalidade das funções de audição e equilíbrio depende de uma adequada atividade química. Para cumprir com este objetivo, temos cinco órgãos e sistemas glandulares envolvidos com a regulação bioquímica da orelha interna: glândula adrenal, glândula pituitária, sistemas hormonal e imune e o hipotálamo (ver Capítulo 92). Esses sistemas secretam mensageiros químicos que interagem com as substâncias químicas que serão enviadas à orelha interna. O processo começa com os alimentos que ingerimos e que passam pela parede intestinal, indo chegar à orelha interna, sendo a base do processo químico que gerará a energia para a atividade bioelétrica da orelha interna.

Os fatores bioquímicos, hormonais ou imunológicos podem não ser a causa da perda auditiva, porém podem ter um papel na perturbação das informações enviadas ao tronco cerebral.

O metabolismo dos açúcares e das gorduras, bem como os hormônios, o sistema imunológico e o estresse estão, pois, envolvidos no controle da bioquímica da orelha interna. Daí a importância do equilíbrio alimentar e emocional na homeostase desta área, particularmente dos neurotransmissores (ver Capítulo 63).

Considerações essenciais relativas a diagnóstico (Fig. 70-1)

Disacusias metabólicas

A compreensão dos processos metabólicos que produzem a disacusia nos leva a duas ciências, a genética e a bioquímica, ambas estreitamente associadas. A maioria das reações que ocorrem no organismo é catalisada e regulada por enzimas e proteínas reguladoras, cada uma das quais responde por uma codificação genética, sujeita a mutações, as quais podem alterar as reações metabólicas. Com o avanço da biologia molecular e da terapia gênica, abrem-se, pois, novos caminhos nesta área.

O tratamento das patologias metabólicas, por meio de detecção pré-natal, aconselhamento genético e engenharia genética, permitirá, num futuro não muito distante, uma abordagem terapêutica mais eficiente.

O metabolismo orgânico é um processo essencial para manter a estrutura e a função celular. A célula tem a habilidade de sintetizar moléculas longas ou liberar energia, que será estocada nas ligações com adenosina-trifosfato. Esta energia é produzida a partir da oxidação das gorduras, dos carboidratos e das proteínas.

Portanto, a atividade metabólica é regulada em vários níveis e sua adequada regulação é essencial para a função normal da célula viva. Esta regulação é determinada pela concentração dos agentes químicos reativos, presença/ausência da enzima apropriada, pH e temperatura. Outra forma é o *feedback* inibitório, em que muitas enzimas são inibidas pelo produto final da sua reação ou por produtos que surgem mais adiante no processo metabólico. O último nível de controle está baseado no controle genético, onde podem ocorrer os erros inatos do metabolismo.

Em organismos multicelulares mais elevados, a função metabólica está integrada através dos sistemas endócrino e nervoso central. Hormônios e neurotransmissores afetam a atividade celular, ao estimular ou inibir diretamente a atividade metabólica da membrana celular, as enzimas ou os genes.

Cada célula tem receptores que respondem particularmente a hormônios, e o receptor hormonal de uma célula pode ser diferente do receptor de outra.

Em suma, este processo vai depender do tipo de hormônio ou neurotransmissor envolvido e do tipo particular de célula.

METABOLISMO DA ORELHA INTERNA

A orelha interna é um órgão metabolicamente ativo. A função de transdutor do estímulo mecânico em impulsos elétricos requer energia, a qual é derivada do metabolismo oxidativo, fornecendo a energia necessária para o transporte iônico que mantém os potenciais elétricos e para prover a manutenção da estrutura celular.

No contexto metabólico, a estria vascular é o local mais ativo da cóclea. Tem grande concentração de ATPase, quebrando as moléculas de ATP e fornecendo energia.

Podemos observar que muitos eventos podem interferir no metabolismo geral e, por conseguinte, no metabolismo primário da orelha, resultando em alteração auditiva.

TRANSTORNOS DO METABOLISMO DOS CARBOIDRATOS

A alteração no metabolismo dos carboidratos parece ser o distúrbio metabólico mais prevalente entre os associados à disacusia neurossensorial, flutuante e/ou progressiva, zumbidos e vertigem, sendo sua pesquisa atitude mandatória no manejo diagnóstico-terapêutico desses pacientes (Proctor & Proctor, 1992). Tais alterações metabólicas incluem uma ampla gama de manifestações, cada qual com suas particularidades de apresentação, diagnóstico e manejo, embora, numa visão

---

Avaliar dados da história sugestivos de uma patologia de base
(história de uso de fármacos potencialmente ototóxicos, de exposição a ruído, sobretudo sem uso de equipamento de proteção individual otológico, de trauma acústico ou mecânico sobre região mastóidea, de hipoacusia condutiva inicial da otosclerose ou história familiar da mesma, de manifestações luéticas, de atopia ou de patologias auto-imunes associadas)

Exames complementares

Solicitar

1. Ressonância nuclear magnética (tratando-se de disacusias neurossensoriais unilaterais ou bilaterais assimétricas
2. Sorologia para LUES (VDRL e FTA-abs)
3. Curvas glicêmica e insulinêmica de 5 h
4. Provas de função tireóidea (T_4 e TSH)
5. Colesterol (total e frações)
6. Triglicerídeos
7. Prolactinemia em mulheres
8. Ácido úrico sérico
9. RAST quando houver história de atopia

Alteração laboratorial ou de imagem	Exames normais
Tratar patologia de base	Pesquisar auto-imunidade/ Avaliar resposta aos corticóides

Fig. 70-1

Roteiro para investigação etiológica da surdez neurossensorial.

global, provavelmente, representem estágios diferentes de um mesmo processo fisiopatogênico, representando, assim, pontos de um *continuum* de alterações na homeostase dos carboidratos. As manifestações metabólicas mais importantes são discutidas a seguir.

Tipos de distúrbio metabólico dos carboidratos

Os distúrbios metabólicos dos carboidratos incluem quatro diferentes entidades clínicas, cada qual com suas particularidades de apresentação, diagnóstico e manejo:

1. **Hiperinsulinemia isolada ou hiperinsulinemia com euglicemia (tolerância à glicose dentro da normalidade):** tal alteração metabólica dos carboidratos, considerada a mais precoce daquelas com potencial de repercussão clínica, parece associar-se quase que exclusivamente ao comprometimento da orelha interna, podendo preceder o desenvolvimento de diabetes melito não-insulino-dependente (DMNID) em vários anos, motivo pelo qual foi originalmente designada diabetes melito *in situ* ou oculto (Kraft, 1975).

   O desenvolvimento de hiperinsulinemia nesses pacientes é conseqüência direta de uma perturbação metabólica denominada resistência à insulina. Esta caracteriza-se pela redução da resposta biológica da insulina em nível celular (Kraft, 1995).

2. **Hiperinsulinemia com tolerância à glicose diminuída:** esta alteração metabólica tem sido denominada de tolerância diminuída ou intolerância à glicose, representando uma etapa intermediária entre a anterior e aquela de DMNID clinicamente manifesto. Nesse estágio de perturbação metabólica, não apenas a orelha interna, mas também outros sítios orgânicos, mais tradicional e comumente envolvidos pelo DMNID, podem ser comprometidos.

3. **Hiperinsulinemia com hiperglicemia:** corresponde ao DMNID, o qual exibe maior potencial de comprometimento de órgãos-chave outros que não a orelha interna, tais como rins, olhos e sistema cardiovascular.

4. **Diabetes melito insulino-dependente (DMID).**

5. **Diabetes oculto ou *in situ* ou hiperinsulinemia com euglicemia:** denomina-se diabetes oculto ou *in situ* um conjunto de alterações do metabolismo glicídico possivelmente associado a algumas das complicações descritas em pacientes diabéticos, sobretudo no nível da orelha interna, porém sem critérios para o diagnóstico de diabetes melito (DM) (Kraft, 1975). Pacientes com esse tipo de patologia podem apresentar tontura (mais freqüentemente rotatória), disacusia neurossensorial flutuante e progressiva e zumbidos em decorrência exclusiva desse tipo de alteração metabólica, motivo pelo qual esse tipo de perturbação metabólica faz-se mandatória em pacientes com manifestações cocleovestibulares.

Fisiopatogênese

Pode resultar em comprometimento da orelha interna pelos mesmos mecanismos fisiopatogênicos da intolerância à glicose e do DM, o que é facilmente entendido por tratarem-se de espectros diferentes de um mesmo grupo de alterações metabólicas. Isso talvez possa ser explicado pelo fato de a bomba sódio/potássio-ATPase, cujo funcionamento se altera nesses pacientes, possuir um dos mais altos níveis de atividade no nível da estria vascular, de forma que o comprometimento cocleovestibular é um achado possível mesmo em estágios incipientes de alterações metabólicas envolvendo carboidratos e insulina.

Pacientes com diabetes *in situ* apresentam graus variados de perturbação do metabolismo glicídico, geralmente associados a um risco maior de desenvolvimento posterior de DM franco, muitas vezes do tipo não-insulino-dependente.

Diagnóstico

Tratando-se de alterações mais sutis da homeostase dos carboidratos, os testes diagnósticos laboratoriais tradicionalmente utilizados para o diagnóstico de DM costumam ser normais ou sugestivos de intolerância à glicose. Assim sendo, a glicemia casual ou de jejum pouco auxilia nesse diagnóstico, estando geralmente inalterada. O tradicional teste de tolerância à glicose (TTG) com 75 g tem se mostrado de baixa sensibilidade para esse diagnóstico; daí por que se preconiza a utilização de uma variante desse teste de tolerância, denominada curva glicêmica de 5 horas, para a pesquisa desse tipo de patologia. Demonstrou-se, contudo, que a avaliação isolada dos níveis glicêmicos através de curva glicêmica tem valor limitado na detecção precoce de doenças envolvendo alterações do metabolismo dos glicídios, surgindo daí a necessidade de medida associada dos níveis insulinêmicos (Updegraff, 1977).

Com efeito, a associação da curva insulinêmica (Quadro 70-1) de 5 horas à curva glicêmica também de 5 horas duplica o potencial de detecção de uma possível dismetabolopatia dos glicídios, ao menos na população com doença cocleovestibular (Mangabeira Albernaz & Fukuda, 1984).

A realização da curva insulinêmica deve ser precedida por 3 dias de dieta irrestrita, sendo necessário um jejum anterior ao exame de 10 a 16 horas. Após a coleta da primeira amostra de sangue venoso, administram-se 100 g de glicose via oral, realizando-se novas coletas em 60, 120, 180, 240 e 300 minutos.

Na prática, em cada uma dessas amostras, não apenas a insulinemia é medida, mas também a glicemia, possibilitando, assim, a correlação dos níveis glicêmicos em um dado momento com os níveis insulinêmicos.

Quadro 70-1 Classificação da curva insulinêmica em cinco tipos, segundo Kraft (1975)

Tipo I: Curva normal
- Valor em jejum: 0 a 25 µU/ml
- Pico entre 30 e 60 minutos (independentemente do valor do pico)
- Valor em 120 minutos: ≤ 50 µU/ml
- Soma dos valores em 120 e 180 minutos: ≤ 60 µU/ml
- Valores entre 240 e 300 minutos na faixa do jejum

Tipo II: Pico normal com retorno lento
- Pico entre 30 e 60 min, com a soma dos valores em 120 e 180 minutos ≥ 60 µU/ml

Tipo III:
- III$_A$: pico em 120 minutos
- III$_B$: pico em 180 minutos

Tipo IV: valor em jejum > 50 µU/ml

Tipo V: curva insulínica (resposta insulínica baixa)
- Todos os valores insulínicos < 50 µU/ml

Curvas insulinêmicas tipos II, III_A e III_B são descritas em pacientes com alta probabilidade de virem a se tornar diabéticos, pois caracterizam uma subutilização, quiçá um desperdício, de insulina. A curva tipo IV é característica do DM, e a tipo V é freqüentemente associada a uma curva glicêmica plana por distúrbio na absorção dos açúcares. Esse distúrbio de absorção, denominado microvilopatia enzimática, geralmente decorre de uma deficiência enzimática na produção das dissacaridases no nível da parede jejunal, com conseqüente má-absorção dos dissacarídeos ou açúcares duplos no nível da parede intestinal. Existem três tipos de dissacaridase, cada qual específico para um dado dissacarídeo: maltase (maltose), lactase (lactose) e sacarase (sacarose). A deficiência mais freqüente é aquela envolvendo a lactase, daí porque pacientes com curva insulinopênica devem ser submetidos à curva de tolerância à lactose. Este exame é considerado compatível com deficiência de lactase em pacientes com:

Glicemias nas diversas medidas (geralmente 20, 40 e 60 minutos) inferiores a 25 mg/dl acima do valor em jejum (em pacientes alactásicos, os valores glicêmicos permanecem inalterados ou se reduzem); ou cólicas e/ou diarréia após o exame.

Pacientes com microvilopatia enzimática por deficiência de lactase tendem à hipoglicemia por não serem capazes de desdobrar a lactose em seus monossacarídeos, glicose e galactose. Podem apresentar diarréia e distensão abdominal por gases em função da progressão dos dissacarídeos não absorvidos para o intestino grosso, onde sofrem fermentação pela ação das bactérias.

Hiperinsulinismo e hipoglicemia

Os estados hipoglicêmicos podem ser agrupados em dois grandes subgrupos, com mecanismos fisiopatogênicos distintos: de jejum e reacional ou pós-prandial. O primeiro geralmente caracteriza uma situação subaguda ou crônica, que tem, na neuroglicopenia, sua manifestação principal, sendo, via de regra, causada por patologias expansivas associadas a hiperinsulinismo (como tumor das células β pancreáticas) ou tumores extrapancreáticos não-produtores de insulina, bem como a determinadas doenças endocrinológicas, como o hipopituitarismo, a doença de Addison e o mixedema (Quadro 70-2).

Quadro 70-2 Causas de hipoglicemia

Hipoglicemia de jejum
Hiperinsulinismo
- Tumor de células β pancreáticas
- Tumores extrapancreáticos

Hipoglicemia reacional
- Precoce
  - Pós-gastrectomia
  - Funcional (aumento do tônus vagal)
- Tardia
  - Liberação de insulina retardada devido à disfunção das células β pancreáticas
  - Deficiência de contra-regulação
  - Idiopática

Adaptado de Service (1995).

A hipoglicemia pós-prandial ou reacional geralmente é de caráter relativamente agudo e associada a manifestações de descarga adrenérgica. Pode ser subdividida em precoce (instalação 2 a 3 horas após a refeição) ou tardia (instalação 3 a 5 horas após a refeição); suas principais causas encontram-se resumidas a seguir.

Considerações sobre a fisiopatogenia e diagnóstico

Pacientes hiperinsulinêmicos com comprometimento da orelha interna exibem, não raro, hipoglicemia reacional, manifestação esta quase sempre decorrente da liberação excessiva de insulina. Geralmente, não ocorre como um distúrbio metabólico primário (Mangabeira Albernaz et al., 1988; Kraft, 1995).

A diminuição do aporte glicêmico para a orelha interna a níveis abaixo de um determinado limite, entendido como crítico, resulta em comprometimento, a princípio transitório, da bomba sódio/potássio-ATPase, responsável pela manutenção do equilíbrio iônico-osmótico do labirinto membranoso. Entende-se como nível crítico de aporte glicêmico aquele a partir do qual passa a haver disfunção da bomba sódio/potássio-ATPase e redução da resposta microfônica coclear. Sabe-se da intensa atividade metabólica que tem a orelha interna, sem possuir, contudo, energia acumulada, o que a torna particularmente suscetível a comprometimento em caso de redução do aporte de glicose. Esse mecanismo de lesão da orelha interna é sempre o mesmo, independentemente da etiologia do estado hipoglicêmico, embora em algumas das doenças associadas à hipoglicemia, como tumores produtores de insulina, possa haver um mecanismo adicional de comprometimento (Johnson et al., 1980). O grau de lesão no nível da orelha interna está diretamente relacionado à severidade, duração e periodicidade dos quadros hipoglicêmicos, fatores estes intimamente relacionados à etiologia da hipoglicemia.

Diagnóstico de hipoglicemia reacional

Existe uma tríade de sinais e sintomas, denominada síndrome de Whipple, característica de hipoglicemia, independentemente da causa. Consiste em:

- História clínica compatível com sintomas hipoglicêmicos: estes diferem em situações agudas e crônicas. Pacientes com hipoglicemia de instalação aguda apresentam manifestações adrenérgicas, como sudorese, tremores e palpitações, típicas de pacientes com hipoglicemia reacional. Já pacientes com hipoglicemia de caráter subagudo a crônico, característica dos quadros hipoglicêmicos de jejum, apresentam, tipicamente, manifestações de neuroglicopenia: fraqueza, visão borrada (eventualmente diplopia), cefaléia, tontura não-rotatória tipo sensação de "desligamento" e fala arrastada, entre outros comemorativos. Pacientes não diagnosticados precocemente podem evoluir a dano cerebral irreversível, com alterações mentais e de personalidade amplamente variáveis. Tais pacientes com tontura não-rotatória podem exibir achados tipicamente centrais à eletronistagmografia como parte do comprometimento neurológico central pela doença, que, inicialmente, é muitas vezes erroneamente diagnosticada como degenerativa.
- Glicemia de jejum = 40 mg/dl.
- Melhora dos sintomas com a administração de glicose.

Pacientes com doença cocleovestibular associada à hipoglicemia reacional podem não apresentar alterações à glicemia de jejum ou mesmo ao TTG com 75 g, de forma que se faz necessária a realização da curva glicêmica de 5 horas paralelamente à curva insulinêmica. A curva glicêmica de 5 horas apresenta maior sensibilidade para o diagnóstico de hipoglicemia reacional, considerando-se como hipoglicêmico todo paciente com um ou mais valores < 55 mg/dl (Felig, 1982). É sabido, também, que a maior parte das hipoglicemias ocorre após a terceira hora a partir da administração de glicose via oral, motivo este que explica a baixa sensibilidade do tradicional TTG, hoje consistindo tão-somente em duas coletas (em jejum e 2 horas após a administração de 75 g de glicose), no diagnóstico dessa alteração.

Tem-se utilizado como critério diagnóstico de hipoglicemia reacional a ocorrência de um ou mais valores iguais ou inferiores a 55 mg/dl.

Mais recentemente, tem-se definido hipoglicemia não apenas com base nos valores glicêmicos da curva, mas também considerando-se a velocidade de queda desses valores. Assim, pacientes que, à curva glicêmica, apresentam uma progressão de queda dos valores glicêmicos superior a 1 mg/dl/min podem também ser entendidos como hipoglicêmicos.

■ Diagnóstico de hiperinsulinismo

Tem-se demonstrado que a hiperinsulinemia representa uma alteração mais consistente e precoce do que a hipoglicemia, daí porque a maior sensibilidade da curva insulinêmica comparativamente à glicêmica no diagnóstico desse tipo de perturbação metabólica. A maior limitação da curva glicêmica isolada é a possibilidade de ocorrência de picos de hipoglicemia no intervalo entre as colheitas das amostras, resultando, assim, em exames falsamente negativos (Mangabeira Albernaz, 1995).

Denomina-se hiperinsulinemia a ocorrência de uma ou mais das seguintes alterações na curva insulinêmica:

- Insulinemia de jejum superior a 30 pU/ml.
- Insulinemia em 120 minutos superior a 50 pU/ml.
- Soma dos valores insulinêmicos em 120 e 180 minutos superior a 60 pU/ml.

Com efeito, as curvas insulinêmica e glicêmica de 5 horas, utilizando-se 100 mg de glicose, são os exames mais sensíveis para diagnóstico do paciente com dismetabolopatia dos carboidratos, permitindo sua detecção previamente ao desenvolvimento de tolerância diminuída ou intolerância à glicose. Demonstrou-se que a avaliação isolada da insulinemia de jejum, utilizando-se como critério diagnóstico um valor superior a 30 pU/ml, apresenta uma sensibilidade de apenas 10% para o diagnóstico de hiperinsulinemia; daí porque a necessidade de realização sistêmica da curva insulinêmica quando da suspeição de hiperinsulinemia. De fato, a demonstração da ocorrência de insulinemia superior a 40 mg/ml na segunda hora da curva insulinêmica apresenta sensibilidade e especificidade de 89% para o diagnóstico de hiperinsulinemia, sendo de 99% a sensibilidade e a especificidade de uma somatória das insulinemias da segunda e terceira horas superior a 60 mg/ml (Kraft, 1995).

Hiperinsulinemia é uma das mais prevalentes etiologias de distúrbios cocleovestibulares – presente em 84 a 92% dos pacientes com zumbido idiopático. Os tipos II e IIIA, considerando a classificação de curvas insulinêmicas de Kraft (Kirtane et al., 1984), são as mais freqüentes nesses pacientes. Igualmente, o tratamento desses quadros por dieta apropriada tem um bom resultado terapêutico (Kraft, 1998; Byl, 1977; Colaço & Statters, 1991).

Colocar aqui nosso resultado de zumbido e hiperinsulinemia.

■ Tratamento

Pacientes com doença cocleovestibular associada à hipoglicemia reacional, com ou sem hiperinsulinismo associado, devem ser orientados quanto a uma dieta específica para quadros metabólicos, caracterizada pela redução na proporção de carboidratos, sobretudo aqueles de rápida absorção, aumento da freqüência das refeições (idealmente em intervalos de 3 horas) e redução da quantidade de alimento ingerido em cada uma delas. Na presença de obesidade, que é comum em associação com hipoglicemia reacional tardia, os pacientes devem ser orientados quanto à restrição calórica, visando à aproximação do peso ideal.

Assim sendo, pacientes com hipoglicemia reacional e/ou hiperinsulinêmicos devem ser orientados a alimentar-se freqüentemente, procurando restringir alimentos ricos em carboidratos, que são os grandes estimuladores da produção endógena de insulina. Da mesma forma, pacientes hiperglicêmicos devem ser manejados com vistas à regularização dos seus níveis glicêmicos através de dieta específica associada ou não à farmacoterapia.

O manejo do paciente dismetabolopata hiperinsulinêmico, nas suas formas euglicêmica ou com tolerância diminuída à glicose, centra-se em duas bases: terapia nutricional e atividade física regular. Tais preceitos terapêuticos se inter-relacionam e são expressões diretas, não raro, da necessidade de modificação do estilo de vida do paciente.

Um padrão alimentar adequado a esse tipo de dismetabolopatia permite retardar ou mesmo interromper a evolução do estado euglicêmico para hiperglicêmico, bem como melhorar ou mesmo normalizar a hiperinsulinemia, entendida como a perturbação-chave nesse grupo de pacientes.

A realização de exercícios físicos regulares também tem impacto direto na melhora da resistência à insulina (Kraft, 1995).

As principais orientações alimentares a serem dadas a esses pacientes são as seguintes:

- Alimentar-se a intervalos de 3 horas: visa evitar a ocorrência de hipoglicemia, ainda que transitória.
- Não utilizar açúcar refinado: adoçantes podem ser utilizados quando necessário.
- Limitar a ingestão de alimentos gordurosos.
- Não beber mais do que duas xícaras de café ao dia.
- Restringir o consumo de bebidas alcoólicas.
- Beber de quatro a seis copos de água ao dia.

Há de se ressaltar que alguns pacientes nos quais o manejo dietético-esportivo permite manter o estado de euglicemia (sem permitir, contudo, a reversão da hiperinsulinemia) continuam a exibir risco aumentado para desenvolvimento de determinadas condições sabidamente associadas à hiperinsulinemia (ver Capítulo 63).

ESTADOS HIPERGLICÊMICOS: DIABETES MELITO E TOLERÂNCIA DIMINUÍDA À GLICOSE

Como estados hiperglicêmicos entendem-se as patologias caracterizadas por hiperglicemia de jejum e intolerância à glicose resultantes da ação deficiente da insulina, com ou sem hiperinsulinismo.

O diabetes e outros estados de intolerância à glicose têm sido classificados em diabetes tipo I ou DMID, diabetes tipo II ou DMNID, diabetes gestacional, tolerância à glicose diminuída, diabetes da desnutrição e outros tipos secundários ou associados a doenças ou síndromes (National Diabetes Data Group, WHO). Esta seção enfatiza a tolerância diminuída à glicose e o diabetes tipo II, dada a sua maior prevalência e, portanto, maior impacto na gênese de distúrbios cocleovestibulares (American Diabetes Association, 1999).

Patogênese

Em 1857, Jordão foi o primeiro a associar perda auditiva a diabetes melito. Desde então, sua participação patogênica tem sido descrita em diversas afecções da audição e do equilíbrio.

Os mecanismos pelos quais o diabetes afetaria a audição são diversos: hipóxia da orelha interna; neuropatia diabética primária, que pode dever-se a acúmulo de sorbitol dentro do tecido nervoso; transtornos microangiopáticos, com diminuição de células no gânglio espiral; neuropatia secundária devida à diminuição do fluxo sangüíneo do *vasa nervorum*, que afeta os neurônios e as células de Schwann e produz desmielinização e mudanças na bioquímica dos lipídios; mudanças nos níveis de glicose na orelha interna, com a conseguinte repercussão nos processos que utilizam energia.

Sabe-se da dupla função que tem a insulina em nível celular: a de carrear a glicose para o interior da célula e a de regular o transporte iônico através da membrana celular. Situações associadas à hiperinsulinemia, portanto, resultam na perturbação não apenas dos níveis glicêmicos, mas também – e, ao que parece, mais importante –, da bomba sódio/potássio-ATPase. Esta é sabidamente responsável pela manutenção da alta concentração de potássio e pela baixa concentração de sódio na endolinfa, a exemplo do que acontece no espaço intracelular. A manutenção desse equilíbrio iônico se faz à custa de gasto de energia, uma vez que o transporte de sódio através da membrana celular, em direção ao espaço extracelular, é feito contra um gradiente de concentração. Temos um desequilíbrio iônico e, como conseqüência, o desenvolvimento de disacusia neurossensorial progressiva bilateral, geralmente simétrica. Outra conseqüência dessas alterações iônicas é o aumento da pressão osmótica na endolinfa, decorrente do aumento da concentração de sódio, resultando em hidropisia endolinfática. Com efeito, é bem reconhecido que alterações no metabolismo dos carboidratos são uma das possíveis etiologias da síndrome de Ménière.

Com efeito, em recente Dissertação de Mestrado, demonstrou-se que um percentual significativo dos pacientes com quadro sindrômico compatível com Ménière apresenta alguma forma de alteração no metabolismo dos carboidratos, caracterizada, mais freqüentemente, pela ocorrência de hiperinsulinemia. Com efeito, esta alteração esteve presente em cerca de 76% dos pacientes com Ménière estudados. Demonstrou-se que as curvas tipo II e IIIA são as mais freqüentemente apresentadas por esses pacientes, assim como a totalidade dos pacientes que exibem hipoglicemia à curva glicêmica apresenta também hiperinsulinemia à curva inulinêmica. Tais resultados ratificam, pois, o conceito de que a hiperinsulinemia é o marcador mais precocemente identificável em pacientes com doença cocleovestibular de possível etiologia metabólica, nos quais se acredite ser devida a uma perturbação celular denominada de resistência à insulina.

Essa resistência periférica à insulina tem sido atribuída a uma série de fatores, sabidamente inter-relacionados. Estes incluem o fator genético (não devidamente estabelecido), ao qual se somam, com o passar dos anos, fatores adicionais de resistência à insulina: idade e obesidade abdominovisceral, por exemplo. Concomitantemente, parece haver, ainda, uma deficiência na resposta das células β-pancreáticas à glicose. A hiperglicemia, por sua vez, resulta no agravamento tanto do estado de resistência à insulina quanto de deficiência da resposta das células β-pancreáticas à glicose, o que ratifica a necessidade de controle glicêmico como forma de evitar a progressão da doença. Embora ainda não se tenha conseguido demonstrar um marcador genético para esse tipo de DM, os dados epidemiológicos relativos ao DMNID sinalizam forte influência genética.

Diagnóstico

A suspeição clínica de DM tem início em pacientes com sintomas clássicos de poliúria (noctúria), polidipisia, polifagia e perda ponderal inexplicada (os "4 Ps"), característicos do estado hiperglicêmico. É importante lembrar, contudo, que pacientes com DMNID costumam exibir um início insidioso, sendo os sintomas e sinais iniciais geralmente vagos, como fraqueza, visão borrada, irritabilidade e infecções recorrentes (de orelha externa, vulva ou pele). Não raro, pode apresentar-se por uma ou mais das suas complicações tardias: proteinúria, retinopatia, disacusia neurossensorial, vestibulopatia, neuropatia periférica ou doença aterosclerótica prematura. De fato, estima-se que, quando diagnosticado, o DMNID já tenha de 4 a 7 anos de duração (American Diabetes Association, 1999).

Os critérios para o diagnóstico de diabetes melito são: a) sintomas compatíveis com DM + glicemia casual > 200 mg/dl em mais de uma ocasião; b) glicemia de jejum > 126 mg/dl em mais de uma ocasião; ou c) TTG com 75 g com glicemia em 2 horas > 200 mg/dl.

A hiperglicemia, em especial a de jejum, constitui-se em um marcador tardio no complexo processo dismetabólico, que tem na hiperinsulinemia o seu marcador mais precoce, sendo a sua ocorrência sugestiva de disfunção das células β-pancreáticas. A hiperinsulinemia é, então, em última análise, condição *sine qua non* para o desenvolvimento de DMNID (Kraft, 1995).

Vertigem, disacusia neurossensorial e zumbidos podem ocorrer associados ou isoladamente nesses pacientes e podem, diferentemente do descrito para as demais complicações do DM, constituir-se em situações agudas, geralmente reversíveis (ao menos parcialmente), ou crônicas, nas quais pelo menos algum grau de comprometimento já é de caráter irreversível. A instalação aguda de um ou mais desses sintomas geralmente ocorre na vigência de um episódio hipoglicêmico ou hiperglicêmico mais importante, resultando em desequilíbrio temporário da orelha interna. Pacientes diabéticos, por apresentarem alterações persistentes ou recorrentes capazes de perturbar o funcionamento cocleovestibular, vão paulatinamente lesando seus órgãos sensoriais e produzindo alterações irreversíveis (Proctor & Oak, 1981; American Diabetes Association, 1999).

A disacusia neurossensorial apresentada por esses pacientes costuma ser simétrica, podendo haver maior comprometimento do extremo de freqüências agudas e crônicas, produzindo uma curva típica conhecida como "U invertido", altamente sugestiva de etiologia metabólica (Gosselin & Yanick, 1976; de Espana et al., 1995).

A vertigem possivelmente apresentada por esses pacientes costuma ser paroxística, com periodicidade e duração variáveis e dependentes do grau de perturbação metabólica. A avaliação audiovestibular nesses casos, sobretudo no que diz respeito às provas calóricas à eletronistagmografia, é compatível com hiporreflexia vestibular uni ou bilateral (Proctor & Oak, 1981).

O zumbido geralmente tem tonalidade compatível com a perda auditiva, podendo ser o sintoma mais perturbador em alguns pacientes.

Muitos dos casos de DMNID são ainda assintomáticos ou pouco sintomáticos à época do diagnóstico, sendo que, nesses pacientes, a busca diagnóstica pode ser motivada pelo rastreio clínico da doença em pacientes com um ou mais dos sinais e/ou sintomas possivelmente associados ao diabetes, ou mesmo como parte da rotina de avaliação laboratorial motivada por outras causas (como cirurgia). Algumas condições, consideradas como de risco, têm sido dadas como indicadoras da necessidade de rastreamento do DM, mesmo na ausência dos elementos clínicos de suspeição (Duncan et al., 1996). Essas condições são listadas a seguir:

A) Idade avançada (ou mais de 40 anos na presença de outra condição de risco).
B) Obesidade.
C) Distribuição central da gordura (razão cintura/quadril > 1 no homem e > 0,8 na mulher).
D) História de infecções de repetição.
E) História familiar de diabetes.
F) História obstétrica de diabetes gestacional, de recém-nascido com mais 4,5 kg ou de perda fetal inexplicada.
G) Hipertensão arterial sistêmica ou dislipidemia, especialmente hipertrigliceridemia e HDL-C baixo.
H) Uso crônico de fármacos diabetogênicos, como corticosteróides e anticoncepcionais orais.

Os exames laboratoriais tradicionalmente utilizados para diagnóstico de DM são basicamente os seguintes:

- Glicemia casual.
- Glicemia de jejum: exame realizado em plasma venoso após 10 a 16 horas de jejum.
- TTG com 75 g realizado após um jejum de 10 a 16 horas e ao menos 3 dias de dieta não restrita (mais de 150 g de carboidratos) e atividade física normal. Avaliam-se os valores glicêmicos em jejum e em 2 horas.

São critérios diagnósticos para DM (adaptado da American Diabetes Association, 1999):

A) Sintomas compatíveis com DM + glicemia casual > 200 mg/dl (11,1 mmol/l) em mais de uma ocasião.
B) Glicemia de jejum > 126 mg/dl (7 mmol/l) em mais de uma ocasião.
C) TTG com 75 g com valor em 2 horas > 200 mg/dl (11,1 mmol/l) em mais de uma ocasião.

Alguns pacientes apresentam níveis glicêmicos superiores ao limite admitido como normal (glicemia de jejum = 110 mg/dl e/ou TTG com 75 g com glicemia em 2 h = 140 mg/dl), sem preencherem, contudo, critérios para o diagnóstico de DM. Esses casos constituem quadros de tolerância diminuída à glicose. Os critérios diagnósticos para este diagnóstico são os seguintes (adaptado da American Diabetes Association, 1999):

A) Glicemia de jejum > 110 mg/dl (6,1 mmol/l) e < 126 mg/dl (7 mmol/l).
B) TTG com 75 g com valor em 2 horas > 140 mg/dl (7,8 mmol/l) e < 200 mg/dl (11,1 mmol/l).

Os critérios e definições anteriores representam uma revisão daqueles utilizados até então, baseados no National Diabetes Data Group de 1979.

Tratamento

O tratamento do paciente com DMNID e doença cocleovestibular requer atenção especial no que tange a algumas particularidades. Deve-se sempre excluir-se a presença de outras alterações metabólicas, em especial a dos lipídios, cuja presença modifica o manejo e representa um fator de risco cocleovestibular e cardiovascular adicional.

A abordagem terapêutica pode ser vista sob dois prismas absolutamente interligados: o da doença coclear e/ou vestibular e o do DM propriamente dito. O manejo da doença cocleovestibular é, em grande parte, o manejo da doença de base, uma vez que somente através do seu controle consegue-se cessar o processo de deterioração funcional da orelha interna. A disacusia neurossensorial pode exibir graus variados de melhora através do controle do quadro metabólico, cuja importância depende do componente reversível da perda associado ao quadro. O zumbido, a exemplo do descrito para a perda auditiva, pode apresentar graus variados de atenuação, sendo, contudo, geralmente persistente mesmo após a estabilização glicêmica (Wackym & Linthicum, 1986). A tontura, geralmente rotatória e paroxística, costuma ser o sintoma sobre o qual melhor impacto se consegue através de controle metabólico. Inicialmente, os pacientes requerem manejo antivertiginoso associado ao tratamento do quadro metabólico. Uma vez estabilizado o DM, a maior parte dos pacientes permanece livre dos sintomas vestibulares sem tratamento antivertiginoso (Proctor & Oak, 1981). Pacientes com síndrome de Ménière associada ao DM podem requerer a continuidade do tratamento do Ménière por um período maior, como forma de controlar a hidropisia endolinfática induzida pelo DM.

O tratamento do DMNID propriamente dito visa não apenas ao controle glicêmico, mas ao controle de todo o quadro metabólico associado à patologia. Esse controle metabólico tem por objetivo prevenir as complicações agudas e crônicas da doença, bem como promover a qualidade de vida desses pacientes (American Diabetes Association, 1999). As alternativas de manejo terapêutico são apresentadas a seguir.

Tratamento não-farmacológico

Dieta: pode, isoladamente, permitir o controle metabólico dos pacientes. A alternativa mais racional tem sido a orientação de restrição quanto à ingestão de sacarose (açúcar comum) em substituição à proibição de seu uso, o que é extremamente difícil, sobretudo em pacientes mais idosos, com hábitos alimentares estabelecidos. Preconiza-se que a ingestão diária de açúcar não exceda 20 a 30 g e que seja feita de forma fracionada, levando em conta que, quando ingerido, o açúcar deve substituir outro carboidrato da dieta, como forma de evitar ganho calórico demasiado. Pacientes obesos devem ser orientados quanto à necessidade de dieta hipocalórica, uma vez que a obesidade por si só contribui para a resistência periférica à insulina, dificultando o controle metabólico. Acredita-se que os carboidratos possam perfazer de 50 a 60% da dieta desses pacientes. Aqueles com hiperglicemia pós-prandial merecem algumas particularidades de manejo, incluindo a restrição de carboidratos de rápida absorção, como o açúcar e o mel, e o fracionamento das refeições (idealmente em intervalos de 3 horas).

Exercício físico: coadjuvante essencial no manejo do paciente diabético, auxilia no controle metabólico, além de reduzir os riscos de doença cardiovascular, promover a perda de peso e aumentar a qualidade de vida.

Tratamento farmacológico

Aqui incluem-se os hipoglicemiantes orais e a insulina. Os hipoglicemiantes orais têm sido considerados, a despeito da inexistência de um embasamento científico consensual, como os fármacos de primeira linha no manejo do DMNID. A insulina tem sido reservada àqueles pacientes sem controle metabólico, a despeito do uso concomitante de medidas não-farmacológicas e hipoglicemiantes orais. Discorrer sobre as particularidades do tratamento farmacológico encontra-se além do objetivo deste capítulo, até mesmo porque esse manejo terapêutico específico é tarefa do endocrinologista, cuja participação é indispensável no tratamento desses pacientes.

Um controle glicêmico satisfatório pressupõe níveis glicêmicos na faixa de 80 a 180 mg/dl, incluindo-se aí as glicemias de jejum e pós-prandial. Pacientes com esse grau de controle metabólico apresentam glicosúria e cetonúria persistentemente negativas. Esta última é utilizada para a detecção precoce de complicação hiperglicêmica aguda do tipo cetose, sendo de maior valor, portanto, no controle de pacientes com DMID (mais informações sobre este tema podem ser encontradas no Capítulo 63).

METABOLISMO HIDROSSALINO

Considerações sobre fisiopatogenia e diagnóstico

Todos os líquidos corporais, intra e extracelulares, são soluções diluídas constituídas principalmente por eletrólitos. A manutenção de um volume apropriado desses líquidos tem uma enorme importância para a vida. As complexas atividades enzimáticas e eletrofisiológicas necessárias para manter a vida requerem um controle estrito da concentração iônica. O sódio desempenha um papel fundamental na manutenção da osmolaridade e do estado de hidratação do indivíduo. O potássio, o cálcio e o magnésio têm importância igualmente vital para a fisiologia neuromuscular, sensorial e endócrina. Os fatores que preservam o equilíbrio hídrico do organismo são a sensação de sede e o manejo da água por parte do rim. Sobre o rim atua o hormônio antidiurético (ADH). Este hormônio e a sensação de sede estão sujeitos a modificações da osmolaridade plasmática, as quais atuam sobre os osmorreceptores situados no hipotálamo. Estímulos não-osmóticos adicionais para a sensação de sede e a secreção de ADH são a hipertensão, a diminuição do volume efetivo circulante, alguns hormônios, como o sistema renina-angiotensina, estímulos neurogênicos, como os da dor, estresse e ansiedade, e vários fármacos.

O rim regula o volume extracelular por sua capacidade de controlar o sódio, por meio dos seguintes fatores: forças de Starling peritubulares, sistema adrenérgico, aldosterona, angiotensina II, prostaglandinas renais e hormônios natriuréticos.

Hipoacusia e metabolismo hidroeletrolítico

A compreensão da fisiologia dos líquidos e eletrólitos orgânicos e da orelha interna em particular permite compreender a patogenia das hipoacusias associadas a transtornos do metabolismo hidroeletrolítico. Entre estas se destacam a doença de Ménière e as causadas por diferentes formas de doença renal.

A doença de Ménière se associa à hidropisia endolinfática, cuja causa ainda é desconhecida, porém se postulam anomalias na produção e absorção de líquidos e eletrólitos na orelha interna, que poderiam vincular-se a uma etiologia auto-imune.

Os transtornos do metabolismo hidroeletrolítico associado à doença renal seriam a causa de perda auditiva. Nos pacientes em diálise, a hipoacusia se correlaciona ao número de diálises e a outros agentes patogênicos concomitantes, como mudanças hemodinâmicas, uso de diuréticos e antibióticos ototóxicos, presença de infecção, diabetes, hipertensão e arteriosclerose. Nos transplantes renais, temos problemas similares aos da diálise.

A síndrome de Alport é uma entidade genética autossômica dominante que se caracteriza por nefrite, hematúria e perda auditiva. Afeta mais e com maior severidade homens do que mulheres, e a hipoacusia de diferentes padrões audiométricos começa em torno dos 20 anos. A histologia mostra transtornos degenerativos não-específicos no órgão de Corti. A diálise e os transplantes renais aumentam a expectativa de vida desses pacientes, porém não melhoram seu prognóstico auditivo.

ALTERAÇÕES DO METABOLISMO DAS LIPOPROTEÍNAS

Considerações sobre fisiopatogenia e diagnóstico

Os transtornos do metabolismo lipoprotéico podem ser etiologicamente primários ou secundários. Nas formas primárias, a alteração pode estar ligada a transtornos próprios do metabolismo das lipoproteínas. Já as formas secundárias decorrem de alterações que acompanham outros processos patológicos metabólicos e endócrinos, hábitos de vida, hábitos tóxicos, dieta e uso de certos fármacos.

Há um estreito vínculo entre dislipoproteinemia e hipoacusia, e esta relação se torna mais presente no caso de hipoacusia familiar ou hereditária. O controle desta perda auditiva pode ser produtiva quando se atua nessa área.

As principais formas de alteração do metabolismo dos lipídios reconhecidamente associadas à possibilidade de comprometimento da orelha interna são a hipercolesterolemia e as dislipoproteinemias, tendo a hipertrigliceridemia um papel ainda indefinido.

O colesterol é um elemento essencial a todas as membranas celulares animais, sendo transportado, a exemplo do que acontece com os triglicerídeos, por três classes de lipoproteínas: HDL (*high density lipoprotein*), LDL (*low density lipoprotein*) e VLDL (*very low density lipoprotein*).

Alterações próprias do metabolismo do colesterol e/ou de seus carreadores encontram-se intimamente associadas à aterosclerose vascular, a qual pode envolver a orelha interna independentemente do comprometimento coronariano ou de grandes vasos cervicais, levando ao desenvolvimento de disacusia neurossensorial flutuante e progressiva, vertigem e zumbidos.

Acredita-se que o LDL tenha o mais importante papel na indução da aterogênese, similarmente ao que acontece em nível coronariano, de forma que o risco desse tipo de patologia é proporcional ao seu grau de alteração.

O mecanismo exato pelo qual as partículas de LDL resultam na formação da placa aterosclerótica não é, ainda, totalmente conhecido, embora se especule que as partículas que sofrem oxidação (o que é parte do processo de envelhecimento celular) sejam particularmente aterogênicas. É possível, também, que anticorpos contra esses LDLs oxidados participem na formação da placa. Tais especulações científicas têm feito surgir um interesse crescente pelos antioxidantes como sendo capazes de combater esse processo. Por fim, o próprio tamanho da molécula de LDL pode influenciar seu potencial aterogênico. Ainda dentro desse quadro de incertezas, desconhece-se o porquê da formação dessas placas em diferentes órgãos em diferentes pacientes.

Sabe-se que a dislipidemia pode, a exemplo da dismetabolopatia dos carboidratos, induzir um quadro de hidropsia endolinfática por mecanismo ainda não conhecido, de forma que a ocorrência de disacusia neurossensorial, zumbidos e vertigem pode representar um quadro de doença de Ménière (que, nessa situação, na verdade constituiria uma síndrome de Ménière) e não de alterações decorrentes de vasculopatia aterosclerótica da orelha interna (Pulec *et al.*, 1997).

Não se sabe se pacientes com triglicerídeos aumentados (> 250 mg/dl) sem nenhuma outra anormalidade lipoprotéica apresentam risco aumentado para doença aterosclerótica. Assim sendo, é ainda questionável a possibilidade de que, isoladamente, a hipertrigliceridemia possa responder por queixas cocleares e/ou vestibulares (Pulec, 1998).

O colesterol sérico total é dado pela soma dos seus três componentes. Já a maior parte dos triglicerídeos encontra-se nas partículas de VLDL, sendo o seu nível sérico considerado como uma aproximação dos níveis de VLDL em estados de jejum. É considerado normal um nível de colesterol de até 200 mg/dl; valores entre 200 a 240 mg/dl são limítrofes; e valores superiores a 240 mg/dl são definitivamente elevados. O entendimento das relações dos diferentes tipos de lipoproteínas permite uma melhor estimativa e, portanto, uma melhor correlação com a possibilidade de vasculopatia aterosclerótica no nível da orelha interna e/ou outros sítios. Assim sendo, pacientes com um mesmo nível de colesterol sérico exibem perfis diferentes de risco para aterogênese, de acordo com os percentuais de HDL e LDL.

A exemplo das demais causas metabólicas de comprometimento da orelha interna, a perda auditiva nesses pacientes é do tipo neurossensorial, geralmente flutuante nos quadros iniciais, bilateral e simétrica, podendo ser potencializada pela coexistência de hipertensão arterial sistêmica, dieta aterogênica e exposição a ruído (Pillsbury, 1986).

Tipicamente, a perda auditiva é do tipo sensorial, caracterizando-se, pois, por uma discriminação compatível com os limiares tonais e presença do recrutamento objetivo de Metz. O padrão de curva, ao menos nos quadros iniciais, é do tipo descendente, com maior comprometimento das freqüências agudas.

Os zumbidos costumam ser de tonalidade aguda, afetando ambas as orelhas em pacientes com perda descendente.

A tontura, mais freqüentemente, é do tipo rotatório e paroxístico, podendo, em pacientes com aterosclerose carotídea significativa ou coronariana com doença isquêmica, ser não-rotatória, lembrando um desequilíbrio, geralmente associado à hipoperfusão central, com a formação de multiinfartos, lacunares ou não. Tais achados podem ocorrer isolada ou associadamente, sendo em grande parte reversíveis através do controle do quadro dislipidêmico (Pulec *et al.*, 1997).

Atesta o fato de que uma significativa porcentagem de pacientes com doença da orelha interna tem sido identificada como tendo hiperlipoproteinemia. Um trabalho clássico de Spencer, realizado em 1973, observou que, em 300 pacientes com sintomas de doença otológica da orelha interna, 42% tinham hiperlipoproteinemia. Na população em geral, este transtorno vai de 15 a 20%.

Esta hiperlipoproteinemia pode ser associada a hábitos alimentares, hipotireoidismo, mieloma, obstrução biliar, síndromes nefróticas, obesidade, pancreatite, disgamaglobulinemia e uso de anticonceptivos orais.

É importante que mantenhamos um alto índice de suspeição e detecção precoce, não somente pelo interesse no tratamento da doença otológica, mas também para prevenir o desenvolvimento de doença cardiovascular aterosclerótica.

A hiperliproteinemia familiar é uma condição que existe em aproximadamente 1% da população em geral e comumente está associada à perda auditiva, geralmente transmitida por um padrão autossômico dominante. A avaliação do colesterol e de triglicerídeos deve ser feita em crianças com perda neurossensorial, principalmente naquelas cujos pais são hiperlipidêmicos.

■ Tratamento

Geralmente, pode-se conseguir uma estabilização ou mesmo melhora da perda auditiva através do controle metabólico, sobretudo em casos ainda flutuantes. Para o zumbido, também tem sido descrita a possibilidade de resolução ou, ao menos, de melhora parcial. Pacientes vertiginosos podem ter seus quadros controlados exclusivamente através do controle da dislipidemia. Pacientes nos quais esse(s) sintoma(s) se deve(m) a um quadro de síndrome de Ménière podem requerer, ao menos inicialmente, um manejo dirigido também a esta patologia, caracterizado por dieta hipossódica, depressor labiríntico e medicação vasoativa.

A redução do colesterol LDL é apenas parte do tratamento que busca cessar o processo de aterosclerose. Nesse intuito, cabe o controle de outras patologias associadas que possam contribuir para esse processo, como o sobrepeso e a HAS. É sabido que uma atividade física regular, sobretudo se acompanhada de perda ponderal, pode reduzir os níveis de LDL e aumentar os de HDL.

Modificações dietéticas têm um papel central no manejo da dislipidemia. Recomenda-se a redução do consumo total de gordura na dieta para 30% ou menos das calorias totais, as quais devem ser ajustadas de forma a se alcançar e manter o peso ideal. Gorduras saturadas, especialmente as presentes em produtos animais, como carne e laticínios, devem corresponder a, no máximo, 10% das calorias. Idealmente, o colesterol presente na dieta deve ser inferior a 300 mg/dia, o que representa pouco mais do que a quantidade presente em uma única gema de ovo. Tem-se sugerido a substituição das gorduras saturadas por monoinsaturadas, como as presentes no azeite de oliva, e não mais por gorduras polinsaturadas, como aquelas presentes em muitos óleos vegetais. Fibras solúveis, como aquelas encontradas no farelo de aveia, feijão e frutas, podem reduzir os níveis de LDL em cerca de 5%. Deve-se estimular, ainda, dietas ricas em vitaminas antioxidantes, presentes em frutas e vegetais.

Tantas particularidades de orientações para a elaboração de uma dieta ideal geralmente requerem a participação de um nutricionista no manejo dos pacientes com esse tipo de patologia.

O impacto das dietas de redução de colesterol é variável, sugerindo que fatores genéticos, entre outros, influenciem as respostas às dietas. A maior parte dos estudos clínicos com pacientes em condições usuais de vida demonstrou que dietas pobres em gordura produzem alterações modestas nas frações LDL, sendo mais questionável ainda se tais modificações teriam algum impacto na redução do processo de aterosclerose no nível da orelha interna ou em outros sítios.

Pacientes hipercolesterolêmicos com sintomas cocleovestibulares sem outra etiologia aparente, sobretudo aqueles com doença aterosclerótica coronariana ou carotídea, nos quais os níveis séricos de LDL permanecem elevados (> 100-130 mg/dl) mesmo após orientação dietética adequada, são candidatos potenciais ao uso de medicações hipocolesterolemiantes. Estas incluem a niacina, resinas ligadoras de ácidos biliares, inibidores da HMG-CoA-redutase (estatinas) e ácidos fíbricos. A escolha adequada da medicação deve ser feita considerando-se sua efetividade e perfil de efeitos adversos.

Ainda não se encontra estabelecido qual o valor-meta para o LDL em pacientes com comprometimento da orelha interna associado a hipercolesterolemia. Na ausência de ensaios clínicos que embasem essa informação, tem-se utilizado o mesmo objetivo terapêutico proposto para indivíduos com cardiopatia isquêmica, que é de um LDL inferior a 100 mg/dl.

A terapia de reposição hormonal em pacientes na menopausa associa-se a uma redução nos níveis de LDL e a um aumento nos níveis de HDL. O impacto dessa terapia sobre a redução das coronariopatias, já demonstrado, provavelmente ocorra também com relação à orelha interna.

Preconiza-se a prescrição de aspirina profilática (exceto em pacientes com contra-indicações), na dose de 325 mg/dia, em dias alternados, em pacientes com risco suficientemente alto de doença coronariana isquêmica, para justificar tratamento farmacológico para a hipercolesterolemia. Essa conduta tem se mostrado tão ou mais capaz de reduzir o risco de doença coronariana do que a redução dos níveis de colesterol LDL. Dada a similitude do mecanismo patogênico das dislipidemias em nível coronariano e na orelha interna, é provável que benefício similar se observe na prevenção de sintomas cocleo vestibulares em pacientes hipercolesterolêmicos com outros fatores de alto risco para aterosclerose (como a HAS).

HIPOACUSIA E TRANSTORNOS ENDÓCRINOS

Considerações sobre fisiopatogenia e diagnóstico

O hipotireoidismo, em suas diferentes formas clínicas, pode ser acompanhado de perda auditiva de variada intensidade, decorrente provavelmente de alterações metabólicas gerais e locais na orelha causadas por insuficiência hormonal.

A deficiência de hormônio tireóideo pode comprometer uma ampla gama de funções orgânicas, incluindo o sistema cocleovestibular.

Crianças com hipotireoidismo congênito apresentam disacusia neurossensorial bilateral severa em 20 a 36% dos casos (Crifo et al., 1980; Vanderschueren-Lodeweyckx et al., 1983). Anormalidades nos testes vestibulares são ainda mais prevalentes nessas crianças, cujas alterações podem ser exclusivamente vestibulares periféricas ou cerebelovestibulares (Sato et al., 1987). Pacientes com síndrome de Pendred, uma rara doença genética de transmissão autossômica recessiva, caracterizada por um defeito na biossíntese dos hormônios tireóideos, também podem apresentar disacusia neurossensorial, bem como deformidade da cóclea do tipo Mondini.

A deficiência de hormônio tireóideo precocemente na vida resulta, entre outras alterações (conforme observado em estudos experimentais), em desenvolvimento imaturo do órgão de Corti, bem como em alterações morfológicas e ultra-estruturais das células ciliadas e de suporte e da membrana tectorial (Uziel et al., 1981; Meyerhoff et al., 1979). Já o exato mecanismo de comprometimento cocleovestibular em pacientes com hipotireoidismo adquirido é ainda desconhecido.

Pacientes com hipotireoidismo congênito apresentam uma forma severa da doença, com retardo mental freqüentemente associado à disacusia neurossensorial de severa à profunda e hiporreflexia ou arreflexia vestibular bilateral. Pacientes com hipotireoidismo adquirido, por sua vez, apresentam uma forma menos severa e mais insidiosa da doença, caracterizada, inicialmente, por fadiga, intolerância a ar frio, constipação, letargia e pele seca. Em pacientes com doença não diagnosticada precocemente, a essas alterações podem associar-se outras, como alterações menstruais, edema periférico, disfonia e dispnéia.

A disacusia neurossensorial em pacientes com hipotireoidismo adquirido costuma ser uma manifestação tardia da doença, sendo caracteristicamente menos severa do que em pacientes com a forma congênita. É importante lembrar, contudo, que pacientes com hipotireoidismo pouco sintomático podem, não raramente, exibir comprometimento cocleovestibular; daí porque a exclusão desse diagnóstico é necessária em pacientes com disacusia neurossensorial bilateral, simétrica e progressiva e/ou zumbidos binaurais e/ou vertigem rotatória recorrente.

O diagnóstico de hipotireoidismo é clínico, sendo confirmado por achados laboratoriais. As alterações laboratoriais mais precocemente identificáveis envolvem o TSH, que se encontra aumentado em pacientes com hipotireoidismo primário e diminuído nas formas secundária e terciária da doença (menos comuns). Alterações dos hormônios tireóideos são identificáveis apenas quando as modificações do TSH não mais conseguem manter a função tireóidea dentro dos limites da normalidade. Duas outras alterações laboratoriais associadas ao hipotireoidismo, a hipercolesterolemia e a hipoglicemia, podem contribuir para a perda auditiva nesses pacientes.

Tratamento

Pacientes com hipotireoidismo clínico apresentam indicação formal de reposição hormonal tireóidea, para a qual a levotiroxina é o fármaco de escolha.

Pacientes com hipoacusia podem ter sua perda estabilizada através do uso de hormônio até níveis de eutireoidismo. Parece improvável que a correção dos níveis hormonais produza melhora auditiva significativa. Assim sendo, pacientes com disacusia neurossensorial progressiva, mesmo na ausência de quadro clínico compatível com hipotireoidismo, devem ser submetidos ao rastreamento laboratorial dessa patologia através da medida dos níveis de TSH e T4, de forma a permitir um diagnóstico precoce e, portanto, evitar a progressão da perda através da suplementação de T4.

A insuficiência supra-renal produz uma alteração no equilíbrio hidrossalino capaz de causar diminuição auditiva permanente ou temporária. Esta perda auditiva está em relação com a etiologia e a regulação dos compartimentos líquidos da orelha interna.

A alteração córtico-supra-renal também pode causar sensibilidade aumentada aos sons, diminuição da discriminação, queda da audição para tons puros, diminuição da discriminação e perda da estereoacusia (capacidade de localização dos sons), sem recrutamento. A lesão, nesses casos, pode ser central, ou então as alterações da discriminação podem decorrer de mudanças nas constantes de tempo da transmissão nervosa.

Os conceitos relativos aos transtornos hormonais femininos, suas repercussões otológicas e seu respectivo tratamento podem ser encontrados no Capítulo 100.

Disacusia neurossensorial imunomediada

As doenças otológicas imunomediada que causam hipoacusia neurossensorial e seu tratamento podem ser localizadas no Capítulo 3. Agregamos ao exposto neste capitulo a lembrança de um tipo de tratamento otológico que é o uso de corticóides intratimpânicos. Em certos casos de doença de Ménière e doenças auto-imunes da orelha interna, causando surdez súbita ou perda auditiva neurossensorial rapidamente progressiva, o uso de glicocorticóides pode aumentar a capacidade auditiva (García Berrocal et al., 1995; García Berrocal et al., 1999).

Sua administração na orelha média através do tímpano (diretamente na orelha interna, pela membrana da janela redonda) (Silverstein et al., 1996) parece conseguir uma elevada concentração e também evita os efeitos colaterais sistêmicos dessas drogas. Os mecanismos de ação dos corticosteróides na orelha interna permanecem abertos para especulação: eles aumentam o fluxo sangüíneo nos vasos da cóclea, reduzem a inflamação e carecem de efeitos ototóxicos em animais de laboratório. Outras fundamentações para o uso de corticóides incluem: a doença de Ménière é considerada uma patologia auto-imune; o tratamento da surdez auto-imune com corticosteróides traz resultados concretos (McCabe, 1979); há receptores de corticosteróides na orelha interna; há demonstração de mudanças na histologia da estria vascular com o uso de corticosteróides; e, finalmente, é observada uma vantagem da aplicação direta do medicamento na orelha interna, evitando a barreira sangue-labirinto.

As formas de aplicação são por meio de uma paracentese do tímpano, de cateteres colocados na janela redonda (DeCicco et al., 1998) conectados a microbombas de infusão, e também por meio de micropavios (Silverstein, 1999).

Apesar de esta terapia ser feita diretamente na orelha interna, não há consenso com respeito à dose e à duração do tratamento.

A administração direta de drogas imunossupressoras na orelha interna através de dispositivos de liberação (polímeros acoplados a bombas osmóticas) pode facilitar o tratamento de doenças imunomediadas da orelha interna, especialmente naqueles pacientes que não responderam à terapêutica convencional (Lavinsky et al., 2001).

CONSIDERAÇÕES FINAIS

Diante do exposto, podemos afirmar que se abre para o otorrinolaringologista uma área de atuação de grande relevância. A importância se prende à grande prevalência de pacientes que necessitam dessa ajuda, a como prestar uma ajuda consistente ao paciente, particularmente pela resolutividade alcançada, pelo poder preventivo que se pode atuar e pela relevância do fato de que podemos, via os sintomas otológicos, identificar precocemente comorbidades que, do contrário, seriam determinadas tardiamente, com muito menor chance de controle.

Esta área de atuação contradiz conceitos que ainda estão vigentes em alguns profissionais médicos e de outras áreas, segundo os quais em casos de hipoacusias neurossensoriais não há o que fazer; em outras ocasiões, os profissionais atuam de forma inadequada, indicando próteses acústicas sem levar em conta a patologia de base, mascarando o quadro e determinando um prognóstico sombrio e de risco.

Achamos relevante que as nossas residências médicas incluam em seus programas de formação uma significativa atenção a este tema.

REFERÊNCIAS BIBLIOGRÁFICAS

Abbas AK, Lichtman AH, Pober JS. Diseases caused by humoral and cell-mediated immune reactions. In: Abbas AK, Lichtman AH, Pober JS. Cellular and *Molecular Immunology*. 1. ed. Philadelphia: WB Saunders Co., 1991. 369-376p.

American Diabetes Association. The Expert Committee on the Diagnosis and Classification of Diabetes Mellitus. American Diabetes Association, 1999. *Diabetes Care* 1999;22(1):5-19.

Byl F. Seventy-six cases of presumed sudden hearing loss occurring in 1973: prognosis and incidence. *Laryngoscope* 1977;87(5 Pt 1):817-25.

Colaço CB, Statters D. Deafness and vasculitis. *Lancet* 1991;337:1602-3.

Corti A. Recherches sur l´organe de l´ou e des mammiferes. *Zeits F Wiss Zool* 1851;3:109-169.

Crifo S, Lazzari R, Salabe GB, Arnaldi D, Gagliardi M, Maragoni F. A retrospective study of audiological function in a group of congenital hypothyroid patients. *Int J Pediatr Otorhinolaryngol* 1980;2:347-55.

De Espana R, Biurrun O, Lorente J, Traserra J. Hearing and diabetes. *ORL J Otorhinolaryngol Relat Spec* 1995;57(6):325-7.

DeCicco MJ, Hoffer ME, Kopke RD, Wester D, Allen KA, Gottshall K, et al. Round-window microcatheter-administered microdose gentamicin: Results in the treatment of tinnitus associated with Ménière's disease. *Int Tinnitus J* 1998;4(2):141-3.

Duncan BB, Schmidt MI, Giugliani ERJ. *Medicina Ambulatorial: Condutas Clínicas em Atenção Primária*. 2. ed. Porto Alegre: Artes Médicas Sul, 1996.

Felig P. Disorders of carbohydrate metabolism. In: Bondy PK, Rosenberg LE (eds.) *Metabolic*

Control and Disease. 8th ed. Philadelphia: WB Saunders Co., 1982. 276-392p.

Gosselin EJ, Yanick PJ. Audiologic and metabolic findings in 90 patients with fluctuant hearing loss. *J Am Audiol Soc* 1976;2(1):15-8. Johnson DD, Dorr KE, Swenson WM, Service J. Reactive hypoglycemia. *JAMA* 1980;243(11):1151-5.

Jordao AMD. Consideration Sur un Cas du Diabete. *Un Med Paris* 1857;11:446.

Kirtane MV, Medikeri SB, Rao P. Blood levels of glucose and insulin in Ménière's disease. *Acta Otolaryngol (Stockh)* 1984;406(Suppl):42-5.

Kraft JR. Detection of diabetes mellitus in situ (occult diabetes). *Lab Med* 1975;6:10-22.

Kraft JR. Hyperinsulinemia: a merging history with idiopathic tinnitus, vertigo and hearing loss. *Int Tinnitus J* 1998;4(2):127-30.

Kraft JR. Hyperinsulinemia: the common denominator of subjective idiopathic tinnitus and other central and peripheral neurootologic disorders. *Int Tinnitus J* 1995;1(1):46-52.

Mangabeira Albernaz PL, Fukuda Y. Glucose, insulin and inner ear pathology. *Acta Otolaryngol (Stockh)* 1984;97:496-501.

Mangabeira-Albernaz PL. Doenças metabólicas da orelha interna. *RBM-Otorrinolaringologia* 1995;2:18-22.

Mangabeira Albernaz PL, Fukuda Y, Malavasi Ganança M, *et al*. The inner ear and disorders of carbohydrate metabolism. In: Claussen CF, Kirtane MV (eds.) *Basics of Neurootology and Applied Neurootological Diagnosis in Presbyvertigo, Presbyataxia and Presbytinnitus*. Hamburg: Edition M & P, 1988. 415-420p.

McCabe BF. Autoimmune sensorineural hearing loss. *Ann Otol Rhinol Laryngol* 1979;88(5 Pt1):585-9.

Meyerhoff WL. Hypothyroidism and the ear: electrophysiological, morphological, and chemical considerations. *Laryngoscope* 1979;89(10 Pt 2 Suppl 19):1-25.

National Diabetes Data Group. Classification and diagnosis of diabetes mellitus and other categories of glucose intolerance. *Diabetes* 1979;28:1039-57.

Nobel Lectures Physiology or Medicine 1901-1921. Amsterdam: Elsevier Publishing Co., 1967.

Pillsbury HC. Hypertension, hypolipoproteinemia, chronic noise exposure: is the synergism in cochlear pathology? *Laryngoscope* 1986;96:1112-38.

Proctor CA, Oak R. Abnormal insulin levels and vertigo. *Laryngoscope* 1981;91:1657-62.

Proctor CA, Proctor TB, Proctor B. Etiology and treatment of fluid retention (hydrops) in Ménière's syndrome. *Ear Nose Throat J* 1992;71:631-5.

Pulec JL. Progressive sensorineural hearing loss, subjective tinnitus and vertigo caused by elevated blood fats. *Ear Nose Throat J* 1998;77(2):145.

Pulec JL, Pulec MB, Mendoza I. Progressive sensorineural hearing loss, subjective tinnitus and vertigo caused by elevated blood lipids. *Ear Nose Throat J* 1997;76(10):716-20.

Sato T, Ishiguro C, Watanabe Y, Mizukoshi K. Quantitative analysis of cerebello-vestibular function in congenital hypothyroidism. *Acta Paediatr Jpn* 1987;29:121-9.

Service FJ. Hypoglycemia. *Med Clin North Am* 1995;79:1-8.

Silverstein H, Choo D, Rosenberg SI, Kuhn J. Intratympanic steroid treatment of inner ear disease and tinnitus (preliminary report). *Ear Nose Throat J* 1996;75:568-88.

Silverstein H. Use of a new device, the MicroWick[TM], to deliver medication to the inner ear. *Ear Nose Throat J* 1999;78(8):595-600.

Spencer JT Jr. Hyperlipoproteinemias in the etiology of inner ear disease. *Laryngoscope* 1973;83(5):639-78.

Updegraff WR. Impaired carbohydrate metabolism in idiopathic Ménière's disease. *Ear Nose Throat* 1977;56:160-3.

Uziel A, Gabrion J, Ohresser M, Legrand C. Effects of hypothyroidism on the structural development of the organ of Corti in the rat. *Acta Otolaryngol* 1981;92:469-80.

Vanderschueren-Lodeweyckx M, Debruyne F, Dooms L, Eggermont E, Eeckels R. Sensorineural hearing loss in sporadic congenital hypothyroidism. *Arch Dis Childhood* 1983;58:419-22.

Von Bekesy. Synchrony between nervous discharges and periodic stimuli in hearing and on the skin. *Trans Am Otol Soc* 1962;50:83-97.

Wackym PA, Linthicum FHJ. Diabetes mellitus and hearing loss: clinical and histological relationships. *Am J Otol* 1986;7(3):176-82.

71
Tratamento Etiológico da Síndrome de Ménière

Luiz Lavinsky ■ Cíntia D'Avila

INTRODUÇÃO

A doença de Ménière, descrita por Prosper Ménière, em 1861, é considerada como o protótipo das patologias labirínticas periféricas. Sua real incidência é ainda desconhecida, o que se deve, principalmente, à falta de uniformidade na utilização dos critérios diagnósticos (Paparella et al., 1991).

A *American Academy of Ophthalmology and Otolaryngology* (AAOO) definiu Ménière, em 1972, como uma patologia do labirinto membranoso, caracterizada por surdez, vertigem e, geralmente, zumbidos, e que tem na distensão hidrópica do sistema endolinfático seu substrato patológico. O quadro clínico característico dessa condição consiste em uma tríade de sintomas, vestibulares, auditivos e sensação de pressão aural, os quais, habitualmente, ocorrem conjuntamente. Os sintomas vestibulares consistem de crises paroxísticas de vertigem, e os sintomas auditivos incluem disacusia neurossensorial e zumbidos. A hipoacusia é, caracteristicamente, flutuante e progressiva, acometendo inicialmente as baixas freqüências. Muitos pacientes experimentam sintomas vestibulares ou auditivos isolados por vários meses ou até mesmo por anos, depois do que desenvolvem os demais sintomas. O comprometimento da audição e os zumbidos podem, não raro, apresentar melhora no momento de início da vertigem, o que é explicado pela atenuação da hidropisia endolinfática que ocorre em função da ruptura da membrana labiríntica, constituindo a chamada síndrome de Lemoyez. Além disso, quadros clínicos incompletos podem ocorrer e têm sido denominados doença de Ménière atípica (Paparella et al., 1991).

A doença de Ménière ocorre mais comumente em adultos, manifestando-se, geralmente, em torno da quarta década de vida. Pode, ocasionalmente, comprometer também crianças. Acredita-se que homens e mulheres sejam igualmente afetados (com leve predominância do sexo feminino) e que não haja predileção quanto ao lado comprometido. Estimativas quanto à bilateralidade do acometimento labiríntico têm variado de 30 a 78% (Paparella et al., 1991/ 1984).

O conjunto de sintomas característico de Ménière tem sido chamado, por autores consagrados, de **doença de Ménière** quando idiopático, e de **síndrome de Ménière** quando secundário a alguma doença de base (Paparella et al., 1991). Dessa forma, ao discutir as doenças associadas, passaremos a utilizar o termo síndrome de Ménière.

Embora seja indubitável a associação entre hidropisia endolinfática e Ménière, uma relação causal entre essas duas entidades não se encontra ainda definida. Com efeito, sabe-se que, embora a totalidade dos pacientes com síndrome ou doença de Ménière clinicamente manifesta apresente hidropisia endolinfática, o contrário não é verdadeiro. Acredita-se que outros fatores estejam envolvidos, direta ou indiretamente, nessa associação, de forma que a hidropisia endolinfática não parece responder, por si só, pela gênese dessa doença (Rauch et al., 1989; Paparella et al., 1985; Paparella M. et al., 1985).

O presente trabalho objetiva, assim, apresentar as diferentes etiologias possíveis para a síndrome de Ménière, enfocando prevalência, mecanismo fisiopatológico e implicação prognóstica, bem como sugerir uma seqüência racional de busca etiológica e tratamento.

Os agentes causadores de síndrome de Ménière podem ser agrupados em nove grandes grupos, que serão mais detalhadamente discutidos a seguir.

ALERGIA

A primeira referência à função das alergias no desenvolvimento da síndrome de Ménière foi feita em 1923 por Duke. A alergia parece responder por aproximadamente 14% dos casos de Ménière (1973). Representa, assim, a causa potencialmente mais freqüente de síndrome de Ménière. Tal diagnóstico etiológico deve ser suspeitado em pacientes cujos sintomas da doença parecem ser precipitados por irritantes inalatórios ou alimentares, bem como pela ocorrência de variação sazonal dos sintomas ou presença de outras manifestações alérgicas, tais como asma, rinite ou polipose nasal. Outras indicações para a avaliação de alergia em pacientes com Ménière incluem: bilateralidade (a qual tem sido descrita mais comumente nesses pacientes), história familiar de alergia, resposta clínica aos corticosteróides ou falência ao tratamento clínico ou cirúrgico (Derebery et al., 1992). Os testes recomendados pela *American Academy of Otolaryngologic Allergy* (AAOA) e *American Academy of Otolaryngology – Head and Neck Surgery* (AAO-HNS) para diagnóstico de alergia inalatória mediada pela IgE são o SET-test (*skin end-point titration*) e o RAST-test (*radioallergosorbent*), os quais fornecem informações qualitativas e quantitativas sobre alérgenos inalatórios específicos. Já a alergia a antígenos alimentares é mais fortemente sugerida por uma história de eczema, cólica ou retenção líquida, entre outras manifestações, surgidas em resposta a determinados antígenos alimentares. Podem auxiliar nesse diagnóstico os testes provocativos de inoculação intradérmica ou subcutânea de antígenos alimentares. Também foram descritas alterações à eletronistagmografia e à eletrococleografia em pacientes nos quais injetaram-se extratos alimentares (Viscomi et al., 1992).

Não é conhecido, ainda, o mecanismo pelo qual uma reação alérgica a antígenos alimentares ou inalatórios possa produzir síndrome de Ménière. Estudos morfológicos do labirinto têm levantado algumas proposições. A maioria das células imunocompetentes da orelha interna está localizada na área interóssea do saco endolinfático, cujos vasos são fenestrados. Os mediadores liberados pelos mastócitos e basófilos podem aumentar a permeabilidade dessas fenestrações, permitindo a deposição de complexos antígeno-anticorpo nessa área, comprometendo, assim, sua capacidade de reabsorção. Alternativamente, mediadores alérgicos, liberados distalmente em decorrência de um processo alérgico sistêmico, poderiam ter acesso ao saco endolinfático, podendo exercer, assim, seus efeitos farmacológicos de forma direta. Alguns autores acreditam que os efeitos vasodilatadores da histamina ou de outros mediadores possam afetar a capacidade de reabsorção do saco endolinfático (Harris et al., 1995).

Apesar da base imunológica para uma causa alérgica da síndrome de Ménière permanecer não bem entendida, vários autores têm documentado melhora na vertigem, no zumbido e na audição através da dessensibilização a alérgenos inalatórios e da eliminação, na dieta, de alimentos possivelmente relacionados à alergia. Isso sugere que a imunomodulação possa ser parte importante do tratamento da síndrome de Ménière em alguns pacientes (Paparella et al., 1991; Derebery et al., 1992). De fato, Dereby et al. (1992) demonstraram uma diminuição tanto na freqüência quanto na severidade dos ataques vertiginosos em 62% dos pacientes tratados por imunoterapia, bem como uma melhora do zumbido em 50% deles. Outro recente estudo desse mesmo autor, envolvendo 113 pacientes e considerado o maior em termos de análise das características e da resposta ao tratamento de pacientes com Ménière possivelmente causada ou influenciada por um processo alérgico, teve resultados semelhantes (Dereby et al., 1997).

Os anti-histamínicos constituem a primeira escolha terapêutica em pacientes com quadro clínico precipitado por irritantes inalatórios, sobretudo pólens e mudanças sazonais. Como não bloqueiam a ação de outros mediadores que não a histamina, não são capazes de antagonizar a resposta alérgica na sua totalidade, embora a atenuem consideravelmente. Da tríade clínica característica, são as crises vertiginosas as que mais freqüentemente apresentam algum grau de resposta aos anti-histamínicos. A despeito dessa possibilidade de melhora clínica com o uso de anti-histamínicos, estes não diminuem o grau de distensão hidrópica endolinfática, considerada como o mecanismo fisiopatogênico responsável pelo quadro clinicamente manifesto.

O uso sistêmico de corticóides, geralmente em doses imunossupressoras, pode resultar em melhora clínica significativa em determinados pacientes. Geralmente preconiza-se o uso de prednisona, na dose inicial de 60 mg/dia, por, pelo menos, duas semanas.

Pacientes não-responsivos aos anti-histamínicos e aos corticóides podem beneficiar-se de imunoterapia.

SÍFILIS

A hidropisia luética pode ocorrer tanto na sífilis congênita quanto na sífilis adquirida (Belal et al., 1980), sendo que a primeira forma parece ser a mais importante. O comprometimento labiríntico na sífilis adquirida é uma manifestação possível no terceiro estágio da doença, o qual só é alcançado por cerca de um terço dos pacientes não tratados. Pulec estimou, em 1973, em 7% os casos de síndrome de Ménière de provável etiologia luética[7]. Acredita-se, contudo, que tal porcentagem tenha decaído em decorrência dos avanços no controle da sífilis e do seu diagnóstico mais precoce, reduzindo, assim, o número de casos que evoluem ao terciarismo.

Postula-se que a placenta seja permeável ao *Treponema pallidum* a partir do quinto mês de idade gestacional. Karmody & Schuknecht (Karmody et al., 1966) descreveram um percentual de 38% de perda auditiva, geralmente associada a sintomas vestibulares e a respostas calóricas diminuídas, em portadores de sífilis congênita. A infecção congênita pode dar origem a uma forma precoce de doença, que aparece em torno da segunda à décima semanas de vida e que apresenta-se com lesões similares ao secundarismo da sífilis adquirida. A forma congênita tardia, por sua vez, inicia após a segunda década de vida e evolui como uma doença aparentemente não-infecciosa. É característica dessa forma de sífilis congênita a chamada tríade de Hutchinson, constituída de perda auditiva, ceratite intersticial e presença de chanfraduras nos dentes incisivos. Nem sempre, contudo, esses achados ocorrem conjuntamente, dificultando o diagnóstico da forma de contágio da infecção. De fato, as perdas auditivas neurossensorial progressiva e bilateral podem ser, não raro, a única manifestação da sífilis congênita tardia, não podendo, muitas vezes, ser feito o diagnóstico diferencial com a perda auditiva induzida pela sífilis adquirida. Indesteege & Verstraete (Indesteege & Verstraete, 1989) descreveram cinco casos de sífilis congênita de aparecimento tardio com manifestações compatíveis com Ménière, em nenhum dos quais a tríade completa de Hutchinson estava presente, tendo os pacientes apresentado, além da perda auditiva, apenas ceratite intersticial. A confirmação diagnóstica foi feita através de testes sorológicos específicos (Indesteege & Verstraete, 1989).

A perda auditiva na sífilis, embora possa ser de início abrupto, normalmente apresenta-se de forma insidiosa e é, geralmente, bilateral. O comprometimento vestibular pode não ser clinicamente aparente, sendo comum o achado de hiporreflexia vestibular bilateral (Belal et al., 1980).

A patologia da otolues congênita pode ser vista sob dois aspectos: comprometimento ósseo e comprometimento vascular. O primeiro deles manifesta-se por lesões inflamatórias localizadas na porção petrosa do osso temporal, o que é descrito como uma "osteíte de rarefação" (Belal & Linthicum, 1980). O comprometimento do sistema vascular local, por sua vez, dá-se sob a forma de endarterite obliterante. Tais lesões podem acometer a estria vascular, levando à hidropisia endolinfática. Esta parece ser mais importante em nível de ducto coclear e de sáculo. Esses achados parecem ser os responsáveis pelo desenvolvimento do complexo sintomático característico de Ménière, mesmo na ausência de doença sifilítica ativa (Paparella et al., 1991).

Outra questão intensamente discutida no que tange à otolues diz respeito ao valor dos testes sorológicos específicos para o treponema, em pacientes com quadro clínico compatível com Ménière, para a determinação de uma origem sifilítica para a síndrome de Ménière. Galen estimou que o valor preditivo positivo do FTA-ABS para diagnóstico de síndrome de Ménière de origem sifilítica, em uma população com doença da orelha interna, é de 22%, o que significa que em apenas um paciente em cinco com FTA-ABS positivo os sintomas de Ménière poderão ser atribuídos à sífilis. Esses resultados provavelmente se devem ao fato de as provas treponêmicas, entre as quais o FTA-ABS, não negativarem em pacientes com sífilis com mais de um ano de evolução, mesmo que adequadamente tratados. Assim, os testes sorológicos parecem ter maior validade na confirmação diagnóstica de otolues na presença de outras manifestações de sífilis congênita, devendo-se, pois, na ausência delas, questionar a aplicabilidade dos mesmos (Hughes et al., 1986).

A penicilina, tradicionalmente tida como a primeira escolha terapêutica para sífilis, tem sua eficácia questionada em pacientes com síndrome de Ménière de etiologia luética (Paparella et al., 1985; Harris et al., 1995). De fato, alguns autores postulam que a penicilina, isoladamente, não atingiria níveis adequados no labirinto, não sendo suficiente, assim, para deter a evolução das lesões em orelha interna (Paparella et al., 1985; Stahle et al., 1989; Harris et al., 1995). Assim, preconiza-se a associação de corticóide à penicilina, na tentativa de otimizar a resposta clínica (Paparella et al., 1984/ 1985; Stahle et al., 1989; Duke et al., 1923; Viscomi et al., 1992; Harris et al., 1995): penicilina benzatina 2.400.000 U IM/semana por três semanas a três meses e prednisona 30 mg/dia por uma semana, após o que reduz-se para 20 mg/dia por mais três semanas. Depois disso, a dose de prednisona é reduzida novamente para 2,5 mg por semana. Outro esquema possível para o uso de corticóide é de 80 mg de prednisona em dias alternados por 30 dias, após o que, em presença de resposta clínica, reduz-se progressivamente a sua dose. Para ter mais conceitos sobre este tema ver o Capítulo 86: Tratamento do comprometimento infeccioso da orelha interna por sífilis.

CAUSAS GENÉTICAS

Malformações ou alterações no desenvolvimento do ducto ou do saco endolinfáticos, geneticamente determinadas, podem responder por um percentual significativo dos casos de síndrome de Ménière. Paparella (1991) demonstrou uma freqüência acima de 20% de história familiar positiva sugestiva de Ménière em pacientes portadores dessa patologia, sugerindo, com isso, haver uma predisposição genética para essa doença em alguns pacientes (Paparella et al., 1985). Alguns autores têm levantado a possibilidade de que a síndrome de Ménière seja uma condição herdada de forma recessiva ou, então, de forma dominante com penetração incompleta. Arweiler et al. (1983) descreveram a presença do HLA A2 em 90% dos pacientes com história familiar sugestiva de Ménière, bem como em 75% daqueles sem história familiar, percentuais esses muito superiores à média da população européia (25%). O HLA B44 também foi significativamente mais freqüente em pacientes com Ménière, sobretudo aqueles com história familiar positiva. Esses resultados sugerem uma etiologia multifatorial para a síndrome de Ménière, com inegável participação de fatores genéticos (predisposição) e não-genéticos (ambientais) na gênese dessa patologia (Paparella et al., 1985; Arweiler et al., 1983).

OTITE MÉDIA CRÔNICA

Hidropisia endolinfática induzida por otite média foi observada por Kimura (Kimura et al., 1982) em modelos animais e tem sido observada em casos humanos de labirintite serosa ou supurativa, otogênica ou meningogênica. A despeito da carência no que tange às medidas de prevalência e incidência das diferentes etiologias, alguns autores têm demonstrado uma associação entre otite média crônica (OMC) e Ménière de pouco mais do que 13% dos casos disponíveis (Paparella et al., 1991). De fato, Paparella, em um estudo de 560 ossos temporais, demonstrou, em 75 deles, a coexistência de achados histopatológicos compatíveis com otite média e com hidropisia endolinfática, sugerindo, com isso, a real possibilidade de nexo causal entre essas duas entidades (Paparella et al., 1983). Da mesma forma, Hallpike & Cairns, em 1938, na primeira descrição clássica de uma possível associação entre otite média crônica e síndrome de Ménière, demonstraram achados patológicos de otite média crônica em pacientes com Ménière em uma freqüência acima daquela que poder-se-ia esperar tão-somente por casualidade. Com efeito, sabe-se que a hipocelularidade mastóidea é um achado freqüentemente associado à otite média crônica, tendo estudos planimétricos da mastóide em pacientes com Ménière revelado, igualmente, diminuição do espaço celular aéreo (Paparella et al., 1975).

A patogênese da hidropisia endolinfática na otite média crônica permanece mal definida. Postula-se que as toxinas produzidas em decorrência da infecção da orelha média difundam-se através da membrana da janela redonda, atingindo o espaço perilinfático. A partir daí, essas toxinas poderiam atingir o espaço endolinfático através de perfurações na membrana basilar ou, o que é mais provável, através da membrana de Reissner. Agudamente, o desenvolvimento de hidropisia endolinfática poderia ser explicado por um desequilíbrio na pressão osmótica em decorrência da ação dessas toxinas. Cronicamente, todavia, o desenvolvimento de uma labirintite serosa poderia, via membrana de Reissner, alterar a composição química (eletrolítica) da endolinfa, ou, mesmo, perturbar a função da estria vascular, contribuindo, assim, para a hidropisia endolinfática (Paparella et al., 1991; Paparella et al., 1975/1983).

A otite média pode, ainda, sobretudo quando acomete crianças pequenas, levar a uma síndrome de Ménière mais posteriormente na vida por comprometer o desenvolvimento do ducto e do saco endolinfáticos. Acredita-se que tal comprometimento envolva a perturbação do suprimento sangüíneo e alterações na formação do triângulo de Trautmann. Tais alterações podem, não raro, decorrer de uma osteíte subjacente, a qual é uma das possíveis complicações de processos infecciosos da orelha média (Paparella et al., 1979).

Identificar e reconhecer a associação entre OMC e síndrome de Ménière traz implicações terapêuticas significativas, uma vez que o tratamento cirúrgico isolado da otite média crônica pode ser efetivo também no controle dos sintomas de Ménière.

Pacientes com otite média crônica simples agudizada, ou com otite média crônica colesteatomatosa, mais freqüentemente exibem síndrome de Ménière coclear do que síndrome de Ménière típica. Esses pacientes com otite média crônica ativa apresentam, muitas vezes, uma melhora clínica significativa após a timpanomastoidectomia (Lee et al., 1991).

Pacientes com otite média crônica inativa, por sua vez, os quais geralmente apresentam hipocelularidade mastóidea ao estudo radiológico, são mais propensos a desenvolverem um quadro típico de Ménière. Tais pacientes não costumam responder satisfatoriamente ao tratamento cirúrgico isolado da otite média crônica, sendo o seu manejo similar aos dos pacientes com doença de Ménière, exceto pela maior responsividade aos procedimentos de descompressão endolinfática.

OTOSCLEROSE

Pacientes com otosclerose podem desenvolver sintomas vestibulares, sensação de pressão aural e perda auditiva neurossensorial em adição à perda condutiva típica dessa condição. Embora a coexistência de otosclerose e hidropisia endolinfática tenha sido descrita em estudos com ossos temporais humanos (Igarashi et al., 1982; Liston et al., 1984), a prevalência dessa associação e o mecanismo patogênico da hidropisia endolinfática na otosclerose são, ainda, incertos. Uma explicação possível, com relação à etiopatogenia, é a de comprometimento otosclerótico do aqueduto vestibular, levando a uma disfunção da reabsorção endolinfática.

Postula-se que o envolvimento otosclerótico do aqueduto vestibular possa produzir hidropisia endolinfática e, por conseqüência, síndrome de Ménière, por três mecanismos. O primeiro deles diz respeito à indução, pela otosclerose, de mudanças imunológicas na orelha interna. Yoon et al. (1990), contudo, não observaram achados patológicos imunomediados no estudo de 128 ossos temporais com otosclerose, dos quais dez apresentavam severa hidropisia endolinfática (Yoon et al., 1990). A segunda das proposições é a de alterações na composição enzimática dos fluidos do labirinto na otosclerose, o que alteraria o transporte iônico para dentro da escala média. Esse distúrbio no balanço iônico poderia, por sua vez, alterar a relação entre a produção e a reabsorção de endolinfa, com nítido prejuízo da segunda. Por fim, é possível que a obstrução otosclerótica do aqueduto vestibular cause mudanças histopatológicas do ducto e do saco endolinfáticos ou da área periaquedutal. Tais alterações podem perturbar diretamente o fluxo e a absorção da endolinfa em nível de ducto ou de saco endolinfáticos ou, indiretamente, através da perturbação da drenagem do sistema venoso da área periaquedutal (Gussen et al., 1982). Yoon et al. observaram mudanças histopatológicas obstrutivas, incluindo marcado estreitamento do lúmen do ducto e do saco endolinfáticos por fibrose, nos ossos temporais com otosclerose, comprometendo aqueduto vestibular e apresentando indícios de hidropisia endolinfática. O comprometimento do aqueduto vestibular parece ser, contudo, relativamente incomum, de forma que é possível encontrar, em ossos temporais humanos com evidências de otosclerose e de hidropisia, inexistência de indícios de comprometimento do aqueduto vestibular (Yoon et al., 1990). É possível, ainda, que ocorra o envolvimento do endósteo, alterando as características químicas da perilinfa e da endolinfa, com conseqüente repercussão sobre o fluxo longitudinal e radial da endolinfa (Liston et al., 1984). Para rever os conceitos sobre o tratamento da otosclerose coclear ver o Capítulo 92 (Tratamento da Otosclerose Coclear).

DISTÚRBIO DO METABOLISMO DOS CARBOIDRATOS

Demonstrou-se, experimentalmente, que as estruturas labirínticas, em especial a estria vascular, são sensíveis a mudanças nos níveis de glicose e de oxigênio nessa área, ambas as quais estão diretamente relacionadas ao metabolismo da insulina (Fukuda et al., 1982). De fato, um distúrbio na regulação dos níveis insulinêmicos e/ou glicêmicos tem sido implicado como uma etiologia possível de síndrome de Ménière. Tal suposição surgiu a partir da constatação de que 90% dos pacientes com vertigem de etiologia indefinida apresentavam alteração dos níveis insulinêmico e/ou glicêmico, além do que uma proporção significativa deles apresentava melhora clínica significativa com a associação de dieta e exercícios físicos (Updegraft et al., 1979). Dados similares foram descritos por Proctor (1981). Demonstrou-se, ainda, que pacientes mais velhos com perda auditiva flutuante tendiam a ter níveis glicêmicos significativamente mais altos quando comparados a pacientes com perda não flutuante (Pulec et al., 1973), e que pacientes com perda auditiva flutuante e uma curva alterada de tolerância à glicose apresentavam, concomitantemente, uma hiperinsulinemia tardia típica dos pacientes diabéticos (Kitabchi et al., 1975). Estudos envolvendo pacientes com Ménière avaliados através do teste de tolerância à glicose demonstraram que uma porcentagem significativa deles apresentava resultados alterados, não apenas com níveis hiperglicêmicos, mas, também, com níveis definidamente hipoglicêmicos. De fato, Gladney (1970) estudou 17 pacientes com hidropisia endolinfática através de testes de tolerância à glicose, tendo encontrado hipoglicemia reativa em uma porcentagem significativa deles. Da mesma forma, relatou-se, em outro estudo, que a hipoglicemia ocorreu em algum dos pontos do teste de tolerância à glicose em 42% dos pacientes com Ménière, comparativamente a uma incidência de 15% em pacientes com outras doenças (Alford et al., 1972).

Tanto a hipoglicemia quanto a hiperglicemia podem, pois, comprometer o funcionamento normal da orelha interna. A hipoglicemia é definida pela ocorrência de um ou mais valores inferiores a 55 mg/dl à curva glicêmica de 5 horas e associa-se, habitualmente, à hiperinsulinemia. Esta, segundo os critérios de Kraft, ocorre sempre que a soma dos valores insulinêmicos obtidos aos 120 e 180 minutos da curva insulinêmica de 5 horas for superior a 60 U/ml (Kraft et al., 1975). Hiperglicemia é definida pela ocorrência de um ou mais valores ≥ 200 mg/dl à curva glicêmica de 5 horas. Pacientes com glicemias entre 145 e 200 mg/dl são definidos como tendo intolerância à glicose (Kraft et al., 1975).

Vários mecanismos etiopatogênicos têm sido aventados para explicar essas associações (Kitabchi et al., 1975). Sabe-se que catabolismo oxidativo da glicose constitui uma fonte energética essencial à cóclea, sendo a elevada razão potássio/sódio, característica da endolinfa, mantida através de um mecanismo de transporte ativo (bomba sódio/potássio). A perilinfa, por sua vez, é similar aos líquidos extracelulares na sua composição eletrolítica, apresentando, pois, baixos níveis de potássio e altos níveis de sódio. A hiperinsulinemia e, secundariamente, a hipo ou hiperglicemia, sabidamente comprometem a atividade da bomba Na^+-K^+-ATPase responsável pelo equilíbrio endolinfa-perilinfa, resultando em diminuição da remoção de sódio da endolinfa e, conseqüentemente, na hidropisia endolinfática.

Demonstrou-se que o tratamento clínico de pacientes com Ménière e dismetabolopatia dos glicídios pode obter sucesso mediante uma terapêutica que envolva um controle estreito da glicemia (Fukuda, 1982; Mangabeira-Albernaz et al., 1984). Preconiza-se que a dieta desses pacientes seja fracionada em menores quantidades a intervalos de 3 horas, devendo-se substituir o açúcar branco, principal estimulante da liberação de insulina, por aspartame ou outro adoçante. O pão branco deve também ser substituído por pão de forma, dietético ou de glúten. O uso de frutas deve ser estimulado, excetuando-se uva, figo, jabuticaba, caqui e mamão papaia, ricos em carboidratos. Fumo e álcool estão proscritos, devendo-se restringir, também, o uso de cafeína a 250 mg/dia (ou 3 xícaras de café). Os refrigerantes devem ser do tipo *diet*, não sendo permitidos os refrigerantes do tipo "cola" nem o guaraná em razão de seus teores de cafeína. A prática de exercício físico regular é altamente recomendada, por diminuir a resistência à insulina, interferindo positivamente no controle insulínico-glicêmico, além de contribuir com a reabilitação vestibular (Proctor et al., 1981). Com relação à farmacoterapia, o uso de vasodilatadores é desaconselhado pelo seu potencial de hiperglicemia (Mangabeira et al., 1984). Clonazepam é útil em doses baixas (Lavinsky et al., 1994/1999). Este tema é abordado de forma mais ampla no Capítulo 85, Tratamento das alterações metabólicas dos carboidratos com repercussão na orelha interna.

TRAUMA

O trauma, físico ou acústico, pode desempenhar uma função causal em até 3% dos casos de síndrome de Ménière, o que já foi descrito por Clark & Ress (1977), Rivzi & Gibbin (1979) e Healy (1982) & Shea (1995) entre outros.

O mecanismo envolvido no desenvolvimento de hidropisia endolinfática relacionada ao trauma físico parece envolver uma disfunção bioquímica das células que participam da produção de endolinfa ou, mais provavelmente, daquelas envolvidas na reabsorção da mesma. De fato, diversos autores têm sugerido que o trauma sobre o labirinto membranoso possa resultar em descolamento do epitélio dos órgãos sensoriais e de outros elementos celulares, incluindo aqueles do sáculo e do utrículo. Assumem particular importância as fraturas de osso temporal, sobretudo aquelas envolvendo o aqueduto vestibular. Os restos celulares decorrentes desta agressão poderiam, por sua vez, afetar, mecânica ou bioquimicamente, a reabsorção de endolinfa pelo ducto endolinfático, resultando em hidropisia endolinfática e, portanto, em síndrome de Ménière (Paparella et al., 1991; Kemink et al., 1985). O trauma mecânico sem evidência de fratura do osso temporal determina sintomas posicionais, que podem ser explicados pela cupulolitíase. Em outros casos de trauma mecânico, o quadro pode ser secundário à concussão coclear ou vestibular, podendo persistir por anos após o evento traumático.

As principais evidências de que a hidropisia endolinfática pode ser causada pelo trauma acústico foram dadas por Kemink & Graham (Kemink et al., 1985) e por McGill & Schuknecht (1985). Estes demonstraram a possibilidade de que sons de alta intensidade (> 150 dB) possam produzir dano aos sistemas coclear e vestibular.

É importante lembrar que a fístula perilinfática pode simular Ménière, estando indicada timpanotomia exploradora quando da sua suspeição. No diagnóstico diferencial da vertigem pós-traumática, a relação temporal assume valor particular, uma vez que, nos casos de hidropisia endolinfática pós-traumática, os sintomas desenvolvem-se decorridos meses a anos da lesão, contrastando com o desenvolvimento dos sintomas logo após o trauma, o que é característico da fístula perilinfática.

AUTO-IMUNIDADE

McCabe foi o primeiro a descrever a existência de doença auto-imune da orelha interna, em 1979. Desde então, diversos estudos experimentais têm demonstrado que a auto-imunidade pode ser uma causa possível de Ménière (Yoon et al., 1982; Gottschlich et al., 1995). Tal suposição é corroborada pela demonstração, por Shea, de que aproximadamente 10% dos pacientes com Ménière apresentam melhora significativa com o uso de corticosteróides, sugerindo, com isso, uma fisiopatogenia auto-imune (Mcgill et al., 1976). Outros autores, contudo, falharam em demonstrar tais evidências.

Um dos mecanismos propostos para explicar a associação entre Ménière e auto-imunidade é o de deposição de complexos auto-imunes nos vasos do saco endolinfático, com conseqüente reação inflamatória, levando a um aumento da permeabilidade vascular e subseqüente desenvolvimento de hidropisia. Outra possibilidade é a de que os complexos imunes circulantes não sejam por si só patológicos, podendo, contudo, induzir outras agressões na orelha interna.

O diagnóstico baseia-se em um tripé: história clínica, resposta ao tratamento imunossupressor e exames laboratoriais. A realização desses últimos não é imprescindível ao diagnóstico, de forma que, havendo uma história compatível de doença auto-imune e boa resposta ao tratamento com corticóide, pode-se assumir o diagnóstico presuntivo de síndrome de Ménière auto-imune. Recomenda-se, contudo, a realização de algum teste laboratorial comprobatório antes que se iniciem terapêuticas mais agressivas.

A doença auto-imune apresenta-se, quase sempre, bilateralmente. Vertigem típica parece ocorrer em pacientes com doença unilateral ou bilateral assimétrica. Assim, quando o comprometimento torna-se bilateral e simétrico, a redução da resposta vestibular em ambos os lados faz com que as vertigens sejam substituídas por instabilidade, ataxia e dificuldade de deambulação no escuro (Hughes et al., 1983). Outros achados clínicos compatíveis com doença auto-imune incluem falha terapêutica ao tratamento convencional e doenças auto-imunes associadas.

Os exames de laboratório podem ser classificados em antígeno-específicos ou inespecíficos. Esses últimos incluem a velocidade de sedimentação eritrocitária (VSG), pesquisa de auto-anticorpos (fator reumatóide, fator antinuclear e anticorpos antitireoglobulina), medida dos complexos imunes circulantes (IgG, IgM, IgA) e dos níveis de complemento (CH50, C3, C4, C1q). Tem-se descrito uma alta prevalência de complexos circulantes elevados em pacientes com Ménière. Tal prevalência pode chegar a 96%. A monitoração dos níveis de complexos imunes circulantes parece servir como marcador de atividade da doença e da resposta ao tratamento (Dereby et al., 1991).

Os testes antígeno-específicos incluem o teste de transformação linfocitária, teste de inibição da migração dos linfócitos e análise dos antígenos cocleares por imunofluorescência indireta, ou *Western blot*. Esses dois últimos exames, embora promissores, ainda são de significado prognóstico-terapêutico incerto. Quanto aos testes que avaliam a imunidade celular, o teste de transformação dos linfócitos parece ser mais específico do que o de inibição da migração dos linfócitos, tendo demonstrado um valor preditivo positivo de 79% para uma boa resposta terapêutica (Hughes et al., 1983).

Deve-se salientar que testes negativos para auto-imunidade não excluem a possibilidade de boa resposta ao tratamento imunossupressor. As opções terapêuticas incluem o uso de corticóides, de agentes citotóxicos (como a ciclofosfamida) e de plasmaférese. Enquanto os dois primeiros são agentes imunossupressores, a plasmaférese baseia-se no princípio de que, sendo a doença decorrente da deposição de complexos auto-imunes, a remoção desses complexos da circulação resultaria em melhora clínica.

Hughes et al. (1983) preconizam o uso de corticóide por um mês, desde que não haja contra-indicações clínicas. O mais utilizado tem sido a prednisona, na dose de 1 mg/kg/dia em doses divididas. Os pacientes devem ser seguidos audiometricamente (ou por outros critérios clínicos) e, havendo resposta, inicia-se a redução gradual ao longo de 3 a 4 semanas, até que se atinja a dose de manutenção de 10 mg em dias alternados. A duração do tratamento é dada pelo tempo necessário para a estabilização da doença. Não havendo resposta alguma ao final da primeira semana, pode seguir-se com a dose em uso por mais uma semana e, caso ainda não haja melhora alguma, deve iniciar-se a retirada. Lejeune et al. descreveram que o tratamento com corticóide resultou em melhora significativa da audição em 100% dos pacientes cujos testes específicos haviam sido positivos e em 50% daqueles com testes específicos negativos (Lejeune et al., 1991).

Em pacientes não responsivos ou intolerantes ao corticóide, com alto grau de suspeição quanto à possibilidade de doença auto-imune, idealmente comprovada por exames, ou em pacientes para os quais a dose de manutenção necessária é superior a 20 mg/dia, deve-se iniciar com ciclofosfamida ou, então, com metotrexato. Este último, de menor toxicidade, tem-se tornado preferencial em relação à ciclofosfamida por permitir o uso por um período maior de tempo, com maior segurança.

O metotrexato pode ser usado por via oral, na dose inicial de 7,5 mg/semana, com aumentos posteriores até que se alcance a dose máxima de 12,5 a 15 mg/semana, num esquema posológico similar ao preconizado para os pacientes com artrite reumatóide. Essas doses, consideradas baixas quando comparadas àquelas utilizadas em quimioterapia (100 a 1.000 mg/m^2 de superfície corporal/ciclo), se associam a um número muito menor de efeitos adversos, dos quais os mais comuns são a alteração das provas de função hepática, náuseas, vômitos, estomatite, diarréia e trombocitopenia. Muitos desses paraefeitos podem ser reduzidos pela suplementação de ácido fólico na dose de 1 mg/dia; porém, por ser teratogênico, o ácido fólico está proscrito em gestantes. Em pacientes em uso desse fármaco, preconiza-se a realização, a cada 4 a 8 semanas, de hemograma e provas de função hepática (Sismanis et al., 1997).

A ciclofosfamida pode ser usada na dose de 2 mg/kg a intervalos de 12 horas por sete dias, após o que se passa ao período de manutenção, no qual o fármaco é ministrado em dias alternados. Embora a dose de 2 mg/kg de ciclofosfamida seja considerada segura, deve-se avaliar a contagem leucocitária semanalmente e, caso ela fique abaixo de 5.000, deve-se suspender a ciclofosfamida (Lejeune et al., 1991; Sismanis et al., 1997).

Alguns autores preconizam o uso associado de ciclofosfamida e prednisolona (30 mg/dia) por três semanas. Na presença de uma melhora de 15 dB em três freqüências, ou de 20% na discriminação, ou ainda na presença de outras respostas clínicas, deve-se considerar o teste terapêutico como positivo e completar três meses com o uso de ambos os fármacos, após o que segue-se com a prednisolona por mais duas semanas.

A plasmaférese é tida como um tratamento eficaz na doença auto-imune em que a resposta imune envolvida seja do tipo III, com uma proporção de bons resultados em seis entre cada oito pacientes. A sua grande limitação é o alto custo e a incerteza com relação à resposta a longo prazo. A indicação de plasmaférese tem sido restrita aos pacientes com doença evolutiva que não respondem ao tratamento imunossupressor. Para ampliar as informações sobre o tratamento das doenças auto-imunes se reporte ao Capítulo 8. Rotinas no tratamento das afecções auto-imunes com repercussão otológica.

OUTRAS CAUSAS

Hipotireoidismo

Tem-se descrito a ocorrência de hidropsia endolinfática em pacientes com hipofunção tireóidea, seja ela primária ou secundária. Estima-se que até 3% dos casos de Ménière possam ter no hipotireoidismo a sua causa. Esse diagnóstico etiológico é sugerido pela concomitância dos achados de Ménière e sintomas sugestivos de hipotireoidismo, tais como letargia, intolerância ao frio e ganho ponderal a despeito do pouco apetite. A confirmação diagnóstica é laboratorial, baseando-se no achado de T4 livre diminuído e TSH aumentado. O mecanismo etiopatogênico envolvido é, ainda, desconhecido. É bem reconhecida, contudo, a efetividade da reposição dos hormônios tireóideos na indução de remissão em pacientes com Ménière (1973).

Arterite de células gigantes

A arterite de células gigantes é uma vasculite obliterativa das artérias extracranianas da cabeça e pescoço, podendo comprometer o suprimento sangüíneo para o sistema nervoso central. O pronto reconhecimento dessa entidade é essencial para a preservação da visão e prevenção de outras complicações cerebrais. Os achados audiológicos e vestibulares são freqüentemente negligenciados na literatura referente a essa patologia. Igualmente, a literatura otorrinolaringológica tem falhado em reconhecer essa possibilidade diagnóstica como causa de sintomas audiovestibulares em pacientes idosos.

A dependência do suprimento sangüíneo vertebral e as altas necessidades metabólicas das funções audiológicas e vestibulares tornam os sintomas audio-vestibulares particularmente propensos a ocorrer na arterite de células gigantes.

McKennam *et al.* descreveram três casos de pacientes com arterite de células gigantes, comprovada por biópsia, que apresentavam sintomas auditivos e vestibulares compatíveis com o diagnóstico sindrômico de Ménière. Esses achados, embora não conclusivos, sugerem a possibilidade desse diagnóstico em pacientes de mais idade que se apresentam com um quadro clínico compatível com síndrome de Ménière.

■ Enxaqueca

Existem semelhanças entre a síndrome de Ménière e a enxaqueca: ambas são paroxísticas e recorrentes; a freqüência, a intensidade e a duração são variáveis; a remissão é possível, e o início da doença pode se dar em uma ampla faixa de idade. O estresse pode agravar tanto a enxaqueca quanto a síndrome de Ménière.

Assim como alterações da artéria oftálmica podem causar sintomas em órgão periférico, também é possível que a artéria auditiva interna esteja envolvida no processo fisiopatológico vascular da enxaqueca, causando sintomas audiológicos e vestibulares. De fato, em uma série de casos, 60% dos pacientes com enxaqueca basilar e sintomas neurológicos tinham respostas calóricas reduzidas unilateralmente, o que sugere o envolvimento de órgão periférico (Olsson *et al.*, 1991). É possível, portanto, que a síndrome de Ménière tenha uma patogênese similar à da enxaqueca em alguns casos.

Alguns autores acreditam que a vertigem paroxística episódica sem perda auditiva e sem cefaléia concomitante possa ser uma forma de enxaqueca (equivalente de enxaqueca) em alguns casos, assim como a vertigem episódica com flutuação auditiva.

Parker, em um estudo retrospectivo envolvendo 85 pacientes com diagnóstico sindrômico de Ménière, demonstrou que 34,1% deles tinham também enxaqueca, prevalência esta considerada mais alta do que na população geral. A maioria dos pacientes com Ménière e enxaqueca apresentava esta última à época do diagnóstico sindrômico de Ménière. Os ataques de cada uma dessas doenças não ocorriam necessariamente juntos. Esses resultados sugerem uma origem possivelmente comum para Ménière e enxaqueca em alguns pacientes, explicando, com isso, a alta prevalência de sobreposição dessas doenças. Tal suposição é ratificada pela constatação de que o tratamento da enxaqueca com maleato de metisergida ou prednisona pode também melhorar os sintomas da síndrome de Ménière (1995).

■ Leucemia

A leucemia foi também relacionada à hidropisia endolinfática (Paparella *et al.*, 1973). Sando & Egami (1973), os quais descreveram a presença de hidropisia endolinfática em um paciente leucêmico, demonstraram haver um estreitamento do aqueduto vestibular e do saco endolinfático nesse paciente. Tal estreitamento foi atribuído à infiltração leucêmica. Embora esses dados não sejam definitivos, sugerem a real possibilidade de que uma infiltração leucêmica seja um mecanismo etiopatogênico possível para a síndrome de Ménière (Paparella *et al.*, 1991).

■ Estresse

Alguns autores têm considerado a síndrome de Ménière como uma reação psicofisiológica, de forma que os fatores emocionais funcionariam como os elementos necessários ao desenvolvimento da doença. Com efeito, tem-se demonstrado que os pacientes com Ménière apresentam, mais freqüentemente, ansiedade, depressão ou outros transtornos de personalidade. Embora essa associação já esteja bem demonstrada, falta suporte para creditar a esses fatores uma importância etiológica. Um estudo comparado entre pacientes com Ménière e controles com vertigem de etiologia conhecida não encontrou evidências de uma possível influência psicofisiológica no desencadeamento da doença (Adler *et al.*, 1995). Tal estudo demonstrou não haver uma incidência aumentada de sintomas psicossomáticos ou de transtornos de personalidade quando os pacientes com Ménière são comparados a outros pacientes vertiginosos de etiologia orgânica reconhecida. Porém, quando pacientes vertiginosos, com Ménière ou não, são comparados a pacientes otológicos sem vertigem, os primeiros demonstram, mais freqüentemente, um perfil de personalidade psicofisiológico. Parece, assim, haver uma associação verdadeira entre estresse e Ménière (bem como qualquer outro transtorno vertiginoso), mais provavelmente secundária do que causal (House *et al.*, 1980). De fato, a síndrome de Ménière tem um impacto importante sobre o comportamento dos pacientes, uma vez que o caráter debilitante das crises e a evolução incerta da doença acabam por torná-los ansiosos ou, mesmo, deprimidos. Por vezes, esta síndrome gera uma instabilidade tal que acaba por impedir uma ocupação regular. Some-se a isso o fato de que normalmente os pacientes são vistos pelos médicos após a ocorrência de uma ou mais crises, geralmente severas, de forma que o caráter de instabilidade emocional já se encontra operante, dificultando, assim, um julgamento adequado do estado psicológico usual do paciente.

Em resumo, são essas as possíveis etiologias para a síndrome de Ménière. Tendo em vista que são muitas as possibilidades, a Figura 71-1 sugere uma seqüência racional de busca etiológica.

A relevância do presente capítulo reside em enfocar a ampla gama de doenças possivelmente causadoras da síndrome de Ménière, as quais podem estar presentes em cerca de 40 a 50% dos casos. A revisão bibliográfica realizada não nos permite afirmar, contudo, em virtude da inexistência de ensaios clínicos controlados, qual o real significado prognóstico-terapêutico da identificação e tratamento de uma possível etiologia (Pulec *et al.*, 1973; Silverstein *et al.*, 1989; Stahle *et al.*, 1989; Arenberg *et al.*, 1980). De qualquer forma, já é bem reconhecido que muitos casos podem ser adequadamente controlados através do manejo da doença de base. Acreditamos que reduzimos os casos com indicação cirúrgica (pacientes com quadros incapacitantes pós-tratamentos amplos), caso ocorrer um cuidadoso diagnóstico diferencial para excluir os casos semelhantes à doença de Ménière (*"like Ménière"*) e identificarmos os casos de síndrome de Ménière, com conseqüente tratamento da etiologia estabelecida.

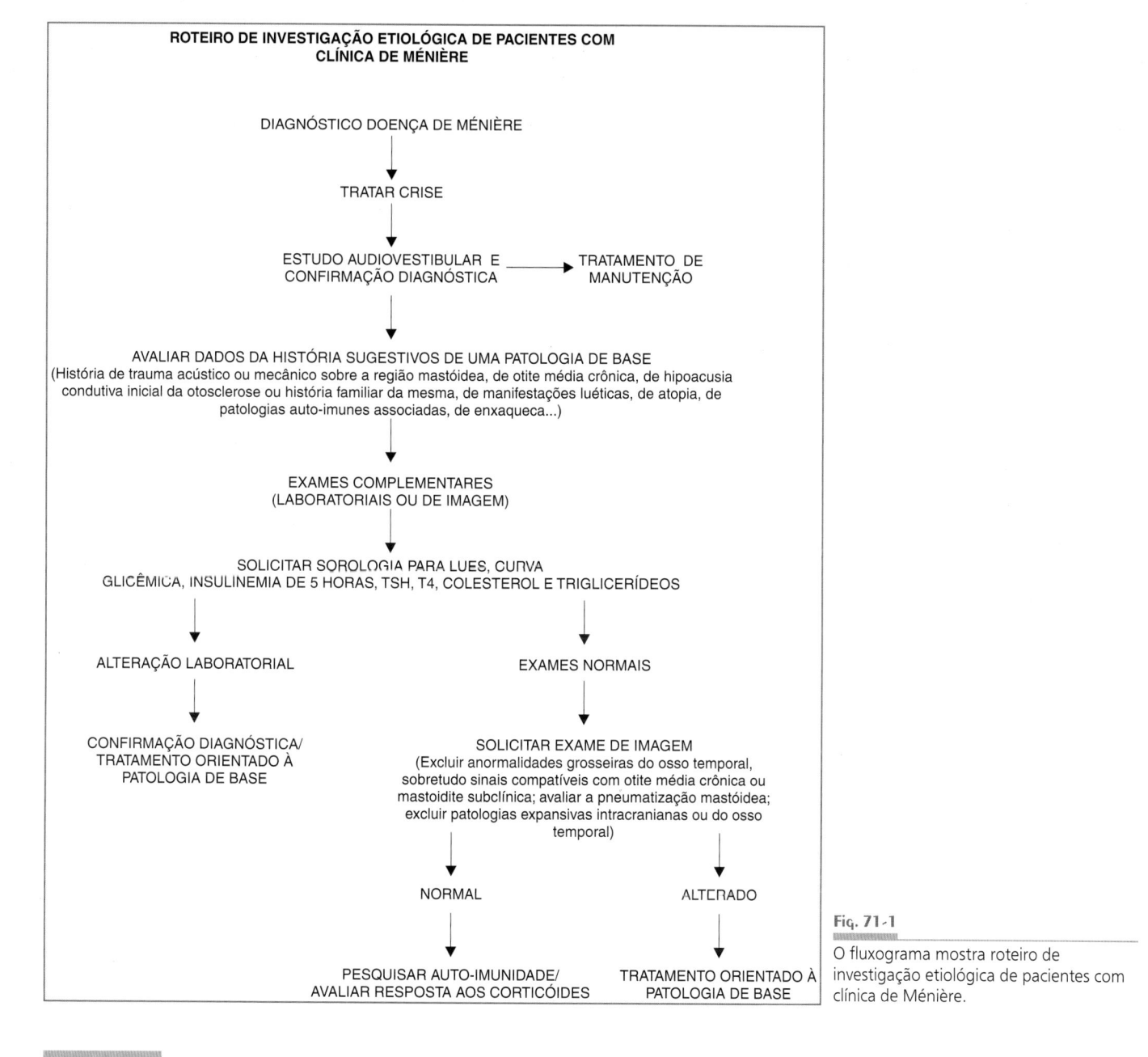

ROTEIRO DE INVESTIGAÇÃO ETIOLÓGICA DE PACIENTES COM CLÍNICA DE MÉNIÈRE

DIAGNÓSTICO DOENÇA DE MÉNIÈRE
↓
TRATAR CRISE
↓
ESTUDO AUDIOVESTIBULAR E CONFIRMAÇÃO DIAGNÓSTICA → TRATAMENTO DE MANUTENÇÃO
↓
AVALIAR DADOS DA HISTÓRIA SUGESTIVOS DE UMA PATOLOGIA DE BASE
(História de trauma acústico ou mecânico sobre a região mastóidea, de otite média crônica, de hipoacusia condutiva inicial da otosclerose ou história familiar da mesma, de manifestações luéticas, de atopia, de patologias auto-imunes associadas, de enxaqueca...)
↓
EXAMES COMPLEMENTARES
(LABORATORIAIS OU DE IMAGEM)
↓
SOLICITAR SOROLOGIA PARA LUES, CURVA GLICÊMICA, INSULINEMIA DE 5 HORAS, TSH, T4, COLESTEROL E TRIGLICERÍDEOS

ALTERAÇÃO LABORATORIAL → CONFIRMAÇÃO DIAGNÓSTICA/ TRATAMENTO ORIENTADO À PATOLOGIA DE BASE

EXAMES NORMAIS → SOLICITAR EXAME DE IMAGEM
(Excluir anormalidades grosseiras do osso temporal, sobretudo sinais compatíveis com otite média crônica ou mastoidite subclínica; avaliar a pneumatização mastóidea; excluir patologias expansivas intracranianas ou do osso temporal)

NORMAL → PESQUISAR AUTO-IMUNIDADE/ AVALIAR RESPOSTA AOS CORTICÓIDES

ALTERADO → TRATAMENTO ORIENTADO À PATOLOGIA DE BASE

Fig. 71-1
O fluxograma mostra roteiro de investigação etiológica de pacientes com clínica de Ménière.

REFERÊNCIAS BIBLIOGRÁFICAS

Adler BH, Nusynowitz R, Ballart C. Ménière symptoms induced by an otologic implant during MR. *Am J Neuroradiol* 1995;16:1365-1366.

Alford BR. Ménière disease: criteria for diagnosis and evaluation of therapy for reporting. *Trans Am Acad Ophthalmol Otolaryngol* 1972;76:1462.

Arenberg IK, Balkany TJ, Goldman G, Pillsbury HC. The incidence and prevalence of Ménière's disease – a statistical analysis of limits. *Otolaryngolog Clin North Am* 1980;4(13):597-601.

Arweiler DJ, Jahnke K, Grosse-Wilde H. Ménière disease as an autosome dominant hereditary disease. *Laryngoscope* 1983;93:410-417.

Belal AJ, Antunez JC. Pathology of endolymphatic hydrops. *J Laryngol Otology* 1980;94:1231-1240.

Belal AJ, Linthicum FH. Pathologic correlates of electronystagmographic tracings. *Amer J Otolaryngol* 1980;1:213-223.

Belal AJ, Linthicum FH. Pathology of congenital syphilitic labyrinthitis. *Amer J Otolaryng* 1980;1:109-118.

Clark SK, Rees TS. Post-traumatic endolymphatic hydrops. *Arch Otolaryngol Head Neck Surg* 1977;103:725-726.

Derebery MJ, Valenzuela S. Ménière's syndrome and allergy. *Otolaryngolog Clin North Am* 1992;25(1):213-224.

Dereby MJ, Rao VS, Siglock TJ, Linthicum FH, Nelson RA. Ménière's disease: An immune complex-mediated illness? *Laryngoscope* 1991;101:225-229.

Dereby MJ. The role of allergy in Ménière's disease. *Otolaryngol Head Neck Surg* 1997;30(6):1007-1016.

Duke WW. Ménière's syndrome caused by allergy. *JAMA* 1923;81:2179.

Fukuda Y. Insulinemia e patologia da orelha interna. Tese de Doutorado pela Escola Paulista de Medicina. São Paulo, 1982.

Gladney JH, Shepherd D. Labyrinthine dysfunction in latent and early manifest diabetes. A preliminary report. *Ann Otol Rhinol Laryngol* 1970;79(5):984-991.

Gottschlich S, Billings PB, Keithley EM, et al. Assessment of serum antibodies in patients with rapidly progressive sensorineural hearing loss and Ménière's disease. *Laryngoscope* 1995;105:1347-1352.

Gussen R. Vascular mechanism in Ménière's disease. *Acta Otolaryngol* 1982;108:544-549.

Harris JP, Ryan AF. Fundamental immune mechanisms of the brain and inner ear. *Otolaryngol Head Neck Surg* 1995;112:639.

Healy GB. Hearing loss and vertigo secondary to head injury. *N Engl J Med* 1982;306:1029-1031.

House JW, Crary WG, Wexler M. The Inter-relationship of vertigo and stress. *Otolaryngol Clin North Am* 1980;13(4):625-629.

Huang TS, Lin CC. Surgical treatment of chronic otitis media and Ménière's syndrome. *Laryngoscope* 1991;101:900-904.

Hughes GB, Kinney SE, Barna BP, et al. Autoimmune reactivity in Ménière's disease: a preliminary report. *Laryngoscope* 1983;93:410-417.

Hughes GB, Rutherford I. Predictive value of serologic tests for syphilis in otology. *Ann Otol Rhin Laryng* 1986;95:250-259.

Igarashi M, Jerger S, et al. Fluctuating hearing loss and recurrent vertigo in otosclerosis: an audiologic and temporal bone study. *Arch Otorhinolaryngol* 1982;236:161-171.

Indesteege F, Verstraete WL. Ménière's disease as a late manifestation of congenital syphilis. *Acta Oto-Rhino-Laryngol Belgica* 1989;43(4):327-333.

Karmody CS, Schuknecht HF. Deafness in congenital syphilis. *Arch Otolaryngol* 1966;83:18-27.

Kemink JL, Graham MD. Hearing loss with delayed onset vertigo. *Am J Otol* 1985;6:344-348.

Kimura RS. Animal models of endolymphatic hydrops. *Am J Otol* 1982;3(6):447-451.

Kitabchi AE, Shea JJ. Diabetes mellitus in fluctuant hearing loss. *Otolaryngol Clin North Am* 1975;8(2):357-368.

Kraft JR. Detection of diabetes mellitus in situ (occult diabetes). *Lab Med* 1975;6:1-22.

Lavinsky L. Estudio de 100 enfermos con sintoma de hipoglicemia y manifestaciones de comprometimento de la oreja interna. *ORL (Buenos Aires)* 1999. (no prelo)

Lavinsky L. Study of hypoglycemic patients – otologic repercussions. *Fourth International Symposium and Workshops on Inner Ear Medicine and Surgery.* Snowmass, Aspen, Julho 16-23, 1994.

Lee FP, Ho TH, Huang TS. Endolymphatic hydrops in animal experiments. *Acta Otolaryngol (Stockh)* 1991;485:18-25.

Lejeune JM, Charachon R. Intérêt des examens immuno-biologiques dans les maladies de Ménière et les surdités neurossensorielles rapidement progressives. *Revue de Laryngologie* 1991;112(2):127-131.

Liston SL, Paparella MM, Mancini F, et al. Otosclerosis and endolymphatic hydrops. *Laryngoscope* 1984;94:1003-1007.

Mangabeira-Albernaz PL, Fukuda Y. Glucose, Insulin and Inner Ear- Pathology. *Acta Otolaryngol (Stock)* 1984;97:496-501.

McGill TGI, Schuknecht HF. Human cochlear changes in noise induced hearing loss. *Laryngoscope* 1976;86:1293-1302.

McKennam KX, Nielsen SL, Watson C, Wiesner K. Ménière's syndrome: An atypical presentation of giant cell arteritis (temporal arteritis). *Laryngoscope* 1993;103:1103-1107.

Olsson J.E. Neurotologic findings in basilar migraine. *Laryngoscope* 1991;101:1-41.

Paparella MM, Berlinger NT, Oda M, el Fiky F. Otological manifestations of leukemia. *Laryngoscope* 1973;83(9):1510-1526.

Paparella MM, Goycoolea MV, et al. Endolymphatic hydrops and otitis media. *Laryngoscope* 1979;81:43-54.

Paparella MM, Griebie M. Bilaterality of Ménière's disease. *Acta Otolaryngol (Stockh)* 1984;9:223-237.

Paparella MM, Souza LC, Mancini F. Ménière's syndrome and otitis media. *Laryngoscope* 1983;93:1408-1415.

Paparella MM. Pathogenesis and pathophysiology of Ménière's disease. *Acta Otolaryngol (Stockh)* 1991;(Suppl 485):26-35.

Paparella MM. Pathogenesis of Ménière's disease and Ménière's syndrome. *Acta Otolaryngol (Stockh)* 1985;(Suppl 406):10-25.

Paparella MM. The cause (multifactorial inheritance) and pathogenesis (endolymphatic malabsorption) of Ménière's disease and its symptoms (mechanical and chemical). *Acta Otolaryngol (Stockh)* 1985;99:445-451.

Parker W. Ménière's disease – etiologic considerations. *Arch Otolaryngol Head Neck Surg* 1995;121:377-382.

Proctor CA, et al. Abnormal Insulin Levels and Vertigo. *Laryngoscope* 1981;91:1657-62.

Pulec JL. Ménière's disease – etiology, natural history, and results of treatment. *Otolaryngol Clin North Am* 1973;6(1):25-39.

Rauch SD, Merchant SN, et al. Ménière's syndrome and endolymphatic hydrops – double-bind temporal bone study. *Ann Otol Rhinol Laryngol* 1989;98:873-883.

Rizvi SS, Gibbin KP. Effect of transverse temporal bone fracture on the fluid compartment of the inner ear. *Ann Otol Rhinol Laryngol* 1979;88:741-748.

Sando I, Egami T. Inner ear hemorrhage and endolymphatic hydrops in a leukemic patient with sudden hearing loss. *Ann Otol Rhinol Laryngol* 1977;86(4 Pt 1):518-524.

Shea JJ, Ge X, Orchik DJ. Traumatic endolymphatic hydrops. *Am J Otol* 1995;16:235-240.

Silverstein H, Smouha E, Jones R. Natural history vs. surgery for Ménière's disease. *Otolaryngol Head Neck Surg* 1989;100(1):6-16.

Sismanis A, Wise CM, Johnson GD. Methotrexate management of immune-mediated cochleovestibular disorders. *Otolaryngol Head Neck Surg* 1997;116(2):146-151.

Stahle J, Friberg U, Svedberg A. Long-term progression of Ménière's disease. *Am J Otol* 1989;10(3):170-73.

Updegraft WR. Vertigo in Diabetic Patients. *Sixth Scientific Meeting Neurootological and Equilibriometric Society.* Turku, Finland. 1979. 14-16p.

Viscomi GJ, Bojrab DI. Use of electrocochleography to monitor antigenic challenge in Ménière's disease. *Otolaryngol Head Neck Surg* 1992;107:733.

Yoon TH, Paparella MM, Schachern PA. Otosclerosis involving the vestibular aqueduct and Ménière's disease. *Otolaryngol Head Neck Surg* 1990;103(1):103-107.

Yoon TJ, Stuart JM, Kang AH, et al. Type II collagen autoimmunity in otosclerosis and Ménière's disease. *Science* 1982;217:1153-1155.

Conduta nos Traumatismos e Fraturas do Osso Temporal

Arnaldo Linden ▪ Celso Dall'Igna ▪ Daniela Pernigotti Dall'Igna

INTRODUÇÃO

Os traumatismos cranianos aumentam em freqüência e gravidade na sociedade moderna. As fraturas do osso temporal (FOT) abrangem aproximadamente 22% de todas as fraturas de crânio (Kelly et al., 1994). Somente a fratura do osso esfenóide é mais freqüente do que a do osso temporal (OT) nos traumatismos cranianos (Moffat et al., 1998). Os adultos jovens são os mais atingidos em uma freqüência maior nos homens do que nas mulheres, na proporção de 3:1. Os acidentes com veículo automotor, principalmente automóveis e motocicletas, são responsáveis por aproximadamente 50% das FOT (Cannon C. R.; Jahrsdoefer R. A., 1983; Ward P. H.,1969). Quedas, acidentes de bicicletas, ferimentos com arma de fogo e agressões físicas são também causas freqüentes. Embora o traumatismo de impacto seja causador da grande maioria dessas fraturas, o traumatismo penetrante contribui com significativa parcela.

O melhor método de tratamento do traumatismo do osso temporal (TOT) é a prevenção. Andar em automóveis com "air bags", usar cintos de segurança, capacetes nas motos e bicicletas, seguir os programas de prevenção de acidentes do trabalho, evitar competições esportivas de risco. Os pacientes com TOT na maioria das vezes são politraumatizados que usualmente requerem atendimento de equipe médica multidisciplinar. O otoneurologista entretanto é o profissional mais qualificado para prestar atendimento ao paciente com TOT. Lesão do nervo facial, perda auditiva, zumbido, vertigem e outras complicações decorrentes de TOT requerem os cuidados especializados do otoneurologista. Recentes avanços no exame por imagem do osso temporal, manuseio do nervo facial, reconstruções otológicas, maior interesse e pesquisa em trauma resultaram em significativa melhora no atendimento ao paciente com TOT.

FISIOPATOLOGIA

O traumatismo do osso temporal pode ser por impacto, causando fratura ou não, ou penetrante. O impacto causa mais de 90% das lesões do osso temporal (Kelly et al., 1994). Mesmo se a força do impacto for insuficiente para causar a fratura, o abalo pode provocar lesões em uma ou mais estruturas da orelha interna, orelha média e nervo facial. Se houver fratura, esta tende a seguir linhas que conectam pontos de fragilidade do osso temporal. Forames e cavidades como os condutos auditivos externo e interno, forame jugular, canal carotídeo, orelha média e tuba auditiva são os pontos frágeis no osso temporal e, portanto, freqüentemente envolvidos. No local da fratura pode haver deslocamento dos fragmentos ósseos causando lesão direta sobre estruturas neurovasculares por compressão, estiramento ou laceração.

Embora raramente, a fratura pode causar grande defeito ósseo no tégmen ou antro, ocasionando aumento local da pressão intracraniana que pode resultar em meningocele, meningoencefalocele e fístula liquórica. A lesão do aqueduto vestibular pela linha de fratura pode resultar em oclusão e hidropisia endolinfática secundária (May, 1994; Moffat et al., 1998).

Pode haver o surgimento de colesteatoma após uma fratura. Ocorre por implantação de pele do conduto auditivo externo ou membrana timpânica na orelha média ou mastóide, ou por falhas ósseas que permitam invaginação dérmica. O colesteatoma traumático freqüentemente é grande e invasivo, visto que ocorre em mastóide bem pneumatizada (Bottrill et al., 1991; Mc Kennan et al., 1992; Moffat et al., 1998).

A perda auditiva que ocorre após um traumatismo por impacto do osso temporal, com ou sem fratura, pode estar relacionada ao hemotímpano, ruptura timpânica, luxação ou disjunção ossicular, principalmente na articulação incudoestapedial, lesão direta na cóclea com laceração do labirinto membranoso ou no complexo vestibulococlear, vasoespasmo, trombose, hemorragia, fístula perilinfática, trauma acústico ou concussão labiríntica (Moffat et al., 1998; Shapiro et al., 1979). Perda auditiva tardia pode estar relacionada a edema, aderências ou hidropisia endolinfática.

O traumatismo no complexo vestibulococlear pode causar zumbido e vertigem ou parcsia. O nervo facial pode sofrer compressão, ruptura, edema, hematoma e conseqüentemente paralisia.

CLASSIFICAÇÃO DAS FRATURAS

Tradicionalmente as fraturas do osso temporal são classificadas em longitudinais, transversais e combinadas ou mistas, conforme a relação da direção do traço da fratura com o grande eixo da pirâmide temporal. Embora esta seja uma maneira didática e simples de classificação, sabe-se que muitas fraturas consideradas típicas apresentam cursos com variadas projeções, freqüentemente não detectadas pelo exame através de imagem. A tomografia computadorizada (TC) é o principal método de diagnóstico nas FOT.

▪ Fraturas longitudinais

Representam mais de 85% das FOT (Lee et al., 1998). As fraturas longitudinais são paralelas ao eixo longo da pirâmide petrosa, propagam-se pela escama temporal e se associam a traços mais longos na base do crânio. Freqüentemente resultam de impactos no processo mastóideo, osso parietal ou escama do temporal. O traço de fratura atinge o conduto auditivo externo, usualmente seguindo a parede póstero-superior, atravessa o anel timpânico às 11 horas à direita e a 1 hora à esquerda (Fig. 72-1), lacera o quadrante superior da membrana timpânica e continua no *tegmen timpani* em direção anterior e medial ao longo da margem anterior da pirâmide (Fig. 72-2). Em regra evita a cápsula da orelha interna, continua em direção ao gânglio geniculado e segue o semicanal do músculo tensor do tímpano ou o canal da carótida para a região do gânglio de Gasser, *forame lacerum* ou rasgado ou outros forames da fossa média (Fig. 72-3).

São comuns nesse tipo de fratura o hemotímpano, a surdez de condução (59-65%), o deslocamento ou fratura de ossículos, otorragia, otorréia ou rinorréia. A paralisia facial ocorre em 10-20% dos casos sendo a lesão nervosa geralmente incompleta. Como são ântero-laterais ao labirinto, não causam surdez neurossensorial. Lacerações durais podem causar extravasamento de líquido cefalorraquidiano (LCR) nas primeiras semanas, com resolução espontânea. Algumas vezes é necessário correção cirúrgica para evitar abscesso intracraniano e meningite. O tipo de fratura longitudinal posterior origina-se no processo mastóideo ou porção posterior da escama. A cadeia ossicular e o joelho anterior do nervo facial costumam estar envolvidos (Fig. 72-4). O tipo anterior da parte da porção anterior da escama atinge o *tegmen timpani*, joelho anterior do nervo facial e termina no ápice do rochedo. As fraturas longitudinais são tipicamente extralabirínticas com raro envolvimento da cápsula ótica. Às vezes o canal da carótida pode ser envolvido resultando em oclusão, dissecção ou pseudo-aneurisma. Nestas fraturas existe o risco do desenvolvimento do colesteatoma secundário devido à migração epitelial para o interior da orelha média através da fratura.

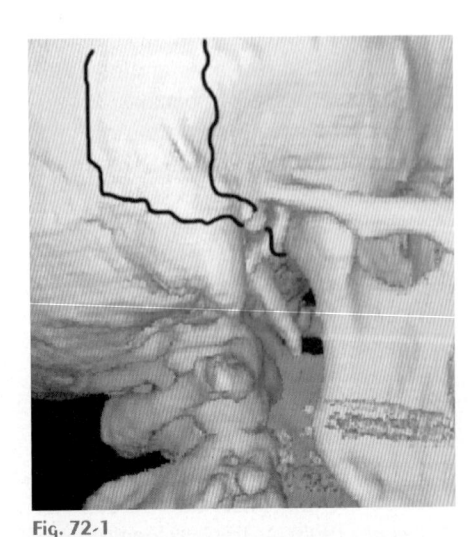

Fraturas transversais

Por definição, as fraturas transversais são perpendiculares ao longo eixo da pirâmide petrosa, sendo sua freqüência 7 a 10 vezes menor do que as longitudinais (Hasso *et al.*, 1988). Os componentes transversos das fraturas temporais são geralmente originados de trauma envolvendo o occipital. O traço de fratura se inicia junto ao forame jugular ou forame magno estendendo-se para a fossa média; no rochedo a fratura se inicia no aqueduto vestibular na maioria das vezes.

As fraturas transversais dividem-se em mediais e laterais em relação à eminência arquata. As laterais envolvem o labirinto causando surdez neurossensorial (Fig. 72-5). Cursam pelo vestíbulo, espira basal e promontório da cóclea e canal semicircu-

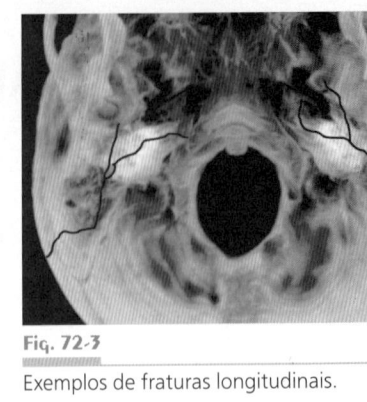

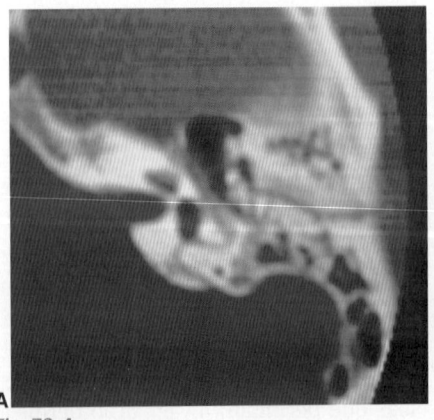

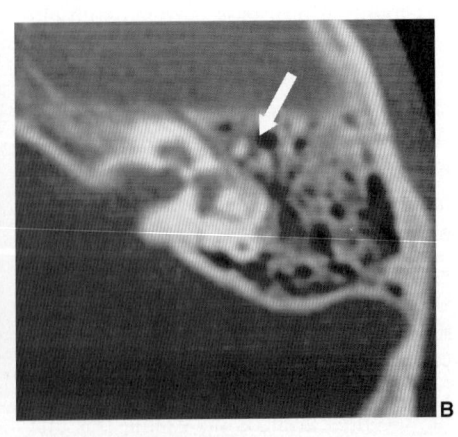

Fig. 72-3
Exemplos de fraturas longitudinais.

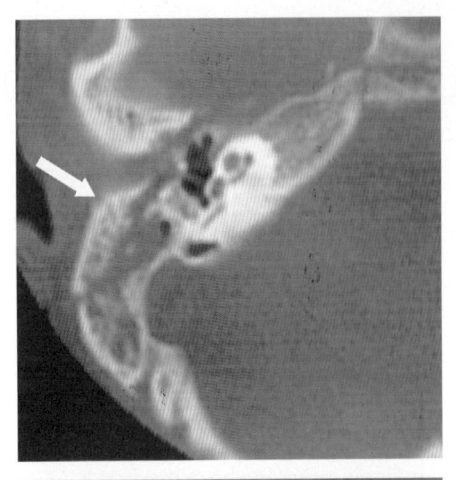

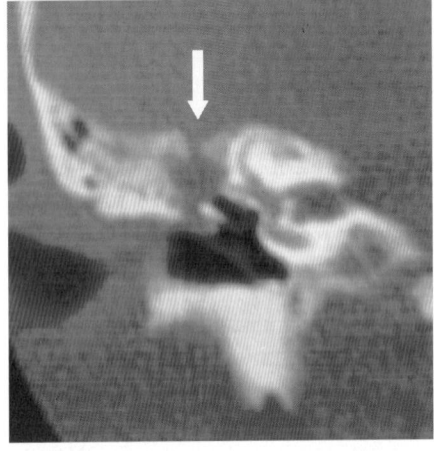

Fig. 72-2
Exemplos de fraturas longitudinais, comprometendo o tégmen.

Fig. 72-1
Início da fratura longitudinal envolvendo a escama do temporal e o conduto auditivo externo.

Fig. 72-4
(A) Fratura longitudinal sem comprometimento ossicular. (B) Fratura com luxação incudomaleolar.

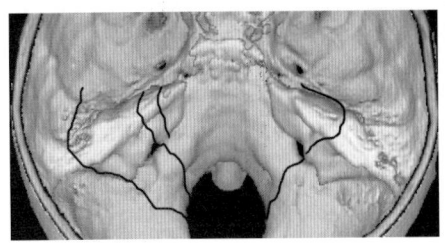

Fig. 72-5
Curso e direção das fraturas transversas envolvendo a pirâmide petrosa.

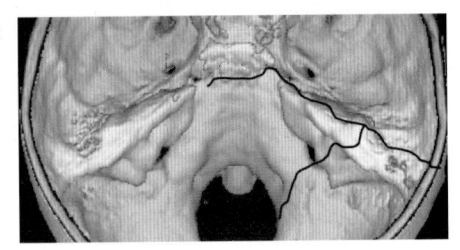

Fig. 72-6
Fratura mista da pirâmide petrosa.

lar lateral. Ocasionalmente causam fístula perilinfática. A vertigem pós-traumática associada à surdez neurossensorial flutuante pode ser causada por uma fístula perilinfática que se origina em lacerações da membrana da janela redonda ou em ligamentos da platina do estribo. Em geral essas ocorrências passam desapercebidas na tomografia computadorizada (TC) e ressonância magnética (RM). Com o passar do tempo, modificações inflamatórias podem resultar em impregnação intralabiríntica por gadolínio, demonstradas com imagens ponderadas em T1 por RM. Portanto impregnação por gadolínio no interior da cóclea ou vestíbulo pode ser um indicador de fístula perilinfática.

O hemotímpano é freqüente nas fraturas transversas, e pneumolabirinto pode ocorrer se houver comprometimento do labirinto. A perda auditiva geralmente é neurossensorial, de grau severo a profundo. Fazem parte do quadro a paralisia facial, vertigem e nistagmo espontâneo. A paralisia facial ocorre em 30-50% das fraturas transversas (Fisch et al., 1974). Eventualmente o canal carotídeo é lesado. Dependendo da zona da fratura os nervos cranianos VII-X, a veia jugular e o seio sigmóide podem ser comprometidos.

As fraturas mediais seccionam o conduto auditivo interno ao nível do fundo podendo causar surdez neurossensorial, situando-se ântero-medialmente a cápsula ótica.

Fraturas mistas

As fraturas mistas do OT apresentam características morfológicas e, conseqüentemente clínicas, das fraturas longitudinais e transversas (Fig. 72-6). Sempre foram consideradas uma porcentagem pequena de fraturas do OT. Com a tomografia de alta resolução tem-se comprovado uma freqüência maior de fraturas mistas, que ocorrem principalmente nos traumatismos penetrantes. São tipos de fratura que resultam, em geral, numa maior complexidade das manifestações clínicas e, conseqüentemente, causando maiores dificuldades para o entendimento e manejo das patologias resultantes.

Traumatismo penetrante

O traumatismo penetrante do osso temporal difere significativamente do traumatismo de impacto quanto ao tipo de lesões e complicações. Quase que exclusivamente, são os ferimentos causados por projétil de arma de fogo. As fraturas são do tipo misto na grande maioria das vezes. Os danos resultantes dos traumatismos penetrantes diferem significativamente daqueles causados pelos traumatismos por impacto. A gravidade das lesões intracranianas, vascular, otológica e do nervo facial aumenta consideravelmente nos traumatismos penetrantes.

Traumatismo do osso temporal em crianças

Traumatismos e fraturas de OT em crianças não são ocorrências comuns, embora não sejam raras. Nove por cento de 20% de todas as FOT ocorrem em pacientes com menos de 18 anos de idade, com predominância masculina de 2:1 (Cannon et al., 1983; Sinha et al., 1994). Lee et al. (2000) revisaram 72 crianças com 79 fraturas, 47 meninos e 25 meninas, com idade entre 6 meses e 12 anos. As causas mais comuns foram com veículos automotores (47%), quedas (40%), acidentes com bicicletas (8%) e pancadas na cabeça (7%). Os sinais e sintomas mais comuns foram perda auditiva (82%), hemotímpano (81%), perda de consciência (63%), lesões intracranianas (58%), otorragia (58%), fraturas das extremidades (8%) e paresia facial (3%). Quarenta e dois dos pacientes com otorréia tinham possivelmente, também, fístula liquórica. Nenhum teve otorréia prolongada ou meningite. A perda auditiva em crianças é essencialmente de condução, e a incidência de paralisia facial é bem menor do que no adulto.

Os pacientes pediátricos requerem uma avaliação otoneurológica completa, diagnóstico por imagem, manuseio das fraturas e possíveis indicações cirúrgicas.

AVALIAÇÃO DO PACIENTE COM TRAUMATISMO DE OSSO TEMPORAL

A primeira avaliação do paciente com traumatismo craniano é de caráter emergencial, com a finalidade de excluir uma lesão traumática que possa ocasionar risco de vida. A prioridade é restabelecer a via aérea, normalizar a respiração e circulação, controlar a hemorragia e restaurar o volume intravascular. Nesta avaliação inicial precisam ser excluídas lesões graves de natureza neurológica, neurovascular e medular cervical. Os exames de imagem normalmente solicitados são radiografia de tórax, coluna cervical, TC e/ou RM do crânio e região cervical, conforme as necessidades diagnósticas. A avaliação otoneurológica inicia com a história e exame físico. Na história existem elementos-chave a serem esclarecidos como tipo e mecanismo do traumatismo, parte da cabeça atingida, estado do nível de consciência. Em caso de paralisia facial é de suma importância estabelecer se o surgimento da paralisia foi imediata ou posterior ao traumatismo, dado de extrema importância na conduta e no prognóstico da paralisia facial traumática. Indagações devem ser feitas sobre a audição, zumbido, vertigem, rouquidão, diplopia, entorpecimento e sintomas ou sinais de doença neurológica preexistente. Mesmo se o paciente estiver inconsciente todo esforço deve ser feito no sentido de obter uma história, a mais completa possível, com familiares, testemunhas, pessoal médico da emergência e policiais.

O exame físico compreende exame completo de cabeça e pescoço. Particular atenção deve ser dada ao conduto auditivo externo, membrana timpânica, processo mastóideo, presença de nistagmo ou desvio conjugado dos olhos, função do nervo facial e exame completo dos 12 pares cranianos. Otorragia e ruptura de membrana timpânica são sinais comuns de fratura do osso temporal. A presença

Quadro 72-1 Fraturas do osso temporal

	Transversa	Longitudinal	Estudo com TC
Impacto	10-30% Frontal ou occipital	70-90% Temporoparietal	Vista axial é a melhor para determinar o tipo de fratura (long., transv., mista)
	Perpendicular ao longo eixo	Paralela ao longo eixo	
	Labirinto freqüentemente envolvido (vertigem e surdez neurossensorial)	Labirinto usualmente poupado	
	Membrana timpânica usualmente poupada	Membrana timpânica usualmente envolvida	
	Paralisia facial (40-50%) imediata e completa	Paralisia facial (10-20%) tardia e incompleta	Necessárias projeções axiais e coronais + reconstruções sagitais
	Ossículos freqüentemente poupados (sem surdez de condução)	Ossículos comumente envolvidos (surdez de condução)	Projeções axiais melhores para maleoincudal, incudo e estapediovestibular. Axial + coronal para deslocamento da bigorna

de hemotímpano também pode indicar fratura. Sangue coagulado no conduto auditivo externo deve ser assepticamente removido para facilitar o exame e verificar se existe fístula liquórica. O conduto auditivo externo não deve ser tamponado exceto se, numa situação extremamente rara, a hemorragia possa causar risco de vida. A ruptura das veias emissárias do processo mastóideo pode causar equimose (sinal de Battle). O teste de audição deve ser feito em cada orelha usando viva voz ou diapasão. Uma verificação imediata do nervo facial é fundamental. Se o paciente estiver lúcido, determina-se o grau de paralisia facial solicitando-se que realize movimentos voluntários, se estiver comatoso a função nervosa pode ser verificada por movimentos da face (contrações musculares) em resposta a um estímulo doloroso. Exames auxiliares incluindo audiogramas e TC de alta resolução completam a avaliação otoneurológica. RM pode ser usada em casos suspeitos de fístula liquórica, encefalocele e localização de lesão do nervo facial.

MÉTODOS DE IMAGEM DO OSSO TEMPORAL

Radiografias convencionais demonstram apenas a minoria das fraturas do osso temporal. Planigrafia aumenta a sensibilidade, mas é um procedimento difícil em pacientes traumatizados. A tomografia computadorizada (TC), sobretudo de alta resolução e com reconstruções multiplanares, é o método de escolha.

Atualmente a investigação das conseqüências do trauma craniano, sobretudo no osso temporal (22% das fraturas do crânio envolvem o OT), é feita pela TC e ressonância magnética (RM) (Quadro 72-1).

Indicações para uso de TC e RM

A concussão do labirinto, causando perda auditiva neurossensorial, não produz alteração tomográfica. Neste caso a RM pode mostrar hemorragia labiríntica e fibrose em imagens T1 sem gadolínio e com Eco de gradiente respectivamente. Na otorréia liquórica deve ser vasculhada, com TC, toda a borda superior do temporal, sobretudo o *tegmen timpani*. RM pode auxiliar a diferenciar encefalocele de outros tecidos ou líquidos próximos ao defeito do tégmen. Algumas vezes é necessário cisternotomografia com injeção de contraste tecal na pesquisa de fístula liquórica. As fraturas longitudinais são identificadas com dificuldade pela RM a menos que o defeito esteja cheio com sangue ou liquor. A impregnação dural pelo gadolínio adjacente ao local da fratura não é incomum e pode ocorrer mesmo na ausência de fratura visível na tomografia; são as microfraturas do OT e microlacerações da dura-máter.

A RM tem sua principal indicação na paralisia facial para localizar a lesão no nervo, no diagnóstico da fístula liquórica e encefalocele (Fig. 72-7).

COMPLICAÇÕES DOS TRAUMATISMOS DO OSSO TEMPORAL

Lesão do nervo facial

A paralisia facial é um tópico para muitas discussões. Artigos sobre o assunto são publicados a todo momento em várias revistas médicas do mundo inteiro. A

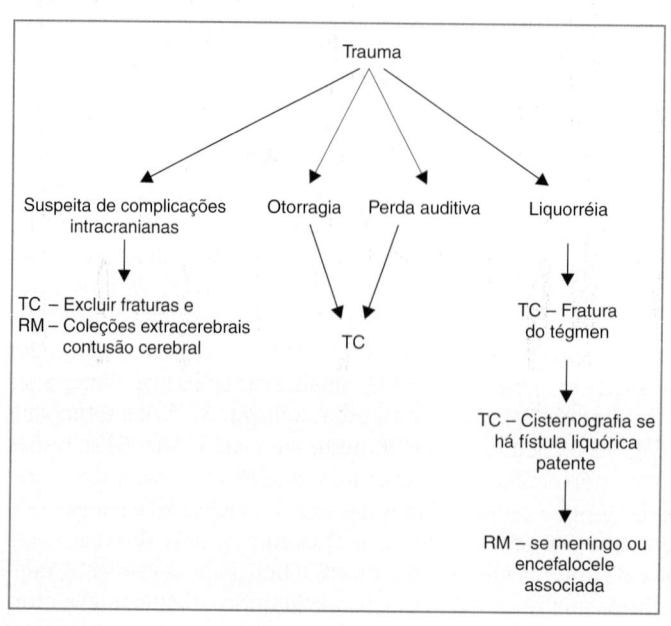

Fig. 72-7 Algoritmo para estudo do traumatismo do osso temporal.

maioria das controvérsias está centralizada na cirurgia da paralisia do nervo facial. Manuseio imediato e tardio da paralisia, testes de prognóstico, tempo para intervir cirurgicamente, acesso cirúrgico mais apropriado ao segmento lesado e resultados das intervenções cirúrgicas são questões que provocam muitas controvérsias. A finalidade desta secção é apresentar relatos de casos de cirurgiões que tiveram bastante experiência com paralisia facial traumática. Na apresentação do assunto estaremos nos referindo à paralisia facial completa. Na paralisia incompleta quase sempre existe uma recuperação espontânea do nervo.

Patologia da paralisia facial traumática

Maior ocorrência e gravidade das paralisias estão muito relacionadas ao tipo de fratura (Kelly et al., 1994). Nas fraturas que poupam a cápsula labiríntica, e que constituem a grande maioria, ocorrem paralisias faciais em 10 a 18% dos casos. O local mais comum de lesão do nervo é a região do gânglio geniculado, particularmente no segmento labiríntico distal com um comprometimento de 80 a 93% (Brodie et al., 1997; Coker et al., 1987; Fisch et al., 1974). O seguinte local mais comum de lesão é o segmento imediatamente distal à eminência piramidal. As lesões patológicas específicas encontradas foram os edemas e/ou hemorragias, amassamento por espículas ósseas e secção total do nervo.

As fraturas que danificam a cápsula labiríntica causam paralisia facial em 38 a 50% dos casos (Chang et al., 1999). Pelo fato de essas fraturas serem causadas por uma força bem maior as lesões do nervo facial costumam ser bem mais severas do que nas fraturas que mantêm o labirinto íntegro.

As lesões mais graves do OT são causadas pelos projéteis com arma de fogo. Paralisia facial ocorre em 45 a 50% dos pacientes (Chang et al., 1999). Os projéteis em geral penetram no OT pela face lateral ou inferior. Segundo Coker et al. (1987) os segmentos do nervo facial mais freqüentemente lesados são o extratemporal, no forame estilomastóideo e mastóideo vertical.

Critérios de seleção para intervenção cirúrgica

A intervenção cirúrgica na paralisia facial traumática gera muita discussão. O tempo de surgimento da paralisia, testes elétricos, tomografia computadorizada e ressonância magnética são todos critérios de suma importância utilizados na indicação cirúrgica.

Surgimento imediato ou tardio da paralisia

É sabido que a paralisia com surgimento imediato ao traumatismo tem um prognóstico muito pior do que aquela com surgimento tardio. A paralisia imediata é atribuída a uma secção do nervo ou outro traumatismo de natureza severa e que paralisia tardia é causada por edema do nervo e, conseqüentemente, de melhor prognóstico. Alguns autores indicam exploração cirúrgica de rotina nas paralisias de surgimento imediato (Hough et al., 1991). Há grande dificuldade em determinar se a paralisia foi imediata ou tardia nos pacientes em coma ou inconscientes. Vários casos de pacientes inconscientes, com presumível aparecimento tardio da paralisia, apresentam secção do nervo na exploração cirúrgica. Embora a paralisia de aparecimento imediato sugira uma lesão grave do nervo facial, como achado isolado não deve ser indicação absoluta de intervenção cirúrgica.

Testes topográficos

Os testes topográficos do nervo facial têm a finalidade de localizar a lesão. São conhecidos o teste da lágrima ou de Schirmer, o fluxo salivar da glândula submandibular, o reflexo estapedial e a eletrogustatometria. Os teste topográficos são raramente usados no manuseio atual da paralisia facial. Foram substituídos pelo teste elétrico e pelos exames de imagem de alta resolução; esses exames fornecem melhores elementos sobre o prognóstico na recuperação e localização da lesão.

Testes elétricos

Os testes elétricos do nervo facial são amplamente utilizados para determinar prognósticos de recuperação do nervo paralisado. Esta secção aborda o resultado dos testes elétricos utilizados na exploração cirúrgica da paralisia facial traumática. Os testes mais comumente usados são a eletroneurografia (ENoG) e a eletroneuromiografia máxima (MST) com o nervo estimulador de Hilger. A ENoG oferece uma significativa vantagem sobre o teste da estimulação máxima porque proporciona uma análise quantitativa das fibras degeneradas (Fisch et al., 1980). O estímulo ao nervo é dado através de um eletrodo colocado na pele no forame estilomastóideo. A captação e registro do estímulo é feita através de um eletrodo colocado no sulco nasolabial, comparando-se as amplitudes do lado normal com as do lado paralisado. A diminuição da amplitude no lado paralisado é diretamente proporcional à porcentagem de degeneração e desnervação. Após uma lesão no nervo, a degeneração walleriana se inicia nas primeiras 24 horas e se completa ao fim de 3 a 5 dias. O primeiro teste elétrico portanto deve ser feito em torno de uma semana e repetido de 2 em 2 dias. Se dentro de 14 dias, a contar do momento da paralisia, houver ausência de resposta ao teste elétrico, estamos diante de um importante critério indicativo de exploração cirúrgica. Segundo Fisch (1980), a degeneração máxima ocorre dentro de 14 dias na maioria dos casos de paralisia facial. Fisch (1984) constatou uma má recuperação em 70% de pacientes que apresentavam uma degeneração superior a 90% dentro do período de 3 semanas. Em geral existe uma boa recuperação quando a degeneração do nervo não ultrapassa 90%. Baseados nesses elementos, muitos profissionais usam o limite de 90% de degeneração para indicar a cirurgia. Outros autores como Sinha et al. (1986) acham que o critério de indicação cirúrgica baseado no teste elétrico deveria ser mais conservador, estabelecendo-o em 100% de degeneração, ou seja, ausência de resposta. Mc Kennan et al. (2000) põem em dúvidas a indicação cirúrgica para os casos de surgimento imediato da paralisia e com ausência de resposta ao teste elétrico; segundo esses autores o tema é controverso e necessita maior pesquisa clínica para assegurar-se de sua efetividade.

É de importância básica entender que 100% de degeneração, ou completa desnervação, não significa com certeza mau prognóstico no retorno da função do nervo. Se houver lesão dos axônios, com preservação das bainhas envoltórias, os endoneuros, condição denominada axonotmese, o prognóstico é bom. Se os axônios ou fibras nervosas e os endoneuros sofrerem rupturas, condição denominada neurotmese, o prognóstico é mau. Não existe teste elétrico capaz de nos informar se estamos em presença de axonotmese ou neurotmese. Diante dessas condições, a cirurgia será realizada desnecessariamente em aproximadamente 50% dos casos (Fisch et al., 1980).

Avaliação por métodos de imagens

O local e a causa da compressão do nervo facial em trauma do osso temporal têm sido objetos de estudo (Fisch et al., 1974; Linden et al., 2000). A TC é o melhor método para localizar a lesão do nervo facial, permitindo projetar a abordagem para a exploração cirúrgica.

Em casos de paralisia facial a TC pode demonstrar fragmentos ósseos e expansões localizadas no nervo (hematomas e edema), embora esta não seja tarefa simples. Com RM o hematoma junto ao nervo facial pode ser visto como zona de sinal alto em T1, e a região lesada do nervo pode aparecer como espessamento focal com impregnação pelo gadolínio. Assim, nas paralisias faciais traumáticas em que se cogita exploração cirúrgica, a RM é um método promissor não se desprezando a TC devido à sua capacidade de demonstrar pequenos fragmentos ósseos.

Indicação cirúrgica na paralisia facial traumática

Segundo May (1995) as indicações absolutas para a exploração cirúrgica do nervo facial paralisado após traumatismo do osso temporal abrangem os seguintes critérios: a) aparecimento imediato da paralisia após o traumatismo; b) ausência de resposta ao teste elétrico realizado dentro de 3 a 5 dias; c) interrupção ou degrau no trajeto do nervo facial através do osso temporal constatado pela TC de alta resolução; d) a cirurgia está indicada se, após 6 meses, não houve sinal de recuperação do nervo, nos casos em que ficou a dúvida quanto ao surgimento da paralisia, se foi imediata ou tardia, e nos casos em que o teste elétrico não foi realizado nas três primeiras semanas. Naqueles pacientes cuja paralisia surgiu tardiamente e que tiveram resposta favorável ao teste elétrico, mas não tiveram sinal de recuperação após 8 meses, a exploração cirúrgica está indicada.

Manuseio cirúrgico da paralisia facial traumática

A maioria das lesões do nervo facial ocorrem no segmento do gânglio geniculado. O acesso cirúrgico aos segmentos labiríntico e meatal será por via translabiríntica, em caso de cofose, ou por uma craniotomia via fossa média se houver audição. Os segmentos horizontal e vertical são abordados pela via transmastóidea. A cirurgia, quando indicada, deve ser feita o mais cedo possível. Se as condições do paciente permitirem deve ser realizada dentro das duas primeiras semanas.

Nem sempre a TC indica o local da lesão do nervo ou se tem mais de uma lesão (Chang et al., 1999). É um assunto muito polêmico a indicação da descompressão total do nervo nestes casos, considerando que o surgimento da paralisia foi imediato e que não houve resposta ao teste elétrico. Quando houver secção ou laceração do nervo é necessário fazer uma anastomose direta ou usar enxerto de nervo. A tentativa primeira deve ser anastomose direta ao invés da interposição de enxerto. Com freqüência torna-se necessário alterar o trajeto do nervo ("rerouting") para que a anastomose possa ser realizada. Os enxertos de nervo são realizados com o grande nervo auricular ou com o sural e são necessárias, quase somente, nas lesões severas como aquelas causadas pelos projéteis com arma de fogo. Numerosos estudos clínicos de anastomoses ou emprego de enxertos em traumatismos penetrantes, não penetrantes e lesões iatrogênicas mostraram que não houve caso de recuperação excelente, ou seja, grau I ou II da classificação de House-Brackmann (Chang et al., 1999). A maioria, 82%, teve recuperação grau III ou IV, enquanto somente 18% tiveram recuperação grau V ou VI.

FÍSTULA LIQUÓRICA E MENINGITE

A fístula liquórica é uma complicação comum nas FOT. Vários relatos apontam uma incidência de 11 a 27% (Brawley et al., 1967; Brodie et al., 1997; Cannon et al., 1983; Linden et al., 2000). A verdadeira incidência da fístula liquórica após traumatismo craniano é desconhecida por causa das resoluções espontâneas antes da identificação e drenagens intermitentes para a tuba auditiva e nasofaringe (Linden et al., 2000). O diagnóstico de fístula liquórica é baseado na história de traumatismo craniano, no exame físico e no achado de liquor, muitas vezes presente nas secreções serossanguinolentas da orelha ou nariz. O sinal do halo ou duplo anel que resulta quando o liquor se separa do soro é altamente sugestivo, mas não patognomônico da presença de liquor. O teste bioquímico para verificar o conteúdo de glicose na secreção não merece confiança; apresenta falsos-positivos de 45 a 75% dos casos (Linden et al., 2000). Os testes com fita de glicose oxidase também têm demonstrado não serem confiáveis e, portanto, não devem ser usados. A análise da beta-2 transferrina é o exame bioquímico de escolha para determinar a presença de liquor nas secreções. A beta-2-transferrina é uma proteína encontrada no líquido cefalorraquidiano e perilinfa, estando ausente no sangue, outros fluidos ou secreções. Sua presença nas secreções do nariz ou orelha média indica a existência de fístula liquórica. Sua análise é baseada na eletroforese seguida de imunofixação e coloração pela prata. Ainda como outras vantagens, a amostra da secreção para análise pode ser pequena (< 1,0 ml), dispensa refrigeração ou transporte especial (Linden et al., 2000; Mc Kennam et al., 1989).

A grande maioria das fístulas liquóricas fecha espontaneamente em poucos dias. O tratamento conservador consiste em repouso absoluto no leito com cabeceira elevada no mínimo 30 graus, restrição de líquidos, evitar esforço, tossir ou assoar o nariz. Se a fístula persistir por mais de uma semana, então uma punção lombar subaracnóidea com drenagem contínua está indicada. A intervenção cirúrgica para fechamento da fístula raramente é necessária. Nas fraturas do OT sem ruptura da cápsula labiríntica, as fístulas provêm da fossa média. Uma craniotomia extradural via fossa media com reparo da dura usando fáscia lata é a via de acesso de escolha para fechamento cirúrgico da fístula. Nas fraturas com laceração da cápsula labiríntica as fístulas provêm do labirinto. Nestes casos está indicada uma labirintectomia com obliteração da mastóide para fechamento da fístula.

Pode ocorrer o surgimento de meningite tardia mesmo passados alguns anos após a fratura do osso temporal. Estudos histológicos revelaram que a causa está na cicatrização incompleta das fraturas labirínticas com possível invasão da mucosa respiratória, instalando-se portanto uma fístula microscópica (Zlab et al., 1991). O diagnóstico de uma fístula liquórica é feito com TC de alta resolução (Fig. 72-14), TC com contraste intratecal e/ou injeção intratecal de material radioativo (cintilografia). Se a fratura labiríntica for a causa de meningite recorrente, o tratamento cirúrgico consiste numa labirintectomia com obliteração dos espaços pneumatizados e obliteração da tuba auditiva.

COLESTEATOMA

Colesteatoma após traumatismo do osso temporal é uma complicação que ocorre por implantação de epitélio escamoso na mastóide ou na orelha média, seguindo a linha de fratura. Este epitélio migratório pode ser oriundo do conduto auditivo externo ou da membrana timpânica rompida, como ocorre nas fraturas do osso temporal em que o traço compromete o conduto auditivo externo e a orelha média. O colesteatoma pode surgir antes da formação do calo ósseo, mas geralmente é uma complicação tardia.

Os ferimentos penetrantes são os que mais freqüentemente causam o surgimento de colesteatoma. As lesões por projéteis com arma de fogo na orelha associadas à fratura do osso temporal são uma maneira propícia para a implantação de nichos epiteliais com consequente aparecimento do colesteatoma. Cerca de 20% dos disparos que atingem a cabeça comprometem o osso temporal; destes, 86% causam lesão de orelha média, 56% lesam outros nervos cranianos além do facial e 50% causam fraturas do conduto auditivo externo com descontinuidade (Backous et al., 1996).

Em geral o colesteatoma é uma manifestação tardia das FOT. Os sintomas e sinais podem tornar-se evidentes anos após a ocorrência do traumatismo, fazendo com que o seguimento destes pacientes seja feito por um longo período de tempo. A manifestação clínica é geralmente atípica, sendo encontrado com freqüência atrás de membranas timpânicas cicatrizadas. A TC é o exame por imagem de escolha para o diagnóstico. Como ocorre em ossos bem pneumatizados a sua cura exige mastoidectomias amplas. A presença de aderências de dura nos traços de fratura pode ocasionar rupturas e fístulas liquóricas durante a cirurgia de retirada do colesteatoma.

PERDA AUDITIVA

Após traumatismo do OT pode haver perda auditiva por lesão em qualquer parte do sistema acústico. A hipoacusia pode ser neurossensorial, condutiva ou mista e a avaliação dos limiares auditivos deve ser realizada o mais cedo possível. Um exame com o uso de microscópio é importante para a detecção de lesões do conduto auditivo externo, membrana timpânica e do hemotímpano. A presença de surdez severa ou profunda associada a sintomas vestibulares favorecem a suspeita clínica de lesão neurossensorial, presente principalmente nas fraturas transversas do OT, de recuperação clínica mais difícil. Já as fraturas longitudinais produzem mais perdas do tipo condutivo, com recuperação favorável em 80% dos casos, mesmo sem tratamento cirúrgico. Nos restantes, que apresentam seqüelas, o tratamento cirúrgico deve ser realizado 3 a 6 meses após o trauma (Kelly et al., 1994).

Surdez condutiva

Algum grau de perda auditiva quase sempre está presente após um trauma importante do temporal, causados por sangue ou coágulos na orelha média e conduto auditivo, perfuração da membrana timpânica, ou lesões ossiculares que ocorrem em cerca de 50% FOT (Hasso et al., 1988), a maioria nas fraturas longitudinais. O martelo e o estribo são fortemente ancorados às estruturas vizinhas por ligamentos, sendo muito menos suscetíveis a deslocamentos do que a bigorna (Tos et al., 1973). O hemotímpano será reabsorvido em algumas semanas, e as perfurações traumáticas do tímpano cicatrizarão completamente, na sua maioria, se não houver infecção secundária. Devem ser recomendadas medidas que previnam a entrada de água no meato durante o período de cicatrização.

Se a surdez condutiva persistir 3 a 6 meses, podemos suspeitar de perfuração timpânica, disjunção da cadeia ossicular, coágulos, aderências, colesteatoma, liquor ou tecido cerebral na orelha média (Schuknecht et al., 1976). A avaliação otoscópica e a TC de alta resolução fazem parte da avaliação pré-operatória desses pacientes.

Perfuração timpânica

As lesões traumáticas restritas na membrana são provavelmente as mais freqüentes. São causadas geralmente pela introdução de objetos no conduto. Trauma por modificação de pressão, como explosões, tapas, beijos e boladas próximos à orelha externa também são causas de perfuração timpânica. O prognóstico é favorável e a cicatrização completa na maioria dos casos em que não há infecção secundária, podendo-se usar gotas otológicas com antibióticos para sua prevenção. Se a perfuração persiste após 2 ou 3 meses, está indicada a correção através de miringoplastia.

Fixação ossicular

Quando temos um traço de fratura que compromete o epitímpano a cadeia ossicular pode estar intacta, mas com sua mobilidade comprometida. Fibrose póstraumática, timpanosclerose, espículas ósseas, afundamento do teto do epitímpano e hérnia cerebral estão entre as causas de fixação da cadeia ossicular. A correção cirúrgica desses defeitos deve ser individualizada para cada patologia, geralmente necessitando acesso pela orelha média e mastóide, e excepcionalmente pela fossa média. Aderências por fibrose ou tecido de granulação na orelha média são de mais fácil correção. Ocorrem após hemotímpano por reabsorção parcial ou incompleta dos coágulos. Comprometem o estribo e o processo longo da bigorna, podendo também obstruir a ventilação para o epitímpano e mastóide. Os resultados pós-operatórios em geral são satisfatórios.

Disjunção incudoestapedial

É certamente a lesão ossicular mais comum. Quando a orelha média sofre um traumatismo importante a bigorna e o estribo rotam em seu maior eixo. Como o processo longo da bigorna e o estribo têm eixos perpendiculares é produzida uma força na articulação incudoestapedial, com o conseqüente deslocamento. No exame por imagem o deslocamento incudoestapedial é mais bem identificado em cortes axiais de TC. A contração do músculo do estribo também pode colaborar para esse deslocamento. A articulação incudomaleolar é mais resistente ao traumatismo por ter uma superfície de contato maior e o ângulo de torção dos dois ossículos ser menor.

A correção cirúrgica vai depender do grau da lesão. Para uma disjunção simples um realinhamento anatômico pode ser suficiente. Quando há fratura do ramo longo da bigorna ela pode ser reposicionada após esculpida ou utilizar uma prótese de reconstituição ossicular parcial (Lyos et al., 1995).

Deslocamento da bigorna

Ocorre pelo mesmo mecanismo anterior, devido a forças de maior intensidade, com ruptura de todas as articulações e ligamentos da bigorna. A localização do ossículo após o trauma pode ser das mais variadas. Pode estar subluxada para a orelha média, rotada para o epitímpano, deslocada para o traço de fratura, extraída para o conduto auditivo externo ou totalmente desaparecida.

Várias opções cirúrgicas para a reconstrução estão disponíveis. Pode ser feito o reposicionamento da bigorna adequadamente esculpida ou serem utilizados outros materiais orgânicos (auto-enxertos ou hemoenxertos), sintéticos (plastipore, hidroxiapatita, titânio) e, mistos ou combinados (Lyos et al., 1995).

Fratura do estribo

Se a torção da bigorna não for suficiente para romper a articulação incudoestapedial ela pode fraturar as cruras do estribo. O local mais frágil é próximo à platina, e a força é análoga à realizada para a fratura da supra-estrutura durante a estapedectomia. Se a platina estiver móvel, está indicado usar uma prótese ou um ossículo de reconstituição total da cadeia ossicular. Havendo fixação da platina deve ser realizada estapedectomia e a prótese fixada à bigorna ou, na ausência desta, diretamente ao cabo do martelo.

Lesões do martelo

É a menos freqüente devido às relações anatômicas do martelo, aderido à membrana timpânica, ligado à bigorna, músculo tensor do tímpano e ligamentos epitimpânicos. Somente forças de grande intensidade irão causar fratura ou deslocamento do martelo, com lesão concomitante dos demais ossículos. Nestes casos são necessárias as reconstruções totais da cadeia ossicular com bigorna reposicionada ou prótese de reconstituição ossicular total. Os ganhos auditivos nas reconstruções ossiculares totais costumam ser menores que aos ganhos das reconstruções parciais. Se a supra-estrutura do estribo estiver intacta podem ser usados, nas reconstruções, bigorna reposicionada e esculpida, fragmento ósseo esculpido, discos de cartilagem ou prótese de reconstituição ossicular parcial (Prot), diretamente à membrana timpânica (Lyos et al., 1995).

O uso de cola de fibrina nas reconstruções ossiculares diminui a possibilidade de deslocamento das estruturas interpostas.

Surdez neurossensorial

A orelha interna pode ser lesada por contusão ou fratura direta em traumatismos severos do OT. Ocorrem por cinco mecanismos diversos: 1) ruptura do labirinto membranoso conseqüente à fratura da capsula ótica; 2) contusão sem evidência de fratura; 3) explosão com perda auditiva induzida pelo ruído; 4) fístula labiríntica e 5) lesão das vias auditivas centrais.

A fratura da cápsula ótica resulta em perda súbita e total da audição. Ocorre na maioria das vezes entre o vestíbulo e a espira basal da cóclea. A grande dificuldade que tem o otologista é de diferenciar se a perda é realmente devido à fratura ou à comoção labiríntica. Neste último caso teremos as duas orelhas comprometidas. A evolução da surdez é desfavorável, com pouca esperança de recuperação.

Muitas vezes evidenciamos pacientes, após o trauma, com perdas auditivas semelhantes às induzidas pelo ruído, centradas na freqüência de 4 kHz (Shapiro et al., 1994). Após duas semanas de evolução já podemos notar melhora nos limiares, e o prognóstico é favorável. Estudos experimentais e histológicos concluem que a lesão coclear por comoção é virtualmente idêntica ao trauma induzido pelo ruído.

Ao contrário das perdas do sistema auditivo periférico, as lesões centrais não são muito bem entendidas. O trauma craniano pode causar edema, hemorragia ou contusão do tronco cerebral e cerebelo, atingindo conseqüentemente as vias e os núcleos auditivos. Infelizmente muitos pacientes com lesões desta importância têm sobrevida curta devido a outras seqüelas. Clinicamente a hipoacusia central deve existir, mas seu diagnóstico é impreciso e sua incidência desconhecida. É certamente menos freqüente que as perdas periféricas e deve ser suspeitada quando é atípica ou progressiva. A RM pode ser útil para avaliar as lesões estruturais.

VERTIGEM

A maioria dos pacientes com traumatismo de crânio é acometida por um distúrbio do equilíbrio que se manifesta, na maioria das vezes, como uma tontura inespecífica. Outros sintomas costumam estar presentes como cefaléia, fadiga e dificuldade de concentração. Estes sintomas, causados por um insulto global ao SNC, podem persistir durante meses, inabilitando o paciente no exercício de suas atividades em maior ou menor grau. Após excluir lesão otoneurológica de maior gravidade o tratamento deve ser conservador e consiste do uso de analgésicos, retorno gradativo à atividade física e assegurar ao paciente a ausência de lesão permanente.

A vertigem verdadeira ou tontura rotatória, após traumatismo do osso temporal, é causada por um insulto ao sistema vestibular. O paciente deve ser submetido a um completo exame otoneurológico. A eletronistagmografia (ENG) é útil para quantificar o déficit vestibular e proporcionar subsídios se a vertigem é de causa periférica ou central. A TC e RM muitas vezes são importantes métodos de diagnóstico.

A vertigem pós-traumática mais freqüente é a que resulta de um dano no labirinto membranoso. Os pacientes queixam-se de vertigem típica com movimentos rápidos da cabeça. A TC revela uma cápsula labiríntica intacta. A ENG freqüentemente é normal. Esta é uma vertigem que tende a desaparecer espontaneamente em um curto período de tempo.

Um impacto violento sobre o labirinto vestibular que provoque ruptura da cápsula labiríntica causa um súbito e completo déficit vestibular. O paciente é acometido de vertigem severa, náusea e vômitos, caracterizando a crise labiríntica. Na TC pode ser constatado, com freqüência, fratura no labirinto ósseo. O tratamento inicial é de urgência: reposição de líquidos, supressores vestibulares, sedativos e antieméticos. A vertigem severa diminui gradativamente em poucos dias; as doses dos medicamentos vão sendo diminuídas e suprimidas, e a atividade física é gradualmente incrementada. Na maioria das vezes a compensação é completa, sem déficit residual. Pode durar semanas ou meses até atingir a normalidade.

Fístulas perilinfáticas podem resultar de TOT. Ocorrem por ruptura na membrana da janela redonda ou por uma subluxação da platina para o vestíbulo. Os sintomas são classicamente descritos como surdez neurossensorial progressiva ou flutuante e vertigem. Pode haver uma variedade ou, até mesmo, ausência de sintomas. A timpanotomia exploradora está indicada para os pacientes com suspeita de fístula perilinfática em traumatismos de osso temporal.

Hidropisia endolinfática após traumatismo é uma das causas de vertigem. Os sintomas em geral iniciam tardiamente, até mesmo meses ou anos após o traumatismo. As manifestações principais são episódios de vertigem com duração de horas, zumbido e sensação de orelha cheia. A patogênese da hidropisia endolinfática pós-traumática não é bem conhecida. O tratamento consiste em restrição de sal e administração de supressores vestibulares. Nas crises acrescentam-se doses maiores de supressores vestibulares, antieméticos e sedativos. Naqueles casos em que, apesar da medicação, os pacientes ficam prejudicados ou incapacitados no exercício de suas atividades está indicada a cirurgia do saco endolinfático.

A grande maioria dos pacientes com vertigem pós-traumática fica curada após um período de tempo variável em cada caso. Alguns, entretanto, podem continuar com vertigem incapacitante. Para esses casos pode ser necessária a intervenção cirúrgica. Se não houver audição está indicada uma labirintectomia com neurectomia vestibular. Se a audição estiver preservada, a neurectomia vestibular por outra via de acesso cirúrgico deve ser o procedimento de escolha.

REFERÊNCIAS BIBLIOGRÁFICAS

Backous DD, Minor LB, Niparko JK. Trauma to the external auditory canal and temporal bone. *Otolaryngol Clin North Am* 1996;29(5):853-66.

Bottrill LL. Post-traumatic cholesteatoma. *J Laryngol Otol* 1991;105:367-369.

Brawley BW, Kelly WA. Treatment of basilar skull fractures with and without cerebrospinal fluid fistulae. *J Neurosurg* 1967;26:56-61.

Brodie HA, Thomson TC. Management of complications from 820 temporal bone fractures. *Am J Otol* 1997;18:188-197.

Cannon CR, Jahrsdoefer RA. Temporal Bone Fractures: review of 90 cases. *Arch Otolaryngol* 1983;109:285-288.

Chang CYJ, Cass SP. Clinical Forum Management of facial nerve injury due to temporal bone trauma. *Am J Otol* 1999;20:96-114.

Coker NJ, Kendall HA, Alford BR. Traumatic intratemporal facial nerve injury: management rationale for preservation of function. *Otolaryngol Head Neck Surg* 1987;97:262-269.

Fisch U. Facial paralysis in fractures of the petrous bone. *Laryngoscope* 1974;84:2141-2154.

Fisch U. Maximal nerve excitability testing vs electroneuronography. *Arch Otolaryngol* 1980;106:352-357.

Fisch U. Prognostic value of electrical tests in acute facial paralysis. *Am J Otol* 1984;5:494-498.

Hasso NA, Lendington JA. Traumatic injuries of the temporal bone. *Otolaryngol Clin North Am* 1988;21:295-316.

Hough JVD, McGee M. Otologic trauma. In: Paparella MM, Shumrick DA, Gluckman JL, Meyerhoff WL. *Otolaryngology.* 3. ed. Philadelphia: WB Saunders, 1991. 1137-1160p.

Kelly KE, Tami TA. Temporal bone and skull base trauma. In: Jackler RK, Brackmann DE. *Neurotology.* 1. ed. St. Louis: Missouri, Mosby-Year Book Inc., 1994. 1127-1147p.

Lee D, Honrado C, Har El G, Goldsmith A. Pediatric temporal bone fractures. *Laryngoscope* 1998;108:816-821.

Linden A, Costa SS, Smith MM. Tympanoplasty: evolution of the ossicular reconstruction techniques. *Rev Bras Otorrino* 2000;66:136-142.

Lyos AT, Marsh MA, Jenkins HA, Coker NJ. Progressive hearing loss after transverse temporal bone fracture. *Arch Otolaryngol Head Neck Surg* 1995;121:795-799.

May M. Temporal bone fracture, facial paralysis, only learing ear: management. *Am J Otol* 1994;15:816-817.

McGuirt WF, Stool SE. Cerebrospinal fluid fistula: the identification and management in pediatric temporal bone fractures. *Laryngoscope* 1995;105:359-364.

McKennan KX, Chole RA. Facial paralysis in temporal bone trauma. *Am J Otol* 1992;13:167-172.

McKennam KX, Chole RA. Post-traumatic cholesteatoma. *Laryngoscope* 1989;99:779-782.

Miranda PB. Fratura do osso temporal. In: Cruz OLM, Costa SS. *Otologia clinica e cirúrgica.* São Paulo: Revinter, 2000. 419-424p.

Moffat DA. Temporal bone trauma. In: Hughes GB, Pensak ML. *Clinical Otology.* 2. ed. New York: Thieme, 1998. 439-452p.

Schuknecht HF. Trauma. In: Schucknecht HF. *Pathology of the ear.* Harvard: University Press, 1976. 291-318p.

Shapiro RS. Temporal bone fractures in children. *Otolaryngol Head and Neck Surg* 1979;87:323-329.

Sinha PK, Keith RW, Pensak ML. Predictability of recovery from Bell's palsy using evoked electromyography. *Am J Otol* 1994;15:769-771.

Swartz JD, Laucks RL, Berger AS, Ardito JM, Wolfson RJ, Popky GL. Computerized tomographic evaluation of disarticulated incus. *Laryngoscope* 1986;96:1207-1210.

Tos M. Course of and sequelae to 248 petrosal fractures. *Acta Otolaryngol* (Stockh) 1973;75:253-254.

Ward PH. The histopathology of auditory and vestibular disorders in head trauma. *Ann Otol Rhinol Laryngol* 1969;78:227-238.

Zlab MK, Moore GF, Daly DT, et al. Cerebrospinal fluid rhinorrhea: a review of the literature. *Ear Nose Throat* 1991;71:314-317.

O que Todo Otorrinolaringologista Deve Saber e Fazer na Protetização Acústica

Pedro Luiz Mangabeira Albernaz

INTRODUÇÃO

Na antiga China encontravam-se, nas feiras livres, vários óculos em uma cesta. A pessoa com dificuldade de visão ia experimentando vários deles, até encontrar um que lhe parecesse satisfatório, que lhe permitisse enxergar melhor.

Atualmente essa maneira de escolher óculos nos pareceria inteiramente inadequada.

Mas muitas pessoas ainda lidam dessa forma com as próteses auditivas. Lêem anúncios nos jornais, vão a uma loja e adquirem uma delas. Há até quem as compre para dar de presente a um familiar idoso que começa a se isolar nas reuniões de família.

Podemos estender um pouco mais a nossa comparação. No nosso país a população está conscientizada de que deve procurar um oftalmologista para resolver os seus problemas de visão. Além de prescrever óculos, o oftalmologista irá também verificar a presença de infecções, alterações da pressão intra-ocular etc., e poderá recomendar tratamento clínico, ou cirúrgico, ao paciente, além de, ou em vez de, prescrever óculos.

Com relação à audição, podemos ter também situações de perdas progressivas, que poderão evoluir de tal forma que, ao cabo de certo número de anos, o paciente já não consiga utilizar qualquer tipo de prótese auditiva. Ou poderemos ter uma doença grave, como, por exemplo, um schwannoma vestibular, que precisa ser diagnosticado o mais precocemente possível.

Embora este capítulo se limite aos aspectos ligados à reabilitação, é importante frisar, de início, que o paciente a ser protetizado foi adequadamente examinado pelo seu otorrinolaringologista. E é fundamental que o otorrinolaringologista assuma a sua responsabilidade pelas necessidades de seu paciente, mesmo que ele não possa se beneficiar de um tratamento medicamentoso ou cirúrgico, e principalmente quando ele, além de um tratamento, necessita também de uma prótese auditiva.

Citemos alguns exemplos. Há pacientes com otosclerose que optaram por utilizar próteses auditivas, preferindo não operar-se. Ao longo dos anos podem vir a apresentar sério comprometimento de tipo neurossensorial, que torna suas próteses inúteis. Muitos deles irão se beneficiar enormemente de uma estapedectomia, embora esta apenas crie condições para ele voltar a usar a prótese de forma satisfatória. Não há nenhum problema em indicar a estapedectomia, desde que o paciente compreenda que a operação, por si só, em conseqüência do componente neurossensorial de sua perda auditiva, não irá resolver o problema e ele precisará, também, da prótese. (É importante lembrar que, ao praticarmos uma estapedectomia em um paciente que usa prótese, o uso desta deve ser interrompido durante pelo menos três semanas, a fim de que o meato acústico externo se auto-esterilize; o contato prolongado do plástico com a pele produz uma otite externa com germes potencialmente perigosos, com riscos de labirintite pós-operatória e perda total da audição.)

Pacientes com surdez metabólica poderão necessitar de próteses, mas não poderão prescindir de seu controle medicamentoso ou dietético, uma vez que o médico tem que tentar impedir a progressão da doença. O mesmo se aplica aos pacientes com perdas auditivas vasculares ou auto-imunes.

EVOLUÇÃO DAS PRÓTESES AUDITIVAS

É interessante lembrar que as trompas acústicas do passado, assim como as próteses auditivas produzidas antes de 1955, destinavam-se exclusivamente a pessoas com surdez de transmissão. Durante anos os fabricantes de próteses auditivas utilizaram os progressos da eletrônica com o único objetivo de reduzir o tamanho dos instrumentos, sem melhorar a qualidade e sem incorporar recursos especiais.

A preocupação com a miniaturização da prótese surgiu da circunstância efetivamente real de que muitas pessoas se envergonham de utilizar próteses auditivas. É difícil compreender todos os aspectos dessa rejeição, uma vez que muitas dessas pessoas usam óculos sem nenhum problema. Alguns pacientes temem ser considerados "velhos" por utilizarem próteses auditivas, mas dificilmente podemos associar a perda auditiva à idade. Muitas pessoas idosas, particularmente as que têm boa saúde geral, ouvem muito bem. Mas este é um problema que tem que ser resolvido pelo próprio paciente. Às vezes um deles retorna, um ou mais anos após a recomendação inicial da prótese auditiva, contando que agora chegou à conclusão de que realmente necessita de próteses.

Examinemos, contudo, as conseqüências não-psicológicas da miniaturização das próteses auditivas.

As próteses "de bolso" foram, durante muito tempo, as únicas disponíveis. Ao surgirem as próteses retroauriculares observou-se que o desempenho das pessoas era nitidamente melhor, e isso ocorreu porque os microfones, que antes estavam situados no corpo, passaram a ficar na cabeça. E nós instintivamente fazemos movimentos da cabeça para "sintonizar" as fases dos sons e melhorar sua recepção. E esses movimentos são inúteis quando os microfones estão no corpo do paciente.

À medida que a miniaturização prosseguiu o microfone passou a situar-se no poro do meato acústico externo, e o paciente passou a usufruir da grande capacidade de localização sonora do pavilhão auricular. Em conseqüência, a localização auditiva passou a ser uma realidade para o usuário das próteses auditivas.

O desenvolvimento das próteses peritimpânicas, designadas na literatura americana como *completely in canal* ou CIC, ainda aumentou o conforto com o uso da prótese. Em virtude de ela ficar em contato com o osso do meato, e não unicamente com a cartilagem, grande parte da desconfortável sensação de oclusão deixou de existir.

É fácil compreender, portanto, que nos últimos anos houve um verdadeiro progresso no desenho das próteses, e novas pesquisas continuam sendo realizadas para melhorá-las. E atualmente a quase totalidade das próteses auditivas é utilizada por pessoas com perda auditiva neurossensorial, o que dificulta a sua adaptação e exige mais cuidados na seleção e na adaptação.

CARACTERÍSTICAS DAS PRÓTESES AUDITIVAS

Analisaremos, em linhas gerais, as principais características das próteses auditivas, para orientar sua escolha com relação a cada paciente.

Amplificação

As próteses auditivas apresentam graus variáveis de amplificação. As de "ganho médio" são utilizadas para perdas auditivas leves e moderadas, as de "grande ganho" são recomendadas para as perdas severas e intensas. Próteses de grande ganho têm sido adaptadas em casos de surdez profunda, particularmente em crianças com surdez profunda, mas seus benefícios são limitados.

Freqüências

As próteses auditivas convencionais apresentam uma resposta de freqüências limitada, da ordem de 300 a 3.000 Hertz. Esta faixa corresponde aproximadamente à do telefone. Os sons muito graves e muito agudos não são amplificados, decorrendo essa circunstância da alinearidade dos transdutores muito pequenos (microfones e fones, particularmente estes últimos). A Figura 73-1 nos mostra algumas curvas de freqüências de próteses auditivas.

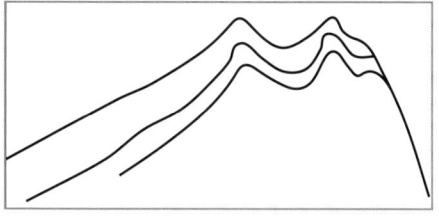

Fig. 73-1
Respostas de freqüência de algumas próteses auditivas.

Saída auditiva máxima

A amplificação sonora das próteses não é linear, ela atinge um limite que é denominado saída acústica máxima (Fig. 73-2). A saída acústica máxima é uma característica do amplificador, mas pode ser reduzida com o uso de filtros.

Proteção a sons intensos

Uma característica das perdas auditivas neurossensoriais é que, embora os limiares sejam elevados, a tolerância da orelha a sons intensos permanece inalterada e em alguns casos, quando ocorre recrutamento intenso, se encontra rebaixada. O fato é que a extensão dinâmica da orelha é reduzida. Se imaginarmos uma prótese que confere amplificação linear, um som muito intenso, ao ser amplificado, pode ser extremamente desconfortável para o paciente, ou mesmo causar trauma acústico.

Ao longo do tempo vários métodos foram utilizados para proteger as orelhas dos pacientes. O primeiro, e mais simples, é a redução da amplitude da onda sonora através do corte de picos, que

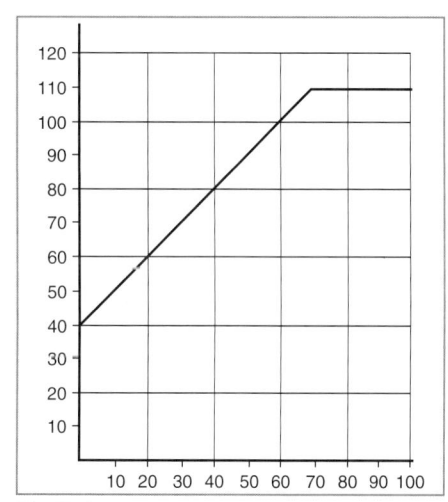

Fig. 73-2
Representação esquemática da saída auditiva máxima (SAM). A amplificação é linear até o nível de 110 dB, que corresponde à SAM para esta prótese.

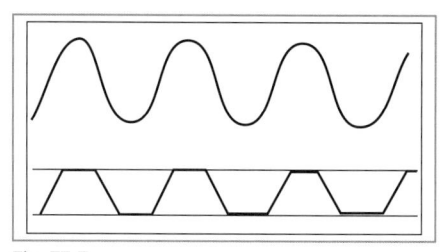

Fig. 73-3
Representação gráfica do corte de picos nas ondas. Na parte superior uma sinusóide correspondente a um tom puro, abaixo a mesma onda com os seus picos cortados.

pode ser visto na Figura 73-3. O corte de picos efetivamente protege a orelha, mas introduz considerável distorção.

A seguir surgiu o *automatic volume control*, ou AVC, um dispositivo eletrônico que reduz o fator de amplificação quando um som intenso atinge o microfone. Alguns segundos são necessários para ativar o sistema, por isso o corte de picos é utilizado durante esse curto espaço de tempo. A Figura 73-4A ilustra o funcionamento do AVC.

Esse sistema foi substituído pelo *automatic gain control*, ou AGC, muito semelhante, mas com tempo de ativação bem menor, da ordem de 3 a 5 ms (Fig. 73-4B). Um outro aperfeiçoamento foi que no AGC a amplificação é variável, em função da intensidade sonora, enquanto no AVC ela é fixa. O AGC ainda é utilizado em algumas próteses analógicas.

O advento das próteses digitais permitiu incorporar às próteses auditivas o princípio da compressão, em que o grau de amplificação é inversamente proporcional à intensidade sonora original, como podemos observar na Figura 73-5. A compressão é muito superior a todos os outros sistemas de proteção contra sons intensos.

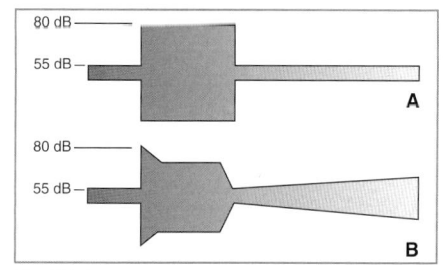

Fig. 73-4
Representação esquemática do controle automático de volume (AVC) no esquema A e do controle automático de ganho (AGC) no esquema B.

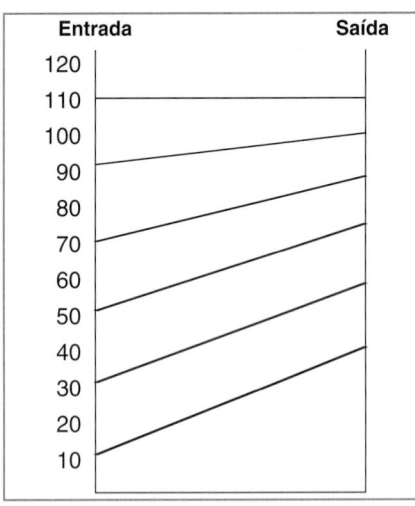

Fig. 73-5

Esquema do mecanismo de compressão. Observa-se que a amplificação se reduz à medida que aumenta a intensidade sonora de entrada.

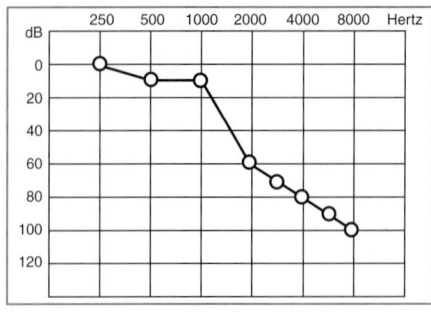

Fig. 73-6

Audiometria de um paciente com perda neurossensorial para agudos.

Próteses programáveis

Algumas próteses analógicas possuem circuitos digitais de ajustes que permitem sua programação. Existem conectores especiais que as ligam a computadores e que permitem ajustar a amplificação, a resposta de freqüência e o AGC, além de alguns outros parâmetros, dependendo do modelo e do fabricante.

Essas próteses, assim como as digitais, exigem conhecimento e dedicação por parte do "programador". Os programas de computador destinados a fazer o ajuste das próteses sempre "sugerem" um programa, baseado no audiograma do paciente. Esse programa raramente é o melhor para o paciente.

Próteses digitais

As próteses digitais representaram um enorme avanço nas próteses auditivas, por permitir adaptações muito mais complexas e precisas. Muitas delas permitem separar o espectro sonoro em duas ou três partes e introduzir graus diferentes de compressão em cada uma dessas partes.

Imaginem, por exemplo, um paciente com um audiograma como o que vemos na Figura 73-6. Ele certamente não necessita de compressão nas freqüências de 250 a 1000 Hz, mas muito provavelmente a necessitará nas freqüências agudas.

Próteses implantáveis e semi-implantáveis

As pesquisas que deram origem às próteses auditivas implantáveis e semi-implantáveis surgiram essencialmente em serviços universitários de otorrinolaringologia, sendo Suzuki e Yanagihara, no Japão, os grandes pioneiros. Atualmente existem vários produtos comercialmente disponíveis, e os relatos dos pacientes indicam uma melhora apreciável da qualidade sonora, pela substituição do fone por um sistema piezoelétrico ligado à cadeia ossicular, o que reduz enormemente a distorção no sistema. E, obviamente, não produzem o efeito de oclusão.

Próteses por via óssea

As próteses por via óssea se utilizavam de vibradores, que para serem eficientes precisavam ser comprimidos contra o crânio. Isto era feito com molas, semelhantes às dos vibradores ósseos que utilizamos na audiometria, ou por óculos com hastes também dotadas de molas. O uso destas próteses é restrito a pacientes com malformações congênitas das orelhas média e externa e a pacientes com otite média crônica supurada intensa, ou com graus severos de otite externa. Elas são incômodas, por causarem dor de cabeça em muitos pacientes, e o grau de distorção é maior do que o das próteses por via aérea.

A implantação de pinos de titânio na região retroauricular permitiu o desenvolvimento de próteses de alta qualidade, fixadas a esses pinos. A eficiência do sistema é consideravelmente amplificada pelo contato direto da prótese com o osso, sem ter que vencer a resistência da pele e do tecido subcutâneo. Essas próteses são conhecidas pela denominação de *bone anchored hearing aid* ou BAHA.

Atualmente os BAHA são também indicados na surdez unilateral, funcionando de forma semelhante à configuração CROS, ou seja, o microfone colocado do lado da surdez profunda leva os sons que atingem esse lado da cabeça à orelha boa. A diferença é que o CROS faz isto por via aérea e o BAHA por via óssea.

Implantes cocleares

As próteses auditivas, quer analógicas, quer digitais, não conseguem ampliar os sons ambientais mais de 40 dB. Isto significa que para o paciente ter uma audição social normal, ao nível de 40 dB NA, sua perda auditiva não pode exceder os 80 dB. Esses números não são rígidos, há pacientes com perdas da ordem de 85 a 90 dB que ouvem bem com próteses, mas muitos irão necessitar de implantes cocleares.

FAQ'S

Segue-se uma pequena lista de *freqüently asked questions* relacionadas à adaptação de próteses auditivas. Acredito que elas darão uma noção clínica bastante satisfatória sobre o papel do otorrinolaringologista na indicação de próteses auditivas.

Quando devemos indicar próteses auditivas?

Sempre que o paciente apresentar mau desempenho social e a sua experiência a domicílio com prótese(s) for satisfatória. De modo geral as próteses são indicadas para pessoas com perdas auditivas maiores que 40 dB NA, mas este critério não é rígido. Qualquer pessoa que se sinta bem com próteses deverá usá-las.

É verdade que o uso de próteses torna as pessoas dependentes delas?

Todas as pessoas se adaptam rapidamente às coisas que os auxiliam. Pessoas com presbiopia muitas vezes conseguem ler sem óculos, mas isso requer considerável esforço, o que acaba tornando-as dependentes de seus óculos. As pessoas com dificuldade auditiva completam a informação auditiva com a leitura orofacial e "integram" as informações auditivas e visuais com o auxílio do sistema nervoso central. Essa tarefa é cansativa, e o paciente bem protetizado a evita. Essa dependência é um auxílio, é absurdo considerá-la como algo a evitar.

Que tipo de prótese devemos recomendar, quanto ao tamanho?

Sempre que possível devemos dar preferência às próteses peritimpânicas, ou CIC, pela sua melhor localização auditiva e pela menor sensação de oclusão. E elas são excelentes para falar ao telefone, sem necessitar de qualquer ajuste. Há pacientes, contudo, que têm meatos muito estreitos, e nesse caso precisamos usar próteses intracanais (ITC).

Quando devemos recomendar próteses retroauriculares?

Atualmente elas são mais utilizadas em crianças, nas quais é impossível adaptar ITC's ou CIC's em virtude da dimensão dos meatos. Elas podem ser também escolhidas pelos pacientes por serem muito menos dispendiosas.

As próteses retroauriculares não têm mais ganho?

Os fabricantes de próteses auditivas já conseguem desenvolver próteses miniaturizadas de alto ganho.

Quando devemos indicar próteses analógicas ou digitais?

Quando temos uma perda auditiva mais ou menos horizontal, com boa discriminação vocal, a prótese analógica é perfeitamente satisfatória. Ela é mais econômica, e o consumo da bateria é também menor. Nos casos de pessoas com perdas irregulares o desempenho das próteses digitais é muito superior.

Devemos adaptar uma ou ambas as orelhas?

Sempre que possível devemos adaptar próteses nas duas orelhas. Uma única prótese não confere localização auditiva, ela só é útil para o paciente quando ele está em um ambiente razoavelmente silencioso, conversando com apenas uma ou duas pessoas. Para pacientes com vida social ativa a adaptação binaural é sempre a ideal.

Devemos recomendar próteses para pessoas com perdas unilaterais?

A grande maioria das pessoas com uma orelha normal e algum grau de perda auditiva na outra não consegue adaptar-se ao uso de prótese na orelha pior, uma vez que a qualidade dos sons nas duas orelhas é totalmente diversa, não sendo possível obter boa integração e nem localização. Em situações especiais podemos adaptar próteses em ambas as orelhas, apesar de o paciente ter uma orelha normal; dessa forma consegue-se obter bom equilíbrio.

Devemos recomendar próteses para pessoas com graus diferentes de perda auditiva nas duas orelhas?

De modo geral, sim. Quase sempre é possível igualar a audição das duas orelhas com as próteses. Há casos, contudo, em que a audição na orelha pior é distorcida ou incômoda, e nesse caso o paciente irá preferir usar a prótese somente na melhor orelha.

A prótese melhora a discriminação vocal?

De forma alguma. A prótese introduz uma distorção que agrava a discriminação vocal. Às vezes os testes mostram coeficientes de discriminação melhores, mas isso sucede porque foram realizados em maior nível de intensidade.

Pacientes com má discriminação devem usar próteses?

Se eles tiverem um pequeno grau de perda auditiva, ficarão melhor sem próteses. Se tiverem grandes perdas auditivas as próteses poderão ajudá-los, pois apesar da distorção, eles irão receber maior quantidade de estímulos sonoros. Pacientes com menos de 30% de discriminação para sentenças não devem usar próteses, devem ser implantados.

Pacientes com má discriminação em uma das orelhas podem ter adaptação binaural?

Sim. Na maioria das vezes a orelha com má discriminação é útil para a localização dos sons, e o paciente discrimina com a orelha boa.

Pacientes com surdez condutiva devem usar prótese por via óssea?

Não. Em casos de surdez de condução que por algum motivo não possam ser operados, as próteses por via aérea dão resultados melhores. As exceções são as otites externas intensas, as otites médias crônicas supuradas e as atresias dos meatos acústicos externos.

Pessoas idosas conseguem adaptar-se às próteses auditivas?

Sim. Tudo depende da motivação. Quando elas nos procuram os resultados são muito bons. Quando já se isolaram do convívio com os familiares e são estes que as trazem ao consultório, a adaptação é quase sempre impossível.

Que podemos dizer ao paciente que necessita de uma prótese auditiva e não quer usá-la?

Devemos explicar que a surdez aparece mais que a prótese auditiva. Mas não devemos pressioná-lo. Este é um problema que ele mesmo terá que resolver.

O que é melhor para um paciente com otosclerose? Usar uma prótese ou submeter-se a uma estapedectomia?

Tenho pacientes que receberam de otorrinolaringologistas o conselho de não fazerem cirurgia, pois obtêm com próteses o mesmo resultado, com muito menos riscos. Curiosamente, estes conselhos sempre advêm de otorrinolaringologistas que não praticam cirurgia otológica.

E é um conselho totalmente infundado. Nas mãos de otologistas experientes os resultados da estapedectomia são excelentes, e os riscos são mínimos. E a audição proporcionada pela cirurgia é totalmente destituída de distorção. A discriminação auditiva não muda com a estapedectomia, ao passo que ela é sempre pior quando se usa uma prótese.

Que fazemos se não temos certeza de nossa indicação?

Na verdade, nós nunca temos certeza absoluta de nossa indicação. Daí a grande importância do período de experimentação da prótese, e também do estabelecimento de uma boa relação médico-paciente, para que este se sinta à vontade para discutir com o médico as suas dúvidas e dificuldades.

A RESPONSABILIDADE DO OTORRINOLARINGOLOGISTA

Cabe ao otorrinolaringologista zelar pela qualidade de vida de seu paciente. É ele quem irá explicar as vantagens e desvantagens dos diversos tipos de próteses, sejam elas analógicas, digitais, implantáveis ou ancoradas na mastóide. Ele pode optar por criar em sua clínica um serviço de adaptação de próteses, ou poderá enviar seus pacientes a fonoaudiólogas com experiência em adaptação de próteses, ou a uma organização que venda próteses. Independente de sua opção, ele tem a obrigação de rever seu paciente, a fim de certificar-se de que a adaptação foi feita corretamente e de que o paciente está satisfeito.

Cabe ao otorrinolaringologista, também, exigir que o vendedor de próteses auditivas permita ao seu paciente um período de experiência domiciliar antes da aquisição da prótese. Se o paciente tem dúvidas, o otorrinolaringologista deve fazer testes de audiometria liminar e discriminação em campo livre, a fim de verificar se a adaptação está adequada ao paciente. E somos nós que temos que verificar se a moldagem foi feita corretamente, se não há ferimentos no meato, se não há excesso de realimentação acústica etc.

INGREDIENTE DE VALOR INESTIMÁVEL

Recordo-me de um anúncio de um laboratório farmacêutico, dos tempos em que eu era estudante de Medicina, que contava uma velha lenda hindu de um rapaz que herdara grande fortuna e um dia constatou que já gastara boa parte de seu dinheiro e pouco havia obtido em troca. Ele procurou, então, um eremita, conhecido por sua grande sabedoria, e perguntou-lhe o que devia fazer.

Disse o sábio, "Nada que se pode comprar tem qualquer valor se não contiver o ingrediente de valor inestimável."

Perguntou-lhe o rapaz qual era esse ingrediente, e o sábio explicou: "O ingrediente de valor inestimável é a honra e a integridade de quem vende e de quem fabrica qualquer produto."

Freqüentemente ouvimos a pergunta: "Qual é a melhor prótese? Qual a melhor marca?"

As diferenças entre as diferentes marcas não são muito grandes.

Dessa forma, nossa escolha deverá depender, não da companhia fabricante, mas dos vendedores e das suas atitudes em relação aos nossos pacientes. Há dois exemplos extremos. Existe o vendedor que considera o paciente como uma possibilidade de lucro. No momento em que a prótese é adquirida o lucro já ocorreu e o cliente deixa de interessar ao vendedor. Essa situação poderá parecer desumana, mas infelizmente é comum, refletindo uma filosofia de vendas encontrada em inúmeros setores do comércio.

No outro extremo encontramos o audioprotesista zeloso de seu nome e de sua reputação, que não vende próteses auditivas sem sugerir ao cliente que procure um médico, que se preocupa com a reabilitação do paciente, e que provê treinamento auditivo para a fase de adaptação e proporciona assistência técnica satisfatória ao seu produto.

Entre esses dois extremos haverá, certamente, situações intermediárias. Cada otologista terá que investigar, na sua área, a melhor situação. E no momento de indicar uma prótese ao seu paciente o otorrinolaringologista deverá recordar-se do ingrediente de valor inestimável.

74

Novas Técnicas em Aparelhos de Amplificação Sonora Individual (AASI)

Gian Paolo Mazzoni

INTRODUÇÃO

As rápidas transformações tecnológicas nas indústrias dos computadores e das comunicações que ocorreram nos últimos 20 anos inauguraram a "era digital". A introdução dos aparelhos de audição digitalmente programáveis e do Processamento Digital de Sinais (PDS) com a adição da miniaturização dos circuitos eletrônicos trouxe a era digital para dentro da indústria de aparelhos de amplificação sonora individual (AASI). Este conceito digital está à beira de revolucionar a indústria dos aparelhos de audição. Muito trabalho ainda é necessário na área do PDS e aparelhos de audição, mas o começo é muito promissor. A indústria dos aparelhos de AASI estava atrasada em relação à indústria eletrônica cerca de 5 anos, devido ao custo e a dificuldade da miniaturização dos circuitos eletrônicos. Este intervalo de tempo está sendo encurtado graças ao programa espacial e à indústria das comunicações. Uma proliferação de circuitos miniaturizados de PDS tornar-se-á disponível no mercado aberto no futuro próximo. Uma vez isto ocorra, os custos do desenvolvimento de híbridos serão impulsionados para baixo, e a era do aparelho de audição análogo simples terá desaparecido para sempre.

CONSIDERAÇÕES HISTÓRICAS

A amplificação do som para comunicações telefônicas e entretenimento apareceu nos 1930 com a invenção das válvulas eletrônicas (tubos de vácuo termiônicos). A necessidade de comunicação com os pilotos durante a 2ª Guerra Mundial resultou no projeto de fones de ouvidos pequenos para aquela época. Na verdade, os fones de ouvidos que são usados em instrumentos audiométricos foram desenhados naquele tempo e não mudaram muito desde então. Em 1932, um sistema portátil pessoal de amplificação foi projetado na Universidade de Minnesota, usando uma bateria de automóvel para fornecer energia e um fone de ouvido para produzir o som (Fig. 74-1). À medida que as peças eletrônicas tornaram-se menores, o mesmo aconteceu com os aparelhos de audição (Fig. 74-2). Nos 1970 a concha completa no aparelho de audição auricular foi introduzida, seguindo-se o aparelho intracanicular completo (CIC) no fim dos 1980. O problema sempre foi espaço. Os primeiros aparelhos de audição tinham apenas o controle de volume e toda a filtragem era feita pelo microfone e o receptor (na indústria de aparelhos auditivos o alto-falante é chamado receptor). Até alguns anos atrás os receptores não funcionavam acima de 4.000 Hz ou abaixo de 300 Hz. Agora o receptor pode ter uma amplitude de freqüências de 200 Hz a 7.000 Hz. Os microfones foram projetados para ter inclinações diferentes de 6, 12, 18 dB/oitava de tal modo que as baixas freqüências possam ser filtradas (tiradas) conforme necessário. Os microfones usados são onidirecionais, com um raio de aproximadamente 270°, dando uma ampla área de recepção sonora. Microfones direcionais foram introduzidos nos últimos 4 anos. Estes dão um ângulo mais estreito, que minimiza a região de recepção sonora, eliminando desse modo alguns dos sons recebidos pelo usuário, em uma tentativa de eliminar os sons de fundo e portanto enfatizar a voz. Estudos (Valente, 2000; Kochkin, 1993) mostraram que um dos principais problemas do paciente com comprometimento da audição é compreender a mensagem pretendida, contra um fundo de ruído. Foi demonstrado que uma RSR (Relação Sinal-Ruído) mais favorável pode ser obtida usando-se microfones direcionais.

O passo seguinte virá com o desenvolvimento dos Microfones Formadores de Feixe (Beam Forming Microphones).

A introdução dos cortadores ("aparadores") pequenos para controle de tom e AGC (controle automático de ganho) permitiu à indústria dar um melhor formato à saída (output) dos aparelhos auditivos, mas o espaço ainda era um problema. Os circuitos tornaram-se mais complexos, com muitos parâmetros que podiam ser modificados, mas a aparelhagem (hardware) necessária para implementar estas alterações exigia espaço demais. Para controlar o problema de espaço, os fabricantes implementaram algumas destas características como parâmetros não variáveis dentro do circuito híbrido, mas isto fazia o ajuste não ser adequado. Nos 1990 foi introduzido um pequeno circuito digital que permitiu aos fabricantes eliminar os cortadores físicos. O circuito per-

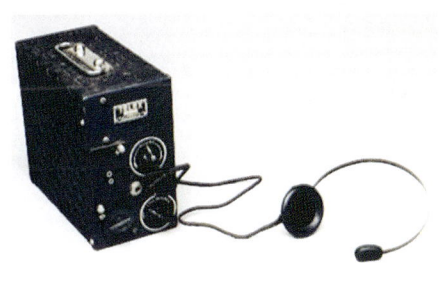

Fig. 74-1

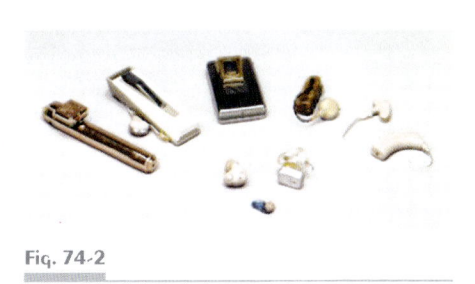

Fig. 74-2

mitiu o controle de até 6 parâmetros: ganho em baixas e altas freqüências, AGC, *kneepoint* e mesmo volume puderam ser controlados por meio de *software*. Isto introduziu a era dos aparelhos de audição digitalmente programáveis. É importante compreender que estes não são aparelhos digitais de audição, mas apenas digitalmente programáveis.

Quando somente aparelhos BTE (Behind The Ear = retroauriculares) eram disponíveis, era simples fazer experimentação, para escolher e adaptar o aparelho no paciente. Usualmente era usado o método de Carhardt. Este é muito semelhante ao optometrista selecionando as lentes corretas. Diferentes tipos de aparelhos de audição eram experimentados no paciente, e em seguida o paciente era testado quanto à discriminação da fala. O aparelho de audição que fornecia o melhor resultado e mais bem aceito pelo paciente era o aparelho auditivo prescrito. Com o advento dos aparelhos ITE (Inside The Ear = intra-auriculares), isto não era mais possível, porque cada unidade era construída sob medida. Durante anos, vários centros tentaram chegar a fórmulas matemáticas para encontrar o guia adequado de ajuste. Agora há aproximadamente 12 fórmulas diferentes, e portanto 12 opiniões diferentes sobre o que deve ser usado em um paciente. Essas fórmulas incluem a NAL, POGO, Libby, para mencionar algumas das mais antigas, e a DSL e a Fig. 74-6 como as duas mais recentes. As fórmulas darão a quantidade de ganho em cada oitava de freqüências, de acordo com a perda auditiva do paciente, e essas são usadas pelo fabricante para construir e a seguir testar o aparelho de audição em uma cavidade de 2 cm^3. Fórmulas de ganho do usuário, que especificam a quantidade de ganho necessitada pelo paciente, são disponíveis, mas não usadas pelo fabricante, ou muitas vezes pelo audioprotético. De acordo com a experiência do investigador, cada fórmula pondera as freqüências diferentemente. Para complicar ainda mais as coisas, essas fórmulas vêm todas de países onde se fala inglês, portanto dão ênfase aos sons da língua inglesa. As línguas de base latina possuem faixas e espectros de freqüências ligeiramente diferentes das línguas anglo-saxônicas. A questão de fundo é que mesmo nos países que falam inglês a decisão final é tomada pelo paciente. Invariavelmente pergunta-se ao paciente "Como você está me ouvindo?", e em seguida o aparelho de audição é ajustado às demandas do paciente. Muitas vezes, dois pacientes com a mesma perda auditiva, como vista no audiograma, não aceitarão o mesmo circuito de audição conforme selecionado por intermédio das fórmulas.

O AASI PROGRAMÁVEL

O advento dos aparelhos de audição análogos digitalmente programáveis ajudou o fornecedor de AASI a "adaptar" o paciente. Não há mais necessidade de mover cortadores, os quais são algumas vezes interativos. Se você ajustar um, terá que reajustar os outros. A maioria dos fabricantes possibilita ao fornecedor fazer a customização dos parâmetros por meio de *software* que usualmente inclui diferentes fórmulas de adaptação. O fornecedor recebe uma representação gráfica da necessidade do paciente, de acordo com a fórmula selecionada, e uma representação da saída teórica (*output*) em uma cavidade de 2 cm^3 do aparelho de audição (Fig. 74-3). Selecionando diferentes valores dos parâmetros, o fornecedor procura combinar o ganho do aparelho de audição com o ganho especificado pela fórmula. Alguns fabricantes também incluem um questionário que o paciente deve responder para relatar qualquer problema. O *software* então faria as correções dos parâmetros, de acordo com as respostas dadas pelo paciente. Os aparelhos de audição programáveis não são aparelhos auditivos digitais, somente seus parâmetros são controlados digitalmente. O som análogo que entra no microfone é mantido na forma análoga. Suas características espectrais são modificadas analogicamente, e o traçado da forma de onda não é mudado para números binários.

A necessidade de um aparelho de audição para cobrir a grande população de pacientes com perdas auditivas brandas a moderadas fez aparecer o inovador K-amp. Este circuito permitiu que a compressão comece em um *kneepoint* mais baixo que o circuito de AGC-O normal. O circuito AGC-O normal terá um *kneepoint* começando a um *input* de aproximadamente 85 dB, enquanto a família da WDRC (Wide Dynamic Range Compression, Compressão de Ampla Faixa Dinâmica), da qual o K-amp é um circuito, permitirá ao fornecedor colocar o *kneepoint* tão baixo quanto 50 dB. Isto dará uma compressão do sinal de *input* em uma faixa dinâmica mais larga. A maioria dos fabricantes divide o sinal análogo em duas bandas, Baixa Freqüência e Alta Freqüência, com cortadores digitais para alterar o ganho das bandas individuais e também um cortador para mudar a freqüência central das duas bandas. Um fabricante desenhou um circuito que também forneceu ganhos diferentes para sons suaves e inten-

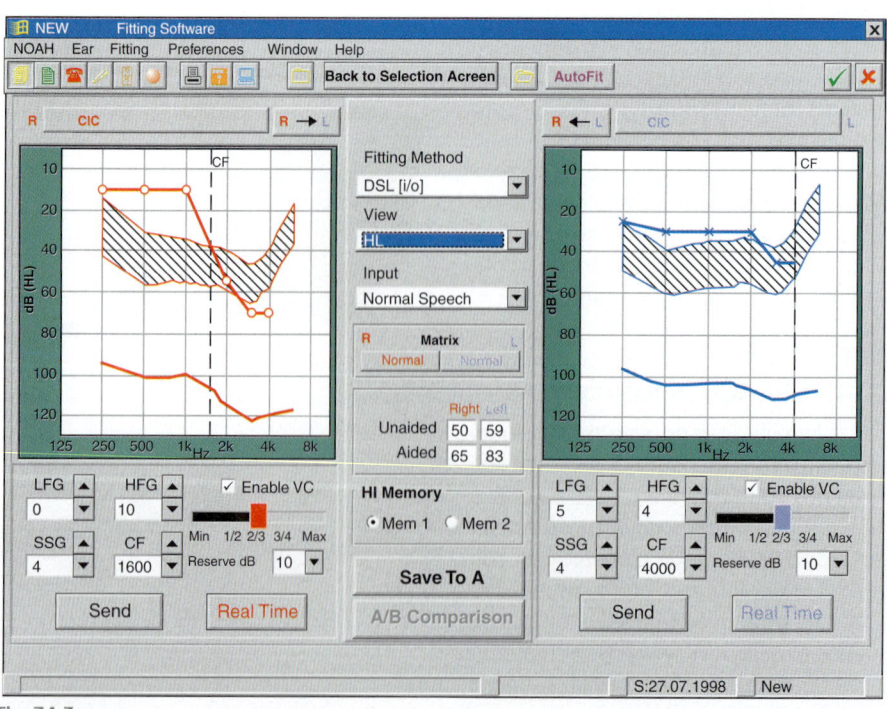

Fig. 74-3

sos (Fig. 74-4). Isto complicou as coisas ainda mais. Sem o uso de *software* era extremamente difícil ajustar o total de 6 cortadores necessários. O circuito, embora válido, não foi aceito pelo fornecedor de aparelhos de audição, até que o fabricante fizesse o circuito programável e desenvolvesse um programa de ajuste simples com diferentes fórmulas. O circuito de aparelho de audição anteriormente mencionado existiu, durante certo período de tempo, em ambas as formas, não-programável e programável, até que a demanda do não-programável, embora a custo mais baixo, desapareceu.

Os circuitos programáveis operam sobre o sinal análogo de *input* sem a tradução para digital. O sinal de saída de um aparelho programável de audição é exatamente o mesmo que um aparelho de audição não-programável com as mesmas características. Nos primeiros dias dos aparelhos de audição programáveis cada fabricante possuía sua própria caixa de programação e usava uma linguagem de programação de sua própria escolha. Isto causava grande consternação aos fornecedores, porque eles tinham que adquirir diferentes caixas e tinham que aprender diferentes modos de operação. O advento do NOAH como padrão para o banco de dados (Fig. 74-5), a linguagem de programação e a mesma caixa de conexão, HI-PRO, fez desaparecer o problema e diminuiu os custos. Os fabricantes ainda usam programas diferentes, mas eles são muito mais semelhantes. O que ainda não é padronizado são os cabos usados para ir da caixa de programação aos aparelhos de audição, mas isto é um problema pequeno no momento, e com o tempo espera-se que mesmo estes cabos venham a ser padronizados.

O AASI DIGITAL

O Processamento Digital de Sinais ocorre em um processo significativamente diferente do processamento análogo de sinais (Fig. 74-6). O desempenho do PDS é limitado pela precisão do sinal de *input* digital que é obtida na interface entre sinal análogo e o digital.

A percepção dos seres humanos é feita por um método análogo, e tudo que ocorre parece ter suavidade e continuidade. Em uma escala de temperatura, por exemplo, qualquer valor fracionário pode ser atribuído, dando um sentido de continuidade e suavidade. O sistema digital é um sistema discreto (descontínuo). Em um mundo binário somente 2 valores podem ser atribuídos, 0 ou 1, permitindo apenas passos discretos (individualizados). Os 2 números binários são chamados *bits*. O sistema binário é impermeável a interferência, desde que depende do reconhecimento de apenas 2 dígitos. No sistema binário, os números podem ser expressados usando-se os códigos 1 e 0. Por exemplo, o número 1 será expressado como 1, mas 2 será mostrado como 10 (não é chamado dez, mas um zero), e o número 4 será 100 (um zero, e não cem).

A operação do PDS usa tempo descontínuo e amplitude descontínua. O tempo descontínuo é a *resolução da amostragem*. A amplitude descontínua é a *resolução da amplitude*. A resolução da amostragem é obtida usando-se uma freqüência de amostragem. Quanto mais alta a freqüência de amostragem, mais alta a resolução no tempo. Maior resolução de amplitude é obtida usando-se um número maior de *bits*. Um sistema de 4 *bits* pode dar uma resolução de 16 pontos, 8 *bits* darão 256, enquanto 16 *bits* terão um total de 65.536 pontos de resolução.

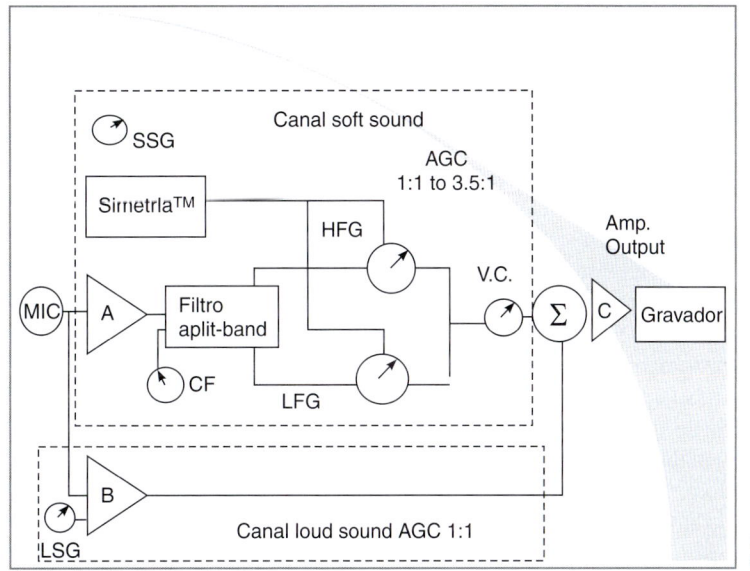

Fig. 74-4

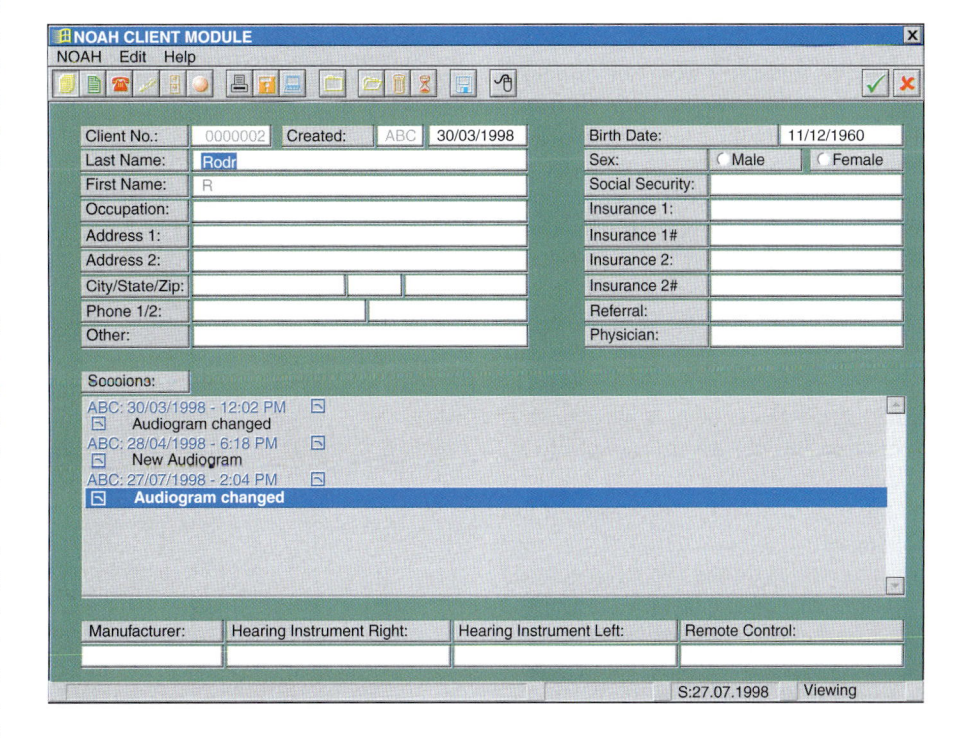

Fig. 74-5

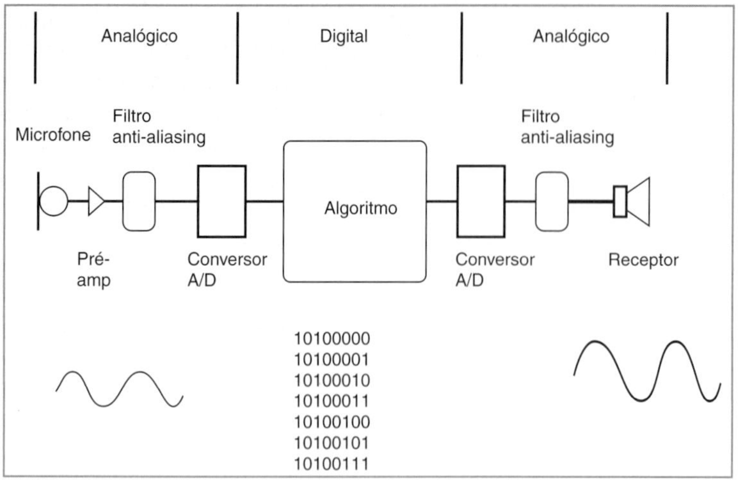

Fig. 74-6

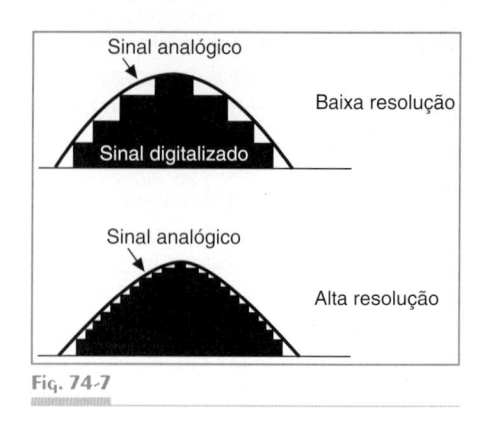

Fig. 74-7

A freqüência de amostragem de um sinal deve obedecer ao teorema de amostragem de Nyquist-Shannon, o qual afirma que a freqüência mínima de amostragem deve ser o dobro da freqüência mais alta a ser amostrada (Fny = Fh × 2, onde Fny é a freqüência de Nyquist e Fh é a mais alta freqüência que pode estar presente no sinal que chega). Se isto não for obedecido, o traçado de onda resultante pode ter freqüências falsas. Como exemplo, se a freqüência de amostragem for 10 khz e a freqüência mais alta do sinal de *input* for 7 khz, então um sinal de 3 khz será gerado em cima do sinal de 7 khz. Um circuito de PDS incorporará um filtro anti-*aliasing* para limitar a freqüência mais alta que entrará no circuito digitalizador, a fim de limitar a possibilidade de geração de falsas freqüências. O filtro anti-*aliasing* é um filtro análogo. No caso dos aparelhos de audição a freqüência de amostragem não necessita ser muito alta, uma vez que a fala raramente atinge freqüências mais altas que 4 khz. Em teoria o circuito de PDS, para um aparelho de audição, apenas requer uma freqüência de amostragem de não mais que 8 khz a fim de cobrir as freqüências da fala. Os circuitos dos aparelhos de audição digitais agora estão funcionando a freqüências de amostragem mais altas que 10 khz, reduzindo ao mínimo o problema de *aliasing* (geração de falsas freqüências). Entretanto, se um som de alta freqüência entrar no microfone, freqüências de *aliasing* serão geradas se o filtro anti-*aliasing* não for usado. Uma vez o sinal que chega seja filtrado, ele então é digitalizado à freqüência de amostragem e a resolução de amplitude do circuito, usando um conversor A/D (análogo/digital) (Fig. 74-7). Devido à velocidade de amostragem, um conversor A/D convencional deve ter também um circuito de *Sample and Hold* (Amostrar e Reter), o que aumenta o custo global. Os conversores A/D de alta resolução convencionais, como de aproximação sucessiva, operando à freqüência de Nyquist muitas vezes não fazem uso das altas velocidades alcançadas com os circuitos híbridos disponíveis neste momento. Os amostradores de Nyquist exigem filtros de baixa passagem análogos complexos (filtros anti-*aliasing*).

Conversores mais recentes chamados Conversores de Modulação Sigma-Delta (Σ-Δ) foram lançados. Os aparelhos de audição digitais mais recentemente projetados implementaram os conversores Σ-Δ. O conversor Σ-Δ usa superamostragem, freqüência de amostragem 62 vezes mais rápida, conformação de ruído e filtragem de dizimação. A vantagem destas unidades é que elas são menos suscetíveis a *aliasing*, têm efetividade de custo, exigem um filtro anti-*aliasing* muito mais simples e não necessitam um circuito de Amostrar e Reter, devido à sua velocidade de conversão.

O passo seguinte dentro do aparelho digital de audição é a implementação do Algoritmo. O algoritmo é o programa que dará forma ao sinal digital. Algoritmos foram projetados para reduzir o *feedback*, dar forma aos espectros dos sinais, mudar o ganho de até 16 freqüências, controlar o volume e reduzir o ruído de fundo. Este *software* é gravado dentro do híbrido, e os valores dos parâmetros podem ser mudados por meio de um programa externo, usualmente por intermédio de um computador. Diferentes fabricantes usam diferentes estratégias. Estas unidades são chamadas aparelhos de audição de PDS de plataforma fechada. Uma vez o programa seja gravado dentro do híbrido, sua funcionalidade não pode ser alterada, em outras palavras, se o algoritmo é um AGC-O a unidade não é capaz de funcionar como uma WDRC ou um AGC-I (Fig. 74-8).

Em 1992 um grupo de fabricantes usou uma estratégia de PDS de platafor-

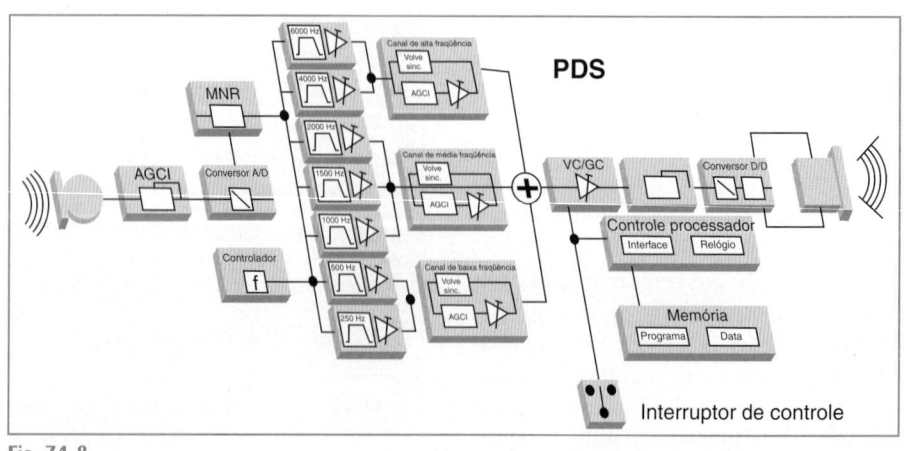

Fig. 74-8

ma aberta com 4 algoritmos diferentes. Isto permitiu à unidade funcionar como um TILL, um BILL, um AGC-O ou uma WDRC simplesmente trocando-se o algoritmo que estava armazenado em um controle remoto. Devido ao tamanho da memória necessária para conter o algoritmo, não foi possível manter o algoritmo no aparelho de audição.

Infelizmente o mercado não aceitou o controle remoto, mas a idéia de um aparelho de audição digital de plataforma aberta é bastante atraente, uma vez que um híbrido pode obter um desempenho de circuito diferente, e se uma nova estratégia de adaptação for disponibilizada, o único requisito que necessitaria implementação seria a introdução do novo algoritmo, sem ter que trocar o aparelho de audição.

COMENTÁRIOS PESSOAIS

A tecnologia do PDS agora está disponível e encontra-se bem avançada. A opinião pessoal deste autor é que infelizmente os fabricantes, bem como alguns profissionais, parecem ter esquecido a funcionalidade fisiológica da cóclea e a psicoacústica do ser humano. Um equalizador pode soar maravilhoso a uma pessoa de audição normal, tocado através do sistema de estéreo doméstico, mas a capacidade de possuir controle completo sobre freqüências individuais, quando as CCIs (Células Ciliadas Internas) dessa freqüência podem não ser mais funcionais, pode não ser a melhor estratégia para uma adaptação bem sucedida. Incrementar o volume dessa freqüência e portanto incrementar o desvio da membrana basilar dentro somente dessa região ainda assim não forçaria as CCIs a gerarem um potencial de ação. A remoção do ruído, para aumentar a RSR, é uma idéia maravilhosa, mas o dentista necessita o ruído da broca a fim de julgar quanta força está aplicando.

Prótese Auditiva – Histórico do Processo de Protetização Auditiva; Novas Perspectivas de uma Conduta Clínica; Avanços Tecnológicos

Sonia Bortholuzzi ■ Ceres Helena Buss

O processo de comunicação humana efetiva-se, de forma satisfatória, a partir da integridade funcional de vários fatores: orgânicos, intelectual, emocional, social, entre outros.

A possibilidade de ouvir os diferentes tipos de sons, especificamente os sons da fala, juntamente com a capacidade de reconhecê-los, se constituem em condições fundamentais para o indivíduo desenvolver o processo de comunicação no mundo ouvinte. As dificuldades de ouvir dificultam, de forma variável, a que este processo ocorra dentro da sua normalidade.

A Prótese Auditiva, também denominada de Aparelho de Amplificação Sonora Individual (AASI), constitui-se, genericamente, de um dispositivo eletroacústico com objetivo específico de amplificar os sons.

A utilização da Prótese Auditiva, que depende de indicação médica, destina-se a auxiliar os indivíduos portadores de diferentes tipos e graus de perda auditiva, no processo habilitativo ou reabilitativo da audição.

Durante muitas décadas, à falta de audição, a atenção foi mais direcionada a uma população infantil portadora de perda auditiva de grau severo a profundo com atraso no desenvolvimento da linguagem. Como conseqüência, encontramos um estigma de "deficiência" relacionado ao deficiente auditivo, decorrente da falta de procedimentos de intervenção precoce tanto na elaboração do diagnóstico etiológico e audiológico, como nos processos de protetização e reabilitação adequados, o que levaria à minimização da assincromia em relação aos processos normais do desenvolvimento.

Dentre os principais problemas que abrangeram as perdas auditivas e o processo de protetização auditiva, além de uma população infantil com grandes prejuízos decorrentes da falta de audição e de procedimentos mais precisos, a história nos aponta, também, para uma população de indivíduos idosos portadores de hipoacusia. Pela falta de atenção auditiva adequada e pelos aspectos culturais da época, tais indivíduos ficaram mais isolados do mundo sonoro e, conseqüentemente, do processo de comunicação social e familiar, tornando-se mais dependentes, mais incapacitados, esperando o silêncio e o tempo passar.

Se de um lado a história nos mostra as conseqüências da falta de conduta clínica profissional mais efetiva com a deficiência auditiva infantil e de uma atenção pouco adequada aos processos de reabilitação auditiva do indivíduo idoso, portador de perda auditiva, de outro lado, nos atenta a aspectos que se constituíram, conjuntamente, de fatores facilitadores desta característica mais negativa dos processos de protetização e reabilitação auditiva, ocorridos nas décadas passadas. Dentre estes, os tipos de próteses auditivas utilizadas com maior tamanho, que favoreciam a discriminação do indivíduo, tanto pela família quanto pela sociedade, agregados à reduzida qualidade do som amplificado e às dificuldades dos profissionais nos ajustes dos parâmetros eletroacústicos, bem como na falta de eficácia de um sistema de avaliações objetiva e subjetiva.

Esses fatores contribuíram para o reduzido desempenho das próteses auditivas e sua direta implicação no resultado dos procedimentos de reabilitação dos indivíduos, crianças ou adultos, portadores de perda auditiva.

O resultado das ações deste período conduziu à reduzida indicação da prótese auditiva como procedimento clínico-terapêutico, devido à falta de credibilidade, tanto por parte de pacientes como dos profissionais da área de saúde.

Com o avanço tecnológico, com a miniaturização das próteses auditivas e a utilização de sistemas computadorizados nos procedimentos de protetização, com a busca da melhoria dos aparelhos feitos sob medida, não perdendo as especificações da funcionalidade do circuito, com a melhoria da fidelidade (baixa distorção) e ótimas condições da flexibilidade de ajustes e, ainda, com a melhor qualidade na formação dos profissionais audiologistas, surgem grandes mudanças na projeção de resultados da protetização auditiva acompanhados de novas condutas clínicas dos profissionais que atendem pacientes portadores de perda auditiva, cujo diagnóstico clínico exclui as possibilidades de procedimentos cirúrgicos e/ou medicamentos para a recuperação da audição. O sucesso da protetização desses pacientes torna-se hoje uma constatação, quando resultante de um trabalho realizado com conhecimento, por uma equipe multidisciplinar, centrado principalmente entre as ações integradas dos profissionais otorrinolaringologistas e fonoaudiólogos, juntamente com a família. Todo o paciente a ser protetizado deve preceder de diagnósticos clínico e audiológico, com indicação médica da necessidade do uso de prótese como uma solução que responda às suas necessidades auditivas.

No processo de protetização a ação principal cabe a todos os profissionais de forma similar. Ao fonoaudiólogo especializado cabe atuação na seleção e indicação a partir de testes que possibilitem um projeto de prótese com as melhores condições de adaptação, objetivando o máximo do aproveitamento da audição residual, elevado nível de discriminação auditiva, melhora do processo de comunicação e interação familiar e, conseqüentemente, sua reintegração social.

Trabalhar com a real expectativa das possibilidades auditivas significa não depender apenas da análise da curva audiométrica. Muitos outros fatores devem ser considerados e analisados para que a projeção do grau de resposta, passível de ser atingida na protetização, tenha uniformidade na orientação realizada pela equipe multidisciplinar. Dentre estes fatores, são importantes o diagnóstico otológico, a idade, o fator cultural, emocional e social, bem como as condições neurológicas onde estará implícito o processamento auditivo central e suas condições de percepção, integração e decodificação do sinal amplificado que, embora com boa qualidade acústica, pode, às vezes, não ser absorvido em sua total potencialidade pelas reais condições do paciente.

O fator "sensibilidade a sons fortes" deve ser bem investigado. Com as lesões no órgão de Corti ocorrem modificações no sistema fisiológico que implicarão em reações aos altos níveis de intensidade dos sons amplificados, bem como em maior ou menor dificuldade de reconhecimento da fala, em consequência do recrutamento, presentes neste tipo de lesão. Testes que avaliem os limiares de máximo conforto e desconforto são fundamentais para o projeto de uma prótese auditiva, visando ao seu uso confortável, independente do tipo de ambiente sonoro. O tipo e o grau de elementos necessários à proteção da orelha aparelhada aos sons desconfortáveis devem ser previamente definidos com testes do "loudness", de reconhecimento da fala e sentenças, de forma a possibilitar o máximo aproveitamento da área dinâmica da audição. Tais testes, quando realizados com simuladores de prótese dentro do canal auditivo, utilizando Nível de Pressão Sonora (dB NPS), similares às medidas utilizadas nos parâmetros das próteses auditivas, nos possibilitam determinar, com mais precisão, os níveis de intensidade do ganho acústico, da pendente necessária e do nível de saída máxima. Neste tipo de teste os valores são obtidos a partir das opções do paciente e das respostas das avaliações obtidas, durante a investigação destes parâmetros.

Conjuntamente a essas medidas e aos demais itens avaliados, esta fase do teste de Prótese possibilita uma escolha adequada, tanto dos tipos de prótese e de elementos dos circuitos que serão utilizados na protetização, como da escolha, pelo paciente, das melhores opções para seu caso, especificamente. Os resultados a serem alcançados devem ser voltados e orientados para a otimização máxima da amplificação na sua funcionalidade. Avaliações devem ser, posteriormente, realizadas por meio do ganho funcional e do ganho de inserção, assim como de uma avaliação subjetiva, com questionários de auto-avaliação, para verificar e constatar o real desempenho da prótese auditiva em seus ambientes familiar e social.

Independente de todos os testes de que podemos lançar mão para obter excelentes condições no projeto da prótese quanto à acústica × amplificação × sensibilidade × confortabilidade × reconhecimento da fala e sentenças no silêncio e no ruído, devemos também levar em consideração o estado psicológico do paciente. Normalmente ocorre um grau de resistência ao uso da prótese auditiva, ocasionada não apenas pelos fatores de estética, estigma de deficiência, resultados históricos não satisfatórios. Juntam-se a estes, um estado de insegurança, baixa estima, tendência ao isolamento pela dificuldade de comunicar-se, tristeza e, às vezes, um certo grau de depressão. O tipo de relação e valorização da família tanto ao problema auditivo quanto ao próprio paciente, junto a uma orientação da equipe médica e fonoaudiológica de que estes são sintomas e sinais típicos decorrentes da perda auditiva e que podem ser minimizados, serão determinantes para melhorar as condições de aceitação de seu "eu atual" assim como de prover a motivação necessária para iniciar a reabilitação auditiva. A confiança do paciente aumenta ainda mais quando o profissional descreve as reais dificuldades de comunicação do paciente, em consequência aos diferentes graus de perda auditiva de cada orelha. Nas perdas auditivas onde os limiares nas freqüências graves encontram-se preservados, e elevados nas freqüências agudas, a audição será melhor para a captação da energia sonora com audibilidade aos sons, porém com dificuldade de reconhecimento da fala, principalmente em ambientes ruidosos, causando dificuldades para comunicar-se. Já nas perdas auditivas representadas, audiometricamente, por curvas planas de graus leve a moderado, ocorre dificuldade, tanto na percepção como no reconhecimento da fala.

Nas perdas auditivas severas, os sons de conversação normal só serão percebidos com elevação da intensidade da voz. As dificuldades para reconhecê-los serão ainda maiores e agravar-se-ão nas hipoacusias de grau mais acentuado.

Durante esta fase do processo de protetização auditiva nos defrontamos, também, com o fator socioeconômico, sempre abordado pelo paciente ou familiares e deve ser respeitado, desde que preserve a qualidade do projeto a ser desenvolvido.

A protetização auditiva binaural, indicada na maioria dos casos visando à melhora do reconhecimento da fala, no ruído, da localização da fonte sonora, do acréscimo da audibilidade pela somação binaural, da eliminação do efeito sonora da cabeça, da facilitação à atenção aos sons de interesse e da inibição dos demais sons, deve ser prescrita e recomendada quando os limiares auditivos e as condições anatômicas das orelhas permitam, independente da situação econômica e da opção do paciente.

A experienciação do sistema de protetização binaural e sua comparação com o uso monoaural deve ser feita pelo paciente durante os testes, preferencialmente com o uso de simuladores intra-aurais. A indicação de uso de apenas uma prótese auditiva é recomendada nos casos em que uma orelha possui limiares auditivos normais e hipoacusia de grau profundo, na outra orelha. Nos demais casos a indicação binaural é a mais indicada. Nas hipoacusias assimétricas, com a presença de grau severo a profundo em uma das orelhas, a orientação da binauralidade deve ser feita com o máximo de cuidado, buscando sempre níveis de amplificação sonora que possibilitem a melhoria da discriminação, facilitando os processos da comunicação, de forma a justificar o investimento a que o paciente deverá se submeter.

Em bebês e crianças até dois anos de idade a maturação da via auditiva e a idade dificultam a obtenção de limiares precisos. Na presença de resultados obtidos com a avaliação objetiva (BERA), principalmente as que evidenciam ausência de respostas, a indicação da prótese auditiva com uso binaural é recomendada o mais precocemente possível, para aproveitar o período crítico de estimulação da audição e da linguagem. Hoje, com a introdução do novo teste objetivo de Respostas Auditivas de Estado Estável, que permite a determinação de limiares até 120 dBHL, utilizando tons puros, facilitará, tanto a prescrição da prótese auditiva e ajustes dos parâmetros eletroacústicos como o prognóstico do desenvolvimento da linguagem.

Para selecionar a indicação do tipo de prótese auditiva encontramos no mercado diferentes modelos que variam segundo a localização do microfone. No modelo convencional, a que chamamos de próteses auditivas retroauriculares, são as próteses utilizadas atrás do pavilhão auricular e conectadas ao meato acústico externo pela cânula e molde auricular, cujo microfone encontra-se próximo, porém fora da posição fisiológica. Este tipo de prótese é indicado principalmente para o uso em bebês e crianças em prescrições para perdas auditivas de grau severo a profundo. O uso de molde tipo concha é necessário para evitar o efeito "Larsem" resultante da realimentação da Pressão Sonora, captada pelo microfone da prótese (feedback). Quando este fator é detectado, ocorre diminuição da intensidade da Pressão Sonora a ser absorvida pela membrana timpânica, com conseqüente diminuição do ganho acústico e maior dificuldade de perceber sinais de fala. É recomendada a troca de molde, necessária em função do crescimento do conduto auditivo externo e pavilhão auricular.

Nas próteses auditivas feitas sob medida, com indicação de uso intra-aural ou seja, as próteses intra-auriculares, intracanais e especialmente as peritimpânicas – CIC (Completely by in the canal) –, o microfone encontra-se posicionado dentro da concha, preservando desta forma as melhores condições de captação da onda sonora com a amplificação natural provida pelo pavilhão auricular nas freqüências agudas, que auxiliam na melhora da discriminação auditiva, principalmente nas perdas auditivas nesta zona de freqüências.

As próteses intra-auriculares, tipo "concha", que ocupam todo o pavilhão auricular, são indicadas para o uso de grande amplificação, similares aos retroauriculares de grande potência com circuitos que, às vezes, necessitam mais de um receptor. São indicados apenas para perdas auditivas severas a profundas, desde que os componentes do circuito atinjam os níveis de amplificação desejados.

Os tipos de próteses intracanais e peritimpânicos – CIC – são mais utilizados nas perdas auditivas leves, moderadas e moderadamente severas. Quanto mais próxima do tímpano for a colocação do receptor, ou seja, junto ou após a segunda curva do conduto auditivo externo, mais estaremos preservando uma melhor qualidade dos parâmetros dos sons amplificados. Este tipo de prótese deve ser projetado de forma que o microfone fique localizado o mais interno possível da base do meato acústico externo, liberando o espaço da concha e do pavilhão para sua participação na amplificação natural da orelha externa. Em crianças, a indicação dos tipos de próteses intra-aurais é recomendada desde que haja a devida orientação aos pais da necessidade das eventuais trocas de cápsulas em função do crescimento do conduto auditivo e pavilhão auricular. Com esta miniaturização ocorreu melhora na estética, pois as próteses se tornaram mais difíceis de serem percebidas e, conseqüentemente, com maior aceitação pela população portadora de perda auditiva, diferentes das próteses auditivas maiores (especialmente as de caixa), que durante muitas décadas fizeram parte dos processos de protetização nas indicações das perdas auditivas de grau severo a profundo.

Considerando todos os fatores fundamentais para o bom desempenho do programa integrado a ser desenvolvido no processo de protetização, julgamos interessante descrever sobre alguns aspectos, tanto fisiológicos sobre as orelhas externa e interna, como técnicos, que possam auxiliar na organização de alguns conhecimentos para as indicações e orientações quando, na ação clínica, a prótese auditiva deve ser o instrumento que aponte a solução mais adequada da queixa clínica.

A passagem da onda sonora, do campo livre à membrana timpânica, sofre transformações decorrentes da amplificação natural do pavilhão auricular e meato acústico externo, que resultam em um ganho acústico de 10 a 20 dB, próximo à freqüência de 2.700 Hz, ao que chamamos de ressonância natural da orelha externa.

A magnitude das respostas de ressonância da orelha externa, bem como a freqüência onde elas ocorrem, pode estar relacionada a diversos fatores, como origem e incidência da onda sonora, difração do som pela cabeça, torso e borda do pavilhão auricular, volume e comprimento do meato acústico.

Especificamente, a ressonância da orelha externa varia em função do crescimento do pavilhão auricular e do meato acústico externo. A ressonância natural ocorre quando um quarto do comprimento da onda sonora for equivalente ao comprimento do conduto auditivo externo, com um pico de amplificação em torno de 17dB, similar, nas diferentes faixas etárias.

Em crianças com idades de dois a quatro anos a Freqüência de Ressonância ocorre em torno de 4.000 Hz. Valores ainda mais elevados são encontrados em bebês. Conforme o crescimento, os valores vão diminuindo, atingindo um valor médio do adulto, nas idades entre seis a oito anos. Quanto maior o comprimento do conduto auditivo, mais baixa é a freqüência onde ocorre o pico da ressonância.

A inclusão da prótese auditiva intra-aural ou do molde no meato acústico provoca a perda da ressonância natural, sendo necessária a reposição desta perda de energia ao ganho do aparelho, para obter melhores resultados no sistema de amplificação.

Já na porção interna da cóclea, as células ciliadas internas (CCI), dispostas em fileira única, se constituem nos transdutores sensoriais – receptores da mensagem sonora – a qual é transformada em mensagem elétrica que, após sofrer acurada análise freqüencial, é enviada ao córtex cerebral.

As Células Ciliadas Externas (CCE) se constituem em maior número e encontram-se organizadas em três fileiras sobre a membrana basilar. A função da CCE é de amplificação da onda sonora para sons inferiores a 50 dB NPS, de forma a facilitar sua percepção pelas CCI. Para sons acima desta intensidade a CCE funciona como compressor natural da audição – Sistema Protetor. Ocorrendo lesão nas CCE pode ocorrer rebaixamento do limiar de audibilidade com a falta de percepção dos sons de fraca intensidade. Os sons de fortes intensidades serão percebidos intensamente, pois com a diminuição do sistema de proteção, pelas CCE, estes estímulos atingem diretamente as CCI.

Nas perdas auditivas com limiares tonais superiores a 50 dB, com a presença também da lesão de Células Ciliadas Internas, ocorre a perda da audibilidade de seletividade de freqüências, dificuldade de discriminação, diminuição da área dinâmica da audição, reduzindo o número de informações ao córtex cerebral e presença de recrutamento onde o *loudness* será maior para as freqüências altas do que para as baixas.

O tamanho do meato acústico externo, o tipo de lesão de células ciliadas, a área dinâmica da audição e os demais fatores conseqüentes destas lesões, detectados por um preciso diagnóstico clínico etiológico e audiológico, se constituem também em fatores determinantes para a seleção do tipo de prótese auditiva e circuito de amplificação, tipo de sistema de compressão, para a recuperação do sistema protetor da orelha interna e projeção do prognóstico do processo de protetização.

As próteses auditivas feitas sob medida, tanto do tipo peritimpânicas, como as demais próteses intra-aurais, com localização endaural, são as mais utilizadas, desde que se adequém, nos processos de adaptação, pois preservam, dentro do possível, as propriedades acústicas naturais da audição. Este tipo de prótese, quando combinadas suas características físicas e modificações da cápsula ao tipo de processamento do sinal acústico e aos ajustes dos parâmetros eletroacústicos, facilita as soluções de queixas clínicas, preservando as principais características da onda sonora amplificada.

Segundo a tecnologia utilizada no processamento do sinal acústico, podemos categorizar as próteses auditivas em três tipos principais: com circuito analógico, com circuito digitalmente programável e com circuito puramente digital. Nas próteses auditivas analógicas, os sinais de corrente elétrica e de voltagem no circuito são análogos e similares àqueles do som acústico de entrada. O processamento do sinal é realizado através de filtros analógicos, constituídos de componentes eletrônicos tais como: capacitores, transistores, resistores, amplificadores e circuito de compressão. Esses componentes podem ser ajustados manualmente ou através de uma interface digital e um *software*, que caracterizam as próteses auditivas digitalmente programáveis. Este *software* tem apenas a função de fazer ajustes dos filtros onde torna-se possível modificar a amplitude de bandas de freqüências, controles de relação de compressão, controles de níveis de saída máxima, entre outros parâmetros acústicos, mantendo o sinal amplificado análogo ao sinal de entrada.

As próteses digitais são dispositivos que se utilizam de circuitos digitais, tanto para o processamento do sinal como para o controle de suas funções. Nestas, os filtros analógicos são substituídos por filtros digitais, cujo funcionamento é determinado por um algoritmo gerido por um microprocessador. Uma prótese digital é constituída, basicamente, de um microfone que capta a onda sonora e a transforma em sinais elétricos, similares às analógicas, um pré-amplificador, um conversor analógico para digital, filtro digital controlado por um microprocessador, um conversor digital para analógico e um receptor. O funcionamento do microprocessador é gerenciado por um *software* algoritmo, o qual efetua um tratamento matemático do sinal digital convertido, modificando características específicas.

A introdução do processamento digital do sinal, em aparelhos que auxiliam a audição, foi esperada com grande expectativa, por prometer uma melhor fidelidade na amplificação, flexibilidade de aplicação, grande *performance* em ambientes ruidosos e para suprir uma gama de deficiências apresentadas anteriormente pelos aparelhos analógicos.

Num sistema digital o que é continuamente variável é trocado por discretos símbolos finitos. Num simples código digital, os símbolos são reduzidos para 1 ou 0, os quais são chamados de BIT's. Um arranjo de BIT's compõe uma palavra binária chamada Byte. Este é o domínio digital.

A conversão do sinal analógico para digital envolve dois procedimentos fundamentais: o "sampling" e a "quantitatization".

O primeiro, o processo de "sampling", envolve a geração de um trem de pulsos num intervalo específico de tempo. Estes pulsos (sampling) servem para comandar a abertura de uma "janela" na entrada do conversor analógico para digital (A/D), para ser possível a leitura do valor do sinal analógico neste período de tempo. Quanto maior a freqüência destes pulsos, um maior número de valores de amostragens pode ser capturado. A conversão da amplitude de uma forma de onda, num determinado instante de tempo de amostragem em um dígito (código binário), é chamada de quantização (2º processo). A combinação de *sampling* e quantização é necessária para a conversão de sinais analógicos em códigos digitais. E o número de BIT's, utilizados para representar uma amplitude de forma de onda analógica, tem um impacto direto na verdadeira representação do sinal analógico na forma digital.

Para a conversão do sinal analógico para digital, um grande número de técnicas de conversão pode ser encontrado.

A conversão SIGMA-DELTA é considerada a melhor técnica para uso em todos os produtos de áudio, por fazer uso de um valor muito alto de *sampling*, da ordem de um milhão de amostragens do sinal por segundo.

Uma vez que o algoritmo foi executado e, conseqüentemente, os dígitos binários tenham sido manipulados, esses números são transformados novamente em uma corrente elétrica analógica por um conversor digital-analógico e transformados, outra vez, em som, pelo receptor.

As próteses digitais se diferenciam entre si pelos tipos de sistemas disponíveis. Nas próteses com processador de plataforma fechada o algoritmo é fixo e alguns sistemas podem ser programados e se constituem nos mais utilizados. As próteses com plataforma aberta possuem funções e parâmetros programáveis. Diferentes algoritmos podem ser implantados a partir de diferentes *softwares*. Desta forma as principais vantagens das próteses auditivas digitais são as possibilidades de execução de um complexo número de comandos que possibilitam, entre outros: maior fidelidade e qualidade sonora, maior conforto auditivo, maiores índices de reconhecimento da fala no ruído, melhor equalização do sistema de compreensão, com máximo de aproveitamento da área dinâmica e melhor relação sinal/ruído.

Tanto nas próteses auditivas analógicas digitalmente programáveis e, especificamente, nas próteses que utilizam algoritmos de processamento do sinal digital, o número de canais, o número de bandas e o número de memórias se constituem em vantagens, por possibilitarem diferentes programações por banda de freqüências, otimizando o ajuste da resposta do aparelho para as diferentes configurações de perda auditiva e a obtenção da resposta de freqüência prescrita.

Com o uso de algoritmo, no sistema digital, podem ser feitos outros ajustes finos de parâmetros específicos. Dentre os principais encontramos a expansão, que permite regular a intensidade da amplificação para ruídos de baixa intensidade (ruídos de fundo), o cancelamento do *feedback*, a redução do ruído externo, por meio da tecnologia de microfone direcional, assim como do ruído interno da prótese. A realização da audiometria *in situ* e a verificação do *Loudness*, para a pesquisa da audibilidade e dos limiares de desconforto, também podem ser realizadas.

Considerando que a função de uma prótese auditiva, independente do tipo de processamento do sinal (analógicas ou digitais) e da localização do microfone (retroauriculares ou intra-aurais), é amplificar especialmente som de fala e os sons ambientais de forma a se tornarem audíveis sem serem excessivamente intensos, outros aspectos se constituem em características necessárias de serem determinadas na sua prescrição: o ganho acústico, de forma a compensar a perda auditiva, a resposta de freqüência evidenciando a amplificação a partir do audiograma e o nível de pressão sonora de saturação da saída máxima, a fim de não exceder ao limiar de desconforto.

Para a especificação do ganho acústico de uma prótese auditiva, foram inicialmente utilizados métodos comparativos, baseados na comparação clínica entre os resultados de diferentes próteses auditivas, a partir da análise de alguns parâmetros que demonstrassem maior audibilidade e maiores níveis de discriminação de fala, principalmente em ambientes silenciosos.

Com os avanços tecnológicos surgiram métodos prescritivos, os quais, por meio de fórmulas, possibilitam a prescrição do ganho acústico a ser atingido por freqüência, a partir dos limiares auditivos. Das principais fórmulas utilizadas em amplificações lineares, onde a variação do nível de pressão sonora de saída é proporcional ao nível de pressão sonora do sinal de entrada, assim como nas amplificações não lineares, onde a maioria possui um sistema de compressão mudando a variação proporcional de entrada e saída do sinal acústico, encontramos: POGO I e II (Prescription of Gain and Output), NAL, NAL-R, NAL-RP e NAL-NL (National Acoustic Laboratories); BERGER, DSL and DSL [i/o] (Desired Sensation Level Input-Output) IHAFF/Contour (Independent Hearing Aid Fitting Forum) e LGOB (Loudness Growth in Haft Octave Bands). Para a seleção dos métodos prescritivos a serem utilizados para a projeção do ganho de uma prótese, é necessário o conhecimento de cada método quanto ao cálculo utilizado para cada freqüência, ocasionando um maior ou menor ganho acústico com variações na curva de resposta de freqüência. Essas fórmulas, entre outros aspectos, se caracterizam pela sua adequação aos graus de perda auditiva, principalmente para crianças.

A seleção do nível da saída máxima, ou seja, o nível de pressão sonora de saída no meato acústico externo, resultante da intensidade do sinal de entrada somado ao ganho acústico, em especial, em crianças, deve ser prescrito e verificado cuidadosamente por ser um dos fatores responsáveis pela aceitação ou rejeição da prótese auditiva. Se níveis superiores ao limiar de máximo desconforto forem atingidos, além da irritabilidade dos sons fortes, podem interferir nas diferentes situações de comunicação.

Os circuitos de amplificação linear utilizam o corte de picos do sinal, para a limitação de saída máxima. Também chamado de PC (Peack Clipping) gera distorção no sinal amplificado.

O sistema de compressão é um limitador de saída máxima utilizado em circuitos de amplificação sonora não lineares. Em seu sistema de funcionamento, a amplificação é linear até atingir o limiar de compressão, limite preestabelecido, onde o ganho começa a ser reduzido automaticamente, e a amplificação passa a ser não linear.

Para a seleção do sistema de compressão a ser utilizada nos ajustes de saída máxima, alguns aspectos devem ser considerados para a sua aplicação clínica. Sua característica dinâmica, que se refere ao tempo de ataque e recuperação da compressão, e está diretamente relacionada à intensidade sonora do meio ambiente e sua característica estática que está diretamente relacionada ao limiar de compressão, à razão de compressão e à região de compressão.

O início da ação da compressão é determinado pelo limiar ou ponto de joelho de compressão que representa o nível de intensidade onde o ganho acústico inicia sua redução, que deverá ocorrer em uma razão maior ou menor de diminuição, caracterizada pela região de compressão, onde o sistema de compressão opera limitando o nível de pressão sonora de saída máxima.

No sistema de compressão outra característica é quanto ao ponto de monitoramento, comum em todas as próteses que utilizam este sistema. É destinado a detectar o ponto da intensidade em que a compressão deve atuar. Quando o ponto de monitoração está localizado antes do controle de volume denominamos de AGC-I (Automatic Gain Control-Input Control) e quando após, temos o AGC-O (Automatic Gain Control-Output Control). A diferença principal entre ambos os tipos de compressão é que no AGC-I a ação da compressão é pré-fixada pelo nível de pressão sonora do sinal de entrada, ainda não amplificada, enquanto no AGC-O, sua ação atua diretamente no nível de saída máxima. Independente de a compressão ser de entrada ou saída, o cuidado com a pré-fixação do limiar de compressão determinará o máximo aproveitamento ou não do ganho acústico, não atingindo o limiar de desconforto.

Quanto aos tipos de compressão a serem selecionados, encontramos, entre os principais, a compressão de área dinâmica ampla ou WRDC (Wide Dynamic Range Compression) e a compressão limitante. A WDRC tem como objetivo a restauração do "loudness" e o sistema de proteção, resultantes das lesões da CCE. É indicada para perdas auditivas leves a moderadas, com área dinâmica reduzida. Fornece maiores amplificações aos sons mais fracos e diminuição dos sons mais intensos.

Na limitação por compressão a redução do ganho ocorre somente para sons intensos. É destinada principalmente às perdas auditivas de grau severo e profundo. A associação de ambos os tipos de compressão já é encontrada, atuando num mesmo circuito.

O projeto de uma prótese auditiva que abrange suas características físicas (cápsula e componentes) e parâmetros eletroacústicos a serem ajustáveis à adaptação ao paciente, necessita, ainda, ser complementado com a pré-moldagem, com a construção da prótese feita sob medida, ou a seleção da prótese retroauricular, com o molde auricular correspondente e com o início do processo de adaptação e reabilitação auditiva seguido da avaliação do desempenho.

Para realizar a pré-moldagem e obtermos a impressão da orelha utilizamos materiais específicos no conduto auditivo e na porção intra-auricular da orelha, previamente inspecionada pelo otorrinolaringologista. É indicado o uso prévio de um protetor a ser colocado no conduto auditivo externo, com o objetivo de proteger a membrana timpânica e delimitar o comprimento da pré-moldagem.

A introdução e a retirada do material de impressão devem ser feitas com conhecimento adequado, uma vez que se constituem em uma das principais etapas para uma boa adaptação da prótese auditiva.

Nas próteses feitas sob medida o fabricante, a partir da impressão da orelha, constrói a cápsula considerando as especificações de ventilação, tipo de próteses, tipo de "faceplate" com o tipo de circuito, lado da orelha, cor, bateria, entre outros. Após sua construção, é realizada uma avaliação em acoplador 2cc, para verificar o funcionamento dos parâmetros eletroacústicos projetados para cada prótese. Com a aprovação pela inspeção técnica, a adaptação da prótese é iniciada com sua colocação, e os devidos ajustes, na orelha do paciente. Orientações sobre o uso, manuseio, procedimentos de higiene, e principalmente, sobre as sensações auditivas iniciais com o uso da prótese auditiva, são também realizadas.

O acompanhamento é fundamental para o sucesso e aceitação do uso da prótese auditiva. Para a avaliação do desempenho da prótese a fim de verificar a real amplificação produzida, utilizamos medidas "in situ" por meio do ganho de inserção. Com a utilização de um microfone-sonda, colocado próximo à membrana timpânica, poderão ser realizadas medições do nível de pressão sonora, tanto na saída do receptor, das próteses intra-aurais, como na saída do molde auricular das próteses retroauriculares.

No sistema de avaliação do desempenho da prótese auditiva, o ganho funcional também é usado para verificar a curva de resposta de freqüência e auxiliar nos ajustes dos parâmetros eletroacústicos, buscando atingir o máximo de audibilidade. Também devem ser avaliados o máximo de conforto e o índice de reconhecimento da fala e de sentenças, tanto no silêncio como no ruído.

Para a avaliação da satisfação e do "handicap" do paciente, é recomendado o questionário de auto-avaliação, como o APHAB (Profile of Hearing Aid Benefit), por abranger a maioria das situações de vida diária do paciente protetizado.

O acompanhamento e a avaliação da adaptação do paciente protetizado devem estar diretamente relacionados a uma conduta que envolve ações e orientações da equipe de profissionais quanto aos aspectos neurofisiológicos do processo de adaptação, da reavaliação clínica do paciente e da avaliação constante do desempenho dos parâmetros eletroacústicos das próteses auditivas. Todos os cuidados devem estar voltados à solução da queixa clínica do paciente protetizado. A orientação à família e o acompanhamento por profissionais de laboratórios de prótese, com condições técnicas e disponibilidade para atuar nos procedimentos de forma rápida na manutenção da prótese e modificações necessárias para a solução das queixas clínicas darão ao paciente condições para o bom andamento do processo reabilitativo da audição, bem como segurança para vencer os transtornos iniciais, característicos da adaptação. A partir desses objetivos alcançados podemos constatar (profissionais e pacientes) que o processo de protetização auditiva ocorreu de forma gradativa, durante os procedimentos de toda a equipe multidisciplinar. O sucesso deste procedimento levará a uma maior aceitação, com o uso efetivo da prótese, desencadeando uma mudança na credibilidade da eficiência desta conduta como indicação médica, maior segurança do paciente quanto ao procedimento a ser adotado e facilitação da ação profissional durante o processo de protetização nos diferentes tipos e graus de perda auditiva.

Como conseqüência desta abordagem clínica, encontraremos pacientes protetizados e satisfeitos, não apenas pelas mudanças que podem ocorrer na qualidade auditiva, mas, especialmente, pelas mudanças nas perspectivas de uma melhor qualidade de vida.

BIBLIOGRAFIA

Bortholuzzi SMF. Estudo comparativo do desempenho de próteses auditivas analógicas e digitais em indivíduos adultos. *Tese de Doutorado – UNIFESP*, 1999. 173p. Programa de Pós-Graduação em Distúrbios da Comunicação Humana, Universidade Federal de São Paulo – Escola Paulista de Medicina, São Paulo, 1999.

Bortholuzzi S, Albernaz PLM, Iório MCM. *Ressonância da orelha externa em crianças. Otorrinolaringologia.* vol. 2, n. 3, São Paulo, 1995.

Bronkhorst AW, Plomp R. Effect of multiple speechlike maskers on binaural speech recognition in normal and impaid aid hearing. *J Acoust Soc Am* 1992;92(6):3132-9.

Dillon H. *Hearing Aids.* Sidney: Boomenang Press, 2001.

Edmonds J, Staab WJ, Preves D, Yanz J. "Open" digital hearing aids: a realty today. *Hear J* 1997;50(1):54-60.

Hall III JW. *Otoemisiones acústicas & respuestas auditivas de estado estable.* Punta Cana, RD: Starkey Labs, 2003.

Iório MC, Almeida K. *Próteses Auditivas: fundamentos teóricos & aplicações clínicas.* São Paulo, 1996.

Killion MC. Talking hair cells: what they have to say about hearing aids. In: Berllin CI. *Hair cells and hearing aids.* San Diego-London, 1996.

Lunner T. *A digital filterbank hearing aid.* Linköping Universitet, [Linköping Studies in Science and Tecnhnology, Dissertations, 1997. 479p].

Neuteboom H, Kup BM, Janssens M. A DSP – Based Hearing Instrument IC. *IEEE Journal of Solid-state Circuits* 1997;32(11):1790-1804.

Pascoe DP. Freqüency responses of hearing aids and their effects on the speech perception of hearing impaired subject. *Ann Otol Rhinol Laryngol* 1975;84(Suppl 23):1-40.

Punch JL, Robb R, Shoves AH. Aided listener preferences in laboratory versul real world environments. *Ear Hear* 1994;15:56-61.

Sandlin R, Hall M. The clinical utility of a true DSP hearing instrument. *Hear J* 1997;50(5):34-88.

Sandlin RE. Handbook of hearing aid amplification. In: Libby ER, Westermann S. *Principles of acoustic measurement and ear canal resonances.* 1998.

Schweitzer C. Development of digital hearing aids. *Trends in amplification* 1997;2(2):41-57.

Starkey Laboratories. *Compression handbook: an overview of the characteristics and applications of compression amplification.* 3 ed. Eden Praire, 1996.

Sweetow RB. Selection considerations for digital signal processing hearing aids. *Hear J* 1998;52:35-45.

Valente M. *Strategies for selecting and verifying hearing ead fittings.* 2nd ed. New York: Theimes, 2002.

Venema TH. *Compression for clinicians.* San Diego – London: Singular Publishing Group, 1998.

Vlaming M, Termeer P, Donkers E. *The results of the Philips digital hearing instruments.* Eidhoven, Phiplips Hearing Technologies, 1998.

Protetização Auditiva em Crianças

Aziz Lasmar

INTRODUÇÃO

Uma boa audição é absolutamente essencial para o perfeito relacionamento do indivíduo com o meio e, evidentemente, para a aquisição de linguagem.

No dizer de Helen Keller, escritora americana nascida em 1880 e privada da audição e da visão aos 19 meses de idade, após grave doença, "Os problemas da surdez são mais profundos e complexos, mais importantes, talvez, do que os da cegueira. A surdez é um infortúnio muito maior. Representa a perda do estímulo mais vital – o som da voz – que veicula a linguagem, agita os pensamentos e nos mantém na companhia intelectual do homem".

Por este motivo, o diagnóstico, o mais precocemente possível, de uma perda auditiva, é imprescindível para uma conduta terapêutica adequada. A perda auditiva pode trazer um impacto significativo no desenvolvimento da fala e da linguagem

A protetização de uma criança com deficiência auditiva depende, portanto, de um adequado diagnóstico médico.

Foge ao nosso tema discutir sobre os métodos de diagnóstico, mas devemos levar em conta que a audição de uma criança pode, eventualmente, mudar no decorrer dos primeiros meses, principalmente naqueles pacientes em que não há uma causa evidente para a perda auditiva, como nos casos de rubéola materna, *kernicterus*, prematuridade, uso de aminoglicosídeos, citomegalovírus e também nos casos de antecedentes de surdez genética.

Algumas crianças que não reagem aos sons de teste nos primeiros dias de vida passam a apresentar reações nas semanas ou meses subseqüentes.

Uma vez realizado o diagnóstico de deficiência auditiva e também não sendo essa deficiência passível de correção, a indicação de uma prótese auditiva deve ser feita o mais precocemente possível.

Não há, entretanto, um consenso absoluto entre os diferentes autores quanto à melhor época para essa protetização. Alguns propõem a idade de 4 semanas, enquanto alguns outros a admitem até os 3 meses, no caso de crianças que já nasceram com deficiência auditiva. Segundo alguns autores, essas são, verdadeiramente, as chamadas crianças surdas.

Nos casos de surdez adquirida, os pacientes são chamados de ensurdecidos, e o uso de uma prótese vai depender, evidentemente, da causa da perda auditiva. Crianças em idade escolar são muitas vezes portadoras de processos de orelha média, em que o tratamento médico lhes pode trazer a volta à normalidade. Casos de deficiência de tipo sensorineural como, por exemplo, os motivados por meningite ou por medicamentos ototóxicos e que, portanto, não são passíveis de tratamento médico, devem ser protetizados imediatamente. É importante notar que, nos casos de meningite, devido à calcificação das cócleas, pode ocorrer uma piora nos níveis de audição com o passar do tempo, razão pela qual a protetização (ou, se possível, o implante coclear) deve ser instituída sem demora.

Na dependência do grau de perda auditiva, a dificuldade de comunicação pode se manifestar por diferentes formas. As crianças com perda auditiva discreta geralmente têm linguagem normal, mas podem ter dificuldade escolar, em função da distância entre elas e a professora, e do ruído ambiental. Essa dificuldade se manifesta principalmente na compreensão de algumas consoantes.

As crianças com perda auditiva moderada já têm uma maior dificuldade de comunicação, sendo necessária uma proximidade maior entre elas e seu interlocutor. O uso de uma prótese auditiva, principalmente nos casos de processos sensorineurais, é imprescindível para um bom desenvolvimento social e escolar.

Nos casos de perdas acentuadas, severas e profundas, a protetização é essencial e deve ser feita assim que o diagnóstico tenha sido concluído, e desde que o seu médico não tenha optado por um implante coclear.

É preciso ressaltar, entretanto, que os pais da criança com perda auditiva dessa ordem devem ser alertados para a imperiosa necessidade de terapia e uso continuado da amplificação. Uma criança não passa a ter audição normal a partir do momento em que começa a usar a prótese. Mesmo em casos de perdas moderadas, embora a prótese possa melhorar quantitativamente a audição da criança, nem sempre o faz qualitativamente, ou seja, nem sempre a compreensão dos fonemas é perfeita. Aliás, é prudente salientar que existem várias restrições que devem ser conhecidas pelos pais. Contatos com familiares de outras crianças que já tenham sido protetizadas podem ser úteis para um melhor conhecimento dessas restrições e também de suas vantagens.

Mais uma vez devemos ressaltar a necessidade de um diagnóstico médico criterioso e realizado por profissionais experientes. Não são incomuns os casos de crianças com perdas auditivas significativas e que foram diagnosticadas como tendo audição normal, perdendo-se um precioso tempo para uma adequada amplificação. Em contrapartida, já vimos casos de crianças com audição normal, em que lhes foram prescritas próteses auditivas.

TIPOS DE PRÓTESES AUDITIVAS

Podemos dizer que existem próteses auditivas de duas classes fundamentais, ou seja, as próteses de via aérea e as de via óssea, estas últimas de utilização bastante rara.

As próteses de via aérea se dividem em quatro tipos básicos:

1. **Próteses ao nível da orelha:** existem vários tipos, como o CIC *(completely inside canal)*, que ocupa apenas o poro e meato acústico externo; um outro, apenas um pouco maior, que é o ITC, também chamado canal *(In The Canal)* e os tipos concha e meia concha, que ocupam total ou parcialmente a concha, os ITE *(In The Ear)*.

Essas próteses têm uma inegável vantagem, que é a colocação do microfone exatamente ao nível da concha

Esse tipo de prótese, que é o que os pais sempre almejam para os seus filhos, não é, entretanto, o mais adequado para a maioria das crianças, em face das características de amplificação e também pelo fato de que suas orelhas ainda estão em fase de crescimento, tornando a troca do molde mais freqüente do que o usual.

Também deve ser levado em consideração o diâmetro do meato acústico externo que, na maioria das vezes, não comporta uma prótese desse tipo.

Desde que as características audiométricas e o calibre do meato acústico externo o permitam, entretanto, podem ser perfeitamente utilizadas em crianças maiores. Já as temos prescrito para crianças a partir dos 5 anos de idade.

Os inconvenientes são de vários tipos. Um deles é a necessidade de substituição mais freqüente do molde, o que faz com que a criança fique alguns dias sem ela. Neste caso, uma opção seria ter-se uma prótese sobressalente, ao nível da orelha ou retroauricular, para que não se prescinda, mesmo que temporariamente, da amplificação. Esta opção, entretanto, nem sempre pode ser tomada, já que haveria uma despesa extra, para sua aquisição, tornando-a válida apenas para famílias de maior poder aquisitivo. Outro inconveniente decorre exatamente da vantagem de ter o microfone ao nível da concha. A proximidade maior com o auricular faz com que seja mais freqüente o fenômeno da realimentação, principalmente se o molde não estiver bem ajustado.

Crianças hiperativas não constituem uma boa indicação para esse tipo de equipamento, em face da maior possibilidade de danos e de perda.

2. **Próteses retroauriculares, ou BTE (*Behind The Ear*):** são aparelhos que são colocados atrás da orelha, ligando-se ao molde auricular por uma alça *(hook)* e um pequeno tubo. São, sem nenhuma dúvida, as mais utilizadas em crianças, atualmente. Têm, em relação às próteses ao nível da orelha, várias vantagens:

- Permitem uma maior amplificação, em função da distância maior entre o microfone e o auricular.
- Permitem uma maior faixa de respostas de freqüências.
- Alguns desses dispositivos podem ser acoplados a sistemas de FM, tornando mais fáceis as classes de reabilitação.
- São de mais fácil manuseio.
- Possuem dispositivos adequados de controle automático de ganho e de tonalidade.
- Permitem uma troca de molde menos freqüente.
- Os seus moldes podem ser limpos com maior facilidade.
- Torna-se também mais fácil, para os pais, avaliar suas condições de funcionamento.
- Uma linha, preferivelmente de náilon, com uma ponta fixada à prótese e a outra a um botão da roupa, junto aos ombros, evita que a prótese, acidentalmente, seja jogada ao chão.
- Outro tipo de proteção antiqueda é a confecção de um artefato em silicone que se liga à prótese e contorna o pavilhão auricular, dando maior fixação à prótese.

3. **Próteses do tipo caixa ou de bolso (*pocket*):** são muito pouco prescritas, na atualidade. Podem prover amplificação para uma orelha apenas ou para ambas, através de duas saídas ou de apenas uma, com um fio em Y. Evidentemente, é preferível o tipo com duas saídas, já que se pode amplificar com intensidades diferentes uma e outra orelha, se houver uma pequena diferença entre seus limiares.

Este tipo de prótese, entretanto, não é bem aceito pelos pais, uma vez que é bem mais visível que os tipos anteriores. Tem vantagens e desvantagens. Como a distância entre o microfone e o auricular (ou auriculares) é bem maior que nos tipos retro ou intra-auriculares, a possibilidade de ocorrência de *feedback* (ou, no dizer popular, microfonia) é muito menor. As baterias são de tipo *penlight* (AA) e podem ser encontradas em qualquer bar ou supermercado, ao contrário dos outros tipos de prótese, que só podem ser adquiridos em lojas especializadas.

As desvantagens ficam por conta de sua visibilidade e pelo fato de que não permitem a localização dos sons (estereoacusia), já que ficam situadas junto ao corpo do paciente.

Atualmente, somente as prescrevemos para pacientes que moram em regiões onde é extremamente difícil, senão impossível, adquirir as baterias utilizadas nas próteses intra ou retroauriculares.

4. **Próteses embutidas em óculos:** esse tipo não é, em absoluto, adequado para crianças. Sua faixa de freqüências é mais reduzida do que nos outros tipos. É necessário que haja indicação do uso simultâneo de óculos e, quando se retiram os óculos por qualquer motivo, também se está retirando a amplificação. Além disso, são muito poucos os fabricantes que ainda trabalham com esse tipo de prótese.

No que se refere às próteses de via óssea, existem indicações precisas para sua utilização, sendo a principal os casos de agenesia ou atresia de conduto auditivo externo, em que não há possibilidade de se confeccionar um molde para uma prótese de via aérea. Outra indicação possível é a de pacientes com otorréa crônica bilateral.

Existem dois tipos de próteses de via óssea: um utiliza um vibrador, semelhante ao utilizado em audiometria de via óssea (mas não necessariamente igual), conectado por um fio a uma prótese de bolso e sustentado por um arco metálico que passa sobre a cabeça, e outro que se adapta a uma ou ambas as hastes de uma armação de óculos. Este segundo tipo, além de difícil de encontrar, também sofre as mesmas restrições que o utilizado para amplificação por via aérea.

As três questões principais em relação à protetização de crianças são:

1. **Em que casos se deve protetizar? A resposta é:** desde que não haja possibilidade de correção, clínica ou, principalmente, cirúrgica, deve-se indicar a prótese para qualquer tipo e grau

de perda auditiva, sempre que haja, ou possa haver, distúrbio da comunicação. Não nos esqueçamos de que, em certos casos, o melhor tipo de prótese não é o convencional, mas o implante coclear. Não nos cabe, entretanto, tecer considerações sobre a indicação desta alternativa, já que fazem parte de outro capítulo deste livro.

2. **Quando protetizar**: Assim que, realizado o diagnóstico, não sendo possível outra alternativa, o uso da prótese auditiva deve ser imediato, mesmo em bebês. Está amplamente demonstrado que quanto mais precoce sua utilização, maiores são as chances de um adequado desenvolvimento da linguagem. Pesquisas recentes indicam que crianças sendo protetizadas antes dos 6 meses de idade desenvolvem linguagem no mesmo tempo das normouvintes. É sempre conveniente ressaltar, entretanto, que a prótese, por si só, não é suficiente para a consecução desse objetivo, sendo essencial o acompanhamento por profissional experiente em reabilitação auditiva e a estreita cooperação de todo o grupo familiar.

3. **Que orelha protetizar? Evidentemente**: deve-se protetizar *sempre* ambas as orelhas. A audição binaural é essencial para a localização da fonte sonora (estereoacusia) e para uma melhor compreensão do discurso, pela somação dos estímulos que aportam a ambas as orelhas. A audição binaural capacita o paciente a separar os sons da fala do ruído de fundo.

O óbice que existe a esta assertiva reside no padrão socioeconômico dos pais do paciente. Não sendo possível a aquisição de duas próteses, costumamos seguir os seguintes critérios:

- Se ambas as orelhas têm perda inferior a 55 dB, protetizar a orelha pior.
- Se ambas as orelhas estão numa faixa de 55 a 80 dB, protetizar a orelha, com a perda mais próxima de 60 dB.
- Se ambas as orelhas tiverem uma perda superior a 80 dB, protetizar a orelha melhor.
- Protetizar a orelha que tiver a maior faixa dinâmica (diferencial entre o limiar de audibilidade mínima e o limiar de irritabilidade). Caso não seja possível pesquisar este último limiar, o limiar do reflexo estapédico pode servir de orientação.
- Protetizar a orelha que tenha melhor índice de reconhecimento da fala.
- Protetizar a orelha que tenha um perfil audiométrico mais uniforme.

TESTES NECESSÁRIOS ANTES DE INDICAR UMA PRÓTESE AUDITIVA

Na dependência da faixa etária, vários são os tipos de exames necessários, previamente à indicação da prótese.

Em crianças muito pequenas, além da audiometria de comportamento, que nem sempre nos traz dados adequados, é essencial a realização da Pesquisa de Potenciais Auditivos do Tronco Cerebral (BERA, ou ABR). Também é útil a realização de Timpanometria, com a pesquisa dos limiares do reflexo estapédico, se possível. Tanto o BERA como os limiares do reflexo estapédico podem nos dar informação a respeito da presença de recrutamento.

A verificação da existência desse fenômeno é extremamente importante para a orientação em relação às características da prótese.

Não nos parece adequada, por outro lado, a simples realização de otoemissões, uma vez que estas só estão presentes em perdas discretas ou moderadas (no caso dos produtos de distorção) e, portanto, os dados assim obtidos poderiam ser inconclusivos. Sua indicação primordial seria no diagnóstico diferencial entre processos intra e retrococleares.

Em crianças um pouco maiores se pode realizar a audiometria com reforço visual (VRA) ou mesmo condicionada.

SELEÇÃO DA PRÓTESE

Uma vez que seja quantificado o grau de perda auditiva, a prótese poderá ser selecionada com base nas suas características de respostas por faixa de freqüências e de ganho. Os dados obtidos também poderão orientar sobre a necessidade do uso de AGC (Controle Automático de Ganho), no caso de existência de recrutamento.

A avaliação do rendimento de uma prótese poderá ser feita através de dois métodos: o ganho funcional e o ganho de inserção.

No método de ganho funcional, o exame audiométrico é feito em duas etapas: na primeira, faz-se uma audiometria convencional (condicionada ou de comportamento com reforço visual) e, a seguir, faz-se o mesmo exame, em campo livre, com as próteses selecionadas de acordo com as características adequadas a cada caso em particular. O diferencial entre um traçado e outro é que caracteriza o ganho funcional. Este é, a nosso ver, o método mais adequado, uma vez que se tem uma avaliação psicoacústica.

Há que se chamar a atenção, entretanto, para o caso das crianças que já usam, continuamente, uma prótese auditiva. Nesses pacientes pode ocorrer o fenômeno de fadiga pós-estimulatória: os limiares obtidos na audiometria não são, necessariamente, os limiares corretos, pois poderiam estar contaminados por esse fenômeno. Para uma avaliação correta, é necessário que o paciente fique sem utilizar suas próteses por um período de 24 a 48 horas, previamente à realização dos testes.

No método de ganho de inserção, um microfone adaptado ao molde avalia o rendimento físico ao nível do canal. É um equipamento que, não obstante ser de muita valia, tem um custo muito elevado para um otologista. Sua utilização costuma ser muito maior entre os profissionais das revendas de próteses.

Outro método de seleção de próteses é o chamado Método NOAH, adotado pela maioria dos fabricantes.

A maioria das próteses auditivas digitais e algumas das próteses auditivas analógicas digitalmente programáveis usa uma plataforma computadorizada comum de base de dados chamada NOAH. Essa base de dados pode armazenar as informações pessoais e os achados audiométricos de cada paciente. Um *software* de cada fabricante de próteses auditivas pode ser instalado sobre essa plataforma. As próteses auditivas são conectadas a uma interface comum denominada HI-PRO, que disponibiliza as informações de cada fabricante. Os paradigmas de seleção e adaptação variam de acordo com o fabricante.

Cada fabricante tem, portanto, uma forma diferente de apresentação de resultados. O otologista seleciona o tipo de prótese que pretende prescrever (se retroauricular ou ao nível da orelha) e o programa informa qual ou quais os modelos de próteses mais adequados.

O método NOAH pode ser utilizado qualquer que seja o grau de perda auditiva e tipo de prótese a ser recomendado. Ressalte-se, porém, que deve ser sopesado, na avaliação clínica, o benefício que possa decorrer do uso da prótese. Alguns pacientes, por exemplo, com perdas discretas, afetando apenas a faixa de sons graves, podem não necessitar de seu uso.

Tipo de prótese

Como dissemos anteriormente, o tipo de prótese auditiva a ser recomendado depende de vários fatores.

A prótese de bolso (também chamada de tipo caixa) é cada vez menos recomendada. Em nossa experiência, sua indicação, atualmente, é feita exclusivamente para pacientes que residam em locais onde não seja possível encontrar as baterias que são utilizadas nos modelos retroauriculares. Além disso, não há interesse dos fabricantes em produzi-las, já que sua venda é bastante restrita.

As próteses retroauriculares são, atualmente, as mais utilizadas em crianças, pois existe uma enorme gama de tipos de rendimento, com saída máxima que, por vezes, ultrapassa os 130 dB. Há, cada vez, mais interesse, por parte dos usuários (ou por seus responsáveis, tratando-se de crianças) no uso de próteses digitais. No entanto, quando há necessidade de rendimento elevado, essas próteses não constituem, ainda, a melhor escolha. As próteses analógicas seguem tendo maior gama de respostas. No entanto, a inserção dos dados do paciente no programa do método NOAH pode nos trazer surpresas agradáveis, permitindo, por vezes, a indicação desse tipo de prótese.

As próteses retroauriculares têm várias vantagens:

- Permitem a adaptação de vários tipos de molde.
- O molde se destaca facilmente e pode ser refeito à medida que a criança cresce.
- O molde pode ser limpo com facilidade.
- Os controles são bem visíveis, podendo ser ajustados com facilidade pelos pais.
- As alterações de rendimento da prótese também podem ser identificadas pelos pais.
- São relativamente resistentes.
- Alguns modelos podem receber sistemas de conexão, por FM, com os treinadores de fala.
- Têm uma enorme gama de recursos, em termos de faixas de freqüências e grau de amplificação.

À medida que a criança cresce e exames mais pormenorizados são obtidos, podem-se fazer novos ajustes da prótese, em relação à faixa de freqüências, ganho e limites máximos de amplificação.

Outro ponto extremamente importante a considerar é a questão dos moldes. Os condutos auditivos de uma criança vão se modificando com o crescimento. Desta forma, os moldes devem sempre ser reavaliados, preferivelmente de forma semestral, pelo menos até os 7 anos de idade. A partir dessa idade, a reavaliação pode ser anual. Há que se ter muito cuidado sempre que apareça realimentação (efeito Larsen), que se traduz por um apito contínuo ou intermitente da prótese, principalmente ao se aumentar o volume, visando a obter uma amplificação satisfatória. Sempre que isso ocorra, ou o paciente se sinta desconfortável ou, no caso de crianças pequenas que usam prótese sem maior dificuldade, a sua recusa em utilizar uma ou ambas as próteses, os moldes devem, obrigatoriamente, ser refeitos.

Saliente-se, no entanto, a importância da avaliação clínica, antes da avaliação audiológica, nestes casos. Esta eventualidade poderia ocorrer também em casos de obstrução do meato acústico externo por cerúmen, rolhas epiteliais, otomicose ou até em casos de otite média serosa.

As próteses ao nível da orelha: CIC (completely inside canal), intracanal, minicanal, canal e concha têm uma indicação bastante restrita em crianças. É, entretanto, o tipo preferido pela maioria dos pais, que temem que os filhos sejam discriminados por seus colegas, recebam apelidos ou, simplesmente, tenham vergonha da deficiência auditiva dos filhos. O leitor poderá se chocar com essa nossa opinião, mas é o que acontece com freqüência. Seu argumento é que a criança não vai querer usar uma prótese visível, quando, na verdade, a criança pouco está se importando com isso. Há vários anos prescrevemos uma prótese de bolso, de grande amplificação e com saídas independentes para as duas orelhas, para um menino, ainda lactente, que ficara ensurdecido após meningite. Alguns anos depois, a pedido dos pais, prescrevemos próteses retroauriculares, também de grande amplificação. Pois o menino, para desgosto dos pais, raramente as utilizava. Preferia a prótese de bolso, a qual colocava, bem à vista, sobre o peito e na frente da camisa.

Há algum tempo prescrevemos uma prótese intracanal para uma criança que já utilizava próteses retroauriculares. Embora utilizasse as próteses de tipo intracanal, já nos disse que prefere usar as retroauriculares.

As próteses ao nível da orelha têm maior indicação para perdas auditivas que não excedam 70 dB. Embora já existam próteses para perdas um pouco maiores, a sua indicação ainda não é rotineira.

Os maiores óbices em relação à indicação de uma prótese ao nível da orelha se devem, basicamente, à maior proximidade entre o microfone e o auricular. Desta forma, o molde deve ser muito bem feito, não permitindo a realimentação.

Também em relação ao molde, deve ser refeito periodicamente, em função do crescimento da criança e conseqüente alteração do diâmetro dos condutos auditivos.

Outras restrições residem no fato de que esse tipo de prótese tem maior dificuldade de ajuste por parte dos pais ou do próprio paciente, custo elevado e maior facilidade de perda ou dano. Além disso, em crianças com pequeno diâmetro do conduto auditivo externo não é possível sua indicação, pois o molde não comportaria o circuito da prótese.

Algumas particularidades na protetização, especialmente em crianças

Há que se ter cuidado com vários ângulos da protetização em crianças. Um deles, pouco freqüente, mas nem por isso raro, é a transformação da bateria em corpo estranho. Já vimos casos de crianças que introduziram baterias nas orelhas e que, se oxidando, provocaram erosão da pele do canal, com conseqüente otorréia, edema e otodinia. A remoção do corpo estranho costuma ser o suficiente para a regressão do processo.

Outro ponto a considerar é que, muitas vezes, encontramos rendimento semelhante, do ponto de vista físico, com diferentes próteses, ou seja, o mesmo ganho funcional e o mesmo ganho de inserção. No entanto, o paciente prefere apenas uma, entre duas ou mais próteses. É o que chamaríamos de rendimento psicoacústico. O paciente demonstra, pois, uma maior adaptabilidade a um modelo de prótese que apresente o mesmo rendimento que outra.

Quando a criança já sabe se expressar, ela diz claramente que esta prótese é melhor do que aquela, embora os métodos de análise de rendimento não evidenciem essa diferença. Deve-se, portanto, respeitar a sensibilidade do paciente em relação à prótese, pois é ele que a está usando.

Por outro lado, o custo das próteses que, na grande maioria dos casos, são importadas, torna o seu uso quase proibitivo para muitos pacientes. Os infelizmente poucos órgãos governamentais que, por vezes, distribuem próteses auditivas para pessoas carentes não têm, em muitas oportunidades, uma visão do que é necessário para um determinado paciente. A visão que predomina é a do custo da prótese auditiva. Assim, são compradas próteses que apresentem o melhor preço e que são fornecidas aos pacientes sem levar em conta as necessidades individuais. Seria necessário que fossem compradas unicamente as próteses auditivas indicadas especificamente para cada paciente. Esperemos que um dia esses órgãos tenham em sua administração alguém que saiba diferenciar as características necessárias para cada criança.

Alguns ângulos que também devem ser considerados são um período de experiência com a prótese, para avaliar a capacidade de adaptação de cada criança (e que é permitido por apenas alguns fornecedores) e um seguimento adequado após a protetização, em que participem o otorrinolaringologista, a fonoaudióloga, o psicólogo, os pais da criança e todos os demais profissionais que sejam necessários a cada caso.

EXEMPLOS DE PROTETIZAÇÃO E GANHO FUNCIONAL

F.C.C., 9 anos
Exame audiométrico

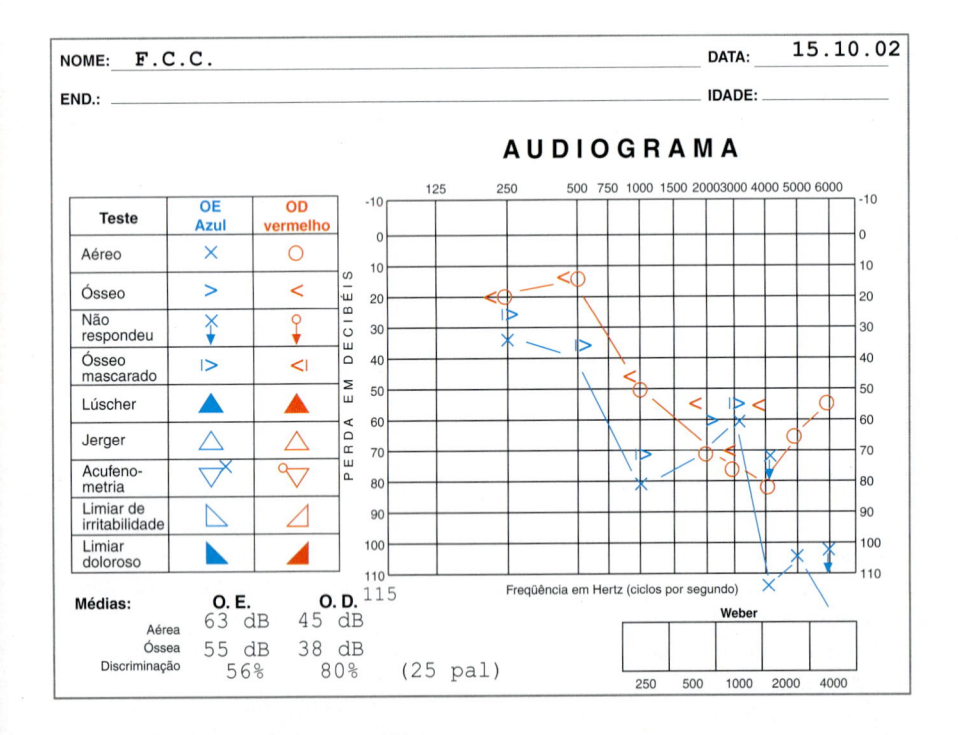

Ganho funcional

NOME: F.C.C. **DATA:** 15.10.02
END.: **IDADE:**

EXAME EM CAMPO LIVRE, COM PRÓTESE AUDITIVA DIGITAL

AUDIOGRAMA

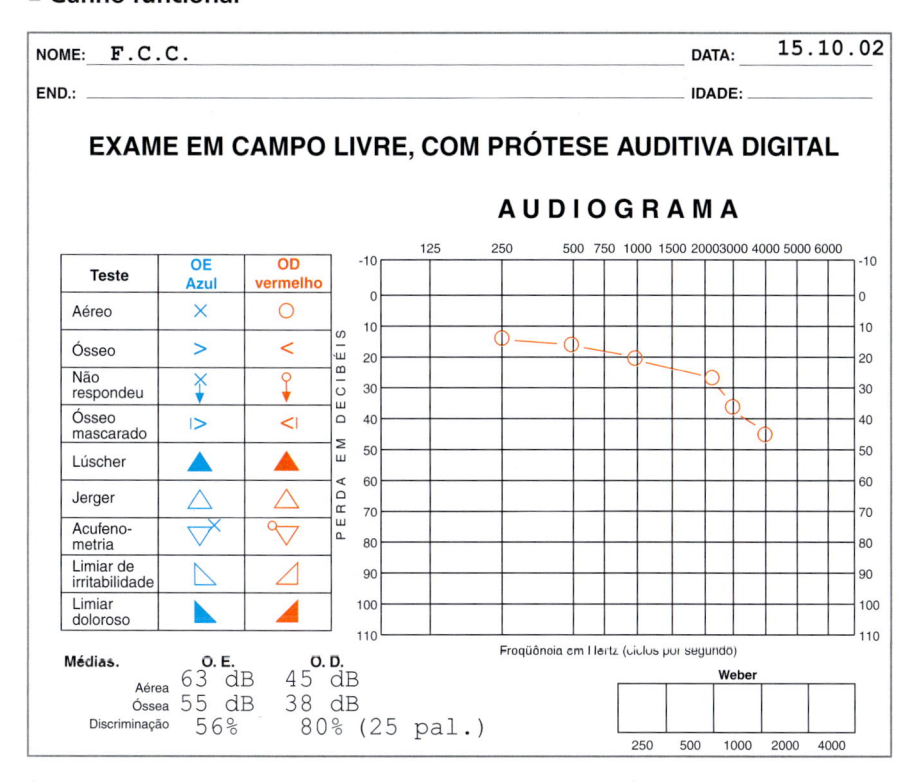

Médias:	O. E.	O. D.
Aérea	63 dB	45 dB
Óssea	55 dB	38 dB
Discriminação	56%	80% (25 pal.)

M. J.

Exame audiométrico

Esta paciente utiliza tanto próteses retroauriculares quanto próteses ao nível da orelha. Abaixo estão o audiograma e o ganho funcional com os dois diferentes tipos de prótese.

NOME: M.J. **DATA:** 11.12.00
END.: **IDADE:** 5 anos

AUDIOGRAMA

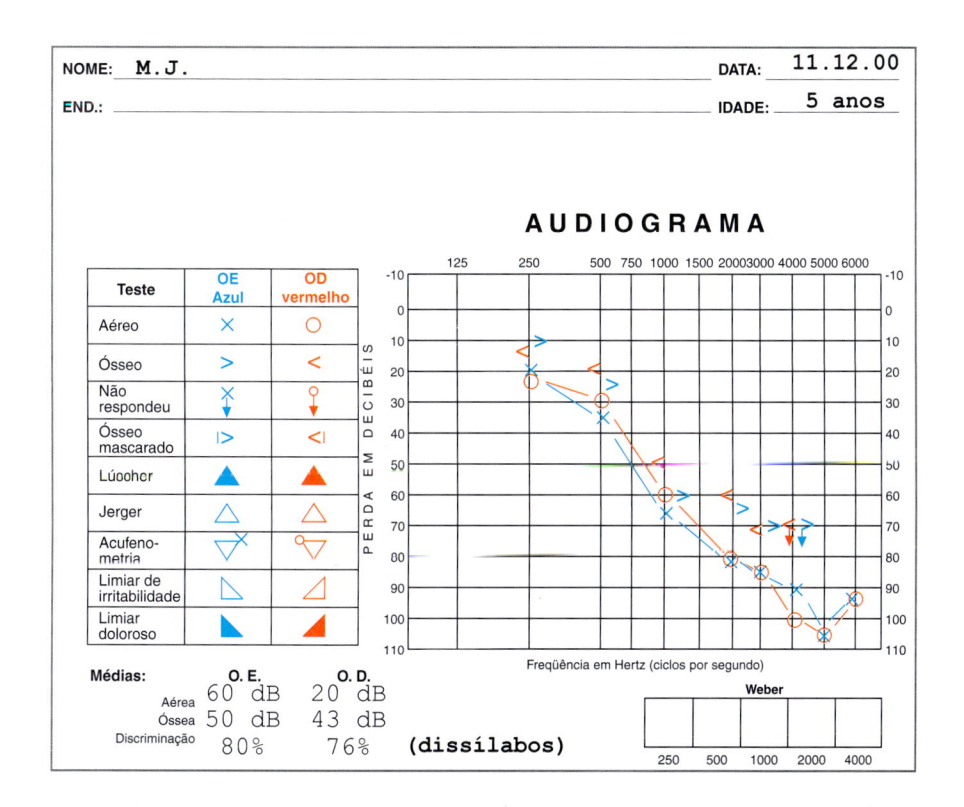

Médias:	O. E.	O. D.
Aérea	60 dB	20 dB
Óssea	50 dB	43 dB
Discriminação	80%	76% (dissílabos)

Ganho funcional com próteses retroauriculares

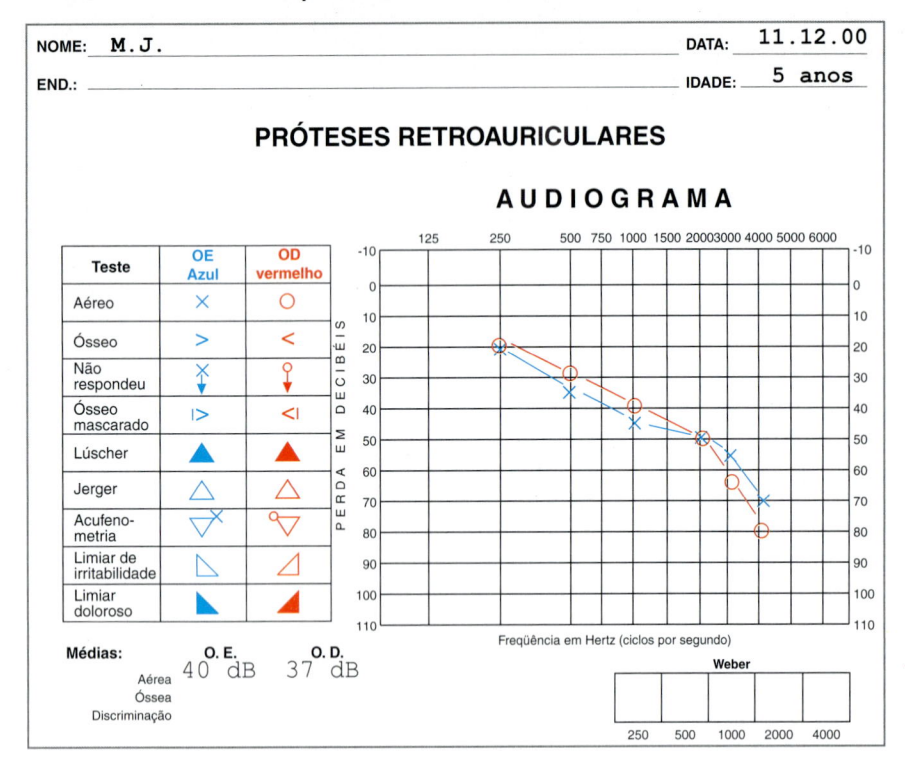

NOME: M.J. DATA: 11.12.00
END.: _____ IDADE: 5 anos

PRÓTESES RETROAURICULARES
AUDIOGRAMA

Teste	OE Azul	OD vermelho
Aéreo	×	○
Ósseo	>	<
Não respondeu	⤓×	⤓○
Ósseo mascarado	▷	◁
Lúscher	▲	▲
Jerger	△	△
Acufenometria	▽×	▽○
Limiar de irritabilidade	◸	◸
Limiar doloroso	◣	◣

Médias:
- O.E. Aérea 40 dB
- O.D. Aérea 37 dB
- Óssea
- Discriminação

Weber: 250 500 1000 2000 4000

Ganho funcional com próteses ao nível da orelha (MINICANAL)

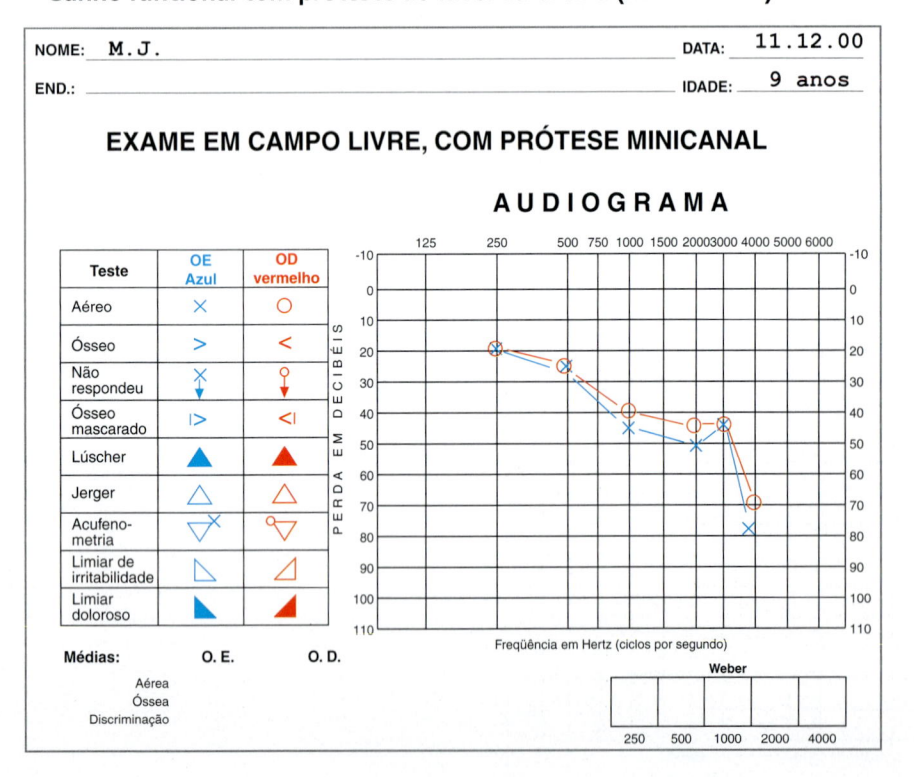

NOME: M.J. DATA: 11.12.00
END.: _____ IDADE: 9 anos

EXAME EM CAMPO LIVRE, COM PRÓTESE MINICANAL
AUDIOGRAMA

Teste	OE Azul	OD vermelho
Aéreo	×	○
Ósseo	>	<
Não respondeu	⤓×	⤓○
Ósseo mascarado	▷	◁
Lúscher	▲	▲
Jerger	△	△
Acufenometria	▽×	▽○
Limiar de irritabilidade	◸	◸
Limiar doloroso	◣	◣

Médias:
- O.E.
- O.D.
- Aérea
- Óssea
- Discriminação

Weber: 250 500 1000 2000 4000

BIBLIOGRAFIA

Beauchaine K, Eiten L, Henriksen JE. Hearing Aids for Infants and Young Children. Site: http://www.boystownhospital.org/pros/Hearing_Aids.asp

Children and Hearing Aids. Department of Otolaryngology. University of Florida. Site: http://www.ent.health.ufl.edu

Dale DMC. *Applied audiology for children*. Charles C. Thomas, Springfield, Illinois, 1970.

Harford ER, Markle DM. The atypical effect of hearing aid on one patient with congenital deafness. *Laryngoscope* 1955;65:970-972.

Kasten R, Braunlin R. Traumatic Hearing Aid Usage: A Case Study. Presented at the American Speech and Hearing Association Convention, 1970. In: Northern JL, Downs MP. *Hearing in children*. 2 ed. Baltimore: The Williams & Wilkins Co., 1978.

Lasmar A, Cruz AC, Navega RBN. *Aparelhos auditivos. Indicação e adequação. Temas de audiologia*. Fasc. 9. São Paulo: Pfizer S.A., 1983.

Lasmar A, Cruz AC, Navega RBN. *Audição e comunicação. Temas de audiologia*, Fasc. 1. São Paulo: Pfizer S.A., 1983.

Quirós JB, D'Elia N. *Introducción a la Audiometría*: 277-301. Buenos Aires: Paidós, 1973.

Rhoades EA. Advantages & Disadvantages: Hearing Aids vs. Cochlear Implants For Those with Severe Hearing Loss. Site: htttp://www.AuditoryVerbalTraining.com

Implante Coclear – Vias de Acesso

Luiz Lavinsky ▪ Michelle Lavinsky

INTRODUÇÃO

Os implantes cocleares tiveram a sua popularização na década de 1970. A técnica cirúrgica clássica de implante coclear foi elaborada por William House em 1961 (House, 1961) e, desde então, a técnica não tem sofrido mudanças. Desde o início até os dias atuais, a cirurgia consiste em incisões retroauriculares de diferentes formatos, uma mastoidectomia, seguida de uma timpanotomia posterior, cocleostomia e a confecção de um leito para a bobina interna. Finalmente, segue a introdução dos eletrodos, a fixação de toda a unidade e a sutura.

Essa rotina, apesar de consagrada, envolve uma cirurgia com demanda de tempo e alguns riscos, principalmente no que diz respeito ao nervo facial. Resulta em uma via de acesso estreita, e com uma inclinação que às vezes dificulta a cocleostomia e o trabalho em regiões mais anteriores da espira basal da cóclea. Necessita, muitas vezes, ampliar a timpanotomia posterior e, conseqüentemente, oferece riscos de lesar o nervo facial por trauma ou aquecimento.

Algumas técnicas têm sido descritas na literatura para evitar a mastoidectomia. A via endomeatal foi usada por Banfai et al.; Schindler e Chouard & MacLeod, contudo, o risco de infecção e extrusão dos eletrodos através da pele no canal auditivo externo determinou o seu abandono (Banfai, 1983; Schindler, 1985; Chouard, 1976). Hausler abriu um canal no conduto auditivo externo e o fechou com cimento. Colletti et al. descreveram uma técnica via fossa média (Colletti, 1998) e, em 2000, Kiratzidis descreveu a técnica em que realiza um túnel, broqueando a parede posterior do conduto auditivo externo (Kiratzidis, 2000). Tal técnica pode gerar risco quando há um seio lateral muito procidente. Kronenberg et al. desenvolveram a via de acesso suprameatal. Esta última propõe a exposição da orelha média a partir do conduto auditivo externo, e os eletrodos são inseridos na cóclea através de um túnel suprameatal que atravessa a mastóide. Esses autores avaliaram 262 casos e concluíram que não houve diferença realizando a mastoidectomia ou usando a via suprameatal, que não usa a mastoidectomia, principalmente no que concerne à otite secretora, ou à extrusão dos eletrodos com o crescimento da mastóide (Kronenberg, 2000 e 2001).

Outras técnicas foram descritas recentemente, usando a fossa média e retrosigmóidea para casos especiais, e algumas usando a combinação da mastoidectomia e acesso por via endaural, para simplificar o procedimento. Goycoolea descreveu um acesso tradicional, porém, ao contrário do acesso por via timpanotomia posterior, o autor propôs um acesso através do *aditus*, *fossa incudis*, e por um caminho criado pela remoção prévia da bigorna, chega-se até a cocleostomia (Goycoolea, 1989). Outras propostas conduzem os eletrodos por um canal esculpido paralelamente à cortical óssea do conduto auditivo externo, atingindo o recesso do facial e daí para a cocleostomia. Recentemente, Goycoolea propõe o acesso misto, fazendo a timpanotomia de pequena monta com a cocleostomia pelo conduto auditivo externo (Goycoolea, 2003).

Temos realizado um procedimento semelhante há aproximadamente dois anos. Procedemos esta cirurgia por acesso retroauricular combinado com transcanal. Realizamos uma pequena mastoidectomia e igualmente pequena timpanotomia posterior, sendo a cocleostomia realizada por via transcanal.

Apresentaremos as técnicas mais consagradas disponíveis para acesso dos eletrodos à cóclea, dando ênfase à técnica por nós empregada.

ACESSO TRANSMASTÓIDEO/ TIMPANOTOMIA POSTERIOR (HOUSE, 1961)

Ver Capítulo 78.

MASTOIDOTOMIA TIMPANOTOMIA (GOYCOOLEA, 1989)

Esta técnica tem um uso limitado, tendo o próprio autor interrompido o seu uso após o advento de novos eletrodos, já que a execução do acesso pelo recesso do facial se tornou essencial.

Consiste em realizar uma incisão endaural tipos Lempert I e II, acessar a caixa timpânica, expondo a orelha média, broquear o nicho da janela redonda, expondo a membrana da janela redonda. A seguir, é realizada uma pequena aticotomia, incisão retroauricular, exposição da mastóide, confecção de leito para a unidade externa e de túnel desde o leito da unidade externa até a cavidade mastóidea. O eletrodo é introduzido através do *aditus ad antrum*, realizando previamente a remoção da bigorna, e da membrana da janela redonda. Por fim, é realizada sutura para sustentação do equipamento e da pele em planos (Goycoolea, 1989 e 1990).

ACESSO VIA FOSSA MÉDIA (COLLETTI, 2000)

Colletti *et al.* descrevem uma via de acesso através da fossa cranial média. Estes, considerando os achados clínicos e experimentais de House e Goycoolea *et al.*, recomendam a implantação de múltiplos eletrodos ao broquear aberturas adicionais na segunda espira, acreditando que uma via mais direta para as espiras basal e apical da cóclea teoricamente melhoraria o nível de audição de pacientes implantados (House, 1982; Goycoolea, 1990).

Os autores demonstraram que a cocleostomia pode ser feita na espira basal da cóclea através do assoalho da fossa média. Sendo simples a inserção do eletrodo e a condução até a espira apical da cóclea.

Esta via estaria indicada em casos de:

- Otite crônica inativa.
- Mastoidectomia radical prévia (evita a cirurgia prévia de reconstituição anatômica).
- Episódios recorrentes de otite média serosa.
- Certas malformações de orelhas média e interna.
- Ossificação labiríntica parcial (muitas vezes pela técnica usual temos que fazer uma cirurgia trabalhosa, envolvendo uma mastoidectomia radical, esqueletização da carótida e o broqueamento da superfície do osso da espira basal em torno do modíolo, se necessário).
- Ausência da área criviforme entre o conduto auditivo interno e a cóclea, resultando uma cavidade única.

Nos casos de ausência de área criviforme, ao procedermos a técnica clássica, podemos ter um risco intra-operatório de ocorrer uma perda de líquido cerebroespinhal do tipo Gusher, com fístula e meningite. Podendo, nesses casos, o eletrodo se direcionar para o conduto auditivo interno, causando lesão do facial e contratura facial durante a ativação dos eletrodos do implante coclear (Colletti, 1999 e 2000).

VIA SUPRAMEATAL (KRONENBERG, 1999)

Nesta técnica, a orelha média é exposta por meio do canal auditivo externo, e os eletrodos são inseridos no interior da cóclea através de um túnel que atravessa a cavidade mastóidea.

O objetivo desta técnica é simplificar a técnica cirúrgica, reduzir o tempo de cirurgia, propiciando uma ampla exposição durante o procedimento e evitar possível dano ao nervo facial e corda do tímpano. O nicho e o túnel suprameatal estão localizados a uma distância suficientemente segura para garantir que se evitem lesões da corda do tímpano e do nervo facial. A elevação de retalho timpanomeatal propicia uma ampla exposição da orelha média, como visto em cirurgia de timpanoplastia. Nesta técnica, é feita uma pequena incisão de pele, seguida por um retalho longo de bases anterior e superior. A seguir, a cavidade necessária para o leito da unidade interna do implante é confeccionada. Segue-se uma ampla exposição da orelha média por um retalho timpanomeatal clássico. Um nicho de 1 a 2 mm é broqueado na parede da orelha média-posterior, superior e lateral à corda do tímpano até que o corpo da bigorna fique visível. Este nicho está localizado superiormente à região de osso curetado para realizar uma estapedectomia. A posição da cocleostomia é determinada ântero-inferiormente à janela oval, e o broqueado é interrompido quando a membrana (endósteo) da escala timpânica torna-se visível. Uma linha imaginária é desenhada entre a cocleostomia, o nicho e a região suprameatal. A localização externa do broqueado é marcada, o ângulo de broqueado é determinado e o broqueado é feito em direção ao nicho. O corpo da bigorna, em posição lateral ao nervo facial, protege o mesmo de lesão. O broqueado é interrompido quando a cabeça da broca torna-se visível no nicho, em posição póstero-superior à corda do tímpano e lateral à cabeça da bigorna. Deve-se evitar atingir a dura da fossa média. Uma vez feito o túnel com o uso de um pequeno gancho, os eletrodos são inseridos do túnel para dentro da cocleostomia, passando com cuidado medialmente à corda do tímpano. Pequenas peças de músculo temporal são usadas para vedar a cocleostomia e fixar o eletrodo dentro do nicho do conduto auditivo externo (CAE). O corpo do implante é colocado no seu leito, e o eletrodo terra é colocado abaixo do músculo temporal. O *flap* subperiosteal é usado para cobrir os eletrodos. O retalho timpanomeatal é acomodado, e a ferida operatória, fechada.

A exclusão da mastoidectomia da técnica corresponde a uma redução do tempo cirúrgico de cerca de uma hora. Além disso, oferece um melhor aspecto estético em função da ausência de possíveis defeitos ósseos retroauriculares (Kronenberg, 2002 e 2003).

TIMPANOTOMIA EXPLORATÓRIA (GOYCOOLEA, 2003)

A timpanotomia exploratória é uma técnica proposta pelo autor com o objetivo de facilitar a abordagem dos casos com anormalidades anatômicas. Nesses pacientes, torna-se necessária uma melhor exposição da fenda auditiva para a adequada instalação dos eletrodos, seja intra ou extracoclear. Isso passa a ser feito por meio de uma timpanotomia exploratória da orelha média e uma timpanotomia posterior ao mesmo tempo.

A orelha média é exposta, possibilitando a identificação de suas diferentes estruturas. A mesma exposição de uma estapedectomia é obtida, expondo um pouco mais a janela redonda se necessário. Cureta-se o lábio dessa janela, expondo a membrana que é aberta. A permeabilidade da cóclea é explorada em casos duvidosos. Se a espira basal estiver ossificada, 5-8 mm de broqueamento são suficientes e um lúmen é encontrado. Se a cóclea se mantiver ossificada e sem patência, um canal é esculpido (*scala vestibuli*) em torno do modíolo. Assim que este passo inicial for completado, uma lâmina de *Gelfoam* é usada para cobrir a janela oval, e o restante da cirurgia tem andamento.

Em casos de deformidade de Mondini, a janela só é aberta quando a cirurgia estiver completa (mastóide, retalhos, leito para o receptor interno).

Essa técnica prevê uma mastoidectomia limitada, ou seja, realiza-se uma antrostomia ampliada e a abertura do recesso do facial com visão da orelha média, tornando a abertura do recesso mais simples e evitando uma mastoidectomia ampla. No restante à técnica, mantém-se o mesmo padrão usado pelos outros autores (Goycoolea, 2003).

OPERAÇÃO DE VERIA (KIRATZIDIS, ET AL., 2000)

Esta é outra técnica de implante coclear sem mastoidectomia. É usado um acesso endaural à orelha média e à cóclea.

Os passos do procedimento são:

- Acesso endaural, que dá um amplo acesso às estruturas da orelha média.
- Inspeção da anatomia da orelha média.
- Retificação do osso da parede do conduto, que usualmente é côncavo.
- Realização da cocleostomia através do conduto auditivo externo.
- Broqueamento de um espaço suprameatal que é usado para acomodar o excesso de eletrodo.

- Broqueamento de um túnel através da parede.
- Alinhamento do túnel à cocleostomia.
- Prolongamento da incisão e preparação dos retalhos.
- Criação de um leito e fixação do aparelho.
- Inserção dos eletrodos.
- Acomodação do excesso dos eletrodos ativos e
- Fechamentos.

Esta técnica conta com um perfurador especial e uma pinça específica para o manuseio do eletrodo ativo durante a inserção. O túnel pode ser aumentado superiormente quando se quiser inserir dois eletrodos. O método é bom para implantar inclusive casos difíceis, como os de revisão, malformações, cócleas ossificadas e mastóides pouco desenvolvidas. É seguro, sem complicações e fácil de aprender (Kiratzidi, 2000 e 2002).

Em cavidades comuns, pode-se utilizar a técnica de McElveen da labirintotomia transmastóidea. A mesma consiste em uma abordagem transmastóidea, preservando a parede óssea do conduto auditivo externo e afinando a parte mais posterior do adito e antro. Removendo, nessa região, o osso celular, observar-se-á uma formação compacta do osso labiríntico que corresponde à parte posterior da cavidade comum, realizando-se sobre ela a cocleostomia. Não é, portanto, necessário expor o facial na segunda porção, nem fazer uma abordagem do recesso facial como na técnica clássica (Fig. 77-1) (McElveen, 1997).

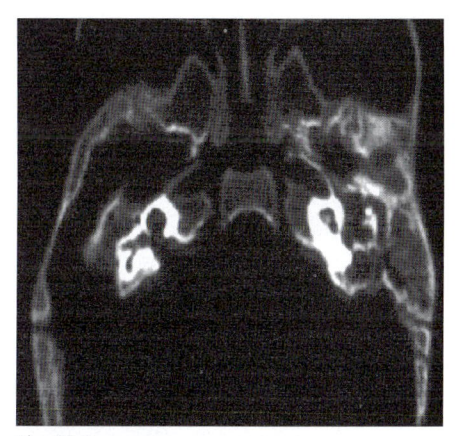

Fig. 77-1
Imagem tomográfica computadorizada de uma cavidade comum da orelha direita.

VIA DE ACESSO MISTA (LAVINSKY ET AL., 2004)

Histórico

Em um paciente com calcificação parcial da espira basal da cóclea, procuramos idealizar uma forma mais apropriada de acesso aos quadrantes anteriores da parede medial da orelha média. Nos pareceu adequado fazer uma via de acesso mista, através da qual, por via retroauricular, com um retalho timpanomeatal clássico, acessaríamos essa área. Ao realizarmos este procedimento, pudemos observar uma série de vantagens que discorreremos adiante.

A seguir descreveremos a técnica de via de acesso mista ao implante coclear passo a passo.

- Marcação do leito da unidade interna:
  - O primeiro passo consiste em demarcar com azul de metileno o local do leito da unidade interna do implante coclear como demonstrado na Figura 77-2.
- Incisão retroauricular:
  - A incisão retroauricular é realizada na forma de um "s" itálico como marcado na Figura 77-2.
- Confecção de retalho cutâneo:
  - A Figura 77-3 demonstra a dissecção com eletrocautério de confecção de retalho miocutâneo pediculado posteriormente.
- Confecção do retalho de Koerner:
  - Com o eletrocautério, realizamos o clássico retalho de Koerner que consiste em um retalho musculoperiosteal pediculado anteriormente (Figs. 77-4 e 77-5).
- Remoção de fragmento de tecido conjuntivo.

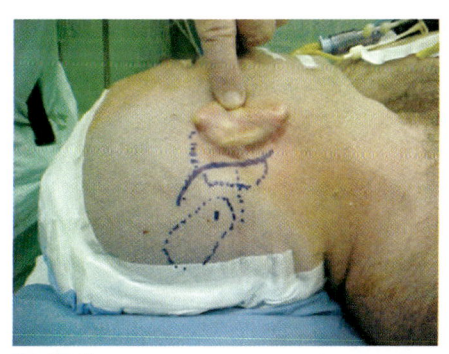

Fig. 77-2
Incisão retroauricular e marcação da unidade interna do implante coclear marcadas com azul de metileno.

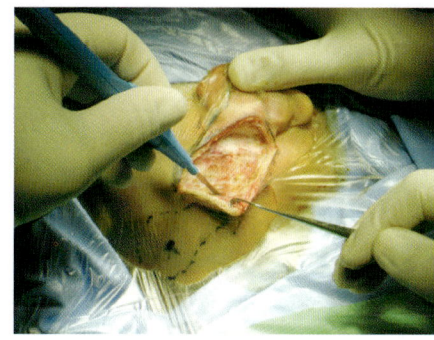

Fig. 77-3
Confecção do retalho miocutâneo.

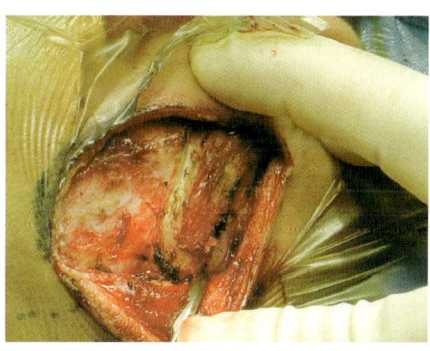

Fig. 77-4
Descolamento do retalho musculoperiosteal (de Koerner).

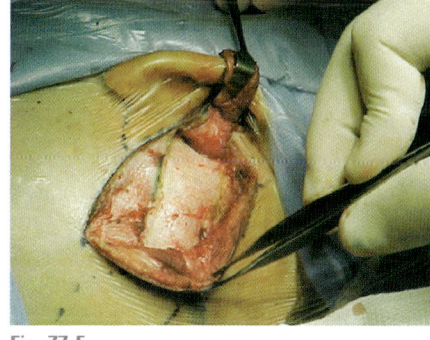

Fig. 77-5
Retalho de Koerner afastado anteriormente.

  - Neste passo, remove-se fragmento de tecido conjuntivo e reserva-se para posterior fechamento da cocleostomia.
- Incisão do conduto auditivo externo:
  - Faz-se a incisão na parede posterior do conduto auditivo externo e, com auxílio de uma fita cirúrgica inserida na incisão, rebate-se o pavilhão anteriormente (Figs. 77-6 e 77-7).
- Confecção do retalho timpanomeatal:
  - É realizado o descolamento de retalho timpanomeatal clássico com entrada na caixa timpânica sob o anel timpânico.

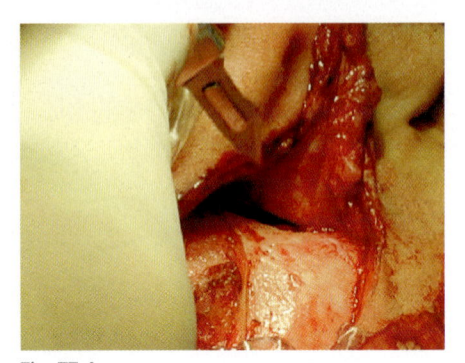

Fig. 77-6
Incisão do conduto auditivo externo.

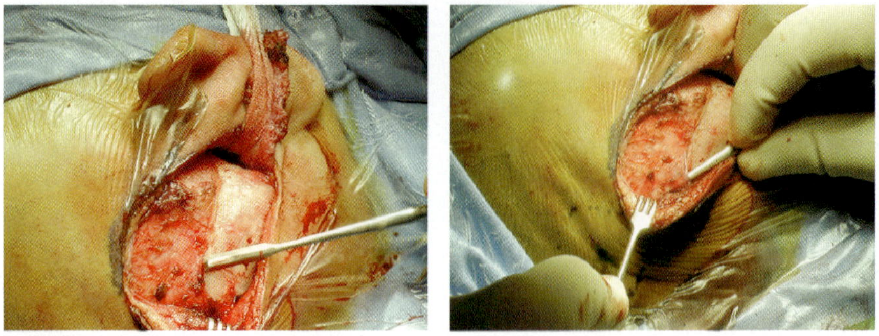

Fig. 77-8
(A, B) Descolamento periosteal para a colocação da unidade interna.

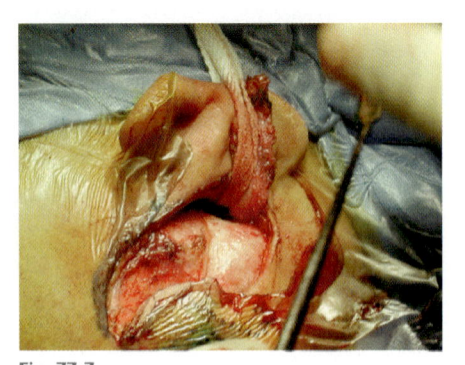

Fig. 77-7
Pavilhão auditivo rebatido anteriormente com auxílio de uma fita cirúrgica.

- Mastoidectomia simples pequena com aticotomia, rebaixamento do muro do ático e exposição das janelas:
  - Identifica-se a linha *temporalis* e, a partir daí, realiza-se uma mastoidectomia simples, expondo a meninge, o seio lateral e a incisura digástrica. A seguir, realiza-se uma antrostomia com identificação do canal semicircular lateral e do ramo curto da bigorna. Realiza-se uma aticotomia com exposição da articulação do martelo com a bigorna. Ainda com a broca, regulariza-se o conduto auditivo externo em sua porção póstero-superior. Visualizam-se as estruturas da orelha média por via transcanal, localizando, entre outras, as janelas oval e redonda.

- Levantamento do periósteo para colocação da unidade interna:
  - Descola-se o periósteo póstero-superiormente para o posterior posicionamento da unidade interna como demonstrado na Figura 77-8A e B.

- Confecção de túnel para colocação do eletrodo terra:
  - Como demonstrado na Figura 77-9, confecciona-se um túnel destinado a acomodar o eletrodo terra.
- Marcação do local do leito da unidade interna:
  - Com azul de metileno, marca-se o leito da unidade interna (Fig. 77-10A a D).
- Timpanotomia posterior mínima:
  - Para localizar-se o nervo facial, identificam-se o ramo curto da bigorna e a incisura digástrica, sabendo que o trajeto do nervo está posterior a esses pontos de referência, procede-se a uma timpanotomia posterior mínima, expondo a articulação incudoestapedial. A abertura é suficiente para a posterior passagem dos eletrodos inferiormente ao estribo (Fig. 77-11).

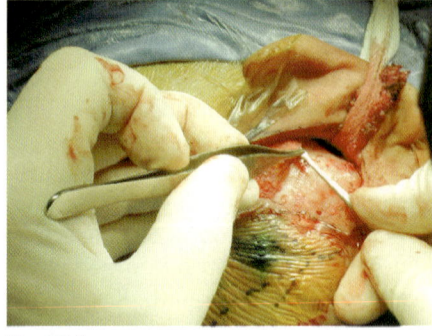

Fig. 77-9
Túnel para eletrodo terra.

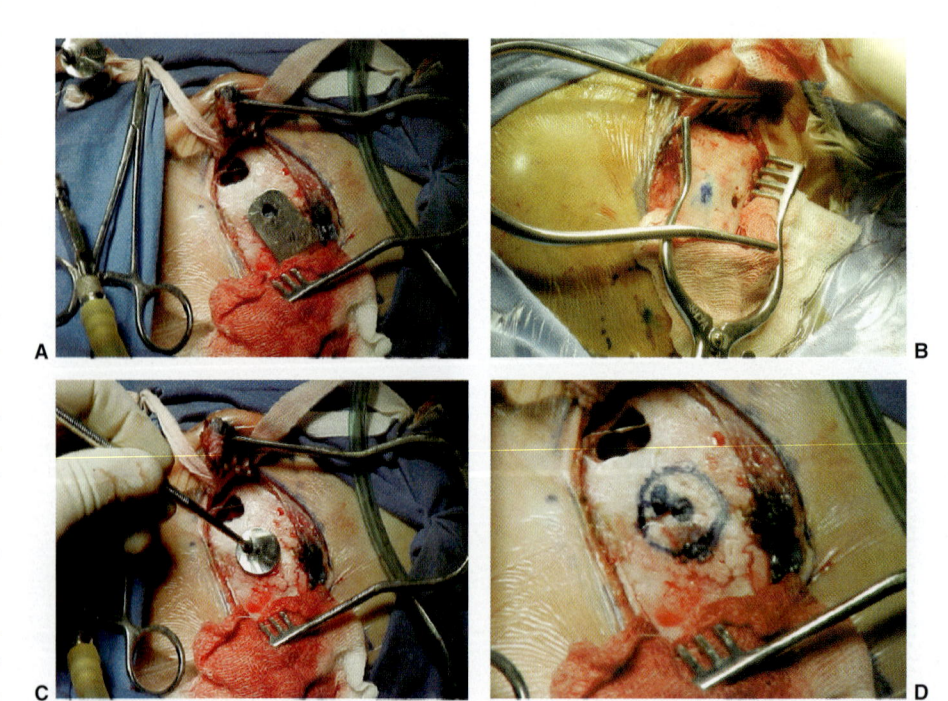

Fig. 77-10
(A-D) Marcação do leito da unidade interna.

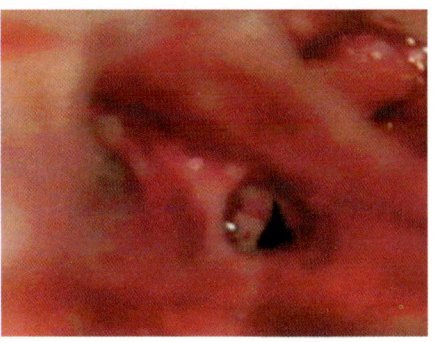

Capítulo 77 — Implante Coclear – Vias de Acesso

Fig. 77-11
Timpanotomia posterior mínima com exposição da articulação incudoestapedial.

- Confecção do leito para a unidade interna e nicho para os eletrodos:
  - As Figuras 77-12 e 77-13 ilustram a confecção dos espaços para posicionamento da unidade interna e eletrodos.
- Cocleostomia por via transcanal:
  - Visualiza-se a janela redonda por via transcanal, procedendo a cocleostomia também por essa via (Fig. 77-14).
- Introdução dos eletrodos:
  - Os eletrodos são introduzidos através da cocleostomia como demonstrado na Figura 77-15.

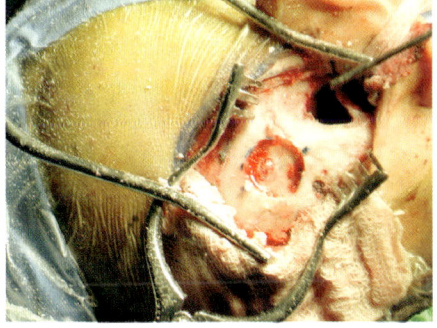

Fig. 77-12
Confecção do leito para a unidade interna.

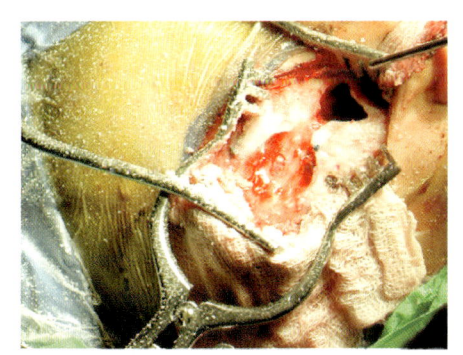

Fig. 77-13
Confecção do nicho para o posicionamento dos eletrodos.

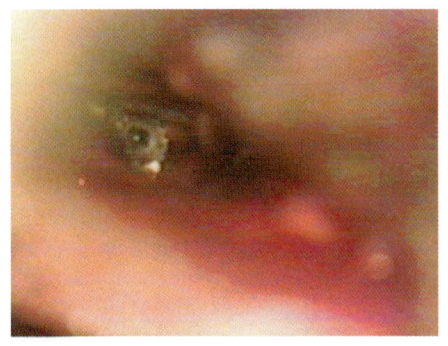

Fig. 77-14
Realização da cocleostomia por via transcanal.

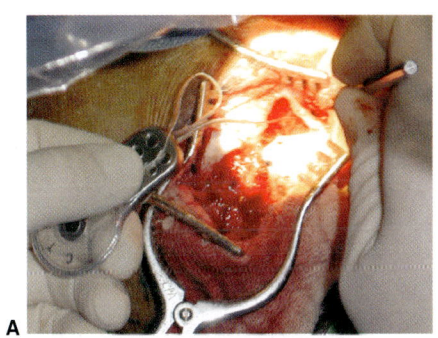

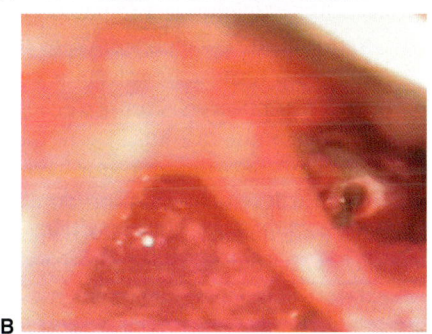

Fig. 77-15
(**A** e **B**). Introdução dos eletrodos através da cocleostomia.

- Tamponamento da cocleostomia com tecido conjuntivo.
- Colocação da unidade interna na bolsa periosteal e fixação:
  - A unidade interna é posicionada sob a bolsa periosteal previamente confeccionada e fixa (Fig. 77-16).
- Tamponamento da timpanotomia posterior:
  - Para o tamponamento da timpanotomia posterior, usa-se um patê de osso, composto de pó de osso e sangue.
- Resposicionamento do retalho timpanomeatal:
  - Reposiciona-se o retalho timpanomeatal e preenche-se o conduto auditivo externo com *gelfoam*.
- Telemetria e impedanciometria dos eletrodos.

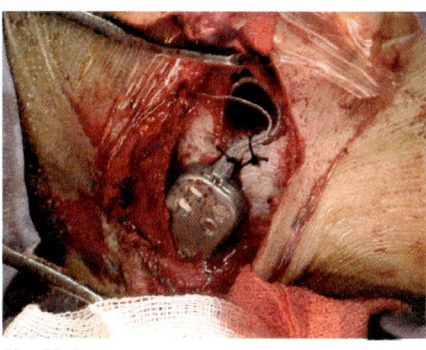

Fig. 77-16
Unidade interna fixa sob a bolsa periosteal.

- Sutura da ferida operatória e curativo compressivo:
  - Na Figura 77-17, vemos o fechamento por planos da ferida operatória com o retalho musculoperiosteal recobrindo a unidade interna.

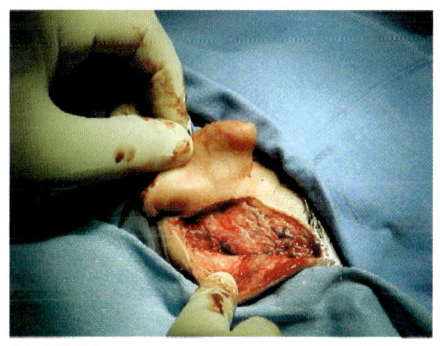

Fig. 77-17
Fechamento da ferida operatória com o retalho musculoperiosteal recobrindo a unidade interna.

COMENTÁRIOS

As vantagens que identificamos em 36 casos já realizados são:

- A cocleostomia por via transcanal propicia uma angulação de trabalho com a broca que não exige a remoção da parede posterior do conduto auditivo externo, como propõem Gantz *et al.* (1988) e Manrique *et al.* (2000), para realização da cocleostomia na porção anterior da parede medial da orelha média (Gantz, 1988 e Manrique, 2000). Dessa forma, o acesso a essa área deixa de ser através de uma fenda estreita, com limites muito precisos (nervo facial e corda do tímpano), em que a tentativa de ampliação do espaço determina riscos de lesão dessas estruturas com consequências relevantes.
- Ainda por via transcanal, temos a vantagem de trabalharmos com um espa-

ço amplo. Além disso, temos um direcionamento cômodo da broca, dispensando o uso de uma angulação que, muitas vezes, conforme o local de eleição para a cocleostomia, torna-se proibitiva. Ainda, deve-se destacar o fato de termos a visão da janela redonda com muita facilidade, o que torna muito precisa a identificação do local da cocleostomia. A remoção do endósteo para acessar à *Scala tympani* também é muito precisa e, por conseguinte, menos traumática para a orelha interna por essa via. A cocleostomia, portanto, será feita com melhor visibilidade e controle, pois teremos uma boa exposição do promontório, janela oval, janela redonda e ossículos. Com o aumento da visibilidade, há uma cocleostomia de melhor qualidade e menor trauma, propiciando uma melhor preservação de restos auditivos.

- Evitam-se as dificuldades que enfrentamos em alguns casos com a preservação da integridade do nervo facial. Os estudos radiológicos pré-operatórios, o bom conhecimento da anatomia e das possíveis variações anatômicas e, finalmente, o uso de monitores do facial no intra-operatório tornam a cirurgia segura, porém não evita que tenhamos muito cuidado e dispêndio de tempo. Além disso, pode ocorrer aquecimento do nervo facial determinado durante o seu broqueamento, o qual pode ser evitado com um bom sistema de irrigação e aspiração. Entretanto, inadvertidamente, durante a cocleostomia, a broca pode tocar o remanescente de osso delgado que recobre o nervo e superaquecê-lo, provocando paresia do facial no pós-operatório. Com o acesso direto sobre o promontório e afastado do nervo facial, podemos realizar uma cirurgia muito mais segura e rápida.

- Procedemos a uma timpanotomia posterior muito pequena, o que evita a aproximação ao nervo facial. Com isso, trabalhamos com mais segurança, o uso de monitor do facial torna-se menos mandatário e, principalmente, evitamos a estimulação elétrica do nervo facial pelos eletrodos em casos de má permeabilidade da cóclea com conseqüente inserção parcial dos mesmos, evitando, assim, paralisias e/ou espasmos faciais pós-operatórios.

- Por termos uma timpanotomia posterior mínima, uma cocleostomia de muito fácil consecução, uma visão direta na introdução dos eletrodos e um tamponamento da cocleostomia com tecido conjuntivo, o procedimento torna-se muito simples. E, por todas essas facilidades, a cirurgia tem o seu tempo de execução reduzido.

- Considerando que procedemos um retalho timpanomeatal, ficamos isentos de lesionar a pele do conduto e, conseqüentemente, não há chance de desenvolvimento de colesteatoma.

Esse procedimento é evitado em orelhas malformadas, por oferecer um aumento de chance de infecção, apesar de realizarmos essa via de acesso em estapedectomias e estapedotomias, geralmente sem tamponamento, com quase nulos quadros de complicações, tomando as medidas profiláticas pertinentes (ver Capítulo 7).

No grupo de pacientes em que procedemos essa técnica, não tivemos complicações identificáveis, com exceção de dois casos em que tivemos leve retração timpânica póstero-superior por termos que rebaixar levemente o muro do ático para dar a adequada visibilidade, dadas as condições anatômicas do conduto auditivo externo, como feito habitualmente em estapedectomias.

REFERÊNCIAS BIBLIOGRÁFICAS

Banfai P, Kubik G, Hortmann G. Our extra-scala operating method of cochlear implantation. Experience with 46 cases. *Acta Otolaryngol Suppl (Stockh)* 1983;411:9-12.

Chouard CH, MacLeod P. Implantation of multiple intracochlear electrodes for rehabilitation of total deafness: preliminary report. *Laryngoscope* 1976;86:1743-51.

Colletti V, Fiorino FG, Carner M, Pacini L. Basal turn cochleostomy via the middle fossa route for cochlear implant insertion. *Am J Otol* 1998;19:778-84.

Colletti V, Fiorino FG, Carner M, Sacchetto L, Giarbini N. New approach for cochlear implantation: cochleostomy through the middle fossa. *Otolaryngol Head Neck Surg* 2000;123:467-74.

Colletti V, Francesco G. New window for cochlear implant insertion. *Acta Otolaryngol (Stockh)* 1999;119:214-18.

Gantz B, McCabe B, Tyler R. Use of multichannel cochlear implants in obstructed and obliterated cochleas. *Otolaryngol Head Neck Surg* 1988;98:72-81.

Goycoolea M, Muchow D, Schirber C, Goycoolea H, Schellhas K. Anatomical perspective, approach, and experience with multichannel intracochlear implantation. *Laryngoscope* (Suppl) 1990;100:1-18.

Goycoolea M. Surgical approaches for cochlear implants In: Goycoolea M, Paparella M, Nissen R, (eds.) *Atlas of Otologic Surgery*. Philadelphia, PA: WB Saunders, 1989. 286-296p.

Goycoolea MV, Ribalta GL. Exploratory tympanotomy: an integral part of cochlear implantation. *Acta Otolaryngol* 2003;123:223-6.

House WF. Cochlear implants. *Ann Otol Rhinol Laryngol* 1976;85(Suppl 27):2-6.

House WF. Surgical considerations in cochlear implantations. *Ann Otol Rhinol Laryngol* 1982;91(Suppl):15-20.

Kiratzidis T, Arnold W, Iliades T. Veria Operation Updated I. *The Trans-Canal Wall Cochlear Implantation ORL* 2002;64:406-12.

Kiratzidis T, Iliades T, Arnold W. Veria Operation II. Surgical Results from 101 Cases. *ORL* 2002;64:413-16.

Kiratzidis T. "Veria operation": cochlear implantation without a mastoidectomy and a posterior tympanotomy. *Adv Otorhinolaryngol* 2000;57:127-30.

Kronenberg J, Migirov L, Baumgartner WD. The suprameatal approach in cochlear implant surgery: our experience with 80 patients. ORL*J Otorhinolaryngol Relat Spec*. 2002;64:403-5.

Kronenberg J, Migirov L, Dagan T. Suprameatal approach – a new surgical method for cochlear implantation. In: Jahnke K, Fischer M, (eds.) *4th European Congress of Oto-Rhino Laryngology, Head and Neck Surgery*. Bologna, Italy: Monduzzi Editore, 2000. 65p.

Kronenberg J, Migirov L, Dagan T. Suprameatal approach: new surgical approach for cochlear implantation. *J Laryngol Otol* 2001;115:283-5.

Kronenberg J, Migirov L. The role of mastoidectomy in cochlear implant surgery. *Acta Otolaryngol* 2003;123:219-22.

Lavinsky L, Lavinsky M. Via de acesso mista para o implante coclear – técnica cirúrgica e experiência de 27 casos. Rev Bras Otorrinolaringol. Anais nov 2004. p. 14

Manrique M, Ramos Macias A, Garcia Ibañez. Nuevas indicaciones implantes cocleares. Curso apresentado no qüinquagésimo-primeiro *Congresso da Sociedade Espanhola de Otorrinolaringologia*. Madri, Espanha 16 de novembro de 2000.

McElveen J, Carrasco V, Miyamoto R, Linthicum F. Cochlear implantation in common cavity malformations using a transmastoid labyrinthotomy approach. *Laryngoscope* 1997;107:1032-6.

Schindler RA. Surgical consideration for multichannel cochlear implants. In: Schindler RA, Merzinich MM, (eds.) *Cochlear Implants*. New York: Raven Press; 1985. 417-20p.

78

Técnicas Cirúrgicas para Implante Coclear

Carlos Curet

PRINCÍPIOS GERAIS

A cirurgia deveria ser efetuada unicamente se não existissem contra-indicações médicas. As mais importantes destas são:

- Otite média incontrolável.
- Autismo.
- Retardo mental severo.
- Possível transtorno ou desordem do sistema nervoso central, afetando a via auditiva de maneira que a percepção auditiva seja precária.

Acrescentar efusão da orelha média retardará a cirurgia, e o estado da orelha média deverá ser confirmado com timpanometria e otomicroscopia.

Vários princípios gerais são comuns para toda cirurgia de implante coclear. Esses princípios são os seguintes:

- Inserir o feixe de eletrodos (electrode array) profunda e atraumaticamente na escala timpânica.
- Colocar o corpo do dispositivo – receptor estimulador – contra o lado da cabeça de uma maneira que o torne menos vulnerável aos traumatismos externos.
- Assegurar os eletrodos ativos, eletrodo de referência e o corpo do dispositivo implantado em ordem para prevenir migração de alguns de seus componentes.
- Cumprir com estes objetivos sem lesionar os tecidos adjacentes tais como o couro cabeludo, canal auditivo externo, membrana timpânica, 7º par craniano, e obviamente sem lesionar o aparelho eletrônico e/ou os eletrodos.
- Tudo isto deve ser acompanhado de uma maneira que a infecção seja prevenida, e o resultado cosmético seja satisfatoriamente obtido.

Variações da técnica básica são ditadas pela forma do dispositivo (p. ex., de acordo com as marcas e modelos alternativos). O material com o qual é construído o corpo do aparelho também importa na técnica cirúrgica à medida que aqueles construídos com cerâmica necessitam um recesso ou leito ("cama") mais profundo que os fabricados com titânio.

PREPARAÇÃO

A operação é realizada com anestesia geral com a utilização perioperatória de um antibiótico tal como cefalosporina de 2ª geração.

O monitoramento do nervo facial é utilizado por muitos cirurgiões, e deveria ser particularmente requerido dos cirurgiões com menos experiência, ou nas cirurgias de malformações congênitas da orelha, ou em uma cirurgia de revisão do implante coclear, e particularmente quando a primeira intervenção cirúrgica foi realizada por um cirurgião diferente.

Uma quantidade adequada de cabelo é tricotomizada desde a área por cima e por trás da orelha, e o aparelho de imitação (molde de elastômero ou metálica) é colocado obliquamente a 45°, de maneira que a ponta esteja em ou por cima da linha que vai do canto externo do olho ao meato auditivo externo ("**linha cantomeatal**"), e a outra ponta ou extremo posterior do dispositivo é angulada aproximadamente 45° para o occipital. Como uma precaução, deveria ter-se muito em conta que o dispositivo externo de prova ou imitação ("ferragem externa"), que é um "molde" proporcionado pelos fabricantes de implantes cocleares, deveria ser colocado por trás da orelha em ordem para assegurar que a ponta do molde do dispositivo interno ("ferragem interna") não ultrapasse de forma de lapela, ou não contate com a parte externa do implante, tal como o gancho retroauricular do microfone, ou o processador retroauricular (BTE – processador de fala por trás da orelha). É aconselhável alinhar os dois moldes proporcionados.

De modo que a borda ântero-inferior do "molde" da ferragem interna (bobina receptora – estimuladora) se encontre a 10 mm de distância da borda da orelha e por cima da linha cantomeatal.

Deve-se marcar com um lápis dermatográfico a incisão que se posiciona imediatamente por trás do sulco retroauricular, deixando uma distância ideal mínima entre esta (a incisão) e a ponta ou borda anterior do dispositivo implantado de pelo menos 15 a 20 mm.

Todas essas medidas previnem contra possíveis extrusões do dispositivo, por necrose ou deiscências na região da incisão e para contar com um espaço adequado para as próteses auditivas e eventualmente o uso de óculos.

Clark G. M. menciona que o limite anterior do receptor-estimulador deveria estar a uma distância de 45-50 mm do meato auditivo externo.

Em geral, devido à superfície craniana reduzida, quanto menor seja a criança mais vertical será colocado o dispositivo interno, e de fato por cima da linha cantomeatal.

A posição do dispositivo interno é marcada no couro cabeludo com um lápis marcador, previamente à incisão. O cabelo é minuciosamente retirado por fora do campo cirúrgico, e a área é cuidadosamente preparada e coberta apropriadamente com auto-adesivos estéreis.

INCISÃO

Antes de fazer a incisão, a linha desenhada é infiltrada com epinefrina em uma concentração de 1:100.000 (1:200.000 para crianças menores e para os pacientes adultos mais velhos). A localização do centro da ferida é marcada utilizando azul de metileno inserindo-o com uma agulha de calibre 18.

A incisão propriamente dita é feita com uma corrente cortante (eletrobisturi), exceto no caso de uma cirurgia de revisão em cuja instância a utilização do cautério monopolar é "proibida".

A incisão pode ser realizada praticamente sem hemorragia, e é efetuada para baixo até o pericrânio. Porém no caso de crianças muito pequenas, e a fim de evitar um retalho de partes moles demasiado delgado que cubra por cima do dispositivo implantado no leito ósseo craniano, opta-se por ir diretamente através do pericrânio envolvendo este em um retalho ("aba") de maneira que possa-se dotá-lo da uma espessura máxima.

Prefiro uma incisão simples, que contenha os vasos sangüíneos nutricionais principais retroauriculares, começando inferiormente o talho ou ferida na ponta da mastóide, ascendendo ao longo do sulco retroauricular e curvando-se suavemente 30° para trás e para cima a partir da borda superior de implantação da orelha por uma distância não superior a 3 cm a partir desse ponto. A incisão deve ser grande suficientemente para acomodar o receptor-estimulador, e devem ficar pelo menos 15 a 20 mm de distância entre o dispositivo a implantar e a incisão (Fig. 78-1).

Uma alternativa para as crianças menores é fazer diretamente uma incisão retroauricular de 3 1/2 a 4 cm de comprimento que abarque o pericrânio e criar na continuação uma "bolsinha" por descolamento subperióstico na região onde irá talhar-se o leito ósseo ("cama") para o receptor-estimulador.

Isto permite obter um retalho forte de couro cabeludo, o qual é suavemente retraído para trás e para fora com ganchinhos ou separadores auto-estáticos (Figura 78-2).

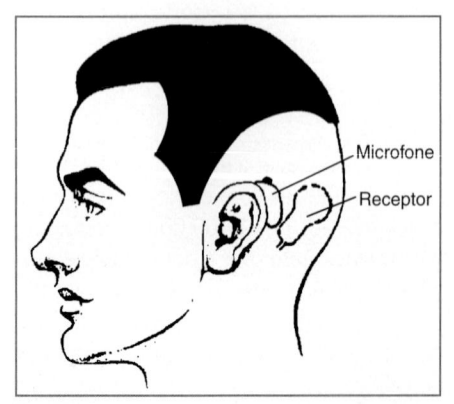

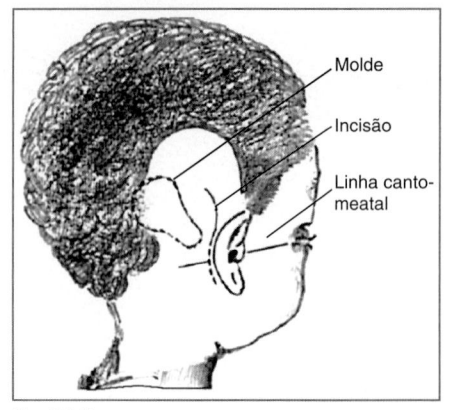

Fig. 78-2

O retalho pode estar baseado anteriormente, porém o importante é que permita ao cirurgião garantir o implante ao osso, e que o cubra e contenha suficientemente. O retalho é levantado com um instrumento rombudo até que a mancha em de azul de metileno seja visualizada e exista espaço suficiente no osso do crânio para colocar o dispositivo. Um retalho de Palva é elevado para cobrir o feixe proximal de eletrodos depois da fixação do corpo do receptor. Isto garantirá que haverá uma capa dupla de tecido cobrindo o arame dos eletrodos até a linha de sutura.

Depois que o retalho de Palva tenha sido levantado, duas "bolsinhas", entre os tecidos moles e o osso do crânio, são confeccionadas para o aparelho Nucleus 24: uma anterior sob o músculo temporal para o eletrodo propagador de terra, e uma segunda póstero-superior para a porção posterior flexível (de material mole) do dispositivo implantado. Isto deverá ser suficiente para acomodar as respectivas partes do dispositivo. O aparelho Med-El também requer uma bolsinha superior sob o músculo temporal para o eletrodo de terra.

Nem o equipamento Clarion, e tampouco o Combi 40 ou o Combi 40+ de Med-El necessitam uma bolsinha póstero-superior, porque ambas as porções anterior e posterior desses dispositivos são suturadas diretamente ao osso. Sem dúvida, podem requerer uma incisão um pouco mais longa.

O LEITO PARA O RECEPTOR-ESTIMULADOR

Uma "cama" é criada no osso, na região confluente temporal-parietal utilizando brocas cortantes e diamantadas para acomodar o corpo do dispositivo. Exceto em adultos, o leito é escavado parcialmente e geralmente para baixo até a resistente com os aparelhos com cerâmica, é comum fresar até a dura mesmo, deixando somente uma pequena ilhota de osso onde assenta o corpo de cerâmica do receptor-estimulador. Isto assegura que o dispositivo possa ser suturado nivelado com a superfície do crânio na maioria dos casos (Fig. 78-3). O leito deve

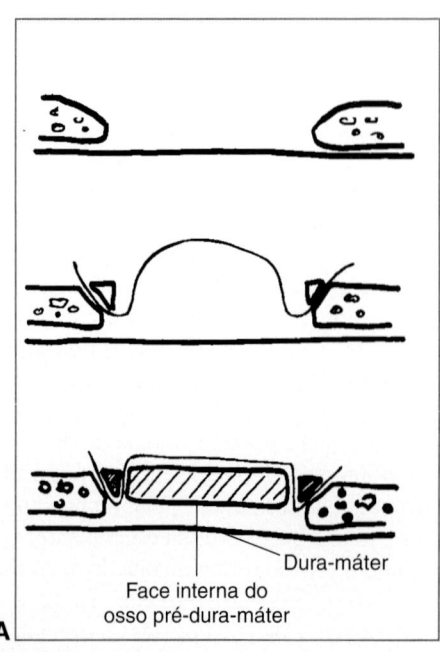

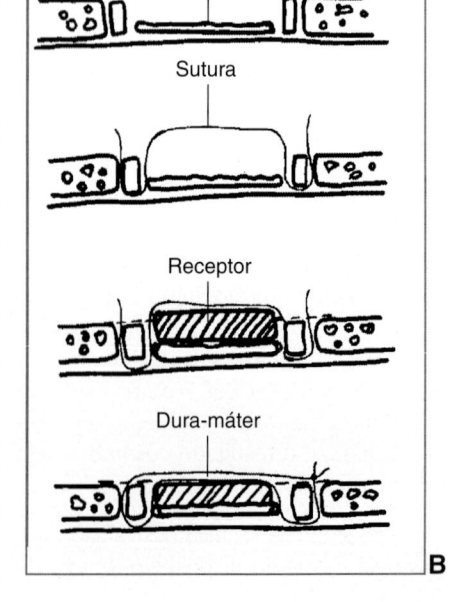

Fig. 78-1

Fig. 78-3

conter o corpo do aparelho implantado e a saída do feixe de eletrodos porque eles são potencialmente vulneráveis aos roces, manipulações e traumas.

FIXAÇÃO E AMARRADO AOS ORIFÍCIOS ÓSSEOS

É essencial atar todos os implantes cocleares ao osso, com o objetivo de garantir estabilidade e salvaguardar-se contra possíveis migrações. Portanto, os orifícios de fixação são fresados no osso acima e abaixo do dispositivo de modo tal que uma sutura não absorvível possa ser utilizada. No caso de aparelhos com cerâmica uma sutura em forma de "cabresto" é utilizada a fim de fixar o aparelho ao leito criado, e nivelá-lo à altura da superfície do osso cortical.

Essas suturas são diferentes para os orifícios ósseos fresados horizontalmente nos quais elas passam vertical e obliquamente através do delgado crânio. Isto pode ser acompanhado protegendo a dura com instrumento tal como uma espátula elevadora de Freer. Uma rampa ou canal ósseo é fresado, talhando-o desde a porção póstero-superior do leito para prevenir deslizamentos. As paredes da cama deveriam ser perpendiculares para a superfície do crânio e da dura-máter.

Frese um canal conectando o leito e a cavidade da mastóide, de modo que o conjunto de eletrodos intratroclear proximal seja guiado na direção do recesso facial. É desejável que o receptor-estimulador não se estenda ou "volte" sobre a borda da cavidade mastóidea. No caso do Nucleus 24, o leito ósseo resultante é circular para permitir a rotação do receptor-estimulador se necessário, para uma ótima colocação (Fig. 78-4).

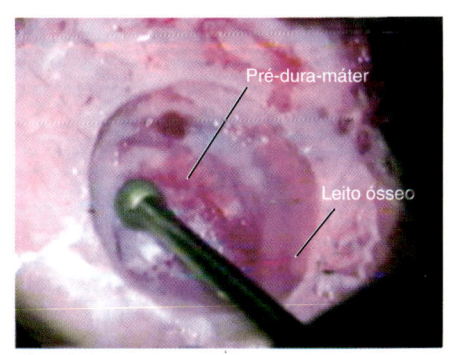

Fig. 78-4

MASTOIDECTOMIA

Seja antes ou depois da criação do leito ou "cama" óssea, uma mastoidectomia completa adequada é realizada, permitindo uma saliência tanto superior como posterior para acomodar o eletrodo proximal redundante. Nas crianças recomenda-se uma mastoidectomia completa. A cavidade criada não necessita ser excessivamente longa, porém em crianças muito pequenas pode ser necessário fresar inferiormente até a cortical interna para acomodar o cabo excessivo do feixe de eletrodos. Um canal é posteriormente fresado, conectando o leito com a borda posterior da cavidade mastóidea. Ao criar este canal, é útil utilizar o aparelho de imitação ou "molde", colocando-o no leito a fim de considerar o ângulo de saída do feixe proximal de eletrodos que deixa o corpo do dispositivo e se dirige para a cavidade mastóidea, e permitir a colocação posterior do mesmo através do recesso facial. Além disso, este canal criado evita a rolagem sobre si mesmo e as lesões por microtraumatismos sobre os arames do feixe, os quais são frágeis e estão superficialmente expostos, podendo-se cortar por manipulação externa do próprio paciente.

RECESSO FACIAL

O canal semicircular externo e a apófise curta da bigorna devem ser claramente observáveis. Identifique o aqueduto do nervo facial, porém não exponha seu conteúdo.

Abra o recesso na forma usual, como a descrita por M. Portmann (Fig. 78-5) realizando uma timpanotomia posterior. Este é um espaço triangular criado por fresado do osso entre o nervo corda do tímpano anteriormente, o nervo facial por trás, e a barra da bigorna superiormente.

É importante abrir o recesso facial com fresas de carbono primeiramente e logo diamantadas, fazendo-o na forma combinada de maneira a poder adelgaçar suficientemente a parede posterior do canal, e identificar, porém não expor, o nervo facial.

Usualmente é possível observar o nervo corda do tímpano, porém às vezes pode-se sacrificar necessariamente se não há espaço para passar com os instrumen-

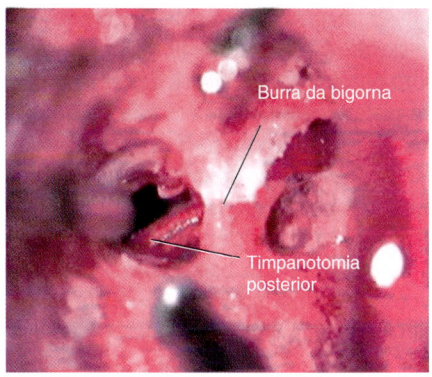

Fig. 78-5

tos, como, por exemplo, com a ferramenta de inserção do eletrodo e o posicionador do dispositivo Clarion®.

O cirurgião pouco experimentado pode seguir o fresado seguindo a apófise longa da bigorna para chegar ao promontório, sem pôr em risco o nervo facial. Isto deveria evitar-se. Não é habitual que aconteça.

Tem que se evitar em todos os casos perfurar a parede posterior do canal auditivo externo. Se isto sucede-se, é necessário reparar a mesma, seja com enxerto de osso ou massa óssea, ou cartilagem, ou fáscia ou pericrânio. Pois do contrário corre-se risco de fazer um colesteatoma secundário por retração e invaginação da pele que cobre o canal.

Ao término do fresado ósseo, deve-se visualizar claramente a porção posterior da orelha média, incluindo o tendão do estribo, o promontório e o nicho da janela redonda. (NJR).

COCLEOSTOMIA

A cocleostomia é realizada fresando diretamente através do promontório na volta basal da escala timpânica, evitando o "gancho" da área mais proximal da volta basal. É conveniente visualizar o estribo para confirmar a colocação da janela redonda (JR). A membrana desta janela pode ficar obstruída pela saliência da margem lateral do nicho. Visualize o nicho da janela redonda (NJR), que se encontra 2 mm por baixo e atrás da janela oval (JO). Se for necessário, frese a borda saliente ou "umbral ósseo" do NJR para poder ver a membrana da JR, ainda que em geral não seja necessário.

A localização da cocleostomia pode ser descrita como o ponto de união entre a linha imaginária que cruza anteriormente desde o centro do NJR até a inserção com outra linha que desce desde o centro do nicho da JR. Quer dizer que se inicia o fresado da cocleostomia em um ponto sobre o promontório situado 1 a 1,5 mm ântero-inferior ao NJR. Deve tomar-se a precaução de que a cocleostomia não seja realizada demasiado baixa porque isto resultará em uma colocação imprópria dos eletrodos em uma célula hipotimpânica que tenha sido confundida com a JR. Por outro lado, se avança-se na cocleostomia em um sentido oposto ao anterior, quer dizer para cima, se corre o risco de cair em uma zona sobre a lâmina espiral óssea e membrana basilar, lesionando as células ganglionares bipolares, ou então cair na escala vestibular ou na média.

Uma boa alternativa é localizar o NJR e demonstrar ou abrir a membrana da JR e acessar a parte mais proximal da volta basal, fresando a zona do gancho da JR.

Utilizando uma broca diamantada de 1,5 mm o osso do promontório é fresado à baixa velocidade, perfurando em uma profundidade de aproximadamente 1,5 mm até que o endósteo esbranquiçado da escala timpânica seja visualizado expondo-o em uma superfície de pelo menos 1 mm. Utilizando instrumentos para a base do estribo, retire o pó de osso e qualquer saliência ou espícula de osso que pudesse enganchar o eletrodo. Uma proteção deve ser feita com o fim de preservar o endósteo intacto e evitar que caia pó de osso no interior do lúmen da escala timpânica, a fim de evitar que esta situação dificulte posteriormente a inserção de eletrodos. Abre-se então o endósteo e visualizam-se a superfície subjacente da membrana basilar e uma luz clara da escala timpânica (Fig. 78-6).

No caso do aparelho de Clarion, uma cocleostomia mais ampla é necessária para permitir a colocação da ferramenta de inserção na escala timpânica sem compressão da ponta do tubo de inserção.

INSERÇÃO DE ELETRODOS

Uma vez aberto o pacote do implante e retirado o dispositivo, tome o receptor-estimulador na mão não dominante, e o feixe de eletrodos na mão dominante, empurrando a ponta dos eletrodos para a cocleostomia. Para isto pode-se ajudar com uma pinça de inserção especial, ou a borda de uma cânula de sucção ou então uma ponta em ângulo reto (Fig. 78-7). Alguns cirurgiões, prévio à inserção, preferem colocar dentro da cocleostomia uma gota de lubrificante, como ácido hialurônico ou glicerina diluída.

Ao avançar com as duas mãos podem-se inserir os primeiros eletrodos. Nunca utilizar a força, e se recomenda tentar colocar somente alguns poucos eletrodos por vez. Se encontra-se uma obstrução distal inesperada, retire um ou dois anéis de eletrodos para fora, rode o implante para a columela (em direção dos ponteiros do relógio para a orelha esquerda e contrário aos ponteiros do relógio para o lado direito). Não utilize a força e não permita que o conjunto de eletrodos se retorça. Recorde que não é necessário inserir todos os eletrodos, e que uma inserção parcial é melhor que um conjunto danificado (Fig. 78-8).

■ Precaução

Uma vez que o dispositivo a ser implantado encontra-se em contato com os tecidos do paciente, não se deve utilizar o cautério monopolar, sob o risco de lesão ao paciente e ao dispositivo. Podem-se utilizar instrumentos bipolares se os elementos cauterizantes situam-se a mais de 1 cm dos eletrodos extracocleares.

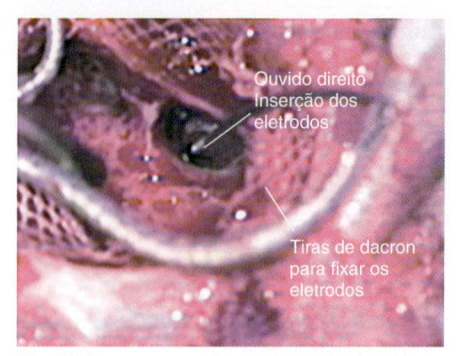

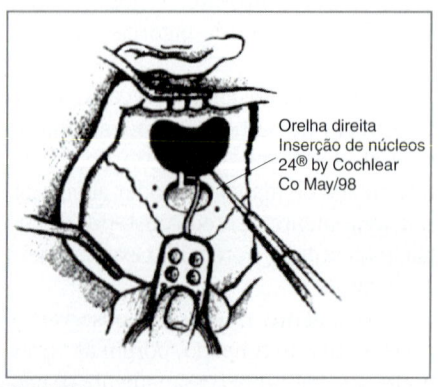

■ Fixação

O dispositivo receptor-estimulador é colocado no leito ósseo e ajustado utilizando tiras de mononáilon passadas horizontalmente pelos orifícios do osso confeccionados previamente, ou então uma alternativa é fazendo-o de forma similar porém sobre as bordas musculares que ficam por cima e por baixo do dispositivo (Fig. 78-9).

É importante que o conjunto ou feixe de eletrodos encontre-se apoiado em dois pontos para limitar o risco de migração. Deve ser apoiado próximo de sua saída da cocleostomia. E o método de fixação dependerá do critério do cirurgião. Pode ser ancorando-o em um sulco criado na barra da bigorna (método de Balkany e Telischi, 1995) fresado com brocas de 1 mm de diâmetro começando por baixo da apófise curta da bigorna, hemoclipses, ou então suturas com dacron ou mononáilon para orifícios criados no osso na borda da cavidade mastóidea (Fig. 78-8). Coloque o pedestal do receptor-estimulador na fossa e rode-o ao ângulo apropriado. Apóie o conjunto com uma sutura única não absorvível. O laço deve estar na borda do implante e não sobre o mesmo. Se leva antena, coloque-a em uma bolsinha peri-crânio-temporal.

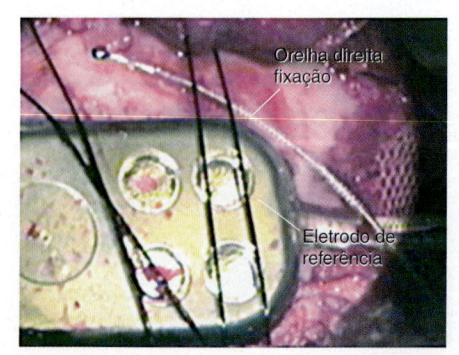

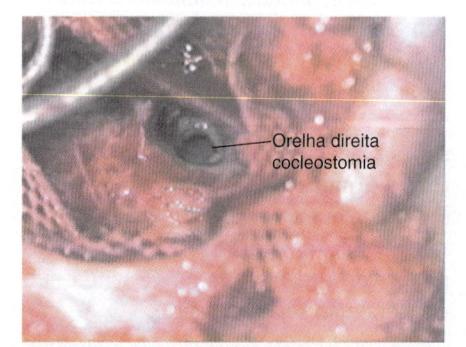

Coloque o eletrodo de bola extracoclear (se o modelo de seu dispositivo possui eletrodo de referência) sob a porção elevada do músculo temporal. Obture a cocleostomia com pequenas peças de fáscia, músculo ou pericrânio, colocando-as em torno da saída do feixe de eletrodos desde a cocleostomia, e também proceda da mesma maneira para selar o recesso facial. Neste ponto pode fazê-lo com "patê" de osso autógeno obtido do fresado da cortical mastóidea. Se for possível, o cabo que contém os filamentos de eletrodos deveria estar colocado dentro da cavidade mastóidea, de uma maneira em que o anel ou laço, que se forma ao acomodá-lo, esteja contra o tégmen, com o objetivo que fique liberado de qualquer tensão que pudesse ocasionar a migração do conjunto de eletrodos.

Monitoração intra-operatória

Neste momento levam-se a cabo as provas (testes) eletrofisiológicas e conforme seja permitido fazer o modelo de aparelho implantado.

No caso de realizar "Telemetria de Resposta Neural" (TRN), esta é levada a cabo colocando uma antena transmissora dentro de uma bolsa estéril, e apoiando-a sobre o implante, seja através do retalho (aba) ou utilizando uma gaze ou elemento espaçador de plástico.

Medem-se:

A) Impedância dos eletrodos.
B) Teste para reflexo acústico induzido eletricamente.
C) Voltagens.
D) E-BERA.
E) TRN.

Isto informa ao grupo de implante coclear, que o equipamento está funcionando corretamente, e que o paciente recebe um estímulo e responde apropriadamente.

A ferida deveria ser irrigada com solução fisiológica, a fim de garantir a eliminação de coágulos e de pó de osso. E começa o fechamento. Em uma cabeça robusta, seria conveniente adelgaçar o retalho dermomuscular com o propósito de favorecer uma boa transmissão entre a antena **externa** e o conjunto **interno** de magneto e receptor-estimulador, removendo o músculo intrínseco com uma tesoura delicada. Deve-se ser precavido para evitar um adelgaçamento excessivo do retalho, e o sangramento controlado com ligadura de vasos, ou sutura, ou então coagulação bipolar.

Fechamento

O retalho de Palva é suturado contíguo ao tecido mole com material crômico de sutura ? 2, para cobrir a extremidade proximal do cabo do feixe de eletrodos. Os separadores auto-estáticos liberados, e o retalho irrigado com solução fisiológica e controlar qualquer sangramento com cautério bipolar. O retalho é fechado com duas capas utilizando categute crômico "00" ou vicryl "00" para as capas subcutâneas, e náilon ou vicryl "000" para a capa de pele aplicada em forma intradérmica, ou uma alternativa por pontos simples separados. Isto é reforçado com bandagem compressiva.

Drenagem

A drenagem não é requerida como uma rotina, a não ser que seja uma cabeça robusta com retalhos grossos, sangrante, e então é aconselhável utilizar uma drenagem de sucção durante as primeiras 24 horas.

Raios X

Muitos cirurgiões recomendam fazer um raios X transorbitário unilateral do lado do implante, na mesma sala de operações enquanto se conta com anestesia geral. O objetivo disto é ter certeza de que o dispositivo não sofreu danos durante sua colocação. O qual já tenha sido certificado previamente com os testes funcionais. Por outro lado informa sobre a profundidade da inserção, e se os eletrodos não estão dobrados.

Isto requer vários minutos mais de anestesia adicional. Porém é melhor que encontrar-se 1 mês depois, durante o acesso ou estimulação do implante, como uma má posição ou dano dos eletrodos.

Uma alternativa para isto, ao fazer a tomada do raio X dentro das 48–72 horas posteriores à cirurgia, quando os tecidos estão frescos sem cicatrizar, e pode-se entrar novamente no campo cirúrgico no caso de necessitar recolocar o dispositivo; ainda que esta circunstância seja excepcional.

A tomada do raios X é um documento de base para poder compará-lo no futuro com outro raios X, se suspeita-se de uma diminuição do rendimento do paciente devido a uma migração para fora dos eletrodos.

Bandagem

Uma compressão com curativo estéril de gaze é colocada sobre a ferida retro-auricular, junto com uma bandagem na forma de turbante. O paciente é hospitalizado e tratado de forma ambulatorial, ou então alternativamente pode ficar 1 dia internado. O importante é trocar o curativo nas 24 horas. Pode-se deixar por 1 semana a fim de assegurar-se que não se formem hematomas.

E logo retira-se. O paciente recebe como profilaxia cobertura antibiótica por uma semana.

SUMÁRIO E CONCLUSÕES

O procedimento acima descrito é útil como cirurgia base para todos os tipos de implantes cocleares. E ainda que cada dispositivo tenha suas características próprias particulares ditando variações particulares da técnica cirúrgica, uma cirurgia segura e pouco traumática, minimizando as complicações, pode realizar-se seguindo as diretrizes expostas.

REFERÊNCIAS BIBLIOGRÁFICAS

Aschendorff A, Marangos N, Laszig R. *Surgical technique for implantation of the CI24M; in Cochlear Implants*. Colombia: Thieme, 2000. 157-158p.

Balkany T, Telischi F. Fixation of the electrode cable during cochlear implantation: the split bridge technique. *Laryngoscope* 1995;105:217-218.

Clark GM. *A surgical approach for a cochlear implant: an anatomic study*. Br J Laryngol Otol 1975;89:9-15.

Clark G, Pyman B, Webb R. *Surgery, in Cochlear implantation for Infants & Children*. San Diego, USA: Singular Publishing. 1997. 111-124p.

Cohen NL, Kuzma J. Titanium clip for cochlear implant electrode fixation. *Ann Oto Rhino Laryngol* 1995;104(Suppl 166):402-403.

Cohen N. *Surgical technique for Cochlear implants; in Cochlear implants*. Colombia: Thieme 2000. 151-156p.

Gibbin K, O'Donoghue G. *Medical Aspects of paediatric cochlear implantation*. London: Whurr Publishers Ltd., 1994. 86-102p.

Guía para el cirujano. Australia: by Cochlear Co., 1998. 9-21p.

79
Implantes Cocleares em Crianças

Orozimbo Alves Costa ▪ Maria Cecília Bevilacqua ▪ Leandra Tabanez do Nascimento

INTRODUÇÃO

As conseqüências da surdez na infância podem ser graves, sendo que o maior impacto se observa quando ela ocorre nos primeiros anos de vida, pois nesta fase restringe severamente a capacidade da criança de desenvolver a linguagem oral e isto pode comprometer o seu desenvolvimento global e a sua qualidade de vida.

Na intervenção junto à surdez na infância, o implante coclear (IC) representa o mais importante avanço no tratamento de crianças com deficiência auditiva pré-lingual severa e/ou profunda.

Neste contexto, destaca-se a revisão dos critérios de indicação do IC em crianças a partir dos recentes progressos tecnológicos e dos benefícios quanto à percepção da fala e à aquisição da linguagem oral constatados nos resultados internacionais e na experiência do Centro de Pesquisas Audiológicas (CPA), ao longo destes 13 anos de acompanhamento de um grupo de mais de 300 pacientes implantados, entre adultos e crianças, sendo que 170 são crianças com deficiência auditiva pré-lingual e 35 pós-linguais.

Existe uma variabilidade nos resultados com o implante coclear e isto pode ser devido a diversos fatores, como a sobrevivência de células ganglionares ou elementos neurais, colocação do dispositivo dentro da escala timpânica, sobrevivência de elementos neurais ao nível da parte central do sistema auditivo e/ou prévia exposição à fala e linguagem (Fishman et al., 1997).

Atualmente utilizam-se apenas os dispositivos multicanais, pois proporcionam estimulação elétrica em vários locais da cóclea, utilizando um feixe de eletrodos, permitindo uma melhor percepção dos sons da fala. Diferentes fibras nervosas auditivas podem ser estimuladas com esses implantes, em distintos pontos da cóclea, explorando o mecanismo de codificação de freqüência e o tonotropismo coclear. Diferentes eletrodos são estimulados, dependendo da freqüência do sinal de entrada: eletrodos próximos à base da cóclea são estimulados com sinais de alta freqüência, e eletrodos próximos ao ápice são estimulados com sinais de baixa freqüência (Costa, 1998).

TRATAMENTO

▪ Etapa pré-cirúrgica

Na etapa pré-cirúrgica, o candidato ao implante coclear submete-se a uma avaliação interdisciplinar para a definição da realização da cirurgia.

A avaliação do candidato ao implante coclear é realizada com a criança fazendo uso do aparelho de amplificação sonora individual (AASI) que apresentou melhor resultado. Quanto ao diagnóstico diferencial da deficiência auditiva, à avaliação da percepção da fala e ao desenvolvimento da linguagem oral, todas as crianças são avaliadas e classificadas de acordo com um protocolo desenvolvido a partir de vários estudos elaborados por pesquisadores do CPA (Bevilacqua et al., 2003).

Procedimentos de avaliação audiológica para confirmação do tipo e grau da deficiência auditiva

- Anamnese.
- Observação do comportamento auditivo.
- Audiometria de reforço visual.
- Audiometria tonal limiar condicionada.
- Imitanciometria.
- Potenciais evocados auditivos de tronco encefálico.
- Emissões otoacústicas.
- Testes de percepção de fala.
- Teste de AASI.
- Testes vestibulares quando possível a sua realização.
- Outros procedimentos quando necessários.

Gravação da criança em videoteipe

Filmagem das crianças em três situações padronizadas de interação entre a criança e a mãe. A análise das gravações deve ser realizada por três avaliadores, que fornecem o consenso entre os julgamentos para a classificação das crianças quanto às habilidades de audição e linguagem.

Procedimentos de avaliação com AASI

- Observação do comportamento auditivo, incluindo detecção e discriminação dos 6 sons de Ling.
- Audiometria de reforço visual.
- Testes de percepção da fala:
  - Teste de avaliação da capacidade auditiva mínima – TACAM, para crianças menores de 5 anos de idade.
  - Índice de reconhecimento de fala, utilizando-se lista de palavras com estrutura silábica *CVCV* (consoante – vogal – consoante – vogal), extraídas do vocabulário da própria criança.
  - Provas de avaliação da percepção da fala para crianças portadoras de deficiência auditiva neurossensorial profunda a partir de 5 anos de idade.
  - Lista de 20 palavras dissílabas, com estrutura silábica *CVCV* (consoante – vogal – consoante – vogal), para crianças maiores de 5 anos de idade.
  - Aplicação do *Meaningful Auditory Integration Scale* – MAIS ou IT-MAIS, para crianças muito pequenas.

Após a análise dos resultados dos procedimentos descritos anteriormente e da gravação em *videoteipe*, a habilidade auditiva de todas as crianças deve ser classificada de acordo com níveis hierárquicos quanto à percepção da fala.

Avaliação da linguagem oral

- Avaliação clínica, em situação de interação lúdica e em atividades direcionadas, para a observação da atitude de comunicação oral e registro das emissões da criança.
- Aplicação do *Meaningful Use of Speech Scales* – MUSS.

Após a análise dos resultados dos procedimentos anteriormente descritos e da gravação em videoteipe a linguagem das crianças deve ser classificada de acordo com níveis hierárquicos de linguagem expressiva.

Estudo por imagens dos temporais

A permeabilidade coclear para a inserção cirúrgica dos eletrodos (ausência de fibrose ou de ossificação) deve ser comprovada, antes da cirurgia, por meio de tomografia computadorizada de cortes de 1 (um) milímetro de temporais nas posições coronal e axial. A época de realização da tomografia é definida pelo médico otorrinolaringologista. Às vezes, obstrução parcial das espiras cocleares pode ser encontrada no ato cirúrgico a despeito de a tomografia não revelar imagem sugestiva. A ressonância magnética é um recurso imprescindível em determinados quadros clínicos e rotineiramente utilizado na avaliação dos candidatos ao implante coclear no CPA.

A importância do diagnóstico por imagem na fase de seleção do candidato ao implante coclear tem sido discutida por vários autores. A importância de estudos por tomografia computadorizada de temporais com secções de 1 mm de espessura, nas posições coronais e axiais, para constatar malformações cocleares, graus de ossificação labiríntica, principalmente em surdez pós-meningite. A tomografia computadorizada de alta resolução é útil para averiguar as estruturas ósseas do temporal, sendo de uso limitado para o estudo das estruturas não-ósseas, vias auditivas e tecido nervoso central. A ressonância magnética dá informações adicionais quanto ao grau de fibrose ou ossificação da cóclea e outras patologias do sistema nervoso central (Meira *et al.*, 1998; Arriaga, Carrier,1996; Nikolopoulos *et al.*,1997).

A utilização da ressonância magnética em pacientes implantados tem atraído a atenção de vários autores, pois a presença do ímã no dispositivo interno impediria a utilização deste importante recurso diagnóstico.

Contra-indicações

No momento, não são candidatas ao implante coclear crianças com outros comprometimentos graves neurológicos associados à deficiência auditiva; condições médicas ou psicológicas que possam contra-indicar a cirurgia; deficiência auditiva causada por agenesia de cóclea, de nervo auditivo ou lesões centrais; infecção ativa da orelha média e provenientes de famílias com expectativas irreais quanto aos benefícios, resultados e limitações do IC.

Desafios atuais

O grande desafio da audiologia na avaliação de crianças nos primeiros anos de vida é superar as limitações dos testes audiológicos e eletrofisiológicos utilizados no diagnóstico da deficiência auditiva, principalmente no que se refere à delimitação dos limiares auditivos nas diferentes freqüências, que são essenciais para a determinação precisa da amplificação sonora adequada (Schawwers *et al.*, 2002).

O uso recente de tecnologias, como *Steady State Evoked Potential (SSEP)* permitirá a obtenção de informações sobre a configuração das perdas auditivas em 4 a 5 freqüências, os limiares auditivos e as condições da orelha média. Outra vantagem desta técnica é a possibilidade da realização do exame em campo livre com a criança utilizando o AASI, avaliando assim os benefícios da amplificação (Schawwers *et al.*, 2002).

Outro grande desafio é a aquisição do conhecimento sobre o desenvolvimento das habilidades auditiva, da fala e da linguagem no primeiro ano de vida de crianças com deficiência auditiva severa ou profunda; bem como a elaboração de procedimentos de avaliação e promoção da aquisição e desenvolvimento destas habilidades (Schawwers *et al.*, 2002).

A ampliação da indicação do implante coclear para crianças com neuropatia auditiva ou dessincronia auditiva é outra questão atual que demanda uma investigação científica para delimitação dos benefícios do implante coclear para o desenvolvimento das habilidades auditivas e de linguagem.

■ Etapa cirúrgica

A técnica cirúrgica para a inserção do implante coclear em crianças é muito semelhante à técnica cirúrgica do indivíduo adulto (Clark *et al.*, 1997; Cohen, 1997) Isto se deve ao fato de que o tamanho da cóclea e dos ossículos é praticamente o mesmo, tanto no adulto como na criança. O mesmo acontece com a distância entre a janela redonda e o nervo facial, a qual pouco se diferencia nas diferentes idades. Desta forma, a timpanotomia posterior na criança é muito próxima à timpanotomia do adulto.

No que se refere ao crescimento da mastóide e do crânio, os cabos dos implantes cocleares já são confeccionados com um comprimento suficientemente longo para acompanhar o crescimento da cabeça da criança implantada até o seu tamanho definitivo.

A incisão cirúrgica atualmente é de cerca de 3 centímetros (O'Donoghue, Nikolopoulos, 2002; Cohen *et al.*, 2002) e deve ficar distante pelo menos dois centímetros do dispositivo interno. A espessura da pele que cobre o ímã do componente interno não deve ser superior a 5 mm. Recomenda-se a realização de uma radiografia intra-operatória simples, de rotina, na posição transorbitária, para controle do número de eletrodos introduzidos; e a realização da telemetria para verificar a integridade do dispositivo e da telemetria de resposta neural (*Neural Response Telemetry – NRT*), que permitirá já no ato cirúrgico fornecer informações sobre o resultado funcional do IC, bem como oferece informações que ajudarão na programação do dispositivo na ativação.

Os principais desafios para a realização do implante coclear precocemente são: a possibilidade da migração do receptor/estimulador nos casos em que ocorre perfuração do temporal, cuja a espessura é de apenas 2 a 4 mm entre 1 e 2 anos de idade, enquanto a espessura do dispositivo varia de 6 a 7 mm; as complicações decorrentes de otites médias; e os riscos anestésicos maiores em bebês menores de 1 ano (Schawers *et al.*, 2002; Young, 2002).

Outras complicações pós-cirúrgicas relatadas na literatura são a paralisia facial, necrose da pele que reveste o receptor/estimulador, extrusão dos eletrodos, mal posicionamento dos eletrodos (fora da cóclea) e falha do dispositivo interno (Clark et al., 1997).

Etapa pós-cirúrgica

Aproximadamente 4 semanas após a cirurgia de implante coclear, os pacientes retornam para a programação do dispositivo, ou seja, o ajuste do processador de fala para que ele possa converter efetivamente a energia acústica em uma área dinâmica de energia elétrica adequada para cada eletrodo.

Antes de iniciar a programação dos eletrodos é imprescindível que o fonoaudiólogo tenha uma cópia do laudo cirúrgico e da análise do raios X com informações sobre o número de eletrodos inseridos na cóclea. Este tipo de informação será determinante para a ativação de todos os eletrodos ou não.

Independente do dispositivo de implante coclear – Clarion HiFocus, Med-El Combi 40+ e Nucleus 24 Contour – algumas medidas psicofísicas como o limiar de estimulação elétrica (nível T) e o nível de máximo conforto (nível C) precisam ser realizadas para que seja criado um programa.

O limiar de estimulação elétrica (nível T) pode ser definido como o nível mínimo de estimulação elétrica necessária para eliciar uma sensação auditiva e o nível de máximo conforto (nível C) como o nível mais alto de estimulação elétrica que permita uma sensação de conforto. A diferença entre estes dois valores é denominada de área dinâmica da estimulação elétrica (Bevilacqua et al., 2003).

Para a ativação e mapeamento dos eletrodos utiliza-se de técnicas objetivas e subjetivas de avaliações psicofísicas.

Técnicas subjetivas de programação do implante coclear

As etapas da avaliação subjetiva são: pesquisa do limiar de estimulação elétrica (nível T); pesquisa do nível de máximo conforto (nível C); balanceamento dos eletrodos.

A pesquisa do limiar de estimulação elétrica é realizada pela apresentação de um estímulo elétrico para a criança de forma descendente (do som para o silêncio), e a criança é condicionada a apresentar uma resposta motora na presença do mesmo. O primeiro estímulo elétrico é dado numa intensidade média e à medida que se obtém uma resposta consistente, diminui-se a intensidade em uma ou mais unidades de programação até chegar ao nível T (Rance, Dowell, 1997; Bevilacqua, 1998; Shapiro, 2000).

Além das respostas condicionadas na presença do estímulo elétrico, também são consideradas respostas comportamentais como atenção ao som, parada de atividade, procura da fonte sonora, colocar a mão na orelha e outras (Rance, Dowell, 1997; Bevilacqua, 1998; Shapiro, 2000).

Os níveis T e C podem ser diferentes dependendo da estratégia de codificação e modo de estimulação dos eletrodos, portanto esses parâmetros precisam ser delimitados antes do início das medidas psicofísicas.

Outros parâmetros, tais como a duração do pulso de estimulação, número de canais ativos, faixa de freqüência correspondente a cada eletrodo, ordem de estimulação dos eletrodos e outros, podem ser manipulados durante a programação do processador de fala caso haja necessidade clínica.

Nas primeiras sessões de mapeamento, é esperado que as crianças não respondam aos estímulos fracos, sendo necessário um tempo de experiência auditiva para que a sensação de audição seja interpretada como tal. As crianças também podem indicar um falso limiar, ou seja, elas respondem a uma sensação não auditiva causada pela estimulação elétrica. Geralmente são valores mais baixos que os limiares que desaparecem em algumas semanas de experiência auditiva (Bevilacqua, Moret, 1997).

Uma forma de perceber o verdadeiro limiar da criança é utilizar a escala de crescimento da intensidade, se a criança permanecer muito tempo no nível fraco apesar de o estímulo elétrico estar sendo aumentado, e depois começa a indicar níveis mais fortes gradativamente, provavelmente o limiar será um valor próximo ao nível fraco e não o que ela indicou como a primeira audição.

Para realização da pesquisa do limiar de máximo conforto (nível C), pode-se utilizar a escala de crescimento da intensidade, que contém figuras com expressões faciais para a sensação de fraco, médio, forte e muito forte. À medida que se aumenta a intensidade do estímulo elétrico em uma ou mais unidades de programação, a criança aponta a figura correspondente a sua sensação até que seja encontrada a quantidade máxima de estímulo elétrico que seja forte, porém confortável (Rance, Dowell, 1997; Bevilacqua, 1998).

As crianças pequenas têm dificuldade em referir as sensações que os aumentos na intensidade do estímulo elétrico provocam, portanto a presença do reflexo cócleo-palpebral (RCP), choro, retirada da antena transmissora e outras representam a resposta da criança frente ao som e servem como parâmetro para a pesquisa do nível de máximo conforto (Shapiro, 2000).

Quando a criança já apresenta respostas confiáveis na pesquisa do nível C, podemos realizar o balanceamento dos eletrodos, ou seja, a comparação da sensação de intensidade entre dois eletrodos.

Com treinamento, algumas crianças ao redor dos 5 anos já conseguem realizar o procedimento de pesquisa do nível C, mas outras só conseguirão ao redor dos 7 anos com um treinamento intensivo e um longo tempo de experiência com o dispositivo (Rance, Dowell, 1997).

O procedimento de pesquisa das medidas psicofísicas varia de acordo com a idade da criança, tempo de atenção, experiência auditiva e aprendizagem dos conceitos de presença/ausência, intensidade e freqüência sonora. À medida que é possível, o procedimento deve aproximar-se cada vez mais do utilizado com os adultos no que se refere à precisão e refinamento das medidas.

Técnicas objetivas de programação do implante coclear

Medidas eletrofisiológicas podem ser utilizadas na etapa intra-operatória para avaliar a integridade do dispositivo e a estimulação neural (telemetria, telemetria de resposta neural [Neural Response Telemetry – NRT], limiar do reflexo estapedial eliciado eletricamente [Electrical Stapedial Reflexes Threshold– ESRT] e potenciais auditivos de tronco encefálico eletricamente evocados [Electrically Evoked Auditory Brainstem Response – EABR]); no pós-operatório para avaliar a integridade do dispositivo (telemetria e EABR) e ajudar na sua programação (NRT, ESRT e EABR) (Abbas, Brown, 2000; Shapiro, 2000).

Telemetria

O sistema de telemetria reversa está presente nos implantes cocleares utilizados atualmente (Nucleus 24, Med-El Combi 40+ e Clarion) e permite algumas informações sobre o funcionamento do dispositivo interno, podendo ser realizado no intra-operatório e durante o acompanhamento pós-cirúrgico.

O sistema Nucleus 24 possui três sistemas de telemetria incorporados no implante. Um sistema pode ser utilizado para medir a impedância de eletrodos individuais dentro do implante. O segundo sistema é utilizado para monitorar a compliância dos geradores de corrente, isto é, se a corrente de estimulação especificada está realmente sendo fornecida pelo implante. O terceiro sistema é o da telemetria de respostas neurais (NRT) designado para amostrar a voltagem entre um par de eletrodos após a estimulação para medir o potencial de ação do nervo auditivo.

Telemetria de resposta neural (Neural Response Telemetry – NRT)

A NRT é um método simples de registro do potencial de ação composto do nervo auditivo eletricamente evocado (Electrically Evoked Compound Action Potential – ECAP) ou "resposta neural" usando os eletrodos intracocleares do sistema de implante coclear. O sistema de NRT trabalha enviando um sinal elétrico para um eletrodo intracoclear selecionado. Quando este estímulo é suficiente para eliciar uma resposta neural sincronizada das células espirais ganglionares, o potencial de ação é registrado por um eletrodo adjacente, amplificado, codificado e retransmitido por radiofreqüência para o processador de fala conectado à interface de programação e aparece na tela do software da NRT (Cochlear, 2001a, Abbas et al., 1990).

A NRT permite confirmar a resposta para a estimulação elétrica, complementa as medidas subjetivas realizadas com as crianças, fornecendo informações valiosas para a programação dos níveis T e C dos processadores de fala, monitora a resposta neural ao longo do tempo de uso do dispositivo nos vários locais ao longo do filamento de eletrodos na cóclea (Cochlear, 2001a).

A obtenção dos limiares da NRT no intra-operatório facilita o processo de ativação, pois podemos utilizar as informações obtidas para criar mapas para estimulação inicial.

Limiar do reflexo estapedial eliciado eletricamente (Electrical Stapedial Reflexes Threshold – ESRT)

O ESRT é o valor mínimo de estimulação elétrica apresentado pelo dispositivo de implante coclear capaz de eliciar a contração do músculo estapédio.

O reflexo estapedial pode ser visualizado diretamente em reposta à estimulação elétrica na cóclea durante a cirurgia ou usando as técnicas de medidas da impedância acústica na orelha contralateral (Rance, Dowel, 1997).

No pós-operatório, a pesquisa do ESRT pode ser realizada com a apresentação do estímulo elétrico utilizando o sistema de programação do implante coclear conectado ao processador de fala do paciente. O registro do reflexo estapedial é realizado usando um impedanciômetro com a sonda colocada na orelha contralateral à orelha implantada.

Nas crianças, a pesquisa do ESRT inicia-se em níveis baixos de estimulação elétrica e vai aumentando progressivamente até que o reflexo estapedial seja registrado. Se a criança referir desconforto ou apresentar reações comportamentais indicativas do mesmo (choro, tentativa de retirada da antena etc.), o processo de aumento da estimulação elétrica deverá ser interrompido, mesmo que o ESRT não tenha sido determinado.

Os estudos mostram que o ESRT é encontrado em valores próximos ao nível de máximo conforto (nível C), mas pode estar abaixo do nível C ou acima, chegando, até mesmo, próximo do nível de desconforto (Rance, Dowel, 1997; Hodges et al., 1999; Shapiro, 2000; Ramos, 2002).

As limitações da pesquisa do ESRT estão relacionadas à presença de doenças da orelha média que podem impedir o registro do reflexo ou a necessidade de a criança permanecer quieta durante a realização do exame (Shapiro, 2000). Observa-se também uma ausência do ESRT em casos de ossificação.

Potencial auditivo de tronco encefálico eletricamente evocado (Electrically Evoked Auditory Brainstem Response – EABR)

O EABR pode ser realizado nas etapas cirúrgica e pós-cirúrgica, tanto para testes de integridade como para auxiliar na programação do implante coclear.

Os limiares do EABR obtidos na cirurgia podem facilitar o processo de programação do implante coclear em crianças na ativação ou nos primeiros meses de uso. A estimulação elétrica inicial pode ser mais fraca e a seguir aumentada gradativamente até que se obtenha uma resposta comportamental consistente ou que se atinja o valor do limiar do EABR, desta forma o estímulo será audível, mas não desconfortável (Brown, 1996).

Os estudos relatam que os limiares do EABR estão próximos aos valores do nível C e em alguns casos chegam a excedê-lo (Shallop et al., 1990; Brown et al., 1993), são maiores na cirurgia do que no pós-cirúrgico (Brown et al., 1994), mas tornam-se estáveis ao longo dos anos (Abbas, Brown, 2000) e as diferenças entre o limiar eletrofisiológico e o comportamental devem-se ao fato de que a razão de estimulação utilizada para a programação do dispositivo é maior do que a usada para evocar o EABR (Shallop et al., 1990).

Devido a dificuldades técnicas não temos utilizado o EABR na rotina clínica com pacientes implantados.

Embora essas medidas objetivas tragam grandes informações sobre o funcionamento do dispositivo e ajudem na sua programação, elas não substituem as medidas subjetivas obtidas pelas técnicas comportamentais, que são essenciais para otimizar o ajuste do processador da fala (Rance, Dowel, 1997). A utilização conjunta das informações obtidas pelas técnicas subjetivas e objetivas é a melhor estratégia para a programação do processador da fala.

Os limiares elétricos podem flutuar durante o primeiro ano após a ativação dos eletrodos e o ajuste adequado dos níveis T e C e continuam a contribuir para o desempenho do paciente no pós-operatório, sendo, portanto, necessário um esquema de acompanhamento periódico para a programação do dispositivo (Shapiro, 2000).

As crianças deverão retornar para o acompanhamento aproximadamente de 2 em 2 meses no primeiro ano de uso do implante coclear, de 3 em 3 meses no segundo ano e semestralmente após dois anos de uso do dispositivo. Nos retornos além do mapeamento dos eletrodos, é realizada a avaliação da percepção da fala e da aquisição e desenvolvimento da linguagem e a orientação e aconselhamento aos pais para o desenvolvimento de atitudes adequadas e favoráveis para o desenvolvimento da criança.

RESULTADOS

Em estudo realizado no CPA, foram avaliadas 60 crianças com deficiência auditiva pré-lingual profunda bilateral, usuárias de implante coclear multicanal (Moret, 2003). Os dados quanto à idade na época da pesquisa, tempo de privação sensorial auditiva e tempo de uso do implante coclear do grupo encontram-se no Quadro 79-1.

Quanto à etiologia da deficiência auditiva, em 29 casos foi idiopática, 12 meningite, 12 rubéola, 6 genética e 1 citomegalovírus. Dezesseis crianças utilizavam o implante coclear Med-El Combi 40+ (estratégia CIS); 16, o Nucleus 24M e 24K (estratégias ACE) e 28, o Nucleus 22 (estratégia SPEAK). Quanto à inserção dos eletrodos, 56 apresentaram inserção total e quatro inserção parcial e a orelha implantada foi a direita em 37 crianças e a esquerda em 23.

As categorias de audição e de linguagem das 60 crianças são apresentadas nas Figuras 79-1 e 79-2.

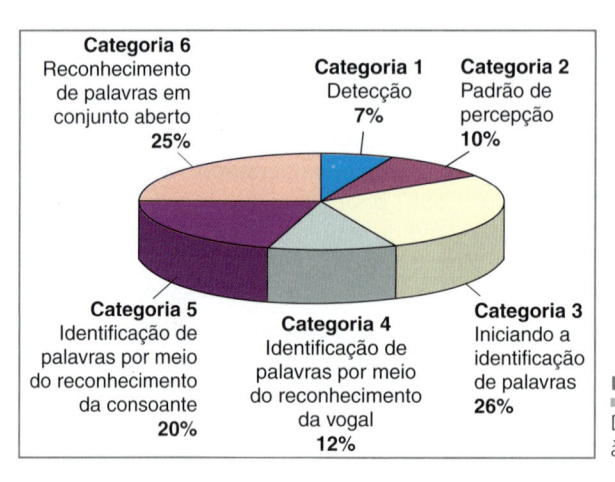

Na etapa pré-cirúrgica, as 60 crianças encontravam-se nas categorias auditivas 0 ou 1 e na Figura 79-1 observa-se que 38% das crianças alcançaram as categorias intermediárias (3 e 4) e 55% chegaram às categorias avançadas (5 e 6) evidenciando benefícios do implante coclear na percepção da fala de crianças semelhantes aos relatados em outros estudos (O'Donoghue *et al.*, 2000; Nikolopoulos *et al.*, 1999; Illg *et al.*, 1999; Bevilacqua, 1998; Young *et al.*, 1999; Waltzman, Cohen, 1998; Osberger *et al.*, 1998).

Na Figura 79-2, observa-se que 61% das crianças alcançaram progressos na aquisição da linguagem oral, representado pelo ganho nas categorias 3, 4 e 5 de linguagem, enquanto 39% permaneceram na categoria 1 ou alcançaram a categoria 2, a qual representa um progresso mais limitado por se constituir de emissões de palavras isoladas.

As crianças com categorias de linguagem 1 e 2 representam as mais jovens e com menor tempo de uso do implante coclear deste estudo e a tendência é que elas alcancem maiores categorias de linguagem com o aumento do tempo de uso do dispositivo, uma vez que a literatura destaca que aproximadamente após dois anos de implante coclear, as crianças começam a produzir frases com a utilização de verbos (Molina *et al.*, 1999) e que os resultados do implante coclear na percepção da fala e de linguagem de crianças mais jovens só podem ser considerados depois de 2 anos de uso do IC (Gordon *et al.*, 2000; Richter *et al.*, 2002).

Mediante os resultados aqui apresentados não existem dúvidas quanto à consagração do implante coclear como tratamento efetivo de crianças deficientes auditivas pré-linguais de grau severo e/ou profundo.

É importante ressaltar que esses resultados são condicionados e influenciados pela idade da criança na avaliação, tempo de privação sensorial auditiva, tempo de uso do implante coclear, o grau de permeabilidade da família no processo terapêutico, o tipo de implante coclear e a estratégia de codificação da fala utilizada; fatores estes, que necessitam ser mais investigados devido à sua complexa inte-

Quadro 79-1 Distribuição das 60 crianças quanto à idade na época da pesquisa, ao tempo de privação sensorial auditiva e ao tempo de uso do implante coclear

	Idade (meses)	Tempo de privação sensorial (meses)	Tempo de uso do implante coclear (meses)
Média	70,06	41,23	25,53
DP	24,54	14	20,12
Mediana	63,5	42	19,5
Mínimo	30,0	5	3
Máximo	128,0	75	91

Fig. 79-1 Distribuição das crianças quanto às categorias de audição.

- Categoria 1 Detecção 7%
- Categoria 2 Padrão de percepção 10%
- Categoria 3 Iniciando a identificação de palavras 26%
- Categoria 4 Identificação de palavras por meio do reconhecimento da vogal 12%
- Categoria 5 Identificação de palavras por meio do reconhecimento da consoante 20%
- Categoria 6 Reconhecimento de palavras em conjunto aberto 25%

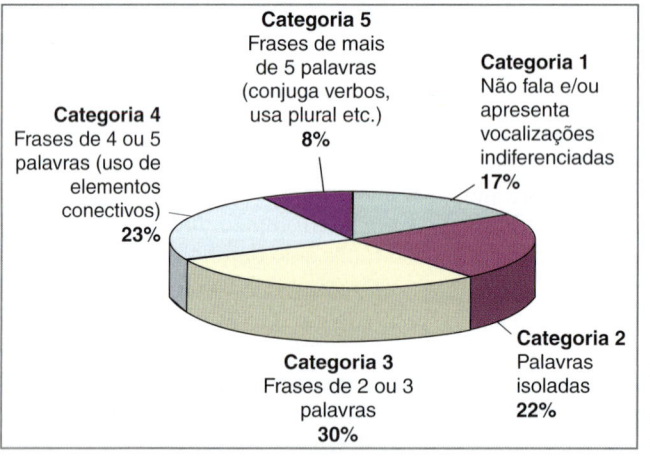

Fig. 79-2 Distribuição das 60 crianças quanto às categorias de linguagem.

- Categoria 1 Não fala e/ou apresenta vocalizações indiferenciadas 17%
- Categoria 2 Palavras isoladas 22%
- Categoria 3 Frases de 2 ou 3 palavras 30%
- Categoria 4 Frases de 4 ou 5 palavras (uso de elementos conectivos) 23%
- Categoria 5 Frases de mais de 5 palavras (conjuga verbos, usa plural etc.) 8%

ração na determinação do desempenho da criança implantada (Moret, 2003).

CONSIDERAÇÕES FINAIS

O implante coclear como uma das opções de tratamento para crianças deficientes auditivas pré-linguais, como aqui relatado, não se trata simplesmente de um procedimento cirúrgico, mas um processo multifatorial que ocorre em três fases distintas: avaliação pré-cirúrgica, ato cirúrgico e acompanhamento, sendo neste incluído o monitoramento do dispositivo e a (re) habilitação auditiva contínua.

O domínio do conhecimento científico e dos recursos tecnológicos disponíveis para o diagnóstico e tratamento da deficiência auditiva em cada uma destas fases associado ao conhecimento das variáveis intervenientes no desempenho e desenvolvimento da criança com o implante coclear são a base para uma intervenção mais efetiva junto às crianças e suas famílias visando à otimização dos resultados com o dispositivo.

DESTAQUE: IMPLANTE COCLEAR

Como recurso no tratamento de crianças com deficiência auditiva pré-lingual severa e/ou profunda.

Tratamento

Etapa pré-cirúrgica

- Avaliação audiológica do candidato ao implante coclear para confirmação do tipo e grau da deficiência auditiva.
- Avaliação da percepção da fala e da linguagem com o AASI.
- Tomografia computadorizada de cortes de 1 (um) milímetro de temporais nas posições coronal e axial para verificar a permeabilidade coclear para a inserção cirúrgica dos eletrodos (ausência de fibrose ou de ossificação).

Etapa cirúrgica

- A técnica cirúrgica para a inserção do implante coclear em crianças é muito semelhante à técnica cirúrgica do indivíduo adulto.
- Recomenda-se a realização de uma radiografia intra-operatória na posição transorbitrária, para controle do número de eletrodos introduzidos e a realização da telemetria e da NRT.
- As possíveis complicações cirúrgicas são a migração do receptor/estimulador, as complicações decorrentes de otites médias, os riscos anestésicos maiores em bebês menores de 1 ano, a paralisia facial, necrose da pele que reveste o receptor/estimulador, extrusão dos eletrodos, mal posicionamento dos eletrodos (fora da cóclea) e falha do dispositivo interno.

Etapa pós-cirúrgica

- Ativação dos eletrodos aproximadamente 4 semanas após a cirurgia de implante coclear.
- Recomenda-se que o fonoaudiólogo tenha uma cópia do laudo cirúrgico e da análise do raios X para determinar o número de eletrodos inseridos na cóclea e que podem ser ativados.
- Programação do implante coclear utilizando técnicas subjetivas para a pesquisa do limiar de estimulação elétrica (nível T), nível de máximo conforto (nível C) e balanceamento dos eletrodos.
- Programação do implante coclear utilizando técnicas objetivas como telemetria, NRT, ESRT e EABR.
- Acompanhamento periódico para programação do dispositivo, avaliação da percepção da fala, da aquisição e desenvolvimento da linguagem e orientação e aconselhamento aos pais.

REFERÊNCIAS BIBLIOGRÁFICAS

Abbas PJ, Brown CJ, Shallop JK, et al. Summary of results using the Nucleus CI24M implant to record the electrically evoked compound action potential. *Ear Hear* 1990;20:45-59.

Abbas PJ, Brown CJ. Electrophysiology and device telemetry. In: Waltzman SB, Cohen NL (ed.) *Cochlear Implants*. New York: Thieme, 2000. 117-133p.

Arriaga MA, Carrier D. MRI and clinical decisions in cochlear implantation. *Am J Otol* 1996;17(Suppl):47-53.

Bevilacqua MC, Costa Filho OA, Moret alM. Implante coclear em crianças. In: Campos CAH, Costa OO, (ed.) *Tratado de Otorrinolaringologia*. São Paulo: Roca, 2003. 268-277p.

Bevilacqua MC, Moret alM. Reabilitação e implante coclear. In: Lopes Filho O, (ed.) *Tratado de Fonoaudiologia*. São Paulo: Roca, 1997. 401-414p.

Bevilacqua MC. *Implante Coclear Multicanal: Uma Alternativa na Habilitação de Crianças Surdas* [Tese]. Faculdade de Odontologia de Bauru da Universidade de São Paulo, Bauru, 1998.

Brown CD, Antognelli T, Gibson WPR. Auditory brain stem response evoked by electrical stimulation with a cochlear implant. *Adv Otorhinolaryngol* 1993;48:125-129.

Brown CJ, Abbas PJ, Frauf-Bertschy H, Kelsay D, Gantz BJ. Intraoperative and postoperative electrically evoked auditory brain stem responses in Nucleus cochlear implant users: implications for the fitting process. *Ear Hear* 1994;15:168-176.

Brown CJ. Using electrically evoked auditory potentials in the clinical management of cochlear implant candidates and recipients. *Semin Hear* 1996;17:389-402.

Clark GM, Pyman BC, Weeb RL. Surgery. In: Clark GM, Cowan RSC, Dowell RC. *Cochlear Implantation for Infants and Children: Advances*. San Diego: Singular, 1997.

Cochlear. *Clinical Applications of Nucleus NRT* [online]. Feb, 2001a [consultado em 24 jul. 2003]. Disponível: http://www.cochlear.com/professional/PDFs/product/NRTClin.pdf

Cohen NL, Roland JT, Fishman A. Surgical technique for the Nucleus Contour ™ cochlear implant. *Ear Hear* 2002;23(Suppl):59-66.

Cohen NL. Cochlear implant soft surgery: fact or fantasy. *Otolaryngol Head Neck Surg* 1997;117:214-216.

Costa OA. *Implantes Cocleares Multicanais no Tratamento da Surdez em Adultos* [Tese]. Faculdade de Odontologia de Bauru da Universidade de São Paulo, Bauru, 1998.

Fishman KE, Shannon RV, Slattery WH. Speech recognition as a function of the number of electrodes used in the SPEAK cochlear implant speech processor. *J Speech Hear Res* 1997;40:1201-1215.

Gordon KA, Daya H, Harrison RV, Papsin BC. Factors contributing to limited open-set speech perception in children who use a cochlear implant. *Int J Pediatr Otorhinolaryngol* 2000;56:101-111.

Hodges AV, Butss S, Dolan-Ash S, Balkany TJ. Using electrically evoked auditory reflex threshold to fit the Clarion cochlear implant. *Ann Otol Rhinol Laryngol* (Suppl) 1999;177:64-68.

Illg A, Lesinski-Schiedat A, Von Der Haar-Heise S, Battmer RD, Goldring JE, Lenarz T. Speech perception results for children implanted with the Clarion cochlear implant at Medical University of Hanover. *Ann Otol Rhinol Laryngol* 1999;108:93-98.

Meira SG, Figueiredo MAJ, Costa OA. Sistematização do estudo por imagem dos temporais em programa de implante coclear. In: Bevilacqua MC, Costa AO, (ed.) *Audiologia Atual*. São Paulo: Frontis Editorial, 1998.

Molina M, Huarte A, Cervera-Paz FJ, Manrique M, Garcia-Tapia R. Development of speech in 2-year-old children with cochlear implant. *Int J Pediatr Otorhinolaryngol* 1999;47:177-179.

Moret a/M. *Implante Coclear: Audição e Linguagem em Crianças Deficientes Auditivas Neurossensoriais Profundas Pré-Linguais* [Tese]. Hospital de Reabilitação de Anomalias Craniofaciais, Bauru, 2002.

Nikolopoulos TP, Archold SM, O´Donoghue GM. The development of auditory perception in children following cochlear implantation. *Int J Pediatr Otorhinolaryngol* 1999;49(Suppl 1):189-191.

Nikolopoulos TP, Donoghue GM, Robinson KL, Holland IM, Ludman C, Gibbin KP. Preoperative radiologic evaluation in cochlear implantation. *Am J Otol* 1997;18(Suppl):73-74.

O´Donoghue GM, Nikolopoulos TP. Minimal access surgery for pediatric cochlear implantation. *Otol Neurotol* 2002;23:891-894.

O'Donoghue GM, Nikolopoulos TP, Archbold SM. Determionants of speech perception in children after cochlear implantation. *Lancet* 2000;356:466-468.

Osberger MJ, Fisher L, Zimmerman-Phillips S, Geier L, Barker MJ. Speech recognition performance of older children with cochlear implants. *Am J Otol* 1998;19:1562-157.

Ramos JCS. *Pesquisa do Reflexo do Músculo Estapédio Eliciado Eletricamente em Pacientes Usuários de Implante Coclear Multicanal* [Dissertação]. Hospital de Reabilitação de Anomalias Craniofaciais, Universidade de São Paulo, Bauru, 2003.

Rance G, Dowell RC. Speech processor programming. In: Clark GM, Cowan RSC, Dowell RC. *Cochlear implantation for infants and children:* advances. San Diego: Singular, 1997. 147-170p.

Richter B, Eibele S, Laszig R, Löhle E. Receptive and expressive language skills of 106 children with a minimum of 2 years´experience in hearing with cochlear implant. *Int J Pediatr Otorhinolaryngol* 2002;64:111-125.

Robbins AM, Renshaw JJ, Berry SW. Evaluating meaningful auditory integration in profoundly hearing-impaired children. *Am J Otol* 1991;12(Suppl):144-150.

Schawwers K, Goraerts P, Gillis S. *Language Aquisittion in Young Children with Cochlear Implant.* Antweerp: University of Antewerp, 2002.

Shallop JK, Beiter AL, Goin DW, Mischike RE. Electrically evoked auditory brainstem responses (EABR) and middle latency responses (EMLR) obtained from patients with the Nucleus multichannel cochlear implant. *Ear Hear* 1990;11:5-15.

Shapiro WH. Device programming. In: Waltzman SB, Cohen NL. *Cochlear Implants.* New York: Thieme, 2000. 185-193p.

Waltzman SB, Cohen NL. Cochlear implantation in children younger than 2 years old. *Am J Otol* 1998;19:158-162.

Young NM, Carrasco VN, Grohne KM, Brown C. Speech perception of young children using Nucleus 22-Channel or Clarion cochlear implants. *Ann Otol Rhinol Laryngol* 1999;108:99-103.

Young NM. Infant cochlear implantation and anesthetic risk. *Ann Otol Rhinol Laryngol* 2002;111:49-51.

80

Implantes Cocleares em Adultos

Leopoldo J. Cordero ■ Graciela Brik ■ Silvia Breuning ■ Cristina Madinabeitia

INTRODUÇÃO

A perda auditiva, hipoacusia, de diferentes graus, no adulto, é uma condição clínica habitual, em pacientes acima dos 65 anos, e 30% dos consultados padeciam dela (Havlik, 1986). Os tons altos são os mais afetados.

Existe uma origem importante e díspar dessas hipoacusias entre a adolescência e os 50 anos (otosclerose, ototóxicos, infecções: meningite, traumatismos cranianos e acústicos, tumorais etc.). A prevalência da hipoacusia tende a incrementar-se depois dos 50 anos com a degeneração das células ciliadas do Órgão de Corti associadas à idade. Vinte e cinco por cento dos pacientes entre 51 e 65 anos têm umbrais auditivos maiores de 30 dB pelo menos em uma orelha (Davis et al., 1992), e 50% dos indivíduos de 85 anos ou mais apresentam perdas auditivas consideráveis (Murlow e Lichtenstein, 1991).

É difícil conhecer a prevalência (aproximadamente 10%) dos indivíduos adultos que têm hipoacusias severas e profundas onde o aparelho auditivo não é o suficientemente benéfico para o reconhecimento da palavra (NCHS, 1991).

Estudos completos epidemiológicos deverão fazer-se no futuro para o reconhecimento da prevalência das hipoacusias em grupos etários diferentes.

EVOLUÇÃO

O Implante Coclear (IC) é um dispositivo eletrônico que permite estimular eletricamente diretamente o 1º neurônio da via auditiva realizando um *bypass* sobre a zona lesionada (células ciliadas do órgão de Corti) (Fig. 80-1). As primeiras experiências foram relatadas por Djourno e Eyries (1957) em relação à ativação de sensações auditivas através de um estímulo elétrico capaz de prover informação fisiologicamente útil aos centros auditivos superiores, começaram posteriormente nos EUA os trabalhos de House e Doyle (1964) descrevendo a abordagem do Nervo Auditivo através da escala timpânica, realizando as primeiras estimulações intracocleares em 1961. Michelson em 1971 e House em 1976 aperfeiçoaram as aplicações clínicas da estimulação elétrica do nervo auditivo através de um receptor estimulador implantável, em 1972, um processador da palavra foi desenvolvido para o Implante monocanal 3M House e mais de 1.000 pacientes foram implantados entre 1972 e 1985. Desde 1980 pacientes entre 2 e 17 anos foram implantados com este dispositivo nos EUA. O primeiro implante multicanal foi realizado em Melbourne, Austrália, em 1978 (Clark GM., et al., 1997), em um paciente adulto. O Implante coclear Multicanal foi introduzido em 1984 nos EUA substituindo ao Monocanal baseado na maior percepção espectral e reconhecimento da fala (Gantz et al., 1988). O avanço constante da tecnologia tem permitido que o IC outorgue maior informação auditiva, ampliando permanentemente o espectro das indicações (NIH Consenso, 1995).

INDICAÇÕES

As indicações têm se modificado através do tempo. A AFD (Administração Federal de Drogas) aprovou em 1985 o IC em adultos a partir dos 18 anos, pós-locutivos com perdas auditivas profundas bilaterais (90 dB ou mais nas freqüências da fala) com 0% de discriminação em formato aberto. Desde o ano de 1990 incluiu o IC em crianças entre 2 e 17 anos pré e pós-locutivas com hipoacusia profunda (NIH Consenso, 1995), em 1998, também adultos pré e pós-locutivos com hipoacusias severas e profundas com 40% de discriminação em orações e desde o ano de 2002 os adultos pré e pós-locutivos com discriminação de 50% ou menos de orações na orelha pior para implantar e 60% na orelha melhor (Abdala e col., 2002).

CAUSAS

Diferentes origens podem ter as hipoacusias presentes desde os 18 anos de idade, no paciente adulto, algumas derivadas de patologias já preexistentes, progressivas (malformações da orelha interna, genéticas) ou de aparecimento tardio (genéticas) e outras que se desenvolvem em diferentes idades do adulto também progressivas (otosclerose, degenerativas: presbiacusia, tumorais bilaterais: neurofibromatose II) ou de aparecimento brusco (traumatismos, processos infecciosos: meningite). Menos freqüentemente a associação de patologias unilaterais (p. ex., tumor em uma orelha e hipoacusia súbita contralateral) ou bilaterais somatórias (p. ex., trauma acústico mais presbiacusia na mesma orelha) pode conduzir a uma perda significativa global da audição, que deva incluir-se, o paciente, em um protocolo de avaliação para IC.

■ Genéticas

Existem diferentes maneiras de classificar as perdas auditivas hereditárias.

Pode estar presente ao nascer (congênita) ou pode manifestar-se tardiamente na vida do paciente (segunda ou terceira década). Da mesma maneira po-

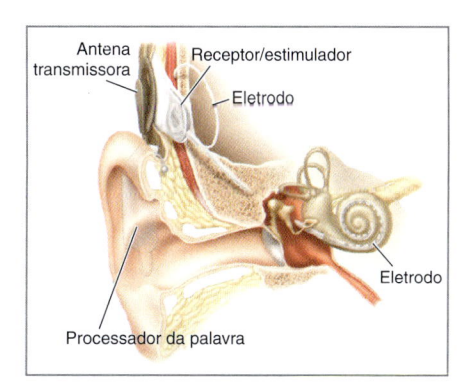

Fig. 80-1

dem ser progressivas ou não, uni ou bilaterais. Aproximadamente dois terços das perdas auditivas genéticas não são sindrômicas e, ao mesmo tempo na maioria desses dois terços, são autossômicas recessivas (Grundfast, 1997). As hipoacusias autossômicas dominantes tipicamente se associam a síndromes (Waardenburg, Alport, Braquial-otorrenal, Neurofibromatose etc.) e algumas não-sindrômicas de aparecimento tardio. As malformações ósseas cocleares tipo Mondini (Fig. 80-2) ou aplasia (Fig. 80-3) de Michel freqüentemente estão associadas também a hipoacusias autossômicas recessivas que também têm manifestação em algumas síndromes como Pendred, Usher, Jervell e outras com perdas auditivas progressivas, a mais comum das hipoacusias autossômicas recessivas não-sindrômicas está relacionada à mutação da conexina 26 *locus* sobre o cromossoma 13q12 (Kelsell *et al.*, 1997), que provocaria transtornos ao nível da cóclea no intercâmbio iônico do potássio (K).

A causa mais comum de perda auditiva hereditária ligada ao sexo inclui a síndrome de Norrie (começa na segunda ou terceira década da vida) e a de Wildervaank.

Meningite

Diferentes processos infecciosos agudos ou crônicos na orelha média podem derivar em labirintite com diferentes graus de seqüelas relacionadas a dificuldades auditivas severas e profundas, uni ou bilaterais (Lindsay, 1973). Também os processos infecciosos meníngeos, meningite bacteriana, afetam em 5 a 33% dos casos à orelha interna por via hematogênica ou do aqueduto coclear (Bhatt *et al.*, 1991). Esta labirintite produz uma degeneração neural severa dentro da cóclea que em alguns casos se traduz em labirintite ossificante. Os agentes responsáveis são o *Haemophilus influenzae*, *Streptococcus pneumoniae* e *Neisseria meningitidis* (Breuning S. *et al.*, 1999). O nível de perda auditiva é habitualmente severo e permanente (Berlow *et al.*, 1980). Estudos têm demonstrado correlação entre o grau de ossificação parcial (Figs. 80-4 e 80-5) ou total (Fig. 80-6) e a conservação de células do gânglio espiral, quer dizer maior ossificação menor presença de células do gânglio espiral remanescentes (Nadol, 1991), portanto, em casos de ossificação importante as provas de resposta auditiva com estimulação elétrica são necessárias no candidato a Implante Coclear para verificar esse remanescente neural do mesmo modo que avaliações Tomográficas e de Ressonância Magnética para avaliar o grau de permeabilidade coclear, fibrose ou ossificação presentes. Os resultados ao nível de detecção dos sons e inteligibilidade da palavra conseguidos com o IC se relacionam à presença de ossificação ao nível coclear e permeabilidade da via auditiva (Cordero L., 2002).

Otosclerose

Manifesta-se por perda gradual da audição, unilateral ou mais habitualmente bilateral, geralmente com antecedentes familiares (origem genética com participação multicausal). A audiometria e os diapasões mostram uma hipoacusia para predomínio condutivo. A otosclerose representa uma desordem ao nível do osso endocondral das cápsulas ótica e labiríntica, com ciclos de reabsorção (osteoclastos) e inflamação (hipervascularização), etapa osteoespongiótica, e ciclos de reparação desorganizada (osteócitos), etapa otosclerótica. As regiões de maior atividade são a área da janela oval e do ligamento anular e a porção anterior da palatina (fissura antifenestração), provocando a hipoacusia condutiva clássica por fixação estapediovestibular, tratável por cirurgia (estapedectomia ou estapedostomia). Em alguns casos, a enfermidade pode invadir a orelha interna, provocando reabsorção e criando novo osso na escala timpânica, degeneração da estria vascular e hipoacusia sensorineural severa para profunda (Ibrahim e Linthicum, 1980), nestes, quando não há benefício através do aparelho auditivo, realiza-se uma avaliação para IC (Fayad *et al.*, 1990).

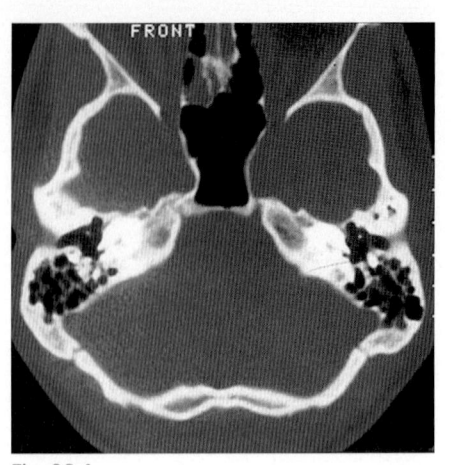

Fig. 80-6

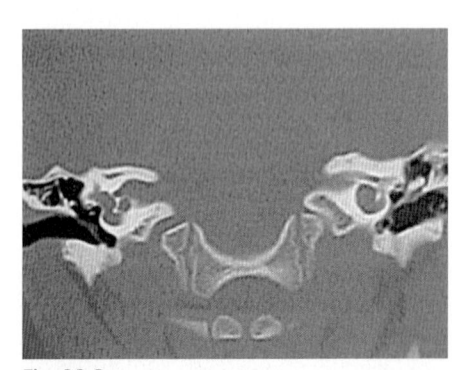

Fig. 80-2

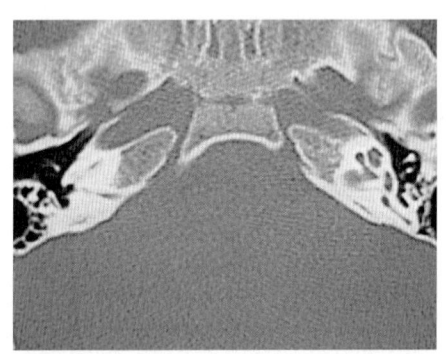

Fig. 80-4

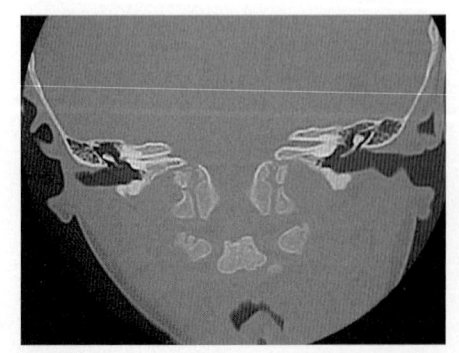

Fig. 80-3

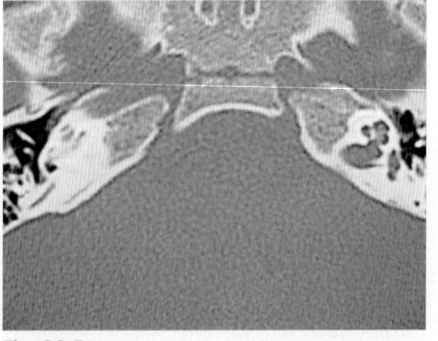

Fig. 80-5

Presbiacusia

É o comprometimento da orelha interna, do nervo auditivo e dos centros auditivos superiores devido a processos de deterioração relacionados à idade, existindo, ao nível periférico, uma degeneração das células ciliadas do órgão de Corti e dos neurônios bipolares do nervo auditivo, esta degeneração começa pela espiral basal afetando sobretudo as altas freqüências (Johnsson, 1974). A presbiacusia pode somar-se a outras enfermidades, como trauma acústico, otosclerose etc., provocando perdas auditivas severas e/ou profundas compatíveis com IC. Indivíduos acima dos 65 anos demonstrarão características similares quanto a resultados auditivos com o IC, que adultos jovens, melhorando substancialmente sua qualidade de vida (Horn et al., 1991).

Ruído

É uma das causas mais freqüentes de perda auditiva, em suas diferentes formas, hipoacúsicas desenvolvidas através do tempo (traumatismo acústico moderado, repetido no tempo) ou agudas (trauma acústico severo como único episódio). A relação entre a duração do estímulo sonoro, sua intensidade (valores acima dos 90 dB) e a suscetibilidade de cada indivíduo são os fatores para ser considerados (Liberman C., 1992). Tipicamente bilateral pode estar uma orelha mais afetada que a outra quando o som está orientado ou na proximidade de um deles. Não é progressivo, cada episódio traumático produz uma lesão, e o dano definitivo é dado pelo somatório de episódios, depende da intensidade do estímulo e começa afetando a freqüência 4.000 Hz. para estender-se posteriormente às freqüências vizinhas de 2.000 e 8.000 Hz. Os estudos histológicos demonstram uma degeneração do órgão de Corti, para predomínio das células ciliadas externas, com variável afetação das células bipolares do gânglio espiral (Schuknecht, 1976).

Ototoxicidade

Diferentes drogas podem resultar tóxicas e lesionar as estruturas da orelha interna, isto depende de uma série de fatores entre os que mencionaremos o tipo de droga, a concentração presente no sangue do indivíduo, a possibilidade de excreção e metabolização da mesma (funções renal e hepática), o grau de suscetibilidade (idiossincrasia), o tempo de exposição e a concomitância com outras patologias (presbiacusia ou outras). Os aminoglicósicos afetam o órgão de Corti e o sistema vestibular, produzindo lesão nas células ciliadas e células de suporte começando pela espiral basal. A neomicina, Ranamicina e amicacina atuam sobretudo na cóclea, a gentamicina e tobramicina em ambas as cócleas e neuroepitélio vestibular, a estreptomicina afeta, sobretudo, a área vestibular. A maioria dos estudos histopatológicos mostra uma conservação das células bipolares e as fibras do nervo auditivo (Otte et al., 1978). A cisplatina, droga antineoplásica, produz um efeito similar aos aminoglicósicos. Os diuréticos (furosemida) usualmente provocam uma ação ototóxica durante seu uso que pode reverter-se posteriormente, salvo exceções pouco freqüentes, porém pode agravar ao acionar outros ototóxicos como os aminoglicósicos quando se usam de forma concomitante.

Enfermidade auto-imune

Tem sido demonstrado que na orelha interna podem-se desenvolver processos inflamatórios auto-imunes que afetam o órgão de Corti assim como também o nervo coclear (Argall et al., 1991), lesionando as estruturas da orelha interna associadas a enfermidades auto-imunes gerais como enfermidade de Cogan ou Artrite Reumatóide ou afetar somente a orelha interna (McCabe, 1979). Afecção que habitualmente pode ser de evolução rápida ou de avanço progressivo. Esta patologia afeta a adultos de meia-idade com maior freqüência o sexo feminino e pode ser tratada em estágios iniciais com corticosteróides (de três a seis semanas comumente), em alguns casos citotóxicos (metotrexato e ciclofosfamida), pode ser utilizado baixo controle oncológico-hematológico quando fracassa o tratamento inicial e fora da idade reprodutiva (até 45 anos na mulher). Devem realizar-se estudos gerais e específicos (eritrossedimentação, hemograma completo, imunocomplexos circulantes, níveis de complemento, proteinograma eletroforético, fator reumatóide, anticorpos antinucleares – anticocleares etc.). Se a afetação da audição termina provocando deterioração suficiente da discriminação, o IC é valorizado. A síndrome de Ménière, caracterizada por ataques de vertigem, audição flutuante, zumbidos com sensação de orelha obstruída. Geralmente localiza-se em uma orelha porém a outra pode ser também afetada (bilateral) (Friberg et al., 1984), é considerada também como uma provável reação imuno-dependente, entre outras causas, ao nível do saco endolinfático afetando a produção e absorção dos líquidos ao nível da escala média da cóclea, produzindo a hidropsia endolinfática, que pode também evoluir para uma perda auditiva profunda em 6% dos casos (Shojak et al., 1995) com conservação, na maioria das vezes, das células bipolares, o que o tornaria provavelmente um bom receptor de IC para mediar uma hipoacusia que a justifique.

Traumatismos

Perdas auditivas por traumatismos diretos craniais estão associadas, em alguns casos, a fraturas longitudinais ou transversais do penhasco. Em outros casos não existe evidência de fraturas, porém a concussão traumática é a responsável pela hipoacusia. A fratura longitudinal habitualmente abrange a orelha média, membrana timpânica, conduto auditivo externo e ossículos com otorréia hemorrágica e, às vezes, de LCR (líquido cefalorraquidiano). A perda auditiva pode ser condutiva e em 25% dos casos apresenta paralisia facial geralmente temporária (Hough J. V. D., et al., 1968). Fraturas transversas passam através do vestíbulo e da orelha interna sendo mais graves e associadas a perdas da consciência. Os nervos vestibular e coclear habitualmente são lesionados produzindo vertigem e hipoacusia neurossensorial. O nervo facial está também lesionado, em 50% dos casos, habitualmente ao nível do gânglio geniculado (Proctor B., et al., 1956). A membrana timpânica e a orelha média em geral não são afetadas, fístulas de LCR são freqüentes para orelha média, tuba auditiva e faringe. A TAC de alta definição nos mostra o traçado de fratura (Shaffer K. A., et al., 1980).

Perda auditiva, vertigem e zumbidos habitualmente se apresentam nos casos de traumatismos cranianos sem fraturas (Parisier S. C., et al., 1983). Este tipo de traumatismo denomina-se concussão e pode afetar o labirinto assim como também estruturas do tronco cerebral e cérebro. Em estudos audiométricos pode-se observar a deterioração auditiva na freqüência de 4.000 Hz semelhante ao típico trauma acústico, que pode estender-se a outras freqüências (Schuknecht, H. F., et al., 1951).

Tumorais

Adultos com neurofibromatose tipo 2 (NF-2) com neurinomas acústicos bilaterais podem ter perdas progressivas de sua audição por crescimento tumoral que obriga a realizar a exerése cirúrgica do mesmo com afetação variável de sua capacidade auditiva e conservação ou não anatômica do nervo coclear. Se o nervo auditivo pôde ser preservado (anatomicamente), em alguma orelha posterior para a exerése de um tumor, geralmente pequeno, no qual não se pôde, sem dúvida, preservar a audição, existem possibilidades de um IC nesta orelha (Hoffman et al., 1992). Em pacientes nos quais se tenha realizado uma abordagem trans-labiríntica, para tumores acústicos com conservação do nervo coclear porém perda funcional auditiva, também existe a possibilidade de IC (Zwolan et al., 1993).

Nos casos de exéreses tumorais com ausência de conservação funcional e anatômica do nervo auditivo, em tumores destas características (bilaterais), programa-se no mesmo ato cirúrgico a colocação de um *Implante Auditivo de Tronco Cerebral* (Briggs et al., 1994).

AVALIAÇÃO MÉDICA

História médico-cirúrgica

A história médico-cirúrgica se requer para determinar se o paciente é clinicamente apto para receber um IC. A informação inclui a história clínica geral do paciente, antecedentes da enfermidade atual, antecedentes familiares, medicamentos utilizados, avaliação radiológica, história otológica geral tanto como a otológica atual, em ambos os aspectos clínico e cirúrgico.

Nível I – Avaliação médica:
- Entrevista inicial: informação acerca da história auditiva do paciente candidato (etiologia, aparecimento da hipoacusia, duração da mesma, utilização da amplificação) e exame preliminar ORL.
- Estudos clínicos gerais.
- Radiologia coclear: **TC** (Fig. 80-7) e **RM** (Fig. 80-8) (foco nas cócleas e conduto auditivo interno, cortes axiais e coronais). Valorização anatômica e da permeabilidade coclear (malformações, ossificação) e labiríntica, presença e conformação do Conduto Auditivo Interno e do Nervo Acústico, 8º par craniano, visualização de estruturas anatômicas mastóideas e da orelha média (seio sigmóide, golfo da jugular, situação do 7º par craniano na segunda e terceira porções sobretudo em malformações da orelha interna), pneumatização mastóidea etc.
- Exame vestibular.
- Estimulação elétrica do promontório (opcional, porém altamente recomendada em pacientes que não mostram respostas para a estimulação acústica e em casos de surdez relacionada à fratura do osso temporal ou em malformações cocleares com suspeita de ausência do nervo auditivo assim como também em cócleas totalmente ossificadas) (Fig. 80-6).
- Avaliação psicológica (ver mais adiante).

Consentimento Informado: é importante manter uma entrevista de informação com o candidato, prévia à cirurgia, onde ser-lhe-á informado acerca dos diferentes aspectos do implante, as expectativas clínicas, o procedimento cirúrgico, a existência de complicações assim como as entrevistas seguintes que deverá cumprir no período pós-cirúrgico. Este consentimento deverá ser firmado pelo candidato.

AVALIAÇÃO AUDIOLÓGICA

Baseada no Protocolo Latino-Americano para IC (Protocolo Latino-Americano, Abdala C. et al., 2002).

Critérios de seleção para pacientes adultos com surdez pós-lingual

Critérios de inclusão

A) 18 anos de idade ou maior.
B) Os pacientes devem ter hipoacusia neurosensorial bilateral severa e profunda. Os pacientes, tipicamente adequados, terão audição residual nas freqüências graves em uma categoria de moderada a profunda, e perda auditiva profunda (= 90 dB HL) nas freqüências médias e agudas.
C) Os pacientes devem receber benefício marginal ou nenhum benefício dos aparelhos auditivos. Utilizando aparelhos auditivos adequadamente adaptados, as pontuações somente auditivas em provas de orações em formato aberto devem dar = 50% na orelha a ser implantada e = 60% na orelha oposta ou em forma biauditiva.
D) Os pacientes devem ser psicologicamente aptos para ter uma motivação adequada.
E) Não deve haver contra-indicações radiológicas para a colocação do receptor/estimulador ou da cadeia de eletrodos.
F) Não deve haver contra-indicações médicas para realizar a cirurgia de implante e para a reabilitação.
G) Os pacientes com um implante coclear preexistente são candidatos se

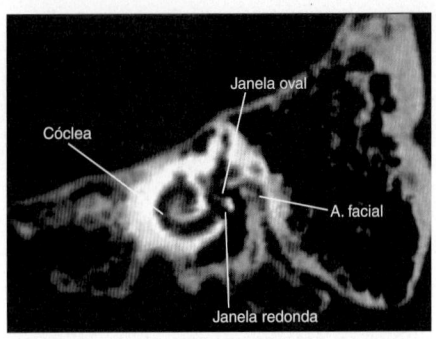

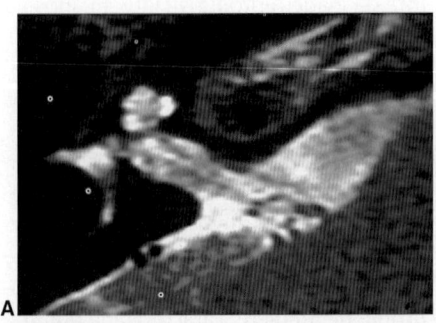

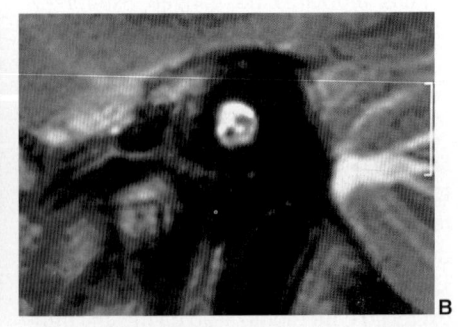

Fig. 80-7

Fig. 80-8

têm: 1) um dispositivo danificado; 2) um sistema monocanal funcional, ou 3) um implante multicanal funcional sem suporte.

H) Nos casos em que esteja indicada a estimulação do promontório, os pacientes deverão ter um resultado positivo para a estimulação elétrica do promontório ou janela redonda.

Procedimento de avaliação recomendado – pacientes adultos pós-locutivos

Para estabelecer um nível de base da função auditiva, os candidatos a implante coclear serão avaliados com um sistema apropriado de amplificação pessoal, pré-operatoriamente. A função auditiva pré-operatória e pós-operatória será avaliada, utilizando uma bateria comum de medidas psicofísicas, de percepção da fala e questionários.

Nível I – Avaliação audiológica

- Audiometria e impedanciometria.
- Avaliação inicial de aparelhos auditivos.
- Prova com aparelhos auditivos convencionais ou dispositivo vibrotátil.
  - Eletronistagmografia/provas calóricas (Opcional, ainda que recomendado para pacientes com audição residual na orelha para implantar).
  - Emissões Otoacústicas (Opcional, porém recomendado).
  - Potencial Evocado Auditivo de Tronco Cerebral (PEA).
  - Potencial Evocado Auditivo Elétrico de Tronco Cerebral (PEAE).

Nível II – Avaliação da percepção da fala

NOTA: Todas as provas de percepção da fala devem se realizar na melhor condição de amplificação. Em indivíduos que recebem um benefício limitado da amplificação, pode ser necessário avaliar tanto em condição monoauditiva como biauditiva utilizando materiais de orações no formato aberto para determinar a melhor condição de amplificação. Depois que se determine a melhor condição de amplificação, recomenda-se.

Formato aberto

- Orações em silêncio.
- Orações com ruído.
- Palavras dissílabas.
- Palavras monossílabas.

Formato fechado

- Dissílabas em eleição múltipla.
- Identificação de vogais em eleição múltipla.
- Identificação de consoante medial.
- Matriz de vogais.
- Prova DAV – C (prova de discriminação auditiva – verbal).

Nível III – Avaliação da leitura labial (ACLL)

Se as avaliações médicas e audiológicas indicam que o adulto é um candidato para implante coclear, deve-se tomar uma decisão com relação à orelha a implantar. Se os resultados da avaliação médica, particularmente as imagens cocleares, são similares para as duas orelhas, devem-se considerar os seguintes critérios audiológicos ao selecionar a orelha para implantação.

- Indivíduos que não obtêm nenhum benefício da amplificação:
  - Se é medicamente apropriado, implanta-se a orelha mais recentemente ensurdecida ou mais adequada anatomicamente.
- Indivíduos que obtêm benefício limitado da amplificação:
  - Seleciona-se a orelha com as piores pontuações de percepção da fala.
  - Em casos de diminuição auditiva de mais de muitos anos na pior orelha, considera-se implantar a orelha melhor apesar de possuir restos auditivos.

Resultado de provas audiológicas

A bateria audiológica inclui os umbrais audiométricos tomados sem ajuda auditiva (dB HL), e com ajuda auditiva (dB HL), tanto como a administração das listas de orações em silêncio para determinar que um candidato segue o critério para as habilidades da percepção da fala (ver o critério de inclusão anteriormente).

A audiometria sem amplificação será obtida na forma bilateral, com auriculares, utilizando as técnicas comuns para a obtenção de umbrais nos tons puros por via aérea.

Também deverão ser medidos os umbrais de detecção da voz com e sem amplificação.

Se o candidato cumpre com estes critérios, mais adiante (Nível II) realizar-se-ão as provas de percepção da fala. Especificamente as medições de reconhecimento de orações em silêncio e ruído, e as provas de reconhecimento de palavras (listas de Tato) tomar-se-ão na orelha a ser implantada.

Critérios de seleção em pacientes adultos pré-linguais e perilinguais

Os pacientes ensurdecidos de nascimento até os dois anos de idade se consideram surdos pré-linguais. Indivíduos cujo aparecimento da surdez se tenha dado entre os dois e cinco anos de idade se consideram ensurdecidos perilingualmente. Devido ao aparecimento precoce da surdez, os indivíduos com surdez pré-lingual e perilingual têm tido experiências auditivas muito limitadas e tipicamente não têm habilidades de fala e linguagem apropriadas para a idade. Como grupo, os benefícios pós-cirúrgicos que recebem do dispositivo são limitados e têm menor probabilidade que os adultos pós-linguais para obter reconhecimento da fala em formato aberto.

Os adultos com surdez pré-locutiva e perilocutiva que não utilizam a fala e linguagem oral com fins de comunicação funcional (p. ex., dependem totalmente de língua de sinais) e que não têm uma alta motivação para participar em um programa de reabilitação auditiva intensivo e extenso têm menor probabilidade de converter-se em não usuários do implante que qualquer outro paciente adulto. Os pacientes e famílias em avaliação pré-implante devem ter uma ampla assessoria com relação à natureza limitada dos benefícios pós-implante esperados e devem entender que os pacientes adultos com surdez pré-lingual e perilingual estão em risco mais alto de ser não-usuários do dispositivo.

Critérios de inclusão

A) Os pacientes devem ter uma perda auditiva neurossensorial bilateral profunda.

B) Os pacientes devem ter 18 anos de idade ou mais.

C) Os pacientes devem receber pouco ou nenhum benefício dos aparelhos auditivos. Define-se pouco ou nenhum benefício como umbrais de detecção com amplificações iguais ou maiores que 65 dB HL nas freqüências da fala e execução ao nível

chance nas provas de percepção da fala em formato fechado.
D) Os pacientes devem ter tido uma reabilitação oral prévia com aproveitamento de restos auditivos.
E) Os pacientes devem ter feito uma utilização consistente de aparelhos de audição.
F) Os pacientes devem ter desenvolvido habilidades orais que lhes permitam ter fluidez suficiente na língua oral.
G) Os pacientes devem ser psicológica e motivacionalmente adequados.
H) Para maximizar os benefícios pós-operatórios do implante, os pacientes devem estar desejosos de participar de uma reabilitação auditiva extensa.
I) Não deve haver contra-indicações radiológicas para a colocação do receptor/estimulador ou da cadeia de eletrodos.
J) Não deve haver contra-indicações médicas para a cirurgia de implante e para a reabilitação.

Em casos onde se indique a prova de estimulação do promontório, deve haver resultados positivos para a estimulação do promontório ou da janela redonda.

Procedimento de avaliação recomendado – pacientes adultos pré-linguais e perilinguais

Nível I – Avaliação audiológica

- Idem aos pós-linguais.

Nível II – Avaliação da percepção da Fala

NOTA: Todas as provas de percepção da fala devem se realizar na melhor condição de amplificação. Depois que se determine a melhor condição de amplificação, recomenda-se que se administre a seguinte bateria de provas:

Formato fechado

- Percepção Estra-sensório, versão Padrão.
- Dissílabas em eleição múltipla.
- Identificação de vogais em eleição múltipla.
- Identificação de consoante medial.

Formato aberto

- Reconhecimento de dissílabos (lista de Tato).
- Orações comuns.

Avaliação da leitura labial

- ACLL

Com a exceção da avaliação de leitura labial, devem-se administrar versões gravadas destas provas.

Nível III – Seleção da orelha a ser implantada

- Se é medicamente apropriado, a orelha que tenha recebido por mais tempo estimulação auditiva.
- Em algum caso, a orelha com melhores resultados na estimulação do promontório.

Procedimentos detalhados de avaliação pré-operatória em candidatos adultos pré-locutivos e perilocutivos

A avaliação pré-cirúrgica do candidato consiste nos seguintes procedimentos:
- *História auditiva:* informação acerca da história auditiva do paciente candidato (etiologia, aparecimento da hipoacusia, duração da mesma, uso de amplificação) deve ser informada utilizando o Formulário Pré-Operatório. Resultado de provas audiológicas
Nível I – Avaliação Audiométrica sem Amplificação sob Auriculares: os umbrais audiométricos sem amplificação devem se avaliar bilateralmente (cada orelha individualmente) sob auriculares utilizando a técnica audiométrica padrão para avaliação de conduções aérea e óssea com tons puros. Os resultados dos umbrais audiométricos sem amplificação devem se informar em dB HL (de nível de audição) e também podem converter-se para dB SP (de nível de pressão sonora) para permitir uma comparação mais direta com as medições em campo livre.
Níveis I e II – Avaliação Audiométrica e da Fala com Aparelhos Auditivos em Campo Livre: uma ótima adaptação de aparelhos auditivos e os procedimentos de avaliação são críticos para a seleção dos candidatos apropriados para implante coclear. Uma vez que se tenha realizado uma avaliação do aparelho auditivo no Nível I e se tenha tido um período de prova com uma ajuda auditiva apropriada quando se já necessária, todas as provas da fala do Nível II devem-se realizar na "melhor condição" possível de amplificação. Tipicamente a melhor condição possível significa que o paciente tem amplificação biauditiva e que seleciona a "melhor" orelha para a avaliação, ainda que a pior orelha seja a escolhida para a implantação.

Em contraste com os indivíduos com uma hipoacusia severa para profunda adquirida pós-lingualmente, os adultos com surdez pré-lingual ou perilingual podem ter abandonado os aparelhos auditivos e ter estado sem ajuda auditiva por vários anos. Antes de começar a considerar a possibilidade de implante coclear, é importante que esses indivíduos recebam uma prova adequada com aparelhos auditivos bem adaptados.

Se o aparelho auditivo não oferece nenhuma ajuda ao indivíduo com perda auditiva profunda, o audiólogo pode escolher dar ao paciente uma ajuda tátil (p. ex., oscilador ósseo do audiômetro, o oscilador de um aparelho auditivo por via óssea ou qualquer sistema vibrotátil comercialmente disponível) para as provas da fala do Nível II. Esta condição de prova dever-se-á anotar no registro do paciente. Durante esta sessão de avaliação o paciente sempre deve ter algum tipo de ajuda sensorial.

Para as provas de reconhecimento da fala no Nível II, o nível ideal de apresentação é de 70 dB SPL (o nível da fala conversacional). Se o paciente é incapaz de detectar o estímulo adequadamente a 70 dB SPL, deve-se ajustar o nível de apresentação para um que seja confortável para o paciente e que possa oferecer a melhor pontuação de discriminação possível. O ter que avaliar para esse nível elevado de apresentação pode ajudar o audiólogo a determinar a melhor orelha para ser escolhida para a implantação coclear.

■ Avaliação de leitura labial

Para os indivíduos que não demonstram nenhum reconhecimento de orações em formato aberto na melhor condição de amplificação, recomenda-se apresentar a prova ACLL em duas condições, visão somente e visão-audição combinadas.

■ Avaliação da fala e linguagem

Recomenda-se realizar uma valorização pré-operatória da fala e linguagem.

Nível III – Seleção da orelha a ser implantada: é similar ao de adultos pós-linguais em geral. Nos casos de adultos com perda auditiva pré-lingual ou peri-lingual podem não ter usado aparelhos auditivos por muitos anos. Sem dúvida, quando seja medicamente apropriado, recomenda-se que a orelha que tenha recebido a melhor estimulação sensorial seja escolhida para a implantação. Se existem diferenças entre as orelhas, seleciona-se a orelha com os umbrais elétricos mais baixos com sensações auditivas, ou a orelha que não apresenta adaptação neural.

AVALIAÇÃO PSICOLÓGICA

A avaliação psicológica é orientada para a assessoria do paciente e da família com relação ao processo de implantação coclear e para valorizar a motivação e as expectativas reais.

Os objetivos da avaliação são: conseguir uma compreensão da personalidade do paciente, que inclua seus aspectos patológicos e adaptativos, assim como também uma medição da inteligência do mesmo para observar seu nível real de eficiência interferida ou não por fatores emocionais.

O objetivo final é a detecção de possíveis alterações psicopatológicas que poderiam resultar em obstáculo para o resultado do implante e a valorização do nível de expectativas e do grau de motivação do paciente (Grassano E., 1997).

Os aspectos para investigar são:

- Grau de conexão do sujeito com o meio externo (um grau acentuado de desconexão, para além do que impõe seu déficit auditivo, é um fator que pode levar ao fracasso do implante).
- Grau de integração de sua personalidade (de seu eu). Para os pacientes pré-linguais contar com um bom nível de integração do seu eu é um fator decisivo para afrontar o impacto que pode significar a irrupção do som sem significação até o momento. Nos pacientes pós-linguais, à medida que o implante significa recuperar sensações parecidas às que em algum momento tiveram, a situação tem uma significação menos traumática.
- Níveis intelectual e de eficiência.
- Intensidade de ansiedades e temores mobilizados pela situação de ser implantado (cirúrgica e posterior).
- Identificação de mecanismos defensivos postos em jogo ante a situação a enfrentar e a intensidade dos mesmos (se são bem-sucedidos ou não).
- Nível das expectativas frente ao implante e seus resultados (se são ajustáveis para a realidade ou excessivas).
- Com que grupo de pertinência está identificado o sujeito (surdos ou ouvintes).
- Os adolescentes ou adultos jovens que pertençam, concorram ou participem ativamente em comunidades surdas de comunicação gestual podem ter dificuldades posteriormente de reinserção e adaptação em suas respectivas associações ao ser implantados, é muito importante avaliar previamente as repercussões emocionais dessas circunstâncias.
- Grau de motivação e compromisso do indivíduo frente ao implante coclear (uso do aparelho e reabilitação posterior).
- Significação do implante coclear para o paciente (uma devolução mágica da audição, um meio de troca radical na vida, um meio para melhorar a comunicação com familiares, amigos etc., uma ferramenta para obter melhor rendimento em sua educação, uma forma de melhorar seu rendimento laborativo etc.).

Momentos do processo psicodiagnóstico

Entrevistas com o paciente (incluindo questionário sobre expectativas e motivações para o implante coclear).

Entrevistas com o grupo familiar que convive com ele.

Administração de testes:

- Desenho livre (Ocampo, M. L., 1974).
- HTP (teste da casa, da árvore e da pessoa) (Hammer E., 1969).
- Teste de Matrizes Progressivas (Raven J. C., 1976).
- Questionário Desiderativo (Bell J., 1978).
- Teste de relações objetivas (Phillipson H., 1965).

Questionário de expectativas para adultos

O estudo compreende uma avaliação psicológica ou psicodiagnóstica do paciente que potencialmente vai ser implantado e entrevistas com seu grupo familiar.

Esses questionários foram desenhados para ser administrados em três ocasiões separadas; depois da avaliação pré-cirúrgica, depois das sessões finais de assessoria pré-operatória e depois do primeiro dia de utilização do processador em casa.

Questionário de expectativas para membros da família

Estes questionários se administram em duas ocasiões; ao final da sessão de assessoria pré-operatória (ou antes da cirurgia) e depois de várias sessões de treinamento.

TIPOS DE IMPLANTES

O Implante Coclear Multicanal está desenhado para dar informação aproveitando a organização de maneira tópica da cóclea baseada em um código espectral de frequências e nos códigos de resolução temporal onde a periodicidade, a velocidade e o número de estímulos incidem na qualidade da informação recebida (Wilson

DIAGRAMA RECOMENDADO PARA A SELEÇÃO DE PACIENTES

	Solicitude do paciente
	Avaliação médica inicial
	Avaliação auditiva
Descartado	
	Avaliação do aparelho auditivo (AASI)
Descartado	Treinamento
	Avaliação médica
Descartado	
	Avaliação da percepção da fala (melhor condição de amplificação)
Descartado	
	Avaliação da produção da fala
	Avaliação da linguagem
Descartado	Avaliação psicológica
	Assessoramento pré-operatório
	Aprovado como candidato

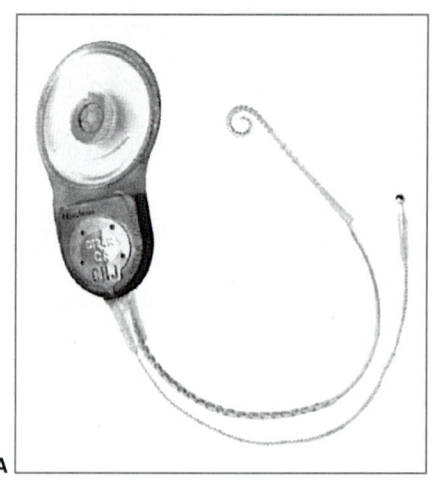

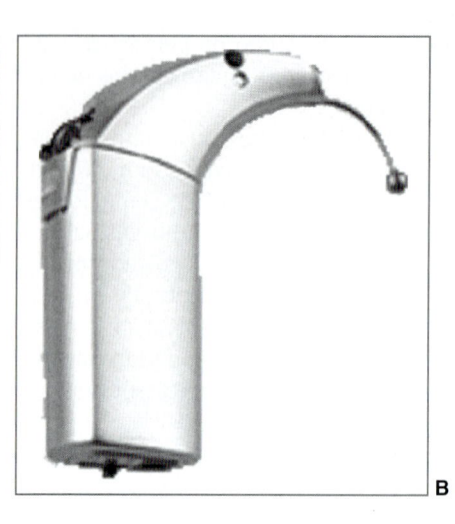

A
Fig. 80-9

B

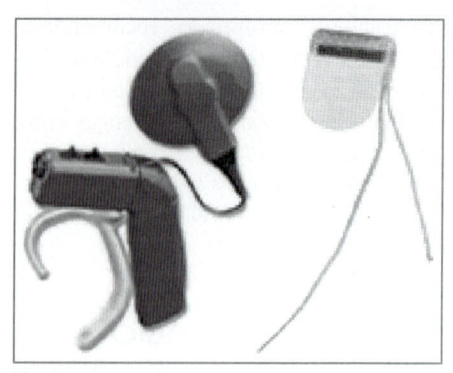

Fig. 80-11

B.S. et al., 1995). Diferentes formas de estimulação monopolar, bipolar, seqüencial com estratégias diferentes de processamento do sinal acústico permitem aos três implantes cocleares utilizados na atualidade e autorizados pelo FDA (Administração de Alimentos e Drogas) dos EUA, dar o máximo de informação possível para o desenvolvimento e a compreensão adequada da linguagem. Estes são o Implante Coclear Nucleus (Fig. 80-9), Clarion (Fig. 80-10) e Combi 40 (Fig. 80-11), cujas características técnicas e de processamento do sinal escapam ao objetivo deste capítulo.

CIRURGIA

A cirurgia do Implante Coclear é realizada em posição otológica convencional, utilizando técnicas assépticas rotineiras (Luxford W.M., 1994). Diferentes desenhos de retalho de pele e subcutâneo podem utilizar-se respeitando o fluxo arterial correspondente (Fig. 80-12), a marcação prévia sobre a pele da futura posição do implante (receptor interno) que deverá estar 3 ou 4 cm do sulco retroauricular para dar lugar ao dispositivo externo seja microfone ou processador (Fig. 80-13), do mesmo modo, a distância de 2 cm entre a incisão da pele e o espaço de colocação no osso do dispositivo interno deve ser respeitada. Em nossa casuística o retalho de eleição tem sido o retroauricular com

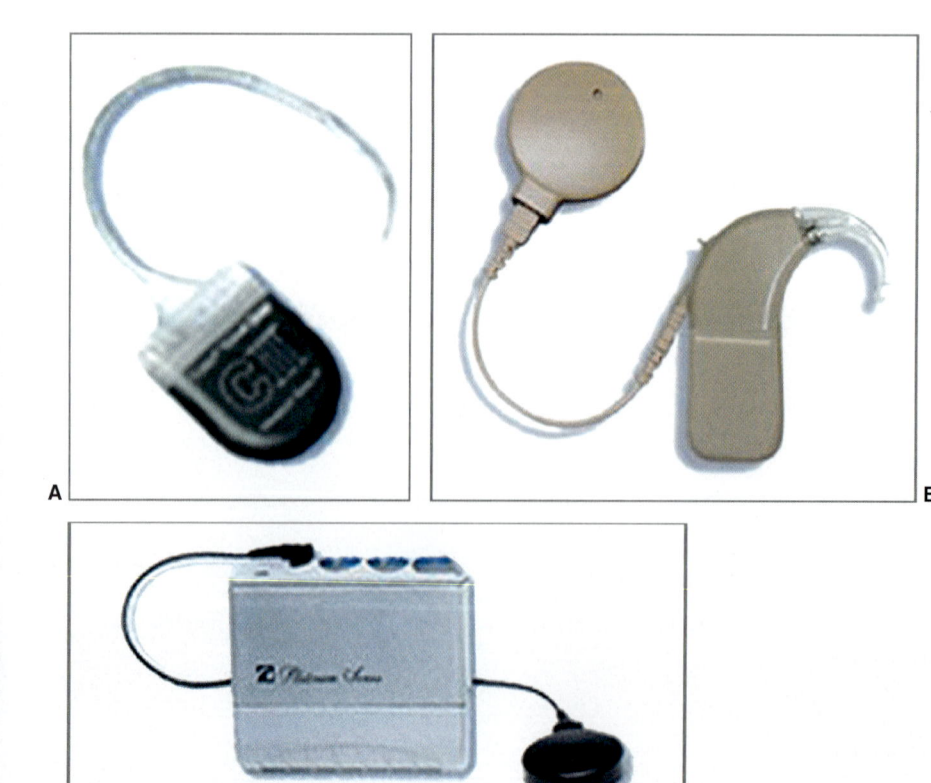

A

B

C

Fig. 80-10

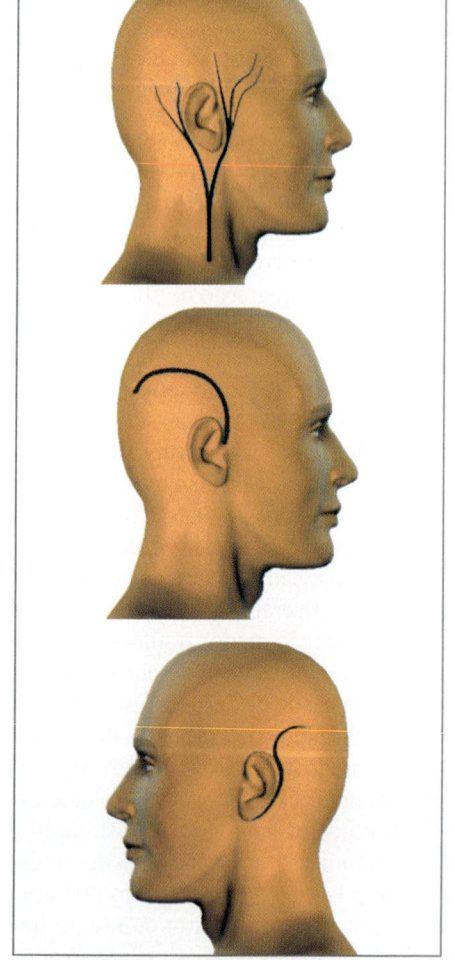

Fig. 80-12

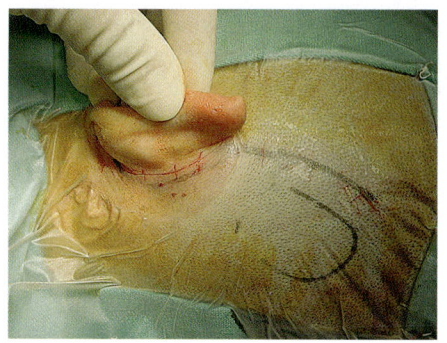

Fig. 80-13

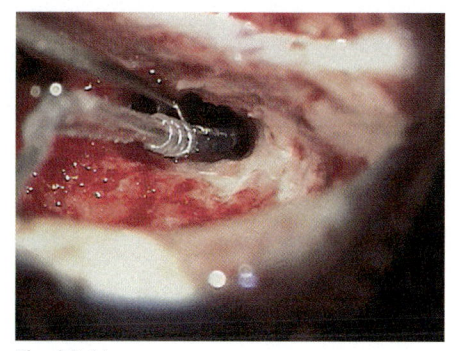

Fig. 80-16

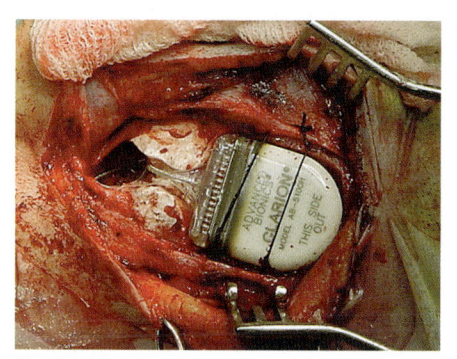

Fig. 80-18

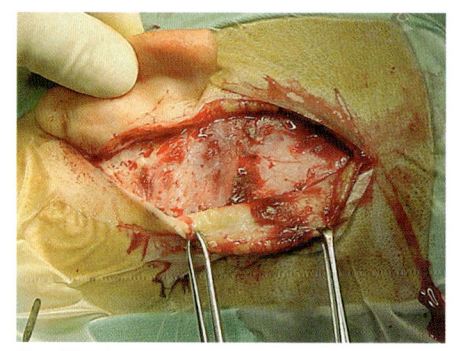

Fig. 80-14

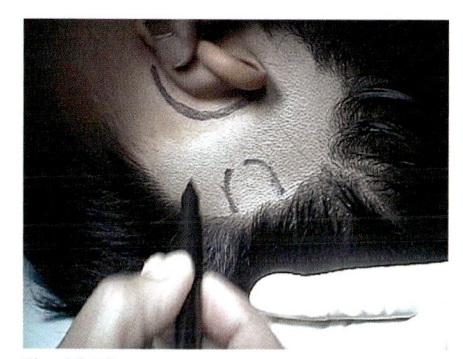

Fig. 80-19

extensão superior e posterior (Fig. 80-14) e imediatamente um retalho para pedículo anterior musculoaponeurótico (Fig. 80-15), em todos os casos de cirurgia em adultos e crianças. A abordagem transmastóidea e a timpanotomia posterior para acessar a orelha média e a janela redonda são técnicas de eleição (Fig. 80-16). A mastoidectomia simples deverá ter o tamanho adequado limitado para este tipo de cirurgia, expor-se-ão o conduto semicircular externo, a fosseta da bigorna e a corda do tímpano antes de realizar a timpanotomia posterior que permitirá a observação da articulação incudoestapedial, o tendão estapedial e a janela redonda, na porção medial desta timpanotomia triangular de base superior transcorre o 7º par, nervo facial que pode expor-se respeitando sua cobertura óssea, o monitoramento deste nervo intracirurgicamente está especialmente indicado, a timpanotomia posterior deve ser o suficientemente ampla para permitir-nos trabalhar sobre a janela redonda sem apoiar-nos sobre tal nervo, e evitar assim seu possível aquecimento e lesão, o limite lateral desta timpanotomia está dado pela corda do tímpano e/ou o aparecimento do ligamento de inserção da membrana timpânica no marco timpânico. O ingresso para a rampa timpânica pode fazer-se diretamente por tal janela redonda ou realizando uma cocleostomia anterior para a mesma. O receptáculo para a bobina (receptor) interno é fresado posteriormente, para tal mastoidectomia, para a distância previamente acordada, com exposição ou não das meninges correspondentes (Fig. 80-17), ainda que no adulto geralmente é desnecessário, dependendo da espessura óssea do mesmo. Após a colocação do eletrodo dentro da rampa timpânica e do receptor interno na cavidade previamente talhada, realiza-se a sujeição deste último, habitualmente com suturas não reabsorvíveis para impedir seu deslocamento posterior (Fig. 80-18). A fixação do eletrodo a realizamos com fáscia temporal ao nível da janela redonda ou cocleostomia, pedaços de músculo na timpanotomia posterior e pó de osso re-coletado durante a cirurgia para a parede posterior do conduto auditivo externo, sobretudo nos casos de afinamento excessivo. Finalmente se rebate o retalho musculoaponeurótico cobrindo totalmente, em geral, o receptor interno e dando-lhe, a si mesmo, uma sujeição e proteção maior. Em todos os casos realizam-se as provas elétricas intracirúrgicas, como impedanciometria dos eletrodos, reflexo estapedial e telemetria em diferentes eletrodos (Breuning S. et al., 2000).

Quanto à incisão da pele (Fig. 80-19), na atualidade, tende a fazer-se de menor extensão em alguns casos, realizam-se incisões retroauriculares mais encurtadas, retalho musculoaponeurótico reduzido (Fig. 80-20), da mesma forma para a conchinha (Fig. 80-21), dependendo da característica do implante utilizado (Fig. 80-22) e da idade do paciente, conseguindo, portanto, também suturas mais encurtadas (Fig. 80-23).

No controle cirúrgico imediato realizam-se radiografias simples em posição

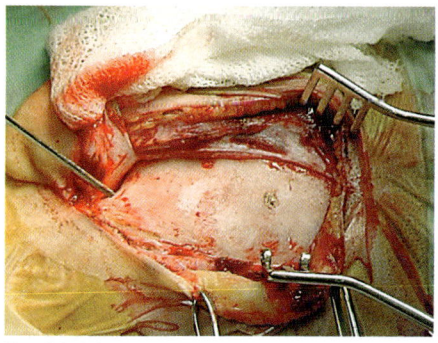

Fig. 80-15

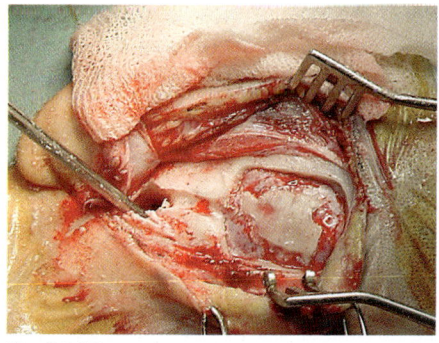

Fig. 80-17

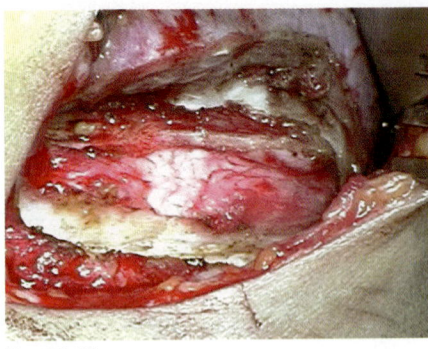

Fig. 80-20

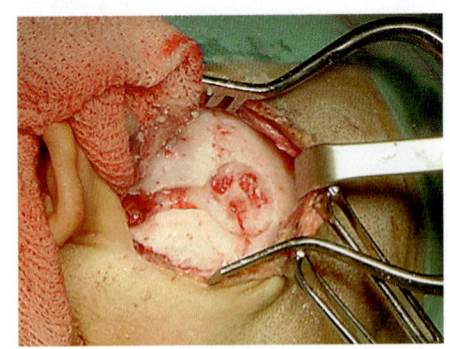

Fig. 80-21

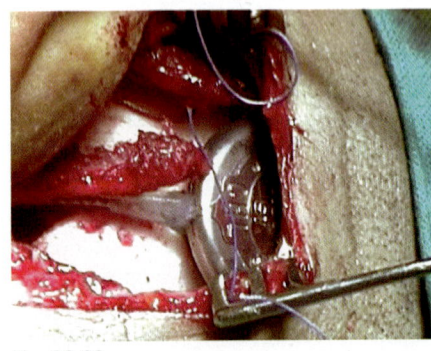

Fig. 80-22

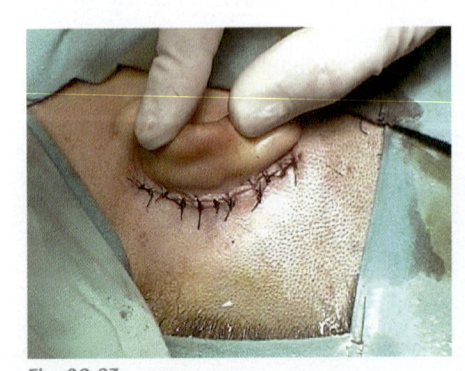

Fig. 80-23

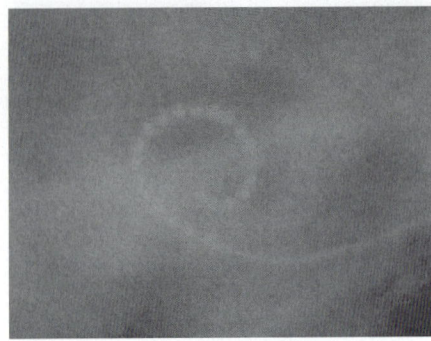

Fig. 80-24

transorbitária e Stenvers para verificar a posição definitiva do implante e mais especificamente do eletrodo na cóclea (Fig. 80-24).

As **complicações** podem-se dividir em maiores e menores (Cohen N. *et al.*, 1991). As maiores são as que requerem cirurgia adicional ou internação, como problemas de irrigação severos no retalho, infecções do mesmo, extrusão protética ou paralisia facial, perdas de LCR (Líquido Cefalorraquidiano), do mesmo modo considera-se complicação maior para as relacionadas com falhas da prótese que obriga a recolocação das mesmas, as menores, que evoluem bem com tratamento médico ou espontaneamente, são: hematomas retroauriculares, paresias faciais leves ou moderadas de aparecimento tardio, vertigem, zumbidos. As porcentagens de complicações variam de acordo com os autores e para as diferentes etapas da equipe cirúrgica (existem mais complicações nas etapas de início, quando a experiência do grupo é menor), uma estatística de 1991, sobre 459 pacientes, fala de 5 e 7% para complicações maiores e menores (Cohen N. *et al.*, 1991). Nossa experiência em 29 pacientes adultos operados é de 0% complicação maior, um paciente com vertigem e instabilidade de longa duração (3 meses), adulto de 65 anos, como complicação menor.

CASUÍSTICA

O grupo IC tem implantado, entre março de 1993 e fevereiro de 2003, 268 pacientes dos quais 29 são adultos maiores de 18 anos (11% do total). Idades de 18 a 67 anos, pré-linguais dez pacientes, pós-linguais 19 pacientes. Origem da hipoacusia: genéticas, meningite, otoesclerose, progressivas de origem desconhecida, auto-imunes e ototóxicas têm sido as causas mais freqüentes. Ver em indicações, as condições para a indicação em adultos pré-linguais e pós-linguais (Figs. 80-25 e 80-26).

■ Resultados

Pacientes pré-linguais

Não apresentavam prévio ao Implante Coclear reconhecimento de sons da fala, possuíam uma estrutura adequada de linguagem e forma de comunicação oral utilizando o canal visual (Leitura Labial) para a decodificação do mesmo.

Posterior à realização da cirurgia de Implante Coclear desenvolveram habilidades de percepção que lhes permitem ter acesso ao reconhecimento auditivo de sons do meio e de sons vocálicos. Em alguns casos e dependendo de sua capacidade auditiva prévia conseguem reconhecimento de palavras dissílabas em Formato Aberto e de frases de uso cotidiano.

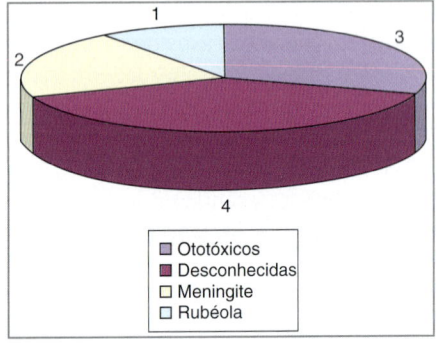

Fig. 80-25

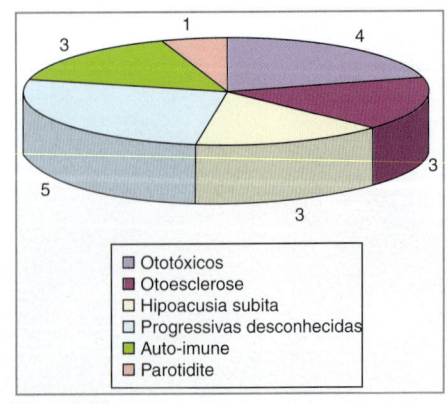

- Ototóxicos
- Desconhecidas
- Meningite
- Rubéola

Fig. 80-26

- Ototóxicos
- Otoesclerose
- Hipoacusia subita
- Progressivas desconhecidas
- Auto-imune
- Parotidite

Desempenham-se Formatos Fechado ou Aberto com chaves, melhorando em todos os casos a produção e inteligibilidade da fala.

Os benefícios a obter com o implante são estabelecidos previamente à cirurgia em todos os casos manifestando posteriormente os pacientes estarem satisfeitos com os resultados e apresentando benefícios no ambiente educacional ou laborativo no que se desempenham.

No caso de presença de obstáculos sobrecarregados (neste caso a presença de ossificação coclear pós-meningite) estes trazem emparelhada uma diminuição nas habilidades para adquirir com a utilização do dispositivo, limitando assim seu desempenho posterior.

Nas Figuras 80-27 a 80-30 vemos as aquisições em vogais, dissílabos e orações de dez pacientes pré-linguais, com seguimento entre 12 e 36 meses.

Pacientes pós-linguais

São os que mais rapidamente recuperam as habilidades de fala perdidas em relação ao tempo de depressão sensorial e tratamento posterior realizado. Rapidamente adquirem habilidades de reconhecimento por audição de sons do meio, vogais e dissílabos em Formato Aberto. Na maioria dos casos alcançam elevadas porcentagens de reconhecimento de frases de uso cotidiano em Formato Aberto.

A maioria destes pacientes consegue falar por telefone com seu Implante Coclear.

Habilidades adquiridas: em nossa população todos os pacientes adultos obtiveram benefício e progrediram no nível de habilidades de percepção da fala com a utilização do Implante Coclear, sendo os maiores benefícios na população de pós-linguais e os menores na população de pré-linguais ou ante à presença de obstáculo sobrecarregado (ossificação coclear).

Nas Figuras 80-31 a 80-34 vemos as aquisições conseguidas por um grupo representativo de oito pacientes pós-linguais com uma média de seguimento de 4 a 6 meses, como também o gráfico comparativo entre pacientes pré e pós-linguais ainda que em diferentes tempos de evolução (Fig. 80-35).

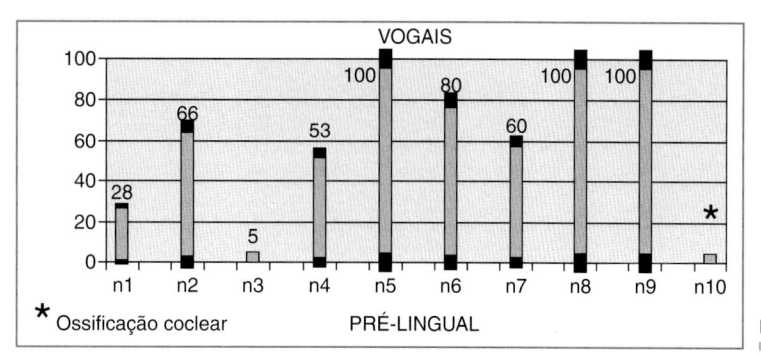

Fig. 80-27

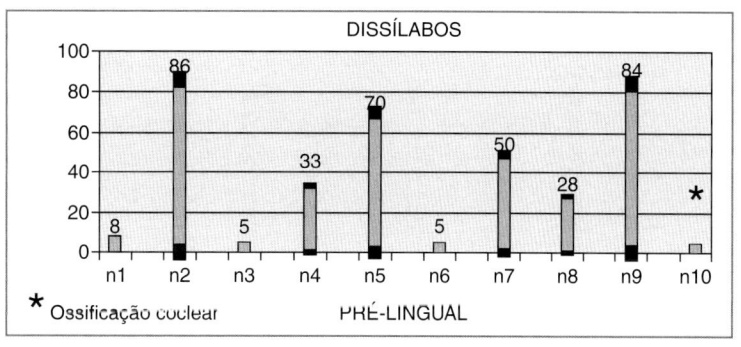

Fig. 80-28

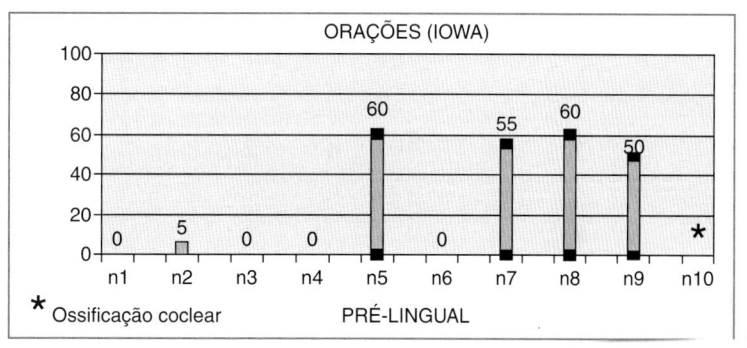

Fig. 80-29

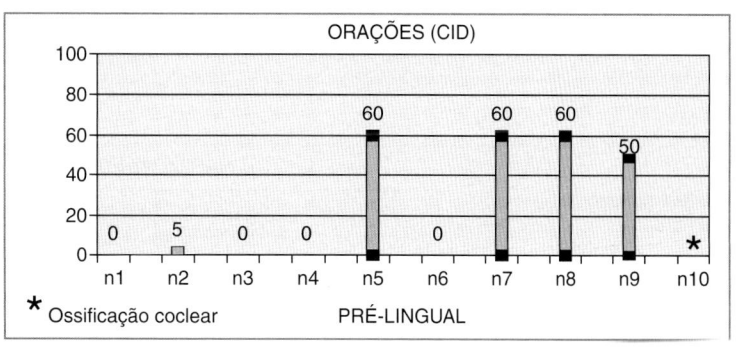

Fig. 80-30

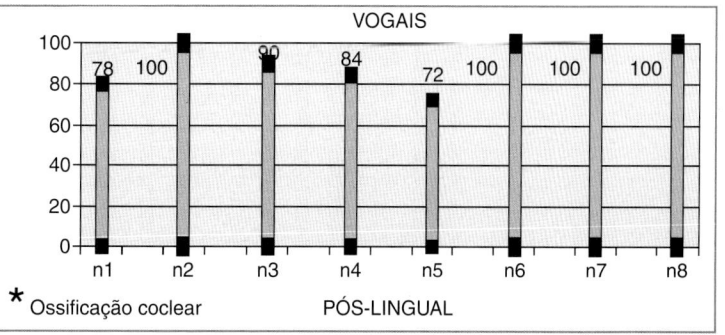

Fig. 80-31

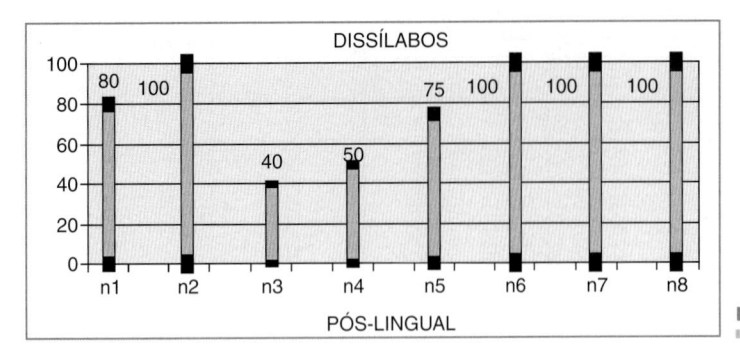

Fig. 80-32 DISSÍLABOS — PÓS-LINGUAL

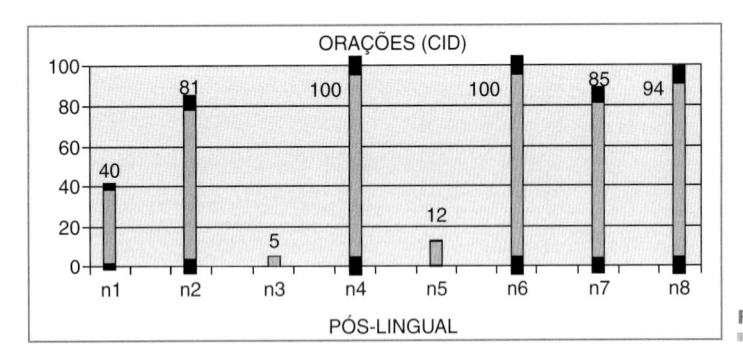

Fig. 80-33 ORAÇÕES (CID) — PÓS-LINGUAL

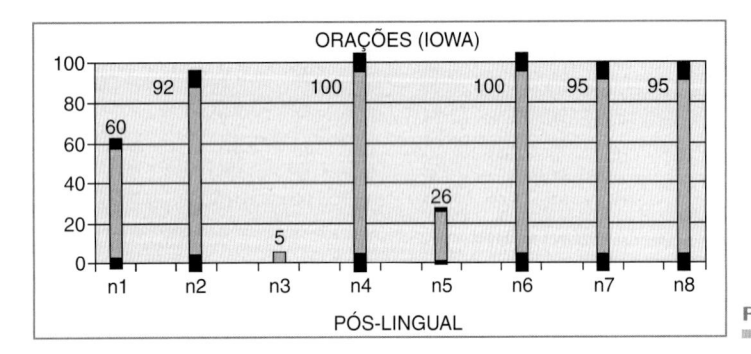

Fig. 80-34 ORAÇÕES (IOWA) — PÓS-LINGUAL

Fig. 80-35 HABILIDADES ADQUIRIDAS

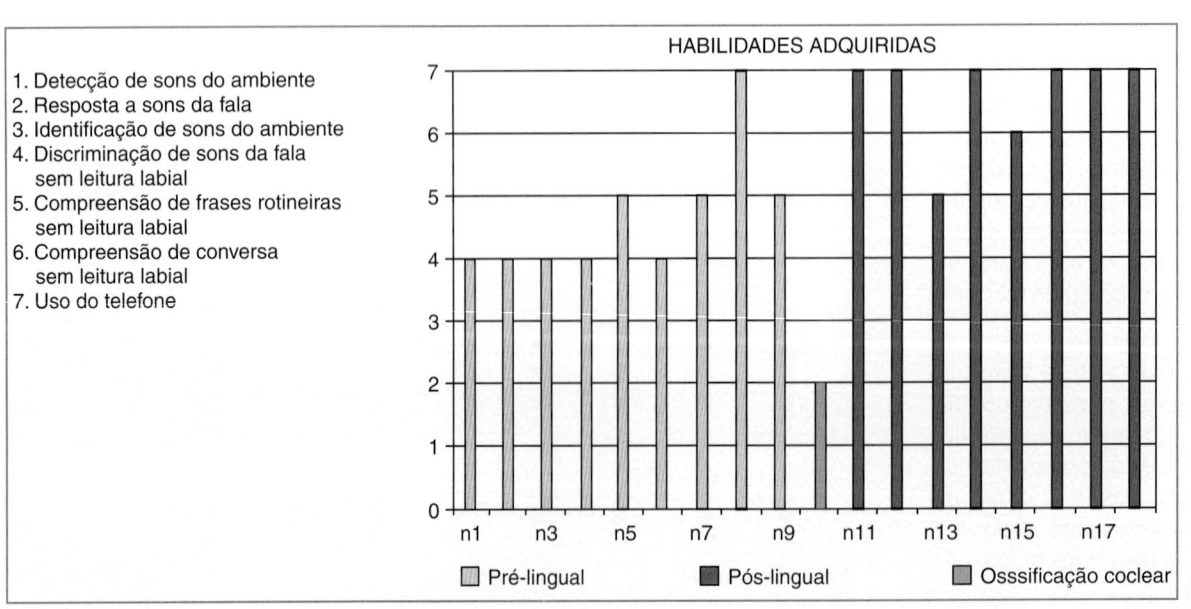

1. Detecção de sons do ambiente
2. Resposta a sons da fala
3. Identificação de sons do ambiente
4. Discriminação de sons da fala sem leitura labial
5. Compreensão de frases rotineiras sem leitura labial
6. Compreensão de conversa sem leitura labial
7. Uso do telefone

Pré-lingual | Pós-lingual | Osssificação coclear

AVALIAÇÃO E SEGUIMENTO

Manejo do paciente adulto

Recuperação pós-operatória

A recuperação pós-operatória em média leva quatro semanas. Inclui aproximadamente um dia no hospital e um tempo adicional de recuperação e cicatrização da incisão.

Ajuste do processador da fala (psicofísica)

O procedimento inicial de ajuste tipicamente requer de quatro a seis horas de contato clínico. Dois dias com uma sessão de duas a três horas, permite-se ganhar experiência com o dispositivo em casa (durante a noite) antes de programar o implante para utilização a longo prazo. Posterior ao ajuste inicial, os adultos podem ser vistos segundo a necessidade para reprogramação.

Reabilitação

Os adultos ensurdecidos pós-lingualmente tipicamente requerem uma quantidade mínima de treinamento auditivo formal. A maioria de usuários beneficiar-se-á de assessoramento geral com relação à utilização do dispositivo e sugestões para escutar em ambientes ruidosos. Alguns usuários podem apreciar uma prática mais dirigida. Os indivíduos com perda auditiva severa para profunda podem requerer assessoria com relação à utilização do processador da fala em conjunto com um aparelho auditivo na orelha contralateral.

Avaliação pós-operatória

Antes da avaliação pós-operatória, os usuários de implante coclear ensurdecidos pós-locutivamente devem ter um mínimo de quatro semanas para adquirir alguma experiência com o dispositivo. Recomenda-se que se administre pós-operatoriamente uma série de provas, incluindo umbrais de tom modulado em campo livre, provas de reconhecimento da fala em formatos fechado e aberto e uma medida de habilidade de leitura labial (se administrou-se pré-operatoriamente).

Os usuários de implante coclear com surdez pré-lingual e perilingual deverão ter um treinamento extensivo e experiência com o dispositivo antes de submeter-se à avaliação pós-operatória. Todas as provas administradas pré-operatoriamente dever-se-ão administrar no pós-operatório.

Seguimento

Recomendam-se revisões de seguimento pós-operatório aos três meses, seis meses, um ano e posteriormente em intervalos anuais. Se o paciente o requer deverá ter mais treinamento. Durante as entrevistas de seguimento, obtêm-se as medições psicofísicas básicas associadas à programação e ajuste do processador da fala e se valorizam as habilidades de reconhecimento da fala.

Protocolo pós-operatório recomendado

- Umbrais de detecção de tons modulados e fala em campo livre
- Provas de percepção da fala.

Procedimento básico de avaliação

A avaliação pós-operatória se deve realizar aproximadamente depois de três meses de experiência com o dispositivo e durante entrevistas de revisão para documentar o progresso com a prótese coclear. Todas as provas da fala se devem administrar em campo livre a 70 dB SPL, com o processador da fala ajustado para sua sensibilidade ótima. Refira-se às guias apresentadas previamente na seção Avaliação Pré-operatória/Avaliação Audiométrica e da Fala com Aparelhos Auditivos em Campo Livre.

IC E O FUNCIONAMENTO LABORATIVO

Diferentes estudos têm sido realizado acerca do efeito que o Implante Coclear produz no adulto em relação ao âmbito laborativo.

Sobre um questionário de 20 itens que valorizam diferentes aspectos de utilização da audição em ambientes laborativos tanto desde o implantado (13 pacientes) como de seus supervisores laborativos (Saxon J. P., et al., 2001) chega-se à conclusão do impacto positivo que isto significa, os implantados estiveram mais alerta quanto aos sons ambientais que requeriam atenção (chamados, timbres, movimento de objetos e pessoas através do ruído etc.), assim como também para compreender conversações em diferentes condições auditivas ambientais que anteriormente ao implante não podiam estabelecer.

CUSTO-BENEFÍCIO

O IC pertence a uma classe de intervenção médica que não atua sobre a sobrevivência do paciente porém provê um benefício substancial em termos de melhora da qualidade de vida (André K. Cheng et al., 1999).

Estudos de referência sobre adultos maiores de 18 anos com hipoacusias bilaterais profundas, pós-linguais, com IC em relação ao custo-utilidade em termos de valor monetário por qualidade de vida ajustada por ano na maioria destes estudos realizados, concluem que o IC comparado com outros procedimentos médicos em relação à saúde-utilidade e custo-utilidade é um procedimento adequado (Palmer et al., 1999). O IC é uma tecnologia cara porém o tempo médio de restauração é de 50% naqueles que tenham tido uma surdez profunda (Wyatt J. R. et al., 1996).

LIMITAÇÕES E CONTRA-INDICAÇÕES

Critérios de exclusão absolutos e relativos

- *Condições médicas gerais*: enfermidades concomitantes severas ou graves, transtornos neurológicos centrais que comprometam as áreas auditivas ou de processamento correspondentes.
- *Anatômicas locais*: processos infecciosos ativos, agenesia coclear e/ou neural, ou afetação neural evidente tumoral ou traumática.
- *Psicológicas que puderam interferir na cirurgia*: expectativas irreais por parte do paciente, em relação aos possíveis benefícios, riscos e limitações, que são inerentes ao procedimento cirúrgico e a um equipamento protético. Estados psicóticos ou de transtornos graves da personalidade.
- *Situações marginais culturais e socioeconômicas*: que impediram ou limitaram sensivelmente a utilização adequada da prótese, como o devido controle e seguimento.

REFERÊNCIAS BIBLIOGRÁFICAS

Abdala C, Baron de Otero C, Bevilacqua C, Brik G, Flores L, Furmaski H, Garrido M, Orta Joel, Pallares N, Sandford D. Protocolo Latinoamericano de Criterios para Implantes Cocleares. *I Congreso Latinoamericano de Implantes Cocleares*. Buenos Aires: Argentina, 18-20 de Mayo 2002.

Argall KG, Armati PJ, King NJC, Douglas MW. The effects of West Nile virus on major histocompatibility complex class I and II molecule expression by Lewis rate Schwann cells in vitro. *J Neuroimmunol* 1991;35:273-284.

Bell, John. Técnicas Proyectivas. Buenos Aires: Paidos, 1956.

Adultos pós-locutivos	Adultos pré/perilocutivos
Formato fechado	*Formato fechado*
Dissílabos em eleição múltipla	ESP: subprova de dissílabos e monossílabos
Vogais em eleição múltipla	Dissílabas em eleição múltipla
Consoante medial–eleição múltipla	Matriz de vogais e consoantes
Matriz de vogais e consoantes	Prova DAV-C
Prova DAV-C	PIP-C
Orações em silêncio	Dissílabos de Tato
Orações com ruído	Orações em silêncio
Palavras dissílabas	
Palavras monossilábicas	
Leitura labial	*Leitura labial*
Prova ACLL	Prova ACLL

Berlow SJ, Caldarelli DD, Matz GJ, Meyer DH, Harsch GG. Bacterial meningitis and sensorineural hearing loss: a prospective investigation. *Laryngoscope* 1980;90:1445-1452.

Bhatt S, Hapin C, Hsu W, et al. Hearing loss and pneumococcal meningitis: an animal model. *Laryngoscope* 1991;101:1285-1292.

Breuning S, Allum J, Cordero L, Moretti J. Relationship of intraoperative electrically evoked stapedius reflex thresholds to maximum acceptable loudness levels of children with cochlear implants. *5th European Symposium on Cochlear Implantation*. Antwerp. Bélgica. 4-7 Junio 2000.

Breuning S, Cordero L, Moretti J. Implante Coclear en niños postmeningitis. *R Otorrinolarin Arg* 1999;15-24.

Briggs RJ, Brackmann DE, Baser ME, Hitselberger WE. Comprehensive management of bilateral acoustic neuromas. *Arch Otolaryngol Head Neck Surg* 1994;120:1307-1314.

Cheng AK, Niparko JK. Cost-utility of the cochlear implant in adults. *Archives of Otolaryngology – Head & Neck Surgery* 1999;125(11):1214.

Clark GM, et al. A multiple-electrode hearing prosthesis for cochlear implantation in deaf patiens. *Med Prog Technol* 1977;5:127.

Cohen NL, Hoffman RA. Complications of cochlear implant surgery in adults and children. *Ann Otol Rhinol Laryngol* 1991; 100:708-711

Cordero L. Postimplantation results in meningitis cases. Personal presentation. *6th European Symposium on Paedriatic Cochlear Implantation*. España: Las Palmas, Febrero 2002.

Davis A, Stephens D, Rayment A. Hearing impairments in middle age: the acceptability, benefit, and cost of detection (ABCD). *Br J Audiol* 1992;26:1-14.

Djourno A, Eyries C. Prosthese auditive par excitation electrique a distance du nerf sensorial al aid d'un bobinage inclus a demeure. (Auditory prosthesis by means of a distant electrical stimulation of the sensory nerve with the use of an indeweling coil.) *Presse Med* 1957;65:1417.

Doyle J, Doyle D, House W. Electrical stimulation of the nerve deafness. *Bulletin of the Los Angeles Neurological Society* 1963;28:148-150.

FALTAM DADOS NHI Consensus Statement, 1995.

Fayad J, Moloy P, Linthicum FH Jr. Cochlear otosclerosis: does bone formation affect cochlear implant surgery? *Am J Otol* 1990;11:196-200.

Friberg U, Stahle J, Svedberg A. The natural course of Ménière´s disease. *Acta Otolaryngol (Stockh)* 1984;406:72-77.

Gantz BJ, Tyler RS, Knutson JF, et al. Evaluation of five different cochlear implant designs: audiologic assessment and predictors of performance. *Laryngoscope* 1988;10:1100-1106.

Grassano E. I*ndicadores de Psicopatologías en Técnicas Proyectivas*. Buenos Aires: Nueva Visión, 1977.

Grundfast KM, Josephson GD. Hereditary hearing loss. In: Hughes GB, Pensak ML, (eds.) *Clinical Otology*. 2. ed. New York: Thieme Publishers, 1997.

Hammer E. *Test Proyectivos Gráficos*. Parte III. Cap. 8. 115-133p. Unidad 2. Buenos Aires: Paidós, 1969.

Havlik R. Aging in the eighties: impaired senses for sound and ligth in persons age 65 years and over. Preliminary data from the supplement on aging to the National Health Interview Survey. United States, January-June 1984. Advance data from vital and health statistics. DHHS (PHS) publication no 125 Hyattsville, MD: National Center for Health Statistcs, 1986;86-1250.

Hoffman FA, Kohan D, Cohen NL. Cochlear implants in the management of bilateral acoustic neuromas. *Am J Otol* 1992;13:525-529.

Horn KL, McMahon NB, McMahon DC, Lewis JS, Barker M, Gherini S. Function use of the Nucleus 22-channel cochlear implant in the elderly. *Laryngoscope* 1991;101:284-288.

Hough JVD, Stuard WD. Middle ear injuries in skull trauma. *Laringoscope* 1968;78:899-937.

House WF. Cochlear implants: beginnings (1957-1961). *Ann Otol Rhinol Laringol* 1976;85(Suppl 27):3-6.

Ibrahim RAA, Linthicum FH Jr. Labyrinthine ossificans and cochlear implants. *Arch Otolaryngol* 1980;106:111-113.

Johnsson L-G. Sequence of degeneration of Corti´s organ and its first-order neurons. *Ann Otol Rhinol Laryngol* 1974;83:294-303.

Kelsell DP, Dunlop J, Stevens HP, et al. Connexin 26 mutations in hereditary non-syndromic sensorineural deafness. *Nature* 1997;387:80-83.

Liberman C. Loud sound: ear damage, hearing loss and ear protection. In: _____. *Hering Loss in Childhood*. A Primer. Columbus, OH: Ross Laboratories, 1992. 32-38p.

Lindsay JR. Histopathology of deafness due to postnatal viral disease. *Arch Otolaryngol* 1973;98:258-264.

Luxford WM. Surgery for cochlear implantation. In: Brackmann D, Shelton C, Arriaga M, (eds.) *Otologic Surgery*. Philadelphia: WB Saunders, 1994. 425-436p.

McCabe BF. Autoimmune sensorineural hearing loss. *Ann Otol Rhinol Laryngol* 1979;88:585-589.

McGill TJI, Schuknecht HF. Human cochlear changes in noise induced hearing loss. *Laryngoscope* 1976;86:1293-1302.

Michelson RP. The results of electrical stimulation of the cochlea in human sensory deafness. *Ann Otol Rhinol Laryngol* 1971;80:914-919.

Mulrow C, Lichtenstein M. Screening for hearing impairment in the elderly: rationale and strategy. *J Gen Intern Med* 1991;6:249-258.

Nadol JB Jr, Hsu W. Histopathologic correlation of spiral ganglion cell count and new bone formation in the cochlea following meningogenic labyrinthitis and deafness. *Ann Otol Rhinol Laryngol* 1991;100:712-716.

National Center for Health Statistics. Prevalence and characteristics of persons with hearing trouble: US: 1990-1991, series 10, n. 188. Washington, DC: U.S. Government Printing Office, 1991.

Ocampo MLS, Arzeno ME, Grassano E, e col. *Las Técnicas Proyectivas y el Proceso Psicodiagnóstica*. Buenos Aires: Nueva Visión, 1974.

Otte J, Schuknecht HG, Kerr A. Ganglion cell populations in normal and pathological human cochleae: implications for cochlear implantation. *Laryngoscope* 1978;88:1231-1246.

Palmer CS, Niparko JK, Wyatt JR, Rothman M, DeLissovoy G. A prospective study of the cost-utility of the multichannel cochlear implant. *Arch Otolaryngol Head Neck Surg* 1999;125:1221-1228.

Parisier SC. Injuries of the ear and temporal bone. In: Bluestone CD, Stool SE, (eds.) *Pediatric Otolaryngology*. Philadelphia, PA: WB Saunders, 1983. 614-636p.

Phillipson, Herbert. *Test de Relaciones Objetales*. Buenos Aires: Paidos, 1965.

Proctor B, Gurdjian ES, Webster JE. The ear in head trauma. *Laringoscope* 1956;66:16-59

Raven JC. *Test de Matrices Progresivas*. Buenos Aires: Paidós, 1976.

Saxon JP, Holmes AE, Spitznagel RJ. *Impact of a Cochlear Implant on Job Functioning*. The Journal of Rehabilitation, July-Sept 2001. Vol. 67. n. 3. 49p.

Schuknecht HF, et al. An experimental study of auditory damage following blows to the head. *Ann Otol Rhinol Laryngol* 1951;60:273-289.

Shaffer KA, Haugthon VM. Thin section computed tomography of the temporal bone. *Laringoscope* 1980;90:1099-1105.

Shojaku H, Watanabe Y, Mizukoshi K, et al. Epidemiological study of severe cases of Ménière´s disease in Japan. *Acta Otolaryngol (Stockh)* 1995;520 (Suppl 520 Pt 2):415-418.

Wilson BS, Lawson DT, Zerbi M. Advances in coding strategies for cochlear implants. *Adv Otolaryngol Head Neck Surg* 1995;9:105-129.

Wyatt JR, Niparko JK, Rothman M, DeLissovoy G. Cost utility of the multichannel cochlear implant in 258 profoundly deaf individuals. *Laryngoscope* 1996;106:816-821.

Zwloan TA, Shepard NT, Niparko JK. Labyrinthectomy with cochlear implantation. *Am J Otol* 1993;14:220-224.

Implante Coclear nas Malformações da Orelha Interna

Vicente G. Diamante ▪ Norma Pallares

INTRODUÇÃO

As malformações ósseas da orelha interna estão presentes em aproximadamente 20% dos casos de hipoacusia neurossensorial congênita severa ou profunda (Jackler et al., 1987; Purcell et al., 2003). Os 80% restantes dos casos tratam-se de malformações membranosas com uma arquitetura óssea normal, localizando-se a patologia ao nível do neuroepitélio do órgão de Corti.

Foi Carlo Mondini que em 1791 descreveu um caso de surdez congênita no qual a cóclea se havia reduzido a uma volta e meia e carecia do septo interescalar. Existe uma ampla gama de malformações cocleares que requerem, portanto, uma classificação apropriada.

CLASSIFICAÇÃO

A classificação universalmente mais utilizada é a de Jackler, Luxor e William House a qual é seguida com alguma pequena modificação por nós (Jackler et al., 1987).

Com cóclea ausente ou malformada

A) **Aplasia completa dos labirintos anterior e posterior (Michel):** é uma falta total de desenvolvimento da orelha interna.
B) **Aplasia coclear:** cóclea ausente com canais semicirculares e vestíbulos normais ou malformados.
C) **Hipoplasia coclear:** um pequeno apêndice coclear de 1 a 3 mm de diâmetro saindo de um vestíbulo normal ou malformado.
D) **Cisterna coclear:** é uma cóclea cilíndrica de tamanho apenas reduzido que carece completamente do septo interescalar e que está unida por um istmo com um vestíbulo geralmente grande.
E) **Cavidade comum:** os labirintos anterior e posterior formam uma cavidade comum que carece de estruturas internas; às vezes algum canal semicircular pode ser normal.
F) **Síndrome de Mondini ou partição incompleta da cóclea:** consiste de uma cóclea de aproximadamente uma volta e meia que tem um septo interescalar normal na espira basal e ausente na média e apical; o vestíbulo geralmente é grande e existe também um aumento do aqueduto vestibular (Fig. 81-1).

Com cóclea normal

A) **Malformações vestibulares:** o vestíbulo pode estar ausente; hipoplásico ou dilatado.
B) **Malformações dos canais semicirculares:** podem ser hipoplásicos ou alargados; o mais afetado é o lateral.
C) **Malformações do conduto auditivo interno:** encontra-se ausente, estreito ou com dilatação do fundo ou seja, da extremidade lateral do mesmo.
D) **Aqueduto vestibular e aqueduto coclear:** podem ser normais ou alargados.

Os aquedutos vestibulares alargados se encontram quase sistematicamente nas cócleas com partições incompletas de Mondini; os vestíbulos amplos geralmente se encontram acompanhando as cisternas cocleares.

INCIDÊNCIA E COMBINAÇÃO DAS MALFORMAÇÕES

Diversas alterações exclusivamente na cóclea se encontram em 75% dos pacientes com malformações da orelha interna, enquanto que as alterações limitadas ao vestíbulo, canais semicirculares ou ao aqueduto vestibular, nos 25% restantes.

A alteração morfológica é bilateral em 65% dos casos e unilateral nos 35% restantes (Jackler et al., 1987; McElveen et al., 1997).

Geralmente encontra-se a mesma deformidade, ainda pode haver uma diferença morfológica entre ambos os lados em 10% dos casos (Jackler et al., 1987).

ETIOPATOGENIA

Fatores genéticos ou externos (virais) podem produzir a detenção do desenvolvimento da orelha interna durante o período embrionário do mesmo (Linthicum, 2001). Diversos protótipos morfológicos dependerão do momento em que se produza a intervenção (Woolley et al., 1998).

No embrião de 3 semanas se constitui o placódio ótico que é um espessamento do ectoderma na superfície lateral do tubo neural. Na quarta semana se invagina o placódio para formar a cavidade do otocisto. No embrião de 5 semanas se formam apêndices através do otocisto que irão formar o saco coclear, o vestibular e o endolinfático. Durante a 6ª, 7ª e 8ª semanas o ducto coclear vai se desenvolvendo até conseguir seu crescimento completo de duas voltas e meia ao término da 8ª semana. Na 7ª semana a cóclea alcançou um desenvolvimento de uma volta e meia; Jackler sustenta que algumas malformações não se podem explicar pela detenção do desenvolvimento no período embrionário da cóclea, mas sim por crescimentos aberrantes da mesma. A partir da 6ª semana começam a formar-se os canais semicirculares sendo o primeiro o supe-

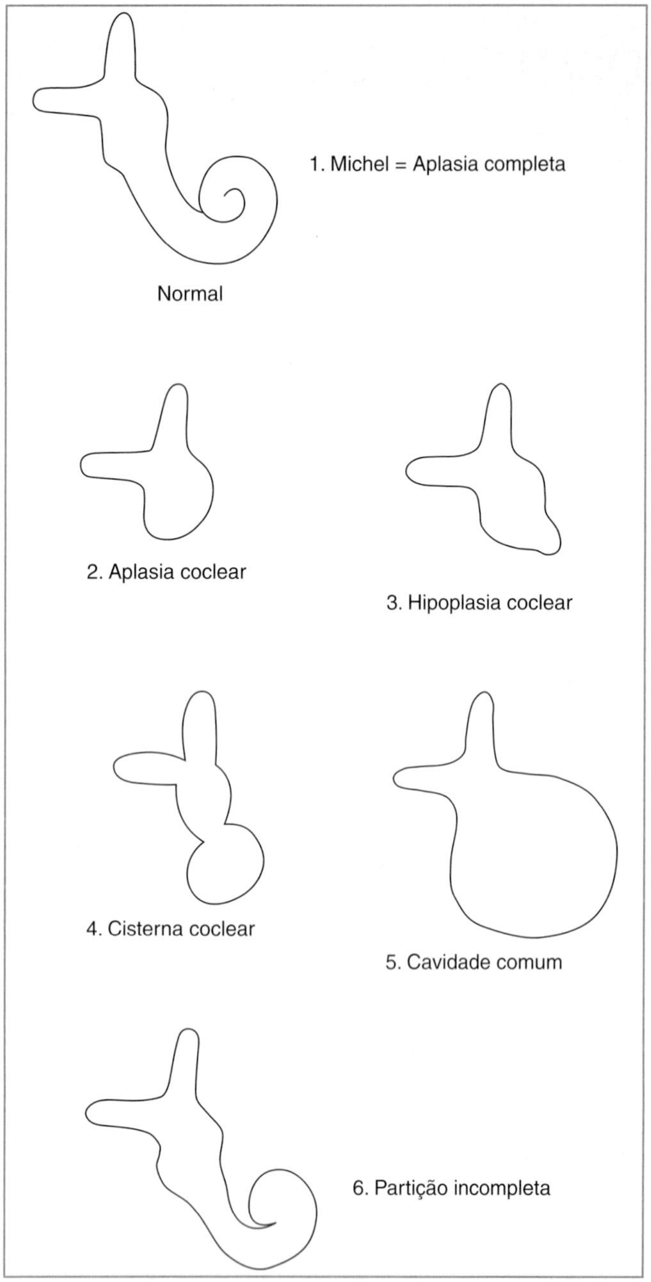

Em torno de 35.000 são as células bipolares em uma orelha normal; Smith encontrou 7.600 neurônios em uma orelha com displasia de Mondini (Schmidt, 1985). Schuknecht descreveu em uma cóclea com a mesma patologia um número normal de neurônios; os elementos membranosos dos labirintos anterior e posterior variam grandemente desde apresentar-se normais para completamente desagregados ou ausentes. Esta diferença no número de células bipolares, ainda que em orelhas morfologicamente similares, pode justificar os resultados auditivos tão variáveis que se observam com os implantes cocleares.

Papparella encontrou 10% do número normal de células do gânglio espiral na espira basal da cóclea e 40% menos do que o normal na extremidade apical destas cócleas malformadas (Zheng Y. et al., 2002). Paglia observou que após o implante coclear dois pacientes com 3.000 células bipolares tiveram resultados similares que outros implantados com 15.000 células.

A displasia cocleosacular que foi descrita por Scheibe em 1892 se apresenta com uma orelha interna morfologicamente normal. Poderia ser produzida por uma infecção viral como a parotidite ou por uma predisposição hereditária. As estruturas ontogeneticamente mais jovens como são o sáculo e a cóclea estão profundamente alteradas, enquanto que as mais velhas como o utrículo e os canais semicirculares são normais. Linthicum descreveu a histopatologia de um osso temporal com displasia de Scheibe no qual encontrou uma população de células ganglionares em mais de 60% da população normal (Linthicum, 2001).

Fig. 81-1
Malformações cocleares

rior seguido pelo posterior e por último o lateral, pode ser que a alta incidência de malformação do canal semicircular lateral se deva precisamente a que se gera na última etapa da formação labiríntica.

Nas etapas precoces do desenvolvimento da orelha interna o aqueduto vestibular é mais amplo que quando é maduro; o estreitamento progressivo se produz entre a 5ª e 8ª semanas. Por este motivo uma alteração nessa etapa produzirá simultaneamente uma cóclea curta com partição incompleta e um aqueduto vestibular largo. A partir da 5ª semana começa o processo de desenvolvimento do gânglio acústico; a partir da 9ª semana fibras provenientes do gânglio espiral começam a entrar no epitélio indiferenciado da cóclea. Na 10ª e 11ª semanas as células ciliadas internas, e logo com as células ciliadas externas (Jackler et al., 1987; Nelson et al., 2001).

HISTOPATOLOGIA

É importante conhecer a população neuronal das orelhas com diferentes graus de malformações desde a partição incompleta até a cavidade comum.

ALGORITMO DE NEUROIMAGENS

Diante de toda hipoacusia sensorineural bilateral moderada, severa ou profunda devem solicitar-se imagens da orelha interna; começa-se rotineiramente por uma tomografia computadorizada em cortes axiais e coronais de alta resolução (Figs. 81-2 a 81-7).

Em uma hipoacusia moderada na presença de Mondini ou aqueduto vestibular dilatado teremos que estar conscientes da possibilidade de uma deterioração progressiva da audição até chegar a

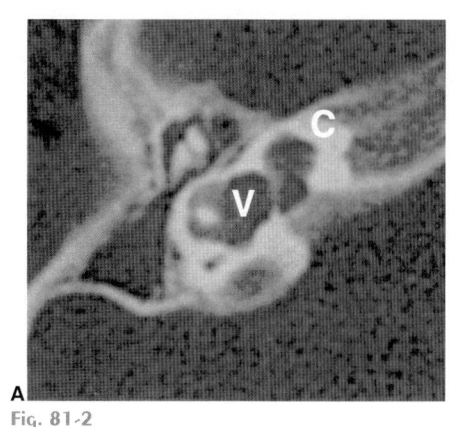

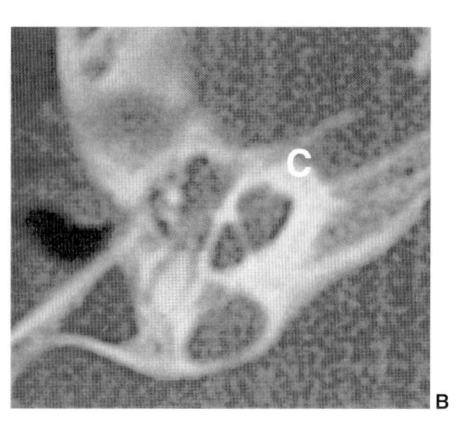

Capítulo 81 — Implante Coclear nas Malformações da Orelha Interna

Fig. 81-2
Partição incompleta. **(A)** Corte axial que mostra uma cóclea cística (C) e vestíbulo dilatado (V).
(B) Corte axial que mostra ausência de partição coclear.

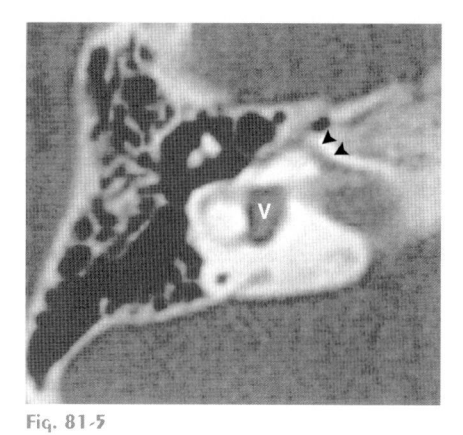

Fig. 81-5
Aplasia coclear. Corte axial mostrando ausência de cóclea com vestíbulo dilatado (V).

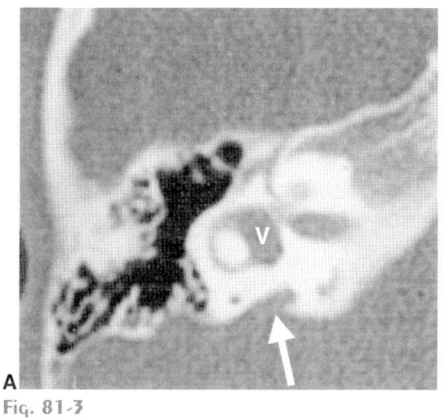

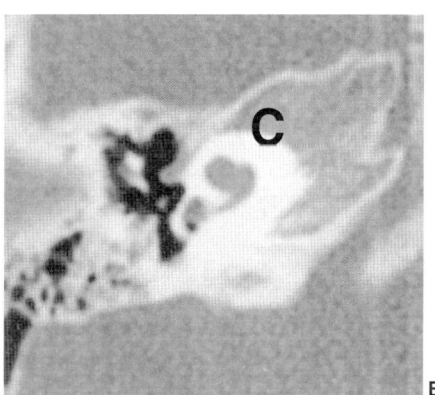

Fig. 81-3
Partição incompleta. **(A)** Corte axial que mostra um vestíbulo dilatado (V) e um aqueduto vestibular aumentado (seta). **(B)** Confluência das espiras apical e média da cóclea.

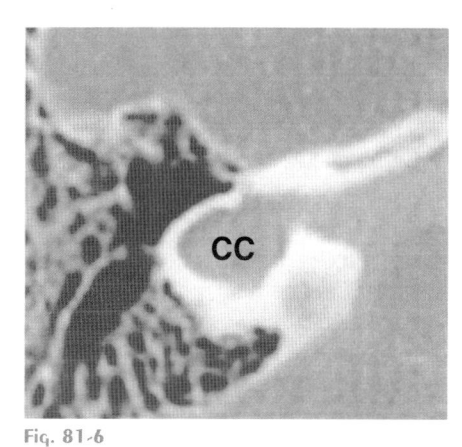

Fig. 81-6
Cavidade comum (CC) com conduto auditivo interno aumentado.

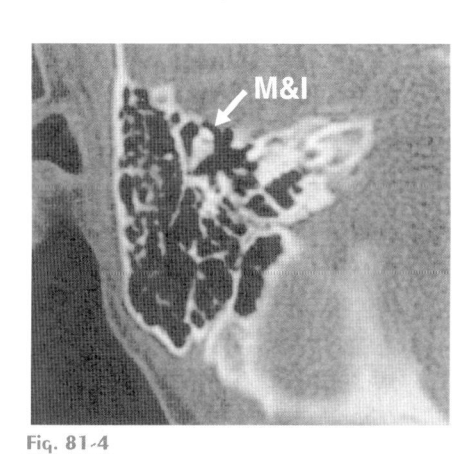

Fig. 81-4
Malformação de Michel com ausência de estruturas da orelha interna. Também existe ausência do conduto auditivo interno. Martelo e bigorna presentes na orelha média.

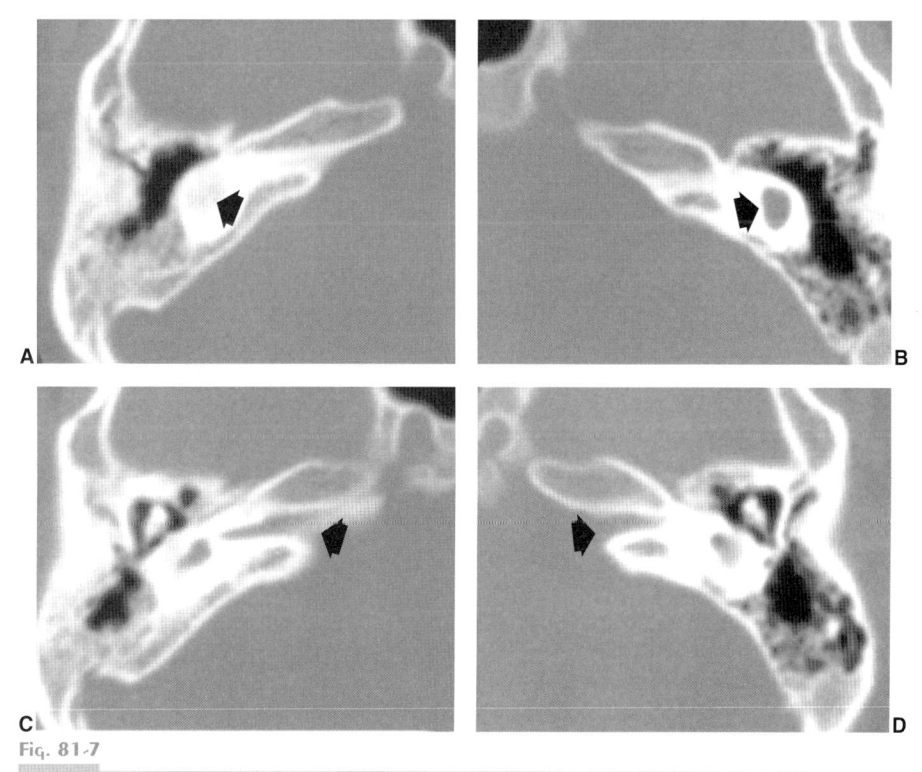

Fig. 81-7
(A, B) Cavidade comum bilateral sem desenvolvimento de condutos semicirculares.
(C, D) Condutos auditivos internos marcadamente estreitos.

hipoacusias profundas, A reconstrução tridimensional e o desenvolvimento da cóclea permitem avaliar o comprimento da mesma em milímetros e sua largura.

Nas hipoacusias congênitas a ressonância magnética fica reservada para aqueles casos de condutos auditivos internos estreitos ou perdas totais bilaterais da audição; a intenção é demonstrar a presença dentro do conduto auditivo interno do nervo coclear.

CIRURGIA DE IMPLANTE COCLEAR NAS MALFORMAÇÕES COCLEARES

A cirurgia destes casos pode-se tornar dificultosa e com um incremento das complicações, dependendo fundamentalmente da alteração da topografia da região. As relações anatômicas entre os labirintos anterior e posterior e o nervo facial se vêm francamente modificadas pelas alterações das primeiras estruturas; o nervo facial que deriva do segundo arco branquial na grande maioria dos casos tem um trajeto normal, porém não se respeitam as relações nem as distâncias com as estruturas labirínticas.

A janela oval pode estar situada por trás da segunda porção do nervo facial e a janela redonda cruzada pelo nervo ou encontrar-se mais inferior nas cisternas ou cavidades comuns. Também pode haver uma agenesia da janela redonda (Ito et al., 1999; Woolley et al., 1998).

Um canal semicircular lateral hipoplásico ou ausente modificará as relações anatômicas entre ele, o facial e a janela oval, deixando o nervo mais exposto a agressões cirúrgicas.

Tem sido descrito e temos visto platinas com uma abertura central fechada somente por aracnóides que às vezes protruem em forma circular para a orelha média. Estes casos podem apresentar como antecedentes episódios de meningite de repetição.

Outras vezes a janela redonda, em uma posição mais posterior, está totalmente oculta pela terceira porção do nervo facial e é impossível acessá-la pela via clássica.

A abordagem cirúrgica dependerá de acordo com as malformações cocleares de serem menores ou maiores, as primeiras correspondem fundamentalmente à alteração de Mondini com partição incompleta em menor ou maior grau, e as maiores, à hipoplasia coclear, à cisterna e à cavidade comum.

Nas malformações menores a cirurgia se realiza da forma clássica, **nas malformações maiores** quando não se pode acessar a janela redonda é conveniente dissecar a parede óssea póstero-superior do conduto e removê-la em bloco com o que se obtém uma cavidade aberta que permite uma visão de anterior para posterior para localizar a janela e realizar a cocleostomia por diante dela; posteriormente deve-se repor a parede óssea do conduto para que fique como uma cavidade fechada (Ito et al., 1999). Também se pode utilizar esta técnica nos casos em que pelos antecedentes ou por suspeitas de alterações na platina requerem ver detalhadamente a fossa oval e seu conteúdo.

Nos casos de cavidades comuns pode-se utilizar a técnica de Mc Elveen da labirintotomia transmastóidea; a mesma consiste em uma abordagem transmastóidea preservando a parede óssea do conduto auditivo externo e afinando a parte mais posterior do ádito e antro. Removendo nessa região o osso celular observar-se-á uma formação compacta do osso labiríntico que corresponde à parte posterior da cavidade comum realizando-se sobre ela a cocleostomia. Não é portanto necessário expor o facial na segunda porção nem fazer uma abordagem do recesso facial como na técnica clássica (McElveen et al., 1997).

Nas malformações maiores deve-se utilizar um eletrodo reto para que se desloque pela parede lateral da cavidade por onde estão disseminados os elementos neurais.

A complicação mais freqüente da cirurgia das malformações cocleares maiores é a saída do líquido cefalorraquidiano pelas falhas no fechamento da lâmina crivosa do fundo do conduto auditivo interno. A tomografia pode advertir ao cirurgião desta possibilidade. A saída de líquido em algumas circunstâncias é muito abundante e há que tomar medidas para controlar sua pressão e que flua em menos quantidade e permita a resolução do problema. Deve-se levantar a extremidade cefálica do leito a 30° e se tem que administrar manitol e diuréticos endovenosos; introduzir-se-á o eletrodo e em seguida se procede para realizar um minucioso fechamento da cocleostomia em torno do eletrodo com tecido perióstico; é conveniente esperar uns minutos e concluir o bloqueio, com o mesmo tecido, de todo o hemitímpano posterior. Feito isto solicita-se ao anestesista que realize três manobras de Valsalva para aumentar a pressão endocraniana do líquido cefalorraquidiano e ter a certeza de que não tenha ficado uma fístula. No pós-operatório o paciente tem que permanecer sem realizar esforços e em posição semi-sentada; pode-se administrar nas primeiras 48 horas acetazolamida. É excepcional a persistência da saída de líquido, caso ocorra, devemos fazer um bloqueio da tuba auditiva e deixar um cateter lombar de drenagem durante 48 horas. Por alguma razão procedeu-se a uma mastoidectomia aberta; deve proceder-se a obliteração da mesma porque senão através do tempo o eletrodo será expulso.

Deve-se suturar o conduto auditivo externo em seu terço externo com dois planos de sutura, bloqueio da tuba auditiva com cera de osso, da orelha média com perióstseo e da cavidade mastóidea com gordura abdominal e por último sutura-se a incisão em dois planos.

O monitoramento intra-operatório do nervo facial que se realiza em todas as cirurgias de implante coclear é fundamental realizá-lo nas cócleas malformadas.

CASUÍSTICA E RESULTADOS

Avaliou-se uma amostra de 171 pacientes implantados de um total de 230 cirurgias realizadas.

- 27 pacientes (15%) tinham alguma malformação.
- 4/27 apresentaram duas malformações.
- Aqueduto vestibular largo – 9/171 = 5%.
- Aqueduto coclear largo – 1/171 = 0,5%.
- Conduto auditivo interno largo – 7/171 = 4%.
- Partição incompleta – 8/171 = 5%.
- Cisterna – 2/171 = 1%.
- Cavidade comum – 2/171 = 1%.
- Malformação labiríntica posterior – 2/171 = 1%.
- Saída de líquido cefalorraquidiano – 7 do total de 171 = 4%.
- 4/27 malformações = 14%.
- 3/144 orelhas sem alteração óssea, 2%.

- Em 50% das cisternas e cavidade comum tiveram perda de líquido cefalorraquidiano.

- Em 26/27 = 96% entraram todos os eletrodos, em 1/27 penetraram 17 dos 22.

- Fístula líquido cefalorraquidiano 0/27.

- Meningite 0/27.

- Lesões do nervo facial 0/27.

- Em 3/8 partição incompleta (37%) tiveram outras **incapacidades** afora a hipoacusia; 2/4 cisternas e cavidade comum (50%) também.

As malformações de orelha interna extracocleares não interferem na percepção da fala e linguagem utilizando o implante coclear. O mesmo ocorre com a partição incompleta sem outras **incapacidades**.

Os pacientes com cisterna e cavidade comum conseguem níveis de audição entre 30 e 40 dB, 25% (1/4) têm muito boa evolução na percepção da fala vendo-se limitada no restante.

Como conclusão a respeito dos resultados esperados utilizando o implante coclear em malformações da orelha interna, podemos inferir que a presença de uma malformação deve ser observada como uma das variáveis possíveis e que o prognóstico pode ser alentador quando não se vê acompanhado por **outras incapacidades**.

REFERÊNCIAS BIBLIOGRÁFICAS

Graham JM, Phelp PD, Michaels L. Congenital malformations of the ear and cochlear implantation in children: review and temporal bone report of common cavity. *Journal of Laryngology and Otology* 2000;25:1-14.

Ito J, Sakota T, Kato H, Hazama M, Enomoto M. Surgical considerations regarding cochlear implantation in the congenitaly malformed cochlea. *Otolaryngology- Head and neck Surgery* 1999;121:4.

Jackler R, Luxford W, House W. Congenital malformation of the Inner Ear: a classification based on embryogenesis. *Laryngoscope* 1987;97:2-14.

Jackler R, Luxford W, House W. Sound Detection with the cochlear implants in five ears of four children with congenital malformations of the cochlea. *Laryngoscope* 1987;97:2-14.

Linthicum F Jr. Scheibe (cochleosaccular) dysplasia. *Otology and Neurotology* 2001;22:708.

Luntz M, Balkany T, Hodges AV. Telischi. Cochlear implants in children with congenital inner ear malformations. *Arch Otolaryngology Head and Neck Surgery* 1997;123(9):974-7.

McElveen J, Carrasco V, Miyamoto R, Linthicum F. Cochlear Implantation in Common cavity Malformations Using a transmastoid labyrinthotomy approach. *The laryngoscope* 1997;107:1032-1036.

Miyamoto R, McConkey R, Myres W, Pape M. Cochlear implantation in the Mondini inner ear malformation. *The American Journal of Otology* 1986;7:4.

Nelson E, Hinojosa R. Aplasia of the cochlear nerve: atemporal bone study. *Otology and neurotology* 2001;22:790-795.

Purcell D, Johnson J, Fischbein N, Calwain A. Establishment of normative cochlear and vestibular measurement to aid in the diagnosis of inner ear malformation. *Otolaryngology – Head and Neck Surgery* 2003;78-87.

Schmidt JM. Cochlear neuronal populations in developmental defects of the inner ear: implications for cochlear implantation. *Acta Otolaryngolo* 1985;99(1-2)14-20.

Sennaroglu L, Saatci I. A new classification for cochleovestibular malformations. *Laryngoscope* 2002;112(12):2230-2241.

Shelton C, Luxford W, Tonokawa L, Lo W, House W. The narrow internal auditory in children: A contraindication to cochlear implants. *Otolaryngology- Head and Neck Surgery* 1989;100(3):227-231.

Sheton O, Luxford W, Tonokawa L, House W. The narrow internal auditory canal in children: a contraindication to cochlear implants. *Otolaryngology – Head and Neck Surgery* 1989;100-227.

Slattery W, Luxford W. Cochlear implantation in the congenital malformed cochlea. *Laryngoscope* 1995;105:1184-1187.

Woolley A, Jenison V, Stroer B, Lusk R, Bahador R, Wippold F. Cochlear implantation in children with inner ear malformations. *Ann Otol Rhinol Laryngol* 1998;107:492-499.

Zheng Y, Schachem P, Cureglu S, Mutlu C, Diyelilian H, Paparella M. The shortened cochlea: its clasification and histopathologic features. *International Journal of Pediatric Otorhinolaryngology* 2002;63(1):29-39.

Zheng Y, Schackem P, Djalilian H, Paparella M. Temporal bone histopathology related to cochlear implantation in congenital malformations of the bony cochlea. *Otology and Neurotology* 2002;23181-186.

82

Implantes Cocleares em Casos Difíceis – Ossificação, Displasia e Reimplantação

Syed Ahsan ▪ Fred F. Telischi ▪ Thomas J. Balkany

INTRODUÇÃO

Os Implantes Cocleares (ICs) são aparelhos eletrônicos que consistem em um eletrodo implantável que é colocado cirurgicamente dentro da orelha interna, permitindo a estimulação do nervo acústico em resposta ao som. Eles funcionam convertendo energia mecânica sonora em sinais elétricos que podem ser aplicados no nervo coclear, em pacientes com perda auditiva neurossensorial severa, profunda. Os componentes essenciais de um implante coclear são: um microfone para captar sinais acústicos e enviá-los a um processador externo, um microprocessador que processa os sinais e um receptor/estimulador implantável e um conjunto de eletrodos que são colocados para dentro da cóclea.

O microfone detecta o som e envia essa informação ao processador de fala. O processador de fala codifica os sons que chegam do microfone, baseando-se em programas armazenados na sua memória. Esses programas são algoritmos em *software* que capacitam o receptor/estimulador e eletrodo a estimular a cóclea apropriadamente. Uma vez o sinal tenha sido processado e codificado pelo processador, a informação é enviada para a bobina transmissora. A bobina transmissora envia o sinal ao receptor/estimulador implantado, por meio de um sinal de radiofreqüência. Ali, o sinal é transduzido em pulsos elétricos, os quais ativam os eletrodos. O padrão de ativação do eletrodo é determinado tanto pela natureza do arranjo do eletrodo quanto pela estratégia de codificação utilizada pelos programas no processador. Finalmente, o padrão de estimulação é conduzido ao longo do nervo auditivo ao cérebro.

Os implantes cocleares tornaram-se o método estabelecido de reabilitação auditiva no indivíduo com perda auditiva severa a profunda, que tenham obtido pouco ou nenhum benefício dos aparelhos de audição convencionais. Entretanto, a aplicação precisa e apropriada desta tecnologia que está avançando continua a evoluir, com alargamento ainda maior dos critérios de seleção/inclusão para implantação. Além disso, evoluíram técnicas cirúrgicas para possibilitar a implantação em cóclea anormal. Este capítulo descreverá as técnicas cirúrgicas e resultados da implantação coclear em pacientes com ossificação coclear, displasia da orelha interna e reimplantação.

Anos de experiência e inovação em cirurgia de implantes cocleares conduziram a técnicas cirúrgicas que simplificam o procedimento e evitam complicações. De modo geral, a técnica utilizada nos casos difíceis repousa sobre princípios sólidos desenvolvidos nos casos de rotina. Deve ser lembrado que as características físicas do pacote eletrônico implantável e o arranjo de eletrodos variam entre os vários aparelhos e exigem técnicas cirúrgicas específicas de cada aparelho, a fim de minimizar quaisquer complicações.

A maioria dos procedimentos de implante coclear é efetuada usando-se anestesia geral com métodos assépticos de rotina e monitoração do nervo facial. A cirurgia geralmente leva 1,5 a 2,5 horas, as quais podem aumentar para 4–5 horas em casos de ossificação ou displasia. Os pacientes rotineiramente têm alta no mesmo dia ou no dia seguinte à cirurgia.

IMPLANTAÇÃO COCLEAR NA CÓCLEA OSSIFICADA

Meningite bacteriana é uma causa importante de surdez em crianças. O exame microscópico do osso temporal humano em pacientes ensurdecidos por meningite revela uma redução acentuada nas células do gânglio espiral bem como labirintite ossificante da rampa coclear em muitos casos. Outras causas de ossificação coclear incluem: otosclerose, doença auto-imune da orelha interna, trauma e labirintectomia (Balkany et al., 1996). Em um relato inicial de implantação coclear em 25 crianças ensurdecidas por meningite, 20 pacientes (80%) mostraram ter algum grau de ossificação. Seis destes tinham ossificação completa (Eisenberg et al., 1984). Um estudo precedente por Balkany et al. relatou uma prevalência global de 9% de ossificação intra-escalar (Balkany et al.). Entretanto, foi observado que este valor pode ser alto em virtude da natureza de encaminhamento da sua clínica. Até 1988, evidência de ossificação por estudo por imagem era considerada uma contra-indicação à implantação coclear por várias razões. Primeiro, pensava-se que a inserção de eletrodo na cóclea ossificada seria tecnicamente difícil ou impossível de ser realizada com segurança. Admitia-se que a perfuração-remoção na cóclea poderia levar potencialmente à lesão de elementos neurais residuais, bem como aumentar a probabilidade de lesão pelo eletrodo durante a inserção. Segundo, a capacidade de obter estimulação multicanal na cóclea ossificada foi posta em dúvida. Finalmente, achava-se que o osso denso poderia impedir disseminação adequada dos estímulos elétricos.

Estudos histopatológicos examinaram a questão da sobrevida de elementos estimuláveis da cóclea ossificada. Está claro que ocorre perda grave das células ciliadas cocleares, e que as células do gânglio espiral também são afetadas (Otte et al., 1978). Entretanto, numerosos estudos demonstraram sobrevida de um número importante de células do gânglio espiral mesmo em casos de ossificação grave (Chen *et al.*, 1988; Hinojosa *et al.*, 1991; Chiong *et al.*, 1993; Linthicum e Galey, 1983; Fayad *et al.*, 1991; Nadol e Hsu, 1991). Estas células do gânglio espiral juntamente com seus axônios são consideradas os elementos neurais estimulados pelos implantes cocleares. Por essas razões, nesses casos a sua sobrevida em uma cóclea ossificada suporta a idéia de implantação. Apoio adicional vem do trabalho por Balkany *et al.* (1988), que mostraram que os resultados auditivos em pacientes com cóclea parcialmente ossificada são semelhantes àqueles em pacientes com cóclea não-ossificada (Balkany *et al.*, 1988). Além disso, estudos por Cohen e Waltzman (1993), Gantz *et al..* (1988) e Steenerson e Gray (1990) demonstraram bons resultados da implantação na cóclea ossificada (Cohen N. and Waltzman, 1993; Gantz *et al.*, 1988; Steenerson *et al.*, 1990).

Presentemente, usamos uma combinação de Tomografia Computadorizada de Alta Resolução (TCAR) e RM para determinar a presença e extensão da ossificação. A ossificação da cóclea pode ser agrupada em três categorias: 1) Obliteração do nicho da janela redonda; 2) Obstrução do segmento inferior da cóclea; 3) Obstrução do segmento superior (incluindo ascendente, superior e descendente) (Figs. 82-1 e 82-2).

NICHO DA JANELA REDONDA OBLITERADO

O nicho e membrana da janela redonda são marcos anatômicos importantes para inserção de eletrodo de implante coclear. Quando a janela redonda não é identificada, pode resultar inserção do eletrodo para dentro do trato de células aéreas hipotimpânicas. Isto também pode levar ao dano do eletrodo. A identificação da janela redonda pode ser difícil quando o nicho está obliterado por novo osso e mucosa de aspecto normal. Ocasionalmente, nestes casos, uma ligeira depressão pode ser identificada inferior e posterior ao estribo.

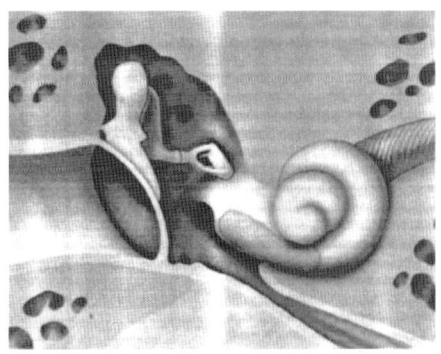

Perfuração nesta área leva a osso de aparência anormal, o qual pode levar para dentro da rampa timpânica. Em casos graves, não há nenhuma depressão, e a localização do nicho da janela redonda tem que ser estimado. Estudos mostraram que a perfuração em uma área aproximadamente 1,5 mm inferior ao processo piramidal levará ao nicho da janela redonda. Perfuração nesta área leva a uma camada mais profunda de osso menos denso, de cor mais clara. Este osso pode ser acompanhado para dentro da rampa timpânica (Balkany *et al.*, 1988).

OBSTRUÇÃO DO SEGMENTO INFERIOR

A ossificação mais comum é limitada ao segmento inferior (Fig. 82-1). Esta obstrução pode ser formada por tecido fibroso frouxo, matriz óssea calcificada mole, osso gredoso ou osso novo densamente calcificado. A extensão da obstrução pode variar de alguns milímetros além da membrana da janela redonda à volta ascendente da cóclea (~8-10 mm).

A extensão da obstrução é o fator mais crítico, seguido pela porcentagem da luz que está obstruída ou o caráter da obstrução. A obstrução limitada ao segmento inferior é removida tunelizando-se até que seja alcançada a região além da obstrução (lúmen livre). Isto é realizado pelo uso de brocas, *lasers* ou punctores finos. O lúmen livre deve ser visualizado através da cocleotomia, e muitas vezes é possível inserção completa do eletrodo. Os resultados nestes casos aproximam-se daqueles em pacientes com cóclea completamente desimpedida (Balkany *et al.*, 1988; Balkany, 1990).

OBSTRUÇÃO DO SEGMENTO SUPERIOR

Se a obstrução do segmento inferior estender-se apicalmente para dentro do segmento ascendente (Fig. 82-2), então a técnica precedente de tunelização não será bem-sucedida. Obstrução estendendo-se para o segmento ascendente, segmento superior ou segmento descendente pode ser considerada uma entidade única (isto é, obstrução do segmento superior) para finalidades de seleção da técnica cirúrgica. Em alguns casos, como pode não ser possível determinar antes da cirurgia se a obstrução compromete o segmento superior, é necessário tunelizar para dentro do segmento inferior por cerca de 8-10 mm. Se a luz para dentro do segmento superior não estiver desobstruída, diversas técnicas exclusivas são disponíveis.

A primeira opção a considerar é inserir o eletrodo na rampa vestibular. Pode-se localizar a rampa do vestíbulo estendendo-se a cocleotomia aproximadamente 1-2 mm superiormente (Fig. 82-3). Steenerson *et al.* (1990) relataram inserção bem-sucedida na rampa vestibular em casos de obstrução da rampa timpânica (Steenerson *et al.*, 1990). Os resultados fo-

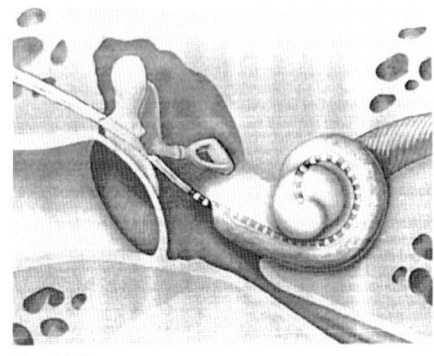

Fig. 82-1
Ossificação do segmento inferior da volta basal da cóclea.

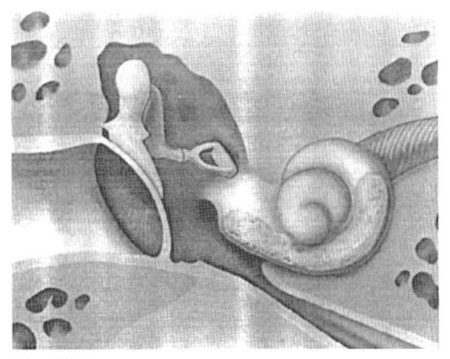

Fig. 82-2
Ossificação do segmento inferior estendendo-se ao segmento ascendente da volta basal da cóclea.

Fig. 82-3
Localização da rampa do vestíbulo e inserção do eletrodo.

ram iguais àqueles em pacientes com cóclea não-obstruída. Alternativamente, o eletrodo pode ser posto para dentro do túnel no segmento inferior. Com o aparelho Nucleus 24 padrão, aproximadamente dez eletrodos podem ser inseridos para dentro da volta basal. Embora os resultados com esta técnica sejam parciais, o reconhecimento da fala de um conjunto aberto de palavras foi observado como equivalente a 10 eletrodos (Cohen e Waltzman, 1993). Alternativamente, pode ser usado um arranjo de eletrodos comprimidos (Med-El Corporation). Este tem um espaço menor entre os contatos dos eletrodos, permitindo que todos os eletrodos sejam inseridos.

Há dois métodos de inserção de eletrodos disponíveis em cócleas completamente ossificadas. Um exige perfurar uma goteira aberta através do modíolo. Gantz *et al.* (1988) descreveram um procedimento de perfuração-escavação com mastoidectomia radical e fechamento do canal auditivo externo (Gantz B. *et al.*, 1988). Nesta técnica, são removidos pele, mucosa, membrana timpânica, martelo e bigorna. Monitoração do nervo facial é recomendada porque o segmento labiríntico do nervo facial reside adjacente ao segmento superior da volta basal da cóclea. Um túnel é criado no segmento inferior, como descrito anteriormente, e conectado a uma goteira aberta que é criada perfurando-se a superfície óssea da volta basal em torno do modíolo (Fig. 82-4). O eletrodo é inserido através do túnel do segmento inferior e para dentro da goteira. Ele é mantido no lugar com fáscia e cola de tecido. Balkany *et al.* (1998) desenvolveram um procedimento de perfuração na parede intacta do canal para evitar uma mastoidectomia radical (Balkany *et al.*, 1998). Neste procedimento, um túnel no segmento inferior (~8 mm) é perfurado usando-se uma broca de diamante de 1,5 mm (Fig. 82-5). A seguir, trabalhando através do canal auditivo externo, é elevado um retalho timpanomeatal de base superior, a articulação incudoestapedial é dividida, e a bigorna é removida. O cabo do martelo também pode ser removido para obter mais acesso. O segmento timpânico do nervo facial, o processo cocleariforme e o semicanal do tensor do tímpano são identificados. Uma broca de 2 mm é usada para remover o processo cocleariforme. Aproximadamente 4 mm anteriormente à janela redonda, uma broca de 1 mm é usada para entrar no túnel previamente perfurado. O túnel é aberto anteriormente e seguido em torno do segmento ascendente até o nível do semicanal do tensor (Fig. 82-6). A goteira é continuada posteriormente até a borda anterior da janela oval, a seguir inferiormente para completar um trajeto aproximando-se do modíolo e gânglio espiral. O receptor-estimulador é assentado primeiro para possibilitar inserção bimanual do eletrodo. O eletrodo é a seguir fixado no lugar com cunha de pequenos segmentos da bigorna. A cocleostomia e o túnel são tamponados com fáscia, e o cabo é encaixado firmemente dentro da escora da bigorna dividida (Fig. 82-7).

O outro método de inserção de eletrodo, quando ambas as rampas do tímpano e vestíbulo estão ossificadas, consiste em usar eletrodos divididos ou duplo arranjo. As duas configurações de eletrodos comercialmente disponíveis são o arranjo duplo Nucleus 24 e o arranjo dividido Med-El. Neste desenho, os eletrodos estão divididos em dois arranjos separados, os quais são implantados independentemente um do outro. Ele requer a perfuração de dois túneis, um inferior e um superior, para dentro da cóclea. O segmento inferior é perfurado conforme indicado anteriormente, enquanto o segmento superior é perfurado começando-se cerca de 1-2 mm anterior à janela oval e imediatamente abaixo do processo cocleariforme, usando-se uma broca de 1,5 mm. À medida que se ganha experiência com este desenho de eletrodos, ele está se tornando o procedimento de escolha para implantação na cóclea totalmente ossificada, para o autor sênior

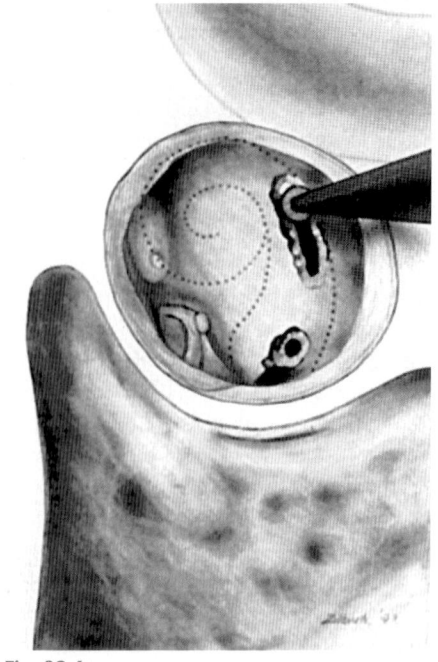

Fig. 82-6
Perfuração do segmento ascendente da cóclea durante uma perfuração-remoção coclear de parede de canal intacto.

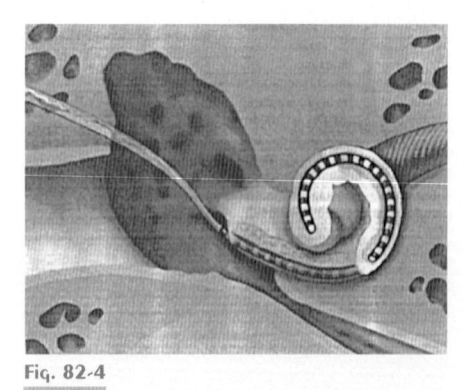

Fig. 82-4
Perfuração-remoção na cóclea para implantação em cóclea gravemente ossificada (técnica descrita por Gantz *et al.*, 1988).

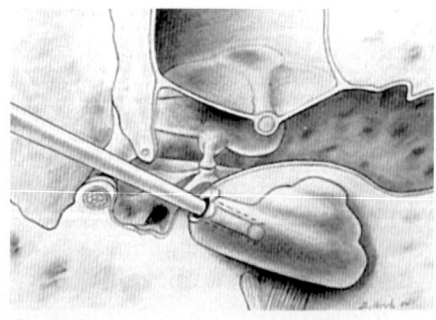

Fig. 82-5
Procedimento de perfuração-remoção na parede de canal intacto. Este procedimento evita uma cavidade radical. O túnel no segmento inferior é perfurado (8 mm), usando-se uma broca de diamante de 1,5 mm.

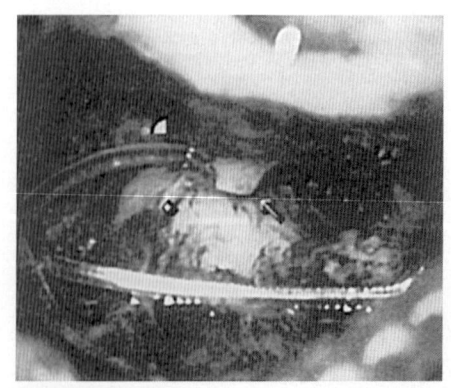

Fig. 82-7
Técnica de ponte dividida para estabilização do eletrodo do implante.

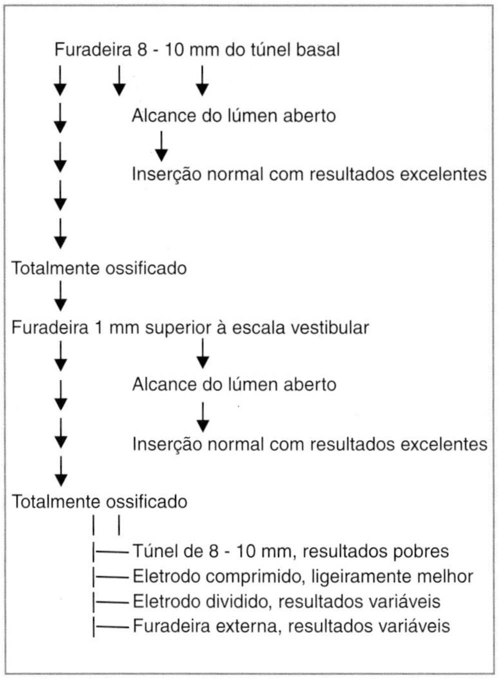

```
Furadeira 8 - 10 mm do túnel basal
   ↓     ↓     ↓
         Alcance do lúmen aberto
                   ↓
              Inserção normal com resultados excelentes
   ↓
Totalmente ossificado
   ↓
Furadeira 1 mm superior à escala vestibular
                   ↓
              Alcance do lúmen aberto
                        ↓
                   Inserção normal com resultados excelentes
   ↓
Totalmente ossificado
       |   |
       |—— Túnel de 8 - 10 mm, resultados pobres
       |—— Eletrodo comprimido, ligeiramente melhor
       |—— Eletrodo dividido, resultados variáveis
       |—— Furadeira externa, resultados variáveis
```

Fig. 82-8

Algoritmo sugerido para implantação em pacientes com cóclea completamente (segmento superior) ossificada

(T.B.). A Figura 82-8 ilustra um algoritmo sugerido na via de acesso e tratamento de pacientes com cóclea ossificada.

Finalmente, independentemente dos métodos cirúrgicos utilizados, é importante observar que nos casos de ossificação parcial, os resultados de reconhecimento da fala dos pacientes com cóclea ossificada estão se tornando equivalentes aos dos pacientes com cóclea aberta. O grau de obstrução parece ter menos efeito sobre o resultado do que outros fatores como a duração da surdez e o modo de comunicação. Nos pacientes com ossificação total os implantes cocleares ainda são menos eficazes, mas úteis.

IMPLANTAÇÃO COCLEAR NA CÓCLEA DISPLÁSICA

As malformações da orelha interna distribuem-se desde a displasia branda do labirinto membranoso até a aplasia óssea completa. Jackler et al. (1997) classificaram a malformação congênita da orelha interna com base nos achados radiológicos.

Descrevem quatro tipos:

1. Aplasia completa.
2. Cavidade comum.
3. Cóclea hipoplásica.
4. Partição incompleta.

A cavidade comum é caracterizada pela perda de todos os septos intra-escalares, que leva a uma câmara única. A cóclea hipoplásica consiste apenas na volta basal. Não há volta apical ou média. A partição incompleta é a deformidade clássica de Mondini, caracterizada pela perda do septo intra-escalar entre a volta apical e média.

A maioria das malformações da orelha interna é diagnosticada por alterações macroscópicas no labirinto óssea na TC. As malformações membranosas não podem ser diagnosticadas em TC. O diagnóstico de displasia membranosa é feito clinicamente quando a TC é normal e um jorro de líquido cerebroespinhal (LCE) fluindo livremente é encontrado na implantação.

Os critérios iniciais para candidatar-se ao implante coclear excluíam pacientes com malformações da orelha interna. Havia preocupações com uma lesão por eletrodo durante a inserção, a capacidade de estimular eficazmente células do gânglio espiral que podem estar deslocadas e desorganizadas, o risco de lesão do nervo facial e meningite (Luntz et al., 1997).

A estimulação auditiva pelos implantes cocleares ocorre pela excitação das células ganglionares dentro do modíolo. As células ganglionares nos humanos estão localizadas em uma volta e meia inferiores à cóclea (Slattery e Luxford, 1995). Enquanto as cócleas normais possuem aproximadamente 33.000 células ganglionares, os pacientes com defeitos de desenvolvimento da cóclea possuem menores números de células ganglionares. Estudos descreveram contagens de células ganglionares na displasia de Mondini na faixa de 7.677 a 16.110 (Schmidt, 1985). Não obstante, Linthicum et al. (1991) relataram benefícios com a implantação em pacientes com poucas células, como 3.300 células ganglionares.

Malformação da orelha interna não constitui mais uma contra-indicação à implantação. Entretanto, a anatomia anormal da cóclea e anomalias freqüentemente associadas do nervo facial suscitam preocupações a respeito da inserção segura e efetiva de eletrodos. Foram desenvolvidas técnicas cirúrgicas para resolver alguns dos problemas anatômicos encontrados na cóclea malformada. A via de acesso cirúrgica para implantar em pacientes com malformação congênita da orelha interna começa com a mastoidectomia e acesso ao recesso facial de rotina. É importante identificar o trajeto do nervo facial na TC pré-operatória. Se o nervo facial não puder ser localizado usando-se técnicas-padrão, então a bigorna pode ser removida para visualizar o segmento timpânico. Monitoração intra-operatória contínua do nervo facial é recomendada (Luntz et al., 1997; Slattery e Luxford, 1995; Jackler et al., 1987).

O cirurgião deve estar pronto para lidar com um jorro de perilinfa ou LCE ao operar na cóclea deformada. Uma partição incompleta entre o CAI e a cóclea, vista na TC pré-operatória, aumenta a probabilidade de um vazamento de LCE. A tuba auditiva pode ser tamponada com SurgiCel (Ethicon, Somerville, New Jersey, US) e fáscia antes da cocleostomia. A cocleostomia é tamponada firmemente com tecido mole colocado em torno do eletrodo para deter o jorro. O uso de dreno lombar é desaconselhado. A redução da pressão do LCE pode dar uma falsa sensação de segurança de que a cocleostomia está adequadamente vedada.

Nos pacientes com deformidade de Mondini, aqueduto vestibular dilatado e vestíbulo aumentado, uma cocleostomia de rotina e inserção do eletrodo são realizadas da maneira usual (Fig. 82-9). Entretanto, há um risco aumentado de vaza-

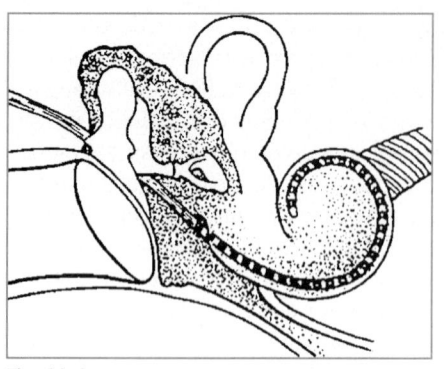

Fig. 82-9
Cocleostomia de rotina e inserção de eletrodo em pacientes com displasias selecionadas.

mento de LCE que deve ser controlado conforme assinalado anteriormente.

Na displasia coclear mais grave conhecida como deformidade de cavidade comum, o modíolo está ausente e o nervo facial pode estar associado à parede lateral do labirinto primitivo. O arranjo do eletrodo pode ser inserido para dentro da parede lateral da cavidade comum, correspondendo aproximadamente à posição esperada da extremidade ampular do canal semicircular lateral. Inserção nesta área evita o nervo facial anormal (Fig. 82-10). Os eletrodos devem ser inseridos delicadamente, uma vez que é possível inserir inadvertidamente o eletrodo para dentro do CAI. O eletrodo deve ser estabilizado usando-se a técnica de ponte dividida (Fig. 82-7). Endoscopia coclear pode ser usada para confirmar a posição do eletrodo. Deve ser assinalado que o arranjo do eletrodo deve ser posicionado de tal modo que os eletrodos dêem face para fora na direção da parede da cavidade co-

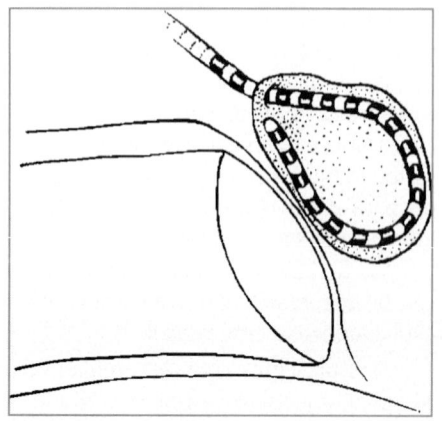

Fig. 82-10
Inserção de arranjo de eletrodo para dentro da parede lateral na deformidade de cavidade comum.

mum, que é onde residem as células sensoriais remanescentes. Depois da inserção e confirmação da posição do eletrodo, a cocleostomia e a cavidade inteira são tamponadas com músculo. Radiografia intra-operatória deve ser disponível nestes casos para confirmar a posição correta dos eletrodos.

A aplasia completa da cóclea ainda é considerada uma contra-indicação à implantação. Um CAI estreito é considerado uma contra-indicação relativa, uma vez que pode associar-se à ausência do nervo craniano 8º. Uma RM pode ajudar a determinar se o nervo está ausente ou presente.

Em suma, as malformações da orelha interna não constituem contra-indicação absoluta à implantação coclear. As indicações gerais para IC multicanal são aplicáveis àquelas com partição incompleta, vestíbulo aumentado e malformações membranosas. Com resultados menos favoráveis, crianças com cavidade comum também podem ser submetidas com sucesso à implantação e estimulação.

REIMPLANTAÇÃO COCLEAR

Na última década, as complicações da implantação coclear diminuíram acentuadamente, e a taxa de falha do aparelho de implante coclear também caiu. Parisier et al. (1991) relataram os resultados da análise de 1.175 pacientes que receberam implantes, dos quais 11% tiveram falha do aparelho, incluindo 19% do desenho 3M/House e 3,5% do aparelho Nucleus. Na sua própria experiência, eles observaram 18% de falha do aparelho (30% de aparelho 3M/House e 6% de aparelho Nucleus) (Parisier et al., 1991). Em 1996, Parisier et al. descreveram uma taxa de falha global de 9% do aparelho Nucleus 22, com uma taxa de falha de 15% em crianças (Parisier et al., 1996). Presentemente, a taxa de falha do aparelho em 5 anos é estimada em cerca de 1,5% (Balkany et al., 1999). Entretanto, a reimplantação ocasionada por complicações cirúrgicas ou falha do aparelho permanece em um pequeno número de implantados.

À medida que a tecnologia se aperfeiçoa, e progride o conhecimento do processamento/codificação da fala, é possível que uma criança beneficiando-se hoje de um IC multicanal possa derivar maior benefício no futuro, com a evolução de aparelhos mais sofisticados. Por outro lado, ao considerar a relação risco-benefício de ter acesso aos períodos críticos de desenvolvimento da linguagem pela implantação precoce *versus* o aguardo de um aparelho melhor, a segurança e eficácia da reimplantação são importantes. A idéia de poupar a orelha para o aparelho final também provoca preocupação com a capacidade da cóclea de suportar os dois procedimentos e permanecer eletricamente estimulável.

Há diversos relatos de reimplantação, e muitos dos casos descritos envolvem a remoção de aparelhos monocanais (Lindeman et al., 1987; Windmill et al., 1990; Hochmair e Burian, 1985; Gantz et al., 1989; Jackler et al., 1989; Chute et al., 1992; Economou et al., 1992; Miyamoto et al., 1994; Kileny et al., 1995; Woolford et al., 1995; Maas et al., 1996; Miyamoto et al., 1997; Cohen et al., 1988). Por essa razão, foi considerado que a reimplantação de eletrodos mais longos, mais complexos, poderia resultar em resultados cirúrgicos e auditivos diferentes dos relatados. Entretanto, as descrições de várias pequenas séries de reimplantação de aparelhos multicanais sugerem que a reimplantação geralmente seja bem-sucedida (Chen et al., 1988; Parisier et al., 1991, Gantz et al., 1989; Woolford et al., 1995). Por outro lado, em um grupo maior de pacientes, Miyamoto (1997) observou maus resultados após reimplantação (Miyamoto et al., 1997). Na reimplantação, a extensão média de inserção e o número de canais ativamente programados foram menores que os vistos nos casos primários. Pelo contrário, em 1999 Balkany et al. descreveram reimplantação bem sucedida sem complicações em 16 casos (Balkany et al., 1999). Os escores médios de palavras de conjunto aberto e sentenças em adultos e escores de palavras em crianças foram mais altos, porém não estatisticamente significativos, em seguida à reimplantação. Recentemente, uma revisão por Waltzman et al. em 2002 suportou esta observação (Waltzman et al., 2002).

Estudos histopatológicos de trauma de inserção após implantação coclear primária mostraram lesão iatrogênica das estrias, ligamento espiral e órgão de Corti (Simmons et al., 1986; Clark et al., 1998). Não foi vista perda grave correspondente de células do gânglio espiral (Fayad et al.,). Admite-se que a estimulação pelo implante coclear possa contribuir para a sobrevida destas células ganglionares e explica, em parte, os bons resultados globais observados com reimplantação. Além disso, a facilidade de remoção e reinserção dos arranjos complexos de eletrodos contribui para o sucesso da reimplantação. Uma bainha fibrosa rodeia muitas vezes o eletrodo intracoclear. O manguito permanece *in situ* quando o eletrodo original é removido, e facilita a inserção do novo arranjo, ao mesmo tempo que protege a membrana basilar e a lâmina espiral durante a inserção (Jackler et al., 1999; Clark et al., 1998). Isto foi demonstrado útil com reimplantação imediata após a remoção do eletrodo. De outro modo, houve uma tendência de a bainha fibrosa colapsar e dificultar a tentativa de inserção mais tarde (Jackler et al., 1989). Quando a reimplantação imediata não é possível, como em casos de infecção ativa, então o cirurgião pode cortar o eletrodo ao nível da janela redonda, mantendo a porção intracoclear no lugar para manter a luz da rampa do tímpano.

A técnica cirúrgica envolve toda rotina básica de um procedimento habitual, incluindo monitoração do nervo facial e uso de antibióticos perioperatórios, esteróides e um antiemético. Cautério unipolar não pode ser usado por causa do risco de conduzir corrente elétrica que pode danificar as fibras nervosas. Em lugar disso, maior ênfase é posta na técnica cirúrgica adequada e no uso de cautério bipolar quando necessário. Durante o procedimento, fibrose é observada freqüentemente na cavidade mastóidea e na cocleostomia. Adicionalmente, pode haver uma pequena quantidade de ossificação no local de inserção do eletrodo, o que pode exigir perfuração até a rampa do tímpano ser identificada. A consideração pré-operatória nestes casos deve incluir também a possibilidade de inserção incompleta, e por essa razão um implante coclear alternativo com um eletrodo mais rígido reto ou um implante com arranjo comprimido deve estar disponível, se possível.

Como nos casos de rotina, o acompanhamento envolve uma visita pós-operatória cerca de 1 semana depois do procedimento para identificar quaisquer complicações (hematoma, problemas do retalho de pele, otite média, infecção etc.). Aproximadamente 4 semanas depois da cirurgia, o paciente é reexaminado e, se o local cirúrgico tiver se curado bem, a equipe de implante coclear realiza a estimulação inicial do implante.

CONCLUSÃO

Durante os últimos 20 anos, os Implantes Cocleares exerceram um impacto positivo na reabilitação auditiva de pessoas com perda auditiva neurossensorial profunda. Resultados bons a excelentes foram observados nos casos de rotina bem como difíceis. Através do uso das técnicas descritas e as questões discutidas neste capítulo, os cirurgiões de implante coclear agora têm o conhecimento e o "know-how" para implantar com sucesso e reabilitar pacientes com cóclea ossificada, displasia coclear e em situações que necessitam reimplantação.

REFERÊNCIAS BIBLIOGRÁFICAS

Balkany T, Bird P, Hodges A, et al. Surgical technique for implantation of the totally ossified cochlea. *Laryngoscope* 1998;108:988-992.

Balkany T, Bird P, Telischi F, Lee D, et al. Further developments in implantation of the ossified cochlea. *Otolaryngol Head Neck Surg* FALTAM DADOS

Balkany T, Gantz B, Nadol J. Multichannel cochlear implants in partially ossified cochleas. *Ann Otol Rhinol Laryngol* 1988;92(Suppl 135):3-7.

Balkany T, Gantz B, Steenerson R, Cohen N. Systematic approach to electrode insertion in the ossified cochlea. *Otolaryngol Head Neck Surg* 1996;114:4-11.

Balkany T, Hodges A, Gomez-Marin O, et al. Cochlear reimplantation. *Laryngoscope* 1999;109:351-355.

Balkany T, Luxford W, Martinez S, Hough J. Surgical anatomy and technique of cochlear implantation. *AAO-HNS Instructional Courses*. Vol. 1. St. Louis: CV Mosby Co., 1988.

Balkany T. Endoscopy of the cochlea during cochlear implantation. *Ann Otol Rhinol Laryngol* 1990;99:919-22.

Chen D, Linthicum F, Rizer F. Cochlear histopathology in the labyrinthectomized ear: implication for cochlear implantation. *Laryngoscope* 1988;98:1170-2.

Chiong C, Glyn R, Wu W, Nadol J. Survival of Scarpa's ganglion in the profoundly deaf human. *Ann Otol Rhinol Laryngol* 1993;102:425-29.

Chute P, Hellman S, Parisier S, et al. Auditory perception change after reimplantation in a child cochlear implant user. *Ear Hear* 1992;13(3):195-199.

Clark G, Shepard R, Franz B, et al. The histopathology of the human temporal bone and central nervous system following cochlear reimplantation in a patient. *Acta Otolaryngol Stockh* 1998;(suppl)448:1-14.

Cohen N and Waltzman S. Partial insertion of the nucleus multichannel cochlear implant: technique and results. Am J Otol 1993;14:357-61.

Cohen N, Hoffman R, Stroschein M. Medical or surgical complications related to the nucleus cochlear implant. *Ann Otol Rhinol Laryngol* 1988;97:8-13.

Economou A, Tartter V, Chute P, et al. Speech changes following reimplantation from a single-channel to a multichannel cochlear implant. *J Acoustical Soc Am* 1992;92(3):1310-1323.

Eisenberg L, Luxford W, Becker T, House W. Electric stimulation of the auditory system in children deafened by meningitis. *Otolaryngol Head Neck Surg* 1984;92:700-5.

Fayad J, Linthicum F, Galey F, Otto S, et al. Cochlear Implants: histopathologic findings related to performance in 16 human temporal bones. *Ann Otol Rhinol Laryngol* 1991;100:807-811.

Fayad J, Linthicum F, Otto S, et al. Cochlear implants: histopathologic findings related to performance in 16 human temporal bones. *Ann Otol Rhinol Laryngol* 1999;100:807-811.

Gantz B, Lowder M, McCabe B. Audiologic results following reimplantation of cochlear implants. *Ann Otol Rhinol Laryngol* 1989;98:12-16.

Gantz B, McCabe B, Tyler R. Use of multichannel cochlear implants in obstructed and obliterated cochleas. Otolaryngol Head Neck Surg 1988;98:72-81.

Hinojosa R, Green J, Marion M. Ganglion cell population in labyrinthitis ossificans. *Am J Otol* 1991;12:3-7.

Hochmair-Desoyer I and Burian K. Reimplantation of a molded scala tympani electrode: effect on psychophysical and speech discrimination abilities. *Ann Otol Rhinol Laryngol* 1985;94:65-70.

Jackler R, Leake P, McKerron W. Cochlear implant revision: effects of reimplantation on the cochlea. *Ann Otol Rhinol Laryngol* 1989;98:813-820.

Jackler R, Luxford W, House W. Congenital malformations of the inner ear: a classification based on embryogenesis. *Laryngoscope* 1987;97(Suppl 40):2014.

Jackler R, Luxford W, House W. Sound detection with the cochlear implant in five ears of four children with congenital malformations of the cochlea. *Laryngoscope* 1987;97(Suppl 40):15-17.

Kileny P, Meiteles L, Zwolan T, et al. Cochlear implant device failure: diagnosis and management. *Am J Otol* 1995;16:164-171.

Lindeman R, Manghan CA, Kuprenas S. Single channel and multichannel performance for reimplanted cochlear prosthesis patient. Ann

Otol Rhinol Laryngol 1987;96(Suppl 128):150-151.

Linthicum F and Galey F. Histologic evaluation of temporal bones with cochlear implants. *Ann Otol Rhinol Laryngol* 1983;92:610-3.

Linthicum F, Jr., Fayad J, Otto S, *et al*. Inner ear morphologic changes resulting from cochlear implantation. *Am J Otol* 1991;12(Suppl):8-10.

Luntz M, Balkany T, Hodges A, Telischi F. Cochlear implants in children with congenital inner ear malformation. *Arch Otolaryngol Head Neck Surg* 1997;123:974-77.

Maas S, Bance M, O'Driscoll M, *et al*. Explantation of a nucleus cochlear implant and reimplantation into the contralateral ear. *J Laryngol Otol* 1996;110:881-883.

Miyamoto R, Osberger M, Cunningham L. Single channel to multichannel conversion in pediatric cochlear implant recipients. *Am J Otol* 1994;15:40-45.

Miyamoto R, Sirvsky M, Myres W, *et al*. Cochlear implant reimplantation. *Am J Otol* 1997;18:560-61.

Nadol F and Hsu W. Histopathologic correlation of spiral ganglion cell count and new bone formation in the cochlea following meningogenic labyrinthitis and deafness. *Ann Otol Rhinol Laryngol* 1991;100:712-6.

Otte J, Schuknecht H, Kerr A. Ganglion cell population in normal and pathological human cochlea: Implications for human cochlear implantation. *Laryngoscope* 1978;88:1231-45.

Parisier S, Chute P, Popp A. Cochlear implant mechanical failures. *Am J Otol* 1996;17:730-734.

Parisier S, Chute P, Weiss M, *et al*. Results of cochlear implant reinsertion. *Laryngoscope* 1991;101:10103-1015.

Schmidt J. Cochlear neuronal population in developmental defects of the inner ear: implications for cochlear implantation. *Acta Otolaryngol (Stockh)* 1985;99:14-20.

Simmons F, Schuknecht H, Smith L. Histopathology of an ear after 5 years of electrical stimulation. *Ann Otol Rhinol Laryngol* 1986;95:132-136.

Slattery W and Luxford W. Cochlear implantation in the congenital malformed cochlea. *Laryngoscope* 1995;105:1184-1187.

Steenerson R, Gray L, Wynens M. Scala vestibuli cochlear implantation for labyrinthine ossification. *Am J Otol* 1990;11:360-3.

Waltzman SB, Cohen NL, Green J, *et al*. Long term effects of cochlear implantation in children. *Otolaryngol Head Neck Surg* 2002;126(5):505-511.

Windmill I, Nolph M, Martinez S, *et al*. Replacement of a multichannel implant following a traumatic incident. *Am J Otol* 1990;11:415-420.

Woolford T, Saeed S, Boyd P, *et al*. Cochlear reimplantation. *Ann Otol Rhinol Laryngol* 1995;104(suppl 166):449-453.

Implante Coclear – Novos Conceitos Cirúrgicos para Cócleas Obstruídas

Carlos Curet ■ Claudia Romani ■ Maria Inês Salvadores ■ Pablo Perez ■ Adriana Severina ■ Carlos Young

INTRODUÇÃO

Os resultados auditivos pós-operatórios com um implante coclear dependem do número de eletrodos intracocleares disponíveis (Hartrampf et al., 1995; Cohen et al., 1993; Pyman et al., 1992) entre outros fatores.

De um modo geral, uma obstrução parcial ou total mais além da parte inicial da volta basal permite antever da impossibilidade de uma inserção completa de eletrodos, qualquer que seja o modelo de implante, e também obriga a desenvolver diferentes tipos de guias ("array"), eletrodos e técnicas cirúrgicas.

O tecido de neoformação óssea que enche a luz da rampa é geralmente mais claro e menos compacto que o osso circundante.

A obstrução parcial no começo da volta basal geralmente permite uma inserção completa depois de remover o tecido de neoformação óssea (Balkany et al., 1997).

A obstrução completa impossibilita a inserção total de eletrodos.

Mostram-se na imagem (Hartrampf et al., 1995; Balkany et al., 1997) os diferentes tipos de ossificação intracocleares possíveis (p. ex., labirintites ossificantes, otosclerose coclear, meningite...).

Uma alternativa é a implantação na escala vestibular, se não estiver obstruída. Diferentes técnicas de fresado podem ser realizadas se a implantação na Escala Vestibular falhar ou ser impossível (Figs. 83-1 e 83-2).

Cohen & Waltzman (Cohen et al., 1993) foram os primeiros a descrever a remoção óssea neoformada no lúmen coclear, desde o início da volta basal chegando tão anterior quanto fosse possível até a parede anterior da cóclea, próximo da porção ascendente da carótida inter-

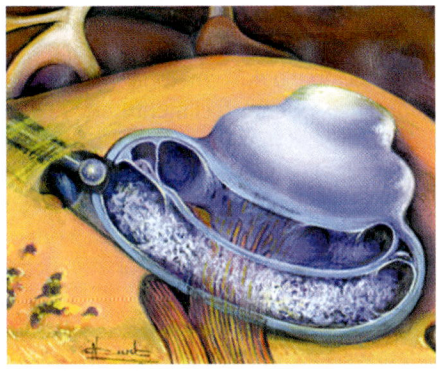

Fig. 83-1
Cóclea ossificada parcial. Rampa vestibular livre.

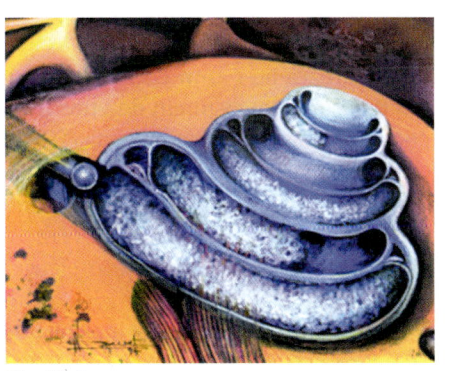

Fig. 83-2
Cóclea ossificada total. Rampa vestibular e rampa timpânica ocupada.

na. Aproximadamente 10 eletrodos ativos são possíveis de colocar no caso de Núcleos 22 e 24 com eletrodos padrão. Sem dúvida os resultados pós-operatórios são substancialmente inferiores aos daqueles pacientes com cócleas não-obstruídas.

Med-El tem no Combi 40 uma versão chamada curta para estas situações, que permite colocar o total de eletrodos neste "túnel de Cohen".

Gantz et al. desenvolveram uma técnica com um fresado total da cóclea e re-

moção da parede posterior do canal auditivo externo ("*canal wall down*") (Gantz et al., 1988). O osso cobrindo a volta basal da cóclea é eliminado totalmente, e o *modiolus* é exposto. Em dois casos relatados (um reoperado e reposicionados os eletrodos) resultaram com melhora da audição, sem dúvida, as cicatrizes e escaras pós-operatórias, sensações de dor causadas pela estimulação elétrica das fibras do plexo timpânico podem levar a um resultado não satisfatório.

O mesmo para a técnica modificada de Balkany et al. que combina, com um túnel na volta basal, as duas técnicas anteriores.

Um incremento significativo do número de eletrodos intratrocleares, pode-se conseguir, se uma segunda cocleostomia for realizada na segunda volta (Lenarz et al., 2001).

Com freqüência a segunda volta não é obstruída, ainda que as imagens possam mostrar outra coisa. Porém em outras, como na meningite tuberculosa ou por pneumococo, pode-se mostrar uma ossificação extrema depois de vários anos de sofrimento da enfermidade.

Para colocar vários eletrodos ativos na cóclea, uma configuração especial do eletrodo é necessária enquanto o número de eletrodos ativos é distribuído em duas guias transportadoras ou "*arrays*".

As duas guias portadoras são inseridas em dois canais separados, fresados nas voltas basal e segunda, respectivamente.

Dois grupos desenvolveram este conceito quase simultaneamente. Bredberg et al. (1997) trabalharam com Med-El e desenvolveram o modelo "split", no qual a segunda guia, transportadora de eletrodos, é inserida retrógrada na primeira volta.

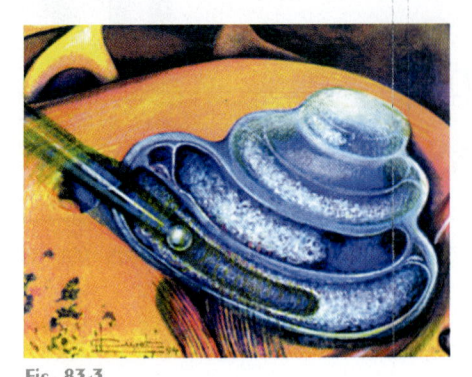

Fig. 83-3
Cóclea ossificada total. Rampa vestibular obstruída. Téc. de N. Cohen.

Fig. 83-4
1ª e 2ª cocleostomia – Téc. de T. Lenarz. *1.* Tendão do músculo do martelo; *2.* tendão do músculo do estribo; *(a)* 1ª cocleostomia basal; *(b)* 2ª cocleostomia apical.

Habitualmente em condições normais, a cocleostomia é criada anterior à janela redonda até alcançar a escala timpânica da volta basal.

Em cócleas ossificadas, onde também está ossificada a escala vestibular além da timpânica, se começa a realizar uma cocleostomia e em seguida um túnel de 10 mm de comprimento aproximadamente, broqueando com brocas de diamante de 1 mm de diâmetro até que a parede anterior da cóclea seja alcançada, tendo precaução de evitar lesionar a artéria carótida interna. Como uma regra, o novo tecido e o novo material claro ósseo esponjoso podem facilmente ser distinguidos, por cor e consistência, do osso mais amarelado e firme da cóclea. A columela deve ser preservada e o fresado deve deter-se quando se choca com o duro osso da parede anterior da cóclea (Fig. 83-4).

Este artigo descreve nossa experiência utilizando diferentes técnicas cirúrgicas, e uma nova técnica modificada no caso extremo de ossificação coclear.

MATERIAL E MÉTODO

Seis pacientes com cócleas obstruídas parciais e totais foram determinadas por tomografia computadorizada (TC) do osso temporal.

Alta resolução de TC e (RM) Ressonância Magnética foram realizadas em todos os pacientes, e estimulação elétrica do promontório (EEP) em 5.

Em alguns pacientes, as imagens de TC mostravam que a ossificação excedia a parte basal da cóclea. E em dois pacientes sugeriu que a cóclea não estava totalmente ossificada.

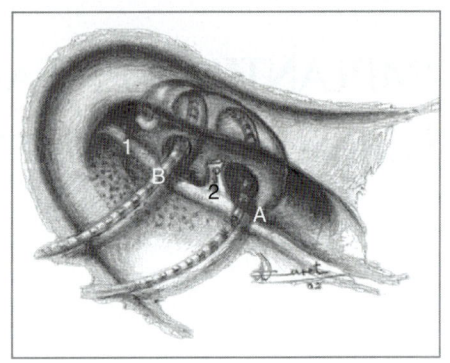

Em 1995, Lenarz et al., com a Cochlear, desenvolveram a guia dupla portadora ("*doublé array*") com uma técnica cirúrgica similar, colocando uma guia de aproximadamente dez eletrodos em um túnel de 10 mm fresado na rampa basal timpânica, e outra guia em uma segunda cocleostomia com túnel paralelo ao anterior, criado frente à janela oval e alcançando a segunda volta coclear.

O pedestal ósseo da timpanoplastia posterior ("*buttres*") e a bigorna são eliminados (Fig. 83-3).

O processo cocleariforme é o ponto de referência para iniciar a cocleostomia com fresas de 1 mm de diâmetro.

O fresado se detém quando o osso duro da parede anterior da cóclea é alcançado, a fim de evitar danos à artéria carótida interna (Quadro 83-1).

TÉCNICA CIRÚRGICA

A técnica cirúrgica utilizada é similar à de N. Cohen, nos casos de Implante Coclear (I. C.) Nucleus 22, Med-El Combi 40 "short", e Clarion Serie S.

A idade, causa da surdez e número de eletrodos implantados, para todos os pacientes se mostra no Quadro 83-1.

Recentemente temos desenvolvido outra técnica cirúrgica, baseando-nos nas experiências de Lenarz et al., conjuntamente com Thierry Van Den Abbeele e Stéphan Gallego, ambos da França, para um caso extremo de ossificação total da cóclea marcadamente ao nível da 2ª volta, em um menino de 12 anos de idade, surdo pré-lingual, e seqüela de meningite pneumocócica sofrida há 11 anos. Na oportunidade colocou-se um implante multicanal DIGISONIC MMX feixe duplo de eletrodos, repartidos em número de 8 e 7 para cada guia.

Realiza-se um túnel inferior basal, similar ao descrito anteriormente. E ao nível superior, eliminam-se os ossículos bigorna e estribo, palatinectomia completa e se penetra no vestíbulo, o qual é revisado por TC de alta resolução prévia que indica permeabilidade do mesmo.

Quadro 83-1 Pacientes

Inic.	Idade	Causa	Linguagem	TC	Volta basal "broca"	2ª volta	IC	# elet. V. B.	# elet. 2ª V.	Modo de estimulação
FP	4	Meningite	Pré	TO	10 mm	Fechada	Nu22	10/8		BP + 1
HM	12	Meningite	Pré	PO	11 mm	Livre	Nu22	22/22		BP + 1
MA	5	L. TBC	Pré	TO	10 mm	Fechada	Nu22	10/10		BP + 1
MF	11	Meningite	Pré	PO	9 mm	Livre	Clarion	16/16		CIS
GB	54	Otoesclerose	Pós	TO	10 mm	Fechada	Combi "curta"	11/9		CIS
LB	11	Meningite	Pré	TO	7 mm	Fechada	MMX dupla "ordem"	05/03	08/07 vestib.	MP

TO, totalmente obstruída; PO, parcialmente obstruída; VB, volta basal coclear; 2ª V, segunda volta coclear.

Capítulo 83 — Implante Coclear – Novos Conceitos Cirúrgicos para Cócleas Obstruídas

No túnel inferior basal coloca-se o feixe com oito eletrodos, e no vestíbulo o que tem sete eletrodos (Figs. 83-5 e 83-6).

Controle de raios X com Chaussèe III e Guillén para constatar que não tenha entrado no canal semicircular superior.

Fixação das guias enxertadas com o sistema "Fit & Block".

O IC é mantido e fixo ao leito ósseo.

E-BERA é realizado intra-operatoriamente em cada feixe de eletrodos em separado, a fim de checar a função do IC e a estimulação correta das estruturas auditivas sensoriais. A estimulação se faz em modo MP.

A cocleostomia e vestibulotomia são fechadas com tecido conjuntivo, e o "retalho" musculocutâneo é reposicionado.

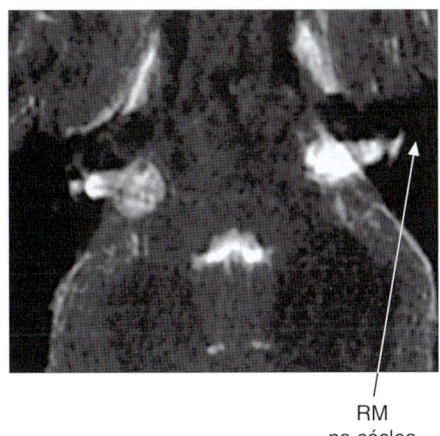

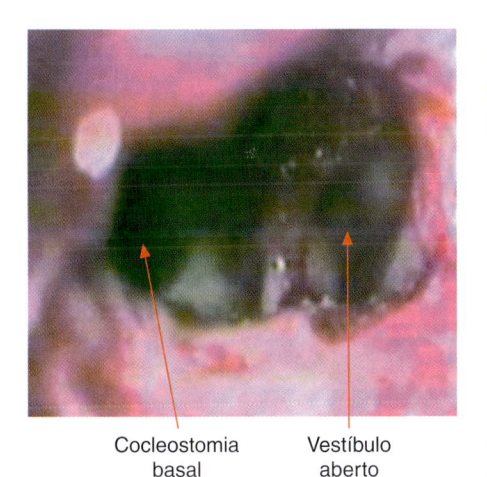

Fig. 83-7
RM na cóclea não-permeável
CTS na cóclea permeável

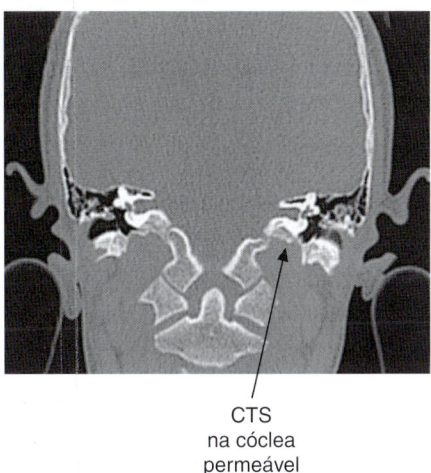

Fig. 83-5 — Cocleostomia basal / Vestíbulo aberto

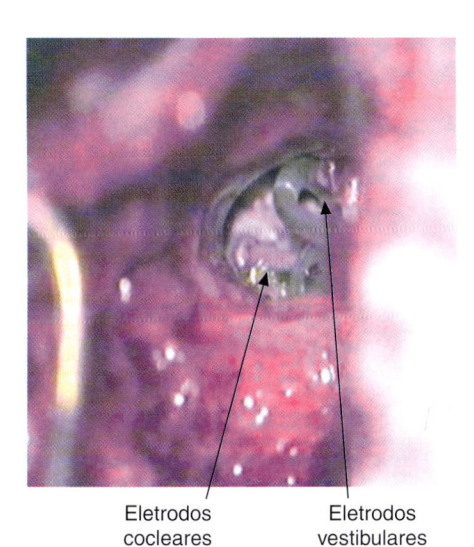

Fig. 83-6 — Eletrodos cocleares / Eletrodos vestibulares

Raios X pós-operatório transorbital convencional realiza-se para confirmar a profundidade da inserção das guias de eletrodos (Figs. 83-7 e 83-8).

PÓS-OPERATÓRIO CALIBRAÇÃO E PROGRAMAÇÃO DO IC

Quatro a seis semanas depois da implantação, os implantes foram ativados em todos os pacientes.

Depois que os níveis de umbrais (T) e conforto (C) foram determinados para cada eletrodo, o ajustamento foi otimizado, e o modo de estimulação mais favorável foi eleito.

Habilitação e Reabilitação Auditiva e da linguagem e fala foi realizada em cada paciente, com seu terapeuta fonoaudióloga/e o professor de surdos complementaria já que cinco são meninos pré-linguais de 4 a 12 anos, e somente um adulto pós-lingual.

Todos os exercícios foram realizados de início com leitura labial, logo sem leitura labial e adaptado pela reabilitadora de audição e linguagem para cada caso em particular.

Devido a que o paciente LB de 12 anos com o IC MMX dupla guia com inserção coclear e vestibular simultânea teria significativo e reduzido benefício com somente uma guia de eletrodos, *ambos* os feixes sempre *foram ativados e programados* (Fig. 83-8).

RESULTADOS

Não ocorreram lesões faciais, meningite, vertigens, infecções ou outra complicação médica severa.

Em todos os pacientes, a contribuição dos eletrodos da rampa basal foi significativa. E no caso do paciente LB surdo pré-locutivo, a contribuição dos eletrodos vestibulares foi um pouco menor apresentando leves variações do tom ("pitch") ao longo do feixe ou transportador ("array"). Sem dúvida quando os feixes basais e vestibulares são ativados em forma conjunta, mostram-se os maiores acertos nos testes supra-segmentares e no audiograma tonal para "campo livre".

DISCUSSÃO

Os resultados obtidos com implantes cocleares convencionais em pacientes com cócleas obstruídas são, em geral, mais precários que aqueles pacientes com cócleas permeáveis.

Isto pode ser em parte atribuído à causa da surdez e da obstrução coclear.

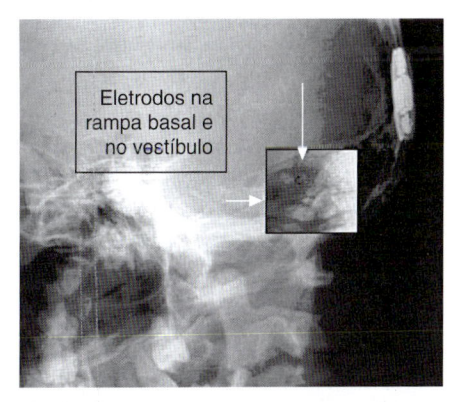

Fig. 83-8 — Eletrodos na rampa basal e no vestíbulo

IMPLANTES COCLEARES

Causas de Inserção Superficial de Eletrodos

- Labirintite ossificante.
- Otosclerose coclear.
- Obstrução distal inesperada.
- Anomalia congênita.
- Vacinação anti-rubéola.
- Auto-imune (Síndrome de Cogan).

O novo tecido de formação troca as condições para a difusão da corrente elétrica na cóclea, e em alguns indivíduos ocasiona danos nas células ganglionares ou diminuição do número de células ganglionares funcionais. Danos complementares ao sistema auditivo central afetando seu processamento também podem ocorrer.

Um parâmetro significativo na variabilidade dos resultados é o número de eletrodos intracocleares ativados. Tem sido demonstrado que diminui o rendimento auditivo para menor número de eletrodos ativos críticos (Hartrampf *et al.*, 1995). Por esta razão diferentes técnicas cirúrgicas têm sido desenvolvidas. Sem dúvida não se deve pensar que as diferentes técnicas descritas resolvam o problema completamente.

No caso dos IC com duplo feixe, a principal vantagem é a obtenção de umbrais mais baixos com a utilização da configuração monopolar. O conceito de feixes ou transportadores separados foi fortemente desenvolvido no *IC Nucleus 1 + 10 + 11*.

Isto permitiu um aumento significativo no número de eletrodos que se podiam pôr na cóclea quando a luz estivesse obstruída. Isto requer as cocleotomias (basal e apical) e dos canais para eletrodos intracocleares. A preservação do nervo facial e o desenvolvimento das cocleotomias se vêem favorecidos pela extração do ossículo-bigorna. Uma abordagem similar foi descrita por Bredberg *et al.* (Clark *et al.*, 1975) com o *IC Combi 40*.

A percepção do som por cada feixe de eletrodos é relativamente pequena em comparação com a faixa de atuação tonal alcançada com ambos os feixes.

Lenarz *et al.* (Pyman *et al.*, 1992) mencionam a diferenciação reduzida do tom obtida com o **feixe apical**, e em nosso caso **com o feixe vestibular** do **Digisonix MMX**.

Este é um ponto interessante a considerar em relação à profundidade máxima de inserção de eletrodos. *A maior posição apical do feixe de eletrodos não é equivalente a uma estimulação seletiva dos neurônios vinculados ao ápice da membrana basilar.* Apesar de que os neurônios estejam colocados em uma posição mais central e caudal no canal de Roshental. Devido às dimensões reduzidas da cóclea, um "overlaping" – superposição – do campo elétrico dos eletrodos é perfeitamente possível. Portanto, uma pequena estimulação não seletiva dos neurônios correspondentes pode ocorrer, o que explicaria o pobre resultado auditivo e reduzida diferenciação do som, com os eletrodos introduzidos mais profundamente (Cohen *et al.*, 1996).

Sem dúvida, os resultados de compreensão da fala (Pyman *et al.*, 1992) e nossas observações na área supra-segmentar sugerem que uma maior dispersão de eletrodos ativos pode beneficiar a compreensão global da fala (Figs. 83-9 e 83-10), de acordo com a categoria de percepção da fala do Prof. Clark G. M. (Melbourne, Austrália).

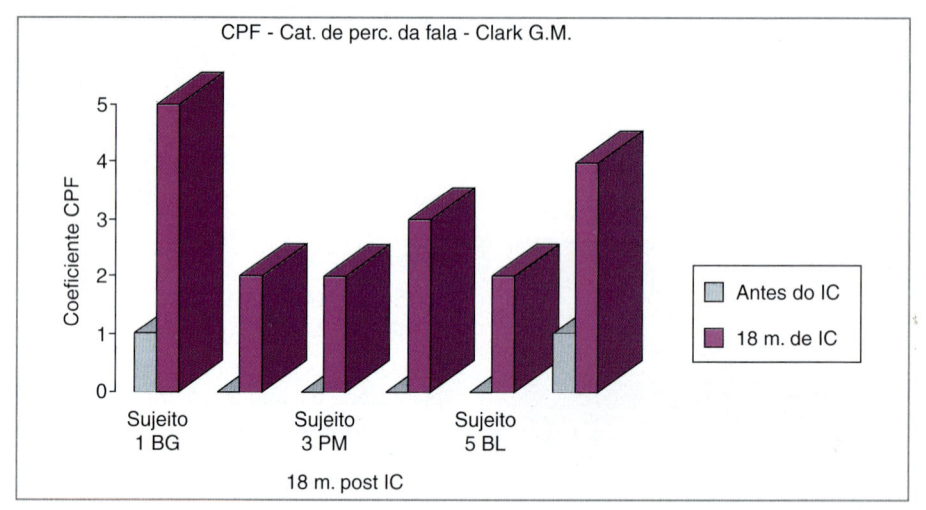

Fig. 83-9

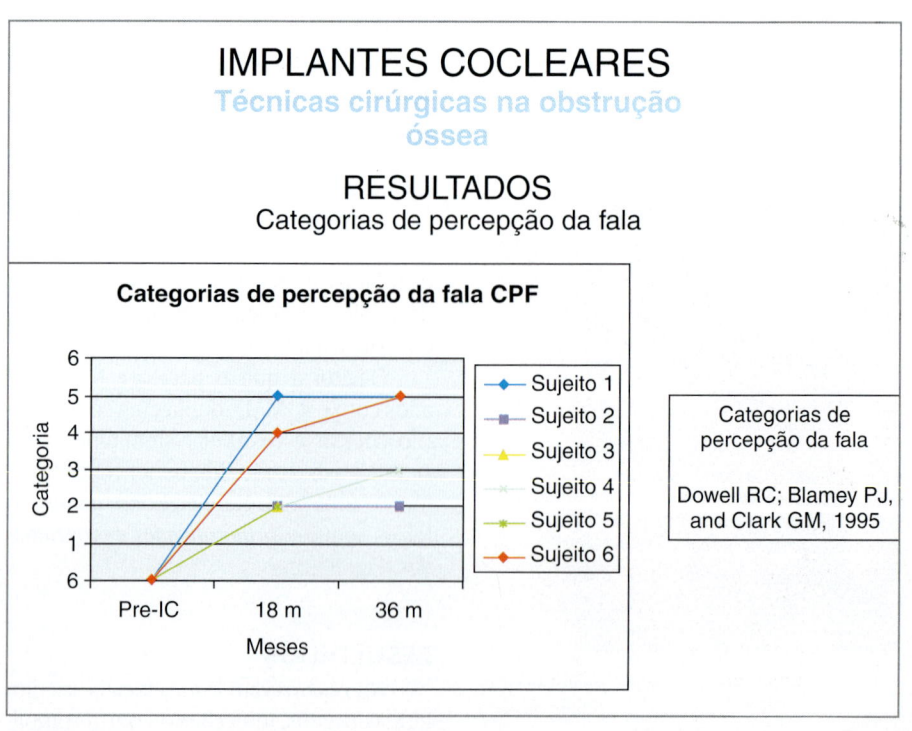

Fig. 83-10

CONCLUSÃO

Hoje existem várias alternativas para melhorar a possibilidade de reabilitação auditiva dos pacientes com cócleas totalmente obstruídas. As técnicas cirúrgicas trazem novas tendências mais seguras e confiáveis. E o maior número de eletrodos ativos disponíveis depois da implantação permite aumentar as *performances* auditivas e de compreensão da fala, razão pela qual estes implantes especiais são ideais para os pacientes com cócleas obstruídas.

REFERÊNCIAS BIBLIOGRÁFICAS

Balkany T, Gantz BJ, Steenerson RL. A systematic approach to electrode insertion in the ossified cochlea. *Otolaryngol Head and Neck Surg* 1996;114:4-11.

Balkany T, Lunt M, Telische F, Hodges A. Intact canal wall drill-out procedure for implantation of the totally ossified cochlea. *Am J Otol* 1997;18(Suppl):58-59.

Bredberg G, Lindström B. Electrodes for ossified cochleas. *Am J Otol* 1997;18(Suppl):39-42.

Clark GM. A surgical approach for a cochlear implant: an anatomic study. *Br J Laryngol Otol* 1975;89:9-15.

Cohen LT, Busby PA. Cochlear implant place psycophysics: 1. Pitch estimation with deeply inserted electrodes. *Audiol Neurootol* 1196;1:265-77.

Cohen NL, Waltzman S. Partial insertion of the nucleus multichannel cochlear implant: technic and results. *Am J Otol* 1993;14:357-361.

Gantz BJ, McCabe BF, Tyler RS. Use of multichannel cochlear implant in obstructed and obliterated cochleas. *Otolaryngol Head and Neck Surg* 1988;98:72-81.

Hartrampf R, Dahm MC, Battmer RD, Gnadeberg D, Straubschier A, Rost U, Lenarz T. Insertion depth of the Nucleus electrode array and relative performance. A*nn Otol Rhinol Laryngol* 1995;166(Suppl):277-80.

Lenarz T, Lesisnski A, Weber BP, Issing PR, Frohne C, Büchner A, Battmer RD, Parker J, Wallenberg E. The nucleus double array cochlear implant: A new concept for the obliterated cochleas. *Otol and Neurotology* 2001;22:24-32.

Pyman B, Clark GM, Dowell R, e col. Factors predicting postoperative sentences scores in postlinguistically deaf adult cochlear implant patients. *Ann Otol Rhinol Laryngol* 1992;101:342-348.

Steenerson RL, Gray LB. Scala vestibuli for cochlear implantation for labyrinthine ossification. *Am J Otol* 1990;11:360-3.

Complicações no Implante Coclear

José Antonio Rivas ▪ Alejandro Rivas ▪ Adriana Rivas

INTRODUÇÃO

O Implante Coclear (IC) é um instrumento eletrônico que recolhe sinais sonoros e os transforma em sinais elétricos codificados, os quais atuarão como estímulo elétrico nas células ciliadas e remanescentes neuronais sadios da cóclea. O IC tem demonstrado ser um meio seguro e efetivo na reabilitação das pessoas com surdez neurosensorial profunda.

Ainda que a implantação da unidade interna do aparelho requeira uma cirurgia simples para o médico experimentado, existem os riscos naturais relacionados a este tipo de procedimento. Evitamos fazer a descrição técnica do sistema, pois o aspecto que nos interessa neste caso são as complicações relacionadas a ela.

Os objetivos da cirurgia de IC são: implantar assepticamente e sem trauma o grupo de eletrodos junto aos remanescentes neuronais auditivos, com o fim de que estes possam ser estimulados mais facilmente. Em segundo lugar, colocar e fixar o receptor-estimulador de modo que possa receber facilmente os estímulos de radiofreqüência da antena transmissora.

Todo o processo cirúrgico conduz a uma série de riscos que podem manifestar-se como complicações no período pós-operatório, e a cirurgia de IC não é exceção. Os problemas que com maior freqüência se apresentam têm que ver basicamente com os seguintes aspectos e subaspectos:

- Complicações médico-cirúrgicas:
  - + forma e manejo da incisão e do retalho.
  - + fístula de líquido cefalorraquidiano (*Gusher*).
  - + hematomas, necrose ou infecções.
  - + zumbido e vertigem.
  - + posicionamento do receptor-estimulador e dos eletrodos.
  - + problemas com o nervo facial.
- Falhas no componente interno.
- Ausência de estimulação auditiva.

Todo paciente implantado se submeteu a um processo de seleção rigoroso, que o qualificou como um candidato adequado para este tipo de tratamento. Obviamente, se houve falhas neste processo prévio, os resultados não serão os esperados. Atualmente mais de 60.000 pacientes foram implantados em todo o mundo e a proporção de casos relatados com complicações está em torno de 5% do total. As complicações se tornam cada vez mais raras nos centros de implante com maior experiência.

COMPLICAÇÕES MÉDICO-CIRÚRGICAS

▪ Forma e manejo da incisão e do retalho

O desenho do retalho para a abordagem para a implantação coclear varia enormemente de acordo com os principais centros de implante. Provavelmente o tipo de complicação mais comum desta cirurgia é a relacionada ao desenho e manejo da incisão e do retalho. As complicações com o retalho requerem um tratamento imediato e um manejo agressivo. Ao reconhecer o problema, devem-se fazer culturas e iniciar com antibióticos intravenosos. Os princípios gerais incluem o debridamento do tecido necrótico e a utilização de técnicas de rotação do retalho. Independentemente do desenho empregado, o retalho deve manejar-se cuidadosamente e mantê-lo úmido durante todo o procedimento. Quando seja necessário adelgaçar o tecido subcutâneo, convém não expor o plano dos folículos pilosos, já que pode-se apresentar necrose da pele. Geralmente as complicações relacionadas ao retalho se evidenciam por descoloração ou ulcerações da pele, infecção da ferida, deiscência da incisão e, como conseqüência disso, pode-se apresentar extrusão parcial ou total do componente interno. Se apresenta-se um processo infeccioso que não se pode controlar com a administração de antibióticos, deve ser necessária uma drenagem cirúrgica e até remoção do implante (Fig. 84-1).

▪ Fístula de líquido cefalorraquidiano (Gusher)

A palavra inglesa Gusher descreve uma situação intra-operatória na qual se observa saída de líquido **cefalorraquidiano (LCR)** quando se tenha realizado a cocleostomia. Pode suceder com mais freqüência em pacientes com malformações da orelha interna, em particular naqueles cujas cócleas mostram uma compartimentação defeituosa, ou na qual não existe uma separação normal entre o Conduto Auditivo Interno e a cóclea. Em qualquer desses casos, recomenda-se que uma vez inserida a guia portadora dos eletrodos do implante, realiza-se um tamponamento da cocleostomia com tecido conjuntivo e da tuba auditiva. Assim, pretende-se evitar que o LCR continue migrando para a caixa timpânica e que apareça uma contaminação ascendente pela flora nasofaríngea, através da tuba auditiva, que possa incre-

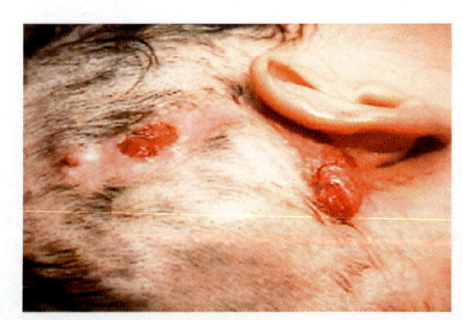

Fig. 84-1

Cirurgia de revisão por processo infeccioso tardio com exposição parcial do receptor-estimulador.

mentar o risco de meningite no pós-operatório. Não se deve esquecer que os pacientes com malformação da orelha interna têm um risco maior de sofrer de meningite, devido à própria malformação, independentemente se são portadores ou não de um implante coclear.

Em geral, com o tamponamento da cocleostomia, pode conseguir-se que a fístula perilinfática ceda, ainda que se persistir no pós-operatório, será necessária uma reintervenção para seu fechamento definitivo.

■ Hematomas, necrose ou infecções

A prevenção de hematomas e seromas no pós-operatório se consegue com uma hemostasia meticulosa durante a operação e se é necessário com pequeno sistema de drenagem durante a primeira noite do pós-operatório. Administram-se antibióticos perioperatórios de rotina nos protocolos de profilaxia.

A otite média nas crianças com implante trata-se do mesmo modo que nas crianças sem implante. A presença de uma mastoidectomia pode permitir uma disseminação mais precoce da infecção até a área do retalho durante um episódio de otite média. Tem-se observado ar debaixo do retalho depois de um assoar vigoroso ou uma situação de barotrauma, isto se tem tratado com antibióticos orais e uma observação e precaução apropriadas.

A meningite é uma complicação rara porém seria e é de especial preocupação no pós-operatório imediato nos casos onde tenha-se apresentado "gusher" perilinfático no momento da cirurgia. O reconhecimento precoce e a iniciação com antibióticos apropriados são imperativos para um resultado favorável. Recentemente se têm relatado casos de pacientes implantados que têm sofrido episódios de meningite no período pós-implantação. Em uma pesquisa recente realizada em aproximadamente 400 centros de implante nos EUA, obtiveram-se 130 respostas que representavam 401 cirurgiões que haviam realizado em torno de 18.000 dos 24.000 implantes na América do Norte. Oito casos de 7.271 pacientes com implante Clarion® da Advanced Bionics; 14 casos de 16.671 pacientes com Nucleus®; e um paciente com Combi40+® de Med-El Coporation relataram casos de meningite no período pós-implantação.

A maioria dos casos com o implante Clartion® tem ocorrido nos últimos dois anos e tem sucedido com o eletrodo do tipo "posicionador".

Tem-se falado em uma proporção muito mais alta de casos com meningite na Europa Ocidental: 26 casos (19 Clarion®, 5 Nucleus®, 2 Laura®. Têm-se registrado 8 mortes, 7 com Clarion® e 1 com Nucleus®). Estes dados não têm sido completamente verificados e não se consideram sólidos comparados com os dados dos EUA.

Ainda que estes dados não tenham sido confirmados, existe suspeita suficiente que fez com que a Advanced Bionics esteja retirando voluntariamente o eletrodo posicionador, porém estará disponível em um futuro próximo.

Devido a que a maioria dos casos de meningite seja causada por pneumococos, recomenda-se que as crianças implantadas (e não somente implantadas) menores de 5 anos recebam vacina contra este agente bacteriano.

■ Zumbido e vertigem

Os pacientes relatam freqüentemente zumbidos e vertigem no período pós-operatório imediato, porém raramente depois da estimulação. A manipulação da perilinfa e o trauma à orelha interna pelo dano adicional às células ciliadas poderiam ser a causa. A vertigem precoce persistente depois da implantação requer consideração de e tratamento para labirintite e observação por complicações infecciosas adicionais. A vertigem de longa duração é mais uma preocupação dos pacientes implantados de idade avançada devido aos seus mecanismos de compensação central reduzidos. A reabilitação vestibular tem sido útil no tratamento da tontura em pacientes implantados.

■ Posicionamento do receptor-estimulador e dos eletrodos

Outra das complicações relacionadas diretamente à cirurgia é aquela com relação ao posicionamento do receptor interno e dos eletrodos. Têm ocorrido casos nos quais se apresenta uma migração tardia do receptor-estimulador e/ou dos eletrodos, possivelmente porque não tenham ficado bem mantidos e/ou o leito ósseo não tem o desenho apropriado (Fig. 84-2). Se o sistema interno fica flutuando,

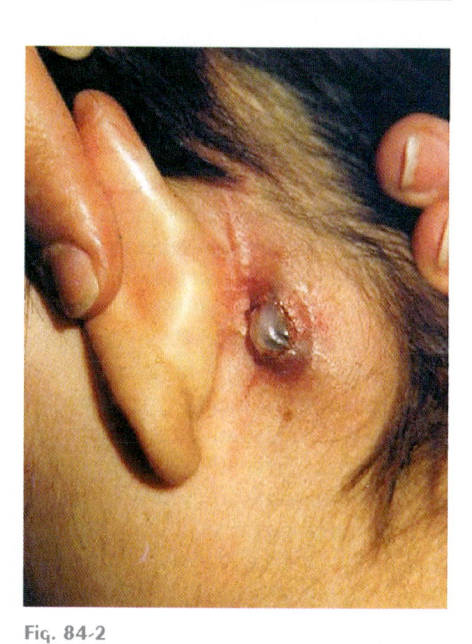

Fig. 84-2
Migração do receptor-estimulador que produziu uma extrusão parcial do componente.

é muito provável que se tensionem os eletrodos e migrem para fora da cóclea, perdendo-se assim o poder de estimulação. Um dos passos críticos na cirurgia é a inserção dos eletrodos na rampa timpânica. Temos visto que se usamos a janela redonda como ponto de inserção, é necessário ter cuidado com a área do "gancho" ou crista fenestra na volta basal da cóclea, já que esta estrutura poderia fazer desviar o cabo com os eletrodos e lesionar os remanescentes neuronais sadios na membrana basal e/ou do modíolo, como também estragar os eletrodos.

Devido à sua semelhança anatômica com a área da janela redonda, os eletrodos podem ser inseridos nas células hipotimpânicas, sendo necessária uma cirurgia de revisão. Essas complicações resultam custosas devido a que geralmente se danifica o cabo dos eletrodos e tem que se trocar todo o sistema interno. Por isso é conveniente fazer uma revisão radiológica da posição em que tenham ficado inseridos os eletrodos. Se não estão bem colocados, necessita-se uma cirurgia de revisão para pô-los em sua posição adequada.

■ Problemas com o nervo facial

A complicação da paralisia do nervo facial no perioperatório é rara, em especial nos centros de implante experientes. A paralisia facial no pós-operatório deve-se principalmente a uma lesão sobre o nervo facial durante o broqueamento do recesso facial. Tem-se informado que o calor produzido pelo broqueamento pode afetar o nervo, e inclusive tem-se observado que ao realizar a cocleostomia sobre o promontório, o eixo rotador da broca pode lesionar a área do recesso facial e afetar o nervo. Isto pode-se evitar com um estudo completo pré-operatório com imagens, além de um bom conhecimento da anatomia do trajeto do nervo facial e suas variações, incluindo os casos de malformações congênitas. Recomendam-se sucção e irrigação contínuas, para evitar o aquecimento do nervo facial ao nível da timpanotomia posterior. Também é de grande utilidade a utilização de um sistema de monitoramento intra-operatório, que minimiza o risco de complicações como as anteriormente descritas.

Outro ponto importante neste aspecto relacionado ao nervo facial é considerar, quando se segura o cabo extracoclear, o isolamento com tecido fibroso na sua passagem pela janela da timpanotomia posterior, para evitar que os estímulos elétricos possam afetar o nervo e produzir efeitos indesejáveis como paralisia ou espasmos faciais.

Falhas no componente interno

Um mau funcionamento imediato do sistema interno pode ocorrer como resultado de um defeito de manufatura, trauma para a guia de eletrodos durante a inserção ou colocação inapropriada dos mesmos. Podem-se detectar e possivelmente evitar essas complicações com um manejo delicado ao aparelho e um monitoramento intra-operatório apropriado. A voltagem e as medidas de impedância entre os eletrodos, as respostas auditivas elétricas do talo cerebral, os umbrais do reflexo estapedial e a telemetria da resposta neural se podem obter, confirmando a integridade do sistema e a resposta do sistema nervoso central à estimulação. Podem-se obter radiografias completas antes de terminar a anestesia de maneira que as falhas significativas ou má colocação da guia de eletrodos possam corrigir-se imediatamente; é possível obter dados de monitoramento intra-operatório normais com um eletrodo dobrado significativamente. A radiografia intra-operatória também serve como base para uma suspeita de que um eletrodo tenha migrado ou outro problema pós-operatório.

As causas da falha e a necessidade de reimplantar podem ser devidas a mau funcionamento do receptor-estimulador, encurtamento dos eletrodos, ruptura e afastamento dos mesmos, ruptura da caixa de cerâmica como resultado de um traumatismo. Provas audiológicas, psicofísicas e de integridade do sistema devem ser empregadas para confirmar as falhas do aparelho.

O aparelho que tenha sido retirado deve ser cuidadosamente manipulado, prevenindo dano adicional para permitir à companhia que o produz analisá-lo. Não se deve utilizar eletrocautério monopolar durante a retirada porque poderia causar dano adicional aos elementos da cóclea se passa corrente através do implante.

A reimplantação usualmente se consegue facilmente, porém a fibrose ou a ossificação poderia afetar a permeabilidade do lúmen da cóclea. O cirurgião deve estar preparado para empregar técnicas para cócleas obstruídas ou implantar o sistema no outro ouvido se é o indicado.

Ausência de estimulação auditiva

A Ausência de Estimulação Auditiva (AEA) é um efeito colateral reconhecido experimentado por pacientes depois da implantação. Em tais casos, a utilização do implante está comprometida se não se desenham estratégias de programação específicas para corrigir a estimulação não desejada que se emprega. Essas estratégias incluem apagamento dos eletrodos, redução da corrente e utilização de programação de modo variável. Uma conseqüência potencial desta ação é uma deterioração no desempenho do implante coclear.

BIBLIOGRAFIA

Balkany T. *Meningitis and Cochlear Implants*. Www.healthlyhearing.com/healthlyhearing/newroot/askexpert/

Cervera-Paz FJ, Manrique MJ. Complicaciones. In: Manrique MJ, Huarte A, (eds.) *Implantes Cocleares*. Barcelona: Masson, 2002. 241-48p.

Rivas JA, Díaz-Granados G. Implantes cocleares. In: Rivas JA, Ariza H, (eds.) *Otología*. Bogotá, D.C. Imprenta y Publicaciones Fuerzas Militares. 1992. 621-29p.

Rivas JA, et al. Rehabilitación en Implante Coclear: una aproximación natural. *Acta de ORL y CCC* 2000;28(2).

Rivas JA. Experiencias y desarrollos del programa de Implante coclear. *Acta de ORL y CCC* 1996;24(2).

Rivas JA. Implante Coclear en un caso con hidropsía endolinfática. *Acta de ORL y CCC* 1996;24(2).

Rivas JA. Técnica quirúrgica del Implante Coclear y sus complicaciones. *Acta de ORL y CCC* 1994;22(3).

Roland T Jr. Complications of cochlear implant surgery. In: Waltzman SB, Cohen NL, (eds.) *Cochlear Implants*. New York: Thieme, 2000. 171-75p.

Woolford TJ, Mawman DJ, Giles EC, O'Driscoll M, Ramsden RT. Nonauditory stimulation in cochlear implant patients. In: Waltzman SB, Cohen NL, (eds.) *Cochlear Implants*. New York: Thieme, 2000. 183p.

Substituição da Orelha e Nervo Coclear – Oto e Neurocirurgia: Conceitos – Técnicas – Resultados

Jan Helms ▪ Klaus Roosen ▪ Joachim Müller ▪ Robert Behr ▪ Wafaa E. Shehata-Dieler

INTRODUÇÃO

Após extensa experiência com a moderna implantação coclear e cirurgia suboccipital cooperativa para neuromas acústicos, uma equipe combinada intensiva de oto e neurocirurgiões foi estabelecida. Para esta equipe combinada, foi óbvio que o procedimento cirúrgico padrão translabiríntico para implantação de ABI não era ótimo porque a via de acesso suboccipital ofereceria melhor visão do campo da cirurgia, especialmente no tronco cerebral. Além disso ofereceria ótimas condições para superar possíveis complicações durante a cirurgia. Esta via de acesso evitaria principalmente lesão da cóclea e nervo coclear própria do procedimento translabiríntico.

O conceito da atividade na equipe combinada é que o neurocirurgião é o cirurgião principal para remover o tumor e colocar o eletrodo no núcleo coclear. O otofisiologista consegue guiar o neurocirurgião, pela monitoração intra-operatória da posição correta do eletrodo. O cirurgião otológico fixará a caixa do aparelho eletrônico no crânio.

RESULTADOS

A implantação foi realizada em 18 pacientes; um não a usa, dois têm audição residual na orelha oposta e não usam o implante do tronco cerebral, até agora dois não receberam adaptação, e seis foram operados no estrangeiro, de modo que apenas dados limitados são disponíveis para controle. Acompanhamento com teste de fala em alemão foi possível em sete pacientes; um deles recebeu revisão com reposicionamento bem sucedido do eletrodo. Dentre os implantes ABI Med-El de 12 canais, 97% dos eletrodos fornecem sensações auditivas, 70% são usados para estimulação auditiva, 9% criam efeitos colaterais não auditivos, 3% não são auditivos.

Em 14 pacientes foi possível controlar para descobrir quantos canais dos 12 são usados para compreensão da fala. Isto difere de 4 a todos os 12. A média é 7 para compreensão da fala e 9 para sensações acústicas.

Acompanhamento com teste de fala foi possível em nove pacientes. A compreensão da fala foi testada com frases de Innsbruck. Leitura labial isoladamente forneceu 34% de respostas corretas (17%-50%), e leitura labial mais ABI, 68% de respostas corretas (17%–90%). Em outra série, 12 pacientes foram analisados pelos audiologistas do departamento de otorrinolaringologia de Würzburg. A testagem foi efetuada com frases HMS ou um teste correspondente em outras línguas. Enquanto leitura labial isoladamente mostrou cerca de 25% de respostas corretas, a média da compreensão da fala com ABI e leitura labial foi de 75%.

CONCLUSÃO

A atividade estimuladora de Madjid Samii (Hannover, Alemanha) e Wolfgang Draf (Fulda, Alemanha), no fim dos 1970, para que se fizessem difíceis investigações e cirurgia em cooperação, especialmente entre neurocirurgia e otorrinolaringologia, conduziu à nossa experiência com a gratificante aplicação de eletrônica de ABI em 18 pacientes.

Implante Auditivo de Tronco Cerebral

Vicente G. Diamante ▪ Norma Pallares

INTRODUÇÃO

A Neurofibromatose tipo 2 (NF-2) foi inicialmente descrita por Wishart em 1822 e é geneticamente diferente da neurofibromatose tipo 1 (NF-1). A NF-1 está associada a fibromas do sistema nervoso periférico, enquanto que a NF-2 se caracteriza pela presença de tumores do sistema nervoso central.

A NF-2 é uma desordem genética, autossômica dominante com 50% de risco de transmissão e tem uma incidência de 1 em 40.000 indivíduos. Em suas duas formas clínicas: Gardner ou Wishart, esta enfermidade está caracterizada pela presença de numerosos tumores do sistema nervoso central (de crânio e espinhais).

Os pacientes com NF-2, em geral sofrem de uma perda total da audição devido ao crescimento ou à extração cirúrgica dos neurinomas acústicos bilaterais.

Atualmente é possível restaurar uma audição útil para estes pacientes mediante a utilização de um Implante Auditivo de Tronco Cerebral (IATC), que estimula diretamente os núcleos cocleares.

Por definição o IATC é um dispositivo que pode prover sensações auditivas para pacientes com surdez por schwannomas vestibulares bilaterais.

O primeiro IATC foi desenvolvido no Instituto do Ouvido House e foi realizado em 1979 pelos Drs. William House e William Hitselberger. Nesse momento o dispositivo utilizado foi uma prótese monocanal com um eletrodo bolinha e um sistema de transmissão percutâneo baseado no sistema 3M-House de implantes cocleares. O paciente teria surdez bilateral, secundária à extração de tumores bilaterais do nervo auditivo devido à NF-2. Esta tentativa foi temporariamente bem-sucedida, porém o eletrodo foi instável e as sensações auditivas do paciente começaram a diminuir até desaparecer.

Após esta primeira experiência, em 1986, os investigadores do Instituto House desenvolveram um dispositivo mais adequado para ser colocado no recesso lateral, que consistia em dois eletrodos de platina montados em uma peça de dacron retangular, desenhada para promover a integração fibrosa. Vinte e cinco pacientes foram implantados com este sistema de dois eletrodos e logo com outro similar de três eletrodos (Brackman *et al.*, 1993). Estas partes internas se conectavam ao processador 3M-House.

Em 1989 começou-se a desenvolver uma nova geração de IATC, os implantes multicanais, baseados no sistema Nucleus 22 de Cochlear, isto ocorreu por um trabalho de colaboração entre o House Ear Institute, Cochlear Corporation e Huntington Medical Institute (Hitselberger *et al.*, 1984).

Em 1992, foi implantado o primeiro paciente com este dispositivo. Esta prótese multicanal tem sido desenvolvida, baseando-se no implante coclear Nucleus 22®. A placa de oito eletrodos coloca-se sobre a superfície dos núcleos cocleares, no recesso lateral do quarto ventrículo no momento da extração translabiríntica do tumor. A estimulação se realiza através de um sistema transcutâneo, podendo utilizar-se uma variedade de estratégias de comunicação e modos de estimulação, dependendo das respostas individuais frente à estimulação elétrica. Em um número importante de casos, tem sido possível utilizar múltiplos eletrodos nos mapas de calibração, sem efeitos colaterais importantes.

Em geral, a utilização de eletrodos múltiplos tem resultado em melhores percepções auditivas em pacientes implantados com um IATC multicanal.

A estimulação dos núcleos cocleares tem produzido sensação auditiva em aproximadamente 82,2% dos casos, segundo um estudo recente multicêntrico nos Estados Unidos, e os resultados observados foram variáveis.

A AFD dos Estados Unidos aprovou o ITC para sua utilização clínica em outubro de 2000.

DESCRIÇÃO DO IATC DE OITO ELETRODOS

Este implante utiliza o mesmo receptor-estimulador do implante coclear Nucleus 22®. Um novo grupo de eletrodos composto por oito eletrodos de platina-iridium foi desenhado para sua colocação no recesso lateral do quarto ventrículo. Estes eletrodos têm 1 mm de diâmetro e estão colocados em duas filas paralelas, sobre um retângulo de silastic de 3 mm de largura, 8 mm de comprimento e 1 mm de espessura. Um eletrodo adicional, colocado na mastóide, serve como eletrodo terra, para os efeitos de realizar o modo de estimulação monopolar.

Realizam-se duas trocas importantes no receptor/estimulador Nucleus®: o circuito integrado do implante coclear trocou-se para material não ferroso e o magneto interno destinado para manter a bobina externa no lugar é removível. Essas trocas se realizaram para tornar o IATC compatível com Ressonância Magnética, que é freqüentemente necessária devido ao desenvolvimento de tumores intracranianos e espinhais em pacientes com NF-2. O processador da fala Spectra 22 é o utilizado, porém o sistema de diagnóstico e programação prové estratégias de codificação adicionais e modos de estimulação mais flexíveis (Hitselberger *et al.*, 1984).

Para manter em seu lugar as partes externas do implante nos pacientes nos quais o ímã interno foi removido na cirurgia, utiliza-se um pequeno pedaço de metal com um adesivo cobrindo-o (disco de retenção) que é colocado na pele sobre o implante.

IMPLANTE DE TRONCO CEREBRAL DE 21 ELETRODOS

Este dispositivo é um híbrido do implante Nucleus 22® cujo processador da fala, microfone, bobina transmissora externa e cabos consta de 21 discos de platina de 0,7 mm de diâmetro, colocados em três filas paralelas em um retângulo de dacron.

Os 21 eletrodos correspondem ao eletrodo número 2 ao 22, no *software* de programação.

No centro da bobina receptora interna existe um ímã removível. Tem dois eletrodos fora do conjunto, com possibilidades de ser terra ou referência, possibilitando modos diferentes de estimulação monopolar.

É utilizado o processador da fala Sprint do implante Nucleus 24® com a possibilidade de conter até quatro programas diferentes, controles de volume e sensibilidade e a utilização da estratégia Speak e outras estratégias. É possível também realizar Respostas Telemétricas Neurais.

CRITÉRIOS DE SELEÇÃO

Devido à natureza dos tumores produzidos pela NF-2 e a eliminação da audição residual pela abordagem cirúrgica translabiríntica, não se estabelece critério audiológico específico.

Os critérios de seleção atuais são os seguintes:

- Diagnóstico de NF-2.
- Doze anos de idade ou maior (pós-lingual).
- Necessidade de remoção tumoral (1º ou 2º lado) ou como um procedimento separado.
- Adequado desde o ponto de vista médico e psicológico.
- Expectativas reais.
- Pacientes aceitando participar de sessões de programação regulares, em avaliação e seguimento.

Devido a que a surdez bilateral típica é inevitável nestes pacientes, a implantação durante a extração do primeiro tumor do ângulo pontocerebelar é permitida em geral em pacientes mais jovens para prover uma segunda oportunidade para colocação do implante se a primeira não resultou bem sucedida. A implantação no primeiro lado também permite aos pacientes ajustar-se à informação elétrica à medida que a audição piora na outra orelha. Geralmente a utilização do dispositivo é limitada nestes casos, segundo um estudo recente de 163 pacientes implantados em 15 centros; 71% dos pacientes implantados no primeiro lado não utilizavam o ITC comparado com 36% dos implantados no segundo lado.

CONTRA-INDICAÇÕES

Devido ao possível dano dos núcleos cocleares como resultado de um tratamento radioterápico, os pacientes que tenham sido submetidos a *gamma knife* deveriam ser considerados com extremo cuidado. A utilização da radioterapia estereotática prévia foi assinalada como uma contra-indicação, porém na atualidade não é considerada assim em todos os casos.

CONSIDERAÇÕES ANATÔMICAS

Os pacientes são submetidos a uma otoneurocirurgia. O alvo do eletrodo é o complexo nuclear e coclear dorsal e ventral. No homem, o pedúnculo cerebeloso forma a base do tronco que cobre tal núcleo auditivo.

Este feito faz que o núcleo não seja visível diretamente ao cirurgião e deva ser localizado através de certas linhas de demarcação (Monsell et al., 1987). A Figura 86-1 mostra as maiores estruturas da união pontomedular através de uma abordagem translabiríntica.

Logo inferior ao forame de Luschka encontra-se a origem do 9º par glossofaríngeo. Superior a este forame encontram-se a entrada e saída para as origens dos nervos vestibulococleares e do nervo facial. Esta área pode ser freqüentemente distorcida pelo tumor, ainda que a assistência computadorizada da reconstrução tridimensional da área do núcleo coclear em um paciente com estes tumores do acústico mostre a colocação do complexo e as trocas por deslocamento que possa ter sofrido tal região.

O núcleo coclear vem fechado na superfície do tronco cerebral dentro do recesso lateral. Por isso para realizar uma estimulação adequada com os eletrodos devem-se colocar estes completamente dentro do recesso lateral do lado estimulado e conservar esta posição com alguma parte do eletrodo adjacente ao núcleo coclear dorsal.

A desvantagem da falta de exposição é parcialmente compensada pela estabilidade posicional provida ao eletrodo pelo espaço limitado no recesso lateral.

CONSIDERAÇÕES CIRÚRGICAS

A abordagem cirúrgica para remover os tumores em casos de implante de tronco é a craniotomia por via translabiríntica. Essa rota foi criada para prover o acesso mais direto ao recesso lateral e à superfície oculta do núcleo coclear.

Até chegar à colocação correta do equipamento o procedimento cirúrgico é igual ao de qualquer outra abordagem por via TL à exceção do corte dos cabelos que deve ir um pouco mais posterior para tornar a marcação correta da área onde ficará o receptor interno sobre o crânio.

A incisão é em C retroauricular ampla como dito anteriormente e em um só plano até o periósteo ósseo (Fig. 86-2). Faz-se uma mastoidectomia fechada com eliminação de todas as células mastóideas. Expõe-se o seio lateral sigmóide, a dura da fossa posterior a ela e a fossa média. Isto permitirá que ao retirar todo o osso que recobre tais estruturas se possa realizar a depressão adequada pelo cirurgião que utiliza um retrator ou cânula enquanto broqueia ampliando bem o campo cirúrgico e acessando com boa visibilidade a regiões mais mediais. Assim se evita entrar no que podemos chamar um funil (engodo).

Feito o broqueamento da mastóide começa-se a labirintectomia.

Exposto o conduto semicircular externo se esqueletiza o bloco labiríntico

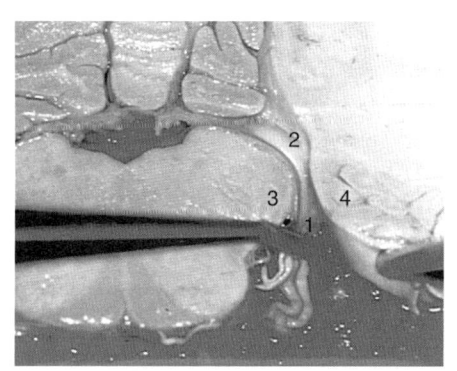

Fig. 86-1

1. Forame de Luschka. 2. Recesso lateral.
3. Flóculo. 4. Núcleos auditivos.

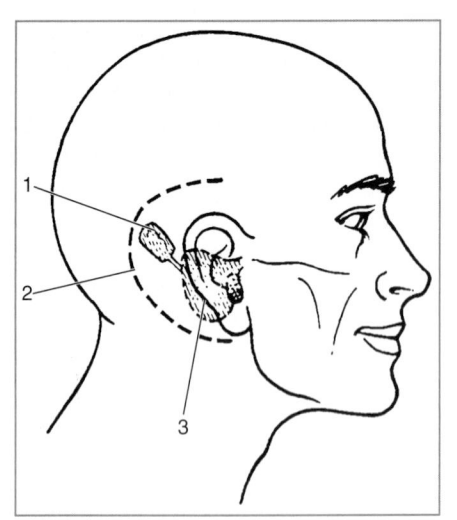

Fig. 86-2

Localização e tipo de incisão relacionada à colocação do implante. *1.* Incisão retroauricular em C. *2.* Receptáculo para o dispositivo. *3.* Mastoidectomia.

por exposições prévia da 2ª e 3ª porções do 7º par, desde o segundo cotovelo até o forame estilomastóideo. Para chegar ao conduto auditivo interno, o nervo-ducto do facial deve ser exposto na sua face lateral e posterior em todo o comprimento da 3ª porção.

O ponto inferior deste fresado é o bulbo e a jugular (Brackmann *et al.*, 1994; Diamante *et al.*, 1998).

Eliminam-se os canais semicirculares deixando como ponto de reparo a extremidade anterior da ampola de CS superior já que mais adiante se encontra a porção labiríntica do 7º par (Brackmann *et al.*, 1994; Diamante *et al.*, 1998).

Expor a face interna do vestíbulo permite calcular que seus limites superior e inferior delimitam as bordas superior e inferior do conduto auditivo interno e sua orientação é posterior e medial como se fossem do vestíbulo ao ângulo sinodural.

Fresando nesta direção exporemos a dura do CAI vista por transparência como uma região azul; esta se alargará para medial até chegar ao poro acústico, limite mais medial do CAI.

O limite posterior é a dura da fossa posterior, e entre ambas dura-máteres existe uma ponte ou meia lua óssea; borda posterior do poro acústico.

O osso superior ao CAI, o lábio superior e o inferior, o lábio inferior devem-se fresar até alcançar a parede anterior do CAI.

Antes de abrir a dura é prudente localizar a porção labiríntica do 7º par e para abrir a dura do CAI faz-se uma incisão longitudinal ao mesmo e outra transversa em T na extremidade mais lateral.

Assim acessamos ao tumor o qual uma vez ressecado permite chegar ao tronco e identificar as neuroestruturas que se utilizam como referência para a colocação adequada dos eletrodos. O monitoramento neurofisiológico (Niparko *et al.*, 1989) é fundamental, já que ao colocar os eletrodos far-se-ão respostas elétricas evocadas cerebrais e monitorar-se-ão além disso os nervos cranianos 5º par (motor), 7º par e 9º.

Somente com o registro dos picos 3 – 4 e 5 do BERA elétrico ter-se-á a certeza da posição correta dos eletrodos em contato com os núcleos auditivos.

Na área cortical óssea posterior à via de abordagem TL faz-se o talhado de um receptáculo circular para o receptor interno que irá sobre tal cortical óssea. Este círculo se comunica com a via de abordagem por meio de um canal fresado no córtex craniano para frente e que permite a passagem do eletrodo para o interior do crânio (Fig. 86-3A) (Brackmann *et al.*, 1994; Diamante *et al.*, 1998).

Talham-se orifícios, dos superiores e dos inferiores, intercomunicados, ao círculo que servirão para passar o fio de fixação do receptor interno (Fig. 86-3B).

Após uma hemostasia exaustiva com bipolar coloca-se o equipamento original fixando-o com monocryl para evitar deslocamentos; os eletrodos são levados para o interior da craniotomia TL ao ângulo pontocerebeloso. Normalmente o plexo coróide marca a entrada ao recesso lateral, forame de Luschka, e o solitário e oblíquo teto do recesso lateral assinalam a superfície do Núcleo Coclear Ventral. Esta estrutura pode não estar claramente visível sobretudo se um grande tumor distorceu o aspecto lateral do tronco e da medula. Porém seguindo o trajeto do 8º par visualmente chegamos à abertura do recesso lateral nestes casos. O 7º e 9º pares também podem ser utilizados como referência para chegar adequadamente a tal recesso.

A localização do forame de Luschka se consegue através da saída de LCR por uma manobra anestesiológica de Valsalva intra-operatória (Brackmann *et al.*, 1998; Otto *et al.*, 2001; Diamante *et al.*, 1998).

Após localizar a abertura do forame de Luschka o eletrodo é colocado em posição com fórceps finos, e o transportador dos eletrodos é passado cuidadosamente dentro do recesso lateral com os eletrodos voltados para superior.

Colocados os eletrodos, são estimulados para confirmar sua posição correta, isto o realiza um neurofisiologista intra-operatoriamente, sendo muito importante observar que tal estimulação não gere estímulos em outros pares cranianos nem afete funções vitais do tronco moni-

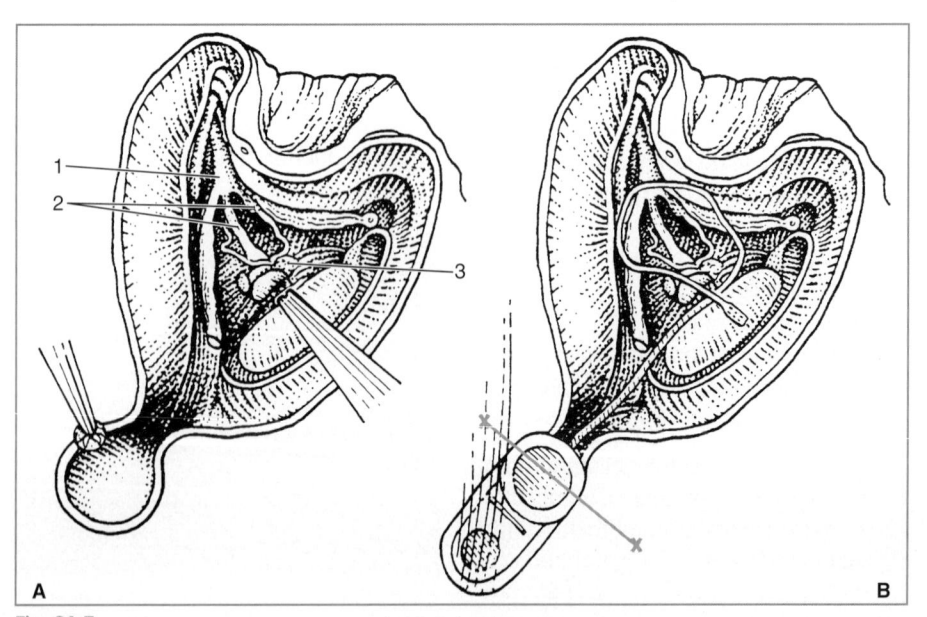

Fig. 86-3

(A) Fresado do receptáculo externo e sua relação para a via de abordagem. *1.* ACI. *2.* Sétimo par. *3.* Plexos coróides. **(B)** Colocação final do equipamento externo prévio para a colocação do eletrodo.

toradas intra-operatoriamente (Brackmann et al., 1998; Luetje et al., 1992; Niparko et al., 1989).

A fixação na posição definitiva para o eletrodo fez-se com um pequeno pedaço de gordura ou músculo, e o eletrodo de referência o colocamos debaixo da fáscia do músculo temporal.

Fecha-se a via de abordagem aproximando a dura-máter aberta com pontos e colocando gordura abdominal na cavidade como preenchimento tal como se utiliza nas abordagens translabirínticas, além disso bloqueia-se a tuba auditiva para evitar a saída de LCR pela mesma (Fig. 86-4A e B).

Fecha-se a ferida por planos, colocam-se uma bandagem compressiva e o cateter lombar (Brackmann *et al.*, 1994; Hitselberger *et al.*, 1984).

PÓS-OPERATÓRIO

O paciente fica na UTI por 24 a 48 horas dependendo este tempo de suas funções vitais e da funcionabilidade de seus pares mistos.

Colocado o cateter lombar (intra-operatoriamente) para drenagem de LCR por 72 horas, o mesmo permite a diminuição da pressão do líquido evitando ainda mais a possibilidade de fístulas. Habitualmente deixamos que drene 50 a 80 cm^3 a cada 8 horas.

A posição deve ser a 30° e a bandagem permanecer compressiva por 4 dias.

Os antibióticos se dão intra-operatoriamente e por 6 a 7 dias pós-operatoriamente.

COMPLICAÇÕES

Como imediato podemos mencionar a fístula de LCR por ferida ou por tuba auditiva, esta última se manifesta por perda nasal de LCR. Em geral as fístulas se resolvem com bandagem compressiva, a elevação adequada da cabeça e a drenagem lombar de 80 cm^3 a cada 8 horas.

A meningite é sobreagregada geralmente à fístula porém cede com os ATB habituais e com o tratamento da fístula que em 99% dos casos é médico.

Infecções menores podem ocorrer na pele da cabeça pela pressão gerada pelo ímã sobre o receptor interno, porém as mesmas se solucionam com antibióticos tópicos.

CASO CLÍNICO

FCR, primeiro paciente a receber um IATC na América Latina, foi implantado por nós aos 19 anos, com uma perda auditiva progressiva, bilateral, profunda, neural. A RM demonstrou a presença de neurofibromas acústicos bilaterais e também outros tumores em outros nervos.

Sua perda auditiva começou na orelha esquerda, o diagnóstico de NF-2 se realizou em 1993. A cirurgia do primeiro neurinoma foi em 1996, quando tinha 18 anos, durante esta cirurgia realizou-se também a extração de tumores na coluna vertebral. O jovem tinha uma perda auditiva profunda, bilateral, neural nesse momento e também problemas vestibulares, com graves alterações do equilíbrio e problemas visuais.

Em 21 de maio de 1997 realizou-se a cirurgia do neurinoma da orelha direita e se implantou o IATC. Em julho de 1997 realizou-se a cirurgia para extração de tumores na coluna.

Em 4 de agosto de 1997 realizou-se o acesso do IATC, calibrando-se os diferentes eletrodos de seu implante e incorporando, no mapa do processador, aqueles eletrodos que reuniam as condições para ser utilizados.

A estimulação auditiva inicial e programação do processador da fala realizam-se geralmente depois de 6 semanas da cirurgia, neste caso em particular, devido às condições do paciente ocorreu depois de 10 semanas de realizada a cirurgia.

Durante a programação do implante, instruiu-se o paciente em relação à possibilidade de aparecimento de sensações não-auditivas. Essas sensações podem aparecer pela estimulação de alguns eletrodos, por exemplo, formigamento na cabeça ou no corpo, vertigem, instabilidade, estimulação facial, sensações vibratórias no olho, movimentos na mão e braço geralmente de forma homolateral ao implante. É importante avaliar a magnitude desses efeitos colaterais em uma escala de 1 a 4, onde 1 = apenas percebido, 2 = presente de forma consistente, porém tolerável, 3 = desagradável e 4 = intolerável. Não foram observados, neste paciente, efeitos não-auditivos na programação do implante que impossibilitasse a ativação de todos os eletrodos. Quando aparecem essas sensações como efeito colateral é possível reduzi-las ou eliná-las al-

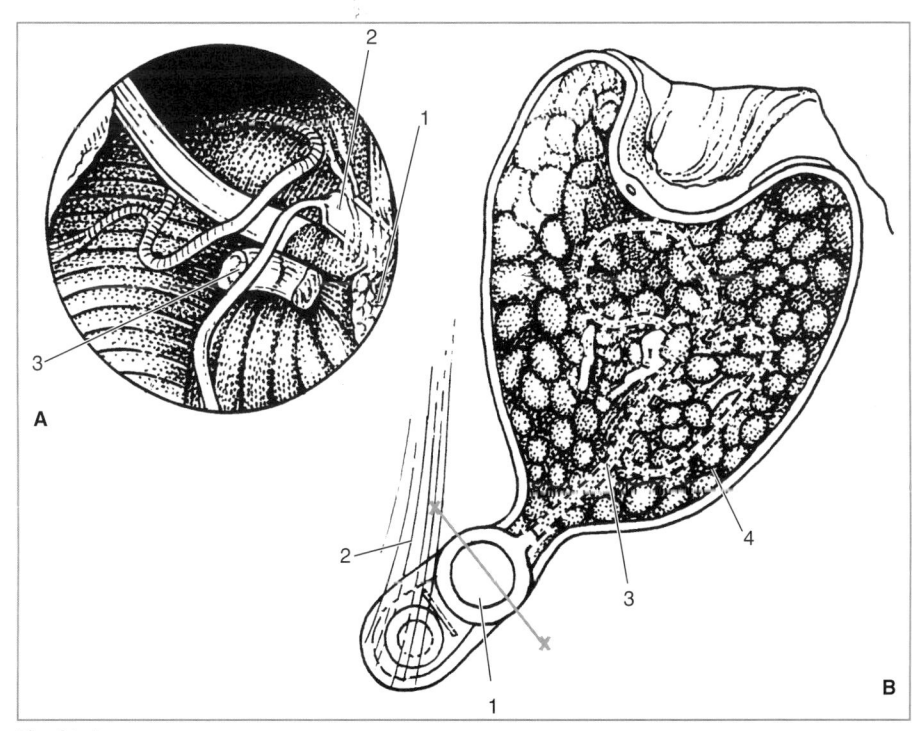

Fig. 86-4

(A) Colocação final do eletrodo no recesso lateral dentro do forame de Luschka. *1*. Plexos coróides. *2*. IATC colocado no recesso lateral. *3*. Oitavo par seccionado. **(B)** Esquema definitivo com a fixação do receptor externo e preenchimento com gordura abdominal da via de abordagem. *1*. Implante. *2*. Músculo temporal. *3*. Eletrodo. *4*. Gordura abdominal preenchendo a cavidade.

terando a duração dos pulsos (p. ex., pode ocorrer que essas sensações não-auditivas apareçam com um pulso amplo de 100 ms e desapareçam ao aumentar esse pulso amplo para 200 ms), trocando o emparelhamento dos eletrodos (selecionar um eletrodo terra diferente pode ser de utilidade) ou eliminando esses eletrodos do mapa de programação. É comum que esses efeitos colaterais possam diminuir ou até desaparecer com o uso do implante, em cujo caso esses eletrodos podem reincorporar-se ao mapa do processador.

Uma variedade de modos de estimulação pode empregar-se na programação, modo monopolar, bipolar e uma combinação "variável" de ambos. De forma similar uma variedade de estratégias de codificação é acessível.

A estratégia de codificação Speak foi utilizada neste paciente com a utilização de eletrodos duplos e se provaram todos os modos e suas combinações, elegendo-se nesse momento uma combinatória de modos monopolar e bipolar. Posteriormente se trocou o modo de estimulação, continuando a utilização da estratégia Speak.

Durante a programação realiza-se a medição dos umbrais mínimos e máximos confortáveis nos diferentes eletrodos escolhidos e do aparecimento de sensações não-auditivas, as classificamos quanto à severidade para determinar a possibilidade da inclusão desse eletrodo no mapa de programação. Um número importante de técnicas de programação é acessível no *software* de IATC para ajudar ao audiólogo a reduzir o aparecimento de efeitos colaterais. Ainda que o aparecimento de estimulação facial, como efeito colateral, é possível porém pouco freqüente nos implantados cocleares, o aparecimento de efeitos não-auditivos é freqüente nos implantados de tronco cerebral pela grande proximidade de núcleos e nervos motores e sensitivos dentro do tronco cerebral.

Devido a que o controle de muitas atividades autônomas críticas está localizado no tronco cerebral, os sinais vitais são de rotina monitorados durante a programação inicial com o IATC.

Após realizada a medição dos eletrodos, uma parte crucial é a **ordenação** dos mesmos, **de acordo com a percepção de altura tonal** que eles produzem (Otto *et al.*, 2000). Diferente da simples organização tonotópica coclear, os núcleos cocleares apresentam uma organização tonotópica muito complexa.

Devido à complexidade dessa organização e às variações na situação dos eletrodos de paciente para paciente, uma exploração detalhada da altura tonal de cada eletrodo é importante na programação. Alguns pacientes demonstram um aumento ou diminuição na percepção de altura tonal quando se estimulam os eletrodos de laterais para mediais. Este paciente pôde realizar a classificação por altura tonal dos diferentes eletrodos, dessa maneira se ordenaram e se ajustaram as freqüências. Instruiu-se ao paciente para classificar cada eletrodo em uma escala de 1 a 100, onde 1 corresponde a tom grave e 100 muito agudo. Também se realizou com *software* de programação a comparação da altura tonal entre 2 pares de eletrodos por vez, para os efeitos da ordenação por altura tonal.

Com as modalidades de programação eleitas o jovem recebeu desde um primeiro momento sensações auditivas úteis, foi capaz de escutar sua voz, as vozes dos demais, também ruídos ambientais e seus resultados se comparam favoravelmente com os obtidos em média nestes pacientes com este tipo de dispositivo, em um estudo multicêntrico realizado nos Estados Unidos. Está utilizando em seu mapa de programação a estratégia Speak, com 6 máximas e uma velocidade de 1.500 Hz, uma largura de pulsos de 400 microssegundos, e a tabela freqüencial que abrange desde 300 Hz a 8.368 Hz. O modo de estimulação é monopolar. As faixas de atuação dinâmicas nos diferentes eletrodos estão entre 30 e 34 unidades.

RESULTADOS

O jovem utiliza o implante todas as horas em que está desperto, desde o momento do acesso. Qualifica o IATC como extremamente útil para a comunicação e percepção de vozes e ruídos ambientais.

A utilização do IATC tem demonstrado que podem conseguir-se sensações auditivas benéficas.

Este paciente tem demonstrado benefícios crescentes na sua comunicação, escuta sua própria voz, diferencia vozes masculinas de femininas, vozes de adultos *versus* vozes de crianças, tem excelente alerta auditivo ao nome (ainda que a distância), distingue a fala de ruídos meio-ambientais e também diferencia ruídos entre si (telefone, porteiro eletrônico, latido de cachorros, ambulância). Conseguem-se realizar diferenciações entre palavras com múltiplas diferenças espectrais, em grupos fechados.

O paciente nos assinala que o implante é seu "ouvido", que lhe resulta muito útil nas suas interações sociais, melhora a velocidade e qualidade de sua leitura labial. A visão deste jovem está muito diminuída.

Aos quatro anos de utilização do IATC, em modalidade auditiva (A) ou seja sem LL, em forma somente visual (V) ou em forma auditiva-visual (A + V), tem os seguintes resultados em provas de percepção da fala:

Identificação de vogais		
A	V	A + V
50%	37%	76%
Identificação de consoantes		
A	V	A + V
12%	35%	41%
Orações		
A	V	A + V
0%	20%	58%

Teste de Ling

No teste de Ling, sem leitura labial, a 1 m de distância, voz de intensidade normal, detecta os 6 fonemas do teste: /a/, /u/, /i/, /sh/, /s/, /m/.

HORAS DE UTILIZAÇÃO DIÁRIA DO IATC

Utiliza o implante mais de 8 horas diárias (enquanto está desperto).

CONCLUSÕES

O IATC deve considerar-se nos pacientes com NF-2 em especial quando se realiza a cirurgia para a extração do neurinoma. Candidatos adequados resultam em todos os pacientes com aquela patologia e as condições detalhadas nos critérios de seleção.

O grupo de IATC consiste de profissionais de muitas disciplinas: otologia, neurotologia, neurocirurgia, audiologia, eletrofisiologia, neurologia, também participam, com freqüência, psicólogos, oftalmologistas e geneticistas.

O impacto deste tipo de implantes na vida desses pacientes tem resultado muito positivo.

Em nossa mostra de 92 pacientes que utilizam nos Estados Unidos o IATC, os resultados foram:

- 82,2% recebem sensação auditiva.
- 12% reconhecem a fala em formato aberto sem leitura labial.
- 17,8% não tiveram estimulação auditiva com o IATC.

Os resultados observados são interessantes e aumentam nosso conhecimento sobre as potencialidades do sistema auditivo central frente ao estímulo elétrico e as possibilidades de realização auditiva com a estimulação elétrica na superfície dos núcleos cocleares fazendo um *by-pass* da cóclea e do nervo (Otto *et al.*, 2001; 1998; Shannon *et al.*, 1993).

DESENVOLVIMENTOS FUTUROS

Um novo conjunto de eletrodos chamados de penetração no tronco cerebral tem sido desenvolvido. Em estudos em animais este desenho tem demonstrado a possibilidade de ativar maiores grupos de neurônios auditivos. O dispositivo está composto de 4 a 6 agulhas de iridium (eletrodos). O comprimento dos eletrodos agulha é de 1 a 4 mm e tem dois eletrodos estabilizadores. Este novo sistema de implante realizado por um trabalho conjunto entre o House Ear Institute, Huntington Medical Institute e Cochlear Corporation tem a possibilidade de oferecer uma realização auditiva melhor devido a um acesso melhor à complexa organização tonotópica dos núcleos cocleares.

RESUMO

Pacientes com NF-2 desenvolvem schwannomas vestibulares bilaterais e a remoção dos mesmos freqüentemente causa lesão do nervo auditivo e conseqüentemente surdez. Os implantes cocleares são uma opção válida para o resto dos pacientes, naqueles casos excepcionais que preservem o nervo auditivo após a cirurgia. Os demais podem favorecer-se com um implante de tronco cerebral colocado no recesso lateral do 4º ventrículo para estimular o complexo de núcleos cocleares. O IATC é similar em desenho e funcionamento ao implante coclear, porém está dirigido para estimular os núcleos cocleares no lugar da cóclea. O IATC multicanal tem proporcionado melhores resultados do que a versão prévia do implante monocanal.

REFERÊNCIAS BIBLIOGRÁFICAS

Brackmann DE, Hitselberger WE, Nelson RA, *et al*. Auditory Brainstem Implant: I. Issues in Surgical Implantation. *Otolaringology Head and Neck Surgery* 1993;108:624-633.

Brackmann DE, Shelton C, Arriaga M. *Otologic Surgery.* Cap. 59, 1994.

Diamante VG, Sastre R. *Hueso Temporal, Anatomía Quirúrgica aplicada a la Microcirugía.* Fundación de ORL, 1998. 59-67p.

Hitselberger WE, House WF, Edgerton BS, Whitaker S. Cochlear nucleus implant. *Otolaringology Head and Neck Surgery* 1984;92:52-54.

Luetje CM, Whittaker CK, Geier L, *et al*. Feasibility of multichannel human cochlear nucleus stimulation. *Laryngoscope* 1992;102(1):23-25.

Monsell EM, McElveen JT, Hitselberger WE, House WF. Surgical approaches to the human cochlear nucleus complex. *Am J Otol* 1987;8(5):450-455.

Niparko JK, Kileny PR, Kemink JL, *et al*. Neurophysiologic Intraoperative monitoring: II. Facial nerve function. *Am J Otol* 1989;10:55-61.

Otto SR, Brackmann DE, Hitselberger WE, Shannon RV. The Multichannel Auditory Brainstem Implant Update: Performance in 55 Patients. Draft Feb, 2001.

Otto SR, Ebinger K, Staller SJ. Cochlear implants: clinical trials with the auditory brain stem implant. In: Waltzman S, Cohen N (ed.) *Cochlear Implants.* Cap. 17, 2000.

Otto SR, Shannon RV, Brackmann DE, Hitselberger W, Staller S, Menapace C. The multichannel auditory brainstem implant: Performance in twenty patients. *Otolaryngol Head and Neck Surgery* 1998;118:291-303.

Shannon RV, Fayad J, Moore J, Lo WM, Otto S, *et al*. Auditory Brainstem Implant: II. Postsurgical issues and performance. *Otolaringology Head and Neck Surgery* 1993;108:634-642.

Alguns Avanços Tecnológicos nos Implantes Cocleares

Patrícia Faletty

"Saí do consultório médico e enquanto estava andando ao longo da Avenida Córdoba não conseguia acreditar que no meio do congestionamento louco do trânsito, eu era capaz de ouvir o vento..."
(Diário pessoal de Gabriel Garriaga, terça-feira, 29 de abril, implantado na idade de 37 anos.)

INTRODUÇÃO

Em 1967 o Professor Graeme Clark da Universidade de Melbourne, Austrália, começou a pesquisar as possibilidades de um aparelho de audição eletrônico implantável. Seu esforço conduziria afinal à criação da Orelha Biônica implantável. Inspirado pela sua relação estreita com seu pai, que tinha sido surdo durante toda a vida, o objetivo do Professor Clark era encontrar uma maneira de melhorar a audição e a qualidade de vida das pessoas surdas. O Professor Clark foi o líder da pesquisa no Departamento de Otorrinolaringologia na Universidade de Melbourne desde 1970. Sua primeira cirurgia de implante coclear teve lugar em 1978, e foi um sucesso.

O Professor Clark é o Diretor do The Bionic Ear Institute (Instituto da Orelha Biônica) em Melbourne, Austrália, que foi estabelecido em 1984 para apoiar e empreender pesquisa para melhor compreensão da surdez e aperfeiçoamento da Orelha Biônica.

O Professor Graeme Clark recebeu a Ordem da Austrália em 1983 pela sua contribuição à medicina, e foi designado Membro da Academia Australiana de Ciências em 1998.

Desde o projeto do primeiro *chip* de silício no ano de 1977 até hoje, os avanços tecnológicos dos Implantes Cocleares foram inúmeros, de um modo que tornou possível a extensão dos critérios de seleção do candidato a Implante Coclear através de todos esses anos (Quadro 87-1).

O aperfeiçoamento contínuo nas tecnologias, a pesquisa clínica e as estreitas ligações com colaboradores de pesquisa em todo o mundo tornam possíveis os avanços tecnológicos, cujos principais objetivos foram: melhor colocação dos eletrodos e controle do estímulo, pré-processamento para melhorar a qualidade do sinal e melhores técnicas de estimulação neural.

Os últimos modelos possuem um desenho de receptor/estimulador que foi revisado para incorporar modificações que simplificam a cirurgia. Isto inclui um menor pedestal circular com lados verticais, o que simplifica a perfuração do leito do implante coclear e oferece um posicionamento mais seguro do pedestal dentro do leito do implante criado durante a cirurgia.

Quadro 87-1 Nucleus 24 – critérios de elegibilidade

	1985	1990	1998 (Nucleus 24)	2000 (Nucleus 24 Contour)
Idade de implantação	Adultos (18 anos)	Adultos e crianças (2 anos)	Adultos e crianças (18 meses)	Adultos e crianças (12 meses)
Início da perda auditiva	Pós-lingüísticos	Adultos pós-lingüísticos Crianças pré e pós-lingüísticas	Adultos e crianças pré e pós-lingüísticos	Adultos e crianças pré e pós-lingüísticos
Grau de PANS	Profundo	Profundo	Severo – profundo em adultos profundo em crianças	Severo–profundo em pacientes de 2 anos ou mais Profundo em Crianças com menos de 2 anos
Adultos Escores de discriminação da fala (conjunto aberto)	0%	0%	40% ou menos (CID)	50% ou menos (HINT) na orelha a ser implantada com 60% ou menos na orelha contralateral ou biauricularmente
Escores de fala HILDS	Não candidatos	0% conjunto aberto	Menos de 20%	Falta de progresso auditivo < MAIS, <=30% (MLNT/LNT)

MAIS, Escala Integração Auditiva Significativa; MLNT, Multisyllabic Lexical Neighborhood Test.

O leito necessário para sediar o aparelho dentro da mastóide também é menor, o que é vantajoso para ser usado em crianças pequenas e lactentes, particularmente com a tendência a se fazer implantação em crianças mais novas.

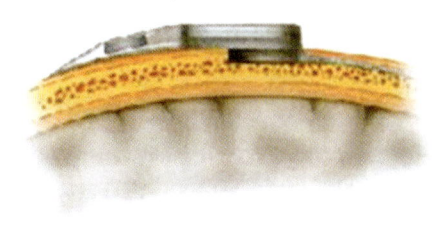

Todos os modelos N24 são fabricados em titânio, que não é tão rígido quanto cerâmica, possuem dupla vedação hermética, e não ocorrem falhas devido à quebra da caixa.

Eles têm 22 eletrodos intracocleares, o que significa que se houver áreas de pouca sobrevida neural, curtos-circuitos e estímulos não-auditivos – eles conseguem operar em torno deles.

Estes são os únicos aparelhos com um magneto removível para RM, compatível com intensidade magnética 1,5 tesla.

Nos implantes cocleares produzidos pela Cochlear Corporation, há uma variedade ampla de arranjos para as necessidades individuais: Nucleus 24M, Nucleus 24K, Nucleus Contour, Nucleus Double Array, Nucleus 24ABI®.

Todos eles possuem adicionalmente: telemetria de impedância, telemetria de complacência e de resposta neural. Alcançar a proximidade do modíolo é importante, para colocar os eletrodos mais perto das células ganglionares, a fim de obter excitação neural mais focalizada que tem o potencial de melhorar a codificação de lugar (freqüência) para baixar os níveis T/C, alargar as faixas dinâmicas, melhorar a percepção da fala e obter mais baixo consumo de energia.

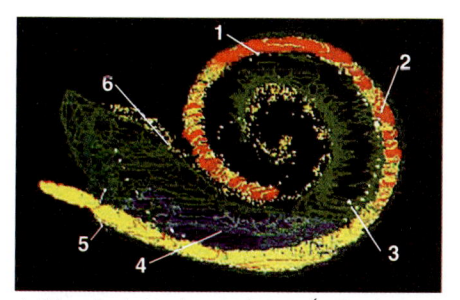

1. Elétrodo do Nucleus 22/24; *2.* Órgão de Corti; *3.* Tecido fibroso frouxo e denso; *4.* Osso novo; *5.* Local da coleostomia; *6.* Corpos celulares do gânglio espiral.

O Nucleus 24 Contour Cochlear Implant® consiste em um arranjo de eletrodos pré-curvado com 22 eletrodos de meia banda que são orientados de tal maneira que ficam posicionados adjacentes à parede interna da cóclea após a inserção.

A forma relaxada obedece à curvatura da cóclea média, dando proximidade ao modíolo, e ocupa menos da metade da largura da rampa (escala).

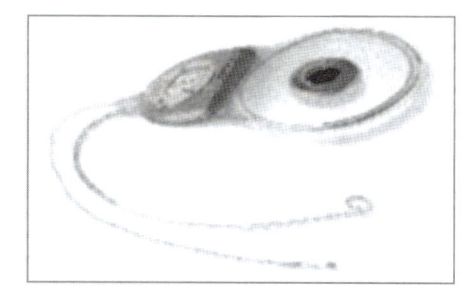

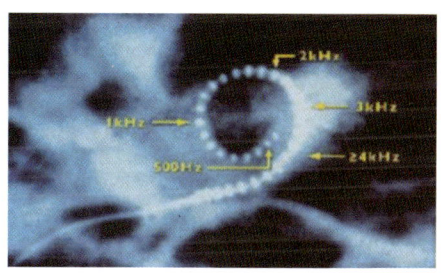

As pesquisas e modificações deste último tipo de eletrodo vão facilitar o movimento suave através da rampa, minimizar forças na parede lateral, ajudar posicionamento perimodiolar mais constante e preservar a integridade das estruturas da cóclea, criando um eletrodo de contorno com *softip* que possui uma geometria, maciez e flexibilidade selecionadas para facilitar movimento suave através da rampa.

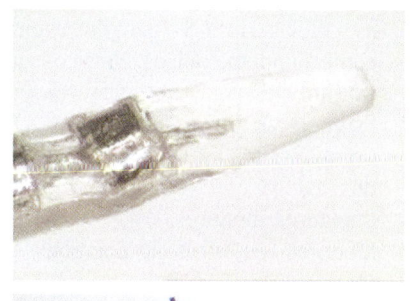

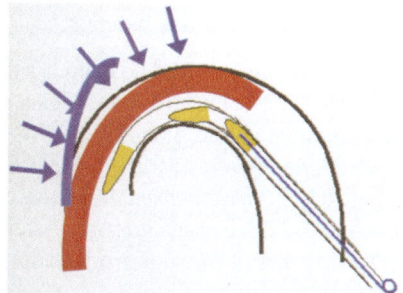

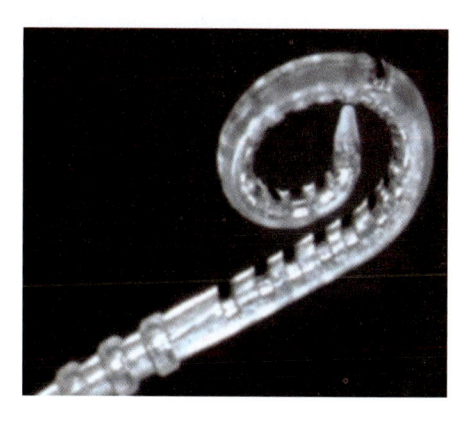

Na maioria dos casos de cóclea ossificada, o Nucleus 24 Array® padrão, que possui 22 bandas de eletrodos em uma montagem de 16,5 mm, é adequado em seguida a modificações cirúrgicas tais como uma técnica de "perfuração-remoção" (*drill-out;* Gantz *et al*.), mas em alguns casos a cóclea ossificada justifica um procedimento cirúrgico especial, e para isto um eletrodo especial foi desenvolvido em colaboração com o Prof. Lenarz na Universidade Médica de Hannover, consistindo em dois arranjos de eletrodos e chamado Nucleus 24 Double Array®.

O Nucleus 24 Double Array tem um total de 22 canais. Isto proporciona o melhor resultado possível para o cirurgião e flexibilidade de programação para o audiologista.

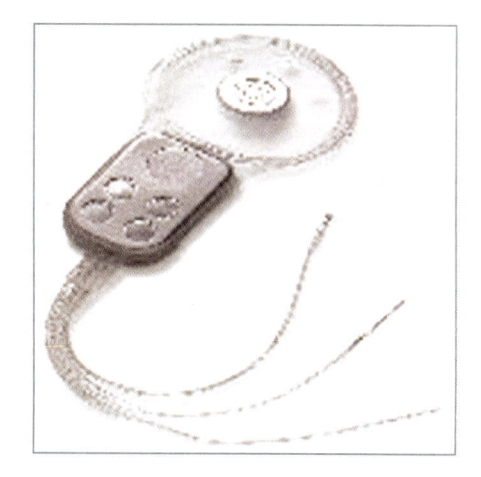

Também devemos mencionar o Auditory Brain System Implant (ABI)®, que foi aprovado pela FDA para ser usado nos casos de diagnóstico de Neurofibromatose Tipo II, em indivíduos com mais de 12 anos de idade, que sejam médica e psicologicamente adequados e dispostos a participar em um acompanhamento extenso.

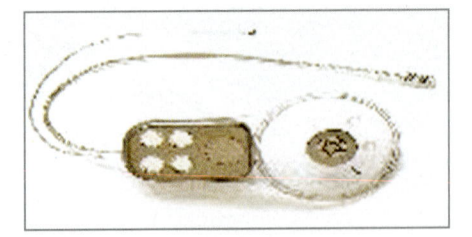

Todos os modelos Nucleus 24 possuem 22 canais de estimulação pulsada, dando a possibilidade de selecionar diferentes estratégias de "Som sob Medida" ("Som *Customizado*") bem como selecionar diferentes processadores da fala:

- **O SPrint** (SP = *speech processor*, processador da fala).
- Microfone direcional.
- Mostrador (*display*) de LCD (diodo de cristal líquido).
- Larga variedade de acessórios.
- Baterias AA – até 27 horas **Esprit 3G**.

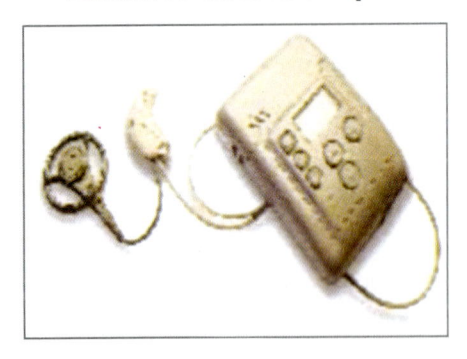

O BTE de 3ª geração compatível com todos os implantes cocleares Nucleus 24 provê uso completo das estratégias atuais de alta freqüência da companhia Cochlear com longa duração de vida das baterias.

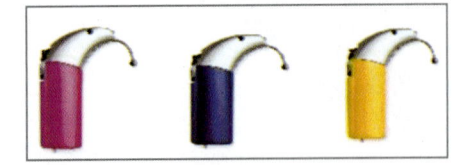

Projetado para fornecer percepção melhorada de sons suaves. Com um toque no comutador, o receptor pode mudar para "T" telebobina (*telecoil*), "W" sussurro (*whisper*) ou "M" microfone.

Tem a mais ampla variedade de estratégias de codificação: ACE, CIS e SPEAK e uma vida de bateria prática. Pelo menos 14 horas com estratégias de alta freqüência ACE e CIS, e pelo menos 50 horas com SPEAK economizadora de energia, com base em testes de bancada e cálculos teóricos.

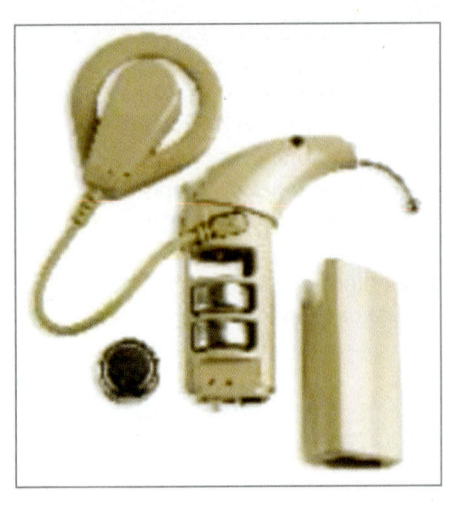

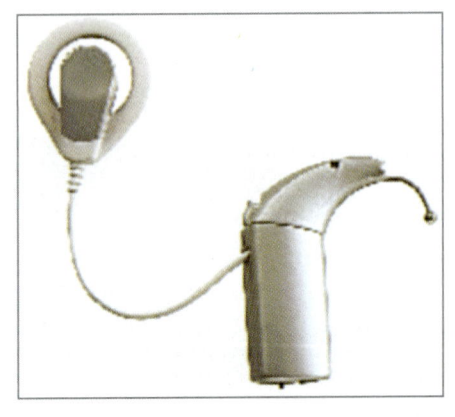

Não há qualquer dúvida de que a estimulação análoga pode ser boa para alguns pacientes, mas como as companhias de telefonia móvel estão usando novas redes digitais para abrir novos modos de comunicação, a tecnologia digital está também sendo usada em registros (gravações), CDs, MP *player*.

As vantagens digitais são:

1. Estimulação no mesmo formato que as células do GS (gânglio espiral) compreendem: pulsos elétricos que causam descargas nervosas.
2. Estimulação previsível.
3. Componentes internos mais integrados.
4. Implantes menores.
5. Menores requisitos de energia.
6. Menores processadores de fala.
7. Mais longa vida das baterias.

Com os modelos N24 nós temos a flexibilidade de escolher três estratégias de codificação: SPEAK, CIS ou ACE.

A SPEAK, desenvolvida em Melbourne para o CI (*cochlear implant*, implante coclear – IC) N22M, é usada nos processadores Spectra, ESPrit 22 e nos processadores de fala N24: ESPrit e SPrint.

Estes usam uma freqüência moderada de estimulação com seleção perambulante de até 10 máximos a partir de 20 locais separados com ênfase em indicações de altura (freqüência) do som.

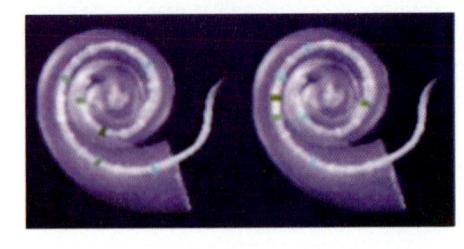

A estratégia CIS (Continuous Interleaved Sampling) foi desenvolvida na RTI (Estados Unidos) para o implante Ineraid e agora é usada nos processadores de fala N24.

Ela é uma estimulação em alta freqüência fixa de até 12 locais dentre 22 locais possíveis com ênfase em indicações de tempo.

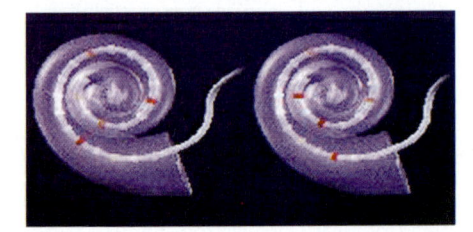

A ACE (Advance Combinational Encoder), que foi desenvolvida em Sydney para os processadores SPrint do IC 24M, é uma estimulação que varia de moderada a alta freqüência com seleção perambulante de até 22 locais que enfatizam indicações de altura (freqüência) e tempo.

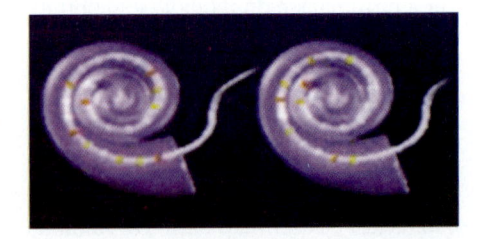

O desempenho com estratégias de envoltório espectral (Spectral Envelope) está entrando em platô. Grandes novidades virão de uma classe inteiramente nova de estratégias que sejam capazes de recriar o código neural natural com uma conexão direta aos contatos dos eletrodos.

Chegamos finalmente a um ponto altamente estimulante – a Telemetria de Resposta Neural (TRN; *NRT, neural response telemetry*).

Trata-se de uma característica exclusiva que capacita os médicos a registrar diretamente respostas neurais de dentro da cóclea, para implantação em idade mais jovem e casos complexos, e que dá aos médicos a confiança de que o recebedor está obtendo estimulação em níveis audíveis ao ser ligada.

Em 1990 apareceram as primeiras publicações de Brown, Abbas e Gantz sobre potenciais evocados auditivos corticais (PEACs), usando-se o implante Ineraid.

Em 1992 a TRN foi implementada no desenho do IC 24M.

Em 1994 Abbas validou as características da telemetria com IC 24M em animais.

E em 1995 Norbert Dillier e Waikong Lai começaram o desenvolvimento do *software* de TRN em Zurique.

A estimulação do implante faz dispararem as fibras nervosas no gânglio espiral, o que gera um potencial de ação. Isto é a Resposta Neural. O implante registra os potenciais de ação amplificando sinais a partir dos eletrodos intracocleares. Os potenciais de ação são codificados e transmitidos de volta para o processador de fala por radiofrequência. Isto é a Telemetria.

O potencial elétrico evocado é registrado por uma onda negativa (N1) seguida por uma onda positiva (P2).

- Latência de N1 (0,2 a 0,4 ms).
- A amplitude da resposta é medida entre N1 e P2.
- A amplitude da resposta altera-se com o nível de corrente (normalmente centenas de μV) e entre os recebedores.

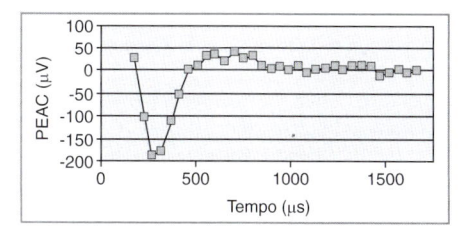

Com a TRN nós podemos medir todos os 22 locais ao longo da cóclea, e as respostas podem ser registradas em 95% dos casos.

Os limiares da REATC (resposta evocada auditiva do tronco cerebral) e da TRN são altamente correlacionados, e as respostas de TRN parecem ser estáveis ao longo do tempo.

A TRN oferece importantes vantagens sobre a REATC; ela é rápida, fácil e não exige sedação.

Desde os 1990 o número de casos de implante coclear pediátrico aumentou dramaticamente. As crianças constituem agora aproximadamente 60% de todas as cirurgias de implante coclear, e a idade média de implantação também diminuiu significativamente.

Os benefícios da TRN são:

- Para o cirurgião:
  - Teste não-invasivo da função do nervo auditivo.
  - Monitora as alterações nas respostas do nervo auditivo durante a cirurgia e depois.
- Para o cientista audiológico:
  - Alternativa à TRF (telemetria de resposta de fala; *SRT, speech response telemetry*)/REATC.
  - Mais fácil, mais rápida que as REATCs.
  - Não exige equipamento extra ou eletrodos externos ou sedação do paciente.
- Para o clínico que programa o processador:
  - Ferramenta para estimar níveis T/C a partir dos limiares de TRN usando dados comportamentais limitados.
  - Potencial de compreensão melhorada da fala através de uma PAM que é otimamente adaptada sem *feedback* do usuário.
  - Tempo de programação reduzido em crianças.

CONCLUSÕES

A Telemetria de Resposta Neural (TRN, *NRT*™) é um teste objetivo não-invasivo do nervo auditivo em até 22 locais ao longo da cóclea.

TRN[MR] oferece vantagens importantes sobre a REATC: é rápido, fácil e não exige sedação.

A TRN é uma maneira simples, rápida, de registrar diretamente a resposta do nervo da audição à estimulação, e traz importante informação para os primeiros passos críticos. Também é uma garantia no momento da cirurgia, suporta a programação inicial e ajuda a programação a longo prazo.

Hoje até 40% dos pacientes com IC estão abaixo da idade de 6 anos e cada vez mais crianças abaixo da idade de 2 anos recebem implantes. A TRN tornou-se uma ferramenta muito importante porque ela é audível (entre os níveis PAM T e C), e uma medição objetiva que reconhece que a via auditiva periférica é única em cada indivíduo. Estudos clínicos confirmam que o limiar de TRN situa-se entre os níveis T e C; isto dá mais confiança durante a programação com lactentes, crianças de todas as idades e adultos. Também dá ao clínico a capacidade de otimizar os ajustes do processador de fala.

Poderíamos dizer que a TRN é uma confirmação:

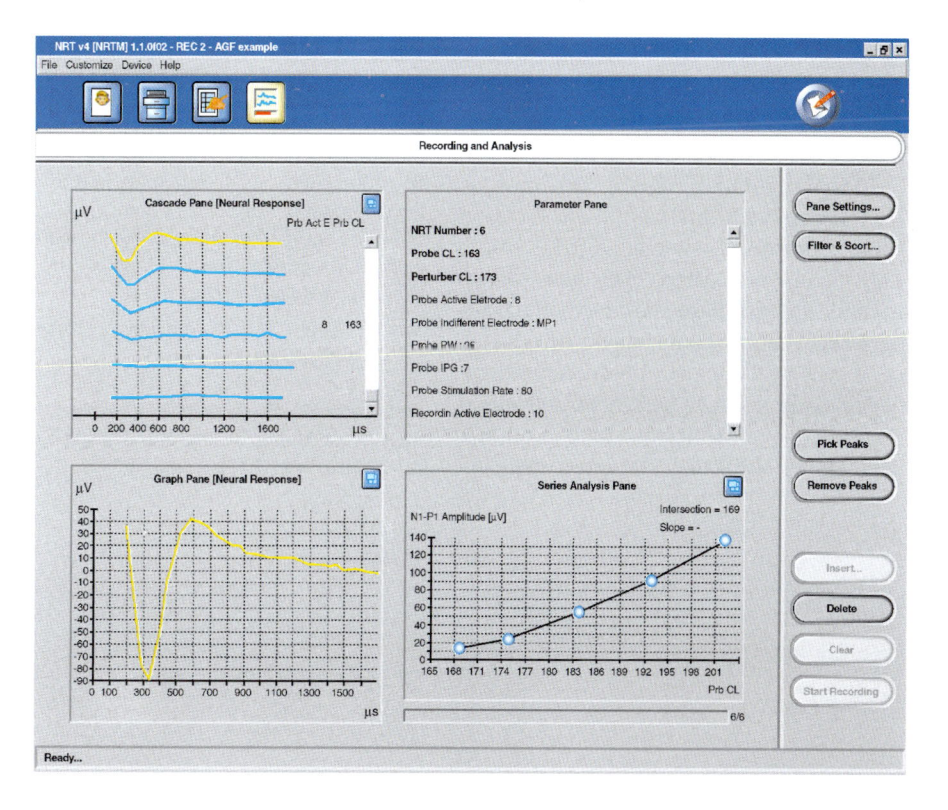

- *Na cirurgia*: evidência direta da responsividade do nervo à estimulação elétrica.
- *Ao ligar*: suplementação ou confirmação da testagem comportamental, especialmente com lactentes e crianças novas.
- *A qualquer momento*: para guiar o manejo clínico, monitorar respostas periféricas ao longo do tempo e melhorar a compreensão da fala.

SUMÁRIO

O Implante Coclear excedeu todas as expectativas, e a média dos avanços e aperfeiçoamentos está progredindo o tempo todo, em adultos e crianças.

Os resultados do desempenho do *hardware* (equipamento) e o *software* (programas), incluindo novas estratégias, modos de estimulação, avanços nas técnicas cirúrgicas e perícia em adaptação resultam em que os Implantes Cocleares são efetivos e seguros.

Pesquisas sobre a plataforma do implante resultarão em uma nova plataforma de implante: uma nova geração de sistema de implante com capacidade significativamente aumentada, novo *software* e opções de processador de palavras que suportam novos algoritmos de codificação, formas flexíveis de ondas de estímulo, modo 43 canais, sem *hardware* de interface (com *link* infravermelho), opções avançadas de codificação: opções de processamento de sinal de *input* Multirate/TESM/Differential Rate/Hi Ace/Music, ADRO/Adaptive Beam/Dual AGC/IDR, consumo reduzido de energia (–60%) e uma TRN incrementada (resolução mais rápida/alta) que virá baseada na experiência de 4 anos, seu uso em mais de 300 clínicas e mais de 2.000 pacientes refletindo a necessidade de nova versão do *software* (TRN v 4.0) que melhorou o amplificador, linearidade, velocidade, opções melhoradas de rejeição de artefato, traz uma freqüência mais alta de amostragem (20 kHz-200 kHz) e melhora a resolução da resposta. Ainda temos muito a fazer. Os avanços na tecnologia digital tornaram e ainda tornam possível a experiência iniciada pelo Dr. Bruce Gantz *et al*. na Universidade de Iowa, de futuras opções de tratamento para a perda auditiva neurossensorial que incluem pacientes com 50% de discriminação bilateralmente, não satisfeitos com a audição do seu aparelho de audição. Serão usados eletrodos apicais e a combinação de processamento de sinais acústicos e elétricos.

Também poderíamos imaginar em um futuro próximo um Implante Coclear completo, sem *hardware* externo, com alta fidelidade e a menor bateria usada em um sistema médico implantável.

Agradecimento: agradecemos à Cochlear Corporation, pela autorização do uso do material ilustrativo apresentado neste capítulo.

BIBLIOGRAFIA

Aubert L, Nicolai J, Staller S, Shaw S. Results of a premarket evaluation of advance speech encoders in the Nucleus 24 system (Abstract 68). Presented at the Fourth European Symposium on Paediatric Cochlear Implantation, Hertogenbosh S, The Netherlands, 1998.

Briggs R, Tykocinski M, Gibson P, Treaba C, Cowan R. *Cooperative Research Center for Cochlear Implant and Hearing Aid Innovation.* Department of Otolaryngology, University of Melbourne, Cochlear Limited, Sydney.: Surgeon benefit and design issues in the development of Nucleus 24 Contour electrode with Softip. Abstract 70. Presented at the 9 Symposium Cochlear Implants in children. Washington, D.C. 1993.

Brown CJ, Abbas PJ, Fryauf-Bertschy H, Kelsay D, Gantz PJ. Intraoperative and postoperative electrically evoked auditory brain stem responses in nucleus cochlear implant users: implication for the fitting process. *Ear Hear* 1994;15:168-76.

Brown CJ, Abbas PJ, Gantz PJ. Electrically evoked whole-nerve action potentials: data from human cochlear implant users. *Acoustic Soc Am* 1990;88:1385-91.

Brown CJ, Abbas PJ, Gantz PJ. Preliminary experience with neural response telemetry in the Nucleus CI24M cochlear implant. *Am L Otol* 1998;19:320-327.

Brown CJ, Hughes ML, Luk B, Abbas PJ, Wolaver A, Gervais J. The relationship between EAP and EABR thresholds and levels used to Program-the Nucleus 24 Speech Processor. Data from Adults. Ear & Hearing, March/April 2000.

Brown CJ. Implant programming and neural response telemetry. Abstract 33. Presented at the 9 Symposium Cochlear Implants in children. Washington, D.C. 1993.

Clark GM. *Sounds of Silence*. Allen-Unwin.

Clark GM. The University of Melbourne Nucleus multi-electrode cochlear implant. *Adv Otol Rhinol Laryngol* 1987;38:4-5, 1-81.

Gibson P. New electrode technologies. Abstract 79. *Presented at the 6th European Symposium on Paediatric Cochlear Implantation.* Las Palmas de Gran Canaria (Canary Islands) Spain, February 2002.

Hughes ML, Brown CJ, Abbas PJ, Wolaver A, Gervais PJ. Comparison of the EAP thresholds to MAP levels in the Nucleus 24 Cochlear Implant: Data from Children. Ear & Hearing, March/April, 2000.

Niparko, John, e col. Cochlear Implants. Principles and Practice. 1st edition. Philadelphia Lippincott Williams e Wilkins; 2000. Lippincott Williams & Williams publishers.

Patrick JF, Seligman PM, Money DK, Kuzma JA. *Cochlear Prostheses*. Edinburgh: Churchill Livingstone, 1990. 99-124p.

Ramos A. New Technological developments. Abstract 76. *Presented at the 6th European Symposium on Paediatric Cochlear Implantation*, Las Palmas de Gran Canaria (Canary Islands) Spain, February 2002.

Roland JT, Cohen NL. New technologies in Cochlear Implantation. Abstract 78. *Presented at the 6th European Symposium on Paediatric Cochlear Implantation*. Las Palmas de Gran Canaria (Canary Islands) Spain, February 2002.

Waltzman SB, Cohen N. *Cochlear Implants*. Thieme medical and scientific publishers.

Wilson BS, Lawson DT, Zerbi M. Advances in coding strategies for cochlear implants. *Adv Otolaryngol Head Neck Surg* 1995;9:105-129.

88

Abordagem Aurioral para Crianças Usuárias de Implante Coclear

María Cecília Bevilacqua ▪ Adriane Lima Mortari Moret

INTRODUÇÃO

A habilitação e a reabilitação da criança deficiente auditiva implantada são iniciadas logo após o diagnóstico da deficiência auditiva.

No caso específico da criança implantada, alguns atributos e requisitos serão fundamentais, a saber:

- A realização da cirurgia de implante coclear no primeiro ano de vida.
- A presença de células ganglionares residuais que permitam a estimulação elétrica.
- Uma família motivada e envolvida no processo terapêutico.
- A competência técnica, a criatividade e a sensibilidade do fonoaudiólogo que conduz o tratamento da criança e sua família.
- Uma criança com talento para a aquisição da linguagem oral, com estilo cognitivo favorável para aproveitar ao máximo o seu dispositivo.
- A ausência de outros comprometimentos associados à deficiência auditiva.

Certamente, esses atributos e requisitos exercerão bastante influência na habilitação e reabilitação dessas crianças. Portanto, é importante e necessário que sejam analisados criteriosamente, uma vez que o implante coclear é uma cirurgia eletiva e constitui-se como uma das opções para o tratamento da surdez.

Por ser uma indicação cirúrgica fundamentada em critérios multifatoriais, os pais devem estar esclarecidos quanto a todos os aspectos, sendo que existem diversos riscos inerentes a uma cirurgia deste tipo.

Em um país como o Brasil, que tem o tamanho de um continente, as dificuldades que os pacientes enfrentam são inúmeras e diversificadas. Desde o acesso ao tratamento especializado necessário até a manutenção do dispositivo externo e a reposição dos acessórios do componente externo, os pacientes e suas famílias ficam expostos às situações muitas vezes adversas à sua condição social, e, eventualmente impossibilitados de resolver os problemas sem o auxílio e a orientação dos profissionais diretamente envolvidos neste tipo de atendimento.

Percebe-se, portanto, que um programa de implante coclear requer a atuação integrada e harmoniosa dos profissionais, conforme a Figura 88-1 apresentada abaixo, e esta atuação conjunta certamente exercerá influência positiva na conquista de bons resultados.

O fonoaudiólogo responsável pela habilitação destas crianças também deve estar em contato direto com esta equipe interdisciplinar. Na realidade, o terapeuta também faz parte desta equipe, porém de maneira mais indireta.

As informações constantes e a troca de experiência entre os fonoaudiólogos diretamente envolvidos no programa de implante coclear, que realizam o acompanhamento pós-operatório (ativação dos eletrodos, mapeamentos, entre outros procedimentos) possibilitarão o melhor atendimento dessas crianças.

A ETAPA CIRÚRGICA

Na etapa cirúrgica, além das condições essenciais para uma cirurgia bem fei-

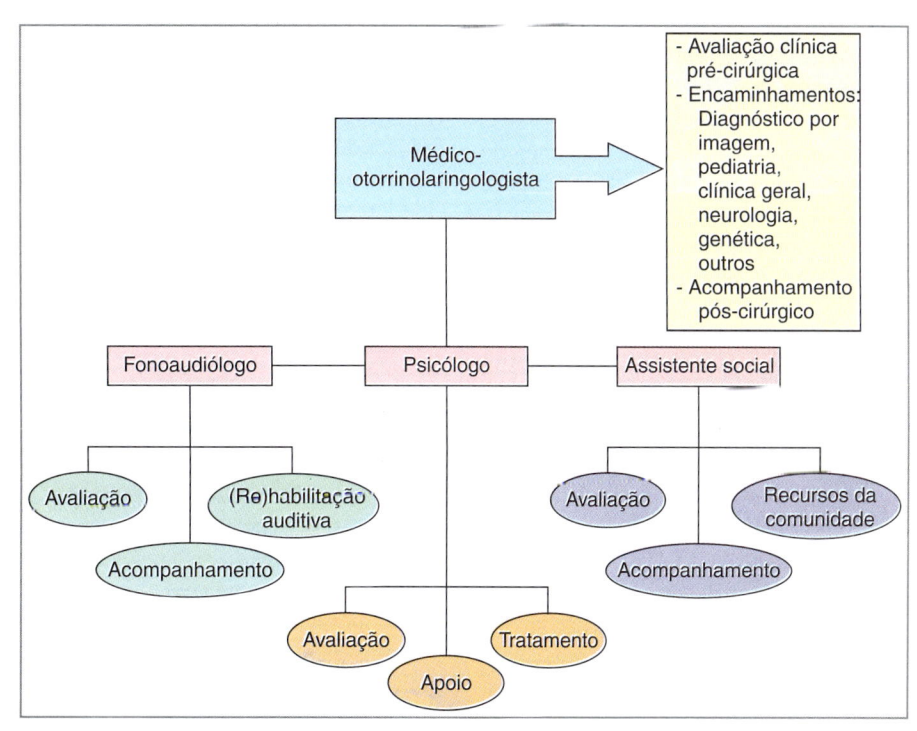

Fig. 88-1

ta e da competência técnica do cirurgião, atenção especial deve ser dada ao momento da internação. Orientações esclarecedoras e o preparo pré-cirúrgico dos pacientes são fundamentais para que haja colaboração do mesmo para os diversos procedimentos inerentes à realização da cirurgia.

No caso de crianças, recomenda-se que o psicólogo faça o preparo pré-cirúrgico por meio de dramatizações para que a criança realmente compreenda o que vai acontecer, evitando comportamentos indesejáveis e difíceis de serem controlados neste momento vulnerável. O ideal é que um dos pais possa acompanhar a criança até o centro cirúrgico enquanto ela estiver acordada, e ficar o tempo todo ao seu lado durante o período de internação.

A ETAPA PÓS-CIRÚRGICA

O acompanhamento da criança no programa de implante coclear

O pós-operatório imediato requer os mesmos cuidados de outras cirurgias otológicas, recomendando-se que no primeiro dia de recuperação o paciente não durma do lado da cirurgia. Na alta hospitalar ressalta-se a importância das orientações quanto aos cuidados a serem tomados em função do uso de um dispositivo eletrônico interno. É fundamental a orientação quanto aos detectores de metais em bancos e aeroportos, por exemplo.

Após aproximadamente um mês da cirurgia, o fonoaudiólogo recebe a criança e a sua família para a ativação dos eletrodos. Este é um momento especial, que requer muita habilidade do profissional para lidar com diferentes expectativas e graus de ansiedade. É comum que os pais de crianças implantadas apresentem alta expectativa neste momento e, mesmo após intensas orientações no período pré-cirúrgico, imaginam que o implante devolverá (ou promoverá) imediatamente a audição plena e, ainda, a compreensão imediata da fala.

O momento da ativação dos eletrodos é cercado das expectativas não só dos pais, mas também de todos os que convivem com a criança. Deve-se lembrar que a aplicação do implante coclear é um procedimento relativamente novo na medicina otológica, e por sua sofisticação também desperta muita curiosidade, levando as pessoas a ficarem imaginando como ele funciona, fazendo perguntas e até dando opiniões. Amigos, vizinhos, professores e colegas de escola devem ir sendo informados gradativamente sobre o que está acontecendo. Desta forma poderão auxiliar e evitar constrangimentos para a criança e sua família.

Após a ativação dos eletrodos inicia-se o acompanhamento, o qual deve ser realizado com bastante seriedade. Como sugestão, recomendamos que no primeiro ano de uso do implante o acompanhamento seja realizado a cada 2 meses, a cada 3 meses no segundo ano de uso, a cada 4 meses no terceiro ano e a partir daí semestralmente.

Isto é fundamental para a avaliação da evolução da criança e o monitoramento do funcionamento do implante coclear em condições ideais. Mapeamentos corretos e compatíveis com as necessidades individuais asseguram à criança a melhor percepção dos sons da fala. O fonoaudiólogo deve estar atento às respostas da criança, sendo que a avaliação clínica e a da percepção da fala devem ser realizadas rotineiramente. O protocolo de avaliação deve seguir os procedimentos padronizados para cada faixa etária. Além disso, algumas escalas padronizadas auxiliam o profissional a analisar as informações sobre o comportamento auditivo da criança no cotidiano através dos relatos dos pais.

Os programas de implante coclear em crianças devem se preocupar com situações de interrupção do uso do dispositivo. Na maioria das vezes isto ocorre devido à quebra do fio, da antena transmissora ou até mesmo por problemas técnicos do processador de fala. Estas situações são bastante complexas, pois além de prejudicar a evolução da criança, esta, por sua vez, tem dificuldade de entender o que está acontecendo e pode ficar irritada, angustiada e deprimida.

É importante que os programas se organizem para fornecer acessórios com rapidez e processadores de fala de reserva até que o problema seja resolvido. Esta é uma das maiores dificuldades enfrentadas no momento, e deve ser compartilhada entre pais, equipe técnica e administrativa na busca de soluções.

Neste sentido, cabe ressaltar o papel das associações de pais de crianças deficientes auditivas, as quais podem ser organizadas para oferecer subsídios às famílias em diversas situações. Não resta dúvida que, quando os pacientes são agentes participativos de seu tratamento, todo o trabalho fica com uma maior sustentação e maior possibilidade de êxito.

Como exemplo, citamos a criação da Associação de Deficientes Auditivos, Pais e Amigos Usuários de Implante Coclear (ADAP), em março de 1998, quando o Centro de Pesquisas Audiológicas (CPA) do Hospital de Reabilitação de Anomalias Craniofaciais (HRAC) da Universidade de São Paulo (USP) comemorou a realização da 100ª cirurgia.

A ADAP é uma entidade com fins filantrópicos, destinada a prestar assistência aos portadores de deficiência auditiva e usuários de implante coclear. Para tanto, entre as propostas da ADAP, inclui-se a de adquirir e/ou prover a manutenção de aparelhos, instrumentos e afins, designados aos atendimentos das pessoas implantadas, de acordo com os recursos disponíveis.

Destacam-se, portanto:

- Os cuidados a serem tomados após a cirurgia em função do uso de um dispositivo eletrônico interno.
- A sensibilidade do fonoaudiólogo no momento da ativação dos eletrodos, no que se refere à expectativa dos pais e familiares.
- O acompanhamento periódico necessário realizado em pequenos intervalos de tempo nos três primeiros anos de uso do implante coclear.
- A necessidade do programa de estar preparado para a manutenção dos acessórios e para eventuais interrupções do uso do implante devido à quebra ou falha dos componentes.
- A organização de associações de pais e usuários de implante coclear para fornecer subsídios às famílias em diversas situações.

O grupo de reabilitadores em implante coclear

No sentido de melhor conduzir a criança e a família no processo terapêutico, vale ressaltar a importância do entrosamento da equipe de implante coclear com os terapeutas que assumirão a reabilitação da criança em sua cidade de origem. Esta troca de experiência realizada no Centro de Pesquisas Audiológicas desde o início do programa de implante deu origem à formação do Grupo de Reabilitadores em Implante Coclear, organizado em reuniões semestrais, nas quais são discutidos os subsídios teóricos e práticos para o atendimento das crianças implantadas.

O conteúdo apresentado e discutido nas reuniões inclui o treinamento do terapeuta quanto ao manuseio do componente externo, as características dos diferentes modelos de implante coclear, as técnicas e as estratégias terapêuticas para o desenvolvimento da função auditiva, a aquisição da linguagem oral, a produção da fala e o trabalho de voz, a criança implantada e a escola, entre outros.

O Grupo promove, portanto, uma discussão rica e interessante entre os profissionais, sendo que a troca de experiência não se resume somente entre a equipe e os terapeutas, mas também entre os próprios terapeutas, fortalecendo o Grupo e gerando um vínculo profissional que transcende a área de implante coclear e favorece a audiologia educacional como um todo.

Essas reuniões têm sido, então, bastante proveitosas, mas ainda limitam um pouco o aprofundamento essencial para o domínio do conhecimento necessário na atuação com a criança implantada. Paralelamente às reuniões do Grupo, o oferecimento de cursos de formação é de fundamental importância.

Temos observado que muitos fonoaudiólogos que atendem crianças implantadas não estão totalmente seguros da eficiência da audição através do dispositivo, e nem mesmo que a via auditiva é efetiva para o processo de reabilitação. O desenvolvimento da leitura orofacial para a aquisição da linguagem oral vai reduzir a capacidade da criança implantada em usar a audição integrada em sua personalidade. Quando isto ocorre, a criança torna-se insegura, sem ter a certeza de que esta ouvindo realmente. Ou ainda, ao invés de pedir que o adulto repita o que foi dito para ouvir novamente e entender pela via auditiva, ela precisará olhar para a boca da pessoa que está falando para confirmar a informação.

O aproveitamento do precioso momento das sessões fonoaudiológicas acaba sendo diluído em atividades que não acrescentam habilidades para o uso fluente da função auditiva. É necessário entender que vai ser a audição que permitirá a total aquisição da linguagem. Precisamos ultrapassar a fase de propor a apropriação da linguagem pela leitura orofacial. Esta era uma proposta interessante para as crianças deficientes auditivas profundas antes da era do implante coclear, e este, por sua vez, revolucionou toda a reabilitação à medida que permite a percepção auditiva de todo o espectro dos sons da fala.

Cabe lembrar que aqui estamos nos referindo às crianças que apresentam condições de aquisição dessa competência e achamos que o fonoaudiólogo tem que apresentar essa opção, dando oportunidade à criança em usar todo o seu potencial. Também não somos ingênuos profissionalmente em achar que todas as crianças vão conseguir esse nível de desenvolvimento. A arte do processo terapêutico é exatamente saber quando deve ser indicada uma abordagem auditiva verbal, ou um método aurioral, ou uma proposta educacional bilíngue com terapias fonoaudiológicas baseadas no método clínico fonoaudiológico.

Essa competência depende do conhecimento teórico, da experiência clínica, da sensibilidade e da criatividade de cada terapeuta. Caso ele seja jovem profissionalmente e em início de carreira o trabalho supervisionado será de fundamental importância.

Destacam-se, portanto:

- A necessidade de entrosamento da equipe interdisciplinar de implante coclear com o fonoaudiólogo responsável pela habilitação da criança.
- A troca de experiências entre os fonoaudiólogos de crianças implantadas a partir de reuniões de discussão dos subsídios teóricos e práticos para o atendimento das crianças implantadas.
- A necessidade do fonoaudiólogo em buscar formação especializada para a habilitação da criança implantada.

A terapia fonoaudiológica da criança implantada

A reabilitação da criança implantada é alicerçada nos princípios da reabilitação auditiva, a qual é uma intervenção que tem como proposta priorizar a alteração primária da criança: a audição. Na reabilitação auditiva, o objetivo é auxiliar a criança a aprender a ouvir e a integrar a audição nas diversas situações do seu cotidiano, aumentando seu conhecimento, suas experiências de vida e adquirindo a linguagem oral por meio da via auditiva. Essa proposta pode ser observada no trabalho com a criança deficiente auditiva, denominada Abordagem Aurioral, descrita por Bevilacqua e Formigoni (1997).

Ressalta-se que a reabilitação da criança implantada também segue os princípios básicos da audiologia educacional propostos por Pollack (1970), e por Bevilacqua e Formigoni (1997). Esses princípios norteiam o trabalho e determinam um processo educacional e terapêutico harmonioso.

São eles:

- Detecção e intervenção precoce.
- Indicação e adaptação do aparelho de amplificação sonora individual imediatamente após o diagnóstico.
- Desenvolvimento da função auditiva.
- Integração da audição à personalidade da criança.
- Desenvolvimento do *feedback* acústico-articulatório para monitorar a fala.
- Aquisição da linguagem oral.

Importante lembrar que a sessão fonoaudiológica voltada ao atendimento da criança deficiente auditiva variou de situações totalmente estruturadas, derivadas do clássico treinamento auditivo (que apresentava tarefas completamente fora de qualquer contexto significativo para treinar a diferenciação entre as características acústicas dos tipos grave e agudo, forte e fraco, com tons puros ou sons instrumentais) para situações totalmente abertas, esperando que a linguagem surgisse apenas da interação entre terapeuta e criança.

A busca de técnicas e atividades específicas para um trabalho competente com a criança implantada foi fortalecida nos últimos anos através da revitalização dos métodos auditivos, como por exemplo, a Terapia Auditiva-Verbal (Estabrooks, 1994), a qual é uma versão redefinida da Abordagem Acupédica, proposta por Pollack, em 1970, e muito discutida nesta década.

Com os benefícios do implante coclear na percepção auditiva de todo o espectro dos sons da fala, os princípios básicos dos métodos auditivos unissensoriais citados anteriormente certamente exercem influência relevante na reabilitação da criança implantada. Com o implante coclear, o trabalho fonoaudiológico para o desenvolvimento da função auditiva deve seguir a seqüência gradativa de habilidades auditivas proposta por Erber (1982) e Boothroyd (1982), e criteriosamente descrita e desenvolvida por Bevilacqua e Formigoni (1997):

- *Detecção auditiva*: habilidade de perceber presença e ausência de som.
- *Discriminação auditiva*: habilidade de discriminar dois ou mais estímulos, se são iguais ou diferentes.
- *Reconhecimento auditivo*: habilidade de identificar o som e a fonte sonora, com capacidade de classificar e nomear o que se ouviu, repetindo o estímulo e apontando o objeto, a figura, a palavra ou a sentença correspondente ao estímulo.
- *Compreensão auditiva*: habilidade para entender os estímulos sonoros apresentados, sem necessariamente repeti-los. Habilidade de responder perguntas, recontar histórias, seguir instruções e o diálogo.

Bevilacqua e Formigoni (1997) destacam, ainda, que essas habilidades são permeadas por processos psíquicos, como atenção e memória, fundamentais para o desenvolvimento da função auditiva e a integração da audição à personalidade da criança. É a partir desta integração que a criança terá mais chances de deter o domínio da linguagem oral. Portanto, as situações terapêuticas devem ser estruturadas com atividades que priorizam o uso da audição pela criança, com vocabulário condizente ao contexto da atividade e compatível com a idade da criança.

As situações terapêuticas devem ser compartilhadas com os pais. É fundamental que os pais estejam presentes na sessão fonoaudiológica pelo menos uma vez por semana. Desta forma, os pais estarão mais preparados para interagir com a criança de acordo com as suas necessidades, e esta terá a oportunidade de desenvolver o seu potencial auditivo e lingüístico em situações significativas do seu cotidiano, promovendo a expansão de suas habilidades auditivas e alcançando a fluência da linguagem oral.

Quando os pais necessitam trabalhar fora de casa o dia todo, ou por qualquer outro motivo não dispõem ao menos de um período do dia para se dedicarem à criança, o fonoaudiólogo pode auxiliá-los na escolha de um amigo qualificado: um adulto que se disponibiliza a cuidar da criança em alguns horários do dia seguindo as orientações do fonoaudiólogo. Não se trata, simplesmente, de dispensar os cuidados básicos de higiene e alimentação, mas de interagir com a criança em situações de vida diária valorizando as atividades em que a criança pode aprender a ouvir, sempre contextualizadas pela linguagem oral significativa para a situação.

Partindo do pressuposto que a aquisição da linguagem oral da criança implantada vai ocorrendo por meio do trabalho terapêutico estruturado, faz-se necessária uma melhor compreensão sobre como prover uma sessão fonoaudiológica com conteúdo mais complexo, necessário e produtivo para a criança implantada, e, ao mesmo tempo, interessante e motivador. Para ilustrar e exemplificar o trabalho fonoaudiológico que pode ser desenvolvido com a criança, apresentamos uma seqüência de aspectos apresentada por Brown e Johnson (2001) e interessante para auxiliar na fundamentação do processo terapêutico.

Memória

É fundamental lembrar que o trabalho de memória é essencial na reabilitação da criança implantada. Como exemplo, podem ser realizadas atividades de memória auditiva imediata por reconhecimento de dígitos ou outros elementos, demonstrado por respostas da criança e inserido nos momentos de estimulação. A criança pode apresentar respostas de fala, sinais acompanhados ou não da fala, pode apontar figuras e objetos, ou ainda executar ações demonstrando compreensão (escrevendo, segurando objetos, entre outras). A seqüência de números pode variar em quantidade, aumentando-se conforme a habilidade da criança, e ser apresentada em níveis de complexidade (em conjunto fechado, em conjunto aberto, no silêncio e no ruído).

Processamento auditivo lingüístico

À medida que a criança alcança habilidades auditivas mais complexas, deve-se aumentar a complexidade das experiências auditivas com informações lingüísticas. O fonoaudiólogo pode incentivar a criança a realizar atividades simultâneas referentes ao processamento auditivo da informação lingüística, como, por exemplo, colorir uma figura enquanto ouve, fazer anotações enquanto ouve, ou seja, a criança deve estar empenhada em outra atividade enquanto é exposta às informações auditivas lingüísticas. As atividades podem ser:

1. Seqüenciais

   Os estímulos auditivos devem ser organizados em seqüência e podem ser:
   - *Números ou palavras*: repetir seqüências numéricas ou palavras, ordenar figuras em seqüência, numerar seqüências lógicas e outras;
   - *Frases curtas*: ordenar uma seqüência de frases do tipo: "ir à padaria", "comprar pão", "fazer lanche";
   - *Sentenças*: ordenar uma seqüência de sentenças do tipo: "está fazendo muito frio", "vá pegar o casaco de lã";
   - *Histórias*: contar uma breve história.

2. Fechamento

   A criança é incentivada a compreender palavras, frases ou sentenças quando partes das mesmas estão ausentes. Por exemplo:
   - Sapa _____ (sapato).
   - Ponta fina _____ (lápis, faca).
   - Círculo grande _____ (sol, bola).
   - Eu fui comprar pão na _____ (padaria).

3. Análises sintática e morfológica

   Regras sintáticas devem ser integradas à informação auditiva que está sendo apresentada à criança, e as mesmas devem ser aplicadas corretamente na linguagem expressiva. Por exemplo:
   - O menino brin**ca** no quintal.
   - O menino brin**cou** no quintal.
   - O menino está brin**cando** no quintal.

4. Análise supra-segmental usando *feedback* auditivo

   A criança deve ser incentivada a perceber os padrões de fala corretos quanto ao ritmo, à acentuação e à entonação. Por exemplo:
   - Palavras:
     - **Ma**caco / **an**jo.
     - Tele**fo**ne / ca**fé**.
     - **Lâm**pada / brin**que**do.
   - Frases:
     - **Quem** é você? / Eu não sei **onde** ele está.
     - **Quem** é você? / Eu não **sei** onde ele está.

– Quem é **você**? / Eu **não** sei onde ele está.

5. Compreensão auditiva

O trabalho terapêutico realizado leva a criança a entender e a utilizar a informação auditiva com todo o seu conhecimento e domínio de linguagem oral em uma variedade de situações. Por exemplo:

- Discurso encadeado (diálogo).
- Compreensão de mensagens a partir de equipamentos eletrônicos (gravadores, videocassetes, projetores de filmes, DVD, CD ROM, entre outros).
- Conversa ao telefone.
- Compreensão do conteúdo acadêmico dado pelo professor em sala de aula.

Em todas as atividades relacionadas anteriormente, a forma de apresentação dos estímulos auditivos deve ser em níveis de complexidade (em conjunto fechado, em conjunto aberto, no silêncio e no ruído). A criança pode apresentar respostas de fala, sinais acompanhados ou não da fala, pode apontar figuras e objetos, ou ainda executar ações demonstrando compreensão (escrevendo, segurando objetos, entre outras). Ressalta-se que o vocabulário apresentado à criança pode ser conhecido ou desconhecido, e esta escolha depende do conhecimento que o terapeuta tem quanto à habilidade de cada criança e, assim, eleger o nível de complexidade a ser exigido.

É importante que o fonoaudiólogo identifique as metas terapêuticas para que o trabalho seja eficiente. As metas terapêuticas são os alvos identificados, selecionados e estabelecidos que o fonoaudiólogo quer atingir com a criança implantada no trabalho auditivo, visando à comunicação oral (Alves, 2002).

Embora não seja interessante estabelecer um planejamento extremamente rígido quanto ao conteúdo lingüístico a ser apresentado e desenvolvido com a criança (as atividades terapêuticas devem acompanhar o interesse dela para manter a sua motivação), a escolha e a organização prévia da sessão terapêutica quanto aos componentes específicos de audição e de linguagem auxiliam o fonoaudiólogo a realçar estrategicamente alguns vocábulos, frases ou sentenças que estejam em fase de aquisição pela criança, propiciando a prática e a expansão da comunicação oral.

É surpreendente notar que a criança implantada adquire a linguagem oral seguindo um modelo incidental. Isto não significa que o trabalho fonoaudiológico possa ser dispensado ou minimizado para esta criança. As metas terapêuticas devem ser propostas e trabalhadas sistematicamente com estas crianças, e assim ela terá condições de utilizá-las em outros contextos de comunicação e expandir para outros conceitos verbais adquiridos. Com o implante coclear a apropriação da linguagem ocorre mais rapidamente e de forma mais efetiva, devido à melhor condição auditiva da criança. O treinamento auditivo clássico, necessário para as crianças deficientes auditivas profundas usuárias de aparelhos de amplificação sonora (cuja concepção é a de que a criança aprende apenas aquilo que lhe é diretamente ensinado), torna-se cada vez menos necessário para a criança implantada à medida que o tempo de uso do implante vai aumentando (Robbins, 2000).

Neste sentido, ressalta-se a importância de um profissional com perfil renovado, preparado e comprometido com o conhecimento para a habilitação auditiva com implante coclear, e provido com eficientes técnicas e estratégias capazes de suprir as necessidades da criança.

Devido à possibilidade de apropriação da linguagem, uma das principais modificações na habilitação da criança implantada é a apresentação das situações de linguagem oral em conjunto aberto (quando a criança não sabe sobre o que o terapeuta vai falar) desde o início da proposta terapêutica. Deixar a criança com implante coclear restrita às atividades em conjuntos fechados significa negar a oportunidade à criança de aproveitar todo o seu potencial auditivo para atingir a compreensão plena da linguagem.

Pais e terapeutas se surpreendem com a velocidade com que a criança implantada desenvolve a linguagem, e a aquisição de novas palavras que não foram apresentadas formalmente no processo terapêutico. A apropriação da linguagem oral em situação espontânea é a principal diferença entre a evolução de crianças implantadas e a evolução de crianças com aparelhos de amplificação sonora individuais, e o terapeuta deve estar preparado para sustentar a sessão fonoaudiológica e a orientação familiar condizente com o potencial da criança, para otimizar o uso deste poderoso dispositivo.

Com o implante coclear, este novo modelo terapêutico foi possível a partir de dois elementos essenciais à apropriação da linguagem oral pela criança. A habilidade para perceber o sinal acústico e a habilidade para monitorar a própria fala fazem a diferença no processo terapêutico. Certamente esses benefícios são um dos principais responsáveis pelo rápido progresso da criança no desenvolvimento das habilidades auditivas e na aquisição da linguagem (Alves, 2002).

Necessariamente, a terapia fonoaudiológica da criança deficiente auditiva implantada deve respeitar as condições acústicas favoráveis do ambiente de trabalho, e isto significa um atendimento realizado em sala silenciosa, sem reverberação de sons, com iluminação adequada, e, sobretudo, o cuidado do terapeuta em falar próximo do microfone do implante coclear da criança. Recomenda-se que o fonoaudiólogo sente-se sempre ao lado implantado da criança, assegurando pequena distância entre ele e a criança, realçando os estímulos verbais apresentados. Sugere-se, ainda, que o fonoaudiólogo esteja atento ao uso das estratégias terapêuticas referentes a *como* e a *o que falar* com a criança, sistematizadas no trabalho de Bevilacqua e Formigoni (1997).

A determinação do planejamento terapêutico e a escolha deste conteúdo lingüístico devem ser baseadas em informações provenientes da avaliação que o fonoaudiólogo faz da criança durante o processo terapêutico.

Destacam-se, portanto:

- A reabilitação da criança implantada deve seguir os princípios básicos da audiologia educacional, os quais norteiam o trabalho e determinam um processo educacional e terapêutico harmonioso.
- A terapia fonoaudiológica da criança implantada deve priorizar o desenvolvimento das habilidades auditivas, possibilitando a percepção dos sons da fala e a aquisição da linguagem oral.
- A criança implantada tem a possibilidade de apropriação da linguagem oral em situação espontânea, seguindo um modelo incidental.

- A possibilidade de apresentação das situações de linguagem oral em conjunto aberto desde o início da proposta terapêutica.

A avaliação da criança implantada

O conhecimento pleno das respostas da criança diante das metas terapêuticas estabelecidas pelo fonoaudiólogo é essencial para se verificar os progressos alcançados e a eficácia do tratamento. É o terapeuta e a família que visualizam o comportamento auditivo da criança de forma fidedigna ao seu real desempenho.

O uso de escalas padronizadas para monitorar o desenvolvimento das habilidades auditivas e de linguagem das crianças é recomendado, e deve estar sempre associado à realização dos testes de percepção de fala compatíveis com a idade da criança. Uma descrição detalhada deste protocolo de avaliação pode ser visto em Bevilacqua et al. (2003).

Segundo Boothroyd (1991), a avaliação da percepção da fala da criança implantada deve contemplar dois componentes: a capacidade auditiva e o desempenho auditivo.

Na criança com um implante coclear, a *capacidade auditiva* é determinada por parâmetros, tais como, limiares, área dinâmica para estimulação elétrica, percepção de tonalidade e de aspectos temporais de fala (duração, seqüência). Ainda que incompletamente, esses parâmetros serão indicadores de quais benefícios a criança implantada receberá em situações de vida real.

Associados a esses parâmetros, outros aspectos serão essenciais e determinantes para o *desempenho auditivo* da criança implantada, tais como o ambiente domiciliar para o desenvolvimento das habilidades auditivas e lingüísticas da criança, a adequação da família, a opção educacional, as expectativas dos pais e familiares e o grau de especialização técnica do fonoaudiólogo (Boothroyd, 1991).

Sendo assim, certamente a avaliação da evolução da criança implantada deve ocorrer em uma situação integrada entre o fonoaudiólogo responsável pelas sessões terapêuticas e a equipe responsável pela realização da cirurgia e acompanhamento pós-cirúrgico.

Destacam-se, portanto:

- A necessidade de avaliação constante da capacidade e do desempenho auditivo da criança implantada no decorrer de todo o processo terapêutico.
- A avaliação da criança ocorrendo em uma situação integrada entre o fonoaudiólogo responsável pela terapia e a equipe responsável pela cirurgia e acompanhamento.

O PAPEL DA FAMÍLIA NO PROCESSO TERAPÊUTICO

Os pais não estão preparados para terem filhos deficientes e dessa forma encontram dificuldades de como lidar com a situação. Muitos pais, ao saberem da deficiência auditiva do filho, ficam extremamente abalados, e a estrutura familiar se modifica. Alguns pais param de falar com a criança e passam a vê-la com pena, angústia, vergonha, indiferença, mágoa, enfim, com imenso sofrimento. Assim, sem as orientações necessárias, os pais agem inadequadamente com seu filho, dificultando o desenvolvimento da criança.

A compreensão do fonoaudiólogo quanto à necessidade de se ter os pais como parceiros no processo de habilitação é fundamental para o êxito do trabalho. A idéia não é nova quando se discute a participação dos pais no processo terapêutico de crianças deficientes auditivas. Sabe-se o quanto é importante a participação da família para o sucesso do desenvolvimento da criança, porém muitos terapeutas ainda não promovem a participação dos pais neste processo.

O estudo realizado por Bevilacqua (1985) propôs uma concepção de habilitação a partir do olhar das mães sobre as orientações e o aconselhamento realizados no momento terapêutico.

São os pais que conseguem uma intervenção mais efetiva junto ao filho. A participação dos pais e familiares durante o processo terapêutico é elemento fundamental no trabalho de habilitação e reabilitação da criança surda, e deve começar em casa e ser reforçada com a ajuda de profissionais (Sanders, 1971; Boothroyd, 1982; Lara, 1991).

O compromisso terapêutico não é só de responsabilidade dos pais, mas também de todas as pessoas que compõem o ambiente familiar da criança deficiente auditiva, facilitando assim o processo de aquisição da linguagem (Lara, 1991).

Para que o atendimento às crianças deficientes auditivas se realize de forma adequada, deve haver um trabalho integrado entre pais, crianças, fonoaudiólogos e professores. O trabalho integrado e a confiança que a família deposita nos terapeutas de suas crianças são chaves fundamentais para o sucesso do desenvolvimento e da aprendizagem das crianças deficientes auditivas (Bevilacqua e Formigoni, 1997).

Percebe-se, portanto, que desde as primeiras ações da Audiologia Educacional junto à atuação das famílias houve uma revisão ampla de todo o trabalho já realizado na área, a qual apontava para a necessidade de maiores oportunidades e permeabilidade da família no processo terapêutico.

No Brasil, a Audiologia Educacional contribuiu efetivamente na divulgação dos princípios de atendimento da criança deficiente auditiva, assim como na formação de profissionais com o perfil necessário para atender essas crianças, e isto vem ocorrendo simultaneamente e de maneira inseparável.

As apostilas de orientação, em forma de lições, do Curso para Pais por Correspondência, oferecido pela *John Tracy Clinic*, da cidade de Los Angeles (EUA), foram os primeiros textos estudados por profissionais da área. Todo o conteúdo desenvolvido é voltado à adequação da família no sentido de como conduzirem a criança em casa, otimizando as situações auditivas e de linguagem.

O Fórum de Reabilitação Auditiva do 15º Encontro Internacional de Audiologia enfatizou que o sucesso do atendimento da criança deficiente auditiva está estreitamente vinculado ao comprometimento e à compreensão da família em relação às propostas de trabalho de reabilitação (Moret, Ficker e Martinez, 2000). Este Fórum propôs que programas de reabilitação proporcionem à família o acesso à informação sobre a deficiência auditiva, suas conseqüências no desenvolvimento da criança, as condutas terapêuticas, as opções educacionais, a legislação pertinente e os recursos disponíveis em sua comunidade. E, ainda, que os programas devem proporcionar aconselhamento familiar dentro do processo terapêutico fonoaudiológico, enfocando o desenvolvimento das habilidades auditivas e de linguagem oral, considerando as particularidades e especificidades da criança e da sua família, e promovendo a participação desta no processo terapêutico.

Casa caracol

Uma das referências de relevância sobre a participação da família no processo terapêutico é o trabalho da escola inglesa, proposto por Whetnall e Fry (1971) e Ewing e Ewing (1964). O trabalho foi inovador e bastante interessante, sendo que a proposta foi a de montar uma casa de demonstração para que o profissional recebesse a criança e a família para realizarem juntos as atividades de vida diária.

Na proposta original da escola inglesa este programa recebia cerca de seis famílias de diferentes regiões da Inglaterra para conviver junto com profissionais habilitados e se aprofundarem nas questões de deficiência auditiva. Durante uma semana essas famílias conviviam em uma mesma casa, compartilhando experiências e todas as atividades do dia a dia com seus filhos, junto a outras famílias com dificuldades similares às suas. O papel do profissional era ir orientando e aprofundando uma série de questões dos pais, que passavam pela anatomia e fisiologia do sistema auditivo indo até as questões relacionadas ao uso da amplificação e à reabilitação.

Esta proposta foi abraçada por muitos e estruturadas em alguns programas, como, por exemplo, nos Centros Suvag, na Escola Concórdia, localizada no Rio Grande do Sul, e atualmente com a nova denominação de Casa Caracol dada pelo grupo do Centro de Pesquisas Audiológicas.

A Casa Caracol recebe as crianças implantadas no HRAC/USP, junto a sua família, e desenvolve as atividades com a concepção de fortalecer os pais como parceiros do tratamento, por meio da interação com o terapeuta e outras crianças e famílias.

A orientação e o aconselhamento familiar

Contribuição relevante para a Audiologia Educacional também ocorreu na década de 1980. Bastante influência exerceram as conferências do professor e terapeuta David Luterman, apresentadas nos Encontros Internacionais de Audiologia em 1984. Luterman nos trouxe com clareza vários princípios na orientação e no aconselhamento familiar (Luterman, 1979), que passaram a nortear um número grande de terapeutas que atuavam e ainda atuam nesta área.

A ampliação da atuação fonoaudiológica baseada em uma concepção existencial-humanista nos remeteu para estudos e reflexões antes não atingidos. Isto trouxe uma atuação clínica com maior segurança, e, buscando a inserção da família no processo terapêutico, os programas de reabilitação foram reorganizados de forma que o envolvimento da família ocorresse não só na sessão fonoaudiológica, mas se estendia durante as atividades do cotidiano da criança, e também em grupos de pais, os quais deixavam de ser puramente informativos, mas promoviam o crescimento dos pais a partir das experiências compartilhadas entre os mesmos e o terapeuta.

Com certeza houve um desprendimento do treinamento auditivo clássico, deixando uma atuação fundamentada apenas na técnica e buscando a síntese entre a teoria e a prática com fundamento científico, além da valorização da família em todo o processo.

As famílias desempenham um papel definitivo na escolha do tratamento da criança. Portanto, precisam aprender sobre a deficiência auditiva e compreender as implicações desta no desenvolvimento de seu filho. Os profissionais envolvidos na reabilitação devem entender que o trabalho com as famílias deve considerar a estrutura singular de cada uma delas, apoiar as escolhas que a família faz e guiá-las no sentido de tomar decisões baseadas na orientação e no aconselhamento familiar (Stredler-Brown, 1998).

Essas informações são importantes uma vez que convivemos com jovens fonoaudiólogos iniciando sua vida profissional, que abraçam certas propostas sem estarem totalmente contextualizados nas trajetórias clínica e científica da habilitação da criança deficiente auditiva, e, conseqüentemente, mais vulneráveis aos erros ou insucessos. Muitas vezes exercem um novo modismo e isto passa a ser uma espécie de método salvador de todas as dificuldades inerentes ao ato terapêutico.

Curso para pais de crianças deficientes auditivas

Embora todos os esforços da Audiologia Educacional estejam voltados a promover a melhor permeabilidade da família na habilitação da criança, muitos pais enfrentam dificuldades em ajudar a criança deficiente auditiva a desenvolver a linguagem, pois diariamente surgem dúvidas quanto às implicações da perda auditiva no desenvolvimento da criança, quanto aos benefícios dos dispositivos eletrônicos aplicados à surdez, quanto às opções educacionais, entre outras.

De um modo geral, pais ouvintes apresentam dificuldades em lidar com a criança. Embora muitos têm outros filhos ouvintes, eles não têm clareza do que faz parte do desenvolvimento esperado em crianças e o que é diferente na criança deficiente auditiva (Carvalho, 1997).

Os pais devem estar cientes de que a aquisição da linguagem oral não depende somente do uso do implante coclear, e desta forma, atuar normalmente com a criança implantada não irá, automaticamente, resultar na aquisição da linguagem (Cole, 1992).

Um dos recursos bastante eficientes é a realização dos Cursos para pais. Estratégia bastante antiga, mas que oferece uma série de benefícios a todos os participantes. Estudos mostram que cursos que enfatizam a interação de pais e crianças deficientes auditivas resultam em efeitos benéficos no que se refere à conquista da adequação dos pais nas situações de comunicação com seus filhos recém-implantados (Harrigan e Nikopoulos, 2002). Além do ganho imediato, que é o maior conhecimento sobre o problema de seus filhos, alguns pais estabelecem amizades duradouras, que possibilitarão uma constante troca de experiência. O resultado mais avançado desses cursos seria a organização independente desses pais em associações, mas este é um objetivo a longo prazo e muitas vezes difícil de ser atingido.

Neste sentido, uma experiência inédita e produtiva foi a iniciativa do Grupo de Investigação Latino-Americano em Implante Coclear, o qual desenvolveu um Curso para Pais de Crianças Deficientes Auditivas em alguns países, entre eles o Brasil. O Curso para Pais, inicialmente realizado no México, foi baseado na filosofia de trabalho da *John Tracy Clinic* (Los Angeles/EUA).

O Curso teve a finalidade de capacitar os pais na tomada de decisões sobre a educação e a reabilitação de seus filhos com base no conhecimento de suas habilidades e possibilidades educacionais, fornecendo informações apropriadas e oportunas aos profissionais e professores. Participaram do Curso pais e familiares de crianças deficientes auditivas, na faixa etária de 0 a 5 anos de idade.

No Brasil, o Curso para Pais de Crianças Deficientes Auditivas foi realizado no segundo semestre de 2001 e 2002 e algumas iniciativas já estão sendo tomadas no que se refere a 2003. O Curso para Pais, totalmente gratuito, foi desenvolvido em cinco módulos seqüenciais (um Sábado por mês), em período integral, com a duração total de 40 horas/aula. O Curso abordou a deficiência auditiva, a compreensão dos resultados da avaliação audiológica, o aproveitamento da audição residual, os aparelhos de amplificação sonora individuais, os implantes cocleares e os sistemas de freqüência modulada. O Curso também englobou temas sobre a aquisição da linguagem oral, estratégias de comunicação para a criança deficiente auditiva e o desenvolvimento infantil. Quanto ao aspecto psicossocial, foi discutido sobre a dinâmica familiar, a criança deficiente auditiva e a escola e a associação de pais como apoio à criança surda. Cada módulo foi organizado com aulas de aproximadamente 45 minutos. As aulas foram agrupadas e ministradas nos cinco módulos de acordo com a inter-relação entre os temas, e dependendo da complexidade dos mesmos, aulas de continuidade eram programadas nos módulos seguintes, seguindo-se o conteúdo programático recomendado pela *John Tracy Clinic*.

A cidade de Bauru, interior de São Paulo, foi a sede do Curso para Pais, e a realização do mesmo contou com apoio da Universidade de São Paulo, por meio da parceria do Curso de Fonoaudiologia da Faculdade de Odontologia de Bauru e do Centro de Pesquisas Audiológicas do Hospital de Reabilitação de Anomalias Craniofaciais. Considerando-se as dimensões territoriais do país, o curso foi organizado em cidades de diferentes estados brasileiros, com o objetivo de possibilitar a participação de famílias de várias regiões, além de viabilizar o conhecimento do perfil dos participantes em um contexto regional maior. As cidades que acolheram o Curso para Pais em 2001 foram Brasília (DF), Rio de Janeiro (RJ) e Salvador (BA). Em 2002, além das duas últimas citadas, receberam o Curso as cidades de Natal (RN), Sorocaba (SP), São Paulo (SP) e Itajaí (SC). Nos dois anos de realização, mais de 500 pais participaram do Curso.

Destacam-se, portanto:

- A necessidade de se ter os pais como parceiros no processo de habilitação para o êxito do trabalho terapêutico.
- A proposta de uma casa de demonstração para a realização de atividades de vida diária entre o profissional, os pais e a criança.
- A possibilidade dos pais em compartilhar experiências junto a outras famílias.
- A importância de cursos de formação para pais, conduzindo-os na tomada de decisões adequadas sobre a habilitação e a educação da criança.

CONCLUSÃO

Um programa de implante coclear em crianças envolve inúmeros fatores. O cuidado em realizar a indicação cirúrgica do implante, seguindo critérios rigorosos quanto à otimização do uso do dispositivo, é de fundamental importância para que se obtenham resultados animadores e satisfatórios. Não é difícil, mas exige o talento de uma equipe interdisciplinar com funcionamento harmonioso, com objetivos claros e propostos adequadamente para atingir as necessidades da criança.

Exige dedicação, capacidade de trabalho em equipe, conhecimento e competência. Exige, ainda, a curiosidade científica para compreender o ritmo de desenvolvimento de cada criança, e, sobretudo, a sensibilidade para acolher os pais e os familiares nos momentos de decisão, de incertezas, de dificuldades e de sucessos.

REFERÊNCIAS BIBLIOGRÁFICAS

Alves AMVS. *As Metas Terapêuticas na Habilitação da Criança Deficiente Auditiva Usuária do Implante Coclear.* Pontifícia Universidade Católica de São Paulo, São Paulo, 2002. [dissertação]

Bevilacqua MC, Costa AO, Moret ALM. Implante coclear em crianças. In: Campos CAH, Costa HOO, (eds.) *Tratado de Otorrinolaringologia*. São Paulo: Roca, 2003. 268-77p.

Bevilacqua MC, Formigoni GMP. Audiologia educacional: uma opção terapêutica para a criança deficiente auditiva. Carapicuíba: Pró-fono, 1997.

Bevilacqua MC. *Compreensão de Mães das Orientações Ministradas em um Programa de Audiologia Voltado para a Educação de Crianças Deficientes Auditivas.* Vol. I. Pontifícia Universidade Católica de São Paulo, São Paulo, [tese] 1985.

Bevilacqua MC. *Compreensão de Mães das Orientações Ministradas em um Programa de Audiologia Voltado para a Educação de Crianças Deficientes Auditivas* Vol. II. Pontifícia Universidade Católica de São Paulo, São Paulo, 1985. [tese].

Boothoryd A, Geers A, Moog J. Practical implications of cochlear implants in children. *Ear Hear* 1991;12:81S-89S.

Boothoryd A. *Hearing Impairments in Young Children*. New Jersey: Englewood Cliffs, Prentice-Hall, Inc., 1982.

Brown SA. Programas de intervenção precoce. In: *Surdez na deficiência Auditiva: A Trajetória da Infância à Idade Adulta*. São Paulo: Imprensa, Casa do Psicólogo, 2001.

Carvalho JM. Grupo de Pais: espaço possível para falar o filho surdo. In: *Revista da APG*. Ano 4. São Paulo: Comissão Editorial da APG – PUCSP, 1998.

Cole EB. Listening and talking: a guide to promoting spoken to promoting spoken language in young hearing-impaired children. Washington: Alexander Graham Bell Association for the Deaf, 1992.

Erber N. *Auditory Training*. Washington: Alexander Graham Bell Association for the Deaf, 1982.

Estabrooks W. *Auditory-Verbal Therapy for Parents and Profesionals*. Washington: Alexander Graham Bell Association for the Deaf, 1994.

Ewing Sir A, Ewing Lady E. *Teaching deaf Children to Talk*. Manchester University Press, 1964.

Harrigan S, Nikolopoulos TP. Parent interaction course in order to enhance communication skills between parents and children following pediatric cochlear implantation. *International Journal of Pediatric Otorhinolaryngology* 2002;66:161-66.

Lara ATS. *A Aceitação do Deficiente Auditivo pelos Pais*. Porto Alegre: Pontifícia Universidade Católica, 1991. [dissertação]

Luterman DM. *Counseling Parents of Hearing-Impaired Children*. Boston: Little Brown and Co., 1979.

Mor*et al*M, Ficker LB, Martinez MANS. Fórum de (re) habilitação auditiva/2000. XV Encontro Internacional de Audiologia. *Distúrbios da Comunicação* 2000;11(2):339-48.

Pollack D. *Educational Audiology for the Limited Hearing Infant*. Charles C. Thomas Publisher, 1970.

Robbins AMC. Rehabilitation after cochlear implantation. In: Niparko JK, Kirk KI, Mellon NK, Robbins AMC, Tucci DL, Wilson BS, (eds.) *Cochlear Implants: Principles & Practices*. Philadelphia: Lippincott Williams & Wilkins, 2000. 323-63p.

Sanders DA. *Aural Rehabilitation*. Prentice-Hall, 1971.

Stredler-Brown, A. Early intervention for infants and toddlers who are deaf and hard of hearing: New perspectives. *Journal of Educational Audiology* 1998;6:45-9.

Whetnall E, Fry DB. *The Deaf Child*. Springfield Ill, Thomas, 1971.

CRITÉRIOS DE REABILITAÇÃO ÁUDIO-VERBAL

Zulmira Osorio Martinez

REABILITAÇÃO ÁUDIO-VERBAL

A Reabilitação Aural surgiu após a segunda guerra mundial (1939) decorrente da necessidade de ajuda aos milhões de soldados que adquiriram perdas auditivas devido à guerra. É interessante lembrar a transição de Reabilitação Aural para Audiologia Reabilitativa ou Reabilitação Áudio-Verbal. Inicialmente a ênfase era dada à "leitura labial e treinamento auditivo", os aparelhos de amplificação sonora individuais eram primitivos (baterias volumosas, fios longos, poucas regulagens) evoluindo para Audiologia Reabilitativa ou Reabilitação Áudio-Verbal, que significa um processo amenizador das conseqüências das perdas auditivas na vida diária dos portadores de deficiência auditiva.

Os avanços da Neonatologia e o atendimento aos bebês de risco resultaram no aumento da taxa de sobrevivência dos recém-nascidos. Crianças que teriam morrido com pouco tempo de vida agora sobrevivem, seguidamente com mais de uma dificuldade incluindo surdez (Martinez, 1993). Com a detecção precoce das deficiências auditivas surgiu a necessidade de uma intervenção terapêutica logo após o diagnóstico. O atendimento multissensorial passou a ser o mais indicado na habilitação e reabilitação dessas crianças.

A avaliação precoce facilita o atendimento. Ouvir requer experiência. Para repetir um som é necessário interpretá-lo. O tempo que o cérebro fica sem estimulação sonora dificulta o desenvolvimento posterior da capacidade de perceber os sons. Nenhum limite auditivo é pré-colocado para que uma criança com deficiência auditiva tenha suas experiências sonoras.

A privação sensorial auditiva nas crianças afeta a maturação psicológica e motora, o crescimento intelectual e o desenvolvimento da linguagem. Nos adultos gera pessimismo, insegurança, depressão e redução das experiências preceptivas.

- Sinais característicos de deficiência auditiva numa criança de até um ano:
  - Ausência de reação aos sons.
  - Perda do balbucio.
  - Atraso na aquisição da fala.
- Sinais característicos de deficiência auditiva no pré-escolar:
  - Atraso na linguagem.
  - Dificuldades de aprendizagem.
  - Transtornos articulatórios.
  - Falta de atenção.
  - Perturbações de comportamento.
  - Incapacidade para tocar instrumentos de sopro.

Esses sinais de alerta devem levar a uma completa avaliação da audição.

GRAUS DE INCIDÊNCIA SOBRE A FALA E A LINGUAGEM

Grau de deficiência segundo Santos & Russo (1994)

- *Deficiência auditiva leve*: de 26 dBNA a 40 dBNA. A fala normal é percebida, mas certos elementos fonéticos escapam à criança; a voz com pouca intensidade não é percebida.
- *Deficiência auditiva moderada*: de 41 dBNA a 55 dBNA. A fala só é percebida com grande aumento de intensidade; a leitura orofacial é utilizada; apresenta muitas dificuldades sem aparelhos de amplificação sonora.
- *Deficiência auditiva grave*: de 56 dBNA a 70 dBNA. A fala só é percebida com o auxílio de aparelhos de amplificação sonora. É indispensável acompanhamento fonoaudiológico.
- *Deficiência auditiva profunda*: mais de 71 dBNA. A ausência de fala é inevitável sem o uso de aparelhos de amplificação sonora e um programa educacional especial.

O processo terapêutico focaliza recepção, compreensão e produção de linguagem nas modalidades oral, gráfica e gestual; produção vocal e fala; leitura orofacial; percepções auditiva e visual; estratégias de comunicação; orientação ao grupo familiar, às escolas e assessoramento quanto à adaptação ao uso de aparelhos de amplificação sonora.

No programa educacional multissensorial procuramos:

- O aproveitamento da capacidade auditiva através do uso constante de aparelhos de amplificação sonora bem adaptados.
- A estimulação da leitura orofacial.
- A compreensão e o uso do português falado.
- O apoio da leitura e da escrita.
- O incentivo ao convívio com o meio ouvinte.

Compete aos profissionais especializados esclarecer aos familiares quais as possibilidades educacionais que seu meio ambiente oferece. Em nosso meio existem as seguintes opções no que diz respeito ao tipo de escola:

- Escola regular com acompanhamentos fonoaudiológico e pedagógico especializados.
- Classe especial em escola regular.
- Escola especial.

Nenhum limite auditivo é pré-colocado para que uma criança tenha suas experiências sonoras, porém situações de fracasso devem ser evitadas. Para escola especial de deficientes auditivos recomenda-se a criança que pelos seus déficits não seja capaz de cumprir programas de aquisição verbal. Para escola regular a criança capaz de adquirir gradualmente o uso de palavras e frases para comunicar-se.

Qual a metodologia aconselhada?

Acredita-se que não se vive mais a época histórica na qual se discutiu a utilização exclusiva desta ou daquela linguagem e a proibição de outra (como ocorreu no Congresso Internacional de Educadores de Surdos em Milão, 1980). Pode-se conviver com todas as propostas de linguagem, ou seja, considerar as particularidades de cada caso.

O esclarecimento a respeito do método e do tipo de escola é de competência dos profissionais especializados, mas a escolha deverá ser feita pelos pais da criança com deficiência auditiva, de acordo com suas expectativas em relação ao problema do filho, nível sociocultural do grupo familiar e também do papel que a criança desempenha na família.

Níveis alcançados com o uso de aparelhos de amplificação sonora

A maioria dos deficientes auditivos se beneficia com a amplificação, mas os níveis de aproveitamento variam. Deve-se esclarecer a família sobre o ganho que pode ser obtido para não criar expectativas fora da realidade.

- *Nível primário*: permite a percepção de sons ambientais tirando a pessoa do isolamento.
- *Nível de proteção*: permite a percepção de sons com significado.
- *Nível de discriminação de palavras isoladas*: já é um nível lingüístico.
- *Nível de percepção de engramas auditivos verbais*: levando ao aprimoramento das funções cognitivas.

FICHAS DE PLANEJAMENTO E CONTROLE NA REABILITAÇÃO ÁUDIO-VERBAL (SEGUNDO O TRABALHO REALIZADO NO SERVIÇO DE FONOAUDIOLOGIA DE PORTO ALEGRE) (QUADROS 89-1 A 89-3)

O primeiro passo na habilitação do deficiente auditivo é estimular sua capacidade de atenção. Não só atenção nas atividades de escolha própria (jogos espontâneos), como em atenção dirigida, quando a proposta é do terapeuta. Esta atenção deve ser trabalhada inicialmente com jogos, de acordo com a faixa de desenvolvimento de cada criança. É importante começar no nível em que a criança possa ser bem sucedida.

Quadro 89-1 Ficha de avaliação nº 1

Avaliação periódica com os pais (duas vezes ao ano)

Pontos considerados:
1. Exames médicos (controle ORL) fica sob inteira responsabilidade dos pais
2. Audiometria feita ou orientada pelo fonoaudiólogo
3. Uso dos Aparelhos de Amplificação Sonora (AASIs)
4. Ganho dos AASIs
5. Atenção e atenção concentrada
6. Conduta
7. Contato com a família
8. Motricidade
9. Percepção auditiva
10. Voz
11. Fala
12. Vocabulário
13. Comunicação
14. Noção têmporo/espacial
15. Expressão gráfica
16. Exercícios articulatórios
17. Escola
18. Atuação do grupo familiar (uso e aumento do vocabulário, oportunidades fornecidas à criança)
19. Atuação da criança em grupo
20. Disponibilidade para a aprendizagem

Quadro 89-2 Ficha de avaliação nº 2

Quais os indicadores de que houve uma boa adaptação ao uso dos Aparelhos de Amplificação Sonora?
Assinale a ou as resposta(s) certa(s):

A criança usa os aparelhos
- Como parte do corpo
- Como parte do vestuário
- Por algumas horas diariamente
- Por algumas horas semanalmente
- Quando está acordada
- Quando está dormindo
- Quando está com seus pais
- Quando está com outros membros da família
- Quando está em casa
- Quando sai de casa
- Quando vai à escola
- Quando vai à terapia
- Quando vai a festas
- Quando está doente
- Com o volume zero

É capaz de
- Tirar sozinha seus aparelhos
- Colocar sozinha seus aparelhos
- Regular o volume de seus aparelhos

Quadro 89-3 Ficha de avaliação nº 3

Fases do desenvolvimento da comunicação da criança deficiente auditiva

1. Disponibilidade corporal
2. Imitação de gestos associada a emissões sonoras com qualidade vocal adequada à idade
3. Vocalizações e silabações espontâneas
4. Vocalizações e silabações em ecolalia
5. Vocalizações e silabações com significado
6. Jargão
7. Palavra
8. Palavra-frase
9. Frase

Aspectos das percepções visual e auditiva

À medida que a criança adquira atenção suficiente para fazer leitura orofacial estimula-se a emissão de onomatopéias como o primeiro passo no desenvolvimento da emissão vocal controlada. Num segundo momento substituem-se as onomatopéias por palavras formando frases (Fonoterapia da Audição vols. 1 e 2).

O Quadro 89-4, comparativo das fases da percepção visual, proposto por Frostig *et al.* (1964), estabelecendo relação com os pontos da percepção auditiva, tem sido empregado no Serviço de Fonoaudiologia de Porto Alegre como estratégia facilitadora no processamento auditivo.

Para desenvolver a capacidade auditiva são feitos exercícios de:

- Duração.
- Intensidade.
- Freqüência.
- Pausa.

Quadro 89-4 Constância perceptual

Audição	Visão
1. Duração sonora	1. Representação Gráfica
LONGO/BREVE	LINHA/PONTO
2. Intensidade sonora	2. Representação Gráfica
FORTE/FRACO	GRANDE/PEQUENO
3. Freqüência sonora	3. Representação gráfica
AGUDO/GRAVE	PARA CIMA/PARA BAIXO

O controle pneumo-fonorrespiratório é obtido através de exercícios vocais tradicionais. Sendo a fala uma sucessão de elementos sonoros é necessário que o deficiente auditivo deverá ser capaz de perceber a sucessão e a forma dos elementos sonoros e transfomá-los em movimentos articulatórios e emissão vocal. Como medida profilática inicia-se a estimulação do uso da frase logo que a criança estiver emitindo as onomatopéias. Nesta fase não é recomendável corrigir a articulação. O importante é adquirir coordenação orelha/órgãos fonoarticulatórios permitindo comunicar-se oralmente com ritmo e modulações próprias do português falado.

A importância das habilidades pré-lingüísticas na aquisição da linguagem oral

Com muitos anos de experiência clínica é observada a ocorrência de desvios individuais de prejuízos na linguagem oral dos deficientes auditivos. Parece claro que o grau maior ou menor de perda auditiva não é o único responsável por este fenômeno. Efetivamente pessoas com surdez congênita profunda podem possuir habilidades de expressão oral superiores a outros menos prejudicados pela deficiência auditiva e sem outros problemas associados. Tais fatos devem alertar os terapeutas e levá-los a pesquisar a explicação, tanto através do estudo dos processos lingüísticos normais, quanto das particularidades provocadas pela deficiência auditiva.

O estudo das produções vocais do bebê e da criança que apresenta deficiência auditiva é de grande interesse clínico, permitindo avaliar o papel da interação precoce aos meios acústico e social nas primeiras emissões sonoras e aprofundar a questão da articulação entre os mecanismos de percepção e os de produção. Contribui também ao aporte de dados objetivos no que diz respeito à aparelhagem auditiva, analisando as produções da criança antes da aparição das eventuais disfunções o mais cedo possível.

As concepções entre vocalizações precoces, balbucio e primeiras formas lingüísticas foram questionadas. Jakobson (1969) e Lenneberg, 1965 e 1967 (apud Vinter, 1994) concluíram que as vocalizações pré-lingüísticas não faziam parte do desenvolvimento da linguagem e por muito tempo as pesquisas sobre este assunto foram bloqueadas. Para esses autores, as produções vocais dos primeiros meses e sua evolução seriam funções ligadas ao nível de maturidade vocal.

Depois dos trabalhos de Oller (1980) e Carter (1978, 1979), os achados da literatura atual concordaram em mostrar as relações existentes entre estas primeiras emissões sonoras e o desenvolvimento subseqüente da linguagem. O aspecto internacional dessas vocalizações é sublinhado por Golinkoff (1983). O autor mostra o papel representado pela interpretação materna e a negociação do sentido ligadas a essas emissões sonoras na divisão das significações pelos dois parceiros. Esta mesma evolução é encontrada na criança com deficiência, e toda a ruptura neste *continuum* pode acarretar perturbações no desenvolvimento da linguagem.

A identificação do desenvolvimento vocal atípico pode estar associada a uma surdez e/ou a um grave problema de elaboração de linguagem. Uma avaliação das habilidades pré-lingüísticas poderá fazer parte do levantamento de dados na seleção dos critérios para a habilitação ou reabilitação áudio-verbal, auxiliando a definir o quadro teórico do trabalho fonoaudiológico.

O papel representado pela interpretação materna das primeiras emissões sonoras do bebê é relevante no que concerne à aquisição da entonação própria da língua materna ou a falada no meio ambiente. O grau de privação dos estímulos auditivos e as interações com o meio ambiente social podem ser responsáveis pela diversidade individual das dificuldades na aquisição da linguagem oral.

Reabilitação tardia

É preconizado como ideal o atendimento ao deficiente auditivo o mais cedo possível, do recém-nascido até o período de aquisição da fala para que o desenvolvimento de suas habilidades lingüísticas seja o melhor. No entanto a realidade clínica mostra que inúmeras vezes há dificuldades. A população cujo atendimento foi iniciado após o período de aquisição da fala e idade ideal para a alfabetização deparasse com grandes dificuldades de compreensão e expressão da linguagem usada em seu meio ambiente. Muitos procuram atendimento por iniciativa própria e outros por intermédio de seus pais.

Na intervenção tardia em geral encontramos assincronia do desenvolvimento. É importante conhecer as causas que levaram o deficiente auditivo ao atraso na intervenção. Segundo Arthur Boothroyd, Prentice Hall, Inc, Englewood, N. I. 1982:

A) Os pais em virtude da personalidade, educação, cultura ou circunstância da vida não são capazes de modificar seu comportamento a fim de suprir as necessidades de seu filho.
B) A criança apresenta prejuízos nas áreas perceptual, simbólica, intelectual ou outros distúrbios que mascaram a deficiência auditiva.
C) A metodologia escolhida é incompatível com as necessidades do paciente.
D) As habilidades desenvolvidas durante a intervenção precoce não foram reforçadas.
E) A falta de capacitação das pessoas para estabelecer as necessidades da criança e de sua família durante o atendimento.

Características dos deficientes auditivos que procuram atendimento tardio

Quanto à **audição**:

- Não possuem AASIs.
- Possuem AASIs inadequados ou mal regulados.
- Apresentam distúrbios graves na percepção auditiva.
- Por falta de estimulação na idade adequada.

Quanto à voz:

- Má qualidade vocal (muda vocal) incompleta ou ausente, intensidade e velocidade reduzidas, emissão tensa, hiponasalidade, *pitch* elevado, bitonalidade ou soprosidade são algumas características da voz do deficiente auditivo.

Quanto à fala:

- Vocabulário reduzido, má estruturação frasal, omissão dos elementos de ligação, má concordância verbal e nominal, ininteligibilidade, má articulação, hipofunção da musculatura orofacial, deficiência na proprioceptividade oral, desvios fonéticos e fonológicos.

Quanto à linguagem:

- Má leitura orofacial, escassa compreensão de significados da língua oral.

Quanto à alfabetização:
- Alta porcentagem de analfabetismo funcional, mesmas dificuldades encontradas na fala.

Quanto à comunicação:
- Esta é a queixa principal: dificuldades ou impossibilidade de realizar atividades de vida diária que necessitem comunicação com ouvintes através de português falado, lido ou escrito. População de alto risco psicológico.

Atendimento fonoaudiológico

A) Encaminhar para avaliação audiológica.
B) Revisar adaptação dos AASIs (no caso de já possuírem).
C) Fazer pesquisa de interesses e desenvolver atenção concentrada.
D) Estimular leitura orofacial.
E) Trabalhar percepção auditiva iniciando com discriminação de ausência e presença de sons. Identificar as qualidades sonoras: longo/breve; forte/fraco; grave/agudo.
F) Treinar a voz: inicialmente obter dissociação muscular através de relaxamento, OFA (estimulação orofacial), CPFR (coordenação pneumofonoarticulatória).
G) Utilizar e aprimorar a leitura/escrita, que propiciam melhor articulação e aumento do vocabulário. Este trabalho deve ser feito com base nas experiências escolares.
H) Incentivar a interpretação de textos procurando criar o hábito de "usar" livros. Iniciar com estórias sem palavras.
I) Tornar a sessão terapêutica o mais agradável possível reservando tempo para conversação.

OUTRAS METODOLOGIAS EDUCACIONAIS

Oralismo

O diagnóstico precoce é um dos fatores decisivos para o melhor desenvolvimento da comunicação da criança deficiente auditiva. O objetivo fundamental do processo terapêutico é a construção da linguagem oral de forma eficiente possibilitando a interação com o meio social. A suposição fundamental dos oralistas é que a toda a criança surda deve ser dada uma oportunidade de se comunicar pela fala.

Comunicação total

Defende a utilização de qualquer recurso lingüístico, seja a língua de sinais, a língua oral ou códigos manuais, para facilitar a comunicação das pessoas surdas. Previlegia a comunicação e a interação e não apenas a língua (ou línguas).

Bilingüismo

É a metodologia educacional que defende a língua de sinais como a primeira língua da criança surda e a língua oficial do país, seja oral e/ou escrita, como a segunda a ser adquirida.

Libras – língua brasileira de sinais

"A LIBRAS é a língua de sinais usada pelas comunidades surdas dos centros urbanos brasileiros" (Quadros, 1997).

A LIBRAS tem uma gramática própria, diferente da gramática portuguesa.

Português sinalizado

"Língua artificial que utiliza o léxico da língua de sinais com a estrutura sintática do Português e alguns sinais inventados, para representar estruturas gramaticais do português que não existem na Língua de Sinais."(Goldfeld, 1997).

IMPLANTE COCLEAR

Implantes cocleares são aparelhos eletrônicos que transformam o som em corrente elétrica para estimular diretamente elementos do nervo auditivo produzindo sensações auditivas.

Os aparelhos de amplificação sonora (AASIs) auxiliam a grande maioria dos deficientes auditivos, no entanto, as crianças com perdas severa e profunda podem também se beneficiar com os implantes cocleares multicanais (ICM).

Atualmente, o ICM é considerado um tratamento médico seguro e efetivo para adultos bem selecionados com perda auditiva neurossensorial severa e profunda e crianças com perda auditiva neurossensorial profunda bilateral.

A intervenção clínica fonoaudiológica para uma criança que usa AASIs é a mesma que para uma criança candidata à ICM, apesar de os objetivos específicos serem diferentes, as estratégias gerais e as técnicas de abordagem são semelhantes.

Respeitando a capacidade da criança e as etapas do desenvolvimento, deve-se continuar tentando facilitar o aprendizado auditivo-verbal das crianças com deficiência auditiva. Seja qual for o grau de perda auditiva, todos têm condições de desenvolver suas habilidades lingüísticas para a comunicação através da língua de seu ambiente.
(Martinez, 1999).

REFERÊNCIAS BIBLIOGRÁFICAS

Carter A. From sensori-motor vocalizations to words: a case study of evolution of attention-directing communication in the second year. In: Lock A (ed.) *Gesture and Symbol: The Emergence of Language*. Academic Press, 1978.

Carter A. Prespeech meaning relations: an outline of infant's sensoti-motor morpheme development. In: Fletcher P, Darman M, (eds.) *Language Acquisition*. Cambridge University Press, 1979.

Frostig M. *Developmental Test Visual Perception*. Chicago: Follet Co., 1964.

Goldfeld M. *A Criança Surda: Linguagem e Cognição numa Perspectiva Sócio-Interacionista*. São Paulo: Plexus, 1997.

Golinkoff R. The preverbal negotiation of failed messages; insights into the transition period. In: _____. *The Transition from Prelinguistic to Linguistic Communication*. Laurence Elbaum, 1983.

Jakobson Roman. *Langage Enfantin et Aphasie*. Paris: Les Éditions de Minuit, 1969.

Lenneberg E. *Biological Foundation of Language*. New York: Viley, 1967.

Lenneberg E, Rebelski F, Nichols I. The vocalizations of infants born to deaf and to hearing parents. In: Hum Dev. 1965; 115:23-37.

Martinez ZO. A Emergência da linguagem na criança com deficiência auditiva. *Jornal do Conselho Regional de Fonoaudiologia* – 3ª região. Janeiro/Março, 2002.

Martinez ZO. *Atividades Teórico-Práticas em Fonoterapia da Audição – A Frase*. Vol. 2. São Paulo: Lovise, 1999.

_____, Souza V. Contribuição da análise acústica computadorizada na voz do deficiente auditivo. *IV Congresso Internacional de Fonoaudiologia*. São Paulo, 1999.

Martinez ZO. *Fonoterapia da Audição*. 1. ed. São Paulo: Lovise, 1993.

Oller K. The emergence of sounds in speech in infancy. In: Yeni-Komshian J, Kavanagh J, Fergusson C, (eds) *Child Phonology*, New York. Academic Press; 1980.

Quadros R. *Educação de Surdos: A aquisição da Linguagem*. Porto Alegre: Artes Médicas, 1997.

Russo I, Santos T. *Audiologia Infantil*. 4. ed. São Paulo: Cortez, 1994.

Vinter Shirley. *L'Émergence du Langage de L'enfant Déficient Auditif – des Premiers sons aux Premiers Mots*. Paris: Masson, 1994.

Educação de Pessoas Surdas – Habilitação Escolar e Profissional do Surdo

Beatriz C. Warth Raymann

INTRODUÇÃO

A deficiência auditiva ou surdez tem interessado profissionais de várias áreas do conhecimento por longos anos, nem sempre, lamentavelmente, de forma interdisciplinar. Este capítulo, inserido dentro de um tratado médico, é muito mais a exceção do que a regra. O termo carrega intrinsecamente a perplexidade de nos depararmos com uma patologia, ou com uma minoria lingüística, que se encontra afetada na mais profunda das habilidades humanas, a comunicação. Se observarmos do ponto de vista soberanamente clínico vamos nos deparar, por exemplo, com as barreiras da comunicação por via da linguagem oral. Por outro, se observarmos do ponto de vista cultural ou de um indivíduo usuário da língua de sinais confrontar-nos-emos com uma língua que se desenvolve no espaço e que é eminentemente visual, o que costuma causar nas pessoas ouvintes leigas um efeito de estranheza.

A educação de pessoas surdas foi descrita por Paul & Quigley (1994) como sendo uma área caracterizada pela "confusão criativa". Ao longo dos últimos quase 400 anos pais, profissionais e as pessoas surdas têm procurado melhores soluções. No entanto, tendo-se presente que as controvérsias e alternativas continuam a existir, supõe-se que não exista um só caminho para todas as crianças deficientes auditivas/surdas.

Discutindo-se a questão da prevalência da surdez, os resultados da pesquisa sobre Transtornos da Audição e da Orelha – Estudo de Base Populacional dos autores Béria, Raymann, Gigante, Figueiredo et al. (2003) – demonstram que a prevalência de deficiência auditiva incapacitante foi estabelecida em 6,8%. A prevalência de deficiência auditiva moderada ficou em 5,4%; a deficiência auditiva severa atingiu 1,2% e a surdez profunda 0,2%. Esse estudo foi o primeiro na América Latina a utilizar o Protocolo da Organização Mundial de Saúde (1999) e visitou 1.040 domicílios, realizando audiometrias, otoscopias, otoemissões acústicas em bebês até seis meses de idade, além de outras medidas. Pelo critério da OMS (1997) são consideradas Perdas Auditivas Incapacitantes aquelas que são permanentes, e que, sem amplificação, se situam acima de 31dB para crianças até 15 anos e 41dB para pessoas acima de 15 anos e adultos (média 0,5; 1,2; 4 kHz na melhor orelha).

Ainda de acordo com a Organização Mundial de Saúde 250 milhões de pessoas têm uma perda auditiva incapacitante (Smith, 2002), correspondendo a 4,2% da população mundial e dois terços destas estão em países em desenvolvimento (Global Burden of Disease 2000 Project).

Observando-se estes números, vamos descobrir que, apesar do tamanho do desafio e das dificuldades, nos últimos anos ocorreram importantes progressos educacionais e profissionais na vida das pessoas deficientes auditivas/surdas.

A PRIMEIRA EDUCAÇÃO: A FAMÍLIA

A chegada de um filho surdo normalmente não é anunciada. "Desempenhar o papel de pais é uma experiência em humildade, e ser pais de uma criança surda é uma experiência ainda mais complicada. Não conheço 'ocupação' mais exaustiva do que cuidar de uma criança surda pequena" (Luterman, 1991 p. 15). A tarefa educacional que recai sobre a família de uma criança surda é extraordinária por exigir dos pais conhecimentos (entre muitos outros) sobre comunicação, linguagem e língua, audiologia, temas que mesmo no comando de especialistas na área são considerados árduos.

Acrescente-se a isto o delicado momento de conviver com o diagnóstico de surdez, de enfrentar uma crise profundamente impactante. Muitos pais relatam que não sabem como chegaram em casa após o diagnóstico médico. Relatam ter caminhado a esmo, sem condições de absorver a informação e sem compreender o impacto que a surdez de seu filho teria sobre a família. As reações iniciais ao diagnóstico de surdez de um filho estão diretamente ligadas à forma como este resultado foi informado à família e à qualidade dos serviços imediatamente oferecidos pós-diagnóstico e maneiras de enfrentar esta crise.

Tradicionalmente discutem-se as reações à crise através de modelos lineares como, por exemplo, o de Kübler-Ross (1969): o momento da negação, isolamento, raiva, negociando, depressão e aceitação. A idéia é que a pessoa passa por diversos estágios para posteriormente chegar à aceitação. Esta mesma idéia foi defendida por Shontz (1965). Os modelos lineares compreendiam que o sofrimento seria algo com começo e fim, passando de estágio a estágio.

Os estudos de Martin & Edler (apud Beattie, 2000) sugerem que as pessoas que passam por intenso sofrimento, como o da perda do filho "normal", retornam ao mesmo ponto muitas vezes. Na concepção proposta pelos autores, chamado de Modelo das Trilhas (Pathways Model), acontece um momento de ciclar ou reciclar. Está dividido em Trilha do Movimento Interior quando o indivíduo Protesta, Desespera e Separa, e a Trilha do Movimento Exterior quando o indivíduo

Explora, Espera e Investe. Sendo o movimento cíclico há um retornar a pontos de sofrimento várias vezes. Luterman (1999) sugere que pais de crianças surdas necessitam abandonar a idéia de que são pais normais e isso desencadeia sentimentos muito fortes. "O sofrimento na verdade nunca acaba. Nos estágios iniciais do diagnóstico há sofrimento ativo que se transforma em mágoa crônica e nunca desaparece completamente" (p. 1036).

Quando pais recebem a notícia da surdez de seu filho sentem-se, em grande parte, incapazes de respostas cognitivas. Enquanto são encaminhados de médico a médico, de exame em exame, de jaleco branco em jaleco branco há a esperança secreta de que alguém possa ter cometido um erro. Miller (1995) descreve este período: "Vagueamos com nossa bebezinha através de uma costa nebulosa e vagamente definida de nossas ansiedades pré-diagnósticas" (p. 505).

Imaginar que neste período seja possível dar informações sobre próteses, implantes cocleares, reabilitação fonoaudiológica, educação, é ignorar os mais básicos princípios de reação a uma crise. A tarefa principal neste ponto é a de ajudar pais a fazer ajustes à surdez de seu filho, principalmente ouvindo os pais. Esta tarefa é muitas vezes difícil de ser levada a bom termo pelo médico especialista por absoluta premência de tempo. No entanto é imprescindível que se criem estruturas, Redes de Apoio para que imediatamente após o diagnóstico médico as famílias sejam atendidas e seja eliminado o grande vácuo de tempo que ocorre inúmeras vezes entre o diagnóstico e o início efetivo da reabilitação e/ou educação de uma criança surda.

Considerando-se que a aquisição da linguagem de uma criança (seja esta língua oral, sinalizada ou ambas) tem um período optimal para ocorrer, justifica-se de forma crucial a necessidade de se criar esta rede de apoio pós-diagnóstico.

Luterman (1991) escreve que é possível que não exista ganho em simplesmente identificar crianças surdas e em trazer precocemente para a escola, ou para uma clínica, se melhores sistemas de apoio não forem oferecidos aos pais. Muitas vezes, por causa deste vácuo, famílias abandonam os programas, retardando o desenvolvimento de seus filhos porque eles mesmos, os pais, não foram cuidados nos momentos cruciais pós-diagnóstico.

O autor deixa claro essas idéias quando as ilustra com o exemplo das companhias aéreas e as instruções de segurança. Se máscaras de oxigênio caírem à nossa frente, somos instruídos a primeiramente ajustá-las sobre a nossa cabeça e nariz para posteriormente ajudar as crianças. Se não o fizermos, poderemos perder a consciência e estar impedidos de auxiliar nossos filhos. É uma metáfora poderosa para demonstrar a importância de em primeiro lugar cuidar das necessidades dos pais de crianças surdas.

O autor afirma ainda que o aconselhamento centrado em conteúdo não terá sucesso enquanto pais não tiverem a oportunidade de lidar com os seus sentimentos; quando o afeto está em alta, a cognição é desligada e invariavelmente pais são mais auxiliados se forem ouvidos (Luterman, 1999).

A proposta é que sejam criados sistemas de apoio para pais de crianças surdas imediatamente após o diagnóstico de tal forma que se diminua o tempo perdido entre a informação de surdez dada aos pais e o início efetivo da reabilitação da criança surda. Hoje este tempo está em média em 3 anos e 5 meses (Heck & Raymann, 2001) o que representa uma perda fenomenal considerando-se os tempos para aquisição da linguagem.

PROGRAMAS PARA PAIS

Existem vários modelos para suprir este tempo: palestras, reuniões, grupos de apoio, retiros educacionais, programas de visitas domiciliares, manuais com instruções programadas, grupos de estudo, grupos de lazer, cursos por correspondência e o modelo de casa-demonstração. Este último é o que foi adotado por esta autora durante 20 anos com resultados bastante favoráveis. Está centrado no princípio de que cada família tem suas necessidades específicas e particulares, suas idiossincrasias e que determinados assuntos não são bem resolvidos em grupos. O Programa de Pais proposto ocorre dentro de um ambiente não-clínico e não-escolar, partindo-se do princípio que a família, salvo situações atípicas, não necessita de cuidados médicos e nem de serviços educacionais e desta forma deve ser tratada. Procura-se criar em ambiente que reproduza um ambiente doméstico onde ocorrerá a grande maioria das vivências desta criança surda. Pais devem receber informações precisas sobre o que necessita ser feito no cotidiano e necessitam exercitar estas condutas, inicialmente sob a orientação de reforço de um terapeuta. Os encontros ocorrem, em geral, uma vez por semana, por aproximadamente 45 minutos. Considera-se que não é necessário aumentar em muito este tempo para que não ocorra a transferência de cuidados da criança surda para o terapeuta.

O modelo de programa de pais proposto aqui tem como base o programa utilizado pelo Central Institute for the Deaf, em Saint Louis nos Estados Unidos. Este espaço quer inicialmente oferecer um tempo para que os pais possam ser ouvidos para, após, iniciar-se um programa de preparação dos pais. Os principais objetivos deste programa são os seguintes:

Enfatizar a importância e o valor dos pais como membros da equipe.

- Auxiliar os pais a trabalhar as suas emoções, principalmente quando a descoberta da surdez é recente.
- Ajudar os pais a fazer ajustes à surdez e facilitar a comunicação entre pais e filhos, comunicação esta muitas vezes interrompida por ocasião do diagnóstico.
- Definir e explicar tarefas importantes que devem ser realizadas pelos pais.
- Proporcionar experiências durante as quais poderão exercitar o uso da linguagem adequada em situações cotidianas sob supervisão de um terapeuta.
- Adequar os pais com estratégias específicas e conhecimentos sobre aquisição e desenvolvimento da linguagem, da língua brasileira de sinais - LIBRAS (caso esta seja a opção da família), uso e manejo do Aparelho de Amplificação Sonora Individual – AASI, treinamento auditivo, leitura orofacial.
- Canalizar as expectativas dos pais.
- Desenvolver nos pais a capacidade de observar pequenos progressos.
- Reforçar positivamente os pais.
- Fortalecer os pais.
- Oferecer oportunidades de informações sobre pessoas surdas adultas, outros pais e profissionais.

- Ensinar técnicas de manejo e disciplina de *seus* filhos surdos e ouvintes.
- Confortar, consolar e encorajar.
- Ajudar os pais a viver.

O programa para pais aqui descrito está baseado na idéia central de que é nas interações diárias, cotidianas, que a criança surda adquire a linguagem. Na explicação das idéias de Vygotsky sobre o assunto, Akamatsu (1990) definiu e Raymann (2001) resumiu em uma frase: A linguagem é adquirida através das interações sociais, experiências significativas, repetidas, com alguém importante para a criança, por um período de tempo. Em termos práticos, dentro desta perspectiva sociointeracionista, o programa proporciona interações dentro da rotina doméstica da criança e, de certa forma, treina os pais para que utilizem estas "experiências significativas" para a aquisição da linguagem de seus filhos surdos.

Utiliza-se para este treinamento idéias como fazer um suco de laranja, arrumar a cama, lavar a louça, preparar o banho, preparar alimentos, atividades da vida diária que costumam estar carregadas de linguagem significativa para a criança. É importante que pais sejam capacitados para estar atentos a uma série de aspectos relacionados à linguagem, audição, uso adequado do AASI, desenvolvimento infantil e outros.

Por serem as sessões individuais, uma família por vez, elimina-se o *stress* de ter de competir pela atenção do terapeuta. Não há comparações, não há competições, é uma família, um terapeuta. Um centro de demonstração, como é o programa de pais proposto, pode tornar-se eficaz porque o alvo da intervenção não é a criança, nem seus pais, mas o sistema pais – criança surda (Simmons-Martin, 1979).

Pais de crianças surdas não deveriam ser vistos como um grupo homogêneo com características próprias. Pais diferem entre si numa multitude de variáveis. Diferem também na forma como reagem ao diagnóstico de surdez. Nuñez (1991) enumerou alguns destes prováveis fatores contribuintes:

- Modo de resolução de crises anteriores.
- Momento do ciclo vital.
- Lugar assinalado ao filho.
- Grau de discrepância entre o filho desejado e o real.
- A personalidade dos pais.
- As características do vínculo do casal.
- A atitude do casal ante uma situação crítica.
- A possibilidade de contar com um grupo de apoio.
- A capacidade da família em recorrer ou aceitar este grupo.
- Níveis social, econômico e cultural da família.
- A configuração da perda auditiva.
- Grau da perda auditiva.
- Fatores etiológicos.
- A presença de problemas associados.
- Possibilidades cirúrgicas.
- A progressão da perda auditiva.
- Outros familiares com a mesma situação.
- Momento e como foi feito o diagnóstico.
- Momento pós-diagnóstico (Raymann, 2001).
- Espiritualidade (Luterman, 1991; Raymann, 2001).

Pais de crianças s7urdas preferem participar de programas que são de natureza contínua e de programas onde sentem-se livres de ameaças e sentem esperanças de sucesso. Importante também é que profissionais procurem compreender o contexto familiar e não esqueçam que podem existir diferenças no sistema de valores.

Pais devem ser tratados como adultos, e o jargão profissional deve ser evitado. "Quando se tem um filho surdo, perde-se o anonimato. Sempre aparecemos na multidão. Acrescido a isto é necessário que se aprenda um vocabulário totalmente desconhecido, termos como audiologista, decibel, audiometria são usados por profissionais e nunca se sabe com certeza o que significam..." (Luterman, 1991, p. 5). Na forma de comunicação com pais existe a opção de empoderarmos ou desempoderarmos pais. O termo vem do inglês "empower" e significa que através de nossa linguagem, de nossos atos e de nossas ações temos a opção de tornar o outro mais forte ou mais fraco.

As perguntas muitas vezes formuladas por pais revelam que neste momento de crise ocorre, por vezes, uma momentânea perda do senso comum. Ocorrem perguntas como: meu filho poderá andar de bicicleta? Minha filha poderá casar? Dirigir um carro? Ler? A idéia que transparece é que pais poderão sentir-se sempre dependentes "daqueles que sabem" em oposição a eles "que não sabem". Daí a necessidade de empoderamento.

É ainda de fundamental importância que pais sejam claramente informados sobre os diferentes programas, diferentes filosofias de educação e reabilitação, e que profissionais sejam objetivos quanto à sua forma de trabalhar. Desta maneira pais poderão fazer escolhas para seus filhos conhecedores das vantagens, desvantagens, limites e benefícios de cada paradigma terapêutico e educacional.

AQUISIÇÃO DA LINGUAGEM

Um modelo para facilitar aquisição da linguagem

Quando falamos sobre educação de crianças surdas é imprescindível discutirmos a questão da aquisição da linguagem, sobre a qual repousa toda a educação. Da mesma forma ao discutirmos a questão envolvendo a reabilitação (que se refere ao aspecto da terapia fonoaudiológica) entendemos que existe um ponto central e gerador, que é o estabelecimento da linguagem dessas crianças. Tudo que for necessário programar, como o estabelecimento de linguagem oral (da fala), do uso optimal dos restos auditivos, reabilitação após implante coclear, leitura, comunicação oral e escrita, enfim todos os atos terapêuticos e educacionais devem ter sua raiz na linguagem.

Sem este alicerce inicial todas as filosofias, metodologias e técnicas ficam pairando em um vácuo de linguagem. A base está em propiciar a aquisição da linguagem, que é o fundamento e sobre ela construir o restante.

A tarefa que se tem pela frente ao iniciar um programa para estimular a aquisição e o desenvolvimento da linguagem em uma criança surda é o de propiciar situações que permitam que o pensamento desta criança receba uma conexão exterior, ou seja, que utilize a linguagem como forma de expressar o que sente e o que pensa.

De forma prática isto foi idealizado por muitos educadores, fonoaudiólogos, lingüistas, psicólogos para citar algumas das ciências envolvidas nesta árdua tarefa. Os fundamentos teóricos do modelo que apresentamos são expressos através das idéias de Simmons-Martin (1979), e Akamatsu (1990).

O modelo é conhecido como "Método de Experiências", mas também é conhecido, com algumas variações, por outros nomes. Consiste em convidar a criança para dentro de uma atividade que lhe seja significativa, envolvê-la nesta atividade, interagir com a criança oferecendo modelos lingüísticos apropriados para o momento através de exercícios de expansão da linguagem. Durante a experiência o terapeuta reforça todas as tentativas de comunicação oferecendo modelos apropriados para a criança. Neste momento não é recomendado que a criança seja corrigida (especialmente quanto à articulação), para evitar que desista de participar. Ao final da Experiência a linguagem que foi utilizada é registrada por escrito em um cartaz, contendo o número de frases que for adequado à idade da criança. Este cartaz deve ter ilustrações, fotos, desenhos, que ajudarão a criança posteriormente a lembrar da experiência mesmo que não seja capaz de ler. Esta linguagem é enviada para a família da criança, ou seja, é feito um relato para que a mãe e toda a família possa reforçar esta linguagem em casa, no entanto, mais importante, possa compreender as primeiras tentativas de comunicação que a criança surda possa procurar fazer. O que acontece muitas vezes é que a comunicação não-verbal no rosto dos adultos cuidadores é de incompreensão ou de frustração por não conseguir entender as tentativas de fala da criança. Por sua vez a criança pode sentir-se frustrada com sua incapacidade de comunicação gerando um ciclo de frustrações.

O que se propõe aqui é a criação do Ciclo Comunicativo onde a família informada pela terapeuta/professor sobre o que for conversado na experiência pode compreender e fortalecer o Ciclo Comunicativo. Este mesmo modelo é utilizado já dentro do Programa de Pais. Este modelo independe da filosofia que se utilize com a criança surda. Pode ser usado em programas oralistas ou em programas que utilizem a língua brasileira de sinais – LIBRAS.

Ainda parte integrante de um programa para a estimulação da aquisição da linguagem na criança surda está a imaginação, que é uma das riquezas que deve ser desenvolvida na vida de uma criança e especialmente na vida de uma criança surda. Isto se faz através de jogos imaginativos, muita leitura, dramatização e atividades que permitam a criança aprender a criar e inventar.

AS OPÇÕES FILOSÓFICAS

Muito se tem escrito, falado e sinalizado sobre as três principais filosofias educacionais: o oralismo, a comunicação total e o bilingüismo. As definições, de forma sucinta, poderiam ser as seguintes:

No Oralismo há estimulação máxima dos restos auditivos através do AASI, leitura orofacial, percepção auditiva e reabilitação da fala. Na Comunicação Total também ocorre a estimulação máxima dos restos auditivos através do AASI, leitura orofacial, percepção auditiva e reabilitação da fala, uso da Língua de Sinais, alfabeto manual, português sinalizado, comunicação não - verbal, escrita de sinais e outros. Utilizados simultaneamente ou não. No Bilingüismo há o uso da língua de sinais, português escrito, estimulação máxima dos restos auditivos através do AASI (ou não), leitura orofacial (ou não), percepção auditiva (ou não) e reabilitação da fala (ou não). As línguas são utilizadas separadamente, ou em um modelo sucessivo (aprendizado da L^1 – língua materna – LIBRAS) para posterior aprendizado da segunda língua (L^2 Português) ou em modelos simultâneos, as duas línguas são utilizadas ao mesmo tempo, mas em momentos lingüísticos diferentes.

O que parece ser um consenso é que nenhuma dessas linhas oferece tudo a todas as pessoas surdas. Essas filosofias estão diretamente ligadas às duas visões de surdez: uma a visão clínica, ligada ao Oralismo e considerada como centrada na audição, mais exógena, e a outra, a visão cultural, considerada como centrada na surdez, mais endógena, ligada à Comunicação Total e o Bilingüismo (Clark, 2001). "A falta de habilidade em ouvir, ou em ouvir bem é uma condição física individual, mas a surdez é uma abstração socialmente construída" (Stokoe, 2001). Historicamente estas duas visões foram analisadas como antagônicas e dicotômicas, no entanto não é o que se observa em muitos países hoje. Existem centros de implantes cocleares, por exemplo, que optam por incluir na sua equipe pessoas surdas adultas para que as crianças implantadas não percam o contato com este lado de sua vida e continuem sendo enriquecidas pelos aspectos culturais, tradicionais e afetivos da sociedade das pessoas surdas e da sociedade das pessoas ouvintes[*]. Outro exemplo seria o de pessoas surdas, membros da comunidade surda usuários de AASI. O princípio deveria ser o do máximo benefício e não o de escolhas excludentes. A força de cada uma das visões complementa a outra, tornando-se um modelo centrado na pessoa surda.

A reabilitação da criança surda é fortemente influenciada por essas discussões e marcada também pela falta de consenso nas definições utilizadas. Existem tantas definições, por exemplo, de comunicação total e de bilingüismo para crianças surdas, quantas forem as pessoas descrevendo estes conceitos.

A filosofia oralista é talvez aquela que tem sua definição menos contestada. Ao optar por uma linha oralista a ênfase da reabilitação estará em otimizar os restos auditivos através de amplificação sonora, de treinar a leitura orofacial e a de oferecer oportunidades sistemáticas para que a criança surda adquira a língua oral através de terapia fonoaudiológica específica.

A Comunicação Total, por outro lado, tem sofrido pela falta de consenso na sua definição. Na opinião desta autora, Comunicação Total significa oferecer todas as possibilidades de comunicação possíveis a uma criança surda e deixar que ela escolha aquela ou aquelas em que se sentir mais forte ou confortável. Na prática seria oportunizar a aquisição da linguagem em LIBRAS e na língua portuguesa separadamente como línguas. Aceitando que, em fase de transição ou na comunicação entre surdos e ouvintes ou ainda por falta de mutualidade, ocorra a simultaneidade, através do português sinalizado, que para alguns autores chama-se de Sinais de Contato.

A grande maioria das pessoas ouvintes, incluindo-se pais ouvintes de crianças surdas, comunica-se com pessoas surdas utilizando a língua portuguesa e os sinais em combinação. Na verdade, na prática isto não é necessariamente errado, mas pode ser positivo. Akamatsu (2000) discute a diferença entre a Língua de Sinais Nativa e os Sistemas de Sinais Artificial e Sistemas de Sinais Natural como base para a instrução. A autora refere que uma língua

---
[*]deRaeve, L. J. I. KIDS – Program: an Educational Setting for Cochlear Implant Children. Royal School for the Deaf, Institut Voor Doven, Bélgica.

de sinais artificial não é LIBRAS, mas é também uma língua de sinais. Lucas e Valy apud Mayer & Akamatsu (2000) discutem sobre estes sinais de contato que seriam justamente o tipo de comunicação que existe entre surdos e ouvintes e que serve para o propósito instrucional. É possível que facilite a transição entre os sinais e a escrita.

Quanto ao bilingüismo significa que queremos em primeiro lugar oferecer uma língua à criança surda, L^1, e após esta (ou concomitantemente com esta) ofereceremos a segunda língua, L^2. Pode-se dizer que é uma regra universalmente aceita em educação bilíngüe que crianças ouvintes que entram em um programa bilíngüe com uma primeira língua intacta estejam mais bem preparadas para adquirir uma segunda língua e adquirir um bom letramento.

Em resumo, a melhor reabilitação é aquela que é planejada de criança para criança, de pessoa para pessoa. Variáveis fundamentais determinarão a forma do programa terapêutico. Algumas são:

- Crianças surdas com pais ouvintes.
- Crianças surdas com pais surdos.
- Crianças surdas com irmãos ouvintes.
- Crianças surdas com irmãos surdos.
- Tipo de envolvimento da família.
- Escolhas filosóficas/lingüísticas dos pais em relação à terapia.
- Idade da criança por ocasião do diagnóstico.
- Etiologia.
- Grau e configuração da surdez.
- Presença ou ausência de outros comprometimentos.
- Habilidades cognitivas, sociais e afetivas.
- E muitas outras.

Com apenas essas variáveis em mente já se pode estabelecer que talvez não seja possível existir um programa padrão de reabilitação que realmente atenda às necessidades das crianças.

A reabilitação melhor é aquela que permite à criança surda usufruir de toda a técnica, de tudo o que a ciência e a tecnologia possam oferecer para que desenvolva, na idade mais precoce possível, habilidades em comunicação oral, leitura e escrita, e que possa usufruir todos os benefícios e privilégios de ter a língua de sinais oficial e sistemas de sinais, participando de uma comunidade rica de histórias e conquistas, que é a comunidade surda.

AUTO-ESTIMA

Um aspecto relativo à aquisição da linguagem da criança surda que é raramente explorado em textos acadêmicos refere-se à questão da auto-estima. Atividades terapêuticas e educacionais deveriam ser programadas de forma a fortalecer a auto-estima da criança surda. Exemplo disto é o modelo de Programa de Pais e Método de Experiências, anteriormente citados, que quer valorizar todas as tentativas de comunicação sejam orais ou sinalizadas. Tanto a interação entre pais e seus filhos surdos como a aquisição da linguagem da criança estão fortemente ligadas à questão da auto-estima. Em estudo realizado com pais de alunos surdos universitários (Raymann, 2001) concluiu-se que um dos fatores mais fortes para prever o desenvolvimento e progresso acadêmico de uma criança surda é a forte auto-estima dos pais, transmitida aos seus filhos. Pais de alunos surdos universitários falam de seus filhos de forma extraordinariamente positiva, relatando as vitórias e conquistas de seus filhos com muito orgulho. O que parece ocorrer é que estes pais desenvolveram sua auto-estima e desta forma, quando seus filhos faziam pequenos progressos, sentiam-se fortalecidos e ao repassar isto aos seus filhos estes continuavam a fazer progressos, em um contínuo de reforço que parece fechar-se nestas famílias preparando-as também para as dificuldades.

É importante refletir se os programas de reabilitação e educação de pessoas surdas são condutivos ao fortalecimento da auto-estima. Um último aspecto necessita ser discutido quando se fala sobre linguagem. As atividades reabilitadoras e educadoras que cercam o momento da aquisição e o desenvolvimento da linguagem em uma criança devem ser empacotados firmemente em um papel prazeroso. Estar envolvido em uma ação de saúde ou de educação onde se quer estabelecer ou restabelecer a linguagem em uma criança requer uma atividade lúdica, alegre, prazerosa.

MODELOS EDUCACIONAIS

Um outro aspecto muito discutido é a questão do lugar onde deve ocorrer a educação de uma pessoa surda. A comunidade das pessoas surdas normalmente tem apoiado as escolas para surdos por ser um lugar que promove a língua de sinais, onde se desenvolve a cultura de pessoas surdas, onde os indivíduos surdos recebem um ambiente propício para a comunicação e para o seu desenvolvimento de uma forma total.

No entanto os primeiros movimentos em direção à integração, de uma forma sistemática, se encontram nos Estados Unidos, por volta do ano de 1975, quando da promulgação da Lei Pública 94-142 que previa, entre outros aspectos, que a criança surda fosse educada no ambiente menos restritivo possível. A conseqüência imediata disto foi a colocação indiscriminada de estudantes surdos em escolas regulares, sem nenhum apoio ou preparo. O movimento seguinte fez voltar os alunos portadores de perdas mais profundas para o ensino especial, e a integração passou a ser um processo seletivo, onde os indivíduos "mais capazes" eram então orientados a freqüentar o ensino regular.

A Declaração de Salamanca (UNESCO, 1994) introduz a idéia de educação inclusiva, ou seja, o processo de inclusão dos portadores de necessidades especiais ou de distúrbios de aprendizagem na rede comum de ensino em todos os seus graus. A preocupação agora passa a ser das instituições de ensino regular que devem preparar-se para receber alunos com necessidades especiais.

A escolaridade de crianças surdas tem, ao longo do tempo, sido realizada no Brasil em escolas especiais como no ensino regular, tanto em instituições particulares como públicas. As crianças em escola regular poderão estar em uma instituição com ou sem sala de recursos, inserida na classe especial ou estar em um sistema conhecido como inclusão total.

A inclusão propõe que a escola se adapte ao aluno e não o contrário, cabendo principalmente ao professor desenvolver o processo de inserção da criança especial. O processo de inclusão nas escolas implica uma mudança de concepção de ensino e aprendizagem.

O conceito de Inclusão para todos os estudantes surdos é idealístico-atrativo, mas em muitos aspectos, ainda torna-se impraticável (McCartney, 1994). No entanto, para que a Inclusão ocorresse de uma forma adequada e praticável, seriam necessários alguns requisitos, tais como: professores e equipe qualificados (consultores de professores, anotadores – colegas de apoio, fonoaudiólogos, assistentes sociais, intérpretes e instrutores para a Língua de Sinais e, dependendo do caso, terapeutas ocupacionais); acesso à comunicação; recursos tecnológicos e audiovisuais adaptados aos alunos surdos e acesso a todas as atividades escolares.

É necessário ainda que se reflita também sobre o artigo 21 da Declaração de Salamanca (UNESCO, 1994) que contém uma advertência no que diz respeito à Inclusão e Surdez:

"**Artigo 21**: Políticas educacionais deveriam levar em total consideração as diferenças e situações individuais. A importância da Língua de Sinais como meio de comunicação entre os surdos, por exemplo, deveria ser reconhecida e provisão deveria ser feita no sentido de garantir que todas as pessoas surdas tenham acesso à educação em sua língua nacional de sinais. Devido às necessidades particulares de comunicação dos surdos e das pessoas surdas/cegas, a educação deles pode ser mais adequadamente provida em escolas especiais ou classes especiais e unidades em escolas regulares."

Os estudantes surdos apresentam necessidades que diferem de formas distintas daquelas de outros estudantes sem dificuldades. A Inclusão refere-se a um estilo de aprendizagem que requer professores treinados para os surdos a fim de desenvolver um ambiente de comunicação visual e uma educação individualizada, levando-se em conta suas necessidades especiais. A Inclusão total muitas vezes nega à criança surda o acesso a um ambiente que se enquadre em suas necessidades emocionais e sociais especiais. Pois há um maior benefício para cada criança surda em compartilhar experiências acadêmicas e sociais com outras crianças surdas, a fim de compreender e identificar-se com a cultura dos surdos e construir sua própria auto-estima.

A decisão sobre onde a criança surda deverá ser matriculada se em escola especial ou incluída no ensino regular cabe sempre aos pais, assessorados por profissionais da área médica, fonoaudiológica, educacional e outros que forem convocados pelos pais a fazer esta escolha.

Pessoas surdas, assim como pessoas ouvintes poderão apenas ter a oportunidade de aprender a comunicar-se em níveis básicos, aprender a ler e a escrever, receber instruções para realizar uma determinada tarefa, assim como poderão ser parte de um sistema formal de ensino passando da educação infantil até o ensino superior.

Quanto às decisões de caráter filosófico e de linguagem, não há uma equação para determinar-se se uma criança surda deverá ser educada em um ambiente oralista ou em escola que favoreça a aquisição bilíngüe da língua de sinais e da língua portuguesa.

Há uma tendência em sugerir que crianças surdas com perdas auditivas severas e profundas estudem em escolas especiais e que tenham amplo acesso à língua de sinais. Isto, no entanto, não pode ser considerado como *default* porque sobram exemplos de crianças surdas com perdas menores que necessitam da escola especial e da língua de sinais bem como exemplos de crianças com perdas profundas que se adaptam à escola oral e inclusiva. Onde está a resposta? Está no consenso dos pais, profissionais e a na criteriosa avaliação e acompanhamento da criança.

É bem verdade que apesar dos modelos hoje oferecidos, estes não são ainda plenamente satisfatórios; poderíamos chamá-los de sucesso com reservas.

No entanto, diariamente crianças surdas necessitam ir à escola, e enquanto melhores soluções não são encontradas devemos optar por um dos sistemas vigentes. Sem dúvida é preciso que continuemos a buscar respostas para a dificuldade de letramento das crianças, para a criança surda com dificuldades adicionais, para aquela que apresenta problemas de atenção e de memória, mas isto seria um novo capítulo.

Pessoas surdas têm historicamente procurado outras pessoas surdas para reuniões sociais, esportivas, religiosas e outras. São clubes ou associações de surdos e que, juntamente com escolas especiais, são os guardiões da cultura surda. O indivíduo que é participante desta comunidade surda encontra-se na situação de ser um sujeito bicultural.* LaSasso (2000) aponta cinco razões básicas que levaram ao incentivo de programas Bi-Bi nos Estados Unidos:

1. O crescimento de programas bilíngües em geral.
2. A insatisfação de pais, professores e membros da comunidade surda com os resultados acadêmicos obtidos por alunos surdos e as opções atuais de programas.
3. Resultados das pesquisas sobre as línguas orais sinalizadas.
4. O aparecimento de modelos Bi-Bi na literatura na ultima década.
5. Descrições de programas Bi-Bi na Suécia e Dinamarca.

Não sabemos se estes são os motivos do aparecimento de idéias Bi-Bi no Brasil, mas é muito possível que os aspectos levantados estejam influenciando também a educação e reabilitação de pessoas surdas no nosso país, já que movimentos que acontecem em países desenvolvidos raramente deixam de impactar os países em desenvolvimento.

ESCOLHAS PROFISSIONAIS

Por muitos anos as pessoas surdas foram consideradas como trabalhadores vantajosos para indústrias que, por excesso de ruído produzido, poderiam causar Perda Auditiva Induzida pelo Ruído -PAIR em seus trabalhadores. Parecia, para alguns, que aí estaria a grande "vocação" de pessoas surdas. Dizia-se também que eram "mais concentrados" e se distraíam menos.

As pessoas surdas estão hoje inseridas em todas as áreas de trabalho conhecidas. Existe um número razoável de pessoas surdas graduadas e pós-graduadas, ou freqüentando cursos nas universidades atestando o seu desenvolvimento acadêmico. Pessoas surdas estão inseridas nas mais diversas áreas do conhecimento como profissionais, com uma predominância de interesse, em termos universitários, pelas áreas da educação.

No Brasil, no entanto, esta é uma história recente.** Um estudo (Raymann, 2001) entre 34 pessoas surdas estudando na Universidade Luterana do Brasil,*** 29% estavam matriculadas no curso de Pedagogia e suas variadas terminalidades.

---

*A expressão BI-Bi é usada para referir-se à educação bilíngüe e bicultural.

**A primeira turma de pessoas surdas a concluir o segundo grau em uma escola especial (Escola Especial Concórdia, Porto Alegre, RS) ocorreu em 1988 e a partir de 1995 inicia-se o ensino superior sistemático, na ULBRA com duas alunas e hoje o grupo já é de mais de 60 alunos surdos.
***Universidade Luterana do Brasil ULBRA com sede em Canoas, RS, foi a primeira universidade a oferecer sistematicamente intérpretes para Língua Brasileira de Sinais, LIBRAS no ensino superior.

Observando-se as possibilidades de emprego, entre os 18 alunos que estavam empregados, 39% encontram-se empregados por escolas para alunos surdos e 17% em pesquisas acadêmicas no âmbito universitário. Entretanto alunos surdos estão matriculados em cursos como Artes, Informática, Biologia, Geografia, Desenho Industrial, Fisioterapia, Arquitetura e Urbanismo, História, Letras, Matemática, Engenharia Mecânica, Educação Física e Serviço Social.

Pessoas surdas trabalham como autônomos, na indústria, no comércio, na agricultura, em bancos, em serviços públicas e em muitos outros lugares. As listagens são emblemáticas porque desmistificam idéias sobre as "potencialidades" da pessoa surda. Dadas as condições adequadas de educação, comunicação e de oportunidades, podem-se vislumbrar a cada dia novos horizontes.

REFERÊNCIAS BIBLIOGRÁFICAS

Akamatsu T. Thinking with and without Language: What is necessary and sufficient for School-Based Learning? In: Weisel A. (Ed.) *Proceedings of the 18th International Congress on Education of the Deaf*. Tel Aviv, Israel, 1995. 505-510p.

Akamatsu T. Sign Language for Communicational and Instructional Purposes. *Proceedings of the 19th International Congress on the Education of the Deaf and the 7th Asia Pacific Congress on Deafness*. Publicado em CD Rom. Sydney, Australia, 2000.

Beattie RG, Ritter K, Snart F, Martin K. Childhood sensory deficits: grief and coping parents and teachers. *Proceedings of the 19th International Congress on the Education of the Deaf and the 7th Asia Pacific Congress on Deafness*. Published in CD–Rom. Sydney, Australia, 2000.

Béria JU, Raymann BCW, Gigante L, Figueiredo A, Jotz G, Roithmann R, Costa SS, Garcez VR, Scherer CR. *Transtornos Auditivos e da Orelha: Estudo de Base Populacional Canoas, RS, Brasil*. Canoas: ULBRA, 2003.

Clark MD. Interdisciplinary perspectives on context, cognition, and deafness: an introduction. In: Clark MD, Marschark M, Karchmer M. *Context, Cognition and Deafness*. Washington, DC. Gallaudet University Press, 2001.

Heck F, Raymann B. Tempo decorrido entre a suspeita da surdez, diagnóstico e o início da reabilitação de crianças surdas. *Jornal Brasileiro de Fonoaudiologia*, 2003;4(16):175-185.

Kübler-Ross E. *On death and Dying*. New York: McMillan, 1969.

Lasasso C. Preliminary Findings: National Survey of Bilingual-Bicultural United States. *Proceedings of the 19th International Congress on the Education of the Deaf and the 7th Asia Pacific Congress on Deafness*. Published in CD–Rom. Sydney, Australia, 2000.

Luterman D. Early identification and Intervention of hearing impaired infants. *Otolaryngologic Clinics of North America* 1999;32(6):1037-1050.

Luterman D, Ross M. When your child is deaf. *A guide for Parents*. Maryland: New York, Press, 1991.

Mayer C, Akamatsu T. Examining some claims about bilingual-bicultural models of language and literacy education. *Proceedings of the 19th International Congress on the Education of the Deaf and the 7th Asia Pacific Congress on Deafness*. Published in CD–Rom. Sydney, Australia, 2000.

McCartney BD. *Inclusion as a Practical Matter*. American Annals of the Deaf. Washington, DC, vol. 139. n. 2, 1994.

Miller JEH. Living with hearing loss: A lifelong educational process. A parent's perspective. In: Weisel A (ed.) *Proceedings of the 18th International Congress on Education of the Deaf*. Tel Aviv, Israel, 1995. 505-510p.

Nuñes B. *El Niño Sordo y su Familia. Aportes de la Psicología Clínica*. Buenos Aires: Troquel Educacion, 1991.

Paul PV, Quigley SP. *Language and Deafness*. San Diego: Singular Publishing Group, 1994.

Raymann B. *Family Factors as Predictors for Academic Development and Progress: a self Report by Hearing Parents of deaf University Students and by deaf University Students*. Wauwatosa, Wisconsin, 2002. (Tese de Doutorado) Wisconsin I. University, 2001.

Shontz F. Reactions to crisis. *Volta Review* 1965;67:364-370.

Simmons-Martin A, Calvert, Donald R, (eds.). *Parent-Infant Intervention Communication Disorders*. New York: Grune & Stratton, 1979.

UNESCO. *Declaração de Salamanca e Enquadramento da Ação na área das Necessidades Educativas Especiais*. Disponível em: http://www.unesco.org/education/. Acesso em 3 de março de 2001.

World Health Organization Ear and Hearing Disorders Survey. *Protocol for a Population-Based Survey of prevalence and Causes of deafness and hearing Impairment and other Ear Diseases. prevention of Blindness and Deafness* (PBD), Geneva: WHO, 1999.

World Health Organization. (1997), *Report of the Informal Working Group on Prevention of Deafness and Hearing Impairment Program-Planning*. Disponível em: http://www.who.int. Acesso em 18 de Março de 2001.

Parte V
Tratamento das Labirintopatias

Tratamento Clínico da Vertigem

Mauricio Malavasi Ganança ▪ Heloisa Helena Caovilla

INTRODUÇÃO

A vertigem e outros tipos de tontura podem ser causadas por distúrbios vestibulares, visuais, neurológicos, psicológicos etc. A identificação da origem das tonturas e sintomas associados, como desequilíbrio, náuseas, vômitos, pré-síncopes, síncopes, quedas, zumbido, hipoacusia, hiperacusia, plenitude aural, distúrbios da atenção, da memória e/ou da capacidade de concentração, é essencial para a orientação terapêutica.

O distúrbio da função vestibular pode ser confirmado por meio de uma avaliação otoneurológica, que compreende a exploração semiológica do equilíbrio corporal e da audição. Diversos testes podem ser efetuados, na dependência da história clínica do paciente. Audiometria, impedanciometria, audiometria de tronco encefálico e vestibulometria incluindo nistagmografia computadorizada são os procedimentos básicos. Outros testes, como audiometria de altas freqüências, otoemissões acústicas, potenciais auditivos de média latência, potenciais cognitivos e testes de processamento auditivo central, podem também ser úteis na identificação e localização das lesões.

A eficiência dos esquemas terapêuticos depende da precisão do diagnóstico sindrômico, topográfico e etiológico em cada paciente. Uma terapia otoneurológica integrada, incluindo o uso simultâneo dos principais recursos de tratamento clínico, procura eliminar ou controlar o fator etiológico e emprega medicamentos sintomáticos, exercícios de reabilitação vestibular e recomendações para evitar possíveis fatores agravantes, como erros alimentares, vida sedentária e vícios. Os resultados costumam ser mais efetivos e duradouros do que com o uso de um destes procedimentos isoladamente. Nos pacientes com depressão, ansiedade e pânico secundários à insegurança física gerada pelas tonturas, a psicoterapia também pode ser aconselhável.

Os medicamentos antivertiginosos são instrumentos valiosos no tratamento da vertigem, desde que a sua prescrição e posologia respeitem os critérios de indicação e as restrições impostas pelas condições clínicas de cada paciente. A não ser em situações excepcionais, deve-se evitar o uso em doses altas e por tempo prolongado dos medicamentos antivertiginosos supressores vestibulares, devido à possível interferência com o processo de compensação vestibular, dificultando o requilíbrio do paciente.

De acordo com diversos autores, como Norris (1988), Pyykko et al. (1988), Ganança & Caovilla (1990, 1991, 2000, 2001), Ganança (1994 e 1998), Ganança et al. (1994, 2000 e 2001), Claussen (1997), Luxon (1997), Foster & Baloh (1998), Brandt (1999), Oosterveld (1999), Shepard (1999), Santos Perez et al. (1999) e Bhansali (2001), vários medicamentos podem ser utilizados no tratamento sintomático da vertigem. Os mecanismos de ação destas substâncias estão relacionados à liberação de neurotransmissores no labirinto e no sistema nervoso central. O tipo de ação pode depender da posologia.

Os medicamentos antivertiginosos podem influir não apenas na evolução favorável das tonturas, como também do desequilíbrio, quedas, manifestações neurovegetativas e sintomas da área auditiva. Restrições, precauções e contra-indicações devem ser consideradas ao prescrevê-las. Gravidez, lactação e indivíduo idoso utilizando multimedicação constituem algumas das restrições importantes.

A escolha e as doses dos medicamentos devem estar atreladas ao diagnóstico e às peculiaridades clínicas da afecção e de cada paciente vertiginoso.

Quando devemos utilizar drogas antivertiginosas? O efeito sintomático sobre a vertigem costuma ser tão expressivo que praticamente não podemos prescindir do seu uso na maioria dos casos.

Os medicamentos antivertiginosos têm sido opções valiosas no contexto da terapia otoneurológica integrada, que busca não apenas o alívio dos sintomas, mas também a remoção do(s) fator (es) etiológico(s) ou agravante(s) e a aceleração da compensação vestibular por meio de exercícios personalizados de reabilitação vestibular. Temos visto, ainda, que o uso de medicamento(s) antivertiginoso(s) é freqüentemente indispensável para que o paciente vertiginoso possa ter condições de realizar exercícios de reabilitação que provocam tonturas de maior intensidade.

A betaistina é um antagonista dos receptores H3. É geralmente empregada na dose de um comprimido de 16 mg três vezes ao dia. A sua ação é atribuída ao incremento na microcirculação labiríntica, ao efeito regulador dos impulsos bioelétricos nos núcleos vestibulares e ao aumento do fluxo sangüíneo no sistema arterial vertebrobasilar. Pode ser utilizada continuamente por meses ou anos, se necessário. Contra-indicações: reações de hipersensibilidade ao produto ativo ou aos componentes da fórmula, asma brônquica, úlcera gastrointestinal e feocromocitoma.

A cinarizina é um bloqueador de canais de cálcio com ação antivasoconstritora. Evita o ingresso do cálcio extracelular para o interior das células labirínticas, reduzindo a sua excitabilidade; possui, também, ação anti-histamínica, anticolinérgica e sedativa. A flunarizina é um derivado difluorado da cinarizina que também é útil na prevenção e terapia da migrânea.

A cinarizina e a flunarizina são considerados como supressores vestibulares, reduzindo ou abolindo a vertigem e outras tonturas de origem vestibular. A cinarizina pode ser prescrita inicialmente na dose de um comprimido de 75 mg ou três comprimidos de 25 mg ao dia. Aos primeiros sinais de melhora, costumamos reduzir para 12,5 mg (meio comprimido de 25 mg) três vezes ao dia, que parece ser a posologia mais apropriada de manutenção. Na finalização do tratamento, recomendamos também a diminuição gradual da posologia. A flunarizina pode ser prescrita na dose de 10 mg/ml (40 gotas) ou um comprimido de 10 mg ao dia, no início da terapia. Quando o paciente melhorar, a dose diária deve ser diminuída para 5 mg (meio comprimido de 10 mg ou 20 gotas), até o final do tratamento. O uso de gotas permite uma retirada gradual do medicamento. Eventos adversos: sonolência, aumento do apetite e do peso, depressão, fadiga, constipação intestinal, alterações menstruais e mudanças do humor, que não são comuns nas doses recomendadas e em períodos não prolongados de tratamento. Contra-indicações: tremores, depressão e obesidade; posologia com doses elevadas e por tempo prolongado podem desencadear parkinsonismo, habitualmente reversível com a retirada do medicamento.

O clonazepam é um benzodiazepínico com propriedades anticonvulsivante e antivertiginosa. Por seu intermédio, o efeito inibidor do neurotransmissor ácido gama-aminobutírico (GABA) nos núcleos vestibulares e no cerebelo é incrementado. Pode ser prescrito na dose diária de um ou dois comprimidos de 0,5 mg (ou 4 a 8 gotas). A suspensão deve ser gradativa. O uso deste medicamento pode gerar dependência. Eventos adversos: sonolência e depressão. Contra-indicações: miastenia grave, hipersensibilidade a benzodiazepínicos, glaucoma agudo de ângulo fechado ou doenças hepáticas.

O dimenidrinato, anti-histamínico antivertiginoso e antiemético, é um antagonista dos receptores H1 da histamina, útil no alívio de náuseas e vômitos das labirintopatias agudas ou crônicas e na profilaxia ou tratamento sintomático das cinetoses. A posologia habitualmente utilizada é meio ou um comprimido de 100 mg duas a três vezes ao dia. Eventos adversos: hipersensibilidade ao produto, sonolência, depressão, fadiga, aumento do apetite e do peso, secura na boca, constipação intestinal e distúrbios menstruais. Contra-indicações: asma brônquica, glaucoma e alargamento prostático.

O difenidol é um antiemético e antivertiginoso, que atua por inibição da zona quimiorreceptora bulbar do vômito. A posologia habitual consta de meio a um comprimido de 25 mg três vezes ao dia. Eventos adversos: secura na boca, manifestações epidérmicas, dificuldade na micção, hiperexcitabilidade, alucinações visuais e/ou auditivas e glaucoma. Contra-indicações: alargamento prostático, glaucoma, hipotensão arterial, úlcera gástrica, obstrução gastrointestinal, doença renal e obstrução do trato urinário.

A domperidona, que pode ser administrada na dose de um comprimido de 10 mg três vezes ao dia, é um medicamento antiemético, antivertiginoso e gastrocinético. Útil no tratamento das náuseas das cinetoses ou associadas à vertigem, principalmente quando combinada com meio ou um comprimido de 25 mg de cinarizina, três vezes ao dia. Eventos adversos: cólicas, hiperprolactinemia e manifestações alérgicas. Contra-indicações: obstrução, perfuração ou hemorragia gastrointestinal e tumor hipofisário secretor de prolactina (prolactinoma).

O extrato 761 de Ginkgo biloba (EGb 761), composto de glicosídeos ginkgoflavonóides, ginkgolídeos e bilobalídeos, é um medicamento vasoativo e antioxidante, que parece atuar melhorando o fluxo sangüíneo na microcirculação labiríntica e no sistema nervoso central, reduzindo a adesão plaquetária e a deformação das hemácias, evitando vasoespasmos e facilitando a incorporação do oxigênio e da glicose pelas células. Pode ser útil no tratamento dos distúrbios do equilíbrio corporal. A posologia habitual é um comprimido de 80 mg três vezes ao dia ou um comprimido de 120 mg duas vezes ao dia (ou 1 a 2 ml da solução oral três vezes ao dia). Eventos adversos: manifestações gastrointestinais, distúrbios circulatórios (hipotensão arterial, cefaléia e lipotímia) ou manifestações alérgicas cutâneas. Contra-indicação: hipersensibilidade aos componentes do extrato de ginkgo biloba.

A pentoxifilina é um agente hemorreológico indicado no tratamento da vertigem e sintomas associados, na posologia habitualmente recomendada de um comprimido de 400 mg três vezes ao dia ou de um comprimido de 600 mg duas vezes ao dia. Eventos adversos: rubor facial com sensação de calor, manifestações gastrointestinais, arritmias cardíacas, cefaléia, transtornos alérgicos ou hipotensão arterial. Contra-indicações: hipersensibilidade ao produto ou similares, hemorragias retinianas ou cerebrais e gravidez. Precauções: arritmia cardíaca grave, infarto do miocárdio, comprometimento severo da função hepática e distúrbios da coagulação.

Outras opções medicamentosas no controle da vertigem e sintomas associados (zumbido, hiperacusia ou plenitude aural) são: amantadina (comprimidos de 100 mg, em dose única diária), cloxazolam (comprimidos de 1 ou 2 mg, em dose única diária), gabapentina (cápsulas de 300 ou 400 mg, uma a três vezes ao dia), nicergolina comprimidos de 10 ou 30 mg, (duas a três vezes ao dia), ondansetron (comprimidos de 4 a 8 mg, duas vezes ao dia), sulpirida (cápsulas de 50 mg, duas vezes ao dia) e topiramato (comprimidos de 25 mg em dose única diária).

A associação de medicamentos antivertiginosos tem sido preconizada por alguns autores com o objetivo de potencializar os efeitos terapêuticos e beneficiar casos com maior dificuldade de obter alívio dos sintomas labirínticos. No entanto, a combinação de remédios deve ser criteriosa, para não potencializar também os eventos adversos de cada uma das drogas associadas e para evitar efeitos indesejáveis de interações medicamentosas. Associação não recomendável, por exemplo, é a de drogas hemorreológicas (risco de hemorragias, hipotensão etc.) ou de substâncias que têm o mesmo tipo de evento adverso como sedação ou sonolência, que podem aumentar o risco de acidentes no trabalho e afetar a capacidade para dirigir um veículo.

Em nossa experiência clínica, as associações que parecem ser mais eficazes são: betaistina + cinarizina, betaistina + clonazepam, betaistina + dimenidrinato ou difenidol, betaistina + flunarizina, extrato 761 de Ginkgo biloba + cinarizina, extrato 761 de Ginkgo biloba + clonazepam, extrato de Ginkgo biloba + dimenidrinato ou difenidol, extrato de Ginkgo biloba + flunarizina, pentoxifilina + cinarizina, pentoxifilina + clonazepam e cinarizina + domperidona.

A crise vertiginosa intensa, com náuseas, vômitos, sudorese, palidez, taquicardia pode ocorrer uma única vez e não mais se repetir, caracterizando um quadro clínico agudo. Pode também constituir o início de um quadro clínico crônico de disfunção vestibular, em que as crises vertiginosas podem se repetir.

É uma situação dramática para o paciente, com grande desconforto e incapacitação física, exigindo pronto atendimento.

Na vertigem aguda, a medicação é fundamental. O paciente deve ficar acamado em casa ou no hospital (se os vômitos forem freqüentes, pode haver necessidade de hidratação).

Os remédios injetáveis que mais freqüentemente empregamos na crise vertiginosa são o diazepam, uma ampola de 10 mg, por via intramuscular ou intravenosa, e a associação de dimenidrinato (50 mg) + piridoxina (50 mg), via intramuscular, a cada 8 ou 12 horas. Se necessário, o ondansetron (ampolas de 4 ou 8 mg, com 2 mg por ml) por via intravenosa pode ser um recurso antiemético adicional valioso. A neuroleptoanalgesia com droperidol + fentanil, administrada por anestesiologista, pode ser útil em casos resistentes ao tratamento habitual.

É preciso não esquecer que a crise vertiginosa pode ser decorrente de uma disfunção vestibular periférica ou central. Uma avaliação otoneurológica superficial (sem procedimentos que possam agravar as tonturas, como provas calóricas ou rotatórias) é recomendável, para tentar identificar em primeira instância se a origem é periférica ou central. Na presença de sinais clínicos e/ou otoneurológicos sugestivos de envolvimento do sistema nervoso, um neurologista deve ser convocado imediatamente.

Cessada a crise vertiginosa, o paciente deve ser encaminhado para completar a avaliação otoneurológica.

Os medicamentos antivertiginos podem ser úteis no tratamento dos distúrbios da função vestibular. Entre os medicamentos que podem ser auxiliares eficazes no controle da vertigem e outras tonturas de origem vestibular estão incluídos betaistina, cinarizina, clonazepam, difenidol, dimenidrinato, domperidona, extrato 761 de ginkgo biloba, flunarizina e pentoxifilina.

O tratamento abrangente dos distúrbios otoneurológicos requer medicação para aliviar os sintomas, eliminação ou controle da causa, exercícios de reabilitação vestibular, orientação nutricional e de modificação de hábitos para excluir fatores agravantes e um aconselhamento psicológico, se necessário. O conjunto desses procedimentos terapêuticos, usados simultaneamente, poderá conduzir a melhores resultados e a um número menor de recidivas.

O labirinto costuma ser muito sensível a alterações funcionais de diferentes localidades do corpo, devido à sua complexidade, peculiaridades fisiológicas e delicadeza estrutural. Diversas afecções sediadas em diferentes partes do corpo humano podem causar distúrbios vestibulares e auditivos periféricos, centrais ou mistos.

O combate dos sintomas no tratamento do paciente vertiginoso é o objetivo principal, mas a prioridade deve ser o tratamento da causa quando diagnosticada. O reconhecimento do agente etiológico freqüentemente exige a realização de exames subsidiários que devem ser solicitados na dependência da hipótese diagnosticada sindrômica e topográfica sugeridas pela anamnese e pelo perfil dos achados otoneurológicos.

Quando a causa é uma doença sistêmica subjacente, o tratamento etiológico pode melhorar ou curar a vertigem e outros tipos de tontura. No entanto, uma terapêutica exclusivamente etiológica pode não resolver completamente o distúrbio do sistema vestibular.

O tratamento exclusivamente por meio de reabilitação vestibular na casa do paciente ou na clínica sob supervisão também pode levar a resultados frustrantes.

O tratamento medicamentoso é essencialmente sintomático e empírico, mas pode ser valioso, quando associado ao tratamento etiológico e à reabilitação vestibular. Diversas drogas podem ser empregadas, incluindo agentes histaminérgicos, antagonistas de cálcio, anticolinérgicos, benzodiazepínicos, neurolépticos, simpaticomiméticos e substâncias vasoativas. O mecanismo de ação destes antivertiginosos ainda não é bem conhecido.

Três são os alvos principais da medicação antivertiginosa: eliminar a ilusão de movimento, reduzir as manifestações neurovegetativas e incrementar o processo de compensação vestibular. No entanto, os supressores vestibulares, como alguns anticolinérgicos (homatropina e escopolamina), antagonistas de cálcio (cinarizina e flunarizina), anti-histamínicos (ciclizina, difenidol, dimenidrinato, hidroxizina, meclizina e prometazina), benzodiazepínicos (alprazolam, clonazepam, diazepam e lorazepam) e neurolépticos (droperidol e sulpirida), podem retardar a compensação vestibular, especialmente quando empregados em doses altas e por período de tempo prolongado.

REFERÊNCIAS BIBLIOGRÁFICAS

Bhansali SA. Therapy: medical alternatives. In: Goebel JA (ed.) *Practical Management of the Dizzy Patient*. Philadelphia: Lippincott Williams & Wilkins, 2001. 299-315p.

Brandt T. *Vertigo: its Multisensory Syndromes*. 2. ed. London: Springer, 1999.

Claussen CF. Current trends of neurootological pharmacotherapy for vertigo in Germany. *Rev Bras Med Otorrinolaringol* 1997;4:83-90.

Foster C, Baloh RW. Drug therapy for vertigo. In: Baloh RW (ed.) *Dizziness, Hearing Loss, and Tinnitus*. Philadelphia: Davis, 1998. 541-50p.

Ganança MM, Caovilla HH, Munhoz MSL, Silva MLG (eds.) *Estratégias Terapêuticas em Otoneurologia*. São Paulo: Atheneu, 2000.

Ganança MM, Caovilla HH, Munhoz MSL, Silva MLG, Ganança FF, Ganança CF. Como diagnosticar e tratar labirintopatias. *Rev Bras Med* 2001;58:129-35.

Ganança MM, Caovilla HH. A survey of modern drug treatment in presbyvertigo and presbyataxia. In: Cesarani A, Alpini D (eds.) *Diagnose e Trattamento dei Disturbi Dell'equilibrio*. Milano: Bi & Gi, 1991. 237-50p.

Ganança MM, Caovilla HH. Doenças vestibulares periféricas e centrais. In: Borges DR, Rothschild HA (eds.) *Atualização Terapêutica*. São Paulo: Artes Médicas, 2001. 1083-4p.

Ganança MM, Caovilla HH. Modern trends in the drug treatment of vertigo. In: Claussen CF, Haid T, Hofferberth B (eds.) *Equilibrium in Research, Clinical Equilibriometry and Modern Treatment*. Amsterdam: Elsevier, 2000. 507-9p.

Ganança MM, Caovilla HH. Pharmacology of vestibular compensation. In: Cesarani A, Alpini D (eds.) *Diagnose e Trattamento dei Disturbi Dell'equilibrio Nell'età Evolutiva ed Involutiva*. Milano: Bi & Gi, 1990. 113-8p.

Ganança MM, Caovilla HH. Treatment of dizziness and vertigo in children. In: Cesarani A, Alpini D (eds.) *Diagnose e Trattamento dei Disturbi Dell'equilibrio Nell'età Evolutiva ed Involutiva*. Milano: Bi & Gi, 1990. 83-92p.

Ganança MM, Mangabeira Albernaz PL, Caovilla HH, Ganança, FF. Drug therapy of dizziness, hypoacusia and tinnitus due to neurotological disorders. In: Claussen CF, Kirtane MV, Schneider D (eds.) *Vertigo, Hypoacusia and Tinnitus due to Central Disequilibrium*. Hamburg: Medicine + Pharmacie Dr. Werner Rudat & Co., Nachfolger, 1994. 617-23p.

Ganança MM. Farmacoterapia racional da vertigem. In: Ganança MM (ed.) Vertigem tem cura? São Paulo: Lemos, 1998. 227-35p.

Ganança MM. Modern medical therapy in vertigo. *Neurootology Newsletter* 1994;1:45-50.

Luxon LM. The medical management of vertigo. *J Laryngol Otol* 1997;111:1114-21.

Norris CH. Drugs affecting the inner ear: a review of their clinical efficacy, mechanisms of action, toxicity, and place in therapy. *Drugs* 1988;36:754-72.

Oosterveld WJ. *Vertigo and Dizziness: a Guide for General Practitioners*. 2. ed The Hague: Royal Library, 1999.

Pyyko I, Magnusson M, Schalen L, Enbom H. Pharmacological treatment of vertigo. *Acta Otolaryngol* 1988;(Suppl. 455):77-81.

Santos Pérez S, Soto Varela A, Labella Caballero T. Tratamiento del síndrome vestibular agudo. In: Bartual Pastor J, Pérez Fernández N. *El Sistema Vestibular y sus Alteraciones*. Barcelona: Masson, 1999. 489-93p.

Shepard N. Integrated management of the balance disorder patient. *Vestibular Update* 1999;22:1-4.

Tratamento das Doenças Sistêmicas com Repercussão Otoneurológica

Wallace Rubin

INTRODUÇÃO

A orelha interna é um transdutor de energia mecânica para energia elétrica para funções de audição e equilíbrio. Isto é realizado por meio das substâncias químicas presentes dentro da perilinfa e endolinfa. A manutenção da audição e equilíbrio normais é portanto dependente da disponibilidade das substâncias adequadas para realização desta tarefa de transdução. A orelha interna funciona como um órgão interno do corpo porque é quimicamente dependente de muitos sistemas do corpo.

Quais são os sistemas do organismo que estão envolvidos na regulação da função da orelha interna? Como avaliamos esses sistemas em relação à função da orelha interna? Mais importante, como aplicamos esta informação ao tratamento das anormalidades da orelha interna? Depois de instituir o tratamento, como monitoramos objetivamente estes problemas da orelha interna de modo a modificar ou mudar o esquema de tratamento?

Cinco sistemas de órgãos e glândulas estão envolvidos na regulação da bioquímica da orelha interna: a) a glândula supra-renal, b) a hipófise, c) o sistema hormonal, d) o sistema imune e e) o hipotálamo. Cada um desses sistemas de órgãos secreta mensageiros químicos que interagem uns com os outros e com as substâncias que estão sendo transportadas para a orelha interna. O ambiente químico da orelha interna, portanto, depende em última análise daquilo que comemos. Alguns dos ingredientes químicos dos nossos alimentos passam através da parede intestinal para dentro da corrente sangüínea. Algumas das substâncias são a seguir capazes de passar através da barreira hematoencefálica para dentro do líquido cerebroespinhal. Certas substâncias necessárias a seguir atravessam o ducto e o saco endolinfáticos até os líquidos da orelha interna. A capacidade secretória da orelha interna contribui para este processo químico. Obviamente, este mecanismo todo de transdução de energia no interior da orelha interna pode ser anormal como conseqüência de muitas funções bioquímicas gerais do organismo.

Diagnóstico e tratamento eficientes dos problemas de audição e equilíbrio que se originam na orelha interna exigem avaliação cuidadosa das queixas do paciente. A história é uma parte vital da avaliação de um paciente que está com tontura. Ela pode ser sugestiva de um diagnóstico clínico, mas é necessária a confirmação pelo exame físico e testagem neurotológica diagnóstica definitiva, para documentar e avaliar objetivamente a anormalidade.

Vertigem, descrita como uma sensação de giro rotatório, e acompanhada por desorientação espacial, é usualmente diagnóstica de um distúrbio vestibular orgânico. Desde que cada paciente descreve a sensação de tonteira de uma maneira pessoalmente única, sintomas vagos semelhantes à vertigem também podem ser atribuíveis a uma lesão orgânica. Por essas razões, todos os pacientes que se queixam de tonteira devem ser submetidos a uma avaliação confirmadora objetiva.

Conhecimento dos possíveis mecanismos etiológicos envolvidos é fundamental para a compreensão da apresentação clínica dos pacientes com desequilíbrio. Além de medir a função dos sistemas vestibular e auditivo e visualizar as estruturas por imagem, é importante investigar os fatores metabólicos, hormonais e imunológicos que podem estar envolvidos etiologicamente. Os conceitos de tratamento que resultam desta compreensão e a correção das anormalidades conduzirão ao tratamento efetivo.

É importante compreender as condições prevalentes que permitem aos fatores metabólicos, hormonais e imunológicos desempenhar um papel nos sintomas. Função prejudicada do labirinto ou do nervo vestibular deve ser confirmada por testes funcionais vestibulares. Pode haver um déficit estrutural subjacente, como é evidente a partir do estudo por imagem, são confirmados otosclerose, tumor acústico, outros tumores ou defeitos congênitos da orelha interna. Em alguns pacientes os fatores bioquímicos, hormonais e imunológicos podem não ser a causa da função prejudicada, mas desempenham um papel na desestabilização da informação enviada ao tronco cerebral. Isto pode interferir com os mecanismos centrais de compensação e levar à continuação dos sintomas. A finalidade de tratar estes fatores é estabilizar a informação que vem do labirinto e possibilitar a compensação central. Então é possível ao organismo resolver os conflitos de informação, e o paciente pode em seguida ficar livre dos sintomas.

O ceticismo tem prevalecido entre a maioria dos clínicos, no que concerne às relações bioquímicas, hormonais e imunológicas da etiologia das doenças neurotológicas. No passado, artigos revelaram o papel de fatores bioquímicos, hormonais e imunológicos associados a diferentes formas de desequilíbrio. Estudos recentemente publicados confirmaram que esses mecanismos estão em operação na produção de sintomas clínicos. Esses mecanismos relacionam-se aos cinco sistemas interativos de órgãos e glândulas que influenciam a transmissão química à orelha interna. As funções perturbadas que afetam a bioquímica da orelha interna são anormalidades supra-renais, hipofisárias, hormonais, imunológicas e hipotalâmicas.

As influências bioquímicas, metabólicas, hormonais e dos neurotransmissores, no que elas se relacionam aos problemas da audição e equilíbrio, apenas começaram a ser exploradas. A orelha interna constitui, de fato, um órgão interno do corpo. A direção diagnóstica e terapêutica para a avaliação do paciente neurotológico deve ser orientada para confirmar um mecanismo etiológico. Isto só pode ser realizado se nossas modalidades de exame forem usadas de uma maneira que seja topograficamente diagnóstica. Essa abordagem então culminaria logicamente em uma investigação etiológica sistemática.

As perguntas a serem respondidas pela avaliação neurotológica são:

A) Que testes neurotológicos podem ser usados para confirmação do local de lesão?
B) Que testes bioquímicos, metabólicos e hormonais estão indicados?
C) Que modalidades de terapia podem então ser eficazes?

Você efetua uma triagem bioquímica, metabólica e hormonal? Que testes você usa? Como é que você toma estas decisões? Este é o desafio.

Os sinais da energia mecânica que são processados e interpretados como som originam-se no ambiente. Outros sinais de energia mecânica ocorrem como resultado dos movimentos do corpo. Esses sinais de energia mecânica têm que ser convertidos em energia elétrica a fim de serem transmitidos para as áreas apropriadas do cérebro por meio do 8º nervo craniano. Esta conversão ou transdução tem lugar na orelha interna. O processo de transdução é executado por substâncias dentro dos líquidos da orelha interna.

O processo de conversão química de energia dentro da orelha interna identifica a orelha interna como um órgão interno do corpo e por essa razão relaciona a orelha interna a outros órgãos internos do corpo, como o rim, fígado e tireóide. As funções do metabolismo do açúcar e das gorduras, do controle hormonal e dos sistemas imunes e de estresse estão envolvidas no controle químico da bioquímica da orelha interna. A fonte das substâncias químicas que estão envolvidas em todos esses processos é o alimento que cada um de nós come.

O processamento das substâncias químicas que se originam no nosso alimento e o transporte das substâncias para os líquidos da orelha interna envolvem uma corrida de obstáculos com três etapas. Esses obstáculos são: a parede do tubo digestivo, a barreira hematoencefálica e o saco e ducto endolinfáticos. Em cada etapa ao longo do caminho, há absorção diferenciada que permite a passagem somente das substâncias necessárias na concentração apropriada, para função eficiente da orelha interna.

Há alguma dúvida de que a nutrição adequada seja importante? Não é importante suplementar nossa dieta com nutrientes necessários? É muito melhor incorporar manejo nutricional do que usar drogas sem efeito terapêutico e com muitos efeitos colaterais.

Quais são, então, os exames que necessitam ser efetuados a fim de determinar o esquema terapêutico adequado. Depois que uma história e exame físico completos foram feitos, os testes confirmadores estão nos seguintes grupos:

A) Avaliação audiológica.
B) Testes de função vestibular.
C) Testagem bioquímica, imunológica e hormonal.
D) Estudo por imagem e testes de mapeamento cerebral.

Os testes que são necessários dentro do campo audiológico são os seguintes:

A) Audiometria de tons puros por condução aérea e óssea.
B) Limiares de recepção da fala e testes de discriminação.
C) Timpanometria e testes do reflexo estapédico.
D) Respostas evocadas auditivas do tronco cerebral, incluindo testes de função de latência média e tardia.
E) Testes de combinação e supressão de zumbido (Growdon e Wurtman, 1977; Growdon, 1979; Growdon e Wurtman, 1980).

Esta bateria de testes audiológicos é constituída por aqueles que são úteis para identificação do local da lesão (Equi Test System Version 4.0, 1991). Os resultados deste grupo de testes ajudarão o médico na correlação com os testes de função vestibular.

Os testes para o local de lesão da função vestibular que são disponíveis incluem a ENG convencional com o teste de estimulação bitérmica biauricular alternada de Hallpike (BBA); o teste bitérmico biauricular simultâneo (BBS) e os testes de rotação efetuados de forma computorizada (testagem de aceleração harmônica [AH]).

Com estes testes, é possível avaliar a integridade dos três componentes funcionais do sistema vestibular: o órgão vestibular periférico, os núcleos vestibulares e as conexões vestibulares centrais.

O órgão vestibular periférico é o local de captação de sinais dos *inputs* de aceleração linear e gravitacional. Isto é muito semelhante à função do braço e cabeça de um toca-discos.

Os núcleos vestibulares são os locais de coordenação dos sinais de *input* dos dois órgãos finais vestibulares. Os núcleos vestibulares do tronco cerebral são adicionalmente os locais de comutação e retransmissão de sinais aos músculos dos olhos, músculos dos membros e o trato gastrointestinal. Essas conexões são responsáveis pelos sintomas que acompanham a tontura.

Os controles centrais estão em áreas como a formação reticular, o tálamo e outros centros superiores não identificados que são responsáveis por fenômenos tais como os de alerta, habituação e compensação. Esses controles, como reguladores mecânicos, são envolvidos quando dificuldades nos testes de eletronistagmografia (ENG) ocorrem em alguns pacientes. Estes fenômenos e vias também são responsáveis quando ações de drogas afetam o ENG. Os centros de controle central também são responsáveis pela remissão espontânea de queixas vestibulares. Isto é realizado por meio do processo de adaptação, compensação e habituação.

Assim, presentemente são disponíveis técnicas de testagem clínica que medem a função destes níveis identificados de *input* e controle vestibular. O teste calórico BBA (Hallpike convencional) mede principalmente a integridade dos sistemas de acelerador linear periférico. O teste calórico BBS avalia a capacidade dos sistemas lineares direito e esquerdo de operarem sincronizadamente, ou, caso contrário, medir a assimetria do seu *input* para os centros superiores. O AH teste, a latência de fase e a simetria e os diagramas de Bode são os resultados do *input* de ambos os acelerômetros, seu controle pelos moduladores do tronco cerebral e os mecanismos centrais de compensação. Todas essas funções são controladas e influenciadas pela formação reticular, o tálamo e o cerebelo. Refinamento e sofisticação adicionais da capacidade de avaliação vestibular quanto a lesões centrais tendem a ser possíveis quanto testes quantitativos do controle ocular visual (sacada, acompanhamento suave e optocinético) são utilizados com testagem AH (Brookler e Rubin, 1990).

POSTUROGRAFIA DINÂMICA

A testagem por posturografia dinâmica é uma adição útil recente ao arsenal dos testes vestibulares (Duke, 1923). O teste não subsiste isoladamente como modalidade de teste vestibular. Ele se correlaciona bem com os testes calóricos em condições patológicas vestibulares agudas. Correlaciona-se bem com os testes de rotação e provavelmente acrescenta informação não disponível de outro modo em termos de monitoração para acompanhamento. Ademais, é a única técnica objetiva disponível que mede os *inputs* proprioceptivos e oculares concomitantemente com o *input* vestibular. Esta vantagem possibilita à posturografia dinâmica provocar e confirmar anormalidades.

A posturografia também pode ser clinicamente relevante porque os testes objetivos da função vestibular atualmente em uso clínico avaliam somente respostas à estimulação dos canais semicirculares horizontais (testes rotatórios e calóricos). Os testes vestibuloespinhais são testes dos sistemas dos canais verticais e provavelmente também dos órgãos dos otólitos (Berman, 1985; Black, 1985; Juhn, 1973).

Há relatos na literatura que afirmam que a testagem de posturografia:

A) Detecta anormalidade em 64% dos pacientes com doença vestibular periférica unilateral e aproximadamente 100% naqueles com doença do sistema nervoso central.
B) Distingue pacientes com doença vestibular periférica e central daqueles com outra doença do SNC em 80% dos casos.
C) Distingue corretamente entre perdas sensoriais e "distorções" devidas a trauma, fístula e vertigem posicional em 80 a 85% dos casos.

MAPEAMENTO CEREBRAL

O mapeamento cerebral é outra modalidade de teste adjuntiva que é particularmente útil para confirmar objetivamente problemas neurotológicos causados por mecanismos metabólicos e traumáticos (Clemis, 1967).

Foram desenvolvidos métodos para analisar quantitativamente o eletroencefalograma (EEG) através da análise espectral, desse modo removendo grande parte do aspecto subjetivo da interpretação e revelando características do EEG de fundo que normalmente são difíceis de extrair pelo exame visual. Combinando esses métodos com apresentações topográficas dos dados de EEG, apresentações topográficas de dados de potenciais evocados e comparações estatísticas de dados do paciente com dados de grupos controles normais pareados por idade, conhecidas como mapeamento de probabilidade estatística, tem sido produzida uma abordagem muito mais sensível à avaliação da função cerebral. Essa abordagem, que é conhecida como mapeamento da atividade elétrica cerebral, comprovou-se útil na detecção de anormalidades compatíveis com disfunção orgânica em muitos pacientes apresentando-se com sintomas sugestivos de uma base orgânica, mas que tinham resultados normais, sob todos os demais aspectos, na testagem convencional, como EEGs de rotina.

AVALIAÇÃO BIOQUÍMICA

A avaliação metabólica bioquímica do paciente neurotológico deve incluir os seguintes testes:

A) Colesterol.
B) Triglicerídios.
C) Tireóide.
D) Teste de tolerância à glicose – ENG monitorado.
E) Nitrogênio uréico sangüíneo.
F) Transaminase glutâmico-oxaloacética sérica (SGOT).
G) Hemograma completo (HC).
H) Anticorpo treponêmico fluorescente–absorção (FTA–ABS).
I) Concentração de prolactina nas mulheres.
J) Ácido úrico.
K) Estudos imunológicos com teste radioalergossorvente (RAST).
L) Glicemia de jejum.

O maior número de resultados anormais em pacientes neurotológicos tem sido nos estudos do metabolismo das gorduras, metabolismo do açúcar e RAST. Algumas anormalidades da função hepática e renal e uma anormalidade ocasional no teste tireóideo foram encontradas (Endicott e Stucker, 1971).

Na área do metabolismo das gorduras, anormalidade dos triglicerídios tem sido o achado anormal mais comum. O tratamento dessas anormalidades é baseado no fenótipo, medições das lipoproteínas de baixa densidade e de alta densidade. Estas são efetuadas antes que um tratamento e instruções dietéticas de rotina sejam dados ao paciente.

Controle de anormalidades do metabolismo do açúcar, tanto nos estados hiper quanto hipoglicêmicos, é realizado por dieta. Foi encontrado um grande número de pacientes com maus hábitos nutricionais e confirmado com curva glicêmica monitorada por ENG. Estes pacientes respondem a uma rotina dietética que é semelhante à prescrita para pacientes com hipoglicemia, isto é, uma dieta pobre em carboidratos não complexos e com pouco açúcar refinado, mas rica em proteínas adequadas.

Tem havido confirmação clínica e de pesquisa de que desencadeadores convencionais de alergia são causa de anormalidades neurotológicas. Alergias a inalantes são muito menos comumente responsáveis do que desencadeantes alimentares e químicos. Os relatos episódicos do passado foram corroborados por documentação de pesquisa. Causas imunológicas foram responsáveis pelos sintomas neurotológicos em 50 a 60% da minha população de pacientes. Há também muito mais pacientes com sintomas neurotológicos nos quais desencadeantes imunológicos ocorrem em combinação com outros fatores bioquímicos ou metabólicos (Harris, 1983/1985/1984).

As anormalidades encontradas no hemograma completo foram anemias, policitemias e um caso ocasional de leucemia. Anormalidades da função hepática com o teste de SGOT foram encontradas principalmente em alcoólicos. A maioria dos alcoólicos não admite que são, de fato, alcoólicos quando a história é tomada. A relação entre anormalidade renal e anormalidades da orelha interna tanto quanto a problemas de audição quanto de equilíbrio tem sido discutida na literatura médica por muitos anos. Temos encontrado um problema ocasional que se enquadra nesta categoria de anormalidade.

A relação entre as concentrações de prolactina em mulheres e anormalidades neurotológicas foi descrita por Katsarkis. A relação mais interessante é o fato de que uma deficiência de triptofano em pessoas que têm má ingestão dietética, especialmente mulheres, causa uma elevação das concentrações de prolactina e, por essa razão, uma anormalidade da orelha interna. Estes pacientes são facilmente controlados com alteração da dieta e suplementação de triptofano. O triptofano está envolvido no ciclo da serotonina e pode ser a base de neurotransmissão do problema.

As altas concentrações de zinco normalmente encontradas na coróide do olho, também na orelha interna e a próstata foram descritos por vários investigadores, particularmente Shambaugh. Nós apenas começamos a avaliar os pacientes quanto às concentrações de zinco e cálcio. O uso de suplementação de zinco é um método de tratar pacientes nos quais as concentrações de zinco ou cálcio, ou ambas, são baixas e podem ser causa de zumbido, perda de audição ou tontura (Growdon, 1979).

As avaliações bioquímicas têm sido extremamente compensadoras na pesquisa de mecanismos etiológicos no paciente neurotológico. Elas foram diagnosticamente confirmadoras em 45 a 50% dos nossos pacientes. Nestes pacientes, os resultados de tratamento são compensadores quando o paciente obedece às instruções. Este método de diagnóstico e tratamento etiológicos reduziu significativamente a necessidade de usar medicação sintomática antivertiginosa a longo prazo.

NUTRIÇÃO E NEUROTRANSMISSORES

O mecanismo de produção de sintomas em pacientes com problemas neurotológicos pode ser o resultado da diminuição da produção dos neurotransmissores serotonina, dopamina e outros. As substâncias neurotransmissoras (e todas as outras substâncias) provêm em última análise da nossa dieta. A suplementação dietética dos aminoácidos tirosina e triptofano é lógica e comprovou-se benéfica no tratamento destes pacientes (Black et al., 1989; Clemis, 1974; Cooksey, 1946; Criep, 1939; Currier, 1971).

Estudos dos efeitos da ingestão de alimento sobre a bioquímica do cérebro começaram cerca de 10 anos atrás quando Wurtman e associados iniciaram experimentos em animais. Desde então, eles e outros estabeleceram firmemente que meia dúzia de nutrientes pode alterar a síntese dos neurotransmissores serotonina, dopamina, norepinefrina, acetilcolina, histamina e glicina. Esses neurotransmissores são dependentes de precursores. A taxa à qual as enzimas cerebrais sintetizam os transmissores é limitada pela disponibilidade dos precursores químicos que são derivados do alimento e são transportados para dentro do cérebro por moléculas portadoras (Mogi et al., 1982).

O caso mais freqüentemente citado é o da serotonina e sua dependência de triptofano. A serotonina é fabricada diretamente do triptofano, e a única fonte deste aminoácido é a proteína da dieta. Quando certas proteínas são digeridas, o triptofano pode ser liberado para entrar no sangue e juntar-se a um fundo de aminoácidos (os elementos de construção da proteína) disponíveis para transporte ao cérebro. A molécula portadora que transporta triptofano transporta também outros oito aminoácidos neutros. Os nove aminoácidos competem pelo transportador. Assim, quanto mais triptofano houver no sangue em relação aos outros aminoácidos competidores, mais triptofano entra no cérebro, e mais serotonina é fabricada.

Refeições ricas em proteína, isoladamente, não aumentam a serotonina cerebral porque elas não aumentam a quantidade relativa de triptofano no sangue. Refeições ricas em carboidrato, por outro lado, aumentam a quantidade relativa de triptofano no sangue. Depois de ingerida uma refeição rica em carboidrato, insulina é liberada, e este hormônio facilita a captação de todos os aminoácidos, exceto triptofano. O corolário clínico consiste em suplementar com triptofano uma dieta rica em carboidrato, a fim de aumentar a produção de serotonina.

NEUROTRANSMISSORES

Os neurotransmissores são compostos hidrossolúveis, de baixo peso molecular, que são ionizados no pH dos líquidos corpóreos. Eles são sintetizados principalmente nos terminais nervosos e armazenados, em parte dentro de vesículas, na terminação pré-sináptica. Quando o neurônio pré-sináptico é despolarizado, as moléculas do neurotransmissor são liberadas para dentro da fenda sináptica e entram em contato com receptores específicos na superfície da célula pós-sináptica distal seguinte. Alguns transmissores, como a acetilcolina, são excitatórios e produzem alterações na célula pós-sináptica que a fazem despolarizar-se. Outros, como a serotonina, são principalmente inibitórios e diminuem a probabilidade de que a célula pós-sináptica dispare. Um dado neurônio pós-sináptico pode receber impulsos de muitos milhares de neurônios pré-sinápticos. Suas membranas celulares somam todos estes estímulos excitatórios e inibitórios que estão chegando nele e de algum modo determinam se ele se despolarizará ou não. Assim, os neurotransmissores são o elo químico pelo qual um neurônio ou grupo de neurônios comunica-se com cada um dos outros.

TRIPTOFANO E SEROTONINA

O triptofano é o precursor do neurotransmissor serotonina. O triptofano é convertido em 5-hidroxitriptofano em um processo catalisado pela enzima triptofano hidroxilase, uma enzima de baixa afinidade limitadora da taxa de reação. O produto desta reação, 5-hidroxitriptofano, é rapidamente descarboxilado para formar serotonina na presença da enzima l-aminoácido aromático descarboxilase. O triptofano é um aminoácido essencial e não pode ser sintetizado no organismo. O triptofano consumido como parte da proteína da dieta constitui a única fonte do precursor para síntese de serotonina cerebral.

Triptofano está presente em proteínas de alta qualidade como peixe, galinha, ovos, carne de vaca, soja e leite. Triptofano está presente apenas em quantidades muito pequenas nos legumes. Portanto, a fim de melhorar a qualidade da proteína disponível a partir dos legumes, alimentos ricos em triptofano, como cereais, sementes e nozes devem ser adicionados à refeição. As dietas à base de milho geralmente são deficientes em triptofano.

A TIROSINA E AS CATECOLAMINAS

A produção e liberação dos neurotransmissores catecolaminas dopamina e norepinefrina também podem ser influenciadas por variações fisiológicas nas concentrações cerebrais do seu precursor dietético, tirosina. Os neurônios que contêm norepinefrina estão envolvidos na depressão e no controle da pressão arterial. Os neurônios dopaminérgicos foram implicados na etiologia da doença de Parkinson e da esquizofrenia. Também foi demonstrado que a diminuição da dopamina é causa de aumento da concentração plasmática de prolactina.

A secreção de prolactina é estimulada por uma diminuição do fator inibidor da prolactina (PIF) produzido no hipotálamo. Admite-se que o PIF seja dopamina ou alguma outra substância ou substâncias com uma ação semelhante à da dopamina. Em outras palavras, em contraste com os outros hormônios hipofisários, na produção da prolactina um fator inibidor em vez de um fator liberador é a substância controladora dominante. A secreção aumentada de prolactina leva à atividade aumentada de dopamina, e isto por sua vez detém a liberação de ainda mais prolactina. Este é chamado um *"feedback de alça curta"*, porque as localizações e ações do PIF e prolactina são anatomicamente próximas.

SÍNDROME PRÉ-MENSTRUAL

Um fator que afeta os problemas neurotológicos é a liberação de mediador em relação à função do neurotransmissor. A liberação de mediador causa sintomas neurotológicos que ocorrem com a síndrome pré-menstrual (SPM) e outros problemas hormonais. A liberação afeta a orelha interna da mesma maneira que afeta a diátese alérgica. Estes gatilhos hormonais podem ser operativos na SPM, durante a gravidez, durante síndromes menopáusicas e enquanto tomando anticoncepcionais orais (Altschuler *et al.*, 1986; Duffy, 1982)

Uma reação adversa aos anticoncepcionais orais é a depressão. O controle do humor é considerado relacionado de alguma maneira à função, no cérebro, da serotonina, norepinefrina ou dopamina, as quais são sintetizadas a partir dos precursores triptofano e tirosina. A disponibilidade de tirosina plasmática para o cérebro nas mulheres que tomam anticoncepcionais orais está diminuída. Isto resulta em uma concentração cerebral diminuída de tirosina e, por sua vez, uma formação diminuída de catecolaminas. É provável que a deficiência de catecolaminas desempenhe um papel importante no desenvolvimento de sintomas depressivos nas usuárias de anticoncepcionais orais.

Os sintomas que ocorrem como resultado de dieta pobre e perda de peso também são resultado da liberação dos mesmos mediadores químicos. A perda de peso também causa liberação de mediador. Em todas estas três circunstâncias, alergia, SPM e perda de peso, há uma diminuição acentuada dos neurotransmissores dopamina e serotonina. Esta diminuição é resultado de uma queda na concentração dos aminoácidos precursores tirosina e triptofano. A seqüência de eventos pode ser um resultado de dieta pobre com subseqüente falta dos precursores tirosina e triptofano, que causa uma diminuição da dopamina e serotonina. Esta queda resulta nos sintomas da orelha interna e as queixas que estão presentes na SPM.

DISFUNÇÃO AUTONÔMICA

Estresse e alergias

De que modo o estresse perturba as funções dos linfócitos? Um volume crescente de evidência sugere que os estados mentais podem retardar e aumentar a capacidade do corpo de combater enfermidade. Há uma via funcional que liga a parte do cérebro mais estreitamente associada a emoções e idéias aos órgãos e tecidos que coletivamente constituem o sistema imune. De fato, duas vias dessas, uma bioquímica, a outra anatômica, foram descritas (Brown, 1990).

A primeira linha de defesa contra vírus e bactérias que invadem o corpo é o fagócito. Os fagócitos constituem apenas a parte mais elementar da resposta imune. Nos humanos, bem como em outros mamíferos, um segundo tipo de defesa, o linfócito, entra em ação. A principal capacidade do linfócito é sua capacidade de reconhecer invasores particulares (os fagócitos não discriminam) e sua capacidade de armar um contra-ataque químico altamente específico.

Como todos os leucócitos, os linfócitos são derivados da medula óssea. Alguns permanecem na medula até atingirem maturidade completa, e por essa razão são designados células B. Outros, cedo no seu desenvolvimento, migram para o timo, a glândula-mestra do sistema imune, e por essa razão são chamadas células T. Ambos os tipos de linfócitos circulam através da corrente sangüínea antes de se alojarem em tecidos linfóides como o baço, as tonsilas e as adenóides. Eles permanecem inativos até se confrontarem com qualquer um dentre milhares de antígenos ou substâncias estranhas, como toxinas, vírus e bactérias.

Na presença de um antígeno particular, as células B sintetizam e liberam anticorpos que são destinados especificamente a destruir esse antígeno. As células T também respondem a antígenos individuais, não necessariamente produzindo anticorpos, mas efetuando uma variedade de tarefas de suporte imunológico especiais. Algumas células T, chamadas células T auxiliares, liberam linfocinas, as quais são substâncias químicas que ajudam as células B a produzirem anticorpos. Outras, as células T matadoras, atacam os antígenos diretamente, com substâncias letais de sua própria fabricação. Ainda outras, conhecidas como células T supressoras, ajudam a proteger os tecidos do organismo de serem danificados pela sua própria resposta imune. Isto é realizado impedindo as células B de fabricarem anticorpos quando eles não são mais necessários. Uma interrupção desta função é responsável nas doenças auto-imunes, como lúpus eritematoso sistêmico e doença auto-imune da orelha interna (Brookler, 1984; Clemis, 1972; Kinney, 1980).

Outros mediadores químicos da resposta imune que são liberados pelas células T e os macrófagos (um tipo de fagócito) incluem a histamina, que dilata os vasos sangüíneos em preparação para a chegada de legiões de linfócitos; proteínas do complemento, as quais, inflamando a área afetada, criam um ambiente térmico inóspito para tecidos estranhos; e prostaglandinas e leucotrienos, substâncias que ajudam a iniciar e parar as atividades dos macrófagos e células T. Algumas ou todas estas entidades químicas são responsáveis pelos sintomas alérgicos convencionais. Este arranjo complexo confere a flexibilidade que o sistema imune requer para osquestrar estrategicamente suas respostas a incontáveis microorganismos novos e variados que invadem o microambiente do corpo.

O sistema imune é pesadamente influenciado por outros processos do organismo, em particular, por aqueles do sistema nervoso central, os quais operam através da rede endócrina e o sistema nervoso autônomo.

A influência autonômica mais bem documentada ocorre ao longo de uma via bioquímica do sistema imune que liga o hipotálamo com o timo. As células T amadurecem, com a ajuda de dois órgãos endócrinos, a hipófise e as glândulas supra-renais. Sob condições estressantes, o hipotálamo produz fator liberador de corticotropina, o qual induz a hipófise a secretar hormônio adrenocorticotrópico. Este hormônio, por sua vez, estimula as glândulas supra-renais a liberar hormônios esteróides (glicocorticóides) para dentro da corrente sangüínea. Os glicocorticóides são bifásicos. Em altas concentrações eles atenuam a resposta imune, enquanto em pequenas quantidades eles a ativam. Complicando ainda mais a questão há a disparidade entre as conseqüências do estresse agudo e o crônico. Enquanto o estresse agudo causa imunossupressão, o estresse crônico às vezes estimula a resposta imune. Assim, a modulação do sistema imune induzida pelo estresse envolve uma combinação de fatores, qualquer um ou todos os quais podem estar em operação na resposta de um único linfócito.

Os neurotransmissores são o ápice do eixo hipotalâmico-hipofisário-supra-renal, atuando como lançadeiras em um vaivém de impulsos elétricos através dos espaços que separam as células nervosas no cérebro. Estes compostos, em particular a serotonina, acetilcolina e norepinefrina regulam a secreção de fator liberador de corticotropina do hipotálamo, desse modo disparando a cadeia serpenteante de eventos que excitam ou pacificam a resposta imune. Os mesmos neurotransmissores estão implicados no controle do sistema imune por uma segunda via anatômica, o sistema nervoso autônomo.

Os nervos autonômicos entrelaçam os tecidos linfóides, e o tecido linfóide assemelha-se a uma glândula endócrina; e, como todo tecido endócrino, possui uma ligação anatômica direta com o cérebro. Há agora ampla razão para acreditar que essa comunicação em mão dupla tem lugar por meio do eixo hipotalâmico-hipofisário-supra-renal. Uma vez que as substâncias que exercem esta influência, o hormônio adrenocorticotrópico e a beta-endorfina (um opiáceo fabricado internamente), as linfocinas e citocinas (os produtos químicos dos macrófagos) e as timosinas semelhantes a hormônios (sintetizadas no timo) originam-se dentro do próprio sistema imune, elas poderiam ser chamadas imunotransmissoras (Dixon, 1986).

Receptores à epinefrina, norepinefrina e acetilcolina foram identificados nas superfícies dos linfócitos. Hormônio adrenocorticotrópico e beta-endorfina, antes considerados liberados somente pela hipófise e o cérebro, também são secretados pelos linfócitos. A liberação de todos estes mediadores químicos acelera a recuperação de doença.

A discussão precedente deve ter tornado bastante evidente que o ambiente bioquímico do corpo controla a função da orelha interna na saúde e na doença. Além disso, é evidente que os processos bioquímicos da orelha interna devem ser considerados no diagnóstico e tratamento de problemas neurotológicos.

SUMÁRIO

Todas as entidades diagnósticas neurotológicas podem ter um ou mais fatores etiológicos envolvidos na sua gênese É importante identificar e controlar todos estes fatores e coordenar o seu controle com outras modalidades de tratamento, sejam elas específicas, sintomáticas ou reabilitadoras vestibulares. Isto é importante para o controle ótimo e completo do problema do paciente.

O médico que se defronta com o paciente que se queixa de desequilíbrio deve pensar mecânica, anatômica e etiologicamente a fim de diagnosticar e tratar corretamente os pacientes com essas queixas. Não há dúvida de que esses pacientes são um desafio ao nosso conhecimento, capacidade, paciência e persistência.

REFERÊNCIAS BIBLIOGRÁFICAS

Altschuler RA, Hoffman DW, Wenthold RJ. Neurotransmitters of the cochlea and cochlea nucleus: immunocytochemical evidence. *Am J Otolaryngol* 1986;7:100-6.

Berman RL. Current perspectives in gynecology. *Clinical Symposia* 1985;37:2-32.

Black FO, Shupert C, Peterka RJ, Nasher LM. Effects of unilateral loss of vestibular function on the vestibular-occular reflex and posture control. *Ann Otol Rhinol Laryngol* 1989;98:884-889.

Black FO. Vestibulospinal function assessment by moving platform posturography. *American Journal of Otology* 1985(Suppl):39-46.

Boyles JH Jr. Food allergy diagnosis and treatment. *Otolaryngologic Clinics of North America* 1985;18:775-785.

Brookler KH, Rubin W. The dizzy patient: etiologic treatment. *Otolaryngol Head Neck Surg* 1990;103:677-680.

Brookler KH. Ménière's disease: role of otospongiosis and metabolic disorders. *Acta Otolaryngol (Stockh)* 1984;(Suppl)406:31-36.

Brown JJ. A systemic approach to the dizzy patient. *Neurol Clin* 1990;8:209-224.

Clemis JD. Allergic cochleovestibular disturbances. *Trans Am Acad Opthalmol Otol* 1972;76:59-65.

Clemis JD. Allergy of the inner ear. *Ann Allergy* 1967;25:370-376.

Clemis JD. Cochleovestibular disorders and allergy. *Otol Clin North Am* 1974;7:757-80.

Cooksey FS. Rehabilitation in vestibular injuries. *Proc R Soc Med* 1946;39:273.

Criep HL. Allergic vertigo. *Penn Med J* 1939;43:258-282.

Currier WD. Dizziness related to hypoglycemia; role of adrenal steroids and nutrition. *Laryngoscope* 1971;13:470-84.

Dixon B. Dangerous thoughts. *Science* 1986;86:63-66.

Duffy FH. Topographic display of evoked potentials: clinical applications of brain electrical activity mapping (BEAM). *Annals of the New York Academy of Sciences* 1982;338:198-196.

Duke WW. Ménière's syndrome caused by allergy. *JAMA* 1923;81:2179-81.

Endicott JN, Stucker FJ. Allergy in Ménière's disease related fluctuating hearing loss preliminary findings in a double-blind cross-over clinical study. *Laryngoscope* 1971;87:1650.

Equi Test System Version 4.0 Data Interpretation manual. Clackamas, OR: NeuroCom International, Inc., 1991. 57p.

Growdon JH, Wurtman RJ. Nutrients and neurotransmitters, contemporary nutrition. *New York State Journal of Medicine* 1980;80:1638.

Growdon JH, Wurtman RJ. Treatment of brain disease with dietary precursors of neurotransmitters. *Annals of Internal Medicine* 1977;86:337-339.

Growdon JH. Neurotransmitter precursors in the diet: their use in the treatment of brain diseases. In: Wurtman RJ, Wurtman JJ (eds.) *Nutrition and the Brain*. Vol. 3. New York: Raven Press, 1979. 117-170p.

Hall NR, Goldstein AL. Thinking well: The chemical links between emotions and health. *Sciences* 1986;86:63-66.

Harris JP, Wolf NK, Ryan AF. Elaboration of systemic immunity following inner ear immunization. *Am J Otolaryngol* 1985;6:148-52.

Harris JP. Immunology of the inner ear. Evidence of local antibody production. *Annals of Otology, Rhinology and Laryngology* 1984;93:157-162.

Harris JP. Immunology of the inner ear: response of the inner ear to antigen challenge. *Otolaryngol Head Neck Surg* 1983;91:18-23.

Juhn SK. Biochemistry of the labyrinth. A manual. *Am Acad Opthalmol Otol* 1973.

Kinney SE. The metabolic evaluation in Ménière's disease. *Otolaryngol Head Neck Surg* 1980;88:594-8.

Mogi G, Lim D, Watanabe N. Immunologic study on the inner ear. Immunoglobulins in perilymph. *Arch Otol* 1982;108:270-5.

Tratamento da Vertigem Aguda

Oscar Maudonnet

INTRODUÇÃO

A vertigem aguda, muito bem denominada de vertigem brutal pela escola francesa, caracteriza-se por apresentar tonturas rotatórias de início abrupto, de forte intensidade na quase totalidade dos casos, sempre acompanhadas de neurovegetativos intensos, obrigando o paciente a se manter imóvel em um ambiente escuro. Aparece em pessoas de qualquer idade, mas tem preferência para aquelas que estão acima dos 40 anos; considerando que nesta faixa etária a incidência de distúrbios cardiovasculares é grande, leva o paciente, seus familiares e mesmo o médico menos experiente a pensar num quadro de obstrução coronariana aguda (sem dor). Isso ocorre uma vez que o enfarte do miocárdio atípico e a crise "labiríntica" apresentam sintomas semelhantes: tonturas fortes, sudorese abundante, queda da pressão arterial, taquicardia, náuseas e vômitos. Este quadro dramático acarreta ao paciente e mesmo aos seus familiares uma angústia exagerada que vem agravar os sintomas provenientes da própria doença e que deve ser considerado com muita atenção pelo médico assistente por ocasião do tratamento.

São escassas as publicações sobre a vertigem aguda; os trabalhos em revistas especializadas são raros e nos tratados de otorrinolaringologia e mesmo nos de otoneurologia, esta modalidade de vertigem é ignorada. De um modo geral se referem somente à crise aguda da doença de Ménière, cujo tratamento do ponto de vista sintomático se assemelha. Esta ausência bibliográfica leva a uma falsa impressão que se trata de um quadro raro, mas a observação clínica nos consultórios mostra que inúmeros pacientes tiveram este quadro de vertigem violenta em uma fase de sua história clínica, mas foram tratados empiricamente por clínicos, com apenas a redução dos sintomas e sem se chegar a um possível diagnóstico etiológico.

Não existe estudo estatístico sobre a prevalência desta entidade, uma vez que os pacientes acometidos de vertigem aguda são atendidos em sua quase totalidade em hospitais e pronto-socorros por médicos plantonistas (generalistas) que a denominam de "labirintite" aguda e, nos quadros rebeldes, infelizmente, os neurologistas são chamados. Somente em casos isolados, quando o paciente já é cliente de um otoneurologista, o mesmo é chamado para tratar a grande crise vertiginosa.

Inúmeras patologias podem determinar o aparecimento de um quadro vertiginoso agudo, mas sempre indicando a falência de um dos vestíbulos ou suas projeções centrais, seja por isquemia no local comprometido seja por um processo inflamatório. Dentre as doenças podem-se citar: isquemia perférica aguda, crise aguda da doença de Ménière, labirintites (serosa, inflamatória ou hemorrágica), nevrite vestibular, herpes zoster ótico, traumatismos cranianos com lesão labiríntica (com ou sem fratura de rochedo), encefalite vestibular, vertigem epidêmica, esclerose múltipla, oclusão da artéria cerebelar póstero-inferior (síndrome de Wallenberg) e oclusão da artéria cerebelar superior (Oosterveld et al., 1976).

O tratamento inadequado da crise vertiginosa aguda acarreta ao paciente internação hospitalar por vários dias. Na sua alta hospitalar, ele ainda sente vertigens posturais e desequilíbrio o que o obriga a manter repouso em casa por um longo tempo, podendo em alguns casos chegar a mais de trinta dias, acarretando problemas econômicos e sociais. Por outro lado, a não orientação ao paciente de procurar um serviço especializado encobre a etiologia da vertigem e assim cria condições de a moléstia evoluir, acarretando em muitos casos danos irreversíveis como na doença de Ménière ou até mesmo risco de vida nos casos de patologias centrais.

CONSIDERAÇÕES ESSENCIAIS RELATIVAS A DIAGNÓSTICO

Antes de se pensar no tratamento de um paciente com crise aguda de vertigem, devem-se procurar as respostas para duas perguntas essenciais:

1. A vertigem é de origem labiríntica?
2. Ela é central ou periférica?

Nos casos de vertigem aguda, a presença do nistagmo espontâneo indica sempre uma lesão das vias vestibulares e sua qualificação em conjunto com outros sinais também espontâneos indica uma patologia periférica ou central.

Como em toda a medicina, uma anamnese cuidadosa, o exame otorrinolaringológico no próprio leito e a pesquisa de alguns sinais espontâneos podem fornecer dados essenciais.

A tontura é sempre de caráter rotatório, agravada pela movimentação da cabeça e presença da luz. Desse modo o paciente permanece deitado, imóvel, de preferência na obscuridade, mas mais freqüentemente com os olhos cerrados. Os neurovegetativos sempre acompanham o quadro, sendo as náuseas e os vômitos os mais freqüentes e geralmente intensos; palidez, sudorese, taquicardia, queda da pressão arterial e diarréia não são raros. É importante saber se é a primeira vez que o paciente apresenta tonturas, se apresenta sensação de orelha tapada, se sente hipoacusia e zumbidos (possível Ménière), se são unilaterais ou bilaterais, se apresenta otalgia ou otorréia. Também a possibilidade de um trauma de crânio ou de coluna cervical deve ser investigada.

A otoscopia é fundamental pois através dela pode-se suspeitar de uma labirintite aguda infecciosa ou serosa pelo aspecto da membrana timpânica. A presença de hemotímpano ou um tímpano lacerado com história de trauma de crânio pode indicar uma fratura de rochedo. Lesões eruptivas no pavilhão auditivo com paralisia facial e otalgia homolateral sugerem um quadro de herpes zoster.

A presença do nistagmo espontâneo é típica e, repetindo, patognomônica de uma lesão aguda do sistema vestibular e sempre vem acompanhado de desvios segmentares. Nas lesões periféricas o nistagmo é em sua totalidade horizonto-rotatório. Mas deve-se lembrar que horizontais unilaterais podem ser periféricos ou centrais, e as demais formas de nistagmo espontâneo são sempre centrais. Os testes cerebelares, quando alterados, têm grande importância no diagnóstico. Os testes de desvio do índex podem e devem ser realizados com o paciente deitado. Os demais testes (equilibrio estático e dinâmico, pesquisa do nistagmo de posição) não são recomendados pela impossibilidade de o paciente se movimentar no leito, o que acarretaria enorme desconforto ao mesmo. Distúrbios da deglutição, diplopia, parestesias e paresias concomitantes com as vertigens sempre indicam uma lesão central.

A anamnese, o exame otorrinolaringológico e a verificação desses sinais espontâneos podem responder às questões anteriormente apresentadas, lembrando que o nistagmo espontâneo está presente na totalidade dos casos de lesão do sistema vestibular, periférico ou central. A qualificação desse nistagmo em conjunto com os desvios segmentares pode revelar a existência de uma síndrome harmônica (periférica) ou desarmônica (central) que responde às questões anteriormente com grande confiabilidade (Maudonnet, 1999),

O tratamento da vertigem aguda é feito com o uso de depressores vestibulares sempre por via intramuscular ou endovenosa, uma vez que os vômitos impedem qualquer tentativa por via oral. Inúmeros medicamentos podem ser utilizados isoladamente ou de maneira combinada, dependendo da experiência do médico assistente.

- *Dimenidrinato*: é o preferido pela maioria dos médicos por sua eficiente ação e por produzir efeitos colaterais discretos (sonolência). Atua nos núcleos vestibulares deprimindo sua atividade, promovendo rápida redução das tonturas e das náuseas e vômitos. Utilizado em ampolas de 50 mg por via intramuscular, repetidas a cada 6 ou 8 horas. Para as vertigens mais intensas existe uma outra apresentação que permite o uso da via endovenosa, com resultado muito mais rápido, na dosagem de até 50 mg a cada 8 horas, mas em ambiente hospitalar, pois deve ser misturado com soro glicosado ou fisiológico.

- *Diazepam*: apresenta excelente ação depressora vestibular e cortical por reforçar a ação do ácido gama-aminobutírico (Gaba) que é um dos mais importantes bloqueadores dos neurotransmissores. Usado por via intramuscular na dosagem de 10 mg a cada 12 horas. Sua atividade sedativa reduz a vertigem, tranqüiliza o paciente, induz ao sono, ajudando na sua recuperação (Boniver, 1995).

- *Droperidol*: neuroléptico, bloqueador alfa-adrenérgico, tem excelente efeito antiemético, reduzindo rapidamente as náuseas e os vômitos. Usado por via intramuscular ou endovenosa na dosagem de 0,5 mg para cada 10 quilos. Entretanto, só devendo ser usado em ambiente hospitalar devido a seus efeitos colaterais. Entre suas reações adversas a liberação do extrapiramidal é a mais dramática e necessita de acompanhamento médico (Johnson et al., 1976).

Quando este desagradável incidente ocorrer, deve-se ter em mente que o droperidol é rapidamente metabolizado e portanto uma hidratação rápida (1.000 a 2.000 ml de soro fisiológico ou glicosado, no espaço de uma hora por via EV) usada concomitante com um diurético (furosemida) IM, reduz drasticamente ou mesmo elimina em menos de 2 horas esta sintomatologia que assusta os menos experientes.

- *Escopolamina*: anticolinérgico ainda muito usado nas crises vertiginosas por atuar no controle das náuseas e vômitos. Usado por via endovenosa na dosagem de 100 mg a cada 12 horas. Apresenta discretos efeitos colaterais do tipo simpático: boca seca e taquicardia (Pyykko et al., 1988).

- *Metoclopramida*: medicamento muito utilizado pelos clínicos no combate à vertigem e sobretudo às náuseas e vômitos. Usado na dosagem de 10 mg a cada 8 ou 12 horas intramuscular (Mangabeira & Ganança, 1976). Entretanto apresenta uma série enorme de efeitos colaterais como sinais extrapiramidais, aumento da pressão endocraniana, depressão, agitação etc. (Deehan & Dobb, 2002, 7 e Hoogendam et al., 2002).

Outras drogas como acetileucina, sulfato de magnésio, cloridrato de prometazina, clorpromazina podem também ser utilizadas (Brandt, 1991; Guerrier e Basseres, 1984 e Rancurel et al., 1989).

Alguns autores preconizam combinações medicamentosas como droperidol e fentanil (Mangabeira & Ganança, 1976), dimenidrinato e diazepam ou ainda dimenidrinato e droperidol (Eberhart et al., 1999).

Os medicamentos anteriormente referidos apresentam excelentes resultados no combate à vertigem aguda, mas, como toda droga, produzem efeitos colaterais de intensidade variável que, em muitos casos, podem agravar o estado já debilitado de um paciente.

Com a finalidade de reduzir estes perigosos transtornos, um exame clínico simples e sumário é de grande valia. Começando pela indagação se o paciente apresenta hipertensão arterial, cardiopatia, diabetes, doenças neurológicas, alergia etc. Um exame físico, como grau de hidratação (geralmente os pacientes mais idosos se desidratam facilmente por causa dos vômitos), avaliação da temperatura e da pressão arterial é de extrema importância.

É fundamental lembrar que o tratamento não será realizado sobre um caso de vertigem aguda, mas sim de um paciente, um ser humano, com vertigem aguda que carrega um passado possivelmente cheio de doenças.

Há alguns anos atrás criamos um protocolo baseado na quantificação das tonturas, na intensidade dos vômitos e no grau do nistagmo espontâneo. Com isso indicamos o tratamento que pode ser ambulatorial ou hospitalar e as medicações usadas (Quadro 93-1).

Como o diagnóstico etiológico nesta fase é na sua grande maioria impossível

Quadro 93-1 Medicação segundo a sintomatologia

Tonturas	Neurovegetativos	Nistagmo espontâneo	Medicamentos
+	+	Tipo 1	Ambulatorial
++	++	Tipo 1 a 2	Dimenidrinato IM 8/8 h
+++	+++	Tipo 2	Dimenidrinato EV 12/12 h
++++	++++	Tipo 2 a 3	Dimenidrinato EV + Diazepam IM
Rebeldes	++++	Tipo 3	Dimenidrinato EV + Droperidol EV

de se determinar, nos concentramos nos sintomas, vertigens e neurovegetativos. Em alguns casos, extremamente raros, que já conhecemos o paciente e conseqüentemente já temos ou ainda podemos pensar com certa segurança no diagnóstico, acrescentamos medicações específicas como o manitol ou diuréticos na doença de Ménière, corticosteróides nas nevrites, vasodilatadores nas isquemias e antibióticos nas labirintites ou fraturas de rochedo.

Naqueles pacientes com vertigem aguda e com suspeita de lesões centrais, a presença de um neurologista é fundamental para o tratamento.

SÍNTESE DOS CONCEITOS MAIS IMPORTANTES

Alguns pontos devem ser mentalizados diante de um paciente portador de vertigem aguda:

A) Caracterização de vertigem como labiríntica.
B) Determinação se a mesma é periférica ou central.
C) Anamnese, exame otorrinolaringológico e pesquisa de sinais espontâneos.
D) Avaliação clínica do paciente.
E) Experiência com os medicamentos utilizados em virtude dos efeitos colaterais.
F) Só usar medicamentos contra possível etiologia se houver extrema certeza do diagnóstico.
G) Chamar um neurologista nos casos de lesões centrais.

REFERÊNCIAS BIBLIOGRÁFICAS

Boniver R. *Reeducation des Troubles de L'equilibre*. Bruxelas: Ed Solvay Pharma, 1995.

Brandt T. *Vertigo*. Londres: Springer-Verlag, 1991.

Deehan S, Dobb J. Metoclopramide – induce raised intracranial pressure after head injury. *J Neurosurg Anesthesiol* 2002;14(2):157-160.

Eberhart L, Seeling W, Hartschuh T, Morin A, Georgieff M. Droperidol and dimenhydrinate alone or in combination for the prevention of post-operative nausea and vomiting after nasal surgery in male patients. *Eur J Anaesthesiol* 1999;16(11):790-795.

Guerrier Y, Basseres F. *Le Vertige et le Vertigineux*. Paris: Ed Duphar, 1984.

Hoogendam A, Hofmeijer J, Frijns J, Heeringa M, Schouten-Tjin, Tsoi SL, Jansen P. Severe parkinsonism due to metoclopramide in a patient with polypharmacy. *Ned Tijdschr Geneeskd* 2002;146(4):175-177.

Johnson W, Fenton R, Evans A. Effects of droperidol in management of vestibular disorders. *Laryngoscope* 1976;86(7):946-954.

Mangabeira P, Ganança M. Guia prático. *Labirintologia*. São Paulo: Editamed, 1976.

Maudonnet O. *Avaliação Otoneurológica*. São Paulo: Fundo Editorial Byk, 1999.

Oosteveld W, James J, Boeles J, Groen J, Jongkees L, Vliet A. *Les Vertiges*. Paris: Ed Doin, 1976.

Pyykko I, Padoan S, Schalen L, Lyttkens L, Magnusson M, Henriksson N. The effects of TTS-scopolamine, dimenhydrinate, lidocaine, and tocainide on motion sickness, vertigo, and nystagmus. *Aviat Space Environ Med* 1985;56(8):777-782.

Rancurel G, Sterkers O, Vitte E. *Les Vertiges*. Paris: Ed Specia, 1989.

O QUE É UMA VERTIGEM POSTURAL PAROXÍSTICA BENIGNA (VPPB)?

Iliam Cardoso dos Santos

INTRODUÇÃO

A Vertigem Postural Paroxística Benigna (VPPB), descrita por Barany em 1921, é a mais freqüente das vertigens periféricas (de 20 a 30% dos casos). A originalidade da VPPB está no nome, com sua definição clínica e objetiva. Manifesta-se geralmente pela manhã, subitamente, no movimento de se levantar, de virar com a cabeça, de abaixar-se, enfim ao ortostatismo brusco da cabeça. Mais freqüente no sexo feminino, principalmente depois dos 40 anos de idade. Geralmente, o paciente adquire uma posição passiva de defesa, em relação ao movimento desencadeante da crise. Caracteriza-se por episódios repetidos de breve duração de vertigens rotatórias típicas, desencadeados alguns segundos, após movimentos de posição da cabeça num plano vertical, geralmente referida em uma mesma posição (decúbito dorsal ou lateral com a cabeça em hiperextensão), com ou sem náuseas e vômitos, acompanhando-se sempre de nistagmo. No período entre as crises pode ocorrer um estado de instabilidade intermitente ou graus diferentes de outros tipos de vertigens. Embora chamada benigna, pode estar associada a diversas causas, com destaque para as manifestações de transtornos de ansiedade, podendo levar o paciente a um persistente estado de manifestações de ansiedade, com ou sem pânico, de prognóstico reservado quanto à qualidade de vida, ao convívio social ou mesmo à incapacidade profissional. De resolução espontânea, na grande maioria dos casos, considera-se como a patologia que melhor responde a uma terapêutica fisioterápica, com altos percentuais de cura. Clinicamente, chama a atenção por apresentar particularidades importantes de avaliação por uma equipe de especialista, em que se envolvem o otorrinolaringologista e o fonoaudiólogo. No seu mecanismo há as noções fundamentais de postura, equilíbrio, compensação vestibular, plasticidade neuronal, habituação e adaptação do SNC.

QUAIS AS FORMAS CLÍNICAS DA VERTIGEM POSTURAL PAROXÍSTICA BENIGNA (VPPB)?

Forma idiopática típica

Faixa etária de 30 a 60 anos, prevalência no sexo feminino, próximo à menopausa. Vertigens de instalação súbita, geralmente pela manhã ao se levantar. Resolução espontânea na grande maioria dos casos. A manobra liberatória encurta a evolução do quadro em 90% dos casos. A causa precisa da lesão permanece desconhecida.

Formas idiopáticas atípicas

Vertigem progressiva, variável, e não súbita ao se levantar pela manhã. Prevalência de sexo não é referida. Variáveis fatores desencadeantes como acelerações ou desacelerações lineares horizontais (carro) ou verticais (equitação). A causa precisa da lesão permanece desconhecida.

Formas secundárias ou associadas

Variáveis causas, sendo o TCE uma das formas mais rebeldes, seguido pela otospongiose não operada, otite média crônica, cofocirurgia, doença de Ménière – presbivertigem, vertigens metabólicas, as hormonais, o nistagmo de posição de origem alcoólica e a vertigem em função dos transtornos de ansiedade, que constituem hoje um expressivo grupo.

QUAIS SÃO AS CAUSAS DA VERTIGEM POSTURAL PAROXÍSTICA BENIGNA (VPPB)?

Aspectos multifatoriais e multidisciplinares se determinam na etiopatogenia da VPPB e identificam as suas associações, interações, comorbidades ou mesmo a avaliação de eventos prévios, em pacientes com queixas de vertigens de um modo geral, e especificamente, no grupo da VPPB. A causa mais comum na população abaixo de 50 anos é o traumatismo cranioencefálico (TCE). Aumenta-se bastante a incidência da VPPB na população idosa, em função da natural degeneração do sistema vestibular da orelha interna. Na metade dos casos a VPPB é chamada de "Idiopática". De etiologia virótica se pode citar a "neuronite vestibular". As alterações metabólicas e as disfunções hormonais constituem, hoje, foco de atenção em relação à etiologia ou sua associação com a VPPB. A migrânea, a insuficiência vertebrobasilar e a doença de Ménière são outras causas, porém em escala mais reduzida. Na conceitualização atual sobre a etiologia da vertigem, formula-se a hipótese da importância dos indicadores de transtornos de ansiedade (TA), com ou sem Síndrome do Pânico e Agorafobia, notadamente no diagnóstico da VPPB. O substrato etiopatológico e terapêutico da VPPB se baseia nas seguintes teorias:

- *Cupulolitíase de Schuknetcth, 1969*: que seriam migrações de pedaços de otólitos provenientes do utrículo, e que depositar-se-iam sobre a cúpula da crista ampular de um dos ductos semicirculares.

- *Canalolitíase de Hall, 1979 e Epley, 1980*: que seriam migrações de pedaços de otólitos provenientes do utrículo, que passariam a flutuar na corrente endolinfática de um dos ductos semicirculares. Isto explicaria a sintomatologia das vertigens e a eficácia das manobras fisioterápicas, notadamente das manobras liberatórias de Semont, que consistem em impulsionar o paciente no sentido inverso da manobra desencadeadora, tentando descolar a cupulolitíase da cúpula e dispersar os fragmentos dos otólitos.

COMO SE FAZ O DIAGNÓSTICO DA VERTIGEM POSTURAL PAROXÍSTICA BENIGNA (VPPB)?

A estratégia diagnóstica de uma VPPB deve se conduzir através de uma Avaliação Otoneurológica disciplinada, que, mesmo sem ajuda de aparelhos, pode ser base de um exame sério, confiável, com um grande poder de resolução, estabelecendo-se um diagnóstico clínico em mais de 50% dos casos, sendo esses revelados por um amplo e dirigido interrogatório, complementando-se em torno de mais 30 a 40%, através de um exame físico (manobras clínicas), e de 10 a 20%, revelar-se-ia, ou complementar-se-ia, através de uma propedêutica armada, em função de uma exploração funcional otoneurológica mais demorada, mais específica, mais onerosa, inclusive por meios de imagens.

■ Manobra diagnóstica de provocação

Repetição das circunstâncias que normalmente desencadeiam as crises.

Repetição dos movimentos desencadeadores das crises pelo próprio paciente, com observação a olho nu, com lente de Frenzel ou registro eletroculográfico, videonistagmoscopia.

■ Manobra de Dix & Hallpike (Fig. 94-1)

O teste de Dix & Hallpike é o teste utilizado para fazer o diagnóstico da VPPB, juntamente com a história clínica. Este teste é uma manobra provocativa das crises de vertigem. Durante o teste, pede-se que o paciente permaneça com os olhos abertos para que se possa observar a presença ou não do nistagmo, seja por meio da lente de Frenzel, que aumenta várias vezes o olho ou se pode também observar o nistagmo, utilizando-se o registro eletroculográfico ou ainda a olho nu. Neste teste, põe-se o paciente sentado no divã, de costas para o terapeuta, a uma altura que, quando deitado, a sua cabeça permaneça fora do divã. A cabeça é virada 45 graus para o lado a ser avaliado. Então, deita-se rapidamente a cabeça do paciente, que é segura, pendente, pelo terapeuta por 20 segundos, e a presença do nistagmo é pesquisada. Pesquisa-se novamente a presença de nistagmo, com o paciente levantando na posição sentada. Também se realiza este teste como monitoração da terapia de reabilitação vestibular na VPPB.

Os possíveis resultados dos testes de Dix & Hallpike são:

- *Positivo objetivo*: com a presença de nistagmo e sensação de tontura e/ou náuseas.
- *Positivo subjetivo*: com a ausência de nistagmo e presença da sensação de tontura e/ou náuseas.
- *Negativo*: ausência de queixas.

Como pode a Vertigem Postural Paroxística Benigna (VPPB) repercutir na minha vida?

Em que pese ser referida como uma doença autolimitante, de evolução benigna na sua grande maioria dos casos, pode afetar significativamente a qualidade de vida do paciente e levá-lo a um persistente estado vertiginoso, desencadeado em função de movimentos da cabeça, ao andar, ao dirigir, ao dormir ou mesmo no desempenho de rotinas diárias. Isto também pode levá-lo a um estado de insegurança, de prognóstico reservado, podendo ser o mesmo evolutivo, interferido no convívio social ou mesmo tornando-o profissionalmente incapacitado. Embora chamada de benigna, pode levar o paciente a um persistente estado de ansiedade, com ou sem pânico e de prognóstico reservado. De resolução espontânea, na grande maioria dos casos, considera-se como a patologia que melhor responde a uma terapêutica fisioterápica, com altos percentuais de cura.

UM BREVE HISTÓRICO

- Em 1921, Barany, citado por Dix & Hallpike, descreve a VPPB.
- Em 1945 e 1946, Cawthorne e Cooksey propuseram exercícios terapêuticos para tratamento de vertigem.
- Em 1947, Dix & Hallpike fazem a primeira e completa descrição da VPPB.
- Em 1969, Schuknecht descreve a teoria da Cupulolitíase que seriam migrações de pedaços de otólitos provenientes do utrículo, e que depositar-se-

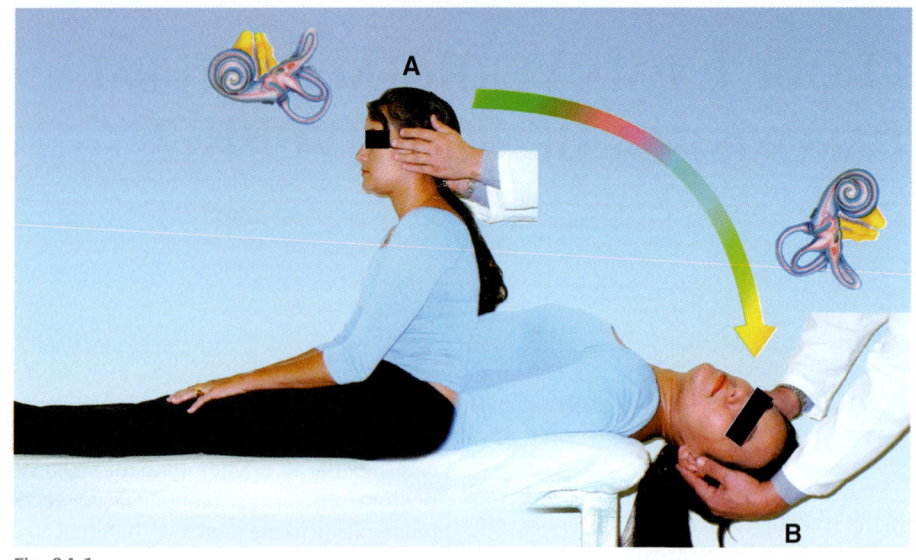

Fig. 94-1

Manobra de Dix & Hallpike é o teste utilizado para fazer o diagnóstico da VPPB, juntamente com a história clínica. Paciente com os olhos abertos, sentado no divã, a uma altura, que, quando deitado, a sua cabeça permanecerá fora do divã. *(A)* A cabeça é virada 45 graus para o lado a ser avaliado. Deita-se rapidamente a cabeça do paciente, que é segura, pendente, pelo terapeuta por 20 segundos, e a presença do nistagmo é pesquisada. *(B)* Pesquisa-se novamente a presença do nistagmo com o paciente levantado na posição sentada. Repete-se a mesma manobra do lado oposto. Também se realiza este teste como monitoração da terapia de reabilitação vestibular na VPPB.

iam sobre a cúpula da crista ampular de um dos ductos semicirculares.
- Hall, 1979, e Epley, 1980, descrevem a teoria da Canalolitíase, que seriam migrações de pedaços de otólitos, provenientes do utrículo, que passariam a flutuar na corrente endolinfática de um dos ductos semicirculares.
- Norré, 1979, apresenta a "vestibular habituation training" (VHT), utilizando um processo fisiológico, segundo o qual a repetição de um estímulo leva a uma diminuição da resposta.
- Brandt & Darrof, 1980, descrevem a sua conceituação sobre a fisioterapia para tratamento da VPPB.
- Semont et al., 1989, propuseram manobra liberatória em um gesto terapêutico único. Parnes, 1990, refere-se a tratamento cirúrgico para os casos de intratáveis VPPB por oclusão da VPPB.
- Epley, 1992, descreve sobre as manobras de reposicionamento dos otólitos (canalolitiase).

COMO SE TRATA A VERTIGEM POSTURAL PAROXÍSTICA BENIGNA – VPPB?

Aponta a literatura mundial inúmeros dados, que comprovam a melhoria dos pacientes com tonturas, através da reabilitação vestibular nos casos de lesões periféricas. É importante se destacar que, para cada disfunção existe um tipo de reabilitação especial, não se podendo utilizar uma técnica padrão para todos os casos, cabendo, portanto, a quem diagnostica, a indicação do tipo de exercício a ser utilizado na reabilitação. Aqui abordar-se-ão os tratamentos específicos da VPPB, pressupondo um diagnóstico estabelecido, não entrando nos méritos dos diversos protocolos existentes sobre a Reabilitação Vestibular (RV) de uma maneira geral, pois se entende a individualidade do tratamento da VPPB em relação às outras vestibulopatias dentro da RV, pelo menos inicialmente. Existem, nos dias atuais, vários esquemas propostos com o uso de técnicas consagradas e/ou modificações das técnicas originais. Entrar em polêmicos detalhes de qual seria a melhor, induzir-se-ia a fugir dos objetivos propostos para este trabalho. Sabe-se que nas diferentes estratégias adotadas, haveria as mesmas origens e influências de consagradas escolas nacionais e/ou internacionais, notadamente de Escolas Americanas, assim como as tradicionais Escolas Européias, entre as quais as Francesas. Cada qual particulariza a sua conduta, e a sua convicção de proporcionar uma melhoria ao paciente. Exatamente, nesta linha de raciocínio, é que se tem procurado estabelecer uma estratégia de conduta consistente para VPPB, com objetivo de proporcionar um elevado grau de satisfação para o paciente e uma comprovada melhoria para a sua vertigem. Portanto o tratamento da VPPB não faz parte propriamente da RV, pois consiste de um gesto terapêutico único, na maioria dos casos.

DA TERAPÊUTICA ATUAL DA VPPB1 – TERAPIA OTONEUROLÓGICA INTEGRADA

A Terapia Otoneurológica Integrada, citada por Ganança, 2000, disciplina uma base terapêutica, e a esta se acrescenta a necessidade de ter sempre em mente, ao se tratar de um paciente otoneurológico, não importando a etiologia da disfunção labiríntica, um raciocínio clínico, notadamente voltado para os aspectos multifatoriais das vertigens, como as interações metabólicas, os vícios alimentares, as reações hiperinsulinêmicas, as interações cardio e cerebrovasculares, as interações e as degenerações naturais existentes no organismo do idoso, assim como as manifestações de possíveis transtornos ansiosos, entre outros. É também importante considerar nesta fase de tratamento as remissões espontâneas das crises de vertigens (mais ou menos seis meses após o ataque), assim como as suas recidivas, num percentual significativo de casos de VPPB, e a presença de associações, comorbidades ou eventos prévios, tais como:

- Manifestações cardiovasculares, cerebrovasculares e metabólicas.
- Presença de marcadores de transtornos da ansiedade, em que fatores psicológicos podem influenciar na produção, manutenção ou na exacerbação de uma "disfunção labiríntica", entre outras.

Orientações e esclarecimentos ao paciente

Trata-se da mais importante etapa do tratamento da VPPB, pois aqui está a base do tratamento de uma patologia referida como autolimitante, de evolução benigna na sua grande maioria dos casos, sem características de risco de vida, mas se impõe, como em toda a medicina, um bom relacionamento médico-paciente. A abordagem do paciente vertiginoso se faz, hoje, freqüentemente, nos consultórios de otoneurologia, o que traduz a sua conceitualização moderna. Afeta um grupo de pacientes que retira satisfação da consulta e aceita o diagnóstico com tranqüilidade porque encontra, no médico, alguém "realmente interessado no paciente, que escuta a sua queixa e que o acolhe na sua doença". Embora o motivo da consulta seja a vertigem, o profissional otorrinolaringologista pode identificar uma forma defeituosa de viver que se expressa no comportamento. O paciente exige hoje do seu médico um conhecimento mais amplo e uma relação médico-paciente mais humana, não limitada a condutas extremamente objetivas, resumidas em uma folha de receituário (Santos, 2002).

Assim, dão-se aos pacientes orientações e esclarecimentos:

- Sobre os mecanismos da compensação vestibular e a sua possibilidade de cura espontânea e/ou recidivas das mesmas.
- Sobre a necessidade de uma disciplina na realização de exercícios e tolerância no processo terapêutico, de forma sistematizada.
- Sobre a sintomatologia da VPPB de que "é mais feia do que grave", contudo não traz perigo de morte ou de uma doença cerebrovascular evolutiva.
- Sobre a dieta, principalmente na restrição a carboidratos e ao consumo excessivo de café, chás mate e preto (cafeinados), cujo consumo de até três xícaras é estimulante e a partir dessa quantidade ele age como depressor do labirinto, assim como as bebidas derivadas da cola e do álcool, também depressores.
- Dieta hipossódica, pois o excesso de sal deve ser evitado, notadamente nos casos de associações ou eventos prévios com hipertensão arterial, evitando-se a sobrecarga sobre a pressão endolabiríntica.
- Orientação de tratamento domiciliar: aos portadores de VPPB certas alterações em suas atividades diárias tornam-se necessárias.

- Evitar dormir com a cabeça virada para o labirinto lesado.
- Usar dois ou mais travesseiros.
- Levantar-se suavemente pela manhã e sentar-se à beira da cama, por alguns minutos.
- Ter cuidado ao se sentar na cadeira do dentista ou do cabeleireiro.
- Evitar movimentos de baixar a cabeça para pegar algo no chão ou no sentido contrário da extensão da cabeça.

■ Terapia medicamentosa

Em determinados casos é imprescindível o uso de medicamentos, notadamente na VPPB, em suas formas secundárias, nas comorbidades e nos eventos prévios, visando a suprimir a vertigem, reforçar ou não impedir a compensação vestibular e reduzir os componentes neurovegetativo e psicoafetivo da vertigem. Ao se indicar uma droga em otoneurologia, é importante levar em consideração alguns fatores de ordem prática: que a escolha se baseie nos efeitos conhecidos, com comprovada eficácia clínica; que a mesma seja sintomática e de comprovada ação na severidade e duração dos sintomas; que se faça o uso de drogas isoladas, ou quando na presença de sintomas múltiplos, associados a outras drogas; que se lembrem dos efeitos colaterais e interações, como sonolência, ganho de peso, em pessoas idosas se observa excepcionalmente o aparecimento de sintomas extrapiramidais ou agravamento dos mesmos quando já presentes. Potencialização dos efeitos sedativos dos depressores do SNC, o álcool e os antidepressivos tricíclicos, potencialização dos efeitos das substâncias vasoativas, quando em uso de aspirinas, de anti-hipertensivos, entre outros.

■ Das drogas mais utilizadas

- *Supressores vestibulares*: benzodiazepínicos (clonazepam), bloqueadores do canal de cálcio (cinarizina e a fluanarizina).
- *Anticinetótico, antiemético, como dimenidrato, notadamente numa fase aguda*: substâncias vasoativas (gingko biloba, nicergolina e pentoxilina).

■ Terapia não-medicamentosa: tratamento ambulatorial fisioterápico

Manobras e reabilitação labiríntica

Para alguns autores, as medidas fisioterápicas específicas (manobras e reabilitação) são as únicas indicadas para o tratamento da VPPB. Enquanto que, para Semont et al. (1989), seria a manobra liberatória, em um gesto terapêutico único, a indicação para a maioria dos casos de uma VPPB, na sua forma típica. Para o tratamento fisioterápico da VPPB dependendo do caso, deve-se usar uma ou várias manobras e mesmo podem se utilizar exercícios que trabalham com os reflexos vestibulocular e vestibuloespinhal. As condutas usualmente preconizadas para tratamento ambulatorial da VPPB, e as quais se adotam, são as manobras de reposicionamento dos otólitos de Epley, as manobras de Epley modificadas, as manobras liberatórias de Semont, ambas com finalidades do reposicionamento dos otólitos de uma parte sensitiva do ouvido do interno (canal posterior) para uma outra parte menos sensitiva, e os exercícios de Brandt-Daroff.

Essas manobras são eficazes em 80% dos casos, conforme os estudos de Herdman et al., 1993.

Manobra de Epley (Fig. 94-2)

- Coloca-se o paciente na posição de Dix-Hallpike, do lado em que há o aparecimento da vertigem e/ou nistagmo.
- Permanece deitado deste lado e se conduza a cabeça, devagar, para o lado oposto a 45 graus. Orienta-se o paciente a se deitar sobre o ombro do mesmo lado, sendo que a cabeça está segura pelo terapeuta.
- Desloca-se a cabeça para baixo até que o nariz fique apontado para o chão.
- Finalmente o paciente se coloca em posição sentada.
- Devem se manter as posições por um período de 3 minutos cada. A recorrência média para o tratamento da VPPB, após esta manobra, gira em torno de 30%, e em algumas circunstâncias, necessitar-se-á de um segundo tratamento.

Manobra de Epley modificada: ou manobra liberatória modificada

- Esta manobra envolve movimento seqüencial da cabeça em quatro posições, ficando em cada posição por um período de 30 segundos.
- Segue-se a mesma seqüência de posições da Manobra de Epley, porém há um intervalo entre uma posição e a seguinte de 30 segundos.
- Pode ser usada em pacientes com maior limitação física e obesos.
- Após a Manobra de Epley, seja ela modificada ou não, o paciente deve receber algumas orientações, evitar cabeleireiro e dentista devido à posição que a cabeça fica para realização destas atividades.
- Evitar movimentos bruscos com a cabeça (usar um colar cervical se necessário).
- Dormir com a cabeceira a 45 graus (colocado mais de um travesseiro) ou utilização de uma cadeira reclinável.
- Não dormir do lado comprometido durante uma semana.
- Orientações mantidas por 48 horas.

Manobra de Semont (Fig. 94-3)

- A Manobra de Semont é uma manobra de liberação dos carbonatos de cálcio, ou seja, os otólitos.
- As duas mãos do paciente seguram o braço do examinador.
- O examinador se mantém diante do paciente de forma a poder girar para um lado e fazer o movimento inverso (para o lado oposto).
- As duas pernas do paciente "na frente" do examinador.
- A manobra se realiza com deslocamento do paciente da posição sentada para o decúbito lateral com a cabeça virada 45 graus para o lado Dix & Hallpike positivo, havendo uma parada brusca, e então se toca a região occipital da cabeça no divã.
- O paciente é mudado rapidamente desta posição para o lado oposto agora com a cabeça voltada para o chão, formando 45 graus entre o nariz e o chão.
- Se aparecer vertigem e nistagmo rotatório, ageotrópico geralmente, o paciente está curado de VPPB. É o "nistagmo salvador".
- Pode-se pensar que com esta manobra se liberam os otólitos incrustados na cúpula do CSP.

Capítulo 94   O QUE É UMA VERTIGEM POSTURAL PAROXÍSTICA BENIGNA (VPPB)?

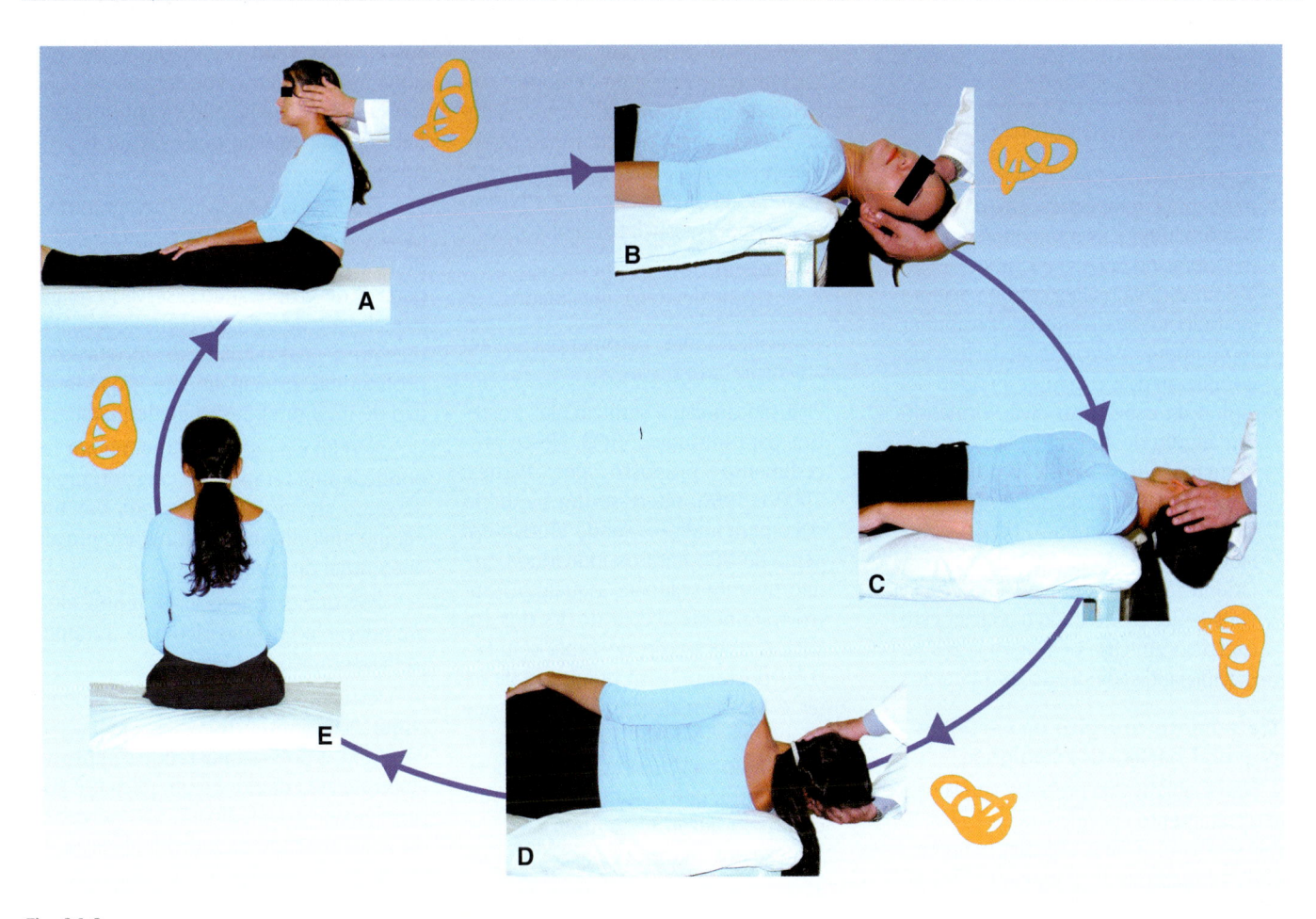

Fig. 94-2

Manobra de Epley: manobra de Reposicionamento dos Otólitos da posição sentada. *(A)* Coloca-se o paciente na posição Dix-Hallpike, do lado em que há o aparecimento da vertigem e/ou nistagmo. *(B)* E se conduz a cabeça, devagar, para o lado oposto a 45 graus. *(C)* Orienta-se o paciente a se deitar sobre o ombro, do mesmo lado, sendo que a cabeça está segura pelo terapeuta. Desloca-se a cabeça para baixo até que o nariz fique apontado para o chão. *(D)* Finalmente o paciente se coloca em posição sentada. *(E)* Devem se manter as posições por um período de 3 minutos cada.

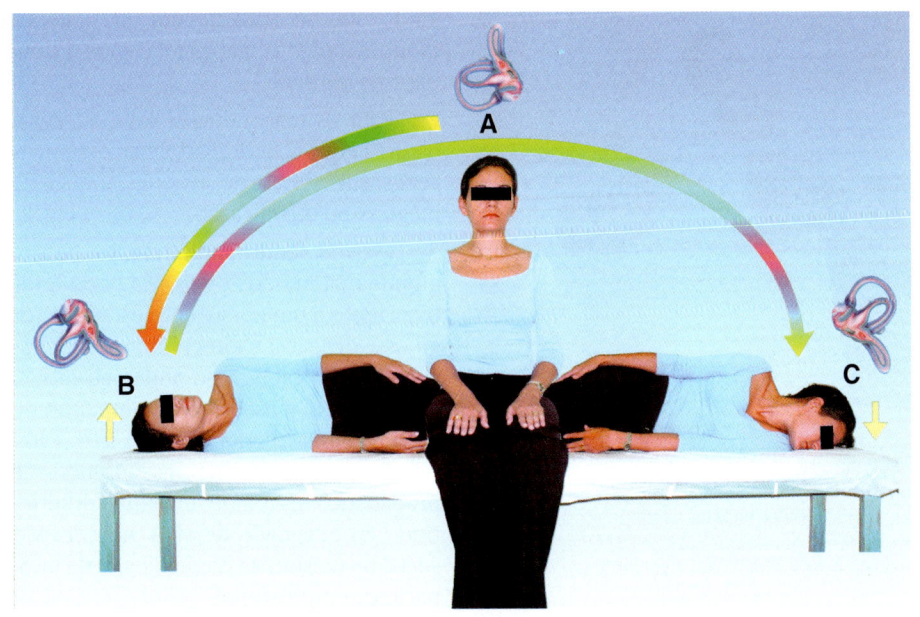

Fig. 94-3

Manobra de Semont: manobra liberatória em um gesto terapêutico único: a manobra se realiza com o deslocamento do paciente da posição sentada. *(A)* Para o decúbito lateral com a cabeça virada 45 graus para o lado Dix & Hallpike positivo, havendo uma parada brusca e então se toca a região occipital da cabeça no divã. *(B)* O paciente é mudado rapidamente desta posição para o lado oposto, agora com a cabeça voltada para o chão formando 45 graus entre o nariz e o chão. *(C)* Se aparecer vertigem e nistagmo rotatório, ageotrópico geralmente, o paciente está curado da VPPB. É o "nistagmo salvador".

- Contra-indicações, patologias cervicais e descolamento de retina.

Exercícios de Brandt-Daroff (Fig. 94-4)

- Os exercícios de Brandt-Daroff complementam a terapêutica em pacientes não totalmente assintomáticos após as manobras de Epley ou Semont.
- A manobra se realiza com o paciente sentado no divã, e aquele deve mudar rapidamente para o decúbito do lado comprometido e manter a região occipital da cabeça no divã, formando um ângulo de 45 graus para cima.
- Permanece nesta posição por 30 segundos e deve se sentar novamente.
- Repete-se o movimento para o outro lado.
- Orientação de tratamento domiciliar: O paciente é orientado a realizar este exercício em casa de 5 a 10 vezes ao dia, iniciando sempre do lado afetado.

Tratamento cirúrgico na vertigem postural paroxística benigna

Não é objetivo da presente apresentação o tratamento cirúrgico da vertigem, limitar-se-á aqui a uma objetiva referência sobre as indicações do Tratamento Cirúrgico da VPPB, sem entrar em maiores particularidades sobre os mesmos. Somente após um comprovado fracasso de todo tratamento clínico disponível, assim como das Manobras de Epley, de Semont e dos exercícios de Brandt-Daroff, com a manutenção dos sintomas por um longo período é que poder-se-á pensar em tratamento cirúrgico da VPPB. Este repousaria basicamente sobre dois princípios clínicos:

1. A vertigem deve ser periférica.
2. A vertigem deve ser invalidante.

Especificamente, recomendar-se-iam duas técnicas cirúrgicas:

1. Oclusão do canal semicircular posterior para intratável VPPB. Neste procedimento proposto por Parnes, 1990 e 1996, refere-se um pequeno risco para audição, sendo efetivo em cerca de 90% para os indivíduos que não tiveram resposta a qualquer outro tratamento (cerca de 1% dos casos). A obliteração do canal semicircular posterior, com utilização de *laser* é também descrita por Anthony (Houston, Texas).
2. Secção do nervo singular de Gacek (New York), que foi amplamente descrita pelo autor.

Síntese dos conceitos mais importantes:

A VPPB é a mais comum causa de vertigem periférica, de mais fácil diagnóstico, que é clínico, através de manobras físicas clássicas, não necessitando de qualquer aparelhagem especial. Talvez seja a mais negligenciada, onde a conduta terapêutica inadequada pode piorar o prognóstico.

Embora chamada de benigna, pode levar o paciente a um persistente estado de transtorno da ansiedade, com ou sem pânico, de prognóstico reservado quanto à qualidade de vida, ao convívio social ou mesmo à possibilidade de incapacidade profissional, principalmente, quando em uso de uma terapêutica inadequada.

A VPPB é a patologia que melhor responde a uma terapêutica cinesioterápica, devendo ser avaliada e tratada por uma equipe multidisciplinar, atingindo um alto percentual de cura.

Por que o especialista reluta ainda em relação ao diagnóstico e ao tratamento fisioterápico da VPPB?

Rotulando quase que, culturalmente, como "labirintite" todas as queixas de vertigem, o profissional tende sempre a achar que está diante de um paciente com problemas "psicológicos", não percebendo a necessidade da individualização, no contexto da relação médico-paciente.

Ausência do domínio sobre esta vestibulopatia impossibilita-o de estabelecer uma conduta diagnóstica e terapêutica adequada, por desconhecer seus métodos, especialmente no que se refere às manobras diagnósticas e terapêuticas, preferindo passivamente não dar créditos às mesmas, encarando-as com certo ceticismo e questionando os resultados, referindo-as de uma maneira incrédula, deduzindo que se trata de um "tratamento muito simples e que parece muito bom para ser verdade".

Para os mais críticos, e na ausência de uma equipe multidisciplinar, dizem, às vezes, que se trata de "truques, toques de mágicas ou mistificação".

Mesmo sendo autolimitante, na sua grande maioria dos casos, ela pode levar o paciente a um persistente estado vertiginoso, desencadeado em função de movimentos da cabeça, ao andar, ao dirigir, ao dormir ou mesmo no desempenho de rotinas diárias. Podendo, com isto, estabelecer um estado de insegurança, de prognóstico reservado, evolutivo, interferindo na qualidade de vida, no convívio social ou mesmo na possibilidade da incapacitação profissional.

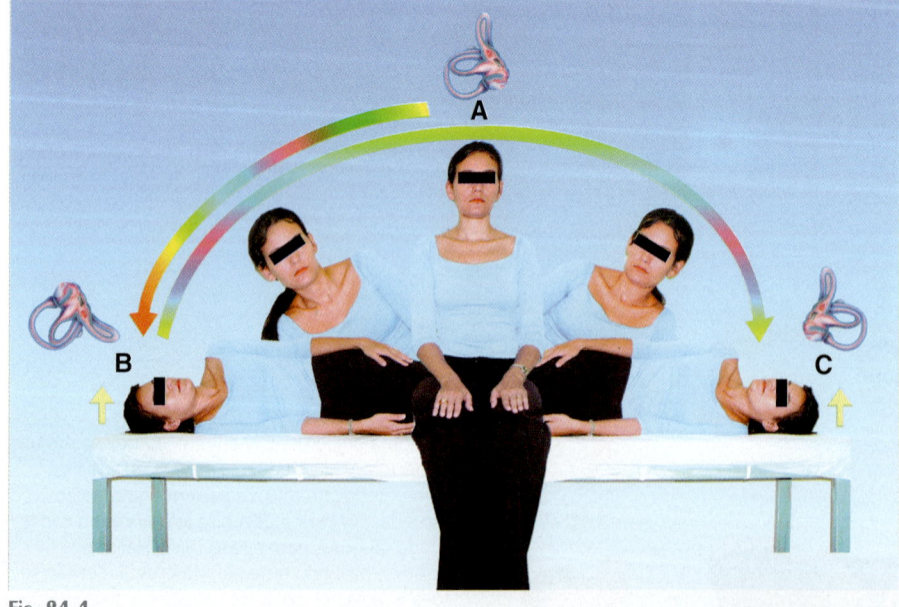

Fig. 94-4

Exercícios de Brandt-Daroff: a manobra se realiza com o paciente sentado no divã. *(A)* E aquele deve mudar rapidamente para o decúbito do lado comprometido e manter a região occipital da cabeça no divã, formando um ângulo de 45 graus para cima. *(B)* Permanece nesta posição por 30 segundos e deve se sentar novamente. Repete-se o movimento para o outro lado. *(C)* Orientação de tratamento domiciliar: O paciente é orientado a realizar este exercício em casa de 5 a 10 vezes ao dia, iniciando sempre do lado afetado.

REFERÊNCIAS BIBLIOGRÁFICAS

Cawthorne T. Vestibular injuries. *Proc Roy Soc Med* 1945;39:270.

Cooksey FS. Rehabilitation in vestibular injuries. *Proc Royal Soc Méd* 1946;39:237-238, 273-275.

Epley JM. New dimensions of benign paroxysmal vertigo. *Otolaryngol Head Neck Surg* 1980;88:599-605.

Ganança FF, Ganança CF, Caovilla HH, Ganança MM. *Como Manejar o Paciente por Meio da Reabilitação Vestibular.* São Paulo: Janssen-Cilag, 2000.

Ganança MM, Caovilla HH, Munhoz MSL, Ganança FF, Ganança CF. Como diagnosticar e tratar. Vertigem postural paroxística benigna. *RBM-ORL* 2000;7(3):66-72.

Herdman SJ. Treatment of benign paroxysmal positional vertigo. *Phys Ther* 1990;70:381-388.

Schuknecht HF. Cupulolithiasis. *Arc Otolaryngol* 1969;90:765-78.

Semont A, Freyss G, Vitte E. Curing the benign paroxysmal positional vertigo with a liberatory maneuver. *Adv Otolaryngol* 1988;42:290-293.

Semont A, Vitte E, Sterkers J, Freyss G. Rééducation vestibulaire. Edition Tecniques-Encycl Méd Chir (Paris-France) Oto-rhino-laryngologie, 20-206-A-10, 1995. 5p.

95
Tratamento e Conduta na Vertigem Súbita Viral, Vascular ou por Neuronite Vestibular

José Fernando Colafêmina

INTRODUÇÃO

Características do quadro clinico ocorrem devido à perda súbita do impulso aferente do labirinto. Paciente apresenta vertigem intensa, náuseas e vômitos, caindo para o lado da orelha lesada com muita dificuldade para ficar em pé ou para caminhar, batimentos nistágmicos horizontais para o lado normal. Estes sintomas podem ser bem evidenciados em pacientes que foram submetidos à secção cirúrgica do nervo vestibular (Fisch, 1973) ou em observações cirúrgicas experimentais em animais (Maioli et al., 1983; Fetter and Zee, 1988).

INCIDÊNCIA DA VESTIBULOPATIA UNILATERAL AGUDA

Ocorre ao redor de 15% de todas as vertigens, é a segunda queixa mais freqüente das causas de labirintopatias (após a vertigem posicional paroxística benigna). Ocorre em todas as faixas etárias, embora seja mais rara nas crianças (Coats, 1969; Silvoniemi, 1988). Afeta principalmente adultos jovens de ambos os sexos, ocorrendo em uma idade média de 41,5 anos, onde 55% dos casos eram pacientes do sexo masculino. A faixa etária de maior incidência está ao redor de 31 a 40 anos de idade.

SINTOMAS

Os sintomas da neurites vestibular e labirintites tipicamente incluem desequilíbrios e tonturas, ou instabilidades e náuseas. Agudamente as tonturas são constantes após alguns dias. Os sintomas são freqüentemente desencadeados com a movimentação súbita da cabeça sendo esta a causa mais comum. Os pacientes com esses distúrbios podem ser sensíveis com a posição da cabeça, geralmente não está relatado o lado no qual a cabeça em relação à orelha afetada está para baixo (como na VPPB), mas se o paciente está deitado ou sentado. Essa virose pode ocorrer das vias respiratórias superiores, (Heller et al., 1955; Lieberman, 1957; Lindsay 1959; Schuknecht et al., 1973), via sangüínea ou fluido cerebroespinhal, ou ativação de um vírus latente no sistema nervoso central (Cohn et al., 1970; Karmody, 1983). A base da teoria viral é baseada em:

- Alguns casos de distúrbios auditivos e/ou vestibular periféricos agudos ocorrem em associação a doenças influenza ou associação à infecção respiratória com ou sem evidência de envolvimento do SNC, com encefalopatias virais.
- Elevado titulo de anticorpos virais tem sido demonstrado ocorrendo em associação a alguns destes distúrbios (Van Dishoeck et al., 1957; Vetri et al., 1981; Westmore et al., 1979).
- Alterações histopatológicas encontradas no osso temporal de pacientes com surdez súbita são consistentes como causas virais.
- Estudos histológicos de muitas orelhas com histórias de distúrbios auditivos ou vestibular têm sido falhos para mostrar ou evidenciar a infecção bacteriana. Causa das labirintopatias bacterianas com destruição severa de todos os tecidos da orelha interna com uma subseqüente obliteração parcial do espaço por fibrose tecidual e nova formação óssea.
- Ossos temporais de pacientes acometidos com distúrbios auditivos e/ou vestibulares não mostram lesões vasculares. Ambos os estudos de ossos temporais humanos e animais têm demonstrado que hemorragias da orelha interna e/ou oclusão vascular (arterial, venosa) causam uma necrose difusa dos tecidos da orelha interna com proliferação do tecido fibroso e osso novo.
- Estudos de ossos temporais humanos que tiveram surdez súbita ou vertigem têm falhado em mostrar fístulas da janela redonda, ou oval, ou outras lesões espontâneas ou traumáticas.

MANIFESTAÇÕES CLÍNICAS

Três tipos de manifestações virais de neurolabirintites. Tipos I e II representam as infecções virais agudas, o grupo I consistindo principalmente de envolvimento do labirinto ou órgãos sensores, e o grupo II predominantemente do envolvimento do nervo periférico (Quadro 95-1).

LABIRINTITE VIRAL AGUDA

Pode ser classificada como labirintopatia coclear, vestibular e cocleovestibular.

Quadro 95-1 Classificação das neurolabirintites, distúrbios virais periféricos dos sistemas auditivo e vestibular

1. Labirintite viral aguda:
   - Labirintite coclear aguda ou surdez súbita
   - Labirintite vestibular aguda
   - Labirintite cocleovestibular aguda
2. Neurites virais agudas:
   - Neurites virais agudas
   - Neurites vestibulares agudas
   - Neurites cocleovestibulares agudas
3. Hidropisia endolinfática retardada:
   - Ipsilateral
   - Contralateral
   - Bilateral

- *Labirintite coclear aguda*: mais comumente aceita como surdez súbita. Ocorre unilateralmente (mas pode ser bilateral), pode variar de médio a severo, e pode ser permanente, parcialmente reversível, ou totalmente reversível. Pode estar associada à vertigem, a qual ocorre mais freqüentemente, e pode ser transiente. A perda de audição é do tipo neurossensorial, está freqüentemente acompanhada por *tinnitus* e distorção de sensação auditiva (diplacusias). Perda de sensação com recrutamento está freqüentemente presente, audiometria evocada de tronco cerebral é correntemente consistente de uma lesão sensorial. Estudos patológicos de ossos temporais de indivíduos com surdez súbita tipicamente apresentam uma perda de células ciliadas sem alterações de outros elementos citológicos do ducto coclear e sem distúrbios de neurônios cocleares.
- *Labirintite vestibular aguda*: alguns casos podem ocorrer devido a mudanças atróficas do labirinto membranoso e dos órgãos sensores. Não há métodos diagnósticos na diferenciação de labirintite vestibular aguda de uma neurite vestibular aguda. Em alguns casos os sintomas consistem de ataques severos de vertigem com náuseas e vômitos ocorrendo um período sem sintomatologia com compensação. O diagnóstico de labirintite vestibular aguda somente é valido se não acompanhar sinais de doenças auditivas ou de SNC.
- *Labirintite cocleovestibular aguda*: ataque simultâneo de surdez e vertigem súbita pode ocorrer variando o grau de severidade, e pode envolver um ou outro ou ambos os labirintos. Recuperação total ou parcial é freqüente. Cefaléias, fotofobias e indisposição são comuns, sugerindo contaminação viral da orelha interna e fluidos subaracnóideos.

Casos de vertigem súbitas associadas a náuseas e vômitos e discreta perda auditiva bilateral. No exame revelava nistagmo espontâneo, instabilidade na marcha, prova calórica fria normal, e perda bilateral de 20 a 30 dB do tipo neurossensorial. Exame neurológico sem alterações. A vertigem gradualmente desapareceu por um período de 10 dias, e a perda de audição voltou ao normal.

NEURITES VIRAIS AGUDAS

Na avaliação clinica e patológica as neurites virais podem ocorrer em três subgrupos: neurite coclear, vestibular e cocleovestibular. Quando ocorre perda parcial da função auditiva ou vestibular, pode ser possível diferenciar a neurite viral aguda da labirintite viral aguda. Discriminação da fala, teste de recrutamento da percepção auditiva e as respostas evocadas de tronco cerebral podem ter grande valor diagnóstico. Do ponto de vista prático, entretanto, diferenciações são somente de interesse acadêmico, porque o tratamento atual é exclusivamente empírico (esteróides) e sintomático (depressores vestibulares).

- *Neurite aguda coclear*: ocorre raramente, pode ser de uma atrofia de neurônios da orelha surda na qual o indivíduo apresentou surdez súbita. O órgão de Corti e outras estruturas do labirinto estão normais.
- *Neurite vestibular aguda*: esta doença é muito comum e muito bem documentada pelos estudos clínicos e patológicos. As manifestações clinicas consistem de ataques de vertigens, freqüentemente com náuseas e vômitos sem sintomatologia auditiva ou de SNC. As vertigens podem ser discreta a severa e variando na duração. Pode envolver um ou ambas as orelhas, e pode ser seqüencial ou recorrente.
- *Neurite cocleovestibular*: raramente uma infecção viral envolveria ambos, os nervos auditivo e vestibular O principal organismo neste grupo está no DNA do vírus herpes zoster. Esta doença, conhecida como *herpes zoster oticus* (ou síndrome de Ransay Hunt), quando é severa envolve ambos os nervos auditivos e vestibular, freqüentemente também envolve o nervo facial, causando paralisia facial associada.

HIDROPISIA ENDOLINFÁTICA RETARDADA

No estudo da hidropisia endolinfática retardada, os antecedentes da lesão na orelha interna, e as causas destas alterações, gerando déficits auditivos e/ou vestibulares não estão ainda estabelecidas. Em muitos casos a perda auditiva foi diagnosticada precocemente na infância e nenhum outro problema emerge até que os sintomas da progressão da hidropisia endolinfática torna-se evidente muitos anos mais tarde. Em outros casos, a etiologia viral da origem da agressão é altamente suspeita devido à relação para conhecer distúrbios virais (caxumba, influenza, infecção do trato respiratório). Parece muito provável que a hidropisia endolinfática nestes casos é o resultado da lesão para o mecanismo de reabsorção da orelha interna, provavelmente o epitélio rugoso do saco endolinfático, liderando uma eventual descompensação do equilíbrio entre secreção e reabsorção da endolinfa. O resultado é progressivo, hidropisia endolinfática, ruptura do labirinto membranoso e ataque de paralisia do sistema auditivo e/ou vestibular.

Hidropisia endolinfática retardada pode ser ipsilateral, contralateral, ou bilateral, dependendo sob o tipo especifico da manutenção do dano da época da origem da lesão viral. Hidropisia endolinfática retardada ocorre como seqüela de uma labirintite viral, mas não a uma neurite viral.

- *Hidropisia endolinfática ipsilateral retardada*: na hidropsia endolinfática ipsilateral retardada endolinfática há uma história precoce de perda unilateral da audição, freqüentemente profunda, ou, quando na infância, devido à doença sistêmica viral (caxumba, infecção do trato respiratório) ou ocorrendo surdez súbita. A história tardia do ataque (freqüentemente anos mais tardios), hidropisia endolinfática, vertigem episódica, freqüentemente severa, suficiente para causar náuseas e vômitos.

As seqüências de eventos fisiopatológicos são as seguintes: a) uma orelha sofre uma labirintite viral aguda que causa uma perda auditiva parcial ou total com preservação da função vestibular e alterações do sistema de reabsorção endolinfática (provavelmente o saco endolinfático); b) a orelha contralateral não está envolvida; c) com o tempo, a reabsorção do fluido na orelha envolvida é incapaz da secreção competir com resultado progressivo de hidropisia endolinfática. Como a hidropisia endolinfática progressiva, ocorrem rupturas no labirinto membranoso, acarretando paralisia do potássio do sistema vestibular, causando ataque de vertigem, náuseas e vômitos. Se os sintomas tornam-se excessivamente desconfortáveis ou incapacitantes, labirintectomia é uma opção terapêutica razoável.

- *Hidropisia endolinfática contralateral retardada*: na hidropisia endolinfática contralateral retardada há uma história precoce de uma perda de audição unilateral, freqüentemente profunda, entretanto, quando descoberta na infância, ou referida a uma doença sistêmica específica viral. A história tardia no ataque da orelha contralateral (freqüentemente ocorre, anos mais tarde) da sintomática hidropisia endolinfática (perda auditiva flutuante com ou sem episódio de vertigem).

A seqüência dos eventos fisiopatológicos é seguinte: a) uma orelha sofrendo de labirintite viral com perda profunda da audição e da função vestibular; b) simultaneamente, a orelha contralateral também sofre uma labirintite viral aguda, mas com uma pequena ou sem nenhuma perda da função auditiva, perda parcial ou total da função vestibular e alteração da reabsorção do sistema da endolinfa; c) com o tempo a reabsorção (na orelha contralateral) pode não competir com a secreção, resultando numa hidropisia endolinfática progressiva. Com progresso na orelha contralateral, ruptura do labirinto membranoso toma lugar, e não existindo nenhuma função auditiva e vestibular está sujeita à paralisia episódica e deterioração progressiva.

- *Hidropisia endolinfática bilateral retardada*: são aqueles casos nos quais há evidência de uma labirintite precoce bilateral, caracterizada por perdas da função auditiva e/ou vestibular em ambas as orelhas, mas com preservação de alguma função, ou auditiva ou vestibular ou ambas, em cada orelha. A história tardia do ataque freqüentemente é seqüencial, ou hidropisia endolinfática progressiva (perda da audição e/ou vertigem flutuantes) em ambas as orelhas.

A seqüência dos eventos histopatológicos são: a) ambas as orelhas sofrem ataques de labirintite viral aguda com lesão em um ou outro ou ambos sistemas auditivos ou vestibular, bem como dos mecanismos de reabsorção dos fluidos de ambas as orelhas; b) o paciente apresenta uma perda de audição bilateral freqüentemente assimétrica com algum grau de severidade de média a profunda, em uma das orelhas. Se a função vestibular estiver severamente comprometida, podem ocorrer problemas com o equilíbrio, tais como quando caminhar no escuro; c) com o tempo (freqüentemente muitos anos mais tarde) falha os mecanismos de reabsorção com produção da secreção em ambas as orelhas, resultando em uma progressiva hidropisia endolinfática. Com o progresso da hidropisia primeiro em uma orelha e, então após na outra, iniciam-se as rupturas do labirinto membranoso e as manifestações clínicas da paralisia episódica de potássio em um ou ambos sistemas auditivos e vestibular.

SINTOMAS

Os sintomas da neurite vestibular e labirintites tipicamente incluem desequilíbrios e tonturas, ou instabilidades e náuseas. Agudamente as tonturas são constantes e, após alguns dias, os sintomas freqüentemente são precipitados aos movimentos súbitos da cabeça, sendo a causa mais comum. Quando os pacientes apresentam esses distúrbios, podem ser sensíveis ao posicionamento da cabeça, geralmente não está relatado o lado no qual a cabeça está posicionada em relação à orelha lesada (como na VPPB), mas se o paciente está se deitando ou se levantando.

ASPECTOS FISIOPATOLÓGICOS

Estudos de um único paciente em um achado de caso documentado compatível com uma infecção viral isolada do gânglio de Scarpa, ocorrendo perda de células sensoriais ciliadas e "epitelialização" da mácula utricular e canais semicirculares no lado lesado, com redução da densidade sináptica no núcleo vestibular (Baloh *et al*. 1996). Considerando que a patologia limitada poderia sugerir envolvimento de todo o nervo vestibular, ocorre uma evidência razoável que a neuronite freqüentemente se espalha para a divisão inferior (Fetter and Dichgans, 1996; Goebel *et al*., 2001). Devido ao suprimento da divisão inferior que inerva o canal semicircular posterior e o sáculo, mesmo com uma lesão total, o teste vestibular pode estar associado a alguma função retida no canal, é comum ter alguma síndrome de tontura, VPPB, seguida de neurite vestibular, provavelmente pela lesão da mácula utricular (suprida pelo nervo vestibular superior) e com perdas de depósitos da otoconia dentro do canal posterior. Vertigem pode ocorrer à noite, é súbita e é observada também ao levantar pela manhã em 66% dos casos de Haid e Mirsberger (1985). O pico pode aumentar de diversas horas nos primeiros dias (Baloh e Honrubia, 1990), em alguns pacientes referem sensação de vertigem prodrômica de 1 dia a 1 semana antes do ataque severo de vertigem (Silvoniemi, 1998). Vertigem é descrita do tipo rotacional, mas os pacientes são confusos e contraditórios em relação à direção da rotação.

SENSAÇÕES

As diferentes direções opostas precisam ser distinguidas, às vezes há subjetivo senso de movimentação em direção à fase rápida do nistagmo espontâneo (em direção à orelha normal), outros pacientes têm tendências às quedas para o lado afetado devido ao reflexo vestibuloespinhal, alguns relatam a sensação de ilusão de movimentação de rotação ao redor de si próprio. Muitos revelam náuseas severas e vômitos, estão incapacitados para caminhar ou ficar de pé. No leito deixam seus olhos fechados e ficam na posição com a orelha normal para baixo (em contraste com o ataque de Ménière que freqüentemente deita-se em sua orelha afetada) Vertigem aumenta com os movimentos da cabeça e freqüentemente persiste mais que 24 horas (em contraste com a doença de Ménière, as quais têm ataques somente de poucas horas).

AVALIAÇÃO DO NISTAGMO

Tem direção fixa, horizontal, nistagmo espontâneo com batimentos nistagmico em direção à orelha normal um achado obrigatório durante o estágio agudo da vestibulopatia aguda unilateral. A intensidade do nistagmo aumenta, com a direção do olhar para a orelha normal e diminui com a direção do olhar para a orelha afetada (lei de Alexander), Hess *et al.* (1984). Na visualização do nistagmo a olho nu ou lentes de Frenzel para observar a fixação visual, observa-se o nistagmo espontâneo, com a supressão à fixação visual ou mesmo a abolição deste movimento vestibular induzido do olho. Na observação direta do olho, este só pode ser observado com o olhar lateral em direção à orelha normal e pode ser confundido com o nistagmo evocado unilateral do olhar. Na eletronistagmografia há uma gama enorme de variações da velocidade da fase lenta, consideradas de variações interindividuais e ademais depende do paciente, os valores médios da velocidade da fase lenta ao redor de 10°/s (Silvoniemi, 1988; Brantberg e Magnusson, 1990).

DIAGNÓSTICO

Na fase aguda nos casos não complicados, quando houver a necessidade de avaliação, nenhum teste adicional é pedido. Certos tipos de especialistas otologistas, neurologistas e otoneurologistas, são eficientes para esta avaliação diagnóstica, evitando exames e testes desnecessários. Fica aqui evidenciado que o processo decorrente deste enfoque patológico deve-se ao comprometimento da lesão de um nervo vestibular Os sinais de neuronite vestibular incluem nistagmo espontâneo e instabilidades. Ocasionalmente algum outro distúrbio ocular pode ocorrer, tais como desvios assimétricos e assimetria do nistagmo semi-espontâneo. Entretanto se os sintomas persistirem ao redor de um mês, com recorrências periódicas, ou prolongar-se por algum tempo, alguns testes podem ser propostos, tais como um audiograma, eletronistagmografia. O audiograma é feito para diferenciar-se principalmente de patologias como a doença de Ménière e migrâneas. A eletronistagmografia é feita para avaliação de possível redução da resposta de uma orelha. Um *scanner* deverá ser investigado para verificação de possível lesão, ou neoplasia do tronco cerebral, e em alguns casos pode-se visualizar uma inflamação do nervo vestibular. Na maioria das vezes é um custo muito efetivo para um neurologista antes de se avaliar com um exame de *scanner* com RM. Exames de sangue para diabéticos, distúrbios tireóideos, doença de Lyme, doença do colágeno vascular, sífilis e alguns casos observados para o tratamento dessas patologias podem levar à regressão do quadro, embora neste enfoque aqui descrito, raramente ocorrem com esses tipos de alterações.

A prova calórica é muito utilizada pois permite uma análise detalhada de cada canal semicircular isoladamente, embora depende da estimulação adequada para esta análise, outros fatores podem também decorrer, tais como o tipo do conduto auditivo externo, a pneumatização da mastóide e condições anatômicas da orelha média, dependência da sensibilidade individual às estimulações calóricas, na análise de componente lenta resultante dessa estimulação. Em lesões agudas do labirinto, bem como nas neurectomias vestibulares, ocorrem reduções bruscas das respostas contralaterais com valores reduzidos em até 70% antes de ocorrer a lesão. Mesmo com estimulações intensas contralaterais com água gelada ocorre redução da resposta pela presença do nistagmo espontâneo que está atenuado, determinando uma preponderância direcional de 100% na resposta calórica, as quais não podem ser confundidas com leões centrais. A atividade mental com cálculos matemáticos aumentam as respostas nas provas calóricas. A verificação de ocorrências do recrutamento vestibular através das estimulações com água a 30 e 44° C nas provas clássicas, e estimulações mais intensas com água gelada 18 ou mesmo a 10° C indica lesões dos sensores ao nível periférico ou lesões retrolabirínticas (Torok, 1969). Provas rotacionais: Na avaliação do reflexo vestibulocular com estimulações fisiológicas uma resposta ampla de freqüências e amplitudes pode ocorrer, e como a estimulação é bilateral,dificulta muito a avaliação dos distúrbios unilaterais, pois diferenças de sensitividades do labirinto normal e o lesado, a velocidade de saturação de aceleração em direção à orelha afetada.

Outros Testes: Sacádicos voluntários estão normais, rastreio em direção ao lado normal têm nistagmos superpostos com batimentos nistágmicos em 90% dos pacientes (Silvonieme, 1988). Nistagmo optocinético (OKN), velocidade da fase lenta está diminuída em direção à orelha normal em 71% em 80 casos de Silvoniemi (1988). Pós-nistagmo optocinético (OKAN) os quais são considerados de uma descarga central "integrador central de velocidade de estocagem", está também induzido pelo nistagmo espontâneo durante o estágio agudo da vertigem aguda periférica (VAP).

Reflexos Vestibuloespinhais: na fase aguda o paciente é forçado a ficar de repouso no leito, embora estejam hábeis para caminhar e ficar de pé. Quando os sintomas melhoram a clássica avaliação clínica do reflexo vestibuloespinhal revela uma compensação central, e as reações são inteiramente subjetivas de rotação em direção à fase rápida (em direção à orelha normal), com tendências de quedas em direção à orelha afetada no Romberg e com desvios para o lado afetado nos testes de Untenberg. Posturografia não contribui para o diagnóstico Teste Subjetivo de Visualização Vertical: Quantifica a porcentagem de erros na orientação do corpo relativo à gravidade. Na ausência da visão, estimação principalmente depende no "input" tônico aferente do labirinto (principalmente dos órgãos otolíticos). A verticalização é testada, com objetos com rotação e no início com uma barra na posição oblíqua completamente no escuro e pede ao paciente para colocar a barra na posição vertical (através de um controle remoto). Pessoas normais desviam menos que 2° da verdadeira verticalização; em pacientes neurectomizados o desvio objetivo vertical está consistentemente, principalmente, com o pólo superior da barra de luz em direção ao lado operado (Friedmann, 1970; Daí *et al.* 1989; Bohmer e Rickenmann, 1995). Todos os pacientes tiveram um desvio médio de 12° durante as duas primeiras semanas do pós-operatório (Daí *et al.*, 1989). Todos os pacientes no pré-operatório preservavam os testes da função calórica na orelha operada principalmente na barra de luz maior que 5°. Em 15 pacientes com vertigem periférica aguda a média dos testes de verticalização foi somente de $5,4 \pm 3,5°$; ocorre a normalização da verticalização em mais ou menos duas semanas.

Assim podemos verificar com esses dados que as funções otolíticas podem estar relativamente preservadas nos pacientes com vertigem periférica aguda. mesmo quando as provas calóricas indicam sinais unilaterais de paralisias.

Dix e Hallpike (1952) denominaram neuronite ou neurite vestibular a fim de distinguir da doença de Ménière, algumas formas da doença orgânica insidindo no aparelho vestibular, de localização periférica. Os pacientes apresentam vertigem de amplo espectro, desequilíbrios, instabilidades crônicas com inclusão de intensas queixas das respostas durante as provas calóricas. O termo neurite ou neuronite causa tonturas devido à infecção viral do nervo vestibular. A lesão pode ser uni ou bilateral, e quando for bilateral ocorre desequilíbrios entre os dois lados, ocorrendo a vertigem. O termo neuronite vestibular trata-se de uma outra terminologia usada para uma mesma síndrome. O termo "neurite" implica a lesão do nervo e o termo "neuronite" implica a lesão nos neurônios sensoriais do gânglio vestibular. Outras terminologias são aplicadas como neuronite vestibular, vertigem episódica, paralisia vestibular de ataque súbito e neuropatia vestibular.

Tratamento cirúrgico pode ser indicado principalmente nos casos diagnosticados com hidropsias bilaterais, com perdas auditivas, nos casos assim chamados de doença de Ménière bilateral, embora autores como Schucknecht, 1993, têm contra-indicado esses procedimentos operatórios, cocleossaculotomias, ou outros procedimentos tais como descompressão do saco endolinfático somente em perdas auditivas, principalmente devido aos casos de hidropisias endolinfáticas retardadas, afetando a orelha contralateral. Alguns autores acreditam que partículas virais podem sobreviver na orelha interna por muitos anos após um ataque viral. Há autores que citam ter encontrado partículas virais no gânglio de Scarpa em seres humanos, podendo esta partícula viral afetar a orelha contralateral, produzindo uma labirintite ou neurite viral muitos anos mais tarde.

TRATAMENTO CLÍNICO

Estudos experimentais em cobaias com esteróides com hidrocortisona, Solu-cortef (Upjohn) por via intramuscular 25 mg/kg de peso por 21 dias e a prednisona administradas oralmente 5 mg diárias por 30 dias não foram suficientes para desbloquear o ducto endolinfático que determinava hidropisias nesses animais. Estes achados revelam que estes esteróides não previnem as ocorrências de hidropisias devido a bloqueios dos ductos endolinfáticos, embora tenham sido indicados em pacientes com doença de Ménière e surdez súbita com alguns sucessos devido à hidropisia decorrente da doença de Ménière não ser devido a uma manipulação cirúrgica induzindo a uma inflamação do ducto, mas decorrente com interferências com o funcionamento da função normal do saco e ducto endolinfáticos.

Agudamente, a neurite vestibular é tratada sintomaticamente, são medicações para náuseas e vômitos, as quais são bem evidentes essas queixas, os antieméticos são as drogas mais seletivas utilizadas nesses casos, geralmente associadas em combinações a drogas antivertiginosas. Atuam em áreas do sistema nervoso que controla o vômito (centro emético). Dopamina, histamina, acetilcolina e serotonina são neurotransmissores que provavelmente têm ação nestes locais para produção dos vômitos. Muitos desses depressores vestibulares têm qualidades anticolinérigicas, ou anti-histamínicas com propriedades antieméticas com efeitos depressores do quadro vertiginoso. A zona do gatilho do centro emético localizada na área postrema é o maior "relay" para os disparos dos vômitos. Muitos antieméticos têm efeitos anticolinérgicos e anti-histamínicos que contribuem muito bem na depressão do sistema vestibular. Ataques agudos e severos de vertigem é o quadro mais penoso da forma de doença vestibular. Drogas suaves tendem a ter poucos efeitos colaterais sendo portanto de escolha razoáveis para o tratamento agudo de vertigem não acompanhada de vertigem para uma profilaxia crônica. Sedativos com depressores são utilizados no tratamento de ataques agudos da vertigem severa com vômitos.

Prometazina (Fenergan) é indicada para ataques severos e agudos com náuseas, trata-se de um depressor anti-histamínico suave e o seu uso é restrito a ataques agudos. Bloqueador de receptores H1 que possui também alta afinidade a receptores muscarínicos, acetilcolina com sua ação fenotiazinica é efetiva para controlar as náuseas e os vômitos. Efeito depressor ocorre em 1 a 2 horas após administração da droga e de duração do efeito ao redor de 4 a 12 horas. Seus efeitos são potencializados com a administração de 25 mg de efedrina oral. O primeiro efeito colateral é a sedação, é potencializado em associação de anti-histamínicos suaves. Pode ocorrer secura da boca e dilatação pupilar, e efeitos extrapiramidais podem ocorrer com altas dosagens.

- *Escopolamina* (buscopan): é um inibidor competitivo da acetilcolina com receptores muscarínicos. São encontrados na área postrema e formação reticular, ambas as quais estão envolvidos os reflexos eméticos e sua ação anticolinérgica fornece à droga eficácia do controle do vômito. No núcleo vestibular devido a receptores de acetilcolina fornece à droga o seu efeito depressor vestibular. Efeitos colaterais são secura da boca e sonolência, retenção urinária pode ser observada em alguns casos, desorientações e psicoses são indicações de suspensão da droga. Contra-indicado em crianças, pode ser utilizado no idoso com muita precaução.

- *Diazepam*: é um benzodiazepínico (Valium) devido ao seu efeito depressor vestibular, são agonistas do GABA, a maioria dos neurotransmissores inibitórios do núcleo vestibular e cerebelo. Via oral ou intravenosa, efeito rápido em 2 horas após ingestão oral da droga controla náuseas devido à movimentação. Pode retardar a compensação das lesões vestibulares. Seu uso restringe a estágios agudos das labirintopatias. Sonolência é o efeito colateral, é livre dos efeitos anticolinérgicos de muitos outros depressores vestibulares. O efeito mais prejudicial é a potencialização da adição, ocorrendo a síndrome da retirada após uso contínuo por diversas semanas ou meses. Contra-indicada em glaucomas.

- *Antieméticos*: qando náuseas e vômitos são proeminentes, associações de antieméticos e depressores para controlar os sintomas podem ser uma boa opção. Essas medicações têm propriedades antagonistas dopaminérgicas centrais e acredita-se prevenir a êmese por inibição da zona do disparo dos quimiorreceptores. A duração do tratamento devido aos efeitos colaterais é de poucos dias de tratamento, pois pode ocorrer Parkinson, distonias e discinesias.

- *Metoclopramida*: é uma benzamida que contém cadeia fenotiazida resultando em um efeito antidopaminérgico. Ação depressora na zona do disparo, quimiorreceptores e antagonistas serotonínicos, receptor 5 HT no trato gastrointestinal. Pode ser utilizado vias oral e parenteral com ação nas primeiras horas, com vida média de 5 a 8 horas. Tratamento médico é relevante aos sintomas. Colocar o paciente em posição supina em quarto escuro sem inclinar ou movimentar subitamente a cabeça do paciente. Em alguns casos quando ocorre infecção infectada pelo herpes pode ser utilizado "zovirax" ou "aciclovir", tem sido utilizado para o tratamento sistêmico da doença viral em crianças, embora ainda não esteja esclarecida se a perda auditiva está freqüentemente associada a distúrbios, tais com citomegalovírus e infecção por rubéola. Não tem publicações referentes da eficácia dos agentes antivirais em adultos com provável neurolabirintite viral. Há seis grupos de drogas gerais:

1. **Anticolinérgicos:** escopolamina e Atropina 0,25 e 0,5 mg. Efeito anticolinégico com depressão central nos disparos espontâneos no núcleo vestibular e diminuição das respostas aos estímulos vestibulares. Ação da droga atua nos núcleos vestibulares mediais lateral e formação reticular.
2. **Monoaminérgicos – Anfetaminas e Efedrina:** apresentam um efeito inibitório no núcleo vestibular, efeitos colaterais são secura da boca e ocasionais sintomas extrapiramidais.
3. **Anti-histamínicos:** controlam as vertigens, embora os mecanismos de ação sejam desconhecidos. Como os efeitos anticolinérgicos e simpatomiméticos, agem centralmente para minimizar os sintomas vestibulares meclazina, dimenidratos. Essas drogas causam sedação, efeitos antieméticos, e secura na mucosa pode ser observada.
4. **Fenotiazínicos:** ação dopaminérgica do SNC com algumas ações anti-histamínicas e anticolinérgicas, efeitos comuns: sedação, antiemético e secura da boca e sintomas significantes piramidais.
5. **Benzodiazepínicos – Diazepam:** efeito tranqüilizante de ação depressora no núcleo vestibular e sistema reticular, efeitos sedativo e antiemético. São agonistas do GABA.
6. **Butirofenonas:** agem centralmente de maneira similar às "fenotiazinas", efeitos colaterais, sedação, secura da boca e sintomas extrapiramidais.

Reabilitação vestibular está indicada logo após o quadro agudo de náuseas e vômitos, podendo continuar até que as tonturas e os desequilíbrios se minimizem.

Neurolabirintite pode estar presente com surdez súbita (freqüentemente unilateral, mas pode ser bilateral), vertigem aguda (associada aos sintomas autonômicos), ou com algumas combinações de sintomas auditivos e vestibulares. A perda auditiva pode ocorrer em diversas horas e mesmo estender-se a diversos dias (Schucnecht, 1973), perda profunda e pode ser permanente, e em muitos casos é reversível em mais de 50% dos casos (com e sem tratamento). *Tinnitus* e plenitude auricular são os envolvimentos mais comuns.

Neurolabirintite vestibular (neuronite vestibular, neurite vestibular) tipicamente é manifestada por ataques de vertigem, náuseas e vômitos por diversas horas. Os sintomas são bem evidenciados nas primeiras 24 horas e então gradualmente desaparecem após algumas semanas. Apresenta nistagmos espontâneos, tem instabilidades e dificuldades para focalizar objetos devido aos nistagmos espontâneos.

Cerca de 5% de todas as labirintopatias são devidas a neurite vestibular ou neuronites vestibulares. Ocorre em todas as faixas etárias.

REFERÊNCIAS BIBLIOGRÁFICAS

Baloh RW, Honrubia V. Clinical neurophysiology of the vestibular system. In: Davis FA (2ª edição). Philadelphia, 1990.

Baloh RW, Ishyama A, Wackym PA, Honrubia V. Vestibular neuritis: clinical pathologic correlation. *Otolaryngology HSN* 1996;114:586-592.

Böhmer A, Rickenmann J. The subjective visual vertical as a clinical parameter of vestibular function in peripheral vestibular diseases. *J Vest Res* 1995;5:35-46.

Brantberg K, Magnusson M. The dynamics of the vestibulo-ocular reflex in patients with vestibular neuritis. *Am J Otolaryngol* 1990;11:345-351.

Coats AC. Vestibular Neuronitis. *Acta Otolaryngol (Stockh)* 1969;(Suppl)251:1-32.

Cohn AM, House HP, Lindsay JR. Deafness in early childhood: A case report. *Laryngoscope* 1970;80:1665-1679.

Dai MJ, Curthoys IS, Halmgyi GM. Linear acceleration perception in the roll plane before and after unilateral vestibular neurectomy. *Exp Brain Res* 1989;77:315-328.

Dix Mr, Hallpike CC. The pathology symptomatology and diagnosis of certain common disorders of the vestibular system. *Pro R Soc Med* 1952;45:341-54.

Fetter M, Dichgans J. Vestibular neuritis spares the inferior division of the vestibular nerve. *Brain* 1996;119:755-763.

Fetter M, Zee DS. Recovery from unilateral labyrintectomy in rhesus monkeys. *J Neurophys* 1988;59:370-407.

Fisch U. The vestibular response following unilateral vestibular neurectomy. *Acta Otolaryngol (Stockh)* 1973;75:229-238.

Friedmann G. The judgment of the visual vertical and horizontal with peripheral and central vestibular lesions. *Brain* 1970;93:313-328.

Goebel JA, Ó'Mara W, Gianoli G. Anatomic considerations in vestibular neuritis. *Otol Neurotol* 2001;22:512-518.

Haid T, Mirsberger J. Die periphere Neuropathia vestibularis und ein zentral-vestibulares Equivalent. *HNO* 1985;33:262-270.

Heller M, Lindberg P. Sudden perceptive deafness. Report of five cases. *Ann Otol Rhinol Laryngol* 1955;64:951-940.

Hess K, Dürsteler MR, Reisine H. Analysis of slow phase eye velocity during the course of an acute vestibulopathy. *Acta Otolaryngol (Stockh)* 1984;(Suppl)406:227-230.

Karmody CS. Viral labyrinthitis. Early pathology in the human. *Laryngoscope* 1983;93:1527-1533.

Lieberman AT. Unilateral deafness. *Laryngocope* 1957;67:1237-1265.

Lindsay J. Sudden deafness due to virus infection. *Arch Otolaryngol* 1959;69:13-18.

Maioli C, Precht W, Ried S. Short and long-term modification of vestibulo-ocular response dynamics following unilateral vestibular nerve lesions in cat. *Exp Brain Res* 1983;50:259-274.

Schucknecht HF. *Pathology of the ear.* 2. ed. Cambridge: Massachusetts, Havard University Press, 1993.

Schukenecht HF, Kimura RS, Naufal PM. The pathology of sudden deafness. *Acta Otolaryngol* 1973;76:75-97.

Silvoniemi P. Vestibular neuronittis: an otoneurological evaluation. *Acta Otolaryngol (Stockh)* 1988;453(Suppl):1-72.

Torok N. Differential caloric stimulation in vestibular diagnosis. *Arch Otolaryngol* 1969;90:52-57.

Van Dishoeck HAE, Bierman TA. Sudden perceptive deafness on viral infection: Report of the first one hundred patients. *Ann Otol Rhinol Laryngol* 1957;88:963-980.

Vetri RW, Wilson WR, Sprinkle PM. The implication of viruses in idiopathic sudden hearing loss Primary infection or reactivation of latent viruses?. *Otolaryngol Head Neck Surg* 1981;89:137-141.

Westmore GA, Pickard BH, Stern H. Isolation of mumps virus the inner ear after sudden deafness. *Brit Med J* 1979;1:14-15.

Tratamento Cirúrgico do Paciente Vertiginoso

Luiz Lavinsky

INTRODUÇÃO

A cura do paciente vertiginoso pode ser obtida mediante diagnóstico adequado, tratamento medicamentoso, fisioterápico ou dietético, ou, ainda, respeitando a história natural da doença, que, em boa parte das vezes, é autolimitada, podendo desaparecer naturalmente ou ser bem mantida. A cirurgia se torna necessária quando a gênese do processo é persistente, quando se deseja abreviar a cura ou quando as seqüelas do processo geram informações erradas aos centros cerebrais, mantendo a sintomatologia. Nesses casos, a orelha deve ser corrigida ou abolida para que o processo vertiginoso, que muitas vezes é extremamente incapacitante, seja suprimido.

Para que isso seja factível, o otologista necessita, mais do que selecionar rotinas, ter uma dedicação mais ampla ao diagnóstico clínico e empregar recursos reabilitadores, pois muitas vezes o resultado cirúrgico depende mais do diagnóstico do que propriamente da técnica empregada. Portanto, nesta, como em poucas outras áreas da otorrinolaringologia, o cirurgião precisa exercer plena atividade clínico-cirúrgica.

A cirurgia otológica teve o seu maior impacto com o desenvolvimento de técnicas invasivas e eficientes para tratar pacientes incapacitados pela vertigem. Predominaram técnicas destrutivas, como as labirintectomias, e outras conservadoras, porém bastante invasivas, como as neurectomias. Além dessas, foram desenvolvidas técnicas conservadoras menos invasivas, como a descompressão do saco endolinfático, cuja real efetividade ainda constitui tópico polêmico.

Com a evolução dos meios diagnósticos, principalmente por imagem, dos conceitos científicos, que resultaram em diagnósticos diferenciais mais objetivos, e, finalmente, dos recursos terapêuticos clínicos, hoje continuamos realizando cirurgias para o tratamento dos vertiginosos; porém, reduziram-se drasticamente as indicações. Atualmente, predominam as técnicas conservadoras de simples execução.

Assim, o presente capítulo será seletivo e enfatizará as rotinas cirúrgicas que hoje prevalecem em uso. Praticamente todas essas técnicas podem ser realizadas pelo cirurgião otológico com treinamento para atuar cirurgicamente na otite média crônica. Portanto, a cura do paciente vertiginoso incapacitado para os tratamentos convencionais é uma atividade que deve ser rotineira para todo otologista.

INDICAÇÕES

As indicações fundamentais para a realização de cirurgia de vertigem estão relacionadas às seguintes patologias: doença de Ménière, fístulas perilinfáticas, pós-trauma craniano ou cirúrgico, vertigens posicionais severas, colesteatomas com fístulas e, mais recentemente, alças arteriais. A indicação também ocorre em situações mais raras, como casos de patologias infecciosas e inflamatórias (labirintite infecciosa e serosa) e pós-estapedectomia (granulomas e fístulas).

INCIDÊNCIA

A incidência de cirurgia é difícil de precisar, pois varia muito conforme a população estudada, o nível socioeconômico e, principalmente, a origem dos dados. Quando os dados provêm de centros de referência, os percentuais são bem maiores. Os números oscilam entre 1,5 e 15% dos casos com vertigem. No entanto, a população com que trabalhamos tem menos acesso à medicina e é mais tolerante aos sintomas, o que reduz bastante a incidência de casos cirúrgicos. Nossa estatística se aproxima à estatística publicada pela *Unité d'Oto-Neurologie de Genève* referente ao período entre 1980 e 1990, que refere um índice em torno de 1,5% para o tratamento cirúrgico das vertigens otológicas (Hausler, 1994).

Considerando a grande prevalência da vertigem na população, certamente este percentual pequeno de indicações ainda corresponde a um número grande de cirurgias.

CIRURGIA DA VERTIGEM CONFORME A PATOLOGIA

Na doença de Ménière, a cirurgia está indicada quando realizamos tratamento medicamentoso intensivo e o paciente segue com crises de vertigem incapacitante e/ou perda progressiva da audição. É elevado o número de técnicas disponíveis, o que torna difícil estabelecer nossa própria vivência com todas.

Algumas técnicas são conservadoras, procurando agir sobre a provável etiologia. A técnica mais simples é a quimiocirurgia, onde aminoglicosídeos, como a gentamicina, são aplicados na orelha média (Hellström & Odkvist, 1994); outra forma de quimiocirurgia é a perfusão de estreptomicina pelo canal semicircular lateral.

Entre as técnicas conservadoras estão incluídas a cirurgia do saco endolinfático por descompressão simples (Shambaugh et al., 1969), por descompressão e drenagem para a mastóide (Portmann, 1987) ou para o espaço subaracnóideo (Watanabe et al., 1969), implante de lâmina de Silastic® para a mastóide (Paparella & Sajjadi, 1987; Arenberg et al., 1977), tubo capilar (Morisson, 1976) ou tubo capilar com câmara de fluido, *shunt* com válvula unidirecional sensível à pressão (Arenberg & Gibson, 1989) e, finalmente, *shunt* para o espaço subaracnóideo (House, 1962).

Existe um outro grupo de técnicas conservadoras que não atuam no sistema endolinfático distal, e sim no proximal. Algumas são realizadas através da platina do estribo, e outras, através da janela redonda. Pela janela oval temos a saculotomia (Fick, 1964), o procedimento da taxa (Cody, 1969) e a saculocentese (Shea, 1983). Pela janela redonda temos a diurese osmótica com NaCl (Arslan, 1965), a cocleostomia (Morisson, 1976), a cocleossaculotomia (Schuknecht, 1982), o *shunt* intracoclear (Shea, 1983) e a diálise coclear (Morrison, 1976). Existem outras técnicas que atuam em outras porções da cápsula labiríntica, como a criocirurgia, determinando uma fístula no canal semicircular lateral (Wolfson et al., 1966) ou atuando no promontório com um *shunt* oticoperótico (Hammerschlag et al., 1968). Incluem-se, ainda, como medidas conservadoras, a neurectomia seletiva vestibular via fossa média (House, 1962), a neurectomia retrolabiríntica (Silverstein & Smouha, 1987) e a neurectomia retrossigmóidea (Silverstein et al., 1976).

As técnicas destrutivas – labirintectomias e neurectomias – removem parcial ou totalmente o labirinto enfermo. O número dessas técnicas é menos expressivo (Arenberg, 1989; Aremberg & Gibson, 1990), e estão incluídas entre elas a labirintectomia, que envolve a abertura e a retirada do conteúdo do canal semicircular lateral (Cawthorne, 1957), a labirintectomia transcanal, em que se retira o sáculo, o utrículo e a ampola de canais semicirculares, e a remoção do promontório entre as janelas oval e redonda (Armstrong, 1959). É viável a realização da labirintectomia simples e completa com a abertura dos canais semicirculares, da combinação de uma labirintectomia transmastóide com secção translabiríntica do oitavo par craniano (Pulec, 1969), da labirintectomia translabiríntica com retirada do sáculo e do utrículo (Antoli Candela, 1969), da labirintectomia transcanal com neurectomia cocleovestibular (Silverstein et al., 1976) ou da labirintectomia pela janela oval, com retirada de conteúdo do vestíbulo e colocação de estreptomicina (Cole & Reams, 1983).

Deve-se, ainda, fazer referência ao emprego da simpatectomia e à colocação de tubo de ventilação.

Como a doença de Ménière é potencialmente bilateral (70%) e conserva uma audição remanescente útil para o implante coclear, a tendência atual é no sentido de fazer cirurgias conservadoras (Benecke et al., 1986; Silverstein & Smouha, 1987).

CIRURGIA DA DOENÇA DE MÉNIÈRE: TÉCNICAS MAIS EMPREGADAS

Diante de tantas alternativas, é importante que se adquira experiência em algumas técnicas, para otimizar seus resultados. As técnicas conservadoras mais empregadas são a quimiocirurgia, a descompressão do saco endolinfático, a neurectomia retrolabiríntica e a cocleossaculotomia. Entre as destrutivas, as mais empregadas são a labirintectomia por via da janela oval e por via translabiríntica e a neurectomia vestibular translabiríntica.

Critério de escolha da técnica cirúrgica

Quando falharem todas as tentativas de tratamento clínico, faremos quimiocirurgia. Se esta falhar, optaremos pela descompressão do saco endolinfático com *shunt*. Se esta, por sua vez, também falhar, existem três opções:

1. Em orelha não-protetizável, de idoso, indica-se cocleossaculotomia ou labirintectomia transcanal.
2. Em orelha de jovem, indica-se a labirintectomia transmastóidea.
3. Em orelha protetizável, está indicada a neurectomia vestibular retrolabiríntica. Existem inúmeras outras alternativas. Contudo, essas nos parecem adequadas para a solução de praticamente todos os casos.

Labirintectomia química

A labirintectomia química foi desenvolvida como um tratamento efetivo, simples e sem os efeitos adversos das técnicas destrutivas, particularmente no que se refere à perda auditiva.

Joseph Hawkins, em 1947, foi o primeiro a descrever o uso de aminoglicosídeos como tratamento ablativo do sistema vestibular em pacientes vertiginosos não responsivos ao manejo clínico. O uso sistêmico inicial do aminoglicosídeo proposto por Hawkins foi sendo progressivamente substituído pelo seu uso exclusivo na orelha média, seja intratimpanicamente ou via canal semicircular lateral, dando maior especificidade de ação ao aminoglicosídeo e, em conseqüência, reduzindo significativamente seu potencial de paraefeitos sistêmicos.

O potencial ototóxico dos aminoglicosídeos é bem reconhecido. Como tem sido descrito, essa potencialidade pode ser afetada por inúmeras variáveis, muitas das quais se inter-relacionam, modificando, assim, a possibilidade de lesão cocleovestibular. Assim sendo, o risco de toxicidade vestibular e/ou coclear se relaciona à duração do tratamento, idade do paciente, dose cumulativa do fármaco, intervalo entre as aplicações, suscetibilidade individual, função renal e exposição concomitante a ruído.

O embasamento teórico para a aplicação transtimpânica de aminoglicosídeos consiste na toxicidade preferencial deste tipo de fármaco pelas células ciliadas vestibulares, de forma que essas parecem mais suscetíveis a determinados aminoglicosídeos, como a gentamicina. Essa toxicidade preferencial permite, ao menos teoricamente, a redução da função vestibular ipsilateral sem envolvimento auditivo. A gentamicina é o produto que melhor preenche este requisito, com a vantagem de permitir bom resultado, mesmo com a permanência de função labiríntica residual, resultando em menos instabilidade e oscilopsia pós-tratamento. A técnica consiste na realização de miringotomia no quadrante póstero-inferior, com ou sem colocação de tubo de ventilação, e administração transtimpânica de gentamicina tamponada junto ao nicho da janela redonda. Para tal, gentamicina, a uma concentração de 40 mg/ml, é adicionada a bicarbonato de sódio a 8,4% (com 3 ml de gentamicina na concentração de 40 mg/ml, adicionados a 0,5 ml de bicarbonato de sódio a 8,4%, obtém se um pH aproximado de 6,4) (Cass et al., 1992). A solução é administrada diariamente até o paciente se queixar de vertigem e instabilidade e até o aparecimento de um nistagmo do tipo destrutivo, visto com lentes de Frenzel. A audiometria deve ser realizada diariamente, enquanto que o estudo da função vestibular deve ser feito antes e logo após o tratamento e após 6 meses.

De acordo com Hellström & Odkvist (1994), o risco de perda auditiva aumenta se o tratamento for mantido por mais de 6 dias consecutivos. O número ideal de aplicações é quatro. A labirintectomia química não deve ser utilizada em pessoas com mais de 70 anos. Logo após o tratamento, exercícios de compensação labiríntica devem ser introduzidos.

O duplo efeito da gentamicina no aparelho vestibular pode não somente envolver a ablação das estruturas nervosas, mas também reverter os efeitos da hidropisia endolinfática, por atuar nas células produtoras de endolinfa. Com efeito, demonstrou-se, em estudos experimentais em animais, que as células negras vestibulares, parcialmente responsáveis pelo processo de produção endolinfática, são as primeiras a sofrer lesão quando da administração transtimpânica de aminoglicosídeos, precedendo, pois, o comprometimento das células ciliadas sensoriais (Pender, 1985). Com relação a essas últimas, acredita-se que as células localizadas no nível da espira basal da cóclea sejam as mais suscetíveis à ototoxicidade pela gentamicina (Park & Cohen, 1982).

As células negras localizam-se tanto no nível das cristas ampulares dos canais semicirculares quanto no nível da parede posterior do utrículo e da parede lateral da *crus communes* (Kimura, 1982). São as células negras localizadas nas cristas ampulares, contudo, as lesadas em decorrência da administração dos aminoglicosídeos. Postula-se que o comprometimento das células negras conduza à diminuição da produção endolinfática, com conseqüente controle da hidropisia (Monsell, 1994).

A labirintectomia química tem a desvantagem de agir pela janela redonda e, portanto, estar mais em contato com a cóclea do que os demais métodos. Além disso, a quantidade de aminoglicosídeos que vai ser absorvida pela janela redonda não é precisa.

Após cada injeção intratimpânica, demonstrou-se que o tempo durante o qual o paciente permanece em posição supina interfere nos resultados do tratamento quimiocirúrgico, tendo Youssef & Poe (1998) demonstrado ser mais efetiva a permanência nessa posição por 45 minutos, comparativamente a 30 e 60 minutos.

Mais recentemente, tem-se preconizado a administração do aminoglicosídeo através de um cateter, inserido através da miringotomia até junto ao nicho da janela redonda. Essa forma de administração parece permitir um maior controle da dose empregada com menor perda através da tuba auditiva, possibilitando, assim, ao menos teoricamente, a utilização de doses menores do fármaco.

Em estudo comparando os resultados do uso convencional da gentamicina com o uso por cateter, Hoffer *et al*. (1998) observaram que os resultados quanto à vertigem eram semelhantes, porém as diferenças entre os dois grupos em relação à melhora do zumbido e plenitude aural foram estatisticamente significativas. Esses autores observaram que, com o uso do cateter, a perda auditiva era irrelevante, e a da função vestibular, praticamente nula.

DeCicco *et al*. (1998) estudaram 18 pacientes com doença de Ménière incapacitante usando o tratamento com microdose por meio de cateter após um seguimento de 6 a 18 meses. A vertigem foi eliminada em todos os pacientes, o zumbido melhorou significativamente e a plenitude aural melhorou em 94% dos pacientes.

Menos consensual do que o aminoglicosídeo a ser utilizado é a dose a ser administrada em cada aplicação, o número de aplicações e o intervalo entre elas. Com efeito, as doses totais de gentamicina intratimpânica utilizadas têm sido amplamente variáveis: 11 mg (Watanabe *et al*., 1995), 180 mg (Schmidt & Beck, 1980), 90 a 330 mg (Möller, 1968) e 24,7 mg (Yamazaki *et al*., 1991). A maior parte dos autores tem preconizado a utilização da gentamicina em esquemas ditos "agudos", com aplicações diárias até que as respostas desejadas sejam obtidas.

Por outro lado, alguns autores têm preconizado a associação de corticóide à gentamicina administrada transtimpanicamente, como forma de reduzir os danos para a audição. É comum o desenvolvimento de instabilidade postural, geralmente transitória, decorrente da deterioração aguda e unilateral da função labiríntica (Magnusson & Padoan, 1991).

Mais recentemente, a estreptomicina voltou a ser usada mediante perfusão no canal semicircular horizontal (Norris *et al*., 1990). De acordo com o estudo, haveria um risco de 25% para a cóclea, com efeito satisfatório para a vertigem; porém, o procedimento envolve uma cirurgia, com os seus riscos inerentes.

A análise dos resultados do uso da gentamicina intratimpânica se torna dificultosa, tendo em vista que os trabalhos têm períodos de controle muito diversos. Da mesma forma, são muito diversos os critérios de inclusão, as formas de aplicação e a descrição dos resultados. Ainda assim, a melhora substancial da vertigem para um período de controle de 1 a 2 anos oscila entre 70 e 90% dos casos. Entre 20 e 30% dos casos sofrem algum tipo de perda auditiva, e em aproximadamente dois terços dos casos, temos uma drástica melhora do zumbido (Kaasinen *et al*., 1998; McFeely *et al*., 1998; Watanabe *et al*., 1995; Hirsch & Kamerer, 1997; Odkvist *et al*., 1997).

Para maiores detalhes sobre o tema, consulte o Capítulo 99, Quimiocirurgia com Gentamicina no Tratamento da Doença de Ménière.

Descompressão do saco endolinfático

A vantagem da descompressão do saco endolinfático consiste em sua natureza não-destrutiva. É o procedimento de escolha quando a quimiocirurgia não tem sucesso.

A técnica é relativamente simples. Faz-se a mastoidectomia simples e realiza-se uma cuidadosa esqueletização entre o canal semicircular posterior e o bulbo da jugular. O saco endolinfático é encontrado medialmente nas células retrofaciais, em posição inferior ao canal semicircular posterior (Fig. 96-1). A seguir, faz-se uma ampla descompressão; a exposição final é feita com broca de diamante. O seio lateral pode ser descomprimido e retraído se a mastóide for reduzida, e, então, procede-se a uma incisão no saco endolinfático e coloca-se um *shunt*, que é uma peça de Silastic® ou silicone em forma de T.

Inúmeras modificações a essa técnica têm sido propostas. Em 1954, Yamakawa & Naito propuseram o desenvolvimento de um *shunt* entre o saco endolinfático e o espaço subaracnóideo, com o intuito de evitar a obliteração pós-operatória da incisão de drenagem experimentada com a técnica de Portmann. Esse procedimento de *shunt* saco endolinfático/espaço subaracnóideo foi popularizado por House, o qual, através da incisão da parede interna do saco endolinfático, criava uma comunicação com o espaço liquórico, mantida através da inserção de um tubo (House, 1962). Outras alterações sugeridas incluem a colocação de um dreno de politetrafluoretileno no saco endolinfático (Shea & Ge, 1994), a colocação de Silastic® no lú-

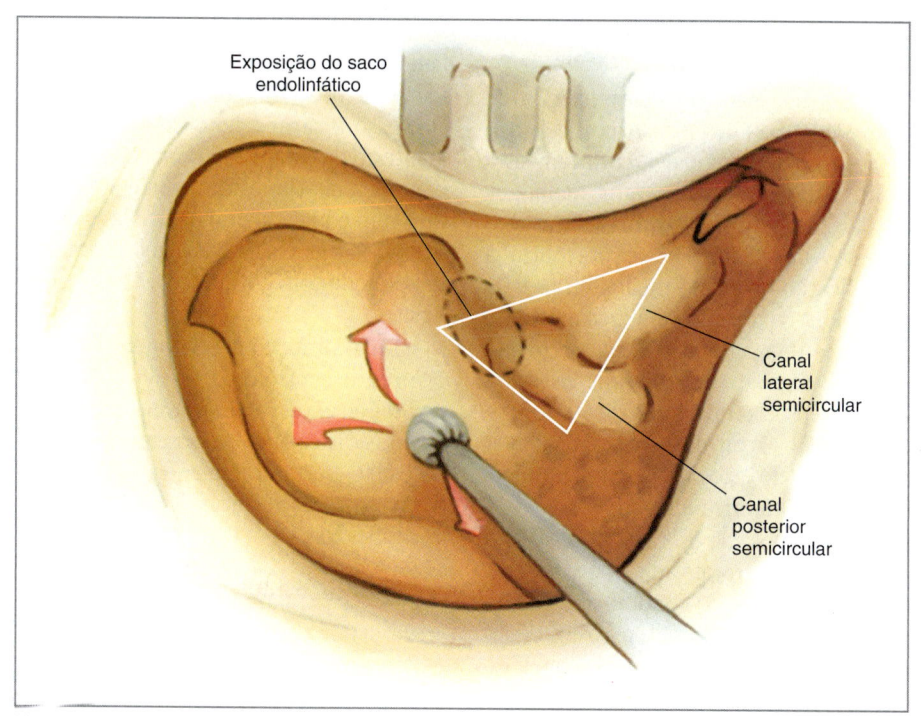

Capítulo 96 — Tratamento Cirúrgico do Paciente Vertiginoso

Fig. 96-1
Visão esquemática da exposição do saco endolinfático. (Reproduzido com autorização de Goycoolea et al., 1989.)

Portmann descreveu 65 a 77% de melhora da vertigem e 35% de atenuação de controle total da vertigem em 70% dos pacientes e de controle substancial em 90%, com preservação da acuidade auditiva em 90% ou mais dos casos e melhora auditiva em cerca de um terço desses pacientes (Portmann, 1987).

▪ Neurectomia vestibular retrolabiríntica

Indica-se a neurectomia vestibular retrolabiríntica quando ocorre insucesso na descompressão do saco endolinfático. Essa técnica está associada à baixa morbidade e pode ser feita em qualquer idade; porém, apresenta uma desvantagem importante, que é o fato de se perder o plano de clivagem entre o nervo coclear e o vestibular, o que pode determinar uma secção incompleta do nervo.

Após uma mastoidectomia simples bem ampla, a dura da fossa posterior é exposta. Uma ampla exposição do seio sigmóide é a chave para uma adequada exposição por esta rota. Faz-se uma grande incisão em forma de U na dura-máter, com base anterior. Sutura-se o *flap* com seda. Pela liberação do liquor, o cerebelo se afasta, e os nervos são expostos; às vezes, consegue-se melhorar a exposição com a ajuda de manitol intravenoso (Fig. 96-2).

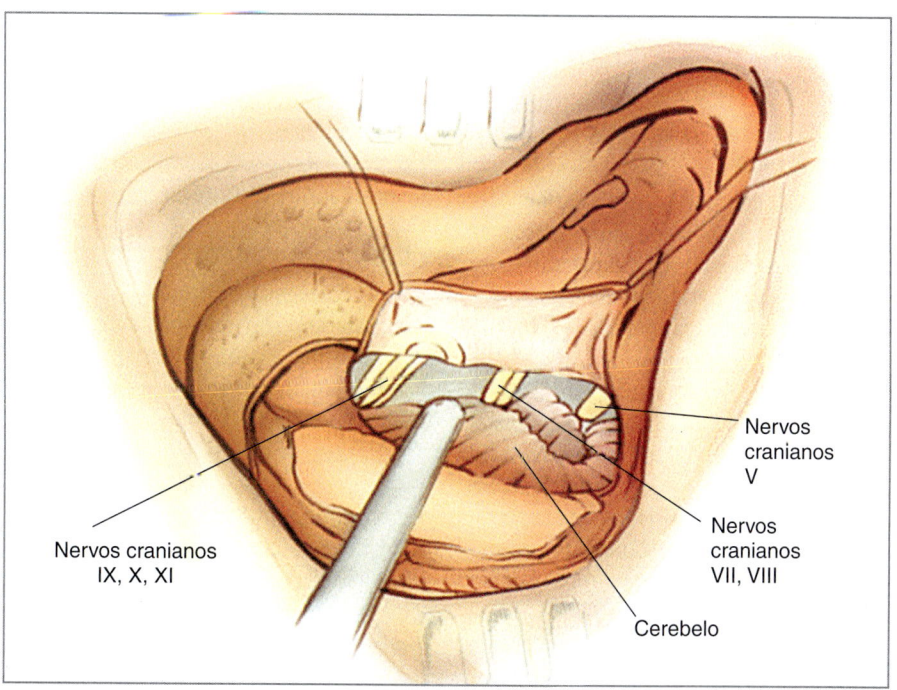

men e/ou a descompressão associada do seio sigmóide (Paparella & Goycoolea, 1981; Paparella & Sajjadi, 1987), a introdução de uma válvula no lúmen do saco endolinfático com vistas à drenagem do excesso de endolinfa (Arenberg et al., 1980), e, por fim, a remoção do osso que recobre o saco endolinfático, sem a necessidade de incisões ou drenos.

As complicações são pouco freqüentes, havendo registro de 1 a 3% de surdez profunda, 4% de paralisia transitória do facial e 0,5% de fístulas liquóricas e meningite. O *shunt* subaracnóideo aumenta o índice de complicações, com 4% de meningite e fístula liquórica (Brackmann et al., 1987; Shelton et al., 1989).

A lógica dessa cirurgia é muito discutida. Na base está o entendimento de que o *shunt* drena o excesso de endolinfa e alarga a luz do saco, ampliando a superfície de absorção, enquanto que a descompressão óssea reduz a pressão e aumenta o suprimento de sangue e as trocas (Glasscock et al., 1989).

O estudo simulado duplamente cego realizado por Thomsen et al. (1981) trouxe controvérsia quanto a este procedimento, por mostrar que o resultado era semelhante ao placebo (mastoidectomia). Porém, essa pesquisa contou com pequena amostragem e características estatísticas discutíveis. Pillsbury et al. (1983) repetiram o estudo e obtiveram 87% do resultado favorável para o *shunt* e 47% para o placebo (Smith & Pillsbury, 1988).

Fig. 96-2
Visão esquemática da via de acesso retrolabiríntica ao ramo vestibular do nervo vestibulococlear. (Reproduzido com autorização de Goycoolea et al., 1989.)

O sétimo e oitavo nervos cranianos situam-se entre o quinto e o nono; o quinto cefalicamente e o nono caudalmente. O sétimo está por baixo. A posição vestibular ocupa a porção superior do nervo, mais acinzentada, e a porção coclear está na porção inferior, mais branca. Há, em geral, uma pequena veia entre elas.

Se o corte do nervo for completo, este geralmente se retrai. Sutura-se a meninge, tampona-se com gordura abdominal e faz-se um curativo compressivo.

O paciente permanece 2 dias em terapia intensiva e se mantém hospitalizado, em geral, por 7 dias. Os resultados são semelhantes aos da fossa média, porém são melhores na manutenção da audição (McElveen et al., 1984; Zini, 1988).

Shelton & Brackmann (1989) relatam que, em 300 cirurgias, não houve nenhum caso de paralisia facial; em 5% dos casos ocorreram fístulas liquóricas, que foram resolvidas com curativos compressivos, raramente exigindo reintervenção. Também foram pouco freqüentes as complicações de meningite. É apropriada associação ao neurocirurgião, pela experiência que este profissional tem com as intercorrências de pós-operatório.

A técnica oferece a vantagem de não comprimir estruturas nervosas, como a via retrossigmóidea e da fossa média. Em relação a esta última, a dissecção é tecnicamente mais fácil, sendo a exposição maior; os resultados, porém, são semelhantes.

■ Secção do nervo vestibular por fossa média

A secção do nervo vestibular por fossa média está indicada para pacientes portadores de vertigem incapacitante em que falharam os tratamentos medicamentosos e as cirurgias já mencionadas.

A técnica proporciona a vantagem de viabilizar a secção do nervo em um segmento em que ele está bem individualizado. É mais recomendada para pacientes jovens, pois no idoso é mais difícil elevar a meninge, sendo menos tolerável a retração do lobo temporal. Constitui, portanto, uma via que atualmente tem uso restrito a poucos casos.

A técnica cirúrgica consiste na realização de uma craniotomia de aproximadamente 2,5 × 2,5 cm na porção escamosa do osso temporal. Dois terços da abertura se localizam anteriormente ao canal auditivo externo, situando-se posteriormente o terço restante.

Com um afastador auto-estático de House-Urban ou de Fisch, procede-se à liberação da meninge e identificam-se a eminência arcuata e a artéria meníngea média. Entre essas estruturas situa-se o petroso superficial. House preconiza a identificação do plano meatal através da localização da artéria meníngea média do nervo petroso superficial maior (plano meatal logo abaixo e à direita). Fisch usa como referência um ângulo de 60° formado pela linha azul do canal semicircular superior e pelo eixo do plano longitudinal do conduto auditivo interno.

Após exposição óssea ampla e abertura da dura, encontram-se os nervos vestibulares superiores ao conduto auditivo interno. O inferior situa-se em posição mais profunda. Após a neurectomia, a área do osso removido é preenchida com um retalho livre de músculo temporal. A meninge e o lobo temporal são, então, reposicionados. O retalho ósseo é recolocado, sendo suturados os planos superficiais.

Fisch (1988) realizou o controle de vertigem em 94% dos pacientes. A audição melhorou ou se estabilizou em 51 a 83% dos casos, e em 50% ocorreu melhora do zumbido. As razões para esses resultados não estão muito esclarecidas. O acesso pela fossa média é tecnicamente mais difícil, pois as referências são menos definidas, e constitui-se em procedimento mais sangrante que o da via retrolabiríntica.

Nos raros casos de falha da via retrolabiríntica, deve-se fazer a secção pela fossa média, pois a completa exposição do canal auditivo propicia secção total.

■ Cocleossaculotomia

A cocleossaculotomia é indicada como tratamento dos pacientes idosos com sintomas incapacitantes que têm audição pobre, mas revelam boa função vestibular nas provas eletronistagmográficas.

Trata-se de uma opção favorável, pois pode ser realizada com anestesia local, dispensando importante compensação labiríntica, que é difícil em idosos. Como gera alta incidência de hipoacusia neurossensorial no pós-operatório, a cocleossaculotomia é reservada para pacientes com audição pobre.

A técnica baseia-se no trabalho de Schuknecht (1982), o qual observou que a realização de uma perfuração no ducto coclear, associada a uma fratura óssea da lâmina espiral, determina uma fístula permanente (procedimento rápido e seguro). O acesso à caixa é feito de forma semelhante ao da estapedectomia (retalho timpanomeatal). Um estilete em ângulo reto de 3 mm é introduzido na janela redonda e dirigido à janela oval. A janela redonda é tamponada com gordura, e o retalho é reposto.

De acordo com Schuknecht (1982), ocorreu o controle da vertigem em 72% de 90 pacientes; a audição ficou pior em 45% dos casos; em 12%, ocorreu com cofose. Esta é, portanto, uma técnica intermediária entre as técnicas conservadoras e as destrutivas.

■ Labirintectomias

A labirintectomia tem sido indicada em pacientes com vertigem e/ou outras perturbações da função labiríntica de caráter persistente ou recorrente, sem possibilidade de controle clínico e que exibam comprometimento auditivo significativo. O comprometimento auditivo tem sido definido por um limiar tonal médio superior a 70 dB e uma discriminação igual ou inferior a 40%.

A exemplo da avaliação audiométrica, é indispensável a realização pré-operatória da eletronistagmografia, com o objetivo de definir a função vestibular contralateral. De fato, pacientes com comprometimento contralateral da função vestibular não são, a princípio, candidatos cirúrgicos ideais, dado o potencial de desequilíbrio persistente, por vezes com oscilopsia, quando do comprometimento bilateral da função vestibular.

Duas abordagens têm sido utilizadas para a realização da labirintectomia: a transcanal e a transmastóidea.

Labirintectomia transcanal

É indicada em pacientes com vertigem incapacitante, estado de saúde precário e orelhas não-protetizáveis. Exige rápida anestesia geral, pois a vertigem transoperatória é desconfortável.

A técnica se baseia em retirar a bigorna e o estribo. Expõe-se a janela oval e aspira-se o conteúdo do vestíbulo. Com broca, juntam-se as duas janelas, removendo-se o osso do promontório. Introduz-se um gancho de 4 mm, que viabiliza a remoção do neuroepitélio de forma sistemática e meticulosa.

O vestíbulo é tamponado com Gelfoam embebido com ototóxicos ou gordura. O paciente recebe alta quando a vertigem pós-operatória cede.

Hammerschlag & Schuknecht (1981) referem controle da vertigem em 97% dos casos. Houve instabilidade a longo prazo nos movimentos rápidos de cabeça em 22% dos casos. As complicações são raras e consistem em paralisia facial transitória e liquorréia em aproximadamente 2% dos casos. A técnica tem a desvantagem de fazer remoção pré-ganglionar, podendo formar neuromas no vestíbulo.

Desenvolvemos um microcautério otológico computadorizado com controle de tempo de exposição e intensidade, alta precisão e ponteiras apropriadas para trabalhar dentro da área labiríntica, através da janela oval. Com este equipamento, já testado em ovelhas, podemos fazer cauterizações seletivas do neuroepitélio de maneira mais conservadora e mais eficaz. Já temos a liberação do Comitê de Ética do Hospital de Clínicas de Porto Alegre para uso do equipamento em orelha média e, após a demonstração científica de eficácia, pleitearemos a investigação do seu uso em cirurgias envolvendo o vestíbulo (Lavinsky et al., 1998; Lavinsky & Goycoolea, 1999) (Fig. 96-3).

Silverstein et al. (1976) testaram uma técnica em que o acesso ao conduto auditivo interno se dá através da via transcanal. É a chamada labirintectomia transmeatal. Consiste em expor amplamente o promontório e as janelas e identificar o nervo singular (posição póstero-inferior à janela redonda). O promontório é removido da cóclea, expondo o vestíbulo com o sáculo e o ducto coclear. A porção basal da cóclea é amplamente exposta. Com broca de diamante, o nervo singular é seguido até o conduto auditivo interno, e o nervo vestibulococlear é seccionado.

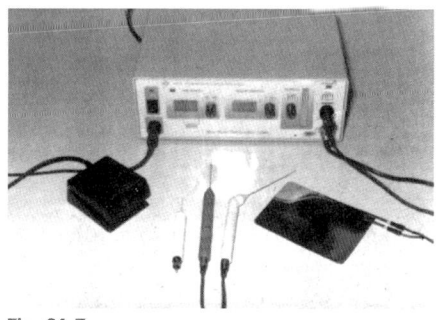

Fig. 96-3
Microcautério otológico Lavinsky/HCPA.

Trata-se de uma técnica mais simples que a neurectomia vestibular translabiríntica. É mais indicada em pessoas que não podem se submeter a uma anestesia prolongada.

Labirintectomia mastóidea

A labirintectomia transmastóidea é uma técnica que visa à remoção do neuroepitélio a céu aberto, sendo, portanto, mais efetiva. É indicada em pacientes com audição precária e vertigem incapacitante. Consiste na realização de uma mastoidectomia simples, identificando os canais semicirculares com a respectiva fenestração. A borda anterior do canal semicircular lateral é mantida, para proteger o facial. Ao dissecar os canais, atinge-se o vestíbulo e, depois, retira-se a mácula do utrículo e do sáculo e a ampola dos canais semicirculares.

Obtemos um bom resultado para vertigem em até 97% dos casos. De acordo com Schuknecht & Bartley (1986), pouca ou nenhuma vantagem adicional é obtida com a neurectomia se comparada com uma labirintectomia adequada.

Independentemente da abordagem empregada, para ser efetiva, a labirintectomia deve ser completa. A maior parte dos autores tem apontado melhores resultados com a abordagem transmastóidea, dado decorrente, com grande probabilidade, da exposição mais adequada permitida por esta técnica. Langman et al. (1990) documentaram uma porcentagem de 97% de controle (de substancial a completo) da vertigem com a labirintectomia transmastóidea.

Contudo, acredita-se que, com este procedimento, 15 a 25% dos pacientes possam exibir desequilíbrio residual persistente. Em suma, tal procedimento é inquestionavelmente eficaz em pacientes com vertigem episódica, apresentando como limitação uma proporção significativa de desequilíbrio persistente no pós-operatório. Esta seqüela parece mais comum em pacientes idosos.

Schuknecht demonstrou que a realização de neurectomia não apresenta benefício adicional no controle clínico de pacientes submetidos à labirintectomia transmastóidea.

■ Neurectomia vestibular translabiríntica

Esta técnica tem as mesmas características da anterior, porém com o mérito de permitir ao cirurgião realizar uma secção pré-ganglionar do nervo vestibular, após uma abertura do conduto auditivo interno.

Este procedimento tem alta efetividade na eliminação dos sintomas vertiginosos, atingindo 93 a 98% de resultados favoráveis. Tem, ainda, a virtude de permitir a realização simultânea de neurectomia coclear em pacientes portadores de zumbido incapacitante.

Dereby et al. (1991) manifestam que 8% de 203 pacientes que se submeteram a esta técnica cirúrgica tiveram paralisia transitória do facial; liquorréia ocorreu em 6%, e meningite em 2%.

O procedimento é discutível, pois a simples labirintectomia translabiríntica minimiza as complicações endocranianas, já que não invade o espaço subaracnóideo. Schuknecht pensa que a secção do nervo vestibular não tem vantagem sobre a labirintectomia isolada. Ele cita um trabalho em animais que mostra uma atrofia dos nervos vestibulares aferentes após uma labirintectomia transtimpânica. Não obstante o conhecimento de que neuromas vestibulares traumáticos tenham ocorrido em ossos temporais humanos após neurectomias pós-ganglionares, Schuknecht duvida que estes neuromas possam causar sintomas vestibulares.

■ Utriculostomia

Uma nova alternativa que ainda está em estágio experimental é o método idealizado por nós, que denominamos de utriculostomia (Lavinsky et al., 1999). Consiste em obter uma fístula permanente no labirinto membranoso, comunicando os espaços endolinfático e perilinfático no nível do utrículo. Tal objetivo foi posto em prática em ovelhas através da janela oval, utilizando um microcautério por radiofreqüência com programação de tempo de exposição e temperatura, construído pelo grupo de pesquisa biomédica do Hospital de Clínicas de Porto Alegre.

Este método se fundamenta no fato de que, quando se faz punção no sáculo, esta tende a apresentar um fechamento muito breve, já que faz uma ruptura linear do labirinto membranoso. Ao contrário, o calor localizado, aplicado com agulha de 0,20 mm, deixaria uma comunicação permanente. Pela exigüidade da perfuração, esta tenderia a ficar fechada em momentos de intercrise da doença de Ménière, somente gerando a comunicação em momentos de hidropisia. Assim, a utriculostomia oferece nítidas vantagens no que se refere à permanente comunicação endo e perilinfática, com suas conhecidas conseqüências no equilíbrio iônico.

Por não atuar no sáculo, que tem íntima relação anatômica com a cóclea, esperam os autores poder demonstrar a existência de uma menor repercussão coclear na utriculostomia do que nas saculotomias. Finalmente, trata-se de um procedimento simples, executado por via endaural, não necessitando de treinamento diferenciado e podendo ser realizado por todo otocirurgião que esteja habituado a realizar um estapedectomia.

Os ossos temporais das ovelhas submetidas à cirurgia foram processados. Estudo histológico pertinente foi feito no laboratório de histopatologia dirigido pelo Prof. Michael Paparella (University of Minnesota, Minneapolis, EUA) para demonstrar a efetividade e a segurança da técnica proposta, com resultados positivos (Fig. 96-4).

TRATAMENTO CIRÚRGICO DA VERTIGEM POSICIONAL PAROXÍSTICA BENIGNA

A vertigem posicional paroxística benigna é uma doença autolimitada na grande maioria dos pacientes. Porém, a neurectomia singular tem sido recomendada para pacientes que estão incapacitados pela vertigem posicional benigna por mais de 1 ano, apesar do tratamento médico e fisioterápico. A técnica cirúrgica envolve a exposição do nervo ampular posterior, que se encontra inferior e medial à membrana da janela redonda. Este acesso é tecnicamente difícil e não permite a identificação do nervo ampular posterior em todos os casos.

Existe, ainda, a chamada obliteração do canal semicircular posterior, que consiste na realização de mastoidectomia parcial realizada no nível do bloco labiríntico posterior. Identifica-se o canal semicircular posterior, que é aberto num diâmetro de 2 mm, e seu interior é preenchido com cera de osso. Há relatos de que, não obstante a abertura do canal semicircular posterior, a audição fica preservada, com resultado positivo em torno de 90% (Parnes, 1994). Temos a expectativa de poder fazer labirintectomia seletiva do canal semicircular posterior por via translabiríntica por meio do microcautério antes descrito.

A surdez neurossensorial pode ocorrer em 16 a 42% dos casos. São extremamente raros os casos que dependem desta cirurgia, ficando difícil adquirir uma experiência relevante. Ainda deve ser destacado o fato de que, em alguns casos, não é viável identificar o nervo, sendo esta cirurgia, portanto, de rara indicação.

TRATAMENTO CIRÚRGICO DAS FÍSTULAS PERILINFÁTICAS

Trata-se da comunicação da orelha interna com a orelha média, com extravasamento de perilinfa.

Durante muito tempo, consideraram-se como fístulas aquelas ocorridas no canal semicircular lateral por colesteatoma e por fraturas. Após o advento da estapedectomia, surgiu a complicação, a saber, as fístulas da janela oval. Finalmente, a partir de 1968, foram descritas por Blair Simmons as chamadas fístulas espontâneas, quadro mais bem caracterizado por Freeman (1975) e muitos outros.

Essas fístulas são relativamente freqüentes uma vez que ocorra uma busca sistemática. Contudo, um tipo de fístula ainda permanece controverso: as fístulas espontâneas. Na literatura, ocorrem posicionamentos diferentes, havendo autores que "acreditam" e autores que "não acreditam" na existência desse tipo de fístula. Acreditamos que a freqüência desse diagnóstico será maior quanto maior for a oportunidade do otorrinolaringologista de acompanhar seu enfermo a longo prazo, pois as fístulas são intermitentes (é necessário ter a oportunidade de avaliar o paciente enquanto está em crise). A endoscopia de orelha média também deverá contribuir para uma melhor definição diagnóstica desses casos.

As fístulas podem ser congênitas ou resultar de anomalias extracranianas ou do osso temporal – por exemplo, anomalias adquiridas por iatrogênese (estapedectomia), anomalias traumáticas diretas (penetrantes) ou indiretas (contusão da cabeça), barotrauma e erosão do osso (luética, colesteatoma, tumor).

Em fístulas de canal semicircular lateral causadas por colesteatoma, este deve ser retirado com cuidado, deixando a matriz sobre a fístula em caso de mastoidectomia radical ou modificada. Para um segundo tempo, quando já temos uma orelha seca, recomenda-se a mastoidectomia com preservação de parede, principalmente quando temos uma orelha única. A escolha da técnica cirúrgica fica mais liberada quando temos cofose e arreflexia vestibular na mesma orelha.

Nas fístulas por barotrauma, recomenda-se repouso na cama. Após 10 dias, de acordo com Simmons (1978), caso ocorra piora da audição e o desequilíbrio persistir, deve-se realizar a exploração local. Para isso, faz-se um acesso à orelha média com anestesia local, como o da estapedectomia e, após expor as janelas, escarifica-se sua periferia. Finalmente, o local é tamponado com gordura ou fáscia. O local da drenagem é usualmente a porção inferior da janela redonda e em torno do ligamento anular da janela oval.

Alguns autores já chamaram a atenção para o fato de que a não-descoberta de fístula na timpanotomia exploratória não significa que ela não exista. A fístula pode ser intermitente ou reaparecer anos após. O fator predominante hereditário e a alta incidência de fístulas nas displasias de Mondini são fatores importantes.

TRATAMENTO CIRÚRGICO DAS ALÇAS VASCULARES

A compressão vascular de nervos cranianos tem sido aceita como causa de tiques dolorosos, espasmos hemifaciais e nevralgia glossofaríngea. Há relatos de que vertigem, surdez e zumbido também possam ser resultantes de *loops* vasculares contra o oitavo nervo craniano.

O diagnóstico baseia-se, fundamentalmente, em atrasos de latência na audiometria de potenciais evocados (BERA),

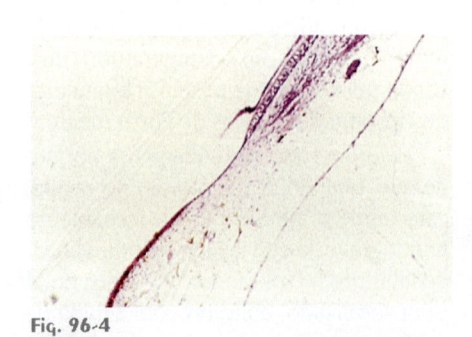

Fig. 96-4
Corte histológico de um caso cirúrgico. O utrículo apresenta uma parede frágil e irregular, compatível com formação de neomembrana (Lavinsky *et al.*, 1999).

entre as ondas I e III; em achados da tomografia computadorizada, com contraste com ar ou com injeção intravenosa de contraste; em resultados da eletronistagmografia, que apresenta predominantemente achados do tipo periférico, com déficit no lado em que se situa o problema.

McCabe & Gantz (1989) relataram os resultados da descompressão de alça vascular do nervo vestibular em 34 pacientes. Em todos os casos, um ou mais vasos foram encontrados em contato com a porção vestibular do oitavo nervo – na maioria deles, a artéria cerebelar póstero-inferior (PICA) ou seus ramos. O resultado foi animador, pois apenas em um paciente não houve sucesso. Em 79% dos pacientes houve melhora da vertigem e da intolerância a movimentos, permitindo-lhes retornar para a rotina diária. Em 17% dos casos, a melhora foi parcial, pois os sintomas voltavam quando os pacientes se sentiam fatigados.

A descompressão microvascular consiste em separar, mediante acesso preferencialmente através da fossa posterior, do oitavo nervo o vaso causador do problema, colocando entre ambos uma lâmina de teflon (Möller, 1968).

CIRURGIA DAS VERTIGENS POR SUBLUXAÇÃO DO ESTRIBO

Nas subluxações do estribo de origem traumática, em que o L é subluxado para dentro do vestíbulo, está indicada a estapedectomia de emergência. O estribo é recolocado na sua posição e nela mantido por um retalho de tecido conectivo. Pode-se também remover o estribo e colocar uma prótese.

CIRURGIA DAS VERTIGENS POR OTOSCLEROSE OU POR COMPLICAÇÕES DO TRATAMENTO

Os granulomas pós-estapedectomia são causados, geralmente, pelo uso do Gelfoam ou de outros enxertos para fechamento da janela oval. O tratamento consiste em remover o granuloma e substituí-lo por tecido conjuntivo.

Em fístulas pós-estapedectomia, o pós-operatório é caracterizado por vertigens e audição flutuante. A correção consiste em remover a prótese, fechar a janela com tecido conjuntivo e colocar nova prótese na posição. Se, ao mexer com a prótese, o paciente tiver vertigem, deve-se somente reavivar as bordas da fístula e fechá-la com tecido conjuntivo.

McCabe popularizou a síndrome de otosclerose da orelha interna. Não se conhece exatamente o processo pelo qual a otosclerose provoca a vertigem. Na maioria dos pacientes estapedectomizados, a vertigem tende a desaparecer ou a reduzir (Liston, 1991).

Na hidropisia endolinfática associada à otosclerose (Sismanis et al., 1986), pode-se usar uma modificação da saculotomia de Cody, proposta por Paparella et al. (1988). A técnica consiste em uma prótese de estapedectomia com uma ponta que penetra 1 mm abaixo da platina. O objetivo é que, quando surge a hidropisia, ocorra a punção do sáculo.

REFERÊNCIAS BIBLIOGRÁFICAS

Antoli Candela F. Surgery for hydrops. *Arch Otolaryngol* 1969;9(1):115-6.

Arenberg A, Gibson WP, Stahle J, Newkirk JB. Unidirectional inner ear valve implant: Utilization in endolymphatic sac surgery for hydrops. *Presented at the American Academy of Ophthalmology Otolaryngology Meeting, Section on New Instruments and Devices*. Dallas. Oct., 1977.

Arenberg A, Gibson WP. Resultados do tratamento cirúrgico na doença de Ménière refratária à terapia medicamentosa. *Rev Bras Otorrinolaringol* 1989;55(1):31.

Arenberg AK, Gibson WP. Nondestructive surgery for vertigo. In: Pillsbury H. *Operative challenges in Otolaryngology Head and Neck Surgery*. St Louis: Year Book, 1990.

Arenberg IK, Balkany TJ, Goldman G, Pillsbury HC. The incidence and prevalence of Ménière's disease – a statistical analysis of limits. *Otolaryngol Clin North Am* 1980;4(13):597-601.

Armstrong BW. Transtympanic vestibulotomy for Ménière's disease. *Laryngoscope* 1959;69:1071-4.

Arslan M. Dr. Fick's Operation [Letter to the Editor]. *Arch Otolaryngol* 1965;81:435-7.

Benecke J Jr, Tubergen LB, Miaymoto R. Transmastoid labyrintectomy. *Am J Otol* 1986;7(1):41-3.

Brackman DE, Kinney S, Fu K. Glomus tumor: diagnosis and management. *Head Neck Surg* 1987;9(5):306-11.

Cass CE, King KM, Montaño JT, Janowska Wieczorek A. A comparison of the abilities of nitrobenzylthioinosine, dilazep, and dipyridamole to protect human hematopoietic cells from 7-deazaadenosine (tubercidin). *Cancer Res* 1992;52(21):5879-86.

Cawthorne TE. Ménière's disease. *Ann Otol Rhinol Laryngol* 1957:5618-38.

Cody DTR. The tack operation for endolymphatic hydrops. *Laryngoscope* 1969;79:1737-44.

Cole JM, Reams CL. Tympanomastoidectomy. A 25-year experience. *Ann Otol Rhinol Laryngol* 1983;92(6 Pt 1):577-81.

DeCicco MJ, Hoffer ME, Wester D, O'Leary MJ. Round-window microcatheter-administered microdose gentamicin: Results from treatment of tinnitus associated with Ménière's disease. *Int Tinnitus J* 1998;4(2):1-3.

Dereby MJ, Rao VS, Siglock TJ, Linthicum FH, Nelson RA. Ménière's disease: an immune complex-mediated illness? *Laryngoscope* 1991;101:225-9.

Fick IA. Decompression of the labyrinth: a new surgical procedure for Ménière's disease. *Arch Otolaryngol* 1964;79:447-58.

Fisch U. Vestibular neurectomy for Ménière's disease after 18 years. *Presented at the English Shambaugh/Shea International Workshop on Otology*. Chicago. March, 1988.

Freeman P. Rupture of the round window membrane. *Acta Otorhinolaryngol Belg* 1975;29(5):783-94. (citação indireta de Blair Simmons, 1968.)

Futaki T, Nomura Y. The surgical procedures and evaluation of two modifications of endolymphatic sac surgery: the epidural shunt and vein graft drainage. *Acta Otolaryngol* 1989;(Suppl)468:117-27. (citação indireta de Yamakawa, 1954.)

Glasscock ME 3rd, Jackson CG, Poe DS, Johnson GD. What I think of sac surgery in 1989. *Am J Otol* 1989;10(3):230-3.

Goycoolea MV, Papparella MM, Nissen N. *Atlas of Otologic Surgery*. Philadelphia: WB Saunders Co., 1989.

Hammerschlag PE, Schuknecht HF, House WF. Cryosurgery of the promontory. *Otolaryngol Clin North Am* 1968;1:669-81.

Hammerschlag PE, Schuknecht HF. Transcanal labyrinthectomy for intractable vertigo. *Arch Otolaryngol* 1981;107(3):152-6.

Hausler R. Traitement chirurgical des vertiges. *Rev Prat (Paris)* 1994;44:361-6.

Hawkins JE Jr. Antibiotics and Acad inner ear. *Trans Am Acad Ophthalmol Otolaryngol* 1998;118(3):294-8.

Hellström S, Odkvist L. Pharmacologic labyrinthectomy. *Otolaryngol Clin North Am* 1994;27(2):307-15.

Hirsch BE, Kamerer DB. Intratympanic gentamicin therapy for Ménière's disease. *Am J Otol* 1997;18:44-51.

Hoffer ME, Kopke RD, Balough BJ, DeCicco M, Henderson J, Rasmussen M, et al. The use of middle ear sustained release vehicles to more appropriately target inner ear disease. Presented at the 131st Annual Meeting of The American Otological Society, May 9-10, 1998, Palm Beach, Florida.

House W. Subarachnoid shunt for drainage of endolymphatic hydrops: a preliminary report. *Laryngoscope* 1962;72:713.

Kaasinen S, Pyykko I, Ishizaki H, Allto H. Intratympanic gentamicin in Ménière's disease. *Acta Otolaryngol (Stockh)* 1998;118(3):294-8.

Kimura RS. Animal models of endolymphatic hydrops. *Am J Otol* 1982;3(6):447-51.

Langman AW, Kemink JL, Graham MD. Titration streptomycin therapy for bilateral Ménière's disease. *Ann Otol Rhinol Laryngol* 1990;99:923-6.

Lavinsky L, Goycoolea M, Gananca MM, Zwetsch Y. Surgical treatment of vertigo by utriculostomy: an experimental study in sheep. *Acta Otolaryngol (Stockh)* 1999;119:522-7.

Lavinsky L, Goycoolea M. In search of a teaching, training and experimental model for otological surgery: a study of sheep ear anatomy. In: Tos M, Thomsen J, Balle V (eds.) *Otitis Media Today*. Proceedings of the Third Extraordinary Symposium on Recent Advances in Otitis Media. The Hague: Kugler Publications; 1999. 341-348p.

Lavinsky L, Sanches PRS, Cunha UM, Thomé PRO, Müller AF, Pereira Jr D, et al. Avaliação da funcionalidade em seres humanos de microcautério otológico com dispositivo de aspiração e descolamento. *Rev Bras Otorrinolaringol* 1998;64(6 Parte 1):571-6.

Liston S. Surgical treatment of vertigo. In: _____. *Otolaryngology*. Vol. 2. Philadelphia: WB Saunders Co., 1991.

Magnusson M, Padoan S. Delayed onset of ototoxic effects of gentamicin in treatment of Ménière's disease. *Acta Otolaryngol (Stockh)* 1991;11:671-6.

McCabe FB, Gantz JB. Vascular loop as a cause of incapacitating dizziness. *Am J Otol* 1989;10(6):117-20.

McElveen JT Jr, House JW, Hitselberger WE, Brackmann DE. Retrolabyrinthine vestibular nerve section: a viable alternative to the middle fossa approach. *Otolaryngol Head Neck Surg* 1984;92:136-140.

McFeely WJ, Singleton GT, Rodriguez F J, Antonelli P J. Intratympanic gentamicin treatment for Ménière's disease. *Otolaryngol Head Neck Surg* 1998;118:589-96.

Möller MB. Controversy in Ménière's disease: results of microvascular decompression of the eighth nerve. *Am J Otol* 1968;9(1):60-3.

Monsell EM. Results and outcomes in ossiculoplasty. *Otolaryngol Clin North Am* 1994;27(4):835-40.

Morrison AW. The Surgery of vertigo: saccus drainage for idiopathic endolymphatic hydrops. *J Laryngol Otol* 1976;90:87-93.

Norris CH, Amedee RG, Risey JA, Shea JJ. Selective chemical vestibulectomy. *Am J Otol* 1990;11(6):395-400.

Odkvist LM, Bergenius J, Moller C. When and how to use gentamicin in the treatment of Ménière's disease. *Acta Otolaryngol (Stockh)* 1997;(Suppl)526:54-7.

Paparella MM, Goycoolea MV. Panel on Ménière's disease: endolymphatic sac enhancement surgery for Ménière's disease. *Ann Otol Rhinol Laryngol* 1981;90:610-5.

Paparella MM, Sajjadi H. Endolymphatic sac enhancement: principles of diagnosis and treatment. *Am J Otol* 1987;8:294-300.

Paparella MM, Schachern PA, Goycoolea MV. Perilymphatic hypertension. *Otolaryngol Head Neck Surg* 1988;99:408-13.

Park JC, Cohen GM. Vestibular ototoxicity in the chick: effects of streptomycin on equilibrium and on ampullary dark cells. *Am J Otolaryngol* 1982;3(2):117-27.

Parnes L. Posterior semicircular occlusion for benign, paroxysmal positional vertigo in otologic surgery. **FALTAM DADOS** Philadelphia: WB Saunders Co., 1994.

Pender DJ. Gentamicin tympanoclysis: effects on the vestibular secretory cells. *Am J Otolaryngol* 1985;6(5):358-67.

Pillsbury HC, Arenberg IK, Ferraro J, Ackley RS. Endolymphatic sac surgery. The Danish sham surgery study: an alternative analysis. *Otolaryngol Clin North Am* 1983;16(1):123-7.

Portmann M. The Portmann procedure after 60 years. *Am J Otol* 1987;8:271-4.

Pulec JL. Facial nerve grafting. *Laryngoscope* 1969;79(9):1562-83.

Schmidt CL, Beck C. [Treatment of Morbus Ménière's with intratympanically applied Gentamycin]. *Laryngol Rhinol Otol (Stuttg)* 1980;59(12):804-7.

Schuknecht HF, Bartley ML. Malleus grip prosthesis. *Ann Otol Rhinol Laryngol* 1986;95(5 Pt 1):531-4.

Schuknecht HF. Cochleosacculotomy for Ménière's disease: theory, technique and results. *Laryngoscope* 1982;92:853-8.

Shambaugh GE, Clemis JD, Arenberg IK. The endolymphatic duct and sac in Ménière's disease. I: surgical and histopathologic observations. *Arch Otolaryngol* 1969;89:816-25.

Shea JJ, Ge X. Streptomycin perfusion of the labyrinth through the round window plus intravenous streptomycin. *Otolaryngol Clin North Am* 1994;27(2):317-23.

Shea U. Intracochlear shunt. *Otolaryngol Clin North Am* 1983;16:293-9.

Shelton C, Brackmann D. Current status of the surgical treatment of vertigo. *Adv Otolaringol Head Neck Surg* 1989;3:125-52.

Shelton C, Luxford WM, Tonokawa LL, Lo WW, House WF. The narrow internal auditory canal in children: a contraindication to cochlear implants. *Otolaryngol Head Neck Surg* 1989;100(3):227-31.

Silverstein H, Norrel H, Smouha EE. Transmeatal labyrinthectomy with and without cochleovestibular neurectomy. *Laryngoscope* 1976;86:1777-91.

Silverstein H, Smouha EE. Retrosigmoid-internal auditory canal approach vs. retrolabyrinthine approach for vestibular neurectomy. *Otolaryngol Head Neck Surg* 1987;96:300-7.

Sismanis A, Huang CE, Abedi E, Williams GH. External ear canal cholesteatoma. *Am J Otol* 1986;7(2):126-9.

Smith WC, Pillsbury HC. Surgical treatment of Ménière's disease since Thomsen. *Am J Otol* 1988;9(1):39-43.

Thomsen J, Bretlau P, Tos M, Johnsen NJ. Placebo effect in surgery for Ménière's disease. A double-blind, placebo-controlled study on endolymphatic sac shunt surgery. *Arch Otolaryngol* 1981;107(5):271-7.

Watanabe S, Kato I, Takahashi K, Yoshino K, Takeyama I. Indications and results of gentamycin injection into the middle ear of patients with Ménière's disease. *Acta Otolaryngol (Stockh)* 1995;(Suppl)519:282-5.

Watanabe Y, Naito T, Hanada T. [Cholesteringranuloma in the mastoid cavity (blue drum membrane, or idiopathic haematotympanum)]. *Nippon Jibiinkoka Gakkai Kaiho* 1969;72(11):2035-48.Wolfson RJ, Cutt RA, Ishiyama E, Myers D. Cryosurgery of the labyrinth: preliminary report of a new surgical procedure. *Laryngoscope* 1966;76:733-57.

Yamazaki T, Hayashi M, Komatsuzaki A. Intratympanic gentamicin therapy for Ménière's disease placed by a tubal catheter with systematic isosorbide. *Acta Otolaryngol (Stockh)* 1991;481(Suppl):613-6.

Youssef T, Poe D. Intratympanic gentamicin injection for the treatment of Ménière's disease. *Am J Otol* 1998;19:435-42.

Zini C, Mazzoni A, Gandolfi A, Sanna M, Pasanisi E. Retrolabyrinthine versus middle fossa vestibular neurectomy. *Am J Otol* 1988;9:488-50.

Tratamento Cirúrgico da Vertigem – Descompressão do Saco Endolinfático e Neurectomias

Hamed Sajjadi ▪ Michael M. Paparella

INTRODUÇÃO

Mais de 140 anos atrás, Prosper Ménière descreveu pela primeira vez uma doença intratável e freqüentemente progressiva que causa ataques espontâneos de vertigem episódica com perda auditiva neurossensorial flutuante acompanhada por uma sensação de repleção ou pressão auricular e zumbido (Ménière, 1861). Surpreendentemente, apesar de numerosas publicações mensais a respeito da doença de Ménière, seu diagnóstico e tratamento, e vários projetos de pesquisa, a cura definitiva para esta enfermidade intratável permanece evasiva. As indicações, no entanto, são de que esta doença é um distúrbio hereditário (genético) multifatorial, e a cura ainda está por aparecer (Paparella, 2002). Na grande maioria dos pacientes com doença de Ménière, os sintomas podem ser controlados com terapia clínica empírica durante até 85% do tempo (Sajjadi, 2002). Terapia cirúrgica é oferecida apenas aos pacientes que não obtiveram sucesso com a terapia clínica e continuam a defrontar-se com ataques incapacitantes, intratáveis, de vertigem com ou sem perda auditiva neurossensorial flutuante.

A terapia clínica agressiva consiste em alterações dietéticas estritas com a restrição do uso de produtos cafeinados, chocolate, fumo e álcool. Por outro lado, é desejável uma redução importante na ingestão dietética diária de sódio a menos de 1.500 mg de sódio por dia. Se as alterações dietéticas e no estilo de vida não controlarem os sintomas, os pacientes são postos sob diuréticos derivados tiazídicos durante períodos prolongados de tempo, até 3 meses, antes de ser tomada uma decisão de parar ou continuar a terapia diurética. Medicações supressoras vestibulares como anti-histamínicos de 3ª geração bem como as de geração mais antiga, meclizina e hidroxizina, são prescritas para alívio sintomático. É recomendado usar terapia clínica supressora em base intermitente em vez de uma base prolongada regular. O uso prolongado e regular de medicações supressoras vestibulares pode não apenas suprimir a orelha doente, suprime também a orelha normal, assim impedindo que ocorra a adaptação vestibular, espontaneamente ou através de terapia reabilitadora vestibular.

Há evidência se acumulando de que o uso continuado da terapia vestibular interferiria com exercícios adaptativos bem-sucedidos e a reabilitação vestibular (Shepard, 1995). A reabilitação vestibular é tentada em todos os pacientes que têm sintomas vestibulares. É melhor, no entanto, controlar a lesão ativa da doença de Ménière antes da reabilitação vestibular bem sucedida. Os pacientes que continuam a sofrer de lesões ativas de doença de Ménière causando ataques espontâneos de vertigem são tradicionalmente maus candidatos para terapia reabilitadora vestibular (Dowdal, 2002).

Todos os pacientes com doença de Ménière podem ser submetidos a um levantamento completo de alergia e imunológico incluindo testes cutâneos, avaliação quanto a alergias alimentares, bem como testes de triagem imunológica. Os pacientes que têm um fenômeno alérgico ativo serão tratados com injeções para dessensibilização da alergia, na esperança de que os seus sintomas na orelha interna também possam ser melhorados. Terapia esteróide é oferecida a alguns, se não todos os pacientes com doença de Ménière, inicialmente como uma tentativa, e se houver uma resposta excelente à terapia esteróide, também será empreendida uma análise mais definitiva quanto à auto-imunidade (Sajjadi, 2002). Os pacientes com doença de Ménière muitas vezes desenvolvem uma depressão situacional que, se não for tratada, pode levar à depressão crônica. Em pacientes que têm sinais ou sintomas de depressão clínica, medicações antidepressivas como amitriptilina em posologias de comprimidos de 25 a 50 mg são começadas, e os pacientes são encaminhados para consultas psiquiátrica e psicológica.

Os pacientes que não têm sucesso com estas terapias clínicas agressivas são avaliados cuidadosamente para o passo seguinte que conduz à intervenção cirúrgica. É imperativo perguntar ao paciente como ele está manejando o seu dia-a-dia. Freqüentemente os pacientes são perturbados e confundidos pelos seus sintomas e o seu futuro incerto, tanto no lar quanto no seu ambiente de trabalho, e podem dar a impressão de total incapacitação, quando na realidade podem estar funcionando relativamente bem nos assuntos cotidianos. É importante fazer perguntas detalhadas sobre as atividades diárias do paciente, em casa e no local de trabalho. Atividades como dirigir, desempenhar as tarefas diárias em casa e desempenhar os seus deveres no emprego devem ser perguntadas e levadas em consideração antes de empreender tratamento cirúrgico. Dependendo da ocupação da pessoa ou das tarefas no ambiente doméstico, a mais leve ocorrência de ataques súbitos de vertigem poderia ser significativamente importante e vice-versa.

Uma vez seja tomada a decisão de prosseguir com terapia cirúrgica, o paciente e o clínico defrontam-se com duas opções, a saber, um procedimento destrutivo ou um procedimento não-destrutivo. Os procedimentos destrutivos incluem neurectomias vestibulares e labirintectomias químicas e cirúrgicas. As condutas cirúrgicas não-destrutivas neste momento incluem a cirurgia de aumento do saco endolinfático ou a inserção de um aparelho de pressão sonora chamado Meniett™ (Xomed Co., 6743 South Point Drive N, Jacksonville FL 32216-0980). O aparelho Meniett está atualmente sendo submetido à investigação médica nos Estados Unidos, e seus dados científicos são aguardados.

Todos os riscos e benefícios dos vários procedimentos cirúrgicos destrutivos e não-destrutivos necessitam ser discutidos com o paciente minuciosamente e com uma abordagem franca e sem preconceito. A maioria dos pacientes é completamente capaz de tomar suas próprias decisões concernentes a qual o procedimento cirúrgico que quer realizar. Cabe ao cirurgião usar métodos conservadores antes de cirurgias destrutivas, e discutir os riscos e benefícios em detalhe e de maneira franca, deixando o paciente tomar a decisão final. É óbvio que nós como cirurgiões temos todos nossas próprias preferências, e damos mais peso a um tratamento que aos outros, mas cabe-nos como prestadores imparciais proporcionar uma discussão detalhada dos riscos e benefícios ao nosso paciente, antes de prosseguir com terapias cirúrgicas.

Numerosos fatores necessitam ser considerados antes que a terapia cirúrgica seja recomendada como uma opção ao paciente com doença de Ménière intratável. Uma vez a terapia cirúrgica esteja sendo considerada, então diversos outros fatores tais como a ocupação do paciente, bilateralidade da doença, a saúde geral do paciente e a relação risco-benefício necessitam ser completamente explorados. Devemos também considerar a história natural da doença de Ménière e sua natureza flutuante, em ambos os sintomas de vertigem e perda de audição. A revisão da literatura mostra que a incidência de doença de Ménière bilateral é muito variável, de 2 a 78% (Castellano, 1951; Jongkees, 1971; Paparella, 1984). A experiência na nossa clínica nos últimos 20 anos ao tratar mais de 1.000 novos casos de doença de Ménière por ano tem sido que a doença bilateral pode eventualmente desenvolver-se em 30 a 40% dos pacientes que se apresentam com doença de Ménière (Paparella, 1984).

Imaginar o importante número de pacientes que eventualmente desenvolverão doença de Ménière bilateral deve tornar a terapia cirúrgica um procedimento mais conservador, não-destrutivo, como primeira linha de opção cirúrgica, em oposição a procedimentos mais destrutivos. Além disso, qualquer audição, mesmo apesar de poder ser extremamente precária em comparação com aquela na orelha boa, vale a pena ser salva, uma vez que no futuro a orelha boa do paciente pode sofrer lesão por causas não relacionadas, como acidente de veículo a motor, ferida a tiro, surdez viral, labirintite aguda ou otite média supurativa, trauma auto-infligido e muitas outras causas potenciais de perda auditiva neurossensorial grave. Nós tivemos numerosos pacientes que se apresentaram com uma perda auditiva neurossensorial flutuante tão completa quanto um limiar de 80 dB para recepção da palavra e escores de 30% da discriminação da fala na orelha afetada. Alguns destes pacientes foram submetidos à labirintectomia em uma instituição diferente e a seguir apresentaram-se a nós anos mais tarde com a sua orelha melhor, agora desenvolvendo doença de Ménière ou outras complicações.

Muitos desses pacientes necessitarão em última análise de implante coclear, uma vez percam sua audição em ambas as orelhas. O uso de procedimentos como a labirintectomia, no entanto, torna bastante difícil a utilização de um implante coclear. Ainda que se tenha feito implantações pós-labirintectomia, e os resultados tenham sido relativamente aceitáveis, sempre é melhor implantar em um paciente que não fez uma labirintectomia. Como resultado, sempre é desejável evitar um procedimento destrutivo completo como labirintectomia. Além das razões previamente expostas, é bastante concebível que a cura última da doença de Ménière venha a ser na forma de terapia genética. Se esta terapia genética exigir um labirinto funcionante ou pelo menos anatomicamente intacto, seria extremamente desafortunado explicar a um paciente que agora está disponível uma cura, mas como uma labirintectomia química ou cirúrgica foi efetuada no passado, essa cura não pode ser proporcionada ao paciente.

CIRURGIA DE DESCOMPRESSÃO DO SACO ENDOLINFÁTICO

A cirurgia do saco endolinfático foi descrita pela primeira vez por Portmann em 1927 para tratar "glaucoma da orelha interna", e de fato ela resistiu à prova do tempo (Portmann, 1987). A cirurgia do saco endolinfático permaneceu sendo o procedimento não-destrutivo e o mais seguro para tratar os sintomas da doença de Ménière. Ela entretanto gerou alguma controvérsia no nosso campo. Como no glaucoma, é mais controverso "destruir" a orelha interna, ou suas ligações neurais, desde que uma vez destruída ela não pode ser substituída. Parte desta controvérsia é provavelmente devida ao fato de que não possuímos uma compreensão clara da fisiopatologia da doença de Ménière, e o tratamento clínico permaneceu *empírico*. Uma cura definitiva ainda está por ser descoberta para esta doença intratável, incapacitante, que pode afligir qualquer um de nós a qualquer tempo. Em virtude das incertezas no diagnóstico e tratamento da doença de Ménière, é crucial ser conservador com os pacientes que estão sofrendo desta afecção, e evitar terapia destrutiva, tanto clínica quanto cirúrgica. Há múltiplas técnicas disponíveis para cirurgia do saco endolinfático. Essas incluem o *shunt* saco endolinfático–subaracnóideo e o *shunt* saco endolinfático–mastóideo (cirurgia de aumento do saco endolinfático), bem como descompressão amplamente aberta mastóidea e do seio sigmóide sem a *shuntagem* real.

A idéia de efetuar um *shunt* endolinfático e subaracnóideo foi introduzida inicialmente por William House em 1962. House efetuou a cirurgia inicialmente em sete pacientes, e todos os pacientes tiveram alívio completo da vertigem após a cirurgia. House usou esta técnica porque o *shunt* endolinfático-mastóideo convencional era atormentado pela obstrução do *shunt* que o tornava não funcional. Como resultado do seu estudo, House concluiu que o *shunt* endolinfático-subaracnóideo era melhor que o *shunt* clássico endolinfático-mastóideo. Diversos outros investigadores, incluindo Shea (1968) e Gardner e Aglan, em 1988, relataram sua experiência usando a operação do *shunt* subaracnóideo com uma variedade de tipos diferentes de válvulas inseridas no espaço subaracnóideo. Jack Pulec, em 1995, descreveu uma grande série de 454 casos usando o *shunt* subaracnóideo com uma taxa de sucesso de 65% no controle da vertigem.

Um estudo que marcou época efetuado por Brackmann e Nissen (1987) demonstrou ausência de diferença significante entre o *shunt* endolinfático-mastóideo e o endolinfático-subaracnóideo em 346 pacientes usando ambos os critérios de relatório de 1972 e 1985. A revisão da literatura, especialmente este estudo que marcou época, leva-nos à conclusão de que não há diferença significativa entre estas duas operações no que concerne ao seu controle da vertigem, e os procedimentos de *shunt* endolinfático-mastóideo são menos invasivos por não entrarem no espaço subaracnóideo, e assim são ligeiramente mais seguros de executar, também com menos complicações. Na nossa clínica o *shunt* endolinfático-subaracnóideo não é mais efetuado.

Outra opção para cirurgia do saco endolinfático é a descompressão ampla do saco endolinfático e área sigmóidea sem na realidade entrar no próprio saco endolinfático. Este procedimento foi descrito por Shambaugh em 1966. Shambaugh efetuou descompressão ampla do saco endolinfático, seio sigmóide e área do bulbo jugular e usou o músculo temporal para obliterar a cavidade. Em um estudo de acompanhamento em 1969, Shambaugh descreveu sua experiência com 66 pacientes que fizeram esta operação de descompressão ampla, com excelentes resultados em todos os sintomas, inclusive recuperação de audição normal ou quase normal. A partir dos seus dados, Shambaugh então concluiu que a descompressão ampla, isoladamente, era eficaz no tratamento da doença de Ménière (1969). Essa descompressão ampla do saco endolinfático está também sendo executada pelos pesquisadores atuais, Kartush e Shah, que obtiveram, aos 2 anos, controle com erradicação completa da vertigem em 59% e controle substancial da vertigem em 41% (Shah, 1997).

CIRURGIA DE DESCOMPRESSÃO DO SACO ENDOLINFÁTICO

A cirurgia de descompressão do saco endolinfático foi popularizada por Paparella em meados de 1976. A técnica de Paparella inclui uma descompressão ampla da área inteira da mastóide, seio sigmóide, bulbo jugular e saco endolinfático, preservando uma porção ("ilha") de osso sobre a área do saco endolinfático. O saco endolinfático é a seguir claramente identificado, penetrado com um bisturi de foice, e uma escora em T de Silastic é inserida na luz do saco endolinfático. Além disso, espaçadores adicionais de Silastic são postos entre a aba de osso do canal ósseo posterior e a dura da fossa posterior, e laminado de Silastic na forma de um avental grande é colocado sobre a área inteira para prevenir retração por tecido cicatricial para dentro da área do saco.

Paparella e colegas demonstraram, ao longo de vários estudos, bons resultados persistentes com esta técnica, usando os critérios de 1972 e 1985 para alcançar grau A ou B ou 84%, constantemente, em vários artigos (Paparella, 1988; Paparella e Goycoolea, 1981; Paparella e Sajjadi, 1994/1987). Na nossa clínica, a técnica de descompressão do saco endolinfático conforme anteriormente mencionado tem sido usada amplamente, em mais de 100 pacientes por ano nos últimos 20 anos, com resultados persistentemente bons na categoria de 75 a 85% das classes A e B de acordo com as diretrizes e classificações da Academia Americana de Otolaringologia – Cirurgia de Cabeça e Pescoço para doença de Ménière. O risco global de perda auditiva neurossensorial tem sido menos de 2%, com um risco de menos de 5% de vazamento temporário de líquido cerebroespinhal. Desde 1995, esta técnica foi aumentada pela descompressão ampla do recesso do nervo facial também, para permitir melhor aeração do ático e remoção de todas as esquírolas ósseas que pudessem possivelmente estar caindo para dentro da orelha média. Os pacientes também recebem a inserção de um tubo de ventilação, no final da operação, para permitir melhor aeração da orelha média e prevenir otite média no período pós-operatório, a qual poderia conduzir à labirintite e cofose. Se for observado vazamento intra-operatório de líquido cerebroespinhal, provavelmente é melhor não inserir um tubo de ventilação no tímpano. Nos poucos pacientes em quem encontramos vazamento de líquido cerebroespinhal, esses pacientes responderam ao repouso no leito e drenagem lombar, e craniotomia para controlar vazamento de líquido cerebroespinhal não foi necessária em nenhum caso.

A cirurgia do saco endolinfático permanece como um procedimento relativamente seguro e não-destrutivo, com excelente controle de 70 a 80% da vertigem durante 2 a 5 anos. Nos pacientes que tiveram recorrência dos seus sintomas depois de um procedimento inicialmente bem sucedido no saco endolinfático, a operação pode ser revista com excelentes resultados. Paparella e Sajjadi realizaram numerosos casos de revisão e relatam, nos seus estudos destes casos, resultados que rivalizam com os das operações iniciais e os melhoram (Paparella e Sajjadi, 1988). Globalmente, menos de 10% de todas as cirurgias do saco endolinfático requereram uma operação revisional na nossa série. A extensão média de tempo entre a operação inicial e a cirurgia secundária foi um pouco mais de 2 1/2 anos. No nosso estudo inicial (Paparella e Sajjadi, 1988), dos 26 pacientes que se submeteram à cirurgia revisional do saco, todos tinham tido eliminação completa, ou melhora importante, da sua vertigem após a cirurgia inicial. Depois da cirurgia de revisão, 12 tiveram eliminação completa da sua vertigem, e nove pacientes tiveram melhora importante. Os sintomas de vertigem de um paciente permaneceram inalterados. Além disso, a audição melhorou em 13 dos 22 pacientes e estabilizou-se e permaneceu a mesma em nove outros.

Outros pesquisadores, como Huang, também descreveram sua experiência com revisão de cirurgia do saco endolinfático em 44 pacientes em 1991. Huang, junto com Paparella, observaram no momento da cirurgia revisional uma área obstruída do saco endolinfático ou alteração de cor do Silastic, alguma osteoneogênese e fibrose para dentro da área do saco, encapsulação da válvula por tecido fibroso e fibrose intra ou extra-sacular. Segundo múltiplos investigadores, parece que globalmente 85% dos pacientes após a revisão cirúrgica obterão melhora das suas crises vertiginosas e estabilização da audição. Consequentemente, parece que os resultados da cirurgia revisional do saco endolinfático são iguais aos da cirurgia primária sem quaisquer características destrutivas adicionais ou seqüelas importantes. Como resultado, aos pacientes que se beneficiaram com a cirurgia primária do saco endolinfático, e mais tarde desenvolvem os mesmos sintomas, a revisão da cirurgia do saco endolinfático é oferecida antes de tratamento destrutivo adicional como neurectomia vestibular ou labirintectomia. Entretanto, nos pacientes que nunca demonstraram qualquer alívio pela cirurgia do saco endolinfático, uma cirurgia revisional não é recomendada. Nós aguardamos arbitrariamente pelo menos 6 meses e preferivelmente 1 ano depois da cirurgia primária do saco endolinfático, antes de fazermos uma determinação de se a operação primária foi útil ou não. Menos de 6 meses pós-operatoriamente é um período de tempo muito curto para permitir qualquer análise significativa do sucesso ou falha da cirurgia do saco endolinfático.

NEURECTOMIA VESTIBULAR

Na nossa clínica, neurectomia vestibular é oferecida a todos os pacientes que não tiveram sucesso com terapia clínica agressiva e que sofrem de sintomas intratáveis de doença de Ménière como vertigem episódica. Com a importante taxa de sucesso no controle da vertigem usando a operação de descompressão do saco endolinfático, conforme mencionado anteriormente, neurectomia vestibular é preferida para ser usada como uma operação de último recurso a oferecer aos pacientes que não tiveram sucesso na cirurgia de aumento do saco endolinfático ou na perfusão com gentamicina da orelha média.

Fedor Krause, da Alemanha, efetuou a primeira secção do 8º nervo em 1898 (Jackler e Whinney, 2001). Dandy realizou várias secções do 8º nervo em 1928 para controlar ataques de vertigem em doença de Ménière. Essas operações, no entanto, obviamente sacrificam toda a audição, ao cortarem as fibras de ambos os nervos vestibular e coclear ao nível do tronco cerebral. Essas operações iniciais no fim do século XIX e começo do século XX tinham importante morbidade e mortalidade, como era usual naqueles dias ao serem usadas operações intracranianas. MacKenzie, em 1936, introduziu a noção da neurectomia vestibular e preservação do nervo coclear ao nível do 8º nervo.

Após o artigo que marcou época, Dandy realizou uma grande série de 624 casos de neurectomia vestibular usando uma via de acesso suboccipital sem quaisquer técnicas ou instrumentações microcirúrgicas. Dandy (1933) teve uma incidência de 10% de paralisia facial e uma incidência de 50% de resultante secção total do 8º nervo, mesmo que fosse feita uma tentativa de isolar o nervo vestibular do coclear. Ao concebermos que Dandy estava trabalhando sem microscópio e sem instrumentação microcirúrgica, os resultados que ele descreveu na sua grande série de 624 casos são de fato notáveis.

Com o advento da cirurgia do saco endolinfático conforme desbravada por George Portmann em 1927, seguido pela popularização do método por Schuknecht (1956), a neurectomia vestibular que tinha sido popularizada por Dandy foi essencialmente abandonada e substituída pela cirurgia do saco endolinfático. Em 1961 William House popularizou a via de acesso por craniotomia da fossa média usando uma via de acesso microcirúrgica extradural ao canal auditivo interno para remoção de pequenos schwannomas vestibulares bem como secção do nervo vestibular superior. Mais tarde, em 1977, Fisch modificou a via de acesso à fossa média para incluir a transecção completa do nervo vestibular superior bem como o inferior e relatou excelente controle da vertigem e preservação da audição, mas havia alguma incidência aumentada de paresia facial. Pulec e Hitselberger descreveram a secção por via retrolabiríntica do nervo trigêmeo em 1972. Em 1979, Silverstein descreveu uma via de acesso retrolabiríntica pela fossa posterior para secção do nervo vestibular.

Subseqüentemente a esta publicação, a secção nervosa retrolabiríntica tornou-se muito popular no fim dos 1970 e começo dos 1980. Na nossa experiência tinha sido observado que a via de acesso retrolabiríntica após falha de procedimentos sobre o saco endolinfático é uma operação extremamente difícil. Esta dificuldade era resultado de dois fatores:

1. A maioria dos pacientes com doença de Ménière tem um seio sigmóide localizado muito para a frente, o que torna o seu espaço retrolabiríntico muito pequeno e apertado.
2. Os pacientes que tiveram falha de cirurgia do saco endolinfático têm formação importante de tecido cicatricial ao nível do seio sigmóide e espaço retrolabiríntico, tornando a operação mais difícil e a exposição mais limitada. Como resultado desses fatores, nós abandonamos o seccionamento retrolabiríntico do nervo vestibular, nos meados dos 1980, em favor de uma via de acesso combinada retrossigmoidolabiríntica para seccionamento do nervo vestibular conforme popularizada por Silverstein et al., 1979. A via retrossigmóidea para uma neurectomia vestibular retrolabiríntica (RSRL) é uma operação relativamente segura e simples para chegar à fossa posterior e efetuar neurectomia vestibular.

A anatomia do complexo do nervo vestibular, nervo coclear e nervo facial no meato acústico interno foi descrita extensamente na literatura (Silverstein e Jackson, 2002). A principal dificuldade ao escolher esta via de neurectomia através da via de acesso pela fossa posterior usando a via de acesso retrolabiríntica é a falta de clivagem entre o nervo coclear e o nervo vestibular em aproximadamente 25% dos pacientes (Silverstein e Jackson, 2002). Nos pacientes sem uma clivagem nítida, entretanto, o nervo vestibular é usualmente mais cinzento em aparência, em comparação com o nervo coclear mais branco. Anatomicamente, o nervo vestibular situa-se na área superior do complexo do 8º nervo. Freqüentemente um vaso muito pequeno também pode ser visto correndo ao longo da superfície posterior do 8º nervo, sobrejacente ao plano de clivagem cocleovestibular. Em casos com pouca clivagem, aproximadamente a metade das fibras superiores do 8º nervo é seccionada ao nível do pequeno vaso sangüíneo que separa os dois nervos, e este resseccionamento continua até que a mudança de cor entre o nervo coclear e o vestibular seja identificada.

INDICAÇÕES CIRÚRGICAS PARA NEURECTOMIA VESTIBULAR

Na nossa clínica, somente uma neurectomia combinada retrossigmóidea retrolabiríntica pela fossa posterior é oferecida aos pacientes que tiveram falha da terapia clínica agressiva e cirurgia do saco endolinfático. Craniotomia da fossa média bem como neurectomias vestibulares retrolabirínticas não são mais executadas na nossa clínica, pelas razões previamente mencionadas. A seleção dos pacientes e as indicações cirúrgicas são cruciais para empreender essas grandes operações intracranianas para doença de Ménière. Todos os pacientes devem ter feito terapia clínica agressiva conforme descrito antes (Sajjadi, 2002). Este tratamento clínico inclui mudanças dietéticas e do estilo de vida juntamente com ampla tentativa de terapia diurética e supressores vestibulares bem como terapia de reabilitação vestibular através do departamento de fisioterapia. Uma vez os pacientes tenham tido insucesso com terapia clínica agressiva, eles têm que tomar uma decisão de prosseguir com opções cirúrgicas ou continuação de terapia clínica empírica.

Ingelstedt, em 1976, demonstrou alívio imediato dos sintomas durante ataques de doença de Ménière usando uma câmara hiperbárica (Ingelstedt et al., 1976). Um relatório preliminar publicado por Gates, em 2002, também demonstrou promessa com a inserção de um aparelho de pressão na orelha média, chamado Meniett. Este e outros estudos semelhantes indicam um possível alívio potencial dos sintomas pelo uso do aparelho Meniett, mas este artefato está nas suas fases preliminares, a experiência clínica com este aparelho é limitada e até agora apenas alguns pacientes receberam um implante (Densert e Sass, 2001). Conseqüentemente, a primeira linha de terapia cirúrgica que é oferecida aos pacientes na nossa clínica, uma vez eles tenham tido fracasso com terapia clínica agressiva, é a cirurgia de descompressão do saco endolinfático.

Uma vez os pacientes fracassem com a cirurgia de aumento do saco endolinfático, eles têm a opção de prosseguir com terapia por gentamicina ou neurectomia vestibular. Os pacientes que têm boa audição são melhores candidatos para neurectomias vestibulares, desde que a incidência de preservação da audição na neurectomia vestibular é extremamente alta. Os pacientes necessitam ser adequadamente aconselhados a respeito das duas opções de que dispõem para falha da descompressão do saco endolinfático. A perfusão com gentamicina, embora um procedimento relativamente curto e simples feito no consultório, tem um risco importante de perda de equilíbrio associada, bem como um risco de 20 a 30% de perda auditiva neurossensorial (Nedzelski et al., 1993).

A terapia com gentamicina parece estar evoluindo, e a dose exata, método de instilação e prognóstico a longo prazo ainda permanecem por ser determinados no futuro.

A neurectomia vestibular, por outro lado, é uma grande operação intracraniana que tem riscos como meningite e abscesso cerebral, e uma incidência de 1% de morte intra-operatória ou perioperatória. A neurectomia vestibular, no entanto, obtém controle extremamente alto, muito bom, da vertigem, com risco muito mínimo de perda auditiva neurossensorial e um risco moderado de complicações no sistema nervoso central (Shah et al., 1997; Silverstein e Jackson, 2002). Na nossa própria série de 35 casos consecutivos de neurectomia vestibular efetuada, usando a via de acesso combinada retrossigmóidea retrolabiríntica por craniotomia da fossa posterior, não tivemos nenhum paciente com orelha morta, e a audição de todos os pacientes foi preservada dentro de 10 dB do nível pré-operatório de condução óssea. Não tivemos nenhum paciente com qualquer paresia ou paralisia do nervo facial, e o controle da vertigem foi obtido em 31 dos 35 com erradicação completa da vertigem episódica. Tivemos, no entanto, uma incidência de 50% de cefaléia durando até 6 meses, nenhuma incidência de vazamento de líquido cerebroespinhal, e cinco pacientes que continuaram a queixar-se de um grau brando a moderado de falta de equilíbrio sem oscilopsia e sem ataxia verdadeira.

Estes resultados são semelhantes aos resultados relatados por Silverstein et al. (2002) que relataram uma série de 126 neurectomias vestibulares combinadas retrossigmóideas retrolabirínticas. Controle completo da vertigem foi obtido em 85%, com melhora substancial em outros 7%, dando uma taxa de 92% de melhora na vertigem. Preservação da audição foi realizada ao nível pré-operatório em 80% dos seus pacientes. Não relataram qualquer paresia facial ou outras complicações intracranianas.

SUMÁRIO

A doença de Ménière continua a ser um diagnóstico e tratamento desconcertante e difícil, 140 anos depois de descrita por Prosper Ménière. Uma cura definitiva continua se esquivando. A terapia clínica empírica parece controlar um número importante de pacientes, e com terapia clínica agressiva incluindo análise e tratamento de alergia e imunologia, mais de 85% dos pacientes obtêm alívio sintomático. Os pacientes restantes podem prosseguir para lhes serem oferecidas opções cirúrgicas mais agressivas. É possível que a cura definitiva no futuro possa exigir alguma forma de terapia genética, que pode necessitar um labirinto ou nervo vestibular intacto para ser eficaz. Com essa teoria em mente, e o fato de que esta doença também pode afetar a orelha contralateral em até 30 a 50% dos pacientes, é melhor ser extremamente conservador nas nossas opções cirúrgicas e evitar procedimentos destrutivos tanto quanto possível. A labirintectomia química ou cirúrgica, embora altamente curativa para controlar vertigem episódica, no caso da labirintectomia cirúrgica destrói a audição em todos os pacientes, e em até 30% nas labirintectomias químicas, nos pacientes em quem foi usada a técnica de perfusão com gentamicina. Além disso, a labirintectomia pode impedir o uso de uma terapia genética que pode vir a ser disponível no futuro para os pacientes com doença de Ménière.

A cirurgia de descompressão do saco endolinfático, conforme descrita por Paparella et al., continua a ser a pedra angular da terapia cirúrgica para os pacientes com doença de Ménière. Este procedimento resistiu à prova do tempo. Ele é relativamente seguro, com um índice de menos de 2% de perda auditiva neurossensorial importante e menos de 1% de risco de paresia do nervo facial, controle importante (85%) da vertigem durante 2 a 5 anos, com excelentes resultados também quando da revisão da cirurgia de aumento do saco endolinfático.

Apesar das controvérsias em torno da operação do saco endolinfático, a maioria se não todos os otorrinolaringologistas que vêem grandes números de pacientes com doença de Ménière oferecem-na aos seus pacientes como uma opção e continuam a efetuar milhares de cirurgias do saco endolinfático anualmente em todo o mundo. Mesmo os cirurgiões céticos, uma vez confrontados em uma discussão em painel com a questão de que procedimento cirúrgico ofereceriam ao paciente com boa audição e a possibilidade de doença de Ménière bilateral, quase todos relutantemente ou de bom grado admitirão que a cirurgia de aumento do saco endolinfático é o seu tratamento de escolha para aqueles pacientes. A perfusão com gentamicina mostrou excelente controle da vertigem, mas tem um risco importante de perda auditiva neurossensorial e um risco moderado de falta de equilíbrio permanente que pode ser mais incapacitante do que a vertigem episódica que os pacientes sofrem antes da perfusão com gentamicina.

Os pacientes necessitam ser completamente aconselhados sobre os riscos e benefícios de cada opção, e os pacientes mais inteligentes podem tomar sua decisão concernente a qual opção clínica e cirúrgica querem adotar. A preferência do cirurgião deve ser mantida sob controle, e a honestidade na apresentação dos riscos e benefícios deve prevalecer o tempo todo. A neurectomia vestibular, através do método combinado retrossigmóideo retrolabiríntico, permanece o padrão-ouro para resolução quase completa da vertigem episódica dos pacientes que tiveram falha da cirurgia do saco endolinfático. Os riscos e benefícios da neurectomia vestibular devem, no entanto, ser mantidos em mente e discutidos com o paciente. Muitas vezes, a continuação da terapia clínica depois de uma cirurgia falha do saco endolinfático leva longo tempo para assumir seu efeito, e a história natural da doença de Ménière pode permitir que esses pacientes melhorem e tenham menos sintomas nos meses por vir, suprimindo a necessidade de procedimentos intracranianos radicais como a neurectomia vestibular.

REFERÊNCIAS BIBLIOGRÁFICAS

Brackmann D, Nissen R. Ménière's disease: Results of treatment with subarachnoid shunt versus endolymphatic mastoid shunt. *Am J Otol* 1987;8:275.

Castellano R. Ménière's disease and its surgical treatment. *Neurosurgery* 1951;8:173.

Dandy WE. Ménière's disease: Its diagnosis and methods of treatment. *Arch Surg* 1928;16:1127-1152.

Dandy WE. Treatment of Ménière's disease by section of only the vestibular portion of the acoustic nerve. *Johns Hopkins Hosp* 1933;53:52-55.

Densert B, Sass K. Control of symptoms in patients with Ménière's disease using middle ear applications: A two-year follow-up. *Acta Otolaryngol (Stockh)* 2001;120:5.

Dowdal-Osborn M. Early vestibular rehabilitation in patients with Ménière's disease. *Otolaryngol Clin North Am* 2002;35:683-690.

Fisch U. Vestibular and cochlear neurectomy. *Trans Am Acad Ophthalmol Otolaryngol* 1977;78:252-254.

Gardner G, Aglan Y. Subarachnoid shunt for Ménière's disease. *Am J Otol* 1988;9:177.

Gates GA, Green JD Jr. Intermittent pressure therapy for intractable Ménière's disease using the Meniett device: A preliminary report. *Laryngoscope* 2002;112:1489-1493.

Hitselberger WE, Pulec JL. Trigeminal nerve posterior route retrolabyrinthine section. *Arch Otolaryngol* 1972;96:412-415.

House W. Subarachnoid shunt for drainage of endolymphatic hydrops. *Laryngoscope* 1962;72:713.

House WF. Surgical exposure of the internal auditory canal and its contents through the middle cranial fossa. *Laryngoscope* 1961;71:1563.

Huang T. Revision of endolymphatic sac surgery for recurrent Ménière's disease. *Acta Otolarygnol (Stockh)* 1991;485:131.

Ingelstedt S, Ivarsson A, Tjernstrom O. Immediate relief of symptoms during acute attacks of Ménière's disease using a pressure chamber. *Acta Otolaryngol (Stockh)* 1976;82(5-6):368-378.

Jackler RK, Whinney D. A century of eighth nerve surgery. *Otol Neurotol* 2001;22:401-416.

Jongkees LB. Some remarks on the patient suffering from Ménière's disease. *Trans Am Acad Ophthalmol Otolaryngol* 1971;75:374.

MacKenzie KG. Intercranial division of the vestibular portion of the auditory nerve for Ménière's disease. *Canad Med Assoc J* 1936;34:369.

Ménière P. Maladies de l'oreille interne offrant les symptomes de la congestion cérébrale apopleciforme. *Gaz Méd de Paris* 1861;16:88.

Nedzelski J, Chion GC, Fradet G. Intratympanic gentamicin in solution as treatment of unilateral Ménière's disease: Update of an ongoing study. *Am J Otol* 1993;14: 278.

Paparella M, Goycoolea MV. Endolymphatic sac enhancement surgery for Ménière's disease. *Ann Otol Rhinol Laryngol* 1981;90:610.

Paparella M, Sajjadi H. Endolymphatic sac enhancement. *Otolaryngol Clin North Am* 1994;27(2):381.

Paparella M. Endolymphatic sac revision for recurrent Ménière's disease. *Am J Otol* 1988;9:441.

Paparella M. Sajjadi H. Endolymphatic sac enhancement: Principles of diagnosis and treatment. *Am J Otol* 1987;8:294.

Paparella MM, Editorial prefix. *Otolaryngol Clin North Am* 2002;35:11-18.

Paparella MM, Griebie M. Bilaterality of Ménière's disease. *Acta Otolaryngol (Stockh)* 1984;97:233-237.

Paparella MM, Hanson DJ. Endolymphatic sac drainage for intractable vertigo: Methods and experience. *Laryngoscope* 1976;86:697-703.

Paparella MM, Sajjadi H. Endolymphatic sac revision for recurrent Ménière's disease. *Am J Otol* 1988;9(6):441-447.

Portmann G. The saccus endolymphaticus and an operation for draining the same for the relief of vertigo. *J Laryngol Otol* 1927;42:809-817.

Portmann M. The Portmann procedure after 60 years. *Am J Otolaryngol* 1987;8:271-274.

Pulec J. Permanent restoration of the hearing and vestibular function by the endolymphatic sac subarachnoic shunt. *ENT J* 1995;74:544.

Sajjadi H. Medical management of Ménière's disease. *Otolaryngol Clin North Am* 2002;35:581-589.

Schuknecht HF. Ablation therapy for relief of Ménière's disease. *Laryngoscope* 1956;66:859-870.

Shah D, Kartoush J. Endolymphatic sac surgery in Ménière's disease. *Otolaryngol Clin North Am* 1997;30(6):1061-1074.

Shambaugh G, Clemis J. Endolymphatic duct and sac in Ménière's disease. *Arch Otolaryngol Head Neck Surg* 1969;89:816.

Shambaugh G. Surgery of the endolymphatic sac. *Arch Otolaryngol Head Neck Surg* 1966;83:29.

Shea JJ Jr. Surgery of the endolymphatic sac. *Otolaryngol Clin North Am* 1968;1:613.

Shepard NT, Telian SE. Programmatic vestibular rehabilitation. *Otolaryngol Head Neck Surg* 1995;112(1):173-182.

Silverstein H, Jackson L. Vestibular nerve section. *Otolaryngol Clin North Am* 2002;35:655-673.

Silverstein H, Norrell H, Smouha E, et al. Combined retrosigmoid vestibular neurectomy: An evolution in approach. *Am J Otol* 1989;10:166-169.

Silverstein H, Norrell H. Retrolabyrinthine surgery: A direct approach to the cerebellopontine angle. In: Silverstein H, Norrell H (eds.) *Neurological Surgery of the Ear.* Vol 2. Birmingham AL: Aesculapius, 1979. 318-322p.

Tratamento das Fístulas Perilinfáticas

Nelson Caldas ▪ Sílvio Caldas Neto

INTRODUÇÃO

Podemos definir fístula perilinfática (FP) como vazamento de perilinfa através de comunicações anômalas entre o espaço perilinfático da orelha interna e a orelha média e/ou mastóide.

Desde o princípio deste século, elas têm sido reconhecidas e depois temidas, durante a cirurgia da mastóide, quando, muitas vezes, estavam presentes nos canais semicirculares, produzidas pelos colesteatomas ou, eventualmente, pelos próprios cirurgiões, que logo reconheceram sua capacidade de causar labirintites e meningites, levando os pacientes à surdez e, às vezes, à morte.

Posteriormente, em estudos experimentais, essas fístulas foram sendo apontadas ao nível das janelas oval e redonda, decorrentes de traumas, diferenças pressóricas ou mesmo espontâneas, ampliando muito o campo de ação e responsabilidade dos especialistas (Simmons, 1962/1968; Fee, 1968; Stroud & Calcatera, 1970; Goodhil, 1971). No entanto, foi a partir dos trabalhos de Stroud & Calcatera (1970), que apresentavam quatro casos de FP espontâneas, que os otologistas passaram a admitir essa possibilidade para quase todos os casos de surdez súbita, até com certo exagero. Autores, como Kohut et al. (1966), corroboram com essa linha de conduta. Outros, mais conservadores, preferem aliar as possibilidades de FP a comemorativos históricos, em busca de uma relação mais óbvia de causa e efeito.

Como, por outro lado, não existe ainda um método diagnóstico mais preciso, o assunto das FP permanece polêmico, desde a sua fisiopatologia até o seu tratamento, passando pelo seu diagnóstico. Comporta-se como um desafio e exige do otologista uma grande dose de bom senso e experiência.

RESUMO ANATOMOFISIOLÓGICO

O espaço perilinfático, ocupado pela perilinfa, separa o labirinto ósseo do membranoso. A perilinfa é uma expansão do LCR, com o qual se comunica através do aqueduto coclear e da bainha dos nervos que passam pela lâmina crivosa do meato acústico interno e base do modíolo. Essas passagens transferem para a perilinfa as variações de pressão do LCR, mantendo uma equalização. O aqueduto coclear, por sua vez, contém um tecido conjuntivo frouxo e com células especializadas que seriam responsáveis não só pela composição química da perilinfa, como também serve de amortecedor de variações súbitas da pressão liquórica, de acordo com Schucknecht (1986). É rica em sódio e pobre em potássio.

O espaço endolinfático, ocupado pela endolinfa, é limitado pelo labirinto membranoso, imerso na perilinfa e por ela separado do labirinto ósseo. Não se comunica diretamente com o LCR, mas guarda uma relação de identidade pressórica com o LCR através da ação deste sobre o saco endolinfático, uma expansão do espaço de mesmo nome.

Assim, as pressões do LCR, no espaço subaracnóideo, são transferidas igualmente para a perilinfa e endolinfa e seus espaços correspondentes, mantendo-os anatomofisiologicamente normais e aptos para o exercício funcional de suas estruturas sensoriais. A Figura 98-1 mostra esquematicamente o equilíbrio de pressão entre os três espaços.

O espaço perilinfático é ainda separado da orelha média por duas janelas obturadas por estruturas elásticas. A janela oval, pela platina do estribo e o ligamento anular que a circunda, e a redonda, por uma membrana constituída de três camadas de células cuja espessura varia entre a periferia e o centro, provável área de menor resistência. Através dela admite-se uma permeabilidade para substâncias ototóxicas e toxinas bacterianas. Tem portanto vocação para ser atravessada segundo Head (1979).

Quando falamos das janelas e sua elasticidade em relação à orelha interna, devemo-nos lembrar que elas são também comuns à orelha média, que, por sua vez, necessita manter sua pressão equilibrada com a exterior, mantendo impedância adequada para o funcionamento tímpano-ossicular de maneira geral e, em particular, para a defasagem funcional das janelas, contribuindo no equilíbrio pressórico da orelha interna. Isto é função primordial da tuba auditiva. Considere-se portanto a necessidade de uma identidade de pressão entre os espaços subaracnóideo, peri e endolinfático, da orelha média e do meio externo, como pré-requisito básico para a prevenção de uma grande parte das FP. Outras considerações anatômicas que poderiam ser levadas mais ou menos em conta, além do desequilíbrio pressórico, na gênese das fístulas, é a possibilidade da presença de fatores predisponentes ao ní-

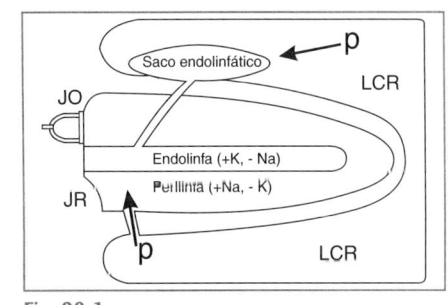

Fig. 98-1

Esquema ilustrativo do equilíbrio de pressão entre os espaços endolinfático, perilinfático e liquórico. A pressão liquórica é transmitida diretamente para o espaço perilinfático e indiretamente para o espaço endolinfático (setas). p, pressão liquórica; LCR, líquido cefalorraquidiano; JO, janela oval; JR, janela redonda.

vel das janelas, que facilitariam a passagem de perilinfa para a orelha média. As grandes malformações da orelha interna, como, por exemplo, a Displasia de Mondini, naturalmente facilitam a ruptura de ligamentos e membranas já fragilizados. Pequenas malformações, localizadas ao nível do ligamento anular ou membrana da janela oval, igualmente podem predispor à formação de fístulas, como descreveram Caldas & Mangabeira Albernaz (1979). Além das rupturas de membranas e ligamentos das janelas, pertuitos intra-ósseos ao nível de seus nichos têm sido apontados como possíveis responsáveis por FP. Esses pertuitos seriam representados pelas microfissuras que existem entre o nicho da janela redonda e a ampola do canal semicircular posterior e a *fissula ante fenestran* e *fissula post fenestran*, que poderiam comunicar o vestíbulo com o nicho da janela oval. Esses pertuitos, resultantes de falhas na ossificação da cápsula ótica, são, em geral, obstruídos por tecido fibroso ou restos de cartilagem. Sua permeabilização, em qualquer época, acarretaria vazamento de perilinfa para a orelha média. Esses acidentes anatômicos são bem demonstrados por Schuknecht (1986). Apesar dessas verdades anatômicas, a responsabilidade desses pertuitos na gênese das fístulas permanece controvertida e objeto de especulação. Outras malformações que têm-se levado em conta são as do aqueduto coclear, que poderia mostrar-se anormalmente largo e desprovido de tecido conjuntivo de proteção, como admite Goodhil (1979), facilitando a transmissão de aumento súbito de pressão do LCR e as do modíolo, que podem levar até a fístulas liquóricas, tal a permeabilidade que oferecem, como refere Schuknecht (1986).

Estabelecida a FP, o vazamento de perilinfa faz com que o espaço endolinfático se dilate por queda da pressão perilinfática. Haverá uma hidropisia endolinfática, como na doença de Ménière, pois a pressão do LCR sobre o sistema endolinfático permanece. As conseqüências dessa dilatação são semelhantes ao da referida doença. Eventualmente, de acordo com Simmons em 1968, essa dilatação poderia chegar ao ponto de provocar ruptura da membrana de Reissner, provocando uma segunda fístula, agora intralabiríntica, agravando o caso. A Figura 98-2 mostra esquematicamente as fístulas das janelas para a orelha média e a intralabiríntica.

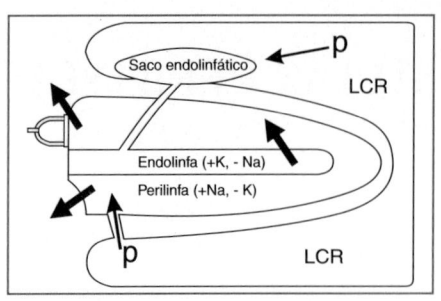

Fig. 98-2

Mesmo esquema mostrado anteriormente, agora com desequilíbrio de pressão, que pode ocasionar vazamento de líquido em pontos diversos do sistema (setas largas).

Outro fato importante decorrente da presença de FP é a possibilidade de contaminação do labirinto a partir da orelha média, podendo levar a uma labirintite serosa ou purulenta, com destruição completa da orelha interna e risco de meningite bacteriana otogênica. Embora isto seja infreqüente, em casos de meningites de repetição sem causa aparente a FP deve ser lembrada, associada ou não à fístula liquórica.

De uma maneira geral, a tendência da FP é de cicatrização espontânea, desde que recebam a orientação terapêutica adequada.

TIPOS DE FÍSTULAS

Dentro do que se discutiu no capítulo anterior, vários tipos de FP podem ser admitidas como supostas e/ou comprovadas. Tentaremos uma classificação com a pretensão de esquematizar o assunto e torná-lo mais didático.

Fístulas pressóricas

Seriam aquelas produzidas por desequilíbrio pressórico entre os espaços subaracnóideo, das orelhas interna e média. Segundo Goodhill (1979), poderiam ser "explosivas", quando o desequilíbrio pressórico fosse por um aumento súbito da pressão do LCR sobre o espaço perilinfático, rompendo, em geral, o ligamento anular da janela oval e/ou a membrana da janela redonda, no sentido da orelha interna para a orelha média. Isto ocorreria em seguida a aumentos súbitos da pressão intracraniana, por ocasião de contrações da musculatura abdominal ou torácica com a glote fechada, como acontece no ato de defecar, tossir, espirrar, ou esforços físicos tais como levantar pesos, mergulho etc. Teoricamente, isto seria facilitado quando coexistisse um aqueduto coclear anormalmente largo e/ou desprovido de sua mecha de tecido conjuntivo interior. Assim acontecendo, mas facilmente, um pico de aumento da pressão do LCR seria de imediato transmitido ao espaço perilinfático. Da mesma forma, uma maior permeabilidade ao nível das passagens de nervos através da lâmina crivosa no meato acústico interno e modíolo transmitiria também essas variações de pressão do LCR.

Por outro lado, variações de pressão ao nível da orelha média podem, também por desequilíbrio pressórico, causar rompimento ao nível das mesmas áreas anteriormente referidas, especialmente por aumento de pressão na orelha média e tuba auditiva, dando-se agora a ruptura no sentido da orelha média para a interna, ao que se deu o nome de "fístulas implosivas" (Goodhill, 1979). Essas eventualidades seriam mais freqüentes durante as insuflações de ar através da tuba auditiva, como no ato de assoar o nariz ou prática da manobra de Valsalva. Os barotraumas, por ocasião de vôos de avião ou mergulho, seriam outras causas dessas fístulas. No entanto, no caso do mergulho, quando o esforço físico está presente, a pressão ambiental é hiperbárica e as manobras de Valsalva para equalização de pressão na orelha média são freqüentes, as fístulas podem ocorrer, tanto implosivas como explosivas, o que aliás não faz nenhuma diferença clínica ou terapêutica como mostra Head (1979).

Fístulas traumáticas

São aquelas causadas por traumatismo mecânico direto ou indireto sobre as janelas labirínticas, segundo chamou a atenção Fee (1968). No trauma craniano, elas podem ser causadas por fraturas do osso temporal (principalmente as transversas) que envolvam a orelha interna ou apenas por deslocamento passivo da cadeia ossicular, que pode não só romper membranas, como também fraturar a platina do estribo. Essas possibilidades chamaram a atenção dos otologistas, que passaram a poder colaborar mais ativamente nos casos de traumatizados de crânio, apesar de essa colaboração não ter sido ainda muito valorizada pelos neurologistas e neurocirurgiões.

Os traumas diretos sobre a orelha podem ser penetrantes ou não-penetrantes. No primeiro caso a introdução de objetos no conduto auditivo externo podem romper a membrana timpânica e traumatizar a cadeia ossicular e, conseqüentemente, a orelha interna. Igualmente, os não-penetrantes, mas que comprimem o colchão aéreo do conduto, como no caso de agressões físicas sobre o meato externo, podem causar FP. Explosões ou quedas desastrosas em esportes aquáticos entram na lista. Eventualmente, sucção ao nível do meato acústico externo pode, de maneira inversa, causar tal tipo de trauma, como no caso de coçar violentamente a orelha com a polpa digital, ou mesmo por ocasião de beijos mais sôfregos.

Os traumas cirúrgicos, ou iatrogênicos, podem ocorrer em todas as cirurgias otológicas, especialmente naquelas onde haja manuseio da cadeia ossicular para retirada de patologia. Reconstruções ossiculares que pressionem exageradamente o estribo ou a platina, igualmente, podem romper o ligamento anular ou, indiretamente, a membrana da janela redonda. Porém a FP iatrogênica ocorre com mais freqüência após estapedectomias, em geral, por problemas de cicatrização ao nível da janela oval ou vazamento de perilinfa entre o tecido fibroso e a prótese empregada.

Devemos lembrar-nos que as fístulas iatrogênicas, além dos exemplos supracitados e outros que não o foram, podem ocorrer, se bem que mais raramente, em situações mais atípicas, porém advertidas na literatura, como é o caso das causadas por insuflação manual através de máscara anestésica ou por aspiração de fluido da orelha média em certos casos de otite secretora, especialmente, os suspeitos de malformação congênita concomitante da orelha interna, como demonstrou Caldas (1983).

Finalmente, temos que lembrar as cirurgias para a doença de Ménière, atuais ou passadas, sempre que uma comunicação é construída, passando pelo espaço perilinfático, como nas cirurgias de saculotomias propostas por Fick (1964) e Cody et al. (1964), além das cocleossaculotomias desenvolvidas por Schucnecht (1982).

As cirurgias de implantes cocleares onde se introduzem eletrodos através da janela redonda, certamente também são capazes de produzir fístula permanente.

Fístulas espontâneas ou idiopáticas

As fístulas traumáticas parecem ser incontestáveis para a maioria dos autores, tendo sido, inclusive, objeto de várias publicações entre as décadas de 1970 e 1980. No entanto, as chamadas espontâneas ou idiopáticas não receberam ainda uma unanimidade, chegando a duvidarem de sua existência como considera Meyerhoff (1993), tornando o assunto polêmico e motivo de várias especulações.

Seriam aquelas que ocorreriam sem uma causa aparente e sem nenhum comemorativo histórico em sua anamnese, como esforços físicos, variações barométricas, traumas mecânicos etc., por menores que fossem. Em 1970, Stroud & Calcatera publicaram quatro casos de FP espontâneas, o que, de certa maneira, entusiasmou muito os otologistas, pois casos como aqueles poderiam explicar vários de surdez súbita idiopática, com ou sem vertigem. As timpanotomias exploradoras se multiplicaram, como também os casos de fístulas espontâneas alertados por aqueles autores. Freqüentemente, ouvíamos a frase: "Surdez súbita é fístula perilinfática até que se prove o contrário". Posteriormente, outra frase dá a dimensão da controvérsia: "Fístulas perilinfáticas espontâneas são como discos voadores. Acredito, mas nunca os vi".

São atribuídas a passagens congênitas entre o espaço perilinfático e os nichos das janelas labirínticas. Explicariam não só os casos de sintomatologia súbita, como também os de surdez progressiva e/ou flutuante em crianças e adolescentes, quando os vazamentos poderiam ter um caráter intermitente, como admite Reilly (1989), iludindo até o próprio cirurgião e, às vezes, "escondendo-se providencialmente" de seus olhos, na ocasião da cirurgia.

Fístulas perilinfáticas liquóricas

As FP liquóricas são aquelas demonstradas por Schuknecht (1986), onde o LCR vaza através do espaço perilinfático, especialmente pela janela oval. Admite-se que malformações congênitas ao nível do aqueduto coclear e/ou lâmina crivosa do meato acústico interno alarguem as comunicações entre os espaços subaracnóideo e perilinfático de tal forma que mantém este último sob um regime de hipertensão. Outras malformações congênitas ao nível da platina ou ligamento anular do estribo facilitariam a ruptura e vazamento das poucas gotas de perilinfa existente, seguida de esguicho profuso ("Gusher") ou moderado ("Dozer") de LCR. Cirurgias ao nível do estribo, em pacientes com as predisposições anteriormente descritas, podem induzir igualmente tal tipo de fístula. Essas fístulas, como já comentamos anteriormente, predispõem a meningites.

DIAGNÓSTICO

O diagnóstico das FP, em certas situações, também é polêmico. Uns o fazem com mais cautela, outros, com menos. Como não existe, até então, um exame clínico, funcional ou laboratorial que seja patognomônico de sua existência, as FP ficam com seu diagnóstico mais dependente da história do paciente, a exemplo da doença de Ménière. O senso clínico, a arte médica e a experiência de cada um são recrutados em toda sua plenitude. Para os mais cautelosos deveria haver sempre na história a evidência de um fator causal. Nas que chamamos de pressórias, ele seria representado por um esforço físico qualquer ou variação de pressão ambiental. Sua história clássica é a de uma surdez súbita seguida de tonturas e zumbidos e precedida de um estalo tipo "pop" em uma das orelhas. Lamentavelmente, às vezes, os sintomas não são tão clássicos e ordenados. O estalo pode faltar, a hipoacusia assumir caráter flutuante e associar-se à distorção e intolerância a sons. A tontura pode ser na forma de vertigem aguda com vômitos ou reduzida a simples desequilíbrio, podendo passar por todas as formas intermediárias. Assim, saindo de sua forma clássica, o seu quadro clínico pode-se assemelhar ao de outras patologias e pedir um diagnóstico diferencial.

Nas traumáticas, o comemorativo de traumas cranianos ou diretos sobre a orelha estaria presente. As iatrogênicas, obviamente, aparecem após cirurgias otológicas.

Nas espontâneas, chamadas também de idiopáticas por Kohut et al. (1996), o suspeito fator causal está ausente, o que deixa os mais cautelosos suspeitarem até de sua existência. Os menos cautelosos prescindem destes comemorativos para o seu diagnóstico, responsabilizando-as também por casos de síndrome de Ménière, vertigem postural e desequilíbrio persistente, ampliando assim os seus horizontes como causa de doenças otológicas. Eles propõem tratamento cirúrgico para todos os casos que não melhorem com o repouso.

As liquóricas podem apresentar uma forma aguda espontânea especialmente em crianças que revelam perda auditiva na orelha correspondente, com ou sem sintomas vestibulares. Podem passar despercebidas ou reveladas através de liquorréia nasal. Surtos de meningite de repetição alertam para esta possibilidade. Podem também ser diagnosticadas por ocasião de uma estapedectomia, quando, no momento em que a platina é aberta, o cirurgião é surpreendido por violento jorro de LCR.

O exame otoscópico é em geral normal, podendo, nos casos de trauma mecânico ou pressórico, mostrar alterações de conduto auditivo externo, membrana do tímpano e/ou orelha média. As FP, no entanto, por si só não conseguem ser diagnosticadas pela otoscopia. As fístulas liquóricas, por outro lado, pela abundância de LCR, podem mostrar, através da pneumotoscopia, a presença de líquido na orelha média, simulando uma otite secretora.

O chamado sinal de fístula ou de Henneberg é de muita utilidade diagnóstica, porém, mesmo positivo, não é considerado patognomônico. Ele é feito através de um espéculo pneumático ou pêra de Politzer, fazendo pressão positiva e negativa no conduto auditivo da orelha suspeita. Em caso de ser positivo, o paciente apresenta nistagmo e vertigem, pois subentende-se que a pressão exercida é transferida da fístula para os espaços peri e endolinfáticos, excitando os receptores vestibulares. A vertigem isolada, nesta prova, não é muito considerada. Devemos levar em conta também que outras patologias podem sensibilizar os receptores vestibulares a tal ponto, que eles podem reagir às pressões sobre a orelha média, com um sinal de Henneberg falso-positivo, como é o caso da otossífilis e doença de Ménière. Este sinal pode ser sensibilizado com o uso da pressão de um impedanciômetro, e o registro do nistagmo pela eletronistagmografia. Como dissemos, não é patognomônico, mas, aliado a outros sinais e sintomas, torna-se de grande valor.

O fenômeno do Tullio é o desencadeamento de nistagmo por estimulação sonora de alta intensidade e baixa freqüência e pode estar presente nas FP. Para tal, pode-se usar, de preferência, o gerador de ruído de Bárány e registrar a resposta com eletronistagmografia. Também não é patognomônico e pode estar presente na otossífilis. Para sua realização, necessitamos ter, naturalmente, um conjunto tímpano-ossicular íntegro.

A audiometria tonal mostra, em geral, uma hipoacusia sensorineural no lado comprometido que pode variar de discreta à anacusia. Os casos de melhor prognóstico costumam mostrar uma perda maior para os sons mais graves e os de pior, para os mais agudos. Esse perfil acompanha o da maioria das surdezes súbitas em geral. Exames repetidos acompanham a evolução da doença e a progressão da hipoacusia será um sinal de alarme. A discriminação normalmente segue os padrões audiométricos, mas, eventualmente, pode se apresentar proporcionalmente baixa. A imitanciometria não mostra nenhuma característica peculiar, no entanto, pode causar tontura, com variação da pressão no conduto auditivo externo. O exame vestibular pode mostrar nistagmo espontâneo, direcional ou posicional e alterações da marcha com os olhos fechados, que, para alguns, tem grande valor diagnóstico. Os testes calóricos ou de torção pendular mostram, na maioria dos casos, assimetria por preponderância labiríntica, do lado oposto. Assim, os exames audiológico e otoneurológico também não oferecem características peculiares nas FP.

A Eletrocleografia pode contribuir no diagnóstico, entretanto os seus padrões são idênticos aos da doença de Ménière, o que foi também demonstrado por Arenberg *et al.* (1988), em cobaias.

A audiometria do tronco cerebral pode ser utilizada, mas serve fundamentalmente para o diagnóstico diferencial com as lesões retrococleares. Salvo nos casos de fístulas causadas por colesteatomas, tumores ou fraturas, o estudo radiológico não evidencia a fístula, mas pode identificar malformações congênitas da orelha interna, que a predispõem.

A timpanotomia exploradora pode ser proposta para fazer o diagnóstico definitivo das FP pela observação intra-operatória, mas lamentavelmente as controvérsias continuam, mesmo com o cirurgião munido de microscópio cirúrgico e com a orelha média e janelas expostas, o que não deixa de ser extremamente frustrante.

O critério de observação e interpretação varia de cirurgião para cirurgião. Uns consideram como evidência de FP a presença de fluido nos nichos e que, aspirados, voltem dentro de alguns segundos a acumular-se de maneira absolutamente clara. Outros, menos exigentes, consideram a presença de fístulas mesmo nos casos onde só umidade exista, capaz de embeber um pequeno fragmento de Gelfoam® nos nichos, por alguns minutos, como um teste decisório.

Esta dificuldade de unanimidade de critério chega a tal ponto, que alguns autores, como Sajjadi & Paparella (1994), chegam a propor que este diagnóstico intra-operatório só seja feito após a concordância de dois cirurgiões, o que, a nosso ver, torna a cirurgia mais onerosa, sem eliminar a possibilidade de discordância.

Métodos diagnósticos através da identificação de marcadores durante a timpanotomia têm sido propostos, mas, sem aplicação prática, ainda continuam em estágio experimental, como admitem Kohut *et al.* (1996).

As controvérsias ou diagnóstico intra-operatório das FP advêm da possibilidade de falsos-positivos e falsos-negativos, regidos pela presença ou ausência equivocadas de fluido ao nível de uma ou mais janelas labirínticas. Poderíamos esquematizar: **Falso-positivo** (nichos da janela com fluido): a) Restos de infiltração anestésicas. b) Soro ou transudato de mucosa manuseada. c) Criação despercebida de fístula iatrogênica, por manuseio inadequado ao nível das janelas. **Falso-negativo** (nicho da janela sem fluido): a) Fístula intermitente, ocasionalmente inativa. b) Aspiração excessiva, secando temporariamente o espaço perilinfático. Parell & Becker (1986), como Schuknecht (1993), alertam para algumas dessas possibilidades.

Os cirurgiões mais conservadores utilizam-se da timpanotomia exploradora como meio diagnóstico somente nos casos onde exista no quadro clínico história e sintomatologia sugestivos da doença, enquanto os mesmos a propõem para um número maior de casos, independendo de comemorativos históricos pertinentes ou mesmo de sintomatologia mais rica, como Kohut et al. (1996), Relly (1989) e, em 1970, Stroud & Calcatera, tão altos eram seus índices de suspeição. Outros autores, como Poe et al. (1992a, 1992b), utilizam endoscopia transtimpânica com anestesia local no consultório, reportando excelente visão das janelas por meio de endoscópios rígidos de 1,9 mm com 5 e 25º de angulação.

TRATAMENTO

Com vários de seus aspectos controvertidos, especialmente o do diagnóstico, era de se esperar que o tratamento das FP também o fosse.

Tratamento conservador

Existe grande chance de uma FP cicatrizar espontaneamente. Por isso, nos casos suspeitos, pode-se adotar um tratamento conservador como primeira opção terapêutica, no sentido de auxiliar este processo cicatricial. Por outro lado, sendo o diagnóstico das FP, na maioria das vezes, de suposição, a opção por um tratamento cirúrgico imediato pode eventualmente tornar-se desnecessário. O auxílio à cicatrização espontânea esperada deverá ser feito colocando o paciente em repouso, no leito, com o tórax e a cabeça elevados para diminuir a pressão intracraniana e, conseqüentemente, a perilinfática.

Em caso de constipação intestinal, a prescrição de emolientes deverá ser considerada. Tosse, espirros ou outras condições que promovam aumento exagerado da pressão intracraniana deverão ser ao máximo controlados. Por outro lado, manobras que aumentem a pressão da orelha média, como a de Valsalva, durante o ato de assoar o nariz, deverão ser proscritas e as obstruções nasais tratadas com descongestionantes tópicos. Medidas preventivas de embolia pulmonar devem ser consideradas em pacientes propensos a tal. Será permitido ao paciente sentar-se ou levantar-se, desde que assistido. O tempo de repouso vai depender da evolução dos sintomas. Em geral, se não houver melhora em aproximadamente 5 dias, considera-se a alternativa cirúrgica.

O controle audiométrico e da discriminação seria feito de 72/72 horas, podendo variar para mais ou menos de acordo com o comportamento evolutivo do quadro. A piora progressiva da audição ou tonturas é de mau prognóstico, podendo significar agravamento do quadro por maior vazão perilinfática e exigir tratamento cirúrgico imediato.

Além dos cuidados anteriores, poderemos utilizar terapêutica medicamentosa, que pode incluir antibióticos, para profilaxia de labirintites ou meningites otogênicas, e tranqüilizantes e/ou antivertiginosos, nos casos de ansiedade, insônia ou tonturas. Alguns autores, como Sajjadi & Paparella (1964), indicam a prescrição de corticóide na forma de Prednisolona na dose de 2 mg/kg/peso duas vezes ao dia, por sete dias com redução progressiva.

Uma evolução absolutamente favorável durante os primeiros dias de repouso pode permitir um relaxamento do mesmo, mas mantém-se a proscrição absoluta de esforço físico e de manobras ou de situações de possível barotrauma, mesmo que aparentemente insignificantes, como subidas e descidas de serras ou em elevadores. Mantém-se também o decúbito elevado.

Tratamento cirúrgico

O tratamento cirúrgico tem, como objetivo principal, o fechamento da suposta fístula que teoricamente não cicatrizou espontaneamente e continua a drenar perilinfa, arriscando a função cocleovestibular. Ao mesmo tempo, como vimos anteriormente, tem uma função diagnóstica comprobatória e é por isso chamada de timpanotomia exploradora, com ou sem fechamento da fístula.

Apesar de ser uma cirurgia simples, na maioria dos casos, o cirurgião, antes de tudo, necessita precaver-se ao máximo dos achados falsos-positivos e falsos-negativos aos quais está exposto. Uma adequada magnificação e excelente iluminação por meio de um bom microscópio são pré-requisitos importantíssimos. Igualmente importante será um critério de absoluta serenidade e imparcialidade de julgamento. Na década de 1970, especialmente depois dos trabalhos de Stroud & Calcatera (1970), que chamaram a atenção para quatro casos de fístulas perilinfáticas espontâneas, uma profusão de casos semelhantes começou a aparecer na literatura, influenciando de maneira epidêmica um grande número de cirurgiões, passando a ser quase uma obrigatoriedade achar-se uma fístula quando se realizasse uma timpanotomia exploradora.

A cirurgia deve ser realizada preferencialmente com anestesia local sob sedação venosa. A anestesia geral, que, em alguns casos, pode facilitar a cirurgia, traz o inconveniente de não permitir a comunicação transoperatória com o paciente além de poder promover um aumento indesejável da pressão na orelha média durante a ventilação manual que antecede a intubação orotraqueal. O paciente deve estar em decúbito dorsal com a cabeça rodada para o lado oposto ao da orelha a ser operada.

A infiltração anestésica do conduto é feita com xylocaína a 2% com adrenalina na proporção de 1:200.000, no espaço subperiosteal, como se faz nas estapedectomias. É necessário, entretanto, muito cuidado para não se utilizar anestésico em excesso para não promover o seu extravasamento para a orelha média, o que poderia simular coleções de perilinfa ao nível das janelas.

A incisão do conduto deve ser feita à semelhança da usada em estapedectomias, estendendo-se, entretanto, desde a uma até as cinco horas para permitir uma exposição confortável da orelha média. O deslocamento do retalho timpanomeatal deve ser subperiosteal e feito de maneira absolutamente exangue, interrompendo-se a cirurgia tantas vezes quantas forem necessárias para microcauterizações e tamponamentos. É muito útil a utilização de algodão embebido em adrenalina para auxiliar neste descolamento. É muito importante chegar-se ao ânulo timpânico sem sangue algum, antes de descolá-lo de sua goteira e adentrar a caixa timpânica, pois a presença de sangue na orelha média dificultará a identificação de eventuais vazamentos de perilinfa. Após o levantamento do ânulo deve-se expor a caixa timpânica desde o colo do martelo até o hipotímpano, de forma a facilitar a visualização da área das janelas e a manipulação cirúrgica da região. A parede lateral do ático deve ser curetada e/ou brocada para garantir ampla exposição do nicho da janela oval, sendo importante evitar irrigação com soro durante este tempo cirúrgico, por razões óbvias. Caso a corda do tímpano esteja prejudicando nossa visão, ela pode ser distendida ou, em última hipótese, seccionada.

Exposta a caixa timpânica, devemos dirigir toda a atenção para os nichos das janelas, focar o microscópio sobre eles e, com a magnificação e iluminação que melhor nos parecer, fazer o nosso julgamento se há ou não há fluido na região, antes de qualquer tipo de manuseio instrumental. Alguns cirurgiões utilizam-se de pequenos fragmentos de Gelfoam® para depositá-los nos nichos das janelas durante alguns minutos, esperando que se embebam de perilinfa que por acaso ali possa existir. Este teste não é confiável pelo fato de a mucosa da região poder exsudar e simular a situação de uma fístula. Após esta avaliação, já poderemos ter uma idéia da existência ou não de fluido nessas áreas críticas e passaremos para uma nova etapa, agora instrumental. Podemos agora utilizar manobras indutoras de aumento de pressão perilinfática. Palpa-se a apófise longa da bigorna, mobilizando o estribo e observa-se se aparece fluido ao nível do nicho da própria janela oval ou da redonda. Essa manobra deve ser gentil, pois, do contrário, poderemos causar ruptura do ligamento anular, ou mesmo romper a membrana da janela redonda, causando fístula iatrogênica e mascarando nossos propósitos. Outras manobras são sugeridas no sentido de aumentar a pressão intracraniana, inclinando sua cabeça para baixo, na mesa cirúrgica, ou garroteando moderadamente a circulação venosa do pescoço. Essas manobras, no entanto, em nossas mãos, têm dado mais atropelos do que subsídios, vez que são indutoras de sangramentos na área cirúrgica, o que menos desejamos. Caso fluido seja identificado no nicho de uma ou das duas janelas, ele deve ser delicadamente aspirado com ponta de aspiração de 0,5 mm ou menos, sem traumatizar a mucosa, e esperam-se alguns segundos por uma nova coleção. No entanto, a suspeita de fístula já estaria bem caracterizada. Aspirações repetidas causam lesões da mucosa, pequenos sangramentos e a simulação posterior de fístulas no local, por transudato da própria mucosa.

Por outro lado, as aspirações excessivas ou mal conduzidas podem, nos casos de fístulas, aspirar grande quantidade de perilinfa, deixando o espaço perilinfático seco por algum tempo, simulando agora a ausência de fístula. Assim, a nosso ver, a inspeção mais importante é a inicial, quando a mucosa dos nichos ainda não foi traumatizada por instrumentos.

Identificada ou suspeitada, o fechamento da fístula baseia-se na escarificação da mucosa a sua volta e tamponamento com tecidos diversos. Nas fístulas da janela oval, dependendo da largura de seu nicho, a escarificação pode ser feita com um ganho de ângulo reto de 0,3 mm através dos espaços deixados pela supra-estrutura do estribo, tendo-se cuidado ao nível da porção timpânica do canal de Falópio, onde o nervo facial pode estar vulnerável. Para o fechamento ao nível da janela redonda, recomenda-se a brocagem com broca de diamante da borda póstero-superior de seu nicho para uma boa exposição de sua membrana. Deve-se estar atento para não confundir esta membrana, que se situa oblíqua e superior, com outra, mucosa, que à maneira de um diafragma, completo ou não, freqüentemente septa este nicho. Esta deve ser removida, em benefício da exposição da membrana verdadeira e melhor coaptação do enxerto sobre a área desejada. É necessário lembrar o máximo de cuidado na brocagem deste nicho, pois, eventualmente, a membrana da janela redonda pode ser lacerada especialmente ao nível de sua inserção, levando a uma fístula iatrogênica.

Devido ao relato na literatura das chamadas fístulas ocultas ou intermitentes, ou seja, as que não estariam presentes durante a inspeção cirúrgica, mas, poderiam estar antes ou depois da mesma, alguns autores, como Parell & Becker (1986), recomendam selamento de rotina de ambas as janelas sempre que a sintomatologia mereça do cirurgião a indicação de uma timpanotomia exploradora. Essa tem também sido a nossa conduta em todos os casos, o que nos leva a preferir o nome de cirurgia de **fechamento das janelas labirínticas** ao de timpanotomia exploradora. Vários materiais podem ser utilizados para esse fechamento, como fragmentos de tecido conjuntivo do próprio conduto auditivo, fáscia temporal ou gordura do lóbulo da orelha. Alguns autores, por sua capacidade de moldagem e transformação em tecido fibroso, recomendam o Gelfoam®, como Seltzer & McCabe (1986). Nos nossos casos temos dado preferência à gordura por esta apresentar boa aderência e moldagem.

As FP de origem traumática, em geral, são bem mais evidentes podendo ocorrer ao nível das duas janelas. Às vezes, ocorrem fraturas da platina do estribo, quando uma estapedectomia clássica com prótese de aço e gordura tem uma boa indicação. As secundárias à cirurgia de estapedectomia podem ser tratadas clinicamente e, no caso de insucesso, exploração cirúrgica deve ser feita para avaliação da situação da prótese e seus arredores, tendo, como princípio, evitar ao máximo a reabertura da janela oval, pelo risco de agressão labiríntica.

As fístulas perilinfáticas liquóricas, dependendo da função auditiva, em geral anulada, podem ser seladas cirurgicamente através de uma prótese de fio de aço e gordura, como nas estapedectomias, ou através de obliteração do vestíbulo com tecido conjuntivo ou gordura, como nas labirintectomias transmeáticas. Às vezes, além disso, graças à profusão do vazamento liquórico, faz-se necessário o tamponamento de toda a caixa timpânica com Gelfoam®.

Tendo sido feito o fechamento do(s) nicho(s), rebate-se o retalho timpanomeatal e tampona-se o conduto auditivo externo com Gelfoam®. Em alguns casos de fístula de natureza liquórica, pode ser necessário um tamponamento mais enérgico do conduto, associado a curativo compressivo externo com faixa de crepe.

O pós-operatório é tranqüilo na maioria das vezes. Porém, nos casos de maior manuseio ou de maior trauma para a orelha interna, pode haver tonturas e náuseas nas primeiras horas ou dias. Nessas eventualidades, é importante prescrever antieméticos e antivertiginosos orais ou parenterais, conforme a gravidade dos sintomas. O paciente deve permanecer em repouso com a cabeça elevada até a melhora dos sintomas. No caso específico de fístula liquórica, é importante fazer programa pós-operatório de drenagem lombar de LCR.

REFERÊNCIAS BIBLIOGRÁFICAS

Arenberg IK, Ackley RS, Ferraro J, Muchnik C. EcoG in results in perilymphatic fistula clinical and experimental studies. *Otolaryngl Head Neck Surg* 1988;99(5):435-443.

Caldas N & Mangabeira Albernaz PL. In: *Surdez Neurossensovial*. Mangabeira Albernaz PL, Ganança MM. São Paulo: Moderna. 1978. 135-151p.

Caldas, N. Miringotomia, anestesia geral e malformações do ouvido interno. Rev. Bras. Otorrinolaringol 1983; 49:30-5.

Cody DTR, Simonton KM, Hallberg OE. Automatic repetitive decompression of the saccule in endolymphatic hydrops (tack operation): preliminary report. *Laryngoscope* 1967;77:1480-1501.

Fee GA. Traumatic perilymphatic fistulas. *Arch Otolaryngol* 1968;88:477-480.

Fick IA. Decompression of the labyrinth a new surgical procedure for Ménière's disease. *Arch Otolaryngol* 1964;79:477-458.

Goodhill V. *Ear Disease. Deafness and Dizziness*. New York: Harper & Row, 1979. 664-681p.

Head PPW. In: Ballantyne J, Groves J. Diseases of the Ear, Nose and Throat. 4. ed. London: Butterworths. Vol. 6. 1979. 245-262p.

Kohut RI, Hinojosa R, Ryu JH. Update idiopathic perilimpathic fistulas. *Otolaryngol Clin N Am* 1966;29:343-352.

Meyerhoff WL. Spontaneous perilimphatic fistula: myth or fact. *Am J Otol* 1993;14:478-483.

Parell GJ, Becker GD. Results of surgical repair of inapparent perlymph fistulas. *Otolaryngol Head Neck Surg* 1986;95:344-346.

Poe DS, Rebeiz EE, Pankratov MM, Shapshay SM. Transtympanic endoscopy of the middle ear. *Laryngoscope* 1992a;102:993-996.

Poe DS, Rebelz EE, Pankratov MM. Evaluation of perilymphatic fistula by middle ear endoscopy. *Am J Otol* 1992b;13:529-533.

Reilly JS. Congenital perilymphatic fistula: a prospective study in infants and childrens *Laryngoscope* 1989;99:393-397.

Sajjadi H, Paparella MM. In: Lopes Filho O, Campos CAF. *Tratado de Otorrinolaringologia*. São Paulo. Ed. Roca, 1994. 853-868p.

Schucknecht HF. *Anatomy of the Temporal bone with Surgical Implications*. Philadelphia. Lea & Febiger, 1986. 130-160p.

Schucknecht HF. Cochleosacculotomy for Ménière's disease: theory technique and results. *Laryngoscope* 1982; 92:853-858.

Schucknecht HF. *Pathology of the Ear*. 2. ed. Philadelphia. Lea & Febiger, 1993. 295-297p.

Seltzer S, McCabe BF. Perilymph fistula: the Iwoa experience. *Laryngoscope* 1986;94:37-49.

Simmons FB, Burton RD, Beaty D. Round window injury: auditory behavioral and electrophysiological conseqüences in the cat. *Trans Am Acad Ophthalmol Otolaryngol* 1962;66:715-722.

Simmons FB. Theory of membrane breaks in sudden hearing loss. *Arch Otolaryngol* 1968;88:41-48.

Stroud MH, Calcatra TC. Spontaneous perilimph fistulas. *Laryngoscope* 1970;80:479-487.

Quimiocirurgia com Gentamicina no Tratamento da Doença de Ménière

Luiz Lavinsky ▪ Cíntia D'Avila ▪ Michelle Lavinsky ▪ Edna Macedo

INTRODUÇÃO

O paciente vertiginoso pode obter cura mediante diagnóstico adequado, tratamento medicamentoso, fisioterápico e dietético e, ainda, respeitando a história natural da doença, que, boa parte das vezes, é autolimitada, podendo curar naturalmente ou ser bem mantida. A cirurgia se torna necessária quando a gênese do processo é persistente, quando se deseja abreviar a cura ou quando as seqüelas do processo geram informações erradas aos centros cerebrais, mantendo a sintomatologia e exigindo que a orelha seja corrigida ou abolida para que o processo, que muitas vezes é extremamente incapacitante, seja suprimido.

Para que isso seja factível, mais do que selecionar rotinas, o otologista necessita ter uma dedicação ampla ao diagnóstico clínico e empregar recursos reabilitadores; muitas vezes, o resultado cirúrgico depende mais do diagnóstico do que propriamente da técnica empregada. Portanto, nesta área, como em poucas outras áreas da otorrinolaringologia, o cirurgião tem de exercer plena atividade clínico-cirúrgica.

As indicações fundamentais de cirurgia da vertigem estão relacionadas à doença de Ménière, fístulas perilinfáticas pós-trauma craniano ou cirúrgico, vertigens posicionais severas, colesteatomas com fístulas e, mais recentemente, *loops* arteriais. A indicação também ocorre em situações mais raras, como em caso de patologias infecciosas e inflamatórias (labirintite infecciosa e serosa) e pós-estapedectomia (granulomas e fístulas). Na doença de Ménière, a cirurgia está indicada quando se realiza tratamento medicamentoso intensivo e o paciente continua com crises de vertigem. O critério é a presença de vertigem incapacitante e/ou com perda progressiva da audição. As técnicas mais empregadas (e mais conservadoras) são quimiocirurgias, descompressão do saco endolinfático, neurectomia retrolabiríntica e cocleossaculotomia. Entre as técnicas destrutivas estão a labirintectomia por via da janela oval e por via translabiríntica e a neurectomia vestibular translabiríntica.

Quando todas as tentativas de tratamento clínico falharem, deve-se proceder à quimiocirurgia; se esta também falhar ou se provocar perda auditiva, dever-se-á optar pela descompressão do saco endolinfático com *shunt*. Se esta alternativa também falhar, indica-se cocleossaculotomia ou labirintectomia transcanal em orelha não-protetizável de idoso; no caso de orelha não-protetizável jovem, a labirintectomia transmastóidea é indicada. Em orelha protetizável, está indicada a neurectomia vestibular retrolabiríntica (Lavinsky, 1996; Lavinsky *et al.*, 1999; Lavinsky *et al.*, 2000a; Lavinsky *et al.*, 2000b). Embora existam inúmeras outras alternativas, estas são adequadas para praticamente a totalidade dos casos. No presente capítulo, enfocaremos o tratamento por quimiocirurgia com gentamicina.

QUIMIOCIRURGIA

Joseph Hawkins, em 1959, foi o primeiro a descrever o uso de aminoglicosídeos para o tratamento ablativo do sistema vestibular em pacientes vertiginosos irresponsivos ao manejo clínico. O uso sistêmico inicial do aminoglicosídeo, proposto por Hawkins, foi progressivamente substituído pelo seu uso exclusivo na orelha média, ou via canal semicircular lateral, dando maior especificidade de ação ao aminoglicosídeo e reduzindo significativamente seu potencial de efeitos adversos sistêmicos.

O reconhecimento do maior potencial de dano ao labirinto anterior através da administração sistêmica do aminoglicosídeo, bem como de indução de oscilopsia, ataxia e insuficiência renal, fez surgir a utilização de formas alternativas de administração desses fármacos. A administração diretamente na orelha média permitiu minimizar expressivamente os efeitos adversos indesejavelmente comuns no uso da via parenteral (Glasscock *et al.*, 1989; Wazen *et al.*, 1998).

Os aminoglicosídeos mais utilizados para a quimiocirurgia, também chamada de labirintectomia química, têm sido a estreptomicina e a gentamicina, os quais demonstraram, em estudos experimentais com animais, exibir potencial similar de vestibulotoxicidade. Contudo, quando administrada intratimpanicamente, a gentamicina é mais vestibulotóxica do que cocleotóxica, motivo pelo qual ela se tornou o aminoglicosídeo de escolha para aplicação intratimpânica.

Schuknecht foi o primeiro a utilizar estreptomicina por via intratimpânica com fins de indução de labirintectomia química para tratamento da doença de Ménière unilateral (Schuknecht, 1956; Schuknecht, 1957). O entusiasmo inicial decorrente do controle da vertigem por meio dessa abordagem decaiu poucos anos após em função da associação dessa técnica ao desenvolvimento, na quase totalidade dos casos, de disacusia sensorineural, muitas vezes severa ou mesmo profunda (Schuknecht, 1956; Schuknecht, 1957; Wilson & Schuknecht, 1980).

A gentamicina tem toxicidade preferencial, ao menos teoricamente, à redução da função vestibular ipsilateral, sem comprometimento concomitante da função coclear (Rudnick et al., 1980; Schuknecht, 1957). Sabe-se que a vestibulotoxicidade preferencial dos aminoglicosídeos varia na dependência da dose utilizada, de forma que doses maiores aumentam o risco de lesão coclear concomitante (Cass et al., 1990).

Mecanismo de ação do aminoglicosídeo na quimiocirurgia

A utilização da gentamicina intratimpânica visa à destruição seletiva do labirinto vestibular, mantendo-se inalterada, em princípio, a função do labirinto anterior (McFeely et al., 1998; Blakley, 1997).

O embasamento teórico para a aplicação intratimpânica de aminoglicosídeo em pacientes com sintomas vestibulares incapacitantes e irresponsivos ao manejo clínico reside na toxicidade preferencial desse tipo de fármaco pelas células ciliadas vestibulares, comparativamente às ciliadas cocleares. As células ciliadas vestibulares são, pois, reconhecidamente mais suscetíveis à lesão do que as células cocleares.

Pacientes vertiginosos com doença que envolve também a cóclea, como a doença de Ménière, podem, pois, não ter seu componente auditivo beneficiado pela quimiocirurgia. Em conseqüência, são passíveis de vir a exibir perda auditiva adicional devido à evolução natural da doença.

Demonstrou-se, em estudos experimentais realizados em animais, que as células vestibulares negras, parcialmente responsáveis pelo processo de produção endolinfática, são as primeiras a sofrer lesão quando da administração intratimpânica de aminoglicosídeos, precedendo, pois, o comprometimento das células ciliadas vestibulares (Park & Cohen, 1982; Pender, 1985). As células negras localizam-se tanto no nível das cristas ampulares dos canais semicirculares quanto no nível da parede posterior do utrículo e da parede lateral da *crus communes* (Kimura, 1969). As células negras localizadas nas cristas ampulares são as lesadas em decorrência da administração do aminoglicosídeo, resultando na diminuição da produção endolinfática e, por conseqüência, na redução da hidropsia (Monsell et al., 1994). Com efeito, modelos experimentais de quimiocirurgia evidenciaram ser a crista dos canais semicirculares o sítio mais suscetível à degeneração induzida pelo aminoglicosídeo, seguida, em ordem decrescente de sensibilidade, pelo utrículo, sáculo e cóclea (Lindeman, 1969).

O comprometimento das células negras vestibulares pelos aminoglicosídeos sugere a possibilidade de que a quimiocirurgia interfira na fisiopatogênese da doença de Ménière, alterando sua história natural sem a necessidade de ablação total da resposta vestibular às provas calóricas.

Estudos experimentais em animais submetidos à administração intratimpânica de aminoglicosídeo demonstraram que a via principal de transferência desse fármaco à orelha interna é através da membrana da janela redonda, sendo o ligamento anular da platina do estribo uma rota secundária nessa quimiotransferência (Saijo & Kimura, 1984; Kawauchi et al., 1988).

Indicações da quimiocirurgia

A quimiocirurgia representa a opção cirúrgica de escolha no manejo de pacientes com doença ou síndrome de Ménière unilateral irresponsiva ao manejo clínico, uma vez que se trata de uma terapêutica não-invasiva, de reconhecida eficácia e com potencial de preservação da função labiríntica residual.

No entanto, a possibilidade de comprometimento irreversível da acuidade auditiva ainda limita o uso da quimiocirurgia. Em nossa rotina, quando pacientes apresentam perdas de 10 dB ou mais, interrompemos as sessões do procedimento e propomos a descompressão do saco endolinfático.

A quimiocirurgia é indicada quando estamos diante de uma vertigem incapacitante. Considera-se como tal a ocorrência de mais de quatro episódios de vertigem por mês, por um período mínimo de três meses, apesar de tratamentos clínicos adequados. Esses casos apresentam indicação formal de cirurgia, dado o caráter extremamente limitante dessa forma de apresentação da doença (Watanabe et al., 1995). Pacientes com sintomas audiovestibulares não controláveis clinicamente, mesmo que não preencham os critérios da vertigem dita incapacitante, são também, no nosso entendimento, candidatos à cirurgia. Parece-nos, pois, que o papel da doença labiríntica na vida do paciente deve ser avaliado não apenas com base no número de episódios mensais de crises vertiginosas, mas também através do significado particular que tais crises desempenham na rotina desses pacientes e do grau de interferência dos sintomas cocleares no convívio social.

Quimiocirurgia com aminoglicosídeo: quanto e como administrar

Preconiza-se a administração do aminoglicosídeo por via transtimpânica, universalmente aceita como a melhor forma de minimizar a possibilidade de dano coclear ou renal. Demonstrou-se que a rota preferencial de entrada do aminoglicosídeo na orelha interna é a membrana da janela redonda (Smith & Myers, 1979; Saijo & Kimura, 1984; Goycoolea et al., 1988; Kawauchi et al., 1988; Lundman et al., 1987). Existem quatro formas principais de administração do aminoglicosídeo por via transtimpânica, todas elas tendo no nicho da janela redonda seu epicentro para a entrega do aminoglicosídeo. Essas formas são descritas a seguir.

Miringotomia convencional

A técnica convencional de miringotomia (Fig. 99-1), talvez a mais tradicional das formas de aplicação do aminoglicosídeo transtimpanicamente, consiste na realização de miringotomia no quadrante póstero-inferior, com ou sem colocação de tubo de ventilação, e administração transtimpânica de gentamicina tamponada junto ao nicho da janela redonda. Para tal, gentamicina a uma concentração de 40 mg/ml é adicionada a bicarbonato de sódio a 8,4%, numa proporção de 3/4 de gentamicina para 1/4 de bicarbonato de sódio. Consegue-se, assim, uma solução com pH de 6,8 e com uma concentração de gentamicina de 30 mg/ml (Linstrom, 1993). Aplicamos de 0,5 a 1 ml desta solução.

A solução é administrada diariamente até o paciente queixar-se de vertigem e instabilidade e até surgir um nistagmo do tipo destrutivo, visto com lentes de Fren-

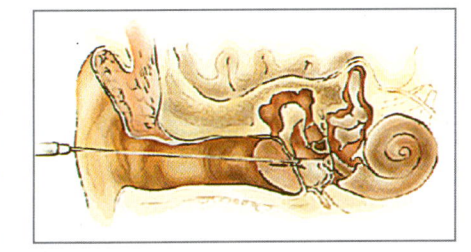

Fig. 99-1

Técnica de miringotomia convencional.

zel. A audiometria deve ser realizada diariamente, enquanto que o estudo da função vestibular deve ser feito antes e logo após o tratamento e após 6 meses. Enquanto uma perda mínima da audição é identificada, as aplicações são feitas semanalmente; se houver perdas iguais ou superiores a 10 dB, o tratamento deve ser interrompido, e a descompressão do saco endolinfático deve ser realizada.

De acordo com Hellström & Odkvist (1994), o risco de perda auditiva aumenta se o tratamento for mantido por mais de 6 dias consecutivos – o número ideal de aplicações está limitado a quatro. A quimiocirurgia não é indicada em pessoas com mais de 70 anos. Logo após o tratamento, devem-se introduzir os exercícios de compensação labiríntica.

Após cada injeção intratimpânica, demonstrou-se que o tempo durante o qual o paciente permanece em posição supina interfere nos resultados do tratamento quimiocirúrgico, tendo Youssef & Poe (1998) demonstrado ser mais efetiva a permanência nessa posição por 45 minutos, comparativamente a 30 e 60 minutos.

Portanto, o nosso protocolo inclui aplicações diárias (até, no máximo, quatro) ou semanais, conforme a perda auditiva. Quando da aplicação, o paciente deve permanecer em posição supina, com a tuba auditiva para cima, durante 45 minutos.

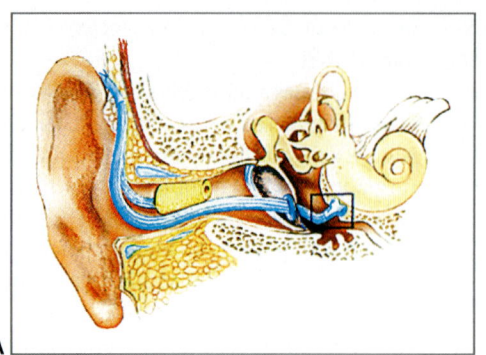

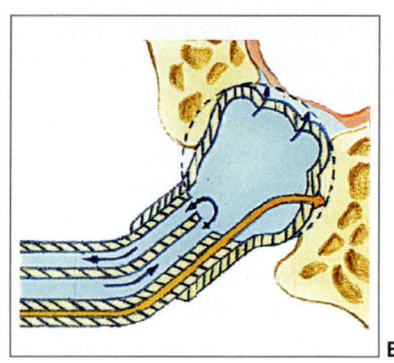

Cateter transtimpânico

Outra forma de aplicação do aminoglicosídeo, mais recentemente introduzida, consiste na administração do aminoglicosídeo através de uma bomba de infusão e de um cateter (Fig. 99-2A e B). Este é inserido através de miringotomia realizada junto ao quadrante póstero-inferior da membrana timpânica, junto ao nicho da janela redonda, após lise das aderências desse nicho. Esse cateter deve ser posicionado de forma tal que uma de suas extremidades fique ligeiramente acoplada ao nicho da janela redonda (o posicionamento da extremidade distal fenestrada do cateter é de 1 mm em relação à membrana da janela redonda), e a outra, exteriorizada no meato acústico externo através da incisão de miringotomia. É considerado adequado para o paciente o cateter cujo diâmetro seja um pouco maior do que o do nicho da janela redonda. Essa forma de administração parece permitir um maior controle da dose empregada com menor perda através da tuba auditiva, possibilitando a utilização de doses menores do fármaco (DeCicco *et al.*, 1998).

A colocação do cateter junto ao nicho da janela redonda carreia a possibilidade de infecção da fenda da orelha média, situação em que o cateter deverá ser removido, e um tratamento adequado deverá ser iniciado. Outra complicação possível, embora improvável, dada à consistência e flexibilidade do cateter, é a de fístula perilinfática por ruptura traumática, situação em que está indicada a exploração cirúrgica da orelha.

Embebimento de Gelfoam previamente inserido junto à janela redonda

Alguns autores têm utilizado Gelfoam, posicionado junto ao nicho da janela redonda, para a transferência à orelha interna da substância com a qual o Gelfoam é embebido. Tal técnica, descrita por Silverstein (1997), tem início com a infiltração do meato acústico externo com uma solução de 1 a 2 ml de lidocaína a 1% com vasoconstritor (diluição de 1:100.000), similarmente ao preconizado para os procedimentos otológicos transcanais. A descrição original dessa modalidade técnica de quimiocirurgia consiste na realização de otoendoscopia para inspeção endoscópica da orelha média, em especial do nicho da janela redonda.

A avaliação endoscópica do nicho da janela redonda, utilizando-se endoscópio rígido de 1,7 mm de diâmetro, permite a identificação de possíveis membranas mucosas, ou mesmo de aderências localizadas nesse nível, as quais poderiam comprometer, ao menos parcialmente, a difusão do aminoglicosídeo na orelha interna, com conseqüente redução da efetividade do tratamento. Com efeito, tem-se descrito a presença de membranas mucosas obstruindo completamente o nicho da janela redonda em 12% dos pacientes e de membranas mucosas associadas à obliteração parcial desse nicho em outros 17% (Silverstein *et al.*, 1997). Quando neomembranas são identificadas, elas devem ser desfeitas, de forma a permitir o contato direto do Gelfoam com a verdadeira membrana da janela redonda. Após, procede-se à inserção de Gelfoam seco, medindo aproximadamente 2 a 3 mm, através do nicho da janela redonda, até obter-se uma superfície de contato com a membrana desse nicho.

Concluída a etapa de preparação da orelha média para recebimento do aminoglicosídeo, realiza-se o preenchimento do espaço da caixa timpânica com 0,2 a 0,3 ml de gentamicina tamponada. Após a infusão do fármaco, o paciente permanece em posição supina, com a cabeça rotada em cerca de 30° em direção à orelha contralateral, por aproximadamente 30 minutos. Essa técnica permite, ao menos teoricamente, a utilização de uma quantidade mais definida de aminoglicosídeo do que aquela empregada na técnica de miringotomia convencional, uma vez que possibilita uma maior permanência do fármaco junto à membrana da janela redonda, evitando-se sua perda através da tuba auditiva. De fato, sabe-se que uma ou duas deglutições resultam na eliminação da maior parte do aminoglicosídeo via tuba auditiva quando livremente posicionado no espaço aéreo da cavidade timpânica.

Fig. 99-2
(A) Técnica de quimiocirurgia com utilização de cateter transtimpânico (DeCicco *et al*, 1998).
(B) Apresenta em detalhe a área no retângulo.

MicroWick® (Micropavio)

Mais recentemente, Silverstein propôs uma nova forma de aplicação do aminoglicosídeo junto à membrana da janela redonda (Silverstein, 1999). Esse novo sistema, chamado de MicroWick®, utiliza um condutor de acetato de polivinil, inserido via tubo de ventilação, até junto do nicho da janela redonda (Fig. 99-3). Uma vez inserido o material, o próprio paciente pode administrar as gotas contendo aminoglicosídeo no meato acústico externo, as quais serão absorvidas e conduzidas por essa espécie de ponte até a membrana da janela redonda. A preparação da orelha média para a inserção e utilização do MicroWick® é a mesma proposta para a técnica com Gelfoam, descrita anteriormente.

A inserção do MicroWick® via tubo de ventilação impede que o seu ingurgitamento pelas gotas resulte em aumento da área de miringotomia, o que aumentaria o risco de perfuração timpânica residual pós-quimiocirurgia. O MicroWick® apresenta um comprimento de 9 mm e um diâmetro de 1 mm, que permite sua inserção através do tubo de ventilação, cujo diâmetro interno é, em média, de 1,42 mm.

Completado o protocolo quimiocirúrgico, preconiza-se a remoção do tubo de ventilação em monobloco com o material de polivinil, devendo-se evitar sua tração através do tubo ainda acoplado à membrana timpânica, o que poderia permitir a ruptura e a conseqüente permanência de parte do material na caixa timpânica.

A concentração de gentamicina preconizada para essa técnica é de 10 mg/ml, podendo-se utilizar concentrações de 5 mg/ml em pacientes com limiares tonais médios de 30 dB ou menos nas freqüências de 500 a 3.000 Hz.

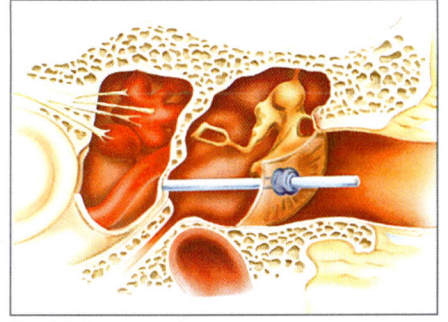

Fig. 99-3
Técnica de MicroWick® proposta por Silverstein (1999).

A primeira aplicação do aminoglicosídeo é feita pelo médico, utilizando-se, para embebimento do tubo de polivinil, uma agulha de abocath. Sugere-se a permanência do paciente em posição supina, com a cabeça levemente rotada contralateralmente, por 15 minutos. Administrações posteriores do preparado otológico podem ser feitas pelo próprio paciente, numa posologia de três gotas três vezes ao dia.

Ao final de cada semana, o paciente é reavaliado por meio de audiometria tonal/vocal e eletronistagmografia com provas calóricas. A descontinuação ou término do tratamento serão ditados pelo controle sintomático e por parâmetros audiométricos. Pacientes que evoluírem com piora significativa da acuidade auditiva e com função vestibular ainda presente são candidatos à interrupção do tratamento, podendo-se, também, reduzir a concentração da gentamicina utilizada para 5 mg/ml e observar se os limiares audiométricos se mantêm inalterados.

A duração média de tratamento com essa técnica tem sido de 1 a 3 semanas.

A despeito da falta de uniformidade nos protocolos de quimiocirurgia com gentamicina, parece haver uma concordância no sentido de que, a partir da quarta aplicação de aminoglicosídeo num mesmo período, parece não haver ganho clínico adicional (Silverstein, 1999).

Preconiza-se que os pacientes sejam submetidos à nova avaliação audiovestibular após cada aplicação de aminoglicosídeo intratimpânico, devendo-se avaliar, também, a resposta subjetiva em termos de controle do zumbido e da sensação de plenitude aural, quando presentes. Toda e qualquer alteração auditiva deve ser expressa pelos limiares de audibilidade mínima nas diferentes freqüências à audiometria tonal e pelo percentual de discriminação à audiometria vocal, nas freqüências de 500, 1.000, 2.000 e 3.000 Hz. São consideradas significativas alterações de 10 ou mais dB dessa média ou, então, de 15% ou mais à audiometria vocal.

RESULTADOS

Uma das principais dificuldades no que tange à quimiocirurgia reside na variabilidade de resultados disponíveis e na inexistência de uniformidade nos protocolos de tratamento. Uma avaliação conjunta dos diferentes estudos de quimiocirurgia realizados com gentamicina demonstra um percentual médio de controle da vertigem de 90% (86 a 100%) e de preservação da acuidade auditiva de 68% (4 a 100%) (Beck & Schmidt, 1978; Moller et al., 1988; Sala, 1988; Blessing & Schlenter, 1989; Laitakari, 1990; Nedzelski et al., 1993; Magnusson & Padoan, 1991). De fato, estudos recentes têm demonstrado que doses subablativas de gentamicina podem controlar efetivamente a vertigem sem comprometimento da função coclear (Magnusson & Padoan, 1991).

Contudo, a boa resposta clínica obtida a curto prazo nem sempre se mantém a médio ou a longo prazo. Demonstrou-se que até 1/3 dos pacientes apresentou recidiva dos sintomas vestibulares quando acompanhados por um ou mais anos (Rauch & Oas, 1997). A recorrência dos sintomas parece ser mais freqüente quando se utilizam doses subablativas de aminoglicosídeo, as quais, por sua vez, parecem reduzir significativamente a incidência de disacusia sensorineural associada à quimiocirurgia (Rauch & Oas, 1997). Acredita-se que quadros recorrentes pós-quimiocirurgia possam ser manejados com sucesso através de aplicações adicionais de aminoglicosídeo intratimpânico (Silverstein, 1999). Pacientes com doença de Ménière clinicamente intratável podem não apenas exibir controle do quadro vertiginoso através da quimiocirurgia transtimpânica, como também melhora do zumbido e da sensação de plenitude aural (Beck & Schmidt, 1978; Moller et al., 1988; Lange, 1981).

RISCOS E COMPLICAÇÕES

Os riscos de ototoxicose coclear variam de 0 a 75%, conforme o autor. Essa potencialidade tem sido atribuída a inúmeras variáveis, muitas das quais se inter-relacionam, modificando, assim, a possibilidade de lesão cocleovestibular. Assim sendo, o risco de toxicidade vestibular e/ou coclear se relaciona à via de administração e dose cumulativa do fármaco, duração do tratamento, idade do paciente, intervalo entre as aplicações, suscetibilidade individual, função renal e exposição concomitante a ruído (Shih, 1994). Com relação às células ciliadas cocleares, acredita-se que aquelas localizadas no nível da espira basal da cóclea sejam as mais suscetíveis à ototoxicidade pela gentamicina (Park & Cohen, 1982). Adicionalmente, em raros casos, podemos observar perfurações timpânicas, alergia à medicação e ataxia (Blakley, 1997).

COMENTÁRIOS FINAIS

A pouca efetividade dos tratamentos nas patologias da orelha interna, seja por via oral ou sistêmica, tornou prioritário o desenvolvimento de alternativas que congregassem eficácia e segurança. A quimiocirurgia surgiu como uma alternativa para o preenchimento dessa lacuna terapêutica. Desde a sua introdução, contudo, inúmeros são os conhecimentos acumulados em termos de protocolos cada vez mais eficazes e com menor propensão a dano coclear.

Inúmeras questões, contudo, ainda permanecem controversas e não-consensuais e são, indubitavelmente, focos merecedores de investigação clínica futura. Tais questões são relativas principalmente às diferentes formas de administração dos aminoglicosídeos, à diversificação de indicações e aos fármacos utilizados.

Com a engenharia genética, teremos, quiçá num futuro não muito distante, o conhecimento de *carriers* com capacidade de atuar em células específicas da orelha interna. Isso representaria a seletividade de ação dos fármacos no nível da orelha interna e, por conseqüência, permitiria, ou mesmo anularia, o tão temido potencial de deterioração auditiva ainda associado às formas hoje disponíveis de controle cirúrgico da vertigem. Já existem diversos trabalhos bem sucedidos neste sentido em animais, e, se confirmadas as expectativas experimentais, aliando a biologia molecular à otologia, iremos nos deparar, futuramente, com uma nova forma de pensar e atuar em otologia.

REFERÊNCIAS BIBLIOGRÁFICAS

Beck C, Schmidt CL. Ten years of experience with intratympanal streptomycin (gentamicin) in the therapy of morbus Ménière. *Arch Otorhinolaryngol* 1978;221:149-52.

Blakley BW. Clinical forum: a review of intratympanic therapy. *Am J Otol* 1997;18(4):520-6.

Blessing RE, Shlenter WW. [Long-term results of gentamicin therapy of Meniere's disease]. *Laryngorhinootologie* 1989;68(12):657-60.

Cass S, Bouchard K, Graham M. Controlled application of streptomycin to the round window membrane of the cat. *Otolaryngol Head Neck Surg* 1990;103:223.

DeCicco MJ, Hoffer ME, Kopke RD, Wester D, Allen KA, Gottshall K, *et al*. Round-window microcatheter-administered microdose gentamicin: results from treatment of tinnitus associated with Ménière's disease. *Int Tinnitus J* 1998;4(2):141-143.

Glasscock ME, Johnson GD, Poe DS. Streptomycin in Ménière's disease. *Arch Otorhinolaryngol* 1989;246:269-70.

Goycoolea MV, Muchow D, Schachern P. Experimental studies on round window structure: function and permeability. *Laryngoscope* 1988;98(6 pt 2 Suppl 44):1-20.

Hawkins JE Jr. Antibiotics and the inner ear. *Trans Am Acad Ophthalmol Otolaryngol* 1959;63(2):206-18.

Hellström S, Odkvist L. Pharmacologic labyrinthectomy. *Otolaryngol Clin North Am* 1994;27(2):307-15.

Kawauchi H, Demaria T, Lim D. Endotoxin permeability through the round window. *Acta Otolaryngol* 1988;457:100-15.

Kimura RS. Distribution, structure, and function of dark cells in the vestibular labyrinth. *Ann Otol Rhinol Laryngol* 1969;78:542-61.

Laitakari K. Intratympanic gentamicin in severe Ménière's disease. *Clin Otolaryngol* 1990;15(6):545-8.

Lange G. [The indications for middle ear instillation of gentamicin in Ménière's disease (author's transl)]. *HNO* 1981;29(2):49-51.

Lavinsky L, D'Avila C, Campani RM, Lavinsky M. Síndrome de Ménière: diagnóstico etiológico. Revista HCPA 1999;19(2):238-50.

Lavinsky L, D'Avila C, Campani RM. Diagnóstico e tratamento etiológico da doença de Ménière. In: Ganança MM, Munhoz MSL, Caovilla HH, Da Silva MLG, editores. Estratégias Terapêuticas em Otoneurologia. São Paulo: Atheneu, 2000a. 107-27p.

Lavinsky L, Lavinsky M, D'Avila C. Diagnóstico e tratamento etiológico da doença de Ménière. In: Ganança MM, Munhoz MSL, Caovilla HH, Da Silva MLG, (eds.) *Estratégias Terapêuticas em Otoneurologia*. São Paulo: Atheneu, 2000b. 153-76p.

Lavinsky L. Cirurgia da vertigem. *Rev Bras de Med ORL* 1996;3(1):5-19.

Lindeman H. Regional differences in sensitivity of the vestibular sensory epithelia to ototoxic antibiotics. *Acta Otolaryngol* 1969;67:177-89.

Linstrom CJ. Titration gentamycin sulfate for unilateral Ménière's disease. International *Symposium on Ménière's Disease*, Romem, Italy, Oct, 1993. 20-23p.

Lundman LA, Holmquist L, Bagger-Sjoback D. Round window membrane permeability. An *in vitro* model. *Acta Otolaryngol* 1987;104(5-6):472-80.

Magnusson M, Padoan S. Delayed onset of ototoxic effects of gentamicin in treatment of Ménière's disease. *Acta Otolaryngol (Stockh)* 1991;11:671–6.

McFeely, Singleton WJ, Rodriguez FJ, Antonelli PJ. Intratympanic gentamicin treatment for Ménière's disease. *Otolaryngol Head Neck Surg* 1998;118:589-96.

Moller C, Odkvist LM, Thell J, Larsby B, Hyden D. Vestibular and audiologic functions in gentamicin-treated Ménière's disease. *Am J Otol* 1988;9(5):383-91.

Monsell EM, Cass SP, Rybak LP. Otologic surgery. In: Brackmann DE, (ed.) *Chemical Labyrinthectomy: Methods and Results*. Philadelphia: WB Saunders, 1994.

Nedzelski JM, Chiong CM, Fradet G, *et al*. Intratympanic gentamicin instillation at treatment of unilateral Ménière's disease: update of an ongoing study. *Am J Otol* 1993;14:278-82.

Park J, Cohen G. Vestibular toxicity in the chick: effects of streptomycin on equilibrium and on ampullary dark cells. *Am J Otolaryngol* 1982;6:117-27.

Pender DJ. Gentamicin tympanoclysis: effects on the vestibular secretory cells. *Am J Otolaryngol* 1985;6:358-67.

Rauch SD, Oas JG. Intratympanic gentamicin for treatment of intractable Ménière's disease: a preliminary report. *Laryngoscope* 1997;107(1):49-55.

Rudnick MD, Ginsberg IA, Huber PS. Aminoglycoside ototoxicity following middle ear injection. *Ann Otol Rhinol Laryngol* 1980;89(Suppl 77):1-9.

Saijo S, Kimura R. Distribution of HRP in the inner ear after injection into the middle ear cavity. *Acta Otolaryngol* 1984;97:593-610.

Sala T. Transtympanic administration of aminoglycosides in patients with Ménière's disease. *Arch Otorhinolaryngol* 1988;245(5):293-6.

Schuknecht HF. Ablation therapy for the relief of Ménière's disease. *Laryngoscope* 1956;66:859-70.

Schuknecht HF. Ablation therapy in the management of Ménière's disease. *Acta Otolaryngol (Stockh)* 1957;(Suppl 11)32:1-42.

Shih L. Cochlear hearing loss. In: Jackler RK, Brackmann DE, (eds.) *Neurotology*. St Louis: Mosby, 1994. 619-28p.

Silverstein H, Rowan PJ, Olds MJ, Rosenberg SI. Inner ear perfusion and the role of round window patency. *Am J Otol* 1997;18:586-9.

Silverstein H. Use of a new device, the MicroWick[tm], to deliver medication to the inner ear. *Ear Nose Throat J* 1999;78(8):595-600.

Smith BM, Myers MG. The penetration of gentamicin and neomycin into perilymph across the round window membrane. *Otolaryngol Head Neck Surg* 1979;87(6):888-91.

Watanabe S, Kato I, Takahashi K, Yoshino K, Takeyama I. Indications and results of gentamicin injection into the middle ear of patients with Ménière's disease. *Acta Otolaryngol (Stockh)* 1995;(Suppl 5)19:282-5.

Wazen JJ, Spitzer J, Kasper C, Anderson B. Long-term hearing results following vestibular surgery in Ménière's disease. *Laryngoscope* 1998;108(10):1470-3.

Wilson WR, Schuknecht HF. Update on the use of streptomycin therapy for Ménière's disease. *Am J Otol* 1980;2(2):108-11.

Youssef T, Poe D. Intratympanic gentamicin injection for the treatment of Ménière's disease. *Am J Otol* 1998;19:435-42.

Tratamento das Vertigens de Causa Hormonal Feminina

Ciríaco Cristóvão Tavares Atherino

INTRODUÇÃO

As diversas etapas da vida feminina caracterizam-se por alterações hormonais, muitas vezes de grande monta e provocando sintomatologia bastante variada, inclusive labiríntica. Normalmente, o ginecologista consegue corrigir esses sintomas dentro da sua própria área de atuação, mas quando os distúrbios vestibulares adquirem um caráter mais exuberante, o otorrinolaringologista é chamado a intervir. Essas vertigens normalmente não surgem em separado, mas associadas à instabilidade, hipoacusia, plenitude auricular, zumbidos e mesmo algiacusia.

Sendo a atividade hormonal feminina bastante dinâmica, didaticamente nós poderíamos dividi-la em três períodos principais nos quais teríamos o aparecimento ou exacerbação da sintomatologia otológica: o ciclo menstrual, a gestação e a menopausa (Bittar RS, 1997). Também a utilização de contraceptivos em qualquer época pode levar ao surgimento ou piora dos sintomas citados.

CICLO MENSTRUAL

O ciclo menstrual pode ser dividido em duas etapas (Bennett J. C. et al., 1996): uma fase folicular e uma fase lútea (Fig. 100-1). Entre elas existe o dia 0 (zero): alguns autores denominam "fase ovulatória" o período compreendido entre o dia que antecede o dia zero até o dia que o sucede. Durante a primeira fase do ciclo (fase folicular) existe um predomínio do estradiol (E2), com um grande aumento do mesmo no momento da ovulação. Já na 2ª fase do ciclo, com a formação do corpo lúteo, ocorre um predomínio da progesterona (P), cuja concentração vai diminuindo até o início do novo ciclo. Logicamente, se houver fecundação do óvulo, esses níveis de progesterona persistem mais altos.

Já na pituitária também vamos observar alterações na produção hormonal (Fig. 100-2): o hormônio luteinizante (LH) aumenta muito de concentração durante a fase ovulatória, enquanto o hormônio folículo-estimulante (FSH) tem uma pequena alteração no início do ciclo, outra alteração na fase ovulatória mas, regra geral, mantém-se em níveis razoavelmente constantes durante todo o ciclo.

Em resumo, olhando os ciclos pituitário e ovariano sobrepostos (Fig. 100-3) verificamos a grande atividade hormonal existente durante o ciclo menstrual. A duração média desse ciclo é de 28 dias, mas podem ocorrer variações grandes (20 a 40 dias), muitas vezes na dependência de fatores externos, como o estresse, o esforço físico, a dieta entre outros.

Quais seriam as alterações labirínticas que podem ocorrer no ciclo menstrual?

Na 2ª fase do ciclo, na fase lútea, são descritas alterações nos limiares auditivos de até 7 dB, especialmente nas freqüências agudas. Ocorre também um certa diminuição dos limiares de reflexo estapédico. Muitas vezes encontramos alargamento do campo auditivo, mas, também, às vezes, podemos encontrar compressão do mesmo. As mulheres mais sujeitas a essas alterações são aquelas portadoras da "síndrome de tensão pré-menstrual" (TPM), onde a sintomatologia descrita, além de ser mais marcada e significativa, vem acompanhada de "migrâneas", dores abdominais e outros sintomas paralelos. Algumas mulheres podem apresentar nesta fase lútea grandes quedas nos limiares auditivos especialmente nas freqüências agudas, quedas estas que necessitam muitas vezes de correção, o que é feito, geralmente, através de reposição hormonal.

Sob o ponto de vista equilibriométrico, na fase lútea também ocorre:

- Aumento da incidência dos nistagmos posicionais. Existem estudos que compararam mulheres em várias fases do ciclo menstrual com mulheres grávidas comprovando este aumento de incidência do nistagmo posicional (Eviatar A. et al., 1969; Bittar R. S. M. et al., 1995).

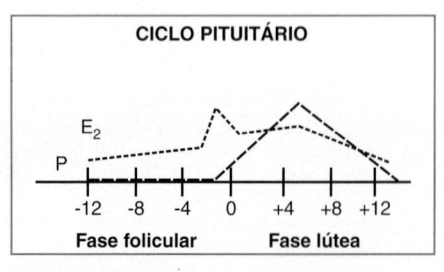

Fig. 100-1

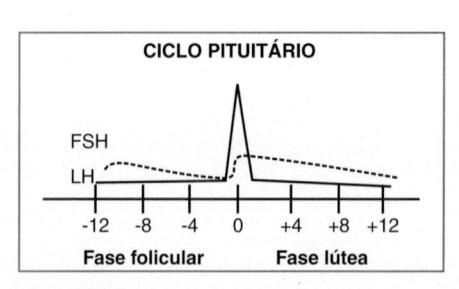

Fig. 100-2

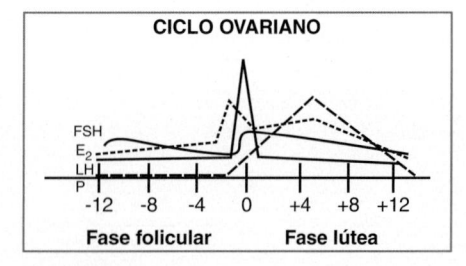

Fig. 100-3

- Ausência de atenuação à fixação ocular durante as provas calóricas, o que caracterizaria uma síndrome vestibular central.
- Ocorre também preponderância direcional dos nistagmos.

Essas alterações parecem ser causadas pela ação da progesterona que provocaria um certo edema do tronco cerebral e mesmo uma certa hipertensão endolinfática, o que pode produzir um agravamento da sintomatologia das mulheres que já possuem hidropisia endolinfática (Andrews J. L. et al., 1992). Além disso, a progesterona diminui a afinidade entre a insulina e seus receptores: a hiperinsulinemia e o aumento da glicemia resultantes poderiam provocar mais distúrbios endolabirínticos com conseqüente sintomatologia. Ocorre também um hipotireoidismo e um aumento da viscosidade sangüínea, propiciando até o surgimento de microtromboses na circulação labiríntica (Bittar R. S. M., 1995; Ganança M. M. et al., 1998).

Quando esses distúrbios ocorrem de forma mais severa, como nas mulheres que têm a síndrome de tensão pré-menstrual, podemos utilizar algumas medidas terapêuticas tais como: dieta hipossódica associada ou não a um diurético leve na 2ª fase do ciclo por 4 a 6 meses quando se tenta, então, retirar a medicação. Nos casos mais severos podemos lançar mão de drogas depressoras da função labiríntica.

GESTAÇÃO

No 1º trimestre da gestação, a mulher tem uma diminuição dos limiares tonais e labirínticos, ou seja, melhora seu desempenho auditivo e o seu labirinto tem maior propensão a ser estimulado (Bittar R. S. M. et al., 1991, Bittar R. S. M. et al., 1995). Após este período, os limiares tonais se tornam mais estáveis e ocorre uma habituação labiríntica, com desaparecimento da sintomatologia. É importante notar que é justamente no 1º trimestre da gestação que a mulher apresenta enjôos, podendo, então, haver uma superposição de sintomas: problemas labirínticos associados aos enjôos próprios do início da gestação. Aparentemente, essas alterações de limiar de estimulação podem estar ligadas à evolução das espécies: a fêmea mamífera grávida tem uma "sensibilização" dos seus órgãos dos sentidos, de tal forma que ela, já que está com maior peso, possa se livrar de forma mais eficaz dos predadores.

Portanto, o que ocorre no 1º trimestre da gestação é bastante semelhante à 1ª fase do ciclo menstrual, com reflexos estapédicos estáveis e um alargamento do campo auditivo, com melhoria, diminuição, dos limiares tonais, especialmente ao nível das freqüências mais agudas.

Que tipo de tratamento utilizar com a grávida que apresenta sintomatologia labiríntica significativa? É muito difícil prescrever uma medicação antivertiginosa no 1º trimestre da gravidez. Existem vários trabalhos a respeito da prescrição dessas drogas nesta fase da gestação, mas destacamos o de Pinto J. A. et al. (1987) que, em 6.376 gestações, verificaram que a correlação entre medicação antivertiginosa e malformações foi negativa para as drogas clássicas: o dimenidrinato e a meclizina. Em nosso meio é comercializado apenas o dimenidrinato. De qualquer forma, enfatizamos que o uso de drogas na gestação deve ser feito de forma muito criteriosa e cuidadosa. Além disso, a utilização de exercícios labirínticos, quaisquer que eles sejam, acelera a compensação labiríntica, melhorando a sintomatologia.

CONTRACEPTIVOS ORAIS

Várias são as implicações do uso de contraceptivos orais a médio e longo prazos, não só em nível labiríntico, mas também em nível sistêmico. Observa-se uma simulação da fase lútea do ciclo menstrual, com melhoria dos limiares tonais nas freqüências agudas com reflexos estapédicos estáveis, havendo, portanto, alargamento do campo auditivo. Entretanto, todos nós sabemos dos riscos da associação de contraceptivos à utilização de fumo, álcool etc., especialmente quando nos referimos aos contraceptivos mais antigos, com altas doses de estrogênio e progesterona, com maior risco de aparecimento de fenômenos embólicos ao nível da microcirculação labiríntica. Vários são os relatos na literatura de surdezes súbitas e mesmo acidentes vasculares cerebrais provocados por essas associações (Eviatar A. et al., 1969).

Além disso, o uso prolongado dos contraceptivos orais convencionais pode levar à disacusia neurossensorial especialmente nas freqüências mais agudas. A retirada do contraceptivo normalmente reverte este tipo de perda. Naqueles casos eventuais de surdez súbita, inicialmente tratamos a fase aguda com corticoterapia e retirada da medicação contraceptiva. Normalmente ocorre reversão na maioria dos casos. Além disso, a utilização a médio prazo dos contraceptivos orais também provoca uma diminuição da oferta da tirosina plasmática, o que leva, então, a uma menor produção de dopamina ao nível cerebral, acarretando cefaléia, depressão e desequilíbrio (Rubin W., 1987). A tirosina está ligada ao metabolismo do triptofano, que é precursor da serotonina, cuja depleção pode provocar depressão. Nos dias de hoje, a ocorrência da depressão aumentou muito, e está muito ligada à sintomatologia vestibular. É importante interromper o uso do contraceptivo oral quando a pessoa começa a apresentar sinais e sintomas depressivos.

CLIMATÉRIO

É a última fase da vida hormonal da mulher, caracterizando-se por uma depleção do estrogênio, o que provoca vertigem, depressão, distúrbios do humor, perda da libido, secura da pele, entre outros sintomas. O tratamento atual, realizado pelo ginecologista, é a reposição hormonal. Quando essa reposição é bem sucedida a sintomatologia é resolvida por inteiro. É interessante notar que os ginecologistas utilizam muito a cinarizina, não com o intuito de reverter sintomas vertiginosos, mas sim com o objetivo de diminuir os "calores" comuns na menopausa. Um estudo de Egarter C. et al. (1996) fez uma comparação de reposição hormonal com tibolona versus estrogênios conjugados associados à medrogestona. Ambas as drogas conseguem compensar a sintomatologia geral do climatério, mas a tibolona tem um efeito mais eficaz no que tange ao desequilíbrio e à vertigem. Este mesmo autor, em 1999, voltou a estudar a tibolona numa série de 1.189 mulheres na menopausa, confirmando seus achados anteriores. Talvez a reposição hormonal com este tipo de droga seja mais indicada quando o quadro labiríntico for mais exuberante. Os exercícios labirínticos também auxiliam sobremaneira na resolução desses distúrbios. Além disso, a utilização criteriosa de drogas antivertiginosas pode ser necessária, preferencialmente por curtos períodos, sempre lembrando que o idoso geralmente toma vários remédios, o que torna mais fácil a eclosão de efeitos colaterais ou interações medicamentosas indesejáveis.

Como vêem, não existem muitos trabalhos quanto ao tratamento dessas vertigens de origem hormonal. Mas é importante que se valorizem as queixas labirínticas femininas e que sempre que possível realizemos todo o protocolo de avaliação otoneurológica, qual seja: exame ORL completo, audiometria tonal com pesquisa da discriminação, imitanciometria, provas labirínticas com registro vectoeletronistagmográfico. Muitas vezes verificamos que a sintomatologia referia-se à doença preexistente e que foi apenas exacerbada pela alteração hormonal.

REFERÊNCIAS BIBLIOGRÁFICAS

Andrews JC, Ator GA, Honrubia V. The exacerbation of symptoms in Ménière's disease during the premenstrual period. *Arch Otolaryngol* 1992;118(1):74-78.

Bennett JC, Plum F. *Cecil Textbook of Medicine*. WB Saunders Co., 20. ed. Philadelphia, 1996. 1297p.

Bittar RSM, Bottino MA, Bittar RE, Formigoni LG, Miniti A, Zugaib M. Estudo da Função do Ouvido Interno na Gestação Normal. *J bras Ginec* 1991;101(9):381-383.

Bittar RSM. Labirintopatias hormonais: hormônios esteróides, estrógeno e progesterona. *Arq Fund ORL* 1997;1(4):122-126.

Bittar RSM, Sanchez TG, Bottino MA, Formigoni LG, Miniti A, Zugaib M. Estudo da função vestibular durante a gestação normal – análise preliminar de 17 casos. *RBGO* 1995;17(2):131-136.

Egarter C, Huber J, Leikermoser R, Haidbauer R, Pusch H, Fischl F, Putz M. Tibolone versus conjugated estrogens and sequential progestogen in the treatment of climacteric complaints. *Maturitas* 1996;23(1):55-62.

Egarter C, Sator M, Berghammer P, Huber J. Efficacy, tolerability, and rare side effects of tibolone treatment in postmenopausal women. *Int J Gynaecol Obstet* 1999;64(3):281-286.

Eviatar A, Goodhill V. Dizziness as related to menstrual cycles and hormonal contraceptives. *Arch Otolaryng* 1969;90(3):65-70.

Ganança MM, Caovilla HH. Labirintopatias na mulher. *Rev Bras Med* 1998;55(10):824-830.

Pinto JA, Ferreira GMP, Knoll M. Terapêutica das doenças otorrinolaringológicas da gestante. *Rev Bras ORL* 1987;53(2):46-49.

Rubin W. Neurotransmitters and dysequilibrium. In: Graham MD, Kemink JL. *The Vestibular System: Neurophysiologic and Clinical Research*. New York: Raven Press, 1987. 243-247p.

101
Tratamento dos Distúrbios Equilibratórios por Comprometimento Vascular Central

Maurício Malavasi Ganança

INTRODUÇÃO

As doenças vasculares agudas e crônicas do sistema nervoso central (SNC) podem determinar a ocorrência de vertigem e outros tipos de tontura, desequilíbrio e quedas por comprometimento da função vestibular periférica e/ou central.

Hemorragias intracerebrais, aneurismas, malformações arteriovenosas, isquemias, infartos, crises isquêmicas transitórias, migrânea basilar e insuficiência vertebrobasilar estão entre os distúrbios vasculares neurológicos que podem ocasionar manifestações otoneurológicas. O diagnóstico e o tratamento são obviamente da alçada do neurologista ou neurocirurgião. A participação diagnóstica e terapêutica do otorrinolaringologista é complementar e valiosa.

Os sintomas e sinais de comprometimento do sistema vestibular dependem da localização e da extensão das lesões do SNC. Diversos autores, como Rubin, Brookler, 1991; Ganança, Mangabeira Albernaz, Caovilla, Ganança, 1994, Claussen, Bergman de Bertora, Bertora, 1990; Luxon, 1997; Johnson, 1998; Brandt, 1999; Solomon, 2000, analisaram as características topodiagnósticas, o diagnóstico etiológico e a orientação terapêutica das síndromes vestibulares centrais, incluindo as de natureza vascular.

É importante salientar que as causas de algumas das doenças vasculares do SNC são as mesmas que freqüentemente geram distúrbios labirínticos, como aterosclerose, *diabetes mellitus*, hipertensão arterial e obesidade.

É preciso lembrar também que a "migrânea" e a insuficiência vertebrobasilar podem cursar com quadros clínicos de comprometimento vestibular periférico, como vertigem posicional paroxística benigna e hidropisia endolinfática.

Diante da suspeita de envolvimento do sistema vestibular à história clínica, ao otorrinolaringologista compete as tarefas suplementares de: 1) confirmar e caracterizar as alterações otoneurológicas e 2) participar na tentativa terapêutica de eliminar ou atenuar as tonturas e recuperar o equilíbrio corporal.

As diferentes opções terapêuticas na vertigem de origem periférica ou central foram objeto de descrição por vários pesquisadores em nosso meio e no exterior, como Zee, 1988; Rascol, Hain, Brefel, Benazet, Clanet, Montastruc, 1995; Shepard, Telian, 1996; Ganança 1998; Claussen, 1997; Ganança, Caovilla, Munhoz, Silva, Ganança, Ganança, 1998 e 1999; Ganança, Caovilla, 2000; Ganança, Caovilla, Munhoz, Silva, 2000; Bhansali, 2001; Ganança, 2002; Ganança, Perracini, Ganança, 2002.

CONSIDERAÇÕES ESSENCIAIS RELATIVAS A DIAGNÓSTICO

Uma anamnese cuidadosa, a investigação de antecedentes pessoais e familiares, o exame otorrinolaringológico, os testes auditivos e os testes de função vestibular podem confirmar o envolvimento vestibular e conduzir a uma hipótese topodiagnóstica otoneurológica.

Na dependência das informações do paciente, a avaliação audiológica pode incluir audiometria, imitanciometria, audiometria de altas freqüências, otoemissões acústicas, audiometria de tronco encefálico, eletrococleografia, potenciais auditivos de média latência, potenciais cognitivos e testes de processamento auditivo central.

A vestibulometria deve incluir o estudo do equilíbrio estático e dinâmico e a nistagmografia ou videonistagmografia, que possibilitam a pesquisa e gravação dos movimentos oculares que interessam à otoneurologia, como nistagmo posicional e de posicionamento, nistagmo espontâneo e semi-espontâneo, movimentos sacádicos, nistagmo optocinético, nistagmo pebrotatório e pós-calórico. A prova de auto-rotação cefálica também pode ser útil na identificação de sinais de disfunção vestibular.

Os achados à vestibulometria, analisados em conjunto, podem reconhecer o comprometimento da função vestibular, caracterizar a sua localização periférica e/ou central e identificar o lado lesado. As informações topodiagnósticas são úteis para a configuração do programa fisioterápico com exercícios de reabilitação vestibular, inserido no contexto de uma terapia otoneurológica integrada.

Além da fisioterapia de equilíbrio corporal e da reabilitação vestibular personalizada, com base nos achados em cada caso, a terapia otoneurológica integrada inclui também um tratamento etiológico, quando a causa é identificada, o uso de medicamentos antivertiginosos, que aliviam ou erradicam as tonturas e a correção de erros alimentares ou hábitos que podem prejudicar a função vestibular.

Na crise vertiginosa de origem central, com ou sem náuseas e vômitos, o paciente deve permanecer acamado e pode ser tratado por via intramuscular com dimenidrinato (50 mg) + cloridrato de piridoxina (50 mg) e diazepam (10 mg), de 8/8 ou 12/12 horas. Quando as tonturas, náuseas e vômitos são intensos e demoram para ceder, o uso intramuscular de droperidol (2,5 mg) ou intravenoso de ondansetron (4 ou 8 mg) pode ser alternativa adicional útil.

Um programa inicial de fisioterapia do equilíbrio corporal e reabilitação vestibular por meio de exercícios físicos repetitivos pode ser efetuado precocemente na fase subaguda ou mesmo aguda da crise, para facilitar a compensação vestibular e antecipar o reequilíbrio do paciente.

Na fase subaguda ou crônica das manifestações otoneurológicas, pode ser usada medicação por via oral para minimizar ou abolir a vertigem e outras tonturas, as manifestações neurovegetativas ou o desequilíbrio, ajudando a evitar as quedas e suas conseqüências deletérias. É preciso, no entanto, obter a anuência do neurologista que cuida do paciente, considerando possíveis implicações desfavoráveis, interações medicamentosas e o risco/benefício com o uso da(s) droga(s) a ser(em) prescrita(s).

As principais opções medicamentosas que temos empregado são os antagonistas de cálcio (cinarizina e flunarizina), outras substâncias vasoativas (betaistina, extrato EGb 761 de Ginkgo biloba e pentoxifilina), benzodiazepínicos (alprazolam, clonazepam e oxazolam) e antieméticos com ação antivertiginosa (dimenidrinato, difenidol, domperidona e ondansetron).

Antagonistas de cálcio, benzodiazepínicos, neurolépticos e alguns antieméticos, como dimenidrinato, difenidol e domperidona, podem atuar como supressores ou depressores vestibulares. O seu uso em doses excessivas ou por tempo prolongado pode prejudicar a instalação dos mecanismos de compensação vestibular e agravar a tontura e o desequilíbrio preexistentes. Há casos, no entanto, que necessitam de medicação prolongada de manutenção, com doses menores do que as utilizadas em início de tratamento.

A posologia inicial da cinarizina é de 75 mg uma vez ao dia ou 25 mg três vezes ao dia; para a flunarizina, 10 mg à noite. À medida que o paciente melhora, as doses devem ser progressivamente reduzidas até a sua suspensão, ao se obter melhora considerável ou o melhor resultado possível em cada caso. Podem ser empregadas como opção inicial ou como alternativa no impedimento de uso das outras substâncias vasoativas ou depressores vestibulares.

Betaistina (16 mg três vezes ao dia), extrato 761 de Ginkgo biloba (40 ou 80 mg três vezes ao dia ou 120 mg duas vezes ao dia) ou pentoxifilina (300 mg três vezes ao dia ou 600 mg duas vezes ao dia) podem ser empregados como opção inicial ou em associação com antagonista de cálcio, benzodiazepínico ou antiemético.

Alprazolam (0,25 mg três vezes ao dia, 0,5 mg duas vezes ao dia ou 1 mg à noite), clonazepam (0,5 mg à noite ou duas vezes ao dia) ou cloxazolam (1 ou 2 mg à noite ou duas vezes ao dia) podem ser utilizados como opção inicial ou nas restrições de uso dos outros depressores vestibulares ou drogas vasoativas.

Domperidona (10 mg), difenidol (25 mg), dimenidrinato (100 mg) ou ondansetron 4 e 8 mg) possibilitam o controle das náuseas e vômitos das tonturas subagudas e crônicas. A domperidona, medicamento antiemético, antivertiginoso e gastrocinético, é útil no tratamento sintomático das cinetoses, principalmente quando associado à cinarizina. O difenidol e o dimenidrinato, isoladamente ou em combinação, podem ser alternativas antivertiginosas nas restrições de uso dos antagonistas de cálcio, outras substâncias vasoativas e benzodiazepínicos.

A fisioterapia do equilíbrio corporal e a reabilitação vestibular personalizada visam alcançar a compensação do distúrbio vestibular central por meio de habituação das respostas sensoriais ou neurais anormais, exercícios de controle postural e de interação vestibulovisual e condicionamento do paciente vertiginoso. O grau de recuperação geralmente depende da intensidade da disfunção vestibular: as lesões mais severas costumam oferecer maior dificuldade de resolução.

A sede dos mecanismos de compensação vestibular está localizada nos núcleos vestibulares do assoalho do 4º ventrículo, no tronco encefálico. É necessário que esta região e sua comunicação com os órgãos sensoriais estejam íntegras, para que a compensação possa ser processada.

A escolha dos exercícios repetitivos fisioterápicos e de reabilitação vestibular adequados para cada paciente nas vestibulopatias centrais ou mistas depende dos sintomas, dos achados à vestibulometria e da configuração irritativa ou lesional, uni ou bilateral, da disfunção vestibular. Freqüentemente exigem a participação concomitante do otorrinolaringologista, do fisioterapeuta e do fonoaudiólogo que, ao lado do neurologista ou neurocirurgião, formam a equipe que cuidará do paciente.

O programa de exercícios pode ser executado pelo paciente em sua casa, com ou sem supervisão, ou na clínica, sob supervisão. Os exercícios supervisionados na clínica costumam ser muito mais efetivos do que os exercícios domésticos. A combinação de exercícios supervisionados com o programa doméstico não apenas é desejável, como necessário para a maioria dos casos.

As limitações individuais para a realização dos exercícios devem ser consideradas e respeitadas.

O sucesso da reabilitação vestibular depende do reconhecimento preciso do tipo de disfunção vestibular encontrado nos distúrbios vasculares de origem central e da seleção adequada de exercícios reabilitadores para cada paciente.

A vertigem à modificação de posição da cabeça, habitualmente acompanhada de instabilidade postural, sensação de cabeça oca ou de flutuação e de nistagmo posicional ou de posicionamento, pode caracterizar um quadro clínico típico ou atípico de vertigem posicional paroxística benigna (VPPB), comum em pacientes com insuficiência vertebrobasilar, "migrânea" vestibular e equivalentes de "migrânea".

A direção e a duração do nistagmo permitem identificar o(s) ducto(s) semicircular(es) comprometido(s) e o substrato fisiopatológico de ductolitíase, muito freqüente, ou cupulolitíase, rara. Essas informações são fundamentais para a seleção da(s) manobra(s) de reabilitação para a VPPB: reposicionamento otolítico de Epley, manobra liberatória de Semont, rotação corporal de Lempert e/ou exercícios de Brandt-Daroff. A eficácia desses procedimentos é notória, podendo eliminar o nistagmo e tornar assintomático o paciente já na primeira execução. Há casos, no entanto, em que é necessário repetir várias vezes a manobra escolhida ou as combinações entre elas, para obter sucesso.

Quando o paciente com distúrbio vestibular por comprometimento vascular central apresenta hiporreflexia ou arreflexia vestibular uni ou bilateral, os exercícios reabilitadores mais eficientes são baseados em habituação, adaptação e substituição de estratégias e devem ser realizados duas a três vezes ao dia, por alguns ou vários meses.

Movimentos repetitivos que provocam as tonturas, de cabeça, de olhos e cabeça coordenados, do corpo e exercícios de equilíbrio com os olhos abertos e fechados, em várias posições e velocidades, desencadeiam o mecanismo da habituação que acelera a compensação vestibular.

Exercícios repetitivos de movimentação da cabeça para um lado e para o outro, mantendo a visão fixa em um alvo imóvel, estimulam a adaptação vestibular.

Desenhada para compensar parcialmente as perdas bilaterais e severas da função vestibular, a técnica de substituição de estratégias baseia-se na estimulação de vias oculares e somatossensoriais para incrementar a estabilidade visual e postural. A estabilidade visual pode ser otimizada por meio de exercícios repetitivos que estimulam o reflexo cervicoocular, os movimentos sacádicos, os movimentos de perseguição (rastreio ocular) e movimentos optocinéticos nos planos horizontal, vertical e oblíquo. A estabilidade postural pode ser maximizada por meio de exercícios em que o paciente simula os movimentos da marcha, sem sair do lugar, de pé sobre um colchão, com olhos abertos e depois fechados.

De modo geral, a recuperação funcional das hipofunções unilaterais é melhor do que a das bilaterais. Os pacientes, como parte importante da terapia otoneurológica integrada, não devem restringir suas atividades e sim aumentá-las, desde que seja possível, em função das limitações impostas pelo quadro clínico. No entanto, é preciso ter cautela ou evitar atividades com certo risco, como dirigir veículos, nadar ou operar equipamentos potencialmente perigosos.

Como medidas complementares importantes, erros alimentares e alguns vícios devem ser corrigidos, por meio de dieta nutricional e orientação de mudanças de hábitos.

Devem ser evitados o uso ou o abuso de cafeína (café, chá, chocolate), álcool e fumo.

O café da manhã deve ser uma refeição substancial e o jantar deve ser leve. Distribuir a quantidade de alimentação em cinco ou seis refeições ao longo do dia. Diminuir o consumo de açúcar refinado, mascavo, demerara e cristal. O mel também não é recomendável. Usar adoçantes, se necessário. Não abusar do aspartame, que pode provocar ou agravar cefaléia, tontura e zumbido. Restringir a ingestão de alimentos com teor elevado de gorduras saturadas e de colesterol. Beber quatro a seis copos de água ao dia.

Situações que geram estresse, ansiedade e fadiga, fatores causais ou agravantes de tonturas, devem ser evitadas ou mantidas sob controle, sempre que possível.

Evitar o uso de antiinflamatórios não-hormonais, diuréticos e moderadores de apetite, que podem causar ou agravar as tonturas.

Evitar repouso excessivo. Se não houver motivos de ordem médica, caminhar pelo menos 30 minutos ao dia e praticar exercícios físicos de modo regular.

A evolução do paciente com manifestações otoneurológicas decorrentes de comprometimento vascular central deve ser monitorada por meio de reavaliações otoneurológicas periódicas.

SÍNTESE

Uma terapia otoneurológica integrada, levando em conta as características do quadro clínico de cada paciente, pode ser de grande utilidade no tratamento das disfunções vestibulares causadas por comprometimento vascular central.

A terapêutica adequada dos distúrbios otoneurológicos centrais de origem vascular inclui o controle do fator etiológico, uso de medicamentos sintomáticos antivertiginosos, fisioterapia com exercícios personalizados de equilíbrio corporal e reabilitação vestibular, medidas complementares e modificação de hábitos para evitar fatores agravantes. Quando necessário, um aconselhamento psicológico pode ajudar na recuperação do paciente vertiginoso. O uso combinado dos procedimentos disponíveis costuma propiciar resultados mais eficazes e menos recidivas do que o emprego isolado de um deles.

SÍNTESE DE OUTRAS ALTERNATIVAS DA LITERATURA

O sistema vestibular é muito sensível a alterações funcionais decorrentes de distúrbios vasculares do SNC. Embora a avaliação otoneurológica possibilite a identificação de sinais patognomônicos de comprometimento vestibular central, os sintomas e sinais das vestibulopatias centrais e mistas podem ser similares aos observados em vestibulopatias periféricas.

A história clínica, a semiologia neurológica e os exames complementares, como ressonância magnética encefálica, a angiorressonância magnética e outros procedimentos, podem conduzir à confirmação do distúrbio vascular do SNC.

A atenuação ou eliminação das tonturas e desequilíbrio por distúrbio vascular do SNC constitui a meta do otorrinolaringologista, mas o tratamento etiológico, efetuado pelo neurologista ou neurocirurgião, é imprescindível.

A terapia exclusivamente da causa pode ser insuficiente para debelar os sintomas da vestibulopatia central de origem vascular. O mesmo pode ocorrer com o tratamento exclusivamente por meio de fisioterapia, incluindo os exercícios de reabilitação vestibular, até mesmo sob supervisão.

Associada ao tratamento etiológico e à fisioterapia com reabilitação vestibular, a medicação antivertiginosa, apesar de essencialmente sintomática e empírica, pode ser de valia. Há varias opções medicamentosas: agentes histaminérgicos, antagonistas de cálcio, anticolinérgicos, benzodiazepínicos, neurolépticos, simpaticomiméticos e substâncias vasoativas. Os mecanismos de ação antivertiginosa dessas substâncias são em grande parte desconhecidos.

Os objetivos da medicação antivertiginosa são a erradicação da tontura e o reequilíbrio do paciente, diminuir as náuseas, os vômitos e as implicações psicopatológicas da insegurança física (como ansiedade, depressão e pânico) e acelerar ou pelo menos não retardar a compensação vestibular.

Alguns medicamentos antivertiginosos com atividade anticolinérgica (homatropina e escopolamina), anti-histamínica (cinarizina, ciclizina, difenidol, dimenidrinato, hidroxizina, meclizina e prometazina), benzodiazepínica (alprazolam, clonazepam, diazepam e lorazepam) e neuroléptica (droperidol e sulpirida), atuam como depressores vestibulares e podem ser prejudiciais à instalação ou consolidação da compensação vestibular, principalmente em doses elevadas e por tempo excessivo.

REFERÊNCIAS BIBLIOGRÁFICAS

Bhansali SA. Therapy: medical alternatives. In: Goebel JA, (ed.) *Practical Management of the Dizzy Patient*. Philadelphia: Lippincott Williams & Wilkins, 2001. 299-315p.

Brandt T. *Vertigo: its multisensory syndromes*. 2. ed. London: Springer, 1999.

Claussen CF, Bergman de Bertora JM, Bertora GO. *Otoneurooftalmologia. Modernas Técnicas Topodiagnósticas y Terapéuticas*. Berlin: Springer, 1990.

Claussen CF. Current trends of neurootological pharmacotherapy for vertigo in Germany. *Rev Bras Med Otorrinolaringol* 1997;4:83-90.

Ganança FF, Perracini M, Ganança CF. Reabilitação vestibular. In: Ganança MM (Coord.). *Vertigem: Abordagens Diagnósticas e Terapêuticas*. São Paulo: Lemos, 2002.

Ganança MM, (coord.) *Vertigem: Abordagens Diagnósticas e Terapêuticas*. São Paulo: Lemos, 2002.

Ganança MM, (ed.) *Vertigem tem cura?* São Paulo: Lemos, 1998.

Ganança MM, Caovilla HH, Munhoz MSL, Silva MLG, (eds.) *Estratégias Terapêuticas em Otoneurologia*. São Paulo: Atheneu, 2000.

Ganança MM, Caovilla HH, Munhoz MSL, Silva MLG, Ganança FF, Ganança CF. A vertigem explicada II: implicações terapêuticas. *Rev Bras Med* 1999;56(Suppl):1-22.

Ganança MM, Caovilla HH, Munhoz MSL, Silva MLG, Ganança FF, Ganança CF, Serafini F. Reflexões sobre a farmacoterapia da vertigem: problemas e soluções. Parte I – Crenças. *Rev Bras Med Otorrinolaringol* 1998;5:4-12.

Ganança MM, Caovilla HH, Munhoz MSL, Silva MLG, Ganança FF, Ganança CF, Serafini F. Reflexões sobre a farmacoterapia da vertigem: problemas e soluções. Parte II – Atitudes. *Rev Bras Med Otorrinolaringol* 1998;5:46-9.

Ganança MM, Caovilla HH. Modern trends in the drug treatment of vertigo. In: Claussen CF, Haid T, Hofferberth B, (eds.) *Equilibrium in Research, Clinical Equilibriometry and Modern Treatment*. Amsterdam: Elsevier Science, 2000. 507-9p.

Ganança MM, Mangabeira Albernaz PL, Caovilla HH, Ganança, FF. Drug therapy of dizziness, hypoacusia and tinnitus due to neurotological disorders. In: Claussen CF, Kirtane MV, Schneider D, (eds.) *Vertigo, Hypoacusia and Tinnitus due to Central Disequilibrium*. Hamburg: Medicin and Pharmacie Dr. Werner Rudat & Co, Nachfolger, 1994. 617-23p.

Johnson GD. Medical management of migraine-related dizziness and vertigo. *Laryngoscope* 1998;108 (Suppl 85):1-28.

Luxon LM. The medical management of vertigo. *J Laryngol Otol* 1997;111:1114-21.

Rascol O, Hain TC, Brefel C, Benazet M, Clanet M, Montastruc JL. Antivertigo medications and drug-induced vertigo: a pharmacological review. *Drugs* 1995;50:777-91.

Rubin W, Brookler KH. Dizziness: etiologic approach to management. New York: Thieme, 1991.

Shepard NT, Telian AS. *Practical Management of the Balance Disorder Patient*. San Diego: Singular, 1996.

Solomon D. Distinguishing and treating causes of central vertigo. *Otolaryngologic Clinics of North America* 2000;33:579-601.

Zee DS. The management of patients with vestibular disorders. In: Barber HO, Sharpe JA, (eds.) *Vestibular Disorders*. Chicago: Year Book Medical, 1988. 254-74p.

Tratamento dos Distúrbios Equilibratórios por Doenças Degenerativas

Jeanette Inglez de Souza Farina

INTRODUÇÃO

A característica anatomopatológica básica da Esclerose Múltipla é de um processo inflamatório que compromete a substância branca do sistema nervoso central, com distribuição multifocal. As alterações funcionais decorrentes, de acordo com a topografia das lesões, podem causar alterações de equilíbrio com apresentações sindrômicas variadas. O médico otologista é, com alguma freqüência, o primeiro a ser procurado pelos pacientes nessa situação. Cabe, então, uma abordagem prática dessa sintomatologia que lhe permita identificar pacientes com quadros iniciais de Esclerose Múltipla, para um manejo adequado.

Estudos realizados em São Paulo e Belo Horizonte mostraram uma prevalência de 15 a 18 casos/100.000 habitantes nessas regiões do Brasil (Callegaro, 1997). São valores mais elevados do que o observado em alguns países europeus. É uma doença com custo financeiro elevado ao longo da vida. Atualmente, o tratamento com imunomoduladores consome significativa parcela do orçamento para a compra de medicamentos especiais de órgãos governamentais, tanto em nível estadual quanto federal (Lana-Peixoto, 2002).

Embora uma reação auto-imune contra a bainha de mielina e as células produtoras esteja bem caracterizada, não se identifica claramente um antígeno-alvo e há inúmeras evidências da existência de fatores genéticos e ambientais relacionados ao desencadeamento dos surtos, idade de aparecimento da doença e distribuição geográfica (Raine, 1997). Desse modo, a Esclerose Múltipla não pode ser classificada como uma doença puramente auto-imune.

Com a alteração do controle da resposta auto-imune, ocorre lesão das células produtoras de mielina por inflamação. Não se conhece o fator determinante do primeiro surto. Uma placa se forma quando células T ativadas do sangue periférico aderem a vênulas pós-capilares no cérebro e na medula e migram para o espaço perivascular no sistema nervoso central (SNC). Nesse processo inflamatório, monócitos também estão presentes e ocorre dano à oligodendróglia e à bainha de mielina. Os efeitos clínicos, nessa etapa, são difusos, como, por exemplo, a presença de fadiga. A ativação auto-imune é, provavelmente, também responsável por surtos desencadeados por infecções virais e bacterianas. A exacerbação dos surtos por trauma e estresse não está definida.

Ocorre resolução do processo inflamatório no período de 2 a 6 semanas. Essa recuperação é também imunomediada, embora fatores hormonais (aumento do cortisol) e apoptose sejam partícipes.

As placas na Esclerose Múltipla ocorrem com distribuição multifocal, no cérebro e na medula. Caracterizam-se por uma área de desmielinização bem marcada e uma cicatriz astrocitária. Durante a recuperação de um surto, ocorre remielinização parcial. Com a evolução da doença, aparece perda de axônios que pode ser muito severa. Nessa situação, a ressonância magnética pode demonstrar sinais indicativos de degeneração walleriana. Na espectroscopia por ressonância magnética, por outro lado, pode aparecer redução do N-acetil aspartato que é um marcador da integridade axonal. Essa redução do N-acetil aspartato correlaciona-se com o grau de morbidade e ele volta a elevar-se nas áreas afetadas após o uso de interferon-beta (Reder, 2003).

A Esclerose Múltipla é, portanto, uma doença inflamatória na qual os fatores imunológicos têm importante papel. A compreensão, mesmo que sumária, desses aspectos etiopatogênicos e de patologia, serve de base para o manejo terapêutico desses pacientes.

MANIFESTAÇÕES CLÍNICAS

A Esclerose Múltipla pode cursar de duas maneiras distintas: a forma remitente-recorrente, mais prevalente, onde os sintomas manifestam-se de maneira transitória; e a forma progressiva, na qual os sinais neurológicos apresentam piora crescente, sem remissão e que acomete, mais freqüentemente, pacientes a partir dos quarenta anos. As manifestações clínicas iniciais, independentemente da forma evolutiva, são, geralmente, déficits motores (em 45% dos casos), seguidos de perda visual (40%) e das alterações de sensibilidade (35%) (Rolak, 2001).

Em relação à clínica otorrinolaringológica, entretanto, interessam mais as manisfestações de quadros vestibulares centrais, ou cerebelares com a presença de nistagmo, ataxia e incoordenação apendicular. Uma manifestação freqüente é, também, a oftalmoplegia internuclear, por lesão do fascículo longitudinal medial (FLM): a observação do movimento conjugado lateral dos olhos demonstra paresia da adução ipsilateral ao FLM comprometido e nistagmo do olho abducente. Isto é mais bem observado aos movimentos sacádicos dos olhos realizados de forma rápida, para um e outro lado. Em um paciente jovem, esse fenômeno é quase patognomônico de Esclerose Múltipla, ocorrendo de maneira subclínica em até 80% dos casos.

A lesão do nervo facial mimetiza a paralisia de Bell. Freqüentemente, entretanto, ocorre associada à lesão do nervo abducente, pois essas lesões são causadas por placas de desmielinização no tronco cerebral.

Surdez súbita, embora rara, pode ocorrer. Mais freqüentemente, a acuidade auditiva é normal e as lesões, envolvendo as vias auditivas de tronco cerebral, produzem dificuldades de localização auditiva. Costumam ter topografia pontino-mesencefálica alterando o intervalo entre a onda III e a onda V nos potenciais auditivos de tronco cerebral e/ou alterações de morfologia e amplitude dessas ondas.

A presença de uma placa de desmielinização no 5º nervo craniano, na região de entrada das fibras no tronco cerebral, pode causar neuralgia trigeminal que ocorre em cerca de 1% dos casos de Esclerose Múltipla (Gass, 1997). A neuralgia trigeminal bilateral é descrita como patognomônica de Esclerose Múltipla (Reder, 2003).

O sinal de Lhermitte, na verdade um sintoma, aparece em um terço dos pacientes com Esclerose Múltipla e é descrito como uma vibração ou descarga elétrica provocada pela flexão do pescoço. Inicia-se na região cervical e desce pela coluna vertebral, de forma rápida, durando alguns segundos. A base fisiopatogênica desse sintoma é a compressão mecânica de placas de desmielinização localizadas nos cordões posteriores da medula cervical: vias lemniscais centrais de sensibilidade profunda.

Outra característica comum na Esclerose Múltipla é o fenômeno de Uhthoff que é uma extrema sensibilidade ao calor, com a acentuação dos sintomas pela mudança de temperatura ambiente. Pequenas elevações da temperatura corporal pioram as alterações de condução nos axônios com desmielinização. Acidose, lactato, alterações nos canais de cálcio e, possivelmente, disfunção glial, também estão na base dessa manifestação.

São também comuns as alterações de sensibilidade. A diminuição da sensibilidade vibratória, com preservação da sensibilidade cinética-postural, ocorre em 90% dos pacientes. Os sintomas sensoriais são muito variados e dependem da distribuição topográfica das placas de desmielinização em cada paciente. Podem ocorrer sintomas positivos como parestesias, cãibras, dor neuropática e disestesias. Com freqüência, essas alterações envolvem a face e, mais raramente, podem comprometer a língua e o palato. As alterações da sensibilidade profunda dos MMII produzem, com freqüência, alterações de equilíbrio: ataxia sensorial. Pode ocorrer diminuição de olfato e insensibilidade à dor em algumas áreas restritas.

Nem sempre o diagnóstico de Esclerose Múltipla é feito em um primeiro episódio de desmielinização e, muitas vezes, utiliza-se a classificação de Esclerose Múltipla Possível para situações clínicas caracterizadas por surtos, sem que haja evidência de mais de uma lesão. O diagnóstico de Esclerose Múltipla Definida é feito, segundo os critérios de Posner, com a presença de dois surtos associados a sinais neurológicos, secundários a duas lesões distintas, separados em tempo por pelo menos um mês. Dados dos exames complementares vêm sendo agora utilizados para a demonstração de lesões desmielinizantes multifocais no SNC. Atualmente, utilizam-se os critérios estabelecidos pelo Painel Internacional para o Diagnóstico de Esclerose Múltipla, realizado em 2000 e que incluiu a ressonância magnética como método auxiliar e definiu os critérios da forma progressiva (McDonald, 2001). São de valia, também, a presença de achados inflamatórios no liquor com a presença de bandas oligoclonais, bem como os bloqueios de condução dos estímulos sensoriais nos potenciais evocados. Os potenciais evocados visual e somatossensitivos são os de maior sensibilidade.

Embora com grande sensibilidade, nenhum dos exames apresenta maior especificidade para o quadro. Algumas características particulares, como a presença de lesões de corpo caloso e de fossa posterior na ressonância magnética, ou grandes atrasos de condução nos potenciais evocados, tornam o diagnóstico mais provável. A alta sensibilidade está associada, também, à presença de lesões ainda não clinicamente manifestas, o que pode ajudar. O diagnóstico de Esclerose Múltipla, entretanto, é clínico. Apesar dessas dificuldades, a nosso ver, é importante a avaliação diagnóstica precoce pelas possibilidades terapêuticas que, atualmente, se dispõem.

Considerações históricas (quando houver)

Datam do século XIX as primeiras descrições detalhadas de Esclerose Múltipla. Charcot e Carswell descreveram a presença de sinais neurológicos intermitentes, de evolução variável e ilustraram com precisão a presença de placas e esclerose nesses pacientes. Apenas nos últimos dez anos, entretanto, o tratamento da Esclerose Múltipla deixou de ser meramente de suporte e sintomático, passando ao uso de drogas que melhoram nitidamente a evolução da doença a longo prazo (Cross, 2001).

TRATAMENTO

Três aspectos devem ser contemplados na Esclerose Múltipla: o tratamento do surto agudo inicial, ou da reagudização; a prevenção da recorrência dos surtos e o tratamento sintomático.

O Comitê Brasileiro de Tratamento e Pesquisa em Esclerose Múltipla (BCTRIMS) publicou, recentemente, o Consenso Expandido do BCTRIMS para o Tratamento da Esclerose Múltipla. Constam dessa publicação as principais diretrizes de conduta, a serem aplicadas em diferentes situações clínicas. É importante salientar a recomendação do BCTRIMS de que é o médico neurologista, com experiência nessa área, o profissional indicado para o tratamento da Esclerose Múltipla. Como vimos, entretanto, dada a sua multiplicidade de sintomas, são inúmeros os especialistas de outras áreas a receberem, em primeiro lugar, pacientes com surtos iniciais da doença. Muitas vezes, é necessário que o médico não-neurologista administre a terapêutica inicial. E mesmo, apenas para uma rápida transferência a um centro especializado, é importante não só reconhecer a possibilidade diagnóstica, como compreender as abordagens terapêuticas atuais.

A abordagem no surto de Esclerose Múltipla visa à redução do processo inflamatório, uma melhora mais rápida dos sintomas e sinais clínicos e, conseqüentemente, evitar seqüelas mais significativas do episódio. Utilizam-se, para tanto, corticosteróides, por via oral ou parenteral (pulsoterapia). A prednisona oral pode ser utilizada nas doses de 80 a 100 mg/dia por cerca de 10 a 20 dias, na dependência da evolução clínica, seguida de redução gradual até a retirada. Nos casos em que a topografia da lesão possa gerar conseqüências mais graves, ou na dependência da evolução clínica e, ainda, da experiência pessoal do médico-assistente, utiliza-se a metilprednisolona.

A metilprednisolona é usada nas doses de 1 a 2 g cada 24 h, durante três a cinco dias e seguida de corticóide oral com redução progressiva de dose até suspender-se o uso (Callegaro, 2003). A metilprednisolona é administrada EV, em bomba de infusão, durante uma a duas horas. O paciente deve ser mantido em ambiente hospitalar nesse período, para controle de eventuais complicações como elevação da pressão arterial. Nem sempre, entretanto, utilizamos a internação hospitalar para esse procedimento. Nas situações mais freqüentes, o paciente pode ir para casa ao término da infusão.

Alguns pacientes com Esclerose Múltipla de forma remitente-recorrente beneficiam-se com pulsos regulares de metilprednisolona: apresentam menor grau de atrofia cerebral, menos alterações motoras e menor volume de lesões na ressonância magnética do que pacientes que utilizam pulsoterapia apenas nos surtos. A escolha desse tipo de abordagem deve ser criteriosa e individualizada para situações específicas (Lana-Peixoto, 2002).

A terapêutica com imunomoduladores representou um grande avanço para os pacientes de Esclerose Múltipla por alterarem o curso da doença, embora seja um tratamento de alto custo e apenas parcialmente efetivo, Desde o primeiro estudo com interferon beta-1b em 1993, outras drogas têm se mostrado igualmente eficazes para a prevenção de novos surtos: o interferon beta-1a e o acetato de glatirâmer, Não há imunomodulador de escolha, podem ser escolhidos a critério do médico assistente: evidência classe A e recomendação Tipo A, segundo o BCTRIMS.

Em situações especiais, podem ser usadas drogas imunomoduladoras e imunossupressoras associadas. Utiliza-se mais freqüentemente a azatioprina pela facilidade de manejo. Mitoxantrone, em doses de 12 mg/m^2 a cada três meses, reduz significativamente a recorrência (Reder, 2003).

Um vasto número de sintomas que vão de fadiga, fraqueza, espasticidade e mioclonias a tremores, vertigem e alterações cognitivas, entre outros, pode ser abordado do ponto de vista sintomático. Deter-nos-emos aqui no tratamento dos sintomas que, mesmo menos comuns, são de maior interesse para o otologista e o otorrinolaringologista, de forma geral.

A vertigem é muitas vezes severa e prolongada, mas responde a medicamentos para supressão vestibular a corticosteróides. O nistagmo na Esclerose Múltipla pode responder a diversas drogas, entre as quais gabapentina, baclofen, clonazepam e anticolinérgicos. A dor na neuralgia trigeminal pode ser tratada com gabapentina, carbamazina, baclofen associado à aminotriptilina e misoprostol (200 microg 4 vezes ao dia). A acetazolamida, bromocriptina e carbamazina podem melhorar as parestesias. O calor deve ser evitado. Pacientes mais sensíveis ao calor podem ser orientados a tomar água gelada ou nadar em água fria, com resultados sintomáticos muito bons, especialmente à tarde quando ocorre um aumento da temperatura corpórea associada ao ritmo circadiano. A incoordenação e os tremores podem ser difíceis de tratar. Clonazepam e primidona podem ser administrados. Os beta-bloqueadores, embora úteis nessa situação, devem ser evitados por provocarem hiper-reatividade imunológica para drogas adrenérgicas nesses pacientes (Hier, 1999).

Síntese dos conceitos mais importantes

A Esclerose Múltipla é uma doença tratável. Pode evoluir de forma benigna e, eventualmente, os sintomas mais leves ou passageiros podem não chamar a atenção e, mesmo, ser tomados como secundários a alterações de ordem psicológica. Sinais vestibulares e vestibulocerebelares são uma apresentação freqüente ocorrendo em até 70% dos pacientes ao longo de sua doença (Hier, 1999). É importante, portanto, que o médico otologista esteja atualizado a respeito dos critérios diagnósticos dessa doença, bem como da terapêutica inicial para os surtos da forma recorrente. Desta forma, evitará risco de seqüelas, passíveis de maior ocorrência nos pacientes que iniciam o tratamento mais tardiamente.

REFERÊNCIAS BIBLIOGRÁFICAS

Callegaro D. Esclerose Múltipla. In: Nitrini R, Bacheschil A (eds.) *A Neurologia que Todo o Médico Deve Saber.* São Paulo: Atheneu, 2003. 335-340p.

Callegaro D, Goldbaum M, Morais L, et al. The prevalence of Multiple Sclerosis in the City of São Paulo, Brasil, 1997. *Acta Neurol Scand* 2001;104:208-213.

Cross AH. Landmark papers in multiple sclerosis. *Neurology* 2001;57(Suppl 5):S1-S2.

Gass A, Kitchen N, MacManus DG, et al. Trigeminal Neuralgia in Patients with Multiple Sclerosis: lesion localization with magnetic resonance imaging. *Neurology* 1997;49:1142-4.

Hier DB. Demyelinating diseaes. In: Samuels MA. *Manual of Neurologic Therapeutics.* 6. ed. Little Brown and Co., 1999. 277-287p.

Lana-Peixoto MA, Callegaro D, Moreira MA et al. Consenso expandido do BCTRIMS para o tratamento da esclerose múltipla: diretrizes baseadas em evidências e recomendações. *Arq Neuropsiquiatr* 2002;60(3-B):881-886.

McDonald WI, Compston A, Edan G, et al. Recommended diagnostic criteria for multiple sclerosis: guidelines from the international panel on the diagnosis of multiple sclerosis. *Ann Neurol* 2001;50:121-127.

Raine CS, McFarland HF, Tourtelotte WW (eds.) *Multiple Sclerosis: Clinical and Pathogenetic Basis.* London: Chapman & Hall, 1997.

Reder A. Multiple sclerosis. In: Gilman S, (ed.) *Medlink Neurology – The Information Resource for Clinical Neurology.* Off-line Access, jan-mar 2003.

Rolak La. Demyelinating disease. In: Rolak LA. *Neurology Secrets.* 3. ed. Phyladelphya: Hanley & Belfus Inc., 2001. 201-207p.

Tratamento das Lesões Labirínticas Pós-Traumáticas

Hamlet Suárez

INTRODUÇÃO

Aproximadamente 50-60% das lesões traumáticas cranioencefálicas têm sintomas de sofrimento do sistema vestibular. Elas incluem vertigem postural, incoordenação nos movimentos olho-cabeça por déficit do reflexo vestibulooculomotor (VOR) e instabilidade por alterações do controle postural. Os tipos de lesões podem ser de topografia e entidade variável. De uma maneira esquemática podem-se classificar as lesões em:

- *Concussões temporais*: é uma das afecções mais comuns do traumatismo cranioencefálico e pode produzir surdez neurossensorial uni ou bilateral fundamentalmente em freqüências altas, e a lesão mais freqüente vestibular é a vertigem postural paroxística benigna que se produz com processo secundário ao traumatismo. A matriz otoconial sofre um deslocamento brusco e se desprendem otocônias que migram em geral ao canal semicircular posterior, em certas ocasiões ao lateral e menos freqüentemente para ambos.

   A lesão é a canalitíase ou a cupulolitíase, que produzem deslocamentos anormais dessa cúpula nos movimentos cefálicos.

- *Fraturas do osso temporal*: as fraturas longitudinais envolvem mais a estrutura da orelha média e podem produzir surdez de transmissão e secundariamente disfunções vestibulares periféricas. Entretanto fraturas transversas que são em torno de 20% das lesões traumáticas do osso temporal afetam o receptor cocleovestibular de maneira mais direta e geram surdez neurossensorial uni ou bilaterais e hipofunções vestibulares uni ou bilaterais.

- *Fístula perilinfática*: a fístula da janela redonda ou oval pode produzir-se pelo traçado da fratura do osso, por aumento da pressão intracraniana por lesões hemorrágicas ou pela própria concussão.

- *Lesões do sistema vestibular central*: os traumatismos de entidade podem afetar o sistema nervoso central de diversas maneiras. Podem produzir-se hemorragias com múltiplas petéquias, hematomas intra ou extradurais ou lesão axonal difusa. A expressão clínica é o aparecimento de nistagmo espontâneo, nistagmos posturais centrais, comprometimento dos comandos oculomotores, em especial o seguimento ocular lento e o sacádico onde podem aparecer dismetrias oculares. Também o nistagmo optocinético pode apresentar depressões globais ou o que é mais freqüente observado são as assimetrias do mesmo. Estes diferentes tipos de lesões do sistema vestibulooculomotor e vestibuloespinhal deverão ser avaliados para planejar uma abordagem terapêutica na reabilitação.

AVALIAÇÃO FUNCIONAL

A avaliação funcional das lesões vestibulares pós-traumáticas deve dividir-se em vestibulooculomotoras e vestibuloespinhais.

Avaliação vestibulooculomotora

Devem-se constatar sob registro eletronistagmográfico o tipo e a entidade do déficit em:

A) O comando de seguimento ocular lento. Se tem substituições sacádicas corretivas, ou se tem uma ataxia do mesmo.

B) O sistema sacádico. É fundamental observar se os movimentos sacádicos são precisos ou se observa dismetria. Tanto se existe uma dismetria hipométrica ou hipermétrica, pois nas seqüelas pós-traumáticas traduzem um envolvimento do cerebelo ou das vias vestibulocerebelosas.

C) A presença de alterações no nistagmo optocinético tanto se existe uma depressão global como uma assimetria vai determinar um déficit importante na estabilização da imagem na retina em espaços abertos com a conseqüente instabilidade postural.

D) As características do reflexo vestibulooculomotor (VOR). Se existe hiporreflexia uni ou bilateral com o conseqüente déficit do VOR nos movimentos cefálicos, que traduzir-se-ão em instabilidade da imagem na retina nos movimentos da cabeça, enjôos, sensação de cabeça pesada e em certas ocasiões náuseas.

E) Examinar detalhadamente com as provas posicionais de Hallpike se existe nistagmo postural de características periféricas que traduza uma canalitíase pós-traumática ou se aparece um nistagmo postural de características centrais.

F) Ver a competência das provas de fixação ocular para cancelar o VOR. Se diante de provas vestibulares rotatórias a fixação ocular não inibe o VOR estar-se-á na presença de uma disfunção vestibulocerebelosa que é um sinal que piora o prognóstico funcional.

Avaliação vestibuloespinhal

Clinicamente o "teste de equilíbrio sob condições sensoriais alteradas" (TECSA) nos dirá que sensores (visuais, vestibulares ou somatossensoriais) estão sendo utilizados pelo paciente traumatizado para manter o controle postural.

Esse dado é fundamental para a terapêutica de reabilitação, pois nos dirá que sistemas teremos de estimular com estímulos apropriados para melhorar as estratégias do controle postural.

O procedimento deste teste deverá efetuar-se fundamentalmente em três condições com a manobra de Romberg (condição estática) e com a de Unterberger – Fukuda teste caminhando (condição dinâmica). Ver Reabilitação das Síndromes Vestibulares Centrais.

ABORDAGEM TERAPÊUTICA

Tendo em conta os déficits sensoriais periféricos e se o paciente tem disfunções vestibulares centrais, quais são elas e que importância funcional têm. Quer dizer que no momento de fazer o plano terapêutico deverão conhecer-se que limitações pós-lesionais tem o paciente.

Estas podem catalogar-se em:

1. Limitações sensoriais.
2. Limitações neurossensoriais.
3. Limitações musculoesqueléticas.
4. Limitações cognitivas.

Esses quatro elementos dar-nos-ão as limitações gerais do controle postural.

Tratamento da vertigem

Se se trata de uma vertigem postural periférica deve definir-se se trata de uma canalitíase e definir o canal que está com essa disfunção. Procede-se para tratar com as manobras de reposição otoconial já descritas no capítulo de reabilitação de disfunções vestibulares periféricas. Em muitas ocasiões com o desaparecimento da vertigem periférica o paciente fica compensado e não necessita outro tipo de tratamento.

Outras vezes a vertigem postural é tão violenta que impede manobras de reposição eficazes. Nestes casos utiliza-se o Treinamento de Habituação Vestibular descrito por Norre e onde se coloca o paciente na posição em que se desencadeia o nistagmo postural fixando a visão em um ponto adiante dele. Quando se esgota o nistagmo volta-se a repetir e assim sucessivamente até que se consegue por habituação diminuir a sensação de vertigem. Esse procedimento pode compensar a vertigem ou permitir manobras de reposição que o compensem definitivamente.

Sem dúvida em outras ocasiões, após uma canalitíase tratada e compensada fica como seqüela o déficit do VOR onde o sujeito relatará que persiste uma sensação geral de enjôo, que piora em espaços abertos com o movimento dos objetos em torno ou quando o mesmo se movimenta. Nesta situação deverá proceder-se para desenhar um plano de exercícios destinados a compensar o déficit do VOR.

A) Fixando um ponto fixo diante do paciente fazê-lo mover a cabeça em sentido horizontal com uma seqüência lenta, primeiro em torno dos 0,2 Hz e depois à medida que o tolere ir aumentando a velocidade. Fazer o mesmo no sentido vertical. Sempre olhando fixo o ponto diante dele.

Com poucos dias ir acrescentando estes exercícios parados depois marcando o passo. Deverá fazê-lo três vezes ao dia por períodos de 15 minutos e no laboratório de reabilitação duas vezes ou três na semana mais tempo onde lhe são acrescentados exercícios à medida que a resposta ao tratamento o requeira.

B) Exercícios dos movimentos sacádicos e de seguimento ocular lento fazendo-o olhar diferentes pontos diante de si com a cabeça fixa e por sua vez seguir um ponto que se desloque de maneira lenta nos sentidos vertical e horizontal. Esse tipo de exercícios realiza-se de maneira mais adequada com capacetes de realidade virtual com programas que gerem este tipo de alternativas.

C) Treinamento do controle postural. Deverá fazer-se trabalhar o paciente sobre o reconhecimento de seu eixo de postura utilizando um espelho em que reconheça seus erros posturais e os corrija. Isto deverá ser feito em condições dinâmicas com a marcha e logo vão se acrescentando dificuldades, superfícies de esponja para diminuir a informação somatossensorial e que trabalhe somente com a vestibular e visão, depois ocluir os olhos também para que trabalhe somente com a vestibular. Isto deverá fazer-se progressivamente e de acordo com as limitações posturais que mostrou o TECSA e o posturograma. Também aqui pode trabalhar-se com plataformas que mostram a distribuição do centro de pressão em uma planilha, e o paciente pode controlar por *feedback* seu controle postural. Todos esses exercícios deverão planejar-se de uma maneira escalonada e planejando-os de uma maneira diferente para cada paciente de acordo com o apresentado na avaliação funcional prévia.

EVOLUÇÃO

O tempo em que um paciente com seqüelas vestibulares de um traumatismo de crânio possa compensar-se é muito variável e está em relação à gravidade da lesão. Se tem lesões do sistema nervoso central muito graves e especialmente que afetam as funções cerebelosas, as limitações funcionais para a postura ou marcha podem ser maiores. Na maioria dos casos um traumatismo craniano importante tem um período de reabilitação prolongado. O médico reabilitador deverá ir compensando os diferentes tipos de déficit, vestibulares periféricos e centrais e com base nas respostas ir planejando um prognóstico funcional. Esse prognóstico nunca deverá efetuar-se ao começar a terapêutica de reabilitação, mas sim no transcurso da mesma ao observar como responde aos estímulos vestibulares, visuais e somatossensoriais.

BIBLIOGRAFIA

Berman J, Fredrickson J. Vertigo after head injury. A five-year follow-up. *J Otolaryngol* 1978;7:237-257.

Healy GB. Hearing loss and vertigo secondary to head injury. *N Engl J Med* 1982;306:1029-1034.

Herdman S. Treatment of vestibular disorders in traumatically brain-injury patients. *J Head Trauma Rehabil* 1990;5:63-74.

Karnik PP, et al. Otoneurologic problems in head injuries and their management. *Internat Surgery* 1975;60:466-482.

Shumway-Cook A. Unpublished material, 1990.

Ylikoski J, Paiva T, Sanna M. Dizziness after head trauma; clinical and morphologic finding. *Am J Otol* 1982;3:343-356.

Tratamento Preventivo Clínico e Reabilitador da Vertigem no Idoso

Francisco Carlos Zuma e Maia ▪ Luiz Lavinsky

INTRODUÇÃO

A manutenção do equilíbrio corporal, realizada por uma perfeita interação dos sistemas visuais, vestibulares e proprioceptivos, pode, com o envelhecimento, apresentar alterações em um ou mais desses sistemas, levando o indivíduo idoso a um conjunto de sintomas em que a tontura geralmente é predominante (Freitas & Weckx, 1998), podendo ser rotatória (vertigem) ou não-rotatória (instabilidade, flutuação) (Herdman, 1997).

Proporcionalmente ao aumento da expectativa de vida, a incidência do sintoma vertigem também vem aumentando na população de terceira idade no Brasil. Estima-se que a prevalência das alterações do equilíbrio e episódios de vertigem seja de 40% nesta faixa etária (Herdman, 1994). Ganança e Caovilla (1998) citam que a vertigem está presente em 50 a 60% dos idosos que vivem em suas casas e em 81 a 91% dos idosos atendidos em ambulatórios geriátricos. Isso se deve à alta sensibilidade dos sistemas vestibulares a problemas clínicos situados em outras partes do corpo humano, à redução das células ciliadas das cristas e máculas, ao declínio no número de células nervosas no gânglio de Scarpa e à degeneração de otocônias (Belal, 1986; Gulya, 1989). Em nível central, Hall *et al*. (1975) observaram uma redução da sobrevida gradual das células de Purkinje, interferindo nos mecanismos de inibição do sistema vestibular, que, associados à deterioração da visão e do senso de posição, bem como ao reduzido tempo de reação, constituem a síndrome de desequilíbrio do idoso.

Paralelamente ao equilíbrio comprometido e à dificuldade de locomoção, devem merecer preocupação suas conseqüências mais perigosas: as quedas. A incidência de quedas também está diretamente relacionada ao acúmulo das várias alterações funcionais secundárias ao envelhecimento (Bittar, 2000), constituindo verdadeiro problema de saúde pública.

A identificação dos sintomas do desequilíbrio através de uma história clínica bem feita, que oriente a escolha dos testes a serem solicitados para a obtenção do diagnóstico correto, bem como o eventual uso de medicação supressora da orelha interna, associado a exercícios específicos em modalidade preventiva e terapêutica, constitui o desafio que o médico deve vencer caso queira restabelecer o equilíbrio físico e psíquico do paciente idoso, oferecendo-lhe, em conseqüência, uma melhora da qualidade de vida.

DIAGNÓSTICO

Torna-se necessária uma apurada avaliação dos diversos tipos de tonturas, com o intuito de diagnosticar e tratar corretamente sua etiologia e abstendo-se simplesmente de prescrever medicamentos sintomáticos.

Atualmente, contamos com diversos métodos informatizados de avaliação funcional do equilíbrio corporal para confirmar ou informar a lesão vestibular, localizar o lado lesado, definir se a lesão é periférica, central ou mista, caracterizar o tipo e a intensidade da lesão, auxiliar na identificação do agente etiológico, estabelecer o prognóstico e acompanhar a evolução do tratamento (Serafini *et al*., 2002).

Assim, podemos dividir os problemas de vertigem da população geriátrica em cinco categorias:

1. **Vertigem de origem otológica**: a vertigem postural paroxística benigna (VPPB) é a vestibulopatia mais comum em idosos, principalmente do sexo feminino (Ganança, 2003).

A VPPB não cede habitualmente a quaisquer medicamentos. É através da reabilitação vestibular (RV) que se obtêm melhores resultados. A RV é um recurso terapêutico baseado em técnicas que estimulam a compensação vestibular (recuperação do equilíbrio, apesar da lesão estrutural) ou a habituação (à posição ou movimento que determina a vertigem ou o desequilíbrio). As estratégias utilizadas desempenham um papel fundamental, aumentando a autoconfiança dos doentes, controlando cuidadosamente o grau de dificuldade dos exercícios (enfatizando os progressos obtidos e evitando insucessos que contribuam para a frustração) e ensinando os comportamentos e atitudes a adotar em casos de queda ou desequilíbrio.

Na maioria dos programas de RV, introduzem-se gradualmente exercícios com estimulações sensoriais simultâneas, quer em sinergia quer em oposição (suscitando conflitos sensoriais, que, na verdade, reproduzem a vida cotidiana). Independentemente das sessões de exercícios feitas sob a supervisão do fisioterapeuta, o doente tem de ser estimulado a realizar "trabalhos de casa" conforme a fase de reabilitação.

Assim, nos casos de VPPB, particularmente, começamos por utilizar a manobra libertadora de Semont, cujo fundamento é a recolocação das partículas libertadas e soltas no canal semicircular posterior através de um movimento brusco do corpo (descrevendo um ângulo de 180º). O início da manobra parte da posição em que o nistagmo e a vertigem são desencadeados, permanecendo por 4 minutos, para uma forte desaceleração ao lado oposto, por mais 4 minutos, reconduzindo, assim, as partículas ao vestíbulo. Além desse procedimento, utilizamos, por vezes, as manobras descritas por Epley (ver Capítulo 121 Reabilitação da Vertigem Posicional Paroxística Benigna).

Depois que as manobras terapêuticas tenham sido realizadas (Semont ou Epley) e para garantir o sucesso das mesmas, o paciente deverá ser instruído, durante os 2 dias subseqüentes, a usar um colar cervical, dormir na posição semi-sentado, evitar movimentos com a cabeça (principalmente para cima e para baixo) e não dormir para o lado afetado.

A reavaliação é feita em 72 horas. Testa-se novamente o paciente com a manobra de Dix-Hallpike e, se esta ainda for positiva, prescrevem-se exercícios de RV, como, por exemplo, os de habituação vestibular de Norré (VHT) (Quadro 104-1). Este é um tratamento no qual o paciente repete os exercícios que desencadeiam a vertigem três vezes ao dia. Pacientes idosos tratados com VHT apresentam resultados satisfatórios no tratamento da VPPB, bem como na prevenção de quedas (Norré, 1988).

A doença de Ménière também é a vertigem com alta incidência aos 55 anos. Atualmente, o uso de supressores vestibulares e antieméticos são os medicamentos de escolha durante as crises. A utilização de uma dieta pobre em sal e o uso de diuréticos podem reduzir a freqüência dos episódios da doença. Deve-se ter muita cautela na indicação da cirurgia. Ela somente é indicada quando, apesar do tratamento medicamentoso intensivo, o paciente seguir com crises de vertigem incapacitantes e/ou perda progressiva da audição. As técnicas mais empregadas são, por ordem: quimiocirurgia (injeção de gentamicina intratimpânica, que vem ganhando popularidade rapidamente, sendo efetiva em 90% das patologias unilaterais), descompressão do saco endolinfático com *shunt*, cocleossaculotomia ou labirintectomia transcanal para pessoas idosas (Lavinsky, 1998).

A neurite vestibular, caracterizada por vertigem intensa, náuseas, ataxia e nistagmo, e que chega a durar de 2 a 3 dias, é uma patologia aguda que poderá imobilizar o idoso. Caovilla e Ganança (1998) preconizam o uso de medicação antiemética e antivertiginosa no auxílio da terapia de exercícios vestibulares, que consistem em estimulação elétrica paravertebral cervical, iniciada com o paciente acamado por 20 a 30 minutos e, a seguir, duas vezes ao dia com o paciente andando. Exercícios simples de fixação visual também são indicados durante as sessões de eletroterapia cervical.

Quadro 104-1 Exercícios de Norré

1. Sentado, deitar
2. Na posição supina, girar o corpo para a esquerda
3. Na posição supina, girar o corpo para a direita
4. Da posição supina sentada
5. De pé, girar para direita
6. De pé, girar para esquerda
7. Sentado, apoiar o nariz no joelho esquerdo
8. Sentado, apoiar o nariz no joelho direito
9. Sentado, girar a cabeça no sentido anti-horário
10. Sentado, girar a cabeça no sentido horário
11. Sentado, inclinar o corpo para diante
12. Sentado, ficar de pé
13. Sentado, mover a cabeça para frente e para trás
14. Sentado, passar para a posição supina e, com a cabeça pendente, girar para a esquerda
15. Sentar
16. Repetir o passo 14
17. Sentar
18. Sentado, passar para a posição supina, com a cabeça pendente;
19. Sentar

Obs.: Cada posição mantida por 10 segundos. As manobras que produzirem sintomas são a base dos exercícios que serão repetidos em casa cinco vezes, duas ou três vezes ao dia, até o desaparecimento dos sintomas.

Quadro 104-2 Exercícios de Cawthorne e Cooksey segundo Barbosa *et al.* (1995)

A) **Movimentos dos olhos e cabeça, sentado:**
   1. Olhar para cima e para baixo
   2. Olhar para a direita e para a esquerda
   3. Aproximar e afastar o dedo, olhando para ele (lentamente e depois rapidamente)
   4. Mover a cabeça em flexão e extensão com os olhos abertos (lentamente e depois rapidamente)
   5. Mover a cabeça para a direita e para a esquerda com os olhos abertos (lentamente e depois rapidamente)
   6. Repetir os exercícios 4 e 5 com os olhos fechados

B) **Movimentos de cabeça e corpo, sentado:**
   1. Colocar objeto no chão e apanhá-lo, realizando o movimento de flexão e extensão do tronco (olhar para o objeto o tempo todo)
   2. Flexionar o tronco e passar um objeto pela frente e por trás dos joelho

C) **Exercícios na posição ortostática:**
   1. Sentar e levantar para a posição ortostática, com os olhos abertos
   2. Repetir o exercício 1, com os olhos fechados
   3. Repetir o exercício 1, fazendo por uma volta para a direita na posição ortostática
   4. Repetir o exercício 1, fazendo por uma volta para a esquerda na posição ortostática

Outras atividades para melhorar o equilíbrio:
1. Caminhar fazendo rotação cervical para a direita e para a esquerda
2. Na posição ortostática, fazer voltas repentinas de 90° com o corpo (com os olhos abertos e, depois, com os olhos fechados)
3. Subir e descer escadas (usar o corrimão, se necessário)
4. Na posição ortostática, ficar em um dos pés (com o pé esquerdo e, depois, o direito)
5. Ficar na posição ortostática sobre uma superfície macia
6. Caminhar sobre uma superfície macia
7. Andar pé ante pé com os olhos abertos e, depois, com os olhos fechados
8. Repetir o exercício 4 em superfície macia

Obs.: Realizar cada exercício 10 vezes, três vezes ao dia.

Um programa de reabilitação baseado nos exercícios de Cawthorne e Cooksey (Quadro 104-2) deve ser realizado na clínica ou em casa por 15 minutos, duas vezes ao dia, aumentando gradativamente a freqüência e a duração até 30 minutos por sessão.

A paresia vestibular bilateral é provocada pelo uso de medicação ototóxica, particularmente a gentamicina, por infecções de espiroquetas na orelha interna e pelos processos auto-imunes e de degeneração nas estruturas sensoriais vestibulares (presbivertigem). Nesses casos, é importante não usar medicação supressora vestibular nem agentes anticolinérgicos como medicação tricíclica antidepressiva. A RV é a terapia de escolha nesses casos, através de exercícios que visem incrementar a estabilização da postura estática e dinâmica. É baseada em estratégias que visam realizar as atividades diariamente, mesmo na privação de informações visuais, somatossensoriais ou vestibulares, auxiliando no desenvolvimento da autoconfiança do paciente e estabelecendo seus limites funcionais, uma vez que pistas visuais, somatossensoriais e vestibulares são manipuladas para forçar o indivíduo a integrar e utilizar as informações vestibulares na manutenção da estabilidade postural (Herdman, 1990/1996) (Quadro 104-3).

2. **Vertigem de origem central:** menos comum que as vertigens otológicas, é freqüentemente secundária a eventos vasculares que envolvem o cerebelo e o cérebro. Muitos outros eventos neurológicos, como a "migrânea" vertebrobasilar, menos prevalente no idoso, podem causar vertigem. O tratamento é dirigido à causa e, nos casos de eventos vasculares, fatores de risco devem ser tratados. Novamente, a terapia de RV está indicada. Apesar de a recuperação de lesões centrais vestibulares ser lenta, devido ao comprometimento das estruturas envolvidas no processo de compensação no tronco encefálico e/ou no cerebelo, é possível recuperar parcialmente o equilíbrio e as atividades do paciente (Caovilla e Ganança, 1998). As técnicas de RV empregadas são as mesmas do Quadro 104-3.

3. **Vertigem de origem clínica:** diversas são as etiologias, mas incluem principalmente a hipotensão e eventos cardíacos, infecções, hipoglicemia e medicações (Quadro 104-4). A prevalência da hipotensão ortostática (HO) na idade avançada é alta, podendo chegar a cifras em torno de 30% em idosos institucionalizados (Cunha, 1997). A medida correta da pressão arterial no idoso pode sofrer influências de vários fatores, que interferem na obtenção de resultados fidedignos, como, por exemplo, a maior variabilidade dos valores medidos e maior prevalência da chamada hipertensão do avental branco. Estudos de populações de idosos demonstraram que uma queda da pressão arterial sistólica de 20 mmHg ou mais pode produzir sintomas de má perfusão cerebral, sendo ainda importante fator de risco para quedas e síncopes. Mere-

Quadro 104-3 — Exercícios para incrementar a estabilização da postura estática e dinâmica (Herdman), segundo Caovilla

1. Fique de pé, com os pés tão juntos quanto possível, apoiado em uma parede com a ajuda das mãos. Tire uma e, depois, as duas mãos, por períodos sucessivamente mais longos, procurando manter o equilíbrio. Depois, tente unir os pés ainda mais. Duração: 10 minutos, duas vezes ao dia
2. Fique de pé, com os pés afastados um do outro, fixando um alvo à sua frente. Diminua progressivamente a base de sustentação, colocando os pés juntos, um pé parcialmente na frente do outro, um pé atrás do outro, com os braços abertos, depois ao longo do corpo e, finalmente, cruzados no peito. Mantenha cada posição por 15 segundos antes de mudar para a posição seguinte
3. Repita o conjunto do exercício 2 com a cabeça fletida 30° para frente e, depois, 30° para trás
4. Repita o conjunto 1, 2 e 3 com os olhos alternadamente fechados e abertos e, depois, com os olhos continuamente fechados, procurando visualizar o meio circundante
5. Repita o conjunto de exercícios 1, 2, 3 e 4 de pé, sobre um travesseiro de espuma
6. Ande junto a uma parede, com os olhos abertos, gradualmente reduzindo a base, até andar com um pé em frente ao outro, com a mão pronta para ajudar a manter o equilíbrio, se necessário. Repita o exercício com os olhos fechados. Duração: 5 minutos, duas vezes ao dia
7. Ande junto à parede, movendo a cabeça para a direita e para a esquerda e fixando os objetos. Rode a cabeça de modo progressivamente mais freqüente e mais rápido, por 2 minutos
8. Gire ao andar. Primeiramente, faça um círculo amplo, depois gradualmente menor, nas duas direções
9. Ande cinco passos e vire 180° para a direita, continuando a andar. Repita o exercício para a esquerda. Pratique cinco vezes, descanse e repita a seqüência
10. Ande com o apoio de um carrinho em um supermercado, inicialmente em horários com menos pessoas e, depois, em horários mais concorridos, no meio de muitas pessoas, aumentando progressivamente o número de corredores percorridos. Repita sem apoio
11. Ande em um *shopping center*, inicialmente em horários de pequena afluência de público, seguindo o fluxo predominante e, posteriormente, na direção oposta
12. Pratique tênis, golfe, natação ou dança

Quadro 104-4 — Drogas que podem causar ataxia (modificado de Timothy Hain, 1999)

Anticonvulsivantes (carbamazepina)

Anti-hipertensivos e drogas que causam hipotensão como efeito colateral
- Bloqueadores adrenérgicos (propranolol)
- Diuréticos (furosemida)
- Vasodilatadores (isorbida, nifedipina)
- Antidepressivos tricíclicos (nortriptilina)
- Fenotiazínicos (clorpromazina)
- Dopaminas (L-dopa)

Drogas ototóxicas e supressores vestibulares
- Antibióticos (gentamicina)
- Anticolinérgicos (escopolamina, prometazina (meclizina)

Agentes psicotrópicos
- Sedativos (barbitúricos e benzodiazepínicos)
- Drogas com efeitos colaterais de parkinsonismo (fenotiazínicos)
- Drogas com efeitos colaterais anticolinérgicos (amitriptilina)

Outras drogas
- Cimetidine

cem atenção os efeitos colaterais das múltiplas drogas que pacientes idosos estão usando. O uso simultâneo de múltiplos fármacos (polifarmácia) é a regra, ao invés da exceção, o que predispõe à ocorrência de interações medicamentosas. Como as doenças cardiovasculares constituem a principal causa de morbidade e mortalidade na população idosa e como os distúrbios mentais são freqüentes, fármacos cardiovasculares e psiquiátricos são comumente prescritos para esta população. Na realidade, esses medicamentos são a causa mais comum de hipotensão ortostática, bem como de hipoglicemia. O tratamento pode começar pela remoção de algumas medicações ou por sua substituição por outras similares e mais bem toleradas, procurando sempre a baixa dosagem. Por vezes, alguns sedativos labirínticos estão prescritos em doses elevadas, provocando uma sedação que se confunde com o quadro vertiginoso, lembrando que esses pacientes freqüentemente apresentam depressão fisiológica da função labiríntica (presbivertigem).

4. **Vertigem psicogênica**: quadros psicogênicos que incluem ansiedade, ataques de pânico, agarofobia e somatização requerem considerável precaução no diagnóstico. Síndromes de ansiedade e do pânico respondem ao tratamento com benzodiazepínicos, mas usualmente requerem doses altas em relação às que normalmente usamos para supressão vestibular. Rotineiramente, devem ser encaminhados a apoio psicoterápico.

5. **Vertigem não-localizada**: em todas as idades, cerca de um terço dos pacientes com vertigem continua sem diagnóstico. Esses pacientes devem ser acompanhados mais de perto. Medicações empíricas, apoio psicoterápico e terapia de RV podem ser uma opção.

QUEDAS NO IDOSO

Sabe-se que o risco de cair aumenta linearmente com o número de fatores de risco. Caso se consiga eliminar um fator de risco, a probabilidade de cair também se reduz. Isso é especialmente importante no caso dos idosos, que, em geral, possuem múltiplos fatores de risco para quedas. Ao mesmo tempo, pode-se adotar intervenções que atuem sobre múltiplos fatores, como revisão de medicações, recomendações de comportamentos seguros, programas de exercícios e melhoria da segurança ambiental (Paschoal, 1998).

Com a finalidade de ativar os mecanismos compensatórios que facilitam a manutenção da postura e do equilíbrio corporal, devemos incentivar o exercício físico.

Os exercícios de Cawthorne e Cooksey foram os primeiros a serem utilizados, por serem de baixo custo e efetivos para o idoso. Atualmente, várias atividades recreativas vêm sendo usadas, com excelentes resultados para a RV no idoso, em geral envolvendo os olhos, enquanto que a cabeça e o corpo estão em movimento (golfe, tênis, tênis de mesa). Dançar é uma excelente atividade de RV. Há evidências para sugerir que exercícios tais como treinamento de equilíbrio (*tai chi*) são efetivos em reduzir quedas em idosos.

A prevenção de quedas constitui uma parte importante da RV no idoso. Por vezes são necessários auxiliares para a marcha, como uma bengala. No entanto, são os equipamentos que podem ser instalados em casa que irão ajudar o idoso a realizar suas atividades com segurança. Sendo assim:

- *No domicílio*: não encerar o assoalho, evitar tapetes soltos, preferir pisos antiderrapantes, instalar luzes nos corredores junto ao chão, para andar à noite, não deixar fios soltos no chão, evitar pequenos degraus entre os ambientes, não guardar objetos em prateleiras altas, não colocar carpetes ou pisos nas escadas e usar corrimão dos dois lados, colocar barras de segurança no banheiro.
- *Pessoais*: orientar quanto ao uso de medicação e álcool, usar sapatos baixos, confortáveis e com solado antiderrapante, permanecer sentado por alguns minutos pela manhã, antes de levantar-se da cama, evitar escadas e degraus e evitar drogas que atuam no sistema vestibular, como a cafeína e a nicotina.

A vertigem é uma queixa de alta prevalência nos pacientes idosos. O processo diagnóstico deve distinguir entre a localização otológica, central, clínica ou de origem psicogênica.

Os idosos são os mais sensíveis às interações medicamentosas e aos efeitos colaterais das drogas. É fundamental a retirada de medicamentos sedativos labirínticos associados; e, quando for necessário utilizá-los, deve-se procurar sempre uma baixa dosagem.

As manobras de reposicionamento para o tratamento de VPPB constituem uma forma de terapêutica isolada e altamente eficaz na grande maioria dos casos.

A intervenção fisioterapêutica na vertigem do idoso através da RV visa a diminuir a intensidade, a duração e o número de crises vertiginosas, restabelecendo o equilíbrio físico e psíquico do paciente e oferecendo, conseqüentemente, uma melhor qualidade de vida.

O incentivo a exercícios físicos e atividades recreativas contribui para a prevenção da queda nos idosos.

Outras alternativas: *tai chi* (Bittar, 2000) e artes marciais têm sido consideradas atividades alternativas na literatura para a RV, reduzindo o risco de queda em 37%. Ambas incorporam algum relaxamento, o qual pode ser eficaz nos casos de ansiedade que acompanham os quadros de desequilíbrio e vertigem no idoso.

No desequilíbrio de origem cerebelar, Suarez e Arocena (1993) propõem terapia individualizada, que consiste em treinamento de habituação vestibular, exercícios de coordenação olhos-cabeça e treinamento de equilíbrio.

Exercícios de estabilização do olhar também são preconizados por alguns autores, especialmente nos casos de paresia vestibular bilateral (Telian, 1996).

Alguns autores recomendam a realização de três manobras de Epley seguidas, na mesma sessão, para todos os casos de VPPB (Barreto Filho).

Exercícios com estimulação optocinética poderão ajudar a RV nos idosos com déficits vestibulares bilaterais (Vaz Garcia, 2002).

CONSIDERAÇÕES FINAIS

Segundo a Organização Mundial da Saúde (2002), o número de indivíduos com mais de 65 anos vai duplicar nas próximas cinco décadas, o que levará a que as doenças associadas ao envelhecimento assumam proporções importantes.

O envelhecimento é um processo que se caracteriza pela degradação natural do organismo, registrando-se alterações a vários níveis: musculoesquelético, cardiorrespiratório, neurológico, vestibular, visual, proprioceptivo e cognitivas. As alterações do equilíbrio corporal, clinicamente caracterizadas como tonturas, vertigem, desequilíbrio e queda, estão entre as queixas mais comuns da população idosa. Estima-se que a prevalência de queixas de equilíbrio na população acima de 65 anos chegue a 85% (Bittar, 2000), estando associadas a várias etiologias, e podendo se manifestar como desequilíbrio, desvio de marcha, náuseas, instabilidade e quedas freqüentes.

As quedas são uma das causas predominantes de mortalidade e morbidade do idoso. As suas conseqüências vão desde lesões mínimas a patologias graves, que provocam drástica diminuição da funcionalidade, independência e qualidade de vida, e conduzem, por vezes, à morte (Eckert, 1998). Atualmente, as fraturas decorrentes de quedas são responsáveis por aproximadamente 70% das mortes acidentais em pessoas acima de 75 anos (Weinchuch, 1997).

Uma adequada e precisa identificação da causa do desequilíbrio deve envolver uma avaliação clínica direcionada à queixa do paciente, doenças associadas, bem como uma avaliação integral dos sistemas envolvidos no equilíbrio corporal. O processo diagnóstico deve distinguir entre a localização, otológica, central, clínica ou de origem psicogênica.

As manobras de reposicionamento para o tratamento de VPPB constituem uma forma de terapêutica isolada e altamente eficaz na grande maioria dos casos.

São os idosos os mais sensíveis às interações medicamentosas e aos efeitos colaterais das drogas. É fundamental a retirada de medicamentos sedativos labirínticos associados e quando usá-los procurar sempre baixa dosagem.

O incentivo aos exercícios físicos específicos de dificuldades progressivas, bem como as atividades recreativas contribuem para manter ou aumentar a autonomia e segurança do idoso, diminuindo, assim, os riscos e morbidades associados às quedas e ao isolamento social do indivíduo.

REFERÊNCIAS BIBLIOGRÁFICAS

Barbosa MSM, Ganança FF, Caovilla HH, Ganança MM. Reabilitação vestibular: o que é e como se faz. *Rev Bras Med Otorrinolaringol* 1995;2:24-34.

Barretto Filho, ACP. *Vertigem Posicional Paroxística Benigna (VPPB) no idoso.* Serviço de Geriatria do HCFMUSP.

Belal A, Glorig A. Disequilibrium of aging. *J Laryngol Otol* 1986;100:1037-1041.

Bittar RSM, Pedalini MEB, Szinifer J, Almeida ALL, D´Antonio A, Formigoni LG. Reabilitação vestibular: opção terapêutica na síndrome do desequilíbrio do idoso. *Gerontologia* 2000;8(1):9-12.

Caovilla HH, Ganança MM. Reabilitação vestibular personalizada. In: Ganança MM. *Vertigem tem cura?* São Paulo: Lemos, 1998. 197-25p.

Cunha U, Barbosa M, Giacomin K. Diagnóstico por passos da hipotensão ortostática neurogênica no idoso. *Arq Bras Cardiologia* 1997;68(1).

Eckert H. Balance – To Stand of Fall in the American Academy of Physical Education – The academy paper: Physical Activity and Aging. Berkeley, University of California, 1998;37-41.

Egstrom HB, Bergstrom, et al. Vestibular sensory epithelia. *Arch Otolaryngol* 1974;100(6):411-8.

Freitas MR, Weckx LLM. *Labirintopatia*. Vol. 54. Revista Brasileira de Medicina, 1998. 173-184p.

Ganança MM, Caovilla HH, Munhoz MSL, Silva MLG. Alterações da audição e do equilíbrio corporal no idoso. In: *Implante Coclear – Parte II*. 2003.

Ganança MM, Vieira RM, Caoviolla HH. *Princípios de Otorrinolaringologia*. São Paulo. Atheneu (Série Distúrbios da Comunicação Humana) 1998.

Gulya A. Neuroanatomy and physiology of the vestibular system, relevant to disequilibrium in the elderly. Ear, Nose. *Throat J* 1989;68:915-924.

Hain TC, Ramaswamy T. Dizziness in elderly. Published electronically by Galter Health Sciences Library, jun, 1999.

Hall T, Miller K. Variations in the human Purkinje cell population according to age and sex. *Neuropathol Appl Neurobiol* 1975;1:267-292.

Herdman SJ. Treatment of benig paroxysmal positional vertigo. *Phys Ther* 1990;70(6):381-8.

Herdman SJ. Vestibular rehabilitation. In: Baloh RW, Halmagyl GM, (eds.) *Disorders of the Vestibular System*. New York: Oxford, 1996. 583-97p.

Herdman SJ. *Vestibular Rehabilitation*. Philadelphia: FA Davis, 1994.

Herdman,SJ. Advances in the treatment of vestibular disorders. *Physicol Therapy*. Alexandria, v. 77. n. 6. 1997. 603-618p.

Lavinsky L, Lavinsky M. Como utilizar os recursos cirúrgicos no tratamento da vertigem. In: Ganança MM. *Vertigem tem cura?* São Paulo: Lemos. 1998. 247-61p.

Norré M, Beckers A. Benign paroxysmal positional vertigo in the elderly. treatment by habituation exercises. *JAGS* 1988;36:5.

Paschoal S, Jacob W. *Alterações de Equilíbrio e Prevenção de Quedas no Idoso – Manual de Condutas Médicas*, www.ids-saude.org.br/medicina.

Seraffini F, Caovilla HH, Ganança MM. Computerized análisis of established craniocorpography. *Int Tinnitus J* 2002;8(2):97-9.

Suarez H, Arocena M. Clinical assessment and balance training in cerebellar patients. In: Kauffman Arenberg I (ed.) *Dizziness and Balance Disorders: An Interdisciplinary Approach to Diagnosis, Treatment and Rehabilitation*. New York: Kugler, 1993. 737-44p.

Telian SA, Shepard NT. Update on vestibular rehabilitations therapy. *Oto Clin NA* 1996;29:357-71.

Vaz Garcia F. Reeducação Vestibular. Fórum. Associação Portuguesa de Otoneurologia. 2002.

Weinchuch R, Korper SP, Hadley E. The prevalence of disequilibrium and related disorders in older persons. *Acta Otolaryngol (Stockh)* 1997;(Suppl)529:108-10.

Complicações da Cirurgia da Vertigem

Luiz Lavinsky ▪ Michelle Lavinsky

INTRODUÇÃO

O paciente vertiginoso pode obter cura mediante diagnóstico adequado, tratamento medicamentoso, fisioterápico e dietético e, ainda, respeitando a história natural da doença, que, boa parte das vezes, é autolimitada, podendo curar-se ou ser bem mantida. A cirurgia se torna necessária quando a gênese do processo é persistente, quando se deseja antecipar a cura ou quando as seqüelas do processo geram informações erradas aos centros cerebrais, mantendo a sintomatologia e exigindo que a orelha seja corrigida ou abolida para que o processo (muitas vezes extremamente incapacitante) seja suprimido. Para que isso seja factível, mais do que selecionar rotinas, o otologista necessita dedicar-se amplamente ao diagnóstico clínico e empregar recursos reabilitadores, pois, muitas vezes, o resultado cirúrgico depende mais do diagnóstico do que propriamente da técnica empregada. Portanto, nessa área, como em poucas outras áreas da otorrinolaringologia, o cirurgião tem de exercer plena atividade clínico-cirúrgica.

A cirurgia da vertigem pode ser conservadora (preservando a audição) ou destrutiva (destruindo a audição). O objetivo da cirurgia conservadora é a preservação ou, eventualmente, a melhora da audição, por ser menos invasiva e não impedir o uso de outras modalidades de tratamento.

Vários problemas estão associados a procedimentos destrutivos. Para a destruição de uma orelha interna, dependemos de uma função adequada do lado oposto. As dificuldades são freqüentes, principalmente nos casos de doença de Ménière, em que, de acordo com a literatura, 7 a 50% dos casos podem ser bilaterais. Procedimentos destrutivos são irreversíveis e devem ser reservados para casos severos. Nesse tipo de procedimento, os pacientes podem se sentir em pior estado inicialmente, o que deve ser informado ao paciente antes da cirurgia.

INDICAÇÕES PARA A CIRURGIA DA VERTIGEM

As indicações fundamentais estão relacionadas à doença de Ménière, fístulas perilinfáticas, pós-trauma craniano ou cirúrgico, vertigens posicionais severas, colesteatomas com fístulas e, mais recentemente, *loops* arteriais. A indicação também ocorre em situações mais raras, como casos de patologias infecciosas e inflamatórias (labirintites infecciosa e serosa) e pós-estapedectomia (granulomas e fístulas).

Na doença de Ménière, a cirurgia está indicada quando se realiza tratamento medicamentoso intensivo e o paciente continua com crises de vertigem. O critério é a presença de vertigem incapacitante e/ou perda progressiva da audição.

INCIDÊNCIA DE CIRURGIA DA VERTIGEM

A incidência de cirurgia é difícil de precisar, pois varia muito com a população estudada, nível socioeconômico e, principalmente, em decorrência da origem dos dados. Quando os dados provêm de centros de referência, os percentuais são bem maiores – oscilam entre 1,5 e 15% dos casos com vertigem. A população com a qual trabalhamos tem menos acesso à medicina e é mais tolerante aos sintomas, o que reduz a incidência de casos cirúrgicos, que é muito baixa. Nossa estatística se aproxima dos dados publicados pela *Unité d`Oto-Neurologie de Genève* referentes ao período entre 1980 e 1990, que refere um índice em torno de 1,5% para tratamento cirúrgico das vertigens otológicas (Hausler, 1994).

Considerando a grande prevalência da vertigem na população, certamente esse baixo percentual de indicações ainda corresponde a um número grande de cirurgias.

TÉCNICAS MAIS EMPREGADAS E SUAS PRINCIPAIS COMPLICAÇÕES

As técnicas mais empregadas e mais conservadoras são quimiocirurgia, descompressão do saco endolinfático, neurectomia e cocleossaculotomia. Entre as destrutivas constam a labirintectomia por via da janela oval e por via translabiríntica.

LABIRINTECTOMIA QUÍMICA

A labirintectomia química foi desenvolvida como um tratamento efetivo, simples e sem os efeitos adversos das técnicas destrutivas, particularmente no que se refere à perda auditiva.

O embasamento teórico para a aplicação transtimpânica de aminoglicosídeos consiste na toxicidade preferencial desse tipo de fármaco pelas células ciliadas vestibulares. Essas células parecem mais suscetíveis a determinados aminoglicosídeos, como a gentamicina.

O efeito da gentamicina no aparelho vestibular pode não somente envolver a ablação das estruturas nervosas, mas também reverter os efeitos da hidropisia endolinfática, por atuar nas células produtoras de endolinfa.

A gentamicina pode reduzir a função vestibular ipsilateral sem envolvimento auditivo e é o produto que melhor preenche esse requisito, com a vantagem de permitir bom resultado mesmo com a permanência de função labiríntica residual, resultando em menos instabilidade e oscilopsia pós-tratamento.

Há quatro métodos principais para a administração de aminoglicosídeos, que são: miringotomia convencional, administração via cateter, Gelfoam embebido, aplicado na janela redonda e uso de um micropavio, chamado de Microwick® (Fig. 105-1) (Lavinsky et al., no prelo).

De acordo com Hellström & Odkvist (1994), o limite ideal de aplicações de gentamicina é quatro (no máximo). Não se deve fazer o procedimento em pessoas com mais de 70 anos. Logo após o tratamento, devemos introduzir os exercícios de compensação labiríntica.

Mais recentemente, tem-se preconizado a administração de aminoglicosídeos por meio de um cateter inserido através da miringotomia até junto ao nicho da janela redonda. Essa forma de administração permite um maior controle da dose empregada, com menor perda através da tuba auditiva, possibilitando, assim, ao menos teoricamente, a utilização de doses menores do fármaco.

Em estudo comparando os resultados do uso convencional de gentamicina com o uso por cateter, Hoffer et al. (1998) observaram que os resultados quanto à vertigem eram semelhantes, porém as diferenças entre os dois grupos em relação à melhora do zumbido e plenitude aural foram estatisticamente significativas. Esses autores observaram que, com o uso do cateter, a perda auditiva era irrelevante, e a da função vestibular, praticamente nula.

DeCicco et al. (1998a; 1998b) estudaram 18 pacientes com doença de Ménière incapacitante usando o tratamento com "microdose" por meio de cateter após um seguimento de 6 a 18 meses. A vertigem foi eliminada em todos os pacientes, o zumbido melhorou significativamente, e a plenitude aural melhorou em 94% dos pacientes.

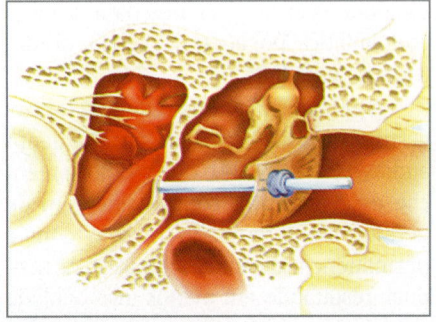

Fig. 105-1

Micropavio (Microwick) (Silverstein, 1999).

Riscos e complicações

São contra-indicações para o procedimento as hipersensibilidades ou alergias ao medicamento (aminoglicosídeo). É a cirurgia menos arriscada, sendo equivalente à colocação de tubo de ventilação com anestesia local. Os riscos variam com o tipo de medicamento aplicado. Os esteróides são bastante seguros quando usados transtimpanicamente. Os aminoglicosídeos podem comprometer a audição. A incidência de perda de audição varia de 5 a 25% dos casos.

Para reduzir a possibilidade de repercussões deletérias para a audição, nossa rotina é aplicar a gentamicina diariamente, em número de até quatro aplicações; contudo, se a audiometria prévia ao procedimento identificar perdas iguais ou superiores a 10 dB, a aplicação passa a ser semanal. No caso de aumento de perda auditiva na segunda aplicação, a rotina é suspender a quimiocirurgia e indicar descompressão de saco endolinfático.

Alguns autores identificaram casos de otite média, otorréia e perfurações timpânicas persistentes Alguns autores têm preconizado a associação de corticóide à gentamicina administrada transtimpanicamente, como forma de reduzir os danos para a audição. É comum o desenvolvimento de instabilidade postural, geralmente transitória, decorrente da deterioração aguda e unilateral da função labiríntica (Magnusson & Padoan, 1991).

Mais recentemente, a estreptomicina voltou a ser usada mediante perfusão no canal semicircular horizontal (Norris et al., 1990). De acordo com o estudo, haveria um risco de 25% para a cóclea, com efeito satisfatório para a vertigem; porém, o procedimento envolve uma cirurgia, com seus riscos inerentes.

A análise dos resultados do uso da gentamicina intratimpânica se torna dificultosa, tendo em vista que os trabalhos têm períodos de controle muito diversos. Da mesma forma, são muito diversos os critérios de inclusão, as formas de aplicação e a descrição dos resultados. Ainda assim, a melhora substancial da vertigem para um período de controle de 1 a 2 anos oscila entre 70 e 90% dos casos. Entre 20 e 30% sofrem algum tipo de perda auditiva, e em aproximadamente dois terços dos casos, temos uma drástica melhora do zumbido (Kaasinen et al.,1998; McFeely et al., 1998; Watanabe et al., 1995; Hirsch & Kamerer, 1997; Odkvist et al., 1997).

CIRURGIA DO SACO ENDOLINFÁTICO

A vantagem da descompressão do saco endolinfático (Fig. 105-2) consiste em sua natureza não-destrutiva. É o procedimento de escolha quando a quimiocirurgia falha ou é determinante de perdas auditivas.

Desde a sua primeira descrição, feita por Portmann em 1927, a cirurgia do saco endolinfático segue como uma alternativa efetiva no manejo de pacientes com vertigem incapacitante não-responsiva ao manejo clínico. Representa um procedimento cirúrgico de baixa morbidade, de natureza não-destrutiva e com potencial de preservação da acuidade auditiva.

Inúmeras modificações a essa técnica têm sido propostas. As três propostas mais empregadas são:

1. *Shunt saco endolinfático/mastóide*: consiste na criação de uma fístula, teoricamente permanente, entre o compartimento endolinfático e a mastóide. Portmann foi o primeiro a descrever essa cirurgia, em 1929. Um estudo simulado, duplamente cego, realizado por Thomsen et al. (1981), trouxe controvérsia quanto a esse procedimento por mostrar que o resultado era semelhante ao placebo (mastoidectomia). Porém, essa pesquisa contou com pequena amostragem e características estatísticas discutíveis. Pillsbury et al. (1983) repetiram o estudo e obtiveram resultados favoráveis em 87% da amostra com o *shunt* e em 47% com o placebo (Smith & Pillsbury, 1988).

2. *Shunt saco endolinfático/espaço subaracnóideo*: a idéia de criação de uma fístula entre os espaços endolinfático e subaracnóideo foi introduzida por House em 1962. Acredita-se que essa modalidade cirúrgica tenha surgido em decorrência das falhas em se manter uma via de comunicação permanente com a mastóide utilizando filmes de polietileno. Desde a sua descrição original, essa cirurgia vem sofrendo modificações. As principais complicações associadas são aquelas decorrentes da abertura do espaço subaracnóideo. Esse potencial de complicações, somado à eficácia provavelmente similar dessa forma de

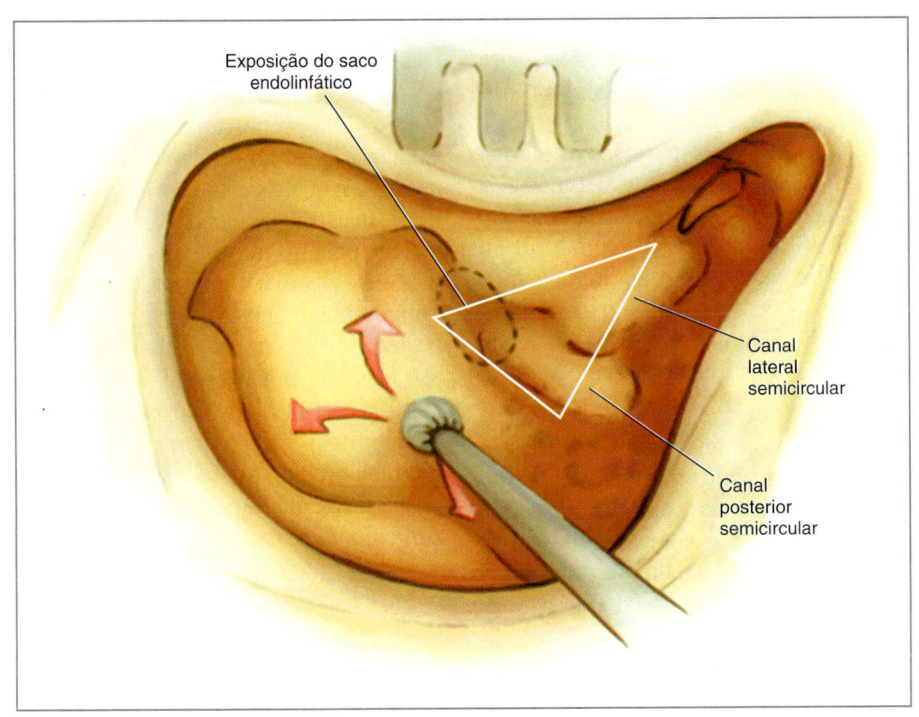

Fig. 105-2
Visão esquemática da exposição do saco endolinfático. (Reproduzido com autorização de Goycoolea et al., 1989.)

shunt comparativamente à anterior, fez com que essa modalidade cirúrgica caísse em desuso.

3. *Descompressão do saco endolinfático*: descrita originalmente por Shambaugh em 1966, essa modalidade cirúrgica é, atualmente, o procedimento de escolha no manejo de pacientes com doença de Ménière incapacitante irresponsiva ao manejo clínico. Além disso, não raro os pacientes exibem melhora da intolerância ao ruído, da sensação de pressão aural, do zumbido e da diplacusia.

Essa cirurgia, a exemplo das anteriores, é de natureza não-destrutiva, apresentando uma baixa incidência de complicações maiores. É considerada uma cirurgia conservadora do ponto de vista auditivo e parece atuar na alteração fisiopatológica característica da doença ou da síndrome de Ménière, a hidropisia endolinfática, contribuindo para a minimização desse processo.

A lógica dessa cirurgia é muito discutida. Na base está o entendimento de que o *shunt* drena o excesso de endolinfa e alarga a luz do saco, ampliando a superfície de absorção, enquanto a descompressão óssea reduz a pressão e aumenta o suprimento de sangue e as trocas (Glasscock et al., 1989).

Riscos e complicações

Habitualmente, a descompressão do saco endolinfático determina os mesmos riscos de uma mastoidectomia. Porém, determina um risco maior de complicações associadas ao líquido cefalorraquidiano (fístula, meningite), principalmente quando procedemos à drenagem para o espaço cefalorraquidiano. Alguns autores descrevem a técnica como sendo de muito baixo risco em termos de complicações significativas, tais como hipoacusia condutiva, disacusia sensorineural moderada a profunda, fenestração inadvertida do canal semicircular posterior, fístula liquórica, lesão do seio sigmóide, meningite e paralisia facial periférica ipsilateral (Hawthorne & El-Naggar, 1994; Goldenberg & Justus, 1983; Paparella, 1988).

A complicação pós-operatória mais temida é a cofose, cuja incidência tem sido estimada em 1 a 3% (Glasscock & Miller, 1977; Paparella & Hanson, 1978; Paparella & Sajjadi, 1987; 1994). Comparativamente à quimiocirurgia, pois, as cirurgias de descompressão ou de *shunt* do saco endolinfático representam um risco significativamente menor de disacusia sensorineural (Nedzelski et al., 1993). Cofose pós-cirúrgica pode ocorrer em caso de fenestração inadvertida do canal semicircular posterior ou, ainda, de desenvolvimento de labirintite conseqüente à abertura do saco endolinfático. Têm-se buscado formas de evitar o desenvolvimento de infecção pós-operatória da ferida foco inicial com potencial envolvimento labiríntico. Essa complicação pode decorrer de deiscência de sutura ou inflamação da mastóide, estendendo-se para o saco endolinfático e causando labirintite e surdez. A ferida precisa ser tratada meticulosamente com limpeza e hemostasia para, então, fazer-se a sutura.

A hipoacusia condutiva pós-operatória resulta, na maior parte das vezes, de lesão inadvertida da cadeia ossicular, cuja incidência é estimada em 0,7%, ou da fixação de restos ósseos resultantes do ato cirúrgico junto à parede lateral epitimpânica ou na cavidade timpânica propriamente dita. Nessa última situação, a diminuição da acuidade auditiva manifestar-se-á algumas semanas após o procedimento, contrariamente à instalação súbita em caso de lesão da cadeia ossicular. Acredita-se que a irrigação transoperatória adequada da região epitimpânica, no sentido de remover a totalidade dos resíduos ósseos nesse nível, reduz de forma significativa a possibilidade de hipoacusia condutiva por compactação óssea epitimpânica.

Lesões do seio sigmóide ou da dura-máter da fossa posterior do crânio são complicações possíveis em função da necessidade de exposição ampla para acesso adequado ao saco endolinfático. Acredita-se que a taxa de lesão venosa nesse tipo de intervenção cirúrgica seja inferior a 1% (Silverstein et al., 1987; Gardner & Aglan, 1988) e, quando presente, seja geralmente manejada com sucesso através da vedação extraluminal com pó de osso ou com surgicel. O desenvolvimento de fístula liquórica transoperatória, por sua vez, é mais prevalente, com uma taxa estimada em 3%, sendo geralmente manejada de forma adequada por meio de vedação com músculo temporal ou mesmo sutura dural. O desenvolvimento desse tipo de fístula é significativamente mais comum nos procedimentos de *shunt* subaracnóideo (Brandt & Daroff, 1980; Gardner, 1988; Glasscock & Miller, 1977; House, 1962; Luetje, 1988; Silverstein et al., 1987a; Silverstein et al., 1987b; Toth & Parnes, 1995).

Meningite tem sido descrita com probabilidade muita baixa no pós-operatório desse tipo de cirurgia. Já a paresia facial tem sua prevalência estimada em até 4% dos pacientes, sendo seu risco minimizado quando da utilização de monitoração do nervo facial no transoperatório (Arenberg & Gibson, 1990; Brandt & Daroff, 1980; Gardner, 1988; Glasscock & Miller, 1977; McKenzie, 1932; Silverstein et al., 1987a).

Uma situação que não pode ser descrita como complicação na acepção mais literal do termo, mas que merece comentário, é a necessidade de revisão do saco endolinfático. Estima-se que de 5 a 10% dos pacientes com Ménière que exibiram resposta clínica satisfatória após a primeira intervenção, mantendo-se clinicamente estáveis por meses ou anos, apresentarão recorrência dos sintomas. Nesse subgrupo de pacientes está indicada a cirurgia de revisão do saco endolinfático ou, então, a secção do nervo vestibular. Tais cirurgias de reintervenção permitem a constatação *in situ* da progressão da doença, sendo geralmente identificáveis fibrose extra-sacular ou tecido de granulação fibrosado, osteogênese e, freqüentemente, a denominada síndrome de bloqueio do *aditus*. Essa síndrome compreende a obstrução do saco endolinfático, com uma dura-máter contígua espessada. Feita a revisão cirúrgica de desobstrução nesse nível, restabelece-se a absorção endolinfática, permitindo, na maior parte dos casos, melhora clínica expressiva no pós-operatório.

De acordo com Brackman et al. (1987) e Shelton & Brackmann (1989), as complicações são pouco freqüentes, havendo registro de 1 a 3% de surdez profunda, 4% de paralisia transitória do facial e 0,5% de fístulas liquóricas e meningite. O *shunt* subaracnóideo aumenta o índice de complicações, com 4% de meningite e fístula liquórica.

A cirurgia do saco endolinfático inclui uma diversidade de modalidades cirúrgicas envolvendo o saco endolinfático, cuja efetividade média, tomadas as diferentes variantes técnicas conjuntamente, é estimada em cerca de 75% (Grant & Welling, 1997; Vrabec, 1998).

NEURECTOMIA VESTIBULAR

A primeira descrição de secção do nervo vestibular data de 1904 (Frazier, 1912; Dandy, 1941; McKenzie, 1932). Nos primeiros 30 anos que se seguiram a essa primeira cirurgia, as taxas inaceitáveis de comprometimento do nervo facial e de perda auditiva pós-operatória, a despeito das altas taxas de cura da vertigem, não permitiram uma maior aceitação dessa modalidade cirúrgica. No início da década de 1960, William House descreveu a abordagem via fossa média para secção seletiva do nervo vestibular com o auxílio do microscópio. Desde então, aos altos percentuais de controle do quadro vertiginoso pôde somar-se a capacidade de preservação das funções facial e auditiva (House, 1961).

Pacientes com vertigem incapacitante e com boa audição podem ter, como única alternativa, a secção do ramo vestibular do oitavo par craniano. Embora as funções auditiva e equilibratória estejam alojadas em uma câmara comum na orelha interna, as conexões neurais com o cérebro se separam dentro do conduto auditivo interno. Essa separação anatômica facilita o isolamento e a secção do ramo vestibular sem perturbar o ramo coclear e, por conseguinte, preserva a audição.

A indicação mais comum de neurectomia vestibular seletiva é a doença de Ménière com vertigem incapacitante e clinicamente intratável, sobretudo em pacientes já submetidos, sem sucesso, à descompressão do saco endolinfático. Outras indicações incluem disfunção vestibular periférica pós-trauma (cirúrgico ou não), bem como neurite vestibular não-compensada. Ainda assim, essa cirurgia apresenta um potencial de complicações significativamente maior do que a cirurgia do saco endolinfático, uma vez que se trata de um procedimento intracraniano. Não representa, assim, procedimento de escolha para o manejo de pacientes com vertigem incapacitante não-responsiva a manejo clínico. A despeito desse perfil de maior risco pós-operatório, é uma cirurgia eficaz no manejo de pacientes com vertigem clinicamente intratável, com taxas de sucesso de 90 a 95%.

Pacientes submetidos a esse tipo de cirurgia requerem cuidados pós-operatórios em unidade de tratamento intensivo, dadas as potenciais complicações intracranianas.

As vias de acesso ao conduto auditivo interno para a neurectomia vestibular, retrossigmóide e por fossa média são semelhantes às usadas para a cirurgia do neuroma do acústico. Contudo, damos preferência à via retrolabiríntica, por se tratar de uma via mais otológica.

A secção do nervo vestibular pela fossa média proporciona a vantagem de viabilizar a secção do nervo em um segmento em que ele está bem individualizado. É mais recomendada para pacientes jovens, pois no idoso a elevação da meninge é mais difícil e a retração do lobo temporal é menos tolerável. Constitui, portanto, uma via que atualmente tem uso restrito a poucos casos.

Fisch (1988) realizou o controle de vertigem em 94% dos pacientes. A audição melhorou ou estabilizou em 51 a 83% dos casos, e em 50% ocorreu melhora do zumbido. As razões para esses resultados não estão muito esclarecidas. O acesso por fossa média é tecnicamente mais difícil, pois as referências são menos definidas, e constitui-se em procedimento mais sangrante que o da via retrolabiríntica.

A abordagem via fossa média permite uma cirurgia um pouco mais completa, pois realiza a secção imediatamente após a emergência do nervo, evitando, assim, que fiquem fibras que, cruzadas, sigam com o nervo facial e o ramo coclear do oitavo par, determinando a permanência de remanescente de função vestibular. Acreditamos que tais remanescentes podem representar uma vantagem no sentido de evitar quadros de oscilopsia e dificuldade de reabilitação vestibular, e não acreditamos que remanescentes de fibras possam gerar uma sintomatologia relevante. É destacado o fato de que, na quimiocirurgia, uma virtude seja a permanência de parte da função vestibular. Diante disso e pelas implicações que descreveremos a seguir, não empregamos essa técnica.

A desvantagem de utilizar a via de acesso da fossa média está relacionada à dificuldade de localizar o conduto auditivo interno. Devido à posição do nervo facial, temos limitação na exposição do ramo vestibular. Portanto, torna-se difícil cortar o nervo vestibular sem exercer pressão no ramo coclear do oitavo par e no nervo facial, pois o ramo vestibular se encontra profundamente dentro do conduto auditivo interno. Podemos também lesar a artéria coclear, com conseqüente hipoacusia.

A neurectomia vestibular retrolabiríntica é utilizada quando da falha de uma descompressão de saco endolinfático em caso de doença de Ménière incapacitante.

Essa técnica está associada à baixa morbidade e pode ser feita em qualquer idade; porém, apresenta uma desvantagem importante, que é o fato de se perder o plano de clivagem entre o nervo coclear e o vestibular, o que pode determinar uma secção incompleta do nervo (Fig. 105-3).

Shelton & Brackmann (1989) relatam que, em 300 cirurgias utilizando a via de acesso retrolabiríntica, não houve nenhum caso de paralisia facial; em 5% dos casos ocorreram fístulas liquóricas, que foram resolvidas com curativos compressivos, raramente exigindo reintervenção. Também foram pouco freqüentes as complicações de meningite. É apropriada a associação com o neurocirurgião, pela experiência que tem com as intercorrências de pós-operatório.

A técnica oferece a vantagem de não comprimir estruturas nervosas, como a via retrossigmóide e da fossa média. Em relação a esta última, a dissecção é tecnicamente mais fácil pela maior exposição; os resultados, porém, são semelhantes.

A neurectomia vestibular translabiríntica tem as mesmas características da técnica citada anteriormente, porém com o mérito de permitir ao cirurgião realizar uma secção pré-ganglionar do nervo vestibular após uma abertura do conduto auditivo interno. O procedimento tem alta efetividade na eliminação dos sintomas vertiginosos, atingindo 93 a 98% de resultados favoráveis. Tem, ainda, a virtude de permitir a realização simultânea de neurectomia coclear em pacientes portadores de zumbido incapacitante.

■ Riscos e complicações

Infecções da ferida operatória são possíveis independentemente da abordagem cirúrgica, tendo a antibioticoprofilaxia reduzido expressivamente sua prevalência. Em neurectomias realizadas via fossa posterior, deve-se ter particular cuidado para que o retalho de pele seja elevado em nível subperiosteal, o que minimiza a possibilidade de formação de seromas pós-operatórios, sabidamente associados à infecção da ferida operatória, a qual exibe potencial de evolução para abscesso.

Meningite é considerada uma complicação rara, porém possível, nas diferentes formas de neurectomia. Manifesta-se clinicamente por hipertermia intermitente, cefaléia e rigidez de nuca, e é mais comum alguns dias após a cirurgia. Apresenta indicação formal de punção lombar para a coleta de material para estudo bacterioscópico, bacteriológico e antibiograma, devendo-se iniciar com antibioticoterapia empírica até que os resultados dos exames estejam disponíveis. A introdução precoce de antibioticoterapia de largo espectro faz-se necessária em função da possibilidade de desfecho rapidamente fatal em pacientes com retardo diagnóstico e/ou terapêutico.

As complicações mais freqüentemente descritas nessa modalidade cirúrgica incluem desequilíbrio, disacusia sensorioneural e paralisia facial periférica. Tontura, muitas vezes não-rotatória (tipo desequilíbrio) e geralmente não-incapacitante, tem sido descrita em até 30% desses pacientes, sendo atribuída a uma compensação central deficiente. Perda auditiva é considerada relativamente incomum, embora seja descrita, via de regra, como a segunda maior complicação nesse tipo de cirurgia. Paralisia facial periférica também é considerada como de ocorrência incomum. Outras complicações, tais como meningite, hemorragia intracraniana e acidente vascular encefálico, são tidas como raras e evitáveis mediante observação neurológica estreita, com pronto reconhecimento de um princípio de alteração da consciência. Pacientes para os quais se proponha esse tipo de cirurgia devem, idealmente, ser submetidos à monitoração transoperatória dos nervos facial e coclear.

A neurectomia vestibular via fossa média, comparativamente à via fossa posterior, apresenta uma maior incidência de cofose e de paralisia facial pós-operatórias, presumivelmente em função do envolvimento da artéria labiríntica. Tem-se descrito, também, a ocorrência pós-operatória de hematoma subdural em função da craniotomia, devendo haver alto grau de suspeição quanto a essa possibilidade diagnóstica em pacientes que se apresentem com alteração de memória, sobretudo se idosos (Vrabec, 1998). A prevalência estimada de paralisia facial pós-operatória nesse tipo de cirurgia é de 4 a 10%, e de hematoma subdural, de 1,8% (Glasscock & Miller, 1977). Meningite é uma complicação descrita em até 75% dos casos, mas que raramente leva ao óbito, em função do amplo suporte diagnóstico-terapêutico hoje disponível.

Uma vantagem dessa abordagem cirúrgica é a de que os nervos vestibulares são identificados numa posição mais lateral com respeito aos seus cursos no tronco cerebral (Glasscock et al., 1989). Nessa posição, eles são separados dos nervos cocleares, sendo identificáveis como dois feixes nervosos separados, o que permite uma secção completa mais segura dos

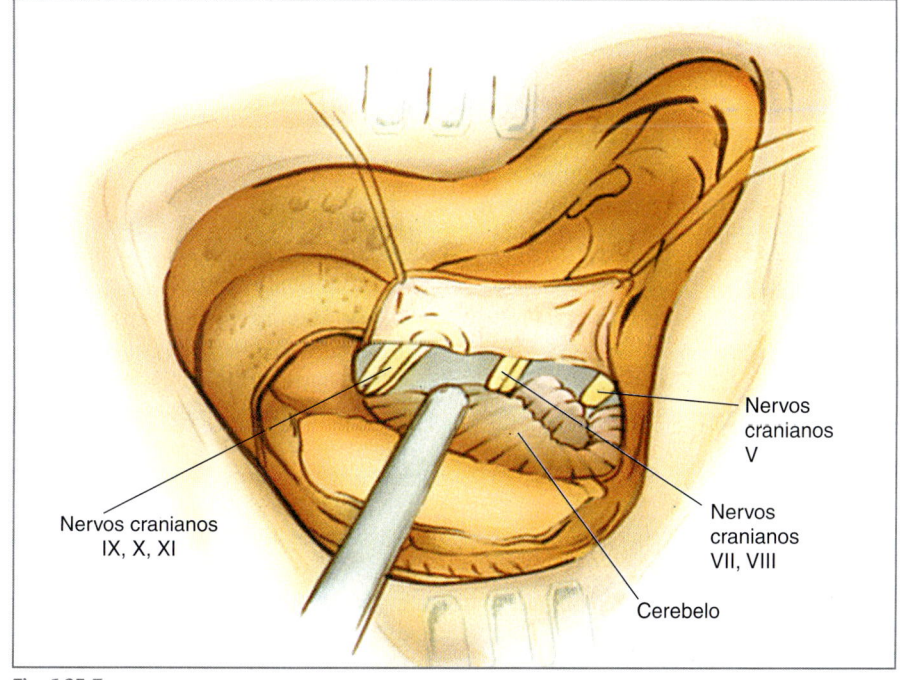

Fig. 105-3
Visão esquemática da via de acesso retrolabiríntica ao ramo vestibular do nervo vestibulococlear.

nervos vestibulares (Garcia-Ibanez & Garcia-Ibanez, 1980).

A neurectomia vestibular via fossa posterior (Silverstein, 1992) apresenta menor potencial de desenvolvimento de paresia ou paralisia facial comparativamente à abordagem via fossa média. Com efeito, a fossa posterior tem sido a via de acesso preferencial para a realização de neurectomia vestibular, tendo um estudo demonstrado que 92% dos membros da *American Otologic Society* e da *American Neurotology Society* utilizam essa abordagem preferencialmente (Silverstein, 1992). Contudo, ela é associada a um risco aumentado de fístula do canal semicircular lateral e pode exibir menor probabilidade de sucesso no controle do quadro vertiginoso em função da inexistência de um plano de clivagem adequado em nível do poro acústico. A abordagem retrossigmóide carreia maior potencial de indução de cefaléia no pós-operatório, provavelmente em função da manipulação cirúrgica da musculatura occipital. No entanto, quando se realiza a abertura do canal auditivo interno, a incidência de cefaléia aumenta significativamente, passando a exibir considerável importância (Schwaber & Vrabec, 1993).

As diferentes variantes técnicas de neurectomia vestibular via fossa posterior apresentam algumas complicações potenciais comuns, tais como infecção da ferida operatória, fístula liquórica, meningite, perda auditiva, paralisia facial e acidente vascular encefálico. Um exemplo de complicação inerente à técnica escolhida é a infecção da parede abdominal nos procedimentos em que se coleta gordura dessa região para fins de enxerto.

Na abordagem retrolabiríntica, a complicação mais freqüentemente reportada em pacientes submetidos a esse tipo de procedimento cirúrgico é a fístula liquórica, cuja prevalência é estimada em 10%, sendo geralmente manejada com sucesso através de punções lombares repetidas a intervalos de 3 a 4 dias. A incidência de cofose pós-operatória tem sido descrita em 5% (Brookes, 1997).

As vantagens da abordagem retrolabiríntica incluem a anatomia, que é familiar ao cirurgião otológico, a não necessidade de retração do lobo temporal e a relativa segurança quanto à preservação funcional do nervo facial. As taxas de sucesso situam-se entre 90 e 95%, sendo comparáveis, portanto, àquelas descritas para o emprego da abordagem via fossa média (Silverstein & Norell, 1982).

Sangramentos pós-operatórios precoces, embora incomuns, requerem reintervenção neurocirúrgica imediata. A presença de sangue junto ao espaço subaracnóideo pode resultar em meningite química, com conseqüentes meningismo e hipertermia leve, sinais esses que devem ser entendidos como de suspeição para possíveis hemorragias subaracnóideas. Hemorragias subaracnóideas de pequeno volume geralmente são manejadas conservadoramente.

COCLEOSSACULOTOMIA

A cocleossaculotomia (Fig. 105-4) é indicada como tratamento de pacientes idosos com sintomas incapacitantes, que têm audição precária, mas que revelam boa função vestibular nas provas eletronistagmográficas.

Trata-se de uma opção favorável, pois pode ser realizada com anestesia local, dispensando importante compensação labiríntica, que é difícil em idosos. Como gera alta incidência de hipoacusia neurossensorial no pós-operatório, a cocleossaculotomia é reservada para pacientes com audição precária.

A técnica baseia-se no trabalho de Schuknecht (1982); Schuknecht & Bartley (1985), o qual observou que a realização de uma perfuração no ducto coclear, associada a uma fratura óssea da lâmina espiral, determina uma fístula permanente (procedimento rápido e seguro). O acesso à caixa é feito de forma semelhante ao da estapedectomia (retalho timpanomeatal). Um estilete em ângulo reto de 3 mm é introduzido na janela redonda e dirigido à janela oval. A janela redonda é tamponada com gordura, e o retalho é reposto.

De acordo com Schuknecht (1985), ocorreu controle da vertigem em 72% de 90 pacientes; a audição ficou pior em 45% dos casos; em 12%, ocorreu cofose. Essa, portanto, é uma técnica intermediária entre as técnicas conservadoras e as destrutivas.

LABIRINTECTOMIA

A labirintectomia tem a vantagem de permitir um alto índice de cura da vertigem (maior que 95%), sendo útil em pacientes cuja orelha enferma tem a audição destruída, principalmente na doença de Ménière. Essa técnica leva vantagem sobre a neurectomia, já que implica a ablação da orelha interna doente e, por conseguinte, não exige penetração na cavidade craniana. É, portanto, menos complexa do que a secção do nervo vestibular.

A labirintectomia tem sido indicada em pacientes com vertigem e/ou demais perturbações da função labiríntica de caráter persistente ou recorrente sem possibilidade de controle clínico e que exibam comprometimento auditivo significativo. Comprometimento significativo tem sido definido por um limiar tonal médio superior a 70 dB e uma discriminação igual ou inferior a 40%.

A exemplo da avaliação audiométrica, é indispensável a realização pré-operatória de eletronistamograma com o objetivo de definir a função vestibular contralateral. De fato, pacientes com comprometimento contralateral da função vestibular não são, a princípio, candidatos cirúrgicos ideais, dado o potencial de desequilíbrio persistente, por vezes com oscilopsia, quando do comprometimento bilateral da função vestibular.

Duas abordagens têm sido utilizadas para a realização da labirintectomia: a transcanal e a transmastóide. A labirintectomia transcanal é indicada em pacientes com vertigem incapacitante, estado de saúde precário e com orelhas não-protetizáveis. Exige rápida anestesia geral, pois a vertigem transoperatória é desconfortável.

Hammerschlag & Schuknecht (1981) referem ter obtido o controle da vertigem em 97% dos casos. Houve instabilidade a longo prazo nos movimentos rápidos de cabeça em 22% dos casos. As complicações são raras e consistem em paralisia facial

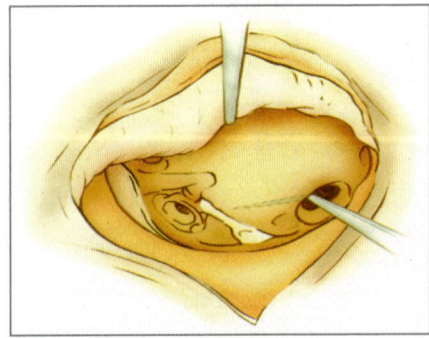

Fig. 105-4

Imagem esquemática da técnica de cocleojaculotomia.

transitória e liquorréia em aproximadamente 2% dos casos. A técnica tem a desvantagem de realizar remoção pré-ganglionar, podendo formar neuromas no vestíbulo.

A labirintectomia transmastóide é uma técnica que visa à remoção do neuroepitélio a céu aberto, sendo, portanto, mais efetiva. É indicada em pacientes com audição precária e vertigem incapacitante.

Obtemos um bom resultado para vertigem em até 97% dos casos. De acordo com Schuknecht & Bartley (1986), pouca ou nenhuma vantagem adicional foi obtida com a neurectomia em comparação com uma labirintectomia realizada de forma adequada.

Independentemente da abordagem empregada, a labirintectomia, para ser efetiva, deve ser completa. A maior parte dos autores tem apontado para melhores resultados com a abordagem transmastóide, dado decorrente, com grande probabilidade, da melhor exposição oferecida por esta técnica. Langman et al. (1990) documentaram uma porcentagem de 97% de controle (de substancial a completo) da vertigem com a labirintectomia transmastóide. Acredita-se, contudo, que, com esse procedimento, 15 a 25% dos pacientes possam exibir desequilíbrio residual persistente. Em suma, tal procedimento é inquestionavelmente eficaz em pacientes com vertigem episódica, apresentando como limitação uma proporção significativa de desequilíbrio persistente no pós-operatório. Essa seqüela parece mais comum em pacientes idosos.

Considerações pré-operatórias: A cirurgia tem limitações em pessoas com mais de 80 anos pela dificuldade de compensação, porém a idade não chega a ser uma contra-indicação. Otite média e mastoidite são contra-indicações para a cirurgia, necessitando-se resolver a infecção para, depois, fazer a cirurgia, evitando o risco de meningite. Como em todas as cirurgias otológicas, deve-se evitar operar a única orelha, devido ao risco de se ter um paciente cofótico bilateralmente. É uma contra-indicação também proceder a uma cirurgia destrutiva em casos de doença vestibular bilateral, pois podemos ter uma perda completa de função da orelha interna (síndrome de Dandy).

Considerações pós-operatórias: No pós-operatório, os cuidados são diferentes conforme a cirurgia. Muitos riscos potenciais e complicações existem, porém raramente ocorrem. Esses riscos podem incluir hipoacusia, zumbidos, tontura ou vertigem, paralisia facial, hematomas, sangramento, fístula liquórica, distúrbio do gosto e boca seca. Vertigem severa ou desequilíbrios nos primeiros dias podem ser esperados em pacientes que se submetem à cirurgia destrutiva. Devemos tratar as complicações sintomaticamente por um período curto, principalmente com antieméticos, e iniciar o mais brevemente possível com reabilitação vestibular, a fim de obter uma compensação vestibular rápida e eficiente.

Riscos e complicações

Na labirintectomia transcanal, as complicações mais freqüentes são as de fístula liquórica, falha na localização do utrículo e lesão do nervo facial. A fratura da área crivosa da parede medial do vestíbulo pode determinar uma profusa eliminação de líquido cefalorraquidiano do conduto auditivo interno. A drenagem pode ser controlada com um retalho de fáscia ou gordura subcutânea ou ambos, selando o vestíbulo. Em uma série de 124 pacientes, Schuknecht relatou somente dois casos de liquorréia da área crivosa, ambos solucionados com enxerto no mesmo tempo cirúrgico.

Em certas ocasiões, é difícil localizar o utrículo, pois, quando da remoção dos elementos sensoriais do vestíbulo, o utrículo pode ficar inconspícuo, por se colapsar contra a parede lateral, logo abaixo da porção horizontal do nervo facial. A união das janelas permite uma melhor visualização e, por conseguinte, uma melhor limpeza do conteúdo do vestíbulo.

O nervo facial pode ser danificado em seu segmento horizontal, particularmente quando da busca do utrículo. O tratamento segue as premissas do tratamento das lesões iatrogênicas do facial. As lesões tardias ocorrem e podem ser tratadas de maneira expectante.

Na via de acesso transmastóide, de acordo com Kemink & Hoff (1986), podem ocorrer três complicações: fístulas liquóricas em 2% dos casos, lesão de nervo facial em aproximadamente 3% dos casos e desequilíbrio residual em 15% dos casos.

CONSIDERAÇÕES FINAIS

A vertigem é uma manifestação muito prevalente. Muitos pacientes, mesmo com diagnóstico e tratamento adequados, visitam com freqüência o consultório médico por estarem incapacitados para sua vida habitual, com grande sofrimento. A cirurgia vem trazer solução para a maioria desses casos.

A cura do paciente somente é alcançada se tivermos boa formação clínica quanto às patologias da orelha interna e se formos bem cuidadosos na indicação e na aplicação dos procedimentos cirúrgicos. As técnicas são acessíveis ao cirurgião otológico com formação em cirurgia de orelha média e mastóide, pois a quase totalidade dos casos pode ser resolvida sem condutas intracranianas. Os raros casos de neurectomia podem ser realizados com a colaboração de um neurocirurgião ou otoneurocirurgião.

Portanto, mediante uma adequada indicação e uma cautelosa conduta transcirúrgica, os procedimentos cirúrgicos para o tratamento da vertigem apresentam baixo índice de complicações e se tornam um instrumento relevante para auxiliar os pacientes e qualificar nossa atividade profissional.

REFERÊNCIAS BIBLIOGRÁFICAS

Arenberg AK, Gibson WP. Nondestructive surgery for vertigo. In: Pillsbury H. *Operative Challenges in Otolaryngology Head and Neck Surgery*. St Louis: Year Book, 1990.

Brackman DE, Kinney S, Fu K. Glomus tumor: diagnosis and management. *Head Neck Surg* 1987;9(5):306-11.

Brandt T, Daroff RB. Physical therapy for benign paroxysmal positional vertigo. *Arch Otolaryngol* 1980;106:484-5.

Brookes GB. The role of vestibular nerve section in Ménière's disease. *Ear Nose Throat J* 1997;76(9):652-63.

Cass CE, King KM, Montano JT, Janowska-Wieczorek A.. A comparison of the abilities of nitrobenzylthioinosine, dilazep, and dipyridamole to protect human hematopoietic cells from 7-deazaadenosine (tubercidin). *Cancer Res* 1992;52(21):5879-86.

Dandy WE. The surgical treatment of Ménière's disease. *Surg Gynecol Obstet* 1941;72:421-5.

DeCicco MJ, Hoffer ME, Kopke RD, Wester D, Allen KA, Gottshall K. Round-window microcatheter-administered microdose gentamicin: Results in the treatment of tinnitus associated with Ménière's disease. *Int Tinnitus J* 1998;4(2):141-3.

Derebery MJ, Rao VS, Siglock TJ, Linthicum FH, Nelson RA. Ménière's disease: An immune complex-mediated illness? *Laryngoscope* 1991;101:225-9.

Fisch U. Vestibular neurectomy for Ménière's disease after 18 years. *Presented at the English Shambaugh/Shea International Workshop on Otology*. Chicago: March, 1988.

Frazier CH. Intracranial division of the auditory nerve for persistent aural vertigo. *Surg Gynecol Obstet* 1912;1;524-9.

Garcia-Ibanez E, Garcia-Ibanez JC. Middle fossa neurectomy: a report of 373 cases. *Otolaryngol Head Neck Surg* 1980;88:486-90.

Gardner G, Aglan Y. Subarachnoid shunt for Ménière's disease. *Am J Otol* 1988;9:177.

Glasscock M, Miller G. Middle fossa vestibular nerve section in the management of Ménière's disease. *Laryngoscope* 1977;87:529-37.

Glasscock ME, Jackson CG, Poe DS, Johnson GD. What I think of sac surgery in 1989. *Am J Otol* 1989;10(3):230-3.

Goldenberg RA, Justus MA. Endolymphatic mastoid shunt for the treatment of Meniere's disease: a five-year study. *Laryngoscope* 1983;93:125-9.

Grant IL, Welling DB. The treatment of hearing loss in Meniere's disease. *Otolaryngol Clin North Am* 1997;30:1123-44.

Hammerschlag PE, Schuknecht HF. Transcanal labyrinthectomy for intractable vertigo. *Arch Otolaryngol* 1981;107(3):152-6.

Hausler R. Traitment chirurgical des vertiges. *Rev Prat (Paris)* 1994;44:361-6.

Hawthorne M, El-Naggar M. Fenestration and occlusion of posterior semicircular canal for patients with intractable benign paroxysmal positional vertigo. *J Laryngol Otol* 1994;108:935-9.

Hellström S, Odkvist L. Pharmacologic labyrinthectomy. *Otolaryngol Clin North Am* 1994;27(2):307-15.

Hirsch BE, Kamerer DB. Intratympanic gentamicin therapy for Ménière's disease. *Am J Otol* 1997;18:44-51.

Hoffer ME, Kopke RD, Balough BJ, et al. The use of middle ear sustained release vehicles to more appropriately target inner ear disease. *131st Annual Meeting of the American Otological Society*. Palm Beach, Florida, May 9-10, 1998.

House JW, Hitselberger WE, McElveen J, Brackmann DE. Retrolabyrinthine section of the vestibular nerve. *Otolaryngol Head Neck Surg* 1984;92(2):212-5.

House JW. Subarachnoid shunt for drainage of endolymphatic hydrops: a preliminary report. *Laryngoscope* 1962;72:713.

House JW. Surgical exposure of the internal auditory canal and its contents through the middle cranial fossa. *Laryngoscope* 1961;71:1363-85.

Kaasinen S, Pyykko I, Ishizaki H, Aalto H. Intratympanic gentamicin in Ménière's disease. *Acta Otolaryngol (Stockh)* 1998;118:294-8.

Kemink JF, Hoff JT. Retrolabyrinthine vestibular nerve section: analysis of results. *Laryngoscope* 1986;96:33-6.

Langman AW, Kemink JL, Graham MD. Titration streptomycin therapy for bilateral Ménière's disease. *Ann Otol Rhinol Laryngol* 1990;99:923-6.

Lavinsky L, D'Ávila C, Lavinsky M. Quimiocirurgia com gentamicina no tratamento da doença de Ménière. In: *Tratado de Otorrinolaringologia*. Rio de Janeiro: Sociedade Brasileira de Otorrinolaringologia (no prelo).

Luetje C. A critical comparison of results of endolymphatic subarachnoid shunt and endolymphatic sac incision operations. *Am J Otol* 1988;9:95-101.

Magnusson M, Padoan S. Delayed onset of ototoxic effects of gentamicin in treatment of Ménière's disease. *Acta Otolaryngol (Stockh)* 1991;11:671-6.

McFeely WJ, Singleton GT, Rodriguez FJ, Antonelli PJ. Intratympanic gentamicin treatment for Ménière's disease. *Otolaryngol Head Neck Surg* 1998;118:589-96.

McKenzie H. Intracranial division of the vestibular portion of the auditory nerve for intractable vertigo with report of two cases. *Trans Acad Med Toronto* 1932:48.

Nedzelski J, Chiong C, Fradet G. Intratympanic gentamicin instillation as treatment of unilateral Ménière's disease: update of an ongoing study. *Am J Otol* 1993;14:278-82.

Norris CH, Amedee RG, Risey JA, Shea JJ. Selective chemical vestibulectomy. *Am J Otol* 1990;11(6):395-400.

Odkvist LM, Bergenius J, Moller C. When and how to use gentamicin in the treatment of Ménière's disease. *Acta Otolaryngol (Stockh)* 1997;526(Suppl):54-7.

Paparella M, Hanson D. Endolymphatic sac drainage for intractable vertigo. *Laryngoscope* 1978;12:697.

Paparella M, Sajjadi H. Endolymphatic sac enhancement. *Otolaryngol Clin North Am* 1994;27:381.

Paparella MM, Sajjadi H. Endolymphatic sac enhancement: principles of diagnosis and treatment. *Am J Otol* 1987;8:294-300.

Paparella MM, Schachern PA, Goycoolea MV. Perilymphatic hypertension. *Otolaryngol Head Neck Surg* 1988;99:408-13.

Pillsbury HC 3rd, Arenberg IK, Ferraro J, Ackley RS. Endolymphatic sac surgery. The Danish sham surgery study: an alternative analysis. *Otolaryngol Clin North Am* 1983;16(1):123-7.

Portmann G. Vertigo: surgical treatment by opening of the saccus endolymphaticus. *Arch Otolaryngol* 1927;6:309-319.

Shambaugh GE Jr. Surgery of the endolymphatic sac. *Arch Otolaryngol* 1966;83:305-15.

Schuknecht FH, Bartley M. Cochlear endolymphatic shunt for Ménière's disease. *Am J Otol* 1985;6:20-2.

Schuknecht HF, Bartley ML. Malleus grip prosthesis. *Ann Otol Rhinol Laryngol* 1986;95(5 Pt 1):531-4.

Schuknecht HF. Cochleosacculotomy for Ménière's disease: theory, technique and results. *Laryngoscope* 1982;92:853-8.

Schwaber MD, Vrabec JT. Suboccipital vestibular neurectomy: results and complications. *Laryngoscope* 1993;103:936-8.

Shelton C, Brackmann D. Current status of the surgical treatment of vertigo. *Adv Otolaringol Head Neck Surg* 1989;3:125-52.

Silverstein H, Norrell H, Haberkamp T. A comparison of retrosigmoid IAC, retrolabyrinthine, and middle fossa vestibular neurectomy for treatment of vertigo. *Laryngoscope* 1987b;97:165-73.

Silverstein H, Norell H. Retrolabyrinthine vestibular neurectomy. *Otolaryngol Head Neck Surg* 1982;90:778-82.

Silverstein H, Norell H, Smouha E. Retrosigmoid-internal auditory canal approach vs. Retrolabyrinthine approach for vestibular neurectomy. *Otolaryngol Head Neck Surg* 1987a;97:300-7.

Silverstein H. Use of a new device, the MicroWick[TM], to deliver medication to the inner ear. *Ear Nose Throat J* 1999;78(8):595-600.

Silverstein H, Wanamaker H, Flanzer J, et al. Vestibular neurectomy in the United States-1990. *Am J Otol* 1992;13:23-9.

Smith WC, Pillsbury HC. Surgical treatment of Ménière's disease since Thomsen. *Am J Otol* 1988;9(1):39-43.

Thomsen J, Bretlau P, Tos M, Johnsen NJ. Placebo effect in surgery for Ménière's disease. A double-blind, placebo-controlled study on endolymphatic sac shunt surgery. *Arch Otolaryngol* 1981;107(5):271-7.

Toth AA, Parnes LS. Intratympanic gentamicin therapy for Ménière's disease: preliminary comparison of two regimens. *J Otol* 1995;24:340-4.

Vrabec JT. Surgical management of vestibular disorders. In: Bailey B. *Head and Neck Surgery – Otolaryngology*. 2. ed. Philadelphia: Lippincott-Raven, 1998. 2309-15p.

Watanabe S, Kato I, Takahashi K, et al. Indications and results of gentamicin injection into the middle ear of patients with Ménière's disease. *Acta Otolaryngol (Stockh)* 1995;519(Suppl):282-5.

REABILITAÇÃO DE SÍNDROMES VESTIBULARES PERIFÉRICAS

Hamlet Suárez ■ Mariana Arocena

INTRODUÇÃO

As alterações do receptor vestibular periférico podem ser ocasionadas por uma lesão definitiva de etiologia diversa, ou por um transtorno no mecanismo do mecanorreceptor.

LESÃO VESTIBULAR PERIFÉRICA UNILATERAL

O receptor vestibular pode ter um dano definitivo como conseqüência de diferentes tipos de agressões. A lesão pode ser secundária a uma hipertensão do líquido endolinfático como na doença de Ménière, por infecção bacteriana ou viral, por ototoxicidade de diferentes fármacos e inclusive alterações de caráter genético. Trata-se de uma alteração de caráter agudo como na doença de Ménière ou a neuronite vestibular, a primeira manifestação clínica da perda de função do receptor vestibular unilateral será uma crise de vertigem que será compensada pelos mecanismos de compensação vestibular central. Esses mecanismos implicam em uma primeira etapa em que o vestibulocerebelo inibe os núcleos vestibulares contralaterais para a lesão e posteriormente outro processo mais lento em que se produz a ocupação das sinapses vazias dos núcleos ipsilaterais e também fenômenos de adaptação sináptica dos núcleos contralaterais. Isto traduz que finalmente nas lesões do receptor vestibular unilateral no qual o dano é definitivo, o ganho do reflexo vestibulooculomotor para manter estável a imagem na retina será controlado pela informação enviada desde o labirinto sadio. Em muitas ocasiões essa compensação não é completa e o paciente tem sensação de instabilidade fundamentalmente ao mover-se porque o reflexo vestibulooculomotor é deficitário para manter estável a imagem na retina.

■ Reabilitação de uma lesão vestibular periférica unilateral

Estudos em animais demonstraram que quando são submetidos a lesões vestibulares recuperam o controle postural muito mais rápido quando são submetidos a treinamento com estímulos vestibulares.

Desde Cawthorne (1944) e Cooksey (1946) que efetuavam estímulos vestibulares em pacientes que eram submetidos à cirurgia otológica e tinham sintomas de instabilidade ou vertigem pós-operatória e mais adiante Norre com programas de habituação vestibular – Treinamento de Habituação Vestibular – começaram a demonstrar a utilidade desses programas de treinamento para compensar esses pacientes.

A reabilitação de um paciente com déficit do reflexo vestibulooculomotor unilateral deverá dirigir-se para efetuar exercícios que treinem a estabilização da imagem na retina quando mobiliza sua cabeça em diferentes planos.

Deverá instruí-lo em que fixe a visão em um objeto adiante dele não mais de um metro. Deverá começar a mobilizar sua cabeça para um lado e outro em um ritmo que lhe marque o técnico fisioterapeuta. O ritmo deverá começar lento aproximadamente a 0,1 Hz e aumentá-lo lentamente até alcançar 2 Hz, primeiro em um sentido horizontal e depois em sentido vertical. Primeiro deve fazê-lo sentado logo parado e depois de um tempo em que consiga destreza com estes exercícios deverá efetuá-los marcando o passo ou caminhando em linha reta em trajetos curtos.

A maior incompetência do sistema vestibular com um dano unilateral será maior quanto maior é a velocidade em que se move a cabeça, razão pela qual deverá incrementar-se esta velocidade lentamente com o passar dos dias.

Esses exercícios devem combinar-se com exercícios de controle postural como se descrevem no capítulo de lesões vestibulares centrais. Esses melhoram e complementam as funções vestibuloespinhais que ainda que menos ostensivamente também podem apresentar graus variáveis de déficit.

Esses exercícios se começaram a instrumentar ultimamente com realidade virtual na qual o paciente com os óculos específicos para esta função se lhe apresentam estímulos desde um PC que geram esse tipo de treinamento.

LESÕES VESTIBULARES PERIFÉRICAS BILATERAIS

A típica lesão do receptor vestibular periférica bilateral é produzida por drogas ototóxicas. Diferente das lesões unilaterais nesta situação não existe informação do outro vestíbulo, razão pela qual a informação deverá ser providenciada pelos outros sensores funcionalmente importantes para o controle postural, a visão e a informação somatossensorial. Com efeito, o mecanismo de compensação quando os dois vestíbulos estão lesionados é a substituição sensorial, e neste sentido toda a estratégia de reabilitação vestibular estará destinada para estimular a informação proveniente da visão e da somatossensorial.

Deverão estimular-se os comandos oculomotores e efetuar-se-ao técnicas de controle postural.

■ Treinamento do comando seguimento ocular lento (SOL)

O SOL mantém na fóvea um objeto com movimento lento que se encontra no campo visual.

O paciente toma um objeto com sua mão e, com o membro superior estendido, leva o objeto da direita para a esquerda, seguindo-o com o olhar. Esse procedimento o deverá fazer nos dois planos, o horizontal onde o processamento se realiza na substância pontino-paramediana do olhar e no movimento vertical onde a coordenação se efetua mais alto na região pré-tectal.

▪ Treinamento dos movimentos sacádicos

As sacadas de busca são movimentos oculares rápidos de busca ocular de um objeto no campo visual.

O treinamento se realiza com o paciente sentado a dois metros de distância de uma parede com pontos a diferentes alturas e distâncias. O paciente, bem posicionado, é instruído a deixar a cabeça fixa e elevar o olhar rapidamente para observar os diferentes pontos com movimentos oculares rápidos.

A) No plano horizontal. Movimentos oculares para observar pontos à direita e à esquerda.
B) No plano vertical. Movimentos oculares para observar pontos acima e a-baixo.
C) Nos planos oblíquos. Movimentos oculares para observar pontos nos diferentes ângulos.

▪ Treinamento da resposta optocinética

É de capital importância que a resposta optocinética, que estabiliza a retina quando o campo visual se movimenta, seja competente.

O paciente deverá estimular-se com estímulo optocinético que produza a resposta de toda a retina. Portanto existem duas maneiras de consegui-lo.

Uma é colocar o sujeito dentro de um tambor com um diâmetro adequado de não menos de 1 m e que tenha as tiras brancas e negras verticais que produza a estimulação quando o tambor gira. Este giro deve realizar-se nos dois sentidos, horário e anti-horário. A velocidade angular do tambor deverá oscilar entre 20 e 60 graus conforme o paciente, que deverá estar sentado, logo de pé e após um tempo, de adaptar-se para a estimulação marcando o passo no lugar.

Todo esse treinamento pode também efetuar-se com lentes ou capacetes de realidade virtual nos quais geram-se os estímulos visuais para a estimulação seletiva de cada comando conjugado dos olhos.

EXERCÍCIOS DE CONTROLE POSTURAL

Este tipo de treinamento pode efetuar-se utilizando espelhos para que o paciente reconheça o eixo da verticalidade, colocando diferentes superfícies de apoio – piso duro, com plano inclinado, utilizando piso com esponja para diminuir a informação somatossensorial fazendo trabalhar a visão exclusivamente para manter-se em posição vertical. Logo em piso firme com os olhos ocluídos para que trabalhe somente a informação somatossensorial. Esta informação vai substituir a função otolítica e os movimentos oculomotores, especialmente os sacádicos em conjunto com os movimentos cefálicos substituirão, parcialmente, a informação dos canais semicirculares. O déficit maior destes pacientes é a obscuridade pois a única informação funcionando é esta situação, é a somatossensorial.

▪ Manobras de reposição otoconial

Manobra de reposição da canalitíase do canal semicircular posterior

A canalitíase do canal semicircular posterior é a mais freqüente. Manifesta-se por uma história clínica de vertigem postural. No exame clínico, ao realizar a manobra de Dix – Hallpike com a orelha afetada para baixo, apresenta-se com vertigem e nistagmo com as seguintes características:

- Latência entre a troca de posição e o aparecimento da vertigem e nistagmo.
- O nistagmo é horizontal e rotatório com fase rápida geotrópica.
- Cresce e decresce em intensidade.
- Mantém-se entre 5 e 30 s.
- Esgota espontaneamente.
- Pode ou não acompanhar-se de sintomas vegetativos: náuseas, sudorese e palpitações.

As manobras descritas para reposição otoconial no canal posterior são:

- *"O procedimento de reposição da canalitíase"*: este procedimento, descrito por Epley (1992), baseia-se na hipótese da canalolitíase de Hall *et al.* (1979). Seu objetivo é o deslocamento dos restos otoconiais desde o canal semicircular posterior, passando pelo conduto comum para cair no utrículo. Para consegui-lo, baseando-se na anatomia do vestíbulo, mobiliza-se a cabeça do paciente em diferentes posições consecutivas.

O primeiro é ter claramente identificado a orelha afetada. Descreveremos a manobra de reposição para a orelha direita. Para a orelha esquerda, devem seguir-se os mesmos passos porém ao inverso.

Os cinco passos do procedimento para reposição otoconial da orelha direita são:

1. O paciente sentado na maca, leva-se para a posição de Hallpike-Dix: recostado com hiperextensão do pescoço com 45° de rotação direita, com a orelha direita para baixo. O movimento deve ser contínuo, rápido, não demasiado brusco. Solicita-se ao paciente que fixe a vista em um ponto à sua direita. Espera-se o início do nistagmo e sua finalização. Manter a posição, o tempo de duração do nistagmo, de 10 a 40 s.

    Neste movimento o canal posterior fica no plano da vertical e em posição de declive e os restos otoconiais se depositam na região posterior do canal.

2. Gira-se a cabeça em hiperextensão para a esquerda aos 45° de rotação esquerda. Este movimento geralmente não produz vertigem nem nistagmo.

    Neste segundo passo, os restos otoconiais migram pelo canal posterior para o conduto comum.

3. O paciente continua o giro para a esquerda. Gira todo o corpo, ficando em decúbito lateral esquerdo, a cabeça sempre em extensão, é levada aos 135° de rotação esquerda. Fica olhando para o piso. Este movimento produz vertigem mais leve e breve que o primeiro passo, com nistagmo horizontal direito. É a "vertigem liberatória". Mantém-se o mesmo tempo que os passos anteriores.

    Com este movimento os restos otoconiais caem pelo conduto comum.

4. Desde o decúbito lateral esquerdo com a cabeça em 135° de rotação esquerda, o paciente senta-se com a cabeça em posição frontal, olhando um ponto adiante. Ocasionalmente produzem-se vertigem e nistagmo muito

intenso. Mantém-se o mesmo tempo que nos passos anteriores.

Os restos otoconiais caem no utrículo.

5. Flexão de pescoço. As otocônias terminam de cair no utrículo.

Durante o procedimento aplica-se vibração sobre a mastóide da orelha afetada, isto melhora os resultados, ainda que se existe contra-indicação de aplicá-la não é imprescindível.

Esses cinco passos se repetem várias vezes até que não se produza vertigem nem nistagmo em nenhum deles. Habitualmente 3 a 6 vezes.

Cuidados posteriores: o paciente deve manter-se em posição vertical ou com duas almofadas e evitar recostar-se com a orelha afetada para cima por 48 horas, para evitar a recidiva da migração otoconial ao conduto comum. Controla-se em uma semana, se não existe vertigem nem nistagmo, dá-se a alta e não se repete o tratamento.

- *"O procedimento de reposição da canalitíase"*: Susan Herdman (1994) fez modificações para a manobra de Epley. Não utiliza vibração, mantém a posição nos diferentes passos por 3 ou 4 minutos. Faz somente um procedimento por sessão.

    Nos 5 dias posteriores, indica ao paciente manter-se vertical ou com duas almofadas e não recostar-se com a orelha afetada para baixo.

- *"Manobra liberatória"*: A. Sémont em 1988 descreve uma manobra de liberação de otocônias. O conceito de base é que o movimento rápido no plano do canal posterior poderia liberar restos otoconiais aderidos à cúpula.

    Faz-se uma manobra por sessão de tratamento. Controla-se dentro de uma semana, e pode repetir-se.

Os três passos da manobra de Sémont (Fig. 106-2):

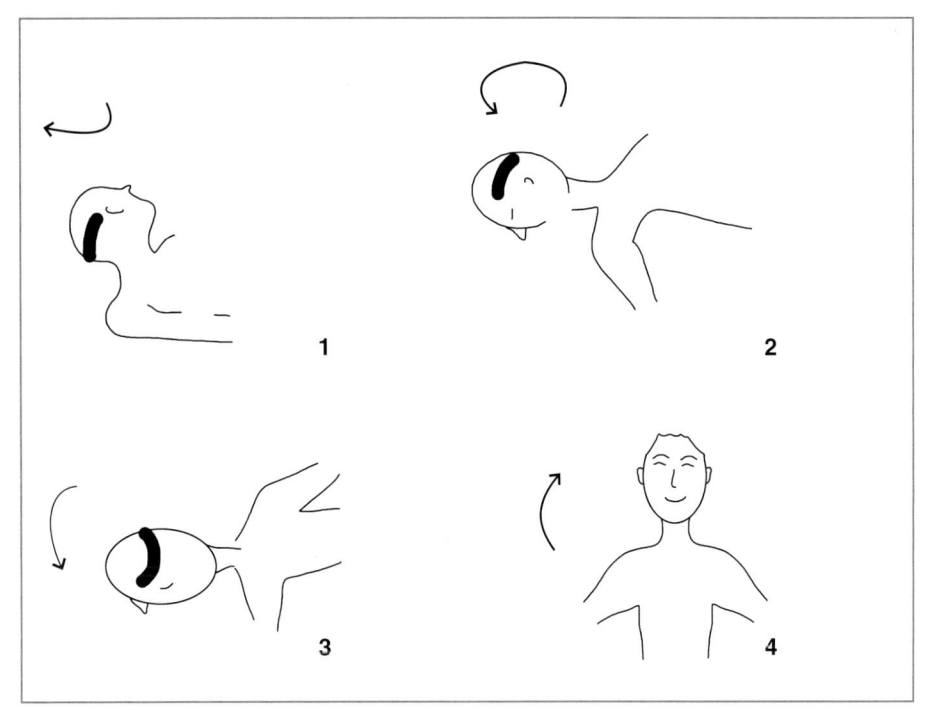

Fig. 106-1

As diferentes posições da cabeça para a reposição otoconial na manobra de Epley.

1. O paciente senta-se na borda da maca de frente ao médico. Gira a cabeça 45° para o lado sadio e leva-se rapidamente para o lado, com a orelha afetada para baixo, olhando para cima. Mantém-se 2 minutos. Produzem-se vertigem e nistagmo.
2. Mantendo a posição da cabeça com relação ao corpo, leva-se o corpo para o outro lado, fica a orelha afetada para cima, a cabeça olhando para baixo. Mantém-se por 2 minutos. Produzem-se vertigem e nistagmo neste passo, e é chamada vertigem liberatória, indica êxito da manobra.
3. Senta-se o paciente lentamente.

Indica-se manter a vertical e dormir semi-recostado por 48 horas.

Acreditamos ser importante fazer-se a experiência própria com a manobra de reposição otoconial. Pessoalmente aplicamos a manobra de Epley deixando o paciente 2 minutos em cada posição.

Resultados das manobras de reposição da canalitíase do canal semicircular posterior

As manobras descritas conseguem bons resultados na maioria dos casos. Assim o avaliam numerosas publicações com diferentes trabalhos.

Generalizando, com a primeira manobra obtém-se 80% de resolução da canalitíase, com sucessivas repetições, consegue-se mais de 90% de melhoria.

Manobras de reposição para o canal semicircular externo

A canalitíase do canal semicircular horizontal é pouco freqüente.

O diagnóstico de canalitíase do canal horizontal é clínico e surge das provas

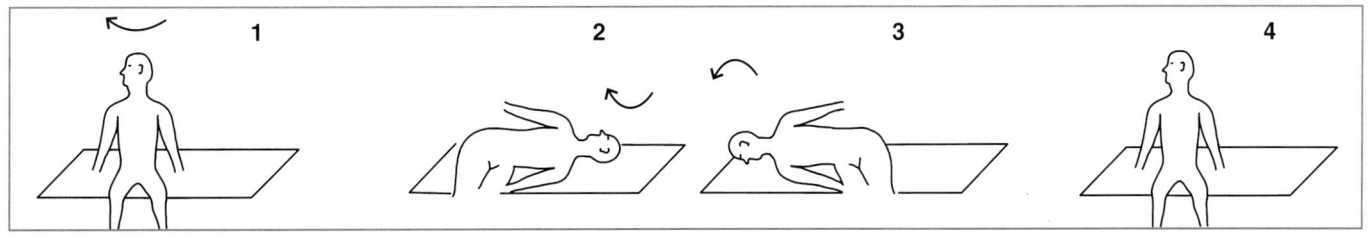

Fig. 106-2

As etapas da manobra de Sémont.

posturais de Hallpike-Dix. Ao fazer a prova para um lado o paciente tem vertigem intensa e se observa um nistagmo com as seguintes características:

- Latência muito curta entre o giro cefálico e o desencadeamento da vertigem e nistagmo.
- Nistagmo intenso de direção horizontal, com fase rápida que pode ser geotrópica ou ageotrópica. O nistagmo geotrópico é mais intenso.
- De intensidade crescente e logo decrescente.
- A duração do nistagmo é aproximadamente de 30 segundos.
- Esgota espontaneamente.
- Geralmente se acompanha de sintomas neurovegetativos: náusea, sudorese.

As otocônias podem localizar-se inicialmente no canal horizontal ou migrar para o canal horizontal no curso de uma manobra de reposição de uma canalitíase do canal posterior. Esta última pode-se definir como uma "complicação" da manobra de reposição de canalitíase do canal semicircular posterior.

A canalitíase do canal horizontal com nistagmo de direção geotrópica se corresponde a uma canalitíase localizada no setor posterior do canal horizontal. As otocônias se encontram próximas à cúpula e com o giro cefálico para o lado afetado, produz-se um fluxo endolinfático centrípeto que determina um nistagmo de curta latência, excitatório, geotrópico.

Ao contrário, quando as otocônias se encontram no setor anterior do canal horizontal, o giro cefálico para o lado afetado produz um fluxo endolinfático centrífugo que determina um nistagmo inibitório, ageotrópico.

As manobras de reposição otoconial para o canal horizontal dependem da direção do nistagmo. A prova postural de diagnóstico é muito importante e deve determinar claramente de que lado o nistagmo é mais intenso e sua direção.

- *A manobra "grelha" (espeto):* T. Lempert (1994) descreveu uma manobra para remover as otocônias do canal horizontal, a base fisiopatológica desta manobra é o deslocamento das otocônias dispersas na endolinfa do canal horizontal para o setor posterior do canal e depois para o utrículo.

O paciente se posiciona em decúbito supino sem almofada e gira a cabeça para o lado sadio em três posições:

1. Giro de 90° para o lado sadio, com a orelha afetada para cima. Mantém-se 30 s.
2. Giro de mais 90°, 180° desde o início, ou seja, em decúbito prono olhando para baixo, durante 30 s.
3. Giro de mais 90°, 270° desde o início, desde o prono para o lado afetado, com a orelha afetada para baixo. Mantém-se 30 s.

- *Manobra Baloh:* R. W. Baloh (1987) descreve esta técnica de um giro de 360°, em passos de 90°, mantendo um minuto cada posição. O movimento inicial é também para o lado sadio.
- *Posição forçada prolongada (PFP):* Vannuchi P., 1977. A PFP está indicada na canalitíase do canal horizontal com nistagmo postural geotrópico, ou seja, com as otocônias no setor posterior do canal horizontal. Nesta situação ao posicionar o paciente em decúbito lateral com a orelha afetada para cima, as partículas caem no vestíbulo.

Solicita-se ao paciente recostar-se por 12 horas sobre a orelha sadia, com a orelha afetada para cima.

Resultados das manobras de reposição para a canalitíase do canal horizontal

Com estas manobras obtém-se aproximadamente 75% de resolução da vertigem e do nistagmo postural. Em uma pequena porcentagem obtém-se a migração das otocônias ao canal posterior, que pode então completar-se o tratamento com alguma das manobras de reposição do canal posterior (Figs. 106-1 e 106-2) (Epley, 1992; Herdmann, 1994; Sémont, 1988).

REFERÊNCIAS BIBLIOGRÁFICAS

Baloh RW, Honrubia V, Jacobson K. Benign Positional vertigo, clinical and oculographic features in 240 cases. *Neurology* 1987;37:371.

Cawthorne T. The physiological basis for head exercises. *J Chatered Soc Physioter* 1944;30:106.

Cooksey FS. Rehabilitation in vestibular injuries. *Proceedings of the Royal Society Medicine* 1946;39:273-8.

Epley JM. The canalith repositioning procedure for treatment of benign paroxismal positional vertigo. *Otolaryngol Head Neck Surgery* 107;399-1992.

Hall SF, Ruby RR, McClure JA. The mechanics of benign paroxysmal vertigo. *The Journal of Otolaryngology* 1979;8(2):151-8.

Herdman S. *Vestibular Rehabilitation*. Philadelphia: F.A. Davis Co., 1994.

Lempert T. Horintal benign positional vertigo. *Neurology* 1994;44(11):2213-4.

Semont A, Freyss G, Vitte E. Curing the BPPV with a liberatory maneuver. *Adv Otorhinolaryngol* 1988;42:290-3.

Reabilitação do Equilíbrio em Síndromes Vestibulares Centrais

Hamlet Suárez ▪ Mariana Arocena

INTRODUÇÃO

A informação proveniente dos receptores sensoriais periféricos do equilíbrio, (visão – vestibular – somatossensorial) é levada ao sistema nervoso central, onde se processa. Esse processamento se realiza fundamentalmente ao nível dos núcleos vestibulares do tronco cerebral que recebem inferências cerebelosas e também de diferentes estruturas cerebelares mais altas como o sistema límbico, córtex e subcórtex cerebral.

Esse processamento central da informação proveniente dos receptores sensoriais periféricos tem dois objetivos fundamentais:

1. Manter estável a imagem na retina quando os objetos se movem em torno de nós, quando nós nos movemos em um sistema visual estável ou quando acontecem os dois eventos, as coisas e nós nos movemos.
2. Manter o controle postural.

O primeiro dos objetivos realiza-se através do sistema vestibulooculomotor, e o segundo do sistema vestibuloespinhal.

Quando esse procedimento da informação por parte do sistema nervoso central se realiza de maneira errônea ou deficitária estamos na presença de uma Síndrome Vestibular Central.

Do que foi dito anteriormente esse processo tem sua manifestação em um déficit dos diferentes sistemas vestibulooculomotores, com déficit do reflexo vestibulooculomotor, optocinético e dos comandos conjugados dos olhos (seguimento ocular lento, ou sacados). A outra conseqüência de ter um processamento central errôneo da informação receptiva é uma alteração no controle postural e da marcha. A etiologia desta alteração nas funções centrais do sistema vestibular é múltipla, já que se observa na patologia cerebrovascular, tumoral, degenerativa, inflamatória ou como seqüela de trauma cranioencefálico ou de um procedimento cirúrgico.

Neste sentido, do ponto de vista da reabilitação é importante saber dos elementos fundamentais: a) trata-se de uma enfermidade evolutiva; b) conhecer que funções vestibulooculomotoras e vestibuloespinhais estão especificamente danificadas.

AVALIAÇÃO PRÉVIA DO PACIENTE

▪ Exploração vestibulooculomotora

A avaliação clínica otoneurológica prévia deve ser marcadamente detalhada, e obtendo um registro por eletronistagmografia (ENG). Deste registro alguns dados são de importância para planejar um protocolo de Reabilitação Vestibular:

- Presença de nistagmo espontâneo:
  - Vestibular.
  - Da olhada (Gaze nistagmo).
  - De rebote.
  - Verticais.
- Presença de nistagmos posicionais:
  - Periférico.
  - Central.
- Características do nistagmo optocinético.
  - Depressão global ou assimetrias, com preponderância direcional da olhada para a direita ou a esquerda.
- Resposta do receptor vestibular: têm-se respostas calóricas com hiporreflexia unilateral ou bilateral. Se nas respostas rotatórias tem preponderância direcional com déficit do reflexo vestibulooculomotor (VOR) unilateral.
- Reflexo de fixação ocular: seu déficit mostra incompetência das conexões inibitórias vestibulocerebelosas e em geral um prognóstico pior nas expectativas da função adaptativa do cerebelo sobre o sistema vestibular.

EXPLORAÇÃO DO CONTROLE POSTURAL

As provas de Romberg para a postura estática e de Unterberger – ou de Teste Ortostático de Fukuda para a exploração dinâmica da marcha dão uma primeira avaliação da situação do Controle Postural. Porém do ponto de vista da reabilitação existem duas explorações: uma clínica – Teste do Equilíbrio Sob Condições Sensoriais Alteradas, e a outra instrumental – Posturografia, que nos vão permitir ir tendo uma medida quantitativa do Controle Postural.

▪ Teste do equilíbrio sob condições sensoriais alteradas

Este teste foi descrito por F. Horak para determinar que sensores são de maior entidade para o controle postural em pacientes com lesão vestibular central.

Deve-se colocar o paciente em diferentes condições sensoriais:

- Parado sobre superfície firme e olhos abertos.
- Parado sobre superfície firme e olhos ocluídos.
- Parado sobre esponja de 40 cm de espessura e olhos abertos.
- Parado sobre esponja e olhos ocluídos.
- Depois estas mesmas condições de 1 a 4, porém realizando a manobra de Unterberger, marcando o passo no lugar.

Nas oito condições se estabelece o tempo em que mantém o controle postural, com um máximo de 30 segundos que é o tempo normal.

Se por exemplo ao ocluir os olhos o sujeito se desestabiliza, ainda que com superfície firme (informação somatossensorial normal), se deduz que para esse paciente a informação visual é relevante, e está suprindo informação deficitária desde seu sistema vestibular e somatossensorial pela visão. Dessa maneira deverá deduzir-se nas diferentes situações em que ao suprimir um receptor sensorial ou dois (visão e somatossensorial) o paciente se desequilibra.

Pode-se observar o equilíbrio quando se procede para as manobras dinâmicas marcando o passo. Isto traduz que o déficit de integração sensorial gera-se quando o sujeito trabalha com uma classe dinâmica de freqüência alta (no deslocamento e marcha).

Posturografia

Nasher *et al.* configuraram uma série de medidas do Controle Postural trocando as condições sensoriais do paciente começando com os primeiros parâmetros quantitativos que mediram o comportamento da postura em um indivíduo.

As provas descritas por Nasher e Horak são realizadas em uma plataforma com quatro sensores de pressão por meio dos quais mede-se o Centro de Pressão (COP) de apoio do paciente.

O Teste de Organização Sensorial (TOS) avalia qual das informações sensoriais é relevante. Para isto suprime a informação somatossensorial e visual com uma técnica denominada **Referenciando o balanço** ou *Sway Referencing*.

Para a visual utiliza uma modificação do campo visual artificial que o paciente tem pela frente inclinando-o, seguindo as características do balanço do sujeito explorado.

Para eliminar a somatossensorial se imprimem movimentos rotatórios para a plataforma que também seguem os movimentos de balanço do paciente. Através dessas técnicas o paciente recebe uma informação falsa de ausência de movimento quando na realidade o movimento existe.

Nasher descreveu seis tipos de situações que podem determinar-se para tipificar as estratégias posturais do sujeito explorado.

É um método sofisticado porém caro e com uma relação baixa de custo-benefício.

Nosso grupo desenhou uma medida do Controle Postural baseada na medida da área de distribuição do Centro de Pressão (COP) durante 80 segundos de registro sobre uma plataforma. Esta plataforma tem células de carga que permitem medir a distribuição do peso de um paciente. O *software* mede dois elementos fundamentais na medida do comportamento da postura:

1. **Área de distribuição do COP**: mede-se por meio da Elipse Confidencial, que representa a área de distribuição de 90% dos pontos do COP do paciente durante 80 segundos em que se registra. O paciente deve estar parado sobre a plataforma e pode-se medir a distribuição do COP em diferentes condições sensoriais, olhos abertos – olhos fechados – com estimulação visual da fóvea (seguimento ocular lento) ou com estimulação visual da retina (estimulação optocinética).
2. **Velocidade de oscilação** (*Sway velocity*): o balanço gerado pela ação de músculos agonistas e antagonistas dos membros inferiores se registra simultaneamente.

O aumento destes dois parâmetros (área e velocidade de oscilação) significará maior grau de instabilidade. A maneira de correlacionar esses dois parâmetros é mediante o escalograma de Wavelets (Fig. 107-1).

Esta medição quantitativa permitir-nos-á ter precisão na avaliação da resposta terapêutica para a reabilitação de um paciente com uma síndrome vestibular central. À guisa de exemplo, se um paciente ao fim das semanas de tratamento vai diminuindo a área de distribuição do COP e a velocidade de oscilação é uma comprovação de que vai melhorando suas estratégias posturais.

Também o saber como responde a estímulos visuais como o da fóvea e o optocinético nos leva para avaliar como reage frente a estímulos do meio ambiente. Isto é determinante na reabilitação de pacientes de idade avançada nos quais uma má estratégia postural frente a diferentes estímulos visuais é causa de quedas na rua ou em espaços abertos.

REABILITAÇÃO VESTIBULAR EM PACIENTES COM SÍNDROMES VESTIBULARES CENTRAIS

O programa de reabilitação vestibular deverá ser personalizado para os déficits funcionais do paciente. Trabalhar-se-á no treinamento dos comandos conjugados oculomotores, especificamente no seguimento ocular lento e na execução das sacadas. Também trabalhar-se-á sobre a estimulação optocinética e os reflexos vestibulooculomotor e de fixação visual.

Simultaneamente dever-se-á começar com trabalhos sobre o Controle Postural e a marcha.

- Treinamento dos comandos oculomotores.

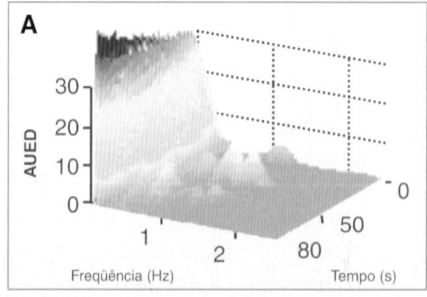

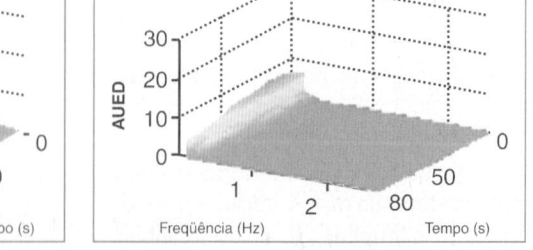

Fig. 107-1

Escalograma de Wavelets em que se observa em ordenadas a amplitude de movimentos de oscilação (Sway), em abscissas a freqüência em que estes movimentos oscilatórios se desenvolvem, e em uma terceira escala o tempo transcorrido de medição do registro (80 segundos).
(A) Observam-se as características do registro do controle postural em um paciente com uma síndrome vestibular central antes de começar um programa de reabilitação. **(B)** Depois de dois meses de tratamento. Observam-se a redução da amplitude de oscilação da oscilação (Sway) e a diminuição das freqüências dessas oscilações. Para menor freqüência de oscilação, melhor é o controle postural. Este tipo de medidas quantitativas e comportamentais da postura pode realizar-se com diferentes estímulos visuais, vestibulares ou somatossensoriais e quantificar-se a evolução da resposta terapêutica.

- Treinamento do reflexo optocinético.
- Treinamento do reflexo vestibulooculomotor.
- Treinamento do Controle Postural e da marcha.
- Treinamento do comando seguimento ocular lento (SOL).

O SOL mantém na fóvea um objeto com movimento lento que se encontra no campo visual.

O paciente toma um objeto com sua mão e, com o membro superior estendido, leva o objeto da direita para a esquerda, seguindo-o com a olhada. Esse procedimento deverá ser feito em dois planos, o horizontal onde o processamento se realiza na substância pontino-paramediana da olhada e no movimento vertical onde a coordenação se efetua mais alta na região pré-tectal.

■ Treinamento dos movimentos sacádicos

As sacadas de busca são movimentos oculares rápidos de busca ocular de um objeto no campo visual.

O treinamento realiza-se com o paciente sentado a dois metros de distância de uma parede com pontos a alturas e distâncias diferentes. O paciente, bem posicionado, é instruído para deixar a cabeça fixa e levar a olhada rapidamente para olhar os diferentes pontos com movimentos oculares rápidos.

- *No plano horizontal:* movimentos oculares para olhar pontos à direita e à esquerda.
- *No plano vertical:* movimentos oculares para olhar pontos acima e abaixo.
- *Nos planos oblíquos:* movimentos oculares para olhar pontos nos diferentes ângulos.

■ Treinamento da resposta optocinética

É de capital importância que a resposta optocinética, que estabiliza a retina quando o campo visual se movimenta, seja competente.

O paciente deverá estimular-se com estímulo optocinético que produza a resposta de toda a retina. Portanto existem duas maneiras de consegui-lo.

Uma é colocar o sujeito dentro de um tambor com um diâmetro adequado de não menos de 1 metro e que tenha as tiras brancas e negras verticais que produza a estimulação quando o tambor gira. Este giro deve realizar-se nos dois sentidos, horário e anti-horário. A velocidade angular do tambor deverá oscilar entre 20 e 60 graus-segundos e o paciente deverá estar sentado depois de pé e depois de um tempo de adaptar-se à estimulação marcando o passo no lugar.

Todo este treinamento pode também efetuar-se com óculos ou capacetes de realidade virtual nos quais geram-se os estímulos visuais para a estimulação seletiva de cada comando conjugado dos olhos.

■ Treinamento do reflexo vestibulooculomotor

O paciente deve colocar-se a uma distância de 1 metro de um objeto que deverá olhar fixamente e instruído por seu terapeuta começar a realizar movimentos nos planos horizontal e vertical.

Esses movimentos serão de caráter sinusoidal primeiro muito lentos, para freqüências que não superem os 0,2 Hz e aos poucos ir aumentando-os até chegar a freqüências aproximadas a 2 Hz.

Dever-se-ão efetuar também em dois planos, horizontal e vertical.

As combinações de treinamentos dos diferentes sistemas, comandos oculomotores, optocinético e vestibular deverão programar-se de uma maneira personalizada para os déficits específicos que ao paciente apresenta. Por exemplo, se o paciente tem uma disfunção do reflexo vestibulooculomotor que se faz evidente em espaços abertos deverão treinar-se especialmente este reflexo e o optocinético, e assim sucessivamente razão pela qual os dados da ENG são fundamentais para programar o tipo de reabilitação a realizar.

EXERCÍCIOS DE CONTROLE POSTURAL

Este tipo de treinamento pode efetuar-se utilizando espelhos para que o paciente reconheça o eixo da verticalidade, colocando diferentes superfícies de apoio, piso duro, com plano inclinado, utilizando esponja para diminuir a informação somatossensorial fazendo trabalhar a visão exclusivamente para manter-se em posição vertical. Depois em piso firme com os olhos ocluídos para que trabalhe somente a informação somatossensorial. Esta informação vai substituir a função otolítica e os movimentos oculomotores, especialmente os sacados em conjunto com os movimentos cefálicos substituirão, parcialmente, a informação dos canais semicirculares. O déficit maior destes pacientes é a obscuridade pois a única informação funcional é esta situação e a somatossensorial.

■ A utilização da realidade virtual na reabilitação vestibular

Começam a utilizar-se técnicas de realidade virtual para estimular seletivamente o sujeito com os diferentes comandos oculomotores na forma seletiva. O paciente está estimulado desde um capacete de realidade virtual e podem lhe acrescentar estímulos de marcha (com um cinto de sustentação) e estímulos vestibulares otolíticos e dos semicirculares utilizando bolas suíças e gerando movimentos rotatórios da cabeça ao mesmo tempo vestibulares.

BIBLIOGRAFIA

Herdman S. *Vestibular Rehabilitation*. Philadelphia: F.A Davis Co., 1994.

Horak FB, Nashner L. Central programming of postural movements; adaptation to altered support-surface configuration. *J Neurophysiol* 1991;55:1369-1386.

Nashner LM. Adaptation of human movement to altered environments. *Trends Neurosci* 1991;5:358-379.

Shepard NT, Telian SA. Programatic vestibular rehabilitation. *Utoloaryngol Head and Neck Surgery* 1995;112:173-182.

Shunway Cook A, Horak FB. Rehabilitation strategies for patients with vestibular deficit. *Neurol Clin* 1990;8:441-453.

Suarez H, Arocena M. Clinical assessment and balance training in cerebellar patients. In: K Arenberg (ed.) *Dizziness and Balance Disorders*, Amsterdam: Kluger Publications, 1993. 737-743p.

Suarez H, Muse P, Suarez A, Arocena M, Assessment of the risk of fall, related with visual stimulation, in patients with central vestibular disorders. *Acta Otolaryngol* 2001;121:220-224.

Suarez H, Muse P, Suarez A, Arocena M. Postural behavior responses to visual stimulation in patients with vestibular disorders. *Acta Otolaryngol* 2000;120:168-172.

PARTE VI
TRATAMENTO DO ZUMBIDO

108
Estratégias para Tratamento/Controle do Zumbido

Abraham Shulman ▪ Barbara A. Goldstein

INTRODUÇÃO

O enfoque deste Capítulo deter-se-á em estratégias de tratamento do zumbido/controle do zumbido (TZ/CZ) recomendadas para um tipo particular de zumbido, por exemplo, zumbido idiopático subjetivo (ZIS) do tipo incapacitante grave, baseando-se nos métodos existentes e inovadores presentemente disponíveis e no significado médico dessas terapias para o paciente e o médico.

A finalidade deste capítulo é apresentar os pontos mais interessantes da nossa experiência de equipe para o diagnóstico, tratamento e controle de pacientes com ZIS incapacitante, grave (Shulman, 1979/1987; Shulman, Tonndorf, Feldmann et al, 1991). A eficácia das modalidades de terapia que procuram aliviar o ZIS é dependente de um diagnóstico acurado. O zumbido subjetivo é considerado idiopático quando nenhuma etiologia específica pode ser estabelecida.

O zumbido de um tipo incapacitante grave é definido como uma percepção aberrante de som que interfere no estilo de vida do paciente. Ele é considerado clinicamente como sendo um sintoma dinâmico, multiparamétrico e heterogêneo de doença neurotológica. Pode ser percebido como de localização multicêntrica, por exemplo, na orelha e/ou cabeça, ou fora do corpo, e pode ter uma única ou múltipla(s) etiologia(s). O sintoma do ZIS é individual e é considerado um sintoma de doença neurológica (Shulman, 1979/1987/1990/ 1985/1989; Shulman et al., 1991; Shulman, Strashun, Afriyie, et al., 1995; Shulman, Goldstein, 1983-2002).

Inicialmente, zumbido era definido como uma percepção aberrante de som, não relacionada a uma fonte externa de estimulação sonora (Shulman, 1979/1987/ 1990/1985/1989; Shulman et al., 1991; Shulman, Strashun, Afriyie et al., 1995; Shulman, Goldstein, 1983-2002). Pouco se sabe acerca da sua etiologia ou fisiopatologia (Shulman, 1979/1987/1990/ 1985/ 1989; Shulman et al., 1991; Shulman, Strashun, Afriyie et al., 1995; Shulman, Goldstein, 1983-2002).

Desde 1992, o zumbido foi definido, com base nas nossas experiências com a Tomografia Computadorizada de Emissão de Fótons Isolados (Single Photon Emission Computerized Tomography [SPECT]) do cérebro, como um distúrbio da percepção auditiva devido a um estado alterado de excitação e inibição nas redes neuronais que resulta em uma dessincronia da sinalização neuronal (Shulman, 1991/1995/1998). Desde 1979, o mecanismo subjacente tem sido considerado como sendo uma dessincronia, isto é, uma falta de sincronia ou uma interferência na cronologia da freqüência e fase de descarga e o fechamento do sinal auditivo localizado perifericamente, centralmente ou ambos (Shulman, 1979; Shulman, Tonndorf, Feldmann et al., 1991).

Os pacientes com zumbido podem ser classificados em três grupos:

1. Aqueles que têm zumbido ocasional.
2. Pacientes que têm zumbido ocasional, e é perturbador mas o paciente consegue lidar, isto é, "lutar" com ele.
3. Pacientes com zumbido do tipo incapacitante grave (ZIS).

Com base em um Inquérito Nacional de Saúde (National Health Survey) realizado nos Estados Unidos em 1979 pela Agência de Saúde Pública, foi estimado que 36 milhões de americanos adultos experimentavam zumbido. O ZIS compreendia aproximadamente 7,2 milhões da população com zumbido estudada (American Tinnitus Association, 1979; Shulman, 1991).

Em geral, o zumbido é um sintoma, não uma doença. Seu significado médico é difícil de averiguar, e o seu tratamento e controle até recentemente foram insatisfatórios. Ao tentar aliviar este problema, o clínico deve distinguir entre zumbido subjetivo e objetivo (Shulman, 1979/ 1987/1990/1985/1989; Shulman et al., 1991; Shulman, Strashun, Afriyie et al., 1995; Shulman, Goldstein, 1983-2002). Zumbido subjetivo, ou *tinnitus aurium*, é comum. Pouco se sabe sobre sua etiologia. Zumbido objetivo ou vibratório, com a exceção do tipo vascular, é incomum. Sua etiologia usualmente é aparente, e o tratamento pode ser dirigido para sua causa.

Nós estamos testemunhando desde 1979 o surgimento de uma nova disciplina, a Zumbidologia (Tinitologia) – uma disciplina integrada de ciências básicas, neurociência e medicina clínica dedicada à compreensão de como um fenômeno auditivo aberrante não relacionado a uma fonte externa de som desenvolve-se e como diagnosticar e tratar diferentes tipos/subtipos clínicos de zumbido (Shulman, 1991/1998). A zumbidologia dedica-se a procurar compreender os mecanismos básicos de produção de zumbido, e a estabelecer uma precisão para o diagnóstico e tratamento de diferentes tipos/subtipos clínicos de zumbido (Shulman, 1979/1987/1995/1998; Shulman, Tonndorf, Feldmann et al., 1991; Shulman, Strashun, Afriyie et al., 1995).

Tratamento do zumbido (TZ) significa cura (Shulman, Tonndorf, Feldmann et al., 1991). Não existe cura para zumbido neste momento. O termo controle do zumbido (CZ) é usado para referir-se a quaisquer modalidades conhecidas de terapia que ofereçam alívio ao paciente para o sintoma de zumbido (Shulman, 1989).

Os pacientes e os profissionais envolvidos na avaliação e tratamento do ZIS procuram todos realizar uma cura. Entretanto, a realidade do ZIS em 2003 é que o ZIS é uma queixa crônica e um sintoma crônico de doença subjacente como cefaléia, dor, temperatura, perda auditiva ou vertigem, e é impreciso. Cronicidade implica ausência de cura. As recomendações para o ZIS, portanto, são em termos de controle do zumbido (CZ), isto é, alívio em vez de tratamento do zumbido (TZ). Clinicamente, a cronicidade implica alteração de função ao nível celular, tecidual, de órgão e/ou sistema com resultante persistência da(s) queixa(s) pelo paciente (Shulman, 1990). O sintoma do ZIS é individual e é considerado um sintoma de doença neurootológica (Shulman, 1979/1987; Shulman, Tonndorf, Feldmann et al., 1991). Não é realístico no presente esperar que uma modalidade única de tratamento realize CZ em todos os pacientes (Shulman, 1990).

Embora nenhuma cura seja disponível neste momento (2003) para o sintoma de zumbido, são disponíveis protocolos para diagnóstico e tratamento do zumbido, os quais quando aplicados aumentam a eficácia das modalidades de terapia que procuram aliviar o zumbido. Eficácia aumentada para TZ/CZ resultou da pesquisa em ciência básica "**translacional**" da função e compreensão da função cerebral para modalidades clínicas para ZIS.

Este capítulo descreve os fundamentos básicos do TZ/CZ, as bases históricas do TZ/CZ desde 1977, princípios de tratamento/controle do zumbido, estratégias para TZ/CZ, abordagens farmacológicas para TZ/CZ, uma terapia combinada chamada Terapia Visando ao Zumbido (TVZ) que inclui a aplicação clínica da pesquisa em ciência básica **translacional** para uma combinação de intervenções de terapias medicamentosas farmacológicas, realçada por uma terapia visando aos receptores dirigida para o receptor GABA-A, chamado TVR-GABA, e instrumentação e especulações para o futuro.

FUNDAMENTOS BÁSICOS DO TRATAMENTO/CONTROLE DO ZUMBIDO

O que se sabe do zumbido? Desde o passado se sabia que o zumbido podia ser mascarado, isto é, um estímulo acústico podia cobrir/substituir a sensação subjetiva do zumbido; que os pacientes com zumbido freqüentemente tinham uma perda auditiva neurossensorial associada; que a exposição ao ruído, estresse e medo influenciava adversamente a evolução clínica do zumbido. Desde os fins dos 1800, sabe-se que há fatores importantes, que influenciam o curso clínico do zumbido e a eficácia de quaisquer tentativas de tratamento (Shulman, 1979/1987/1985/1989/1990; Shulman, Tonndorf, Feldmann et al., 1991; Shulman, Goldstein, 1983-2002). Estes fatores incluíram a exposição ao ruído e a flutuação na aeração da orelha média (Shulman, 1979/1987; Shulman, Tonndorf, Feldmann et al., 1991). Recentemente houve a identificação dos fatores do estresse e do medo e de uma hidropsia endolinfática secundária em um número significativo de pacientes com ZIS (Shulman, Goldstein, 1983-2002; Shulman, 1992; Goldstein, Shulman, 1996; Shulman, 1998).

A experiência clínica do passado e presente identificou o ZIS como sendo altamente individual (Shulman, 1987; Shulman, Tonndorf, Feldmann et al., 1991). O progresso recente do diagnóstico/tratamento do zumbido incluiu: 1) O desenvolvimento de um sistema Protocolo Médico-Audiológico dos Pacientes com Zumbido (PMAPZ), *Medical Audiologic Tinnitus Patients Protocol (MATPP)* que estabelece um diagnóstico clínico preciso do(s) tipo(s) e subtipo(s) clínicos de ZIS; 2) a identificação e tratamento conforme apropriado do(s) fator(es) que influenciam a evolução clínica do zumbido, os quais quando tratados resultaram em importante TZ/CZ; 3) a disponibilidade de nova tecnologia para análise da função cocleovestibular e cerebral que melhora clinicamente a precisão do diagnóstico do zumbido e serve como monitor para avaliar a eficácia da(s) modalidade(s) de TZ/CZ que estão tentando aliviar ZIS; 4) aplicação de fisiologia sensorial **translacional** para diagnóstico e tratamento do ZIS, isto é, identificação e diferenciação dos componentes de um fenômeno sensorial, isto é, sensitivo, afetivo e psicomotor (Shulman, Tonndorf, Feldmann et al., 1991; Shulman, Goldstein, 1983-2002; Shulman, 1998); 5) identificação do significado médico do ZIS.

No presente e para o futuro, uma questão-chave persiste para o diagnóstico bem como o tratamento do zumbido, a saber, qual é o mecanismo(s) ou processo(s) envolvido(s) na transformação de um fenômeno sensorial em um de afeto ou do de afeto naquele de sensação? Especificamente, quais são as funções/processos cerebrais envolvidos na associação da mente e o cérebro? À medida que evoluíam respostas a esta pergunta fundamental, é de prever que a eficácia das modalidades de terapia para CZ aumentará e cura(s) serão disponíveis para todos os tipos/subtipos clínicos de zumbido (Shulman, 1981).

Como se pode tentar obter uma cura para um sintoma que não é compreendido em termos da sua fisiopatologia ou sua relação com etiologias conhecidas?

Para o presente e o futuro imediato, a chave da eficácia para modalidade ou modalidades de terapia tentando aliviar zumbido é procurar estabelecer uma precisão para o diagnóstico de zumbido (Shulman, 1979/1985/1987/1989/1990/1995; Shulman, Tonndorf, Feldmann et al., 1991; Shulman, Strashun, Afriyie et al., 1995; Shulman, Goldstein, 1983-2002). Classicamente, a medicina ensina que a chave para atingir um método(s) efetivo(s) de tratamento, para qualquer etiologia e/ou sintoma particular de doença, é primeiro estabelecer uma precisão do diagnóstico do sintoma (Shulman, 1981) e abordar o sintoma(s) da doença em termos do próprio sintoma e sua relação com outras queixas, por exemplo, identificar complexos sintomáticos/síndromes que tentam estabelecer padrões de uma doença. A classificação de um sintoma é a base para o diagnóstico (Shulman, 1981/1987).

Uma abordagem por equipe médico-audiológica para diagnóstico e tratamento do zumbido é recomendada, a qual (Shulman, 1979/1991; Vernon e Schleuning, 1978; Hazel, 1981) exige uma coordenação de esforços. Foi demonstrado que o paciente com ZIS se beneficia com uma abordagem por equipe médico-audiológica. Seu objetivo é o CZ.

Uma Terapia Visando ao Zumbido (*TTT, Tinnitus Targeted Therapy*) é recomendada em todos os pacientes com zumbido (ZIS) do tipo incapacitante grave, tendo sido recomendada pela primeira vez em 1985 (Shulman, Seitz, 1981). Ela é baseada na submissão completa do paciente com ZIS, a um Protocolo Médico-Audiológico do Paciente com Zumbido (PMAPZ; *MATPP*) (Shulman, Tonndorf, Feldmann et al., 1991; Shulman, 1985/1989/1990; Shulman, Strashun, Afriyie, et al., 1995; Shulman, Goldstein, 1983-2002). As recomendações para TZ/CZ diferenciam entre os seus componentes sensoriais e **de afeto**. A TVZ é uma terapia combinada de medicação isoladamente e/ou em combinação com instrumentação.

Qualquer uma e todas as recomendações para tentar CZ devem ser acompanhadas por determinações de resultados (Goldstein, Shulman, 2003). A determinação dos resultados é essencial para qualquer uma e todas as modalidades de terapia que tentam trazer alívio, para o paciente e para o profissional. Ela serve com um guia para o estabelecimento da eficácia do CZ a curto e longo prazos para o paciente e o profissional que prescreveu.

Uma vez que o ZIS é considerado um sintoma de doença neurootológica (Shulman, 1979/1985/1987/1989/1990; Shulman, Tonndorf, Feldmann et al., 1991; Shulman, Strashun, Afriyie et al., 1995; Shulman, Goldstein, 1983-2002), foi recomendado que a abordagem clínica ao diagnóstico e tratamento fosse uma abordagem por equipe médico-audiológica. O PMAPZ é uma avaliação neurootológica-audiológica. Minha colaboradora nestes esforços tem sido nossa audiologista da equipe, Barbara Goldstein, PhD. Os princípios básicos neurootológicos ensinam que as queixas de perda auditiva, zumbido e vertigem, isoladamente ou em combinação, podem influenciar umas as outras (Shulman, 1979). A persistência de quaisquer dessas queixas pode, na nossa experiência clínica, ser acompanhada por uma perda auditiva neurossensorial que aumenta gradualmente em um número importante de pacientes. O diagnóstico e classificação do ZIS permitiu-nos estabelecer os tipos/subtipos clínicos de zumbido (Shulman, Tonndorf, Feldmann et al., 1991; Shulman, 1981/1987).

O Protocolo Médico-Audiológico do Paciente com Zumbido (PMAPZ) foi usado desde 1977 em mais de 8.000 pacientes que procuraram consulta para ZIS na Clínica de Zumbido do Centro de Ciências da Saúde em Brooklyn – Universidade do Estado de Nova York (HSCB-SUNY) (Shulman, 1979/1987; Shulman, Tonndorf, Feldmann et al., 1991).

O controle e o tratamento do zumbido (TZ/CZ) foram aumentados em eficácia pela aplicação do PMAPZ que fornece uma precisão diagnóstico do zumbido, tentando objetivar o ZIS pela identificação dos correlatos eletrofisiológicos da função cocleovestibular para ZIS (Shulman, Seitz, 1981). A aplicação de alta tecnologia possibilitou o desenvolvimento de uma bateria de testes eletrodiagnósticos cocleovestibulares para identificar os correlatos cocleovestibulares do ZIS e um sistema de classificação do ZIS. Um sistema de classificação melhora a capacidade do clínico de identificar o local da lesão do ZIS. A história clínica, quando correlacionada com os padrões de resposta cocleovestibulares, forneceu uma base clínica para a identificação dos tipos e subtipos clínicos de zumbido (TCZ). A determinação clínica dos tipos/subtipos de zumbido é considerada crítica para o atual tratamento e controle do zumbido segundo o estado da arte. O PMAPZ é uma abordagem clínica que proporciona ao paciente e ao profissional uma compreensão do ZIS bem como um aperfeiçoamento nas tentativas de estabelecer e monitorar a eficácia das recomendações para TZ/CZ.

Os pontos principais da nossa experiência de tratamento de zumbido foram: 1) O desenvolvimento de um PMAPZ que é capaz de identificar tipos/subtipos clínicos (TCZ) de zumbido idiopático subjetivo (Shulman, 1979/1987; Shulman, Tonndorf, Feldmann et al., 1991); 2) a identificação de um correlato eletrofisiológico do zumbido usando as respostas de latência curta das REATCs (respostas evocadas auditivas do tronco cerebral; *ABRs*) (Shulman, Seitz, 1981); 3) o desenvolvimento de estratégias medicamentosas neuroprotetoras para tentar TZ/CZ (Shulman, 1997); 4) a determinação clínica do significado médico do sintoma de zumbido (Shulman, Goldstein, 1997); 5) o desenvolvimento de terapias medicamentosas inovadoras para tentar TZ/CZ, identificação e diferenciação entre o local médico da lesão e o local audiológico da lesão do zumbido (Shulman, 1979/1985/1987/ 1989/1990/; Shulman, Tonndorf, Feldmann et al., 1991; Shulman, Strashun, Afriyie, et al., 1995; Shulman, Goldstein, 1983-2002); 6) a identificação e tratamento de fatores e/ou condições que influenciam significativamente o desenvolvimento da evolução clínica do ZIS e que quando tratados resultam em importante alívio do zumbido (Shulman, 1979/1985/1987/1989/1990; Shulman, Tonndorf, Feldmann et al., 1991; Shulman, Strashun, Afriyie et al., 1995; Shulman, Goldstein, 1983-2002); 7) a identificação da resposta de mascaramento do paciente com ZIS (Shulman, 1979/1985/1987/1989/1990; Shulman, Tonndorf, Feldmann et al., 1991; Shulman, Strashun, Afriyie et al., 1995; Shulman, Goldstein, 1983-2002) fornece uma base para recomendações de TZ/CZ diferenciando entre os componentes sensitivo e de afeto do ZIS (Shulman, 1995); 8) a hipótese de uma Via Final Comum do Zumbido no Cérebro (Shulman, 1995); 9) a identificação de um marcador bioquímico do zumbido, isto é, o receptor GABA-A (Shulman et al., 2000); 10) um protocolo de tratamento clínico visando ao receptor GABA-A para um zumbido de tipo predominantemente central (Shulman, Strashun, Goldstein, GABA, 2002).

Os profissionais que avaliam ZIS devem tentar fazer o seguinte, a fim de aumentar a eficácia da modalidade(s) de terapia recomendada para TZ/CZ: 1) procurar estabelecer clinicamente o local de lesão do zumbido; 2) procurar correlacionar os resultados de teste com uma etiologia específica; 3) procurar estabelecer o significado médico do ZIS. No passado, a avaliação do ZIS enfatizava principalmente a perspectiva audiológica em termos dos seus parâmetros de identificação, o que não encontrou aplicação clínica para TZ/CZ nesta época.

O clínico – otorrinolaringologista, otologista, neurootologista – tem a capacidade de tentar estabelecer o Tipo Clínico de Zumbido (TCZ) (Quadro 108-1) e recomendar modalidades de terapia.

Quadro 108-1 Sumário – passos a serem dados para determinar o Tipo(s) Clínico de Zumbido (TCZ) (Shulman, Tonndorf, Feldmann et al., 1991; Shulman, 1990/1991)

- **Passo 1:** História – estabelecer a presença/ausência de zumbido incapacitante grave
- **Passo 2:** Identificação dos parâmetros do zumbido
- **Passo 3:** Bateria de testes cocleovestibulares eletrodiagnósticos
- **Passo 4:** Curvas de mascaramento de Feldmann
- **Passo 5:** Correlação clínica dos Passos 1-4 com queixas de perda auditiva, zumbido, vertigem e bloqueio (plenitude?) auricular, isoladamente e/ou em combinação
- **Passo 6:** Tentar correlacionar o ZIS com a causa específica, isoladamente e/ou em combinação

A compreensão e a diferenciação das recomendações entre os componentes sensitivos e afeto do ZIS são consideradas essenciais para qualquer uma/todas as tentativas de obtenção de TZ/CZ.

No presente, a avaliação médica e audiológica é dirigida principalmente para o componente sensitivo. A abordagem médica tenta influenciar principalmente o componente sensitivo. A ansiedade expressada por muitos pacientes com ZIS é considerada um reflexo do aspecto emocional e afetivo do ZIS. A ansiedade que acompanha ZIS, quer ela se desenvolva como resultado direto do ZIS, quer a ansiedade/depressão existisse antes e seja amplificada pelo ZIS, é um problema que exige contínua análise acurada e definição (Shulman, Tinnitus Update, 1985; Shulman, 1985). O componente afeto requer perícias especiais, que pode ser proporcionada por um assistente social, psicólogo ou psiquiatra. Uma personalidade estável é considerada crítica para qualquer uma/todas as tentativas de prover TZ/CZ.

Dois elementos essenciais devem ser reconhecidos, e as recomendações para TZ/CZ devem diferenciar entre eles para CZ (Shulman, Tonndorf, Feldmann *et al.*, 1991):

1. **Componente sensitivo**: diagnóstico médico e tratamento/significado médico do zumbido para o paciente com zumbido.
2. **Componente afeto**: controle e tratamento da ansiedade.

Investigações futuras são consideradas essenciais para fornecer uma base fisiológica para compreender como os componentes sensitivo e afetivo da audição podem ser relacionados à compreensão dos problemas clínicos do sistema cocleovestibular. O componente **afetivo** da audição e como ele se aplica ao ZIS devem ser integrados o tempo todo com a avaliação médico-audiológica.

Embora nenhuma cura única seja disponível neste momento (2003), para o sintoma zumbido, são disponíveis protocolos para diagnóstico e tratamento do zumbido, os quais quando aplicados aumentam a eficácia das modalidades de terapia tentando alívio do zumbido. Nossa experiência clínica reflete uma capacidade definida de obter sucesso significativo, por exemplo, alívio do zumbido.

As seguintes estratégias e modalidades terapêuticas são consideradas na Clínica de Zumbido do HSCB-SUNY para tratamento e/ou controle do zumbido.

TRATAMENTO DO ZUMBIDO – HISTÓRICO

Historicamente, os métodos de tratamento do zumbido incluíram drogas, cirurgia, *biofeedback* e instrumentação (Shulman, Tonndorf, Feldmann *et al.*, 1991; Feldmann, 1991). **A instrumentação incluiu mascaramento, amplificação e estimulação elétrica.**

Avanços importantes no tratamento do zumbido foram introduzidos desde os 1970. Eles incluíram instrumentação, medicação e cirurgia. Shulman e Goldstein falaram de uma terapia visando ao zumbido (TVZ) desde 1980 (Shulman, 1979/1985/1987/1989/1990; Shulman, Tonndorf, Feldmann *et al.*, 1991; Shulman, Strashun, Afriyie, *et al.*, 1995; Shulman, Goldstein, 1983-2002). Isto envolve a aplicação clínica dos achados obtidos a partir de um protocolo médico-audiológico do paciente com zumbido (PMAPZ) que inclui um paciente com zumbido focalizando a obtenção de uma história clínica extensa e avaliação neurootológica. Em 2003, a TVZ é considerada uma terapia combinada envolvendo instrumentação e medicação dirigidas para o tipo clínico de zumbido. Correlatos eletrofisiológicos da função cocleovestibular são obtidos por testes de audição e equilíbrio em uma tentativa de objetivar a queixa subjetiva, *i. e.*, ZIS. As recomendações de tratamento para um tipo clínico particular são diferenciadas e especificadas para os seus componentes, isto é, sensitivo e **afetivo**. A medicação é dirigida para fator(es) que foi(rem) identificado(s) e se sabe influenciar(rem) a evolução clínica do zumbido, tanto positivo quanto negativo, e o tipo clínico de ZIS.

Instrumentação

Mascaramento

A reintrodução de métodos para mascaramento e diagnóstico do zumbido, alguns dos quais foram novos, conduziu a uma refocalização da comunidade profissional nos sintomas do zumbido, tanto para a identificação dos mecanismos subjacentes de produção de zumbido quanto para aplicações clínicas tentando aliviar o zumbido (Shulman, 1995; Vernon J. e Schleuning, 1978; Hazel, 1981; Zwicker, 1987). O mascaramento acústico do zumbido foi na faixa de som usualmente experimentada pelo paciente com zumbido. Mais recentemente, o mascaramento acústico com ultra-alta freqüência e a estimulação ultra-sônica (Lenhardt, Skellett, Wang, Clarke, 1991; Meikle, 2001) foram descritos como fornecendo mascaramento do ZIS e CZ (Goldstein, Shulman *et al.*, 2001; Meikle, Edlefsen, Lay, 1999).

Vernon *et al.* foram responsáveis pela focalização na eficácia do alívio do zumbido usando o mascarador de zumbido e instrumentos de zumbido (Vernon, 1991). O mascarador de zumbido foi reintroduzido para controle de zumbido no começo dos 1970 e está até hoje (Hazell, Wiliams, Sheldrake, 1981; Hazell *et al.*, 1981; Shulman, Goldstein, 1987; Goldstein, Shulman, 1991; Goldstein, Shulman, 1996). A combinação de um mascarador de zumbido e um aparelho de amplificação sonora individual (AASI) é chamada aparelho para zumbido. O aparelho para zumbido, particularmente, foi efetivo em casos nos quais houve uma associação de perda de audição e zumbido.

A amplificação pelo uso de aparelhos de audição e/ou fitas ou qualquer outra fonte externa foi capaz de substituir e/ou repetir a experiência de zumbido pelo paciente (Goldstein, Miller, 1995–1998).

Estimulação elétrica (EE) (Douek, 1984; Vernon, 1987; Aran, 1984; Aran, 1984; House, 1984; Rubinstein, Tyler, Johnson, Brown, 2003; Kuk, Tyler, Rustad, Harker, Te-Murray, 1989; Shulman, 1987; Shulman, 1991; Shulman, Tonndorf, e Goldstein, 1985; Shulman, Kisiel, 1987; Matsushima, Takeichi, Takagi *et al.*, 1996; Matsushima, Sakai *et al.*, 1997; Steenerson, Cronin, 1999; Goldsmith, 1999; House, 1999; Aschendorff, Pabst, Klenzner, Laszig, 1998; Fukuda, Albernaz, 1998; Ruckenstein, Hedgepeth, Rafter, Montes, Bigelow, 2001; Jastreboff, Hazel, 1993):

Estimulação elétrica para CZ de ZIS é considerada negativa neste momento (Douek, 1984; Vernon, 1987).

Historicamente, relatos de estimulação elétrica para CZ foram identificados desde 1801 (Feldmann, 1991). A questão no momento atual não é se a estimulação elétrica é efetiva para CZ, mas ao invés disso quais são os critérios para a identificação e seleção de pacientes adequados para essa terapia, e qual é o mecanismo de ação da estimulação elétrica que resulta em CZ.

Relatos recentes importantes incluem os seguintes

Aran et al. (1984) relataram supressão do zumbido em pacientes surdos, após pulsos de corrente contínua positivos aplicados por um eletrodo único colocado no promontório da janela redonda. Estimulação com pulsos negativos resultou em estimulação auditiva.

House et al. (1984) relataram a efetividade da estimulação elétrica com implantes cocleares para supressão de zumbido. Isto foi descrito em 64 pacientes com zumbido. A taxa de sucesso foi de 53%, no entanto um aumento no zumbido ocorreu em 8% dos casos.

Rubenstein (2002) relatou controle do zumbido com um estímulo novo.

P. K. Kuk et al (1989) descreveram resultados positivos com corrente alternada no tímpano.

A experiência clínica na Clínica de Zumbido – HSCB-SUNY foi com estimulação elétrica transcutânea para supressão de zumbido usando o Theraband Headset (audiofones) da Audiomax, Inc. (Lodi N. J., USA) e com estimulação da orelha média com um eletrodo transtimpânico colocado nas áreas do promontório e janela redonda (Shulman, Tonndorf, Feldmann et al., 1991; Shulman, 1987/1991; Shulman, Tonndorf e Goldstein, 1985; Shulman, Kisiel, 1987).

Os relatos de resultados positivos com estimulação elétrica transcutânea são respeitados. Matsushima descreveu resultados a longo prazo com um aparelho transcutâneo (Matsushima, Takeichi, Takagi et al., 1996; Matsushima, Sakai et al., 1997). Relatos recentes do aparelho transcutâneo Neuroprobe 500 foram positivos (Steenerson, Cronin, 1999). Nossa experiência com o Neuroprobe 500 foi inconstante. Os resultados com estimulação transtimpânica, no promontório e na janela redonda, foram positivos e semelhantes, em grau, para TZ/CZ aos descritos por outros.

Os resultados do TZ/CZ em seguida à implantação coclear para surdez são impressionantes (Goldsmith, 1999; House, 1999; Aschendorff Pabst, Klenzner, Laszig 1998; Fukuda, Albernaz, 1998; Ruckenstein, Hedgepeth, Rafter, Montes, Bigelow, 2001).

Em geral, a seleção adequada dos pacientes é considerada crítica para o sucesso da estimulação elétrica externa para supressão de zumbido. Os elementos-chave recomendados para seleção de pacientes para EE bem-sucedida para CZ incluem a identificação clínica de um local periférico de lesão do ZIS, mascarabilidade positiva do sintoma de ZIS, ausência de doença auricular ativa, ausência ou evidência mínima de disfunção dentro do sistema auditivo central. A supressão do zumbido foi melhorada pela aplicação clínica do conceito de faixa dinâmica de supressão elétrica do zumbido. A desvantagem do método transcutâneo de estimulação elétrica externa para CZ é que o aparelho presentemente não é disponível comercialmente.

Na nossa experiência, o problema com a estimulação elétrica para TZ/CZ não é se ela é efetiva ou não, mas em vez disso qual o paciente com ZIS que se beneficiará, isto é, a seleção dos pacientes, e qual é o mecanismo subjacente envolvido. Ambos são problemas de pesquisa aguardando respostas.

Terapia de retreinamento para zumbido (TRZ) Tinnitus retraining therapy (TRT) – habituação (Jastreboff PJ, Hazel, 1993; Mattox, Jastreboff, Gray, 1997)

Jastreboff et al. (1990) introduziram o conceito da habituação para CZ em um protocolo chamado Terapia de Retreinamento para Zumbido. Relatos importantes de TZ/CZ e em particular alívio de hiperacusia foram descritos.

Mascaramento acústico de ultra-alta freqüência

Mais recentemente, em 2002, houve a introdução, por M. Lehnhardt, da ultra-alta freqüência acústica externa e estimulação ultra-sônica resultando em mascaramento da condução óssea externa e CZ, o qual, clinicamente, é considerado como refletindo uma alteração plástica no córtex cerebral (Lenhardt M. L.; Skellett R.; Wang P.; Clarke, 1991; Goldstein, Shulman, Lenhardt, Richards et al., 2001).

■ Medicação

As condutas farmacológicas para zumbido recomendadas no século XX para alívio do zumbido tiveram sua origem, até onde sabemos, com Claussen, que introduziu uma abordagem neurofarmacológica baseada na identificação dos sistemas neurotransmissores subjacentes à queixa de disfunção vestibular. Uma farmacologia vestibular salientada pelo uso da droga dimenidrinato foi dirigida para o receptor à dopamina e o uso da cicuta (Claussen, 1989).

R .P. Bobbin et al. (1975) demonstraram que o ácido aminooxiacético (AOAA) diminuía reversivelmente o potencial endococlear e constituiu a base da observação do seu efeito para TZ/CZ (Fukuda Y.; Albernaz, 1998). Guth et al. (1988) relataram uma eficácia de curta duração do agente diurético intravenoso furosemida para TZ/CZ em um zumbido tipo coclear (Guth et al., 1988). J. J. Risey (1989) relatou TZ/CZ por meio da terapia combinada com furosemida intravenosa e oral (Risey, Guth, Briner, Norris, 1989). R. G. Amedee e J. Risey (2000) relataram uma atualização desta experiência.

Goodey e Melding nos 1970 introduziram a lidocaína IV e Tegretol para tentativa de alívio de zumbido (Goodey, 1981/1988; Melding, Goodey, 1978).

J. House; P. House (1983) descreveram o significado do componente afetivo e introduziram medicação ansiolítica para CZ (House, 1981/1984).

Lechtenberg e Shulman, em 1984, identificaram a eficácia do clonazepam, uma benzodiazepina, para alívio a longo prazo em pacientes com zumbido.

Graham et al. (1984) relataram alívio significativo do zumbido com terapia pela estreptomicina em pacientes com doença de Ménière.

A. Shulman (1988) descreveu a eficácia continuada da pentoxifilina para zumbido predominantemente de tipo coclear (Shulman, 1990/1991).

C. Claussen (1989) relatou a eficácia da *Gingko biloba* por meio de um extrato (EGB) obtido da folha da *Gingko biloba* (Claussen, 1986; Schneider, Claussen et al., 2000).

Sullivan et al. (1989) e R. A. Dobie demonstraram com a nortriptilina, um antidepressivo tricíclico, uma eficácia aumentada dos pacientes com zumbido para o componente de afeto do zumbido, isto é, enfrentar o seu zumbido, mas ela não reduziu a sua intensidade.

Shea e Emmett nos 1980 continuaram a lidocaína IV com tocainida oral

(Shea, Emmett, 1981; Shea, Howell, 1978).

L. Ehrenberger nos 1980 e até agora focalizou os antagonistas do glutamato usando o antiespasmódico caroverina para tratamento de um zumbido sináptico coclear (Ehrenberger, Brix, 1983; Denk, Brix, Felix, 1991; Brix, Dent, Ehrenberger, Felix, 1996).

Pujol em 1988 introduziu o conceito de uma neurofarmacologia para zumbido e identificou o receptor a glutamato na cóclea (Pujol, 1992; Pujol, Puel *et al.*, 1993).

Shulman e Goldstein em 1990 tentaram o uso do agente bloqueador dos canais de cálcio nimodipina para aliviar zumbido e introduziram um protocolo neuroprotetor para zumbido (1995) (Shulman, 1991).

Johnson *et al.* em 1991 descreveram a eficácia do Xanax, um ansiolítico, para alívio do zumbido (Johnson, Brummett, Schleuning, 1993).

Shulman propôs a hipótese de uma deficiência de BZ (benzodiazepina) em alguns pacientes com ZIS com um zumbido de tipo predominantemente central (1995) (Shulman, 1998/2000).

Shulman, Stracher e Salvi identificaram a atividade neuroprotetora da leupeptina, um antagonista da calpaína na chinchila, em 1997, protegendo o animal da exposição ao ruído (Salvi, Shulman, Stracher *et al.*, 1998; Stracher, 1997; Shulman, 1998).

Shulman *et al.* identificaram o receptor GABA-A como sendo um marcador bioquímico de um zumbido de tipo predominantemente central (2000).

Shulman e Goldstein introduziram em 1996 uma terapia do receptor para TZ/CZ visando ao receptor GABA-A (TVR-GABA). Foram descritos os resultados a longo prazo – 3 anos – em 2002.

A. Shulman, em 1983, introduziu uma estratégia de controle do zumbido por terapia com droga baseada na correlação de mecanismos especulados e/ou conhecidos de produção de zumbido, correlacionando a estrutura e função do sistema cocleovestibular e o cérebro com sistemas neurotransmissores exercendo ação(ões) neuroquímica(s), particularmente no que se refere ao controle do componente de afeto do ZIS (Shulman, 1991). Um protocolo medicamentoso neuroprotetor foi introduzido em 1995-1996 focalizando sistemas neurotransmissores subjacentes e mecanismos de produção de zumbido hipoteticamente envolvidos (Shulman, 1997; Shulman, Strashun, Goldstein, GABA, 2002; Salvi, Shulman, Stracher *et al.*, 1998; Stracher, 1997; Shulman, 1998).

A. R. Moller (1995) sugeriu que um antagonista GABA-B, baclofeno, pode influenciar o zumbido pela sua modulação do efeito dos aminoácidos excitatórios para resultar em alívio do zumbido para certas formas de zumbido (Moller, 1995).

M. D. S. Seidman (Shulman, 1991) discutiu o uso de antagonistas do glutamato, esteróides e antioxidantes como opções terapêuticas para perda auditiva e zumbido e o uso de um sistema de administração de droga na orelha interna (Seidman, 1998).

Sakata inicialmente (1982) e até hoje (2000) relatou alívio do zumbido pelo tratamento medicamentoso com dexametasona e lidocaína intratimpânicas (Sakata E.; Umeda Y.; Thaahkshi K.; Ohtsu K., 1974; Sakata E.; Umeda Y.,1976; Sakata E.; Itoh N.; Itoh A., *et al.*, 1987; Sakata E.; Ito Y.; Itoh A, 1997).

M. J. DeCicco; M. E. Hoffer *et al.* (1998) relataram tratamento seguro e efetivo para a redução de zumbido, vertigem e pressão associados com doença de Ménière com microdoses de gentamicina aplicadas na janela redonda usando um microcateter na janela redonda (DeCicco, Hosser, Kopke *et al.*, 1997).

G. Hicks (1998) descreveu preliminarmente alívio do zumbido com dexametasona ou gentamicina intratimpânicas para um zumbido de tipo predominantemente coclear.

A. Shulman e B. Goldstein (2002) relataram alívio de zumbido de tipo predominantemente coclear com dexametasona intratimpânica (Shulman A.; Goldstein, 2000).

M. Hamid (2001-2003) relatou alívio a longo prazo de zumbido de tipo coclear com esteroidoterapia intratimpânica (Hamid, 1998-2003).

M. D. S. Seidman projetou métodos alternativos para tentar o alívio do zumbido (Seidman, 2002).

PRINCÍPIOS DA TERAPIA VISANDO AO ZUMBIDO (TVZ)

Os princípios para o tratamento do zumbido idiopático subjetivo (ZIS) do tipo incapacitante grave estão no processo de evolução em um nível internacional refletindo o que é e o que não é conhecido da função cocleovestibular e a neurociência da função cerebral e da mente (Claussen, 1986), e incluem:

A) Zumbido é um sintoma crônico que reflete interferência/dessincronia na função cocleovestibular em um nível celular, tecidual, de órgão e sistema (Shulman, 1979/1991). A cronicidade é caracterizada por uma evolução clínica recidivante, episódica. As características da queixa são salientadas, a esta altura, por uma dependência, pelo paciente, de medicação e/ou instrumentação que podem ser recomendadas isoladamente e/ou em combinação para TZ/CZ. É necessário que o significado médico do sintoma de zumbido seja identificado pelo profissional envolvido em tentar o diagnóstico e o tratamento do zumbido. O significado médico de uma doença-sintoma é definido como a manifestação clínica de interferência e função da célula, tecido, órgão ou sistema de órgãos. O significado médico do zumbido é que ele não é um distúrbio psiquiátrico e que há sistemas de tratamento disponíveis para se tentar aliviá-lo. Ele pode ser um sinal "brando" de perda auditiva neurossensorial e/ou doença orgânica de outro sistema(s) de órgãos.

B) O reconhecimento de que nem todas as modalidades de controle do zumbido, nem todos os neurotransmissores e nem todas as medicações são as mesmas para todos os pacientes com zumbido (Shulman, 1987).

C) Zumbido não é um sintoma unitário (Shulman, 1987; Shulman, 1981; Shulman, 1987).

D) Tipos e subtipos clínicos de zumbido foram identificados clinicamente (Shulman, Tonndorf, Feldmann *et al.*,1991; Shulman, 1987/1991).

E) Componentes da queixa de zumbido foram identificados com base na transcrição para ZIS, a partir da pesquisa em fisiologia sensorial, dos fenômenos sensoriais, isto é, os componentes sensitivo, afetivo e psicomotor (Shulman, Goldstein, 1983-2002).

F) A eficácia terapêutica de uma modalidade de TZ/CZ é aumentada pela identificação do tipo e subtipos clínicos de pacientes com ZIS. As recomendações de terapia combinada para TZ/CZ devem ser diferenciadas entre os componentes sensitivo e afetivo da queixa de zumbido (Shulman, 1979; Shulman, 1987; Shulman, Tonndorf, Feldmann, *et al.*, 1991; Shulman, 1990; Shulman, 1989; Shulman, 1985; Shulman, Strashun, Afriyie, *et al.*, 1995;Shulman, Goldstein, 1983-2002).

G) Considerar, para o tratamento do componente do afeto, que há diferentes tipos reconhecidos de depressão. Por conseguinte, a seleção de antidepressivos deve ser baseada em um diagnóstico preciso do tipo de depressão (Metzner, 2000). Similarmente, a dificuldade na seleção/prescrição/avaliação da eficácia de várias medicações prescritas para alívio de zumbido é devida a uma falta de diagnóstico acurado do ZIS.

H) As características de mascaramento dos pacientes com zumbido são individuais (Shulman A.; Tonndorf J.; Feldmann H. *et al.*, 1991; Feldmann, 1981; Goldstein, Shulman, 1991/1996).

I) Fatores que influenciam o curso clínico do zumbido, os quais quando identificados e tratados podem resultar em alívio importante do zumbido (Shulman, Tonndorf, Feldmann *et al.*, 1991; Shulman, 1979/1985/1987/1989/1990; Shulman, Strashun, Afriyie M. *et al.*, 1995; Shulman, Goldstein,1983-2002).

J) O zumbido é considerado uma queixa médico-audiológica. Uma abordagem multidisciplinar é aconselhada para o diagnóstico e tratamento (Shulman, 1987; Vernon e Schleuning, 1978; Shulman, 1979; Shulman, 1987; Shulman, Tonndorf, Feldmann *et al.*, 1991; Shulman, 1990; Shulman, 1989; Shulman, 1985; Shulman, Strashun, Afriyie *et al.*, 1995;Shulman, Goldstein, 1983-2002).

K) No zumbido foi identificado, com SPECT/PET, que há envolvimento de substratos neurais específicos (Shulman, Strashun, Afriyie *et al.*, 1995).

L) Zumbido não deve ser considerado um fenômeno fantasma para todos os tipos clínicos de zumbido (Shulman, Strashun, Afriyie *et al.*, 1995; Shulman, 1995).

M) A hipótese de uma via final comum do zumbido, focalizada no sistema do lobo temporal medial (SLTM) do cérebro, é baseada em achados demonstrados com a técnica de estudo por imagem nuclear SPECT do cérebro. O SLTM é considerado a localização do(s) processo(s) incluído(s) na transformação sensório/afeto. O processo inicial é o estabelecimento de uma memória auditiva paradoxal do ZIS (Shulman, 1995).

N) As modalidades de terapia para TZ/CZ possuem sua máxima eficácia quando recomendadas como parte de uma abordagem combinada centralizada em medicações e/ou medicações (TVZ) (Shulman, Strashun, Afriyie *et al.*, 1995).

O) Identificação do significado do componente afeto para o paciente com ZIS, isto é, ansiedade/depressão (House P. R., 1981; House J. V., 1984; Sullivan, Dobie, Sakai, Katon, 1989).

ESTRATÉGIAS DE TRATAMENTO DO ZUMBIDO

Geral

Em geral, todas as estratégias recomendadas para alívio do zumbido incluem uma terapia combinada (TVZ).

Embora nenhuma cura seja disponível neste momento (2003), para o sintoma de zumbido, são disponíveis protocolos para diagnóstico e tratamento de zumbido, os quais quando aplicados aumentam a eficácia das modalidades de terapia que tentam aliviar o zumbido. Embora nenhuma cura isolada exista para o paciente com zumbido neste momento, nossa experiência reflete uma capacidade definida de alcançar algum sucesso. Nós usamos as seguintes modalidades terapêuticas na nossa clínica para tratamento e/ou controle de zumbido.

O objetivo é prover CZ para uma queixa auditiva idiopática crônica. A cronicidade da queixa é demonstrada por uma dependência do paciente em relação à medicação e/ou instrumentação para CZ a longo prazo.

A estratégia primária para TZ/CZ é o completamento de um Protocolo Médico-Audiológico do Paciente com Zumbido (PMAPZ) pelo paciente com ZIS. Ele estabelece uma precisão para o diagnóstico de ZIS pelo completamento, por cada paciente, de um PMAPZ que provê uma abordagem clínica prática baseada no ensinamento neurootológico clássico (Shulman, Tonndorf, Feldmann *et al.*, 1991; Shulman, 1979/1985/1987/1989/1990; Shulman, Strashun, Afriyie M. *et al.*, 1995; Shulman, Goldstein,1983-2002).

Os elementos-chave na nossa estratégia primária para TZ/CZ do ZIS são centralizados na identificação e tratamento clínico de doença local e/ou sistêmica, a identificação do tipo(s) clínico de zumbido (TCZ), e fatores que se sabe influenciarem ZIS. A seleção das modalidades de TZ/CZ é uma decisão médico-audiológica que diferencia entre recomendações para os componentes sensitivos e de afeto do ZIS (Shulman, Tonndorf, Feldman *et al.*, 1991).

Tratamento de influências multifatoriais sobre a evolução clínica do zumbido (Shulman, Tonndorf, Feldmann *et al.*, 1991; Shulman, 1979/1985/1987/1989/1990; Shulman, Strashun, Afriyie M *et al.*, 1995; Shulman, Goldstein,1983-2002)

Identificação e tratamento de múltiplos fatores que sabidamente influenciam o curso clínico do ZIS podem resultar em alívio do zumbido para uma importante porcentagem de pacientes com ZIS. Na Clínica de Zumbido do HSCB-SUNY a identificação e o tratamento apropriado desses fatores resultaram desde 1980 em TZ/CZ em aproximadamente 10-15% a longo prazo. Os fatores não são considerados etiologia(s) do ZIS, mas influenciam a evolução clínica do ZIS. Esses fatores incluem os seguintes:

Exposição ao ruído

Exposição ao ruído resulta em um aumento na intensidade do zumbido. Exposição ao ruído freqüentemente foi associada ao início de zumbido e uma perda auditiva neurossensorial acompanhante. Embora o zumbido seja freqüentemente associado a uma incidência importante de ocorrência de uma perda auditiva neurossensorial, a gravidade da intensidade do ruído não é refletida na gravidade da perda auditiva neurossensorial (Shulman: *Noise*.) Proteção auditiva adequada do ruído constitui um pré-requisito para alívio de zumbido.

Cerúmen

A presença de cerúmen ou detritos no canal auditivo externo, com/sem comprometimento da membrana timpânica, pode influenciar significativamente a intensidade e a qualidade do ZIS. Sua remoção pode reduzir a intensidade do zumbido. Entretanto ele não deve ser considerado uma etiologia de zumbido. Remoção total do cerúmen e inspeção microscópica cuidadosa da membrana timpânica são recomendadas para assegurar a eficácia das recomendações da terapia combinada (TVZ).

Disfunção da tuba auditiva, flutuação na aeração das orelhas médias

A flutuação na aeração da orelha média foi reconhecida como influenciando a evolução clínica do zumbido desde o fim dos 1800. Politzer falou de uma "Tinnitus-Kur" (cura do zumbido) (Politzer, 1909). Ele introduzia ar na orelha média, com a pêra de Politzer, para insuflação da tuba auditiva, e um grau importante de alívio do zumbido era relatado pelos seus pacientes com zumbido. Shulman e Goldstein restabeleceram desde 1979 a importância clínica dessa observação (Shulman, Tonndorf, Feldmann et al., 1991; Shulman, 1979/1985/ 1987/1989/1990; Shulman, Strashun, Afriyie M. et al., 1995; Shulman, Goldstein, 1983- 2002). A estabilização da função da tuba auditiva e a manutenção de pressão satisfatória na orelha média obtiveram alívio do zumbido em uma porcentagem importante dos pacientes com zumbido.

Na nossa experiência, a flutuação da aeração da orelha média influenciou o parâmetro da intensidade do zumbido bem como a sua qualidade. Tratamento dirigido à manutenção de um nível estável de aeração da orelha média (p. ex., controle da alergia do trato respiratório superior) e o uso da pneumotoscopia comprovaram-se bem sucedidos em reduzir significativamente a intensidade do zumbido. Esse tratamento não é específico de ZIS, mas é usado de modo geral para condições que interferem com a manutenção de um grau estável de aeração na orelha média (Shulman, Tonndorf, Feldmann et al., 1991).

■ Tratamento de doença auricular inflamatória

A identificação e o tratamento de doença inflamatória das orelhas externa e média, isoladamente ou em combinação, podem influenciar significativamente os parâmetros de intensidade e qualidade do zumbido. Observou-se que o controle incompleto da condição inflamatória interferiu com a eficácia de todos os métodos de CZ (Shulman, Tonndorf, Feldmann et al., 1991).

Tratamento da alergia

A alergia foi descrita como uma etiologia de zumbido. Sua identificação e tratamento foram descritos como acompanhados por alívio do zumbido em alguns pacientes (Derebery, Berliner, 1996; Pulec, Hodell, Anthony, 1978; Rubin, 1997; Powers, 1975).

Na nossa experiência, a alergia não foi constatada uma causa primária de ZIS até agora. Tratamento da alergia do trato respiratório superior demonstrou influenciar significativamente a aeração da orelha média. Tratamento da alergia é recomendado para melhorar a via aérea nasal com resultante manutenção de aeração normal das orelhas médias.

Plenitude aural

Bloqueio da orelha pode ser de múltiplas etiologias e ter diferente(s) local(is) de lesão.

Subjetivamente, o bloqueio auricular descrito pelo paciente é o mesmo quer seja de localização nas orelhas externa, média ou interna.

É importante qual, se alguma, correlação possa existir na avaliação do bloqueio auricular quando associado a um diagnóstico de fístula perilinfática, pressão na cabeça, doença do SNC e/ou refletir inter-relações e mecanismos de controle central entre a cóclea e o LCE (Shulman, Tonndorf, Feldmann et al., 1991; Weider, 1997; Marchbanks, 1999; Marchbanks e Reid, 1990).

O diagnóstico preciso da queixa de bloqueio auricular e seu tratamento apropriado têm sido um fator importante para obter TZ/CZ.

O sistema auditivo eferente (Shulman, 1991/1999; Sahley, Nodar, Musiek, 1997; Guinan Jr., 1986)

A identificação do papel do sistema eferente e o seu papel na produção do zumbido foi proposta como hipótese baseada no envolvimento do sistema acústicomotor. O uso de anticolinérgicos resultou em ocasional TZ/CZ.

Hidropisia endolinfática secundária (HES)/disfunção vestibular (Shulman, Goldstein, 1983-2002; Shulman, Feldman, Tonndorf et al., 1991; Shulman, 1991)

O otologista deve considerar o diagnóstico de HES nos pacientes com ZIS. Um diálogo contínuo entre o otologista e o audiologista oferece uma abordagem médico-audiológica ao paciente com ZIS. Na nossa experiência, o resultado tem sido melhor no TZ e na manutenção de função auditiva neurossensorial residual.

Hidropisia endolinfática secundária tem sido observada ocorrendo clinicamente em números importantes de pacientes com ZIS. A incidência de ocorrência de HES na nossa série até agora é aproximadamente de 25%. Identificação e tratamento precoces demonstraram influenciar as modalidades recomendadas de TZ/CZ, particularmente instrumentação, por exemplo, aparelhos de audição, mascaradores, gerador de ruído, fitas. O tratamento é semelhante ao da doença de Ménière (isto é, dieta, anti-histamínico supressor vestibular e/ou terapia diurética).

A história clínica de queixa(s) associada de bloqueio auricular e/ou vertigem com zumbido é importante por si própria e em particular para o curso clínico do ZIS. A identificação, por testagem vestibular, de uma resposta vestibular reduzida resultante, quando combinada com o importante relato subjetivo de bloqueio auricular, tem sido a base para o diagnóstico de uma hidropisia endolinfática secundária (Shulman, 1991). Testagem vestibular de rotina é aconselhada para tentar correlacionar a queixa subjetiva de plenitude aural com a presença ou ausência de função/disfunção do componente vestibular do sistema cocleovestibular. A identificação de HES desde 1980 nos pacientes com ZIS ao longo dos anos, conforme relatado por Shulman, deve ter um significado médico para a queixa de zumbido (Shulman, 1991). Hidropisia endolinfática secundária é um mecanismo para uma perda auditiva neurossensorial progressiva gradual.

O significado médico de uma hidropisia endolinfática retardada ou secundária para o ZIS pode ser um mecanismo para a produção de um ZIS de tipo vestibular e/ou coclear. Diagnosticamente, HES nesses pacientes pode ser um sintoma "brando" de doença cocleovestibular.

Além disso, o significado desse TCZ para o paciente com ZIS pode ser o de um sinal "brando" precoce de uma perda auditiva neurossensorial progressiva gradual (Shulman, Goldstein, 1997).

A identificação de HES possibilita a manutenção e melhoras da audição e dos métodos agora disponíveis para CZ, particularmente instrumentação, por exemplo, aparelhos de audição, mascaradores, geradores de ruído e fitas. A queixa associada de recrutamento pode interferir nas recomendações de instrumentação do zumbido, por exemplo, o mascarador de zumbido e/ou aparelho de audição. A identificação e tratamento da HES resultaram em uma eficácia aumentada do aparelho de audição e/ou técnicas de mascaramento para TZ/CZ significativo. A aceitação de um mascarador por um paciente melhorará significativamente após tratamento da HES. Similarmente, a eficácia da estimulação elétrica externa foi reduzida na presença de HES. Após tratamento, a eficácia da estimulação elétrica externa usada isoladamente ou em combinação com mascaramento acústico foi constatada aumentada. Em pacientes com ZIS, com HES, os tipos clínicos de ZIS identificados foram predominantemente do tipo vestibular e/ou coclear.

Estresse/medo (Shulman, 1995/1992/1996/1998; Goldstein, Shulman, 1996; Goldstein, Shulman, 1996; Ledoux, 1990)

A inclusão de qualquer método(s) para tentar alívio do zumbido deve incluir modalidades de terapia que procurem influenciar uma redução no estresse e medo.

O sintoma de zumbido é um causador de estresse. Um modelo de diátese de estresse por zumbido no humano propôs como hipótese que o estresse e as alterações bioquímicas que acompanham a resposta de estresse constituem o modulador de processo(s) considerado(s) envolvido(s) na transformação sensitivo/afetiva e seria localizado predominantemente no sistema do lobo temporal medial do cérebro (Shulman, 1995).

No rato exposto a situações de estresse foram descritas alterações bioquímicas (ver TVR-GABA) (McEwen, Weiss, 1969; Magarinos, McEwen, 1995). A aplicação clínica de antagonistas/agonistas farmacológicos apropriados foi efetuada para tentar CZ (ver Terapia Visando ao Receptor GABA-A (TVR-GABA).

Técnicas de modificação do estresse com psicologia/psiquiatria são recomendadas como terapia complementar para tentar CZ.

O medo é um fator importante que influencia a evolução clínica do zumbido. Admite-se que a base emocional do medo conforme descrita por LeDoux tem aplicação clínica para CZ (Ledoux, 1990/1996).

Doença sistêmica (Shulman, 1991)

Geral

Zumbido pode ser um "sinal brando" de doença sistêmica subjacente, conforme descrito anteriormente. Sua identificação e tratamento precoces influenciarão significativamente quaisquer modalidades de terapia que visem ao CZ.

Doença sistêmica foi identificada influenciando o curso clínico do zumbido. Doença cardiovascular, particularmente flutuação na pressão arterial, arritmias cardíacas, acompanhadas por fenômeno tromboembólico e doença metabólica denunciada por interferência na glicemia, tireóide, metabolismo lipídico, por exemplo, hiperlipidemias, incluindo colesterol/triglicerídeos elevados e também metabolismo das purinas acompanhando gota – se não identificadas e tratadas – comprovaram influenciar adversa e significativamente a evolução clínica do ZIS (Ronis, 1984; Ronis, Wohl, 1991; Shulman, Aran, Feldmann et al., 1991; Kraft, 1998; Powers, 1984; Pillsbury, 1986).

Doença cardiovascular/tratamento da hipertensão (Shulman, Tonndorf, Feldmann et al., 1991; Pillsbury, 1986)

Em um importante número de pacientes com ZIS, observou-se que a flutuação na pressão arterial influenciou significativamente o parâmetro da intensidade do zumbido e a incidência de ocorrência de HES. Estabilização da hipertensão resultou em uma eficácia aumentada da instrumentação/medicação para CZ. O efeito da hipertensão sobre o ZIS resultou em flutuação da intensidade do ZIS, particularmente quando combinada com condições de aterosclerose e perda auditiva neurossensorial causada por exposição ao ruído (Pillsbury, 1986). Em muitos pacientes com cardiopatia hipertensiva, ZIS revelou ser um sinal "brando" de doença cocleovestibular e/ou vascular cerebral (Shulman, Tonndorf, Feldmann et al., 1991).

Doença renal

Doença renal também foi implicada em uma alta incidência de ocorrência de perda auditiva neurossensorial com zumbido associado (Shulman, 1991). Flutuação do ZIS foi encontrada, na nossa experiência, associada à diálise renal.

Distúrbios dietéticos e metabólicos (Shulman, 1991)

Identificação e tratamento de disfunção metabólica subjacente salientaram os carboidratos/proteínas/gorduras. Sua identificação e tratamento/controle influenciaram significativamente a evolução clínica do zumbido e melhoraram nossa capacidade de manter a audição (Pulec, Hodell, Anthony, 1978; Powers, 1975; Shulman, 1991; Kraft, 1998; Powers W. M., 1984).

Concentrações elevadas de colesterol e triglicerídeos séricos, quando identificadas e controladas, têm tido um grau significante de correlação com CZ positivo em pacientes com HES. Desequilíbrio da glicose deve ser identificado e instituído controle adequado. ZIS nesses pacientes revelou identificar uma falta de controle dessas condições, com ZIS como sintoma precursor de uma acompanhante com perda auditiva neurossensorial progressiva crescente.

Tratamento da síndrome da articulação temporomandibular (ATM)

Diferentes tipos clínicos de zumbido de ATM foram identificados (Shulman, 1991; Rubinstein, 1993). A ATM pode ser a etiologia primária ou um fator contributivo que influencia o curso clínico do ZIS existente.

Na nossa experiência observamos que a síndrome da articulação temporomandibular é predominantemente um fator contributivo que influencia particularmente os parâmetros de intensidade e qualidade do zumbido. Ela pode ser a causa primária. Quando presente, tratamento apropriado é recomendado com um cirurgião oral.

Doença do SNC (Shulman, 1991)

Zumbido pode ser um sinal "brando" de doença do SNC. Seu diagnóstico precoce estabelecerá o significado médico do sintoma de zumbido e oferecerá uma base lógica para tratamento. Em outras palavras, constatou-se que a doença subjacente do SNC influencia o zumbido.

Especificamente, no paciente geriátrico, zumbido freqüentemente foi identificado no SNC, como sendo um sinal "brando" de doença vascular cerebral progressiva gradual.

Mioclonia da orelha média é considerada clinicamente uma manifestação de doença do SNC.

Consulta neurológica é aconselhada com uma experiência do agente antiepiléptico Klonopin.

Resultados conflitantes para TZ/CZ foram descritos com o seccionamento do tendão tensor do tímpano (Watanabe I., Kumagami H., Tsuda Y., 1974; Shulman, 1991).

Cirurgia (Shulman, Tonndorf, Feldmann et al., 1991; Shulman, 1991)

Não existe nenhum procedimento cirúrgico específico para controle de ZIS. A indicação da cirurgia deve ser o controle da doença subjacente que foi identificada. Cirurgia não é recomendada para o sintoma de ZIS neste momento.

Os resultados da cirurgia para um sintoma acompanhando ZIS são conflitantes apesar do controle da doença primária e melhora da audição. Os resultados foram mais satisfatórios para zumbido objetivo que para ZIS.

Deve ser enfatizado que, no momento presente, não há nenhum método para predizer a alteração no ZIS que pode seguir-se à cirurgia ou qual pode ser a sua relação com um resultado de audição melhorada. Cirurgia também pode ter um efeito adverso sobre ZIS.

Os procedimentos cirúrgicos incluem cirurgia de tumor acústico, secção nervosa translabiríntica, cocleossaculotomia transcoclear, neurectomia cocleovestibular, cirurgia de otosclerose, cirurgia para doença de Ménière, labirintectomia, cirurgia de fístula perilinfática, otosclerose e cirurgia neurovascular (Pulec, Hodell, Anthony, 1978; Haid, 1998; Silverstein, 1984; Causse, Vincent, 1996; Robinson, 1984; Barrs e Brackmann, 1983; Pulec, 1995).

Jannetta descreveu vários sintomas e síndromes que resultam da compressão vascular de nervos cranianos (Jannetta, 1967/1981/1987; Moller M. D.; Moller A. R.; Jannetta P. J., Jho H.D., 1992). O fenômeno de "acendimento" e a descompressão de nervo craniano, introduzida por Jannetta, influenciaram um número importante de pacientes para alívio de zumbido. Este é um procedimento cirúrgico que, em seguida à descompressão do nervo trigêmeo, similarmente à recomendada para o alívio da neuralgia trigeminal, resultou em alívio da compressão vascular e alívio da dor em caso de uma neuralgia trigeminal e para vertigem e zumbido. Onze pacientes receberam descompressão vascular do 8º nervo craniano para a queixa de ZIS primário; ZIS foi reduzido ou eliminado em 5 dos 11 pacientes. Os seis pacientes restantes não relataram nenhuma mudança na sua queixa. Este tipo de zumbido foi identificado como um zumbido neural (Shulman, Tonndorf, Feldmann et al., 1991; Shulman, 1991). Os critérios para seleção de pacientes para CZ e recomendações para cirurgia são considerados como estando no processo de avaliação neste momento.

São de interesse relatos de secção do 8º nervo para CZ. Os resultados de secções ser combinadas dos nervos vestibular e coclear foram melhores do que quando cada um dos seccionamentos foi efetuado isoladamente. Até agora, a orelha contralateral fica não afetada pela secção de nervo vestibular ou nervo coclear efetuada durante secção translabiríntica do nervo vestibular (Barrs D.M. and Brackmann, 1983; Pulec, 1995). Globalmente, os resultados deste tipo de cirurgia foram negativos.

Não há nenhum método de predição do CZ em relação a um resultado de audição melhorada após cirurgia. Por exemplo, cirurgia da mastóide e orelha média para doença inflamatória não mostra nenhuma correlação constante entre alívio de ZIS e controle da doença (Matsushima J. I.; Sakai N. et al., 1997). Cirurgia de otosclerose pode resultar em zumbido, e o zumbido pode permanecer inalterado, aumentar, diminuir um pouco ou desaparecer após estapedectomia (Shulman, 1991; Causse, Vincent, 1996; Robinson, 1984).

Terapia intratimpânica instilando esteróide e outros agentes neuroprotetores, como parte de um protocolo medicamentoso neuroprotetor, teve relatos de resultados mistos de CZ para ZIS. Os resultados de CZ relatados inicialmente por Sakata de 70%, continuaram a ser relatados (Sakata E.; Umeda Y.; Thaahkshi K.; Ohtsu K, 1974; Sakata E.; Umeda Y., 1976; Sakata E.; Itoh N.; Itoh A. et al., 1987; Sakata E.; Ito Y.; Itoh A., 1997; Decicco, Hosser, Kopke et al., 1997; Hicks, 1998; Shulman, Goldstein, 2000; Hamid, 1998-2003). A diferença nos resultados relatados pode ser da seleção de pacientes, por exemplo, falta de identificação de um zumbido de tipo predominantemente coclear (Shulman, Goldstein, 2000). Terapia intratimpânica usando esteróide e outros agentes neuroprotetores como parte de um protocolo de drogas neuroprotetoras relatou CZ positivo para um zumbido de tipo predominantemente coclear.

Controle do zumbido com instrumentação

Nossos critérios para seleção de pacientes e controle de zumbido usando instrumentação incluem fatores médicos e audiológicos derivados do Protocolo Médico-Audiológico do Paciente com Zumbido (PMAPZ) (Shulman, 1991). Nós descrevemos isto extensamente no passado (Shulman, 1985/1987/1989/1990; Shulman, Tonndorf, Feldmann et al., 1991; Shulman, Strashun, Afriyie et al., 1995; Shulman, Goldstein, 1983-2002). Os fatores audiológicos incluem:

- *Mascarabilidade*: presença/ausência conforme estabelecido usando-se as Curvas de Mascaramento de Feldmann (1981).
- *Estado da audição*: presença/ausência e grau de perda auditiva.
- *Hiperacusia*: presença/ausência e grau conforme estabelecido usando-se o Teste de Nível de Desconforto com a Intensidade e cálculo da faixa dinâmica (Goldstein, Shulman, 1996).

Na nossa experiência não existe um instrumento único que seja efetivo para todos os pacientes com zumbido. Há muitos aparelhos dentre os quais escolher e uma razão lógica para escolher aparelhos específicos.

Amplificação e mascaramento (Shulman, Goldstein, 1987; Goldstein, Shulman, 1991/1996; Goldstein, Miller M., 1995-1998)

O uso de um aparelho de audição é uma técnica para CZ que é recomendada particularmente quando há uma perda auditiva acompanhante. Nossa crença é que qualquer indivíduo com uma perda auditiva importante que interfere com a comunicação deve receber a adaptação de uma amplificação apropriada. Capacidades melhoradas de comunicação reduzem o esforço de ouvir e o grau de estresse. Os aparelhos de audição amplificam a fala bem como o ruído de fundo. Muitos aparelhos de audição produzem altos níveis de ruído interno também. A combinação desses fatores resulta em graus variados de mascaramento e alívio. Com o avanço rápido na tecnologia de aparelhos de audição, incluindo opções de circuitos, tamanho e estilo, os audiologistas têm uma capacidade aumentada de proporcionar mascaramento melhor e mais eficaz para zumbido.

Instrumentação na forma de um aparelho de audição ou um mascarador de zumbido, seja isoladamente seja em combinação chamada instrumento de zumbido, oferece o alívio mais constante para o maior número de pacientes com ZIS, particularmente pacientes que têm ZIS do tipo coclear. Os indivíduos que têm uma perda auditiva importante e mascarabilidade positiva no teste, e para quem um aparelho de audição isoladamente não fornece alívio suficiente para o seu zumbido, têm a recomendação de um instrumento de zumbido.

A técnica de mascaramento do zumbido usa aparelhos que produzem um som externo para cobrir ou "mascarar" o zumbido. Aparelhos usáveis ao nível da orelha que são disponíveis comercialmente têm diferentes espectros e diferentes níveis de energia de saída. Os aparelhos foram aperfeiçoados em qualidade, características de frequências de resposta e tamanho. Eles incluem mascaradores atrás da orelha, concha completa bem como mascaradores de canal. A vantagem do menor aparelho é o maior conforto, uma capacidade aumentada de dormir com o aparelho na orelha bem como aceitabilidade cosmética.

Os indivíduos que estão usando mascaradores relatam que experimentam alívio de várias maneiras: primeiro, que o som do aparelho frequentemente é mais agradável que o som do seu zumbido; segundo, que é mais fácil ouvir um som externo chegando na orelha do que o seu próprio som interno; terceiro, que eles acham que têm algum controle sobre o seu zumbido e que podem escapar do seu som; e quarto, que experimentam quantidades variáveis de inibição residual quando removem o aparelho.

Nossa experiência em fornecer alívio para o paciente com zumbido por meio de mascaramento tem sido positiva (Shulman, Goldstein, 1987; Goldstein, Shulman, 1991/1996; Goldstein, Miller M., 1995-1998). Os aparelho(s) pode(m) ser usado(s) quando o paciente deseja, durante tanto ou tão pouco tempo quanto necessário; fornece alívio imediato; o paciente está no controle; e pode ser usado mono ou biauricularmente.

O aparelho é uma modalidade importante para alívio e controle seguros para a maioria dos pacientes com ZIS, particularmente quando ZIS é de um TCZ predominantemente coclear. Nossa experiência indica que o sucesso da instrumentação, e particularmente do mascarador de zumbido, é diretamente relacionado ao grau de abrangência do PMAPZ, incluindo a identificação do TCZ e o tratamento de doença auricular existente, por exemplo, HES.

Significativamente, embora essa instrumentação seja o método mais constante para fornecer alívio parcial a um número substancial de pacientes com ZIS, o grau de melhora usualmente não satisfaz as expectativas do paciente quanto ao CZ.

Terapia de retreinamento para zumbido (TRZ)

Outra forma de instrumentação disponível é a dos geradores de ruído de baixo nível, ou habituadores; estes aparelhos são usados em conjunção com TRZ. A TRZ obedece aos protocolos de Jastreboff e Hazel (1993); Mattox, Jastreboff P., Gray W. (1997). Ela utiliza técnicas de redução da ansiedade e aconselhamento e inclui prover o paciente de uma compreensão do que causa zumbido. O objetivo é remover os sentimentos negativos e a percepção da forma do zumbido da consciência do paciente e iniciar e facilitar o processo de habituação. Os geradores de baixo nível de ruído visam a interferir com a percepção do ruído e reverter o aumento de ganho no sistema auditivo.

O paciente deve usar geradores biauriculares de baixo nível de ruído quer o seu zumbido seja percebido unilateralmente quer bilateralmente; deve usar os aparelhos um mínimo de 6-8 horas acordado por dia durante um período de tempo até 18-24 meses para alcançar um nível no qual não são mais cônscios do seu zumbido. Está relatado que após este esquema de tempo, os aparelhos não são mais necessários e muitos pacientes suspendem o seu uso. Este tipo de terapia tem sido muito eficaz para alívio de hiperacusia.

Uma consideração ao selecionar TRZ é a duração da terapia necessária para alcançar alívio/controle. Os indivíduos que têm um componente de afeto importante associado ao seu zumbido, quer ele seja depressão, ansiedade ou potencial suicida, necessitam alívio/controle imediato. Nesses casos é aconselhada instrumentação de mascaramento isoladamente ou em combinação com medicação.

Aparelhos de ultra-alta freqüência e ultra-som (Lenhardt, Skellett, Wang, Clarke, 1991; Meikle M. B., 2001; Goldstein, Shulman, Lenhardt, Richards et al., 2001; Meikle, Edlefsen, Lay J. W., 1999).

Novas terapias para zumbido empregam som por condução óssea nas freqüências ultra-alta e ultra-sônica tanto para mascaramento quanto para inibição residual a longo prazo. Freqüência ultra-alta refere-se à faixa de áudio de 10.000–20.000 Hz; freqüência ultra-sônica refere-se às freqüências acima de 20.000 Hz (Shulman, 1985).

Terapia UltraQuiet é o aparelho comercialmente disponível que usa freqüências ultra-altas (Lenhardt, Skellett, Wang, Clarke, 1991; Meikle M. B., 2001; Goldstein, Shulman, Lenhardt, Richards et al., 2001). Este aparelho fornece estimulação auditiva padronizada entre 10.000 e 20.000 Hz usando um transdutor de condução óssea. A terapia UltraQuiet difere do mascarador convencional pelo fato de que nada do som superpõe-se à faixa de zumbido relatada. A estimulação auditiva é música que foi processada e mudada de freqüência. A música processada é apresentada através do transdutor de condução óssea a um baixo nível, aproximadamente 6-10 dB acima do limiar durante um período de 30 minutos a um máximo de 1 hora diariamente. Embora o estímulo seja apresentado em apenas uma mastóide ele é ouvido biauricularmente através da condução óssea. O objetivo é efetuar alterações nos mecanismos do sistema nervoso central de zumbido, resultando em inibição a longo prazo. Potencialmente este aperfeiçoamento reflete na verdade uma alteração plástica ao nível central que pode refletir, com o passar do tempo, o estabelecimento de uma nova rede interneuronal para percepção auditiva e a eliminação do fenômeno auditivo aberrante, o zumbido.

O sistema UltraQuiet difere do mascaramento convencional no qual o estímulo acústico abrange a freqüência do zumbido. Ele também difere do paradigma TRZ, no qual o foco é aprender a não dar atenção aos sons.

Estimulação ultra-sônica é fornecida por um sistema comercialmente disponível chamado HiSonic-TRD (Meikle, 2001; Meikle N. B., Edlefsen, Lay J. W., 1999). É um aparelho ultra-sônico de condução óssea que fornece dois estímulos mascaradores distintos; um ruído de banda larga e um tom de varredura. O transdutor que opera a largura da faixa de freqüências varia de 19,5-25,8 kHz, freqüências sonoras mais altas que a faixa usual dos humanos. O aparelho pode ser usado como um mascarador ou como um gerador de som com o objetivo de habituação à percepção de zumbido. Como mascarador ele é destinado a fornecer alívio com um som mais confortável que o do zumbido do indivíduo. Uso a longo prazo pode proporcionar supressão do zumbido bem como períodos cada vez maiores de inibição residual.

O indivíduo ajusta a intensidade do Hi-Sonic-TRD até ele mascarar o seu zumbido. O aparelho pode ser colocado sobre qualquer uma das mastóides; entretanto, fornecerá estimulação bilateralmente. O aparelho pode ser usado por um período de tempo tão longo quanto o indivíduo deseje.

■ **Terapia farmacológica (Shulman, 1991)**

As abordagens farmacológicas para ZIS são baseadas em aplicações clínicas **translacionais** para tratamento de ZIS daquilo que é conhecido sobre a base farmacológica da audição perceptual e associada reorganização cortical no cérebro.

TZ/CZ importante foi relatado com estratégias farmacológicas.

Em geral as categorias de terapia medicamentosa incluem: a) drogas provocadoras de zumbido; b) drogas supressoras de zumbido; c) drogas usadas para controlar fatores que se sabe influenciarem a evolução clínica do ZIS e d) estratégias com drogas neuroprotetoras (ver Estratégias de Tratamento do Zumbido e Condutas Farmacológicas).

Devido às limitações de espaço recomendamos ao leitor consultar as medicações e posologias específicas nas referências citadas.

■ *Biofeedback* **(Shulman, Tonndorf, Feldmann et al., 1991; House, 1981; Basmajian, 1979; House J. W., Miller L., House P. R., 1977)**

O estresse e o seu controle são fatores importantes no zumbido, do mesmo modo que a constituição psicológica do paciente. O *biofeedback* capacita o paciente a exercer controle consciente sobre certos processos do corpo. Alguns pacientes recebem alívio do zumbido por *feedback*, especialmente aqueles que estão interessados na técnica e querem gastar o tempo requerido para alcançar sucesso. O sucesso do *biofeedback* para TZ/CZ exige a cooperação estreita do paciente, médico, terapeuta de *biofeedback* e psicólogo (House J. W., Miller L., House P.R., 1977).

■ **Neuroterapia (Shulman, Tonndorf, Feldmann** *et al.***, 1991; Weiler E. W. J., Brill K., Taschiki K. H., Wiegand, 2000; Weiler E. W. J., Brill K., Taschiki K. H., Wiegand, 2000)**

A neuroterapia é um sistema de *biofeedback* que procura influenciar a ritmicidade na atividade das ondas cerebrais. Foi descrito que fornece importante alívio do zumbido.

■ **Terapia cognitiva (Wayner, 1991/1996; Sweetow, 1995/1996; Beck A. T., 1976; Anderson, Melin** *et al.***, 1995)**

A terapia cognitiva refere-se à análise e modificação de comportamentos, crenças, atitudes e atribuições. Ela é baseada na teoria cognitiva das emoções que foi primeiro desenvolvida por A. T. Beck no final dos 1960 (Beck A. T., 1976).

A terapia cognitiva e o treinamento de relaxamento emergiram como principais métodos psicológicos para ajudar pessoas a enfrentar o sofrimento relacionado a zumbido.

A terapia cognitiva que fornece apoio significativo para o paciente com ZIS é considerada importante, particularmente para o componente de afeto do ZIS. Terapia cognitiva é fortemente recomendada e estimulada (Wayner, 1996; Wayner, 1991; Sweetow R. W., 1995/1996).

Métodos alternativos

De uma maneira geral, esses métodos de terapia apresentaram resultados conflitantes. Os métodos de TZ/CZ considerados "alternativos" não devem nunca ser rejeitados sem investigação simplesmente porque são "alternativos" (Sweetow, 1995/1996).

As modalidades alternativas de terapia na literatura incluem acupuntura, psicoterapia, hipnoterapia e raios *laser* de baixa energia na cóclea. As terapias inovadoras para CZ incluem a combinação de droga e/ou instrumentação.

Acupuntura (Feldmann, 1981; Essentials of Chinese Acupuncture, 1980; Wensel, 1980)

Historicamente, relatos da China mencionaram a acupuntura como tratamento para zumbido. Os relatos sobre os efeitos da acupuntura para ZIS foram conflitantes.

É de interesse a combinação de acupuntura com outras modalidades de terapia, incluindo psicoterapia, *biofeedback* e hipnoterapia.

Recomenda-se tentar que o TCZ seja estabelecido nos pacientes para os quais acupuntura for recomendada como método de controle do zumbido (Shulman, Tonndorf, Feldmann *et al.*, 1991).

Transmissão de laser de baixa energia à cóclea

Transmissão de *laser* de baixa energia à cóclea isoladamente ou em combinação com *Gingko* tem alguns resultados positivos em TZ/CZ (Witt U., Felix, 1989; Wedel, Walger, Calero, Hoenen, 1996; Walger, Wedel, Hoenen, Calero, 1999).

Atlasterapia

A atlasterapia é dirigida ao alívio da tensão muscular no pescoço e costas e foi descrita como trazendo alívio de zumbido em pacientes com lesão de chicotada (Kaute, 1998).

Terapia de interação competitiva cinestésica

A terapia de interação competitiva cinestésica é baseada na percepção de que a maioria dos pacientes de zumbido, independentemente do tipo de zumbido, exibe desequilíbrio grave de movimentos refletindo disfunção em todo o seu sistema locomotor. O tratamento é dirigido à remoção terapêutica do desequilíbrio do movimento e transtornos relacionados da postura e movimentação.

Oxigenação hiperbárica (OHB) (Bohmer, 1997)

A oxigenação hiperbárica (OHB) aplica oxigênio em alta pressão ao paciente com zumbido, resultando em um aumento na pressão parcial de oxigênio no sangue (ITJ 3/2 1997:137).

Métodos combinados de controle do zumbido

Uma bateria de tratamentos combinados foi recomendada inicialmente pelo departamento de otorrinolaringologia da Shiga University of Medical Science, consistindo em drogas, *biofeedback*, mascarador acústico do zumbido e estimulação elétrica. As drogas incluíram Tegretol ou Mysoline e se necessário vitamina B_{12}, cloridrato de eperizona (relaxante muscular), sulpiride (Dogmatyl), tranqüilizantes menores, cloridrato de doslepina (Prothiaden), vasodilatadores (Kitahara, 1988).

CONDUTAS FARMACOLÓGICAS

História (ver Tratamento do Zumbido – Histórico)

Geral

Cinco principios básicos são subjacentes ao tratamento farmacoterápico de um sintoma ou doença (National Institutes of Health Consensus Development Conference, 1984).

Estes são:
1. Usar a mais baixa dose efetiva.
2. Usar esquema posológico intermitente.
3. Usar terapia medicamentosa de curta duração.
4. Diminuir a medicação gradualmente após uma experiência de uso de 4 a 6 semanas.
5. Estar cônscio da possibilidade de um efeito de rebote após a descontinuação da droga e alertar o médico e o paciente (Goldstein, Shulman, Lenhardt, Richards et al., 2001).

Drogas que provocam zumbido (Shulman, 1991)

Por questão de dar abrangência a este capítulo, as drogas que provocam zumbido são brevemente incluídas neste capítulo para alertar o profissional para a necessidade de identificar na história clínica a relevância, se alguma, dessa(s) droga(s) no curso clínico do ZIS conforme descrito pelo paciente e para a sua apropriada exclusão.

Numerosas drogas foram implicadas na produção de zumbido. A seqüência cronológica entre a ingestão da droga, a duração do uso, a remoção da droga e o efeito sobre o sintoma de zumbido exige identificação. As drogas usualmente identificadas com produção de zumbido são descobertas por referências episódicas na história clínica. É considerado clinicamente importante se alguma melhora do zumbido for descrita pelo paciente quando a droga(s) em questão for removida.

As drogas mais freqüentemente envolvidas, na nossa experiência clínica, incluem os salicilatos, analgésicos não-narcóticos e antipiréticos, diuréticos ototóxicos, antibióticos ototóxicos, quimioterapia antineoplásica e metais pesados, álcool, cocaína, maconha, anticoncepcionais orais, quinina e cloroquina. Drogas diversas incluem propranolol (Inderal) e drogas antidepressivas.

Drogas que aliviam ou suprimem zumbido (Shulman, 1991)

Desde 1991, drogas que produzem alívio (isto é, controle do zumbido) e/ou supressão do zumbido são recomendadas baseando-se em mecanismos subjacentes hipotéticos de produção de um tipo clínico particular de zumbido. O uso inovador empírico de drogas tentando aliviar zumbido está revelando indícios que têm identificação de ciência básica de mecanismos subjacentes de produção de zumbido e aplicação clínica para controle/tratamento do zumbido.

Lidocaína (Lignocaine e Xylocaine) (Goodey, 1981/1988; Melding, Goodey, Thorne, 1978; Shea, Howell, 1978; Emmett J. R., Shea J. J. Jr, 1980; Bernhard, Bohm, 1954; Barany, 1935; Fradis, Podoshin, Ben David, Reiner, 1986; Sakata H., Kojima Y., Koiama S., Furuya M., Sakata E., 2001)

Terapia com lidocaína intravenosa para supressão de zumbido pode influenciar o zumbido. A lidocaína, uma amida, tem um efeito anticonvulsivo e vasodilatador a curto prazo. No paciente com ZIS um grau de eficácia a curto prazo para CZ foi descrito. Suas desvantagens são que precisa ser aplicada intravenosamente, e segundo, que sua eficácia quando relatada é de curta duração.

As teorias de mecanismo/local de ação incluíram seu efeito anestésico dentro do sistema auditivo periférico e/ou de localização central. Mais recentemente sua ação foi explicada pela atividade inibitória do receptor GABA-A.

Relatos do efeito da lidocaína sobre alívio e/ou supressão de zumbido confirmaram que em alguns pacientes o zumbido pode ser aumentado em intensidade ou permanecer essencialmente inalterado. O uso de agentes anestésicos locais IV para tratamento de zumbido é uma história longa e bem documentada.

Independentemente de especulações sobre o local e mecanismo de ação da lidocaína, a lidocaína IV tem um efeito sobre o zumbido que varia desde a supressão total até o alívio e/ou um aumento na intensidade do zumbido. Em alguns pacientes ela não tem nenhum efeito.

Goodey (1981; Melding, Goodey, Thorne, 1978; Goodey, 1988) afirma que "O principal uso da lidocaína intravenosa no zumbido é do tipo para predizer os pacientes que podem beneficiar-se com terapia anticonvulsiva oral, e está ajudando a reconhecer esses pacientes, inclusive quais drogas com alguma ação anticonvulsiva podem estar agravando o zumbido. Uma limitação significativa e importante da terapia com lidocaína tem sido uma limitação dos possíveis efeitos da administração IV de lidocaína, e a curta duração do alívio, de minutos a um máximo de várias horas. É por esta razão que a nossa experiência clínica tem sido limitar o tratamento da lidocaína IV como um teste, o qual é então seguido pelo uso de outras drogas antiepilépticas".

O teste do efeito da lidocaína IV sobre o zumbido é recomendado como descrito originalmente por Goodey. Especificamente, uma seringa de 20 ml é enchida com solução de lidocaína 1% (Shulman, 1991). A dose máxima usada é 2 mg por kg de peso corporal. A lidocaína é injetada lentamente, IV, com o paciente deitado supino. A freqüência de pulso da reação do paciente é monitorada. Queixas comuns são uma sensação de entorpecimento em torno dos lábios e uma sensação de enchimento na cabeça. Antes do teste, o paciente é informado de que o ZIS pode aumentar, diminuir ou mudar em qualquer dos parâmetros de identificação do zumbido. Um aumento da intensidade do zumbido é considerado apenas temporário. Nos pacientes com uma resposta positiva, isto é, controle do zumbido, o ZIS usualmente muda para um tom puro, o qual então é seguido pela redução em intensidade a tornar-se apenas perceptível. O efeito é estimado em termos de porcentagem. Quando o paciente relata alívio completo, a administração IV de lidocaína é suspensa independentemente de quanto o paciente recebeu. Os resultados positivos são considerados como tendo uma duração de "alguns minutos a meia hora". O paciente com um zumbido aumentado é descrito como "uma mudança em caráter para um zumbido rugindo e uma sensação de explodir a cabeça". Nesses pacientes, drogas de ação anticonvulsiva semelhante previamente eram recomendadas que não fossem consideradas, mas agora são consideradas como tendo resultados positivos dos anticonvulsivos. Neste momento nós recomendamos o uso da lidocaína como um teste para um zumbido de tipo predominantemente central e uma base para seleção adicional de droga anticonvulsiva.

Shea e Emmett propuseram um protocolo de lidocaína, no qual o paciente inicialmente recebe 100 mg de lidocaína IV como dose de teste (Shea, Emmett, 1981; Shea, Howell, 1978). Os pacientes que respondem com algum controle do zumbido inicialmente recebem a seguir o uso oral de tocainida e carbamazepina (Tegretol) (Emmett, Shea, 1980).

Lidocaína amida e cloridrato de tocainida (Shulman, 1991; Emmett, Shea, 1980)

Cloridrato de tocainida é um análogo amida da lidocaína ativo por via oral. A limitação da lidocaína IV, quando efetiva para controle de zumbido, levou às investigações de produtos tipo lidocaína oral (p. ex., tocainida e bucainida) isoladamente ou em combinação com outras medicações do tipo anticonvulsivo. É um bloqueador dos canais de sódio.

Os resultados quanto à eficácia não foram tão significantes ou constantes como com lidocaína. A posologia recomendada é 400 mg ao deitar ou em 2 a 4 vezes ao dia. Efeitos colaterais incluem náusea, erupção cutânea e transtorno gastrointestinal.

Em suma, a tocainida foi descrita eficaz em um número limitado de pacientes com ZIS. Ela não é tão eficaz quando a lidocaína ou outros anticonvulsivos.

Carbamazepina (Shulman, 1991; Melding, Goodey, Thorne, 1978; Goode, 1988; Hulshoff, Bermeij, 1985)

A carbamazepina é prescrita para seus efeitos anticonvulsivo, antidepressivo brando e de controle do zumbido em alguns pacientes com ZIS. Seu mecanismo de ação é desconhecido. A razão para o seu uso é baseada na hipótese de que algum tipo(s) clínico de zumbido pode originar-se de uma hiperatividade anormal e, por essa razão, ela pode ser eficaz como anticonvulsivo, como foi descrito com a lidocaína para TZ/CZ (Shulman, 1998).

A posologia de carbamazepina foi iniciada em 100 mg 3 vezes ao dia e aumentada gradualmente até níveis terapêuticos, isto é, supressão ou alívio do zumbido a ser obtido. Em pacientes com ZIS que relatam TZ/CZ, quando estabilizados em um grau particular de TZ/CZ, individual para cada paciente, o tratamento tem sido continuado por 2-3 meses. Os efeitos colaterais devem ser respeitados e incluem tonteira, desorientação, fadiga, perturbação do tubo digestivo, erupção cutânea e supressão dos leucócitos.

Carbamazepina é prescrita para seus efeitos anticonvulsivos, antidepressivos e de controle de zumbido. É uma terapia inovadora para controle de zumbido e não é específica para ZIS.

Carbamazepina é uma entre várias drogas antiepilépticas selecionadas para tentar alívio de zumbido para zumbido predominantemente de tipo central, quando a terapia inicial de gabapentina (Neurontin®) em combinação com Klonopin não é efetiva como parte da terapia TVR-GABA.

Carbamazepina (Tegretol®) é prescrita para estes efeitos anticonvulsivos, antidepressivos e controle de zumbido. É uma terapia medicamentosa inovadora para controle do zumbido e não é específica para ZIS. Tegretol® é recomendado na nossa clínica como uma alternativa à gabapentina e é um entre vários agentes antiepilépticos que é usado caso não haja resposta ao Neurontin®.

Em resumo, carbamazepina é recomendada como uma tentativa em pacientes com ZIS com um zumbido de tipo predominantemente central resistente aos métodos convencionais.

Fenitoína sódica (Dilantin®) (Shulman, 1991)

A fenitoína sódica (Dilantin®) é uma droga antiepiléptica relacionada aos barbitúricos na estrutura química. O local principal de ação parece ser no córtex motor, e promove perda de sódio dos neurônios, com resultante redução na hiperexcitabilidade. Efeitos colaterais comuns incluem hiperplasia gengival, efeitos neurotóxicos e sinais cerebelares incluindo dismetria, nistagmo, sinais motores, abalos motores, insônia e um quadro psicótico.

Fenitoína sódica (Dilantin®) é uma droga antiepiléptica relacionada aos barbitúricos em estrutura química.

Para tentar controle do zumbido a fenitoína foi recomendada isoladamente ou quando carbamazepina foi suprimida devido a efeitos colaterais. A posologia recomendada é uma cápsula pediátrica de 30 mg 3 vezes ao dia, aumentada semanalmente até a posologia de 3 cápsulas 3 vezes ao dia. Se não houver nenhuma queixa, 1 cápsula de adulto 3 vezes ao dia. Análise laboratorial da contagem de leucócitos e concentração sérica de fenitoína são examinadas quando a posologia adulta é iniciada.

Valproato de sódio (Depakene®, Epilim®, Ergenyl®, e Depakote®) (Shulman, 1991)

O valproato de sódio é um antiepiléptico relacionado quimicamente ao ácido valpróico. O mecanismo do seu efeito antiepiléptico não foi estabelecido. Foi sugerido que sua atividade é devida ao aumento do ácido gama-aminobutírico (GABA) cerebral. A principal contra-indicação é doença hepática.

A posologia recomendada é 200 mg 3 vezes durante o dia e 400 mg suplementares ao deitar. O paciente é alertado para queixas de dor abdominal. Testes laboratoriais de função hepática são recomendados ao início da terapia e depois de 1 semana, 1 mês e 3 meses.

Primidona (Mysoline®) (Shulman, 1991)

A primidona (Mysoline®) é um anticonvulsivo que tem eficácia relatada na dor resultante de neuralgia do trigêmeo.

Ela é relacionada ao fenobarbital. Tem um efeito colateral importante que inclui sedação e por esta razão não tem sido recomendada para controle do zumbido neste tempo no nosso consultório.

Drogas antiansiedade (Shulman, 1991)

Drogas antiansiedade são consideradas importantes para o tratamento da resposta comportamental do paciente com ZIS (isto é, o componente de afeto) como parte de uma terapia combinada tentando alívio de zumbido. A posologia para cada paciente com ZIS é individual e recomenda-se que seja prescrita apenas depois de uma avaliação médica completa, isto é, nenhuma contra-indicação médica. Essas drogas incluem barbitúricos, benzodiazepinas, propranolol, anti-histamínicos e as drogas antipsicóticas.

Barbitúricos (Shulman, 1991)

Os barbitúricos são depressores do SNC. Interações de drogas ocorrem com muitos agentes, especialmente anticoagulantes. Tolerância desenvolve-se para os seus efeitos antiansiedade, o que resulta da sua ação sedativa. A principal desvantagem é a dos efeitos de depressão do SNC e tendência à habituação. Fenobarbital e amilobarbitona sódica foram descritos com sucesso para sono, mas não conclusivos para controle de zumbido.

Benzodiazepinas (Shulman, 1991)

As benzodiazepinas têm propriedades antiansiedade bem como anticonvulsivas. Embora o mecanismo de ação completo da benzodiazepina não seja inteiramente claro, há locais receptores cerebrais específicos nas áreas do cérebro que explica alguma da atividade farmacológica das drogas benzodiazepínicas. As benzodiazepinas ligam-se ao receptor GABA-A e aumentam o fluxo de cloreto resultando em inibição aumentada. A interação entre a droga benzodiazepina e seus receptores é responsável por atividade aumentada do neurotransmissor inibitório, ácido gama-aminobutírico (GABA).

O uso de benzodiazepina para controle de zumbido é um uso não-psiquiátrico da droga. A posologia inicial recomendada é baixa, com um aumento gradual até que a ansiedade seja mantida adequadamente, e isto é feito com assessoria de psiquiatra/psicólogo.

A seleção de uma benzodiazepina deve considerar a estrutura complexa do receptor GABA. Sua heterogeneidade é refletida em uma especificidade do local e especificidade da atividade farmacocinética de cada uma das diferentes benzodiazepinas (Seighart, 1986/1989; Galpern, Miller, Greenblatt, Shader, 1990). Por essa razão foi proposta a hipótese de que, com base na localização da deficiência de um tipo particular de benzodiazepina e de qual, se alguma, sua relação com um tipo particular de zumbido central, será determinada a eficácia de qual benzodiazepina será bem sucedida para controle do zumbido. Em outras palavras, um zumbido de tipo central específico, se relacionado a uma deficiência em benzodiazepinas, reagirá positivamente com CZ, dependendo de onde o receptor GABA está localizado no cérebro bem como com um efeito farmacocinético específico para a benzodiazepina específica (Shulman, 1991/2002).

Clonazepam (Rivotril®) inicialmente foi recomendado para pacientes com ZIS com interferência associada no sono. Os pacientes com ZIS relatariam melhora no sono e capacidade aumentada significativa de "enfrentar" o seu ZIS e ocasionalmente melhora na intensidade do ZIS.

A combinação de clonazepam (Rivoril® com o antiepiléptico gabapentina (Neurontin®), como parte de um protocolo medicamentoso neuroprotetor visando ao receptor GABA-A, isto é, TVR-GABA, resultou em importante CZ/TZ a longo prazo (TVR-GABA) (ver Terapia Visando ao Receptor GABA-A). A posologia recomendada é não excedendo 1 mg por dia. Doses aumentadas são estabelecidas com parecer psiquiátrico (Shulman, Strashun, Goldstein, GABA, 2002). Gananç a et al. relataram controle de zumbido e vertigem com clonazepam (Rivotril®) (Gananca, N. M., Caovilla H. H. et al., 2002).

Alprazolam (Frontal®) resultou em alívio de zumbido e melhora da audição em um estudo do Frontal® (Johnson, Brummett, Schleuning, 1993). A terapia é recomendada em cinco fases. Em qualquer fase que seja em que o paciente obtenha alívio, então essa provavelmente é a dose de manutenção. O esquema de posologia é de aumento gradual e limitado a 3-4 semanas de duração. Significativamente, nenhum paciente obteve alívio na 1ª semana e apenas alguns nas 3 semanas seguintes. A maioria dos pacientes atingiu a Fase 3 antes que eles experimentassem alívio (Oregon Health Sciences University,

1. 0,5 mg ao deitar durante 2 semanas, a seguir.
2. 0,25 mg pela manhã, meio-dia e 0,5 mg ao deitar, todo dia durante 2 semanas, a seguir.
3. 0,5 mg pela manhã, meio-dia e ao deitar, todo dia durante 4 semanas.

Isso é o fim da experiência. Para parar Xanax diminuir gradativamente tomando:

4. 0,5 mg pela manhã e ao deitar durante 3 dias, a seguir.
5. 0,5 mg ao deitar durante 3 dias, então parar.

Outras benzodiazepinas incluem clordiazepóxido (Librium®), clorazepato (Tranxilene®), diazepam (Valium®), halazepam (**Paxipam**®), lorazepam (Lorax®), oxazepam (**Serax**®) e prazepam (**Centrax**®).

Propranolol (Inderal®) (Shulman, 1991)

O propranolol é um agente antiansiedade, que bloqueia receptores beta-adrenérgicos no sistema nervoso simpático periférico e provavelmente também centralmente. Seu uso foi, na nossa experiência, também acompanhado por um aumento na intensidade do zumbido e por esta razão ele não é recomendado para pacientes com ZIS.

Antidepressivos (Shulman, 1991)

Antidepressivos são recomendados para a resposta comportamental ao ZIS com um diagnóstico de depressão. Parecer psiquiátrico é recomendado. Tão importante quanto o estabelecimento de uma exatidão de diagnóstico do tipo(s) clínico de zumbido para CZ é também o estabelecimento de uma exatidão do tipo de depressão. Uma precisão de ambos os diagnósticos oferece uma base para seleção de drogas para eficácia aumentada para CZ.

A eficácia da medicação antidepressiva para TZ/CZ foi descrita pela primeira vez em 1984, a respeito de pacientes com ZIS que exibiam um padrão de depressão (House, J.W., 1984). Essas medicações incluíram amitriptilina (Tryptanol), amoxapina (**Asendin**), doxepina (Sinequan®). Também recomendada para o paciente agitado é uma combinação de um antidepressivo e um sedativo brando, por exemplo, perfenazina mais amitriptilina (**Triavil** ou **Etrafon**).

A experiência clínica do profissional envolvido com ansiedade e depressão é considerada crítica na aplicação para compreender a patologia subjacente envolvida, bem como a seleção da medicação. Recentemente houve experiências clínicas em evolução que indicaram diferentes tipos clínicos de depressão nos quais diferentes sistemas e equilíbrios neuroquímicos estão envolvidos, refletindo-se no transtorno dos neurotransmissores neuroquímicos. O uso de medicação apropriada pode influenciar significativamente o zumbido, para ser aumentado ou diminuído em ambos os seus componentes sensitivo e de afeto (Thompson, 2002).

As drogas antidepressivas também possuem acentuadas propriedades anticonvulsivas antiepilépticas. A combinação de um antidepressivo e um anticonvulsivo freqüentemente, na nossa experiência, resultou em importante CZ, isto é, o zumbido torna-se mais tolerável, menos importuno, e há redução na intensidade do zumbido.

Os antidepressivos são drogas que incluem não apenas os antidepressivos tricíclicos e heterocíclicos originais. Essas drogas incluem a imipramina e amitriptilina, os tricíclicos originais. As drogas nortriptilina (Pamelor®), desipramina e protriptilina (Vivactil®), doxepina (Sinequan®) são semelhantes à amitriptilina. A amoxapina é semelhante ao antipsicótico Loxapina, dibenzoxazepina. A maprotilina é um composto tetracíclico. A trazodona tem poucos efeitos anticolinérgicos e cardíacos.

Os inibidores da monoaminooxidase (IMAOs) são usados para tratar depressões autônomas graves, transtornos afetivos atípicos e certos estados de ansiedade (Tuitkin, Rafkin, Tray, Klein, 1979).

Inibidores seletivos da recaptação de serotonina (ISRSs) não são recomendados especificamente para o sintoma de zumbido, mas para o sintoma de depressão associada ao ZIS (Shulman, Goldstein, 1983-2002). Significativamente, CZ bem como aumento do zumbido foram relatados (Folmer, Griest, Bonaduce, Edelefsen, 2002). Por essas razões, recomendamos que a escolha e seleção devem ser com o parecer do psiquiatra para o controle do componente do afeto da ansiedade/depressão do ZIS (Shulman, Goldstein, 1983-2002).

Uma abordagem de equipe de otologista/neurotologista com psiquiatria é aconselhada, combinando a medicação e/ou instrumentação para o componente sensorial, isto é, zumbido, com medicações especificamente prescritas para controlar o afeto. É importante manter em mente que da mesma maneira que, clinicamente, a seleção e resposta a modalidades de TZ/CZ são influenciadas pelos vários tipos clínicos diferentes de zumbido, também houve a identificação clínica de diferentes tipos de depressão que similarmente influencia a eficácia das recomendações para controle da depressão. O uso de drogas antidepressivas/ansiolíticas neste momento não é considerado como drogas específicas para alívio de zumbido, mas em vez disso como sendo para o componente de afeto que acompanha o ZIS. A seleção de quaisquer destas drogas é considerada altamente individual, e recomenda-se que seja acompanhada por uma abordagem de equipe pela otologia/neurotologia/psiquiatria/psicologia.

O sintoma do zumbido foi listado como uma reação neurológica adversa à medicação antidepressiva (Shulman, 1991). O sintoma de zumbido na nossa experiência clínica exige que o profissional envolvido com diagnóstico e tratamento de ZIS se familiarize com os distúrbios comportamentais e a neurofarmacologia do seu tratamento. Parecer neuropsiquiátrico apropriado é necessário para todos os pacientes com ZIS particularmente associado à depressão.

Vitaminas (Shulman, 1991)

Uso suplementar de vitaminas aparece em relatos episódicos, os quais não foram consubstanciados em estudos de grandes populações.

Vitamina A, complexo vitamínico B e vitamina B_{12} foram recomendados para CZ e episodicamente houve relatos de resultados conflitantes.

Niacina (ácido nicotínico) faz parte do complexo vitamínico B. O fundamento do seu uso tem sido sua ação vasodilatadora. Ácido nicotínico em doses que causam ruborização teve uma baixa incidência de eficácia na nossa experiência.

Combinação de vitaminas e antioxidantes foram ocasionalmente descritos associados a alívio de zumbido (Seidman, 2002).

Supervisão médica é recomendada para os pacientes que tomam suplementos vitamínicos, particularmente em megadoses, por causa de efeitos colaterais importantes, por exemplo, da vitamina A e do ácido nicotínico.

Fluoreto de sódio

Terapia com fluoreto de sódio foi recomendada para otosclerose estapedial e/ou otosclerose coclear e após estapedectomia.

Shambaugh descreveu uma redução ou eliminação do zumbido quando o processo otosclerótico foi controlado ou revertido com fluoreto de sódio em pacientes com otosclerose coclear.

A dose ótima de fluoreto de sódio é aproximadamente 60 mg/dia para seu máximo efeito descalcificante. Recomenda-se que seja tomado como uma combinação de fluoreto e cálcio como suplemento dietético (Shambaugh Jr., 1977).

Uma incidência importante de otosclerose em pacientes com zumbido de um tipo incapacitante grave foi descrita (Brookler, Dizziness, Hearing Loss, 2003). Um protocolo de fluoreto de sódio isolado ou em combinação com os outros compostos controladores do fluoreto foi recomendado e relatado correlacionando-se com alívio.

Especificamente, 1 comprimido de **Fosamax** 10 mg/dia 1 hora antes do desjejum com estômago vazio com um copo cheio d'água, apenas, e nada pela boca durante 1 hora. Além disso, tomar 1 **Caltrate** 600 com vitamina D mais tarde, de tarde, e/ou 1 **Florical/Monocal** à noite após uma refeição. A contra-indicação é gravidez. Uma recomendação alternativa foi **Didronel** 400 mg/dia/2 semanas seguido por **Caltrate** 200 mg/dia/4 semanas, a seguir repetir o ciclo.

Zinco (Shulman, Aran, Feldmann et al., 1991; Rubin, 1997; Shulman, 1991; Shambaugh, 1986)

Zinco foi recomendado para controlar zumbido e também foi descrito que tem importantes efeitos positivos.

A posologia para CZ é recomendada com base em um diagnóstico de uma insuficiência de zinco acompanhante. Deficiência de zinco é diagnosticada por uma determinação da concentração de zinco sérico abaixo de 0,9 $\mu g/g$. Não existe um teste laboratorial inteiramente confiável para zinco.

As doses de suplemento de zinco para uma deficiência de zinco foram 600 mg de sulfato de zinco diariamente contendo 150 mg de zinco. Isto é o equivalente a 10 vezes a necessidade adulta diária normal.

Os resultados em relação a CZ, globalmente, foram inconclusivos e inconstantes.

Anti-histamínicos (Amedee R. G. Risey, 2000; Shulman, J. M. Aran, Feldmann et al., 1991; Shulman, 1981; Amedee, Norris, Risey, 1991)

Os anti-histamínicos são compostos químicos que inibem a ação da histamina. Os anti-histamínicos têm sido usados para controlar alergia do trato respiratório superior para manter a aeração da orelha média, e para sua atividade anticolinérgica em pacientes com ZIS identificados como tendo uma hidropisia endolinfática secundária.

Vasodilatadores (Shulman, Aran, Feldmann et al., 1991; Shulman, 1981/1991; Sheehy, 1960)

Os vasodilatadores são drogas que principalmente aumentam o fluxo sangüíneo local ou sistemicamente no paciente. A literatura tem sido conflitante nos seus relatos da eficácia para perda auditiva neurossensorial e/ou zumbido.

As drogas que foram consideradas incluem não apenas a niacina, mas também a nilidrina, papaverina, dipiridamol, dióxido de carbono e histamina.

Ácido nicotínico (niacina) (Shulman J. M., Aran, Feldmann et al., 1991)

O ácido nicotínico é um vasodilatador fraco com um efeito predominante sobre os vasos cutâneos na pele. Grandes doses que causam ruborização podem ser acompanhadas por uma queda na pressão arterial.

A posologia da droga é inicialmente 100-150 mg por via oral. Seus relatos de eficácia para CZ foram questionáveis e de ocorrência ocasional.

Cloridrato de nilidrina (Shulman, J. M., Aran, Feldmann et al, 1991)

A nilidrina é um agonista dos beta-receptores que produz dilatação das arteríolas no musculoesquelético e um aumento do débito cardíaco no cão, gato e humanos. É um vasodilatador da série epinefrina-efedrina. Quando efetiva para CZ, seu efeito vasodilatador demonstrou eficácia para CZ dentro de 6 semanas de terapia.

Cloridrato de papaverina (Shulman, J. M., Aran, Feldmann et al., 1991)

A papaverina é um relaxante inespecífico do músculo liso (antiespasmódico) e diminui a resistência vascular cerebral (vasodilatador).

A posologia para zumbido pode ser aplicada por via oral, intravenosa ou intramuscular. O valor terapêutico globalmente foi descrito como pequeno. A posologia oral usual é 100-150 mg 2 ou 3 vezes ao dia.

Dipiridamol (Persantin) (Shulman, J. M., Aran, Feldmann et al., 1991)

O dipiridamol tem características e propriedades químicas qualitativamente semelhantes à papaverina. Sua ação é ligada ao metabolismo da adenosina e dos adenina nucleotídeos, ambos os quais são vasodilatadores. Nenhum CZ foi demonstrado na nossa experiência clínica.

Dióxido de carbono (Shulman, J. M. Aran, Feldmann et al., 1991; Powers, 1984).

W. M. Powers ao apresentar um protocolo de tratamento clínico para perda auditiva neurossensorial menciona inalação de dióxido de carbono como um eficaz vasodilatador cerebral e tratamento para ZIS.

Histamina (Shulman, J. M. Aran, Feldmann et al., 1991; Clemis, McBrien, 1996)

As injeções de histamina tiveram popularidade nos 1970 e 1980 para alguns pacientes com zumbido de tipo predominantemente coclear. Ela não é uma primeira linha de terapia neste momento. Os resultados do passado são respeitados, no entanto foram substituídos pelos métodos de terapia recomendados anteriormente, os quais têm uma incidência mais alta de alívio bem sucedido do zumbido na nossa experiência (Clemis, McBrien, 1996).

Cloridrato de beta-histina (BetaSerc®) (Laurikainen, Miller, Nuttal, Quirk, 1998; Solvay Pharma AG, 1998; Novotny et al., 2002)

A beta-histina foi descrita com resultados para alívio de vertigem e zumbido em pacientes particularmente de um zumbido de tipo coclear associado à doença de Ménière. A ação da droga é aumentar o fluxo sangüíneo para a orelha interna. A posologia recomendada para vertigem é 24-48 mg/dia dividida em 2-3 doses, preferivelmente durante refeições. Os efeitos colaterais podem incluir dor no estômago e rubores na face. Porfiria pode ocorrer em casos raros.

Esteróides (Shulman, J. M. Aran, Feldmann et al., 1991; Herraiz J. O., Hernandez et al., 2002)

Os esteróides foram considerados para CZ devido ao seu efeito antiinflamatório. Na nossa experiência, o uso de esteróides foi limitado à sua aplicação intratimpânica para um zumbido de tipo predominantemente coclear e/ou para controle de vertigem episódica acompanhando doença de Ménière quando o zumbido era de um tipo incapacitante grave (ZIS). A associação de ZIS com doença de Ménière foi infreqüente.

O uso de esteróide na nossa experiência é recomendado apenas para zumbido de tipo predominantemente coclear. O método de administração é a infusão intratimpânica para dentro da orelha média para perfusão das estruturas da orelha interna.

Abordagens medicamentosas inovadoras para tratamento e controle de zumbido

Bloqueadores dos canais de cálcio

Nimodipina (Nimotop)

A nimodipina (**Nimotop**) é um bloqueador dos canais de cálcio que inibe a transferência de íon cálcio envolvendo os processos contráteis das células musculares lisas e exerce um efeito sobre as artérias cerebrais. Foi desenvolvida para controle como agente trófico para tecido neuronal após hemorragia cerebral. O mecanismo é considerado como sendo a inibição de substâncias vasoativas e degradação de produtos de sangue. A vasodilatação permite que o fluxo sangüíneo seja aumentado para áreas adjacentes ao sangramento. Desenvolvimento de tolerância é ausente. Efeitos colaterais importantes incluem hipotensão, palpitações, vômito, sensação de desfalecimento e tonteira. Um problema é o alto custo de aquisição da droga (Shulman, Goldstein, 1983-2002; Shulman, 1991).

Nimodipina foi recomendada em combinação com a abordagem TVR-GABA (ver Terapia Visando ao Receptor GABA-A (TVR-GABA)).

Agente hemorreológico

Pentoxifilina (Trental®) (Shulman, 1990; Shulman, J. M. Aran, Feldmann et al., 1991; Barros de F. A. et al., 2003)

A pentoxifilina é um derivado tris-substituído da xantina. É um agente hemorreológico (isto é, um agente que afeta a viscosidade sangüínea). Seu método de ação é melhorar as propriedades de fluxo do sangue pela diminuição da sua viscosidade. É contra-indicada em pacientes com intolerância a esta droga ou metilxantinas, que incluem cafeína, teofilina e teobromina.

A indicação da pentoxifilina (Trental®) é para pacientes com claudicação intermitente com base em doença arterial oclusiva crônica dos membros.

As reações colaterais incluem desconforto, náusea, agitação, tonteira, cefaléia, tremor e visão turva. Superdosagem inclui sintomas de hipotensão, convulsões, agitação e perda de consciência.

A pentoxifilina (Trental®) é recomendada para tentar CZ em pacientes com ZIS com uma história clínica de um distúrbio metabólico, particularmente hiperlipidemia, e/ou um diagnóstico de hidropisia endolinfática secundária. A medicação é destinada a reduzir a viscosidade sangüínea e controlar uma presumida etiologia vascular da hidropisia endolinfática secundária. Importante CZ resultou nesses pacientes com ZIS e influenciou sua evolução clínica do zumbido.

A posologia recomendada é 1 comprimido de 400 mg 3 vezes ao dia com refeições. O efeito desejado para CZ foi relatado dentro de 2-4 semanas de terapia.

Relaxante muscular (Shulman, 1991; Kitano H, Kitahara M, Uchida K, Kitajima K, 1987)

O uso de relaxantes musculares para CZ/TZ foi introduzido por Kitano *et al.*, Os autores concluíram que um relaxante muscular deve ser considerado "uma primeira escolha das drogas para o tratamento de zumbido" (Folmer, Griest, Bonaduce, Edelefsen, 2002).

Glutamato e seu antagonista, dietiléster do ácido glutâmico (Caroverina) (Ehrenberger, Brix, 1983; Denk, Brix, Felix, Ehranberger, 1991; Brix, Dent, Ehrenberger, Felix, 1996; Shulman, 1991)

O glutamato e seu antagonista, dietiléster do ácido glutâmico (Caroverine), foram descritos como tendo importante incidência de CZ em um zumbido sináptico tipo coclear.

A fundamentação é baseada em uma hipótese de que ambas as substâncias têm uma influência funcional na sinapse coclear primária. Ambas as substâncias são administradas intravenosamente e alternadamente em doses de miligramas até o paciente relatar uma redução subjetiva na intensidade do zumbido.

Furosemida/Ácido aminooxiacético (Bobbin, Gondra, 1975; Guth *et al.*, 1988; Risey, Guth, Briner, Norris, 1989; Amedee, Risey, 2000; Shulman, 1991; Guth, Risey, Driner, Blair, Kettol, 1990)

A furosemida e o ácido aminoxiacético diminuem, ambos, o potencial endococlear. O fundamento foi ter uma droga que visa especificamente à cóclea.

Inicialmente, foi relatado que o ácido aminoxiacético tem um CZ de 30%. Efeitos colaterais com esta droga impediram a continuação do seu uso ou o uso crônico.

Uma droga de "segunda geração" selecionada para tentar CZ foi a furosemida, uma vez que ela também reduz o potencial endococlear da orelha interna. A furosemida é um diurético que é um derivado do ácido antranílico. Ela é única pelo fato de inibir principalmente a reabsorção de sódio e cloreto nos túbulos proximal e distal e na alça de Henle.

Um "teste terapêutico com furosemida" de 40 mg IV é administrado intravenosamente. Um relato de CZ positivo é considerado como suportando um diagnóstico de um zumbido de tipo coclear. CZ a longo prazo não foi descrito.

Extrato de Gingko Biloba (Claussen C. F., 1986; Schneider, CF Claussen, Goldstein, Claussen C. F. *et al.*, 2000; LeBars, Katz, Berman *et al.*, 1997)

Gingko biloba é usada como um extrato (EGB) obtido da folha da *Gingko biloba*. Os efeitos parecem incluir: a) hemodinâmica da circulação; b) metabolismo; c) viscosidade sangüínea e d) neurotransmissão no idoso.

Resultados positivos na demência foram descritos na doença de Alzheimer e demência por múltiplos infartos. A preparação de *Gingko* usada no estudo foi EGB 761. A posologia foi 40 mg 3 vezes/dia, uma dose diária total de 120 mg. O estudo durou 52 semanas. Não foram relatadas reações colaterais importantes diferentes do placebo (LeBars, Katz, Berman *et al.*, 1997).

Resultados positivos para CZ foram descritos com *Gingko biloba* 200 mg IV diariamente (EGB 761) durante 7 dias seguida por EGB 761 oral 160 mg 2 vezes/dia durante 7 dias adicionais (Claussen C. F., 1986; Schneider, Claussen C. F., Goldstein, Claussen E. *et al.*, 2000).

Terapia com estreptomicina para controle de zumbido em doença de Ménière (Graham, Sataloff, Kemink, 1984)

Supressão vestibular sem nenhuma perda auditiva e com CZ significativa na doença de Ménière foi relatada com uma terapia de sulfato de estreptomicina em titulação administrada intramuscularmente.

Protocolo com drogas neuroprotetoras (Shulman, 1997; Shulman, A., Strashun A. M., Seibyl J. P., Daftery A., Goldstein, 2000; Shulman A., Strashun A. M., Goldstein B. A. GABA, 2002; Salvi, Shulman, Stracher *et al.*, 1998; Stracher, 1997; Shulman, 1998; Choi, 1989)

Protocolos de medicação para ZIS neste momento são recomendados para tentar influenciar a neuroquímica do ZIS periférica e central influenciando hipotéticos sistemas de neurotransmissores envolvidos na percepção da audição e alterações plásticas envolvidas em um nível cortical com preparações agonistas/antagonistas apropriadas.

Os sistemas neurotransmissores focalizados neste momento são os sistemas glutamato/GABA e dopamina/serotonina: glutamato, o sistema excitatório, e GABA, o inibitório, e os sistemas moduladores envolvendo os sistemas dopamina/serotonina.

A teoria da excitotoxicidade do glutamato em relação à morte neuronal isquêmica é considerada como tendo aplicação prática para TZ/CZ (Choi, 1989).

A conduta farmacológica para TZ/CZ é dirigida à identificação da neuroquímica subjacente da transmissão de sinalização cerebral em um nível celular envolvendo múltiplos sistemas neurotransmissores e regiões de interesse no cérebro. Considera-se que um processo básico, a neuromodulação (Shulman, 1981), influencia TZ/CZ. Admite-se que o curso clínico do ZIS reflete alteração da atividade fisiológica em níveis neuronais e sinápticos resultando em uma interrupção do processamento de sinais e disritmia. É postulada a hipótese de uma rede interneuronal recíproca, interativa, dentro de/entre múltiplas regiões de interesse, e o envolvimento de múltiplos sistemas neurotransmissores subjacentes no paciente com ZIS (Andrews R. J., 2003; Andrews, 2003).

Em 1995-1996, um protocolo medicamentoso neuroprotetor foi introduzido focalizando sistema(s) e mecanismo(s) neurotransmissores de produção e transmissão de zumbido incluídos pela predição de ZIS (Shulman, 1997).

A neuroproteção pode ser definida como processo ou processos que protegem, evitam e/ou melhoram a função neuronal após lesão. O objetivo é fornecer função inibitória aumentada em um nível cortical. Uma terapia visando ao receptor dirigida para o receptor GABA-A para um ZIS de tipo predominantemente central resultou em CZ/TZ a longo prazo (Shulman, Strashun, Seibyl, Daftery, Goldstein, 2000; Shulman, Strashun, Goldstein, GABA, 2002) (ver Terapia Visando ao Receptor GABA-A (TVR-GABA)).

O fundamento lógico para terapia medicamentosa, usando antagonistas/agonistas dirigidos para suspeitados neurotransmissores subjacentes ao ZIS, é tentar produzir atividade neuroprotetora com resultante TZ/CZ. Pode-se especular que um aumento do receptor GABA-A reflita resultados positivos da terapia para TZ/CZ, incluindo aqueles obtidos com outras modalidades de terapia, por exemplo, instrumentação, aconselhamento, habituação etc.

As estratégias de terapia medicamentosa incluem modificação sensitiva, modificação da patologia subjacente, manutenção ou intensificação da memória e, por último, influência na resposta comportamental do paciente com ZIS, isto é, o afeto. A modificação do afeto é dirigida para o controle da ansiedade, depressão, atenção, comportamento, estresse e medo (Shulman, 1997/1998).

Tratamento de modificação sensitiva inclui drogas que se sabe influenciarem a degeneração das células ciliadas (Shulman, 1997/1998).

Tratamento dirigido para o componente afeto envolve os sistemas GABA noradrenérgico/dopamina/serotonina e mais recentemente o sistema glutamato – todos influenciaram significativamente a seleção de drogas para tentar o controle comportamental da queixa de zumbido (Shulman, 1991), isto é, ansiolíticos/antidepressivos/*biofeedback*/treinamento cognitivo e suplementarmente suporte a técnicas de grupo e de controle do estresse (Wayner, 1996; Wayner, 1991; Sweetow, 1995/1996; Beck A. T., 1976; Anderson, Melin *et al.*, 1995).

Terapia de modificação da patologia é dirigida para as patologias da inflamação, estresse oxidativo, modificação do processamento de proteínas e fatores neurotróficos (neuronutricionais) e aqueles para incremento da memória.

As etiologias, para as quais os tratamentos são dirigidos, incluem isquemia, hemorragia, trauma e neurodegeneração (Shulman, 1997/1998).

Encaminhamos o leitor à bibliografia anexa para as drogas/doses específicas.

TERAPIA VISANDO AO RECEPTOR GABA-A (TVR-GABA) (SHULMAN, STRASHUN, GOLDSTEIN, GABA, 2002)

Introdução

Os avanços recentes para tratamento de zumbido incluem um tratamento farmacológico centralizado na TVR-GABA, dirigida para redução excessiva excitotoxicidade no córtex cerebral, bem como uma tentativa de aumentar a ação inibitória ou "frenagem" do receptor GABA.

Uma terapia visando ao receptor é definida como terapia dirigida para influenciar a função fisiológica/bioquímica dos neurotransmissores nos locais de ligação aos receptores.

A identificação de um marcador bioquímico, o receptor GABA-A, teve aplicação clínica para TZ/CZ pela introdução de uma terapia visando ao receptor dirigido para o receptor GABA-A (TVR-GABA).

Evolução

A evolução da terapia TVR-GABA, conforme descrita por Shulman e Goldstein (2001), originou-se com a observação clínica por House e House, em 1983 (Shulman, Tonndorf, Feldmann *et al.*, 1991; House P. R., 1981) da eficácia da medicação ansiolítica para CZ e acompanhamento por Lechtenberg e Shulman da eficácia do Rivotril® Klonopin para ZIS, em 1984 (Lechtenberg, Shulman, 1984; Lechtenberg, Shulman, 1984). Isto foi seguido no começo dos 1989-1900 pela identificação com SPECT cerebral de importantes assimetrias de perfusão no cérebro realçadas no sistema do lobo temporal medial (Shulman, Strashun, Afriyie *et al.*, 1995).

R. E. Brummet propôs em 1994 que o dano periférico no sistema auditivo resultaria em um efeito inibitório, mediado pelo GABA deprimido, sobre a atividade neural que entra no colículo inferior, e que a atividade estranha que escapa para o córtex auditivo seria percebida como zumbido (Brummett, 1995).

R. E. Brummet, R. Johnson e A. Schleuning (1992) relataram alívio do zumbido em pacientes com zumbido que tomaram alprazolam (Frontal®) (Johnson, Brummett, Schleuning, 1993).

Em 1998, uma deficiência nas benzodiazepinas foi especulada/lançada como hipótese, e demonstrada em um estudo com ligantes utilizando SPECT do cérebro em pacientes com ZIS (Shulman, 1998). Os resultados preliminares com estudo por imagem por SPECT com I-123 iomazenil demonstraram ligação diminuída de BZ (benzodiazepina) em múltiplas regiões de interesse, realçada no córtex temporal medial e compatível com a hipótese que implicava mecanismos GABAérgicos na fisiopatologia do distúrbio do zumbido (Shulman, Strashun, Seibyl, Daftery, Goldstein, 2000).

A identificação de um marcador bioquímico, o receptor GABA-A, teve significação não apenas para compreensão de um mecanismo subjacente de produção de zumbido, mas também como base para tratamento de CZ de um tipo central particular de ZIS.

A pesquisa transcricional de identificação no rato de cinco alterações bioquímicas que acompanham o estresse foi aplicada clinicamente ao CZ usando agonistas e antagonistas apropriados. As alterações bioquímicas que acompanham estresse incluem (McEwen, Weiss, Schwartz, 1969; Magarinos, McEwen, 1995):

1. Aumento dos receptores a glicocorticóides.
2. Aumento das concentrações de glicocorticóides-cortisol.
3. Aumento dos aminoácidos excitatórios.
4. Aumento dos receptores NMDA ao glutamato, diminuição do receptor BZ-Cl ao GABA.
5. Aumento na serotonina.

A introdução nos protocolos de TZ/CZ de antagonistas a estas alterações bioquímicas identificadas, isto é, aumento nos aminoácidos excitatórios e receptores NMDA, GABA-A foi considerada uma base para uma terapia dirigida para um tipo de zumbido predominantemente central envolvendo o respectivo sistema neurotransmissor (Shulman, 1997). Uma abordagem dessas, começada em 1996, foi uma terapia visando aos receptores dirigida para o receptor GABA-A (TVR-GABA). A hipótese subjacente à TVR-GABA é que um mecanismo de GABA está envolvido na fisiopatologia de algum tipo clínico de zumbido.

O receptor GABA-A é um receptor pentamérico funcional efetuado por cinco famílias, 27 unidades, que é duplicado por 20 ou mais genes. Existem subtipos de receptores GABA-A, os quais contêm pelo menos 1 de cada das subunidades alfa, beta e gama. O receptor GABA-A demonstra uma especificidade de local farmacogenético, uma especificidade de região e uma especificidade de subtipo de receptor. Essas especificidades farmacogenéticas são um reflexo da heterogeneidade do receptor GABA (Seighart, 1986/1989; Galpern, Miller, Greenblatt, Shader, 1990).

■ **Recomendações para seleção de pacientes para terapia TRV-GABA (Shulman, Strashun, Goldstein, GABA, 2002)**

A) O paciente com zumbido deve ser de um tipo predominantemente central de ZIS.
B) Um protocolo médico-audiológico deve prover evidência objetiva do SNC de que o zumbido é predominantemente um ZIS de tipo central a fim de suportar as recomendações *off-line* de medicações tentando TZ/CZ.
C) RM do cérebro deve ser feita, basalmente, com gadolínio para identificar presença ou ausência de doença do SNC.
D) Opções de TZ/CZ por instrumentação e tratamento de fatores que influenciam o zumbido clínico com tratamento apropriado devem ser apresentadas ao paciente antes de começar TVR-GABA.
E) O paciente deve ser psiquiatricamente estável.
F) SPECT do cérebro deve ser feita basalmente e depois de Diamox, em uma tentativa de correlacionar estrutura/função; e/ou demonstração de presença/ausência de atividade elétrica excessiva/reduzida no cérebro conforme determinado pela eletroencefalografia quantitativa (Shulman, Strashun, Afriyie et al., 1995; Shulman, Goldstein, Strashun, Joffee, 2003).

■ **Posologia de drogas – TVR-GABA (Gabapentina/Clonazepam Neurotin®/Rivotril®) (Shulman, Strashun, Goldstein, GABA, 2002)**

Geral

As posologias de gabapentina/Clonazepam são tituladas na ocasião das visitas ao consultório e no intervalo entre as visitas, semanalmente nas primeiras 1-2 semanas ou conforme necessário, e por telefone. Uma experiência de 4–6 semanas é recomendada para estabelecer a presença/ausência de TZ/CZ.

Diretrizes de drogas específicas

Gabapentina (Neurontin)

A posologia de gabapentina é individual para cada paciente. A posologia é titulada com base no índice de intensidade de zumbido (IIZ). O índice de intensidade de zumbido é uma escala de graduação visual de 0 a 7, onde 0 significa que o zumbido desapareceu e 7 significa zumbido da mais alta intensidade. O paciente é instruído que a medicação será usada a longo prazo e que uma dose de manutenção será estabelecida. As doses de gabapentina variaram de 100 a 3.000 mg por dia.

Clonazepam (Klonopin)

A posologia de Clonazepam é titulada com base no índice de perturbação pelo zumbido (IPZ), que é uma escala de graduação visual de 0 a 7, onde 0 significa que o zumbido não é uma perturbação e 7 significa que o zumbido é uma perturbação máxima. O Clonazepan é prescrito para potencializar a função do fluxo de cloreto da ação da gabapentina sobre o receptor GABA-A, isto é, inibição aumentada. Rivotril 0,25 mg é prescrito rotineiramente ao deitar. A dose máxima por dia é 1 mg por dia. Administração de Clonazepam suplementar é baseada nos índices IIZ e IPZ. Se o zumbido subir em intensidade/perturbação para 5 ou mais e for mantido por 1-2 horas, então um suplemento de 0,25 mg é recomendado. O suplemento total não deve exceder 3 vezes por dia. Alguns pacientes obterão uma eficácia com 0,25 mg ao deitar, toda noite. Outros pacientes com ZIS podem necessitar doses mais altas de Clonazepam que são estabelecidas com consulta psiquiátrica.

TZ/CZ, se efetivo, é sentido pelo paciente dentro de 4-6 semanas ou mais cedo. TVR-GABA resultou em importante manutenção a longo prazo e alívio do zumbido em pacientes com ZIS com um zumbido de tipo predominantemente central de aproximadamente 90% (19 de 21 descritos em 2000) (Shulman, Strashun, Goldstein GABA, 2002).

■ **Complicações**

Interferência ocasional foi relatada de cefaléia, sonolência, na cognição, desequilíbrio, náusea foi infreqüente. O paciente é informado da muito pequena incidência de possibilidade de atividade convulsiva com medicação antiepiléptica.

■ **Significado clínico da TVR-GABA**

Zumbido é considerado uma queixa crônica, e seu tratamento é influenciado por esta realidade neste momento.

Seu curso clínico é influenciado pela patologia subjacente e sua interação com o ambiente. A terapia TRV-GABA é recomendada durante uma tentativa de 4–6 semanas com planos para uso a longo prazo conforme necessário. O objetivo é fornecer uma função inibitória aumentada a um nível cortical. Um aumento na função GABA é considerado refletida no grau de CZ descrito não apenas com a modalidade farmacológica da TVR-GABA, mas para outras modalidades de terapia, isto é, instrumentação, aconselhamento, habituação etc.

Estudos cerebrais com SPECT seqüenciais suportaram a impressão clínica de uma síndrome de deficiência de BZ, isto é, a melhora na perfusão demonstrada no sistema do lobo temporal medial (Shulman, Strashun, Goldstein, GABA, 2002).

As respostas positivas de T do paciente à TVR-GABA, tanto clinicamente pelo paciente com ZIS quanto objetivamente com SPEC e QEEG seqüenciais, suportam a hipótese de que um sistema GABAérgico está envolvido na evolução clínica de um zumbido incapacitante grave de tipo predominantemente central e seu controle, isto é, alívio, deve ser considerado nas recomendações para tentar TZ/CZ (Shulman, Goldstein, 2002).

FUTURO

Pela primeira vez, no ano de 2000, a identificação de um marcador bioquímico de zumbido, o receptor GABA-A–BZ-Cl, suporta a hipótese de uma deficiência deste receptor em alguns pacientes com ZIS identificados como tendo um tipo predominantemente central de zumbido. O receptor GABA-A pode ser um mecanismo neuroquímico subjacente envolvido em alguns pacientes com ZIS, particularmente de um tipo central de zumbido. A consideração do receptor GABA-A como um marcador bioquímico do zumbido abre um caminho provocante para desenvolvimento de drogas dirigidas para diferentes tipos clínicos de zumbido.

Métodos de tratamento com base genética para zumbido são esperados a partir da identificação, pela ciência básica, dos contribuintes genéticos para a fisiopatologia da etiologia do zumbido, a qual combina hereditariedade e fatores ambientais (Martin, Raphael, 2003).

Está disponível neurociência molecular para explorar diferentes passos envolvidos no caminho neuroquímico da morte celular, transdução de sinais e inflamação. Estudo por imagem de receptores a neurotransmissores está disponível para estabelecer e monitorar o início e progressão da perda neuronal que acompanha o sintoma de zumbido. Está disponível para prover informação precisa sobre um estado neuroquímico individual em resposta a uma terapia com droga específica, a qual, por exemplo, pode ser dirigida para interrupção de um processo patológico que inicia ou promove o sintoma e/ou doença, neste caso zumbido.

Estudo por imagem molecular genético usando radioligantes, que visam a receptores específicos para neurotransmissores, para identificação de subpopulações de neurônios no cérebro envolvendo zumbido, está agora disponível para exploração. O imageamento de radioligantes especificamente dirigidos para a composição molecular de um sistema neurotransmissor oferecerá novas percepções do zumbido e doença neurodegenerativa, bem como para o desenvolvimento de novas terapias medicamentosas (Marek, Seibyl, 2000).

Os objetivos do estudo por imagem molecular genético irão esclarecer a história natural do zumbido, no desenvolvimento de terapias para proteger as estruturas neuronais remanescentes, as quais ainda não estejam envolvidas no sintoma zumbido e seus componentes sensitivo e/ou de afeto.

Condutas cirúrgicas para TZ/CZ são projetadas para aumentar, refletindo a compreensão aumentada da base genética molecular subjacente aos mecanismos de produção de zumbido e função do sistema cocleovestibular periférico e central e função cerebral. Magnetoencefalografia identificou disritmia talamocortical em pacientes que relatavam dor neurogênica, zumbido, doença de Parkinson ou depressão. Os sintomas clínicos "positivos", chamados "efeito de borda" (*edge effect*), são vistos como resultando de uma ativação de faixa gama ectópica provavelmente resultante de assimetria inibitória entre módulos de alta e baixa freqüências talamocorticais ao nível cortical (Llinas, Ribary, Jeanmonod *et al.*, 1999).

Clinicamente, a colocação estereostática de eletrodos e criação de termolesões limitadas ao tálamo medial, incluindo o núcleo lateral central, o mediano central, o parafascicular, o núcleo ventromedial e o complexo talâmico posterior compreendendo o complexo suprageniculado–limitans e o núcleo posterior, foi descrita como tendo resultado em graus de melhora dos sintomas positivos inclusive zumbido (Jeanmonod, Magnin, Morel, 1996). A aplicação da magnetoencefalografia (MEG) para identificação de regiões de interesse no cérebro envolvidas no mascaramento tem aplicação clínica para TZ/CZ (Van Marle *et al.*, 2002).

Para o zumbido, a identificação de um marcador bioquímico do ZIS, a resposta positiva a longo prazo dos pacientes com um zumbido de tipo predominantemente central à TVR-GABA, a resposta de mascaramento positiva com estimulação por ultra-alta freqüência – todas acham apoio para o "componente de borda" da disritmia talamocortical e o significado do receptor GABA-A para ZIS.

A reintrodução da terapia medicamentosa intratimpânica para tentar alívio de zumbido deve aumentar com a aplicação de: a) novos sistemas de aplicação (Zenner, 2001) e b) agentes farmacológicos para neuroproteção (Kopke, Stacker, Lesebvere *et al.*, 1996).

Modalidades de neuromodulação da terapia que ministram estimulação elétrica controlada ao sistema nervoso central e periférico, focalizada na estimulação de uma região ou nervo específico, foram descritas como fornecendo alívio de distúrbios do movimento, dor e epilepsia, regeneração nervosa e neurotrofinas (Kopke, Stacker, Lesebvere *et al.*, 1996). Três formas de neuromodulação incluem estimulação cerebral profunda, estimulação do nervo vago e estimulação magnética transcraniana (Andrews, 2003; Andrews R. J., 2003; Plewnia, Bartels, Gerloff, 2003).

Futuras questões a serem respondidas quanto ao diagnóstico e tratamento do zumbido incluem: Qual é a taxa de degeneração neuronal em pacientes com um zumbido de tipo predominantemente central? Quais são os fatores que determinam a taxa de degeneração neuronal? Existe um período pré-clínico durante o qual ocorre degeneração, que impede o sintoma clínico de zumbido, isto é, zumbido subclínico? Que drogas **putativamente** neuroprotetoras ou restauradoras retardam a taxa de perda de neuronal ou talvez até mesmo restaurem a função neuronal e podem resultar em alívio do zumbido? O que é o "mascaramento" e o papel da neuroproteção e neuromodulação?

O desenvolvimento futuro de drogas deve ser dirigido para a aplicação e desenvolvimento adicional de déficits colinomimético-colinérgicos, agentes antiexcitotóxicos e fatores neurotróficos. Também investigação do sistema glutamato, particularmente dirigido para os transportadores de glutamato com o desenvolvimento de antagonistas dos receptores ao glutamato, um dos quais já foi descrito para alívio de zumbido para um zumbido sináptico predominantemente coclear pelo uso de um antiespasmódico (caroverina) (Ehrenberger, Brix, 1983; Denk, Brix, Felix, Ehranberger, 1991; Brix, Dent, Ehrenberger, Felix, 1996).

A questão crítica que necessita ser respondida sobre o zumbido é como um fenômeno sensitivo, isto é, o zumbido, se transforma em um sintoma de afeto e como uma queixa de afeto se reflete como um componente sensitivo, a saber, zumbido? Qual é a relação estrutura/função periférica e central do zumbido? A abordagem clássica para tratamento do zumbido baseada em uma única droga e/ou um único aparelho não se aplica mais, com base no que agora é conhecido sobre a função cerebral e o que a neurociência ensina. Estamos falando de uma rede interneuronal interativa, interconectada, recíproca, envolvendo múltiplos sistemas neurotransmissores refletindo-se no que foi considerado/proposto como sendo uma via final comum do zumbido para transformação sensitivo-afetiva de uma sensação auditiva aberrante, isto é, o zumbido. A resposta a esta questão previsivelmente proverá modalidades de terapia não apenas para CZ, mas, em vez disso uma cura para tipos/subtipos particulares de zumbido devidos a etiologia(s) específica(s).

Os processos envolvidos no estabelecimento, particularmente do tipo incapacitante grave, do sintoma de zumbido, e os problemas encontrados, relacionam-se ao problema global e perguntam ao longo dos séculos qual é a inter-relação entre a mente e o cérebro e quais são os processos envolvidos nessa identificação.

O problema não é somente científico, mas também filosófico. Esta é a razão da complexidade encontrada em ambos o diagnóstico e o tratamento/controle do zumbido (Shulman, Goldstein, 1983-2002).

CONCLUSÕES

- Múltiplos métodos e modalidades para alívio do zumbido são disponíveis neste momento. A chave da eficácia de qualquer modalidade conhecida de terapia para alívio de zumbido deve ser baseada no estabelecimento de um diagnóstico preciso do zumbido.
- Um protocolo médico-audiológico do paciente com zumbido (PMAPZ) aumenta a precisão diagnóstica e a eficácia dos métodos de tratamento/controle do zumbido, pela identificação do tipo clínico de zumbido (TCZ) e do(s) fator(es) que se sabe influenciar(em) a evolução clínica do ZIS. Os achados após o completamento desse protocolo resultaram no desenvolvimento de estratégias para CZ com eficácia aumentada nos pacientes com ZIS.
- Neste momento, o estado da arte para ZIS sugere a necessidade de identificar os tipos clínicos de ZIS (TCZ). Essa identificação reflete as manifestações multifacetadas do ZIS. O objetivo final é tentar identificar, diagnosticar e tratar ZIS de uma causa específica, predizer seu curso clínico e realizar uma cura.
- Diferentes resultados do tratamento/controle de zumbido refletem diferentes tipos clínicos de zumbido e os mecanismos subjacentes de produção de zumbido, para um tipo clínico particular de zumbido.
- As estratégias de tratamento/controle de zumbido que evoluíram da aplicação do PMAPZ salientam a necessidade de diferenciar métodos de TZ/CZ dirigidos para os componentes sensitivos daqueles dirigidos para os componentes de afeto do sintoma do ZIS.
- As características de mascaramento do zumbido são individuais para cada paciente de zumbido e são dinâmicas.
- Os tipos clínicos de zumbido são individuais para cada paciente de ZIS e podem ser isolados ou combinados em número.
- Zumbido não é um sintoma unitário. A heterogeneidade do sintoma de zumbido é refletida não somente no(s) mecanismo(s) de produção do zumbido, local(ais) de atividade do zumbido, periférico e/ou central, mas também por influências multifatoriais sobre a evolução clínica do zumbido. Isto sugere que nenhuma droga única será efetiva para qualquer tipo de zumbido hoje. Em vez disso, uma combinação de terapias dirigidas para sistemas neurotransmissores subjacentes identificados e/ou hipotéticos, com neuroquímica(s) envolvida(s) em múltiplos locais de ação, oferecerá a maior probabilidade de sucesso para fornecer TZ/CZ.
- Não existe uma maneira única de fornecer alívio do zumbido. Há múltiplas modalidades de tratamento, as quais tentam prover controle do zumbido. As terapias combinadas envolvem instrumentação unicamente ou em combinação com medicação neste momento.
- No ano de 2003 e até agora, embora não exista uma cura, alívio do zumbido (CZ) é disponível. Especificamente em relação a TVR GABA, as recomendações farmacológicas resultaram em alívio do zumbido para 85-90% nos pacientes com um ZIS de tipo predominantemente central. Globalmente, nossos resultados com TVR para alívio de zumbido são 70 a 80%, com medicação, instrumentação 10%. Temos nossos problemas de 5 a 10%. As recomendações para instrumentação foram reduzidas à medida que as terapias farmacológicas aumentaram em eficácia para CZ.
- Tratamento/controle de zumbido é disponível, embora nenhuma cura esteja presente neste momento. Não se deve mais dizer aos pacientes com ZIS que eles "devem viver com ele".

REFERÊNCIAS BIBLIOGRÁFICAS

Amedee R, Norris C, Risey J. Non-sedating Antihistamines: New uses Novel research. *Imnunol Allergy PRACT* 1991;13:62-64.

Amedee RG Risey J. Drug treatments for tinnitus: the tulane experience. *Int Tinnitus J* 2000;6:63-66.

American Tinnitus Association. *Information about Tinnitus*, 1979.

Anderson G, Melin L, et al. The review of psychological treatment approaches for patients suffering from tinnitus. *Panels of Behavioral Medicine* 1995;17:357-366.

Andrews RJ. Neuromodulation applications. *Ann NY Acad Sci* 2003;993:14-24.

Andrews RJ. Neuromodulation techniques. *Ann NY Acad Sci* 2003;993:1-13.

Aran JM. Electrical stimulation of the auditory system and tinnitus control. First international tinnitus seminar. *J Laryngolotol* 1984;(Suppl 9):134-62.

Aran JM. Electrical stimulation of the auditory system and tinnitus control. First international tinnitus seminar. *J Laryngolotol* 1984;(Suppl 9):134-62.

Aschendorff A, Pabst G, Klenzner T, Laszig R. Tinnitus and cochlear Implant users: The Freiburg experience. *Int Tinnitus J* 1998;4:162-164.

Barany R. Die. Beinflussung des ohrensausenes durch intravenous injizierte lokalaesthetica. *ACTA Otolaryngolol* 1935;23:201-207.

Barros de FA, Penivo NO, Ramos HGL, Sanchez ML, Fukuda Y. Audiological evaluation of 20 patients receiving Pentoxifylline and Prednisone after Sudden Deafness: Prospective study. *Int Tinnitus J* 2003;9(1):17-22.

Barrs DM, Brackmann DE, Shulman A, Ballantine J. Translabyrinthine nerve section and tinnitus. Proceedings second international tinnitus seminar. *J Laryngol Otol* (Suppl 9):287-293.

Basmajian JV (ed.) *Biofeedback: Principles and Practice for Clinicians*. Baltimore: Williams & Wulkins, 1979.

Beck AT. *Cognitive Therapy and the Emotional Disorders*. New York International University Press, 1976.

Bernhard CG, Bohm E. On the central effects of xylocaine with special reference to its Influence on Epileptic Phenomenon. *Acta Physiol Scand* 1954(Suppl 31):114-115.

Bobbin RT, Gondra N. Effects of the intracochlear amino – oxyacetic acid on cochlear potentials and endolymph composition. *Ann Otol Rhinol Laryngol* 1975;84:192-197.

Bohmer D. Treating tinnitus with hyperbaric oxygenation. *Int Tinnitus J* 1997;3(2):137-140.

Brix R, Dent DM, Ehrenberger K, Felix D. Neurophysiological control and therapy of tinnitus with cochlear hearing disorders. In: Vernon JA, Reich GE, (eds.) *Proceedings of the 5th International Tinnitus Seminar*. American Tinnitus Association, 1996. 101-105p.

Brookler KH. Dizziness, Hearing Loss, Tinnitus and Nausea in Otosclerosis. *XXX NES Congress, Oporto*, Portugal. Internet-ASN, 2003.

Brummett RE. A Mechanism for Tinnitus? In: Vernon SJA, Moller AR (ed.) *Mechanisms of Tinnitus*. Boston, MA, Allyn & Bacon, Chapter 2. p. 7-10. 1995.

Causse JB, Vincent R. Surgery and tinnitus for otosclerotic patients. *Int Tinnitus J* 1996;2(2):123-128.

Choi DW. Toward a new pharmacology of ischemic neuronal death. *Ann Intern Med* 1989;110:992-1000.

Claussen CF. Personal communication, 1989.

Claussen CF. Pharmakologische und klinisch pharmakologische aspekte zur therapie mit Ginkgo Biloba Extract. In: *Vertigo – Interdisciplinaries Symposium*. Berlin: Stuttgart, Harsch, Verlag, 1986. 11-29p.

Clemis JD, McBrien MN. The therapeutic use of histamine in cochleovestibular disorders and tinnitus. In: Vernon JA, Reich GE, (eds.) *Proceedings of the 5th International Tinnitus Seminar*. American Tinnitus Association, 1996. 203-219.

DeCicco MJ, Hosser ME, Kopke RD, et al. Round window microcatheter administered microdose gentamycin: results from treatment of tinnitus associated with Ménière's disease. *Int Tinnitus J* 1997;4:141-143.

Dehler R, Dehler F, Claussen CF, et al. Competitive – kinesthetic interaction therapy. *Int Tinnitus J* 2000;6:29-38.

Denk DM, Brix R, Felix D, Ehranberger K. Tinnitus therapy with transmitters. Aran JM, Daumann R (eds.) *Proceedings of the Fourth International Tinnitus Seminar*. Bordeaux, Amsterdam: Kugler, 1991.

Derebery MJ, Berliner Kl. Allergic aspects of tinnitus. In: Vernon JA, Reich GE (eds.) *Proceedings of the 5th International Tinnitus Seminar*. American Tinnitus Association, 1996. 477-484p.

Douek E. Electrical stimulation inner ear: auditory tinnitus suppression results and speech discrimination. Second international tinnitus seminar 1983. *J Laryngol Otol* 1984(Suppl 9):128-131.

Ehrenberger K, Brix R. Glutamic acid diethyl ester tinnitus treatment. *Acta Otolaryngol* 1983;95:599-605.

Emmett JR, Shea JJ, Jr. Treatment of tinnitus with tocainide hydrochloride. *Otolaryngol. Head-Neck Surg* 1980;88:442-446.

Essentials of Chinese Acupuncture. 1. ed. Beijing: Foreign Language Press, 1980. 1-389p.

Feldmann H. Homolateral and contralateral masking of tinnitus. *Br J Laryngol Otol* 1981(Suppl 4):40 70.

Folmer RL, Griest SE, Bonaduce A, Edelefsen LL, Patuzzi R-Ph. Use of Selective Serotonin Reuptake Inhibitors (SSRIs) by patients with chronic tinnitus in proceedings seventh international tinnitus seminar. Western Australia: Uni Print, Perth, 2002. 81-85p.

Fradis M, Podoshin L, Ben David J, Reiner B. Treatment of Ménière's disease by intratympanic injection with lidocaine. *Arch Otolaryngol* 1986;111:491-493.

Fukuda Y, Albernaz PLM. The allhear cochlear implant in tinnitus. *Int Tinnitus J* 1998;4:159-161.

Galpern WR, Miller GL, Greenblatt DJ, Shader RI. Differential effects of chronic lorazepam and alprazolam on benzodiazepine binding and GABA-A receptor function. *Br J Pharmacol* 1990;101:839-842.

Gananca NM, Caovilla HH, et al. Clonazepam in the pharmacological treatment of vertigo and tinnitus. *Int Tinnitus J* 2002;8:50-53.

Goldsmith MN. Cochlear implantation in the 21 century. *Int Tinnitus J* 1999;5:32-34.

Goldstein B, Miller M. AAOHNS. Continuing Education Courses. 1995-1998.

Goldstein B, Shulman A. Tinnitus – hyperacusis and the loudness discomfort test: a preliminary report. *The International Tinnitus Journal* 1996;2(1):83-89.

Goldstein B, Shulman A. Tinnitus masking – a longitudinal study, 1987-1994. In: Reich GE, Vernon JA (eds.) *Proceedings of the Fifth International Tinnitus Seminar 1995*. Portland, OR: American Tinnitus Association. 1996. 315-321p.

Goldstein B, Shulman A. Tinnitus outcome profile and tinnitus control int. *Tinnitus J* 2003;9(1):26-31.

Goldstein BA, Shulman A, Lenhardt ML, Richards DG, et al. Long-term inhibition of tinnitus by ultraquiet therapy: preliminary report. *Int Tinnitus J* 2001;7(2):122-127.

Goldstein BA, Shulman A. Tinnitus masking – a longitudinal study of efficacy/diagnosis, 1977-1994. In: Reich GE, Vernon JA (eds.) *Proceedings of the Fifth International Tinnitus Seminar*, 1995 Portland OR: American Tinnitus Association, 1991. 315-321p.

Goldstein BA, Shulman A. Tinnitus stress test. In: Vernon JA, Reich GE, (eds.) *Proceedings of the 5th International Tinnitus Seminar*. American Tinnitus Association, 1996. 142-147p.

Goldstein BA, Shulman A. Tinnitus stress test. In: Vernon JA, Reich GE, (eds.) *Proceedings of the 5th International Tinnitus Seminar*. American Tinnitus Association, 1996. 142-147p.

Goodey RJ. Drugs in the treatment of tinnitus. In: *Tinnitus Ciba Foundation Symposium 85*. London: Pitman Books, 1981. 263-268p.

Goodey RJ. Drugs in the treatment of tinnitus. Kitahara M (ed.) *Tinnitus-Pathophysiology and Management*. Tokyo: Igaku-Shoin, 1988. 64-73p.

Graham MD, Sataloff RT, Kemink JL. Tinnitus and Ménière's disease: Response to Titration Streptomycin Therapy. In: Shulman A, Ballantine J (ed.) Proceedings Second International Tinnitus Seminar. *J Laryngol Otol* 1984(Suppl. 9):281-286.

Guinan JJ Jr. Effective neural activity on cochlear mechanics. *Scand Eudill* 1986(Suppl 25):53-61.

Guth P, et al. Amelioration of Tinnitus by Modalities Known to Reduce the endocochlear potential. In: Abstracts of the 11th Mid winter Research Meeting – ARO. Abstract 150, 1988. 121p.

Guth PS, Risey J, Driner W, Blair P, Kettol. Evaluation of amino-oxyacetic acid as a palliative in tinnitus. *Ann of Otology, Rhinology, and Laryngology* 1990;99:74.

Haid CT. Acoustic-tumor surgery and tinnitus. *Int Tinnitus J* 1998;4:155-158.

Hamid M. Personal Communications. 1998-2003.

Hazel J. Patterns of Tinnitus: Medical Audiologic Findings. *British Journal of Laryngology and Otology* 1981(Suppl 4):39-47.

Hazell JWP, et al. Tinnitus masking – a significant contribution to tinnitus management. *Br J AUDIOL* 1981;15:223-230.

Hazell JWR, Williams GL, Sheldrake JB. Tinnitus maskers – successes & failures: A report on state of the art. In international tinnitus seminar. *JRL Laryngol Otol* 1981(Suppl 1):80-87.

Herraiz JO, Hernandez-Calein J, Toledano A, Los Santos G. Corticoid therapy for tinnitus patients. In: *Seventh Int Tinnitus Seminar* 2002. 86-88p.

Hicks GW. Intratympanic and round window drug therapy: effect on cochlear tinnitus. *Int Tinnitus J* 1998;4:144-147.

House D. Tinnitus suppression by a cochlear implant: Review and remark. *Int Tinnitus J* 1999;5:27-29.

House JW, Miller L, House PR. Severe tinnitus: treatment with biofeedback training (results with 41 cases). *Trans Am Ophthalmol Otolaryngol* 1977;84:697-703.

House JW. Effects electrical stimulation on tinnitus. Second international tinnitus seminar. *J Laryngol Oto* 1984;(Suppl 9):139-40.

House JW. Tinnitus. Evaluation and treatment. *Am J Otol* 1984;5(6):472-475.

House PR. *Personality of the Tinnitus Patient. Tinnitus*. Ciba Foundation Symp. London: Pitman Books, 1981. n. 85. 193-203p.

Hulshoff JH, Bermeij P. A Value of Carbamazepine in the Treatment of Tinnitus. *K Otorhinolaryngology. Relat Spec* 1985;47:262-266.

Jannetta PF. Arterial compression of the trigemimal nerve at the pons in patients with trigeminal neuralgia. *Neurosurgery* 1967;26:1159-1161.

Jannetta PF. Neurovascular compression in cranial nerve and systemic disease. *Ann Surg* 1981;4;40-70.

Jannetta PJ. Microvascular decompression of the cochlear nervous treatment of tinnitus. In: Feldmann (ed.) *Proceedings Third International Tinnitus Seminar*. Berlin: Karlsruhe, Harsch, Verlag, 1987. 348-352p.

Jastreboff PJ, Hazel JWP. A neurophysiological approach to tinnitus: Clinical Implications. *Brit J Audiol* 1993;27:1-11.

Jeanmonod D, Magnin M, Morel A. Low-threshold calcium spike bursts in the human thalamus. *Brain* 1996;119:363-375.

Johnson RM, Brummett R, Schleuning A. Use of alprazolam for relief of tinnitus, a double-blind study. *Arch Otolaryngol Head H Neck N Surg* 1993;119:842-845.

Kaute B. The influence of atlas therapy on tinnitus. *Int Tinnitus J* 1998;4:165-167.

Kitahara M. Combined treatment for tinnitus in. tinnitus – pathophysiology and management. Igaku-Shoin, 1988. 107-117p.

Kitano H, Kitahara M, Uchida K, Kitajima K. Treatment of tinnitus with muscle relaxant and proceedings third international tinnitus seminar. **FALTAM DADOS** Feldmann EDH. Berlin: Karlsruhe, Harsch, Verlag, 1987. 326-220p.

Kopke R, Stacker H, Lesebvere P, *et al*. Effect of neurotrophic factors on the inner ear. Clinical implications. ACTA. *Otolaryngol* 1996;116:348-352.

Kraft JR. Hyperinsulinemia: emerging history with idiopathic tinnitus, vertigo, and hearing loss. *Int Tinnitus J* 1998;4:127-130.

Kuk PK, Tyler RS, Rustad N, Harker LA, TYe-Murray N. Alternating current at the ear drum for tinnitus reduction. *J Speech Hear Res* 1989;32(2):393-400.

Laurikainen E, Miller JM, Nuttal AL, Quirk WS. The vascular mechanism of action of betahistine in the inner ear of the guinea pig. *Eur Arch Otorhinolaryngol* 1998;225:119-123.

LeBars PL, Katz MM, Berman N, *et al*. A placebo-controlled double blind, randomized trial of an extract of Gingko biloba for dementia. *JAMA* 1997;278:1327-1332.

Lechtenberg R, Shulman A. Benzodiazepines in the treatment of tinnitus. *J Laryngol Otol* 1984(Suppl 9):272-277.

Lechtenberg R, Shulman A. Benzodiazepines in the treatment of tinnitus. *Arch Neurol* 1984;41:718-721.

Ledoux JE. Information flow from sensation to emotion plasticity in the neuronal computation of stimulus value. In: Gabriel & Moore (eds.) *Learning and Computational Neuroscience: Foundations of Adaptive Networks*. Cambridge, MA: Bradford Books, MIT Press, 1990. 3-52p.

Ledoux JE. *The Emotional Brain*. Simon & Shuster, 1996.

Lenhardt ML, Skellett R, Wang P, Clarke AM. Human ultrasonic speech perception. *Science* 1991;253:82-85.

Llinas RR, Ribary U, Jeanmonod D, *et al*. Thalamocortical dysrhythmia: a Neurological and Neuropsychiatric Syndrome characterized by Magnetoencephalograhy. *Proc Natl Acad Sci* 1999;96(26):15222-15227.

Magarinos A, McEwen BS. Stress Induced atrophy of apical dendrirts of hippocampal CA3c neurons: Involvement of glucocorticoid secretion and excitatory amino acid receptors. *Neuroscience* 1995;69:89-98.

Marchbanks R, Reid A. Cochlear and cerebrospinal fluid pressure: their interrelationships and central mechanisms. *Br J Audiol* 1990;24:179-187.

Marchbanks RJ. Increase of Intracranial Pressure has been reported as a Generator of Aural Noises: Improve the differential diagnosis or facilitate effective treatments. In: Hazell J (ed.) *Proceedings, Sixth International Tinnitus Seminar*. London: The Tinnitus and Hyperacusis Centre, 1999.

Marek K, Seibyl JP. A molecular map for neurodegeneration. *Science* 2000;289:409-410.

Martin DM, Raphael Y. Gene-based diagnostic and treatment methods for tinnitus. *Intl Tinnitus J* 2003;9(1):3-10.

Matsushima J, Takeichi N, Takagi V, *et al*. Implanted electrical tinnitus suppressor: Preliminary report on 3 Tinnitus Patients. In: *Proceedings of the Fifth International Tinnitus Seminar*. 1996. 329-334p.

Matsushima JI, Sakai N, *et al*. Evaluation of implanted tinnitus suppressor, based on tinnitus stress test. *Int Tinnitus J* 1997;3(2):123-131.

Mattox DE, Jastreboff P, Gray W. Tinnitus habituation: The university of maryland tinnitus and hypercusis center experience. *Intl Tinnitus J* 1997;3(1):31-32.

McEwen BS, Weiss JM, Schwartz LS. Uptake of corticosterone by the rat brain and its concentration in brain structures. *Brain Res* 1969;16:227-241.

Meikle MB. Use of audible ultrasound to suppress tinnitus. Oregon Hearing Research Center. January 29, 2001.

Meikle NB, Edlefsen LL, Lay JW. *Suppression of Tinnitus by Bone Conduction of Ultrasound*. Poster presented at the Twenty-First Annual Meeting of the Association for Research in Otolaryngology, 1999.

Melding PS, Goodey RJ, Thorne PR. The uses of intravenous lignocaine and the diagnosis and treatment of tinnitus. *J Laryngol Otol* 1978;92:115-121.

Metzner RJ. The targeted treatment of depression. Presentation- Neurotransmittors and Depression; New Possibilities. *Annual Meeting American Psychiatric Association*, Chicago: 2000.

Moller HR. Pathophysiology of tinnitus. In: Vernon JA, Moller AR (ed.) *Mechanisms of Tinnitus*. Chapter 15 (pages 207-217), 1995. 207-217p.

Moller MD, Moller AR, Jannetta PJ, Jho HD. Vascular decompression surgery for severe tinnitus: Selection criteria and results. *Laryngoscope* 1992;103:421-427.

National Institutes of Health Consensus Development Conference. Summary: Drugs and Insomnia. Vol. 4. Bethesda MD: National Institutes of Health, N. 10. 1984. 19p.

Novotny M, *et al*. Fixed combination of cinnarizine and dimenhydrinate versus betahistine deinesylate in the treatment of Ménière's disease: A Randomized double-blind parallel Group Clinical Study. *Int Tinnitus J* 2002;8:115-123.

Oliveira CA, Negreiros J, Cavalcante IC, Bahmed F, Venosa AR. Palatal and middle ear myoclonus: a course for objective finnitus. International Tinnitus Journal 2003;9:37-41.

Oregon Health Sciences University, Oregon Hearing Research Center. Personal Communication.

Pillsbury, HL. Hypertension, hyperlipoproteinemia, chronic noise exposure: Is there synergism in cochlear pathology? *Laryngoscope* 1986;96:1112-1138.

Plewnia C, Bartels M, Gerloff C. Transient suppression of tinnitus by transcranial magnetic stimulation. *Ann Neurology* 2003;53(2):263-266.

Politzer A. Treatment of subjective noises. In: *Diseases of the Ear – Subjective Sensations of Hearing*. 5. ed. Philadelphia, PA: Lea & Febiger, 1909. 786-791p.

Powers WH. The role of allergy in fluctuation hearing loss. *Otolaryngol Clin North Am* 1975;8:493-500.

Powers WM. Sensorineural hearing loss. Medical management. In: Zeates G. *Current Therapy in Otolaryngology*. Head and Neck Surgery. Burlington, Imperial BC. Decker, 1984.

Pujol R, Puel JL, et al. Pathophysiology at the glutamatergic synapses in the cochlea. *Acta Otolaryngol* (Stockh) 1993;113:330-334.

Pujol R. Neuropharmacology of the cochlea and tinnitus. Aran JM, Daumen R, (eds.) *Tinnitus 91*. Amsterdam: Kugler Publications, 1992. 103-107.

Pulec JL, Hodell SF, Anthony PS. Tinnitus: diagnosis and treatment. *Ann Otol Rhinol Laryngol* 1978;87:821-833.

Pulec JL. Cochlear nerve section for intractable tinnitus: Ear. *Nose and Throat Journal* 1995;74:468-476.

Risey JJ, Guth P, Briner W, Norris C. Suppression of Tinnitus using Amino oxyacetic acid and Furosemide. Abstract. Corti's organ. 4p. 4/19/1989.

Robinson M, Shulman A, Ballantine J et al. Tinnitus and otosclerosis surgery. In: Proceedings second international tinnitus seminar. *J Laryngol Otol* 1984(Suppl 9):294-298.

Ronis ML, Wohl DL. Tinnitus and diet. In: *Tinnitus Diagnosis/Treatment*. Chapter 23. Philadelphia: Lea and Febiger, 1991:493-496.

Ronis NS. Alcohol and dietary influences on tinnitus. In: Shulman A, Ballantine J (ed.) Proceedings, 2nd International Tinnitus Seminar. *J Laryngol Otol* 1984;9:242-246, (text page 320).

Rubin W. Biochemical evaluation of the patient with tinnitus. *Intl Tinnitus J* 1997;3(10):41-43.

Rubinstein B. Tinnitus and craniomandibular disorders– is there a link? *Swedish Dental Journal* 1993;(Suppl. 95).

Rubinstein JT, Tyler RS, Johnson A, Brown CJ. Electrical suppression of tinnitus with high-rate pulse trains. *Otol Neurotol* 2003;24(3):478-485.

Ruckenstein MJ, Hedgepeth C, Rafter KO, Montes ML, Bigelow DC. Tinnitus suppression in patients with cochlear implants. *Otol Neurotol* 2001;22(2):200-4.

Sahley TL, Nodar RH, Musiek FE. Efferent auditory system. *Structure and Function*. San Diego, London: Singular Publishing Group Inc., 1997.

Sakata E, Ito Y, Itoh A. Clinical experiences of steroid-targeting therapy to inner ear for control of tinnitus. *Int Tinnitus J* 1997;3(2):117-121.

Sakata E, Itoh N, Itoh A, et al. Comparative studies of the therapeutic effects of inner ear anesthesia and middle ear infusion of steroid solution for Ménière's disease. *Practica Otologica* (Japan) 1987;57:65.

Sakata E, Umeda Y, Thaahkshi K, Ohtsu K. Pathology and treatment of cochlear tinnitus by blocking with 4% lidocaine and dexamethasone infusion. *Rev Otorhinolaryngol* 1974;17:711-715.

Sakata E, Umeda Y. Treatment of tinnitus by transtympanic infusion. *Auris Nasus Larynx* 1976;3:133-138.

Sakata H, Kojima Y, Koiama S, Furuya M, Sakata E. Treatment of Cochlear Tinnitus with Transtympanic infusion of 4% lidocaine into the tympanic cavity. *Int Tinnitus J* 2001;7:46-50.

Salvi RJ, Shulman A, Stracher A, et al. Protecting the inner ear from acoustic trauma. *Int Tinnitus J* 1998;4(1):11-15.

Schneider D, Claussen L, Goldstein CF, Claussen E, et al. Gingko biloba (Rokan) therapy in tinnitus patients in measurable interactions between tinnitus and vestibular disturbances. *Int Tinnitus J* 2000;6:56-62.

Seidman MD. Personal Communication 2002. Arches Natural Products, Inc. PO Box 57 Salt Lake City, UT 84110-0057.

Seidman MG. Gglutamate antagonists, steroids and antioxidants as therapeutic options for hearing loss and tinnitus and the use of an inner ear drug delivery system. *Int Tinnitus J* 1998;4:148-154.

Seighart W. Comparison of benzodiazepine receptor in cerebellum and inferior colliculus. *Journal of Neurochemistry* 1986;47:920-923.

Shambaugh GE, Jr. Further experience with moderate dosage sodium fluoride for sensorineural haring loss, tinnitus, and vertigo due to otospongiosis. *Otorhinolaryngology* 1977;22:35-42.

Shambaugh GE, Jr. Zinc for tinnitus, imbalance, and hearing loss of the elderly. *Am G Otol* 1986;7(6):476-477.

Shea JJ, Emmett JR. The medical treatment of tinnitus. *J Laryngol Otol* 1981(Suppl 4):130-138.

Shea JJ. Howell M. Management of Tinnitus aurium with lidocaine and carbamazepine. *Laryngoscope* 1978;88:1477-1484.

Sheehy JL. Vasodilator therapy in sensorineural hearing loss. *Laryngoscope* 1960;17:885-914.

Shulman A, Ballantine J. Vasodilator-antihistamine therapy in tinnitus control. In: Proceedings, first international tinnitus seminar. *J Laryngol Otol* 1981(Suppl 4):123-130.

Shulman A, Feldman H. Tonndorf, et al. History of tinnitus. In: Feldman H (ed.) *Tinnitus Diagnosis/Treatment*. Philadelphia, PA: Lea & Febiger, Chapt. 1. 1-30p.

Shulman A, Goldstein B, Strashun AM, Joffee D. Spect/QEEG- Coregistration- Presentation XXX NES Congress. Porto, Portugal, April 2003.

Shulman A, Goldstein B. AAOHNS continuing education course – *Tinnitus Strategy – Diagnosis Treatment*, 1983-2002.

Shulman A, Goldstein B. Medical significance for tinnitus. *Int Tinnitus J* 1997;3(1):45-50.

Shulman A, Goldstein B. Quantitative electroencephalography: preliminary report-tinnitus. *Int Tinnitus J* 2002;8(2):77-86.

Shulman A, Goldstein B. Tinnitus masking. A longitudinal study of efficacy-diagnosis treatment 1977-1986. In: Feldmann H (ed.) *Proceedings. Third International Tinnitus Seminar*. Berlin: Kartsruhe, Harsch, Verlag, 1987. 251-6p.

Shulman A, Kisiel DL. Electrical stimulation-tinnitus suppression. The dynamic range of electrical tinnitus suppression. A predictive test. In: Feldmann H. (ed.) *Proceedings. Third Int. Tinnitus Seminar*. Berlin: Karlsruhe, Harsch, Verlag, 1987. 420-7p.

Shulman A, Seitz M. Central tinnitus – diagnosis treatment; observations simultaneous auditory brainstem responses with monaural stimulation in the tinnitus patient. *Laryngoscope* 1981;91:2025-2035.

Shulman A, Strashun AM, Afriyie M, et al. SPECT imaging of brain and tinnitus – neurotology neurologic implications. *Int Tinnitus J* 1995(1):13-29.

Shulman A, Strashun AM, Goldstein BA. GABA A – benzodiazepine – chloride receptor-targeted therapy for tinnitus control: preliminary report. *Int Tinnitus J* 2002;8:30-36.

Shulman A, Strashun AM, Seibyl JP, Daftery A, Goldstein B. Benzodiazepine receptor deficiency and tinnitus. *Int Tinnitus J* 2000;6(2):98-111.

Shulman A, Tonndorf J, Feldmann H, et al. *Tinnitus Diagnosis Treatment*. Philadelphia, PA: Lea & Febiger, 1991.

Shulman A, Tonndorf J, Goldstein B. Electrical Tinnitus Control. *ACTA Otolaryngol* (Stockh) 1985;99:318-325.

Shulman A. A final common pathway for tinnitus – medial temporal lobe system. *Int Tinnitus J* 1995;1:115-126.

Shulman A. A strategy for tinnitus control. In: Goebel JA, (ed.) *Insights Otolaryngology. Muro Phamaceuticals*. Vol. 5. St. Louis, MO: Mosby-Yearbook, Inc., n. 5. 1990.

Shulman A. Address of guest of honor. In: Feldmann H (ed.) *Proceedings Third International Tinnitus Seminar*. Berlin: Karlsruhe, Harsch, Verlag, 1985. 20-24p.

Shulman A. Clinical classification subjective idiopathic tinnitus. *Laryngol Otol* 1981(Suppl 4):123-129.

Shulman A. Clinical types of tinnitus. In: *Tinnitus Diagnosis and Treatment*. Philadelphia, PA: Lea & Febiger, Chapter 17. 1991. 323-341p.

Shulman A. Descending Auditory System/Cerebellum/tinnitus. Int. *Tinnitus J* 1999;5(2):92-106.

Shulman A. Efferent auditory system pathways and tinnitus. In: *Tinnitus Diagnosis and Treatment*. Chapter 8. Philadelphia, PA: Lea & Febiger, 1991. 184-410p.

Shulman A. Electrical stimulation. In: ____. *Tinnitus Diagnosis Treatment*. Chapter 26. Philadelphia, PA: Lea & Febiger 1991. 514-531p.

Shulman A. Electrodiagnostics, electrotherapeutics, and other approaches to the management of tinnitus. In: *AAO-HNS Instructional Courses*. Vol. 2. St. Louis: CV Mosby, 1989. 137-51.

Shulman A. Epidemiology of tinnitus. In: Shulman A (ed.) *Tinnitus Diagnosis Treatment*. Philadelphia, PA: Lea & Febiger, 1991. 237-247p.

Shulman A. External electrical tinnitus suppression, a review 1983-1985. *Am J Otol* 1987;8:479-84.

Shulman A. Goldstein B. Intratympanic drug therapy with steroids for tinnitus control: a preliminary report. *Int Tinnitus J* 2000;6:10-20.

Shulman A. Medical audiologic tinnitus patient protocol. In: Shulman A, et al (eds.) *Tinnitus Diagnosis/Treatment*. Philadelphia, Chapter 15, 1991. 319-322p.

Shulman A. *Medical Audiological Evaluation of the Tinnitus Patient Seminars*. In: Hearing Thieme Medical Publisher Inc., 1987;8(1):7-14.

Shulman A. Medical methods, drug therapy, and tinnitus control strategies. In: *Tinnitus Diagnosis Treatment*. Tinnitus relieving – suppressing drugs. Philadelphia, PA: Lea & Febiger. Chapter 22. 1991. 456-489p.

Shulman A. Medical methods. Drug therapy and tinnitus control strategies. In: Shulman A, Aran JM, Feldmann H, et al. (eds). *Tinnitus Diagnosis/Treatment*. Philadelphia: Lea and Febiger, 1991. 453-489p. Trental 483.

Shulman A. Medical methods. Drug therapy and tinnitus control strategies. In: Shulman A, Aran JM, Feldmann H, et al. (eds). *Tinnitus Diagnosis/Treatment*. Philadelphia: Lea & Febiger, 1991. 453-489p.

Shulman A. Neuroprotective drug therapy – medical and pharmacological treatments of tinnitus control. *Int Tinnitus J* 1997;3:2:73-93.

Shulman A. Nimodipine. In: *Tinnitus Diagnosis Treatment. Medical Methods, Drug Therapy, and Tinnitus Control Strategies*. Philadelphia, PA: Lea & Febiger, Chapt. 22. p. 477-478. 1991.

Shulman A. Noise calpain, calpain inhibitors, and neuroprotection: a preliminary report of tinnitus control. *Int Tinnitus J* 1998;4:2.

Shulman A. Secondary endolymphatic hydrops – tinnitus. *Otolaryngology Head & Neck Surgery* 1991;104(1):146-147.

Shulman A. Secondary endolymphatic hydrops. In: Shulman A, Feldman, Tonndorf H, (eds.) *Tinnitus Diagnosis and Treatment*. 333-338; 258-259p. Philadelphia, PA: Lea & Febiger, 1991.

Shulman A. Specific Etiologies and Tinnitus. In: Shulman A, Aran JM, Feldmann H, (eds.) *Tinnitus Diagnosis/Treatment*. Philadelphia: Lea and Febiger, 1991. 342-41p.

Shulman A. Stress model for tinnitus. *Neurotol Newslett* 1998;3(3):53-57.

Shulman A. Stress model for tinnitus. Presentation to the International Tinnitus Study Group, Washington, DC, 1992.

Shulman A. Subjective idiopathic tinnitus clinical types: a system of nomenclature and classification. In: Feldmann H (ed.) *Proceedings Third Int. Tinnitus Seminar*. Berlin: Karlsruhe, Harsch, Verlag, 1987. 136-141p.

Shulman A. Tinnitology, tinnitogenesis, nuclear medicine, and tinnitus patients. *Int Tinnitus J* 1998;4(2):102-108.

Shulman A. Tinnitus diagnosis and treatment. *Hearing Aid* 1979;1:32-34.

Shulman A. *Tinnitus Diagnosis Treatment*. Chapter 22. Speculations and conclusions. Philadelphia, PA: Lea & Febiger, 1991. 547.

Shulman A. Tinnitus eliciting drugs. In: Shulman A, Aran JM, Feldmann H, Tonndorf J, Vernon JA (eds.) *Tinnitus Diagnosis Treatment. Medical Methods, Drug Therapy, and Tinnitus Control Strategies*. Philadelphia, PA: Lea and Febiger, Chapter 22. 1991. 454-456p.

Shulman A. Tinnitus update – evaluation and treatment overview: New Horizons. Schering Corp. *Otolaryngology Head & Neck Surgery* 1985;2(3):1-4.

Shulman A. *Trental in Tinnitus Control*. Preliminary study 1988-1990. San Diego, CA: Presentation International Tinnitus Study Group, 1990.

Sieghart W. Multiplicity of GABA-A benzodiazepine receptors. *Trends Pharmacol Sci* 1989;10:407-411.

Silverstein H, Shulman A, Ballantine J. Cochleosacculotomy and tinnitus. (eds.) *Proceedings Second International Tinnitus Seminar. J Laryngol Otol* 1984;(Suppl 9 available on audio tape).

Solvay Pharma AG. Patient information Betaserc, 1998.

Steenerson RL, Cronin G. The treatment of annoying tinnitus with electrical stimulation. *Int Tinnitus J* 1999;5:30-31.

Stracher A. Calpain Inhibitors as a neuroprotective agents in neurodegenerative disorders. *Int Tinnitus J* 1997;3(2):71-75.

Sullivan MD, Dobie RA, Sakai CS, Katon WJ. Treatment of depressed tinnitus patients with nortriptyline. *Ann Otology Rhinol Laryngol* 1989;98:867-872.

Sweetow RW. Alternative approaches for the tinnitus sufferer. In: Reich G, Vernon JA (eds.) *Proceedings of the Fifth International Tinnitus Seminar*. Portland OR. USA: American Tinnitus Association, 1996. 69-70p.

Sweetow RW. The evolution of cognitive behavioral theory as a approach to tinnitus management. *Intl Tinnitus J* 1995;1(1):61-67.

Thompson TL. Understanding Depression; Matching the Neurotransmitter to the Patient. Medical World Conferences. New York, June 29, 2002.

Tuitkin F, Rafkin Tray, Klein DS. Monoamine oxidase inhibitors. Review of anti-depressants effectiveness. *Arch Gen Psychiatry* 1979;36:749-760.

Van Marle HJF, Kronberg E, Schulman JJ, Ribary U, Llinas R, Shulman A, Goldstein B. Magnetoencephalographic recordings from tinnitus patients during masking procedures. In: Novak H, Haueisen J, Geissler F, Huonker R, (eds.) *BIOMAG*. Berlin: VDE Verlag, 2002. 191p.

Vernon J, Schleuning A. A new management. *Laryngoscope* 1978;413-419.

Vernon J. Use of electricity to suppress tinnitus. *Seminars in Hearing* 1987;11:29-49.

Vernon JA. Common errors in the use of Masking for Relief of Tinnitus. In: Shulman A, Freldman H, Tonndorf (ed.) *Tinnitus Diagnosis/Treatment*. Philadelphia, PA: Lea & Febiger, ZPA Chapter 3. p. 50-56. 1991.

Walger M, Wedel VH, Hoenen S, Calero L. Transmission of the low power laser rays to the human cochlea. In: Vernon JA, Reich GE (eds.) *Proceedings of the 5th International Tinnitus Seminar*. American Tinnitus Association, 1996. 1999-100p.

Watanabe I, Kumagami H, Tsuda Y. Tinnitus due to abnormal contraction of stapedial muscle. *Otorhinolaryngology* 1974;36:217-226.

Wayner DS. *A Cognitive Therapy and Tinnitus: A Workshop Manual*. Portland, Oregon: American Tinnitus Association, 1991.

Wayner DS. A cognitive therapy weekend workshop for tinnitus: a follow-up report. In: Vernon JA, Reich GE, (eds.) *Proceeding of the 5th International Tinnitus Seminar*. American Tinnitus Association, 1996. 607-610p.

Wedel VH, Walger M, Calero L, Hoenen S. Effectiveness of low power laser and Ginkgo therapy in patients with chronic tinnitus. In: Reich GE, Vernon JA (eds.) *Proceedings of the 5th International Tinnitus Seminar*. American Tinnitus Association, 1996. 98p.

Weider DJ. Tinnitus: report of 10 cases of perilymphatic fistula and/or endolymphatic hydrops improve by surgery. *Int Tinnitus J* 1997;3(1):11-21.

Weiler EWJ, Brill K, Taschiki KH, Wiegand R. Electroencephalography correlates in tinnitus. *Int Tinnitus J* 2000;6:21-28.

Weiler TWJ, Brill K, Tachiki KH, Schneider D. Neuro feedback and quantitative electroencephalography. *Int Tinnitus J* 2002;8:87-93.

Wensel LO. *Acupuncture in Medical Practice*. Reston, VA: Reston Publishing Co. Inc., 1980. 218p.

Witt U, Felix, C. Selektive Photo-Biochemotherapie in der Kombination Laser and Gingko- Pfelanzenextrakt nach der Methode Witt. Neue alternative Moglichkeit bei Innenhorstorungen. Informationsmaterial de Firma Felas Lasers GmbH, Steinredder 1; 2409 Scharbeutz 1, Germany (1989)

Zenner HP. A totally implantable drug delivery system for local therapy of tinnitus. *Int Tinnitus J* 2001;7:40.

Zwicker E. Masking in normal ears: psychoacoustical facts and physiological correlates. In: Feldmann H, (ed.) *Proceedings of Third International Tinnitus Seminar*. Berlin: Karlsruhe, Harsch, Verlag, 1987. 214-223p.

Diagnóstico e Terapia no Zumbido Endógeno Bem como Exógeno na Neurotologia Moderna*

Claus F. Claussen

PALAVRAS-CHAVE

Tinnitus, Neurootology, Audiometry, Tinnitology, Tinnitus masking, Sleep disorders, Noise Trauma, Exogenous Tinnitus, Endogenous Tinnitus, Presbytinnitus, Drug Therapy of Tinnitus, Temporal Lobe Tinnitus, Vestibular evoked potentials, Bruits, hypotension, hypertension, cardiac insufficiency, neurootological history (NOASC), classical audiometry, hearing threshold, acoustic evoked potentials ABEP (PEATCs), acoustic cortically evoked potentials ALEP (PEATs), visually evoked potentials, electronystagmography, network of functional tests, BEAM (MAEC), VestEP (PEVests), chronic toxic encephalopathy (CTE [ETC]), SPECT, competitive kinesthetic interaction therapy (KKIT), cerebral blood flow, blood brain barrier, neuronal metabolism, improvement of sleep, Psychotherapy, Physiotherapy, Otoneurosurgery, multimorbidity.

Zumbido, neurotologia, audiometria, zumbidologia, mascaramento do zumbido, distúrbios do sono, trauma acústico, zumbido exógeno, zumbido endógeno, presbizumbido, terapia medicamentosa do zumbido, zumbido do lobo temporal, potenciais evocados vestibulares, sopros, hipotensão, hipertensão, insuficiência cardíaca, história neurotológica (NOASC), audiometria clássica, limiar auditivo, potenciais evocados acústicos do tronco cerebral, potenciais evocados acústicos corticais (= tardios) (PEATs), potenciais evocados visuais, eletronistagmografia, rede de testes funcionais, BEAM (MAEC), VestEP (PEVests), encefalopatia tóxica crônica (ETC), SPECT (TCEFI), terapia de interação cinestésica competitiva (KKIT [TICC]), fluxo sangüíneo cerebral, barreira hematoencefálica (= sangue-cérebro), metabolismo neuronal, melhora do sono, psicoterapia, fisioterapia, otoneurocirurgia, multimorbidade.

INTRODUÇÃO

Zumbido é uma queixa comum. Zumbido com um "zumbido endógeno" mascarável, por um lado, e um "zumbido exógeno" induzido por irritação por som externo, por outro. Na realidade, um bocado de controvérsia ou discrepâncias concernentes à natureza, mecanismos, classificação, tratamentos ou mesmo a definição de zumbido existe entre os autores.

Não obstante, em alguns pacientes ele realmente parece ser um problema que perturba sua atividade diária, a capacidade ocupacional ou mesmo interfere com o sono.

Os objetivos e responsabilidades principais do médico em relação ao tratamento dos pacientes com zumbido são (A. Shulman e B. Goldstein, 1984): a) exclusão, efetuando um exame neurológico completo, das doenças que podem ser a causa do zumbido e b) controle (tratamento) do zumbido, baseando-se no topodiagnóstico e classificação exatos. Em ambos uma tentativa deve ser feita segundo a moderna Neurotologia para objetivar o sintoma subjetivo de zumbido. Este ramo especial da Neurotologia também é chamado "Zumbidologia".

A maioria das abordagens audiológicas aos estudos do zumbido é baseada em um princípio psicométrico; elas necessitam a cooperação e responsabilidade do paciente. Agora, na prática clínica há uma necessidade de desenvolvimento de uma tecnologia, de tal sensibilidade que detecte alterações grosseiras e/ou sutis. Em zumbidologia podemos diferenciar entre zumbido objetivo, isto é, sopros, e subjetivos, que envolvem a fisiologia dos sistemas que estão sendo envolvidos (A. Shulman e B. Goldstein, 1984).

O termo "zumbido" não descreve uma entidade muito concisa de sintomatologia. O termo "sopro" significa um ruído mensurável física e objetivamente, criado na parte superior do corpo. Zumbido auditivo (*tinnitus aurium*) indica uma experiência subjetiva de um ruído que psicofisicamente parece ser originado nas orelhas internas. Este ruído subjetivo tem sua origem de quaisquer perturbações das vias acústicas. Estas últimas, por exemplo, ocorrem mais perifericamente após um traumatismo por ruído à orelha, mais centralmente após uma insuficiência vertebrobasilar afetando as vias acústicas no tronco cerebral, ou corticalmente como uma aura de uma convulsão epiléptica (Fig. 109-1).

Entre os nossos pacientes neurotológicos nós freqüentemente encontramos síndromes multissensoriais, por exemplo, com combinações entre zumbido, deficiência auditiva, vertigem e náusea. Uma investigação neurossensorial completa foi realizada em 143 pacientes neurotológicos sofrendo

---

SENSOLOGIA E ZUMBIDO

Discriminar lesões periféricas da orelha interna do tipo coclear e vestibular, de patologia central nos diferentes níveis do sistema estatoacústico

Fig. 109-1

Objetivos básicos da zumbidologia.

---

*Este trabalho foi patrocinado pela dotação: Projekt: D. 1417, durch die LVA Baden-Württemberg, Stuttgart, Germany.

de zumbido grave selecionados aleatoriamente, incluindo história neurotológica (NOASC), audiometria clássica, potenciais evocados acústicos do tronco cerebral, potenciais evocados acústicos corticais, potenciais evocados visuais, eletronistagmografia de nistagmo espontâneo, calórico, rotatório e optocinético, e craniocorpografia de testes espinhais vestibulares.

Os resultados estatísticos estão exibindo que zumbido é ligado a um fundo de doenças multifatoriais. A análise topodiagnóstica dos dados estatoacústicos mostra que existe significativamente mais patologia central do que periférica.

Uma vez que a audição seja baseada na transmissão de sons físicos do mundo circundante, através do espaço de ressonância da orelha externa e o amplificador físico da orelha média, e desde que a audição finalmente seja relacionada à transmissão biológica de dados nas vias da audição, desde a cóclea até o lobo temporal do cérebro humano, nossa modelagem da boa audição, isto é, audição compreensível, e má audição, isto é, audição incompreensível, ruído auditivo ou zumbido, é efetuada principalmente nas dimensões da física e da moderna tecnologia de dados. Entretanto, o espírito humano, com todas as capacidades sensoriais a ele ligadas, não vive em uma casa montada tecnicamente nem em um computador, mas em um corpo quimicamente construído e funcionando biologicamente.

Assim, muitas disfunções mesmo do sistema nervoso central também podem ser provocadas com uma base bioquímica, por exemplo, através de intoxicações por solventes ou sob a forma dos efeitos colaterais adversos de muitos tipos de terapia medicamentosa.

Zumbido e hipoacusia são queixas dos pacientes neurotológicos, as quais freqüentemente são acompanhadas por vertigem e tonteira. Muito freqüentemente, esses sinais combinados estão formando a base para um encaminhamento ao neurotologista, que então completa um diagnóstico diferencial funcional bem como planeja uma terapia diferencial orientada para a lesão.

Ao combinar testes sensitivomotores com respostas evocadas supraliminares do tipo acústico, não apenas é possível discriminar lesões periféricas da orelha interna dos tipos coclear e vestibular, mas também diferenciar patologia central nos diferentes níveis dentro do mapa do sistema estatoacústico central.

Isto então é uma indicação grosseira de um zumbido endógeno. Entretanto, se o paciente com zumbido relatar que o oposto é o caso, a saber, que o seu zumbido é provocado por ruído ambiental, como tráfego, festa etc. e que ele melhora quando procura silêncio em casa, em uma adega, deve ser chamado zumbido endógeno.

Muitos casos descrevem que o distúrbio pessoal devido ao seu zumbido pode ser diminuído quando estão sendo expostos a ruído externo, isto é, mascaramento.

Dentro do nosso estudo retrospectivo em Bad Kissingen nós investigamos 143 pacientes não selecionados com zumbido que vieram para investigação neurotológica. Todos os pacientes foram muito cooperantes. Assim, procuramos mascarar o zumbido com um ruído de banda estreita de acordo com a freqüência e a intensidade (força). Entretanto, desta amostra total apenas 48,25% foram capazes de descrever um ruído de perfil sonoro semelhante, em uma ou ambas as orelhas, que mascarava seu zumbido. Esses casos então foram classificados nos grupos de "zumbido endógeno".

Em mais da metade da amostra, isto é, 51,74%, o zumbido não pôde ser mascarado.

Esses casos descrevem que a perturbação pessoal devida ao seu zumbido pôde ser diminuída quando foram expostos ao silêncio ou ao usarem um aparelho de audição confortável. Isto significa que eles estão sofrendo da chamada "orelha hipersensível". Eles então foram classificados no grupo de "zumbido exógeno".

No que se refere ao fundo de doença, as doenças cardiovasculares (hipotensão, hipertensão, insuficiência cardíaca) são mais importantes do que as doenças metabólicas como diabetes melito, doenças renais ou hiperlipidemia.

INVESTIGAÇÕES NEUROTOLÓGICAS NOS PACIENTES COM ZUMBIDO

A investigação neurotológica inclui uma rede inteira de testes funcionais no nosso consultório neurotológico e laboratório em Bad Kissingen, Alemanha.

Primeiramente uma história neurotológica completa é colhida por meio do esquema neurotológico NOASC I. Este esquema contém perguntas sobre sintomas gerais, sintomas específicos de vertigem e náusea, sinais de zumbido, deficiência auditiva, distúrbios visuais e outros distúrbios de nervos cranianos, uma história passada de traumatismo craniano, doenças ortopédicas e neurológicas, doenças cardiovasculares, doenças metabólicas (isto é, diabetes melito, nefropatia etc.), doenças da orelha e um conjunto de perguntas referentes a uma autoclassificação do sucesso após tratamento.

Em um segundo passo os pacientes são inspecionados otologicamente.

O terceiro passo compreende uma investigação audiométrica completa (Fig. 109-2) contendo as medições do limiar de audição, o limiar de desconforto acústico, mascaramento do zumbido, impedanciometria (Fig. 109-3) bem como a medição dos reflexos do músculo estapédio.

Estes testes são seguidos pelas medições objetivas das vias acústicas através dos métodos dos potenciais evocados acústicos do tronco cerebral (PEATCs) com 2.000 cliques a um nível sonoro de cerca de 60 dB acima do limiar de audição e os potenciais evocados acústicos tardios (PEATs) com rajadas de 60 "tone bursts" de cerca de 60 dB acima do limiar de audição.

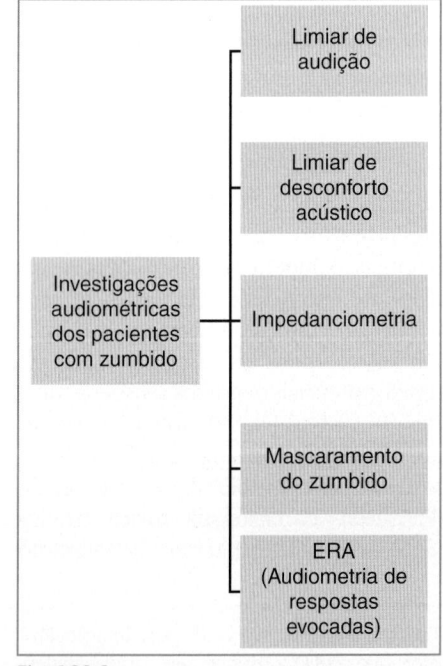

Fig. 109-2

Passos importantes de uma investigação audiológica neurotológica para zumbido.

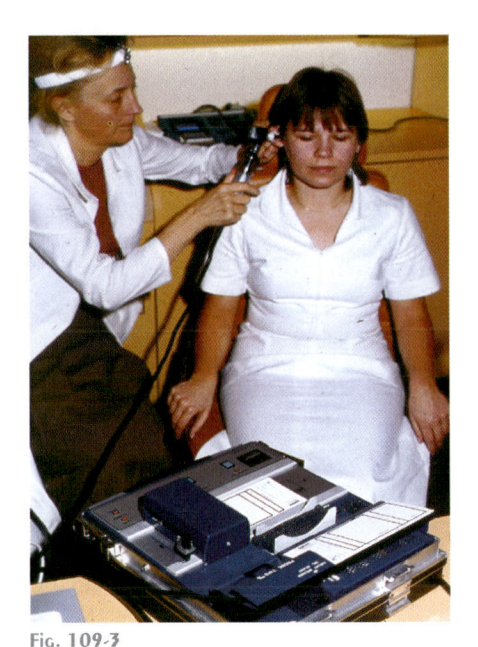

Fig. 109-3
Impedanciometria monolateral.

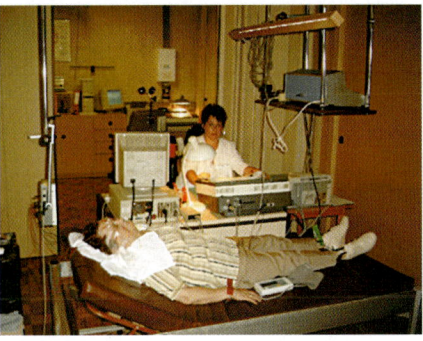

Fig. 109-5
Laboratório neurotométrico em Bad Kissingen. O paciente (na frente) está fazendo um teste calórico com um ENG poligráfico de 5 canais e um ECG de 3 canais simultâneo. Avaliação do teste por computador.

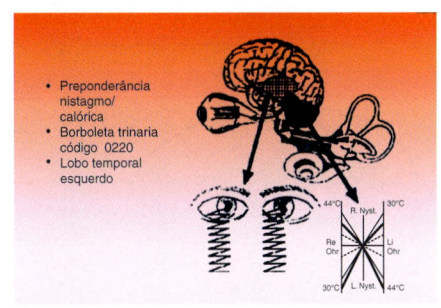

Fig. 109-6
Avaliação topodiagnóstica do ENG (embaixo à esquerda) segundo uma borboleta calórica (embaixo à direita). O padrão em borboleta de uma preponderância calórica tipo B-0220 aponta para uma disfunção dentro do lobo temporal esquerdo e seus circuitos relacionados (direto em cima, na figura).

Com ruído de banda estreita todos os casos são investigados bilateralmente quanto a mascaramento de qualquer zumbido ou ruído semelhante a zumbido que eles experimentem (Fig. 109-4).

Uma vez que a maioria dos pacientes também se queixa de vertigem e/ou náusea, eles são submetidos a uma extensa investigação equilibriométrica com eletronistagmografia poligráfica e craniocorpografia dos movimentos da cabeça e do corpo. Os testes registrados eletronistagmograficamente contêm investigações vestibuloculares com estimulação calórica (Fig. 109-5) e a avaliação de acordo com o gráfico em borboleta de Claussen (Fig. 109-6), o teste vestibulocular per e pós-rotatório bilateral com a avaliação de acordo com o esquema **RIDT de Claussen**, e o teste retinocular com o teste de trilhagem pendulocular e registro monocular dos movimentos do olho (Fig. 109-7). O registro vestibuloespinhal da craniocorpografia é efetuado com o teste de Romberg em pé bem como o teste de dar passos de Unterberger/Fukuda.

Os achados equilibriométricos também estão formando a base para um encaminhamento ao neurotologista, que deve completar um diagnóstico diferencial funcional bem como planejar uma terapia diferencial orientada para a lesão.

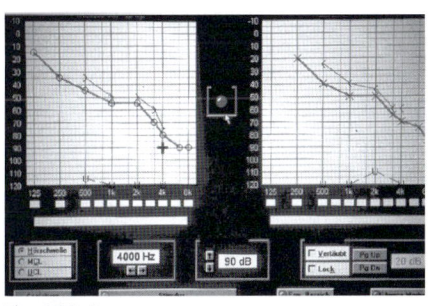

Fig. 109-4
Audiograma de computador com um zumbido mascarado ("+") abaixo do limiar auditivo direito em 4 kHz e com intensidade 90 dB.

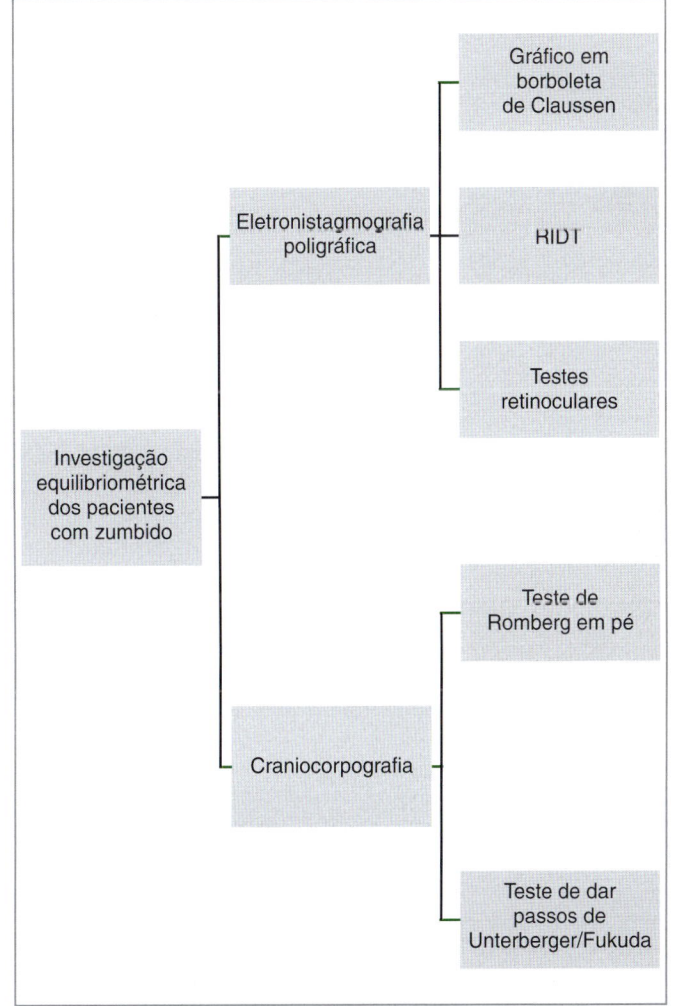

Fig. 109-7
Fluxograma das investigações equilibriométricas em pacientes com zumbido usando ENG (direita em cima) ou CCG (direita embaixo).

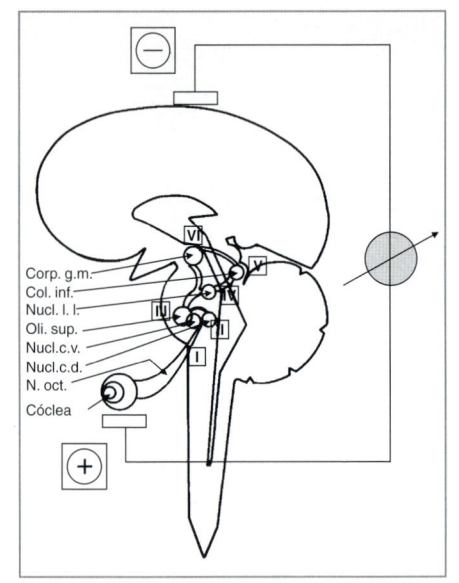

Fig. 109-8

Vista lateral de um cérebro humano esquematicamente desenhado com os eletrodos para PEATCs no vértice ("–") e próximo da orelha na mastóide ("+"). As vias auditivas no tronco cerebral estão rotuladas (I-VI) de acordo com os locais mais razoáveis de origem das ondas de PEATCs típicos I-VI nas curvas.

No nosso laboratório de pesquisa neurotológica em Bad Kissingen nós também usamos respostas evocadas acústicas (PEATCs [ABEP], PEATs [ALEP]) para registrar objetivamente as respostas. Assim podemos analisar sistematicamente a função nas vias auditivas desde a orelha através de toda a fossa posterior por meio dos potenciais evocados acústicos do tronco cerebral (PEATCS [ABEP]) (Fig. 109-8). Por meio da nossa máquina de respostas evocadas de dois canais tipo "BAD KISSINGEN" podemos facilmente

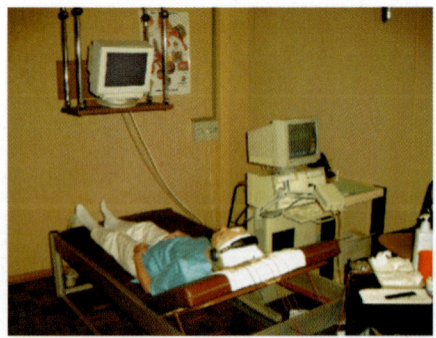

Fig. 109-9

Arrumação para respostas evocadas em dois canais para PEATCs, PEATs e PEVests. O paciente (embaixo à esquerda) é submetido a uma análise das vias acústicas com estimulação monoauricular e derivação EEG bilateral.

obter dados numéricos bem como gráficos dos mais diversos testes nos mesmos gráficos (Fig. 109-9).

Finalmente, todos os dados clínicos disponíveis são reunidos na nossa rede de computação central "CLAMEDEX", que também atua como um sistema especialista. Assim nós rapidamente podemos estabelecer um diagnóstico diferencial na frente da nossa base de conhecimento a partir do NODEC I-IV e outras análises de dados dos pacientes, seguido por uma terapia diferencial adaptada sistematicamente.

ZUMBIDO ENDÓGENO *VERSUS* EXÓGENO

Para este estudo escolhemos uma amostra não selecionada de 143 pacientes com zumbido que se submeteram a uma história neurotológica bem como séries de testes neurotológicos da audição e do equilíbrio.

Todos os 143 pacientes neurotológicos (Quadro 109-1) passaram por uma análise neurotológica completa.

Conforme mostrado no Quadro 109-1, a amostra foi dividida em dois grupos de pacientes com zumbido endógeno, isto é, mascarável, e exógeno, isto é, não mascarável. A investigação neurootológica incluiu os seguintes passos:

■ Repetição

Primeiramente, uma história neurotológica completa foi colhida por meio do esquema de história neurotológica NOASC I. Este esquema contém perguntas sobre sintomas gerais, sintomas específicos de vertigem e náusea, sinais de zumbido, comprometimento auditivo, distúrbios visuais e perturbações de outros nervos cranianos, uma história pregressa de traumatismo da cabeça, doenças ortopédicas e neurológicas, doenças cardiovasculares, doenças metabólicas (p. ex., diabetes melito, nefropatia etc.) e um conjunto de perguntas referentes a uma autocaracterização do sucesso após o tratamento.

Em um segundo passo os pacientes foram inspecionados otologicamente. Isto, no entanto, não desvendou quaisquer achados patológicos.

O terceiro passo compreende uma investigação audiométrica contendo as medições do limiar de audição, o limiar de desconforto acústico, impedanciometria, bem como medição dos reflexos do músculo estapédio.

Estes testes foram seguidos por medições objetivas das vias acústicas através dos métodos dos potenciais evocados acústicos do tronco cerebral (PEATCs [ABEP]) com 2.000 cliques a um nível sonoro de cerca de 60 dB acima do limiar de audição e dos potenciais evocados acústicos tardios (PEATs) com surtos de 60 tons de cerca de 60 dB acima do limiar de audição.

Com ruído de banda estreita todos os casos foram investigados bilateralmente quanto ao mascaramento de qualquer zumbido, ou ruído semelhante a zumbido, que eles experimentassem.

Uma vez que muitos dentre os pacientes também se queixavam de vertigem e/ou náusea, eles foram submetidos a uma extensa investigação equilibriométrica com eletronistagmografia poligráfica e craniocorpografia dos movimentos da cabeça e do corpo. Os testes registrados eletronistagmograficamente contêm investigações vestibuloculares com estimulação calórica e a avaliação de acordo com o gráfico em borboleta de Claussen, o teste vestibulocular bilateral per e pós-rotatório com a avaliação de acordo com o esquema RIDT de Claussen, e o teste retinocular com o teste de trilhagem pendulocular e registro monocular dos movimentos oculares. O registro vestibuloespinhal da craniocorpografia foi realizado com teste de Romberg em pé bem como o teste de dar passos de Unterberger/Fukuda.

Os dados obtidos foram reunidos sistematicamente e avaliados pelo programa de computador Excel da Microsoft. Os

Quadro 109-1 Dados básicos de 143 pacientes neurotológicos com zumbido não selecionados

Amostra	N	Idade média	± D.P.	Masc.	Fem.
Grupo total	143	47,9	14,9	79	64
Sem zumbido mascarável, isto é, exógeno	74	47,9	16,2	38	36
Com zumbido mascarável, isto é, endógeno	69	47,9	13,5	41	28

dados que obtivemos por esta análise são semelhantes a um estudo anterior de 100 pacientes com zumbido que foi efetuado como estudo piloto já em 1984.

Da amostra total dos 143 pacientes neurotológicos, 74 (51,74%) queixaram-se de um zumbido exógeno que era mascarado por meio do ruído de banda estreita em qualquer compartimento de freqüências do audiograma. No momento da investigação em 69 casos (48,25%) o zumbido foi mascarável por meio de métodos audiométricos (isto é, zumbido endógeno). A maioria dos dados a seguir, portanto, é apresentada comparativamente com a amostra total dos pacientes com zumbido bem como com os pacientes com zumbido exógeno ou não mascarável e o outro grupo com um zumbido endógeno ou audiometricamente mascarável.

As queixas gerais subjetivas (Quadro 109-2) demonstram quanto a parâmetros típicos como cefaléia, sonolência e cansaço, muito mais achados nos pacientes com zumbido exógeno ou não mascarável do que naqueles com o zumbido endógeno ou mascarável. Quanto aos sinais de insônia, ansiedade e parcialmente depressão, observamos a tendência oposta na distribuição, com mais itens positivos nos pacientes com um zumbido endógeno ou mascarável.

Sintomas de vertigem e náusea foram encontrados mais freqüentemente no grupo com um zumbido exógeno ou não mascarável do que naqueles com um ruído mascarável endógeno em uma ou a outra orelha (Quadro 109-3). O sintoma mais freqüente é instabilidade, seguido pela sensação de balanço e tonteira.

Na amostra total encontramos 2,7 queixas de vertigem por paciente. No grupo com zumbido exógeno ou não mascarável isto constituiu 2,8 queixas por pacientes, e no grupo com zumbido endógeno ou mascarável 2,5 queixas por paciente. Os sintomas de náusea foram mais igualmente distribuídos. Recebemos na amostra total 1,7 queixa por pacientes, também 1,7 queixa por pacientes no grupo com zumbido exógeno ou não mascarável e 1,8 queixa no grupo com zumbido endógeno ou mascarável.

Ao colher a história, o pesquisador pediu aos pacientes que classificassem seu ruído conforme fosse pulsátil, zunindo, assobiando, soprando, com ou sem uma sensação de repleção da orelha (Quadro 109-4).

Quadro 109-2 Queixas subjetivas gerais em 143 pacientes neurotológicos com zumbido (de acordo com o esquema de história NOASC I)

Queixas	Amostra total	Zumbido não mascarável exógeno	Zumbido mascarável endógeno
	(143 = 100%)	(74 = 100%)	(69 = 100%)
Cefaléia	58,0%	68,9%	46,4%
Perda de eficiência	52,5%	51,4%	53,6%
Fadiga	35,0%	36,5%	33,3%
Fraqueza	30,1%	31,1%	29,0%
Esquecimento	36,4%	36,5%	36,3%
Sonolência	39,2%	46,0%	31,9%
Cansaço	49,7%	58,1%	40,6%
Insônia	9,1%	2,7%	5,9%
Ansiedade	8,4%	4,1%	13,0%
Depressão	7,0%	5,4%	8,7%

Quadro 109-3 Sintomas de vertigem e náusea em 143 pacientes neurotológicos com zumbido não selecionados (os dados estão representados em %)

Queixas	Amostra total	Zumbido não mascarável exógeno	Zumbido mascarável endógeno
	(143 = 100%)	(74 = 100%)	(69 = 100%)
Todos os pacientes com vertigem	79,0%	85,1%	72,5%
Balanço	48,3%	55,4%	40,6%
Levantar	7,7%	9,5%	5,8%
Rotação	17,5%	21,6%	13,0%
Tendência a cair	25,2%	31,1%	18,8%
Tonteira	44,8%	54,1%	34,8%
Desmaio	7,0%	6,8%	7,3%
Instabilidade	53,8%	60,8%	46,4%
Claustrofobia	4,9%	2,7%	7,3%
Todos os pacientes com náusea	50,3%	60,8%	39,2%
Sudorese	24,5%	28,4%	20,3%
Palpitações	18,9%	17,6%	20,3%
Mal-estar	34,3%	41,9%	26,1%
Ânsias	4,9%	6,8%	2,9%
Vômito	4,2%	6,8%	1,5%

Quadro 109-4 Classificação subjetiva dos ruídos na orelha em 143 pacientes neurotológicos com zumbido

Queixas	Amostra total (143 = 100%)	Zumbido não mascarável exógeno (74 = 100%)	Zumbido mascarável endógeno (69 = 100%)
Pulsátil	3,5%	2,7%	4,4%
Zunindo	17,5%	16,2%	18,6%
Assobiando	30,8%	27,0%	34,8%
Soprando	18,9%	14,9%	23,3%
Repleção da orelha	16,9%	25,7%	7,3%

Desta tabela pode facilmente ser concluído que o tipo mais comum de ruído é o ruído de tom agudo em assobio. Surpreendentemente, os pacientes com zumbido exógeno ou não mascarável queixaram-se muito mais freqüentemente da repleção na orelha do que aqueles com zumbido endógeno ou mascarável.

Os dados concernentes aos déficits auditivos e um estado após operação na orelha bem como usando próteses auditivas como aparelhos de audição estão demonstrados no Quadro 109-5.

As outras queixas subjetivas de nervos cranianos tais como perturbações visuais, queixas do trigêmeo e paralisia do nervo facial encontram-se avaliadas no Quadro 109-6.

O fundo de doença também foi avaliado no que se refere às doenças subjacentes, como doenças cardiovasculares etc. (Quadro 109-7).

As doenças gerais mais importantes são as doenças cardiovasculares. Entretanto, mais do dobro de pacientes sofria de hipotensão que de hipertensão. *Diabetes mellitus* foi encontrado mais freqüentemente no grupo com o zumbido exógeno ou não mascarável, enquanto hiperlipidemia foi relatada duas vezes mais no grupo com zumbido endógeno ou mascarável que no não mascarável.

Os limiares de audição de tons puros para condução aérea mostram resultados apenas ligeiramente piores no grupo com zumbido mascarável que nos pacientes com o ruído auditivo não mascarável (Quadro 109-8).

Por meio de uma investigação psicofísica, o limiar representativo do desconforto acústico foi medido na amostra total de pacientes com zumbido (Quadro 109-9).

Sessenta e nove pacientes mostraram um zumbido que pôde ser localizado ou mesmo mascarado por um ruído em faixa estreita na orelha direita ou na orelha esquerda. A freqüência e a intensidade médias do ruído mascarador estão relatadas no Quadro 109-10. Antes de fazer um teste de mascaramento, 27 pacientes relataram que o seu ruído existia na orelha direita, 46 que tinham o zumbido na orelha esquerda, 57 queixavam-se de um zumbido em ambas as orelhas e 13 de um zumbido distribuído difusamente no crânio. O último grupo não conseguia relacionar o zumbido à orelha direita ou esquerda.

Quadro 109-5 História relacionada à audição em 143 pacientes neurotológicos com zumbido

Queixas	Amostra total (143 = 100%)	Zumbido não mascarável exógeno (74 = 100%)	Zumbido mascarável endógeno (69 = 100%)
Deficiência auditiva	90,9%	89,2%	92,8%
Surdez	2,1%	1,4%	2,9%
Operação da orelha	7,0%	4,1%	10,1%
Aparelho de audição	3,5%	5,4%	1,5%

Quadro 109-6 História de outras perturbações subjetivas dos nervos cranianos em 143 pacientes neurotológicos com zumbido

Queixas	Amostra total (143 = 100%)	Zumbido não mascarável exógeno (74 = 100%)	Zumbido mascarável endógeno (69 = 100%)
Perturbações visuais	81,8%	83,9%	79,7%
Queixas do trigêmeo	4,2%	2,7%	5,8%
Paralisia do nervo facial	2,1%	2,7%	2,0%

Quadro 109-7 Fundo de doença em 143 pacientes neurotológicos

Queixas	Amostra total (143 = 100%)	Zumbido não mascarável exógeno (74 = 100%)	Zumbido mascarável endógeno (69 = 100%)
Síndrome cervical	29,4%	29,7%	29,0%
Doenças cardiovasculares	49,7%	52,7%	46,4%
Hipertensão	11,9%	12,2%	11,6%
Hipotensão	25,9%	24,3%	27,5%
Insuficiência cardíaca	10,5%	9,5%	11,0%
Diabetes melito	6,3%	8,1%	4,4%
Nefropatia	2,8%	1,4%	4,4%
Doenças gastrointestinais	16,1%	17,6%	14,5%
Infecções virais	8,4%	8,1%	8,7%
Hiperlipidemia	4,2%	2,7%	5,8%

Quadro 109-8 Limiar de audição médio representativo em 143 pacientes neurotológicos com zumbido, em dB (condução aérea), apresentado em medidas da média ± desvio-padrão

Freqüência de teste do audiograma	Amostra total (143 = 100%)	Zumbido não mascarável exógeno (74 = 100%)	Zumbido mascarável endógeno (69 = 100%)
Orelha direita			
500 Hz	21 ± 18,6	20,1 ± 18,3	22,9 ± 18,4
1.000 Hz	24,4 ± 18,8	23,5 ± 18,8	25,4 ± 18,9
4.000 Hz	36,1 ± 25,3	35,0 ± 27,0	37,4 ± 23,4
Orelha esquerda			
500 Hz	23,6 ± 17,0	22,4 ± 17,2	24,9 ± 16,9
1.000 Hz	24,0 ± 15,6	23,2 ± 16,5	24,9 ± 14,9
4.000 Hz	41,8 ± 25,5	38,5 ± 27,6	45,4 ± 22,7

Quadro 109-9	Limiar representativo do desconforto acústico em 143 pacientes neurotológicos, em dB (condução aérea), apresentado em medidas da média ± desvio-padrão		
Freqüência de teste do audiograma	Amostra total (143 = 100%)	Zumbido não mascarável exógeno (74 = 100%)	Zumbido mascarável endógeno (69 = 100%)
Orelha direita			
500 Hz	105,7 ± 11,9	105,7 ± 12,2	105, ± 11,6
1.000 Hz	106,6 ± 12,3	109,1 ± 11,6	106,6 ± 13,9
2.000 Hz	108,9 ± 12,3	109,1 ± 11,6	108,4 ± 13,6
Orelha esquerda			
500 Hz	107,1 ± 10,6	106,6 ± 10,8	107,6 ± 10,4
1.000 Hz	107,9 ± 12,7	108,2 ± 11,7	107,6 ± 13,7
2.000 Hz	108,7 ± 12,0	108,9 ± 11,4	108,5 ± 11,7

Quadro 109-10	Freqüência e intensidade do zumbido mascarável em 69 pacientes neurotológicos com zumbido	
Orelha	Freqüência (Hz) média ± D.P.	Intensidade (dB) média ± D.P.
Direita	3.403 ± 3.135	45,6 ± 21,4
Esquerda	3.946 ± 3.301	51,1 ± 20,0

Na audiometria de tons puros (Quadro 109-8) o grupo com o zumbido endógeno ou mascarável exibe um limiar de audição levemente deteriorado em comparação com o grupo do zumbido exógeno ou não mascarável.

O limiar de desconforto acústico não difere significativamente entre ambas as amostras, o que significa que o fenômeno da orelha hipersensível acontecer junto com um zumbido mascarável (Quadro 109-9).

Uma vez que pelo menos o receptor auditivo ou o nervo auditivo esteja ligado ao sistema estatoacústico comum, nós também investigamos o sistema vestibulocular e o vestibuloespinhal por meio de métodos equilibriométricos. Com base em uma longa experiência com testes equilibriométricos, nós classificamos 131 de 143 pacientes topodiagnosticamente (Fig. 109-11). Os grupos mais importantes, contendo 93,9% dos achados patológicos dos pacientes equilibriometricamente testados, são as lesões vestibulares periféricas (26,0%), as lesões combinadas periféricas e centrais (32,1%) e os estados de desequilíbrio central (35,9%). Esta proporção indica comumente com a análise típica das vias acústicas, devida às respostas evocadas, que a maioria dos casos sofre de degenerações neurotológicas centrais.

Obedecendo à hipótese de que o zumbido pode originar-se nas mais variadas partes das vias da audição entre o receptor e a projeção final cortical, nossa equipe neurotológica logrou também provar fenômenos de hiperatividade cortical no lobo temporal posterior por meio de BEAM (MAEC) e VestEP [potenciais evocados vestibulares, PEVests] (Figs. 109-10 a 109-13).

O valor médio da freqüência de mascaramento mostra que ela é situada muito acima de 1.000 Hz. Entretanto esta observação é relativa, uma vez que as médias vêm com um afastamento largo do desvio-padrão. A maioria dos pacientes demonstrou audiometricamente um zumbido em tom alto.

Por meio dos métodos de investigação neurotológica descritos precedentemente, 131 pacientes da amostra total de 143 pacientes submeteram-se a uma investigação equilibriométrica diferencial. Mais freqüentemente, foram encontrados estados de desequilíbrio central ou distúrbios combinados periféricos e centrais (Quadro 109-11).

Especialmente as idades mínimas dos pacientes nos vários grupos de desequilíbrio mostram que vários pacientes bastante jovens queixavam-se de zumbido. Eles tinham adquirido esta afecção devido a um estado pós-traumático.

Os potenciais evocados acústicos das respostas evocadas do tronco cerebral bem como as evocadas corticais mostraram muito pequenas diferenças entre a amostra total e os pacientes com zumbido mascarável ou não mascarável. Entretanto, os resultados foram modificados por uma diferenciação importante entre os diferentes grupos no que diz respeito às latências interpicos entre as ondas I e V e as ondas III e V nos pacientes com lesões vestibulares não localizáveis e aqueles sofrendo de distúrbios combinados vestibulares periféricos e centrais. Os potenciais evocados acústicos tardios ou corticais mostraram a maior variabilidade nas latências absolutas das vias acústicas contralaterais.

Quadro 109-11	Diagnóstico equilibriométrico em 131 pacientes neurotológicos com zumbido em comparação com as distribuições etárias em anos				
Diagnóstico	n	%	Idade média	Idade mínima	Idade máxima
Normal	2	1,5%	45	36	53
Lesões não localizáveis	6	4,6%	46	25	77
Lesão vestibular periférica	34	26,0%	46	12	86
Lesão combinada vestibular periférica e central	42	32,1%	48	13	75
Desequilíbrio central	47	35,9%	50	17	84

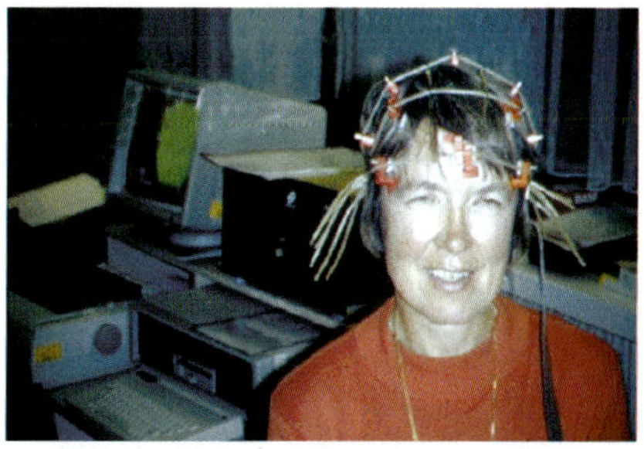

Fig. 109-10

Paciente com eletrodos de EEG para PEVest e mapeamento cerebral no laboratório neurotológico na Universidade de Würzburg.

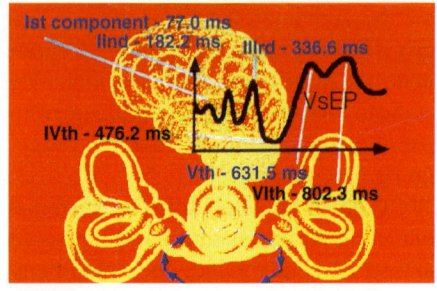

Fig. 109-11

Potenciais evocados vestibulares (VestEP [PEVests]) avaliados sobre o lobo temporal com gráficos dos padrões típicos de ondas e as latências normais das ondas I-VI ao fundo.

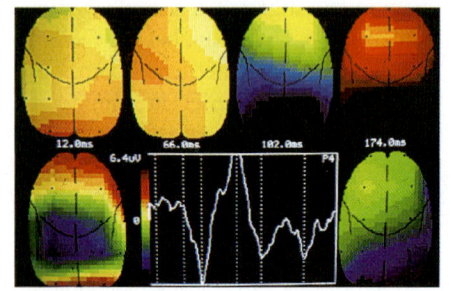

Fig. 109-12

Mapeamento da atividade elétrica cerebral (BEAM [MAEC]) dos PEVests de um paciente sofrendo de zumbido com encurtamento típico das latências I-IV e um importante desvio DC.

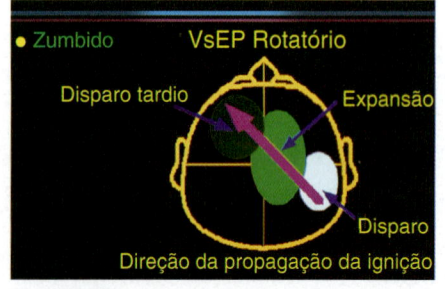

Fig. 109-13

Desenho esquemático do "aparecimento de zumbido explosivo" dentro do MAEC dos PEVests e sua trilha sobre o córtex.

Shulman et al. demonstraram padrões de hiperatividade do lobo temporal por meio de SPECT (single photon emission computed tomography, TC de emissão de fótons isolados).

O conceito da classificação do zumbido incluindo a orelha hipersensível sofrendo de um zumbido exógeno é importante para o plano de tratamento com mascaramento de intensidade ou supressão de ruído, os quais devem ambos ser selecionados de acordo com os achados neurotométricos.

ZUMBIDO INDUZIDO QUIMICAMENTE OU INDUZIDO POR DROGA

Como ainda estamos no processo de definir uma classificação moderna e mais diferenciada das doenças que residem por trás do sintoma mais geral do zumbido, também devemos olhar o campo do zumbido induzido por droga. Do ponto de vista ecológico bem como do neurotológico nós nos tornamos muito mais cônscios dos perigos para as funções neurossensoriais humanas das substâncias industriais especiais às quais pertence o grupo dos solventes durante os últimos 30 anos. A síndrome relacionada a este perigo é chamada encefalopatia tóxica crônica (ETC). Ela usualmente é provocada através da exposição crônica aos vapores de solventes no ar, como tricloroetileno, tetracloroetano, n-hexano (gasolina), cicloexano, toluol, estireno, metil-n-butil-cetona, cloreto de metila, diclorometano, tricloroetileno, percloroetileno, lindano etc. A síndrome começa lentamente ao longo de um período de vários a muitos anos em trabalhadores, técnicos ou pintores e outros que trabalham nesse ambiente poluído. Distúrbios da concentração, sonolência, falta de firmeza e tonteira, mas também distúrbios da audição e um zumbido lentamente crescente são descritos por estes pacientes, os quais mesmo hoje em dia apenas eventualmente são descobertos sob o diagnóstico correto de ETC. As implicações neurotóxicas destes solventes podem ser muito aumentadas quando eles são liberados em combinações para dentro do ambiente. Juntamente com a doença cronicamente progressiva muitos pacientes queixam-se de audição reduzida e especialmente compreensão reduzida da fala, em combinação com ruídos auditivos predominantemente de alta freqüência e mesmo sensação de pressão na orelha.

Recentemente um paciente desses nos relatou, depois de uma história de 26 anos de ETC devida ao envenenamento por vapores de tricloroetileno, que o zumbido começara como sinal inicial da sua doença 26 anos atrás. Então ele comprara um trenzinho de brinquedo e mantinha sua orelha perto dos trilhos quando o trem estava em movimento. Isto lhe dava alívio temporário do seu ruído interno constante e irritante. Hoje ele usa um mascarador de ruído.

Depois que foi tirado do ambiente tóxico a pressão na orelha parou, entretanto o zumbido de tom alto continuou.

Neurotometricamente, o paciente está sofrendo de uma perda auditiva pancoclear em ambos os lados e leves perturbações nos potenciais evocados acústicos do tronco cerebral bem como nos potenciais evocados acústicos tardios. Além disso, muitas perturbações centrais no equilíbrio que regula as vias dentro do tronco cerebral podem ser reveladas pela eletronistagmografia (ENG) poligráfica e craniocorpografia (CCG).

Conhecendo os perigos da ETC, devemos agora ampliar nossos conceitos sobre os riscos ambientais do zumbido originado do mundo físico para o mundo químico também.

Desde há muito é bem sabido entre os leigos e médicos que zumbido pode resultar de uma superdose de drogas como por exemplo quinina ou aspirina. Assim podemos provocar um zumbido iatrogênico, também quimicamente induzido.

Neste caso, entretanto, falamos de um efeito colateral tóxico indesejado de um efeito benéfico ou terapêutico primariamente desejado, a partir de uma farmacoterapia bem conhecida.

Embora classifiquemos as drogas de acordo com as suas ações principais, está claro que nenhuma droga causa um efeito único e específico. Quimicamente, é extremamente improvável que qualquer tipo de molécula de droga se ligue a uma única espécie de receptores moleculares. Isto é, o número de receptores potenciais é astronomicamente grande em cada paciente que está sendo tratado farmacologicamente. Mesmo se a estrutura química de uma droga lhe permitisse ligar-se somente a um tipo de receptor, o processo bioquimicamente controlado por esses receptores ocorreria em muitos tipos diferentes de células e seria ligado a muitas outras funções bioquímicas. Como resultado, o paciente bem como o médico provavelmente podem perceber mais de um efeito de droga.

Por conseguinte, as drogas são apenas seletivas – em vez de específicas – nas suas ações porque elas se ligam a um ou a alguns tipos de receptores mais firmemente que aos outros. Além disso, esses receptores controlam processos discretos que resultam em efeitos distintos. É somente em virtude da sua seletividade que as drogas são úteis em medicina clínica. Entretanto, a relação dos seus efeitos benéficos deve ser regularmente monitorada *versus* os seus efeitos tóxicos.

O zumbido pode ser bem compreendido como um sinal monitor, que indica a fronteira entre o efeito normal e o colateral.

Ao estudarmos nossa caixa de ferramentas terapêuticas farmacológicas, encontramos uma ampla variedade de drogas que eventualmente podem também conduzir ao zumbido.

Elas incluem os antibióticos aminoglicosídeos (estreptomicina, gentamicina etc.), que são protótipos dos efeitos colaterais ototóxicos e por essa razão também resultam em zumbido.

Outros antibióticos também podem levar ao zumbido, como anfotericina, cloranfenicol, minociclina, polimixina B, penicilina procaína, sulfas, vancomicina etc.

Agentes antineoplásicos como bleomicina, cisplatina, carboplatina, metotrexato, mostarda de nitrogênio, vimblastina etc. são conhecidos pelo seu possível efeito colateral no campo do zumbido.

O número de diuréticos que levam ao zumbido como efeito colateral inclui, por exemplo, acetazolamida, bumetanida, bendrofluazida, clortalidona, diapamida, ácido etacrínico, furosemida, hidroclorotiazida etc.

Um outro grupo de drogas que possivelmente pode induzir um zumbido indesejado contém drogas antiarrítmicas cardíacas como celiprolol, quinidina, flecainida, lidocaína, metoprolol, propranolol etc.

Entre os agentes psicofarmacológicos muitos também levam ao zumbido, como amitriptilina, benzodiazepina, bupropiona, carbamazepina, diclofensina, doxepina, desipramina, fluoxetina, imipramina, lítio, melitraceno, molindon, paroxetina, fenelzina, protriptilina, trazodona, zimelidina etc.

Diversos agentes anti-reumáticos não esteróides podem levar a zumbido, como ácido acetilsalicílico, acemetacina, benorilato, benoxaprofeno, carprofeno, cloroquina, diclofenaco, diflunisal, fenoprofeno, feprazona, ibuprofeno, indometacina, isoxicam, cetoprofeno, naproxeno, D-penicilamina, fenilbutazona, piroxicam, proglumetacina, proquazon, sulindaco, tolmetina, zomepiraco etc.

O glicocorticóide parcialmente modificado sinteticamente, prednisolona, também pode provocar zumbido.

Zumbido é um efeito colateral geralmente possível de anestésicos locais como bupivacaína, tetracaína, lidocaína etc.

Há muito se sabe que alguns agentes antimaláricos são provocadores potentes de zumbido, como a quinina, quinidina, cloroquina, hidroxicloroquina etc.

Outras substâncias terapêuticas com um risco potencial de zumbido compreendem, por exemplo, a diidroergotamina, doxilamina, anticoncepcionais orais, lidoflazina etc.

Algumas substâncias tóxicas são conhecidas de há muito entre os médicos por provocarem zumbido como um efeito adverso, como álcool, arsênico, chumbo, cafeína, maconha, nicotina, mercúrio etc.

Esta lista longa e incoerente de possível preparadores de zumbido é tão diversa que nós não podermos derivar um paradigma ou teoria única das interações químicas com o organismo humano que levam ao zumbido. Entretanto, o que podemos aprender desta primeira confusão é o fato de que o zumbido pertence aos sinais básicos de doença humana, como a dor e a tonteira.

Modos científicos de desvendar os mecanismos do zumbido podem muito bem seguir os caminhos das várias substâncias químicas, descritas anteriormente, e suas ações biológicas. A sombra química da evidência existe bem ao lado da sombra (hoje em dia parcialmente superestimada) **eletrofisiológica e eletrônica nas nossas paredes.**

TERAPIA PRÁTICA DO ZUMBIDO

O espectro moderno para um tratamento neurotológico individualmente adaptado do zumbido compreende hoje em dia os seguintes métodos:

1. Psicoterapia, incluindo grupoterapia, musicoterapia etc.
2. Fisioterapia cinestésica centralmente competitiva (KKIT, terapia de interação cinestésica centralmente competitiva).
3. Fisioterapia.
4. Otoneurocirurgia.

Entretanto, conforme o estado individual de uma análise neurotológica sofisticada, também uma combinação dos quatro recursos pode ser selecionada.

A otoneurocirurgia hoje em dia tem apenas um campo muito limitado de aplicações, a não ser no neuroma acústico ou descompressões aplicadas após fraturas otobasilares.

TERAPIA MEDICAMENTOSA

Quando as perturbações podem ser medidas e localizadas, então surge uma grande demanda por um tratamento sistemático do qual muitos médicos têm uma preferência por uma terapia medicamentosa, a qual por si própria também é proliferada em várias seções importantes. Nosso tratamento medicamentoso neurotológico sistemático das doenças neurossensoriais funcionais segue os cinco caminhos principais:

1. Aumento do fluxo sangüíneo cerebral.
2. Melhora do transporte ativo através da barreira hematoencefálica.
3. Melhora do metabolismo neuronal.
4. Estimulação ou depressão sistemática das principais atividades de neurotransmissores.
5. Sedação do paciente irritado com zumbido, com melhora do sono.

Para uma ampla variedade de drogas, uma escolha bem selecionada necessita ser aplicada para realizar um tratamento ótimo no caso individual (Fig. 109-14), o qual deve ser classificado de um modo neu-

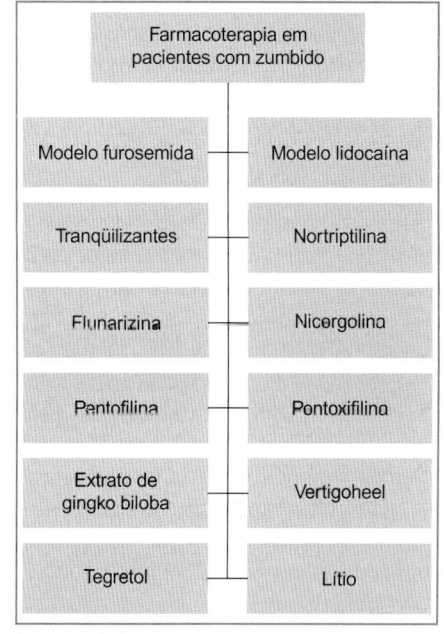

Fig. 109-14

Grupos importantes de agentes farmacêuticos que servem a uma farmacoterapia seletiva nos casos individuais de zumbido.

rotológico moderno e sistemático, conforme descrito anteriormente.

As estruturas que regulam a função neurossensorial podem ser compreendidas como circuitos quimicamente ativos. Portanto é de grande importância que compreendamos o local de ação da nossa terapia bem como a localização das lesões individuais dentro deste sistema.

Os receptores cocleares dentro da orelha interna e suas conexões com o 8º nervo podem ser influenciadas através de uma droga semelhante à histamina (Betahistidina).

Também aperfeiçoamentos são pesquisados através da aplicação local ou sistêmica de esteróides especialmente em casos com suspeita de alergia da orelha interna.

Muitas lesões nutricionais no sistema neurossensorial são devidas a quedas na perfusão sangüínea. Ou a perfusão sangüínea como tal é demasiado baixa ou a penetração das substâncias ativas através das paredes vasculares para dentro do tecido cerebral (barreira hematoencefálica) é demasiado lenta. Deve ser assinalado que os vasos cerebrais são completamente revestidos por um endotélio com junções íntimas que impedem a maioria das substâncias ativas no sangue de simplesmente passarem para o cérebro por difusão. Estão em atividade mecanismos de transporte. Similarmente, os receptores cocleares não são diretamente conectados aos vasos sangüíneos de suprimento. Uma estrutura complicada da *stria vascularis* troca o conteúdo nutritivo sangüíneo por meio da endolinfa na direção das células ciliadas do órgão de Corti.

Desta maneira também substâncias tóxicas, como os antibióticos aminoglicosídeos (estreptomicina, gentamicina etc.), podem ser secretadas para dentro do espaço endolinfático, onde elas induzem uma degeneração das células ciliadas.

Nos casos de degenerações das células ciliadas vestibulares periféricas devidas a substâncias tóxicas como os antibióticos aminoglicosídeos (estreptomicina, gentamicina etc.), nós aplicamos como um tratamento antídoto Ozothine® com seu componente ativo terebintina, o qual também é ativamente secretado para dentro do espaço endolinfático.

Para aumentar a penetração das substâncias ativas através das paredes vasculares da *stria vascularis*, nós freqüentemente procuramos um efeito terapêutico de agentes bloqueadores da entrada do cálcio, como por exemplo, benciclano (Fludilat®), flunarizina (Sibelium®) etc. Essas drogas exercem um efeito sobre a vertigem e também sobre o zumbido.

Muito benéficos são os extratos de *Gingko biloba* (Tanakan®, Rökan®) que contém uma mistura de cerca de 70 substâncias ativas de componentes fitoterápicos que aumentam a penetração das substâncias ativas através das paredes vasculares devido a interações com as prostaglandinas de vários locais. Ademais, este tratamento é capaz de ligar radicais livres no sangue. Ele é mais bem aplicado no zumbido periférico e central do tipo presbizumbido.

Finalmente, também aplicamos drogas que reduzem os fenômenos de aumento de viscosidade do sangue, como pentoxifilina ou pentifilina. Assim a condição de **liquefação** do sangue será melhorada.

Muitas lesões no sistema neurossensorial são devidas a quedas na perfusão sangüínea.

Por esse motivo, especialmente em pacientes idosos com insuficiência cardíaca etc., o débito cardíaco deve ser estabilizado, por exemplo, aplicando-se digital ou agentes beta-bloqueadores.

Outra conduta usa a capacidade de regulação dos vasos como diidroergotamina, diidroergotoxina, nicergolina (Sermion) etc.

Devido a este mecanismo nós freqüentemente observamos um efeito terapêutico dos agentes bloqueadores da entrada do cálcio, como, por exemplo, flunarizina (Sibelium®) na sua ação central sobre o tronco cerebral na insuficiência vertebrobasilar, *PICA-syndrome* etc. Essas drogas exercem um efeito sobre a vertigem bem como sobre o zumbido.

Também o benciclano (Fludilat®) mostra um efeito benéfico em várias formas de zumbido devido a um foco irritativo dentro do tronco cerebral.

Clinicamente também observamos uma boa compatibilidade bem como efeito benéfico do magnésio-DL-hidrogênio-aspartato + $4H_2O$ (MG-5-Longoral) que contém 10 mval ou 121,5 mg de magnésio por comprimido.

Magnésio é o segundo cátion mais abundante nos líquidos intracelulares. Ele é essencial para a atividade de muitas enzimas e desempenha um papel importante na transmissão neuroquímica. O magnésio também contém uma capacidade dos agentes bloqueadores da entrada do cálcio básicos. Assim ele pareceu ser uma droga útil para tratar zumbido em degenerações isquêmicas que levam a um zumbido por irritações das vias auditivas centrais. Um papel importante no tratamento de um zumbido incapacitante grave, com funções provadas sobre as estruturas corticais em torno do lobo temporal, é desempenhado por agentes antiepilépticos como a carbamazepina etc.

Por outro lado, a droga homotoxicológica Vertigoheel é usada para tratar uma forma especial de zumbido relacionado à síndrome do tronco cerebral lento. Ela contém quatro componentes, isto é, coniina, piridoxina, âmbar e petróleo. Para tratamento a fim de melhorar o repouso e o sono estamos usando os barbitúricos clássicos por um lado e as modernas fenotiazinas como amitriptilina por outro. Também neurolépticos como sulpiride são especialmente benéficos em casos com combinações de vertigem central e zumbido. Por outro lado muitos médicos estão usando diazepam como o Valium® para acalmar os pacientes. Então, no entanto, testes CCG devem monitorar para que os pacientes não desenvolvam discinesias como o parkinsonismo iatrogênico.

A maioria das drogas é aplicada oralmente, algumas intravenosamente e algumas como lidocaína através de iontoforese. A ação da lidocaína é limitada no tempo. Hoje, algumas drogas como a dexametasona também são instiladas através do tímpano para dentro da orelha média.

Os pacientes neurotológicos devem ser tratados e monitorados por investigações de controle regulares, de modo a que as falhas da terapia possam ser detectadas precocemente, e que efeitos colaterais possam ser evitados.

TERAPIA DO ZUMBIDO ENDÓGENO

Nas áreas do lobo temporal onde tínhamos detectado locais de altas forças elétricas oscilatórias, o New York Group descobriu processos metabólicos notavelmente elevados nos pacientes com zumbido.

Os fenômenos de zumbido e sua ligação ao lobo temporal puderam assim ser

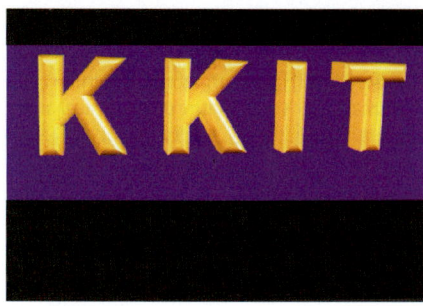

Fig. 109-15

Sinalização que indica que a terapia de interação cinestésica competitiva (KKIT) é aplicada na Nordsee-Reha-Clinic em St. Peter, Alemanha, por cirurgiões ortopédicos em cooperação com neurotologistas.

demonstrados com dois métodos independentes (Figs. 109-10 a 109-13).

Depois nós conseguimos provar em experiências terapêuticas com farmacoterapia (extrato de *Gingko biloba*) bem como com fisioterapia (KKIT) que a redução subjetiva ou abolição do zumbido ocorre junto com o potencial evocado vestibular (PEVest) dentro do mapeamento da atividade elétrica cerebral (MAEC).

Se uma terapia com droga for bem posicionada, seu efeito pode ser provado pela combinação dos PEVest e do MAEC. Isto se verifica com muitos casos, em casos de zumbido endógeno.

Entretanto, também fomos confrontados com casos de zumbido pelos cirurgiões ortopédicos Just e Dehler, que trataram a combinação de dor e zumbido por meio de uma fisioterapia expressiva originalmente dirigida contra locais específicos dentro do esquema de Brügger. Ao submeter estes pacientes à nossa classificação do zumbido bem como à nossa neurotometria incluindo PEVest e MAEC e depois da fisioterapia ortopédica, nós observamos melhoras na abolição do zumbido, juntamente com normalização do PEVest e MAEC. Esta terapia nós então chamamos terapia de interação cinestésica competitiva (KKIT) (Figs. 109-14 e 109-15).

TERAPIA DO ZUMBIDO EXÓGENO

Na sua história os pacientes que sofrem de zumbido exógeno já explicam que precisam evitar ruído externo. Evidentemente uma análise completa das vias da audição é efetuada no laboratório neurotológico, incluindo audiometria da fala, emissões otoacústicas, potenciais evocados acústicos do tronco cerebral, potenciais evocados acústicos tardios etc. Adicionalmente à falha básica na dinâmica acústica da percepção de tons puros pode haver também vários sinais de patologia dentro das vias da audição entre a orelha e o córtex. Essas patologias também podem ser submetidas a uma farmacoterapia sistemática, especialmente quando são detectadas dentro de um grupo de falhas multissensoriais agrupadas, por exemplo, junto com um desequilíbrio central.

Apenas durante a última década foram tão desenvolvidos os aparelhos de audição que eles podem ajustar os sons que chegam, por meio de amplificação, corte de picos, limpeza dos sinais sonoros etc., de modo a se adaptarem otimamente na dinâmica acústica e campo de audição confortável remanescente.

Assim os auxílios à audição são a primeira escolha na caixa de ferramentas para zumbido exógeno.

Alguns outros métodos para tratar este tipo de zumbido são: fisioterapia, psicoterapia, redução do estresse e farmacoterapia suportiva.

Todavia o mais importante é a prevenção de ruído externo irritante. Portanto alguns pacientes são muito ajudados quando mudam seus locais de trabalho agitado e ruidoso para uma situação mais calma.

TERAPIA DO ZUMBIDO COMBINADO ENDÓGENO E EXÓGENO

Uma combinação de ambos os tipos de zumbido subjetivo, isto é, zumbido endógeno mais zumbido exógeno, também é encontrada nos nossos pacientes.

Estes são pacientes que relatam que o seu ruído de campainha, silvo, cigarra, zunido etc., ocorre continuamente durante o dia e à noite. Entretanto, a intensidade do ruído pode ser extremamente aumentada quando permanecem em um ambiente agitado e ruidoso, em uma conversa com muitos participantes ou em qualquer outro lugar movimentado.

Mascaradores acústicos não reduzem o sofrimento dos perturbados pacientes com zumbidos endógeno e exógeno. Às vezes esses pacientes se queixam de que a terapia de mascaramento até mesmo piora o seu zumbido.

Aqui está situada hoje em dia uma fronteira para farmacoterapia, fisioterapia incluindo KKIT, psicoterapia, terapia com próteses físicas como aparelhos de audição etc., eletroterapia e outras.

Exatamente o grupo de pacientes que sofrem de zumbidos combinados endógeno e exógeno deve estimular-nos a investigar amostras de pacientes com este sinal, para construirmos subclasses que melhor respondam a uma ou a outra terapia.

Até 1 ou 2 décadas atrás o zumbido como tal era encarado muito holisticamente, uma vez que o conhecimento e os métodos de investigações neurotométricas específicas adaptados às necessidades da moderna zumbidologia não tinham atingido um nível suficiente. Graças a Shulman e outros, e devido ao fato de que números cada vez maiores de pacientes com zumbido estão criando uma demanda crescente de auxílio médico, nós estamos agora na situação de que a zumbidologia tornou-se uma subespecialidade muito importante da neurotologia, com seus próprios periódicos e congressos.

TRATAMENTO DA MULTIMORBIDADE

O zumbido da idade avançada vem sob o rótulo de presbizumbido, e clinicamente também pode ser subdividido em zumbido exógeno, endógeno e combinado. Com um número crescente de pacientes idosos, nós temos que enfrentar o fato de que muitos deles estão sofrendo de degenerações nos mais variados sistemas de órgãos. Vertigem e zumbido da idade avançada são freqüentemente combinados com hipertensão arterial, insuficiência cardíaca, anemia, diabetes melito, insuficiência renal e outros comprometimento metabólicos. Nestes casos é importante não submeter os pacientes a um tratamento que, por exemplo, afete adversamente a pressão arterial, a função hepática ou o metabolismo da glicose.

Por outro lado, o neurotologista pode atuar de uma maneira benéfica sobre essas doenças, ao cooperar com o médico de família e o internista. Por exemplo, em casos com insuficiência cardíaca deve-se procurar aumentar o débito cardíaco. Por outro lado, um paciente que

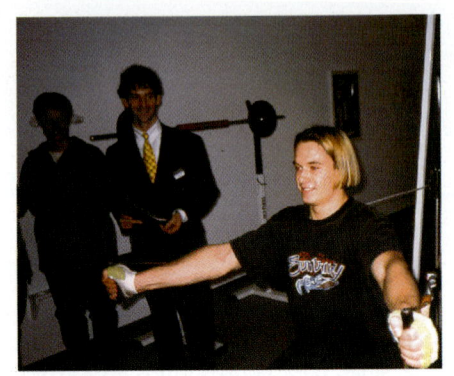

Fig. 109-16
Detalhamento do programa da fisioterapia para zumbido com KKIT.

sofre de hipertensão arterial não deve ser rapidamente reduzido na sua pressão arterial sistólica efetiva. Também a regulação dietética do diabetes melito pode ser muito benéfica para as queixas neurossensoriais do paciente, por exemplo, presbizumbido.

Além disso, o paciente idoso também deve ser estimulado a uma vida ativa, de modo a que comece a manter-se em movimento e melhore sua aptidão pessoal.

Similarmente, à medida que os modernos diagnósticos neurotológicos se difundiram e tornaram-se cada vez mais sofisticados, também os modernos modos de tratamento das doenças neurotológicas sofreram uma transformação notável durante os últimos anos, como mostraram os exemplos da nossa terapia diversificada.

Por meio de uma sofisticada bateria de exames da rede neurotológica, nós agora em zumbidologia podemos diferenciar o local da lesão e o seu padrão de atividade, isto é, inibição, desinibição, prolongamento reativo etc. Entre outras coisas aprendemos que a presbivertigem, principalmente, merece uma terapia medicamentosa suportiva de longa duração bem como dieta e exercícios.

As lesões ateroscleróticas do bulbo (medula oblonga) dorsolateral, por exemplo, podem ser tratadas com uma ativação do sistema de GABA-neurotransmissão. Por outro lado, no prolongamento reativo do tipo de tronco cerebral lento uma depressão do sistema GABAérgico pode ajudar muito o paciente.

A função do mesencéfalo merece um controle cuidadoso concernente aos seus níveis de atividade, uma vez que ela é facilmente afetada através de insuficiência cardíaca e infarto do miocárdio.

Discinesias e outros sinais especiais são relacionados com disfunções do sistema rubronigroestriatal, o qual também necessita ser cuidadosamente regulado.

Adicionalmente, doenças básicas como diabetes melito, hipertensão, infarto do miocárdio etc. precisam ser tratadas em cooperação com os clínicos internistas e outros especialistas. Juntamente com estes colegas, a bateria inteira de drogas que estão sendo aplicadas precisa ser cuidadosamente ajustada para não produzir efeitos colaterais adversos.

REFERÊNCIAS BIBLIOGRÁFICAS

Cesarani A, Capobianco S, Soi D, Giuliano DA, Alpini D. Intratympanic dexamethasone treatment for control of subjective idiopathic tinnitus: our clinical experience. *Internationales Tinnitus Journal* 2002;8(2):111-144.

Claussen C.-F, Claussen E. Neurootological findings in tinnitus patients. *Proc. III rd. International Tinnitus Seminar*. Harsch Verlag, Karlsruhe, 1987. 196-204p.

Claussen C.-F, Claussen E. *Various Aspects of EGB 761 (extract of ginkgo biloba) the Neurootological Treatment of Vertigo and Tinnitus*. Proceedings – NES. Vol. XXI, edition m+p.Hamburg 1995. 89-98p.

Claussen C.-F, et al. On the Functional State of Central Vestibular Structures in Monaural Symptomatic Tinnitus Patients. Int Tinnitus L Jr, Vol. 1. n. 1. 1995. 5-12p.

Claussen C.-F, Schneider D, Büky B. Über den Einsatz des Brain Electrical Activity Mapping in der Neurootologie. *Wiss Z, Humboldt-Univ., Reihe Medizin, Neurootologie, JG* 1990;39:322-323.

Claussen C.-F, Schneider D, Kolchev CH. On the functional state of central vestibular structures in monaural symptomatic tinnitus patients. *Int Tinn Journ* 1995;1:5-12.

Claussen C.-F. Claussen E. Über die topodiagnositsche Zuordnung von Tinnituspatienten. *Arch Klin Exp Ohr, Nas, Kehlk Heilk* 1986.

Claussen C.-F. *Presbyvertigo, Presbyataxie, Presbytinnitus*. Berlin: Springer-Verlag, 1985.

Claussen CF, Bergmann de Bertora JM, Bertora GO. *Otoneurooftalmologia*. New York: Springer-Verlag, 1988. 1-124p.

Claussen CF, Kolchev Chr, Schneider D, Hahn A. Neurootological Brain Electrical Activity Mapping in Tinnitus Patients. *Proceedings 4th Internat. Tinnitus Seminar*. Bordeaux 1991, ed. JM Aran, R Dauman. Kugler Amsterdam, 1992. 351-355p.

Claussen C-F. Treatment of the Slow Brainstem Syndrome with Vertigoheel Biologische Medizin, Vol. 3/1985. 447-470p & Volume 4/1985, 510-514p.

Claussen, C.-F. The International Tinnitus Journal (ITJ): A new platform for clinical and scientific tinnitology. *Int Tinn Jour* 1995;1:1-5.

Conn HF. *Current Therapy*. Philadelphia: WB Saunders, 1982.

Constantinescu L, Schneider D, Claussen C.-F. The influence of betahistine on the vestibular evoked potentials in patients with peripheral vestibular disorders. *Proceedings of the 3rd European Congress of the European Federation of Oto-Rhino-Laryngological Societies EUFOS*, Budapest June 1996. Ribari O, Hirschberg A (eds.) Bologna: Monduzzi, 95-98, 1996.

Constantinescu L, Schneider D, Claussen CF, Kolchev Chr. Our first findings about the late acoustical evoked potentials, with full cortical response representation. Excerpta Medica, International Congress Series, 1087. Amsterdam: Elsevier Publishers, 1995. 395-398p.

Dehler R, Dehler F, Claussen C.-F, Schneider D, Just E. Competitive-kinesthetic interaction thearapy international. *Tinnitus Journal* 2000;6(1):29-36.

Fischer A. Histamine in the treatment of vertigo. *Acta Otolaryngol* (Stockh) 1991;(Suppl) 479:24-28.

Frick GS, Strashun A, Aronson F, Kappes R, Shulman A. The scintigraphic appearance at pathophysiologic loci in central type tinnitus: An Tc 99m – HMPAO study. *Abstract JNM* 210p. May 1993.

Gananca MM, Mangabeira Albernaz PL, Caovilla HH, Ito YI, Gananca FF, Anadao CA, Ramos S, Ramos RF, Portinho FM. The Antivertiginous Action of Flunarizine in Association with dihydroergocristine. *Proc NES* 1987;15(2):216-217.

Gananca MM, Mangabeira-Albernaz PL, Caovilla HH, Ito YI, Gananca FF, Anadao CA, Ramos S, Ramos RF, Portinho FM. The Antivertiginous Action of Flunarizine in Association with dihydroergorcristine. *Proc NES* 1987;15(2):216-217.

Gananca MM, Mangabeira-Albernaz PL, Caovilla HH. Cloxazolam in the treatment of labyrinthine diseases caused by metabolic disorders. *Proc NES* 1988;16:549-552.

Gananca MM, Mangabeira-Albernaz PL, Caovilla HH. The efficacy of clonazepam in the treatment of vertigo, nausea and tinnitus in cardiovascular disease. A statistical study. *Proc NES* 1986;14:479-483.

Goodman-Gilman A, Goodman LS, Rall TW, Murad F. In *Goodmann-Gilman's: The Pharmacological Basis of Therapeutics*. 7. ed, p. 1559-62, New York: McMillan Publ, 1985.

Hauschild F, Färster W, KO, Hausstein F, Marquardt HJ. *Matthies: Pharmakologie und Grundlagen der Toxikologie*. VEB Georg-Thieme, Leipzig, 1973.

Heiss WD, Zeiler K. Medikamentäse beeinflussung der hirndurchblutung. *Pharmakotherapie* 1978;1:137-144.

Herrschaft H. Regional cerebral bloodflow changes affected by vasoactive substances. Aus. In: Meyer JS, Lechner H, Reivich H, Eichhorn O. *Cerebral Vascular Diseases*. Stuttgart, Georg: Thieme-Verlag, 1973. 101-114p.

Hoyer S, Weidner G, Bräue H. Exemplar functiones cerebri. Bd. 1, *Zur Physiologie und Patho-Physiologie von Hirnfunktionen*. Albert-Roussel-Pharma GmbH, Wiesbaden, 1982.

Iversen LL, Iversen SD, Snyder H. *Handbook of Psychopharmacology*. Vol. 1. Biochemical Principals and Technics in Neuropharmacology, 1975.

_____. Vol. 2. *Principals of Receptor Research*, 1975.

_____. Vol. 3. *Biochemistry of Biogenic Amines*, 1975.

_____. Vol. 4. *Amino Acid Neurotransmitters*, 1975.

_____. Vol. 5. *Synaptic Modulators*, 1975.

_____. Vol. 6. *Biogenic Amine Receptors*, 1975.
New York: Plenum Press, 1975.

Kugler J. *Hirnstoffwechsel und Hirndurchblutung*. Schnetztor: Verlag-GMB, Konstanz H, 1977.

Kuschinsky G, Lählmann H, Peters T. *Kurzes Lehrbuch der Pharmakologie und Toxikologie 9*. Aufl. New York: Georg Thieme Verlag, Stuttgart, 1981.

Lanzellotti WP, Caldas N, de Almeida CIR, Malavasi Ganança M, Mangabeira Albernaz PL. Therapeutic Use of N-(3-(1-Benzyl-Cycloheptil-Oxy)-Propyl)-N-N-Dimethylammoniumhydrogenfumarate in otoneurology. *Rev Braz Clin Terapeutica* 1975;4:255-260.

Mangabeira Albernaz PL, Malavasi Ganança M, Ferreira Novo N, Rodriguez de Paiva E. Flunarizine and Cinnarizine as Vestibular Depressant, a Statistical Study. *ORL* 1978;40:92-100.

Mangabeira-Albernaz PL, Ganança MM. Experimental study of the association of pyridine 3 - carboxylic acid and l - hexyl - 3,7 - dimethyl - 2,6 dioxypurine in the treatment of vascular labyrinthine disorders. Untersuchung über die Behandlung vaskulärer Labyrinthstörungen mittels eines Kombinationspräparates aus Pyridin-3-Karbonsäure und Pentofyllin. *Proc NES* 1975;4:233-238.

Novotný M, Kostrica R. Fixed Combination of Cinnarizine and Dimenhydrinate Versus Betahistine Dimesylate in the Treatment of Ménière's Disease: A Randomized, Double-Blind, Parallel Group Clinical Study. *International Tinnitus Journal* 2002;8(2):115-123.

Pilgramm M, Lenders H, Schumann K. A method for relieving tinnitus complaints in long-enlisted soldiers with multiple acoustic traumas-external electrostimulation. *HNO* 1986;34(7):280-4.

Pilgramm M. Clinical and animal experiment studies to optimise the therapy for acute acoustic trauma. *Scand Audiol* 1991;34(Suppl):103-22.

Schneider D, Claussen C.-F, Hahn A, Fraaß UE. Die Darstellung der per- und postrotatorischen Vestibularisreaktionen mittels des Brain Electrical Activity Mapping. *Archiv für Ohren-, Nasen- und Kehlkopfheilkunde* 1990;2(Suppl):252-253.

Schneider D, MD, Chr Kolchev MD, Constantinescu L, MD, Claussen C.-F, MD. Vestibular evoked potentials (VestEP) and brain electrical activity mapping – a test of vestibular function – a review (1990-1996). *International Tinnitus Journal* 1996;2:27-43.

Schneider D, Schneider L, Shulman A, Claussen C.-F, Just E, Koltchev C, Kersebaum M, Dehler R, Goldstein B, Claussen E. Gingko biloba (Rökan) Therapy in tinnitus patients and measurable interactions between tinnitus and vestibular disturbances. *International Tinnitus Journal* 2000;6(1):56-62.

Schwartz J. Histamine as a transmitter in brain. *Life Sci* 1975;17:503-518.

Shulman A, Goldstein B. Quantitative electroencephalography: preliminary report-tinnitus International. *Tinnitus Journal* 2002;8(2):77-86.

Shulman A, Goldstein B. Quantitative electroencephalography: preliminary report-tinnitus. *International Tinnitus Journal* 2002;8:77-86.

Shulman A, Seitz M. Central tinnitus - diagnosis/treatment: observations simultaneous auditory brainstem responses with monaural stimulation in the tinnitus patient. *Laryngoscope* 1981;91:2025-2035.

Shulman A. Clinical classification subjective idiopathic tinnitus: proceedings first international tinnitus seminar. *Br J Laryngol Otol* 1981;4(Suppl):102-106.

Shulman A. *Clinical Types of Tinnitus – The Vascular Compression Syndrome of the Eighth Nerve*. Presentation Intl Tinnitus Study Group. Wash DC, 9/24/88, 1988.

Shulman A. Clinical types of tinnitus. In: *Tinnitus – Diagnosis/Treatment*. Philadelphia: Lea & Febiger, 1989.

Shulman A. Definition and Classification. In: *Tinnitus – Pathophysiology and Management*. Igaku-Shoin: Kitahara M, 1988. 1-6p.

Shulman A. Diagnosis of Tinnitus. In: *Tinnitus – Pathophysiology and Management*. Igaku-Shoin: Kitahara M, 1988. 53-63p.

Shulman A. Medical audiological evaluation of the tinnitus patient. *Seminars in Hearing* 1987;8(1):7-14.

Shulman A. Subclinical; nonauditory tinnitus proceedings second international tinnitus seminar. *Br J Laryngol Otol* 1984(Suppl 9).77-79.

Shulman A. Subjective idiopathic tinnitus - clinical types – a system of nomenclature and classification. In: Feldmann H. *Proceedings Third International Tinnitus Seminar*. Amsterdan: Harsch, Karlsruhe, 1987. 136-141p.

Tratamento do Zumbido de Causa Central

Antonio Douglas Menon ▪ Laís Vieira Bonaldi

INTRODUÇÃO

Vários modelos têm sido propostos para explicar os mecanismos fisiopatológicos do zumbido, destacando-se entre eles os neurofisiológicos. Todavia, mesmo quando os tratamentos baseados em tais modelos apresentam sucesso, dificilmente identificamos as causas.

A anatomia e a fisiologia da via auditiva são fundamentais para se entender a classificação do zumbido em periférico ou central, uma vez que são inúmeras as dificuldades para se compreender os mecanismos de geração, detecção e percepção. A geração geralmente está associada a patologias cocleares e do nervo coclear, a detecção está relacionada a níveis subcorticais e a percepção ocorre no córtex auditivo, com participação de outras áreas corticais, incluindo-se o sistema límbico e o córtex pré-frontal.

A porção central do processamento auditivo envolve a etapa em que através do nervo coclear, o sinal transformado atinge o sistema nervoso central (SNC), onde ocorrem os processos de percepção e cognição.

O zumbido central pode ser subdividido em primário e secundário. O primário é aquele originado no SNC, enquanto que o secundário refere-se ao zumbido classificado como condutivo/neurossensorial que só pode ser percebido se o sinal for processado no cérebro. Neste caso, mecanismos atuariam fazendo com que a resposta cuja percepção é processada perifericamente manifeste-se no cérebro, independentemente da fonte original na orelha, sendo sugerido o termo "zumbido fantasma".

Embora a maioria dos zumbidos tenha uma origem coclear, com o passar do tempo, os níveis mais elevados da via auditiva podem estar envolvidos e a percepção do zumbido não mais depender exclusivamente da patologia coclear.

Cada vez mais acredita-se que o zumbido está intimamente ligado às mudanças na natureza e extensão da atividade neural do SNC. Segundo o modelo neurofisiológico proposto por Jastreboff, o zumbido surge como resultado da interação dinâmica de alguns centros do sistema nervoso, incluindo vias auditivas, não-auditivas e o sistema límbico.

Além de alterações na eletromotilidade das células ciliadas externas do órgão espiral e na modulação do feixe eferente medial, causando ativação das células ciliadas internas e das fibras do nervo coclear, podem ocorrer alterações nas sinapses das células ciliadas internas. Essas corresponderiam ao limite periférico do zumbido e uma alteração nesta primeira sinapse da via auditiva pode estar seguida por um efeito cascata em sinapses mais elevadas na mesma via.

Considera-se, ainda, uma hiperatividade das vias auditivas, pois o SNC é responsável pela compensação da diminuição de determinado estímulo através de processos de excitação ou inibição, interagindo em vários níveis. Assim, a ausência de som poderia resultar em atividade anormal, ou seja, aumento da sensibilidade dos núcleos cocleares a qualquer estímulo, incluindo a atividade espontânea, o que resultaria na percepção do zumbido.

O registro do desequilíbrio dos neurotransmissores de diferentes circuitos biocibernéticos pode ser estabelecido através de um adequado topodiagnóstico, com o conhecimento dos locais envolvidos nas origens funcional e anatômica, na sintomatologia e nos sinais produzidos pelo zumbido. Nestes casos, nas lesões centrais, o diagnóstico diferencial funcional deve considerar reações por mecanismos de liberação e inibição.

O zumbido de causa central denominado primário pode ter origem através de:

- Desordens neurológicas (palatomioclônus, espasmo idiopático do músculo estápédio etc.).
- Lesões vasculares, tumorais e degenerativas da via auditiva.
- Traumas cranianos.
- Alterações bioquímicas neuronais (provocam irritação ou lesão da via auditiva devido a alterações metabólicas celulares).

O zumbido inclui, ainda, no seu contexto componentes sensoriais, afetivos e psicomotores, destacando-se a influência do estresse como um fator significativo na sua evolução.

O avanço das técnicas de imagem do SNC, da biologia molecular e eletrofisiologia, com o intuito de conhecer melhor os mecanismos que produzem o zumbido, tem proporcionado um melhor entendimento do comportamento neural associado a propostas terapêuticas e às atividades neurais responsáveis por mudanças espontâneas do zumbido, permitindo o desenvolvimento de novos tratamentos.

A terapêutica do zumbido central baseia-se não só no diagnóstico diferencial, mas também no fato de que a plasticidade neural pode influenciar tanto no seu desenvolvimento como na sua manutenção. Portanto, a plasticidade neural restaura parcialmente a função normal, fundamentando o fenômeno de redução do zumbido.

DIAGNÓSTICO

O tratamento do zumbido (de origem central) deve ser baseado nas melhores evidências encontradas através de uma propedêutica e de diagnóstico correto.

Uma anamnese bem conduzida através da avaliação audiovestibular completa: audiometria tonal, vocal, imitanciometria, otoemissões, respostas auditivas evocadas de tronco encefálico, provas vestibulares, exames de imagem, tomografia computadorizada, ressonância nuclear magnética, angiorressonância e a tomografia computadorizada por emissão de fóton isolada (SPECT).

Exames laboratorias, pesquisando-se o estudo completo de metabolismo de hidratos de carbono, gorduras e proteínas, um perfil endócrino visando o sistema hipotálamo-hipofisário, tireóide e supra-renais. O estudo imunológico através de causas específicas, por exemplo, anticorpos anticocleares, a sorologia para pesquisa de alguns vírus, citomegalovírus, Lues, toxoplasmose, doença de Lyme etc.

TRATAMENTO

Os principais tratamentos para o zumbido de causa central são:

Tratamento cirúrgico

Está centrado no conhecimento das doenças que comprometem o SNC, e que são de etiologias diversas: tumorais, traumáticas, inflamatórias, vasculares, neuroendócrinas etc.

Inclui o tratamento de doenças neurológicas que ocasionam o zumbido pulsátil originado por atividade mioclônica do músculo tensor do tímpano e do músculo estapédio (mioclônus de orelha média), na maioria das vezes unilateral, causado pela propagação do ruído de contração do músculo ou contração da membrana timpânica durante a atividade clônica. O tratamento de escolha é a secção cirúrgica dos tendões do tensor do tímpano e do estapédio.

Outras causas que produzem o zumbido pulsátil, entre elas os aneurismas, as malformações e fístulas arteriovenosas, as anormalidades dos vasos do pescoço e a hipertensão intracraniana também podem ser tratadas cirurgicamente, na dependência de cada caso em particular.

Quanto ao palatomioclônus, que envolve a musculatura da tuba auditiva, o tratamento não é cirúrgico, mas sim medicamentoso, incluindo-se agentes antiespasmódicos e relaxantes musculares, tais como clonazepam e diazepam.

Os casos de zumbido neurossensorial provocado por compressão do 8º par (síndrome da compressão vascular), além de causarem degeneração axônica focal provocam hiperfunção e excitabilidade do nervo. O tratamento nestes casos consiste na descompressão vascular microcirúrgica. A neurectomia coclear pode ser considerada nos casos de zumbido debilitante e intratável, em pacientes sem restos auditivos e que não obtiveram melhora com o tratamento medicamentoso, uma vez que os resultados são imprevisíveis.

Quando o zumbido decorre de tumores de ângulo cerebelopontino, a cirurgia pode ser indicada tanto no schwannoma vestibular, como em outros tumores benignos que comprometem o nervo vestibulococlear (meningiomas, hemangiomas etc.). A técnica cirúrgica indicada está na dependência de cada caso em particular podendo ser por via translabiríntica, fossa média ou retossigmóde, e se possível com preservação da audição. Na grande maioria dos casos obtemos uma redução ou eliminação do zumbido.

Tratamento clínico

Tratamento medicamentoso

O tratamento com remédios é indicado nas disfunções do SNC localizadas nas áreas dos receptores sensoriais auditivos, circuitos auditivos e vestibulares localizados no tronco encefálico e em suas projeções corticais.

As doenças que ocasionam morte celular, além de interferir na função, causam alterações no fluxo sangüíneo, no metabolismo celular, na permeabilidade de radicais livres de oxigênio, com acúmulo tóxico extracelular de neurotransmissores excitatórios, edema citotóxico e vasogênico com influxo de cálcio e outros íons através de modificações dos canais da membrana celular.

A terapêutica medicamentosa também é aplicada em doenças do SNC que causam isquemias, hemorragias e degenerações neurológicas, atuando diretamente no zumbido. Além disso, atua nos sintomas que envolvem estados depressivos e emocinais.

Estudos recentes sobre drogas indicadas no tratamento do zumbido central incluem: bloqueadores dos canais de cálcio, seqüestradores de radicais livres, corticosteróides, antagonistas de glutamato nos receptores NMDA (N-metil-D-Aspartato) ou não, e vários agentes trombolíticos.

O controle do zumbido recentemente tem sido relacionado também ao envolvimento do mecanismo GABAérgico quanto à evolução clínica e seu controle. Estima-se uma deficiência no receptor cloreto-benzodiazepina-ácido gama-aminobutírico (GABA/BZ/Cl), que estaria diretamente relacionada aos mecanismos que regem a emoção, ansiedade, estresse, depressão e medo. Baseando-se a terapia em tal receptor, estaria recomendado o uso de gabapentina e clonazepam, cujos resultados obtidos em estudos controlados mostram alívio do sintoma na maioria dos pacientes. Esses resultados foram confirmados por tomografia computadorizada por emissão de fóton isolada (SPECT) do cérebro.

As funções cerebrais estão também na dependência do sistema circulatório e de funções metabólicas intracelulares; em decorrência desse fato deve-se considerar também uma terapia vasoativa e reguladora de metabolismo. Desordens vasculares ortostáticas com queda da pressão arterial, hipotonias circulatórias e afecções vasculares com hipertensão arterial devem ser consideradas. Processos isquêmicos em artérias pequenas são controlados por meio de antagonistas de cálcio e a ação do tipo simpaticolítica por produtos derivados do ergot.

Tratamento de lesões vestibulares centrais

O zumbido é um sintoma subjetivo comumente presente no paciente vertiginoso. O mapeamento cerebral da atividade elétrica durante a aceleração vestibular angular permite a mensuração e análise dos potenciais vestibulares e mostra algumas características alteradas em pacientes portadores de zumbido, principalmente com relação ao reflexo vestibulocular.

O cerebelo controla por meio de mecanismos gabaminérgicos as funções de controle e depressão dos núcleos vestibulares, sendo a vitamina B6 um co-fator importante na produção do ácido gama-aminobutírico.

Precursores acetilcolinérgicos podem ser utilizados em casos de lesões centrais ocasionadas por depressão do sistema colinérgico e do metabolismo da formação paramedial-pontinorreticular (depressão em níveis mesencefálicos). A ação de depressão no mesencéfalo pode ainda ser obtida por precursores dopamínicos em lesões do sistema rubronigroestriado (inibição da formação reticular).

Lesões corticais cerebrais podem ser tratadas com reguladores de ritmo cerebral e as desordens cognitivas com drogas capazes de inibir a recaptação de serotonina, dopamina e acetilcolina.

As conexões entre os sistemas límbico e auditivo vêm sendo discutidas, destacando-se o envolvimento do hipocampo em termos de memória e evidências da participação de vias glutaminérgicas, podendo ser bloqueados interneurônios relacionados ao ácido gama-aminobutírico que induzem inibições do sistema glutaminérgico excitatório. O extrato de Ginkgo Biloba influenciaria o estado excitatório do sistema vestibulococlear, mostrando-se efetivo no tratamento do zumbido central excitatório e sugerindo novas perspectivas no tratamento do zumbido.

Supressão por estimulação elétrica

A estimulação elétrica da orelha e a respectiva melhora do zumbido têm evidenciado uma melhora na audição, referida tanto por pacientes submetidos à estimulação elétrica do promontório, como por pacientes portadores de supressores de zumbido implantáveis. Tais achados sugerem que o processo cognitivo da audição sofre influência do zumbido, pois dificuldades na compreensão da fala podem ser parcialmente causadas pelo zumbido, uma vez que ocorre melhora na percepção da fala após a estimulação elétrica da orelha.

A análise da fala depende de mecanismos de atenção, memória e processos cognitivos, que por sua vez, envolvem o sistema nervoso central. A estimulação elétrica da orelha produz uma melhora da atenção auditiva seletiva do paciente portador de zumbido, que somada à redução do zumbido, melhora a inteligibilidade da fala.

Do mesmo modo que estudos desenvolvidos com a estimulação elétrica da orelha interna (implantes cocleares), um outro tipo de supressão elétrica vem sendo investigado em pessoas previamente implantadas com eletrodos subcorticais para alívio da dor ou alterações de movimento. Essa estimulação, aparentemente, reduz a percepção do zumbido, embora os eletrodos não estejam localizados em estruturas encefálicas auditivas.

Estimulação de alta-freqüência

O zumbido freqüentemente apresenta características de freqüência alta e está associado a perdas auditivas, as quais nem sempre são detectadas na pesquisa convencional de limiares tonais. Considerando-se que esta privação do cérebro de freqüências altas por via aérea seja a causa do zumbido, a ativação dos receptores residuais de freqüências altas da cóclea por estimulação via óssea, na faixa de freqüências de 6 a 40 KHz, ocasionaria sua inibição.

Terapia de habituação e mascaradores

A terapia de habituação, do inglês TRT (*Tinnitus Retraining Therapy*), baseada no modelo neurofisiológico proposto por Jastreboff, é um processo longo, fundamentado na plasticidade do SNC e, atualmente, destaca-se em relação aos demais tratamentos mediante o sucesso em cerca de 80% dos casos, relatado na literatura.

Consiste no aconselhamento e terapia sonora para habituação do zumbido, baseada na plasticidade cerebral e capacidade de habituação a uma variedade de estímulos, ou seja, propõe a eliminação do zumbido da consciência. Ao bloquear-se a ativação do sistema límbico e do sistema nervoso autônomo, mesmo que o zumbido seja percebido não induzirá nenhuma reação e conseqüentemente não será desconfortável.

A terapia sonora tem por princípio reduzir o ganho obtido ao longo das vias auditivas e esta redução pode ser obtida por meio de um som estável, neutro e de intensidade mais fraca que a percepção do próprio zumbido. O processo de habituação é assim facilitado, pois a atividade neuronal produzida pelo zumbido torna-se menos contrastante em relação àquela contínua nas vias auditivas.

Envolve o uso de sons ambientais, geradores de ruído ou mascaradores e algumas vezes combinações, por exemplo, de aparelhos de amplificação sonora e geradores de ruído. Estudos recentes têm proposto geradores de ruído por via óssea, cujos resultados na supressão do zumbido permanecem controversos.

O efeito mascarador provém outro foco perceptual, minimizando a concentração do sujeito no zumbido. Aparentemente, os mascaradores de zumbido não precisam incluir a faixa de freqüência presumivelmente contida nele, sugerindo a participação de eventos retrocócleares no efeito paliativo gerado.

Tratamentos alternativos

- *Terapia cognitiva*: visa modificar as percepções e reações negativas do paciente em relação ao seu zumbido por meio de aconselhamento individual intensivo.

- *Biofeedback*: este tratamento visa auxiliar ao portador de zumbido a controlar o estresse, minimizando os efeitos deste no zumbido.

- *Outros (acupuntura, fisioterapia, homeopatia etc.)*: em geral proporcionam melhora parcial ou temporária do zumbido, com poucos resultados a longo prazo, entretanto, alguns pacientes referem melhora subjetiva, relacionada à melhora na qualidade de vida, tais como o sono e a função circulatória.

BIBLIOGRAFIA

Badia LB, Parikh A, Brookes GB. Management of middle ear myoclonus. *Journal of Laryngology and Otology* 1994;108:380-2.

Fortune DS, Haynes DS, Hall JW. Tinnitus – current evaluation and management. *Medical Clinics of North America* 1999;83(1):153-62.

Hearing Planet Company Information. Tinnitus treatment options. http://www.hearingplanet.com/tinnitus/tinn_treat.html

Jastreboff PJ. Phantom auditory perception (tinnitus): mechanisms of generation and perception. *Neuroscience Research* 1990;8:221-54.

Jastreboff PJ. Tinnitus habituation therapy (THT) and tinnitus retraining therapy (TRT). In: Tyler R. *Tinnitus Handbook*. Singular Publishing Group 2000;357-76.

Lenhardt ML, Richards DG, Madsen AG, Shulman A, Goldstein BA, Guinta R. High-freqüency stimulation in tinnitus treatment. http://asa.aip.org/web2/asa/abstracts/search.octo1/asa287.html

Matsushima J-I, Sakai N, Kumagai M, Kamada T, Takeichi N, Miyoshi S, Uemi N, Sakajiri M, Ifukube T. Improved selective attention and word perception in tinnitus patients treated with electrical stimulation. *International Tinnitus Journal* 1996;2:115-22.

Menon AD, Miyake MAM, Bonaldi LV. Zumbido pulsátil. In Campos CAH, Costa, HOO (eds). *Tratado de Otorrinolaringologia – Doenças/Base do Crânio*. Vol 2. São Paulo: Editora Roca, 2002. 531-41p.

Penner MJ, Zhang T. Masking patterns for partially masked tinnitus. *International Tinnitus Journal* 1996;2:105-9.

Perry BP, Gantz, BJ. Medical and surgical evaluation and management of tinnitus. In: Tyler R. *Tinnitus handbook*. Singular Publishing Group 2000. 221-42p.

Philip AM, Rogers MRCVS. Acupuncture treatment of tinnitus. A bibliography from MEDLINE abstracts (Aug 27, 1998) httl://users.med.auth.gr/~karanik/english/articles/tinnit1.html

Sanches TG. Reabilitação do paciente com zumbido. In: Campos CAH, Costa, HOO. *Tratado de Otorrinolaringologia – Doenças/Base do Crânio*. Vol. 2. São Paulo: Editora Roca, 2002. 312-24p.

Sanches TG, Zonato AI, Bittar RLM, Bento RF. Controvérsias sobre a fisiologia do zumbido. http://hcnet.uspbr/ororrino/arq1/arqzumb.htm

Schneider D, Schneider L, Shulman A, Claussen C-F, Just E, Koltchev C, Kersebaum M, Dehler R, Goldstein B, Claussen E. Gingko biloba (Rökan) therapy in tinnitus patients and measurable interactions between tinnitus and vestibular disturbances. *International Tinnitus Journal* 2000;6(1):56-62.

Schwarber MK, Whetswell WO. Cochleovestibular nerve compression syndrome. II. Histopathology and theory of pathophysiology. *Laryngoscope* 1992;102(9):1030-6.

Shulamn A, Goldstien B. A final common pathway for tinnitus – implications for treatment. *International Tinnitus Journal* 1996;2:137-42.

Shulman A. Neuroprotective drug therapy: a medical and pharmacological treatment for tinnitus control. *International Tinnitus Journal* 1997;3(2):77-93.

Shulman A, Strashum A. Descending auditory system/cerebellum/tinnitus. *International Tinnitus Journal* 1999;5(2):92-106.

Simpson JJ, Drew SJ, Hopkins PC. Tinnitus research. http://medweb.bham.ac.uk

Zenner HP, Pfister M. Systematic classification of tinnitus. http://www.medizin.uni-tuebingen.de/hno/english/ed4.htm

Tratamento do Zumbido pela Técnica de Habituação

Tanit Ganz Sanchez

INTRODUÇÃO

O zumbido é um sintoma com múltiplas etiologias que, por sua vez, podem estar associadas no mesmo indivíduo (Sanchez, 1997/1997a/1997b). O tratamento deve sempre dar prioridade ao controle das doenças de base que podem estar envolvidas em sua gênese, deixando para abordar o sintoma zumbido apenas nos casos de etiologia idiopática ou de falha no tratamento da doença de base (Sanchez et al., 1999a/1999b; Sanchez, Bento, 2000).

Várias opções de tratamento já foram tentadas para o controle do zumbido: medicamentos, cirurgia, mascaramento, acupuntura, hipnose etc. Embora não devam ser completamente descartadas, certamente não se mostraram úteis para o seu controle em estudos científicos de qualidade.

Atualmente acredita-se que o incômodo gerado pelo zumbido não apresenta relação com suas características psicoacústicas (freqüência, intensidade, localização, limiar mínimo de mascaramento). Isto é, um paciente pode ter sua vida gravemente afetada por um zumbido percebido como um apito de 4.000 Hz e 5 dB nível de sensação, enquanto outro raramente percebe o seu apito de mesma freqüência e maior intensidade (Meikle et al., 1984). Na prática diária, é freqüente que dois pacientes com zumbido de características psicoacústicas e etiologias semelhantes apresentem reações completamente diferentes!

Nosso sistema auditivo pode reconhecer como fortes não apenas os sons de alta intensidade, mas também aqueles de significado perigoso, mesmo que de baixa intensidade. Assim, sem que tenhamos consciência, esses sons são avaliados nas áreas subcorticais do sistema nervoso e, se forem valorizados como suficientemente importantes, atingirão o córtex para serem percebidos conscientemente. Se forem classificados como não importantes, são imediatamente descartados sem que tomemos conhecimento. Por exemplo, se estamos em um restaurante com música ao vivo, podemos perceber a fala de nosso acompanhante (informação importante) e inconscientemente ignorar a música, mesmo que mais alta. Por outro lado, alguns sons muito fracos, porém com significado importante (como o chamado de nosso nome ou um sinal de perigo) podem ser percebidos mesmo que estejam envoltos por outros sons, sendo realçados em relação ao ruído de fundo. Portanto, nossas vias auditivas têm a capacidade de selecionar subconscientemente os sons importantes, enquanto os demais são ignorados (Coles, Sook, 1988; Coles, 1996; Gold et al., 1999).

Então, fica evidente que o significado que o som adquire é um fator preponderante na determinação da reação do indivíduo, e não apenas suas características psicoacústicas. O mesmo processo ocorre em relação ao som do zumbido e, para entendê-lo melhor, vamos recorrer ao modelo neurofisiológico descrito em 1990 (Jastreboff, 1990), que propõe o zumbido como resultado de uma interação dinâmica de alguns centros do sistema nervoso central, incluindo vias auditivas e não-auditivas (Fig. 111-1). Assim, apesar de muitos casos estarem relacionados a alguma causa inicialmente coclear, esta causa não é de fundamental importância na determinação da gravidade do zumbido, agindo apenas como gatilho de uma série de processos que resultam em uma atividade neuronal anormal que, por sua vez, será realçada pelas vias auditivas e finalmente percebida como zumbido (Jastreboff, 1990).

O processo pelo qual o zumbido aparece pode, então, ser dividido em três etapas: geração, detecção e percepção (Fig. 111-1). A **geração** freqüentemente ocorre nas vias periféricas (mas não exclusivamente) e, na maioria dos casos, está associada a doenças da cóclea e do nervo coclear. A **detecção** ocorre nos centros subcorticais e baseia-se num padrão de reconhecimento específico para o som do zumbido que, uma vez detectado e classificado, pode tornar-se persistente. Por fim, a **percepção** ocorre no córtex auditivo com significativa participação do sistema límbico, do córtex pré-frontal e de outras áreas corticais (Jastreboff, 1990). Quando um determinado som é percebido, pode rapidamente ser ignorado com a

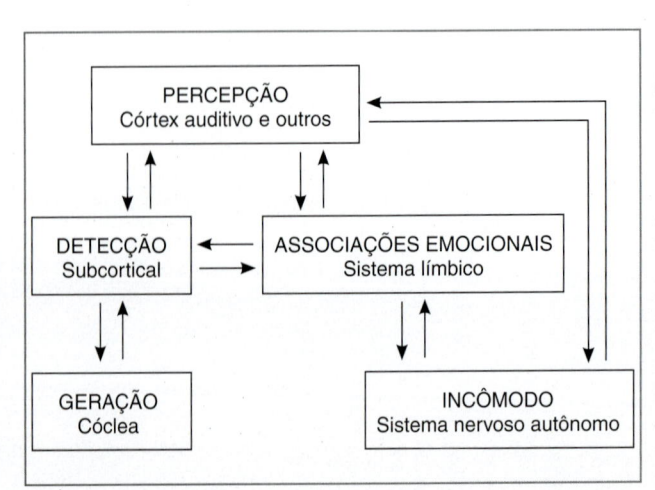

Fig. 111-1

O modelo neurofisiológico. De acordo com os princípios neurofisiológicos, as interconexões do sistema auditivo com outros sistemas cerebrais, sistema límbico (responsável pelas emoções) e sistema nervoso autônomo (responsável pelas reações fisiológicas) participam de maneira importante na percepção do zumbido e nas sensações que o mesmo provoca no indivíduo.

sua persistência, como o que ocorre com o som do ar-condicionado. O mesmo pode ocorrer com o zumbido, porém alguns pacientes prontamente associam-no a fatores negativos (medo de um tumor cerebral, de perda auditiva ou de piora progressiva) e quanto mais se preocupam e se concentram em sua presença, mais evidente ele se torna. Assim, o paciente passa a reagir intensamente a ele, mesmo que o som tenha intensidade baixa.

Em neurofisiologia, o fenômeno do desaparecimento da reação a um determinado sinal é conhecido como habituação (Konorski, 1967). Como dito anteriormente, um fator preponderante na reação a um determinado som é o seu significado. O processo de habituação a um som só pode ser alcançado quando o mesmo não provoca nenhuma reação emocional, ou seja, quando esse som é neutro ao indivíduo. Na verdade, para cerca de 80% dos pacientes, o som do zumbido é neutro e pode ser espontânea e naturalmente habituado. Assim, esses indivíduos só percebem seus zumbidos esporadicamente (mesmo que estejam sendo gerados constantemente), não sofrendo incômodo e não apresentando repercussões em sua qualidade de vida. Por outro lado, se a percepção do zumbido for relacionada a algo desagradável ou perigoso (possibilidade de doença grave, de surdez, de piora com o decorrer do tempo, ou ainda, de incapacidade de ter uma vida normal), essas preocupações impedem o processo da habituação, fazendo com que o indivíduo passe a perceber seu zumbido continuamente e, portanto, a "sofrer" com ele (Jastreboff, 1990, 1999a, 1999b). Por exemplo: se o paciente acha que o zumbido é um problema grave de saúde, o sinal que chega ao cérebro é que esse importante problema precisa ser observado e monitorado. Assim, o sinal do zumbido é realçado, e o paciente o escuta constantemente, aumentando sua tensão, diminuindo sua concentração e interferindo com seu sono, uma vez que no silêncio passa a ser percebido mais claramente. À medida que isso ocorre, nosso cérebro se concentra cada vez mais na atividade neuronal relacionada ao zumbido, reforçando o ciclo vicioso.

Infelizmente, com certa freqüência o primeiro contato médico pode piorar esses aspectos negativos, principalmente quando o profissional afirma que "não há nada que possa ser feito", "pode ser um tumor na cabeça" ou "você precisa aprender a conviver com isso". Isso é mais um reforço para um ciclo vicioso em que as implicações negativas aumentam a percepção do zumbido que, por sua vez, passa a significar algo cada vez pior.

TRATAMENTO DE HABITUAÇÃO DO ZUMBIDO (*TINNITUS RETRAINING THERAPY*)

A idéia é simples e brilhante: se podemos usar essas capacidades cerebrais para descartar e ignorar sinais não importantes, seria possível eliminar a percepção do zumbido da consciência. Assim, o indivíduo não perceberia o sinal do zumbido, e conseqüentemente não se incomodaria com ele, mesmo que essa atividade neuronal continuasse presente nas vias auditivas.

O método de tratamento do zumbido baseado no modelo neurofisiológico chama-se tratamento da habituação ou retreinamento do zumbido (em inglês, *tinnitus retraining therapy* – TRT). Neste caso, em vez de concentrar o tratamento na origem do zumbido, que geralmente está relacionada à orelha interna, utilizam-se os fundamentos da neurofisiologia e da transmissão de sinais pelo sistema nervoso.

Atualmente, a TRT é usada em várias clínicas de zumbido distribuídas pelo mundo (Baltimore, Atlanta, Londres, Varsóvia, Madrid, São Paulo, entre outras). O processo é totalmente baseado na plasticidade do sistema nervoso central e seu objetivo principal é enfraquecer as alças de ativação do sistema límbico e do sistema nervoso autônomo. Desde sua descrição em 1990 por Pawel Jastreboff, algumas adaptações foram realizadas de acordo com as condições sociais e culturais dos diferentes países. Entretanto, o protocolo básico continua sendo o mesmo, o que reforça os pontos mais fundamentais desse tratamento.

O processo completo da habituação ocorre em duas fases principais:

1. **A habituação da reação**: o zumbido ainda é percebido, porém não mais provoca reações negativas como antes e pode ser ignorado por alguns momentos (Fig. 111-2A e B). Essa eta-

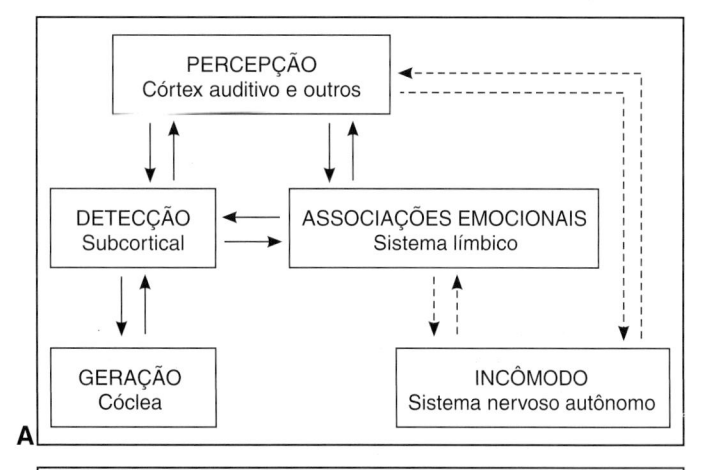

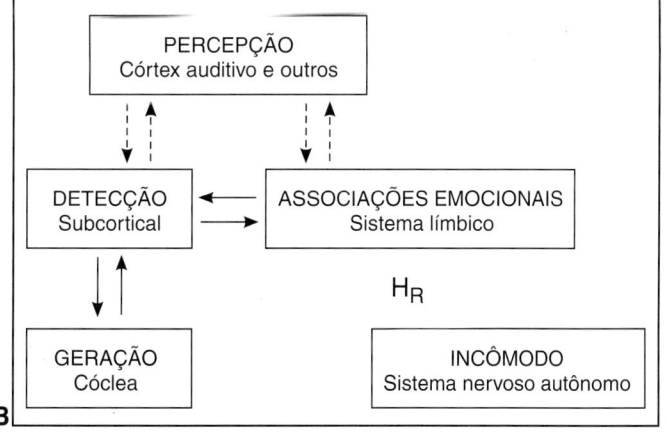

Fig. 111-2

(**A** e **B**). Evolução progressiva da fase da habituação da reação ao zumbido (H_R), em que as conexões do sistema límbico e do sistema nervoso autônomo com o córtex auditivo começam a se enfraquecer. Nessa fase, o zumbido ainda é percebido, porém sem provocar as reações de antes.

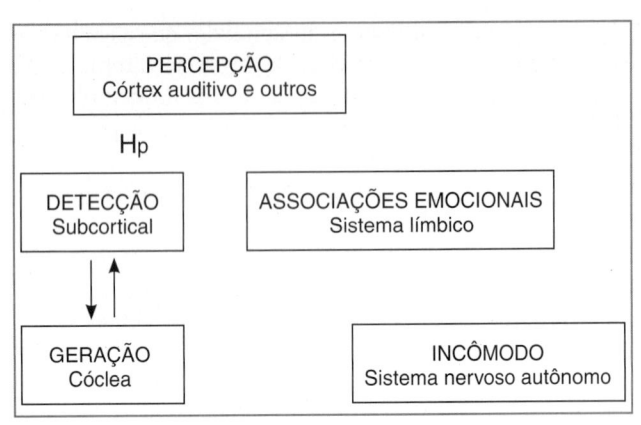

Fig. 111-3
Fase de habituação da percepção do zumbido (H_P), em que praticamente não existem mais as conexões das vias auditivas com o sistema límbico e o sistema nervoso autônomo. A fonte geradora do zumbido ainda existe, porém o mesmo não é mais percebido pelo córtex auditivo.

pa é fundamental para o sucesso total do tratamento e para alcançá-la é necessário conhecer e remover os temores do paciente em relação ao seu sintoma (aconselhamento terapêutico), uma vez que a habituação não ocorre para sons com significado negativo.

2. **A habituação da percepção**: é o objetivo final do tratamento, quando o zumbido deixa de ser percebido, a não ser que o paciente preste atenção nele. Nesta fase, o sinal codificado como zumbido passou a ser descartado antes de alcançar o córtex, uma vez que perdeu sua conotação de importância (Fig. 111-3).

Para que o processo completo da habituação ocorra, dois princípios são fundamentais em todos os casos, devendo ser igualmente valorizados: a orientação (aconselhamento terapêutico) e o enriquecimento sonoro, como veremos mais adiante.

AVALIAÇÃO MÉDICA E AUDIOLÓGICA

Antes de se indicar TRT, é fundamental que o paciente seja avaliado por um otorrinolaringologista para um exame completo. Com certa freqüência, o zumbido é um sintoma de alguma afecção otológica, metabólica, neurológica, cardiovascular, odontológica ou psicológica que pode ser tratada clínica ou cirurgicamente, mesmo que muitos casos ainda sejam diagnosticados como idiopáticos (Sanchez, 1997; Sanchez, Bento, 2000).

Em nosso serviço, recebemos pacientes encaminhados apenas com exame físico otorrinolaringológico e uma audiometria, sem dados completos de anamnese e sem exames complementares que nos permitam, com mais segurança, suspeitar das afecções envolvidas. Quando a audiometria tonal mostra uma disacusia neurossensorial, poucos são os profissionais que investigam a etiologia dessa perda auditiva, checando a possibilidade de doenças auto-imunes, distúrbios de metabolismo glicolipídico, alterações endocrinológicas e hormonais, entre outras, que são passíveis de tratamento clínico. Assim sendo, com freqüência o paciente entra na lista do "não há nada que possa ser feito", quando na verdade, o diagnóstico etiológico permitiria que o mesmo fosse tratado adequadamente.

Então, o primeiro passo é uma anamnese completa do paciente, incluindo os dados do zumbido propriamente dito e de suas repercussões na vida do paciente, além dos dados referentes à hipoacusia, tonturas, cefaléia, coluna cervical, articulação temporomandibular etc. Também é importante investigar a presença concomitante de hipersensibilidade a sons, principalmente a hiperacusia e a misofonia, pois esses casos podem requerer uma abordagem diferente, como será visto mais adiante. A hiperacusia manifesta-se por uma sensação de desconforto a inúmeros sons do meio ambiente, mesmo de intensidade baixa ou moderada (Hazell, Sheldrake, 1992; Jastreboff, Hazell, 1993; Graham, Hazell, 1994; Haginomori et al., 1995; Gold et al., 1999; Hazell, 1999; Sanchez et al., 1999b), independente da freqüência que os compõe e do contexto em que aparecem (p. ex: eletrodomésticos, carro, telefone, campainha etc). Na misofonia, apenas determinados sons produzem esse desconforto, dependendo do seu significado ou associação, enquanto outros sons agradáveis (música, por exemplo) podem ser tolerados em intensidades muito mais altas (Coles, Sook, 1988; Jastreboff, Hazell, 1993; Hazell, 1999).

Após anamnese e exame físico otorrinolaringológico, solicitamos a investigação audiológica básica, acrescentando a pesquisa dos limiares de desconforto para cada freqüência (LDL – *loudness discomfort level*) nos pacientes com anamnese sugestiva de hipersensibilidade auditiva.

Embora seja largamente utilizada, sugerimos cuidado com a "superindicação" da TRT, uma vez que essa abordagem é longa e pode ser substituída por um tratamento mais dirigido quando uma etiologia passível de tratamento específico é diagnosticada pelo otorrinolaringologista.

CATEGORIAS PARA TRT

Uma vez indicada, a TRT será conduzida de maneira diferente dependendo da categoria em que o paciente for classificado. As cinco categorias de tratamento consideram o impacto do zumbido na vida do paciente e a presença concomitante de hipoacusia e hipersensibilidade a sons (Quadros 111-1 e 111-2), o que é determinado pela anamnese e provas audiológicas, inclusive o limiar de desconforto.

Entretanto, independente da categoria, os dois princípios básicos da TRT (aconselhamento terapêutico e o enriquecimento sonoro) são sempre mantidos, embora sejam adaptados de maneira diferente para cada paciente.

Quadro 111-1 Categorias de classificação do zumbido

Categoria	Impacto do zumbido	Hipoacusia	Hiperacusia	Exposição sonora
0	Baixo impacto	Irrelevante	Ausente	Kindling –
1	Alto impacto	Ausente	Ausente	Kindling –
2	Alto impacto	Significativa	Ausente	Kindling –
3	Alto impacto	Irrelevante	Presente	Kindling –
4	Alto impacto	Irrelevante	Presente	Kindling +

OBS.: Kindling, piora prolongada do zumbido/hiperacusia após exposição sonora única.

Quadro 111-2 Formas de tratamento de acordo com a categoria do paciente

Categoria	Forma de indicação de TRT
0	Só orientacão
1	Orientação + gerador de som adaptado no "ponto de mistura"
2	Orientação + prótese auditiva convencional + sons ambientais
3	Orientação + gerador de som adaptado próximo ao limiar auditivo
4	Orientação + gerador de som adaptado abaixo do limiar auditivo

Nota dos autores: na impossibilidade do paciente, os geradores de som são substituídos por sons ambientais.

ACONSELHAMENTO TERAPÊUTICO

Tem um papel fundamental no tratamento. Serve para desmistificar o zumbido, explicando ao paciente seu significado, como é originado na periferia da via auditiva, como é percebido no córtex e o quanto ativa outros centros nervosos não-auditivos (sistema límbico e sistema nervoso autônomo) devido ao significado de perigo que adquiriu, passando a ser constantemente monitorado pelo córtex. É natural que um paciente se preocupe muito mais diante de algo desconhecido e, portanto, a desmistificação do zumbido pode provocar rápida melhora de maneira eficiente e inócua em 20 a 30% dos casos como medida isolada.

Um dos principais pontos do aconselhamento é mostrar os exames ao paciente e assegurar-lhe que nada de grave foi encontrado em seu caso, desassociando o zumbido de qualquer ameaça à sua saúde. É importante dialogar e checar suas idéias em relação ao zumbido e não somente passar-lhe informações (Jastreboff, Hazell, 1998; Jastreboff, 1999). Nem sempre é fácil alterar ou eliminar as associações negativas, mas isso precisa ser tentado pelo profissional de maneira enfática, de modo que o paciente compreenda que o processo da habituação não ocorre para sons que possam significar algum perigo.

O aconselhamento terapêutico é fundamental para alcançar a fase de habituação da reação ao zumbido, que é o objetivo inicial do tratamento, onde o zumbido ainda está presente, porém não mais incomoda. Em geral, o paciente demora alguns meses para notar os efeitos que o tratamento provoca através da plasticidade neuronal. Portanto, precisa entender que perseverança é a palavra-chave nesse tipo de tratamento (Heitzman et al., 1999).

ENRIQUECIMENTO SONORO

De acordo com a neurofisiologia, todos os nossos órgãos dos sentidos trabalham baseados no contraste, de modo que qualquer sinal muito contrastante com o meio ambiente passa a ser destacado. No caso do zumbido, sua percepção passa a ser mais destacada em situações de silêncio (geralmente à noite), enquanto muitas vezes passa despercebido durante o dia, quando envolto com outros sons.

Um sinal acústico fraco pode ser reforçado se o ambiente assim o permitir, o que já foi brilhantemente demonstrado (Heller, Bergman, 1953) colocando-se individualmente 80 jovens sem qualquer queixa auditiva em uma câmara anecóica. Após alguns minutos, 94% perceberam sons semelhantes a zumbidos, como chiados, apitos, entre outros. A explicação é simples: mesmo no silêncio, o córtex tenta detectar sinais sonoros: assim, a atividade espontânea do sistema auditivo, que está sempre presente, pode ser detectada e passa a ser amplificada, sendo identificada como um som: o zumbido. Essa experiência demonstra que qualquer pessoa normal pode perceber um zumbido na presença de ambiente suficientemente silencioso. No caso de perda auditiva, o córtex recebe menos informações sonoras e, por isso, ocorre um aumento de ganho dos sons percebidos ao longo das vias pelas mesmas razões da câmara anecóica.

Como já citado anteriormente, após a fase de habituação da reação ao zumbido, o segundo objetivo do tratamento é alcançar a habituação da sua percepção. Apesar do aconselhamento terapêutico ser uma parte importante e insubstituível do tratamento, na prática a habituação da percepção do zumbido não acontece automaticamente, mesmo quando o paciente compreende e aceita que não apresenta nenhum problema grave de saúde. Por isso, é necessário lançar mão do enriquecimento sonoro contínuo e por longo prazo (18 a 24 meses), sendo fundamental que o paciente evite ambientes silenciosos.

Principais formas de enriquecimento sonoro

Embora apresente opções, o princípio é sempre o mesmo: diminuir o ganho ocorrido ao longo das vias auditivas, o que pode ser obtido através do uso de **som neutro, estável e de baixa intensidade** (mais baixa do que a percepção do próprio zumbido). Assim, a atividade neuronal evocada pelo zumbido, que é distinta da evocada pelos sons externos, passa a ser menos contrastante em relação à atividade neuronal contínua nas vias auditivas, facilitando o processo da habituação.

Há três formas recomendadas para o enriquecimento sonoro (Jastreboff, 1999b):

1. Uso de sons ambientais através de CDs ou geradores portáteis (com sons da natureza ou músicas suaves), ar-condicionado, ventilador, fontes de água etc. É a maneira mais acessível aos pacientes. Pode ser indicado nas categorias 1, 3 e 4.

2. Uso de geradores de som de banda larga, adaptados bilateralmente (mesmo em zumbido unilateral, para estimular as vias auditivas em conjunto), de preferência retroauriculares e com molde aberto (para evitar a oclusão do meato acústico externo). É a maneira mais prática e eficiente, embora mais dispendiosa. Também pode ser indicado nas categorias 1, 3 e 4. A intensidade do som deve ser sempre menor do que a do zumbido, no denominado "ponto de mistura", ou seja, aquele que interfere com o som do zumbido, porém sem mascará-lo, já que o mascaramento desse sinal impede o processo da habituação. Além disso, o molde também deve ser sempre bem aberto para permitir a entrada dos sons ambientais, que são muito importantes no processo. Desaconselhamos os geradores intracanais pelo efeito de oclusão do meato acústico, aumentando a percepção do zumbido e dificultando seu processo de habituação (Sanchez, Ferrari, 2002 b). Quando o paciente apresenta hipersensibilidade

auditiva associada ao zumbido, o volume do gerador de som deve ser ainda menor, de acordo com cada caso (Quadro 111-2).
3. Uso de sons ambientais (como os da opção 1), porém amplificados por prótese auditiva. É a opção de escolha na categoria 2, uma vez que os pacientes com perda auditiva clinicamente significativa precisam obter melhora do limiar tonal para poderem ouvir os sons ambientais em baixa intensidade, como preconizado neste tipo de tratamento. Assim, a prótese não serve apenas para melhorar a audição e a comunicação, mas também para promover o processo da habituação do zumbido através de sons ambientais, como é feito na opção 1. Entretanto, é importante que a adaptação da prótese também seja feita com um molde bem ventilado para evitar o bloqueio do meato acústico externo. Nos casos em que esse procedimento promove *feedback* acústico, a ventilação precisa ser diminuída, porém mantendo-se a maior possível (Sanchez, Ferrari, 2002 b).

O acompanhamento é feito com 1, 3, 6, 12 e 18 meses após as sessões iniciais, avaliando-se as mudanças ocorridas no zumbido, respondendo às dúvidas dos pacientes e insistindo nos fundamentos do tratamento. Normalmente, esse processo tem altos e baixos, sendo que o paciente pode desanimar-se por alguns períodos, principalmente quando a ansiedade é importante, porém os que cumprem o processo notam avanços progressivos que são muito estimulantes.

Ao término do tratamento, é muito raro que o zumbido torne a incomodar. Nesse caso, pode novamente ser eliminado após uma breve repetição do uso dos geradores. Segundo a neurofisiologia, uma vez que se aprende algo, o reaprendizado é muito mais fácil.

Embora alguns casos melhorem apenas com o aconselhamento terapêutico (grupo 0 – zumbido com baixo impacto na qualidade de vida), não sendo necessária a abordagem com enriquecimento sonoro, o contrário não é verdadeiro. Assim, o enriquecimento sonoro isolado provou ser absolutamente inútil, uma vez que não pode remover as preocupações que tornam o som do zumbido negativo ao paciente e que sua expectativa não é adequada às exigências da TRT. Assim, vale a pena reforçar a necessidade de submetê-lo ao tratamento integral para alcançar uma taxa de sucesso semelhante.

MASCARAMENTO *VERSUS* HABITUAÇÃO

É importante frisar aqui que mascaramento e habituação são processos totalmente diferentes e não devem ser confundidos. O primeiro, apesar de proporcionar alívio rápido em alguns pacientes, não promove nenhuma mudança em termos de neuroplasticidade, por isso o zumbido geralmente retorna logo após a retirada do som mascarador, fazendo com que esse tratamento precise ser usado por longo período (Sanchez *et al.*, 2002; Sanchez, Ferrari, 2002b). A habituação é um processo que, embora lento para iniciar, tem a proposta de alcançar resultados definitivos após um período de tempo determinado, que pode variar de 18 a 24 meses, pela vantagem de alterar as conexões das vias auditivas com o sistema límbico e o sistema nervoso autônomo. Uma vez que o processo da habituação já esteja estabelecido após alguns meses, o uso dos geradores de som já não é mais necessário.

O mascaramento é contraprodutivo quando se pretende alcançar a habituação. O motivo para se evitá-lo é baseado em princípios bem conhecidos de neurofisiologia e psicologia: nunca podemos aprender (ou reaprender) algo que não é detectado e, portanto, se o zumbido for mascarado, deixa de ser percebido pelo córtex abruptamente, impedindo o processo gradual da habituação.

RESULTADOS

A avaliação de mais de 1.000 pacientes tratados no Centro de Zumbido e Hiperacusia de Baltimore (Jastreboff *et al.*, 1996) mostrou que, entre os pacientes que completaram o tratamento até o final, 84% observaram uma melhora importante. Os resultados foram semelhantes no Centro de Zumbido e Hiperacusia de Londres (Sheldrake *et al.*, 1985), com mais de 1.500 pacientes. Em Madrid, os resultados de 56 pacientes mostram que em 61% dos casos o zumbido deixou de ser um problema para o paciente, enquanto outros 23% notaram melhora importante, embora sem desaparecimento do zumbido (Heitzman *et al.*, 1999).

Em nossa experiência pessoal, obtivemos resultados satisfatórios em duas populações distintas: a primeira com uso de geradores de som (melhora de 73,3%) e a segunda com sons ambientais (melhora de 80%), demonstrando que o importante é seguir o protocolo correto da TRT (aconselhamento terapêutico associado a enriquecimento sonoro), mesmo que a forma de enriquecimento sonoro seja diferente para cada paciente (Sanchez, Ferrari, 2002a; Sanchez *et al.*, 2002).

Infelizmente, cerca de 15% dos pacientes demoram muito para beneficiar-se do tratamento e, inclusive, alguns chegam a dizer que estão piores. Freqüentemente são pessoas em tratamento de outras doenças concomitantes. Às vezes, o processo de habituação não se inicia devido ao excesso de tensão e angústia e, nesses casos, a ajuda de um psicólogo bem versado em TRT pode ser inestimável. Outra causa de demora do tratamento é a presença de hipersensibilidade auditiva importante, pois seu zumbido piora na presença de ruído, necessitando mais tempo e atenção por parte dos profissionais.

REFERÊNCIAS BIBLIOGRÁFICAS

COLES RRA, Sook SK. Hyperacusis and phonophobia in hyperacusic and non hyperacusic subjects. *Br J Audiol* 1988;22:228.

Coles RRA. Epidemiology, aetiology and classification. In: Vernon JA, Reich G (eds). *Proceedings of the Fifth International Tinnitus Seminar 1995*. Portland, OR, USA: American Tinnitus Association, 1996. 25-30p.

Gold SL, Frederick EA, Formby C. Shifts in dynamic range for hyperacusis patients receiving tinnitus retraining therapy (TRT). In: Hazell J (ed.) *Proceedings of the VI International Tinnitus Seminar*. Cambridge, MA: Blackwell Science, 1999. 297-301.

Graham RL, Hazell JWP. Contralateral suppression of transient evoked otoacoustic emission: intra-individual variability in tinnitus and normal subjects. *Br J Audiol* 1994;28:235-245.

Haginomori S, Makimoto K, Araki M, Kawakami M, Takahashi H. Effect of lidocaine injection on EOAE in patients with tinnitus. *Acta Otolaryngol* (Stockh) 1995;115:448-92.

Hazell JWP, Sheldrake J. Hyperacusis and tinnitus. In: Aran J-M, Dauman R (ed.) *Tinnitus 91. Proceedings of IV International Tinnitus*

Seminar. Amsterdam/New York: Kugler Publications, 1992;245-248p.

Hazell JWP. The TRT method in practice. Hazell J (ed.) *Proceedings of the VI International Tinnitus Seminar.* Cambridge, MA: Blackwell Science, 1999. 92-8p.

Heitzman T, Rubio L, Cárdenas MR, Sofio E. The importance of continuity in TRT patients: results at 18 months. *Proceedings of the Sixth International Tinnitus Seminar.* Cambridge, MA: Blackwell Science, 1999. 509-511p.

Heller MF, Bergman M. Tinnitus in normally hearing persons. *Ann Otol* 1953;62:73-83.

Jastreboff MM. Controversies between cognitive therapies and TRT counseling. In: Hazell J (ed.) *Proceedings of the Sixth International Tinnitus Seminar.* Cambridge, MA: Blackwell Science, 1999. 288-291p.

Jastreboff PJ, Gray WC, Gold SL. Neurophysiological approach to tinnitus patients. *Am J Otol* 1996;17:236-240.

Jastreboff PJ, Hazell JWP. A neurophysiological model for tinnitus: clinical implications. *Br J Audiol* 1993;27:7-17.

Jastreboff PJ, Hazell JWP. Treatment of tinnitus based on a neurophysiological model. In: *Tinnitus. Treatment and Relief.* Massachuseets: Vernon, Allyn & Bacon, Chapter 8, 1998. 73-87p.

Jastreboff PJ. Optimal sound use in TRT – theory and practice. In: Hazell J (ed.) *Proceedings of the Sixth International Tinnitus Seminar.* Cambridge, MA: Blackwell Science, 1999. 491-494p.

Jastreboff PJ. Phantom auditory perception (tinnitus): mechanisms of generation and perception. *Neurosci Res* 1990;8:221-254.

Jastreboff PJ. The neurophysiological model of tinnitus and hyperacusis. In: Hazell J (ed.) *Proceedings of the Sixth International Tinnitus Seminar.* Cambridge, UK: Tinnitus and Hyperacusis Centre, 1999. 32-38p.

Konorski J. Integrative activity in the brain: University of Chicago Press, Chicago, 1967.

Meikle MB, Vernon J, Johnson RM. The perceived severity of tinnitus. Some observations concerning a large population of tinnitus clinic patients. *Otolaryngol Head Neck Surg* 1984;92(6):689-96.

Sanchez TG, Balbani AP, Bittar RSM, Bento RF, Câmara J. Lidocaine test in patients with tinnitus: Rationale of accomplishment and relation to the treatment with carbamazepine. *Auris Nasus Larynx* 1999a;26:411-17.

Sanchez TG, Bento RF, Miniti A, Câmara J. Zumbido: Características e Epidemiologia. Experiência do Hospital das Clínicas da Faculdade de Medicina da Universidade de São Paulo. *Rev Bras Otorrinolaringol* 1997a;63(3):229-235.

Sanchez TG, Bento RF. An evaluation of tinnitus treatment - comments on the literature and a personal point of view. *Exp Opin Ther Patents* 2000;10(12):1911-17.

Sanchez TG, Ferrari GMS. O controle do zumbido por meio da prótese auditiva. Sugestões para otimização do uso. *Prófono* 2002b;14(1):111-118.

Sanchez TG, Ferrari GMS. Preliminary experience with tinnitus retraining therapy in Brazil. In: Patuzzi R (ed.) *Proceedings of the VII International Tinnitus Seminar.* Australia: Fremantle, 2002a. 263-266p.

Sanchez TG, Pedalini MEB, Bento RF. Aplicação da Terapia de retreinamento do zumbido (TRT) em hospital público. *Arq Otorrinolaringol* 2002;6(1):29-38.

Sanchez TG, Pedalini MEB, Bento RF. Hiperacusia: Artigo de revisão. *Arq Fund Otorrinolaringol* 1999c;3:184-88.

Sanchez TG, Zonato AY, Bittar RSM, Bento RF. Controvérsias sobre a Fisiopatologia do Zumbido. *Arq Fund Otorrinolaringol* 1997b;1(1):2-8.

Sanchez TG. Zumbido: estudo da relação entre limiar tonal e eletrofisiológico e das respostas elétricas do tronco cerebral. *Tese de Doutorado pela Faculdade de Medicina da Universidade de São Paulo*, São Paulo, 1997.

Sheldrake JB, Wood SM, Cooper HR. Practical aspects of the instrumental management of tinnitus. *Br J Audiol* 1985;19(2):147-50.

Tratamento do Zumbido por Técnicas de Mascaramento

Pricila Sleifer

CONCEITO E INTRODUÇÃO (CARACTERIZAÇÃO DO QUADRO, PATOGENIA, IMPORTÂNCIA, PREVALÊNCIA, REPERCUSSÕES)

O zumbido pode ser definido como a percepção de um som sem o estímulo acústico externo. Pode manifestar-se como um sintoma leve e sem importância e pode também afetar seriamente a qualidade de vida do paciente, podendo tornar-se seu principal foco de preocupação e interferindo na qualidade de vida, ou seja, pode causar maior ou menor impacto na vida do paciente, desde uma leve irritação a uma completa incapacitação. O ruído ambiental tem efeito mascarador sobre o zumbido. Paparella & Shumrick (1991) relatam um experimento no qual foi constatado em 95% dos indivíduos que não apresentavam zumbido: referiam experimentar alguma espécie de "sensação auditiva" quando colocados em uma câmara silenciosa. Os autores decrevem que esse fenômeno poderia originar-se de descargas das células ciliadas da cóclea, movimento das moléculas de ar na orelha média ou fluxo sangüíneo no orgão de Corti ou próximo a ele.

Muitos tratamentos foram desenvolvidos e testados. Um dos tratamentos realizados é a introdução de um som extra no sistema auditivo através do uso de mascaradores de zumbido. O mascaramento do zumbido consiste em uso de instrumentos que emitem sons que podem encobrir o zumbido (mascaramento total) ou diminuir sua intensidade (mascaramento parcial). Segundo Jastreboff (1995) o objetivo de utilizar um som extra no sistema auditivo é:

A) Diminuir o contraste entre a atividade neuronal relacionada ao zumbido e a atividade neuronal de origem.
B) Facilitar a habituação da percepção pela interferência na detecção subcortical da atividade neuronal do zumbido.
C) Reduzir o ganho auditivo central anormalmente elevado.

Este som pode ser introduzido de várias formas como, por exemplo, evitando o silêncio e adicionando ruídos de fundo, música e outros sons ambientais e utilizando geradores de som ou aparelhos mascaradores de zumbido que fornecem um ruído de fundo estável com mecanismos ajustáveis.

Estudos baseados na modificação natural do zumbido (zumbido suave mascarado no dia-a-dia por sons ambientais) levaram ao desenvolvimento de instrumentos eletrônicos de mascaramento. Em muitos casos esses mascaradores podem reduzir a intensidade do zumbido ou mascará-lo completamente. Em indivíduos com perda auditiva e zumbido muitas vezes somente a amplificação dos sons (com o uso do aparelho auditivo) diminui ou desaparece o zumbido enquanto estiver sendo utilizada. Existem aparelhos mascaradores que podem ser usados sozinhos se o zumbido não é acompanhado por perda auditiva. O mascarador também pode ser incorporado a um aparelho auditivo para auxiliar tanto a dificuldade auditiva quanto o zumbido. Este tipo de aparelho é muito utilizado nos Estados Unidos da América (Schleuning, 1993). O aperfeiçoamento nos mascaradores de zumbidos e aparelhos auditivos com mascaramento e as avançadas pesquisas vão indubitalvelmente aprimorar este.

DESENVOLVIMENTO SOBRE O TEMA

- *Tratamentos de ordem cirúrgica*: dividir em pré-operatório, anestesia, posição, instrumental, tempos cirúrgicos (utilizar figuras do autor ou de desenhista torna mais homogêneas as características após aceitação da amostra pelo autor); pós-operatório (tratamento, complicações e intercorrências).
- *Tratamento de ordem clínica*: principais fármacos úteis e suas características; forma pessoal de tratamento, podendo expor diferentes alternativas pessoais (propostas de outros autores).

A maioria dos pacientes com queixa de zumbido apresentam algum grau de perda auditiva associada. Esses indivíduos muitas vezes atribuem ao zumbido dificuldades que são decorrentes da perda auditiva. O zumbido freqüentemente tem aparecimento súbito, o que chama mais atenção, enquanto a perda auditiva geralmente é de forma lenta e progressiva.

Nestes casos o uso do aparelho auditivo além de auxiliar a dificuldade auditiva é um instrumento valioso para o controle do zumbido, desde que sejam utilizadas formas específicas de adaptação auditiva. Dessa forma, o Fonoaudiólogo precisa tirar o máximo de proveito do aparelho auditivo abordando regulagens específicas para minimizar a perda auditiva, durante o uso, e também para diminuir a percepção do zumbido.

Melhorar a percepção auditiva pode afastar a atenção ao zumbido além de melhorar seu bem-estar auditivo geral. O zumbido poderá ser minimizado pelo fato de o aparelho auditivo também aumentar a intensidade dos sons ambientais e prover algum efeito mascarador. Este efeito pode ser suficiente para mascarar o zumbido ou reduzir a percepção deste, já que a maioria dos pacientes que referem zumbido consideram que este piora quando estão em um ambiente mais silencioso, ou seja, com menos ruído (Ballantyne, Martin & Martin, 1995).

O aparelho auditivo é um mecanismo mais simples de supressão direta (fenômeno) no qual um ruído externo encobre o som produzido internamente). Nos pacientes com perda auditiva o aumento da percepção sonora pelo uso do aparelho auditivo suprime o som incômodo e reduz a irritabilidade do paciente (Paparella & Shumrick, 1991).

Em casos de indivíduos com perda auditiva e zumbido pode-se utilizar aparelho auditivo combinado com mascarador de zumbido. O aparelho auditivo possibilita a melhora da percepção da fala e o mascarador produz ruído que mascaram o zumbido do paciente, ou seja, são aparelhos auditivos combinados com mascarador de zumbido em que os níveis do ruído e da amplificação podem ser regulados independentemente (Olsen et al., 1996).

Atualmente temos disponível no mercado para venda aparelhos auditivos combinados com aparelho gerador de ruído ou aparelhos antizumbido analógico e digital com programas independentes. Em versões retroauricular, minirretroauricular, intra-auricular e intracanal.

Os melhores aparelhos auditivos combinados com mascaradores de ruídos são os digitais porque temos muitas opções para adequar ao paciente, ou seja, podemos selecionar o tipo de ruído ou criar outros tipos de acordo com o zumbido do paciente. Podemos criar dois programas com ruídos diferentes para o paciente não enjoar, além da possibilidade de desativar o gerador de ruído quando necessário e possibilidade de apresentar controle de volume digital.

Sabemos que é válido implementar aos pacientes o uso extensivo de sons ambientais enriquecidos. Na prática torna-se vantajoso o uso de mascaradores de som que produzam sons fracos, constantes e de banda larga por meio de várias horas diárias, além da utilização de sons ambientais.

Os geradores de som possibilitam um controle preciso de quantidade, tempo e apresentação do som. Além disso permitem oferecer uma ampla faixa de freqüência, e o som emitido é fixado na orelha externa, assim quando o paciente se move, o mascarador se mantém estável. Isto não acontece quando é utilizado sons do ambiente, não fixado à orelha (Jastreboff, 1990).

O uso de mascaradores visa aumentar a quantidade de sons a que o paciente é exposto.

O mascaramento consiste na emissão de estímulo sonoro estável, sem flutuação em intensidade, fazendo com que o zumbido torne-se menos perceptível ao paciente. A intensidade utilizada poderá ser maior, igual ou menor do que a intensidade do zumbido. O importante é que este seja efetivo para mascarar o zumbido apresentado pelo paciente. Na maioria das pesquisas relatadas pela literatura a intensidade efetiva utilizada foi menor do que a intensidade do zumbido.

Em diversas pesquisas foi evidenciado que em algumas pessoas, que fizeram uso do mascarador por um período de tempo, o zumbido pode ser notavelmente diminuído ou ficar ausente por algumas horas depois que o som mascarador é removido. Porém poucas pessoas têm ficado livre do zumbido por horas depois de usar o mascarador. Dessa forma os mascaradores parecem nem sempre induzir a inibição residual (redução temporária na intensidade do zumbido após o uso de estimulação maior que um minuto). A inibição residual pode ser completa ou parcial dependendo se o zumbido desaparece ou se diminui (Verno & Meikle, 1984). Estes autores relatam que grande parte dos indivíduos referem alívio do zumbido, entretanto a maioria dos pacientes voltam a perceber o zumbido após a remoção do aparelho. Os mascaradores podem não apresentarem efeito a médio e longo prazos devido à ação periférica deste.

Normalmente a inibição que resulta do estímulo de um mascarador é pequena, mas a duração da inibição residual tem uma relação linear com o logaritmo da duração do estímulo quando esta dura entre dez segundos e dez minutos (Olsen et al., 1996).

Terry et al. (1983) concluiram que indivíduos com zumbido de freqüências graves só é possível obter uma inibição residual muito limitada, ou seja, o efeito é maior entre os indivíduos com zumbido de freqüências altas.

Em muitos casos o zumbido pode ser mascarado por um som externo (Olsen et al., 1996). O uso de mascaradores de zumbido ou gerador de som não funciona da mesma maneira que o mascaramento de sons de origem acústica. Para mascarar sons com origem acústica é necessário utilizar sons mais intensos do que sons a serem mascarados. Porém, em muitos casos, um zumbido pode ser mascarado por um som exterior mais grave (Olsen et al., 1996).

Os mascaradores podem ser utilizados tanto para mascaramento completo como parcial. Mesmo que o mascaramento seja apenas para substituir um ruído por outro, o ruído de mascaramento é muitas vezes descrito pelo indivíduo como algo menos desagradável, atraente, porque está sob seu controle e, também, pode ser disponível à noite e em locais silenciosos, ao contrário dos sons ambientais usados para mascaramento (Ballantyne, Martin & Martin, 1995).

Freqüentemente é possível para pessoas que sofrem de zumbido encontrarem fontes sonoras que atuam como mascaradores, como, por exemplo, música de fraca intensidade que pode ser utilizada como auxílio ao paciente que apresenta dificuldade para adormecer devido ao zumbido.

Várias fontes sonoras como cd, rádio, relógio despertador, *walkman* podem ser ligadas a uma bobina de indução colocada na almofada da cama (Olsen et al., 1996).

As pessoas tendem a adaptar-se a sons externos, por exemplo ruído de tráfego, mais fácil do que ao zumbido. Dessa forma, um ruído gerado pelo mascarador pode trazer um benefício ao paciente. As tendências atuais são em direção ao mascaramento parcial a fim de reduzir a intrusão do zumbido sem precisar do nível de ruído relativamente elevado, muitas vezes necessário para atingir um mascaramento completo (Ballantyne, Martin & Martin, 1995).

Os aparelhos auditivos são considerados mascaradores se o seu uso promover alívio imediato do zumbido, diminuindo-o ou eliminando-o (Sanchez, 1998).

Nos mascaradores comerciais, o estímulo deve ser um ruído criado na banda mais estreita possível, dentro da área de freqüências do zumbido é recomendado utilizar o nível mínimo que mascara o zumbido. Em alguns mascaradores disponíveis no mercado é possível regular a freqüência do estímulo enquanto em outros só é possível regular a intensidade (Olsen et al., 1996).

Existe aparelho mascarador de zumbido com quatro opções de sons diferentes (ruído branco, rosa, de fala e ruído agudo) e outros com várias opções que proporcionam a criação de um ruído específico para o paciente. Podemos encontrar aparelho com dois programas e oito canais para ser programado de acordo com as queixas e necessidades do paciente, ou seja, aparelhos programáveis e digitais que apresentam muitas opções de programação e maiores possibilidades de ajustes. Existem versões retroauriculares, minirretroauricular e intra-uricular.

Segundo Paparella & Shumrick (1991), para elaborar tratamento com mascarador de zumbido, alguns aspectos são relevantes como:

- Decidir a tonalidade a ser utilizada com o auxílio do paciente.
- Decidir a intensidade do mascaramento atráves da avaliação de medição subjetiva do zumbido. Os autores referem que em 57% dos pacientes apresentam sensação de zumbido inferior a 3 dB e 81% apresentam sensação com intensidade inferior a 7 dB. Outro aspecto importante, referido pelos autores, é que em pacientes com sensação de intensidade superior a 15dB apresentam maior dificuldade para obter sucesso com o uso de mascaradores de zumbido.
- Encontrar o nível mínimo de mascaramento. Uma banda de ruído é colocada no limiar onde o zumbido do paciente é mascarado. A intensidade necessária verificada é o nível de mascaramento mínimo.

Na prática clínica verifica-se que este nível mínimo pode sofrer modificações com uso do mascarador de zumbido.

- Verificar a presença de inibição residual. É quando alguns pacientes apresentam redução ou supressão do zumbido após serem expostos ao mascaramento. Pode durar até quarenta minutos e é usado como fator prognóstico para o sucesso do mascaramento.

Feldman (1971) sugere uma classificação para o zumbido que compara a intensidade tonal de mascaramento nas diferentes freqüências com o limiar da audiometria tonal limiar do indivíduo. Classificação proposta:

- *Tipo I – convergente:* é encontrado em pacientes com perda auditiva em freqüências altas e zumbido de freqüência baixa, grave. Nestes casos o nível de mascaramento necessário é maior nas freqüências graves e nas freqüências altas a intensidade de mascaramento se iguala ao limiar audiométrico. O autor refere ser um tipo muito comum e encontrado em indivíduos com perda auditiva induzida por ruído.

- *Tipo II – divergente:* neste caso um mascaramento maior é necessário para as freqüências altas do que para as baixas. Pode ser observado em perdas auditivas de graus leve a moderado.

- *Tipo III – congruente:* quando a intensidade do zumbido é igual, ou quase idêntica, à intensidade do limiar auditivo na mesma freqüência testada. O autor refere ser encontrado em perdas auditivas neurossensoriais e em 32% dos pacientes.

- *Tipo IV – distante:* casos onde o zumbido é mascarado somente em intensidades fortes.

- *Tipo V – persistente:* naqueles casos quando o zumbido não pode ser mascarado por qualquer intensidade de som. Normalmente é associado à perda auditiva de grau severo.

SÍNTESE DOS CONCEITOS MAIS IMPORTANTES

O zumbido é muito influenciado pelo estado de humor do paciente (Olsen *et al.* 1996). Neste contexto é importante salientar que quando o paciente não mantém atenção ao zumbido, este não existe. Dessa forma, tratamentos, que desviam a atenção do zumbido para outras coisas mais importantes, podem proporcionar adequados resultados e auxílio no tratamento do zumbido. No tratamento do zumbido podem-se utilizar mascaradores ou geradores de ruído, aparelhos auditivos ou instrumentos combinados. Com o uso de mascaradores de zumbido pode-se proporcionar um alívio, entretanto com a terapia de habituação ao zumbido pode-se alcançar a aceitação do paciente para necessidade de conviver com o zumbido. A terapia de habituação do zumbido (Tinnitus Retraining Therapy) foi originada do modelo neurofisiológico de Jastreboff, início dos anos 90 nos EUA, que abriu nova perspectiva para compreensão do zumbido, abordando o papel das vias auditivas periféricas e centrais e de áreas não-auditivas do sistema nervoso central. Esta terapia auxilia o paciente a não perceber o zumbido, usando uma capacidade própria do sistema nervoso central que permite deixar de perceber estímulos repetidos e neutros que é a habituação. A utilização somente de mascaradores de zumbido proporciona um alívio imediato do zumbido, a terapia de habituação do zumbido proporciona um alívio de forma lenta e gradativa. Embora os dois utlizem estimulação sonora proveniente de aparelho auditivo, cabe salientar que suas propostas são diferentes e devem ser conhecidas pelos profissionais antes de iniciar o tratamento.

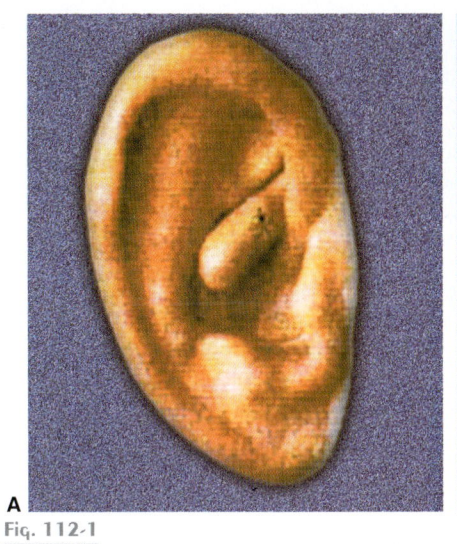

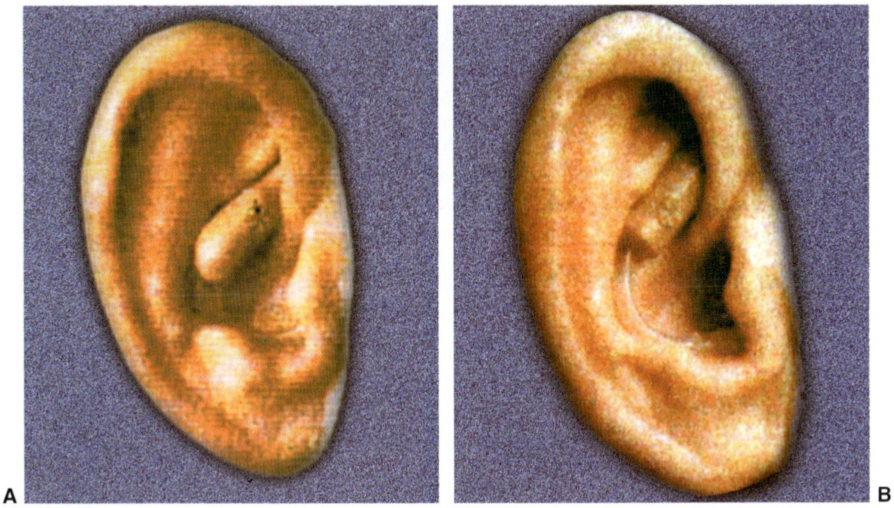

Capítulo 112 — Tratamento do Zumbido por Técnicas de Mascaramento

Fig. 112-1

(A) Aparelho mascarador de zumbido marca Audimed modelo MM3 (SSAN) com adaptação em orelha aberta. **(B)** Aparelho mascarador de zumbido Audimed MM4 com adaptação em orelha aberta, fixado na hélice do pavilhão, tem um tubo que circula a borda da concha e entra para o meato acústico externo (sem oclusão).

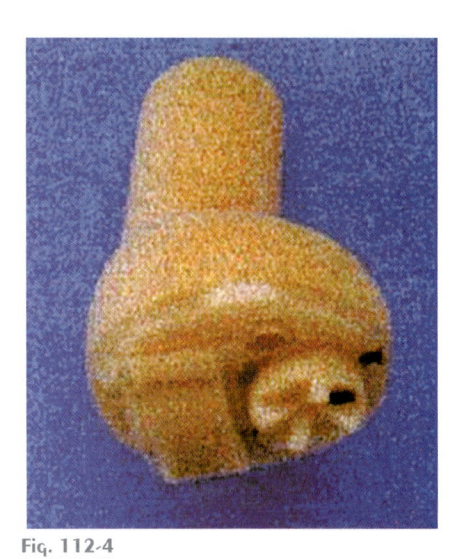

Fig. 112-4

Aparelho auditivo intracanal com mascarador de zumbido da marca Audimed modelo MM1.

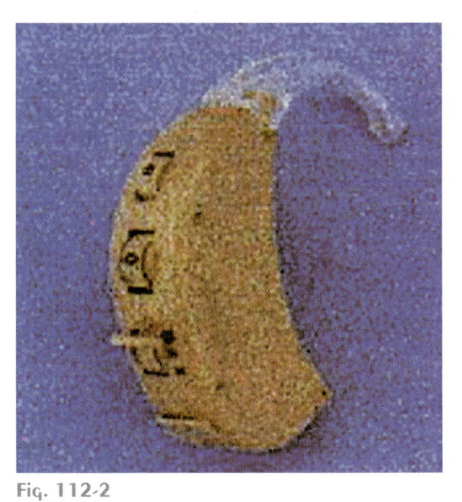

Fig. 112-2

Aparelho auditivo retroauricular analógico com mascarador de zumbido marca Audimed modelo 42C-MA.

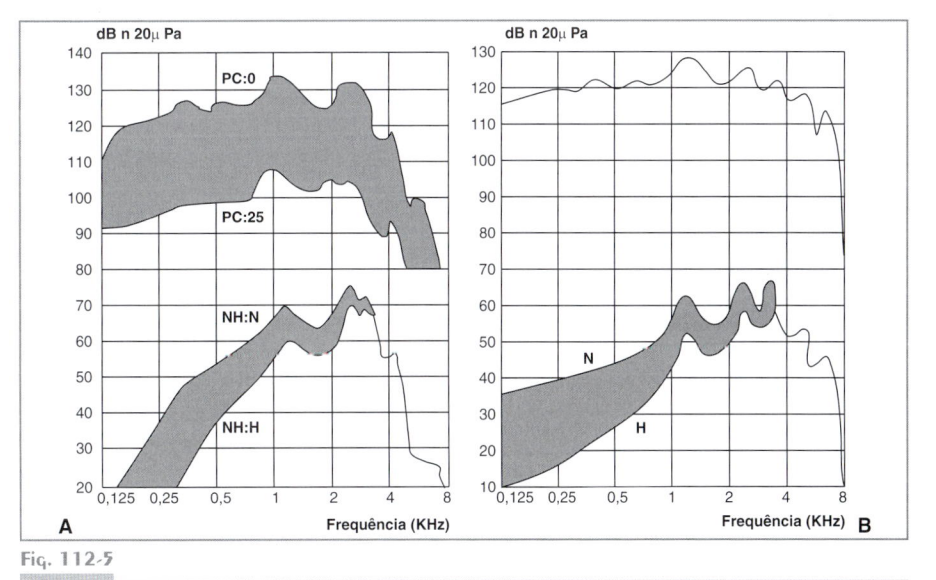

Fig. 112-5

Aparelho auditivo retroauricular com mascarador de zumbido Audimed 42C MA. **(A)** Controles do aparelho auditivo. **(B)** Controle do mascarador de zumbido.

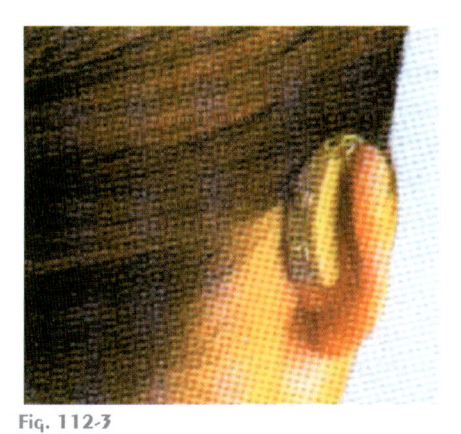

Fig. 112-3

Aparelho auditivo retroauricular digital com mascarador de zumbido da marca Siemens modelo TCI-combi.

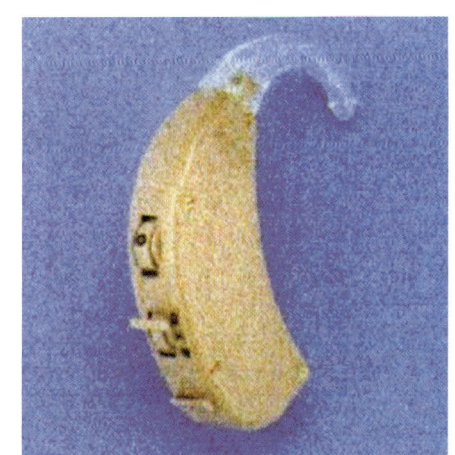

Fig. 112-6

Aparelho mascarador de zumbido, retroauricular marca Audimed modelos 42 MA ou 42 MA-PP.

Quadro 112-1	Acufenometria (Goldstein & Shulman)

- Localização
- Freqüência
- Intensidade
- Tipo de ruído
- Contínuo ou pulsátil
- Intermitente ou esporádico
- Verificação da inibição residual
- Períodos de piora, de melhora
- Escala de incômodo
- Definição (semelhante a que ?)

Quadro 112-2	Avaliação do zumbido Vernon (da University of Oregan Health Science Center)

1. Tempo de duração
2. Antes da minha forma atual de zumbido eu apresentava um zumbido leve por _____ anos
3. Meu zumbido parece estar localizado
4. A gravidade do zumbido, quando está em seu período pior

1	2	3	4	5	6	7	8	9	10
zumbido leve			moderado		grave				

5. A intensidade de meu zumbido é mais bem comparada com: (a int. de um avião a jato ao decolar, caminhão a óleo, martelo de perfuração, sirene de polícia, ventilador elétrico e outras)
6. A intensidade de meu zumbido é:
7. Indique na escala abaixo a tonalidade de seu zumbido (piano)

1	2	3	4	5	6	7	8	9	10
tonalidade baixa		média			alta				

8. Compare seu zumbido com quaisquer ítens mencionados (grilo, triturante, pulsátil, apito, sonante, assobio de vapor, sinos, estrondoso, ruído de onda do mar)
9. Seu zumbido parece pior (cansado, tenso e nervoso, relaxado, após uso de álcool)
10. Você fuma? Não / Sim, a quantos anos.... quantidade...
11. Você bebe café ? Não / Sim, quantidade...
12. Verifique qualquer dos ítens abaixo que produz alívio do zumbido (ruído tráfego, ouvir rádio ou TV, som de água correndo, medicamentos, mudança de altitude e outros)
13. Sofreu alguma vez traumatismo craniano?
14. Você tem sido exposto a sons fortes?
15. Atualmente você está ou trabalha em ambientes ruidosos?
16. Caso sim a anterior, usa protetor auricular?
17. Você já usou alguma vez aparelho auditivo?
18. Apresenta alguma das seguintes moléstias (pressão alta, diabetes, alergias)
19. O zumbido atrapalha para dormir?
20. Se você usa aparelho auditivo, ele afeta seu zumbido? Como?
21. Você toma qualquer tipo de medicamento?
22. Caso afirmativo, quais?
23. Você tem alguma patologia auditiva? Explique
24. Você escuta adequadamente? Sim / Não: OD OE ou AO

REFERÊNCIAS BIBLIOGRÁFICAS

Ballantyne J, Martin MC, Martin A. *Surdez*. Porto Alegre: Artes Médicas, 1995. 216-26p.

Bento RF, Caetano MHU, Rezende VA, Sanchez TG. Mascaramento do zumbido rebelde ao tratamento clínico. *J Bras de Otorrinolaringol* 1995;61(4):290-7.

Feldman H. Homolateral and contralateral masking of tinnitus by noise bands and by pure tones. *Audiology* 1971;10:138-144.

Jastreboff PJ. Phantom Auditory Perception (Tinnitus): mechanisms of generation and perception. *Neuroscience Research* 1990;8:221-54.

Jastreboff PJ. Tinnitus as a phantom perception: Theories and clinical implications. In: Vernon JA, Moller AR (ed.) *Mechanisms of Tinnitus*. Boston: Allyn and Bacon, 1995. 73-93p.

Olsen SO, Nielsen LH, Osterhammel PA, Rasmussen PA, Ludvigsen C, Westermann S. Experiments with sweeping pure tones for the inhibition of tinnitus. *J Audiol Med* 1997;5:27-37.

Paparella MM, Shumrick DA. *Otolaryngology*. 3rd. ed. Vol. 2. Philadelphia: WB Saunders Co., 1991. 1169-78p.

Sanchez TG, Zonato AY, Bittar RSM, Bento RF. Controvérsias sobre a Fisiopatologia do Zumbido. *Arq Fund otorrinolaringol* 1997;(181):2-8.

Sanchez TG. Zumbido In: Bento RF, Miniti A, Marone SAM (eds.) *Tratamento de Otologia*. São Paulo: USP, 1998. 322-30p.

Schleuning AJ. Tinnitus. In: Bailey BJ (ed.) *Otolaryngology Head and Neck Surgery*. Vol. 2. Philadelphia: Lippincott Co., 1993. 1826-32p.

Terry AMP, Jones DM, Davis BR, Slater R. Parametric studies of tinnitus. Masking and residual inhibition. *Br J Audiol* 1983;17:245-56.

Vernon J, Fenwick J. Identification of tinnitus: a plea for standardization. *J Laryngol Otol* 1984;9(Suppl):45-53.

Tratamento dos Zumbidos Causados por Disfunção da Articulação Temporomandibular

Maria Cristina Munerato ▪ Danielle Lavinsky ▪ Luiz Lavinsky

CONCEITO

O zumbido pode ser definido como a experiência consciente de um som que se origina na cabeça do portador (McFadden, 1982, apud Gelb et al., 1997).

Trata-se, na verdade, de um sintoma associado a diversas enfermidades que acometem o sistema auditivo, e também pode estar associado a distúrbios envolvendo o sistema estomatognático. Os indivíduos portadores das síndromes álgicas afetando a articulação temporomandibular (ATM) e os músculos mastigadores se queixam freqüentemente de sintomas otológicos – na forma de otalgia, sensação de pressão ou de "ouvido cheio", vertigens e zumbidos.

Diante da ausência de doenças afetando o sistema auditivo que justifiquem a presença do zumbido, uma investigação da integridade do sistema estomatognático deve ser conduzida. É preciso ressaltar que o uso de medicações, como os salicilatos e a presença de outros estados patológicos sabidamente associados à etiologia do zumbido e deverão ser previamente descartados (Gelb et al., 1997).

No entanto, a etiologia do zumbido para alguns pacientes ainda permanece desconhecida. Como diversos estudos têm apontado para os distúrbios da ATM como um dos agentes causais deste sintoma, algumas teorias foram formuladas com o propósito de tentar explicar esta relação.

Entre os trabalhos pioneiros em estabelecer uma correlação entre distúrbios da ATM e zumbido está o estudo desenvolvido por Costen, em 1934 (Yoo et al., 1991), que sugeriu, como causa do zumbido, uma pressão do processo condilar da mandíbula induzindo a um bloqueio da tuba auditiva. No entanto, essa explicação foi refutada pelas observações posteriores. Uma outra hipótese considerou a inervação comum dos músculos mastigadores, do músculo tensor do tímpano e do músculo tensor do véu palatino (através de ramos do nervo trigêmeo) como a explicação para o surgimento deste sintoma otológico. O mecanismo sugerido foi a hiperatividade da musculatura mastigadora, induzindo uma contração reflexa secundária do músculo tensor do véu palatino e levando a uma abertura inefetiva da tuba auditiva, seguida da congestão da orelha média e conseqüente zumbido. Para o músculo tensor do tímpano, o mecanismo da contração reflexa também foi cogitado como origem do zumbido (Fanali & Cerri, 1993; Parker & Chole, 1995; Gelb et al., 1997). Outras especulações sugeriram rotas neurológicas alternativas, na forma de *inputs* combinados do nervo trigêmeo e de nervos simpáticos presentes na orelha média, através do plexo timpânico (Wright & Bifano, 1997).

Uma terceira possibilidade foi levantada após as observações de dissecções que mostravam a existência de um ligamento otomandibular, isto é, uma extensão do ligamento esfenomandibular, através da fissura petrotimpânica, inserindo-se no osso martelo. Apesar da existência comprovada deste ligamento, não parece ser ele o responsável pelo zumbido (Parker & Chole, 1995). Ainda se referindo à descrição anatômica de ligamentos correlacionando a ATM com a orelha média, foi postulada a existência de um ligamento, denominado discomaleolar, inserindo-se no osso martelo, atravessando a fissura petrotimpânica e fixando-se na porção póstero-medial do disco articular e cápsula articular. Desse modo, os sintomas otológicos de pacientes portadores de deslocamento com ou sem redução do disco articular poderiam ser explicados. Baseado nesta hipótese, Ioannides e Hoogland (1983) descreveram quatro casos de disfunção temporomandibular com manifestações otológicas que sofreram remissão após o tratamento dos distúrbios articulares e musculares. Posteriormente, um estudo conduzido por Alkofide et al. (1997) analisou 37 espécimes obtidos de um laboratório de anatomia confirmando a existência de uma continuidade fibrosa estendendo-se do ligamento esfenomandibular até o osso martelo através da fissura petrotimpânica em 67,6% dos casos, enquanto o ligamento maleolar anterior estendia-se através desta fissura em 58,3% dos casos.

Apesar dos esforços, ainda não existe um consenso quanto às hipóteses formuladas até o presente sobre a correlação entre disfunção da ATM e presença de zumbido. Todavia, é freqüente a observação clínica de que alguns indivíduos apresentam melhora ou remissão de suas queixas otológicas após o tratamento adequado da disfunção temporomandibular.

IMPORTÂNCIA

O zumbido, desenvolvendo-se como um distúrbio contínuo (não-pulsátil), pode alterar o estado emocional de seu portador, sendo considerado, em alguns casos, como um sintoma incapacitante (Fanali & Cerri, 1993).

O som pulsátil coincide com os batimentos cardíacos do indivíduo. A presença desta modalidade de zumbido requer a investigação minuciosa à procura de lesões dentro do osso temporal que possam resultar na compressão de estruturas nervosas. Para tanto, associada à avaliação clínica, é imprescindível uma investigação por meio de imagens com o propósito de identificar neoplasias, anomalias ou malformações vasculares (Weissman & Hirsch, 2000).

O zumbido também pode ser classificado como objetivo e subjetivo. A primeira forma é perceptível por outro indivíduo, enquanto a segunda se refere ao som audível somente pelo portador. A maioria dos pacientes relata a presença de um zumbido do tipo contínuo e subjetivo (Fanali & Cerri, 1993; Weissman & Hirsch, 2000).

PREVALÊNCIA

A prevalência do zumbido em pacientes com disfunções da ATM e da musculatura mastigadora é superior à observada na população em geral, onde os estudos relatam a presença deste sintoma em 46 a 96% dos pacientes (Fanali & Cerri, 1995; Wright & Bifano, 1997).

Na avaliação de 102 pacientes portadores de zumbido, a prevalência de sinais e sintomas de distúrbios temporomandibulares foi obtida por meio de um questionário associado ao exame clínico. O questionário abarcava perguntas sobre a ocorrência de cefaléias, sensibilidade e/ou fadiga muscular, bem como se os movimentos mandibulares, pressão na região da ATM ou tratamento dentário influenciavam o zumbido. Cefaléias freqüentes foram mais comuns em pacientes com zumbido, enquanto a presença de bruxismo teve a mesma magnitude entre os indivíduos portadores deste sintoma otológico e aqueles com distúrbios craniomandibulares. Foi sugerido pelos autores que o desconforto resultante do zumbido poderia induzir ou contribuir para um aumento da tensão muscular e de hábitos parafuncionais, que originariam sensibilidade e fadiga musculares, cefaléia do tipo tensional e redução dos movimentos mandibulares. Adicionalmente, tem-se proposto que estudos prospectivos sejam delineados com o propósito de tentar identificar a relação cronológica entre o surgimento do zumbido e da disfunção temporomandibular (Rubinstein et al., 1990).

Uma crítica aos estudos sobre a relação entre sintomas otológicos e distúrbios da ATM se referia aos grupos controles escolhidos. Assim, Parker e Chole (1995) desenvolveram um estudo comparando um grupo de pacientes em tratamento para disfunções da ATM com dois grupos controles distintos. O primeiro grupo era composto de indivíduos recebendo tratamento médico de rotina, com o perfil de pacientes portadores de sintomas crônicos, semelhante ao grupo de ATM. O segundo grupo era composto de indivíduos submetidos a tratamento odontológico de rotina, que não tinham o perfil referido anteriormente. Os autores observaram uma maior prevalência de sintomas otológicos, como zumbido e vertigens, no grupo com disfunção de ATM quando comparado aos dois grupos controles.

REPERCUSSÕES

Este sintoma otológico pode ser a manifestação primária ou secundária de disfunções envolvendo tanto a ATM quanto a musculatura mastigadora. Com base nessa premissa, foi desenvolvido um estudo mostrando o zumbido como um fator preditivo de disfunção da ATM. Na avaliação de 1.002 pacientes com zumbido grave, os pacientes foram divididos em dois grupos – um grupo composto de 69 pacientes com zumbido sem causa conhecida e um grupo comparativo com 860 pacientes portadores de zumbido de diferentes etiologias. Os 69 indivíduos foram avaliados quanto à possibilidade de envolvimento articular como fator etiológico do zumbido. Para tanto, foram observadas as seguintes condições: (i) coincidência do início do zumbido com sintomas articulares ou com história de trauma, cirurgia mandibular ou extenso tratamento dentário; (ii) presença de má oclusão dentária, estalidos ou outros ruídos articulares. A partir da análise dos dados, os autores descreveram oito indicadores de possível envolvimento articular na gênese do zumbido e arbitraram que a presença de três ou mais desses indicadores seria suficiente para avaliar a necessidade de tratamento da disfunção de ATM para a melhora do zumbido. Os indicadores são os seguintes: 1) alteração na qualidade do zumbido (aumento na intensidade do som) com movimentos mandibulares deliberados; 2) otalgia; 3) sensação de pressão ou orelha cheia; 4) complexidade do som do zumbido; 5) nível mínimo de mascaramento do zumbido (maior resistência ao mascaramento na presença de disfunção da ATM); 6) inibição residual (necessidade de um som mais intenso para obter o mascaramento, o que pode influenciar o resultado da inibição residual); 7) gênero (no grupo de ATM, não houve diferença entre os sexos, ao contrário do grupo de 860 pacientes, onde a maioria dos pacientes era do sexo masculino); 8) perda da audição na orelha com zumbido (Vernon et al., 1992).

Na avaliação de 20 pacientes com zumbido e exames otológicos normais, foi cogitada a possibilidade de a etiologia ser causada por distúrbios da ATM. Esses pacientes não tinham queixas objetivas de dor ou disfunção articular. Os investigadores optaram pelo exame clínico na forma de palpação muscular e articular e auscultação da ATM com o auxílio de um estetoscópio. Utilizaram tomadas radiográficas laterais transcranianas e tomografia computadorizada da mandíbula, além de estudos eletromiográficos da musculatura facial como exames complementares. A partir da coleta de dados, encontraram 19 dos 20 pacientes como portadores de um ou mais indicativos clínicos, eletromiográficos e radiográficos de distúrbios temporomandibulares. Concluíram que os indivíduos com zumbido sem causa otológica deveriam ser cuidadosamente avaliados quanto à integridade do sistema estomatognático (Morgan, 1992).

Na tentativa de estabelecer uma correlação entre sintomas otorrinolaringológicos e severidade da artropatia em indivíduos com distúrbios temporomandibulares, Ciancaglini et al. (1994) examinaram 815 pacientes. A severidade da artropatia foi avaliada levando em consideração a presença de ruídos articulares, sensibilidade à palpação e intensidade da dor articular e utilizou uma escala denominada Clinical Arthropathy Index (CAI). Os autores encontraram correlação estatisticamente significante entre a severidade da doença articular e dois sintomas otológicos – surdez e vertigens. Interessantemente, tanto o zumbido quanto a otalgia, queixas freqüentes entre os pacientes portadores de distúrbios temporomandibulares, não estão relacionados à severidade da doença articular.

Com o propósito de estabelecer uma correlação entre distúrbios temporomandibulares e zumbido, um estudo foi realizado envolvendo 53 indivíduos com zumbido unilateral e deslocamento de disco e 82 sem zumbido mas com deslocamento de disco. Foi constatada uma correlação estatisticamente significante entre desarranjos internos da ATM e zumbido, pois todos os pacientes que se queixavam desse sintoma otológico apresentavam deslocamento de disco com ou sem redução ipsilateral (Ren & Isberg, 1995).

DIAGNÓSTICO

O paciente portador deste sintoma coclear deve ser avaliado minuciosamente, para descartar qualquer origem otoneurológica. Uma vez que o zumbido seja classificado como de causa desconhecida, uma investigação da integridade do sistema estomatognático deve ser conduzida por um cirurgião-dentista. Esta conduta deve observar alguns critérios diagnósticos da disfunção temporomandibular.

Inicialmente, deve ser dirigida uma anamnese englobando informações a respeito de hábitos parafuncionais, presença de ruídos articulares, dores musculares e/ou na região da ATM, tratamentos odontológicos recentes e restrições de movimentação mandibular.

A inspeção clínica inclui: análise da oclusão dentária; palpação muscular e na região articular; auscultação da ATM com o auxílio de um estetoscópio; observação das incursões mandibulares quanto à amplitude e direção; constatação da presença de dor durante o exame clínico; interferência da palpação sobre o sintoma coclear (aumento, diminuição ou inalterado) (Fanali & Cerri, 1993).

Após a obtenção dos dados clínicos e anamnésicos, pode-se lançar mão de alguns exames complementares na forma de imagens. Uma radiografia panorâmica permite uma visualização do conjunto maxilomandibular, o que favorece a identificação de lesões intra-ósseas e dentes inclusos – que poderiam estar relacionados à dor orofacial. A incidência radiográfica póstero-anterior de crânio com a boca aberta favorece a observação dos processos estilóides quanto à sua inclinação e comprimento. No que se refere às estruturas temporomandibulares propriamente ditas, os componentes ósseos podem ser avaliados através de cortes tomográficos, enquanto que o disco articular e seus ligamentos podem ser observados por meio da ressonância magnética nuclear.

TRATAMENTO

Uma vez que o diagnóstico de distúrbios temporomandibulares tenha sido concluído, um plano de tratamento será elaborado. Existem diversas formas de tratamento para essas disfunções, que podem ser empregadas isoladamente ou em combinação. As modalidades de tratamento conservador são representadas por: placas miorrelaxantes; abordagem fisioterapêutica; psicoterapia; reabilitação bucal; abordagem farmacológica.

As placas miorrelaxantes, também denominadas de placas estabilizadoras, são dispositivos intra-orais confeccionados em resina acrílica dura, que têm por objetivos reduzir a atividade muscular anormal, proteger as estruturas dentárias quando o indivíduo apresenta bruxismo e estabilizar a função da ATM (Nissani, 2001). Esses aparelhos são planejados e confeccionados pelo cirurgião-dentista e necessitam de visitas periódicas para a manutenção da estabilidade obtida.

A fisioterapia específica para a musculatura mastigadora auxilia na amplitude de abertura da boca em casos de limitação. A dor muscular também diminuirá com os exercícios para os arcos de abertura/fechamento e lateralidades. Desvios mandibulares durante os movimentos podem ser corrigidos nessa abordagem terapêutica. O uso de equipamentos para fisioterapia passiva também pode atuar na diminuição da dor e permitir a realização dos exercícios. Como é comum em pacientes portadores de dor orofacial a presença de dor cervical, é aconselhável a associação de exercícios de alongamento para a musculatura cervical, o que contribui para a diminuição da dor e reeducação do paciente.

A psicoterapia pode trazer benefícios para os pacientes que apresentam bruxismo, pois este hábito parafuncional está relacionado ao estresse. Caso o paciente concorde em participar de um programa de relaxamento e de controle de estresse, poderá aprender a lidar melhor com os seus problemas e diminuir o estado de tensão.

A abordagem farmacológica está inserida entre as modalidades de tratamento conservador dos distúrbios temporomandibulares. Os fármacos úteis no manejo desses distúrbios são os indicados para o controle da dor orofacial (analgésicos, antiinflamatórios não-esteroidais) e para a promoção do relaxamento muscular (relaxantes musculares de ação central). Também pode ser indicado o uso de anestésico local na forma de injeções nos pontos de gatilho no músculo (Santos Jr, 1995; Haas, 1995; Reisner-Keller, 1997). Os antidepressivos atuam como uma ferramenta no tratamento dessas disfunções na ausência de um quadro depressivo, devido à sua capacidade de aumentar a tolerância à dor. O antidepressivo mais utilizado é a amitriptilina (Haas, 1995; Pettengill & Keller, 1997; Reisner-Keller, 1997). Outras categorias de medicamentos empregadas no manejo da dor crônica, como anticonvulsivantes e antiarrítmicos, poderão ser indicadas em pacientes portadores de dor orofacial (Reisner-Keller, 1997).

Os pacientes que apresentam um estado odontológico caótico, com diversas necessidades acumuladas, promovendo uma desarmonia oclusal, devem recorrer ao cirurgião-dentista para que este restabeleça a oclusão dentária (por meio de um planejamento de tratamento que poderá envolver desde um ajuste oclusal e restaurações, aparelhos protéticos e ortodônticos, até procedimentos cirúrgicos ortognáticos).

Nos casos de não haver uma resposta satisfatória na remissão dos sintomas temporomandibulares com um tratamento conservador, o paciente deve ser reavaliado visando uma abordagem cirúrgica, na forma de artrocentese ou artroplastia. A artrocentese é definida como uma punção com aspiração que pode ser seguida de manipulações astroscópicas dentro da articulação, com o propósito de eliminar adesões e tecidos em degeneração. As abordagens cirúrgicas não são isentas de riscos. As complicações potenciais incluem formação de um hematoma, trombose, lesões neurológicas e infecções. Portanto, a indicação dessas técnicas deve ser bem fundamentada e feita somente após se esgotarem as possibilidades de melhora com condutas terapêuticas conservadoras (Santos Jr.; 1995).

Caso o zumbido seja a queixa principal de pacientes com disfunção da ATM, isso pode ser considerado um indício de que o tratamento desta doença conduza à redução ou até mesmo à remissão do zumbido.

Na avaliação de 93 pacientes portadores de disfunção da ATM e zumbido,

Wright e Bifano (1997) coletaram alguns dados, através de um questionário, antes do tratamento da disfunção. No que se refere às características do zumbido (freqüência, duração, severidade e altura/intensidade do som), elas foram, posteriormente, confrontadas com o grau de melhora (total, significante e nenhuma). Adicionalmente, algumas informações (sobre acuidade auditiva, otalgia, simultaneidade no surgimento de sintomas temporomandibulares e do zumbido, oscilações da intensidade do zumbido) foram compiladas e cruzadas. Ainda, a terapia para a disfunção da ATM utilizada neste estudo foi conservadora, na forma de placa miorrelaxante e fisioterapia ativa para a musculatura mastigadora, além de instruções de autocuidado, como evitar o uso de gomas de mascar e alimentos mais duros. A partir dos resultados, os autores puderam concluir que pacientes que apresentam uma coexistência entre distúrbios da ATM e zumbido têm uma alta probabilidade de apresentar uma melhora ou até resolução do zumbido como resultado do sucesso do tratamento da disfunção da ATM.

SÍNTESE

Pacientes com queixa de zumbido sem causa conhecida, após minuciosa avaliação otológica, devem ser submetidos a uma investigação estomatológica. A ATM, a musculatura mastigadora e a oclusão dentária devem ser analisadas, visando identificar distúrbios temporomandibulares e comprometimento miofascial. A presença de bruxismo também deve ser valorizada. Esta avaliação é conduzida pelo cirurgião-dentista.

Uma vez que uma causa estomatológica seja identificada, o tratamento deve ser instituído pelo cirurgião-dentista em associação com um fisioterapeuta e/ou um psicoterapeuta, dependendo do caso. Desde que o sintoma zumbido esteja vinculado à disfunção articular, deve diminuir ou até mesmo desaparecer, conforme a evolução do tratamento.

REFERÊNCIAS BIBLIOGRÁFICAS

Alkofide EA, Clark E, el-Bermani W, Kronman JH, Mehta N. The incidence and nature of fibrous continuity between the sphenomandibular ligament and the anterior malleolar ligament of the middle ear. *J Orofac Pain* 1997;11(1):7-14.

Ciancaglini R, Loreti P, Radaelli G. Ear, nose, and throat symptoms in patients with TMD: the association of symptoms according to severity of arthropathy. *J Orofac Pain* 1994;8(3):293-7.

Fanali S, Cerri A. Inquadramento otoneurologico e odontostomatologico della sindrome algico-disfunzionale di Costen. *Minerva Stomatologica* 1993;42:37-43.

Gelb H, Gelb ML, Wagner ML. The relationship of tinnitus to craniocervical mandibular disorders. *Cranio* 1997;15(2):136-43.

Haas DA. Pharmacologic considerations in the management of temporomandibular disorders. *J Can Dent Assoc* 1995;61(2):105-14.

Ioannides CA, Hoogland GA. The disco-malleolar ligament: a possible cause of subjective hearing loss in patients with temporomandibular joint dysfunction. *J Maxillofac Surg* 1983;11(5):227-31.

Morgan DH. Tinnitus of TMJ origin: a preliminary report. *Cranio* 1992;10(2):124-9.

Nissani M. A bibliographical survey of bruxism with special emphasis on non-traditional treatment modalities. *J Oral Sci* 2001;43(2):73-83.

Parker WS, Chole A. Tinnitus, vertigo and temporomandibular disorders. *Am J Orthod Dentofacial Orthop* 1995;107(2):153-8.

Pettengill CA, Keller RL. The use of tricyclic antidepressants for the control of chronic orofacial pain. *Cranio* 1997;15(1):53-6.

Reisner-Keller LA. Pharmacotherapeutics in the management of orofacial pain. *Dent Clin North Am* 1997;41(2):259-78.

Ren YF, Isberg A. Tinnitus in patients with temporomandibular joint internal derangement. *Cranio* 1995;13(2):75-80.

Rubinstein B, Axelsson A, Carlsson GE. Prevalence of signs and symptoms of craniomandibular disorders in tinnitus patients. *J Craniomandib Disord* 1990;4(3):186-92.

Santos Jr J. Supportive conservative therapies for temporomandibular disorders. *Dent Clin North Am* 1995;39(2):459-77.

Vernon J, Griest S, Press L. Attributes of tinnitus that may predict temporomandibular joint dysfunction. *Cranio* 1992;10(4):282-8.

Yoo TJ, Shulman A, Brummett RE, Griest SE, Mulkey M, Rubenstein M. Specific etiologies of tinnitus. In: Shulman A, (ed.) *Tinnitus: Diagnosis/Treatment*. Philadelphia: Lea & Febiger, 1991. 342-415p.

Weissman JL, Hirsch BE. Imaging of tinnitus: a review. *Radiology* 2000;216(2):342-9.

Wright EF, Bifano SL. Tinnitus improvement through TMD therapy. *J Am Dent Assoc* 1997;128(10):1424-32.

114

IMPLANTES COCLEARES NO TRATAMENTO DO ZUMBIDO

Pedro Luiz Mangabeira Albernaz

INTRODUÇÃO

William House, em sua primeira extensa monografia sobre os implantes cocleares (House, 1976), relatou que estes sistemas não só conferiam audição a pacientes com surdez profunda, mas também atenuavam os zumbidos desses pacientes.

Desde essa época, diversas investigações foram realizadas sobre o efeito supressor dos estímulos elétricos sobre os zumbidos (Graham, Hazell, 1977; Cazals, Negrevergne, Aran J. M, 1978; Portmann, Cazals, Negrevergne, Aran, 1979; Aran J. M., 1981; Aran, Cazals, 1981; Aran, Wu Z. Y., Charlet de Sauvage, Cazals, Portmann, 1983; Portmann, Negrevergne, Aran, Cazals, 1983; Engelberg, Bauer, 1985; Lyttkens, Lindberg, Scott, Melin, 1986; Konopka, Zalewski, Olszewski, Olszewska-Ziaber, Pietkiewicz, 2001). Um estimulador elétrico especificamente desenhado para o tratamento dos zumbidos tornou-se, inclusive, comercialmente disponível, mas foi abandonado em virtude de resultados insatisfatórios (Thedinger, Karlsen, Schack, 1987; Shulman, 1987).

Outros autores pesquisaram especificamente as alterações dos zumbidos em seus pacientes submetidos a implantes cocleares (Thedinger, House, Edgerton, 1985; McKerrow, Schreiner, Snyder, Merzenich, Toner, 1991; Dauman, Tyler, Aran J.M., 1993; Ito J, Sakakihara, 1994; Ito J, 1997; Aschendorff, Pabst, Klenzner, Laszig, 1998; Ruckenstein, Hedgepeth, Rafter, Montes, Bigelow, 2001).

Em 1995 relatamos os primeiros resultados obtidos com os implantes cocleares AllHear (Mangabeira-Albernaz, 1996). Mencionamos, nesse trabalho, a possibilidade de empregar este tipo de implante em pacientes com zumbidos socialmente incapacitantes.

Não utilizamos, até o momento, nenhum implante como tratamento específico para zumbidos. Mas tivemos a oportunidade de avaliar, em 1998, o efeito do implante sobre os zumbidos em seis pacientes que utilizam um implante coclear AllHear (Fukuda Y, Mangabeira-Albernaz, 1998).

O Quadro 114-1, extraído desse trabalho, nos mostra que em quatro dos pacientes houve redução ou eliminação do *tinnitus* com o uso do implante; em um dos pacientes o zumbido permaneceu inalterado e no paciente remanescente o implante produziu zumbidos, dor e sensação de choque elétrico quando ativado.

Mais recentemente tivemos uma paciente com história clínica de dois episódios de surdez súbita, o primeiro, na orelha direita, em março de 1989 e o segundo, na orelha esquerda, em janeiro de 2002. Ambos os episódios deram origem à surdez neurossensorial profunda que não melhorou com os tratamentos instituídos. E desenvolveu, também, zumbidos intensos em ambos os lados. Ela foi submetida a um implante coclear na orelha esquerda em 10-09-2002, com um sistema Medel Combi 40. Essa orelha foi escolhida em virtude dela apresentar um mínimo de comunicação social com uma prótese auditiva na orelha direita.

Embora ela tenha obtido boas respostas auditivas na orelha implantada, o *tinnitus* permaneceu muito intenso até a adoção de uma estratégia CIS modificada na qual alguns eletródios permanecem constantemente estimulados.

O tratamento dos zumbidos socialmente incapacitantes por meio de implantes cocleares exige algumas considerações especiais.

Em primeiro lugar, parece que a presença de atividade elétrica constante é importante para a atenuação dos zumbidos. No sistema AllHear, que utiliza uma onda portadora de 16 Khz, essa atividade elétrica é automática. Em outros sistemas torna-se necessário usar uma programação especial.

Quadro 114-1

Caso	Idade	Sexo	Início da surdez	Etiologia	Tinnitus Freqüência	Intensidade	Lateralidade	Efeito do implante sobre o zumbido	Inibição residual
1	17	M	3 anos	Infecção	Alta	Moderada	Bilateral	Redução nas duas orelhas	10 min
2	23	M	10 meses	Trauma	Alta	Incapacitante	Cabeça	Melhora discreta	Nenhuma
3	64	F	10 anos	Otosclerose	Apito	Leve	Bilateral	Supressão total bilateral	30 min
4	39	F	38 anos	Infecção	Alta	Leve	Bilateral	Inalterado	
5	41	M	3 anos	Desconhecida	Campainha	Moderada	Bilateral	Supressão do lado operado, melhora no oposto	10 min
6	52	M	18 anos	Infecção	–	–	–	Dor, choque e *tinnitus* ao usar o implante	

Em segundo lugar, a não ser em pacientes com perdas auditivas profundas, precisamos utilizar um sistema que não destrua os remanescentes auditivos dos pacientes. Isto implica na utilização de eletródios curtos, com uma inserção de, no máximo, 10 mm (Barbara *et al.*, 1999).

Neste momento existem somente dois sistemas disponíveis que apresentam essa característica: o sistema AllHear, cujo eletródio tem 5 mm, e o sistema Medel para estimulação eletroacústica, ainda experimental, que tem 10 mm.

A estimulação eletroacústica tem sido utilizada em pacientes com perdas auditivas de sons agudos, utilizando-se a audição do paciente, com ou sem amplificação eletrônica, para os tons graves e o implante para os tons agudos (Von Ilberg *et al.*, 1999).

As experiências com a estimulação eletroacústica, contudo, têm demonstrado que mesmo eletródios curtos podem causar perdas auditivas profundas. Esse fato não é surpreendente, uma vez que podemos ter perdas auditivas profundas após estapedectomias.

O ponto crítico na cirurgia dos implantes que pode acarretar surdez é a cocleostomia. A introdução de sangue e de pó de osso na escala timpânica parece ser a principal responsável pelo problema. Alguns estudos experimentais em animais têm demonstrado que a cocleostomia realizada com raios *laser* de CO_2 parece ser bem menos traumática para a cóclea do que a que é realizada com brocas convencionais. Embora o *laser* de CO_2 produza calor, este é consideravelmente menor que o gerado por outros tipos de raios *laser*.

Os implantes cocleares certamente virão a ser, em futuro próximo, uma das opções de tratamento para zumbidos socialmente incapacitantes.

Para pacientes com audição social normal, provavelmente o sistema de escolha será o implante AllHear, pela sua simplicidade, baixo custo e sistema operacional com estimulação elétrica constante. Em pacientes com perdas auditivas que justifiquem a utilização de implantes cocleares, qualquer sistema poderá ser utilizado.

REFERÊNCIAS BIBLIOGRÁFICAS

Aran JM, Cazals Y. Electrical suppression of tinnitus. *Ciba Found Symp* 1981;85:217-31.

Aran JM. Electrical stimulation of the auditory system and tinnitus control. *J Laryngol Otol* 1981(Suppl 4):153-61.

Aran JM, Wu ZY, Charlet de Sauvage R, Cazals Y, Portmann M. Electrical stimulation of the ear: experimental studies. *Ann Otol Rhinol Laryngol* 1983;92:614-20.

Aschendorff A, Pabst G, Klenzner T, Laszig R. Tinnitus in cochlear implant users: the Freiburg experience. *Int Tinnitus J* 1998;4:162-164.

Barbara, *et al.* Residual Hearing after Cochlear Implantation. *Presented at the Second Cong.* of Asia Pacific Symp. On Cochlear Implant and Rel. Sci., 1999.

Cazals Y, Negrevergne M, Aran JM. Electrical stimulation of the cochlea in man: hearing induction and tinnitus suppression. *J Am Audiol Soc* 1978;3:209-13.

Dauman R, Tyler RS, Aran JM. Intracochlear electrical tinnitus reduction. *Acta Otolaryngol* 1993;113:291-5.

Engelberg M, Bauer W. Transcutaneous electrical stimulation for tinnitus. *Laryngoscope* 1985;95(10):1167-73.

Fukuda Y, Mangabeira-Albernaz PL. The Allhear cochlear implant and tinnitus. *Int Tinnitus J* 1998;4:159-161.

Graham JM, Hazell JW. Electrical stimulation of the human cochlea using a transtympanic electrode. *Br J Audiol* 1977;11:59-62.

House WF. Cochlear implants. *Ann Otol Rhinol Laryngol* 1976(Suppl 185):185-93.

Ito J, Sakakihara J. Tinnitus suppression by electrical stimulation of the cochlear wall and by cochlear implantation. *Laryngoscope* 1994;104:752-4.

Ito J. Tinnitus suppression in cochlear implant patients. *Otolaryngol Head Neck Surg* 1997;117:701-3.

Konopka W, Zalewski P, Olszewski J, Olszewska-Ziaber A, Pietkiewicz P. Tinnitus suppression by electrical promontory stimulation (EPS) in patients with sensorineural hearing loss. *Auris Nasus Larynx* 2001;28:35-40.

Lyttkens L, Lindberg P, Scott B, Melin L. Treatment of tinnitus by external electrical stimulation. *Scand Audiol* 1986;15(3):157-64.

Mangabeira-Albernaz PL. The AllHear Cochlear Implants. In: Portmann M (ed.) *Transplants and Implants in Otology – III*. Amsterdam: Kugler, 1996. 381-4p.

McKerrow WS, Schreiner CE, Snyder RL, Merzenich MM, Toner JG. Tinnitus suppression by cochlear implants. *Ann Otol Rhinol Laryngol* 1991;100:552-8.

Portmann M, Cazals Y, Negrevergne M, Aran JM. Temporary tinnitus suppression in man through electrical stimulation of the cochlea. *Acta Otolaryngol* 1979;87:294-9.

Portmann M, Negrevergne M, Aran JM, Cazals Y. Electrical stimulation of the ear: clinical applications. *Ann Otol Rhinol Laryngol* 1983;92:621-2.

Ruckenstein MJ, Hedgepeth C, Rafter KO, Montes ML, Bigelow DC. Tinnitus suppression in patients with cochlear implants. *Otol Neurotol* 2001;22:200-4.

Shulman A. External electrical tinnitus suppression: a review. *Am J Otol* 1987;8(6):479-84.

Thedinger B, House WF, Edgerton BJ. Cochlear implant for tinnitus. Case reports. *Ann Otol Rhinol Laryngol* 1985;94:10-3.

Thedinger BS, Karlsen E, Schack SH. Treatment of tinnitus with electrical stimulation: an evaluation of the Audimax Theraband. *Laryngoscope* 1987;97:33-7.

Von Ilberg C, Kiefer J, Tillein J, Pfenningdorff T, Hartmann R, Stürzebecher E, Klinke R. Electric-Acoustic Stimulation of the Auditory System. *ORL* 1999;61:334-40.

Tratamento da Hiperacusia

Cláudia Couto de Barros Coelho

O mundo é barulho e silêncio.
(José Miguel Wisnik)

INTRODUÇÃO

Objeto subjetivo que está dentro e fora do corpo, o som não pode ser tocado diretamente, mas nos toca com uma enorme precisão (Wisnik, 1999). Não apenas por suas características psicoacústicas, mas também por seu significado, os sons podem desencadear respostas emocionais, nem sempre positivas.

A orelha humana tem uma capacidade extraordinária de percepção da variação da intensidade dos sons. O som mais intenso que podemos ouvir sem causar danos imediatos às nossas orelhas tem um nível de aproximadamente 120 dB acima do som mais fraco que podemos detectar. Em geral, um som se torna desconfortável quando seus níveis atingem limiares de 100 a 110 dB NPS (Moore, 2003).

A sensação de intensidade (*loudness*) é o atributo no qual os sons podem ser ordenados em uma escala se estendendo de fracos a fortes. Como é uma característica subjetiva, não pode ser medida diretamente, sendo o correspondente mais aproximado da medida física da intensidade sonora (Philibert *et al.*, 2002).

A hiperacusia está relacionada à percepção da sensação de intensidade dos sons (Tyler, 2003). Caracteriza-se por uma marcada sensibilidade a sons de baixa ou moderada intensidade, resultando em desconforto durante a exposição sonora a vários sons do cotidiano. Os limiares auditivos geralmente encontram-se dentro da normalidade.

Esse desconforto depende basicamente das características físicas dos sons e não do contexto em que ocorrem. Manifesta-se como dor ou uma sensação de pressão nas orelhas. Os pacientes tipicamente evitam atividades sociais, inclusive isolando-se em casa, pois não conseguem ter controle sobre a exposição sonora, como, por exemplo, aos ruídos de caminhões, motos, buzinas, construções, gritos, música.

As respostas emocionais e comportamentais à hiperacusia variam muito entre os indivíduos, abrangendo reações como sentimento de incômodo, evitar os sons ou o medo de sons. Como estas características podem ser um fator importante, mas subjetivo, questionários específicos foram propostos para quantificar as reações por Nelting (2002), Tyler (2003) e Khalfa *et al.* (2003).

EPIDEMIOLOGIA

Fatores, como a falta de definição-padrão da doença e a dificuldade em diferenciar os sintomas, explicam os poucos dados epidemiológicos nesta área (Nelting, 2002)

Dados coletados pela American Tinnitus Association relatam que aproximadamente 2% da população sofre de hiperacusia (Sammeth *et al.*, 2000). Na Polônia, Fabijanska *et al.* (1999), em pesquisa conduzida por questionários, descreveram a prevalência em 15,2% da população. Anderson *et al.* (2002) investigaram a prevalência também por meio de questionários pela internet e pelo correio, encontrando prevalência de 9 e 8%, e ao excluir os indivíduos com queixas de perda auditiva, a prevalência foi de 7,7 e 5,9% respectivamente. Na Alemanha, Nelting (2002) estima que 0,6% da população apresenta hiperacusia.

Entre os portadores de zumbido, os dados mostram discrepância ainda maior. Vernon (1998) descreveu uma prevalência de hiperacusia de 0,3%, enquanto outros autores documentaram prevalências de aproximadamente 50% (Fabijanska *et al.*, 1999), 86% (Anari *et al.*, 1999), 40% (Jastreboff, P. & Jastreboff, M., 2001), 63% (Herraiz *et al.*, 2002) e 85% (Nelting, 2002).

ETIOLOGIA

Na maioria dos casos, a etiologia é desconhecida podendo estar associada à exposição sonora, trauma craniano, estresse e como efeito colateral de algumas medicações (Jastreboff P. & Jastreboff M., 2001). Nos últimos anos, a associação com o zumbido tem sido amplamente descrita. Várias doenças de origem otológica, neurológica, endócrina, infecciosa, genética e psicológica podem manifestar-se com hiperacusia, como mostra o Quadro 115-1.

MECANISMOS

Vários mecanismos são propostos na fisiopatologia da hiperacusia, não sendo necessariamente excludentes entre si:

Hipótese da 5-hidroxitriptamina (Serotonina)

Marriage & Barnes (1995) levantaram a hipótese que a causa primária da hiperacusia está ligada a um distúrbio da 5-HT cujo papel inibitório atua na modulação sensorial em nível central. A redução da atividade da 5-HT no cérebro é provavelmente o fator etiológico principal da hiperacusia de origem central.

Quadro 115-1 Relação de doenças e situações clínicas associadas à hiperacusia

CAUSAS OTOLÓGICAS	Paralisia de Bell; Síndrome de Ramsay Hunt; Doença de Ménière; Fístula perilinfática; Trauma acústico; Perda Auditiva Induzida por Ruído; Pós-operatório de estapedectomia e timpanoplastia
CAUSAS NEUROLÓGICAS	Autismo; Aneurisma de carótida; Traumatismo craniano; Malformação de Chiari I; Distrofia simpática reflexa; Esclerose múltipla; Enxaqueca; Epilepsia; Miastenia gravis; Hipertonia cerebroespinhal; Deficiência primária de tálamo; Síndrome do déficit de atenção; Distúrbios de ansiedade e depressão; Complicação de anestesia espinhal
CAUSAS ENDÓCRINAS	Doença de Addison; Pan-hipopituitarismo; Hipertireoidismo
CAUSAS INFECCIOSAS	Neurossífilis; Doença de Lyme; Febre tifóide
CAUSAS MEDICAMENTOSAS	Dependência a benzodiazepínicos; Deficiência de piridoxina; Deficiência de magnésio; Intoxicação aguda pela fenitoína
CAUSAS GENÉTICAS OU CONGÊNITAS	Síndrome de Williams; Hipercalcemia infantil idiopática (Síndromes de Fanconi e Williams Beuren); Síndrome do Cri-du-Chat; Doença de Tay-Sachs; Síndrome de Cogan; Gangliosidose GM 1; *Spina bifida*

■ **Hipótese dos peptídeos opióides neuroativos**

Sahley et al. (1996) estudaram o efeito da pentazocina administrada a chinchilas e observaram aumento da sensibilidade auditiva, posteriormente bloqueada com administração de naloxona. Este bloqueio indicou uma conexão entre a função neuronal auditiva e receptores opióides.

O estudo mostra que os peptídeos endógenos participam na mediação da sensibilidade auditiva através da sua ação no cérebro ou por ação direta nas células da cóclea. Sugere que o papel da liberação de dinorfina dentro da cóclea é de levar o organismo a um estado de aumento na vigilância auditiva em situações reais ou percebidas como ameaçadoras.

■ **Hipótese da plasticidade das vias auditivas ascendentes**

Szcsepaniak & Moller (1996) levantaram a hipótese de que a exposição prolongada ao ruído ou dano à cóclea poderia levar à plasticidade nas vias auditivas ascendentes, associada à diminuição da inibição mediada pelo GABA. Este quadro pode ser pelo menos parcialmente responsável por alterações como o zumbido e a hiperacusia.

■ **Hipótese do aumento da sensibilidade neuronal**

Jastreboff P. & Jastreboff M. (2000) atribuem a fisiopatologia da hipersensibilidade aos sons a vários mecanismos centrais e periféricos.

Na cóclea, dois tipos de disfunção na amplificação auditiva provida pelas células ciliadas externas podem resultar em hiperacusia:

1. A amplificação contínua de sons de alta intensidade pelas células ciliadas externas leva a um aumento de sensibilidade das células ciliadas internas a sons de intensidades moderadas.
2. O mecanismo de amplificação mecânica das células ciliadas externas eleva a amplificação do som a valores maiores do que os apresentados no estado normal.

O mecanismo central está relacionado a um aumento de sensibilidade nos neurônios das vias auditivas. Se os *inputs* auditivos estão diminuídos, aproximadamente 25% das células do núcleo coclear e do colículo inferior exibem sensibilidade anormalmente elevada e potenciais evocados anormalmente mais fortes.

O sistema nervoso autônomo e o sistema límbico podem ser ativados pela hiperacusia. As reações desses sistemas são controladas pelo reflexo condicionado desencadeado por sons externos.

AVALIAÇÃO DIAGNÓSTICA

Na avaliação diagnóstica, preconiza-se:

A) **Anamnese detalhada que caracterize:** 1) os principais tipos de som que provocam desconforto; 2) o grau de incômodo gerado pelos estímulos sonoros; 3) a presença concomitante de outros sintomas como zumbido, perda auditiva e distúrbios do equilíbrio; 4) identificação de possíveis fatores de risco em cada caso.
B) **Exame físico completo com ênfase no exame otoneurológico.**
C) **Exames audiológicos básicos:** 1) audiometria tonal, vocal e imitanciometria; 2) limiar de desconforto aos Sons (LD) nos tons puros, em cada freqüência (Sanchez et al., 1999; Gold et al., 1999; Knobel, 2003). Valores inferiores a 100 dBNA associados à queixa clínica sugerem hiperacusia.
D) **Exames laboratoriais:**

Não há protocolo específico para avaliação da hiperacusia. Sugerimos o protocolo utilizado por Sanchez (2003) na investigação do zumbido incluindo hemograma completo, glicemia, colesterol, triglicerídeos, T3, T4, TSH, Zinco e Magnésio acrescentando, eletrólitos e cortisol sugerido por Katzenell (2001). Exames específicos devem ser solicitados conforme suspeita clínica como por exemplo sorologia para doença de Lyme e VDRL.

TRATAMENTO

Se a investigação clínica demonstrar causa tratável, o tratamento específico é o primeiro passo. Se a investigação for negativa, esclarecer ao paciente que a presença do sintoma não está associada a risco da saúde e da audição.

Para muitos pacientes, a primeira reação à hiperacusia é evitar a exposição aos sons seja por meio de protetores auriculares ou isolamento (Baguley, 2003). Medidas como evitar ruídos em casa e utilização de fones de ouvido para aliviar o impacto do som são preconizadas por Lashkari et al. (1999). A utilização de protetores auriculares e "atenuador eletrônico" de sons é sugerido por Valente et al. (2000). Entretanto, evidências demonstram que a atenuação sonora leva a um aumento na sensibilidade da sensação de intensidade sonora (Formby et al., 2003) podendo então, paradoxalmente, agravar o quadro.

Vários estudos demonstram a suscetibilidade a mudanças dos sistemas auditivo cortical e subcortical por meio de ativação aferente (Illing, 2001). Mudanças na plasticidade das vias auditivas afetando a percepção da intensidade sonora podem ser induzidas pela exposição prolongada a sons (Formby et al., 2003).

Hazell & Sheldrake (1991) foram os primeiros a descrever redução na sensibilidade aos sons e nos limiares de desconforto aos sons após o uso de mascaradores de zumbido em indivíduos hiperacúsicos.

Dessensibilização sistemática

O tratamento proposto por Vernon & Meikle (2000) consiste na exposição sistemática a estímulos acústicos e orientação aos pacientes para evitarem a dependência do uso de protetores auriculares uma vez que a privação sonora tende a tornar a hiperacusia progressivamente pior.

O estímulo utilizado é o ruído rosa, pois o ruído branco contém altas freqüências onde geralmente o volume dinâmico encontra-se reduzido. O ruído rosa é usado no mínimo duas horas diárias, gerado por audiocassetes ou CDs com fones de ouvido. O paciente é instruído a ajustar o volume do aparelho gradualmente até que comece a se tornar desconfortável, seguindo de uma leve redução do volume. O período de tratamento varia entre os pacientes. A melhora pode ser percebida em poucos meses mas o tratamento pode levar até 2 anos. Apesar do volume utilizado no protocolo não causar danos à audição, é importante agir com cautela para evitar danos.

Tratamento do retreinamento do zumbido (TRT)

O protocolo de tratamento da hiperacusia, embasado no Tratamento de Retreinamento do Zumbido (TRT), detalhado em outro capítulo deste livro, se origina do modelo neurofisiológico do zumbido descrito por Jastreboff (1990), constando de aconselhamento e terapia sonora.

O aconselhamento visa esclarecer ao paciente os problemas da hiperacusia, suas incertezas e preocupações e o encorajar à exposição aos sons. Para terapia sonora, utiliza-se exposição prolongada a geradores de som banda larga com intensidade gradativamente elevada para facilitar a dessensibilização do sistema auditivo (Formby & Gold, 2002).

Como resultado, um aumento no volume dinâmico e elevação dos limiares de desconforto aos sons é observado por McKinney (1999); Wolk & Seefeld (1999); Jastreboff P. & Jasterboff M. (2000); Formby & Gold (2002); Gold et al. (2002) e Hazell et al. (2002).

Protocolo de dessensibilização acústica

Descrito por Davis et al. (2002), o protocolo de Dessensibilização Acústica utiliza música como forma de estímulo sonoro para o tratamento da hiperacusia com resultados encorajadores.

Entretanto, cabe ressaltar que nenhum estudo controlado randomizado foi realizado até o momento avaliando a eficácia da Dessensibilização Sistemática, do TRT bem como do uso da música na hiperacusia.

MEDICAMENTOSO

A descrição do uso de medicamentos no tratamento da hiperacusia restringe-se a relatos de casos. Johnson et al. (1993) descreveram a utilização do Alprazolam em cinco pacientes com zumbido e hiperacusia. O desaparecimento completo da hiperacusia foi observado após 8 semanas de tratamento.

Nields et al. (1999) relataram o uso da carbamazepina no alívio da hiperacusia em dois pacientes com doença de Lyme. Gopal et al. (2000) descreveram a utilização de inibidores seletivos da recaptação da serotonina (Fluvoxamina e Fluoxetina) em uma paciente levando ao desaparecimento da hiperacusia e elevação dos limiares de desconforto aos sons.

TERAPIA COGNITIVA COMPORTAMENTAL

É sugerida por Bagulley (2003) como estratégia para controle da ansiedade e do estresse relacionados à hiperacusia, associada a aconselhamento, terapia de relaxamento e terapia sonora.

REFERÊNCIAS BIBLIOGRÁFICAS

Anari M, Axelson E. Hypersensitivity to sound Questionnaire data, audiometry and classification. *Scand Audiol* 1999;28:219-230.

Andersson G, et al. Hypersensitivity to sound (hyperacusis): a prevalence study conducted via the Internet and post. *Int J Audiol* 2002;41(8):545-54.

Baguley DM. Hyperacusis. *J R Soc Med* 2003;96(12):582-585.

Davis PB, Wilde RA, Steed LG. Clinical Trial Findings of the Acoustic Desensitization Protocol: a Habituation-based Rehabilitation Technique. In: *VII The International Tinnitus Seminar*. Fremantle, Western Australia. Proceedings. Perth: UniPrint, 2002. 74-77p.

Fabijanska A, et al. Epidemiology of tinnitus and hyperacusis in Poland. In: *Sixth International Tinnitus Seminar, 1999. Proceedings-On-Disk*. Cambridge, UK: Tinnitus and Hyperacusis Centre, 2002. 569-571p.

Formby C, Sherloc LP, Gold SL. Adaptive plasticity of loudness induced by chronic attenuation and enhancement of the acoustic background. *J Acoust Soc. Am* 2003;114(1):55-58.

Formby C, Gold S. Modification of loudness discomfort level: evidence for adaptive chronic auditory gain and its clinical relevance. *Seminars in Hearing* 2002;23(1):21-34.

Gold S, et al. Shifts in loudness discomfort level in tinnitus patients with and without hyperacusis. In: *VII The International Tinnitus Seminar, 2002*. Fremantle, Western Australia. Proceedings. Perth: UniPrint, 2002. 170-172p.

Gold S, Frederick E, Formby C. Shifts in dynamic range for hyperacusis patients receiving Tinnitus Retraining Therapy (TRT). *Proceedings of the 6th International Tinnitus Seminar*, London, 1999, 297-301p.

Gold SL, Frederick EA, Formby C. Shifts in dynamic range for hyperacusis patients receiving tinnitus retraining treatment (TRT). In: *VI International Tinnitus Seminar, 1999. Proceedings-On-Disk*. Cambridge, UK: Tinnitus and Hyperacusis Centre, 2002. 297-301p.

Gopal K, et al. Effects of selective serotonin reuptake inhibitors on auditory processing: case study. *J Am Acad Audiol* 2000;11:454-463.

Hazell J, Sheldrake J, Graham RL. Decreased sound tolerance: predisposing factors, triggers and outcomes after TRT. In: *VII International Tinnitus Seminar, 2002*. Fremantle. Proceedings. Perth: UniPrint, 2002. 255-261p.

Hazell JWP, Sheldrake JB. Hyperacusis and Tinnitus. In: *IV the International Tinnitus Seminar, 1991*. Bordeaux. Proceedings. New York: Kugler Publications, 1992. 245-253p.

Herraiz C, et al. Tinnitus and hyperacusis in a Spanish population sample. In: *VII The International Tinnitus Seminar, 2002*. Fremantle. Proceedings. Perth: UniPrint, 2002. 268-301p.

Illing R. Activity-dependent plasticity in the adult auditory brainstem. *Audiol Neurootol* 2001;6:319-345.

Jastreboff PJ, Jastreboff MM. Hyperacusis. Audiology Online, 18 jun. 2001. Disponível em: http://audiologyonline.com/newroot/resources/ceu/showclass.cfm?ClasslD=70. Acesso em: 5 out. 2001.

_____. Tinnitus Retraining Therapy (TRT) as a method for treatment of tinnitus and hyperacusic patients. *J Am Acad Audiol* 2000;11(3):156-161.

Jastreboff P. Phanton auditory perception (tinnitus): mechanisms of generation and perception. *Neurosci Res* 1990;8:221-254.

Johnson RM, Brummett R, Schleuning A. Use of alprazolam for relief of tinnitus: a double blind study. *Arch Otolaryngol Head Neck Surg* 1993;119:842-845.

Katzenell U, Segal S. Hyperacusis: Review and Clinical Guidelines. *Otology & Neurotology* 2001;22(3):321-327.

Khalf S, *et al*. Psychometric normalization of a hyperacusis questionnaire. *ORL J Otorhinolaryngol Relat Spec* 2002;64(6):436-442.

Knobel KAB. Nível de Desconforto para Sensação de Intensidade em Adultos Jovens com Audição Normal. *Dissertação de Mestrado pela Faculdade de Medicina, Universidade de São Paulo*, São Paulo. 2003. 160p.

Lashkari ASA, Graham JM Jr. Williams-Beuren Syndrome: An Update and Review for the Primary Physician. *Clinical Pediatrics* 1999;38(4):189-208.

Marriage J, Barnes NM. Is central hyperacusis a symptom of 5-hydroxytryptamine (5-HT) dysfunction? *J Laryng Otol* 1995;109:915-921.

McKinney CJ, Hazell JWP, Graham RL. Changes in loudness discomfort level and sensitivity to environmental sound with habituation based therapy. In: *Sixth International Tinnitus Seminar, 1999. Proceedings-On-Disk*. Cambridge, UK. Tinnitus and Hyperacusis Centre, 2002. 499-50p.

Moore, B. The perception of loudness. In: ____. *An Introduction to the Psychology of Hearing*. 5. ed. San Diego: Academic Press, 2003. Cap. 4. 127-161p.

Nelting M. Hyperacusis: an overview of international literature and clinical experience In: *VII International Tinnitus Seminar, 2002*. Fremantle. Proceedings. Perth: UniPrint, 2002. 218-221p.

Nields J, Fallon B, Jastreboff P. Carbamazepine in the treatment of Lyme disease-induced hyperacusis. *J Neuropsychiatry Clin Neurosci* 1999;11:97-99.

Nik JM. Som, Ruído e Sentido. In: ____. *O Som e o Sentido*. 2. ed. São Paulo: Editora Schwarcz, 1999. Cap. 1. 15-68p.

Philibert B, *et al*. Intensity-related performances are modified by long-term hearing aid use: a functional plasticity? *Hear Res* 2002;165(1-2):142-151.

Sahley TL, Musiek FE, Nodar RH. Naloxone blockade of (-) pentazocine-induced changes in auditory function. *Ear & Hearing* 1996;17(4):341-353.

Sammeth CA, Preves DA, Brandy WT. Hyperacusis: case studies and evaluation of electronic loudness suppression devices as a treatment approach. *Scand Audiol* 2000;29(1):28-36.

Sanchez TG. Memorial. *Concurso para Docência pela Faculdade de Medicina, Universidade de São Paulo*, São Paulo, 2003. 213 p.

Sanchez TG, Pedalini MEB, Bento RF. Hiperacusia: Artigo de revisão. *Arq Fund Otorrinolaringol* 1999;3(4):184-188.

Szczepniak W, Moller A. Effects of (-) baclofen, clonazepan and diazepan on tone exposure induced hyperexcitability of the inferior colliculus in the rat: possible therapeutic implications for pharmacological management of tinnitus and hyperacusis. *Hear Res* 1996;97:46-53.

Tyler R. Audiologische Messmethoden der Hyperakusis. In: Nelting M. *Hyperakusis*. Stuttgart: George Thieme Verlag, 2003. Cap. 6. 39-46p.

Valente M, *et al*. Evaluation and treatment of severe hyperacusis. *J Am Acad Audiol* 2000;11:295-299.

Vernon JA, Meikle MB. Tinnitus masking. In: Tyler RS. *Tinnitus Handbook*. San Diego: Singular Publishing, 2000. Cap. 14. 313-355p.

Vernon J, Press L. Treatment for hyperacusis. In: Vernon JA. *Tinnitus Treatment and Relief*. Boston: Allyn and Bacon, 1998. 223-227p.

Wölk C, Seefeld B. The effects of managing hyperacusis with maskers (noise generators). In: *Sixth International Tinnitus Seminar, 1999. Proceedings-On-Disk*. Cambridge, 2002. 512-514p.

Parte VII
Tratamento das Paralisias Faciais

Tratamento das Paralisias Faciais – Presente e Futuro

Ricardo Ferreira Bento ▪ Rubens Vuono de Brito Neto

INTRODUÇÃO

A paralisia facial periférica é um sinal clínico que leva o paciente não só a sofrer as conseqüências de uma perda funcional e estética da musculatura da mímica facial como também acarreta um impacto psicológico intenso. O diagnóstico da paralisia facial periférica (PFP) é sempre um desafio, pois em sua maioria a causa permanecerá desconhecida. Este fator leva muitos médicos a tratar uma PFP como idiopática ou paralisia de Bell, já que corresponde à grande maioria das paralisias faciais. O diagnóstico de PF idiopática é sempre de exclusão, e outras causas devem ser pesquisadas desde o início da avaliação médica.

A falta de movimentos e de expressões de um dos lados da face, assim como as alterações no modo de falar, e sobretudo a impossibilidade de se usar a mímica facial, constituem, desde os primórdios da humanidade, um dos desfiguramentos mais flagrantes. A face revela o íntimo de nossa expressão e é parte essencial da comunicação humana. Além disso, a importância cada vez maior que a sociedade dos tempos atuais dá à estética relaciona-se diretamente com a aparência facial, pois a face é o "local" onde mais nos expomos ao meio e os seus traços marcam a nossa individualidade.

Todo esse envolvimento acha-se diretamente ligado à psique do indivíduo, já que qualquer alteração na mímica e na aparência da face causa problemas psíquicos de extrema importância no homem, o qual, na grande maioria das vezes, altera o seu comportamento social em prejuízo do trabalho e da coexistência com aqueles que o rodeiam. Essa interação psicossocial só se torna possível através da integridade do nervo facial com a musculatura cutânea da face.

Dessa integridade dependem também funções fisiológicas muito importantes, tais como o lacrimejamento, uma vez que o nervo facial é responsável pela inervação motora do saco lacrimal e da pálpebra, podendo acarretar, com a perda de tais funções, úlcera de córnea e a conseqüente cegueira. O reflexo do músculo do estribo, inervado por seu ramo estapediano, é responsável pela proteção da orelha interna contra os sons de alta intensidade. O nervo corda do tímpano, outro ramo do nervo facial, é o responsável pela sensibilidade gustativa dos dois terços anteriores da língua e pela inervação motora da glândula submandibular e glândulas salivares menores. A movimentação voluntária e o tônus da musculatura da boca é de extrema importância, quer na alimentação, quer na ingestão de líquidos, e a perda dessa função acarreta terríveis dificuldades ao processo alimentar. A essas funções, junta-se a sensibilidade tátil das regiões do pescoço, retroauricular e pavilhão auricular que são inervadas sensitivamente por seu ramo cervical, importantes também na libido humana.

Apesar de a paralisia facial ter sido referida desde os primórdios da humanidade, foi Sir Charles Bell no início do século passado o primeiro a descrever cientificamente a paralisia motora da musculatura da face.

PARALISIA DE BELL

A paralisia facial de Bell ou paralisia facial idiopática é uma paralisia facial de início súbito e instalação rápida (no máximo em alguns dias) acompanhada ou não de alguns sintomas, como dor retroauricular, formigamento em face, alteração da gustação e hiposensibilidade na língua e irritação no olho. Um pródromo viral pode ser relatado pelo paciente. A apresentação clínica é uma plegia parcial ou completa dos músculos da face que tem sua intensidade máxima em até 3 semanas após a instalação e a tendência ao retorno da normalidade dentro de 6 meses. É uma doença comum que afeta 20 em cada 100.000 pessoas por ano.

Os testes de condução nervosa podem não mostrar anormalidades até 4 dias após o início onde o nervo efetivamente começa a mostrar sinais de degeneração. A apresentação típica é a de um início rápido, com a paralisia aparecendo em menos de 48 horas. A forma de apresentação da paralisia, se completa ou incompleta, súbita ou rapidamente progressiva, não são determinantes do diagnóstico de Bell, sendo apresentações comuns em outras formas de PFP. A forma de apresentação, porém, tem importância fundamental no prognóstico da paralisia. Quando a paralisia se apresenta de forma incompleta dentro dos primeiros 14 dias, ou seja, existe algum movimento da musculatura da mímica facial presente, o prognóstico de retorno ao normal é alto, em torno de 98% dos pacientes. A grande maioria dos doentes evoluem satisfatoriamente sem tratamento, em períodos variados de tempo de 1 a 3 meses após o início dos sintomas. Se a paralisia se apresenta de forma progressiva ou não há melhora dentro de 3 a 6 semanas é obrigatório se descartar a presença de neoplasia, tanto do próprio nervo facial ou de região adjacente, como a parótida e tumores do osso temporal. Recorrência ocorre em cerca de 10% dos casos, podendo ser tanto ipsi como contralateral. Pacientes que apresentam recorrência têm uma maior probabilidade de ter um terceiro episódio e 50% dos que tiveram um terceiro episódio terão um quarto.

A PFP de Bell é do tipo neurônio motor inferior, afetando um dos lados da face sem evidência de nenhum fator etiológico como trauma, infecções otológicas, tumores e doenças neurológicas. A paralisia facial de Bell ou paralisia facial idiopática continua sendo classificada como de etiologia desconhecida, porém algumas teorias tentam explicar sua etiopatogenia. A etiologia vascular por espasmo nas ramificações da artéria carótida externa e conseqüentemente nos vasos epineurais do nervo facial é advogada por alguns. A teoria de doença auto-imune também é advogada por autores que encontraram alteração da imunidade celular em alguns doentes na vigência de PFP.

Atualmente a infecção viral tem sido associada como principal fator etiológico da PFP. A infecção latente do HSV-1 e sua reativação no gânglio geniculado do nervo facial têm sido fortemente sugeridas como causa da paralisia de Bell. O vírus herpes simples tipo 1 (HSV-1) é um vírus neurotrópico primário latente que se ativa em gânglios sensoriais. Níveis de interferon e componentes de imunocomplexo circulante elevados são encontrados em pacientes com paralisia de Bell, sugerindo ação viral. Hato et al. induziram paralisia facial em ratos por infecção com HSV-1, sendo três os achados importantes que favorecem esta teoria viral:

1. Inflamação do gânglio geniculado e vizinhança após inoculação do herpes simples do tipo I.
2. A ressonância nuclear magnética em casos iniciais de paralisia de Bell e síndrome de Hansay-Hunt mostra que as lesões são realçadas pelo gadolínio na mesma região do gânglio geniculado e vizinhança.
3. Estudando os achados cirúrgicos do gânglio geniculado, observou-se que é freqüente encontrar edema e congestão vascular no local.

Outra teoria ligada à infecção viral é a possibilidade de uma reação auto-imune desencadeada pela própria infecção, pois em alguns casos existe alteração da imunidade celular. A paralisia ocorreria quando há replicação viral dentro das células ganglionares, determinantes antigênicos das células nervosas e da mielina se modificariam. Haveria então uma resposta imunológica mediada por linfócitos T contra as células modificadas produzindo uma desmielização imunomediada que se expressaria clinicamente por paralisia facial periférica. Uma vez controlado esse fenômeno, inicia-se a remielinização, com melhora clínica.

SÍNDROME DE MELKERSSON-ROSENTHAL

É uma síndrome de etiologia desconhecida que se caracteriza por PFP, edema facial ocasional ou progressivo e língua plicata, fissurada ou geográfica (Fig. 116-1A e B) não sendo necessários os três sinais clássicos presentes para o diagnóstico e que muitas vezes não aparecem simultaneamente. A paralisia atinge geralmente vários membros da família e tem incidência maior em pacientes do sexo feminino. Os episódios de paralisia facial se iniciam normalmente na infância e se diferenciam da paralisia de Bell pela presença das outras manifestações da síndrome. O tratamento se baseia no uso de antiinflamatórios hormonais e eventualmente descompressão cirúrgica profilática da porção labiríntica do nervo facial com o objetivo de prevenir recorrências da paralisia facial. O prognóstico é favorável e na maioria dos casos há remissão completa da doença. Normalmente há permanência de seqüelas piores a cada recidiva o que pode ser prevenido com o tratamento cirúrgico.

EXAME DO PACIENTE COM PARALISIA FACIAL PERIFÉRICA

Os pacientes com paralisia facial apresentam-se com queixas objetivas que variam em grau conforme a importância da lesão neural e do tempo de acometimento. A avaliação clínica do grau de paralisia facial é difícil por ser um dado subjetivo e que difere de examinador para examinador. Atualmente a avaliação clínica classicamente adotada pelos principais centros é a baseada na escala de House-Brackmann (Quadro 116-1). Outros autores propuseram formas objetivas de quantificação da paralisia, como medições de distância de pontos da face em repouso ou em movimento, digitalização de imagens filmadas do rosto em movimento.

A avaliação clínica do paciente com PFP deve conter os seguintes aspectos:

- Sinais relacionados à função motora (Fig. 116-2A a C):
  - O predomínio dos músculos da face do lado normal levando ao desvio dos traços fisionômicos para este lado.
  - Não são observadas rugas e sulcos do lado paralisado.
  - Não há formação de rugas na testa à ordem para que o paciente execute o movimento de "franzir a testa".
  - Lagoftalmo. O paciente não consegue fechar o olho do lado paralisado.
  - Sinal de Legendre. A contração do orbicular da pálpebra está diminuída do lado paralisado e este é observado pelo examinador quando pede ao paciente para fechar os olhos.
  - Sinal de Mingazzini. Estando o paciente com os olhos fechados procura-se levantar a pálpebra superior e observa-se que é mais fácil do lado paralisado.
  - Movimento horizontal da pálpebra inferior. A existência de movimento horizontal de pálpebra in-

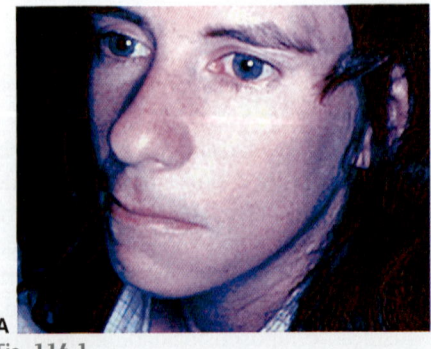

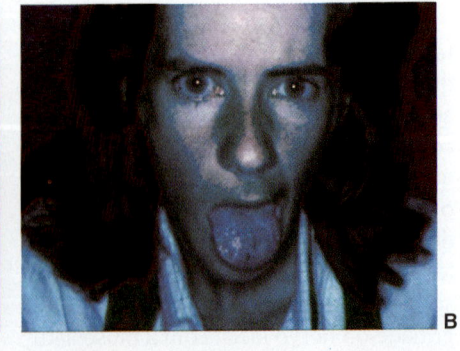

Fig. 116-1

(A e B) Paciente com paralisia facial tipo Melkerson-Rosenthal na qual observa-se a língua plicata e o edema facial.

Quadro 116-1 — Sistema House-Brakmann de graduação da função facial

Grau	
1. Normal	Função facial normal
2. Disfunção leve	Leve fraqueza dos movimentos. Simetria normal, habilidade de fechamento ocular. Sem espasmos, contraturas ou sincinesias
3. Disfunção moderada	Assimetria visível, porém não desfigurante entre os dois lados. Nenhum déficit funcional. Pode haver sincinesias, contraturas e espasmos leves. Ao repouso: tônus normal. Ao movimento: leve até severa paralisia da testa, fechamento ocular e do canto da boca com esforço máximo. Assimetria óbvia
4. Disfunção moderadamente severa	Fraqueza/assimetria evidentes. Ao repouso: tônus normal. Ao movimento: nenhum movimento em testa, inabilidade de fechamento ocular. Sincinesias, contraturas e espasmos fortes o suficiente para interferir com a função facial
5. Disfunção severa	Movimento levemente perceptível. Ao repouso: assimetria com caída do canto da boca e desaparecimento do sulco labial. Ao movimento: nenhum movimento em testa, fechamento palpebral parcial, leve movimento em sobrancelha com esforço máximo, movimento leve em canto de boca. Espasmos, sincinesias e contraturas normalmente ausentes
6. Paralisia total	Perda do tônus, assimetria, nenhum movimento, sem sincinesias, espasmos ou contraturas

ferior, ao lado da paralisia, no sentido do nariz, é um bom prognóstico na evolução da paralisia. Este sinal é fácil de ser pesquisado, sobretudo em crianças; é realmente de grande valor prognóstico.

– Teste da vibração palpebral (Wartemberg). Constitui sinal bastante útil, sobretudo com prognóstico da evolução da paralisia. Pede-se ao paciente que feche um pouco os olhos ao mesmo tempo que se procura abri-los, sendo facilmente possível sentir sob os dedos as vibrações normais que ocorrem apenas no lado não paralisado.

– A asa do nariz. Ela não se eleva na inspiração como ocorre com a asa do nariz do lado normal.

– Sinal de Bell. É a rotação do globo ocular para cima, do lado paralisado, observado quando se ordena ao paciente fechar os olhos.

– A assimetria da comissura labial. Observada em repouso e que se acentua mais quando se pede ao paciente para abrir a boca ou mostrar os dentes ou sorrir. Observa-se melhor este desvio medindo o "Ângulo de Inclinação da Comissura Oral", que poderá ser feito através de fotografias periódicas ou medindo este ângulo.

– Sinal do cuticular do pescoço ou de Babinski. Pede-se ao paciente para abrir a boca e em seguida revirar o lábio inferior para baixo, obrigando o cuticular do pescoço a se contrair, fato que não ocorre do lado paralisado.

- Sinais relacionados à função reflexa:
  – Reflexo trigeminofacial. Percutindo-se entre as sobrancelhas deverá ocorrer a contração dos orbiculares das pálpebras e o conseqüente fechamento dos olhos, porém, não se observa o fechamento do olho do lado paralisado, uma vez que a via eferente (facial) não está íntegra.
  – Reflexo trigeminopalpebral. Ao estímulo doloroso da face ou do globo ocular, não se observa o fechamento do olho do lado da paralisia. A via aferente é representada pelo trigêmeo.
  – Reflexo corneopalpebral. Estimula-se a córnea e não se observa o fechamento do olho do lado paralisado (via aferente é o ramo oftálmico do trigêmeo).
  – Reflexo visuopalpebral. O estímulo é uma fonte luminosa e não se observa o fechamento da pálpebra apenas do lado paralisado. A via aferente é o nervo óptico.
  – Reflexo cocleopalpebral. O estímulo usado é uma fonte sonora, não havendo fechamento da pálpebra do lado paralisado. A via aferente é representada pelo coclear.

- Sinais relacionados à função sensorial (gustativa) e parassimpática (secretora).

- A função cocleovestibular. O nervo facial está adjacente ao 8° par craniano no segmento meatal, e por esta razão pode estar comprometido em casos de disfunção facial. Tumores, proces-

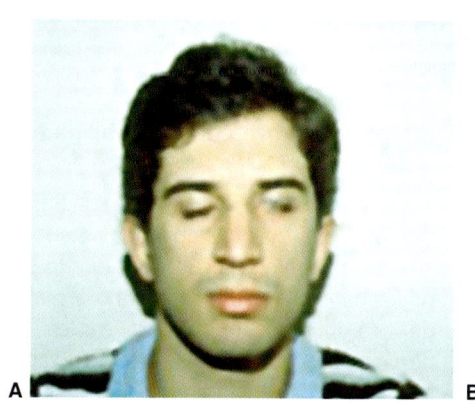

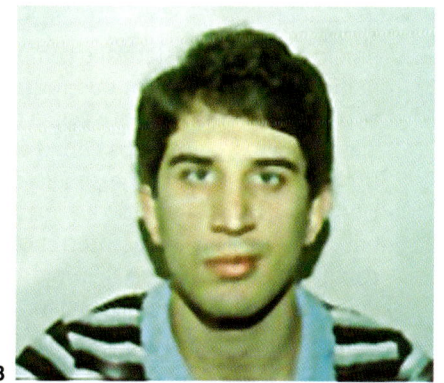

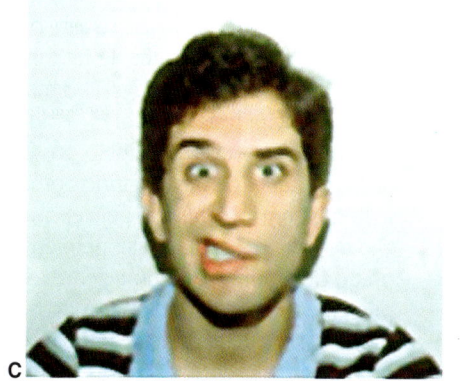

Fig. 116-2

(A-C). Seqüência de fotos de paciente com paralisia de Bell de pouco tempo de instalação.

sos inflamatórios e vasculares são etiologias que não raramente acometem ambos os pares cranianos.

TOPODIAGNÓSTICO

O topodiagnóstico baseia-se no conhecimento do trajeto do facial, assim como em quais segmentos ele emite seus ramos, aliado ao conhecimento das funções destes mesmos ramos. Sua importância clínica está relacionada não só ao diagnóstico preciso da PF, mas também ao prognóstico da função facial e ao planejamento cirúrgico quando necessário.

- *O lacrimejamento*: a presença de lágrima é o sinal mais importante e fidedigno para localizar o segmento comprometido do facial. É de fácil observação e não requer mais de 5 a 10 minutos para ser realizado. O nervo petroso superficial maior, deixando o facial (seu primeiro ramo), na altura do gânglio geniculado é o encarregado de levar à glândula lacrimal as fibras parassimpáticas responsáveis pelo estímulo e conseqüentemente pela formação da lágrima. Todo doente com paralisia facial periférica, com lacrimejamento diminuído ou ausente, é de se esperar que tenha comprometimento do facial na altura do gânglio geniculado (como ocorre na síndrome de Ramsay-Hunt ou em fraturas que atinjam este segmento), ou o agente etiológico da paralisia facial está acima deste segmento, como no neuroma de acústico e nas fraturas cujas linhas passem acima do gânglio geniculado. A confirmação, ou não, do lacrimejamento é facilmente obtida pelo teste do lacrimejamento. O teste é realizado colocando-se uma fita de papel de filtro de 10 cm de comprimento e de 5 mm de largura no fundo do saco conjuntival (1/3 médio) das pálpebras inferiores. A via aferente é representada pelo trigêmeo e o papel de filtro agindo como irritante para a córnea ou pela excitação do reflexo nasolacrimal pelo emprego de amônia (que o paciente aspira) ou ainda tocando-se a mucosa nasal (com um estilete), enquanto que a via eferente é representada pelo nervo petroso superficial maior e a presença, diminuição ou ausência de lágrima do lado paralisado é expressa pela umidade do papel de filtro.

- *O reflexo do estapédio*: os estímulos sonoros intensos levam à contratura do músculo do estribo, e a via aferente é representada pelo ramo coclear do 8° par enquanto a via eferente, pelo nervo estapédico do facial. O emprego do impedanciômetro na pesquisa do reflexo do músculo do estribo passou a ser um elemento importante no topodiagnóstico e principalmente no prognóstico das lesões do facial, uma vez que o aparecimento do reflexo em um caso de paralisia facial periférica, em que o seu exame anterior revelou sua ausência, significa uma evolução favorável.

- *O paladar*: o nervo facial através da corda do tímpano é o encarregado da função sensorial gustativa da mucosa dos 2/3 anteriores da língua e do palato, assim como é o responsável pela condição dos estímulos vasodilatadores secretores das glândulas salivares submaxilar e sublingual. Assim sendo, as lesões do facial acima da emergência da corda do tímpano deverão alterar essas funções. A função gustativa pode ser pesquisada colocando-se açúcar, limão, sal etc., sobre a mucosa da metade de um dos lados da língua, e o paciente dirá sobre a sensação ou não do referido sabor em cada um dos lados da língua. Emprega-se também o eletrogustômetro e este baseia-se no fato de que uma corrente galvânica, aplicada na língua, ora de um lado, ora de outro, normalmente desperta uma sensação gustativa de caráter metálico ou ácido. Os dois lados da língua são testados, e a leitura direta da intensidade da corrente usada para se obter o estímulo (sensação gustativa) é comparada. Todas as vezes em que for necessário usar uma corrente acima de 3 miliampères, comparada com o outro lado para se obter o estímulo do lado paralisado, significa que existe um bloqueio ou uma interrupção completa do nervo facial acima da emergência da corda do tímpano.

- *O fluxo salivar*: consiste na colocação de um delicado tubo de polietileno no canal de Warton e para a produção do estímulo emprega-se limão (o paciente deve chupar) enquanto o fluxo salivar é colhido e medido. Este teste tem valor como prognóstico na evolução da paralisia facial e todas as vezes em que uma diferença maior que 40% no fluxo salivar é encontrada entre o lado normal e o paralisado significaria comprometimento importante do facial.

TESTES ELETROFISIOLÓGICOS

Uma vez que a fibra nervosa somente conduz estímulos elétricos, várias tentativas baseadas neste ensinamento da fisiologia são empregadas para se obter informações sobre o 7° par nas paralisias faciais periféricas com o objetivo de averiguar as funções importantíssimas deste nervo. São usados:

■ Curva de intensidade e duração

Permite-nos saber se os músculos estão inervados, ou não, e em caso de desnervação, se esta é total ou parcial. Há três tipos de curvas básicas:

1. **Curva normal**: esta é harmônica e horizontalizada, terminando com uma subida brusca nos estímulos de curta duração (0,05 ms), exigindo grandes intensidades.
2. **Curva de desnervação parcial**: é uma curva bifásica que tem um componente inicial muscular e um segundo componente terminal ou nervoso. Tem início próximo à reobase normal apresentando elevação contínua até alcançar estímulos de 10 ms, iniciando-se neste ponto o componente neural, sempre horizontalizado, para depois subir bruscamente, não chegando a reagir aos estímulos de curta duração.
3. **A curva de degeneração total**: apresenta apenas o componente muscular.

■ Medida do grau de excitabilidade do nervo

É uma técnica de exame usada há vários anos; não requer aparelhos complexos; é de simples execução, podendo ser realizada em consultório. Como a perda da excitabilidade elétrica no tronco do nervo é precoce, trata-se de um exame bastante sensível, capaz de informar sobre o inicio da degeneração waleriana dos axônios, em tempo útil para que o otologista possa estabelecer sua conduta. Um dos estimuladores mais empregados na execução deste teste é o de Hilger. A pele da região a ser examinada deve ser previamente desengordurada com éter, e o uso de um creme adequado facilita a transmissão dos estímulos elétricos.

A realização da pesquisa do estímulo elétrico nos diferentes pontos da face é importante, uma vez que pode haver axonotmese em um grupo de músculos e neurotmese em outro. Considera-se como bom prognóstico todas as vezes em que a mesma intensidade de estímulos possa produzir contração muscular idêntica de ambos os lados ou ainda quando o lado paralisado necessitar uma intensidade maior, porém, nunca superior a 3,5 miliampères, para que se observe a mesma contratura, principalmente se a reação obtida persistir durante 5 ou mais dias. Sendo necessário empregar um estímulo acima de 3,5 miliampères, trata-se de um caso de axonotmese, e o nervo deve ser investigado cirurgicamente, sem perda de tempo, para que as seqüelas não tenham lugar. Se três ou quatro dias após instalada a paralisia facial este exame revelar a ausência de reações ao estímulo máximo tolerado pelo paciente do lado paralisado, trata-se de um caso de possível neurotmese.

Os pacientes com paralisia facial periférica que apresentam bom prognóstico ao exame de Hilger devem ser acompanhados com exames freqüentes durante pelo menos 20 dias, uma vez que uma parcela destes pacientes possa ter seu exame alterado e a conduta também modificada.

Condução motora

Se a condução motora persiste por 72 horas após instalada a paralisia facial, o prognóstico é bom. É muito importante o tipo de potencial evocado e obtido, pois é considerado normal o potencial bifásico ou trifásico e patológico, o polifásico ou de pequena amplitude. A latência de 2,5 ms é normal. É interessante observar que nos casos de recuperação nervosa a condução motora é o último sinal a aparecer.

Eletromiografia (EMG)

É usada para determinar a atividade elétrica das fibras musculares através de uma agulha (eletródio) aplicada no músculo, com a finalidade de registrar os potenciais de ação de unidade motora polifásicos de longa duração e baixa amplitude, indicativos de regeneração. O registro pela eletromiografia da presença de fibrilação muscular significa degeneração walleriana total ou parcial dos axônios no tronco do nervo. Como a fibrilação muscular somente surge a partir do décimo ou mais dias após instalada a paralisia, não pode ser empregada para diagnóstico da paralisia facial a curto prazo.

A eletroneurografia ou a eletromiografia evocada

Na eletroneurografia o nervo facial é estimulado junto ao forame estilomastóideo e os potenciais de ação globais do nervo são registrados através de eletrodos de superfície colocados na face. É um exame que pode ser realizado a partir de 48 horas após a paralisia facial ter se instalado e esta precocidade é uma de suas características. Informando sobre a porcentagem aproximada das fibras em degeneração, ou já degeneradas, permite que o prognóstico da paralisia facial seja estabelecido. A presença de um potencial evocado bifásico caracteriza a contração muscular e é muito importante comparar a porcentagem de amplitude do potencial de ação do lado normal com o lado paralisado. O potencial de ação apresentando uma redução de 90% em relação ao lado normal, sobretudo se esta redução é observada nos primeiros 10 dias após instalada a paralisia facial, é indicativo de mau prognóstico, e, ao contrário, os casos que não atingirem esta porcentagem evoluem satisfatoriamente.

Reflexo trigeminofacial/reflexo do piscamento (Blink Reflex)

Avalia a função do nervo trigêmeo e do facial nos trajetos intracraniano e intratemporal. Provocando se uma estimulação magnética do nervo trigêmeo (ramo infra-orbitário, ramo supra-orbitário ou ramo mentoniano) provoca reflexo eferente do nervo facial medido pelas respostas eletromiográficas dos músculos orbiculares dos olhos. Essas respostas têm dois componentes, um ipsilateral (R1 – resposta precoce) e outro bilateral (R2 – resposta tardia), cada qual com latências características. As lesões do facial são caracterizadas pelo atraso das latências de R1 e R2 ipsilaterais à lesão, com resposta de R2 normal na hemiface sadia.

TESTES LABORATORIAIS

A avaliação através de sorologias e exames laboratoriais deve ser orientada pela história clínica do paciente. Os testes mais freqüentemente acessados são: hemograma, anticorpos heterofílicos, anticorpos treponêmicos, taxa de hemossedimentação, fator antinúcleo, fator reumatóide, tolerância à glicose, título de Lyme, aspirado de medula óssea e punção lombar.

ESTUDO POR IMAGEM

A tomografia computadorizada de osso temporal em alta resolução com cortes finos de 1,0 mm de espessura é o exame ideal para se avaliar o canal de Falópio através das posições axial e coronal. Fraturas e processos expansivos são bem avaliados por este exame, assim como o planejamento cirúrgico eventual.

A ressonância magnética é, porém, o exame em que o nervo facial melhor se evidencia. É extremamente útil não só na visualização do edema neural, já que nervo acometido inflama-se ocasionando um hipersinal em T1 contrastado com gadolínio. Permite também a avaliação do grau de edema neural e o segmento acometido (normalmente o segmento labiríntico e gânglio geniculado) (Fig. 116-3). A Ressonância Magnética tem valor prognóstico, uma vez que não havendo diminuição do contraste observado no segmento neural acometido em exames subseqüentes é sinal de mau prognóstico. Essa avaliação em conjunto com o estudo eletrofisiológico é determinante na conduta clínica ou cirúrgica, da PFP.

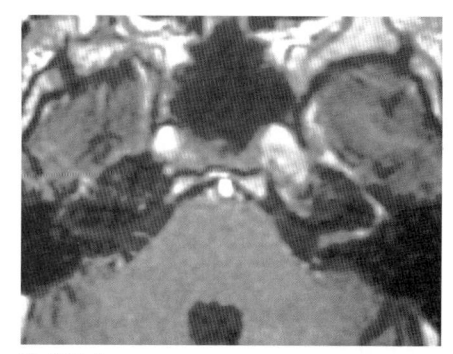

Fig 116-3

Ressonância Magnética de paciente com paralisia de Bell de curto tempo de evolução, onde se observa do lado esquerdo a impregnação de constraste em T1 na porção labiríntica e gânglio geniculado.

TRATAMENTO

Antes de se iniciar o tratamento é de grande importância discutir com o paciente o caráter benigno de sua doença, explicando sua história natural e as possíveis seqüelas, assim como todas as opções terapêuticas, clínicas ou cirúrgicas. O tratamento de rotina que utilizamos é:

■ Clínico

Pacientes com início do tratamento até o 5º dia de instalação da PFP:

- *Corticóide*: Dexametasona 0,12 mg por quilo de peso por dia em 1 tomada durante 5 dias, diminuindo-se a dose para 0,6 mg por quilo de peso mais 5 dias.
- *Antiviral*: Acyclovir. Utilizamos a dose de 400 mg administrada 5 vezes ao dia por via oral por 5-7 dias nos casos em que a instalação da paralisia não ultrapassa as 72 horas iniciais.
- *Exercícios miofaciais*: sem uso de estimulação elétrica.
- *Cuidados oculares*: a proteção ocular, principalmente da falta de lacrimejamento e de corpos estranhos, é extremamente importante e deve ser realizada em todos os pacientes com fechamento palpebral incompleto. O uso de óculos escuros durante o dia pode ser confortável ao paciente e principalmente devem-se usar colírios de lágrima artificial (isotopofenicol) de 2 em 2 horas durante o dia ou sempre que o paciente sentir o olho seco e pomadas oftálmicas (vitamina A mais D) durante a noite com oclusão noturna.

Pacientes com início do tratamento após o 6º dia de instalação: de rotina não utilizamos tratamento medicamentoso, somente os exercícios e cuidados oculares, porém naqueles casos em que ainda está presente a dor retroauricular a critério clínico introduzimos o tratamento supracitado.

■ Cirúrgico

A descompressão do nervo facial em casos de PFP com evidências de mau prognóstico representa uma controvérsia grande, tanto em relação à eficácia de sua realização quanto ao tipo de descompressão. Nossa conduta é a descompressão da porção labiríntica e do gânglio geniculado do nervo facial nos casos onde a ENoG demonstre degeneração maior que 90% do lado paralisado. O exame deve ser feito a partir do 5º dia de instalação da PFP e a cada 5 dias. Uma vez que a degeneração atinja 90% ou mais, a descompressão deve ser feita no máximo em 15 dias (baseado na evidência que a degeneração walleriana de um nervo periférico acontece após 15 dias da interrupção do fluxo axonal). A descompressão é feita com intuito de se prevenir a degeneração walleriana, portanto após sua instalação não há mais sentido a descompressão cirúrgica.

O acesso preferencial é via fossa média (Fig. 116-4A e B). Os acessos descritos ao segmento labiríntico via transmastóidea são limitados, principalmente em ossos temporais pouco pneumatizados, e não raramente a bigorna tem que ser removida. Isto impede a exposição completa do segmento labiríntico e gânglio geniculado em quase metade das cirurgias. Os segmentos timpânicos e mastóideo do nervo não necessitam de descompressão na paralisia de Bell, já que não são os principais locais de edema e compressão.

O FUTURO

Duas são as questões principais a serem equacionadas na PFP. A primeira e mais importante está focada no tratamento baseado na etiologia ainda não totalmente definida, e a segunda se relaciona a prever o precoce prognóstico da paralisia para uma possível indicação de tratamento.

Com relação ao tratamento clínico toda a doença de caráter idiopático apresenta várias opções empíricas de tratamento. Centenas de estudos foram com o uso de corticóides na paralisia de Bell, existindo uma deficiência em padronizar e comparar estudos clínicos, randomizados e duplo-cegos e a exata descrição do tempo de recuperação total da função facial, seqüelas incluindo pequenas paresias e fasciculações, tendo em vista que o resultado final muitas vezes só é observado 1 ano após o tratamento. Esses estudos mostram enorme variabilidade de resultados, contrariando os princípios modernos da medicina baseada em evidências. Com o avanço das pesquisas em direção à etiologia viral para a explicação da paralisia de Bell pode ser que em breve consigamos estabelecer parâmetros mais objetivos e uniformes de condutas. Por outro lado, existem casos de paralisia tipo Bell que parecem não ter relação viral (vide casos claros de mudança brusca de ambiente de temperatura que parece ser de origem vascular espástica).

Com relação ao tratamento cirúrgico, os problemas que encontramos hoje são similares aos das décadas anteriores quando observamos que a descompressão do nervo facial, surgida na década de 60, é amplamente utilizada por alguns autores e nunca utilizada por outros. A tendência

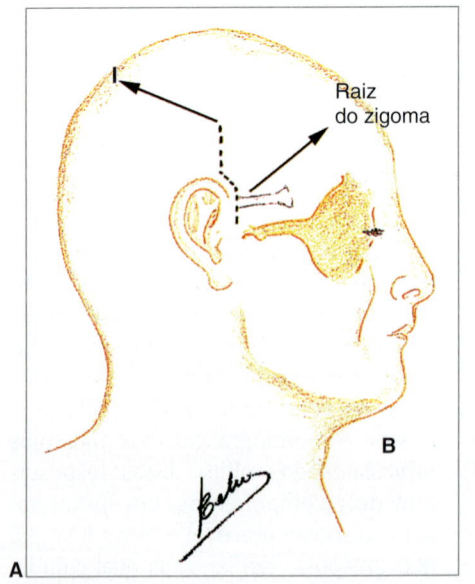

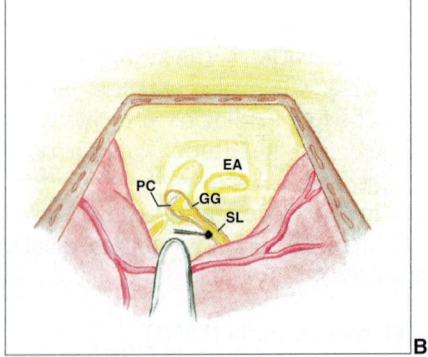

Fig. 116-4

Esquema de abordagem via fossa média. **(A)** Paciente com paralisia facial periférica completa. **(B)** Ressonância Magnética mostrando edema em gânglio geniculado e segmentos adjacentes na paralisia de Bell.

mundial e a grande maioria dos autores atuais contra-indicam a cirurgia em paralisia de Bell. Para uma abordagem ao nervo facial em paralisia de Bell, é necessário um supertreinamento cirúrgico e de material de qualidade para que este tratamento não seja pior que a evolução natural da doença. A consciência do médico em saber de suas limitações nessas abordagens é essencial para o prognóstico.

Tais fatos trazem ao médico um dilema importante: o de administrar um tratamento, seja clínico ou cirúrgico, não isento de possíveis complicações e efeitos colaterais em um paciente cujo prognóstico nos casos severos não pode ser avaliado com exatidão. A eletroneurografia é o exame de escolha na avaliação prognóstica da função facial. Sabemos que no momento em que não há excitabilidade neural uma degeneração walleriana ocorreu há pelo menos 3 dias e portanto existe um estado de desnervação. Esta seria uma condição de mau prognóstico, porém duas perguntas permanecem: o que realmente aconteceu com o nervo e qual será sua função após 1 ano.

A ressonância magnética tem evoluído substancialmente e atualmente é utilizada não só como exame de diagnóstico e sim como importante exame prognóstico, sendo possível avaliar a extensão do edema e portando sofrimento neural e sua evolução no decorrer dos dias. Cada vez mais será usada para indicação de tratamento e seguimento.

O fato de a PFP ser uma condição extremamente debilitante para o paciente, estética e funcionalmente, certamente influi na decisão do tratamento empírico atualmente utilizado mesmo sabendo que muitos pacientes submetidos a este tratamento, seja clínico com corticóides ou cirúrgico através da descompressão facial, recuperariam sua função facial independentemente de serem ou não tratados. Uma maior exatidão no reconhecimento do prognóstico da função do nervo facial é, em nossa opinião, o foco a ser dado atualmente.

BIBLIOGRAFIA

Adour KK. Combination treatment with acyclovir and prednisone for bull palsy. *Arch Otolaryng Head Neck Surg* 1998;124:824.

Bento RF, Lorenzi MC, Bogar P, Marone SAM, Miniti A. Comparação entre a dexametasona e placebo no tratamento da paralisia facial periférica idiopática. *Rev Bras de Otorrin* 1991;57:196-202.

Bento RF, Miniti A, Marone SAM. São Paulo. *Tratado de Otologia* EDUSP 1998. 427-60p.

Bogar P, Voegels RL, Sanchez TG, Bensadon RL, Miniti A, Bento RF. Paralisia Facial periférica recorrente:Análise Retrospectiva de 63 casos. *Rev Bras de Otorrin* 1994;60:172-173.

Burgess RC, Michaels L, Bale Jr. JF, Smith RJH. Polymerase chain reaction amplification of herpes simplex viral DNA from the geniculate ganglion of a patient with Bell's palsy. *Ann Otol Rhinol Laryngol* 1994;103:775-9.

Hato N, Hitsumoto S, Honda N, Yanagihara N. Immunological aspects of facial nerve paralysis induced by herpes simplex virus infection in mice. *Ann Otol Rhinol Laryngol* 1998;107:633-7.

Hiroshige K, Ikeda M, Hondo R. Detection of varicela-zoster virus DNA in tear fluid and saliva of patients with Ramsey-Hunt Syndrome. *Otology and Neurotology* 2003;23:602-607.

Jonsson L, Larsson A, Thomander L. Immune complexes and complement components in Bell's palsy. *ORL J Otolaryngol Relat Spec* 1987;49:294-301.

Kress PB, Griesbeck F, Eheufinger K, Gottschalk A, Kornhumber AW, Bahen W. Bell"s Palsy: what is the prognostic value of measurements of signal intensity increases with contrast enhancement on MRI? *Neuroradiology* 2002;44:428-433.

Peitersen E. Bell"s palsy: The spontaneous course of 2500 peripheral facial nerve palsies of different etiologies. *Acta Otolaryngol* 2002(Suppl):549:4-30.

Peitersen E. The natural history of Bell's Palsy. *Am J Otol* 1982;4:107:11.

Pirana S, Yoshinari NH, Silveira JAM, Bento RF, Bonoldi V. Clinical Evaluation of Patients with Peripheral Facial Paralysis caused by Lyme Disease and Idiopathic Peripheral Facial Paralysis. *Otology and Neurot* 2002;23(Suppl 3):S34.

Ramos AHC, Sanchez TG, Bento RF. Paralisia facial periférica idiopática em gestantes. *Rev Bras de Otorrinolaring* 1993;59:279-280.

Vahlne A, Edstrom S, Arstila P, Beran M. Bell's paralysis and herpes simplex virus. *Arch Otolaryngol* 1981;107:78-81.

Yanagihara N. Incidence of Bell's Palsy. *Ann Otol Rhinol Laryngol* 1988;97:3-4.

Yen TL, Driscoll CLW, Lalwani AK. Significance of House-Brackmann facial nerve grading global score in the setting of differential facial nerve function. *Otology and Neurotology* 2003;24:118-122.

117
Tratamento Medicamentoso da Paralisia Facial

Fernando Portinho

A paralisia facial é devastadora e tem efeitos muitos importantes na vida das pessoas. A paralisia mais comum é a de Bell e chega atingir 20 pessoas em cada 100.000 por ano (Adour, Byl, Ffllsinger, 1978; Hauser, Karnes, Annis, 1971; Heir, Fein, 1996). Não há predominância de incidência no homem ou (Hilsinger, Adour, Doty, 1975) na mulher. É importante para o tratamento da paralisia de Bell saber sobre sua etiologia. Acredita-se que a infecção por herpes simples seja um agente provável (Dickins, Smith, Graham, 1998).

O diagnóstico não é difícil de ser feito, mas é obrigatório o exame otorrinolaringológico completo, exames radiológicos, testes eletroneurológicos, topodiagnóstico, e o tratamento deve ser adequado.

O tratamento medicamentoso é sempre importante e não deve nunca deixar de ser feito. Na paralisia de Bell pode-se usar a prednisona na dose de l mg/kg dia que pode ser útil para evitar ou diminuir a degeneração, sincinesia e resultar em completa recuperação. Pacientes deverão ser reavaliados em 5 dias após o início dos corticosteróides. Caso alguma função reapareça, diminui-se gradualmente a dose nos próximos 5 dias. Não havendo melhora, a dose completa deve ser dada por mais 10 dias, diminuindo-se gradualmente nos últimos 5 dias (Adour Buboyeannes, Von Doereten, Byl, Trent, Quesenberry, Ffetchcock, 1996; Adour, Byl, Ffllsinger, 1978; Adour E Diamond, 1982). Pode-se também usar a dexametasona 12 mg/dia para o adulto (Bento, Lessa, Chung, Wiikmann, Miniti, 2002).

Nos casos em que há complicação por vírus pode-se usar o aciclovir oral, que vem sendo considerado como droga padrão e foi o primeiro agente antiviral aprovado para o tratamento das infecções por vírus herpes simples e varicela zoster. A dose comum é de 500 mg, 4 vezes ao dia por 10 dias. É interessante notar que um estudo duplo-cego realizado por Adour et al. (Adour, 1991/1996; Adour, Buboyeannes, Von Doereten, Byl, Trent, Quesenberry, Ffetchcock, 1996) em um grupo de pacientes que iniciou somente prednisona e no outro prednisona e aciclovir em pacientes com paralisia de Bell, observou um melhor resultado quando foi usado aciclovir. Existem autores que apresentam suporte substancial para sugerir o vírus herpes simples como causa da paralisia de Bell (Adour, Buboyeannes, Von Doereten, Byl, Trent, Quesenberry, Ffetchcock, 1996; Adour E Diamond, 1982; Gantz, Gmur, Fisch, 1982; Mc. Cormick, 1997; Murakami, Mizobuchi, Nakasfflro, Dói, Hato, Yanagihara, 1996; Schirm, Mulkens, 1997). Utiliza-se também o aciclovir por via intravenosa na dose de 30 mg kg/dia durante 10 dias (Bento, Lessa, Chung, Wiikmann, Miniti, 2002). Utiliza-se também o aciclovir injetável na síndrome de Hansay-Hunt, cujo agente causal é o herpes zoster (Dickins, Smith, Graham, 1998).

O uso de antibióticos se faz nos casos de paralisia facial de causa infecciosa como na doença de Lyme, utilizando-se a doxiciclina,[9] como também, ceftriaxona 2 g/dia, via endovenosa por 14 dias ou amoxicilína 1,5 g/dia via oral por 30 dias (Bento, Lessa, Chung, Wiikmann, Miniti, 2002). Na otite externa necrosante, também chamada de maligna, usamos a ciprofloxacina por via oral na dose de 500 mg 2 vezes ao dia por 60 dias com bom resultado.

Na otite média aguda em que há paralisia facial podemos utilizar a amoxicilina, amoxicilina associada ao clavulanato e cefalosporina em doses adequadas, durante 10 a 15 dias, além da miringotomia.

Nos casos de doenças metabólicas e hormonais em que há paralisia facial, devemos fazer o tratamento adequado para a doença base, e o tratamento específico para paralisia facial.

Não se deve esquecer de estabelecer medidas de proteção do globo ocular utilizando colírios adequados e tampão sobre os olhos, de modo a evitar problemas com a córnea.

REFERÊNCIAS BIBLIOGRÁFICAS

Adour KK, Buboyeannes JM, Von Doereten PG, Byl FM, Trent CS, Quesenberry CP Jr, Ffetchcock T. Bell´s palsy treatment with acyclovir and prednisone compared with prednisone alone: a double blind, randomized, controlled trial. Ann Otol Rhinol Laryncol 1996;105:351-398.

Adour KK, Byl FM, Ffllsinger RL Jr. the true nature of Bell's palsy: analysis of 1000 consecutive patients. Laryngoscope 1978;88:787-811.

Adour KK, Diamond C. Decompression of the facial nerve in Bell's palsy: a historical review. Otolaryngol Head Neck Surg 1982;90:453-460.

Adour KK. Facial paralysis 1996. Dept. of otolaryngology UTMB, Grand Rounds, 1996. 1-16p.

Adour KK. Medical management of idiopathic (Bell's) palsy. Otolaryngol Clin North Am 1991;24(3):663-673.

Bento RF, Lessa MM, Chung D, Wiikmann C, Miniti A. Paralisia facial idiopática: paralisia de Bell. Condutas Práticas em Otologia. Fundação Otorrinolaringologia, 2002.

Dickins Jr, Smith JT, Graham SS. Herpes zoster oticus: treatment with intravenous acyclovir. Laryngoscope 1998;98(7):776-779.

Gantz BJ, Gmur A, Fisch U. intra operative evoked electromyography in Bell's palsy. Am J Otolaryngol 1982;3:273-278.

Hauser WA, Karnes WE, Annis J. Incidence and prognosis of Bell's palsy in the population of Rochester, Minnesota. Mayo Clinic Proc 1971;46:258-264.

Heir GM, Fein LA. Lyme disease, considerations for dentistry. J Orofac Pain 1996;10:74-86.

Hilsinger RL, Adour KK, Doty HE. Idiopathlc Facial palalysis, pregnancy and the menstrual cycle. Ann Otol Rhinol Laryngol 1975;84:433-442.

Lazarini PR, Mitlle EC, Szajubok A. Paralisia facial periférica. *Tratado de Otorrinolaringología* 2002;(2)395-415.

McCormick DP. Herpes simplex vírus as cause of bell's palsy. *Lancet L* 1997:937-939.

Murakami S, Mizobuchi M, Nakasfflro Y, Dói T, Hato Yanagihara N. *Bell's* palsy and herpes simplex vírus identification of viral and in endoneural fluid and muscle. *Ann Intern Med* 1996;124:27-30.

Schirm J, Mulkens PSJS. Bell's palsy and herpes simplex vírus. *APMIS* 1997;105:815-823.

Toshiaki S, Murakami S, Yanagihara N, Fujiwara Y, Fflrata Y, Kurata T. Facial nerve paralysis induced by herpes simplex virus in mice: an animal model of acute and transient facial paralysis. *Ann Otol Rhinol Laryngol* 1995;104:574-581

Paralisia Facial Tardia

Vinícius Cotta Barbosa

INTRODUÇÃO

A expressão tardia é apenas uma maneira de classificar a paralisia facial de dias, meses ou anos que compromete os movimentos e expressões da face.

A face paralisada é uma contínua preocupação do paciente, assim como de seus familiares que não conseguem compreender ou não aceitam a deformidade, a dificuldade em pronunciar determinadas palavras, o olho que não fecha normalmente; está sempre irritado, necessita de cuidados importantes e o que preocupa mais a todos é a incerteza da recuperação. Muito se tem escrito no sentido de motivar a classe médica, em especial os especialistas ligados à área do facial, da necessidade em procurar esclarecer a etiologia da paralisia facial tardia, do seu grau de intensidade, seu provável prognóstico evolutivo assim como qual a conduta a ser instituída, seja clínica ou cirúrgica. O principal objetivo é o diagnóstico correto assim como o tratamento adequado evitando ou amenizando as terríveis seqüelas de uma paralisia facial. Não é compreensível a atitude cômoda adotada por vários especialistas que procuram considerar toda a paralisia facial como de Bell e o que ainda é mais decepcionante consideram que todas evoluem bem. A paralisia facial com 30 ou mais dias de evolução deve ser investigada com mais cautela, sempre lembrando que o diagnóstico de Bell deve ser de exclusão, nunca o primeiro diagnóstico. Com o objetivo de alertar sobre as dificuldades frente à paralisia facial tardia no que refere tanto ao seu diagnóstico como a seu tratamento gostaria de mostrar as Figuras 118-1A e B.

As Figura 118-1A e B são de uma criança de 6 anos com 50 dias de PFE, para possível cirurgia. A história revela que a menor 2 anos antes havia sido operada de cirurgia abdominal. Recorrendo ao Hospital onde a mesma havia se submetido à cirurgia, soube-se tratar de um neurofibroma. O que a tomografia revelava no ângulo pontocerebelar era uma metástase a responsável pela paralisia.

A insistência em examinar adequadamente a paralisia facial tardia se apóia também em uma expressão freqüente de que a paralisia facial relacionada ao neuroma do próprio facial é de diagnóstico mais difícil em virtude da raridade desta patologia, da ausência de outros sintomas ou sinais, e principalmente porque não constitui rotina entre os otorrinos de todo o mundo a investigação da paralisia facial com o emprego da tomografia computadorizada de alta resolução e principalmente da ressonância nuclear magnética, exames indispensáveis frente a esta suspeita bem como diante de toda PFT. A paralisia facial tardia pode estar ligada aos tumores da parótida, às metástases que se instalam junto ao facial extratemporal onde estas e os tumores primitivos cervicais não são com freqüência associados à paralisia facial e mais uma vez a radiologia acima citada tem lugar importante. Também frente às fraturas do temporal e à paralisia facial tardia a perspicácia do especialista é predominante, basta lembrar que a preocupação da grande maioria está ligada ao tipo de fratura e às lesões encontradas bem como as espículas ósseas sobre o facial etc. e muitas vezes se esquecendo de observar o que aconteceu com o próprio nervo facial como a possibilidade do hematoma intraneural, de diagnóstico mais difícil, e de evolução sempre indesejável em virtude da fibrose que se instala naquele local. Todas estas citações procurando valorizar a busca da etiologia da paralisia facial tardia assim como a importância dos exames para se estabelecer o diagnóstico, o prognóstico e o tratamento a ser sugerido devem fazer parte de uma rotina a ser seguida no sentido de proteger este nervo de funções tão importantes. Independente da etiologia da paralisia facial, agora chamada de tardia, torna-se necessário não só rever a possível causa desta bem como a sua evolução e o que é mais importante procurar enquadrá-la segundo a classificação da paralisia facial.

Como classificá-la:

- Paralisia facial de Bell.
- Paralisia facial e fratura do temporal.
- Paralisia facial iatrogênica.
- Paralisa facial e otite média crônica.
- Paralisa facial e otite externa maligna.
- Paralisia facial e alterações vasculares.
- Paralisia facial e herpes zoster.
- Paralisa facial e malformações.

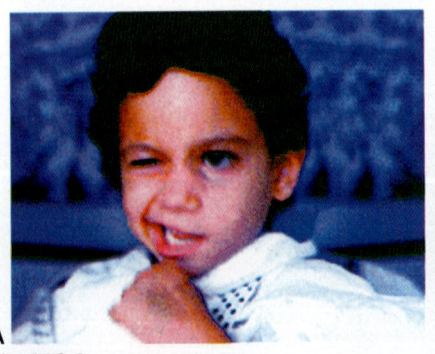

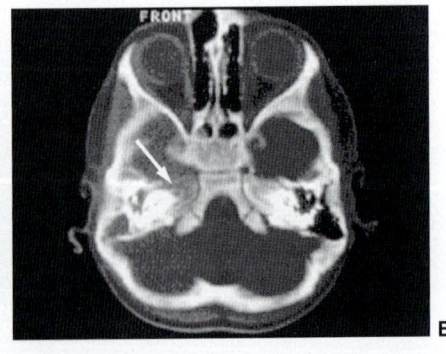

Fig. 118-1

(A) Paralisia facial tardia esquerda. Metástase do ângulo pontocerebelar. (B) Tomografia computadorizada e metástase do ângulo ponto esquerdo.

Capítulo 118 — Paralisia Facial Tardia

- Paralisia facial e tumores intracranianos:
  - Intratemporais.
  - Extratemporais.

A paralisia facial tardia envolve alguns aspectos bem diferentes de uma para outra de acordo com a sua etiologia. A paralisia facial pode estar na dependência de uma iatrogenia deliberada, portanto programada, como nos casos da remoção de tumores do próprio facial, ou de outros tumores que o envolvem ou o comprimem e que durante a remoção dos mesmos, ainda que por mãos treinadas, é sempre muito difícil de evitar a lesão parcial ou total do 7° nervo. Por outro lado temos a paralisia facial tardia relacionada à iatrogenia não programada, ou seja, relacionada aos acidentes durante a realização da cirurgia de tumores ou outras patologias que envolvem o facial, intracraniano, intratemporal ou extratemporal. É importante salientar a paralisia facial tardia que nada tem a ver com as duas etiologias citadas anteriormente e que possivelmente esteja entre as mais freqüentes que é a seqüela da paralisia facial de Bell. Não poderia ser considerada como uma iatrogenia a paralisia facial de Bell que não teve uma evolução boa, que deixou seqüelas graves? Estaria aquela face em condições normais caso o nervo facial fosse atendido adequadamente durante o chamado período crítico da paralisia facial de Bell, ou seja, caso aquele paciente fosse operado e a descompressão do nervo pudesse recuperar a sua microcirculação e assim as suas neurofibrilas voltassem a exercer suas funções? Seria um vírus o responsável pela paralisia de Bell e a necessidade da cirurgia de descompressão do facial não ser bem aceita? Enquanto essas discussões continuam acreditamos que a conduta a ser seguida deve ter como objetivo amenizar ou evitar as seqüelas da paralisia facial. Esteja a paralisia facial tardia, parcial ou total, relacionada à remoção de tumores, à ferida corto-contusa causada por ferimentos com faca, vidro etc., a conduta a ser estabelecida deve ter um raciocínio eclético e apoiado em exames e sobretudo em uma experiência adquirida em serviços especializados, jamais aceitando expressões como: a paralisia vai melhorar! Isto sempre acontece. É inadmissível aceitar essa posição empírica e sem o apoio de exames que informam sobre o estado de degeneração do nervo facial. Os dados obtidos através do teste de Schirmer, do teste de Hilger, da audiometria, dos testes eletrofisiológicos, da tomografia computadorizada, da ressonância nuclear magnética e, sobretudo, da observação freqüente do paciente permitirão estabelecer o diagnóstico assim como a provável evolução e a conduta a ser instituída. Se a paralisia facial na fase aguda já é motivo de discussão entre os especialistas da área, imagine como são estas posições no que se refere ao atendimento à paralisia facial tardia. Como as opiniões se divergem, o paciente permanece inseguro e inicia uma caminhada procurando outros especialistas, como o otorrino, o plástico, o neurologista, o fisioterapeuta, o foniatra, a acupuntura e ainda aqueles que usam métodos cosméticos na esperança de ter a sua face recuperada ou pelo menos sua aparência melhorada. É importante que os diferentes especialistas usem uma mesma linguagem ao abordar estes pacientes e o que deve predominar é a vontade de todos em melhorar aquela metade da face e assim aliviar a angústia destes e seus familiares. Alguns exames devem ser repetidos e se não forem feitos anteriormente devem ser requisitados de acordo com a etiologia e o provável segmento do facial comprometido.

EXAMES À DISPOSIÇÃO

- Exame ORL.
- Audiometria ou Audiometria de Resposta Elétrica – BERA.
- Reflexo estapediano.
- Teste de Schirmer.
- Teste de Hilger.
- Eletroneurografia.
- Eletromiografia.
- Tomografia computadorizada do crânio (de alta resolução).
- Ressonância magnética do crânio.

Os exames serão solicitados de acordo com o objetivo desejado. A ressonância nuclear magnética permite uma boa visualização do facial desde a sua origem até sua bifurcação na face e por este motivo considerada por muitos como indispensável no estudo da paralisia facial tardia. A ressonância pode nos revelar se existe edema do facial e em quais segmentos este edema é mais acentuado ou persiste, assim atuando também como um auxiliar no topodiagnóstico da lesão do facial. Existe maior captação do contraste no segmento ou segmentos comprometidos pelo edema. A tomografia computadorizada revela a situação do osso temporal, do canal de Falópio e os ossos vizinhos. A importância da TC e da RM fica mais evidente quando se trata da paralisia facial tardia relacionada à presença de tumores, do trauma craniano e da fratura do temporal (Figs. 118-2 e 118-3A e B).

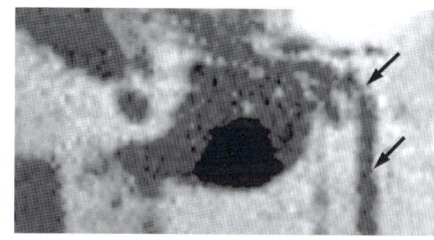

Fig. 118-2

Tomografia computadorizada do osso temporal onde se observa o canal de Falópio com provável fragmento ósseo, próximo ao glânglio geniculado.

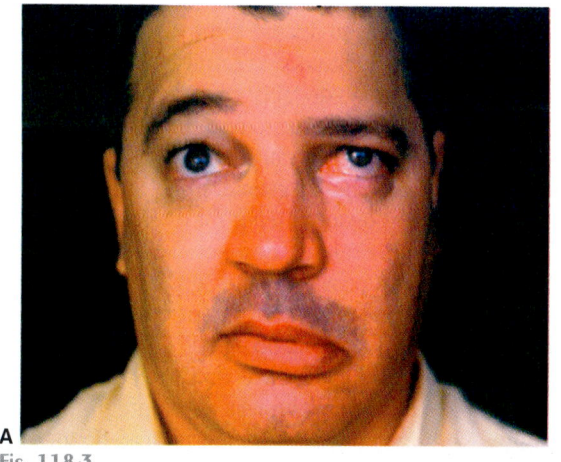

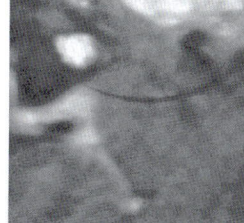

Fig. 118-3

(A) Paciente em tratamento de possível paralisia de Bell. (B) A 8 meses. RM mostrando tumor cervical que envolvia o nervo facial.

A eletroneurografia, os resultados obtidos através do teste de Hilger, o reflexo estapediano e a observação clínica são importantes para se estabelecer a conduta a ser seguida frente a qualquer tipo de paralisia facial recente ou tardia. Quando a eletroneurografia mostra resultados inferiores a 90% de degeneração, o teste de Hilger < 3,5 mA, sugere um bom prognóstico, entretanto, se a degeneração está acima destes números, é preciso estar atento para uma possível evolução indesejável da paralisia facial. A eletromiografia tem o seu valor ao estudar o estado da musculatura da face que será reinervada ou terá auxílio muscular ou outros artifícios plásticos para ajudá-la. É na paralisia facial tardia que a eletromiografia encontra a sua melhor aplicação. Independente da etiologia da paralisia facial tardia a conduta a ser instituída deve estar acima das discussões ocorridas no início da paralisia ou sobre a chamada conduta das diferentes escolas envolvendo o nervo facial, o importante é estabelecer a melhor maneira de se recuperar a anatomia e as funções do facial. Após examinar algumas centenas de pacientes com paralisia facial gostaria de mencionar uma frase dita por um deles: Há 29 anos chegava ao consultório esperançoso de que aquela paralisia facial de quase 2 anos, Bell, pudesse ser curada. Após realizar todos os exames disponíveis na época e afastando outras patologias que não fosse Bell, em uma das visitas ao consultório ele disse: "Eu tinha 21 anos quando o procurei pela primeira vez, agora 29 anos após eu gostaria de dizer que eu mudei radicalmente minha vida nestes quase 30 anos, eu não pude pronunciar bem as palavras, não pude expressar meus sentimentos e especialmente sorrir, ninguém é capaz de imaginar o quanto minha vida mudou" (Figs. 118-4 e 118-5A e B).

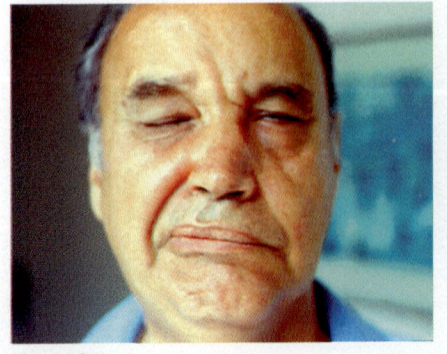

Fig. 118-5
(A) Descompressão tardia. (B) Após 9 meses. Não necessitando mais de cantorrafia e melhora acentuada.

Naquela época já se descomprimia o facial. Teria este quadro modificado pela cirurgia caso esta fosse realizada em um período de tempo considerado ideal? É importante lembrar que a paralisia facial é marcante, trata-se de um paciente, uma pessoa e não um número na fria estatística. Gostaria de relatar uma passagem durante o 5° Simpósio Internacional do Nervo Facial, em Bordeaux, quando um colega disse: "A paralisia facial incomoda mais a algumas pessoas do que a outras, pois, aqueles que sorriem mais como os latinos, os italianos, os franceses, entre outros, reclamam com mais veemência sobre a paralisia facial".

TRATAMENTO DA PARALISIA FACIAL TARDIA

Com o objetivo de estabelecer a conduta frente à paralisia facial tardia, assim como os cuidados a serem seguidos, tem-se sugerido agrupá-los de acordo com o tipo de lesão, o tempo decorrido após seu aparecimento e o tratamento a ser instituído. As técnicas usadas na recuperação do facial como a descompressão, a anastomose, o enxerto ou ainda a anastomose parcial ou total com outro par craniano apresentarão melhores resultados quanto menor for o tempo decorrido entre a lesão deste e o seu atendimento. Esta possivelmente seja a regra mais importante entre todas as outras. A presença do fenômeno de Bell geralmente sugere a necessidade da proteção do globo ocular, seja através do emprego de gotas para colaborar na lubrificação do mesmo, ou tamponando-o, ou ainda, lançando mão da cantorrafia. É importante lembrar que as lesões do facial podem estar localizadas nos segmentos intracranianos, intratemporal ou extratemporal e pode se tratar de uma lesão parcial ou total.

GRUPO I: pacientes com meses ou 1 ano de paralisia facial. Os troncos proximal e distal do facial são encontrados e a sua anatomia reconstituída. Existe integridade do centro de controle cortical e dessa maneira é importante recuperar o nervo facial. As técnicas cirúrgicas à disposição são:

- Anastomose término-terminal.
- Enxerto do facial.
- *Cross-face* (Fig. 118-6).

A anastomose término-terminal, entre as demais técnicas, é a que melhores resultados oferece. Está reservada aos casos nos quais apesar da lesão é possível aproximar as duas extremidades com uma discreta mobilização dos cotos, especialmente do distal (Fig. 118-7). Outra possibilidade é a mudança de trajeto do facial, o *re-routing* (Fig. 118-8). A audição útil poderá dificultar ou inviabilizar esta última sugestão técnica.

Enxerto do facial: os dois nervos mais usados para enxerto do facial são o sural e o auricular maior. Temos preferência pelo sural por ser fácil a sua obtenção e este atender a diferentes situações, de acordo com a necessidade de cada caso. Os cuidados na preparação dos cotos do facial para receber o enxerto são importantes bem como a sua fixação com sutura ou com o uso de cola biológica. É importante que não exista tensão sobre o mesmo, que as extremidades estejam bem preparadas e tenham um bom contato e para sutura empreguem fios 9.0 ou 10.0 (Figs. 118-9 e 118-10).

Fig. 118-4
Paciente com PFE de vários anos.

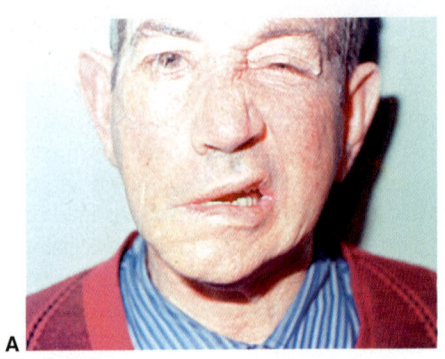

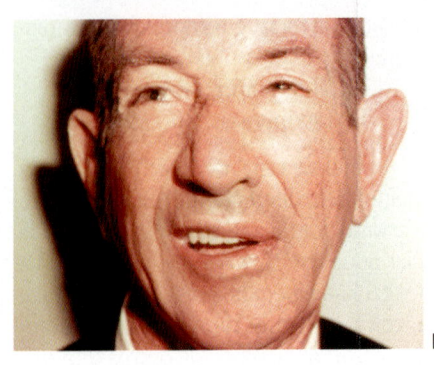

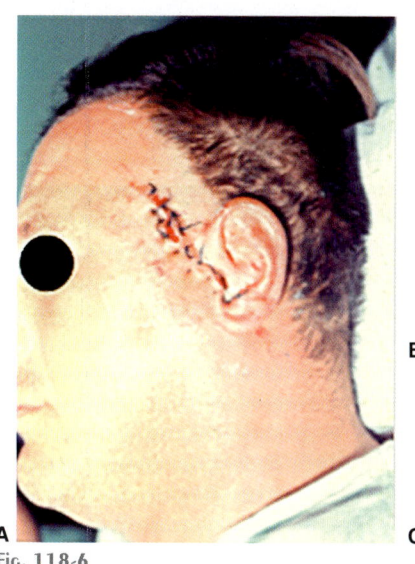

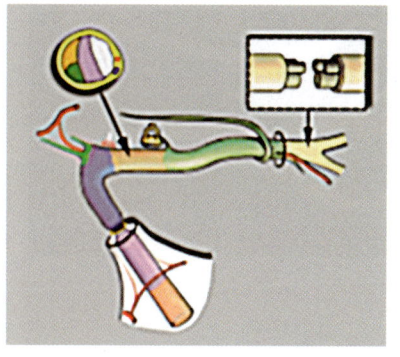

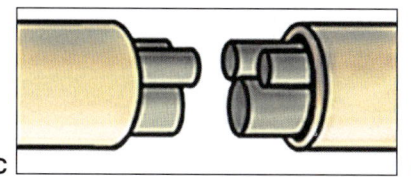

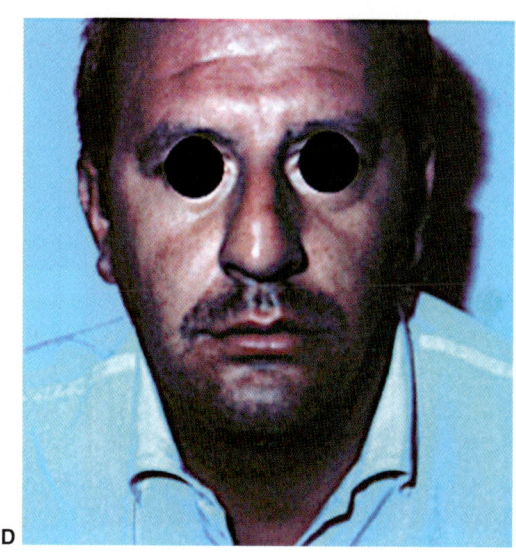

Fig. 118-6

Secção total do facial próximo ao forame. Exposição dos fascículos e a anostomose dos mesmos. Anastomose término-terminal.

Cross-face: surgiu com grandes possibilidades, porém, não é a opinião da maioria nos dias atuais. Possivelmente a recuperação de ramos do facial, como o do lábio superior, responsável por um tipo bastante incômodo de paralisia facial, possa ser considerada uma boa opção (Fig. 118-11).

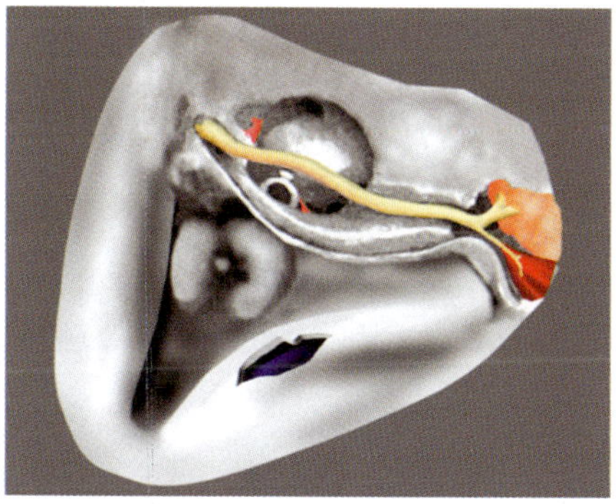

GRUPO II: Pacientes com paralisia facial de 2 anos ou mais. Podemos usar:

- Anastomose hipoglosso-facial total.
- Anastomose hipoglosso-facial – "Jump-graft".
- Anastomose hipoglosso – facial "Split".
- Anastomose do facial e accessório.
- Anastomose do facial e frênico.
- Transplante de pedículo muscular cervical inervado.
- Outras.

ANASTOMOSE HIPOGLOSSO-FACIAL TOTAL

Defendida por muitos, entre eles Conley, 1979, este tipo de anastomose realmente melhora muita a situação da hemiface paralisada. Observa-se uma boa recuperação da posição da face e dos movimentos, especialmente do olho, porém, o que deixa muito a desejar são as expressões, aliás, em todas essas anastomoses com este ou outro par craniano. Os efeitos indesejáveis relacionados ao hipoglosso ocorrem aproximadamente em 30% dos casos (Fig. 118-12). Essa técnica não pode ser usada bilateralmente.

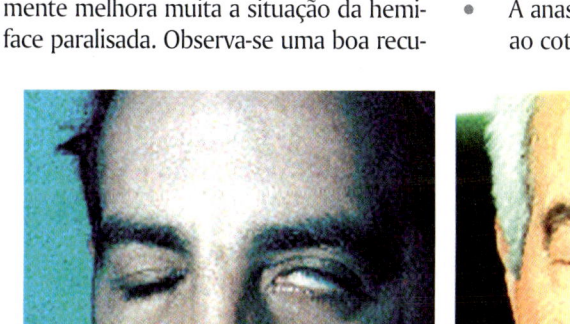

EFEITOS INDESEJÁVEIS AO HIPOGLOSSO

- Problemas com a mastigação.
- Problemas com a conversação.
- Problemas com a deglutição.
- Problemas com a atrofia da língua.
- Problemas com movimentos em bloco.
- A anastomose da alça do hipoglosso ao coto distal pouco ajuda.

Fig. 118-7
Liberação do facial, facilitando a anastomose.

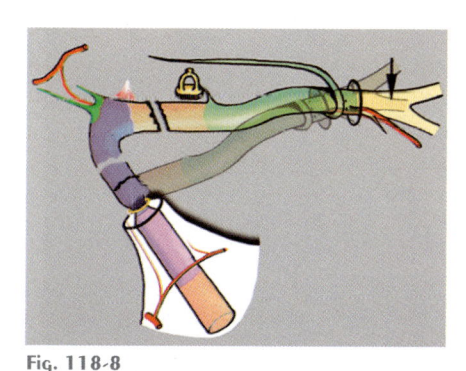

Fig. 118-8
Re-routing, mudança de trajeto.

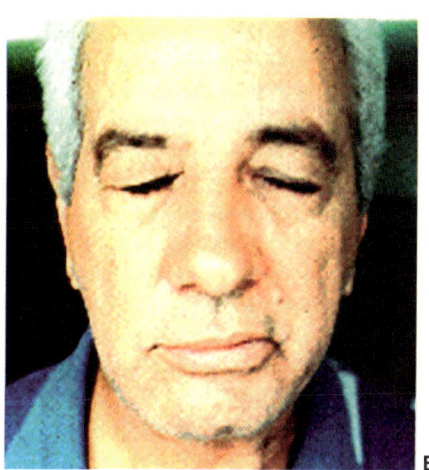

Fig. 118-9
Enxerto do facial de 0,5 cm. Segmento mastóideo, 2 meses após acidente cirúrgico.

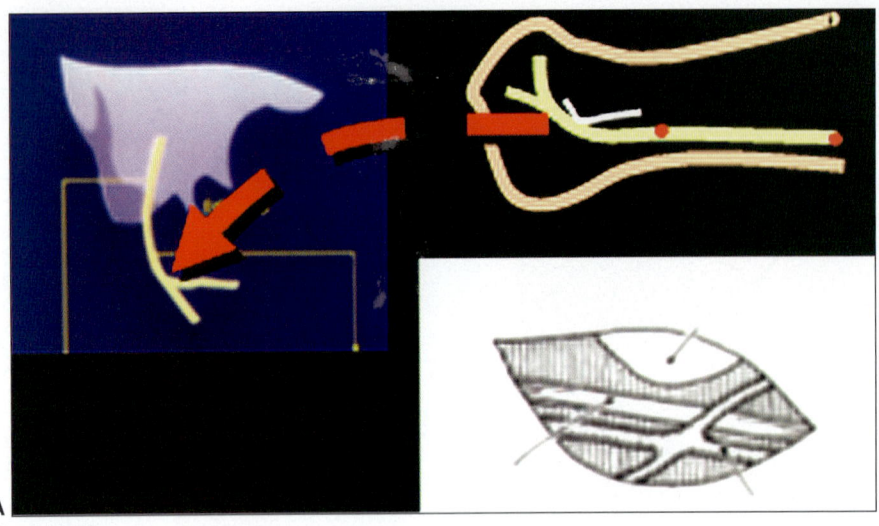

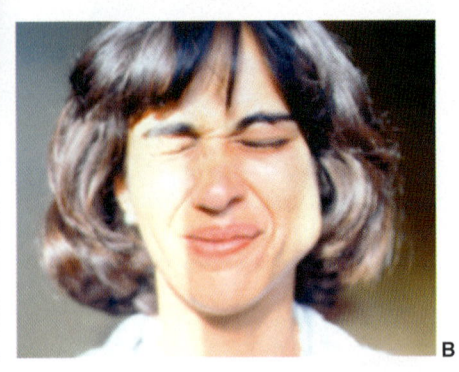

Fig. 118-10
Enxerto do facial na região da parótida. O sural atende bem ao facial especialmente onde este se divide pela 1ª vez.

ANASTOMOSE HIPOGLOSSO-FACIAL "JUMP-GRAFT"

Entre o facial e o hipoglosso coloca-se um ou dois enxertos (Fig. 118-13).

Esta técnica pode ser usada bilateralmente caso seja necessária, o que não ocorre com a anastomose total. Tem as mesmas vantagens da anastomose clássica citada. Os efeitos indesejáveis ao hipoglosso são menores uma vez que o hipoglosso não é seccionado (May, 1982).

ANASTOMOSE HIPOGLOSSO-FACIAL "SPLIT"

Uma parte do hipoglosso (uma fita) é usada para fazer a anastomose. Cussima-

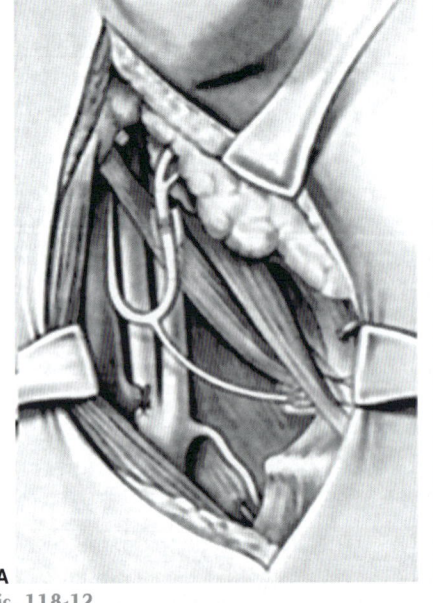

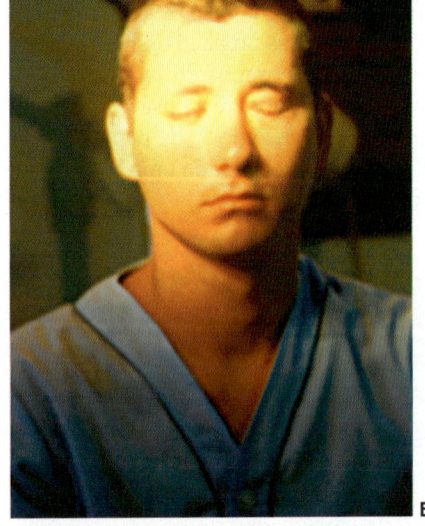

Fig. 118-12
Anastomose hipoglosso-facial clássica.

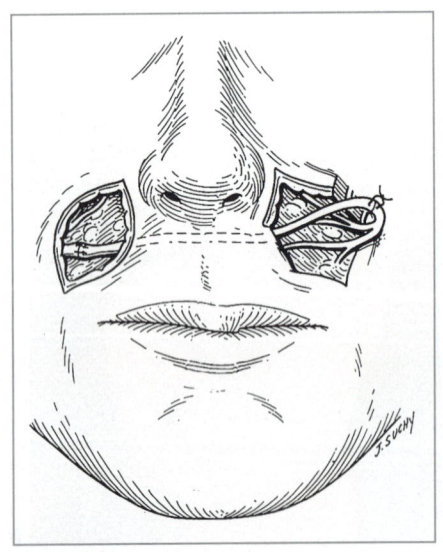

Fig. 118-11
Cross-face, lábio superior.

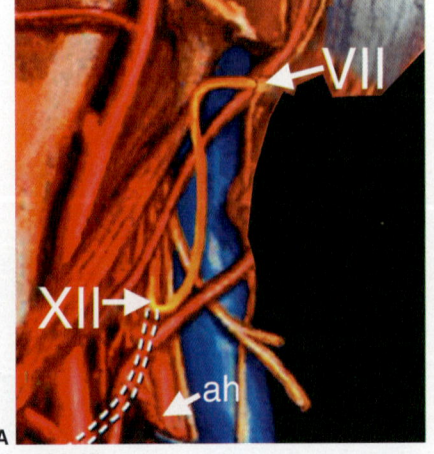

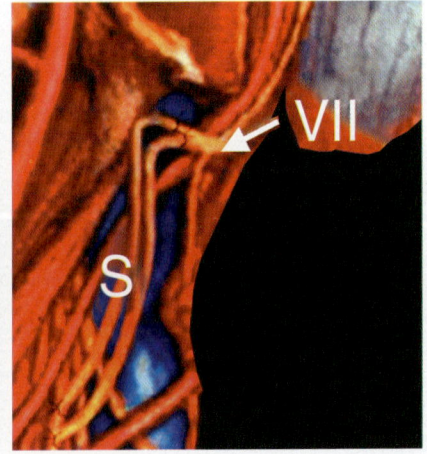

Fig. 118-13
Anastomose Jump-graft, colocando 1 ou 2 enxertos.

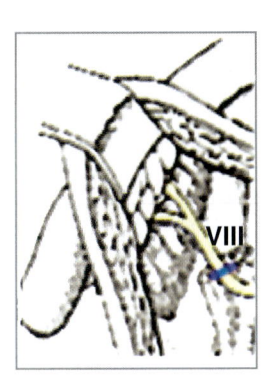

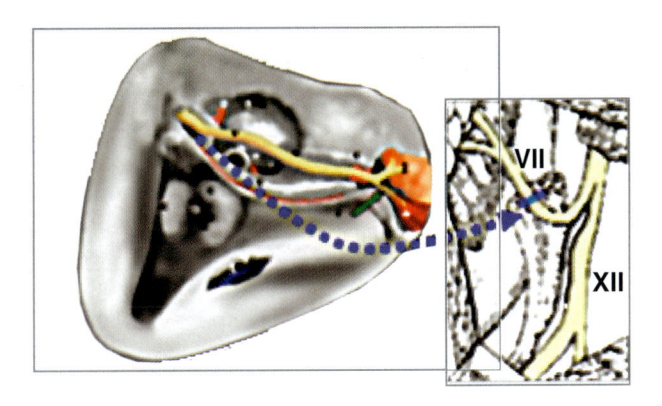

Fig. 118-14

(A) Técnica original de Cussimano (1974). **(B)** Técnica utilizando o facial mais longo.

no e Sekhar (1974) sugeriram esta técnica. O nervo facial é seccionado e levado ao hipoglosso e deste uma fita, uma fatia, é usada para a anastomose, sem sacrificar o hipoglosso (Fig. 118-14A e B). Uma boa conduta nesta técnica tem sido a sugestão de expor o facial nos segmentos timpânicos e mastóideo além de liberá-lo junto ao forame estilomastóideo e após seccioná-lo próximo ao gânglio geniculado. É possível ganhar desta maneira alguns centímetros a mais do facial além de contar com melhores características anatômica e histológica do 7º nervo neste segmento. Esta técnica também pode ser usada bilateralmente uma vez que não há sacrifício total do hipoglosso (Quadro 118-1).

Os resultados com a técnica do *Split* parecem animadores. Como nesta técnica não é usado todo o hipoglosso, como no *Jump-graft*, esta tem algo de mais atraente que é o fato de não necessitar de um enxerto. A sugestão feita é a de que se obtendo o facial no segmento mastóideo, é possível de conseguir o facial mais longo e com melhores condições de sutura, e os seus resultados estão sendo avaliados.

GRUPO III: são técnicas empregadas com o objetivo de melhorar os resultados obtidos com os pacientes dos **grupos I e II**. Estão reservadas aos pacientes com paralisia de 2 anos ou mais e ainda conservam seus movimentos.

- Transplante muscular livre.
- Suspensão: fáscia lata.
- Suspensão do andar médio da face.
- Elevação do supercílio.
- Blefaroplastia.
- Outras.

É importante um bom relacionamento entre o otorrino, o oftalmologista e o cirurgião plástico da equipe.

GRUPO IV: neste grupo estão os pacientes que necessitam reanimação das pálpebras.

- O fenômeno de Bell é um dado importante para a análise da técnica que deve ser usada para proteger o globo ocular. A presença do movimento do globo ocular para cima sugere um bom prognóstico, entretanto, quando o paciente procura fechar o olho e este não move para cima, ou melhor, dizendo, move para baixo, este fato sugere um prognóstico pior. Desde que exista possibilidade de recuperar o facial em períodos curtos, de 2 a 3 meses, os cuidados de proteção ao globo ocular se limitam a uma boa lubrificação do mesmo ou ainda de uma cantorrafia.
- A cantorrafia é importante especialmente na presença de olhos maiores ou mais salientes (Fig. 118-15).
- Nas cirurgias de grandes tumores do ângulo pontocerebelar e de tumores glômicos grandes, nos quais o facial foi severamente traumatizado ou lesado é indispensável a proteção do globo ocular por um período longo, às vezes definitivo. Esses mesmos cuidados devem ser observados em idosos onde o ectrópio e o lagoftalmo agravam mais o quadro.
- Alguns olhos são difíceis de se manterem fechados e portanto exigem técnicas de proteção mais agressivas.
- É importante observar a possível coexistência de hipoestesia ou anestesia da córnea e esta dependência do 5º nervo aumenta as possibilidades de lesões da córnea.
- Aspectos sociais como o estado geral do paciente, o grau de problemas com o olho paralisado, a importância do defeito cosmético, problemas dos familiares ao manuseá-lo, todos esses fatos dificultam a reabilitação do mesmo.
- As dificuldades são maiores quando este globo ocular é o único útil do paciente.

Quadro 118-1 — As vantagens do hipoglosso-facial clássico são também obtidas

Indesejáveis	XII + VII – Clássica	XII + VII – *Jump graft*	XII + VII – *Split*
Atrofia da lingual	100%	13%	!
Deglutição	21%	4%	!
Mastigação	10%	4%	!
Fala	16%	4%	!
Melhora			
Tônus e simetria	90%	100%	!
Mov. da face	Recentes 77% / Tardios 41%	Recentes 79% / Tardios 38%	!
Mov. separado – olho	10%	10%	!
Mov. em massa	100%	10%	!

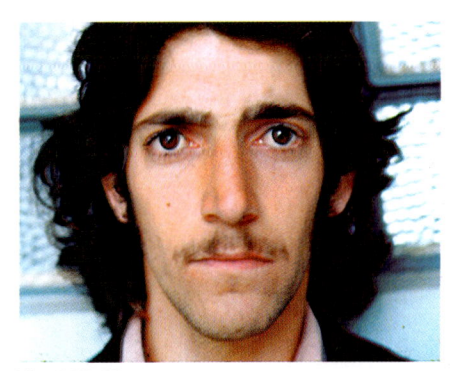

Fig. 118-15

Enxerto do facial de 1cm, após 6 meses da iatrogenia do segmento mastóideo. A cantorrafia ficou definitiva.

- Maiores dificuldades surgem também quando da existência de doenças prévias como a ceratoconjuntivite seca.
- Doenças prévias da córnea também são agravantes.

TÉCNICAS USADAS

- Cerclagem.
- Mola.
- Tarsorrafia (Blefarorrafia parcial ou total).
- Cantoplastia.
- Toxina botulínica: recurso complementar.
- Outras.

GRUPO V: diminuir a hipercinesia.

Estão neste grupo pacientes que necessitam de neurólise ou miólise para diminuir a hipercinesia. Alguns pacientes se beneficiam por um período curto da melhora rápida que ocorre inicialmente.

OBSERVAÇÕES

Os resultados serão melhores quando mais precoce o atendimento ao facial no que se refere à paralisia tardia. Evidentemente o grupo 1 oferece os melhores resultados especialmente se atendidos em tempos menores, como 20 ou 30 dias. Quando a necessidade é de se recuperar apenas um ramo do facial o *cross-face* tem boa indicação, porém os resultados não são tão bons como a anastomose ou mesmo o enxerto clássico. Na opinião da maioria dos autores, inclusive May, os resultados da *cross-face* nos casos relacionados com a paralisia congênita deixam muito a desejar. Reservado aos casos nos quais o tronco proximal do facial não pode ser usado, como na cirurgia dos grandes tumores do ângulo pontocerebelar e frente a uma paralisia facial tardia, a anastomose hipoglosso-facial promove uma boa recuperação dos movimentos da face, entretanto não melhoram no que se refere às expressões.

FATORES QUE INFLUENCIAM OS RESULTADOS

- Tempo de cirurgia em relação ao trauma do facial.
- Tensão do nervo.
- Presença de restos de tumores.
- Infecção.

De todos o pior é o espaço de tempo longo entre o início da paralisia e a cirurgia recuperadora. Assim, caso passe 2 anos entre o período da lesão do facial e a cirurgia reparadora, apresentam-se piores os resultados em todos os grupos. É importante separar os pacientes que apresentam paralisia facial total daqueles com paralisia facial parcial. A tensão entre os cotos e vencida pela experiência do cirurgião, basta lembrar que eles deveriam permanecer em contato sem nenhuma outra ajuda, esta é a regra básica.

Considerações:

- Evidentemente o uso da microcirurgia é indispensável para se obter uma boa posição dos troncos ou destes e o enxerto ou mesmo da sutura.
- O emprego de fios de sutura 8 ou preferencialmente 10.0 melhora muito os resultados.
- O uso de cola biológica veio facilitar em muito o bom posicionamento dos troncos ou destes e o enxerto ou mesmo da anastomose.
- O sucesso será melhor quanto mais precoce o atendimento ao facial. A habilidade, o bom treinamento e, sobretudo, mãos bem disciplinadas do cirurgião são ingredientes indispensáveis a todas as cirurgias, porém, muito mais importante ao se tratar do facial que em seus segmentos intratemporais tem de ser encontrado e exposto com muita delicadeza para não agravar a lesão já existente.
- Têm sido encontrados na literatura, Gianoli (2003), relatos sobre o aparecimento da paralisia facial tardia em pacientes operados de neuroma do acústico (Schwannoma do vestibular), aproximadamente 3 semanas após a cirurgia. Esta complicação ocorreria em cerca de 30% destes pacientes e nos quais observou-se aumento do título do vírus do herpes simples (HSV-1); do vírus HSV-2 da varicela zoster (HSV). Aumento da IgG e IgM. Esses títulos foram investigados antes e cerca de 3 semanas após a cirurgia e com certeza devem fazer parte da observação atual ao abordar esta patologia.

REFERÊNCIAS BIBLIOGRÁFICAS

Conley J, Baker DC. Hypoglossal-facial nerve anastomosis for reinnervation of the paralyzed face. 1979;53:63-72.

Cussimano MD, Sekar MD, Laligan MD. *Neurosurgery* 1974;35(3):532-534.

Fisch U. Cross-face grafting in facial paralysis. *Arch Otolaryngol* 1976;102:453-457.

Gianoli GJ, MD. Viral titers and delayed facial palsy after acoustic neuroma surgery. *Otolaryngology – Head and Neck Surgery* 2003;127:427-431.

Hess MO, Stennert E. Autologus and Allogen facial lata in rehabilitation of the paralised face. *New Horizons in Facial Nerve Research and Facial Expressions*. Naoaki Yanagihara and Shung Murakami: Kugles Publications 1987. 503-506p.

Kiuriko O. Make-up techniques for patients with facial paralysis. *New Horizons in Facial Nerve Research and Facial Expressions*. Naoaki Yanagihara and Shung Murakami: Kugles Publications, 1987. 603-607p.

Levine RE. Management of the eye after acoustic tumor surgery. In: (ed.) House WF, Luetje CM, *Acoustic Tumors. Management*. Vol. 2. Baltimore: University Park Press. 1979. 105-149p.

May M. Methods of Reabilitation for the paralyzed face. Disorder of the facial nerve. *Anatomy, Diagnosis and Management*. Raven Press Books, Ltd. 1982.

Paparella MM, MD, Shurick DA. *Otolaringology.* Vol. 2. Philadelphia: WB Saunders Co., 1973.

Tucker HM. Restoration of selective facial nerve function by the nerve-muscle pedicle technique. *Clin Plast* 1979;6:293-300.

119
Paralisia de Bell – Tratamento Clínico e Cirúrgico

Decio Castro

INTRODUÇÃO

A evolução espontânea da Paralisia Facial de Bell leva à disfunção severa em 6% a 10% dos casos, conforme observado em grandes séries por Peitersen, Charachon, Adour e outros (Peitersen, 1982; Charachon, 1997; Adour, Ruboyones, Doersten, Byl, Trent, Quesenberry, Hitchcock, 1996). A assimetria e o desfiguramento trazidos pelos casos mais graves resultam em importantes limitações, tanto para o trabalho quanto para a vida social. Considerando que anatomicamente a maior parte do trajeto do Nervo Facial esteja na área otorrinolaringológica e que a grande maioria das patologias ocorra neste trajeto, é ao otorrinolaringologista que compete a elaboração do diagnóstico e aplicação do tratamento dessas paralisias.

A Paralisia de Bell é responsável por 40% das paralisias faciais sendo a causa mais freqüente desta patologia.

Nossa experiência é baseada em 362 casos tratados no Hospital Moinhos de Vento de Porto Alegre entre março de 1975 e março de 2000.

DIAGNÓSTICO

É erro grave assumir atitude simplista perante uma Paralisia Facial de início súbito supondo se tratar de uma Paralisia de Bell. Em Bell a história não é conclusiva para o diagnóstico. Embora na maioria dos casos ocorra início súbito, casos há em que o início é progressivo. Outras patologias, por outro lado, podem apresentar paralisias de início súbito (Fisch, Ruettner, 1976).

Em face de um paciente com Paralisia Facial de início súbito ou progressivo, são obrigatórios os exames físico, audiológico e de ressonância magnética cranioencefálica.

O exame físico avalia inicialmente se a paralisia tem característica central ou periférica. A paralisia de origem central, rara, usualmente compromete a musculatura da metade inferior da face, enquanto a paralisia periférica, freqüente, abrange também a metade superior da região facial. O exame inicial também determina o lado paralisado e se a paralisia é total ou parcial.

O exame audiológico, pela estreita relação anatômica entre os nervos facial e auditivo, pode estar alterado. Processos expansivos do nervo auditivo no meato acústico interno ou na orelha média podem alterar a função facial.

Ressonância Magnética Cranioencefálica foi incorporada ao diagnóstico diferencial das paralisias faciais, exceto nas de origem traumática. Além de informar sobre processos expansivos do encéfalo, se realizada na fase aguda de Bell, a Ressonância Magnética de última geração visualiza edema do nervo dentro do Canal de Falópio na maioria dos casos, conforme demonstrado por Valavanis em recentes trabalhos publicados (Sartoretti-Schefer, Wichmann, Valavanis, 1994).

O diagnóstico da Paralisia de Bell continua sendo feito por exclusão de outras patologias (Brackmann, 1974).

Uma vez concluído por Bell, resta avaliar o grau de comprometimento do nervo. Em Bell, a tentativa de diagnóstico topográfico, através de testes de Schirmer, Reflexo do Músculo do Estribo e respostas gustativas da língua, não é definitivamente informativa e confiável. O grau de comprometimento do nervo durante a fase aguda, entretanto, é da maior importância para o prognóstico.

O advento dos testes elétricos veio permitir prognóstico mais acurado das paralisias faciais.

Iniciados com testes de excitabilidade mínima, os exames elétricos passaram para testes de excitabilidade máxima e, por último, excitabilidade máxima,uso de eletrodos bipolares e registro gráfico de resultados (Esslen, Fisch, 1977). Esse teste, denominado, Eletroneurografia, se realizado com a rigidez da técnica recomendada pelos autores, é exame com poucos artefatos e bastante confiável na informação do grau de lesão da Paralisia de Bell (Esslen, 1977; Esslen, 1972; Fisch, 1980; Esslen, Fisch, 1977).

A fase aguda de Bell não dura mais que três semanas. A avaliação repetida por Eletroneurografia durante este período informa, conforme estatísticas de grandes séries e também conforme nossa experiência, quais os casos que vão evoluir bem, com regressão espontânea da paralisia e retorno de simetria facial e quais os casos que vão evoluir mal, com seqüelas de grau variável, tais como contrações, espasmos e sincinesias faciais.

A Eletroneurografia só pode ser feita após vinte e quatro horas do início da paralisia. Como a lesão é no início do Canal Falópio e a degeneração walleriana progride 4 cm a 6 cm por dia, esta só atinge o ponto de estimulação, a 4 cm do ponto da lesão, após 24 horas.

Os testes elétricos, isoladamente, incluindo a Eletroneurografia, não fornecem um prognóstico preciso sobre a evolução da Paralisia de Bell.

A degeneração walleriana pode atingir preferentemente a fibra nervosa ou também incluir os tubos endoneurais. No primeiro caso o prognóstico é bom, enquanto no segundo o prognóstico é mau. Os testes elétricos não distinguem uma de outra situação. O melhor prognóstico é feito por testes diários de Eletroneurografia e observação da evolução. Se a degeneração atingir mais de 90% das fibras nervosas na fase aguda, o caso é considerado severo. Destes casos severos, em razão do que antes foi dito, cerca de 50%, aqueles com comprometimento dos tubos endoneurais, vão evoluir com seqüelas de sincinesia facial. A Descompressão Facial feita nos casos que atingiram mais de 90% de degeneração facilita a regeneração, com sensível diminuição das seqüelas, quando comparadas com casos não operados (Fisch, 1983).

A etiologia da Paralisia de Bell permanece obscura. A possibilidade de neuropatia geral a vírus tem sido exaustivamente pesquisada, particularmente pela escola japonesa, sem, entretanto, conclusão definitiva até o momento (Fisch, Felix, 1984).

A causa imediata da paralisia é o edema do nervo que não consegue se expandir dentro de seu canal ósseo. Este canal tem o ponto mais estreito em seu início, entre o meato acústico interno e o segmento labiríntico, ponto denominado forame meatal (Fisch, 1983).

TRATAMENTO

Clínico

Não há qualquer tratamento clínico acompanhado de comprovação neurofisiológica que demonstre alteração da evolução da Paralisia de Bell. Muitas têm sido as tentativas com vasodilatadores, drogas antivírus e corticóides. Neste sentido há vários trabalhos publicados exibindo, porém, apenas estatísticas para os resultados, sem provas laboratoriais de seus efeitos. Em qualquer dos tratamentos, sempre está presente o contingente de má evolução de 6 a 10% antes citado. Faz sentido, entretanto, o uso de corticóide para processos inflamatórios em geral. Assim, durante a fase aguda de Bell, é usado Prednisona 60 mg/dia em dose decrescente durante duas semanas.

Sistema de graduação da paralisia facial

O sistema elaborado por John W. House é bastante objetivo e ajuda a padronizar os vários estágios das paralisias faciais (House, Brackmann, 1985).

- *Grau I:* normal.
- *Grau II:* disfunção leve.
- *Grau III:* disfunção moderada.
- *Grau IV:* disfunção severa moderada.
- *Grau V:* disfunção severa.
- *Grau VI:* paralisia total.

As paralisias de Bell parciais têm bom prognóstico, requerem apenas acompanhamento clínico, sem necessidade de testes elétricos periódicos. O resultado final, após 6 a 12 meses, é House I, eventualmente House II.

As paralisias totais, por outro lado, vistas na fase aguda, requerem imediata avaliação por Eletroneurografia, teste que deve ser repetido diariamente, no mínimo a cada dois dias, para acompanhar a degeneração do nervo.

A Eletroneurografia informa sobre o contingente de fibras nervosas efetivamente degeneradas, que é o que interessa para o prognóstico. Se o grau de degeneração é menor que 90% até o final da terceira semana, o prognóstico é bom, com resultado final, após 12 a 18 meses, de House I, II ou III. Se, entretanto, o grau de degeneração ultrapassa 90%, em qualquer dia da fase aguda, aponta para severo comprometimento do nervo. As paralisias de Bell severas constituem menos de 10% do total dos casos de Bell. E deste contingente severo, 50% ainda evoluem espontaneamente com resultados finais satisfatórios, House II ou III. Os outros 50%, porém, evoluem com seqüelas graves e resultados finais de House III, IV ou V. Do contingente menor que 10% dos casos severos, não há como saber, face aos recursos atuais de eletrodiagnóstico, quais os 50% que vão evoluir melhor e quais os 50% que vão evoluir pior. Para diminuir ou evitar as seqüelas graves, há, nesses casos, indicação para a cirurgia de Descompressão Facial. Cuidados especiais devem ser dispensados ao olho do lado paralisado, com uso freqüente de lágrima artificial e penso ocular para dormir.

Cirúrgico

Em razão do aspecto não-vital desta operação, a idade, a saúde geral e a atitude pessoal do paciente devem ser consideradas por ocasião da indicação cirúrgica.

Para o pequeno contingente, menor que 10% do total dos casos de Bell com mais de 90% de degeneração do nervo na fase aguda, há indicação para Descompressão Facial com a finalidade de facilitar a regeneração nervosa (Fisch, Esslen, 1972; Miyazaki, Ishikava, Togawa, 1998; Pulec, 1966; Fisch, 1977; Inamura, Aoyagi, Kimura, 1990).

A Descompressão Facial Total é iniciada por via fossa média craniana, abertura do meato acústico interno, exposição do nervo nos segmentos meatal e labiríntico, continuado por mastóido-epitimpanectomia para exposição dos segmentos timpânico e mastóideo. Segue-se a abertura da dura-máter do meato acústico interno e epineuro dos segmentos labiríntico, timpânico e mastóideo.

Observações transoperatórias, realizadas por Fisch com o auxílio de Eletromiografia Evocada, demonstraram que, em todos os casos, o bloqueio se situa no início do Canal de Falópio, onde o nervo facial passa do segmento meatal para o segmento labiríntico. É este o ponto mais estreito de todo o canal. A Descompressão Facial deve necessariamente incluir esta área. O instrumental específico e os principais tempos da cirurgia são mostrados nas Figuras 119-1 a 119-11. Dispondo do recurso de EMG transoperatória, o cirurgião pode, na maioria das vezes, limitar a Descompressão aos segmentos meatal e labiríntico, sem a necessidade de incluir os segmentos timpânico e mastóideo. Descompressão Facial Total, porém, incluindo os segmentos timpânico e mastóideo, deve ser feita por cirurgiões não familiarizados com EMG transoperatória ou ainda para casos em dúvida sobre traumatismo cirúrgico determinando edema em segmentos mais laterais do nervo.

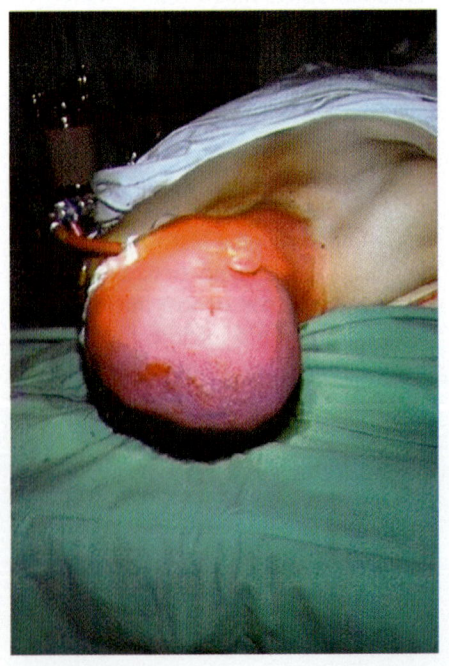

Fig. 119-1

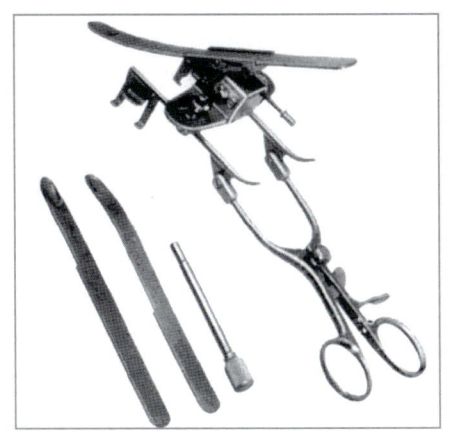

Capítulo 119 PARALISIA DE BELL – TRATAMENTO CLÍNICO E CIRÚRGICO 727

Fig. 119-2

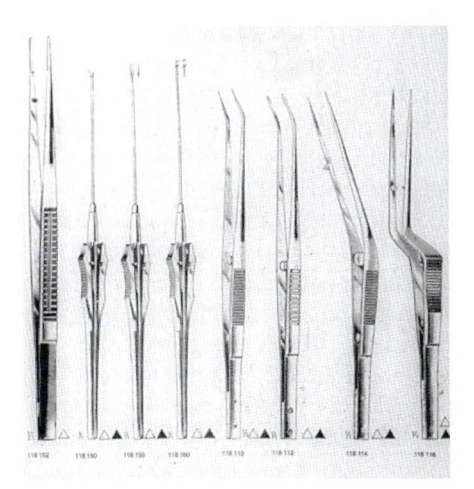

Fig. 119-5

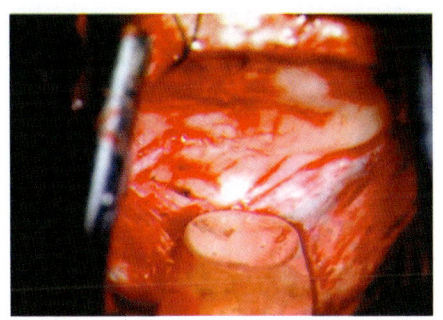

Fig. 119-8

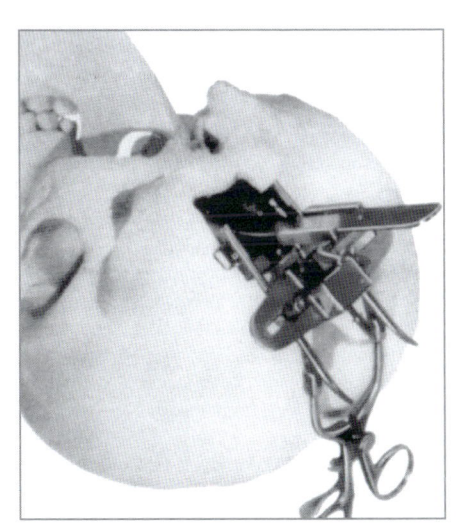

Fig. 119-3

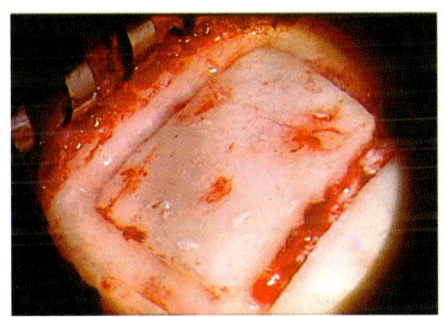

Fig. 119-6

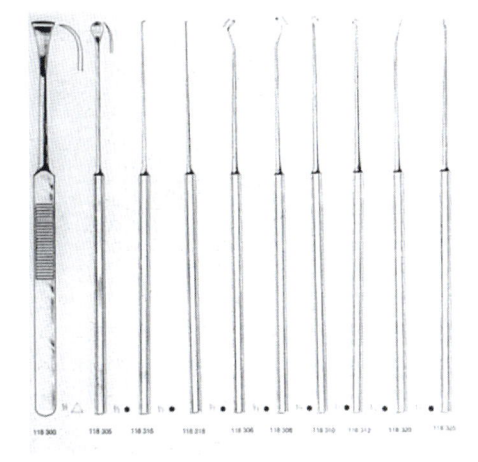

Fig. 119-9

Fig. 119-4

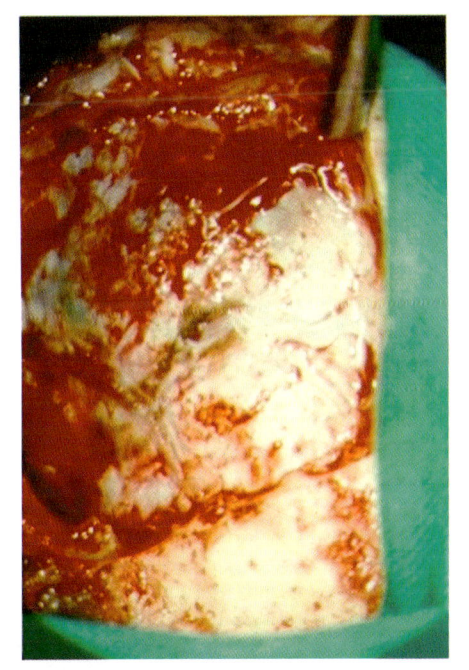

Fig. 119-7

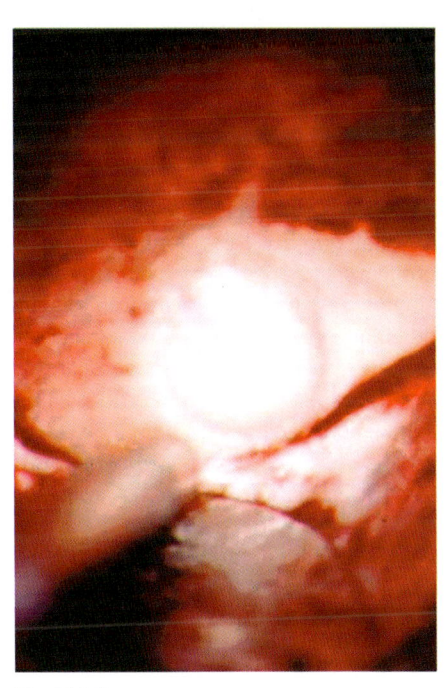

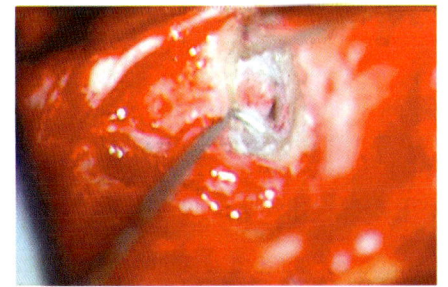

Fig. 119-10

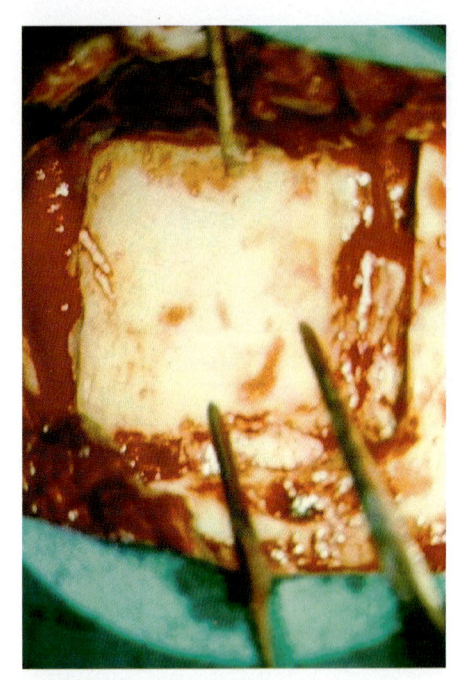

Fig. 119-11

Quanto ao acesso ao meato acústico interno por via fossa média, é importante ressaltar que a técnica aprimorada pelos otoneurocirurgiões, particularmente por Fisch, é extradural e faz elevação mínima do lobo temporal, evitando definitivamente repercussões neurológicas desta área.

Casos vistos tardiamente, após a fase aguda, com semanas ou meses de evolução, não têm indicação para Descompressão Facial, porém devem ser avaliados com vistas a outras patologias. E sempre deve ser lembrado que uma Paralisia sem qualquer grau de regressão, após 6 meses, não é de Bell.

HERPES ZOSTER OTICUS

Herpes Zoster Oticus ou Síndrome de Ramsay-Hunt é a terceira causa mais freqüente de Paralisia Facial. Predomina em adultos e se caracteriza por vesículas localizadas no meato acústico externo, orelha e região vizinha.

Em alguns casos, vesículas aparecem sobre as amígdalas e parede posterior da faringe. A paralisia por Herpes Zoster, mais freqüentemente que por Bell, é precedida de dor em torno da orelha. Há, não raramente, presença de Hipoacusia Neurossensorial, Zumbido e Vertigem. São, em geral, paralisias totais, severas, de má recuperação espontânea (Inamura H., Aoyagi M., Kimura Y., 1990; Peitersen, Counte, 1970; Wackym, Popper, Kerner, 1993).

A causa mais provável é a reativação do vírus ao nível do gânglio geniculado. Enquanto na Paralisia de Bell predomina edema e infiltração hemorrágica, na Paralisia por Herpes Zoster há marcada inflamação do nervo. A fase aguda tem duração aproximada de três semanas. Há indicação para Descompressão Facial Total em duas situações. Primeira, se em algum momento da fase aguda a degeneração do nervo, medida em testes diários por Eletroneurografia, atingir mais de 90% e, segunda, se os sintomas cocleovestibulares se mostrarem severos e progressivos, mesmo que a degeneração não tenha atingido o nível crítico de 90%.

Complicações

A Descompressão Facial é um procedimento cirúrgico que deve ser bem explicado ao paciente, particularmente no que diz respeito ao acesso ao meato acústico interno e segmento labiríntico por via fossa média. Ao paciente cabe a decisão final de assumir o risco cirúrgico ou de assumir o risco de seqüelas graves. Nesta decisão pesa muito o nível social e o tipo de trabalho que o paciente desempenha.

Em cerca de 150 casos de acesso ao meato acústico interno por via fossa média para cirurgia de Bell e para cirurgia de vertigem, em nenhum caso tivemos complicações neurológicas, tais como meningite ou fístulas requerendo revisão cirúrgica.

A partir de nossa experiência e da experiência de outros autores, podemos afirmar que a Descompressão Facial é cirurgia de baixo risco.

Resultados

Os casos severos de Paralisia de Bell operados por Descompressão Facial na fase aguda mostraram melhor resultado final que os casos severos de evolução espontânea. Enquanto estes apresentaram resultados finais de House IV ou V, os casos operados apresentaram resultados finais de House II ou III.

REFERÊNCIAS BIBLIOGRÁFICAS

Adour KK, Ruboyones V, Doersten P, Byl F, Trent C, Quesenberry C, Hitchcock T. Bell's palsy treatment with acyclovir and prednisone compared with prednisone alone: a double-blind, randomized controlled trial. *Ann Oto Rhino Laringol* 1996;105:371-378.

Brackmann D. Bell's palsy: incidence, etiology and results of medical treatment. *Otolaryngol Clin North Am* 1974;7:357.

Charachon R. Em *La paralisie faciale*: Société Françoise d'oto-rhino-laringologie et de pathologie cervico-faciale. Paris, France, 1997.

Esslen E. Electrodiagnostic of the facial palsy. In: Miehlke A. *Surgery of the Facial Nerve.* 2nd ed. Urban and Schwarzenberg, 1977.

Esslen E, Fisch U. Eletromyography and electroneuronography. In: Fisch U (ed.) *Facial Nerve Surgery.* Int. Symp. on facial nerve surgery. Kugler, Amstelveen, The Netherlands, 1977. 93-100p.

Esslen E. Total intratemporal exposure of the facial nerve. Pathologic findings in Bell's palsy. *Arch Otolaryngol* 1972;95:335.

Fisch U, Esslen E. Total intratemporal exposure of the facial nerve. *Arch Otolyngol* 1972;95:335-341.

Fisch U. Facial paralysis. Marau AGD, Stell PM (ed.) *Clinical Otolaryngology.* London: Blackwell Scientific Publications, 1983.

Fisch U, Felix H. On the pathogenesis of Bell's polsy. In: Portmann M. *Facial Nerve.* New York, Masson, 1984. 12-14p.

Fisch U. Maximal nerve excitability testing versus electroneuronography. *Arch Otolaryngol* 1980;106:352-357.

Fisch U, Ruettner J. Pathology of intratemporal tumors involving the facial nerve. In: *Proceedings of the Third Symposium on Facial Nerve Surgery.* Birmingham, Alabama, USA: Aesculapius Publishing Co., 1976;448-456p.

Fisch U. Total facial nerve decompression and electroneuronography. In: *Neurological Surgery of the Ear.* Birminghan, Alabama, USA: Aesculapius Publishing Co., 1977.

House JW, Brackmann DE. Facial nerve grading system. *Otolaryngol Head Neck Surg* 1985;93:146-147.

Inamura H, Aoyagi M, Kimura Y. Viral infection in facial palsy. In: Castro (ed.) *Proceedings of the Sixth International Symposium on the Facial Nerve.* Amsterdam: Kugler and Ghedini, 1990. 333-336p.

Miyazaki S, Ishikava K, Togawa K. Efficacy of facial nerve decompression surgery. In: *New Horizons in Facial Nerve Research and Facial Expression.* Ed. Naoaki Yanagihara, Kugler Publications, The Netherlands, 1998.

Peitersen E. Counte: The incidence of Herpes Zoster antibodies in patients with peripheral facial palsy. *J Laryngol* 1970;84:65.

Peitersen E. The natural history of Bell's palsy. *Am J Otol* 1982;4:107.

Pulec JL. Total decompression of the facial nerve. *Arch Otolaryngol* 1966;78:460.

Sartoretti-Schefer S, Wichmann W, Valavanis A. Idiopathic, herpetic and HIV associated facial nerve palsies-abnormal MR enhancement patterns. *AJNR Am J Neuroradiol* 1994;15:479-485.

Sugita T, Hato N. Murakami setol: decompression surgery efficacy in Bell's polsy and Hunt's symdrome. *Facial Nerve Res Jpn* 1995;15:173-176.

Wackym P, Popper P, Kerner M. Varicella-Zoster DNA in temporal bones of patients with Ramsay Hunt Syndrome. *Lancet* 1993;342:1555.

Tratamento Clínico e Cirúrgico das Paralisias Faciais Pós-Traumáticas – Enxertos

Ricardo Ferreira Bento ▪ Rubens Vuono de Brito Neto

INTRODUÇÃO

A complexidade funcional, morfológica e topográfica dos nervos periféricos, dentre eles especialmente o nervo facial, juntamente com outros fatores biológicos e cirúrgicos influenciam na qualidade de regeneração dos axônios e conseqüentemente da qualidade de recuperação dos músculos da face.

No que diz respeito ao nervo facial, a situação se agrava uma vez que o mesmo é um nervo misto com a característica especial de apresentar um longo trecho em um canal ósseo dentro do osso temporal, dificultando tecnicamente uma anastomose pelo espaço exíguo. Esta dificuldade é agravada pela presença de líquido cefalorraquidiano em alguns casos e de um menor espaço quando a anastomose tem que ser realizada no conduto auditivo interno, na fossa posterior craniana ou próximo a estruturas importantes como o bloco labiríntico. Este último, estando preservado, não pode ser lesado, o que, por vezes, impede uma transposição do nervo para aproximação dos cotos, obrigando a aplicação de um enxerto, e de uma melhor técnica de microcirurgia nervosa.

Um nervo periférico submetido a uma anastomose ou enxerto se encontra sempre em degeneração walleriana e sempre o resultado final funcional apresentará seqüelas que serão tão importantes quanto o grau de influência dos fatores que interferem no crescimento axonal. Além das seqüelas motoras, temos ainda as seqüelas produzidas pelas sincinesias que ocorrem especialmente em grande número dos casos de enxerto. Uma outra questão importante de ser lembrada nestes casos é o aspecto médico-legal da cirurgia de reparação do nervo facial, já que os pacientes submetidos a um tipo de anastomose ou enxerto do nervo facial dificilmente terão uma função da mímica facial semelhante a anterior ao trauma, e isto deve ficar claro tanto ao paciente quanto à família.

Por todos estes fatores recomenda-se uma adequada abordagem ao doente que apresenta secção no nervo facial, com a utilização de uma técnica cirúrgica de melhor qualidade possível e ao alcance do cirurgião, de modo a obter-se um resultado final satisfatório.

O exame radiológico de escolha em casos de trauma temporal é a tomografia computadorizada do osso temporal, onde poderemos avaliar todo canal de Falópio e possíveis soluções de continuidade ou presença de fragmentos ósseos ou corpos estranhos sobre o nervo. Pacientes sem evidência clara de ruptura neural no exame de imagem e que mantém algum movimento facial são acompanhados clinicamente, pois nesses casos o edema do nervo pela concussão pode se agravar com o tempo e levar à degeneração neural. Se houver perda da função facial ou piora da mesma, o paciente deve ser avaliado por um teste eletrofisiológico. Utilizamos a eletroneurografia (ENoG), que demonstrando degeneração maior que 90% em relação ao lado sadio está indicada a descompressão do nervo. É sempre importante ressaltar que em casos de trauma a melhor opção é a de sempre avaliar durante a cirurgia todo o trajeto do nervo, pois pode haver mais de uma lesão pelo trauma.

Este capítulo se baseia na experiência de 15 anos do Grupo do Nervo Facial do Hospital das Clínicas da Faculdade de Medicina da Universidade de São Paulo em mais de 1.850 casos de paralisia facial traumática onde há transecção total do nervo facial.

PARALISIA FACIAL TRAUMÁTICA PODE SER IATROGÊNICA OU ACIDENTAL

▪ Iatrogênica

Lesão deliberada

O nervo facial é propositalmente seccionado pelo cirurgião durante uma cirurgia de exérese de tumores de base lateral do crânio ou em necessidade de margem oncológica de neoplasias de regiões adjacentes, como a parótida. Em nossa série a cirurgia de grandes neuromas do acústicos são as causas mais comuns (57%) dessas lesões, até pela grande casuística que temos destes tumores, seguido de cirurgia para ressecção de outros tumores do osso temporal (23%) e por tumores malignos da parótida (12%). Nestas situações é recomendável o reparo do nervo facial no mesmo ato cirúrgico.

Lesão inadvertida

Ocorre em cirurgias próximas ao trajeto do nervo facial. Em nossa série, 55% são representados por PF após cirurgias otológicas, 26% após cirurgia da parótida e 7% em outros procedimentos. Nestes casos a maioria dos pacientes são encaminhados de outros serviços e a nossa preferência é pela exploração cirúrgica imediata.

▪ Acidental

- Fraturas do osso temporal.
- Ferimento por arma de fogo.
- Lacerações de face.

Em qualquer lesão traumática, podemos ter transecções parciais ou totais do nervo facial em sua porção extra ou intratemporal. Em nossa opinião a sutura ou reconstrução neural deve ser realizada o mais precoce possível, o que evita a formação de neuromas de coto do nervo e a presença de fibrose e infecções sobre o nervo lesado. Isto entretanto poucas vezes é possível, pois normalmente o paciente com lesão de nervo facial vem a nós encaminhado de outros serviços, muitas vezes fora de São Paulo, e, principalmente, os casos de trauma temporal apresentam alterações em outros órgãos devido ao próprio acidente que sofreram, e antes da cirurgia a estabilização clínica do paciente se faz necessária.

CONSIDERAÇÕES SOBRE A MICROESTRUTURA DO NERVO FACIAL E SUA DEGENERAÇÃO E REGENERAÇÃO

Do ponto de vista fisiopatológico, o nervo facial é idêntico aos demais nervos motores, salientando-se a sua particular localização no interior do canal de Falópio em um trajeto de mais ou menos 35 mm.

Aproximadamente, 7.000 neurofibrilas constituem as fibras nervosas do nervo facial e estas estão reunidas em um cilindro eixo envolvido por uma tênue bainha de mielina. A estrutura do nervo facial é composta basicamente por:

- *Bainha*: tecido fibroso que envolve todo o nervo e contém sua camada vasanervorum.
- *Epineuro*: tecido conjuntivo que envolve o nervo como um todo interiormente à bainha.
- *Perineuro*: camada mesotelial fina e densa que envolve cada feixe de funículos nervosos.
- *Endoneuro*: tecido conjuntivo que emoldura o interior do funículo nervoso. Ele separa cada fibra nervosa.

A estrutura do nervo não é constante em seu curso. No ângulo pontocerebelar e no meato acústico interno as fibras nervosas são arranjadas paralelamente com pouco tecido endoneural, sem perineuro. No segmento labiríntico as fibras estão colecionadas em um único grupo com uma bainha fina com pouco tecido endoneural, e o nervo ocupa 25 a 50% do canal ósseo. No segmento timpânico a estrutura é semelhante, porém com um epineuro mais grosso, e no segmento mastóideo o nervo é composto por funículos em separado com perineuro muito fino. Após o forame estilomastóideo encontramos vários funículos e perineuro bem definido e grosso.

Após a lesão nervosa as fibras distais retêm a excitabilidade por mais de 96 horas, com os axônios recebendo energia das células de Schwann. As transformações histológicas mais importantes são:

Fibrilação axonal com posterior desaparecimento.

As células de Schwann se tornam edemaciadas e rompem a mielina por fagocitose. Este processo é chamado degeneração walleriana.

Essa degeneração walleriana ocorre até o 15º dia após a lesão.

Após isto a mielina e os restos axonoplasmáticos são absorvidos por macrófagos, e as células de Schwann perdem seu arranjo linear e se tornam separadas umas das outras.

A membrana basal que normalmente forma uma capa extracelular sobre as células de Schwann e sobre os nódulos de Ranvier também se rompe e permanece em torno de cada célula de Schwann remanescente. Essas alterações ocorrem também retrogradamente até o primeiro nódulo de Ranvier proximal ao local da lesão. A célula nervosa entra em cromatólise ou degeneração de Nissl com aumento, desintegração e perda dos grânulos de Nissl em seu citoplasma e com seu núcleo assumindo uma posição excêntrica. A célula nervosa pode se degenerar completamente e desaparecer com o tempo. O processo regenerativo começa logo após a degeneração se não houver uma secção completa ou algo que obstrua ou cause uma pressão constante sobre o nervo. Inicialmente há um crescimento dos axônios proximais e formam um neuroma no coto como se procurassem pelo caminho do crescimento, as células de Schwann se reagrupam formando cordas de células e vão juntando a membrana basal que as envolviam. Essas sólidas cordas de células formam um tubo para receber o axônio que cresce. A velocidade de crescimento é de aproximadamente 1 mm por dia. A mielina que se forma novamente é inconstante e mais fina que o normal e isto é o que resulta nas seqüelas encontradas. A pequena velocidade da regeneração nervosa colabora para que neste período, até que os axônios atinjam as placas neuromotoras, haja modificações atróficas nos músculos e alterações das placas neuromotoras que afetam o resultado final estético da mímica facial.

Percorrendo um trajeto de mais ou menos 35 mm dentro de um túnel ósseo, o nervo facial está sujeito à ação de processos compressivos e infecciosos de natureza variada, que podem interromper o seu influxo nervoso levando-o ao bloqueio total de suas funções.

Para Seddon, de acordo com a agressão sofrida pelo nervo, pode haver três categorias de lesões:

1. **Neuropraxia**: nesta existe apenas um bloqueio fisiológico capaz de causar paralisia, porém, não há degeneração walleriana. Terminado o bloqueio observa-se regeneração completa dos axônios, e nenhuma sequela é observada.

2. **Axonotmese**: neste tipo de lesão há comprometimento parcial dos axônios e bainhas de mielina, porém, o neurilema permanece contínuo e desta maneira poderá, ou não, haver regeneração da fibra nervosa. Assim, há degeneração walleriana do axônio, e a célula nervosa que corresponde ao axônio lesado poderá se recuperar e produzir a regeneração do referido axônio, ou se degenerar (morrer). No local em que o nervo está lesado, partindo do segmento proximal, cada axônio se divide em múltiplos "brotos", os quais irão crescer no sentido do segmento distal, sempre à procura do axônio distal. Nesta tentativa desordenada da procura do axônio distal poderá acontecer o que é chamado de regeneração cruzada, fato importante na explicação das seqüelas que podem surgir nas paralisias faciais.

3. **Neurotmese**: a interrupção completa do nervo pode ocorrer sem possibilidade de regeneração. No ponto lesado, partindo da extremidade proximal dos axônios lesados, tem início o processo de tentativa de regeneração. Neste ponto os axônios se multiplicam e na busca de encontrar a porção distal, eles se agrupam formando o chamado neuroma de ponta. Somente através da cirurgia e reaproximação das extremidades lesadas, quando possível ou quando não for possível a reaproximação das extremidades, emprega-se o auto-en-

xerto, que poderá favorecer a regeneração dos axônios seccionados.

Basicamente temos, até nossos dias, quatro tipos de técnicas de anastomoses nervosas para reconstrução de nervos periféricos:

1. Anastomoses com coaptação dos cotos sem nada a estabilizá-los.
2. Anastomoses com coaptação dos cotos e entubilização como estabilização.
3. Anastomoses com coaptação dos cotos e suturas epineural ou perineural com fios cirúrgicos.
4. Anastomoses com coaptação dos cotos e colas biológicas ou sintéticas a estabilizá-lo.

Esses reparos poderão ser feitos tanto em situações de anastomoses término-terminais como em situações de enxertos.

Há certas regras básicas para reparo e tratamento das anastomoses dos nervos periféricos adquiridos, com a experiência dos resultados obtidos. Essas regras devem ser observadas antes da conduta a ser decidida e apresentam influência direta no resultado final. Uma vez feito o diagnóstico de uma lesão total ou parcial do nervo facial que resultar em sinais clínicos e eletrofisiológicos de degeneração walleriana, o nervo deve ser explorado em menor tempo possível utilizando estes princípios:

- Sempre que o nervo estiver parcialmente lesado realizamos uma reparação parcial utilizando o nervo grande auricular pelo seu menor diâmetro.
- Sempre que possível tentar uma anastomose término-terminal, mesmo que tenha que se proceder a uma transposição do nervo para encurtar o espaço entre os cotos e deixá-los sem tensão.
- Se não for possível uma anastomose término-terminal sem tensão um enxerto homólogo deve ser realizado, e o nervo que utilizamos é o nervo sural, por ser de fácil obtenção, de grande extensão possibilitando enxertos longos e de calibre um pouco maior que o facial. Como sabemos os enxertos no pós-operatório se desidratam e diminuem o seu diâmetro, com isso o nervo sural adquire diâmetro semelhante ao facial. O nervo grande auricular em situações de pequenos enxertos pode ser também utilizado.
- Nervos retraem, portanto a anastomose deve ser deixada em situação sem tensão e com "desconto" para possível retração ou mobilização.
- O reparo deve ser realizado o mais rápido possível após a lesão, pois o tempo é diretamente proporcional ao resultado devido às modificações histológicas que ocorrem no segmento distal e retroativos ao corpo celular anterior ao local da lesão.
- No que diz respeito à preparação dos cotos anastomóticos sempre devem ser tratados com a retirada da bainha pelo menos 0,5 cm distal de cada coto, para não haver migração de tecido conjuntivo para dentro da anastomose e prejudicar a passagem dos novos axônios.

A secção do coto para que um trecho do nervo livre de lesão ou cicatriz seja atingido pode ser transversal. Não utilizar tesouras e sim bisturi bem afiado para que não haja possibilidade de esmagar o coto. Esta secção deve ser realizada no último momento antes de realização da anastomose pois há sempre uma saída de axoplasma pelo fascículo que é impedida pelo contato entre os cotos distais e proximais.

- Deve ser sempre utilizado um aumento adequado com microscópio cirúrgico, para realizar a anastomose com menor trauma possível no nervo.

Outros fatores que influem no resultado e que o cirurgião deve estar familiarizado são:

- Idade do paciente. Principalmente no que diz respeito às alterações musculares que ocorrem durante o tempo que demora o crescimento dos axônios para atingir a placa neuromotora.
- Extensão da lesão.
- Quando a lesão se dá em local de movimento que possa submeter a anastomose à tensão esta possibilidade de movimento deve ser considerada para adequação do tamanho do enxerto ou da transposição. As anastomoses intratemporais são submetidas a um menor movimento do que as extratemporais, porém de acordo com trabalhos experimentais realizados, mesmo dentro do osso temporal deve haver uma estabilização do local.
- Infecção local.
- Alinhamento ideal dos fascículos, procurando encontrar vasos longitudinais ou posição do mesoneuro e escolher a posição mais adequada no sentido rotacional do nervo.
- Ausência de fatores irritativos no material usado para anastomose para não haver reação de corpo estranho local. O material mais utilizado para suturas tem sido o fio de náilon 10-0 ou fio de seda 9-0. Atualmente existem trabalhos que indicam maior reação tipo corpo estranho do fio de seda em relação ao fio de náilon. O fio de seda é de manipulação mais fácil e mais firme ao se dar o nó. Materiais sintéticos tipo cianoacrilatos estão totalmente contra-indicados pela reação causada de corpo estranho enquanto que o adesivo tecidual fibrínico não apresenta reação de corpo estranho e produz menos fibrose que a sutura.
- Adequada fisioterapia muscular que inclui massagem, e movimentações voluntárias da face para manter o músculo em atividade enquanto aguarda a chegada dos fascículos regenerados.

TÉCNICAS DE ESTABILIZAÇÃO DA ANASTOMOSE

Sutura epineural

É o método convencional de coaptação nervosa mais largamente utilizado. Deve ser realizada com fio mononáilon 10-0, uma vez que a seda pode provocar maior reação de corpo estranho que o náilon mesmo sendo de mais fácil manipulação para se apertar o nó.

Vantagens

- Curto tempo de execução.
- Simplicidade de execução em relação à sutura perineural.
- Mínima necessidade de amplificação de imagens em relação à sutura perineural.
- Conteúdo intraneural não é manipulado e portanto não lesado iatrogenicamente.
- Menor possibilidade de reação de corpo estranho local, uma vez que não se dão pontos intraneurais.

Desvantagens

- Possibilidade de um afrontamento fascicular incorreto.
- Necessidade de colocar vários pontos para que se previna a formação de neuroma.

■ Sutura perineural ou fascicular

É a sutura realizada nos fascículos do nervo. Está mais indicada nas reparações parciais ou em locais que o nervo tem boa diferenciação fascicular.

Vantagens

Coaptação adequada dos fascículos corretamente, apesar de ser difícil a decisão de qual o fascículo distal é correspondente ao proximal.

Desvantagens

- Maior tempo de cirurgia.
- Maior dificuldade técnica.
- Maior possibilidade de reação de corpo estranho e fibrose intraneural.
- Maior possibilidade de trauma iatrogênico.
- Maior necessidade de treinamento de técnica microcirúrgica.

■ Tubulização

A técnica consiste em abraçar os cotos captados com material adequado para promover a estabilização sem a necessidade de sutura. Podem-se utilizar materiais sintéticos como tubos de silicone ou de colágeno estabilizados ou não com cola biológica ou sintética.

Vantagens

- Menor tempo de cirurgia.
- Facilidade técnica.
- Menor trauma iatrogênico no nervo.
- Menor possibilidade de reação de corpo estranho intraneural.

Desvantagens

- Problemas na estabilização da anastomose uma vez que não há fixação.
- Possibilidade de reação de corpo estranho local, pois não é feito de material homólogo.
- Problemas quanto ao afrontamento fascicular.

■ Colagem com adesivo tecidual fibrínico

A técnica consiste em aproximar os cotos e estabilizá-los com cola de fibrina.

Vantagens

- Menor tempo cirúrgico.
- Maior facilidade técnica.
- Ausência de reação de corpo estranho local.
- Menor trauma iatrogênico no nervo.

Desvantagens

- Quanto ao afrontamento fascicular.

Verificando as vantagens e desvantagens de cada método, devemos considerar que o nervo facial intratemporal não apresenta uma diferenciação fascicular muito precisa principalmente quanto mais proximal, e que há uma grande dificuldade técnica para sutura devido ao espaço exíguo e a presença de estruturas importantes adjacentes ou líquido cefalorraquidiano.

No segmento intratemporal do nervo facial nossa conduta é:

- Utilizamos colagem com adesivo tecidual.
- Não havendo esta possibilidade, utilizamos sutura epineural.
- Não havendo esta possibilidade, utilizamos intubulização com fáscia de músculo temporal.

Não temos utilizado o revestimento da anastomose com tecido seja fáscia ou pericôndrio.

Em anastomoses distais ao forame estilomastóideo utilizamos:

- Sutura epineural ou colagem com adesivo tecidual se há a possibilidade de estabilização do nervo.
- Em presença de infecção local realizamos a anastomose após exaustiva lavagem do local com soro fisiológico com cloranfenicol e deixamos a cavidade preenchida de cloranfenicol.

BIBLIOGRAFIA

Antoni-Candela Jr., F, Stewart TJ. The pathophysiology of otologic facial paralisis. *Otolaryn Clin North Am* 1974;7:309-30.

Bento RF, Miniti A. Comparison between fibrin tissue adhesive and epineural suture and natural union in intratemporal facial nerves. *Acta Oto-laryngológica* 1989(Suppl 465):1-36.

Bento RF, Miniti A, Ruocco JR. Traumatic peripheral facial palsy: diagnosis, etiology and treatment. In: *Facial Nerve Symposium 5*. Paris: Masson, Bordeaux, 1984. Proceedings. 1985. 299-303p.

Brunelli G. *Microchirurgia del Sistema Nervoso Periferico*. Brescia: Fondazione Pelizza, 1978.

Hammerschlag PE. Facial reanimation with jump interpositional graft hypoglossal facial anastomosis: evolution in management of facial paralysis. *Laryngoscope* 1999;109:1-23.

Siedentop KH, Harris DM, Sanchez B. Autologous fibrin tissue adhesive. *Laryngoscope* 1985;95:1074-6.

Sunderland S. Some anatomical and pathophysiological data relevant to facial nerve injury and repair. In: Fisch U, (ed.) *Facial Nerve Surgery*. Birmigham: Aesculapius Publishing Co., 1977. 47-61p.

Terzis JK, Smith KL. The peripheral nerve. *Structure, Function, Reconstruction*. New York: Raven Press, 1990.

Yasargil MG, Fisch U. Unsere Erfahrungen in der mikrochirurgischen exstirpation der akustikusneurinome. *Arch Ohrenheilk* 1969;194:243.

Young JZ, Medawar PB. Fibrin sutures of peripheral nerves. *Lancet* 1940;2:126-8.

Paralisia Facial Recorrente

Decio Castro

INTRODUÇÃO

A grande maioria dos pacientes atingidos por uma Paralisia de Bell apresenta apenas um episódio por vida. A Paralisia, entretanto, pode se repetir atingindo o mesmo lado ou o lado oposto ou ambos os lados simultaneamente, a intervalos de meses ou anos, com intensidade variável. A incidência de recorrência responde por 6 a 10% dos casos de Bell. Embora a causa desta paralisia continue desconhecida, o diagnóstico, a evolução e o tratamento são do completo domínio do otorrinolaringologista (Devriese, Pelz, 1969; Fisch, Felix, 1983; May, Linder, Fisch, 1996; Pitts, Adour, Hilsinger; 1988).

DIAGNÓSTICO

O diagnóstico da Paralisia Recorrente de Bell é feito desde o primeiro episódio. Aqui o paciente passa por história, exame físico, exame audiológico e ressonância magnética cranioencefálica. A história de início súbito é sugestiva, embora em raros casos possa ocorrer início progressivo da paralisia. O exame físico nos informa o lado paralisado, se a paralisia é total ou parcial, se está atingindo todo o lado da face ou apenas a metade inferior, neste caso já apontando para a possibilidade de origem central da doença. O exame audiológico pode estar alterado em razão da íntima relação anatômica entre os nervos facial e auditivo. É a ressonância magnética cranioencefálica, entretanto, que, ao excluir outras patologias, dá o diagnóstico final de Bell. Como grande parte dos casos recorrentes tem intervalos maiores que doze meses e como a maioria tem intervalos maiores que cinco anos, exame completo é obrigatório a cada episódio para excluir a possibilidade de outras patologias (Yanagihara et al., 1984).

No que diz respeito ao sexo, existe pequena prevalência do sexo masculino, tanto nos casos unilaterais quanto nos casos bilaterais.

INCIDÊNCIA

A incidência da Paralisia Recorrente é de 6 a 10% do total dos casos de Bell. Há maior incidência nos jovens. De acordo com a classificação de Fisch e de Yanagihara essas paralisias podem ser do tipo Unilateral Recorrente, Bilateral Recorrente, Bilateral Alternada e Bilateral Simultânea, sendo a incidência aproximada de 2,5, 1, 2,2 e 0,3% respectivamente.

NÚMERO DE EPISÓDIOS DE RECORRÊNCIA

O número de episódios de recorrência é apreciado em pacientes não tratados cirurgicamente. A grande maioria dos casos tem apenas um episódio. Mais raramente, porém, há três, quatro, cinco, seis ou mais episódios de recorrência.

DOENÇAS CONCOMITANTES

Doenças sistêmicas têm sido associadas às recorrências de Bell. Diabetes está presente em cerca de 25% dos casos, enquanto Herpes Labial está associada a 15% dos casos, esses com altos índices sorológicos de anticorpos antivírus.

INTERVALOS ENTRE EPISÓDIOS DE RECORRÊNCIA

A maior parte dos episódios se apresenta com intervalos maiores que cinco anos. Um número menor, porém expressivo, apresenta intervalos inferiores a um ano. Mais raros são os intervalos entre um e cinco anos.

PROGNÓSTICO

O prognóstico da Paralisia de Bell Recorrente é, inicialmente, o mesmo da Paralisia não-recorrente. Paralisias parciais têm bom prognóstico e requerem apenas acompanhamento clínico. Paralisias totais exigem acompanhamento com testes elétricos, entre os quais a Eletroneurografia é o mais informativo. Este exame, que usa eletrodos bipolares para estimulação máxima do nervo facial na saída do buraco estilomastóideo e captação do estímulo no sulco nasolabial, informa sobre o contingente efetivamente degenerado do nervo, que é o que interessa para o prognóstico. O teste repetido diariamente, pelo menos a cada dois dias, durante a fase aguda, é bastante informativo a respeito da evolução da lesão do nervo facial. Se, durante a fase aguda, cuja duração é em torno de três semanas, a degeneração do nervo não atingiu 90%, o prognóstico é bom, havendo recuperação ao estado normal ou próximo ao normal após 6 a 12 meses. Se, entretanto, a degeneração em qualquer dia da fase aguda ultrapassou 90% pela Eletroneurografia, o prognóstico é mau. Deste grupo, que é menor que 10% do total dos casos, 50% evoluirá para graves seqüelas representadas por severa paralisia e por sincinesias de intensidade variável. O grupo com mau prognóstico tem indicação para Descompressão Facial.

Além das indicações comuns com os tipos não-recorrentes, as Paralisias Recorrentes têm também indicação para Descompressão Facial com a finalidade de interromper os ataques repetidos. A indicação é feita particularmente para os casos com repetidos episódios de recorrência em intervalos menores que 1 ano (Hallmo, Elverland, Mair, 1983).

TRATAMENTO

Clínico

O tratamento clínico da Paralisia Recorrente segue os mesmos princípios que o tratamento da Paralisia Não-Recorrente. Em casos com degeneração menor que 90%, medida por Eletroneurografia diariamente durante a fase aguda, é feito o acompanhamento do paciente, e a recuperação vai ocorrer de forma satisfatória após 6 a 12 meses do início da doença. Como em qualquer processo inflamatório agudo, faz sentido que a fase aguda de Bell seja acompanhada pelo uso de corticóide. É usada Prednisona 60 mg por dia, em doses decrescentes, pelo período de 15 dias. Não há, entretanto, até o momento, nenhuma comprovação neurofisiológica que alguma medicação altere a evolução da Paralisia de Bell.

Na fase aguda de Bell, não há indicação para fisioterapia. Esta poderá ser usada adiante, a partir do terceiro mês do início da paralisia.

Cuidados especiais devem ser dispensados ao olho. Proteção contra poeira e traumatismo, uso de lágrima artificial a curtos intervalos e penso ocular para dormir são providências importantes para evitar úlceras de córnea durante o período da recuperação facial.

Paralisias incompletas requerem apenas acompanhamento, sem necessidade de controles por Eletroneurografia. O paciente pode ser informado que terá recuperação total ou subtotal no espaço de 4 a 6 meses.

■ Cirúrgico

Assim como o tratamento clínico, também o tratamento cirúrgico da Paralisia de Bell Recorrente segue os mesmos princípios aplicados aos casos não-recorrentes. Descompressão Facial Total é indicada para os casos que apresentam degeneração nervosa superior a 90%, medida por Eletroneurografia, durante a fase aguda. Esse contingente, que é menor que 10% do total dos casos, se não operado, levará 50% dos pacientes a seqüelas graves permanentes representadas por contraturas, sincinesias e marcada assimetria facial (Fisch, 1981).

A Descompressão Facial Total consiste na abertura do meato acústico interno e de todo o Canal de Falópio seguido por incisão da dura-máter do meato e da bainha do nervo em toda sua extensão. Usando Eletromiografia Evocada transoperatoriamente, Fisch comprovou que o ponto de bloqueio do nervo se situa na entrada do Canal de Falópio, ponto que denominou forame meatal e que representa o menor diâmetro de todo o Canal de Falópio (Fig. 121-1) O uso transoperatório de EMG permite, como observa Fisch, que na maioria dos casos a Descompressão se limite aos segmentos meatal e labiríntico do nervo facial, visto que a condução se apresenta normal a partir do segmento timpânico.

Descompressão Facial dos segmentos meatal, labiríntico, timpânico e mastóideo deve ser feita pelos cirurgiões que não dispõem ou que não estão familiarizados com EMG evocada transoperatória.

ANESTESIA

Para Descompressão Facial o plano especial de anestesia é fundamental com vistas a um sangramento mínimo e uma complacência máxima do lobo temporal.

Ao paciente adulto é dado lorazepam 2 mg oito horas antes da cirurgia e midazolam 15 mg uma hora antes.

Indução é feita com tiopental, 3 mg a 5 mg/kg complementado com fentanil 10 mg/kg e droperidol 0,07 mg/kg.

Para a manutenção é usado um hologenado, fentanil e midazolam.

Pacientes são intubados com tubos de balonetes de baixa pressão e grande volume. A ventilação é controlada com volume corrente de 8 a 10 ml/kg e aferida por gasometria arterial ou oximetria. A artéria radial é cateterizada para monitorar as pressões sistólica, média e diastólica. A veia subclávia é cateterizada para infusão de líquidos e medida da pressão venosa central. Diurese, temperatura, eletrocardiograma em derivações II e V, freqüência cardíaca, pressão venosa central, gasometria e capnografia são igualmente monitoradas. Sonda nasogástrica é introduzida logo após a indução.

Reposição volêmica no transoperatório é feita com soro glicosado a 5%, 1 ml/kg/hora de jejum e com soro fisiológico 0,9%, 2 ml/kg/hora e 3 ml para cada ml de sangue perdido.

É usada hipotensão controlada com o auxílio de drogas hologenadas, fentanil, betabloqueador e alfabloqueador.

As principais etapas da Descompressão Facial são:

- Incisão da pele e fáscia temporal.
- Craniotomia temporal.
- Elevação moderada do lobo temporal com o afastador modelo House, modificado por Fisch.
- Exposição do plano meatal.
- Identificação da linha azul do canal semicircular superior.
- Exposição da dura-máter do meato acústico interno no ângulo de 60º anterior à linha azul do canal semicircular superior.
- No caso de dificuldade em identificar o canal semicircular superior por variação anatômica, identificação anterior do nervo grande petroso superficial e acompanhamento do segmento labiríntico do nervo facial até entrar no meato acústico interno.
- Após abertura da dura-máter do meato acústico interno referido pela linha azul do canal semicircular superior, exposição do segmento labiríntico do nervo facial.
- Exposição do segmento timpânico do nervo facial via tégmen do tímpano.
- Abertura do periósteo do segmento labiríntico.
- Abertura do epineuro do segmento timpânico.
- Uso da Eletromiografia Evocada.
- Retirada do afastador de lobo temporal.
- Fechamento com recolocação do fragmento de craniotomia e sutura de músculo e pele.

Nos raros casos em que há bloqueio da condução nervosa ao nível do segmento timpânico, evidenciado pela Eletromiografia Evocada ou quando não é usado este exame, a cirurgia continua por incisão retroauricular e acesso via mastóidea aos segmentos timpânico e mastóideo do nervo facial. O epineuro do segmento timpânico é aberto em continuação de sua abertura iniciada no acesso anterior bem como é aberta a bainha do nervo do segmento mastóideo até o buraco estilomastóideo.

COMPLICAÇÕES

As complicações da Descompressão Total do Nervo Facial são raras em todas as séries. A mínima elevação do lobo temporal, contribuição da área otológica a esse tempo cirúrgico, eliminou seqüelas neurológicas presentes nas técnicas do passado. Fístulas liquóricas exigindo revisão, meningite, surdez neurossensorial não são referidas pelos cirurgiões mais experientes.

RESULTADOS E CONCLUSÕES

A Paralisia Recorrente de Bell, em cada um de seus episódios, é tratada com os mesmos critérios aplicados para a Paralisia não-recorrente. A evolução espontânea, independentemente do uso de qualquer medicamento, resulta em recuperação total ou subtotal em mais de 90% dos casos. Do grupo com mau prognóstico, menor que 10% do total dos casos, não operado, cinqüenta por cento evoluem com graves seqüelas. Este grupo, quando operado, evolui com recuperação estatisticamente melhor que o grupo não operado.

Pacientes que são operados em razão da maior freqüência dos episódios de Paralisia não mais apresentam episódios recorrentes (Nyberg, Fisch, 1984).

REFERÊNCIAS BIBLIOGRÁFICAS

Devriese PP, Pelz PG. Recurrent and alternating Bell's palsy. *Ann ORL* 1969;78:1091-1104.

Fisch U, Felix H. On the pathogenesis of Bell's palsy. *Acta Otolaryng* 1983;95:532-538.

Fisch U. Surgery for Bell's palsy. *Arch Otolaryngol* 1981;107:1-11.

Hallmo P, Elverland HH, Mair JWS. Recurrent facial palsy. *Arch Otorlayngol* 1983;237:97-102.

May JS, Linder T, Fisch U. Facial nerve decompression in recurrent Bell's palsy. *Second International Skull Base Congress*. Ed. Derald Brackmann, 1996. 94p.

Nyberg P, Fisch U. Surgical treatment and results of idiopathic recurrent facial palsy. In: Portmann M (ed.) *Facial Nerve*. New York: Masson Publishing USA Inc., 1984. 259-264p.

Pitts D, Adour K, Hilsinger R. Recurrent Bell's palsy: analysis of 140 patients, *Laryngoscope* 1988;98:535-539.

Yanagihara N, *et al*. Bell's palsy. *Arch Otolaryngol* 1984;110:374-377.

Parte VIII
Tratamento dos Tumores em Otologia

122

Neuroma Acústico – Quando Operar e Quando Observar

Mario Sanna ▪ Yogesh Jain

INTRODUÇÃO

O neuroma acústico (NA) foi uma fascinação igualmente para otorrinolaringologistas e neurocirurgiões durante grande parte do século passado, e isto não parece ter diminuído de maneira nenhuma com o alvorecer do século seguinte. Mesmo depois de mais de 100 anos de tratamento cirúrgico desta entidade, ainda é travado debate a respeito de quase todos os aspectos deste tumor. Uma das principais questões nesta controvérsia incessante concerne à forma de tratamento oferecida aos pacientes afetados. Este não é um problema novo na história do tratamento deste tumor. Com ele se defrontou todo cirurgião que se preocupou com o seu tratamento, desde os dias de Cushing (1917), Dandy (1925) e House (1994). A questão que mais preocupou esses pioneiros foi que o tratamento precoce afetaria invariavelmente o nervo facial e freqüentemente resultaria em perda devastadora da função ou da própria vida. Foi William House que observou e focalizou-se no retardo do tratamento de muitos destes pacientes devido à predileção de muitos neurocirurgiões por adotar uma orientação de aguardar e observar, em vista da invariável perda de função do facial decorrente da cirurgia. Isto freqüentemente levava a um aumento no tamanho do tumor a uma tal extensão, com compressão do tronco cerebral e cerebelo, que qualquer cirurgia efetuada neste período levaria muitas vezes à grave morbidade e mortalidade. Entretanto, com House introduzindo a era dos métodos microcirúrgicos, especialmente as Vias de Acesso Translabiríntica e pela Fossa Média para o tratamento destes tumores, juntamente com a ênfase na preservação do nervo facial, os resultados cirúrgicos e funcionais da cirurgia melhoraram dramaticamente, e o foco começou a mudar para o diagnóstico e cirurgia precoces destas lesões, com preservação muito melhorada da função neural (House, 1961/1964).

Com o advento da ressonância magnética (RM) isto se tornou uma realidade, uma vez que NAs tão pequenos quanto 2 mm enquanto ainda no canal auditivo interno puderam ser diagnosticados (Valvassori e Palácios, 2000). Isto, juntamente com um conhecimento grandemente aumentado na comunidade médica, resultou em tumores menores sendo diagnosticados em pacientes de todas as idades nos últimos anos. A observação de muitos profissionais de que alguns desses tumores não cresceriam absolutamente no tempo de vida dos pacientes, ou de que este crescimento poderia concebivelmente ser tão lento que as probabilidades de acarretarem ao paciente quaisquer desvantagens sintomáticas durante sua vida seriam muito baixas, sugeriu muitos a recomendarem uma conduta conservadora como modalidade principal de tratamento destes tumores (Fucci et al., 1997; Tschudi, Linder, Fisch, 2000). Esta questão tornou-se ainda mais complicada com a introdução da Radioterapia Estereotática (Radiocirurgia) como uma possível alternativa às outras duas opções, a saber, cirurgia e observação (Leksell, 1971). Esta forma de tratamento dos NAs está rapidamente ganhando popularidade como uma primeira escolha no tratamento dos NAs, mesmo apesar de a evidência da sua superioridade sobre as outras opções não ser de modo algum conclusiva e freqüentemente ser duvidosa.

Nós, no Grupo Otológico, acreditamos na individualização do tratamento dos NAs para cada paciente e suas necessidades exclusivas (Sanna, 1998). Na nossa opinião, o tratamento desses tumores deve ser limitado aos centros especializados que possuem a necessária perícia e experiência em lidar com eles. Além disso, a equipe que trata desses tumores deve ter a capacidade de oferecer todas essas opções de tratamento ao paciente, com o requisito adicional de possuir a necessária competência nas diferentes vias de acesso cirúrgicas a fim de otimizar os benefícios do tratamento dessas lesões.

Neste capítulo apresentamos uma breve descrição de cada opção de tratamento e uma descrição ampla do nosso

Quadro 122-1	Detalhes de 707 pacientes com NA operados de 1987 a 2001. (VATLA: via de acesso translabiríntica alargada; VAFM: via de acesso à fossa média; VARS: via de acesso retrossigmóidea)
Idade	Média: 49,3 anos
	Variação: 13-80 anos
Sexo	Masculino: 338 (47,9%)
	Feminino: 365 (52,1%)
Via de acesso	VATLA: 600 (84,9%)
	VAFM: 54 (7,6%)
	VARS: 38 (5,4%)
	Outras: 15 (2,1%)
Procedimento	Primário: 684 (96,7%)
	Revisão: 23 (3,3%)
Remoção do tumor	Total: 667 (94,3%)
	Parcial planejada: 33 (4,7%)
	Parcial não planejada: 5 (0,7%)
	Por tempos: 2 (0,3%)
Tamanho do tumor	Intracanalicular: 80
	< 1 cm: 83
	1,1-1,9 cm: 207
	2,0-2,9 cm: 162
	3,0-3,9 cm: 130
	> 4 cm: 45

Quadro 122-2 Grandes complicações	
Vazamento de LCE	20 (2,8%)
	Necessitando operação: 15 (2,1%)
	Tratados conservadoramente: 5 (0,7%)
Hematoma do ângulo cerebelopontino	4 (0,6%)
Hematoma subdural	3 (0,4%)
Hemorragia subaracnóidea	1 (0,14%)
Hematoma do tronco cerebral	1 (0,14%)
Coleção subcutânea de LCE	1 (0,14%)
Trombose do seio lateral	1 (0,14%)
Morte	1 (0,14%)
Edema cerebelar	2 (0,28%)
Meningite (após 5 anos)	1 (0,14%)
Hemiplegia	1 (0,14%)
Paralisia craniana inferior (vago)	1 (0,14%)

Quadro 122-3 Pequenas complicações	
Hematoma abdominal subcutâneo	23 (3,2%)
Distúrbio cerebelar transitório	10 (1,4%)
Paralisia do 6º nervo	12 (1,6%)
	Transitória: 10 (1,4%)
	Definitiva: 2 (0,25%)
Afasia transitória	1 (0,14%)
Neuralgia do trigêmeo	2 (0,25%)
Infecção subcutânea	1 (0,14%)

protocolo de tratamento tal como ele se desenvolveu ao longo das últimas 3 décadas de tratamento de NA.

OBSERVAÇÃO

A constatação de que uma proporção importante dos tumores nunca crescerá ou crescerá tão lentamente a ponto de nunca se tornar sintomática, em alguns indivíduos, instigou vários pesquisadores a avaliarem e proporem Observação ou "Aguardar o estudo por imagem" como a principal modalidade de tratamento (Fucci et al., 1997; Tschudi, Linde, Fisch, 2000). Com tumores menores sendo cada vez mais diagnosticados em indivíduos de todas as idades, esta opção certamente tem seus méritos. Entretanto, os melhores resultados de qualquer intervenção, microcirúrgica ou radiocirúrgica, são obtidos com os menores tumores. Foi demonstrado conclusivamente que a incidência de complicações aumenta com o tamanho do tumor (Quadro 122-4). Além disso, a tendência do tumor a causar deterioração adicional da audição apesar de não exibir nenhum crescimento demonstrou resultar em muitos de estes pacientes perderem sua elegibilidade para cirurgia de preservação da audição (Charabi, Thomsen, Mantoni et al., 1995; Walsh, Bath, Bance et al., 2000). Finalmente, o potencial de ocorrência de morte decorrente de hérnia do tronco cerebral induzida pelo tumor foi descrito como máximo nos pacientes que optam por Observação como tratamento principal. Outro fator limitador, particularmente em pacientes mais jovens, é a exeqüibilidade de um acompanhamento longo e regular (Shin Y.J., Fraysse B., Cognard et al., 2000). Até que preditores objetivos e constantes do crescimento possam ser descobertos ou desenvolvidos, nós acreditamos que esta opção é adequada somente para certas situações especiais, descritas adiante.

Quadro 122-4	Distribuição das dimensões dos tumores com complicações
Intracanalicular	5/80 (6,2%)
0,1–0,9 cm	8/83 (9,6%)
1–1,9 cm	16/207 (7,7%)
2–2,9 cm	11/162 (6,8%)
3–3,9 cm	29/130 (22,3%)
> 4 cm	9/45 (20%)

RADIOCIRURGIA

Com o advento da Radiocirurgia com Bisturi Gama (Radioterapia Estereotática) emergiu uma opção teoricamente viável e atraente. As vantagens percebidas de internação mais curta, resultado funcional neurológico melhor ou equivalente e controle do tumor são óbvias. Entretanto, o controle do tumor a longo prazo não foi definitivamente estabelecido, em virtude da introdução relativamente recente dos modernos métodos da Radiocirurgia (Sekhar, Gormley, Wright, 1996). Em uma metanálise que comparou radiocirurgia e microcirurgia, a taxa global de morbidade e complicação importante foi constatada mais alta com a radiocirurgia (Kaylie, Horgan, Delashaw, et al., 2000). O controle do tumor a longo prazo também foi descrito como inferior ao da microcirurgia (Sekhar, Gormley, Wright, 1996). Outro fator a ser considerado é a extrema dificuldade da cirurgia nos casos de falha da Radiocirurgia, quando a morbidade de nervo facial e outras complicações são significativamente mais altas (Schulder, Sreepada, Kwartler et al., 1999; Sekhar, Gormley, Wright, 1996; Slattery, Brackmann, 1995). Também somos da opinião de que, desde que o objetivo da Radiocirurgia seja o controle do tumor e não a remoção, temos primeiro que documentar o crescimento em tumor particular, antes de recomendar Radiocirurgia. Infelizmente, não possuímos dados suficientes no momento presente para avaliar o controle real obtido do tumor, isto é, nos tumores que exibiram crescimento em RM seriada e subseqüentemente foram submetidos à Radiocirurgia. Há o aspecto adicional de relatos que apareceram na literatura, sobre malignidade induzida pela radiação em pacientes tratados com o Bisturi Gama, que nos tornou um pouco parcimoniosos em advogar esta forma de tratamento como modalidade primária, especialmente em pacientes mais jovens (Thomsen, Mirz, Wetke et al., 2000). Reservamos a Radiocirurgia para tumores em crescimento em pacientes que são considerados inadequados para cirurgia ou não a querem fazer.

MICROCIRURGIA

Consideramos a microcirurgia como a opção primária de tratamento para a maioria dos NAs esporádicos unilaterais. O refinamento constante das principais vias de acesso cirúrgicas, especialmente a Via de Acesso Translabiríntica, juntamente com avanços tecnológicos na forma da monitoração intra-operatória dos nervos cranianos na última década, culminaram em trazer a mortalidade e morbidade para baixo, a um mínimo. Isto foi demonstrado pelos nossos próprios resultados ao longo da última década (Quadros 122-1 a 122-3). Em 707 NAs operados nos últimos 14 anos, a incidência de morbidade importante foi reduzida a um mínimo, enquanto a remoção total do tumor foi obtida em 99,2% dos casos nos quais ela tinha sido planejada. Esses resultados são refletidos em todas as grandes séries de outros centros publicadas nos últimos anos. A principal causa de morbidade da remoção do NA, liquorréia (vazamentos de LCE), foi reduzida a quase zero nos últimos anos (Falconi, Mulder, Taibah et al., 1999). Houve apenas dois (0,3%) casos de vazamento de LCE nos últimos 578 pacientes operados pela Via de Acesso Translabiríntica Alargada no nosso centro (dados não publicados). A preservação do nervo facial foi obtida em 94% dos casos, resultados que espelham taxas semelhantes descritas na literatura na última década. As três vias de acesso principais usadas são a Via de Acesso Translabiríntica Alargada (VATLA), a Via de Acesso pela Fossa Média (VAFM) e a Via de Acesso Retossigmóidea (VARS). A VAFM e a VARS são as duas vias de acesso de preservação da audição empregadas quando audição útil está presente pré-operatoriamente com um tumor menor do que 1,5 cm no ângulo cerebelopontino. As taxas de preservação da audição aproximam-se de 50% na maioria dos centros especializados envolvidos em cirurgia de NA (Samii, Mathies, 1997). Entretanto, a probabilidade de preservação bem sucedida da audição é extremamente baixa com tumores maiores que 1,5 cm, e a maioria desses tumores é removida usando-se a VATLA. Nós enfatizamos que o objetivo da cirurgia é tornar o paciente "livre de tumor", em oposição a controle do tumor. As outras opções forçam o paciente a coexistir com um tumor biologicamente inalterado ou alterado, enquanto a cirurgia permanece como única opção que visa à remoção total da doença. As taxas de recorrência próximas de zero, especialmente após VATLA, reforçam ainda mais o *status* da microcirurgia como opção primária para a maioria dos pacientes com NA (Shelton, 1995).

PROTOCOLO DE TRATAMENTO SEGUIDO NO GRUPO OTOLÓGICO (FIG. 122-1)

Há vários fatores, relacionados ao paciente ou ao cirurgião, que têm que ser considerados ao formular um plano de tratamento para cada paciente. O tamanho e extensão do tumor, audição pré-operatória na orelha comprometida e na outra, idade e condição geral do paciente, experiência e predisposição pessoal do cirurgião têm que ser harmonizados com as expectativas individuais do paciente. Cada plano de tratamento deve ser adaptado ao paciente e não vice-versa. O paciente deve ser completamente informado acerca de cada uma das três opções disponíveis, e tomada uma decisão após discutir os variados objetivos de tratamento e possíveis resultados destas opções.

A primeira questão a ser considerada é se operar ou não. Na nossa refletida opinião depois da aquisição de uma experiência de ~25 anos de tratamento de NAs e tendo efetuado procedimentos cirúrgicos em mais de 1.000 destes tumores, a remoção cirúrgica é o tratamento de escolha para a maioria dos NAs unilaterais. Tratamento não cirúrgico é uma opção usada em certas situações especiais, as quais são as seguintes:

Neuromas pequenos

Em pacientes acima de 65 anos de idade, sem queixa de tontura e que têm NA que mede menos de 0,5 cm no ângulo cerebelopontino (ACP), efetua-se observação periódica usando RMs seriadas 2 vezes no primeiro ano e a seguir anualmente. Nas velocidades de crescimento anual dos NAs foram constatadas variá-

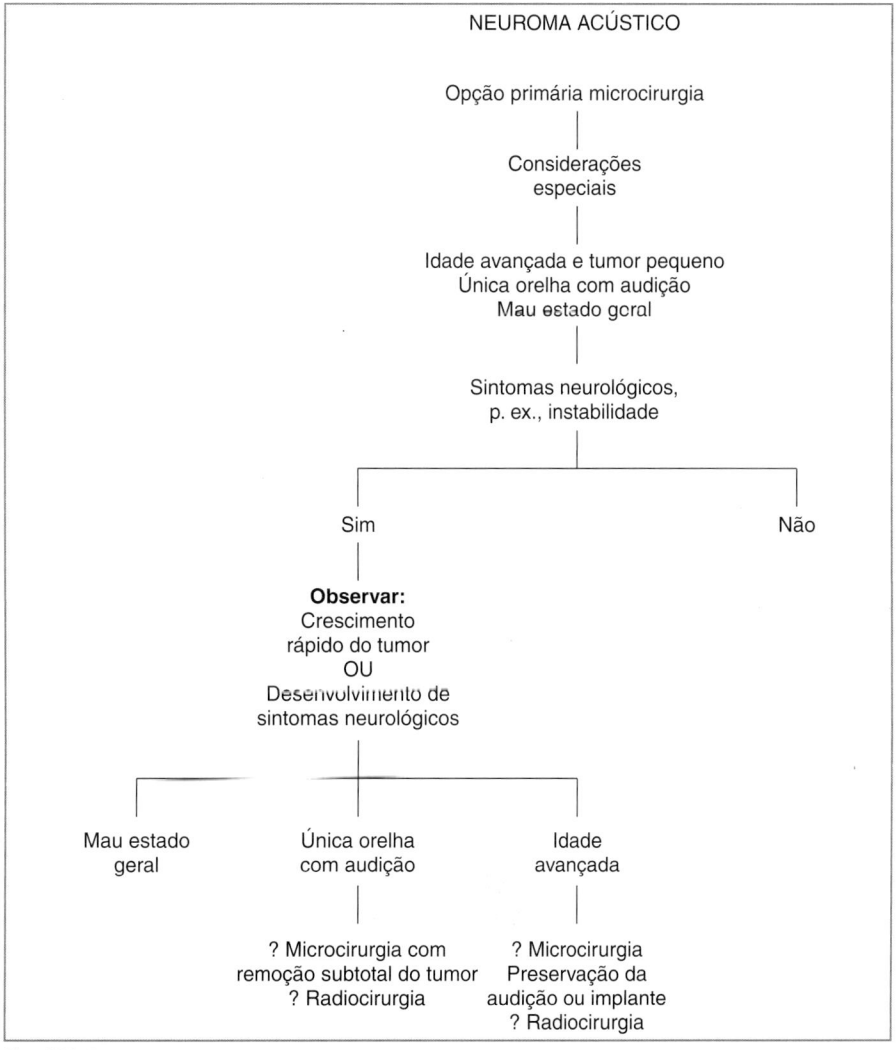

Fig. 122-1

Algoritmo de tratamento do neuroma acústico.

veis, desde nenhum crescimento observável até 2 cm. A mudança para tratamento cirúrgico é feita com base nessas imagens demonstrando crescimento rápido ou se o paciente desenvolver sintomas como tontura que comprometem em grau importante a qualidade de vida.

NA na única orelha com audição

"Aguardar o estudo por imagem" ou Observação é a opção preferida nestes pacientes, com uma RM contrastada com gadolínio, Audiometria de Tons Puros (ATP), Escore de Discriminação da Fala (EDF) e Audiometria de Resposta Auditiva do Tronco Cerebral (ARATC) efetuadas a cada 6 meses. Isto é necessário em virtude da observada suscetibilidade da audição a deteriorar-se durante este período (Charabi, Thomsen, Mantoni et al., 1995; Tschudi, Linder, Fisch, 2000). Se isto acontecer ou o crescimento do tumor for constatado rápido, então é imperativo informar o paciente da possibilidade de perda da audição e incentivá-lo a aprender meios alternativos de comunicação que facilitem o processo de reabilitação no caso dessa ocorrência. Nesta situação nós consideramos ativamente a Radiocirurgia Estereotática como uma alternativa viável. Os prós e contras são discutidos com o paciente, particularmente à luz das várias complicações da Radiocirurgia. Estas foram descritas como sendo perda auditiva, neuropatias faciais e trigeminais, hidrocefalia e o pequeno embora importante risco de malignidades induzidas pela radiação. A possibilidade de crescimento continuado do tumor apesar da Radioterapia, importante ainda que pequena, é explicada, e o paciente é informado sobre o risco aumentado da cirurgia subseqüentemente a essa eventualidade.

Acreditamos que os tumores grandes (3 cm) com ou sem iminência de complicações neurológicas justificam cirurgia. A reabilitação pós-operatória da audição pode ser realizada usando-se um implante coclear na orelha contralateral, se possível. Alternativamente, uma via de acesso retossigmóidea com uma remoção subtotal pode ser realizada, em uma tentativa de preservar a audição. Isto é feito com o uso concomitante da monitoração intra-operatória simultânea da ARATC e do Potencial de Ação do Nervo Coclear (PANC). Se a audição for comprometida durante o procedimento, conforme indicado pela monitoração intra-operatória, uma remoção total do tumor é realizada, com tentativa de preservação do nervo coclear, o que permitiria que a reabilitação auditiva fosse realizada com implante coclear. Nos casos em que os objetivos de remoção total do tumor e preservação do nervo coclear são constatados mutuamente incompatíveis, nós preferimos, via de regra, ir adiante com a remoção total, e tentar reabilitar o paciente usando o Implante Auditivo de Tronco Cerebral. Enfatizamos que a decisão final deve ser tomada depois de discutir cuidadosamente todas as opções e os possíveis resultados de cada opção com o paciente.

NA em pacientes em mau estado geral

Nos casos de tumores pequenos nestes pacientes nós muitas vezes preferimos simplesmente observar o tumor usando RM seriada, e o paciente quanto ao desenvolvimento de sintomas neurológicos, como tontura, antes de aconselhar qualquer intervenção. Isto é feito se houver crescimento discernível do tumor ou o aparecimento de qualquer sintoma. Quando há um tumor grande nesse paciente e nenhum sintoma exceto deterioração da audição, achamos que "aguardar e acompanhamento por estudo de imagem" é muitas vezes a conduta mais adequada. Se o paciente desenvolver sintomas como tontura ou hidrocefalia, temos costumado explorar a opção de uma remoção subtotal para descomprimir o cérebro circundante empregando uma anestesia geral curta e a Via de Acesso Translabiríntica. No caso de o paciente ser declarado inapto mesmo para um procedimento curto, é aconselhada Radiocirurgia como a única opção disponível.

NAs bilaterais – neurofibromatose tipo 2

Neurofibromatose Tipo 2 é uma doença autossômica dominante que ocorre com uma prevalência de 1 em 200.000 e é caracterizada por tumores benignos do sistema nervoso além de anormalidades oculares e cutâneas (Zubay, Porter, Spetzler, 2001). NAs bilaterais são uma marca característica desta doença. Ao planejar a estratégia de tratamento para esta situação, os fatores em consideração são os mesmos que no NA esporádico, mas estão presentes em ambas as orelhas, com uma alta probabilidade de surdez total após o tratamento. Existe o aspecto adicional da ocorrência de outros tumores do sistema nervoso central e periférico a ser mantido em mente enquanto elaborando uma decisão a respeito da modalidade de tratamento. A consideração principal é a prevenção do aparecimento de qualquer seqüela ameaçadora à vida. A preocupação seguinte é a preservação de audição adequada em pelo menos uma das orelhas. Entretanto, a preservação da audição nesta classe de pacientes não tem sido simples, com sua tendência a infiltrar em vez de simplesmente comprimir os nervos vizinhos (Linthicum Jr., Brackmann, 1980). Alguns pesquisadores mostraram que a preservação da audição melhora com a detecção e tratamento cirúrgico precoces destes tumores, e essa tem sido também nossa experiência (Brackmann, Fayad, Slattery et al., 2001).

Tumores bilaterais com surdez bilateral pré-operatória

Preferimos a remoção total do tumor usando a via de acesso translabiríntica alargada, com o tumor maior sendo operado inicialmente, seguido pela remoção do segundo tumor em data subseqüente.

Tumores bilaterais com surdez unilateral

O lado surdo é operado, esforçando-se por uma remoção total. O tumor no outro lado é mantido sob observação com RM seriada, ATP, EDF e RATC. Microcirurgia ou Radiocirurgia pode ser usada se quaisquer desses parâmetros demonstrarem crescimento do tumor ou deterioração da audição. O paciente é informado sobre a necessidade de intervir e as opções disponíveis, com os possíveis resultados. A situação é muito semelhante à discutida anteriormente com um NA unilateral na única orelha com audição. Nossa preferência atual é operar com uma tentativa de preservação da audição, que poderia necessitar a execução de uma remoção parcial ou subtotal do tumor. Se a monitoração intra-operatória indicar perda da audição, o plano do procedimento é mudado para a obtenção de uma remoção total do tumor com subseqüente reabilitação, com um Implante Coclear se o nervo coclear estiver intacto ou um Implante Auditivo de Tronco Cerebral no caso contrário.

Tumores bilaterais com audição útil bilateral pré-operatória

Esses casos são os mais difíceis de manejar. Nós preferimos remover o tumor maior através de uma via de acesso retossigmóidea para preservar audição. A escolha da via de acesso ao outro tumor depende do resultado de preservação da audição no primeiro tumor. O tratamento desses desafortunados pacientes pode ser muito exigente e muitas vezes frustrante, uma vez que muitos casos terminam inevitavelmente com surdez total bilateral. O aparecimento do Implante de Tronco Cerebral promete a reabilitação bem sucedida desses indivíduos, a qual pode simplificar grandemente o planejamento do tratamento desses tumores neste grupo de pacientes (Otto, Brackmann, Hitselberger et al., 2002) (Fig. 122-1).

Caso 1

A paciente BC, com 70 anos presentemente, foi diagnosticada e operada de um paraganglioma jugular esquerdo em 03/03/86. Um NA medindo 1 cm no ângulo cerebelopontino foi diagnosticado no lado direito no ano seguinte. Todas as opções foram discutidas com ela, à luz da perda auditiva, e ela decidiu optar pela observação. Permaneceu sob acompanhamento anual durante 8 anos, quando foi detectada uma recorrência do paraganglioma. Ela foi operada com sucesso deste tumor por outro procedimento no mesmo ano. Como resultado da lesão e estes procedimentos cirúrgicos, foi deixada com uma perda auditiva profunda na orelha esquerda. Seu NA esteve sob acompanhamento anual durante os últimos 15 anos e não houve evidência de crescimento. Entretanto sua audição deteriorou-se lentamente, a ponto de que mesmo com seu tumor pequeno ela não é candidata à cirurgia de preservação da audição. Como não há crescimento evidente, e à parte o prejuízo auditivo, nenhum prejuízo neurológico, a micro ou a radiocirurgia foi restringida até agora, por causa do risco de ocorrência de perda auditiva total após qualquer intervenção (Fig. 122-2A e B).

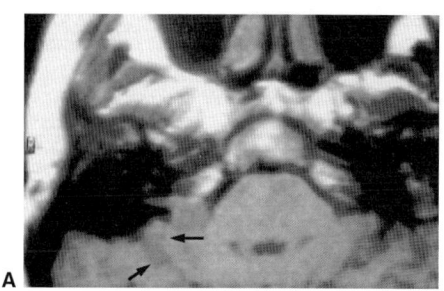

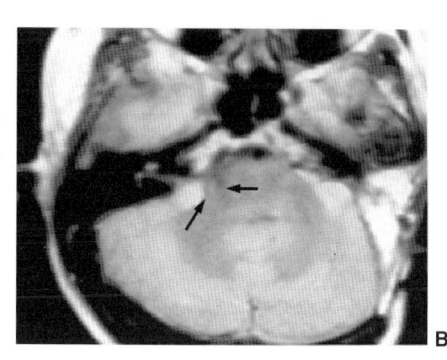

Fig. 122-2

(A) Caso 1: NA direito (setas) medindo 1 cm em 1989. (B) NA direito (setas) em 1999. Observar a ausência de crescimento em 10 anos.

Caso 2

A paciente TR tinha sido operada de um NA em 1996, usando-se uma via de acesso retossigmóidea, com excisão parcial do tumor, em outro centro. Ela se submeteu a outro procedimento usando a mesma via de acesso em ainda outro centro no ano seguinte. Quando veio pela primeira vez ao nosso centro, em 1998, tinha tumor residual, paralisia facial e surdez total na orelha operada. Não queria cirurgia adicional, e em vista do seu desejo e seu estado do nervo facial (HB Grau III) nós decidimos simplesmente observar o tumor, com auxílio de RMs seriadas. Entretanto, o tumor demonstrou crescimento mensurável que exigia intervenção. Uma via de acesso translabiríntica com uma excisão total do tumor foi efetuada em fevereiro de 2000. Seu estado facial permaneceu o mesmo que antes, isto é, HB Grau III (Fig. 122-3A e B).

Em conclusão, gostaríamos de confirmar o lugar da Microcirurgia como o tratamento de escolha para os NAs, as outras opções consistindo em Observação e Radiocirurgia, empregadas em certas situações especiais. Além disso, reiteramos que o tratamento dos NAs deve ser realizado por centros especializados que possuam pessoal devotado e a necessária perícia e experiência para tratar efetivamente essas lesões.

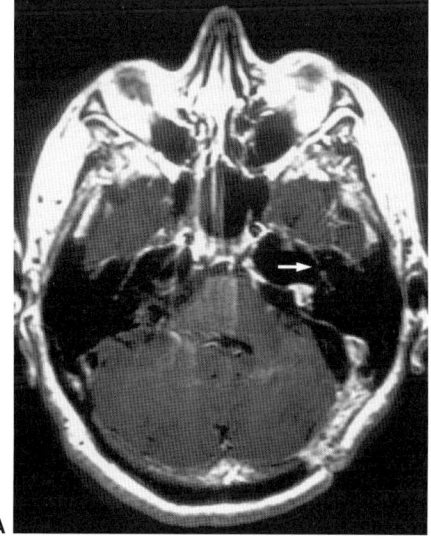

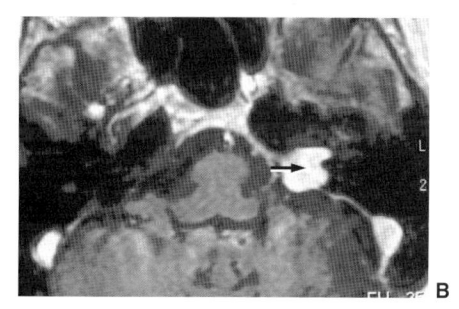

Fig. 122-3

(A) Caso 2: NA residual esquerdo (seta) em 1998. (B) NA residual esquerdo (seta) em 2000. Observar o aumento de tamanho em apenas 2 anos.

REFERÊNCIAS BIBLIOGRÁFICAS

Brackmann DE, Fayad JN, Slattery WH, et al. Early proactive management of vestibular schwannomas in neurofibromatosis type 2. *Neurosurg* 2001;49(2):274-80.

Charabi S, Thomsen J, Mantoni M, et al. Acoustic neuroma (vestibular schwannoma): growth and surgical and non surgical conseqüences of the 'wait and see' policy. *Otolaryngol Head Neck Surg* 1995;113:5-14.

Cushing H. *Tumours of the Nervous Acusticus and the Syndrome of Cerebellopontine Angle*. Philadelphia. WB Saunders Co., 1917.

Dandy WE. An operation for the total removal of cerbellopontine angle (acoustic) tumours. *Surg Gyneacol Obstet 1925;*151:129-148.

Falcioni M, Mulder JJ, Taibah A, et al. No cerebrospinal fluid leaks in translabyrinthine vestibular schwannoma removal: reappraisal of 200 consecutive patients. *Am J Otol* 1999;20:660-6.

Fucci MJ, Buchman CA, Brackmann DE, et al. Acoustic tumor growth: implications for treatment choices. *Am J Otol* 1997;18:236-42.

House WF. Foreword– the neurotology saga: a personal perspective. In: Jackler RK, Brackmann DE, (eds.) *Neurotology*. St Louis: Mosby, 1994; 21-25.

House WF. Surgical exposure of the internal auditory canal and its contents through the middle cranial fossa. *Laryngoscope* 1961;71:1363-85.

House WF. Transtemporal bone microsurgical removal of acoustic neurinomas. *Arch Otolaryngol* 1964;80:599-756.

Kaylie DM, Horgan MJ, Delashaw JB, et al. A meta - analysis comparing outcomes of microsurgery and radiosurgery. *Larygoscope* 2000;110:1850-6.

Leksell L. A note on the treatment of acoustic tumours. *Acta Chir Scand* 1971;137:763-5.

Linthicum FH Jr, Brackmann DE. Bilateral acoustic tumors. a diagnostic and surgical challenge. *Arch Otolaryngol* 1980;106:729-33.

Otto SR, Brackmann DE, Hitselberger WE, et al. Multichannel auditory brainstem implant: update on performance in 61 patients. *J Neurosurg* 2002;96(6):1063-71.

Samii M, Mathies C. Management of 1000 Vestibular Schwannomas (acoustic neuromas): hearing function in 1000 tumor resections. *Neurosurg* 1997;40(2):248-62.

Sanna M. Decision-making in acoustic neuroma surgery. In: Sanna M, Saleh E, Panizza B, Russo A, Taibah A, (eds.) Atlas of Acoustic Neurinoma Microsurgery. Stuttgart: Thieme.1998. 35-38p.

Schulder M, Sreepada GS, Kwartler JA, et al. Microsurgical removal of a vestibular schwannoma after stereotactic radiosurgery: surgical and pathologic findings. *Am J Otol* 1999;20(3):364-8.

Sekhar LN, Gormley WB, Wright DC. The best treatment for vestibular schwannoma (acoustic neuroma): microsurgery or radiosurgery?. *Am J Otol* 1996;17(4):676-89.

Shelton C. Unilateral acoustic tumors: how often do they recur after translabyrinthine removal?. *Laryngoscope* 1995;105(9 Pt 1):958-66.

Shin YJ, Fraysse B, Cognard C, et al. Effectiveness of conservative management of acoustic neuromas. *Am J Otol* 2000;21(6):857-62.

Slattery WH, Brackmann DE. Results of surgery following stereotactic irradiation for acoustic neuromas. *Am J Otol* 1995;16(3):315-21.

Thomsen J, Mirz F, Wetke R, et al. Intracranial sarcoma in a patient with neurofibromatosis type 2 treated with gamma knife radiosurgery for vestibular schwannoma. *Am J Otol* 2000;21(3):364-70.

Tschudi DC, Linder TE, Fisch U. Conservative management of unilateral acoustic neuromas. *Am J Otol* 2000;21:722-8.

Valvassori GE, Palacios E. Magnetic resonance imaging of the internal auditory canal. *Top Magn Reson Imaging* 2000;11(1):52-65.

Walsh RM, Bath AP, Bance ML, et al. Conseqüences to hearing during the conservative management of vestibular schwannomas. *Laryngoscope* 2000;110(2 Pt 1):250-5.

Zubay G, Porter RW, Spetzler RF. Neurofibromatosis. *Operative Tech Neurosurg* 2001;4(1):43-6.

Conservação da Audição em Cirurgia de Neuroma Acústico

Antonio De la Cruz ▪ Marlan R. Hansen

INTRODUÇÃO

Os neuromas acústicos são tumores benignos de crescimento lento que se originam do 8º nervo craniano. Neuroma acústico é denominação errada, uma vez que esses tumores são na realidade schwannomas que quase sempre se originam da porção vestibular do 8º nervo craniano dentro do canal auditivo interno (CAI). Com o crescimento, o tumor estende-se para o ângulo cerebelopontino da fossa posterior do crânio. Historicamente, os neuromas acústicos raramente eram diagnosticados até que os tumores estivessem regularmente grandes e os pacientes tivessem perdido a maior parte da sua audição. Com o advento da audiometria de resposta auditiva do tronco cerebral (RATC) para diagnosticar os neuromas acústicos e, mais recentemente, da imagem de ressonância magnética (RM), muitos pacientes agora estão sendo diagnosticados com tumores pequenos e com audição aproveitável ou mesmo normal. Esses pacientes são candidatos potenciais ao tratamento dos seus tumores ao mesmo tempo preservando a audição. Craniotomia da fossa média e craniotomia retrossigmóidea/suboccipital são as duas vias de acesso para remoção dos neuromas acústicos que permitem possível preservação da audição. Este capítulo revê a avaliação pré-operatória, as indicações e as vias de acesso cirúrgicas para preservação da audição no tratamento cirúrgico dos neuromas acústicos.

AVALIAÇÃO PRÉ-OPERATÓRIA

Hoje em dia quase todos os neuromas acústicos são diagnosticados por RM contrastada com gadolínio. A maioria dos neuromas acústicos tem uma aparência típica na RM e é diagnosticada com facilidade. Outros tumores menos comuns que podem simular um neuroma acústico na RM incluem meningioma, lipoma ou neuroma do nervo facial. Este último envolve muitas vezes expansão do segmento labiríntico ou do segmento timpânico do nervo facial, ajudando a distinguir estes tumores de neuromas acústicos. Ocasionalmente, um paciente assintomático pode demonstrar ter aumento do CAI na RM sem um efeito de massa verdadeiro. Se não houver outros achados que sugiram um tumor, como perda auditiva, RATC anormal ou resposta calórica reduzida, é melhor acompanhar estes pacientes com RMs seriadas a cada 4 meses. Excisão cirúrgica está indicada se a RM de acompanhamento mostrar aumento da lesão e se a testagem de acompanhamento corroborar um neuroma acústico.

AUDIOMETRIA

Todos os pacientes recebem avaliação audiométrica completa incluindo limiares de tons puros de condução aérea e óssea e escores de discriminação da fala. Embora não haja critérios audiométricos estritos para definir audição aproveitável, há dois critérios que são usados tipicamente para determinar a elegibilidade para preservação da audição:

1. Média de tons puros (MTP) em quatro freqüências (0,5, 1, 2 e 3 kHz) melhor do que 50 dB e um escore de discriminação da fala (EDF) de pelo menos 50% (regra 50/50).
2. Uma MTP 30 dB e um EDF 70%. Além de RM e audiometria, que são necessárias na avaliação pré-operatória de qualquer paciente com um neuroma acústico que possa ser considerado candidato à cirurgia de preservação da audição, há outros exames que podem ajudar a predizer as probabilidades de conservação bem-sucedida da audição e assim ajudam no aconselhamento aos pacientes e na seleção de candidatos apropriados.

AUDIOMETRIA DE RESPOSTA AUDITIVA DO TRONCO CEREBRAL

A resposta auditiva do tronco cerebral (RATC) é útil toda vez que for contemplada a excisão cirúrgica de um neuroma acústico com tentativa de conservação da audição. Uma RATC normal ou a preservação de uma morfologia normal do traçado com latências ligeiramente prolongadas foi correlacionada com preservação da audição em cirurgia de neuroma acústico, enquanto os pacientes com má RATC são mais tendentes a perder sua audição após a ressecção (Shelton, 1992). RATC pré-operatória também confirma que a RATC é de qualidade suficiente para monitoração intra-operatória.

ELETRONISTAGMOGRAFIA (ENG)

Os tumores que se originam do nervo vestibular superior comprometem o suprimento sangüíneo do nervo coclear menos freqüentemente do que aqueles que se originam do nervo vestibular inferior. Uma resposta calórica reduzida ou ausente na orelha afetada na eletronistagmografia (ENG) sugere que o tumor se origina do nervo vestibular superior e sugere probabilidades aumentadas de preservação da audição.

ELETRONEUROGRAFIA (ENOG)

Nós ocasionalmente fazemos eletroneurografia (ENoG) nos pacientes que vão se submeter à remoção cirúrgica de neuromas acústicos. A resposta no lado do tumor é comparada com aquela no lado oposto. Uma resposta reduzida no lado do tumor pode sugerir uma compressão maior do nervo facial e alertar o cirurgião e o paciente. Mais freqüentemente, no entanto, há pouca ou nenhuma diferença entre os dois lados.

Todos os pacientes submetendo-se à cirurgia de neuroma acústico necessitam avaliação clínica e exame físico abrangentes. Exames laboratoriais, radiografias de tórax e eletrocardiogramas são feitos conforme indicado.

SELEÇÃO DOS PACIENTES

As opções terapêuticas para pacientes com neuroma acústico incluem excisão cirúrgica, radioterapia estereotática e observação com RMs seriadas. As decisões de tratamento devem ser individualizadas com base no tamanho, localização e crescimento do tumor; a idade e condição clínica do paciente; e o estado da audição em ambas as orelhas. De acordo com a Conferência de Desenvolvimento de Consenso dos Institutos Nacionais de Saúde, o tratamento ideal do neuroma acústico é a remoção completa do tumor em um só tempo por uma equipe multidisciplinar com preservação da função neurológica. Os objetivos principais do tratamento cirúrgico são a remoção completa do tumor e preservação da função do nervo facial. A preservação da audição é secundária às primeiras duas prioridades.

Não há critérios estritos para selecionar os pacientes para cirurgia de preservação da audição. Em geral os pacientes considerados para cirurgia de preservação da audição devem ter uma MTP de 50 dB e um EDF 50%. O tamanho e localização do tumor influenciam grandemente as probabilidades de conservação da audição. As probabilidades de salvar a audição uma vez o tumor exceda 2 cm são pequenas, e a preservação da função do nervo facial, em vez da audição, deve ditar a conduta cirúrgica nos pacientes com esses tumores. Preservação da audição também é mais provável com tumores que apenas afetam a área medial do CAI, em comparação com aqueles que se estendem para o CAI lateral no *fundus*. Conforme discutido previamente, uma RATC favorável prediz melhores probabilidades de salvar a audição.

É difícil predizer a preservação da audição após microcirurgia ou radioterapia estereotática, e dois grupos de pacientes merecem consideração especial:

1. Pacientes com um neuroma acústico em apenas uma orelha com audição.
2. Pacientes com neurofibromatose tipo 2 e audição aproveitável em ambas as orelhas. Os pacientes no primeiro grupo são usualmente observados com RMs seriadas. Se a audição se deteriorar significativamente, a descompressão do tumor na fossa média pode retardar a perda da audição por vários anos ao aliviar a pressão sobre o nervo acústico e, provavelmente, ao melhorar o suprimento sangüíneo ao nervo e à cóclea. Uma vez a audição seja completamente perdida, o tumor pode ser removido por uma via de acesso translabiríntica. Esses pacientes podem ser candidatos a um implante coclear na orelha contralateral.

Os pacientes com NF-II têm neuromas acústicos bilaterais. Para os pacientes com tumores pequenos bilaterais e audição aproveitável em ambas as orelhas, está justificada a remoção tumoral total com tentativa de preservação da audição no lado com o maior prejuízo da audição ou tumor maior. Nesses pacientes qualquer audição preservada é potencialmente útil, e os critérios audiológicos são menos exigentes do que a regra 50/50. Se a audição for preservada, o tumor contralateral pode ser removido após 4 meses. Se a audição for perdida com o tratamento inicial, o tumor contralateral é observado e removido uma vez que a audição tenha se deteriorado. Implantes auditivos para o tronco cerebral e, ocasionalmente, implantes cocleares se o nervo auditivo estiver preservado e for responsivo à estimulação no promontório são úteis em pacientes que perderam a audição em ambas as orelhas.

VIAS DE ACESSO CIRÚRGICAS

Craniotomia da fossa média e craniotomia retossigmóidea/suboccipital são duas das vias de acesso cirúrgicas a considerar em cirurgia de neuroma acústico para preservação da audição. As vantagens e desvantagens de cada via de acesso são discutidas. Idealmente, a equipe cirúrgica dominará ambas as vias de acesso, de modo que a decisão repouse sobre os méritos da via de acesso dado o paciente específico e as características do tumor. Ambas as vias de acesso serão discutidas em detalhe.

CRANIOTOMIA DA FOSSA MÉDIA

A craniotomia da fossa média foi descrita pela primeira vez em 1982 por Hartley como via de acesso para o tratamento de neuralgia trigeminal, mas não foi popularizada como via de acesso para cirurgia de neuroma acústico até o trabalho do Dr. William House em 1961. Refinamento e modificação subseqüentes das técnicas fizeram da craniotomia da fossa média nossa via de acesso cirúrgica preferida para preservação da audição. Esta via de acesso é mais apropriada para tumores pequenos que se estendem menos de 1 cm para o ângulo cerebelopontino.

A grande vantagem da via de acesso à fossa média é que ela oferece exposição da extensão inteira do CAI, inclusive o *fundus*, evitando a necessidade de dissecção cega do tumor no CAI lateral. A craniotomia da fossa média oferece a mais alta taxa de preservação da audição e permite a identificação do nervo facial, quando ele sai do CAI. Isto permite ao cirurgião desenvolver um plano entre o nervo facial e o tumor em uma localização onde o nervo não está desviado por tumor. O afastamento do lobo temporal e o broqueamento e exposição do CAI são efetuados extraduralmente e há uma incidência muito baixa de cefaléia pós-operatória persistente. Vazamentos de líquido cerebroespinhal (LCE) também são raros com esta via de acesso.

A principal desvantagem da via de acesso na fossa média é que o cirurgião tem que trabalhar além do nervo facial para remover o tumor. Na nossa experiência há uma incidência levemente mais alta de paresia imediata transitória pós-operatória do nervo facial com a via de acesso na fossa média em comparação com tumores de tamanho semelhante removidos através de uma craniotomia translabiríntica. Felizmente, os resultados a longo prazo do nervo facial permanecem excelentes e comparáveis aos obtidos com a via de acesso translabiríntica. A segunda desvantagem da via de acesso à fossa média é que fornece exposição limitada da fossa posterior a não ser que o seio petroso superior seja secionado, restringindo o uso desta via de acesso aos casos com menos de 2 cm de extensão do tumor para dentro do ângulo cerebelopontino. Entretanto, a preservação da audição em tumor com extensão importante para a fossa posterior é improvável, e a escolha de que via de acesso usar não deve colocar em risco a função do nervo facial ou arriscar-se à recorrência tumoral, em troca da baixa probabilidade de preservação da audição. Por essas razões, nós muitas vezes recomendamos remoção translabiríntica destes tumores mesmo que o paciente tenha boa audição.

Técnica específica

Arrumação da sala operatória (SO) e posicionamento do paciente

O paciente é posicionado na posição supina com a cabeça virada para o lado. O paciente é apropriadamente acolchoado e fixado na mesa da SO com esparadrapo largo ou tiras de Velcro. A mesa é girada 180°, e o anestesiologista senta-se ao pé da mesa. Monitores de nervo facial e RATC são colocados. O microscópio operatório é posicionado ao lado da mesa, e o cirurgião senta-se à cabeceira da mesa. O paciente recebe uma única dose de antibióticos de amplo espectro intravenosamente. Decadron, furosemida e manitol são dados, e o paciente é hiperventilado antes da craniotomia para reduzir a pressão intradural quando o lobo temporal for elevado.

Incisão e tecidos moles

Uma incisão em forma de ponto de interrogação aberto é feita no couro cabeludo temporal. Esta começa inferiormente imediatamente anterior à raiz da hélice e estende-se pelo couro cabeludo temporal. A artéria e veia temporais superficiais são ligadas, e o retalho de pele é elevado anteriormente. Um retalho de músculo temporal com base ântero-inferior é a seguir levantado até o nível onde o músculo passa embaixo do arco zigomático. Cuidado é tomado para assegurar que o retalho muscular permaneça pediculado na artéria temporal profunda. Isto diminui a atrofia temporal pós-operatória e assegura que o músculo seja disponível para reconstrução da base do crânio se necessário mais tarde. Deixar um manguito de músculo e fáscia ao longo da inserção do músculo na porção escamosa do osso temporal facilita o fechamento.

Craniotomia temporal

Uma craniotomia temporal de 5,0 cm × 5,0 cm é criada com uma furadeira de alta velocidade e brocas de 5 mm. A craniotomia é centrada sobre a raiz zigomática, anterior ao CAI, e é feita rente ao assoalho da fossa média craniana. O retalho ósseo é elevado da dura com um elevador de periósteo de Adson e colocado em soro fisiológico até o término do procedimento. Ao criar a craniotomia e elevar o retalho ósseo, toma-se cuidado para não lesar a dura, a fim de evitar herniação do lobo temporal. Se a craniotomia não for rente ao assoalho da fossa média, o lábio inferior é levado para baixo até este nível com uma pinça saca-bocado ou brocas cortantes.

Elevação do lobo temporal e exposição do assoalho da fossa média

Elevação extradural do lobo temporal é efetuada para expor o assoalho da fossa média do crânio. A crista petrosa é identificada e seguida medialmente. Dissecção ao longo do assoalho da fossa média então prossegue de posterior a anterior. Elevação da dura é feita anteriormente até a artéria meníngea média ser identificada. Sangramento aqui não é incomum e pode ser controlado com tamponamento com Surgicel no forame espinhoso. À medida que a dissecção prossegue medialmente, a eminência arqueada e o nervo petroso superficial maior (NPSM) são identificados. O canal auditivo interno está situado na bissecção de um ângulo formado pelo nervo petroso superficial maior e a eminência arqueada. Em 5% dos casos o gânglio geniculado pode estar deiscente e ocasionalmente uma artéria carótida interna deiscente pode ser encontrada, salientando a importância de uma compreensão completa da anatomia nesta região. À medida que a crista petrosa é seguida medialmente, o seio petroso superior é elevado do seu semicanal. Isto aumenta a exposição final e assegura que o cirurgião não confunda a crista falsa com a crista petrosa verdadeira. O afastador de fossa média de House-Urban é posicionado ao longo das margens da craniotomia, e a lâmina do afastador é colocada ao longo da crista petrosa verdadeira diretamente posterior ao canal auditivo interno.

Dissecção do canal auditivo interno

Três métodos foram descritos para dissecção do canal auditivo interno pela fossa média. O Dr. William House seguia o NPSM até o gânglio geniculado. A porção labiríntica do nervo facial era então identificada e seguida até o canal auditivo interno. O Dr. Ugo Fisch descreveu a remoção do osso sobre a eminência arqueada criando a "linha azul" do canal semicircular superior. O canal auditivo interno é então identificado quando ele faz um ângulo de 60° com o extremo ampular do canal semicircular superior. Nós usamos o método de Garcia-Ibánez. O canal auditivo interno reside na bissecção do ângulo entre o NPSM e a eminência arqueada. Usando isto como marco anatômico, o broqueamento começa medialmente sobre *porus acusticus* na crista petrosa. Medialmente o CAI é exposto em 270° completos. O canal é seguido lateralmente. No *fundus*, a exposição do CAI estreita-se para 90°. Ela é limitada posteriormente pelo extremo ampular do canal superior e anteriormente pela cóclea. A porção labiríntica do nervo facial é identificada e completamente descomprimida para alojar o nervo mesmo com edema pós-operatório que possa ocorrer. A barra de Bill separa o nervo vestibular superior do nervo facial no *fundus* e ele fica completamente exposto.

Remoção do tumor

Antes da dissecção do tumor, o eletrodo de monitoração direta do 8º nervo é colocado extraduralmente no compartimento ântero-inferior do canal auditivo interno. Isto provê registro quase em tempo real da resposta do 8º nervo ou RATC de campo próximo. Durante a dissecção tumoral qualquer diminuição na resposta provoca a interrupção da dissecção do tumor e aplicação de papaverina sobre o 8º nervo desde que, na nossa experiência, vasoespasmo induzido pela dissecção tumoral freqüentemente é causa de perda de audição.

A dura do canal auditivo interno é aberta ao longo da área posterior e refletida para a frente. O plano entre o nervo facial e o nervo vestibular na barra de Bill é identificado e o nervo vestibular superior é seccionado tão lateralmente quanto possível. Isto possibilita a fácil identificação de um plano entre o tumor e o nervo facial. A remoção do tumor então prossegue em direção de medial a lateral. Isto ajuda a preservar os delicados ramos da artéria labiríntica e reduz o risco de avulsão das fibras do nervo coclear quando elas se dividem para entrar no modíolo. Medialmente, a artéria cerebral ântero-inferior é identificada e dissecada do tumor. Se necessário, é realizada diminuição intracapsular do volume do tumor. O tumor é a seguir microdissecado do canal auditivo interno enquanto se preserva o nervo facial, nervo coclear e suprimento sangüíneo labiríntico. Ambos os nervos vestibulares são removidos com o tumor. Isto reduz o risco de vestibulopatia pós-operatória e o potencial de suprimento trófico neuroderivado para quaisquer células tumorais despercebidas.

Fechamento

As células aéreas do ápice e tégmen petrosos são vedadas com cera de osso, e gordura colhida do abdome é usada para obliterar o defeito do canal auditivo interno. O afastador de House-Urban é removido e o lobo temporal deixado reexpandir-se. Um dreno de Penrose epidural que é removido após 24 horas é colocado ao longo da fossa média, e a dura sobre o lobo temporal é suspendida lateralmente com uma sutura de náilon trançado 4-0. O retalho ósseo é recolocado. Ele é mantido no lugar pela dura e não é fixado com fios ou miniplacas. A remoção das placas atrasaria a evacuação de um hematoma epidural pós-operatório, e nós não tivemos problemas com falta de união do retalho ósseo ou depressão cosmética em mais de 1.000 craniotomias de fossa média. O músculo temporal é suturado de volta no lugar, o couro cabeludo é fechado em duas camadas, e um curativo compressivo estéril é aplicado.

CRANIOTOMIA RETOSSIGMÓIDEA

A craniotomia retossigmóidea historicamente tem sido usada mais freqüentemente para remoção de neuromas acústicos do que as vias de acesso à fossa média ou translabiríntica e é freqüentemente a via de acesso mais familiar para os neurocirurgiões. A principal vantagem da via de acesso retossigmóidea sobre a via de acesso pela fossa média é que não há limitação do tamanho de tumor que pode ser removido. Além disso a via de acesso retossigmóidea oferece excelente exposição do pólo inferior do tumor e nervos cranianos inferiores.

Há diversas desvantagens da via de acesso retossigmóidea. O canal semicircular posterior e o *crus communis* (pilar comum) limitam a exposição do CAI por uma via de acesso retossigmóidea. Uma vez que a dissecção do tumor no CAI é feita às cegas, há um risco mais alto de deixar tumor para trás. De fato, o risco de recorrência de tumor é mais alto usando esta via de acesso do que a via translabiríntica. As taxas de preservação da audição são mais baixas que com a via de acesso pela fossa média, e a incidência de vazamento de LCE e cefaléia pós-operatória persistente é mais alta com a via de acesso retossigmóidea. As cefaléias pós-operatórias podem ser relacionadas com a perfuração intradural do CAI ou fixação de músculo à dura.

Em virtude da limitada exposição do CAI na via de acesso retossigmóidea, nós preferimos a via de acesso à fossa média nos casos de preservação da audição com tumores menores que 2 cm. A via de acesso retossigmóidea é mais adequada para os pacientes com boa audição e cujos tumores são maiores que 2 cm e têm extensão lateral limitada no CAI.

▪ Técnica específica

Arrumação da SO e posicionamento do paciente

A via de acesso retossigmóidea pode ser efetuada com o paciente na posição de "banco de parque" ou lateral a 3/4 ou com o paciente na posição supina padrão. Em qualquer dos casos, o paciente deve ser apropriadamente acolchoado e fixado à mesa com esparadrapo ou tiras de segurança de Velcro. A cabeça do paciente é firmada sobre um prendedor de cabeça fixado à armação da mesa (p. ex., Mayfield) que permite exposição ótima da região suboccipital. A mesa é posicionada, ficando o anestesiologista na extremidade podálica, e os monitores do nervo facial e RATC e os respectivos eletrodos são colocados.

Incisão e tecidos moles

Uma incisão curva paramediana é feita 3 ou 4 dedos atrás do sulco retroauricular. Retalhos de pele são levantados no plano subcutâneo por 2 cm e o músculo e o periósteo são incisados em degrau 1 cm anterior à incisão cutânea. Os músculos cervicais são destacados e um retalho de base anterior é elevado para a frente 1,5 cm anterior ao seio sigmóide, expondo a mastóide e sua extremidade, e um retalho de base posterior é elevado para o occipício. Isto expõe o local da craniotomia.

Craniotomia retossigmóidea

Uma janela óssea de 4 cm × 4 cm é feita na região suboccipital usando-se uma furadeira de alta velocidade com brocas de 4 mm ou um craniótomo. O seio sigmóide forma o limite anterior da janela, e o seio transverso forma a margem superior. Inferiormente, a dissecção óssea curva-se sob a base do crânio para permitir fácil acesso à cisterna magna. O retalho ósseo é posto de lado e usado para reconstrução ao término do procedimento. Isto ajuda a restaurar o contorno do crânio e limita cefaléias pós-operatórias. As células de ar da mastóide usualmente são abertas nesta via de acesso e necessitam obliteração com cera de osso e/ou gordura abdominal ao término do procedimento para evitar vazamento de LCE. A dura da fossa posterior é aberta começando 2-3 mm posteriormente à junção dos seios transverso e sigmóide, refletida posteriormente e mantida em posição com suturas de apoio.

Exposição do ângulo cerebelopontino

A exposição do ângulo cerebelopontino começa drenando-se o LCE da cisterna magna e cisterna do ângulo cerebelopontino. Aderências da aracnóide na cisterna são lisadas, o que descomprime a fossa posterior e permite ao cerebelo cair medial e posteriormente. Afastamento prematuro do cerebelo, antes da descompressão do LCE, faz correr o risco de edema maciço do cerebelo. O cerebelo é coberto por uma compressa protetora ou cotonóides e afastado póstero-medialmente. Isto expõe o ângulo cerebelopontino e o complexo do 7º e 8º nervos cranianos com o tumor salientando-se do *porus acusticus*. O nervo trigêmeo é visto superiormente e os nervos cranianos inferiores (IX, X e XI) inferiormente.

Perfuração do canal auditivo interno

Antes de broquear para abertura do canal auditivo interno, esponjas de gelatina absorvível são colocadas no ângulo cerebelopontino e cobertas com uma lâmina de borracha para impedir que se acumule pó no espaço subaracnóideo. Pó de osso no espaço subaracnóideo foi sugerido como causa de cefaléias pós-operatórias. A dura da face posterior da crista petrosa é incisada, e retalhos durais superior e inferior são elevados.

A remoção de osso sobre o conduto auditivo interno prossegue de uma direção medial para lateral usando uma broca de alta velocidade e aspiração-irrigação contínua. O osso é desgastado até a dura do CAI ser vista através de osso fino como casca de ovo. Goteiras no osso de 3-4 mm de diâmetro são então criadas acima e abaixo do CAI. O objetivo é proporcionar 180° a 270° de exposição da circunferência do CAI. Quando o objetivo for conservar a audição, apenas os 2/3 mediais do CAI podem ser expostos com segurança sem correr o risco de entrar no canal semicircular posterior ou vestíbulo com resultante perda de audição. Seguir a forma em "J" invertido do ducto endolinfático ajuda a evitar penetração para dentro do canal semicircular posterior. Uma "linha azul" do canal é vista muitas vezes antes de abrir para dentro dele. Uma vez as goteiras estejam completamente desenvolvidas, a casca de ovo de osso sobrejacente à dura é removida com o lado de uma broca de diamante. A dura do CAI é a seguir aberta, expondo a porção intracanalicular do tumor e as estruturas neurais do CAI.

Remoção do tumor

A dissecção do tumor começa com o componente intracanalicular. Um plano entre o nervo facial e o tumor é identificado e desenvolvido lateralmente. O tumor e ambos os nervos vestibulares são a seguir microdissecados do canal enquanto são preservados os nervos facial e coclear e o suprimento sangüíneo labiríntico. Pode ser necessário fazer a diminuição intracapsular do volume do tumor antes de dissecar a cápsula dos nervos facial e coclear.

A dissecção do componente do ângulo cerebelopontino prossegue em uma direção de medial para lateral. Com tumores maiores, a diminuição de volume intracapsular é feita primeiro. A cápsula é a seguir dissecada do tronco cerebral enquanto são preservadas todas as estruturas vasculares essenciais, e a zona de entrada das raízes dos nervos facial e 8º craniano é identificada. Uma vez as áreas proximal e distal dos nervos facial e coclear estejam identificadas, a dissecção final separa o tumor deles.

Fechamento

O defeito no canal auditivo interno é inspecionado e quaisquer células aéreas são meticulosamente vedadas com cera de osso. Um pequeno tampão de músculo ou, se colhida para obliteração da mastóide, gordura abdominal é usada para tamponar o defeito no CAI. As bordas durais são a seguir reaproximadas de um modo hermético à água com náilon trançado 4-0. As bordas da craniotomia são inspecionadas e quaisquer células aéreas abertas são vedadas com cera de osso. Se uma quantidade importante de células de ar da mastóide tiver sido aberta, é melhor vedá-las com um enxerto livre de gordura abdominal. O retalho ósseo é reposicionado e os tecidos moles são reconstruídos em camadas. Um curativo compressivo estéril é aplicado.

TRATAMENTO PÓS-OPERATÓRIO

Pós-operatoriamente, o paciente é monitorado em uma unidade de terapia intensiva durante 24 a 48 horas. Nos pacientes com craniotomia da fossa média o curativo compressivo é trocado e o dreno epidural é removido no 1º dia pós-operatório. Com qualquer das vias de acesso nós continuamos um curativo compressivo até o 4º dia pós-operatório.

Uma vez que os pacientes submetidos à cirurgia de preservação da audição têm tumores menores e mais função vestibular pré-operatória, em comparação com muitos pacientes com neuromas acústicos maiores, eles muitas vezes ficam muito tontos pós-operatoriamente. Uso apropriado de medicação antiemética e aspiração nasogástrica reduz o risco de vômito pós-operatório e pneumonia de aspiração. A maioria dos pacientes está fora da cama sentando-se em uma cadeira no 1º dia pós-operatório e começa a deambulação no dia seguinte. A deambulação precoce acelera a compensação vestibular e previne trombose venosa, e é incentivada.

Até 20% dos pacientes podem experimentar uma paresia facial retardada temporária. Para reduzir o edema pós-operatório do nervo facial, uma dose de esteróides diminuindo gradualmente é continuada por 7–10 dias. Nos pacientes com paresia facial pós-operatória, o emprego de uma câmara úmida ou opérculo ocular e o uso liberal de colírio evita ceratopatia de exposição.

Felizmente, liquorréias ocorrem raramente, com uma incidência de 1-5% após vias de acesso pela fossa média e de 5-15% após craniotomia retossigmóidea. Os pacientes são inquiridos diariamente a respeito de drenagem de líquido pelo nariz ou um gosto salgado no fundo da faringe, e um teste de reservatório é efetuado no dia 2 ou 3 pós-operatório em busca de um vazamento de LCE. O manejo inicial de um vazamento pós-operatório de LCE inclui um dreno lombar e elevação da cabeceira do leito. Reconhecimento e tratamento precoces dos vazamentos de LCE quase sempre são bem sucedidos. Apenas raramente é necessária reexploração do defeito com obliteração adicional por gordura para tratar um vazamento pós-operatório de LCE.

Os pacientes têm alta do hospital uma vez sejam capazes de andar com segurança e tomar conta de si mesmos sem dificuldade. Isto usualmente ocorre no 4º ou 5º dia após a cirurgia. Eles são vistos no consultório 1 semana depois da cirurgia para tirar pontos e assegurar que as feridas estejam se curando bem sem drenagem de LCE.

A maioria dos pacientes retorna às atividades diárias de rotina dentro de 1-2 semanas após a cirurgia mas observará fadiga precoce que persiste durante 1 a 3 meses após a cirurgia. O retorno ao emprego em tempo integral, portanto, requer 1-2 meses de convalescença.

Os pacientes submetidos à cirurgia com tentativa de preservação da audição estão em risco ligeiramente aumentado de recorrência do tumor em comparação com aqueles submetidos a uma via de acesso translabiríntica. Por essas razões, RMs pós-operatórias são feitas 1 e 5 anos depois da cirurgia para monitorar quanto à recorrência de tumor. O uso de técnicas de supressão da gordura e contraste de gadolínio distingue a recorrência tumoral da gordura usada para obliterar o defeito no CAI.

OPÇÕES NÃO-CIRÚRGICAS

Observação com estudo por imagem seriado

Alguns clínicos advogam observação dos pacientes com sintomas mínimos e tumores pequenos, baseando-se na premissa de que os neuromas acústicos exibem uma lenta velocidade de crescimento. Estes pacientes necessitam RMs seriadas e avaliação médica a cada 6-12 meses, para monitorar quanto ao crescimento do tumor ou o aparecimento de sintomas adicionais. Isto pode representar um custo considerável se efetuado durante muitos anos. A velocidade de crescimento dos tumores acústicos é altamente variável e imprevisível e foi estimada em média de 1-2 mm/ano. Observação vigilante acarreta risco, no entanto. Até 55% dos pacientes que foram tratados com observação e estudo por imagem seriado, e que de outro modo teriam sido candidatos à cirurgia de preservação da audição, perderam audição aproveitável durante o período de observação, em um estudo recente. Assim, nos tumores que necessitam tratamento, a função neurológica, incluindo audição e possivelmente função do nervo facial, pode em última análise ser comprometida pelo aguardo do crescimento tumoral. Dados os excelentes resultados globais e mínima morbidade na maioria das séries modernas sobre cirurgia de neuroma acústico, nós geralmente reservamos a opção de observação para os pacientes idosos ou enfermos que são maus candidatos a cirurgia ou para aqueles que recusam o tratamento.

Radioterapia estereotática

A radioterapia estereotática foi usada pela primeira vez para o tratamento de neuromas acústicos em 1969, mas não foi introduzida nos Estados Unidos até 1987. Esta terapia fornece tratamento preciso de um tumor intracraniano por feixes de radiação ionizante. A radioterapia é aplicada de uma unidade de múltipla fonte de cobalto-60 ou um acelerador linear modificado. Ela é efetuada em um cenário simples, exigindo apenas anestesia local com ou sem sedação. O uso das modernas técnicas de imagem, acoplado aos avanços nos métodos computadorizados de cálculo da dose e de pontaria da radiação, refinou grandemente esta técnica. O objetivo da radioterapia estereotática é controlar o crescimento tumoral, não eliminar o tumor. Assim, é necessário estudo por imagem seriado para monitorar o crescimento do tumor.

A principal desvantagem desta técnica é a falta de dados que demonstrem controle significativo a longo prazo do crescimento do tumor usando protocolos de dosagem constantes. Embora taxas de controle tumoral variando de 70-98% tenham sido relatadas, há uma ampla variabilidade na extensão do acompanhamento. A função do nervo facial e as taxas de preservação da audição também variam amplamente, mas de modo geral não são melhores que com a remoção cirúrgica. Seqüelas neurológicas incluindo paresia do nervo facial, perda auditiva e disfunção do trigêmeo podem todas ocorrer transitoriamente ou de modo tardio. A radioterapia também acarreta os riscos de hidrocefalia pós-irradiação e degeneração maligna de células no campo da irradiação. Nós geralmente reservamos a radioterapia estereotática para os pacientes que não podem ou não querem submeter-se à remoção cirúrgica e que têm crescimento tumoral documentado em estudos por imagem seriados.

CONCLUSÕES

As modernas técnicas diagnósticas e de imagem detectam muitas vezes os tumores acústicos quando eles ainda são pequenos e estão causando sintomas mínimos. Nos pacientes com audição aproveitável e um neuroma acústico pequeno, é exeqüível tratar o tumor preservando a audição. A via de acesso por craniotomia da fossa média é usada mais freqüentemente para a remoção cirúrgica dos tumores com tentativa de preservação da audição, enquanto a via de acesso retossigmóidea é reservada para tumores maiores medialmente posicionados. A craniotomia translabiríntica é a via de acesso preferida para pacientes com má audição ou tumor grande. Opções não-cirúrgicas, incluindo observação com estudo por imagem seriado e radioterapia estereotática, são apropriadas para pacientes selecionados.

BIBLIOGRAFIA

Arriaga MA, Chen DA, Fukushima T. Individualizing hearing preservation in acoustic neuroma surgery. *Laryngoscope* 1997;107(8):1043-7.

Arriaga MA, Luxford WM, Berliner KI. Facial nerve function following middle fossa and translabyrinthine acoustic tumor surgery: a comparison. *Am J Otol* 1994;15(5):620-4.

Blevins NH, Jackler RK. Exposure of the lateral extremity of the internal auditory canal through the retrosigmoid approach: a radioanatomic study. *Otolaryngol Head Neck Surg* 1994;111(1):81-90.

Brackmann DE, et al. Prognostic factors for hearing preservation in vestibular schwannoma surgery. *Am J Otol* 2000;21(3):417-24.

Brackmann DE, House JR, Hitselberger WE. Technical modifications to the middle fossa craniotomy approach in removal of acoustic neuromas. *Am J Otol* 1994;15(5):614-9.

Catalano PJ, Jacobowitz O, Post KD. Prevention of headache after retrosigmoid removal of acoustic tumors. *Am J Otol* 1996;17(6):904-8.

Cohen NL. Retrosigmoid approach for acoustic tumor removal. *Otolaryngol Clin North Am* 1992;25:295-310.

Gantz BJ, et al. Middle cranial fossa acoustic neuroma excision: results and complications. *Ann Otol Rhinol Laryngol* 1986;95(5 Pt 1):454-9.

House F, Hitselberger WE. The middle fossa approach for removal of small acoustic tumors. *Acta Otolaryngol* 1969;67(4):413-27.

House WF, Shelton C. Middle fossa approach for acoustic tumor removal. *Otolaryngol Clin North Am* 1992;25(2):347-59.

Irving RM, Jackler RK, Pitts LH. Hearing preservation in patients undergoing vestibular schwannoma surgery: comparison of middle fossa and retrosigmoid approaches. *J Neurosurg* 1998;88(5):840-5.

Kemink JL, et al. Hearing preservation following suboccipital removal of acoustic neuromas. *Laryngoscope* 1990;100(6):597-602.

Kondziolka D, et al. Long-term outcomes after radiosurgery for acoustic neuromas. *N Engl J Med* 1998;339(20):1426-33.

Lunsford LD, et al. Stereotactic radiosurgery of the brain using the first United States 201 cobalt-60 source gamma knife. *Neurosurgery* 1989;24(2):151-9.

National Institutes of Health Consensus Development Conference. Statement of acoustic neuroma. *Arch Neurol* 1994;51:201-7.

Oversold MJ, et al. Current results of the retrosigmoid approach to acoustic neurinoma. *J Neurosurg* 1992;76(6):901-9.

Slattery WH, Brackmann DE, Hitselberger W. Middle fossa approach for hearing preservation with acoustic neuromas. *Am J Otol* 1997;18(5):596-601.

Tratamento Cirúrgico do Schwannoma Vestibular Via Translabiríntica

Yotaka Fukuda

INTRODUÇÃO

A via translabiríntica (VT) para remoção do schwannoma vestibular (SV) data do início do século passado, quando Panse (1904) propôs essa via, realizando o acesso ao ângulo pontocerebelar (APC) através da mastoidectomia ampla com remoção do nervo facial e destruição das estruturas labirínticas. Devido a instrumentos cirúrgicos inadequados, dificuldade de controlar a hemorragia e de conter a liquorréia, essa via foi abandonada.

Seis décadas após as condições cirúrgicas e anestésicas eram bem melhores, e com a utilização do microscópio cirúrgico Dr. William House (1964) reavivou essa via. Os resultados revelaram-se nitidamente superiores que o acesso via fossa posterior (FP) praticado na época pelos neurocirurgiões, com menor taxa de morbidade e de mortalidade. Desde então a maioria dos cirurgiões otológicos tem preferido essa via para remoção do SV. Apesar de a VT permitir a remoção do tumor independente do tamanho e da localização, em determinadas circunstâncias essa via é mais indicada às demais e vice-versa.

VIAS DE ACESSO AO SV

Há três acessos principais para cirurgia do SV: subtemporal (via fossa média), translabiríntica, e retossigmóide (via fossa posterior). Para eleger o acesso, três fatores devem ser considerados:

1. O tamanho do tumor.
2. A localização do tumor.
3. O nível de audição.

O acesso subtemporal, via fossa média (FM), é preferível para os tumores pequenos, com localização preponderantemente intrameatal, e expansão para cisterna de até oito milímetros, principalmente se a audição ainda estiver presente. A vantagem dessa via sobre VT é a possibilidade de se preservar a audição, em certos casos até com melhora. Além disso, essa via oferece melhores condições para impedir a fístula liquórica no período pós-operatório (PO). A desvantagem é a dificuldade para remover o tumor sem agredir o nervo facial (NF), principalmente se o tumor for originário do nervo vestibular inferior (NVI).

O acesso retossigmóideo via FP é mais indicado nos casos de tumores extrameatais (10% dos SV), que inicia o crescimento na cisterna do APC. Nessas circunstâncias o tumor não invade o fundo do meato acústico interno (MAI), e freqüentemente a audição ainda está preservada. A vantagem dessa via está na possibilidade de se preservar a audição; a desvantagem é a necessidade de se retrair o cerebelo para atingir o APC. A limitação é a dificuldade de se atingir o fundo do MAI sem lesar o nervo coclear e os canais semicirculares.

Em cerca de 90% os SV crescem a partir do MAI, preenchendo-o totalmente e com expansão para o APC. Nestas circunstâncias, mesmo com alguma audição, a VT é a via de escolha. Essa via oferece diversas vantagens como: retração mínima do cerebelo, mesmo na remoção de tumores maiores; exposição do MAI em toda a sua extensão, assim como do APC; identificação do NF no fundo do MAI; incidência relativamente pequena de fístula liquórica; baixa incidência de morbidade e de mortalidade. Além disso, se houver secção do NF durante a cirurgia, a VT permite a sua imediata reparação, pois o nervo está à disposição desde a cisterna até a saída no forame estilomastóideo. A desvantagem é a destruição do labirinto, causando anacusia.

TÉCNICA CIRÚRGICA PARA VT

Paciente em decúbito dorsal horizontal sob anestesia geral. Colocação da sonda vesical e instalação dos monitores dos NF e da audiometria de tronco encefálico (ABR).

Tricotomia ampla interessando região mastóidea, ampliando quatro centímetros para cima e para trás; tricotomia do abdome periumbilical (para remoção da gordura). Anti-sepsia e colocação dos campos em ambas as áreas.

Incisão retroauricular, que deve ser cerca de oito milímetros posterior à das mastoidectomias convencionais, pois é necessário expor não só a região da mastóide, mas também posterior a ela. Superiormente a incisão deve prolongar dois centímetros além da linha temporal; inferiormente, não deve exceder a linha do couro cabeludo, para a cicatriz não aparecer no pescoço atrás da ponta da mastóide.

Descolamento e afastamento da pele, expondo região mastóidea e retromastóidea. A veia emissária, que drena o sangue do couro cabeludo para o seio sigmóide, deve ser ocluída com cera ou ligada.

Remoção da camada cortical da mastóide, estendendo-se à região retromastóidea. Exposição ampla da mastóide, identificando o NF em toda a extensão desse segmento. Remoção da cortical do teto e da fossa posterior, expondo a dura-máter da fossa média, o seio sigmóide e a dura-máter da fossa posterior. A extensão dessa exposição é de acordo com o tamanho do tumor. Preservar parte da capa óssea sobre o seio sigmóide (ilha flutuante).

Solicitar ao anestesista a administração de manitol endovenoso, com o objetivo de reduzir a pressão intracraniana.

Identificação e exenteração dos canais semicirculares. A camada externa do canal semicircular lateral, na sua porção anterior, deve ser preservada, pois o segmento labiríntico do NF está localizado logo à sua frente.

Identificação e exposição da cavidade vestibular na confluência dos canais semicirculares.

Remoção da cunha óssea entre as duras das FM e FP até o limite do MAI, Cuidado especial em relação ao seio petroso superior que tem trajeto ao longo do ângulo sinodural. Nesse momento cirúrgico a cavidade translabiríntica está delimitada anteriormente pelo NF e pelo MAI, superiormente pela dura da FM, posteriormente pelo seio sigmóideo e dura da FP, e inferiormente pelo golfo da jugular.

Exposição cuidadosa de todo o trajeto do MAI desde o fundo (com identificação da barra de Bill, o esporão ósseo vertical que separa o NF do NV) até o poro acústico interno, preservando-se o seu envoltório meníngeo.

Incisão da dura-máter ao longo do MAI, estendendo à FP, identificando-se o tumor e os hemisférios cerebelares.

Estimulação elétrica do NF para identificar a sua trajetória ao longo do tumor.

Dissecção cuidadosa do tumor no MAI, continuando sua dissecção no APC. Se o tumor for volumoso, impedindo sua delimitação medial, deve ser feito esvaziamento com remoção intracapsular e redução do volume. Atenção especial à artéria cerebelar ântero-inferior (ACAI), que pode formar uma alça e ficar aderida à cápsula do tumor, e também aos seus ramos que nutrem o tumor. Manipulação intempestiva dessas artérias pode levar à isquemia do tronco encefálico, sendo a causa mais freqüente do óbito.

Removido o tumor, procede-se à revisão de toda área, observando-se a existência de eventuais pontos hemorrágicos e de tumor remanescente, o estado do NF, do tronco encefálico e do cerebelo.

Sutura da dura-máter onde foi realizada a incisão, reduzindo a abertura da cavidade. Remoção da gordura abdominal, colocando-a na cavidade translabiríntica, com uma pequena parte sob a dura (na cisterna), e a maior parte vedando toda a cavidade cirúrgica do osso temporal, Esta deve ser feita meticulosamente, observando-se a interrupção do fluxo liquórico.

Sutura por planos da incisão e curativo compressivo que deve permanecer por quatro dias.

O paciente deve permanecer pelo menos 24 horas na UTI, para poder identificar e atuar prontamente se houver transtorno intracraniano nesse período. A permanência no hospital deve ser no mínimo de 5 dias, pois a maioria das fístulas liquóricas se manifesta a partir do terceiro dia.

COMPLICAÇÕES

A complicação mais freqüente dessa via de acesso é a fístula liquórica que se situa em torno de 10% e surge geralmente entre o terceiro e o quinto dia após a cirurgia. O liquor pode exteriorizar-se pela incisão cirúrgica ou pela nasofaringe, via tuba auditiva. O paciente e a equipe de enfermagem devem estar orientados em relação aos sinais. Se houver fístula, imobilização do paciente ao leito em proclive é a medida imediata a ser tomada; outras medidas são o combate a fatores que aumentam a pressão intracraniana como tosse e defecação dificultosa. A punção lombar para diminuir a pressão liquórica não apresenta resultados desejados, retardando a resolução. Após observação de 24 a 48 horas, se houver persistência da liquorréia, a revisão cirúrgica deve ser providenciada. Um problema agravante em decorrência da fístula é a meningite, que deve ser detectada precocemente, e combatida prontamente. Fístula tardia, bem mais rara, pode ocorrer meses após a cirurgia, podendo necessitar reintervenção.

O óbito ocorre em 0,8% e está diretamente relacionado à agressão à ACAI durante a cirurgia. A sua oclusão causa isquemia no tronco encefálico e no cerebelo afetando centros vitais, que irão manifestar-se nas primeiras 24 horas; daí a necessidade de manter o paciente sob monitoração intensiva nesse período a fim de detectar as alterações vitais precocemente.

A paralisia facial, na maioria das vezes transitória, pode ocorrer de maneira permanente. Com a monitorização intra-cirúrgica do NF, a incidência de PF permanente em grau V/VI (na escala de House/Brackmann) reduziu de 15% para 4%, além de permitir uma dissecção mais cuidadosa do tumor junto ao NF. Tamanho do tumor, sua relação com o nervo e os cuidados à dissecção estão diretamente relacionados à integridade do NF. Atenção especial deve ser dirigida em relação ao olho, a fim de evitar infecção hospitalar da córnea, e sua propagação a todo o olho, o que pode resultar na necessidade de sua enucleação.

Quadro vertiginoso pode ocorrer devido à destruição do labirinto. Quanto mais preservada a função labiríntica pré-operatória, mais intensa a manifestação pós-cirúrgica. Por outro lado, se o tumor causou redução da função labiríntica, menor será o quadro vestibular em decorrência da cirurgia. Medicação antivertiginosa no período mais agudo, com reabilitação vestibular precoce devem ser instituídos.

Em relação à audição, o acesso translabiríntico acarreta anacusia dessa orelha na maioria dos pacientes, porém algumas pessoas podem apresentar audição residual. Quanto ao zumbido, os pacientes referem que o desconforto permanece semelhante, apesar de muitas vezes a característica do zumbido ter-se modificado; outros referem melhora desse sintoma, e em algumas pessoas ocorre piora, às vezes de maneira intensa, o que pode merecer cuidados especiais.

COMENTÁRIOS FINAIS

A cirurgia do SV apresentou extraordinário progresso ao longo do último século. A doença em que o cirurgião, no início do século, pouco ou nada tinha a oferecer, observando o lento evoluir do processo até o desfecho final com sofrimento atroz do paciente, ou quando se procurava intervir era morte certa, atualmente apresenta menos que 1% de mortalidade e reduzida morbidade.

A via translabiríntica, descrita por Panse em 1904, revivida e aperfeiçoada por William House seis décadas após, contribuiu decisivamente para esse progresso, mostrando-se uma via segura. A restrição feita a essa via de acesso ao SV é principalmente relacionada à não preservação da audição. Porém, se considerarmos que na maioria dos tumores, que iniciam seu crescimento a partir do MAI, comprometem precocemente a audição; que o acesso retosigmóideo preserva a audição em pequena proporção; que a remoção do tumor visa prioritariamente à preservação da vida, em seguida à preservação do nervo facial e à integridade do cerebelo e outras estruturas nervosas, e posteriormente à preservação da audição, verificamos que esse não deve ser o motivo para se evitar essa via. Pelas inúmeras vantagens e poucas desvantagens, essa é a via preferida para a cirurgia de remoção do schwannoma vestibular pela grande maioria dos otoneurocirurgiões.

REFERÊNCIAS BIBLIOGRÁFICAS

Glasscock ME, McKennan KX, Levin SC. Acoustic neuroma surgery. The results of hearing conservation surgery. *Laryngoscope* 1987;97:785.

House WF. Report of cases: monograph, transtemporal bone microsurgical, removal of acoustic neuroma. *Arch Otolaryngol* 1964;80:617-557.

Panse R, Glasscock ME, Steenerson RL. History of acoustic tumor surgery. In: House WF, Leutje CM (ed.) *Acoustic Tumors*. Vol. 1. Baltimore: University Park Press, 1979. 33-40p.

Neuroma do Acústico com Ênfase ao Acesso Retossigmóideo

Luiz Carlos de Alencastro ▪ Eduardo Beck Paglioli ▪ Luiz Felipe de Alencastro

INTRODUÇÃO

Em 1907, Charles Ballance, em sua monografia intitulada "Some points in the Surgery of the Brain and Membranes", publicou a remoção de um neuroma acústico, por ele denominado schwannoma do acústico. Realizada em 1894, esta teria sido a primeira dessas cirurgias (Rosenwasser et al., 1993). Descreve: "o dedo teve de ser inserido entre a ponte e o tumor para removê-lo".

Já em 1925, Walter Dandy (Dandy, 1941) obtinha a ressecção completa destas lesões e recomendava a remoção de tecido cerebelar para evitar o edema pós-operatório e infarto do tronco. Nesta época a mortalidade era superior a 80%.

A evolução da técnica cirúrgica permitiu a Cushing publicar relatos dessas cirurgias com mortalidade de 11% em 1917 (Cushing, 1917) e de 2,5% em 1934. Os índices de paralisia facial, dano auditivo e lesão de pares cranianos eram tidos como aceitáveis (Dandy, 1941) (Fig. 125-1A e B).

Os progressos dos métodos de investigação por imagem se somaram aos progressos dos equipamentos cirúrgicos e de monitoração transoperatória. Os acréscimos do conhecer então se somaram às melhorias do fazer.

Ao exame por imagem por tomografia computadorizada e ressonância magnética foram agregados novos e elaborados métodos de investigação otoneurológica. A utilização do microscópio cirúrgico e da monitoração dos nervos cranianos e tronco cerebral como adjuntos transoperatórios oportunizaram a qualificação dos resultados pós-operatórios acima do imaginado há alguns anos.

Contribuições, também importantes, fizeram-se nas técnicas anestesiológicas e nos cuidados trans e pós-operatórios.

A antecipação do futuro sugere propostas ainda menos invasivas e mais eficazes no tratamento dessas lesões, cuja boa resolução ainda representa desafio formidável.

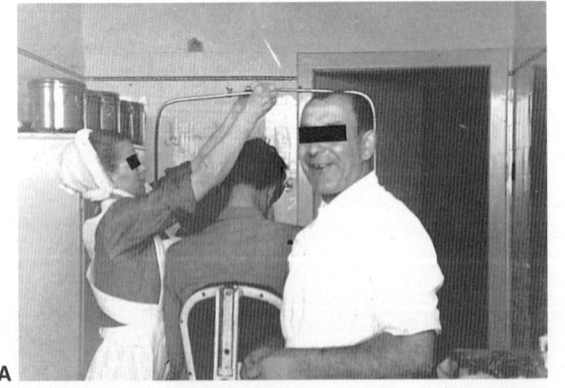

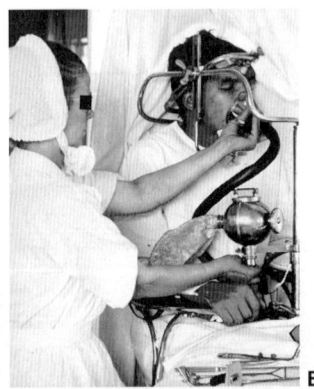

FISIOPATOGENIA

Sendo prevalentes no sexo feminino, representam aproximadamente 6% de todos os tumores intracranianos. Incidem anualmente em 1/100.000 indivíduos. Este número de tumores diagnosticados deve representar apenas uma fração do seu total na população em geral.

Estes tumores podem ter apresentação esporádica, quando são geralmente unilaterais, representando 95% dos casos. Em geral surgem por volta da quinta década de vida (Glasscock et al., 1992).

A associação à neurofibromatose tipo II é incomum, de apresentação geralmente bilateral, mais precoce, ocorrendo em torno da terceira década. Anote-se que a neurofibromatose tipo II é uma doença rara, com uma prevalência de 1/100.000 habitantes. Mesmo em schwannomas unilaterais, o diagnóstico de NF-2 se impõe quando existir história familiar e dois dos itens que se seguem: neurofibroma periférico, meningioma, glioma ou schwannoma do cérebro ou medula espinhal, opacidade capsular posterior ou catarata ocular do jovem (Eldridge et al., 1992).

Os relatos dos poucos casos registrados em crianças representam tumores já volumosos por ocasião do diagnóstico, ricamente vascularizados (Allcutt et al., 1991).

Embora aceita como terminologia consagrada, neuromas do acústico são verdadeiramente schwannomas originários da divisão vestibular do 8º nervo craniano (Lanser M. J. et al., 1992), não se tratando nem de neuromas e nem acústicos, devendo ser chamados, portanto, de schwannomas vestibulares (Jackler et al., 1994; Eldridge et al., 1992).

Embora alguns estudos mostrem que os neuromas originam-se com igual pre-

Fig. 125-1
(A) Registro dos primeiros tratamentos cirúrgicos de neuroma do acústico realizados no país, pelo Prof. Dr. Elyseu Paglioli, decano da neurocirurgia brasileira, no Hospital Moinhos de Vento em Porto Alegre (1931). (B) Em posição sentada, a anestesia pela máscara de ombredane e a maestria própria dos nossos pioneiros (1935).

valência da divisão superior e da divisão inferior do nervo vestibular (Clemis et al., 1986), outros, como o de Komatsuzaki (2001), evidenciam que cerca de 85% dos tumores tiveram origem no nervo vestibular inferior. O estudo de Teresaka et al. (2002) chama a atenção de que os nervos vestibulares superior e inferior estão individualizados somente junto ao fundo do canal auditivo interno, estando fundidos ao longo da porção medial do mesmo até a zona de entrada no tronco cerebral, onde se juntam também ao nervo coclear. Em comentário anexo, Rhoton Jr. A. J. (2000) (Terasaka et al., 2002) confirma estas informações, acrescentando que eles podem ser individualizados desde que a dissecção se inicie junto ao fundo do canal auditivo interno.

A proposição é de que esses neuromas se originem na zona de transição entre a mielina central e a periférica, também conhecida como zona de Obersteiner-Redlich (Sterkers et al., 1987). No segmento proximal a essa junção no 8º nervo, a mielina é produzida por oligodendrócitos e distalmente por células de Schwann (Jackler et al., 1994). Já que a referida zona de transição neuroglial-neurilemal pode se situar tão distal quanto proximalmente ao gânglio vestibular (de Scarpa), esta posição pode variar consideravelmente (Jackler et al., 1994). Desta inconstância resultaria a grande variabilidade do local de origem destes tumores ao longo do 8º nervo.

Contrapondo esta teoria, existe o fato dos schwannomas poderem se originar, também, distal e multicentricamente a essa zona. A verificação de grande densidade populacional de células de Schwann próxima ao gânglio vestibular (Tallan et al., 1993) pode justificar esse fato. Além disso, a pobreza de células de Schwann ao longo da zona de transição e em outros segmentos do 8º nervo reforça esta hipótese (Jackler et al., 1994).

Uma base genética única para neuromas de apresentação esporádica e associada à NF-2 não está bem definida (Jackler et al., 1994). Há evidências, no entanto, sugestivas da existência de gene supressor de crescimento tumoral que, lesado, não induz a produção de substância que modula a reprodução das células de Schwann. Isto permitiria sua reprodução descontrolada (Jackler et al., 1994). Este gene está localizado no braço longo do cromossoma 22, e é herdado de forma autossômica dominante, com 95% de penetrância. Ocorre a cada 50.000 nascimentos (Lefkowitz et al., 1997), e admite-se que seja necessário haver dano no gene em ambos os cromossomas para o estabelecimento da lesão (Jackler et al., 1994).

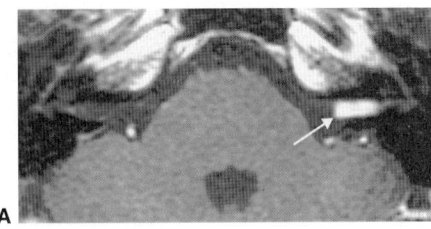

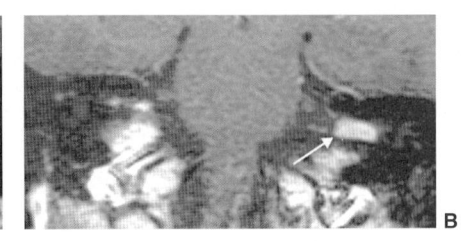

Além disso, uma relação hormonal pode estar envolvida, dada a prevalência do sexo feminino sobre o masculino e também a precocidade da doença em mulheres, mas o fato de que receptores para estrógenos e progestágenos altamente sensíveis têm sido observados nesses tumores (Jackler et al., 1994).

Na sua grande maioria, os tumores do acústico são benignos, de crescimento lento. De coloração amarelo-esbranquiçada ou cinza em grande parte, freqüentemente apresentam regiões císticas. Há heterogeneidade de consistência, alternando áreas mais firmes com outras mais macias.

Em função de seu local de origem preferencial, os neuromas desenvolvem-se em quatro estágios anatômicos: intracanalicular (Fig. 125-2A e B), cisternal (Fig. 125-3), com compressão do tronco cerebral (Fig. 125-4A a C) e hidrocefálico (Fig. 125-5A e B).

Ao expandirem-se para a cisterna do ângulo pontocerebelar, essas lesões ocupam primeiramente espaço do líquido cefalorraquidiano, deslocando os 7º e 8º nervos cranianos e a artéria cerebelar ântero-inferior.

Após contato do tumor com a superfície do tronco cerebral, inicia-se a fase compressiva da doença. Nesta etapa, passam a ser percebidos os primeiros sinais de disfunção do 5º nervo craniano. Com o aumento da compressão sobre o tronco, há distorção do 4º ventrículo e obstrução do mesmo, gerando hidrocefalia.

A porção tumoral cisternal geralmente é ovóide, com seu epicentro localizado no poro acústico interno. Um estudo de 49

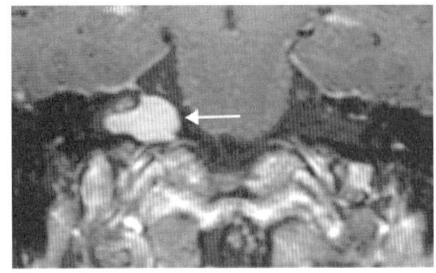

Fig. 125-2

(A, B) Neuroma do acústico intracanalicular (setas), com sinal hiperintenso ao estudo por ressonância magnética contrastado por gadolínio.

Fig. 125-3

Secção coronal de ressonância magnética, demonstrando neuroma do acústico com crescimento cisternal (seta).

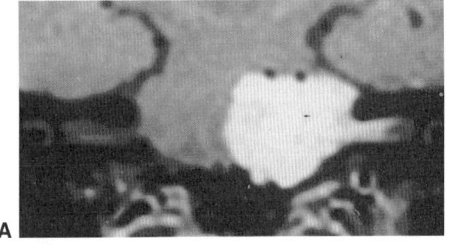

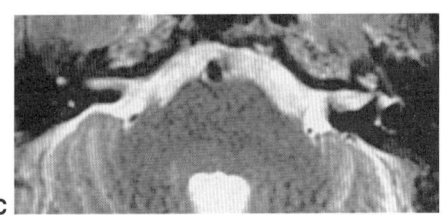

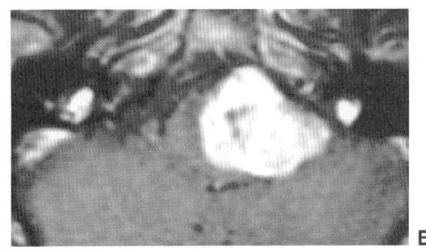

Fig. 125-4

(A) Corte coronal. (B) E axial pré-operatórios em ressonância magnética, demonstrando o efeito compressivo do tumor sobre a ponte.
(C) A RM pós-operatória na fase T$_2$ evidencia a exérese tumoral, com recuperação aceitável da anatomia da região.

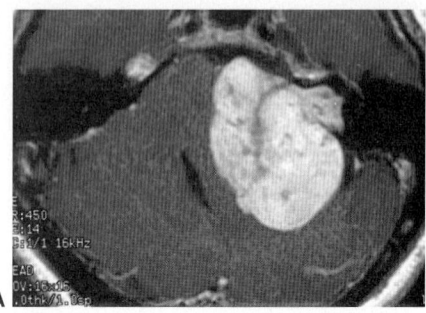

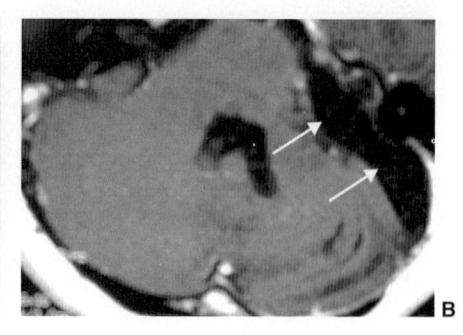

(A) Volumoso neuroma do acústico, exercendo compressão sobre o 4º ventrículo e grande expansão do conduto auditivo interno. **(B)** Na imagem pós-operatória se visualiza a completa ressecção do tumor e formação de cisto na cisterna do ângulo pontocerebeloso (setas).

pacientes não conseguiu demonstrar qualquer relação entre a taxa de proliferação destes tumores e o sexo do paciente, a sintomatologia ou o tamanho do mesmo (Kesterson et al., 1993). Tampouco foi possível observar uma relação entre o índice mitótico tumoral e a idade dos pacientes (Jackler et al., 1994). Não há suporte clínico ou laboratorial para atribuir taxas de crescimento maiores ou menores à idade.

Embora existam casos de crescimento mais acelerado, geralmente este se dá de forma lenta, havendo incrementos nos diâmetros de 0,1 a 0,2 cm/ano.

Um estudo com seguimento médio de 41 meses mostrou que em 34% de um total de 50 pacientes analisados não houve crescimento tumoral e, em apenas 22% dos casos, a taxa de crescimento ultrapassou 0,2 cm/ano (Nedzelski et al., 1992). É provável que muitos desses tumores se mostrem estáveis por um ou dois anos de seguimento e venham a ter progressão se acompanhados por uma década. O padrão de crescimento estabelecido para um determinado tumor tende a se manter ao longo do tempo.

Hemorragias intratumorais podem ser observadas e decorrem de trauma encefálico ou de exercício físico vigoroso, sendo às vezes responsáveis por piora neurológica abrupta.

DIAGNÓSTICO CLÍNICO

Sinteticamente, os sintomas associados ao neuroma do acústico estão relacionados às fases de desenvolvimento tumoral. Ao estágio intracanalicular estão relacionados à disfunção do 8º nervo, ou seja, perda auditiva, zumbido e disfunção vestibular. A progressão para o estágio cisternal traz geralmente agravamento da perda auditiva, sendo que nesta fase o desequilíbrio substitui o zumbido. A compressão do tronco cerebral determina o surgimento de sinais de disfunção trigeminal, comprometendo o terço médio da face na maioria das vezes. Com o aumento da compressão sobre o tronco cerebral, há o desenvolvimento de hidrocefalia. Nos estágios terminais, manifestações de sofrimento de tratos longos, como hemiparesia, bem como sinais de disfunção cardiorrespiratória podem estar presentes.

O sintoma mais comum no NA é a redução da audição na orelha ipsilateral ao tumor, estando presente em até 95% dos casos, podendo ocorrer por compressão e/ou infiltração do nervo pelo tumor. Em alguns casos, o processo pode acontecer por déficit perfusional da orelha interna (Jackler et al., 1994), em função da compressão da artéria auditiva interna.

O comprometimento auditivo evolui durante vários anos, acometendo inicialmente as freqüências altas, embora cerca de 25% dos pacientes isso aconteça de forma súbita, como conseqüência da oclusão ou espasmo da artéria auditiva interna (Selesnick et al., 1993a).

Cerca de 15% dos pacientes com neuromas apresentam audição subjetivamente normal, embora ela seja normal somente em 4% destes pacientes quando investigados.

Também são queixas freqüentes em neuromas do acústico a presença de zumbidos com sons de alta freqüência ou estalidos, associados à perda auditiva ou eventualmente como sintoma isolado.

Já as sensações vertiginosas incidem em 20% dos pacientes portadores de tumores pequenos (Selesnick et al., 1993b), tornando-se menos freqüentes em tumores maiores. A vertigem decorre de sofrimento do nervo vestibular ou de distúrbio vascular da orelha interna.

O desequilíbrio é um sintoma bastante freqüente, estando presente em aproximadamente 50% dos pacientes (Selesnick et al., 1993b) e em mais de 70% dos pacientes portadores de tumores maiores do que 3 cm. Está relacionado à desaferentação vestibular unilateral e a estímulos anormais provenientes do nervo vestibular afetado (Jackler et al., 1994). A síndrome cerebelar por efeito compressivo, caracterizada por tremor intencional e ataxia, está presente em tumores maiores.

Tumores maiores de 2 cm podem comprimir o nervo trigêmeo, produzindo, em metade dos pacientes, distúrbios da sensibilidade facial (Selesnick et al., 1992/1993b). Nesses, a hipoestesia da face é o sintoma mais freqüentemente encontrado, podendo haver diminuição ou abolição precoce do reflexo corneano.

Distúrbios irritativos trigeminais, como nevralgia trigeminal, não são sintomas comuns de acordo com Jackler (1994), e supõe-se que isso aconteça em função do deslocamento de artérias da região do ângulo pontocerebelar contra a zona de entrada do nervo trigêmeo no tronco.

Devido a sua estrutura neural, o nervo facial é altamente distensível e compressível, razão pela qual somente cerca de 10% dos pacientes apresentem alterações da motricidade facial (Selesnick et al., 1993b). Um número bem maior de pacientes, porém, apresenta paresia facial subclínica, expressa pelo estudo eletromiográfico. No entanto, o valor prognóstico da EMG na incidência de complicações motoras faciais no pós-operatório não está bem estabelecido.

Cefaléia, usualmente suboccipital e retroauricular, ocorre em aproximadamente 20% dos pacientes com tumores de 1-3 cm, estando presente em 40% naqueles maiores de 3 cm (Selesnick et al., 1993b).

Nistagmo horizontal espontâneo é freqüente mesmo em pacientes com tumores pequenos e apresentam a fase lenta para o lado afetado.

Nas fases mais avançadas da doença o papiledema geralmente está associado à hidrocefalia. Além disso, nos tumores grandes, também pode ocorrer sofrimento dos nervos glossofaríngeo, vago e espinhal.

OTONEUROFISIOLOGIA DIAGNÓSTICA

Em pacientes com sintomatologia compatível com neuroma do acústico, resultados anormais na audiometria, especialmente se unilaterais, conduzem à complementação diagnóstica com potenciais evocados do tronco cerebral e exames de imagem. As perdas na discriminação auditiva e alterações no "tone decay" são particularmente sugestivas da presença de processo tumoral. Diminuição na discriminação auditiva, desproporcionada à perda tonal, de mais de 20%, quando do aumento da intensidade do sinal (fenômeno de "rollover"), é altamente sugestiva de lesão retrococlear (Maceri et al., 1997). A perda da percepção do tom contínuo (tone decay) sugere lesão retrococlear. O teste do "tone decay" apresenta uma sensibilidade de 45%.

O potencial evocado do tronco cerebral constitui-se no exame com maior sensibilidade e especificidade na investigação diagnóstica de neuromas do acústico, sendo que em somente 15 a 20% dos pacientes com tumor os resultados do exame são considerados normais. Na análise dos potenciais evocados, o achado mais comum é a presença de uma onda tipo I com ausência das demais (Musiek et al., 1986). A especificidade do exame pode ser superior a 95%. Cabe, no entanto, ressaltar que a sensibilidade do teste é maior para tumores de maior volume, atingindo valores de falso-negativo inferiores a 4%. Porém, nos tumores exclusivamente intracanaliculares, esta taxa pode ser de até 33%.

O índice de exames falsos-positivos pode ser bastante elevado. Um estudo mostrou que apenas 15% dos pacientes com perda auditiva retrococlear apresentavam tumor (Weiss et al., 1990). Acredita-se que a grande variação de valores falsos-positivos se deva à tecnologia empregada, à instrução do examinador e aos critérios de normalidade do exame.

Nenhum teste de avaliação da função vestibular utilizado de forma independente ou em conjunto com outros testes da mesma espécie mostrou-se suficientemente seguro na investigação diagnóstica de pacientes com neuromas do acústico (Jackler et al., 1994).

O alto índice de falsos-negativos impede que esses testes sejam utilizados de forma segura como rastreamento na pesquisa de neuromas do acústico. Já o elevado índice de falsos-positivos não autoriza encaminhar todo paciente com testes alterados para investigação através de exames de imagem (Jackler et al., 1994).

A eletronistagmografia pode estar alterada em cerca de 70 a 90% dos pacientes com neuroma do acústico (Jackler et al., 1994). No teste calórico, em um dos exames mais confiáveis na avaliação destes pacientes, identifica-se com grande facilidade o lado da lesão. Neste exame, uma resposta calórica reduzida pode significar lesão do nervo vestibular superior (canal semicircular superior) ou mesmo má vascularização do labirinto em função da compressão da artéria auditiva interna, já que cerca de 98% dos pacientes com lesão do nervo mencionado apresentam alterações neste exame, ao passo que apenas 60% dos pacientes com lesão do nervo vestibular inferior apresentarão alterações (Linthicum, 1983). Nesses pacientes, em cerca de 50% dos casos, a resposta calórica estaria reduzida, enquanto nos demais seria ausente (Nedzelski, 1983).

Pode-se esperar que em suas diferentes fases evolutivas o nistagmo relacionado a esta doença representa disfunção irritativa e lesional do sistema vestibular e/ou lesão do tronco cerebral. Apresenta diversas formas (Jackler et al., 1994), sendo que o nistagmo espontâneo é mais prevalente nos tumores de tamanho maior. Na grande maioria dos casos, a fase rápida tende a se dirigir para o lado contrário ao lado afetado (Huygen et al., 1984).

AVALIAÇÃO POR IMAGEM

A irregularidade do formato e a extensão do componente intracanalicular destes tumores tornam a padronização de mensurações difícil, fazendo que boa parte dos autores utilize medidas em três planos:

1. Paralelo à extensão do rochedo.
2. Perpendicular à extensão do rochedo.
3. Vertical. Mesmo assim, é mais aceito classificá-los em intracanalicular, menor ou igual a 1cm, entre 1 e 2,5 cm, 2,5 a 4 cm e maiores que 4 cm, tomado o seu maior diâmetro (Mangham, 1988).

Mesmo aumentos pouco significativos do diâmetro tumoral podem resultar em aumento significativo do volume do mesmo (Laasonen et al., 1986).

Indubitavelmente, os estudos por ressonância magnética são os mais eficazes para a identificação dos neuromas do acústico e suas relações com estruturas da orelha interna, além da investigação de estruturas vasculares e nervosas e suas relações com o tronco cerebral.

Devido à intensa captação do contraste (gadolínio) pelos neuromas, a RM permite a identificação de lesões intracanaliculares de até 1 mm de diâmetro. Para isto, o exame deve ser realizado com cortes de 1 mm nos três planos. Doses duplicadas de gadolínio facilitam a identificação de lesões diminutas. Técnicas de ressonância com T_2 ponderado são particularmente úteis no diagnóstico dos tumores intracanaliculares (Kumon Y et al., 1998).

A possibilidade de falsos-negativos e positivos é extremamente reduzida. Esta última está associada a pacientes com neurite viral do 7º ou 8º nervos (Anderson et al., 1990; Han M. H. et al., 1991; Huygen et al., 1984; Lhuillier et al., 1992) e processo inflamatório meníngeo canalicular.

O diagnóstico diferencial com outras lesões expansivas na cisterna do ângulo pontocerebelar é necessário, especialmente com meningiomas da região do poro acústico interno. A despeito de padrões de impregnação semelhantes, o formato do tumor, a base de implantação, a presença da "cauda" do meningioma favorecem essa distinção (Fig. 125-6A a C). Também pode ocorrer fibrose pós-operatória nesta área, sendo indicada sua remoção para obter a descompressão dos nervos quando sintomática (Beni-Adani et al., 2000).

Visando ao planejamento cirúrgico, é fundamental para a preservação da audição a localização precisa do canal semicircular posterior, sua relação com o fundo do conduto auditivo interno e o limite lateral do tumor dentro do CAI (Fig. 125-7A a D). A remoção da parede posterior do CAI deve preferencialmente expor o pólo lateral do tumor, sem, contudo, abrir o canal semicircular posterior, o que levaria à perda auditiva. Esta informação é obtida no estudo em planos axial e coronal em cortes finos pela tomografia computadorizada.

A tomografia computadorizada também fornece informações referentes às células mastóides eventualmente presentes na parede posterior do CAI, especial-

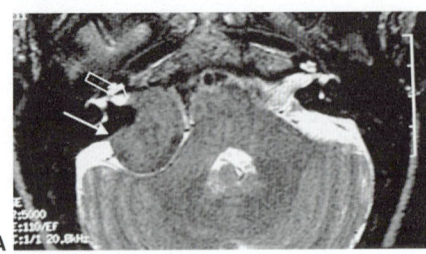

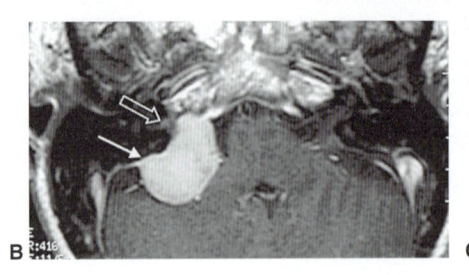

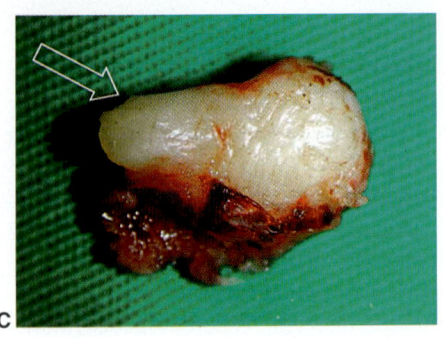

Fig. 125-6

(A) Imagem de meningioma implantado junto ao poro acústico. **(B)** A base larga de implantação e a pseudocauda (seta) favorecem a distinção com neuromas. **(C)** Há ocupação do segmento medial do conduto auditivo interno pela porção do tumor apresentada (seta larga).

mente junto à parede e margem inferior do mesmo (Fig. 125-7A a D). Isto é significativo para a prevenção de fístulas liquóricas. Da mesma forma, a TC demonstra a posição das células aeradas da mastóide anexas ao processo mastóide, próximas à craniotomia.

É importante para o planejamento cirúrgico o reconhecimento do limite superior do bulbo da veia jugular, ocasionalmente alto e incluído na parede posterior do conduto auditivo interno. Com isso, pode se evitar a lesão do mesmo durante o broqueamento da parede posterior do canal (Fig. 125-8).

O estudo venográfico por ressonância fornece informações sobre a veia petrosa e suas afluentes e anastomoses. Esses dados são importantes ao considerarmos a possibilidade da sua ligadura.

Na avaliação por ressonância magnética dados da endoscopia virtual podem contribuir para o melhor planejamento cirúrgico (Vrabec *et al.*, 2002).

A ressonância magnética também é de grande utilidade na avaliação pós-operatória, uma vez que tem condições de discriminar entre tumor residual ou recorrente e tecido cicatricial adjacente (Mueller *et al.*, 1992). Geralmente existe espessamento ou até aumento na impregnação das meninges no pós-operatório, mas a distinção desta em relação à recorrência ou resíduo tumoral não implica em maior dificuldade. Enxertos musculares ou gordurosos no leito cirúrgico, embora impregnado não tão intensamente por gadolínio quanto resíduos tumorais (Jackler *et al.*, 1994), são motivo de confusão no pós-operatório.

INVESTIGAÇÃO

Conforme o *Consensus Conference on Acoustic Neuromas* em 1991 (Eldridge *et al.*, 1992), os pacientes suspeitos de serem portadores de neuroma do acústico devem ser submetidos a uma audiometria tonal com condução óssea, limiares de percepção da palavra e teste de discriminação auditiva. A avaliação por potenciais

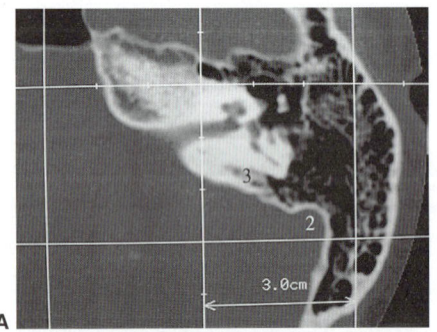

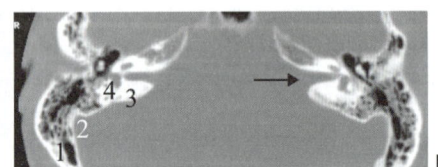

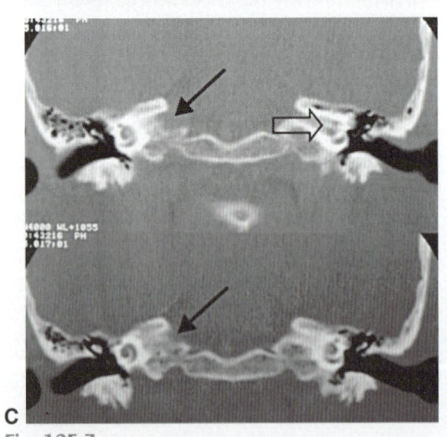

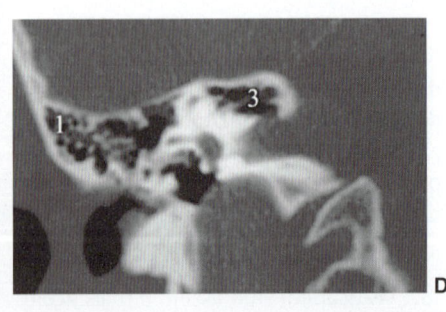

Fig. 125-7

(A) Corte axial por TC normal, em que as relações anatômicas do rochedo relevantes para o acesso retossigmóideo são apontadas: células mastóides a serem abertas na craniotomia. *1.* Sulco do seio sigmóide; *2.* células mastóides da parede posterior do CAI; *3.* canal semicircular posterior. **(B)** A visualização comparativa dos CAI mostra a ampliação do CAI; em especial do poro acústico esquerdo (seta), compatível com a presença de tumor. **(C)** Nos cortes coronais se visualiza a dilatação do conduto auditivo interno direito (seta larga) e as cristas transversais (setas estreitas). **(D)** Atenção especial deve ser dada aos pacientes em que a parede posterior do canal é grandemente aerada, estando a mucosa mastóide, eventualmente, em contato direto com a dura-máter do CAI.

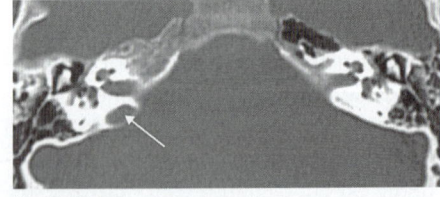

Fig. 125-8

O bulbo jugular alto ocupa espaço na parede posterior do conduto auditivo interno (seta). Para ter acesso ao CAI, é necessário esqueletonizar o bulbo, deslocá-lo caudalmente e broquear o restante da parede posterior do canal.

evocados auditivos e reflexos acústicos, além da ressonância magnética, como parte inicial da investigação, é uma questão de julgamento clínico.

A indicação mais freqüente para uma investigação aprofundada é a de perda auditiva neurossensorial progressiva, onde não haja outro mecanismo fisiopatológico já identificado. Porém, determinar qual freqüência e que assimetria será considerada anormal é que constitui o desafio (Jackler et al., 1994). Outra indicação comum é a observação de uma discrepância entre a testagem por discriminação de voz e um teste audiométrico simples; em muitos casos esta discrepância pode ser altamente suspeita (Jackler et al., 1994).

A perda súbita de audição pode levantar suspeita sobre a presença de um neuroma, embora existam outras causas mais freqüentes para esse sintoma.

A associação entre perda auditiva neurossensorial e sintomas trigeminais, tais como hipoestesia ou dor facial, é altamente sugestiva de um processo expansivo localizado no ângulo pontocerebelar, mais comumente um neuroma.

ANATOMIA CIRÚRGICA

O entendimento das particularidades semiológicas, da patogenia e do manejo técnico adequado fica favorecido pela compreensão dos detalhes da complexa anatomia dessa região.

Basicamente estão envolvidas estruturas presentes no conduto auditivo interno, na orelha interna e na cisterna do ângulo pontocerebelar. Quando da seleção dos acessos cirúrgicos, deve-se atentar para os reparos anatômicos específicos de cada uma das abordagens.

Nervos vestibulares

A origem dos schwannomas vestibulares é o nervo vestibular superior ou inferior, na zona de Obersteiner-Redlich, correspondente ao ponto de transição entre a mielina central, proveniente do tecido oligodendroglial, e a mielina periférica, originária das células de Schwann, junto ao fundo do conduto auditivo interno. Essa área de transição localiza-se no interior do conduto (Jackler et al., 1994; da Costa, 1992), ao nível do gânglio de Scarpa, podendo, eventualmente, se situar no trajeto cisternal do nervo.

O nervo vestibular superior é formado pelas fibras provenientes das ampolas dos canais semicirculares anterior e lateral, bem como fibras originárias do utrículo. As fibras oriundas da região sacular e da ampola do canal semicircular posterior vão formar o nervo vestibular inferior (Latarget, 1996; Lockhart, 1959).

Em tumores menores de 2 cm é possível eventualmente identificar, na porção cisternal, um plano de clivagem entre os nervos vestibulares superior e inferior. Quando isso ocorre, é viável a preservação do nervo vestibular não comprometido pelo tumor (Terasaka et al., 2002).

No trajeto cisternal os nervos facial e vestibulococlear mantém a mesma sintopia do trajeto intracanalicular, estando ambos cranialmente em relação à artéria cerebelosa ântero-superior (Al-Mefty O., 1989).

Conduto auditivo interno

Trata-se de canal com diâmetro ântero-posterior de aproximadamente 4 mm, alargando-se junto ao meato ou poro acústico, criando uma área de resistência menor ao crescimento tumoral em direção à cisterna (Alencastro et al., 1999). Apresenta profundidade média de 12 mm e mostra uma parede anterior mais longa do que a posterior, sendo que esta última apresenta uma espessura média de 3,5 mm (Samii, 1989).

Em toda a sua extensão, o canal é revestido por dura-máter (Samii M.,1989), sendo que a membrana aracnóide cobre os nervos e parede do canal parcialmente (Yasargil, 1984). Usualmente a zona de Obersteiner-Redlich se situa extra-aracnóide, permitindo que o tumor aí originado projete a aracnóide intracanalicular para a cisterna, garantindo bons planos de clivagem com os nervos da região.

No fundo do mesmo, encontram-se os orifícios de passagem dos quatro nervos, posicionando-se os nervos vestibulares superior e inferior posteriormente, enquanto os nervos coclear e facial o fazem anteriormente, estando o nervo facial em posição superior. No plano horizontal, separando os nervos superiores dos inferiores, no fundo do canal, encontra-se uma estrutura óssea transversal – a crista transversal (Al-Mefty, 1989; da Costa, 1992; Jackler et al., 1994; Samii, 1989).

Artérias

A artéria cerebelosa ântero-inferior desenvolve uma alça vascular que passa junto ao poro acústico interno ou se insinua dentro do mesmo em 56% (Mitsuoka et al., 1999) a 64% (Martin et al., 1980) dos casos. Essa artéria nasce do tronco basilar como tronco único em 72% das vezes. Deste segmento meatal, tem origem a artéria auditiva interna, artérias recorrentes perfurantes para o tronco cerebral e a artéria subarqueada (Martin et al., 1980) (Fig. 125-9).

Em 63% dos indivíduos, a artéria auditiva interna tem origem na artéria cerebelosa ântero-inferior, sendo que nos demais casos é oriunda diretamente da artéria basilar (Latarget, 1996; Lockhart, 1959; Stephens, 1969). É responsável pela irrigação das estruturas nervosas dentro do canal e da maior parte da orelha interna. No seu trajeto intracanalicular, origina a artéria subarqueada que supre a orelha média. Junto com a artéria petrosa superior também vasculariza o nervo facial (Hardy Jr., et al., 1982; Stephens, 1969).

A veia petrosa superior posiciona-se sobre o pólo tumoral superior, ântero-superiormente ao poro acústico e lança-se no seio petroso superior. Usualmente faz parte de rica rede anastomótica venosa. Eventualmente apresenta-se com drenagem única, sem anastomoses de veias pontinas ou bulbares, podendo determinar infartos venosos se ligada.

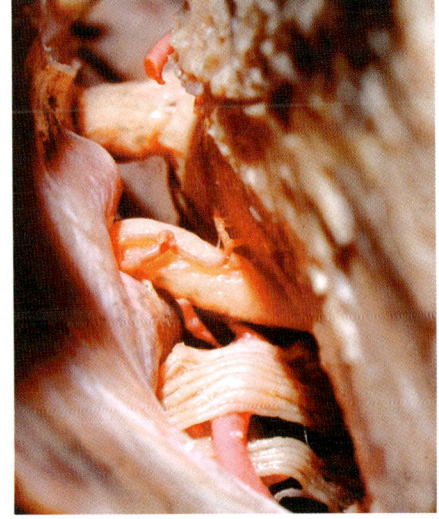

Fig. 125-9

Foto anatômica da sintopia dos nervos trigêmeo, vestibulococlear e facial, glossofaríngeo e vago, além do nervo acessório. A artéria cerebelosa ântero-inferior executa alça junto ao poro acústico, voltando-se medialmente para irrigar o pedúnculo cerebelar.

INDICAÇÃO DE TRATAMENTO

A indicação de tratamento cirúrgico torna-se difícil nos tumores pequenos, em geral intracanaliculares, sem sinais ostensivos ou progressivos que denotem disfunção das estruturas da região. Por um lado, sabe-se que alguns tumores terão taxa de crescimento extremamente lenta ou são estacionários. Podem, de outra forma, apresentar sintomatologia de instalação abrupta, irreversível, privando o paciente da preservação de função possível na ressecção de tumores pequenos. É importante, portanto, oferecer ao arbítrio do paciente estas alternativas.

No momento, o tratamento ideal é a ressecção total do tumor, em um único tempo cirúrgico, com preservação da função neurológica (Eldridge et al., 1992).

A opção pelo tratamento conservador, através da monitoração fisiológica e por exames de imagem periódicos, deve ser considerada em pacientes idosos ou de risco cirúrgico elevado, sem sintomas exuberantes ou tumor sem evidência de crescimento. O grupo de pacientes com NF-2, com tumores estáveis por anos, também se enquadra nessa proposta. O risco de deterioração neurológica deve ser discutido (Eldridge et al., 1992).

Um estudo, acompanhando-se 70 de um total de 178 pacientes com neuromas por 26 ± 2 meses, mostrou média de crescimento de $1,6 \pm 0,4$ mm no primeiro ano e de $1,9 \pm 1,0$ mm no segundo ano. Os que cresceram representaram 53% dos casos. Dos estáveis, dois apresentaram deterioração neurológica a ponto de exigir tratamento cirúrgico (Bederson et al., 1991). Estudo semelhante com 68 indivíduos, que exclui os portadores de NF-2 e inclui pacientes que preferiram tratamento conservador, com idade avançada e sintomas pouco expressivos ou assintomáticos, além de pobre condição clínica, portadores de tumor na única orelha funcionante, evidenciou crescimento tumoral em 29% dos casos, com um seguimento médio de 3,4 anos. Impõe-se, portanto, a monitoração regular com ressonância magnética (Deen et al., 1996). Segundo Nader (2002), 50% cresceram e necessitaram tratamento cirúrgico ou radioterápico.

A compressão do tronco cerebral em pacientes NF-2 faz com que as metas de tratamento sejam vinculadas à função auditiva. Certamente a proposta ideal combina a ressecção completa com a preservação da audição. Assume-se como compromisso aceitável, a exérese parcial com manutenção da função do nervo coclear remanescente (Samii et al., 1997c). Nesses pacientes com tumores bilaterais, a opção do tratamento cirúrgico precoce pode oferecer oportunidade maior de preservação da audição. Na série de Brackmann (2001), a intervenção precoce permitiu a preservação da audição em 82% bilateralmente, com preservação da função facial em 87,5% dos casos após 1 ano. Cirurgias em tumores do lado da audição remanescente devem ser precedidas de treinamento em técnicas de leitura labial e compreensão por gestos.

A discussão passa necessariamente pela exposição da problemática ao paciente, onde se expõe a possibilidade de seguimento clínico, fisiológico e por imagem para detectar progressão do volume tumoral versus a de tratamento cirúrgico que tem por objetivo prevenir o agravamento súbito de sintomas e das dificuldades de tratamento crescentes com o aumento do volume tumoral.

Como se trata de tumor de crescimento lento, de características benignas, o risco cirúrgico e idade devem, portanto, ser levados em consideração.

TRATAMENTO CIRÚRGICO

A análise histórica do tratamento cirúrgico dos neuromas acústicos revela uma multiplicidade de vias de acesso e detalhamento técnico, demonstrando a preocupação de otologistas e neurocirurgiões com a remoção completa do tumor. A preservação das funções do tronco cerebral e das estruturas neurovasculares situadas na orelha interna, conduto auditivo interno e cisterna do ângulo pontocerebelar deve ser o escopo do tratamento cirúrgico. Embora se observem progressos significativos quanto a estes objetivos, ainda é expressivo o comprometimento funcional pós-operatório.

Com suas variantes, as vias retossigmóidea, translabiríntica e acesso através da fossa média constituem os acessos mais freqüentemente utilizados.

Os acessos translabirínticos levam obrigatoriamente à perda da audição, o que tem diminuído a sua utilização. Argumentos que favorecem a escolha deste acesso, baseados na ausência total da audição ou de audição significativa, ficam comprometidos pela utilidade da audição residual na localização da lateralidade dos sons (Baldwin et al., 1989; Harner et al., 1990) e no crescente número de relatos de melhora da audição obtidos com o aprimoramento técnico de outras vias de acesso (Fischer et al., 1980). Traz consigo, no entanto, uma menor incidência de fístulas liquóricas.

Da mesma forma, o tratamento cirúrgico através da fossa média tem sido menos empregado, por suas dificuldades na abordagem de tumores com expansão cisternal. Além disso, apresentam maior risco de fístula liquórica e lesão do nervo facial, uma vez que este se coloca entre o tumor e o cirurgião (Jackler et al., 1994).

Os resultados publicados por Baldwin et al. (1989) e Harner et al. (1990) em tumores de menos de 2 cm pela via retossigmóidea sugerem que seja esta via a preferencial quando o objetivo é preservar a audição. Mesmo o resíduo auditivo incompetente para a audição com boa discriminação é tido como útil na localização do som (Harner et al., 1990) (Baldwin et al., 1989). Da mesma forma, é possível preservar a função do nervo facial nesta via de acesso.

O acesso pela fossa média garante boa exposição extradural de tumores pequenos, situados no canal auditivo interno, permitindo a preservação da audição, especialmente em tumores originários do nervo vestibular superior (Eldridge et al., 1992). O nervo facial se desloca superiormente em tumores que têm origem no nervo vestibular inferior, podendo dificultar o acesso. Da mesma forma, o nervo coclear é mais freqüentemente lesado nesta situação. Não existem testes pré-operatórios confiáveis que informem sobre de qual nervo se origina o tumor (Jackler et al., 1994).

Embora trabalhosa, a via retossigmóidea é a alternativa que oferece melhor possibilidade de ressecção tumoral integral e preservação das funções dos nervos da região. No que diz respeito à preservação da função do nervo facial, a observação de curto e longo prazos não demonstra diferença desse acesso na comparação com a via translabiríntica. Portanto, a preservação do nervo facial não deve ser determinante para a seleção da abordagem (Arriaga et al., 2001). Porém, mesmo na via retossigmóidea é possível causar-se perda auditiva se o tumor estiver localizado na porção mais lateral do canal, pois pode ocorrer dano à cápsula ótica (Domb et al., 1980; Kartush et al., 1986; Laine et al., 1990).

A seleção da técnica cirúrgica fundamenta-se principalmente no treinamento e na intimidade do cirurgião e equipe com a mesma.

Acesso retossigmóideo

O preparo pré-operatório inclui, além do reconhecimento detalhado das relações do tumor com estruturas vizinhas e das condições clínicas básicas, a exclusão de processos infecciosos de vias aéreas superiores e seios da face. Mesmo assim, cefazolina (1 g de 6/6 h, sendo de 4/4 h no transoperatório) é iniciada 6 horas antes e mantida até 24 horas no pós operatório.

Sob anestesia geral, pode adotar-se a posição sentada, cujo principal argumento favorável é a drenagem facilitada de liquor e sangue durante o procedimento. Tem como óbices principais o risco de embolia gasosa, o desconforto do cirurgião em procedimentos geralmente longos, a formação de pneumoencéfalo hipertensivo e a exigência de afastamento ativo do cerebelo. Mesmo não sendo freqüentes manifestações de sofrimento cerebelar, os estudos por ressonância magnética pós-operatórios demonstram o dano provocado pelo afastamento por espátula nas regiões laterais do hemisfério cerebelar.

Alternativa é a posição 3/4 prona, que permite o afastamento do cerebelo por gravidade, além de apresentar menor risco de embolia gasosa, melhor condição hemodinâmica durante o ato cirúrgico e mais conforto para a equipe cirúrgica. No entanto, exige drenagem ativa de liquor e sangue por aspiração (Fig. 125-10).

A garantia da drenagem venosa franca, mantendo veias cervicais descomprimidas no posicionamento do pescoço, é fundamental para obter um campo cirúrgico espaçoso, pouco sangramento e menor necessidade de afastamento cerebelar. Ajustes no posicionamento da cabeça após a abertura dural melhoram a drenagem venosa, assim reduzindo o volume cerebelar e aumentando o espaço de trabalho.

A abertura óssea com 4 a 5 cm de diâmetro pode ser realizada por craniotomia ou craniectomia, tendo como margem superior o seio transverso e margem lateral o seio sigmóide. A junção seio transverso/sigmóide se dá ao nível do astério (fusão das suturas lambdóide, parietomastóide e occipitomastóide) (Fig. 125-11). O seio sigmóide segue a orientação de uma linha que une o astério à ponta da mastóide. A craniotomia com reposição do retalho ósseo teria efeito benéfico sobre a redução da dor occipital pós-operatória, atribuída a aderências meningomusculares (Sepehrnia et al., 2001). Outros autores (Sepehrnia et al., 2001) acreditam que essas dores pós-operatórias sejam conseqüência, também, da tração muscular exercida pelos afastadores. Como solução, propõem a desinserção por planos musculares. Esta última opção exige que a incisão craniocaudal, usualmente linear, com aproximadamente 7-8 cm de extensão situada 1 cm posterior ao sulco occipitomastóide, seja substituída por incisão em arco mais ampla de convexidade posterior (Fig. 125-12A e B).

Após a abertura dural por incisão que acompanha a margem do seio sigmóide, a drenagem liquórica proporcionada pela incisão da aracnóide da cisterna do ângulo pontocerebelar fornece espaço de trabalho. A margem da dura-máter junto ao seio sigmóide é mantida tracionada anteriormente por fios de sutura. Isto amplia a visão do poro acústico interno tangencial à parede ântero-lateral da fossa posterior (Fig. 125-13).

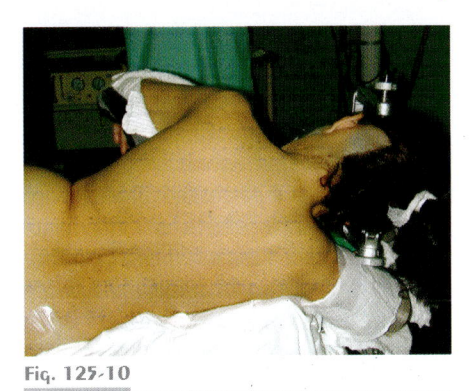

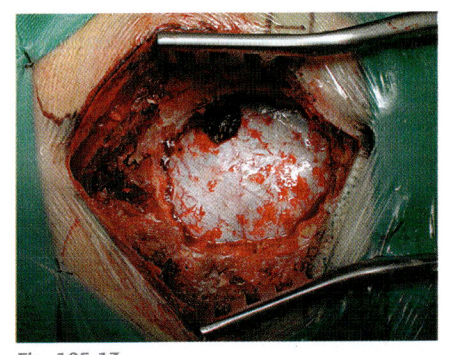

Fig. 125-10
A posição neutra da cabeça e pescoço facilita a drenagem venosa, ampliando o espaço do campo cirúrgico.

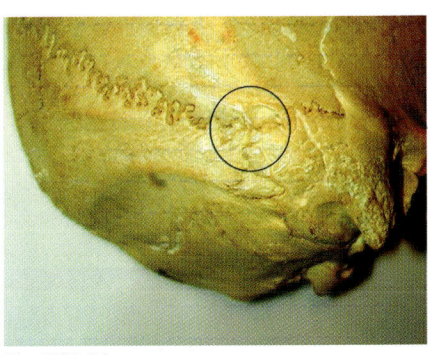

Fig. 125-11
A junção das suturas lambdóide, occipitomastóide e parietomastóide (astério) projeta no epicrânio a junção do seio transverso com o seio sigmóide (círculo).

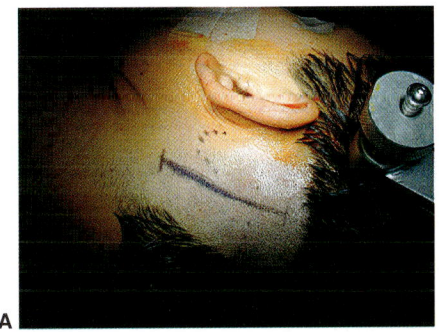

Fig. 125-12
(A, B) As linhas pontilhadas marcam a posição dos seios transverso e sigmóide, além do processo mastóide. As linhas cheias apontam os locais de incisão.

Fig. 125-13
Craniectomia com aproximadamente 3,0 cm de diâmetro, expondo a junção do seio transverso com o sigmóide.

Duas preocupações devem tomar a atenção do cirurgião durante toda a manipulação do tumor:

1. Evitar coagulações que possam comprometer a microvasculatura regional.
2. Evitar movimentos de direção medial na dissecção tumoral, especialmente no conduto auditivo interno, que possam romper os delicados filamentos nervosos do nervo auditivo que penetram na lâmina crivosa do fundo do conduto.

Eventualmente, a ligadura da veia petrosa pode ser necessária para facilitar o afastamento cerebelar, sem avulsioná-la junto ao seio (Malis, 2001; Ojemann, 2001).

A ressecção do tumor é realizada primeiramente pelo esvaziamento da porção central do mesmo, seguindo em direção centrífuga. A cápsula tumoral é na verdade a membrana aracnóide perineural dos nervos do conduto extrovertida para a cisterna. Deve ser mantida intacta, pois serve como proteção dos nervos e vasos. Assim sendo, essas estruturas vásculo-neurais serão visualizadas somente por transparência.

A identificação do nervo facial, em especial quando seus fascículos estão distendidos, pode ser feita por estimulação elétrica do mesmo, através de registro eletromiográfico nos músculos faciais. Usualmente o tumor desloca o nervo para frente e superiormente se originário do nervo vestibular inferior, ou inferiormente se proveniente do nervo vestibular superior (Fig. 125-14).

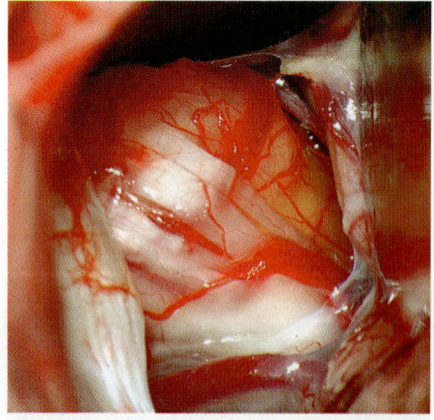

Fig. 125-14
Neuroma do acústico acessado por via retossigmóidea. Demonstra situação rara em que o nervo facial está em posição posterior ao tumor, confirmado por estimulação transoperatória (E. Paglioli).

Aderências do nervo facial à aracnóide peritumoral são freqüentes, especialmente na região do poro acústico. A dissecção do tumor por fora da aracnóide, portanto, reduz o trauma ao nervo facial, bem como do nervo auditivo. Pequenos resíduos tumorais podem eventualmente ser deixados aderidos junto ao nervo facial, para evitar dano. A recomendação de coagular estes fragmentos (Jackler et al., 1994) pode comprometer o nervo. Há evidência de que esses referidos fragmentos, freqüentemente sofrem degeneração (Schessel et al., 1992; Thedinger et al., 1991). A recorrência a partir deles é mais incidente no conduto auditivo interno e junto ao tronco cerebral, por serem estes tumores nutridos por artérias destas regiões.

Da mesma forma, a ressecção parcial pode ser opção já estabelecida no período pré-cirúrgico, como em neuromas com orelha contralateral cofótica, como em neurofibromatose tipo II ou mesmo como estratégia para poupar a função do nervo facial.

Na presença de tumores grandes, a preservação da audição pode ser facilitada pelo tratamento cirúrgico realizado em dois tempos (Wigand et al., 1992). A estratégia é remover a porção lateral do tumor em um primeiro tempo, o que não aumentaria a morbi-mortalidade (Comey et al., 1995).

O acesso à porção tumoral residente no interior do conduto auditivo interno obriga, na maior parte das vezes, a remoção por broqueamento da parede posterior do conduto. Esse broqueamento deve permitir a visualização do fundo do mesmo, especialmente quando o tumor ocupa todo o canal. Limitantes para o broqueamento são: a posição mais medial do canal semicircular posterior, fato que compromete a visualização de segmentos tumorais junto ao fundo; o posicionamento alto do golfo da jugular (Fig. 125-8). Nessa variação anatômica é necessário "esqueletonizar" o golfo da jugular e delicadamente afastá-lo inferiormente para completar o broqueamento (Shao et al., 1993). O bulbo jugular acima da borda inferior do conduto auditivo interno ocorre em 9% dos casos (Shao et al., 1993). No caso de abertura do canal semicircular posterior, a sua vedação imediata com cera pode permitir a preservação auditiva.

Atenção deve ser dada para a possibilidade da abertura de células mastóides junto ao poro durante o broqueamento, sendo imperativa a posterior vedação.

O uso de endoscópios de 30° e 70° é de grande importância para inspecionar o fundo do conduto em busca de tumor. Ocasionalmente, a visualização por endoscópios permite a remoção da porção intracanalicular do tumor sem a retirada da parede posterior do conduto auditivo (King et al., 1999), dando oportunidade à remoção completa do mesmo e à preservação do complexo vestibular, importante para preservação auditiva (Tatagiba et al., 1996). Além disso, reduz a necessidade de retração cerebelar (Wackym et al., 2002). A visualização do fundo do conduto por endoscópio após a remoção aparentemente completa do tumor nos oportuniza reconhecer e ressecar fragmentos tumorais que, de outra forma, não seriam percebidos.

Particularmente dentro do conduto, cuidados são necessários para evitar movimentos de direção medial, que podem avulsionar os finos filamentos do nervo acústico que atravessam a lâmina crivosa em direção à cóclea (Ojemann, 2001).

Durante as ações de maior risco, como broqueamento, trações e manipulações do nervo, a monitoração por potenciais evocados auditivos permite suspender temporariamente a atividade cirúrgica até a recuperação dos potenciais, especialmente quando há deterioração das ondas III e I (Matthies et al., 1997).

No fechamento, as células mastóides abertas são inicialmente seladas com cera óssea e a seguir tamponadas com gordura, fáscia ou músculo, fixadas por cola biológica.

Cefaléia ocorre em 23% dos pacientes aos 3 meses de pós-operatório e em 9% após 2 anos e se reduz significativamente com a reposição do osso removido na craniotomia (Harner et al., 1995; Malis, 2001). Após a sutura hermética da dura-máter, o retalho ósseo ou metil-metacrilato é fixado na falha do osso (Sepehrnia et al., 2001), o que previne a fixação do músculo na dura-máter e posterior tração da mesma.

No pós-operatório, os pacientes são mantidos semi-sentados por 48 horas para minimizar o risco de fístula liquórica.

RESULTADOS

Como ocorre em outros tumores cerebrais, a excelência dos resultados em pacientes portadores de neuromas está intimamente relacionada à habilidade do cirurgião, à sua experiência e ao volume de cirurgias do serviço em que atua (Charabi et al., 1992).

A mortalidade situa-se abaixo dos 2% (Jackler et al., 1994). Infartos cerebrais, hemorragias pós-operatórias, meningite e embolia gasosa transoperatória (Raskin et al., 1985) constam como as causas mórbidas principais (House et al., 1979; Sterkers, 1989).

Os infartos cerebrais habitualmente ocorrem no território da artéria cerebelosa ântero-inferior. Essa artéria descreve uma alça que passa junto ao poro acústico, onde guarda íntima relação com o tumor e origina a artéria auditiva interna. Ocasionalmente essa alça penetra no conduto auditivo interno, onde pode ser mais facilmente lesada. As lesões isquêmicas decorrentes de dano à AICA incluem infartos extensos da ponte, muitas vezes fatais, ou a lesão de seus ramos terminais, dirigidos ao pedúnculo cerebelar médio e à porção lateral da ponte, podendo gerar sintomas cerebelares e piramido-sensitivos (Perneczky et al., 1981).

Danos às estruturas venosas trazem complicações com menor freqüência, devido à sua rica rede anastomótica (Alencastro et al., 2002).

Embora a via de acesso suboccipital ou retossigmóidea seja a que apresenta menor incidência de fístula liquórica (Mangham, 1988), essa continua sendo complicação freqüente, mesmo com exaustivos procedimentos para fechamento das células mastóides, ocorrendo em torno de 15% dos casos (Glasscock et al., 1986/1987/1988; Becker et al., 2003).

As fístulas incisionais podem ser controladas por suturas adicionais nos pontos de vazamento. As fístulas mastóides podem ter origem em células junto à craniotomia ou no poro acústico. Nestes casos, medidas que reduzem a pressão liquórica, tais como elevação da cabeceira, acetazolamida e drenagem liquórica lombar, devem ser adotadas seqüencialmente. Quando essas manobras se mostrarem ineficazes, pode ser necessária a reintervenção cirúrgica para selamento adicional das células mastóides expostas durante o procedimento. Na grande maioria das vezes o tratamento conservador é resolutivo (Becker et al., 2003; Bani et al., 2002).

Em 2 a 10% dos casos (Blomstedt 1985; Bryce et al., 1991; Wiet et al., 1992; Glasscock et al., 1986/1987/1988) há o desenvolvimento de meningite, geralmente relacionado à presença de fístula liquórica. Essa complicação infecciosa deve ser suspeitada quando, em torno do 3º ao 5º dia, surgem febre alta, cefaléia, sinais de irritação meníngea e alterações do estado mental. É necessário fazer o diagnóstico diferencial com meningite asséptica, resultante dos produtos da degradação do sangue.

EXPECTATIVA FUNCIONAL PÓS-OPERATÓRIA

Função facial

Uma das complicações mais temidas pelo paciente e pelo cirurgião é a paralisia do nervo facial (Quadro 125-1). O estudo do comprometimento da função do nervo facial em várias séries publicadas expõe a relação direta entre tamanho do tumor e incidência de paresia/paralisia (Ruth et al., 1985) (Quadro 125-2).

Cuidados técnicos transoperatórios podem interferir positivamente na função pós-operatória. É fundamental controlar rigorosamente o dano térmico por coagulação ou broqueamento. Da mesma importância, evitar tração e torção do nervo quando do manuseio do tumor pode reduzir esta complicação.

A utilização de monitoração facial transoperatória pode ser bastante útil, principalmente nos tumores de maior volume, podendo reduzir a taxa de paralisia

Quadro 125-1 Escala de House para função do nervo facial

1. Normal	Função facial normal
2. Disfunção leve	Assimetria óbvia, mas não desfigurante, sem impedimento funcional, sincinesias, contraturas ou hemiespasmo facial. Simetria preservada em repouso
3. Disfunção moderada	Assimetria óbvia, mas não desfigurante, com impedimento funcional, sincinesias, contraturas ou hemiespasmo facial leve. Simetria preservada em repouso. Não movimenta a sobrancelha, fecha olhos e movimenta comissura labial com máximo esforço
4. Disfunção moderadamente severa	Assimetria desfigurante. Simetria em repouso. Não movimenta a sobrancelha. Fecha olhos e movimenta comissura labial com máximo esforço. Pacientes com sincinesias e movimentos de massa capazes de interferir com a função são considerados grau 4, independente do grau de atividade motora
5. Disfunção severa	Movimentos quase imperceptíveis. Assimetria em repouso. Movimentos sutis de fechamento dos olhos e movimentação da comissura labial
6. Paralisia total	Ausência de tônus, movimentos, sincinesias, contratura ou hemiespasmo facial

Quadro 125-2 Preservação do nervo facial*

Autor	Tamanho tumoral	Preservação anatômica	Preservação funcional
Glasscock, 1986 {Glasscock M. E., 1988 119/id; Glasscock M. E., 1987 118/id; Glasscock M. E., 1986 117/id}	< 1,5 cm		94%
	1,5-2,9 cm		92%
	> 3,0 cm		55%
Nadol, 1987 {Nadol J. B, 1987 120/id}	< 1,5 cm		100 (30% com paresia transitória)
	> 2,5 cm		85%
Gormley, 1997 {Gormley, 1997 26/id}	Pequenos		96%
	Médios		74%
	Grandes		38%
Samii, 1991 {Samii, 1991 71/id}	Tumores intracanaliculares	100%	57%

*A variabilidade dos critérios empregados na análise dos resultados pós-operatórios quanto à função do nervo facial e, também, da audição compromete em parte o estudo comparativo entre as séries publicadas, mas não invalida a clara relação entre tamanho do tumor e resultado.

em até três vezes (Harner et al., 1988; Goldbrunner et al., 2000; Strauss, 2002; Nader et al., 2002).

Eventualmente ocorre a interrupção anatômica do nervo facial. Se os dois cotos do nervo estiverem presentes, pode proceder-se a sutura com fio 8-0, sem o compromisso de alinhamento absoluto. A recuperação é incompleta, sendo, portanto, preferível a permanência de resto tumoral aderido ao nervo facial a arriscar-se a ruptura do mesmo (Blomstedt et al., 1994).

Mesmo em ocasiões em que é mantida a integridade do nervo facial, ocorrem paralisias tardias no pós-operatório. Nestes casos, a compressão por hematoma, edema no segmento ósseo do nervo, espasmo arterial e reativação viral são as explicações mais plausíveis. A administração de corticosteróides, agentes antivirais, terapêutica hipertensiva e hipervolêmica e descompressão cirúrgica contribuem para a recuperação, em conformidade com o agente causal. Afortunadamente, a grande maioria recupera a função de forma satisfatória (Tsai et al., 2002).

A recuperação satisfatória de paralisias faciais pode ser obtida por anastomose hipoglosso-facial. Para evitar atrofia completa da hemilíngua, Cusimano (1994) propôs a anastomose parcial do nervo hipoglosso com o nervo facial, com resultados adequados para o nervo facial e hipoglosso.

Samii, na análise de 1.000 casos, reporta a descontinuidade cirúrgica do nervo facial em 42 pacientes, com preservação dos cotos, em que a reconstrução imediata foi executada no ângulo pontocerebelar, intracraniano-intratemporal e intracraniano-extracraniano. Desses, 61 a 70% recuperaram fechamento ocular completo, com resultado global equivalente a Grau 3 da escala de House Brackmann (Quadro 125-2). No caso de perda do coto proximal, a reanimação precoce, dentro de poucas semanas, pode ser realizada por anastomose hipoglosso-facial. Essa mesma técnica foi utilizada quando, mesmo preservada a continuidade do nervo facial, não houve reinervação após 10-12 meses. A anastomose com o nervo hipoglosso recuperou a função facial a um Grau 3 HB em 79%. Todos os pacientes com limitação funcional foram submetidos à fisioterapia (Samii et al., 1997b).

■ Função auditiva

O aprimoramento técnico progressivo vem produzindo resultados pós-operatórios mais favoráveis quanto a conservação da audição. É considerada audição útil aquela em que há preservação de um limiar de recepção da palavra superior a 70 dB e uma discriminação de pelo menos 15% (Nadol et al., 1987). No entanto, mesmo resíduos auditivos são úteis para garantir a localização dos sons. Há relação clara entre o tamanho do tumor e a percentagem de preservação auditiva (Quadro 125-3).

De acordo com Samii (1997a), a oportunidade de preservação da audição entre 47 e 88% é obtida principalmente nos pacientes do sexo masculino, com tumores de tamanho médio e pequeno, com volume principal dentro da cisterna do ângulo pontocerebelar, boa a moderada audição prévia (redução de até 40 dB) e hipoacusia de curta duração.

A audição, embora preservada no pós-operatório imediato, pode sofrer deterioração nos dias subseqüentes. Espasmos arteriais, trombose arterial e venosa tardias e edema tardio são causas possíveis, devendo ser tratadas com corticóides e substâncias vasoativas (dextran de baixo peso molecular) (Strauss et al., 1991).

A função vestibular apresentará anormalidades em praticamente todos os pacientes, com maior ou menor exuberância e duração dos sintomas. No entanto, danos unilaterais trazem pouca morbidade e são compensados rapidamente (Eldridge et al., 1992).

■ Nervos cranianos baixos

Em tumores volumosos, pode ocorrer comprometimento dos nervos cranianos baixos, quando a disfunção do nervo vago é particularmente comprometedora pelos problemas de deglutição, aspiração traqueobrônquica e disfonia (Quadro 125-4).

PERSPECTIVAS

A busca por melhor delineamento de estudos que tratem dos resultados obtidos com as várias alternativas de tratamento deve ser priorizada, com o objetivo de favorecer a sua comparação. Não há estudos de níveis I e II na literatura nos últimos 23 anos (Nikolopoulos et al., 2002). Isso é particularmente importante para a comparação dos resultados obtidos com novas técnicas, especialmente pela longa evolução da história natural desses tumores.

A radiocirurgia estereotática e a radioterapia fracionada são opções terapêuticas no momento limitadas aos pacientes inaptos para o tratamento cirúrgico, embora os resultados iniciais sejam promis-

Quadro 125-3 Preservação da audição

Autor	Tamanho	Audição útil (%)
Nadol, 1987 {Nadol J. B, 1987 120/id}	0,5 cm	73
	0,5-1,5 cm	35
	1,5-2,5 cm	17
	> 2,5 cm	2
Samii, 1997 {Samii, 1997 33/id}	Todos	47
Frerebeau, 1987 {Frerebeau, 1987 86/id}	< 2,0 cm	43
	20-40 mm	25
	> 40 mm	11
Gormley, 1997 {Gormley, 1997 26/id}	Pequenos	48
	Médios	25

Quadro 125-4 Complicações em acesso retrossigmóideo – 1.000 tumores (Samii, 1997) {Samii, 1997 35/id}

Tetraparesia	1 caso
Hemiparesia	10 casos
Paresia nervos caudais	5,5%
Hematomas	2,2%
Fístulas liquóricas	9,2%
Hidrocefalia	2,3%
Meningite	1,2%
Revisões cirúrgicas	1,1%
Óbito	1,1% (2 a 69 dias)

sores. Não há, no entanto, acompanhamento prolongado em múltiplos centros para avaliar a eficácia terapêutica e os índices de complicações.

A evolução tecnológica vem aportando instrumentos valiosos para o diagnóstico e o tratamento cirúrgico destes tumores. As ações nos campos imunológico e da radioterapia, aliados ao aprimoramento da identificação dos subtipos tumorais e do conhecimento da história natural dos neuromas do acústico, têm influenciado positivamente no seu prognóstico. Da soma desses esforços podemos antecipar redução ainda mais significativa das disfunções oriundas do crescimento tumoral e do seu tratamento.

A excelência dos resultados atuais se embasa, por fim, no conhecimento pormenorizado da história natural dos neuromas do acústico e da anatomia da região do ângulo pontocerebelar. Adiciona-se a isso a densa aderência aos princípios da técnica cirúrgica e a vivência particular do cirurgião e seu ambiente de trabalho.

REFERÊNCIAS BIBLIOGRÁFICAS

Al-Mefty O. *Surgery of Cranial Base*. 1989.

Alencastro LC, Paglioli EB, Alencastro LF. *Anatomia da Vascularização Cerebral – Implicações Neurocirúrgicas*, 2003.

Alencastro LF, Martins RM, Paglioli-Neto E. Anatomia cirúrgica da base do crânio relevante no tratamento do schwannoma vestibular. *Rev Med ATM* 1999;99:1276-281.

Allcutt DA, Hoffman HJ, Isla A, Becker LE, Humphreys RP. Acoustic schwannomas in children. *Neurosurgery* 1991;29:14-18.

Anderson RE, Laskoff JM. Ramsay Hunt syndrome mimicking intracanalicular acoustic neuroma on contrast-enhanced MR. *AJNR Am J Neuroradiol* 1990;11:409.

Arriaga MA, Chen DA. Facial function in hearing preservation acoustic neuroma surgery. *Arch Otolaryngol Head Neck Surg* 2001;127:543-546.

Baldwin RL, LeMaster K. Neurofibromatosis-2 and bilateral acoustic neuromas: distinctions from neurofibromatosis-1 (von Recklinghausen's disease). *Am J Otol* 1989;10:439.

Bani A, Gilsbach JM. Incidence of cerebrospinal fluid leak after microsurgical removal of vestibular schwannomas. *Acta Neurochir (Wien)* 2002;144:979-982.

Becker SS, Jackler RK, Pitts LH. Cerebrospinal fluid leak after acoustic neuroma surgery: a comparison of the translabyrinthine, middle fossa, and retrosigmoid approaches. *Otol Neurotol* 2003;24:107-112.

Bederson JB, von Ammon K, Wichmann WW, Yasargil MG. Conservative treatment of patients with acoustic tumors. *Neurosurgery* 1991;28:646-650.

Beni-Adani L, Umansky F, Sofer D, Gomori M. Fibrous connective tissue lesion mimicking a vestibular schwannoma: case report. *Neurosurgery* 2000;47:1234-1238.

Blomstedt GC. Infections in Neurosurgery: a retrospective study of 1143 patients and 1517 operations. *Acta Neurochir (Wien)* 1985;78:81-90.

Blomstedt GC, Jaaskelainen JE, Pyykko I, Ishizaki H, Troupp H, Palva T. Recovery of the sutured facial nerve after removal of acoustic neuroma in patients with neurofibromatosis-2. *Neurosurgery* 1994;35:364-368.

Brackmann DE, Fayad JN, Slattery WH, III, Friedman RA, Day JD, Hitselberger WE, Owens RM. Early proactive management of vestibular schwannomas in neurofibromatosis type 2. *Neurosurgery* 2001;49:274-280.

Bryce GE, Nedzelski JM, Rowed DW, Rappaport JM. Cerebrospinal fluid leaks and meningitis in acoustic neuroma surgery. *Otolaryngol Head Neck Surg* 1991;104:81-87.

Charabi S, Tos M, Thomsen J, Borgesen SE. Suboccipital acoustic neuroma surgery: results of decentralized neurosurgical tumor removal in Denmark. *Acta Otolaryngol* 1992;112:810-815.

Clemis JD, Ballad WJ, Baggot PJ, Lyon ST. Relative freqüency of inferior vestibular schwannoma. *Arch Otolaryngol Head Neck Surg* 1986;112:190-194.

Comey CH, Jannetta PJ, Sheptak PE, Joh HD, Burkhart LE. Staged removal of acoustic tumors: techniques and lessons learned from a series of 83 patients. *Neurosurgery* 1995;37:915-920.

Cushing H. *Tumors of the Nervus Acusticus and the Syndrome of the Cerebellopontine Angle*. Philadelphia: WB Saunders, 1917.

Cusimano MD, Sekhar L. Partial hypoglossal to facial nerve anastomosis for reinnervation of the paralyzed face in patients with lower cranial nerve palsies: technical note. *Neurosurgery* 1994;35:532-533.

da Costa SS. Neurinoma do acústico: definições, histórico, dados anatômicos e histológicos, manifestações clínicas e exames diagnósticos complementares. *J Bras Neurocirurg* 1992;3:22-34.

Dandy WE. An operation for the total removal of cerebellopontine (acoustic) tumors. *Surg Ginecol Obstet* 1925;41:129.

Dandy WE. Results of removal of acoustic tumors by the unilateral approach. *Arch Surg* 1941;42:1026.

Deen HG, Oversold MJ, Harner SG, Beatty CW, Marion MS, Wharen RE, Green JD, Quast L. Conservative management of acoustic neuroma: an outcome study. *Neurosurgery* 1996;39:260-264.

Domb GH, Chole RA. Anatomical studies of the posterior petrous apex with regard to hearing preservation in acoustic neuroma removal. *Laryngoscope* 1980;90:1769-1776.

Eldridge R, Parry D. Vestibular schwannoma (acoustic neuroma). Consensus development conference. *Neurosurgery* 1992;30:962-964.

Fischer G, Costantini JL, Mercier P. Improvement of hearing after microsurgical removal of acoustic neurinoma. *Neurosurgery* 1980;7:154-159.

Glasscock ME, Kveton JF, Jackson CG, et al. A systematic approach to the surgical management of acoustic neuroma. *Laryngoscope* 1986;96:1088.

Glasscock ME, McKennan KX, Levine SC. Acoustic neuroma surgery: the results of hearing conservation surgery. *Laryngoscope* 1987;97:785.

Glasscock ME, McKennan KX, Levine SC. False negative MRI scan in an acoustic neuroma. *Otolaryngol Head Neck Surg* 1988;98:612.

Glasscock ME, III, Hart MJ, Vrabec JT. Management of bilateral acoustic neuroma. *Otolaryngol Clin North Am* 1992;25:449-469.

Goldbrunner RH, Schlake HP, Milewski C, Tonn JC, Helms J, Roosen K. Quantitative parameters of intraoperative electromyography predict facial nerve outcomes for vestibular schwannoma surgery. *Neurosurgery* 2000;46:1140-1146.

Han MH, Jabour BA, Andrews JC, Canalis RF, Chen F, Anzai Y, Becker DP, Lufkin RB, Hanafee WN. Nonneoplastic enhancing lesions mimicking intracanalicular acoustic neuroma on gadolinium-enhanced MR images. *Radiology* 1991;179:795-796.

Hardy RW, Jr., Kinney SE, Lueders H, Lesser RP. Preservation of cochlear nerve function with the aid of brain stem auditory evoked potentials. *Neurosurgery* 1982;11:16-19.

Harner SG, Beatty CW, Oversold MJ. Impact of cranioplasty on headache after acoustic neuroma removal. *Neurosurgery* 1995;36:1097-1099.

Harner SG, Beatty CW, Oversold MJ. Retrosigmoid removal of acoustic neuroma: experience 1978-1988. *Otolaryngol Head Neck Surg* 1990;103:40.

Harner SG, Daube JR, Beatty CW, Oversold MJ. Intraoperative monitoring of the facial nerve. *Laryngoscope* 1988;98:209-212.

House WF, Hitselberger WE. *Fatalities in Acoustic Tumor Surgery*. Baltimore, University Park Press, 1979.

Huygen PLM, Hoogland GA. Vestibular and oculomotor manifestations of cerebellopontine angle tumors. *Oto Rhinol Laryngol* 1984;34:57-70.

Jackler RK, Brackmann DE. *Neurotology*. St. Louis: Mosby, 1994.

Kartush JM, Telian SA, Graham MD, Kemink JL. Anatomic basis for labyrinthine preservation during posterior fossa acoustic tumor surgery. *Laryngoscope* 1986;96:1024-1028.

Kesterson L, Shelton C, Dressler L, Berliner KI. Clinical behavior of acoustic tumors. A flow cytometric analysis. *Arch Otolaryngol Head Neck Surg* 1993;119:269-271.

King WA, Wackym PA. Endoscope-assisted surgery for acoustic neuromas (vestibular schwannomas): early experience using the rigid Hopkins telescope. *Neurosurgery* 1999;44:1095-1100.

Komatsuzaki A, Tsunoda A. Nerve origin of the acoustic neuroma. *J Laryngol Otol* 2001;115:376-379.

Kumon Y, Sakaki S, Ohue S, Ohta S, Kikuchi K, Miki H. Usefulness of heavily T2-weighted magnetic resonance imaging in patients with cerebellopontine angle tumors. *Neurosurgery* 1998;43:1338-1343.

Laasonen EM, Troupp H. Volume growth rate of acoustic neurinomas. *Neuroradiology* 1986;28:203-207.

Laine T, Johnsson LG, Palva T. Surgical anatomy of the internal auditory canal. A temporal bone disection study. *Acta Otolaryngol* 1990;110:78-84.

Lanser MJ, Sussman SA, Frazer K. Epidemiology, pathogenesis, and genetics of acoustic tumors. *Otolaryngol Clin North Am* 1992;25:499-520.

Latarget: *Anatomia Humana*. Panamericana, 1996.

Lefkowitz MA, Giannotta SL. Hearing preservation surgery in a patient with bilateral vestibular schwannomas. *Techn Neurosurg* 1997;3:85-88.

Lhuillier FM, Doyon DL, Halimi PM, Sigal RC, Sterkers JM. Magnetic resonance imaging of acoustic neuromas: pitfalls and differential diagnosis. *Neuroradiology* 1992;34:144-149.

Linthicum FH. Eletronystagmography findings in patients with acoustic tumors. *Sem Hear* 1983;4:47-53.

Lockhart. *Anatomy of the Human Body*. Faber, 1959.

Maceri DR, Fox CM. Audiological assessment of the acoustic neuroma patient. *Techn Neurosurg* 1997;3:89-94.

Malis LI. Nuances in acoustic neuroma surgery. *Neurosurgery* 2001;49:337-341.

Mangham CA. Complications of translabyrinthine vs. suboccipital approach for acoustic tumor surgery. *Otolaryngol Head Neck Surg* 1988;99:396.

Martin RG, Grant JL, Peace D, Theiss C, Rhoton AL, Jr. Microsurgical relationships of the anterior inferior cerebellar artery and the facial-vestibulocochlear nerve complex. *Neurosurgery* 1980;6:483-507.

Matthies C, Samii M. Management of vestibular schwannomas (acoustic neuromas): the value of neurophysiology for intraoperative monitoring of auditory function in 200 cases. *Neurosurgery* 1997;40:459-466.

Mitsuoka H, Arai H, Tsunoda A, Okuda O, Sato K, Makita J. Microanatomy of the cerebellopontine angle and internal auditory canal: study with new magnetic resonance imaging technique using three-dimensional fast spin echo. *Neurosurgery* 1999;44:561-566.

Mueller DP, Gantz BJ, Dolan KD. Gadolinium-enhanced MR of the postoperative internal auditory canal following acoustic neuroma resection via the middle fossa approach. *AJNR Am J Neuroradiol* 1992;13:197-200.

Musiek FE, Josey AF, Glasscock ME, III. Auditory brain-stem response in patients with acoustic neuromas. Wave presence and absence. *Arch Otolaryngol Head Neck Surg* 1986;112:186-189.

Nader R, Al Abdulhadi K, Leblanc R, Zeitouni A. Acoustic neuroma: outcome study. *J Otolaryngol* 2002;31:207-210.

Nadol JB, Levine R, Ojemann RG, et al. Preservation of hearing in surgical removal of acoustic neuromas of the internal auditory canal an cerebellar pontine angle. *Laryngoscope* 1987;97:1287.

Nedzelski JM. Cerebellopontine angle tumors: bilateral flocculus compression as a cause of associated oculolmotor abnormalities. *Laryngoscope* 1983;93:1251-1260.

Nedzelski JM, Schessel DA, Pfleiderer A, Kassel EE, Rowed DW. Conservative management of acoustic neuromas. *Otolaryngol Clin North Am* 1992;25:691-705.

Nikolopoulos TP, O'Donoghue GM. Acoustic neuroma management: an evidence-based medicine approach. *Otol Neurotol* 2002;23:534-541.

Ojemann RG. Retrosigmoid approach to acoustic neuroma (vestibular schwannoma). *Neurosurgery* 2001;48:553-558.

Perneczky A, Perneczky G, Tschabitscher M, Samec P. The relationship between the caudolateral pontine syndrome and the anterior inferior cerebellar artery. *Acta Neurochir (Wien)* 1981;58:245-257.

Raskin JM, Benjamin E, Iberti TJ. Venous air embolism: case report and review. *Mt Sinai J Med* 1985;52:367-370.

Rhoton AL Jr. The cerebellopontine angle and posterior fossa cranial nerves by the retrosigmoid approach. *Neurosurgery* 2000;47:S93-129.

Rosenwasser RG, Buchheit WA. Acoustic neuromas. In: Michael LJ Apuzzo (ed.) *Brain Surgery – Complication Avoidance and Management*. New York, Churchill Livingstone, 1993. 1743-1772p.

Ruth HR, Luetje CM, Whittaker CK. Acoustic tumors: preoperative measurement and correlation with postoperative facial nerve function. *Otolaryngol Head Neck Surg* 1985;93:160-163.

Samii M, Matthies C. Management of 1000 vestibular schwannomas (acoustic neuromas): hearing function in 1000 tumor resections. *Neurosurgery* 1997a;40:248-260.

Samii M, Matthies C. Management of 1000 vestibular schwannomas (acoustic neuromas): the facial nerve–preservation and restitution of function. *Neurosurgery* 1997b;40:684-694.

Samii M, Matthies C, Tatagiba M. Management of vestibular schwannomas (acoustic neuromas): auditory and facial nerve function after resection of 120 vestibular schwannomas in patients with neurofibromatosis 2. *Neurosurgery* 1997c;40:696-705.

Samii M. *Surgery of the Skull Base*. Berlin: Neuroradiologyger-Verlag, 1989.

Schessel DA, Nedzelski JM, Kassel EE, Rowed DW. Recurrence of acoustic neuromas in hearing preservation surgery. *AJO* 1992;13:233-235.

Selesnick SH, Jackler RK. Clinical manifestations and audiologic diagnosis of acoustic neuromas. *Otolaryngol Clin North Am* 1992;25:521-551.

Selesnick SH, Jackler RK. Atypical hearing loss in acoustic neuroma patients. *Laryngoscope* 1993a;103:437-441.

Selesnick SH, Jackler RK, Pitts LW. The changing clinical presentation of acoustic tumors in the MRI era. *Laryngoscope* 1993b;103:431-436.

Sepehrnia A, Knopp U. Osteoplastic lateral suboccipital approach for acoustic neuroma surgery. *Neurosurgery* 2001;48:229-230.

Shao KN, Tatagiba M, Samii M. Surgical management of high jugular bulb in acoustic neurinoma via retrosigmoid approach. *Neurosurgery* 1993;32:32-36.

Stephens R. *Arteries and Veins of the Human Brain*. Charles C, Thomas, 1969.

Sterkers JM. [Life-threatening complications and severe neurologic sequelae in surgery of acoustic neurinoma]. *Ann Otolaryngol Chir Cervicofac* 1989;106:245-250.

Sterkers JM, Perre J, Viala P, Foncin JF. The origin of acoustic neuromas. *Acta Otolaryngol* 1987;103:427-431.

Strauss C, Fahlbusch R, Romstock J, Schramm J, Watanabe E, Taniguchi M, Berg M. Delayed hearing loss after surgery for acoustic neurinomas: clinical and electrophysiological observations. *Neurosurgery* 1991;28:559-565.

Strauss C. The facial nerve in medial acoustic neuromas. *J Neurosurg* 2002;97:1083-1090.

Tallan EM, Harner SG, Beatty CW, Scheithauer BW, Parisi JE. Does the distribution of Schwann cells correlate with the observed occurrence of acoustic neuromas? *Am J Otol* 1993;14:131-134.

Tatagiba M, Matthies C, Samii M. Microendoscopy of the internal auditory canal in vestibular schwannoma surgery. *Neurosurgery* 1996;38:737-740.

Terasaka S, Sawamura Y, Fukushima T. Topography of the vestibulocochlear nerve. *Neurosurgery* 2002;47:162-168.

Thedinger BS, Whittaker CK, Luetje CM. Recurrent acoustic neuroma after suboccipital tumor removal. *Neurosurg* 1991;29:681-687.

Tsai M, Wang DJ, Tsai MD, Long DM. Un unpleasant phenomenon after vestibular schwannoma surgery: delayed facial palsy. *Neurosurg Quarterly* 2002;12:19-22.

Vrabec JT, Briggs RD, Rodriguez SC, Johnson RF Jr. Evaluation of the internal auditory canal with virtual endoscopy. *Otolaryngol Head Neck Surg* 2002;127:145-152.

Wackym PA, King WA, Meyer GA, Poe DS. Endoscopy in neurootologic surgery. *Otolaryngol Clin North Am* 2002;35:297-323.

Weiss MH, Kisiel DL, Bhatia P. Predictive value of brainstem evoked response in the diagnosis of acoustic neuroma. *Otolaryngol Head Neck Surg* 1990;103:583-585.

Wiet RJ, Teixido M, Liang JG. Complications in acoustic neuroma surgery. *Otolaryngol Clin North Am* 1992;25:389-412.

Wigand ME, Haid T, Goertzen W, Wolf S. Preservation of hearing in bilateral acoustic neurinomas by deliberate partial resection. *Acta Otolaryngol* 1992;112:237-241.

Yasargil MG. *MicroNeurosurgery*. Stuttgart: Georg-Thieme Verlag, 1984.

126
Conduta Cirúrgica do Glomo Jugular

Aldo Cassol Stamm ▪ Iulo Baraúna ▪ Shirley S.N. Pignatari

INTRODUÇÃO

Paragangliomas são neoplasias dos paragânglios, que por sua vez são pequenos agregados de células derivadas do neuroepitélio embrionário e encontram-se distribuídos por todo o corpo humano em associação ao sistema nervoso autônomo. Os tumores glômicos são paragangliomas não-cromafínicos, ou seja, não apresentam afinidade pela coloração cromafin. Esses agregados celulares existem normalmente no osso temporal e têm uma função osmorreguladora de mudanças bioquímicas sangüíneas, razão pela qual esses tumores costumavam ser denominados "quemodectomas".

Embora a adventícia do bulbo jugular e o canalículo timpânico na orelha média na região dos nervos de Jacobson (ramo do nervo glossofaríngeo) e Arnold (ramo do nervo vago) sejam os locais mais comuns de origem dessas lesões, qualquer localização que apresente células paragangliônicas pode ser um sítio potencial de neoplasias glômicas, e a denominação específica dos tumores glômicos se verifica de acordo com cada região anatômica. O tumor oriundo ao longo do nervo de Jacobson é denominado glomo timpânico, o originado do gânglio nodoso glomo vagal, o do corpo carotídeo glomo carotídeo e finalmente o originado no golfo da veia jugular é denominado tumor glômico jugular, este com uma incidência estimada em 1:1.300.000.

O tumor glômico jugular ocorre ao redor da segunda à oitava década de vida, com um predomínio entre a terceira e a quinta. Lesões bilaterais são raras. Em nossa casuística esta faixa etária compreende 50% dos casos, com predomínio do sexo feminino, na proporção de 3:1.

QUADRO CLÍNICO

O quadro clinico dos tumores glômicos jugulares pode variar dependendo da localização e comprometimento de estruturas adjacentes, como, por exemplo, a tuba auditiva, células peritubárias, canal da artéria carótida interna, seio sigmóide, seio petroso inferior, veia jugular, tecido ósseo entre a artéria carótida interna e veia jugular, células da mastóide, nervo facial, forame jugular (9º, 10º, 11º nervos cranianos), forame do hipoglosso, fossas média e posterior, orelhas interna, média e conduto auditivo externo. O seu crescimento no sentido anterior pode levar a sinais de comprometimento do 5º e 6º nervos cranianos.

As manifestações clínicas mais freqüentes incluem perda auditiva unilateral, condutiva ou neurossensorial, na maioria das vezes de aparecimento insidioso. Zumbido unilateral geralmente sincrônico com o pulso é o segundo sintoma mais comum e a compressão do tumor pode provocar o seu desaparecimento. Outros achados incluem a visualização de uma massa vermelho-acinzentada no conduto auditivo externo; abaulamento hipervascular na membrana timpânica; otorragia; otite média crônica de difícil tratamento; meningite e abscesso cerebral. Paralisia facial, vertigem, déficit de nervos cranianos caudais, cefaléias, síndrome de Horner, epilepsias, eventos isquêmicos cerebrais, taquicardia e hipertensão ocorrem com menor freqüência.

DIAGNÓSTICO

Os principais diagnósticos diferenciais incluem a otite média, mastoidite crônica, colesteatoma, granuloma eosinofílico, cordomas, schwannoma vestibular, meningiomas, metástase em orelha média, bulbo da veia jugular interna ectásico na orelha média, aneurisma, hemotímpano e artéria carótida interna aberrante.

A confirmação diagnóstica é obtida através dos exames por imagem, tomografia computadorizada de alta resolução (TC), ressonância magnética (RM) e arteriografia. A TC é importante para a observação de áreas de destruição óssea ao nível do forame jugular e a extensão da lesão. A RM, por sua vez, permite delinear melhor as estruturas presentes na região da cabeça e pescoço, além do diagnóstico de lesões associadas e possibilidade de extensão intracraniana. A angiografia permite avaliar o nível de vascularização do tumor, o envolvimento de importantes estruturas vasculares como a artéria carótida interna e o grau de fluxo contralateral. A angiografia pode ser fundamental na diferenciação entre um aneurisma de carótida no segmento intrapetroso, nos casos duvidosos. Além disso, a arteriografia pré-operatória pode servir para a embolização do tumor, fazendo com que o tempo cirúrgico seja menor, diminuindo o sangramento intra-operatório.

A presença e a associação de outros tumores da crista neural (neoplasia endócrina múltipla e feocromocitoma) não são infreqüentes, e por esta razão as dosagens de catecolaminas e acido vanilmandélico podem dar indícios da produção de componentes vasoativos, indicando a necessidade de persistir na investigação através de outros exames.

CLASSIFICAÇÃO

Nossa casuística utiliza a classificação de Fisch modificada por Mattox de 1988 (Quadros 126-1 e 126-2).

TRATAMENTO

Com relação ao tratamento, a primeira remoção cirúrgica de tumores vasculares do osso temporal, posteriormente denominados tumores glômicos jugulares, é atribuída a Rosenwater, em 1945. Sua técnica foi aperfeiçoada 4 anos mais tarde por Lundgreen, em 1969, que recomendava a remoção do bulbo da veia jugular

> **Quadro 126-1** Classificação dos tumores glômicos do osso temporal de acordo com Fisch-Mattox (1997)
>
> **Classe A**: Tumor oriundo do plexo timpânico do promontório e limitado à orelha média (glomo timpânico)
> **Classe B**: Tumor originado da região do hipotímpano envolvendo canal do tímpano e mastóide
> **Classe C**: Tumor originado no bulbo da veia jugular com destruição da placa óssea entre o bulbo e o hipotímpano. A lesão pode crescer e destruir o osso das regiões infralabiríntica, retrolabiríntica e compartimentos apicais do osso temporal (glomo jugular)
> Subclassificação depende do grau de envolvimento da artéria carótida interna:
> - C_1: Tumor destruindo o forame carotídeo, sem invasão da artéria carótida interna
> - C_2: Tumor envolvendo o segmento vertical do canal carotídeo
> - C_3: Tumor destruindo o segmento horizontal do canal carotídeo
> - C_4: Tumor estendendo-se ao forame lácero e seio cavernoso ao longo da artéria carótida interna
>
> **Classe D**: Indica a extensão intracraniana do tumor, que pode ser extradural (D_e) ou intradural (D_i)
> Subclassificação depende da extensão e invasão da fossa posterior:
> - D_e: Dividido em grupos:
>   - D_{e1}: Tumor com extensão intracraniana extradural até 2 cm
>   - D_{e2}: Tumor com extensão intracraniana extradural acima de 2 cm
> - D_i: Dividido em três grupos:
>   - D_{i1}: tumor com invasão intradural até 2 cm
>   - D_{i2}: Tumor com invasão intradural acima de 2 cm
>   - D_{i3}: Tumor com invasão intradural extensa

interna seguida de coagulação imediata. Esse procedimento foi contestado na época, por aumentar o risco de sangramento intra-operatório.

Em 1951, o atualmente usado acesso suboccipital foi apresentado à comunidade científica por Semmes para o tratamento de um paciente com um tumor glômico jugular que apresentava envolvimento de nervos cranianos. Nos anos que se seguiram, novos acessos cirúrgicos como o suboccipital e o acesso combinado suboccipital e infratemporal foram propostos. Diversas técnicas foram empregadas como, por exemplo, a extirpação de nervo facial e de canais semicirculares, ressecção do bulbo da veia jugular, cirurgia com hipotermia e cirurgia com mastoidectomia radical prévia.

House, em 1969, descreveu a primeira técnica de remoção dos tumores glômicos jugulares com preservação da anatomia; utilizava um acesso combinado, preservando o conduto auditivo externo, expondo o bulbo da veia jugular, dissecava a região do pescoço em associação à mastoidectomia simples e transposição anterior do nervo facial.

Glasscock et al. em 1974 combinaram os acessos cirúrgicos propostos por Shapiro, em 1964 e House, em 1969, ou seja, preservando o canal auditivo externo integralmente e realizando uma ampla abertura do recesso do nervo facial, evitando a transposição anterior do nervo facial em muitos casos.

Fisch, em 1977, propôs o acesso infratemporal para ressecção dos tumores glômicos jugulares do osso temporal com extensão anterior em direção à artéria carótida interna, clivo e região paraselar. O acesso cirúrgico é caracterizado pela transposição anterior do nervo facial, deslocamento da mandíbula e fratura ou remoção do arco zigomático. Esse mesmo autor em 1978 introduz sua classificação anatômica dos tumores glômicos do osso temporal e mais tarde em 1981 acrescenta alterações para os casos de extensões intracraniana e intradural.

Embora o tratamento cirúrgico dos tumores glômicos jugulares continue sendo um desafio, vários avanços foram conquistados nas ultimas décadas, e a muitos autores atribuem-se os méritos de terem introduzido os conceitos da cirurgia de base de crânio no tratamento dessas lesões.

Tratamento cirúrgico

A cirurgia para a remoção dos tumores glômicos deve ser planejada de acordo com o tamanho e localização da lesão.

Tumores glômicos jugulares C e D, segundo a classificação de Fisch-Mattox de 1988, podem ser abordados cirurgicamente de várias maneiras: acesso infratemporal, acesso infratemporal modificado, acesso combinado infratemporal-suboccipital e outros menos comumente utilizados. Na nossa casuística, a via de acesso mais utilizada para os tumores da região do forame jugular é a infratemporal. O campo de exposição obtido por essa técnica permite os controles proximal e distal de estruturas como a veia jugular e artéria carótida interna, que são de especial importância durante a ressecção dos tumores glômicos. Esta via de acesso proporciona também uma visualização excelente para lesões que se estendem ao clivo e região paraselar.

Cuidado intensivo deve ser dispensado com o nervo facial, pois não infreqüentemente sua mobilização durante o ato operatório é necessária.

PRÉ-OPERATÓRIO

Como rotina, os pacientes são internados na véspera da cirurgia para avaliação clínica geral e controle da função cardiovascular, uma vez que a manipulação vagal intra-operatória e a presença de tumores secretantes não são infreqüentes. A ansiedade do paciente pode ser controlada com medicação pré-anestésica.

POSICIONAMENTO DO PACIENTE NA SALA CIRÚRGICA

O paciente é colocado em posição supina, com a cabeça elevada $30°$ e roda-

Quadro 126-2 Distribuição dos casos de tumores glômicos jugulares de acordo com o estadiamento (Fisch-Mattox, 1988)

N = 40

Estádio	N	(%)
C1	6	15
C2	8	20
C2 De	9	22,5
C2 De2	3	7,5
C3 De1	3	7,5
C3 De1 Di1	7	17,5
C3 De2 Di2	3	7,5
C4 De2 Di2	1	2,5
* Extensão intradural	11	27,5

da para o lado contralateral ao ser abordado na cirurgia. Os ombros do paciente são discretamente elevados com um coxim, promovendo ligeira hiperextensão da cabeça, o que proporciona uma melhor visualização da base do crânio. Posiciona-se um cateter vesical para controle do débito urinário durante o ato cirúrgico. A tricotomia da região parietal e retromastóidea até o segmento cervical superior deve ser realizada antes da assepsia. Este procedimento é habitualmente realizado após a indução anestésica. Uma parte do abdome inferior e região suprapúbica também deve ser preparada para possível retirada de enxerto de gordura. Após a assepsia, os campos são fixados com fios de náilon monofilamentar ao couro cabeludo do paciente. Este procedimento evita o seu deslocamento durante o ato operatório, diminuindo a chance de contaminação. O microscópio cirúrgico é posicionado à cabeceira do paciente, assim como o aspirador e cautério bipolar. Procede-se à infiltração da pele e tecido subcutâneo da região superior do pescoço, mastóide e região sobre a glândula parótida, utilizando lidocaína 1% associada à adrenalina 1:100.000. Isso evita sangramento, principalmente se associado à coagulação de pequenos vasos da linha de incisão com cautério elétrico.

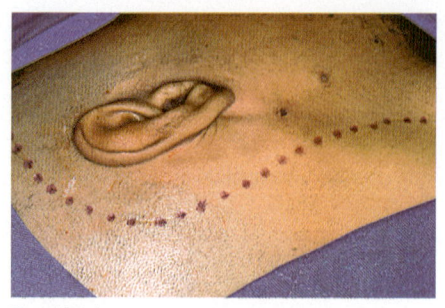

Fig. 126-1

Incisão retroauricular a partir da borda superior do músculo temporal superficial, 2 a 3 cm acima da concha da orelha, a aproximadamente 5 cm do sulco pós-auricular estendendo-se para a região cervical alta até aproximadamente 2 cm abaixo do ângulo da mandíbula.

ACESSO INFRATEMPORAL (TÉCNICA OPERATÓRIA)

- Realiza-se uma incisão em forma de um "S" itálico a partir da borda superior do músculo temporal superficial, 2 a 3 cm acima da concha da orelha, a aproximadamente 5 cm do sulco pós-auricular, estendendo-se para a região cervical alta até aproximadamente 2 cm abaixo do ângulo da mandíbula. A incisão pode ser realizada com bisturi de lâmina fria nº 15 ou com sistema monopolar em corte e coagulação (Fig. 126-1).

- Pele e tecido subcutâneo são deslocados anteriormente identificando-se a fáscia do músculo temporal superficial superiormente e o músculo esternocleidomastóideo inferiormente.

- O periósteo que cobre a face externa da mastóide é deslocado anteriormente e será utilizado como a segunda camada para o fechamento do conduto auditivo externo (Fig. 126-2).

- A seguir o conduto auditivo externo é seccionado totalmente e a pele do 1/3 externo é fechada em fundo-de-saco, sendo revestida na sua face interna pelo periósteo da mastóide.

- A etapa cervical do acesso infratemporal consiste na identificação do músculo esternocleidomastóideo, com o nervo grande auricular cursando sobre o mesmo, lobo superficial da glândula parótida, músculo digástrico e ponta da mastóide seguindo-se da identificação e isolamento das estruturas neurovasculares tais como: nervos facial, glossofaríngeo, vago, espinhal, hipoglosso, artéria carótida comum, interna e externa com seus principais ramos e a veia jugular interna (Fig. 126-3).

- O tronco do nervo facial é identificado na região parotídea na saída do forame estilomastóideo entre a porção cartilaginosa do conduto auditivo externo e a ponta da mastóide. O nervo facial é dissecado no interior da glândula parótida até o ponto da sua segunda divisão.

- Realiza-se a ligadura dos ramos da artéria carótida externa localizados acima da saída da artéria lingual. Isso permite a exposição da artéria faríngea ascendente, que é isolada e ligada.

- A seguir, o músculo esternocleidomastóideo é desinserido da mastóide, assim como o esplênio da cabeça.

- Neste momento o ventre posterior do músculo digástrico e o músculo estilomastóideo são visualizados, e o músculo digástrico é desinserido da mastóide.

- Prossegue-se dissecção e o estiloióideo é identificado, assim como o estiloglosso.

- Nesta etapa da cirurgia inicia-se a fase da dissecção do osso temporal. A pele do canal auditivo externo é descolada e removida juntamente com o ânulo, membrana timpânica, martelo e bigorna. A supra-estrutura do estribo é ressecada preservando-se a platina do estribo ao nível da janela oval.

- Após a exposição da cortical da mastóide, raiz do zigoma e região retromastóidea, realiza-se a mastoidectomia radical com a identificação da dura-máter das fossas média e posterior, sulco facial, sulco do nervo digástrico, músculo digástrico e antro da mastóide. A dura-máter das fossas cranianas média e posterior é exposta, exibindo o seio venoso lateral, sigmóide e golfo da veia jugular interna.

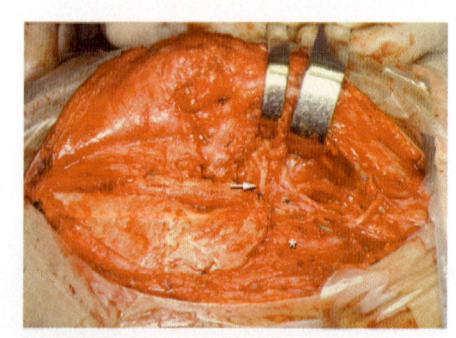

Fig. 126-2

Retalho rebatido anteriormente expondo a cortical anterior da mastóide após o periósteo ser deslocado da face externa da mastóide. A seta indica o tronco do nervo facial na saída do forame estilomastóideo – segmento parotídeo. A ponta da mastóide é identificada pelo*.

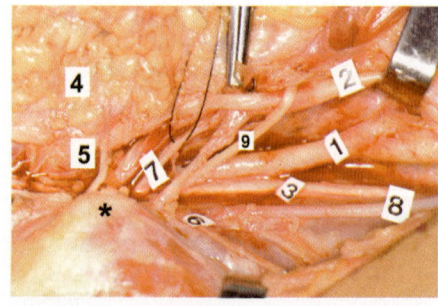

Fig. 126-3

Etapa cervical do acesso infratemporal: 1. artéria carótida interna; 2. artéria carótida externa; 3. nervo vago; 4. glândula parótida; 5. nervo facial; 6. nervo espinhal; 7. nervo glossofaríngeo; 8. veia jugular interna; 9. nervo hipoglosso.

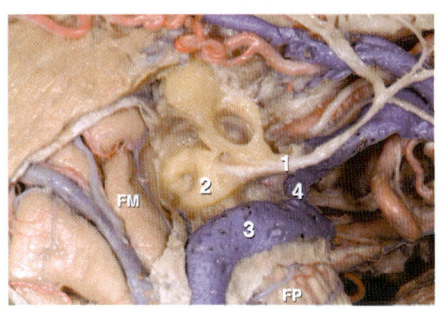

Capítulo 126 — Conduta Cirúrgica do Glomo Jugular

Fig. 126-4

Após a exposição da cortical da mastóide, raiz do zigoma e região retromastóidea, realiza-se a mastoidectomia radical com a identificação da dura-máter das fossas média (FM) e posterior (FP). *1.* Nervo facial; *2.* canais semicirculares; *3.* seio sigmóide; *4.* golfo da veia jugular. A ponta da mastóide e o osso do canal auditivo externo são removidos.

A ponta da mastóide e o osso do canal auditivo externo são removidos (Fig. 126-4).

- O nervo facial é esqueletizado a partir do gânglio geniculado até o forame estilomastóideo. A seguir, cria-se um "novo canal de falópio" para acomodação do nervo facial transposto anteriormente.

- O osso sobre o nervo facial é removido a princípio com broca de diamante até que o mesmo fique coberto por apenas uma fina camada óssea ("casca de ovo") e a partir deste ponto a remoção óssea é realizada com um microdescolador, evitando-se lesionar o nervo facial. O nervo é inicialmente mobilizado na porção mastóidea seguindo-se em direção ao forame estilomastóideo, onde ele se encontra firmemente aderido ao tecido conjuntivo desta região.

- O nervo é elevado cuidadosamente, sendo separado da microvasculatura a qual se encontra aderido, utilizando-se um microbisturi de lâmina fina. Sangramento nesta região é controlado indiretamente através da interposição de um cotonóide embebido em solução fisiológica entre o microaspirador e o nervo.

- A mobilização do nervo facial ao nível do forame estilomastóideo é realizada após a remoção da ponta da mastóide. Após a exposição completa do nervo facial sua transposição anterior pode ser feita, fixando-se o nervo em um sulco criado na glândula parótida. Neste momento já pode ser posicionado um retrator maleável de forma a permitir ampla exposição do campo operatório sem lesar o nervo facial.

- Nesta etapa o seio sigmóide é exposto a princípio por broqueamento ósseo, de forma a expor toda a dura-máter disposta aproximadamente 1 cm anterior e posterior a ele. O seio propriamente dito deve ser exposto até que se visualize apenas uma fina camada óssea sobrejacente. A identificação da veia emissária da mastóide neste momento permite sua preservação, uma vez que a ligadura do seio ocorrerá inferiormente a ela.

- Procede-se à dupla ligadura do seio sigmóide através de uma incisão na camada externa da dura da fossa posterior com passagem de uma agulha de ponta romba utilizada para ligadura de aneurisma. A passagem da agulha é realizada deslizando-a sobre a face posterior do seio sigmóide, com a finalidade de se evitar dano ao tecido cerebral sobrejacente. A ponta da agulha exterioriza-se em uma segunda incisão realizada na dura-máter anterior ao seio. Nesta ponta existe um orifício cuja finalidade é permitir a fixação do fio de sutura, para que o mesmo possa ser redirecionado de volta suavemente. Procede-se ligadura dupla do seio com fio de seda 2-0. Este procedimento pode levar à ocorrência de fístula liquórica, cuja correção pode ser realizada com músculo suturado no local da incisão (Fig. 126-5).

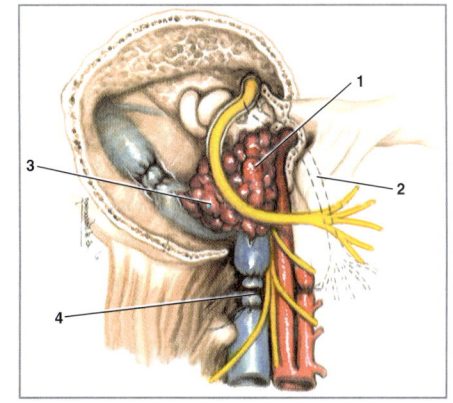

Fig. 126-5

Dupla ligadura do seio sigmóide com fio de seda 2-0 através de uma incisão na camada externa da dura da fossa posterior. *1.* Tumor glômico; *2.* nervo facial transposto anteriormente; *3.* tumor protruindo do seio sigmóide exposto; *4.* ligadura e secção da veia jugular interna. (Figura cedida pelo Prof. V. Diamante).

- O segmento petroso da artéria carótida interna é identificado distalmente ao tumor orientando-se pela tuba auditiva. A parede medial da tuba e as células anteriores a ela são removidas utilizando-se broca de diamante com irrigação e aspiração constantes.

- A tuba auditiva deve ser obliterada utilizando-se cera de osso e enxerto de músculo.

- Nesta fase da cirurgia, a artéria carótida interna deve ser identificada em todo o seu trajeto, desde a porção cervical alta até a porção petrosa do osso temporal. Isso pode ser realizado com a remoção do processo estilóide após a desinserção dos músculos estiloglosso e estiloióideo e da porção lateral do osso timpânico que cobre o forame carotídeo.

- O tumor pode ser dissecado expondo-se a fossa infratemporal cuidadosamente com a utilização de um microdissector, separando a glândula parótida do osso timpânico. Nesta etapa, um retrator autostático afasta anteriormente o ramo ascendente da mandíbula e posteriormente a margem posterior da incisão cutânea. Deve ser colocado cuidadosamente evitando muita pressão sobre o nervo facial transposto anteriormente.

- Após a completa exposição da região cirúrgica, desde a orelha média até a região cervical alta, incluindo toda a extensão da carótida interna e pólo anterior do tumor. Antes do início da remoção da lesão propriamente dita, a veia jugular interna é ligada abaixo do limite inferior do tumor.

- A remoção do tumor inicia-se pela mobilização do pólo posterior do tumor a partir da secção do seio sigmóide entre a dupla sutura preservando a parede medial do seio sigmóide. Esta remoção estende-se em direção ao bulbo da veia jugular, local de drenagem do seio petroso inferior, que é tamponado com surgicel® (Fig. 126-6).

- O pólo anterior do tumor é liberado da artéria carótida interna através de um plano de dissecção entre o periósteo do canal carotídeo e a adventícia da artéria carótida interna. Durante esta dissecção, ramos carótico-timpânicos são coagulados com o sistema bipolar. O pólo superior do tumor é separado da cápsula ótica por broquea-

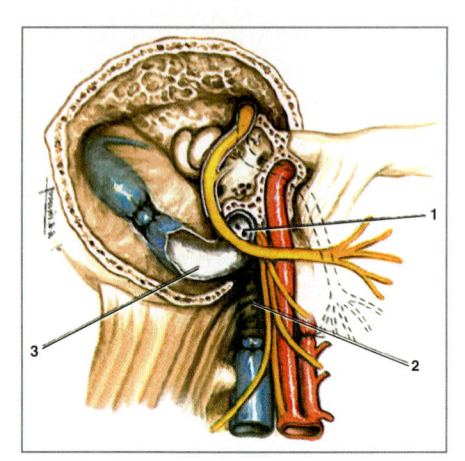

Fig. 126-6
A remoção do tumor inicia-se pela mobilização do seu pólo posterior a partir da secção do seio sigmóide entre a dupla sutura preservando sua parede medial. *1.* Esta remoção estende-se em direção ao bulbo da veia jugular, local de drenagem do seio petroso inferior e veia condilar que é tamponado com surgicel®. *2.* A seguir a veia jugular interna é ligada na região cervical alta. *3.* Parede medial do seio sigmóide (Figura cedida pelo Prof. V. Diamante).

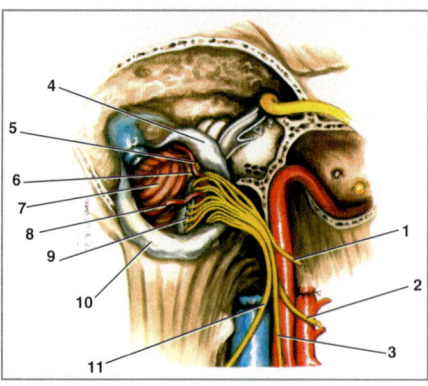

Fig. 126-7
Quando o tumor apresenta extensão intracraniana intradural, ele é removido em um único estádio através da abertura da dura da fossa posterior. As artérias que suprem o tumor são coaguladas com sistema bipolar e o tumor é dissecado dos nervos cranianos IX, X e XI assim como do cerebelo e tronco cerebral.
1. Nervo glossofaríngeo; *2.* nervo hipoglosso; *3.* nervo vago; *4.* porção anterior da dura-máter da fossa posterior; *5.* artéria cerebelar ântero-inferior; *6.* tronco do nervo facial e nervo cocleovestibular; *7.* cerebelo; *8.* artéria cerebelar póstero-inferior; *9.* tronco cerebral; *10.* porção posterior da dura-máter da fossa posterior; *11.* nervo espinhal.

mento com broca de diamante, seguido da utilização de um dissector rombo; enquanto a parte inferior do tumor é mobilizado pela secção da veia jugular interna, previamente ligada.

- A remoção do tumor deve se realizada cuidadosamente, preservando os nervos cranianos X, XI e XII.
- Quando o tumor apresenta extensão intracraniana-intradural, ele é removido em um único estádio através da abertura da dura da fossa posterior. As artérias que suprem o tumor são coaguladas com sistema bipolar, e o tumor é dissecado dos nervos cranianos IX, X e XI assim como do cerebelo e tronco cerebral (Fig. 126-7).
- O ato operatório é finalizado com a sutura da dura-máter quando possível. Se a dura é ressecada juntamente com o tumor é necessário realizar este fechamento com enxerto de fáscia temporal ou dura liofilizada. A cavidade da mastoidectomia é obliterada com gordura proveniente da região abdominal, prevenindo desta forma a ocorrência de fístula liquórica. Ainda com esse objetivo, o músculo temporal superficial pode ser rodado ântero-inferiormente para cobrir a cavidade cirúrgica.
- Um dreno tubular é posicionado no espaço subcutâneo antes do fechamento da pele. Na presença de fístula liquórica, o dreno deve ser evitado; e neste caso a colocação de um cateter para drenagem subaracnóidea contínua pode ser indicada por um período de aproximadamente 3 dias; nesta situação recomenda-se um curativo compressivo.
- A incisão cirúrgica é fechada em dois planos: o tecido subcutâneo é aproximado com fio vicryl 3-0 e a pele é suturada com fio de náilon 4-0. Curativo compressivo é aplicado sobre a região.

CUIDADOS PÓS-OPERATÓRIOS

No pós-operatório imediato os pacientes são mantidos na Unidade de Terapia Intensiva devido à manipulação da região do forame jugular e da região do bulbo carotídeo. A enfermagem tem um papel importante na observação de dor facial e cefaléias que podem estar relacionadas à drenagem lombar, e atenção especial deve ser dada ao grau de decúbito do paciente. Queixas de disfagia, parestesias faciais podem estar relacionadas a paralisias dos nervos do forame jugular. O débito de drenagem lombar é verificado diariamente e habitualmente pode ser retirado em 3-5 dias.

Nas Figuras 126-8A a 126-9B, pode-se observar a TC pré e pós-operatória de dois pacientes portadores de glomo jugular. O primeiro (Fig. 126-8A e B) trata-se de um tumor glômico classe C extradural, e o segundo (Fig. 126-9A e B), um tumor glômico classe C-D com extensão intradural.

COMPLICAÇÕES

Além das seqüelas originadas pela relação existente entre o tumor e os nervos cranianos, particularmente alterações da deglutição, disfonia, dispnéia e paralisia facial; complicações potenciais decorrentes da técnica operatória incluem hemorragia, fístula liquórica (meningite), infecção da ferida operatória e necrose de retalho de fáscia lata ou da gordura.

Em nossos últimos 40 casos operados por tumor glômico jugular, a incidência de envolvimento de nervos cranianos no pré e pós-operatório pode ser observada no Quadro 126-3.

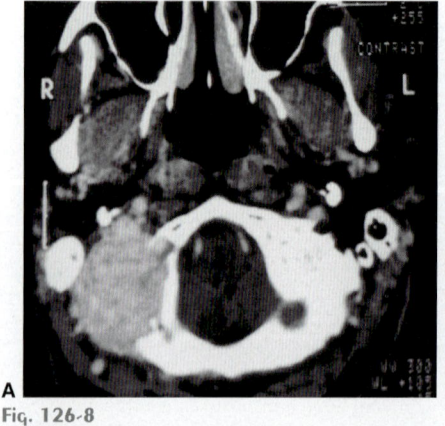

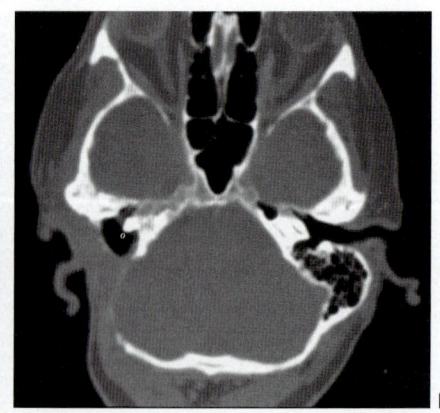

Fig. 126-8
TC em corte axial de uma paciente do sexo feminino, 48 anos de idade, evidenciando tumor glômico-jugular classe C extradural. **(A)** Pré-operatório. **(B)** Pós-operatório.

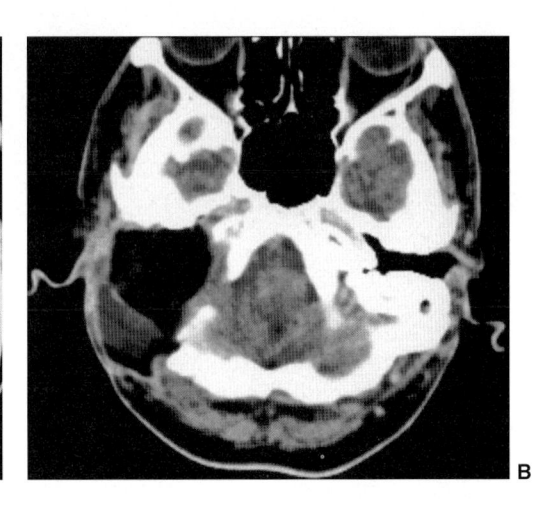

Fig. 126-9

TC em corte axial de um paciente do sexo masculino, de 53 anos de idade portador de glomo jugular classe C-D com extensão intradural. **(A)** Pré-operatório. **(B)** Pós-operatório.

Quadro 126-3 Incidência de envolvimento dos nervos cranianos no pré e pós-operatório imediato dos pacientes operados por tumores glômicos jugulares (N = 40)

Nervo craniano	Pré N (%)	Pós N (%)
VII	6 (15)	13 (32,5)
VIII	1 (2,5)	1 (2,5)
IX	5 (12,5)	18 (45)
X	10 (25)	23 (57,5)
XI	3 (7,5)	5 (12,5)
XII	8 (20)	9 (22,5)

REFERÊNCIAS BIBLIOGRÁFICAS

Cantrell RW. Catecholamine-Secreting Infratemporal Fossa Paraganglioma. *Ann Otol Rhinol Laryngol* 1984;93:583-588.

Doubleday LC, Jing BS, Wallace S. Computed tomography of the infratemporal fossa. *Radiology* 1981;138:619-624.

Farrior J. Surgical management of tumors glomus:endocrine-active tumors of the skull base. *Southern Medical J* 1988;9(81):1121-1126.

Fisch U. Infratemporal fossa approach for the extensive tumors of the temporal bone and base of the skull. *J Laryngol Otol* 1978;92:949-967.

Fisch U. Infratemporal fossa approach for extensive tumors of the temporal bone and base of the skull. In: Silverstein H, Norrell H, (eds.) *Neurological Surgeries of the Ear.* Vol. 2. Birmingham (Al.), Aesculapius Publishers, 1997. 34-53p.

Gershon JS, Norman SD, Mokhtar G. Neurologic manifestations of tumors glomus in the head and neck. *Arch Neurol* 1976;33:270-274.

Glasscock ME, Harris PF, Newsome G. Glomus tumors: diagnosis and treatment. *Laringoscope* 1974;84:2006-2032.

Guild SR, Hiltherto A. Unrecognized structure: the glomus jugularis in man. *Anat Rec* 1941;79(Suppl 2):28.

House W, Mccabe BF, Rosenwasser H, House W, Witten RM, Hamberger CA. Management of glomus tumors. *Arch Otolaryngol* 1969;89:170-178.

Jackson CG. Glomus tympanicum and glomus jugulare tumors. *Otolaryngol Clin North Am* 2001;34(5):941-70.

Jenkins HA, Fisch U. Glomus tumors of the temporal regions. *Arch Otolaryngol* 1981;107:209-214.

Kacker A, Sykes S, Heier LA, Selesnick SH. Bilateral paragangliomas with associated venous anomalies. *Otol Neurotol* 2001;22(1):123.

Lundgreen N. Tympanic body tumors in the middle ear – tumors of carotic body type. *Acta Otolaryngol* 1969;89:156-159.

Noujaim SE, Pattekar MA, Cacciarelli A, Sanders WP, Wang AM. Paraganglioma of the temporal bone: role of magnetic resonance imaging versus computed tomography. *Top Magn Reson Imaging* 2000;11(2):108-22.

Phelps PD, Cheesman AD. Imaging jugulotympanic glomus tumors. *Arch Otolaryngol Head Neck Surg* 1990;116:940-945.

Reece PH, Higgins N, Hardy DG, Moffat DA. An aneurysm of the petrous internal carotid artery. *J Laryngol Otol* 1999;113(1):55-7.

Rosenwasser H. Carotic body tumor of the middle ear and mastoid. *Arch Otolaryngol* 1945;41:64-67.

Sataloff RT. Glomus jugulare. *Ear Nose Throat J* 2000;79(10):762.

Semmes RE, Alexander E Jr., Adams S. Tumors of the glomus jugulare. Follow up study two years after roentgen therapy. *J Neurosurg* 1953;10:672-674.

Shapiro MJ, Neues DK. Technique for removal of glomus jugulare tumors-with special reference to the diagnostic value of retrograde jugulography. *Acta Otolaryngol* 1965;60:150-168.

Weber PC, Patel S. Jugulotympanic paragangliomas. *Otolaryngol Clin North Am* 2001;34(6):1231-40.

127

Tumores do Forame Jugular

João Jairney Maniglia ▪ Ricardo Ramina ▪ Fábio F. Maniglia ▪ Ricardo F. Maniglia

INTRODUÇÃO

O tumor mais freqüentemente encontrado na região do forame jugular é o paraganglioma, também chamado de tumor do glomo jugular, originário da camada adventícia do bulbo da veia jugular. Outros tumores como os meningiomas e schwannomas são também encontrados. Além dos tumores primários, também existe a possibilidade de invasão do forame jugular por tumores originários de regiões vizinhas. Com o desenvolvimento de novas técnicas de cirurgia da base do crânio e a formação de equipes multidisciplinares compostas por neurocirurgiões, otorrinolaringologistas, cirurgiões de cabeça e pescoço esses tumores passaram a ser removidos de maneira radical com preservação das estruturas anatômicas envolvidas.

ASPECTOS ANATÔMICOS

O forame jugular está situado entre os ossos occipital e temporal e forma-se ao redor do seio sigmóide e bulbo da veia jugular e do seio petroso inferior. As estruturas que passam através o forame jugular são vasculares (artérias e veias) e nervosas. As estruturas vasculares são o seio sigmóide e o bulbo da veia jugular, o seio petroso inferior e ramos meníngeos das artérias faríngea ascendente e occipital. As estruturas nervosas constituem-se de parte intra e extracraniana, limitada por dura-máter, e são os nervos glossofaríngeo, vago e acessório com seus específicos gânglios, o ramo timpânico do nervo glossofaríngeo (nervo de Jacobson) e o ramo auricular do nervo vago (nervo de Arnould) e o aqueduto coclear.

Classicamente o forame jugular pode ser dividido em porção nervosa que inclui o nervo glossofaríngeo, o seio petroso inferior e ramos meníngeos da artéria faríngea ascendente, a porção venosa composta pelo seio sigmóide e os nervos vago e acessório. Outros estudos anatômicos têm subdividido o forame jugular em três porções, duas venosas (porção sigmóide e porção petrosa) e uma nervosa ou intrajugular. Esta última porção está localizada entre as duas porções venosas e é composta pelos nervos acessório, vago e glossofaríngeo.

DIAGNÓSTICO

A queixa inicial mais freqüente dos pacientes com tumores do forame jugular é *tinnitus* unilateral pulsátil. Perda auditiva de condução, dores em região da orelha com sensação de bloqueio do canal e tonturas são outros sintomas freqüentes.

A otoscopia nos paragangliomas pode mostrar um tumor hipervascular atrás da membrana timpânica. Massa palpável no pescoço pode ser encontrada em tumores com extensão para a região cervical alta (Fig. 127-1). Como esses tumores têm crescimento muito lento observa-se pouco comprometimento de nervos cranianos relacionados ao forame jugular (IX, X e XI) e dos nervos VII (Fig. 127-2), VIII e XII ou sinais de hipertensão intracraniana.

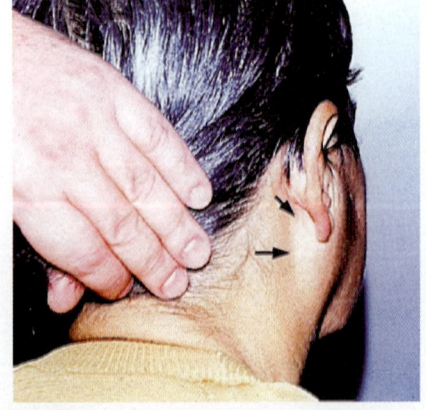

Os schwannomas e meningiomas desta região provocam alterações nos pares cranianos baixos, principalmente disfonia, alteração da deglutição, queda do ombro e desvio da língua.

Os estudos neurorradiológicos tais como tomografia computadorizada (Fig. 127-3), ressonância magnética (Fig. 127-4), jugulografia (Fig. 127-5) e angiografia digital (Fig. 127-6) nos ajudam a diagnosticar a lesão do forame jugular e fornecer dados relativos à extensão e comprometimento de estruturas anatômicas envolvidas.

A artéria faríngea ascendente é o vaso nutridor mais freqüente em casos de paragangliomas. Embolização pré-operatória é realizada na grande maioria dos casos para diminuir o sangramento pero-

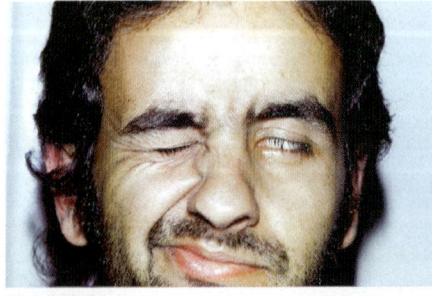

Fig. 127-1
Paciente com glomo jugular e massa cervical.

Fig. 127-2
Paciente com glomo jugular e paralisia facial.

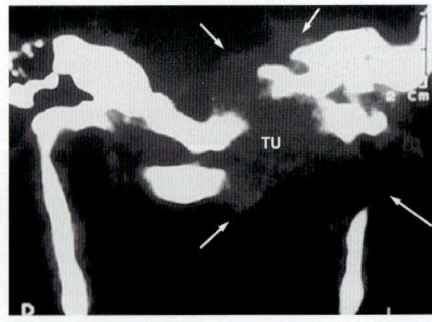

Fig. 127-3
Tomografia computadorizada (glomo jugular com invasão intracraniana).

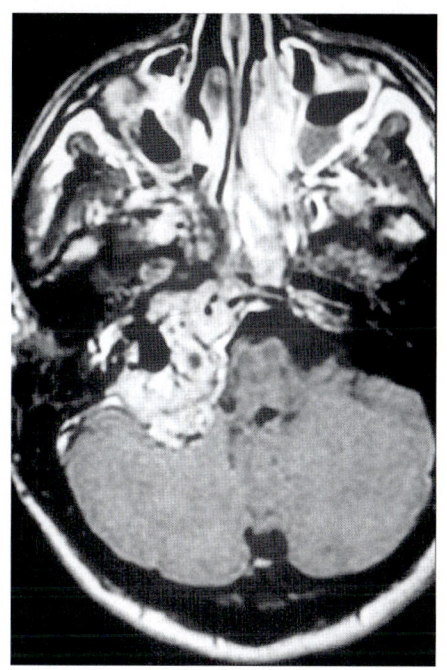

Capítulo 127 ♦ Tumores do Forame Jugular

Fig. 127-4
Ressonância magnética de paciente com glomo jugular e invasão intracraniana.

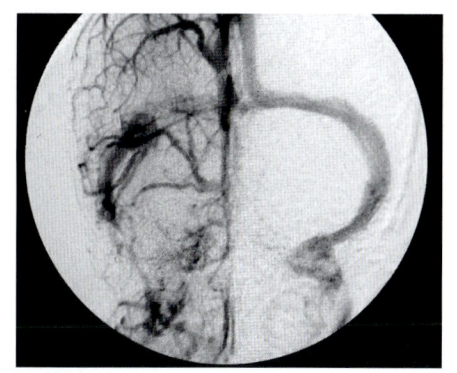

Fig. 127-6
Fase venosa da angiografia digital de paciente com bloqueio de seio sigmóide.

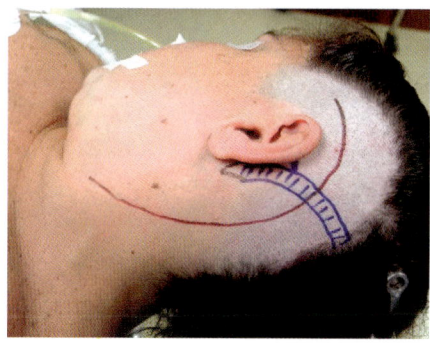

Fig. 127-8
Desenho da incisão para acesso ao forame jugular.

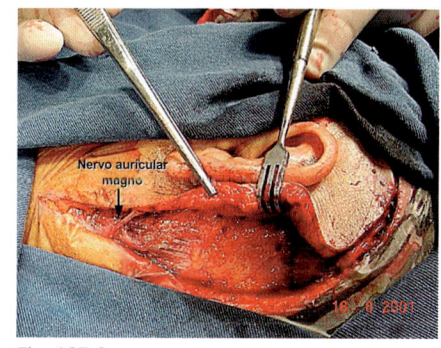

TRATAMENTO CIRÚRGICO

Remoção radical com preservação das estruturas vásculo-nervosas da base do crânio é o objetivo do tratamento cirúrgico. A técnica cirúrgica utilizada em nosso serviço é a seguinte:

Utiliza-se anestesia geral com intubação endotraqueal de preferência através do nariz antevendo a possibilidade de uma extubação mais tardia. Monitoração intra-operatória do nervo facial e em alguns casos dos nervos IX, X, XI e XII é realizada. O paciente é posicionado em decúbito dorsal (Fig. 127-7) com a cabeça rodada para o lado oposto à lesão e levemente estendida.

A incisão de pele inicia-se na região temporal, contorna a região retroauricular e se prolonga até a região alta do pescoço (Figs. 127-8 e 127-9). Nos casos em que a audição pré-operatória está conservada, o canal auditivo externo não é seccionado. Quando existe uma perda auditiva por presença de tumor destruindo estruturas da orelha média e preenchendo o canal auditivo externo, este é seccionado e ocluído.

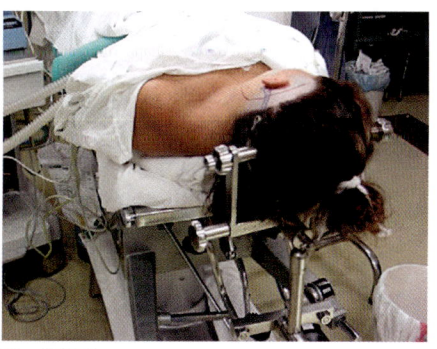

peratório. O estudo da fase venosa da angiografia nos permite uma visualização dos seios venosos e freqüentemente o bulbo da jugular encontra-se obstruído pela massa tumoral.

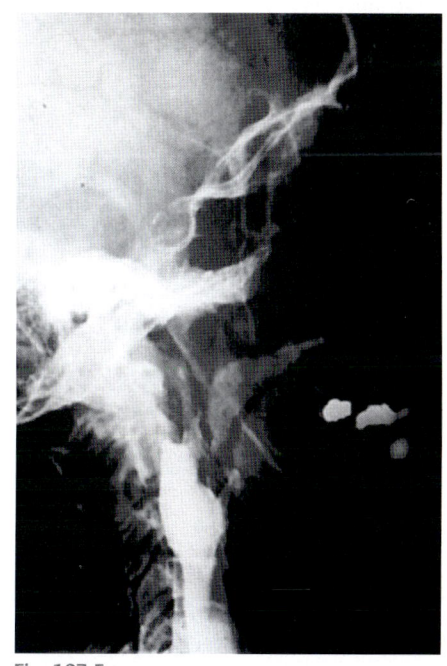

Fig. 127-9
Incisão, retalho cutâneo e exposição do nervo auricular magno.

Um retalho miofascial para prevenir fístula liquórica e obter excelente resultado estético do defeito resultante da extensa remoção óssea foi desenvolvido em nosso serviço. Esse retalho consiste da fáscia temporal em continuidade com a fáscia craniocervical e o músculo esternocleidomastóideo (Fig. 127-10). O músculo temporal é dividido (Fig. 127-11) e rodado inferiormente no final do procedimento sobre a região da craniotomia e mastoidectomia mantendo-se pediculado (Fig. 127-12). Sobre esse músculo o retalho de

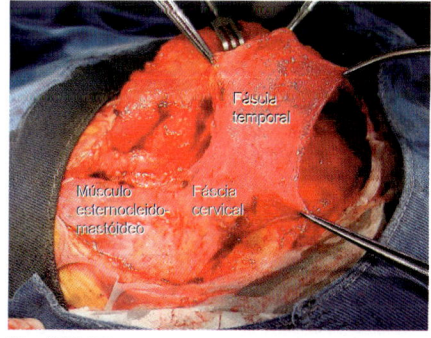

Fig. 127-5
Jugulografia de paciente com glomo jugular e obstrução de veia jugular interna.

Fig. 127-7
Paciente com tumor de forame jugular posicionado para cirurgia.

Fig. 127-10
Retalho miofascial de Maniglia e Ramina.

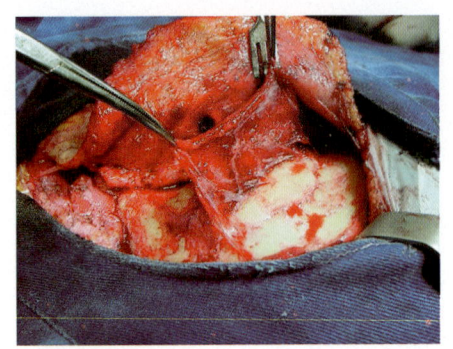

Fig. 127-11
Descolamento do músculo temporal.

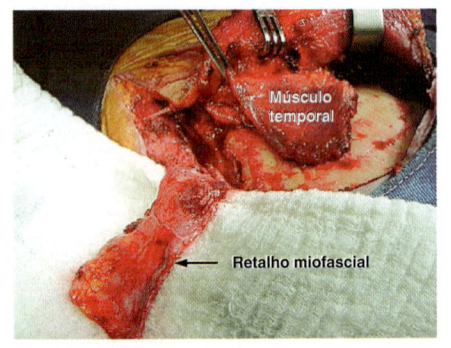

Fig. 127-12
Simulação da rotação do músculo temporal para o defeito.

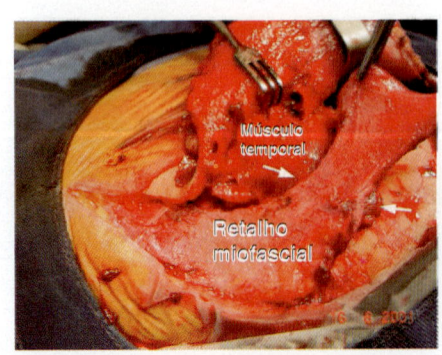

Fig. 127-13
Reposição de retalho miofascial.

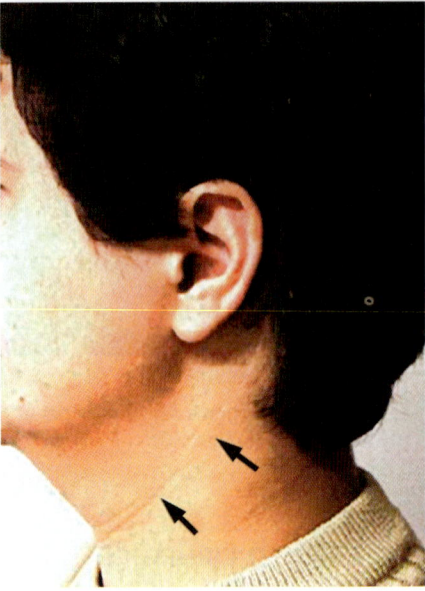

Fig. 127-14
Foto pós-operatória da paciente com excelente resultado estético.

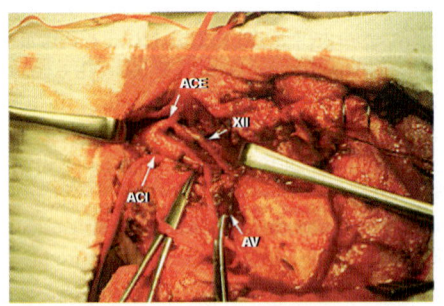

Fig. 127-15
Dissecção cervical alta: artéria carótida externa (ACE); artéria carótida interna (ACI); artéria vertebral (AV); nervo hipoglosso (XII).

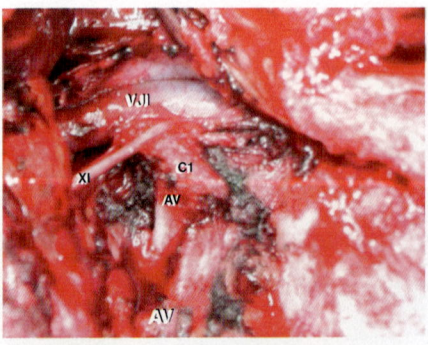

Fig. 127-16
Dissecção cervical alta: processo lateral C1; veia jugular interna (VJI); nervo acessório (XI) e artéria vertebral (AV).

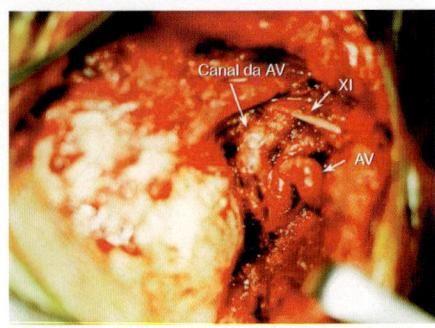

Fig. 127-17
Dissecção cervical alta: artéria vertebral (AV) e nervo acessório (XI).

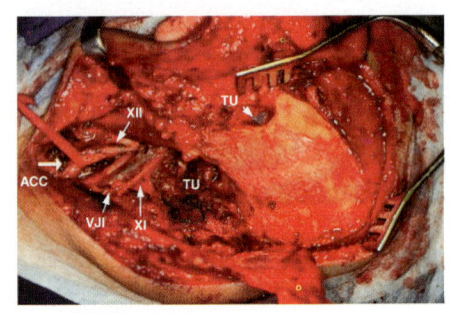

Fig. 127-18
Dissecção cervical e osso temporal: tumor (TV); veia jugular interna (VJI) e artéria carótida comum (ACC).

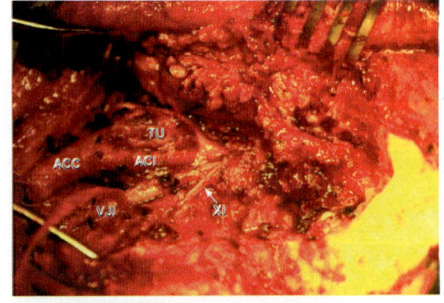

Fig. 127-19
Glomo carotídeo e de forame: veia jugular interna (VJI); artéria carótida comum (ACC).

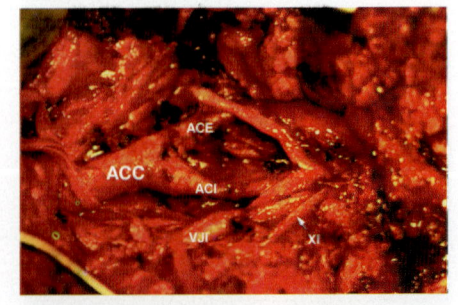

Fig. 127-20
Remoção de glomo carotídeo: artéria carótida externa (ACE); artéria carótida interna (ACI); veia jugular interna (VJI) e artéria carótida comum (ACC).

fáscia e músculo esternocleidomastóideo é ressuturado mantendo o contorno estético (Figs. 127-13 e 127-14). Realiza-se a seguir uma dissecção de pescoço, identificando-se as artérias carótida comum, externa e interna e a veia jugular interna bem como os nervos vago, acessório e hipoglosso (Fig. 127-15). Os nervos cranianos e a veia jugular são dissecados superiormente em direção ao forame jugular.

A porção lateral do arco de C1 é identificada servindo de parâmetro para localização da artéria vertebral (Figs. 127-16 a 127-20). O nervo facial é a seguir disseca-

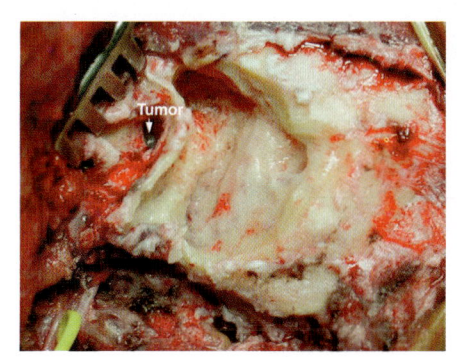

Fig. 127-21
Mastoidectomia.

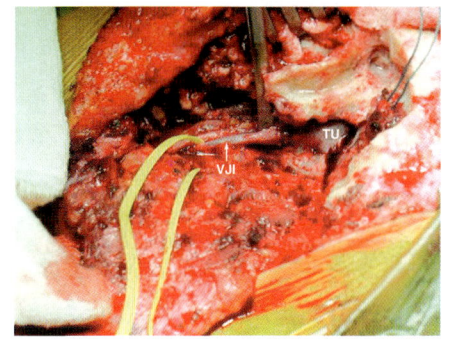

Fig. 127-22
Veia jugular interna (VJI) e glomo jugular.

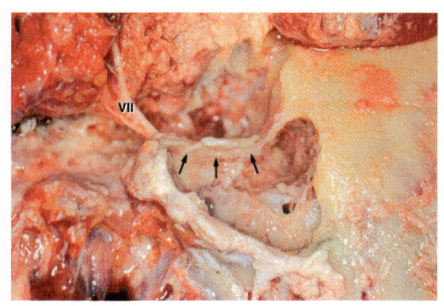

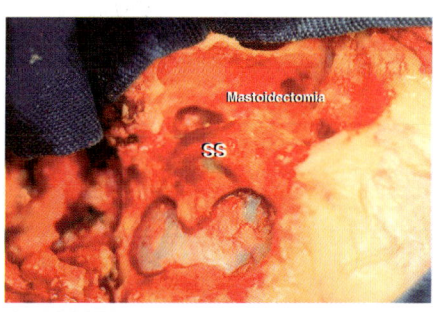

Fig. 127-23
Mastoidectomia occipital, seio sigmóide (SS).

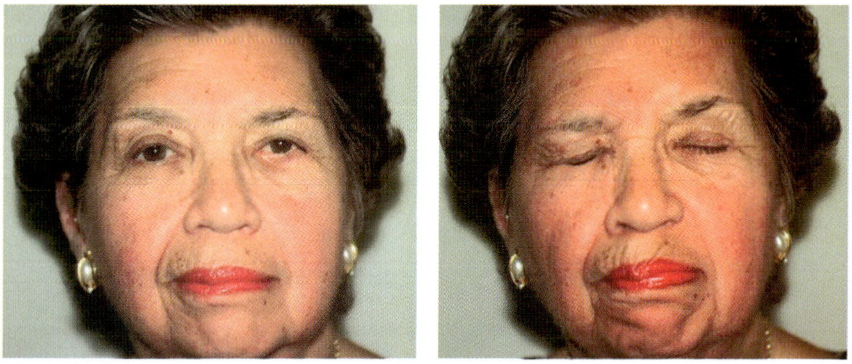

Fig. 127-24
Dissecção do osso temporal: localização do nervo facial.

do no forame estilomastóideo usando-se como parâmetros o ventre posterior do músculo digástrico e a ponta da mastóide inferiormente, a cartilagem do conduto auditivo externo ("pointer"). Em alguns casos o nervo facial pode estar envolvido pela lesão, nesta região, necessitando uma neurólise ou enxerto. Mastoidectomia radical (Figs. 127-21 e 127-22) com identificação do canal do nervo facial, seio sigmóide, bulbo da jugular e seio petroso superior é o próximo passo cirúrgico (Figs. 127-23 e 127-24). A dura-máter é exposta na fossa média e nas fossas posterior, anterior e posteriormente ao seio sigmóide. Se o nervo facial não estiver infiltrado pela lesão, é deixado em seu canal ósseo, evitando-se com isso a transposição anterior do mesmo. Quando o nervo facial encontra-se infiltrado, ele é ressecado e faz-se uma anastomose com enxerto de nervo grande auricular ou sural (Figs. 127-25A a 127-26B).

A seguir executamos craniotomia occipital lateral com a abertura do forame magno em casos de infiltração tumoral nesta região.

O seio sigmóide é ligado (Fig. 127-27A a C) abaixo do seio petroso superior com dupla ligadura. A veia jugular interna é ocluída com sutura-ligadura (Figs. 127-28 a 127-30). A porção extradural da lesão é a seguir removida com a veia jugular.

Após a ressecção da porção extradural do tumor, a dura-máter é incisada na parede medial do seio sigmóide. Os nervos cranianos bulbares são dissecados em seu trajeto extra e intradural (Fig. 127-31). Algumas fibras nervosas podem estar infiltradas pela lesão e são ressecadas (Figs. 127-32A a 127-33B).

Após cautelosa hemostasia a dura-máter é fechada de maneira hermética, e a linha de sutura e o forame jugular são ocluídos com pequena porção do músculo digástrico e cola biológica. O fechamento da ferida cirúrgica é realizado com os retalhos miofasciais descritos anteriormente.

CASUÍSTICA

Nossa série consecutiva de 90 casos de tumores da região do forame jugular operados entre 1986 e 2003 (Hospital das Nações em Curitiba e Serviço de cirurgia da base do crânio da UNICAMP – Campinas) é apresentada no Quadro 127-1.

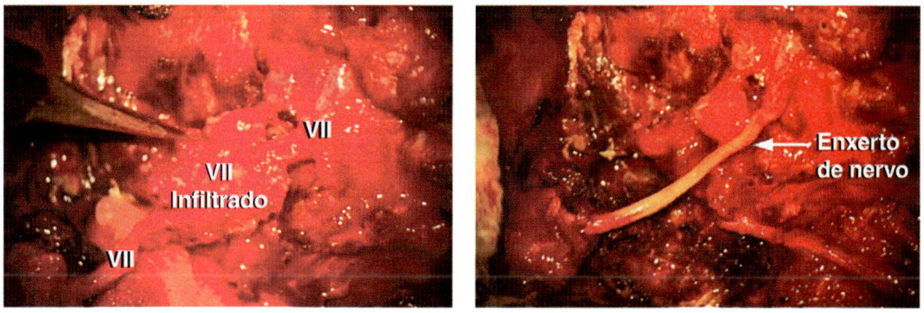

Fig. 127-25
Foto cirúrgica dupla. **(A)** Nervo facial infiltrado pelo glomo. **(B)** Enxerto de nervo auricular magno.

Fig. 127-26
(A, B) Paciente um ano após enxerto facial.

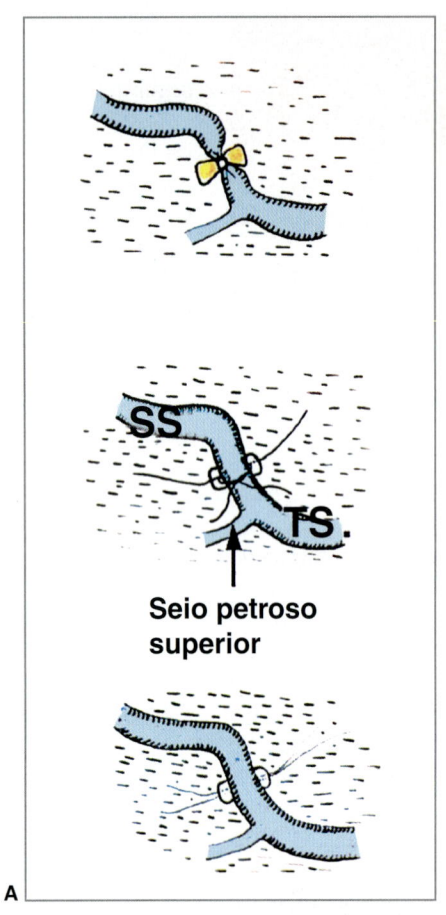

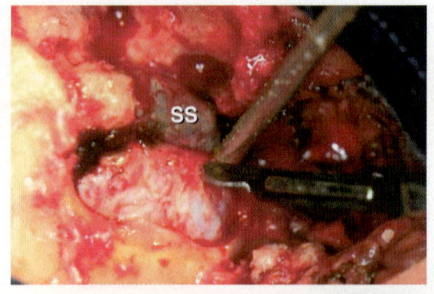

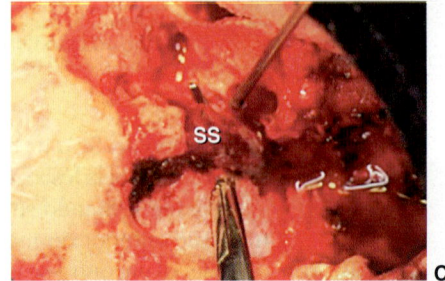

Fig. 127-27
(A-C) Foto cirúrgica: ligadura do seio sigmóide (SS) do lado esquerdo.

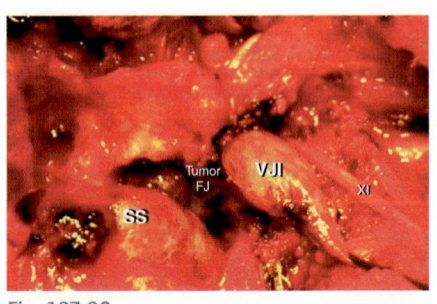

Fig. 127-28
Veia jugular interna (VJI) invadida por glomo; tumor no forame jugular (FJ).

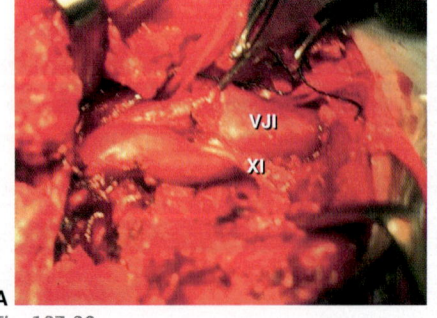

Fig. 127-29
(A) Veia jugular interna com glomo. (B) Mostra remoção do tumor.

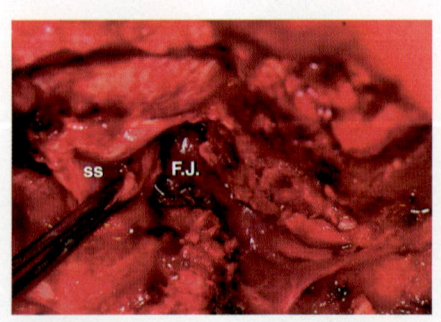

Fig. 127-30
Seio sigmóide (SS) e forame jugular (FJ) sem o tumor.

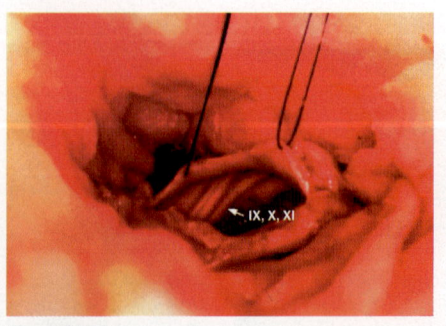

Fig. 127-31
Craniotomia occipital e nervos bulbares.

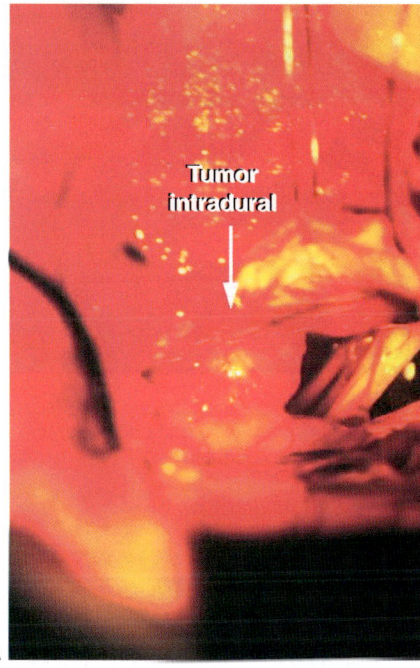

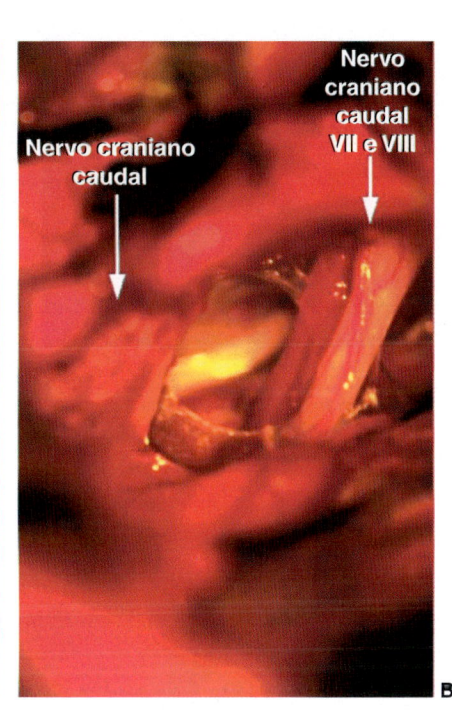

Fig. 127-32
(A) Fossa occipital com glomo. (B) Após remoção de tumor.

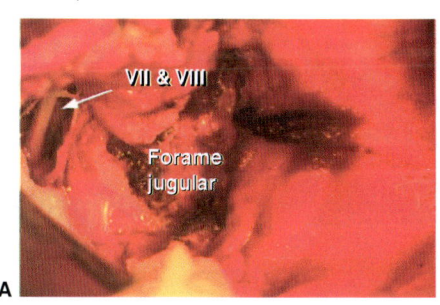

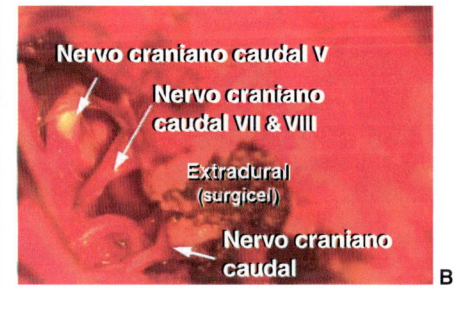

Fig. 127-33
(A) Craniotomia com tumor. (B) Fossa posterior e forame jugular sem tumor.

Tipos histológicos

Paragangliomas (tumores do glomo jugular)

Os paragangliomas são os tumores mais freqüentes no forame jugular, e sempre devem ser lembrados no diagnóstico diferencial de lesões desta região.

Paragangliomas são lesões benignas, bastante vascularizadas, mais freqüentes nas mulheres (4:1), podem apresentar incidência familiar, sendo nesses casos mais freqüentemente bilaterais. Essas lesões podem raramente secretar quantidades variáveis de noradrenalina, dopamina e 5-hidroxitriptamina. A maioria desses tumores no entanto são farmacologicamente inativos (Fig. 127-34). Paragangliomas malignos são raros e apresentam invasão local (Figs. 127-35A a 127-37) com metástases regionais para linfonodos cervicais e a distância para mediastino, pulmão e ossos.

Outros tumores

Schwannomas

Schwannomas se originam nos nervos glossofaríngeo, vago ou acessório, ou da cadeia simpática cervical presente dentro do forame jugular e podem ser puramente intracranianos, intra e extracranianos ou somente extracranianos com extensão para a região cervical alta. São extremamente raros e perfazem 2,9% dentre os schwannomas intracranianos. Podem estar associados à neurofibromatose do tipo 1 (Fig. 127-38A e B). Esses neurinomas podem alargar acentuadamente o forame jugular sem produzir paralisia do nervo correspondente. Este fato favorece sua remoção, sem a necessidade de ligadura do seio sigmóide e remoção da veia jugular interna. O acesso cirúrgico é na maioria das ve-

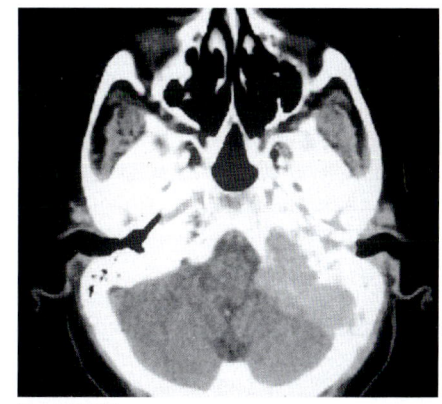

Quadro 127-1 Noventa casos operados de lesões do forame jugular (1986/2003)

Tipo histológico	Número de casos	Grau de ressecção cirúrgica	
		Total	Subtotal
Paragangliomas	53	42	11
Schwannomas	12	12	0
Meningiomas	10	5	5
Cisto ósseo aneurismático	3	3	0
Condrossarcoma	5	1	4
Tumores malignos invasivos	3	0	3
Colesteatoma	3	3	0
Linfangioma	1	1	0
TOTAL	90	67 (74,4%) 23 (25,6%)	0

Fig. 127-34
Tomografia Computadorizada de paciente com glomos do forame jugular e intracraniano

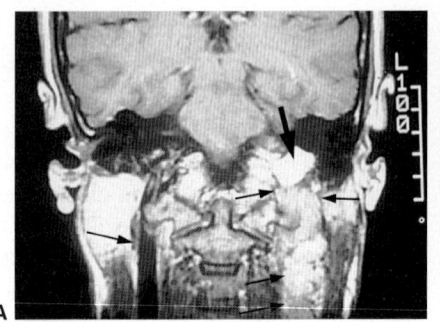

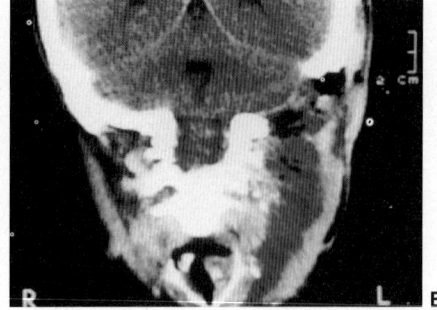

Fig. 127-35
(A) Ressonância magnética de glomo do forame jugular e intracraniano. (B) Trajeto de liquor no pós-operatório imediato (invasão vascular).

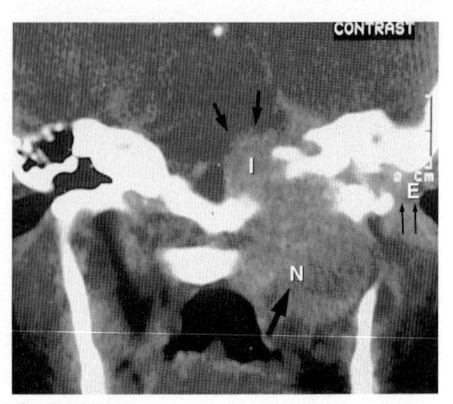

Fig. 127-36
Tomografia computadorizada de paciente com glomo do forame jugular.

zes intracraniano (suboccipital) associado ao acesso posterior ao forame jugular e cervical alto. A remoção do neurinoma provoca paralisia aguda do ramo nervoso que originou o tumor. Se o nervo paralisado for o vago, isto acarretará paralisia em abdução da prega vocal ipsilateral com disfonia acentuada, disfagia e aspiração por vezes de efeito catastrófico para o paciente. A paralisia crônica é mais bem tolerada pelo paciente. O tratamento da disfagia é feito por dilatação esofágica seqüencial, e a paralisia é tratada por tiroplastia tipo 1.

Meningiomas

Menigiomas originam-se de granulações aracnóideas presentes no bulbo da veia jugular ou em seios venosos. Apesar de histologicamente benignos meningiomas desta região podem apresentar um comportamento biológico agressivo, fazendo com que um tratamento complementar com radioterapia seja necessário.

Meningiomas do forame jugular são bastante raros (12,98% de nossos casos), sendo os paragangliomas os mais freqüentes. Nós temos uma das maiores séries da literatura mundial de tumores originados no forame jugular (dez casos), operados entre 1989 e 2000, sendo nove pacientes do sexo feminino e um do sexo masculino. Seis tumores apresentaram comportamento agressivo. O sintoma mais freqüente foi a dificuldade da deglutição e disfonia por invasão do nervo vago. A invasão do canal auditivo interno provoca paralisia facial e perda auditiva sensorineural (ao contrário do neurinoma do acústico onde a paralisia facial é rara) (Fig. 127-39). A seguir deficiência dos nervos glossofaríngeo e hipoglosso sendo por último paralisia do nervo acessório, dor e massa cervical.

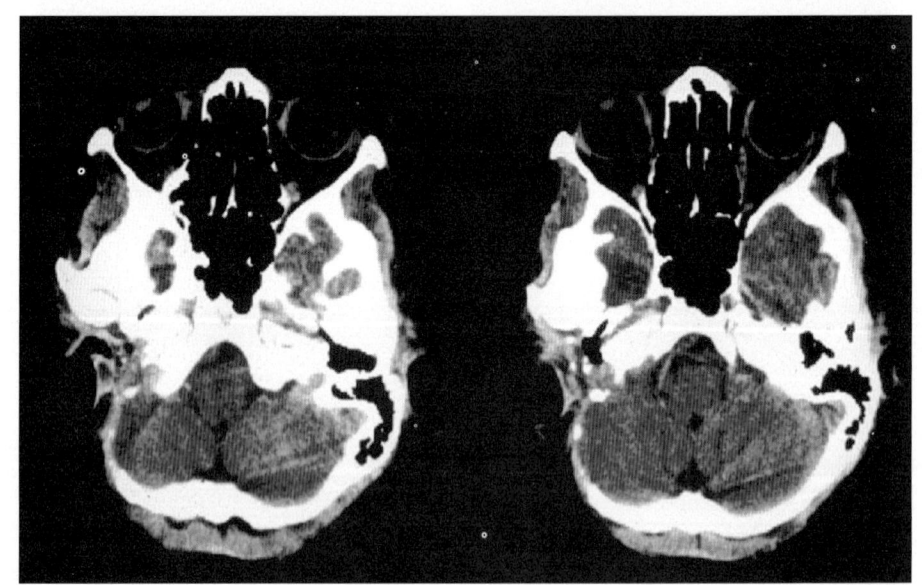

Fig. 127-37
Tomografia pós-operatória do paciente da Fig. 127-36 mostra a reconstrução do defeito.

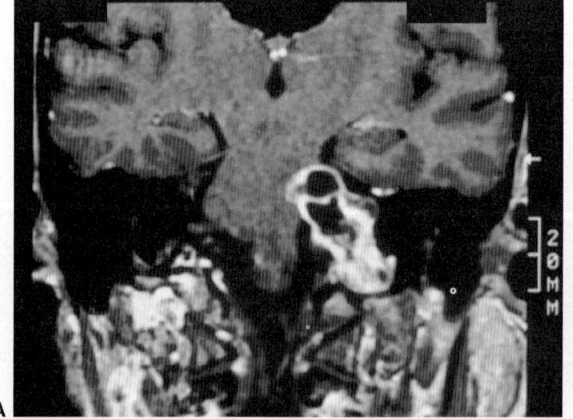

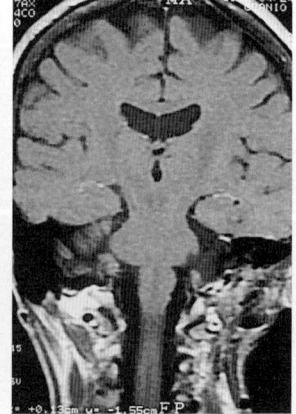

Fig. 127-38
Ressonância magnética mostra neurinoma. (A) Antes. (B) Após a cirurgia.

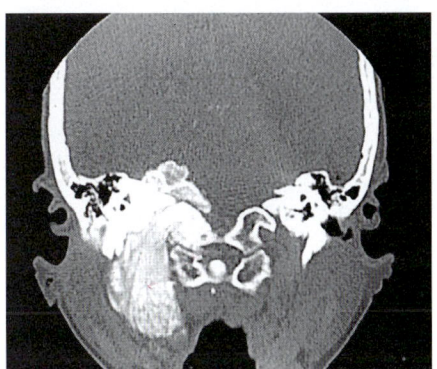

Fig. 127-39
Tomografia computadorizada mostra meningioma de forame jugular com invasão intracraniana do osso temporal e cervical.

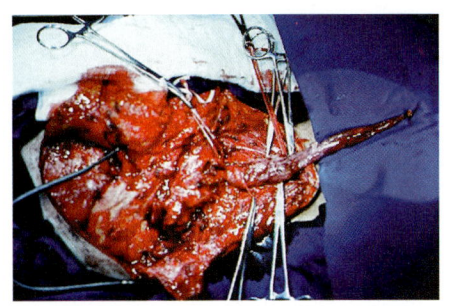

Fig. 127-41
Foto cirúrgica mostra meningioma retirado da veia jugular interna com extensão até a aurícula direita. Notar que o campo azul está no nível da clavícula.

O tratamento é cirúrgico, multidisciplinar com acesso à fossa craniana, forame jugular, osso temporal e cervical alto. A maioria destes tumores apresentou extensão para além do forame jugular. Dos dez tumores, apenas em cinco obtivemos remoção total aparente, sendo que um paciente desenvolveu fístula liquórica devido à extensa remoção de dura-máter infiltrada pelo tumor. Os limites de ressecção são dificultados pela extensa calcificação induzida pelo meningioma.

Os tipos histológicos foram: meningoteliomas (quatro), papilar (três), anaplástico (dois), e microcístico (um). Cinco eram histologicamente malignos ou anaplásticos e um (microcístico) histologicamente benigno, porém com comportamento maligno. Os meningiomas papilares são de pior prognóstico apresentando invasão vascular (Figs. 127-40 e 127-41), recidivas e metástases a distância.

Quatro pacientes foram submetidos à radioterapia após cirurgia parcial ou recidiva.

Quatro pacientes (com meningoteliomas) estão vivos após seguimento médio de seis anos. Dois pacientes morreram no pós-operatório imediato e quatro pacientes após sobrevida média de quatro anos.

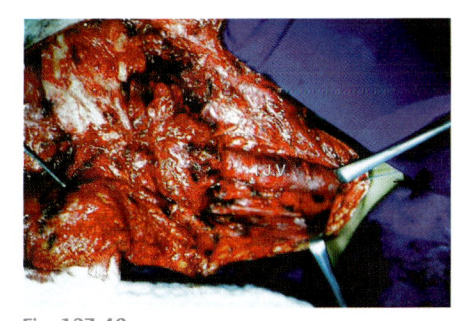

Outras lesões

As outras patologias encontradas nesta região foram: cisto ósseo aneurismático, condrossarcoma, invasão por tumores malignos, colesteatoma e linfangioma.

COMPLICAÇÕES

As complicações mais graves relacionam-se às alterações dos nervos cranianos baixos, principalmente com distúrbios de deglutição. Pneumonia aspirativa pode ser muito grave podendo levar o paciente a óbito.

Fístula liquórica ocasionando meningite é sempre uma preocupação nesses procedimentos cirúrgicos extensos. Deve-se colocar uma drenagem lombar contínua por 72 horas quando não for possível um fechamento adequado da dura-máter. A nossa porcentagem de fístula liquórica é de 4,7% considerada baixa pela alta qualidade da reconstrução do defeito. Lesão dos nervos facial e coclear podem ocorrer em tumores mais extensos e que envolvam essas estruturas nervosas. Dos noventa pacientes desta série três foram a óbito, um por embolia pulmonar e dois por infecção pulmonar após aspiração.

CONCLUSÕES

Remoção radical com preservação das estruturas vasculonervosas relacionadas é o tratamento de escolha para os paragangliomas, schwannomas e outros tumores do forame jugular. Uma abordagem multidisciplinar oferece as melhores chances de ressecção radical em apenas um procedimento cirúrgico com pouca perda sangüínea e baixa morbi-mortalidade. Paralisia dos nervos cranianos baixos e fístula liquórica são as principais complicações da cirurgia.

Fig. 127-40
Foto cirúrgica mostra invasão da veia jugular interna por meningioma.

BIBLIOGRAFIA

Arita K, Uozumi T, Oba S, Saito Y, Oki S, Suzuki M, Harada Y. A case of jugular forame meningioma in a child [in Japanese]. *No Shinkei Geka* 1989;17:87-92.

Arnautovic KI, Al-Mefty O. Primary meningiomas of the jugular fossa. *J Neurosurg* 2002;97:12-20.

Ayeni SA, Ohata K, Tanaka K, Hakuba A. The microsurgical anatomy of the jugular forame. *J Neurosurg* 1995;83:903 909.

Brackmann DE, House WF, Terry R, et al. Glomus jugulare tumors: effect of irradiation. *Trans Am Acad Ophthalmol Otolaryngol* 1972;76:1423-1431.

Brown JS. Glomus jugulare tumors revisited: a tem-year statistical follow-up of 231 cases. *Laryngoscope* 1985;95:284-288.

Carvalho GA, Tatagiba M, Samii M. Cystic schwannomas of the jugular forame: clinical and surgical remarks. *Neurosurgery* 2000;46:560-566.

Crumley RL, Wilson C. Schwannomas of the jugular forame. *Laryngoscope* 1984;94:772-778.

Cummings BJ, Beale FA, Garrett PG, et al. The treatment of glomus tumors in the temporal bone by megavoltage radiation. *Cancer* 1984;52:2635-2640.

DeMonte F, Mormor E, Al-Mefty O. Meningiomas. In: Kaye AH, Laws ER Jr (eds.) *Brain Tumors. An Encyclopedic Approach*. London: Churchill-Livingstone, 2001. 719-750p.

Ebersold MJ, Morita A, Olsen KD, Quast LM. Glomus jugulare tumors. In: *Brain Tumors*. New York: Churchill Livingstone, 1995. 795-807p.

Fisch U. Infratemporal approach for glomus tumors. *Ann Otol Rhinol Laryngol* 1982;91:474-479.

Guild SR. A hitherto unrecognized structure: the glomus jugularis in man. Abstracted. *Anat Rec* 1941;2(Suppl):79:28.

House WF, Brackman DE. Facial nerve grading system. *Otolaryngol Head Neck Surg* 1985;93:146-147.

Hoye SJ, Hoar CS Jr., Murria JE. Extracranial meningioma presenting as a tumor of the neck. *Am J Surg* 1960;100:486-489.

Inagawa T, Kamiya K, Hosoda I, Yano T. Jugular Forame Meningioma. *Surg Neurol* 1989;31:295-299.

Jackson CG, Glasscock ME, Harris PF. Glomus tumors. Classification and management of large lesions. *Arch Otolaryngol* 1982;108:401-406.

Katsuta T, Rhoton AL Jr, Matsushima T. The jugular forame: Microsurgical anatomy and operative approaches. *Neurosurgery* 1997;41:149-202.

Larner JM, Hahn SS, Spaulding CA, et al. Glomus jugulare tumors. Long-term control by radiation therapy. *Cancer* 1992;69:1813-1817.

Ludwin SK, Rubinstein LJ, Russel DS. Papillary meningioma. A malignant variant of meningioma. *Cancer* 1975;36:1363-1373.

Lustig LR, Jackeler RK. The variable relationship between the lower cranial nerves and jugular forame tumors: implications for neural preservation. *Am J Otol* 1996;17:658-668.

Mahmood A, Caccamo DV, Tomecek FJ, Malik GM. Atypical and malignant meningiomas: a clinicopathological review. *Neurosurgery* 1993;33:955-963.

Maniglia AJ, Chandler JR, Goodwin WJ Jr, Parker JCJ. Schwannomas of the parapharyngeal space and jugular forame. *Laryngoscope* 1979;89:1405-1414.

Maniglia AJ, Page LK. Posterior cranial fossa and temporal bone meningioma in a child, appearing as neck mass. *Otolaryngol Head Neck Surg* 1979;87:678-583.

Maniglia JJ, Maniglia FF. Tratamento cirúrgico dos tumores glômicos timpânico e jugular. In: Campos C, Olival Costa H. *Tratado da sociedade brasileira de otorrinolaringologia*. Vol. 5. São Paulo: Roca, 2003. Cap. 14. 146-160p.

Molony TB, Brackmann DE, Lo MW. Meningiomas of the jugular forame. *Otolaryngol Head Neck Surg* 1992;106:128-136.

Müller-Forell W, Deianang K, Perneczky A, Mann W. Neurinoma of the jugular forame. *Neuroradiology* 1990;32:244-246.

Murakami M, Yoshioka S, Kuratsu J, Nakamura H, Ushio Y. High Serum Alkaline Phosphatase Lavel of Meningioma Cell Origin: Case report and review of the literature. *Neurosurgery* 1992;30:624-627.

Murphy TP, Brackmann DE. Effects of preoperative embolization on glomus jugular tumors. *Laryngoscope* 1989;99:1244-1247.

Nicollato A, Foroni R, Pellegrino M, Ferraresi P, Alessandrini F, Gerosa M, Bricolo A. Gamma Knife Radiosurgery in Meningiomas of the Posterior Fossa. Experience with 62 Treated Lesions. *Minn Invas Neurosurg* 2001;44:211-217.

Pasquier B, Gasnier F, Pasquier D, Keddari E, Morens A, Couderc P. Papilary meningioma. Clinicopathologic study of seven cases and review of the literature. *Cancer* 1986;58:299-305.

Perry A, Scheithauer BW, Stafford SL, Lohse CM, Wollan PC. "Malignancy" in Meningiomas. A Clinicopathological Study of 116 Patients, with Grading Implications. *Cancer* 1998;85:2046-2056.

Radley MG, Sant´Agnese PA, Eskin TA, Wilbur DC. Epithelial differentiation in meningiomas. An immunohistochemical, histochemical ans ultrastructural study with review of the literature. *AJCP* 1989;92:266-272.

Ramina R, Maniglia JJ, Barrionuevo CE. Surgical excision of petrous apex lesions. In: Sekhar LN, Janecka I (eds.) *Surgery of Cranial Base Tumors: A color Atlas*. New York: Raven Press, 1993. 291-305p.

Ramina R. Maniglia JJ, Paschoal JR, et al. Tumores do forame jugular. Em Pereira CU, Aguiar PH, Ramina R (eds.) *Tópicos em Neurocirurgia*. Cap. 9. Rio de Janeiro: Editora Revinter, 2001.

Raquet F, Mann W, Maurer J, Gilsbach J. Functional deficits of the lower cranial nerves after tumor surgery of the jugular forame – a long-term follow-up study [in German]. *Laryngo-Rhino-Otol* 1991;70:284-288.

Rohringer M, Sutherland GR, Louw DF, Sima AA. Incidence and clinicopathological features of meningioma. *J Neurosurg* 1989;71:665-672.

Rosenwasser H. Carotid body tumour of the midddle ear and mastoid. *Arch Otolaryngolol* 1945;41:64-67.

Rosenwasser H. Glomus jugulare tumors. *Laryngoscope* 1952;62:623-633.

Salazar OM. Ensuring local control in meningiomas. *Int J Radiat Oncol Biol Phys* 1988;15:501-504.

Salcman M. Malignat meningiomas. In: Al-Mefty O (ed.) *Meningiomas*. New York, Raven Press, 1991. 75-85p.

Schrell UM, Ritting MG, Anders M, Koch UH, Marschalek R, Kiesewetter F, Fahlbusch R. Hydroxyurea for treatment of unresectable and recurrent meningiomas. II. Decrease in the size of meningiomas in patients treated with hydroxyurea. *J Neurosurg* 1997;86:840-844.

Tekkok IH, Ozcan OE, Turan E, Onol B. Jugular forame meningioma. Report of a case and review of the literature. *J Neurosurg Sci* 1997;41(3):283-292.

Younis GA, Sawaya R, DeMonte F, Hess KR, Albrecht S, Bruner JM. Aggressive meningeal tumors: review of a series. *J Neurosurg* 1995;82:17-27.

Yu JS, Yong WH, Wilson D, Black KL. Glioblastoma induction after radiosurgery for meningioma. *Lancet* 2000;356:1576-1577.

128
Lesões do Ápice Petroso

Aldo Cassol Stamm ■ Shirley S.N. Pignatari

INTRODUÇÃO

As lesões que ocorrem ao nível do ápice petroso são na maioria das vezes relacionadas às estruturas anatômicas que o circundam, como, por exemplo, o osso esfenóide, forame jugular, conduto auditivo interno e canal carotídeo, e eventualmente às estruturas presentes no osso petroso propriamente dito, incluindo as células de pneumatização, cápsula ótica, nervos cranianos, entre outras.

O quadro clínico é geralmente insidioso, quase sempre incaracterístico. Os sintomas vagos habitualmente retardam o diagnóstico. As queixas mais freqüentes incluem cefaléia devido à tração dural, dor facial atípica, perda auditiva do tipo mista, vertigem, disfunção da tuba auditiva e presença de efusão na orelha média.

Os principais diagnósticos diferenciais das lesões do ápice petroso incluem o granuloma de colesterol, colesteatoma congênito ou secundário, mucocele, cisto de aracnóide, pneumatização assimétrica do ápice petroso, schwannoma, meningioma, aneurisma da artéria carótida interna, petrosite, condroma, condrossarcoma, teratoma, tumor do saco endolinfático e neoplasia metastática (Quadro 128-1).

ASPECTOS DA ANATOMIA

A porção petrosa do osso temporal possui o formato de uma pirâmide com as faces voltadas para as regiões anterior, posterior e inferior, e com o vértice estendendo-se em direção à parte central da base do crânio. A superfície anterior é limitada pelo forame lácero, fissura petroesfenoidal, hiato do nervo facial e eminência arcuada. A face posterior é limitada pela fissura petroccipital, lábio superior do forame jugular e borda posterior do canal auditivo interno. A face inferior da pirâmide petrosa por sua vez faz limites com o forame lácero, fissuras petroesfenoidal, petroccipital e lábio medial do canal carotídeo. Essas três faces convergem para a região do clivo. Além das estruturas contidas no interior do osso petroso, como, por exemplo, a cápsula ótica, canal auditivo interno, artéria carótida interna, bulbo da veia jugular e nervos cranianos (VII e VIII), o ápice petroso pode ainda apresentar graus variáveis de pneumatização, incluindo as células peritubárias e células apicais. O grau de pneumatização do ápice petroso é freqüentemente assimétrico e a presença dessas células pode predispor o aparecimento de processos inflamatórios.

CARACTERÍSTICAS CLÍNICAS

O quadro clínico vai depender do tipo e da extensão das lesões e do comprometimento das estruturas adjacentes. Os sinais e sintomas mais freqüentemente apresentados pelos pacientes com lesões do ápice petroso incluem perda auditiva unilateral, tontura, cefaléia, zumbido, paresia/paralisia do nervo facial, diplopia, otorréia e dor facial. A perda auditiva é geralmente neurossensorial devido ao comprometimento do nervo coclear por processos inflamatórios, como os produzidos pelo granuloma de colesterol.

Perda auditiva neurossensorial associada ou não à tontura pode ser observada nos casos de neuroma do trigêmeo, meningioma ou infiltração e destruição da cápsula ótica (mais freqüentes nos casos de lesões malignas), devido à compressão do feixe cocleovestibular.

A cefaléia geralmente é decorrente da tração dural, enquanto que a dor facial ocorre devido ao envolvimento do nervo trigêmeo.

Paresia ou paralisia de nervos cranianos tais como III, V, VI e VIII podem estar presentes secundários à compressão ou infiltração dos nervos pelas lesões mencionadas.

Otalgia e perda auditiva condutiva ocorrem em geral conseqüentes a processos inflamatórios e infecciosos da orelha média, que com certa freqüência se associam às lesões do ápice petroso.

AVALIAÇÃO POR IMAGEM

O diagnóstico de lesões do ápice petroso só é possível através de exames por imagem apropriados. A tomografia computadorizada (TC) é considerado o exame ideal para avaliar a anatomia local e áreas de destruição óssea, embora a ressonância magnética (RM) seja mais específica na avaliação dos tecidos moles e da anatomia neurovascular. A RM com injeção de contraste (gadolínio) pode, por exemplo, ser bastante útil na detecção e avaliação da extensão de neoplasias nesta região. A RM pode ainda auxiliar na diferenciação das diversas lesões baseada nas várias intensidades de sinal de diferentes imagens pon-

Quadro 128-1 Estudo por imagem das lesões císticas do ápice petroso

Estudos por imagem	Granuloma colesterol	Colesteatoma	Mucocele
TC (densidade)	Isodensa ao cérebro	Isodensa ao LCR	Isodensa ao LCR
RM (intensidade)	Hiperintensa (T1 e T2)	Hipointensa (T1) Hiperintensa (T2)	Hipointensa (T1) Hiperintensa (T2)
RM (Gadolínio)	Não captante	Não captante	Captante apenas nas bordas (cápsula)
Borda da lesão	Regular	Regular e/ou em saca-bocado	Regular

deradas (T1 e T2). Técnicas de "fast spin-echo" podem adicionar melhor resolução à RM e, quando associadas a técnicas de supressão de gordura, são extremamente úteis na diferenciação entre tecido adiposo e tecido patológico. No Quadro 128-1 observam-se as principais características dos exames por imagens (TC e RM) das lesões císticas mais comuns do ápice petroso.

A angiografia é útil para demonstrar a infiltração ou compressão de artérias importantes, principalmente a carótida interna, basilar, diferenciar entre as lesões intrínsecas da própria artéria como, por exemplo, um aneurisma, assim como a oclusão dos seios venosos da base do crânio.

TRATAMENTO

De uma forma geral, o tratamento das lesões benignas do ápice petroso é cirúrgico. Entretanto é sempre importante considerar a relação de risco/benefício da cirurgia para cada paciente individualmente. A história natural da doença, a progressão lenta dos sintomas, a idade e as condições gerais do paciente são fatores importantes. Nos pacientes de alto risco cirúrgico, muitas vezes a ressecção parcial do tumor, reduzindo a compressão do tecido cerebral e dos pares cranianos, pode ser a conduta mais indicada.

Entre as dificuldades no tratamento cirúrgico das lesões do ápice petroso incluem-se o envolvimento da artéria carótida interna, da artéria basilar e seus ramos, presença de retração cerebral e da veia de Labbé, invasão do tecido cerebral e a reparação de defeitos cirúrgicos extensos na prevenção de fístulas e infecções.

O acesso cirúrgico translabiríntico com marsupialização é bastante utilizado no tratamento de lesão colesteatomatosa do ápice petroso que se estende para a orelha média e canal auditivo externo, quando o paciente apresenta infecção secundária e perda auditiva neurossensorial.

O acesso translabiríntico com obliteração da cavidade é indicado nos casos de lesões traumáticas, como, por exemplo, em ferimentos por arma de fogo. Esses pacientes geralmente apresentam perda auditiva maior que 60 dB, e por esta razão a obliteração da cavidade pode ser indicada. O neuroma acústico, dos nervos facial e vestibular pode também ser ressecado por esta técnica, a cavidade cirúrgica é oblite-rada para prevenir infecção crônica e fístulas. As técnicas de cavidade aberta facilitam infecções e requerem cuidados permanentes. A cooperação entre o otologista e neurocirurgião é mandatória para facilitar a remoção total da lesão, evitando desta forma um segundo tempo cirúrgico e a necessidade de reconstrução de nervos cranianos eventualmente afetados.

O acesso cirúrgico pela fossa média é usado no tratamento de meningioma petroclival, colesteatoma congênito não exteriorizado, neurinomas dos nervos facial e trigêmeo, lesões do nervo facial e/ou medial ao gânglio geniculado, fístula liquórica, teratomas e pequenos neuromas acústicos (com preservação da audição). Através deste acesso, a face superior do ápice petroso pode ser exposta amplamente intra e extraduralmente. O nervo facial pode ser abordado no interior do meato acústico e na porção intrapetrosa. O acesso pode ser estendido para a fossa infratemporal expondo a porção petrosa da artéria carótida interna. A orelha média e mastóide podem ser alcançados pela abertura do tégmen timpânico. A fossa posterior pode ser abordada e exposta através do tentório.

O acesso à fossa posterior é indicado nas lesões localizadas abaixo do tentório. As lesões mais comuns incluem o meningioma do ângulo pontocerebelar, neuroma acústico e trigêmeo, cisto epidermóide e teratomas.

O acesso cirúrgico combinado através da fossa média e posterior é indicado em tumores de fossa média com grande extensão para a fossa posterior ou em lesões da fossa posterior com extensão supratentorial, que requerem acesso combinado para sua ressecção em um único estágio, evitando assim a retração do cérebro. Um exemplo típico seria o meningioma petroclival.

O acesso occípito-transmastóideo-cervical é utilizado para a remoção de tumores na região do forame jugular que se estendem para a região cervical e ápice petroso. Paragangliomas, neuromas e meningiomas são as lesões mais freqüentes.

O acesso transesfenoidal assistido por videoendoscopia é outra opção cirúrgica, especialmente para a marsupialização do granuloma de colesterol ou muco-celes do ápice petroso, remoção de cordoma, teratoma e mesmo condrossarcoma.

GRANULOMA DE COLESTEROL

O Granuloma de Colesterol origina-se nos espaços pneumatizados do osso temporal, conseqüente à oclusão do sistema das células aeradas. Hemorragias no interior destas células podem levar a uma reação de corpo estranho, com desenvolvimento progressivo do granuloma de colesterol. Uma lesão expansiva dentro das células aeradas pode gerar um quadro com sinais e sintomas de comprometimento da função do 8º nervo craniano.

A tomografia computadorizada e ressonância magnética podem diferenciar este tipo de lesão de outras lesões do ápice petroso. Na TC os granulomas de colesterol apresentam-se císticos, de bordas usualmente bem regulares, localizando-se entre a ponta do rochedo e as fossas média e posterior. Devido ao seu conteúdo líquido, aparecem como imagem isodensa e não captante. Entretanto, a borda torna-se captante com a injeção de contraste endovenoso. Na ressonância magnética em imagens em T1 e T2 elas são hiperintensas em relação ao tecido cerebral. O colesteatoma primário é o principal diagnóstico diferencial com os granulomas de colesterol. O granuloma de colesterol é muito mais comum e ocorre 20 vezes mais freqüentemente que o colesteatoma. Na TC o colesteatoma mostra uma margem não captante, e a densidade do seu conteúdo é semelhante à densidade de partes moles. Na RM o granuloma de colesterol apresenta-se hiperintenso em T1 e T2, enquanto que o colesteatoma, somente em T2.

A excisão total do granuloma de colesterol é geralmente desnecessária. A drenagem pode ser realizada por acesso cirúrgico transmastóideo, infralabiríntico transcanal; e quando a lesão cística faz contato com a parede posterior e lateral do seio esfenoidal, o acesso transesfenoidal guiado por endoscópio também pode ser indicado. O acesso transcanal infracoclear é preferível, possibilitando a drenagem e se necessário uma revisão via timpanotomia (Fig. 128-1A e B).

COLESTEATOMA DO ÁPICE PETROSO

A maioria dessas lesões envolve o ápice petroso ou os espaços epidurais adjacentes. Freqüentemente um dos primei-

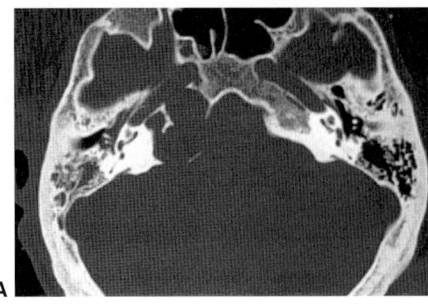

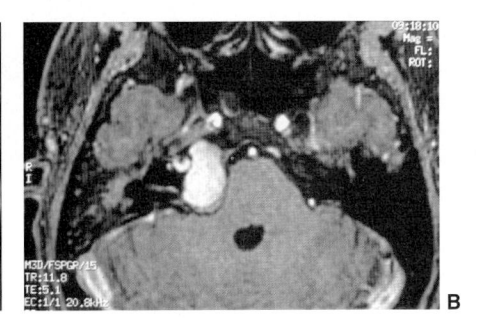

Fig. 128-1

Granuloma de colesterol do ápice da pirâmide petrosa (paciente sexo masc., 20 anos de idade com perda auditiva NS unilateral). **(A)** TC axial demonstrando lesão de forma elíptica isodensa com o cérebro no ápice da pirâmide petrosa direita. **(B)** RM axial em T1 evidenciando imagem hiperintensa no ápice da pirâmide petrosa.

ros sinais de colesteatoma congênito do ápice é a paralisia facial acompanhada de perda auditiva neurossensorial causada por erosão do labirinto. Em estágios precoces a orelha média pode se encontrar normal. Os achados radiográficos dependem do nível de comprometimento do colesteatoma em volta do ápice petroso e nos espaços adjacentes epi ou extradurais. Quando o colesteatoma envolve o ápice petroso a tomografia mostra uma lesão cística expansiva. A área envolvida da pirâmide mostra um processo expansivo, e o seio petroso superior encontra-se usualmente elevado. Com a expansão da lesão o canal auditivo interno e o labirinto tornam-se erodidos. Na TC com contraste observa-se uma massa não captante, com exceção da fina e incompleta cápsula da lesão. Na TC os achados são idênticos aos do granuloma de colesterol e da mucocele do ápice petroso. O colesteatoma e o granuloma de colesterol podem ser diferenciados pela RM em imagens ponderada em T1, o colesteatoma é menos hiperintenso que o granuloma.

O colesteatoma originado na área da fossa jugular pode causar lesões ósseas similares às dos tumores glômicos da jugular. Ambas as lesões expandem a fossa jugular, causando erosão no ápice petroso e no osso occipital adjacente. O colesteatoma congênito do ângulo pontocerebelar produz sinais e sintomas semelhantes aos do neuroma do acústico (Fig. 128-2A e B).

PNEUMATIZAÇÃO ASSIMÉTRICA DO ÁPICE PETROSO

Embora a pneumatização do ápice petroso não represente uma verdadeira neoplasia, esta condição pode ser facilmente confundida e deve ser distinguida da neoplasia verdadeira. O conteúdo gorduroso da medula óssea dentro do ápice petroso não pneumatizado pode produzir uma imagem não captante hiperintensa em T1 na ressonância magnética. Este achado é diferenciado da neoplasia pela TC, pela ausência de destruição ou expansão, ausência de captação do contraste e hipointensidade nas imagens em T2 (Fig. 128-3A e B).

MUCOCELE E CISTO DE RETENÇÃO MUCOSO

As células aéreas do ápice petroso podem tornar-se obstruídas, resultando em retenção de secreções similarmente a um cisto de retenção mucoso ou a uma mucocele. A TC revela uma lesão não captante limitada ao sistema de células aéreas do ápice petroso. Na RM os achados são semelhantes às lesões mucosas (hipointenso em T1 e hiperintenso em T2). Embora o tratamento específico não seja necessário nos casos de retenção de muco, a mucocele sintomática requer drenagem cirúrgica.

ANEURISMA DA ARTÉRIA CARÓTIDA INTERNA NO ÁPICE PETROSO

Embora os aneurismas da artéria interna carótida na sua porção horizontal

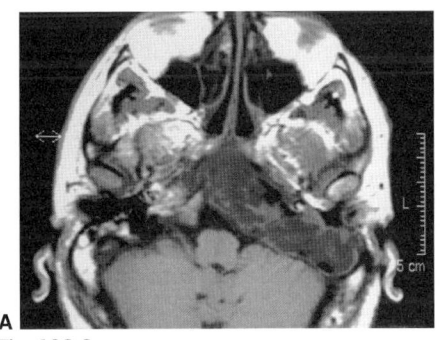

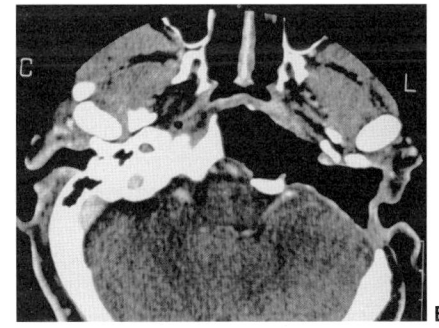

Fig. 128-2

Colesteatoma do osso temporal comprometendo o ápice da pirâmide petrosa (paciente sexo masc., 64 anos de idade com anacusia e paralisia facial ipsilateral). **(A)** RM em T1 mostrando imagem hipodensa comprometendo o osso temporal e pirâmide petrosa de ambos os lados. **(B)** TC realizada em corte axial evidenciando extensa cavidade cirúrgica marsupializada para o conduto auditivo externo.

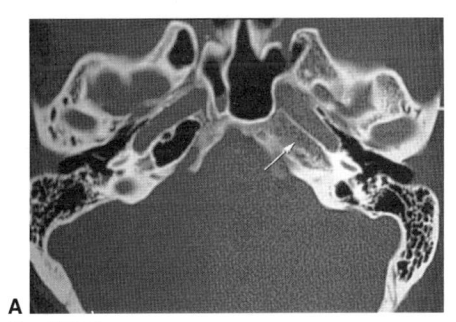

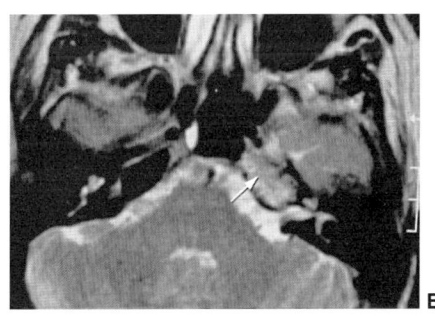

Fig. 128-3

Pneumatização assimétrica do ápice da pirâmide (paciente sexo fem., 36 anos de idade, com perda NS unilateral discreta e zumbido). **(A)** TC axial demonstrando ausência de pneumatização no ápice petroso esquerdo. **(B)** RM axial em T2 observando-se sinal hiperintenso no ápice petroso esquerdo representado pela gordura da medula óssea.

sejam raros, podem aparecer como se fossem um processo expansivo ou massas bem definidas. São usualmente suspeitados pela presença de sopro. Nestes casos, os pacientes apresentam zumbido pulsátil, e a exacerbação do sintoma os levam ao neurologista, neurocirurgião ou otorrinolaringologista. A outra razão da suspeita é a presença de uma massa no pescoço. Nessas circunstâncias, a TC e a arteriografia são utilizadas para avaliar esses pacientes. A arteriografia por subtração digital não apresenta vantagem técnica em relação a elas, uma vez que as imagens apresentam-se pequenas com pouca chance de delinear a circulação colateral.

Um sintoma importante e ameaçador no paciente portador de aneurisma de artéria carótida interna é a dor. Dor no sítio do aneurisma indica ruptura iminente e exige imediata atenção. A identificação pré-operatória é crítica por razões óbvias. Radiograficamente os aneurismas de carótida podem ser confundidos com tumores.

TUMOR DE CÉLULAS GIGANTES

São neoplasias primárias do osso temporal extremamente raras. Os tumores de células gigantes são originados de células indiferenciadas do tecido conjuntivo de suporte e consistem em células gigantes multinucleadas tendo como fundo células colágenas do estroma. Pacientes portadores desta rara lesão geralmente apresentam sinais e sintomas retrococleares. Na TC observa-se uma lesão difusa do osso temporal comprimindo o conteúdo do meato acústico interno.

SÍNDROME DO ÁPICE PETROSO

Vários nervos podem ser envolvidos nas lesões do ápice petroso, dependendo da sua natureza e extensão. A 2ª e 3ª divisões do nervo trigêmeo, assim como o 6º, 7º e 8º nervos são acometidos em graus variados. A presença de otite média secretora sugere um bloqueio da tuba auditiva. A clássica síndrome de Gradenigo do ápice petroso ocorre em decorrência de uma osteomielite do osso petroso, e inclui dor retrorbital, paralisia/paresia do 6º nervo e otorréia.

A paralisia do 6º nervo ocorre provavelmente em decorrência de tromboflebites do seio petroso inferior, que comprime o seio e também o 6º nervo que passa abaixo do ligamento petroclinóide no canal de Dorello. Sintomas podem incluir perda auditiva, desequilíbrio ou disfunção do 7º nervo. Ocasionalmente essas lesões provocam erosão intracraniana.

CORDOMAS

São tumores raros, geralmente localizados na região do clivo, observados na 3ª e 4ª décadas de vida, mais freqüentemente encontrados em pacientes do sexo masculino. São tumores de crescimento lento e histologicamente benignos, embora apresentem característica destrutiva localmente. Aproximadamente 33% dos cordomas ocorrem na região esfenoccipital. A maior parte deles se desenvolve na linha média, primariamente envolvendo o clivo. As localizações fora da linha média, no ápice petroso e no cavo de Meckel ocorrem ocasionalmente.

CONDROSSARCOMA

Os condrossarcomas da base do crânio são tumores raros, de crescimento lento e com invasão local. Nos estudos por imagem visualiza-se uma típica massa de tecido mole com destruição óssea focal. A matriz de desmineralização é observada em cerca de metade dos casos. Esses tumores usualmente apresentam sinal de intensidade baixa a intermediária nos cortes ponderados em T1 e são hiperintensos nos cortes ponderados em T2. Há usualmente um forte reforço porém heterogêneo após a administração de contraste (Fig. 128-4).

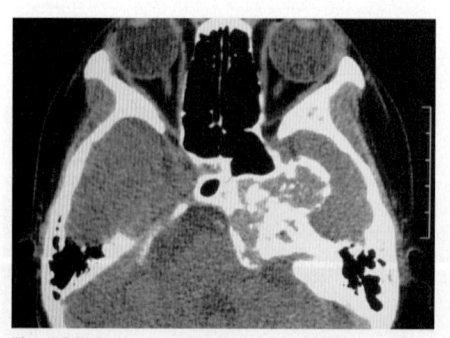

Fig. 128-4
Condrossarcoma da base do crânio envolvendo o ápice petroso esquerdo e o seio esfenoidal ipsilateral (paciente do sexo fem., 26 anos de idade com perda auditiva condutiva e dor facial homolateral). TC axial evidenciando lesão osteolítica do ápice da pirâmide petrosa e forames da base do crânio esquerdo.

MENINGIOMA

O tipo mais comum de meningioma é o que recobre a dura-máter do ápice petroso. Radiograficamente os achados variam de hiperostose para erosão em saca-bocado, podendo progredir para franca destruição do osso petroso. Freqüentemente há uma combinação desses achados. Uma manifestação característica desta lesão é a presença de uma linha calcificada separada da superfície do osso temporal por uma área radiolúcida. Alguns meningiomas erodem o tégmen e invadem a cavidade da orelha média. Ocasionalmente o meningioma ectópico pode envolver a orelha média mesmo sem erosão do tégmen. Envolvimento do nervo facial pode ocorrer na região do gânglio geniculado. A erosão do labirinto é rara.

A TC e RM sem e com contraste são indicadas em casos onde há suspeita de meningioma, pois essas técnicas permitem demonstrar o envolvimento da base do crânio e a presença de comprometimento intracraniano. Em decorrência da falta de contraste da bainha do tumor, as lesões em placa comumente não são diagnosticadas através da TC. Meningiomas que envolvem o canal auditivo interno e cisterna do ângulo pontocerebelar mimetizam o neuroma do acústico tanto clínico como radiograficamente. O diagnóstico diferencial pode ser realizado pela presença de hiperostose das paredes do canal auditivo interno e da crista falciforme, ou pela observação de áreas de calcificação espalhadas no interior da massa. A TC habitualmente não diferencia um meningioma de neuroma do acústico. Na RM o meningioma apresenta uma aparência heterogênea. Embora na maioria das vezes sejam isodensos se comparados com o tecido cerebral em imagens em T1, e freqüentemente apareçam como áreas de baixo sinal de intesidade em T2, alguns meningiomas aparecem como massas de alto sinal de intensidade em T2. Quando o contraste é utilizado, o meningioma apresenta uma captação forte e homogênea. Áreas de calcificação no interior do tumor produzem sinal de área vazia. Lesões em placa são usualmente identificadas na RM como se fossem áreas de aumento de espessamento da meninge. Um sinal típico da presença de meningioma é o chamado sinal em cauda produzido pela extensão em placa da massa tumoral.

Varizes intracanaliculares podem mimetizar um meningioma porque a parede do vaso pode tornar-se calcificada e no estudo por RM a massa torna-se muito aumentada após injeção de contraste. Meningites e inflamação meníngea pós-cirúrgica podem levar a um espessamento da meninge, e não devem ser confundidas com um meningioma. Nos processos inflamatórios da meninge há um comprometimento difuso, enquanto que o meningioma apresenta um envolvimento localizado.

NEUROMA DO NERVO FACIAL

Neuromas ou shwannomas intratemporais do nervo facial são de ocorrência rara. O quadro clínico vai depender do sítio de origem e do tamanho da lesão. Lesões envolvendo o canal auditivo interno podem apresentar sinis e sintomas que mimetizam o neuroma acústico. Neuromas que envolvem o canal do facial usualmente causam uma paralisia facial periférica. Quando o neuroma envolve a porção timpânica do nervo facial o primeiro sintoma pode ser perda auditiva condutiva, pelo envolvimento da cadeia ossicular. O sítio mais comum de envolvimento é a região do gânglio geniculado, promovendo um alargamento do canal ósseo o qual é observado na TC. Nos estudos por RM, o nervo aparece espessado e após a injeção de contraste o tumor aparece marcado por captação homogênea. Na fase inicial, os neuromas do nervo facial causam espessamento do nervo e expansão do canal ósseo. Para o diagnóstico precoce dessas lesões é necessário sempre comparar o lado afetado e o normal. O alargamento progressivo da lesão resulta na erosão do canal ósseo e conseqüente envolvimento das estruturas adjacentes; ápice petroso, orelha média e mastóide. Quando o tumor se estende para dentro da orelha média observa-se uma massa bem definida de tecidos moles. Lesões que se desenvolvem no interior do canal auditivo interno causam um alargamento do canal, e nesses casos a RM é o exame mais indicado para o diagnóstico e para a determinação da extensão da lesão. Um neuroma do nervo facial limitado ao canal auditivo interno não permite ser diferenciado de um neuroma acústico. Se o neuroma se estende para dentro do segmento labiríntico do canal do facial, na TC torna-se possível visualizar um alargamento do canal ósseo e na RM, espessamento do nervo facial nesta região.

OUTRAS LESÕES DO ÁPICE PETROSO

Entre as outras lesões do ápice petroso, raramente vistas na prática otorrinolaringológica, incluem-se os adenomas do saco endolinfático que nesta região tendem a ter um comportamento mais agressivo; as lesões metastáticas, mais comumente originárias da mama, pulmão, próstata e rins e extensões de lesões originadas na nasofaringe como os carcinomas e teratomas (Fig. 128-5).

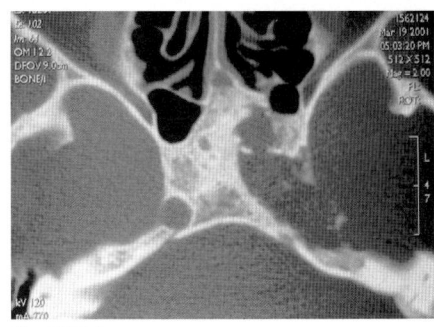

Fig. 128-5

Teratoma da base do crânio em paciente de 16 anos de idade do sexo masc., com obstrução nasal e dois episódios de meningite. TC axial evidenciando envolvimento da pirâmide petrosa, osso esfenóide esquerdo e canal da artéria carótida interna ipsilateral.

BIBLIOGRAFIA

Atlas MD, Moffat DA, Hardy DG. Petrous apex cholesteatoma: diagnostic and treatment dilemmas. *Laryngoscope* 1992;102:1363-1368.

Chang P, Fagam PA, Atlas MD, Roche J. Imaging destructive lesions of the petrous apex. *Laryngoscope* 1998;108:599-604.

Curtin HD, Som PM. The petrous apex. *Otolaryngol Clin North Am* 1995;28:473-96.

Dew LA, Shelton C, Harnsberger HR, Thompson G. Surgical exposure of the petrous internal carotid artery: practical application for skull base surgery. *Laryngoscope* 1997;107:967-976.

Franklin DJ, Jenkins HA, Horowitz BL, Coker NJ. Management of Petrous Apex Lesions. *Acta Otalaryngol Head Neck Surg* 1989;115:1121-1125.

Friedman RA, Pensak ML, Tauber M, Tew JM, Loveren HR. Anterior petrosectomy approach to infraclinoidal basilar artery aneurysm: the emerging role of the neuro otologist im multidisciplinary management of basilar artery aneurysms. *Laryngoscope* 1997;107:977-983.

Fukushima T, Day JD, Hirahara K. Extradural total petrous apex resection with trigeminal translocation for improved exposure of the posterior cavernous sinus and petroclival region. *Skull Base Surgery* 1996;6(2).

Julian GG, Harnsberger HR, Shelton C, Davidson C. Imaging case of the month: translabyrinthine schwannoma. *Am J Otol* 1998;19:246-247.

Leonetti JP, Shownkeen H, Marzo SJ. Incidental petrous apex findings on magnetic resonance imaging. *Ear Nose Throat* 2001;80:200-06.

Megerian CA, Sofferman RA, Mckenna MJ, et al. Fibrous dyplasia of the temporal bone: ten new cases demonstrating the spectrum of otologic sequelae. *Am J Otol* 1995;16:408-19.

Mucle RP, De La Cruz A, Lo MW. Petrous apex lesions. *Am J Otol* 1998;19:219-225.

Nelson EG, Hinojosa R. Histopathology of metastatic temporal bone tumors. *Arch Otolaryngol Head Neck Surg* 1991;117:198-93.

Profant M, Ssteno J. Petrous apex cholesteatoma. *Acta Otolaryngol* 2000;120:164-167.

Pyle GM, Wiet R. Petrous apex cholesteatoma. Exteriorization vs. subtotal petrosectomy with obliteration. *Skull Base Surgery* 1991;1(1):97-104.

Smith PG, Leonetti JP, Kletzteer GR. Differential clinical and radiographic features of cholesterol granulomas and cholesteatomas of the petrous apex. *Ann Otol Rhinol Laryngol* 1998;97:599-604.

Stamm AC, Bordasch A, Vellutini E, Pahl F. Transnasal Endoscopic Surgery of the Sellar and Parasellar Regions. In: Stamm AC, Draf W, (eds.) *Microendoscopic Surgery of the Paranasal Sinuses and the Skull Base*. Germany: Springer, 2000. 555-567p.

Tien RD. Fat supression MR imaging in neuroradiology: techniques and clinical application. *AJR* 1992;158:369-79.

Weber AL, Brown EW, Hug EB, Liebsch NJ. Cartilaginous tumor and chordomas of the cranial base. *Otolaryngol Clin North Am* 1995;28:453-71.

Wengen D. Surgical anatomy of the transtemporal approches to the petrous apex. *Am J Otol* 1998;19:248-249.

Yamagihara N, Nakamura K, Hatakeyama T. Surgical management of petrous apex cholesteatoma: a therapeutic scheme. *Skull Base Surgery* 1992;2(1):22-27.

Conduta Cirúrgica nos Tumores do Osso Temporal e Regiões Circunvizinhas (Meningiomas, Colesteatoma do Ângulo Pontocerebelar, Granulomas de Colesterol)

Oswaldo Laércio Mendonça Cruz ▪ Andy de Oliveira Vicente

INTRODUÇÃO

Os tumores da região do ápice petroso, da face superior do osso petroso (assoalho da fossa média) e da face medial da porção petrosa, que delimita o aspecto mais lateral da região do ângulo pontocerebelar, têm interessado, cada vez mais, as publicações otorrinolaringológicas. Apesar de algumas lesões do ápice petroso produzirem alteração funcional do 6º nervo, boa parte dos tumores com essas localizações determina aparecimento de sintomas cocleovestibulares e/ou alteração da função motora do nervo facial. Desta forma, os pacientes tendem a procurar o otorrinolaringologista para elucidação do seu problema.

Graças à moderna propedêutica otorrinolaringológica, esses especialistas vêm determinando o reconhecimento precoce dessas afecções, o que permitiu uma mudança radical na abordagem terapêutica e, principalmente, na evolução desses casos.

Entre as principais afecções dessas regiões, este capítulo abordará os meningiomas, os cistos de colesterol e os colesteatomas do ângulo pontocerebelar.

DIAGNÓSTICO

O diagnóstico dessas afecções está diretamente correlacionado ao quadro clínico que elas proporcionam e ao grau de suspeição do médico que as avalia.

Para uma exata valorização dos sintomas, é fundamental uma perfeita correlação anátomo-clínica.

Na região do ângulo pontocerebelar, as estruturas mais vulneráveis são dos 7º e 8º nervos, que apresentam um trajeto livre de aproximadamente 2 cm entre as suas respectivas emergências do sulco bulbopontino até o meato acústico interno. Assim, a perda auditiva neurossensorial, síndromes vestibulares deficitárias e paralisia facial de instalação progressiva podem estar presentes nesses quadros.

No limite inferior da cisterna do ângulo pontocerebelar estão os nervos IX, X e XI que aí penetram o forame jugular. O seu envolvimento pode ocasionar engasgos, rouquidão e limitação na movimentação do ombro. O 12º nervo situa-se ainda mais inferior e anteriormente, sendo acometido em lesões maiores o que proporciona atrofia da musculatura da língua e o seu desvio homolateral.

Superiormente, o 5º nervo (trigêmeo) caminha em direção ao ápice petroso até o gânglio de Gasser. A sua lesão pode produzir dor tipo nevrálgica nos quadros irritativos, ou hipoestesia nos quadros deficitários, acometendo os territórios faciais inervados pelo nervo trigêmeo.

Em relação ao ápice petroso, é importante lembrar a posição do 6º nervo, ligeiramente medial ao 5º, guardando uma estrita relação com esta região do osso temporal até a sua penetração no canal de Dorello, a caminho da porção lateral do seio cavernoso. Alterações envolvendo o 6º nervo determinam o aparecimento de estrabismo convergente por deficiência da movimentação lateral do globo ocular.

O seio cavernoso localiza-se discretamente mais medial e anterior em relação ao ápice petroso, podendo estar envolvido em algumas alterações desta região. Assim, é fundamental ao médico estar atento para sintomas relativos ao déficit funcional dos nervos III e IV (movimentação ocular), de V1 (sensibilidade da região frontorbitária), além do 6º nervo, já mencionado.

As estruturas vasculares arteriais são menos vulneráveis à compressão tumoral ou ao envolvimento inflamatório. Entretanto, estruturas venosas como o seio lateral e o seio cavernoso podem ser sede de alterações tromboembólicas secundárias a lesões do ângulo pontocerebelar e do ápice petroso, e devem sempre ser lembradas nessas circunstâncias. Nesses casos, a cefaléia, devida ao edema cerebral secundário à estase venosa, e alterações dos nervos que trafegam junto ao seio cavernoso são os sintomas principais.

A invasão da artéria carótida interna poderá ocorrer em tumores mais extensos e invasivos, mas excepcionalmente nas alterações que são temas deste capítulo.

Meningiomas

Esses tumores originam-se de células meningoteliais distribuídas nas leptomeninges, tela coróide e plexo coróide dos ventrículos. São mais freqüentes em mulheres entre a 3ª e 4ª décadas de vida, correspondendo em média a 15% dos tumores intracranianos (Vellutini et al., 2000).

Aproximadamente 6 a 7% dos meningiomas intracranianos têm origem no osso temporal (Nassif et al., 1992; Hodgson & Kingsley, 1995).

Os meningiomas que acometem a região do osso temporal podem ter diversas origens e por este motivo foram divididos didaticamente em três grupos distintos (Vellutini et al.,2000).

Meningiomas de fossa média

Apesar da extensão de dura-máter na fossa média a incidência de tumores nesta região é baixa, em torno de 2% de todos os meningiomas intracranianos. Esta região é freqüentemente acometida por tumores originados da asa esfenoidal, do seio cavernoso e da escama temporal (Fig. 129-1A e B).

Os sintomas mais comuns encontrados em meningiomas de fossa média são cefaléia e disfunção trigeminal, além de paresia facial e hipoacusia. Em tumores mais extensos, hipertensão intracraniana e alterações de comportamento por compressão do lobo temporal podem ocorrer (Fig. 129-1C e D).

Meningiomas de fossa posterior

São considerados tumores relativamente pouco freqüentes, perfazendo entre 8 e 9% dos meningiomas e 1,7% de todos os tumores intracranianos (Vellutini et al., 2000). Nesta região podemos diferenciar dois tipos de localização: os meningiomas do ângulo pontocerebelar e os chamados meningiomas petroclivais, dependendo de sua posição ser posterior ou anterior à raiz do 5° nervo (trigêmeo), respectivamente (Figs. 129-2A a 129-3C).

Os sintomas mais comuns dos meningiomas da fossa posterior são: cefaléia, alterações do equilíbrio, perda auditiva, zumbido, disfunção trigeminal e paralisia facial progressiva. Quando muito volumosos podem acometer os nervos IV e VI, superiormente, e, IX, X e XI, inferiormente.

Meningiomas próprios do osso temporal

São tumores que envolvem como um todo o osso temporal, acometendo as superfícies superior e medial de modo difuso, sem grandes expansões para as fossas média e posterior. Sua forma "em placa" leva a grande "hiperostose" do temporal com diminuição dos seus espaços aéreos. As manifestações principais são hipoacusia, que pode ser apenas condutiva pela invasão tumoral ou reação hiperostótica da orelha média e zumbido.

Diagnóstico complementar

A avaliação audiométrica e a eletronistagmografia definem o grau e tipo de envolvimento do 8° nervo. A resposta auditiva de tronco cerebral (ABR) apresenta aumento da latência da onda V e do intervalo I-V em 75% dos casos (Moffat et al.,1993).

A eletromiografia pode também contribuir para a quantificação da lesão do 7° nervo.

Entretanto, os exames complementares mais importantes para a confirmação do diagnóstico dos meningiomas são os exames por imagem. A ressonância magnética deve ser a primeira escolha. Usualmente esses tumores apresentam-se como processos expansivos homogêneos, com sinal isointenso ao parênquima cerebral em T1 e com grande aumento de sinal após a injeção do contraste paramagnético (Vellutini et al., 2000). Com a injeção de contraste, é possível identificar as bordas da lesão, que usualmente apresentam discreta irregularidade. Pode-se também per-

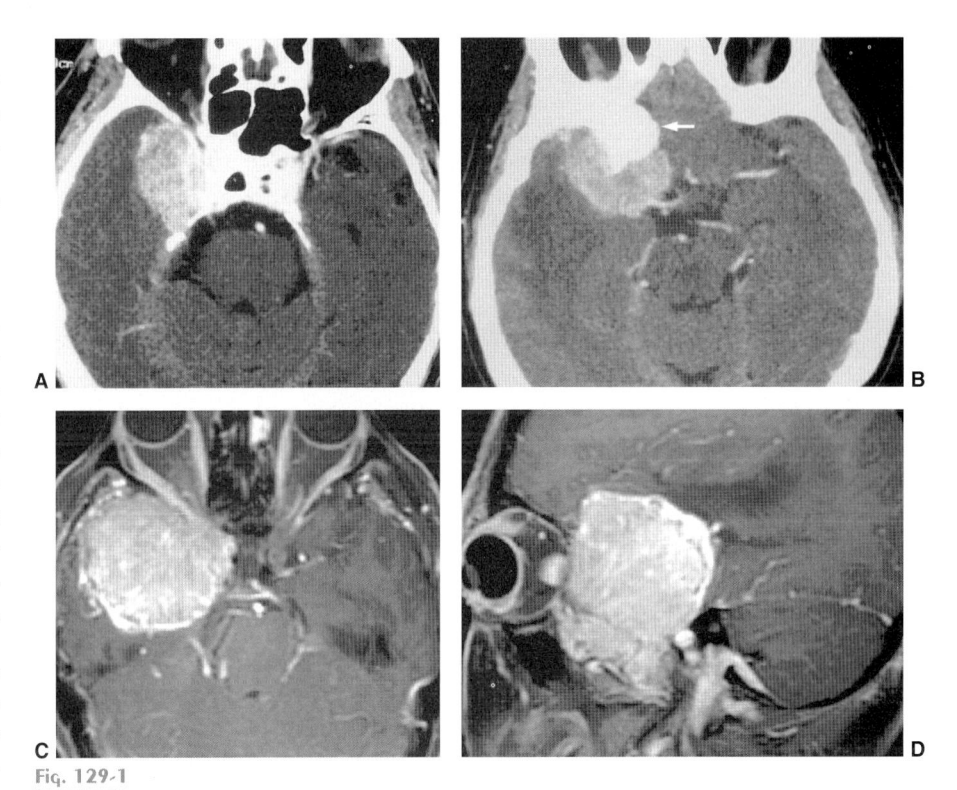

Fig. 129-1
(A) Tomografia computadorizada (TC) de crânio, corte axial, demonstrando meningioma de fossa média. (B) TC de crânio, corte axial, evidenciando meningioma de fossa média com hiperostose (seta) na região de implantação (asa do esfenóide). Ressonância magnética (RM). (C) Cortes axial. (D) Sagital, demonstrando meningioma de fossa média.

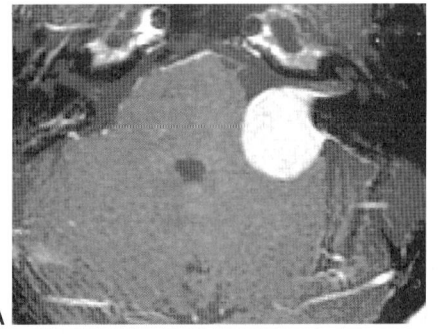

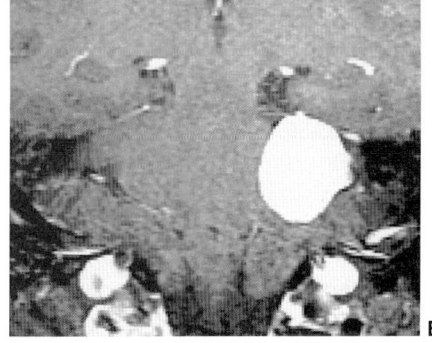

Fig. 129-2
(A) RM de crânio, corte axial, demonstrando meningioma de fossa posterior, acometendo a região do ângulo pontocerebelar e meato acústico interno. (B) RM de crânio, corte coronal, evidenciando meningioma de ângulo pontocerebelar.

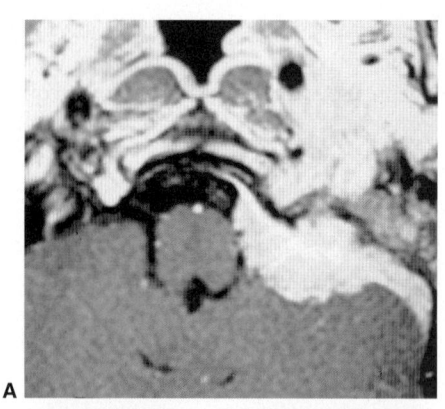

Fig. 129-3

(A, B) RM de crânio, corte axial, demonstrando meningioma petroclival, com visualização do "dural tail" (setas). (C) RM de crânio, corte sagital, demonstrando meningioma petroclival.

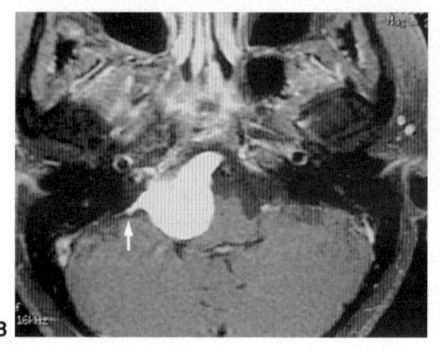

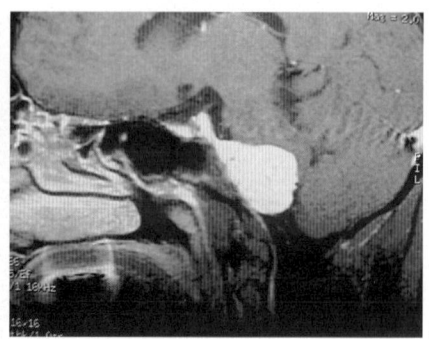

ceber a "base" da lesão assentada sobre as faces do osso petroso, com prolongamento da impregnação do contraste pela dura adjacente ao tumor, sinal conhecido como "dural tail" (Fig. 129-3A e B), provavelmente devido à hipervascularização ou presença de células tumorais nesta região (Friedman et al., 1996).

É interessante a tomografia computadorizada como exame complementar, principalmente nos tumores próprios do osso temporal. Além de reação tipo "hiperostose" (Fig. 129-1B), pode-se avaliar o grau de pneumatização do osso temporal para definição da definição da via de acesso cirúrgico nos tumores petroclivais.

A arteriografia revela as principais vias de nutrição para o tumor, além de demonstrar e quantificar a obstrução carotídea, quando necessário (Roberti et al., 2001).

Colesteatoma de ângulo pontocerebelar

Os colesteatomas de ângulo pontocerebelar são considerados malformações ocorridas, provavelmente, durante o fechamento do tubo neural, com a inclusão de resíduos epiteliais nesta região que se desenvolvem como verdadeiros cistos epidérmicos, formados por uma cápsula de células epiteliais alongadas e lâminas de ceratina esfoliada preenchendo seu interior. São, portanto, colesteatomas congênitos que correspondem a 5% das lesões do ângulo pontocerebelar, apresentam crescimento lento e raramente infecção, promovendo sintomatologia por compressão ou erosão de estruturas adjacentes. Perda auditiva neurossensorial, zumbido e tontura são as queixas principais nesta localização, podendo também ocorrer déficit funcional motor do nervo facial de instalação progressiva. Esses sintomas costumam ocorrer já na idade adulta. Em casos de excepcionais, de crescimento importante ou de infecção com formação cística no seu interior, os colesteatomas nesta região poderão comprimir o cerebelo e tronco com manifestação tipo ataxia e hipertensão intracraniana (Moffat et al., 1993; Brackmann & Arriaga, 1998).

O diagnóstico é realizado através de exames por imagem, especialmente a ressonância magnética que demonstra a presença de massa que adquire a forma anatômica da região ocupando os espaços livres disponíveis, apresentando sinais que dependem da quantidade de ceratina e líquido no seu interior. Via de regra, observa-se hipossinal em T1 e hipersinal em T2, não havendo modificação de sinal após a injeção do contraste paramagnético (Chang et al., 1998; Horn, 2000).

Granuloma de colesterol

Os granulomas de colesterol podem ser definidos como cistos inflamatórios secundários à oclusão de células do osso temporal, especialmente aquelas localizadas no ápice petroso. A oclusão, que ocasiona hipoaeração e falência na drenagem da célula acometida, determina o aparecimento de atividade inflamatória local, seguida por transudação intravascular. O resultado do metabolismo da hemossiderina proporciona o aparecimento de colesterol, fechando o ciclo de formação do chamado granuloma de colesterol (Brackmann & Toh, 2002).

Muitas vezes esses cistos podem ter uma evolução bastante insidiosa, praticamente sem nenhuma expressão clínica. Quando adquirem proporções maiores, podem ocasionar sintomas relacionados à compressão ou inflamação de estruturas circunvizinhas. No ápice petroso é clássica a síndrome descrita por Gradenigo, com dor orbitária e estrabismo (diplopia) por acometimento do 5º e 6º nervos. Na descrição inicial, a atividade inflamatória que envolveu o ápice petroso foi secundária à otite crônica, tratando-se, portanto, de uma apicite que cursava com otorréia. Entretanto, os cistos de colesterol do ápice petroso não costumam ter nenhuma associação com otite média crônica, portanto, produzem sintomas sem a presença de secreção auricular. É menos freqüente no granuloma a erosão da cápsula ótica e o aparecimento de sintomas cocleovestibulares.

O diagnóstico por imagem é bem definido pela tomografia computadorizada: lesão cística com margens ósseas finas e lisas. Pode haver captação de contraste iodado pela cápsula do cisto, o que proporciona uma visão bem nítida do seu contorno (Fig. 129-4A). Na ressonância magnética é típico o hipersinal em T1 e T2, não ocorrendo impregnação pelo contraste paramagnético (Fig. 129-4B e C) (Muckle et al., 1998; Mosnier et al., 2002).

TRATAMENTO

Meningiomas

O melhor tratamento para esses tumores ainda continua sendo a ressecção cirúrgica completa. Em pacientes mais idosos, a observação pode ser uma opção, com o cuidado de interromper medicação hormonal, especialmente progesterona.

A radiocirurgia ainda apresenta resultados contraditórios, sendo reservada a tumores pequenos ou nos casos em que o tumor acomete estruturas vásculo-nervosas importantes, principalmente na região petroclival e seio cavernoso, onde a

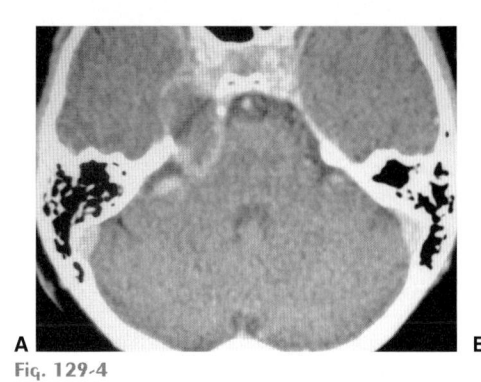

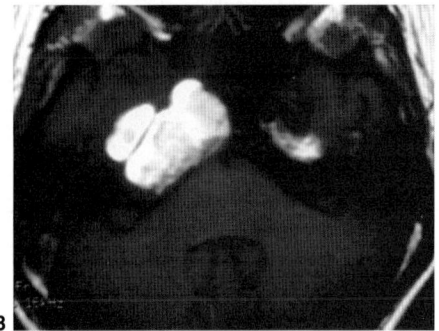

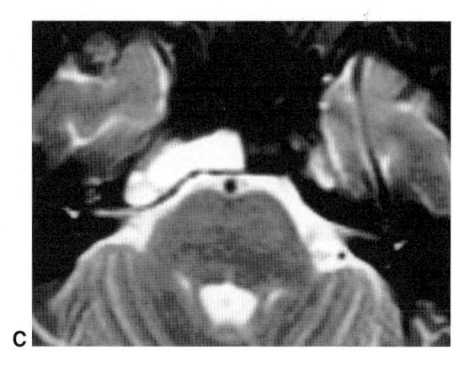

(A) TC de crânio, corte axial, demonstrando granuloma de colesterol em ápice petroso. **(B)** RM de crânio demonstrando granuloma de colesterol na região do ápice petroso, com imagem hiperintensa em T1. **(C)** Hiperintensa em T2.

ressecção total da lesão provavelmente ocasionaria um aumento na morbidade e afetaria significativamente a qualidade de vida do paciente (Iwai et al., 2001; Roberti et al., 2001).

Qualquer que seja a localização do tumor e a via de acesso escolhida, a preparação pré-operatória desses pacientes deve ser cuidadosa, com especial atenção para as condições cardiovasculares e metabólicas.

Tumores da fossa média

Usualmente utiliza-se a craniotomia de ptério, com esvaziamento intracapsular do tumor, minimizando a retração do lobo temporal, e ligadura ou coagulação da meníngea média para diminuir o sangramento intra-operatório. As estruturas que demandam cuidado especial são: gânglio de Gasser, gânglio geniculado, nervo petroso superficial maior e artéria carótida interna na sua porção horizontal, na região do assoalho da fossa média, e o seio cavernoso mais medialmente. O prognóstico desses pacientes costuma ser bastante favorável, com ressecções completas e mínimas seqüelas na maioria dos casos (Vellutini et al., 2000).

Tumores da fossa posterior

A via de acesso mais utilizada é a suboccipital retromastóidea, em decúbito dorsal ou posição semi-sentada. Quando os tumores localizam-se na fossa posterior e são posteriores ao canal auditivo interno, a preservação do 7º e 8º nervos fica facilitada. Entretanto, é sempre possível um resultado pós-operatório interessante quanto à manutenção funcional do 7º e 8º nervos.

Os tumores petroclivais podem apresentar dificuldades maiores, especialmente quando apresentam extensão supratentorial, o que pode exigir vias combinadas para a sua completa exposição. A via pré-sigmóidea supra-infratentorial é um exemplo, combinando um acesso subtemporal posterior a uma abordagem ântero-lateral à fossa posterior, com ressecções temporais de graus variáveis. Permite uma ampla exposição no sentido crânio-caudal, com visualização do 3º ao 11º nervos. Entretanto, sua maior limitação é a visão lateral quando da manutenção do bloco labiríntico. Apesar de alguns pacientes apresentarem perdas auditivas sensorineurais importantes no pré-operatório, a remoção da compressão tumoral pode devolver a audição (Vellutini, Cruz et al., 1994). Assim a ressecção dos canais semicirculares e cóclea deve sempre ser bastante ponderada. Eventualmente, a labirintectomia parcial poderá ser uma opção para a manutenção auditiva (Cruz, Vellutini et al., 1996).

Quando os tumores petroclivais apresentam extensão anterior importante, a via pré-temporal permite o acesso da cisterna óptico-quiasmática, da fossa média e borda livre da tenda do cerebelo. Com a abertura desta, uma visão do aspecto mais superior da fossa posterior pode ser obtida, o que determina limitação ao seu emprego quando existe expansão inferior do tumor.

Meningiomas próprios do osso temporal

Apresentam desafio bastante importante uma vez que o tratamento ideal, que é a ressecção completa, quase nunca pode ser alcançado. Desta forma, a intervenção deve ser sempre realizada com o objetivo de remoção a mais completa possível sem adicionar novos déficits neurológicos ou vasculares. Essas intervenções podem ser realizadas através de acesso pré-sigmóideo ou por petrosectomia total ou parcial (Vellutini et al., 2000).

Colesteatoma de ângulo pontocerebelar

Quando proporcionam sintomatologia, o colesteatoma pode ser abordado por via suboccipital retossigmóidea ou via fossa média, objetivando a remoção total e preservação dos componentes neurais, especialmente 7º e 8º nervos (Atlas et al., 1992). A via translabiríntica deve ser evitada devido à possibilidade de recuperação auditiva após a descompressão do nervo coclear. Somente nos casos de anacusia de longa evolução esta via poderia ser indicada.

Granulomas de colesterol

Por tratar-se de lesão cística, sua drenagem pode ser conseguida através de abordagens mais conservadoras, sem a necessidade de ressecção "en bloc" ou remoção total de sua cápsula (Brackmann & Toh, 2002).

Assim, a via infralabiríntica e a via infracoclear satisfazem bastante (Fig. 129-5A e B), especialmente nos casos com audição normal (Brackmann et al., 1994). Eventualmente a colocação de drenos de silicone pode contribuir na manutenção da abertura da drenagem, especialmente na via infracoclear. Nas lesões mais anteriores, a via fossa média pode ser necessária (Fig. 129-5C) (Cristante & Puchner, 2000).

Nos casos com perda auditiva neurossensorial severa e erosão da cápsula ótica, a via transcoclear pode ser empregada, inclusive nos cistos mais extensos e anteriores (Mosnier et al., 2002). Alternativamente, os cistos muito anteriores que mantêm relação com o seio esfenoidal podem ser alcançados pela via transesfenoidal endoscópica (Brackmann & Toh, 2002).

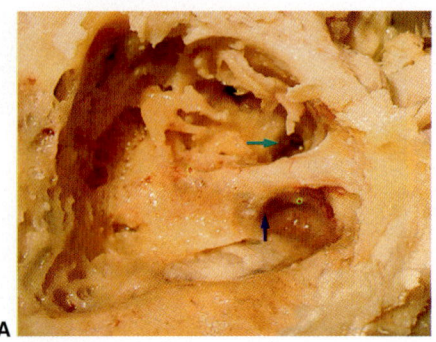

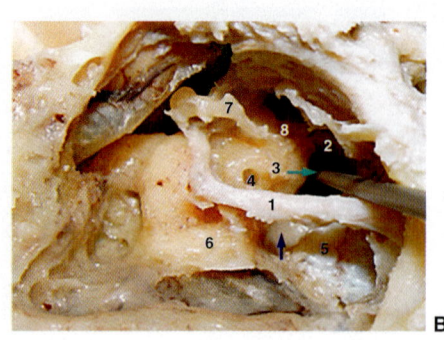

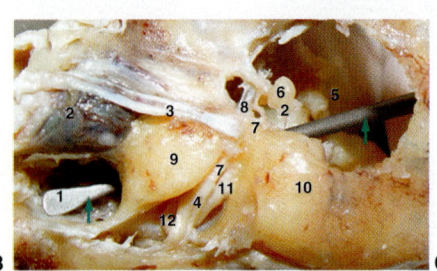

Fig. 129-5

(A) Preparação em osso temporal direito mostrando a topografia das células infracocleares (seta verde) e infralabirínticas (seta azul), que servem como via de acesso ao ápice petroso. (B) Preparação de osso temporal direito, mostrando o acesso infracoclear (seta verde) e infralabiríntico (seta azul) ao ápice petroso (via transmastóidea). *1.* Nervo facial; *2.* artéria carótida; *3.* giro basal da cóclea; *4.* janela redonda; *5.* bulbo da jugular; *6.* canal semicircular posterior; *7.* martelo; *8.* tuba auditiva. (C) Preparação de osso temporal direito (visão através da fossa média) mostrando a comunicação entre as células infracocleares e as células do ápice petroso (setas verdes). *1.* Ápice petroso; *2.* artéria carótida interna; *3.* nervo petroso superficial maior; *4.* meato acústico interno; *5.* tégmen timpânico e mastóideo abertos; *6.* cabeça do martelo; *7.* nervo facial; *8.* processo coclearifome e tendão do músculo tensor do tímpano; *9.* cóclea; *10.* canal semicircular superior; *11.* nervo vestibular superior; *12.* nervo coclear.

REFERÊNCIAS BIBLIOGRÁFICAS

Angeli SI, Brackmann DE. Is surgical excision of facial nerve schwannomas always indicated? *Otolaryngol Head Neck Surg* 1997;117(6):S144-147.

Balcany TJ, Fradis M, Jafek BW, Rucker NC. Hemangioma of the facial nerve: role of the geniculate capillary plexus. *Skull Base Surg* 1991;1:59-63.

Biggs ND, Fagan PA Schwannoma of the chorda tympani. *J Laryngol Otol* 2001;115(1):50-2.

Brackmann, DE; Bartels, LJ. Rare tumors of the cerebellopontine angle. *Otolryngol Head Neck Surg* 1980;88(5):555-559.

Browning ST, Phillipps JJ, Williams N. Schwannoma of corda tympani nerve. *J Lryngol Otol* 2000;114(1):81-82.

Collange S, Carle LI, Hémar P, Charles X, Gentine A, Maitrot D, Conraux C. Cavernome du ganglion géniculé. Intérêt de la collaboration otoneurochirurgicale. *Rev Laryngol Otol Rhinol* 1996;117(5):385-387.

Dort JC, Fisch U. Facial nerve schwannomas. *Skull Base Surg* 1991;1:51-6.

Dutcher PO, Brackmann DE. Glomus tumor of the facial canal. *Arch Otolaryngol Head Neck Surg* 1986;112(9):986-987.

Elby TL, Fisch U, Makek MS. Facial nerve management in temporal bone hemangiomas. *Am J Otol* 1992;13(3):223-232.

Friedman SI. Neurilemmoma and anomaly of the facial nerve. *Ear Nose Throat J* 1977;56(7):279-282.

Hasan NU, Kasi T. Malignant schwannoma of facial nerve. *J Pediatr Surg* 1986;21(11):926-928.

Isaacson JE, Linder TE, Fisch U. Aracnoid cyst of the fallopian canal: a surgical challenge. *Otol Neurotol* 2002;23(4):589-593.

Jung TT, Jun BH, Shea D, Paparella MM. Primary and secondary tumors of the facial nerve. A temporal bone study. *Arch Otolaryngol Head Neck Surg* 1986;112(12):1269-73.

Kertsz TR, Shelton C, Wiggins RH, Salzman KL, Glastonbury CM, Harnsberger R. Intratemporal facial nerve neuroma: anatomical location and radiological features. *Laryngoscope* 2001;111(7):1250-1256.

Klingebiel R, Djamchidi C, Harder A,, Lehmann R, Jahnke V. Neurofibroma in the mastoid segment of the facial canal. *ORL J Otorhinolaryngol Relat Spec* 2002;64(3):223-225.

Lipkin AF, Coker NJ, Jenkins HA, Alford BR. Intracranial and intratemporal facial neuroma. *Otolaryngol Head Neck Surg* 1987;96(1):71-79.

Liu R, Fagan P. Facial nerve schwannoma: surgical excision versus conservative management. *Ann Otol Rhinol Laryngol* 2001;110(11):1025-1029.

Mabanta SR,, Buatti JM, Friedman WA, Meeks SL, Mendenhall WM, Bova FJ. Linear accelerator radiosurgery for nonacoustic schwannomas. *Int J Radiat Oncol Biol Phys* 1999;43(3):545-548.

May M, Beckfors NS, Bedetti CD. Granular cell tumor of facial nerve diagnosed at surgery for idiopathic facial nerve paralysis. *Otolaryngol Head Neck Surg* 1985;93(1):122-126.

May, M. Total facial nerve exploration: transmastoid, extralabyrinthine, and subtemporal. *Results Laryngoscope* 1979;89(6 Pt 1):906-917.

Muhlbauer MS, Clark WC, Robertson JH, Gardner LG, Dohan FC Jr. Malignant nerve sheath tumor of the facial nerve: case report and discussion. *Neurosurgery* 1987;21(1):68-73.

O'Donoghue GM, Brackmann DE, House JW, Jackler RK. Neuromas of the facial nerve. *Am J Otol* 1989;10(1):49-54.

O'Donoghue GM. Tumors of the Facial Nerve. In: Jackler RK, Brackmann DE. *Neurotology*. St Louis: Mosby Co., 1994. 1321-1331p.

Pillsbury III, HC. Pathophysiology of facial nerve disorders. *Am J Otol* 1989;10(5):405-412.

Portmann M, Vazel P, Paiva A. A case of intra-temporal neurinoma of the facial nerve in a young child with neonatal paralysis. *Rev Laryngol Otol Rhinol (Bord)* 1981;102(9-10):439-43.

Pulec JL. Facial nerve tumors. *Ann Otol Rhinol Laryngol* 1969;78(5):962-982.

Saito H e Baxter H. Undiagnosed intratemporal facial nerve neurilemmomas. *Arch Otolaryngol* 1972;95(5):415-419.

Salaverry MA. *Cirurgia Otoneurológica do Nervo Facial*. (Tese) Faculdade de Medicina da Universidade Federal do Rio de Janeiro, Rio de Janeiro,, 1974,, 55p.

Salib RJ, Tziambazis E,, McDermott AL, Chavda SV, Irving RM. The crucial role of imaging in detection of facial nerve haemangiomas. *J Laryngol Otol* 2001;115(6):510-513.

Schmidt C. Neurinom des nervus facialis. *Zentralblatt Hals-Nas-Ohrenheild* 1930;16:329. Apud Lipkin AF; Coker NJ,, Jenkins HA, Alford BR. Intracranial and intratemporal facial neuroma. *Otolaryngol Head Neck Surg* 1987;96(1):71-79.

Shelton C, Brackmann, DE, Lo WWM,, Carberry JN. Intratemporal facial nerve hemangiomas. *Otolaryngol Head Neck Surg* 1991;104(1):116-121.

Sherman JD, Dagnew E, Pensak ML, van Loveren HR, Tew, JM Jr. Facial nerve neuromas: report of 10 cases and review of the literature. *Neurosurgery* 2002;50(3):450-456.

Sunderland S. Some anatomical and pathophysiological data relevant to facial nerve injury and repair. In: Fisch U. *Facial Nerve Surgery.* Amstelveen: Kugler Medical Publications B.V., 1977. 47-61p.

Truy E, Bossard D, Andre L, Gadot P, Morgon A, Bochu M. [2 cases of neurinoma of the mastoidal portion of the facial nerve: diagnostic contribution of MRI]. *Rev Laryngol Otol Rhinol (Bord)* 1991;112(3):223-7.

Waldron MN,, Flood LM, Clifford K. A primary glomus tumor of the facial nerve canal. *J Laryngol Otol* 2002;116(2):156-158.

Yanagihara N,, Segoe M, Gyo K, Ueda N. Inflamatory pseudotumor of the facial nerve as a cause of recurrent facial palsy: case report. *Am J Otol* 1991;12(3):199-202.

130

Tratamento dos Tumores do Nervo Facial

Sílvio Caldas Neto

INTRODUÇÃO

Os tumores do nervo facial são extremamente raros. Entretanto isso não quer dizer que possamos negligenciar tal diagnóstico diante de um paciente com qualquer queixa relativa à função deste nervo. Muitos casos rotulados como paralisia de Bell podem acabar, após a perda de um tempo precioso, sendo revelados como uma neoplasia do 7º par, limitando as possibilidades de uma recuperação funcional e aumentando os riscos de complicações para outros nervos cranianos (Lipkin, Coker, Jenkins, Alford, 1987). Às vezes, o diagnóstico pode ser feito intra-operatoriamente, por ocasião de uma cirurgia de descompressão do nervo.

Por isso todo caso de paralisia facial (PF), seja ela aguda, progressiva ou flutuante, deve ser criteriosamente investigado no sentido de afastar essa hipótese diagnóstica para que, em caso de confirmação, um tratamento cirúrgico seja realizado em tempo hábil.

O nervo facial pode ser afetado por diversas patologias neoplásicas, podendo estas representarem um tumor do próprio nervo ou de estruturas vizinhas com extensão para o 7º par. Neste capítulo vamos estudar apenas aqueles tumores originados nas porções intratemporal e cisternal do canal do nervo facial, que são os segmentos de interesse do otologista.

SCHWANNOMA

Originado das células de Schwann, este tumor benigno tem, assim como o schwannoma do nervo vestibular, recebido denominações variáveis (neurinoma, neuroma, neurilemoma). Os termos neurinoma e neuroma atualmente têm sido usados para definir, de forma correta, proliferações não-neoplásicas do nervo. A primeira descrição foi feita por Schmidt (1987), em 1930. Ele não tem predileção por sexo e pode acometer todas as faixas etárias (Lipkin, Coker, Jenkins, Alford, 1987; O'Donoghue, Brackmann, House, Jackler, 1989; Portmann, Vazel, Paiva, 1981).

Entre os tumores primários do nervo facial, o schwannoma é o mais freqüente. Em 1969, Pulec fez uma extensa revisão da literatura e encontrou relatos de 81 tumores do nervo facial. Entre eles, 74 eram schwannomas, quatro neurofibrossarcomas, dois meningiomas e um angiofibroma, aos quais o autor adicionou mais 11 casos de schwannomas e um de hemangioma cavernoso. Mesmo assim, o schwannoma do facial é extremamente raro. Em sua coleção de 1.400 ossos temporais, Jung et al. (1986) encontraram 17 portadores de tumores do 7º par, dos quais apenas um era de schwannoma, sendo dois de envolvimento do nervo facial por tumor contíguo e o restante de tumores metastáticos. Já Fisch e Rüttner, em 1977, entre 43 tumores envolvendo o nervo facial, operados pelo Departamento de Otorrinolaringologia da Universidade de Zürich, nove eram primários (schwannomas) e 34, secundários, entre os quais 12 eram colesteatomas congênitos, nove eram hemangiomas, três meningiomas, três tumores glômicos, um cisto aracnóideo, quatro carcinomas de células escamosas e dois rabdomiossarcomas. Em 1980, Brackmann e Bartels encontraram apenas 16 schwannomas do 7º nervo entre 1.345 tumores benignos do ângulo pontocerebelar (APC). O grupo de Los Angeles revê 48 casos diagnosticados entre 1974 e 1985, numa taxa aproximada de 4,4 casos por ano, devendo-se considerar, no entanto que, por um lado, aquele é um grupo de referência internacional de cirurgia otológica e, por outro, que, à época do estudo, o exame por ressonância magnética (RM) ainda não era difundido. O schwannoma pode acometer qualquer faixa etária (Kertsz, Shelton, Wiggins, Salzman, Glastonbury, Harnsberger, 2001; Liu, Fagan, 2001; O'Donoghue, Brackmann, House, Jackler, 1989), e tem igual distribuição entre os sexos (Sherman, Dagnew, Pensak, van Loveren, Tew Jr., 2002).

Ele costuma apresentar-se macroscopicamente como uma dilatação do nervo de extensão e localização variáveis, às vezes dificultando a decisão do cirurgião quanto ao ponto de ressecção da lesão, podendo exigir biópsia de congelação transoperatória (Lipkin, Coker, Jenkins, Alford, 1987). Em 48 ossos temporais com schwannoma do 7º par estudados em 1989 por O'Donoghue et al. (1989), os segmentos envolvidos foram: gânglio geniculado (46% dos casos), porção horizontal (48,7%), porção vertical (48,7%), conduto auditivo interno (CAI) (41,5%), porção labiríntica (33,3%), porção intracraniana (29%) e segmento extracraniano (14,5%). Não se sabe ao certo o porquê desta predileção do tumor pelo trajeto intratemporal do nervo. Esta predileção parece ser maior na região perigeniculada (notadamente gânglio geniculado e porção timpânica), possivelmente por uma mais intensa reorganização estrutural do nervo nesta zona (Dort, Fisch, 1991). Dos nove casos apresentados por Fisch e Rüttner (1977), todos mostravam acometimento do gânglio geniculado e/ou segmento timpânico, com ou sem extensão para outras porções do nervo. Para estes autores, houve extensão para o segmento labiríntico em seis casos; para o segmento intracanalicular em dois e para os segmentos mastóideo e extratemporal em dois. Já Lipkin et al. estudam, em 1987, 255 casos relatados em extensa revisão da literatura, entre os quais o segmento mais acometido é o timpânico, seguido pelo vertical e, em terceiro lugar, pelo gânglio geniculado e porção labiríntica. Finalmente, Kertsz et al., em 2001, na sua série de 88 tumores, encontram a origem sobretudo no gânglio geniculado e porção labiríntica e mostram que houve grande diferença na definição pré-operatória desta localização entre os casos avaliados antes e após a introdução da RM. Sherman et al. (2002) estudam 428 casos relatados na literatura e encontram localização no segmento labiríntico/gânglio geniculado em 43,5%, segmento timpânico em 42,8%, segmento vertical em 36,7%, segmento canalicular em 24,3% e APC em 17,8%. Outra localização menos usual relatada na literatura é o nervo corda do tímpano (Biggs et al., 2001; Browning et al., 2000).

O schwannoma do 7º nervo, por outro lado, às vezes, é aparentemente multicêntrico, não sendo possível, em muitos casos, precisar o seu local exato de origem. Porém esta aparente multicentricidade tem sido descartada por autores que mostram conexões intraneurais entre as diversas porções da lesão (Fisch e Rüttner, 1977; O'Donoghue et al., 1989).

Histologicamente, a exemplo do tumor do 8º, ele é composto por células fusiformes dispostas em paliçadas, arranjadas em dois padrões histológicos: Antony tipos A e B, que podem aparecer isoladamente ou coexistir em um mesmo espécime (Friedman, 1977). Este tumor costuma crescer lentamente e de forma excêntrica em relação ao tronco do nervo, às vezes podendo ser removido cirurgicamente com preservação quase completa do tronco nervoso.

O schwannoma do facial pode-se desenvolver por um longo tempo de forma absolutamente assintomática. Isto se deve à grande resistência deste nervo à compressão progressiva. Sunderland (1977) demonstrou as três fases do crescimento tumoral e suas repercussões no tecido nervoso: fase 1, onde se percebe obstrução de pequenas veias epineurais, com conseqüente estase em microcapilares intrafasciculares; fase 2, com dano endotelial seguido de extravasamento de proteínas, edema e aumento na pressão intrafascicular; fase 3, quando ocorre obstrução do fluxo arterial, com alterações celulares degenerativas irreversíveis e invasão do tecido nervoso por fibroblastos. O tempo decorrido entre essas três fases é bastante variável, mas costuma ser longo. Da mesma forma, as manifestações clínicas também são bastante variáveis, com a disfunção facial podendo ser percebida em qualquer uma delas, havendo, logicamente, maior possibilidade de reversão do quadro nas duas primeiras etapas.

Dependendo da sua localização, ele pode também ocupar a caixa timpânica, envolvendo, fixando e/ou destruindo a cadeia ossicular, notadamente, o estribo e a bigorna. Pode ainda, em função do tempo e do local de origem, invadir os espaços da orelha interna. Isto ocorreu em quase 30% dos casos apresentados pelo grupo de Los Angeles (O'Donoghue et al., 1989).

HEMANGIOMA

São na verdade malformações do tipo hamartoma (Collange et al., 1996) que ocorrem sobretudo na região do gânglio geniculado. A razão desta topografia é a riqueza da trama vascular desta região em contraste com os demais segmentos do nervo facial, pobremente vascularizados (Balcany et al., 1991; Fisch e Rüttner, 1977).

O hemangioma do 7º nervo pode ser de dois tipos histológicos: cavernoso e capilar, conforme os tipos de vasos encontrados na lesão (O'Donoghue; 1994). Segundo bem relata Fisch e Rüttner (1977), eles podem apresentar com freqüência uma intermediação do tecido vascular por tecido ósseo lamelar, constituindo o aspecto clássico do que eles denominam "hemangioma ossificante". Entre os nove casos de hemangioma do 7º par descritos por eles, cinco eram do tipo ossificante. O tecido ósseo, segundo esses autores, pode representar alterações distróficas decorrentes do crescimento lento do tumor.

O hemangioma costuma apresentar uma evolução local mais agressiva do que o schwannoma. Pequenas lesões, às vezes difíceis de diagnosticar, podem causar disfunção facial importante. Entre os 34 casos de Shelton et al., (1991) a disfunção facial estava presente em 2/3 do total, apesar de a grande maioria deles ser menor do que 1 cm. Quando detectado muito precocemente, ele pode apresentar um plano de clivagem que permita a sua remoção sem sacrifício do tronco nervoso (O'Donoghue, 1994). Porém, na maior parte dos casos, isto não é possível, devido ao poder de invasão do hemangioma, havendo, inclusive, com freqüência, comprometimento da orelha interna, com fístula labiríntica. Segundo Collange et al. (1996), o tumor comprime o nervo e provoca uma reação perinervosa que, quando intensa, impede o estabelecimento de um plano de clivagem seguro entre o tumor e o nervo.

A localização do hemangioma do facial mostra padrão semelhante à do schwannoma. Fisch e Rüttner (1977) apresentam localização no gânglio geniculado em sete dos seus nove casos. Para Shelton et al. (1991), a origem do tumor estava no CAI em 53%, no gânglio geniculado em 44% e na orelha média em 3%.

NEUROMA TRAUMÁTICO

O neuroma traumático é uma proliferação não só do tecido nervoso, mas também de fibroblastos do endoneuro e do epineuro, que produzem uma densa matriz de colágeno. Pode ser produzido por trauma mecânico de qualquer natureza e intensidade sobre o nervo, com ou sem transecção do tronco nervoso. Mesmo processos inflamatórios da orelha média podem dar origem a um neuroma do facial, embora isto seja extremamente raro.

TUMOR GLÔMICO

Os tumores glômicos são paragangliomas que se originam dos corpos glômicos localizados sobretudo no bulbo jugular e/ou na parede medial da orelha média. Apesar do relato de tumores glômicos em várias outras regiões do organismo, o forame jugular e a orelha média são de longe os locais mais acometidos. Normalmente acometem o nervo facial por compressão, entretanto, em alguns casos de tumores avançados, podem invadir a intimidade deste nervo inviabilizando a sua preservação anatômica durante o tratamento cirúrgico. Raramente o tumor glômico pode originar-se primariamente do canal de Falópio (Dutcher et al., 1986; Waldron et al., 2002).

TUMORES MALIGNOS

Vários são os tipos de neoplasia maligna descritos na literatura com acometimento do nervo facial. Felizmente esses casos são extremamente raros. O tumor maligno primário mais comum do facial é o schwannoma maligno, do qual pouquíssimos relatos são encontrados na literatura (Hasan, Kasi, 1986; Isaacso, Linde, Fisch, 2002). Porém, em sua maioria, os tumores malignos que acometem o 7º par representam neoplasias não-neurais, que se originam na vizinhança do nervo e que têm particular tendência à compressão e/ou invasão direta deste. Entre eles podemos relacionar os tumores malignos de glândulas ceruminosas (adenocarcinoma e carcinoma adenóide cístico) (Caldas et al., 1993; Pillsbury, 1989), carcinoma de células escamosas, entre outros (Pillsbury, 1989).

Os tumores metastáticos são originários geralmente da mama, pulmão, rim e estômago (O'Donoghue,1994; Pillsbury, *1989*). Apenas metade dos pacientes com metástase envolvendo o 7º par apresenta disfunção deste nervo dada grande resistência da bainha à invasão por estes tumores (O'Donoghue,1994) e, quando esse déficit ocorre, em geral, significa doença mais avançada. O segmento mais freqüentemente acometido por doença mestastática é o intracanalicular, seguido pelos segmentos mastóideo, timpânico e labiríntico (O'Donoghue,1994).

OUTROS TUMORES

Outros tipos de tumores do nervo facial são descritos isoladamente na literatura, como o tumor de células granulares (May *et al.*, 1985), cisto aracnóideo (Fisch e Rüttner, 1977; Isaacson, Linder, Fisch, 2002), neurofibroma (Klingebiel *et al.*, 2002), pseudotumor inflamatório (Yanagihara *et al.*, 1991), entre outros.

QUADRO CLÍNICO

É bastante variável, porém, na maior parte dos casos, a história natural compreende a disfunção facial progressiva, com ou sem sintomas auditivos. É comum um grande período sem sintomas motores até que a paralisia se instale, sendo os sintomas auditivos e/ou vestibulares, nestes casos, os mais predominantes. Sherman *et al.* (2002) fazem extensa revisão da literatura e, de 427 casos de schwannoma estudados, apenas 63% tinham algum grau de PF. Saito e Baxter, em 1972, encontraram, entre 600 ossos temporais, cinco com schwannoma facial não-diagnosticado, sendo que quatro deles eram de indivíduos com função facial normal, e o outro tinha uma paresia facial leve.

A paralisia ou paresia do nervo facial pode ser progressiva ou súbita. Pode ser também intermitente, apresentando recidivas por alguns anos, até que uma perda definitiva da função ocorra (O'Donoghue, 1989). É comum a disfunção do nervo ser confundida com uma paralisia de Bell e isso tem sido causa freqüente de atrasos no diagnóstico. Entre os casos de O'Donoghue *et al.* (1989), a média da duração da PF até o momento do diagnóstico foi de quatro anos. Além disso, como já foi referido, muitos casos podem apresentar-se sem nenhum déficit facial. Lipkin *et al.* (1987) revêem 207 casos de schwannoma do facial da literatura (incluindo sete novos casos), dos quais 27 (13%) se apresentaram com PF súbita, 98 (47%) com PF progressiva e 65 (31%) com função facial normal. O'Donoghue *et al.* (1989), em 1989, só percebem PF em 54% dos seus 48 casos. Já Elby *et al.*, em 1992, encontraram, entre seus oito casos de hemangioma, cinco de disfunção progressiva do 7º par e dois casos de PF súbita, dos quais, um teve recuperação espontânea. Um dos oito casos não teve bem descrito o modo de evolução da paralisia. Parece que o hemangioma é mais agressivo para a função facial do que o schwannoma. Por outro lado, tumores identificados no APC e/ou CAI que se apresentem com PF devem ser considerados schwannoma do 7º par, visto que este sintoma é mais raro ainda nos tumores do 8º (Kertsz *et al.*, 2001). Espasmo hemifacial é também bastante comum, particularmente quando o segmento acometido do nervo facial é o CAI. O'Donoghue *et al.* (1989) relatam espasmo em 19% dos seus 48 casos, enquanto Sherman *et al.* (2002) o referem em apenas 2,1%. Dos oito casos de Elby *et al* (1992), espasmo hemifacial ocorreu nos três casos de envolvimento do CAI. Nesses três casos, o tumor parecia fazer compressão extrínseca do 8º e parecia originar-se do tecido vascular em torno do gânglio de Scarpa. Por isso, aqueles autores sugerem chamar o hemangioma do CAI de hemangioma vestibular e não do facial.

Os sintomas auditivos e vestibulares são, com freqüência, as únicas queixas por ocasião do diagnóstico de um tumor do nervo facial. Pode haver hipoacusia neurossensorial ou condutiva, dependendo do local de acometimento do nervo. Tumores que envolvem a porção timpânica causam perda condutiva por erosão ou fixação da cadeia ossicular ou, eventualmente, extensão para a orelha externa. Tumores localizados no APC, CAI ou porção labiríntica, assim como aqueles que destroem a cápsula ótica, provocam perda neurossensorial. A hipoacusia, de uma ou outra natureza, apresentou-se como sintoma em 50,6% dos 427 casos revistos por Sherman *et al.* (2002), enquanto que o *tinnitus* ocorreu em 20,6% e os sintomas vestibulares, em 14,3%. Para O'Donoghue *et al.* (1989), a hipoacusia apareceu em 33 casos (69%), sendo, desses 33, neurossensorial em 64%; condutiva, em 27% e mista em 9%. Ainda aqueles autores relacionam *tinnitus* em 60% e vertigem em 34% do total de 48 casos.

Otalgia pode ocorrer, mas não está entre os sintomas mais comuns. É relatada em 8,2% dos casos de Sherman *et al.* (2002), que contabilizam ainda 3,5% de casos com otorréia e 2,8% com ageusia.

A otoscopia geralmente mostra-se normal. Porém tumores da porção timpânica do nervo facial podem ser identificados por transparência na porção póstero-superior da orelha média, como massas avermelhadas, azuladas ou brancacentas. Entretanto o aspecto do exame físico pode variar muito com a natureza, tamanho e local da lesão. Em alguns casos, o tumor, quando diagnosticado tardiamente, pode destruir a membrana timpânica e ocupar o conduto auditivo externo. Isto aconteceu em 11% dos casos estudados por Sherman *et al.* (2002).

Exames de função facial (eletroneuronografia - ENoG, eletroneuromiografia - ENMG) têm pouca utilidade nos casos de tumores do 7º nervo (Lipkin *et al.*, 1987), pois os seus achados são inespecíficos, não ajudando no diagnóstico, muito embora, nos tumores da porção canalicular, a EnoG pode, eventualmente, ajudar a diferenciá-lo de um tumor do acústico (Brackmann *et al.*, 1982). Além disso, a indicação cirúrgica se baseia sobretudo na apresentação clínica, dispensando os dados eletrofisiológicos. A ENMG, por determinar o grau de comprometimento da musculatura facial, pode oferecer dados importantes a respeito do prognóstico de uma reconstrução do nervo. Outros autores eventualmente utilizam dados da EnoG para orientar a conduta terapêutica de alguns casos (Angel, Brackmann, 1997).

ASPECTO RADIOLÓGICO

A tomografia computadorizada (TC) de alta resolução dos ossos temporais e a RM são exames de excelência para o diagnóstico dos tumores do nervo facial. São exames que se complementam, pois, enquanto a primeira é essencial para caracterizar a relação do tumor com o canal de Falópio e estruturas ósseas circunvizinhas, a segunda é fundamental para definir a natureza tumoral, bem como a extensão exata da lesão. Um bom diagnóstico radiológico é de suma importância para decidir tipo de conduta, planejar acesso cirúrgico e orientar o paciente a respeito das complicações faciais e da área doadora (Kertsz et al., 2001). Alguns tipos de tumor requerem outros métodos de imagem para o seu estudo adequado. Tumores glômicos, por exemplo, podem ser mais bem caracterizados com angiografia digital.

O schwannoma do facial mostra-se, à RM, como uma lesão heterogênea hipointensa em relação ao cérebro na seqüência em T1, isointensa em densidade de próton e hiperintensa no T2. Realça fortemente com o contraste paramagnético. Quando se localiza no APC ou no CAI, é, na prática, indistinguível do tumor do 8º par (Kertsz et al., 2001), muitas vezes sendo descobertos durante uma cirurgia para retirada do que se acreditava ser um schwannoma vestibular. Se, no entanto, ele se acompanha de uma "cauda" que se insinua pelo segmento labiríntico do canal de Falópio, tem-se um forte indício de sua origem no nervo facial. Para a identificação desta pequena "cauda", é indispensável o exame por RM (Fig. 130-1). Tumores que acometem o gânglio geniculado mostram uma imagem tomográfica clássica de alargamento da fossa geniculada, como se vê na Figura 130-2, e a RM dá a noção exata da extensão da lesão para as outras porções do nervo. Já o tumor do segmento timpânico é mais bem visualizado no corte coronal da TC, onde se vê a massa projetando-se da porção superior da parede medial da orelha média para, às vezes, preencher o epitímpano (Fig. 130-3). Finalmente, o tumor na porção mastóidea ocasiona evidente alargamento do canal vertical do nervo à TC e a RM mostra a hipercaptação do contraste paramagnético (Truy et al., 1991). Para estas lesões, as melhores imagens são obtidas no corte coronal da TC e no corte sagital da RM. As Figuras 130-4 e 130-5 mostram um caso de um tumor que ocupava as porções mastóidea e timpânica do nervo.

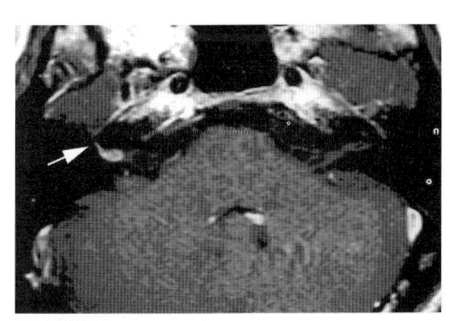

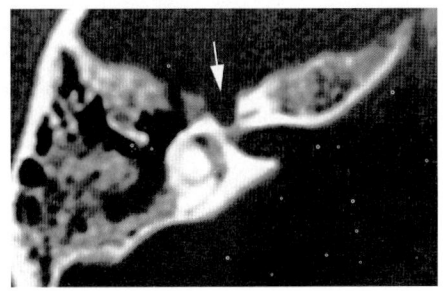

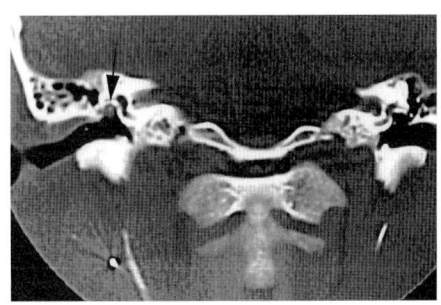

Fig. 130-2
Corte axial do TC do osso temporal direito mostrando evidente alargamento da fossa geniculada (seta).

Fig. 130-3
TC de ossos temporais em corte coronal. A seta mostra uma massa inferior ao canal semicircular lateral à direita, tratando-se de um schwannoma na porção timpânica do 7º par.

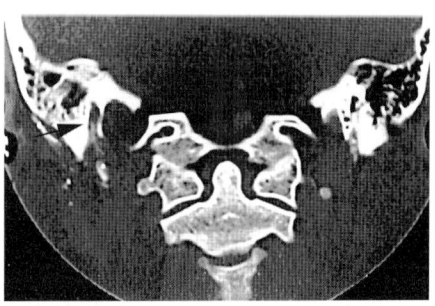

Fig. 130-1
Corte axial de RNM do encéfalo mostrando tumor hipercaptante ocupando o fundo do CAI, com "cauda" ocupando o segmento labiríntico do canal de Falópio (seta).

Fig. 130-4
Corte coronal de TC de mastóides revelando nítido alargamento da porção mastóidea do canal de Falópio (seta).

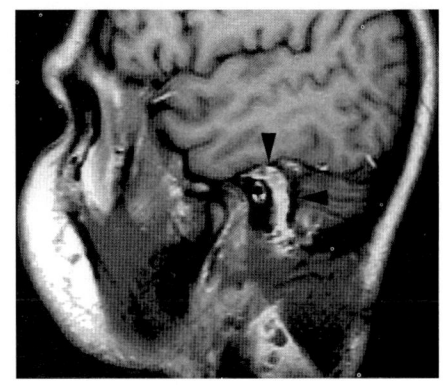

Fig. 130-5
RM em corte sagital mostrando toda a porção mastóidea e timpânica do 7º par, bastante alargado, exibindo grande impregnação pelo gadolínio (cabeças de setas).

Eventualmente a RM mostrará a extensão do tumor para a região parotídea ou para a fossa média. Kertsz et al. (2001) demonstraram bem que existe boa relação entre a extensão da lesão vista na RM e o achado histopatológico.

No caso do hemangioma, a TC de alta resolução costuma mostrar o aspecto típico de "favo de mel" produzido pelas espículas ósseas que se formam no interior do tumor, normalmente localizado no gânglio geniculado e vizinhanças. À RM, esta lesão se mostra, diferentemente do schwannoma, isointensa no T1 e no T2 (Salib et al., 2001) e com margens pouco definidas.

TRATAMENTO

Não há dúvida de que o melhor tratamento para os tumores benignos do nervo facial é a ressecção cirúrgica juntamente com o(s) segmentos(s) envolvido(s), com posterior reparo do nervo. Porém este tratamento implica quase sempre em uma disfunção facial importante. Como o tumor em geral é de crescimento muito lento, nos casos assintomáticos, muitas vezes é preferível deixar a lesão evoluir naturalmente, sobretudo nos pacientes idosos, até que a disfunção facial aconteça. Entretanto, quando a paralisia já está instalada, mesmo tumores pequenos devem ser logo removidos para que se ofereça o máximo de possibilidade de manutenção ou recuperação da função facial no pós-operatório. Quanto mais cedo se fizer a cirurgia, melhores as perspectivas.

Nos casos com função facial normal, descobertos pré-operatoriamente, a conduta deve ser expectante, a não ser que exista iminência de complicações labirínticas ou neurológicas (Lipkin et al., 1987). Dos três únicos casos diagnosticados pelo autor deste capítulo, dois estavam neste grupo. Um representa diagnóstico de suspeição em paciente com leves tonturas eventuais e funções facial e auditiva normais, com massa intracanalicular estendendo-se para a porção labiríntica do canal de Falópio, para o qual foi instituída conduta expectante sem sinais de crescimento tumoral após quatro anos de seguimento. O outro foi um paciente com função facial normal, anacusia esquerda e tonturas, que foi submetido à cirurgia para remoção de schwannoma vestibular intracanalicular e mostrava, à TC e à RM, sinais de tumor no segmento mastóideo do 7º par. O tumor do acústico foi removido com sucesso, sem nenhum prejuízo para a função facial e nada foi feito para o tumor do facial, conforme discutido previamente com o paciente. A desvantagem de expectar é que, quando for necessário remover o tumor, as condições de reparo do nervo podem ser muito piores. A vantagem é que o resultado funcional, a curto e, às vezes, a médio prazo, é infinitamente melhor e não impede que no futuro se faça a remoção. Nos pacientes idosos isso é mais evidente ainda (Liu et al., 2001). O tratamento expectante pode assegurar um bom resultado até mesmo a longo prazo. Um dos 22 casos apresentados em 2001 por Liu et al. (2001) teve seguimento por 10 anos sem nenhum sintoma facial e sem nenhum sinal de crescimento tumoral. Exames radiológicos periódicos, contudo, devem ser realizados inicialmente a cada seis meses.

Já nos casos descobertos por acaso, durante uma cirurgia para um suposto tumor do acústico ou durante uma cirurgia de orelha média, pode-se optar por descomprimir o tumor e os segmentos distal e proximal do nervo para permitir uma expansão mais livre e uma redução da pressão intraneural, o que pode contribuir decisivamente para retardar o aparecimento dos sintomas faciais. Este foi o caso no terceiro paciente atendido pelo autor deste capítulo. Tratou-se de um homem que, sem nada antes sentir, após sofrer agressão por arma de fogo, apresentou PF total imediata à direita e surdez de condução do mesmo lado. A TC de ossos temporais mostrou fratura cominutiva e velamento das células mastóideas. Durante a cirurgia exploradora do nervo facial, observou grande alargamento do segmento vertical do canal de Falópio, por ação de uma grande massa envolvendo o nervo facial na sua intimidade. Esta massa se estendia até o nível do gânglio geniculado, causando deiscência da porção timpânica do nervo e envolvendo a cadeia ossicular. A cirurgia foi abortada para melhor investigação por imagem e, após esclarecimento do paciente quanto aos riscos da abordagem total do nervo facial, ele recusou a cirurgia e não mais retornou para acompanhamento. Segundo Liu et al. (2001) o diagnóstico intra-operatório contra-indica a ressecção, listando os autores, como opções de tratamento conservador nesses casos, além da descompressão do nervo, o esvaziamento intratumoral. Angeli e Brackmann, em 1997, relataram quatro casos diagnosticados intra-operatoriamente, tratados só com descompressão ou simples exploração, com excelentes resultados funcionais após um seguimento de dois a cinco anos. Em casos como estes, o paciente e a família devem ser advertidos dos riscos que uma remoção completa traria para a função facial e devem participar, juntamente com o otologista, das decisões terapêuticas. Biópsia da lesão não deve ser cogitada, uma vez que via de regra resulta em PF total imediata (O'Donoghue, 1994; Pulec, 1969).

Quando o paciente já se apresenta com a disfunção facial, com o diagnóstico feito ou suspeitado no pré-operatório, o tratamento indicado é a remoção completa do tumor, junto com o segmento acometido do nervo. De forma geral os autores concordam em que, como o melhor resultado funcional que se pode obter com uma reconstrução do nervo facial é uma função grau III de House-Brackmann, é preferível operar apenas quando a PF pré-operatória atinja estes níveis (Lipkin et al., 1987; Liu et al., 2001). Nos casos de hemangioma, o prognóstico não parece ser tão bom. Shelton et al. (1991) apresentam 34 casos operados pelo grupo de Los Angeles em que o melhor resultado pós-operatório foi o grau IV. Alguns autores recomendam utilizar dados objetivos para nortear a indicação cirúrgica. Angeli e Brackmann (Angeli, Brackmann, 1997) sugerem a cirurgia para os casos em que houver disfunção facial moderada, com a EnoG mostrando denervação maior do que 50% ou iminência de complicações intracranianas. Muito eventualmente o tumor pode se desenvolver totalmente na periferia do nervo, possibilitando um plano de clivagem entre a lesão e o nervo, o que pode permitir a remoção do tumor com preservação anatômica do tronco nervoso (O'Donoghue, 1994; Pulec, 1969). Todavia a regra geral é a secção do nervo com posterior reparação, que pode ser feita por anastomose término-terminal com transposição do nervo, enxerto de nervo sural ou grande auricular ou anastomose hipoglosso-facial. O'Donoghue et al. (1989), entretanto, não percebem nenhuma diferença no resultado pós-operatório entre os vários tipos de reconstrução do nervo, nem em relação aos pacientes que tiveram o tumor removido com preservação do nervo (11 casos entre 47). A diferença existe em relação ao tempo de existência da PF antes da cirurgia, de forma que, quanto mais precocemente se remove o tumor, maiores serão as chances de um bom resultado funcional pós-operatório.

A remoção do tumor pode ser feita, dependendo da extensão e localização do tumor, por via transmastóidea (VTM), retossigmóidea (VRS), translabiríntica (VTL), via da fossa média (VFM) ou por acessos combinados. Na série de 47 casos operados pelo grupo de Los Angeles (O'Donoghue et al., 1989), foi utilizada a VTL em 16 casos, a VTM em 11, a associação da VTM com VFM em 16 e a VFM isolada em quatro casos. A descrição pormenorizada dessas vias de acesso não interessa a esse capítulo e já foi objeto de capítulos anteriores. Grosso modo, o caso ideal para o acesso translabiríntico é aquele em que o tumor compromete os segmentos proximais ao gânglio geniculado em pacientes sem audição útil. Esta via oferece ótimo acesso a todas as porções do nervo facial intratemporal e ao APC, permitindo todo tipo de reconstrução da continuidade do nervo após a ressecção do tumor. Quando o tumor é extenso, um grande segmento do nervo deve ser sacrificado e a reconstrução deve ser feita por interposição de um enxerto, porém, quando não resta um coto proximal viável junto ao tronco cerebral, a única opção de reconstrução é a anastomose hipoglosso-facial. Nos casos de alguns tumores menores, entretanto, por VTL, pode-se fazer uma transposição do nervo e anastomose boca-a-boca dos cotos proximal e distal.

Os tumores que acometem exclusivamente os segmentos timpânico e mastóideo são perfeitamente acessíveis através de uma VTM. Porém a possibilidade de extensão para o gânglio geniculado e porção labiríntica deve ser sempre considerada, mesmo quando os exames de imagem a descartarem. Por isso tanto a equipe cirúrgica quanto o paciente e a família devem estar alertados para a possibilidade de se ter que combinar o acesso com uma abordagem pela fossa média ou de estender a via para um acesso translabiríntico. Quando o tumor da porção timpânica se estende pouco pelo gânglio e pela porção labiríntica, a VTM pode ser estendida brocando-se à frente do canal semicircular horizontal segundo a descrição de Salaverry (1974), difundida mundialmente por May (1979).

A VFM é a via de escolha para abordar as porções labiríntica e canalicular do canal de Falópio e o gânglio geniculado, em pacientes com função coclear preservada. Para tumores pequenos que acometam apenas os segmentos entre o gânglio geniculado e o extremo medial do CAI, esta via de acesso pode ser utilizada isoladamente. Quando os segmentos distais ao gânglio também estão envolvidos, ela deve ser usada em combinação com o acesso transmastóideo. E quando houver projeção para o APC, deve-se dar preferência à VTL ou à VRS.

Finalmente, a VRS é ótima para a remoção de tumores que ocupem o APC com função auditiva normal. Por esta via pode-se identificar o 8º nervo rechaçado para trás do tumor, podendo ser preservado com relativa facilidade. Isto, no entanto, não garante a preservação da função auditiva.

Não é possível definir com segurança a extensão exata do tumor com base no aspecto macroscópico da lesão durante a cirurgia, devido à existência de infiltrações intraneurais (Lipkin *et al.*, 1987). Por isso, apesar de haver boa relação entre a imagem da RM e o achado histopatológico, não se deve dispensar a biópsia de congelação para se definir as margens tumorais (Kertsz *et al.*, 2001; Lipkin *et al.*, 1987).

A radiocirurgia é uma forma alternativa de tratamento para os pacientes sintomáticos que se recusem a se submeter à cirurgia ou que não tenham condições clínicas para tal. Não é isenta de complicações e não resolve a lesão. Pode apenas retardar ou cessar o seu crescimento ou, ainda, reduzir o seu tamanho, o que, em certos casos, pode ser de grande utilidade. Muito poucos relatos têm sido apresentados na literatura (Hasegawa *et al.*, 1999; Isono *et al.*, 2002; Mabanta *et al.*, 1999). Mabanta *et al.*, em 1999, apresentam, entre dois schwannomas do facial, um caso de piora da paralisia após o tratamento com radiocirurgia, apesar de, nos dois casos, ter havido sucesso no controle do crescimento tumoral (Mabanta *et al.*, 1999).

REFERÊNCIAS BIBLIOGRÁFICAS

Angeli SI, Brackmann DE. Is surgical excision of facial nerve schwannomas always indicated? *Otolaryngol Head Neck Surg* 1997;117(6):S144-147.

Balcany TJ, Fradis M, Jafek BW, Rucker NC. Hemangioma of the facial nerve: role of the geniculate capillary plexus. *Skull Base Surg* 1991;1:59-63.

Biggs ND, Fagan PA Schwannoma of the chorda tympani. *J Laryngol Otol* 2001;115(1):50-2.

Brackmann DE, Bartels LJ. Rare tumors of the cerebellopontine angle. *Otolryngol Head Neck Surg* 1980;88(5):555-559.

Brackmann DE, House JW, Selters W. Auditory brainstem responses in facial nerve neurinoma diagnosis. In: Graham MD, House WF, (eds.) *Disorders of the Facial Nerve: Anatomy, Diagnosis, and Management*. New York: Raven Press, 1982. 87-89p.

Browning ST, Phillipps JJ, Williams N. Schwannoma of corda tympani nerve. *J Laryngol Otol* 2000;114(1):81-82.

Caldas Neto S, Duprat A, Bento RF, Caldas N. [Ceruminous gland tumors: literature review and report of a case in the middle ear]. *Rev Laryngol Otol Rhinol* 1993;114(1):34-47.

Collange S, Carle LJ, Hémar P, Charles X, Gentine A, Maitrot D, Conraux C. Cavernome du ganglion géniculé. Intérêt de la collaboration otoneurochirurgicale. *Rev Laryngol Otol Rhinol* 1996;117(5):385-387.

Dort JC, Fisch U. Facial nerve schwannomas. *Skull Base Surg* 1991;1:51-6.

Dutcher PO, Brackmann DE. Glomus tumor of the facial canal. *Arch Otoryngol Head Neck Surg* 1986;112(9):986-987.

Elby TL, Fisch U, Makek MS. Facial nerve management in temporal bone hemangiomas. *Am J Otol* 1992;13(3):223-232.

Fisch U, Rüttner J. Pathology of intratemporal tumors involving the facial nerve. In: Fisch U. *Facial Nerve Surgery*. Amstelveen: Kugler Medical Publications B.V., 1977. 448-456p.

Friedman SI. Neurilemmoma and anomaly of the facial nerve. *Ear Nose Throat J* 1977;56(7):279-282.

Hasan NU, Kasi T. Malignant schwannoma of facial nerve. *J Pediatr Surg* 1986;21(11):926-928.

Hasegawa T, Kobayashi T, Kida Y, Tanaka T, Yoshida K, Osuka K. [Two cases of facial neurinoma successfully treated with gamma knife radiosurgery]. *No Shinkei Geka* 1999;27(2):171-5.

Isaacson JE, Linder TE, Fisch U. Aracnoid cyst of the fallopian canal: a surgical challenge. *Otol Neurotol* 2002;23(4):589-593.

Isono N, Tamura Y, Kuroiwa T, Nagasawa S, Yamashita M, Tanabe H, Ogawa N. [Combined therapy with surgery and stereotactic radiosurgery for facial schwannoma: case report]. *No Shinkei Geka* 2002;30(7):735-9.

Jung TT, Jun BH, Shea D, Paparella MM. Primary and secondary tumors of the facial nerve. A temporal bone study. *Arch Otolaryngol Head Neck Surg* 1986;112(12):1269-73.

Kertsz TR, Shelton C, Wiggins RH, Salzman KL, Glastonbury CM, Harnsberger R. Intratemporal facial nerve neuroma: anatomical location and radiological features. *Laryngoscope* 2001;111(7):1250-1256.

Klingebiel R, Djamchidi C, Harder A, Lehmann R, Jahnke V. Neurofibroma in the mastoid segment of the facial canal. *ORL J Otorhinolaryngol Relat Spec* 2002;64(3):223-225.

Lipkin AF, Coker NJ, Jenkins HA, Alford BR. Intracranial and intratemporal facial neuroma. *Otolaryngol Head Neck Surg* 1987;96(1):71-79.

Liu R, Fagan P. Facial nerve schwannoma: surgical excision versus conservative management. *Ann Otol Rhinol Laryngol* 2001;110(11):1025-1029.

Mabanta SR, Buatti JM, Friedman WA, Meeks SL, Mendenhall WM, Bova FJ. Linear accelerator radiosurgery for nonacoustic schwannomas. *Int J Radiat Oncol Biol Phys* 1999;43(3):545-548.

May M, Beckfors NS, Bedetti CD. Granular cell tumor of facial nerve diagnosed at surgery for idiopathic facial nerve paralysis. *Otolaryngol Head Neck Surg* 1985;93(1):122-126.

May M. Total facial nerve exploration: transmastoid, extralabyrinthine, and subtemporal. *Results Laryngoscope* 1979;89(6 Pt 1):906-917.

O'Donoghue GM, Brackmann DE, House JW, Jackler RK. Neuromas of the facial nerve. *Am J Otol* 1989;10(1):49-54.

O'Donoghue GM. Tumors of the facial nerve. In: Jackler RK, Brackmann DE (ed.) *Neurotology*. St Louis: Mosby Co., 1994. 1321-1331p.

Pillsbury III, HC. Pathophysiology of facial nerve disorders. *Am J Otol* 1989;10(5):405-412.

Portmann M, Vazel P, Paiva A. A case of intra-temporal neurinoma of the facial nerve in a young child with neonatal paralysis. *Rev Laryngol Otol Rhinol (Bord)* 1981;102(9-10):439-43.

Pulec, JL. Facial nerve tumors. *Ann Otol Rhinol Laryngol* 1969;78(5):962-982.

Saito H, Baxter H. Undiagnosed intratemporal facial nerve neurilemmomas. *Arch Otolaryngol* 1972;95(5):415-419.

Salaverry MA. *Cirurgia Otoneurológica do Nervo Facial*. (Tese) Faculdade de Medicina da Universidade Federal do Rio de Janeiro, Rio de Janeiro, 1974. 55p.

Salib RJ, Tziambazis E, McDermott AL, Chavda SV, Irving RM. The crucial role of imaging on detection of facial nerve haemangiomas. *J Laryngol Otol* 2001;115(6):510-513.

Schmidt C. Neurinom des nervus facialis. *Zentralblatt Hals-Nas-Ohrenheild* 1930;16:329. Apud Lipkin AF, Coker NJ, Jenkins HA, Alford BR. Intracranial and intratemporal facial neuroma. *Otolaryngol Head Neck Surg* 1987;96(1):71-79.

Shelton C, Brackmann, DE, Lo WWM, Carberry JN. Intratemporal facial nerve hemangiomas. *Otolaryngol Head Neck Surg* 1991;104(1):116-121.

Sherman JD, Dagnew E, Pensak ML, van Loveren HR, Tew, JM Jr. Facial nerve neuromas: report of 10 cases and review of the literature. *Neurosurgery* 2002;50(3):450-456.

Sunderland S. Some anatomical and pathophysiological data relevant to facial nerve injury and repair. In: Fisch U. *Facial Nerve Surgery*. Amstelveen: Kugler Medical Publications B.V., 1977. 47-61p.

Truy E, Bossard D, Andre L, Gadot P, Morgon A, Bochu M. [2 cases of neurinoma of the mastoidal portion of the facial nerve: diagnostic contribution of MRI]. *Rev Laryngol Otol Rhinol (Bord)* 1991;112(3):223-7.

Waldron MN, Flood LM, Clifford K. A primary glomus tumor of the facial nerve canal. *J Laryngol Otol* 2002;116(2):156-158.

Yanagihara N, Segoe M, Gyo K, Ueda N. Inflammatory pseudotumor of the facial nerve as a cause of recurrent facial palsy: case report. *Am J Otol* 1991;12(3):199-202.

# 131

Tratamento Cirúrgico dos Tumores Benignos e Malignos da Orelha Externa

Celso Dall'Igna ▪ Daniela Pernigotti Dall'Igna ▪ Oscar Phelippe Pernigotti Dall'Igna

INTRODUÇÃO

A orelha externa, constituída por pele, cartilagens, ossos, músculos, vasos e nervos, pode originar tumores benignos ou malignos de qualquer de seus componentes. Para sua classificação e manejo, esses tumores podem ser divididos quanto ao local anatômico, conduto auditivo externo ou pavilhão auricular, ou quanto ao tecido que os origina, epitelial ou mesenquimal.

O pavilhão auricular é formado por um esqueleto cartilaginoso recoberto de pele, com pouco tecido subcutâneo. Sua vascularização é feita principalmente pela artéria auricular posterior e, na porção anterior, por ramos da artéria temporal superficial, com a drenagem venosa acompanhando as artérias. A drenagem linfática segue três vias diferentes: a porção superior da face lateral do pavilhão drena para os linfonodos periparotídeos superficiais; a medial superior para os linfonodos mastóideos e cervicais profundos; e o restante, inclusive o lóbulo, drena para os linfonodos cervicais superficiais. A inervação do pavilhão é feita por ramos do plexo cervical, pelo ramo aurículo-temporal do trigêmeo e pelo ramo auricular do nervo vago.

O conduto auditivo externo (CAE) é um canal com início no meato e extensão até a membrana timpânica, com 8 mm de diâmetro e 30 mm de comprimento, em média. É um tubo tortuoso, em forma de "S", formado por pele de espessuras diferentes, com presença de tecido subcutâneo e anexos no terço lateral, que tem parede cartilaginosa, em continuidade com o pavilhão auricular. Os dois terços mediais têm paredes ósseas, formadas pelo osso timpânico, nas partes anterior e inferior, e pela escama do temporal. A vascularização da porção lateral é a mesma do pavilhão, enquanto a porção medial é vascularizada pela artéria auricular profunda, ramo da maxilar, que entra no CAE na junção osteocartilaginosa.

PREVALÊNCIA

O pavilhão auricular é sede de 5 a 8% de todos os tumores malignos de pele, sendo a exposição solar excessiva o fator de risco mais importante (Dibartolomeu, 1991). O tipo de tumor mais freqüente é o carcinoma epidermóide (50 a 60%), seguido pelo carcinoma basocelular (30 a 40%) e pelo melanoma (2 a 6%) (Paparella, 1991).

Doença maligna originada no CAE é uma situação rara, sendo estimado um caso para cada 4.000 a 5.000 pacientes com doença otológica (Conley, 1960). Aproximadamente 80 a 85% dos tumores malignos de orelha envolvem o pavilhão auricular, 10 a 15% o CAE e 10 a 15% a orelha média e a mastóide (Dibartolomeu, 1991).

DIAGNÓSTICO DIFERENCIAL

▪ Tumores benignos

Congênitos

Hemangioma

É a lesão congênita mais comum, constituída de um emaranhado de capilares dilatados, normalmente invadindo áreas contínuas. Podem ser de dois tipos:

- *Capilar*: lesão plana, de cor rósea ou púrpura, que cresce durante a infância e estabiliza-se na puberdade. O tratamento é conservador e consiste na observação, pois a maioria regride com o tempo. Técnicas de remoção a *laser*, criocirurgia ou escleroterapia podem ser utilizadas;

- *Cavernoso*: lesão lobulada, irregular, que cresce rapidamente nos primeiros anos de vida, com tendência à regressão e desaparecimento após o quinto ano. A exérese das lesões persistentes deve ser considerada.

Linfangioma

São raros na orelha. Semelhantes aos hemangiomas, porém com vasos linfáticos. O tratamento é cirúrgico se os linfangiomas forem sintomáticos.

▪ Papilomas

De origem viral, são mais comuns no pavilhão e raro no CAE. Tem aspecto de couve-flor, e o tratamento é cirúrgico, com margens amplas e exame anatomopatológico para diferenciação de lesões malignas.

Tumores ósseos

Exostose

São os tumores mais freqüentes do CAE, geralmente de ocorrência bilateral e mais comum em homens. Exposição prolongada e repetida de indivíduos suscetíveis à água fria, principalmente em pessoas que nadam em água salgada, é o fator etiológico envolvido no desenvolvimento da exostose. Infecção, eczema e trauma podem contribuir na sua formação. São lesões múltiplas, arredondadas, pediculadas, duras e recobertas com pele normal, originadas no conduto ósseo. Requerem tratamento apenas quando suficientemente grandes para causarem obstrução do CAE, levando à hipoacusia, retenção de cerúmen ou restos epiteliais, otalgia ou sensação de plenitude aural.

Osteomas

É uma lesão única, bem mais rara que a exostose, com aparência de cisto ou de corpo estranho, causando desconforto e perda auditiva. Podem ocluir totalmente o CAE. A palpação com porta-algodão mostra consistência dura. O tratamento é cirúrgico, mas pode ocorrer recidiva local.

Adenomas

São tumores raros, de estruturas glandulares, originados em glândulas sebáceas do CAE cartilaginoso. São pequenos, moles e indolores; sintomáticos apenas quando levam ao acúmulo de cerúmen ou restos epiteliais, ou provocam otite externa secundária. O tratamento é remoção cirúrgica completa e o diagnóstico por exame anatomopatológico.

Quando sua origem é nas glândulas sudoríparas, pode ser denominado ceruminoma, apresentando-se como uma lesão polipóide e edemaciada no meato, freqüentemente obstruindo-o. A recorrência após o tratamento cirúrgico é comum e, devido à possibilidade de malignização, há necessidade de controle clínico regular e periódico.

Lipomas

Tumores benignos de tecido adiposo; ocorrem geralmente no adulto, no lóbulo ou região retroauricular e, excepcionalmente, no meato ou CAE. São pouco sintomáticos, moles, não aderidos e de crescimento lento. A indicação cirúrgica é cosmética ou diagnóstica.

Outros

Condromas, xantomas, miomas, mixomas, tumores mistos de glândulas salivares e nevos são lesões benignas que raramente podem ocorrer no pavilhão auricular ou CAE. Está indicado o tratamento cirúrgico sempre que sintomáticos, por suspeita de malignidade, necessidade de diagnóstico por exame anatomopatológico ou estética.

Tumores malignos

Carcinoma epidermóide

É seis vezes mais freqüente no pavilhão que no CAE. Em homens, têm preferência pela parte superior da hélice e, em mulheres, pela concha, junto ao meato. São fatores predisponentes traumatismo crônico por exposição ao sol e ao vento, infecções, psoríase, lesões químicas ou por radiação. Por essas razões, a incidência aumenta com a idade.

Apresenta-se como diminuição da espessura da pele, seguida por uma lesão firme, indolor e, eventualmente, ulcerada, com bordas em relevo. O crescimento é lento, e as metástases aparecem tardiamente. Biópsia deve ser realizada em qualquer lesão suspeita.

Nas lesões do CAE, todos os tumores apresentam sintomatologias semelhantes, compreendendo dor, otorréia, sangramento, plenitude aural e hipoacusia. A dor é a queixa mais precoce e importante, parecendo ser desproporcional ao tamanho da lesão. O sangramento e a perda auditiva são sintomas tardios.

Ao exame otoscópico, preferencialmente microscópico ou com fibra óptica, observa-se crescimento de um tecido, clinicamente difícil de diferenciar de um pólipo aural, tecido de granulação ou otite externa. Pacientes com otite externa persistente, especialmente quando localizada, ou com evidência de edema de CAE merecem especial atenção.

A biópsia é o procedimento diagnóstico de escolha e, em lesões pequenas, deve ser excisional.

Carcinoma basocelular

Resulta de proliferação das células da camada basal do epitélio, afetando, preferencialmente, homens na quinta ou sexta décadas de vida. É mais freqüente na aurícula que no CAE e, devido à facilidade de visualização, tem diagnóstico precoce, com bom prognóstico cirúrgico. Quando tem origem no CAE, com sintomas e diagnóstico tardios, comporta-se como uma doença mais agressiva, causando erosão óssea e invasão da orelha média e mastóide. É um tumor de crescimento lento, que não metastatiza, e o sucesso cirúrgico depende da remoção total da lesão, com margens de segurança adequadas.

Apresenta-se como lesão indolor, plana ou com leve relevo, evoluindo para uma úlcera arredondada e penetrante, com sangramento fácil. O crescimento é circunferencial e na profundidade.

Melanoma

Lesões raras, de crescimento rápido, originárias de um nervo pigmentado. Se uma lesão preexistente torna-se elevada ou pigmentada, aumenta de tamanho, ulcera ou sangra, provocando dor local ou desconforto, deve ser tratada como melanoma até prova em contrário. Tem comportamento agressivo; pequenas lesões podem apresentar metástases disseminadas precoces.

Adenocarcinoma

É, provavelmente, o tumor menos comum do CAE, originado nas glândulas sudoríparas ou ceruminosas. Aparece, em média, na quinta década de vida, e seu crescimento é lento. Apresenta-se como uma massa firme e amarelada no CAE, com vasos dilatados na superfície. Metástases são tardias (10 a 15 anos) e o manejo é semelhante aos demais tumores malignos da região.

Sarcoma

São tumores malignos de origem mesoblástica, de ocorrência extremamente rara em orelha externa, com idade de apresentação mais precoce que os carcinomas.

Podem ser de diversos tipos histológicos: condrossarcoma, fibrossarcoma, linfossarcoma e de células cilíndricas indiferenciadas. Tem comportamento agressivo, com crescimento rápido e destrutivo e tendência a metastatizar precocemente. O prognóstico depende do grau de diferenciação e do local de origem.

ESTADIAMENTO

Em razão da baixa prevalência dos tumores de CAE, há dificuldade de estabelecer dados suficientes para um protocolo de estadiamento aceito formalmente por entidades de estudo do câncer. O sistema de estadiamento da Universidade de Pittsburg para tumores de CAE, proposto por Arriaga et al. (1990) e apresentado no Quadro 130-1, é o mais aceito pela maioria dos autores. Este é obrigatoriamente realizado com a combinação de exame clínico e avaliação tomográfica.

CONSIDERAÇÕES BIOLÓGICAS

A complexidade anatômica das orelhas externa e média, com fissuras, canalículos nervosos e vasculares, microcélulas de pneumatização e a presença de estruturas complexas, como o canal carotídeo, a tuba auditiva e o nervo facial, determinam um comportamento peculiar às neoplasias locais. Esse aspecto facilita o caráter infiltrativo, próprio dos tumores, por continuidade ou através do perineuro, fáscias ou bainhas vasculares, levando à extensão tumoral maior que a estimada clinicamente.

Quadro 131-1 — Estadiamento TMN da Universidade de Pittsburg para tumores de CAE e orelha média (adaptado de Arriaga et al., 1990)

TMN	Estágio clínico	
T1	I	Tumor limitado ao CAE sem invasão óssea ou de tecido mole
T2	II	Tumor com erosão óssea em parte do CAE ou evidência radiológica de invasão de tecidos moles maior que 0,5 cm
T3	III	Tumor com erosão óssea de totalidade do CAE com invasão de tecidos moles < 0,5 cm ou envolvendo orelha média e/ou mastóide em pacientes com paralisia facial
T4	IV	Tumor com erosão de cóclea, ápice petroso, parede medial da orelha média, canal carotídeo, forame jugular, dura-máter ou invasão de tecidos moles > 0,5 cm
N	III (T1 N1) ou IV (T2, T3, T4 N1)	Doença em linfonodos
M	IV	Metástase a distância

A facilidade da invasão local explica a elevada taxa de recorrência pós-operatória em tratamentos pouco agressivos.

As fissuras de Santorini fragilizam a barreira cartilaginosa, facilitando a propagação dos tumores, podendo haver invasão da parótida ou da região mastóidea superficial. Da mesma maneira, as suturas ósseas e persistência de forames representam uma potencial via de propagação tumoral. A infiltração da parede posterior do CAE facilita a invasão de células mastóideas, e a do teto do CAE, da escama do temporal e da fossa média.

Os tumores do CAE podem invadir medialmente, através da membrana timpânica, a orelha média e sua disseminação torna-se semelhante aos tumores dessa região: anteriormente, através da tuba auditiva, canal carotídeo, plexo simpático pericarotídeo e corda do tímpano; inferiormente, através do bulbo da jugular e células hipotimpânicas; posteriormente, via antro e células mastóideas. A infiltração medial é dificultada pela grande resistência do bloco labiríntico.

As alterações anatômicas após procedimentos cirúrgicos fragilizam ainda mais essas barreiras ósseas, facilitando a propagação tumoral e piorando significativamente o prognóstico.

A disseminação linfática de tumores de CAE se faz para linfonodos parotídeos, cervicais posteriores e retromastóideos, podendo acometer linfonodos cervicais profundos.

TRATAMENTO CIRÚRGICO

O tratamento de tumores da orelha externa baseia-se, essencialmente, na remoção cirúrgica da lesão, com margens livres, associada à radioterapia. A quimioterapia não tem, atualmente, papel significativo na mudança do prognóstico da doença.

A avaliação pré-operatória, exceto dos pacientes com tumores restritos ao pavilhão, deve contar com exames de imagem adequados, como a tomografia computadorizada, para estudo da estrutura óssea e ressonância magnética para os tecidos moles. Pode-se, então, propor ao paciente uma cirurgia curativa, se for viável a remoção do tumor com margens livres, ou paliativa. O paciente deve ser esclarecido quanto a seqüelas, principalmente em relação ao nervo facial, e a possibilidade de cura.

Antes do procedimento cirúrgico, alguns passos, apresentados no Quadro 130-2, devem ser cumpridos. O procedimento cirúrgico e o tipo de anestesia a ser realizada dependem da extensão, localização e tipo histológico do tumor.

Tumores do pavilhão

Os tumores do pavilhão podem ser retirados, na maioria das vezes, sob anestesia local. As margens devem ser amplas e a incisão feita com lâmina de bisturi com ângulo de 45°, sendo a lesão retirada em chanfradura. Realiza-se marcação das bordas superficiais e profundas do tecido removido, para manter a relação espacial com a incisão cirúrgica. As margens são examinadas sob microscopia, e biópsias seqüenciais são realizadas em áreas suspeitas, com remoção de tecidos até que as margens laterais e profundas estejam livres de tumor. Lesões extensas podem requerer remoção total ou parcial do pavilhão. Se houver suspeita de metástase regional, o cirurgião deve estar preparado para uma parotidectomia ou um esvaziamento cervical, por exemplo.

O fechamento é feito através da aproximação das bordas, sempre que possível, ou com a rotação de pequenos retalhos de área retroauricular, enxertos livres de pele ou retalhos miocutâneos (Talmi et al. 1997; Park Hood, 2001; Di Benedetto, 1997). Os procedimentos podem ser múltiplos, com reconstrução envolvendo enxerto de cartilagem costal ou da orelha contralateral, após a confirmação da remoção total do tumor.

Tumores de conduto auditivo externo

A cirurgia consiste na remoção da parede anterior, da parede posterior, em condilectomia, mastoidectomia ou remoção de parte ou da totalidade da membrana timpânica. É opção do cirurgião a remoção em bloco ou a remoção, passo a passo, de todo o tumor.

A) Mastoidectomia radical ou radical modificada para tumores de parede posterior detectados precocemente e somente com invasão local. Mesmo em tumores muito pequenos, uma mastoidectomia simples e o acesso à orelha média devem ser realizados para inspeção e biópsia, se houver área suspeita.

B) Ressecção temporal lateral é indicada para tumores de sulco retroauricular, da concha e do CAE com invasão do córtex mastóideo. Consiste na remoção da pele e cartilagem do CAE, do córtex mastóideo, do osso timpânico e da parte acometida do pavilhão. Devem ser removidos também, se acometidos, a membrana timpânica, a cadeia ossicular, a mastóide e o forame estilomastóideo. Resulta em seqüelas auditivas importantes, o nervo facial é preservado e não requer craniotomia.

C) Ressecção temporal subtotal é indicada para tumores de orelha média ou de CAE com invasão de orelha média e mastóide. A participação de um neurocirurgião para a realização da craniotomia das fossas média e posterior é fundamental. Incluem os dois terços laterais do osso temporal, nervo facial e o bloco labiríntico, tendo como limites o zigoma, o ângulo da mandíbula e a porção intrapetrosa ascendente da carótida interna. Pode incluir também parotidectomia e esvaziamento cervical.

D) Ressecção temporal total é a mesma cirurgia descrita no item anterior, associada à ressecção da carótida interna, sendo o limite medial o seio cavernoso. Raramente é realizada pela grande morbidade e mortalidade (Quadro 130-2).

Quadro 131-2 Passos a serem cumpridos antes da intervenção cirúrgica
• Diagnóstico histológico por biópsia
• Estadiamento com estudo por imagem, para avaliação da extensão da doença
• Avaliação da invasão extratemporal: glândula parótida, fossa infratemporal, articulação temporomandibular, cadeias de linfonodos cervicais, carótida externa, dura-máter
• Participação de outros especialistas: neurocirurgião, cirurgião plástico, bucofacial, vascular
• Estudo das opções de reconstrução nas grandes ablações
• Necessidade de radioterapia
• Avaliação das possíveis seqüelas cirúrgicas
• Condições anestésicas do paciente
• Proposta de cirurgia curativa ou paliativa

RADIOTERAPIA

Usada normalmente no pós-operatório como complementação terapêutica, dependendo do tipo de tumor e do seu grau de diferenciação. A dose é aplicada no osso temporal e linfonodos cervicais regionais, com início após a cicatrização, entre a quarta e a sexta semana. Os protocolos, normalmente, são de 4.500 a 5.000 cGy em 21 a 23 dias, com acelerador linear, podendo chegar a 7.000 cGy por 6 a 7 semanas.

O uso da radioterapia também pode ser considerado para controle do avanço tumoral, do sangramento ou para alívio da dor; com efeito temporário e paliativo.

PROGNÓSTICO

A avaliação prognóstica dos tumores de orelha externa é difícil de ser estabelecida pela variabilidade de técnicas usadas para tratamento e pelo pequeno número de pacientes nas séries publicadas. A totalidade dos autores concorda que o tratamento preferencial deve ser a remoção cirúrgica, seguida de radioterapia, dependendo do tipo histológico.

A sobrevida em 5 anos é de 100% em tumores pequenos e removidos com margens livres. Dados da literatura mostram sobrevida média de 85% para T1 e T2, 50% para os T3 e abaixo de 40% para T4, usando-se o estadiamento e Pittsburg. A remoção incompleta do tumor (margens comprometidas) é um fator de piora do prognóstico relevante. Não há descrição de cura em pacientes com invasão de dura-máter.

REFERÊNCIAS BIBLIOGRÁFICAS

Arriaga M, Curtin H, Takahashi H, Hirsch BE, Kamerer DB. Staging proposal for external auditory meatus carcinoma based on preoperative clinical examination and computed tomography findings. *Ann Otol Rhinol Laryngol* 1990;99:714-721.

Dibartolomeu JR, Paparella MM, Meyerhoff WL. Cysts and tumors of the external ear. In: Paparella MM, Meyerhoff WL, (eds.) *Otolaringology.* Vol. 2. Philadelphia: WB Saunders Co., 1991. 1243-1258p.

Di Benedetto G, Pierangeli M, Zura G, Bertani A. Reconstruction of the external auditory canal with a laterocervical twisted flap (snail flap). *Plast Reconstr Surg* 1997;99:1745-1748.

Paparella MM, Meyerhoff WL, Morris MS, Costa SS. Surgery of the external ear. In: Paparella MM, Meyerhoff WL, (eds.) *Otolaringology.* Philadelphia: WB Saunders Co., 1991. 1259-1270p.

Park SS, Hood RJ. Auricular reconstruction. *Otolaryngol Clin North Am* 2001;34:713-716.

Talmi YP, Horowitz Z, Bedrin L, Kronenberg J. Auricular reconstruction with a postauricular myocutaneous island flap: flip-flop flap. *Plast Reconstr Surg* 1996;98:1191-1199.

Parte IX
Condutas em Otologia Ocupacional

A Otologia Ocupacional – Presente

José Seligman

Sedare dolorem opus divinum est
(Máxima atribuída a Hipócrates)

INTRODUÇÃO

Desde tempos imemoriais, aqueles que se dedicam a praticar a medicina exercitam a arte e a ciência de curar. Este é um aforismo incontestável, que não permite qualquer tipo de dúvida. Da mesma forma, podemos considerar que atitudes prevencionistas, utilizadas para qualquer enfermidade conhecida, não se contrapõem ao paradigma estabelecido em nossa primeira frase.

Prevenir é também uma das maneiras de curar. Basta ver a transcendental importância que teve, na evolução da história da saúde humana, o advento das vacinas.

A otologia ocupacional, exercida no Brasil, tem por fundamento a questão da prevenção. E, para adequar-se a este raciocínio, tem sido balizada, especialmente a partir dos últimos anos, por uma série de leis, decretos, resoluções e ordens de serviço exarados de diversos ministérios, entre eles o do Trabalho e Emprego, o da Saúde e o da Previdência, os quais, na maioria da vezes, são desconhecidos de otorrinolaringologistas que não têm a vivência diuturna do exercício operacional no chamado "chão de fábrica".

A verdade é que, por muito tempo, houve negligência com o problema do ruído ocupacional. Um parque industrial sucateado operando com máquinas ruidosas, ausência de proteção individual e coletiva e uma execução audiométrica com regras pouco rigorosas trouxeram, como resultado, uma grande dificuldade de obter a história auditiva dos trabalhadores (Silva, 1998).

O presente da otologia ocupacional é, portanto, regido por inúmeros documentos legais e necessita seguir regras adrede estabelecidas. Não há como exercê-la sem este balizamento. A emissão de qualquer documento em desacordo com os padrões legais é simplesmente ignorada ou cria, juridicamente, entraves ao perfeito andamento da medicina do trabalho que, em última análise, é a responsável direta pela saúde do operariado nacional.

Historicamente, o primeiro documento legal relacionado à otologia e utilizado na prática trabalhista foi a Portaria SSMT n° 12, de 06.06.83, que introduziu a audiometria tonal com aplicação da Tabela de Fowler para os exames médicos ocupacionais de trabalhadores expostos a níveis de ruído acima do limite de tolerância. Com isto, a Portaria n° 3.214, do MTbE, de 08.06.78 – Normas Regulamentadoras Relativas à Segurança e Medicina do Trabalho – ganhou, na NR-7 – Exame Médico, uma definição quantitativa da audição (Pereira,1989).

Embora a exigência governamental de se proceder a exames audiométricos obrigatórios constituía-se num passo à frente em relação à proteção do trabalhador, a tabela utilizada era totalmente inadequada. Empregada erroneamente, por muito tempo acobertou importantes lesões auditivas tipicamente de origem ocupacional que não se enquadravam em seus limites, contribuindo para aumentar o que se considera hoje o enorme passivo de trabalhadores expostos, reconhecidamente portadores de lesões auditivas e que, na época, eram considerados, legalmente, como normais.

A força da comunidade científica brasileira e o reconhecimento tanto por parte do governo como dos sindicatos de patrões e trabalhadores, que admitiam a necessidade de uma mudança nos padrões estabelecidos, resultou, em 09/04/98, na Portaria n° 19, emitida pela Secretaria de Segurança e Saúde no Trabalho, do MTbE, ainda hoje vigente, e que estabelece importantes *performances* que necessitam ser obedecidas pelo pessoal da área de saúde ocupacional, a saber, entre outros, o médico do trabalho, o otorrinolaringologista, o fonoaudiólogo, o enfermeiro, o técnico em segurança, o gerente de recursos humanos etc.

Tão significativa era a questão relacionada à surdez pelo ruído que o assunto foi beneficiado com um particular apenso (Anexo), no qual se estabelecem os parâmetros mínimos para a avaliação e o acompanhamento da audição do trabalhador através da realização de exames audiológicos de referência e seqüenciais. Por intermédio deste documento legal, o governo entende que estas avaliações incluem uma anamnese clínico-ocupacional, um exame otológico, um teste audiométrico realizado segundo os termos previstos na norma (exigindo o cumprimento da pesquisa nas freqüências de 3 e 6 kHz) e outros exames audiológicos solicitados a critério médico.

Tal anexo orienta o procedimento básico do exame audiométrico – descendo a minúcias sobre aferições da aparelhagem utilizada – estabelece a periodicidade destes exames, determina a interpretação dos resultados com finalidade preventiva, trata do diagnóstico da perda auditiva induzida pelo ruído – discutindo a aptidão para o trabalho – e oferece condutas que deverão ser obedecidas (Brasil, 1998).

Em agosto daquele mesmo ano, a Direção do Instituto Nacional de Seguridade

Social baixou a Ordem de Serviço n° 608, aprovando uma Norma Técnica sobre Perda Auditiva Neurossensorial por Exposição Continuada a Níveis Elevados de Pressão Sonora de Origem Ocupacional. Com isto, se pretendeu simplificar, uniformizar e adequar o trabalho do médico-perito ao nível atual do conhecimento desta enfermidade. A norma discute a doença, caracterizando-a, apresentando aspectos epidemiológicos, clínicos e preventivos, comentando fatores de risco ambientais, metabólicos e bioquímicos, orientando quanto ao diagnóstico, ao diagnóstico diferencial, ao tratamento, à reabilitação social e à prevenção e oferecendo bases para proteções coletiva e individual.

Esta norma insiste, além disso, nas questões relativas à notificação, alertando os profissionais de que, na grande maioria dos casos, a enfermidade não acarreta incapacidade para o trabalho, mas reconhecendo que esta afirmação é um desafio mesmo para os peritos mais experientes (Brasil, 1998).

Três meses após, em novembro, o Conselho Nacional de Trânsito emitiu sua Resolução n° 80 na qual discute a elaboração do formulário do Exame de Sanidade Física e Mental exigido para fornecer a Carteira Nacional de Habilitação.

Em seu Anexo 132-1, determina uma avaliação otorrinolaringológica em que a acuidade auditiva deverá ser avaliada por meio de voz coloquial, sem auxílio de lábio-leitura mas, a critério médico, podendo ser solicitados exames, tais como otoscopia, audiometria e bateria otoneurológica.

Enunciando que o candidato à obtenção da carteira, quando portador de deficiência auditiva bilateral igual ou superior a 40 decibéis, só poderá dirigir veículos automotores das categorias "A" e "B" (específicas para amadores) estando vedada sua atividade remunerada, o documento esbarra em um problema bastante sério.

Não havendo especificação deste tipo de perda, ela pode ser interpretada, por exemplo, como se ocorresse apenas em alguma freqüência isolada. Nestas condições, a Resolução daria margem a um impasse, visto que o motorista profissional estaria inapto para dirigir – e, por conseqüência, para trabalhar – mas, se fosse avaliado posteriormente pelo INSS, para fins de aposentadoria, sua audição seria considerada dentro dos padrões de normalidade.

A Sociedade Brasileira de Otorrinolaringologia mobilizou-se, oferecendo uma possibilidade de mudança neste segmento da resolução. Sua alteração propõe que os candidatos com média aritmética em decibéis das freqüências de 500, 1.000 e 2.000 Hz da via aérea (Classificação de Davis & Silverman– 1970) na orelha melhor inferior a 40 dB sejam considerados aptos para obtenção, renovação, troca de categoria e inclusão de categoria na Carteira Nacional de Habilitação em todas as suas ordens.

Na prática, embora ainda não regulamentada, esta alteração está sendo obedecida.

A Subchefia para Assuntos Jurídicos da Presidência da República, em maio de 1999, publicou um extenso decreto que levou o número 3.048, aprovando o regulamento da Previdência Social e oferecendo outras disposições.

Na subseção VIII, que trata do auxílio-acidente, o artigo 104 concede ao operário uma indenização nos casos em que se confirmar a presença de uma seqüela definitiva que implique a redução da capacidade para o trabalho ou a impossibilidade de desempenho da atividade laborativa.

O quinto parágrafo deste artigo é bem claro ao afirmar que a perda da audição, qualquer que seja seu grau, somente proporcionará a concessão deste auxílio quando, além de reconhecer a presença de nexo de causa e efeito, sua enfermidade resultar, comprovadamente, em redução ou perda da capacidade para o trabalho que o segurado habitualmente exercia.

Um importante ponto abordado por este decreto é que ele confere cifras à capacidade auditiva, informando que esta avaliação deve ser feita isoladamente em cada orelha, nas freqüências de 500, 1.000, 2.000 e 3.000 hertz, utilizando-se apenas da via aérea.

Estabelece, igualmente, que a redução da audição, em cada orelha, deve ser avaliada pela média aritmética dos valores, em decibéis, naquelas quatro freqüências.

O decreto explica que esta análise baseou-se na classificação de Davis & Silverman, de 1970, adaptando-a às necessidades do momento. A comunidade científica brasileira não recebeu bem esta metodologia, suspeitando de que a adaptação realizada não tem um embasamento científico perfeitamente sustentável.

De toda a sorte, feitos os cálculos, o decreto prevê cinco situações, a saber:

- *Audição normal*: até 25 decibéis.
- *Redução em grau mínimo*: de 26 a 40 decibéis.
- *Redução em grau médio*: de 41 e um a 70 decibéis.
- *Redução em grau máximo*: de 71 a 90 decibéis.
- *Perda de audição*: mais de 90 decibéis.

Finalmente, de importante para o especialista, o decreto prevê que uma exposição permanente a níveis de ruído acima de 90 dB permite uma aposentadoria especial aos 25 anos de serviço (Brasil, 1999).

Em dezembro de 1998, foi publicado o Decreto n° 3.298 dispondo sobre a integração da pessoa portadora de deficiência, assunto que, mais uma vez, falava de perto aos otologistas.

Em seu artigo 4, o documento considera como PPD (sigla que corresponde à expressão Pessoa Portadora de Deficiência) indivíduos inseridos nas quatro categorias seguintes:

1. Deficiência física.
2. Deficiência auditiva.
3. Deficiência visual.
4. Deficiência mental.

Salta aos olhos a importância que a Lei confere aos trabalhadores carentes nas áreas de visão e audição, a tal ponto que não estejam incluídos, de uma forma global, no que o decreto chama de "deficiência física".

No que concerne à perda parcial ou total da audição, repete-se aqui o que já está escrito no Decreto 3.048, prevendo cinco graduações como já expomos anteriormente.

Também repetindo o artigo 141, do Decreto 3.048, o artigo 36 da regra de dezembro igualmente obriga as empresas com cem ou mais empregados a preencher, de dois a cinco por cento de seus cargos, com beneficiários reabilitados ou com pessoas portadoras de deficiência, os quais devem ser providos na seguinte proporção:

A) Até 200 empregados, 2%.
B) De 201 a 500 empregados, 3%.
C) De 501 a 1.000 empregados, quatro por cento.
D) Acima de 1.000, 5%.

Esta deliberação tem gerado algum mal-estar na esfera profissional, onde existem relatos contando que, em algumas empresas, trabalhadores portadores de um discreto entalhe nas freqüências agudas de seu audiograma e cuja média aritmética passa ligeiramente dos 25 dB de perda auditiva, caracterizando, segundo a regra governamental, uma redução em grau mínimo, são empregados na forma da Lei em detrimento de outros cidadãos com carências mais graves.

Em julho de 2002, o Instituto Nacional de Seguridade Social publicou uma Instrução Normativa que recebeu a denominação INSS/DC nº 078 (Brasil, 2002).

Em seu anexo XV, este documento apresenta o chamado Perfil Profissiográfico Previdenciário (PPP), a ser adotado, obrigatoriamente, a partir de 2003. Trata-se de um formulário que será exigido das empresas e que foi planejado para incorporar os dados evolutivos das condições de saúde dos trabalhadores decorrentes de avaliações periódicas e cuja obrigatoriedade é determinada pela NR-7, da Portaria 3.214, de 1978.

Este formulário deverá ser entregue a todos os trabalhadores que se desligarem da empresa, mesmo aqueles que não estejam expostos a riscos ocupacionais, e nas situações em que seja necessário utilizar requerimento de benefício previdenciário. Em ambos os casos, a empresa estará informando sobre o estado atual de suas ações nas áreas de saúde e segurança no trabalho.

O PPP deverá, seguramente, constituir-se em um avanço prevencionista, facilitando aos peritos médicos do INSS e também aos auditores fiscais da Previdência Social a possibilidade de avaliar o efetivo controle da salubridade no ambiente do trabalho. Da mesma forma, poderá criar maneiras de atestar-se as relações de nexo causal entre algum tipo de patologia apresentada pelo operário e os agentes insalubres devidamente citados no documento. Isto porque a Instrução prevê, ainda, um laudo técnico de condições ambientais de trabalho, denominado LTCAT, que a empresa deverá renovar, anualmente, informando todos os riscos ambientais nela existentes e suas medidas de proteção.

Até um passado recente, considerava-se que o agente físico ruído era o responsável por mais de 80% das concessões de aposentadoria especial. Embora este número esteja sendo contestado, destaca-se, no formulário, entre os exames complementares, o espaço dedicado à avaliação auditiva. O documento apresenta, de um lado, dados da audiometria de referência, dividindo o espaço para cada orelha e definindo o resultado como normal ou anormal. Na última hipótese, ainda confere se a etiologia é ocupacional ou não. De outro lado, trata do exame audiométrico seqüencial e preocupa-se não só com os itens existentes na referência, mas também com o quadro evolutivo, formulando as hipóteses de estabilidade ou de agravamento da lesão em consonância com a Portaria nº 19.

Este documento, que será assinado pelo representante da empresa e pelo coordenador do PCMSO, deverá aumentar a responsabilidade dos profissionais envolvidos e das empresas que operam com ambientes de risco e esta responsabilidade será confrontada tanto na área administrativa da previdência quanto na esfera cível (Gonzaga, 2002).

Engessado por estas normas, ocasionalmente ainda discutíveis, mas, via de regra, impregnadas de boas intenções, o exercício da otologia ocupacional no Brasil, que se constitui num novo e promissor mercado de trabalho, oferece, no presente momento, pouca margem para manobras imprevistas, inoportunas ou intempestivas.

REFERÊNCIAS BIBLIOGRÁFICAS

Brasil. Decreto nº 3.048, de 06/05/99 – Aprova o regulamento da Previdência Social e dá outras providências. (DOU, 12/05/99).

Brasil. Decreto nº 3.298, de 20/12/99 – Regulamenta a Lei nº 7.853, de 24/10/89, dispõe sobre a Política Nacional para Integração da Pessoa Portadora de Deficiência, consolida as normas de proteção e dá outras providências (DOU, 21/12/99).

Brasil. Instrução Normativa INSS/DC nº 078, de 16/07/02 – Estabelece critérios a serem adotados pelas áreas de arrecadação e de benefícios (DOU, 18/07/02).

Brasil. Ordem de Serviço nº 608, de 05/08/98, do INSS – Aprova Norma Técnica sobre Perda Auditiva Neurossensorial por Exposição Continuada a Níveis Elevados de Pressão Sonora de Origem Ocupacional (DOU, 19/08/98).

Brasil. Portaria nº 19, de 09/04/98, do Ministério do Trabalho – Diretrizes e parâmetros mínimos para avaliação e acompanhamento da audição em trabalhadores expostos a níveis de pressão sonora elevados. (DOU, 22/04/98).

Brasil. Resolução nº 80/98, de 19/11/98, do CONTRAN – Dispõe sobre os exames de aptidão física e mental e os exames de avaliação psicológica. (DOU, 20/11/98).

Davis H, Silverman SR. Hearing and Deafness. Copyright, 1970.

Gonzaga P. O perfil profissiográfico previdenciário e a nova Instrução Normativa do INSS. *Rev CIPA* 2002;274:4-5.

Pereira CA. Surdez Profissional: caracterização e encaminhamento *Revista Brasileira de Saúde Ocupacional* 1989;65(17):43-54.

Silva AA, Costa EA. Avaliação da surdez ocupacional. *Rev Ass Med Brasil* 1998;44(1):65-8.

133
Objetivos Futuros na Otologia Ocupacional

Isaac Kaminszczik

OTOLOGIA OCUPACIONAL

Um primeiro conceito que tem que ficar claro é que as alterações, que algumas atividades relacionadas ao trabalho podem produzir no sistema otológico, são variadas (Russo, 1997) e dependem do tipo de atividade que se exerce, dos fatores agressivos que existem nesta atividade e a região da área auditiva onde estes fatores atuem.

Podem existir lesões do pavilhão auricular ou do conduto auditivo externo naquelas ocupações onde existem líquidos ou substâncias tóxicas ou irritantes nos elementos do trabalho ou em suspensão no ar.

Também os níveis de temperatura ambiente são capazes de produzir diferentes tipos de lesões.

Estas estão constituídas especialmente por lesões da pele:

- Dermites ou piodermites de diferente importância.
- Queimaduras ou necroses de maior ou menor importância.

Outro transtorno está representado por alterações da estrutura óssea ou cartilaginosa, entre elas a presença de condromas e osteomas do pavilhão e conduto que podem ver-se em alguns trabalhos aquáticos como os dos mergulhadores.

Outros tipos de lesões, mais raras, são as provocadas na membrana timpânica ou na cadeia de ossículos, estas são habitualmente provocadas por acidentes do trabalho, especialmente explosões ou traumatismos.

Porém a forma mais conhecida de alteração é a provocada pela manutenção do trabalhador durante lapsos prolongados em ambientes onde se geram ruídos, vibrações, ou sons de freqüência e intensidade que resultam nocivos para as estruturas a orelha interna, especialmente do órgão de Corti.

Somente para recordar que 25% dos habitantes de mais de 65 anos dos EUA sofrem de hipoacusia e uma grande porcentagem destas está originada na sua exposição ao ruído, seja durante os anos de trabalho ou por influência do ruído ambiental. Isto significa um número de 25 – 30 milhões de pessoas afetadas nos EUA e outro tanto na Europa. Estas cifras são muito importantes considerando que nestes lugares existem cerca de 600 milhões de pessoas expostas ao ruído por suas atividades de trabalho.

Este vai ser fundamentalmente o tema deste capítulo, dado que em nossos meios falar de alteração laborativa da orelha é sinônimo de hipoacusia induzida pelo ruído.

Consideramos que um breve repasso dos conhecimentos atuais poderá ser o melhor elo para poder unir a situação conhecida atualmente com o futuro destes problemas.

Breve recordação da fisiologia auditiva (Guerrier & Uziel, 1985)

Existe um mecanismo comum a todos os sentidos, a existência de órgãos de captação dos estímulos que provêm do meio ambiente, estes estímulos são transmitidos a centros onde são convertidos em estímulos elétricos (transdução) e estes são transmitidos aos centros (por intermédio dos nervos) para seu processamento e compreensão.

Na orelha os estímulos são movimentos vibratórios, estes produzem nas moléculas aéreas um processo de compressão e dilatação que é orientado pelo pavilhão auditivo e o conduto auditivo externo que além disso reforçam as freqüências em torno de 3.000 ciclos. No fundo do conduto está a membrana timpânica, estrutura formada por tecido epidérmico, fibroso e mucosa e que engloba a um dos ossículos, o martelo. Este ossículo se conecta com os outros, bigorna e estribo, através de articulações, existem ligamentos que os fixam a alguns músculos que produzem efeitos em circunstâncias especiais. A cadeia termina no estribo conectado através de uma de suas partes, a palatina, com a janela oval, mediante um ligamento fibroso.

Todo este sistema permite que as "vibrações" moleculares façam vibrar nesse mesmo nível molecular: a membrana timpânica, arrastando para a cadeia de ossículos. Esta constitui um sistema de alavancas que conduz a energia vibratória sem perda de energia para se pôr em contato com os líquidos labirínticos. Um destes, o líquido endolinfático, banha as estruturas que conformam o órgão de Corti, apoiado sobre a membrana basilar.

A energia transmitida pela cadeia de ossículos mobiliza o líquido endolinfático, este movimento pode fazer-se pela presença da janela redonda, recoberta de tecido fibroso que cede a cada impulso de compressão do estribo.

Este movimento do líquido endolinfático move da mesma forma para os cílios das células às quais ele banha.

Este movimento ciliar põe em jogo delicados mecanismos de abertura e fechamento de canais de cálcio, potássio e sódio, que produzem modificações físico-químicas no conteúdo celular.

Estas ações físico-químicas trocam a energia até agora mecânica em energia elétrica (sistema de transdução) criando estímulos que, através das fibras nervosas, e seguindo todo o circuito da via acústica, conectam as estruturas do órgão de Corti com os núcleos acústicos bulbo-protuberanciais: núcleos auditivos, núcleo olivar, núcleo da faixa de Reil lateral, núcleos dos tubérculos quadrigêmeos e dos corpos geniculados, dali estes se conectam com a região subtalâmica e depois de passar pela cápsula interna terminam nas áreas auditivas do cérebro no fundo do lóbulo da ínsula nas áreas 41 e 42 de Brodman.

Não faltam no caminho as conexões cerebelosas e as relações com a maioria dos outros núcleos bulbo-protuberanciais vizinhos. Estas conexões permitirão a maioria dos reflexos auditivos relacionados a outros órgãos.

As áreas nucleares de estação das fibras nervosas constituem centros onde se codificam os sinais que têm somente intensidade, freqüência e tempo de ação convertendo-as em conceitos conhecidos que serão depois decodificados pelas estruturas cerebrais da audição conectadas com os centros que controlam a associação, a memória, os conhecimentos aprendidos etc.

Desta forma um som simples ou complexo chega ao cérebro e ali é instantaneamente interpretado com o significado aprendido e já codificado.

Ruídos e sons

Para entender estes conceitos há que recordar algumas bases psicofísicas da acústica (Russo, 1997).

Sabemos que estes fenômenos se originam em modificações da estrutura molecular do meio ambiente, seja sólido, líquido ou gasoso, devido à ação de movimentos oscilatórios denominados vibrações.

Os sons se caracterizam por:

- Altura, representa o número de vibrações por unidade de tempo.
- Intensidade, representa a maior ou menor energia que se gera na fonte que emite o som ou o ruído, medida em decibéis em um dado momento.

O decibel é uma medida da relação entre o mínimo de energia que a orelha pode reconhecer e o máximo que é capaz de tolerar sem lesão. Já temos nos referido a estes valores ao falar do campo auditivo.

É uma medida logarítmica de base 10 que também pode expressar-se em unidades físicas de intensidade 0,0002 dinas por cm^2 ou 10^{-16} watts.

- Timbre, está determinado pelos harmônicos.

Dois sons da mesma freqüência podem diferir pelo acréscimo ao tom fundamental de sobre-tons também chamados harmônicos que são múltiplos da freqüência fundamental.

Quando um som tem muitos harmônicos denomina-se musical.

Tempo de ação ou seja o lapso de duração do fenômeno.

Os ruídos podem ser transitórios, como os chamados ruídos impulsivos que não duram mais que um segundo. Também podem ser contínuos, e estes podem ser:

- Estáveis.
- Flutuantes.
- Intermitentes.
- Mistos.

Estes últimos são os que predominam nos ambientes laborativos, onde são calculados por um lapso de oito horas e se denomina como *nível contínuo equivalente*.

Outra característica dos sons é que não se transmitem no vácuo, e sim em meios ambientes gasosos, líquidos ou sólidos a diferentes velocidades segundo o meio: 331 metros por segundo no ar, 1.435 metros por segundo na água, em torno de 5.000 metros por segundo no vidro.

Algumas características dos sons

Ao trocar do meio aéreo ao aquoso (desde o ar do conduto auditivo externo ao líquido peri e endolinfático), os sons perdem uma grande parte da energia.

Podem refletir-se em superfícies vizinhas constituindo o eco.

Podem manter-se um lapso determinado em um ambiente isto se denomina reverberação e está relacionado ao conceito de acústica ambiental.

Estas características podem ser estáveis e constantes e isto caracteriza ao som se em troca são de curta duração e instáveis trocando seus valores permanentemente se está na presença de um ruído.

Recordemos que o ar que chega ao conduto auditivo externo forma parte do meio aéreo em que vivemos, a troca molecular, gerada pelas vibrações a que nos temos referido antes, atua sobre a membrana timpânica à qual se transmitem estas vibrações de nível molecular. A membrana timpânica está intimamente unida à cadeia de ossículos, constituindo um sistema de alavancas que neutralizam a perda de energia devida à passagem do meio aéreo da orelha externa ao meio líquido constituído pelos líquidos peri e endolinfáticos. Ali se produz uma onda cujo movimento se transmite para a membrana basilar onde está colocado o órgão de Corti. Este movimento produz um movimento de tesoura nos cílios, o que excita as células que formam este órgão gerando fenômenos eletroquímicos, estes originam estímulos elétricos, estes são transmitidos pelo centro auditivo, e seguindo a via acústica, para os centros de codificação e decodificação concluindo nas áreas auditivas cerebrais.

Todos recordamos que a orelha humana está preparada para ouvir dentro do chamado campo auditivo, espaço limitado pelas freqüências dos sons entre as 16 e as 20.000 vibrações duplas, por unidade de tempo e nas intensidades entre 1 dB que representa a mínima intensidade audível e 120 dB na qual a audição se torna dolorosa.

A orelha humana está preparada, portanto, para manejar-se com intensidades moderadas e especialmente de tons médios e graves. Estes são os sons habituais na natureza. Nos sons naturais de alta intensidade como são os terremotos, os trovões e as grandes quedas de água, a freqüência destes sons está dentro da área das freqüências graves. Daí que a orelha tenha como sistema de proteção para os músculos intrínsecos da orelha especialmente o músculo do estribo.

Em troca os ruídos e sons agudos de alta intensidade têm sido gerados pela própria atividade humana, especialmente a partir da era da industrialização. Estes tipos de ruídos e sons, agudos e de alta intensidade não têm nenhuma proteção natural e portanto são capazes de danificar as finas estruturas do órgão de Corti especialmente os grupos de células ciliadas.

Estes danos têm sido comprovados mediante estudos experimentais em animais e mediante o estudo de temporais de seres humanos cuja história clínica era conhecida em vida, e mostram diferentes tipos de lesões entre as que resumiremos:

ANATOMIA PATOLÓGICA

(Serra *et al.*, 1999; Ketthley, 1998)

Existem lesões celulares transitórias e permanentes.

- *Transitórias:*
  - Redução da raiz ciliar.

- Ruptura de filamentos e conexões interciliares.
- Modificações leves nas células.
- Aumento do retículo endoplasmático das células ciliadas externas.
- *Permanentes:*
  - Torção ou desaparecimento de cílios.
  - Fusão de estereocílios com aparecimento de macrocílios.
  - Mitocôndrias edemaciadas.
  - Enrolamento do retículo endoplasmático.
  - Atrofia, torção ou destruição total do corpo celular.

Para explicar as lesões podem considerar-se quatro teorias:

1. **Modificações metabólicas:** alterações citológicas secundárias com diminuição de lisossomas nas células ciliadas externas e modificações orgânicas dos estereocílios, cariólise e destruição do retículo endoplasmático (necrose celular).
2. **Trocas iônicas:**
    A) Na endolinfa, menor concentração de potássio.
    B) Na perilinfa, menor concentração de sódio.
3. **Modificações vasculares:** os ruídos intensos produzem interação vascular, com a anóxia conseqüente, é mais comum nos quadros agudos.
4. **Desprendimentos celulares mecânicos:** provocados pela liberação brusca de energia (traumas acústicos agudos).
    A) **Lesões celulares degenerativas:**
       - Edema de células ciliadas com condensação cromatínica.
       - Vacuolização de cisternas reticulares.
       - Aumento do núcleo.
       - Expulsão do nucleoplasma ou do citoplasma por ruptura da membrana cuticular. Tudo isto ocorre por alterações osmóticas.
    B) **Lesões sinápticas:**
       - Edema dos dendritos aferentes sob as células ciliadas internas, consecutivo à liberação excessiva do ácido glutâmico (neurotransmissor). São lesões regressivas e se manifestam com fadiga auditiva.
    C) **Algumas situações especiais:**
       - Sons de baixa freqüência (em torno de 170 Hz).
       - Ruptura da membrana de Reissner.
       - Hidropisia endolinfática.
       - Lesão da estria vascular.
       - Dano nas células ciliadas.
       - Hemorragias no canal coclear.
       - Ruptura do sáculo.
    D) **Após a exposição a sons de 120-125 dB encontravam-se:**
       - Aos 5 minutos radicais superóxidos na cóclea, ao longo da membrana luminal das células da estria vascular.
       - Aos 30 minutos desaparecem.
       - Voltam a aparecer aos 70 minutos.
    E) **Experiências em porquinhos-da-índia:**
       - Vasoconstrição dos vasos da parede lateral da cóclea e da lâmina espiral.
       - TTS diminuído induzido pelo fluxo capilar.
       - Hidropisia labiríntica.
       - Desaparecimento esporádico de células ciliadas externas.

Aparecimento depois de traumas acústicos de radicais hiperóxidos pós-traumáticos cocleares pode-se explicar pela re-circulação hemática na estria vascular após uma estase prévia devido ao trauma.

Também se têm descrito alterações histológicas compatíveis com o que ocorre em um processo reparador:

- Substituição de células ciliadas por hipertrofia de falanges.
- Cicatrização de células de sustentação por proliferação das células de Cláudio.
- Oclusão do túnel de Corti por proliferação das células de Cláudio, Hensel e Deiters.

Desde cedo a conseqüência imediata destas lesões é que estas estruturas deixam de cumprir total ou parcialmente com seu papel de transdutores da energia vibratória em energia elétrica, e a conseqüente transmissão desta energia para os centros.

SITUAÇÃO ATUAL

Hipoacusias induzidas pelo ruído

Podemos definir estas afecções também chamadas traumas acústicos ou surdezes profissionais como *uma alteração até agora considerada irreversível da audição como conseqüência de uma exposição única ou reiterada a ruídos ou sons de intensidade elevada no exercício da atividade laborativa.*

O número de pessoas afetadas é elevado e oscila segundo diferentes estatísticas e paises entre 14 e 35% dos trabalhadores expostos (Kaminszczik, 2002).

Já temos visto anteriormente que o número destes trabalhadores expostos oscila em torno de 600 milhões entre EUA e Europa.

O agente traumatizante é sempre o ruído, que já temos definido anteriormente e podemos agregar com Pialoux.

O ruído é uma sensação auditiva de intensidade variável de caráter desagradável em relação à atividade que pode provocar diferentes alterações do organismo, especialmente na esfera da audição.

Ação sobre as estruturas da orelha

Já temos descrito antes (item 2) o detalhe das lesões que se encontram. As podemos resumir dizendo que todas as estruturas são afetadas em diferente proporção.

Efeitos clínicos (Werner *et al.*, 1995, 2001)

Devemos definir os efeitos sobre o sistema auditivo e sobre o resto do organismo.

Sobre o sistema auditivo

O primeiro mecanismo é o chamado adaptação auditiva. Relaciona-se aos mecanismos normais de controle dos sons intensos próprios da orelha, e a influência do sistema eferente sobre o aparelho ciliar da cóclea. Um segundo passo está constituído pela fadiga auditiva, é reversível e consiste em uma elevação temporária do umbral de audição (TTS).

O tempo de recuperação é diretamente proporcional ao tempo de exposição ao ruído, a explicação deste fenômeno está dada por trocas metabólicas, para o aparecimento de transtornos tóxicos, e/ou transtornos circulatórios ao nível do órgão de Corti.

Se a situação persiste ou se repete provoca-se um terceiro fenômeno, a hipoacusia, a elevação dos umbrais se torna permanente e irreversível. Pode começar pelas freqüências vizinhas a 4096 e estender-se às áreas vizinhas.

Ao estudar as células se comprovam danos como os descritos anteriormente especialmente nas células ciliares tanto externas como internas.

A compreensão da linguagem está muito dificultada pelo mascaramento do ruído ambiente sobre as freqüências conversacionais.

Sobre o resto do organismo

Podem aparecer transtornos extra-auditivos como alterações do sono, de maior ou menor importância e como conseqüência dos zumbidos que padece o paciente (Shulman et al., 1991).

Reações neurovegetativas, tanto de origem vascular, com modificações tensionais ou então como manifestações digestivas: náuseas ou vômitos.

- Alterações psicomotoras.
- Alterações cardíacas devido ao aumento das catecolaminas pelo estresse.
- Alterações tensionais da mesma origem.
- Alterações gastroduodenais por aumento de secreção gástrica e gastrite conseqüente.
- Alterações hormonais e metabólicas.
- Alterações psicológicas sobre o comportamento e a conduta, estas muitas vezes dificultam a vida familiar ou o próprio trabalho do paciente.

ESTUDO CLÍNICO DESTES PACIENTES

Anamnese

É imprescindível um interrogatório correto sobre as condições anteriores da audição, o meio ambiente no qual se desenvolve sua atividade laborativa especialmente em relação ao nível de ruído, às características do mesmo, ao tempo que está exposto, se existem medidas de proteção ou não etc.

O tipo de moléstias que sente, zumbidos, suas características, perda temporária ou definitiva da audição, outros sintomas extra-auditivos etc.

Este interrogatório deve ser seguido por:

- Estudo otorrinolaringológico completo.
- Exame funcional auditivo:
  - Audiometria tonal, logoaudiometria.
  - Estudos supraliminares, oto-emissão, alta freqüência, impedanciometria, estudo por respostas evocadas etc.
- Exame funcional vestibular quando esteja indicado.

Exame clínico completo

Para comprovar ou descartar patologia de outras áreas.

Exames de laboratório e eventualmente de diagnóstico por imagens

- Estão especialmente indicados quando se suspeitam agregados transtornos metabólicos, disgenesias, seqüelas de traumatismos, infecções, tumores etc.
- Estes estudos podem demonstrar-nos diferentes circunstâncias.

Estado de acomodação

Existe uma perda auditiva discreta, reversível, acompanhada às vezes de zumbidos ou cefaléias, ocasionalmente alterações do equilíbrio.

Os estudos da audição e equilíbrio são normais ou têm pouca alteração, uma ligeira queda de não mais de 20 dB no tom 4.000.

Estado de surdez latente

Existem zumbidos agudos permanentes ou intermitentes, transtornos de discriminação sobretudo em ambientes ruidosos, existe distorção musical. Podem já ter transtornos do humor.

O audiograma mostra um escotoma no 4.096 de mais de 30 dB.

Estado de surdez inicial

Agravam-se os sinais funcionais, o escotoma se amplia para o tom 2.000.

Os transtornos da compreensão da linguagem se tornam mais notórios especialmente em ambientes ruidosos.

Surdez confirmada e aproximadamente profunda

A perda estende-se desde a freqüência 1.000 até a 8.000 e é de mais de 30 dB, existem zumbidos permanentes e sérios problemas para a comunicação.

Surdezes severas

Todas as freqüências estão alteradas, e as perdas superam os 80 dB. Muito difícil a percepção da palavra falada, e sérias dificuldades sociais.

EVOLUÇÃO

Depende de fatores próprios do paciente.

- Idade e sexo: considera-se que com mais idade pode-se agregar mais riscos pelo aparecimento de outras afecções concomitantes. Também em algumas estatísticas predominam mais no sexo masculino.
- Antecedentes de outras enfermidades da orelha.

Já temos dito que são importantes para aprofundar o dano existente, e é de importância para as questões médico-legais.

- *Fatores ambientais*: já temos nos referido às condições de trabalho em relação aos horários, condições ambientais e tipo de tarefas.

Nível sonoro – ambiental, tanto mais nocivo quanto mais ultrapasse os 85 dB.

- *Duração da exposição ao ruído*: Existem três períodos: entre 5-10 anos, podem baixar 10 dB por ano nas freqüências centrais, mais de 10 anos, até os 55 anos de idade, perdas mais lentas de 0,6 a 1,3 dB por ano. Depois dos 55 anos de idade a perda volta a acelerar-se.

TRATAMENTOS

Formas crônicas

Em primeiro lugar o trabalhador deverá ser isolado ou retirado do ambiente ruidoso no qual se encontra.

Formas de proteção atuais

A base destas formas de proteção está dada pelo conhecimento de algumas condições físicas em um ambiente qualquer, a energia acústica, que se desenvolve a partir de qualquer tipo de fonte, pode dividir-se considerando:

- *Uma energia absorvida:* esta depende dos materiais onde incide a onda sonora, se é lisa existe um componente de fricção, e se é porosa o fluxo de energia que entra e sai dos poros diminui seus valores ostensivamente.
- *Uma energia refletida:* a onda que se reflete pode ou não ter a mesma direção da onda incidente, e pode voltar a refletir-se sucessivamente em todo o ambiente, sempre dependendo da capacidade dos materiais para refletir ou absorver ondas de energia sonora, existem fórmulas especiais mediante as quais se podem estabelecer estes valores.

Tem interesse neste tema outro fenômeno chamado reverberação, e que está relacionado aos anteriores de absorção e reflexão.

A reverberação é o tempo em que um som persiste no ambiente quando se tenha deixado de emitir pela fonte sonora, o tempo em segundos em que cai 60 dB denomina-se TR, ou seja, tempo de reverberação, existem cifras ideais que dependem entre 0,5 e 2 segundos trata-se de voz falada ou cantada. Para ambientes industriais convém calcular tempo de reverberação sumamente curto.

Quando se decide a construção de um lugar onde se sabe que gerará ruído intenso devem-se utilizar materiais especiais que têm grande capacidade de absorção.

Porosos ou fibrosos

A energia sonora vai se perdendo devido ao roce contra os poros e fibras.

Membranas ressonantes

Se interpõem entre a fonte sonora e as pessoas, desta maneira, as ondas sonoras perdem grande parte da energia. O espaço entre a membrana vibrante e o trabalhador pode preencher-se com material poroso o que o defende ainda mais.

Ressoadores especiais

Descritos por Helmholtz, podem utilizar-se para algumas freqüências determinadas.

Outro importante mecanismo arquitetônico está dado por uma série de técnicas denominadas como:

Isolamento acústico

Este pode referir-se aos ruídos que se geram no meio ambiente especialmente aéreo, e os chamados ruídos de impacto, que são os que se transmitem através de superfícies sólidas, são os que podem predominar nos ambientes de trabalho, porque são aqueles transmitidos por maquinários através do ar mesmo ou de pisos, tetos etc.

Entre os primeiros, aéreos, o isolamento é a diferença entre as pressões sonoras dos ambientes onde se gera o ruído e os receptores dos mesmos.

Para facilitar o isolamento devem utilizar-se materiais ou técnicas de construção que isole tais sons da massa dos materiais, é um fator que pode determinar-se, para maior massa existe maior isolamento.

A freqüência do som também tem influência na capacidade isolante das estruturas, é mais isolante quanto maior seja a freqüência do som.

Outros fatores que influem no isolamento de uma parede, por exemplo, é a porosidade, que diminui o isolamento, a dimensão da parede, segundo a dimensão se modificam as condições de ressonância. A natureza das outras paredes existentes no mesmo ambiente.

Se existe uma condição insuficiente de isolamento para uma parede simples, pode considerar-se a possibilidade de fazer uma parede dupla, ambas separadas por uma massa de ar ou material isolante. Isto aumenta em grande valor a capacidade de absorção e reflexão, razão pela qual o isolamento se faz muito mais importante. As variações podem depender das aberturas que tenha o sistema, janelas, portas, encanamentos etc.

A maioria destes conceitos arquitetônicos de proteção tem sido inspirada no excelente trabalho do Dr. Antonio Frederico Werner sobre o tema (Werner A. F., *et al.*, l995).

■ Proteção individual

Isto significa desenhar dispositivos que diminuam a quantidade de energia sonora que chega à orelha da pessoa exposta ao ruído (Pujol & Puel, 1999).

Existem numerosos tipos e modelos porém que podem resumir-se em dois sistemas:

1. de inserção, ou seja, que se colocam no conduto auditivo externo.
2. de cobertura ou auriculares que se colocam cobrindo todo o pavilhão e o conduto.

Todos estes sistemas independentemente de sua forma devem cumprir com uma série de requisitos:

Atenuação

É a quantidade de som que o protetor impede de chegar à orelha, relaciona-se à intensidade e às vezes à freqüência. Esta atenuação pode medir-se de acordo com as normas IRAM 4060. Quase todos os protetores oferecem mais atenuação para as freqüências agudas.

Para indicar um tipo de protetor deve-se conhecer o nível de intensidade do ambiente, e além disso as freqüências por oitavas, que predominam, e utilizar sistemas de proteção que atenuem pelo menos essas intensidades, nas freqüências determinadas. Existem fórmulas e tabelas as quais se podem recorrer para estas determinações e indicações já determinadas pelos fabricantes. Sempre o rendimento deve estar em relação ao ruído ambiental.

Conforto

No sistema de inserção devem-se considerar a flexibilidade e suavidade, a facilidade para colocação e extração, são seres sensibilizantes, se não são descartáveis, capacidade de limpeza e estojo para guardá-los e algum sistema que evite sua perda.

Com os auriculares, não devem ser pesados, não mais de 200 gramas e possuir uma banda elástica flexível, indeformável e que não exerça grande pressão sobre o crânio. Como pode estar composta de almofadas estas devem ser macias e facilmente limpáveis ou intercambiáveis.

As condições devem ser tais que a atenuação e comodidade sejam fatores que facilitem o uso. Não existe protetor melhor que o que se usa durante todo o tempo de trabalho (Glorig, 1974).

As experiências de medição da atenuação levadas a cabo para diferentes tipos de protetores, por sua forma (inserção, descartável ou não) biauriculares feitos com diferentes materiais, e tomando a média de atenuação nas diferentes freqüências checadas, oscilam entre 10 e 30 dB dependendo mais que da forma dos materiais com os quais estavam construídos.

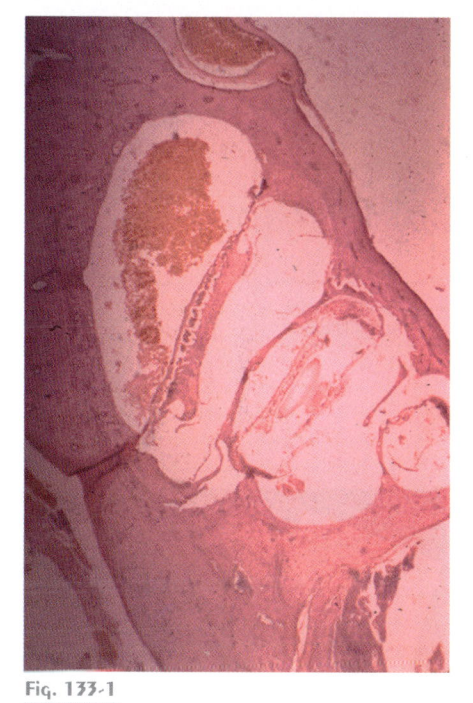

Capítulo 133 — Objetivos Futuros na Otologia Ocupacional

Fig. 133-1
Histologia – Trauma coclear.

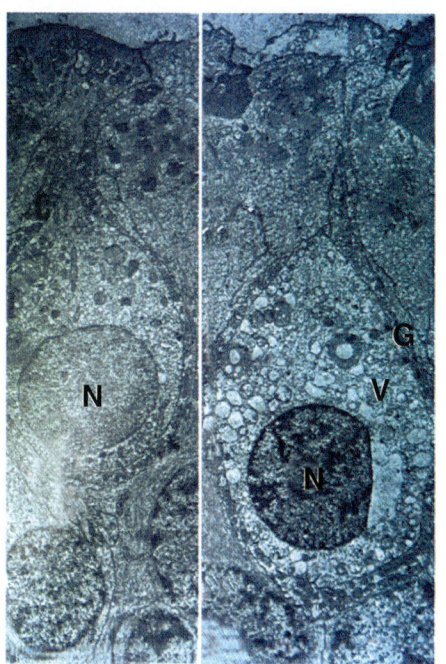

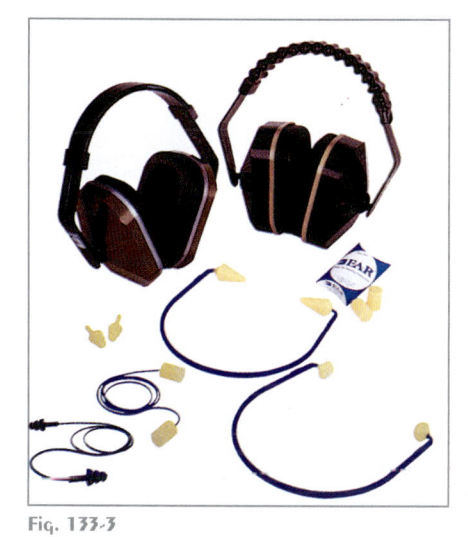

Fig. 133-2
Histologia.

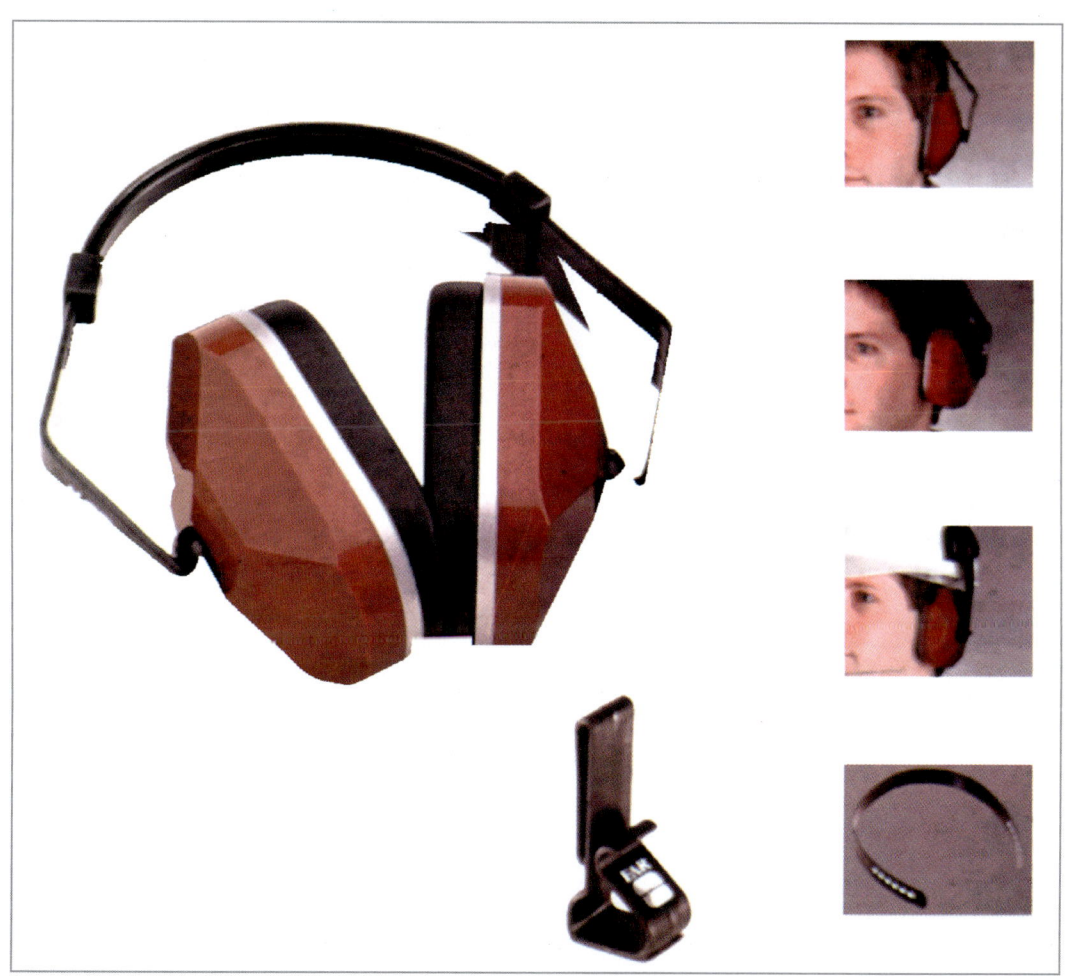

Fig. 133-3
Auriculares.

Fig. 133-4
Auriculares 2.

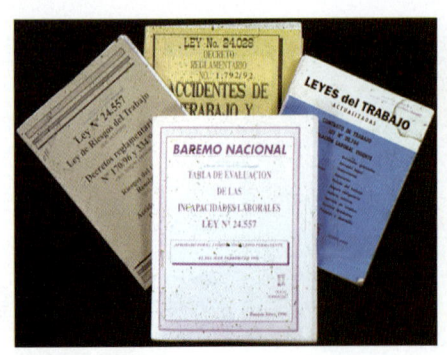

Fig. 133-5
Leis de trabalho.

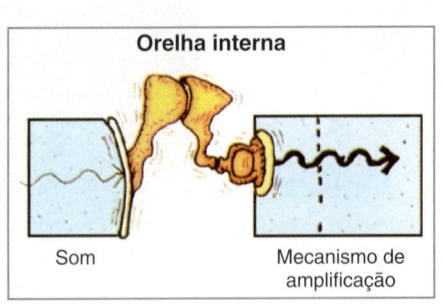

Fig. 133-6
Fisiologia auditiva.

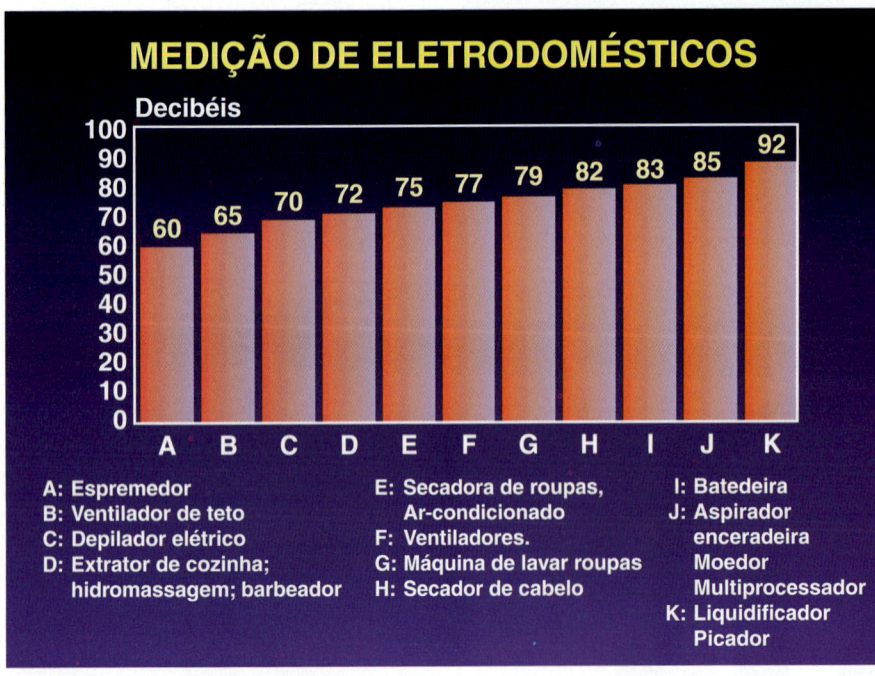

MEDIÇÃO DE ELETRODOMÉSTICOS

Decibéis
- A: 60
- B: 65
- C: 70
- D: 72
- E: 75
- F: 77
- G: 79
- H: 82
- I: 83
- J: 85
- K: 92

A: Espremedor
B: Ventilador de teto
C: Depilador elétrico
D: Extrator de cozinha; hidromassagem; barbeador
E: Secadora de roupas, Ar-condicionado
F: Ventiladores.
G: Máquina de lavar roupas
H: Secador de cabelo
I: Batedeira
J: Aspirador enceradeira Moedor Multiprocessador
K: Liquidificador Picador

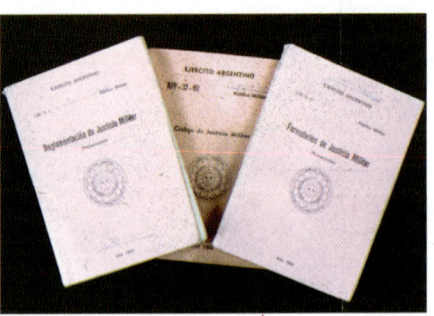

Fig. 133-7
Medição de eletrodomésticos.

Fig. 133-8
Código do Exército.

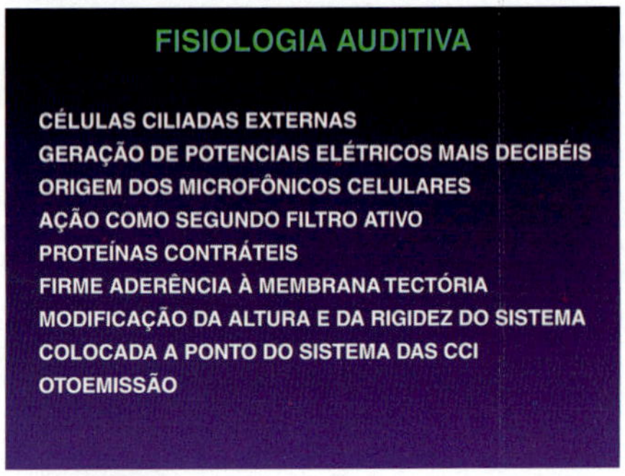

FISIOLOGIA AUDITIVA

CÉLULAS CILIADAS EXTERNAS
GERAÇÃO DE POTENCIAIS ELÉTRICOS MAIS DECIBÉIS
ORIGEM DOS MICROFÔNICOS CELULARES
AÇÃO COMO SEGUNDO FILTRO ATIVO
PROTEÍNAS CONTRÁTEIS
FIRME ADERÊNCIA À MEMBRANA TECTÓRIA
MODIFICAÇÃO DA ALTURA E DA RIGIDEZ DO SISTEMA
COLOCADA A PONTO DO SISTEMA DAS CCI
OTOEMISSÃO

Fig. 133-9
Micromecânica coclear 2.

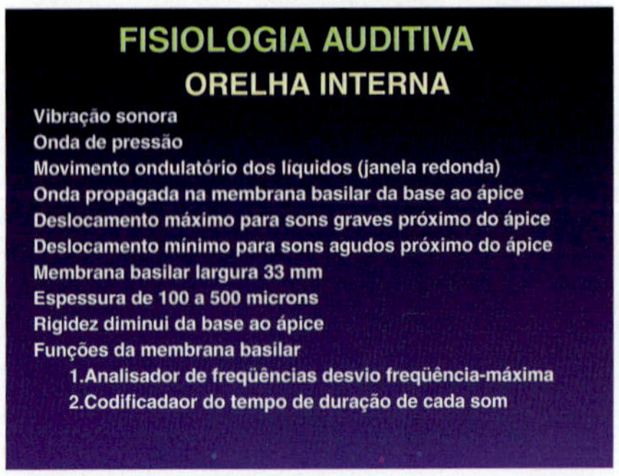

FISIOLOGIA AUDITIVA
ORELHA INTERNA

Vibração sonora
Onda de pressão
Movimento ondulatório dos líquidos (janela redonda)
Onda propagada na membrana basilar da base ao ápice
Deslocamento máximo para sons graves próximo do ápice
Deslocamento mínimo para sons agudos próximo do ápice
Membrana basilar largura 33 mm
Espessura de 100 a 500 microns
Rigidez diminui da base ao ápice
Funções da membrana basilar
 1. Analisador de freqüências desvio freqüência-máxima
 2. Codificadaor do tempo de duração de cada som

Fig. 133-10
Fisiologia auditiva.

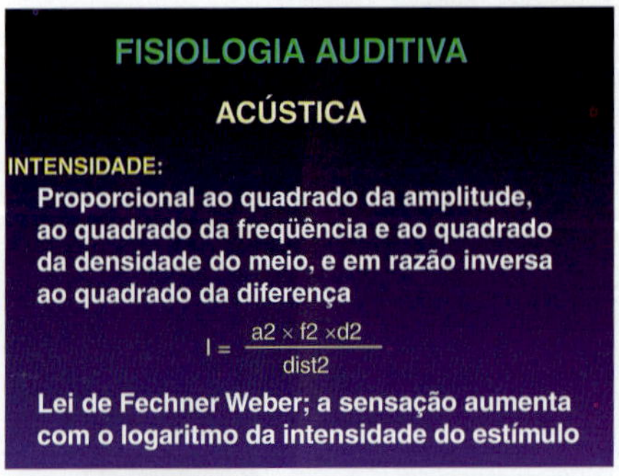

FISIOLOGIA AUDITIVA
ACÚSTICA

INTENSIDADE:
Proporcional ao quadrado da amplitude, ao quadrado da freqüência e ao quadrado da densidade do meio, e em razão inversa ao quadrado da diferença

$$I = \frac{a^2 \times f^2 \times d^2}{dist^2}$$

Lei de Fechner Weber; a sensação aumenta com o logaritmo da intensidade do estímulo

Fig. 133-11
Fisiologia auditiva.

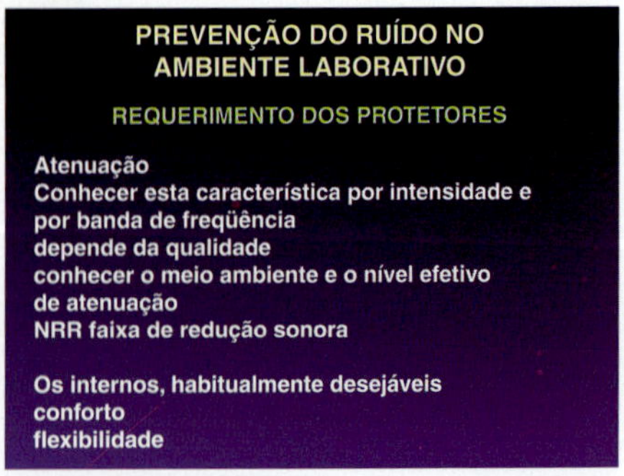

PREVENÇÃO DO RUÍDO NO AMBIENTE LABORATIVO
REQUERIMENTO DOS PROTETORES

Atenuação
Conhecer esta característica por intensidade e por banda de freqüência
depende da qualidade
conhecer o meio ambiente e o nível efetivo de atenuação
NRR faixa de redução sonora

Os internos, habitualmente desejáveis
conforto
flexibilidade

Fig. 133-12
Prevenção do ruído no ambiente laborativo.

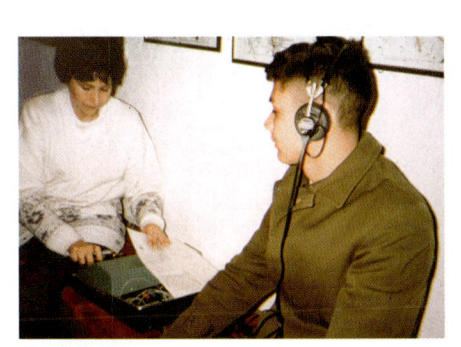

Capítulo 133   Objetivos Futuros na Otologia Ocupacional

Fig. 133-13
Soldado.

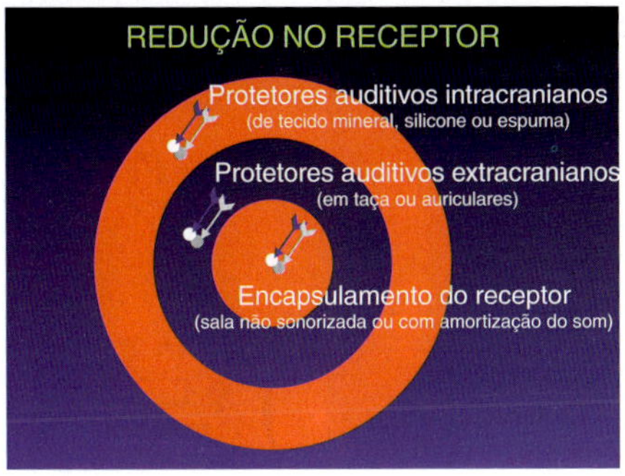

Fig. 133-14
Redução no receptor.

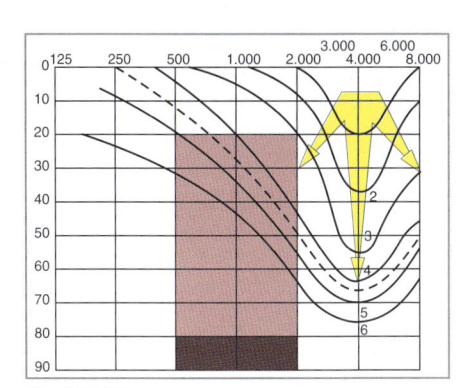

Fig. 133-15
Graus de traumas.

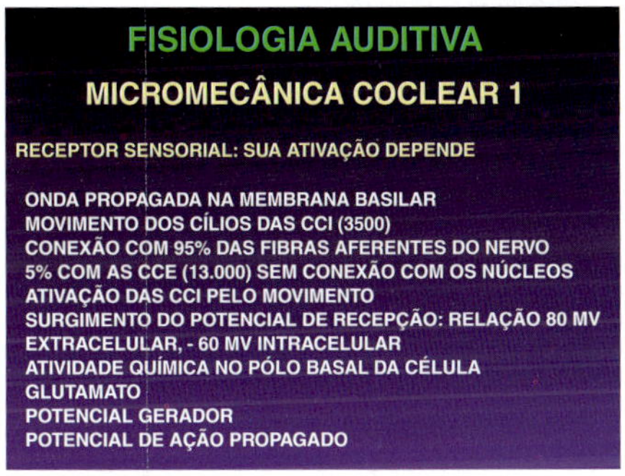

Fig. 133-16
Micromecânica coclear 1.

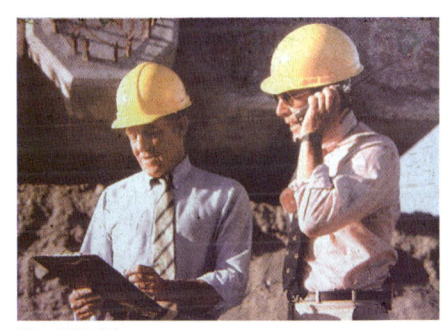

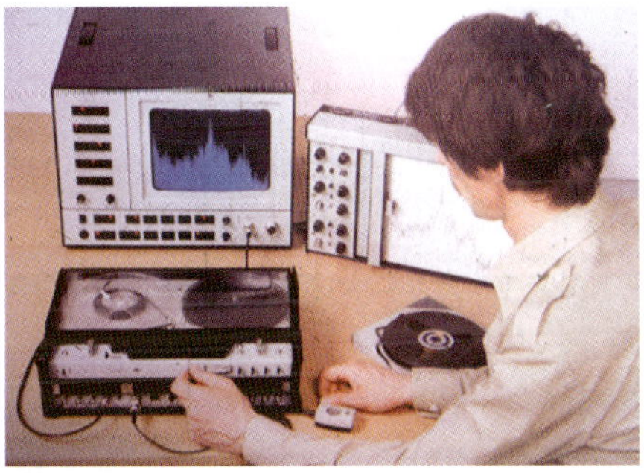

Fig. 133-17
Equipamento.

Fig. 133-18
Homens com capacete.

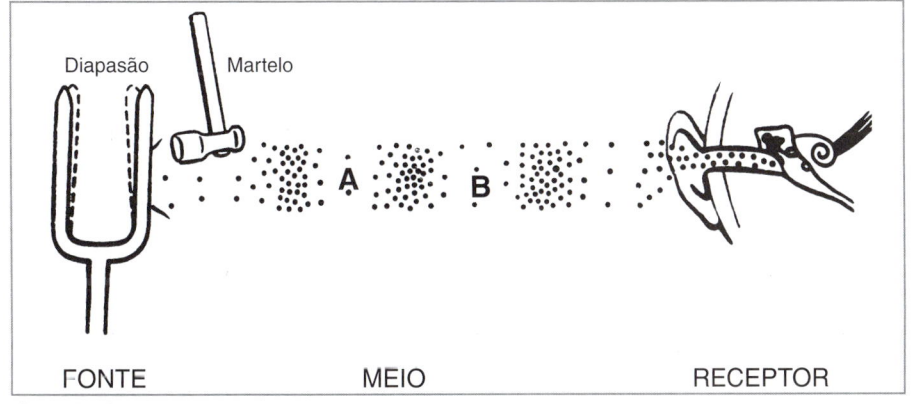

Fig. 133-19
Acústica.

Fig. 133-20
Protetores.

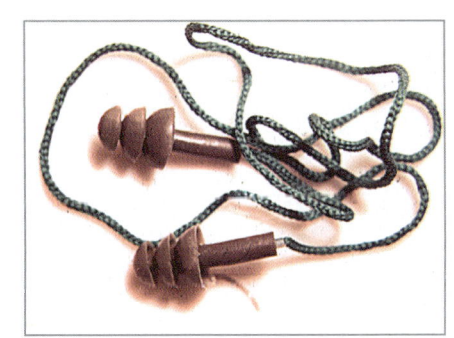

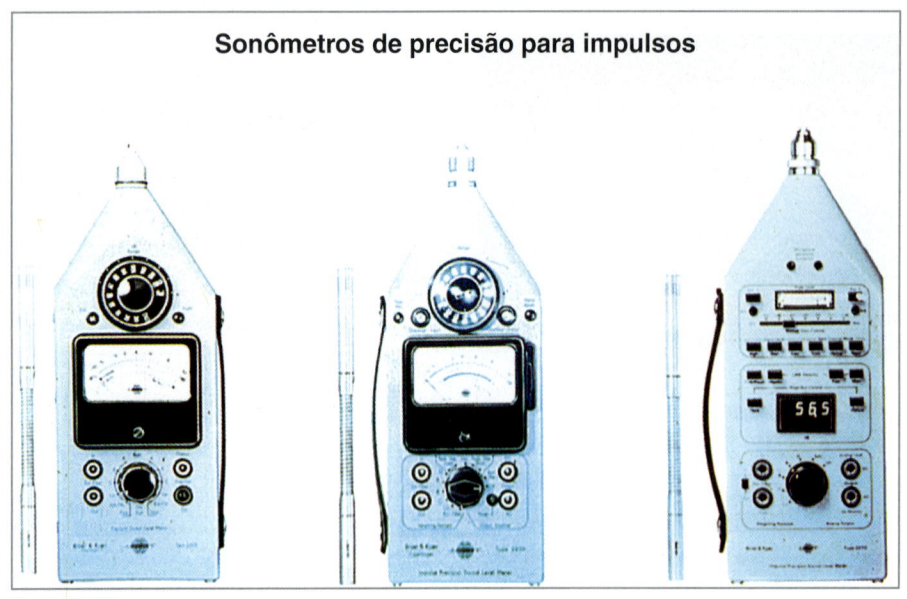

Fig. 133-21
Sonômetros.

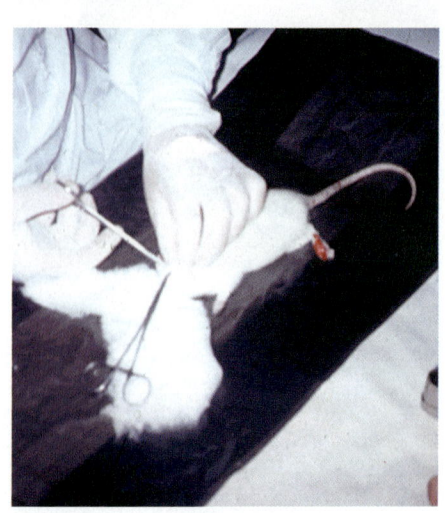

Sonômetros de precisão para impulsos

Fig. 133-23
Trabalho com ratos.

TABELA DE RUÍDOS

Faixa	dB	Fonte
Faixa perigosa	150	Tiro de canhão
	130	Broca pneumático para pedras
	125	Rebitadeira pneumática
	120	UMBRAL DA DOR
Faixa de risco	112	Gerador de turbina
	110	Brocas, fresadoras
	105	Serra circular
	100	Aparafusador automático
	90	Torno, em equipamento de solda
Faixa segura	80	Máquina de escrever
	75	Oficinas
	70	Planta de montagem eletrônica
	60	Subúrbio tranqüilo
	50	Conversa em tom normal
	30	Palavra sussurrada

Fig. 133-22
Tabela de ruídos.

TRAUMATISMO SONORO AGUDO
TRATAMENTO

KEITHEL EM. MA CL. RYAN AF. MAGAL E. 1998
O fator neurotrófico derivado glial (GNDF) protege as células sensitivas e provê o trauma acústico em cobaias.
Seguiu-se este método:
- 1. Audiometrias prévias a qualquer tratamento.
- 2. Exposição a ruídos intensos, antes e depois da aplicação local de GNDF em uma orelha
- 3. Audiometrias 4 semanas depois: Houve maior queda nos que não receberam GNDF antes ou após o trauma sonoro.

Fig. 133-24
Tratamento do trauma acústico.

Capítulo 133 — Objetivos Futuros na Otologia Ocupacional

■ **Normas legais (Ward, 1977; Miyara, 1990; Kaminszczik et al., 1991; Kaminszczik, 2002; Prasher, 1998; Teasdale, 1998; Kerr & Kraus, 1998; Rubel & Dew, 1995; Warchol, 1993; Yamane et al., 1997; Puel et al., 1997; Lerner-Natoli M. et al., 1997; Pujol & Puel, 1999; Salazar, 1995; Administración Nacional de la Seguridad Social, 1994)**

Dada a globalização da industrialização no mundo civilizado, foi necessário estabelecer-se em quase todos os países do mundo normas legais que determinaram as características dos ruídos toleráveis, o tempo de exposição e os sistemas de proteção obrigatórios.

Na república Argentina regem leis e disposições regulamentares que, com relação à higiene e segurança do trabalho, são bastante antigas, datam dos anos 1972 a 1979 e existem em curso várias propostas de atualização.

As disposições que nos interessam estão contidas no capítulo ruídos e vibrações da Lei 19.587,e a última regulamentação é o Decreto 351 de 1979.

Na Argentina existe um Instituto dedicado a elaborar normas técnicas de aplicação em diferentes ramos da atividade, trata-se do IRAM, ou seja, o Instituto Argentino de Racionalização de Materiais. Tem numerosas sessões, e a de acústica, que nos interessa, tem emitido uma quantidade de normas relacionadas a numerosos aspectos de nossa atividade.

Destacam-se entre estas as referidas a:

- Cabines audiométricas.
- Acústica.
- Audiometrias.
- Isolamento de sons em edifícios.
- Protetores auditivos.
- Ruídos molestos à vizinhança.
- Medição de sons em automóveis.
- Avaliação da exposição humana a vibrações.
- Ruído, níveis máximos admitidos.

E uma quantidade muito numerosa que pode ser consultada na bibliografia.

■ **Tratamentos possíveis**

Não faz muito tempo as situações clínicas com as quais o médico podia enfrentar-se eram:

- Pessoa que ingressava para uma instituição ruidosa, evidentemente a determinação do estado atual auditivo e clínico da pessoa, assim como o estabelecimento das medidas preventivas a que nos temos referido antes eram as únicas formas de encarar o problema.
- Pessoa que esteve submetida a um trauma acústico agudo, armas de fogo, explosão, ruído de impacto, ruídos desportivos ou similares e consulta no momento do impacto (Kaminszczik et al., 1991) pode ter hipoacusia perceptiva bilateral mais ou menos marcada, com zumbidos, agudos, cefaléia, e às vezes desorientação ou perda do equilíbrio.

A otoscopia pode ser normal ou mostrar rupturas com ou sem otorragia da membrana timpânica e da cadeia ossicular.

A indicação de repouso em ambientes silenciosos, corticóides, antibióticos se existem feridas, antiinflamatórios, uso de oxigênio em câmaras hiperbáricas adequadas são as medidas usuais.

- Pessoa que apresenta um trauma acústico crônico de diferentes graus. Não tem nenhum tratamento curativo até agora, somente revisar as medidas de proteção utilizadas para ver se cumprem com as normas descritas.

Este terceiro caso pode ser o mais comum em nossa consulta, e como vemos uma vez estabelecido o quadro é muito pouco o que podemos oferecer-lhe.

Situação com relação ao futuro dos tratamentos

No momento atual e no nível experimental e seguramente no futuro afastado ao nível clínico, se esta etapa de tratar de influir sobre os sistemas celulares do órgão de Corti sadio porém que tem que ser exposto a ruído (proteção), ou então tratar que as células deterioradas se recuperem total ou parcialmente (cura).

Desde 1995 se vêem publicando trabalhos experimentais levados a cabo em diferentes animais (Rubel & Dew, 1995; Warchol, 1993; Yamane et al., 1997; Puel et al., 1997; Lerner-Natoli M et al., 1997; Pujol & Puel, 1999).

O critério que iniciou estas investigações era o conhecimento que nas aves existia a capacidade de regenerar as célu-

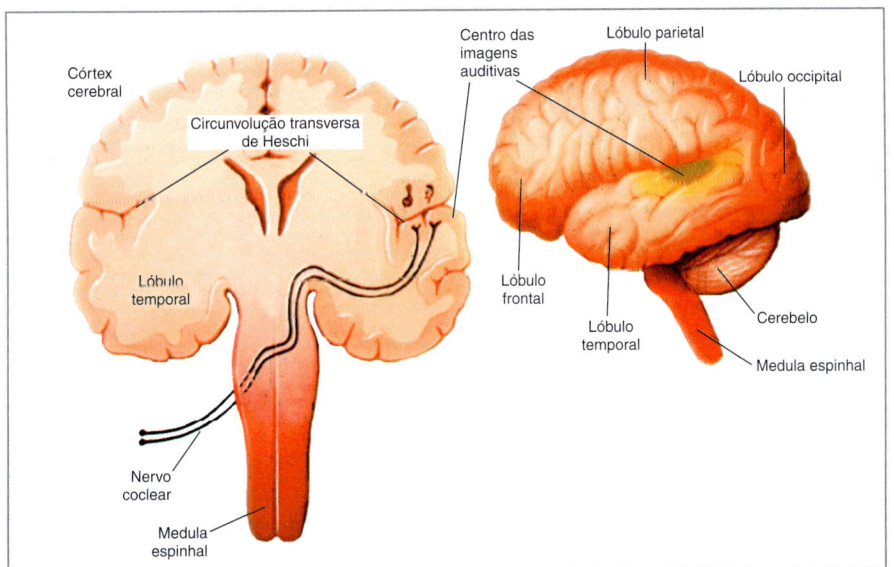

Fig. 133-25
Via auditiva central.

las ciliadas, tanto auditivas quanto vestibulares.

Depois de serem lesionadas experimentalmente por ototóxicos ou trauma acústico, estas novas células poderiam recuperar não somente suas características histológicas, mas também suas funções.

Posteriormente publicaram-se estudos sobre a orelha interna de mamíferos (Warchol, 1993) onde também se comprovava a possibilidade de produzir novas células ciliadas a partir da atividade mitótica renovada nos 6 meses subseqüentes ao dano.

A experiência consistiu em utilizar um grupo de porquinhos-da-índia tratados com uma injeção transtimpânica de gentamicina.

Outro grupo similar com injeção de solução salina na mesma quantidade.

Ambos os grupos foram sacrificados entre 1 e 16 semanas e sua cóclea estudada com microscopia de varredura.

A um terceiro grupo foi implantada sob a pele uma bomba de infusão cheia com timidina, com um cateter conectado ao espaço perilinfático.

Depois do tratamento com aminoglicósicos estes animais foram sacrificados entre 1 e 16 semanas.

A cóclea dos animais tratados com aminoglicósicos unicamente mostrava ao microscópio a maioria das alterações celulares que temos descrito anteriormente. Destacavam-se a picnose e o edema nuclear, a vacuolização citoplasmática e a fusão dos estereocílios. O dano estava relacionado ao tempo de sobrevida. Quatro semanas depois, podia observar-se em alguns animais a destruição total de todas as células ciliadas.

Na cóclea de alguns animais tratados com timidina e ototóxicos puderam observar-se sinais da existência de grupos de células colocadas sobre a membrana basilar que eram capazes de dividir-se e renovar-se após o dano causado no epitélio sensorial pelos ototóxicos. O número destas células era relativamente baixo, porém podia-se presumir que incrementava-se a infusão de drogas apropriadas para o crescimento celular como as citocinas, o número de células em crescimento poderia fazer-se mais importante. Os detalhes destas experiências poderão ser consultados na bibliografia adjunta (Rubel & Dew, 1995; Warchol, 1993; Yamane et al., 1997; Puel et al., 1997; Lerner-Natoli M et al., 1997; Pujol & Puel, 1999).

Os conhecimentos cada vez mais avançados sobre a biologia molecular permitem assegurar que, prévio ao dano celular e suas manifestações patológicas, existem alterações ao nível molecular. Por isso o conhecimento do que ocorre a esse nível na cóclea nos dá uma base para conhecer a patogenia da hipoacusia induzida pelo ruído e também o perfil dos mecanismos farmacológicos que poderíamos usar para proteger a audição.

Pujol & Puel (1999) têm demonstrado em porquinhos-da-índia que a hiperestimulação com ruído produz um decréscimo temporário do umbral auditivo, precisamente por hipersecreção de glutamato e outros aminoácidos excitatórios relacionados à função das células ciliadas internas. A aplicação de antagonistas do glutamato, como o cinurenato durante a exposição ao ruído, impede esta queda do TTS, a recuperação é atribuída à reparação sináptica e à reconexão das células ciliadas pelas novas formações dendríticas. Isto não ocorre em todas as áreas, e a perda da audição deve-se aos grupos celulares aos quais o tratamento não impediu deteriorar-se.

A destruição das sinapses está relacionada à formação de substâncias chamadas AMPA (amino3-hidroxi-5-metil1-4isoxalose-ácido propiônico) sobre os receptores tipo cainate também se supõe que nos processos de reparação atua outra substância chamada NMDA, que é a sigla de n-metil-D-aspartato que atua sobre receptores especiais.

É conhecida a presença de óxido nítrico nos processos de dano cerebral (Teasdale, 1998), e sua maior concentração como sinal de deterioração crescente. É também uma molécula responsável pela morte celular nos processos que seguem a influência de NMDA mediado pelos ototóxicos ou em nosso caso pelo ruído intenso.

Pode-se bloquear a produção de óxido nítrico na cóclea, prevenir-se-iam a ototoxicidade ou as lesões por ruído intenso (Canlon et al., 1998).

Outro fator importante está constituído pela produção de radicais livres de oxigênio que se produzem nas células ciliadas, por efeito de alterações metabólicas devidas aos intensos estímulos sonoros, estes radicais são altamente destrutivos especialmente ao nível da estria vascular, se produzem diversas lesões que facilitam o processo de apoptose celular.

A possibilidade de atuar com antioxidantes celulares ou inibidores destes radicais livres se tem provado em animais tratados com superóxido dismutase, uma enzima que atua sobre o oxigênio livre, ou a injeção intraperitoneal de antioxidantes como o alopurinol, o δ-tocoferol, ou o manitol. Todos eles ajudam a reduzir a queda dos umbrais (TTS) após a exposição ao ruído.

A hiperestimulação ruidosa aumenta o consumo de energia que depende muito do metabolismo cálcio/magnésio, a possibilidade de perda auditiva está aumentada se a concentração de magnésio é baixa ou está diminuída por efeito do ruído.

O magnésio por via oral tem sido utilizado empiricamente desde muito para diminuir o dano auditivo nos artilheiros. Canlon tem descrito também uma espécie de treinamento ou acomodação que poderia fazer-se, submetendo a quem deva estar em ambientes muito ruidosos, a ruídos condicionantes de menor nível com tempos de exposição crescentes (Canlon et al., 1998).

É conhecido que as células produzem as chamadas proteínas de choque aquecido (PCA) respondendo a toda forma de estresse incluindo o ruído intenso, de acordo com Altschuller estas proteínas facilitam os processos de reparação, estas PCA têm sido achadas na estria vascular e nas células ciliadas externas.

Também se considera protetor contra o ruído provocado aos chamados fatores neurotróficos, provavelmente atuando sobre os fatores oxidativos e sobre o cálcio intracelular. Os chamados FNDG (fatores neurotróficos derivados da glia) têm sido aplicados diretamente sobre a orelha interna de animais, mediante microcânulas colocadas na escala timpânica, o chamado fator neurotrófico derivado do cérebro e a neurotrofina 3 (NT3) provêem proteção para prevenir a perda auditiva pelo ruído.

CONCLUSÕES

Em síntese existe cada vez mais informação bibliográfica, emanada de grupos de experimentação com diferentes lugares do mundo onde se está trabalhando muito seriamente na determinação dos mecanismos de ação do ruído para provocar a perda da audição. A conseqüência deste conhecimento será a determinação dos melhores agentes farmacológicos possíveis que bloqueiem ou atenuem a ação dos compostos químicos que produzem o problema. Não está longe o dia em que muitas destas hipoacusias sensoriais, provocadas pela ação do ruído ou dos ototóxicos, sejam passíveis de ser prevenidas, e ainda curadas, mediante o restabelecimento da integridade das células ciliadas e suas conexões.

REFERÊNCIAS BIBLIOGRÁFICAS

Administracion Nacional de la Seguridad Social. *Normas para la Evaluación y Calificación del Grado de Invalidez de los Trabajadores.* Publ ANSES, 1994. 148-150p.

Canlon B, Agerman K, Dauman R, Puel JL. Pharmacological strategies for preventing cochlear damage induced by noise trauma. *Noise Health* 1998;1:13-23.

Glorig A. Occupational noise: measure it, then do something about it. *Int J Occup Health Saf* 1974;43(2):24-7.

Guerrier Y, Uziel A. *Fisiología Neurosensorial en ORL.* Paris: Masson, 1985. 55-136p.

Kaminszczik I, Almuiña H, Bustamante A, *et al.* Trauma acústico agudo, relato argentino a la 54 reunión de la Sociedad Rioplantense de Otorrinolaringología julio 18-19-1991, Montevideo: República Oriental Del Uruguay. *Actas De Dicha Reunión.*

Kaminszczik I. *Relato en el simposio sobre Hipoacusias Inducidada por el Ruido.* XVII Congreso Mundial de ORL, Cairo, Egipto, 2002.

Kaminszczik I. *XVII Congreso Mundial de ORL.* Cairo, Egipto. Relato Mesa Redonda Abstracts, 2002. 20p.

Kerr ME, Kraus M. Genetics and the central nervous system. Apolipoprotein E and brain injury. *Clinical Issues* 1998;9:524-30.

Ketthley EM. Gdn protect the cocheal against noise. Neuroreport (Engl). 1998;9:2187-97.

Lerner-Natoli M, Ladrech S, Renard N, Puel JL, Eybalin M, Pujol R. Protein kinase C may be involved in synaptic repair of auditory neuron dendrites after AMPA injury of the cochlea. *Brain Research* 1997;749;109-119.

Miyara F. *Estimación del Año Auditivo de Acuerdo a la Norma Internacional, ISO 1999.* Publicación ISO 1999 Geneve, Suiza: Accoustics, 1990.

Prasher D. New strategies for prevention and treatment of noise induced hearing loss. *Lancet* 1998;352:1240-2.

Puel JL, d'Aldin C, Ruel J, Ladrech S, Pujol R. Synaptic repair mechanisms responsible for functional recovery in various cochlear pathologies. *Acta Otolaryng* 1997;117:214-18.

Pujol R, Puel JL. Excitotoxicity, synaptic repair, and functional recovery in the mammalian cochlea, a review of recent findings. *Ann N Y Acad Sci* 1999;884:249-54.

Rubel EW, Dew LA. Mammalian vestibular hair cell regeneration. *Science* 1995;267:701-3.

Russo ICP. Nociones generales de acústica y psicoacústica. *Perdida Auditiva Inducida por el Ruido.* Brasil: Monica Vallejo, 1997. 49-75p.

Salazar EB. *Protección Uditiva Personal.* Buenos Aires: AD-HOC, 1995. 246-262p.

Serra A, Grasso DL, Cocuzza S, Trombetta L, la Mantia I. Normal and altered cytoarchitecture of the inner ear. *Ann N Y Acad Sci* 1999;884:69-84.

Shulman A, Aran JM, Tonndorf J, Feldman A, Vernon J. *Tinnitus, Diagnosis and Treatment.* Philadelphia: Lea and Febiger, 1991. 323-416p.

Teasdale GM. Craniocerebral trauma, protection and retrieval of the neuronal population after injury. *Neurosurgery* 998;43:723-37.

Warchol ME, Lambert PR, Goldstein BJ, Forge A, Corwin JT. Regenerative proliferation in inner ear sensory epithelia from adult guinea pigs and humans. *Science* 1993;259:1619-22.

Ward D. Aspecto médico y legal del ruido. *Actas de las II Jornadas Interamericanas del Ruido y la Comunidad,* Buenos Aires, 1977.

Werner AF. Los mecanismos protectores de la coclea frente al ruido. *Fonoaudiologica* 2001;47(3):42-9.

Werner AF, Mendez AM, Salazar EB. *El Ruido y la Audición.* Buenos Aires: AD HOC, 1995. 85-98p.

Yamane H, Nakagawa T, Iguchi H, Shibata S, Takayama M, Sunami K, Nakai Y. Triggers of hair cell regeneration in the avian inner ear. *Auris Nasus Larynx* 1997;24:221-5.

Perda Auditiva Induzida pelo Ruído Relacionada com o Trabalho – PAIR

Alberto Alencar Nudelmann ■ Everardo Andrade da Costa

CONCEITO

A perda auditiva induzida relacionada ao trabalho, diferentemente do trauma acústico, é uma diminuição gradual da acuidade auditiva, decorrente da exposição continuada a elevados níveis de pressão sonora (Comitê Nacional de Ruído e Conservação Auditiva).

Sua caracterização ocorre em 1989, quando o Comitê Americano de Ruído e Conservação Auditiva separa trauma acústico de perda auditiva induzida pelo ruído relacionada ao trabalho, baseado no fato de as etiopatogenias destas duas afecções auditivas serem completamente distintas. De um lado, o trauma acústico causado por um som abrupto de grande intensidade; por outro lado, a PAIR causada pela exposição prolongada a sons elevados de não tão grande intensidade, mas de modo suficiente para causar lesão ao aparelho auditivo.

Doença valorizada na atualidade, em decorrência da era industrial e dos aspectos legais nela envolvidos, uma vez que goza da proteção dos Organismos Internacionais do Trabalho e dos Governos através de normas e leis, nos dá uma falsa impressão de ser uma doença ligada apenas à contemporaneidade, mas veremos que relatos antigos, e inclusive bíblicos, já demonstravam sua existência. Considera-se hoje que a PAIR relacionada ao trabalho seja a enfermidade profissional irreversível de maior ocorrência em todo o mundo.

Também não podemos deixar de falar sobre a perda auditiva induzida pelo ruído não relacionada ao trabalho, na atualidade cada vez mais presente através da poluição sonora ambiental, em discotecas, *shows* musicais, cinemas e trânsito que deverá também ser enquadrada neste capítulo.

CONSIDERAÇÕES ESSENCIAIS RELATIVAS AO DIAGNÓSTICO

A perda auditiva induzida pelo ruído relacionada ao trabalho, como qualquer outra doença, em medicina, deverá ser diagnosticada através da tríade: Anamnese + Exame Físico + Exames Complementares. Aqui, ressaltamos uma peculiaridade desta anamnese que deverá, além de ser uma anamnese convencional, incluir também uma anamnese ocupacional. Desta anamnese ocupacional deverão constar todos os trabalhos desenvolvidos pela pessoa examinada, formalmente ou informalmente, desde a infância, com a caracterização da função exercida, com nível de ruído no ambiente de trabalho e se fazia uso ou não de proteção auditiva contra os elevados níveis de pressão sonora. Somente assim poderemos concluir, ainda que de modo hipotético, muitas vezes o nexo-causal da lesão auditiva com o trabalho, pois estas histórias são antigas, sem dados precisos e carregadas muitas vezes de grande subjetividade ou tendências a ganhos secundários em casos de processos cíveis e/ou trabalhistas.

CONSIDERAÇÕES HISTÓRICAS

Em 720 a.C., em Síbaris, temos os primeiros relatos de artesãos helênicos forjadores em bronze. Em 460 a.C., Hipócrates, em um dos seus livros (Os ares, as águas e os lugares), fala sobre os desequilíbrios ambientais. Em 50-44 a.C., Júlio Cesar promulga um decreto imperial proibindo a circulação noturna de bigas (rodado de ferro) na cidade sobre pavimento irregular de pedra para evitar que fosse perturbado o sono dos cidadãos romanos.

Na Bíblia Sagrada, temos no Eclesiástico, capítulo 38, versículo 30 que fala das profissões, a seguinte citação: "Assim o ferreiro, assentado ao pé da bigorna, e considerando sua obra de ferro: o calor do fogo queimará suas carnes. E de contínuo, **fere seus ouvidos o estrondo do martelo**, e aos seus olhos o modelo de obra se põe atento".

Em 23 d.C., Plínio, "O Velho", em sua obra "*Naturalis historia*", fala sobre o ensurdecimento das pessoas que viviam próximo às cataratas no Rio Nilo. Mas foi Bernardo Ramazzini (1633-1714), considerado o pai da Medicina do Trabalho, em seu livro "*De morbis artificum diatriba*", ou seja "As doenças causadas pelo trabalho", que fala pela primeira vez da Surdez dos Bronzistas, relatando que observara em Veneza, no distrito dos artesãos em bronze, que quanto mais eles trabalhavam no bronze mais surdos ficavam, e relacionou esta surdez ao ruído causado pela batida do bronze nas formas. Habermann e Witmark, em 1906-1907, identificam a lesão causada pelo ruído no órgão de Corti, e, na Segunda Guerra Mundial, temos o desenvolvimento tecnológico da audiologia.

SINTOMATOLOGIA

A sintomatologia da perda auditiva induzida pelo ruído relacionada ao trabalho é dividida, para fins didáticos, em sintomas auditivos e não-auditivos.

Nos sintomas auditivos, temos basicamente: DIMINUIÇÃO DA ACUIDADE AUDITIVA e/ou ZUMBIDOS.

Não temos quadro clínico de características definidas, podendo variar de pessoa para pessoa, expostos ao mesmo nível de pressão sonora (NPS) e tempo, devido às características individuais de cada pessoa.

Nas primeiras três semanas de exposição, ocorre aparecimento de zumbidos, discreta cefaléia, tonturas e fadiga. Nos primeiros meses ocorre uma adaptação, e estes sintomas tendem a desaparecer. Após alguns meses e anos de exposição a elevados NPS, ocorre uma diminuição gradual do índice de reconhecimento de fala, especialmente em ambientes acusticamente desfavoráveis, um déficit auditivo interferindo na conversação e o reaparecimento dos zumbidos.

Como sintomas auditivos, temos: diminuição da acuidade auditiva, zumbidos, diminuição do índice de reconhecimento de fala, algiacusia e outros.

A diminuição da acuidade auditiva é lenta e progressiva com características do tipo neurossensorial devido à lesão causada ao órgão de Corti, não muito profunda e quase sempre similar bilateralmente.

Os zumbidos são traduzidos por uma sensação sonora produzida na ausência de fonte geradora de som, melhor audível em ambientes silenciosos, onde não ocorre seu mascaramento. Esses zumbidos apresentam características variáveis quanto ao tipo de som e sua intensidade e em geral são bilaterais. Sua repercussão no portador também é variável podendo passar desde despercebido, até causando profunda irritabilidade e perturbação na comunicação e no sono. Alberti do Canadá, estudando 2.000 trabalhadores, encontrou cinqüenta e oito por cento de portadores de zumbidos.

Diminuição do índice de reconhecimento de fala ocorre de modo gradual, principalmente notada em ambientes acusticamente desfavoráveis e de modo importante em casos avançados da lesão quando já compromete as freqüências da área da fala.

Também pode ocorrer algiacusia e outros, como plenitude auditiva (orelha "cheia" ou "abafada") e dificuldade de localização de fonte sonora.

Como observamos, nenhum destes sintomas é exclusivo ou patognomônico da perda auditiva induzida pelo ruído relacionada ao trabalho, como também poderão estar presentes ou ausentes na apresentação desta doença auditiva.

Entre os sintomas não-auditivos, temos: da comunicação resultando em um isolamento social e podendo inclusive causar problemas no relacionamento familiar; do sono, causando dificuldade na indução e aprofundamento deste, devido aos zumbidos e gerando todas as repercussões que ocorrem neste distúrbio, como sonolência, irritabilidade etc.; alterações neurológicas, traduzidas por tremores, alterações oculares e epilepsia; alterações vestibulares, causando vertigens; comportamentais, causando cefaléia e náuseas, cansaço e falta de concentração; e digestivas, com dores abdominais, gastrites e úlceras.

Como sinais auditivos, justamente nesta patologia, nada encontramos na otoscopia, e é uma das características diferenciais do trauma acústico.

Não-auditivos temos nos cardiovasculares, taquicardia e alteração da pressão arterial. Nos hormonais, aumento da adrenalina, cortisol plasmático e prolactina. Alteração do metabolismo da glicose. Muitos colegas não consideram estes sinais como decorrência da perda auditiva induzida pelo ruído relacionada ao trabalho e sim como decorrência do estresse causado pelos seus sintomas auditivos.

DIAGNÓSTICO

Como já citado anteriormente, deverá ser realizado através da tríade clássica: anamnese clínica e ocupacional, exame físico e exames complementares.

Na ANAMNESE CLÍNICA deveremos, além de pesquisar minuciosamente o tempo de evolução dos sintomas auditivos e não auditivos, também pesquisar todos os fatores que possam gerar disacusia neurossensorial e que entrarão no diagnóstico diferencial desta doença. Logo, começaremos perguntando pelo seu parto para sabermos da possibilidade de alguma distocia ou pré-maturidade com internação em UTIs neonatais e todo seu séquito de incubadoras, hiperbilirrubinemia, uso de drogas ototóxicas etc. Após, deveremos também questionar pelas doenças da infância, principalmente otites e aquelas viroses que ocasionam lesão auditiva como: sarampo, caxumba, meningite e outras. Os traumatismos cranianos também não podem ser esquecidos, muito comuns na infância, através de quedas e brincadeiras e nos jovens e adultos, através de brigas, atropelamentos e acidentes de trânsito.

Na idade adulta, deveremos perguntar sobre: diabetes e outras doenças metabólicas, o uso de arma de fogo no exército ou fora deste, uso de instrumento musical, uso de motocicletas, *hobbies* com ruído, práticas de esportes violentos e também uma possível história familiar de surdez. Existem alguns outros fatores, como o tabagismo e alcoolismo que, segundo muitos autores, favorecem a lesão auditiva ocasionada pelo ruído. Na anamnese clínica, também deverão ser observados os sinais subjetivos, como: a posição viciosa da cabeça, o pedido para repetir as palavras, a dificuldade na comunicação sem a leitura labial (com a boca tapada ou virada para trás), entre outros

Na ANAMNESE OCUPACIONAL, deveremos questionar todos os trabalhos realizados formalmente ou informalmente, a função exercida nestes locais, acidentes que porventura tenham ocorrido, nível de ruído, máquinas utilizadas, uso de produtos químicos – ototóxicos, tipo de protetor auditivo utilizado e exames que tenham realizado nestes locais e seus resultados.

Nos EXAMES COMPLEMENTARES, o principal exame para a realização do diagnóstico de uma perda auditiva induzida pelo ruído relacionada ao trabalho é uma audiometria tonal aéreo-óssea. Jamais deveremos realizar este diagnóstico com uma simples audiometria ocupacional, que além de ser realizada somente em via aérea, sem nos dar nenhuma informação da condução óssea, muitas vezes devido ao volume de exames e/ou a limitação dos equipamentos, não é realizada com mascaramento, ocorrendo o aparecimento de curvas sombras. Além da audiometria tonal aéreo-óssea, deveremos, no mínimo, solicitar: limiar de reconhecimento de fala (LRF/SRT) e índice de reconhecimento de fala (IRF), ambos comprometidos neste tipo de doença auditiva. Além de uma imitanciometria, que nos será útil na observação de uma lesão auditiva recrutante, que ocasiona muito freqüentemente o aparecimento de zumbidos. Também poderá nos ser útil em casos de simulação, um vez que se trata de um exame auditivo objetivo.

Não poderemos deixar de lado a otoemissão acústica e os potenciais evocados auditivos, ainda não utilizados em sua plenitude devido aos custos dos exames e dos equipamentos sendo acessível somente em grandes centros.

Não podemos esquecer que para realização deste exame audiométrico deveremos ter um repouso auditivo, para evitarmos confundir uma perda temporária da audição (TTS) com uma perda auditiva induzida pelo ruído relacionado ao trabalho. Nos exames audiométricos ocupacionais de *screenings*, como se tratam de exames legais, deverão ser respeitadas as diretrizes determinadas na Portaria número 19 do Ministério do Trabalho e Emprego.

DIAGNÓSTICO DIFERENCIAL

No diagnóstico diferencial da perda auditiva induzida pelo ruído relacionado ao trabalho entram todas as doenças auditivas que se apresentam com características neurossensoriais, bilateralmente e afetando principalmente as altas freqüências. Alguns colegas poderão pensar que uma, por exemplo, presbiacusia não deveria entrar no diagnóstico diferencial da PAIR por apresentar comprometimento na freqüência de 8.000 Hz de modo descendente, não característico de doença ocupacional. No entanto, observamos, no dia-a-dia, em processos judiciais, a alegação que uma disacusia neurossensorial descendente característica de presbiacusia ou perdas genéticas pode estar escondendo uma PAIR de menor monta, e isto tem sido muito aceito por peritos judiciais.

Os principais grupos são, entre outros:

- *Traumáticas*: os traumas sonoros, como: explosões, armas de fogo etc., podem simular uma PAIR. É mais característico que, neste tipo, a lesão seja mais intensa do lado do trauma e de menor intensidade no lado oposto, fato que nem sempre ocorre. Também temos os barotraumas (aéreos e aquáticos) e os traumas cranianos que muitas vezes se apresentam com audiogramas semelhantes a de uma PAIR.
- *Infecciosas*: destacamos principalmente as de origem viral como as meningites e o sarampo. Também podem ser enquadradas a lues e a toxoplasmose congênita.
- *Ototóxicas*: quer por medicamentos ototóxicos, quer produtos ototóxicos de manipulação ocupacional.
- *Metabólicas e/ou degenerativas*: neste grupo, destaca-se o *diabetes mellitus*, hipotireoidismo, distúrbios da função renal, distúrbios circulatórios e doenças de etiologia auto-imune.
- *Presbiacusia*: surdez do envelhecimento natural.

TRATAMENTO

A perda auditiva induzida pelo ruído relacionada ao trabalho, como toda e qualquer doença irreversível em medicina, deverá ser tratada com a prevenção. E, assim, os governos instituíram de modo compulsório a realização de um Programa de Conservação Auditiva (PCA) por parte das empresas que apresentem este risco, constituído pelas seguintes etapas:

A) Reconhecimento e avaliação dos riscos para a audição.
B) Gerenciamento audiométrico.
C) Medidas de proteção coletiva (engenharia, administrativas).
D) Medidas de proteção individual.
E) Educação e motivação.
F) Gerenciamento de dados.
G) Avaliação do programa.

Seu objetivo principal será evitar a instalação da doença, o que, embora ainda sem números estatísticos precisos, tem alcançado seus objetivos.

BIBLIOGRAFIA

Comitê Nacional de Ruído e Conservação Auditiva. Boletim n. 1, São Paulo, 29 jun. 1994.
Comitê Nacional de Ruído e Conservação Auditiva. Boletim n. 2, São Paulo, 18 mar. 1995.
Ferreira Jr, M. *PAIR – Perda Auditiva Induzida pelo Ruído: Bom Senso e Consenso*. São Paulo: VK, 1998.
Morata, Thaís C, Dunn, Derek E. *Occupational Hearing Loss*. Philadelphia: Hanley & Belfus, 1995. n. 3. vol. 10.
Nudelmann AC, Costa EA, Seligman J, Ibanez R (Org.). *PAIR – Perda Auditiva Induzida pelo Ruído*. Vol. 1. Porto Alegre: Bagagem Comunicação Ltda., 1997.
Nudelmann AC, Costa EA, Seligman J, Ibanez R (Org.). *PAIR – Perda Auditiva Induzida pelo Ruído*. Vol. 2. Rio de Janeiro: Revinter, 2001.
Seligman J, Nudelmann Brasil, Ibanez R, Costa EA. *Perda Auditiva Induzida pelo Ruído – Programa de Educação Continuada em Otologia*. Vol. 1. Sociedade Brasileira de Otologia, 1999.

Critérios de Prevenção em Otologia Ocupacional

Pedro Luiz Cóser

INTRODUÇÃO

A Perda Auditiva Induzida pelo Ruído (PAIR) é aquela considerada resultante da exposição prolongada ao ruído ocupacional, de mais de 85 decibéis, 8 horas por dia, geralmente por mais de 6 anos, com instalação lenta e gradual, acometendo, pela ordem, as freqüências de 6, 4, 8, 3, 2 ou 4, 6, 8, 3, 2 kHz, quase sempre no mesmo grau dos dois lados. A perda é neurossensorial, predominantemente coclear, irreversível, sendo os testes de reconhecimento de fala consistentes com a audiometria tonal. A perda auditiva deve estabilizar-se quando a exposição ao ruído for eliminada (Sataloff, 1987).

A perda tonal na freqüência de 8 kHz costuma ser de menor grau que nas freqüências de 4,6 ou 3 kHz, exceto nos casos muito avançados, de muitos anos de evolução.

Entretanto, para um diagnóstico de PAIR não basta uma configuração audiométrica exatamente como a descrita anteriormente e presença de ruído além dos limites já definidos no ambiente de trabalho do operário. Pois a chamada "gota acústica" pode ser causada por outras patologias que não o ruído ocupacional e nem sempre o ruído ocupacional elevado, além dos limites, causa uma perda auditiva "típica". Assim é mais importante que a audiometria e o nível de ruído no ambiente de trabalho, para o diagnóstico etiológico, que seja feita uma minuciosa investigação dos antecedentes médicos, ocupacionais, sobre o comportamento do operário em seus momentos de lazer e, sempre que possível, analisar uma série de audiogramas para se ter um mínimo de certeza sobre as causas da perda auditiva.

A perda auditiva é decorrente de alterações metabólicas, vasculares e mecânicas na orelha interna (células ciliadas externas, internas e estria vascular).

Estima-se que, no mundo todo, mais de 600 milhões de pessoas trabalhem em ambientes ruidosos sendo 10% delas nos Estados Unidos e Europa (Prasher,1998).

O indivíduo afetado apresenta, inicialmente, dificuldade para a compreensão da fala em ambientes ruidosos (Coser, 1999), que se acentua à medida que a perda auditiva aumenta e passa a ocorrer mesmo no ambiente silencioso quando as freqüências da chamada "área da fala" (500, 1.000 e 2.000 Hz) passam a ser afetadas.

Além das dificuldades na audição e comunicação, o portador de PAIR pode apresentar irritabilidade aos sons fortes, zumbido nas orelhas, insônia, alterações do humor entre outros sintomas gerais.

DIAGNÓSTICO

O diagnóstico da PAIR é baseado na história de exposição a ruído ocupacional excessivo, por tempo prolongado (anos), com a configuração audiométrica característica (ou não) e na ausência de outras causas que justifiquem a perda auditiva neurossensorial encontrada.

Quando outras possíveis etiologias aparecerem na avaliação do paciente, a perda auditiva deve ser considerada como de causa multifatorial.

O fato de um paciente apresentar história de exposição prolongada a ruído ocupacional excessivo e ter uma audiometria com a típica "gota acústica" bilateral não implica em um diagnóstico de certeza absoluta de PAIR, pois não é impossível que o paciente tenha uma seqüela de trauma acústico causada, por exemplo, por uma "esquecida" explosão acidental de fogos de artifício e que o ruído ocupacional nada tenha a ver com a gênese da perda auditiva.

TRATAMENTO

A prevenção da perda auditiva induzida pelo ruído é baseada em quatro pilares:

1. Detecção e controle das fontes geradoras do ruído.
2. Uso de equipamento protetor individual.
3. Monitoramento audiométrico.
4. Educação do operário e do empregador.

Educação do operário e do empregador

O esclarecimento das pessoas envolvidas diretamente no trabalho em ambiente ruidoso é o ponto mais importante da prevenção da PAIR. A ignorância de muitos patrões e da maioria dos empregados, a respeito das conseqüências nefastas sobre a saúde física e mental decorrentes da exposição prolongada a ruído excessivo, é o principal obstáculo a ser vencido no caminho da extinção da PAIR.

O conhecimento sobre a forma insidiosa, gradual e assintomática da instalação da perda auditiva; sobre sua irreversibilidade; sobre o incômodo que pode causar um zumbido constante nas orelhas; sobre alterações do sono e sobre os muitos outros problemas que acompanham a PAIR é indispensável à motivação do operário em querer se proteger.

O patrão que entende que o operário saudável produz mais, que um operário, que se sente protegido, trabalha com mais disposição e que um operário sem doença ocupacional é um indivíduo a menos, no futuro, a entrar com reclamatórias judiciais, também fica mais motivado a fornecer as condições materiais de prevenção à PAIR.

Um maior conhecimento sobre o funcionamento da audição e sobre a fisiopatologia da PAIR por parte de patrões e empregados é fundamental para prevenção da mesma.

Monitoramento audiométrico

O monitoramento audiométrico, previsto na lei para aqueles locais em que o ruído excede 85 dBA, feito na admissão, periodicamente, na mudança de função e na demissão é um instrumento precioso na prevenção do surgimento e do agravamento da PAIR.

Além desta finalidade, é também um instrumento fantástico para a detecção de outras patologias que causam perda auditiva como otite média crônica, otosclerose, doença de Ménière, entre outras. Desde que os operários que tenham suas audiometrias alteradas sejam examinados por um otorrinolaringologista, o que, nem sempre, acontece.

A avaliação auditiva deve incluir a pesquisa dos limiares tonais pela via aérea. Quando estes forem alterados, a determinação dos limiares tonais por via óssea, dos índices percentuais de reconhecimento de fala dos limiares de reconhecimento de fala deve ser realizada. As medidas da imitância acústica e a pesquisa dos potenciais evocados do tronco encefálico, quando necessário, também devem ser realizadas, assim como exames complementares de laboratório e radiológicos. Visando com isso fazer um diagnóstico topográfico e etiológico das perdas auditivas encontradas.

Equipamento Protetor Individual

Sempre que as medidas de proteção coletivas forem insuficientes ou enquanto ainda não estiverem implantadas (visando diminuir o nível de ruído no ambiente de trabalho) e o ruído exceder 85 dBA está indicado o uso de equipamento protetor individual (EPI).

Os tipos básicos de EPI são o tipo concha (extra-auricular, supra-auricular ou circum-auricular) e o tipo plugue (intra-auricular ou de inserção).

Os primeiros são compostos por duas conchas atenuadoras de ruído interligadas por um arco tensor, com as bordas revestidas por material macio que permitem um bom acoplamento na região periauricular.

Podem ser simples ou acoplados a óculos protetores e, ainda, ao capacete.

A atenuação média segundo o fabricante, dos protetores tipo concha, é de 20 a 40 dB e do tipo plugue é de 10 a 20 dB, no entanto a real atenuação pode variar entre indivíduos (Ferreira, 1999). O EPI tem por objetivo atenuar a potência da energia sonora transmitida ao aparelho auditivo. A atenuação do protetor varia conforme a freqüência do ruído, sendo maior nas freqüências médio-altas.

As principais características do EPI devem ser:

- Uma atenuação que represente efetiva redução da energia sonora que atinge as estruturas receptoras da cóclea.
- Realizar atenuação seletiva para as freqüências do ruído que se deseja evitar, principalmente altas freqüências, permitindo a compreensão das freqüências mais presentes na voz, de maneira a não impedir a comunicação verbal.
- Ser constituído de materiais inertes e ser confortável.

Os problemas decorrentes do uso do EPI, segundo Gerges, 1992, são:

- *Higiene*: o uso de plugues pode provocar infecções na orelha externa, se não forem bem limpos e secos. Os de tipo concha podem causar transpiração.
- *Desconforto*: ocorre em decorrência da firmeza com que os EPIs devem ser colocados. Os de tipo concha e os moldáveis costumam ser mais confortáveis.
- *Efeitos na comunicação verbal*: o uso de EPI pode atrapalhar a comunicação verbal.
- *Efeito na localização direcional*: pode haver uma diminuição do senso de localização da fonte sonora, o que pode prejudicar a segurança, em alguns casos.
- *Sinais de alarme*: os sinais de alarme devem ser acompanhados de sinais luminosos e coloridos, para aumentar a segurança.
- *Segurança*: os protetores devem ser projetados de modo que evitem a lesão dos usuários.
- *Custos*: através do levantamento de custos, deve-se comparar com o investimento para a implantação de outros tipos de soluções para a redução do ruído.

Quando se planeja um programa de implantação de EPIs, o usuário deve aparecer em primeiro lugar. Uma campanha de conscientização deve ser feita em todos os níveis hierárquicos da empresa. A escolha do melhor EPI deve ser baseada na aceitação de uso em 100% da jornada de trabalho, portanto o trabalhador deve ser livre para escolher o tipo que melhor se adapte a ele.

São tópicos importantes na escolha do EPI:

A) Vazamento do som durante o uso do EPI.

Kwito, 1993, cita os caminhos pelos quais o som penetra numa orelha ocluída:

- *Vazamento aéreo*: para máxima segurança o EPI necessita vedar completamente o meato acústico externo ou lado da cabeça. Plugues precisam preencher o contorno do meato e conchas adaptar-se adequadamente às áreas externas da orelha. Plugues pré-moldados freqüentemente não apresentam este fenômeno. O vazamento aéreo pode reduzir atenuação de 5 a 15 dB num amplo espectro de freqüências.
- *Transmissão através do material do EPI*: a superfície exterior de um EPI sofre alguma deformação em resposta às ondas sonoras e vibram. Estas vibrações são transmitidas através do material do EPI para sua superfície interna, na qual o movimento resultante irradia som, de intensidade diminuída, para a área fechada entre o protetor e a membrana do tímpano. A quantidade de redução sonora depende da massa, rigidez e umidade interna do material de que é feito o EPI. Para muitos EPIs de inserção isto não é significativo, se bem que para algodão e fibra de vidro, este caminho é importante. Pela grande superfície das conchas, a transmissão do som através do material dos fones e das almofadas é significante e pode limitar a atenuação em certas freqüências.
- *Vibração do EPI*: devido à flexibilidade das partes moles do meato acústico externo, plugues podem vibrar como pistões. Se uma concha não pode fixar-se à cabeça de forma totalmente rígida, os fones vibrarão contra os tecidos moles que circundam a orelha.

Isto limita a atenuação das baixas freqüências. Para conchas, plugues pré-moldados e esponjas moldáveis, o limite de atenuação em 125 Hz é respectivamente de 25, 30 e 40 dB.

- *Condução óssea*: mesmo se um EPI seja perfeitamente efetivo em bloquear os precedentes três caminhos, a energia sonora alcançará a orelha interna através dos ossos e tecidos. Isto impõe um limite na real atenuação que qualquer EPI pode propiciar. O nível sonoro que chega à orelha interna desta forma é aproximadamente 45 dB abaixo do nível sonoro transmitido pela condução aérea. Evidências sugerem que o limite da condução óssea é constante e independe do nível sonoro. Desde que a região da cabeça em torno da orelha externa é só uma porção pequena da total área óssea exposta ao som; cobri-la com uma concha tem pequena importância com relação à condução óssea.

B) Ruído acima de 105 dB.

Quando o nível de ruído durante 8 horas de trabalho é maior do que 105 dB, a atenuação de um simples EPI pode ser inadequada. Para tais exposições, dupla proteção auditiva é necessária, isto é, concha mais plugue. É sabido que o aumento de proteção obtido é menor que a soma da atenuação individual proporcionada por cada EPI.

Níveis de ruído acima de 125 dB não são passíveis de atenuação segura pois, mesmo com dupla proteção, não há possibilidade de se obter atenuação abaixo dos 85 dB, já que a condução óssea limita qualquer proteção auditiva.

C) Outras questões referentes à escolha do EPI.

Além da atenuação real dos EPIs, Kwito, 1993, levanta outras questões referentes à escolha de um EPI auditivo eficiente:

- Conforto que muitas vezes determina a aceitabilidade pelo operário.
- Tamanho, que deverá ser testado em cada funcionário e em cada meato do mesmo.
- Uso do EPI, que irá determinar a eficácia da atenuação.
- Compatibilidade do EPI com o ambiente e com características físicas do trabalhador.
- Preferência pessoal do funcionário, pois ele deve ser o maior interessado na preservação de sua audição.

Os tipos de EPIs, descritos por Gerges, 1992, são:

- *Plugue do tipo descartável:* feito de materiais como algodão parafinado, espuma plástica e tipos especiais de fibra de vidro, são bastante utilizados devido ao baixo custo. Desses o mais ajustável à orelha humana é o de espuma polimerizada, no entanto se for utilizado como descartável, aumenta muito o custo do programa.

- *Plugue do tipo pré-moldado:* deve ser fabricado com material elástico para que rapidamente se adapte às diversas formas de canal auditivo externo, o material deve ser não-tóxico, de superfície lisa e lavável com água e sabão. Ele apresenta certas desvantagens como, por exemplo, a colocação, que deve ser bem firme, e que pode torná-lo desconfortável; também deve ser observado que a vida útil deste tipo de tampão é limitada, pois pode perder a elasticidade com as lavagens periódicas.

- *Plugue do tipo moldável:* é geralmente fabricado com borracha de silicone e sua forma final é moldada no próprio canal da orelha. Este EPI, quando bem colocado, tem atenuação aproximada a do EPI tipo concha.

- *EPI do tipo concha:* é fabricado com material rígido revestido com colchão circular de espuma, especialmente projetado para cobrir totalmente a orelha. A grande vantagem desse tipo de EPI é a maior proteção, além da fácil adaptação aos diversos tipos de orelha. O conforto e a atenuação dependem da quantidade de pressão do protetor na orelha, sendo que quanto maior a pressão, maior a proteção e menor o conforto.

- *Tipos especiais de EPI:* são projetados para situações específicas de trabalho onde se deve ter melhores condições na comunicação e, nos casos de níveis altos de ruído de trânsito.

Alguns possuem sistema de filtro acústico, ou de filtro eletrônico, do tipo passa-baixo, que garante baixa atenuação nas freqüências inferiores a 2 kHz, aproximadamente, permitindo, assim, que as freqüências da voz humana passem. Esses EPIs são eficazes para altas freqüências.

Outros possuem circuitos eletrônicos para receber música ou mensagens de comunicação.

Outros possuem com controle ativo do ruído, que funcionam baseados na técnica do cancelamento, isto é, geração de campo sonoro dentro da concha idêntico ao campo original existente, mas com fase invertida. Então a soma do campo original com o campo gerado é quase nula. O campo sonoro gerado pode fornecer atenuação de ruído em certa banda de freqüência, deixando passar apenas a banda relativa à voz humana.

A) EPIs com transmissão sonora, sensível à amplitude.

Estes EPIs, com componentes eletrônicos, são protetores tipo concha ou plugues convencionais, nos quais são instalados um microfone e um sistema amplificador de saída limitada, para a transmissão dos sons externos para fones de orelha montados na concha ou plugue (Casali, Berger & Elliot, 1996). Eles podem ser projetados para deixar passar e reforçar somente aqueles sons de uma desejada banda de passagem, como a banda crítica da fala. A limitação do amplificador mantém-se ao que foi predeterminado (em alguns casos ajustado pelo usuário) para o nível no fone da orelha, normalmente em cerca de 82 - 85 decibéis, a menos que o ruído no ambiente alcance um nível de corte de 115 a 120 decibéis, quando o sistema eletrônico deixa de funcionar até que o som ambiente volte a níveis mais baixos.

A máxima atenuação que um EPI ativo com transmissão sonora pode oferecer ocorre no nível próximo ou superior ao nível de corte do circuito eletrônico. Caso este limite seja ultrapassado, o tipo concha continua oferecendo atenuação passiva, devida às conchas. Presumindo que o microfone e os cabos instalados dentro da concha estejam corretamente projetados e acusticamente isolados, o desempenho do sistema, com os componentes eletrônicos desligados, deve ser aproximadamente igual ao do EPI passivo tipo concha equivalente, sem os transdutores e os componentes eletrônicos montados internamente.

Uma real limitação dos EPIs com transmissão sonora é o efeito de distorção. Estes EPIs transmitem um sinal bastante distorcido à orelha quando a entrada é em nível alto, levando os componentes eletrônicos rapidamente ao modo de corte. A impressão subjetiva é a de sons de estampidos, atrito, às vezes acompanhado por ruídos estáticos ou estouro. Eles produzem aborrecimentos, além de reduzir o entendimento da fala, vinda através do fone de orelha.

A atenuação dinâmica do ruído e a acuidade auditiva do usuário, quando do uso de EPI tipo concha com transmissão de som, dependem de muitos fatores de projeto do sistema eletrônico, como o nível sonoro de corte, a nitidez da transição de atenuação neste nível, tempo de resposta aos impulsos, resposta em freqüência e largura da banda, distorções e ruído eletrônico residual, razão sinal/ruído nos níveis sonoros abaixo do nível de corte, sensibilidade ao ruído do vento, duração e possibilidade de recarga das baterias.Os produtos disponíveis no mercado apresentam variações consideráveis com respeito a esses fatores.

Uma outra questão de projeto é aquela sobre a configuração do microfone. Ela pode ser diótica, onde um único microfone no EPI alimenta ambos os fones de orelhas, ou binaural (tecnicamente chamado dicótica, comumente chamado de estéreo), onde cada concha tem um microfone independente para simular a situação que está presente no par desprotegido de orelhas. A última abordagem fornece um melhor desempenho de localização para situações onde o usuário necessita da correta detecção da fonte e da direção dos sons no ambiente.

Os EPIs tipo concha com dispositivos eletrônicos podem melhorar a capacidade de operários com perda auditiva de detectar sons em ambientes silenciosos, quase da mesma maneira que quando se usa uma prótese auditiva. Apesar da reivindicação de alguns fabricantes, tais melhoras não podem normalmente ser obtidas para ouvintes com audição normal. Embora os sons amplificados possam ser mais elevados do que os percebidos pela orelha livre, o ruído eletrônico residual que está presente em alguns dispositivos ativos também é amplificado e audível, mascarando os sinais com níveis próximos ao limiar que o ouvinte está tentando detectar.

Na comparação com o EPI tipo concha, convencional ou passivo, sensível à amplitude, o EPI tipo concha, com transmissão ativa do som, é mais caro (acima de US$100), mas se oferece como uma alternativa viável para se usar em ambientes com ruídos intermitentes, sobretudo aqueles do tipo impulsivo (p. ex., armas de fogo) ou que apresentem intervalos ativos de curta duração. Assim, os EPIs com transmissão ativa do som são apropriados para aplicações de tiro, como uma alternativa mais cara do que os protetores passivos sensíveis à amplitude. Eles possuem um excelente potencial para comunicação quando os impulsos não estão presentes e, ainda, se corretamente projetados, podem oferecer proteção adequada contra os níveis de pico dos tiros.

Em ruído intermitente, com curta duração (sons ocasionais, com altos níveis de pressão sonora, separados por longos intervalos, sem ruído excessivo), estes dispositivos com transmissão ativa do som são também úteis. Entretanto, em função das distorções discutidas anteriormente, os projetos atuais ainda não são apropriados para ruídos com alto nível de pressão sonora com períodos de longa duração, pois durante estes períodos os circuitos limitadores são ativados, distorcendo os sons, prejudicando potencialmente a discriminação pelo usuário, causando-lhe fadiga e aborrecimento. Para aplicações do último tipo, um protetor com atenuação plana, atenuação moderada, ou então convencional, é recomendável, dependendo do nível e do tipo do ruído presente.

B) EPIs com características de comunicação.

Para fornecer comunicação ou sinais musicais à orelha, pequenos alto-falantes são instalados no EPI. O capacete acústico (incluindo redutor ativo de ruído – ANR) contém fones de orelha alojados nas conchas que podem estar conectadas a um microfone direcional (freqüentemente com cancelamento do ruído e/ou ativados pela voz) posicionado na frente da boca. Receptores pequenos podem também ser instalados em um capacete ou localizados atrás da orelha e acoplados à orelha através de um tubo que passa pelo plugue. Uma outra alternativa é um tipo de plugue, chamado de microfone auricular, que consiste de um botão receptor com um microfone que capta a voz do usuário como resultado do som irradiado pela excitação condutora óssea, ou pela condução aérea da voz vinda da boca até o microfone montado na parte externa do plugue. Cada uma dessas abordagens é possibilitada por uma das duas tecnologias: sem fios (usando radiofreqüência ou infravermelho) ou com fios.

É importante que os fones de orelha e os botões de receptores limitem os níveis dos sinais amplificados na saída para não criar danos auditivos. Também, no caso do microfone auricular, o isolamento adequado do fone de orelha do microfone é essencial para evitar retroalimentação (microfonia) na orelha e captação aérea do ruído ambiental, através do microfone. Além disso, quando se for selecionar um dispositivo de comunicação, deve-se ter o dobro do cuidado do que quando se for selecionar um protetor auditivo. Enquanto alguns EPIs tipo concha com características de comunicação fornecem atenuações passivas comparáveis com as de um modelo tipo concha, os microfones auriculares típicos fornecem proteção menor se comparados com plugues convencionais.

Em casos onde a atenuação fornecida por um dispositivo tipo concha é inadequada, pois os sinais de comunicação são mascarados pelo ruído, melhoras podem ser obtidas pelo uso de plugues embaixo de um capacete acústico. Enquanto o plugue reduz o sinal de comunicação, bem como o ruído, a razão sinal/ruído no canal auditivo pode melhorar se o fone de orelha fornecer ganho suficiente, livre de distorção, para compensar a perda imposta pela inserção do plugue. Outros acréscimos podem ser fornecidos pelo sistema eletrônico, tal como corte dos picos e condicionamento do sinal, para aumentar a potência acústica das consoantes que são críticas na discriminação das palavras.

O sinal de intercomunicação tipicamente requer pré-amplificação para compensar o efeito do circuito de cancelamento sobre a amplitude das baixas freqüências contidas na fala. Após comparar a entrada desejada de fala com a realimentação de ruído, o sinal de saída do comparador (diferença) é então processado através de um circuito de compensação/amplificação do fone de orelha, resultando na adição do sinal da fala ao sinal de anti-ruído que é difundido pelo fone de orelha. Pretende-se que os sinais de comunicação sejam reproduzidos no fone de orelha praticamente sem alterações;

entretanto a voz transportada por via aérea e os sons que penetram na concha são parcialmente cancelados pelo ANR nas baixas freqüências e atenuados nas altas freqüências pela atuação passiva do protetor tipo concha. Assim, a intenção primária deste tipo de EPI com ANR é aumentar a inteligibilidade do canal de comunicação.

Estudos até esta data, no que diz respeito à inteligibilidade do dispositivo com ANR analógico, têm mostrado resultados mistos. Comparando dispositivos com ANR operando em seu modo ativo *versus* seu modo passivo (ANR desligado), houve momentos onde certos dispositivos com ANR apresentaram vantagem de inteligibilidade na ordem de 10-20% sobre as condições do ANR desligado, enquanto outros dispositivos não apresentaram resultado positivo quando o ANR estava ligado. Quando um capacete acústico com ANR, usado na aviação comercial, foi comparado com um capacete acústico convencional passivo de boa qualidade, obteve-se no resultado do estudo nenhuma vantagem do dispositivo ANR nas medições, tanto pela razão de fala/ruído como pelo ganho de inteligibilidade.

A ampliação da categoria de EPIs passivos é obtida pela aplicação de elementos estruturais e dispositivos mecânicos como aberturas, ductos, diafragmas, amortecedores, válvulas e molas, mas sem adição de componentes eletrônicos ou transdutores. Assim sendo, os dispositivos passivos são mais baratos do que suas contrapartes ativas e são geralmente mais duráveis e requerem menos manutenção (naturalmente não requerem reposição de bateria) e são mais semelhantes aos EPIs convencionais. Com um projeto criativo eles podem fornecer valiosos ganhos em desempenho, mas são mais limitados nas características que podem produzir do que os dispositivos ativos.

C) EPIs sensíveis à freqüência.

Esforços relativamente baratos e tecnicamente bem direcionados, visando ao aperfeiçoamento da comunicação sob plugues, têm envolvido o uso de aberturas ou canais através do corpo do plugue. Uma técnica inicial incorporou uma cavidade com ar encapsulada pelas paredes de um plugue pré-moldado. Em tal projeto a cavidade está em contato com o exterior e também com o canal da orelha via uma porta minúscula em cada final. Isto cria um filtro passa-baixo de duas seções, projetado para oferecer atenuação que aumenta dramaticamente com a freqüência, oferecendo desde uma atenuação desprezível em torno de 1.000 Hz a até 35 dB em 8.000 Hz.

Em virtude da maioria das freqüências críticas da fala, para inteligibilidade, ficar entre 1000 e 4000 Hz, o potencial benéfico das comunicações, tendo em vista o caráter passa-baixo, pode ser relativamente pequeno para certas situações, sobretudo em ambientes ruidosos que apresentam considerável energia nas baixas freqüências, que causam mascaramento nas freqüências mais altas, dentro da banda crítica da fala. Nestas situações a atenuação alcançada, com boa qualidade de comunicação, poderá ser insuficiente para muitos ambientes de ruído industrial.

D) EPIs com atenuação ajustável.

Para auxiliar a superar os problemas de superproteção em ambientes com ruído moderado, os recentes projetos de plugues têm sido desenvolvidos para permitir que o usuário controle o nível da atenuação desejada. Estes dispositivos incorporam um caminho de fuga que o usuário pode ajustar através de uma válvula que obstrui um canal no corpo do plugue, ou através da seleção de filtros ou amortecedores. Uma abordagem mais simples, comum em plugues moldados sob medida, consiste em fazer canais pequenos (0,5 mm) ou furos escalonados, longitudinalmente no plugue. O escape de ar resultante tipicamente reduz a atenuação nas baixas freqüências em um grau maior do que nas altas, conferindo característica de passa-baixo.

Há duas diferenças importantes entre EPIs passivos com atenuação ajustável, tal como o Varifoon, e os EPIs passivos sensíveis à amplitude que serão discutidos a seguir. Os dispositivos anteriores necessitam de ajustes pelo usuário para trocar o efeito da atenuação e, uma vez que a atenuação é assim selecionada, ela se torna independente do nível sonoro incidente; enquanto que os últimos (EPIs sensíveis à amplitude) reagem automaticamente às mudanças dos níveis sonoros incidentes, e o usuário praticamente não tem controle sobre a mudança de atenuação.

Embora a concepção do EPI com atenuação ajustável seja atrativa, a tarefa de adequar corretamente a atenuação do protetor para o limiar auditivo do usuário e o espectro do ruído ambiental, levando em conta a necessidade da comunicação, é complexa. Portanto, é necessário o desenvolvimento de algoritmos para facilitar este processo.

E) EPIs sensíveis à amplitude.

Como já discutido anteriormente, a capacidade auditiva sob um protetor convencional é comprometida durante os períodos de silêncio nas exposições intermitentes do som, porque o dispositivo fornece atenuação constante sem considerar o nível de ruído do ambiente. Protetores sensíveis à amplitude, também chamados nível-dependentes, reduzem o problema pelo fornecimento de atenuações reduzidas nos baixos níveis sonoros, mas aumentando a proteção nos altos níveis de ruído constante ou impulsivo.

Uma válvula com funcionamento dinâmico, um orifício redondo com canto vivo, ou orifício com forma de rachadura, que gere um caminho de escape controlado no EPI, constitui-se no elemento não linear que altera a atenuação.

Os dispositivos tipo válvula incorporam um diafragma que propositadamente fecha o ducto quando é ativado por altas pressões sonoras. Entretanto, devido à ascensão muito rápida da pressão sonora no tempo, quando da detonação de uma arma ou de uma explosão, é provável que a inércia da válvula iniba o seu fechamento em tempo, o que permitiria realizar completa proteção contra os impulsos, e os autores estão cientes de que não existem dados experimentais publicados demonstrando que as válvulas realizam realmente o que delas é divulgado.

Por outro lado, a técnica dos orifícios está bem documentada teórica e empiricamente. Ela tira vantagem dos comportamentos acústicos não lineares que se desenvolvem quando altos níveis sonoros (acima de aproximadamente 120 dB) tentam penetrar em pequenas aberturas. Ondas de baixa intensidade exibem predominantemente fluxo laminar, passando com relativa facilidade através de uma pequena abertura, enquanto que as ondas de alta intensidade criam um fluxo turbulento e, como resultado, incorrem num excesso de atenuação, devido ao aumento da resistência acústica da abertura (dada pela razão da pressão acústica através de um material, pela velocidade da partícula através dele) com o aumento do nível sonoro.

A técnica do orifício foi aplicada com sucesso em EPIs tipo plugues, tal como o EPI para uso com as armas Gunfender, que foi usado pelo exército Britânico por mais de 20 anos (Mosko & Fletcher, 1971) e, em EPIs tipo concha, tal como o Ultra 9000 da Corporação Cabot de Segurança. O projeto do Ultra 9000 tem os orifícios do lado de fora da concha "mirando" em um ducto que se acopla à orelha através de uma almofada flexível.

Para os dispositivos passivos sensíveis à amplitude um parâmetro crítico de desempenho é o nível sonoro de transição no qual acontece o início do aumento das perdas. Sob níveis sonoros acima do nível de transição, a perda por inserção aumenta de acordo com uma taxa que pode chegar até a metade do aumento do nível sonoro. O aumento da atenuação continua até o ponto onde a perda de inserção aproxima-se daquela do equivalente protetor com o elemento não linear fechado. Sob baixos, mas ainda potencialmente danosos, níveis sonoros, a maioria dos dispositivos sensíveis à amplitude exibe um comportamento similar ao dos plugues com escape ou ventilados, fornecendo atenuação que depende da freqüência, com pequena redução de ruído abaixo de 1.000 Hz. Pelo menos uma exceção documentada é um protetor tipo concha com orifício (Ultra 9000), que fornece aproximadamente 25 dB de atenuação na faixa de 400 a 8.000 Hz.

Em virtude de os protetores passivos sensíveis à amplitude não apresentarem dependência em relação aos níveis sonoros de até aproximadamente 120 dB SPL, eles são úteis basicamente para impulsos isolados, como detonações de armas de fogo, especialmente em ambientes abertos.

F) EPIs com atenuação uniforme.

Como descrito pelas curvas para espuma, fibra de vidro e plugue pré-moldado, plugues convencionais (assim como também outros tipos de EPIs) tendem a oferecer aumento de atenuação com o aumento da freqüência. Portanto, a audição do usuário fica distorcida no espectro sonoro. Não ocorre somente redução no nível, mas também aparecem alterações no espectro sonoro. Visto que muitas informações de fala dependem da sua forma espectral para possuir conteúdo de informação, os EPIS convencionais devem normalmente se comprometer com estas questões. Por exemplo, operadores de máquina ferramenta comentam que o ruído da ferramenta de corte está distorcido, pilotos de aeronave e operadores de abastecimento dizem que os sinais importantes não podem ser discernidos, músicos relatam problemas na percepção na altura dos sons quando usam EPIs convencionais. Para combater estes defeitos, foram desenvolvidos, no final dos anos oitenta, os EPIs com atenuação plana ou linear, os quais aplicam uma atenuação praticamente linear de 1.000 a 8.000 Hz. O refinamento destes dispositivos, incluindo a oferta de modelos com diferentes níveis de atenuação, apresentou continuidade na década de noventa.

EPIs com atenuação plana bem-sucedida foram desenvolvidos pela integração de elementos acústicos como canais, amortecedores e diafragmas dentro dos plugues pré-moldados e sob medida. Uma abordagem do plugue moldado sob medida ER 15 utiliza um canal de som como uma massa acústica (indutância L1), um diafragma (elemento capacitivo, Cl) e um amortecedor (elemento resistivo, Rl), formando um sistema ressonante para restaurar a ressonância natural de 2,7 kHz da orelha livre, a qual é normalmente perdida quando a orelha está com plugue. Outra característica que auxilia a obter a planicidade na resposta do ER l5 é a localização da entrada de som do plugue próximo à entrada do canal auditivo, tirando proveito da amplificação natural em altas freqüências da orelha/concha. Isto faz com que mais energia sonora atravesse a entrada, efetivamente reduzindo a atenuação do plugue. Esta combinação de resultados tem um perfil de atenuação plana com cerca de 15 dB ao longo das freqüências. Uma versão alternativa fornecendo atenuação plana de aproximadamente 25 dB está também disponível.

Uma alternativa, bem mais barata de projeto de plugues pré-moldados, é o plugue ultra-tech de segurança Cabot ER 20. Neste caso o diafragma foi substituído por um damper acústico, e a captação do som pela orelha/concha é efetuada através de uma montagem de trompa dobrada que cobre a abertura final do plugue. Apesar da obtenção de um perfil de atenuação relativamente plano, seu desempenho não é tão uniforme como o ER 15.

Apesar da abundância de relatos e evidências teóricas, há falta de estudos empíricos provando os benefícios aurais dos EPIs com atenuação uniforme. Não obstante, a melhora na percepção auditiva e a proteção adequada serão alcançadas para EPIs de atenuação uniforme bem ajustados, para pequenas ou até moderadas exposições ao ruído, de aproximadamente 90 decibéis, ou menos. Músicos profissionais e indivíduos com perda de audição nas altas freqüências podem achar tais dispositivos particularmente benéficos. Entretanto, para ruídos com substancial energia em alta freqüência, os plugues com atenuação uniforme geralmente oferecem menos proteção do que os convencionais moldados sob medida ou plugues pré-moldados.

Detecção e controle das fontes geradoras de ruído

Este ponto é fundamental para a prevenção, pois, se fosse possível eliminar o ruído, a PAIR não existiria e todo o resto seria um assunto obsoleto uma vez que, removida a causa, não existiriam conseqüências.

A modernização que está ocorrendo na indústria vem sendo acompanhada da criação de máquinas menos ruidosas e de máquinas que operam outras máquinas (robôs) retirando o homem de locais muito insalubres.

Infelizmente muitas décadas ainda deverão passar até que o convívio do homem com o ruído ocupacional desapareça completamente.

Programa de conservação auditiva

Qualquer dos quatro pilares revisados nos parágrafos anteriores, aplicado isoladamente, tem um impacto muito menor na prevenção da PAIR do que quando aplicado de forma conjunta, organizada em uma ação coordenada, multiprofissional dentro de um programa de conservação auditiva (PCA).

É importante ressaltar que a coordenação do PCA deve ser realizada por pessoas comprometidas com a segurança e a saúde dos trabalhadores. O êxito do programa depende da forma como se utilizará os recursos humanos e materiais disponíveis e da forma como se irá integrar e motivar os trabalhadores, pois a aplicação deste programa envolve mudanças de atitudes, cooperação, trabalho em equipe, novas aprendizagens, entre outros, ou seja, atitudes que definem o sucesso ou o fracasso do programa.

Existem diversos estudos que têm demonstrado que os acidentes de trabalho e as enfermidades profissionais estão associados, muitas vezes, à gestão deficiente. Uma boa coordenação do programa implica em uma utilização ótima dos recursos disponíveis e, conseqüentemente, maior envolvimento por parte de todos os níveis da empresa. É importante que haja comprometimento por parte do corpo administrativo superior, não só na disponibilidade dos recursos financeiros para a realização do programa, mas também na disponibilidade em viabilizar a participação de todos os trabalhadores nas atividades do PCA.

Negligenciar a saúde e a segurança do trabalhador não apenas cria o sofrimento humano, mas representa, na maioria das vezes, custos altíssimos. Cuidar da saúde e da segurança no ambiente de trabalho, por sua vez, representa um investimento de longo prazo com retorno garantido não só em termos de produtividade, proteção ao meio ambiente e competitividade, mas principalmente em relação à qualidade de vida.

Para que se obtenha êxito na aplicação de qualquer programa que envolva segurança e saúde do trabalhador, é preciso que haja uma conscientização em todos os níveis e que cada pessoa conheça e interprete o seu papel dentro do mesmo. Devemos estar conscientes de que saúde ocupacional e segurança do trabalho não são interesse de um grupo isolado de especialistas, mas de todos os membros da empresa. Além disso, a participação do trabalhador irá proporcionar não apenas um lugar seguro e um ambiente ideal, mas concorrerá para que o mesmo tome consciência da sua responsabilidade de cidadão com o meio ambiente (Leal, 1996).

Cubas de Almeida, 1994, define que o programa de controle de ruído e prevenção de surdez é um conjunto de medidas eficazes elaboradas e executadas por uma equipe multidisciplinar, constituída por médicos do trabalho, engenheiros de segurança, fonoaudiólogos, técnico em segurança e pela comissão interna de prevenção de acidentes. A participação do otorrinolaringologista ocorre através da solicitação do médico do trabalho. Cada elemento do programa tem suas atividades bem definidas e necessárias ao objetivo do mesmo. A autora ressalta ainda que os programas terão eficácia, apenas quando realizados de forma integrada e com participação dos trabalhadores, que deverão ser motivados e também alertados para o risco.

A PAIR pode ser reduzida, e mesmo eliminada, através da aplicação de um Programa de Conservação Auditiva (PCA), que beneficia tanto a empresa como os empregados. Estes são protegidos da perda auditiva, e as evidências sugerem que têm menos cansaço no trabalho e geralmente melhor saúde. A empresa se beneficia pela elevação da moral e da eficiência no trabalho pela redução de despesas médicas e gastos menores em reclamatórias. A existência do PCA não garante a prevenção da PAIR. Experiência em PCAs exitosos mostram que os empresários necessitam aderir aos adequados procedimentos desde o início. É significativo que todos os escalões da empresa participem do PCA lhes sendo explicitados qual a sua responsabilidade, que não se dirige unicamente para a produção, mas também para a segurança. Isto é de utilidade em empresas de grande porte, onde os profissionais da área de segurança e medicina do trabalho podem ter alguma dificuldade para estabelecer adequados canais de comunicação com os operários. Estes procedimentos cobrem a integração do PCA nos programas de segurança e saúde da empresa, a designação de um encarregado pela implantação com definitivas responsabilidades por toda condução do programa, em condutas padronizadas para cada fase, a identificação correta de recursos internos ou externos e a aquisição de equipamentos apropriados.

Os sete componentes básicos do PCA são:

1. Monitoração da exposição ao ruído.
2. Medidas de controle administrativas e de engenharia.
3. Avaliação audiométrica.
4. Uso de equipamentos de proteção auditiva.
5. Educação e motivação.
6. Conservação dos registros.
7. Avaliação do programa.

O PCA é usualmente executado por uma equipe cuja composição e tamanho variam conforme o tamanho da empresa e do número de empregados expostos ao ruído. A equipe pode ser constituída por médicos, enfermeiras, fonoaudiólogos, técnicos de segurança do trabalho, engenheiros (Ibañez, 1993).

Se bem que muitos dos procedimentos adotados pelo PCA atendam à legislação em vigor, este não é o único objetivo. Um bom PCA necessariamente não precisa basear-se em regulamentos para ser efetivo e viabilizar seu propósito: prevenir PAIR, se possível de uma forma prática e pouco dispendiosa.

1. **Monitoração dos níveis de ruído**: como em toda situação perigosa, é da maior importância determinar os exatos níveis de ruído, para identificar os empregados expostos. Os responsáveis por este aspecto do programa precisam assegurar-se de que a exposição de todos os empregados foi propriamente avaliada, bem como reavaliações necessitam ser efetuadas, quando ocorrerem trocas nos equipamentos ou operações que possam alterar significativamente os níveis de ruído.

Esta monitoração é conduzida por vários motivos:

A) Para determinar se existem situações perigosas à audição.
B) Para determinar se os níveis de ruído presentes possam interferir com a comunicação e a percepção audível de sinais de alerta.
C) Para identificar empregados que vão participar do PCA.
D) Para priorizar os esforços de controle do ruído e definir e estabelecer práticas de proteção auditiva.
E) Para avaliar o trabalho de controle do ruído.

Vários tipos de instrumentação podem ser utilizados, como medidores de nível de pressão sonora e dosímetros.

Os empregadores precisam decidir se contratam um serviço externo ou adquirem o equipamento necessário para que seu próprio pessoal execute as medições. É necessário assegurar-se de que as pessoas que vão monitorar o ambiente estejam adequadamente familiarizadas com o manejo dos instrumentos. Os resultados das medições necessitam ser transmitidos aos executores do PCA e aos empregados, de uma forma compreensível.

Os executores necessitam ter certeza de que as medições respondem a questões relevantes, tais como identificar os empregados que vão participar do PCA e avaliar máquinas específicas com o propósito de controle do ruído. É importante que as medições sejam representativas de típicos ciclos de produção. Quando se utiliza o dosímetro assegurar-se de que os empregados que o usam estejam efetuando atividades típicas.

Os empregados (ou seus representantes) devem acompanhar as medições para poder conhecer o ambiente de trabalho e o maquinário em operação. A assistência do empregado é especialmente crítica para o sucesso de medidas de engenharia que visam reduzir os níveis de ruído, quando o conhecimento do processo de trabalho ou de peças de equipamento precisa ser avaliado, e só os empregados conhecem toda a operação das máquinas.

Os empregados também necessitam cooperar quando solicitados a usar dosímetros, mantendo sua habitual rotina de trabalho, para que os resultados sejam representativos da real exposição. Os níveis de ruído freqüentemente aumentam quando o equipamento começa a deteriorar, ou quando não recebe manutenção adequada. Quando os empregados identificam estas situações precisam comunicá-las aos executores do PCA, para que reavaliações dos níveis de ruído sejam executadas.

Devem-se levar em conta quando na monitoração dos níveis de ruído:

- Se o essencial para monitorar os níveis de ruído foi feito.
- Se o propósito de cada medição foi claramente estabelecido.
- Se os empregados expostos ao ruído foram notificados desta exposição e informados dos riscos auditivos.
- Se os resultados foram rotineiramente transmitidos aos executores do PCA.
- Se os resultados foram colocados com destaque nas áreas críticas.
- Se ocorreram alterações nas áreas, equipamentos ou processos que possam ter alterado os níveis de ruído.
- Se foram tomadas medidas para incluir no PCA empregados expostos nestas áreas em que se alteraram os níveis de ruído.

2. **Controles de engenharia e administrativos**: os controles de engenharia e administrativos podem ser essenciais para consumar um efetivo PCA. O uso destes controles deve reduzir a exposição ao ruído a um ponto onde o risco à audição seja eliminado, ou ao menos mais controlável. Em muitos casos, a aplicação de controles relativamente simples do ruído reduz a implementação de outros elementos do programa, como testes audiométricos ou uso de EPIs. Em outros casos, a redução do ruído pode ser mais complexa e precisa ser desenvolvida em estágios, durante algum tempo. De qualquer modo, com a redução de uns poucos decibéis melhora a comunicação, reduzem-se os riscos da PAIR e da irritação causada pelo ruído.

É especialmente importante que as empresas mostrem o desejo de adquirir novos equipamentos com baixos níveis de ruído. Muitos equipamentos estão agora disponíveis em versões com controle do ruído, o que faz com que não sejam requeridas futuras medidas de engenharia.

Para os propósitos do PCA, as medidas de engenharia são definidas como toda modificação ou substituição de equipamento, que cause alteração física na origem ou na transmissão do ruído (com exceção dos EPIs), reduzindo os níveis de ruído que chegam na orelha do empregado. São típicas medidas de engenharia:

- Reduzir o ruído na origem.
- Interromper a transmissão do ruído.
- Reduzir a reverberação.
- Reduzir a vibração das estruturas.

Exemplos comuns da implementação destas medidas são:

- Instalação de silenciadores.
- Construção de enclausuramentos acústicos e barreiras.
- Instalação de material de absorção sonora.
- Criar bases para equipamentos mais sólidas e providenciar lubrificação adequada.

Avaliar a aplicabilidade de medidas de engenharia é um processo sofisticado. Inicialmente o problema "ruído" precisa estar completamente definido, para o que são necessárias as medidas obtidas com o monitoramento do ambiente, para a identificação da origem das fontes ruidosas, e sua contribuição no nível total de ruído.

No desenho e instalação de medidas de engenharia, a ergonomia precisa ser considerada na otimização do trabalho. Por exemplo, posturas no trabalho (sentadas, em pé, flexionadas) e fatores ambientais existentes (iluminação, tensão emocional, temperatura) precisam ser considerados, principalmente no enclausuramento de empregados. As medidas necessitam assegurar o conforto e não reduzir a eficiência no trabalho.

Um exemplo de medida administrativa é a prática de efetuar rodízio de empregados nas áreas de muito e pouco ruído. Se por um lado este procedimento reduz o risco de perdas severas de audição em poucos empregados, de outro aumenta o risco de perdas leves em muitos. Outra medida administrativa é providenciar áreas silenciosas nas quais os empregados possam ter algum alívio do ruído, por ocasião de seus intervalos. Estas áreas necessitam estar distantes das linhas de produção, ou então devem ser tratadas acusticamente para diminuir o ruído de fundo.

A) **Responsabilidades do empregador:** a responsabilidade primária é assegurar-se de que as fontes de ruídos potencialmente controláveis sejam identificadas, e que ocorram prioridades para controlá-las, seja através da alocação de recursos externos, seja com os próprios recursos. E também responsabilidade do empregador ver se toda alteração de equipamento ou processo seja efetuada após avaliação do seu impacto na exposição ao ruído de seus empregados. A aquisição de novo equipamento mais silencioso pode ser útil, mas deve ser feita sob explícitas especificações e sem muita pressão dos fabricantes de equipamentos. Os empregadores necessitam dispor de recursos para desenvolver tecnologia em suas próprias empresas, que controle específicos problemas de ruído.

B) **Responsabilidades dos executores do PCA:** a maior responsabilidade dos executores do PCA é assegurar-se de que os empregadores conscientizem-se da necessidade destas medidas e de seus benefícios. Aqueles que executam o PCA provavelmente não implementarão as medidas para controlar o ruído na origem, mas serão um canal entre os empregados que operam os equipamentos, os empregadores e os especialistas no controle do ruído. Também é de sua responsabilidade mostrar aos empregados o uso correto das medidas de controle e mantê-las em boas condições.

C) **Responsabilidades dos empregados:** como os empregados que operam e mantêm os equipamentos são freqüentemente aqueles que mais conhecem o processo, é preciso que externem suas opiniões e idéias, para que as medidas tomadas sejam as mais práticas e efetivas possíveis. Os empregados também têm a responsabilidade de aprender a operar suas máquinas com as medidas de controle do ruído no lugar, conservá-las adequadamente e notificar o pessoal apropriado quando alguma manutenção se faça necessária.

Lista de avaliação das medidas de controle de engenharia e administrativas:

- As medidas de controle foram priorizadas?
- Estão os empregados e supervisores informados das medidas de controle?
- Existem recursos próprios ou serão necessários recursos externos para executar os trabalhos?
- Foram os operários e os supervisores consultados na operação e manutenção das medidas?
- Todas as possíveis medidas administrativas foram tomadas? Os procedimentos adotados na empresa foram modificados para adequar-se a estas alterações?
- Ocorreram alterações nos regulamentos federais ou estaduais? Os procedimentos adotados na empresa foram modificados para adequar-se a estas alterações?
- Existem equipamentos de segurança disponíveis, ou eles podem ser adquiridos em curto espaço de tempo?
- O desempenho do pessoal que executa o PCA é avaliado periodicamente? Se este desempenho é menos que aceitável, são tomadas medidas corretivas?
- Os empregados têm áreas de repouso ou de refeições tratadas acusticamente?

3. **Avaliação audiométrica:** avaliação audiométrica é importante para o sucesso do PCA, já que é a única maneira de determinar se PAIR está sendo prevenida. Quando a comparação entre audiogramas mostra perdas auditivas temporárias após exposição ao ruído (TTS), perdas permanentes precoces ou agravamento de perdas já estabelecidas, é tempo de tomar atitudes rápidas para que não ocorram maiores alterações.

Para proteção do empregado, e também da empresa, audiometrias deveriam ser efetuadas nas seguintes ocasiões:

- Pré-admissional.
- Antes que o empregado inicie trabalho em ambiente ruidoso.
- Anualmente se o empregado trabalha em ambiente cujos níveis de pressão sonora estão entre 80 dB e 100 dB (A), ou duas vezes ao ano se os níveis de pressão sonora forem superiores a 100 dB, em qualquer escala.
- Quando o empregado encerra um trabalho em ambiente ruidoso.
- Por ocasião da demissão.

A) **Responsabilidades do empregador:** os empregadores devem dispor de recursos suficientes para efetuar as avaliações audiométricas, já que às vezes é o procedimento mais dispendioso do PCA. Pode-se optar pela contratação de um serviço de audiometria externo, ou adquirir os equipamentos necessários e contratar um fonoaudiólogo ou médico para realizar os testes. A terceira opção é combinar os recursos internos e externos. A escolha depende tanto de fatores econômicos, como do tamanho, tática e localização geográfica da empresa. De qualquer forma, a empresa não receberá benefícios de avaliações audiométricas de qualidade se as seguintes práticas não forem seguidas:

- Os audiogramas precisam ser obtidos utilizando-se audiômetros adequadamente calibrados, e cabinas acústicas localizadas em áreas com aceitável nível de ruído de fundo.
- O mesmo tipo de audiômetro, e preferentemente o mesmo instrumento, deveria ser usado ano após ano.
- Os mesmos métodos de teste devem ser usados com todos os empregados.

- Todos os testes devem ser efetuados por fonoaudiólogo ou médico, com experiência.

Os empregadores devem proporcionar tempo suficiente para a feitura do teste, a fim de que o empregado receba adequada atenção. A sessão audiométrica pode proporcionar uma oportunidade ideal para motivar os empregados a respeito da conservação auditiva, sendo um momento em que informações podem ser transmitidas a respeito do ruído, seus males e avaliar os EPIs utilizados. Quando os testes são efetuados muito rapidamente, apenas para fazer um censo que possa cumprir as obrigações legais, sem um sincero interesse de proteger a audição dos empregados, estes freqüentemente perdem a motivação para participar de qualquer PCA.

Os empregadores também precisam certificar-se de que os testes audiométricos sejam analisados por profissionais qualificados, com treinamento e experiência na área da conservação auditiva ocupacional. Todos os empregados, e não apenas aqueles com alterações auditivas, devem receber prontamente, por escrito, um sumário da sua situação auditiva seqüencial, com recomendações acessíveis que enfatizem precauções acessórias.

B) **Responsabilidades dos executores do PCA:** os executores do PCA têm importantes responsabilidades nos testes audiométricos. É necessário verificar se a pessoa que conduz os testes está bem treinada, e mesmo se demonstra entusiasmo e sincero interesse em cada empregado que está sendo testado. O ambiente onde se localiza a cabine necessita ter adequado silêncio. Os testes admissionais devem ser efetuados após repouso auditivo de 14 horas, mas os testes audiométricos periódicos anuais podem ser efetuados durante o horário de trabalho do empregado, sendo anotado na folha de avaliação o tempo de repouso auditivo observado. Nos estágios iniciais da PAIR o ruído pode causar TTS, que, se repetido de forma regular, pode levar ao PTS (perda auditiva permanente). Efetuando-se o teste durante o horário de trabalho este TTS pode ser identificado, quando há comparação com testes anteriores (e até o inicial). Este TTS pode ser devido à inadequação do uso do EPI, por exemplo, o que pode gerar intervenções para prevenir perdas permanentes subseqüentes.

Se a audiometria anual mostrar que o empregado sofreu uma alteração do limiar, o empregador deve obter um novo teste em 21 dias, respeitando o repouso auditivo de 14 horas e considerar o resultado deste reteste como a audiometria anual. Havendo alterações nos testes que possam dificultar o diagnóstico, ou sugerir alterações auditivas não-ocupacionais, o empregado necessita ser encaminhado ao otorrinolaringologista para, se necessário, ser submetido à avaliação auditiva mais acurada, através da audiometria pela via óssea, discriminação vocal e imitanciometria e todos os demais testes audiológicos que se fizerem necessários à completa elucidação diagnóstica topográfica e etiológica.

O contato direto entre a pessoa que executa o teste e o empregado proporciona uma chance de inspecionar as condições pelas quais o EPI é utilizado, reavaliando a adequação do EPI escolhido, tamanho e condições. Se necessário, um novo protetor de diferente tamanho ou tipo pode ser testado, e o empregado instruído para os cuidados e utilização adequada.

É preciso assegurar-se que todos os audiogramas sejam analisados por profissionais qualificados, para que alterações sejam detectadas, tanto de "piora" como de "melhora", mesmo que sejam em freqüências isoladas, numa única orelha. Os executores do PCA necessitam estar familiarizados com estas situações para tomar condutas adequadas. Como nem todas perdas auditivas são originadas pelo ruído, algumas vezes são necessárias atenções médicas para determinar a causa destas e estabelecer tratamentos.

C) **Responsabilidades dos empregados:** os empregados devem entender que os testes audiométricos serão utilizados para ajudá-los a conservar a audição e não penalizá-los. Os empregados devem assegurar-se de que as instruções para efetuar os testes sejam transmitidas de forma clara, para que possam responder de forma mais eficaz.

Os empregados devem cooperar ativamente com o PCA seguindo as recomendações dos executores do programa, a respeito do uso do EPI.

Lista de avaliação das medidas de controle dos testes audiométricos:

- O audiômetro utilizado é calibrado ao menos anualmente?
- O nível de ruído presente na cabina audiométrica permite a obtenção de testes confiáveis?
- A pessoa que efetua os testes audiométricos está adequadamente treinada? Ela obtém testes confiáveis? Instrui os empregados efetivamente?
- Estão os limiares auditivos razoavelmente consistentes de teste para teste? Se não, as razões para a inconsistência foram investigadas prontamente?
- São os testes audiométricos comparados com os anteriores para identificar alterações de limiares?
- Os empregados que mostram alteração nos limiares são encaminhados a reteste?
- Os resultados dos testes são informados aos empregadores e aos empregados?
- São tomadas ações corretivas quando os testes mostram piora das limiares auditivos?
- Os empregados que necessitam de avaliação complementar com otorrinolaringologista são encaminhados?

4. **Equipamentos de proteção auditiva de uso individual (EPIS):** um EPI é tudo que pode ser usado para reduzir o nível de ruído que entra na orelha. "Conchas", protetores semi-auriculares e de inserção são os três tipos principais de EPIs. Cada empregado reage de forma diferente ao uso destes equipamentos, e o PCA deve estar apto a atender a estas necessidades individuais.

A) **Responsabilidades do empregador:** os empregadores têm dupla participação ao assegurar que os EPIs efetivamente protejam a audição dos empregados: facilitação e esforço. Facilitação significa assegurar aos executores do PCA que obtenham os EPIs que necessitam, bem como recursos para treinar os empregados no seu uso. É preciso esforço para apoiar energicamente o PCA e dar o exemplo na utilização do EPI, estendendo seu uso aos visitantes.

B) **Responsabilidades dos executores do PCA:** eles precisam ser responsáveis pela seleção dos EPIs e supervisionar seu uso. Precisam estar aptos para avaliar de forma apropriada o EPI mais adequado para cada empregado, baseado no uso correto, na atenuação desejada conforme o nível de ruído ao qual o empregado esteja exposto, necessidade de ouvir sinais de alerta e necessidade de comunicação. É preciso atenção a cada orelha, porque com freqüência são diferentes na mesma pessoa. A ocorrência de situações simples como acúmulo de cerúmen ou otites externas, de freqüente observação, precisa ser comunicada aos empregados e manejadas pelo pessoal do ambulatório, para que não comprometa o uso do EPI.

Os executores do PCA precisam estar aptos para educar os empregados, de forma individual, ou procurar auxílio em serviços especializados, neste caso acompanhando o trabalho, para assegurar que cada empregado tenha escolhido o melhor EPI para si, que o use corretamente e saiba o momento de substituí-lo.

Verificações periódicas nos setores de produção são necessárias, para observar mau uso ou "modificações" que poderiam diminuir a eficiência dos EPIs. Os executores do PCA precisam estar preparados para trabalhar com empregados que demonstrem atitudes negativas diante do EPI, se necessário recebendo aconselhamento psicopedagógico.

C) **Responsabilidades dos empregados:** os empregados precisam esforçar-se para obter informações completas acerca dos EPIs e solicitar ajuda quando estão encontrando problemas no uso. Precisam verificar seus EPIs periodicamente para assegurar-se de sua viabilidade e substituí-los quando necessário, informando aos empregadores se estão encontrando dificuldades em efetuar reposição dos EPIs. Eles também podem ajudar-se uns aos outros, incentivando seus companheiros no uso do EPI.

Lista de avaliação das medidas de controle dos EPIs:

- Os EPIs estão disponíveis a todos os empregados que trabalhem em níveis de ruído igual ou superior a 85 dB, em qualquer escala?

- A empresa dispõe de uma variedade de EPIs para que os empregados tenham possibilidade de escolha?
- Os empregados usam o EPI cuidadosamente, atendendo à atenuação e ao conforto?
- Os empregados recebem educação para o uso, não só no início mas ao menos uma vez por ano?
- Se os empregados usam EPIs que necessitam de reposição com grande periodicidade, esta substituição se processa com facilidade?
- Algum empregado é incapaz, por razões médicas, de usar algum tipo de EPI?
- Algum empregado desenvolve acúmulo de cerúmen no conduto auditivo externo, ou refere otite externa? Estas condições são tratadas rapidamente?
- Os empregados que apresentam alteração dos limiares auditivos têm revisados os EPIs que utilizam?
- As pessoas que supervisionam o uso dos EPIs são competentes para administrar os muitos problemas que podem ocorrer?
- Os empregados referem que os EPIs interferem com a capacidade de executar seu trabalho, dificultando ouvir instruções ou sinais de alerta? Se isto acontece, são tomadas atitudes imediatas para corrigir o problema?
- Os empregados são incentivados a levar seus EPIs para casa, se forem executar alguma atividade com ruído não-ocupacional?
- Novos tipos de EPIs são avaliados?

5. **Treinamento, educação e motivação**: para se obter participação ativa no PCA por parte dos empregados, e sincera e enérgica atitude por parte dos empregadores, é necessário educar e motivar ambos os grupos. Os empregados que entendem as razões e as mecânicas do funcionamento do PCA dele participarão em seu próprio benefício, não vendo no PCA uma imposição.

A) **Responsabilidades do empregador**: os empregadores precisam enfatizar a importância da fase educacional do PCA. Efetuar sessões de treinamento, projetar filmes, espalhar cartazes e distribuir folhetos devem ser só reforços pedagógicos, nunca a atividade de "per si". Também a educação não deve se restringir aos operários, mas também se dirigir aos supervisores e chefes de setores de produção onde existe ruído. Os próprios empregadores devem participar das atividades culturais, explicando os procedimentos sob o ponto de vista da empresa. Estas atividades, que devem repetir-se anualmente, poderiam contar com a presença de pessoas com conhecimento do PCA e boa capacidade de comunicação. Qualquer reunião que aborde questões relacionadas à segurança deve igualmente incluir o PCA, como o momento da feitura do teste audiométrico, em que o uso adequado do EPI pode ser avaliado. Deve haver reconhecimento dos setores da empresa quando ocorrer excelente desempenho no PCA (consistente e efetivo uso do EPI e redução no agravamento dos limiares auditivos), acompanhado de congratulações através de notas nos quadros murais, nos boletins da empresa ou em artigos no jornal interno. Os empregadores precisam assegurar-se de que os encarregados do PCA têm conhecimento detalhado de questões ligadas à psicopedagogia da conservação auditiva, e saber se eles estão capacitados a conduzir as sessões educativas, ou se a empresa necessita de assessoria externa para isto.

As sessões serão mais produtivas se forem estruturadas em pequenos grupos, contando com o supervisor e empregados de uma unidade de produção. Estas pessoas têm em comum a exposição ao ruído e devem sentir-se confortáveis uns com os outros, sendo incentivados a formular questões livremente e a fazer comentários construtivos. É importante que as questões levantadas recebam respostas o mais cedo possível. Sessões culturais especiais devem ser conduzidas para supervisores e chefes de setor, onde possam ser discutidos seus problemas separadamente, como progressos ou retrocessos de pontos específicos do PCA, resultados do uso de EPIs entre os vários setores, treinamento para responder questões que possam ser formuladas pelos empregados e conhecimento de problemas que possam advir do uso dos EPIs.

B) **Responsabilidades dos executores do PCA**: aqueles que conduzem as sessões de educação e motivação devem efetuá-las de forma curta, simples e buscando a mudança permanente de comportamento diante do assunto "segurança", e por extensão o ruído. A finalidade é mostrar a vantagem de preservar a habilidade de entender palavras, e a alegria de ouvir música e sons da natureza. Uma abordagem útil é explicar os resultados dos testes audiométricos, para que os empregados vejam como está sua audição. Uma vez que os empregados entendam porque precisam conservar sua audição, monitorada através dos testes audiométricos, toda a educação será dirigida para como proteger a audição, no trabalho e fora dele, através do uso adequado do EPI, e com boa receptividade às medidas de controle administrativas e/ou de engenharia. Estas devem ser descritas aos grupos, tanto as já efetuadas, como as que serão.

Responsabilidades dos empregados: Os empregados precisam contribuir para sua própria educação, expressando opiniões e questões acerca do PCA, informando os executores quando os procedimentos não são práticos, e sugerindo alternativas que podem torná-los mais adequados. Estas medidas não precisam esperar os encontros anuais regulares, mas podem ser tomadas a qualquer momento. Se os executores do PCA não correspondem às expectativas dos empregados, seja porque não levam em consideração as opiniões e as dúvidas dos empregados, seja porque não tomam as atitudes necessárias, os empregados necessitam comunicar este fato aos empregadores.

Lista de avaliação das medidas de controle do treinamento, da educação e motivação.

- O treinamento é executado ao menos uma vez ao ano?
- As pessoas que executam este treinamento são qualificadas?
- Cada programa de treinamento é avaliado?
- Aos supervisores e chefes de setor foram dadas informações adequadas, bem como atribuídas responsabilidades específicas, para supervisionar o uso adequado e os cuidados com os EPIs por parte de seus subordinados?

- Os próprios supervisores e chefes de setor usam EPIs nas suas respectivas áreas?
- Os conteúdos dos programas de educação e motivação são acessíveis e de interesse dos empregados?
- Estes conteúdos renovam-se anualmente?
- As pessoas que conduzem as sessões de educação e motivação estão capacitadas? São bem recebidas pelos grupos?
- Os empregadores e supervisores estão diretamente envolvidos nestes processos?
- Filmes, cartazes e folhetos são usados como reforços pedagógicos?
- São tomadas enérgicas ações disciplinares quando os empregados repetidamente recusam-se a usar os EPIs?

6. **Conservação das informações**: o arquivamento das informações relacionadas ao PCA freqüentemente não é valorizado. Mas as comparações audiométricas, as informações sobre o uso dos EPIs e a análise do monitoramento das áreas de ruído deveriam gerar arquivos informatizados, para que pudessem prontamente ser verificados. Assim a sua viabilidade poderia ser observada, ao menos antes que se mostrasse inadequada, o que geralmente ocorre quando deles se precisa por ocasião de alguma reclamatória.

As informações do PCA que devem ser arquivadas são aquelas relacionadas às fases do programa: 1) monitoramento das áreas de ruído; 2) planos de controle administrativos e/ou de engenharia; 3) avaliações audiométricas; 4) uso dos EPIs; 5) atividades relacionadas ao treinamento, educação e motivação dos empregados; 6) avaliação do PCA.

A) **Responsabilidades do empregador**: os empregadores devem proporcionar todas as facilidades para que as informações sejam arquivadas, de forma que os dados possam ser recuperados de forma rápida e adequada. Se a empresa não dispõe de recursos para o arquivamento dos dados, de forma total ou parcial, deve procurar assessoria externa.

Os arquivos do PCA são informações médicas e, como tal, precisam preservar o mesmo nível de integridade e confidencialidade dos outros arquivos médicos. A empresa precisa assegurar-se de que estes arquivos são acessíveis só aos executores do PCA, aos empregados individualmente e à fiscalização.

B) **Responsabilidades dos executores do PCA**: os executores do PCA precisam assegurar-se de que todas as informações arquivadas são adequadas, completas, legíveis, e de que não haverá necessidade de "interpretações". Se for detectado, por exemplo, que um empregado não tem expressado o nível de ruído em que trabalha, ou que não fez o seu teste audiométrico periódico, estes dados precisam ser urgentemente providenciados e arquivados.

Os atributos mais importantes de um efetivo arquivamento de dados são:

- *A padronização*: assegura que os sejam comuns e obtidos sob um mesmo formato.
- *A manutenção*: conserva os dados.
- *A integração*: permite que os dados sejam relacionados a todas as fases do PCA e
- *A documentação*: permite acompanhamento a médio e longo prazos uma vez que as relações de causa e efeito quanto ao ruído só se tornam evidentes com o tempo.

C) **Responsabilidades dos empregados**: as informações sobre o PCA devem estar acessíveis aos empregados, principalmente por ocasião dos testes audiométricos periódicos, para que sua audição possa ser avaliada. Quando devidamente instruídos, eles podem por si só identificar qualquer alteração nos limiares, e o que isto pode significar.

Devemos ter em mente certos aspectos, que virão descritos a seguir, para a conservação das informações:

- Todas as informações sobre o PCA deverão ser adequadamente arquivadas.
- Qualquer dado a respeito de um empregado deve ser rápida e adequadamente acessado.
- Os dados devem atender à ética das informações médicas.
- As informações deverão ser acessíveis aos empregados.

A intenção final de todo PCA é reduzir e eventualmente eliminar a perda auditiva induzida pelo ruído no local de trabalho. Uma cuidadosa avaliação da efetividade de todo o PCA é necessária para saber realmente o que está acontecendo.

Esta avaliação não deve restringir-se a verificar se as leis e normas técnicas estão sendo seguidas, mas realmente verificar se a audição dos empregados está sendo conservada.

As formas de se avaliar o PCA são:

- Estimando-se a totalidade das ações executadas em cada fase do programa e sua qualidade, que podem ser implementadas e adaptadas à realidade de cada empresa.
- Através dos testes audiométricos, onde todo teste individual deve ser comparado com os anteriores a fim de detectar alterações nos limiares.

Os empregadores precisam dedicar suficientes recursos para que seja efetuado um adequado programa de avaliação, conduzido pelos executores do PCA. Também precisam atuar decididamente nas falhas eventualmente apontadas, solucionando os problemas que requeiram recursos materiais ou humanos. Medidas disciplinares precisam ser efetivadas quando ocorrem repetidos descumprimentos das normas.

Os executores do PCA precisam dispor de tempo e recursos para efetuar uma cuidadosa avaliação. Precisam estar aptos para analisar todos os aspectos do PCA e os dados audiométricos, ou então procurar assessoria externa. Qualquer alteração, mesmo que possa significar uma alteração temporária da audição, deve ser identificada cedo, antes que as perdas se tornem permanentes.

É necessário que haja interação entre todos os membros executores do PCA e dar atenção aos comentários e reações dos empregados expostos ao ruído. Os resultados da avaliação devem ser comunicados aos empregadores e aos empregados.

Para que haja efetiva avaliação do programa, os empregados precisam comunicar seus problemas no PCA e explicar caso haja relutância ao uso do EPI. Qualquer problema médico que possa afetar sua audição deve ser comunicado, eles também precisam prestar atenção à alteração dos níveis de ruído provocados pelas máquinas que operam, assim como ao inadequado funcionamento das medidas de controle de engenharia, e dos EPIs que utilizam. O sucesso do Programa depende do trabalho em equipe.

SÍNTESE DOS CONCEITOS MAIS IMPORTANTES

Para prevenir a PAIR é necessária a implantação de um programa de conservação auditiva que enfatize medidas de identificação e redução das fontes de ruído excessivo, medidas de informação e motivação para a prevenção entre os operários e empregadores, medidas de monitoramento audiométrico e medidas de proteção individual. O trabalho multiprofissional, transparente e com a participação ativa de todas as partes envolvidas leva a um ambiente propício para evitar esta que é a causa mais freqüente de perda auditiva neurossensorial.

Pesquisas com medicamentos e técnicas de condicionamento ao ruído prometem, em futuro próximo, tornar-se um importante fator adjuvante na prevenção da PAIR.

SÍNTESE DE OUTRAS ALTERNATIVAS DA LITERATURA

Estudos experimentais têm demonstrado, de acordo com revisão feita por Oliveira J. A. A., 2001, o papel do reflexo acústico eferente medial que, via feixe olivococlear medial, diminui a atividade das células ciliadas externas na presença de ruído, protegendo a orelha interna contra os seus efeitos lesivos (Libermann & Gao, 1995).

A presença de excesso de glutamato nas sinapses entre as células ciliadas internas e as fibras do nervo auditivo teria um efeito neurotóxico que, teoricamente, poderia ser diminuído por drogas que atuariam nos níveis intracelular, pré e pós-sinápticos diminuindo a quantidade de glutamato livre (Pujol et al., 1993).

Os radicais livres, em excesso na exposição da orelha a ruído excessivo, também deveriam ser tratados com drogas antagonistas, para prevenir a PAIR (Prasher, 1998).

Trabalhos têm demonstrado que o uso profilático do magnésio oral diminuiu a ocorrência e a gravidade de desvios temporários do limiar quando comparados com os obtidos em indivíduos expostos às mesmas condições de ruído e recebendo apenas placebo (Attias et al., 1998).

Da mesma forma o antagonista do receptor da angiotensina (Godwin, B. et al., 1998), o oxigênio hiperbárico (Kuokfane, J. et al., 1997) e fatores de crescimento (Shoji, F. et al., 1998) também têm mostrado experimentalmente benefícios à orelha interna exposta ao ruído.

O condicionamento ao ruído é um processo que consiste na exposição a ruídos não lesivos por algum tempo antes da exposição a níveis elevados de ruído. Isto tem demonstrado que os indivíduos com exposição prévia a ruído não lesivo tornam-se mais resistentes ao trauma causado pela exposição ao ruído excessivo que os indivíduos não expostos ao ruído prévio, condicionante (Canlon, B. et al., 1998).

A partir destas pesquisas podemos esperar que, num futuro próximo, estratégias medicamentosas, ou de condicionamento protetor ao ruído, possam ser empregadas em conjunto com as medidas derivadas do PCA para finalmente evitar completamente a ocorrência da PAIR.

AGRADECIMENTO

Agradeço a colaboração inestimável da fonoaudióloga Sandra Mara Almeida Ferreira, Mestre em Engenharia de Produção, com a dissertação " Análise da Eficácia dos Protetores Auriculares de Inserção: um estudo de caso", na redação deste capítulo.

REFERÊNCIAS BIBLIOGRÁFICAS

Attias J, Joachim Z, Ising H, Bresloff I. Prophylactic effect of magnesium in noise induced hearing loss. In: Prasher D, Luxon L (ed.) Biological Effects of Noise. London: London: Whuber Publishers, 1998. 273-81p.

Canlon B, Borg E, Flock A. Protection against noise trauma by preexposure to a low level acoustic stimulus. Hear Res 1998;34:197-200.

Casali, John G, Berger, Elliott H. Technology advancements in hearing protection circa 1995: Active noise reduction, freqüency amplitude-sensitivity, and uniform attenuation. American Industrial Hygiene Association Journal 1996;57:175-185.

Cóser PL. Reconhecimento de sentenças no silêncio e no ruído em indivíduos portadores de perda auditiva induzida pelo ruído. [Tese de Doutorado pela Universidade Federal de São Paulo]. São Paulo, 1999.

Ferreira SMA. Analise da eficácia dos protetores auriculares de inserção: um estudo de caso. [Tese de Mestrado – Universidade Federal de Santa Maria]. Santa Maria, 1999.

Gerges SNY. Ruído – Fundamentos e Controle. Florianópolis: UFSC, 1992.

Godwin B, Khan MJ, Shivapuja, Bseidman MD, Quirk WS. Sarthran preserves cochlear microcirculation and reduces temporary threshold shifts after noise exposure. Otolaryngol Head Neck Surg 1998;118:576-83.

Ibañez RN. Programa de conservação auditiva. In: Nudelmann AA, Costa, AE, Seligman J, Ibañez RN (ed.) PAIR. Porto Alegre: Baggagem, 2001. 255-60p.

Kouokfanen J, Virkkala J, Zhal S, Ylikoski J. Effect of hyperbaric oxygen treatment on permanent threshold shift in acoustic trauma among rats. Acta Otolaryngol 1997;529:80-2.

Kwito A. Tópicos em Audiometria Industrial e Programa de conservação Auditiva. São Paulo: CIPA, 1993. 15-19, 62-68, 105-117pp.

Leal MF. A utilização dos programas de saúde ocupacional no gerenciamento ambiental na industria madeireira na região amazônica. Piracicaba: Anais do ENEGEP, 1996.

Liebermann MC, Gao WY. Chronic cochlear de-efferentation and susceptibility to permanent acoustic injury. Hear Res 1995;90:158-168.

Mosko JD, Fletcher JL. Evaluation of the Gunfender earplug: temporary threshold shift and speech intelligibility. J Acoust Soc Am 1971;49:1732-33.

Oliveira JAA. Prevenção e proteção contra perda auditiva induzida pela ruído. In: Nudelmann AA, Costa AE, Seligman J, Ibañez RN (ed.) PAIR. Vol. 2. São Paulo: Revinter, 2001. 17-44p.

Prasher D. New strategies for prevention and treatment of noise induced hearing loss. The Lancet 1998;352:1240-1241.

Pujol R, Puel JL, Gervais D´Aldin C, Eybalin M. Pathophysiology of the glutamatergic synapses in the cochlea. Acta Otolaryngol (Stockh) 1993;113:330-334.

Sataloff RT, Sataloff J. Occupational Hearing Loss. New York: Decker, Inc., 1987.

Shoji F, Yamasoba T, Louis JL, et al. GNDF protects hair cell from noise damage. Abs Assoc Res Otolaryngol 1998;21:539.

Conduta na Intoxicação Otológica Química

Raul Nielsen Ibañez

INTRODUÇÃO

Os ambientes de trabalho apresentam com freqüência agentes nocivos à audição humana. O ruído sempre foi apontado, com razão, como o principal causador das perdas auditivas relacionadas ao trabalho. Nos últimos anos, entretanto, ficou evidente que as exposições a agentes químicos também tinham sua parcela de responsabilidade na etiologia desses achados. Há algumas décadas se divulgam estudos acerca da ototoxicidade de produtos químicos, tradicionalmente medicamentos administrados terapeuticamente ao ser humano. Na década de 80 consolidou-se a idéia entre pesquisadores em audiologia e em saúde ocupacional de que os produtos químicos presentes nos processos de trabalho eram responsáveis por pelo menos parte das perdas auditivas encontradas entre os trabalhadores (Keeve, 1988; Morata, 1989). Esse novo conhecimento trouxe modificações na abordagem dos indivíduos expostos. Perdas auditivas progredindo apesar de medidas eficazes de proteção contra o ruído podem agora ser mais bem esclarecidas. Agravamentos em regiões cocleares não comprovadamente sensíveis ao ruído, sintomas de comprometimento auditivo central, queixas e achados vestibulares, todos passam a fazer sentido se forem considerados os diferentes fatores da exposição ocupacional que agora se conhece. O principal deles é o sinergismo existente entre ruído e produtos químicos na gênese das lesões. Outro fator importante é o efeito das exposições combinadas a diferentes produtos químicos, muito freqüentes nos ambientes de trabalho.

PERDA AUDITIVA POR OTOTOXICIDADE OCUPACIONAL

A lesão celular na intoxicação ocupacional não difere daquela provocada por medicamentos ototóxicos e tem similaridades com a induzida pelo ruído. Está cada vez mais clara a participação do glutamato e dos radicais hidroxila convertidos a partir das substâncias oxigênio-reativas liberadas após a agressão às células ciliadas da cóclea (Henderson *et al.*, 1999; Oliveira, 2001). Contudo, os achados clínicos são bem menos dramáticos porque as doses de exposição ocupacional são contínuas e menores do que na administração terapêutica de drogas. Além do mais, habitualmente existe também a exposição ao ruído ambiental e sua predileção por determinadas freqüências cocleares. Em conseqüência, o achado audiológico clássico é o de um trabalhador com perda auditiva neurossensorial afetando predominantemente as freqüências altas, sugerindo duas causas ocupacionais associadas, quais sejam, exposição ao ruído e a produtos químicos. Entre os trabalhadores com exposição crônica apenas a agentes químicos, situação mais rara nos postos de trabalho, a predileção por altas freqüências se torna menos evidente, e os componentes clínicos e audiológicos de comprometimento central podem se sobressair, além de alterações vestibulares. Nas intoxicações agudas e de altas doses, ainda menos freqüentes, a perda auditiva pode ser importante e igualar-se aos achados característicos induzidos por medicamentos ototóxicos, com alterações audiométricas não só com curvas descendentes, mas também ascendentes ou lineares.

AGENTES QUÍMICOS OCUPACIONAIS

A exposição ocupacional a produtos químicos é ser mais freqüente do que pode imaginar o profissional de saúde desavisado. É raro o processo industrial que não emana algum grau de contaminante químico. Habitualmente os trabalhadores têm monitorizada sua exposição apenas em situações mais críticas, e mesmo nessas indústrias o comprometimento audiológico costuma ser menosprezado, com os controles biológicos realizados rotineiramente por intermédio de análises de sangue e urina.

Utilizam-se difusamente mais de cem mil produtos químicos dentre os aproximadamente 10 milhões existentes, e todos os anos são criadas entre mil e duas mil novas substâncias. Não são conhecidos os danos à saúde provocados pela grande maioria deles, muito menos seu potencial ototóxico. Em nosso meio encontramos exposição a agentes químicos nas atividades da indústria, comércio, agricultura, pecuária, mecânica, saúde e laboratórios, entre outros.

Os principais agentes químicos ototóxicos ocupacionais conhecidos são: mercúrio, chumbo, manganês, mercúrio, cobalto, lítio, arsênio e seus compostos, dissulfeto de carbono, tolueno, xileno, benzeno, estireno, tricloroetileno, n-hexano, metil-etil-cetona, metil-isobutil-cetona, butanol, etil-acetato, monóxido de carbono, cianeto e nitrato de butila, inseticidas (Sass-Kortsak, 1995; Morata, 1997; Gunn, 1998; Fiorini, 2001; Fechter, 2002; Teixeira, 2002; Della Giustina, 2003).

CONDUTA

Por se tratar de agravo até o momento irreversível – e as perspectivas de tratamento serão discutidas logo adiante – a prevenção é a principal ação de manejo da perda auditiva desencadeada por agentes ototóxicos ocupacionais. Eliminar ou reduzir drasticamente a exposição deve ser objetivo principal de todos os envolvidos com o assunto.

A prevenção das perdas auditivas ototóxicas relacionadas ao trabalho é perseguida pela implantação de programas de conservação auditiva entre os trabalhadores expostos a produtos químicos. No geral, esses programas direcionam seus monitoramentos, tanto ambientais quanto biológicos, apenas para a exposição ao ruído. Por não preverem a possibilidade de perdas auditivas provocadas por produtos químicos, habitualmente excluem da realização de exames audiométricos os trabalhadores com baixa exposição ao ruído, independente do grau de exposição química existente. Exemplo típico dessa situação são os empregados de laboratórios industriais, pouco monitorados do ponto de vista auditivo e portadores freqüentes de alterações audiométricas compatíveis com ototoxicidade.

Uma limitação dos programas de conservação auditiva e da legislação trabalhista é a obrigatoriedade de realização apenas de testes audiométricos tonais, pouco elucidativos nas alterações centrais e vestibulares freqüentemente provocadas pelos produtos químicos (Morata et al., 2002). Testar as altas freqüências, as otoemissões acústicas e a eletrofisiologia da audição podem ser bem mais sensíveis na detecção precoce de alterações cocleares e centrais. Preocupa ainda a prevenção ineficiente das exposições aos agentes químicos, pois programas de conservação auditiva ocupam-se de proteger a propagação de ruído excessivo pelo do conduto auditivo externo, enquanto que a exposição química ocorre por via predominantemente inalatória, de muito mais difícil proteção individual. As medidas ambientais de controle da emissão dos agentes, tão importantes no caso da exposição ao ruído, tornam-se imprescindíveis ao se considerar a ototoxicidade dos produtos químicos.

No futuro, vai ser freqüente a utilização de medicamentos no tratamento e na prevenção de perdas auditivas relacionadas ao trabalho, tanto provocadas por ototoxicidade quanto pelo ruído. Pesquisas com antagonistas do glutamato e da angiotensina, anti-radicais livres, magnésio oral, oxigênio hiperbárico, fatores de crescimento e inibidores da colpaína levam a prever que está próximo o desenvolvimento desses medicamentos para uso seguro em seres humanos (Oliveira, 2001). Entretanto, seu uso deverá ser estimulado apenas nas situações em que for concretamente impossível a eliminação da exposição a qualquer agente nocivo à audição dos trabalhadores.

REFERÊNCIAS BIBLIOGRÁFICAS

Della Giustina TBA, et al. *Guia das Doenças Ocupacionais Otorrinolaringológicas*. Caderno de Debates Suppl, abril de 2003.

Fechter LD, Chen GD, Rao D. Chemical asphyxiants and noise. *Noise Health* 2002;4(14):49-61.

Fiorini AC, Nascimento PES. Programa de Prevenção de Perdas Auditivas. In: Nudelmann AA, Costa EA, Seligman J, Ibañez RN (Org.) *PAIR Perda Auditiva Induzida pelo Ruído Volume II*. Rio de Janeiro: Revinter, 2001. 51-61p.

Gunn P. *Causes of Hearing Damage (Lecture)*. Safetyline Institute, State of Western Australia, 1988.

Henderson D, Hu B, McFadden S, Zheng X. Evidence of a Common Pathway in Noise-Induced Hearing Loss and Carboplatin Ototoxicity. *Noise Health* 1999;2(5):53-70.

Keeve JP. Ototoxic drugs and the workplace. *Am Fam Physician* 1988;38(3):177-81.

Morata TC, Dunn DE, Sieber WK. Perda auditiva e a exposição ocupacional a agentes ototóxicos. In: Nudelmann Brasil, Costa EA, Seligman J, Ibañez RN, (Org.) *PAIR Perda Auditiva Induzida pelo Ruído*. Porto Alegre: Bagaggem Comunicação, 1997. 189-201p.

Morata TC, Fiorini AC, Fischer FM, Colacioppo S, Wallingford KM, Krieg EF, Dunn DE, Gozzoli L, Padrao MA, Cesar CL. Toluene-induced hearing loss among rotogravure printing workers. *Scand J Work Environ Health* 1997;23(4):289-98.

Morata TC, Little MB. Suggested guidelines for studying the combined effects of occupational exposure to noise and chemicals on hearing. *Noise Health* 2002;4(14):73-87.

Morata TC. Study of the effects of simultaneous exposure to noise and carbon disulfide on workers' hearing. *Scand Audiol* 1989;18(1):53-8.

Oliveira JAA. Prevenção e proteção contra perda auditiva induzida por ruído. In: Nudelmann Brasil, Costa EA, Seligman J, Ibañez RN, (Org.) *PAIR Perda Auditiva Induzida pelo Ruído Volume II*. Rio de Janeiro: Revinter, 2001. 17-44p.

Sass-Kortsak AM, Corey PN, Robertson JM. An investigation of the association between exposure to styrene and hearing loss. *Ann Epidemiol* 1995;5(1):15-24.

Teixeira CF, Augusto I., Morata TC. Occupational exposure to insecticides and their effects on the auditory system. *Noise Health* 2002;4(14):31-39.

PARTE X
ANESTESIA EM OTOLOGIA

Part X
ANESTESIA EM OTOLOGIA

Avaliação Clínica Pré-Anestésica

Matias Kronfeld

CONCEITO E INTRODUÇÃO

Caracterização do quadro, patogenia, importância, prevalência, repercussões.

Um homem de 78 anos, portador de sinusopatia obstrutiva de repetição é encaminhado ao Otorrinolaringologista para cirurgia. Tem história familiar de cardiopatia isquêmica e é solicitado a um clínico para um parecer sobre o risco cirúrgico.

Esta é uma história bastante comum em nossos consultórios cujo problema tenta-se encaminhar da seguinte forma:

HISTÓRICO

É importante salientar que sempre houve muito receio por parte da população com patologia de submeter-se a procedimentos cirúrgicos. Não tanto como receio do próprio ato cirúrgico, mas sim pela anestesia que envolve o procedimento. Isto vem do tempo em que o único anestésico usado era o éter e que, passados 3 a 4 horas, dependendo a destreza dos anestesistas da época, fatalmente levava o paciente ao óbito por insuficiência respiratória. Comparável a uma viagem de avião é o procedimento anestésico um momento na vida do paciente em que ele perde o controle da situação e deverá legar o mais caro que tem: a vida, para um profissional. Daí que incluímos em primeiro lugar o que é mais importante do preparo de um paciente para qualquer cirurgia.

CONTATO COM O ANESTESISTA

Quanto maior incerteza, angústia, medo maior será o nível de estresse e maior o nível de catecolaminas deste paciente. Com isto arritmias, eventos de oclusão coronariana poderão ocorrer. O contato com o anestesista previamente após uma evolução clínica é um passo muito importante para manter o paciente tranquilo, confiante, e sem dúvidas quanto ao procedimento que irá se submeter. Este simples contato de 5 a 15 minutos no qual deixamos o paciente discutir seus temores, sua sensação de morte e suas fantasias tem um inestimável efeito sobre o pré, trans e pós-opertório.

AVALIAÇÃO PRÉ-OPERATÓRIA

Quando recebemos em consultório um paciente em pré-operatório devemo-nos perguntar se este paciente apresenta ou não qualquer patologia que o possa impedir de ter êxito total no seu procedimento. Na maioria das avaliações nunca haveria necessidade de qualquer tipo de exames pré-operatórios. O risco da cirurgia em otorrinolaringologia é considerado baixo, menor que 1% de morbidade e mortalidade. O que devemos estar sempre em alerta é que possamos encaminhar um paciente para a cirurgia que tenha uma angina silenciosa, um infarto que não devidamente diagnosticado, uma situação pulmonar complicada.

Sabemos que nos Estados Unidos o gasto anual de exames pré-operatórios chega próximo a 30 bilhões de dólares (12-catarata). Nos últimos 15 anos vem se mostrando que o exame físico e a anamnese bem elaborados têm sido suficientes para fazermos uma divisão entre os que necessitam de maior cuidado ou não. Em uma experiência de 19.000 pacientes que se submeteram à cirurgia de catarata Schein *et al.* demonstraram que não houve diferença significativa entre o grupo que foi submetido a exames pré-operatórios com o que foi submetido. Muitas vezes os exames solicitados não são valorizados mesmo estando patológicos. É bem verdade que a não feitura de exames poderá levar os pacientes à insegurança maior, pois esta rotina ainda não foi suficientemente debatida com a população e talvez necessitamos de mais tempo para conseguirmos uma conduta uniforme que nos leve a não mais solicitar exames somente porque o paciente o deseja, por estar inseguro ou pela vontade do cirurgião, clínico ou anestesista.

QUE FAZEMOS NÓS

Achamos que não conseguimos ainda demover na idéia dos cirurgiões, anestesistas e principalmente dos pacientes que uma pessoa possa, quando estiver completamente sadia, ser encaminhada para uma cirurgia de pouco risco e de um tempo de anestesia relativamente curto, apresentando risco zero.

Um contato inicial com o candidato à cirurgia. Ouvimos as suas fantasias sobre a cirurgia e sobre a anestesia. Como segundo passo, fazemos uma anamnese bem dirigida que inclua:

- Cirurgias anteriores e acidentes em cirurgias anteriores.
- Acidentes em familiares do paciente.
- Esmiuçar doença cardiovascular. Se não existente procurar os fatores de risco: história familiar, hipertensão, dislipidemia, diabetes.
- Discrasias sangüíneas: história de uso de anticoagulantes, aspirina, clopidogrel, ticlopidina ou sangramentos espontâneos.
- Pesquisa de bronquite crônica, enfisema pulmonar, secreções pulmonares, hemoptise, asma brônquica.
- Varizes e possível história de tromboflebite.
- Segue-se um exame físico detalhado.

Se o nosso paciente não apresentar nenhuma suspeita de qualquer patologia solicitamos pelos motivos já expostos:

A) Hemograma, protrombina, KTTP, plaquetas, glicemia, creatinina, comum de urina, eletrocardiograma. Isto mesmo sabendo da literatura hoje em questão Se houver alguma suspeita em relação ao aparelho cardiopulmonar incluímos:

- Um ecocardiograma bidimensional com doppler em cores. Este exame nos dará informações valiosas para com a fração de ejeção e conseqüentemente a possibilidade ou não de ter este paciente tido um processo isquêmico com lesão da bomba cardíaca.
- Um raios X de tórax. para vermos da real situação de um paciente pneumopata.
- Uma gasometria arterial. Por dois motivos: 1) sabe-se que pacientes com hipercapnia ($PaCO_2$ maiores que 45) tem uma incidência muito maior de complicações pulmonares pós-operatórias; 2) hipercapnia em pacientes com doença pulmonar crônica traz uma expectância de vida menor, independente do risco cirúrgico.

Finalmente pressão parcial de oxigênio menor que 50% também é uma contra-indicação relativa para a cirurgia.

POR QUE AVALIAR O PACIENTE NO PRÉ-OPERATÓRIO?

O risco de complicações cardiovasculares, pulmonares e renais é elevado em muitos pacientes que são indicados para sofrerem uma cirurgia não-cardíaca. Para termos uma idéia, 27 milhões de pessoas são submetidas à anestesia por ano nos EUA. Desses, 8 milhões são portadores de doença coronariana ou fatores de risco coronarianos. Imaginamos que 50 mil pacientes serão acometidos de um infarto perioperatório e estima-se que 1 milhão de pacientes por ano terão complicações cardiovasculares.

Identificação dos pacientes com alto risco

Preditores clínicos de risco cardiovascular perioperatório aumentado.

Maiores

- Infarto agudo do miocárdio recente (entre 7 e 30 dias), com evidência de isquemia residual importante por achados clínicos ou estudos não-invasivos.
- Angina instável ou severa (classes III ou IV).
- Insuficiência cardíaca congestiva descompensada.
- Bloqueio atrioventricular de alto grau.
- Arritmia ventricular sintomática em paciente com cardiopatia.
- Arritmia supraventricular com freqüência cardíaca não controlada.
- Valvulopatia severa.

Intermediários

- Angina de peito leve (classe I ou II).
- Infarto agudo do miocárdio prévio pela história ou achados de eletrocardiograma.
- Insuficiência cardíaca congestiva compensada.
- Diabetes melito.

Menores

- Idade avançada.
- Alterações no eletrocardiograma (hipertrofia do ventrículo esquerdo, bloqueio de ramo esquerdo, alterações do segmento ST).
- Ritmo não-sinusal.
- Baixa capacidade funcional.
- Antecedente de acidente vascular cerebral.
- Hipertensão arterial não controlada.

O que podemos fazer para diminuir a morbidade e mortalidade cardiovascular?

Em cardiologia existe um estudo estratificado para detectarmos a gravidade da situação coronariana de nosso candidato à cirurgia. Teste de cintilografia miocárdica, cineangiocoronariografia com tratamento ou com angioplastia com ou sem *stent*, ou mesmo uma cirurgia de revascularização seja a meta necessária antes de indicarmos uma cirurgia simples. Existem trabalhos que também indicam para pacientes cardiopatas o uso de betabloqueadores mantendo uma freqüência cardíaca não superior a 60 batimentos por minuto. Esta atitude terapêutica já demonstrou em trabalhos publicados a sua serventia.

CIRURGIA ELETIVA X CIRURGIA DE URGÊNCIA

A cirurgia de urgência não permite nenhum preparo. Ela deverá ser feita no mínimo de tempo possível. Felizmente as cirurgias ligadas à otorrinolaringologia são sempre eletivas. Permitem então um preparo maior e mais seguro.

Hidratar suficientemente um paciente com insuficiência renal crônica. Talvez como no preparo da cinecoronariografia o uso de N-acetil-cisteína.

Compensar a níveis perto do normal com insulina pacientes com diabetes descompensado.

Em pacientes pneumopatas:

- *Cessar o fumo*: conseguimos diminuir significativamente o risco pós-operatório com a cessação de no mínimo 8 semanas sem o cigarro. Em alguns trabalhos vemos que em fumantes existe um aumento de carboxiemoglobina. A meia-vida desta é de 6 horas. Teoricamente, não provado que em fumantes de mais de 2 carteiras de cigarro até 1 dia de cessar o fumo já é importante.
- *Obesidade*: pacientes com obesidade apresentam maior índice de atelectasia, e a perda de peso diminui significativamente a morbidade pulmonar.
- *Fisioterapia pulmonar*: indicado como coadjuvante no preparo de pneumopatas crônicos.
- *O uso de antibióticos, broncodilatadores e corticosteróides*: em pacientes com DPOC também usados estes medicamentos no preparo de deixar a árvore brônquica mais estéril e menos obstruída possível.

CONSIDERAÇÕES HISTÓRICAS (QUANDO HOUVER)

Desenvolvimento sobre o tema

- *Tratamentos de ordem cirúrgica*: dividir em pré-operatório, anestesia, posição, instrumental, tempos cirúrgicos (utilizar figuras do autor ou de desenhista torna mais homogêneas as características após aceitação da amostra pelo autor); pós-operatório (tratamento, complicações e intercorrências).
- *Tratamento de ordem clínica*: principais fármacos úteis e suas características; forma pessoal de tratamento, podendo expor diferentes alternativas pessoais (propostas de outros autores).

SÍNTESE DOS CONCEITOS MAIS IMPORTANTES

- *Conclusões*: ainda nos dias de hoje, para pacientes mesmo mais idosos não portadores de qualquer patologia faça os exames suficientes que o deixem tranqüilo perante um ato cirúrgico e deixem o cirurgião e anestesista confiantes que não incorrerão em nenhum erro de avaliação. Para todos os outros que apresentam sintomas e sinais, faça uma investigação aprofundada.

BIBLIOGRAFIA

Dias DL, Bittencourt LAK, *et al*. Bases and importance of preoperative evaluation for noncardiac surgery: who needs evaluation and who is going to evaluate. *Rev Soc Cardiol Estado de São Paulo* 2000;3:259-67.

Doyle RL. Assessing and modifying the risk of postoperative pulmonary complications. *Chest* 1999;115:77S-81S.

Eagle KA, Brundage BH, Chaitman BR, *et al*. Guidelines for perioperative cardiovascular evaluation for noncardiac surgery: report of the American College of Cardiology/American Heart Association Task Force on Practice Guidelines (Committee on Perioperative Cardiovascular Evaluation for Noncardiac Surgery. *J Am Coll Cardiol* 1996;27:910-48.

Egbert LD, Battit GE, Turndorf H, Beecher HK. The value of the preoperative visit by an anesthetist: a study of doctor –patient rapport. *JAMA* 1963;185:553-5.

Fleisher LA, Eagle KA. Lowering cardiac risk in noncardiac surgery. *N Engl J Med* 2001;345:1677-82.

Kheradmand F, Wiener-Kronish JP, Corry DB. Assessment of the operative risk for patients with advanced lung disease. *Clin Chest Med* 1997;18:483-94.

Lee TH, Marcantonio ER, Mangione CM, *et al*. Derivation and prospective validation of a simple index for prediction of cardiac risk of major noncardiac surgery. *Circulation* 1999;100:1043-9.

Mangano DT, Goldman L. Preoperative assessment of patients with known or suspected coronary disease. *N Engl J Med* 1995;333:1750-6.

Mangano DT, Layug EL, Wallace A, Tateo I. Effect of atenolol on mortality and cardiovascular morbidity after noncardiac surgery. *N Engl J Med* 1996;335:1713-20.

Marcello PW, Roberts PL. "Routine" preoperative studies: which studies in which patients? *Surg Clin North Am* 1996;76:11-23.

Palda VA, Detsky AS. Perioperative assessment and management of risk from coronary artery disease. *Ann Intern Med* 1997;127:313-28.

Roizen MF, Foss JF, Fischer SP. Preoperative evaluation. In: Miller RD, (ed.) *Anesthesia*. 5th ed. Philadelphia: Churchill-Livingstone, 2000. 824-83p.

Schein OD, Katz J, Bass EB, *et al*. The value of routine preoperative medical testing before cataract surgery. *N Engl J Med* 2000;342:168-75.

Warner MA, Shields SE, Chute CG. Major morbidity and mortality within 1 month of ambulatory surgery and anesthesia. *JAMA* 1993;270:1437-41.

Anestesia Local e Locorregional em Cirurgia Otológica

Ronaldo Seligman

INTRODUÇÃO

Estes termos englobam o conjunto de procedimentos que objetivam promover a anestesia local e regional do aparelho auditivo, acompanhada ou não de sedação, para os procedimentos cirúrgicos mais comuns. Assim, podemos destacar as timpanotomias exploradoras ou para colocação de tubos de ventilação, as timpanoplastias simples, as mastoidectomias, as cirurgias das fístulas labirínticas, a cirurgia da otosclerose, entre outras. As otoplastias reparadoras ou estéticas costumam ser realizadas com anestesia geral podendo, entretanto, em casos selecionados, ser abordadas por técnicas regionais.

HISTÓRICO

Os primórdios da anestesia local datam de 1885 quando Gaedicke extraiu das folhas da coca um alcalóide, a eritroxilina.

Cinco anos mais tarde Albert Niemann isolou a cocaína a partir do extrato da eritroxilina. Notou que os cristais de sabor amargo dessa substância lhe provocavam o amortecimento da língua quando em contato.

Poucos anos depois, Sigmund Freud e seu interno Carl Koller trocavam idéias acerca desta nova droga, a cocaína e suas propriedades.

Datam de 1884 os primeiros relatos das observações experimentais do Dr.Carl Koller tratando da anestesia local para cirurgia oftálmica. Na edição de 6 de dezembro de 1884 do The Lancet, J. Crawford Renton de Glasgow, Escócia, publica "Valor do hidrocloreto de cocaína em cirurgia oftálmica" de forma quase simultânea às publicações de Koller sobre "Uso da cocaína na anestesia do olho", em 17 de outubro de 1884 para a Sociedade Médica Real Imperial de Viena. A partir de então as observações experimentais de Koller rapidamente se difundiram e foram aceitas na prática clinica. A cocaína passava a ser utilizada para cirurgia das vias aéreas, orelhas, nariz e garganta.

Apesar da incontestável contribuição à oftalmologia, Koller morreu em 1944, amargurado, sem reconhecimento, sequer tendo recebido o título de assistente ou residente da prestigiada Clínica Oftalmológica de Viena.

Em 1910 acontece outro marco na história da anestesia regional para cirurgias de cabeça e pescoço. Neste ano, Crile introduz o conceito de anosci-associação, uma espécie de terapia com a qual o paciente ficava protegido do bombardeio de estímulos nocivos. O procedimento constava de uma combinação especial de psicologia aplicada, morfina, anestesia inalatória e anestesia local no manejo dos pacientes cirúrgicos.

Em 1922 Labat publica pela primeira vez seu clássico livro-texto "Anestesia Regional", em cujo prefácio, escrito por William J. Mayo, ficou claro que a anestesia regional chegava para ficar. No entanto, constava a observação de que em certas circunstâncias a anestesia regional poderia mostrar-se deficiente, sendo desejável e até mesmo necessário o emprego de alguma forma de anestesia geral. Isto ocorria notadamente nas cirurgias de maior porte como glossectomias e laringectomias. O interessante é que já à época Labat salientava a importância do controle da ansiedade através da cuidadosa aplicação das práticas recomendadas por Crile.

Em 1926 Lundy criou o conceito de anestesia balanceada, para descrever uma combinação de ações: medicação pré-anestésica, anestesia regional e/ou anestesia geral com um ou mais agentes. O controle da dor era obtido com um balanço de agentes e técnicas.

Em 1940 o sueco Erdtman testa um novo alcalóide, a gramina, reportando suas propriedades similares à cocaína na produção de anestesia lingual. Lofgren, assistente de Erdtman, em 1943 sintetiza a Lidocaína a partir de uma série de derivados anilínicos. A grande novidade desta droga: potência, estabilidade, alta penetrabilidade tecidual e baixa toxicidade. Desde então a Suécia permanece o berço de muitos anestésicos locais, da lidocaína até os mais recentes, de longa ação, como a bupivacaína e a ropivacaína.

Após a introdução da intubação endotraqueal, dos relaxantes musculares e dos potentes opióides de ação ultracurta, muitos bloqueios nervosos foram praticamente relegados a um segundo plano. A anestesia geral adquiriu a segurança almejada por tantos estudiosos. Vários procedimentos passaram a ser realizados com os pacientes profundamente anestesiados. Entretanto, especificamente em cirurgias otológica e oftálmica a anestesia regional conservou a sua popularidade devido ao menor porte das intervenções, à necessidade da cooperação do paciente consciente, ao melhor controle do sangramento ou mesmo às condições físicas, muitas vezes desfavoráveis à anestesia geral.

Considerações históricas:

- 1885 – Gaedicke extrai das folhas da coca o alcalóide eritroxilina.
- 1860 – Albert Niemann – cocaína – extraída das folhas de Erythroxylon coca – Alemanha.
- 1868 – Moreno y Maiz – cirurgião peruano – primeiro a descrever o uso potencial da cocaína como anestésico local.
- 1884 – Carl Koller – anestesia tópica do olho.

- 1890 – Risert – síntese da benzocaína, éster do ácido benzóico, a partir da cocaína.
- 1905 – Einhorn e Braun – síntese da procaína, derivada do ácido paraaminobenzóico, mais hidrossolúvel e menos tóxica que a benzocaína.
- 1943 – Löfgren – síntese da lidocaína, derivada do ácido dietilaminoacético, iniciando a era dos anestésicos do tipo amida, com menores reações alérgicas.

Cronologia da síntese dos anestésicos locais de uso clinico:

- Cocaína – 1860.
- Benzocaína – 1900.
- Procaína – 1905.
- Dibucaína – 1929.
- Tetracaína – 1930.
- Lidocaína – 1943.
- Cloroprocaína – 1955.
- Mepivacaína – 1957.
- Prilocaína – 1960.
- Bupivacaína – 1963.
- Etidocaína – 1972.
- Ropivacaína – 1983.

Desenvolvimento sobre o tema:

- *Tratamentos de ordem cirúrgica*: dividir em pré-operatório, anestesia, posição, instrumental, tempos cirúrgicos (utilizar figuras do autor ou de desenhista torna mais homogêneas as características após aceitação da amostra pelo autor); pós-operatório (tratamento, complicações e intercorrências).
- *Tratamento de ordem clínica*: principais fármacos úteis e suas características; forma pessoal de tratamento, podendo expor diferentes alternativas pessoais (propostas de outros autores).

SELEÇÃO DOS PACIENTES

Em otologia, nos pacientes adultos, inúmeros procedimentos cirúrgicos são realizáveis sob anestesia regional. Assim, estapedotomias, timpanotomias, timpanoplastias e outros procedimentos menores podem, com grande vantagem, ser executados em caráter ambulatorial, sob anestesia regional, com ou sem a assistência de um anestesiologista, dependendo de cada situação.

A seleção adequada e o preparo dos pacientes constituem o passo inicial para um bom resultado. Há quem recuse ser operado com anestesia local, sob o argumento do chamado "trauma da agulha". Esta recusa pode ser um obstáculo real para a infiltração do anestésico local. Cabe, então, avaliar se a recusa é mesmo real ou se é relativa. Com freqüência o paciente teme ficar acordado, acompanhando de modo alerta a toda a movimentação da sala cirúrgica. São casos plenamente manejáveis pela correta associação de hipno-sedativos, caracterizando a anestesia "local assistida" ou "local monitorada", abordada mais adiante neste capítulo.

Por outro lado, pacientes que verbalizam uma total aversão por qualquer tipo de agulha ou naqueles em que se identificam dificuldades em obter colaboração devido à extrema ansiedade, constitui-se contra-indicação absoluta à anestesia regional. Aí se incluem indivíduos com alteração mental, séria deficiência auditiva ou doença senil. Outras contra-indicações são a infecção no local da cirurgia e coagulopatia sistêmica severa.

A detecção de extrema ansiedade deve ser encarada com atenção. Freqüentemente uma adequada abordagem e preparo prévio podem ser a solução. Em nossa experiência, a entrevista pré-operatória é a melhor conduta. Além da avaliação e revisão clínica e laboratorial, o paciente recebe todas as informações e orientações sobre o procedimento cirúrgico e a técnica anestésica. Algumas vezes torna-se necessário prescrever uma droga ansiolítica na véspera, a título de medicação pré-anestésica.

É durante esta entrevista que o anestesiologista realiza a anamnese, o exame físico e a avaliação laboratorial. O jejum é fundamental e costuma ser de 6 a 8 horas, tendo por objetivo três razões:

1. Em caso de reação tóxica ao anestésico local, os pacientes podem apresentar hipoxemia e conseqüente náusea e vômito com risco de aspiração pulmonar e suas graves seqüelas.
2. Em caso de falha da anestesia local, fica como segunda opção a anestesia geral, que exige, pelos mesmos motivos, um estômago vazio.
3. Se a opção for a anestesia local com sedação, a redução dos reflexos faríngeos de tosse e a possibilidade de náuseas e vômitos implicarão em riscos de aspiração do conteúdo gástrico com todas as suas repercussões.

Outro aspecto que deve ser abordado nesta fase pré-operatória é o chamado "consentimento informado", adotado por vários hospitais e serviços médicos.

Após a completa explanação das condutas a serem adotadas, suas vantagens, desvantagens e possíveis complicações, é oferecido ao paciente um formulário em que deverá declarar o completo entendimento do que lhe foi explicado e a concordância com os atos médicos propostos.

Durante esta fase de avaliação pré-operatória é o momento de, se necessário, solicitar-se o concurso de outros especialistas como consultores, a fim de opinar e resolver situações correlatas (cardiologista, endocrinologista, neurologista etc.).

Ao final da entrevista, é preenchida uma ficha de pré-anestesia com todos os dados colhidos, que será juntada ao prontuário do paciente e em cujo verso serão anotados os dados da anestesia propriamente dita. Este é um documento médico legal que deverá ser preenchido em duas vias, ficando uma arquivada no setor competente do hospital.

Sempre que tratarmos de paciente ambulatorial é mandatória a presença de acompanhante orientado e responsável.

Síntese dos conceitos mais importantes

Bloqueios dos nervos periféricos-regras gerais

Uma das maiores vantagens da anestesia regional é permitir a realização da cirurgia proposta, e ao mesmo tempo proporcionar a abolição ou redução da dor pós-operatória, abreviando a recuperação. As cirurgias sobre a orelha necessitam bloqueio de nervos periféricos com concentrações baixas de anestésicos locais, ao contrário de outras abordagens como, por exemplo, a anestesia peridural e outros bloqueios centrais. A toxicidade dos anestésicos locais depende muito da concentração utilizada. O emprego de concentrações menores permite o uso de volumes maiores, freqüentemente indicados em cirurgias que envolvem áreas mais amplas.

A quantidade de droga absorvida e a duração de seu efeito variam com a dose, o tipo de droga, o local e a velocidade da injeção e da associação a vasoconstritores. A duração do efeito depende também do suprimento sangüíneo da área infiltrada.

Doses equivalentes de anestésico local podem produzir 3 a 4 horas de anestesia quando injetadas, por exemplo, no espaço peridural, e 24 a 36 horas no caso de nervos periféricos da cabeça e pescoço.

A adição de adrenalina na diluição de 1:200 mil prolonga significativamente a duração anestésica, reduz os níveis séricos sistêmicos dos agentes anestésicos locais e proporciona campo operatório seco. Durante a infiltração existe o risco potencial de injeção intraneural, principalmente quando a introdução da agulha provoca dor ou parestesia intensa. O paciente queixa-se de "queimação" durante a fase inicial da injeção. Neste caso, a agulha deve ser tracionada alguns milímetros e a infiltração repetida. O uso de agulhas de bisel curto reduz as possibilidades de punção neural.

Equipamento: deve-se dar preferência a seringas e agulhas descartáveis devido ao seu baixo custo e à segurança quanto à esterilização. As agulhas para infiltração de anestésicos locais são diferentes das usadas para injeção intramuscular ou venosa (Fig. 138-1).

Para os bloqueios periféricos as melhores são as com bisel curto. Foram introduzidas por Selander e possuem angulação do bisel com 16 a 20 graus (as convencionais têm 12 a 13 graus de angulação). Produzem menor lesão aos nervos talvez por empurrarem o nervo ao invés de penetrarem no mesmo. Uma boa opção para infiltrações mais profundas é a agulha-mandril dos equipos de punção venosa (caths) ou agulhas descartáveis para raquianestesia número 22 G ou 25 G. Para infiltrar o interior do conduto auditivo, a seringa e agulha de insulina são as ideais.

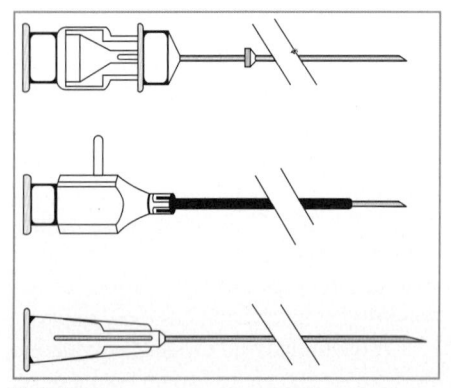

Fig. 138-1

Agulhas para anestesia regional. As características principais destas agulhas são o bisel curto e a esfera de segurança colocada na haste da agulha, próximo ao canhão. A agulha do centro é isolada para permitir a busca do nervo com um neuroestimulador.

Algumas modificações têm sido apresentadas no intuito de reduzir a lesão nervosa. É o caso da agulha em ponta de lápis que apresenta um orifício lateral, e é semi-romba (não cortante).

Com relação às seringas, a de dez mililitros é de bom tamanho para infiltrações retroauriculares. Seringas maiores, por serem mais volumosas e pesadas, impedem o controle fino de avanço e retrocesso da agulha.

Outra recomendação é a adoção de seringas com ponta do tipo "*luer lock*" para impedir o vazamento e o desprendimento da agulha nos momentos mais críticos do bloqueio.

Uso de soluções anti-sépticas

A assepsia da pele depende das preferências locais. Misturas contendo Iodo orgânico são hoje consideradas padrão (solução de povidona-iodo). Soluções incolores, como a clorexidina alcoólica, são excelentes, mas apresentam o risco de confusão com as soluções de anestésicos locais.

Evitando as complicações

As reações sistêmicas tóxicas aos anestésicos locais geralmente se traduzem por excitação do sistema nervoso central e/ou depressão miocárdica. As reações alérgicas, embora muito raras, requerem alerta e condição imediata de tratamento farmacológico. Por estes motivos é absolutamente necessária a disponibilidade de meios de reanimação com fluxo contínuo de oxigênio, equipamento para obtenção de vias aéreas, ventilação pulmonar e medicamentos emergenciais, sempre que se empregam doses maiores de anestésicos locais.

Cumpre salientar que a infiltração em áreas próximas aos vasos cerebrais como nos bloqueios sobre o plexo cervical, gânglio estrelado e vizinhanças, pequenas doses de anestésicos locais podem gerar altas concentrações na circulação cerebral, com repercussões imprevisíveis. Alguns autores aconselham o uso de dose teste, infiltração lenta e gradativa, conversando sempre com o paciente a fim de avaliar seu estado de consciência e responsividade. Deve haver observação por um período não inferior a 30 minutos após a injeção, pois os níveis de pico sérico podem ocorrer dentro deste prazo.

A injeção intraneural ou o simples trauma pela agulha pode causar neuropatia periférica com seqüelas variáveis, geralmente reversíveis, mas que exigem acompanhamento pós-operatório. Outras complicações menores incluem dor no local da infiltração e hematoma.

Técnicas regionais

A anestesia locorregional pode ser classificada em anestesia local pura, anestesia local com sedação consciente e anestesia local com sedação pesada, sendo as duas últimas chamadas de "anestesia local assistida ou monitorada por anestesiologista".

As anestesias locais podem ser realizadas por simples infiltração ou por bloqueio dos nervos periféricos que suprem a área a ser operada.

Agentes anestésicos locais

Não é o propósito deste capítulo a abordagem profunda da farmacologia dos anestésicos locais. Serão considerados os elementos mais importantes necessários ao emprego destas drogas especificamente em cirurgia otológica.

É importante destacar que a anestesia regional para cirurgias sobre a orelha está inserida, sob o ponto de vista anatômico, no grupo de bloqueios de cabeça e pescoço. A importância desta observação reside no fato de estarmos tratando de uma região anatômica em que, mais do que qualquer outra, pequenas doses de anestésicos locais são suficientes para produção de anestesia adequada. Entretanto, essas mesmas doses podem produzir efeitos tóxicos sistêmicos, com volumes extremamente baixos (0,5 ml!) capazes de levar às convulsões por injeção intravascular inadvertida nas proximidades do sistema nervoso central. Há, portanto, necessidade de dispor-se de meios para avaliar e tratar tais complicações (Quadro 138-1). Os bloqueios de cabeça e pescoço exigem o mesmo nível de monitoração da anestesia geral.

Mecanismo de ação dos anestésicos locais

A maioria das evidências indica que o alvo da atividade dos anestésicos locais é o canal de sódio da membrana celular. Vários compostos que exibem atividade anestésica local combinada a outros efeitos dos anestésicos locais neutros, ou dotados de carga elétrica, sugerem que a ação principal dessas drogas se faz no canal de sódio, seja por modificar a membrana lipídica

Quadro 138-1	Complicações específicas dos bloqueios de cabeça e pescoço

Anestesia do sistema nervoso central
- Convulsões (com volumes pequenos como 0,5 ml)
- Hematoma
- Alterações respiratórias: N. recorrente laríngeo
  - N. frênico
  - Pneumotórax
  - N. sensitivos e motores das vias aéreas
- Toxicidade sistêmica (tópica)
- Bloqueio subaracnoide ou peridural inadvertido

que o circunda, seja por interação direta com sua estrutura protéica. O resultado é a diminuição da condutância do sódio, permitindo ao anestésico local a capacidade de interromper a condução do impulso nos tecidos excitáveis: nervos periféricos e raízes nervosas. Esta interrupção é reversível e desaparece ao longo do tempo, à medida que a droga é liberada dos receptores dos canais de sódio.

O resultado final da atividade do anestésico local é a inibição da sensibilidade na região distal ao ponto inoculado, sem alteração da sensibilidade em outras áreas do corpo e sem depressão da consciência.

O bloqueio dos canais de sódio reduz a formação e propagação do potencial de ação neural. Há, portanto uma estabilização da membrana celular.

A suscetibilidade da fibra nervosa ao bloqueio depende do seu tamanho, espessura, presença ou não de mielina, e comprimento. Este último parâmetro é de importância crucial. Fibras finas necessitam pouca extensão exposta ao anestésico para haver bloqueio, ao contrário das grossas que necessitam um segmento maior exposto à droga.

Os anestésicos locais disponíveis no mercado possuem efeito de curta, média e longa duração. A escolha depende das características específicas da droga e de fatores como tipo de anestesia, tipo de cirurgia e condição do paciente.

As principais considerações clínicas que orientam a escolha do anestésico local são sua velocidade de início de ação ou latência, duração de ação necessária à realização da cirurgia e necessidade pós-operatória de analgesia.

Quando a cirurgia se prolonga, nem sempre é possível repetir as infiltrações, principalmente em procedimentos endaurais, em razão da distorção anatômica imposta pela expansão dos tecidos infiltrados.

Outro aspecto a considerar na escolha do anestésico local é o seu potencial para toxicidade sistêmica. É fundamental o conhecimento das propriedades farmacológicas destes agentes para a correta seleção em situações clínicas específicas.

Outros fatores influentes na seleção incluem a experiência pessoal, o tipo de prática cirúrgica e a habilidade técnica do profissional.

Algumas considerações físico-químicas

Os anestésicos locais são aminas orgânicas. Podem ser comparadas a um corpo: uma estrutura em anel cíclico lipofílico, uma cauda hidrofílica com estrutura de hidrocarboneto e, unindo estas duas, uma ligação intermediária que pode ser do tipo éster ou do tipo amida (Quadro 138-2).

A porção amina é uma base fraca, lipossolúvel, mas insolúvel e instável em água. Já a porção base é hidrossolúvel e estável, mas insolúvel nos lipídios.

O radical aromático representa a porção lipossolúvel do fármaco responsável por sua penetração no nervo. Como exemplos temos os derivados do ácido benzóico (cocaína, benzocaína), do ácido paraaminobenzóico (procaína e cloroprocaína) e das xilidinas (lidocaína, bupivacaína e ropivacaína).

O grupo amina representa a porção ionizável da molécula, passível de influências do meio, sendo, portanto, a parte que pode ser manipulada pelo médico e que determina a velocidade de ação do anestésico local.

Estrutura química

Todos os anestésicos locais possuem três partes na estrutura química, o anel aromático, a cadeia intermediária e o grupo amina. Como a cadeia intermediária contém um radical éster ou amida, são convenientemente divididos em ésteres ou amidas.

Radical aromático representa a porção lipossolúvel do fármaco, responsável pela sua penetração no nervo. Como exemplos temos o ácido benzóico (cocaína, benzocaína), o ácido paraaminobenzóico (procaína, cloroprocaína) e a xilidina (lidocaína, bupivacaína e outras amidas).

Análise do Quadro 138-2

Grupo amina

Representa a porção ionizável da molécula, que vai sofrer a influência do pH do meio, sendo, portanto, a única que pode ser manipulada pelo médico. Determina a velocidade de ação do anestésico local.

Cadeia intermediária

Esqueleto da molécula do anestésico. Variações da cadeia intermediária levam a variações tanto da potência quanto da toxicidade do anestésico local. Quanto maior o número de átomos de carbono maior a potência e a toxicidade.

Uma vez dissolvidos em água, os cristais se ionizam e liberam cátions de anestésicos locais e ânions de cloro ou outros ácidos.

O cátion é uma amina quaternária e encontra-se em estado de equilíbrio de dissociação com a droga base (amina sem carga elétrica). As proporções de cátion e de base são governadas por dois fatores: pelo coeficiente específico de dissociação da droga, ou pKa e pelo pH variável do meio. Assim, quanto mais ácida a solução, maior será a quantidade de cátions e menor a da porção base, obedecendo à equação de Henderson-Hasselbach:

$$\mathrm{Log}\frac{([\text{cátion}])}{([\text{base}])} = \mathrm{pKa} - \mathrm{pH}$$

Onde [cátion] e [base] denotam respectivamente a concentração de cátions e de bases.

Quadro 138-2	Estrutura química dos anestésicos locais	
RA	$COO - (CH_2)_n$ ÉSTER	R N – HX R
Radical aromático	Cadeia Intermediária	Amina
RA	AMIDA $NHCO - (CH_2)_n$	R N – HX R

DISSOCIAÇÃO DOS ANESTÉSICOS LOCAIS

O anestésico local é injetado em sua forma base que é lipossolúvel e que se difunde do local da injeção, extraneural, em direção à bainha. Ao atingir a membrana axonal a base reverte aos cátions que interagem com os canais de sódio dos efetores, bloqueando o movimento dos íons de sódio e conseqüentemente a condução dos impulsos nervosos.

O Quadro 138-3 mostra as constantes de dissociação dos anestésicos locais mais usados na clinica.

A relação na proporção cátions/base é critica para o adequado bloqueio da condução nervosa. Quando a quantidade de base é escassa, poucas moléculas de anestésico chegarão ao seu alvo e poucos cátions estarão disponíveis para ligação aos canais de sódio. Esses fenômenos explicam o porquê os tecidos infectados respondem mal à anestesia local. A infecção reduz o pH, desequilibrando a dissociação base/cátions.

FARMACOCINÉTICA

Uma vez na corrente circulatória, o anestésico local se distribui em todos os compartimentos do organismo. No sangue, ou compartimento central, uma porção da droga liga-se às proteínas plasmáticas: albumina e algumas frações das globulinas, principalmente a alfa-1-glicoproteína ácida.

A porção não ligada às proteínas é a fração livre e difusível para exercer suas ações farmacológicas.

■ Absorção

A vascularização do local de injeção é o fator mais importante na determinação da velocidade de absorção do anestésico local. Em outras palavras, quanto mais vascular o tecido, tanto mais rápida a absorção e, por conseguinte, o nível sangüíneo e os paraefeitos.

A absorção depende da dose ou massa do anestésico e da perfusão tecidual, independendo da concentração da droga. A vasoconstrição local gerada pela associação de adrenalina, por exemplo, reduz significativamente a absorção e produz uma retenção do anestésico por mais tempo no local, ocasionando bloqueio mais profundo e prolongado.

■ Distribuição dos anestésicos locais no organismo

A distribuição dos anestésicos locais obedece a um modelo farmacocinético de dois compartimentos. Há uma fase de distribuição rápida em que a droga se dilui no sangue e órgãos altamente perfundidos (compartimento central) (p. ex.: cérebro) seguida de uma fase mais lenta e constante nos órgãos de capacitância (compartimento periférico), menos perfundidos (p. ex.: músculo).

Assim, os anestésicos que mostram meia-vida plasmática curta têm a vantagem de produzirem reações tóxicas (no caso de), também de curta duração.

As amino-aminas dependem do fluxo sangüíneo hepático para sua depuração.

Drogas com menor afinidade pela ligação às proteínas plasmáticas (lidocaína, mepivacaína) apresentam maior fração livre no plasma e, por conseguinte, mais toxicidade. Drogas com maior capacidade de ligação protéica apresentam menor fração livre (p. ex., bupivacaína e ropivacaína).

■ Algumas características estruturais

Como vimos, existem três características clínicas que identificam os anestésicos locais:

1. Ligação éster ou amida, que separa a cabeça (porção aromática lipofílica) da cauda (hidrofílica).
2. Capacidade de ligação a lipídios e proteínas, que exerce o controle da distribuição, penetração, duração e toxicidade.
3. Coeficiente de dissociação da droga (pKa) (Quadro 138-3) que governa as proporções relativas da base e dos cátions em dado pH.

A maioria dos anestésicos locais injetáveis em uso clínico são bases fracas de aminas terciárias.

A prilocaína, parente próxima da lidocaína, só tem apresentação para uso odontológico. Entretanto, está disponível associada à lidocaína, como uma mistura cremosa (EMLA), mistura eutética cremosa de anestésicos locais, muito útil para pré-anestesia tópica da pele, tornando a infiltração praticamente indolor. Ao ser aplicada no conduto auditivo meia hora antes da cirurgia, torna a picada praticamente indolor.

Centenas de anestésicos locais já foram sintetizados, mas muito poucos são aproveitados na prática clínica devido à alta toxicidade sistêmica ou irritação tecidual à injeção, insolubilidade em água ou instabilidade quando em solução.

Do ponto de vista prático, o que se procura é um equilíbrio entre alta potência, baixa toxicidade e adequada solubilidade em água e lipídios, propriedades estas que parecem depender de cadeias intermediárias com um a três átomos de carbono. À medida que se aumenta o tamanho da cadeia paraamino do anel aromático, o composto se torna mais resistente à hidrólise, tem maior duração e mais toxicidade. Por exemplo: tetracaína.

■ Metabolismo

Os anestésicos do tipo éster, como a procaína e a tetracaína, são rapidamente hidrolisados por enzimas plasmáticas (esterases) gerando ácido aromático e amino-álcool. Os do tipo amida, como a lidocaína, necessitam de metabolização enzimática prévia para depois sofrerem hidrólise hepática. Como resultado, as amidas são mais freqüentemente excretadas parcialmente intactas. Esta resistência da porção amida à hidrólise não-enzimática faz com que este grupo também resista a intensos tratamentos físico-químicos. Podem ser autoclavados com vapor supersaturado sem grande perda de sua potência.

Já a procaína, para não perder a sua potência, somente tolera autoclavagem muito rápida. Além disso, sua capacidade de armazenamento é pequena, tornando-se inerte, ao contrário da lidocaína.

A tetracaína, de outro lado, por sofrer hidrólise muito lenta, pode ser autoclavada repetidamente com pouca perda de suas características.

Quadro 138-3 Constantes de dissociação dos anestésicos locais

Anestésico local	pKa
Benzocaína	3,5
Mepivacaína	7,7
Lidocaína	7,8
Etidocaína	7,9
Prilocaína	7,9
Ropivacaína	8,1
Bupivacaína	8,1
Tetracaína	8,4
Cocaína	8,6
Dibucaína	8,8
Procaína	8,9
Clorprocaína	9,1
Hexilcaína	9,3
Procainamida	9,3
Piperocaína	9,8

Dados de farmacologia clínica

Como já foi descrito, os anestésicos locais estão divididos em dois grandes grupos:

1. Aminoéster.
2. Aminoamida.

Grupo aminoéster

O primeiro representante deste grupo é a cocaína, derivada do ácido benzóico e utilizada a partir de 1884 para anestesia tópica ocular. Tendo a cocaína como modelo, outras drogas foram sintetizadas, sendo os exemplos mais importantes a procaína, a clorprocaína e a tetracaína.

Estes ésteres do ácido paraaminobenzóico são mais rapidamente hidrolisados pelas esterases plasmáticas. A cocaína, um duplo éster, necessita de enzimas plasmáticas e hepáticas.

O protótipo da família éster foi, por muito tempo, a procaína. Devido à sua baixa toxicidade, permitia procedimentos regionais extensos podendo ser empregadas doses de até 1.000 miligramas. Entretanto, ela há muito foi substituída por agentes de ação mais prolongada, com maior potência e difusibilidade.

A tetracaína derivou da modificação estrutural da molécula da procaína. Na molécula da procaína houve a substituição de um radical butil-amino por um paraamino no seu anel aromático, e do encurtamento da cadeia alcoil-amino. O resultado (tetracaína), foi um anestésico muito diferente, dez vezes mais potente, com hidrólise três a quatro vezes mais lenta e, portanto, duração muito maior e produtora de bloqueio mais intenso. Em contraposição, é dez vezes mais tóxica do que a procaína, do ponto de vista sistêmico.

A tetracaína, a procaína e a benzocaína, representantes deste grupo, têm pouca ou nenhuma indicação em cirurgia otológica e, portanto, não serão descritas com maiores detalhes.

Somente sessenta anos após a cocaína foram introduzidos os representantes do segundo grupo.

Grupo aminoamida

São mais resistentes à hidrólise do que seus primos ésteres, já apresentando como benefício a duração mais prolongada.

Os principais representantes deste grupo são a lidocaína, bupivacaína, prilocaína, etidocaína, mepivacaína, ropivacaína, procainamida e a dibucaína.

Passaremos a descrever as características mais importantes daqueles disponíveis para uso clínico em nosso meio.

Assim, a lidocaína, a bupivacaína e a ropivacaína serão abordadas com mais detalhes. A prilocaína é disponibilizada apenas para uso odontológico, como já foi mencionado.

Lidocaína

Considerada o grande anestésico local dos últimos cinqüenta anos, a lidocaína desbancou a procaína, arrebatando-lhe o título de "o anestésico padrão".

A lidocaína não é muito diferente da procaína quando se compara a sua atividade com a toxicidade.

Por outro lado, a rápida e extensa capacidade de difusão tecidual permite à lidocaína um bloqueio muito mais intenso e duradouro com raríssimos eventos de toxicidade ou reação alérgica. Seu uso clínico não se limita à anestesia. É um antiarrítmico por excelência, com propriedades anticonvulsivantes.

O efeito da lidocaína dura algumas horas, tendo grande indicação em cirurgias ambulatoriais. Como a duração é limitada, recomenda-se associação com vasoconstritores para retardar a absorção, reduzir as possibilidades de toxicidade sistêmica e prolongar o efeito.

Vasoconstritores

A ação do vasoconstritor agregado ao anestésico local é a de reduzir o fluxo sangüíneo no local da injeção e assim diminuir a absorção da droga. Desta forma, o anestésico permanece por mais tempo em contato com o alvo, prolongando a duração do bloqueio em até 50%, no caso da lidocaína. Outra grande vantagem desta vasoconstrição, especialmente em cirurgia otológica, é a diminuição do sangramento, oferecendo um campo cirúrgico excelente.

Um segundo efeito desta associação com vasoconstritores é o maior número de moléculas do anestésico local à disposição, resultando em menor diluição pelos líquidos teciduais. Consegue-se, assim, bloqueio nervoso mais intenso. É então possível obter a mesma profundidade anestésica com concentração menor do fármaco. A dose total fica menor, e é permissível usar maior volume com baixa concentração, abrangendo área bem mais extensa a ser bloqueada.

Quadro 138-4 Doses perineurais sugeridas de anestésicos locais

Anestésico local	Em mg/kg de peso	Dose média adultos
Procaína	14	1000 (mg)
Prilocaína	10	600
Lidocaína	7	500
Mepivacaína	7	500
Tetracaína	1,5	100
Ropivacaína	1,2	150-200
Bupivacaína	1,2	150

Do ponto de vista sistêmico, a toxicidade é minimizada porque menos droga é absorvida na unidade de tempo, e todo o processo absortivo fica retardado.

Estudos comparativos mostram menores níveis séricos, quando se usam vasoconstritores associados, em relação ao anestésico local puro.

As doses recomendadas de lidocaína são máximo de 5 mg/kg sem vasoconstritor e 7 mg/kg com vasoconstritor (Quadro 138-4).

Qual o vasoconstritor ideal?

Inúmeros vasoconstritores e agentes agonistas adrenérgicos já foram testados (fenilefrina, octapressina, clonidina etc.), mas a adrenalina continua sendo a primeira escolha. A dose usual é a diluição de 1:200 mil, ou seja, solução contendo 5 microgramas de adrenalina por mililitro. Vários estudos demonstram que o aumento desta concentração (p. ex., 1:100 mil) não traz benefício quanto à atividade vasoconstritora e possibilita o aparecimento de paraefeitos do vasoconstritor (hipertensão arterial, taquiarritmias, fibrilação ventricular).

MISTURA DE ANESTÉSICOS LOCAIS

Alguns especialistas costumam combinar um anestésico local de ação rápida, como a lidocaína ou a prilocaína, com outro de duração longa, como a bupivacaína ou etidocaína. As vantagens deste tipo de associação não estão bem claras, uma vez que inúmeros estudos não conseguiram mostrar vantagens sobre a duração ou tampouco sobre o início de ação. Há uma grande complexidade nas interações advindas destas misturas, sendo que os resultados podem ser do tipo aditivo, antagônico, ou sinérgico sobre o receptor do anestésico local. Outros mecanismos podem atuar sobre a permeabilidade das barreiras teciduais ou mesmo a alterações na captação destas drogas. Desta forma, até o presente momento não existem conclusões a respeito da eficácia destas associações e o que parece certo é que a toxicidade sistêmica apresenta-se aditiva, exigindo cautela e limitação de doses totais das misturas de anestésicos locais.

■ Alcalinização dos anestésicos locais

É antiga a alcalinização de anestésicos locais para acelerar o início de ação dos mesmos. Normalmente, os anestésicos fornecidos comercialmente apresentam pH entre 3,9 e 6,47 sendo que aqueles associados à adrenalina tendem para o lado mais ácido. Como já foi referido, o pKa dos anestésicos mais usados na clínica varia de 7,6 a 8,9. Assim, menos de 3% dos anestésicos comerciais se apresentam sob a forma neutra, lipossolúvel, considerada a mais importante para penetração neural, ao passo que a forma ionizada, dotada de carga elétrica, constitui a que se liga ao receptor dentro dos canais de sódio. Assim sendo, a alcalinização dos anestésicos locais tem por objetivo o aumento da fração neutra e lipossolúvel. Cumpre referir que estas drogas não podem ser alcalinizadas para pH acima de 6,5 a 8,0 sob risco de precipitação, sendo que esta manobra vai aumentar somente em 10% a forma neutra.

Vários estudos demonstraram que a maior atividade dos anestésicos locais alcalinizados só se mostrou presente quando a adrenalina estava associada, seja misturada no momento do uso, seja já presente na embalagem comercial. Nesta última forma, a solução apresenta-se mais ácida. Já a adrenalina misturada na hora da utilização não provoca alteração do pH que é mais alcalino nas soluções puras de anestésicos locais. Uma outra consideração é que o efeito vasoconstritor da adrenalina também é pH-dependente. Em pH inferior a 5,6 ocorre pouca vasoconstrição, ao passo que em pH de 7,8 o efeito vasoconstritivo é máximo. Isto faz supor que a alcalinização possa afetar a atividade do anestésico local devido à estimulação dos efeitos vasoconstritores da adrenalina.

■ Metabolismo

A lidocaína é metabolizada no fígado por oxidases e amidases. A via oxidativa requer o citocromo P450, presente inclusive no fígado dos neonatos.

Muito provavelmente o hepatócito é o principal local do metabolismo e biotransformação da lidocaína. Entretanto, como a relação de extração hepática é alta, somente uma disfunção muito avançada do fígado diminui o metabolismo deste anestésico local e permite a elevação sérica a níveis perigosos. Após metabolizada, 80% de seus subprodutos hidroxilados são excretados na urina.

■ Bupivacaína

Fazendo parte de uma segunda geração de anestésicos locais de ação longa, existem três compostos que são muito semelhantes estruturalmente: a bupivacaína, a mepivacaína e a ropivacaína.

A estrutura básica é a mepivacaína. A extensão de sua cadeia metílica no anel piperidínico, até a obtenção de uma cadeia de 4 carbonos, faz com que o novo produto mostre maior potência e duração de ação, embora com maior toxicidade. Assim, a analgesia produzida pela bupivacaína é duas a três vezes mais duradoura do que a da lidocaína e mepivacaína. A bupivacaína liga-se extensamente às proteínas plasmáticas e é bastante lipossolúvel.

A bupivacaína tem sido até pouco tempo o anestésico local de eleição para anestesia oftálmica por combinar intensa analgesia com profundo relaxamento da musculatura ocular e periorbitária. Entretanto, mais recentemente, tem sido substituída pela ropivacaína, em virtude da menor cardiotoxicidade e maior segurança apresentada pela mesma.

A bupivacaína é recomendada na dose de 1 a 2 mg/kg de peso com um máximo total de 150 a 200 mg para um paciente adulto hígido. A injeção deve ser feita de modo fracionado, sempre conversando com o paciente e monitorando suas respostas para sinais de alarme como, por exemplo, a fala arrastada.

A bupivacaína é muito bem absorvida a partir dos sítios de injeção. Por outro lado, mostra forte ligação aos tecidos, o que, de certo modo, evita a formação de picos muito rápidos e assegura a longa duração de efeito. Em injeção perineural, a anestesia da bupivacaína chega a durar seis ou mais horas. Um fato importante é que a adição de adrenalina não reduz significativamente os níveis sangüíneos do fármaco e nem mesmo prolonga o tempo de analgesia. Desta forma, os paraefeitos da adrenalina podem se manifestar sem o benefício de uma anestesia mais prolongada, sendo muito discutível sua associação. Admite-se, pois, associação de vasoconstritores à bupivacaína apenas com o propósito de reduzir o sangramento local.

O radical amida da bupivacaína é protegido por um anel piperidínico em uma extremidade e por uma xilidina em outra. A vantagem desta característica é torná-la praticamente resistente à hidrólise em seres humanos. O processo metabólico é realizado no fígado e inicia-se por dealquilação do nitrogênio piperidínico. O processo genuíno de detoxificação se faz por desbutilação.

A concentração plasmática tóxica da bupivacaína é da ordem de 2 microgramas por mililitro de plasma.

Inúmeras pesquisas à procura de um agente anestésico com menor cardiotoxicidade, mas com duração de efeito semelhante à bupicacaína, culminaram com a introdução da ropivacaína. Este agente nada mais é do que um estéreo isômero da bupivacaína.

■ Ropivacaína

É o mais novo representante da família amida e representa um avanço importante na redução da cardiotoxicidade dos agentes de longa duração.

Mostra propriedades farmacológicas situadas entre a bupivacaína e a mepivacaína, aproximando-se mais da primeira.

Ao contrário de suas duas parentes que são dispensadas como misturas racêmicas (mistura opticamente inativa em que o isômero S(+) inativa o isômero R(–), a ropivacaína apresenta-se na forma opticamente ativa, isto é, como isômero puro levorrotatório S(-). A vantagem desta forma é o perfil de alta potência e baixa toxicidade. A forma S(-) é muito menos arritmogênica do que a R(+). A potência e duração do efeito são comparáveis à bupivacaína racêmica.

Outra vantagem adicional e característica muito específica da ropivacaína é a expressiva vasoconstrição que se produz nos locais onde é injetada, o que a torna uma excelente opção para anestesia locorregional em cirurgia otológica. O metabolismo é hepático sendo o principal metabólito oito vezes menos tóxico. A excreção se faz através dos rins.

As doses recomendadas de ropivacaína são apresentadas no Quadro 138-4.

■ Efeitos adversos dos anestésicos locais

As principais manifestações indesejadas dos anestésicos locais podem ser divididas em duas categorias:

1. As resultantes dos próprios anestésicos.
2. As relacionadas às técnicas específicas de bloqueio.

■ Reações devidas aos anestésicos locais

Ocorrem na maioria das vezes como conseqüência de injeção intravascular acidental ou por excessivas doses dos agentes.

Reações sistêmicas ocorrem quando órgãos ou locais afastados do ponto de inoculação do fármaco respondem de forma não habitual.

Reações localizadas são as causadas nas estruturas diretamente em contato com a droga injetada.

■ Toxicidade sistêmica

Com exceção das reações alérgicas propriamente ditas, as reações tóxicas sistêmicas dos anestésicos locais são dose-dependentes, isto é, quanto maior a concentração sangüínea da droga, tanto maior será a resposta.

Após injeção intravascular, o efeito tóxico sistêmico é principalmente dependente da potência da droga. Por exemplo, a bupivacaína, um dos mais potentes anestésicos, é também dos mais potencialmente tóxicos após injeção inadvertida intravascular.

Quando a injeção das altas doses é extravascular, a toxicidade sistêmica (concentração sangüínea) relaciona-se ao local da injeção, volume administrado, distribuição e degradação da droga.

Drogas com taxa metabólica mais lenta (tetracaína, bupivacaína) são mais tóxicas quando administradas em doses excessivas.

A toxicidade sistêmica dos anestésicos locais envolve essencialmente o sistema nervoso central e o sistema cardiovascular.

■ Respostas tóxicas ao sistema nervoso central

Inicialmente há uma fase excitatória, resultante do bloqueio de vias inibitórias localizadas no núcleo da tonsila. Este efeito permite aos neurônios excitatórios atuarem sem qualquer oposição (efeito convulsivante). Com o aumento das concentrações séricas e cerebrais as vias inibitórias e facilitatórias são impedidas resultando na depressão do SNC.

Os sintomas iniciais tóxicos ao SNC incluem a sensação de cabeça oca, tonturas, visão turva e zumbido. Seguem-se calafrios, tremores e abalos musculares. Os tremores inicialmente envolvem a musculatura facial e as porções distais das extremidades. Quando os níveis séricos se elevam muito ocorrem convulsões tônico-clônicas. Quando as taxas sangüíneas são excessivamente altas a fase de depressão do SNC pode ocorrer sem uma fase excitatória prévia.

O estado ácido-básico é outro fator contribuinte aos efeitos neurológicos dos anestésicos locais. O limiar convulsivante é inversamente proporcional ao $PaCO_2$. Em outras palavras, elevação do $PaCO_2$ (hipercapnia) ou queda do pH (acidose) reduzem o limiar convulsivante. A capacidade de ligação às proteínas plasmáticas também sofre redução na presença de acidose ou hipercapnia, resultando maior fração livre da droga. Heavner et al. em estudos experimentais em porcos demonstraram que a severa hipoxemia aumenta a toxicidade da bupivacaína ao SNC e sistema cardiovascular.

Em resumo, pacientes acidóticos e/ou hipoxêmicos são mais vulneráveis aos efeitos tóxicos dos anestésicos locais sobre o sistema nervoso central.

CARDIOTOXICIDADE

Os anestésicos locais reduzem o potencial de ação da fibra miocárdica ao limitar o fluxo de sódio para o interior da célula. Como conseqüência, o tecido cardíaco fica menos excitável. Há, então, um impedimento elétrico e mecânico sobre o coração. Alguns agentes como a lidocaína e a procainamida costumam ser usadas como antiarrítmicos.

Já os anestésicos locais dotados de átomo de carbono assimétrico, como a bupivacaína, mostram uma perigosa estereosseletividade pelo canal de sódio das células do miocárdio. O isômero R(+) tem mais afinidade do que o S(-), sendo pois mais cardiotóxico.

A ropivacaína, que é um enantiômero puro S(-), é significativamente menos cardiotóxica do que a bupivacaína racêmica.

Os efeitos tóxicos dos anestésicos locais sobre o coração iniciam-se por uma ação central sobre os sítios autonômicos medulares. As arritmias e as alterações de pressão arterial podem resultar da injeção intracerebral de quantidades mínimas de bupivacaína. O fato de as arritmias sempre precederem as convulsões sugere um componente central.

Inicialmente as respostas tóxicas se manifestam por hipertensão arterial e taquicardia, possivelmente por descarga simpática durante a fase excitatória do SNC. Segue-se a depressão miocárdica com hipotensão moderada e redução do débito cardíaco. Com o progresso dos efeitos tóxicos, sobrevém a vasodilatação periférica, a hipotensão torna-se severa, aparecem alterações de condução do estímulo cardíaco com bradicardia sinusal e arritmias ventriculares, terminando em colapso cardiovascular.

A severidade da cardiotoxicidade varia com os vários anestésicos. Por exemplo, a depressão da atividade miocárdica é significativamente maior com a bupivacaína do que com a lidocaína. A recuperação com a lidocaína é rápida e completa, ao passo que com a bupivacaína é lenta e incompleta. Alguns anestésicos exibem maior potencial arritmogênico.

Arritmias raramente ocorrem com lidocaína, mepivacaína e tetracaína, ao passo que as relacionadas à bupivacaína, etidocaína e em menor grau à ropivacaína costumam ser graves. As causas mais prováveis destes efeitos são a depressão direta do miocárdio secundária ao bloqueio dos canais de sódio, depressão da condução do nódulo auriculoventricular e redução da contratilidade miocárdica.

Para minimizar o risco destas complicações severas e potencialmente fatais, recomendam-se injeções lentas, precedidas de cuidadosa aspiração, mantendo contato verbal contínuo com os pacientes, atentando para as doses recomendadas. A monitoração dos sinais vitais é essencial assim como a disponibilidade de equipamento e drogas para recuperação.

Objetivando reduzir as taxas séricas destes fármacos e assim os paraefeitos, usam-se doses as mais baixas possíveis, diluídas como soluções mais fracas.

Em indivíduos atópicos ou sensibilizados, podem ocorrer respostas sistêmicas generalizadas e intensas, precipitadas por mínimas quantidades da droga.

Por outro lado há uma série de reações que não guardam relação com a droga.

Nesta categoria, bastante freqüente, incluímos os pacientes com aversão às agulhas. Eles apresentam hiperventilação, sudorese, palidez, associados ou não à hipotensão arterial, constituindo uma verdadeira reação vasovagal à picada e injeção do anestésico.

Outras reações são devidas aos agentes aditivos aos anestésicos locais. É o caso do meta bissulfito de sódio, do metil-parabeno, do ácido paraaminobenzóico, do propil-parabeno e de outros conservantes.

■ Alergia

A alergia é definida como sendo uma reação adversa a qualquer substância após sensibilização prévia à mesma ou a outra intimamente relacionada.

Uma vez ocorrida a sensibilização, quantidades mínimas da droga, agora chamada de antígeno, podem desencadear resposta alérgica maciça pela carga de anticorpos presentes. A comunhão antígeno-anticorpo provoca uma reação em cascata. Se a presença de anticorpos no organismo se faz em grande escala, a reação costuma ser intensa, sistêmica e muito rápida (anafilática). Se os anticorpos se formam em células linfóides teciduais, a reação pode ser retardada e localizada.

A pele costuma ser o alvo principal. O mecanismo responsável pela reação alérgica determina a velocidade de início e a severidade da reação. Respostas mediadas pela imunoglobulina tipo I são rapidamente progressivas e severas constituindo a verdadeira anafilaxia. Os mastócitos se rompem e liberam seus grânulos ricos em bioaminas, responsáveis por uma reação sistêmica de defesa: edema das vias aéreas, broncoespasmo, hipotensão. Outro tipo de reação, mais lenta, é conseqüente à liberação de histamina, não relacionada às imunoglobulinas. Dependendo da quantidade de mediadores liberados, a reação pode variar desde uma versão mais leve, anafilactóide, até uma dermatite de contato (rash cutâneo).

Os anestésicos locais do tipo amino-ester são os que mais freqüentemente estão envolvidos com reações alérgicas. Estes fármacos são derivados do ácido paraaminobenzóico o qual se sabe ser bastante alergênico.

As reações alérgicas verdadeiras aos anestésicos locais tipo amida ocorrem muito raramente.

Muitas das reações atribuídas aos agentes anestésicos locais são na realidade devidas aos aditivos e preservativos.

Os mecanismos envolvidos nestas reações alérgicas são pouco conhecidos.

Alguns investigadores acreditam que a liberação direta de histamina induzida pela injeção de anestésicos locais seja o principal fator para as reações adversas. Testes intradérmicos têm sido recomendados a pacientes que referem alergia aos anestésicos locais. Entretanto sua eficácia clinica é discutível.

■ Convulsões

Convulsões podem ocorrer quando excitação focal de determinadas áreas subcorticais tais como o sistema límbico ou o núcleo da tonsila se propaga além de seus limites e se espalha de forma generalizada. À medida que a concentração sangüínea de anestésicos locais aumenta, descargas límbicas se espalham pelo cérebro e precipitam episódios do tipo epileptiforme. Os mesmos são sincrônicos e característicos do chamado "grande mal".

Por paradoxal que pareça, em baixos níveis séricos os anestésicos locais são usados como agentes anticonvulsivantes.

O primeiro problema que surge como decorrência da atividade convulsiva é a incapacidade da ventilação pulmonar. Esta hipoventilação, aliada à maior demanda de oxigênio resultante da extensa contração muscular convulsiva, torna mandatório o relaxamento muscular de curta e imediata ação. A succinilcolina, um relaxante muscular de efeito rápido e ação breve, é o fármaco indicado para este fim. O relaxamento muscular obtido permite a ventilação pulmonar com um respirador manual (Ambu) e oxigênio. Ao mesmo tempo, procede-se o tratamento mais específico e efetivo no manejo da convulsão subcortical que são as benzodiazepinas. Estas drogas parecem ter também um efeito preventivo anticonvulsivo. Por esta razão, quando se presume o uso de doses mais elevadas de anestésicos locais, a medicação pré-anestésica à base de benzodiazepinas é uma boa opção.

■ Outras respostas tóxicas de origem variada

Existem algumas reações que resultam dos metabólitos dos anestésicos locais. A prilocaína, por exemplo, é um agente bastante seguro, com baixa potência para produzir reações tóxicas. Entretanto, usada em doses acima de 600 mg, um de seus metabólitos, a ortotoluidina hidroxilada, reduz a oxiemoglobina resultando na formação de metaemoglobina. Clinicamente o paciente apresenta-se cianótico. A quantidade de metaemoglobina necessária para produzir cianose é de no mínimo 1,5 g por decilitro de plasma.

Este valor corresponde a uma redução da oxiemoglobina em 10% ou mais. A metaemoglobinemia produz cianose das mucosas e leitos ungueais, normalmente tratada com a administração venosa de azul de metileno.

Na maioria dos pacientes a metaemoglobinemia não tem significação clínica mas, na presença de anemia ou insuficiência cardíaca congestiva, a redução da oxiemoglobina, por pequena que seja, diminui a capacidade de transporte do oxigênio e tem efeitos negativos ao paciente.

■ Complicações relacionadas à técnica propriamente dita

Os bloqueios de nervos periféricos podem necessitar de múltiplas injeções e o uso de doses relativamente elevadas dos anestésicos. Com exceção do bloqueio do nervo intercostal, a absorção sistêmica de anestésico local após um bloqueio de nervo periférico costuma ser baixa. Por outro lado, os nervos periféricos estão situados muito próximos aos grandes vasos, e o potencial para injeção intravascular sempre existe.

■ Tratamento das manifestações tóxicas dos anestésicos locais

A profilaxia da toxicidade sistêmica destes agentes é a melhor conduta. Sabe-se que a injeção intravascular inadvertida e a absorção de doses excessivas injetadas no local correto são as maiores causas de níveis séricos tóxicos.

Para evitar injeção intravascular, recomenda-se aspiração freqüente antes da injeção, o uso de pequena dose teste (até 3 ml), pesquisando sintomas como zumbidos, parestesias na região labial, sempre com injeção lenta. Além disso, a adequada monitoração da freqüência cardíaca, pressão arterial e do eletrocardiograma deve ser prática constante durante a administração de anestesia local.

O tratamento dos efeitos tóxicos é o de suporte. Interrupção imediata da injeção do fármaco, colocando o paciente em decúbito dorsal, cabeça hiperestendida, oxigenação e ventilação com máscara, pois os efeitos tóxicos são exacerbados por hipoxemia, hipercarbia e acidose. Se o paciente não estiver em ventilação espontânea será necessário realizar respiração artificial com Ambu e, se necessário, intubação traqueal e ventilação com pressão positiva.

Como foi anteriormente comentado, os sinais de toxicidade sobre o SNC ocorrem antes dos eventos cardiovasculares e respiratórios. Assim, a ocorrência de convulsões leva ao aumento do metabolismo, hipoxemia, hipercarbia e acidose. O tratamento das convulsões baseia-se na imediata punção venosa e administração de pequena dose de tiopental (50-100 mg) ou diazepam (5-10 mg) ou midazolam (2-5 mg) ou propofol (1 mg/kg).

As repercussões cardiovasculares dos anestésicos locais menos potentes como a lidocaína são geralmente leves e devidas a algum grau de depressão miocárdica e vasodilatação. Se o paciente apresentar queda de pressão arterial e bradicardia, a administração de efedrina (10 – 20 mg) e atropina (0,4 mg) costuma ser suficiente.

Por outro lado, anestésicos locais mais potentes como a bupivacaína podem produzir intensa depressão cardiovascular acompanhada de arritmias graves. Deve-se instituir imediata oxigenação com ventilação artificial e manobras de ressuscitação. As arritmias são de difícil tratamento necessitando, não raro, de cardioversão elétrica, adrenalina, bretílio e magnésio.

Considerações anatômicas básicas para realização de anestesia locorregional em cirurgia da orelha

A inervação sensitiva do conduto auditivo externo pode ser dividida em duas partes: paredes anterior e posterior (Fig. 138-2).

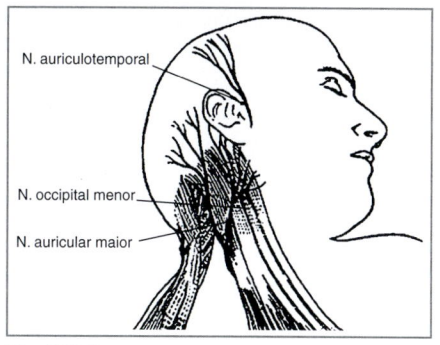

Fig. 138-2
Visão geral da inervação envolvida nos bloqueios para cirurgia otológica.

Para cirurgias sobre o conduto auditivo externo e membrana do tímpano é importante saber que a inervação sensitiva da face anterior do pavilhão da orelha e parede anterior do conduto auditivo externo, inclusive da parte anterior do tímpano, se faz através do nervo auriculotemporal (ramo do nervo mandibular-5º par craniano) (Fig. 138-3).

A inervação sensitiva da parte posterior do pavilhão da orelha, da parte posterior do conduto auditivo externo e da parte posterior do tímpano se faz através dos nervos (Fig. 138-4):

- Nervo auricular maior (C2-C3) (ramo do plexo cervical).
- Nervo auricular posterior (ramo do n. mandibular).

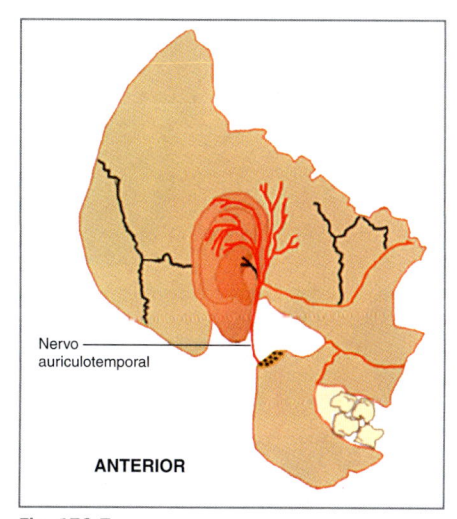

Fig. 138-3
Bloqueio do conduto auditivo externo e da membrana do tímpano: considerações anatômicas. A figura mostra a inervação sensitiva da face ANTERIOR do pavilhão da orelha e parede ANTERIOR do conduto auditivo externo, inclusive a parte anterior do tímpano, NERVO AURICULOTEMPORAL.

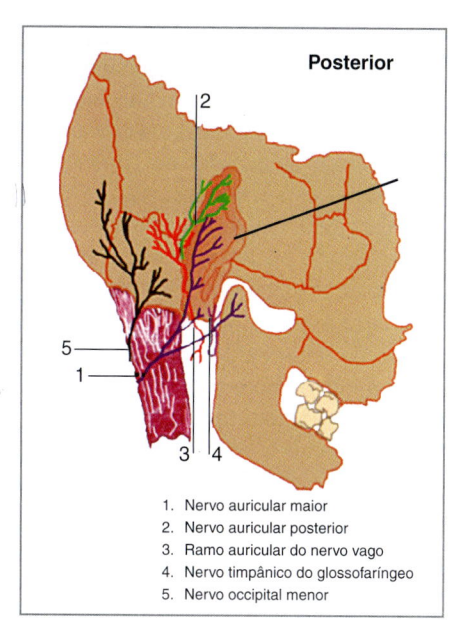

Fig. 138-4
Mostrando a inervação sensitiva da parte posterior do pavilhão da orelha, parte posterior do conduto auditivo externo e parte posterior do tímpano. 1. Nervo auricular maior; 2. nervo auricular posterior; 3. ramo auricular do nervo vago; 4. nervo timpânico do glossofaríngeo; 5. nervo ocipital menor.

- Ramo auricular do nervo vago (10º par craniano).
- Nervo timpânico do glossofaríngeo.
- Nervo occipital menor (C2) (ramo do plexo cervical).

A inervação da parede posterior do conduto auditivo é feita através do ramo auricular do vago (10º par craniano). O ramo timpânico do glossofaríngeo é responsável pelo suprimento da face interna do tímpano, mucosa que reveste a caixa timpânica, promontório, tuba auditiva e células da mastóide. Com exceção do ramo timpânico do glossofaríngeo, que penetra no conduto através dos canalículos timpânicos inferiores, todos esses filetes nervosos penetram no meato acústico externo no ponto de junção da porção óssea com a cartilaginosa do conduto.

A inervação da parede anterior do conduto auditivo externo, incluindo a face externa e anterior do tímpano, é realizada pelo ramo timpânico do nervo auriculotemporal (ramo do nervo mandibular – 5º par craniano).

São descritas basicamente duas técnicas de bloqueio: a interna ou endaural e a técnica externa.

1. **A técnica endaural (Fig. 138-5A a C):** traça-se uma linha imaginária horizontal no meio do conduto auditivo externo e, nos pontos em que a mesma tocar as paredes do conduto na junção osteocartilaginosa, injeta-se cerca de 0,5 ml de solução anestésica anterior e posteriormente, com agulha de insulina (ou 25 × 6).

   Desta forma consegue-se o bloqueio da parede anterior do conduto auditivo externo e parte anterior do tímpano. É o bloqueio do ramo timpânico do nervo auriculotemporal.

2. **As indicações deste bloqueio são:** miringoplastias, timpanotomias para tratamento de otites médias serosas, com ou sem colocação de tubos de ventilação, e cirurgia da otosclerose.

Na técnica externa (Fig. 138-5D e E) utiliza-se uma agulha 25x6, introduzindo a mesma até fazer contato com a borda óssea anterior do conduto auditivo externo e injeta-se 1 ml de solução anestésica. A seguir, introduz-se a agulha o máximo possível, evitando o contato com a parede óssea, na parte posterior do pavilhão da orelha, entre o conduto auditivo e a mastóide, injetando 1 ml da solução anestésica. Na retirada da agulha, injetam-se neste trajeto mais 2 ml do mesmo anestésico. A seguir, faz-se uma infiltração no subcutâneo na parte posterior ao pavilhão da orelha (Fig. 138-5F) para bloquear os nervos auricular maior, auricular posterior, auricular do nervo vago e timpânico do glossofaríngeo.

As indicações da técnica externa são principalmente as timpanoplastias por via retroauricular acompanhadas ou não de mastoidectomias, descompressões do nervo facial e outras cirurgias otológicas com via de acesso retroauricular.

Para cirurgias estéticas do pavilhão auricular, como a otoplastia, convém revisar as estruturas nervosas relacionadas a esta área.

A porção superior do pavilhão auricular é suprida pelo plexo cervical e nervo trigêmeo. A superfície posterior e o terço inferior da superfície anterior são supridas pelo nervo auricular maior e pelos nervos occipitais menores que são ramos do plexo cervical. Estes nervos atingem o subcutâneo na junção dos terços médio e superior do músculo esternocleidomastóideo. Os dois terços superiores da superfície anterior são supridos pelo nervo auriculotemporal, que é ramo da divisão mandibular do nervo trigêmeo.

Uma boa analgesia pode ser obtida através da infiltração deste suprimento nervoso com soluções de anestésicos locais contendo adrenalina.

Este procedimento pode ser realizado inclusive em crianças, sob anestesia geral, para garantir uma cirurgia exangue e analgesia pós-operatória bastante prolongada.

O bloqueio regional parece ser superior à infiltração local uma vez que a injeção é especificamente dirigida aos nervos que suprem a orelha. São necessárias duas injeções para bloquear os três nervos envolvidos. Não provoca hidrodissecção nem distorção anatômica.

SÍNTESE DE OUTRAS ALTERNATIVAS DA LITERATURA

Anestesia local assistida (ALA)

A situação na qual o concurso de um anestesiologista objetiva promover suporte, sedação e monitoração para cirurgias realizadas com anestésicos locais é denominada anestesia local assistida. É recomendável adequada avaliação pré-anestésica de acordo com as rotinas, salientando-se a necessidade de entrevista especialmente dirigida às condições psíquicas do paciente para enfrentar um procedimento deste tipo.

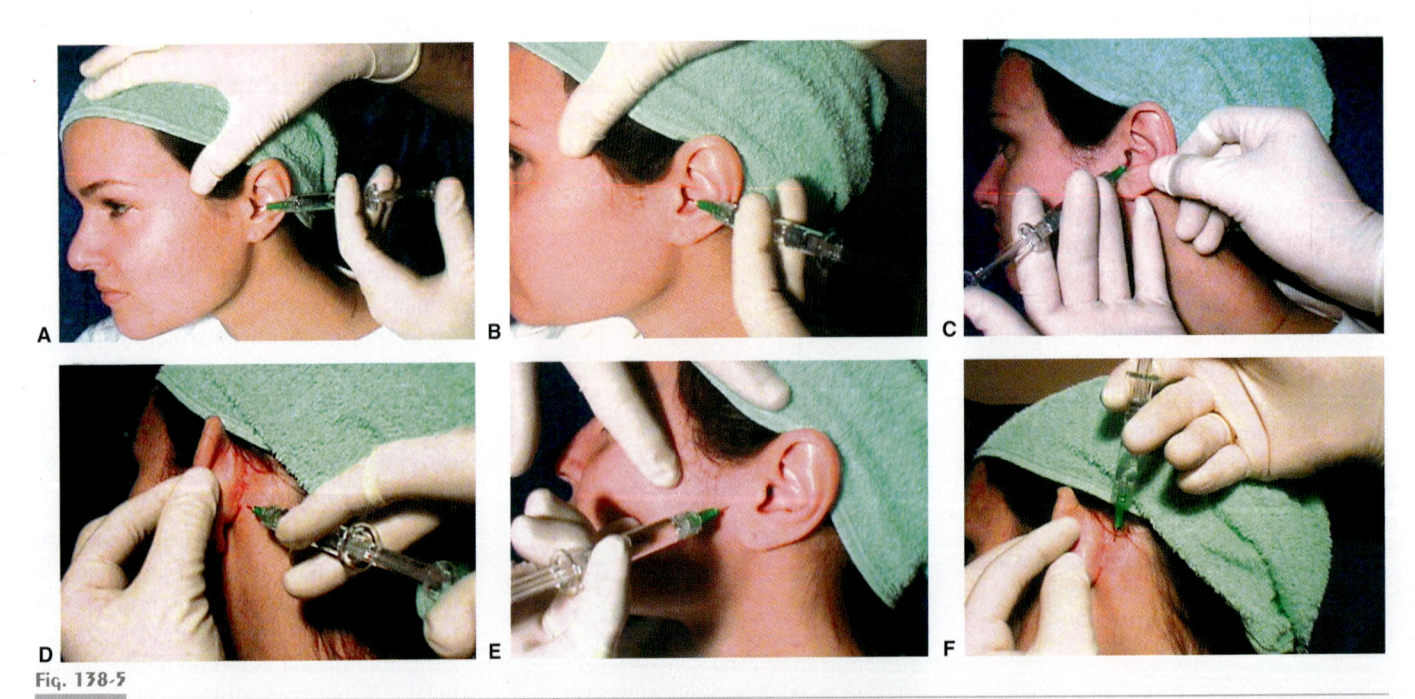

Fig. 138-5

(A) Bloqueio do conduto auditivo externo e membrana do tímpano pela técnica endaural. **(B)** Bloqueio da parede anterior do conduto auditivo externo e parte anterior do tímpano. Bloqueio do ramo timpânico do nervo auriculotemporal. **(C, D)** Bloqueio da parede posterior do conduto auditivo externo e parte posterior do tímpano. **(E)** Técnica externa: bloqueio da parede anterior do conduto auditivo externo e parte anterior do tímpano. **(F)** Infiltração subcutânea na parede posterior do pavilhão da orelha.

Os pré-requisitos para a ALA são praticamente os mesmos para uma anestesia geral no que diz respeito à monitoração, disponibilidade de oxigênio, medicação, equipamento de obtenção de via aérea e ventilação.

Seleção dos pacientes para ALA

- *Idade*: alguns pacientes são idosos e com maior número de problemas médicos. A exceção é a cirurgia otológica, onde os pacientes submetidos à anestesia assistida costumam ser mais jovens e saudáveis.

- *Duração*: 75% das cirurgias têm duração em torno de 2 horas ou menos. O prolongamento do tempo passa a exigir doses crescentes de sedativos e anestésicos locais, aumentando o sangramento e propiciando complicações como a depressão respiratória, agitação e recuperação retardada.

Na entrevista pré-operatória, a história e o exame físico colhidos pelo cirurgião e/ou anestesista constituem a ferramenta mais sensível para a correta avaliação pré-operatória de pacientes saudáveis. A partir dos dados obtidos serão solicitados os exames laboratoriais mais indicados (ver Capítulo apropriado).

A função primordial da ALA é a de proporcionar conforto ao paciente e condições ideais para a realização da cirurgia sob anestesia locorregional. Um grande número de alternativas está disponível. Baseiam-se na racional associação de drogas. Entretanto, estas combinações podem produzir depressão respiratória em graus variáveis no intra-operatório, intensa amnésia residual e impedimento da função cognitiva no pós-operatório imediato. É, portanto, necessária a correta escolha da droga ou associação de drogas que apresentem início rápido de ação, com duração curta.

A otimização das doses seja por injeções intermitentes, seja em infusão contínua, deve prover sedação, analgesia e despertar rápido com mínimo efeito residual. Os principais agentes pertencem aos grupos dos narcóticos analgésicos, os sedativos e hipnóticos, os anestésicos locais e outras drogas mais recentemente introduzidas no mercado, como é o caso dos agonistas alfa-2 representados pela dexmetedomidina.

Anestésicos locais: a lidocaína, já comentada, continua sendo uma das drogas mais freqüentemente selecionadas, devido a vários motivos: ação previsível, baixa incidência de reações alérgicas, índice terapêutico elevado com relativa segurança mesmo em doses maiores ou em injeção acidental intravascular. A lidocaína é facilmente disponível, apresenta baixo custo, tem duração de ação apropriada para procedimentos de curta e média duração (uma a duas horas).

A anestesia infiltrativa com bupivacaína, como já vimos, costuma ser preferida para procedimentos mais prolongados, de 2 a 4 horas, sendo que os seus efeitos podem se prolongar até por 12 horas em bloqueios de nervos periféricos. Convém lembrar as limitações da bupivacaína devido à sua cardiotoxicidade, relacionada à cinética junto aos canais de sódio das células. Mais recentemente surgiu a ropivacaína, com propriedades farmacocinéticas muito semelhantes à bupivacaína. Em cirurgias otológicas é muito raro o aparecimento de eventos tóxicos dos anestésicos locais em virtude dos baixos volumes normalmente utilizados. A adição de vasoconstritor ao anestésico local é fundamental para a redução do sangramento.

ANALGÉSICOS OPIÓIDES

O emprego de opióides em anestesias locais assistidas para cirurgia da orelha deve ser iniciado precocemente, em doses crescentes e generosas, objetivando analgesia de base eficiente para que o paciente não sinta a infiltração do anestésico local. É, portanto, importante que se inicie a sedação com uma antecedência de no mínimo trinta minutos. A idéia é de que, ao iniciar a infiltração de anestesia local, o paciente já esteja dormindo profundamente e com um excelente nível de analgesia. Isto auxiliará na manutenção de cifras tensionais normais ou levemente baixas e uma mínima quantidade de sangramento.

Os opióides mais usados são o fentanil, o sufentanil, o alfentanil, a morfina e a meperidina. A escolha depende do tipo e da qualidade de efeito desejado.

A morfina caiu em desuso devido ao longo tempo de ação e à liberação de histamina. Apresentando elevada solubilidade em água, a morfina atravessa com muita lentidão as membranas lipídicas como a hematoencefálica, por exemplo. Isto explica o seu lento início de ação. Por outro lado, a meia-vida de eliminação da morfina é bastante longa, prolongando a duração de seu efeito. Não é, pois, uma boa escolha para anestesias locais assistidas em pacientes ambulatoriais.

A meperidina, mais lipossolúvel do que a morfina, tem início pouco mais rápido mas, devido a uma ação anticolinérgica semelhante à atropina, pode levar à taquicardia e ao delírio, principalmente em pacientes idosos sendo, portanto, desaconselhável em procedimentos assistidos.

O fentanil e seus análogos, alfentanil e sufentanil são altamente lipossolúveis com início de ação rápida. Sua elevada redistribuição nos compartimentos periféricos faz cair a concentração no tecido cerebral de modo a produzir um efeito mais curto, mormente quando são utilizados em baixas doses.

AGENTES HIPNÓTICOS

O propofol é um hipnótico derivado do alcoil-fenol. Por sua curta duração de efeito e meia-vida de distribuição muito breve, tem sido proposto como um ótimo adjuvante para anestesia local assistida. Suas propriedades hipnossedativas são facilmente tituláveis para o efeito desejado, com rápida recuperação logo que a infusão é interrompida.

Monk *et al.* sugerem uma dose inicial de fentanil (1,5 mg · kg^{-1}) seguida de propofol (dose de ataque de 0,5 mg · kg^{-1}) em infusão contínua de 50 mcg · k^{-1} · min^{-1}, ajustando segundo a resposta do paciente. Esta associação permite excelente analgesia, sedação e mínima alteração hemodinâmica.

Quando o objetivo é a pura sedação, os hipnossedativos barbitúricos (pentobarbital, tiopental) encontram uma boa indicação. Apesar de seu longo tempo de ação, o tiopental possibilita um estado de sedação bastante favorável. Quando associado aos opióides (fentanil, alfentanil) permite que se usem dosagens totais muito menores, com efeito menos prolongado.

Dos benzodiazepínicos, o mais vantajoso é o midazolam, seguido imediatamente do diazepam. O lorazepam tem início muito lento de ação e longa duração de efeito, não sendo, portanto, útil em anestesias locais assistidas.

O diazepam por via venosa inicia rapidamente sua ação (2 a 3 minutos) e a duração é dose-dependente. A sua desvantagem é a eliminação lenta e a produção de metabólitos farmacologicamente ativos. Em baixas doses o efeito termina rapidamente devido à redistribuição, gerando também pequena quantidade de metabólitos ativos, tendo, portanto, um efeito fugaz. Em razão destas características, o diazepam deve ser sempre utilizado em doses limitadas, e os pacientes devem ser advertidos sobre o aparecimento de possível re-sedação 6 a 8 horas após a administração do fármaco. Cumpre lembrar que o diazepam pode produzir flebite e/ou dor à injeção em 40% dos pacientes.

O midazolam é um benzodiazepínico altamente lipofílico em pH acima de 6,0 apresentando rápido início de efeito. Produz sedação intensa e amnésia, sem produção de metabólitos ativos. Sua meia-vida de eliminação é curta, cerca de 2 a 3 horas. A potência é de 2 a 3 vezes a do diazepam com recuperação bem mais rápida do que este último, apesar de serem quase idênticos os mecanismos de cessação de efeito (redistribuição).

Graças à maior lipossolubilidade do midazolam, existe correlação mais íntima entre níveis plasmáticos e efeito clínico desta droga quando comparada com o diazepam.

A maior potência e a maior velocidade de equilíbrio entre concentração plasmática e concentração no efetor conferem ao midazolam, ao contrário do diazepam, um efeito depressor respiratório e hipotensor principalmente em pacientes idosos ou quando associado aos opióides. Há portanto a necessidade de atenta monitoração cardiorrespiratória sempre que a associação midazolam-opióide esteja sendo empregada. Por outro lado, pacientes que não apresentam componente doloroso importante, nos quais se busque tão-somente a sedação, torna-se mais sensato o emprego do midazolam puro. Em pacientes idosos e debilitados até mesmo pequenas doses de benzodiazepínicos podem provocar efeitos hemodinâmicos inaceitáveis. Este grupo de pacientes é mais propenso a apresentar desorientação pós-operatória prolongada.

Alguns autores não consideram o midazolam uma boa opção para anestesias locais assistidas em virtude de que alguns pacientes apresentam desorientação intensa e possível agitação, de difícil controle.

Especificamente em cirurgias otológicas sob anestesia local assistida, uma boa rotina consiste em:

- Monitoração básica com eletrocardioscopia, oximetria de pulso, pressão arterial não-invasiva e capnografia.
- Punção venosa com cateter de calibre adequado e extensor que permita ao anestesista manter boa distância da cabeça do paciente.
- Cateter (óculos) nasal de dupla via, que permita suplementação da mistura inalada com oxigênio e ao mesmo tempo a coleta de fração expirada para a capnografia.
- Administração de analgésico não-esteróide venoso em doses adequadas para prover analgesia preemptiva.
- Administração de drogas antieméticas e antilabirínticas para prevenção de náuseas, vômitos e tonturas pós-operatórias. O droperidol em doses de 0,5 a 1 mg e o ondansetron em doses de 4 a 8 mg cumprem muito bem estas funções. A dexametasona tem sido também utilizada com bons resultados na profilaxia nas náuseas e vômitos pós-operatórios.
- Analgesia de base com dose adequada de opióides (fentanil 1,5 mcg. kg^{-1}).
- Sedação generosa com benzodiazepínico (diazepam 5 a 10 mg).
- Infiltração do conduto auditivo com anestésico local em volume e concentração adequados ao caso, associados a vasoconstritor (adrenalina na diluição de 1:200 mil), realizada somente quando o paciente estiver profundamente sedado.
- Manutenção do estado de analgesia e sedação mediante emprego de doses intermitentes ou infusão contínua de propofol ou benzodiazepínicos ou hipnossedativos barbitúricos.

White *et al*. recentemente estudaram a associação de propofol e alfentanil para sedação de pacientes submetidos à anestesia local assistida. Foram avaliados vários regimes de infusão contínua destes dois agentes objetivando o estabelecimento de conforto ao paciente, aliado à estabilidade cardiorrespiratória (Propofol: 25 a 50 mcg $\cdot k^{-1} \cdot min^{-1}$ e alfentanil: 0,2 a 0,4 mcg $\cdot kg^{-1} \cdot min^{-1}$. Os pacientes receberam pré-medicação de midazolam (2 mg IV). Esses autores concluíram que esta associação proporcionou excelente sedação, analgesia e amnésia intra-operatórias, com mínimos paraefeitos perioperatórios em pacientes ambulatoriais para procedimentos com anestesia local.

BIBLIOGRAFIA

Bedder MD, Kozody R, Craig DB: Comparison of bupivacaine and alkalinized bupivacaine in brachial plexus anesthesia. *Anest Analg* 1988;67:48-52.

Brau ME, Vogel W, Hempelmann G. Fundamental properties of local anesthetics: Half-maximal blocking concentrations for tonic block of Na and K channels in peripheral nerve. *Anesth Analg* 1998;87:885.

Bridenbaugh PO, Cruz ME, Helton SH. Anesthesia for otolaryngologic procedures. In: Papparella MM, Shumrick DA, (eds.) *Otolaryngology*. Philadelphia: WB Saunders Co., 1991. 29-49p.

Brown DL. *Atlas of Regional Anesthesia.* Philadelphia: WB Saunders Co., 1992. 121-128p.

Covino BG, Wildsmith JAW. Clinical pharmacology of local anesthetic agents. In Cousins MJ, Bridenbaug PO, (eds.) *Neural Blockade in Clinical Anesthesia and Management of Pain*. 3. ed. Philadelphia, Lippincott-Raven Publishers, 1998. 97p.

Covino BG. Pharmacology of local anesthetic agents. *Br J Anaesth* 1986;58:701-716.

Covino BG: Pharmacology of local anesthetic agents. In: Rogers MC, Tinker JH, Covino BG, et al (eds.) *Principles and Practice of Anesthesiology.* St. Louis: Mosby-Year Book, 1993. 1235-1257p.

DiFazio CA, Rowlingson JC, Moscicki JC. pH adjustment of local anesthetics. *(Abstract) Reg Anesth* 1994;19(Suppl 2):70.

Katz J. *Atlas of Regional Anesthesia*. Norwalk, CT. Appleton-Century-Crofts, 1985. 16-17p.

McClellan KJ, Spencer CM: Levobupivacaine. *Drugs* 1998;56:355-363 (discussion).

McClure JH. Ropivacaine. *Br J Anaesth* 1996;76:300.

Mets B, Janicki PK, James MF, *et al*. Lidocaine and bupivacaine cardiorespiratory toxicity is additive: a study in rats. *Anesth Analg* 1992;75:611.

Moller R, Covino BG. Cardiac electrophysiologic properties of bupivacaine and lidocaine compared with those of ropivacaine, a new amide local anesthetic. *Anesthesiology* 1990;72:322-329.

Mulroy MF. Peripheral nerve blockade. In: Barash PG, Cullen BF, Stoelting RK, (eds.) *Clinical Anesthesia*. 4. ed. 2000.

Rosenberg PH, Heavner JE. Acute cardiovascular and central nervous system toxicity of bupivacaine and desbutylbupivacaine in the rat. *Acta Anaesthesiol Scand* 1992;36:138-141.

Rosenberg PH. Local anaesthesia techniques. *Acta Anaesthesiol Scand* 1993;(Suppl)100:132-134.

Scott DB, Lee A, Fagan D, *et al*. Acute toxicity of ropivacaine compared with that of bupivacaine. *Anesth Analg* 1989;69:563-569.

Scott DB. Maximum recommended doses of local anesthetic drugs. *Br J Anaesth* 1989;63:373-374.

Stevens RA, Chester WL, Grueter JA, *et al*. The effect of pH adjustment of 0,5% bupivacaina on the latency of epidural anesthesia. *Reg Anesth* 1989;14:236-239.

Vieira JL, Porto AM. *Atlas de Técnicas de Bloqueios Regionais*. Sociedade Brasileira de Anestesia, 2000. 37-39p.

139

Anestesia Geral – Pré-Medicação, Hipotensão Controlada, Óxido Nitroso em Cavidades Fechadas, Anestesia nas Cirurgias dos Neuromas, do Glomo, Pós-Operatório

Geraldo Sidiomar Duarte

INTRODUÇÃO

A anestesia para cirurgia otológica requer habilidades técnica e clínica diversificadas. Essas, no cotidiano, vão desde as freqüentes, e rápidas abordagens a crianças rebeldes, submetidas à timpanotomia (cirurgia de porte mínimo, mas de grande freqüência), até a necessidade de segura imobilidade e manutenção de campo cirúrgico exangue em atos operatórios mais complexos e delicados (reconstrução de cadeia ossicular, colocação de próteses, cirurgia da vertigem e implantes cocleares).

Neste capítulo, a intenção é colocar a essência de nossa experiência, adquirida em décadas de atividade nesta área específica. A concentração dos assuntos será nos aspectos que possam fazer diferença. As lacunas, eventualmente existentes, deverão tratar de questões cujas respostas serão facilmente encontráveis em livros gerais de anestesiologia.

CONSIDERAÇÕES ESSENCIAIS RELATIVAS A DIAGNÓSTICO

Na sua quase totalidade, as cirurgias otológicas são passíveis de serem realizadas ambulatorialmente. As contra-indicações para tal regime, oriundas do próprio paciente, estão apontadas no Quadro 139-1. Atualmente temos a nossa disposição três técnicas anestésicas distintas, aplicáveis a esta especialidade cirúrgica.

Quadro 139-1 Pacientes com contra-indicação à cirurgia ambulatorial

- Crianças pequenas
  - Prematuros. Com idade postconceptual menor que 50 semanas
  - Episódios de apnéia
  - Falha no desenvolvimento
  - Síndrome de angústia respiratória com suporte ventilatório, ao nascer
  - Displasia broncopulmonar
  - História familiar da síndrome morte súbita e paciente com idade abaixo de 12 meses
- Suscetibilidade à hipertermia maligna
- Doença convulsiva não controlada
- Obesidade mórbida com outras doenças sistêmicas
- Intoxicação farmacológica aguda
- Presença de infecção
- Paciente não cooperativo ou psiquicamente instável
- Pessoas sem um adulto responsável
- Negativa do paciente em operar-se ambulatorialmente

SEDAÇÃO CONSCIENTE – SEDAÇÃO PROFUNDA – ANESTESIA GERAL

■ Sedação consciente

Para o uso desta técnica é necessário um excelente preparo e esclarecimento do paciente. Ele é mantido sedado, mas ainda consciente, em contato com o ambiente. Embora possa adormecer por períodos mais ou menos longos, retorna ao estado de vigília à presença de um estímulo maior.

É importante que o cirurgião esteja atento a esta situação; evitando movimentos bruscos com a cabeça do paciente, e estímulos maiores em regiões anatômicas que não estejam sob perfeita anestesia local, e, se necessário, complementá-la. Sempre avisá-lo, antes, se um novo estímulo significativo vai-lhe ser aplicado. Isto evita movimentos reflexos exagerados. É a que mais exige integração de atitudes entre o cirurgião, o anestesiologista e o paciente.

■ Sedação profunda

O plano de sedação profunda pode ser obtido com o aumento de doses das drogas utilizadas para a sedação consciente ou administração de fármacos hipnóticos mais potentes.

Como consequência o estado de depressão é mais acentuado, com maior risco de intercorrências, exigindo mais atenção do anestesiologista. Algumas vezes é necessário suporte respiratório, com reposicionamento da cabeça e pescoço e uso de cânulas orofaríngeas.

Pode haver uma dinâmica migratória de um a outro estado de sedação (consciente e profunda), dependendo da necessidade imposta pelo andamento da cirurgia (Fig. 139-1).

É importante salientar que os dois tipos de sedação são SEMPRE associados à ANESTESIA LOCORREGIONAL, que será discutida em detalhe em outro capítulo.

■ Anestesia geral

Dispensa comentários. Vários aspectos sobre esta técnica serão discutidos adiante, neste capítulo.

Capítulo 139 — ANESTESIA GERAL – PRÉ-MEDICAÇÃO, HIPOTENSÃO CONTROLADA, ÓXIDO NITROSO EM CAVIDADES FECHADAS...

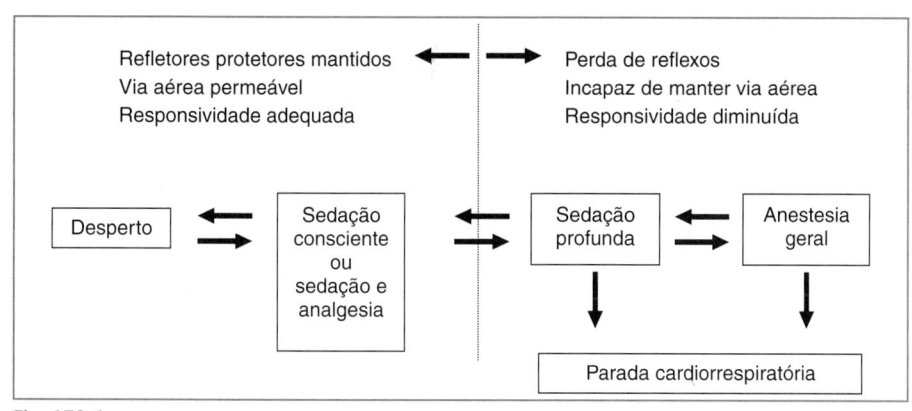

Fig. 139-1

O espectro da sedação (Karplan, modificado).

Desenvolvimento sobre o tema

- *Tratamentos de ordem cirúrgica*: dividir em pré-operatório, anestesia, posição, instrumental, tempos cirúrgicos (utilizar figuras do autor ou de desenhista torna mais homogêneas as características após aceitação da amostra pelo autor); pós-operatório (tratamento, complicações e intercorrências).

- *Tratamento de ordem clínica*: principais fármacos úteis e suas características; forma pessoal de tratamento, podendo expor diferentes alternativas. (propostas de outros autores).

PRÉ-ANESTESIA

Em nossa rotina, a primeira abordagem pré-anestésica é realizada vários dias antes da data da cirurgia. Recomendamos não menos do que três e não mais do que dez dias.

Esta conduta oferece inúmeras vantagens: a possibilidade de se solicitar novos exames ou repetir os de resultados duvidosos. Requerer avaliação por outro especialista, se indicado. Programar o local a ser realizado o procedimento (clínica ou hospital, com adequado prazo para o agendamento). Efetuar adequado preparo clínico do paciente ambulatorial e diminuir o período de internação daqueles em que já esteja previsto cirurgia com hospitalização. Permitir tempo para que o paciente elabore bem todas as informações e esclarecimentos que lhe forem passadas. Nesta última consideração, quando trata-se de crianças, esta consulta antecipada tem seu valor significativamente aumentado; melhorando o conforto de pacientes e pais. Objetivos:

Avaliação clínica

Visa à obtenção de maior número possível de informações sobre particularidades clínicas do paciente, e que possam interagir com o ato cirúrgico-anestésico. Basicamente objetiva-se a classificação do estado físico e risco anestésico. Correntemente usamos a classificação do estado físico da Sociedade Americana de Anestesiologistas (ASA graus de I a VI).

Diminuição da ansiedade

Neste particular toda dedicação é pouca. Para obter-se sucesso, tempo e atenção ao paciente e familiares (quando crianças) são imprescindíveis. Esclarecer dúvidas sobre a técnica e risco anestésico é fundamental. Procura-se estabelecer um relacionamento médico-paciente, conquistando-se sua confiança. O resultado positivo desta tarefa refletir-se-á diretamente em facilidades na execução do ato cirúrgico-anestésico, tanto para o paciente como para os médicos. Podemos afirmar que o grau de satisfação geral com o trabalho anestesiológico depende, na maior parte, do êxito nesta fase.

Preparo do paciente e estratégia anestésica

Nesta fase passamos a escolha de técnica e local (hospital, clínica), mais adequados às características do paciente e cirurgia proposta.

Interferem nesta escolha, basicamente, os seguintes pontos:

A) Tipo de cirurgia.
B) Tempo de duração do procedimento.
C) Idade do paciente.
D) Estado físico.
E) Estado mental.
F) Condições da via aérea do paciente.

Recomendamos sedação (consciente ou profunda) nas seguintes situações:

A) Quanto ao tipo de cirurgias, somente naquelas em que seja possível uma efetiva anestesia local da área cirúrgica, e que não ocorram amplas incisões sobre tecido ósseo (p. ex. uso de brocas).

B) Porte cirúrgico de mínimo a pequeno (1.00 h-1 h 30 min; excepcionalmente até 2 h).

C) Pacientes adultos somente. Crianças e adolescentes comportam-se mal durante esta técnica. Muitas vezes aumenta a necessidade de sedativos, levando a uma relação risco/benefício alta.

D) Pacientes ASA I e II, ambas as técnicas podem estar indicadas. Candidatos ASA III e IV somente sedação consciente, e, dependendo da patologia intercorrente, optar por anestesia geral, que pode mostrar-se mais segura. Doentes ASA V (risco de vida iminente), raramente são candidatos a cirurgia otógica, exceto em casos em que a própria patologia possa estar oferecendo risco de vida (p.ex. colesteatoma infectado, com invasão de meninges, associado a quadro séptico, com má resposta a tratamento sistêmico), nestes casos, obviamente, opta-se por anestesia geral.

E) Para pessoas que possam ter perfeito entendimento sobre o ato cirúrgico-anestésico, e relativo controle de seus impulsos. Psicoses, graves neuroses, qualquer tipo de agitação psíquica ou psicomotora, tiques nervosos, tremores contra-indicam estas técnicas.

F) Em pacientes com permeabilidade de via aérea de fácil manutenção poderá ser usado qualquer tipo de sedação. Em casos de via aérea difícil (deformidades, obesidade, obstruções crônicas, apnéia do sono) recomendamos, no máximo, sedação consciente, com doses mínimas de fármacos depressores. Podendo-se optar por anestesia geral.

ANESTESIA GERAL

Medicação pré-anestésica

Orientamos o NPO dos pacientes conforme o esquema mostrado no Quadro 139-2.

Quadro 139-2	Horas de jejum pré-operatório (NPO)	
Idade	NPO- sólidos* NPO	Líquidos claros**
< 1 ano	4 horas	3 horas
1-6 anos	6 horas	4 horas
> 6 anos	8 horas	4 horas

*Inclui leite e derivados.
**Inclui leite materno nos lactentes.

Terapia e medicação que sejam de uso habitual devem ser rigorosamente mantidas, principalmente aquelas com o objetivo de manter estabilidade dos sistemas cardiovascular e respiratório (p. ex., anti-hipertensivos, coronariodilatadores, broncodilatadores, esquema de nebulizações), bem como antialérgicos, antibióticos e corticóides.

Não há necessidade de retirada de antidepressivos tricíclicos e inibidores da recaptação de serotonina (fluoxetina e afins). Embora deva-se manter a atenção a uma possível interação medicamentosa com agentes anestésicos e adjuvantes.

Inibidores da monoaminoxidase devem ser suspensos. Entretanto, se não for possível, não se justifica a suspensão da cirurgia. Porém os cuidados com interação medicamentosa devem ser redobrados.

Aspirina e antiinflamatórios não-esteróides devem ser evitados naquelas cirurgias que imponham a necessidade de campo operatório exangue.

Medicação sedativa e ansiolítica não deveria ser prescrita a pacientes ambulatoriais. Ingeridos longe da vista do médico, pois, sendo possivelmente a primeira exposição ao fármaco, não sabemos que tipo de reação pode advir de seu uso. Exceção a pacientes que já façam uso destes fármacos, quando sua dose habitual deve ser mantida e, neste caso, talvez até reforçada.

Com pacientes hospitalizados temos conduta diferente:

À noite, na véspera, identificam-se os principais desconfortos do paciente. Insônia, ansiedade e dor são os mais freqüentes. Afora o uso de analgésicos, se necessário, os benzodiazepínicos costumam resolver, como fármaco único, as outras dificuldades.

O diazepam é largamente utilizado para este fim. Possui meia-vida longa (24 a 36 horas) e boas ações ansiolítica e hipnótica em doses de 10 mg, para pacientes adultos ASA I e II. Para pessoas que apresentem extrema dificuldade para iniciar o sono, mesmo sob ação de ansiolíticos, podemos associar dois benzodiazepínicos a características diferentes; um que produza mais ansiólise, e outro, mais hipnose. Flunitrazepam é ótimo hipnótico e pobre ansiolítico. Sua meia-vida de 8 a 10 horas mantém a qualidade do sono ao longo da noite.

O mesmo não acontece com o midazolam, potente hipnótico, porém de curta meia-vida (2 a 4 horas), podendo o paciente acordar no meio da noite e não recuperar o sono. Uma boa associação para este fim é somar-se a 10 mg de diazepam, 1 mg ou 2 mg de flunitrazepam.

O uso isolado de flunitrazepam tem-se mostrado inadequado, causando, em certas circunstâncias, agitação psíquica e psicomotora, principalmente em pacientes idosos.

No dia da cirurgia, antes do paciente ir para a sala de cirurgia, prescrevemos midazolam VO, 30 minutos antes de sair do quarto. Possui excelente ação ansiolítica, sedativa e (sua grande vantagem para a ocasião) altíssima capacidade amnésica. Esta última vem satisfazer plenamente o desejo da maioria dos candidatos à cirurgia, que é não ter lembrança de sua chegada à sala de cirurgia. As doses para este fim variam de 0,1 mg a 0,2 mg por kg de peso corporal, para pacientes ASA I e ASA II. Acima dos 60 anos estas doses devem ser reduzidas em cerca de 20%. Tratando-se de ASA III e IV, reduz-se para 0,05 mg a 0,1 mg por kg de peso. Se houver intercorrência de doença respiratória grave, desaconselhamos esta prescrição.

Ainda na véspera, iniciamos a prescrição de outros fármacos, adjuvantes, que possam estar indicados. Em presença de atopias severas usamos anti-histamínicos H1, H2 e corticóides, o que é repetido pela manhã.

Em crianças e adolescentes não usamos nenhum tipo de pré-medicação sedativa anteriormente descrito. Além de se mostrarem ineficientes, freqüentemente causam agitação.

■ Pré-indução anestésica

Na sala de cirurgia, imediatamente antes da indução anestésica administramos:

Nova dose de benzodiazepínico de ação curta, se necessário; profilaxia de náuseas e/ou vômitos (ondansetron 4 mg IV, droperidol 0,8-1 mg IV. A dexametasona, muitas vezes indicada pelo otologista, soma seus efeitos nesta prevenção, em doses entre 4-8 mg). Não se faz o uso preemptivo de antiinflamatórios não-esteróides. Seu valor para este fim é controverso. Além do que, sua atividade antiagregadora plaquetária pode contribuir para o insucesso em manter-se o campo cirúrgico exangue. Preferimos aplicá-lo no final da cirurgia.

Nesta fase, em pediatria, quando a abordagem ao paciente está difícil, e a indução inalatória (preferencial em crianças) não está sendo conseguida de maneira dócil, pode-se administrar um fármaco pré-indução via oral. Preenche bem estas necessidades doses entre 0,6 mg a 0,8 mg por kg de peso corporal, e aguardar, no mínimo, 20 minutos, para nova tentativa de indução. Esta medida leva a duas conseqüências importantes. Diminui a necessidade de agentes na manutenção da anestesia, porém aumenta o tempo de permanência em sala de recuperação. Esta última deve ser bem esclarecida aos familiares, para não criar ansiedade desnecessária.

■ Monitoração

O uso do controle básico é suficiente para quase a totalidade de cirurgias otológicas com anestesia geral:

- Medida da pressão arterial não-invasiva.
- Cardioscopia.
- Oximetria de pulso.
- Capnografia.

Temperatura para cirurgias de longa duração, mesmo quando pouco invasivas.

Embora a hipotensão controlada seja o grande trunfo do anestesiologista para manter adequado campo operatório, os níveis tensionais a que são submetidos os pacientes (20 a 30% do basal pré-operatório) dispensam técnica invasiva para a medida da pressão arterial. Os equipamentos automáticos de medida de TA, hoje existentes, que utilizam o método oscilométrico, possuem precisão suficiente para o controle seguro do paciente nestas circunstâncias. São exceções:

A) Dificuldade no uso de manguitos de TA (deformidades, obesidade mórbida).
B) Procedimentos muito invasivos, com risco de variações hemodinâmicas

significativas (tumores, glomo etc.), que serão comentadas adiante, neste capítulo.

Quanto à temperatura, mesmo em cirurgias longas, a perda de calor tende a ser pequena. Isto é devido à exigüidade da área cirúrgica exposta e à facilidade de se manter o corpo do paciente protegido com cobertas. No entanto, deve-se cuidar do excesso de zelo. Muitas vezes o uso de colchão térmico pode levar a uma situação de hipertermia (benigna e reversível). Não custa lembrar que as crianças perdem calor com mais facilidade do que os adultos; e o recuperam com mais dificuldade.

Indução da anestesia

Em pediatria a técnica mais bem-aceita é a inalatória, e com a presença de um familar, em geral os pais. Em crianças maiores, que aceitam bem a punção venosa, e em adultos usa-se a indução venosa. Procuram-se utilizar agentes de início de ação e eliminação rápidos.

Para indução inalatória o Sevoflurano leva vantagem: possui cheiro agradável, produz pouca ou nenhuma irritação da via aérea, promove rápida indução e recuperação. Tem como limitação: o alto custo e fenômenos excitatórios na emergência da anestesia.

O halotano seria o segundo indicado, perde muito na rapidez de induzir e recuperar, porém tem custo muito baixo.

O isoflurano não se presta para este fim. Com custo razoável, produz muita irritação da via aérea, levando a hipersalivação e, às vezes, a episódios de reações reflexas importantes, acompanhadas de laringoespasmo durante a indução.

O enflurano tem custo baixo, rapidez de ação, mas pouco poder hipnótico, portanto não é indicado para indução inalatória.Estes são os quatro agentes inalatórios (líquidos voláteis), mais potentes existentes em nosso meio. Soma-se a eles o óxido nitroso, agente gasoso, de baixa potência, e que normalmente funciona como adjuvante.

Para indução intravenosa hoje a preferência recai sobre o propofol. Hipnótico de início de ação rápida (tempo braço-cérebro curto), e meia-vida de distribuição e eliminação curtas. Produz depressão respiratória e hipotensão. Dose de 2,5 mg a 3,5 mg/kg de peso.

Possui também ação antiemética e antipruriginosa. Seu custo é alto, embora venha caindo rapidamente com o aumento de seu consumo.

Tiopental. Tem início de ação igual a do propofol, e meia-vida de distribuição próxima a deste, porém com meia-vida de eliminação muito maior. Sua vantagem é seu baixo custo. É depressor respiratório e cardiovascular. Dose 3 mg a 5 mg/kg de peso.

Etomidato. Oferece rápido início de ação e meia-vida de distribuição e eliminação curtas. Tem custo razoável. Melhor estabilidade cardiovascular que os dois anteriores. Produz muitos fenômenos excitatórios, e muita dor no local de injeção no momento da indução. Doses 0,2 mg a 0,3 mg/kg de peso.

Cetamina. Promove início de ação variável,podendo chegar ao dobro do tempo dos outros três. Produz grande excitação simpática, promovendo taquicardia e hipertensão. Está contra-indicado em hipertensos, cardiopatas isquêmicos e em presença de hipertensão craniana. Seu tempo de recuperação é errático. Produz fenômenos excitatórios, algumas vezes acompanhados de pesadelos e alucinações. Tais fenômenos diminuem com a associação de benzodiazepínicos. A depressão respiratória é bem menor do que a que ocorre com os outros três agentes; porém pode ser importante quando usado em *bolus* ou associada a opióides. Tem importante ação broncodilatadora. Doses 1 mg a 2 mg/kg de peso.

O uso de opióides na indução é praticamente regular, entretanto a escolha do mais apropriado depende da técnica de anestesia geral preferida (balanceada, venosa total).

O relaxante muscular usado para a intubação traqueal deve ser de média a curta duração, pois facilitará o uso de estimuladores de nervos no transoperatório, quando necessário. Na escolha do relaxante é importante, também, evitar agentes que tenham ação adrenérgica (p. ex., pancurônio, que provoca taquicardia e hipertensão), o que dificultará o manejo dos parâmetros cardiovasculares. Por outro lado deve-se ficar atento ao efeito inverso. Alguns relaxantes (p. ex., vecurônio), podem potencializar a hipotensão e, principalmente, a bradicardia induzida por técnicas de anestesia venosa (p. ex., profofol + opióides).

Manutenção da anestesia
Posicionamento

Em toda cirurgia de longa duração, é importante que seja dispensado muito cuidado com a posição do paciente na mesa operatória. Acompanhada de adequado acolchoamento nos locais de maior pressão contra a mesa cirúrgica. Evita-se trauma a tecidos moles, nervos periféricos, órgãos externos e hiperextensões de articulações e músculos. Em cirurgia otológica, deve-se considerar o fato de o paciente permanece totalmente coberto, o que dificultaria a observação de eventuais posições viciosas.

O uso de cefaloaclive, além de diminuir a pressão arterial no local da cirurgia, favorece o retorno venoso e diminui o ingurgitamento de veias cervicais e cranianas, melhorando as condições do campo operatório.

A posição lateralizada da cabeça deve ser criteriosamente programada. Lateralização forçada pode levar à distensão muscular e dor no pós-operatório. Em casos de pacientes com compressão de raízes nervosas cervicais e idosos com insuficiência vascular cerebral, esta posição deve ser mínima. Pode-se recorrer à lateralização da mesa cirúrgica para auxiliar o posicionamento. Sem este cuidado podem-se ter conseqüências desastrosas.

Duas técnicas de manutenção anestésica predominam atualmente em nosso meio.

Anestesia balanceada

Mistura doses equilibradas de vários fármacos. Agentes inalatórios, analgésicos opióides e relaxantes musculares (quando não contra-indicados).

Os agentes inalatórios são todos depressores do sistema cardiovascular. Sevoflurano,isoflurano e enflurano, além de depressores moderados da função miocárdica, são potentes vasodilatadores periféricos. O halotano não produz vasodilatação, entretanto é grande a depressão que efetiva sobre o músculo cardíaco.

Os opióides potentes usados em anestesia (fentanil, alfentanil, sufentanil e remifentanil), além de deprimirem moderadamente o sistema cardiovascular, têm importante ação vagotônica. Associação destes efeitos, de ambos os tipos de agentes, forma um conjunto perfeito de ações. Facilitam levar-se o paciente a níveis de hipotensão controlada satisfatórios, sem a necessidade de uso de fármacos adjuvantes cardio/vasoativos (p. ex., vasodilatadores, betabloqueadores), ou seja, somente com um plano anestésico, mais profundo, mas ainda seguro.

Anestesia venosa total

Associa hipnóticos e analgésicos opióides, injetados continuamente (com o auxílio de bombas de infusão), ou em doses intermitentes, dependendo do tipo de associação e tempo de duração do procedimento. O uso de relaxantes musculares, além do necessário à intubação traqueal, fica dependendo do tipo de cirurgia.

As bombas-alvo controladas oferecem a facilidade de uso mais racional do agente. Isto torna a anestesia mais econômica e segura, uma vez que dados farmacocinéticos por elas fornecidos favorecem o controle do paciente.

Entre as drogas de uso mais freqüente estão o propofol e opióides tipo fentanil, alfentanil, sufentanil e remifentanil.

Ultimamente, o uso da associação propofol - remifentanil, em infusão contínua,vem aumentando.

Nossa experiência tem sido efetiva com a associação destes fármacos. Atende a todas as necessidades impostas pela cirurgia otológica, e é segura para os pacientes.

As facilidades para manutenção de plano anestésico adequado e hipotensão controlada são ímpares.

Uma vantagem adicional da anestesia venosa é que lidamos somente com agentes não considerados "gatilho", para o desencadeamento de hipertermia maligna.

Em relação à hidratação, é preciso lembrar a idéia básica de que paciente hipovolêmico tolera mal a anestesia. Mostra-se hemodinamicamente instável no transoperatório. Tentar submeter um paciente em tal condição à hipotensão deliberada pode ser ainda mais complicado. Portanto, salvo contra-indicações, recomenda-se hidratação com valores, no mínimo 50%, acima do normalmente calculado. Se necessário (cirurgias longas), usar sonda vesical de demora, ou de alívio, imediatamente após a anestesia (ainda na sala de cirurgia).

Quando tratar-se de pacientes ambulatoriais, a hidratação mais generosa, assume outro papel: o de prevenir demora na alta hospitalar. Sabe-se que uma das causas freqüentes de aumento do tempo de permanência na Sala de Recuperação, e, até de internação, é a hipotensão postural persistente.

■ Recuperação da anestesia

A descurarização é feita em todos os pacientes que recebem relaxantes musculares competitivos. Deve-se usar apropriadas doses de atropina, para prevenir o surgimento de náuseas e/ou vômitos no pós-operatório imediato.

É desejável uma tranqüila emergência da anestesia. O acordar deve ser lento e a extubação em plano não muito superficial. Evitando-se movimentos indesejáveis neste momento. Mesmo com estas medidas, na presença de agitações, podem-se usar criteriosas doses de benzodizepínicos ou propofol para controlá-las.

■ Pós-operatório imediato

Iniciamos esquema de analgesia somente após o término do ato operatório, quando o cirurgião inicia o curativo.

Doses de tenoxicam 20 mg a 40 mg, IV, de 12/12 e 24/24 horas, respectivamente, mostram-se suficientes para cirurgias com pequena área cruenta (p. ex., estapedectomias, reconstruções de cadeias ossiculares e tratamento da vertigem). Em casos com maior estímulo doloroso associamos 750 mg a 1000 mg de dipirona IV (de 6h/6h). Em situações de difícil manejo da dor, com este esquema, adicionamos opióides, em geral, morfina.

Para crianças as doses são: tenoxicam 0,4 mg/kg de peso/dose. Dipirona 16 mg/kg de peso corporal por dose.

Iniciamos via oral precocemente (1h 30 min- 2h após o término da cirurgia, se possível). Então administramos paracetamol 750 mg VO de 6/6 h. Em crianças 15 mg a 20 mg/kg de peso/dose.

Para o controle de náuseas e/ou vômitos, mantemos ondansetron 4 mg IV de 8/8h, nas primeiras 24 h. Se necessário droperidol 1 mg IV, de 8/8 h, que possui, também, ação antivertiginosa. Em crianças, as doses de ondansetron são de 0,15 mg/kg de peso/dose. Metoclopramida 0,2 mg/kg de peso/dose. É preciso lembrar, que com o uso destas drogas, as crianças desenvolvem fenômenos extrapiramidais com mais facilidade que os adultos.

Em casos de vertigens persistentes, indicamos: Dimenidrato 50 mg VO ou IM de 4/4 h. Crianças 1,25 mg/kg peso/dose de 4/4 h.

ÓXIDO NITROSO EM CAVIDADES FECHADAS

O óxido nitroso é cerca de 35 vezes mais difusível do que o nitrogênio, principal componente do ar. Portanto, na vigência de sua administração a difusão, para cavidades fechadas que contenham ar, é mais rápida do que a absorção do nitrogênio pela circulação. Isso acarreta um aumento de pressão nestas cavidades, entre elas a orelha média.

Via de regra, as variações de pressão na orelha média são bem toleradas, quando a permeabilidade das tubas auditivas estão normais. Contudo, em doenças crônicas da orelha média e seios paranasais, as tubas podem não estar patentes, havendo o risco de comprometimento da audição, e até ruptura timpânica, em casos extremos.

Em determinados casos, este efeito pode ser benéfico. Situações de retração de membrana timpânica, esta pode ser deslocada para uma posição mais anatômica, favorecendo o ato operatório (p. ex. miringotomias). Entretanto se a cirurgia for muito rápida, pode não haver tempo para observar-se este fenômeno.

Em cirurgias com abertura da orelha média, e subseqüente reposicionamento da membrana, com ou sem enxertos, temos os seguintes cuidados:

Se antes do reposicionamento da membrana, a cavidade for totalmente preenchida com material próprio (p. ex. gelfoam), não interrompemos a administração de óxido nitroso. Entretanto se não houver esta total "oclusão" da cavidade, iniciamos a retirada do gás anestésico de 15 a 30 minutos antes da recolocação da membrana e/ou enxerto; a não observação desta conduta levará a possível deslocamento do enxerto, pelo aumento de pressão.

Cabe lembrar que esta retirada não deve ser feita após a colocação do enxerto. A saída rápida de protóxido da cavidade (neste momento fechada) pode levar a uma diminuição da pressão e conseqüente retração da membrana, também com deslocamento do enxerto (efeito oposto ao anterior).

HIPOTENSÃO CONTROLADA

É a queda deliberada da pressão arterial no transoperatório.

Tem dois objetivos básicos:

1. Diminuir a perda sangüínea.
2. Melhorar as condições de visualização do campo cirúrgico.

Métodos utilizados

Posicionamento

A elevação do local da cirurgia manterá a pressão na ferida operatória, seletivamente diminuída. Por outro lado, nesta região, estará facilitado o retorno venoso, diminuindo o sangramento por estase.

Ventilação com pressão positiva

Esta conduta diminui o retorno venoso, débito cardíaco e pressão arterial média, por aumento da pressão intratorácica.

Uso de fármacos depressores cardio e vasoativos, com ações vasodilatadoras e depressoras do miocárdio, entre eles

- Anestésicos voláteis (halotano, isoflurano, sevoflurano, enflurano).
- Agentes intravenosos hipnóticos e neurolépticos (propofol, tiopental, droperidol) e opióides (fentanil, alfentanil, remifentanil, sufentanil).
- Agentes adjuvantes vasodilatadores (trimetafam, nitroprusiato de sódio). Bloqueadores do canal de cálcio, betabloqueadores, adenosina. São os mais comuns.

Níveis mínimos permitidos

Em pacientes jovens e saudáveis, considera-se segura a faixa entre 20-30% dos níveis pré-operatórios, ou pressão arterial média entre 50-60 mmHg.

Cuidados e contra-indicações

São limitantes, para o uso de hipotensão controlada, determinadas condições e doenças coexistentes, tais como:

- Idade avançada (acima dos 65 anos).
- Anemia severa.
- Hipovolemia.
- Doença vascular aterosclerótica.
- Doença cerebrovascular.
- Insuficiência renal ou hepática.
- Glaucoma que não esteja controlado.

Possíveis complicações

- Trombose cerebral.
- Hemiplegia (isquemia medular).
- Necrose tubular aguda.
- Necrose hepática maciça.
- Infarto do miocárdio.
- Parada cardíaca.
- Perda da visão (trombose da artéria retiniana, neuropatia ótica isquêmica).

Monitoração recomendada

Em cirurgias em que objetiva-se somente a melhor visualização do campo operatório, não há necessidade de controle além do básico. Deve-se entretanto redobrar-se a atenção a alterações do segmento ST e da pressão arterial.

Nos casos em que possa haver significativas alterações hemodinâmicas, sejam por reflexos às manobras cirúrgicas, ou por variações volêmicas, recomendam-se:

- Pressão venosa central.
- Controle de diurese (sondagem vesical).
- Pressão arterial por método direto (Cateter intra-arterial).

Manutenção

Como já foi comentado neste capítulo, a manutenção da hipotensão controlada, para cirurgia otológica, não requer manobras além de um adequado plano anestésico. Sabendo-se explorar e associar os potenciais cardio e vasoativos de cada agente, teremos resultados plenamente satisfatórios.

ANESTESIA PARA O GLOMO JUGULAR

A conduta básica obedece aos mesmos critérios de abordagem dos pacientes submetidos a neurocirurgias, mormente de fossa posterior. Podemos tecer, esquematicamente, as seguintes considerações:

Visão geral

- Em 0,6% dos tumores de cabeça e pescoço.
- Crescimento lento.
- Podem coexistir com outros paragangliomas.
- Histologicamente benignos, mas podem ser malignos, com metástases.
- Tumores da base do crânio, na área do bulbo jugular.
- Podem se estender para a fossa posterior.
- Podem lesar os nervos cranianos de IX-XII.
- Podem secretar catecolaminas, serotonina e histamina.
- Podem crescer para o lúmen da veia jugular, até o átrio direito.

Riscos e cuidados perioperatórios

- Persistência dos sintomas após a ressecção do tumor.
- Hipotermia.
- Sangramento maciço.
- Embolia aérea venosa.
- Hipertensão arterial.
- Hipotensão arterial e broncoespasmo.
- Embolia com partes do tumor.

Preparo pré-operatório

- Controle da hipertensão, nos secretores de catecolaminas (preparo similar àquele com os feocromocitomas).
- Tratar pneumonias, se coexistentes.
- Uso de metoclopramida, para compensar o tempo de esvaziamento gástrico aumentado.
- Adequado acesso venoso, para infusão rápida de fluidos.

Monitoração

- "Básica", e mais:
- Temperatura
- Pressão venosa central.
- Pressão arterial por método direto.
- Controle de diurese.
- Monitores de embolismo aéreo:
  - CO_2 expirado final (pertence aos itens "Básicos").
  - Nitrogênio expirado final.
  - Doppler Precordial.

Manutenção

- Prover hipotensão controlada, se necessário.
- Adotar medidas para diminuir a pressão intracraniana (PIC):
  - Escolha de agentes adequados, que não aumentem a PIC
  - Uso de manitol.
  - Hiperventilação.
  - Otimizar o retorno venoso da cabeça.

- Manter a atenção para as complicações citadas em "Riscos e cuidados perioperatórios".

■ **Recuperação**

Antecipação de problemas no pós-anestésico imediato.

- Avaliação de possível trauma a nervos IX-XII.
- Perda de reflexos da via aérea superior.
- Aspiração.
- Retardo do esvaziamento gástrico.
- Ileo paralítico.
- Trauma no sistema nervoso central.

■ **Síntese dos conceitos mais importantes**

Esperamos que o objetivo, de se fazer um apanhado geral sobre os tópicos de interesse específico em cirurgia otológica, possa ter sido alcançado.

Embora alguns temas, sobre esse assunto, ainda possam induzir a controvérsias, acreditamos que é possível manter-se uma conduta bem determinada para o manejo dos pacientes.

Os objetivos serão sempre: segurança do paciente, adequado campo operatório e conforto no pós-operatório.

BIBLIOGRAFIA

American Society of Anesthesiology Task Force on Postanesthesic Care. Practice guidelines for postanesthetic care. *Anesthesiology* 2002;96:742-752.

Cowie DA, Gelb AW, Shoemaker JK. Incidence and significance of orthostatic intolerance following general anesthesia. *Can J Anesth* 2001;48:49-49.

Félix R, Montes MD, Julio E, Trilhos, Ismael E, Rincón MD, Juan C, Giraldo MD, José D, Rincón MD, Maria V, Vanegos MD, Hermán Charris MD. Comparison of total intravenous anesthesia and sevoflurane-fentanyl anesthesia for outpatient otorrinolaryngol surgery. *Journal Clin Anesth* 2002;14:324-328.

Fortier F J, Chung J Su. Unanticipated admission after ambulatory surgery – a prospective study. *Canadian Journal of Anesthesia* 1998;45:612-619.

Fugii Y, Toyooka H, Tanaka H. Prophylactic antiemetic therapy with a combination of granisetron and dexamethasone in patients undergoing middle ear surgery. *British Journal of Anesthesia* 1998;81:754-756.

Furst SR, Rodarte A. Prophylactic antiemetic treatment with ondansetron in children undergoing tonsilectomy. *Anesthesiology* 1994;81(4):799-803.

Jenseen CNF. Glomus tumors of the head and neck: Anesthetic considerations. *Anesthesia and Analgesia* 1994;78:112-119.

Jun Tang MD, Xiaoguang Chen MD, Paul F, White PhD, MD, FANZCA, Ronald H, Wender MD, Hong MA-MD, PhD, Robert Kolringer MD, Tom Webb MD, An Zaentz MD. Antiemetic Prophylaxis for office-based surgery: are the 5HT3 receptor antgonists beneficial? *Anesrhesiology* 2003;98(2):293-298.

Kim C, Coley Pharm D, Brian A, Williams MD, MBA, Stacey V, Dapos MD, Connie Chen, Pharm D, Randall Smith PHD. Retrospective Evaluation of Unanticipated Admissions and Readmissions after same day Surgery and Associated Costs. *Journal of Clinical Anesthesia* 2002;14:349-353.

Lowen PS, Marra CA, PJZ. 5-HT3 receptor antagonists vs. traditional agents for the prophylaxis of postoperative nausea and vomiting. *Can J Anesth* 2000;47:1008-1018.

Marshall F. Chung. Discharge criteria and complications after ambulatory surgery. *Anesth and Analg* 1999;88(3):508-508.

Martins AL, MD, Duarte GSS, MD, Martins RS, MD. Midazolan as pre-anesthetic medication in children. *Brazilian Journal of Anesthesiology – International Issue* 1991;3:22-25.

Mokhtas Elhakim MD, Magdy Nafie, Khaf Mahmoud MD, Azza Alef MD. Dexamethasone 8mg in Combination with Ondansetron 4mg appears to be the optimal dose for the prevention of nausea and vomiting after paroscopic cholecystectomy. *Canadian Journal of Anesthesia* 2002;49:922-926.

Philip E, Scuderi MD. Droperidol: Many questions, few answers. *Anesthesiology* 2003;98(2):289-290.

Radha Sukhani MD, Ana Lucia Pappas MD, Jordan Lurie MD, Andrew J, Hotaling MD, Albert Park MD, Eine Fluder RNMSN. Ondansetron and dosetron provide equivalent postoperative vomiting control after ambulatory tonsilectomy in dexamethasone-pretreated children. *Anesth and Analg* 2002;95:1230-1235.

Reves JG, Fragen RJ, Vilmik HR, Greenblatt DJ, Midazolan: pharmacology and uses. *Anesthesiology* 1985;62:310-324.

Steen Moiniche MD, Henri Kehlet MD, DM-Sc, Jorgen BergDahl MD, DM-Sc. A qualitative and quantitative systematic review of preemptive analgesia for postoperative pain relief: the role of timing of analgesia. *Anesthesiology* 2002;96:725-729.

Stoelting RK. *Pharmacology and Physiology in Anesthetic Practice*. 3rd ed. Philadelphia: Lippincott, 1999. (One of The Best Discussions of the Clinical Pharmacology of Votille Agents).

Subramaniam SB, Sadhasivam B, Sennaraj P, Tamilsevam S, Rajeshwari D, Jagan D, Shende. Dexamethasone is cost-effective alternative to ondansetron in preventing PONV after paediatric strabismus repair. *Bitrish Journal of Anesthesia* 2001;86:84-89.

Tiberiu Ezri MD, Samuel Lurie MD, Arnold Stein MD, Samuel Evron MD, Daniel Geva MD. Postoperative Nausea and vomiting: comparison of the effect of postoperative meperidina or morphine in gynecologic surgery patients. *J Clin Anesth* 2002;14:262-266.

Tramer MR, Reynolds DJ, Moore RA, Mcquay HJ. Efficacy, dose response and safety of ondansetron in prevention of postoperative nausea and vomiting: a quantitative systematic review of ramdomized placebo-controlled trials. *Anesthesiology* 1997;87(6):1277-89.

Tuersky R, MD, Fishman D, MD, Homel P, PhD. What happens after discharge? Return hospital visits after ambulatory surgery. *Anesth and Analg* 1997;84(2):319-324.

Van Aken H, Miller ED. Deliberate hypotension. In: Miller RD. (ed.) *Anesthesia*. 5. ed. **FALTA DADO** Churchill-Livingstone, 2000. 41P.

w NL, KFJ Ng, Irwing MG, Man JSF. Comparison of coagulation and blood loss during anesthesia with inhaled isoflurane or intravenous propofol. *British Journal of Journal of Anesthesia* 2001;86:94-98.

Welbon LG, MD, Hannal RS, MD, Norden JM, MSN, Ruttimann UrsE, PhD, Caln CM, MD. Comparison of emergence and recovery characteristics of sevoflurane, desflurane and halothane in pediatric ambulatory patients. *Anesth and Analg* 1996;83(5):917-920.

Índice Remissivo

A

AASI (Aparelhos de Amplificação Sonora Individual)
  novas técnicas em, 449–453
    introdução, 449
    considerações históricas, 449
    programável, 450
    digital, 451
    comentários, 453
Abscesso
  cerebral otogênico, 272–276
    introdução, 272
    vias de disseminação, 272
    patogênese, 272
      sintomas, 272
      sinais, 272
    no lobo temporal, 272
    cerebelar, 273
      diagnóstico, 273
      tratamento, 273
    hidrocefalia otítica, 274
      patogênese, 274
      sinais, 274
      sintomas, 274
      diagnóstico, 274
      tratamento, 274
    petrosite, 274
      anatomia, 274
      vias de disseminação, 275
      patogênese, 275
      sintomas, 275
      sinais, 275
      diagnóstico, 275
      tratamento, 275
Ação
  antiinflamatória, 22–25
    não-hormonal, 22–25
      em otologia, 22–25
        conceito, 22
        introdução, 22
        precauções, 25
        contra-indicações, 25
        efeitos adversos, 25
Acesso
  retossigmóideo, 754–765
    NA com ênfase ao, 754–765
      introdução, 754
      fisiopatogenia, 754
      diagnóstico clínico, 756
      otoneurofisiologia diagnóstica, 757
      avaliação por imagem, 757
      investigação, 758
      anatomia cirúrgica, 759
      tratamento, 760
        indicação de, 760
        cirúrgico, 760

resultados, 762
expectativa funcional, 763
  pós-operatória, 763
perspectivas, 764
Aderência
  na ATM, 77
Adesão(ões)
  na ATM, 77
Adrenérgico(s)
  em gestantes, 36
Afecção(ões)
  auto-imunes, 17–20
    com repercussão otológica, 17–20
      rotinas no tratamento, 17–20
        introdução, 17
        na orelha, 17
        diagnóstico clínico-laboratorial, 18
        tratamento, 19
Agenesia
  do côndilo, 71
    mandibular, 71
  cirurgias da, 309
    aspecto médico-legal, 309
Agente(s)
  antimicrobianos, 4
    grupos de, 4
      nas infecções, 4
        de vias aéreas superiores, 4
    penicilinas, 4, 6
      potenciadas, 6
      de amplo espectro, 6
    β-lactâmicos, 4
      outros agentes, 7
    aminopenicilinas, 5
    antipseudomonas, 6
    cefalosporinas, 6
    imipenem, 7
    sulfonamidas, 7
    macrolídeos, 8
    clorafenicol, 8
    clindamicina, 8
    quinolonas, 8
    rifampicina, 9
    metronidazol, 9
  antifúngicos, 9
    anfotericina, 9
    cetoconazol, 9
  antivirais, 9
    nas infecções, 9
      de vias aéreas superiores, 9
  químicos, 838
    ocupacionais, 838
  hipnóticos, 857
Alça(s)
  vasculares, 586
    tratamento cirúrgico, 586

Alergia
  em otologia, 55–56
    doenças por, 55–56
      tratamento, 55–56
  e síndrome, 426
    de Ménière, 426
Alteração(ões)
  anatômicas, 70–81
    em otologia, 70–81
      diagnóstico, 70–81
      tratamento, 70–81
  da ATM, 71
    congênitas, 71
      agenesia do côndilo mandibular, 71
      hipoplasia condilar, 71
    de desenvolvimento, 71
      agenesia do côndilo mandibular, 71
      hipoplasia condilar, 71
      hiperplasia condilar, 72
    traumáticas, 72
      com fratura, 72
      sem fratura, 72
    inflamatórias, 73
      artrite reumatóide, 73
      ARJ, 74
      espondilite anquilosante, 74
      AO, 74
      artrite, 75, 76
        infecciosa, 75
        traumática, 76
    intracapsulares, 76
      luxação anterior do disco, 76
        com redução, 76
        sem redução, 76
      de forma, 77
        aderências, 77
        adesões, 77
  metabólicas, 373–376
    dos carboidratos, 373–376
      tratamento das, 373–376
        com repercussão na orelha interna, 373–376
Aminoglicósico(s)
  ITT de, 48
Aminoglicosídeo(s)
  ototoxicidade de, 397–404
    prevenção, 397–404
    otoproteção, 397–404
      introdução, 397
      fisiopatologia, 397
      mecanismo de, 397
      agentes etiológicos, 397
        medicamentos ototóxicos, 397
      na infância, 397
      controle da, 398
        local, 398

antibióticos aminoglicosídeos, 398, 399, 401
   e tuberculose, 399
   na doença de Ménière, 401
      aplicação terapêutica intratimpânica, 401
   incidência de, 399
   deficiência auditiva e, 399
   órgão de Corti, 399
      lesões por aminoglicosídeos do, 399
   células ciliadas, 399
      regeneração das, 399
   experimental, 401
   crônica, 401
   efeitos tóxicos, 402
   quelação, 402
      de metais, 402
   autodefesa contra, 403
   resistência, 403
Aminopenicilina(s)
   nas infecções, 5
      das vias aéreas, 5
         superiores, 5
Amplificação
   das próteses, 445
      auditivas, 445
   sonora, 449–453
      individual, 449–453
         aparelhos de, *ver AASI*, 449–453
Analgésico(s)
   não-opiáceos, 98
      nas cervicalgias, 98
   opiáceos, 99
      nas cervicalgias, 99
   na otoplastia, 299
   opióides, 857
Anastomose
   hipoglosso-facial, 721
      total, 721
      jump-graft, 722
      split, 722
Anestesia
   geral, 860–866
      pré-medicação, 860–866
      hipotensão, 860–866
         controlada, 860–866
      óxido nitroso, 860–866
         em cavidades fechadas, 860–866
      nas cirurgias, 860–866
         dos neuromas, 860–866
         do glomo, 860–866
      pós-operatório, 860–866
      introdução, 860
      diagnóstico, 860
         considerações essenciais, 860
      sedação, 860
         consciente, 860
         profunda, 860
      pré-anestesia, 861
Anestésico(s)
   locais, 34, 850, 851
      em gestantes, 34
      dissociação dos, 850
      mistura de, 851
   tópicos, 34
      em gestantes, 34
Aneurisma
   da artéria, 785
      carótida interna, 785
         no ápice petroso, 785

Anfotericina
   nas infecções, 9
      das vias aéreas, 9
         superiores, 9
Ângulo
   pontocerebelar, 788–792
      colesteatoma do, 788–792
      no OT, 788–792
Anquilose
   da ATM, 73
Antibiótico(s)
   streptococcus, 11
      pneumoniae, 11
         resistente a, *ver DRSP*, 11
   na otite média, 14–16
      introdução, 14
      streptococcus pneumoniae, 14
      haemophilus influenzae, 15
      moraxella catarrhalis, 15
   na otoplastia, 299
   aminoglicosídeos, 398, 399, 401
      na ototoxicidade, 398, 399
      e tuberculose, 399
      na doença de Ménière, 401
         aplicação intratimpânica de, 401
Antibioticoprofilaxia
   em cirurgia, 37–39
      otológica, 37–39
Antifúngico(s)
   nas infecções, 9
      das vias aéreas superiores, 9
         anfotericina, 9
         cetoconazol, 9
   em gestantes, 35
Anti-hélice
   dobra da, 296
      marcação da, 296
         na otoplastia, 296
      ponto na, 296
         definitivo, 296
Anti-histamínico(s)
   em gestantes, 35
Antiinflamatório(s)
   hormonais, 35
      em gestantes, 35
   não-hormonais, 35
      em gestantes, 35
      nas cervicalgias, 98
Antimicrobiano(s)
   nas infecções, 3–13
      otorrinolaringológicas, 3–13
         na criança, 3–13
      em pediatria, 4, 9
         de vias aéreas superiores, 4
         otológicas, 9
      introdução, 3
      conceitos gerais, 3
      conclusão, 13
   em gestantes, 34
Antipseudomona(s)
   nas infecções, 6
      das vias aéreas, 6
         superiores, 6
Antivertiginoso(s)
   em gestantes, 35
Antiviral(ais)
   nas infecções, 9
      de vias aéreas, 9
         superiores, 9
   em gestantes, 36

Aparelho(s)
   de amplificação, 449–453
      sonora, 449–453
         individual, *ver AASI*, 449–453
Ápice
   petroso, 783–787
      lesões do, 783–787
         introdução, 783
         aspectos da anatomia, 783
         características clínicas, 783
         avaliação por imagem, 783
         tratamento, 784
         granuloma de colesterol, 784
         mucocele, 785
         cisto de retenção mucoso, 785
         tumor de células gigantes, 786
         cordomas, 786
         condrossarcoma, 786
         mengioma, 786
         neuroma do nervo facial, 787
         outras, 787
      colesteatoma do, 784
      pneumatização do, 785
         assimétrica, 785
      artéria carótida interna no, 785
         aneurisma da, 785
      síndrome do, 786
Aprendizado
   atraso de, 192
      nas complicações, 192
         da OMS, 192
   déficit de, 192
      nas complicações, 192
         da OMS, 192
ARJ (Artrite Reumatóide Juvenil)
   na ATM, 74
Artéria
   carótida interna, 785
      no ápice petroso, 785
      aneurisma da, 785
Articulação
   temporomandibular, *ver ATM*, 70
Artrite
   reumatóide, 73
      na ATM, 73
      juvenil, *ver ARJ*, 74
   infecciosa, 75
      na ATM, 75
   traumática, 76
      na ATM, 76
Aspecto(s)
   psicossomáticos, 27–32
      em otologia, 27–32
      tratamento dos, 27–32
Atelectasia
   da MT, 193
      nas complicações da OMS, 193
   timpânica, 211
      tratamento da, 211
         timpanoplastia no, 211
Aticotomia
   na mastoidectomia, 168
ATM (Articulação Temporomandibular), 70
   alterações da, 71
      congênitas, 71
         agenesia do côndilo mandibular, 71
         hipoplasia condilar, 71
      de desenvolvimento, 71
         agenesia do côndilo mandibular, 71
         hipoplasia condilar, 71

hiperplasia condilar, 72
traumáticas, 72
  com fratura, 72
  sem fratura, 72
inflamatórias, 73
  artrite reumatóide, 73
  ARJ, 74
  espondilite anquilosante, 74
  AO, 74
  artrite, 75, 76
    infecciosa, 75
    traumática, 76
intracapsulares, 76
  luxação anterior do disco, 76
    com redução, 76
    sem redução, 76
  de forma, 77
  aderências, 77
  adesões, 77
disfunções da, 71, 697–700
  miofascial, 78
    co-contração simultânea protetora, 78
    travamento muscular, 78
    sensibilidade muscular, 78
      de início tardio, 78
      local, 78
    dor, 78
    mialgia, 78, 79
      por contração tônica, 79
      inflamatória, 79
    cefaléia tensional, 79
    mioespasmos, 79
    miosite, 79
  TZ causados por, 697–700
    conceito, 697
    importância, 697
    prevalência, 698
    repercussões, 698
    diagnóstico, 699
    síntese, 700
luxação, 72
  da mandíbula, 72
anquilose da, 73
neoplasias, 76
Atresia
  meatal congênita, 301–310
    tratamento cirúrgico da, 301–310
      introdução, 301
      embriologia, 301
      classificação, 305
      exames necessários, 305
      indicações, 306
      considerações gerais, 306
      cirurgia, 307
      cuidado pós-operatório, 308
      insucesso na cirurgia, 308
      outras formas de, 309
      aspecto médico-legal, 309
Atresioplastia, 288
  complicações, 292
    tratamento, 292
    alternativas à, 293
    cirúrgicas, 293
Atrofia
  segmentar, 193
    da MT, 193
Audição
  conservação da, 745–750
    em cirurgia de NA, 745–750
      introdução, 745

      avaliação pré-operatória, 745
      audiomettria, 745
        RATC, 745
      ENG, 745
      ENOG, 746
      seleção dos pacientes, 746
      visa de acesso, 746
      craniotomia, 746
        da fossa média, 746
        retossigmóidea, 748
      tratamento pós-operatório, 749
      opções não-cirúrgicas, 750
      conclusões, 750
Audiologia
  na mastoidectomia, 166
Audiometria
  na otosclerose, 344
  na cirurgia de NA, 745
  de RATC, 745
    na cirurgia de NA, 745
Auto-imunidade
  na orelha, 17
  e síndrome, 430
    de Ménière, 430
Azitromicina
  B, 34
    em gestantes, 34

B

Barotrauma
  otológico, 41–44
    tratamento do, 41–44
      conclusões, 44
  relacionado, 42, 43
    à oxigenoterapia, 42
      hiperbárica, 42
    ao mergulho, 42
      subaquático, 42
    à aviação, 43
Bell
  paralisia de, 709, 725–728
    tratamento, 725–728
      clínico, 725–728
      cirúrgico, 725–728
    introdução, 725
    diagnóstico, 725
    Herpes Zoster Oticus, 728
    complicações, 728
    resultados, 728
β-lactâmico(s)
  nas infecções, 4
    das vias aéreas, 4
      superiores, 4
  agentes, 7
    outros, 7
Betaestina
  na doença do movimento, 63
Bioquímica
  avaliação, 559
    de paciente neurotológico, 559
Bloqueador(es)
  da resposta, 62
    emética, 62
  H1, 63
    anti-histamínicos, 63
  D2, 63

C

Cadeia
  de ossículos, 218

  reconstrução da, 218
    na OMC, 218
  ossicular, 326
    alterações, 326
    malformações da, 327
CAE (Canal Auditivo Externo)
  cirurgia reconstrutiva do, 171–175
    em colesteatomas, 171–175
      introdução, 171
      conceitos, 171
      definições, 171
      considerações, 172
        essenciais, 172
        históricas, 172
      técnica operatória, 173
      complicações, 175
Canal
  auditivo, 171–175
    externo, ver CAE, 171–175
Carboidrato(s)
  alterações metabólicas dos, 373–376
    tratamento das, 373–376
      com repercussão na orelha interna, 373–376
  distúrbios dos, 373, 429
    metabólicos, 373, 429
      comprometimento da orelha interna nos, 373
    e síndrome, 429
      de Ménière, 429
  metabolismo dos, 415
  transtornos do, 415
Cardiotoxicidade
  da anestesia, 853
    local, 853
    locorregional, 853
Cartilagem
  timpanoplastia com, 212
  incisão da, 295
    na otoplastia, 295
  abrasão da, 296
    com motor, 296
    e broca, 296
  da concha, 297
    borda da, 297
    fixação no periósteo da mastóide, 297
CE (Corpos Estranhos)
  conduta dos, 125–127
    no MAE, 125–127
Cefaléia
  tensional, 79
    na ATM, 79
Cefalosporina(s)
  nas infecções, 6
    das vias aéreas, 6
      superiores, 6
  geração de, 7
    primeira, 7
    segunda, 7
    terceira, 7
    quarta, 7
  em gestantes, 34
Célula(s)
  ciliadas, 399
    em mamíferos, 399
      regeneração das, 399
  gigantes, 786
    tumor de, 786
Ceratose
  obliterante, ver KO, 128–129

Cervicalgia(s)
    tratamento das, 98
        fármacos, 98
Cetocolamina(s), 560
Cetoconazol
    nas infecções, 9
        das vias aéreas, 9
            superiores, 9
Ciclo
    menstrual, 608
        vertigens no, 608
            tratamento, 608
Ciclofosfamida
    no tratamento, 20
        da DAO, 20
Cinarizina
    na doença do movimento, 64
Cinetose
    drogas para, 64
Cirurgia
    otológica, 37–39, 846–858
        antibioticoprofilaxia em, 37–39
        anestesia em, 846–858
            local, 846–858
            locorregional, 846–858
    da orelha média, 197–201
        guiada por patologia, 197–201
            introdução, 197
            técnica cirúrgica, 197
        orientada pela patogênese, 197–201
            introdução, 197
            técnica cirúrgica, 197
    de revisão, 219
        na OMC, 219
    da doença de Ménière, 581
        técnicas, 581
Cisto
    mucoso, 785
        de retenção, 785
            nas lesões do ápice petroso, 785
Claritromicina
    C, 34
        em gestantes, 34
Climatério
    vertigens no, 609
        tratamento, 609
Clindamicina
    nas infecções, 8
        das vias aéreas, 8
            superiores, 8
Clonazepam
    na doença do movimento, 65
Clorafenicol
    nas infecções, 8
        das vias aéreas, 8
            superiores, 8
CMAE (Colesteatoma do Meato Acústico
    Externo), 123–124
    introdução, 123
    etiologia, 123
    quadro clínico, 123
    diagnóstico, 123
    tratamento, 124
Cóclea(s)
    ossificada, 504
        IC na, 504
    displásica, 507
        IC na, 507
    obstruídas, 511–515
        IC nas, 511–515
            conceitos cirúrgicos, 511–515

Cocleossaculotomia, 630
Cocleostomia
    no IC, 475
Colesteatoma(s)
    do MAE, ver CMAE, 123–124
    congênito, 160–163
        tratamento cirúrgico do, 160–163
            introdução, 160
            patogênese, 160
            incidência, 161
            clínica, 161
            diagnóstico, 161
            posição operatória, 162
            abordagem cirúrgica, 162
    CAE em, 171–175
        cirurgia reconstrutiva do, 171–175
            introdução, 171
            conceitos, 171
            definições, 171
            considerações, 172
                essenciais, 172
                históricas, 172
            técnica operatória, 173
            complicações, 175
    nas complicações da OMS, 194
    como previnir, 229–232
        introdução, 229
        conclusões, 232
    complicações relacionadas, 229–232
    congênito, 229, 233
        prevenção, 229
    adquirido, 229, 233
        prevenção, 229
    recorrente, 231, 235, 236
        prevenção, 231
        fatores de risco, 235
        dependência do risco, 236
        risco de, 236
            como reduzir o, 236
    otite média com, 233–237
        tratamento da, 233–237
            introdução, 233
            avaliação do risco cirúrgico, 236
            considerações finais, 237
    tratamento do, 234
        princípios fundamentais, 234
    erradicação do, 234
        técnica cirúrgica, 234
        princípios básicos, 234
    residual, 235
        fatores de risco, 235
            características próprias, 235
            localização, 235
        dependência do risco, 236
        risco de, 236
            como reduzir o, 236
    no TOT, 441
    do ápice, 784
        petroso, 784
    do ângulo pontocerebelar, 788–792
        no OT, 788–792
            introdução, 788
            diagnóstico, 788
            tratamento, 790
Colesterol
    granuloma de, 217, 784, 788–792
        na OMC, 217
        nas lesões, 784
            do ápice petroso, 784
        no OT, 788–792
            introdução, 788
            diagnóstico, 788
            tratamento, 790

Coluna
    cervical, 89–99
        diagnóstico, 89–99
            na otologia, 89–99
            introdução, 89
            anatomia, 89
            epidemiologia, 92
            fisiologia da dor, 92
                e orelha interna, 92
            anamnese, 93
            exame, 93, 95, 96
                físico, 93
                neurológico, 95
                de imagens, 95
                complementares, 96
            laboratório, 95
            doenças da, 96
            síndrome cervicocefálica, 97
        tratamento, 89–99
            na otologia, 89–99
            bases gerais, 97
            das cervicalgias, 98
                fármacos, 98
Comprometimento
    infeccioso, 378–381
        da orelha interna, 378–381
            por sífilis, 378–381
    vascular central, 611–613
        distúrbios equilibratórios por, 611–613
            tratamento dos, 611–613
Côndilo
    mandibular, 71
        agenesia do, 71
Condrossarcoma, 786
Conduto
    auditivo externo, 315
        malformação do, 315
            graus de, 315
Contraceptivo(s)
    orais, 609
        vertigens, 609
            tratamento, 609
Cordoma(s), 786
Corpo(s)
    estranhos, ver CE, 125–127
Corti
    órgão de, 399
        lesões do, 399
            por aminoglicosídeos, 399
Corticóide(s)
    intratimpânicos, 47–53
        nas desordens da orelha, 47–53
            introdução, 47
            história, 47
            bases anatomofisiológicas, 48
            farmacologia, 48
            ETT, 49
            metodologia de trabalho, 50
            experiência pessoal, 50
            resultados, 51
            conclusões, 52
Corticosteróide(s)
    no tratamento, 19
        da DAO, 19
    sistêmicos, 35
        em gestantes, 35
    tópicos, 35
        em gestantes, 35
Crânio
    anatomia do, 216
        na OMC, 216

Craniotomia
    da fossa média, 746
        técnica específica, 747
    retossigmóidea, 748
        técnica específica, 748
Curativo
    na otoplastia, 299
CZ (Controle do Zumbido), 641–706
    introdução, 643
    fundamentos básicos, 644
    TVZ, 648
        princípios da, 648
    condutas farmacológicas, 655
    TVR-GABA, 661
    futuro, 663
    conclusões, 664

D

DA (Disgenesia Auditiva)
    definição, 313
    incidência, 313
    exame, 317
        semiológico, 317
DAO (Doença Auto-Imune da Orelha Interna), 17
    diagnóstico, 18
        clínico-laboratorial, 18
    tratamento, 19
        corticosteróides, 19
        metotrexato, 19
        ciclofosfamida, 20
        novas terapias, 20
Deficiência
    auditiva, 399
    e ototoxicidade, 399
Depressor(es)
    labirínticos, 35
        em gestantes, 35
Descompressão
    do saco endolinfático, 589–594, 626
        introdução, 589
        cirurgia do, 590, 591, 626
        sumário, 593
Diabete(s)
    melito, ver DM, 418
Diazepam
    na doença do movimento, 65
Difenidol
    na doença do movimento, 65
Dimenidrinato
    na doença do movimento, 65
Disacusia(s)
    neurossensoriais de causa sistêmica, 414–424
        tratamento das, 414–424
            introdução, 414
            orelha interna, 414, 415
                características da, 414
                metabolismo da, 415
                transtorno do metabolismo, 415
                dos carboidratos, 415
            estados hiperglicêmicos, 418
                diabetes melito, 418
                tolerância diminuída à glicose, 418
            metabolismo hidrossalino, 421
            alterações do metabolismo, 421
                das lipoproteínas, 421
            hipoacusia, 423
            transtornos endócrinos, 432
            considerações finais, 424

Disfunção(ões)
    de orelha média, 68–69
        obstrução nasal e, 68 –69
            conceito, 68
            introdução, 68
            desenvolvimento do tema, 68
            conclusão, 68
    de mastóide, 68–69
        obstrução nasal e, 68 –69
            conceito, 68
            introdução, 68
            desenvolvimento do tema, 68
            conclusão, 68
    temporomandibulares, ver DTM, 70–81
    da ATM, 71, 697–700
        miofascial, 78
            co-contração simultânea protetora, 78
            travamento muscular, 78
            sensibilidade muscular, 78
                de início tardio, 78
                local, 78
            dor, 78
            mialgia, 78, 79
                por contração tônica, 79
                inflamatória, 79
            cefaléia tensional, 79
            mioespasmos, 79
            miosite, 79
        TZ causados por, 697–700
            conceito, 697
            importância, 697
            prevalência, 698
            repercussões, 698
            diagnóstico, 699
            síntese, 700
    auditiva central, 82–87
        intervenção fonoaudiológica, 82–87
            considerações, 82–87
            princípios gerais, 84
            objetivos, 84
        definição, 82
        etiologia, 83
        diagnóstico, 83
            audiológico, 83
    tubárias, 133–138, 140–143
        tratamento das, 133–138
            da criança, 133–138
            introdução, 140
            considerações básicas, 140
            conceito, 141
            classificação, 141
            e etiopatogenia, 141
            da otite média, 141
            e OMA, 142
            e OMS, 143
    autonômica, 561
        estresse, 561
        alergias, 561
Disgenesia
    auditiva, ver DA, 313
Distúrbio(s)
    neurovasculares, 100–105
        com interesse otológico, 100–105
            tratamento cirúrgico dos, 10–105
    metabólicos dos carboidratos, 373, 429
        comprometimento da orelha interna nos, 373
        fisiopatogenia do, 373
        e síndrome, 429
            de Ménière, 429

equilibratórios, 611–613, 615–617
    por comprometimento vascular central, 611–613
        tratamento dos, 611–613
    por doenças degenerativas, 615–617
        tratamento dos, 615–617
DM (Diabetes Melito)
    estados hiperglicêmicos, 418
    patogênese, 419
    diagnóstico, 419
    tratamento, 420
Dobra
    da anti-hélice, 296
    marcação da, 296
    na otoplastia, 296
Doença(s)
    auto-imune, 17
    da orelha, 17
        interna, ver DAO, 17
    por alergia, 55–56
        em otologia, 55–56
        tratamento das, 55–56
    do movimento, 58–67
        neurofarmacologia, 58 67
            bases, 58
        tratamento, 58 –67
            plasticidade pós-lesional, 61
            vertigem aguda, 61
            sistema, 62
                histaminérgico, 62
                colinérgico, 62
                noradrenérgico, 62
            e prevenção, 62
            bloqueadores, 62
                da resposta emética, 62
                classe C, 62
                H1, 63
                anti-histamínicos, 63
                D2, 63
            amplitude do sinal, 63
                redução da, 63
            aporte de sinais, 63
                bloqueio do, 63
            manejo da, 63
            drogas usadas, 63
                betaestina, 63
                cinarizina, 64
                flunarizina, 64
                vasodilatadores diretos, 64
                pentoxifilina, 64
                extrato de ginkco biloba, 65
                dimenidrinato, 65
                piridoxina, 65
                difenidol, 65
                ertigohell, 65
                clonazepam, 65
                diazepam, 65
                sulpirida, 65
                ondansetrona, 65
                proclorperazina, 65
                gabapentina, 65
                neurotin, 65
                escopolamina, 65
                dicas, 65
    da coluna cervical, 96
        síndrome, 96
            cervical, 96
            cervicobraquiálgica, 96
            neuralgia, 96
            occipital, 96
            torcicolo, 96

de Ménière, 401, 581, 602–606
    antibióticos aminoglicosídeos na, 401
        aplicação intratimpânica de, 401
    cirurgia da, 581
        técnicas, 581
    tratamento da, 602–606
        quimiocirurgia com gentamicina no, 602–606
    sistêmicas, 557–562
        com repercussão otoneurológica, 557–562
            tratamento das, 557–562
            introdução, 557
            posturografia dinâmica, 559
            mapeamento cerebral, 559
            avaliação bioquímica, 559
            nutrição, 560
            neurotransmissores, 560
            triptofano, 560
            serotonina, 560
            trosina, 560
            catecolaminas, 560
            SPM, 561
            disfunção autonômica, 561
            sumário, 562
    degenerativas, 615–617
        distúrbios equilibratórios por, 615–617
            tratamento dos, 615–617
Dor
    miofascial, 78
        na ATM, 78
    cervical, 92
        fisiologia da, 92
        e orelha interna, 92
Droga(s)
    ITT de, 47
    na doença do movimento, 63
    para cinetose, 64
    antieméticas, 66
        atuação das, 66
        receptores de, 66
DRSP (*Streptococcus pneumoniae* Resistente a Antibióticos)
    antimicrobianos, 11
DTM (Disfunções Temporomandibular)
    em otologia, 70–81
        diagnóstico, 70–81
            introdução, 70
        tratamento, 70–81
            introdução, 70

E

Eletrodo(s)
    inserção de, 476
        no IC, 476
    oito, 520
        IATC de, 520
            descrição do, 520
    21, 521
        IATC de, 521
Eletroneurografia, *ver ENOG*, 746
Eletronistagmografia, *ver ENG*, 745
ENG (Eletronistagmografia)
    na cirurgia de NA, 745
ENOG (Eletroneurografia)
    na cirurgia de NA, 746
Enxerto(s)
    nas perfurações, 225
        da MT, 225
    nas paralisias, 729–732
        faciais, 729–732
            pós-traumáticas, 729–732

Epitímpano
    preservação do, 320
        abordagem da OM com, 320
            técnica cirúrgica, 320
Equilíbrio
    reabilitação do, 637–639
        em síndromes vestibulares, 637–639
            centrais, 637–639
Escopolamina
    na doença do movimento, 65
Espondilite
    anquilosante, 74
        na ATM, 74
Estado(s)
    hiperglicêmicos, 418
        diabetes melito, 418
        tolerância à glicose, 418
            diminuída, 418
Estapedectomia
    na otosclerose, 343
    técnica cirúrgica da, 349–354
        conceito, 349
        introdução, 349
        diagnóstico, 349
            considerações essenciais, 349
            considerações históricas, 349
        preocupações, 350
            pré-operatórias, 350
            pós-operatórias, 352
        tempo cirúrgico, 351
        tratamento, 352
            clínico, 352
        resumo, 352
            dos conceitos, 352
            de outras alternativas, 352
    complicações em, 355–358
        introdução, 355
        intra-operatórias, 355
        dificuldades, 355
        pós-operatórias, 357
    falhas em, 355–358
        introdução, 355
        dificuldades, 355
Estapedotomia
    na otosclerose, 343
    complicações em, 355–358
        introdução, 355
        intra-operatórias, 355
        dificuldades, 355
        pós-operatórias, 357
    falhas em, 355–358
        introdução, 355
        dificuldades, 355
Esteróide(s)
    ITT de, 49
    transtimpânicos, *ver ETT*, 49
        administração, 50
            sistemas de, 50
            métodos de, 50
Estribo
    mobilização do, 342
        na otosclerose, 342
    subluxação do, 587
        vertigens por, 587
        cirurgia das, 587
ETT (Esteróides Transtimpânicos)
    bases, 49
        de utilização, 49
        farmacodinâmicas, 49
    neuroproteção, 49
        conceitos de, 49

        toxicidade, 50
        e estresse, 50
            relação entre, 50
    metodologia, 50
        de trabalho, 50
    experiência pessoal, 50
    resultados, 51
    conclusões, 52
    vantagens, 53
    desvantagens, 53
    indicações, 53
Extrato
    de ginkco biloba, 65
        na doença do movimento, 65

F

Facial
    muro, 168
        na mastoidectomia, 168
    nervo, 328, 787, 794–799
        modificações, 328
            do trajeto, 328
            conformação, 328
        neuroma do, 787
        tumores do, 794–799
            tratamento dos, 794–799
            introdução, 794
            schwannoma, 794
            hemangioma, 795
            neuroma traumático, 795
            glômico, 795
            malignos, 795
            outros, 796
            quadro clínico, 796
            aspecto radiológico, 796
Fala
    incidência sobre, 539
        graus de, 539
            na reabilitação áudio-verbal, 539
FAQ's (*Freqüently Asked Questions*)
    em protetização, 446
        acústica, 446
Fenestração
    labiríntica, 342
        na otosclerose, 342
Fenoximetilpenicilina
    nas infecções, 5
        das vias aéreas, 5
            superiores, 5
Fibromialgia, 97
    lesão, 97
        traumática, 97
        do chicote, 97
    postura, 97
Fístula(s)
    perilinfática, 393, 586, 595–600
        surdez por, 393
        tratamento das, 595–600
            introdução, 595
            resumo anatomofisiológico, 595
            tipos de fístulas, 596
            diagnóstico, 597
            conservador, 599
            cirúrgico, 599
    considerações por, 394
        hitóricas, 394
    tratamento da, 394, 586
        conduta inicial, 394
        cirúrgico, 395, 586
            pré-operatório, 395

anestesia, 395
   tempos cirúrgicos, 395
   pós-operatório, 395
   evolução pós-operatória, 395
   complicações pós-operatórias, 395
   prognóstico, 395
liquórica, 440
   na FOT, 440
Flunarizina
   na doença do movimento, 64
Forame
   jugular, 774–781
     tumores do, 774–781
       introdução, 774
       aspectos anatômicos, 774
       diagnóstico, 774
       tratamento cirúrgico, 775
       casuística, 777
       complicações, 781
       conclusões, 781
FOT (Fraturas do Osso Temporal)
   conduta nos, 435–443
     introdução, 435
     fisiopatologia, 435
     classificação, 435
     fístula, 440
       liquórica, 440
       meningite, 440
Fratura(s)
   alterações com, 72
     traumáticas, 72
     da ATM, 72
   do osso, 435–443
     temporal, *ver FOT*, 435–443
Função
   tubária, 142
     alergia e, 142
     fenda palatina e, 142
     na OMC, 215

G

Gabapentina
   na doença do movimento, 65
Gestação
   vertigens na, 609
     tratamento, 609
Gestante(s)
   tratamento em, 33–36
     otológico-medicamentoso, 33–36
       introdução, 33
       incidência, 33
       classificação, 33
       relação dos medicamentos, 33
       anestésicos, 34
         locais, 34
         tópicos, 34
       antimicrobianos, 34
       quimioterápicos, 35
         antibacterianos, 35
       antifúngicos, 35
       anti-histamínicos, 35
       antiinflamatórios, 35
         hormonais, 35
         não-hormonais, 35
       antivertiginosos, 35
       depressores larirínticos, 35
       antivirais, 36
       medicação tópica, 36
       simpatomiméticos, 36
       adrenérgicos, 36
       conceitos, 36

Ginkco
   biloba, 65
     extrato de, 65
     na doença do movimento, 65
Glicose
   tolerância à, 418
     diminuída, 418
       patogênese, 419
       diagnóstico, 419
       tratamento, 420
Glomo
   jugular, 768–773, 865
     conduta cirúrgica do, 768–773
       introdução, 768
       quadro clínico, 768
       diagnóstico, 768
       classificação, 768
       tratamento, 768
       pré-operatório, 769
       posicionamento do paciente, 769
       acesso infratemporal, 770
       técnica operatória, 770
       cuidados pós-operatórios, 772
       complicações, 772
     anestesia para, 865
Granuloma
   de colesterol, 217, 784, 788–792
     na OMC, 217
     nas lesões, 784
       do ápice petroso, 784
     no OT, 788–792
       introdução, 788
       diagnóstico, 788
       tratamento, 790

H

Haemophilus
   influenzae, 15
     resistente, 15
       na otite média, 15
Hemangioma
   do nervo facial, 795
Hemostasia
   na otoplastia, 294
Herpes
   Zoster, 728
     Oticus, 728
       complicações, 728
       resultados, 728
Hidrocefalia
   otítica, 274
     patogênese, 274
     sinais, 274
     sintomas, 274
     diagnóstico, 274
     tratamento, 274
Hidropisia
   endolinfática, 575
     retardada, 575
Hiperacusia
   tratamento da, 703–705
     introdução, 703
     epidemiologia, 703
     etiologia, 703
     mecanismos, 703
     avaliação diagnóstica, 704
     medicamentoso, 705
     terapia cognitiva, 705
       comportamental, 705

Hiperplasia
   condilar, 72
Hipoacusia
   neurossensorial súbita, 393–395
     tratamento cirúrgico da, 393–395
       introdução, 393
   e transtornos, 423
     endócrinos, 423
Hipoplasia
   condilar, 71
Hipotensão
   controlada, 865
     métodos utilizados, 865

I

IATC (Implante Auditivo de Tronco Cerebral), 520–525
   introdução, 520
   de oito eletrodos, 520
     descrição do, 520
   de 21 eletrodos, 521
   critérios, 521
     de seleção, 521
   contra-indicações, 521
   considerações, 521
     anatômicas, 521
     cirúrgicas, 521
   pós-operatório, 523
   complicações, 523
   caso clínico, 523
   resultados, 524
   utilização diária, 524
     horas de, 524
   conclusões, 524
   desenvolvimentos futuros, 525
   resumo, 525
IC (Implante Coclear)
   de próteses auditivas, 446
   vias de acesso, 467–472
     introdução, 467
     transmastóideo, 467
     timpanotomia, 467, 468
       posterior, 467
       exploratória, 468
     mastoidotomia, 467
     via fossa média, 467
     suprameatal, 468
     operação de veia
       mista, 469
     comentários, 471
   técnicas cirúrgicas, 473–477
     princípios gerais, 473
     preparação, 473
     incisão, 473
     receptor-estimulador, 474
       leito para, 474
     orifícios ósseos, 475
       fixação aos, 475
       amarrado aos, 475
     mastoidectomia, 475
     recesso facial, 475
     cocleostomia, 475
     inserção de eletrodos, 476
     sumário, 477
     conclusões, 477
   em crianças, 478–483, 531–538
     introdução, 478
     tratamento, 478
     resultados, 482

considerações finais, 483
destaque, 483
abordagem aurioral, 531–538
    introdução, 531
    etapa, 531, 532
        cirúrgica, 531
        pós-cirúrgica, 532
    processo terapêutico, 536
        papel da família, 536
    conclusão, 538
em adultos, 485–497
    introdução, 485
    evolução, 485
    indicações, 485
    causas, 485
    avaliação, 488, 491, 496
        médica, 488
        audiológica, 488
        psicológica, 491
    tipos de, 491
    cirurgia, 492
    casuística, 494
    seguimento, 496
    funcionamento, 497
        laboratorio, 497
    limitações, 497
    contra-indicações, 497
nas malformações, 499–503
    da orelha interna, 499–503
        introdução, 499
        classificação, 499
        incidência das, 499
        combinações das, 499
        etiopatogenia, 499
        histopatologia, 500
        neuroimagens, 500
            algoritmo de, 500
        cirurgia, 502
        casuística, 502
        resultados, 502
em casos difíceis, 504–509
    ossificação, 504–509
        introdução, 504
        na cóclea ossificada, 504
        NJR obliterado, 505
        obstrução do segmento, 505
            inferior, 505
            superior, 505
        conclusão, 509
    displasia, 504–509
        introdução, 504
        na cóclea displásica, 507
        NJR obliterado, 505
        obstrução do segmento, 505
            inferior, 505
            superior, 505
        conclusão, 509
    reimplantação, 504–509
        introdução, 504
        NJR obliterado, 505
        obstrução do segmento, 505
            inferior, 505
            superior, 505
        coclear, 508
        conclusão, 509
    conceitos cirúrgicos, 511–515
        para cócleas obstruídas, 511–515
            introdução, 511
            técnica cirúrgica, 512
            material, 512
            método, 512
            pós-operatório, 513
            calibração, 513
            programação, 513
            resultados, 513
            discussão, 513
            conclusão, 515
    complicações no, 516–518
        introdução, 516
        médico-cirúrgicas, 516
    avanços nos, 526–530
        tecnológicos, 526–530
            introdução, 526
            conclusões, 529
            sumário, 530
    na reabilitação, 542
        áudio-verbal, 542
    no TZ, 701–702
        introdução, 701
Imipenem
    nas infecções, 7
        das vias aéreas, 7
            superiores, 7
Implante
    de osso timpânico, 322
        técnica do, 322
    coclear, ver IC, 446
    auditivo, 520–525
    de tronco cerebral, ver IATC, 520–525
Infecção(ões)
    otológicas, 9
        principais, 9
            em pediatria, 9
                otite externa, 9
                OMA, 9
                DRSP, 11
                OMR, 11
                OME, 12
                OMCS, 12
    em otologia, 107–284
        tratamento das, 107–284
    específicas, 216
        na OMC, 216
Infiltração
    na otoplastia, 294
Inflamação(ões)
    da orelha média, 150
        agudas, 150
            classificação das, 150
    na OMC, 215
Injeção
    transtimpânica, ver ITT, 47
Insuficiência
    vertebrobasilar, ver IVB, 100
Intervenção
    fonoaudiológica, 82–87
        na disfunção auditiva central, 82–87
            considerações, 82–87
            princípios gerais, 84
            objetivos, 84
Intoxicação
    otológica química, 838–839
        conduta na, 838–839
            introdução, 838
            ototoxicidade ocupacional, 838
            agentes químicos, 838
Investigação(ões)
    neurotológicas, 670
        nos pacientes com zumbido, 670
ITT (Injeção Transtimpânica)
    de drogas, 47
    história, 47
    farmacologia, 48
        lidocaína, 48
        aminoglicósicos, 48
        esteróides, 49
    metodologia, 50
        de trabalho, 50
    experiência pessoal, 50
    resultados, 51
    conclusões, 51
IVB (Insuficiência Vertebrobasilar)
    mecanismos da, 100
        fisiopatológicos, 100
            embólico, 100
            hemodinâmico, 100
    diagnóstico, 102
        diferencial, 102
    exames, 103
        de imagem, 103
    tratamento, 104

J

Janela
    redonda, ver JR, 475
JR (Janela Redonda)
    nicho da, ver NJR, 475

K

KO (Ceratose Obliterante)
    tratamento das, 128–129
        introdução, 128
        considerações, 128
            essenciais, 128
            no diagnóstico, 128
            históricas, 128
        desenvolvimento do tema, 128
        conceitos, 129

L

Labirintectomia, 630
    química, 625
        complicações, 625
Labirintite(s)
    tratamento das, 282–284
        introdução, 282
        aguda, 282
            tóxica, 282
            supurativa, 282
        crônica, 283
        sifilítica, 283
        hemorrágica, 283
        auto-imune, 284
    viral, 574
        aguda, 574
Labirintopatia(s)
    tratamento das, 551–639
        vertigem, 553–555, 564–566, 574–579,
            589–594, 608–610, 620–624, 625–631
        tratamento, 553–555, 589–594
            clínico, 553–555
            cirúrgico, 589–594
        aguda, 564–566
        súbita viral, 574–579
        vascular, 574–579
        por neuronite vestibular, 574–579
        de causa hormonal feminina, 608–610
        no idoso, 620–624

complicações da cirurgia, 625–631
doenças sistêmicas, 557–562
    com repercussão otoneurológica, 557–562
VPPB, 567–572
paciente vertiginoso, 580–587
    tratamento cirúrgico, 580–587
saco endolinfático, 589–594
    descompressão do, 589–594
neurectomias, 589–594
fístulas, 595–600
    perilinfáticas, 595–600
doença de Ménière, 602–606
    quimiocirurgia, 602–606
distúrbios equilibratórios, 611–613, 615–617
    por comprometimento vascular central, 611–613
    por doenças degenerativas, 615–617
lesões labirínticas, 618–619
    pós-traumáticas, 618–619
síndromes vestibulares, 633–636, 637–639
    periféricas, 633–636
    centrais, 637–639

Leito
  para receptor-estimulador, 474
Lesão(ões)
  traumática, 97
    da coluna, 97
      cervical, 97
  do chicote, 97
    da coluna, 97
      cervical, 97
  do órgão de Corti, 399
    por aminoglicosídeos, 399
  labirínticas, 618–619
    pós-traumáticas, 618–619
      tratamento das, 618–619
  vestibular, 633
    periférica, 633
      unilateral, 633
      bilaterais, 633
  do ápide petroso, 783–787
    introdução, 783
    anatomia, 783
      aspectos da, 783
    características clínicas, 783
    avaliação por imagem, 783
    tratamento, 784
    colesterol, 784
      granuloma de, 784
    colesteatoma, 784
    pneumatização, 785
      assimétrica, 785
    mucocele, 785
    cisto mucoso, 785
      de retenção, 785
    aneurisma da artéria carótida, 785
      interna, 785
    células gigantes, 786
      tumor de, 786
    síndrome, 786
      do ápice petroso, 786
    cordomas, 786
    condrossarcoma, 786
    mengioma, 786
    neuroma, 787
      do nervo facial, 787
    outras, 787

Lidocaína
  ITT de, 48
Linguagem
  atraso de, 192
    nas complicações, 192
      da OMS, 192
  déficit de, 192
    nas complicações, 192
      da OMS, 192
  incidência sobre, 539
    graus de, 539
    na reabilitação áudio-verbal, 539
Lobo
  temporal, 272
    abscesso no, 272
Lóbulo
  lateralizado, 298
    correção do, 298
      na otoplastia, 298
Luxação
  da mandíbula, 72
    anterior, 76
    do disco articular, 76
      com redução, 76
      sem redução, 76

M

MA (Malformação Auditiva)
  definição, 313
  incidência, 313
  maiores, 319
    classificação das, 319
    para cirurgia, 319
Macrolídeo(s)
  nas infecções, 8
    das vias aéreas, 8
      superiores, 8
  em gestantes, 34
MAE (Meato Acústico Externo)
  colesteatoma do, ver CMAE, 123–124
  CE no, 125–127
    conduta dos, 125–127
Malformação(ões)
  otológicas, 285–337
    tratamento de, 285–337
      introdução, 287
      embriologia, 287
      sistemas de classificação, 287
      avaliação, 288
        inicial, 288
        pré-operatória, 288
      seleção dos pacientes, 288
      reconstrução auricular, 288
        cronologia da, 288
      atresioplastia, 288, 293
        alternativas cirúrgicas, 293
      aconselhamento do paciente, 288
      técnica cirúrgica, 289
      via de acesso cirúrgica padrão, 289
      pós-operatório, 291
      complicações, 292
      resumo, 293
    reconstrução nas, 311–333
      das orelhas, 311–333
        média, 311–333
        externa, 311–333
    auditiva, ver MA, 313
    do pavilhão auricular, 313
      graus de, 313

    do conduto auditivo, 315
      externo, 315
      graus de, 315
    da orelha interna, 335–337, 499–503
      tratamento cirúrgico das, 335–337
        introdução, 335
        avaliação clínica, 335
        procedimentos cirúrgicos, 337
        conclusão, 337
      IC nas, 499–503
        introdução, 499
        classificação, 499
        incidência das, 499
        combinações das, 499
        etiopatogenia, 499
        histopatologia, 500
        neuroimagens, 500
          algoritmo de, 500
        cirurgia, 502
        casuística, 502
        resultados, 502
Mandíbula
  luxação da, 72
Mapeamento
  cerebral, 559
Mastóide
  disfunções de, 68–69
    obstrução nasal e, 68–69
      conceito, 68
      introdução, 68
      desenvolvimento do tema, 68
      conclusão, 68
Mastóidea
  oliteração, 165–169
    mastoidectomia com, 165–169
  exposição da, 167
    cortical, 167
      na mastoidectomia, 167
  manuseio da, 168
    na mastoidectomia, 168
  periósteo da, 297
    fixação no, 297
      da borda da cartilagem, 297
Mastoidectomia(s)
  com obliteração, 165–169
    mastóidea, 165–169
      introdução, 165
      conceitos básicos, 165
      seleção do paciente, 166
      critérios clínicos, 166
      técnica cirúrgica, 167
      cuidado pós-operatório, 169
      reflexões finais, 169
  radical, 165, 255
    modificada, 165
    clássica, 255
    técnica da, 255
  timpanoplastia com, 166
    por técnica fechada, 166
  fechadas, 239
    histórico das, 239
  aberta, 261
    com timpanoplastia, 261
    técnica de, 261
  no IC, 475
Mastoidite(s)
  agudas, 265–270
    tratamento das, 265–270
      na primeira consulta, 265–270
      introdução, 265

fisiopatologia, 265
diagnóstico, 266
    quadro clínico, 266
    exames subsidiários, 267
tratamento, 268
conclusões, 268
Meato
  acústico, 123–124
    externo, ver MAE, 123–124
  auditivo, 331
    externo, 331
    confecção do, 331
Meatoplastia, 155–158
  introdução, 155
  técnica cirúrgica, 157
  consideração final, 158
  na mastoidectomia, 169
Medicação
  tópica, 36
    otológica, 36
    em gestantes, 36
Medicamento(s)
  relação dos, 33
    no tratamento, 33
      otológico-medicamentoso, 33
      em gestantes, 33
Melkersson-Rosenthal
  síndrome de, 710
Membrana
  timpânica, ver MT, 145–148
Ménière
  doença de, 401, 581
    antibióticos aminoglicosídeos na, 401
      aplicação intratimpânica de, 401
    cirurgia da, 581
      técnicas, 581
    tratamento da, 602–606
      quimiocirurgia com gentamicina no, 602–606
  síndrome de, 426–433
    tratamento etiológico da, 426–433
      introdução, 426
      alergia, 426
      sífilis, 427
      causas genéticas, 428
      OMC, 428
      otosclerose, 429
      metabolismo dos carboidratos, 429
        distúrbio do, 429
      trauma, 430
      auto-imunidade, 430
      outras causas, 431
Meningioma, 786
  no OT, 788–792
    introdução, 788
    diagnóstico, 788
    tratamento, 790
Meningite
  surdez por, 382–385
    prevenção, 382–385
      conceito, 382
      introdução, 382
      epidemiologia, 382
      características, 382
      fisiopatogenia, 382
      avaliação auditiva, 383
      síntese dos conceitos, 385
    tratamento, 382–385
      conceito, 382
      introdução, 382

epidemiologia, 382
características, 382
fisiopatogenia, 382
avaliação auditiva, 383
síntese dos conceitos, 385
reabilitação, 382–385
  conceito, 382
  introdução, 382
  epidemiologia, 382
  características, 382
  fisiopatogenia, 382
  avaliação auditiva, 383
  síntese dos conceitos, 385
na FOT, 440
Metabolismo
  da orelha, 415
    interna, 415
  dos carboidratos, 415, 429
    transtornos do, 415
    distúrbio do, 429
      e síndrome de Ménière, 429
  hidrossalino, 421
  das lipoproteínas, 421
    alterações do, 421
Metal(ais)
  quelação de, 402
    efeitos tóxicos, 402
      proteção experimental, 402
        em animais, 402
Metotrexato
  no tratamento, 19
    da DAO, 19
Metronidazol
  nas infecções, 9
    das vias aéreas, 9
      superiores, 9
Mialgia
  no ponto de desencadeamento, 78
    doloroso, 78
      na ATM, 78
  por contração, 79
    tônica, 79
      na ATM, 79
  inflamatória, 79
    na ATM, 79
Microtoplastia, 299
Mioespasmo(s)
  na ATM, 79
Miosite
  na ATM, 79
Moraxella
  catarrhalis, 15
    resistente, 15
    na otite média, 15
MT (Membrana Timpânica)
  retração da, 145–148, 193
    tratamento da, 145–148
      introdução, 145
      estadiamento, 146
      decisões de, 146
      técnica cirúrgica, 146
      conclusão, 148
    atical, 194
    atrofia da, 193
      segmentar, 193
    timpanoesclerose, 193
    atelectasia, 193
    perfuração da, 195
      residual, 195
  pars tensa da, 202

retrações da, 202
  estadiamento das, 202
pars flaccida da, 202
  retrações da, 202
  estadiamento das, 202
reconstrução da, 217
  na OMC, 217
Mucocele
  nas lesões, 785
    do ápice petroso, 785
Multimorbidade
  tratamento da, 679
Muro
  do facial, 168
    na mastoidectomia, 168

N

NA (Neuroma Acústico)
  quando operar, 739–743
  quando observar, 739–743
  introdução, 739
  observação, 740
  microcirurgia, 740
  grupo otológico, 741
    protocolo no, 741
      de tratamento, 741
  cirurgia de, 745–750
    conservação da audição em, 745–750
      introdução, 745
      avaliação pré-operatória, 745
      audiomettria, 745
        RATC, 745
      ENG, 745
      ENOG, 746
      seleção dos pacientes, 746
      visão de acesso, 746
      craniotomia, 746
        da fossamédia, 746
        retossigmóidea, 748
      tratamento pós-operatório, 749
      opções não-cirúrgicas, 750
      conclusões, 750
  acesso retossigmóideo, 754–765
    com ênfase ao, 754–765
      introdução, 754
      fisiopatogenia, 754
      diagnóstico clínico, 756
      otoneurofisiologia diagnóstica, 757
      avaliação por imagem, 757
      investigação, 758
      anatomia cirúrgica, 759
      tratamento, 760
        indicação de, 760
        cirúrgico, 760
      resultados, 762
      expectativa funcional, 763
        pós-operatória, 763
      perspectivas, 764
Neoplasia(s)
  na ATM, 76
Neotímpano
  confecção do, 329
Nervo
  facial, 328, 787, 794–799
    modificações, 328
      do trajeto, 328
    conformação, 328
    neuroma do, 787
    tumores do, 794–799
      tratamento dos, 794–799

introdução, 794
schwannoma, 794
hemangioma, 795
neuroma traumático, 795
glômico, 795
malignos, 795
outros, 796
quadro clínico, 796
aspecto radiológico, 796
coclear, 519
substituição do, 519
otocirurgia, 519
conceitos, 519
técnicas, 519
resultados, 519
introdução, 519
conclusão, 519
neurocirurgia, 519
conceitos, 519
técnicas, 519
resultados, 519
introdução, 519
conclusão, 519
Neuralgia
occipital, 96
Neurectomia(s), 589–594
introdução, 589
vestibular, 592, 628
indicações, 592
cirúrgicas, 592
sumário, 593
Neurite(s)
virais, 575
agudas, 575
Neuroma
acústico, ver NA, 739–743
do nervo, 787, 795
facial, 787, 795
traumático, 795
Neuronite
vestibular, 574–579
tratamento da, 574–579
introdução, 574
sintomas, 574, 576
manifestações clínicas, 574
aspectos fisiopatológicos, 576
sensações, 576
avaliação do nistagmo, 576
diagnóstico, 577
clínico, 578
conduta na, 574–579
introdução, 574
sintomas, 574, 576
manifestações clínicas, 574
aspectos fisiopatológicos, 576
sensações, 576
avaliação do nistagmo, 576
diagnóstico, 577
Neurotin
na doença do movimento, 65
Neurotransmissor(es)
nutrição e, 560
no tratamento das doenças sistêmicas, 560
com repercussão otoneurológica, 560
Nistagmo
avaliação do, 576
NJR (Nicho da Janela Redonda)
no IC, 475
obliterado, 505

Nutrição
e neurotransmissores, 560
no tratamento das doenças sistêmicas, 560
com repercussão otoneurológica, 560

O

OA (Osteoartrite)
na ATM, 74
Obstrução
nasal, 68–69, 215
tratamento da, 68–69
conceito, 68
introdução, 68
desenvolvimento do tema, 68
conclusão, 68
e orelha média, 68–69
disfunções de, 68–69
e mastóide, 68 –69
disfunções de, 68–69
na OMC, 215
OEDA (Otite Externa Difusa Aguda), 113
OEM (Otite Externa Maligna)
opções de tratamento, 118–121
clínico, 118–121
introdução, 118
dados epidemiológicos, 118
microbiologia, 118
fisiopatologia, 118
manifestações clínicas, 119
diagnóstico, 119
considerações finais, 121
cirúrgico, 118–121
introdução, 118
dados epidemiológicos, 118
microbiologia, 118
fisiopatologia, 118
manifestações clínicas, 119
diagnóstico, 119
considerações finais, 121
OM (Orelha Média)
alergias, 56
tratamento, 56
disfunções de, 68–69
obstrução nasal e, 68 –69
defesa da, 149–154
estrutura de, 149–154
mecanismos de, 149–154
inflamações agudas da, 150
classificação das, 150
na mastoidectomia, 168
cirurgia da, 197–201
guiada por patologia, 197–201
orientada pela patogênese, 197–201
malformações nas, 311–333
reconstrução, 311–333
definição, 313
incidência, 313
etiologia, 313
classificação, 316
exame semiológico, 317
avaliação audiológica, 318
cronologia da avaliação, 319
estratégias terapêuticas, 319
algorítmica, 319
síndromes, 319
disgenésicas associadas, 319
clínicas complexas, 319
com afecção ótica, 319

técnica clássica, 325
pós-operatórios, 332
medicação, 332
curativos, 332
complicações, 333
abordagem da, 320
com preservação do epitímpano, 320
técnica cirúrgica, 320
OMA (Otite Média Aguda)
antimicrobianos, 9
desenvolvimento do assunto, 110
tratamentos, 110, 111
clínicos, 110
cirúrgicos, 111
disfunção tubária e, 142
supurativa, 149–154
introdução, 149
classificação, 150
freqüência, 150
etiologia, 150
características fundamentais, 150
fases evolutivas, 151
estágio, 152
de exsudação, 152
de supuração, 152
de complicação, 153
de resolução, 154
bacteriana, 149–154
recorrente, ver OMAR, 177–178
OMAR (Otite Média Aguda Recorrente)
tratamento das, 177–178
introdução, 177
bacteriologia, 177
diagnóstico, 177
abordagem ao, 177
terapia clínica, 178
profilaxia antibiótica, 178
opções cirúrgicas, 178
imunoprofilaxia, 178
OMC (Otite Média Crônica)
supurada, ver OMCS, 12
introdução, 215
etiologia, 215
função tubária, 215
inflamação, 215
obstrução nasal, 215
anatomia do crânio, 216
epidemiologia, 216
bacteriologia, 216
infecções específicas, 216
diagnóstico, 216
granuloma de colesterol, 217
timpanoesclerose, 217
tratamento, 217, 219
cirúrgico, 217
pós-operatório, 219
reconstrução, 217, 218
da MT, 217
da cadeia, 218
de ossículos, 218
cirurgia, 219
de revisão, 219
quando não realizar, 219
tuberculosa, 222
considerações, 222
e seqüelas, 277–281
tratamento cirúrgico das, 277–281
conduta global, 277–281
introdução, 277
procedimentos, 278

timpanotomia exploradora, 279
complicações, **277**
e síndrome, 428
de Ménière, 428
OMCS (Otite Média Crônica Supurada)
  antimicrobianos, 12
  não-colesteatomatosa, 221–223
    tratamento da, 221–223
      considerações iniciais, 221
      epidemiologia, 221
      patogenia, 221
      microbiologia, 221
      OMC tuberculosa, 222
OME (Otite Média com Efusão)
  antimicrobianos, 12
  tratamentos, 111
    cirúrgicos, 111
  manejo da, 180–186
    introdução, 180
    fisiopatologia, 180
      sistema mucociliar, 180
      propriedades reológicas, 180
      composição dos gases, 181
    microbiologia, 181
    alergia, 182
    diagnóstico, 182
    considerações históricas, 183
    tratamento, 184
      expectante, 184
      medicamentoso, 185
      cirúrgico, 186
OMR (Otite Média Recorrente)
  antimicrobianos, 11
OMS (Otite Média Secretora), 109
  disfunção tubária e, 143
  tratamento da, 188–191
    clínico, 188–191
      introdução, 188
    cirúrgico, 188–191
      introdução, 188
      complicações do TV, 190
  complicações da, 192–196
    tratamento das, 192–196
      introdução, 192
      classificação, 192
      aprendizado, 192
        atraso de, 192
        déficit de, 192
      linguagem, 192
        atraso de, 192
        déficit de, 192
      atrofia segmentar, 193
      timpanoesclerose, 193
      retração, 193, 194
        atical, 194
      atelectasia, 193
      colesteatoma, 194
      TV, 194, 195, 196
        permanência prolongada do, 194
        obstrução do, 195
        deslocamento medial do, 196
      perfuração da MT, 195
        residual, 195
      otorréia, 195
      perda auditiva, 196
        sensorineural, 196
Ondansetrona
  na doença do movimento, 65
Orelha(s)
  auto-imunidade na, 17

interna, 17, 30, 56, 92, 335–337, 373–376, 378–381, 415, 499–503
  doença da, 17
    auto-imune, ver DAO, 17
  alergias, 56
    tratamento, 56
  dor cervical e, 92
    fisiologia, 92
  malformações da, 335–337, 499–503
    tratamento cirúrgico das, 335–337
      introdução, 335
      avaliação clínica, 335
      procedimentos cirúrgicos, 337
      conclusão, 337
    IC nas, 499 - 503
  repercussão na, 373–376
    do tratamento das alterações metabólicas, 373–376
    dos carboidratos, 373–376
  comprometimento da, 373, 378–381
    nos distúrbios metabólicos dos carboidratos, 373
    fisiopatogenia do, 373
    por sífilis, 378–381
      tratamento do, 378–381
  características da, 414
  metabolismo da, 415
externa, 28, 55, 311–333
  alergias, 55
    tratamento, 55
  malformações nas, 311–333
    reconstrução, 311–333
    definição, 313
    incidência, 313
    etiologia, 313
    classificação, 316
    exame semiológico, 317
    avaliação audiológica, 318
    cronologia da avaliação, 319
    estratégias terapêuticas, 319
      algorítmica, 319
    síndromes, 319
      disgenésicas associadas, 319
      clínicas complexas, 319
    técnica clássica, 325
  média, ver OM, 29
desordens da, 47–53
  tratamento das, 47–53
    corticóides intratimpânicos no, 47–53
embriologia da, 311
desenvolvimeno da, 314
  quadro cronológico do, 314
substituição da, 519
  otocirurgia, 519
    conceitos, 519
    técnicas, 519
    resultados, 519
    introdução, 519
    conclusão, 519
  neurocirurgia, 519
    conceitos, 519
    técnicas, 519
    resultados, 519
    introdução, 519
    conclusão, 519
Órgão
  de Corti, 399
    lesões do, 399
      por aminoglicosídeos, 399

Orifício(s)
  ósseos, 475
    fixação aos, 475
    dos IC, 475
    amarrado aos, 475
    dos IC, 475
Ossículo(s)
  cadeia de, 218
    reconstrução da, 218
    na OMC, 218
Ossiculopatia(s), 359–364
  introdução, 359
  timpanoplastias, 359
    objetivo das, 359
  reconstrução, 359
    ossicular, 359
    material, 359
  falhas da, 361
    causas de, 361
Osso
  timpânico, 322
    implante de, 322
    técnica do, 322
    ausência do, 322
  temporal, ver OT, 435–443
Osteoartrite, ver AO, 74
OT (Osso Temporal)
  traumatismos do, ver TOT, 435–443
  fraturas do, ver FOT, 435–443
  imagem do, 438
    métodos de, 438
  tumores do, 788–792
    conduta cirúrgica nos, 788–792
      meningiomas, 788–792
      colesteatomas do ângulo pontocerebelar, 788–792
      granulomas de colesterol, 788–7982
      introdução, 788
      diagnóstico, 788
      tratamento, 790
Otite(s)
  externa, 9, 112–114, 118–121
    antimicrobianos, 9
    tratamento das, 112–114
      introdução, 112
      anatomia, 112
      histologia, 112
      fisiologia, 112
      microbiologia, 112
      patogenia, 112
      sintomatologia, 112
      princípios básicos do, 112
    difusa, 113
      aguda, ver OEDA, 113
    circunscrita, 114
    micótica, 114
    crônica, 114
    maligna, ver OEM, 118–121
  média, 9, 11, 12, 14–16, 109–111, 131–132, 202–213, 215–219, 239–249, 251–263
    aguda, ver OMA, 9
    recorrente, ver OMR, 11
    com efusão, ver OME, 12
    crônica, ver OMC, 12, 215–219
    antibióticos na, 14–16
      introdução, 14
      streptococcus pneumoniae, 14
      haemophilus influenzae, 15
      moraxella catarrhalis, 15
    resistência na, 14–16

ÍNDICE REMISSIVO

streptococcus pneumoniae, 14
haemophilus influenzae, 15
moraxella catarrhalis, 15
tratamento da, 109–111, 131–132
  presente, 109–111
  futuro, 109–111
  conceito, 109
  introdução, 109
  considerações, 109, 110
    essenciais no diagnóstico,109
    históricas, 110
  preventivo, 131–132
    introdução, 131
    fase experimental, 131
secretora, *ver OMS*, 109
atelectásica, 202–213
  tratamento cirúrgico da, 202–213
    introdução, 202
    classificação, 202
    patogênese, 202
    timpanocentese, 208
    TV, 209
    timpanoplastia, 211, 212
    comentários finais, 212
adesiva, 202–213
  tratamento cirúrgico da, 202–213
    introdução, 202
    classificação, 202
    patogênese, 202
    timpanocentese, 208
    TV, 209
    timpanoplastia, 211, 212
    comentários finais, 212
colesteatomatosa, 239–249
  tratamento conservador da, 239–249
    introdução, 239
    mastoidectomias fechadas, 239
    vantagens, 239
    desvantagens, 239
    indicações, 240
    campo operatório, 243
    técnica cirúrgica, 243
    resumo, 249
  tratamento não-conservador da, 251–263
    conceito, 251
    introdução, 251
    considerações históricas, 251
    desenvolvimento do tema, 251
    pré-operatório, 252
    anestesia, 252
    posicionamento, 254
    instrumental específico, 254
    instrumentos para remoção óssea, 255
    técnica cirúrgica, 255
    comentários finais, 263
    resumo, 263
Otologia
  tratamento em, 1–105
    princípios de, 1–105
      cirúrgico, 46
    dos aspectos psicossomáticos, 27–32
      introdução, 27
      psicologia médica, 27
      orelha, 28
        externa, 28
        média, 29
        interna, 30
      psicoterapia, 31
  ênfase em, 3–13

antimicrobianos, 3–13
  introdução, 3
ação em, 22–25
antiinflamatória, 22–25
  não-hormonal, 22–25
    conceito, 22
    introdução, 22
    precauções, 25
    contra-indicações, 25
    efeitos adversos, 25
alergia em, 55–56
  doenças por, 55–56
  tratamento, 55 –56
infecções em, 107–284
  tratamento das, 107–284
tumores em, 737–804
  tratamento dos, 737–804
ocupacional, 805–839
  conduta em, 805–839
    presente, 807–809
    introdução, 807
    objetivos futuros, 810–821
      anatomia patológica, 811
      situação atual, 812
      estudos clínicos, 813
      evolução, 813
      tratamentos, 813
      conclusões, 820
    critérios de prevenção, 825–837
      introdução, 825
      diagnóstico, 825
      tratamento, 825
    síntese, 837
      dos conceitos, 837
      das alternativas, 837
anestesia em, 841–866
  avaliação clínica, 843–845
    pré-anestésica, 843–845
  local, 846–858
    introdução, 846
    histórico, 846
    seleção dos pacientes, 847
    dissociação dos, 850
    farmacocinética, 850
    mistura de, 851
    cardiotoxicidade, 853
    síntese das alternativas, 856
    analgésicos opióides, 857
    agentes hipnóticos, 857
  locorregional, 846–858
    introdução, 846
    histórico, 846
    seleção dos pacientes, 847
    farmacocinética, 850
    cardiotoxicidade, 853
    síntese das alternativas, 856
    analgésicos opióides, 857
    agentes hipnóticos, 857
Otomicose(s)
  tratamento das, 115–117
    introdução, 115
    patogenia, 115
    fisiopatologia, 115
    fatores, 115
      predisponentes, 115
      desencadeantes, 115
    microbiologia, 115
    fatores, 116
      epidemiológicos, 116
    considerações essenciais, 116
      no diagnóstico, 116
    clínico, 116

Otoneurofisiologia
  diagnóstica, 757
Otoplastia, 294–300
  introdução, 294
  história, 294
  técnica, 294
    infiltração, 294
    hemostasia, 294
    incisão, 295
      da pele na face medial, 295
      da cartilagem, 295
    dobra da anti-hélice, 296
      marcação da, 296
    abrasão da cartilagem, 296
      com motor e broca, 296
    ponto, 296, 297, 298
      definitivo na anti-hélice, 296
      intracartilaginoso, 297
      na pele, 298
    cartilagem da concha, 297
      fixação da borda, 297
    pele da concha, 298
      correção do amarfanhado, 298
    lóbulo lateralizado, 298
      correção do, 298
    microtoplastia, 299
    curativo, 299
    analgésicos, 299
    antibióticos, 299
    malformações, 299
  conclusões, 299
Otorréia, 195
Otorrinolaringologista
  responsabilidade do, 447
Otosclerose, 342–348
  sumário, 342
  introdução, 342
  história, 342
  fenestração, 342
    labiríntica, 342
  estribo, 342
    mobilização do, 342
  estapedectomia, 343
  estapedotomia, 343
  quadro clínico, 344
  audiometria, 344
  timpanometria, 344
  radiologia, 344
  cirurgia da, 344
    indicações, 344
    microfenestra, 344
      técnica de, 344
    anestesia, 345
    pós-operatório, 347
    alta, 347
    resultados, 347
  coclear, 406–413
    tratamento da, 406–413
      conceito, 406
      introdução, 406
      diagnóstico, 407
        considerações essenciais, 407
      desenvolvimento do tema, 409
      síntese, 413
    e síndrome, 429
      de Ménière, 429
    vertigens por, 587
    cirurgia da, 587
Ototoxicidade
  de aminoglicosídeos, 397–404

prevenção, 397–404
otoproteção, 397–404
introdução, 397
fisiopatologia, 397
mecanismo de, 397
agentes etiológicos, 397
medicamentos ototóxicos, 397
na infância, 397
controle da, 398
local, 398
antibióticos aminoglicosídeos, 398, 399, 401
e tuberculose, 399
na doença de Ménière, 401
aplicação terapêutica intratimpânica, 401
incidência de, 399
deficiência auditiva e, 399
órgão de Corti, 399
lesões por aminoglicosídeos do, 399
células ciliadas, 399
regeneração das, 399
experimental, 401
crônica, 401
efeitos tóxicos, 402
quelação, 402
de metais, 402
autodefesa contra, 403
resistência, 403
ocupacional, 838
perda auditiva por, 838
Óxido
nitroso, 864
em cavidades fechadas, 864

P

Paciente
vertiginoso, 580–587
tratamento cirúrgico do, 580–587
introdução, 580
indicações, 580
incidência, 580
cirurgia, 580
conforme patologia, 580
da doença de Ménière, 581
da VPPB, 586
das fístulas perilinfáticas, 586
alças vaculares, 586
das vertigens, 587
por subluxação do estribo, 587
por otosclerose, 587
por complicações, 587
PAIR (Perda Auditiva Induzida pelo Ruído Relacionada como trabalho), 822–824
conceito, 822
considerações, 822
essenciais, 822
ao diagnóstico, 822
históricas, 822
sintomatologia, 822
diagnóstico, 823, 824
diferencial, 824
tratamento, 824
PANSSI (Perda Auditiva Neurosensorial Súbita Idiopática)
tratamento clínico da, 387–392
introdução, 387
etiologia, 387
prognóstico, 388

recuperação, 389
fatores que influenciam a, 389
diagnóstico, 389
conclusão, 392
Paralisia(s)
faciais, 707–735
tratamento das, 707–735
presente, 709–715
futuro, 709–715
introdução, 709
síndrome de Melkersson-Rosenthal, 710
topodiagnóstico, 712
testes, 712, 713
eletrofisiológicos, 712
laboratoriais, 713
estudo por imagem, 713
medicamentoso, 716
periférica, 710
exame do paciente, 710
tardia, 718–724
introdução, 718
exames à disposição, 719
tratamento, 720
anastomose hipoglosso-facial, 721, 722
total, 721
jump-graft, 722
split, 722
efeitos indesejáveis, 721
técnicas usadas, 724
observações, 724
resultados, 724
pós-traumáticas, 729–732
tratamento das, 729–732
enxertos, 729–732
recorrente, 733–735
introdução, 733
diagnóstico, 733
incidência, 733
número de episódios, 733
doenças concomitantes, 733
intervalos entre episódios, 733
prognóstico, 733
tratamento, 733
anestesia, 734
complicações, 734
resultados, 735
conclusões, 735
de Bell, 709, 725–728
tratamento, 725–728
clínico, 725–728
cirúrgico, 725–728
introdução, 725
diagnóstico, 725
Herpes Zoster Oticus, 728
complicações, 728
resultados, 728
Pavilhão
auricular, 313
malformação do, 313
graus de, 313
Pele
incisão da, 295
na face medial, 295
na otoplastia, 295
descolamento da, 295
na otoplastia, 295
da concha, 298
amarfanhado da, 298
correção do, 298

pontos na, 298
na otoplastia, 298
Penicilina(s)
nas infecções, 4
das vias aéreas, 4
superiores, 4
G, 4
preparações, 4
características, 4
V, 5
ação das, 5
espectro de, 5
potencializadas, 6
nas infecções, 6
das vias aéreas superiores, 6
de amplo espectro, 6
nas infecções, 6
das vias aéreas superiores, 6
em gestantes, 35
Pentoxifilina
na doença do movimento, 64
Perda(s)
auditiva, 196, 339–549, 822–824, 838
sensorineural, 196
tratamento das, 339–549
presente, 341
futuro, 341
introdução, 341
fronteiras da otologia, 341
desafio da otite média, 341
nosso país e, 341
neurosensorial súbita, 387–392
idiopática, *ver PANSSI*, 387–392
no TOT, 441
induzida pelo ruído, 822–824
relacionada com o trabalho, *ver PAIR*, 822–824
por ototoxicidade, 838
ocupacional, 838
Perfuração(ões)
da MT, 195, 224–228
residual, 195
tratamento cirúrgico das, 224–228
introdução, 224
anestesia, 224
acessos cirúrgicos, 224
enxerto, 225
técnica cirúrgica, 225
pós-operatório, 228
Periósteo
da mastóide, 297
fixação no, 297
da borda da cartilagem, 297
Pessoa(s)
surdas, 543–549
educação de, 543–549
habilitação, 543–549
escolar, 543–549
profissional, 543–549
introdução, 543
família, 543
programa para pais, 544
aquisição da linguagem, 545
opções filosóficas, 546
auto-estima, 547
modelos educacionais, 547
escolhas profissionais, 548
Petrosite
anatomia, 274
vias de disseminação, 275

patogênese, 275
sintomas, 275
sinais, 275
diagnóstico, 275
tratamento, 275
  clínico, 275
  cirúrgico, 275
Piridoxina
  na doença do movimento, 65
Pneumatização
  assimétrica, 785
  do ápice petroso, 785
Postugrafia
  dinâmica, 559
Presbiacusia
  desafios, 370–372
    terapêuticos, 370–372
      introdução, 370
      diagnóstico, 370
      considerações históricas, 370
      tratamento, 370
      conclusão, 371
Proclorperzina
  na doença do movimento, 65
Prótese(s)
  auditivas, 444, 454–459, 460
    evolução das, 444
    características das, 445
      amplificação, 445
      freqüências, 445
      saída auditiva máxima, 445
      proteção a sons intensos, 445
      digitais, 446
      implantáveis, 446
      semi-implantáveis, 446
      por via óssea, 446
      IC, 446
    histórico, 454–459
    conduta clínica, 454–459
      novas perspectivas de, 454–459
    avanços tecnológicos, 454–459
    tipos de, 460
    indicar uma, 462
      testes necessários para, 462
      seleção da, 462
Protetização
  acústica, 444–448
    o que saber, 444–448
      introdução, 444
      evolução, 444
      características, 445
      FAQ's, 446
      responsabilidade, 447
      valor inestimável, 448
        ingrediente de, 448
    o que fazer, 444–448
      introdução, 444
      evolução, 444
      características, 445
      FAQ's, 446
      responsabilidade, 447
      valor inestimável, 448
        ingrediente de, 448
  auditiva, 454–459, 460–466
    processo de, 454–459
      histórico do, 454–459
    em crianças, 460–466
      introdução, 460
      próteses, 460
      tipos de, 460

      testes necessários, 462
      seleção da, 462
      exemplos de, 464
      ganho funcional, 464
Psicologia
  médica, 27
  em otologia, 27
Psicoterapia
  em otologia, 31

Q

Quelação
  de metais, 402
    efeitos tóxicos, 402
      proteção experimental, 402
      em animais, 402
Quimiocirurgia
  com gentamicina, 602–606
    na doença de Ménière, 602–606
      introdução, 602
      resultados, 605
      riscos, 605
      complicações, 605
      comentários finais, 606
Quimioterápico(s)
  antibacterianos, 35
  em gestantes, 35
Quinolona(s)
  nas infecções, 8
    das vias aéreas, 8
      superiores, 8

R

Radiologia
  na otosclerose, 344
RATC (Resposta Auditiva do Tronco Cerebral)
  audiometria de, 745
  na cirurgia de NA, 745
Reabilitação
  da surdez, 366–369
    congênita, 366–369
      introdução, 366
      classificação, 366
      aconselhamento, 368
        familiar, 368
        genético, 368
      conclusão, 369
    por meningite, 382–385
      conceito, 382
      introdução, 382
      epidemiologia, 382
      características, 382
      fisiopatogenia, 382
      avaliação auditiva, 383
      síntese dos conceitos, 385
    áudio-verbal, 539–542
      critérios de, 539–542
        graus de incidência, 539
        fichas, 540
          de planejamento, 540
          de controle, 540
        metodologias educacionais, 542
        IC, 542
Receptor-estimulador
  leito para, 474
Recesso
  facial, 475
  no IC, 475

Reconstrução
  da MT, 217
    na OMC, 217
  da cadeia, 218
    de ossículos, 218
    na OMC, 218
  auricular, 288
    cronologia da, 288
  ossicular, 359
Regeneração
  das células ciliadas, 399
    em mamíferos, 399
Relaxante(s)
  musculares, 99
    nas cervicalgias, 99
Repercussão
  na orelha interna, 373–376
    do tratamento, 373–376
      das alterações metabólicas, 373–376
      dos carboidratos, 373–376
  otoneurológica, 557–562
    doenças sistêmicas com, 557–562
    tratamento das, 557–562
Retração(ões)
  da MT, 193
    nas complicações da OMS, 193
  atical, 194
    graus de, 194
  da *pars tensa*, 202
    da MT, 202
    estadiamento das, 202
  da *pars flaccida*, 202
    da MT, 202
    estadiamento das, 202
Rifampicina
  nas infecções, 9
    das vias aéreas, 9
      superiores, 9

S

Saco
  endolinfático, 589–594, 626
    descompressão do, 589–594, 626
      introdução, 589
      cirurgia do, 590, 591, 626
      sumário, 593
Schwannoma
  vestibular, *ver SV*, 751–753
  do nervo facial, 794
Serotonina, 560
Sífilis
  comprometimento infeccioso por, 378–381
    da orelha interna, 378–381
      tratamento do, 378–381
        introdução, 378
        diagnóstico, 379
        clínico, 379
        resumo, 380
  e síndrome, 427
    de Ménière, 427
Simpaticomimético(s)
  em gestantes, 36
Sinal(ais)
  amplitude do, 63
  redução da, 63
  aporte do, 63
  bloqueio do, 63
Síndrome(s)
  cervical, 96

cervicobraquiálgica, 96
cervicocefálica, 97
  fibromialgia, 97
disgenésicas, 319
  associadas à malformações, 319
    da orelha externa, 319
  clínicas, 319
    complexas, 319
      com afecção ótica, 319
  de Ménière, 426–433
    tratamento etiológico da, 426–433
      introdução, 426
      alergia, 426
      sífilis, 427
      causas genéticas, 428
      OMC, 428
      otosclerose, 429
      metabolismo dos carboidratos, 429
        distúrbio do, 429
      trauma, 430
      auto-imunidade, 430
      outras causas, 431
  pré-menstrual, *ver SPM*, 561
  vestibulares periféricas, 633–636
    reabilitação de, 633–636
      introdução, 633
      lesão vestibular periférica, 633
      controle postural, 634
  vestibulares centrais, 637–639
    reabilitação do equilíbrio em, 637–639
      introdução, 637
      avaliação prévia, 637
      controle postural, 637, 639
        exploração do, 637
        exercícios de, 639
  de Melkersson-Rosenthal, 710
  do ápide petroso, 786
Sistema(s)
  histaminérgico, 62
  colinérgico, 62
  noradrenérgico, 62
  vertebrobasilar, 100
    insuficiência do, *ver IVB*, 100
SPM (Síndrome Pré-Menstrual)
  nos problemas neurotológicos, 561
Streptococcus
  pneumoniae, 11, 14
    resistente, 11, 14
      a antibióticos, *ver DRSP*, 11
      na otite média, 14
Substituição
  da orelha, 519
    otocirurgia, 519
      conceitos, 519
      técnicas, 519
      resultados, 519
      introdução, 519
      conclusão, 519
    neurocirurgia, 519
      conceitos, 519
      técnicas, 519
      resultados, 519
      introdução, 519
      conclusão, 519
  do nervo coclear, 519
    otocirurgia, 519
      conceitos, 519
      técnicas, 519
      resultados, 519
      introdução, 519

conclusão, 519
neurocirurgia, 519
  conceitos, 519
  técnicas, 519
  resultados, 519
  introdução, 519
  conclusão, 519
Sulfonamida(s)
  nas infecções, 7
    das vias aéreas, 7
      superiores, 7
Sulpirida
  na doença do movimento, 65
Surdez
  congênita, 366–369
    conduta na, 366–369
      prevenção, 366–369
      reabilitação, 366–369
      introdução, 366
      classificação, 366
      aconselhamentos, 368
        familiar, 368
        genético, 368
      conclusão, 369
  por meningite, 382–385
    prevenção, 382–385
      conceito, 382
      introdução, 382
      epidemiologia, 382
      características, 382
      fisiopatogenia, 382
      avaliação auditiva, 383
      síntese dos conceitos, 385
    tratamento, 382–385
      conceito, 382
      introdução, 382
      epidemiologia, 382
      características, 382
      fisiopatogenia, 382
      avaliação auditiva, 383
      síntese dos conceitos, 385
    reabilitação, 382–385
      conceito, 382
      introdução, 382
      epidemiologia, 382
      características, 382
      fisiopatogenia, 382
      avaliação auditiva, 383
      síntese dos conceitos, 385
  súbita, 393
    de tratamento, 393
      clínico, 393
      cirúrgico, 393
    por fístula, 393
      perilinfática, 393
Surdo
  habilitação do, 543–549
    escolar, 543–549
      introdução, 543
      família, 543
      programa para pais, 544
      aquisição da linguagem, 545
      opções filosóficas, 546
      auto-estima, 547
      modelos educacionais, 547
    profissional, 543–549
      introdução, 543
      escolhas profissionais, 548
SV (Schwannoma Vestibular)
  tratamento cirúrgico do, 751–753

por VT, 751–753
  introdução, 751
  complicações, 752
  comentários finais, 752
acesso ao, 751
vias de, 751

T

TA (Tuba Auditiva)
  anatomia da, 140
  fisiologia da, 140
  abertura da, 141
    mecanismo de, 141
  obstrução da, 141
  função da, 142
    alergia e, 142
    fenda palatina e, 142
  patente, 142
  na mastoidectomia, 168
Terapia
  visando, 648, 661
    ao zumbido, *ver TVZ*, 648
    ao receptor GABA-A, *ver TVR-GABA*, 661
  cognitiva, 705
    comportamental, 705
      na hiperacusia, 705
Tetraciclina(s)
  em gestantes, 35
Timpanocentese, 208
Timpanoesclerose
  na MT, 193
  na OMC, 217
Timpanometria
  na otosclerose, 344
Timpanoplastia
  com mastoidectomia, 166
    por técnica fechada, 166
  no tratamento, 211
    da atelectasia, 211
      timpânica, 211
    da otite média, 211
      adesiva, 211
  com cartilagem, 212
  mastoidectomia com, 261
    aberta, 261
    técnica de, 261
  objetivo das, 359
Timpanotomia
  exploradora, 279, 468
    fundamento, 279
    procedimento, 280
  posterior, 467
Tirosina, 560
Torcicolo, 96
TOT (Traumatismos do Osso Temporal)
  conduta nos, 435–443
    introdução, 435
    fisiopatologia, 435
    classificação, 435
  paciente com, 437
    avaliação do, 437
    complicações dos, 438
    colesteatoma, 441
    perda auditiva, 441
    vertigem, 442
Transtorno(s)
  endócrinos, 423
    hipoacusia e, 423

Trauma
   e síndrome, 430
     de Ménière, 430
Traumatismo(s)
   do osso, 435–443
     temporal, ver TOT, 435–443
Travamento
   muscular, 78
     na ATM, 78
Triptofano, 560
Tronco
   cerebral, 520–525, 745
     implante de, 520–525
       auditivo, ver IATC, 520–525
     resposta auditiva do, ver RATC, 745
TRT (Tinnitus Retraining Therapy), 687
   categorias para, 688
Tuba(s)
   auditiva, ver TA, 140
Tubo
   de ventilação, ver TV, 189
Tumor(es)
   em otologia, 737–804
     tratamento dos, 737–804
   do forame jugular, 774–781
     introdução, 774
     aspectos anatômicos, 774
     diagnóstico, 774
     tratamento, 775
       cirúrgico, 775
     casuística, 777
     complicações, 781
     conclusões, 781
     de células, 786
       gigantes, 786
   do OT, 788–792
     conduta cirúrgica nos, 788–792
       meningiomas, 788–792
       colesteatomas do ângulo
         pontocerebelar, 788–792
       granulomas de colesterol, 788–7982
       introdução, 788
       diagnóstico, 788
       tratamento, 790
   do nervo facial, 794–799
     tratamento dos, 794–799
       introdução, 794
       schwannoma, 794
       hemangioma, 795
       neuroma traumático, 795
       glômico, 795
       malignos, 795
       outros, 796
       quadro clínico, 796
       aspecto radiológico, 796
   da orelha externa, 801–804
     benignos, 801–804
       tratamento cirúrgico dos, 801–804
       introdução, 801
       prevalência, 801
       diagnóstico diferencial, 801
       estadiamento, 802
       considerações biológicas, 802
       radioterapia, 804
       prognóstico, 804
     malignos, 801–804
       tratamento cirúrgico dos, 801–804
       introdução, 801
       prevalência, 801
       diagnóstico diferencial, 802
       estadiamento, 802
       considerações biológicas, 802
       radioterapia, 804
       prognóstico, 804
TV (Tubo de Ventilação)
   na OMS, 189
   complicações do, 190
     na permanência, 190
     após a queda, 190
   permanência do, 194
     prolongada, 194
   obstrução do, 195
   deslocamento do, 196
     medial, 196
   na otite média, 209
     atelectásica, 209
     adesiva, 209
TVR-GABA (Terapia Visando ao Receptor GABA-A)
   introdução, 661
   evolução, 661
   seleção de pacientes, 662
     recomendações para, 662
   posologia de drogas, 662
TVZ (Terapia Visando ao Zumbido)
   princípios da, 648
TZ (Tratamento do Zumbido), 641–706
   estratégias para, 643–664
     introdução, 643
     fundamentos básicos, 644
     histórico, 646
     TVZ, 648
       princípios da, 648
     condutas farmacológicas, 655
     TVR-GABA, 661
     futuro, 663
     conclusões, 664
   de causa central, 682–684
     introdução, 682
     diagnóstico, 682
   pela técnica, 686–690, 692–696
     de habituação, 686–690
       introdução, 686
       avaliação, 688
         médica, 688
         audiológica, 688
       aconselhamento terapêutico, 689
       enriquecimento sonoro, 689
       mascaramento versus habituação, 690
       resultados, 690
     de mascaramento, 692–696
       conceito, 692
       introdução, 692
       caracterização do quadro, 692
       patogenia, 692
       prevalência, 692
       repercussões, 692
       desenvolvimento do tema, 692
       síntese dos conceitos, 694
   por disfunção da ATM, 697–700
     conceito, 697
     importância, 697
     prevalência, 698
     repercussões, 698
     diagnóstico, 699
     síntese, 700
   IC no, 701–702
     introdução, 701

V

Vasodilatador(es)
   diretos, 64
     na doença do movimento, 64
Verticohell
   na doença do movimento, 65
Vertigem
   aguda, 61, 564–566
     tratamento da, 564–566
       introdução, 564
       diagnóstico, 564
         considerações essenciais, 564
       síntese dos conceitos, 566
   no TOT, 442
   tratamento da, 553–555, 589–594
     clínico, 553–555
       introdução, 553
     cirúrgico, 589–594
       descompressão do saco endolinfático, 589–594
       neurectomias, 589–594
       introdução, 589
       sumário, 593
   postural, 567–572
     paroxística, 567–572
       benigna, ver VPPB, 567–572
   súbita viral, 574–579
     tratamento da, 574–579
       introdução, 574
       sintomas, 574, 576
       manifestações clínicas, 574
       aspectos fisiopatológicos, 576
       sensações, 576
       avaliação do nistagmo, 576
       diagnóstico, 577
       clínico, 578
     conduta na, 574–579
       introdução, 574
       sintomas, 574, 576
       manifestações clínicas, 574
       aspectos fisiopatológicos, 576
       sensações, 576
       avaliação do nistagmo, 576
       diagnóstico, 577
   vascular, 574–579
     tratamento da, 574–579
       introdução, 574
       incidência, 574
       sintomas, 574, 576
       manifestações clínicas, 574
       aspectos fisiopatológicos, 576
       sensações, 576
       avaliação do nistagmo, 576
       diagnóstico, 577
       clínico, 578
     conduta na, 574–579
       introdução, 574
       incidência, 574
       sintomas, 574, 576
       manifestações clínicas, 574
       aspectos fisiopatológicos, 576
       sensações, 576
       avaliação do nistagmo, 576
       diagnóstico, 577
   cirurgia da, 580, 625–631
     conforme patologia, 580
     por subluxação, 587
       do estribo, 587

por otosclerose, 587
por complicações, 587
  do tratamento, 587
complicações da, 625-631
  introdução, 625
  principais, 625
  labirintectomia, 625, 630
    química, 625
  do saco endolinfático, 626
  neurectomia vestibular, 628
  cocleossaculotomia, 630
  considerações finais, 631
indicações para, 625
incidência de, 625
de causa hormonal feminia, 608-610
  tratamento das, 608-610
    introdução, 608
    ciclo menstrual, 608
    gestação, 609
    contraceptivos orais, 609
    climatério, 609
no idoso, 620-624
  tratamento clínico da, 620-624
    preventivo, 620-624
    reabilitador, 620-624
Vestibulopatia
  unilateral, 574
    aguda, 574
      incidência da, 574

Via(s)
  aéreas, 4
    superiores, 4
      infecções de, 4
  translabiríntica, *ver VT*, 751-753
VPPB (Vertigem Postural Paroxística Benigna)
  o que é, 567-572
    introdução, 567
    formas clínicas, 567
    causas, 567
    diagnóstico, 568
    histórico, 568
    tratamento, 569
    terapêutica atual, 569
  tratamento cirúrgico, 586
VT (Via Translabiríntica)
  tratamento cirúrgico por, 751-753
    do SV, 751-753
  técnica cirúrgica, 751

Z

Zumbido
  tratamento do, *ver TZ*, 641-706
  contole do, *ver CZ*, 643-664
  terapia, 648, 677
    visando ao, *ver TVZ*, 648
    prática, 677

    medicamentosa, 677
endógeno, 669-680
  diagnóstico no, 669-680
    na neurotologia moderna, 669-680
  terapia no, 669-680
    na neurotologia moderna, 669-680
  versus exógenos, 672
exógeno, 669-680
  diagnóstico no, 669-680
    na neurotologia moderna, 669-680
  terapia no, 669-680
    na neurotologia moderna, 669-680
induzido, 676
  quimicamente, 676
  por droga, 676
combinado, 679
  endógeno e exógeno, 679
    terapia do, 679
multimorbidade, 679
  tratamento da, 679